MANUAL SOGIMIG
DE GINECOLOGIA E OBSTETRÍCIA

MANUAL SOGIMIG
DE GINECOLOGIA E OBSTETRÍCIA

6ª Edição

Editores

Agnaldo Lopes da Silva Filho

Cláudia Lourdes Soares Laranjeira

Revisores

Carlos Henrique Mascarenhas Silva

Delzio Salgado Bicalho

Eduardo Batista Cândido

Ines Katerina Damasceno Cavallo Cruzeiro

Inessa Beraldo de Andrade Bonomi

Márcio Alexandre Hipólito Rodrigues

Marco Túlio Vaintraub

Sandro Magnavita Sabino

Thelma Figueiredo e Silva

William Schneider da Cruz Krettli

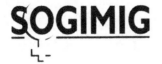

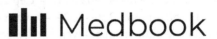

Manual SOGIMIG de Ginecologia e Obstetrícia
Direitos exclusivos para a língua portuguesa
Copyright © 2017 by
MEDBOOK – Editora Científica Ltda.

Nota da editora: Os organizadores desta obra verificaram cuidadosamente os nomes genéricos e comerciais dos medicamentos mencionados; também conferiram os dados referentes à posologia, objetivando fornecer informações acuradas e de acordo com os padrões atualmente aceitos. Entretanto, em virtude do dinamismo da área da saúde, os leitores devem prestar atenção às informações fornecidas pelos fabricantes, para que possam se certificar de que as doses preconizadas ou as contraindicações não sofreram modificações, principalmente em relação a substâncias novas ou prescritas com pouca frequência. Os organizadores e a editora não podem ser responsabilizados pelo uso impróprio nem pela aplicação incorreta de produto apresentado nesta obra.

Apesar de terem envidado esforço máximo para localizar os detentores dos direitos autorais de qualquer material utilizado, os organizadores e a editora estão dispostos a acertos posteriores caso, inadvertidamente, a identificação de algum deles tenha sido omitida.

Editoração Eletrônica e Capa: Adielson Anselme

CIP-BRASIL. CATALOGAÇÃO NA PUBLICAÇÃO
SINDICATO NACIONAL DOS EDITORES DE LIVROS, RJ

S578m
6. ed.
Silva Filho, Agnaldo Lopes da
    Manual SOGIMIG de ginecologia e obstetrícia/Agnaldo Lopes da Silva Filho,
Cláudia Lourdes Soares Laranjeira. - 6. ed. - Rio de Janeiro: Med Book, 2017.
    1104 p.: il.; 28 cm.

    ISBN: 978-85-836-9014-6

    1. Obstetrícia - Manuais, guias, etc. I. Laranjeira, Cláudia Lourdes Soares. II. Título.

17-39151   CDD: 618.2
                               CDU: 618.2

16/01/2017   23/01/2017

Reservados todos os direitos. É proibida a duplicação ou reprodução deste volume, no todo ou em parte, sob quaisquer formas ou por quaisquer meios (eletrônico, mecânico, gravação, fotocópia, distribuição na Web ou outros), sem permissão expressa da Editora.

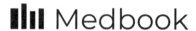

MEDBOOK – Editora Científica Ltda.
Avenida Treze de Maio 41/salas 803 e 804 – Cep 20.031-007 – Rio de Janeiro – RJ
Telefones: (21) 2502-4438 e 2569-2524 – **www.medbookeditora.com.br**
contato@medbookeditora.com.br – vendasrj@medbookeditora.com.br

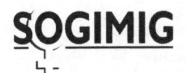
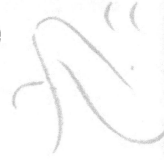

SOGIMIG | Associação de Ginecologistas e Obstetras de Minas Gerais

Diretoria 1996/1997

Presidente
Ricardo Mello Marinho

1º Vice-presidente
Garibalde Mortoza Jr.

Secretário Geral
João Pedro Junqueira Caetano

1º Secretário
Sávio Costa Gonçalves

Diretor Financeiro
Cláudia Navarro C. D. Lemos

Diretor Sócio-Cultural
Ivete de Ávila

Diretor Científico
Selmo Geber

Diretor de Assuntos Comunitários
Delzio Salgado Bicalho

Conselho Consultivo
Cézar Alencar de Lima Rezende
Henrique Moraes Salvador Silva
Antonio Fernandes Lages
Sinval Ferreira de Oliveira
Lucas Vianna Machado
Antonio Eugênio Motta Ferrari
Gerson Pereira Lopes
Fernando Camargos
Ricardo Savassi Biagioni
Maurício Noviello

Diretoria 1998/1999

Presidente
Garibalde Mortoza Jr.

Vice-presidente
Cláudia Navarro C. D. Lemos

Secretário Geral
Sergimar Padovezi Miranda

1º Secretário
Eduardo Mendes Duarte

Diretor Financeiro
Rachel Silviano B. C. Lima

Diretor Sócio-Cultural
Madalena Maria Ferreira Martins

Diretor Científico
João Pedro Junqueira Caetano

Diretor de Defesa Profissional
Luis Fernando Neves Ribeiro

Diretor de Comunicação e Informática
Delzio Salgado Bicalho

Coordenador das Delegacias
Selmo Geber

Diretor de Assuntos Comunitários
Paulo Roberto Mansoldo Alves

Conselho Consultivo
Antonio Fernandes Lages
Sinval Ferreira de Oliveira
Henrique Moraes Salvador Silva
Victor Hugo de Melo
Lucas Vianna Machado
Ricardo Mello Marinho
Antonio Eugênio Motta Ferrari
Gerson Pereira Lopes
Aroldo Fernando Camargos
Ricardo Savassi Biagioni

Diretoria 2000/2001

Presidente
Antonio Fernandes Lages

Vice-presidente
Sergimar Padovezi Miranda

Secretário Geral
Selmo Geber

1º Secretário
José Helvécio Kalil de Souza

Diretor Financeiro
Eliana Motta Castanheira

Diretor Sócio-Cultural
Tânia Mara Giarolla de Matos

Diretor Científico
Cláudia Navarro C. D. Lemos

Diretor de Defesa Profissional
Antonio Carlos Pinto Guimarães

Diretor de Comunicação e Informática
Victor Hugo de Melo

Coordenador das Delegacias
João Pedro Junqueira Caetano

Diretor de Assuntos Comunitários
Wilson Batista

Conselho Consultivo
Garibalde Mortoza Jr.
Ricardo Mello Marinho
Antonio Eugênio Motta Ferrari
Gerson Pereira Lopes
Aroldo Fernando Camargos
Manuel Maurício Gonçalves
Henrique Moraes Salvador Silva
Lucas Vianna Machado
Sinval Ferreira de Oliveira
Antonio Carlos Vieira Cabral

Diretoria 2002/2003

Presidente
Sergimar Padovezi Miranda

Vice-presidente
José Helvécio Kalil de Souza

Secretário Geral
Frederico José Amedee Peret

1º Secretário
Tânia Mara Giarolla de Matos

Diretor Financeiro
Marcelo Lopes Cançado

Diretor Sócio-Cultural
Cristiana Fonseca Beaumord

Diretor Científico
Victor Hugo de Melo

Diretor de Defesa Profissional
Ana Flávia de Moura França

Diretor de Assuntos Comunitários
Eliana Motta Castanheira

Diretor de Comunicação e Informática
João Pedro Junqueira Caetano

Coordenador dos Delegados
Cláudia Navarro C. D. Lemos

Conselho Consultivo
Antonio Carlos Vieira Cabral
Aroldo Fernando Camargos
Henrique Moraes Salvador Silva
Lucas Vianna Machado
Selmo Geber
Antonio Fernandes Lages
Garibalde Mortoza Jr.
Ricardo Mello Marinho
Antonio Eugênio Motta Ferrari
Gerson Pereira Lopes

Diretoria 2004/2005

Presidente
Cláudia Navarro C. D. Lemos

Vice-presidente
Lucas Vianna Machado

Secretário Geral
Renato Ajeje

1º Secretário
Cristiana Fonseca Beaumord

Diretor Financeiro
Sérgio Simões de Souza

Diretor Sócio-Cultural
Tarina Marques Rubinger

Diretor Científico
João Pedro Junqueira Caetano

Diretor de Defesa Profissional
Edson Carlos Trombim

Diretor de Assuntos Comunitários
Frederico José Amedee Peret

Diretor de Comunicação e Informática
Marcelo Lopes Cançado

Coordenador das Diretorias Regionais
Victor Hugo de Melo

Conselho Consultivo
Sergimar Padovezi Miranda
Antonio Fernandes Lages
Ricardo Mello Marinho
Antonio Eugênio Motta Ferrari
Araldo Fernando Camargos
Gerson Pereira Lopes
Henrique Moraes Salvador Silva
Homero Gonçalves Jr.
Herbert Calderia
Garibalde Mortoza Jr.
Ivone Dirk de Souza Filogônio
João Thomaz da Costa
Maria Virgínia F. W. Marinho
Renato Franco Ciodaro
Manuel Maurício Gonçalves

Diretoria 2006/2008

Presidente
João Pedro Junqueira Caetano

Vice-presidente
Tânia Mara Giarolla de Matos

Secretário Geral
Bruno Muzzi Camargos

1º Secretário
Márcia Mendonça Carneiro

Diretor Financeiro
Clóvis Antônio Bacha

Diretor Sócio-Cultural
Maria Inês de Miranda Lima

Diretor Científico
Frederico José Amedee Peret

Diretor de Defesa Profissional
José Avilmar Lino da Silva

Diretor de Assuntos Comunitários
Tarina Marques Rubinger

Diretor de Comunicação e Informática
Sérgio Simões de Souza

Coordenador das Diretorias Regionais
Marcelo Lopes Cançado

Conselho Consultivo
Antonio Eugênio Motta Ferrari
Aroldo Fernando Camargos
Eddie Fernando Candido Murta
Gerson Pereira Lopes
Henrique Moraes Salvador Silva
Ivone Dirk de Souza Filogônio
Lucas Vianna Machado
Manuel Maurício Gonçalves
Sávio Costa Gonçalves
Victor Hugo de Melo

Membros natos
Cláudia Navarro C. D. Lemos
Sergimar Padovezi Miranda
Antonio Fernandes Lages
Garibalde Mortoza Jr.
Ricardo Mello Marinho

Diretoria 2009/2010

Presidente
Victor Hugo de Melo

Vice-presidente
Renato Ajeje

Secretário Geral
Carlos Henrique Mascarenhas Silva

1º Secretário
Frederico José Amedee Peret

Diretor Financeiro
José Avilmar Lino Silva

Diretor Sócio-Cultural
Cláudia Lourdes Soares Laranjeira

Diretor Científico
Agnaldo Lopes da Silva Filho

Diretor de Defesa Profissional
Maria Inês Miranda Lima

Diretor de Assuntos Comunitários
Cláudia Lúcia Barbosa Salomão

Diretor de Comunicação
Gui Tarcisio Mazzoni Jr.

Diretor de Informática
João Henrique Penna Reis

Coordenador das Diretorias Regionais
Marcelo Lopes Cançado

Conselho Consultivo
Antonio Eugênio Motta Ferrari
Aroldo Fernando Camargos
Eddie Fernando Candido Murta
Henrique Moraes Salvador Silva
Ivone Dirk de Souza Filogônio
Lucas Vianna Machado
Manuel Maurício Gonçalves
Marcelo Maciel de Araújo Porto
Sávio Costa Gonçalves
Ricardo Mello Marinho

Membros natos
João Pedro Junqueira Caetano
Cláudia Navarro C. D. Lemos
Sergimar Padovezi Miranda
Antonio Fernandes Lages
Garibalde Mortoza Jr.

Diretoria 2011/2012

Presidente
Marcelo Lopes Cançado

Vice-presidente
Marco Aurélio Martins de Souza

Secretário Geral
Cláudia Lourdes Soares Laranjeira

1º Secretário
Frederico José Amedee Peret

Diretor Financeiro
José Avilmar Lino Silva

Diretor Sócio-Cultural
Cláudia Teixeira da Costa Lodi

Diretor Científico
Agnaldo Lopes da Silva Filho

Diretor de Defesa Profissional
Carlos Henrique Mascarenhas Silva

Diretor de Assuntos Comunitários
Cláudia Lúcia Barbosa Salomão

Diretor de Ensino e Residência Médica
Regina Amélia L. P. Aguiar

Diretor de Comunicação
Clécio Ênio Murta de Lucena

Diretor de Informática
Gui Tarcisio Mazzoni Jr.

Coordenador das Diretorias Regionais
Maria Inês Miranda Lima

Conselho Consultivo
Membros eleitos
Antonio Eugênio Motta Ferrari
Clóvis Antônio Bacha
Delzio Salgado Bicalho
Henrique Moraes Salvador Silva
Ivone Dirk de Souza Filogônio
Lucas Vianna Machado
Luiz Fernando Neves Ribeiro
Manuel Maurício Gonçalves
Tania Mara Giarolla de Matos
Valéria Maria Moreno Jacintho

Membros natos
João Pedro Junqueira Caetano
Cláudia Navarro C. D. Lemos
Sergimar Padovezi Miranda
Antonio Fernandes Lages
Victor Hugo de Melo

Diretoria 2013-2014

Presidente
Maria Inês de Miranda Lima

Vice-presidente
Rosangela F. Nascimento e Silva

Secretária Geral
Claudia Teixeira da Costa Lodi

1º Secretário
Sandro Magnavita Sabino

Diretor Financeiro
Clóvis Antônio Bacha

Diretora Sócio-Cultural
Inessa Beraldo de Andrade Bonomi

Diretor Científico
Frederico José Amedee Peret

Diretor de Defesa Profissional
Clécio Enio Murta de Lucena

Diretor de Assuntos Comunitários
Delzio Salgado Bicalho

Diretor de Ensino e Residência Médica
Cláudia Lourdes Soares Laranjeira

Diretor de Comunicação
Carlos Henrique Mascarenhas Silva

Diretor de Informática
Luiz Fernando Neves Ribeiro

Coordenador das Vice-presidências e Diretorias Regionais
Agnaldo Lopes da Silva Filho

Conselho Consultivo
Membros eleitos
Antonio Eugenio Mota Ferrari
Claudio Roberto Alves
Henrique Moraes Salvador Silva
Ivone Dirk de Souza Filogônio
José Avilmar Lino da Silva
Lucas Vianna Machado
Manuel Mauricio Gonçalves
Regina Amélia Lopes Pessoa Aguiar
Renato Ajeje
Tadeu Coutinho

Membros natos
Marcelo Lopes Cançado
Victor Hugo de Melo
João Pedro Junqueira Caetano
Cláudia Navarro C. D. Lemos
Sergimar Padovezi Miranda

Diretoria 2015-2016

Presidente
Agnaldo Lopes da Silva Filho

Vice-presidente
Roberto Carlos Machado

Secretária Geral
Inessa Beraldo de Andrade Bonomi

1º Secretário
Márcio Alexandre Hipólito Rodrigues

Diretor Financeiro
Delzio Salgado Bicalho

Diretora Sócio-Cultural
Thelma Figueiredo e Silva

Diretor Científico
Cláudia Lourdes Soares Laranjeira

Diretor de Defesa Profissional
William Schneider da Cruz Krettli

Diretor de Assuntos Comunitários
Marco Túlio Vaintraub

Diretor de Ensino e Residência Médica
Eduardo Batista Cândido

Diretor de Comunicação
Ines Katerina Damasceno Cavallo Cruzeiro

Diretor de Informática
Sandro Magnavita Sabino

Coordenador das Vice-presidências e Diretorias Regionais
Carlos Henrique Mascarenhas Silva

Conselho Consultivo
Membros eleitos
Clóvis Antônio Bacha
Frederico José Amedee Peret
Gerson Pereira Lopes
Lucas Vianna Machado
Manuel Mauricio Gonçalves
Márcia Salvador Géo
Ricardo Mello Marinho
Sergimar Padovezi Miranda
Tadeu Coutinho
Tania Mara Giarolla de Matos

Membros natos
Maria Inês de Miranda Lima
Marcelo Lopes Cançado
Victor Hugo de Melo
João Pedro Junqueira Caetano
Cláudia Navarro C. D. Lemos

Benemérito (2014)
Sergimar Padovezi Miranda

Colaboradores

Adriana Almeida de Souza Lucena
Médica Especialista em Ginecologia e Patologia do Trato Genital Inferior. Mestre em Saúde da Mulher pela UFMG.

Adriana Ribeiro da Silva
Ginecologista e Obstetra do Hopital Mater Dei – Belo Horizonte-MG. Especialista em Endoscopia Ginecológica – Belo Horizonte-MG.

Adriana Wagner
Mestre em Tocoginecologia pela FMRP-USP. Doutora em Ciências pela UNIFESP. Professora da Universidade Comunitária da Região de Chapecó – UNOCHAPECÓ.

Adrianne Maria Berno de Rezende Duarte
Professora de Obstetrícia da UFJF. Doutoranda em Medicina pela UFJF. Coordenadora da Comissão Orientadora de Estágio da UFJF.

Agnaldo Lopes da Silva Filho
Professor Titular do Departamento de Ginecologia e Obstetrícia da Faculdade de Medicina da UFMG. Presidente da Associação de Ginecologistas e Obstetras de Minas Gerais (SOGIMIG 2015/2016). Especialista em Cirurgia Geral e Cirurgia do Trauma pela FHEMIG. Especialista em Ginecologia/Obstetrícia pelo HC-UFMG. Doutor pela UNESP-Botucatu. Vice-presidente da Região Sudeste da FEBRASGO.

Aknar Calabrich
Oncologista Clínica AMO. Diretora de Ensino do EVA – Grupo Brasileiro de Tumores Ginecológicos.

Alaís Virgínia Ferreira de Souza
Médica formada na Faculdade de Medicina de Barbacena-MG. Ginecologista e Obstetra do Hospital Mater Dei – Belo Horizonte-MG. Residente do Programa de Obstetrícia e Ginecologia da Rede Mater Dei de Saúde – Belo Horizonte-MG.

Alberto Borges Peixoto
Professor de Ginecologia e Obstetrícia na Universidade de Uberaba-MG. Médico Assistente de Ginecologia e Obstetrícia na UFTM. Doutorando em Obstetrícia – UNIFESP. Mestre em Medicina – UFTM. Research Fellow em Medicina Fetal – King's College of London-UK. Titulo de Especialista em Ginecologia e Obstetrícia – FEBRASGO/AMB. Área de Atuação em Ultrassonografia em Ginecologia Obstetrícia e Medicina Fetal – FEBRASGO/AMB.

Alexander Cangussu Silva
Professor de Obstetrícia da UFJF. Mestrando em Medicina pela UFJF. Coordenador do Serviço de Gestação de Alto Risco da UFJF.

Alexandre de Almeida Barra
Mestre e Doutor em Ginecologia e Obstetrícia pela UFMG. Professor Adjunto de Ginecologia e Obstetrícia da UFOP-MG. Coordenador do Serviço de Mastologia do IPSEMG. Membro Titular da FEBRASGO e da Sociedade Brasileira de Mastologia.

Alexandre Mariano Tarcísio de Sousa
Médico pela UFMG. Titulo de especialista em Ginecologia e Obstetrícia – TEGO 004/81 pela FEBRASGO. Título de Especialista em Patologia do Trato Genital Inferior pela ABPTGIC. Preceptor de Ginecologia do Hospital Julia Kubitschek – FHEMIG.

Alexon Melgaço Racilan
Médico Ginecologista e Obstetra. Professor de Obstetrícia da FASEH – Vespasiano-MG.

Aline Evangelista Santiago
Especialista em Ginecologia e Obstetrícia. Especialista em Endoscopia Ginecológica. Mestranda em Ginecologia, Obstetrícia e Mastologia pela UNESP – Botucatu-SP. Residência Médica em Ginecologia e Obstetrícia pelo Hospital Municipal Odilon Behrens – Belo Horizonte-MG. Título de Especialista em Ginecologia e Obstetrícia – TEGO 2014.

Amanda Barbosa Moraes
Residência Médica em Ginecologia e Obstetrícia no Hospital Vila da Serra – Nova Lima-MG.

Ana Christina de Lacerda Lobato
Mestre em Saúde da Mulher pela UFMG. Pré-natalista de Alto Risco. Especialista em Medicina Fetal. Professora das Faculdades de Medicina da UNIFENAS-BH e UNI-BH.

Ana Clara Tiso Figueiredo
Acadêmica de Medicina na FASEH.

Ana Lúcia Cândido
Professora Associada do Departamento de Clínica Médica da Faculdade de Medicina da UFMG. Doutora em Ciências Biológicas – Fisiologia.

Ana Lúcia Ribeiro Valadares
Pesquisadora Colaboradora da UNICAMP. Professora de Saúde da Mulher e da Pós-graduação em Ensino Médico do Curso de Medicina da UNIFENAS. Presidente do Comitê de Climatério da SOGIMIG.

Ana Luiza Lunardi Rocha
Doutora em Saúde da Mulher pela UFMG. Professora Adjunta do Departamento de Ginecologia e Obstetrícia da UFMG.

Ana Márcia de Miranda Cota
Mestre em Ginecologia e Obstetrícia pela UNESP – Botucatu-SP. Especialização *lato sensu* em Reprodução Humana pela FELUMA/FCMMG (Fundação Educacional Lucas Machado). Ginecologista do Serviço de Reprodução Humana do Hospital Mater Dei – Belo Horizonte-MG.

Ana Paula Brum Miranda Lopes
Doutorado em Ginecologia e Obstetrícia pela UFMG. Médica do Hospital das Clínicas da UFMG.

Ana Paula Reiss A. D. Gomes
Membro dos Serviços de Urgência Ginecológica e Obstétrica, Mastologia e Mamografia do Hospital Mater Dei – Belo Horizonte-MG. Especialista em Ginecologia e Obstetrícia pela FEBRASGO. Especialista em Mastologia pela SBM. Especialista em Mamografia pelo CBR.

Andrea Moura Rodrigues Maciel da Fonseca
Doutora em Ciências da Saúde pela UNIFESP.

Andréia Cristina de Melo
Chefe da Divisão de Ensaios Clínicos e Desenvolvimento de Fármacos do INCA. Diretora de Pesquisa do EVA – Grupo Brasileiro de Tumores Ginecológicos. Oncologista da Rede D'Or.

Andrezza Vilaça Belo Lopes
Médica Especialista em Ginecologia e Obstetrícia. Professora Adjunta II do Departamento de Ginecologia e Obstetrícia da UFMG. Mestre e Doutora em Fisiologia e Farmacologia – ICB-UFMG.

Anelise Impelizieri Nogueira
Professora Associada do Departamento de Clínica Médica da Faculdade de Medicina da UFMG. Mestre e Doutora em Medicina pelo Programa de Saúde da Mulher da Faculdade de Medicina da UFMG. Membro do Serviço de Endocrinologia do Hospital das Clínicas da UFMG.

Angélica Lemos Debs Diniz
Professora Adjunta IV do Departamento de Ginecologia e Obstetrícia da UFU. Doutora em Ciências pela UNIFESP. Professora Permanente do Programa de Pós-graduação em Ciências da Saúde da UFU.

Angélica Nogueira-Rodrigues
Oncologista Professora e Pesquisadora da UFMG. Presidente do EVA – Grupo Brasileiro de Tumores Ginecológicos. Diretora da Clínica DOM Oncologia.

Anna Dias Salvador
Residente do Programa de Residência Médica em Ginecologia e Obstetrícia da Rede Mater Dei de Saúde – Belo Horizonte-MG.

Antônio Carlos Pinto Guimarães
Graduado em Medicina – UFMG. Residência Médica em Ginecologia e Obstetrícia – HCUF-MG. Mestrado em Ginecologia e Obstetrícia – UFMG. Doutorando em Saúde da Mulher – UFMG. Especialista em Medicina de Família e Comunidade – AMB. Especialista em Ginecologia e Obstetrícia pela FEBRASGO. Pós-graduado em Educação Sexual pela Fundação Mineira de Educação e Cultura – Curso de Formação em Terapia Sexual pela Sociedade Brasileira de Estudos em Sexualidade Humana e Centro de Estudos em Comportamento Humano Persona. Área de Atuação em Sexologia pela AMB. Especialização em Gestão Empresarial pela FIA/USP. Pós-graduado em Gestão de Organizações Hospitalares e Sistemas de Saúde pela Fundação Getúlio Vargas. Docente Adjunto da UFSJ. MBA em Gestão em Saúde pela FGV e FIA/USP. Docente em Ensino Superior de Medicina.

Antônio Eugênio Motta Ferrari
Professor Assistente de Ginecologia da Faculdade de Ciências Médicas de Minas Gerais. Coordenador da Clínica de Ginecologia e Obstetrícia do Hospital Vila da Serra – Instituto Materno-Infantil. Mestre em Ciências da Saúde pelo IPSEMG. Médico da Clínica Vilara – Reprodução Assistida Vila da Serra.

Antônio Fernandes Lages
Mestre em Ginecologia pela UFMG. Professor do Departamento de Ginecologia e Obstetrícia da Faculdade de Ciências Médicas de Minas Gerais. Membro Titular da Sociedade Brasileira de Mastologia. Membro Titular da Federação das Sociedades de Ginecologia e Obstetrícia.

Antonio Vieira Machado
Mestre em Ginecologia e Obstetrícia pela UFMG. Professor Adjunto de Ginecologia e Obstetrícia da Faculdade de Ciências Médicas de Minas Gerais. Assistente efetivo da Clínica Obstétrica da Santa Casa de Misericórdia de Belo Horizonte.

Arlene de Oliveira Fernandes
Especialista em Ginecologia e Obstetrícia. Mestre em Reprodução Humana pela USP – Ribeirão Preto-SP. Professora Assistente do Departamento de Ginecologia e Obstetrícia do UNIBH.

Augusto Henriques Fulgêncio Brandão
Doutor em Ginecologia e Obstetrícia pela UFMG. Professor de Ginecologia e Obstetrícia da Faculdade de Saúde e Ecologia Humana – FASEH.

Beatriz Amélia Monteiro de Andrade
Mestrado em Medicina pela Faculdade de Medicina da UFMG. Coordenadora da Residência Médica em Ginecologia e Obstetrícia da Maternidade Odete Valadares – FHEMIG. Mestre em Ginecologia e Obstetrícia pela Faculdade de Medicina da UFMG. Obstetra do Serviço de Gravidez de Alto Risco da Maternidade Odete Valadares – FHEMIG – e do Hospital Vila da Serra.

Beatriz Santana Soares Rocha
Endocrinologista. Doutora em Farmacologia Bioquímica e Molecular pela UFMG. Professora Adjunta do Departamento de Clínica Médica da Faculdade de Medicina da UFMG.

Benito Pio Vitorio Ceccato Junior
Mestre e Doutor em Ginecologia pela Faculdade de Medicina da UFMG. Professor Adjunto da Faculdade de Ciências Médicas de Minas Gerais. Diretor Científico do IMEDE – Instituto Mineiro de Ultrassonografia.

Bruno Muzzi Camargos
Doutor em Saúde da Mulher pela UFMG. Rede Mater Dei de Saúde – Belo Horizonte-MG – Densitometria Óssea. International Society for Clinical Densitometry – Presidente Regional Iberoamérica. International Osteoporosis Foundation – Consultor Científico. Comissão Nacional de Especialidades da FEBRASGO – Osteoporose – Presidente. Sociedade Mineira de Radiologia – Vice-presidente – Densitometria.

Camila Gabriele Silva
Graduada em Medicina pela UFJF – Juiz de Fora-MG. Médica Residente em Obstetrícia e Ginecologia pelo Hospital Júlia Kubitschek – FHEMIG.

Camila Martins de Carvalho
Médica Ginecologista e Obstetra do Corpo Clínico do Hospital Governador Israel Pinheiro, da Maternidade e Hospital Octaviano Neves e do Instituto Materno-Infantil de Minas Gerais.

Camila Rios Bretas
Cirurgiã Geral pelo Hospital Alberto Cavalcanti – FHEMIG. Residente do Programa de Obstetrícia e Ginecologia e Obstetrícia da Rede Mater Dei de Saúde – Belo Horizonte-MG.

Camila Toffoli Ribeiro
Professora Assistente do Departamento de Ginecologia e Obstetrícia da UFU. Especialista em Reprodução Humana pela Faculdade de Medicina de Ribeirão Preto – USP. Doutoranda em Ginecologia e Obstetrícia – Área de Concentração em Biologia da Reprodução – USP.

Carlos Henrique Mascarenhas Silva
Especialização em Medicina Fetal – King's College London-UK. Ginecologista e Obstetra do Hospital Mater Dei – Belo Horizonte-MG. Coordenador do Serviço de Medicina Fetal e Ultrassonografia do Hospital Mater Dei – Belo Horizonte-MG. Coordenador do Serviço de Ginecologia e Obstetrícia do Hospital Mater Dei – Belo Horizonte-MG. Diretor das Vice-presidências e Diretorias Regionais da SOGIMIG.

Carolina Andrade Guedes dos Santos
Graduada em Medicina pela Universidade Estadual de Campinas – UNICAMP. Residente de Ginecologia e Obstetrícia do Hospital das Clínicas da UFMG.

Carolina Antunes Dias
Ginecologista e Obstetra do Hospital Mater Dei – Belo Horizonte-MG.

Carolina Passos de Rezende Martins
Doutora em Saúde da Mulher pela UFMG. Médica da Clínica Lifesearch – Serviço de Reprodução Humana. Médica do Laboratório de Reprodução Humana do Hospital das Clínicas da UFMG.

Caroline Reis Gonçalves
Médica Residente de Ginecologia e Obstetrícia da Maternidade Odete Valadares – Belo Horizonte-MG.

Cássia Cançado Avelar
Doutoranda em Psicologia – Universidade El Salvador – USAL – Buenos Aires, Argentina. Especialista em Psicologia Médica pela Faculdade de Medicina da UFMG. Responsável pela Avaliação Psicológica – Universidade Católica de Brasília-DF.

Cassiano de Souza Moreira
TEGO 2012. Médico do Hospital Mater Dei e do Hospital Felício Rocho – Belo Horizonte-MG.

Cezar Alencar de Lima Rezende
TEGO 031/82. Doutor em Medicina pela Faculdade de Medicina da UFMG. Professor Associado do Departamento de Ginecologia e Obstetrícia da Faculdade de Medicina da UFMG. Membro do Setor de Assistência a Gestações de Alto Risco do Hospital das Clínicas da UFMG. Membro do Serviço de Assistência a Gestações de Alto Risco da UNIMED-BH.

Cláudia Lourdes Soares Laranjeira
Mestre em Ginecologia e Obstetrícia pela UFMG. Membro da UROMATER – Serviço de Urodinâmica e Disfunções Miccionais da Rede Mater Dei de Saúde. Título de Especialista em Ginecologia e Obstetrícia e Área de Atuação em Urodinâmica e Uretrocistoscopia pela FEBRASGO. Coordenadora do Serviço de Ginecologia e Obstetrícia e Supervisora do Programa de Residência Médica em Ginecologia e Obstetrícia da Rede Mater Dei de Saúde. Diretora Científica da SOGIMIG – biênio 2015-2016. Ginecologista e Obstetra TEGO 167/1997. Ginecologista e Obstetra TEGO 157/1996. Coordenadora do Programa de Residência Medica em Ginecologia e Obstetrícia da Rede Mater Dei de Saúde.

Cláudia Lúcia Barbosa Salomão
Médica Ginecologista e Obstetra. Pós-graduada pelo Consejo Superior de la Universidad de Buenos Aires – Sociedad Argentina de Ginecologia Infanto Juvenil – Argentina. International Fellowship on Pediatric and Adolescent Gynecology – International Federation of Pediatric and Adolescent Gynecology. Coordenadora do Serviço de Ginecologia Infantil do Hospital São Camilo – Belo Horizonte-MG.

Cláudia Maria Vilas Freire
Doutora em Clínica Médica pela UFMG. Cardiologista e Ecocardiografista pela Sociedade Brasileira de Cardiologia. Ecografista Vascular pelo Colégio Brasileiro de Radiologia.

Cláudia Navarro Carvalho Duarte Lemos
Mestre e Doutora pela Faculdade de Medicina da UFMG. Médica do Laboratório de Reprodução Humana Prof. Aroldo Fernando Camargos – Hospital das Clínicas da UFMG. Conselheira do Conselho Regional de Medicina de Minas Gerais.

Clécio Ênio Murta de Lucena
Mestrado e Doutorado pela UFMG. Professor Adjunto da Faculdade de Ciências Médicas de Minas Gerais. Membro Titular da FEBRASGO e da Sociedade Brasileira de Mastologia. Presidente da Sociedade Brasileira de Mastologia – Regional Minas Gerais (2014-2016). Chefe do Serviço de Mastologia da Santa Casa de Belo Horizonte-MG.

Clóvis Antônio Bacha
TEGO 088/93. Mestre e Doutor em Medicina pela Faculdade de Medicina da UFMG. Membro do Serviço de Assistência a Gestações de Alto Risco da UNIMED-BH. Membro do Conselho Consultivo da SOGIMIG. Coordenador do Serviço de Gravidez de Alto Risco da UNIMED-BH e do Hospital da Mulher e Maternidade Santa Fé de Belo Horizonte-MG.

Conrado Milani Coutinho
Médico Assistente do Hospital das Clínicas da Faculdade de Medicina de Ribeirão Preto da Universidade de São Paulo – USP-FMRP. Doutor em Tocoginecologia pela USP-FMRP.

Cristiana Fonseca Beaumord
Ginecologia/Obstetrícia. TEGO 1992.

Cristóvão Pinheiro Barros
Mastologista do IPSEMG. TEGO e TEMa. Membro Titular da Sociedade Brasileira de Mastologia. Diretor de Defesa Profissional da Sociedade Brasileira de Mastologia – Regional Minas Gerais.

Cynthia Netto de Barros
Doutoranda em Doenças Malignas das Mamas pela Université de Genève – UNIGE. Membro Titular da Sociedade Brasileira de Mastologia. Membro Titular da Federação das Sociedades de Ginecologia e Obstetrícia.

Daniella Bronzatt
Residência Médica em Ginecologia e Obstetrícia pelo Hospital Materno-Infantil de Brasília. Especialista em Ginecologia e Obstetrícia pela FEBRASGO. Especialização em Ultrassonografia pelo CAISM – UNICAMP. Título de Especialista em Ultrassonografia Geral pelo CBR. Membro do Corpo Clínico de Ultrassonografia do Hospital Mater Dei – Belo Horizonte-MG.

Delzio Salgado Bicalho
Diretor da SOGIMIG. Diretor da Sociedade Brasileira de Cirurgia Minimamente Invasiva e Robótica – SOBRACIL-MG – Capítulo Minas Gerais. Ginecologista Oncológico do Instituto Mário Penna.

Diogo Ayres-De-Campos
Professor Associado do Departamento de Ginecologia e Obstetrícia da Universidade do Porto – Portugal. Coordenador do Grupo de Monitorização e Simulação em Asfixia Perinatal do Instituto de Engenharia Biomédica, I3s – Porto. Membro do "Safe Motherhood and Newborn Health Committee" da FIGO.

Eduarda Andrade de Moraes
Médica do Corpo Clínico da Maternidade Octaviano Neves, do Instituto Materno-Infantil de Minas Gerais e do Hospital Odilon Behrens – Belo Horizonte-MG.

Eduardo Batista Cândido
Professor Adjunto do Departamento de Ginecologia e Obstetrícia da Faculdade de Medicina da UFMG. Diretor de Ensino e Residência Médica da SOGIMIG – biênio 2015/2016. Especialista em Ginecologia e Obstetrícia e Endoscopia Ginecológica pelo Hospital das Clínicas da UFMG. Mestre em Ginecologia pela UNESP – Botucatu-SP. Doutor em Ginecologia pela Faculdade de Medicina da UMG.

Eduardo Cunha da Fonseca
Professor Auxiliar da Faculdade de Ciências Médicas de Minas Gerais – CMMG. Mestre em Ginecologia pela UFMG. Especialista em Colposcopia e Patologia Cervical pela UFMG. TEGO 004-94. Ginecologista e Obstetra do Hospital Mater Dei – Belo Horizonte-MG.

Eduardo Siqueira Fernandes
GO. Mestre e Doutorando pelo Programa de Saúde da Mulher da Faculdade de Medicina da UFMG.

Edward Araujo Júnior
Professor Adjunto da Disciplina de Medicina Fetal do Departamento de Obstetrícia da UNIFESP. Mestre, Doutor, Pós-doutor e Livre Docente pelo Departamento de Obstetrícia da UNIFESP. Pós-doutorado em Terapêutica Fetal pelo Departamento de Obstetrícia da Universidade de Leiden – Países Baixos. Título de Especialista em Ginecologia e Obstetrícia – FEBRASGO/AMB. Área de Atuação em Ultrassonografia em Ginecologia Obstétrica e Medicina Fetal – FEBRASGO/AMB.

Elaine Cristina Fontes de Oliveira
Médica do Hospital das Clínicas da UFMG. Especialista em Ginecologia e Obstetrícia com subespecialização em Reprodução Humana.

Erica Becker de Sousa Xavier
Graduada em Medicina pela UFMG. Mestrado em Saúde da Mulher pela UFMG. Especialização Médica em Climatério e Medicina Reprodutiva pela FELUMA – Fundação Educacional Lucas Machado. Especialização em Ginecologia e Obstetrícia no HMOB – Hospital Municipal Odilon Behrens.

Fabiana Maria Kakehasi
Professora Adjunta do Departamento de Pediatria da Faculdade de Medicina da UFMG. Preceptora do Programa de Residência Médica em Pediatria do Hospital das Clínicas da UFMG.

Fabiene Vale
GO. Mestre e Doutora pelo Programa de Saúde da Mulher da Faculdade de Medicina da UFMG.

Fernanda Magalhães Menicucci
Especialista em Ginecologia e Obstetrícia pela FEBRASGO e Pósgraduada em Medicina Fetal pela CETRUS. Médica Ginecologista e Obstetra do Hospital Mater Dei – Belo Horizonte-MG. Médica do Serviço de Medicina Fetal do Hospital Mater Dei.

Fernando M. Reis
Professor Associado do Departamento de Ginecologia e Obstetrícia da Faculdade de Medicina da UFMG. Doutor em Medicina pela UFRGS e Livre-Docente pela USP.

Flávia Magaly Silveira Nobre
Preceptora da Residência Médica em Ginecologia e Obstetrícia do Hospital Universitário da Unimontes.

Flávia Ribeiro de Oliveira
Doutoranda e Mestre em Saúde da Mulher pela Faculdade de Medicina da UFMG. Especialista em Ginecologia, Obstetrícia e Reprodução Humana. Professora e Coordenadora do Internato de Obstetrícia da Faculdade de Saúde e Ecologia Humana – FASEH. Coordenadora do Núcleo de Ensino e Pesquisa da Maternidade Odete Valadares – Fundação Hospitalar do Estado de Minas Gerais.

Francisco de Assis Nunes Pereira
Doutor em Saúde da Mulher pela Faculdade de Medicina da UFMG. Subcoordenador do Laboratório de Reprodução Humana Prof. Aroldo F. Camargos do Hospital das Clínicas da UFMG. Médico na Life Search – Serviço de Reprodução Humana.

Francisco Lirio Ramos Filho
TEGO 0240/1995. Coordenador Médico e Preceptor da Residência Médica da Maternidade Hilda Brandão da Santa Casa de Belo Horizonte. Supervisor do Internato Hospitalar da Universidade José do Rosário Vellano – UNIFENAS – Campus Belo Horizonte, da Faculdade de Medicina do Vale do Aço e da Universidade de Itaúna.

Frederico José Amedee Peret
Mestrado em Medicina pela Faculdade de Medicina da UFMG. Coordenador Médico da Maternidade UNIMED-BH – Grajaú. Coordenador do Serviço de Gestação de Alto Risco do Hospital Vila da Serra.

Gabriel Costa Osanan
Professor Adjunto do Departamento de Ginecologia e Obstetrícia da UFMG. Membro do Comitê de Gestação de Alto Risco e Mortalidade Materna – SOGIMIG.

Gabriel Oliveira Bernardes Gil
Radio-oncologista do Hospital Mater Dei – Belo Horizonte-MG.

Garibalde Mortoza Junior
Ex-presidente da SOGIMIG. Ex-presidente da ABPTGIC – Associação Brasileira de Patologia do Trato Genital Inferior e Colposcopia. Autor do livro *Patologia Cervical – da Teoria à Prática Clínica* pela MedBook Editora.

Gerson Lopes
Ginecologista com Atuação em Sexologia pela FEBRASGO. Coordenador do Departamento de Medicina Sexual do Hospital Mater Dei – Belo Horizonte-MG.

Gui Tarcisio Mazzoni Junior
Mestre em Ginecologia e Obstetrícia pela UFMG. Doutor em Saúde da Mulher pela UFMG – Área de Concentração em Perinatologia. Membro Titular do Colégio Brasileiro de Radiologia.

Guilherme de Castro Rezende
Professor de Obstetrícia na Faculdade da Saúde e Ecologia Humana – FASEH. Doutorado em Saúde da Mulher (Perinatologia) – UFMG.

Gustavo Francisco da Silva
Membro do Corpo Clínico do Hospital Vila da Serra – Belo Horizonte-MG.

Henrique Moraes Salvador Silva
Coordenador do Serviço de Mastologia do Hospital Mater Dei – Belo Horizonte-MG. Professor Livre Docente de Ginecologia pela Fundação Dom André Arcoverde – Rio de Janeiro-RJ. Ex-presidente da Sociedade Brasileira de Mastologia. Membro Titular da Academia Mineira de Medicina.

Henrique Vitor Leite
Professor Titular do Departamento de Ginecologia e Obstetrícia da Faculdade de Medicina da UFMG.

Heverton Pettersen
Research Fellow do Serviço do Prof. Kypros Nicolaides – King's College Hospital – Londres-UK. Membro da Fetal Medicine Foundation – América Latina. Diretor da Clínica Gennus – Núcleo de Medicina Fetal. Editor da Revista Brasileira de Ultrassonografia.

Hubert Caldeira
Professor Titular do Departamento de Saúde da Mulher e da Criança da Unimontes. Mestre em Epidemiologia Clínica pela Escola Paulista de Medicina.

Ines Katerina Damasceno Cavallo Cruzeiro
Doutora em Saúde da Mulher pela UFMG. Diretora da SOGIMIG. Diretora Técnica da Clínica Lifesearch – Serviço de Reprodução Humana e do Laboratório de Reprodução Humana do Hospital das Clínicas da UFMG.

Inês Vilela Costa Pinto
Rádio-oncologista do Hospital da Baleia, da Santa Casa de Misericórdia de Minas Gerais e do Instituto de Radioterapia Geral e Megavoltagem de Minas Gerais – IRGMMG – em Belo Horizonte-MG.

Inessa Beraldo de Andrade Bonomi
Mestre em Saúde da Mulher pela UFMG. Obstetra e Ginecologista e Diretora Técnica do Hospital Júlia Kubitschek – FHEMIG. Secretária Geral da SOGIMIG – biênio 2015-2016. Professora Coordenadora do Internato de Saúde da Mulher da Faculdade de Medicina da UNIFENAS-BH.

Iracema Maria Ribeiro da Fonseca
Especialista em Ginecologia e Obstetrícia. Título de Qualificação em Colposcopia pela Sociedade Brasileira de Patologia do Trato Genital Inferior e Colposcopia. Médica do Serviço de Ginecologia Oncológica do Instituto Mário Penna.

Isabela Melo Apocalypse
Doutorado em Ginecologia e Obstetrícia pela UFMG. Médica do Hospital das Clínicas da UFMG.

Ivete de Ávila
Título de Histeroscopia e Videolaparoscopia pela Sociedade Brasileira de Cirurgia Laparoscópica – SOBRACIL. Mestre em Ciências da Saúde pelo Instituto de Previdência dos Servidores do Estado de Minas Gerais – IPSEMG – Belo Horizonte-MG. Histeroscopista e Laparoscopista do D&I Endoscopia Ginecológica – Belo Horizonte-MG. Equipe Multidisciplinar de Endometriose no Hospital Mater Dei – Belo Horizonte-MG.

Izabella Nobre Queiroz
Residente de Rádio-oncologia do Hospital Mater Dei – Belo Horizonte-MG.

Jaqueline Dezordi da Silva Antonelli
Especialista em Ginecologia e Obstetrícia e Pós-graduada em Medicina Fetal pela CETRUS. Médica Ginecologista e Obstetra do Hospital Mater Dei – Belo Horizonte-MG. Médica do Serviço de Medicina Fetal do Hospital Mater Dei. Título de Especialista em Ginecologia e Obstetrícia pela FEBRASGO.

Joana Sara Fonseca Dumont
TEGO 181/2011. Mestre em Ginecologia e Obstetrícia pela Faculdade de Medicina da UFMG.

João Bosco Melgaço de Oliveira
Especialista em Ginecologia, Obstetrícia e Endoscopia Ginecológica pela FEBRASGO.

João Henrique Penna Reis
Mastologista do Hospital Mater Dei – Belo Horizonte-MG. Pós-graduação em Doenças da Mama pela Universidade de Londres. Diretor da SOGIMIG – biênio 2009/2010. Presidente da Sociedade Brasileira de Mastologia Regional Minas Gerais (2011/2013). Vice-presidente do Sudeste da Sociedade Brasileira de Mastologia (2014/2016). Membro da Comissão Nacional de Mamografia da FEBRASGO. Membro Titular da FEBRASGO – TEGO. Membro Titular da Sociedade Brasileira de Mastologia – Tema.

João Oscar de Almeida Falcão Júnior
Mestrado e Doutorado pelo Programa de Ginecologia, Obstetrícia e Mastologia da Universidade Estadual Paulista –UNESP. Coordenador da Pós-graduação em Vídeo-histeroscopia da Faculdade de Ciências Médicas de Minas Gerais. Professor Titular da Faculdade de Medicina do Instituto Metropolitano de Ensino Superior – IMES. Ginecologista e Obstetra do Corpo Clínico dos Hospitais Mater Dei e Felício Rocho.

João Pedro Junqueira Caetano
Diretor-presidente da Rede Pró-Criar de Medicina Reprodutiva. Professor Convidado da Pós-graduação da Faculdade de Ciências Médicas de Minas Gerais – FCM-MG. Vice-presidente da Sociedade Brasileira de Reprodução Humana – SBRH. Membro Fundador da Rede Brasileira de Oncofertilidade/Brazilian Oncofertility Consortium. Mestrado e Doutorado pela UFMG.

João Tadeu Leite dos Reis
Médico Ginecologista e Obstetra. "Assistant Étranger" pela Université Paris V – René Descartes – Paris, França. Pós-graduado pelo Consejo Superior de la Universidad de Buenos Aires – Sociedad Argentina de Ginecologia Infanto Juvenil – Argentina. International Fellowship on Pediatric and Adolescent Gynecology – International Federation of Pediatric and Adolescent Gynecology.

João Thomaz da Costa
TEGO 078/85. Título de Especialista em Ginecologia e Obstetrícia. MBA – Executivo em Saúde pela FGV. Vice-presidente e Diretor Regional da SOGIMIG 2002-2016. Diretoria Clínica e Administrativa do Hospital Santa Clara – 1999-2003 e 2007-2009.

Jorge Andrade Pinto
Professor Titular do Departamento de Pediatria da Faculdade de Medicina da UFMG. Coordenador do Grupo de Pesquisa em HIV/AIDS em Crianças, Adolescentes e Gestantes da Faculdade de Medicina da UFMG.

José Avilmar Lino da Silva
TEGO 0379/96. Mestre em Ginecologia e Obstetrícia pela Faculdade de Medicina da UFMG.

José Sérgio Tavela Junior
Mestrando em Educação Médica pela UNIFENAS. Especialista em Ginecologia e Obstetrícia (TEGO). Diretor de Assistência do Hospital Universitário Alzira Velano – Alfenas-MG. Diretor Regional da SOGIMIG em Alfenas-MG. Professor de Ginecologia e Obstetrícia na UNIFENAS – Alfenas-MG. Coordenador Médico do SAMU Sul de Minas Gerais.

José Tadeu Campos de Avelar
Médico Mastologista do Hospital Mater Dei – Belo Horizonte-MG. Ex-presidente da Sociedade Brasileira de Mastologia – Regional Minas Gerais. Especialista em Mastologia pela Universidade de Londres.

Júlia Alves Dias
Especialista em Ginecologia e Obstetrícia pela FHEMIG e em Reprodução Humana pelo Hospital das Clínicas da UFMG. Médica do Laboratório de Reprodução Humana Prof. Aroldo Fernando Camargos – Hospital das Clínicas da UFMG.

Juliana Barroso Zimmermmann
Professora Adjunta de Obstetrícia da UFJF. Doutora em Medicina pela UFMG. Supervisora da Residência Médica em Ginecologia e Obstetrícia da UFJF.

Juliana Moyses Leite Abdalla
Pós-graduação em Medicina Fetal na Cetrus – São Paulo. Fellow em Medicina Fetal com o Prof. Philippe Jeanty, Nashville, EUA. Certificado de Atuação em Medicina Fetal – FEBRASGO. Mestrado em Saúde da Mulher pela UFMG. Título de Especialista em Ultrassonografia pelo Colégio Brasileiro de Radiologia – CBR. Título de Especialista em Ginecologia e Obstetrícia – TEGO.

Juliana Silva Barra
Professora Adjunta do Departamento de Ginecologia e Obstetrícia da UFMG.

Júlio César de Faria Couto
Mestre em Ginecologia e Obstetrícia pela UFMG. Assistente Estrangeiro da "Université René Descartes – Paris V". Fellow em Medicina Fetal no Institute de Puericulture de Paris e na Clinique Universitaire Port Royal – Paris – França.

Kamilla Maria Araújo Brandão Rajão
Médica Especialista em Endocrinologia e Metabologia pelo Hospital das Clínicas da UFMG e Endocrinologista Assistente do Ambulatório de Endocrinopatias da Gestação do Hospital das Clínicas da UFMG. Mestre em Saúde do Adulto pela UFMG.

Karla de Carvalho Schettino
Médica Residente de Ginecologia e Obstetrícia da Santa Casa de Belo Horizonte.

Karla Rodrigues Pinheiro
Acadêmica de Medicina na Faculdade da Saúde e Ecologia Humana – FASEH.

Karla Zanolla Dias de Souza
Especialista em Ginecologia e Obstetrícia pelo IPSEMG e em Reprodução Humana pela UFMG. Mestre em Saúde da Mulher pela UFMG. Professora Assistente do Departamento de Ciências da Saúde da Universidade Federal de Lavras – UFLA.

Lara Rodrigues Félix
Mestranda do Programa de Pós-graduação em Saúde da Mulher da UFMG. Especialista em Ginecologia e Obstetrícia pela FEBRASGO (TEGO) e em Ultrassonografia em Ginecologia e Obstetrícia pelo Colégio Brasileiro de Radiologia (TUSGO) com Residência Médica em ambas as áreas pela UFMG. Professora do Instituto Master de Ensino Professor Antônio Carlos – IMEPAC – Araguari.

Larissa Magalhães Vasconcelos
Médica Residente em Ginecologia e Obstetrícia na Rede Mater Dei de Saúde – Belo Horizonte-MG.

Larissa Milani Coutinho
Professora de Obstetrícia da UFJF. Doutoranda do Programa de Saúde da Mulher da UFMG.

Leonardo Amédée Péret
Médico Dermatologista – Sócio Efetivo da Sociedade Brasileira de Dermatologia. Mestre pela UFMG. Professor de Dermatologia na Faculdade de Medicina da UNIFENAS – Belo Horizonte-MG.

Leonardo Matheus Ribeiro Pereira
Médico Ginecologista e Obstetra com Especialização em Medicina Reprodutiva. Mestre pelo Programa de Saúde da Mulher pela UFMG. Médico Associado da Clínica PRO-CRIAR.

Leonardo Pandolfi Caliman
Mestre em Saúde da Mulher pela Faculdade de Medicina da UFMG. Professor da Disciplina de Ginecologia e Obstetrícia da Faculdade de Medicina da SUPREMA. Especialista em Ginecologia, Obstetrícia e Endoscopia Ginecológica pela FEBRASGO.

Letícia Guerra Monteiro Pinheiro
Mastologista do Hospital Mater Dei – Belo Horizonte-MG. Membro Titular da FEBRASGO – TEGO. Membro Titular da Sociedade Brasileira de Mastologia – TEMA. Habilitação em Mamografia pelo Colégio Brasileiro de Radiologia e pela FEBRASGO.

Liv Braga de Paula
Mestre em Medicina pela UFMG. Mestre em Saúde da Mulher pela Faculdade de Medicina da UFMG. Professora Assistente da Faculdade de Medicina da UNIBH.

Lucas Giarolla Gonçalves de Matos
Especialista em Ginecologia e Obstetrícia e Videoendoscopia Ginecológica pelo Hospital das Clínicas da UFMG. Mestre em Saúde da Mulher pela UFMG. Professor Assistente do Departamento de Ciências da Saúde da Universidade Federal de Lavras.

Luciana Giarolla de Matos
Título de Especialista em Pediatria pela Sociedade Brasileira de Pediatria, Médica Pneumologista e Alergista da Santa Casa de Lavras.

Luciano Eliziário Borges Júnior
Professor de Ginecologia e Obstetrícia na Universidade de Uberaba-MG. Médico Assistente de Ginecologia e Obstetrícia na UFTM. Mestre em Ciências da Saúde pela UFTM. Título de Especialista em Ginecologia e Obstetrícia – FEBRASGO/AMB. Especialista em Reprodução Humana e Infertilidade Conjugal pela Faculdade de Ciências Médicas da Santa Casa de São Paulo.

Luis Guilherme Neves Caldeira
Obstetra do Serviço de Gestação de Alto Risco do Hospital Vila da Serra. Preceptor da Residência de Obstetrícia da Santa Casa de Misericórdia de Belo Horizonte.

Luiz Fernando Neves Ribeiro
Médico do Corpo Clínico da Maternidade Octaviano Neves e do Instituto Materno-Infantil de Minas Gerais.

Luiza de Miranda Lima
Mestre pelo Programa de Pós-graduação em Saúde da Mulher pela Faculdade de Medicina da UFMG. Membro da Equipe de Ginecologia e Obstetrícia do Hospital Mater Dei e da Santa Casa de Belo Horizonte.

Luiza Liboreiro Motta Ferrari
Médica Residente em Ginecologia e Obstetrícia do Hospital Vila da Serra.

Luíza Meelhuysen Sousa Aguiar
Medica Residente em Ginecologia e Obstetrícia na Rede Mater Dei de Saúde – Belo Horizonte-MG.

Marcella Israel Rocha
Residente em Ginecologia e Obstetrícia da UFMG. Mestranda em Saúde da Mulher na UFMG – área de Perinatologia.

Marcelo Lopes Cançado
Mestre em Ginecologia e Obstetrícia pela Faculdade de Medicina da UFMG. Membro do Corpo Clínico da Clínica Pró-Criar e Dopsom.

Márcia Aires Rodrigues de Freitas
Professora Assistente do Departamento de Ginecologia e Obstetrícia da Universidade Federal de Uberlândia – UFU. Mestre em Ciências da Saúde pela UFU.

Márcia Aurélia Prado Boaventura
Membro do Serviço de Ginecologia Oncológica do Instituto Mário Penna.

Márcia Cristina França Ferreira
Professora Adjunta de Ginecologia e Obstetrícia da Faculdade de Medicina da UFMG. Doutora em Fisiologia pela UFMG. Coordenadora do Programa de Residência Médica de Ginecologia e Obstetrícia do Hospital das Clínicas da UFMG. Professora Associada – Departamento de Ginecologia e Obstetrícia – Faculdade de Medicina da UFMG. Equipe Multidisciplinar de Endometriose Mater Dei.

Márcia Mendonça Carneiro
Mestre em Ginecologia e Obstetrícia pela Faculdade de Medicina de Ribeirão Preto – USP. Doutora em Ginecologia e Obstetrícia pela Faculdade de Medicina da UFMG. Professora Associada do Departamento de Ginecologia e Obstetrícia da Faculdade de Medicina da UFMG. Equipe Multidisciplinar de Endometriose Mater Dei.

Márcia Salvador Géo
Ginecologista e Obstetra do Hospital Mater Dei – Belo Horizonte-MG. Vice-presidente Assistencial e Diretora Clínica da Rede Mater Dei de Saúde. Coordenadora do Serviço de Urodinâmica e Disfunções Miccionais da Rede Mater Dei de Saúde. Título de Especialista em Ginecologia e Obstetrícia e Área de Atuação em Urodinâmica e Uretrocistoscopia pela FEBRASGO. Fellow de Uroginecologia no Serviço do Prof. Stuart Stanton, St George's Hospital, Londres. Pós-graduação em Uroginecologia no St. Georges Hospital em Londres. Ex-presidente da Comissão Especializada em Uroginecologia e Cirurgia Vaginal da FEBRASGO.

Marcio Alexandre Hipólito Rodrigues
Professor Adjunto de Ginecologia da UFOP. Coordenador do Ambulatório de Climatério da Residência de Ginecologia da Santa Casa de Belo Horizonte.

Marco Antônio Barreto de Melo
Mestre e Doutor em Ginecologia e Obstetrícia pela UFMG. Pós-doutor pelo Instituto Universitário-IVI, Universidade de Valência – Espanha. Especialização em Biologia Molecular da Implantação Embrionária pelo FIVIER – Espanha. Master em Ginecologia Endócrina e Reprodução Humana pelo Instituto Valenciano de Infertilidade – Espanha. Editor da Revista Cadernos de Medicina. Membro da Câmara Técnica de Reprodução Humana do CRM-MG.

Marco Aurélio Martins de Souza
Doutor e Pós-doutorando em Ginecologia e Obstetrícia na UFMG. Professor Adjunto da Universidade Estadual de Montes Claros – UNIMONTES-MG. Professor das Faculdades Unidas Norte de Minas – FUNORTE-MG.

Marco Tulio Vaintraub
Mestre em Ginecologia pela UFMG. Diretor Clínico da Clínica Médica Venus. Diretor Científico da Clínica Origen – Centro de Medicina Reprodutiva.

Marcos Faria
Research Fellow do Serviço do Prof. Kypros Nicolaides – King's College Hospital, Londres. Membro da Fetal Medicine Foundation – América Latina. Diretor da Clínica Gennus – Núcleo de Medicina Fetal.

Marcos José Burle de Aguiar
Doutor em Pediatria. Professor Titular aposentado do Departamento de Pediatria da Faculdade de Medicina da UFMG. Coordenador do Serviço Especial de Genética do Hospital das Clínicas da UFMG. Especialista em Genética Médica – Sociedade Brasileira de Genética Médica.

Marcos Roberto Taveira
Doutor em Obstetrícia pela Faculdade de Medicina da UFMG. Mestre em Obstetrícia pela Faculdade de Medicina da UFMG.

Marcos Sampaio
Doutorado em Medicina Reprodutiva pela Universidade de Valencia (Espanha). Pós-doutorado em Reprodução Humana pela Universidade de Melbourne (Austrália). Diretor da Clínica ORIGEN.

Maria Clara dos Santos Amaral
Mestre em Ginecologia e Obstetrícia pela Faculdade de Medicina da UFMG. Membro do Corpo Clínico da Clínica Pró-Criar.

Maria de Lourdes Ribeiro de Carvalho
Médica Dermatologista – Sócia Efetiva da Sociedade Brasileira de Dermatologia. Responsável pelo Ambulatório de Pele e Gravidez do Hospital das Clínicas da UFMG. Mestre e Doutora pela UFMG.

Maria Flávia Furst Giesbrecht Gomes Brandão
Ginecologista e Obstetra. Médica Legista. Mestre em Promoção de Saúde e Prevenção da Violência.

Maria Inês de Miranda Lima
Doutora pelo Programa de Pós-graduação em Saúde da Mulher pela Faculdade de Medicina da UFMG. Chefe da Clínica Ginecológica I da Santa Casa de Belo Horizonte.

Maria Júlia Vieira de Oliveira
Mestra em Ginecologia e Obstetrícia.

Maria Laura Nogueira Campos
Graduada pela UFRJ. Residente de Ginecologia e Obstetrícia do HC-UFMG.

Maria Luísa Braga Vieira
Título de especialista em Ginecologia e Obstetrícia pela FEBRASGO/TEGO. Membro da equipe de Ginecologia e Obstetrícia do Hospital Mater Dei. Residente de Mastologia do Hospital Mater Dei.

Maria Paula Moraes Vasconcelos
Mestre e Doutora em Obstetrícia pela Faculdade de Medicina da UFMG. Professora e Coordenadora do Curso de Medicina da UEMG – Unidade Passos. Coordenadora da Unidade Materno-Infantil da Santa Casa de Misericórdia de Passos.

Maria Virgínia Furquim Werneck Marinho
Médica Ginecologista e Obstetra. Presidente do Comitê de Ginecologia Infanto-Puberal da SOGIMIG. Membro da Comissão Nacional de Ginecologia Infanto-Puberal da FEBRASGO. International Fellowship on Pediatric and Adolescent Gynecology – International Federation of Pediatric and Adolescent Gynecology.

Mariana Furtado Meinberg
Médica Ginecologista e Obstetra do Hospital das Clínicas da UFMG e da Maternidade Odete Valadares – FHEMIG. Mestre em Saúde da Mulher pela Faculdade de Medicina da UFMG.

Mariana Mitraud Ottoni Guedes
Residente do Programa de Residência Medica em Ginecologia e Obstetrícia da Rede Mater Dei de Saúde – Belo Horizonte-MG.

Marianna Amaral Pedroso
Membro da Equipe de Ginecologia e Obstetrícia do Hospital Mater Dei – Belo Horizonte-MG. Título de Especialista em Ginecologia e Obstetrícia pela FEBRASGO. Membro do Serviço de Ultrassonografia do Hospital Mater Dei – Belo Horizonte-MG.

Marilene Vale de Castro Monteiro
Professora Adjunta do Departamento de Ginecologia e Obstetrícia da UFMG. Coordenadora do Setor de Uroginecologia do Hospital das Clínicas da UFMG. Doutora em Ginecologia pela UFRJ.

Marina Botinha de Sousa
Médica pela UFMG. Residente em Cirurgia Geral na Fundação Hospitalar do Estado de Minas Gerais – FHEMIG – Hospital Alberto Cavalcanti.

Marina Carvalho Paschoini
Professora Adjunta do Departamento Materno-Infantil da Faculdade de Medicina da Universidade Federal do Triângulo Mineiro – UFTM.

Mário Dias Corrêa Júnior
Mestre e Doutor em Ginecologia e Obstetrícia pela UFMG. Professor Adjunto do Departamento de Ginecologia e Obstetrícia da Faculdade de Medicina da UFMG. Coordenador Clínico da Maternidade Otto Cirne do Hospital das Clínicas da UFMG.

Mário Sérgio Silva Gomes Caetano
Professor da Disciplina de Ginecologia e Obstetrícia da Faculdade de Medicina da Universidade de Uberaba – UNIUBE.

Matheus Vieira dos Santos
Residência Médica em Psiquiatria pelo Hospital do Servidor Estadual – IAMSPE – e em Psiquiatria da Infância e Adolescência pela UNIFESP.

Múcio Barata Diniz
Coordenador do Serviço de Uroginecologia do Hospital Vila da Serra – Belo Horizonte-MG. Serviço de Uroginecologia do Hospital Vila da Serra – Nova Lima-MG. Presidente da Comissão de Uroginecologia da SOGIMIG.

Myrian Celani
Coordenadora do Serviço de Ginecologia do Hospital das Clínicas da UFMG. Coordenadora do Serviço de Ginecologia Geriátrica do Hospital das Clínicas da UFMG. Professora Adjunta do Departamento de Ginecologia e Obstetrícia da UFMG. Doutora em Saúde da Mulher pela Faculdade de Medicina da UFMG.

Natália de Andrade Machado
Especialista em Ginecologia e Obstetrícia. Médica do Centro Viva Vida.

Nathalia Cristina Mezzonato Machado
Professora da Disciplina de Obstetrícia da Faculdade de Medicina Unipac – Juiz de Fora-MG. Especialista em Ginecologia, Obstetrícia e Endoscopia Ginecológica pela FEBRASGO.

Néli Sueli Teixeira de Souza
Mestre em Ginecologia e Obstetrícia pela UFMG. Professora Assistente do Departamento de Ginecologia e Obstetrícia da Faculdade de Ciências Médicas de Minas Gerais.

Nilo Sergio Nominato
Título de Especialista pela FEBRASGO. Mestrado em Reprodução Humana pela UFMG. Preceptor de Residência Médica em Governador Valadares-MG.

Odilon Campos de Queiroz
Membro Titular do CBR – Colégio Brasileiro de Radiologia e Diagnóstico por Imagem. Coordenador do Serviço de Imagem do Hospital Belo Horizonte e da UDI – Unidade Diagnóstico por Imagem.

Patricia Aliprandi Dutra
Médica do Corpo Clínico da Maternidade Octaviano Neves e do Instituto Materno-Infantil de Minas Gerais.

Paulo Carvalho Pimenta Figueiredo
Mestre pelo Programa de Saúde da Mulher da Faculdade de Medicina da UFMG. TSA – SBA. Anestesiologista da Rede Mater Dei de Saúde – Belo Horizonte-MG.

Priscilla Rossi Baleeiro Marcos
Ginecologista e Obstetra. Ginecologista do Oncocentro – Minas Gerais. Mestranda em Ciências Aplicadas ao Câncer pela Faculdade Ciências Médicas de Minas Gerais.

Quesia Tamara Mirante Ferreira Villamil
Mestre em Saúde da Mulher pela Faculdade de Medicina da UFMG. Referência Técnica da Comissão Perinatal – Comitê de Óbitos Maternos e Perinatais da Prefeitura de Belo Horizonte. Diretora Científica do Instituto Nascer.

Rachel Silviano Brandão Corrêa Lima
Membro da UROMATER – Serviço de Urodinâmica e Disfunções Miccionais da Rede Mater Dei de Saúde. Especialista em Ginecologia e Obstetrícia pela FEBRASGO. Especialista na Área de Atuação em Urodinâmica e Uretrocistoscopia pela FEBRASGO. Fellow de Uroginecologia no Serviço do Prof. Stuart Stanton, St George's Hospital, Londres. Pós-graduação em Uroginecologia na Universidade de Londres. Uroginecologista do Serviço de Disfunções do Assoalho Pélvico da Rede Mater Dei de Saúde – Belo Horizonte-MG.

Raíssa Tainá Gonçalves
Especialista em Genética Médica – Hospital das Clínicas da UFMG. Especialista em Genética Médica pela Sociedade Brasileira de Genética Médica.

Raquel Alves Nunes Rodrigues
Residência Médica em Ginecologia e Obstetrícia. Ginecologista e Obstetra pela Maternidade Odete Valadares. Residente de Mastologia do Hospital Mater Dei – Belo Horizonte-MG.

Raquel Pinheiro Tavares
Médica Ginecologista e Obstetra. Especialista em Medicina Fetal pela Faculdade de Medicina da UFMG. Médica do Corpo Clínico do Hospital Mater Dei – Belo Horizonte-MG.

Regina Amélia Lopes Pessoa de Aguiar
Professora Associada do Departamento de Ginecologia e Obstetrícia da Faculdade de Medicina da UFMG. Mestre e Doutora em Ginecologia e Obstetrícia pela UFMG. Mestre e Doutora em Medicina pelo Programa de Saúde da Mulher da Faculdade de Medicina da UFMG. Especialista em Ginecologia e Obstetrícia pelo Hospital das Clínicas da UFMG. Especialista em Genética Médica pela Sociedade Brasileira de Genética Médica e Associação Médica Brasileira. Coordenadora do Setor de Gestação de Alto Risco do Hospital das Clínicas da UFMG.

Renata Capanema de Mello Franco Saliba
Médica Mastologista do Hospital Mater Dei – Belo Horizonte-MG.

Renato Ajeje
Mestre em Obstetrícia pela EPM-UNIFESP. Membro da Comissão de Avaliação Profissional (CAP/CEA) da FEBRASGO. Membro da Comissão Nacional de Assistência Especializada de Abortamento, Parto e Puerpério da FEBRASGO.

Renato Nunes Melo
TEGO 0547/2003. Ultrassonografista do Centro Metropolitano de Especialidades Médicas Dario de Faria Tavares. Médico Legista do Instituto Médico-Legal de Belo Horizonte – Polícia Civil – Secretaria de Defesa Social de Minas Gerais (SEDS/MG).

Renilton Aires Lima
Especialista em Ginecologia/Obstetrícia pelo HC-UFMG. Mestre em Ginecologia pela Faculdade de Medicina da UFMG.

Ricardo Mello Marinho
Diretor Científico – Rede Pró-Criar de Medicina Reprodutiva – Belo Horizonte-MG. Professor-Adjunto de Ginecologia e Pesquisador da Faculdade de Ciências Médicas de Minas Gerais – FCM-MG. Professor da Faculdade de Medicina de Barbacena. Mestre pela UFMG. Doutor pela Escola Paulista de Medicina – UNIFESP. Membro fundador da Rede Brasileira de Oncofertilidade/Brazilian Oncofertility Consortium.

Ricardo Vilas Freire de Carvalho
Hematologista e Hemoterapeuta – Hospital das Clínicas da UFMG. Especialização em Saúde Pública pela Escola de Saúde Pública-MG. Diretor Clínico da Hematológica – Clínica de Hematologia – Belo Horizonte-MG.

Rívia Mara Lamaita
Ginecologista Especialista em Reprodução Humana. Mestrado em Saúde da Mulher pela Faculdade de Medicina da UFMG. Doutorado em Ginecologia/Obstetrícia pela UNESP – Botucatu-SP. Coordenadora do Serviço de Reprodução Humana da Rede Mater Dei de Saúde – Belo Horizonte-MG. Coordenadora do Serviço de Residência Médica em Ginecologia/Obstetrícia da Rede Mater Dei de Saúde. Professora Adjunta do Departamento de Ginecologia e Obstetrícia da Faculdade de Medicina da UFMG.

Roberto Carlos Machado
Título de Especialista pela FEBRASGO. Especialista em Reprodução Assistida pela Sociedade Brasileira de Reprodução Assistida. Mestrado em Reprodução Humana pela UFMG. Preceptor de Residência Médica em Governador Valadares-MG.

Roberto Magno Vieira de Oliveira
Especialista em Cardiologia.

Rodrigo Moreira Faleiro
Neurocirurgião do Hospital Felício Rocho. Coordenador do Serviço de Neurocirurgia e Neurologia do Hospital João XXIII. Professor da Faculdade de Ciências Médicas de Minas Gerais.

Rogéria Andrade Werneck
Ginecologista e Obstetra – Hospital das Clínicas da UFMG. Ambulatório de Ginecologia Geriátrica – Hospital das Clínicas da UFMG. Médica Assistente da Santa Casa de Misericórdia de Belo Horizonte. Mestre em Saúde da Mulher pela Faculdade de Medicina da UFMG.

Rosana Correia da Silva Azevedo
Especialista em Clínica Médica e Endocrinologia pelo Hospital das Clínicas da UFMG. Médica do Hospital das Clínicas da UFMG. Mestranda do Programa de Pós-graduação em Saúde da Mulher da UFMG.

Sálua Oliveira Calil de Paula
TEGO 2007. Médica do Hospital Mater Dei e do Instituto Mário Penna. Mestrado e Doutorado pela UNESP.

Sandro Magnavita Sabino
Mestre em Ginecologia e Obstetrícia pela UFMG. Especialização em Embriologia pelo Saint Barnabas Medical Center – USA. Especialização em Medicina Reprodutiva pelo Instituto Valenciano de Infertilidade – Espanha. Diretor da SOGIMIG. Diretor do Laboratório de Reprodução Assistida da Clínica Vilara.

Saulo Santos Estrela Terra
Residente do Programa de Ginecologia e Obstetrícia do Hospital Vila da Serra – Belo Horizonte-MG.

Sávio Costa Gonçalves
Ginecologista Oncologista do Hospital Felício Rocho – Belo Horizonte-MG. Cirurgião Oncologista pelo Colégio Brasileiro de Cirurgiões.

Selmo Geber
Professor Titular e Livre Docente do Departamento de Ginecologia e Obstetrícia da Faculdade de Medicina da UFMG. Médico da Clínica Origen. Membro Titular da Academia Mineira de Medicina.

Séphora Augusta Cardoso Queiroz
Mestre em Ginecologia e Obstetrícia pela UFMG. Especialista em Reprodução Humana pela UFMG. Preceptora da Residência de Ginecologia e Obstetrícia da Maternidade Odete Valadares – FHEMIG.

Sergimar Padovezi Miranda
Doutor em Ginecologia pela UNESP. Diretor da Clínica Vilara – Reprodução Assistida. Coordenador do Serviço de Videoendoscopia do Hospital Vila da Serra – Belo Horizonte-MG.

Silvan Márcio de Oliveira
Residência Médica em Ginecologia e Obstetrícia pela Unimontes. Mestrado em Cuidado Primário em Saúde pela Unimontes.

Sinval Ferreira de Oliveira
Mestre e Doutor em Ginecologia e Obstetrícia.

Sonia Cristina Vidigal Borges
TEGO 0215/88. Título de Especialista em Ginecologia e Obstetrícia pela FEBRASGO. Título de Qualificação em Colposcopia pela Sociedade Brasileira de Patologia do Trato Genital Inferior e Colposcopia. Mestre em Ginecologia pela UFMG.

Suélem Simão Mol
Endocrinologista. Mestre em Clínica Médica pela UFMG. Membro da Equipe de Endocrinologia e Metabologia do Hospital Mater Dei – Belo Horizonte-MG.

Suzana Maria Pires do Rio
Doutora em Medicina pela Faculdade de Medicina da UFMG. Médica Obstetra do Serviço de Pré-natal de Alto Risco da Maternidade Odete Valadares – FHEMIG.

Tadeu Coutinho
Professor Titular de Obstetrícia da UFJF. Chefe do Departamento Materno-Infantil da UFJF. Doutor em Saúde Coletiva pelo Instituto de Medicina Social/Universidade do Estado do Rio de Janeiro – IMS/UERJ.

Tania Mara Giarolla de Matos
Título de Especialista em Pediatria realizado pela Associação Médica Brasileira e a Sociedade Brasileira de Pediatria. Título de Alergia e Imunologia Pediátrica certificado pela Fundação Hospital do Estado de Minas Gerais. Título de Pneumologia Pediátrica no Hospital Infantil João Paulo II.

Tatiana Teixeira de Souza Couto
Especialista em Ginecologia e Obstetrícia pela FEBRASGO. Especialista em Ultrassonografia em Ginecologia e Obstetrícia pelo Colégio Mineiro de Radiologia. Ultrassonografista em Ginecologia e Obstetrícia pela FEBRASGO.

Telma Maria Rossi de Figueiredo Franco
Coordenadora do Serviço de Ginecologia Oncológica do Instituto Mário Penna. Diretora Clínica do Hospital Mário Penna. Tesoureira do Capítulo Mineiro da Sociedade Brasileira de Patologia do Trato Genital Inferior e Colposcopia.

Thaís do Carmo Oliveira
Especialista em Psiquiatria pelo Centro de Ensino Superior de Valença.

Thaís Paiva Moraes
Ginecologista e Obstetra. Membro Titular da FEBRASGO. Mastologista do Hospital Mater Dei – Belo Horizonte-MG. Membro Titular da Sociedade Brasileira de Mastologia. Membro do Setor de Imagenologia Mamária – Ressonância Magnética – do Hospital Mater Dei.

Thais Syrio Amaral
Médica formada pela Faculdade de Medicina de Barbacena-MG. Residência em Ginecologia e Obstetrícia no Hospital Mater Dei – Belo Horizonte-MG. Titulada em Ginecologia e Obstetrícia pela FEBRASGO. Pós-graduação em Cirurgia Ginecológica Avançada pelo Hospital Felício Rocho.

Thelma de Figueiredo e Silva
Título de Especialista em Ginecologia e Obstetrícia pela Associação Médica Brasileira e pela FEBRASGO.

Victor Hugo de Melo
Professor Associado (aposentado) da Faculdade de Medicina da UFMG. Doutor em Medicina pela UFRJ. Membro do Grupo de Pesquisa em HIV/AIDS em Crianças, Adolescentes e Gestantes da Faculdade de Medicina da UFMG. Conselheiro do Conselho Regional de Medicina de Minas Gerais.

Victoria Moreira Fernandes
Estudante do 6º ano de Medicina da FCMMG. Estagiária de Ginecologia e Obstetrícia do Hospital Mater Dei – Belo Horizonte-MG.

Vinícius Pereira de Souza
Coordenador do Serviço de Anestesiologia da Rede Mater Dei de Saúde – Belo Horizonte-MG. Professor de Medicina da PUC-MG MBA na Fundação Dom Cabral.

William Schneider da Cruz Krettli
Doutor em Ginecologia e Obstetrícia – Saúde da Mulher pela UFMG. Médico Obstetra/ Ginecologista do Hospital das Clínicas da UFMG. Professor Convidado do Departamento de Ginecologia e Obstetrícia da Faculdade de Medicina da UFMG.

Zilma Silveira Nogueira Reis
Professora Associada do Departamento de Ginecologia e Obstetrícia da UFMG. Diretora de Educação da Sociedade Brasileira de Informática em Saúde – SBIS.

Apresentação

A Sociedade de Obstetrícia e Ginecologia de Minas Gerais (SOGIMIG) sempre teve uma altivez protagonista que chama a atenção de todos aqueles que têm a primazia de conviver com os colegas mineiros de nossa especialidade que, historicamente, estiveram à frente de seus cargos diretivos. A tradição é uma das características acentuadas dos mineiros. Em sintonia com esse traço marcante dos mineiros, temos aqui o exemplo de uma obra que caminha para se tornar tradicional entre todos nós – o *Manual SOGIMIG de Ginecologia e Obstetrícia*. É motivo de orgulho ter um livro de educação médica que está lançando a sua sexta edição. Consagração e mérito que poucos conseguem. Parabéns aos nossos colegas mineiros.

Quero lembrar, pela oportunidade do momento, que sempre considerei ter a sociedade médica de especialidade enormes possibilidades de atuação em prol dos seus associados e dos beneficiários finais do seu trabalho, os seus pacientes. Seu potencial para tanto é incomensurável. Seu espectro de ações pode incluir atividades educativas, de valorização profissional, de contribuição para as formulações de políticas de saúde, de intercâmbio com as sociedades médicas de outras especialidades, de inserção internacional, entre outras. Em cada uma dessas frentes é preciso ter gestores competentes e comprometidos com os objetivos traçados. Pessoas certas nos lugares certos. Sem dúvida, a SOGIMIG tem atuado com competência em cada uma dessas frentes com gestores comprometidos, apaixonados e competentes. Pude, ao longo do tempo, constatar esse comprometimento da sociedade mineira da nossa especialidade através de um protagonismo de atitudes e ações que, quero reconhecer, tem me influenciado na definição dos encaminhamentos adotados pela nossa Federação Brasileira das Associações de Ginecologia e Obstetrícia (FEBRASGO).

Voltando ao livro ora lançado, podemos observar que nesta edição o *Manual SOGIMIG de Ginecologia e Obstetrícia* se encontra maduro e fiel aos seus objetivos iniciais. Está mais completo, renovado e atual. Foi concebido com o propósito de atualização dos tópicos de maior relevância dentro da nossa especialidade. Conta com 123 capítulos divididos entre temas de Obstetrícia e Ginecologia. Tem inúmeros colaboradores com reconhecida competência científica que embasam a qualidade que se vê em cada um dos assuntos abordados. Quero, na figura de seu presidente de então, o Professor Agnaldo Lopes da Silva Filho, parabenizar cada um dos autores e coautores pela valiosa colaboração em prol do magnífico resultado final alcançado.

O Agnaldo, é assim que todos o chamam por sua juventude e simplicidade, certamente, com sua inteligência singular, espírito aglutinador e encantamento que produz em cada colega que dele se acerca, foi a força motriz e o amálgama necessários para a concretização deste manual.

Meus parabéns a todos que de, alguma maneira, contribuíram para o lançamento desta nova edição. Com iniciativas como essa, a SOGIMIG cumpre os seus desígnios, honra as suas tradições e enche de orgulho todos os ginecologistas e obstetras do seu estado e, por que não dizer, do nosso país, uma vez que o *Manual SOGIMIG de Ginecologia e Obstetrícia* vai alçar voos por todos os estados da nossa imensa Federação. Vai servir de fonte confiável de consulta e aprendizado para ginecologistas e obstetras já formados e em formação. É a sociedade médica de especialidade cumprindo com seus objetivos.

Por fim, quero registrar a enorme satisfação em apresentar esta edição do *Manual SOGIMIG de Ginecologia e Obstetrícia*. É uma honraria que me é concedida e da qual muito me orgulho.

César Eduardo Fernandes
Professor Titular de Ginecologia da FMABC – Santo André/SP
Presidente da FEBRASGO

Prefácio da 1ª Edição

A Sociedade de Obstetrícia e Ginecologia de Minas Gerais tem, entre suas atribuições, o aprimoramento científico de seus associados. A preparação para a prova do título de Especialista em Ginecologia e Obstetrícia da FEBRASGO (TEGO) tem recebido mais destaque desde 1992, durante a gestão do então Presidente Gerson Lopes, quando foi organizado o I Curso de Preparação para o TEGO. Esse curso vem sendo oferecido pela SOGIMIG anualmente e tem auxiliado muitos colegas na obtenção de seu título de Especialista. Em 1996, a SOGIMIG editou uma apostila feita por aqueles que proferiram as aulas e a distribuiu durante o curso. A grande aceitação desse material estimulou-nos a partir para uma empreitada mais ousada: transformá-lo em livro. Assim, todos os colaboradores fizeram uma revisão de seus capítulos para que tivéssemos uma obra direta, objetiva, mas também atualizada e completa. A intenção não foi fazer um Tratado de Ginecologia e Obstetrícia, mas proporcionar ao residente, ou ao colega já formado há mais tempo, a oportunidade de rever seus conhecimentos. Uma obra deste porte só foi possível graças ao desprendimento e à dedicação dos editores e colaboradores que, como sempre, atenderam à convocação da SOGIMIG.

Ricardo Marinho
Presidente da SOGIMIG – 1996/1997

Prefácio da 2ª Edição

O título de Especialização em Ginecologista (TEGO) tem se tornado cada vez mais uma necessidade na vida de todos os ginecologistas e obstetras, e esta obra tem contribuído significativamente para esse objetivo. Constatamos, também, que nosso manual ultrapassou o projeto inicial de preparação para o TEGO, passando a ser usado como livro-texto por acadêmicos de Medicina e médicos-residentes, o que aumenta a responsabilidade de todos os envolvidos em sua elaboração. Com a segunda edição, esperamos, além da atualização, acrescentar novos conceitos, de modo que cada vez mais este livro venha a traduzir a visão global da Ginecologia e Obstetrícia em Minas Gerais e no Brasil. E não poderia ser diferente, uma vez que os autores são mais de 70 sócios da SOGIMIG, portadores de TEGO e que aqui apresentam conceitos teóricos atuais solidamente amparados na prática diária em consultórios, clínicas, ambulatórios e hospitais. E temos a certeza de que cada um ofereceu a sua contribuição, procurando se manter fiel aos ideais dos pioneiros da Ginecologia e Obstetrícia mineiras que, ao fundarem a SOGIMIG, criaram um espaço para a aproximação dos colegas de todo o estado. Como presidente da entidade, representando os autores, considero um privilégio participar desta grande obra.

Antônio Fernandes Lages
Presidente da SOGIMIG – 2000/2001

Prefácio da 3ª Edição

O exercício da Ginecologia e Obstetrícia vem mudando radicalmente nos últimos tempos. Ao lado do aprimoramento técnico e científico da especialidade, certamente benéfico e muito promissor, é crescente nossa indignação diante da nova práxis das entidades mantenedoras de saúde e das instituições governamentais que interferem diretamente em nossas atividades profissionais.

Ao lado de toda essa luta política que está ocorrendo, a SOGIMIG não se descuida de sua outra importante tarefa, que é promover o aprimoramento técnico e científico de seus associados e dos ginecologistas e obstetras em geral, trazendo benefícios diretos para as mulheres de Minas e do Brasil.

E foi pensando nas mulheres mineiras, e nas brasileiras, que resolvemos enfrentar um novo desafio em tempos tão conturbados: reeditar o nosso Manual. O objetivo precípuo e imediato desta nova edição foi ampliar o escopo do livro, enfocando novos temas, ao mesmo tempo que os anteriores eram atualizados. Esperamos que os conhecimentos técnicos de nossa especialidade recentemente adquiridos e contemplados nesta nova edição sejam de utilidade para todos.

Procuramos seguir a mesma objetividade e praticidade das edições anteriores, que tornaram este Manual um dos grandes recordistas de venda no Brasil, possibilitando de maneira fácil e prática o acesso às orientações sobre o diagnóstico e tratamento. Este livro tem sido utilizado para subsidiar os colegas nos mais diferentes concursos em todo o país e, ao mesmo tempo, é livro de apoio para a rotina do consultório, permitindo rápidas e seguras orientações em nosso dia a dia.

Mantendo a tradição, os capítulos foram redigidos por nossos associados e competentemente revistos pela equipe editorial. A todos agradecemos pelo entusiasmo e dedicação com que se debruçaram sobre esta tarefa.

É com satisfação e orgulho que colocamos mais uma vez à disposição dos colegas a nova edição do Ginecologia & Obstetrícia – Manual para Concursos da SOGIMIG, ampliado, atualizado e enriquecido com fotos, ilustrações, quadros e fluxogramas, para facilitar ainda mais a sua consulta.

Sergimar Padovezzi Miranda
Presidente da SOGIMIG – 2001/2003

Victor Hugo de Melo
Diretor Científico da SOGIMIG – 2001/2003

Prefácio da 4ª Edição

A Associação de Ginecologistas e Obstetras de Minas Gerais – SOGIMIG – tem o prazer de apresentar a quarta edição do Ginecologia e Obstetrícia: Manual para Concursos/TEGO. Comemoramos nesta edição 10 anos de publicação e muitas conquistas. O nosso querido livro deixou de ser uma apostila – a qual pude ajudar o Dr. Ricardo Marinho a editar em 1997 – para ser um livro utilizado no Brasil inteiro, não só para ajudar candidatos ao concurso do Título de Especialista em Ginecologia e Obstetrícia (TEGO), mas também para servir de consulta no dia a dia do médico, seja do ginecologista e obstetra, seja do médico generalista, que precisa da informação rápida e atualizada. Atualizamos o sumário e remanejamos alguns capítulos, mas mantivemos a característica básica das outras edições, que é a forma prática e objetiva de apresentar os temas, além de mantermos o formato original, de modo a facilitar o manuseio e o transporte pelo leitor.

Uma das grandes preocupações da SOGIMIG sempre foi a educação continuada, e manter o livro sempre atualizado é prova disso. Além de não ser uma tarefa fácil, a edição de um livro é de uma enorme responsabilidade. Não posso deixar de agradecer a todos os associados, todos os portadores do TEGO, que se dispuseram a ajudar na elaboração desta edição, bem como ao nosso Diretor Científico, Dr. Frederico Peret, que não poupou esforços para o cumprimento de mais esta meta da atual gestão.

Que este livro seja de grande utilidade para todos aqueles que desejam conhecer um pouco mais desta área fascinante, que é a de ginecologia e a obstetrícia!

João Pedro Junqueira Caetano
Presidente da SOGIMIG – 2006/2008

Prefácio da 5ª Edição

Muito ao estilo mineiro, o Manual de Ginecologia e Obstetrícia da SOGIMIG nasceu modesta e despretensiosamente, mas recheado com o conhecimento científico, a seriedade e o perfeccionismo que caracterizam o nosso espírito. Nesta quinta edição, ele atualiza e aprimora as edições anteriores, que se tornaram referência nacional de nossa especialidade.

Desde a sua primeira edição, o impacto na formação de nossos ginecologistas e obstetras pôde ser avaliado pela crescente procura pelo livro. Alunos da graduação e médicos-residentes buscam no Manual de Ginecologia e Obstetrícia da SOGIMIG fonte segura e atual para sua formação. Colegas da especialidade também têm no livro atualização e reciclagem confiáveis e objetivas para o exercício de qualidade no cuidado às mulheres.

Este é o resultado de uma visão idealista, empreendedora e competente de diferentes administrações que, em perfeita sintonia, deram sequência ao projeto inicial. É fruto de mentes privilegiadas de membros de diversas diretorias da SOGIMIG, apoiadas na competente colaboração de dezenas de mineiros e mineiras que redigiram os capítulos hoje apresentados.

Que o Manual da SOGIMIG continue sendo o farol que norteia e sustenta o caminho daqueles que escolheram esta tão nobre e dignificante especialidade.

Lucas Vianna Machado
Professor Emérito de Ginecologia da
Faculdade de Ciências Médicas de Minas Gerais

Prefácio da 6ª Edição

A Associação de Ginecologistas e Obstetras de Minas Gerais (SOGIMIG) tem como um de seus pilares a educação médica continuada. Desse modo, são fundamentais as publicações científicas que visam à capacitação continuada dos profissionais que prestam atendimento às mulheres. Nesse contexto, a SOGIMIG oferece aos leitores a sexta edição do *Manual SOGIMIG de Ginecologia e Obstetrícia*. O grande diferencial dessa publicação, cuja primeira edição foi lançada nos já distantes anos 1980, parece estar em sua abordagem simples e prática, terapêutica e preventiva, das afecções que mais acometem à mulher.

Esta sexta edição foi completamente revisada à luz do conhecimento científico mais recente e ampliada com outros temas de interesse à Ginecologia e à Obstetrícia. Fica aqui registrado o agradecimento a todos os colaboradores que contribuíram na confecção desta publicação. Este manual visa auxiliar os profissionais da especialidade na tomada de decisão por meio de informações científicas de alta qualidade, uniformização de condutas e estímulo à adoção de estratégias de prevenção. Esta obra certamente cumprirá os objetivos da SOGIMIG e seguramente terá um importante papel na melhoria da assistência às nossas pacientes.

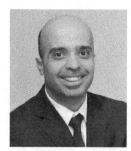

Agnaldo Lopes da Silva Filho
Professor Titular
Departamento de Ginecologia e Obstetrícia da UFMG

Sumário

SEÇÃO I – GINECOLOGIA, 1

1. **Anatomia e Histologia dos Órgãos Genitais Femininos e Parede Abdominal, 3**
   Luiz Fernando Neves Ribeiro
   Patricia Aliprandi Dutra
   Eduarda Andrade de Moraes

2. **Embriologia e Diferenciação Sexual, 10**
   Cláudia Lúcia Barbosa Salomão
   João Tadeu Leite dos Reis
   Maria Virgínia Furquim Werneck Marinho

3. **Esteroidogênese, 13**
   Selmo Geber
   Marcos Sampaio

4. **Fisiologia do Ciclo Menstrual, 18**
   Ana Márcia de Miranda Cota

5. **Resposta Sexual Humana, 22**
   Tania Mara Giarolla de Matos
   Lucas Giarolla Gonçalves de Matos
   Luciana Giarolla de Matos

6. **Semiologia Ginecológica, 27**
   Luiza de Miranda Lima
   Maria Inês de Miranda Lima
   Karla de Carvalho Schettino

7. **Diagnóstico por Imagem em Ginecologia, 35**
   Benito Pio Vitorio Ceccato Junior
   Odilon Campos de Queiroz

8. **Estados Intersexuais e Malformações do Trato Genital, 57**
   João Tadeu Leite dos Reis
   Cláudia Lúcia Barbosa Salomão
   Maria Virgínia Furquim Werneck Marinho

9. **Dismenorreia, 67**
   Thelma de Figueiredo e Silva

10. **Abordagem das Massas Anexiais, 69**
    Adriana Ribeiro da Silva
    Alaís Virgínia Ferreira de Souza
    Thais Syrio Amaral

11. **Dor Pélvica Crônica, 79**
    Ivete de Ávila
    Márcia Mendonça Carneiro

12. **Doença Sexual, 89**
    Fabiene Vale
    Eduardo Siqueira Fernandes
    Gerson Lopes

13. **Puberdade Precoce e Tardia, 97**
    Maria Virgínia Furquim Werneck Marinho
    João Tadeu Leite dos Reis
    Cláudia Lúcia Barbosa Salomão

14. **Sangramento Uterino Anormal, 104**
    Márcia Cristina França Ferreira

15. **Síndrome da Tensão Pré-menstrual, 109**
    Francisco de Assis Nunes Pereira
    João Oscar de Almeida Falcão Júnior

16. **Amenorreia, 115**
    Marco Tulio Vaintraub
    Alexon Melgaço Racilan

17. **Hirsutismo, 121**
    Rosana Correia da Silva Azevedo
    Ana Lúcia Cândido
    Fernando M. Reis

18. Hiperprolactinemia, 126
    Antônio Eugênio Motta Ferrari
    Luiza Liboreiro Motta Ferrari

19. Anovulação Crônica Hiperandrogênica (Síndrome dos Ovários Policísticos), 132
    Ricardo Mello Marinho
    Leonardo Matheus Ribeiro Pereira

20. Obesidade, 138
    Arlene de Oliveira Fernandes
    Amanda Barbosa Moraes

21. Endometriose, 145
    Cláudia Navarro Carvalho Duarte Lemos
    Júlia Alves Dias
    Ines Katerina Damasceno Cavallo Cruzeiro

22. Endometriose Profunda Infiltrativa, 156
    Márcia Mendonça Carneiro
    Ivete de Ávila
    Márcia Cristina França Ferreira

23. Propedêutica do Casal Infértil, 166
    Marcelo Lopes Cançado
    Maria Clara dos Santos Amaral
    Cássia Cançado Avelar

24. Tratamento de Baixa Complexidade em Infertilidade, 177
    João Pedro Junqueira Caetano
    Leonardo Matheus Ribeiro Pereira
    Erica Becker de Sousa Xavier

25. Tratamento de Alta Complexidade em Reprodução Humana, 183
    Ines Katerina Damasceno Cavallo Cruzeiro
    Cláudia Navarro Carvalho Duarte Lemos
    Carolina Passos de Rezende Martins

26. Preservação da Fertilidade, 190
    Marco Antônio Barreto de Melo
    Sandro Magnavita Sabino

27. Planejamento Familiar, 195
    Rívia Mara Lamaita

28. Embriologia, Anatomia e Exame Clínico das Mamas, 220
    João Henrique Penna Reis
    Letícia Guerra Monteiro Pinheiro
    Maria Luísa Braga Vieira

29. Fatores de Risco no Câncer de Mama, 231
    Clécio Ênio Murta de Lucena
    Cristóvão Pinheiro Barros
    Alexandre de Almeida Barra

30. Propedêutica por Imagem em Mastologia, 241
    Ana Paula Reiss A. D. Gomes
    Daniella Bronzatt
    Thaís Paiva Moraes

31. Alterações Inflamatórias das Mamas, Próteses Mamárias e Mastalgia, 259
    Antônio Fernandes Lages
    Cynthia Netto de Barros

32. Doenças Benignas da Mama, 274
    José Tadeu Campos de Avelar
    Maria Luísa Braga Vieira
    Raquel Alves Nunes Rodrigues
    Renata Capanema de Mello Franco Saliba

33. Neoplasias Malignas da Mama, 281
    Maria Luísa Braga Vieira
    Anna Dias Salvador
    Henrique Moraes Salvador Silva

34. Corrimento Vaginal, 290
    Eduardo Cunha da Fonseca
    Victoria Moreira Fernandes
    João Oscar de Almeida Falcão Júnior

35. Infecções pelo Papilomavírus Humano, 297
    Garibalde Mortoza Junior
    Sonia Cristina Vidigal Borges
    Adriana Almeida de Souza Lucena

36. Doenças Sexualmente Transmissíveis, 308
    Lucas Giarolla Gonçalves de Matos
    Karla Zanolla Dias de Souza
    Tania Mara Giarolla de Matos

37. Doença Inflamatória Pélvica, 318
    Ana Luiza Lunardi Rocha

38. Fisiologia da Micção, 322
    Andrea Moura Rodrigues Maciel da Fonseca
    Mariana Furtado Meinberg

39. Propedêutica em Uroginecologia, 324
    Múcio Barata Diniz
    Liv Braga de Paula
    Gustavo Francisco da Silva

40. Tratamento da Incontinência Urinária, 331
    Márcia Salvador Géo
    Rachel Silviano Brandão Corrêa Lima
    Cláudia Lourdes Soares Laranjeira

41. Infecção do Trato Urinário, 341
    Liv Braga de Paula
    Múcio Barata Diniz
    Saulo Santos Estrela Terra

42. **Prolapsos Genitais**, 345
    Cláudia Lourdes Soares Laranjeira
    Larissa Magalhães Vasconcelos
    Luíza Meelhuysen Sousa Aguiar
    Márcia Salvador Géo
    Rachel Silviano Brandão Corrêa Lima

43. **Fístulas Genitais**, 356
    Marilene Vale de Castro Monteiro

44. **Fisiologia do Climatério**, 360
    Rívia Mara Lamaita
    Ana Márcia de Miranda Cota

45. **Propedêutica do Climatério**, 366
    Marco Aurélio Martins de Souza

46. **Tratamento do Climatério**, 373
    Ana Lúcia Ribeiro Valadares

47. **Terapia Hormonal e Câncer Ginecológico**, 380
    Raquel Alves Nunes Rodrigues

48. **Terapia Hormonal e Doença Cardiovascular**, 385
    Marcio Alexandre Hipólito Rodrigues
    Cristiana Fonseca Beaumord

49. **Osteoporose e Osteopenia**, 392
    Bruno Muzzi Camargos

50. **Neoplasias do Colo Uterino**, 407
    Alexandre Mariano Tarcísio de Sousa
    Marina Botinha de Sousa

51. **Doenças da Vulva e da Vagina**, 413
    Iracema Maria Ribeiro da Fonseca

52. **Câncer Cervical Invasivo**, 421
    Telma Maria Rossi de Figueiredo Franco
    Márcia Aurélia Prado Boaventura

53. **Doenças Benignas do Corpo Uterino**, 432
    Luíza Meelhuysen Sousa Aguiar
    Agnaldo Lopes da Silva Filho
    Eduardo Batista Cândido

54. **Câncer de Endométrio**, 444
    Delzio Salgado Bicalho
    Priscilla Rossi Baleeiro Marcos

55. **Neoplasias Malignas dos Ovários e das Tubas Uterinas**, 451
    Sávio Costa Gonçalves

56. **Quimioterapia e Hormonoterapia no Câncer Ginecológico**, 459
    Angélica Nogueira-Rodrigues
    Andréia Cristina de Melo
    Aknar Calabrich

57. **Radioterapia nas Neoplasias do Trato Genital e da Mama**, 465
    Gabriel Oliveira Bernardes Gil
    Inês Vilela Costa Pinto
    Izabella Nobre Queiroz

58. **Pré e Pós-operatório em Cirurgia Ginecológica**, 478
    Maria Inês de Miranda Lima
    Luiza de Miranda Lima

59. **Cirurgias Ginecológicas: Aspectos Técnicos**, 484
    Aline Evangelista Santiago
    Eduardo Batista Cândido
    Agnaldo Lopes da Silva Filho

60. **Histeroscopia**, 493
    Sergimar Padovezi Miranda

61. **Cirurgia Minimamente Invasiva em Ginecologia**, 497
    Camila Martins de Carvalho
    Eduardo Batista Cândido
    Agnaldo Lopes da Silva Filho

62. **Genética em Ginecologia e Obstetrícia**, 502
    Marcos José Burle de Aguiar
    Raíssa Tainá Gonçalves

63. **Atendimento às Pessoas em Situação de Violência Sexual no Brasil**, 516
    Antônio Carlos Pinto Guimarães
    Maria Flávia Furst Giesbrecht Gomes Brandão

64. **Abdome Agudo em Ginecologia e Obstetrícia**, 525
    Agnaldo Lopes da Silva Filho
    Renilton Aires Lima
    Eduardo Batista Cândido

65. **Aspectos Éticos em Ginecologia e Obstetrícia**, 534
    Cláudia Navarro Carvalho Duarte Lemos
    Victor Hugo de Melo

66. **Estilo de Vida e Promoção da Saúde da Mulher**, 543
    Rogéria Andrade Werneck
    Myrian Celani

SEÇÃO II – OBSTETRÍCIA, 559

67. **Período Implantacional e Embriogênese**, 561
    Alberto Borges Peixoto
    Edward Araujo Júnior
    Luciano Eliziário Borges Júnior

XXXV

68. Fisiologia Placentária, 572
    Carolina Andrade Guedes dos Santos
    Maria Laura Nogueira Campos

69. Placenta, Membranas e Cordão Umbilical, 577
    Fernanda Magalhães Menicucci
    Jaqueline Dezordi da Silva Antonelli

70. Diagnóstico de Gravidez, 588
    Roberto Carlos Machado
    Nilo Sergio Nominato
    Natália de Andrade Machado

71. Alterações Fisiológicas da Gravidez, 591
    Raquel Pinheiro Tavares

72. Assistência Pré-natal, 594
    Suzana Maria Pires do Rio

73. Rastreamento Fetal no Primeiro e Segundo Trimestres da Gestação, 613
    Carlos Henrique Mascarenhas Silva
    Marianna Amaral Pedroso
    Luíza Meelhuysen Sousa Aguiar

74. Medicamentos na Gravidez e na Lactação, 623
    Regina Amélia Lopes Pessoa de Aguiar

75. Fisiologia e Mecanismo do Trabalho de Parto, 635
    Flávia Magaly Silveira Nobre
    Silvan Márcio de Oliveira
    Hubert Caldeira

76. Amadurecimento Cervical, 642
    Juliana Silva Barra

77. Assistência ao Parto, 645
    Renato Ajeje
    José Sérgio Tavela Junior
    Adriana Wagner

78. Puerpério Fisiológico, 655
    Quesia Tamara Mirante Ferreira Villamil
    Flávia Ribeiro de Oliveira
    Caroline Reis Gonçalves

79. Puerpério Patológico, 660
    William Schneider da Cruz Krettli
    Lara Rodrigues Félix

80. Assistência ao Parto Distócico, 672
    Inessa Beraldo de Andrade Bonomi
    Ana Christina de Lacerda Lobato
    Camila Gabriele Silva

81. Hipoxia Fetal Intraparto, 686
    Gabriel Costa Osanan
    Zilma Silveira Nogueira Reis
    Diogo Ayres-De-Campos

82. Cirurgias Obstétricas, 693
    Carlos Henrique Mascarenhas Silva
    Carolina Antunes Dias
    Anna Dias Salvador

83. Anestesia e Analgesia em Obstetrícia, 707
    Vinícius Pereira de Souza
    Paulo Carvalho Pimenta Figueiredo

84. Hiperêmese Gravídica, 714
    Marianna Amaral Pedroso
    Maria Luísa Braga Vieira
    Alaís Virgínia Ferreira de Souza

85. Abortamentos, 718
    Néli Sueli Teixeira de Souza
    Tatiana Teixeira de Souza Couto

86. Gravidez Ectópica, 725
    José Avilmar Lino da Silva
    Joana Sara Fonseca Dumont

87. Doença Trofoblástica Gestacional, 733
    João Bosco Melgaço de Oliveira
    Leonardo Pandolfi Caliman
    Nathalia Cristina Mezzonato Machado

88. Descolamento Prematuro da Placenta, 739
    Cláudia Lourdes Soares Laranjeira
    Mariana Mitraud Ottoni Guedes

89. Placenta Prévia, 744
    Carlos Henrique Mascarenhas Silva
    Cláudia Lourdes Soares Laranjeira
    Alaís Virgínia Ferreira de Souza
    Camila Rios Bretas

90. Ruptura Uterina, 748
    Carlos Henrique Mascarenhas Silva
    Cláudia Lourdes Soares Laranjeira
    Camila Rios Bretas

91. Pré-eclâmpsia, Eclâmpsia e Síndrome HELLP, 751
    Cezar Alencar de Lima Rezende
    Clóvis Antônio Bacha

92. Trabalho de Parto Pré-termo, 768
    Maria Paula Moraes Vasconcelos

93. Ruptura Prematura Pré-termo das Membranas, 773
    Mário Dias Corrêa Júnior

94. Oligoidrâmnio e Polidrâmnio, 778
    Ana Paula Brum Miranda Lopes
    Isabela Melo Apocalypse

95. **Morbidade Materna Grave e Mortalidade Materna**, 786
Frederico José Amedee Peret
Luis Guilherme Neves Caldeira

96. **Perda Gestacional de Repetição**, 788
Frederico José Amedee Peret
Beatriz Amélia Monteiro de Andrade

97. **Hipertensão Arterial Crônica e Gravidez**, 794
Sinval Ferreira de Oliveira
Maria Júlia Vieira de Oliveira
Roberto Magno Vieira de Oliveira

98. **Diabetes e Gravidez**, 800
Anelise Impelizieri Nogueira
Regina Amélia Lopes Pessoa de Aguiar
Kamilla Maria Araújo Brandão Rajão

99. **Doenças da Tireoide**, 811
Beatriz Santana Soares Rocha
Suélem Simão Mol

100. **Cardiopatia e Gravidez**, 823
Clóvis Antônio Bacha
Cezar Alencar de Lima Rezende

101. **Tromboembolismo Venoso na Gestação**, 837
Cláudia Maria Vilas Freire
Ricardo Vilas Freire de Carvalho

102. **Doenças do Aparelho Respiratório**, 845
Marina Carvalho Paschoini
Mário Sérgio Silva Gomes Caetano

103. **Nefropatias e Gravidez**, 852
Juliana Barroso Zimmermmann
Adrianne Maria Berno de Rezende Duarte
Alexander Cangussu Silva

104. **Doenças Gastrointestinais, Hepáticas, Biliares e Pancreáticas**, 858
Néli Sueli Teixeira de Souza
Tatiana Teixeira de Souza Couto

105. **Anemias e Doenças Hematológicas na Gravidez**, 866
Tadeu Coutinho
Conrado Milani Coutinho
Larissa Milani Coutinho

106. **Doenças Autoimunes**, 875
Francisco Lirio Ramos Filho
Renato Nunes Melo

107. **Alterações Cutâneas e Gravidez**, 882
Maria de Lourdes Ribeiro de Carvalho
Leonardo Amédée Péret

108. **Saúde Mental da Mulher na Gravidez e no Puerpério**, 890
Aline Evangelista Santiago
Matheus Vieira dos Santos
Thaís do Carmo Oliveira

109. **Doenças Neurológicas na Gravidez**, 898
Antonio Vieira Machado
Rodrigo Moreira Faleiro

110. **Infecções Genitais na Gravidez**, 904
Flávia Ribeiro de Oliveira
Séphora Augusta Cardoso Queiroz
Augusto Henriques Fulgêncio Brandão

111. **Infecções Perinatais**, 914
Júlio César de Faria Couto
Flávia Ribeiro de Oliveira
Marcella Israel Rocha

112. **Transmissão Vertical do Vírus da Imunodeficiência Humana**, 931
Victor Hugo de Melo
Fabiana Maria Kakehasi
Beatriz Amélia Monteiro de Andrade
Jorge Andrade Pinto

113. **Infecção Urinária na Gestação**, 951
João Thomaz da Costa

114. **Neoplasias do Trato Genital na Gravidez**, 959
Sálua Oliveira Calil de Paula
João Oscar de Almeida Falcão Júnior
Cassiano de Souza Moreira

115. **Desenvolvimento e Fisiologia Fetal**, 965
Angélica Lemos Debs Diniz
Márcia Aires Rodrigues de Freitas
Camila Toffoli Ribeiro

116. **Avaliação da Vitalidade Fetal Anteparto**, 978
Gui Tarcisio Mazzoni Junior

117. **Avaliação da Vitalidade Fetal Intraparto**, 989
Guilherme de Castro Rezende
Karla Rodrigues Pinheiro
Ana Clara Tiso Figueiredo

118. **Propedêutica Imagenológica das Malformações Fetais, 998**
Heverton Pettersen
Marcos Faria

119. **Avaliação da Maturidade Pulmonar Fetal, 1014**
Juliana Moyses Leite Abdalla
Marianna Amaral Pedroso

120. **Gestação Múltipla, 1018**
Marcos Faria
Heverton Pettersen

121. **Crescimento Intrauterino Restrito, 1029**
Henrique Vitor Leite

122. **Anemias Fetais e Isoimunização Materno-fetal, 1037**
Marcos Roberto Taveira

123. **Vacinação de Mulheres, 1043**
Andrezza Vilaça Belo Lopes
Elaine Cristina Fontes de Oliveira

Índice Remissivo, 1049

MANUAL SOGIMIG
DE GINECOLOGIA E OBSTETRÍCIA

SEÇÃO I

Ginecologia

CAPÍTULO 1

Anatomia e Histologia dos Órgãos Genitais Femininos e Parede Abdominal

Luiz Fernando Neves Ribeiro
Patricia Aliprandi Dutra
Eduarda Andrade de Moraes

INTRODUÇÃO

A anatomia dos órgãos genitais femininos é constituída por órgãos produtores de gametas e responsáveis pelo seu transporte, bem como pela estrutura óssea e muscular de sustentação, podendo ser dividida em parede abdominal, estrutura pélvica e genitálias interna e externa.

PAREDE ABDOMINAL

A parede abdominal, diferentemente de outros segmentos do corpo, não tem proteção óssea, e a coluna lombar é a única parte do esqueleto situada nessa região. As porções posteriores e anterolaterais são eminentemente musculares e se adaptam às alterações impostas pela gravidez; contudo, ocasionalmente a distensão nesse período pode determinar linhas violáceas (estrias gravídicas) que permanecem após o parto – linhas albicantes (ou *albicans*). É imperativo o conhecimento das camadas dessa parede para um acesso cirúrgico seguro aos órgãos abdominais e pélvicos (Quadro 1.1).

Regiões da parede abdominal

A parede abdominal pode ser dividida superficialmente em três andares, com duas linhas imaginárias horizontais e duas verticais, totalizando nove áreas. Apesar de essas áreas não apresentarem estreita relação com os órgãos abdominais, seu conhecimento é importante para a descrição de lesões superficiais e/ou profundas e também para a localização anatômica dos processos álgicos (Figura 1.1).

As principais funções da parede abdominal são: proteção dos órgãos abdominais e auxílio à musculatura dorsal nos movimentos do tronco e à manutenção da posição ereta e estabilização da pelve durante o movimento e o repouso. Para realizar essas funções, essa parede apresenta alta resistência com um mínimo de espessura. Três pares de músculos laminares (oblíquo externo, oblíquo interno e transverso) se sobrepõem à parede anterolateral do abdome, com suas fibras

Quadro 1.1 Camadas da parede abdominal

Pele
Tecido celular subcutâneo
Fáscia de Camper (areolar)
Fáscia de Scarpa (lamelar)
Parede musculoaponeurótica
Bainha do reto abdominal
Músculo oblíquo externo
Músculo oblíquo interno
Fáscia transversal
Peritônio

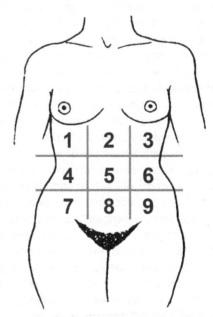

Figura 1.1 Regiões do abdome: (1) hipocôndrio direito, (2) epigástrio, (3) hipocôndrio esquerdo, (4) flanco direito, (5) mesogástrio, (6) flanco esquerdo, (7) fossa ilíaca direita, (8) hipogástrio e (9) fossa ilíaca esquerda.

orientadas em sentidos opostos, e um segundo grupo de músculos, representado pelo reto abdominal e pelo piramidal, se situa em um plano anteromedial.

O reto abdominal, músculo importante na formação da parede abdominal, apresenta diversos ventres musculares separados por interseções tendíneas, as quais, tendo a função de prover mais força muscular, são em número de três ou quatro e se localizam acima da cicatriz umbilical.

Esse músculo é envolvido por uma capa aponeurótica, denominada bainha do reto abdominal, que apresenta algumas das seguintes peculiaridades: é formada pela aponeurose dos outros três músculos abdominais e, na linha mediana anterior (rafe mediana), se entrelaça com a bainha do lado oposto, constituindo a linha alba; abaixo da cicatriz umbilical é composta pelas aponeuroses dos três músculos da parede anterolateral; acima, a aponeurose do músculo oblíquo interno se divide em dois folhetos, um anterior ao músculo reto abdominal e outro posterior – este último se funde com a aponeurose do músculo transverso, forma a lâmina posterior da bainha do reto; na porção abaixo da cicatriz umbilical, posteriormente ao músculo reto abdominal, se encontra uma membrana fibrosa chamada fáscia transversal.

As artérias da parede abdominal situadas no plano superficial são as artérias epigástrica superficial e circunflexa superficial do ílio. A artéria epigástrica superficial se origina da artéria femoral, cerca de 1cm abaixo do ligamento inguinal, emerge no hiato safeno e segue trajeto ascendente, superficial ao ligamento inguinal em direção ao umbigo, entre as camadas areolar e laminar do subcutâneo. Próximo ao umbigo é dividida em uma série de ramos progressivamente menores, no subcutâneo e na pele, ou que ainda se anastomosam com os provenientes das artérias torácica lateral, epigástrica superior e inferior, além das lombares.

A artéria epigástrica superior é o ramo medial dos dois ramos terminais da artéria torácica interna. Nasce no sexto espaço intercostal, desce posteriormente às cartilagens costais e, após passar pelo trígono esternocostal (entre as partes esternal e costal do diafragma e o apêndice xifoide e o arco costal), penetra na bainha do músculo reto abdominal, inicialmente posterior a esse músculo, e, a seguir, após perfurá-lo, emite numerosos ramos, alguns dos quais suprem o músculo reto abdominal, enquanto outros perfuram a bainha do anterior e irrigam os músculos e os planos superficiais da parede anterolateral do abdome. Existem anastomoses efetivas entre as artérias epigástricas.

O suprimento arterial dos planos superficiais das regiões inguinais e do hipogástrio depende principalmente das artérias epigástrica superficial e circunflexa superficial do ílio. As demais regiões dos planos superficiais anterolaterais são supridas predominantemente por ramos perfurantes provenientes das artérias lombares, intercostais posteriores, subcostais, circunflexa profunda do ílio e principalmente das artérias epigástricas inferior e superior. As veias da parede do abdome são, muitas vezes, satélites das respectivas artérias.

O conhecimento da anatomia da parede abdominal é importante para orientar as incisões cirúrgicas, como mostrado na Figura 1.2

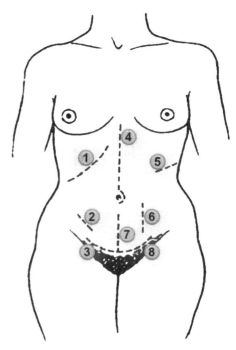

Figura 1.2 Incisões cirúrgicas: (1) cicatriz de Kocher, (2) cicatriz de McBurney, (3) cicatriz de Pfannenstiel, (4) cicatriz epigástrica mediana, (5) cicatriz de flanco esquerdo, (6) paramediana esquerda, (7) hipogástrica mediana/linha média, (8) inguinal esquerda.

PELVE ÓSSEA

A pelve verdadeira é formada pelos dois ossos ilíacos articulados posteriormente com a região sacrococcígea da coluna vertebral e, anteriormente entre si, por meio da sínfise púbica, sendo ambas articulações semimóveis. Divide-se em estreito superior, médio e inferior, sendo o superior o mais relevante clinicamente. O médio é compreendido entre as espinhas ciáticas, tendo um diâmetro anteroposterior de 12cm e um transverso de 10,5cm. Já o inferior apresenta como limite anterior a borda inferior da sínfise púbica e como limite posterior o cóccix, com seus diâmetros anteroposterior e transverso medindo 9,5 e 11cm, respectivamente.

A abertura superior da pelve, também conhecida pelos obstetras como estreito superior da pelve, fica situada no nível das linhas terminais. Passa pelo promontório sacral, asa do sacro, linhas arqueada e pectínea, tubérculo púbico e borda superior da sínfise púbica. Os diversos diâmetros que podem ser traçados no nível da abertura superior da pelve são os seguintes:

- **Anteroposterior (ou conjugado):** da borda superior da sínfise púbica ao promontório sacral, no plano mediano.
- **Conjugado obstétrico:** da face interna da sínfise púbica no promontório sacral, no plano mediano. É a menor distância entre sínfise e promontório.
- **Conjugado diagonal:** da borda inferior da sínfise púbica ao promontório sacral, no plano mediano, podendo ser medido pelo toque vaginal, advindo daí sua importância clínica. Quando o promontório não pode ser tocado pelo toque vaginal, o diâmetro anteroposterior da abertura superior da

pelve é considerado adequado para um parto normal. Se o promontório é palpável, diz-se que a pelve é contraída.
- **Diâmetro transverso:** mede a maior largura da abertura superior da pelve.
- **Diâmetro oblíquo:** estende-se da juntura sacroilíaca, de um lado, à eminência iliopúbica do lado oposto.

Entre os ligamentos da pelve pode ser destacado o ligamento sacroespinhal, que tem formato triangular e é anterior ao ligamento sacrotuberal. Sua base está fixada na borda lateral da parte inferior do sacro e na parte superior do cóccix, enquanto seu ápice se prende à espinha isquiática. A borda lateral do ligamento sacrotuberal forma o limite que transforma as incisuras isquiáticas em forames isquiáticos maior e menor, os quais são separados pelo ligamento sacroespinhal. Pelo forame isquiático maior passam o músculo piriforme, os vasos e nervos glúteos superiores e inferiores, os vasos pudendos internos e os nervos pudendo, isquiático e cutâneo posterior da coxa. Já pelo forame isquiático menor passam o tendão do músculo obturatório interno, os vasos pudendos internos e o nervo pudendo.

A grande maioria dos diâmetros descritos só pode ser medida com precisão pelo estudo radiográfico (pelvimetria radiográfica), prática pouco comum em nosso meio. Na verdade, as medidas mais importantes, sob o ponto de vista obstétrico, são as seguintes:

- **Diâmetro conjugado obstétrico:** mede cerca de 0,5cm menos do que o diâmetro conjugado (anteroposterior da abertura superior da pelve, também chamado *conjugado verdadeiro*). Por sua vez, o conjugado verdadeiro mede 1 a 2cm menos do que o conjugado diagonal. Como esse último pode ser medido pela vagina (toque vaginal), é possível deduzir-se o valor do conjugado obstétrico de modo aproximado (cerca de 11cm).
- **Diâmetro transverso da abertura superior da pelve:** mede cerca de 13,5cm; distância entre as espinhas isquiáticas (cerca de 12,5cm).
- **Diâmetro transverso da abertura inferior da pelve:** distância entre as tuberosidades isquiáticas (cerca de 11,5cm).

A classificação segundo a abertura superior da pelve reconhece também quatro tipos: *ginecoide* – abertura superior arredondada (cerca de 50% das pelves femininas são desse tipo); *androide* – abertura superior em forma de copas de baralho; *antropoide* – abertura superior em forma de oval longo e estreito; e *platipeloide* – abertura superior ovoide com o maior eixo transversal.

Ligamentos, músculos e estruturas de sustentação

Os músculos da pelve feminina podem ser divididos em grupos de acordo com a sua estreita relação anatômica e funções semelhantes, conforme segue:

- **Diafragma pélvico:** composto pelos músculos coccígeo e elevador do ânus, o qual é formado pelos músculos pubococcígeo, iliococcígeo e puborretal. A lesão do músculo elevador do ânus durante o desprendimento fetal no parto ocasiona a ruptura perineal em graus variáveis.
- **Diafragma urogenital:** formado pelo músculo transverso profundo do períneo e esfíncter uretral.
- **Parede lateral da pelve:** músculos piriforme, obturador interno e iliopsoas.

A estática pélvica é mantida por vários ligamentos, que são condensações da fáscia endopélvica, por vezes associados a fibras musculares e vasos, formando as seguintes estruturas:

- **Estruturas de suspensão:** ligamentos uterossacro e cervical lateral (cardinal); a lesão e o estiramento desses ligamentos causam prolapso uterino, e a falha de fixação dessas estruturas na vagina durante a histerectomia acarreta o prolapso de cúpula. Participa também a fáscia (ou ligamento) pubovesicocervical, de grande interesse, pois sua lesão leva à cistocele e à uretrocele.
- **Estruturas de contenção:** mantidas pela fáscia endopélvica e pelo ligamento largo.
- **Estruturas de sustentação:** compostas pelos diafragmas pélvico e urogenital.

De grande importância é a fáscia retovaginal. A lesão de sua porção anterior ocasiona a retocele e a de sua porção posterior, no fundo de saco de Douglas, acarreta a enterocele, sendo ambas distopias muito frequentes em multíparas.

Vascularização e drenagem linfática

As principais artérias que irrigam os órgãos pélvicos são:

- **Artéria sacral média:** originária da artéria aorta.
- **Artérias ilíacas internas** (hipogástricas): originárias das artérias ilíacas comuns, descem em proximidade ao ureter e se ramificam em dois troncos, sendo um anterior (ramo parietal), composto pelas artérias glútea, sacral lateral, ramos ilíacos e pudenda interna, e outro posterior (ramo visceral), composto pelas artérias uterina, vaginal, retal média, vesical inferior e umbilical.
- **Artérias ovarianas:** originárias da artéria aorta abdominal, unem-se às uterinas para formar a artéria tubárica.

Em caso de necessidade de ligadura das artérias hipogástricas, as artérias ovarianas, sacral média e mesentérica inferior, ramos diretos da artéria aorta, realizarão o suprimento sanguíneo das estruturas pélvicas outrora irrigadas pelas hipogástricas.

O sistema venoso acompanha as artérias, geralmente duas, à exceção das ovarianas, com a direita desembocando na veia cava inferior e a esquerda na veia renal esquerda.

Já a drenagem linfática é realizada por vasos linfáticos que se originam nas paredes do útero, trompas, ovários e vagina, dirigindo-se para os seguintes agrupamentos: ilíacos internos e externos, ilíacos comuns, aórticos (para-aórticos) e inguinais superficiais e profundos. Dentre os linfonodos mais ilustres pode ser citado o linfonodo de Cloquet (Rosenmüller), que consiste no mais alto dos linfonodos inguinais profundos, situado na abertura do canal femoral.

Inervação

A pelve é inervada por nervos originários do sistema nervoso somático e autônomo.

A inervação somática é realizada pelo plexo lombossacro, que proporciona inervações motoras e sensoriais para a parede inferior do abdome, diafragmas pélvico e urogenital, períneo, quadril e membros inferiores por meio dos seguintes nervos: ílio-hipogástrico, ilioinguinal, femorocutâneo lateral, femoral, genitofemoral, obturador, glúteos superior e inferior, cutâneo posterior da coxa, ciático e pudendo.

Já a inervação autônoma é realizada pelos seguintes plexos: aórtico, localizado lateralmente à coluna vertebral; ovariano, responsável pela inervação dos ovários, parte das trompas e do ligamento largo; mesentérico inferior, que inerva o cólon esquerdo, o sigmoide e o reto; hipogástrico superior ou pré-sacral, principal plexo responsável pela inervação pélvica.

ÓRGÃOS GENITAIS INTERNOS

Ovários

Os ovários consistem em um par de órgãos ovoides, sólidos, de coloração rosa-acinzentada, levemente achatados, com medidas aproximadas de 3 a 4cm de comprimento, 2cm de largura e 1cm de espessura, pesando de 4 a 8g. Estão localizados lateralmente ao útero, posteriormente ao ligamento largo e inferiormente às trompas uterinas, não sendo recobertos pelo peritônio. A sustentação do ovário é feita pelo ligamento suspensor do ovário (prega peritoneal que se dirige da ampola tubária até a parede lateral do ovário), ligamento ovariano (cordão fibroso localizado internamente ao ligamento largo, unindo o ângulo uterino inferior à trompa ao ovário), mesovário (une o ligamento largo à borda anterior do ovário) e ligamento infundíbulo-pélvico (liga o ovário à parede pélvica e contém nervos e vasos sanguíneos). No local onde o ovário se liga ao mesovário fica o hilo, através do qual os vasos sanguíneos e linfáticos, além dos nervos autônomos, entram e saem do ovário.

O ovário é recoberto por epitélio pavimentoso ou cuboide. Logo abaixo se encontra a túnica albugínea, uma camada espessa de tecido conjuntivo denso. O parênquima ovariano é constituído por duas zonas: córtex, periférico, contendo grande número de folículos em todos os estágios de desenvolvimento, e a medula, composta por tecido conjuntivo frouxo, fibroelástico, além de vasos sanguíneos, linfáticos e nervos.

De acordo com seu desenvolvimento, o folículo ovariano pode apresentar as seguintes características histológicas diferentes:

- **Folículo primordial:** o oócito primário é envolto por uma camada única de células epiteliais achatadas, as células foliculares, circundadas por uma membrana basal delgada. Calcula-se que na mulher recém-nascida o número de folículos primordiais seja aproximadamente de 400 mil. Somente cerca de 400 a 450 deles completam sua maturação e são liberados como óvulo durante os anos reprodutivos. A maioria sofre atresia, que pode ocorrer em qualquer estágio do desenvolvimento.

- **Folículo primário:** o oócito primário cresce e adquire uma cobertura rica em glicoproteína, a zona pelúcida, sendo envolvido por células agora cilíndricas, que passam a se chamar células da granulosa.

- **Folículo secundário ou pré-antral:** a zona pelúcida se torna mais evidente e ocorre proliferação celular na camada granulosa. O estroma sofre uma série de modificações, surgindo então a camada tecal. Dentro do folículo ocorre acúmulo progressivo de líquido, originando o antro. As células foliculares envolvem o oócito, formando a *corona radiata*. A massa de células da granulosa é denominada cúmulo oóforo.

- **Folículo maduro (De Graaf):** estágio pré-ovulatório no qual o folículo atinge seu desenvolvimento máximo. O oócito primário, cujo desenvolvimento havia sido interrompido em prófase durante o período fetal, completa a primeira divisão meiótica pouco antes da ovulação, formando um oócito secundário e um corpo polar, o primeiro corpo polar. O oócito secundário só completa a segunda divisão meiótica depois da fertilização.

- **Folículo atrésico:** pode incidir em qualquer fase do desenvolvimento folicular, sendo marcado por processo de degeneração.

- **Corpo lúteo:** é envolvido por uma camada de tecido conjuntivo, a teca externa (cápsula), com seu parênquima sendo constituído por dois tipos de célula: luteínico-granulosas e tecaluteínicas.

As células luteínico-granulosas segregam progesterona. As tecaluteínicas, que se agregam na periferia, segregam os estrogênios. Se o óvulo expulso não é fertilizado, o corpo lúteo começa a degenerar-se 9 dias após a ovulação. Quando ocorrem a fertilização e a implantação, o corpo lúteo passa a ser chamado de corpo lúteo gravídico, continuando a crescer e funcionando até a placenta assumir a produção desses hormônios. Ambos os corpos lúteos, da menstruação e da gravidez, acabam involuindo e se tornam corpos albicantes (ou *albicans*), pequenas cicatrizes fibrosas na superfície ovariana.

A irrigação do ovário é realizada pelas artérias ovarianas, ramos diretos da aorta, e por ramos ovarianos das artérias uterinas. A veia ovariana direita drena para a veia cava inferior, enquanto a esquerda drena para a veia renal esquerda. A drenagem linfática tem uma via principal ao longo dos ligamentos suspensores para os gânglios laterocava e lateroaórticos junto da origem das artérias ováricas e uma via acessória que acompanha os vasos uterinos para os ilíacos internos. A inervação simpática é proveniente do plexo celíaco, cujos nervos caminham com os vasos ováricos nos ligamentos suspensores, e vem ainda dos plexos hipogástricos superior e inferior. As fibras parassimpáticas vêm dos plexos hipogástricos inferiores, onde chegam pelos dos nervos esplâncnicos pélvicos das raízes de S2, S3 e S4.

Trompas uterinas

As trompas uterinas, também denominadas tubas uterinas ou trompas de Falópio, são estruturas tubulares bilaterais localizadas na mesossalpinge. Uma extremidade se abre na cavidade peritoneal, ficando em contato com o polo superior do ovário, e a outra, na cavidade uterina na região cornual do útero. Medem de 10 a 15cm de comprimento com cerca de 1cm de diâmetro, e são divididas em quatro porções: *infundibular* – terminal, onde se encontram as fímbrias que se aproximam da superfície ovariana, auxiliando a captação dos gametas; *ampular* – porção mais longa, de paredes adelgaçadas, com pouca camada muscular e tortuosa; *ístmica* – curta, de paredes mais espessas; e *intramural* – que atravessa a parede uterina, localizada no interior do miométrio.

A importância das tubas reside no fato de nelas ocorrerem a fertilização do óvulo e a clivagem inicial do zigoto. A parede das trompas é constituída por três camadas: *mucosa* – recoberta por epitélio colunar simples, composto por células ciliadas e não ciliadas (secretoras), e que se assenta sobre a membrana basal muito fina; *muscular* – composta por fibras musculares lisas, dispostas em uma camada longitudinal externa e outra circular interna; *serosa* – que consiste em tecido conjuntivo frouxo coberto por uma camada de mesotélio.

A irrigação arterial é feita por ramos tubários das artérias uterinas e ovarianas. É proveniente da anastomose entre a artéria tubária externa, um dos ramos terminais da ovárica (colateral da aorta), e a artéria tubária interna, ramo terminal da uterina. A drenagem venosa é realizada por vasos paralelos à irrigação. A drenagem linfática é semelhante à do ovário, ao longo dos ligamentos suspensores para os gânglios laterocava e lateroaórticos, situados junto da origem das artérias ováricas ou acompanhando os vasos uterinos para os gânglios ilíacos internos.

Útero

O útero, um órgão pélvico normalmente móvel, muscular, piriforme, com cerca de 7cm de comprimento, 4cm de largura e 2 a 3cm de espessura, está localizado entre o reto e a bexiga e faz a comunicação da cavidade abdominal com a vagina, fixando-se na parede pélvica lateral, na sua porção supracervical, pelos ligamentos cardinais (Makenrodt), e na sua porção posterior pelos ligamentos uterossacros. Diversos outros ligamentos, como o largo, a mesossalpinge, o infundíbulo-pélvico e o redondo, participam do processo de sustentação do útero. A posição mais comum é a de anteroversoflexão, mas pode assumir a intermediária ou retroversofletida.

O útero pode ser dividido em quatro partes: *fundo* (acima dos óstios tubários), *corpo*, *istmo* e *cérvice* (porção uterina localizada na vagina). As trompas se abrem de cada lado, no fundo uterino, e a cérvice se salienta na vagina. As paredes uterinas são compostas por uma espessa camada muscular lisa, chamada de miométrio. O útero é revestido internamente pelo endométrio, que corresponde à mucosa e à submucosa, e externamente por uma camada serosa (ou perimétrio), constituída por tecido conjuntivo frouxo e mesotélio.

O peritônio, que recobre o útero, determina o aparecimento das reflexões retouterina e vesicouterina. Os feixes de músculo liso que compõem o miométrio se entrelaçam em todas as direções, formando quatro camadas: os *estratos submucoso*, *vascular* (onde são identificadas as artérias arqueadas), *supravascular* e *subseroso*. Sob a influência do estrogênio na gestação, o miométrio aumenta muito de volume em consequência da hiperplasia e hipertrofia das fibras musculares e, no pós-parto, o útero retorna ao normal em razão da redução do tamanho e do número dessas fibras.

O endométrio é o revestimento mucoso do útero formado por epitélio cilíndrico simples, com células secretoras e ciliadas, pelas numerosas glândulas tubulares simples com ramificações ocasionais e por um estroma de tecido conjuntivo celular ricamente vascularizado. Constituído por uma camada funcional que descama durante a menstruação, contém uma camada basal que permanece e se regenera, formando nova camada mensalmente. O estrato funcional ainda pode ser subdividido em compacto, mais superficial, e esponjoso, subjacente e rico em vasos sanguíneos.

Durante o ciclo menstrual, o endométrio sofre alterações sob estímulo hormonal, o que torna possível sua diferenciação de acordo com a fase do seguinte ciclo: (1) *endométrio proliferativo* (fase folicular): epitélio, glândulas e estroma se regeneram e se tornam espessos com glândulas de aspecto tubular; (2) *endométrio secretor* (fase luteínica): endométrio tem espessura máxima, com rica vascularização, glândulas com aspecto tortuoso, edema, e as células do estroma se tornam células da decídua; (3) *endométrio menstrual*: a queda de estrogênio e progesterona induz a contração das arteríolas espiraladas, levando a isquemia e necrose da camada funcional, que se destaca e é liberada na luz do útero com o sangue dos vasos que se rompem, retornando então à condição de camada basal.

Por fim, o colo uterino, a porção mais inferior do útero, se apresenta com poucas fibras musculares, mas com grande quantidade de tecido conjuntivo. Sua cavidade central, o canal cervical, tem cerca de 3cm de comprimento e se comunica superiormente com a cavidade uterina por meio de uma constrição, o orifício interno, e inferiormente, abrindo-se na vagina através do orifício externo. O revestimento do canal cervical ou endocérvice é composto por epitélio colunar simples e tecido conjuntivo denso sob a lâmina própria. O epitélio se invagina, formando as glândulas endocervicais produtoras de muco. A parte da cérvice que se projeta na vagina é chamada de porção vaginal ou ectocérvice, sendo recoberta por epitélio pavimentoso estratificado não ceratinizado. Há uma transição abrupta entre o epitélio pavimentoso estratificado e o colunar simples – a junção escamocolunar (JEC), que pode estar visível na ectocérvice ou dentro do canal.

A irrigação do útero é feita bilateralmente pelas artérias uterinas e pelos ramos anteriores da artéria ilíaca interna (artéria hipogástrica), as quais se dirigem superiormente ao útero de modo tortuoso por meio da margem lateral, originando ramos anteriores e posteriores. Na altura do istmo, dão origem ao ramo cervical. Terminam com o ramo tubário e o ramo ovariano (anastomose com artéria ovariana). O útero é vascularizado assessoriamente pelas artérias ováricas. O ureter caminha aqui obliquamente para diante e para dentro, cruzando a artéria por detrás a 2cm de distância do bordo lateral do colo. Atinge depois o bordo lateral do útero que acompanha de forma helicínea, passa atrás do ligamento redondo e termina emitindo as artérias tubária interna (que no mesossalpinge se anastomosa com a tubária externa), ovárica interna (que no mesovário se anastomosa com a ovárica externa) e um ramo para o fundo do útero. Durante seu trajeto emite ramos colaterais ureterais, vesicais inferiores, cervicovaginais, uterinos ao longo do bordo lateral do útero e um ramo para o ligamento redondo.

As artérias uterinas apresentam como ramificações iniciais as artérias arqueadas, localizadas na superfície uterina e que ainda vão se subdividir em artérias radiais, que penetram profundamente no miométrio. Dois tipos de arteríola, que são as ramificações diretas das artérias radiais, penetram diretamente no endométrio: as arteríolas retas, que atingem o terço profundo e são responsáveis pela circulação constante e, portanto, não são afetadas pelas alterações causadas pelo ciclo menstrual, e as arteríolas espiraladas, que atingem a superfície do endométrio, modificando-se de acordo com o ciclo menstrual. Os vasos linfáticos que drenam o corpo do útero se dirigem para os linfonodos para-aórticos, enquanto os que drenam a região do istmo e do colo uterino se dirigem para os linfonodos hipogástricos, obturadores e ilíacos externos.

A inervação, meramente vegetativa, é feita principalmente pelos nervos uterovaginais que caminham na espessura dos ligamentos cardinais com as artérias uterinas, provenientes dos plexos hipogástricos inferiores direito e esquerdo. Os aferentes simpáticos desses plexos são os nervos intermesentéricos e os esplâncnicos lombares (que passam no plexo hipogástrico superior e nos nervos hipogástricos) e os nervos esplâncnicos sagrados (vindos da cadeia simpática laterovertebral). O útero recebe também ramos simpáticos do plexo ovárico, que caminha no ligamento suspensor do ovário. A inervação parassimpática é proveniente dos nervos esplâncnicos pélvicos (p. ex., nervos erigentes) que nascem das raízes dos segundo, terceiro e quarto nervos sacrais.

Vagina

Órgão tubuloso fibromuscular situado entre a cérvice e o vestíbulo vaginal, responsável pela cópula e que comunica o útero ao meio externo, a vagina tem aproximadamente 10cm de comprimento e se estende em sentido superoposterior. O espaço entre as paredes vaginais e a cérvice uterina, que ocupa sua porção superior, dá origem aos fórnices anterior, posterior e laterais. O fórnice posterior é de fundamental importância por ser via de acesso fácil para a cavidade peritoneal. A parede vaginal é constituída pelas camadas mucosa, muscular e adventícia.

A camada mucosa é revestida por epitélio escamoso pavimentoso estratificado não ceratinizado e altamente influenciada por hormônios. A mucosa vaginal é composta por células basais internas, basais externas, intermediárias e superficiais. Em períodos de ausência de estímulo estrogênico (infância, climatério) é observado um predomínio de células basais (basófilas). Durante as fases de níveis elevados de estrogênios ocorre espessamento epitelial com predomínio de células superficiais. Quando o estímulo estrogênico é pequeno, observa-se o predomínio de células intermediárias. Esse epitélio não contêm glândulas, sendo sua secreção derivada das glândulas cervicais e da transudação que ocorre através desse epitélio. Exteriormente é recoberta por uma adventícia que participa da fáscia endopélvica, e sua lâmina própria, fibroelástica, contém um complexo de pequenas veias que lhe proporciona uma considerável vascularização.

A camada muscular é composta por fibras musculares lisas, dispostas em uma camada circular interna e outra longitudinal externa, entre as quais se encontram vasos sanguíneos e fibras nervosas.

A camada adventícia é composta por uma delgada camada de tecido conjuntivo frouxo unindo a vagina aos órgãos vizinhos.

A artéria vaginal que irriga a porção superior da vagina é um ramo da artéria hipogástrica, podendo derivar da artéria uterina. A porção inferior da vagina recebe irrigação dos vasos hemorroidários inferiores e médios e de ramos da artéria pudenda interna.

A drenagem linfática da porção inferior da vagina é feita para os linfonodos femorais e inguinais, enquanto os dois terços superiores, assim como a cérvice uterina, drenam para os linfonodos hipogástricos, obturadores e ilíacos externos.

ÓRGÃOS GENITAIS EXTERNOS

O sexo genético é determinado desde a fertilização; contudo, até a oitava semana de gestação ambos os sexos se desenvolvem de maneira semelhante (estágio indiferente).

Vulva

A vulva é formada pelo monte pubiano, lábios maiores e menores, clitóris, hímen, orifício das glândulas vestibulares maiores, comissura labial posterior, orifício das glândulas parauretrais e óstios vaginal e uretral. A drenagem linfática dos órgãos genitais externos corre para os linfonodos inguinais superficiais. A inervação ocorre por fibras sensitivas e autônomas do nervo labial anterior (ramo do nervo ilioinguinal), nervos labiais posteriores (ramo do nervo pudendo), nervo dorsal do clitóris e ramos do plexo uterovaginal (todos derivados das raízes sacrais de S2-4). A circulação venosa corre paralelamente à arterial.

O monte púbico (monte-de-vênus) se apresenta como proeminência arredondada sobre a sínfise púbica e é revestido com epitélio escamoso estratificado ceratinizado com pelos. O tecido subcutâneo é composto principalmente por tecido adiposo.

Os grandes lábios, pregas cutâneas ricas em tecido adiposo formando as porções laterais da vulva, são provenientes do monte-de-vênus, dirigindo-se inferiormente, recobrindo o introito vaginal, e se situam entre o sulco interlabial e as pregas inguinoglúteas. Anteriormente se fundem com o monte púbico e posteriormente com o corpo perineal. São cobertos por epitélio escamoso estratificado ceratinizado com pelos na superfície lateral. Contêm glândulas sebáceas e sudoríparas, além de gordura subcutânea. A forma, o contorno e a cobertura pilosa variam com a idade e o estado hormonal da mulher. Os limites dos grandes lábios, que são as comissuras anterior e posterior, onde ocorre sua fusão, são homólogos ao escroto do homem.

Os pequenos lábios, que são duas pregas cutâneas finas e pigmentadas ricas em vasos sanguíneos, usualmente recobertas pelos grandes lábios, se estendem da extremidade superior da vulva e do prepúcio do clitóris e se unem aos grandes lábios na comissura posterior. Os pequenos lábios são separados lateralmente dos grandes lábios pelo sulco interlabial e são homólogos ao corpo esponjoso do pênis. Não contêm glândulas sudoríparas, folículos pilosos nem tecido adiposo, mas grande quantidade de glândulas sebáceas, e são revestidos por epitélio escamoso não ceratinizado na superfície vestibular e finamente ceratinizado na superfície lateral. Os lábios maiores e menores são irrigados pelos ramos labiais anteriores das artérias pudendas externas e pelo ramos labiais posteriores das artérias pudendas internas.

O hímen é uma membrana irregular de espessura e formato variáveis que oclui parcialmente o introito vaginal (abertura da vagina na vulva). Uma vez ocorrida sua laceração, seus resquícios são denominados carúnculas himenais.

O clitóris, um corpo erétil, cilíndrico, localizado na borda inferior da sínfise púbica, abaixo da comissura anterior, é homólogo ao corpo cavernoso do pênis e consiste em dois corpos compostos por tecido erétil envolvido pela túnica albugínea e revestidos por mucosa escamosa sem glândulas. Formado por dois corpos cavernosos que se unem, criando o corpo, e pela glande, a única porção vista ao exame da vulva, o clitóris é rico em receptores sensitivos, assim como acontece com os pequenos e grandes lábios. Os ramos e corpos cavernosos do clitóris são irrigados pelas artérias profundas desse corpo erétil e cilíndrico. A glande é irrigada pelas artérias dorsais do clitóris.

O vestíbulo vulvar se estende da superfície exterior do hímen ao frênulo do clitóris, anteriormente, à fúrcula vaginal, posteriormente, e à linha de Hart, lateralmente, onde o epitélio escamoso não ceratinizado do vestíbulo se une ao epitélio escamoso ceratinizado dos pequenos lábios. Nele se encontram o orifício uretral, a abertura dos ductos de Skene, o introito vaginal e a abertura dos ductos de Bartholin. O bulbo do vestíbulo é constituído por massas de tecido erétil localizadas lateralmente ao introito vaginal e dispostas em formato de ferradura, sendo, assim, homólogo ao bulbo do pênis e irrigado pelas artérias do bulbo do vestíbulo.

As glândulas de Bartholin ou vestibulares maiores, situadas bilateralmente sob os grandes lábios e habitualmente não palpáveis, são glândulas sebáceas com importante função de lubrificação da genitália durante o ato sexual e são irrigadas pelos ramos da artéria vaginal anterior. As glândulas parauretrais ou de Skene são pequenas glândulas sebáceas situadas na base da uretra. Como as de Bartholin, são importantes na lubrificação dos genitais no ato sexual.

Períneo

O períneo, compreendendo a região entre o monte-de-vênus e as nádegas, é formado por uma fáscia superficial e profunda e músculos superficiais e profundos. Sob o ponto de vista ginecológico seria a área entre o ânus e a vagina que recebe as inserções da musculatura do diafragma urogenital, sendo delimitada pelos trígonos urogenital, anteriormente, e anal, posteriormente.

O assoalho perineal é composto de pele e duas camadas de fáscia superficial. No nível seguinte de profundidade encontra-se o diafragma urogenital, que contém a uretra, a vagina, duas fáscias e a musculatura de sustentação. Localiza-se entre os ramos isquiopúbicos, recobertos pela membrana triangular e que completam a sustentação pélvica. A fossa isquiorretal é delimitada lateralmente pela fáscia do obturador interno e medialmente pelos músculos elevadores do ânus, coccígeo e esfíncter do ânus. Anteriormente se localiza entre os diafragmas urogenital e pélvico e posteriormente é delimitada pelo glúteo máximo.

O diafragma urogenital é composto da musculatura perineal, sendo dividido pelos músculos superficiais e profundos. Os superficiais são o isquiocavernoso, o bulbocavernoso e o transverso superficial do períneo. Os profundos são o transverso profundo do períneo e o esfíncter da uretra, compondo o esfíncter vaginal e da uretra.

A rede muscular, localizada posteriormente ao períneo e que envolve a uretra, a vagina e o ânus, é denominada diafragma pélvico e se insere no sacro e no cóccix, sendo responsável pela sustentação das vísceras pélvicas. Os músculos elevadores do ânus que compõem o diafragma pélvico são o pubococcígeo, o iliococcígeo e o puborretal. O limite lateral é composto pelos músculos coccígeo, obturatório e piriforme, e todos esses músculos e os órgãos pélvicos são encobertos por uma fáscia conjuntiva denominada fáscia endopélvica. Em alguns locais, essa fáscia se encontra espessada, recebendo a denominação de ligamento, que é uma estrutura de sustentação dos órgãos pélvicos e responsável pela manutenção da estática pélvica. Esses ligamentos são os uterossacros, os cardinais (Mackenrodt) e os pubocervicais.

Leitura complementar

Alves AL, Péret FJA. Embriologia e anatomia do trato genital e das mamas. In: Camargos A, Melo VH (eds.) Ginecologia ambulatorial. Belo Horizonte: Coopmed, 2001.

Anderson JR, Genadry R. Anatomia e embriologia. In: Berek JS, Adashi EY, Hillard PA (eds.) Novak – Tratado de ginecologia. Rio de Janeiro: Guanabara Koogan, 1998:49-88.

Cunningham FG, Gant NF, Leveno K, Gilstrapp III LC, Hauth JC, Wenstrom KD. Williams obstetrics. 21. ed. New York: McGraw-Hill, 2001.

Gardner E, Gray DJ, O'Rahilly R (eds.) Anatomia – Estudo regional do corpo humano. 4. ed. Rio de Janeiro: Guanabara Koogan, 1978:465-75.

Ponte JG. Anatomia clínico-cirúrgica em ginecologia. In: Halbe HW (ed.) Tratado de ginecologia. São Paulo: Roca, 1998.

Viana LC, Martins M, Geber S. Anatomia do trato genital feminino. In: Viana LC, Martins M, Geber S (eds.) Ginecologia. 2. ed. Rio de Janeiro: Medsi, 2001:50-6.

CAPÍTULO 2

Embriologia e Diferenciação Sexual

Cláudia Lúcia Barbosa Salomão
João Tadeu Leite dos Reis
Maria Virgínia Furquim Werneck Marinho

INTRODUÇÃO

O sexo genético é aquele determinado no momento da fecundação por meio da transmissão dos códigos genéticos pelo pai e pela mãe da pessoa, resultando em um ser 46XX (mulher) ou 46XY (homem), em sua normalidade. Esse sexo marcará a diferenciação sexual, iniciando-se pela diferenciação das gônadas (sexo gonadal do indivíduo). O sexo gonadal é determinado pela gônada presente naquela pessoa, a qual fica estabelecida pelo sexo genético. Já o sexo somático ou fenotípico é o responsável pelo sexo legal, psicossocial e de criação do indivíduo.

Entendem-se como malformações genitais as alterações na anatomia do trato genital feminino decorrentes de defeitos em seu desenvolvimento embrionário, os quais podem ocasionar problemas de saúde que variam de amenorreia ao aborto recorrente.

Evidentemente, como esses defeitos podem apresentar quadros configurados como emergência ginecológica ou obstétrica, torna-se pertinente e absolutamente necessária a inclusão deste tema em compêndios de emergências ginecológicas.

EPIDEMIOLOGIA E RELEVÂNCIA

Revisões epidemiológicas recentes são concordantes no que tange à relevância e prevalência desses defeitos na população em geral. Considera-se como prevalência promédio na população geral feminina a incidência de 6,7%; na população infértil feminina, 7,3%; e em pacientes com perda gestacional recorrente a incidência seria de 16,7%.

As malformações müllerianas mais frequentes são útero septado, útero bicorno, arcuado, didelfo, unicorno e hipoplasia uterina, e as outras, menos comuns, são as derivadas de defeitos do seio urogenital, como o septo vaginal baixo. As malformações do seio urogenital podem aparecer em associação ou não às anomalias dos ductos müllerianos.

O risco de surgir uma malformação genital em casos familiares de parentes de primeiro grau é 12 vezes maior.

EMBRIOLOGIA: FISIOLOGIA E ETIOPATOGENIA

A diferenciação gonadal determinada pelo sexo genético começa nas épocas desiguais em relação a ambos os sexos, iniciando-se a diferenciação ovariana aproximadamente 2 semanas mais tarde do que quando principia a diferenciação testicular.

Por volta da quinta semana da embriogênese, as gônadas ainda estão em estado indiferenciado, resultando em proliferação do epitélio celômico e condensação do mesênquima subjacente (pregas gonadais). Por volta da sexta semana, as células germinativas penetram na gônada indiferenciada, que até então possuía uma região cortical e uma medular, com *células epiteliais*, as quais darão origem às células da granulosa ou às de Sertoli, e com *células mesenquimais*, as quais darão margem a que se originem as células da teca ou as de Leydig.

Além desses tipos celulares, na sexta semana o embrião contém um par de túbulos mesonéfricos ou de Wolff (com potencial para desenvolver a genitália interna masculina) e um par de túbulos paramesonéfricos ou de Müller (com potencial para desenvolver a genitália interna feminina).

As *células germinativas*, derivadas do ectoderma primitivo e identificadas no endoderma do saco de Yolk (saco vitelínico), são indispensáveis para a formação das pregas gonadais, onde sobreviverão. As células somáticas têm sua origem embrionária a partir do epitélio celômico, sendo importante lembrar que as células germinativas são as precursoras dos oócitos e das espermatogônias.

A diferenciação testicular se inicia por volta da sexta semana de vida intrauterina, e para que essa diferenciação ocorra é essencial a presença do fator determinante testicular (TDF), produzido por um gene presente no cromossomo Y, em uma região denominada SRY (região determinante do cromossomo Y). Por volta da sétima semana surgirão as células de Sertoli, que formarão os cordões testiculares, onde estarão as células germinativas. As células de Sertoli produzem a proteína ligadora dos androgênios, a qual manterá elevada a concentração local de androgênio e será de grande importância não só para a diferenciação da genitália interna masculina, como para a espermatogênese. A produção de androgênios será função das células de Leydig, formadas a partir do mesênquima dos cordões testiculares, a partir da oitava semana de vida intrauterina. O processo de diferenciação do testículo se dá de modo absolutamente ativo, dependendo especialmente da presença do TDF e de androgênios.

A diferenciação ovariana se dá passivamente, iniciando-se habitualmente 2 semanas mais tarde do que a diferenciação testicular, pela ausência do fator determinante testicular. A presença de dois cromossomos X normais determinará a formação de um ovário normal, valendo lembrar que a ausência ou as anomalias cromossômicas em um dos X causarão o quadro de disgenesia ovariana com a formação de ovário rudimentar. As células germinativas que não contêm cromossomo Y penetram na gônada, iniciam sua diferenciação para as oogônias, são circundadas por células do epitélio superficial (futuras células da granulosa) e formam os folículos primordiais, e a diferenciação das oogônias ocorre até a *prófase I da divisão meiótica*, interrompendo-se nessa fase com a formação dos oócitos.

As células germinativas chegam a 6 a 7 milhões na primeira metade da gestação, porém, por sofrerem intenso processo de atresia durante a segunda metade, alcançam 1 a 2 milhões ao nascimento.

DIFERENCIAÇÃO DA GENITÁLIA INTERNA

Inicialmente, todo ser humano conta com dois pares de ductos genitais, que são os canais mesonéfricos (ductos de Wolff) e os paramesonéfricos (ductos de Müller). Os ductos de Wolff se formam antes dos ductos de Müller, os quais se disporão lateralmente aos já citados, unindo-se mais caudalmente e formando o complexo canalicular, o qual dará origem ao útero e à vagina.

Os ductos de Wolff darão origem ao epidídimo, à vesícula seminal e ao ducto deferente. Os ductos de Müller darão origem ao útero, às trompas e aos dois terços superiores da vagina.

No embrião do sexo masculino, as células de Leydig iniciam a produção de testosterona por volta da oitava semana de vida intrauterina, e as células de Sertoli produzem o fator inibidor mülleriano (MIF), o qual inibirá o desenvolvimento dos ductos de Müller, permitindo, então, a diferenciação dos ductos de Wolff com a formação da genitália interna masculina. Só ocorrerão o desenvolvimento e a diferenciação normal dos ductos de Wolff caso haja a produção *local* adequada de testosterona pelas células de Leydig e a produção adequada de proteína ligadora de androgênios pelas células de Sertoli. *A ação inibitória do MIF sobre os canais de Müller é local e unilateral*, influenciando a diferenciação canalicular de acordo com a gônada homolateral.

No embrião do sexo feminino, a ausência do cromossomo Y e de testículo funcional determinará a falta do MIF, permitindo a diferenciação dos ductos de Müller, os quais formarão as trompas, o útero e os terços proximal e medial da vagina. A formação da genitália interna feminina é, portanto, passiva em razão da ausência do MIF, iniciando-se por volta da oitava semana de vida intrauterina. Remanescentes dos ductos de Wolff no sexo feminino são as hidátides de Morgani, paraoóforo e ductos de Gartner. A fusão dos ductos de Müller dará origem ao útero e aos dois terços superiores da vagina, com a permanência inicial de um septo de fusão vertical, o qual vai desaparecendo cranialmente, com completa canalização da vagina entre a 18ª e a 22ª semana de vida intrauterina, finalizando a formação da genitália interna feminina.

A título de curiosidade são relacionados também os ductos metanéfricos, que originarão os rins, os ureteres, a bexiga e a uretra superior.

DIFERENCIAÇÃO DA GENITÁLIA EXTERNA

A genitália externa é indiferenciada em ambos os sexos até a oitava semana de vida intrauterina. Daí, a presença ou ausência de androgênios determinará a formação de genitália externa masculina (quando presente) ou feminina (quando ausente). A masculinização da genitália externa se dá, especialmente, pela ação da diidrotestosterona, um metabólito da testosterona. A enzima 5α-redutase é a responsável pela transformação da testosterona em diidrotestosterona.

No estado indiferente, o intestino primitivo e os aparelhos urinário e genital desembocam em uma cavidade única sob o nome de cloaca. Na sexta semana de vida embrionária, o septo urorretal (origem mesodérmica) divide a cloaca em reto e seio urogenital. Interrupções no desenvolvimento embrionário normal podem dar origem à persistência da cloaca (se o defeito ocorre antes da descida do septo urorretal – antes da sexta semana) ou à persistência do seio urogenital (se o defeito ocorre antes da descida do septo vesicovaginal, o qual dividiria o seio urogenital em uretra e vagina a partir da oitava semana de vida embrionária).

A presença de algum grau de androgenização no feto feminino, no momento da formação da genitália externa, provocará graus variados de virilização dessa genitália, ocasionando desde a presença de orifício único, não individualizando uretra e vagina por persistência do seio urogenital, até somente hipertrofia de clitóris. Quanto mais cedo ocorrer a exposição intrauterina a esses androgênios, maior será o grau de virilização da genitália externa.

Algumas estruturas estão presentes em ambos os sexos por volta da oitava semana de vida intrauterina, como o tubérculo genital (que dará origem ao pênis e ao clitóris), as pregas labioescrotais (que darão origem ao escroto e aos grandes lábios) e as pregas uretrais (que darão origem à uretra no homem e aos pequenos lábios na mulher). A diferenciação dessas estruturas se inicia a partir dessa época. As glândulas vestibulares maiores (sexo feminino) se formam por envaginação do seio urogenital.

O processo da diferenciação da genitália externa irá finalizar-se por volta da 14ª semana no sexo masculino e da 20ª semana no feminino com a canalização da vagina. O descenso testicular ocorre em torno da 32ª semana.

Em relação ao tipo e ao grau da distorção anatômica, as malformações podem estar associadas a diversos problemas de saúde e reprodutivos femininos, com a adequada caracterização de cada tipo de malformação tornando mais efetivos o diagnóstico e o tratamento da patologia específica, como as situações de disgenesia gonadal e intersexo.

ASPECTOS GENÉTICOS

As anomalias citogenéticas estruturais, como as deleções e duplicações de regiões cromossômicas tanto em cromossomos sexuais como em autossômicos, em pacientes com anomalias do desenvolvimento sexual têm permitido a localização dos genes envolvidos nesses mecanismos.

A engenharia genética e a biologia molecular possibilitaram a identificação e o estudo desses genes, conhecendo-se então seu funcionamento normal.

Estudos recentes revelam a expressão de mais de mil genes no ovário e no testículo durante o desenvolvimento gonadal diferenciado, e os quadros de anomalia do desenvolvimento sexual podem ter caráter hereditário ou podem ser causados por mutações novas.

Algumas famílias de genes (SOX, HOX, GATA) têm sido identificadas como responsáveis pelos processos de migração, divisão e diferenciação celular gonadal e extragonadal, rins, suprarrenal etc.

O gene WNT4 participa da diferenciação em ovário, potencializando o gene DAX1, suprimindo a ação do SOX9 e outros genes masculinizantes, mantendo o fenótipo feminino e participando da formação dos ductos müllerianos e da esteroidogênese ovariana.

O gene FOXL2 participa não apenas do desenvolvimento ovariano, mas também do desenvolvimento folicular e da manutenção da função ovariana, podendo suas mutações ser causa de amenorreia primária e falência ovariana prematura.

Alguns genes são citados como participantes da diferenciação sexual masculina, como o SRY, bastante conhecido, além dos DAX1, WT1, SF1, SOX1, DMRT1/DMRT2.

CONSIDERAÇÕES FINAIS

O entendimento acadêmico das fases da embriogênese e embriologia genital é ponto fundamental para a compreensão das patologias vinculadas à organogênese, como malformações genitais, disgenesias gonadais e situações de intersexo. Portanto, esse entendimento é primordial para a adequada condução clínica no que tange à propedêutica e à terapêutica.

Leitura complementar

Ferreira RA, Carvalho BR, Junqueira FRR. Malformações mullerianas. In: Ginecologia da infância e adolescência. São Paulo: Artmed, 2012:119-30.

Fontes C. Anomalias congênitas do sistema canalicular. In: Magalhães ML, Andrade HH (eds.) Ginecologia infanto-juvenil. Rio de Janeiro: Medsi, 1998:161-4.

Francipane L. Aspectos genéticos de las anomalias de La diferenciación sexual. Revista de La Sociedad Argentina de Ginecologia Infanto-Juvenil. 2007; 14(2):104.

Grimbizis GF. The ESHRE/ESGE consensus on the classification of female genital tract congenital anomalies. Human Reproduction 2013; 28(8):2032-44.

Machado LV. Estados intersexuais. In: Machado LV. Ginecologia endócrina. Rio de Janeiro: MedBook, 2006:309-30.

Martins M. Diferenciação sexual, malformações sexuais e intersexo. In: Viana LC, Geber S, Martins M (eds.). Ginecologia. Rio de Janeiro: Medsi, 2000:14-23.

Meléndrez RAJ, Fuentes JA. Estado actual de la clasificación, diagnóstico y tratamiento de lãs mal formaciones müllerianas. Ginecol Obstet Mex 2013; 81:34-46.

Reis J, Salomão CL. Diferenciação sexual anormal: intersexo; hipogonadismo, malformações. In: Magalhães ML, Reis J (eds.) Ginecologia infanto juvenil – Diagnóstico e tratamento. Rio de Janeiro: MedBook, 2007:235-46.

Zeiguer e Zeiguer. Diferenciación sexual normal. Embriología. In: Zeiguer e Zeiguer. Vulva, vagina y cuello – infancia y adolescencia. Buenos Aires: Panamericana, 1996:315-26.

CAPÍTULO 3

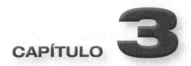

Esteroidogênese

Selmo Geber
Marcos Sampaio

INTRODUÇÃO

O colesterol representa a matéria-prima da esteroidogênese. Excetuando-se a placenta, todos os órgãos produtores de esteroides são capazes de produzir colesterol no retículo endoplasmático liso a partir de radicais acetatos. No entanto, essa produção não é suficiente, e a maior parte desse precursor usado na esteroidogênese é de origem sérica. O colesterol é transportado na circulação sanguínea por lipoproteínas de baixa densidade (LDL), as quais são ligadas a receptores de membrana específicos nas células dos órgãos esteroidopoéticos, o que possibilita a entrada do colesterol na célula.

ETAPAS DA ESTEROIDOGÊNESE

As etapas da esteroidogênese a partir do colesterol são apresentadas no Quadro 3.1.

A corticosterona pode sofrer ação da 11-aldol, originando a aldosterona, ou da 11-desidrogenase, originando a 11-desidrocorticosterona. Já o cortisol se transformará em 11-desidrocortisol, também denominado cortisona, a partir da ação da 11-desidrogenase.

A pregnenolona formada a partir do colesterol pode seguir por duas vias distintas:

- Caso esteja sob ação da 17-α-hidroxilase, originará a 17-hidroxipregnenolona e a desidroepiandrosterona.
- Caso esteja sob a ação da 3β-desidrogenase-delta-5-isomerase, formará a progesterona, que também sob a ação da 17-α-hidroxilase originará a 17-hidroxiprogesterona. A partir desse ponto, esse substrato poderá seguir para a via dos esteroides ou dos corticoides. A concentração de enzimas específicas, que são distintas nos diversos órgãos esteroidopoéticos, é o que determinará a via a ser seguida. O ovário se caracteriza pela ação da 17-carbono-liase, a qual orienta a via para a produção de estrogênio, e a suprarrenal se distingue pela ação da 21-hidroxilase, a

Quadro 3.1 Etapas da esteroidogênese a partir do colesterol

1ª reação	Após sua entrada na célula, o colesterol tem sua cadeia lateral quebrada em C20-C22 por ação da desmolase oxidante, dando origem à pregnenolona
2ª reação	A pregnenolona sofre ação da enzima 3β-desidrogenase-delta-5-isomerase, convertendo-a em progesterona após oxidação da hidroxila em C3 e mudança da ligação dupla para C4:C5. A pregnenolona e a progesterona passam, então, a seguir em vias paralelas – delta 5 e delta 4, respectivamente. As reações imediatas são comuns às duas sequências, originando produtos diferentes
3ª reação	Tanto a pregnenolona quanto a progesterona sofrerão ação da 17-α-hidroxilase, dando origem à 17-hidroxipregnenolona e à 17-hidroxiprogesterona, respectivamente. Esses produtos poderão, então, seguir a via que dará origem aos androgênios e estrogênios ou aquela que dará origem aos hormônios do córtex da suprarrenal
4ª reação	A 17-hidroxipregnenolona e a 17-hidroxiprogesterona sob a ação da enzima 17-20-carbono-carbono-liase (anteriormente nomeada desmolase) darão origem à desidroepiandrosterona (DHEA) e androstenediona, respectivamente
5ª reação	A desidroepiandrosterona e a androstenediona, por ação da 17-β-hidroxiesteroide-desidrogenase, se transformarão em androstenediol e testosterona, que são os androgênios terminais
6ª reação	A testosterona sofre a ação de um conjunto de reações enzimáticas denominado aromatização e origina a estrona e o estradiol
7ª, 8ª, 9ª e 10ª reações	A progesterona e a 17-hidroxiprogesterona podem, sob o efeito da 21-hidroxilase, transformar-se em 11-desoxicorticosterona e 11-desoxicortisol que, sob ação da 11-hidroxilase, darão origem à corticosterona e ao cortisol, respectivamente

qual resulta na produção dos glicocorticoides e mineralocorticoides.

A síntese dos produtos finais será o efeito tanto da oferta de substrato para as reações descritas como da concentração das enzimas envolvidas nessas reações. Na espécie humana, a concentração de 17-hidroxilase é maior do que a de 21-hidroxilase, diferença essa que privilegia a formação de cortisol em relação à formação de corticosterona, o que não acontece com as outras espécies.

A esteroidogênese se processa mediante uma cascata esteroide na suprarrenal, no ovário e nos tecidos periféricos, conforme já citado, processo que é controlado parcialmente pela ação do hormônio adrenocorticotrófico (ACTH) e do hormônio luteinizante (LH) (Figura 3.1).

No ovário, a testosterona e a androstenediona apresentam produção máxima no meio do ciclo, sendo produzidas pelo folículo, pelas células estromais e, em menos quantidade, pelo corpo lúteo.

A produção de androgênios fracos, como a DHEA e a androstenediona, não pode ser depreciada, pois mais de 50% dos níveis de testosterona resultam da transformação periférica desses androgênios fracos.

A deficiência de enzimas necessárias à esteroidogênese da suprarrenal, como a 21-hidroxilase, a 11β-hidroxilase e a 3β-hidroxiesteroide desidrogenase, leva à impossibilidade da produção do cortisol e, nos casos mais graves, mineralocorticoides. Com isso ficam acumulados os precursores androgênicos. A impregnação androgênica resultante, em uma criança do sexo feminino, conduz ao aparecimento de sinais característicos, como adrenarca, virilização da genitália externa, acne, odor corporal típico de adultos e aceleração da maturação óssea. A hiperplasia congênita da suprarrenal, expressão clínica da redução da atividade das enzimas, é um distúrbio autossômico recessivo caracterizado pelo acúmulo de precursores androgênicos desde a vida intrauterina, podendo determinar o aparecimento de genitália ambígua em meninas.

Para que esse conjunto de reações seja desencadeado é preciso que haja estímulo hormonal, o qual será específico para cada órgão. Os hormônios tróficos específicos se ligam a um receptor próprio na membrana celular do órgão efetor, ativando uma enzima intracelular, a adenilciclase, responsável por converter a adenosina trifosfato (ATP) em adenosina monofosfato cíclico (AMPc), a qual, por sua vez, é ligada a uma proteína citoplasmática. Esse novo complexo será responsável pela ativação das enzimas envolvidas na esteroidogênese que normalmente estão presentes na célula em sua forma inativa. A AMPc é então degradada pela fosfodiesterase, resultando em 5-AMP-inativa.

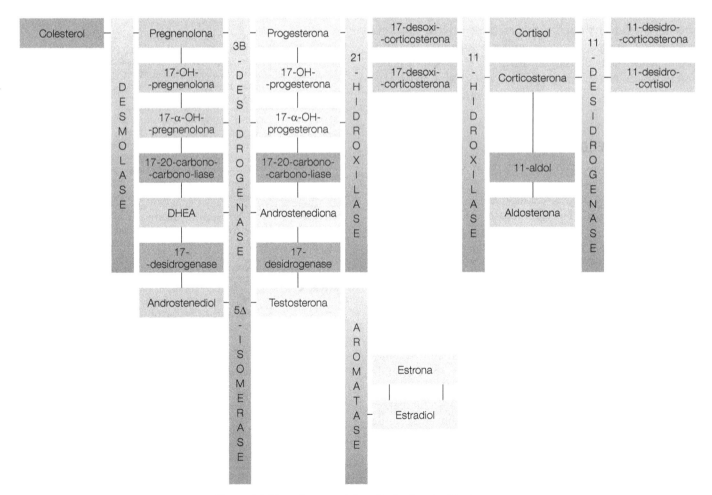

Figura 3.1 Mecanismo geral de estímulo da esteroidogênese.

As enzimas envolvidas na esteroidogênese podem ser divididas em dois grupos: as enzimas tipo citocromo P450, que podem ser encontradas na mitocôndria ou no retículo endoplasmático liso, e as hidroxiesteroides desidrogenases, encontradas no retículo endoplasmático. Acredita-se que mutações nos genes responsáveis pela transcrição dessas enzimas possam levar a deficiências na esteroidogênese.

VIAS INTRACELULARES DA ESTEROIDOGÊNESE

O colesterol plasmático penetra na célula ao mesmo tempo que é sintetizado no retículo endoplasmático liso a partir de radicais acetatos. A clivagem do colesterol ocorre em nível mitocondrial, originando a pregnenolona, a qual, por sua vez, desencadeia no retículo endoplasmático liso a síntese de hormônios esteroides, segundo a diferenciação dos órgãos secretores.

Inicialmente são formados a progesterona, os androgênios e os estrogênios. No entanto, a síntese dos principais corticoides impõe o retorno dos precursores às mitocôndrias para a síntese de cortisol, corticosterona e aldosterona.

Esteroidogênese no córtex da suprarrenal

O córtex da suprarrenal se divide histologicamente em três camadas, da mais interna para a externa, designadas de reticular, fascicular e glomerular, respectivamente. A cada uma é destinada a secreção peculiar de um grupo de hormônios.

A camada reticular, que ocupa no adulto aproximadamente um terço da glândula, sintetiza essencialmente androgênios (esteroides C-19), a partir da progesterona e da 17-hidroxiprogesterona, sob a ação da 21-hidroxilase. O representante fundamental na espécie humana corresponde à DHEA e, em proporção mais baixa, à androstenediona, e a DHEA pode ser convertida na forma sulfatada (DHEAS). A suprarrenal é responsável por 90% da produção de DHEA e por 100% da produção de DHEAS, tratando-se, portanto, de excelente marcador da produção de androgênios nesse órgão.

A camada fascicular, que representa cerca de dois terços da glândula no adulto, origina os glicocorticoides, sendo o cortisol o principal representante na espécie humana. A camada glomerular não se apresenta como camada contínua, mas como ilhotas na superfície da glândula. Produz os corticoides sem oxigênio no carbono 11 (11-desoxi), denominados mineralocorticoides. Na espécie humana predominam a aldosterona e, em proporção bem inferior, a 11-desoxicorticosterona (DOCA).

Todos esses hormônios estão comprometidos com o metabolismo em geral, participando da regulação dos glicídios e do equilíbrio sódio/potássio. A DHEA exerce papel estreitamente ligado ao metabolismo proteico (é o principal anabolizante), embora apresente atividade androgênica, representando menos de 10% da potência da testosterona.

Cabe diferenciar a síntese de esteroides nas glândulas de origem das modificações em tecidos periféricos (tecido adiposo). De tal modo é possível a interconversão de androstenediona e testosterona em estrona e estradiol, que o aumento da conversão de androstenediona em estrona em pacientes obesas poderia explicar a alta incidência de câncer de endométrio nessa população.

Esteroidogênese placentária

A esteroidogênese placentária depende completamente do colesterol materno, já que não é capaz de sintetizar os esteroides femininos a partir do acetato. Compõe-se de duas etapas independentes, uma vez que não dispõe da 17-α-hidroxilase para realizar a transposição do C-21 para C-19 (Figura 3.2).

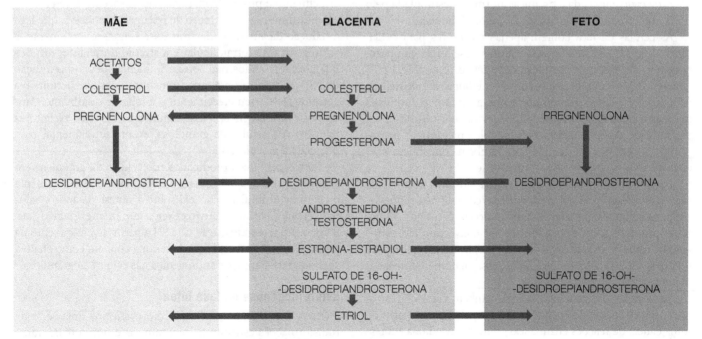

Figura 3.2 Esteroidogênese placentária.

A placenta pode realizar a esteroidogênese até a obtenção da progesterona, sendo essa metabolizada na gestante e no feto e servindo como substrato para a síntese dos hormônios do córtex da suprarrenal. No entanto, não é capaz de sintetizar androgênios, apesar de metabolizá-los sempre que nela penetrem. Essa peculiaridade parece representar um mecanismo de proteção fetal contra a influência de esteroides sexuais externos. O DHEAS, de origem materna e fetal, é convertido em androstenediona e testosterona e esses, por sua vez, em estrona e estradiol, respectivamente. Esses quatro hormônios se elevam na gestação.

O aspecto mais significativo da esteroidogênese placentária corresponde à concepção de uma via particular de síntese do estriol, utilizando como substrato o DHEAS de origem fetal sob a influência da gonadotrofina coriônica e do ACTH. No fígado fetal sofre hidroxilação em C-16. O sulfato de 16-α-hidroxidesidroepiandrosterona resultante, mediante a circulação umbilical, alcança a placenta, onde uma sulfatase elimina o radical ácido. A seguir ocorre a aromatização, culminando com a formação do estriol.

Esteroidogênese ovariana

A formação dos hormônios esteroides é dada a partir do estímulo das gonadotrofinas – o hormônio folículo-estimulante (FSH) e o LH. A esteroidogênese ovariana acontece no córtex, mais especificamente nas células da teca e da granulosa, que exercem papéis complementares, formando o "sistema de duas células". A teoria referente a esse sistema foi proposta por Falck, em 1959, e explica de maneira simples e esquemática a esteroidogênese ovariana.

Esteroidogênese na fase folicular

Os folículos primários armazenados no ovário desde o período intrauterino iniciam seu desenvolvimento independentemente da ação hormonal até o estágio pré-natal. No início de cada ciclo é iniciada a produção hormonal estimulada pelo FSH, que possibilitará o desenvolvimento folicular.

As células da teca contêm apenas receptores para o LH. Quando o LH se liga a esses receptores, esse hormônio passa a ativar, via AMPc, o complexo enzimático responsável pela conversão do colesterol em androstenediona e testosterona (Figura 3.3). Esses hormônios passam, então, por difusão para as células da granulosa, onde servirão de substrato para a produção de estrogênios. Nos folículos pré-antrais, os androgênios nas células da granulosa também contribuem para a ativação do complexo de aromatização.

Por outro lado, caso se apresentem em altas doses, passam a favorecer uma outra via enzimática, a da 5-α-redutase, responsável por converter o androgênio em 5-α-androgênio. Esse produto, além de não poder ser convertido em estrogênio, inibe a aromatização e a formação de receptores de LH nas células da granulosa. Todos esses fenômenos acabam determinando a atresia folicular.

Nas células da granulosa, o FSH, também via AMPc, ativa o complexo enzimático denominado aromatização. A partir de uma cadeia de reações enzimáticas, a androstenediona e a testosterona são convertidas em estrona e estradiol (Figura 3.3).

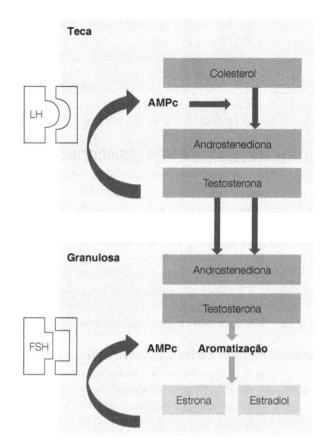

Figura 3.3 Sistema de duas células.

No folículo pré-natal, a produção de estrogênio estimula a proliferação das células da granulosa e é verificado aumento do líquido folicular, formando uma cavidade no folículo e transformando-o em folículo antral.

Os folículos antrais, sob a influência do FSH, mantêm seu crescimento e produção crescente de estrogênio e determinarão a diminuição da secreção de FSH pela hipófise, o que leva à redução da atividade da aromatase e, consequentemente, à androgenização intrafolicular e à atresia. Entretanto, um dos folículos recrutados não sofre a influência dessa diminuição do FSH, passando, então, por transformações que permitem a continuação do seu crescimento – o folículo dominante. Ainda por essa influência, passa também a expressar receptores para LH nas células da granulosa, evento fundamental para que ocorra a ovulação.

Outros peptídeos produzidos nas células da granulosa em resposta ao FSH são a inibina e a ativina. A inibina aumenta o efeito de estimulação do LH sobre a síntese de androgênios nas células da teca, e a ativina exerce importante atividade autócrina, aumentando a ação do FSH a partir do crescimento da produção de seus receptores. Apresenta também como efeito a supressão da síntese de androgênios nas células da granulosa.

Esteroidogênese na fase lútea

Após a ovulação, o folículo roto passa por uma série de transformações estruturais, bioquímicas e hormonais, transformando-se em corpo lúteo.

Na fase lútea, as células da granulosa se tornam mais proeminentes do que as da teca. Assim, passam a produzir estradiol e progesterona, sob o estímulo do LH, mesmo em baixas doses (Figura 3.4). Apesar de o sistema de duas células continuar existindo, o papel do FSH no estímulo à produção de estradiol passa a ser substituído pelo do LH. No corpo lúteo, a secreção de estradiol e progesterona ocorre de modo intermitente, acompanhando os pulsos de LH.

Para que a produção hormonal na fase lútea seja adequada é preciso que a fase folicular tenha ocorrido normalmente. O acúmulo de receptores de LH nas células da granulosa na fase folicular garante a luteinização do folículo roto e, portanto, a adequada esteroidogênese do corpo lúteo. Um dos importantes papéis do LH na fase lútea inicial é estimular a produção de receptores de membrana para LDL no corpo lúteo. Esses receptores garantem a entrada, nas células, do colesterol, substrato para produção de estradiol e progesterona.

As células do corpo lúteo também produzem, sob o efeito do LH, a inibina A que, em associação com o estradiol e a progesterona, será responsável por inibir a liberação de FSH. Consequentemente, impedirão que se inicie novo desenvolvimento folicular. A produção da inibina B deixa de existir, e a inibina A passa a ser produzida nas células da granulosa quando o número de receptores de LH cresce no folículo dominante e esse hormônio passa a controlar a produção folicular.

Com a luteinização aumentam as concentrações da desmolase e da 17-hidroxidesidrogenase, ampliando, assim, a produção de estrogênio e progesterona, com a progesterona apresentando seu pico máximo cerca de 8 dias após o pico de LH.

Após 14 dias, o corpo lúteo deve continuar sendo estimulado pela gonadotrofina coriônica humana (HCG), que contém uma molécula muito semelhante à do LH e, portanto, ocupa seus receptores. Caso isso não se verifique, o corpo lúteo se degenera, transformando-se em corpo *albicans*.

METABOLISMO DOS HORMÔNIOS ESTEROIDES

Os hormônios esteroides, quando alcançam a circulação sanguínea, tendem a se ligar a proteínas específicas. Apenas pequena fração permanece livre e representa a forma responsável pela atividade biológica. A forma ligada às proteínas é denominada severa.

Os estrogênios e androgênios terminais se ligam, principalmente, à globulina de ligação dos hormônios sexuais (*sex hormone binding globulin* – SHBG), que pode ter seus níveis plasmáticos alterados em determinadas condições, modificando também os níveis da fração livre desses hormônios.

A gestação, a administração de estrogênios e o hipertireoidismo aumentam os níveis de SHBG, enquanto a administração de corticoides, androgênios, progestogênios, hormônio de crescimento, insulina e de IGF-I leva à diminuição de seus níveis.

A SHBG também sofre a interferência do peso corporal. Seus níveis são inversamente proporcionais ao índice de massa corporal. Assim, pacientes com aumento de peso apresentam níveis baixos de SHBG. A hiperinsulinemia e a resistência à insulina também acarretam a diminuição da SHBG. Por esse motivo, pacientes acometidos por essas doenças podem apresentar distúrbios da função ovariana associados.

Os esteroides são metabolizados principalmente no fígado, onde são esterificados para se tornarem hidrossolúveis e serem eliminados na urina.

Embora o conhecimento das vias percorridas pelos esteroides em seu catabolismo seja importante, vale ressaltar que, para fins propedêuticos imediatos, todas as dosagens de importância clínica são realizadas no sangue.

Leitura complementar

Devoto L, Kohen P, Veja M, Castro O, Gonzáles RR, Retamales I. Control of human luteal steroidogenesis. Mol Cel End 2002; 186:137-41.

Falck B. Site of production of oestrogen in the ovary of the rat. Nature 1959 Oct 3; 184(14):1.082.

Miller WL, Huang N, Pandey AV, Fluck CE, Agrawal V. P450 oxidoreductase deficiency: a new disorders of steroidogenesis. Ann N Y Acad Sci 2005; 1061:10-8.

Nieman LK and Kovacs WJ. Adrenal steroid biosynthesis and congenital adrenal hyperplasia. UpToDate, April 2006.

Nieman LK. Anatomy and development of the adrenal cortex. UpToDate, April 2006.

Oliveira HC, Lemgruber I. Tratado de ginecologia da Febrasgo. Rio de Janeiro: Revinter, 2001.

Speroff L, Fritz MA. Clinical gynecologic endocrinology and infertility. 7. ed. Bangor: Lippincott-Williams & Wilkins, 2005.

Viana LC, Martins M, Geber S. Ginecologia. 3. ed. Rio de Janeiro: MedBook, 2010.

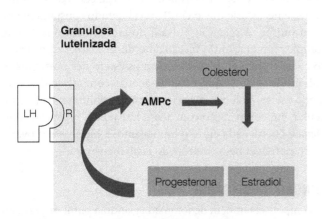

Figura 3.4 Esteroidogênese na fase lútea.

CAPÍTULO 4

Fisiologia do Ciclo Menstrual

Ana Márcia de Miranda Cota

INTRODUÇÃO

O ciclo menstrual consiste em uma sequência de eventos que, por meio de uma interação dinâmica entre o hipotálamo, a hipófise e o ovário (eixo hipotálamo-hipófise-ovário), resultará em uma ovulação com o preparo do útero para uma possível gravidez.

As características de um ciclo menstrual considerado normal são:

- **Intervalo:** ciclos de 21 a 35 dias; média de 28 dias.
- **Duração:** 1 a 8 dias.
- **Fluxo menstrual:** 20 a 80mL.

As variações desses padrões são definidas como:

- **Polimenorreia:** ciclos menstruais mais curtos com intervalo <21 dias.
- **Oligomenorreia:** ciclos menstruais mais longos com intervalo >35 dias.
- **Menorragia:** fluxo menstrual aumentado com volume >80mL.
- **Hipomenorreia:** fluxo menstrual reduzido com volume <20mL.

FUNÇÃO HIPOTALÂMICA

O hipotálamo, que é uma parte do diencéfalo e está localizado na base do cérebro, entre o quiasma óptico e o terceiro ventrículo, é dividido anatomicamente em três regiões: anterior, tuberal e posterior. Cada uma dessas regiões é subdividida em porções medial e lateral.

As células do hipotálamo são altamente especializadas e apresentam características tanto de neurônios como de células endócrinas, produzindo neuropeptídeos hormonais. Entre os neuro-hormônios liberados pelo hipotálamo estão:

- **Hormônio liberador das gonadotrofinas (GnRH):** age sobre a hipófise e estimula a liberação das gonadotrofinas.
- **Hormônio liberador do hormônio do crescimento (GHRH):** regula a liberação do hormônio do crescimento (GH).
- **Hormônio liberador da corticotrofina (CRF):** regula a secreção do hormônio adrenocorticotrófico (ACTH).
- **Hormônio liberador da tireotrofina (TRH):** regula a secreção do hormônio estimulador da tireoide (TSH).

As células que produzem o GnRH se originam da área olfatória, migrando para o hipotálamo durante a embriogênese. O GnRH é um decapeptídeo liberado de maneira pulsátil pelo núcleo arqueado do hipotálamo e age sobre a hipófise anterior por meio do sistema porta-hipofisário, modulando a liberação das gonadotrofinas (hormônio folículo-estimulante [FSH] e hormônio luteinizante [LH]).

Em razão de sua meia-vida muito curta, cerca de 2 a 4 minutos, é necessário que o GnRH seja liberado constantemente e em pulsos. A secreção pulsátil do GnRH ocorre mediante complexa interação do mecanismo de *feebback*, tanto positivo como negativo, de acordo com os esteroides ovarianos. A pulsatilidade do GnRH varia de acordo com a fase do ciclo, sendo mais frequente, mas com menor amplitude, na fase folicular, em comparação com a fase lútea. Essa interação complexa e coordenada entre o hipotálamo, a hipófise e o ovário é a responsável pelo controle do ciclo menstrual.

FUNÇÃO HIPOFISÁRIA

A hipófise, também denominada glândula pituitária, está localizada na sela túrcica (a fossa hipofisária do osso esfenoide) e mantém comunicação com o hipotálamo por meio da haste hipofisária. Anatomicamente é dividida em hipófise anterior ou adeno-hipófise e em hipófise posterior ou neuro-hipófise.

A neuro-hipófise ou hipófise posterior é formada por tecido nervoso contendo fibras nervosas amielínicas e axônios de neurônios hipotalâmicos. A neuro-hipófise promove a secreção da ocitocina e da vasopressina ou hormônio antidiurético (ADH).

A adeno-hipófise segrega vários hormônios – gonadotrofinas (FSH e LH), prolactina (PRL), GH, ACTH e TSH, os quais são liberados para a corrente sanguínea pelo sistema porta-hipofisário em resposta à modulação dos hormônios hipotalâmicos específicos já citados. Desse modo, a função da hipófise está diretamente relacionada com a função hipotalâmica.

Ambas as gonadotrofinas (FSH e LH) são liberadas por células denominadas gonadotrofos em resposta ao estímulo pulsátil do GnRH, e o GnRH age nos gonadotrofos ao se ligar a seus receptores específicos presentes na membrana da célula. Essa liberação das gonadotrofinas também ocorre em pulsos, variando de acordo com a fase do ciclo menstrual. A administração exógena e contínua do GnRH leva inicialmente a um estímulo hipofisário com aumento na liberação das gonadotrofinas, efeito denominado *flare-up*. A manutenção dessa administração, após o período de 1 a 3 semanas, promove a internalização e a dessensibilização dos receptores, resultando em supressão ou bloqueio hipofisário, fenômeno denominado *down-regulation*.

FUNÇÃO OVARIANA

A função ovariana pode ser dividida em três fases: folicular, de ovulação e lútea.

Fase folicular

A fase folicular consiste no período de crescimento e desenvolvimento dos folículos que culmina com a formação de um folículo maduro. Uma sequência de eventos hormonais deflagra alterações sobre os folículos, fazendo que cresçam de um folículo primordial, passando pelos estágios pré-antrais e antrais até alcançar o folículo pré-ovulatório. Os mecanismos que determinam qual dos folículos irá desenvolver-se e ovular ainda são desconhecidos. Essa fase dura em média 10 a 14 dias.

As células germinativas femininas, os oócitos, sofrem mitoses a partir da sexta à oitava semana embrionária até alcançar um número máximo (cerca de 6 a 7 milhões) em torno da 16ª à 20ª semana. A partir desse momento é iniciado um processo de atresia folicular contínuo que leva à redução do número de folículos. Essa taxa de atresia é proporcional ao número de folículos presentes. Ao nascimento, são estimados em torno de 1 a 2 milhões de folículos presentes nos ovários, com esse número alcançando cerca de 300 mil na puberdade. Estima-se que cerca de 400 folículos irão ovular ao longo da vida reprodutiva da mulher. O número de folículos que inicia seu crescimento na fase folicular de um ciclo parece ser dependente do *pool* folicular remanescente nos ovários.

Um aumento nos níveis de FSH é fator crucial para resgatar uma coorte de folículos, e o folículo que será destinado a ovular em meio a essa coorte já é selecionado logo nos primeiros dias do ciclo.

O folículo primordial consiste em um oócito parado no estágio diplóteno da prófase I, circundado por uma única camada de células pavimentosas da granulosa. O primeiro sinal de desenvolvimento folicular consiste em aumento do oócito e nas modificações nas células da granulosa, que se tornam cuboides, as quais se multiplicam, e o folículo se torna primário. Com a evolução, as células do estroma ovariano adjacente ao folículo iniciam o processo de diferenciação, formando as tecas interna e externa. Com o crescimento, mantêm-se a proliferação das células da granulosa e a diferenciação das células da teca, e o oócito passa a ser circundado por uma membrana, a zona pelúcida. Nesse momento, o folículo passa a ser denominado folículo pré-antral. Esse crescimento e desenvolvimento folicular são dependentes das gonadotrofinas, o que resulta em aumento na produção do estrogênio. Até o estágio do folículo pré-antral não são observados receptores específicos de FSH nas células da granulosa. Com o desenvolvimento do folículo essas células adquirem esse receptor, tornando-se aptas a sintetizar os três tipos de esteroides sexuais: progesterona, androgênios e sobretudo estrogênios.

O FSH age em sinergismo com o estrogênio, propiciando a proliferação das células da granulosa e o acúmulo de receptores de FSH. Sob o estímulo do FSH há a aromatização dos androgênios em estrogênios (transformação da androstenediona em estrona e da testosterona em estradiol), possibilitando ao folículo a criação e manutenção de um microambiente estrogênico necessário ao seu desenvolvimento e amadurecimento. Os androgênios exercem um papel delicado na fase folicular inicial. Além de ser o substrato para a aromatização e ser convertido em estrogênio, o androgênio em baixas concentrações melhora ainda mais a atividade da aromatase. No entanto, em altas concentrações, as células da granulosa tendem a converter os androgênios em outros mais potentes (5α reduzidos), os quais, por sua vez, não podem ser aromatizados, pois inibem a ação da aromatase.

Por isso, há a formação de um microambiente folicular mais androgênico, o que torna possível a atresia do folículo. Portanto, o sucesso de um folículo, ou seja, a capacidade de se desenvolver e ser o dominante do ciclo (o selecionado para a ovulação), se deve à sua capacidade de converter com sucesso seu microambiente em estrogênico. Essa seleção folicular, ou seja, qual folículo será o dominante, acontece entre os dias 5 e 7 do ciclo menstrual.

Com o crescimento do folículo são iniciados a produção e o acúmulo do líquido folicular entre as células da granulosa, formando uma cavidade (antro). Nesse momento, o folículo passa a ter a denominação de folículo antral, e as células da granulosa que circundam o oócito passam a ser o *cumulus oophorus*.

Inicialmente, nos folículos pré-antrais e antrais, os receptores de FSH estão presentes somente nas células da granulosa, enquanto os receptores de LH se encontram apenas nas células da teca. Portanto, há uma interação importante entre o compartimento da granulosa e o da teca. Em resposta ao LH, as células da teca produzem androgênios que serão aromatizados em estrogênios nas células da granulosa sob estímulo do FSH. Essa interação entre as células da teca e da granulosa é denominada "sistema de duas células, duas gonadotrofinas" (Figura 4.1).

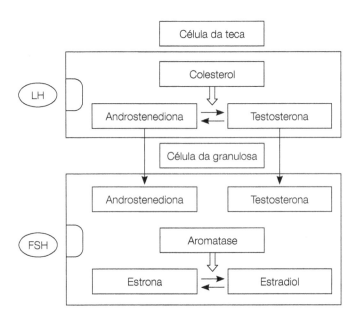

Figura 4.1 Sistema de duas células, duas gonadotrofinas.

Com o avanço da fase folicular há aumento progressivo dos níveis de estrogênio produzidos pelos folículos, o que faz com que o estrogênio gere um *feedback* negativo com o FSH, tornando possível uma queda na secreção do FSH. Essa diminuição dos níveis de FSH se inicia em torno do quinto dia do ciclo menstrual. Com a diminuição dos níveis de FSH há um declínio na atividade da aromatase, que é dependente da ação do FSH, gerando uma limitação na conversão dos androgênios em estrogênios pelos folículos imaturos, ainda em desenvolvimento, o que acaba resultando em um microambiente androgênico nesses folículos, dando margem a que ocorra sua atresia.

Portanto, o *feedback* negativo que o estrogênio exerce sobre o FSH serve para a inibição do desenvolvimento de todos os folículos e auxilia a seleção do folículo dominante. Assim, essa seleção se deve à maior proliferação das células da granulosa, à presença de maior número de receptores de FSH e, consequentemente, à melhor ação do FSH, o que leva ao microambiente folicular estrogênico.

Em torno do nono dia do ciclo menstrual, a vascularização do folículo dominante se dá em dobro quando em comparação com os outros, o que resulta em maior aporte de gonadotrofinas ao folículo dominante e lhe permite manter e sustentar seu desenvolvimento apesar da redução dos níveis de FSH.

Com a evolução da fase folicular é necessário que as células da granulosa adquiram receptores de LH para responderem ao pico ovulatório do LH e se tornarem um corpo lúteo adequado. Assim, o FSH induz o desenvolvimento de receptores de LH nas células da granulosa dos folículos antrais.

Com o aumento na produção do estradiol durante a fase folicular há um *feedback* positivo sobre a liberação do LH. Para que ocorra o pico do LH é necessário que haja um nível de estradiol de 200pg/mL sustentado por mais de 50 horas (aproximadamente 2 dias). Esse nível de estradiol habitualmente ocorre após o folículo dominante atingir o diâmetro médio de 15mm.

No período pré-ovulatório há um pico de estradiol de 24 a 36 horas antes da ovulação, e o pico de LH ocorre quando o de estradiol é atingido. Sob a ação do pico do LH há a retomada da primeira divisão meiótica. O oócito completa sua primeira divisão meiótica e interrompe a segunda divisão no estágio de metáfase II. Além disso, o LH promove a luteinização das células da granulosa do folículo dominante, o que resulta na produção de progesterona. O aumento dos níveis de progesterona na fase pré-ovulatória auxilia a ação do estradiol sobre o *feedback* positivo necessário para a ocorrência do pico do FSH no meio do ciclo.

A inibina, a ativina e a folistatina são peptídeos segregados pelas células da granulosa em resposta ao FSH. A inibina inibe a secreção do FSH, e a ativina estimula a liberação do FSH. A folistatina inibe a atividade do FSH, provavelmente se ligando à ativina e impedindo sua ação.

Fase de ovulação

A ovulação ocorre cerca de 10 a 12 horas após o pico máximo de LH e cerca de 24 a 36 horas após o pico do estradiol. O início do pico do LH é o marcador mais confiável para a determinação da ovulação, acontecendo cerca de 34 a 36 horas antes da ruptura folicular. Para a completa maturação do oócito é necessário que os níveis de LH sejam mantidos por pelo menos 14 a 27 horas. O pico do LH induz o retorno da meiose, a luteinização da granulosa (as células da granulosa aumentam e se tornam vacuolizadas), a expansão do *cumulus oophorus* e a síntese de prostaglandinas necessárias para a ruptura folicular com a liberação de um oócito maduro, em estágio de metáfase II (MII). A meiose só será completada após a fertilização do oócito por um espermatozoide. O aumento dos níveis de LH provoca o aumento progressivo na produção de progesterona, o que leva a um *feedback* negativo na hipófise sobre a liberação do LH. Além desse efeito central, a progesterona estimula a ação de enzimas proteolíticas que darão margem à destruição do colágeno, propiciando maiores distensão e afinamento da parede folicular para que ocorra a ovulação.

Fase lútea

Após a ovulação há a formação do corpo lúteo: as células da granulosa continuam se luteinizando (aumentando) e diferenciam-se as células da teca com a incorporação ao corpo lúteo, além de haver angiogênese. Esse aumento dos capilares atinge o pico em torno do nono dia após a ovulação, coincidindo com o pico dos níveis de progesterona sérico. Para uma fase lútea adequada com a formação de um corpo lúteo competente é necessária uma fase folicular apropriada. A meia-vida e a capacidade de produção de progesterona do corpo lúteo dependem do estímulo de LH. A progesterona atua tanto localmente quanto no hipotálamo-hipófise, impedindo o crescimento e desenvolvimento folicular. No ciclo menstrual normal, a fase lútea (do pico do LH até a menstruação) dura aproximadamente 14 dias, sendo considerado normal o período de 11 a 17 dias. As variações do tempo do ciclo menstrual se devem principalmente a uma variabilidade na duração da fase folicular, já que a fase lútea não pode ser mantida permanentemente, mesmo ocorrendo manutenção do estímulo de LH. A função do corpo lúteo começa a diminuir cerca de 9 a 11 dias após a ovulação. Se ocorre uma gravidez, a gonadotrofina crônica humana (HCG) passa a estimular de maneira eficaz o corpo lúteo, propiciando sua manutenção e impedindo sua regressão. Caso não aconteça uma gravidez, inicia-se o processo de luteólise por meio de enzimas proteolíticas.

TRANSIÇÃO DA FASE LÚTEA PARA A FOLICULAR: INÍCIO DE NOVO CICLO

Com a regressão do corpo lúteo há declínio dos níveis séricos da progesterona, do estradiol e da inibina, o que gera aumento progressivo na frequência dos pulsos de GnRH, propiciando aumento dos níveis de FSH e resultando no recrutamento de um novo folículo. Esse aumento do FSH se inicia aproximadamente 2 dias antes da menstruação.

Leitura complementar

Aldrighi JM. Endocrinologia ginecológica. Aspectos contemporâneos. São Paulo: Atheneu, 2006.

Borges EJ, Farah LMS, Cortezzi SS. Reprodução humana assistida. São Paulo: Atheneu, 2011.

Coutinho E and Spinola P. Reproductive Medicine. In: A millennium review. New York: Parthenon Publishing, 1999.

Dzik A, Pereira DHM, Cavagna M, Amaral WN. Tratado de reprodução assistida. 3. ed., Sociedade Brasileira de Reprodução Humana, 2014.

Fauser BCJM. Reproductive medicine. In: Molecular, cellular and genetic fundamentals. 2. ed., New York: Parthenon Publishing, 2003.

Fernandes CE, Coutinho E, Melo NR, Amaral WN. Hormônios em ginecologia. Sociedade Brasileira de Reprodução Humana, 2010.

Piazza MJ. Ovário. Fisiologia e fisiopatologia. Rio de Janeiro: Revinter, 2004.

Speroff L, Glass RH, Kase NG. Clinical gynecologic endocrinology and infertility. 7. ed., Baltimore: Lippincott Williams and Wilkins, 2005.

CAPÍTULO 5

Resposta Sexual Humana

Tania Mara Giarolla de Matos
Lucas Giarolla Gonçalves de Matos
Luciana Giarolla de Matos

Nas últimas décadas, tem aumentado cada vez mais a importância da Medicina Sexual como parte marcante da vida do ser humano.

A Organização Mundial da Saúde (OMS) reconhece na sexualidade um dos pilares da qualidade de vida e da saúde global do indivíduo. Nos dias atuais, independentemente do gênero, o aspecto prazeroso do sexo se tem mostrado mais importante do que sua finalidade reprodutiva.

A sexualidade, muito mais do que o simples funcionamento biológico das estruturas sexuais da pessoa (Figuras 5.1 e 5.2), consiste no conjunto de comportamentos nos encontros íntimos com finalidade reprodutiva e em busca do prazer (atração) ou a serviço do amor.

A sexualidade começa a se formar na infância, continua na adolescência e se manifesta de muitas maneiras nas diferentes fases da vida, abrangendo o erotismo, a relação sexual, o prazer e a reprodução. Expressa-se por meio de pensamentos, fantasias, desejos, comportamentos e relacionamentos, sendo influenciada por fatores biológicos, psicológicos, sociais, econômicos, políticos, culturais, éticos, legais, históricos e religiosos.

Como tudo o que é humano, o sexo só pode ser perfeitamente entendido em uma dimensão biopsicossociocultural.

A sexualidade como expressão do encontro entre as pessoas com ou sem vínculo por amor ou somente por atração propicia que a relação sexual entre elas seja sempre mais complexa do que entre os outros animais.

Humanos que somos, desejamos interagir com o outro, criar afeto, vínculo, ser amados e valorizados, aceitos, e, por isso, sentimos medo de não agradar, simulamos orgasmos e temos ansiedade pelo bom desempenho.

Em toda relação íntima, a sexualidade está presente em nossos instintos, emoções, no modo de ver, sentir e expressar nossos sentimentos, valores, tabus e preconceitos.

Segundo Freud, "se o ser humano negligenciar sua sexualidade, jamais se sentirá um ser completo" e estará sujeito a alterações do comportamento nocivas à sociedade e a si próprio, desde disfunções até parafilias.

É nesse cenário único e pleno entre o encontro do biológico, psicológico, social e cultural que a sexualidade humana se humaniza.

Nos últimos 10 a 12 anos a mulher tem recorrido a cuidados médicos com mais frequência em busca de soluções para os problemas que interferem na sua qualidade de vida, em especial os relacionados com a função sexual. Entretanto, menos de 10% dos médicos têm a iniciativa de inquirir sobre as queixas sexuais de suas pacientes.

A prática da sexologia é bastante complexa, pois deve ser interdisciplinar, exigindo do profissional constante atualização nos vários assuntos ligados à saúde e à educação, envolvendo, pois, o conhecimento multidisciplinar.

Em estudo conduzido no Brasil por Abdo e Oliveira, 4.753 ginecologistas responderam que a queixa da diminuição do desejo sexual estava entre os principais motivos nas consultas em seus consultórios. A maioria das mulheres admite que os ginecologistas representam papel fundamental no diagnóstico e manejo das suas dificuldades sexuais e gostaria que fossem qualificados nessa área. Apenas 44,4% dos profissionais investigam a saúde sexual das suas pacientes, e 49% dos ginecologistas do estudo em questão se sentiam pouco seguros para lidar com esse assunto.

As queixas sexuais quase sempre aparecem como pano de fundo nos atendimentos de consultório, mas a relutância em reconhecer e assumir as próprias dificuldades sexuais leva grande parte das pessoas a evitar esse assunto, incluindo os médicos, ainda que vários estudos demonstrem a alta incidência das disfunções sexuais em homens e mulheres.

Capítulo 5   Resposta Sexual Humana

No Brasil, a sexologia é campo novo na especialidade de ginecologia e obstetrícia, o que possibilita a qualificação do médico para o acesso às estratégias de abordagem das queixas envolvendo a sexualidade.

As disfunções sexuais compreendem um grupo de distúrbios frequentes, sendo responsáveis por uma epidemia de infelicidade pessoal e conjugal. No Brasil, no ano de 2000, com amostragem de 1.286 homens de 40 a 70 anos em estudo sobre disfunção erétil, sua prevalência foi de 48%. Por outro lado, acredita-se que uma em cada três mulheres também apresente algum grau dessa disfunção.

Para que o médico possa abordar os problemas de seus pacientes em termos de sexo é necessário que compreenda a função sexual. A deficiente formação nessa área obriga a maioria dos profissionais a se omitir ou a cometer iatrogenias medicamentosas ou cirúrgicas. Como dizia Kusnetzoff (1987): "na prática médica procede-se, de modo geral, enfocando a doença, quase sempre a síndrome, e quase nunca a pessoa que padece ou que se queixa."

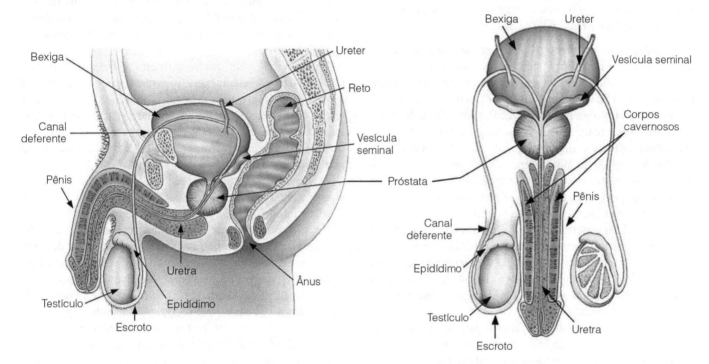

Figura 5.1 Sistema genital masculino. (Reproduzida de César e Sezar – Ediora Saraiva.)

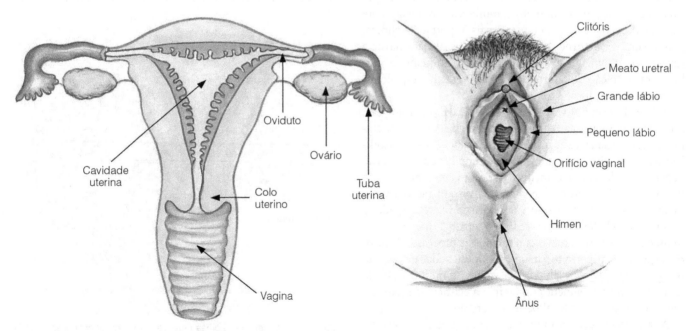

Figura 5.2 Sistema genital feminino. (Reproduzida de César e Sezar – Ediora Saraiva.)

É inconcebível negar a fundamental importância do médico na prevenção e no tratamento dos distúrbios sexuais, sendo necessários alguns requisitos que estão assim resumidos:

- Postura aberta, como resultado do questionamento da sua própria sexualidade, o que não quer dizer "resolvida", já que é governada por inúmeros mitos, tabus, preconceitos e repressões sexuais.
- Conhecimento sobre a resposta sexual humana.
- Profundo respeito ético em relação à sexualidade do outro.
- Conhecimento dos recursos atuais nas áreas de propedêutica e terapêutica em Medicina Sexual.

A base do conhecimento para essa orientação está na resposta sexual humana. Em 1966, Master e Johnson, um casal de psiquiatras americanos, descreveram o primeiro modelo de resposta sexual mais claro e descritivo, denominado EPOR (excitação, platô, orgasmo e resolução), quatro fases do organismo durante a realização do ato sexual que foram descritas após observação de vários casais mantendo relações em laboratórios sexuais. O monitoramento desses casais gerou gráficos das alterações orgânicas com índices mensuráveis das alterações que ocorrem durante a relação, tais como frequências respiratória e cardíaca e pressão arterial.

Esses gráficos descrevem que desde o início da resposta sexual há aumento desses fatores. À medida que a pessoa vive a fase da excitação, esses índices mostram progressiva ascensão, determinando uma curva inicial. As correlações clínicas serão descritas a seguir, logo após a narrativa histórica da resposta sexual.

De acordo com esses autores, após o período de excitação há uma fase curta de platô, ou seja, manutenção desses fatores até que aconteçam o orgasmo – o período máximo desses critérios de excitação – e, depois, o período de resolução, em que se dá o retorno às condições basais. Há diferença no período de resolução em homens e mulheres. Principalmente entre os homens, esse período tem mais importância clínica, pois precisa de retorno total à condição basal para haver a capacidade de iniciar nova resposta sexual, enquanto a mulher tem condição de retornar à resposta sexual em qualquer momento da resolução.

A fase da excitação depende de condições neurológicas, humorais e vasculares. A resposta de excitação está diretamente relacionada com a vasodilatação local. Essa vasodilatação se dá em consequência do estímulo neuronal local, dependente de um arco medular e de origem central. Caso haja o estímulo neuronal, acontecerá a vasodilatação arterial medida pelo óxido nítrico, o qual, por sua vez, é degradado localmente pela fosfodiesterase tipo 5, enzima que leva à diminuição dessa substância, controlando o processo. A vasodilatação genital permite, finalmente, a transudação vaginal, o ingurgitamento dos lábios e da vagina, a modificação do tamanho e posicionamento do útero e a elasticidade. No homem, a vasodilatação local permite a ereção.

A fase do orgasmo acontece logo em seguida à de excitação, perfazendo um *continuum*. Contrações rítmicas e sucessivas se apresentam na musculatura genital e extragenital. A percepção de prazer é sentida no momento em que há essas contrações, modificando, ainda, o posicionamento dos órgãos genitais e sua morfologia.

Em 1974, Helen Singer Kaplan descreveu um modelo bifásico até que, em 1977 e 1979, ela trouxe a público a existência de uma fase preliminar à resposta sexual original, demonstrando que há uma fase anterior à resposta sexual mensurável, orgânica, que é a do desejo sexual, considerando-se hoje uma fase encoberta da sexualidade, ou seja, no momento em que essa sexualidade é observada apenas no sistema nervoso central (SNC) e em que há a percepção subjetiva do desejo e da vontade sexual que desperta a condição de resposta sexual, facilitando-a.

Em 1983, Kaplan descreveu definitivamente o modelo trifásico (desejo, excitação e orgasmo), que desde então é o mais aceito tanto para a resposta masculina como para a feminina. O desejo é a fase preliminar, a excitação uma fase na qual acontecem a ereção e a lubrificação feminina, e a percepção subjetiva de excitação, que é a fase do orgasmo na qual ocorre o clímax dessa excitação (Kaplan, 1977).

No cérebro, a região sexual se localiza no hipotálamo, onde também estão os neurotransmissores (NT) ativando e inibindo o desejo, chamados de centros posterolaterais e ventromediais, respectivamente, agindo de forma antagonista. Esses centros estão relacionados com os do prazer e da dor. Por esse motivo, quando o centro do desejo é acionado, ocorre a ativação do centro do prazer, proporcionando à pessoa uma sensação prazerosa. Já quando o centro da dor é ativado pode haver inibição do desejo pelo centro relacionado (Figura 5.3).

Os esteroides sexuais (estrogênio e testosterona) têm participação hormonal direta, sobretudo a testosterona, sobre a sexualide. Há ainda os NT, que têm papel contrassexual, como a prolactina e algumas endorfinas. No entendimento desses mecanismos no sistema nervoso central (SNC) há a

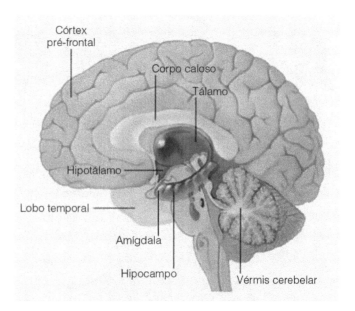

Figura 5.3 Cérebro – regiões cerebrais dos neurotransmissores (NT). (Disponível em: www.guia.heu.nom.br/sistema_limbico.htm.)

considerar que os NT não têm ação simples, nem objetiva, porque dependem dos níveis absolutos dessas substâncias, dos níveis e concentração de receptores, de coativadores e cossupressores e dos fatores reguladores positivos e negativos.

Sabidamente um dos hormônios mais importantes nessa relação da resposta sexual é a testosterona, que age não só no cérebro por várias vias – parácrina, autócrina e endócrina –, como também no cérebro, músculos, ovários, testículos e na placenta; portanto, uma ação direta no SNC e também uma sistêmica favorecendo possivelmente outras áreas da resposta sexual.

O desejo é, portanto, uma fase de difícil avaliação clínica, por acontecer no SNC, mas há condições clínicas sistêmicas facilmente avaliadas. Todas as disfunções hormonais, especialmente as condições nas quais há depleção de esteroides (menopausa, andropausa, falências ovarianas, disfunções de origem central etc.), têm correlação diretamente negativa com o desejo sexual.

A modulação da resposta sexual ainda não está completamente esclarecida. Estudos mostram que a partir de fenômenos subjetivos e/ou comportamentais são desencadeadas alterações neurofisiológicas extremamente complexas no SNC com a liberação de NT que podem ativar ou inibir o hormônio liberador da corticotrofina (CRH).

Para que o CRH aconteça são necessários estimulos sexuais, como fantasia, atitude do parceiro, fatores ambientais etc., os quais desencadeiam múltiplas alterações neuroquímicas no SNC, principalmente no sistema límbico, o responsável por controlar o comportamento emocional e o impulso motivacional a partir da participação de NT, peptídeos e hormônios.

Após o impulso sexual, os NT, como dopamina, noradrenalina, melanocortinas (β-endorfina e hormônio adrenocorticotrófico [ACTH]) e ocitocina, vão ativar a resposta sexual. O sistema da dopamina controla a atenção, incentiva a motivação e estimula a resposta autonômica. A noradrenalina controla o mecanismo de excitação a partir de resposta seletiva ao receptor e a ativação autonômica. As melanocortinas potencializam o desejo sexual pela interação com os receptores dopaminérgicos. A ocitocina estimula o aumento do fluxo sanguíneo durante a excitação e proporciona recompensa sexual.

A inibição da atividade sexual ocorre normalmente no período de satisfação sexual ou refratário, a partir da liberação de opioides e endocanaviontes. Entretanto, pode ocorrer também em situações variáveis, como estresse, dor, uso de medicações (ansiolíticos) ou alterações hormonais. Já a serotonina tem papel diferenciado na resposta sexual. Ao interagir com vários tipos de receptores 5-HT, pode modular uma ação agonista, ativando a resposta sexual ao ligar-se ao receptor 5-HT2, ou antagonista, ao ligar-se ao receptor 5-HT1, inibindo a resposta sexual.

O segundo passo é a deflagração dos NT pelo sistema nervoso autônomo (SNA), que provoca alterações físicas generalizadas no organismo, como miotomias, vasocongestão pélvica, aumento da lubrificação vaginal, alteração da frequência cardíaca e da pressão arterial, mais sensibilidade cutânea e ereção dos mamilos. Os nervos parassimpáticos liberam NT com óxido nítrico e polipeptídeo intestinal vasoativo (PIV), os quais desencadeiam congestão vascular dos órgãos genitais, relaxamento da musculatura vaginal e turgescência do clitóris. A resposta autonômica atinge o pico máximo com a liberação súbita da tensão sexual. Por fim, são observados relaxamento completo e a sensação de satisfação e bem-estar.

Neste início de terceiro milênio houve importantes avanços em medicina sexual, começando pela definição da resposta sexual feminina por Basson em um modelo circular diferenciado da resposta linear masculina (Figura 5.4).

Esse modelo tem sido testado por meio de pesquisas que envolvem, principalmente, a neurociência, a imagenologia e a epigenética. Pela ressonância magnética funcional são mapeadas as áreas cerebrais ativadas durante o estímulo sexual. A imuno-histoquímica permite a identificação de receptores e neurotransmissores pró-sexuais, e algumas pesquisas genéticas buscam evidências para caracterizar as bases genéticas do desejo sexual. Em estudo recente, Bem Zionet e cols. demonstraram que o receptor dopaminérgico está ligado ao comportamento sexual, sendo o responsável pela variação individual da pulsão sexual, em especial pelo desejo e capacidade de excitação sexual, cujo mecanismo é mediado por genes que codificam a expressão desses receptores em áreas específicas do cérebro responsáveis pela função sexual. Dessa maneira, é possível que polimorfismos de receptores dopaminérgicos sejam o respaldo biológico para as diferenças na necessidade sexual de cada indivíduo. Esse conhecimento foi incorporado na resposta sexual feminina recentemente revista. Segundo esse novo conceito, mulheres sem motivação espontânea para o sexo e tidas como disfuncionantes são consideradas normais, pois se tornam responsivas mediante o estímulo sexual direto.

Até o início deste século, essas mulheres eram consideradas portadoras do desejo sexual hipoativo. A disfunção sexual de mais alta prevalência em todo o mundo era tratada, basicamente, com a psicoterapia e a terapia sexual com resultados pouco consistentes. Embora nesse novo enquadramento elas sejam consideradas normais, não se sabe como se sentem satisfeitas com essa forma de vivência da sexualidade, conside-

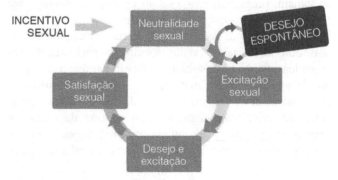

Figura 5.4 Modelo cíclico da resposta sexual. (Adaptada de Basson RJ. Sex Marithal Ther, 2011.)

rando-se que para a caracterização de uma disfunção sexual é necessário que a pessoa se refira ao sofrimento relacionado com uma certa condição. É preciso identificar, em pesquisas futuras, a condição genética correlacionada com o grau de contentamento ou insatisfação dessas mulheres para que sua resposta sexual seja adequadamente definida.

Ter desejo sexual não é condição para resposta sexual, que pode ocorrer mesmo na sua ausência, mas facilita e retroalimenta todo o processo. A pessoa com desejo sexual tem condições de experimentar uma fase de excitação com potencial muito maior. Vê-se na clínica diária que o desejo condiciona melhor resposta de excitação, embora apenas isso (ter desejo) não signifique que o fato de se excitar será suficiente para se ter boa resposta sexual. Indica, apenas, que há significativo facilitador para as fases subsequentes. O desejo simplesmente "abre as portas" do organismo para responder.

Há de ser entendido que a resposta do organismo depende do estímulo, que deve ser visto de duas formas: primeiro, deve ser eficaz; segundo, deve ser feito em um organismo disposto a recebê-lo ou em um organismo responsivo. Entende-se que organismo responsivo é aquele que se dispõe a essa resposta sexual, que a quer e que não tem contraposição psíquica superficial, ainda que involuntária, ou psíquica profunda a essa resposta.

A excitação têm como base a boa resposta ao estímulo. Foi descrito que um dos agentes que atuam sobre essa fase é o desejo, mas os estímulos diretos, somáticos (táteis, olfatórios, de paladar, visuais) ou psicológicos são de grande importância. Os pacientes que procuram ajuda por disfunções nessa fase devem estar cientes de que essa etapa é contínua e progressiva, na qual os fatores externos e internos (psicodisponibilidade) estão correlacionados. A concentração no momento da relação sexual a respeito dela própria é muito importante. Ao mesmo tempo, cabe lembrar que a desconcentração, ou seja, o relaxamento para a vivência da sexualidade sem temores ou expectativas, é fundamental. O sexo é uma das formas de manifestação de afeto, em que a comunicação entre os parceiros pode ser fortemente favorável, devendo ser muito estimulada.

Também deve ser lembrado que, além do descrito, a fase de excitação depende de condições orgânicas, hormonais, vasculares e sensoriais.

Em resumo, o conhecimento técnico sobre a fase de excitação possibilita a orientação no sentido de que os estímulos se somam, progridem e necessitam de disponibilidade para recebê-los em boas condições orgânicas.

O orgasmo, que pode ser visto como consequência das fases anteriores, não é evento isolado. Os pacientes devem entender que não há possibilidade de esperar que haja orgasmo de forma "mágica", mas sim sob uma lógica construída progressivamente. O orgasmo é inibido pela ansiedade, pelas condições relacionais negativas, pela pobreza de estímulos sexuais, pelo baixo desejo ou até por medicações, como os antidepressivos e ansiolíticos. O objetivo da relação sexual não deve ser o orgasmo, mas sim a vivência, a experiência e a troca. Se o objetivo for o orgasmo, há a possibilidade de que gere expectativa muito negativa para a resposta de uma boa normalidade.

Por fim, convém lembrar que existem características específicas que diferenciam a resposta sexual feminina da masculina. A expressão da sexualidade masculina é centrada na conquista e posse, e o ato sexual pela via do orgasmo, enquanto a expressão da sexualidade feminina se caracteriza pela sedução e entrega, sendo o desejo sexual o ponto fundamental da resposta sexual. É importante frisar que a mulher, mesmo não atingindo o orgasmo em uma relação sexual, pode sentir-se totalmente satisfeita.

Pode-se dizer que o marcador de satisfação para a mulher é o desejo de ter nova relação com o parceiro, após satisfatória relação sexual, enquanto o homem finaliza sua resposta com o orgasmo.

Esse desfecho contempla a finalidade procriativa desse tipo de ato sexual e permite compreender que a relação sexual humana tem nuanças desde um comportamento mais instintivo ao mais afetivo na busca do prazer.

Como mensagem final deve-se, na abordagem sexual dos transtornos sexuais, saber da importância do médico que, ao atuar como comunicador efetivo no consultório, faz as queixas sexuais aparecerem. E todo médico, especialmente o ginecologista e o obstetra, deve ter o conhecimento necessário para que nessa abordagem aconselhe seus pacientes – homens, mulheres ou casais – em seus relacionamentos sexuais, ajudando-os a desmistificar tabus, o real funcionamento na resposta sexual e ainda mostrar-lhes a simplicidade do tratamento atual de algumas disfunções sexuais.

Como diz o Dr. Gerson Lopes: "a sexualidade é a mola que move a vida, é motivo de prazer e dor."

Leitura complementar

Cavalcanti R. A história natural do amor. São Paulo: Editora Gente, 1995.

Charam I, Lopes G. Youth, love and ecology. Bologna: Monduzzi, 1994.

Kaplan HS. A nova terapia do sexo. 3. ed. Rio de Janeiro: Nova Fronteira, 1997.

Kaplan HS. Transtornos do desejo sexual. Porto Alegre: Artmed, 1999.

Kusnetzoff IC. O homem sexualmente feliz. 5. ed. Rio de Janeiro: Nova Fronteira, 1987.

Lara LAS, Silva ACJSR, Romão APMS. Abordagem das disfunções sexuais femininas. RBGO 2008; 30(6):312-21.

Lara LAS. Sexualidade, saúde sexual e medicina sexual: panorama atual. RBGO 2009; 12(31):583-5.

Lopes G. Sexualidade humana. Rio de Janeiro: Medsi, 1993.

Lopes G. Sexualidade, fisiologia, diagnóstico e tratamento. In: Fernandes CE. Menopausa: diagnóstico e tratamento. São Paulo: Seguimento, 2003.

Master W, Johnson V. A inadequação sexual humana. São Paulo: Roca, 1985.

Master WH, Johnson VE. Human sexual inadequacy. Boston: Little Brown and Company, 1970.

Moreira Jr ED, Abdo CHN, Torres EB, Lobo CFL, Fittipaldi JAS. Prevalence and correlates of erectile dysfunction: results of the Braziliam study of sexual behavior. Urology 2001; 58:583-8.

CAPÍTULO 6

Semiologia Ginecológica

Luiza de Miranda Lima
Maria Inês de Miranda Lima
Karla de Carvalho Schettino

INTRODUÇÃO

A semiologia ginecológica integra a semiologia geral. A palavra *semiologia* é de origem grega, onde *semeion* significa sinal, e *logos*, a razão ou racionalização. Essa junção denota o estudo dos sinais e sintomas das doenças. Por essa razão, quando se trata de semiologia ginecológica, é dada referência ao estudo dos sinais e sintomas das modificações funcionais das doenças mamárias e do aparelho genital feminino.

A consulta ginecológica integra a rotina de todo médico ginecologista, bem como, na atualidade, do médico da atenção primária. A consideração para esse momento singular entre médico e paciente é que se deva estar atento à intimidade da paciente. Na hora da consulta, o profissional deve ser um ouvinte atencioso, observador, compreensivo, interessado e destituído de preconceitos, mantendo sempre a tranquilidade.

Recomenda-se que a primeira consulta ginecológica seja realizada entre os 13 e os 15 anos de idade.

ANAMNESE
Identificação

O primeiro dado que deve constar no diagnóstico da anamnese é a identificação da paciente, e para que essa identificação seja adequada deve conter informações como nome completo, idade, estado civil, profissão, nível socioeconômico, endereço e local de origem.

Algumas dessas características são descritas a seguir, pois merecem atenção especial por estarem associadas ou mesmo serem causas de algumas doenças ginecológicas mais comuns.

Idade

A idade é um dado imprescindível, pois permite situar a paciente em um momento da vida, seja na infância, adolescência, fase adulta ou senilidade. Algumas doenças são mais comuns na infância-puberdade, como as vulvovaginites. Na adolescência são comuns distúrbios menstruais, gestações indesejadas e infecções geniturinárias, e na fase adulta podem ser citadas a dor pélvica, casos de infertilidade, vulvovaginites, alterações do ciclo gravídico-puerperal, enfermidades benignas mamárias e variações do padrão de sangramento. Já na senilidade predominam distopias genitais, incontinências urinárias, doenças cardiovasculares e neoplasias, além da osteoporose.

Raça

É na raça negra que se encontra a maior incidência de leiomiomatose uterina.

Profissão e procedência

As profissionais do sexo e as mulheres com vida sexual mais ativa e liberal apresentam risco maior de doenças sexualmente transmissíveis. As pacientes que trabalham na área da saúde estão mais expostas à contaminação acidental com material biológico.

Nível socioeconômico e cultural

O HIV e as doenças sexualmente transmissíveis podem ser citados como as doenças de maior incidência em populações de baixa renda.

Queixa principal e história da moléstia atual

A anamnese deve ser iniciada com a paciente abordando, com suas palavras, sua queixa principal. O ginecologista deve estar atento às relações de causa e efeito com outros eventos significativos apontados pela paciente e com as repercussões da queixa no cotidiano. A queixa principal deve, então, ser investigada, sendo importante determinar seu início, duração e principais características. Na ginecologia, três queixas mais comuns merecem atenção: os sangramentos genitais, a dor pélvica e os corrimentos.

Sangramentos genitais

O sangramento uterino é um sinal de preocupação para a mulher e causa frequente de consulta ginecológica. Durante a investigação é importante determinar sua relação com o ciclo menstrual, sua duração, intensidade, características macroscópicas (coágulos e produtos gestacionais), trauma pélvico e aparecimento durante ou após o coito, e avaliar se a paciente está um uso de anticoncepcional, terapia de reposição hormonal, anticoagulante, dispositivo intrauterino e se tem história de sangramentos agudos.

A expressão hoje adotada é sangramento uterino anormal (SUA), a qual difere de alterações do ciclo menstrual. O SUA é responsável por 20% das consultas ginecológicas, estimando-se que 30% das mulheres apresentam quadros de sangramentos disfuncionais anualmente. Essa condição debilitante representa a indicação de dois terços das histerectomias e cerca de 25% das cirurgias ginecológicas.

O SUA pode ser causado pela grande variedade de doenças locais ou sistêmicas e ter ligação com o uso de medicamentos. Entretanto, a maioria dos casos está relacionada com patologias uterinas estruturais (miomas, pólipos, adenomiose), casos de anovulação crônica, desordens de hemostasia ou neoplasias. Trauma e infecção são as causas menos comuns. A expressão SUA é abrangente e multietiológica. Dentre as causas inclui-se a disfunção hormonal. Quando se aborda o SUA, pressupõe-se que todas as outras causas já foram excluídas.

Nessa abordagem serão categorizados os sangramentos de causa genital e extragenital. Os genitais podem ter causa orgânica ou funcional. Já os funcionais são aqueles relacionados com a anovulação.

Cabe definir a menstruação como o sangramento cíclico que se repete a cada 25 a 35 dias, com duração de 2 a 7 dias e com perda sanguínea de 20 a 80mL. Qualquer sangramento sem essas características é considerado anormal.

Menorragia é o fluxo menstrual excessivo com perda de sangue >80mL, sem aumento no número de dias de sangramento, e também o sangramento uterino irregular fora do período menstrual. Na polimenorreia, os ciclos têm intervalos menores do que 24 dias e, na oligomenorreia, maiores do que 40. Amenorreia é a ausência de menstruação, e as menorragias são a tradução de sangramentos de origem funcional, excluindo, por definição, as causas orgânicas. As metrorragias são mais frequentemente secundárias às patologias orgânicas. As menometrorragias são a conjugação dessas duas situações.

O sangramento uterino disfuncional (SUD) é o sangramento uterino anormal sem causa orgânica demonstrável (genital ou extragenital), podendo ser considerado diagnóstico de exclusão, estar relacionado com alterações hormonais e ocorrer tanto nos ciclos anovulatórios quanto nos ovulatórios.

O diagnóstico etiológico é estabelecido a partir da associação das informações fornecidas pela anamnese, exame físico e exames complementares.

O diagnóstico pode ser estabelecido pelas seguintes questões-chave:

1. De onde vem o sangramento?
2. Qual a idade da mulher?
3. A paciente é sexualmente ativa? Pode estar grávida?
4. Como é seu ciclo menstrual normal? Existem sinais de ovulação?
5. Qual a natureza do sangramento anormal (frequência, duração, volume, relação com coito)? Quando ocorre?
6. Existem sintomas associados?
7. A paciente está usando medicações ou tem doenças associadas?
8. Existe história pessoal ou familiar de desordem de sangramento?

Em relação à idade da paciente, nas pré-púberes é importante investigar lesões vulvares, prolapso uretral, corpo estranho vaginal, traumatismos e tumores. Nas adolescentes, a relação com o ciclo menstrual deve ser determinada, visto que a maioria dos casos é de causa funcional. Na menacme, além dos distúrbios ovulatórios, incidem as hemorragias relacionadas com complicações da gravidez, sendo também frequentes os leiomiomas, os pólipos cervicais e endometriais, as infecções genitais (endometrites por clamídia, gonococos e tuberculose) e os sangramentos associados aos métodos contraceptivos. Na perimenopausa predominam os tumores e a insuficiência ovariana, e na pós-menopausa o sangramento genital é preocupante, pois pode ser o primeiro sinal de neoplasia maligna do endométrio. Vale ressaltar que, no entanto, a grande maioria é causada por atrofia endometrial, em razão de terapia hormonal ou trauma.

A forma de apresentação do sangramento representa um importante auxílio no diagnóstico, como, por exemplo, o sangramento pós-coito, que obriga a considerar a possibilidade de neoplasia do colo uterino.

Dor pélvica (DP)

A DP é a segunda maior queixa em ordem de frequência, muitas vezes de difícil abordagem e diagnóstico.

É importante ter em mente que a dor pode ser a somatização de conflitos emocionais, bem como originar-se de processos infecciosos, endometriose ou tumores. Em cerca de um terço dos casos não é identificada nenhuma patologia ou, quando presente, não há associação da intensidade da dor com a alteração encontrada. A DP pode ser aguda ou crônica, e a crônica, que pode ser definida como dor abdominopélvica com duração mínima de 6 meses, de caráter acíclico e com intensidade variável, mas forte o suficiente para interferir na rotina da paciente, tem características próprias e pode originar-se de processos crônicos de diversos sistemas – vísceras, peritônio, sistema nervoso central (SNC) e periférico – e também estar associada a processos psicopatológicos, como depressão, história de violência sexual, estresse, entre outros.

A dor pélvica crônica (DPC) incide principalmente na menacme, sendo responsável por 10% das consultas ginecológicas, 12% das histerectomias e cerca de 40% das laparoscopias ginecológicas.

Convém ter em mente suas possíveis origens na menacme:

- **Trato reprodutivo:** endometriose, aderências pélvicas, congestão pélvica (varizes), ovulação.
- **Outros sistemas:** síndrome do cólon irritável, cistite recorrente e intersticial, síndrome miofascial abdominal, porfiria e anemia falciforme.
- **Não orgânicas:** evidências de transtornos psiquiátricos; sem causa orgânica ou psiquiátrica: história de violência sexual, física ou ambas, vida sexual insatisfatória, carência afetiva.

A dor pélvica aguda (DPA) surge como aviso de que há algum processo mórbido identificável, como ruptura de gravidez tubária, apendicite, doença inflamatória pélvica, tumores pélvicos, degeneração de mioma, torção de pedículo vascular (tumores de ovário e leiomiomas pediculados) ou infiltração tumoral dos carcinomas avançados.

A dor associada à menstruação (dismenorreia funcional) é geralmente de início pré-menstrual, tem caráter repetitivo, localiza-se no baixo ventre e pode irradiar-se para a região lombossacra.

A duração da dor, sua associação com dispareunia ou seu prolongamento para fora do período menstrual dão a orientação para a pesquisa da dismenorreia orgânica, sendo a principal suspeita a endometriose.

Na anamnese, a busca desses dados e a caracterização da dor proporcionam ótima abordagem da paciente.

Corrimentos genitais

Os corrimentos genitais são todos os resíduos não hemorrágicos presentes na vagina. Por sua importância para a paciente e sua frequência como queixa em consultório, o corrimento deve ser bem caracterizado pelo clínico, sendo também importante observar cor, consistência, volume, odor, prurido ou dor, se existem sintomas urinários e se o corrimento se relaciona com o ciclo menstrual.

É conveniente indagar a respeito de algumas características próprias de corrimentos oriundos de infecções específicas. As infecções fúngicas podem estar associadas ao uso prévio de antimicrobianos e de contraceptivos orais, ao diabetes e aos estados de imunodeficiência.

Os corrimentos claros, viscosos e inodoros exacerbados no meio do ciclo menstrual são geralmente fisiológicos, e os corrimentos amarelados, purulentos e de odor fétido sugerem processo infeccioso. Já os sanguinolentos e intermitentes podem estar associados a neoplasias do trato genital.

História pessoal

A história pessoal é de extrema importância, em razão da possível influência de tratamentos prévios no trato genital e no perfil reprodutivo da mulher. Nesse momento, o ginecologista deve investigar quais as patologias apresentadas durante a vida, as cirurgias prévias, situação vacinal, medicamentos em uso e alergias.

História familiar

A história familiar é importante em função do caráter hereditário e/ou comportamental de algumas doenças, devendo ser investigadas as doenças hipertensivas, dislipidemias, diabetes, osteoporose, além de outras crônicas. Os cânceres ginecológicos e colorretal devem ser abordados.

História social e hábitos de vida

As informações relacionadas com estilo de vida, prática de atividade física, vícios e uso de medicamentos devem ser avaliadas.

História gineco-obstétrica

Menarca

O interrogatório deve começar pela idade da menarca. Espera-se que esse fato ocorra entre os 11 e os 13 anos, porém desvios para menos (10 anos) ou para mais (16 anos) podem ser normais. Se a menarca ocorre antes dos 10 anos de idade ou após os 16 anos, esse fato deve ser investigado. A paciente deve ser questionada no que diz respeito não só ao desenvolvimento dos caracteres sexuais secundários (pelos e mamas), como também à ingestão inadvertida de estrogênios (nos casos suspeitos de puberdade precoce) e às características dos primeiros ciclos menstruais, além da presença ou história prévia de galactorreia.

Ciclos menstruais

A duração, o fluxo e os intervalos das menstruações devem ser registrados, assim como os sintomas associados.

A data da última menstruação tem muita importância, devendo ser anotada com destaque, principalmente se a paciente se encontra na menacme. Se for idosa, cabe indagar a data da menopausa (última menstruação, encerrando o período da menacme).

Métodos contraceptivos

Devem ser avaliados os métodos contraceptivos utilizados no período da consulta, indagando-se a respeito do início do uso, da escolha do método, da presença de efeitos colaterais e do uso correto do método. A proteção contra as doenças sexualmente transmissíveis (DST – preservativos feminino ou masculino) deve ser recomendada.

Vida sexual

Neste tópico são abordados problemas íntimos da paciente, com o médico devendo manter postura neutra e serena ao lidar com possíveis desajustes conjugais. Se há atividade sexual, deve-se anotar o ritmo, se frequente ou esporádico, se a libido está presente e normal, se ocorre orgasmo nas relações, se há dispareunia (dor no momento das relações), se há sinusorragia (sangramento no momento das relações) e se são realizadas práticas sexuais variadas, tais como sexo anal e oral.

Antecedentes obstétricos

Outro aspecto de suma importância é a história obstétrica. A paciente deve ser investigada a respeito do número de gestações, duração de cada gravidez, vias de parto, se normais ou operatórias (fórceps ou cesariana), vitalidade do recém-

--nascido, peso dos filhos ao nascerem, número de abortos, se seguidos ou não de curetagem, evolução do puerpério e amamentação. Se houve decesso fetal, anotar a causa da morte do feto. Histórias de perda fetal de repetição devem ser investigadas.

Cuidado preventivo

Como profissional de assistência à saúde feminina, o ginecologista tem a oportunidade de avaliar suas pacientes na busca por indícios das principais causas de morbimortalidade femininas e atuar para sua prevenção.

Prevenção de infecções

- **Vacinação:** o cartão de vacinação deve ser avaliado. Embora grande parte da vacinação rotineira esteja completa na adolescência, a necessidade de novas vacinas e de doses de reforço deve ser observada nas mulheres adultas.
- **Rastreamento para as DST:** não deve ser realizado de rotina, apenas em pacientes com fatores de risco (múltiplos parceiros, uso de drogas injetáveis, DST prévia). Recomenda-se às pacientes com vida sexual ativa ou com intenção de iniciá-la que se orientem a respeito da importância do uso de preservativo de barreira para a prevenção das DST.

Contracepção

A contracepção deve ser discutida anualmente, incluindo diferentes métodos, uso correto, eficácia, efeitos colaterais, benefícios não contraceptivos e contraindicações.

Estilo de vida

- **Atividade física:** conhecida por seus benefícios na prevenção de algumas doenças, como hipertensão arterial, doença arterial coronariana, diabetes tipo 2, osteoporose e obesidade. A prática de exercícios deve sempre ser estimulada.
- **Nutrição:** o ginecologista deve sempre incentivar a adoção de alimentação saudável, rica em fibras e balanceada.
- **Tabagismo:** está relacionado com determinados cânceres, doenças cardiovasculares e pulmonares crônicas, redução de fertilidade e complicações gestacionais. Este tema deve ser abordado em todas as consultas, pois cada encontro é uma boa oportunidade para se tratar desse mal.
- **Uso excessivo de substâncias:** perguntas simples e diretas sobre o consumo do álcool são capazes de determinar o padrão de consumo. Em caso de o padrão sugerido ser de abuso, justificam-se outras avaliações e/ou encaminhamentos.

RASTREAMENTO PARA CÂNCER

Câncer do colo uterino

Iniciar o rastreamento com coleta de citologia aos 21 anos e interrompê-lo entre os 65 e 70 anos, se os três últimos exames forem normais. O intervalo entre as coletas pode ser de até 3 anos, desde que os resultados anteriores sejam considerados normais.

Coleta de material para exame citológico

A coleta de matrial para exame citológico faz parte do rastreamento do câncer de colo, sendo de fundamental importância que o esfregaço contenha células da ectocérvice, da endocérvice e da junção escamocolunar. A coleta deve ser realizada com a espátula de Ayre, fazendo uma rotação de 360 graus em torno do orifício externo para se obter amostra de todo o colo. A seguir, deve-se introduzir a escova endocervical até 2cm para a obtenção de amostra das células endocervicais e da junção escamocolunar e também dar atenção especial à técnica da coleta, pois os altos índices de falso-negativos da citologia são atribuídos a falhas nessa coleta.

Teste de Schiller

O teste de Schiller é feito por meio da deposição da solução de lugol (iodo-iodetado) no colo uterino, que provoca coloração amarronzada nas células que contêm glicogênio. Na presença de alterações celulares, as células não se coram e o teste é considerado positivo.

Câncer de mama

O exame do câncer de mama em mulheres com menos de 40 anos de idade é feito por meio da mamografia.

Câncer colorretal

Como a aderência das pacientes às diretrizes para rastreamento do câncer colorretal é muito pequena, o ginecologista tem papel ativo na orientação das pacientes acerca da importância do rastreamento adequado, que deve ser feito a partir de 50 anos de idade com os seguintes exames: colonoscopia (intervalo de 10 anos), sigmoidoscopia flexível (intervalo de 5 anos) e pesquisa de sangue oculto nas fezes/teste imunoquímico fecal.

OSTEOPOROSE

Mais de 30% das mulheres brasileiras na pós-menopausa sofrem de osteoporose e osteopenia. Essas condições de debilidade óssea possibilitam o aumento das taxas de fratura. O ginecologista deve dar orientações relativas à ingestão adequada de cálcio e vitamina D, recomendar a realização de exercício físico e solicitar densitometria óssea para as mulheres a partir de 65 anos de idade. Na presença de fatores de risco para osteoporose, o rastreamento deve ser iniciado mais cedo.

EXAME FÍSICO GINECOLÓGICO

Para a realização do exame físico ginecológico é imprescindível que estejam disponíveis o local adequado e todo o material necessário. A sala, que deve ser arejada com banheiro e com boa luminosidade, não deve conter comunicação externa, garantindo privacidade e segurança à paciente. A presença de auxiliar de enfermagem é aconselhada principalmente se o ginecologista for do sexo masculino. Os Quadros 6.1 e 6.2 citam os materiais necessários para a realização desse exame.

Quadro 6.1 Material permanente necessário para o exame físico ginecológico

Mesa ginecológica
Escada
Foco de luz
Colposcópio
Esfigmomanômetro
Estetoscópio cardíaco
Balança
Sonar-Doppler
Lençóis e camisolas
Espéculos
Pinças para apreensão de algodão e gaze (pinças de Cherron)
Pinças para apreensão do colo uterino (pinças de Pozzi ou de Museaux)
Pinças para biópsia do colo uterino
Histerômetros
Cureta para biópsia endometrial (cureta de Novak)

Quadro 6.2 Material de consumo necessário para o exame físico ginecológico

Espátulas de Ayre e escovas para coleta de citologia
Gaze, algodão e luvas
Solução de Schiller
Solução de ácido acético a 2% e 5%
Solução de hidróxido de potássio (KOH) a 10%
Solução de bissulfito de sódio a 5%
Lâminas de vidro
Frascos contendo álcool e frascos contendo formol
Lençóis e camisolas
Soro fisiológico, anestésico tópico e vaselina

EXAME FÍSICO GERAL

O exame físico geral deve anteceder o exame físico especial e ter início durante o primeiro contato visual com a paciente. A ectoscopia permite avaliar achados importantes, como sinais da síndrome de Turner (baixa estatura, pescoço alado, hipertelorismo), sinais de hiperandrogenismo (hirsutismo, acne), desvios extremos de peso, cloasmas e coloração das mucosas.

A avaliação deve iniciar-se com a tomada do peso e da altura e das medidas dos dados vitais (pressão arterial, pulso e temperatura corporal). O cálculo do índice de massa corporal (IMC = peso em kg/altura^2) com valor normal entre 20 e 25 é importante para a avaliação nutricional e classifica os diversos graus de obesidade. As pacientes obesas são mais predispostas a apresentar quadros de anovulação, assim como as muito magras podem apresentar quadros de amenorreia hipogonadotrófica.

A ectoscopia dos segmentos corporais deve ser realizada atentando-se para alterações na cor e textura da pele, coloração das mucosas, distribuição dos pelos e presença de edemas, manchas, pápulas, equimoses, eritemas, exantemas, vesículas, pústulas, equimoses, tubérculos, aumento ganglionar, ulcerações, varizes etc. Convém lembrar que algumas DST têm manifestações sistêmicas (p. ex., sífilis).

Seguem-se a palpação das cadeias ganglionares e o exame dos demais aparelhos. A avaliação da tireoide é de grande importância e permite o diagnóstico de aumentos difusos e focais da glândula. Os desvios da função tireoidiana estão estreitamente ligados à função reprodutiva, podendo determinar casos de amenorreia e infertilidade, além de poder ocasionar complicações durante a gravidez.

Ao término do exame físico geral, executa-se o exame físico especial.

EXAME FÍSICO ESPECIAL

O exame físico especial é composto do exame das mamas, abdome, órgãos genitais externos e internos, exame especular e toque.

Exame das mamas

Inspeção estática

Com a paciente ereta ou sentada e com os membros superiores dispostos ao longo do tronco, observam-se as mamas para averiguar tamanho, regularidade de contornos, forma, simetria, abaulamentos, retrações, pigmentação areolar, morfologia da papila e circulação venosa.

Inspeção dinâmica

Em um primeiro momento, nessa fase do exame, pede-se à paciente que eleve os membros superiores, lentamente, ao longo do segmento cefálico e, dessa forma, observam-se as mamas no que respeita aos itens anteriores. Em seguida, pede-se à paciente que estenda os membros para a frente e incline o tronco de modo que as mamas fiquem pêndulas, perdendo todo o apoio da musculatura peitoral, quando, novamente, as mamas são observadas quanto aos itens já citados. No terceiro momento pede-se que a paciente apoie as mãos e pressione as asas do ilíaco bilateralmente. O objetivo dessas manobras é realçar as possíveis retrações e abaulamentos e verificar o comprometimento dos planos musculares, cutâneo e do gradil costal. Os abaulamentos podem ser decorrentes de processos benignos e malignos, enquanto as retrações quase sempre são decorrentes de processos malignos.

Avaliação linfonodal

Após a inspeção, os linfonodos das cadeias axilares, supra e infraclaviculares são palpados, sendo mais fácil o exame com a paciente sentada com os braços relaxados ao longo do corpo e apoiados pelo examinador.

A axila está localizada entre o músculo peitoral maior, ventralmente, e o músculo latíssimo do dorso, dorsalmente. Os linfonodos são detectados à medida que a mão do examinador desliza do ápice até a parte inferior da axila e momentaneamente comprime o linfonodo contra a parede lateral do tórax. Em uma paciente magra, um ou mais linfonodos móveis, medindo mais do que 1cm de diâmetro, são facilmente observados, devendo ser avaliados o tamanho, a consistência, a mobilidade e o agrupamento dos gânglios palpáveis.

O primeiro nódulo linfático a se envolver com a metástase do câncer de mama está quase sempre localizado na parte posterior da porção média do músculo peitoral maior.

Palpação da mama

A melhor posição para examinar as mamas é com a paciente em decúbito dorsal em mesa firme. Pede-se para a paciente elevar o membro superior ipsilateral acima da cabeça para tensionar os músculos peitorais e fornecer superfície mais plana para o exame.

Inicia-se o exame com palpação mais superficial, utilizando as polpas digitais em movimentos circulares no sentido horário, abrangendo todos os quadrantes mamários. Repete-se a mesma manobra, porém com maior pressão (convém não se esquecer de palpar o prolongamento axilar mamário e a região areolar).

Algumas pacientes merecem exame mais minucioso, como as gestantes, puérperas em lactação, portadoras de próteses e aquelas com história pregressa de câncer de mama. Nas mulheres submetidas à mastectomia, devem ser examinadas minuciosamente a cicatriz cirúrgica e toda a parede torácica (plastrão).

Exame do abdome

A estreita relação entre os órgãos abdominais e a genitália interna feminina, a simultaneidade das manifestações clínicas e a necessidade de diagnóstico diferencial entre as doenças genitais e abdominais justificam a integração do exame abdominal como etapa do exame ginecológico.

O abdome deve ser avaliado mediante inspeção, palpação, percussão e ausculta. A palpação deve ser realizada após esvaziamento vesical, devendo-se atentar para a presença de massas, pois determinadas anomalias ginecológicas podem ser suspeitadas nessa etapa (p. ex., miomas e tumores ovarianos).

Exame ginecológico

O exame satisfatório dos órgãos genitais depende da colaboração da paciente e do cuidado do médico em demonstrar segurança em seu contato com ela, devendo suas abordagens ser comunicadas previamente em linguagem acessível à paciente.

A posição ginecológica ou de litotomia (Figura 6.1) é a preferida para a realização do exame ginecológico. Coloca-se a paciente em decúbito dorsal com as nádegas na borda da mesa, as pernas fletidas sobre as coxas, e estas sobre o abdome amplamente abduzidas.

Exame da genitália externa

A inspeção dos órgãos genitais externos é realizada observando-se a forma do períneo, a disposição dos pelos e a conformação externa da vulva. Realizada essa etapa, afastam-se os grandes lábios para inspeção do intróito vaginal. Com o polegar e o indicador prendem-se as bordas dos dois lábios, que deverão ser afastadas e puxadas ligeiramente para a frente. Dessa forma visualizam-se a face interna dos grandes lábios e o vestíbulo, hímen ou carúnculas himenais,

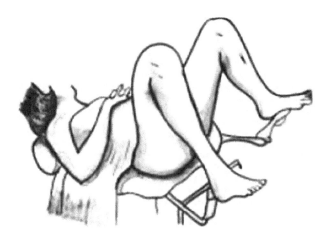

Figura 6.1 Posição de litotomia.

pequenos lábios, clitóris, meato uretral, glândulas de Skene e a fúrcula vaginal. Deve-se palpar a região das glândulas de Bartholin e palpar o períneo, podendo ser encontradas diversas lesões nessa etapa, como condilomas acuminados, cancros, vesículas ou ulcerações heréticas, processos alérgicos, tinha *cruris*, doenças epiteliais não neoplásicas, tumores epidérmicos, cistos vulvares, leucorreias, discromias e outras dermatoses.

Na suspeita de doença intraepitelial vulvar devem ser realizadas vulvoscopia com ácido acético a 5% e biópsia, se indicado.

Na suspeita de DST, carcinoma de vulva e vulvite, o monte-de-vênus e as fossas inguinais devem ser palpados à procura de infartamento ganglionar. Para avaliação da integridade perineal pode ser realizada manobra de Valsalva para melhor identificação de eventuais prolapsos genitais e incontinência urinária.

Exame da genitália interna

Exame especular

O exame da genitália interna se inicia com o exame especular (Figura 6.2). O espéculo bivalvar, que pode ser de Collins ou Collins e Graves, de aço ou material descartável, deve ter

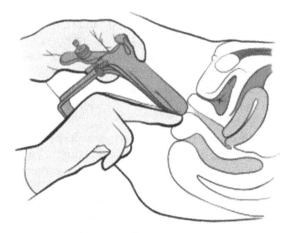

Figura 6.2 Exame especular.

tamanho adequado. O espéculo de número 1 é preferível nas mulheres nulíparas e com hipoestrogenismo, enquanto o número 2 ou maior é utilizado nas mulheres que já fizeram um parto por via pélvica. A lubrificação prévia do espéculo com a finalidade de acrescentar conforto ao procedimento é opcional. Para a introdução do espéculo, sempre com as mãos enluvadas, afastam-se os pequenos lábios com os dedos da mão esquerda e com o espéculo na mão direita apoiado na fúrcula e no períneo, angulado a 75 graus para evitar traumas uretrais. Esse espéculo é introduzido, girando-o lentamente até o ângulo de 90 graus, direcionando a ponta do espéculo para o fundo do saco de Douglas.

Com o exame especular serão observados a coloração das paredes vaginais, seu pregueamento, a presença de edema, secreções, lesões, anormalidades estruturais e o aspecto do colo uterino.

O colo uterino deve ser avaliado quanto a localização, forma, volume e forma do orifício externo, se puntiforme ou em fenda, presença de muco, sangue ou outras secreções, cistos de Naboth, pólipos, ectopias, hipertrofias, focos de endometriose, miomas paridos, entre outros.

Em conjunto com o exame especular podem ser realizados procedimentos diagnósticos, como coleta de citologia oncótica cervical, teste de Schiller, coleta de conteúdo vaginal e cervical para exame a fresco e de biologia molecular e teste pós-coito. Na presença de alterações no trato genital inferior podem ser realizadas colposcopia e biópsia de vagina, do colo uterino e endometrial, além de procedimentos terapêuticos, como polipectomia cervical, cauterizações, histeroscopia diagnóstica, histeroscopia cirúrgica ambulatorial, inserção e retirada de dispositivo intrauterino. Após o exame, retira-se o espéculo cuidadosamente, evitando-se apreender o colo uterino entre suas lâminas.

Toque vaginal

O toque vaginal possibilita a avaliação do útero e dos anexos e a verificação do tônus da musculatura do assoalho pélvico, da elasticidade das paredes vaginais, dos fórnices vaginais e da consistência do colo uterino.

A paciente deve estar tranquila e orientada a respeito desse procedimento.

O toque mais recomendado é o abdominovaginal combinado (manobra de Shultze – Figura 6.3). De acordo com a situação ou doença a ser investigada, outros tipos podem ser necessários, como o simples (unidigital ou bidigital), o abdominorretal e o combinado vaginorretal.

Para o toque abdominovaginal o médico deve permanecer de pé com a mão mais hábil enluvada e dedos indicador e médio lubrificados, os quais devem ser introduzidos na vagina no sentido posterior com o bordo cubital dos dedos deprimindo a fúrcula. O polegar deve estar abduzido e o anular e o mínimo fletidos na direção da palma da mão, devendo ser avaliado o tônus muscular perineal e pesquisadas as nodularidades e a hipersensibilidade vaginal. O colo uterino deve ser palpado, verificando-se posição, formato, comprimento, consistência, superfície e hipersensibilidade. Para a palpação

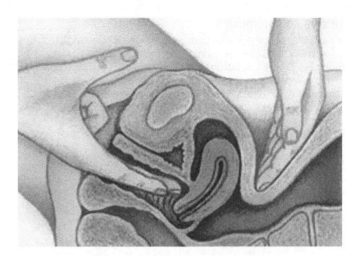

Figura 6.3 Toque abdominovaginal.

uterina é necessário que a outra mão pressione a parede abdominal em direção à profundidade, entre o umbigo e a sínfise pubiana, enquanto os dedos que estão introduzidos na vagina promovem a elevação do colo. Com essa manobra avaliam-se volume, forma, consistência, superfície, mobilidade, situação mediana e orientação em anteversão ou retroflexão do útero.

A palpação dos anexos, que envolvem os ovários e as trompas, só é possível quando se encontram aumentados em volume. Se alguma lesão anexial for apreendida entre as mãos, devem ser observados sua provável localização, tamanho, forma, consistência, mobilidade e sensação dolorosa. Para melhor avaliação do paramétrio deve-se realizar o toque retal para estadiamento do câncer de colo ou pós-tratamento (radioterapia). Esse toque pode ser recomendado nos casos de vaginismo, agenesia de vagina, septos vaginais, pacientes com hímen íntegro e acentuado hipoestrogenismo.

Exame físico ginecológico na infância

Queixas genitais da criança são peculiares e exigem familiaridade do profissional com as características da genitália infantil. A vulva não estrogenizada e atrófica se apresenta eritematosa, podendo falsear os diagnósticos. As crianças pequenas devem ser examinadas com o auxílio da mãe ou no colo da mãe, com as pernas na posição de rã ou genitopeitoral. Em casos de suspeita de corpo estranho, abuso sexual ou hemorragia pode ser necessário o exame sob analgesia.

Exame físico ginecológico na adolescência

As indicações para realização do exame pélvico em adolescentes refletem a história de relações sexuais, dor abdominal, corrimento vaginal, teste de gravidez positivo, sangramento aumentado e anemia.

O sigilo no atendimento à adolescente deve ser preservado, com entrevista individual, facilitando o fornecimento de informações sobre a atividade sexual, o uso de anticoncepcional e a orientação detalhada.

O exame deve ser delicado, informando-se os passos e, nos casos em que pode ser necessária alguma intervenção, cabe considerar a hipótese de analgesia.

Leitura complementar

Barros FSV. Semiologia Ginecológica. In: Manual de ginecologia e obstetrícia SOGIMIG. Belo Horizonte: Coopmed, 2012:39-48.

Bruno RV, Oliveira LA, Botelho BC et al. Atualização na abordagem da dor pélvica crônica. Femina 2007; 35(1):29-34.

Camargos AF, Melo VH, Reis FM et al. Anamnese e exame físico. In: Ginecologia ambulatorial: baseada em evidências científicas. 3. ed. Belo Horizonte: Coopmed, 2016:131-52.

Ghiaroni J. Anamnese em Ginecologia. In: Febrasgo – Tratado de ginecologia. Rio de Janeiro: Revinter, 2000:122-4.

Halbe HW. Tratado de Ginecologia. São Paulo: Editora Roca, 2000.

Kawada C. Gynecologic history, examination & diagnostic procedures. In: DeCherney AH, Nathan I, Goodwin TM et al. (eds.) 10a ed. New York. 2007:519-39.

Menke CH. Rotinas em mastologia. 2a ed. Porto Alegre: Artmed, 2009.

Oliveira JM. Semiologia ginecológica. Revista Medicina da Federação da Sociedade Portuguesa de Ginecologia e Obstetrícia 2011; 5:81-104.

Petraco A, Badalotti M, Arent A. Sangramento uterino anormal. Femina 2009; 37(7):389-94.

Shorge JO. Cuidado apropriado na mulher. In: Shorge JO. Ginecologia do Williams. Porto Alegre: Artmed, 2011:24.

CAPÍTULO 7

Diagnóstico por Imagem em Ginecologia

Benito Pio Vitorio Ceccato Junior
Odilon Campos de Queiroz

INTRODUÇÃO

A investigação de qualquer distúrbio que afete a saúde da mulher se inicia pela anamnese, seguida por minucioso exame físico e sendo concluída em alguns casos por exames complementares. Essa investigação será solicitada e interpretada sempre de acordo com os dados clínicos e do exame físico. Os métodos diagnósticos por imagem têm ampla utilização na prática ginecológica, destacando-se a ultrassonografia (US), a radiografia convencional e contrastada, a tomografia computadorizada (TC), a ressonância magnética (RM) e a tomografia por emissão de pósitrons (*PET-scan*).

ULTRASSONOGRAFIA (US)

A US é o método de imagem mais utilizado em razão da disponibilidade e do relativo baixo custo. Trata-se de um método não invasivo, sem contraindicações, e até o momento não foi detectado nenhum efeito nocivo aos tecidos, quando respeitadas as indicações do exame e a calibragem do aparelho. Pode ser utilizada em gestações iniciais sem riscos para o feto, por ser um exame dinâmico e, embora operador-dependente, apresenta boa reprodutibilidade.

A US utiliza ondas sonoras emitidas por transdutores de altas frequências, entre 2 e 20MHz, que atravessam os tecidos e produzem ecos com diferentes intensidades. Um eco é a reflexão da onda sonora provocada pela diferença nas impedâncias acústicas encontradas nas interfaces teciduais. Esses ecos são captados pelo mesmo transdutor e transformados em impulsos elétricos que formam a imagem bidimensional em escala de tons de cinza, sendo desprezível a quantidade de energia transmitida para os tecidos durante a passagem do som.

A imagem visibilizada no monitor durante o exame ecográfico é virtual, sujeita a artefatos que podem tornar a imagem pouco nítida, não identificada ou distorcida em algumas situações. Para evitar erros diagnósticos são necessários equipamento e transdutores adequados, devendo o médico ser experiente e conhecedor dos princípios físicos da US e da anatomia pélvica. O ultrassom é, portanto, um método máquina e operador-dependente.

Cabe ressaltar que a US é um exame complementar e, como tal, deve ser sempre precedido pela avaliação clínica (anamnese e exame físico). As imagens devem ser sempre analisadas dentro do contexto clínico, devendo ser ressaltadas três situações: primeira, nem toda doença ginecológica tem manifestação ecográfica (o exame ecográfico normal definitivamente não afasta a possibilidade de algumas doenças); segunda, uma mesma doença pode manifestar-se de maneiras diferentes à ecografia; terceira, imagens ecográficas similares podem significar doenças distintas.

Em algumas situações serão diagnosticadas alterações não detectadas na anamnese nem no exame clínico; e em outras, o ultrassom não detectará alterações clínicas evidentes, mas, muitas vezes, a avaliação ecográfica irá corroborar a impressão clínica. Portanto, a avaliação apenas da imagem poderá ser equivocada, sendo indispensável o conhecimento de anatomia e fisiologia da pelve e do sistema reprodutor feminino.

A avaliação ecográfica da pelve feminina inicial é realizada pela via transabdominal, utilizando a bexiga urinária cheia como janela acústica. O exame deve ser complementado, sempre que possível, pela via endovaginal. A avaliação pela via suprapúbica possibilita o rastreamento de todo o abdome, avaliando áreas inacessíveis pela via endovaginal. Os transdutores endovaginais permitem a utilização de frequências maiores em virtude da maior proximidade com as estruturas que serão estudadas, apresentando menor profundidade de campo, mas obtendo melhores resolução e definição das imagens. Os transdutores endovaginais possibilitam ainda a palpação das estruturas na pequena pelve, podendo ser utilizada a mão esquerda para palpação no abdome, analisando pontos dolorosos, mobilidade das estruturas, consistência etc., o que se constitui em verdadeiro exame físico da pelve sob visibilização direta.

Outras vias utilizadas são a endorretal (que consiste na introdução do transdutor intracavitário no reto, quando não é possível o uso da via endovaginal – por exemplo, em pacientes virgens) e a via transperineal para estudo da uretra e da vagina e, algumas vezes, do útero de crianças.

A dopplervelocimetria e o Doppler colorido tornam possível o estudo dos vasos da pelve, possibilitando a detecção do fluxo sanguíneo, bem como a direção (por meio do mapeamento colorido), a velocidade e o tipo de fluxo (venoso ou arterial de baixa, média ou alta resistência mediante análise espectral).

Podem ser ainda utilizados contrastes para complementação do exame, como o contraste anecoico, tipo solução fisiológica ou água destilada para estudo da cavidade uterina, e o contraste ecogênico, que usa micropartículas sólidas em suspensão para o estudo da permeabilidade tubária.

A US tridimensional (3D) promove uma avaliação tridimensional das estruturas e tem utilidade principalmente nas anomalias müllerianas, onde o modo bidimensional normalmente não permite a confecção de cortes coronais para avaliação da cavidade uterina, e o cálculo volumétrico e as relações entre as estruturas ficam mais bem definidos.

A US é também utilizada para procedimentos invasivos, como punção de folículos para fertilização in vitro e punção e drenagem de coleções pélvicas.

A avaliação anatômica do sistema genital feminino varia de acordo com o funcionamento do eixo hipotálamo-hipófise-ovário, determinando as fases da vida da mulher, como período neonatal e infância, puberdade, menacme e menopausa, com padrões de normalidade específicos por faixa etária.

Período neonatal e infância

A US é o exame de escolha nessa faixa etária. A TC deve ser evitada em razão dos prováveis malefícios futuros da radiação ionizante, enquanto a RM, além de ser exame de alto custo e pouco disponível, exige a sedação da criança. O exame ecográfico da pelve nessa faixa de idade pode ser realizado pela via transabdominal com a bexiga cheia, utilizando-se preferencialmente transdutores de frequência mais alta (5MHz), ou pela via transperineal, com transdutores convexos ou intracavitários posicionados na vulva.

No período neonatal (do nascimento até a sexta semana de vida), em razão dos hormônios maternos que cruzaram a barreira placentária, os órgãos genitais internos são mais volumosos. O útero tem comprimento longitudinal de 3,5 a 4,5cm, a proporção corpo/colo é igual a 1/1, a cavidade endometrial pode ser identificada, e o canal vaginal é bem definido. Os ovários têm comprimento de 1,5 a 3,5cm, podendo apresentar folículos em virtude do estímulo gonadotrófico materno, o que pode levar à ocorrência de cistos funcionais que aparecem como cistos simples e que sofrerão um processo de involução espontâneo em algumas semanas (Figuras 7.1 e 7.2).

Após a metabolização dos hormônios materno-placentários, ocorre involução do útero e dos ovários, assumindo o aspecto infantil após 6 a 12 semanas. O eixo hipotálamo-hipófise está inativo, não tendo, portanto, atividade hormonal ovariana, e não há estímulo gonadotrófico e, por conseguinte, não há desenvolvimento folicular e atividade hormonal ovariana.

Nessa fase, o útero tem comprimento <4cm, a proporção corpo/colo é <1 com colo mais espesso, e o diâmetro anteroposterior na região fúndica é <1cm. O eco endometrial não é identificado, o canal vaginal é muito fino, e os ovários se apresentam como estruturas ovoides hipoecoicas sem folículos identificáveis e com comprimento <2cm. Pode haver ocasionalmente folículos isolados com diâmetro <5mm na ausência de estímulo estrogênico (Figura 7.3).

As neoplasias ovarianas são raras nessa faixa etária. As mais comuns são as originárias das células germinativas (o disgerminoma é o mais comum), seguidas pelas células do estroma e cordão sexual (o tumor de células da granulosa é o mais comum), que aparecem à ecografia como massas anexiais sólidas de tamanhos variados com marcadores tumorais, como a gonadotrofina coriônica humana (HCG) – disgerminomas, ou com desenvolvimento sexual precoce (tumor de células da granulosa) pela produção de estrogênio de origem tumoral (Figura 7.4).

Puberdade

A puberdade ocorre quando o eixo hipotálamo-hipófise inicia seu amadurecimento, ocasionando a produção do hormônio folículo-estimulante (FSH) e do hormônio luteinizante (LH), os quais possibilitam o desenvolvimento folicular ovariano. O *feedback* negativo estrogênico é acentuado na infância. A resposta do FSH é mais precoce e acentuada do que a do LH, dando margem ao desenvolvimento folicular e à produção de pequenas quantidades de estrogênio, com desenvolvimento dos caracteres sexuais secundários relacionados com estrogênio (desenvolvimento das mamas e distribuição adiposa) 1 a 2 anos antes da menarca.

O útero aumenta de volume principalmente à custa do corpo, que se alonga e espessa, assumindo o aspecto piriforme, com a proporção corpo/colo >1, surgindo a linha endometrial.

O crescimento ovariano precede o uterino e é anterior aos sinais clínicos da puberdade. Surgem nessa fase os primeiros folículos detectáveis à ecografia, sempre <5mm, aumentando por essa razão o volume do órgão com diâmetro longitudinal >3cm (Figura 7.5).

Puberdade precoce

Se essa sequência de eventos acontecer antes dos 8 anos de idade, fica caracterizado o quadro de puberdade precoce, o qual, verdadeiramente, decorre do amadurecimento precoce do eixo hipotálamo-hipófise, idiopática em cerca de 80% a 90% dos casos, podendo resultar também de infecções, tumores ou lesões traumáticas do sistema nervoso central (SNC). A pseudopuberdade precoce está relacionada com a produção hormonal por tumores produtores de esteroides, sendo os tumores de células da granulosa os mais frequentes.

Capítulo 7 Diagnóstico por Imagem em Ginecologia

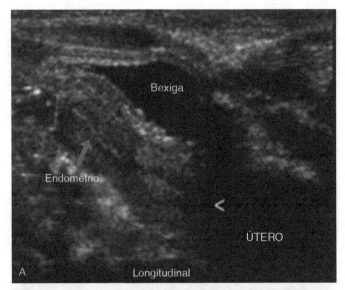

Figura 7.1 Útero (A) e ovários (B) de recém-nascido. Note a proporção corpo-colo e a presença da linha endometrial e de folículos no ovário, indicativos de ação de hormônios maternos.

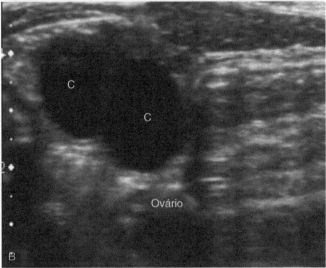

Figura 7.2 Cisto ovariano funcional em recém-nascido.

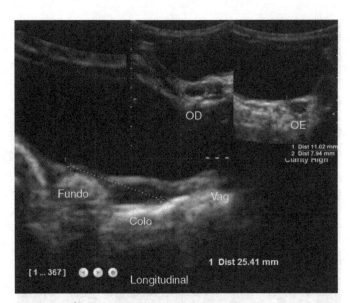

Figura 7.3 Útero e ovários na infância. Note as maiores proporções do colo uterino (1/2). No canto à direita, ovários homogêneos sem folículos detectáveis.

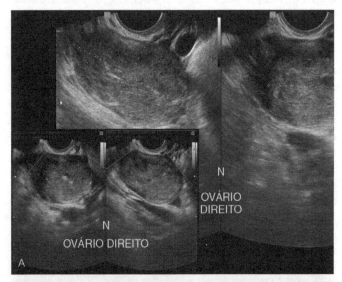

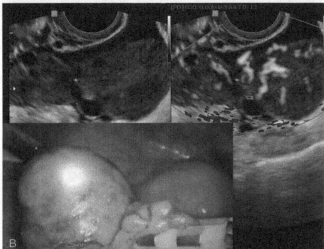

Figura 7.4 Disgerminoma (A) e tumor de células da granulosa (B): tumores sólidos mais comuns em mulheres jovens.

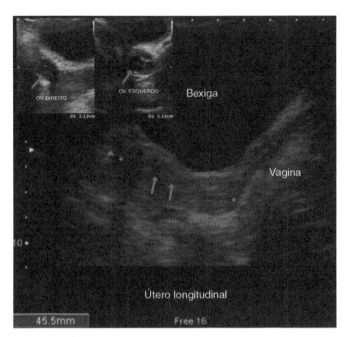

Figura 7.5 Útero e ovários na puberdade. Note a proporção corpo-colo = 1/1 e o aparecimento da cavidade endometrial. No detalhe, ovários com folículos detectáveis.

Os sinais ecográficos são o diâmetro longitudinal dos ovários >3cm, o volume ovariano >3cc, a presença de aparência multicística (mais de quatro folículos com diâmetro >4mm) e o desenvolvimento uterino com aparecimento da linha endometrial. A avaliação das pacientes deverá estar sempre relacionada com os aspectos clínicos e laboratoriais, como a dosagem do FSH sérico.

As anomalias müllerianas e do seio urogenital obstrutivas são diagnosticadas nessa fase. O hímen imperfurado é uma anomalia de seio urogenital que proporciona criptomenorreia e dores abdominais cíclicas após a puberdade (Figura 7.6). Essas anomalias com cornos uterinos não comunicantes com a vagina apresentam quadros de dor pélvica cíclica e formação de massas císticas com debris após a puberdade (Figura 7.7).

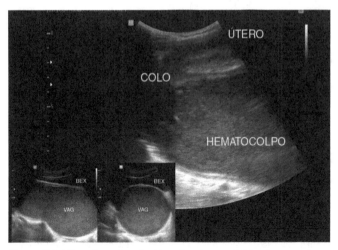

Figura 7.6 Hímen imperfurado. Hematocolpo no detalhe à esquerda.

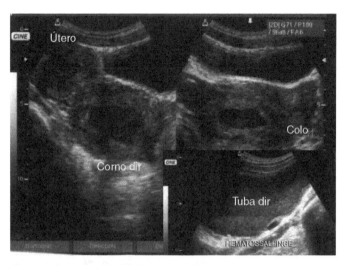

Figura 7.7 Anomalia mülleriana: útero bicorno com corno direito não comunicante e formação de hematométrio. No detalhe, hematossalpinge ipsilateral.

Menacme

Com o amadurecimento do eixo hipotálamo-hipófise tem início a resposta do LH ao estímulo gonadotrófico. Após maturação folicular adequada com produção de níveis de estradiol >200pg/mL com duração de mais de 50 horas ocorrerá o primeiro pico de LH, com consequente ovulação, seguida da primeira menstruação (menarca), iniciando-se, assim, o período reprodutivo ou menacme.

Nesse período, o útero sob estímulo estrogênico apresentará um volume aumentado, mais acentuadamente do corpo e fundo com proporção corpo/colo ≥2/1, e com formato piriforme. A cavidade endometrial é bem definida, com aspecto ecográfico dependendo da fase do ciclo e do uso de hormônios. O canal vaginal é bem definido, com visibilização da luz e paredes vaginais. O volume uterino normal varia de 20 a 90cc, e o ciclo menstrual é consequência da função coordenada do eixo hipotálamo-hipófise-ovário, acarretando alterações hormonais cíclicas, caracterizando-se, então, as fases menstrual, folicular, ovulatória e lútea.

Avaliação ovariana

O aspecto ovariano é típico da ecografia, e seu volume depende da fase do ciclo, do uso de hormônios, da gravidez etc. Em resposta ao estímulo gonadotrófico, os ovários apresentam uma fase de recrutamento ovular que se inicia por volta do quinto dia do ciclo do ponto de vista ecográfico, surgindo vários folículos periféricos que se desenvolvem até o nono dia, quando surge o folículo selecionado, que tem diâmetro >10mm. Os outros folículos se tornam atrésicos, enquanto o selecionado cresce em média 2 a 3mm por dia, até atingir um diâmetro médio de 23mm (entre 18 e 28mm), quando então, ocorre a ruptura (ovulação), um fenômeno fugaz, surgindo em seu lugar o corpo lúteo, o qual apresenta anel vascular exuberante com vasos de baixa resistência ao mapeamento colorido, com conteúdo variando de acordo com o estágio do sangramento, desde o aspecto sólido (quando predominam coágulos), passando pelo aspecto misto (coágulos + sangue hemolisado), até o de debris e trabéculas finas (sangue hemolisado).

As retenções foliculares são achados frequentes e aparecem como cistos simples geralmente <6cm. Os corpos lúteos hemorrágicos apresentam tamanhos e aspectos bastante variáveis, podendo ser sintomáticos em virtude da irritação peritoneal pelo sangue na cavidade peritoneal. O tratamento é conservador, raramente apresentando sangramento de maior monta. Complicações hemorrágicas acontecem com mais frequência nas mulheres usuárias de anticoagulantes ou nas portadoras de diáteses hemorrágicas (Figuras 7.8 e 7.9).

Os ovários policísticos se caracterizam por aumento de volume de ambos ovários, com folículos periféricos (mais de 12) e estroma denso, e o diagnóstico somente poderá ser feito quando associado ao quadro clínico de anovulação crônica e/ou sinais clínicos ou laboratoriais de hiperandrogenismo. Ovários com aparência policística podem ocorrer em pacientes com ciclos ovulatórios normais, em usuárias crônicas de contraceptivos hormonais e em outras situações que não caracterizem a síndrome dos ovários policísticos (SOP) (Figura 7.10).

A endometriose ovariana é a alteração cística não funcional mais comum nas pacientes na menacme. Em cerca de 70% dos casos os endometriomas aparecem como cistos de conteúdo denso com debris, cápsula espessa e pouco vascularizada ao mapeamento colorido, com os ovários aderidos à parede lateral do útero e ao fundo de saco uterino posterior (FSUP). A aparência ecográfica dos endometriomas atípicos varia de acordo com o sangramento para seu interior. Se houver coágulos, terá aparência sólida ou mista (veja o Capítulo 21). O diagnóstico diferencial deve ser feito principalmente com os cistos lúteos (o Doppler e o controle ecográfico posterior elucidam o diagnóstico) e com outros de conteúdo denso (Figura 7.11).

A endometriose pode apresentar-se como processo aderencial na pelve, com os ovários aderidos à parede lateral da pelve e às alças intestinais, percebidos ao ultrassom pela mobilização conjunta ao toque do transdutor (Figura 7.12).

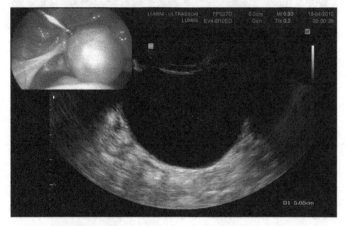

Figura 7.8 Retenção folicular: cisto simples com diâmetro >3cm.

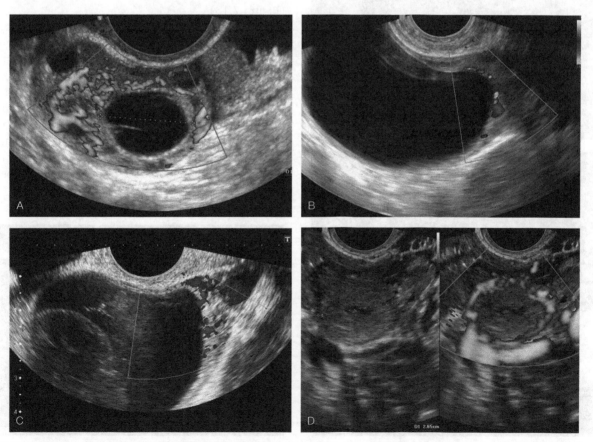

Figura 7.9 Imagens de corpos lúteos. **A** Corpo lúteo clássico. **B** Corpo lúteo cístico. **C** Corpo lúteo com aspecto misto. **D** Corpo lúteo com aspecto sólido. Note o anel vascular típico e a ausência de captação de fluxo no interior.

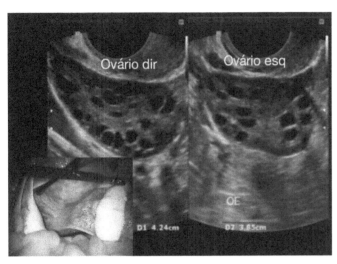

Figura 7.10 Ovários policísticos.

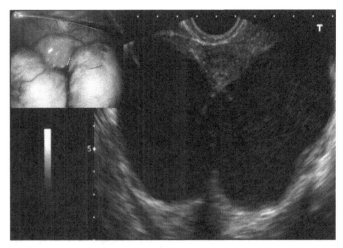

Figura 7.12 Endometriomas ovarianos com processo aderencial: perda das interfaces e mobilização conjunta ao exame dinâmico.

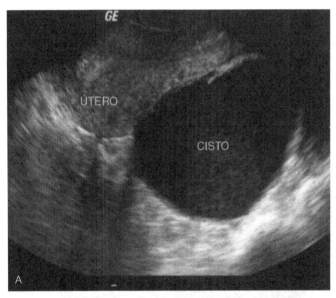

A endometriose profunda se caracteriza pela infiltração de tecido endometrial e hiperplasia da musculatura lisa nos ligamentos uterinos e parede de alças intestinais. As pacientes se queixam de dor pélvica e dispareunia. O diagnóstico ecográfico é suspeitado quando o toque do transdutor no FSUP é doloroso e não ocorre o deslizamento das alças com a mobilização uterina. As alças intestinais apresentam espessamento das paredes e, nessas situações, está indicada a US após preparo intestinal para melhor avaliação (Figura 7.13).

Remanescentes mesonéfricos podem apresentar formações císticas na pelve, localizadas no terço superior da vagina (chamadas de cistos de Gartner), no ligamento largo (cistos paraovarianos) e peritubárias (hidátides de Morgagni). Aparecem como cistos simples de tamanhos variados e não devem ser confundidos com cistos ovarianos (a identificação dos ovários define o diagnóstico). Cabe ressaltar que cerca de 25% dos cistos pélvicos não são de origem ovariana, podendo corresponder a remanescentes mesonéfricos, hidrossalpinges, cistos mesentéricos e cistos de inclusão peritoneal (Figura 7.14).

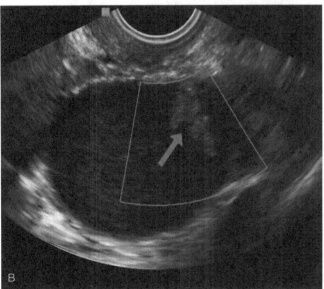

Figura 7.11 Endometriomas ovarianos. A Endometrioma típico. B Endometrioma atípico (sangramento recente: coágulo – *seta*).

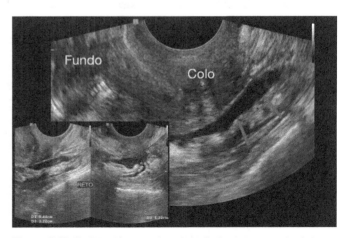

Figura 7.13 Endometriose septo-retovaginal: espessamento da parede do reto (*setas*). Medidas no detalhe.

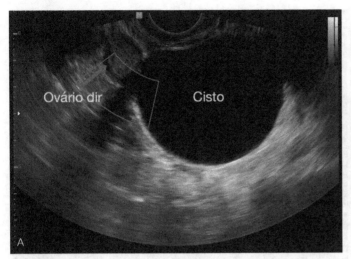
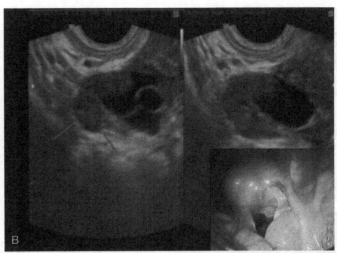

Figura 7.14 A Cisto paraovariano (remanescente mesonéfrico) – *seta* indicando ovário. **B** Cisto de inclusão peritoneal: imagem multisseptada englobando ovário (*setas*).

Avaliação uterina

Os contornos uterinos são regulares e bem definidos, e a textura miometrial é homogênea. A camada basal subendometrial do miométrio é hipoecoica, bem definida e com interface nítida com o endométrio, exercendo atividade peristáltica contrátil, a qual pode ser facilmente demonstrada pela US mediante gravação em VHS e exibição em velocidade quatro a cinco vezes maior no período menstrual, com contrações peristálticas direcionadas do fundo para o colo no sentido de retirar os detritos da cavidade, ou durante o período periovulatório, com contrações peristálticas direcionadas do colo para o fundo, no sentido de facilitar o transporte dos espermatozoides e manter o ovo fecundado na região fúndica.

O endométrio responde às alterações hormonais cíclicas ovarianas, devendo haver sempre correlação entre a fase do endométrio e a presença de folículo ou corpo lúteo em um dos ovários.

As quatro fases ecográficas na menacme são assim caracterizadas:

- **Fase da menstruação:** o endométrio é linear, ecogênico e discretamente heterogêneo, aspecto que se deve à necrose e à descamação da camada esponjosa, restando apenas a camada basal com pequena quantidade de sangue fibrinolisado na cavidade endometrial.
- **Fase proliferativa:** o endométrio é hipoecoico em relação ao miométrio, com aspecto trilaminar, sendo a lâmina média a cavidade endometrial e as lâminas, anterior e posterior a interface com o miométrio basal, aspecto que se deve ao arranjo simétrico e regular das glândulas e à ausência de atividade secretora, o que produz poucas interfaces.
- **Fase periovulatória:** o endométrio mantém o aspecto trilaminar, porém tende a ser isoecoico em relação ao miométrio, aspecto que se deve à atividade secretora inicial, o que torna as glândulas tortuosas com mucina na luz. O muco cervical é facilmente identificável como área anecoica na região endocervical, sendo frequente o aparecimento de pequena quantidade de líquido livre na pelve nessa fase.
- **Fase secretora:** o endométrio se torna hiperecogênico em relação ao miométrio, observando-se a linha ecogênica da cavidade na fase secretora inicial, aspecto que se deve à tortuosidade das glândulas e à produção de mucina, aumentando as interfaces teciduais. Na fase secretora tardia pode haver discreta heterogeneidade com desaparecimento da linha cavitária em virtude do estroma endometrial (Figura 7.15).

Os vasos uterinos que exibem alta resistência no período menstrual apresentarão aumento progressivo do fluxo diastólico com diminuição progressiva dos índices de resistência.

O endométrio da usuária de contraceptivo hormonal é monofásico, decidualizado e atrófico com espessura <5mm.

O dispositivo intrauterino (DIU) é facilmente identificado (com exceção do DIU com progesterona – Mirena®, que tem menor ecogenicidade), aparecendo como estrutura linear fortemente refringente, e seu posicionamento é definido com exatidão (Figura 7.16).

Os miomas uterinos são a alteração miometrial mais frequente na menacme, com prevalência girando em torno de 20% a 25% das mulheres nos anos reprodutivos, sendo sua etiologia desconhecida. Esses miomas são usualmente múltiplos, de tamanhos variados e na maioria das vezes assintomáticos (50% a 70% dos casos). Os sintomas estão relacionados com a localização, a vascularização e, algumas vezes, com o volume. O mais comum é o sangramento uterino anormal, causado por desvio da cavidade uterina, como ocorre nos miomas submucosos ou nos intramurais, que causam desvio endometrial e também podem ocasionar infertilidade ou provocar abortamentos espontâneos. A dor, que pode ocorrer quando há comprometimento vascular, é mais comum durante a gravidez (secundária a processos de degeneração).

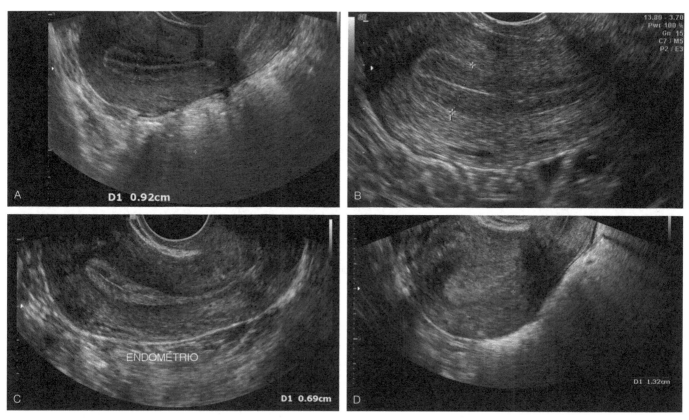

Figura 7.15 Fases do endométrio. **A** Primeira fase (trilaminar hipoecoico). **B** Fase intermediária (trilaminar isoecoico). **C** Fase secretora inicial (ecogênico homogêneo com eco cavitário central identificado). **D** Fase secretora tardia (ecogênico heterogêneo).

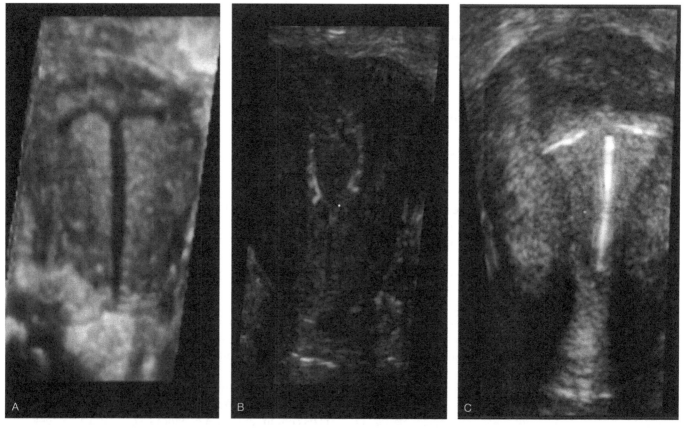

Figura 7.16 DIU em imagem tridimensional **A** Mirena. **B** Multiload. **C** T cobre.

Os miomas subserosos podem acarretar compressão extrínseca, dependendo do tamanho e da localização, e causar sintomas urinários (disúria por compressão da bexiga). A hidronefrose (por compressão do ureter, mais comum nos miomas intraligamentares) e a constipação intestinal (por compressão do reto) são condições muito pouco frequentes.

Os miomas, ao ultrassom, aparecem mais frequentemente como nódulos arredondados, múltiplos, de limites bem definidos e ecogenicidade variável (na maioria das vezes hipoecoicos em relação ao miométrio). A US define o tamanho e a localização exatos e a relação com o endométrio. O diagnóstico diferencial entre o mioma pediculado e o tumor sólido de ovário, cujos aspectos ecográficos são semelhantes, é estabelecido quando são identificados os dois ovários ou identificada a origem do suprimento sanguíneo pelo mapeamento colorido (os vasos que suprem a massa se originam do útero, no caso dos miomas, e do infundíbulo pélvico, no caso dos tumores ovarianos) (Figura 7.17).

Os miomas podem sofrer degenerações benignas, sendo as mais comuns a atrofia e as calcificações, as quais ocorrem mais frequentemente após a menopausa, a degeneração carnosa ou rubra, a qual ocorre durante a gravidez em decorrência de suprimento sanguíneo deficiente, e as degenerações hialina e cística, decorrentes de liquefação central do mioma por alterações vasculares. A degeneração maligna é rara, ocorrendo em <1% dos casos, e deve ser suspeitada em caso de crescimento e aumento da vascularização do tumor em pacientes pós-menopausadas (Figura 7.18).

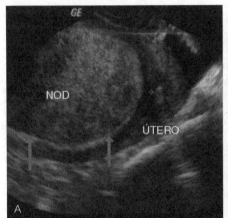
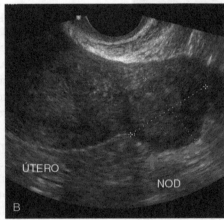
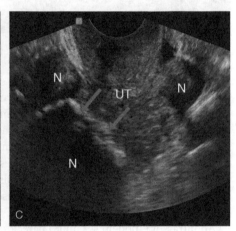

Figura 7.17 Miomas uterinos (*setas*). **A** Ecogênico. **B** Hipoecogênico típico. **C** Calcificado.

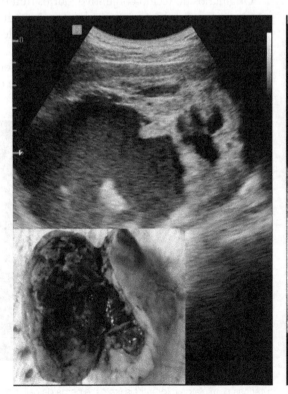
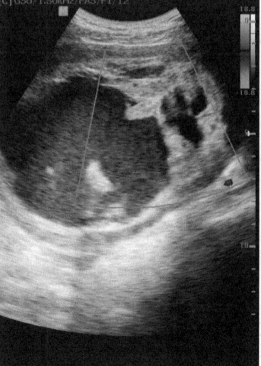

Figura 7.18 Mioma com degeneração cística.

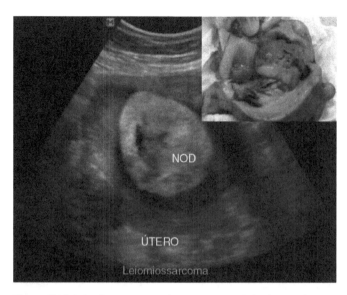

Figura 7.19 Leiomiossarcoma: volumosa massa uterina heterogênea.

Os sarcomas uterinos são tumores altamente agressivos, com crescimento muito rápido, de disseminação precoce e acometem mais comumente as mulheres acima de 50 anos. Os sintomas mais comuns são sangramento uterino e desconforto abdominal em razão do rápido crescimento tumoral, compreendendo os leiomiossarcomas (mais comuns), sarcomas do estroma endometrial, tumores mesodérmicos mistos e adenossarcomas.

Ao ultrassom, podem ser muito parecidos com os miomas uterinos, apresentando vascularização exuberante ao mapeamento colorido com vasos de baixa resistência (aspecto que pode ser semelhante ao dos miomas hipervascularizados). O diagnóstico definitivo é feito pelo exame histopatológico e pela evolução desfavorável da doença. Os leiomiossarcomas, portanto, podem ter aspecto semelhante ao dos miomas ao exame ecográfico, principalmente nas fases iniciais, devendo ser sempre aventada essa possibilidade quando houver crescimento muito rápido de um mioma ou também após a menopausa. Vale lembrar que a possibilidade de degeneração maligna de um mioma é <1% e que apenas 10% dos leiomiossarcomas são originários de miomas (Figura 7.19).

A adenomiose uterina é definida como a presença de tecido endometrial + estroma abaixo da camada basal do endométrio, circundada por miométrio, sendo comum quando associada a hipertrofia do miométrio adjacente. As doenças mais comumente associadas são os miomas uterinos. Sua etiologia é desconhecida e está ligada a fatores mecânicos (gravidez), hiperestrogenismo e, provavelmente, fatores imunológicos. Ocorre mais frequentemente em multíparas com mais de 35 anos de idade. A presença de adenomiose não implica necessariamente doença, pois muitas pacientes, apesar de apresentarem adenomiose ao exame histopatológico (padrão-ouro), podem ser oligossintomáticas ou assintomáticas, apresentando sintomas como dismenorreia e sangramento uterino aumentado, e o exame clínico demonstra útero globoso, aumentado de volume e de consistência amolecida.

A US apresenta boa correlação com o diagnóstico histopatológico (sensibilidade de 89%) principalmente nos casos mais avançados, em que os sintomas clínicos se mostram mais evidentes.

Achados ecográficos

Os achados ecográficos são os seguintes:

- Aumento inespecífico do volume uterino, principalmente do diâmetro anteroposterior (forma globosa).
- Heterogeneidade do parênquima.
- Espessamento assimétrico das paredes uterinas.
- Perda da interface endométrio-miométrio.
- Adenomiomas.
- Cistos miometriais.

Os achados ecográficos, com exceção dos cistos miometriais, que ocorrem em cerca de um terço dos casos e são o sinal mais específico da adenomiose, são inespecíficos, e os adenomiomas podem ser confundidos com nódulos miomatosos (ao mapeamento colorido o adenomioma apresenta circulação radial, ao contrário dos miomas, que apresentam vasos periféricos e circulares). A perda da interface está relacionada com a invasão da camada juncional, que perde o aspecto hipoecogênico, com a delimitação se tornando pouco nítida, sendo muitas vezes difíceis a identificação e a mensuração precisa do endométrio. Os aspectos ecográficos associados ao quadro clínico aumentam a sensibilidade do exame. O exame ultrassonográfico deve ser cuidadoso, e não precisam estar necessariamente presentes todas as alterações ecográficas (Figura 7.20).

Originários do tecido conjuntivo, outros tumores uterinos são raros, como os lipomas, e geralmente são nódulos hiperecogênicos bem definidos, sendo o diagnóstico definido pelo estudo histopatológico (Figura 7.21).

Em relação ao diagnóstico diferencial, os miomas são os nódulos uterinos mais comuns na menacme. Esse diagnóstico

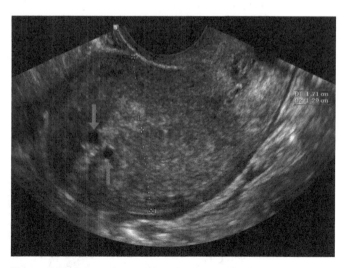

Figura 7.20 Adenomiose: assimetria e heterogeneidade das paredes uterinas com cistos miometriais (setas) e perda da camada juncional (*).

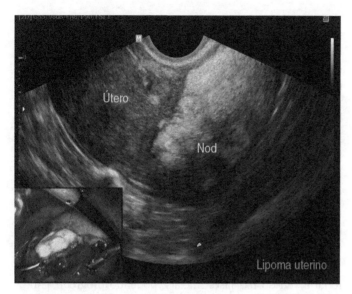

Figura 7.21 Lipoma uterino: volumosa massa ecogênica.

A histerossonografia consiste na introdução de líquido (solução fisiológica ou água destilada) na cavidade uterina, proporcionando uma avaliação mais precisa e mais detalhada da cavidade uterina, e é utilizada como complementação da US endovaginal quando esta não é suficiente para definir o diagnóstico (Figura 7.22).

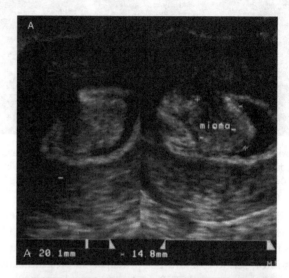
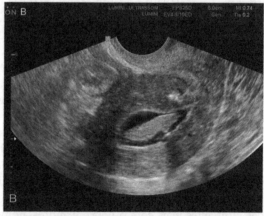
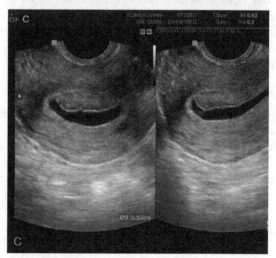

Figura 7.22 Histerossonografia (HSNG). **A** Mioma submucoso (nódulo hipoecogênico circundado por endométrio normal). **B** Pólipo endometrial: nódulo ecogênico intracavitário. **C** Espessamento assimétrico do endométrio (hiperplasia simples no exame histológico).

pode ser difícil ao ultrassom com os adenomiomas e os nódulos uterinos de outras origens, até mesmo o leiomiossarcoma, sendo o diagnóstico definitivo nesses casos estabelecido pelo histopatológico.

Ocasionalmente, vasos ectasiados e fístulas arteriovenosas podem ser confundidos com nódulos, sendo o diagnóstico definido pelo mapeamento colorido. Os miomas com degeneração cística e os pediculados não devem ser confundidos com doenças ovarianas e anexiais.

Os tumores de retroperitônio na pelve podem ter aspecto semelhante ao dos miomas, mas desviam anteriormente as estruturas retroperitoneais, notadamente o reto e os vasos ilíacos.

A US é a primeira opção para avaliação do sangramento uterino anormal, por ser método não invasivo e de grande valor quando associado ao quadro clínico, nunca sendo demais lembrar que o diagnóstico definitivo é estabelecido pelo estudo histológico. O sangramento uterino disfuncional é um diagnóstico clínico e de exclusão, quando não existem alterações anatômicas relacionadas com o quadro clínico, sendo o exame físico e a US normais (atenção deve ser dada ao diagnóstico de alterações ao exame não relacionadas com o quadro clínico, como miomas inocentes, cistos paraovarianos etc.). A suspeita de anormalidade é levantada quando o endométrio se encontra fora de fase (mais frequentemente um endométrio ecogênico na primeira fase do ciclo) ou com espessura >16mm na menacme.

As patologias endometriais nessa fase são quase sempre ecogênicas: um pólipo pode ser facilmente identificado em um endométrio hipoecoico de primeira fase, uma hiperplasia é suspeitada quando o endométrio se apresenta espesso ou fora de fase, as sinéquias aparecem como estruturas lineares ecogênicas, e os pequenos miomas submucosos se formam mais comumente como nódulos hipoecoicos, os quais distorcem a cavidade uterina e são mais bem visibilizados na segunda fase do ciclo, contrastando com o endométrio ecogênico.

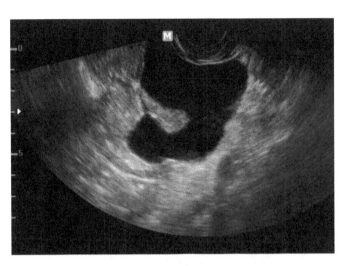

Figura 7.23 Hidrossalpinge: imagem tubular anecoica compressível ao toque do transdutor. A identificação do ovário ipsilateral define o diagnóstico.

A doença inflamatória pélvica (DIP) pode não apresentar alteração ecográfica nas fases iniciais, devendo ser levantada a suspeita quando a mobilização uterina é dolorosa ao toque do transdutor, sendo esse um dos principais fatores indicativos da possível presença da DIP. A identificação das tubas uterinas, com a presença ou não de líquido com debris associada ao quadro clínico, define o diagnóstico, podendo ou não estar ligada a outros sinais, como líquido livre na pelve e ovários com aparência policística (em virtude da periooforite). Esses outros sinais podem aparecer isoladamente, e a suspeita de DIP deve ser levantada na presença de ao menos um deles quando associados ao quadro clínico. Nos casos mais graves, os abscessos são identificados como coleções líquidas com debris muito grosseiros em associação ao quadro clínico exuberante. As sequelas diagnosticáveis pela US são a hidrossalpinge e o processo fibrótico-aderencial, sendo este último diagnosticado apenas indiretamente com a mobilização conjunta das alças intestinais com o útero. A hidrossalpinge se apresenta como uma estrutura tubular anecoica que pode simular cisto septado (pelas circunvoluções da tuba), não devendo ser confundida com cistos de origem ovariana, pois a identificação dos ovários define o diagnóstico (Figura 7.23).

Torção de pedículo ovariano

A torção de pedículo ovariano ocorre mais frequentemente em pacientes na menacme, correspondendo a cerca de 5% das urgências ginecológicas. Cerca de 50% das pacientes são portadoras de cistos ou tumores ovarianos benignos. As torções são mais frequentes à direita, pois os ovários são mais bem acomodados pelo sigmoide à esquerda, sendo menor a possibilidade de torção. As causas podem ser anatômicas (ligamentos útero-ovarianos longos) ou relacionadas com aumento de volume dos anexos (ovários aumentados de volume por cistos, tumores ou hiperestímulo, ou presença de massas anexiais, como hidrossalpinges e cistos paraovarianos) e raramente ocorrem nas doenças malignas, na DIP e na endometriose em razão do processo aderencial.

Trata-se de quadro de dor abdominal súbita e de grande intensidade, sendo a US de grande utilidade no diagnóstico. O exame ecográfico normal afasta a possibilidade de acidente vascular ovariano. O diagnóstico deve ser imediato, pois o tratamento cirúrgico instituído nas primeiras 16 horas muito provavelmente preservará o ovário. Após esse período poderá haver necrose e perda do órgão.

Os aspectos ecográficos que dependem do tempo decorrido entre o evento e o exame ultrassonográfico são os seguintes:

- **Fases iniciais:** o ovário se apresenta bastante doloroso ao toque do transdutor, aumentado de volume, e o edema o torna ecogênico com os folículos desviados para a periferia.
- **Fase tardia:** a necrose do tecido ovariano o faz tornar-se hipoecogênico.

O estudo dopplervelocimétrico pode apresentar fluxo arterial e venoso nas fases iniciais, podendo progredir para a presença de fluxo apenas arterial até a ausência total de fluxo, quando houver necrose.

Cistos paraovarianos e hidrossalpinges também podem mais raramente sofrer ruptura e levar ao quadro de abdome agudo. A identificação dos ovários, independentemente do cisto, debris e líquido na cavidade define o diagnóstico (Figura 7.24).

Avaliação de outras estruturas na pelve

A bexiga urinária é facilmente estudada, sendo mais bem avaliada em estado de repleção, pela via abdominal. Os meatos ureterais são identificados em topografia de terço superior da vagina, sendo também observados pela via transvaginal. O colo uterino, a vagina e a uretra são mais bem analisados pela via endovaginal, recuando-se o transdutor para o introito vaginal. A mobilidade da junção vesicouretral também é avaliada e, quando atinge posição extra-abdominal com o esforço, é sugestiva de incontinência urinária genuína. Espessamentos difusos da parede estão geralmente relacionados com processos infecciosos, e os espessamentos focais são facilmente detectáveis no exame cuidadoso, com sua propedêutica devendo ser continuada, pois, mais frequentemente, se trata de neoplasias. A endometriose vesical se apresenta como massa focal localizada entre as paredes anterior do útero e a vesical, e o diagnóstico diferencial com as neoplasias é feito mediante a identificação da mucosa vesical íntegra (Figura 7.25).

Os vasos ilíacos e hipogástricos são identificados, consistindo em referências anatômicas para o estudo da pequena pelve, uma vez que junto com a musculatura pélvica definem o retroperitônio. As neoplasias retroperitoneais cursam frequentemente com o desvio anterior desses vasos.

As alças intestinais podem ser empecilho para o estudo ecográfico em virtude do conteúdo fecal e dos gases que distorcem as ondas acústicas em razão da grande diferença de impedância acústica com os tecidos moles, inviabilizando a avaliação das estruturas localizadas posteriormente. Essa situação pode ser contornada pela mobilização com o transdutor e/ou com a mão esquerda no abdome da paciente. Ocasionalmente podem ser usados laxativos ou antifiséticos. O ultrassonografista deve

Capítulo 7 Diagnóstico por Imagem em Ginecologia   47

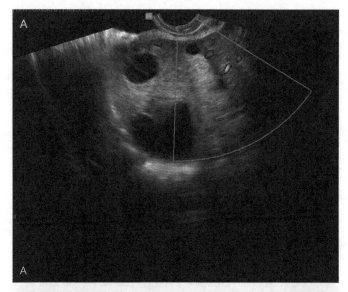

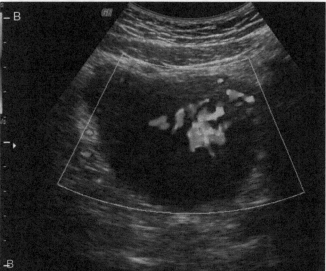

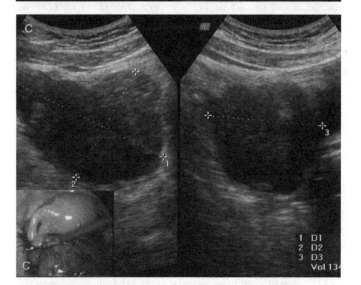

Figura 7.24 Torção de pedículo ovariano. **A** Fase inicial (ovário aumentado de volume ecogênico com fluxo e folículos desviados para a periferia). **B** Fase tardia: ovário hipoecoico com fluxo apenas arterial. **C** Necrose ovariana (ovário hipoecoico com ausência total de fluxo).

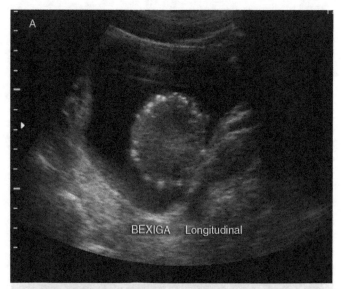

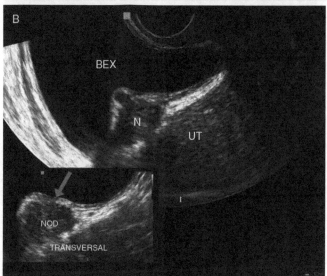

Figura 7.25 Bexiga urinária. **A** Tumor vesical (imagem ecogênica projetada para a luz vesical). **B** Endometriose vesical (imagem ecogênica na parede vesical: note a mucosa [seta] recobrindo a lesão).

estar familiarizado com as alças intestinais, as quais costumam ser sede de processos infecciosos e tumorais diagnosticáveis durante o exame pélvico (Figura 7.26).

Também é importante o conhecimento da anatomia ecográfica do abdome, pois não há separação da pelve do restante da cavidade abdominal, podendo ocorrer erros de interpretação (p. ex., um rim pélvico que pode ser confundido com massa anexial) (Figura 7.27).

As neoplasias ovarianas mais comuns na menacme são o cisto dermoide e o cistoadenoma seroso. O teratoma benigno (cisto dermoide) corresponde a 20% dos tumores ovarianos em adultos e 50% em crianças. Tem comportamento maligno em <1% dos casos. A maioria é assintomática e tem crescimento lento, sendo bilaterais em 10% dos casos. A principal complicação é a torção de pedículo, que pode ocorrer em até 16% dos casos, sendo muito mais frequente durante a gravidez. Ruptura e infecção são raras. As neoplasias são reconhe-

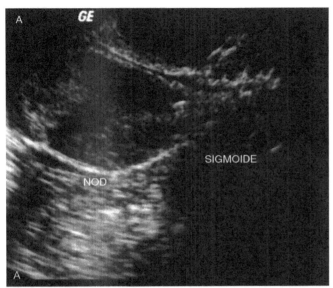

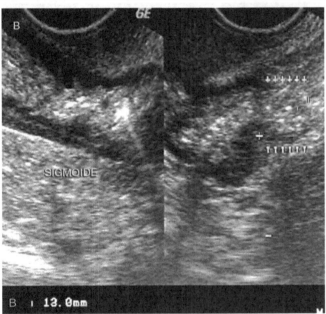

Figura 7.26 Alças intestinais. **A** Espessamento da parede correspondendo a adenocarcinoma sigmoide. **B** Diverticulite: espessamento da parede com formação diverticular com processo inflamatório.

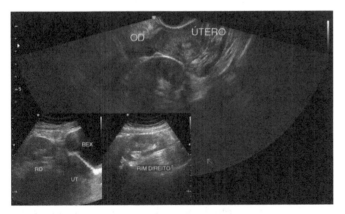

Figura 7.27 Rim pélvico localizado acima do útero pela US endovaginal. Não deve ser confundido com massa pélvica. No detalhe, a identificação do rim direito pela via transabdominal.

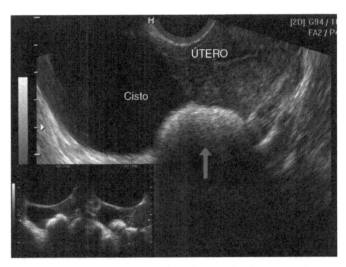

Figura 7.28 Cisto dermoide: note o corpúsculo de Rokitansky (seta), típico dessa patologia. No detalhe, a imagem pela via transabdominal.

cidas facilmente ao ultrassom pela presença do corpúsculo de Rokitansky (sendo praticamente patognomônico para o diagnóstico), o qual pode predominar por seu aspecto característico de imagem ecogênica com forte atenuação sônica posterior, não devendo ser confundido com conteúdo de alça intestinal em exame apressado (Figura 7.28).

Na perimenopausa podem ocorrer os cistoadenocarcinomas com baixo potencial de malignidade, que são cistos multisseptados e com projeções sólidas, normalmente de grande volume.

Climatério e menopausa

A menopausa se caracteriza por uma amenorreia hipergonadotrófica em razão do esgotamento da população folicular que não responde mais às gonadotrofinas, levando, comumente, a um estado de hipoestrogenismo (com exceção de algumas pacientes obesas que poderão apresentar grande conversão periférica da androstenediona de origem suprarrenal e ovariana em estrona, que é um estrogênio fraco, mas biologicamente ativo).

Haverá involução uterina com diminuição do volume mais acentuadamente do corpo e do fundo. Os miomas também diminuirão de volume e o endométrio permanecerá atrófico.

Essas mudanças irão acentuar-se com o tempo, podendo acarretar o aparecimento de calcificações das artérias arqueadas, estenose cervical, que aparece como interface líquida na cavidade endometrial, e proporção corpo-colo <1. A dopplervelocimetria mostrará vasos com alta resistência ao fluxo, com ausência de fluxo diastólico (exceto nas usuárias de vasodilatadores e/ou hipotensores). Essas mudanças (diástole zero) poderão também estar atenuadas ou algumas vezes ausentes nas pacientes submetidas à terapia de reposição hormonal (TRH), considerando-se normal uma espessura endometrial de até 10mm na TRH não cíclica, na ausência de sangramento uterino anormal.

Os ovários também apresentarão atrofia, com ausência de folículos detectáveis à ecografia após 2 a 3 anos de menopausa.

Em aproximadamente 30% das avaliações pélvicas ecográficas na pós-menopausa não se identificam um ou ambos os ovários. É relativamente frequente a presença de inclusões foliculares, que se apresentam à ecografia como estruturas císticas anecoicas, de paredes lisas e regulares, com diâmetro <10cm, com fluxo ausente ou de alta resistência à doppler-velocimetria. Podem desaparecer espontaneamente, estando nesses casos indicado apenas o controle clínico e ecográfico.

As neoplasias são mais frequentes em mulheres dessa faixa etária.

Os leiomiossarcomas são raros, podendo surgir do miométrio normal ou dos miomas (<1%), e são suspeitados quando há crescimento do mioma com hipervascularização nas pacientes na pós-menopausa.

O carcinoma de endométrio é raro antes da menopausa, e 80% a 90% das pacientes apresentam sangramento vaginal. Em cerca de 60% dos casos de sangramento vaginal na menopausa, o endométrio é atrófico (a mucosa endometrial sangra por ulcerações superficiais). O ponto de corte seguro para afastar a possibilidade de câncer, desde que a cavidade endometrial seja bem avaliada em toda sua extensão, segundo estudo de metanálise de Smith-Bindman, é o endométrio que apresenta espessura <5mm. Outro estudo de metanálise recomenda espessura endometrial <3mm, ampliando a sensibilidade do método, mas com aumento considerável dos procedimentos invasivos pela diminuição da especificidade, uma vez que o diagnóstico definitivo é estabelecido pela avaliação histológica da amostra endometrial. Dessa maneira, torna-se imperativa a realização de ecografia em todas as pacientes que sangram na pós-menopausa. Por si só, isso muitas vezes dispensará a realização de propedêutica complementar quando não for evidenciado aumento da espessura endometrial e quando a interface endométrio-miométrio estiver preservada.

Cerca de 10% dos casos de sangramento de origem uterina na pós-menopausa correspondem à neoplasia maligna. Existem dois tipos de câncer de endométrio: o estrogênio-dependente e o não estrogênio-dependente.

O primeiro tipo responde por cerca de 90% dos casos, estando relacionado com estímulo estrogênico crônico, sem oposição progestínica, sempre antecedido por alterações hiperplásicas. A faixa etária mais comum se encontra entre os 55 e 65 anos, são geralmente bem diferenciados, ecogênicos (em razão da semelhança com o endométrio normal) e têm espessura >5mm, com vasos de baixa resistência e de fácil captação ao mapeamento colorido. O ultrassom é importante para o estadiamento, pois invasões maiores do que um terço do miométrio são detectáveis em quase 100% dos casos, sendo identificadas como perda da interface miometrial (o halo hipoecoico subendometrial apresenta descontinuidade no local da invasão).

O segundo tipo (cerca de 10% dos casos) não é estrogênio-dependente nem tem antecedentes de hiperplasia, sendo originário do endométrio atrófico. A faixa etária é mais avançada (mais comum após os 65 anos), sendo geralmente mais indiferenciado e agressivo (os tipos histológicos mais comuns são os adenocarcinomas serosos e de células claras). São hipoecoicos, de limites pouco definidos, sem identificação clara da cavidade endometrial no local do tumor, e o endométrio visibilizado normal tem, em geral, espessura <5mm. No local do câncer, o endométrio não é identificado, sendo detectados vasos de baixa resistência e de fácil captação ao mapeamento colorido. Para afastar a possibilidade de câncer à ecografia é necessária a identificação completa da cavidade endometrial, mesmo nos endométrios com espessura <5mm. Espessura >5mm pode significar endométrio atrófico, pólipo endometrial, hiperplasias endometriais (que apresentam a interface com o miométrio bem definida) ou câncer (que apresenta perda dessa interface), mas é necessário estudo histológico para o diagnóstico definitivo (Figura 7.29).

O câncer de ovário é o quinto tipo mais comum em mulheres, sendo também a quinta causa de morte por câncer e a primeira por câncer ginecológico nos países desenvolvidos. Pode ocorrer em qualquer faixa etária, porém é mais comum nos extremos da vida: nas mulheres na pós-menopausa (cerca de 90% dos casos) e nas mulheres jovens (cerca de 7% dos casos). Aproximadamente 3% dos casos acometem as mulheres na menacme.

Na pós-menopausa, os tumores mais comuns são os derivados das células epiteliais (cerca de 90%, sendo o cistoadenocarcinoma seroso o mais frequente). Os cânceres ovarianos são a composição de diversos tipos de tumor com base nas características morfológicas e genéticas moleculares. Existem dois tipos: os originários do ovário (tipos seroso, endometrioide, células claras, transicional), que correspondem a cerca de 25% dos casos e são tumores assintomáticos e insidiosos que geralmente apresentam grande volume e estádios avançados quando diagnosticados (70% das vezes têm diâmetro >10cm e estádio III ou IV). Têm prognóstico reservado na maioria das vezes em virtude do diagnóstico tardio. O outro tipo, que corresponde a cerca de 75% dos casos, inclui os tumores originários de outros locais, principalmente da porção fimbriada das tubas uterinas, que acometem os ovários posteriormen-

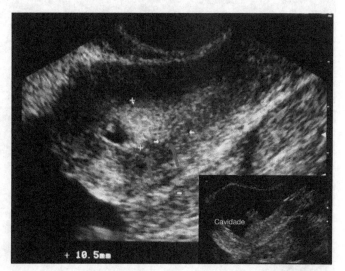

Figura 7.29 Câncer de endométrio: espessamento endometrial heterogêneo, com perda da interface na parede posterior (setas). No detalhe, a histerossonografia mostra a massa tumoral na parede posterior.

te, são invasivos desde a origem e altamente agressivos (tipos seroso de alto grau, indiferenciado e mesodérmicos mistos).

As neoplasias malignas se apresentam como massas císticas com septações grosseiras, projeções sólidas, multiloculadas, hipervascularizadas e com vasos de baixa resistência, persistentes após controle.

Cistos simples <10cm não têm relação com câncer, podendo ser monitorizados por meio de exames de acompanhamento. Qualquer irregularidade no cisto pode ser neoplásica, podendo o tratamento cirúrgico estar indicado (Figura 7.30).

Os tumores originários do estroma e do cordão sexual correspondem a cerca de 5% a 8% das neoplasias ovarianas, sendo os tumores de células da granulosa mais frequentes (70% dos casos), seguidos pelos tecomas, fibromas e tumores de células de Sertoli-Leydig. São tumores predominantemente sólidos, potencialmente produtores de hormônios esteroides: os tumores de células da granulosa produzem estrogênio e apresentam pseudopuberdade precoce, quando ocorrem na infância, ou metrorragia por hiperplasia endometrial, quando ocorrem na menacme ou na menopausa, e os tumores das células de Sertoli-Leydig promovem a virilização em virtude da produção de androgênios (Figura 7.31).

Os tumores das células germinativas correspondem a cerca de 1% a 2% das neoplasias ovarianas e acometem preferencialmente mulheres jovens (as duas primeiras décadas de vida). São tumores predominantemente sólidos, sendo o disgerminoma o mais comum, seguido pelos tumores de seio endodérmico e os teratomas imaturos.

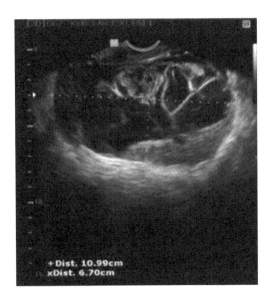
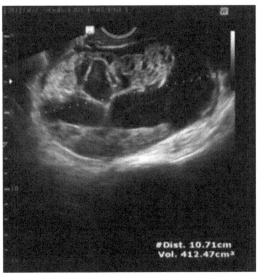

Figura 7.30 Cistoadenocarcinoma seroso: volumosa massa cística com septações grosseiras e áreas sólidas.

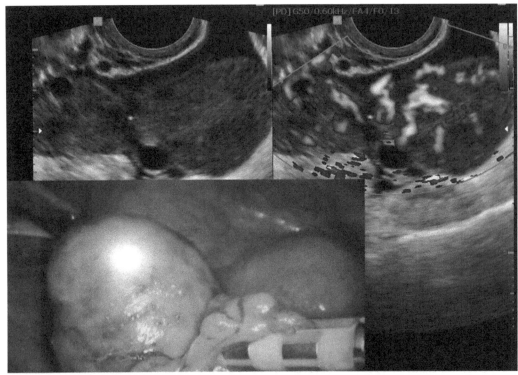

Figura 7.31 Tumor de células da granulosa: tumor ovariano sólido hipervascularizado.

Cerca de 10% dos cânceres ovarianos são metastáticos, originários mais frequentemente do endométrio, das mamas, do intestino e do pâncreas, têm péssimo prognóstico e muitas vezes são mais agressivos do que o tumor original. Ao ultrassom aparecem como tumores sólidos, em grande parte das vezes bilaterais, podendo apresentar áreas de degeneração cística central e ser hipervascularizados com vasos de baixa resistência ao fluxo (Figura 7.32).

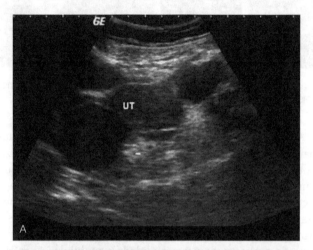

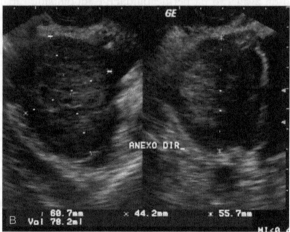

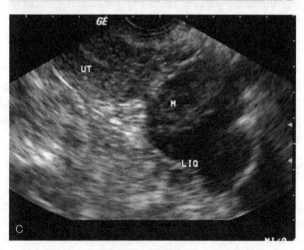

Figura 7.32 Tumor de Krukenberg (metástase de tumor de sigmoide). **A** Tumor sólido ovariano bilateral. **B** Detalhe do ovário direito. **C** Ovário esquerdo apresentando líquido livre ao redor.

O fator essencial para a melhora do prognóstico do câncer de ovário é o diagnóstico precoce, pouco frequente nessa condição. Os rastreamentos laboratorial e ecográfico têm-se mostrado decepcionantes nessa patologia, sendo até hoje considerados ineficazes, além de inadequados economicamente. A melhora nos índices de mortalidade nos últimos anos é decorrente do progresso nas técnicas cirúrgicas (o tratamento do câncer de ovário é eminentemente cirúrgico). A paciente com suspeita de câncer deve ser encaminhada para centros especializados em cirurgia oncológica na primeira abordagem, sendo essa a diferença a respeito do prognóstico. O diagnóstico pré-operatório, portanto, é fundamental para o sucesso terapêutico.

Vários estudos clínicos analisaram a acuidade da US para o diagnóstico do câncer de ovário com diferentes critérios e escores.

O estudo multicêntrico do International Ovarian Tumor Analysis (IOTA) Group, na primeira fase, coletou dados para o desenvolvimento de um modelo universal para distinguir as massas anexiais benignas das malignas antes da cirurgia: mais de 50 dados clínicos e ultrassonográficos foram definidos e registrados para análise (regressão logística e análise univariada), sendo selecionadas 12 variáveis de prognóstico independente (características clínicas e ultrassonográficas) assim descritas: história familiar de câncer ovariano, idade, terapia hormonal, dor, tumor inteiramente sólido, maior diâmetro da área sólida, paredes internas irregulares, diâmetro máximo, presença de sombra acústica, ascite, fluxo sanguíneo intratumoral e fluxo sanguíneo em projeção sólida.

A análise dessas características por meio de *software* para regressão logística possibilita avaliar a probabilidade de massa maligna.

Posteriormente, o grupo IOTA desenvolveu estudo para analisar, prospectivamente, o desempenho diagnóstico de regras ultrassonográficas simples (*simple rules*) para predizer benignidade/malignidade de massa anexial com a padronização dos critérios e com o objetivo de tornar a avaliação menos subjetiva, com menor variabilidade interobservador, ou seja, método reprodutível, sendo a avaliação subjetiva realizada por examinadores experientes quando as regras simples não foram conclusivas.

Nesse estudo multicêntrico, que incluiu 1.938 pacientes com massa anexial avaliadas antes do procedimento cirúrgico, a aplicação dessas regras obteve resultados conclusivos em 77% dos casos, com sensibilidade de 92% e especificidade de 96%. São cinco critérios de benignidade e cinco de malignidade de fácil interpretação. Quando a massa não puder ser avaliada adequadamente por esses critérios, o resultado será inconclusivo, e esses critérios podem ser utilizados sem necessidade de cálculos estatísticos complexos com boa reprodutibilidade (Quadro 7.1).

A primeira avaliação por imagem muitas vezes é iniciada com ultrassom e, quando necessário, complementada por outro método de imagem para confirmar ou adicionar informações.

Quadro 7.1 Ultrassonografias

Características de benignidade	Características de malignidade
B1: Unilocular	M1: Tumor sólido irregular
B2: Componentes sólidos <7mm	M2: Ascite
B3: Presença de sombra acústica	M3: Ao menos quatro projeções papilares
B4: Tumor multilocular liso com diâmetro <10cm	M4: Tumor sólido irregular multilocular diâmetro >10cm
B5: Ausência de fluxo	M5: Fluxo exuberante
Apenas características B sem características de M	Benigna
Apenas características M sem características de B	Maligna
Características B + M	Inconclusiva
Ausência de características B ou M	Inconclusiva

RADIOLOGIA CONVENCIONAL E CONTRASTADA

A radiografia simples da pelve é um exame pouco dispendioso, rápido, de fácil acesso e que pode oferecer informações úteis ao diagnóstico, resolvendo quase sempre questões difíceis. Deve ser lembrada principalmente quando a questão em estudo apresentar elementos radiopacos, como dispositivo intrauterino, corpo estranho ou estruturas ósseas ou calcificadas. Convém lembrar também que a hipótese de seu emprego na gestação deve ser definitivamente afastada, devendo ser usada em gestantes somente com avaliação muito criteriosa de seu risco-benefício. Como exemplo de seu uso pode ser citado o caso de uma paciente na qual, na consulta para revisão da aplicação de um dispositivo intrauterino (DIU), esse mecanismo não é localizado nem no exame clínico nem no ultrassonográfico. Uma radiografia simples de abdome pode demonstrar sua localização intraperitoneal extrauterina. Nódulos de miomas calcificados ou o conteúdo de um cisto dermoide, como calcificações, podem ser achados para contribuir no seu diagnóstico (Figura 7.33).

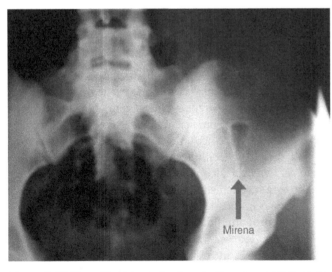

Figura 7.33 Dispositivo intrauterino fora do útero na cavidade peritoneal.

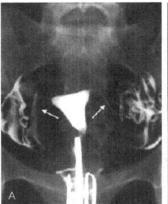 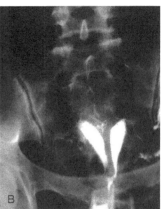

Figura 7.34 Histerossalpingografia. **A** Cavidade uterina e tubas normais. **B** Útero com cavidade dupla.

A histerossalpingografia, o exame radiológico contrastado mais utilizado e de maior aplicação em ginecologia, é realizada utilizando-se contraste radiológico iodado líquido, o qual é injetado sob pressão a partir do colo uterino, obtendo-se o contraste na contrastação da cavidade uterina, das trompas e, caso estas estejam pérvias, da cavidade peritoneal. Sua principal indicação é a pesquisa de causa de infertilidade por meio da avaliação da permeabilidade e mobilidade tubárias (diminuídas em sequelas de DIP e endometriose) e também da avaliação das variações anatômicas provenientes de fusões incompletas dos ductos müllerianos (úteros bicornos, didelfos etc.) (Figura 7.34).

TOMOGRAFIA COMPUTADORIZADA

Assim como a radiologia convencional e contrastada, a TC é um método de imagem que utiliza radiação ionizante, devendo seu uso ser avaliado com cautela em gestantes. Trata-se de um método de imagem seccional que vem sendo otimizado sobremaneira com o advento dos equipamentos *multislice*, com ganhos importantes em informação da anatomia e patologias da pelve, podendo oferecer informações adicionais ao exame ultrassonográfico, tanto nas patologias ginecológicas como nas não pélvicas, notadamente naquelas envolvendo o tubo digestivo e as estruturas ósseas ou calcificadas. Sua principal aplicação em ginecologia é para o estadiamento de neoplasias originadas no útero, ovários ou região anexial, valendo ressaltar que sua aplicação na oncologia ginecológica ultrapassa os limites da pelve, sendo utilizada para avaliação do envolvimento de outros órgãos pelas patologias malignas (Figura 7.35).

RESSONÂNCIA MAGNÉTICA (RM)

A RM é um método de imagem seguro para uso em ginecologia e obstetrícia, uma vez que não utiliza radiação ionizante, e vem se tornando mais frequente, apesar de ser o método de mais difícil acesso e de maior custo. Utiliza-se de campo magnético intenso e pulsos de radiofrequência para a formação da imagem, podendo esses pulsos ser combinados de várias formas, originando as ponderações das imagens.

Capítulo 7 Diagnóstico por Imagem em Ginecologia

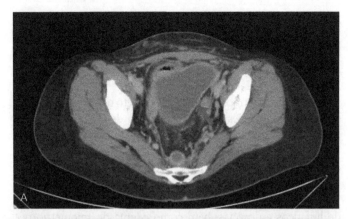

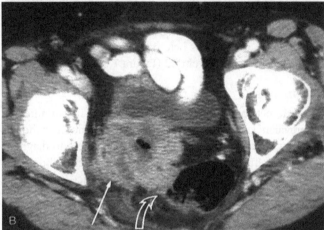

Figura 7.35 TC. **A** Abscesso pélvico (*seta*). **B** Massa das partes moles: disseminação local de câncer de colo uterino (*setas*).

As ponderações primárias ou básicas são em T1 (água com ausência de sinal – escura), em T2 (água com forte sinal – branca) e em DP (densidade de prótons – água com sinal intermediário – cinza), esta última menos utilizada nos dias de hoje. A referência é dada pelo brilho das imagens em RM como "sinal", podendo variar da ausência (escuro) ao sinal intenso (muito claro). São muitas as sequências de pulso utilizadas na prática diária, mas não é o caso de discuti-las no presente texto, bastando saber que grande parte delas, apesar de suas variações de pulsos, é ponderada em T1 ou T2.

Importante destacar o uso de técnicas de supressão de gordura (técnica que suprime o sinal proveniente da gordura). A importância das ponderações em RM reside, como já citado, na capacidade de oferecer informações anatômicas diversas, como a possibilidade de reconhecer alguns tecidos, especificamente por meio do seu comportamento nas várias sequências, diferenciando água, gordura, sangue, entre outras, o que pode ser de grande valor na avaliação de patologias.

Seu emprego é semelhante ao da TC com aplicações em oncologia ginecológica, porém oferece ainda mais subsídios para o diagnóstico de patologias benignas ou condições obstétricas que antes de sua aplicação eram território nebuloso para o diagnóstico por imagem. O útero e suas patologias constituem a maior aplicação da RM em ginecologia.

Anatomia uterina pela RM

O útero é melhor e mais comumente estudado por meio de imagens ponderadas em T2, principalmente no plano sagital. Na menacme, três zonas distintas podem ser assim reconhecidas: (1) o endométrio, hiperintenso (branco brilhante) com espessura variável, dependendo da fase do ciclo, medindo no máximo 15mm, 5mm na pós-menopausa sem TRH e 8mm com TRH (critérios similares aos do ultrassom); (2) a chamada zona juncional, hipointensa (cinza bem escuro), uma banda de hipossinal correspondendo histologicamente à camada mais interna do miométrio, que mede no máximo 12mm; (3) a camada mais externa do miométrio, com intensidade de sinal intermediária.

Em imagens de alta resolução, quatro zonas distintas podem ser identificadas no colo: (1) o muco hiperintenso no canal endocervical; (2) a mucosa com sinal intermediário/alto; (3) o estroma cervical hipointenso envolvendo a mucosa; (4) uma camada adicional de sinal intermediário em continuidade com o miométrio do corpo, representando musculatura lisa (Figura 7.36).

Indicações de uso da RM

Praticamente todas as patologias ginecológicas que alteram a morfologia dos órgãos ginecológicos podem ser estudadas pela RM, porém sua maior aplicação se dá nas seguintes:

- Anomalias uterinas congênitas:
  - Doença uterina benigna.
  - Endometriose.
  - Adenomiose.
- Carcinoma do colo.
- Carcinoma do endométrio.
- Neoplasia ovariana.

Malformações congênitas

As malformações do aparelho genital feminino, já detalhadas, podem ser diagnosticadas por meio de outros métodos de imagem, como histerossalpingografia e US. Todavia, a riqueza

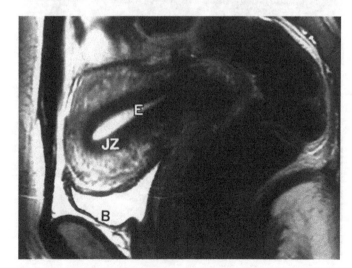

Figura 7.36 RM da pelve. Útero em corte sagital (ponderada em T2) mostrando a zona juncional (*JZ*) e o endométrio (*E*). Bexiga urinária (*B*).

de detalhes e a possibilidade de obtenção de imagens em três planos (coronal, sagital e axial) tornam a RM muito superior aos demais métodos, facilitando a identificação e a diferenciação de variações anatômicas, como os úteros bicorno e septado, sendo essa diferenciação fundamental para a abordagem terapêutica.

Adenomiose

Desde que Rokitansky descreveu a adenomiose em 1860, pequeno progresso tem ocorrido no entendimento dessa condição.

A adenomiose consiste na presença de tecido endometrial ectópico no miométrio com proliferação e penetração das glândulas endometriais, formando ilhas de tecido endometrial em sua intimidade em associação à hiperplasia miometrial.

A incidência varia de acordo com os critérios de diagnóstico (entre 8% e 27%) e está com frequência associada à miomatose, sendo difícil a diferenciação das duas patologias quando os miomas são múltiplos e pequenos, notadamente nos casos de adenomiose focal.

O método oferece algumas vantagens sobre a transvaginal no diagnóstico, uma vez que é menos operador-dependente e as imagens têm melhor reprodutibilidade de um exame para outro, representando vantagem na monitorização da adenomiose.

Imagens ponderadas em T2 são as mais utilizadas para o diagnóstico da adenomiose. Os critérios diagnósticos incluem o espessamento da zona juncional (>12mm), a lesão com hipossinal adjacente ao endométrio, apresentando-se como focal ou difuso, e a presença de massa miometrial com hipossinal e margens pouco definidas (adenomioma). Os focos de hipersinal em T2 no interior da lesão hipointensa representam ilhas de tecido endometrial ectópico, glândulas endometriais com dilatação cística e/ou hemorragia, estando presentes em 50% a 88% dos casos. Trata-se de ferramenta valiosa na diferenciação entre mioma e adenomioma (Figura 7.37).

Miomatose

Os miomas podem facilmente ser numerados, medidos e localizados com a RM, sendo sua topografia e sua relação com a cavidade e a serosa uterinas muito bem avaliadas, o que facilita muito o planejamento cirúrgico.

Os miomas uterinos apresentam aspecto típico na RM, apresentando-se como lesões nodulares bem delimitadas, com hipossinal nas imagens ponderadas em T1 e T2. O hipossinal em T2 possibilita sua diferenciação com relação à grande maioria dos tumores malignos. As lesões são envolvidas por uma pseudocápsula de tecido vizinho circunjacente. Um pequeno halo hiperintenso em T2 pode ser visto, sendo atribuível à dilatação de linfáticos e de veias, bem como edema do miométrio perilesional. Grandes miomas podem sofrer diferentes tipos de degeneração (hialina, hemorrágica, gordurosa ou cística), que se apresentam como áreas heterogêneas de hipersinal interno nas imagens ponderadas em T2 (Figura 7.38).

Endometriose

A endometriose é uma doença ginecológica importante por sua prevalência e por suas consequências, como infertilidade e dor, sendo a laparoscopia com biópsia o método diagnóstico de referência. A RM também apresenta sensibilidade de 90% e especificidade de 98% para o diagnóstico da endometriose. A endometriose profunda e do septo retovaginal pode ser demonstrada pela RM como foco de hipersinal em T1. O aspecto mais comum e específico do endometrioma consiste em um cisto com acentuado hipersinal em T1 e hipossinal nas imagens ponderadas em T2 (*shading*). O hipersinal nas imagens ponderadas em T1 é explicado pela presença de conteúdo hemorrágico (meta-hemoglobina extracelular) no interior do endometrioma, enquanto o hipossinal nas imagens ponderadas em T2 é atribuível ao alto conteúdo de ferro,

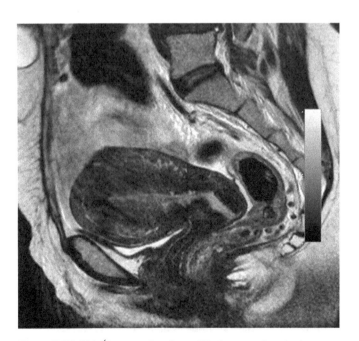

Figura 7.37 RM. Útero ponderado em T2: desaparecimento da camada juncional e endométrio com limites pouco definidos.

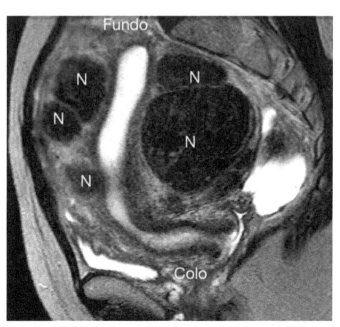

Figura 7.38 RM. Miomatose uterina: corte sagital mostrando nódulos miometriais (N).

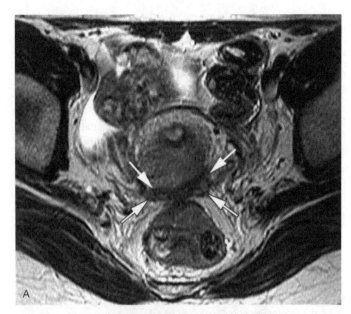
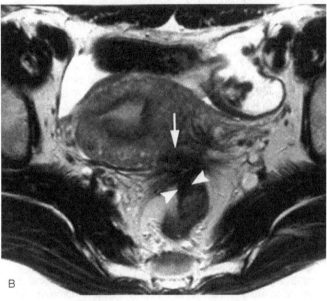

Figura 7.39 RM. Endometriose profunda: imagem hipointensa infiltrativa no nível do colo uterino (**A**) e dos paramétrios (**B**).

que é de 10 a 20 vezes maior do que no sangue. Sequências com técnicas de saturação de gordura ponderadas em T1 aumentam a sensibilidade na detecção de pequenos focos de endometriose e ajudam na diferenciação dos cistos endometrióticos dos dermoides (Figura 7.39).

Carcinoma do endométrio

O ultrassom é o primeiro método a ser pensado para avaliação do endométrio, cujas patologias têm seu diagnóstico e rastreamento bem avaliados por ele. Contudo, a RM é apontada como método de alta eficácia no estadiamento pré-operatório do carcinoma de endométrio, sendo utilizada para determinar a profundidade de invasão miometrial, com relatos de acurácia ao redor de 80%, e também para identificar extensão para o colo e paramétrios. A RM é também utilizada nos casos em que a extensão tumoral pode alterar a abordagem cirúrgica ou em pacientes com outras lesões concomitantes, como, por exemplo, os leiomiomas.

As imagens ponderadas em T2 são utilizadas para identificar e estadiar o carcinoma de endométrio, e as em T1 com gadolínio (contraste paramagnético) aumentam o grau de detecção e facilitam a diferenciação entre debris e tumor viável, além de melhorarem o diagnóstico do grau de invasão miometrial. A aparência do carcinoma estádio I é inespecífica, comumente s apresentando apenas como espessamento difuso da linha endometrial. A avaliação histológica é necessária para a confirmação do carcinoma não invasivo, pois não é possível a diferenciação com outras patologias benignas (pólipos e hiperplasia adenomatosa).

Carcinoma do colo

A RM é capaz de diagnosticar o câncer do colo uterino em estádios mais avançados; contudo, o exame especular, a colposcopia, a citologia, o "Papanicolau" e a biópsia são os métodos de escolha para o diagnóstico. O principal papel da RM é o estadiamento da lesão.

No carcinoma *in situ*, assim como no estádio IA (microinvasor), não são geralmente visibilizadas alterações, ressaltando-se que um tumor visível indica carcinoma macroinvasor, o qual é identificado como a massa de sinal intermediário em T2, contrastando com o aspecto de hipossinal do estroma normal do colo. Um tumor é classificado em estádio IIA quando invade os dois terços superiores da vagina. Nas imagens ponderadas em T2, a interrupção segmentar do hipossinal da parede vaginal ou a presença de vagina espessa e hiperintensa indica invasão tumoral. Tem significado clínico maior a presença de invasão parametrial, porque pacientes no estádio IIB não são candidatas à cirurgia. Invasão parametrial é diagnosticada quando há interrupção completa do estroma cervical associada a irregularidade e heterogeneidade da gordura parametrial.

No estádio IIIA, a massa tumoral se estende até o terço inferior da vagina. A extensão tumoral para a parede pélvica ou a presença de hidronefrose caracteriza o estádio IIIB. A extensão para reto e bexiga (estádio IVA) é cogitada quando há interrupção do hipossinal normal da parede desses órgãos. Embora não avaliados pelo estadiamento da Federação Internacional de Ginecologia e Obstetrícia (FIGO), a presença de metástases linfonodais se correlaciona significativamente com pior prognóstico. O diagnóstico de linfonodos metastáticos na RM se baseia no achado de linfonodos aumentados, com mais de 1cm no menor eixo. A acurácia da RM no diagnóstico de linfonodomegalias varia de 76% a 93%. No entanto, as características de sinal do linfonodo aumentado não possibilitam, por si, a diferenciação entre linfonodomegalia metastática e hiperplástica.

Lesões ovarianas

O papel da RM no diagnóstico das lesões ovarianas focais, sejam sólidas ou císticas, é restrito, sendo utilizada apenas nos casos em que o ultrassom não ofereceu substratos sufi-

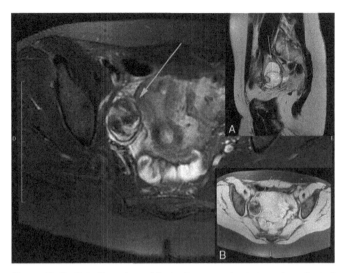

Figura 7.40 RM. Cisto dermoide: lesão expansiva heterogênea (setas) com franca queda de sinal na sequência com saturação de gordura. Corte sagital em T2 (detalhe A) e corte axial em T1 (detalhe B).

cientes para a definição diagnóstica. São utilizadas sequências ponderadas em T1 e T2, com uso de supressão de gordura e injeção de contraste. As características da lesão (sólida, mista ou cística), sua morfologia interna, as características do sinal e seu padrão de captação de contraste podem ser utilizados para orientar o diagnóstico. Lesões císticas tendem a representar lesões benignas, as mistas tendem à malignidade e as sólidas podem representar tumores benignos, *borderline* ou malignos. Cistos simples, visibilizados como anecoicos ao ultrassom, se apresentam como lesões ovoides regulares, de baixo sinal T1 e alto sinal T2 nos exames de ressonância.

Informações muito valiosas podem ser obtidas nos casos de cistos endometrioides e teratomas, como já discutido, havendo, no caso do primeiro, diferencial com cistos funcionais hemorrágicos. As lesões mistas apresentam alto grau de suspeição para malignidade, e seu tamanho, características internas e padrão de captação fornecem subsídios para maior ou menor probabilidade de malignidade. Essas lesões se apresentam como ovoides que em T2 apresentam septações internas (em negativo) ou nódulos sólidos murais. As lesões predominantemente sólidas podem variar do baixo sinal a sinal intenso em T2, dependendo da celularidade do tumor e do tipo celular envolvido, podendo ser encontradas lesões benignas (como os fibromas), de baixa malignidade ou malignas (tumores de células germinativas) (Figura 7.40).

TOMOGRAFIA POR EMISSÃO DE PÓSITRONS/TOMOGRAFIA COMPUTADORIZADA (PET-TC)

O equipamento é formado pela PET acoplada a um tomógrafo (TC). Similarmente à cintilografia, um radiofármaco é injetado e a radiação emitida é captada. A PET tem muita sensibilidade em detectar lesões, mas tem baixa referência anatômica. Por isso, os dois métodos são acoplados, unindo a referência anatômica da TC à sensibilidade do PET.

TOMOGRAFIA POR EMISSÃO DE PÓSITRONS/RESSONÂNCIA MAGNÉTICA (PET-RM)

O equipamento é formado pela PET e a ressonância magnética, melhorando ainda mais as referências anatômicas. Nos dois casos, as limitações principais são disponibilidade e custo elevado.

Leitura complementar

Abrão MS, Petraglia F, Falcone T, Keckstein J, Osuga Y, Chapron C. Deep endometriosis infiltrating the reto-sigmoid: critical factors to consider before management. Human Reproduction Update 2015; 21:329-39.

Derchi LE, Serafini G, Gandolfo N, Gandolfo NG, Martinoli C. Ultrasound in gynecology. Eur Radiol 2001; 11:2137-2155.

Greenlee RT et al. Prevalence, incidence, and natural history of simple ovarian cysts among women >55 years old in a large acreening trial. Am J Obstet Gynecol 2010; 373:e1-9.

Huchon C, Fauconnier A. Adnexial torsion: a literature review. European Journal of Obstetrics and Gynecology 2010; 150:8-12.

Kaijser et al. Presurgical diagnosis of A-adnexial tumours using mathematical models and scoring systems: a systematic review and meta-A-analysis. Human Reproduction Update 2014; 20:449-62.

Kaijser J et al. Improving strategies for diagnosing ovarian câncer: a summary of the International Tumor Analysis (IOTA) Studies. Ultrasound Obstet Gynecol 2013; 41:9-20.

Kurman RJ, Shih I. Molecular pathogenesis and extraoavrian origin of epithelial ovarian cancer – Shifting the paradigm. Human Pathology 2011; 42:918-31.

Meredith SM, Sanchez-Ramos L, Kaunitz AM. Diagnostic accuracy of transvaginal sonography for the diagnosis of adenomyosis: sistematic review and mata-analysis. Am J Obstet Gynecol 2009; 201:107e1-6.

Olpin JD, Heilbrun M. Imaging of Mullerians duct anomalies. Clinical Obstetrics adn Gynecology 2009; 52:40-56.

Reinhold C, Tafazoli F, Mehio A et al. Uterine adenomyosis: endovaginal US and MR imaging features with histopathologic correlation. Radiographics 1999; 19(Spec No):S147-60.

Smith-Bindman R, Kerlikowske K, Feldstein VA et al. Endovaginal ultrasound to exclude endometrial cancer and other endometrial abnormalities. JAMA 1998; 280(17):1510-17.

Steinkeler JA, Woodfield CA, Lazarus E, Hillstrom MM. Female infertility: a systematic approach to radiologic imaging and diagnosis. RadioGraphics 2009; 29:1353-70.

The Rotterdam ESHRE/ASRM-Sponsored PCOS consensus workshop group. Revised Consensus on Diagnostic Criteria and Log-term Health Risks Related to Polycystic Ovary Syndrome. Fertility and Sterility 2004; 81:19-25.

Timmermans A et al. Endometrial thickness measurement for detecting endometrial cancer in women with postmenopausal bleeding. Obstetrics and Gynecology 2010; 116:160-7.

Timor-Tritsch IE, Lerner JP, Monteagudo A, Murphy KE, Heller DS. Transvaginal sonographic markers of tubal inflamatory disease. 1998; 12:56-66.

Torloni MR, Vedmedovska N, Merialdi M, Betran et al. Safety of ultrasonography in pregnancy: WHO systematic review of the literature and meta-analysis. Ultrasound Obstet Gynecol 2009; 33:599-608.

Werner Jr H, Brandão A, Dalto P. Ressonância magnética em obstetrícia e ginecologia Rio de Janeiro: Editora Revinter, 2003.

CAPÍTULO 8

Estados Intersexuais e Malformações do Trato Genital

João Tadeu Leite dos Reis
Cláudia Lúcia Barbosa Salomão
Maria Virgínia Furquim Werneck Marinho

ESTADOS INTERSEXUAIS

Os estados intersexuais resultam da diferenciação imperfeita ou incompleta dos órgãos genitais em qualquer nível genético ou orgânico, convertendo-se em genitália ambígua. Nessa situação não há acordo entre os vários sexos do indivíduo, ou seja, o sexo genético, retratado pela sua constituição cariotípica 46,XX ou 46,XY, o sexo gonadal/hormonal e o sexo fenotípico. A literatura desde 2006 propõe melhor terminologia nominando essas alterações como anomalias da diferenciação sexual (ADS), uma vez que a expressão *estado intersexual* denota um sexo intermediário ou um terceiro sexo, o que parece inadequado. Além do mais, os termos hermafroditismo e pseudo-hermafroditismo podem soar como estigmatizantes, tanto para os pacientes como para os familiares, e quando acompanhados pela especificação do sexo – masculino ou feminino – podem não estar de acordo com o gênero assumido pelo paciente.

Epidemiologia e relevância

A verdadeira incidência de indivíduos com estados intersexuais é desconhecida, mas a literatura concorda que anomalias genitais ocorrem em 1:4.500 a 1:5.000 nascimentos, sendo fundamental para sua detecção precoce o cuidadoso e detalhado exame dos genitais de todo recém-nascido. Boa parte dessas crianças é saudável, mas é imperativa uma avaliação imediata em razão do potencial de risco das alterações associadas à perda de sal. Alguns indivíduos podem apresentar subvirilização ou hipervirilização da genitália, o que pode atrasar o diagnóstico até a infância tardia ou adolescência. Ao se incluírem essas situações, a incidência passa a ser de 2% a 10%.

Diagnóstico

A investigação etiológica não é simples e implica a atuação conjunta e integrada de vários especialistas experimentados. O grande desafio é o tempo dispensado em precisá-lo, já que dele dependem, além da definição do sexo, também os procedimentos terapêuticos e o aconselhamento genético à família. O ideal seria realizá-lo antes do estabelecimento da identidade sexual, ainda no período neonatal, com detecção de casos potencialmente letais (p. ex., forma perdedora de sal da hiperplasia congênita da suprarrenal – HCSR). Quando a identificação do estado intersexual ocorre logo ao nascimento, a família deve ser imediatamente comunicada da necessidade de não haver atraso no registro civil.

Data de 2003 a resolução do Conselho Federal de Medicina (CFM) sobre anomalias da diferenciação sexual. A resolução citada propõe uma definição adequada do gênero e um tratamento em tempo hábil (art. 2º); menciona a necessidade de estrutura mínima para realização de exames complementares, como dosagens hormonais, exames citogenéticos, de imagem e anatomopatológicos (art. 3º); afirma que para a definição final e adoção do sexo dos pacientes com anomalias de diferenciação faz-se obrigatória a existência de uma equipe multidisciplinar com conhecimentos nas áreas de clínica geral e/ou pediátrica, endocrinologia, endocrinologia pediátrica, cirurgia, genética, psiquiatria e psiquiatria infantil (art. 4º); afirma que durante toda a fase de investigação o paciente e seus familiares ou responsáveis legais devem receber apoio e informações sobre o problema e suas implicações (§1º); afirma que o paciente que apresenta condições deve participar ativamente da definição do seu próprio sexo (§2º); e, por fim, no momento da definição final do sexo, os familiares ou responsáveis legais, ou eventualmente o paciente, devem estar suficiente e devidamente informados de modo a participar da decisão do tratamento proposto (§4º).

Atualmente os seguintes conceitos gerais são amplamente aceitos: deve ser evitada a atribuição de gênero antes da avaliação de especialistas; avaliação e manejo a longo prazo devem ser realizados por equipe multidisciplinar experiente; todos os indivíduos devem receber um gênero, via de comunicação fácil entre pais e equipe de saúde; recomenda-se a participação da família nos processos de decisão, respeitando-se as preocupações dos pacientes e dos familiares, além da presença constante de grupos de apoio tanto para os familiares como para os pacientes.

Damiani ressalta que durante o período em que não é registrada, a criança não existe como cidadã, razão pela qual medidas judiciais devem ser tomadas para a garantia, ainda sem o devido registro civil, de acesso aos recursos a ela disponibilizados, como vacinação, obtenção de consultas em centros de saúde e deslocamentos de um estado para outro. Lembra também que, embora a maioria dos casos seja reconhecida no período neonatal, existem apresentações em crianças maiores ou adolescentes ainda não reconhecidas e que podem se apresentar clinicamente como puberdade atrasada/incompleta, virilização em meninas, amenorreia primária, desenvolvimento mamário ou hematúria cíclica em meninos.

Classificação

A classificação tradicional se baseia na natureza da gônada presente, sendo considerados três grupos básicos: o pseudo-hermafroditismo masculino (PHM) – genitália ambígua com testículos; o pseudo-hermafroditismo feminino (PHF) – genitália ambígua com ovários; e o hermafroditismo verdadeiro (HV) – testículo e ovário com ou sem genitália ambígua. Com o intuito de facilitar a compreensão e a atuação clínica, a Lawson Wilkins Pediatric Endocrine Society (LWPES) e a European Society for Paediatric Endocrinology (ESPE) elaboraram um consenso, publicado em 2006, redefinindo termos que pudessem causar dúvidas.

Assim, de maneira geral, os estados intersexuais ou anomalias da diferenciação sexual (ADS) podem ser classificados em:

- **Pseudo-hermafroditismo feminino – ADS 46,XX:** HCSR.
- **Pseudo-hermafroditismo masculino – ADS 46,XY:** forma completa, pseudo-hermafroditismo masculino familiar incompleto tipos I e II, síndrome de Swyer ou disgenesia gonadal XY.
- **Hermafroditismo verdadeiro – ADS ovotesticular:** presença de tecido gonadal feminino e masculino em um mesmo indivíduo.

Pseudo-hermafroditismo
Pseudo-hermafroditismo feminino (PHF)

O ADS 46,XX tem como causas principais a HCSR, os tumores maternos produtores de androgênios e o uso de agentes de ação androgênica durante a gestação (danazol, progestogênios sintéticos em doses maiores do que as dos contraceptivos hormonais, androgênios usados especialmente no período da embriogênese). Sem dúvida, a causa mais comum seria a HCSR, responsável por grande parte dos casos de genitália ambígua.

O PHF se caracteriza, clinicamente, pela presença de genitália externa masculinizada em graus variáveis, em indivíduos de cariótipo 46XX e que apresentam gônadas e genitália interna femininas.

Hiperplasia congênita da suprarrenal

Em suas formas clássica ou tardia, a HCSR se caracteriza pelo conjunto de sinais clínicos e achados laboratoriais decorrentes de alguma deficiência enzimática que comprometa a cadeia de síntese do cortisol em algum dos seus pontos. Essa deficiência enzimática, em seus diversos graus, causa aumento da secreção do hormônio adrenocorticotrófico (ACTH) em nível central, constituindo um sistema de *feedback* e ocasionando, consequentemente, hiperplasia da glândula suprarrenal, com resultante produção excessiva dos esteroides suprarrenais precursores vizinhos ao ponto de bloqueio (Figura 8.1).

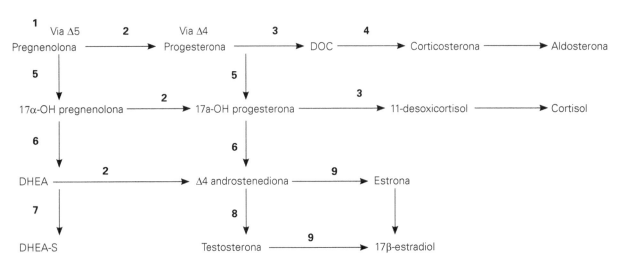

Figura 8.1 Biossíntese suprarrenal de esteroides. (Adaptada de Kiguel F.) (*1:* 20-22 desmolase; *2:* Δ4-5 isomerase 3β-hidroxiesteroide-desidrogenase; *3:* 21Δ-hidroxilase; *4:* 11β-hidroxilase; *5:* 17α-hidroxilase; *6:* 17-20 liase; *7:* sulfatase; *8:* 17β-hidroxiesteroide-desidrogenase; *9:* aromatase.)

Quanto maior a magnitude da alteração genética, já que se trata de um distúrbio geneticamente determinado, maior será o comprometimento na produção das enzimas envolvidas e, consequentemente, a apresentação clínica será mais precoce e exuberante, sendo chamada de "forma clássica" quando essas alterações estiverem presentes desde o nascimento. A forma "tardia, leve ou não clássica" apresenta habitualmente deficiência enzimática menos intensa do que a deficiência encontrada na "forma clássica", em geral se manifestando clinicamente na infância tardia e/ou na adolescência. Achados laboratoriais positivos para a patologia sem nenhuma manifestação clínica caracterizam a "forma crítica" da doença. Já a situação de "portador são" consiste no indivíduo com algum grau de alteração genética, porém sem comprometimento da produção enzimática.

Entre as formas de hiperplasia suprarrenal, três em especial podem ser causa de hiperandrogenismo e, portanto, de suas repercussões clínicas:

- **Deficiência da enzima 21-hidroxilase:** responsável não só por grande parte dos casos de HCSR, mas também pela forma clássica da doença, com suas possíveis características virilizantes ao nascimento, como hipertrofia do clitóris, presença de orifício único de desembocadura uretral e vaginal (o que ocorre por persistência do seio urogenital embriologicamente), sendo responsável, portanto, por um quadro de PHF com formação de genitália ambígua. Ainda ao nascimento pode ser encontrada uma forma clássica "perdedora de sal" com diminuição acentuada da síntese de mineralocorticoides, ocasionando quadro de diarreia, vômitos, inapetência e, até mesmo, choque por desequilíbrio hidroeletrolítico e ácido-básico nos primeiros dias ou semanas de vida. O surgimento de uma crise "tipo addisoniana" pode ocorrer com presença de hiponatremia, hiperpotassemia e acidose metabólica. Portanto, o diagnóstico deve ser realizado de imediato.

A *forma não clássica* (ou tardia) da deficiência da enzima 21-hidroxilase se caracteriza pela instalação tardia, na infância e/ou adolescência, geralmente com menor grau de comprometimento na síntese da enzima. Pode manifestar-se como pubarca precoce, hirsutismo, irregularidades menstruais, anovulação crônica e infertilidade, também decorrentes do hiperandrogenismo presente.

O diagnóstico das formas clássica e tardia será feito por meio dos sinais clínicos associados às dosagens hormonais, especialmente de 17-hidroxiprogesterona e androstenediona, que estarão aumentadas principalmente na forma clássica (os casos duvidosos, geralmente da forma não clássica, devem ser acrescidos do teste pós-estímulo com ACTH).

- **Deficiência da enzima 11-hidroxilase:** muito menos frequente do que a deficiência da 21-hidroxilase, é responsável por 5% a 8% de todos os casos de hiperplasia da glândula suprarrenal, podendo apresentar-se como forma hipertensiva, em virtude do acúmulo de 11-desoxicortisona, substância que apresenta ação retentora de sal e supressora da atividade plasmática da renina.

O diagnóstico será realizado, ao nascimento, por meio do exame da genitália externa, que pode apresentar algum grau de ambiguidade, presença ou não de hipertensão, com ou sem alcalose, além da dosagem hormonal, especialmente do desoxicortisol, que se apresentará aumentada. A deficiência da 11β-hidroxilase também pode apresentar-se como forma tardia.

- **Deficiência da 3β-desidrogenase:** de incidência desconhecida, também pode apresentar-se de forma clássica ou tardia. O comprometimento da produção enzimática deve ser quase completo para que seja manifestado o déficit de mineralocorticoides. Em geral, a produção de mineralocorticoide é normal na forma tardia, a qual pode se apresentar com hirsutismo e irregularidades menstruais em razão do hiperandrogenismo. A forma "perdedora de sal" pode ocorrer especialmente na forma clássica. O diagnóstico laboratorial é feito com a dosagem de desidroepiandrosterona (DHEA) e seu sulfato, 17-hidroxipregnenolona e pregnenolona, que estarão aumentados.

O tratamento da hiperplasia suprarrenal se baseia no bloqueio da atividade da glândula a partir do uso de glicocorticoides, visando à diminuição na produção de androgênios de origem suprarrenal e à regressão do quadro de androgenização. Em casos associados a defeitos maiores do seio urogenital (p. ex., persistência de orifício único) ou regressão insatisfatória da hipertrofia de clitóris pós-tratamento clínico instituído, haverá indicação de correção cirúrgica específica.

Para os pacientes que estão sob tratamento com glicocorticoides desde a infância, na adolescência é frequente a necessidade da associação de agentes antiandrogênicos com a finalidade de auxiliar a redução do quadro de hiperandrogenismo. A ciproterona, a espironolactona (e seu derivado drospirenona, presente em produtos anticoncepcionais) e a finasterida são exemplos desses medicamentos A flutamida não é recomendada em virtude de sua potencial hepatotoxicidade.

As adolescentes com perfil hiperandrogênico devem ser sempre investigadas a respeito da possibilidade de haver HCSR, uma vez que, caso engravidem, merecem tratamento com glicocorticoides até a determinação do sexo fetal, pois, se feminino, esse tratamento deve ser mantido até o final da gravidez, evitando, assim, a virilização fetal.

Convém lembrar que na forma tardia da hiperplasia suprarrenal, a produção de glicocorticoides e de mineralocorticoides costuma ser satisfatória para o funcionamento normal do organismo, não necessitando obrigatoriamente de reposição desses hormônios.

Pseudo-hermafroditismo masculino (PHM)

O ADS 46,XY decorre da produção inadequada de testosterona e/ou do fator inibidor mülleriano (MIF), ou de defeito nos receptores celulares testiculares à testosterona, ou ainda da deficiência da enzima 5α-redutase.

O PHM se caracteriza, clinicamente, pela presença de genitália externa pouco masculinizada ou feminilizada em graus variáveis, em indivíduo de cariótipo XY, com gônadas masculinas e genitália interna masculina completa ou não, podendo até mesmo apresentar algum grau de desenvolvimento de genitália interna feminina. Como a gônada, se disgenética, é de linhagem Y, sua exérese cirúrgica deve ser avaliada em razão de seu potencial de malignização, em idades variáveis, de acordo com a patologia e a condução clínica individualizada do caso.

Forma completa

A forma completa também é chamada de síndrome da feminização testicular completa. A presença de genitália externa feminina com vagina curta em fundo cego ocorre por deficiência total dos receptores aos androgênios ou incapacidade de o androgênio ligar-se ao receptor, prejudicando até a formação da genitália interna por insensibilidade dos canais de Wolff aos androgênios. Esses indivíduos, por apresentarem genitália externa feminina, geralmente são criados como pertencentes ao sexo feminino, apresentando desenvolvimento mamário na puberdade e pilificação escassa ou ausente (face, região pubiana e axilas). Como o MIF é produzido normalmente, a genitália interna feminina não se desenvolve. Cerca de um terço desses indivíduos desenvolve um tumor testicular na fase adulta, justificando a exérese cirúrgica da gônada após as modificações corporais da puberdade. A partir de então deverá ser instituída a terapêutica de reposição hormonal feminina.

Pseudo-hermafroditismo masculino familiar incompleto tipo I

O PHM masculino tipo I ocorre por deficiência parcial dos receptores aos androgênios. Encontra-se genitália externa com graus variáveis de diferenciação, desde a muito masculinizada até a mais próxima da feminina. São indivíduos geralmente criados como sendo do sexo feminino, podendo apresentar desenvolvimento mamário na puberdade, além de serem também inférteis.

Como a causa é o defeito nos receptores, o uso de androgênios exógenos se mostra ineficaz para promoção de virilização genital ou periférica.

Pseudo-hermafroditismo masculino familiar incompleto tipo II

O PHM familiar incompleto tipo II ocorre por deficiência da enzima 5α-redutase, responsável pela conversão de testosterona em diidrotestosterona nas células-alvo da ação androgênica (células do seio urogenital, células dos folículos pilosos etc.). Por ser a diidrotestosterona o hormônio responsável efetivamente pela masculinização periférica, o grau de deficiência da enzima 5α-redutase determina também o grau da alteração clínica, encontrando-se, portanto, graus variáveis de masculinização. Como os testículos são funcionalmente normais, na puberdade haverá a produção habitual de testosterona, ressaltando-se que alguma fração será convertida em diidrotestosterona, dependendo da intensidade da deficiência da enzima, ocorrendo, assim, sempre algum grau de masculinização. Portanto, o diagnóstico precoce é importante para que a criação desse indivíduo seja direcionada para o sexo masculino desde a infância. Caso não tenha sido estabelecido o diagnóstico, as gônadas devem ser retiradas antes da puberdade para não restar nenhum grau de masculinização.

Síndrome de Swyer ou disgenesia gonadal XY

Os portadores da síndrome de Swyer, ou disgenesia gonadal XY, são cromossomicamente 46,XY, com tendência familiar compatível com padrão de herança autossômica recessiva, que apresentaram perda do tecido testicular antes da sétima semana de vida embrionária, revelando, portanto, falha na produção de testosterona e MIF. Consequentemente, como os seus testículos são rudimentares, esses pacientes evoluirão com fenótipo feminino, genitália interna feminina (por ausência de MIF), genitália externa também feminina (por deficiência de testosterona), falha no desenvolvimento puberal e amenorreia primária. A estatura será normal e os estigmas de Turner, ausentes.

Hermafroditismo verdadeiro

ADS ovotesticular ocorre quando da existência de tecido gonadal ovariano e testicular em um mesmo indivíduo; esses tecidos podem estar presentes em gônadas separadas ou em uma única gônada (ovotéstis). Em grande parte dos casos o tecido testicular presente é disgenético, mas o tecido ovariano é normal.

Cerca de 60% dos casos apresentam cariótipo 46,XX, 20%, mosaicos (46,XX/46,XY; 46,XX/47,XXY; 46,XX/47,XYY; 45,X/46,XX/47,XXY, entre outros) ou quimera (46,XX/46,XY), 15%, 46,XY, e cerca de 5% dos casos têm aberrações estruturais do cromossomo Y, com ou sem mosaicismo (46X, de Yq), entre outros.

O diagnóstico é estabelecido mediante a comprovação histológica de tecido gonadal masculino e feminino no mesmo indivíduo, não necessariamente na mesma gônada (ovotéstis). É obrigatoriamente histopatológico, dependendo da constatação de tecido testicular caracterizado pela presença de ao menos túbulos seminíferos, com ou sem espermatozoides, juntamente com tecido ovariano, com pelo menos folículos ou *corpora albicantia*, em um mesmo indivíduo ou em uma mesma gônada (ovotéstis) ou em gônadas opostas. O ovotéstis é a gônada mais frequente, seguida do ovário e, mais raramente, do testículo.

Nenhuma característica clínica diferencia claramente o hermafrodita verdadeiro das outras causas de ambiguidade genital, variando as apresentações clínicas desde o homem normal e fértil até a mulher também normal e fértil. No entanto, na maioria dos casos relatados existe ambiguidade genital. Clinicamente, esses pacientes apresentam útero, genitália interna bastante variável, em geral de acordo com a gônada homolateral, e genitália externa também normalmente ambígua (muitas vezes masculinizada). Na puberdade, cerca de 80% desses indivíduos desenvolvem ginecomastia e aproximadamente 50% menstruam, mantendo-se frequente o quadro de infertilidade. A degeneração maligna das gônadas, apesar de rara, já foi descrita em cerca de 2% a 4% dos casos (gonadoblastoma, seminoma e disgerminoma).

A Sociedade Brasileira de Endocrinologia e Metabologia e a Sociedade Brasileira de Pediatria sugerem que, quando há casos diagnosticados em idade precoce, a melhor opção para a criação é o sexo feminino, tentando-se, quando possível, preservar a porção ovariana das gônadas com possibilidade de puberdade feminina espontânea, bem como a fertilidade, especialmente nos pacientes com constituição cromossômica 46,XX (nesses casos, todo o tecido testicular deve ser removido). Independentemente da opção quanto ao sexo de criação, as cirurgias necessárias para correção da genitália interna e externa, de acordo com a opção feita, assim como a reposição hormonal adequada, quando necessária, devem ser realizadas no período da puberdade.

MALFORMAÇÕES GENITAIS

A expressão malformações genitais é de suma importância em ginecologia e obstetrícia, uma vez que essas alterações podem causar prejuízo na saúde e na vida reprodutiva da mulher. Entendem-se como malformações genitais as alterações na anatomia do trato genital feminino decorrentes de defeitos em seu desenvolvimento embrionário, os quais podem ocasionar problemas de saúde que variam de amenorreia ao aborto recorrente.

Epidemiologia e relevância

Revisões epidemiológicas recentes são concordantes no que tange à relevância e à prevalência desses defeitos na população em geral. Considera-se como prevalência promédio na população geral feminina a incidência de 6,7%, de 7,3% na população infértil feminina, e, em pacientes com perda gestacional recorrente, a incidência seria de 16,7%.

As malformações müllerianas mais frequentes são os úteros septado, bicorno e arcuado, o didelfos, o unicorno e a hipoplasia uterina. Outras, menos comuns, são as derivadas de defeitos do seio urogenital, como o septo vaginal baixo. As malformações desse seio podem aparecer em associação ou não às anomalias dos ductos müllerianos.

Sabe-se que o risco de malformação genital é 12 vezes maior quando há casos na família entre os parentes de primeiro grau.

Torna-se imperativa à compreensão deste capítulo a apresentação de noções básicas da embriologia do trato genital feminino superior e inferior.

Embriologia

Independentemente de como são classificadas, as malformações decorrem de alterações no desenvolvimento do órgão no útero materno ou de detenção do desenvolvimento fora do útero materno. A idade gestacional e a "penetrância" da alteração intraútero determinarão sua magnitude.

A depender do tipo e do grau da distorção anatômica, as malformações podem estar associadas a diversos problemas de saúde e reprodutivos femininos, e a adequada caracterização de cada tipo de malformação torna mais efetivos o diagnóstico e o tratamento da patologia específica.

Até a sexta semana de vida intrauterina, os embriões masculinos e femininos não apresentam diferenças, contendo, ambos, ductos de Müller (ou paramesonéfricos) e de Wolff (ou mesonéfricos).

Os ductos de Müller darão origem às tubas uterinas e ao ducto uterino, o qual, posteriormente, dará lugar ao útero e aos dois terços superiores da vagina. Os ductos de Wolff involuirão na mulher, remanescendo como estruturas tais quais os ligamentos redondos, útero-ovarianos e ligamentos suspensores do ovário.

Os ovários, por sua vez, se originam independentemente, não costumando, por isso, ser afetados em quadros de malformações uterovaginais.

O terço inferior da vagina se forma por meio do seio urogenital (estrutura que dará origem à genitália externa). Em algum momento o terço inferior da vagina se fusiona aos dois terços superiores.

A fusão dos dois ductos de Müller, como já dito, formarão o útero e os dois terços superiores da vagina, e a reabsorção do septo de união desses ductos fará com que esses órgãos passem a apresentar uma "luz" (Figura 8.2).

Alterações em qualquer uma das fases da embriogênese, ou seja, na organogênese, fusão e reabsorção, poderão ser causas de malformações do trato genital feminino.

Ao se considerar, portanto, a incidência das malformações do trato genital feminino, estas devem ser lembradas como possível diagnóstico em mulheres com dismenorreia progressiva, dor cíclica na presença de amenorreia, abortos recorrentes, partos prematuros, sangramentos uterinos anormais, infertilidade, dispareunia e dificuldade em realizar o coito ou mantê-lo.

Definição e sistemas de classificação das malformações genitais

Como já exposto, as anomalias uterovaginais ou anomalias müllerianas constituem um grupo de patologias congênitas que se originam por um defeito de desenvolvimento, fusão ou canalização dos conductos de Müller na etapa embrionária.

A maioria dos casos é diagnosticada tardiamente como resultado de estudos de investigação de infertilidade ou de complicações obstétricas precoces ou tardias. O diagnóstico é realizado em diversas idades, dependendo das particularidades de cada caso. Diante de um quadro obstrutivo, obviamente os sinais e sintomas clínicos serão mais exuberantes, podendo apresentar hematocolpos, hematométrio, massa pélvica presente, dismenorreia importante e sangramento genital anômalo ou amenorreia.

Já os transtornos não obstrutivos geralmente são diagnosticados em consultas de rotina, quando se pede uma ecografia, ou mesmo na investigação de infertilidade ou perda gestacional de repetição.

Cabe lembrar que as malformações genitais podem estar associadas a alterações genéticas ou mesmo alterações enzimáticas e, também, à exposição a agentes teratogênicos, como, por exemplo, a talidomida e o dietilestilbestrol (DES), um estrogênio sintético não esteroide que já foi muito empregado clinicamente na prevenção dos abortamentos de repetição e também de doença hipertensiva específica de gravidez. As filhas das usuárias do DES apresentam maior incidência de adenose vaginal e adenocarcinoma de células claras, além de

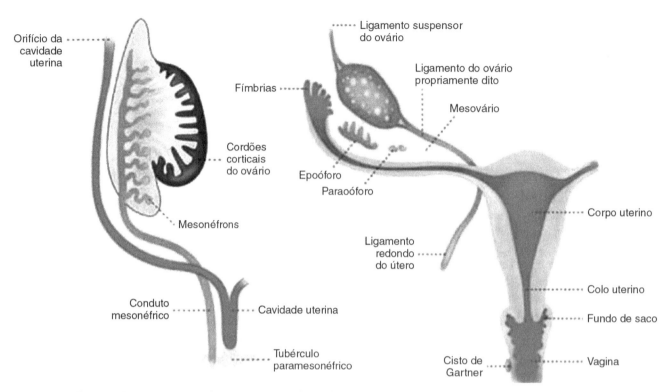

Figura 8.2 Desenvolvimento de mesonéfrons e paramesonéfrons. (Reproduzida de Medina C, Aguirre J, Mantecinos J, Schiappacasse G.)

maior incidência de útero em T, hipoplasia uterina e anormalidades tubárias e de colo uterino.

Os sistemas de classificação das malformações müllerianas se baseiam na caracterização sistemática das pacientes em grupos com características similares.

A aceitação de um sistema de classificação revela sua capacidade para corresponder, efetivamente, às necessidades dos médicos no entendimento, diagnóstico e tratamento da paciente.

O sistema de classificação mais amplamente usado é o da Sociedade Americana de Fertilidade (AFS), por ser de fácil entendimento e utilização. As outras classificações propostas derivam da ineficácia da classificação da AFS para caracterizar, de maneira adequada, as anomalias descritas como complexas.

A classificação proposta pela AFS encontra-se resumida na Figura 8.3 e no Quadro 8.1.

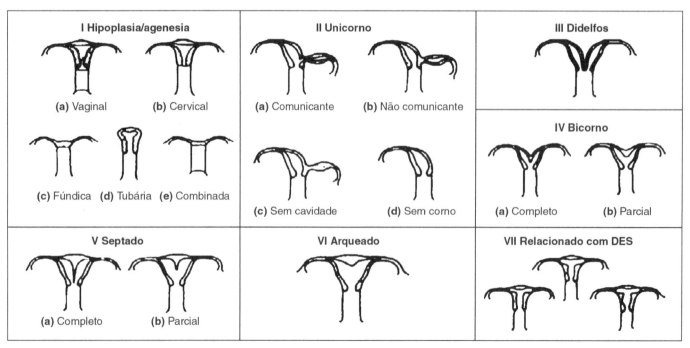

Figura 8.3 Classificação da Sociedade Americana de Fertilidade (AFS).

Capítulo 8 Estados Intersexuais e Malformações do Trato Genital

Quadro 8.1 Classificação da Sociedade Americana de Fertilidade (AFS)

Classe I	Hipoplasia e agenesia	(a) vaginal, (b) cervical, (c) fúndica, (d) tubária
Classe II	Unicorno	(a) comunicante, (b) não comunicante, (c) sem cavidade, (d) sem corno
Classe III	Didelfos	
Classe IV	Bicorno	(a) parcial, (b) completo
Classe V	Septado	(a) parcial, (b) completo
Classe VI	Arqueado	
Classe VII	Relacionado com DES (dietilestilbestrol)	

Outra classificação bastante utilizada atualmente é a da Sociedade Europeia de Reprodução Humana (ESHRE) e da Sociedade Europeia de Ginecologia Endoscópica (ESGE), criada pelo grupo de trabalho Congenital Uterine Anomalies (CONUTA). Assim como a AFS, a classificação da ESHRE/ESGE também se baseia na anatomia do sistema genital feminino, como pode ser observado nas Figuras 8.4 e 8.5 com classificações cervicais e vaginais vistas separadamente, em subclasses.

Diagnóstico

O diagnóstico das malformações genitais tem por base a avaliação clínica, com observação dos sinais clínicos e sintomas, e também a realização de exames complementares de complexidades distintas.

As manifestações clínicas são diversas, dependendo do grau de complexidade da malformação. Podem estar presentes dor pélvica, cíclica ou não, dismenorreia, dispareunia, alterações menstruais diversas, estando a amenorreia primária presente nos casos obstrutivos.

A presença de endometriose pode ser consequência de casos obstrutivos ou semiobstrutivos.

A relação dos exames para investigação das malformações genitais, observando sua sensibilidade, especificidade e acurácia, é a seguinte:

- **Ecografia bidimensional:** sensibilidade de 56%, especificidade de 99% e acurácia de 84%.
- **Ecografia tridimensional:** sensibilidade de 100%, especificidade de 100% e acurácia de 100%.

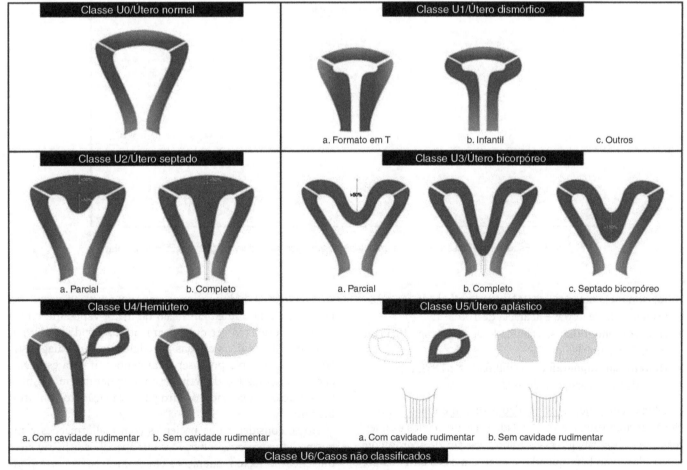

Figura 8.4 Classificação das anomalias uterinas segundo a ESHRE/ESGE.

Classificação das anomalias do trato genital feminino segundo a ESHRE/ESGE

Anomalia uterina		
Classe principal	**Subclasse**	
U0	Útero normal	
U1	Útero dismórfico	a. Em T b. Infantil c. Outros
U2	Útero septado	a. Parcial b. Completo
U3	Útero bicorno	a. Parcial b. Completo c. Septado bicorpóreo
U4	Hemiútero	a. Com cavidade rudimentar (com corno comunicante ou não) b. Sem cavidade rudimentar (corno sem cavidade/sem corno)
U5	Aplásico	a. Com cavidade rudimentar (corno bilateral ou unilateral) b. Sem cavidade rudimentar (remanescentes uterinos unilaterais ou bilaterais/aplasia)
U6	Malformações sem classificação	

Anomalia cervical / vaginal	
Classe coexistente	
C0	Cérvice normal
C1	Cérvice septada
C2	Cérvice dupla 'normal'
C3	Aplasia cervical unilateral
C4	Aplasia cervical
V0	Vagina normal
V1	Septo vaginal longitudinal não obstrutivo
V2	Septo vaginal longitudinal obstrutivo
V3	Septo vaginal transverso e/ou hímen imperfurado
V4	Aplasia vaginal

U	C	V

Anomalias associadas de origem não mülleriana:

Desenho da anomalia

Figura 8.5 Esquema de classificação das anomalias do trato genital feminino segundo a ESHRE/ESGE.

- **Ressonância magnética (RM):** sensibilidade de 100%, especificidade de 100% e acurácia de 100%.
- **Histerossonografia:** sensibilidade de 93%, especificidade de 99% e acurácia de 97%.
- **Histerossalpingografia:** sensibilidade de 78%, especificidade de 90% e acurácia de 86%.

Obviamente que, esses são dados de fonte única em relação à sensibilidade, à especificidade e à acurácia dos exames, mas cabe observar que esses valores variam de acordo com os estudos e também quando se analisam esses critérios por patologia.

A ecografia bidimensional apresenta acurácia quando realizada na fase lútea em razão da maior espessura endometrial, o que favorece o delineamento da cavidade uterina.

Diante de dúvidas criadas por alguns exames diagnósticos, a laparoscopia pode ser ferramenta útil para estabelecer um diagnóstico diferencial complementar ou definitivo, sendo o exame padrão-ouro para avaliação do contorno uterino.

Ao se considerar que pacientes com malformações genitais podem apresentar alterações nos aparelhos urinário e esquelético por serem alterações em cromossomos correspondentes, muitas vezes se faz necessária a investigação desses aparelhos por meio de exames específicos, como urografia excretora, radiografias ósseas, tomografia computadorizada, RM, ecografia, pielograma intravenoso e endoscopia.

Tratamento

Hipoplasia uterina/agenesia

A hipoplasia uterina/agenesia representa 10% das anomalias dos condutos de Müller, apresentando-se em diversos graus de agenesia ou hipoplasia de útero, colo e dois terços superiores da vagina.

A síndrome de Mayer-Rokitansky-Kuster-Hauser consiste em uma anomalia aplásica uterovaginal.

Em virtude dos diversos aspectos que pode apresentar, essa síndrome é classificada como:

- **Tipo I:** dois terços proximais da vagina ausentes e útero aplásico com cornos rudimentares unidos por uma prega peritoneal. As trompas são normais.
- **Tipo II:** dois terços proximais da vagina ausentes, útero hipoplásico, podendo haver aplasia de um ou de ambos os cornos ou diferenças de tamanho entre seus rudimentos. Uma ou as duas trompas hipoplásicas ou aplásicas.

As malformações do trato urinário superior estão presentes em até 40% dos portadores da síndrome. As alterações do esqueleto acometem até 28% das pacientes. Mais raramente podem estar presentes malformações cardíacas.

Os casos em que a agenesia vaginal está associada a útero funcionante apresentarão clínica de amenorreia primária associada à dor cíclica abdominal e, muitas vezes, quadro de abdome agudo, necessitando intervenção imediata.

O tratamento da agenesia vaginal pode ser conservador ou cirúrgico.

A correção cirúrgica é indicada quando não houver possibilidade de se obter neovagina por técnicas conservadoras ou quando houver necessidade de uni-la a um útero funcionante. Nesses casos, a possibilidade de menstruações normais e gestação passa a ser viável.

Quando o terço distal da vagina é de tamanho muito reduzido (cabe lembrar que o terço distal da vagina deriva embriologicamente do seio urogenital), torna-se às vezes necessária a correção cirúrgica da agenesia vaginal, mesmo na ausência de útero funcionante.

Independentemente da opção de tratamento escolhida, cirúrgica ou conservadora, é importante estar diante de uma vagina que possibilite um coito prazeroso e confortável.

A técnica conservadora mais utilizada é a de Frank. Em 1938, Frank publicou os primeiros resultados utilizando dilatadores vaginais para pressionar a mucosa do vestíbulo, levando à distensão progressiva da cavidade vaginal, os quais são considerados o tratamento de escolha para pacientes sem possibilidade de gestação natural.

Na ausência do terço vaginal distal, a técnica cirúrgica se torna preferível à não invasiva, pois há risco de dilatação uretral durante a execução dos exercícios de Frank, já que o introito vaginal não está bem estabelecido.

A intervenção cirúrgica, quando necessária, deve ser realizada quando a paciente manifesta desejo de iniciar sua vida sexual, e a correção cirúrgica tem como objetivo criar a cavidade vaginal no espaço entre a bexiga e o reto, utilizando enxerto de peritônio pélvico, segmento de alça intestinal, pele e âmnio. Cita-se o uso de derivados sintéticos à base de celulose e látex. Como já mencionado, o objetivo é criar uma neovagina que possibilite o coito normal e, se unida a útero funcionante, também a ocorrência de gestação.

Útero unicorno

Corresponde a 5% dos casos de anomalias uterinas. Em 74% deles, o útero unicorno é associado a um corno rudimentar, em grande parte não comunicante.

Recomenda-se a retirada do corno rudimentar funcionante não comunicante para evitar a possibilidade de endometriose, exérese essa a ser realizada antes da intenção de engravidar.

Em virtude de seu formato, volume reduzido, musculatura insuficiente e vascularização deficitária, os úteros unicornos apresentam maior incidência de abortamento, parto prematuro, restrição no desenvolvimento fetal e apresentações anômalas.

Útero didelfos

O útero didelfos se dá na presença de duas cavidades uterinas e de dois colos, constituindo 5% das anomalias müllerianas. Habitualmente não é tratado na atualidade, necessitando, em alguns casos, de metroplastia. Se a vagina é septada, deve-se avaliar a necessidade de correção cirúrgica. Em caso de septo obstrutivo, a correção é absolutamente necessária para evitar hematométrio ou hematocolpos. Quando presente septo não obstrutivo, avaliar a necessidade de cirurgia na presença de dispareunia.

Útero bicorno

A divisão uterina se estende até o orifício interno do colo uterino, podendo haver associação com septo vaginal longitudinal. Consiste em duas cavidades uterinas simétricas, cada uma com cavidade endometrial, mas os cornos são de menor tamanho do que no útero didelfos. Classifica-se como útero bicorno completo se a divisão se estende até o orifício cervical interno e em útero bicorno parcial se a divisão se encontra confinada ao fundo uterino.

Às vezes é indistinguível do útero didelfos. Eventualmente, se faz necessária a correção cirúrgica objetivando o aumento da cavidade uterina e a remoção da divisão entre os cornos, visando ao melhor prognóstico obstétrico.

Útero septado

Corresponde a 55% das malformações müllerianas. As taxas de aborto precoce chegam a 80% quando o septo uterino é completo, o que ocorre pelo insuficiente aporte sanguíneo presente no septo quando este é o local da nidação. Nesses casos, deve ser considerada a ressecção do septo por via histeroscópica.

A forma de diferenciar o útero septado de um bicorno ou didelfos é pela visualização do contorno do fundo uterino, o qual é liso no caso do útero septado.

A presença de reentrância maior do que 1cm está relacionada ao útero bicorno ou didelfos. É fundamental diferenciá-los para eleger o melhor tratamento.

Útero arqueado

O útero arqueado se manifesta como discreta reentrância na cavidade endometrial, com contorno externo normal, sem divisão dos cornos uterinos. Acreditava-se não se relacionar com problemas obstétricos, mas, atualmente, observa-se a possibilidade de ser causa de aborto de repetição, devendo ser considerada sua reparação nesses casos.

CONSIDERAÇÕES FINAIS

Todas as pacientes envolvidas devem ser acompanhadas desde o início por uma equipe multiprofissional, sendo priorizados a atenção e os cuidados tanto à paciente quanto à sua família, e o apoio emocional e a informação detalhada são imprescindíveis. O diagnóstico definitivo, assim como a conduta final proposta tanto para a paciente portadora de um estado intersexual como para a de uma malformação genital, é habitualmente acompanhado de apreensão e angústia. O diagnóstico precoce e correto requer atenção médica adequada, de modo a possibilitar o estabelecimento do prognóstico (puberdade, fertilidade e neoplasia), o planejamento terapêutico e o aconselhamento genético.

As pacientes com anomalia da diferenciação sexual necessitam de diagnóstico precoce diante da urgência da situação (p. ex., situações de perda de sal, HCSR), assim como pela necessidade de integridade psicossocial.

Para aquelas com malformação genital, Bagnoli reforça que, apesar de não haver consenso, tem-se adotado conduta mais conservadora em grande parte dos casos. Salvo situações excepcionais, quase sempre não há como se prever exatamente qual o prognóstico exato de uma gestação espontânea nessas pacientes. Portanto, a cautela deve imperar nas decisões terapêuticas.

MENSAGENS-CHAVE

- Trabalhar com grupos multiprofissionais.
- Apoio emocional e informação detalhada à paciente e à família.
- Utilizar as classificações atualizadas.
- Evitar termos que causem dúvidas e/ou conotem a possibilidade de o paciente ser ou estar sendo criado com sexo incompatível com seu diagnóstico.
- Observar a Resolução nº 1.664/2003 do Conselho Federal de Medicina.
- Realizar diagnóstico de maneira criteriosa somente após a realização de exames adequados.
- O diagnóstico precoce e correto está relacionado com o prognóstico, o planejamento terapêutico e o aconselhamento genético.

Leitura complementar

Anderson S. Disorders of sexual differentiation. Endocrinology and Metabolism Clinics of North America 1998; 27:945-67.

Anderson S. Disorders of sexual differentiation: ethical considerations surrounding early cosmetic genital surgery. Pediatric Nurs Jul-Aug 2015; 41(4):176-86.

Bagnoli VR et al. Conduta frente às malformações genitais uterinas: revisão baseada em evidências. Rev Femina 2010; 38(4):217-28.

Carvalho BR, Junqueira FRR, Reis RM. Tratamento da agenesia vaginal. In: Ginecolgia da infância e adolescência. Porto Alegre: Artmed 2012:131-40.

Damiai D, Guerra-Júnior G. As novas definições e classificações dos estados intersexuais: o que o Consenso de Chicago contribui para o estado da arte? Arq Bras Endocrinol Metab Ago 2007; 51(6):1013-17.

Ferreira RA, Carvalho BR, Junqueira FRR. Malformações müllerianas. In: Ginecologia da infância e adolescência. Porto Alegre: Artmed, 2012:119-30.

Grimbizis GF et al. The ESHRE/ESGE consensus on the classification of female genital tract congenital anomalies. Human Reproduction 2013; 28(8):2032-44.

Guerra-Júnior G, Damiani D. Hermafroditismo verdadeiro: diagnostico e tratamento. Soc Brasileira de Endocrinologia e Metabologia. 2004. Disponível em: http//www.projetodiretrizes.org.br/5_volume/22-Hermafrodi.pdf. Acessado em 24/4/2016.

Hughes IA, Houk C, Ahmed SF, Lee PA; LWPES1/ESPE2 Consensus Group. Consensus statement on management of intersex disorders. Arch Dis Child 2006; 91:554-62.

Kiguel F. Hiperplasia adrenal congênita no clássica. Revista da la Sociedad Argentina de Ginecologia Infanto Juvenil 2001; 8(1):25-50.

Machado LV. Estados Intersexuais. In Machado LV. Ginecologia endócrina. Rio de Janeiro: MedBook, 2006:309-30.

Medina C, Aguirre J, Mantecinos J, Schiappacasse G. Revisión pictográfica de las anomalias de los conductos de Müller por resonância magnética. Rev Chil Obst Ginecol 2015; 80(2):181-90.

Meléndrez RAJ, Fuentes JA. Estado actual de la clasificación, diagnóstico y tratamiento de las malformaciones müllerianas. Ginecol Obstet Mex 2013; 81:34-46.

Piazza JM, Urbanetz AA, Carvalho NS. Malformações genitais e erros genéticos. Rev Femina 2011; 39(1):13-8.

Reis JTL, Salomão CLB, Marinho MVW. Estados intersexuais e malformações do trato genital. In: Manual SOGIMIG. São Paulo: Coopmed 2012:65-72.

Resolução CFM No 1.664/2003. Define as normas técnicas necessárias para o tratamento de pacientes portadores de anomalias de diferenciação sexual. Disponível em: www.portalmedico.orgbr/resoluções/cfm/2003/1664_2003.htm. Acessado em: 24 de abril de 2016.

Wherrett DK. Approach to the infant with a suspected disorder of sex development. Pediatr Clin North Am Ago 2015; 62(4):983-99.

CAPÍTULO 9

Dismenorreia

Thelma de Figueiredo e Silva

INTRODUÇÃO

A dismenorreia é a dor pélvica ou hipogástrica, cíclica, que pode irradiar-se para a região lombar e a face anterior das coxas, ocorrendo logo antes e/ou durante a menstruação. Podem associar-se outros sintomas, como náuseas, vômitos, cefaleia, fadiga e diarreia.

PREVALÊNCIA

A prevalência dessa dor é a queixa ginecológica mais comum e a principal causa de absenteísmo ao trabalho e à escola entre adolescentes e mulheres jovens. Sua epidemiologia primária é difícil de ser diagnosticada, visto ser um sintoma percebido de maneiras diferentes pelas mulheres, além da diversidade de critérios de diagnósticos usados.

A dor pode preceder a menstruação e estar presente por 1 dia (geralmente no primeiro dia do ciclo) ou até mesmo por todo o período menstrual. A maioria das mulheres sente dores por 1 ou 2 dias. Uma mesma mulher pode apresentar variações na intensidade e na frequência da dor em razão de tabagismo, estresse, estado nutricional, atividade física e alterações hormonais.

Estima-se que ocorra em 25% a 90% das mulheres e adolescentes. A dor intensa, que restringe as atividades, acomete 5% a 20% dessas mulheres.

ETIOPATOGENIA

A etiologia da dismenorreia ainda não é completamente conhecida. Acredita-se que a causa da dor no período menstrual seja a produção de prostaglandinas no endométrio de um ciclo ovulatório. Estudos mostram que o nível de prostaglandinas F2α no fluxo menstrual é duas vezes maior nas mulheres dismenorreicas, o que explica o grande benefício no alívio dos sintomas com o uso de medicamentos inibidores de prostaglandinas. Cabe ressaltar que, apesar da evidência do papel das prostaglandinas, outros fatores, como alta pressão intrauterina e canal cervical longo e estreito, além das complexas alterações hormonais que ocorrem durante o ciclo menstrual, também estão envolvidos.

Estudos recentes também mostraram a importância da redução do fluxo sanguíneo nas arteríolas do miométrio, associadas a contrações tetânicas da musculatura uterina, no mecanismo da dor.

Menarca precoce, fluxo menstrual prolongado, tabagismo e antecedentes familiares são importantes fatores de risco para a dismenorreia.

DIAGNÓSTICO

O diagnóstico da dismenorreia se caracteriza por uma dor espasmódica intermitente e de localização suprapúbica no período menstrual, começando em média 12 meses após a menarca, quando a ovulação regular se estabelece.

Seu diagnóstico diferencial deve ser feito entre a dismenorreia primária, dor menstrual não associada a nenhuma patologia de base, e a secundária, relacionada com alterações orgânicas identificáveis, como endometriose, adenomiose, miomatose uterina, doença inflamatória pélvica (DIP) ou distúrbios anatômicos da vascularização uterina.

Não há evidência quanto ao uso rotineiro de ultrassonografia para avaliação da dismenorreia primária. Nos casos de dismenorreia refratária ao tratamento medicamentoso e de alterações percebidas no exame clínico, a ultrassonografia pode identificar as causas de dismenorreia secundária. A adenomiose pode ser vista na ressonância magnética, enquanto o diagnóstico de pólipo endometrial e mioma submucoso pode ser feito por histeroscopia e histerossonografia. A melhor referência para o diagnóstico de endometriose é a laparoscopia.

TRATAMENTO E SEGUIMENTO

O tratamento da dismenorreia se baseia no alívio dos sintomas, os quais podem evoluir para dor pélvica crônica, mas, em geral, melhoram com a paridade e a idade.

Tratamento clínico

O melhor resultado de um tratamento clínico é obtido com o uso de analgésicos inibidores de prostaglandinas.

Todos os anti-inflamatórios não esteroides (AINE) estudados, como ibuprofeno, naproxeno e ácido mefenâmico, ácido acetilsalicílico e os inibidores da cicloxigenase-2, foram mais eficazes do que o acetaminofeno e diminuíram o fluxo menstrual, sendo mais efetivos quando iniciados precocemente, embora o tratamento possa estender-se após o término do fluxo menstrual. Esse é o único tratamento com recomendação nível A de evidência.

Constitui tratamento com força de recomendação nível B a supressão da ovulação e da menstruação com o uso de anticoncepcionais orais, injetáveis, implantes ou sistema intrauterino de levonorgestrel, os quais são especialmente úteis para as mulheres que necessitam de anticoncepção.

Podem ser também usados analgésicos antiespasmódicos. Já o tratamento com danazol ou agonistas de gonadotrofinas pode ser considerado em casos refratários.

Tratamento cirúrgico

Cerca de 10% das mulheres não apresentam resposta satisfatória ao tratamento clínico. A cirurgia possibilita o diagnóstico correto, consistindo na opção terapêutica final para o tratamento da dismenorreia. Cerca de 80% das pacientes que não obtiveram alívio da dor com AINE tinham endometriose à laparoscopia. Durante o procedimento pode ser feita a ablação das lesões endometrióticas visíveis, a neurectomia pré-sacra ou a ablação do nervo uterossacro.

A histerectomia deve ser oferecida como última opção para mulheres com prole definida e dor confinada ao período menstrual.

Tratamentos alternativos

Alguns tratamentos, como acupuntura, chás, fitoterápicos e compressas quentes, podem ajudar algumas mulheres, mas seu acompanhamento é limitado em razão da necessidade de mais estudos.

MENSAGEM-CHAVE

A dismenorreia é um sintoma importante para grande parte das mulheres na idade reprodutiva, causando grande impacto socioeconômico e na percepção da qualidade de vida.

Leitura complementar

Hardi G, Evans S, Craigie M. A possible link between dysmenorrhea and the development of chronic pelvic pain. Aust N Z J Obstet Gynaecol; 2014 Dec 54(6):593-6.

Iacovides S, Avidon I, Bentley A, Backer FC. Reduced quality of life when experiencing menstrual pain in women with primary dysmenorrhoea. Acta Obstet Gynecol Scand 2014 Feb; 93(2):213-7.

Iacovides S, Backer FC, Avidon I. The 24-h progression of menstrual pain in women with primary dysmenorrhea when given diclofenac potassium: a randomized, double-blinded, placebo-controlled crossover study. Arch Gynecol Obstet 2014 May; 289(5):993-1002.

Imai A, Matsunami K, Takagi H, Ichigo S. Levonogestrel-releasing intrauterine devise used for dysmenorrhea: five-year literature review. Clin Exp Obstet Gynecol 2014; 41(5):495-8.

Ji F, Yang XH, Ai Xing Zi Al et al. Role of levonorgestrel-releasing intrauterine system in dysmenorrhea due to adenomyosis and the influence on ovarian function. Clin Exp Obstet Gynecol 2014; 41(6): 677-80.

Osayande AS, Mehulic A. Diagnosis and initial management of dysmenorrhea. Am Fam Physician 2014 Mar 1 89(5):341-6.

Pejčić A, Janković S. Risk factors for dysmenorrhea among young adult female university students. Ann Ist Super Sanita. 2016; 52(1): 98-103.

Wang YJ, Wang YZ, Yeh ML. A prospective comparison study of heart rate variability during menses in young women with dysmenorrhea. Biol Res Nurs 2016 Jul; 18(4):465-72.

Yang L, Chai CZ, Yue XY et al. Ge-Gen Decoction attenuates oxytocin-induced uterine contraction and writhing response: potential application in primary dysmenorrhea therapy. Chin J Nat Med 2016 Feb; 14(2):124-32.

Zebitay AG, Verit FF, Sakar MN Keskin S, Cetin O, Ulusoy AI. Importance of cervical length in dysmenorrhea aetiology. J Obstet Gynaecol. 2016 May; 36(4):540-3.

CAPÍTULO 10

Abordagem das Massas Anexiais

Adriana Ribeiro da Silva
Alaís Virgínia Ferreira de Souza
Thais Syrio Amaral

INTRODUÇÃO

O diagnóstico de massas anexiais é um problema comum na prática clínica do ginecologista, podendo afetar mulheres de todas as idades. Grande parte dessas massas é diagnosticada como benigna, e o principal objetivo dessa avaliação é a exclusão de malignidade.

O câncer de ovário é a principal causa de morte por cânceres ginecológicos e, incluindo todos os tipos dessa doença, é a quinta maior causa de morte em mulheres nos EUA, com cerca de 15.280 por ano e um risco de 1,42% de morrer de doença maligna de ovário. Cerca de 5% a 10% de todas as mulheres americanas serão em algum momento das suas vidas submetidas a cirurgia em razão da suspeita de neoplasia, e, dessas, somente 13% a 21% serão diagnosticadas com esse mal.

Atualmente não existe método para rastreio do câncer de ovário. O avanço dos equipamentos de ultrassonografia (US) e a melhor capacitação dos profissionais proporcionaram não só um aumento no número de diagnóstico de massas pélvicas, como também um avanço na diferenciação dos processos inflamatórios, funcionais, neoplásicos anexiais, tanto benignos como malignos. O diagnóstico diferencial das massas pélvicas é de extrema importância, pois, diante de uma neoplasia maligna de ovário, o diagnóstico precoce contribui para a menor morbimortalidade.

ETIOPATOGENIA

As massas anexiais devem ser classificadas como de origem ginecológica ou não ginecológica e ainda como benignas e malignas (Quadro 10.1).

A etiologia das massas pélvicas varia também de acordo com a faixa etária (Quadro 10.2). Crianças pré-púberes, adolescentes e mulheres em idade reprodutiva ou após a menopausa apresentam causas e fatores de risco diferentes para os diversos tipos de massas anexiais que possam desenvolver.

As neoplasias malignas do ovário atingem incidência máxima entre os 56 e os 60 anos de idade e representam 30% dos tumores ovarianos na pós-menopausa, contrastando com apenas 7% desses tumores na pré-menopausa:

- **Pré-púberes:** doenças malignas de ovário são relativamente raras em pediatria, respondendo por 1% de todas as doenças malignas pediátricas. As principais causas de massas pélvicas nessa faixa etária são cistos funcionais e tumores de células germinativas. Menos de 2% dos cânceres ovarianos ocorrem em crianças e adolescentes. Em razão da pequena capacidade pélvica de uma criança, uma massa pélvica se torna rapidamente abdominal e, à medida que cresce, pode ser palpável ao exame físico. As massas ovarianas nessa faixa etária podem ser não só assintomáticas, associadas a sintomas intestinais ou vesicais, como também causar dor aguda

Quadro 10.1 Classificação das massas anexiais

Origem	Benigna	Maligna
Ginecológica	Cisto funcional Gravidez ectópica Endometrioma Abscesso tubovariano Hidrossalpinge Leiomiomas Teratoma maduro Cistoadenoma mucinoso Cistoadenoma seroso	Carcinoma epitelial Tumor de células germinativas Tumor estromal
Não ginecológica	Abscesso apendicular ou mucocele Divertículo da bexiga Abscesso diverticular Tumor da bainha do nervo Cisto paratubário Rim pélvico Divertículo ureteral	Câncer gastrointestinal Metástase Sarcoma retroperitoneal

Fonte: adaptado de American College of Obstetricians and Gynecologists. Management of adnexal masses. ACOG Practice Bulletin nº 83. Obstet Gynecol 2007 110(1):202.

Quadro 10.2 Causas de massas anexiais por frequência e faixa etária

Infância	Adolescência	Menacme	Perimenopausa	Pós-menopausa
Tumor de células germinativas	Cisto funcional	Cisto funcional	Tumor ovariano epitelial	Tumor ovariano (maligno ou benigno)
Cisto funcional	Gravidez ectópica	Gravidez ectópica	Cisto funcional	Cisto funcional
	Teratoma cístico benigno ou outro tumor de células germinativas	Tumor ovariano epitelial		
	Tumor ovariano epitelial			

Fonte: modificado de Berek & Novak's Ginecology, 2012.

em função de ruptura ou torção. A dor abdominal ou pélvica é um dos sintomas iniciais mais frequentes. Seu diagnóstico é difícil, uma vez que são muitos os sintomas inespecíficos, e os agudos muitas vezes são atribuídos a distúrbios mais comuns, como apendicite. A US é importante ferramenta para o diagnóstico de massas ovarianas, quando então são determinadas suas características. Outros métodos também podem auxiliar o diagnóstico, como ressonância magnética (RM), tomografia computadorizada (TC) ou os estudos de fluxo com Doppler.

- **Adolescentes:** a real incidência de massas anexiais na adolescência ainda não está bem definida, mas sabe-se que 9% a 20% das massas diagnosticadas são malignas. Assim, a maior parte das massas em adolescentes está associada a patologia benigna. As lesões malignas são definidas como tumores epiteliais, tumores de células germinativas e tumor de cordão sexual e metastático. As massas benignas são caracterizadas como cistos funcionais, cistoadenomas, teratomas maduros, endometriomas e cistos paratubários. O diagnóstico nas pré-púberes é feito por exame clínico e métodos de imagem associados a marcadores tumorais, variando bastante sua clínica, o que pode incluir dor abdominal aguda, massa abdominal e/ou pélvica, puberdade precoce e sangramento vaginal.
- **Mulheres em idade reprodutiva:** a maioria das massas anexiais nesse período é de natureza benigna, e nessa faixa etária, além das massas ovarianas, são incluídas as extra-ovarianas, como gravidez ectópica, abscesso tubovariano, cisto de inclusão peritoneal, mioma pediculado, entre outras. A prevalência dessas massas na gravidez varia de 0,05% a 3,2% dos nascidos vivos. Teratomas maduros são os achados mais comuns, sendo malignas 3,6% a 6,8% das massas persistentes. Aproximadamente 70% das massas se resolvem espontaneamente durante a gestação.

O uso rotineiro da US no pré-natal contribuiu para o aumento do número de diagnóstico de massas anexiais durante a gestação, das quais 1% a 4% irão complicar-se nesse período. A US transvaginal pode ser associada à abdominal, em razão da distorção da cavidade, principalmente se a gestação está avançada. Se necessário outro método de imagem, a RM está indicada, pois não expõe o feto à radiação. Durante a gestação pode haver pico nos níveis de CA-125 no primeiro trimestre e depois normalizar-se gradualmente, fenômeno que não está associado à malignidade. A avaliação das gestantes com massas pélvicas é semelhante à das mulheres na pré-menopausa, levando em consideração a idade gestacional.

Massas menores do que 5cm no início da gravidez geralmente irão sofrer regressão espontânea no segundo trimestre. Se houver persistência, desde que com características de benignidade, a conduta expectante está indicada e as pacientes devem ser orientadas a respeito de sinais de torção do ovário ou ruptura de cisto. Quando, por acaso, são descobertas, a indicação de cirurgia deve ser cautelosa, pois pode resultar em complicações no curso da gravidez. A laparotomia está indicada em caso de suspeita de tumores malignos e diante de massas maiores do que 5cm. Baseret e cols. recomendam a excisão de todas as massas durante a cesariana, principalmente se maiores do que 5cm ou com suspeita de malignidade, em função de prognóstico favorável diante de diagnóstico precoce.

- **Mulheres na pós-menopausa:** merecem avaliação cuidadosa, visto que a maioria apresenta suspeita de malignidade e deve ser abordada cirurgicamente. A avaliação desse grupo deve incluir US transvaginal e dosagem de CA-125. Mamografia e toque retal devem ser feitos em todas as mulheres com suspeita de massa pélvica, uma vez que o ovário é local comum de metástases. Se houver a presença de sangramento uterino anormal ou espessamento endometrial, deve ser realizada a biópsia do endométrio. Diante da positividade de exame de sangue oculto nas fezes, com idade superior a 50 anos e em pacientes anêmicas, a endoscopia digestiva e a colonoscopia estão indicadas para descartar câncer gástrico e do cólon.

A aspiração de líquido dos cistos para, por exemplo, diagnóstico e tratamento das massas anexiais é contraindicada na época da pós-menopausa, principalmente diante de massas potencialmente malignas, em virtude do risco de disseminação no interior da cavidade peritoneal, alterando o prognóstico e a fase da doença. A citologia do líquido do cisto anexial tem pouca sensibilidade, porém, diante de pacientes com evidência clínica e radiográfica de câncer de ovário avançado, a aspiração pode ser realizada para confirmar o diagnóstico de câncer.

FATORES DE RISCO

Nuliparidade, história de infertilidade e/ou endometriose, além de história familiar de câncer de mama, ovário ou de cólon, são consideradas fatores de risco em relação ao câncer de ovário. Dessas neoplasias, 5% a 10% têm padrão familiar ou hereditário relacionado com os genes BRCA1 (o mais frequentemente envolvido) e BRCA2, de caráter autossômico dominante, e com os genes MLH1 e MSH2 em associação com a síndrome do câncer colorretal hereditário não polipoide (CCHNP).

Estudos recentes demonstraram que mulheres em uso de terapia de substituição hormonal (TRH) na pós-menopausa têm risco aumentado de câncer de ovário.

DIAGNÓSTICO

As massas anexiais muitas vezes são de origem ovariana. A suspeita ocorre por meio da história completa e do histórico familiar da paciente, do detalhamento das características dos sintomas e do ciclo menstrual em associação com o exame físico minucioso.

Os sintomas podem ser bastante variáveis, podendo apresentar-se como dor pélvica aguda ou crônica, como sintomas inespecíficos, distensão abdominal, cólicas, sensação de peso em baixo ventre, dificuldade de micção, sintomas intestinais ou, ainda, a paciente pode ser completamente assintomática.

O exame físico minucioso é fundamental, porém massas com menos de 5cm, principalmente em pacientes obesas ou na pós-menopausa, são de difícil detecção ao exame ginecológico, sendo necessários exames de imagem para avaliação completa.

É imprescindível a diferenciação entre massa extraovariana (gravidez ectópica, abscesso tubovariano, cisto de inclusão peritoneal, mioma pediculado, abscesso diverticular, abscesso e tumor de apêndice, câncer de trompas de Falópio, doença inflamatória do intestino e rim pélvico) e massa ovariana (cistos funcionais, endometriomas, cistos tecaluteínicos, neoplasias primárias e carcinoma metastático).

Exames de imagem

Exames de imagem associados ou não a exames laboratoriais serão necessários na maioria dos casos, porém o diagnóstico definitivo é histopatológico.

A triagem de rotina para câncer de ovário não é recomendada por nenhuma organização médica. Dada a baixa prevalência de câncer de ovário na população em geral e de qualquer estratégia de detecção com sucesso, essa triagem deve ter altas especificidade e sensibilidade. Várias modalidades de exames de imagem são usadas para diagnóstico e diferenciação de massas anexiais, incluindo US com ou sem doppler-fluxometria, RM e TC.

Ultrassonografia (US)

A US é o exame de imagem inicial mais apropriado para investigação de pacientes com massas pélvicas, tanto para determinar o sítio de origem como para elucidar suas características. Amplamente difundido, bem aceito e de custo relativamente baixo, vem sendo o exame de preferência na maioria dos casos. Uma avaliação completa inclui tanto o US via abdominal como o transvaginal ou pélvico, principalmente em casos de massas volumosas com componente abdominal. Um bom estudo deve avaliar tamanho, consistência (cística, sólida ou mista), localização (ovariana, uterina, tubária, intestinal, entre outras) e bilateralidade, além de características próprias de cada massa que possam indicar o risco de malignidade.

A US com Doppler colorido tridimensional é muito útil na avaliação de vascularização, principalmente nas áreas suspeitas, em tumores em crescimento e em pacientes na pós-menopausa (Quadro 10.3).

Quadro 10.3 Diagnósticos diferenciais das massas pélvicas e características ultrassonográficas

	Simples	Complexo	Sólido
Funcionais	Cisto folicular Cisto de corpo lúteo Cisto hemorrágico Cisto tecaluteínico	Cisto hemorrágico	
Paraovarianas	Cisto paraovariano Cisto de inclusão peritoneal Hidrossalpinge	Abscesso tubovariano Gestação ectópica	
Benignas	Síndrome de ovários policísticos Cisto simples Cistoadenoma	Endometrioma Teratoma Cistoadenoma Cistoadenofibroma	Tecoma Leiomioma pediculado Adenofibroma Fibroma Tumor de Brenner
Causas não ginecológicas	Divertículo vesical Gastrointestinais Linfocele	Abscessos Hematomas	Linfadenopatia Causas geniturinárias e gastrointestinais
Malignas		Cistoadenocarcinoma Carcinoma endometrioide Carcinoma de células claras Tumor de células da granulosa Tumor de células germinativas Tumor de células de Sertoli-Leydig	Carcinossarcoma Neoplasias metastáticas

Fonte: McDonald 2006.

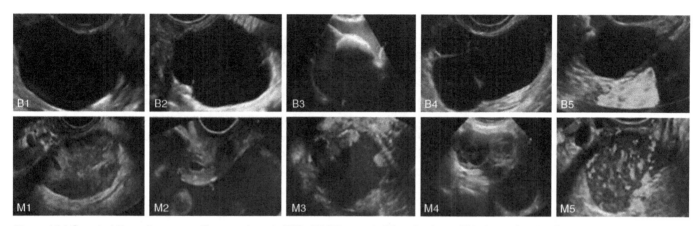

Figura 10.1 Características ultrassonográficas usadas pela IOTA: *B1-B5*: características benignas (*B1*: cisto unilocular; *B2*: presença de componente sólido e maior diâmetro <7mm; *B3*: presença de sombra acústica; *B4*: tumor multilocular com maior diâmetro <100mm; *B5*: ausência de vascularização – escore de cor 1); *M1-M5*: características malignas (*M1*: tumor sólido irregular; *M2*: presença de ascite; *M3*: lesões papilares; *M4*: tumor sólido irregular e multilocular com maior diâmetro ≥100mm; *M5*: vascularização bastante aumentada – escore de cor 4). (Fonte: Timmerman et al. Improving strategies for diagnosing ovarian cancer: a summary of the International Ovarian Tumor Analysis [IOTA] studies, 2013. Ultrasound Obstetric Gynecological.)

Em casos de malignidade são observados diminuição na resistência ao fluxo, aumento na velocidade diastólica, áreas internas da massa de cor flutuante e intensa vascularização central. Os baixos índices de pulsatilidade (IP <1) e de resistência (IR <0,4) sugerem neovascularização e malignidade.

A US é um exame examinador-dependente com sensibilidade variando de 86% a 91% e especificidade de 68% a 83%. Quando associada à dopplerfluxometria, apresenta somente 0,5% de falso-positivo.

As massas anexiais pélvicas apresentam parâmetros ultrassonográficos específicos que induzem a inferência sobre o diagnóstico e a diferenciação entre as massas benignas e malignas, como número de lóculos, estrutura da parede, projeções papilares e excrescências, presença e espessura de septos, ecogenicidade de fluido, proporção de componentes sólidos, vascularização, aumento do volume da massa e presença ou não de ascite (Figura 10.1).

Sassone e cols. propuseram um sistema de pontuação para avaliação dos critérios ultrassonográficos das massas pélvicas. O ponto de corte nos critérios desse autor foi a soma dos parâmetros superior a 9, ou seja, acima dessa pontuação existe forte suspeita de patologia maligna (Quadro 10.4).

Além dos critérios de Sassone, outras classificações também foram propostas com o intuito de estimar a probabilidade de malignidade das massas anexiais e determinar a melhor abordagem terapêutica, reduzindo ao máximo o número de intervenções cirúrgicas desnecessárias. O grupo IOTA (International Ovarian Tumor Analysis [Análise Internacional de Tumores Ovarianos]) apresenta grande destaque e é amplamente utilizado (Quadro 10.5). Segundo o IOTA, se o tumor

Quadro 10.4 Critérios de Sassone

Valor	Estrutura da parede interna	Espessura da parede (mm)	Septo (mm)	Ecogenicidade
1	Lisa	Fina (3mm)	Sem septo	Sonolucente
2	Irregular (<3mm)	Espessa (>3mm)	Fino (<3mm)	Baixa ecogenicidade
3	Papilaridades (>3mm)	Não aplicável (maioria sólida)	Espesso (>3mm)	Baixa ecogenicidade
				Alta ecogenicidade
4	Não aplicável (maioria sólida)			Ecogenicidade mista
5				Alta ecogenicidade

Fonte: Crispi, 2012.

Quadro 10.5 Critérios do grupo IOTA

Benignidade	Malignidade
B1 – Cisto unilocular	M1 – Tumor sólido irregular
B2 – Presença de componente(s) sólido(s) <7mm	M2 – Presença de ascite
B3 – Presença de sombra acústica	M3 – Presença de pelo menos quatro projeções papilíferas
B4 – Tumor multilocular com paredes lisas medindo <100mm	M4 – Tumor multilocular sólido irregular com maior medida ≥100mm
B5 – Ausência de fluxo ao Doppler (IC =1)	M5 – Alto fluxo ao Doppler (IC = 4)

Fonte: Timmerman et al., 2013.

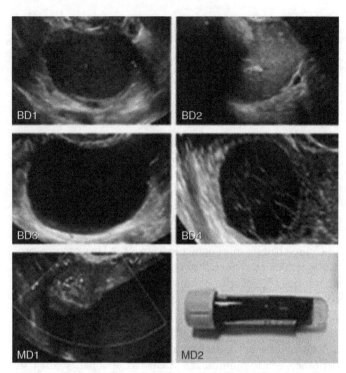

Figura 10.2 Descrição ultrassonográfica pelo critério de IOTA: BD1-BD4 – descrição benigna; MD1-MD2 – descrição maligna. (BD1 – tumor unilocular com ecogenicidade "em aspecto de vidro fosco" em paciente na pré-menopausa sugestivo de endometrioma; BD2 – tumor unilocular, heterogêneo e com sombra acústica em mulher na pré-menopausa sugestivo de teratoma benigno; BD3 – tumor cístico com paredes regulares e maior diâmetro menor do que 10cm sugestivo de cisto simples ou cistoadenoma; BD4 – tumor unilocular remanescente com paredes regulares; MD1 – tumor com ascite e moderada vascularização ao Doppler em mulher na pós-menopausa; MD2 – mais de 50 anos e CA-125 >100U/mL). (Fonte: Timmerman et al. Improving strategies for diagnosing ovarian cancer: a summary of the International Ovarian Tumor Analysis [IOTA] studies, 2013, Ultrasound Obstetric Gynecological.)

apresentar pelo menos uma característica de malignidade (M) e nenhuma característica de benignidade (B), será provavelmente maligno. Se apresentar uma ou mais características B e nenhuma M, será provavelmente benigno; se apresentar características B e M, ou se nenhuma característica B ou M estiver presente, o resultado será inconclusivo.

Os teratomas, endometriomas, corpos lúteos, cistos hemorrágicos, hidrossalpinges, cistos paraovarianos e alguns tumores sólidos (fibromas, tecomas e tumor de Brenner) são exemplos de massas anexiais com características benignas. Já o cistoadenocarcinoma, o carcinoma endometrioide e o carcinoma de células claras são exemplos de massas malignas (Figura 10.2).

Tomografia computadorizada (TC)

Incidentalomas são frequentemente encontrados nas TC solicitadas por outras patologias. Assim como o US, a TC permite avaliar tamanho, localização e relação entre a massa e os órgãos adjacentes. Nas neoplasias ovarianas, a TC é o melhor método para avaliação de carcinomatose peritoneal, doença metastática em pelve e abdome, assim como para estabelecer sua extensão, facilitando a estratégia a ser adotada pelo cirurgião.

Ressonância magnética (RM)

A RM auxilia não só a caracterização das massas anexiais, principalmente quando as achados ultrassonográficos não estão claros, como também é particularmente útil na diferenciação da origem de massas pélvicas não anexiais. Em comparação com a TC, a RM é um método superior, pois contribui para aumentar a especificidade do diagnóstico diferencial entre massas benignas e malignas. Sua acurácia no estadiamento nos casos malignos varia de 75% a 78%.

Exames laboratoriais

Os exames laboratoriais utilizados durante a avaliação da massa anexial devem incluir marcadores tumorais séricos, hemograma completo, eletrólitos séricos, teste de gravidez e exames de urina e de sangue oculto nas fezes. Os marcadores tumorais são macromoléculas compostas por proteínas ou fragmentos de proteínas, incluindo antígenos de superfície celular, proteínas citoplasmáticas, enzimas e hormônios, encontrados no tumor, no sangue ou em outros líquidos biológicos, estando relacionados com a gênese e o crescimento de células neoplásicas. Quando presentes, funcionam como indicadores de câncer, podendo ser produzidos diretamente pelo tumor ou pelo organismo em resposta à sua presença.

Esses marcadores são úteis no manejo clínico dos pacientes cancerígenos, auxiliando os processos de diagnóstico, estadiamento, avaliação de resposta terapêutica, detecção de recidivas e prognóstico, além de cooperar no desenvolvimento de novas modalidades de tratamento.

CA-125

O CA-125 é um marcador do soro que pode estar elevado em cerca de 80% dos casos de câncer de ovário, em 90% nos de doença avançada e em apenas 50% quando nas doenças da fase I no momento do diagnóstico.

Trata-se de um marcador inespecífico que pode estar elevado em muitas outras condições, incluindo outras doenças malignas, como: câncer de endométrio e certos tipos de câncer pancreático; etiologias ginecológicas benignas, como endometriose, miomas uterinos e gravidez; condições não ginecológicas, como gastroenterite, pancreatite, cirrose, insuficiências cardíaca congestiva e hepática, pleurite, pneumonia ou derrame pleural de qualquer origem, e em cerca de 1% dos pacientes saudáveis.

Dessa maneira, o CA-125 tem pouca sensibilidade e baixa especificidade como teste de triagem para câncer de ovário. Atualmente, sua principal aplicação consiste em possibilitar o seguimento da resposta bioquímica ao tratamento e predizer a recaída em casos de câncer epitelial de ovário. Seu valor de referência é de 35U/mL, podendo ser considerado de 65U/mL quando o objetivo é a maior especificidade.

Outros marcadores têm sido também pesquisados, como CEA (antígeno carcinoembrionário), CA-19-9 Tati, NB/70k, CASA (antígeno sérico associado ao câncer), CYFRA 21-1, CA-54-61 e HE4 (proteína humana epidídimo 4).

Estudos recentes mostraram que a combinação dos marcadores HE4 e CA-125 não parece promover taxas mais precisas

Quadro 10.6 Marcadores tumorais

Tumorais	Tipos de tumor
CA-125	Tumores epiteliais
CA-19.9	Tumores mucinosos
Alfafetoproteína	Tumores de seio endodérmico e tumores mistos de células germinativas
CA-54-61	Carcinoma mucinoso
CEA	Carcinoma embrionário
Gonadotrofina coriônica	Coriocarcinoma
Estradiol	Tumores de células da granulosa
Testosterona	Tumores de célula de Sertoli-Leydig
LDH	Marcador tumoral inespecífico
HE4	Carcinoma ovariano

Fonte: adaptado de Crispi, 2012.

de detecção de tumores malignos de ovário. A gonadotrofina coriônica humana (HCG) deve ser obtida em mulheres em idade reprodutiva para descartar a gravidez e, em conjunto com outros marcadores sorológicos, como alfafetoproteína (AFP) e lactato desidrogenase (LDH), pode ser útil em mulheres jovens, quando há a suspeita de tumor de células germinativas. Dosagens de estradiol, desidroepiandrosterona (DHEA) e testosterona podem ser úteis para mulheres com suspeita de tumores funcionais (Quadro 10.6).

Nenhum marcador tumoral demonstrou relevância significativa para diferenciar tumores benignos de malignos. Por isso, o valor preditivo isolado é baixo, e uma única dosagem não possibilita o diagnóstico da massa estudada.

A avaliação ultrassonográfica das características morfológicas das massas anexiais, associada à dosagem de marcadores tumorais, em especial o CA-125 para tumores epiteliais e, mais recentemente, a avaliação dinâmica das imagens ultrassonográficas, vem contribuindo para diferenciação dos tipos de massas anexiais, reduzindo, assim, o número de pacientes submetidas a tratamentos inadequados.

Na avaliação de uma massa anexial, suas características ultrassonográficas e os níveis de CA-125 são importantes para distinguir massa benigna de maligna, porém a US é exame inespecífico e examinador-dependente, e os níveis sanguíneos de CA-125 estão frequentemente elevados na doença avançada e em apenas 50% dos cânceres de ovário em estádio inicial; nenhum dos dois testes tem alta precisão na detecção precoce da doença.

Diante de uma mulher com massa anexial complexa com níveis de CA-125 dentro da normalidade e sem outros sinais de malignidade, o médico deve levar em consideração o risco-benefício para cada paciente. Atualmente não existem diretrizes fundamentadas em evidências que determinem o período máximo de acompanhamento necessário para excluir câncer de ovário.

TRATAMENTO CIRÚRGICO E SEGUIMENTO

O tratamento das massas pélvicas varia de acordo com os sintomas, a idade e os fatores e risco da paciente, conforme indicação de abordagem cirúrgica relacionada com as massas anexiais:

- Cistos simples >7cm sem regressão após 6 a 8 semanas (com ou sem contraceptivo oral).
- Lesão ovariana sólida.
- Lesão cística com vegetação ou tumoração em parede.
- Ascite.
- Massa anexial palpável ou sintomática.
- Suspeita de torção ou ruptura.

A cirurgia laparoscópica é o método indicado para o tratamento de massas anexiais benignas, cistos dermoides e endometriomas, e seu papel no tratamento cirúrgico de distúrbios ginecológicos vem evoluindo.

Como cirurgia minimamente invasiva, a laparoscopia promove benefícios com melhor resultado estético, menos tempo de internação, redução da dor pós-operatória e retorno precoce às atividades diárias, quando comparada à laparotomia. Além dos benefícios gerais dos procedimentos endoscópicos, há menor tendência para a formação de aderências, diminuição de trauma peritoneal com a contaminação da cavidade peritoneal sendo minimizada. A laparoscopia para manejo de desordens ginecológicas em pediatria e em adolescentes é fortemente recomendada.

No tratamento cirúrgico de cistos com características benignas, a aspiração de cisto por si só não é recomendada, pois aumenta os riscos de recorrência. Cerca de 10% a 65% do conteúdo aspirado dos cistos serão interpretados como benignos, e, na realidade, a malignidade está presente. Para uma cistectomia ovariana ideal são necessários a remoção do cisto intacto e o trauma mínimo ao tecido ovariano residual. Em caso de cistos maiores, a aspiração pode ser necessária, de modo a descomprimir a massa e ajudar na dissecção e excisão completa da cápsula para evitar a recorrência, visto que a contaminação da cavidade é maior diante da ruptura do cisto. Os teratomas, sempre que possível, deverão ser removidos intactos.

Se ocorrer contaminação, seja por ruptura do cisto, seja durante sua extração, deve ser realizada a lavagem exaustiva da cavidade abdominal com o objetivo de não deixar remanescentes do ovário. A síndrome do ovário remanescente é definida como a persistência de tecido ovariano funcional após ooforectomia, podendo ser manifestada como dor pélvica crônica, dispareunia e dor pós-coito.

Atualmente a laparoscopia tem sido empregada como técnica cirúrgica para estadiamento em neoplasias malignas ovarianas em tumores em estádios iniciais.

A laparotomia é tipicamente realizada em massas anexiais com alto risco para malignidade e tumores em estádios avançados. Essa abordagem permitirá estadiamento precoce, incluindo a exploração completa do abdome, histerectomia total, salpingooforectomia bilateral, omentectomia, dissecções de nódulos linfáticos pélvicos e paraórticos, biópsias de diafragma e goteiras parietocólicas, seguindo-se ressecção máxima do tumor intra-abdominal.

O advento da cirurgia robótica no Brasil representou um grande ganho para a medicina minimamente invasiva, além dos benefícios já descritos para a laparoscopia. Um estudo retrospectivo canadense realizado em 2015 comparou os resultados da laparoscopia e da robótica no manejo de massas anexiais benignas e evidenciou que ambas oferecem tratamento efetivo, seguro e minimamente invasivo às pacientes. A robótica, porém, ofereceu maiores benefícios no tratamento de endometriose em virtude das melhores abordagem e dissecção do retroperitônio.

O tratamento de escolha para massas anexiais deve ser o menos invasivo possível, podendo variar desde cistectomia até salpingectomia com ooforectomia.

Nos casos malignos, em adolescentes e crianças, recomenda-se remoção do tumor, mantendo as trompas se não houver aderências. Citologia de líquido ascítico deve ser coletada, e as áreas suspeitas em omento devem ser removidas e/ou biopsiadas, sempre se realizando análise e biópsia de linfonodos ilíacos e da aortocava.

O tratamento agressivo nessa faixa etária deve ser evitado. Adolescentes que foram submetidas à salpingooforectomia unilateral têm 3% a 15% de risco de torção ou neoplasia no ovário contralateral e, mais comumente, desenvolvem infertilidade.

Cirurgias incompletas são reduzidas na presença de um ginecologista oncologista durante o procedimento. Em pacientes em idade reprodutiva ou na pós-menopausa recomenda-se a remoção imediata das massas com características suspeitas à US, como, por exemplo, presença de componentes sólidos, papilares, tumores em crescimento ou vascularização aumentada.

TRATAMENTO CIRÚRGICO DO CÂNCER DE OVÁRIO

O estadiamento do câncer de ovário é cirúrgico. Os principais fatores prognósticos no câncer de ovário são estadiamento, volume da massa tumoral residual após o tratamento cirúrgico e grau histológico (Quadro 10.7).

As pacientes com câncer de ovário em estádio inicial podem ser acompanhadas a cada 2 ou 4 meses durante os primeiros 2 anos, quando, então, passam a ser acompanhadas duas vezes ao ano durante os 3 anos seguintes, devendo depois ser acompanhadas anualmente. Em cada visita devem ser realizados exames pélvico e físico completos. Além disso, a determinação dos níveis de CA-125 está indicada se os referidos níveis se encontravam inicialmente altos. Se justificados clinicamente, exames de imagem também podem ser úteis para excluir recidivas.

Atualmente, o tratamento cirúrgico de pacientes com câncer de ovário preconiza a citorredução com o objetivo de detectar doença residual não mensurável. A quimioterapia neoadjuvante está reservada para as pacientes que não tolerariam o procedimento cirúrgico de citorredução primária não factível e para aquelas com comorbidades associadas e com alto risco de morbidade. Se a doença inicial é extensa e não passível de citorredução (doença residual = 1cm), deve ser feita a reabordagem cirúrgica após três ciclos de quimioterapia. A radioterapia é uma modalidade abandonada a favor do tratamento quimioterapêutico, e a radioterapia paliativa pode oferecer bons resultados na remissão sintomática de massas residuais ou recidivas após quimioterapia.

As pacientes em estádios avançados devem ser acompanhadas regularmente com exames e determinação de CA-125, como na doença em estádio inicial. No que diz respeito ao monitoramento de pacientes com câncer de ovário avançado, podem ser indicados exames de imagem com mais frequência. Em geral, os clínicos devem ficar atentos às recidivas, visto que 70% das pacientes com doença avançada recidivam em 5 anos. A quimioterapia tem papel de destaque na doença avançada.

PRESERVAÇÃO DA FERTILIDADE

Ao se considerar que cerca de 12% dos casos de câncer epitelial de ovário se desenvolvem em mulheres com menos de 45 anos, a cirurgia com preservação da fertilidade pode ser uma opção em pacientes selecionadas quando a doença se

Quadro 10.7 Estadiamento de câncer de ovário atualizado – FIGO 2013

Estádio	Tumor limitado aos ovários
Ia	Tumor limitado a um ovário, cápsula intacta, sem tumor na superfície externa
Ib	Tumor envolvendo os dois ovários, cápsula intacta, sem tumor na superfície externa
Ic	Tumor restrito a um ou ambos os ovários e: **Ic1:** Ruptura da cápsula durante a cirurgia **Ic2:** Cápsula rota antes da cirurgia ou tumor na superfície ovariana **Ic3:** Ascite ou lavado peritoneal com células neoplásicas presentes
Estádio II	**Tumor com extensão à pelve verdadeira ou primário do peritônio**
IIa	Extensão e/ou metástases para o útero e/ou tuba uterina
IIb	Extensão para outros tecidos pélvicos (IIc foi excluído do estadiamento)
Estádio III	**Tumor com implantes além da pelve e/ou linfonodos intra-abdominais comprometidos. Também considerar como tumor limitado à pelve verdadeira, mas com extensão direta ao intestino delgado ou omento**
IIIa	Linfonodos comprometidos e/ou disseminação peritoneal microscópica além da pelve **IIIa1:** Linfonodos pélvicos e/ou retroperitoneais comprometidos **IIIa1 (I):** Metástases ≥1cm **IIIa1 (II):** Metástases >1cm **IIIa2:** Disseminação peritoneal microscópica além da pelve verdadeira
IIIb	Presença de implante peritoneal extrapélvico de tamanho ≥2cm no maior diâmetro. Inclui extensão para superfícies hepática e/ou esplênica
IIIc	Presença de implante peritoneal extrapélvico de tamanho >2cm no maior diâmetro. Inclui extensão para superfície hepática e/ou esplênica
Estádio IV	**Presença de metástases a distância**
IVa	Derrame pleural com citologia positiva
IVb	Metástases para parênquima hepático ou esplênico. A metástase para órgãos extra-abdominais inclui linfonodos inguinais e linfonodos fora da cavidade abdominal

Fonte: Manual de condutas de ginecologia oncológica, 2014 (A. C. Camargo Cancer Center).

encontra aparentemente confinada ao ovário. Embora muitas delas sejam diagnosticadas em estádios avançados, aquelas com a doença em estádio I com histologia de baixo grau (estadiamento FIGO 2014) apresentam alta taxa de sobrevida a longo prazo com anexectomia unilateral. O risco global de recidiva em útero ou anexo contralateral com a preservação da fertilidade é de 11,6%, e a taxa global de gestação após cirurgia alcança 30,3%. Em alguns casos, a quimioterapia pós-operatória pode ser necessária, mas as pacientes normalmente permanecem aptas para a concepção e para levar a gestação a termo.

ENDOMETRIOMAS

Os endometriomas, implantes de tecido endometrial ectópico que sofrem repetidas hemorragias em resposta à estimulação hormonal, formando lesões císticas nos ovários, são encontrados em 20% das pacientes com endometriose e se associam à forma mais grave da doença.

À US os endometriomas se apresentam como estrutura bem delimitada, homogênea, com conteúdo de baixa a média densidade ecogênica, e normalmente podem apresentar septações. Embora a US seja a modalidade de imagem de primeira linha na avaliação de massas anexiais, a RM tem mostrado especificidade mais elevada para o diagnóstico.

Em razão da ineficácia do tratamento clínico, o tratamento cirúrgico é preferível por meio da cistectomia ou ablação do cisto. A cistectomia parece ser a modalidade favorecida; no entanto, a cirurgia promove risco potencial de danos significativos à reserva ovariana, que podem ser diagnosticados e acompanhados pelos níveis do hormônio antimülleriano (HAM), um novo marcador de reserva do ovário. Em metanálise realizada por Raffi e cols., essa técnica cirúrgica para tratamento de endometriomas pareceu causar danos significativos à reserva ovariana com até 40% de queda na concentração sérica do HAM.

MASSAS ANEXIAIS DE ORIGEM TUBÁRIA
Abscesso tubovariano

O abscesso tubovariano é uma complicação frequente da doença inflamatória pélvica (DIP), responsável por cerca de um terço das internações por salpingite aguda, além de ser uma das principais causas de massa pélvica na pré-menopausa.

A incidência da DIP, uma das complicações mais significativas das doenças sexualmente transmissíveis (DST), vem aumentando nos últimos anos, já constituindo problema de saúde pública.

Os fatores de risco para abscesso tubovariano são semelhantes aos da DIP, como múltiplos parceiros sexuais, DIP prévia, ausência de contracepção, uso de dispositivo intrauterino (DIU) e classe socioeconômica menos favorecida. A clínica e os exames laboratoriais são variáveis, muitas vezes não estando relacionados com a extensão do processo infeccioso.

Como diagnóstico diferencial devem ser cogitadas outras patologias pélvicas, como apendicite aguda, gravidez ectópica e torção de ovário, tornando imprescindível a utilização da US para diferenciação de casos cirúrgicos ou não, e o tratamento conservador com antibioticoterapia fica restrito a casos de DIP I, em que não há formação de abscesso tubovariano (Quadro 10.8). O tratamento cirúrgico fica reservado para os casos de DIP II, III e IV, podendo variar entre drenagem percutânea e salpingectomia e lise de aderências, sendo sempre preferida a via laparoscópica.

GRAVIDEZ ECTÓPICA

A gravidez ectópica é assim definida quando o saco gestacional está localizado fora da cavidade uterina, devendo ser sempre considerada como diagnóstico diferencial de massas pélvicas, além de ser uma das principais causas de mortalidade na gravidez. Sua incidência varia de 1% a 2% das gestações, e em 95% dos casos o saco gestacional está localizado na trompa de Falópio.

O uso da US em combinação com dosagem dos níveis de β-HCG contribui para um diagnóstico precoce, reduzindo sua morbimortalidade.

Muitas gestações ectópicas são diagnosticadas antes do início dos sintomas, tornando possível o tratamento precoce. A tríade sintomática típica inclui sangramento e dor pélvica após o período de amenorreia, com o quadro podendo confundir-se com o de abortamento espontâneo. Cerca de um terço das mulheres não apresenta sinais clínicos e quase 10% não têm nenhum sintoma.

O tratamento clínico com metotrexato é considerado de primeira linha nas gestações tubárias íntegras. O Quadro 10.9 aborda os critérios para utilização do metotrexato. Quando não se atendem os critérios para sua utilização, o tratamento por via laparoscópica é a abordagem de preferência.

A gestação ectópica pode ser tratada por meio de laparoscopia para os mesmos procedimentos realizados por laparotomia, incluindo salpingotomia, salpingectomia e ressecção segmentar de parte do oviduto.

Quadro 10.8 Estadiamento da doença inflamatória pélvica (DIP)

Classificação de Monif	
Estádio 0	Infecção ginecológica baixa associada à endometrite
Estádio I	Endometrite e salpingite aguda sem peritonite
Estádio II	Salpingite aguda com peritonite
Estádio III	Salpingite aguda com oclusão tubária ou comprometimento tubovariano
Estádio IV	Abscesso tubovariano roto com secreção purulenta na cavidade e sinais de choque séptico

Fonte: Freitas F et al. Rotinas em ginecologia. 5. ed. Porto Alegre: Artmed, 2006.

Quadro 10.9 Critérios para uso do metotrexato

Pacientes hemodinamicamente estáveis
Pacientes dispostas e capazes de cumprir o acompanhamento pós-tratamento
β-HCG ≤5.000mUI/mL
Ausência de atividade cardíaca fetal
Tamanho da massa ectópica <3,5cm

Fonte: Methotrexate treatment of tubal and interstitial ectopic pregnancy-updated. Ago, 2012.

HIDROSSALPINGE

A hidrossalpinge é a dilatação crônica da trompa de Falópio, podendo resultar de uma DIP e apresentando, portanto, os mesmos fatores de risco. As paredes das tubas ficam edemaciadas, delgadas, e a trompa se torna alongada e translúcida, sendo comum apresentar-se distendida e preenchida com fluido claro seroso. A hidrossalpinge pode ser observada nas mulheres assintomáticas durante o exame quando a US é realizada por outras indicações. Algumas mulheres mencionam infertilidade ou dor pélvica crônica. À US, apresentam-se como uma estrutura cística de parede fina, hipoecoica e apresentando ou não septo incompleto. O tratamento varia de acordo com a certeza do diagnóstico, o desejo de preservar a fertilidade e a sintomatologia apresentada.

PONTOS CRÍTICOS E CONSIDERAÇÕES FINAIS

Apesar das várias estratégias e ferramentas propostas para prever malignidade entre as massas anexiais, ainda não foi descoberto um marcador tumoral com relevância significativa para diferenciar tumores benignos de malignos. A triagem de rotina para câncer de ovário não é recomendada por nenhuma organização médica em razão da baixa prevalência da doença.

Massas anexiais descobertas incidentalmente representam um dilema diagnóstico e de manejo. Não há benefício claro da remoção dessa massa com característica benigna em mulheres assintomáticas. Assim como diante de uma mulher com massa anexial complexa com níveis de CA-125 dentro da normalidade e sem outros sinais de malignidade, o médico deve levar em consideração o risco/benefício para cada paciente. Atualmente não existem diretrizes com base fundamentadas em evidências que determinem o período máximo de acompanhamento necessário para excluir câncer de ovário.

Apesar da necessidade de mais pesquisas, o estudo minucioso das imagens das massas anexiais associados à clínica e a resultados laboratoriais tem promovido a redução do número de pacientes submetidas a tratamentos inadequados.

MENSAGENS-CHAVE

- O diagnóstico de massas anexiais é um problema comum na prática clínica do ginecologista, podendo afetar mulheres de todas as idades. A maioria é benigna e o principal objetivo da avaliação diagnóstica é a exclusão de sua malignidade.
- A US é um método de escolha para avaliação das massas anexiais pélvicas por meio de análise de parâmetros ultrassonográficos específicos que têm inferência sobre o diagnóstico e a diferenciação entre as massas benignas e malignas.
- O câncer de ovário é a principal causa de morte por cânceres ginecológicos, incluindo todos os tipos de câncer. Não há um método de rastreio para o câncer de ovário. Evidências na literatura não mostraram redução da morbidade e da mortalidade com a realização de US transvaginal e dosagem de CA-125 de rotina.
- O prognóstico e o estadiamento do câncer de ovário são cirúrgicos.
- As massas anexiais serão abordadas de acordo com a faixa etária no momento do diagnóstico.
- A maioria das massas anexiais é de origem ovariana.
- A cirurgia laparoscópica é o método indicado para o tratamento de massas anexiais benignas, cistos dermoides e endometrioma. A laparotomia é reservada para massas com suspeita de malignidade e estádio avançado da doença.
- Importante identificar a origem da massa anexial e conhecer os diagnósticos diferenciais para abordagem adequada e evitar tratamentos cirúrgicos desnecessários.
- Os principais diagnósticos diferenciais abordados foram endometrioma, gravidez ectópica, abscesso tubovariano e hidrossalpinge.
- A cirurgia com preservação da fertilidade tem bons resultados, sendo factível para pacientes com doença restrita ao ovário, visto que 12% dos cânceres epiteliais de ovário se desenvolvem na faixa etária dos 45 anos.

Leitura complementar

ACOG Graham L. ACOG releases guidelines on management of adnexal masses. American Family Physician 2008; 77(9):1320-23.

Badr S, Ghareep AN, Abdulla LM, Hassanein R. Ectopic pregnancy in uncommon implantation sites. Egypt J Radiol Nucl Med [Internet] 2013; 44(1):121-30. Available from: http://dx.doi.org/10.1016/j.ejrnm.2012.

Baser E, Erkilinc S, Esin S. Adnexal masses encountered during cesarean delivery. Int J Gynecol Obstet [Internet] 2013; 123(2):124-6. Available from: http://dx.doi.org/10.1016/j.ijgo.2013.

Berek JS. Doenças benignas do aparelho reprodutivo feminino. In: Tratado de ginecologia. 14. ed. Rio de Janeiro: Guanabara Koogan, 2010: 325-79.

Corwin MT, Gerscovich EO, Lamba R, Wilson M, McGahan JP (2013). Differentiation of ovarian endometriomas from hemorrhagic cysts at MR imaging: utility of the T2 dark spot sign. Radiology 2013; 271(1):126-32.

Crispi CP, Oliveira F, Junior JC, Oliveira MA, Ribeiro P. Tumores de ovário e emergências ginecológicas. In Crisci CP et al (eds.) Tratado de endoscopia ginecológica – cirurgia minimamente invasiva. 3. ed. Rio de Janeiro: Revinter, 2012.

Eskander RN, Bristow RE, Saenz NC, Saenz CC. A retrospective review of the effect of surgeon specialty on the management of 190 benign and malignant pediatric and adolescent adnexal masses [Internet]. J Pediatr Adolesc Gynecol 2011; 24(5):283-5. Available from: http://dx.doi.org/10.1016/j.jpag.2011.

Filho JR, Montenegro CAB. Prenhez ectópica. In: Rezende Obstetrícia. 11. ed. Rio de Janeiro: Guanabara Koogan, 2010:369-79.

Gonçalves FS, Vaz-Oliani DC, Oliveira GH, Oliani AH. Avaliação dos parâmetros de imagens de massas anexiais pélvicas em tele-ecografia. Rev Bras Ginecol Obstet 2013; 35(10):464-8.

Manual de condutas em ginecologia oncológica/A.C. Camargo Cancer Center, Departamento de Ginecologia. 2. ed. São Paulo: FAP, 2014.

Medeiros LRF, Rosa DD, Bozzetti MC, et al. Laparoscopy versus laparotomy for benign ovarian tumour. Cochrane Database of Systematic Reviews 2009.

Menon U. Gynaecological ultrasonography: expertise counts. Lancet Oncol 2008; 9(2):88-9.

Morice P, Uzan C, Fauvet R, Gouy S, Duvillard P, Darai E. Borderline ovarian tumour: Pathological diagnostic dilemma and risk factors for invasive or lethal recurrence. Lancet Oncol 2012; 13(3):18-21.

Neto FA, Palma-Dias R, Costa FDS. Ultrassonografia nas massas anexiais: aspectos de imagem. Radiologia Brasileira, 2011; 44(1).

Nezhat C, Cho J, King LP. Laparoscopic management of adnexal masses. Obstet Gynecol Clin North Am [Internet] 2011; 38(4):663-76. Available from: http://dx.doi.org/10.1016/j.ogc. 2011.

Perét FJ, Caetano JP. Abordagem de massas anexiais. In: Ginecologia e obstetrícia: manual para concursos. 4/5. eds. Rio de Janeiro: Guanabara Koogan, 2007.

Raffi F, Metwally M, Amer S. The impact of excision of ovarian endometrioma on ovarian reserve: a systematic review and meta-analysis. The Journal of Clinical Endocrinology & Metabolism 2012; 97(9): 3146-54.

Rogers EM, Casadiego CG, Lacy J, Gerstle JT, Kives S, Allen L. Preoperative risk stratification of adnexal masses: Can we predict the optimal surgical management? J Pediatr Adolesc Gynecol [Internet] 2014; 27(3):125-8. Available from: http://dx.doi.org/10.1016/j.jpag.2013.

Sokalska A, Timmerman D, Testa AC et al. Diagnostic accuracy of transvaginal ultrasound examination for assigning a specific diagnosis to adnexal masses. Ultrasound Obstet Gynecol 2009; 34(4):462-70.

Suh-Burgmann E, Hung YY, Kinney W. Outcomes from ultrasound follow-up of small complex adnexal masses in women over 50. Am J Obstet Gynecol [Internet] 2014; 211(6):623.e1-623.e7. Available from: http://dx.doi.org/10.1016/j.ajog. 2014.

Suh-burgmann E, Kinney W. Potential harms outweigh benefits of indefinite monitoring of stable adnexal masses. Am J Obstet Gynecol [Internet] 2015; 213(October):3-6. Available from: http://dx.doi.org/10.1016/j.ajog. 2015.

Takeda A, Imoto S, Nakamura H. Management of pediatric and adolescent adnexal masses by gasless laparoendoscopic single-site surgery. Eur J Obstet Gynecol Reprod Biol [Internet] 2014; 181:66-71. Available from: http://dx.doi.org/10.1016/j.ejogrb.2014.

Timmerman et al. Improving strategies for diagnosing ovarian cancer: a summary of the International Ovarian Tumor Analysis (IOTA) studies Ultrassound Obstet Gynecol 2013; 41:9-20.

Varela R. Tubo-ovarian abscess. An analysis of 20 cases. Acta Médica Portuguesa 1995; 8(10):537-42.

Zigras T, Menderes G, Goodman L, Azodi M. Comparison of robotics versus conventional laparoscopy for management of benign adnexal masses. Gynecol Oncol [Internet] 2015; 139(3): 593. Available from: http://www.sciencedirect.com/science/article/pii/.

CAPÍTULO 11

Dor Pélvica Crônica

Ivete de Ávila
Márcia Mendonça Carneiro

INTRODUÇÃO

A dor pélvica crônica (DPC) é definida como dor intermitente ou constante na região pélvica e abdominal com pelo menos 6 meses de duração, acompanhada de distúrbios psicológicos e sociais, diferentemente da dismenorreia e da dispareunia, embora muitas vezes estejam associadas. O Royal College of Obstetricians and Gynaecologists (RCOG) e o American College of Obstetricans and Gynecologists (ACOG) propõem a definição da DPC como a dor não cíclica com duração de pelo menos 6 meses com localização na pelve, parede anterior do abdome, região lombar baixa e nádegas, com gravidade suficiente para ocasionar incapacidade e a busca de cuidados médicos. A DPC é um sintoma manifesto de origens diversas e, portanto, impõe grandes desafios a respeito do diagnóstico etiológico e da abordagem terapêutica.

Em vista de sua prevalência significativa é tema relevante, pois possibilita o comprometimento da qualidade de vida e da função sexual das mulheres. Além disso, há maior probabilidade de depressão e de história de violência física e sexual. A dor causa também a incapacidade física e psicológica, comprometendo o desempenho no trabalho e na atividade sexual, com repercussões importantes na vida afetiva e profissional.

A DPC está associada ao aumento de intervenções cirúrgicas, ocorrendo, por essa razão, quatro vezes mais operações não ginecológicas e cinco vezes mais histerectomias. Estima-se que a DPC seja responsável por cerca de 10% das consultas ginecológicas ambulatoriais e por aproximadamente um terço das laparoscopias realizadas. Essa dor é encontrada entre as principais indicações de histerectomia nos EUA (12% a 16%), com o agravante de que a extirpação do útero, na maioria das vezes, não resolve a questão, pois 25% das pacientes com DPC já foram histerectomizadas. No Reino Unido, a incidência e a prevalência dessa dor são similares às da enxaqueca, da lombalgia e da asma. A DPC onera os serviços de saúde nos EUA a um custo estimado em cerca de 880 milhões de dólares.

ETIOLOGIA

A etiologia da DPC é, com frequência, incerta. Para fins didáticos há a tendência para reconhecer sua origem conforme a estrutura anatômica e orgânica acometida e, assim, classificá-la em DPC ginecológicas e não ginecológicas (Quadro 11.1).

Todos os órgãos e estruturas anatômicas que constituem a pelve podem originar dor, incluindo pele, parede abdominal, peritônio e vísceras, qualquer órgão dos aparelhos reprodutivo, urinário e digestório, e sistemas neural, musculofascial e osteoarticular. Assim, conhecer o diagnóstico etiológico é um desafio para o ginecologista, seja pela diversidade de possibilidades, seja pela frequência da associação de fatores. Mesmo assim, muitos casos de DPC permanecem sem esclarecimento etiológico. Na maioria das vezes, suas causas não são ginecológicas. Estima-se que 37,7% têm origem gastrointestinal, 30,8%, urinária, e 20,2% têm causas ginecológicas.

Em extensa revisão de literatura, o ACOG agrupou as causas ginecológicas conforme sua relevância, segundo critérios de níveis de evidência. As condições ginecológicas de nível de evidência A (evidência científica consistente da relação de causa e efeito de DPC) foram: endometriose, malignidades ginecológicas avançadas, síndrome do ovário residual, síndromes do ovário remanescente e da congestão pélvica, doença inflamatória pélvica e salpingite tuberculosa.

Como nível de evidência B (evidência científica com limitações ou inconsistências sobre a relação de causa e efeito da DPC) foram: aderências, mesoteliomas císticos benignos, miomas e cistos peritoneais pós-operatórios.

As condições de nível C com base em relatos de especialistas foram: adenomiose, dismenorreia atípica e dor ovulatória, cistos anexiais, estenose cervical, gravidez ectópica, endometrite, pólipos uterinos, endossalpingiose e dispositivo intrauterino (DIU).

Quadro 11.1 Principais causas reconhecidas de DPC

Local de origem	Principais doenças que podem causar DPC
Peritoneal	Aderências
Ginecológicas	Endometriose Infecções genitais, cervicais, uterinas, tubárias, ovarianas Prolapsos Massas anexiais Miomas
Gastroenterológicas	Síndrome do cólon (intestino) irritável Neoplasias intestinais Doença de Crohn Apendicite Colite ulcerativa Hérnias Enterocolite infecciosa Doença intestinal isquêmica Doença diverticular Endometriose intestinal
Uroginecológicas	Cistite intersticial Cistite actínica Síndrome uretral Carúncula uretral Divertículo uretral Neoplasia Urolitíase
Vasculares	Varizes pélvicas Congestão pélvica
Musculoesqueléticas	Doenças degenerativas ou inflamatórias das articulações sacroilíaca, coxofemorais e sínfise púbica Síndrome dolorosa miofascial (parede abdominal, perineal)
Neurológicas	Neuropatias periféricas Radiculopatias compressivas Neuralgia pós-herpética Lesões tronculares: neuralgia do genitofemoral, do ilioinguinal, do pudendo, do ciático Polineuropatia periférica (diabética) Neuropatias plexulares: toracolombar, rostral, sacra, lombossacra de origem neoplásica, actínica, hematomas e diabética
Doenças sistêmicas	Discrasias sanguíneas Anemia falciforme Doenças do colágeno Diabetes, porfirias
Psicológicas	Violência física e sexual na infância Depressão

DIFICULDADES NA ABORDAGEM DA DPC

O primeiro passo na busca da resolução da DPC consiste em entender e reconhecer as questões que dificultam seu diagnóstico e tratamento etiológico, como os problemas emocionais, psicológicos e da estrutura anatômica e funcional da pelve feminina. Levar em conta essas dificuldades possibilita a criação de estratégias de abordagem, diminuindo as frustrações terapêuticas para a paciente, seus familiares e profissionais de saúde envolvidos nesse processo (Quadro 11.2).

Quadro 11.2 Dificuldades e enfrentamento na DPC

Dificuldades na abordagem da DPC	Estratégias de enfrentamento

Psicoemocionais
Anatômicas:
   Diversidade da anatomia pélvica
   Inervação comum de órgãos diferentes
   Dor visceral
   Dor referida
	Reforçar vínculos de credibilidade na relação médico-paciente
	Apresentar as expectativas reais da propedêutica e da terapêutica propostas
	Não assumir a psicoterapia
	Trabalhar em equipe multidisciplinar composta por ginecologista, gastroenterologista, coloproctologista, urologista, neurologista, fisioterapeuta e psicólogo

Dificuldades psicoemocionais

Em geral, as portadoras de DPC são mulheres que, já desgastadas por experiências frustradas, sem a solução de seu sintoma, tendem a recusar ajuda psicológica e insistem na busca de explicação somática para seu padecimento, consultando médicos e profissionais variados. O ginecologista deve são só assumir atitude de credibilidade quanto à "dor" expressa pela paciente, demonstrando disposição para procurar sua causa, como também apresentar expectativas reais da propedêutica e do tratamento, o que reforça a relação médico-paciente, obtendo maior colaboração.

Além disso, essas mulheres costumam vir de ambientes familiares conturbados e que apresentam prevalência muito maior de quadros depressivos em comparação aos grupos-controle. Walker e cols. (1995) constataram o diagnóstico de depressão grave em 28% das portadoras de DPC contra 3% do grupo-controle. A história de violência sexual na infância esteve presente em 48% de mulheres estudadas com DPC em relação a 23% do grupo-controle. Notava-se o aumento significativo dessa diferença quando eram destacadas as vítimas de estupro: antes dos 14 anos, 16% contra 0%; após os 14 anos, 28% contra 10%.

Não cabe ao ginecologista desempenhar o papel de psicoterapeuta; no entanto, deve mostrar-se sensível a essa necessidade e fornecer orientações necessárias sobre essa questão.

Dificuldades anatômicas

Na pelve são encontrados vários sistemas orgânicos em uma mesma região corporal. Na observação transversal dessa anatomia, conforme esquematizado na Figura 11.1, é possível identificar, em sentido centrípeto, as seguintes camadas teciduais e orgânicas: cutânea, miofascial, osteoarticular, nervos e gânglios, peritônio parietal e órgãos do sistema reprodutor, do sistema digestório e do sistema urinário. Todos esses órgãos estão muito próximos, e essa relação anatômica estreita coexiste com uma inervação comum em muitas circunstâncias, dificultando a identificação pontual da origem da dor (Quadros 11.3 e 11.4). Por exemplo, a cérvice, o útero e os anexos partilham da mesma inervação visceral do íleo inferior, sigmoide e reto, o que nos remete a uma observação

Capítulo 11 Dor Pélvica Crônica

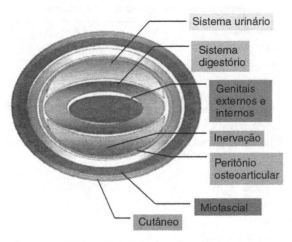

Figura 11.1 Esquema da pelve.

Quadro 11.3 Inervação sensitiva da estruturas pelviperitoneais

Estrutura pelviperitoneal	Nervos	Segmento medular espinhal
Região inferior da parede abdominal Região anterior da vulva	Ilio-hipogástricos, ilioinguinais, genitofemorais	T12, L1, L2
Períneo Terço distal da vagina	Pudendos	S2, S3, S4
Porção distal dos ureteres Trígono vesical Uretra posterior Reto Cólon sigmoide	Plexo pélvico	S2, S3, S4
Colo e fundo uterinos Porção medial das trompas Ligamentos largos Fundo da bexiga Intestino delgado distal Ceco Apêndice cecal	Aferentes viscerais que acompanham os plexos simpáticos uterinos, plexo hipogástrico inferior, nervos hipogástricos, plexo hipogástrico superior, plexo mesentérico inferior, cadeias simpática lombar e torácica caudal	T10, T11, T12, L1
Ovários Dois terços laterais das trompas Mesossalpinge	Plexos ovariano e mesentérico inferior	T10, T11, T12

Quadro 11.4 Distribuição da dor referida

Órgão lesionado	Território da dor referida ou projetada
Corpo uterino	Hipogástrio, regiões sacra e glútea, faces medial e anterior das coxas
Trompas e ovários	Acima dos pontos medioinguinais, faces anterior e medial das coxas
Colo uterino	Fossas ilíacas, regiões sacra e glútea
Parâmétrio e peritônio pélvico	Fossas ilíacas
Ligamentos uterossacros	Região sacra caudal
Vesícula biliar, estômago, intestino delgado, apêndice e cólon sigmoide	Região mediana, região umbilical, hipogástrio
Reto	Região mediana infraumbilical
Trígono vesical e uretra	Regiões sacra e caudal, coxas, períneo e face posterior dos membros inferiores até os tornozelos
Fundo vesical	Região distal do abdome
Ligamentos, ossos, músculos, raramente estruturas viscerais pélvicas	Região lombar
Raízes e plexos nervosos lombares e sacros	Face posterior das coxas, regiões glúteas e períneo posterior
Diafragma	Ombros
Vasos pélvicos	Hipogástrio, regiões sacra e glútea, faces medial e anterior das coxas

Fonte: Teixeira MJ, Yeng LT, Neves ATA. Dor e endometriose: modalidades de tratamento sintomático. In: Abrão MS. Endometriose, uma visão contemporânea. Rio de Janeiro: Revinter, 2000:177-238.

interessante de que cerca de 20% das mulheres com síndrome do cólon irritável já foram histerectomizadas em razão da DPC, mostrando a possibilidade de confusão ou dificuldade na localização da dor. Outro exemplo é a origem embriológica comum das vias urinárias e reprodutivas, o que também dificulta a discriminação de uma dor localizada na bexiga ou no útero e em seus anexos.

A dor de origem visceral tem localização maldefinida, sendo difusa e profunda na pelve, pois as estruturas são inervadas por fibras pouco mielinizadas e são, portanto, más condutoras de estímulos dolorosos. Como nas demais vísceras abdominais, o parênquima dos órgãos pélvicos não é suprido por receptores de dor. O peritônio e as paredes arteriais contêm rica rede de fibras nervosas. As fibras sensoriais das vísceras são transportadas pelos mesmos nervos somáticos que servem a pele, tornando difícil para a paciente indicar a verdadeira origem da dor, pois a sente em diferentes níveis, surgindo, assim, a dor referida, que é a sensação dolorosa percebida em local diferente da região patologicamente afetada e que parece mais superficial. A explicação se deve a fibras aferentes de regiões diferentes convergindo para um mesmo segmento medular, conhecimento esse precioso na avaliação clínica da dor. Além disso, o acometimento visceral está com frequência associado a reflexos autônomos inespecíficos, como irritabilidade, náuseas e vômitos.

Particularidade da dor crônica

A dor crônica é diferente da aguda, que tem associação temporal direta com o agente causal, isto é, manifesta-se com a instalação de lesão tecidual e geralmente desaparece com a resolução do processo etiológico. A dor crônica não tem a função biológica de alerta, são inexpressivos os sinais físicos da doença que a provoca, e a dor persiste além do tempo razoável para cura da lesão causal, sendo decorrente de processos patológicos crônicos que a tornam contínua ou recorrente. Sofre influência ou decorre de fatores ambientais e psicológicos, e sua cronicidade causa estresse físico, emocional, financeiro e social para o doente, familiares e terceiros, sendo causa de prolongada incapacidade funcional e comprometendo as atividades físicas, o sono, o apetite e a vida afetiva.

INVESTIGAÇÃO CLÍNICA: ASPECTOS ESPECIAIS DA ANAMNESE E DO EXAME FÍSICO

A abordagem inicial da portadora de DPC tem como objetivo fundamental duas questões. A primeira é rever se algum processo patológico ginecológico passou despercebido em avaliações precedentes e a segunda é estabelecer uma relação médico-paciente de confiança e clareza, pautada na credibilidade das queixas da paciente para reforçar sua adesão à propedêutica e à terapêutica subsequentes, pois, conforme comentado, trata-se de pacientes desgastadas, desacreditadas e deprimidas.

Muitas mulheres buscam a atenção médica porque desejam uma explicação para sua dor. Em geral, já têm uma teoria idealizada ou uma preocupação a respeito da origem da dor. Abordar essa questão com a paciente na avaliação inicial, esclarecendo suas dúvidas sobre as suspeitas diagnósticas e o planejamento propedêutico e terapêutico, tem efeito tranquilizador, revertendo seus temores em atitudes mais colaborativas.

Cabe ao ginecologista, além da avaliação e do tratamento ginecológicos, a decisão de solicitar o auxílio de outros especialistas afins, compondo a equipe multidisciplinar necessária para a condução do tratamento da mulher com DPC.

Anamnese

A anamnese é o instrumento propedêutico de maior valor nessa investigação. Inicialmente, a atitude do médico é a de escutar, o que reforça vínculos de confiança e dá oportunidade à paciente para desabafar suas angústias, temores e frustrações. Progressivamente, o médico dirige a investigação no sentido de caracterizar detalhadamente a dor com perspicácia para entender o aspecto emocional, montando uma compreensão psicossocial do comportamento da paciente em conjunto com as hipóteses somáticas.

Todos os fatores de risco conhecidos para DPC devem ser investigados (Quadro 11.5), como: perda fetal, fluxo menstrual longo, endometriose, suspeita clínica de doença inflamatória pélvica, cicatrizes de cesarianas, aderências pélvicas, violência física e sexual na infância, qualquer tipo de violência, até mesmo a sexual durante a vida, ansiedade, depressão, histeria e somatização.

Os sintomas digestivos e urinários devem ser avaliados, uma vez que a síndrome do intestino irritável (SII) e a cistite intersticial estão frequentemente associadas às mulheres com DPC – 50% e 38% a 84%, respectivamente.

Na história da dor devem ser estudados sua localização, irradiação e intensidade, o tipo ou a qualidade da dor, os fatores agravantes ou atenuantes, a época de ocorrência no ciclo menstrual, a história de traumas e cirurgias pregressas e os aspectos psicológicos e emocionais.

A localização exata da dor pode ser obtida solicitando-se à paciente que aponte em seu corpo o local e demonstre se há

Quadro 11.5 Aspectos para investigação da história de dor

1. Localização
2. Irradiação
3. Intensidade: escala numérica, EVA ou escala descritiva
4. Qualidade: descrever com as próprias palavras da paciente
   - Pontada, facada, ardor e latejamento: nociceptiva tegumetar e subtegumentar
   - Cólica, queimação, peso e constrição: visceral
   - Queimação, formigamento, ardor, choques, alterações sensitivas e motoras: neuropática
5. Início
6. Duração
7. Melhora com:
8. Piora com:
9. Impacto funcional:
10. O que a dor impede de fazer:
11. O que a dor dificulta realizar:

irradiação para outra região corporal. A dor do fundo uterino é sentida geralmente no hipogástrio, e a do colo do útero é referida, geralmente, às regiões lombar e sacra, bem como ao hipogástrio. Os ovários são móveis e, por isso, a dor ovariana se manifesta quando há distensão do peritônio próximo ao local onde os ovários estão aderidos.

Para a quantificação da dor deve ser utilizada uma escala numérica verbal, solicitando à paciente que dê uma nota de 0 a 10 à intensidade da dor (zero representa ausência de dor e 10 a dor máxima já experimentada). Outro instrumento simples, sensível e reprodutível é a escala visual analógica (EVA) (Figura 11.2). Trata-se de uma linha de 10cm, cuja extremidade esquerda corresponde à ausência de dor e a direita, à dor mais intensa possível. A paciente deve assinalar o local que acredita ser o mais adequado para sua dor. O escore se refere à distância entre ausência de dor e o local assinalado. Na escala verbal descritiva, a intensidade da dor é avaliada por meio dos descritores: nenhuma, pequena, moderada, severa e insuportável. Essas escalas, embora de fácil aplicação e interpretação, evidenciam que o relato restrospectivo sofre distorções com superestimativa da dor ou de variações pessoais no julgamento da pontuação.

A descrição da qualidade da dor auxilia a elucidação diagnóstica. As neuropáticas frequentemente são descritas como choque, queimação e formigamento e se associam principalmente às alterações motoras. As nociceptivas tegumentar e subtegumentar tendem a ser expressas como em pontada, facada, ardor e latejamento. Já aquelas de origem visceral são caracterizadas como em cólica, queimação, peso e constrição.

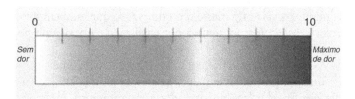

Figura 11.2 Escala visual analógica (EVA).

Deve-se averiguar se o início da dor esteve associado a quadros traumáticos ou infecciosos. Certas atividades, posições, mudanças de tempo, hora do dia, humor ou tipo de pensamento são comumente associados à variação da dor. Identificar os fatores agravantes ou atenuantes pode ajudar no planejamento terapêutico para promover alívio desse incômodo.

Há protocolos que incluem anotações domiciliares da paciente com o objetivo de melhor correlacionar fatores desencadeantes e atenuantes da dor em seu cotidiano. Aquelas que apresentam alterações de intensidade e localização durante as mudanças de postura ou no desempenho de atividades específicas podem ter etiologia musculoesquelética. Na maioria das vezes, a dor musculoesquelética diminui quando a paciente está em repouso e se intensifica quando a parte afetada é sobrecarregada por modificações mecânicas.

Devem ser investigados o histórico psicológico e de outros sistemas, destacando-se alterações do padrão do sono, do apetite, da concentração mental, do desejo e da atividade sexual, a presença de sintomas neurovegetativos e urinários e distúrbios gastrointestinais. As repercussões da dor nas atividades diárias e os fatores que concorrem para sua manifestação devem ser avaliados, como ganhos afetivos, contexto familiar e crenças e valores culturais sobre doença e saúde. A associação de dispareunia profunda sugere o diagnóstico de endometriose, infecções e processos de aderências dos órgãos pélvicos (Quadro 11.6).

A dispareunia é um dado também relevante na história, devendo ser investigada quanto ao tipo, pois a profunda se associa a doenças pélvicas envolvendo endometriose, infecções e processos de aderências dos órgãos pélvicos.

Na história pregressa deve ser enfatizada a ocorrência de cirurgias abdominopélvicas anteriores, de síndromes infecciosas pélvico-abdominais e de distúrbios do humor, em especial a depressão e a ansiedade. Na história gineco-obstétrica é interessante destacar o tipo de parto, as complicações obstétricas, os passados operatório e infeccioso e o padrão menstrual.

Os fatores de risco da DPC devem ser conferidos. Conforme revisão sistemática, os fatores de risco relevantes para essa dor são: perda fetal, fluxo menstrual longo, endometriose, suspeita clínica de doença inflamatória pélvica, cicatrizes de cesarianas, aderências pélvicas, violência física e sexual na infância, qualquer tipo de violência, incluindo a sexual, durante a vida, ansiedade, depressão, histeria e somatização.

Quadro 11.6 Aspectos de destaque da história psicológica e de outros sistemas orgânicos da pelve

1. Sono alterado
2. Apetite alterado
3. Concentração alterada
4. Hiperatividade
5. Sintomas neurovegetativos
6. Desejo e atividade sexual alterados
7. Dispareunia profunda
8. Sintomas urinários
9. Hábito intestinal
10. Atividade física esportiva
11. Lombalgia
12. Tabagismo

Todos os tratamentos anteriores da DPC, tanto medicamentosos como intervenções cirúrgicas prévias, devem ser averiguados, salientando-se as medicações analgésicas já usadas e as atuais e os resultados dessas terapêuticas.

Sintomas sugestivos de SII e cistite intersticial estão com frequência associados a mulheres com DPC, podendo ser causa ou componente dessa dor, daí a importância em reconhecê-los. Foi observada a ocorrência de sintomas de SII em 50% das mulheres com DPC, comparadas a 28% daquelas atendidas em outras clínicas. Sintomas de cistite intersticial aparecem em 38% a 84% das mulheres com DPC. O diagnóstico da SII segue os critérios diagnósticos de Roma II: dor ou desconforto abdominal contínuos ou recorrentes há pelo menos 12 semanas, associados ao alívio da dor à defecação, à mudança da frequência das evacuações ou à aparência ou formato das fezes. Sintomas de flatulência abdominal, eliminação de muco intestinal e sintomas extraintestinais, como letargia, dor lombar, polaciúria e dispareunia, podem também ocorrer na SII.

Exame físico

No exame físico tem início a avaliação do peso corporal, tendo em vista a significância da obesidade na produção de dores, especialmente por distúrbios musculoesqueléticos e articulares. Nessa circunstância é útil a utilização do índice de massa corporal (IMC).

Outra observação importante é a análise da postura para averiguar dores de origem musculoesquelética. A pesquisa de algum exagero da curva lordótica da pelve revelou o perfil da região lombar quando a paciente foi colocada de lado. A escoliose, que pode ser detectada inspecionando-se as costas da paciente com toda a coluna à mostra, contribui para as assimetrias pélvicas e os desequilíbrios no nível do tronco e das extremidades inferiores. A obliquidade da pelve deve ser avaliada posicionando-se as mãos espalmadas sobre a borda superior das cristas ilíacas da paciente e verificando-se a presença de possíveis assimetrias na altura das mãos, sendo consideradas significativas diferenças superiores a 6cm. A tendência da paciente de, quando em pé, manter um joelho fletido ou uma das pernas rodada externamente ao mesmo tempo que seu peso é apoiado na outra perna é reconhecida como um padrão unilateral de postura em pé. Essas pacientes com padrão unilateral em pé e obliquidade pélvica apresentam a suspeita de distúrbio ósseo da bacia, devendo ser encaminhadas ao ortopedista.

Exame ginecológico

Além do exame ginecológico habitual, há aspectos que merecem ênfase na investigação da DPC. Recomenda-se a identificação das áreas de dor na superfície cutânea abdominal e perineal, buscando a identificação dos pontos de gatilhos (áreas que desencadeiam a sensação dolorosa quando comprimidas pelo examinador).

O momento de maior relevância no exame ginecológico na investigação de DPC é o toque vaginal, que fornece informações importantíssimas. Nesse momento o ginecologista é capaz de identificar nódulos no fundo de saco e espessamentos dos ligamentos uterossacros e cardinais, que são indícios de endometriose pélvica. O toque vaginal deve ser feito antes do exame especular, inicialmente unimanual, consistindo apenas em toque vaginal sem palpação abdominal combinada, o que evita a hipersensibilização da paciente.

No exame especular, o ginecologista deve estar atento à identificação de leucorreias purulentas em busca do diagnóstico de vulvovaginites e cervicocolpites que podem ocasionar dor por meio de processos inflamatórios cervicais ou induzindo infecções genitais altas.

O achado de distopias e prolapsos genitais, incluindo cistocele, retocele e prolapso uterino, deve ser anotado, pois há algias pélvicas induzidas por tração de ligamentos distendidos.

Na suspeita de endometriose associada à DPC, o exame ginecológico deve ser realizado durante a menstruação, quando os pontos álgicos ficam mais evidentes. O toque vaginal tem sido considerado o método diagnóstico mais sensível no reconhecimento da endometriose profunda infiltrativa dos ligamentos uterossacros, retrocervical e do septo retovaginal, superior mesmo aos métodos de imagem nessa investigação. Nessa situação é possível definir pontualmente a localização da dor e da dispareunia profunda.

Com o toque ginecológico bimanual é possível avaliar a mobilidade ou não dos órgãos pélvicos e inferir a existência de aderências diante do achado da fixação uterina, sendo ainda possível correlacionar a mobilização das estruturas internas da pelve com o desencadeamento da dor.

O achado de massas pélvicas exige estudo complementar com os métodos de imagem; no entanto, as informações do achado físico são primordiais na hipótese diagnóstica desse tumores.

Exames complementares não invasivos

Há exames complementares recomendados a todas as pacientes com DPC, objetivando reconhecer ou afastar quadros infecciosos na pelve e averiguar seu estado geral. Os principais exames são o hemograma com velocidade de hemossedimentação (VHS), a urinálise e urocultura, o parasitológico de fezes, a cultura e a pesquisa de clamídia em raspado da endocérvice e uretra.

Em todos os casos deve ser tirada radiografia simples da pelve para averiguar presença de litíase renal ou anomalias ósseas da bacia e coluna. A ultrassonografia pélvica (USP), em especial pela via endovaginal, é exame obrigatório nessa investigação, havendo tendência crescente a incluir a ressonância magnética (RM) quando há achado de massas pélvicas na ultrassonografia para aprimorar o diagnóstico etiológico.

Laparoscopia

A laparoscopia é notoriamente reconhecida como o padrão-ouro na avaliação da cavidade abdominal e, portanto, de extrema valia na investigação da DPC, embora em até 40% dos casos não revele qualquer alteração. No entanto, trata-se de um procedimento invasivo, sendo importante ao indicá-la ter o consentimento informado da paciente em virtude da possibilidade de esse exame chegar ou não ao diagnóstico definitivo. Está indicada quando todos os resultados dos exames complementares não invasivos nada esclareceram a respeito da DPC ou sugeriram hipóteses diagnósticas de distúrbios somáticos intraperitoneais que exijam confirmações cirúrgica e/ou anatomopatológica, como, por exemplo, endometriose, aderências e tumores. Nessa etapa é importante que as doenças de outros sistemas da pelve (musculoesquelético, urinário, digestório) tenham sido excluídas ou que, apesar de tratadas, não aliviaram a síndrome álgica, porém os exames clínico e ginecológico normais não excluem a necessidade da laparoscopia.

Quadro 11.7 Principais achados na laparoscopia

Diagnóstico laparoscópico	Resumo de várias publicações	Kresch e cols. (1973)
Endometriose	2% a 74%	32%
Aderência	0% a 50%	51%
Doença inflamatória pélvica crônica	0% a 29%	
Cistos ovarianos	0% a 17%	
Miomatose e varizes	0% a 5%	
Ausência de doença visível	10% a 30%	

As alterações mais encontradas após análise de diferentes publicações são endometriose (2% a 74%), aderências (0% a 52%), DIP crônica (0% a 29%), cistos ovarianos (0% a 17%), varizes pélvicas (0% a 3%), miomatose (0% a 5%) e ausência de patologia visível (3% a 92%) (Quadro 11.7). Destaca-se o estudo de Kresch e cols., por ser prospectivo com o grupo-controle formado por mulheres assintomáticas submetidas à laparoscopia para esterilização tubária. Eles encontraram patologias orgânicas com maior frequência no grupo de portadoras de DPC, principalmente aderências pélvicas (51%) e endometriose (32%).

Outro aspecto importante da laparoscopia é que, a partir de 1990, essa tecnologia agregou recursos cirúrgicos, tornando-se, além de instrumento diagnóstico, também ferramenta terapêutica importante para o tratamento das principais causas da DPC mencionadas, especialmente a endometriose e as aderências pélvicas. A laparoscopia possibilita a inspeção do abdome superior, do apêndice cecal e de outras áreas da cavidade peritoneal em busca de doenças não ginecológicas.

Pelve normal à laparoscopia

Um número significativo de pacientes submetidas à laparoscopia não apresenta achados anormais na pelve que justifiquem sua dor. Nesse grupo de mulheres, deve-se manter a observação clínica ginecológica enquanto é solicitada a avaliação de outros especialistas, sejam psicólogos, urologistas, coloproctologistas, ortopedistas, com o objetivo de desvendar problemas de diagnóstico mais difícil, como síndrome do cólon irritável, cistite intersticial, síndrome miofascial, pinçamento de raiz nervosa etc.

Baker e cols. (1992) demonstraram o efeito tranquilizador da laparoscopia normal para certas pacientes. Nesse estudo, acompanharam 60 pacientes com DPC nas quais a laparoscopia excluiu patologia pélvica. Nas consultas após 6 semanas e 6 meses depois da laparoscopia, 22% e 58% das pacientes, respectivamente, estavam livres da dor. Apenas 4% descreveram seus sintomas como inalterados e agravados. Entretanto, Yasmin e cols. (2005) revelam que, a médio e longo prazos, há recorrência da dor nessas mulheres, embora haja melhora dos índices de qualidade de vida.

TRATAMENTO
Tratamento etiológico

O tratamento da DPC é frequentemente insatisfatório, uma vez que sua fisiopatologia é quase sempre incompreendida. A abordagem terapêutica deve incluir a psicoterapia, assim como os tratamentos analgésico e etiológico de doenças específicas identificadas como etiológicas dessa síndrome, utilizando geralmente a laparoscopia. O tratamento cirúrgico em geral se baseia na excisão de lesões endometrióticas, lise de aderências, histerectomia e neurectomia pré-sacra em casos selecionados. A possibilidade de persistência da dor após essas abordagens e a formação de novas aderências devem ser discutidas com a paciente.

Endometriose

A endometriose provoca DPC diretamente pela infiltração do fundo de saco, ligamentos, septo retovaginal e parede intestinal, e, indiretamente, pelo processo inflamatório reacional e pelas aderências que provoca, distorcendo a anatomia com repercussões funcionais. Há resposta ao tratamento clínico ou cirúrgico, sendo necessária a individualização da abordagem. O tratamento da endometriose profunda consiste em sua ressecção ampla com extirpação do órgão, seja parte do septo retovaginal, porções ligamentares ou o segmento intestinal acometido. A laparoscopia é o método cirúrgico de eleição, restando a laparotomia para as situações em que é impossível a abordagem laparoscópica.

Aderências

O diagnóstico das aderências pélvicas e abdominais é invasivo, ou seja, exige laparoscopia ou laparotomia, podendo a aderência estar associada ou não à dor pélvica. Kresch e cols. encontraram aderências em 12% de mulheres sem dor, e em 48% das pacientes com DPC as aderências intraperitoneais que causavam dor apresentavam correlação anatômica com a localização da dor identificada pela paciente e tendiam a provocar fixação dos órgãos e restrição da mobilidade ou motilidade. O tratamento cirúrgico é a adesiólise, e a técnica preferencial é a via laparoscópica, a qual está associada a menor trauma cirúrgico e baixa taxa de reincidência. A adesiólise visa remover o tecido fibroso anormal e restabelecer a arquitetura da pelve. O resultado cirúrgico do tratamento da dor associado a aderências é bom, com estimativas de melhora em 80% dos casos.

O achado de processos infecciosos intrapélvicos, como doença inflamatória crônica, impõe a necessidade de terapêutica antibacteriana específica após remoção do material purulento e liberação das aderências secundárias ao processo infeccioso.

Varizes pélvicas e síndrome de congestão pélvica

A dor pélvica proveniente da congestão venosa tem intensidade variável, sendo exacerbada no período menstrual. As causas prováveis da varicosidade pélvica são as malformações vasculares e a deficiência de valvas nas veias ovarianas, mais à esquerda. A USP com Doppler e a laparoscopia são os exames úteis para o reconhecimento dessas varizes. Tanto a evidência clínica como a ultrassonográfica ou cirúrgica das varizes pélvicas não esclarecem sua real correlação com o quadro de algia crônica, o que leva a reconhecer a congestão pélvica como causadora de DPC ante sua exuberância e após exclusão das patologias mais comuns.

O tratamento pode consistir em ligaduras das veias ováricas insuficientes e suas colaterais, possíveis por via laparoscópica, ou das ilíacas internas, por via retroperitoneal, podendo ser feita também a embolização das veias ováricas por via percutânea. A histerectomia e a ooforectomia bilateral podem ser indicadas em casos refratários e selecionados.

Tratamento sintomático

No tratamento da DPC há situações em que a indução da amenorreia é efetiva para o alívio sintomático. Em revisão da biblioteca Cochrane sobre esse tema, após exclusão dos casos de endometriose, infecção pélvica e dismenorreia, concluiu-se que o uso de progesterona (acetato de medroxiprogesterona) se associou à redução da dor durante o tratamento; o aconselhamento apoiado por ultrassonografias se associou à diminuição da dor e à melhora do humor; a abordagem multidisciplinar foi benéfica para alguns resultados; a lise de aderências não se associou à melhora da dor, exceto quando se tratava de aderências graves; e a sertralina não mostrou benefício terapêutico na DPC.

O papel da histerectomia no tratamento da DPC idiopática permanece controverso. Antes de ser considerada como opção, deve ser realizada uma avaliação multidisciplinar, incluindo a busca de causas gastrointestinal, geniturinária, musculoesquelética e psiquiátrica. Para um bom aconselhamento sobre o efeito da histerectomia no alívio da DPC, essas mulheres devem ser informadas de que em até 40% dos casos elas permanecem com dor após a remoção do útero e 5% podem piorar. A presença de depressão, ansiedade e história de violência sexual é fator importante na modulação e manutenção da dor crônica.

A ablação laparoscópica de nervos pélvicos (LUNA) não mostrou benefícios no alívio da dor, dismenorreia e dispareunia em mulheres com DPC nem na qualidade de vida.

A dor deve ser aliviada mesmo antes de uma definição etiológica da DPC, em paralelo ao desenvolvimento da propedêutica, o que reforça os vínculos de adesão e confiança da paciente no programa terapêutico. Quando a dor se torna a doença, possível diante de um quadro crônico, a avaliação do especialista é importante, uma vez que esse profissional administra com maior conhecimento os tratamentos antálgicos, desde medicamentosos até intervenções cirúrgicas e bloqueios nervosos.

Breve entendimento sobre o mecanismo modulador da dor

Uma lesão tecidual (física, térmica ou química) libera substâncias químicas (PG, K, H e cininas), as quais, por sua vez, estimulam as terminações nervosas periféricas livres (nocicepção), gerando um impulso elétrico conduzido pelas fibras nervosas (C, A e delta) ao cordão medular. Daí, via tratos espinotalâmicos e espinorreticulares, a informação dolorosa é encaminhada para a região do tronco cerebral (sistema reticular), tálamo (núcleos talâmicos sensitivos), estruturas do sistema límbico (amígdala, hipotálamo, hipocampo, giro do cíngulo) e áreas corticais. Vários neurotransmissores (NT) estão envolvidos na informação dolorosa ao sistema nervoso central (SNC): substância P, ácidos aspártico e glutâmico e peptídeo vasoativo intestinal, entre outros. Simplificando, pode-se dizer que no sistema reticular do tronco cerebral são atribuídas as respostas de fuga ou ataque (respostas neurovegetativas) presentes nos quadros dolorosos. No tálamo, a informação dolorosa é localizada espacialmente e projetada em estruturas do sistema límbico e cortical. As conexões do impulso doloroso com estruturas do sistema límbico são responsáveis pelo caráter desagradável e emocional de sofrimento evocado pela dor. Essa ampla representação da dor em áreas corticais e subcorticais resulta na interpretação completa do fenômeno doloroso em seus domínios sensitivo-discriminativo, afetivo-motivacional e cognitivo-avaliativo e na ampla gama de respostas envolvidas nesse processo.

O sistema modulador da dor é composto por elementos neuronais presentes na medula espinhal, tronco encefálico, tálamo, estruturas subcorticais, córtex cerebral e, possivelmente, no sistema nervoso periférico. Compõem o sistema supressor de dor os NT, como endorfinas, encefalinas e serotonina, entre outros opiáceos e serotoninérgicos endógenos. A ativação do sistema supressor de dor aumenta a síntese desses NT, que, pelos tratos descendentes, se projetam na substância cinzenta da medula espinhal e tratos ascendentes para estruturas encefálicas supratentoriais, exercendo atividade inibitória sobre os componentes do sistema nociceptivo.

O sistema supressor da dor é continuamente ativado por estímulos discriminativos que alcançam constantemente o SNC durante as atividades de vida diária, pela dor e por aspectos emocionais e cognitivos ainda não completamente conhecidos, advindo essa dor do desequilíbrio entre os sistemas nociceptivo e supressor da dor, podendo ser consequente à elevação da estimulação das fibras nociceptivas, como ocorre nas situações de doenças inflamatórias, traumáticas ou isquêmicas, nas quais pode ter a denominação de nocicepção. Quando há lesão parcial ou total das vias nervosas do sistema nervoso periférico ou central, a dor é denominada neuropática ou por desaferentação. A partir dos princípios relacionados com a geração, transmissão, interpretação e modulação da dor, percebe-se que a dor não é somente um impulso que viaja pelas fibras nervosas. Há uma interação bastante estreita entre as diferentes qualidades sensoriais (tato, temperatura) e a dolorosa e entre esta e os sistemas responsáveis pelos aspectos cognitivo e afetivo do indivíduo.

Tratamento farmacológico

Os fármacos mais empregados para o tratamento da DPC são os analgésicos anti-inflamatórios não hormonais ou não esteroides. Em certas situações podem ser associados aos analgésicos morfínicos e aos antidepressivos. As diversas medicações antálgicas agem em pontos diferentes do mecanismo da dor.

Esses analgésicos são os medicamentos mais utilizados na síndrome da DPC e agem como inibidores das sintetases de PG, promovendo efeitos analgésicos e anti-inflamatórios. As várias classes desses medicamentos diferem quanto à potência anti-inflamatória, à cinética e aos efeitos colaterais. O acetaminofeno é analgésico puro. A dipirona e os ácidos mefenâmico e propiônico têm pouco efeito anti-inflamatório, e a indometacina é potente anti-inflamatório. Não causam dependência física ou psíquica, mas acarretam efeitos colaterais no trato digestório, alterações da coagulação sanguínea e hematopoese, retenção hídrica, renais, neurológicas e metabólicas nos carboidratos e nas proteínas.

Os antidepressivos são muito úteis no tratamento adjuvante da DPC. Sempre que possível devem ser administrados para potencializar o efeito analgésico. Além de atuarem como antidepressivos, tendo em vista a associação frequente da depressão com essa síndrome álgica, esses medicamentos agem também como mediadores analgésicos no SNC, diminuindo a percepção central da dor, normalizando o ritmo do sono, melhorando o apetite e estabilizando o humor. A depressão e a dor apresentam em comum a deficiência de serotonina e noradrenalina no SNC. O efeito analgésico se manifesta geralmente entre o quarto e o quinto dia de uso, e o efeito antidepressivo, após a terceira semana. Os antidepressivos tricíclicos (ADTc) têm efeito comprovado na DPC, sendo os mais recomendados a amitriptilina e a nortriptilina. Os antidepressivos inibidores da recaptação de serotonina (ISRS), como a fluoxetina, não mostraram melhor alívio analgésico do que os ADTc, e a sertralina também não mostrou benefício no tratamento da DPC. A medicação antidepressiva não deve ser prescrita a cardiopatas com bloqueio de condução, portadoras de glaucoma de ângulo fechado, e está contraindicada em pacientes alcoolistas, nas portadoras de psicose bipolar e nas dependentes de psicotrópicos.

CONSIDERAÇÕES FINAIS

A DPC tem patogenia pouco compreendida e diagnóstico etiológico incerto, levando à adoção de terapêuticas frequentemente frustrantes. Atualmente, recomenda-se abordagem multidisciplinar para o tratamento dessas mulheres, objetivando aumentar a taxa de sucesso. O ginecologista deve romper modelos cartesianos clássicos da dicotomia mente-corpo ao lidar com a dor crônica e agregar conceitos psicoemocionais na construção da dor; deve ampliar a discussão da etiopatogenia e terapêutica com os demais especialistas: psicólogos, gastroenterologistas, urologistas, neurologistas e fisioterapeutas. A laparoscopia é instrumento-chave no diagnóstico para reconhecimento ou exclusão da etiologia intraperitoneal da DPC e é também o método terapêutico de eleição em caso de endometriose, problema ginecológico mais frequentemente associado à dor pélvica. Os analgésicos e antidepressivos são muito úteis no alívio da dor e devem ser administrados com prudência, sendo fundamental orientar essas mulheres para um atendimento psicoterapêutico, ressaltando-se a importância do componente psicoemocional na gênese e manutenção da DPC.

A Figura 11.3 apresenta roteiro diagnóstico para orientar o ginecologista na investigação da DPC.

SUMÁRIO DAS RECOMENDAÇÕES
Recomendações de nível B
- A avaliação de alterações psicológicas deve ser realizada em vista da importância de sua abordagem no alívio da dor e da associação frequente com DPC.
- A natureza multifatorial da DPC deve ser avaliada e discutida desde o início do tratamento, de modo a tornar possível a construção da parceria médico-paciente, fundamental para o planejamento da melhor abordagem.
- A síndrome do intestino irritável pode ser diagnosticada com base nos sintomas clínicos.
- A US endovaginal está recomendada na investigação inicial da DPC para auxiliar o reconhecimento de massas anexiais e adenomiose.
- Mulheres com DPC cíclica devem receber tratamento hormonal de prova por 3 a 6 meses antes da laparoscopia diagnóstica.
- A histerectomia pode ser considerada no tratamento da DPC quando não há mais desejo de procriação, pois está associada ao alívio da dor. É necessário aconselhamento adequado, tendo em vista que um percentual de até 40% das mulheres pode manter quadro de dor após a cirurgia e 5% apresentam piora da dor, principalmente em casos de DPC idiopática.

Recomendações de nível C
- A mulher com DPC e alteração do hábito intestinal necessita submter-se à avaliação do gastroenterologista em razão da possibilidade de SII.

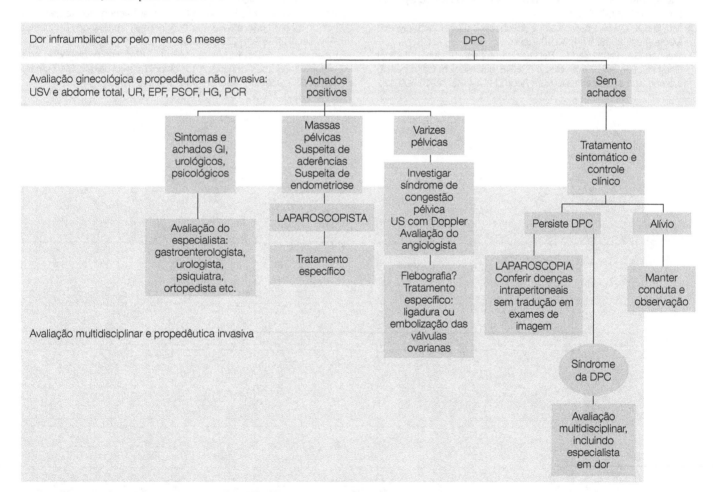

Figura 11.3 Fluxograma de investigação da DPC pelo ginecologista. (DPC: dor pélvica crônica; USV: ultrassonografia pélvico-endovaginal; UR: análise do sedimento urinário; EPF: exame parasitológico de fezes; PSOF: pesquisa de sangue oculto nas fezes; HG: hemograma; PCR: proteína C reativa.)

- A mulher com DPC que apresenta desconforto miccional e já excluiu infecções urinárias necessita da avaliação do urologista em função da possibilidade do diagnóstico de cistite intersticial.
- A dor musculoesquelética pode ser causa primária de DPC ou componente adicional relacionado com alterações na postura.

Recomendações de nível D
- A laparoscopia diagnóstica era considerada o padrão-ouro na avaliação da DPC, mas atualmente é reservada para os casos em que outros tratamentos falharam.

Leitura complementar

American College of Obstetricians and Gynecologists (ACOG). Committee on Practice Bulletins-Gynecology. ACOG Practice Bulletin nº 51. Chronic pelvic pain. Obstet Gynecol 2004; 103(3):589-605.

Baker PN, Symonds EM. The resolution of chronic pelvic pain after normal laparoscopy findings. Am J Obstet Gynecol 1992 Mar; 166(3):835-6.

Carneiro MM, Filogônio ID, Costa LM de Ávila I, Ferreira MC. Clinical prediction of deeply infiltrating endometriosis before surgery: is it feasible? A review of the literature. Biomed Res Int 2013; 2013:564153.

Cheong YC, Smotra G, Williams AC. Non-surgical interventions for the management of chronic pelvic pain. Cochrane Database Syst Rev 2014 Mar 5; 3:CD008797.

De Muylder X. Chronic pelvic pain: a psychoclinical approach. Gynecol Obstet Fertil 2003; 31(4):365-9. Review.

Dunselman GA, Vermeulen N, Becker C. European Society of Human Reproduction and Embryology. ESHRE guideline: management of women with endometriosis. Hum Reprod 2014 Mar; 29(3):400-12.

Holloran-Schwartz MB. Surgical evaluation and treatment of the patient with chronic pelvic pain. Obstet Gynecol Clin North Am. 2014 Sep; 41(3):357-69.

Latthe P, Mignini L, Gray R, Hills R, Khan K. Factors predisposing women to chronic pelvic pain: systematic review. BMJ, 2006.

Royal College of Obstetricians and Gynaecolgists. Chronic pelvic pain, initial management 2012 (Green-top Guideline nº 41). Available at: www.rcog.org.uk/guideline/gtg41.

Siedentopf F, Weijenborg P, Engman M et al. Kentenich H8 ISPOG European Consensus Statement – chronic pelvic pain in women (short version). J Psychosom Obstet Gynaecol 2015; 36(4):161-70.

Speer LM, Mushkbar S, Erbele T. Chronic pelvic pain in women. Am Fam Physician 2016 Mar 1; 93(5):380-7.

The Practice Committee of the American Society for Reproductive Medicine Treatment of pelvic pain associated with endometriosis: a committee opinion. Fertil Steril 2014; 101:927-35.

Tirlapur SA, Daniels JP, Khan KS Medal trial collaboration. Chronic pelvic pain: how does noninvasive imaging compare with diagnostic laparoscopy? Curr Opin Obstet Gynecol 2015 Dec; 27(6):445-8.

Twiddy H, Lane N, Chawla R et al.The development and delivery of a female chronic pelvic pain management programme: a specialised interdisciplinary approach. Br J Pain. 2015 Nov; 9(4):233-40.

Vercellini P, Somigliana E, Viganò P et al. Chronic pelvic pain in women: etiology, pathogenesis and diagnostic approach. Gynecol Endocrinol 2009; 25(3):149-58. Review.

Walker EA, Katon WJ, Hansom J et al. Psychiatric diagnoses and sexual victimization in women with chronic pelvic pain. Psychosomatics 1995; 36(6):531-40.

Yasmin H, Bombieri L, Hollingworth J. What happens to women with chronic pelvic pain after a negative [normal] laparoscopy? J Obstet Gynaecol 2005 Apr; 25(3):283-5.

Zondervan KT, Yudkin PL,Vessey MP et al. Patterns of diagnosis and referral in women consulting for chronic pelvic pain in UK primary care. Br J Obstet Gynaecol 1999; 106:1156-61.

CAPÍTULO 12

Doença Sexual

Fabiene Vale
Eduardo Siqueira Fernandes
Gerson Lopes

INTRODUÇÃO

A saúde sexual, definida como um estado de bem-estar físico, emocional e social relacionado com a sexualidade, é um direito garantido pela Organização Mundial da Saúde (OMS). A abordagem das queixas sexuais das pessoas afetadas vem sendo bem valorizada nos consultórios médicos.

A disfunção sexual feminina (DSF) é causada pelo desequilíbrio na complexa interação de fatores anatômicos, endócrinos, neuronais, vasculares, psicológicos e sociais que pode ocasionar um efeito negativo significativo na saúde sexual e na qualidade de vida da mulher. Trata-se de uma condição prevalente que as afeta, não importando a idade. Em 2006, o *Women's International Study of Health and Sexuality* (WISHES) avaliou a prevalência da disfunção do desejo sexual hipoativo (HSDD) e como ficou abalada a qualidade de vida das mulheres americanas com base no estado reprodutivo e na idade.

O estudo WISHES, ao concluir que a HSDD é prevalente entre as mulheres de todas as faixas etárias, independentemente do estado reprodutivo, constatou que 24% a 36% das mulheres entre 20 e 70 anos de idade tiveram problemas com o baixo desejo sexual. Em 2010, o Comitê de Consulta Internacional de Medicina Sexual (International Consultation Committee for Sexual Medicine on Definitions/Epidemiology/Risk Factors for Sexual Dysfunction) publicou as taxas de prevalência das DSF estratificadas por idade, identificadas a partir de 18 estudos epidemiológicos descritivos. O relatório mostrou que a prevalência da HSDD varia entre 17% e 55%, e o desejo sexual diminui conforme o avanço da idade, observando-se queixas em aproximadamente 10% das mulheres com até 49 anos, 22% na faixa de 50 a 65 anos e 47% entre 66 e 74 anos. O distúrbio de excitação/lubrificação se manifestou em 8% a 15% e a disfunção do orgasmo em 16% a 25% das mulheres entre 18 e 74 anos de idade. Disfunção da dor sexual foi relatada por 14% a 27% das mulheres.

No Brasil, o *Estudo da Vida Sexual do Brasileiro* identificou que aproximadamente 10% das mulheres não tinham desejo sexual e cerca de 30% tinham dificuldade em atingir o orgasmo. Esses números se alteravam até mesmo em comparação com a faixa etária estudada: 6% das mulheres com até 25 anos informavam não ter desejo sexual, enquanto cerca de 20% daquelas com mais de 60 anos se queixavam da falta de vontade. Esse estudo mostrou ainda que 51,9% das brasileiras estão insatisfeitas com sua vida sexual. A partir daí, a importância da abordagem das disfunções sexuais femininas tem sido cada vez mais reconhecida na sociedade atual, fazendo a medicina sexual avançar nesses últimos anos. O entendimento da resposta sexual feminina tem evoluído, assim como o diagnóstico e o tratamento das patologias sexuais.

ETIOPATOGENIA
Modelo da resposta sexual feminina (RSF)

O modelo atualmente aceito para a RSF não é linear, mas circular, em que se enfatiza a importância da intimidade emocional e da satisfação como parte integrante da RSF, a qual se inicia por um estado de neutralidade sexual e sofrerá alterações de acordo com a motivação com base na intimidade. O modelo cíclico mostra muitos pontos de entrada para o ciclo da RSF, os quais muitas vezes se sobrepõem (Figura 12.1). A partir daí, haverá um estado de desejo sexual responsivo e excitação, originário da cascata de eventos que sucederam a etapa da neutralidade e da receptividade sexuais. Caso esses fatores ocorram em perfeita sintonia, a mulher poderá atingir um estado de satisfação sexual com ou sem orgasmo. Caso consiga ter orgasmo, haverá um reforçador positivo para aquela relação e para os próximos ciclos. Caso não atinja o orgasmo e exista satisfação sexual, o reforço é dado por essa satisfação e pela conquista da intimidade emocional com seu parceiro. A RSF deve ser considerada circular, com quatro domínios

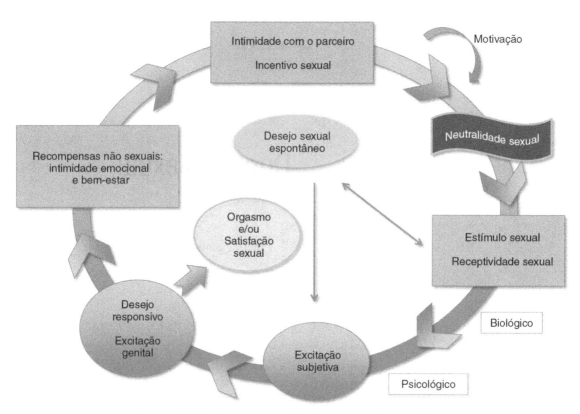

Figura 12.1 Modelo circular da RSF. (Adaptada de Basson, 2001.)

principais – desejo, excitação, orgasmo e satisfação/resolução – cada um podendo se sobrepor negativa ou positivamente ao outro.

FISIOLOGIA DA RESPOSTA SEXUAL FEMININA

O funcionamento normativo do ciclo da RSF envolve os órgãos genitais, as estruturas internas da pelve, o sistema nervoso central (SNC), principalmente o hipocampo, o hipotálamo, o sistema límbico e a área pré-óptica medial, assim como os neuropeptídeos e os esteroides.

No SNC são liberados neurotransmissores excitatórios, como dopamina, noradrenalina, melanocortinas e ocitocina. A dopamina promove a vontade de iniciar uma atividade sexual, incentiva a motivação sexual e estimula a iniciação da resposta autonômica. A noradrenalina, produzida principalmente no *locus ceruleus*, promove o aumento da atividade cerebral do impulso sexual e ativa o sistema nervoso autônomo (SNA), desencadeando alteração das funções viscerais, como a frequência cardíaca e a pressão arterial. As melanocortinas são peptídeos hormonais produzidos principalmente pelo eixo hipotalâmico-hipofisário e potencializam o desejo sexual a partir da interação com os receptores dopaminérgicos. A ocitocina estimula o aumento do fluxo sanguíneo, aumentando a deflagração dos neurotransmissores pelo sistema nervoso autônomo parassimpático, provocando alterações físicas generalizadas no organismo e desencadeando a excitação sexual.

Durante essa excitação, sinais parassimpáticos passam pelo plexo sacro para o órgão genital, liberando acetilcolina, óxido nítrico e polipeptídeo intestinal vasoativo nas terminações nervosas e aumentando o fluxo sanguíneo. Ocorre o ingurgitamento da parede vaginal em virtude do aumento da pressão no interior dos capilares, criando transudação do plasma através do epitélio vaginal e lubrificando o canal vaginal. Esses sinais também passam pela glândula de Bartholin, estimulando a secreção do muco no introito vaginal, o que umedece ainda mais a vagina durante a relação.

Além da lubrificação, os mediadores neuroquímicos aumentam o fluxo arterial em torno do introito vaginal e artérias cavernosas do clitóris, resultando em sua tumescência e protrusão. A vagina se alonga e se dilata durante a excitação sexual como resultado do relaxamento do músculo liso da parede vaginal. Reações extragenitais também são observadas, como aumento dos ritmos respiratório e cardiovascular, rubor sexual, ereção mamilar e miotonias generalizadas. Em seguida, quando as sensações de motivação sexual são sustentadas pelos sinais nervosos centrais e a estimulação sexual local atinge a intensidade máxima, são iniciados reflexos que causam o orgasmo feminino.

No orgasmo, os músculos perineais e extragenitais apresentam contração generalizada, provocando tensão muscular em todo o corpo. Todavia, no próprio SNC, neurotransmissores inibitórios começam a ser liberados, como os opioides, os endocanabiontes e a serotonina. Na fase do orgasmo ocorre a liberação de opioides (endorfinas e encefalinas), que inibem regiões hipotalâmicas associadas à excitação sexual e ao desejo. Já os endocanabiontes – neuromoduladores lipídicos – são ansiolíticos e sedativos naturais que, com o opioides, induzem a refratariedade e a saciedade sexual. A serotonina, ao interagir com vários tipos de receptores 5-HT, pode modular uma ação agonista, potencializando a resposta sexual ao se ligar ao receptor 5-HT1, ou antagonista, ao se ligar ao receptor 5-HT2, inibindo a resposta sexual. Na fase do orgasmo, a serotonina tem ação inibidora nas regiões superiores do sistema nervoso, principalmente da dopamina e da noradrenalina, proporcionando relaxamento e sonolência. A partir disso, ocorrem a liberação de toda a tensão corporal, o relaxamento e a sensação de satisfação.

Um fator importante e essencial na modulação da resposta sexual é a participação dos mecanismos neuroendócrinos, em especial a ação dos esteroides sexuais. Os estrogênios sensibilizam receptores específicos cerebrais responsáveis pela liberação de diferentes neurotransmissores que ativam a resposta sexual, os quais criam um estado em que os estímulos aos mediadores sexuais neuroquímicos são atendidos de modo seletivo e ficam mais suscetíveis de induzir a resposta sexual. Além disso, o estrogênio é extremamente importante para manter a integridade do epitélio da mucosa vaginal e da musculatura lisa da parede vaginal, tendo, ainda, efeito vasoprotetor e vasodilatador, resultando no aumento do fluxo vaginal e do clitóris e na manutenção da RSF.

Os androgênios desempenham importante papel na função sexual feminina, especialmente ao estimularem a libido, o interesse sexual e a manutenção do desejo. A testosterona fisiologicamente ativa se liga ao receptor de androgênio em situação fisiológica. O receptor de androgênio, um membro da família de receptores nucleares, desempenha papel central na sinalização de androgênio. No entanto, muitos efeitos dos androgênios dependem de vias de sinalização mais complexas, incluindo os efeitos não genômicos e a ação parácrina e autócrina.

Nas mulheres, os receptores de androgênio são identificados no ovário, na mama, na vagina, no cérebro, no músculo, na gordura, no osso, no fígado e na pele. Por isso, a testosterona tem ação direta em receptores androgênicos específicos no SNC, endotélios, musculatura lisa vascular, epitélio vulvar, mucosa e submucosa vaginal. Assim, a testosterona é um importante motor da sexualidade feminina, aumentando o interesse em iniciar a atividade sexual e a resposta à estimulação sexual. Age positivamente na resposta sexual, propiciando mais capacidade de concentração e cognição, expressão de sentimentos de bem-estar, mais disposição, melhora do trofismo vaginal, fortalecimento muscular e aumento na densidade mineral óssea.

CLASSIFICAÇÃO DA DISFUNÇÃO SEXUAL FEMININA (DSF)

A classificação da DSF está em constante evolução. A partir de 1994, o *Manual Diagnóstico e Estatístico de Transtornos Mentais* (DSM-4) tomou por base a classificação da DSF no modelo linear de resposta sexual humana proposto por Masters e Johnson e modificado por Kaplan. A DSF era dividida em quatro categorias: disfunção do desejo sexual (distúrbio do desejo sexual hipoativo e aversão sexual), disfunção da excitação, disfunção do orgasmo e vaginismo/dispareunia.

Recentemente, o DSM-5 tomou por base o modelo circular proposto por Rosemary Basson e reclassificou os transtornos sexuais femininos. O distúrbio do desejo sexual hipoativo feminino e a disfunção de excitação foram combinados em uma categoria chamada de transtorno sexual de interesse/excitação. A disfunção do orgasmo feminino não se alterou e passou a ser chamada de transtorno do orgasmo feminino com a dispareunia e o vaginismo sendo mesclados em nova categoria: transtorno de dor/penetração genitopélvica.

A aversão sexual foi excluída como transtorno específico. Outras disfunções também poderiam ocorrer quando secundárias a outras causas (aversão sexual, induzidas por medicamentos ou substâncias) ou poderiam ainda não ser especificadas quando não obtivessem critérios diagnósticos para sua determinação.

Outra mudança contida no DSM-5 foi o acréscimo de dois novos tipos de transtornos sexuais. Portanto, foram incluídos no DSM-5 os transtornos sexuais propriamente ditos, os desvios sexuais (transtornos parafílicos ou distúrbios de preferência sexual) e a disforia de gênero.

Os transtornos parafílicos ou de preferência sexual estão associados a qualquer interesse sexual intenso ou persistente que não seja aquele direcionado para a estimulação genital ou carícias preliminares com parceiros humanos que consentem e apresentam fenótipo normal e maturidade física. O Quadro 12.1 lista alguns exemplos.

A disforia de gênero se refere ao sofrimento que pode acompanhar a dissonância entre o gênero experimentado ou expresso de uma pessoa e o atribuído. Esse transtorno contêm critérios próprios para sua definição, além dos específicos para a disforia de gênero quando presente na infância. Diagnóstico diferencial importante deve ser feito principal-

Quadro 12.1 Classificação dos transtornos parafílicos (DSM-5)

Transtorno parafílico	Definição
Voyeurista	Observar outras pessoas em atividades privadas, de nudez ou ato sexual
Exibicionista	Expor os genitais ou praticar ato sexual em ambiente público com intuito de ser visto
Frotteurista	Tocar ou esfregar-se em indivíduo sem seu consentimento
Masoquismo sexual	Passar por humilhação, submissão ou sofrimento com o intuito de obter prazer sexual
Sadismo sexual	Infligir humilhação, submissão ou sofrimento com intuito de obter prazer sexual
Pedofílico	Foco sexual direcionado a crianças
Fetichista	Usar objetos inanimados ou ter foco específico em partes não genitais do corpo
Transvéstico	Excitar-se ao vestir roupas ou acessórios do sexo oposto
Outros	Escatologia telefônica (telefonemas obscenos), necrofilia (cadáveres), zoofilia (animais), coprofilia (fezes), clismafilia (enemas), urofilia (urina)

mente com transtorno transvéstico (ou travestismo parafílico) e transtorno dismórfico corporal, que consiste na necessidade de alterar ou remover parte específica do corpo por considerá-la anormalmente formada, sem representar um repúdio ao gênero designado. Foge ao escopo deste capítulo tecer mais considerações a respeito dessas duas patologias sexuais, pois acreditamos que mereçam encaminhamento específico.

A homossexualidade – desejo sexual preferencial ou exclusivo de uma pessoa por outra de mesmo sexo – não é considerada transtorno sexual desde a década de 1970 pela Associação Psiquiátrica Americana e de 1990 pela OMS. Não há, portanto, demanda de tratamento nem o que tratar. Porém, quando a pessoa que expressa orientação homossexual está acometida por disfunções sexuais ou está envolta em dificuldades familiares e/ou sociais, é merecedora de ajuda terapêutica.

Para o diagnóstico da DSF é necessário que a mulher apresente o transtorno em 75% a 100% do tempo, com uma duração mínima necessária de cerca de 6 meses, provocando sofrimento significativo, ou seja, angústia pessoal (*distress*) (Quadro 12.2).

Desordem sexual de interesse e excitação

A disfunção do desejo e excitação é caracterizada por angústia pessoal por pelo menos 6 meses e pela presença de três dos seis critérios assim relacionados:

- Ausência ou diminuição dos sentimentos de interesse sexual.
- Ausência ou diminuição dos pensamentos ou fantasia sexual.
- Ausência ou diminuição da receptividade à atividade sexual para tornar-se sexualmente excitado.
- Ausência ou diminuição da capacidade de resposta às tentativas de um parceiro para iniciá-lo.
- Ausência ou diminuição da capacidade de resposta a estímulos sexuais e sensações durante a atividade sexual, seja subjetiva ou genital.
- Ausência ou diminuição da satisfação sexual (prazer).

Desordem do orgasmo

A disfunção do orgasmo ocorre quando, após suficiente estimulação sexual, há ausência ou atraso recorrente em se ter orgasmo e/ou redução da intensidade de suas sensações.

Desordem da dor/penetração genitopélvica

A dor referida na relação sexual pode ser definida como dificuldade recorrente ou persistente de penetração vaginal marcada pela dor vulvovaginal ou pélvica durante a tentativa ou penetração, pela ansiedade ou medo na iminência da penetração com antecipação da sensação de dor e pela dor em aperto durante ou após a penetração com sensação do estiramento dos músculos pélvicos.

CAUSAS DA DISFUNÇÃO SEXUAL FEMININA

Vários fatores contribuem para que a DSF reflita a interação de fatores biológicos, psicológicos e sociais. A função sexual normal depende da integridade e integração de vários compartimentos corporais, destacando-se os hormonais sexuais e neurotransmissores (Quadro 12.3).

DIAGNÓSTICO

O diagnóstico das disfunções sexuais envolve entrevista médica detalhada em associação com o exame físico e, algumas vezes, avaliação laboratorial e exames de imagem.

O primeiro passo na abordagem da DSF consiste na anamnese completa, em que se deve ter o entendimento da mulher

Quadro 12.2 Classificação da disfunção sexual feminina (DSM-5)

Classificação DSM-5	Inclui a classificação DSM-4
Desordem sexual de interesse/excitação	**Distúrbio do desejo sexual hipoativo (HSDD)** Sentimentos de interesse, pensamentos ou fantasia sexual estão diminuídos ou ausentes e/ou a receptividade à atividade sexual para tornar-se sexualmente excitado é escassa ou inexistente, causando angústia pessoal
	Distúrbio da excitação sexual Incapacidade persistente ou recorrente de alcançar ou manter os estímulos suficientes durante a excitação sexual. São classificados quatro subtipos: distúrbio da excitação subjetiva, genital, combinado e persistente
Desordem do orgasmo	Desordem do orgasmo
Desordem da dor/ penetração genitopélvica	**Dispareunia** Dor recorrente ou persistente na tentativa ou durante a penetração **Vaginismo** Dificuldade de penetração recorrente ou persistente, parcial ou total, tendo em vista a contração espásmica e involuntária de toda a musculatura da pelve

Quadro 12.3 Causas das disfunções sexuais femininas (DSF)

Causa	Desordem sexual
Hormonal Disfunção do eixo hipotálamo-hipófise/falência ovariana precoce/ooforectomia bilateral/menopausa /uso de contraceptivos hormonais	Desordem sexual de interesse/excitação
Neurogênica Lesão da medula espinal/desordens do SNC ou periférico (p. ex., diabetes e doenças reumatológicas)/efeito adverso do uso de medicação psicotrópica	Desordem do orgasmo
Vascular/muscular Diminuição do fluxo sanguíneo para os órgãos genitais secundários à aterosclerose/vagina atrófica/vulvovaginites/hiper ou hipotonia dos músculos do assoalho pélvico	Desordem da dor/ penetração genitopélvica
Psicológica/social Conflito conjugal/má imagem corporal/ diminuição da autoestima/falta de intimidade com o parceiro/distúrbios do humor/efeito adverso do uso de medicação psicotrópica	Desordem sexual de interesse/excitação

como um ser biopsicossocial. A entrevista inicia com a identificação da paciente/parceiro e de fatos sobre o relacionamento atual. Deve-se caracterizar a queixa principal e o início dos sintomas, assim como investigar se é primária (desde o início da vida sexual ao longo da vida) ou secundária (história prévia de vida sexual normal adquirida), se é situacional (apenas em determinadas situações) ou global (generalizada), transitória ou permanente e condições associadas. Na história sexual deve ser caracterizado o início da atividade sexual, assim como a frequência, satisfação, masturbação, estímulo sexual, desejo, excitação, orgasmo e dor. É necessário também investigar a história pregressa, ginecológica e social.

Os questionários que podem auxiliar a avaliação sexual têm a finalidade de medir a queixa sexual para facilitar a investigação. Foram idealizados alguns para avaliação específica da função sexual feminina e adequados para avaliação das mulheres em consultório médico. O questionário mais usado na prática clínica é o Índice de Função Sexual Feminino (FSFI), composto de 19 questões que avaliam a atividade sexual nas últimas 4 semanas, usando seis domínios da função sexual: desejo (questões 1 e 2), excitação (questões 3, 4, 5 e 6), lubrificação (questões 7, 8, 9 e 10), orgasmo (questões 11, 12 e 13), satisfação (questões 14, 15 e 16) e dor (questões 17, 18 e 19).

Em 2009, com o intuito de obter uma escala que fosse mais apropriada à mulher brasileira e de fácil entendimento, foi idealizado e validado o Quociente Sexual – Versão Feminina (QS-F), composto de 10 questões que avaliam as fases do ciclo de resposta sexual nos últimos 6 meses, contemplando ainda outros domínios: desejo sexual (questões 1, 2 e 8), excitação/lubrificação (questões 3, 4, 5 e 6), dor (questão 7), orgasmo (questão 9) e satisfação (questão 10).

Cabe ressaltar que a entrevista sexual na consulta sexológica é também uma técnica terapêutica, marcando o início do tratamento das disfunções sexuais. Os questionários complementam a anamnese e são utilizados para acompanhar a evolução do quadro e a monitorização do tratamento.

Um exame físico completo associado ao exame ginecológico minucioso deve ser realizado a fim de avaliar a saúde geral e excluir a possibilidade de patologias que possam afetar o ciclo de resposta sexual. No exame ginecológico é prudente se manter atento ao fato de que algumas doenças estão diretamente relacionadas com má resposta sexual, como vulvovaginites, doenças sexualmente transmissíveis (DST), malformações e atrofia genital.

A avaliação laboratorial às vezes é necessária em caso de suspeita de doenças subjacentes que podem ter estrita afinidade com a DSF, assim como na presença de fatores de risco, como obesidade, hipertensão, idade avançada, história familiar de diabetes, dentre outros (glicemia de jejum, glico-hemoglobina, teste de função hepática, triglicérides e colesterol total e fracionado). A prolactina e o hormônio estimulante da tireoide podem ser solicitados para afastar alterações hormonais que possam estar relacionadas com a diminuição da libido. Quando há indícios da diminuição de desejo, a medida rotineira da testosterona total e livre não é atualmente necessária em razão da heterogeneidade em ensaios diagnósticos. De acordo com o julgamento do médico, outros exames podem ser solicitados.

TRATAMENTO E SEGUIMENTO

No tratamento das DSF podem ser usados medicamentos e adotada terapia sexual e/ou psicoterapia. Entretanto, a maioria dos medicamentos tem indicações *off-label*. Nas pacientes que têm queixa manifestada desde o início da vida sexual (primário, ao longo da vida) pode ser necessária uma abordagem psicológica mais profunda de psicoterapia dinâmica.

Tratamento da desordem sexual de interesse/excitação

O tratamento deve ser direcionado ao fator causal. Por isso, quando a desordem é provocada por etiologia orgânica, deve ser tratada com medicação.

Terapia hormonal (TH)

A utilização da TH é bem documentada em mulheres na pós-menopausa; já nas mulheres na fase reprodutiva, seu uso ainda é questionável e os estudos são escassos. A diminuição do desejo/excitação na mulher no climatério pode estar relacionada com o hipoestrogenismo/hipoandrogenismo. Nos casos em que a queixa de diminuição do desejo está associada a manifestações clínicas da menopausa, como sintomas vasomotores e atrofia urogenital, deve ser indicada a terapia de reposição hormonal.

Tibolona

A tibolona é um esteroide sintético derivado da noretisterona que tem ações específicas nos receptores tissulares que sintetizam estrogênio, progesterona e androgênio. Após a administração oral, a tibolona sofre bioconversão de três de seus metabólitos no intestino e no fígado: 3α e 3β-hidroxitibolona com ação estrogênica e Δ4-tibolona com ação progestogênica e androgênica. Os metabólitos 3α e 3β-hidroxitibolona se ligam ao receptor beta localizado na vagina, apresentando ação estrogênica. O metabólito Δ4-tibolona apresenta ação androgênica comparável à da testosterona, mas não sofre ação da enzima 5α-redutase, apresentando, então, ação androgênica mais potente, além de modular a elevação da concentração sanguínea de endorfina, promovendo melhora do bem-estar.

A administração oral de 2,5mg/dia é recomendada para as pacientes na pós-menopausa dentro da janela de oportunidade e sem contraindicação ao uso de TH. São observados aumento do desejo sexual e da excitação, frequência e satisfação sexual, bem como efeito positivo direto sobre os tratos urogenital inferior e vaginal. A tibolona também modula a elevação da concentração sanguínea de endorfina, promovendo melhora do bem-estar geral e da qualidade de vida.

Terapia estrogênica local (TEL)

A TEL, em vez de terapia hormonal sistêmica, é geralmente usada para tratar os sintomas específicos, como ausência ou dificuldade de lubrificação genital e de permanecer lubrificada durante todo o ato sexual, em mulheres na pós-menopausa. Essa terapia também aumenta a lubrificação e o fluxo sanguíneo vaginal, agindo indiretamente no desejo sexual e na excitação. Eficácia, segurança e tolerabilidade foram estabelecidas em mulheres na pós-menopausa usando TEL.

As formulações da TEL incluem creme de estrogênio conjugado (0,625mg/g), creme de estradiol (100μg/g) e promestrieno creme vaginal 1% (10mg/g) ou promestrieno cápsula vaginal (10mg), com uso contínuo à noite durante 2 semanas e, em seguida, duas vezes por semana para manutenção.

Terapia androgênica

Os estudos embasam o papel importante dos androgênios no funcionamento normativo da função sexual feminina. Atualmente, sabe-se que não é necessário um nível baixo de androgênio no sangue para que as mulheres sejam classificadas com deficiência androgênica. A terapia androgênica pode ser utilizada nas mulheres com causa definida de deficiência de androgênios, ou seja, perda de produção de androgênio suprarrenal e/ou ovário inapropriado para a idade, associada a anormalidades na função sexual do desejo, ou seja, com diagnóstico de HSDD sem a necessidade de medição laboratorial rotineira da testosterona total e livre.

Evidências de estudos randomizados e controlados apoiam a melhora da diminuição do desejo sexual em mulheres na pós-menopausa utilizando várias formulações de testosterona. A dose usada tem de atingir concentrações circulantes de testosterona significativas, mas em níveis adequados, com a finalidade de evitar efeitos adversos. Deve ser realizada por curto prazo e, nas mulheres na pós-menopausa, a terapia com testosterona deve ser combinada com estrogênio.

Os ensaios clínicos têm demonstrado consistentemente que a via transdérmica é a mais segura para administração de testosterona. Em 2006, a Agência Europeia de Medicamentos licenciou o adesivo de testosterona (Intrinsa®, Livensa® e AndroFeme®) para a HSDD em mulheres na pós-menopausa. Com relação ao uso da desidroepiandrosterona (DHEA) a maioria dos estudos não recomenda seu uso sistêmico para o tratamento da DSF em mulheres com suprarrenais funcionando normalmente ou com insuficiência da suprarrenal.

No momento, nenhuma preparação para a terapia de reposição de testosterona foi licenciada pela Food and Drug Administration (FDA) dos EUA. Pedidos anteriores visando à indicação de tratamento de HSDD foram rejeitados, principalmente em virtude das preocupações com a falta de segurança a longo prazo e de respostas clínicas significativas. Efeitos colaterais podem ser observados, como hirsutismo, acne e fortalecimento da voz, assim como alterações do metabolismo lipídico, como a redução do HDL. No entanto, dados detalhados sobre os potenciais efeitos androgênicos na sensibilidade à insulina, composição corporal, densidade mineral óssea, eventos cardiovasculares e câncer são muito mais escassos. As contraindicações relativas de reposição de testosterona em mulheres na pré e na pós-menopausa incluem alopecia androgênica, acne, hirsutismo, dislipidemia e disfunção hepática. As contraindicações absolutas incluem os casos de hirsutismo grave, acne grave e risco ou aumento do risco de câncer de mama, câncer de endométrio, episódios tromboembólicos e doença cardiovascular.

Medicamentos com ação no sistema nervoso central (SNC)

Bupropiona

A bupropiona, um inibidor dos receptores da recaptação da noradrenalina e de dopamina, tem efeitos positivos no ciclo da resposta sexual e atua bloqueando os receptores da serotonina 5-HT2 e aumentando a liberação de catecolaminas, principalmente a dopamina, melhorando consequentemente o ciclo da resposta sexual. Também pode ser usada como um "antídoto" no manejo de DSF induzida por antidepressivos.

Flibanserina

A flibanserina (Addyi®, 100mg) está aprovada pelo FDA para tratamento de HSDD em mulheres na pré-menopausa, acreditando-se que o equilíbrio de neurotransmissores cerebrais possa melhorar o funcionamento da resposta sexual. A flibanserina é um agonista ao receptor de serotonina 1A (5-HT1A) e um antagonista do receptor 2A (5-HT2A), além de ter atividade antagonista moderada sobre os receptores de dopamina (D4).

O mecanismo de ação se dá pelo aumento da liberação de noradrenalina e de dopamina e diminuição da liberação de serotonina no córtex cerebral, restaurando o controle do córtex pré-frontal sobre as estruturas de motivação/recompensas do cérebro e permitindo o início do desejo sexual. A dose recomendada é 100mg VO, uma vez ao dia, à noite (ao deitar). A administração durante as horas de vigília aumenta os riscos de hipotensão, síncope, lesão acidental e depressão do SNC.

A flibanserina pode causar grave hipotensão e síncope e tem interação potencialmente grave com o álcool. Outros efeitos adversos comuns incluem tontura, sonolência, náuseas, fadiga, insônia e boca seca. Recomenda-se a interrupção do tratamento se a paciente não apresentar melhora após 8 semanas de uso.

Terapia sexual

A diminuição do desejo/excitação pode estar ligada a questões relacionais (insatisfação com o parceiro, monotonia da vida conjugal, dificuldade de comunicação, falta de intimidade com o parceiro etc.), assim como problemas em seu desenvolvimento psicossexual (traumas, repressão etc.). Nesses casos está indicada a terapia sexual. Por meio de técnicas, a terapia tem por objetivo promover a motivação sexual do casal. Proporciona conhecimento da própria imagem, capacidade de atrair e sentir-se atraente, aumento da intimidade com o parceiro, favorecimento ao diálogo e fortalecimento do laço de cumplicidade.

Psicoterapia

Na paciente que manifesta a diminuição do desejo como queixa primária, global e permanente, a terapia sexual não apresenta grande benefício. É necessária investigação mais profunda, estando indicada muitas vezes, nesses casos, a abordagem psicoterapêutica.

Tratamento da desordem do orgasmo

O tratamento deve iniciar com o esclarecimento da paciente a respeito do que é o orgasmo, o que ela espera dele, assim como saber que nem sempre em toda relação sexual satisfatória tem de haver o orgasmo. É necessário avaliar se a anorgasmia é secundária ao uso de substância que dificulta a resposta do orgasmo (anorgasmia induzida pelo uso de antidepressivo ou uso excessivo de substâncias). Diante de bloqueio do orgasmo é necessário avaliar também a presença de algumas doenças vasculares, neuropáticas, reumatológicas etc. (anorgasmia induzida por doenças).

A terapia sexual é efetiva na anorgasmia. A terapia cognitivo-comportamental para anorgasmia promove atitude e mudança de pensamento sexualmente relevantes e redução da ansiedade, por meio de exercícios comportamentais, como masturbação dirigida, foco sensorial e tratamentos de dessensibilização sistemática, exercícios de Kegel, bem como educação sexual e treinamentos de habilidades de comunicação.

A masturbação dirigida é uma técnica de autoestimulação clitoriana associada à contração dos músculos perineais e à movimentação da pelve, mostrando-se eficaz para tratar as mulheres com anorgasmia ao longo da vida. A terapia de foco sensorial e de dessensibilização sistemática é essencialmente uma técnica de redução de ansiedade. A evidência experimental sugere que o óxido nítrico via-GMPc pode ser importante na produção de ingurgitamento do clitóris, vasocongestão pélvica e lubrificação vaginal, aumentando a resposta de excitação genital e favorecendo o orgasmo, porém ainda não há comprovação de agentes farmacológicos que beneficiem a longo prazo as mulheres com anorgasmia.

Tratamento da desordem da dor sexual

Dispareunia

Para o tratamento da dispareunia leve podem ser eficazes agentes não hormonais, como hidratantes ou lubrificantes. Hidratantes são aplicados diariamente na forma de gel ou líquido com a finalidade de repor a umidade vaginal. Já os lubrificantes à base de água são usados conforme a necessidade durante o ato sexual.

O ospemifene (Osphena®) é um modulador do receptor de estrogênio seletivo (SERM) aprovado pelo FDA para tratar a dispareunia moderada e grave. Sua ação sobre o tecido vaginal se assemelha à do estrogênio e parece ser tão eficaz quanto o estrogênio local. Disponível como comprimido diário oral de 60mg, é uma opção a ser adotada quando o estrogênio deve ser evitado ou está contraindicado. São relatados efeitos adversos como ondas de calor, aumento do risco de tromboembolismo, corrimento vaginal, cãibras nas pernas e transpiração.

Vaginismo

Nas pacientes com vaginismo, o medo da penetração causa tensão, ocasionando aumento da contração involuntária da musculatura de toda a pelve na tentativa de penetração, dando margem à dor. O tratamento se baseia em técnica de dessensibilização sistemática de modo a impedir o espasmo da musculatura externa da vagina. Técnicas de relaxamento e focalização corporais devem ser associadas ao exercício de Kegel. O coito (ou tentativas) só deve ser liberado depois de superada a contratura involuntária da vagina. A penetração deve ocorrer gradativamente com a mulher mantendo o controle.

PONTOS CRÍTICOS E CONSIDERAÇÕES FINAIS

As DSF são comuns e ocorrem em aproximadamente 40% das mulheres, sendo o desejo sexual diminuído a queixa mais comum. Uma anamnese bem detalhada e um exame físico minucioso são imprescindíveis para conduzir a queixa sexual. Exames laboratoriais e de imagem corroboram o diagnóstico dessa queixa secundária a uma causa orgânica, mas não têm grande valor na propedêutica dos transtornos sexuais femininos.

O planejamento para o tratamento de um transtorno exige atuação multidisciplinar, com envolvimento de médicos, psicólogos, educadores sexuais, fisioterapeutas e assistentes sociais, e o foco do tratamento estará sempre relacionado com os objetivos da paciente. A grande maioria dos tratamentos farmacológicos ainda necessita de futuras investigações para avaliação de sua eficácia e segurança.

MENSAGENS-CHAVE

- Estimativa da prevalência das disfunções sexuais femininas.
- Conceituação das disfunções sexuais femininas.
- Apresentação do modelo circular da resposta sexual feminina.
- Compreensão da fisiologia neuroendócrina da resposta sexual feminina.
- Classificação das desordens sexuais femininas segundo o DSM-5.
- Definição e classificação dos transtornos parafílicos.
- Conceituação de disforia de gênero.
- Abordagem diagnóstica das desordens sexuais femininas.
- Apresentação dos critérios diagnósticos específicos das desordens sexuais femininas: de interesse/excitação, orgasmo, dor/penetração genitopélvica.
- Tratamento e seguimento específico das desordens sexuais femininas.

Leitura complementar

Abdo C. Quociente sexual feminino: um questionário brasileiro para avaliar a atividade sexual da mulher. Diagn Tratamento 2009; 14 (2):89-91.

Abdo CH. Descobrimento sexual do Brasil. Para curiosos e estudiosos. São Paulo (SP): Summus, 2004.

American Psychiatric Association – DSM-IV: 4th edition. Diagnostic and Statistical Manual for Mental Disorders. NY (USA): American Psychiatric Press, 1994.

American Psychiatric Association – DSM-V: 5. ed. Diagnostic and Statistical Manual for Mental Disorders. NY (USA): American Psychiatric Press, 2013.

Ashton A, Rosen R. Bupropion as an antidote for serotonin reuptake inhibitor-induced sexual dysfunction: A retrospective study. J Clin Psychiatry 1998; 59:112-5.

Bancroft J. Sexual effects of androgens in women: some theoretical considerations. Fertil Steril 2002; 77(Suppl. 4):S55-S9.

Barton I et al. Hypoactive sexual desire disorder in postmenopausal women: U.S. results from the women's international study of health and sexuality (WISHeS). Menopause 2006; 13(1):46-56.

Basson R. Using a different model for female sexual response to address women's problematic low sexual desire. J Sex Marithal Ther 2001; 27:395-403.

Berman J. Physiology of female sexual function and dysfunction. Int J Impotence Res; 17:S44-S51.

Bruyniks N, Nappi R, Castelo-Branco C, de Villiers T, Simon J. Effect of ospemifene on moderate or severe symptoms of vulvar and vaginal atrophy. Climacteric 2016; 19(1):60-5.

Davis S et al. Circulating androgen levels and self-reported sexual function in women. JAMA 2005; 294:91-6.

Davis S, Worsley R, Miller K, Parish S, Santoro N. Androgens and female sexual function and dysfunction-findings from the Fourth International Consultation of Sexual Medicine. J Sex Med 2016; 13(2):168-78.

De Gendt K, Verhoeven G. Tissue and cell-specific functions of the androgen receptor revealed through conditional knockout models in mice. Mol Cell Endocrinol 2012; 352 (1-2):13-25.

Genazzani A et al. Beneficial effect of tibolone on mood, cognition, well-being, and sexuality inmenopausal women. Neuropsychiatric Disease and Treatment 2006; 2 (3):299-307.

James G. Pathaways of sexual desire. J Sex Med 2009; 6(6):1506-53.

Katz M et al. Efficacy of flibanserin in women with hypoactive sexual desire disorder: results from the BEGONIA trial. J Sex Med 2013; 10:1807-15.

Kingsberg S, Woodard T. Female sexual dysfunction: focus on low desire. Obstet Gynecol 2015; 125(2):477-86.

Lewis R et al. Definitions/epidemiology/risk factors for sexual dysfunction. J Sex Med 2010; 7(4):1598-607.

Meston C. Validation of the Female Sexual Function Index (FSFI) in women with female orgasmic disorder and in women with hypoactive sexual desire disorder. J Sex Marital Ther 2003; 29:39-46.

Rosen R et al. The Female Sexual Function Index (FSFI): a multidimensional self-report instrument for the assessment of female sexual function. J Sex Marital Ther 2000; 26(2):191-200.

Steven R et al. The effects of tibolone in older postmenopausal women. N Engl J Med 2008; 359(7):697-708.

Utian W, Maamari R. Attitudes and approaches to vaginal atrophy in postmenopausal women: a focus group qualitative study. Climacteric 2014; 17(1):29-36.

Wierman M et al. Androgen therapy in women: a reappraisal: an endocrine Society Clinical Practice Guideline. J Clin Endocrinol Metab 2014; 99(10):3489-510.

Wright J, O'Connor K. Female sexual dysfunction. Med Clin North Am 2015; 99(3):607-28.

CAPÍTULO 13

Puberdade Precoce e Tardia

Maria Virgínia Furquim Werneck Marinho
João Tadeu Leite dos Reis
Cláudia Lúcia Barbosa Salomão

ALTERAÇÕES DO DESENVOLVIMENTO PUBERAL

Puberdade é um processo complexo do desenvolvimento somático mediado pela ativação do eixo hipotálamo-hipófise-ovariano, que culmina na aquisição da maturidade reprodutiva e se acompanha de mudanças psicossociais e emocionais profundas. O seu momento é variável, sendo determinado principalmente por fatores genéticos e ambientais, ocorrendo em geral a partir dos 8 anos nas meninas e dos 9 anos nos meninos. As alterações do desenvolvimento puberal, como a precocidade e o atraso em sua ocorrência, podem ter causas congênitas ou adquiridas que precisam ser sempre investigadas em virtude de seu impacto sobre a saúde atual e na vida adulta. A definição diagnóstica entre estados patológicos e variações normais do desenvolvimento puberal constitui um grande desafio clínico.

PUBERDADE PRECOCE
Conceito

Também conhecida como precocidade sexual, é definida como o desenvolvimento de caracteres sexuais secundários antes dos 8 anos de idade nas meninas e dos 9 anos nos meninos. No entanto, o critério da idade deve ser avaliado caso a caso, uma vez que estudos realizados a partir da década de 1990 identificaram desenvolvimento mamário antes dos 8 anos em 15% das meninas brancas e em 48% das meninas negras, sem contudo alterar-se a idade de aparecimento da menarca. Sua ocorrência é maior no sexo feminino, ou seja, cerca de 20:10.000 contra 5:10.000 em meninos. Em geral, consiste em evento benigno sem repercussões sobre a vida futura do indivíduo, mas pode ser um primeiro sinal de doença sistêmica. Chama a atenção a associação dessas alterações com a obesidade e o aumento nos níveis de leptina.

Classificação
- **Puberdade precoce verdadeira (completa, isossexual, central ou dependente do hormônio liberador de gonadotrofinas (GnRH):** decorrente da ativação precoce do eixo hipotálamo-hipófise-ovário, levando à produção de esteroides sexuais pelos ovários e ao desenvolvimento puberal precoce, porém com padrão semelhante ao da puberdade fisiológica.
- **Pseudopuberdade precoce (incompleta, periférica, iso ou heterossexual ou independente do GnRH):** estímulo por esteroides sexuais, ovarianos ou das suprarrenais, não associado à produção de gonadotrofinas hipofisárias.

PUBERDADE PRECOCE VERDADEIRA (PPV)

A puberdade precoce verdadeira corresponde a 80% dos casos de puberdade precoce. Decorre da ativação prematura do eixo hipotálamo-hipófise-ovário antes dos 8 anos de idade, levando à produção de gonadotrofinas e esteroides sexuais, sendo na maioria das vezes de causa idiopática. A alteração neuroendócrina inicial na puberdade precoce é o aumento da secreção de kisspeptina pelo núcleo arqueado e nos núcleos paraventriculares no hipotálamo. A regulação da secreção de kisspeptina não está ainda definida.

Com o advento de métodos diagnósticos por imagem, tais como tomografia computadorizada (TC) e ressonância magnética (RM), casos antes considerados idiopáticos passaram a ser diagnosticados como lesões mínimas do sistema nervoso central (SNC). O diagnóstico de causa idiopática é feito por exclusão e após longo tempo de observação da evolução da paciente, uma vez que algumas lesões do SNC só irão manifestar-se na vida adulta.

Lesões do sistema nervoso podem levar à puberdade precoce verdadeira, devendo ser sempre pesquisadas. De acometimento precoce, essas lesões surgem usualmente antes dos 4 anos de idade e incluem hamartomas de hipotálamo, craniofaringiomas, astrocitomas, gliomas, neurofibromas e teratomas. Qualquer trauma do SNC pode estimular o desenvolvimento puberal, como a hidrocefalia, as infecções e as anomalias congênitas e os traumas mecânicos.

O desenvolvimento dos caracteres sexuais secundários na puberdade precoce verdadeira geralmente segue a cronologia usual do desenvolvimento puberal fisiológico, mas eventualmente é possível observar telarca ou menarca como primeiro evento puberal. O padrão de desenvolvimento é variável, sendo mais lento nos casos de origem idiopática e mais acelerado nos casos de doenças do SNC e tumores. Apresenta características clínicas variáveis, tanto na idade de início como na rapidez das mudanças observadas, podendo corresponder clinicamente à puberdade precoce de evolução lenta ou rapidamente progressiva, sendo o tratamento mais necessário nesta última.

No que se refere ao impacto da puberdade precoce sobre o indivíduo adulto, sabe-se que há redução na altura final esperada para a idade adulta em razão da soldadura precoce das epífises ósseas. Inicialmente ocorrem aumento da velocidade do crescimento, com estatura acima do esperado para a idade cronológica, e aumento da secreção do hormônio do crescimento (GH) e do fator de crescimento insulinoide tipo 1 (IGF-1), secundários ao estímulo dos esteroides sexuais. Ao final do processo ocorre soldadura precoce das cartilagens de crescimento, com estatura final abaixo do esperado para aquele indivíduo.

Não existe repercussão sobre a fertilidade e a idade de ocorrência da menopausa. Um dos aspectos importantes na puberdade precoce é o psicossocial, uma vez que essas meninas tendem a ter o perfil psicológico compatível com a idade cronológica, ainda que seu aspecto físico seja o de uma pessoa mais velha, o que leva ao conflito interno e no meio social e familiar, tornando essas meninas diferentes de suas colegas. Além disso, estão mais expostas ao risco de violência sexual.

PSEUDOPUBERDADE PRECOCE

Menos comum do que a puberdade precoce verdadeira, a pseudopuberdade precoce representa cerca de 15% a 20% dos casos. Caracteriza-se pela elevação dos esteroides sexuais não associada à elevação dos níveis de gonadotrofinas ou ainda pela elevação independentemente do estímulo gonadotrófico.

Causas

- **Ovariana:** a causa mais frequente é a presença de tumor ovariano, produtor de esteroides sexuais, e em 60% dos casos esses tumores são de células da granulosa. Outros tumores também podem estar relacionados com a pseudopuberdade precoce, como arrenoblastomas, cistoadenomas, gonadoblastomas, carcinomas, tecomas, cistos ovarianos benignos: foliculares ou luteínicos. Tumores produtores de gonadotrofina: hormônio luteinizante (LH) e gonadotrofina coriônica humana (HCG).
- **Suprarrenal:** tumores suprarrenais produtores de estrogênio, como adenomas e adenocarcinomas. Também a hiperplasia suprarrenal congênita.
- **Síndrome de McCune-Albright:** pode estar presente em até 5% dos casos de pseudopuberdade precoce e se caracteriza por displasia óssea, hiperpigmentação da pele com manchas "café com leite" ou "costa do Maine" e precocidade sexual. O mecanismo de produção hormonal nessa síndrome é autônomo, independentemente das gonadotrofinas.
- **Iatrogênica:** fonte exógena de hormônios, incluindo a ingestão de estrogênios orais ou o uso de cremes contendo hormônios.
- **Hipotireoidismo primário:** pode estar relacionado com a puberdade precoce, embora o mais comum seja a puberdade retardada. O mecanismo parece ser a reação cruzada entre o hormônio estimulador da tireoide (TSH) e hormônio folículo-estimulante (FSH) com estímulo dos receptores FSH pelo TSH.

É importante lembrar que qualquer causa de pseudopuberdade precoce pode levar à ativação do eixo hipotálamo-hipófise-ovários e à superposição de um quadro de puberdade precoce verdadeira.

Precocidade sexual incompleta

O desenvolvimento precoce isolado dos caracteres sexuais, também chamado de precocidade sexual incompleta, é um quadro geralmente não patológico, aparentemente não relacionado com o início da puberdade. Deve ser sempre investigado com monitorização cuidadosa das curvas de crescimento e de outros sinais de maturação sexual, pois, eventualmente, pode ser um primeiro sinal de patologia. Citam-se:

- **Adrenarca prematura:** pode ocorrer antes dos 8 anos e permanecer inalterada ou com progressão lenta até a puberdade. Não há desenvolvimento mamário, mas pode ocorrer discreta aceleração da velocidade de crescimento, evidenciada pela estatura e maturação esquelética avançadas para a idade, não comprometendo, no entanto, a estatura final. Parece ser mais comum em crianças negras, hispânicas e obesas. A obesidade parece estar associada à aceleração da adrenarca e da velocidade de crescimento, mas não ao aumento da secreção de LH e à maturação do eixo hipotálamo-hipófise-ovário. Está relacionada com aumento discreto de androstenediona, desidroepiandrosterona (DHEA) e sulfato de DHEA, mas a dosagem sérica de estradiol se encontra em níveis pré-puberais. Os pacientes devem ser acompanhados regularmente, pois eventualmente esses indivíduos podem desenvolver anovulação, hirsutismo e hiperinsulinemia na menacme.
- **Telarca precoce:** desenvolvimento mamário uni ou bilateral sem desenvolvimento areolar ou de outros sinais puberais. Dados da literatura mostram uma tendência de aumento da incidência a partir da década de 1990 e sem causa definida. É relativamente comum em meninas com menos de 2 anos, provavelmente em decorrência de aumento transitório de estrogênio ou em razão da maior sensibilidade mamária em caso de níveis baixos de estrogênio. Deve ser investigada a causa iatrogênica, podendo ser difícil sua diferenciação com estágios iniciais do desenvolvimento puberal precoce. Citologia hormonal vaginal, teste com estímulo pelo GnRH, idade óssea e ultrassonografia

pélvica (USP) são úteis no diagnóstico. Não demanda tratamento medicamentoso, merecendo controle da evolução do desenvolvimento puberal e da estatura até o início da puberdade normal.
- **Menarca prematura:** definida como sangramento vaginal isolado, sem sinais de desenvolvimento puberal, não associado às causas orgânicas, como vulvovaginites, corpo estranho, trauma e neoplasias. Deve ser cuidadosamente investigada. A causa persiste indefinida e talvez se relacione com aumento da sensibilidade endometrial ao estrogênio. O estradiol sérico deve manter-se em níveis pré-puberais.

Quadro clínico
- Telarca precoce é o sinal mais comum.
- Secreção vaginal branca, inodora.
- Às vezes, perda sanguínea discreta.
- Raramente menstruação.
- Aceleração do crescimento.
- Alteração no comportamento, labilidade emocional.

Diagnóstico
Diante de paciente com puberdade precoce é necessário que se estabeleça o mais rápido possível se existe ou não doença sistêmica que coloque em risco sua vida, sendo fundamental para seu diagnóstico a observação dos sinais de desenvolvimento dos caracteres sexuais secundários e da velocidade de crescimento. Muitas vezes, o diagnóstico etiológico definitivo só é firmado após anos de acompanhamento.

- **História clínica detalhada:** tempo de evolução dos sintomas de precocidade sexual, presença de cefaleia, convulsões, distúrbios visuais, alteração de comportamento.
- **História pregressa:** antecedentes perinatais, traumatismos, infecções, lesões do SNC, doenças metabólicas, exposição a estrogênios, neoplasias, quimioterapia, radioterapia.
- **História familiar:** doenças metabólicas.
- **Exame físico:** avaliação dos caracteres sexuais secundários, com estadiamento do desenvolvimento de mamas e dos pelos segundo a classificação de Marshal e Tanner, e avaliação do abdome e da pelve; inspeção da genitália externa, identificando-se sinais de estímulo estrogênico e aspecto do clitóris; avaliação de peso e estatura, estabelecendo-se curvas de crescimento e determinando-se a velocidade do crescimento; avaliação neurológica com estudo de campos visuais; estudo da tireoide; pesquisa de manchas de pele.

Exames complementares
- **Dosagens hormonais:** permitem o diagnóstico entre puberdade precoce central e periférica:
    - **LH e FSH:** considerado por muitos o exame de escolha para se iniciar a avaliação hormonal, sendo o LH um marcador mais sensível e superior ao FSH, uma vez que este pode estar elevado no período pré-puberal. Valores de LH basal >0,6µm/mL (método imunofluorimétrico) e relação LH/FSH >1 sugerem ativação puberal de causa central. FSH basal baixo é sugestivo de causa periférica.
    - **LH após estímulo com 100mg de GnRH:** dosar em 30, 60, 90 e 120 minutos. O pico do LH ocorre entre 60 e 90 minutos. LH >10UI/L ou LH/FSH >1 indicam ativação puberal.
    - **LH após estímulo com acetato de leuprorrelina (1 a 3,75mg):** realizar coleta basal e 120 minutos após administração IM. Valores >10mUI/mL indicam ativação puberal central. Níveis elevados de estradiol sérico em 24 horas confirmam o diagnóstico.
    - **Teste de estímulo pelo GnRH:** é o exame mais importante para confirmar o diagnóstico de puberdade precoce verdadeira, mostrando uma resposta puberal ao estímulo hipofisário pelo GnRH. Espera-se uma elevação de LH bem mais significativa do que do FSH (sem utilidade para PPV) em comparação a valores basais. A ausência de elevação de LH após GnRH tem valor diagnóstico. Cuidado ao se avaliarem crianças de até 2 anos de idade, quando níveis de gonadotrofinas estão fisiologicamente aumentados, podendo levar a um diagnóstico equivocado de PPV.
    - **Estradiol:** pouco conclusivo, apresenta-se frequentemente em níveis de normalidade (<20pg/mL). Níveis altos sugerem a presença de tumores.
    - **Andrôgenios:** nos casos de pubarca precoce, virilização, suspeita de tumores ou de hiperplasia suprarrenal congênita devem ser pesquisados: testosterona, 17-hidroxiprogesterona, DHEA e androstenediona. Sulfato de DHEA é marcador de tumor da suprarrenal.
    - **TSH e prolactina (PRL):** nos quadros de hipotireoidismo primário grave, níveis elevados do hormônio liberador da tireotrofina (TRH), TSH e PRL sensibilizam os receptores gonadais de gonadotrofinas e desencadeiam a puberdade. Ocorre principalmente em pacientes com presença de caracteres sexuais secundários, baixa estatura e retardo na idade óssea, sendo a única situação em que a puberdade precoce cursa com desaceleração de crescimento.
    - **HCG:** elevada nos casos de coriocarcinoma ovariano e de tumor hepático produtor de HCG.
    - **Hormônio do crescimento (GH):** deve ser avaliado nos casos de baixa estatura.
- **Citologia vaginal com análise do índice de maturação vaginal (índice de Frost):** avaliação prática e objetiva da ação estrogênica. A presença de células intermediárias e superficiais caracteriza estímulo estrogênico; mais de 40% de células superficiais sugerem lesão produtora de estrogênio, não ajudando a diferenciar a origem do estímulo para a ação estrogênica, se central, periférica ou externa.
- **Ultrassonografia pélvico-abdominal (USV):** avaliação das suprarrenais, embora a ressonância magnética (RM) seja o método de escolha para estudo das suprarrenais, do útero e dos ovários. Determinação do tamanho e do formato do útero, assim como a presença do eco endometrial; relação corpo-colo. Dimensões ovarianas, características do parên-

quima, presença de atividade folicular nos ovários, indicando estímulo gonadotrófico. Por isso, são considerados parâmetros ecográficos: útero globoso com volume >2cc; diâmetro anteroposterior do fundo maior do que o do colo, com relação corpo-colo >1; eco endometrial presente; ovários aumentados, com volume superior a 1cc, identificando-se cinco ou mais folículos >4mm de diâmetro.
- **Radiografia de punho:** avaliação da idade óssea. Podem ser utilizados os métodos de Greulich e Pyle, RUS ou Tanner-Whitehouse (TW-20). Uma diferença superior ou igual a dois desvios padrões entre a idade óssea e a cronológica indica estímulo estrogênico importante sobre os ossos. Deve-se relacionar essa diferença com a idade da paciente, sendo de 3 a 6 meses em pacientes de até 1 ano de idade, de 12 a 18 meses em pacientes com idade entre 1 e 3 anos e de 2 anos em pacientes com idade superior a 3 anos. Medidas seriadas são importantes para monitorização do tratamento.
- **Tomografia computadorizada ou RM do SNC:** ajudam na identificação de lesões do SNC, devendo a RM, o método de escolha, ser solicitada em todas as pacientes com menos de 6 anos de idade e também permitindo o diagnóstico de pequenos tumores do hipotálamo como os hamartomas.

Os casos de neoplasias ovarianas tendem a apresentar crescimento rápido com desenvolvimento acelerado dos caracteres sexuais secundários e idade óssea aumentada. Geralmente é possível a palpação da massa abdominal. A ultrassonografia abdominal e pélvica é de grande valia. Avaliação laboratorial mostra o estradiol sérico elevado e as gonadotrofinas diminuídas.

Nos distúrbios da suprarrenal, além dos sinais de precocidade sexual, está presente a virilização. A hiperplasia suprarrenal congênita pode ser decorrente de deficiência da 21-hidroxilase, com aumento da 17-hidroxiprogesterona e dos androgênios, ou por deficiência de 11-hidroxilase, com aumento do 11-desoxicortisol. A elevação do sulfato de DHEA ou da androstenediona sugere tumor da suprarrenal ou virilizante de ovário.

Tratamento

Os principais objetivos são diagnosticar e tratar as doenças sistêmicas, interromper o processo de desenvolvimento, diminuir os sinais de precocidade, minimizar a perda óssea, promover a estatura final máxima e diminuir o impacto emocional, social e reprodutivo.

O tratamento da puberdade precoce vai depender da etiologia, devendo ser considerados: idade de aparecimento da precocidade, ritmo de progressão dos sintomas, velocidade de crescimento e aspectos psicossociais. Deve ser iniciado tão logo se estabeleça o diagnóstico, uma vez que a literatura evidencia que a eficiência terapêutica está relacionada com a idade de início do uso da medicação.

Atenção especial nos casos de progressão lenta ou que se apresentem de forma incompleta, uma vez que podem tratar-se de puberdade precoce periférica de evolução lenta, quando habitualmente não há indicação para prescrição de análogos.

Nos casos de doença sistêmica deve ser feito o tratamento específico de acordo com a etiologia: neurocirurgia, radioterapia, quimioterapia, ooforectomia, retirada das suprarrenais, reposição hormonal no hipotireoidismo e correção da hiperplasia da suprarrenal.

Medicamentos mais utilizados

- **Análogos do GnRH:** nos casos de puberdade precoce verdadeira, a primeira escolha são os agonistas do GnRH, que suprimem o eixo hipotálamo-hipófise-ovário e bloqueiam o desenvolvimento puberal, devendo ser utilizados nos casos de resposta puberal do LH ao estímulo com GnRH, no avanço rápido do desenvolvimento dos caracteres sexuais secundários, da velocidade de crescimento e da idade óssea, e na menarca e ciclicidade menstrual abaixo dos 7 anos. Bloqueiam de modo reversível e eficaz a atividade hipotalâmico-hipofisária, inibindo a secreção de gonadotrofinas e dos esteroides ovarianos. Consequentemente levam à diminuição da maturação sexual com regressão dos caracteres sexuais secundários, amenorreia e diminuição da velocidade de crescimento. No que se refere à estatura final, a eficácia da medicação é evidente apenas nos casos de puberdade precoce abaixo dos 6 anos de idade. Seu uso em crianças mais velhas ou em outras indicações, tais como aspectos psicossociais, não encontra embasamento na literatura e não deve ser feito de maneira rotineira.

Os mais empregados são os agonistas do GnRH de depósito ou liberação lenta, pela via intramuscular ou subcutânea, que permitem maior adesão ao tratamento em razão da facilidade de uso. No nosso meio são utilizados a leuprorrelina e a triptorrelina, 3,75mg IM, e a gosserrelina, 3,6mg SC, aplicada a cada 28 dias. A dose deverá ser ajustada de acordo com a resposta clínica, podendo ser monitorizada com a dosagem de estradiol sérico, que deve estar <10pg/mL. O esquema de uso trimestral ainda carece de estudos para avaliação de sua eficácia.

Estudos recentes propõem o uso da histrelina sob a forma de implante com bons resultados na supressão das gonadotrofinas por até 1 ano. As vantagens seriam a facilidade de uso, a maior adesão ao tratamento e a diminuição do desconforto relacionado com a injeção mensal.

A literatura sugere melhores resultados do tratamento quando iniciado com idade óssea inferior a 10 anos. O tempo de uso não deve ser inferior a 12 meses, não havendo consenso quanto ao momento de interrupção do tratamento; alguns investigadores chegam a sugerir a idade óssea de 12 anos e outros acreditam que poderia ser de 1 a 2 anos a mais. Nos casos em que a resposta ao tratamento é insuficiente em termos de ganho estatural, convém considerar a possibilidade de associação com o uso do GH.

O acompanhamento do tratamento deve ser trimestral, com avaliação clínica, e semestral, com ultrassonografia, dosagens hormonais e radiografia de punho. O tratamento em crianças com puberdade precoce próxima à idade normal mostra resultados discretos. O uso de GH e agonistas do GnRH em indivíduos sem deficiência de GH para aumento da estatura final deve ser considerado experimental. O desenvolvimento puberal é restabelecido assim que cessa o bloqueio do análogo GnRH. A eficácia e a segurança do tratamento estão bem definidas, mas existe preocupação a respeito das complicações relacionadas com o uso prolongado, principalmente repercussões sobre a massa óssea e o ganho de peso, havendo diminuição da densidade mineral óssea durante o uso, mas com recuperação após a interrupção do tratamento, sem comprometimento na vida adulta. Não há evidência da influência da medicação sobre o ganho de peso, assim como na prevalência de síndrome de ovários policísticos após o tratamento.

- **Acetato de medroxiprogesterona:** bloqueia a secreção das gonadotrofinas no nível hipotálamo-hipófise com regressão do estímulo estrogênico. Não tem ação importante sobre o crescimento e a maturação óssea nem, consequentemente, sobre a estatura final, podendo ser uma opção em pacientes com idade óssea pouco avançada, em razão de seu baixo custo.
- **Danazol:** pouco utilizado em virtude dos efeitos androgênicos severos.
- **Acetato de ciproterona:** pouco eficaz no crescimento, efeitos colaterais indesejáveis, efeitos androgênicos e toxicidade renal.

Na síndrome de McCune-Albright, o tratamento de escolha é o acetato de medroxiprogesterona para supressão do LH ou inibidores da aromatase, como a testolactona, o letrozole e o anastrozole, que bloqueiam a produção excessiva de estrogênio. O tamoxifeno, modulador seletivo do receptor estrogênico, leva à diminuição dos episódios de sangramento, da velocidade de crescimento e da maturação óssea. O impacto tanto do uso do tamoxifeno como dos inibidores da aromatase sobre a estatura final é incerto. Eventualmente pode haver sobreposição de puberdade precoce verdadeira, sendo necessário o uso de análogos do GnRH para inibir o eixo ativado pelos esteroides sexuais.

O apoio psicoterapêutico em qualquer que seja a causa, direcionado à paciente e à família, é imprescindível, devendo a questão da prematuridade reprodutiva ser cuidadosamente observada e, se necessário, recomendar a contracepção. O abuso sexual é mais frequente com essas pacientes.

O prognóstico depende da etiologia da condição, sendo reservado nos casos de tumores do SNC, suprarrenais e ovários. Parece haver relação direta entre a idade do início do tratamento e a preservação da estatura final, não existindo impacto negativo sobre a função reprodutiva.

PUBERDADE TARDIA
Conceito

A puberdade tardia consiste na ausência de sinais de início da atividade ovariana e consequentemente do desenvolvimento de caracteres sexuais secundários em pacientes acima de 13 anos de idade ou dois desvios padrões acima do esperado para a população. A pesquisa clínica está indicada também nos casos de amenorreia primária aos 16 anos de idade ou após 3 anos de telarca e quando os sinais de desenvolvimento somático são discordantes em relação à idade cronológica. A maioria dos casos de puberdade tardia está relacionada com o atraso simples do desenvolvimento puberal, seja de causa primária, constitucional ou secundária, como consequência de doenças sistêmicas ou desnutrição. O hipogonadismo representa impactos físico e psicoemocional importantes em um momento de vulnerabilidade na vida do indivíduo.

Classificação

- **Hipogonadismo hipogonadotrófico:** deficiência hipotalâmico-hipofisária. Dosagens de FSH e LH baixas.
- **Hipogonadismo hipergonadotrófico:** disfunção gonadal. Dosagens de FSH e LH altas.
- **Atraso constitucional do desenvolvimento puberal.**

Hipogonadismo hipogonadotrófico

O hipogonadismo hipogonadotrófico consiste em distúrbio hipotalâmico-hipofisário primário com diminuição ou abolição da produção de gonadotrofinas, mostrando quadro clínico variável, dependendo do déficit gonadotrófico. Corresponde a cerca de 30% dos casos de puberdade tardia.

As causas mais frequentes são:

- **Tumores do SNC:** craniofaringioma (causa mais comum), germinomas, gliomas e astrocitomas.
- **Lesões do SNC:** infecções, defeitos congênitos, hidrocefalia etc.
- **Deficiência isolada de gonadotrofinas:** por exemplo, síndrome de Kallman.
- **Patologias genéticas:** (p. ex., síndromes de Laurence-Moon-Biedl e Prader-Labhart-Willi).
- **Anorexia nervosa:** distúrbio psiquiátrico com distorção da imagem corporal e obsessão pela perda de peso. É classificada como hipogonadismo hipogonadotrófico funcional por ser passível de reversão, assim como a atividade física excessiva e o estresse emocional severo.
- **Doenças crônicas e desnutrição:** perda de peso severa, de até 50%, com comprometimento da produção de gonadotrofinas.
- **Atividade física excessiva:** para cada ano de treinamento esportivo extenuante antes da menarca há a correspondência de 5 meses de atraso em seu aparecimento.
- **Hipotireoidismo:** pode interferir na maturação óssea e no crescimento.

Hipogonadismo hipergonadotrófico

Decorre de graus variáveis de disfunção gonadal, congênita ou adquirida, identificando-se hipotálamo e hipófise normais, produzindo níveis elevados de gonadotrofinas. Corresponde a cerca de 43% dos casos de retardo puberal. O quadro clínico é variável, dependendo do grau de comprometimento da atividade ovariana.

As causas mais frequentes são:

- **Disgenesia gonadal:** é a causa mais frequente de hipogonadismo hipergonadotrófico. Entre as várias alterações possíveis, a mais frequente é a monossomia X ou seus mosaicos, conhecida como síndrome de Turner. Em 60% dos casos o cariótipo é 46,X, 20% são mosaicos e em 20% existe anomalia estrutural do cromossomo X ou Y. Os ovários se apresentam em fita, sem células germinativas. Não há produção de estrogênio, o que ocasiona retardo do desenvolvimento puberal. A síndrome de Turner é caracterizada clinicamente por baixa estatura, atraso no desenvolvimento puberal e alterações somáticas diversas, chamadas de estigmas, como implantação baixa das orelhas, do cabelo, pescoço alado, linfedema de palmas das mãos e plantas dos pés, tórax em armadura, hipertelorismo mamário, *cubitus valgus*, quarto metacarpiano curto, malformações urinárias e cardiovasculares. Nos casos de mosaicismo, como existe um grau variável de produção estrogênica, o desenvolvimento de caracteres sexuais secundários se dará também de maneira variável, até mesmo com menstruação.

- **Após rádio e quimioterapia:** a intensidade do comprometimento ovariano depende basicamente da idade da adolescente na época do tratamento, dos fármacos utilizados e da duração do tratamento. Sabe-se que quanto mais nova a paciente, menor o comprometimento, pois os fármacos agem sobre as células em fase de multiplicação, o que é incomum nos primeiros anos da infância. A proteção dos ovários deve ser sempre cogitada antes desses tratamentos. Pode ser feita com o uso de inibidores do GnRH (congelamento ovariano) ou por meio da transposição cirúrgica dos ovários, retirando-os do campo da irradiação.
- **Ooforite autoimune:** situação de destruição do parênquima ovariano pouco comum na puberdade.

Atraso constitucional do desenvolvimento puberal

Nessa situação se observa o retardo global no desenvolvimento, atingindo ao mesmo tempo altura, idade óssea e puberdade. Deve-se a fatores genéticos, doenças crônicas e desnutrição e corresponde à maioria dos casos de puberdade retardada, sendo mais comum no sexo masculino. As causas são os fatores familiares, as doenças crônicas e a desnutrição. As dosagens de gonadotrofinas são normais para a infância e o teste de estímulo com GnRH é consistente com o padrão pré-púbere. Uma vez afastadas outras causas de puberdade tardia, deve-se esperar um desenvolvimento puberal tardio, porém espontâneo.

O retardo puberal apresenta problemas psicossociais secundários à ausência de desenvolvimento dos caracteres sexuais secundários, baixa estatura e redução da massa óssea. Sedlmeyer e cols. (2002) sugeriram uma possível associação entre atraso constitucional do desenvolvimento puberal e distúrbio de déficit de atenção. A estatura final tende a ser normal, embora a maioria dos indivíduos permaneça abaixo do percentil 10. Não existe impacto sobre a fertilidade.

Diagnóstico

O diagnóstico objetiva determinar se a condição é tratada como atraso constitucional do desenvolvimento puberal ou se representa patologia que precise ser investigada.

- **Anamnese:** avaliação das curvas de crescimento desde a infância, presença de doenças neurológicas, infecções, desnutrição, patologias crônicas, medicamentos, hábitos alimentares, intensidade da atividade física e prática esportiva.
- **Exame físico:** avaliar peso, estatura, presença e estadiamento dos caracteres sexuais secundários, além da identificação de sinais de estigmas da síndrome de Turner. Convém avaliar também o percentual de gordura corporal.
- **Dosagens hormonais:** o diagnóstico definitivo é feito a partir da dosagem de gonadotrofinas. Valores elevados indicam causa periférica, ovariana, enquanto valores baixos indicam causa central, hipotalâmica ou hipofisária. Outros hormônios: prolactina (PRL), TSH, andrógenos.
- **Cariótipo:** indicado nos casos de gonadotrofinas elevadas para diagnóstico das disgenesias gonadais.

Métodos de imagem

- **Idade óssea:** uma diferença superior ou igual a dois desvios padrões entre idade óssea e idade cronológica indica estímulo estrogênico insuficiente.
- **Ultrassonografia:** diagnóstico de malformações da genitália interna.
- **Tomografia computadorizada e RM:** diagnóstico de alterações do SNC.
- **Citologia hormonal:** determina a presença de estímulo estrogênico.

Tratamento

O tratamento tem por finalidade induzir e manter o desenvolvimento puberal, promover o crescimento até a estatura final adequada, garantir a formação de reservas de massa óssea e minimizar o impacto psicossocial, adequando a paciente física e emocionalmente ao seu grupo etário. Para cada etiologia deve ser estabelecido o tratamento adequado, como radioterapia e cirurgia nos casos específicos, abordagem multidisciplinar nos casos de anorexia e desnutrição etc.

A reposição hormonal deve ser realizada, simulando-se o processo fisiológico em três fases:

- **Primeira:** para estimular o desenvolvimento mamário e promover o estirão de crescimento inicia-se com pequenas doses de 0,3mg/dia de estrogênios conjugados ou 25μg/dia de estradiol transdérmico por um período variável de 6 a 12 meses. Promove-se aumento gradual das dosagens, até 1,25mg/dia de estrogênios conjugados ou 50μg/dia de estradiol transdérmico, monitorando-se a resposta através dos caracteres sexuais secundários.
- **Segunda:** promovem-se menstruação regular e mineralização óssea adequada: 0,625 a 1,25mg/dia de estrogênios conjugados ou 0,50 a 1,0μg/dia de estradiol transdérmico. Ao primeiro sinal de perda sanguínea ou de acordo com o desenvolvimento puberal, associar 5 a 10mg/dia de acetato de medroxiprogesterona durante 10 a 14 dias do mês.
- **Terceira:** manutenção do desenvolvimento e da regularidade menstrual e do esquema da fase anterior ou se opta

pelo uso do anticoncepcional hormonal oral, de 20 a 35mg de etinilestradiol.

Nos casos de síndrome de Turner deve-se iniciar a reposição hormonal com estrogênios entre 12 e 15 anos, após o pico de crescimento ou posteriormente ao uso do hormônio do crescimento. Convém iniciar com pequenas doses, aumentando-as gradualmente, mediante avaliação da resposta através dos caracteres sexuais secundários e da idade óssea. A duração do tratamento é de 2 a 3 anos.

Nos casos de disgenesia gonádica em que exista a presença do cromossomo Y é necessária a realização da gonadectomia em razão do potencial de malignização.

Leitura complementar

Albanese A, Stanhope R. Investigation of delayed puberty. Clin Endocrinol (Oxf).1995 Jul; 43(1):105-10.

Antoniazzi F, Zamboni G. Central precocious puberty: current treatment options pediatric drugs. 2004; 6(4):211-31.

Argente J. Diagnosis of late puberty. Horm Res. 1999; 51 (Suppl 3):95-100.

Bourayou R, Giabicani E, Pouillot M et al. Premature pubarche before one year of age: distinguishing between mini-puberty variants and precocious puberty. Med Sci Monit. 2015 Apr 2; 21:955-63.

Bouvattier C. Pubertal delay. Rev Prat. 2008 Jun 30; 58(12): 1326-30.

Bramswig J, Dubbers A. Disorders of pubertal development. Dtsch Arztebl Int 2009; 106(17):295-304.

Bramswig J, Dubbers A. Disorders of pubertal development. Dtsch Arztebl Int 2009; 106(17): 295-304.

Bramswig J, Dubbers A. Disorders of pubertal development. Dtsch Arztebl Int 2009; 106(17):295-304.

Brito VN, Batista MC, Borges MF et al. Diagnostic value of fluorometric assays in the evaluation of precocious puberty. J Clin Endocrinol Metab 1999; 84(10):3539-44.

Brito VN, Latronico AC, Arnhold IJ, Mendonça BB. A single luteinizing hormone determination 2 hours after depot leuprolide is useful for therapy monitoring of gonadotropin-dependent precocious puberty in girls. J Clin Endocrinol Metab 2004; 89(9):4338-42.

Carel JC, Lahlou N, Roger M, Chaussain JL. Precocious puberty and statutal growth. Hum Reprod Update 2004; 10(2):135-47.

Carel JC, Eugster EA, Rogol A ESPE-LWPES GnRH Analogs Consensus Conference Group, Antoniazzi F, Berenbaum S, Bourguignon JP, Chrousos GP, Coste J, Deal S, de Vries L, Foster C, Heger S, Holland J, Jahnukainen K, Juul A, Kaplowitz P, Lahlou N, Lee MM, Lee P, Merke DP, Neely EK, Oostdijk W, Phillip M, Rosenfield RL, Shulman D, Styne D, Tauber M, Wit JM. Consensus statement on the use of gonadotropin-releasing hormone analogs in children. Pediatrics. 2009 Apr; 123(4):e752-62.

Croxattto FE, Bancalari R, Youlton R et al. Pubarquia precoz: Experiência en 173 casos. Revista médica Artículo de Investigación. Chile 2009; 137:31-8.

De Luca F, Argente J, Cavallo L et al. Management of puberty in constitutional delay of growth and puberty. J Pediatr Endocrinol Metab. 2001; 14 (Suppl 2):953-7.

Dunkel L, Quinton R. Transition in endocrinology: induction of puberty. Eur J Endocrinol 2014 Jun; 170(6):R229-39.

Dwyer AA, Phan-Hug F, Hauschild M et al. Transition in Endocrinology: Hypogonadism in adolescence. Eur J Endocrinol 2015 Jul; 173(1):R15-24.

Fernandes ALRV, Mendonça EC, Reis FM. Puberdade feminina fisiológica e anormal. In: Camargos AF, Melo VH, Carneiro MM, Reis FM (eds.) Ginecologia Ambulatorial: Baseada em Evidências Científicas. 2. ed. Belo Horizonte: Coopmed. 2008; 23:325-37.

Giabicani E, Allali S, Durand A et al. Presentation of 493 consecutive girls with idiopathic central precocious puberty: a single-center study. PLoS One. 2013 Jul 30; 8(7).

Guaraldi F, Beccuti G, Gori D, Ghizzoni L. Manangement of endocrine disease: Long-term outcomes of the treatment of central precocious puberty. Eur J Endocrinol 2016 Mar; 174(3):R79-87.

Heller ME, Dewhurst J, Grant DBD. Premature menarche without other evidence of precocious puberty. Arch Dis Child 1979 Jun; 54(6):472-5.

Kaplowitz PB, Oberfield ES. Reexamination of the age limit for defining when puberty is precocius in girls in teh United States: implications for evaluation and treatment. Drug and Therapeutics and Executive Committees of Lawson Wilkins Pediatric Endocrine Society. Pediatrics 1999; 104:936.

Kim EY. Long-term effects of gonadotropin-releasing hormone analogs in girls with central precocious puberty. Korean J Pediatr 2015 Jan; 58(1):1-7.

Li P, Li Y, Yang CL. Gonadotropin releasing hormone agonist treatment to increase final stature in children with precocious puberty: a meta-analysis. Medicine (Baltimore) 2014 Dec; 93(27):e260.

Papathanasiou A, Hadjiathanasiou C. Precocious puberty. Pediatr Endocrinol Ver 2006; 3:Suppl 1:182-7.

Pozo J, Argente J. Ascertainment and treatment of delayde puberty. Horm Res. 2003; 60 (Suppl 3):35-48.

Saenger P. Overview of precocious puberty. http://www.uptodate.com/home/index.html. May, 2009.

Sedlmeyer IL, Palmert MR. Delayed puberty: analysis of a large case series from an academic Center. J Clin Endocrinol Metab 2002 Apr; 87(4):1613-20.

Silverman LA, Neely EK, Kletter GB. Long-Term Continuous Suppression With Once-Yearly Histrelin Subcutaneous Implants for the Treatment of Central Precocious Puberty: A Final Report of a Phase 3 Multicenter Trial. J Clin Endocrinol Metab 2015 Jun; 100(6):2354-63.

Sømod ME, Vestergaard ET, Kristensen K, Birkebæk NH. Increasing incidence of premature thelarche in the Central Region of Denmark – Challenges in differentiating girls less than 7 years of age with premature thelarche from girls with precocious puberty in real-life practice. Int J Pediatr Endocrinol. 2016; 2016:4. Furqua JS.Treatment and outcomes of precocious puberty: an update. J Clin Endocrinol Metab 2013 Jun; 98(6):2198-207.

CAPÍTULO 14

Sangramento Uterino Anormal

Márcia Cristina França Ferreira

INTRODUÇÃO

O sangramento uterino anormal (SUA), a principal causa de consulta ao ginecologista, é responsável por dois terços de todas as histerectomias. Estima-se que acometa até 40% das mulheres em todo o mundo. Além de alterar negativamente a qualidade de vida das mulheres, é responsável pelos elevados custos financeiros diretos e indiretos.

Na pré-menopausa o sangramento é diagnosticado como anormal quando há alteração substancial na frequência, duração ou volume dos sangramentos menstruais ou entre os períodos. Na pós-menopausa, qualquer sangramento que ocorra 1 ano após a cessação dos ciclos menstruais é considerado anormal e deve ser investigado.

O SUA consiste em sangramento menstrual excessivo com repercussões físicas, emocionais, sociais e materiais na qualidade de vida da mulher. Essa definição inclui os sangramentos classicamente denominados disfuncionais (anovulatório ou ovulatório), aqueles que têm causas estruturais (miomas, pólipos, carcinoma endometrial, complicações de gravidez) e aqueles relativos a condições sistêmicas (coagulopatias), podendo ainda estar relacionados com o uso de contraceptivos ou terapia hormonal.

O sangramento menstrual normal ocorre como um evento endometrial universal, autolimitado, que se segue à queda dos níveis hormonais (supressão de estrogênio e progesterona) em um ciclo ovulatório normal. A queda dos níveis dos esteroides ovarianos leva à vasoconstrição endometrial, além de secreção e liberação de diversas enzimas e citocinas envolvidas na degradação do tecido endometrial. O mecanismo é complexo e ordenado, de modo que uma desregulação dos eventos moleculares, celulares e vasculares sequenciais envolvidos pode proporcionar grande variedade de distúrbios menstruais.

ETIOLOGIA

O aumento do volume de sangramento menstrual ou a presença de sangramentos a intervalos irregulares são frequentemente associados a alterações uterinas estruturais, como miomas, adenomiose, pólipos endometriais ou carcinoma endometrial. O mecanismo de sangramento nesses casos está relacionado com alterações vasculares e angiogênicas do endométrio.

Complicações de gestação inicial não diagnosticada também podem manifestar-se como sangramentos anormais.

O dispositivo intrauterino de cobre está associado ao aumento de 40% na perda sanguínea menstrual, ao passo que usuárias do sistema intrauterino liberador de levonorgestrel apresentam redução do fluxo ou amenorreia.

Alterações do eixo hipotálamo-hipófise-ovário e disfunções endometriais podem ser a causa de sangramento anormal. Além disso, são citadas também as doenças sistêmicas, como as coagulopatias (que se manifestam geralmente na adolescência) e os distúrbios tireoidianos.

Na tentativa de padronizar a nomenclatura e uniformizar diagnósticos e estudos científicos, a Federação Internacional de Ginecologia e Obstetrícia (FIGO) propôs em 2011 a classificação sangramento por causas estruturais e não estruturais (PALM-COEIN) para as etiologias do sangramento. O SUA crônico foi definido como o sangramento do corpo uterino anormal em volume, regularidade ou frequência presente na maioria dos últimos 6 meses. O acrônimo PALM-COEIN inclui nove categorias, sendo o grupo PALM composto por quatro entidades estruturais que podem ser diagnosticadas por imagem ou histopatologia (pólipo, adenomiose, leiomioma e malignidade). O grupo COEIN, por outro lado, inclui entidades não estruturais (coagulopatia, disfunção ovulatória, disfunção endometrial, iatrogênico e não classificado), comumente agrupadas sob a denominação de sangramento disfuncional, expressão que tende a ser abandonada, devendo as mulheres com esse diagnóstico ser encaixadas em uma das categorias do grupo COEIN (Quadro 14.1).

Quadro 14.1 Classificação PALM-COEIN

PALM	COEIN
Pólipos	Coagulopatias
Adenomiose	Ovulação
Leiomiomas	Endométrio
Malignidade	Iatrogenia
	Não classificado

Sangramento por causas estruturais (PALM)

Em até 60% dos casos de sangramento anormal pode ser encontrada anormalidade estrutural associada. Pólipos endometriais são encontrados em 10% a 30% das mulheres com SUA e sua remoção é frequentemente indicada para tratamento do sintoma e exclusão de malignidade. Entretanto, até 10% das mulheres assintomáticas apresentam pólipos endometriais que podem regredir espontaneamente. A prevalência de hiperplasia ou câncer nos pólipos é baixa, especialmente nas mulheres em pré-menopausa, nas assintomáticas ou naquelas cujo tamanho da lesão é pequeno (<18mm).

A adenomiose é diagnóstico controverso e há incertezas quanto à sua associação com SUA e dismenorreia, até mesmo quanto aos possíveis mecanismos envolvidos. Essas dúvidas, em muitos casos, se originam dos diferentes critérios diagnósticos utilizados nos estudos e da diversidade de apresentações.

A associação entre miomas e SUA é frequente, sobretudo quando são submucosos ou distorcem a cavidade uterina, em virtude do aumento da vascularização nesses locais e da fragilidade dos vasos. Embora os miomas submucosos sejam sabidamente causa de SUA, a relação de miomas subserosos e intramurais com sangramentos é menos evidente.

Hiperplasia e câncer de endométrio são causas importantes de SUA e podem acontecer na pós-menopausa ou na menacme, e a hiperplasia endometrial pode ser simples, complexa ou atípica. A real incidência em mulheres não usuárias de hormônios é desconhecida, mas supostamente se aproxima de 1%, ao passo que essa taxa nas mulheres com sangramento é de cerca de 5%. O uso de estrogênio isolado aumenta o risco de hiperplasia endometrial, enquanto a adição de progesterona anula esse aumento.

Sangramentos ocorrem em 5% das mulheres na pós-menopausa sem uso de terapia hormonal (TH). O uso de TH estrogênica ou estroprogestínica aumenta a probabilidade de sangramento irregular. A importância da investigação nesse grupo de pacientes reside na possibilidade de haver câncer de endométrio, embora as patologias benignas sejam muito mais frequentes.

Os fatores de risco para câncer endometrial são idade >40 anos, obesidade, diabetes, ciclos anovulatórios, nuliparidade, infertilidade, uso de tamoxifeno e história familiar. Como um em cada quatro casos ocorre em mulheres na pré-menopausa, a biópsia de endométrio deve ser indicada para pacientes de risco elevado, com sangramento anormal mesmo na presença de miomas (classe de recomendação B).

Sangramento por causas não estruturais (COEIN)

As coagulopatias podem causar sangramento uterino anormal, geralmente cíclico, com frequência normal e volume e/ou duração aumentados. Distúrbios de coagulação devem ser sempre lembrados em mulheres com história desse tipo de sangramento desde a menarca, hemorragia pós-parto, sangramentos excessivos em procedimentos cirúrgicos ou dentários ou após trauma e naquelas com história familiar.

O uso de anticoagulantes, glicocorticoides ou tamoxifeno também pode estar associado a sangramento anormal, assim como doenças sistêmicas graves que cursem com insuficiência renal ou hepática.

Os sangramentos por distúrbios ovulatórios são encontrados em pacientes com síndrome de ovários policísticos (SOP) ou nos extremos da vida reprodutiva. A exposição contínua ao estrogênio e a ausência de progesterona, que limita o crescimento do endométrio e determina sua descamação periódica, propiciam aumento da espessura endometrial e fragilidade vascular, além de vasodilatação e angiogênese desregulada, alterações que causam sangramentos desordenados, não uniformes e irregulares do endométrio. Os níveis altos e persistentes de estrogênio levam a grandes períodos de amenorreia, seguidos por sangramento agudo, profuso e em grande quantidade. Trata-se do fenômeno anteriormente chamado de sangramento por ruptura de estrogênio.

O sangramento originado por disfunção endometrial é caracterizado por episódios de perda menstrual acentuada e cíclica. Os mecanismos causadores desse tipo de sangramento aumentado ainda não estão bem estabelecidos, mas parece haver disfunção dos mecanismos que controlam o volume de sangramento: a vasoconstrição e a hemostasia. O ginecologista deve ter sempre essa categoria diagnóstica em mente, mas dificilmente terá a confirmação dessas alterações parácrinas no endométrio.

Os sangramentos ditos iatrogênicos são provenientes primariamente do uso de medicamentos hormonais e anticoagulantes. A administração prolongada de progestogênios de modo contínuo pode levar a episódios de sangramento intermitente de duração variável. Já a retirada (supressão) do estímulo progestogênico (seja por remoção do corpo lúteo, seja por suspensão da administração de agente progestínico) leva à descamação do endométrio previamente proliferado por estrogênio endógeno ou exógeno.

DIAGNÓSTICO E AVALIAÇÃO DA PACIENTE COM SUA

Os estudos mostram que a percepção da paciente de sangramento aumentado ou irregular não é objetivamente confirmada em 50% dos casos, o que, somado à notória divergência entre os médicos quanto aos termos classicamente usados para definir os padrões de SUA (p. ex., menorragia, metrorragia, hipermenorreia, polimenorreia), tem motivado a recomendação atual de que essas designações sejam abandonadas e passem a ser utilizados termos descritivos e parâmetros mais objetivos na classificação do sangramento (Quadro 14.2), levando sempre em consideração a repercussão na qualidade de vida.

Quadro 14.2 Parâmetros para quantificação e classificação dos sangramentos uterinos

Parâmetros	Termos descritivos	Limites (normal P5-P95)
Frequência (dias)	Frequente Normal Infrequente	<24 24 a 38 >38
Regularidade (em 12 meses)	Ausente Regular Irregular	– Variação ± 2 a 20 dias Variação > 20 dias
Duração do fluxo (dias)	Prolongada Normal Curta	>8 4,5 a 8,0 <4,5
Volume de perda mensal (mL)	Intenso Normal Leve	>80 5 a 80 <5

Classicamente, volume >80mL de sangue é considerado anormal no período menstrual. No entanto, a quantificação do SUA é tecnicamente difícil. Podem ser utilizados o *menstrual cup* ou os métodos de mensuração indireta, como o *Pictorial Blood Loss Assessment Chart* (PBAC), que pontua cada absorvente trocado durante 1 dia e soma as pontuações diárias do período menstrual. Nesse sistema, a pontuação >185 sugere perda sanguínea >80mL. Entretanto, o uso desses dispositivos fica restrito a contextos de pesquisa clínica (classe de recomendação D).

Além de tentar caracterizar bem o sangramento, é preciso determinar o impacto do sangramento e proceder à avaliação clínica para selecionar as mulheres que necessitam de propedêutica complementar. Recentemente foi proposta uma abordagem pelo grupo HELP (*Heavy menstrual bleeding: Evidence-based Learning for best Practice*), que se baseia na avaliação da gravidade dos sintomas e no direcionamento para as principais causas.

A avaliação do impacto do sangramento pode ser feita por meio de perguntas sobre os efeitos sociais do sangramento na vida diária (organização de atividades fora do período menstrual, medo de acidentes relacionados com o sangramento), os efeitos físicos (presença de grandes coágulos, fraqueza, falta de ar) e a quantificação do sangramento (trocas noturnas de absorventes, transbordamento).

O exame clínico geral se inicia pela história clínica voltada para identificação da natureza do sangramento, observação das mucosas e avaliação das expectativas da mulher (necessidade de contracepção, desejo de gravidez, uso de medicamentos hormonais).

O exame físico ginecológico completo deve ser realizado em todas as pacientes com SUA, incluindo avaliação da pressão arterial e da frequência cardíaca, palpação abdominal, exame especular e toque bimanual.

Os quadros de anovulação podem ser suspeitados a partir de achados clínicos, como hirsutismo e acne (sugerindo anovulação hiperandrogênica), queda de cabelo, edema e pele seca (hipotireoidismo). Lesões cervicais, pólipos que se exteriorizam pelo canal ou miomas paridos podem ser detectados ao exame especular, e as doenças que cursam com aparecimento de massas pélvicas, como a miomatose uterina, podem ser detectadas ao toque bimanual.

Antes de qualquer outra propedêutica complementar, o clínico deve excluir sangramentos relacionados com a gravidez. A dosagem de fração β da gonadotrofina coriônica humana (β-HCG) é necessária para a exclusão de causas obstétricas de sangramento genital. O hemograma também deve fazer parte da avaliação de toda paciente com SUA (classe de recomendação C).

As dosagens de hormônios tireoidianos devem ser solicitadas mediante suspeita clínica. Da mesma maneira, as provas de coagulação são indicadas para pacientes com sangramento aumentado desde a menarca ou na presença de história familiar de coagulopatias, não devendo ser solicitadas rotineiramente dosagens de gonadotrofinas e esteroides ovarianos (classe de recomendação C).

As mulheres com sangramento intermenstrual ou pós-coito com dor pélvica associada e idade >45 anos têm mais probabilidade de apresentar doenças estruturais ou risco de câncer de endométrio. Essas mulheres, assim como as que apresentam falha de tratamento farmacológico, achados sugestivos de causa estrutural ao exame clínico ou outra situação de risco para neoplasia, têm indicação de propedêutica complementar específica para causas estruturais. A avaliação deve ser feita em primeiro lugar por ultrassonografia transvaginal (USTV). Nos casos inconclusivos, deve ser indicada histeroscopia com biópsia dirigida.

A USTV, amplamente utilizada como primeira linha de investigação (classe de recomendação A), apresenta boa acurácia para o diagnóstico de pólipos e miomas, além de também promover a avaliação da espessura endometrial, que pode estar aumentada em quadros de hiperplasias ou carcinomas do endométrio, selecionando as pacientes com indicação para biópsia e tendo as vantagens de ser método não invasivo e amplamente difundido. A histerossonografia aumenta a sensibilidade para a detecção de massas, como pólipos e miomas (classe de recomendação C).

A histeroscopia possibilita a avaliação direta da cavidade endometrial, além do tratamento de alterações estruturais intracavitárias, havendo estudos que mostram que a histeroscopia diagnóstica é método de alta acurácia para o diagnóstico de anormalidades da cavidade uterina, incluindo pólipos e miomas submucosos, devendo ser usada quando os achados do ultrassom são inconclusivos ou para localizar lesões focais.

A biópsia de endométrio, o padrão-ouro no diagnóstico das hiperplasias e neoplasias de endométrio, deve ser feita em mulheres com mais de 45 anos, com sangramento intermenstrual persistente, naquelas com fatores de risco para câncer de endométrio ou quando o tratamento falha (classe de recomendação D). Pode ser realizada por diversos métodos, em ambiente ambulatorial, sem a necessidade de procedimentos anestésicos. Entre as técnicas disponíveis, a mais estudada é a biópsia com Pipelle, aleatória, mas que também pode ser dirigida por histeroscopia. Estudos mostram que a biópsia aleatória com cureta de Novak tem baixa sensibilidade para o diagnóstico de lesões focais, como pólipos e miomas, ao passo que a histeroscopia diagnóstica isoladamente pode não diagnosticar casos de hiperplasia de endométrio.

Na pós-menopausa, a investigação deve considerar fortemente a existência de substrato anatômico. O uso de TH deve ser avaliado, uma vez que aumenta a chance de sangramento, além de o estrogênio isolado aumentar o risco de hiperplasia e de câncer endometrial. Embora nesses casos o achado de endométrio <4 a 5mm à ultrassonografia tenha alto valor preditivo negativo (>99,5%) para câncer de endométrio, o método não é indicado para rastreamento em pacientes em pós-menopausa sem sangramentos (assintomáticas).

Na ausência de indicações de propedêutica complementar específica deve-se iniciar tratamento o mais breve possível.

TRATAMENTO

O tratamento do sangramento anormal pode ser clínico ou cirúrgico (Quadro 14.3), dependendo de sua origem, e visa reduzir o sangramento e melhorar a qualidade de vida das pacientes.

Tratamento clínico

O tratamento farmacológico deve ser considerado quando não há anormalidades histológicas ou estruturais ou quando não há miomas >3cm ou que causem distorção da cavidade uterina (classe de recomendação D). Deve-se avaliar a necessidade de contracepção ou o desejo de gravidez, assim como a presença de contraindicações ao uso de estrogênio. As opções de tratamento estão sumarizadas no Quadro 14.3.

Terapia progestínica

Uma vez excluída a doença uterina, agentes progestínicos são úteis para controlar sangramentos anormais. São potentes antiestrogênicos, ocasionando fenômenos antimitóticos e anticrescimento sobre o endométrio. No tratamento de sangramentos anormais por ciclos anovulatórios, esses agentes são usados por 2 semanas ao mês.

O uso cíclico de progestogênios orais acarreta sangramento após sua interrupção, fenômeno conhecido por "curetagem clínica" ou "química", sendo opção para o tratamento das hiperplasias de endométrio sem atipias.

Terapia anticoncepcional combinada

Esse tratamento está indicado para mulheres jovens com sangramento anovulatório, que pode associar-se a proliferação endometrial prolongada e intensa perda sanguínea. No controle do episódio agudo, a terapia é administrada sob a forma de uma pílula duas vezes ao dia, por 5 a 7 dias. O fluxo cessará nos primeiros dias. Em seguida, devem ser investigadas as causas de anovulação e as tendências hemorrágicas (20% das hemorragias em adolescentes se devem a coagulopatias). É preciso avaliar a necessidade de reposição sanguínea ou de terapia com ferro. Dois a 4 dias após suspensão da pílula pode haver fluxo intenso e com cólicas. No oitavo dia após a suspensão é administrada inicialmente uma pílula anticoncepcional de combinação cíclica de baixa dosagem, visando restaurar a espessura normal do endométrio. Estudos mostram que a pílula anticoncepcional tem eficácia semelhante à de ácido mefenâmico, danazol e agentes anti-inflamatórios no tratamento do sangramento menstrual aumentado.

Terapia estrogênica

Para episódios de sangramento agudo volumoso, pode-se prescrever estrogênio em altas doses (estrogênios conjugados 2,5mg VO a cada 4 horas, até cessar o sangramento ou até a administração de três doses). Em caso de sangramento menor, podem ser prescritas doses orais menores de estrogênios (1,25mg de estrogênios conjugados por 7 a 10 dias). A terapia estrogênica precisa ter a dose gradualmente reduzida e posteriormente seguida pelo uso de substância progestínica para regularização do ciclo endometrial. O controle a longo prazo pode ser obtido com terapia estroprogestínica sequencial ou mesmo com combinados orais.

Agentes antifibrinolíticos

Esses agentes são mais efetivos do que placebo, anti-inflamatórios não esteroides e progesterona oral na fase lútea para a diminuição do sangramento menstrual aumentado. Entretanto, a longo prazo, o tratamento com contraceptivos orais, progestogênios ou sistema intrauterino liberador de levonorgestrel é geralmente mais eficaz.

Anti-inflamatórios não esteroides (AINE)

A eficácia dos AINE na redução de sangramento aumentado parece ser comparável à do uso de progestogênios cíclicos ou anticoncepcionais orais combinados, mas são menos efetivos do que o ácido tranexâmico ou o danazol. Não há diferença entre o ácido mefenâmico e o naproxeno. Embora o mecanismo de ação seja incerto, os AINE são eficazes em reduzir o sangramento aumentado e a dismenorreia em usuárias de DIU de cobre.

Danazol

O danazol parece ser mais efetivo do que AINE, contraceptivos hormonais orais, progestogênios e placebo; entretanto, os estudos são escassos. O principal fator limitante para o uso clínico do danazol é o perfil de efeitos colaterais, os quais são significativamente mais comuns do que com outras medicações.

Quadro 14.3 Opções de tratamento clínico e cirúrgico

Opções não hormonais	Tratamento hormonal	Tratamento cirúrgico
AINE	Progestogênios (SIU, orais, injetáveis)	Ablação endometrial
Ácido tranexâmico	Acetato de ulipristal	Miomectomia/polipectomia
	Anticoncepcionais orais combinados	Embolização de artéria uterina
	Análogos de GnRH	Histerectomia

DIU de levonorgestrel

O DIU de levonorgestrel é mais efetivo do que a noretisterona cíclica (do quinto ao 26º dia do ciclo) no tratamento do sangramento menstrual aumentado, mas as usuárias podem apresentar mais efeitos colaterais, como sangramento intermenstrual e mastalgia nos primeiros 3 meses após a inserção. Após o sexto mês, os resultados são semelhantes aos da termoablação (técnica de segunda geração para destruição endometrial) na redução do sangramento, não havendo diferença na taxa de satisfação das pacientes e nos indicadores de qualidade de vida.

Análogos de GnRH

Induzem menopausa química transitória, podendo cessar o sangramento e reduzir o tamanho de miomas, mas têm seu uso restrito a curtos períodos em razão do hipoestrogenismo que causam.

Tratamento cirúrgico

O procedimento cirúrgico está indicado para o tratamento de causas estruturais e neoplasias, além dos casos em que há falha do tratamento clínico e não há desejo de preservação da fertilidade.

Para o tratamento dos sangramentos associados a miomas grandes (>3cm), submucosos ou distorcendo a cavidade endometrial, podem ser realizadas intervenções como embolização de artéria uterina, miomectomia (por via histeroscópica ou abdominal) ou histerectomia. O tratamento prévio com análogos de GnRH é aconselhável em caso de aumento significativo do volume uterino ou anemia.

A ablação histeroscópica do endométrio oferece uma alternativa de alta eficácia às mulheres sem anormalidades da cavidade uterina e promove redução de fluxo semelhante àquela obtida com o sistema intrauterino liberador de levonorgestrel (classe de recomendação B). Estudos mostram que quase um quarto das pacientes é submetido a histerectomia nos primeiros 4 anos que se seguem à ablação endometrial.

A histerectomia não deve ser a primeira linha de tratamento, devendo ser oferecida quando outras opções falham, são contraindicadas e a paciente não deseja preservar a fertilidade (classe de recomendação C). Está associada a maior tempo cirúrgico, maior frequência de complicações e mais tempo até o retorno às atividades quando comparada à ablação de endométrio, mas elimina permanentemente o sangramento.

Leitura recomendada

ACOG – American College of Obstetrics and Gynecologists. Endometrial ablation – ACOG Practice Bulletin 81. Obstetrics and Gynecology May de 2007; 109(5):1233-48.

ACOG – American College of Obstetrics and Gynecologists. The role of transvaginal ultrasonography in the evaluation of postmenopausal bleeding. Obstetrics and Gynecology Feb 2009; 113(2):462-4.

Bahamondes L, Ali M. Recent advances in managing and understanding menstrual disorders. F1000 Prime Reports mar 2015; 7:33.

Beaumont, H, et al. Danazol for heavy menstrual bleeding (Cochrane Review). The Cochrane Library, 2009; 1.

DeWaay DJ, Syrop CH, Nygaard IE, Davis WA, Van Voorhis BJ. Natural history of uterine polyps and leiomyomata. Obstetrics & Gynecology 2002; 100(1):3-7.

Ely JW, Kennedy CM, Clark EC, Bowdler NC. Abnormal uterine bleeding: a management algorithm. J Am Board Family Medicine. 2006; 19(6):590-602.

ESHRE – European Society for Human Reproduction and Embriology. Endometrial bleeding. Human Reproduction Update 2007; 13(5):421-31.

Farquhar C, Brown J. Oral contraceptive pill for heavy menstrual bleeding. Cochrane Database of Systematic Reviews. In: The Cochrane Library 2010; 4.

FEBRASGO, SCB, AMB, CFM. Rastreamento, diagnóstico e tratamento do carcinoma do endométrio. Projeto Diretrizes, 2001.

Ferrazzi E, Zupi E, Leone FP et al. How often are endometrial polyps malignant in asymptomatic postmenopausal women? A multicenter study. Am J Obstet Gynecol 2009; 200:235.e1-235.e6.

Fraser IS et al. Can we achieve international agreement on terminologies and definitions used to describe abnormalities of menstrual bleeding? Human Reproduction 2007; 22(3):635-43.

Hurskainen R, Grenman S, Komi I, Kujansuu E, Luoto R, Orrainen M. Diagnosis and treatment of menorrhagia. Acta Obstet Gynecol Scand 2007; 86(6):749-57.

Lethaby A, Augood C, Duckitt K, Farquhar C. Nonsteroidal anti-inflammatory drugs for heavy menstrual bleeding. Cochrane Database of Systematic Reviews 2010; 4.

Lethaby A, Cooke I, Rees MC. Progesterone or progestogen-releasing intrauterine systems for heavy menstrual bleeding. Cochrane Database of Systematic Reviews. Cochrane Database of Systematic Reviews 2010; 4.

Lethaby A, Farquhar C, Cooke I. Antifibrinolytics for heavy menstrual bleeding (Cochrane Review). The Cochrane Library 2007; Issue 4.

Lethaby A, Shepperd S, Farquhar C, Cooke I. Endometrial resection and ablation versus hysterectomy for heavy menstrual bleeding. Cochrane Database of Systematic Reviews 2010; 4.

Livingstone M, Fraser IS. Mechanisms of abnormal uterine bleeding. Human Reproduction Update 2002; 8(1):60-7.

Marjoribanks J, Lethaby A, Farquhar C. Surgery versus medical therapy for heavy menstrual bleeding. Cochrane Database of Systematic Reviews 2010; 4.

Munro MG, Critchley HO, Fraser IS e Group FIGO Menstrual Disorders Working. The FIGO classification of causes of abnormal uterine bleeding in the reproductive years. Fertil Steril jun 2011; 95(7):2204-8.

Obstetrics S.S.o.G.a. Heavy menstrual bleeding (HMB) (updated 2013). Progresos de Obstetricia y Ginecología, 2013; 56(10):535-46.

Royal College of Obstetrics and Gynecology/National Institute Health and for Clinical Excelence. Heavy Menstrual Bleeding. National Collaborating Centre for Women's and Children's Health – Clinical Guideline 2007.

Silva Filho AL et al. Sangramento uterino anormal: proposta de abordagem do grupo Heavy Menstrual Bleeding: Evidence-Based Learning for Best Practice. Femina 2015; 43(4).

Singh S, Best C, Dunn S et al. Clinical practice - Gynaeology Committee. Abnormal uterine bleeding in pre-menopausal women. J Obstet Gynaecol Can 2013; 35(5):473-9.

Speroff L, Fritz MA. Dysfunctional uterine bleeding. Clinical gynecologic endocrinology and infertility. Philadelphia: Lippincott Williams & Wilkins 2005:547-70.

Svirsky, Ran, et al. Can we rely on blind endometrial biopsy for detection of focal intrauterine pathology? Am J Obstet Gynecol 2008; 199:115:e1-115.e3.

Telner DE, Jakubovicz D. Approach to diagnosis and management of abnormal uterine bleeding. Can Fam Physician 2007; 53:58-64.

Van Dongen H, Janssen C, Smeets M, Emanuel M, Jansen F. The clinical relevance of hysteroscopic polypectomy in premenopausal women with abnormal uterine bleeding. BJOG 2009; 116:1387-90.

Van Dongen H et al. Diagnostic hysteroscopy in abnormal uterine bleeding: a systematic review and meta-analysis. BJOG 2007; 114:664-75.

Whitaker L, Critchley HOD. Abnormal uterine bleeding. Best Practice & Research Clinical Obstetrics and Gynaecology, 2015.

CAPÍTULO 15

Síndrome da Tensão Pré-menstrual

Francisco de Assis Nunes Pereira
João Oscar de Almeida Falcão Júnior

CONCEITO

A síndrome da tensão pré-menstrual (STPM) se caracteriza pelo aparecimento cíclico de um ou mais sintomas no período pré-menstrual com intensidade que pode ser leve ou capaz de afetar a qualidade de vida, seguido por um período completamente assintomático. Os sintomas mais frequentemente encontrados são distensão abdominal, tensão ou ansiedade, sensibilidade mamária aumentada, crises de choro, depressão, fadiga, falta de energia, raiva ou irritabilidade não provocadas, dificuldade de concentração, mudanças nos padrões de sede e apetite e variados graus de edema das extremidades, usualmente ocorrendo nos últimos 7 a 10 dias do ciclo menstrual.

EPIDEMIOLOGIA

A STPM se expressa sob as mais discretas formas até as mais graves e acomete 80% das mulheres no período reprodutivo. A síndrome se apresenta, na maioria das vezes, em sua forma leve e não interfere no cotidiano das mulheres acometidas, mas em suas formas moderada e grave, que ocorrem em até 14% e 10% das mulheres, respectivamente, pode causar problemas limitantes nas esferas pessoal e interpessoal. As formas mais graves de STPM são consideradas distúrbio disfórico pré-menstrual (DDPM) e nesse grupo existe também tendência ao suicídio.

Os sintomas pré-menstruais podem começar em qualquer idade após a menarca, com início mais frequentemente na adolescência até a casa dos 20 anos. Em geral, as mulheres que buscam o tratamento estão na faixa dos 30 anos. Os sintomas apresentam remissão com a menopausa. Embora não ocorram necessariamente em todos os ciclos, os sintomas estão presentes na maioria, podendo ser mais intensos em alguns meses; as mulheres apresentam piora com a idade.

Há uma correlação significativa entre os sintomas menstruais em filhas e mães e entre irmãs.

FISIOPATOLOGIA

Numerosas hipóteses são propostas, mas a real causa fisiopatológica ainda não está completamente elucidada.

Os hormônios estrogênio e progesterona desempenham papel dominante na fisiologia e homeostase do corpo feminino. Mais recentemente se reconheceu que a flutuação nos níveis desses hormônios desempenha papel crucial na função e no desenvolvimento neurológico e psicológico, o que promove impactos na função cerebral, cognição, *status* emocional, processamento sensorial, apetite, entre outros.

Os sintomas comportamentais da STPM estão possivelmente relacionados com respostas de centros cerebrais a fatores ovarianos. Foi sugerido que mudanças nos níveis de estrogênio e progesterona durante a fase folicular e periovulatória teriam influência no aparecimento dos sintomas na fase lútea. Particularmente, o aumento na gravidade dos sintomas se associou aos níveis aumentados de estradiol e diminuídos de progesterona na fase lútea, mas esses achados não são confirmados em outros estudos.

Mais recentemente foi demonstrado que baixos níveis de metabólitos da progesterona neuroativos no sistema nervoso central (SNC), tais como 3-alfa-hidroxi-5-alfa-diidroprogesterona e 3-alfa-5-alfa-tetra-hidrodeoxicorticosterona, são correlacionados com a STPM. Esses compostos apresentam propriedades ansiolíticas, analgésicas e anestésicas e interagem com os receptores ácido gama-aminobutírico (GABA).

Entretanto, existem evidências abundantes de que os sintomas comportamentais da STPM estão parcialmente associados a distúrbios da condutividade serotoninérgica. Em mulheres portadoras de STPM, agonistas serotoninérgicos são efetivos no alívio da irritabilidade, depressão e ansiedade.

Acredita-se que alterações na atividade da aldosterona, levando à retenção de sódio e água, possam explicar a distensão abdominal e o edema de membros inferiores. São também relatadas como fatores de risco para STPM as dietas com déficit de cálcio, magnésio e piridoxina.

Alguns autores acreditam que os sintomas pré-menstruais poderiam ser influenciados por crenças culturais e sociais que condicionariam a visão da menstruação com uma conotação negativa.

DIAGNÓSTICO

Segundo o American College of Obstetricians and Gynecologists (ACOG), o diagnóstico da STPM é exclusivamente clínico e se baseia no preenchimento dos seguintes critérios: os sintomas e sinais a seguir devem ser exclusivos da fase lútea tardia, devendo ser recorrente o achado de mais de um dos seguintes sinais e sintomas:

- **Somáticos:** edema, ganho de peso, mastalgia, distensão abdominal, cefaleia e alteração do sono e do apetite, principalmente dirigida para ingestão de carboidratos.
- **Psíquicos:** depressão, tensão, labilidade emocional, ansiedade, irritabilidade, nervosismo e esquecimento.
- **Comportamentais:** agressividade, isolamento social, sensação de irracionalidade e tentativa de suicídio.

Quadros mais graves da STPM podem ser caracterizados como síndrome disfórica pré-menstrual (SDP). Segundo a Sociedade Americana de Psiquiatria (DSM-V), para o diagnóstico de SDP devem estar presentes cinco dos seguintes sintomas na maioria dos ciclos menstruais no último ano (sendo pelo menos um dos quatro primeiros):

- Humor marcantemente deprimido, sentimentos de desesperança ou pensamentos autodepreciativos.
- Ansiedade marcante, tensão, sentimento de estar "no limite".
- Importante labilidade afetiva (sentimento de tristeza súbita ou aumento de sensibilidade a rejeição).
- Irritabilidade ou raiva marcantes e persistentes ou aumento de conflitos interpessoais.
- Diminuição do interesse nas atividades habituais.
- Sensação subjetiva de dificuldade de concentração.
- Letargia, fatigabilidade fácil e falta marcante de energia.
- Mudança marcante de apetite, excesso de alimentação ou distúrbios alimentares.
- Sonolência ou insônia.
- Sensação subjetiva de estar sobrecarregado ou fora de controle.
- Outros sintomas físicos (mastalgia, cefaleia, dores musculares, distensão abdominal, sensação de inchaço ou ganho de peso).

Segundo o DSM-V, o diagnóstico da SDP deve incluir ainda:

- Os sintomas devem não só estar presentes na maior parte do tempo da última semana da fase lútea, como também devem começar a regredir dentro de poucos dias após o início da menstruação e estar ausentes na semana seguinte da menstruação.
- Os sintomas devem ser graves o bastante para interferir significativamente com a função social, ocupacional, sexual ou escolar.
- Os sintomas devem estar exclusivamente associados ao ciclo menstrual, não podendo representar apenas a exacerbação de sintomas presentes durante todo o ciclo menstrual.
- Os sintomas devem ser confirmados prospectivamente nos próximos dois ciclos menstruais.

É também importante fazer o diagnóstico diferencial com outras doenças crônicas, como enxaquecas, epilepsias, asma, síndrome do intestino irritável, diabetes, alergias e doenças autoimunes que podem ter seus sintomas piorados durante o período menstrual. Distúrbios tireoidianos, anemias e alterações eletrolíticas também têm sintomas similares, sendo recomendável a realização de análise do hormônio estimulador da tireoide (TSH) e hemograma completo como parte da rotina de investigação diagnóstica.

TRATAMENTO

Tratamento não farmacológico

Dieta

A diminuição da ingestão de açúcar, cafeína ou sal pode ser benéfica para mulheres com TPM leve a moderada. Entretanto, essa medida merece ser mais bem estudada antes de sua adoção na prática clínica diária.

Exercícios físicos

Estudo randomizado com 61 pacientes mostrou melhora dos sintomas da STPM em pacientes que realizaram atividades físicas moderadas a intensas em comparação com pacientes que realizaram atividades leves no período de 6 semanas.

Psicoterapia

A clínica da STPM tem forte ligação com aspectos emocionais, o que levaria a pensar que a psicoterapia pudesse ajudar na redução dos sinais e sintomas. Entretanto, a literatura carece de boas evidências que comprovem a eficácia dessa forma de tratamento.

Acupuntura

Apesar de existirem algumas evidências da eficácia do uso de acupuntura no tratamento da dismenorreia, são poucos os relatos sobre seu uso no tratamento da STPM. Alguns pequenos estudos mostraram melhoras nos sintomas quando a acupuntura foi comparada com o placebo.

Tratamento farmacológico

Apesar de se poder contar atualmente com alguns medicamentos de eficácia comprovada no tratamento da STPM, nenhum é eficaz para todas as pacientes. Cabe ao clínico, mediante avaliação detalhada das particularidades clínicas de cada paciente, indicar a melhor estratégia a ser adotada inicialmente. Consultas de seguimento devem ser realizadas regularmente no acompanhamento da paciente para que se identifiquem as necessidades de ajustes no tratamento.

Tratamento hormonal
Contraceptivos orais combinados

Além da óbvia ação contraceptiva, os contraceptivos orais combinados (COC) têm sido usados atualmente com uma série de outros benefícios secundários, como diminuição do risco de câncer de ovário, endométrio e colorretal, no tratamento da endometriose, sangramento uterino anormal, dismenorreia e também da STPM.

O uso das pílulas no tratamento da STPM se fundamenta no bloqueio da formação do corpo lúteo e, portanto, da alta produção de progesterona pelo ovário, o que vai ao encontro da fisiopatologia da condição.

Existem expressivo número de COC no mercado e poucos ensaios clínicos controlados empregando esses compostos no tratamento da STPM. O efeito terapêutico depende não só da anovulação, mas também do tipo do progestogênio utilizado. O uso do regime estendido parece obter melhores resultados do que o regime com pausa mensal.

O COC que contém etinilestradiol (EE) associado a 3mg de drospirenona (DRSP) apresenta mecanismos de ação que promovem a melhora da STPM. A DRSP é um progestogênio com efeitos antiandrogênico e antimineralocorticoide. É sabido que a progesterona exerce efeito natriurético por ocupar os receptores dos mineralocorticoides e que estrogênios naturais e sintéticos induzem a retenção de sódio e água; logo, o progestogênio ideal seria aquele que contrabalançasse esse efeito dos estrogênios. Nesse aspecto, a DRSP tem o perfil farmacológico similar ao da progesterona natural e seu efeito diurético é oito vezes mais potente do que o da espironolactona (3mg de DRSP encontrada em cada pílula correspondem a 25mg de espironolactona).

O EE dos COC ativa o sistema renina-angiotensina-aldosterona e, como consequência, promove retenção de sódio e água. Ao usar uma pílula que contenha progestogênio natriurético como a DRSP, estar-se-á antagonizando os efeitos do estrogênio da pílula.

Vários estudos encontraram evidências de eficácia dos COC contendo DRSP no tratamento da STPM. Uma metanálise incluiu cinco estudos em um total de 1.600 mulheres. Na comparação com o placebo, as pacientes que receberam pílula contendo DRSP e 20μg de EE apresentaram menos sintomas de STPM grave após 3 meses de tratamento (WMD –7,83; IC 95%: –10,91 a –4,75).

O grupo da EE apresentou melhorias no prejuízo da produtividade (WMD –0,42; IC 95%: –0,64 a –0,20), atividades sociais (WMD –0,39; 95%: –0,62 a –0,15) e relacionamentos (WMD –0,38; IC 95%: –0,61 a –0,51). Os efeitos colaterais mais comuns nas usuárias de pílulas foram náuseas, sangramento intermenstrual e mastalgia. O estudo que comparou o uso de COC contendo 3mg de DRSP com 150mg de levonorgestrel encontrou maior redução dos sintomas no grupo que usou DRSP.

Progesterona e progestínicos

Não há evidências do benefício ou não da progesterona ou de progestínicos no tratamento da STPM.

Tratamento não hormonal
Inibidores seletivos da recaptação da serotonina (ISRS)

Os ISRS usados continuamente ou somente na fase lútea são efetivos no tratamento das formas graves de STPM (OR 0,28, IC 95% 0,18 a 0,42 e OR 0,55, IC 95% 0,45 a 0,68, respectivamente). O Food and Drug Administration (FDA) libera atualmente com esse objetivo a fluoxetina (20 a 60mg/dia) e a sertralina (50 a 150mg/dia). Os efeitos colaterais mais comuns são insônia, fadiga, distúrbios gastrointestinais e diminuição da libido. A paroxetina (20 a 30mg/dia), o citalopram (20 a 30mg/dia), a venlafaxina (30 a 90mg/dia) e a clomipramina (50 a 75mg/dia) também são eficazes no tratamento da STPM grave.

Resultados de uma metanálise confirmaram a eficácia dos ISRS no tratamento da STPM grave. Na análise primária, incluindo dados de 2.294 mulheres, o uso de ISRS foi altamente eficaz na redução global dos sintomas (SMD –0,53, IC 95%: 0,68 a –0,39; P < 0,00001). Em análise secundária, encontrou-se eficácia no tratamento dos sintomas físicos (SMD –0,34, IC 95%: –0,45 a –0,22; P < 0,00001), funcionais (SMD –0,30, IC 95%: –0,43 a –0,17; P < 0,00001) e comportamentais (SMD –0,41, IC 95%: –0,53 a –0,29; P < 0,00001).

A administração dos ISRS apenas na fase lútea e a administração durante todo o ciclo menstrual foram igualmente eficazes. Todos os ISRS avaliados (fluoxetina, paroxetina, sertralina, fluvoxamina, citalopram e clomipramina) foram eficazes na redução dos sintomas.

Os regimes de uso contínuo ou apenas durante a fase lútea foram avaliados em revisão sistemática e não apresentaram diferenças na resposta terapêutica no tratamento da síndrome pré-menstrual.

O trabalho que avaliou a eficácia da sertralina no tratamento da STPM investigou se a associação com COC melhoraria os resultados e não encontrou diferenças.

Cálcio

Existem evidências de eficácia do cálcio na redução dos sintomas da STPM. Dois estudos randomizados controlados (33 e 466 pacientes), comparando 1.000 e 1.200mg de cálcio com placebo, encontraram redução significativa nos sintomas da STPM após três ciclos de tratamento. O cálcio melhorou o afeto negativo, a retenção de líquido, os desejos alimentares e a dor. No primeiro estudo, os pacientes que receberam cálcio tiveram 73% de melhora em comparação com 15% no placebo. No segundo estudo, a melhora foi de 48% × 30%.

Magnésio

As evidências para o magnésio ainda são escassas. Dois estudos randomizados controlados, comparando o magnésio com placebo, têm baixa precisão em razão da pequena amostra estudada e curta duração do tratamento. O primeiro (N = 28) demonstrou redução nos escores da STPM. O segundo demonstrou redução nos sintomas de retenção de líquido em dois pontos, em uma escala de 80 (P <0,009) em 2 meses de tratamento, mas sem diferença nos escores totais.

Piridoxina

Uma metanálise da piridoxina, com doses variando de 50 a 600mg/dia no tratamento da STPM, encontrou melhora nos escores de STPM entre as usuárias (OR 2,32, IC 95%: 1,95 a 2,54). Vários dos estudos incluídos não apresentavam boa qualidade metodológica. Dois estudos randomizados controlados não encontraram resultados significativos. Doses superiores a 200mg foram associadas aos casos de neuropatia.

Espironolactona

Existe constatação da eficácia da espironolactona, diurético antagonista da aldosterona, na dose de 25 a 50mg/dia, para tratamento da alteração de humor e alívio do edema e ganho de peso no período pré-menstrual.

Chasteberry

Chasteberry é o fruto da árvore *Vitex agnus castus*, que contém uma mistura de iridoides e flavonoides, e alguns compostos similares em estrutura aos hormônios sexuais foram isolados das folhas e flores. Um estudo randomizado duplo-cego controlado por placebo avaliou a eficácia de extrato de *chasteberry*, administrado por cápsulas orais diárias contendo 20mg, e encontrou 52% × 24% de redução dos sintomas da STPM em comparação com o placebo (NNT = 3,5). Outro estudo prospectivo aberto avaliou esse fruto em 43 pacientes e encontrou redução de 42% nos sintomas da STPM com melhoria principalmente na dor, nas mudanças comportamentais, nos sentimentos negativos e na retenção de líquido. Outro estudo menor comparou o fruto com fluoxetina em 19 pacientes e encontrou diminuição significativa dos sintomas da STPM em ambos os grupos sem nenhuma diferença.

Curcumina

Presente no açafrão, a curcumina manipulada em doses de 100mg e utilizada a cada 12 horas diminuiu a incidência de sintomas comportamentais e emocionais da STPM em estudo randomizado controlado por placebo.

Camomila

Estudo randomizado duplo-cego comparou o uso de cápsulas de camomila, 100mg, com o de ácido mefenâmico, 250mg, ambos administrados três vezes por dia, e encontrou redução significativa dos sintomas no grupo que utilizou camomila.

Ácidos graxos essenciais

Um estudo randomizado duplo-cego controlado por placebo avaliou três grupos: placebo, 1 grama e 2 gramas por dia de ácidos graxos essenciais. Em relação ao placebo houve melhoria significativa dos sintomas no grupo que recebeu 1 grama e melhoria ainda maior no grupo que recebeu 2 gramas por dia, sem ocorrência de aumento nos níveis séricos de colesterol.

Erva-de-são-joão e óleo de prímula

Um estudo randomizado, controlado, duplo-cego (N = 125) sobre o uso de 600mg de erva-de-são-joão *versus* placebo por dois ciclos de tratamento não encontrou diferenças significativas. Dois estudos duplo-cegos *crossover* de 27 e 38 pacientes não encontraram efeitos do óleo de prímula nos sintomas da STPM.

Outros tipos de tratamento

Outros tipos de tratamento, como a terapia cognitiva comportamental e ervas chinesas, vêm sendo estudados.

Quadro 15.1 Grau de recomendação e força de evidência (GRFE) para tratamento da STPM

Tratamento	Recomendação	Modo de uso	GRFE
Exercícios físicos	Recomendados	Exercícios aeróbicos moderados a intensos	A
Cálcio	Recomendado	1.000 a 1.200mg/dia	A
Inibidores seletivos da recaptação de serotonina	Recomendados	Veja o texto	A
Contraceptivos orais combinados (drospirenona)	Recomendados	Regime habitual ou estendido	A
Espironolactona	Recomendado	25 a 50mg/dia	A
Chasteberry	Recomendado	Cápsulas 20mg/dia	A
Curcumina	Recomendado	100mg a cada 12h	A
Camomila	Recomendado	100mg a cada 8h	A
Piridoxina	Recomendado	100mg/dia	B
Acupuntura	Recomendado		C
Magnésio	Dados insuficientes	200 a 360mg/dia	B
Dieta	Dados insuficientes	Restrição de açúcar, cafeína e sal	C
Psicoterapia	Dados insuficientes		C
Progesterona e progestínicos	Não recomendados		B
Erva-de-são-joão	Não recomendado		B
Óleo de prímula	Não recomendado		B

CONSIDERAÇÕES FINAIS

A síndrome da tensão pré-menstrual é uma patologia com múltiplas feições, apresentando repercussões muito particulares para cada paciente e podendo influir em diversos aspectos de suas vidas. Sua abordagem exige escuta cuidadosa da paciente e interação empática entre o médico e sua paciente. Importante lembrar que empatia é a habilidade do médico compreender a experiência e o sentimento do paciente a partir da perspectiva deste. Desse modo, essa abordagem levará o profissional ao encontro da essência da assistência médica que deve ser a de sempre buscar seu foco no paciente, mais do que na patologia, objetivando uma abordagem individualizada, integral e humana.

Leitura recomendada

Borges LE, Andrade RP, Aldrighi JM et al. Effect of a combination of ethinylestradiol 30 microg and drospirenone 3mg on tolerance, cycle control, general well-being and fluid-related symptoms in women with premenstrual disorders requesting contraception. Contraception 2006 Dec; 74(6):446-50.

Brown J, PM OB, Marjoribanks J, Wyatt K. Selective serotonin reuptake inhibitors for premenstrual syndrome. Cochrane database of systematic reviews (Online) 2009(2):CD001396.

Camargos AF, Melo VH, Carneiro MM, Reis FM. Ginecologia ambulatorial baseada em evidências científicas. 2 ed. Belo Horizonte: Coopmed, 2008.

Coffee AL, Kuehl TJ, Willis S, Sulak PJ. Oral contraceptives and premenstrual symptoms: comparison of a 21/7 and extended regimen. American journal of obstetrics and gynecology 2006 Nov; 195(5):1311-9.

Endrikat J, Sandri M, Gerlinger C et al. A Canadian multicentre prospective study on the effects of an oral contraceptive containing 3mg drospirenone and 30microg ethinyl oestradiol on somatic and psychological symptoms related to water retention and on body weight. Eur J Contracept Reprod Health Care 2007 Sep; 12(3):220-8.

Fabregas BC, Falcão-Junior JOA, Dias FMV. Psiquiatria e Ginecologia e Obstetrícia. Psicossomática: psiquiatria e suas conexões. Rio de Janeiro: Rubio 2014:265-79.

Farage MA, Osborn TW, MacLean AB. Cognitive, sensory, and emotional changes associated with the menstrual cycle: a review. Archives of gynecology and obstetrics 2008 Oct; 278(4):299-307.

Ford O, Lethaby A, Roberts H, Mol BW. Progesterone for premenstrual syndrome. Cochrane database of systematic reviews (Online) 2009(2):CD003415.

Freeman EW, Rickels K, Sondheimer SJ et al. Continuous or intermittent dosing with sertraline for patients with severe premenstrual syndrome or premenstrual dysphoric disorder. The American journal of psychiatry 2004 Feb; 161(2):343-51.

Freeman EW, Rickels K, Sondheimer SJ, Polansky M. Concurrent use of oral contraceptives with antidepressants for premenstrual syndromes. Journal of clinical psychopharmacology 2001 Oct; 21(5):540-2.

Fruzzetti F, Lazzarini V, Ricci C et al. Effect of an oral contraceptive containing 30 microg ethinylestradiol plus 3mg drospirenone on body composition of young women affected by premenstrual syndrome with symptoms of water retention. Contraception 2007 Sep; 76(3):190-4.

Habek D, Habek JC, Barbir A. Using acupuncture to treat premenstrual syndrome. Archives of gynecology and obstetrics 2002 Nov; 267(1):23-6.

Halbreich U. Selective serotonin reuptake inhibitors and initial oral contraceptives for the treatment of PMDD: effective but not enough. CNS spectrums 2008 Jul; 13(7):566-72.

Hsiao MC, Liu CY. Effective open-label treatment of premenstrual dysphoric disorder with venlafaxine. Psychiatry and clinical neurosciences 2003 Jun; 57(3):317-21.

Huber JC, Bentz EK, Ott J, Tempfer CB. Non-contraceptive benefits of oral contraceptives. Expert opinion on pharmacotherapy. 2008 Sep; 9(13):2317-25.

Jang SH, Kim DI, Choi MS. Effects and treatment methods of acupuncture and herbal medicine for premenstrual syndrome/premenstrual dysphoric disorder: systematic review. BMC complementary and alternative medicine.14(11).

Jing Z, Yang X, Ismail KM, Chen X, Wu T. Chinese herbal medicine for premenstrual syndrome. Cochrane database of systematic reviews (Online) 2009(1):CD006414.

Kashanian M, Mazinani R, Jalalmanesh S. Pyridoxine (vitamin B6) therapy for premenstrual syndrome. International journal of gynaecology and obstetrics: the official organ of the International Federation of Gynaecology and Obstetrics 2007 Jan; 96(1):43-4.

Khayat S, Fanaei H, Kheirkhah M. Curcumin attenuates severity of premenstrual syndrome symptoms: A randomized, double-blind, placebo-controlled trial. Complementary therapies in medicine. 2014, Jun; 23(3):318-24.

Kleinstauber M, Witthoft M, Hiller W. Cognitive-behavioral and pharmacological interventions for premenstrual syndrome or premenstrual dysphoric disorder: a meta-analysis. Journal of clinical psychology in medical settings. 2013, Sep; 19(3):308-19.

Lopez LM, Kaptein AA, Helmerhorst FM. Oral contraceptives containing drospirenone for premenstrual syndrome. Cochrane database of systematic reviews (Online) 2009(2):CD006586.

Marjoribanks J, Brown J, O'Brien PM, Wyatt K. Selective serotonin reuptake inhibitors for premenstrual syndrome. Cochrane database of systematic reviews (Online) 2013(6):CD001396.

Milewicz A, Jedrzejuk D. Premenstrual syndrome: from etiology to treatment. Maturitas 2006; 55(S):S47-S54.

Pearlstein TB, Bachmann GA, Zacur HA, Yonkers KA. Treatment of premenstrual dysphoric disorder with a new drospirenone-containing oral contraceptive formulation. Contraception 2005 Dec; 72(6):414-21.

Premenstrual syndrome. Washington: American College of Obstetricians and Gynecologists, 2000.

Rocha Filho EA, Lima JC, Pinho Neto JS, Montarroyos U. Essential fatty acids for premenstrual syndrome and their effect on prolactin and total cholesterol levels: a randomized, double blind, placebo-controlled study. Reproductive health. 8:2, 2012.

Ryu A, Kim TH. Premenstrual syndrome: A mini review. Maturitas. 2015 Dec; 82(4):436-40.

Sangthawan M, Taneepanichskul S. A comparative study of monophasic oral contraceptives containing either drospirenone 3mg or levonorgestrel 150microg on premenstrual symptoms. Contraception 2005 Jan;71(1):1-7.

Shah NR, Jones JB, Aperi J. Selective serotonin reuptake inhibitors for premenstrual syndrome and premenstrual dysphoric disorder: a meta-analysis. Obstetrics and gynecology 2008 May; 111(5):1175-82.

Sharifi F, Simbar M, Mojab F, Majd HA. Comparison of the effects of Matricaria chamomila (Chamomile) extract and mefenamic acid on the intensity of premenstrual syndrome. Complementary therapies in clinical practice. 2010, Feb; 20(1):81-8.

Speroff L, Glass RH, Kase NG. Menstrual disorders. In: Speroff L, Glass RH, Kase NG (eds.) Clinical gynecologic endocrinologic and infertility. 7 ed. Baltimore: Lippincott, Williams & Wilkins 2005:557-73.

Taguchi R, Matsubara S, Yoshimoto S et al. H. Acupuncture for premenstrual dysphoric disorder. Archives of gynecology and obstetrics. 2009 Dec; 280(6):877-81.

Thys-Jacobs S, Starkey P, Bernstein D, Tian J. Calcium carbonate and the premenstrual syndrome: effects on premenstrual and menstrual symptoms. Premenstrual Syndrome Study Group. American journal of obstetrics and gynecology. 1998 Aug; 179(2):444-52.

Vishnupriya R, Rajarajeswaram P. Effects of aerobic exercise at different intensities in premenstrual syndrome. Journal of obstetrics and gynaecology of India. Dec; 61(6):675-82.

Walker AF, De Souza MC, Vickers MF et al. Magnesium supplementation alleviates premenstrual symptoms of fluid retention. Journal of women's health / the official publication of the Society for the Advancement of Women's Health Research 1998 Nov; 7(9):1157-65.

Wikander I, Sundblad C, Andersch B et al. Citalopram in premenstrual dysphoria: is intermittent treatment during luteal phases more effective than continuous medication throughout the menstrual cycle? Journal of clinical psychopharmacology 1998 Oct; 18(5):390-8.

Wyatt K, Dimmock P, Jones P et al. Efficacy of progesterone and progestogens in management of premenstrual syndrome: systematic review. BMJ (Clinical research) 2001 Oct 6; 323 (7316):776-80.

Wyatt KM, Dimmock PW, Jones PW. Efficacy of vitamin B-6 in the treatment of premenstrual syndrome: systematic review. BMJ. Clinical research 1999 May 22; 318(7195):1.375-81.

Yonkers KA, Brown C, Pearlstein TB. Efficacy of a new low-dose oral contraceptive with drospirenone in premenstrual dysphoric disorder. Obstetrics and gynecology 2005 Sep; 106(3):492-501.

CAPÍTULO 16

Amenorreia

Marco Tulio Vaintraub
Alexon Melgaço Racilan

INTRODUÇÃO

A amenorreia (ausência de menstruação) pode ser condição transitória, intermitente ou permanente, resultante de disfunção do hipotálamo, da hipófise, dos ovários, do útero ou da vagina. Muitas vezes é classificada como primária (ausência de menstruação aos 15 anos de idade) ou secundária (ausência de menstruação por mais de 3 meses em mulheres que tinham ciclos menstruais regulares ou 6 meses naquelas com menstruação irregular). A ausência de um único período menstrual não é motivo para a avaliação de alguma anomalia, mas a amenorreia com duração de 3 meses ou mais e a oligomenorreia (menos de nove ciclos menstruais por ano ou ciclo com duração de mais de 35 dias) exigem investigação.

AMENORREIA PRIMÁRIA
Avaliação diagnóstica

Nas amenorreias primárias, as características sexuais secundárias podem estar presentes ou ausentes, devendo ser observadas.

Fatores etiológicos
Meninas com desenvolvimento puberal normal
Ausência de hiperandrogenismo e hirsutismo

A ausência de hiperandrogenismo e o hirsutismo acometem meninas com amenorreia primária isolada. Entre as principais causas estão os defeitos anatômicos, como as anomalias do desenvolvimento dos ductos de Müller: hímen imperfurado, síndrome de Mayer-Rokitansky-Kuster-Hauser, septo vaginal transverso, hipoplasia uterina e sinéquias intrauterinas.

Em casos de hímen imperfurado é comum a queixa de dor em decorrência de hematocolpo, hematométrio ou hemoperitônio e com a manobra de Valsalva ocorre distensão do introito.

Na síndrome de Mayer-Rokitansky-Kuster-Hauser, a vagina está ausente ou é hipoplásica; o útero está ausente ou pode ser normal, mas não há orifício cervical; o cariótipo e a função ovariana são normais. É importante investigar alterações do trato urinário e as esqueléticas (escoliose) por serem concomitantes em 30% e 12% dos casos, respectivamente.

O septo vaginal transverso ocorre por falta de canalização do terço inferior da vagina, ocasionando queixa dolorosa em virtude da obstrução. Diferentemente do que acontece nos casos de hímen imperfurado, a manobra de Valsalva não promove distensão do introito.

Presença de hiperandrogenismo e hirsutismo

A presença de hiperandrogenismo e hirsutismo é observada nas meninas com acne, alopecia, queda de cabelo, obesidade, acantose nigricante (hiperpigmentação de pescoço e axilas), clitoromegalia e masculinização da voz. A avaliação das suprarrenais e dos ovários é mandatória por serem as principais fontes produtoras de androgênios.

Entre as principais causas estão a síndrome dos ovários policísticos (SOP), a hiperplasia da suprarrenal de início tardio, a síndrome de Cushing e os tumores virilizantes de origem suprarrenal ou ovariana.

As pacientes com SOP podem ter intolerância à glicose, resistência insulínica e obesidade.

Na hiperplasia da suprarrenal de início tardio ocorrem defeitos enzimáticos na síntese dos hormônios suprarrenais e graus variados de manifestações de androgenismo, sendo a deficiência de 21-hidroxilase a mais prevalente. Pode ocorrer também a deficiência de 11-hidroxilase ou da 3-β-hidroxiesteroide desidrogenase. As concentrações séricas de 17-hidroxiprogesterona se elevam no pico do ritmo circadiano de ACTH-cortisol, o que é útil para o diagnóstico.

Na síndrome de Cushing evidencia-se a produção excessiva de cortisol, que pode ser dependente ou independente de ACTH, sendo mais comum o primeiro, decorrente de microadenomas hipofisários secretores de ACTH (doença de Cushing). Clinicamente, manifesta-se por obesidade, hipertensão arterial, face de lua cheia, fraqueza muscular e estrias abdominais.

Nos tumores virilizantes, a história clínica revela rápida evolução da ação androgênica.

Meninas com retardo puberal

As meninas com retardo puberal são as que necessitam maior atenção do ginecologista.

Agenesia gonadal

No caso de agenesia gonadal, o desenvolvimento sexual secundário é feminino, e o estado que se instala é o de hipogonadismo hipergonadotrófico. As gônadas em fita devem ser removidas em virtude da possibilidade de neoplasia.

Síndrome de Turner e suas variações

Na síndrome de Turner e suas variações estão incluídas a síndrome de Turner típica, as anormalidades estruturais do segundo cromossomo sexual e o mosaicismo.

O exame clínico é fundamental na síndrome de Turner típica, pois evidencia a presença de baixa estatura (em quase todas as pacientes), palato arqueado (em ogiva), inserção baixa das orelhas, pregas epicantais, tendência à micrognatia, pescoço alado, tórax em escudo, aumento do ângulo do cotovelo, hipoplasia dos leitos ungueais, encurtamento do quarto e quinto dedos, infantilismo sexual e elevada quantidade de nevos pigmentados desde a infância. A baixa estatura parece decorrer da haploinsuficiência do gene *homeobox* SHOX, proteína que se localiza exclusivamente no núcleo de diferentes linhagens celulares, liga-se ao DNA e atua como ativadora transcripcional nas células osteogênicas.

A função gonadal influencia a expressividade da haploinsuficiência do SHOX e o padrão de crescimento puberal, porém o grau de disfunção gonadal se relaciona com a extensão da falha de pareamento. A estrogenoterapia pode prevenir a baixa estatura e induzir o desenvolvimento sexual.

A associação da síndrome de Turner com doenças autoimunes, cardíacas (principalmente coarctação da aorta) e renais deve ser investigada. O cariótipo é essencial e confirma a ausência do cromossomo X (45,X).

Entre as anormalidades estruturais do segundo cromossomo sexual são mais comuns a deleção de uma parte do X e um isocromossomo do braço longo do X e, mais raramente, as alterações ocorrem no cromossomo Y; nesses casos são evidenciados graus variados de estigmas de Turner.

No mosaicismo se encontram duas ou mais linhagens celulares em uma mesma mulher; o cariótipo é o método de escolha para o diagnóstico. O fenótipo pode variar desde o da síndrome de Turner típica até suas características menos marcantes, ambiguidade da genitália externa e até fenótipos masculinos. O mosaicismo mais comum é o XO,XX, e a mulher pode não apresentar baixa estatura, menstruar ou, mais raramente, engravidar.

Disgenesia gonadal pura

O desenvolvimento sexual secundário está ausente (infantilismo sexual). Como diferença marcante em relação à síndrome de Turner, a estatura é normal e os estigmas estão ausentes, podendo o cariótipo ser XX,XY ou mosaicismo. As gônadas têm a forma de fita e exibem elevada predisposição à formação de tumores.

Síndrome de Savage (ovário resistente)

Na síndrome de Savage não há esgotamento folicular, mas disfunção dos receptores das gonadotrofinas.

Síndrome de Kallman

A síndrome de Kallman apresenta hiposmia ou anosmia decorrente da hipoplasia do bulbo olfatório; há deficiência do hormônio liberador de gonadotrofinas (GnRH). A tomografia computadorizada (TC) e a ressonância magnética (RM) são úteis no diagnóstico.

Síndrome de insensibilidade aos androgênios (feminização testicular)

Também conhecida como síndrome de Morris, nessa síndrome o fenótipo é feminino, porém o indivíduo é um pseudo-hermafrodita masculino, ou seja, possui testículos e cariótipo XY. O caso de uma mulher de aparência normal com útero ausente só ocorre em duas situações: nessa síndrome e na agenesia mülleriana (síndrome de Mayer-Rokitansky-Kuster-Hauser). Portanto, deve-se realizar esse diagnóstico diferencial. Clinicamente, evidencia-se que os pelos pubianos e axilares são escassos ou ausentes, e os testículos devem ser removidos, pois a ocorrência de tumores gonadais é mais elevada.

Puberdade tardia constitucional

A história familiar é importante e não há patologia associada, sendo necessário acompanhamento clínico. O diagnóstico é estabelecido por exclusão.

Tratamento

Amenorreia primária com desenvolvimento puberal normal

- **Na ausência de hirsutismo e de sinais de hiperandrogenismo:** o tratamento é direcionado para a correção da anomalia. Assim, na ausência de útero ou vagina, a terapêutica objetiva corrigir a disfunção sexual, sendo indicada a construção cirúrgica de neovagina. O hímen imperfurado é corrigido pela técnica cirúrgica que consiste na ressecção triangular da parte central da membrana himenal. No septo vaginal transverso realiza-se a extirpação do septo até sua base. Na hipoplasia uterina utiliza-se terapêutica clínica com associação estroprogestínica.
- **Na presença de hirsutismo e sinais de hiperandrogenismo:** na SOP, o tratamento visa à correção da obesidade (com dieta e exercícios) e do hirsutismo (com anticoncepcionais orais, antiandrogênios isolados ou espironolactona); às mulheres desejosas de engravidar indica-se a indu-

ção da ovulação (com citrato de clomifeno inicialmente). A metformina tem sido utilizada como medicamento de primeira escolha, isoladamente ou em associação aos tratamentos convencionais, com resultados benéficos nas alterações endócrinas, metabólicas e na função reprodutiva, visto que a hiperinsulinemia é essencial na síndrome. Mais estudos clínicos randomizados são necessários para conclusões definitivas. Na hiperplasia da suprarrenal de início tardio estão indicados o uso de glicocorticoides, a correção cirúrgica dos genitais (se necessária) e a psicoterapia. É necessária a exérese dos tumores virilizantes

Amenorreia primária sem desenvolvimento puberal normal

O tratamento visa desenvolver os caracteres sexuais secundários. Utilizam-se a terapia hormonal (estrogênios e progestogênios em doses altas), cirúrgica (exérese da gônada em virtude do risco de malignização, quando o cromossomo Y está presente) e a psicoterapia da mulher e de seus familiares.

Na síndrome dos ovários resistentes são usados corticoides, enquanto na síndrome de Kallman pode-se proceder à administração pulsátil do GnRH.

A psicoterapia é necessária nos casos de puberdade tardia constitucional com comprometimento psicológico.

AMENORREIA SECUNDÁRIA
Abordagem para avaliação

Uma vez que a gravidez foi descartada, uma abordagem corrente para as mulheres com amenorreia primária ou secundária consiste em considerar distúrbios com base nos níveis de controle do ciclo menstrual: hipotálamo, hipófise, ovário e útero. A determinação do local do defeito é importante por ajudar a estabelecer o regime terapêutico adequado. Embora as causas mais comuns de amenorreia secundária sejam de origem hipotalâmica funcional, a SOP e os transtornos com causa anatômica ou patológica devem ser investigados.

Descartar a gravidez

Um teste de gravidez é recomendado como primeiro passo na avaliação de qualquer mulher com amenorreia secundária. A medição da gonadotrofina coriônica humana (HCG) é o teste mais sensível.

Anamnese

Convém avaliar fatores de risco ou sintomas que possam sugerir qualquer uma das principais causas de amenorreia secundária ou oligomenorreia. A história deve incluir as seguintes perguntas:

1. Houve estresse, mudança de peso, dieta ou hábitos de exercício ou há um distúrbio alimentar ou doença que possa resultar em amenorreia hipotalâmica funcional?
2. O uso de medicamentos que possam estar associados à amenorreia ou causá-la ou o uso recente ou interrupção de contraceptivos orais, medicamentos androgênicos de alta dose, como danazol ou progestogênios, podem estar associados a vários meses de amenorreia?
3. Outras medicações causam amenorreia, aumentando as concentrações séricas de prolactina (PRL), incluindo a metoclopramida e os agentes antipsicóticos?
4. Existem hirsutismo, acne e história de menstruações irregulares (sugestivos de hiperandrogenismo)?
5. Há sintomas da doença hipotalâmico-hipofisária, incluindo dores de cabeça, alterações no campo visual, fadiga, poliúria ou polidipsia?
6. Existem sintomas de deficiência de estrogênio, como fogachos, secura vaginal, falta de sono ou diminuição da libido? Esses sintomas podem ser proeminentes com insuficiência ovariana primária. Por outro lado, as mulheres com amenorreia hipotalâmica geralmente não têm esses sintomas, apesar da presença de concentrações baixas de modo semelhante do estradiol do soro.
7. A paciente teve galactorreia, o que sugere haver hiperprolactinemia?
8. Existe uma história de catástrofe obstétrica, hemorragia grave, dilatação e curetagem, endometrite ou outra infecção que possa causar cicatrizes do revestimento endometrial (síndrome de Asherman)?

Exame físico

Além da história clínica, o exame físico pode fornecer pistas sobre a possível causa de amenorreia, e o efeito em mulheres com amenorreia secundária deve incluir medições de altura e peso. Um índice de massa corporal (IMC) >30kg/m^2 é observado em 50% ou mais das mulheres com SOP, dependendo da população estudada. Aquelas com IMC <18,5kg/m^2 podem ter amenorreia hipotalâmica funcional em razão de transtorno alimentar, exercício extenuante ou doença sistêmica associada à perda de peso.

Cabe observar hirsutismo, acne, estrias, acantose nigricante e vitiligo. Os seios devem ser examinados para a evidência de galactorreia, e no exame vulvovaginal devem ser procurados sinais de deficiência de estrogênio. Convém avaliar nódulos tireoidianos e parotídeos, além de dar atenção à erosão do esmalte dental, o que sugeriria transtorno alimentar (bulimia nervosa).

Testes laboratoriais iniciais

A avaliação laboratorial inicial (após a exclusão de gravidez) das mulheres com amenorreia secundária deve incluir o hormônio folículo-estimulante (FSH), a prolactina sérica (PRL) e o hormônio estimulante da tireoide (TSH) para o teste da função ovariana, hiperprolactinemia e doenças da tireoide, respectivamente. Se houve recente ciclo menstrual, um teste entre os dias 2 e 4 seria apropriado, mas esse teste em amenorreia prolongada pode ser realizado em dia aleatório. A avaliação do estradiol sérico (E2) ajuda no raciocínio clínico quando associado ao FSH. Estradiol baixo ou normal associado a FSH elevado indica insuficiência ovariana, ao mesmo tempo que E2 baixo ou normal associado a FSH normal ou baixo sugere a possibilidade de hipogonadismo secundário (hipofisário ou hipotalâmico) estrutural ou funcional.

Se houver evidência clínica de hiperandrogenismo (hirsutismo, acne, alopecia), deve-se medir a testosterona total no soro, além de se proceder aos testes laboratoriais iniciais listados para mulheres sem hiperandrogenismo. Pode-se solicitar a concentração sérica do sulfato de desidroepiandrosterona (DHEAS) e ainda dosar 17-hidroxiprogesterona para descartar a deficiência de 21-hidroxilase não clássica.

Avaliação do estado estrogênico

Uma avaliação do estado estrogênico deve ser feita em alguns casos para auxiliar a interpretação dos valores de FSH e outros para ajudar a guiar a terapia (p. ex., pacientes com hipoestrogenismo precisam de terapia estrogênica para prevenção da perda óssea, enquanto aquelas que usam estrogênio precisam de proteção endometrial com progesterona).

Teste da progesterona

Pode-se avaliar se a amenorreia é decorrente de hipoestrogenismo com o teste de retirada progestínica (medroxiprogesterona 10mg durante 10 dias). Em caso de hemorragia de privação, confirma-se que houve exposição ao estrogênio endógeno. A ausência de sangramento pode ser observada em razão do hipoestrogenismo ou de um distúrbio na via de saída.

Mulheres com PRL e TSH normal no soro e concentração baixa ou normal de FSH são suscetíveis de ter distúrbio hipotalâmico-hipofisário ou SOP. Uma concentração baixa ou "normal" de FSH no soro é inadequadamente baixa na presença de concentração baixa de estradiol no soro, indicando hipogonadismo (hipogonadotrófico) secundário. Essa constelação representa um dos resultados mais comuns de testes laboratoriais em mulheres com amenorreia. As mulheres com amenorreia hipotalâmica funcional são hipoestrogênicas, enquanto as com SOP são normoestrogênicas.

A ressonância magnética (RM) da região da sela túrcica está indicada em todas as mulheres sem uma explicação clara para o hipogonadismo hipogonadotrófico, como perda de peso, exercício ou estresse, e naquelas que têm achados laboratoriais normais e sintomas como defeitos do campo visual, dores de cabeça ou outros sinais de disfunção hipotalâmico-pituitária. Em contraste, nenhum teste adicional é necessário se o aparecimento da amenorreia ocorreu recentemente ou é facilmente explicado e não há sintomas sugestivos de outras doenças.

Alta concentração sérica de PRL

A secreção elevada de PRL pode ser transitoriamente aumentada em virtude de estresse. Se a PRL sérica está elevada, deve-se repetir o teste antes da RM da hipófise. Todas essas mulheres devem ser rastreadas para doença da tireoide porque o hipotireoidismo pode, às vezes, causar hiperprolactinemia.

Se uma PRL elevada é confirmada em uma segunda amostra ou se a amostra inicial é de >100ng/mL (>100µg/L), uma RM pituitária deve ser realizada, a menos que uma explicação muito lógica seja encontrada (p. ex., hipotireoidismo não tratado ou uso de antipsicótico). O objetivo da imagem é avaliar a possibilidade de lesão na hipófise anterior e se permitirá a determinação de que se trata de um microadenoma ou um macroadenoma (≤1cm ou >1cm, respectivamente).

Alta concentração sérica de FSH

Níveis séricos elevados de FSH indicam FOP, anteriormente referida como falência ovariana prematura. Deve-se ter em mente, no entanto, que desenvolvimento folicular intermitente pode ocorrer em mulheres com FOP, o que resulta na normalização transitória das concentrações de FSH no soro. Durante a inatividade ovariana e a amenorreia, a concentração de FSH é alta e a de estradiol no soro é baixa, à semelhança do que é visto na menopausa normal. A presença de ondas de calor e/ou secura vaginal é sugestiva de FOP, já que esses sintomas são incomuns em mulheres com distúrbios menstruais em função de outras causas.

Nas pacientes sem fator óbvio precipitante de FOP (quimioterapia ou radioterapia gonadotóxica) devem ser realizados testes adicionais para descartar as etiologias mais comuns de FOP, incluindo cariótipo para investigar a síndrome de Turner (incluindo mosaicismo). Em mulheres com 46,XX com FOP espontânea, testes também são sugeridos para detecção de anticorpos antissuprarrenais e do X frágil pré-mutação.

Mulheres com resultados normais de laboratório e história de instrumentação uterina devem ser avaliadas para aderências intrauterinas (síndrome de Asherman). Nesse caso está indicado também o teste da progesterona (10mg de acetato de medroxiprogesterona durante 10 dias). Se ocorrer hemorragia de privação, fica descartado um transtorno da via de saída.

Se o sangramento não ocorrer, podem ser administrados estrogênio e progesterona. O endométrio pode ser preparado com estrogênios conjugados orais 0,625mg/dia ou equivalente (estradiol 1mg/dia por via oral ou 0,05mg por via transdérmica) durante 35 dias. Uma progestina é então adicionada a partir dos dias 26 a 35 (tipicamente, medroxiprogesterona 10mg/dia). A ausência de sangramento após a cessação dessa terapia sugere cicatriz endometrial. Nessa situação, a histerossalpingografia ou a visualização direta da cavidade endometrial com histeroscópio podem confirmar o diagnóstico de adesões intrauterinas.

A depender do quadro clínico, um valor de androgênio sérico elevado pode ser consistente com o diagnóstico de SOP e, quando extremamente elevado, pode levantar a possibilidade de tumor secretor de androgênio dos ovários ou da suprarrenal. Cabe ressaltar que muitas mulheres com SOP apresentam quadro de hiperandrogenismo (acne, hirsutismo) sem hiperandrogenemia.

Os tumores secretores de androgênio são tipicamente associados ao início rápido dos sintomas virilizantes e, em alguns casos, suprarrenais, com excesso de glicocorticoides. Deve-se iniciar a avaliação de tumor caso a concentração sérica de testosterona esteja >150 a 200ng/dL (5,2 a 6,9nmol/L) ou se a de DHEAS é >700µg/dL (18,9nmol/L).

TSH anormal

O hipo e o hipertireoidismo podem ser associados a oligo ou amenorreia. Um ensaio de TSH de terceira geração geralmente basta para o diagnóstico de hipo ou hipertireoidismo. A única exceção seria o hipotireoidismo central, em que T4 livre e TSH serão baixos. Em transtornos alimentares graves também podem ser vistos um TSH suprimido e um T4 livre.

Em alguns casos de hipotireoidismo profundo pode haver ligeiro aumento na PRL sérica (em razão do aumento presumido no TRH que estimule tanto o TSH como a secreção da PRL). O tratamento do hipotireoidismo restaura a PRL ao normal. Portanto, uma RM da hipófise não deve ser realizada, a menos que a hiperprolactinemia persista depois que a paciente esteja eutireóidea.

A conduta e o acompanhamento de mulheres com amenorreia secundária incluem:

- Corrigir a patologia subjacente, se possível.
- Ajudar a mulher a alcançar a fertilidade, se desejado.
- Prevenir complicações do processo de doença (p. ex., substituição de estrogênios para prevenir a osteoporose).

Breve resumo das opções de tratamento

Amenorreia hipotalâmica

- **Alterações do estilo de vida:** para muitas mulheres atléticas, o aumento da ingestão calórica ou a redução de exercício normalmente são seguidos pela retomada da menstruação. Mulheres não atletas que estão abaixo do peso ou que parecem ter deficiências nutricionais devem receber aconselhamento nutricional, podendo ser encaminhadas a uma equipe multidisciplinar especializada na avaliação e no tratamento de pessoas com transtornos alimentares.
- **Terapia cognitivo-comportamental (TCC):** a TCC pode ser eficaz para restaurar ciclos ovulatórios em algumas mulheres.
- **Experimental (administração de leptina):** mulheres com amenorreia hipotalâmica funcional têm deficiência de leptina relativa. Dois estudos sobre a terapia com leptina recombinante relataram restauração dos ciclos ovulatórios em algumas mulheres com amenorreia hipotalâmica funcional.
- **Hiperprolactinemia:** o manejo das mulheres com amenorreia em razão da hiperprolactinemia depende da causa da hiperprolactinemia e dos objetivos da paciente (p. ex., almejando a fertilidade ou não).
- **Falência ovariana prematura (FOP):** as mulheres com FOP devem receber terapia com estrogênio para prevenção da perda óssea, o que pode consistir em contraceptivo oral (se a paciente apresenta função ovariana intermitente e não deseja engravidar) ou doses de reposição de estrogênio e de progestina.
- **Aderências intrauterinas:** a terapia da síndrome de Asherman (aderências intrauterinas) consiste na lise histeroscópica de aderências, seguida por administração de estrogênio a longo prazo para estimular o crescimento do tecido endometrial.
- **SOP:** o tratamento do hiperandrogenismo é dirigido para alcançar a meta almejada pela mulher (p. ex., alívio do hirsutismo, retomada da menstruação, fertilidade) e prevenir as consequências a longo prazo da SOP, como hiperplasia endometrial, obesidade e distúrbios metabólicos. Para as mulheres com SOP, o tipo de terapia depende de seu desejo pela fertilidade.

CONSIDERAÇÕES FINAIS

A amenorreia secundária é definida como a ausência de menstruação por mais de 3 meses em meninas ou mulheres que anteriormente apresentavam ciclos menstruais regulares ou 6 meses em meninas ou mulheres que tinham menstruação irregular.

A abordagem gradual com história, exame físico e testes laboratoriais normalmente resulta no diagnóstico específico:

- A gravidez é causa comum de amenorreia secundária e deve ser excluída com base em teste de gravidez sensível (HCG).
- A história e o exame físico podem fornecer pistas sobre a possível causa de amenorreia.
- A avaliação laboratorial inicial (após a exclusão de gravidez) das mulheres com amenorreia secundária é ligeiramente diferente para aquelas com e sem hiperandrogenismo.
- Os testes de laboratório para mulheres com amenorreia, mas sem hiperandrogenismo, devem incluir PRL, FSH e TSH para testar hiperprolactinemia, insuficiência ovariana e doenças da tireoide, respectivamente.
- A avaliação do estado estrogênico é feita em alguns casos para auxiliar a interpretação dos valores de FSH e em outros para ajudar a guiar a terapia (p. ex., pacientes com hipoestrogenismo precisam de terapia com estrogênio para prevenção da perda óssea, enquanto aquelas que produzem estrogênio precisam de proteção endometrial com progesterona).
- Se houver evidência clínica de hiperandrogenismo (hirsutismo, acne, perda de cabelo do couro cabeludo), testosteronas total e livre no soro devem ser medidas, além dos testes laboratoriais iniciais.
- A avaliação adicional depende dos resultados da avaliação inicial. Categorias importantes incluem FSH normal ou baixo no soro, FSH alto, PRL sérica elevada, resultados normais de laboratório com história de instrumentação uterina, concentrações de androgênios séricos elevadas e TSH anormal.

O tratamento depende da causa da amenorreia secundária e dos objetivos da paciente, os quais globalmente incluem:

- Corrigir a patologia subjacente, se possível.
- Ajudar a mulher a alcançar a fertilidade quando desejado.
- Prevenir complicações do processo de doença (p. ex., substituição de estrogênios para conter a osteoporose).

Leitura recomendada

ASRM PC. Current evaluation of amenorrhea. Fertility Sterility 2008; 90(5, Suppl.);S219-S25.

Azziz R, Carmina E, Dewailly D et al. The Androgen Excess and PCOS Society Criteria for the polycystic ovary syndrome: the complete task force report. Fertil Steril 2009; 91(2):456-88.

Bonduki CE, Wehba S, Aldrighi JM. Amenorreia. In: Prado FC, Ramos J, Valle JR (eds.) Atualização terapêutica – Manual prático de diagnóstico e tratamento. São Paulo: Artes Médicas, 2003:553-8.

De Vos M, Devroey P, Fauser BC. Primary ovarian insuficiency. Lancet 2010; 376(9744):911-21.

Fourman LT, Fazeli PK. Neuroendocrine causes of amenorrhea – an update. J Clin Endocrinol Metab 2015; 100(3):812-24.

Herter LD. Disfunção menstrual na puberdade – amenorreia, dismenorreia, tensão pré-menstrual. In: Tratado de ginecologia da FEBRASGO. 1. ed. Rio de Janeiro: Revinter, 2002:314-22.

Maciel GAR, Silva IDCG. Manual diagnóstico em saúde da mulher. São Paulo: Fleury Medicina e Saúde/Manole. 2014.

Speroff L. The perimenopause: definitions, demography, and phisiology. Obstet Gynecol Clin North Am 2002; 29:397-410.

Speroff LFM. Clinical gynecologic endocrinology and infertility. 7. ed. Philadelphia: Lippincott Williams & Wilkins, 2005.

Vieira JG. Hiperprolactinemia. In: Maciel GAR, Silva IDCG (ed.) Manual diagnóstico em saúde da mulher. São Paulo: Fleury Medicina e Saúde/Manole, 2014.

Welt CK, Barbieri RL. Etiology, diagnosis, and treatment of secondary amenorrhea. In: UpToDate (serial on the internet). Philadelphia: Wolters Kluwer Health, 2015.

CAPÍTULO 17

Hirsutismo

Rosana Correia da Silva Azevedo
Ana Lúcia Cândido
Fernando M. Reis

INTRODUÇÃO

O hirsutismo consiste no excesso de pelos terminais em mulheres nas áreas anatômicas dependentes de androgênios, como lábio superior, queixo, tórax, dorso, abdome, braços e coxas. Pode apresentar-se como queixa isolada ou estar associado a outras manifestações de hiperandrogenismo (acne, seborreia, alopecia), virilização (aumento da massa muscular, alteração da voz, atrofia das mamas e hipertrofia do clitóris), alterações do ciclo menstrual e infertilidade.

O hirsutismo deve ser diferenciado da hipertricose, que é o crescimento de pelos *velus* (macios, finos e não pigmentados) de maneira generalizada ou localizada em áreas não dependentes de androgênios, podendo ser de forma hereditária ou adquirida. A adquirida está associada a vários medicamentos (ciclosporina, fenitoína, glicocorticoides, minoxidil), doenças metabólicas (hipotireoidismo, porfiria) e nutricionais (anorexia nervosa, desnutrição e síndrome de má absorção intestinal) e, raramente, à manifestação de síndromes paraneoplásicas.

EPIDEMIOLOGIA

Trata-se de problema clínico comum, com prevalência de 3% a 15%, sendo mais frequente em mulheres de ascendência mediterrânea e raro entre aquelas de origem oriental. Para a maioria das mulheres o hirsutismo tem impacto negativo sobre a qualidade de vida, a autoestima e a identidade feminina, sendo fonte de ansiedade e sofrimento e comprometendo os relacionamentos interpessoais e a convivência social.

CAUSAS

As causas funcionais de hirsutismo são responsáveis pela maioria dos casos. Em geral, seu início coincide com o período peripuberal, em uma progressão lenta ao longo dos anos. No grupo das causas funcionais se encontram a síndrome de ovários policísticos (SOP), o hirsutismo idiopático e a hiperplasia suprarrenal congênita (HSC) forma não clássica.

Síndrome de ovários policísticos

A SOP, causa mais comum de hirsutismo, é responsável por 72% a 80% de todos os casos. A prevalência de SOP é estimada em 4% a 12% das mulheres em idade reprodutiva, dependendo do critério diagnóstico adotado. Habitualmente a síndrome surge no período da adolescência, logo após a menarca. A expressão clínica é variável e as principais manifestações são hirsutismo, acne, alopecia androgenética, seborreia, irregularidade menstrual, sangramento uterino anormal causado por distúrbio ovulatório, infertilidade, sobrepeso e obesidade com risco aumentado de intolerância à glicose, *diabetes mellitus* tipo 2 e hipertensão arterial sistêmica.

Hirsutismo idiopático

O hirsutismo idiopático é responsável por 6% a 15% dos casos de hirsutismo. Há maior sensibilidade dos folículos pilosos à ação dos androgênios em razão do aumento da atividade da enzima 5α-redutase. O quadro se inicia no período puberal com progressão lenta. O nível sérico dos androgênios é normal, os ciclos menstruais são regulares, e os ovários não apresentam alterações ao ultrassom.

Hiperplasia suprarrenal congênita (HSC)

A HSC por deficiência de 21-hidroxilase é uma doença genética com herança autossômica recessiva resultante de mutações no gene *CYP21A2*, que codifica a enzima 21-hidroxilase (CYP21). Em virtude do bloqueio da enzima CYP21 há aumento dos níveis da 17αOH progesterona (17αOHP) e desvio na cadeia enzimática para a produção de androgênios. O diagnóstico é feito a partir dos níveis séricos aumentados de 17αOHP.

Esse bloqueio enzimático tem intensidade ou penetrância variável, expressando-se com diferentes fenótipos: o tipo clássico acontece no período neonatal e pode apresentar-se de duas maneiras: a forma perdedora de sal (mais grave) e a forma virilizante. A forma clássica cursa com graus variáveis de genitália ambígua, enquanto a tardia ou não clássica é diagnosticada na adolescência ou na vida adulta.

A forma não clássica por deficiência de CYP21 é a causa suprarrenal mais comum de hirsutismo. Cerca de 2% a 10% das mulheres que consultam o médico por hirsutismo apresentam esse diagnóstico. No Brasil, na região Sul, a frequência observada de HSC entre mulheres hirsutas foi de 7,4%. O hirsutismo começa no período peripuberal e pode estar associado a irregularidade menstrual, anovulação crônica e infertilidade. O quadro clínico é muito semelhante ao da SOP. Portanto, o diagnóstico diferencial entre as duas doenças deve ser sempre investigado.

Tumores produtores de androgênios

Os tumores produtores de androgênios são raros e se manifestam com hirsutismo de início abrupto e piora rápida, associado a sinais de virilização, como alteração da tonalidade da voz (tom grave), aumento da massa muscular, aumento da libido, atrofia das mamas e hipertrofia do clitóris, entre outros. Os níveis de testosterona total estão elevados, geralmente >200ng/dL. Exames de imagem são necessários para identificar se a origem é ovariana ou suprarrenal.

Outras causas

Outras etiologias, como hipotireoidismo, hiperprolactinemia e uso de medicamentos, devem ser rastreadas nas mulheres que buscam avaliação para o hirsutismo. A síndrome de Cushing também é causa de hirsutismo, mas deve ser investigada somente quando há estigmas clínicos que levam à suspeição diagnóstica.

Na pós-menopausa, os ovários permanecem hormonalmente ativos, segregando estrogênios e androgênios por longo período. A queda nos níveis de estrogênios é abrupta, enquanto sua redução é mais gradual. Esse desequilíbrio entre estrogênios e androgênios no climatério, amplificado pela redução da globulina transportadora de hormônios sexuais (SHBG), possibilita o aparecimento de alguns sintomas de hiperandrogenismo, como alguns pelos na face e sua redução no couro cabeludo. No entanto, o hirsutismo que se inicia na pós-menopausa, principalmente se associado a outros sinais de hiperandrogenismo e virilização, sem dúvida deve ser investigado.

O hiperandrogenismo na pós-menopausa pode ser causado por tumores segregadores de androgênios de origem ovariana ou suprarrenal ou ainda ser resultado de uma condição benigna conhecida como hipertecose. A hipertecose, embora rara, representa a principal causa de hiperandrogenismo na pós-menopausa, resultando da produção aumentada de androgênios pelas células do estroma ovariano. A etiologia não é clara, mas as gonadotrofinas aumentadas parecem ter papel relevante. Os níveis de testosterona são elevados, podendo ocorrer algum de grau de virilização com hipertrofia de clitóris e alopecia androgenética. As pacientes apresentam risco aumentado de hiperplasia e câncer do endométrio, além de resistência insulínica e *diabetes mellitus* tipo 2.

FISIOPATOLOGIA

O hirsutismo é o resultado da ação dos androgênios sobre a pele e envolve a interação entre os níveis de androgênios circulantes e a sensibilidade cutânea a esses hormônios. Durante a puberdade, os pelos *velus* são estimulados pelos androgênios e se transformam em pelos terminais (mais longos, pigmentados e grossos). A região púbica e as axilas são muito sensíveis a baixas concentrações de androgênios. Nessas áreas, os pelos terminais se desenvolvem em ambos os sexos. Já as regiões de crescimento desses pelos, características do padrão masculino (face, tórax, dorso, coxas e braços) necessitam de altos níveis de androgênios, e sua presença também nessas regiões no sexo feminino é considerada anormal.

A testosterona, o principal androgênio circulante, é produzida tanto por secreção ovariana e suprarrenal como pelo metabolismo de precursores, como androstenediona, desidroepiandrosterona (DHEA) e seu sulfato (DHEAS) em tecidos periféricos, como o tecido adiposo. A testosterona e seu metabólito ativo diidrotestosterona (DHT) são os hormônios ativos que se ligam aos receptores androgênicos. A DHT é o androgênio mais potente, sendo produzida no folículo piloso a partir da conversão da testosterona por meio da ação da enzima 5α-redutase.

As fontes de testosterona nas mulheres são assim distribuídas: 50% provenientes da conversão periférica de outros esteroides, 25% dos ovários e 25% das suprarrenais. A testosterona circula ligada à SHBG que é produzida pelo fígado. As condições que interferem nos níveis de SHBG podem alterar a disponibilidade dos androgênios livres, e o nível aumentado de insulina presente nos estados de resistência insulínica estimula a secreção de androgênios pelos ovários e suprarrenais e reduz a produção de SHBG pelo fígado, aumentando a proporção de androgênios livres.

A obesidade é uma condição que agrava o estado de resistência insulínica e a hiperinsulinemia, sendo fator de piora do hirsutismo. Os anticoncepcionais orais combinados reduzem a produção de androgênios pelos ovários e aumentam a produção de SHBG, contribuindo assim para a diminuição dos níveis de androgênios livres.

Embora o hirsutismo seja o marcador da ação androgênica excessiva na unidade pilossebácea, sua gravidade não se correlaciona diretamente com a gravidade do excesso androgênico. Dito de outro modo, o hirsutismo reflete não apenas os níveis de androgênios circulantes, mas também é influenciado pelo metabolismo periférico dos androgênios, pela sensibilidade dos tecidos-alvo e por outras variáveis, como a resistência insulínica.

DIAGNÓSTICO

A história clínica e o exame físico são fundamentais na avaliação da paciente hirsuta. É importante dimensionar o impacto social do hirsutismo na vida da mulher, avaliar a presença de sintomas de fobia social, depressão e ansiedade (alteração do padrão de sono, do humor, irritabilidade, labilidade emocional, perda de energia, desânimo, dificuldade de concentração, alteração do apetite e do peso) e oferecer suporte psicoterapêutico quando necessário. Convém considerar as experiências com os tratamentos prévios, a frequência de depilação ou outras medidas cosméticas utilizadas pela paciente. A história familiar pode fornecer elementos relevantes, como irmã ou mãe com o mesmo padrão de distribuição de pelos. Além disso, o relato de casos de SOP ou HSC na família ajuda a direcionar a propedêutica, devendo ser investigado o diagnóstico prévio ou a suspeita de hipertensão arterial, diabetes e dislipidemia.

É necessária a investigação cuidadosa do uso dos seguintes medicamentos com potencial efeito sobre o crescimento dos pelos: danazol, glicocorticoides, ciclosporina, fenitoína, ácido valproico, minoxidil, testosterona e outros esteroides anabolizantes. Hábitos de vida, como alimentação, atividade física e mudanças recentes no peso, também devem ser considerados.

A idade de início e a forma de instalação do hirsutismo são informações importantes para a construção do diagnóstico clínico. O padrão do ciclo menstrual desde a menarca deve ser detalhado, bem como a história reprodutiva. O hirsutismo que se inicia no período puberal, de progressão lenta e com ciclos menstruais regulares, sugere hirsutismo idiopático, valendo lembrar que esse é um diagnóstico de exclusão. Se os ciclos menstruais são irregulares, convém considerar a possibilidade de SOP ou de HSC. Já um hirsutismo que se instala na vida adulta de maneira súbita e rapidamente progressiva, associado a sinais de virilização, aponta para provável causa tumoral.

Durante o exame físico, o médico deve estar alerta a respeito de outros sinais de hiperandrogenismo (acne, seborreia, alopecia) e virilização (aumento de massa muscular, engrossamento da voz, atrofia das mamas, hipertrofia do clitóris). Cabe medir peso, altura, circunferência abdominal e verificar se há obesidade ou sobrepeso. O excesso de peso é uma condição que piora o hirsutismo. Cabe avaliar se há sinais de disfunção tireoidiana, história de galactorreia espontânea ou à expressão mamária e a presença de acantose nigricante. A presença de estigmas de Cushing (estrias violáceas e largas, giba, fácies de lua cheia, obesidade central, hipertensão arterial, fraqueza muscular proximal) impõe a necessidade de investigação específica de hipercortisolismo e de sua fonte.

A quantificação do hirsutismo na prática clínica é geralmente realizada a partir de um escore semiquantitativo do escore modificado de Ferriman-Gallwey (Quadro 17.1). Essa escala atribui pontuação de acordo com a intensidade dos pelos em nove regiões corporais, cada região recebendo um valor que varia de 0 a 4 pontos. Um escore igual ou acima de 8 define a presença do hirsutismo. Essa escala é amplamente usada, mas apresenta algumas limitações. Há um componente subjetivo inerente ao processo de avaliação, e as pacientes que estão sob efeito de algum tratamento estético podem ter um escore que subestime a intensidade do hirsutismo.

Quadro 17.1 Classificação semiquantitativa do hirsutismo

Localização	Nota	Definição
Lábio superior	1	Alguns pelos nas comissuras
	2	Vários pelos nas comissuras
	3	Vários pelos das comissuras à metade da linha média
	4	Pelos cobrindo todo o lábio superior
Mento	1	Alguns pelos difusos
	2	Pelos difusos com algumas zonas de concentração
	3	Cobertura completa leve
	4	Cobertura completa densa
Tórax	1	Pelos periareolares
	2	Pelos sobre a linha média, além dos periareolares
	3	Fusão das duas zonas com cobertura de ¾ do tórax
	4	Cobertura completa
Dorso	1	Alguns pelos difusos
	2	Vários pelos, sempre difusos
	3	Cobertura completa leve
	4	Cobertura completa espessa
Região lombar	1	Tufo de pelos na região sacra
	2	Com extensão lateral
	3	Cobertura de ¾ da região
	4	Cobertura total
Abdome superior	1	Alguns pelos sobre a linha média
	2	Vários pelos sobre a linha média
	3	Cobertura de 50% da região
	4	Cobertura total
Abdome inferior	1	Alguns pelos sobre a linha média
	2	Vários pelos sobre a linha média
	3	Banda de pelos sobre a linha média
	4	Pilosidade em forma de triângulo invertido
Braços	1	Pelos esparsos atingindo ¼ da superfície do membro
	2	Pilosidade mais extensa, mas sem cobertura completa
	3	Cobertura completa leve
	4	Cobertura completa densa
Coxas	1	Pelos esparsos atingindo ¼ da superfície do membro
	2	Pilosidade mais extensa, mas sem cobertura completa
	3	Cobertura completa leve
	4	Cobertura completa densa

Fonte: Escore de Ferriman e Gallway modificado. Hatch et al. Am J Obstet Gynecol 1981; 140:815-30.

A avaliação laboratorial inicial da paciente com hirsutismo inclui a dosagem de testosterona total juntamente com a da SHBG. Há muitas limitações técnicas com os métodos disponíveis para dosagem de testosterona livre em mulheres. Portanto, no nosso meio, a dosagem da testosterona total é o exame de escolha para documentar o hiperandrogenismo laboratorial. Uma dosagem de testosterona total >200ng/dL é sugestiva de tumor ovariano ou suprarrenal. Nesses casos, a dosagem do DHEAS pode orientar quanto à localização, pois um valor >700ng/mL coloca as suprarrenais sob suspeita.

Diante da possibilidade de um tumor segregador de androgênios é necessário completar a propedêutica com exames de imagem: tomografia computadorizada de abdome e pelve e/ou ultrassonografia endovaginal.

A dosagem de 17αOHP é parte importante da avaliação do perfil androgênico. A amostra de sangue deve ser coletada na fase folicular do ciclo menstrual, até o terceiro dia do ciclo, pela manhã. Um valor basal <200ng/mL na fase folicular do ciclo menstrual exclui HSC. Já um valor basal >800ng/mL estabelece o diagnóstico de HSC. Valores intermediários entre 200 e 800ng/mL demandam a realização do teste de estímulo com ACTH. Administra-se 0,25mg de ACTH sintético EV ou IM. A dosagem da 17αOHP é feita com intervalo de 60 minutos, e um valor >1.000ng/mL define o diagnóstico HSC. É importante lembrar que o uso de anticoncepcional oral combinado ou de progestogênios pode interferir com a dosagem de 17αOHP e outros androgênios, tornando os valores falsamente baixos. Assim, essa medicação deverá ser suspensa pelo mínimo de 3 meses para investigação diagnóstica.

Em caso de amenorreia é importante excluir gravidez com realização do β-HCG e avaliar os níveis de prolactina e a função tireoidiana. Na suspeita clínica de hipercortisolismo, ou seja, na presença de estigmas de Cushing (estrias violáceas e largas, giba, fácies de lua cheia e obesidade central, fraqueza muscular proximal, labilidade emocional), convém realizar rastreamento para a síndrome de Cushing.

Para pacientes com diagnóstico de SOP realiza-se uma avaliação do perfil metabólico e do risco cardiovascular, além da solicitação de teste de tolerância oral à glicose (glicemia em jejum e 2 horas após 75g dextrosol), glicoemoglobina a1C e perfil lipídico, medida da circunferência abdominal, pressão arterial e índice de massa corporal.

TRATAMENTO

O tratamento do hirsutismo é definido a partir da etiologia, sendo também importante considerar as expectativas da paciente em relação ao tratamento, a gravidade do hirsutismo e seu impacto na vida da mulher afetada.

Em linhas gerais, o tratamento visa reduzir os níveis de androgênios e/ou bloquear suas ações na unidade pilossebácea. A abordagem ampla do hiperandrogenismo também inclui identificar as pacientes em risco para complicações metabólicas (diabetes, hipertensão arterial, dislipidemia, doença cardiovascular) e neoplásicas (câncer de endométrio) e oferecer intervenções para redução desse risco. Na presença de comorbidades associadas, como hipotireoidismo, hiperprolactinemia e síndrome de Cushing, a abordagem envolve o tratamento específico dessas doenças. Para os tumores segregadores de androgênios e na hipertecose, o tratamento é cirúrgico. Na vigência do hirsutismo desencadeado por medicamentos, cabe considerar a possibilidade de suspensão ou substituição da medicação envolvida.

Para as mulheres que planejam engravidar imediatamente, a intervenção farmacológica para tratamento do hirsutismo é contraindicada em razão do potencial teratogênico dos medicamentos. Nessa situação, somente poderão ser usadas medidas cosméticas para redução dos pelos.

As pacientes que se encontram na faixa de sobrepeso ou obesas devem ser incentivadas e motivadas a perder peso, o que contribui para redução dos níveis de testosterona e aumento da SHBG e melhora clínica do hirsutismo. É importante informar às pacientes que a resposta clínica a qualquer intervenção farmacológica sobre o hirsutismo necessita do intervalo mínimo de 6 meses para ser observada, o que se deve ao longo ciclo de crescimento dos pelos.

Métodos de remoção dos pelos são úteis e podem ser usados como medidas isoladas, dependendo da extensão e intensidade dos pelos, ou associados à intervenção farmacológica. A remoção dos pelos com lâmina ou cera não interfere na velocidade de crescimento do folículo piloso e precisa ser repetida com frequência. A eletrólise é desconfortável e demorada, uma vez que cada unidade de folículo piloso é tratada individualmente, devendo ser realizada por profissionais experientes em razão do risco de cicatrizes e discromias. A terapia com *laser* e a luz pulsada intensa provocam uma fototermólise seletiva em que a melanina do folículo piloso absorve o comprimento de onda selecionado, levando à sua destruição. Esses métodos são seguros e se tornaram amplamente disponíveis e acessíveis.

O cloridrato de eflornitina creme a 13,9% (Vaniqa®) é uma medicação de uso tópico para tratamento do hirsutismo facial, cujo mecanismo de ação é a inibição da enzima ornitina descarboxilase, exercendo ação importante no crescimento do pelo. Seu uso deve ser contínuo, pois a interrupção acarreta a volta dos pelos. Os efeitos colaterais são ardência, eritema, prurido e ressecamento da pele.

Os contraceptivos hormonais combinados têm sido a principal terapia adotada para o hirsutismo e representam a primeira linha de escolha para o tratamento farmacológico. Suprimem a secreção de androgênios pelos ovários, e o componente estrogênico aumenta a concentração de SHBG, reduzindo os níveis de androgênios livres. Além disso, possibilitam contracepção adequada e fornecem proteção endometrial. Todos os contraceptivos hormonais combinados apresentam benefícios sobre as manifestações do hiperandrogenismo. É importante que a escolha seja pautada pela combinação de vários critérios: dose e tipo de estrogênio, perfil do progestogênio, via de administração (oral, injetável, anel ou adesivo), adaptação individual, controle do ciclo e custo. Ao se avaliar o uso dos contraceptivos combinados, convém manter-se atento às suas principais contraindicações: câncer de mama, tabagismo, especialmente em mulheres >35 anos, hipertensão arterial não controlada, doença cardiovascular, história de trombofilia ou passado de trombose venosa profunda e tromboembolismo pulmonar, além da enxaqueca com aura.

A espironolactona, um antagonista da aldosterona que também apresenta dupla atividade antiandrogênica, é um bloqueador do receptor de androgênios e inibidor da atividade da enzima 5α-redutase usado em associação aos contraceptivos combinados nos casos de hirsutismo moderado a grave. Só pode ser usada na vigência de contracepção adequada, pois inibe a diferenciação sexual dos fetos masculinos. A dose varia de 50 a 200mg/dia, iniciando-se

Quadro 17.2 Tratamento medicamentoso do hirsutismo

Medicamentos	Observações
Contraceptivos hormonais combinados (CHC)	Reduzem a produção de androgênios pelos ovários Estimulam a produção de SHBG pelo fígado Conferem proteção endometrial Terapia de escolha Avaliar possíveis contraindicações
Espironolactona	Dose 50 a 200mg/dia, habitualmente 100mg/dia Bloqueador do receptor de androgênios e da aldosterona Feminização de fetos masculinos, irregularidade menstrual e hiperpotassemia Necessita de contracepção adequada (de preferência uso de CHC) Usada em casos de hirsutismo mais grave, sem melhora inicial com contraceptivo oral
Acetato de ciproterona	Medicação antiandrogênica Dose baixa (2mg) como componente de anticoncepcional Monoterapia: dose de 12,5 a 50mg/dia (deve ser associado a CHC) Feminização de fetos masculinos e irregularidade menstrual
Flutamida	Medicação antiandrogênica Disfunção hepática grave Feminização de fetos masculinos Pouco utilizado
Finasterida	Inibidor da enzima 5α-redutase tipo 2 Monitorizar função hepática Pouco utilizada
Cloridrato de eflornitina creme a 13,9% (Vaniqa)	Uso tópico no hirsutismo facial Inibição da enzima ornitina descarboxilase Ardência local, prurido e ressecamento da pele

geralmente com 25 a 50mg/dia com aumento progressivo até 100mg/dia, que é a dose mais comumente usada. A espironolactona pode causar irregularidade menstrual, mas o uso concomitante de contraceptivo hormonal combinado evita esse transtorno, além de promover a anticoncepção adequada. Pode induzir hiperpotassemia, não devendo ser usada em pacientes com disfunção renal. Para as pacientes hipertensas em uso de inibidores da conversão da angiotensina (captopril, enalapril) ou dos bloqueadores dos receptores da angiotensina (losartana, valsartana) é importante monitorizar a função renal e os íons.

O acetato de ciproterona é uma medicação antiandrogênica derivada da 17α-hidroxiprogesterona que está disponível em dose baixa (2mg) como componente progestogênico de contraceptivos orais combinados. Também pode ser usada como monoterapia em doses de 12,5 a 50mg/dia, mediante o uso inteiro ou fracionado de comprimidos de 50mg, porém os efeitos colaterais dessas doses limitam seu uso. Assim como outros antiandrogênios, a ciproterona pode produzir irregularidade menstrual e induzir a feminização de fetos masculinos. Portanto, é fundamental o uso associado de contraceptivo combinado.

Outros antiandrogênios já estudados no tratamento do hirsutismo são a finasterida, inibidor da enzima 5α-redutase tipo 2, e a flutamida, potente antagonista do receptor de androgênio. Entretanto, a flutamida tem potencial de provocar disfunção hepática grave. Ainda que permaneçam como possíveis opções para o tratamento do hirsutismo, esses medicamentos não integram mais o repertório habitual de intervenção medicamentosa.

O tratamento do hirsutismo na forma tardia da HSC pode ser feito da mesma maneira que na SOP, com o uso de contraceptivos hormonais, associados ou não à espironolactona, além das medidas estéticas locais. O uso de glicocorticoide na forma tardia da HSC fica reservado para as pacientes que desejam engravidar e representa a primeira etapa para restabelecer os ciclos menstruais ovulatórios. O glicocorticoide em dose baixa (prednisona 2,5mg ou dexametasona 0,25 a 0,5mg às 23h) objetiva suprimir a secreção do ACTH (que se eleva em função do bloqueio enzimático) e normalizar os níveis de 17αOHP e de androstenediona.

Leitura complementar

Costa-Barbosa FA, Telles-Silveira M, Kater CE. Hiperplasia adrenal congênita em mulheres adultas: manejo de antigos e novos desafios. Arq Bras Endocrinol Metab 2014; 58(2):124-31.

Escobar-Morreale HF, Carmina E, Dewailly D et al. Epidemiology, diagnosis and management of hirsutism: a consensus statement by the Androgen Excess and Polycystic Ovary Syndrome Society. Human Reproduction Update 2012; 18(2):146-70.

Hohl A, Ronsoni MF, Oliveira M. Hirsutism: diagnosis and treatment. Arq Bras Endocrinol Metab 2014; 58(2):97-107.

Mofid A, Seyyed Alinaghi AS, Zandieh S, Yazdani T. Hirsutism. Int J Clin Pract 2008; 62(3):433-43.

Rosenfield, RL. Hirsutism. N Engl J Med 2005; 353:2578-88.

Rothman M S, Wieman ME. How should postmenopausal androgen excess be evaluated? Clinical Endocrinology 2011; 75(2),160-4.

Spritzer PM. Diagnóstico etiológico do hirsutismo e implicações para o tratamento. Rev Bras Ginecol Obstet 2009; 31(1):41-7.

Yildiz BO, Bolour S, Woods K, Moore A, Azziz R. Visually scoring hirsutism. Human Reproduction Update 2010; 16(1):51-64.

CAPÍTULO 18

Hiperprolactinemia

Antônio Eugênio Motta Ferrari
Luiza Liboreiro Motta Ferrari

INTRODUÇÃO

A prolactina (PRL), um hormônio polipeptídeo segregado pela adeno-hipófise, contém 199 aminoácidos e tem peso molecular de 25.000 a 30.000 dáltons. Foram identificados tamanhos moleculares de maior peso, o que modifica sua bioatividade, ou seja, sua capacidade de se ligar ao receptor específico na membrana celular, ocorrendo também mudança em sua imunoatividade, que consiste em sua capacidade de ser identificada por métodos laboratoriais de imunoensaio. Essas macromoléculas explicam certos casos de galactorreia sem hiperprolactinemia ao exame laboratorial e vice-versa.

HORMÔNIO DA DESCENDÊNCIA

A PRL é um hormônio cuja origem na evolução das espécies é muito antiga, relacionada com peixes quando da subida dos rios na época da desova. Nas aves é responsável pelo choco e pela diminuição da fome e do interesse sexual, fazendo os pais cuidarem e alimentarem seus filhotes por períodos mais longos, de modo a garantir sua sobrevivência. Nos mamíferos, a PRL é responsável pela produção do leite, tendo ainda efeitos na inibição da reprodução pela supressão do funcionamento do ovário, impedindo nova gestação durante o período de amamentação. Um efeito residual dessa atividade é o aparecimento de impotência e diminuição da libido nos homens com hiperprolactinemia. Portanto, a PRL pode ser considerada o hormônio da descendência, pois garante à prole o cuidado dos progenitores.

FISIOLOGIA

A PRL é produzida por células da adeno-hipófise e, como todos os hormônios produzidos por esse órgão, está sob o controle do hipotálamo por meio de hormônios controladores que chegam à hipófise pelo sistema porta hipotalâmico-hipofisário.

Diferentemente dos outros hormônios da hipófise anterior controlados por fatores liberadores, a PRL é controlada principalmente por um hormônio inibidor, a PIF (*Prolactin Inhibiting Factor*), que é a dopamina, sintetizada nos neurônios tuberoinfundibulares do hipotálamo. Portanto, com a perda desse controle do hipotálamo sobre a hipófise, que pode ocorrer até mesmo por uma patologia na haste hipofisária, impedindo a passagem dos hormônios, haverá diminuição de todos os hormônios produzidos pela adeno-hipófise, exceto a PRL, que sofrerá elevação de sua produção.

Existe um hormônio hipotalâmico com ação estimuladora sobre a produção da PRL agindo como um fator liberador e identificado como o TRH, o hormônio liberador da tireotrofina, o que explica os casos de hiperprolactinemia associados ao hipotireoidismo quando há elevação do TRH.

Algumas substâncias podem estimular a síntese e a liberação da PRL: o VIP (peptídeo vasoativo intestinal), o GnRH (hormônio liberador das gonadotrofinas) e o GABA (ácido gama-aminobutírico).

Outras substâncias podem influenciar a secreção da PRL, como o estrogênio, a progesterona, a serotonina, os opioides, a histamina, a vasopressina, a neuritensina, a substância P e o peptídeo histidina-metionina (Figura 18.1).

A secreção da PRL pela adeno-hipófise acontece de maneira pulsátil, ocorrendo variações de seu nível circulante no decorrer do dia, sem seguir um ritmo circadiano. A PRL aumenta durante o sono, diminuindo gradualmente no decorrer da manhã.

Durante a gravidez ocorre elevação constante dos padrões de PRL em função dos níveis crescentes de estrogênio e progesterona produzidos pela placenta, atingindo o máximo no termo da gestação. No entanto, durante esse período não ocorre a lactação, em virtude da ação do próprio estrogênio diretamente na mama, inibindo localmente a PRL. Quando ocorre a dequitação da placenta, os níveis de estrogênio e

Capítulo 18 Hiperprolactinemia

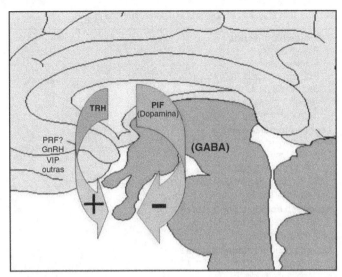

Figura 18.1 Representação esquemática da fisiologia/liberação de prolactina.

SINTOMATOLOGIA

A sintomatologia está na dependência de diversos fatores, como, por exemplo, a quantidade de PRL circulante, sendo o sintoma clássico a galactorreia, acompanhada ou não de amenorreia e infertilidade.

Em caso de macroadenoma, a sintomatologia estará relacionada com a compressão e invasão de estruturas vizinhas, podendo ocorrer cefaleia e comprometimento do campo visual pela compressão do quiasma óptico. A extensão parasselar do tumor para dentro dos seios cavernosos é um achado radiológico frequente e, em alguns casos, pode acarretar destruição óssea e até mesmo causar compressão de pares nervosos cranianos.

Casos de cefaleia de início súbito associada a náuseas e vômitos com perda da visão ou até paralisia de pares cranianos são indicativos de apoplexia hipofisária e demandam intervenção imediata.

Galactorreia

- **Definição:** presença de fluxo mamilar com características químicas de leite ou colostro na ausência de estado gravídico-puerperal recente.
- **Incidência:** 1% a 32% na mulher adulta (Corenblum, 1993). Vários fatores interferem na prevalência.

Amenorreia e infertilidade

Como já descrito, sua presença está diretamente relacionada com níveis mais altos de PRL. A função ovariana estará reduzida em razão da interferência da PRL nos pulsos de GnRH com consequente diminuição da secreção de FSH e LH. As manifestações clínicas variam na dependência do nível sérico da PRL circulante e também entre o encurtamento da fase lútea, a oligomenorreia, até a amenorreia, podendo ocorrer graus menores de inibição ovariana que justificam o aparecimento de infertilidade relacionada com hiperprolactinemia sem amenorreia. Elevação discreta (<30ng/mL) pode ser causa de infertilidade por ocasionar fase lútea curta ou ciclos anovulatórios.

Casos mais avançados podem apresentar redução dos níveis de produção de estrogênio (amenorreia central), acarretando atrofia genital e outras consequências do hipoestrogenismo, como a osteoporose.

Uma maneira prática de lembrar a incidência dos sintomas relacionados com a hiperprolactinemia é que ficam em torno de 30% ou menos (Quadro 18.1).

de progesterona caem, liberando a ação da PRL, o que desencadeia a apojadura do leite. A manutenção dos níveis altos de PRL e, portanto, da lactação, a partir desse momento passa a depender de novo mecanismo de inibição do PIF, que é o reflexo neuroendócrino da estimulação do mamilo pela sucção, conhecido como reflexo de Fergunson, que induz a cada mamada o aparecimento de um pico de PRL. A frequência constante das mamadas causa então um nível elevado da PRL, mantendo a lactação e inibindo a ovulação.

A ação da PRL sobre a ovulação se dá pela sua interferência na secreção hipotalâmica pulsátil do GnRH e a consequente alteração dos níveis do hormônio folículo-estimulante (FSH) e do hormônio luteinizante (LH). Essa interferência está na dependência direta dos níveis circulantes de PRL, variando desde uma fase lútea inadequada, passando por uma anovulação intermitente, o que acarreta oligomenorreia, até anovulação total seguida de amenorreia, dependendo dos níveis sanguíneos de PRL (Figura 18.2).

Quadro 18.1 Caracterização de sintomas e sinais das mulheres com hiperprolactinemia

Um terço das pacientes com amenorreia tem hiperprolactinemia
Um terço das pacientes com hiperprolactinemia tem galactorreia
Um terço das pacientes com galactorreia tem ciclos regulares
Um terço das pacientes com hiperprolactinemia tem infertilidade
Um terço das pacientes com amenorreia secundária tem adenoma de hipófise

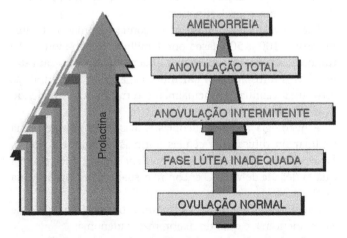

Figura 18.2 Hiperprolactinemia. Bloqueio progressivo da função ovariana.

Causas de hiperprolactinemia

São diversas as causas de elevação da PRL, como:

- **Fisiológicas:** relacionadas com as variações de sua produção (sono, coito, exercícios) ou sobre seu controle natural (estímulo mamilar). A possibilidade de gravidez deve ser sempre considerada na mulher em período fértil (Quadro 18.2).
- **Farmacológicas:** causadas por medicamentos que atuam inibindo o PIF (dopamina) ou com ação direta sobre a produção da PRL. Muitos medicamentos utilizados na prática clínica por diferentes especialidades podem ser responsáveis pela hiperprolactinemia (p. ex., verapamil e morfina inibem a produção central de dopamina; reserpina e alfametildopa provocam depleção dos estoques cerebrais de dopamina; metroclopramida e sulpirida bloqueiam a ligação da dopamina com seu receptor; inibidores da monoaminoxidase e antidepressivos tricíclicos inibem a recaptação de dopamina).

Outros medicamentos atuam inibindo a recaptação da serotonina, como a fluoxetina e os opiáceos. A cimetidina e a ranitidina agem por antagonizar os receptores H2 da histamina. Os estrogênios causam hiperprolactimemia por ação direta na hipófise, estimulando a transcrição gênica e a atividade mitótica dos lactotrofos (Quadro 18.3).

- **Patológicas:** desencadeadas por doenças sistêmicas ou hipotalâmico-hipofisárias, como o adenoma hipofisário produtor de PRL (Quadro 18.4).

A causa endócrina mais comum é o hipotireoidismo primário que, em razão da queda dos hormônios tireoidianos, induz aumento do TRH que, por sua ação estimulatória sobre a produção da PRL, pode causar a hiperprolactinemia.

Quadro 18.2 Causas fisiológicas da hiperprolactinemia

Sono
Refeições
Estresse
Coito
Exercícios físicos
Gravidez e lactação
Manipulação mamária

Quadro 18.3 Causas farmacológicas da hiperprolactinemia

Antagonistas dopaminérgicos
Fenotiazinas (clorpromazina, lorpramazina)
Butirofenonas (haloperidol)
Benzamidas (metoclopramida, sulpirida, veraliprida)
Agentes depletores da dopamina
Alfametildopa
Reserpina
Fármacos que atuam mediante mecanismos não dopaminérgicos
Estrogênios
Progestogênios
Antidepressivos tricíclicos (inibidores da MAO)
Opiáceos
Cocaína
TRH

MAO: enzima monoaminoxidase; TRH: terapia de reposição hormonal.

Quadro 18.4 Causas patológicas de hiperprolactinemia

Tumores hipofisários
Prolactinomas
Acromegalia
Síndrome da sela vazia
Secção da haste hipofisária
Tumores não secretores
Angiossarcoma
Lesões hipotalâmicas
Histiocitose
Sarcoidose
Granuloma eosinófilo
Tumores – craniofaringiomas, meningiomas, disgerminomas
Radioterapia
Produção ectópica por tumores
Carcinoma broncogênico
Hipernefroma
Doenças endocrinometabólicas
Hipotireoidismo
Doença de Addison
Hiperplasia da suprarrenal
Insuficiência renal crônica
Síndrome de Nelson
Hepatopatia crônica
Doenças e lesões irritativas da parede torácica
Herpes-zóster
Mastectomias
Toracotomias
Mastoplastias
Dermatite atópica
Queimaduras

Lesões irritativas da parede torácica, como queimaduras, herpes-zóster e cicatrizes de mastectomia, podem causar hiperprolactinemia por estímulo neuroendócrino (reflexo de Fergunson).

Tumores selares ou suprasselares que podem impedir que a dopamina alcance a adeno-hipófise, desencadeando uma hiperprolactinemia, são denominados pseudoprolactinomas, e os níveis de PRL encontrados nesses casos são geralmente <150ng/mL (Quadro 18.4)

Adenoma de hipófise produtor de prolactina (prolactinoma)

Considerado o tumor de hipófise mais comum (50%), a relação homem:mulher é de 20:1 nos microprolactinomas e de 1:1 nos macroprolactinomas.

Sua prevalência no Brasil não é conhecida, mas a literatura mostra 100 a 500 casos por 1 milhão de habitantes. São tumores benignos de crescimento geralmente lento ou estável. Casos raros atingem tamanhos capazes de comprimir as estruturas vizinhas, principalmente o trato óptico, podendo ocasionar hemianopsia bitemporal.

A histologia não é de neoplasia, mas de uma hiperplasia nodular ou difusa com células normais, atingindo todas as faixas etárias, mas com maior prevalência entre a terceira e a quarta década de vida. O encontro casual em necropsias varia de 9% a 27%.

Quando seu diâmetro é <10mm, o tumor é chamado de microadenoma, e quando maior, macroadenoma.

O microadenoma raramente progride para macroadenoma (Quadro 18.5).

Quadro 18.5 Razões para não se diagnosticar o microadenoma

Ocorrência muito comum
Crescimento muito raro na gravidez
Recorrência após cirurgia significativa
Curso natural não afetado pelo tratamento com agonista dopaminérgico
Sem contraindicação para terapia hormonal ou contraceptivo oral

DIAGNÓSTICO

A base do diagnóstico é a dosagem da PRL basal (Quadro 18.6). Sua pesquisa na ginecologia está sempre indicada nos casos de galactorreia, amenorreia com ou sem galactorreia e na infertilidade.

Os dados clínicos e a investigação inicial devem afastar outras causas de elevação da PRL, como gravidez, uso de drogas, hipotireoidismo e insuficiência renal crônica.

Os exames complementares relacionados com a causa-base da hiperprolactinemia devem ser realizados visando à identificação da patologia subjacente (p. ex., afastar adenoma de hipófise) para instituição do tratamento adequado. Diante de uma paciente com quadro clínico compatível com possível elevação da PRL, a primeira conduta será a dosagem da PRL, sempre associada à dosagem do TSH para afastar o hipotireoidismo (subclínico) como causador da hiperprolactinemia.

A coleta do sangue deve ser feita pela manhã, após período de repouso, e evitando-se o "estresse" da punção venosa. Níveis entre 5 e 25ng/mL são considerados normais. O encontro de níveis >100ng/mL é sugestivo de tumores e de níveis >200ng/mL, de macroprolactinomas.

Os testes de estimulação e supressão do TSH e do GnRH não mostraram valor diagnóstico e não são usados de rotina.

A radiografia de crânio para avaliação da sela túrcica está indicada nas pacientes com galactorreia isolada ou associada aos outros sintomas e na hiperprolactinemia comprovada pelo exame laboratorial.

Os métodos de imagem, como a tomografia computadorizada (TC) e a ressonância magnética (RM), quando disponíveis, apresentam grande sensibilidade, sendo de maior valor nos casos com níveis altos de PRL ou com aparecimento de imagem suspeita à radiografia de crânio. São exames nem sempre acessíveis e que muitas vezes promovem pouca modificação na conduta, pois seu valor está em diagnosticar o microadenoma, um tumor de ocorrência relativamente frequente, mesmo em assintomáticos, e cujo tratamento será o mesmo de uma hiperprolactinemia sem tumor identificável (veja *Tratamento*).

A alta sensibilidade da RM ajuda a detectar lesões pequenas e pode revelar tumores da hipófise em pacientes que realizam o exame com outros objetivos (incidentalomas). Em 10 mil hipófises examinadas, são encontrados cerca de mil microadenomas não suspeitados.

Grandes tumores encontrados na hipófise ou acima dela, associados à PRL <200ng/mL, provavelmente não serão considerados prolactinomas, e a elevação da PRL se deve à compressão da haste hipofisária com interrupção do fluxo do PIF/dopamina do hipotálamo para a hipófise. Alguns casos podem ser de macroprolactinomas com efeito gancho na dosagem da PRL, quando a reação de imunoensaio lê valores falsamente baixos. Nesses casos deve ser solicitada a dosagem de PRL após diluição do soro a 1:100.

A campimetria visual e o exame do fundo de olho são métodos de acompanhamento dos grandes tumores, até mesmo durante a gravidez.

TRATAMENTO

O tratamento da hiperprolactinemia está indicado nos casos sintomáticos (p. ex., galactorreia, infertilidade) ou na presença de um macroadenoma em virtude do risco da compressão suprasselar. O encontro de microadenoma em paciente assintomática não é indicação de tratamento.

Tratamento clínico

O tratamento clínico é a principal arma diante das diversas causas de hiperprolactinemia, bem como dos macro e microadenomas, com resposta rápida e satisfatória na grande maioria dos casos. O fármaco clássico é a bromocriptina, substância derivada do ácido lisérgico. Trata-se de um agonista dopaminérgico que se liga aos receptores da dopamina nas células produtoras de PRL na hipófise, agindo como o PIF.

Sua ação sobre as células tumorais é rápida, ocasionando a diminuição do volume do tumor por meio da redução do número de células por necrose e reposição por fibrose.

Bromocriptina

Apresentação e dose

São administrados comprimidos de 2,5 a 10mg/dia (em dose única ou fracionada). Existe uma forma VO de liberação lenta (5 a 15mg/dia). A dose deverá ser ajustada individualmente, iniciando-se com quantidades menores para evitar os efeitos colaterais e aumentando até que se consiga a normalização das taxas de PRL.

Efeitos colaterais (Quadro 18.7)

A incidência de efeitos colaterais é alta, principalmente no início do tratamento. Esses sintomas podem ser evitados ou amenizados iniciando-se o tratamento com doses menores ou fracionadas (duas vezes ao dia) e aumentando essas doses gradativamente.

Quadro 18.6 Métodos diagnósticos

Dosagem de prolactina
Dosagem de TSH
Testes de estimulação e supressão (TRH, GnRH)
Técnicas radiológicas
Radiografia simples (lateral e frontal)
Tomografia computadorizada (com contraste)
Ressonância magnética
Campo visual e fundo de olho

Quadro 18.7 Efetividade do tratamento clínico

Normalização dos níveis de prolactina em 2 a 3 semanas após iniciar o tratamento
Redução no tamanho de mais de 90% dos tumores
Retorno da menstruação (em 80% das pacientes com amenorreia/galactorreia, sem tumor)
Cessação da galactorreia em 50% a 60% das pacientes
Retorno da menstruação em 5 a 7 semanas de tratamento
Cessação da galactorreia em 12,5 semanas de tratamento
Gravidez em 80% das pacientes

O uso da medicação via vaginal (com o mesmo comprimido da via oral) é também benéfico por evitar a absorção intestinal e a primeira passagem hepática, sendo sua absorção idêntica à que ocorre com a administração oral, bem como os níveis circulantes e a eficácia.

Cabergolina

A cabergolina é um agonista dopaminérgico bastante potente e de ação prolongada, administrado semanalmente, o que facilita a aderência ao tratamento. Algumas pacientes apresentam menos efeitos colaterais, sendo observada a normalização da PRL em algumas pacientes resistentes à bromocriptina.

Esse agonista dopaminérgico é mais potente e também mais efetivo do que a bromocriptina na restauração dos níveis normais de PRL em mulheres com adenomas lactotrofos. É considerada por muitos a melhor opção, porém o uso a longo prazo, mesmo em doses baixas, pode aumentar o risco de doença cardíaca valvular hipertrófica.

- **Dose:** 0,25 a 15mg uma ou duas vezes por semana (comprimidos de 5mg).

Tratamento clínico com outros fármacos

Derivados da ergotamina

- **Lisurida:** derivada do *ergot*, age como agonista dopaminérgico e antagonista da serotonina. Sua eficácia é comparável à da bromocriptina. Dose: 0,1 a 0,2mg VO (após as refeições).
- **Pergolida:** mais potente e mais bem tolerada do que a bromocriptina. Dose: 50 a 150mg/dia (dose única). Pode ser efetiva em pacientes resistentes à bromocriptina

Os efeitos colaterais dos derivados da ergotamina encontram-se listados no Quadro 18.8.

Quadro 18.8 Efeitos colaterais dos derivados da ergotamina

Cefaleia
Hipotensão ortostática
Náuseas e vômitos
Alucinação (<1%)
Fadiga
Cólica abdominal
Congestão nasal
Depressão
Tonteira

Não derivados da ergotamina

- **Quinagolida:** pode ser efetiva em tumores resistentes à bromocriptina e promove menos efeitos colaterais, além de apresentar propriedades antidepressivas. Dose: 74 a 300mg/dia VO.
- **CV 205-502:** sintetizada recentemente, mostrou praticamente não ter efeitos colaterais.

Tratamento cirúrgico (ressecção transesfenoidal seletiva)

O tratamento cirúrgico é reservado para os casos em que não há resposta (diminuição do tumor) ou ocorre a persistência da extensão suprasselar após tratamento medicamentoso ou quando a paciente não suporta a medicação. As taxas de sucesso dependem da experiência do cirurgião e do tamanho do tumor.

A taxa de morbidade é de 6,5% e a de mortalidade, 0,27%. Resultados positivos são encontrados em 40% dos macroadenomas e 80% dos microadenomas.

A recorrência é frequente (índice de cura de 50% a longo prazo): 70% em microadenomas e 10% em macroadenomas.

As causas de recorrência ou persistência da hiperprolactinemia após cirurgia são: dificuldade de ressecção completa (não há cápsula – aspecto semelhante ao tecido normal), tumor de origem multifocal ou continuação da anormalidade do hipotálamo com persistência do estímulo sobre a hipófise (a causa seria disfuncional).

Complicações

- Pan-hipopituitarismo: 10% a 30% (principalmente nas cirurgias dos macroadenomas).
- Fístula de líquido cefalorraquidiano.
- Meningite (ocasional).
- *Diabetes insipidus* (com duração de 6 meses a permanente).

Radioterapia

Os resultados da radiopatia são menos satisfatórios do que os da cirurgia. A resposta ao tratamento geralmente é lenta, podendo demorar alguns anos para ocorrer a queda da PRL. As complicações, como o pan-hipopituitarismo, podem aparecer em até 10 anos após o tratamento.

Sua indicação está reservada para tratamento de tumores recidivantes após tratamento cirúrgico e para diminuição de grandes tumores que não responderam ao tratamento medicamentoso. Também está indicada em alguns casos de tumores mistos (produtores de GH ou ACTH) (Quadro 18.9).

Tratamento conservador

Nas pacientes assintomáticas nas quais não foi detectada a presença de macroadenomas e que não desejam engravidar, a conduta conservadora, sem tratamento, é uma opção viável. As pacientes devem ser controladas anualmente por meio da dosagem da PRL, devendo ser realizado exame de imagem somente em caso de elevação dos níveis. As preocupações da conduta conservadora devem abranger o risco do hipoestrogenismo,

Quadro 18.9 Tratamento dos prolactinomas

Tipo de tumor	Terapia recomendada	Contraindicado
Microprolactinoma sem sintomas	(1) Medicamento (2) Observação (3) Cirurgia se a medicação falhar	Radiação
Microprolactinoma com sintomas	(1) Medicamento (2) Cirurgia se a medicação falhar (3) Observação	Radiação
Macroprolactinoma confinado à sela	(1) Medicamento (2) Cirurgia (3) Cirurgia ou radioterapia como coadjuvante da terapia com medicamento	Observação
Macroprolactinoma com extensão além da sela	(1) Medicamento (2) Cirurgia e/ou radioterapia como coadjuvante da terapia com medicamento	Observação

não existindo para essas pacientes contraindicação ao uso de contraceptivos hormonais ou terapia de reposição hormonal.

ADENOMA HIPOFISÁRIO E GRAVIDEZ

Ao se considerar que a hiperprolactinemia é uma das causas de infertilidade, seu tratamento, quando esta é a única causa da infertilidade, torna possível a gravidez em até 80% dos casos.

O acompanhamento dessas pacientes não costuma ser preocupante, pois menos de 2% dos casos desenvolvem sintomas de crescimento do tumor e apenas 5% delas podem apresentar crescimento tumoral assintomático, sendo o risco maior nas pacientes portadoras de macroprolactinomas.

Em caso de aparecimento de sintomas, como cefaleia e distúrbios visuais, o acompanhamento será feito por meio da dosagem de PRL. Na gestação, seus níveis estarão aumentados, variando de 35 a 600ng/mL. A campimetria visual tem importância nos casos de compressão do quiasma óptico. A RM pode ser realizada na gestação, sendo recomendada nos casos sintomáticos após o terceiro mês de gestação e sem uso de gadolínio.

Se houver a identificação de crescimento do tumor ou compressão do quiasma óptico, a terapia será feita com agonista dopaminérgico que, embora raramente necessário, não representa risco para o feto.

Para as pacientes assintomáticas durante a gestação, a amamentação poderá ser realizada sem receio de estimular o crescimento tumoral, e o retorno da medicação deverá ser realizado após o término da amamentação.

Leitura complementar

Marc A, Fritz e LS. Clinical gynecologic endocrinology and infertility. 8. ed., 2011: 11(16).

CAPÍTULO 19

Anovulação Crônica Hiperandrogênica (Síndrome dos Ovários Policísticos)

Ricardo Mello Marinho
Leonardo Matheus Ribeiro Pereira

INTRODUÇÃO

A anovulação crônica hiperandrogênica ou síndrome dos ovários policísticos (SOP) acomete cerca de 6% a 10% das mulheres na população em geral, sendo considerada a endocrinopatia mais comum entre as mulheres na menacme.

As principais características relacionadas com a SOP são a oligo ou anovulação e o hiperandrogenismo. Também podem estar presentes o aspecto policístico dos ovários à ultrassonografia, a infertilidade, a obesidade e a resistência à insulina (RI).

Tanto a etiologia como o diagnóstico são motivos de controvérsia, já que a anovulação crônica hiperandrogênica pode ter origem variada e manifestar-se clinicamente de diversas maneiras e intensidades, não havendo quadro clínico único, situação que se reflete na dificuldade no estabelecimento de critérios diagnósticos consensuais entre as diversas associações de especialistas (Quadro 19.1).

A etiologia da SOP permanece desconhecida, mas acredita-se que vários fatores contribuam para o hiperandrogenismo e a anovulação, entre os quais as alterações da pulsatilidade central do hormônio liberador de gonadotrofinas (GnRH) e do hormônio luteinizante (LH), anormalidades intrínsecas na esteroidogênese ovariana, RI e consequente hiperinsulinemia e fatores ambientais (dieta e atividade física). Além disso, estudos recentes com base no genoma descobriram pelo menos 16 *loci* relacionados com a SOP. Nesses *loci* existem alguns genes relacionados com a disfunção reprodutiva (LHCGR, FSHR e FSHB) e outros com a disfunção metabólica (INSR e HMGA2) característicos da síndrome. Entretanto, os achados são iniciais, o que ainda não possibilita considerar seu impacto no aspecto clínico da doença.

ETIOPATOGENIA

A base da fisiopatologia (Figura 19.1) da SOP é o hiperandrogenismo, com o compartimento ovariano sendo o colaborador mais consistente desse processo. A desregulação do citocromo P450c17, enzima formadora de androgênios nas suprarrenais e nos ovários, pode ser o mecanismo central subjacente ao hiperandrogenismo. Os androgênios, no tecido periférico, são convertidos em estrona, alterando os pulsos de GnRH e elevando os níveis de LH, o qual estimula as células da teca ovariana a produzir mais androgênios. Os androgênios em excesso tenderão à 5α-redução, com formação de diidrotestosterona (DHT), o androgênio mais potente e não mais aromatizado em estrogênios. Além disso, esses metabólitos em excesso inibem a aromatase e, consequentemente, a produção de estradiol. Esse microambiente androgênico ovariano é um ponto fundamental da SOP, contribuindo para o processo de atresia folicular. Os folículos atrésicos são ricos em inibina, que inibe a secreção hipofisária de FSH, aumentando a relação LH/FSH circulante.

Quadro 19.1 Critérios diagnósticos consensuais da SOP

NIH (1990)	ASRM/ESHRE (Roterdã, 2003)	Sociedade de Excesso de Androgênio (2006)	NIH (2012)
Inclui todos os critérios a seguir: Hiperandrogenismo clínico e/ou bioquímico (HA) Disfunção menstrual	Inclui pelo menos dois dos três critérios a seguir: Hiperandrogenismo clínico e/ou bioquímico (HA) Oligo ou anovulação (OD) Aspecto policístico dos ovários à ultrassonografia (PCOM)	Inclui todos os critérios a seguir: Hiperandrogenismo clínico e/ou bioquímico Disfunção ovariana e/ou ovários policísticos	Mesmo ESHRE/ASRM 2003 Identificação de fenótipos específicos A: HA + OD + PCOM B: HA + OD C: HA + PCOM D: OD + PCOM

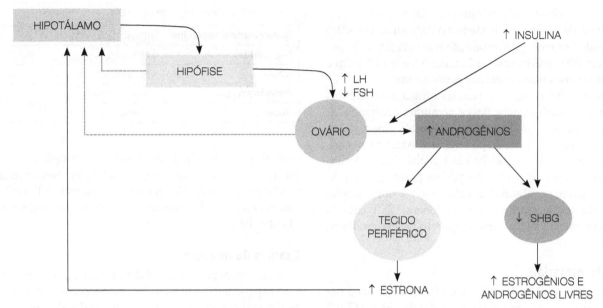

Figura 19.1 Fisiopatologia da SOP.

Os altos níveis plasmáticos de androgênios, assim como a obesidade e a hiperinsulinemia, provocam também a redução da produção da proteína carreadora de esteroides sexuais (SHBG) pelo fígado, o que redunda no aumento nas frações livres de androgênios e estrogênios circulantes.

A RI tem papel importante na fisiopatologia da SOP. Aproximadamente 65% a 70% das mulheres com SOP apresentam RI e a hiperinsulinemia secundária, sendo a maioria obesa. A insulina elevada atua sinergicamente com o LH nas células da teca, aumentando a produção dos androgênios ovarianos. Além disso, esse aumento pode ter ação direta sobre os ovários, afetando a foliculogênese e causando atresia folicular precoce.

A obesidade e o sobrepeso estão presentes em mais de 50% das pacientes com SOP, podendo também contribuir para a disfunção ovulatória, o que ocorre por três mecanismos: (1) aumento da síntese estrogênica por aromatização; (2) inibição da síntese hepática de SHBG, elevando a fração livre de estradiol e testosterona; e (3) elevação dos níveis de insulina que, como citado, estimula a síntese androgênica nos ovários.

A aparência policística dos ovários que pode ser observada ao exame ultrassonográfico é a consequência e não a causa da anovulação.

Vários estudos demonstram que pacientes com SOP apresentam, além do risco aumentado de hiperplasia e câncer de endométrio em razão do estímulo estrogênico contínuo sem a contraposição da progesterona, riscos elevados também para doenças cardiovasculares e metabólicas, como o *diabetes mellitus* (DM).

Pacientes com SOP, principalmente aquelas com RI e obesidade, apresentam níveis aumentados de proteína C reativa e homocisteína, além da diminuição da fibrinólise e da capacidade antioxidativa e alterações do perfil lipídico (diminuição do HDL-c, aumento de LDL-c e triglicérides), o que aumenta a chance de desenvolver doenças cardiovasculares, como hipertensão arterial sistêmica e doença coronariana.

A RI e a hiperinsulinemia são os pilares tanto para a SOP como para a síndrome metabólica, o que está diretamente relacionado com o alto risco de desenvolvimento do DM. Mulheres com SOP têm de cinco a dez vezes mais chances de desenvolver DM e duas a três vezes mais de ter síndrome metabólica do que as sem SOP. Por isso, as alterações metabólicas presentes nessas mulheres poderiam incluí-las na chamada síndrome metabólica, que é caracterizada por aumento dos triglicérides, diminuição do HDL-c, obesidade central, hipertensão arterial e intolerância à glicose. As mulheres com SOP apresentam também mais complicações obstétricas, como abortamento, DM gestacional e pré-eclâmpsia.

DIAGNÓSTICO
Clínico

O diagnóstico de SOP tem por base a história e o exame clínico, ou seja, pacientes com relato de ciclos irregulares desde a menarca ou com amenorreia que apresentam sangramento após o teste da progesterona com sinais de hiperandrogenismo (acne, hirsutismo) e obesidade.

O hirsutismo é classificado por meio do índice de Ferriman & Gallwey, no qual se observa a distribuição pilosa em diversos locais do corpo, conferindo 1 a 4 pontos por item avaliado. Quando a soma dos pontos é maior do que 8, a paciente é considerada hirsuta. Vale ressaltar que 10% a 15% das mulheres com hiperandrogenismo (bioquímico ou clinico) e ciclos aparentemente normais são anovulatórias.

Na prática clínica diária, nem sempre todos esses sinais e sintomas estão presentes, o que pode dificultar o diagnóstico. Devem ser investigadas e identificadas também as situações específicas que levam à anovulação, como hiperprolactinemia, hipotireoidismo, hiperplasia congênita da suprarrenal, síndrome de Cushing, causas hipotalâmicas ou mesmo o início de falência ovariana.

Na tentativa de estabelecer critérios diagnósticos para a SOP, a Sociedade Americana de Medicina Reprodutiva (ASRM) e a Sociedade Europeia de Reprodução Humana (ESHRE) publicaram em 2003 o Consenso de Roterdã (Quadro 19.1), que contém os critérios mais utilizados para esse fim.

Atenção especial e cautela devem ser dirigidas ao diagnóstico da SOP na adolescência, pois é comum a ocorrência de ciclos anovulatórios com hiperandrogenismo e aspecto policístico dos ovários no período pós-puberal. Além da atenção dispensada às manifestações clínicas e metabólicas relevantes que fazem parte da SOP e que podem apresentar-se nessa época e devem ser abordadas, cabe destacar que a rotulagem de todas as pacientes como portadoras de SOP causará um impacto emocional e a preocupação desnecessária dessas pacientes.

Exames laboratoriais

A propedêutica para o diagnóstico da SOP consiste na dosagem da prolactina, do hormônio estimulador da tireoide (TSH) e da 17-α-hidroxiprogesterona para afastar hiperprolactinemia, hipotireoidismo e hiperplasia congênita da suprarrenal de manifestação tardia. A determinação dos níveis séricos de FSH e LH é considerada de pouca importância no diagnóstico da SOP. Em casos selecionados, o FSH deve ser solicitado para afastar falência ovariana ou amenorreia hipotalâmica.

Alguns estudos recentes recomendam a dosagem do hormônio antimülleriano (HAM) quando não houver aparelho ultrassonográfico ou profissional apropriado para fazer o diagnóstico por imagem. Para esses autores a dosagem do HAM >4,5ng/mL poderia substituir o exame ultrassonográfico. Não há recomendação para seu uso rotineiro.

A dosagem dos androgênios plasmáticos não é necessária. As exceções seriam os casos de hirsutismo acentuado, recente ou progressivo ou de virilização. Nessas situações é necessário afastar a presença de tumor ovariano e hiperplasia ou tumor de suprarrenal, e os hormônios a serem dosados seriam a testosterona e o sulfato de desidroepiandrosterona (DHEAS). A testosterona livre, embora possa ser útil quando o hiperandrogenismo não for evidente, apresenta problemas em sua execução e interpretação, não sendo recomendada rotineiramente.

Embora a RI faça parte da fisiopatologia da SOP, não há consenso quanto à recomendação para seu diagnóstico, já que os exames disponíveis não apresentam sensibilidade e especificidade adequadas quando comparados com o padrão-ouro, um exame complexo e utilizado somente em pesquisa (clampe euglicêmico).

Alguns autores recomendam, entretanto, o uso de índices calculados a partir da glicose e insulina de jejum, como a relação glicose/insulina, insulina/glicose, QUICKI e HOMA-IR para o diagnóstico de RI. Outros indicam a dosagem de insulina 2 horas após a administração oral de 75g de dextrosol.

É fundamental o rastreamento da síndrome metabólica (SM) nas portadoras de SOP, pois sua prevalência nessas pacientes está em torno de 37% a 47%, comparada com 10% a 40% na população feminina em geral. Para tanto devem ser solicitados a dosagem de glicemia de jejum e da glicemia após 2 horas da administração de 75g de dextrosol, o perfil lipídico, além das medidas da circunferência abdominal e da pressão arterial.

Quadro 19.2 Critérios diagnósticos da SM

Circunferência abdominal	>88cm
Triglicérides	≥150mg/dL
HDL-c	<50mg/dL
Pressão arterial	≥130 × 85mmHg
Glicemia	Glicemia ≥100mg/dL

O diagnóstico da SM segundo o consenso de Roterdã consiste na presença de pelo menos três dos critérios descritos no Quadro 19.2.

Exames de imagem

A ultrassonografia vaginal deve ser feita por ultrassonografista experiente e familiarizado com os critérios diagnósticos. Segundo o consenso de Roterdã, os ovários devem ter número superior a 12 folículos entre 2 e 9mm de diâmetro médio ou volume ovariano aumentado, ou seja, >10cm³. A aparência subjetiva de micropolicistose ovariana não deve ser considerada, visto que 20% das mulheres saudáveis apresentam essa morfologia e apenas uma pequena porção tem hiperandrogenismo e irregularidade menstrual. Convém lembrar que a presença de ovários policísticos ao ultrassom não é essencial nem suficiente para o diagnóstico da SOP.

Para as pacientes que têm longa história de ciclos irregulares, com períodos de sangramento abundante ou prolongado, o endométrio espessado pode ser indicação da necessidade de biópsia endometrial.

TRATAMENTO

A paciente portadora da SOP procura atenção médica por motivos diversos. A abordagem terapêutica dependerá do quadro clínico, da etiologia e de seus objetivos (Figura 19.2).

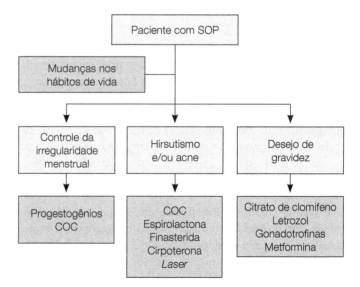

Figura 19.2 Abordagem da SOP. (COC: contraceptivos orais combinados.)

Mudança nos hábitos de vida

Independentemente do objetivo a ser alcançado, a abordagem inicial às pacientes obesas ou com sobrepeso consiste no estabelecimento de mudanças nos hábitos de dieta, atividade física e perda de peso. Dieta com restrição calórica e programa de exercícios físicos são medidas fundamentais. No entanto, ainda não existem evidências sobre o melhor programa de perda de peso ou a dieta ideal para as mulheres com SOP. A redução sustentada de 5% a 10% do peso inicial promove melhora da hiperinsulinemia e do hiperandrogenismo com possível retorno da função ovulatória. A manutenção do peso adequado melhora o controle da dislipidemia e da pressão arterial e auxilia a prevenção de doenças cardiovasculares e DM.

Controle da irregularidade menstrual

O controle da irregularidade menstrual pode ser feito por meio do uso de um progestogênio durante 10 a 14 dias por mês, devendo ser evitados derivados da 19-nortestosterona em razão dos efeitos androgênicos. Podem ser utilizados acetato de medroxiprogesterona na dose de 5 a 10mg/dia, acetato de nomegestrol, 5mg/dia, didrogesterona, 10mg/dia, ou progesterona micronizada, 200 a 400mg/dia.

Nas pacientes que desejam a contracepção, o controle do ciclo menstrual deve ser feito com o emprego de contraceptivos orais combinados (COC), evitando-se aqueles cujo progestogênio tenha ação androgênica.

Hiperandrogenismo (hirsutismo e acne)

No momento em que a melhora do hirsutismo constitui o objetivo do tratamento, a melhor opção passa a ser o uso de um COC com o componente progestogênico antiandrogênico, como a ciproterona ou a drospirenona. Também podem ser associadas outras medicações de ação antiandrogênica, como a espironolactona ou a finasterida. A flutamida deve ser evitada em virtude de sua hepatotoxicidade. O tratamento cosmético por eletrólise ou *laser* deve ser realizado após o período mínimo de 6 meses de tratamento clínico.

Desejo de gravidez

Os objetivos do tratamento da SOP relacionado com a infertilidade são a restauração da ovulação e a gravidez. Para alcançar esses objetivos existem várias intervenções, como as mudanças nos hábitos de vida, os agentes indutores de ovulação e substâncias que atuam na RI, além do *ovarian drilling* e da reprodução assistida.

Agentes indutores da ovulação

Antes da indução da ovulação convém completar a investigação do casal, pois não é incomum a coexistência de outras causas de infertilidade, como alterações no espermograma e fator tuboperitoneal.

Citrato de clomifeno (CC)

Considerado o medicamento de primeira escolha, o CC deve ser utilizado inicialmente na dose de 50mg ao dia por 5 dias, entre o segundo e o quinto dia do ciclo. Deve ser feita sempre a monitorização do ciclo por meio da ultrassonografia transvaginal com o objetivo de acompanhar o crescimento e a ocorrência da ruptura folicular, além da espessura e do aspecto endometriais. Na ocorrência da ovulação, o tratamento deve ser mantido, mas não devem ser ultrapassados seis ciclos de indução.

A dose pode ser aumentada, caso a paciente não ovule, para até 150mg ao dia. Cerca de 75% a 80% das mulheres com SOP irão ovular com a utilização do CC, com 15% a 20% permanecendo anovulatórias apesar da dosagem máxima. Mesmo com a alta taxa de ovulação, a ocorrência de gravidez é bem menor em razão de outras causas de infertilidade associadas aos efeitos antiestrogênicos do medicamento sobre o endométrio e o muco cervical. Nas pacientes que apresentam crescimento folicular ao ultrassom, mas nas quais o rompimento folicular não ocorre espontaneamente, recomenda-se a utilização de 5.000UI de gonadotrofina coriônica humana (HCG) quando o maior folículo ultrapassar 18 a 20mm, devendo ser usada com cautela nos casos de crescimento folicular múltiplo.

Os efeitos colaterais do CC incluem fogachos, cefaleia, distúrbios visuais, desconforto abdominal e náuseas. No entanto, na maioria das vezes seu uso é bem tolerado. O risco do hiperestímulo ovariano é baixo, e a gestação múltipla ocorre em 5% a 10% dos casos.

As contraindicações incluem a presença de cistos ovarianos, hepatopatias, tumor hipofisário e disfunções da suprarrenal e tireoidiana não controladas. As alterações visuais revelam a necessidade de interrupção do tratamento.

Algumas pacientes resistentes ao CC também poderiam beneficiar-se da associação de baixa dose de corticoides, em especial aquelas com níveis elevados de androgênios suprarrenais.

Letrozol

Atualmente, apesar de seu uso *off label*, o letrozol pode ser considerado, junto com o CC, um medicamento de primeira escolha para o tratamento da anovulação nas pacientes com SOP e com desejo de gravidez. Em se tratando de pacientes com SOP obesas ou com sobrepeso, o letrozol se mostra mais eficaz do que o CC.

O letrozol, um inibidor oral da enzima aromatase que age suprimindo a síntese de estrogênios ao inibir a conversão dos androgênios em estrogênios, é utilizado para a indução da ovulação por proporcionar aumento na liberação das gonadotrofinas hipofisárias.

A posologia do letrozol para indução da ovulação é de 2,5 a 5mg durante 5 dias na fase folicular inicial (do terceiro ao sétimo dia do ciclo menstrual). Seus principais efeitos colaterais são fogachos, náuseas, fadiga, alopecia e sangramento vaginal.

O letrozol foi considerado potencialmente teratogênico após relato de aumento na incidência de malformações ósseas e anomalias cardíacas em recém-nascidos de mães que o utilizaram para tratamento da infertilidade. No entanto, outros estudos com número maior de pacientes não confirmaram esse achado. Vale lembrar, entretanto, que tanto o CC como o letrozol não devem ser utilizados caso exista a possibilidade de a paciente estar grávida.

Gonadotrofinas

As gonadotrofinas (FSH e LH) são consideradas medicamentos de segunda linha no tratamento de pacientes anovulatórias com SOP e são utilizadas nas pacientes resistentes ao CC e ao letrozol. Devem ser prescritas apenas por profissionais com experiência em medicina reprodutiva.

A monitorização clínica rigorosa e ultrassonográfica do ciclo é obrigatória. Caso existam mais de quatro folículos com >14mm de diâmetro médio ou mais de três folículos com >16mm, o ciclo deve ser cancelado para que sejam evitadas a gravidez múltipla e a síndrome de hiperestímulo ovariano (SHO), que pode ser grave e é mais comum em pacientes com SOP. A administração de análogos de GnRH antes da administração de gonadotrofinas parece reduzir as chances de abortamento, em função da supressão do LH e da redução dos níveis androgênicos, mas é uma prática pouco adotada atualmente.

Ovarian drilling

Alguns trabalhos têm sugerido o tratamento cirúrgico da infertilidade (cauterização ovariana ou vaporização a *laser* via laparoscópica). A técnica cirúrgica consiste em fazer três a oito lesões pontuais em cada ovário com eletrocautério. No entanto, o *ovarian drilling* mostra algumas desvantagens, como a formação de aderências pós-operatórias, podendo provocar um fator tuboperitoneal e causar destruição de folículos ovarianos com diminuição da reserva ovariana.

Medicamentos que atuam na RI

O uso de medicamentos que atuam na RI, especialmente a metformina, tem sido muito estudado nos últimos anos. A metformina é uma biguanida que age inibindo a produção da glicose hepática, além de aumentar a sensibilidade periférica à insulina, inibindo a gliconeogênese hepática e reduzindo a absorção gastrointestinal da glicose, além de aumentar a sensibilidade periférica da insulina.

A metformina melhora o perfil hormonal metabólico das pacientes com SOP, reduzindo o hiperandrogenismo e melhorando a RI e a hiperinsulinemia. Seu uso está relacionado com o retorno da ciclicidade menstrual e da ovulação e com a melhora do hiperandrogenismo.

Diversas metanálises sobre o uso da metformina na SOP foram publicadas, mas persistem dúvidas. As pacientes incluídas são heterogêneas, e a dose e o tempo de uso do medicamento são variados. A rigidez no julgamento da metodologia também elimina das revisões muitos estudos com bom número de pacientes. Existem resultados positivos quanto à ocorrência de ovulação em comparação com o placebo. Observa-se também aumento na taxa de ovulação quando se compara a associação de metformina ao CC *versus* o uso isolado das duas medicações.

Como regra, o uso da metformina deve ser reservado para pacientes inférteis com RI que não responderam à perda

Quadro 19.3 Grau de recomendação para riscos, intervenções propedêuticas e terapêuticas da SOP

Afirmação	Grau de recomendação
Pacientes com SOP apresentam elevada incidência de hiperplasia e câncer de endométrio, além de alto risco de desenvolver doenças cardiovasculares e DM	B
O diagnóstico da SOP é fundamentado na presença de dois dos seguintes critérios: oligo ou anovulação crônica, hiperandrogenismo clínico ou laboratorial e ovários polimicrocísticos à ultrassonografia, sendo necessária também a exclusão da hiperplasia congênita da suprarrenal, dos tumores produtores de androgênios e da síndrome de Cushing	B
Todas as pacientes devem ser orientadas a promover mudanças dos hábitos de vida, como dieta, atividade física e redução de peso	B
Citrato de clomifeno é medicamento de primeira escolha para o tratamento da infertilidade associada à anovulação crônica hiperandrogênica	A
O tratamento com CC não deve ultrapassar seis ciclos de indução, desde que haja ovulação	A
O uso da metformina está associado aos retornos da ciclicidade menstrual e da ovulação e à melhora do hiperandrogenismo	A

de peso, ao clomifeno e ao letrozol, nas quais não se deseja utilizar um tratamento mais complexo com gonadotrofinas. Eventualmente poderá ser utilizada como primeira opção em pacientes jovens com pouco tempo de infertilidade.

A dose recomendada é de 1.500 a 1.700mg, divididos em duas ou três tomadas. Os efeitos colaterais gastrointestinais, como diarreia, náuseas, vômitos, desconforto abdominal e constipação intestinal, podem levar à interrupção do tratamento. Para reduzir os efeitos adversos é recomendado que sua administração seja realizada durante as refeições e iniciada em baixas doses com aumento gradual. Efeito colateral grave, mas raro, é a acidose lática. O uso da metformina está contraindicado para pacientes com insuficiência renal e cardíaca e disfunção hepática ou alcoolistas.

Não existem até o momento evidências definitivas para recomendar a metformina para pacientes sem desejo de gravidez com o propósito de regularizar os ciclos, melhorar o hirsutismo ou prevenir complicações.

Casais que não engravidam com os tratamentos anteriores ou que tenham fatores tubários ou masculinos associados serão candidatos à técnicas de reprodução assistida (Quadro 19.3).

Leitura complementar

Biljan MM, Hemmings R, Brassard N. The outcome of 150 babies following the treatment with letrozole or letrozole and gonadotropins. Fertil Steril 2005; 84:S95.

Boomsma CM, Heineman MJ, Cohlen BJ, Farquhar C. Semen preparation techniques for intrauterine insemination. Cochrane Database Syst Rev 2004; (3):CD004507. Review.

Creanga AA, Bradley HM, McCormick C, Witkop CT. Use of metformine in polycystic ovary syndrome. A meta-analisys. Obstet Gynecol 2008; 111:959-68.

Fernandes AO, Marinho RM, Veado BV et al. Prevalência de síndrome metabólica e alterações metabólicas em pacientes portadores de síndrome dos ovários policísticos com resistência à insulina. Revista Médica de Minas Gerais 2006; 16:37.

Hart R. Polycistic ovary syndrome – prognosis and treatment outcomes. Current of Obstet Gynecol 2007; 19:529-35.

Johson NO, Stewart AW, Falkiner J et al. PCOSMIC: a multi centre randomized clinical trial in women with polycystic ovary syndrome evaluating metformin for infertility with clomiphene. Human Rep 2010; 25:1675-83.

Jones MR, Goodarzi MO. Genetic determinants of polycystic ovary syndrome: progress and future directions. Fertil Steril 2016; 106:25-32.

Legro RS, Brzyski RG, Diamond MP et al. NICHD: Letrozole versus clomiphene for infertility in polycystic ovary syndrome. N Engl J Med 2014; 371:119-29.

Lizneva D, Suturina L, Walker W et al. Criteria, prevalence and phenotypes of polycystic ovary syndrome. Fert Steril 2016; 106:6-15.

Machado LV. Ovários policísticos – Uma visão diferenciada. Rio de Janeiro: Medbook, 2007.

Marinho RM, Sabino SM, Melo M. Uso da metformina no tratamento da síndrome dos ovários policísticos. Femina 1999; 27:153-8.

Palomba S, Falbo A, Zullo F. Management strategies for ovulation induction in women with polycystic ovary syndrome and known clomifene citrate resistance. Current opinion Obstet Gynecol 2009; 21:365-73.

Requena A, Herrero J, Landeras J et al. Use of letrozole in assisted reproduction: a systematic review and meta-analysis 2008; 14:571-82.

Speroff L, Glass RH, Kase NG. Clinical gynecologic endocrinology and infertility. Baltimore: Lippincott Willians & Wilkins, 2005.

The Rotterdam ESHRE/ASRM – Sponsored PCOS Consensus Workshop Group. Revised 2003 consensus on diagnostic, criteria and long term health risks related to polycystic ovary syndrome. Fertil Steril 2004; 81:19-25.

Tulandi T, Martin J, Al-Fadhli R et al. Congenital malformations among 911 newborns conceived after infertility treatment with letrozole or clomiphene citrate. Fertil Steril 2006; 85:1761-5.

Usadi RS, Merriam KS. On-label and off-label drug use in the treatment of female infertility. Fertil Steril 2015; 103:583-94.

CAPÍTULO 20

Obesidade

Arlene de Oliveira Fernandes
Amanda Barbosa Moraes

INTRODUÇÃO

Nos últimos anos, a incidência de obesidade na população em geral vem aumentando em consequência da mudança nos hábitos de vida da sociedade. Nos últimos 9 anos houve aumento de 23% na frequência de excesso de peso em todos os estratos da sociedade. Segundo dados de 2014 do Ministério da Saúde, 52,5% dos brasileiros estão acima do peso e 17,9% da população estão obesos. O excesso de peso é maior entre os homens (52,5%), em comparação com as mulheres (49,1%), ressaltando-se que a taxa de obesidade (18,2%) entre as mulheres ultrapassa as encontradas na população masculina (17,9%).

Entre as mulheres na idade reprodutiva, 31,5% se apresentam acima do peso entre 18 e 24 anos e 48% entre 25 e 34 anos. Essas taxas aumentam progressivamente, chegando a consideráveis 61,8% em mulheres no climatério – entre 45 e 64 anos.

Nos últimos anos, a incidência da obesidade e os agravos e as comorbidades relacionados com o excesso de peso têm aumentado dramaticamente em todo o mundo, sendo considerados problemas de saúde pública.

A obesidade está associada ao desenvolvimento ou à exacerbação de diversas patologias. A maior parte dessas doenças está relacionada com a ação do tecido adiposo como órgão endócrino, uma vez que os adipócitos segregam diversas substâncias atuantes no metabolismo e no controle de vários sistemas.

DEFINIÇÃO E CLASSIFICAÇÃO DA OBESIDADE

Segundo a Organização Mundial da Saúde (OMS), a obesidade é definida pelo acúmulo anormal ou excessivo de gordura corporal, que pode atingir níveis capazes de afetar a saúde.

Uma maneira indireta de avaliação da quantidade de gordura corporal consiste no cálculo do índice de massa corporal (IMC), definido pelo peso em quilogramas (kg) dividido pela estatura em metros (m) elevada ao quadrado, conforme se pode ver a seguir:

$$IMC = Peso (kg) \div Estatura (m^2)$$

A OMS preconiza como normais os valores de IMC entre 18 e 24kg/m² e define a presença de obesidade quando esses valores são superiores a 30kg/m².

A medida da circunferência abdominal (CA) tem sido apontada como o melhor indicador de obesidade central ou visceral, e, quando >102cm nos homens e >88cm nas mulheres, está fortemente associada a alterações metabólicas e ao risco de desenvolvimento de doença cardiovascular (Quadro 20.1). A CA deve ser medida na metade da distância entre a crista ilíaca e o rebordo costal inferior. A medida dessa circunferência abdominal deve ser avaliada diferentemente nas variadas populações e grupos étnicos. Nos países da América do Sul há a tendência de se considerar a CA aumentada quando >90cm nos homens e 80cm nas mulheres; entretanto, em razão da miscigenação da população brasileira, é recomendada a utilização desses primeiros critérios.

ETIOLOGIA DA OBESIDADE

A origem da obesidade está relacionada com múltiplos fatores, como genéticos, neuroendócrinos, dietéticos, psicológicos, culturais e socioeconômicos. A influência genética nessa etiologia pode ser atenuada ou exacerbada por fatores ambientais e pelas interações psicossociais que atuam sobre os mediadores fisiológicos que contrabalanceiam a demanda e o consumo energético do organismo. No entanto, sabe-se que os fatores externos apresentam maior relevância sobre a incidência de obesidade do que os fatores genéticos.

FISIOLOGIA DO TECIDO ADIPOSO

O tecido adiposo, o principal reservatório energético do organismo, tendo como principal função o armazenamento

Quadro 20.1 Classificação do grau de obesidade na mulher segundo o IMC e medida da CA e risco de comorbidades (AACE, 2016)

Classificação	IMC (kg/m²)	Risco de comorbidades	CA ≤88cm	CA >88cm
Baixo peso	<18,5	Baixo		
Normal	18,5 a 24,9	Ausente		
Sobrepeso	25 a 29,9	Aumentado	Aumentado	Alto
Obesidade – Grau 1	30 a 34,9	Moderado	Alto	Muito alto
Obesidade – Grau 2	35 a 39,9	Severo	Muito alto	Muito alto
Obesidade – Grau 3	≥40	Muito severo	Extremamente alto	Extremamente alto

de triglicérides no citoplasma dos adipócitos, contém todas as enzimas e proteínas reguladoras necessárias para sintetizar ácidos graxos (lipogênese), bem como para mobilizá-los para utilização como fonte de energia, principalmente no período entre as refeições, mantendo, assim, o aporte energético quando há déficit calórico. Os triglicérides são considerados excelente fonte de energia. Enquanto os carboidratos fornecem 4,1 calorias/grama, o tecido adiposo é capaz de liberar 9,3 calorias/grama.

De maneira simplificada, após a ingestão de alimentos há a disponibilidade de glicose, ocasionando a secreção de insulina e favorecendo o armazenamento de gorduras. No jejum, a diminuição da glicemia ocasiona a queda da insulina, e, então, os estoques de gorduras são mobilizados. Esse é um importante mecanismo de homeostase, realizado por meio de sinais aferentes dos sistemas neurais e hormonais, possibilitando poupar carboidratos para sua utilização em determinados tecidos que praticamente só utilizam glicose como fonte energética, como é o caso do sistema nervoso central (SNC).

REGULAÇÃO DA INGESTÃO DE ALIMENTOS

A regulação do apetite é função complexa há muito tempo estudada. No hipotálamo, o núcleo ventromedial foi identificado como o centro do apetite, com sua destruição acarretando a perda da saciedade, hiperfagia e inatividade física.

Entre os neuropeptídeos envolvidos nos processos de regulação do apetite estão o neuropeptídeo Y (NPY) e o peptídeo agouti (AgRP), associados ao aumento do apetite, e o hormônio α-melanocítico e o peptídeo transcrito regulado pela cocaína e anfetamina (CART) com ação anorexígena. Os neurônios que expressam esses neuropeptídeos interagem entre si e ainda com sinais periféricos, como os fatores endócrinos.

Outras substâncias foram identificadas como reguladoras do centro do apetite. Entre aquelas com ação estimulatória do apetite estão os opioides, a substância P, algumas citocinas e a grelina, enquanto o hormônio regulador da corticotrofina (CRH), a neurotensina e a leptina têm a função de inibir o apetite.

As citocinas, em especial a interleucina 6 (IL-6), desempenham importante papel na regulação do apetite e gasto energético, inibindo a lipoproteína lipase e provocando a lipólise e o aumento da captação de glicose. Seus níveis aumentam na obesidade (tanto os séricos como os do tecido adiposo) e diminuem com a perda de peso, sendo também um marcador de resistência insulínica (RI).

O paradigma da função endócrina do tecido adiposo é a leptina, fundamental na regulação dos depósitos energéticos e na fertilidade. A leptina é um peptídeo produzido quase exclusivamente pelo tecido adiposo, a qual é regulada pelas alterações induzidas pela insulina no adipócito, e seus níveis são proporcionais à quantidade de tecido adiposo. Sua ligação a receptores hipotalâmicos transmite informação relativa à massa de tecido adiposo e depósitos energéticos existentes. A ligação da leptina aos receptores hipotalâmicos determina a liberação de neuropeptídeos anorexígenos (hormônio melatrófico [MSH], CRH e CART) e a redução do AgRP e do NPY, relacionados com o aumento do apetite. A resposta eferente desencadeada (sobretudo pelo sistema simpático) determina redução da ingestão de alimentos, por um lado, e aumento do gasto energético, por outro. Uma das ações periféricas mais importantes da leptina é a redução da síntese e secreção de insulina, estabelecendo-se assim um eixo adipoinsular.

Entretanto, na obesidade, os níveis circulantes elevados de leptina não induzem a resposta esperada de diminuição da ingestão e aumento do dispêndio energético. A resistência à ação da leptina é demonstrada pela ausência de efeito da administração de leptina exógena. Pensa-se que o defeito esteja dependente da limitação de seu transporte no nível da barreira hematoencefálica. A resistência à ação da leptina poderá conduzir à interrupção do eixo adipoinsular, ao hiperinsulinismo e ao *diabetes mellitus* tipo 2 (DM2) associado à obesidade.

A leptina não é um fator de saciedade, atuando sobretudo como função da adaptação a situações de baixa disponibilidade energética. No homem, a mutação do gene da leptina ou de seu receptor está associada à obesidade hiperfágica e à infertilidade. Seu papel no tratamento da obesidade fica reservado às raras situações de mutação de seu gene ou de seu receptor.

Ao contrário da leptina, a grelina atua no hipotálamo, levando ao aumento do apetite e participando também do controle do gasto energético. Segregada principalmente pelo estômago e o intestino, exerce potente efeito estimulador da liberação do hormônio do crescimento (GH). Além disso, esse hormônio atua no controle da secreção ácida e da motilidade gástrica, influenciando a função pancreática e o metabolismo da glicose.

Provavelmente a grelina atua pelas mesmas vias que a leptina no controle da ingestão de alimentos (principalmente a do NPY). Assim sendo, esses hormônios exercem ação antagônica na regulação da saciedade.

PROPEDÊUTICA DA OBESIDADE

Em razão da forte associação com a obesidade, a síndrome metabólica (SM) deve ser sempre investigada nesses pacientes. A SM se caracteriza pela presença de hiperinsulinemia, resistência à insulina (RI), obesidade, dislipidemia, hipertensão arterial (HAS), DM2 e/ou tolerância à glicose diminuída.

Vários critérios para definição e diagnóstico da SM foram propostos por diferentes sociedades médicas. Na realidade, são reconhecidos por essas sociedades os mesmos fatores de risco, estabelecendo apenas discretas diferenças no critério diagnóstico a ser utilizado. Entre os vários critérios são destacados o da OMS, o do European Group for the Study of Insulin Resistance EGIR), o do National Cholesterol Education Program Adult Treatment Panel III (NCEP ATP III) e o da International Diabetes Federation (IDF), entre outros. Um critério interessante para a definição da SM foi estabelecido pelo grupo Joint Interim Statement (JIS), que tentou harmonizar os diferentes critérios propostos, conforme disposto no Quadro 20.2.

A RI instalada ocasiona alteração no metabolismo de carboidratos, gorduras e proteínas, promovendo a diminuição no catabolismo do triglicérides e no HDL-c e aumento no LDL-c. Esse é o mecanismo responsável pelo desenvolvimento da aterosclerose. Por esses motivos, a investigação de dislipidemias é altamente recomendável nos pacientes obesos.

A investigação da presença da RI deve ser realizada nos indivíduos obesos em razão da forte associação entre as duas patologias. Entretanto, o método de avaliação dessa resistência é controverso. O clampe euglicêmico é considerado padrão, mas, em virtude da falta de praticidade desse método, não é utilizado na prática clínica. A dosagem da insulina basal só identificaria casos mais severos de hiperinsulinemia. A relação glicose/insulina <4,5 ou insulina/glicose >0,19 sugere RI.

Outros índices utilizados são o Homeostasis Model Assessment – Insuline Resistance (HOMA-IR) e o Quantitative Insulin-Sensitivity Check Index (QUICKI). O HOMA utiliza um modelo matemático para a predição das concentrações de glicose e insulina. A comparação das concentrações reais da insulinemia e da glicemia com as predições do modelo original possibilita o cálculo da RI e da disfunção das células β.

Quadro 20.2 Critérios diagnósticos para definição da SM

Glicemia de jejum	≥100mg/dL
Triglicérides	≥150mg/dL (ou em tratamento)
HDL-c	≤50mg/dL
Pressão arterial	≥130/85mmHg
Circunferência abdominal	≥88cm (varia, de acordo com o grupo étnico em estudo)

Definição da síndrome: presença de três ou mais fatores de risco.

Quadro 20.3 Cálculo de RI em mulheres

Índice	Fórmula	RI
HOMA-IR	Glicemia (mg/dL) × insulina ((μU/mL)/450	>2,71
QUICKI	1/(Log$_{10}$ glicemia + Log$_{10}$ insulina)	≤0,34

O HOMA se baseia nas interações conhecidas da glicose e da insulina com diferentes órgãos, incluindo o pâncreas, o fígado e os tecidos periféricos. Assim, é possível calcular o nível de funcionamento da célula β (HOMA-β) e o grau de sensibilidade à insulina (HOMA–IR) (Quadro 20.3).

A presença da RI em indivíduos obesos acarreta ainda aumento na incidência de intolerância à glicose e *diabetes mellitus* nessa população. Com base nesses dados é recomendável a investigação de diabetes nesses pacientes com o teste oral de tolerância à glicose 2 horas após a ingestão de 75g de dextrosol. A hiperinsulinemia também está diretamente associada ao desenvolvimento de HAS, que deve ser investigada periodicamente em todo paciente obeso.

Ao contrário da crença popular, o hipotireoidismo não é causa de obesidade. O ganho de peso que ocorre nessa patologia se deve ao mixedema. Assim, a dosagem de rotina do hormônio estimulador da tireoide (TSH) deve ser realizada nos pacientes obesos para a instituição de tratamento adequado nesses casos.

Todos os pacientes obesos ou com sobrepeso devem ser investigados quanto a algumas condições clínicas correlacionadas com o excesso de peso, tendo em vista que a medida isolada do IMC não é suficiente para indicar o impacto da adiposidade na saúde. As principais condições clínicas relacionadas com a obesidade estão descritas no Quadro 20.4.

Quadro 20.4 Condições clínicas relacionadas com o excesso de peso

Hipertensão arterial
Dislipidemia
Doença coronariana
Síndrome metabólica
Síndrome da apneia obstrutiva do sono
Doença hepática gordurosa não alcoólica
Colecistite; colelitíase

Alterações reprodutivas
   Síndrome dos ovários policísticos
   Infertilidade feminina
   Hipogonadismo masculino

Doença do refluxo gastroesofágico
Diabetes mellitus tipo 2

Câncer
   Mama
   Endométrio
   Cólon
   Esôfago
   Fígado
   Rim
   Próstata

Osteoartrite/gota/dor crônica
Asma/doenças reativas das vias aéreas
Incontinência urinária aos esforços
Depressão

ABORDAGEM DA OBESIDADE

O tratamento da obesidade deve ser individualizado, levando-se em consideração idade do paciente, sexo, grau de obesidade, riscos individuais, características metabólicas e psicossociais, além da avaliação da resposta a tratamentos anteriores. Estudos mostram que, no futuro, as características hormonais e genéticas deverão ser também consideradas na abordagem da obesidade.

Recomenda-se a adoção de dieta, atividade física e modificação nos hábitos de vida na abordagem da obesidade (IMC ≥25kg/m²). Já a introdução de farmacoterapia deve ser avaliada naqueles com IMC ≥27kg/m² e que apresentem alguma comorbidade ou em caso de IMC ≥30kg/m². Com relação à cirurgia bariátrica, estaria indicada em indivíduos com IMC ≥35kg/m² que apresentem alguma comorbidade ou IMC ≥40kg/m², lembrando que tanto a farmacoterapia como a cirurgia bariátrica devem ser utilizadas como tratamento adjuvante das modificações no estilo de vida. Os medicamentos podem aumentar a aderência à dieta, bem como incrementar a prática de atividades físicas em pacientes com história de insucesso na manutenção da perda de peso em tratamentos anteriores.

Convém ser realista com relação aos objetivos que poderão ser alcançados no tratamento da obesidade. Tanto o médico como o paciente devem estar cientes de que a perda de 5% a 15% do peso corporal está relacionada com diminuição importante nos riscos à saúde.

Para ser efetiva, a redução de peso deve ser lenta e gradual. O sucesso de um programa de emagrecimento depende de modificações nos hábitos de vida com aumento da atividade física e redução da ingestão de calorias, sendo fundamental uma abordagem multidisciplinar com médico, nutricionista, educador físico, psicólogo e a participação ativa do paciente.

A atividade física é determinante do consumo de calorias e essencial ao balanço energético e ao controle do peso, além de reduzir a pressão arterial, elevar o HDL-c e melhorar o controle glicêmico. A OMS recomenda 150 minutos semanais de atividade física em uma frequência de duas a três vezes por semana, devendo incluir exercícios aeróbicos e de fortalecimento muscular. A melhoria dos hábitos de vida deve incluir também a redução no tempo de lazer passivo e mudança no cotidiano com atividades que aumentem o gasto de energia.

O plano alimentar deve ser individualizado de maneira a promover redução de peso sustentável de 5% a 10% em relação ao peso corporal inicial. O primeiro passo consiste em estabelecer as necessidades do indivíduo com o cálculo do gasto energético total (GET) utilizando a fórmula de 20 a 25kcal/kg peso atual/dia.

A dieta deve ser hipocalórica, com redução de 500 a 1.000kcal do GET diário, com o objetivo de promover a perda de 0,5 a 1kg por semana. Dietas contendo valores <800kcal/dia não são efetivas para a redução de peso e podem ocasionar desnutrição e deficiências nutricionais severas, devendo ser desencorajadas. Uma dieta contendo 900 a 1.200kcal/dia, divididas em quatro a seis porções ao dia, é na maioria das vezes suficiente para promover a redução do peso.

A dieta ideal deveria ser composta por 50% de carboidratos, 15% a 20% de proteínas e menos de 30% de gorduras. As gorduras saturadas não devem ultrapassar 7% a 10% do total das calorias ingeridas, o mesmo se aplicando às gorduras poli-insaturadas. Já as gorduras monoinsaturadas podem perfazer até 20% das calorias totais. Cotas de gorduras inferiores a 15% do valor calórico total podem diminuir o HDL-c e aumentar os níveis séricos de glicose, insulina e triglicérides. Recomenda-se o consumo de 20 a 30g/dia de fibras sob a forma de hortaliças, leguminosas, grãos integrais e frutas.

O tratamento medicamentoso deve ser reservado para indivíduos com IMC >30kg/m² e que não respondem a alterações nos hábitos de vida e dieta restritiva. Indivíduos com IMC ≥27kg/m² com comorbidades que não tenham perdido 1% do peso inicial por mês, após 1 a 3 meses de tratamento não medicamentoso, também devem ser avaliados a respeito da possibilidade de tratamento medicamentoso. Recomendam-se retornos frequentes do paciente à consulta médica para reavaliação do tratamento, observando-se melhores resultados quando as consultas ocorrem em intervalos de no máximo 30 dias.

O tempo de uso de medicação para o tratamento da obesidade deve ser individualizado. Se o paciente responde bem a uma medicação com perda de peso ≥5% do peso corporal, em 3 meses de uso, o tratamento deve ser continuado, desde que o fármaco seja seguro para uso prolongado. Caso a resposta ao tratamento em 3 meses seja insatisfatória ou se a segurança ou a tolerabilidade do paciente à medicação estiver comprometida, deve-se descontinuar o tratamento e avaliar outra opção medicamentosa.

Atualmente existem basicamente três tipos de medicação disponíveis para tratamento da obesidade:

- Fármacos de ação central que regulam a ingestão de alimentos.
- Fármacos de ação periférica que inibem a absorção alimentar.
- Fármacos que aumentam o gasto energético.

Com exceção do orlistat, os medicamentos utilizados no tratamento da obesidade atuam principalmente na regulação do apetite, em especial por meio da estimulação dos neurônios pró-opiomelanocortina (POMC) localizados no núcleo arqueado, ocasionando sensação de saciedade.

Os medicamentos disponíveis para tratamento da obesidade estão relacionados no Quadro 20.5.

Em razão dos efeitos colaterais sobre o sistema cardiovascular (insônia, nervosismo, euforia, hipertensão e taquicardia), os agentes noradrenérgicos devem ser reservados para uso a curto prazo (≤3 meses). Esses medicamentos são contraindicados em pacientes cardiopatas. Tolerância e dependência estão comumente associadas a seu uso, não existindo estudos de longa duração com esses agentes nem evidência da eficácia e segurança de sua utilização a longo prazo.

A anfepramona é o mais antigo agente catecolaminérgico aprovado e comercializado no Brasil para tratamento da obesidade. Age no SNC, aumentando a liberação de noradrenalina, estimulando os receptores noradrenérgicos e inibindo a fome. Seus efeitos adversos são bem tolerados pela

Quadro 20.5 Medicamentos utilizados no tratamento da obesidade

Mecanismo de ação	Medicamento	Nome comercial	Dose máxima diária	Disponibilidade em diferentes países
Noradrenérgicos	Fentermina	Adipex Ionamin	37,5mg 30mg	EUA
	Dietilpropiona	Tenuate	75mg	EUA e América Latina
	Anfepramona	Sob prescrição controlada	120mg	América Latina
	Femproporex	Sob prescrição controlada	50mg	América Latina
	Mazindol	Sob prescrição controlada	3mg	América Latina
Noradrenérgicos + modulador do receptor GABA	Fentermina + Topiramato	Qsymia, Vivus	7,5mg/46mg	EUA
Agonista do receptor 5-HT2c	Lorcaserina	Belviq	20mg	EUA
Inibidores da lipase	Orlistat	Xenical	360mg	EUA, Europa e América Latina
Inibidor da recaptação da dopamina e noradrenalina + antagonista opioide	Naltrexona + Bupropiona	Contrave	32mg/360mg	EUA e Europa
Agonista GLP-1	Liraglutida	Victoza, Saxenda	3,0mg, SC	EUA, Europa, Canadá e Brasil
Inibidor da recaptação da noradrenalina e serotonina	Sibutramina	Plenty Reductil Vazy	15mg	Brasil e Rússia

maioria dos pacientes, valendo ressaltar que a anfepramona é contraindicada em pacientes com hipertensão arterial não controlada, não devendo ser recomendada aos pacientes com história de doença cardiovascular, incluindo doença arterial coronariana (DAC), acidente vascular cerebral (AVC), insuficiência cardíaca congestiva (ICC) e arritmias cardíacas. Também é contraindicada em pacientes com distúrbios psiquiátricos, podendo, nesses casos, causar dependência química.

O femproporex também é um inibidor do apetite de ação catecolaminérgica, que atua no SNC e é utilizado na terapêutica da obesidade desde a década de 1970. É contraindicado para pacientes com hipertensão arterial não controlada, história de doença cardiovascular, incluindo DAC, AVC, arritmias cardíacas e ICC.

O mazindol é um derivado tricíclico, não anfetamínico, que tem ação no SNC, bloqueando a recaptação de noradrenalina nas terminações pré-sinápticas. Aprovado como agente anorexígeno em 1973, seu uso pode ser indicado em adultos sem doença cardiovascular ou doenças psiquiátricas associadas.

A administração de baixas doses de fentermina, uma amina simpaticomimética, associado ao topiramato, um antiepiléptico com ação neuroestabilizadora, inibe o apetite e aumenta a saciedade, tendo sido aprovada nos EUA desde 2012 para uso prolongado. Os estudos recomendam iniciar a terapia com fentermina/topiramato em baixas dosagens (3,75/23mg/dia) por 2 semanas, aumentando para 7,5mg/46mg de acordo com a tolerabilidade do paciente. Doses mais elevadas devem ser avaliadas criteriosamente, e a suspensão da medicação deve ser feita gradualmente, já que, em pacientes epilépticos, foi observado que a suspensão abrupta do topiramato está associada ao aparecimento de crises convulsivas. O uso isolado da fentermina, apesar de aprovado pelo Food and Drug Administration (FDA) para perda de peso, não está, até o momento, recomendado por tempo prolongado. O tempo de utilização deve ser de no máximo 3 meses, sempre associado a mudanças nos hábitos de vida.

A sibutramina bloqueia a recaptação da noradrenalina e serotonina, sendo muito eficaz na supressão do apetite, na perda de peso e na melhora dos parâmetros metabólicos, sem afetar o metabolismo basal. Seus efeitos colaterais são discretos (boca seca, constipação intestinal, irritabilidade, cefaleia e insônia), e podem ocorrer elevações nas pressões, tanto sistólica como diastólica, bem como na frequência cardíaca, exigindo monitorização periódica.

Estudos com o orlistat demonstraram ação apenas no trato gastrointestinal, inibindo a lipase pancreática e aumentando a perda fecal de gordura. Em razão da maior perda de vitaminas lipossolúveis (A, D, E e K) no momento em que esse fármaco é utilizado, recomenda-se a administração de suplementos vitamínicos para serem ingeridos preferencialmente à noite, ao deitar.

A lorcaserina é um agonista do receptor de serotonina cujo mecanismo de ação exato é desconhecido, mas é sabido que diminui o apetite, promovendo saciedade por meio da ativação dos receptores 5-HT2c nos neurônios anorexígenos POMC no hipotálamo.

Outra medicação recentemente aprovada pelo FDA (em 2014) para o tratamento da obesidade é a liraglutida, um análogo do peptídeo *glucagon-like-1* (GLP-1), cujo receptor está presente em várias áreas do cérebro envolvidas na regulação do apetite. Em pacientes diabéticos obesos ou com sobrepeso, a introdução de liraglutida seria boa opção como auxiliar na perda de peso, além do efeito no controle glicêmico. A dose inicial preconizada é de 0,6mg (subcutânea), diariamente, aumentando 0,6mg por semana até a dose máxima de 3mg/dia. Seu uso para tratamento da obesidade foi recentemente liberado no Brasil.

Ainda com relação aos pacientes diabéticos, observa-se modesta redução do peso corporal quando da introdução da metformina (2,1kg em comparação à perda de 0,1kg no grupo placebo), o que pode justificar seu uso como apoio ao tratamento da obesidade.

Os antidepressivos inibidores seletivos da recaptação da serotonina (fluoxetina, sertralina) podem ter efeito sobre a perda de peso; no entanto, não são aprovados para tratamento da obesidade. O efeito sobre a redução do peso com essas medicações é visto principalmente nos primeiros 6 meses de uso, após o qual pode haver recuperação do peso perdido.

Estudos recentes com a bupropiona, inibidor da recaptação da dopamina e da noradrenalina, demonstraram benefícios na perda de peso, mas os resultados não são duradouros, provavelmente porque a bupropiona também estimula a produção de uma endorfina que, após alguns meses, bloqueia sua ação inibitória sobre o apetite. A naltrexona, antagonista do receptor de opioide, isoladamente não promove redução de peso, mas quando associada à bupropiona bloqueia a produção daquela endorfina, promovendo efeito mais potente e sustentado da bupropiona, sem tendência à recuperação ou efeito platô.

A associação de bupropiona e naltrexona foi aprovada em 2014 pelo FDA para o tratamento de obesidade. O tratamento deve ser iniciado com administração única ao dia pela manhã, aumentando um comprimido a cada 7 dias até a dosagem máxima de dois comprimidos duas vezes ao dia. Caso não ocorra perda de peso acima de 5% em relação ao peso corporal anterior em 3 meses, a medicação deve ser interrompida e o tratamento reavaliado.

Em relação à regulamentação brasileira de agentes antiobesidade, a Agência Nacional de Vigilância Sanitária (ANVISA), em resolução da diretoria colegiada (RDC 50, de 25 de setembro de 2014), dispõe sobre as normas de controle de comercialização, prescrição e dispensação de medicamentos que contenham as substâncias anfepramona, femproporex, mazindol e sibutramina, seus sais e isômeros, vedando a prescrição e dispensação acima das doses diárias recomendadas (DDR), conforme assim especificado:

- Femproporex: 50mg/dia.
- Anfepramona: 120mg/dia.
- Mazindol: 3mg/dia.
- Sibutramina: 15mg/dia.

A ANVISA, nessa RDC, especifica ainda a forma de prescrição das medicações citadas, em três vias, acompanhadas do Termo de Responsabilidade do Prescritor e Notificação de Receita "B2".

A associação de medicamentos no tratamento da obesidade não deve ser realizada por não existirem estudos a respeito. A Resolução 1.477 do Conselho Federal de Medicina (CFM), de 11 de julho de 1997, *veta aos médicos a prescrição simultânea de drogas do tipo anfetaminas com ou mais dos seguintes fármacos: benzodiazepínicos, diuréticos, hormônios e laxantes com a finalidade de emagrecimento.*

A indicação de tratamento cirúrgico deve ser o último recurso a ser tentado em razão dos graves efeitos adversos associados ao método. O objetivo da cirurgia é a diminuição da entrada de alimentos no tubo digestivo (cirurgia restritiva) ou sua absorção (cirurgia disabsortiva), ou ambos (cirurgia mista).

A cirurgia bariátrica está indicada em indivíduos portadores de obesidade estável há pelo menos 5 anos com IMC ≥40kg/m^2 ou IMC >35kg/m^2 com comorbidades importantes e após insucesso do tratamento clínico adequado realizado continuamente por 2 anos (Resolução CFM 1.766/05). Eventualmente a cirurgia pode ser considerada em pacientes com complicações graves da síndrome metabólica e IMC < 35kg/m^2. A cirurgia bariátrica implica perda de 20% a 70% do excesso de peso, sendo definitivamente o método mais eficaz e duradouro para tratamento da obesidade. A mortalidade associada ao método está em torno de 1%, e são comuns as complicações relacionadas com má nutrição.

Diferentes técnicas são usadas a realização da cirurgia bariátrica. As restritivas, que são as que reduzem a capacidade gástrica, causando a sensação de saciedade com menor quantidade de alimento, são assim destacadas:

- **Gastroplastia:** inclui diversas técnicas cirúrgicas que reduzem o volume gástrico por meio de uma linha de grampeamento vertical ou horizontal. A parte do estômago excluída do trânsito alimentar não é amputada e permanece em seu sítio anatômico.
- **Banda gástrica ajustável:** consiste na colocação de um anel restritivo em torno da parte inicial do estômago, criando pequeno reservatório e estreita passagem para o restante do estômago. Esse anel pode ser insuflado por meio de dispositivo implantado embaixo da pele, aumentando ou diminuindo o grau de restrição.

Técnicas mistas são as que combinam a redução da capacidade gástrica com a disabsorção intestinal, a qual é provocada ao se desviar a passagem do alimento de parte do intestino delgado, reduzindo a área de absorção dos alimentos. As técnicas mistas se subdividem em:

- **Técnica mista com maior componente restritivo:** desvio gástrico ou *bypass* gástrico, no qual o estômago é amputado em mais de 90%, e o trânsito intestinal é reconstruído de modo a proporcionar pequena disabsorção. A mais utilizada é a técnica de Fobi-Capella (desvio gástrico com reconstrução em Y de Roux).
- **Técnica mista com maior componente disabsortivo:** derivação biliopancreática, na qual 60% a 70% do estômago são retirados e o trânsito intestinal é reconstruído de modo a proporcionar grande disabsorção intestinal. Entre essas técnicas estão a de Scopinaro e a *duodenal switch*.

As diferentes técnicas em cirurgia bariátrica podem ser realizadas por laparotomia (cirurgia aberta) ou por videolaparoscopia. As mais frequentes são o desvio gástrico, a banda gástrica ajustável por videolaparoscopia e, em menor grau, a derivação biliopancreática.

CONSIDERAÇÕES FINAIS

A obesidade é uma doença crônica que contribui para o comprometimento da qualidade de vida e o aumento da mortalidade geral. A terapia medicamentosa promove perda de peso significativamente maior do que a alcançada somente com intervenções comportamentais. Entretanto, os medicamentos antiobesidade devem ser prescritos de maneira criteriosa e sempre acompanhados de alterações comportamentais. Avanços na compreensão da fisiologia do controle do peso corporal expandiram a gama de alvos para o tratamento da obesidade. Novos agentes dirigidos aos hormônios neuroendócrinos e gastrointestinais têm eficácia comprovada.

A cirurgia bariátrica não deve ser considerada o único tratamento eficaz para a obesidade, devendo ser avaliada individualmente sempre como última escolha de emagrecimento e não como primeira.

Leitura complementar

Apovian AM, Aronne LJ, Bessesen DH et al. Pharmacological management of obesity: an Endocrine Society Clinical Practice Guideline. J Clin Endocrinol Metab Fev 2015; 100(2):342-62.

Ebrahimi-Mamaghani M, Saghafi-Asl M, Pirouzpanah S et al. Association of insulin resistance with lipid profile, metabolic syndrome, and hormonal aberrations in overweight or obese women with polycystic ovary syndrome. J Health Popul Nutr 2015; 33(1):157-67.

Fernandes AO. Papel da leptina na esteroidogênese ovariana estimulada pelo IGF-I e FSH em mulheres submetidas a técnicas de reprodução assistida [Dissertação de Mestrado]. Ribeirão Preto: Universidade de São Paulo (USP) – Faculdade de Medicina de Ribeirão Preto, 2004. 134 p.

Flegal KM, Carroll MD, Kit BK, Ogden CL. Prevalence of obesity and trends in the distribution of body mass index among adults, 1999-2000. JAMA Feb 2012 1.307(5):491-7.

Garvey WT, Mechanick JI, Brett EM et al.; and Reviewers of the AACE/ACE Obesity Clinical Practice Guidelines. American Association of Clinical Endocrinologists and American College of Endocrinology Clinical Practice Guidelines for comprehensive medical care of patients with obesity – executive summary. AACE 2016 Disponível em: http://journals.aace.com

Greenway FL, Dunayevich E, Tollefson G et al. Comparison of combined bupropion and naltrexone therapy for obesity with monotherapy and placebo. J Clin Endocrinol Metab 2009; 94:4898-906.

Greenway FL, Whitehouse MJ, Guttadauria M et al. Rational design of a combination medication for the treatment of obesity. Obesity 2008; 17:30-9.

Hainer V, Toplak H, Mitrakou A. Treatment modalities of obesity: what fits whom? Diabetes Care 2008; 31:269-77.

Halpern A, Pepe RB, Monegaglia AP et al. Efficacy and tolerability of the association of sibutramine and orlistat for 6 months in overweight and obese patients. J Obes 2010.

I Diretriz Brasileira de Diagnóstico e Tratamento da Síndrome Metabólica. Hipertensão 2004; 7:126-59.

Kojima M, Hosoda H, Date Y. Ghrelin is a growth-hormone-releasing acylated peptide from stomach. Nature 1999; 402:656-60.

Mantzoros CS, Moschos S, Avramopoulos I et al. Leptin concentrations in relation to body mass index and the tumor necrosis factor-alpha system in humans. J Clin Endocrinol Metab 1997a; 82:3408-13.

Mantzoros CS. The role of leptin in human obesity and disease: a rewiew of current evidence. Ann Intern Med 1999; 130:871-81.

Marques-Lopes I, Marti A, Moreno-Aliaga MJ, Martinez A. Aspectos genéticos da obesidade. Rev Nutr 2004; 17:327-38.

Moschos S, Chan JL, Mantzoros CS. Leptin and reproduction: a review. Fertil Steril 2002; 77:433-44.

Panel NCEPNE. Third Report of the National Cholesterol Education Program (NCEP) expert panel on detection, evaluation, and treatment of high blood cholesterol in adults (adult treatment panel III) final report. Circulation 2002; 106(25):3143-421.

Speroff L, Fritz MA (eds.) Clinical gynecologic, endocrinology and infertility. 8.ed. Philadelphia: Lippincott Williams & Wilkins, 2011.

Tucker ME. New US obesity guidelines. Treat the weigth first. Medscape Medical News 2016. Disponível em: http://www.medscape.com/viewarticle/838285.

Vigitel Brasil 2014. Estimativas sobre frequência e distribuição sociodemográfica de fatores de risco e proteção para doenças crônicas nas capitais dos 26 estados brasileiros e no Distrito Federal. Disponível em: http://www.saude.gov.br/promocaodasaude.

CAPÍTULO 21

Endometriose

Cláudia Navarro Carvalho Duarte Lemos
Júlia Alves Dias
Ines Katerina Damasceno Cavallo Cruzeiro

INTRODUÇÃO

A endometriose é definida pela presença de tecido endometrial fora da cavidade uterina com a indução de resposta inflamatória crônica. O tecido endometriótico ectópico e o endométrio são responsivos à ação dos esteroides ovarianos, o que a caracteriza como uma doença benigna.

PREVALÊNCIA

A endometriose está relacionada com mulheres na menacme, não havendo diferenciação social ou étnica. No entanto, sua verdadeira prevalência é incerta por não haver marcador específico para a doença e seu diagnóstico definitivo depender de procedimento cirúrgico muitas vezes inacessível à paciente ou não indicado em pacientes assintomáticas.

Cerca de 4% das pacientes submetidas à esterilização tubária eletiva apresentam endometriose assintomática, estimando-se que esteja presente em 5% a 20% daquelas com dor pélvica crônica e em 20% a 40% das mulheres inférteis, com prevalência média de 3% a 10% nas pacientes em período reprodutivo. Trata-se de um dos principais fatores causadores de infertilidade em 15% das mulheres e, segundo alguns autores, pode ser encontrada em até 50% das pacientes inférteis.

Estudos prospectivos mostraram que 50% a 60% das pacientes com endometriose são inférteis, e essa patologia atinge quase exclusivamente a mulher no período reprodutivo, com média de idade de 20 a 30 anos. Apesar de ser uma patologia hormônio-dependente, alguns casos de endometriose ativa foram descritos em mulheres na menopausa. Com relação aos locais de acometimento na pelve, é encontrada com maior frequência nos ovários, seguidos de fundo de saco posterior, prega vesicouterina e trompas, podendo ser encontrados a distância tecidos endometrióticos, como nos pulmões.

Existe um componente hereditário, provavelmente multigênico, nessa patologia, o que justificaria o fato de algumas mulheres apresentarem a doença e outras não, além de maior prevalência em parentes de primeiro grau.

A endometriose também tem incidência aumentada entre as mulheres com ciclos menstruais curtos e que tiveram menarca precoce ou o primeiro filho mais tardiamente.

FISIOPATOLOGIA

As lesões peritoneais típicas de endometriose foram inicialmente descritas no século XIX. Desde então, várias teorias têm sido propostas para explicar sua fisiopatologia, porém nenhum mecanismo simples pode explicar todos os casos de endometriose. Essas teorias podem ser agrupadas em duas correntes principais: aquelas que defendem o transporte e a implantação de células endometriais e as que defendem o desenvolvimento de tecido endometrial ectópico a partir de outro tecido por metaplasia. O desenvolvimento da biologia molecular e da genética demonstra que a endometriose é uma patologia de herança familiar poligênica com fisiopatologia complexa em que as diferentes formas de apresentação (implantes endometriais, endometriomas, endometriose profunda infiltrativa) seriam, na realidade, diferentes entidades com fisiopatologias distintas.

Teoria da menstruação retrógrada

Em 1927, Sampson sugeriu que os implantes pélvicos endometriais se desenvolveriam a partir de fragmentos de endométrio que atingiam a cavidade pélvica em razão do sangramento menstrual retrógrado pelas trompas de Falópio. As principais localizações dos implantes endometriais (ovários, fundo de saco anterior e posterior, ligamentos uterossacros, porção posterior do útero e dos ligamentos largos) reforçam a teoria. Outras evidências são indução cirúrgica de menstruação peritoneal, presença de células endometriais em dialisado de mulheres no período menstrual ou injeção retroperitoneal de endométrio menstrual, estabelecendo endometriose experimental em primatas não humanos.

Células endometriais viáveis presentes no fluido peritoneal durante a menstruação podem ser cultivadas *in vitro*, sendo capazes de aderir e penetrar na superfície mesotelial do peritônio. O desenvolvimento da endometriose peritoneal parece envolver delicado equilíbrio entre os "fatores de ataque" (menstruação retrógrada) e os mecanismos de defesa, sendo necessário, portanto, que ocorram três fatores: menstruação retrógrada, presença de células endometriais viáveis nesse fluxo e adesão das células ao peritônio com posteriores implantação e proliferação.

As pacientes com anomalias obstrutivas no trato genital inferior, menarca precoce, ciclos menstruais curtos ou com menorragia apresentam maior incidência da doença. Entretanto, o sangramento menstrual retrógrado ocorre em até 90% das mulheres e nem todas desenvolvem a endometriose, o que sugere a existência de fatores individuais que irão determinar quem desenvolverá a patologia. Acredita-se que o desequilíbrio entre os fatores de ataque e os de defesa seja responsável pelo desenvolvimento da patologia.

Com relação à adesão celular, estudos demonstraram presença de moléculas de adesão da família das integrinas e catalases em lesões endometrióticas e em células e tecidos potencialmente envolvidos no desenvolvimento da endometriose. O padrão de expressão das moléculas de adesão celular sugere ser necessária uma coordenação em suas ações para sua efetiva adesão e que a atividade proteolítica do fluido peritoneal pode afetar a ação dessas moléculas. A perda dessa capacidade de adesão seria provavelmente um dos mecanismos de defesa peritoneal no desenvolvimento da endometriose, agindo de duas maneiras: impedindo a adesão celular e facilitando a destruição dessas células pelos macrófagos peritoneais.

Um tecido peritoneal intacto também representa uma linha de defesa contra o desenvolvimento da endometriose, mas esse mecanismo precisa ser mais bem elucidado. Outros fatores envolvidos na fisiopatologia se relacionam com o nível de estrogênio e com as imunidades celular e humoral da paciente.

Com o auxílio da teoria da menstruação retrógrada, o desenvolvimento de endometriose em sítios fora da cavidade pélvica pode ser explicado pela disseminação linfática ou sanguínea de fragmentos endometriais ou por transporte durante procedimentos cirúrgicos. Estudos com imuno-histoquímica demonstrando diferenças moleculares entre o tecido endometrial e os implantes endometrióticos têm levantado questionamentos a respeito dessa teoria. A presença de endometriose em pacientes com ausência de útero (síndrome de Rokitanski) e a estabilização da patologia, mesmo que se mantenha o refluxo menstrual, também são pontos de questionamento da teoria de Sampson.

Teoria da metaplasia celômica

A teoria da metaplasia celômica se baseia na hipótese da transformação metaplásica espontânea das células mesoteliais derivadas do epitélio celômico localizado no peritônio e na pleura.

Esse conceito é fundamentado na origem embriológica comum dos ductos müllerianos, epitélio superficial e peritônio pélvico da parede celômica. Essa teoria se torna atrativa por poder explicar a ocorrência da endometriose em qualquer localização do corpo, como na pleura, no pulmão ou no joelho, ou quando acontece antes da menarca, parecendo ser a fisiologia mais provável no caso de cistos ovarianos endometrióticos, os quais ocorreriam por metaplasia da invaginação do mesotélio.

Entre os ovários biopsiados durante operação cesariana, 90% mostram evidências microscópicas de reação decidual, o que indica que, sob estímulo hormonal apropriado, a metaplasia pode ocorrer. Casos raros foram relatados na bexiga e na parede abdominal de homens tratados com altas doses de estrogênio em virtude do câncer de próstata. Entretanto, essa teoria não explica por que a endometriose ocorre principalmente em idade reprodutiva, acometendo principalmente os órgãos pélvicos, e aparece em pacientes com endométrio funcionante. A ausência de alteração profunda no perfil hormonal da mulher com endometriose coloca em dúvida a etiologia metaplásica da doença, não havendo evidências clínicas ou experimentais dessa teoria, que se baseia apenas em relatos de casos de endometriose antes da menarca ou em órgãos distantes.

Genética e imunologia

Acredita-se na existência de uma herança genética complexa cujo fenótipo é fruto da interação entre as variantes alélicas dos genes de suscetibilidade e fatores ambientais. Algumas observações sugerem essa hipótese, como o fato de parentes de primeiro grau de mulheres com endometriose apresentarem prevalência seis a sete vezes maior do que a população em geral. Em pares de gêmeas monozigóticas, caso uma delas apresente a doença, a outra terá 30% de chance de também apresentar a patologia. Em gêmeas dizigóticas, essa chance cai para 11%. A idade de aparecimento de sintomas é semelhante entre irmãs não gêmeas.

O endométrio de mulheres que desenvolvem endometriose apresenta expressão molecular alterada, o que pode explicar sua capacidade de implantação e crescimento extrauterino, incluindo integrinas, metaloproteinases, fatores de transcrição e aromatase, dentre outros. Metaloproteinases da matriz extracelular ajudam na descamação habitual do endométrio e sofrem supressão pela progesterona, mas se tornam resistentes a essa supressão na endometriose, o que lhes confere maior potencial invasivo.

Pacientes com endometriose apresentam número maior e mais ativo de macrófagos; entretanto, ao contrário do esperado, depois de ativados, juntamente com os monócitos circulantes são segregados fatores de crescimento e citocinas, que estimulam a proliferação do endométrio ectópico. O endométrio ectópico apresenta maior resistência à apoptose e menor destruição pelos macrófagos, aumentando sua sobrevivência na cavidade peritoneal. Assim, ocorrem estimulação da adesão, proliferação e angiogênese local, apesar de não estar claro se tal anormalidade é causa ou consequência dessa patologia.

MANIFESTAÇÕES CLÍNICAS

As manifestações clínicas da endometriose são variáveis e imprevisíveis, e incluem dismenorreia, dor pélvica crônica, dispareunia profunda e infertilidade. Um número significativo de pacientes é assintomático.

Os sintomas mais comuns são a dor pélvica, a dismenorreia e a dispareunia. A dor tem diversas formas de apresentação, podendo ser uni ou bilateral, localizada ou difusa, ter caráter cíclico ou contínuo, com intensidade variável, nem sempre com correspondência direta entre o grau da patologia e a intensidade da dor. De acordo com a localização da infiltração peritoneal, a dor pode irradiar-se para a coxa (implante em ovários), para o períneo (implante retal) ou para a região lombar (implante em ligamento uterossacro). Tanto a lesão endometriótica como suas consequências são causas de dor pélvica (cicatrizes peritoneais, aderências pélvicas).

A endometriose envolvendo alguns órgãos pode ocasionar sintomas com eles relacionados, como tenesmo perimenstrual, diarreia, constipação intestinal, disquezia, em caso de acometimento intestinal, ou disúria e hematúria, em caso de envolvimento da bexiga. A dismenorreia, por sua vez, geralmente apresenta caráter progressivo e se inicia alguns anos após a menarca, ao contrário da dismenorreia primária, que geralmente já está presente nos primeiros ciclos ovulatórios logo após a menarca.

A dor associada à endometriose pode não estar relacionada com o estágio da doença, mas geralmente se associa mais à endometriose profunda infiltrativa. Disquezia durante o período menstrual e dispareunia profunda são os sintomas mais sugestivos de endometriose infiltrativa.

DIAGNÓSTICO

O exame físico tem sensibilidade, especificidade e valor preditivo reduzidos em comparação com o padrão-ouro do diagnóstico cirúrgico, mas pode ser útil, principalmente na endometriose profunda infiltrativa, ressaltando-se que o toque retal auxilia a detecção dessa forma de apresentação.

O desenvolvimento de aparelhos com resolução cada vez maior e a habilitação de profissionais direcionados para a área têm tornado os métodos de imagem uma boa opção de propedêutica não invasiva. A ultrassonografia endovaginal tem seu papel no diagnóstico de endometriomas e nódulos endometrióticos de fundo de saco, reto e vesical. Entretanto, a visualização de endometriose profunda ao ultrassom é altamente operador-dependente; portanto, só é recomendada para esse fim se realizada por especialista capacitado, preferencialmente após preparo intestinal adequado. Apresenta como restrição o fato de não ser bom método para visualização de implantes peritoneais e das consequências da endometriose, como as aderências pélvicas.

Os endometriomas se apresentam tipicamente como cistos homogêneos hipoecogênicos com finos debris, descritos como imagem em vidro fosco. Entretanto, diversos formatos podem ser visualizados, incluindo massas mistas ou sólidas com septações internas grosseiras. Em virtude dessa gama de formas de apresentação, o diagnóstico diferencial deve ser sempre excluído com corpo lúteo, cisto hemorrágico ou tumores. A realização do exame na primeira fase do ciclo menstrual auxilia o diagnóstico diferencial de cistos hemorrágicos e de corpo lúteo.

Estudo comparativo entre biópsia e RM demonstrou que a RM apresenta elevada acurácia no diagnóstico pré-operatório da endometriose nos ovários, na região retrocervical, no retossigmoide, na bexiga, nos ureteres e na vagina, sendo os cistos hemorrágicos e os nódulos peritoneais em localizações específicas os mais bem visualizados. O papel da RM no diagnóstico de endometriose peritoneal não está bem estabelecido.

A dosagem do CA-125, um anticorpo monoclonal contra um antígeno do epitélio ovariano, foi utilizada por alguns autores como marcador sérico da presença de endometriose. Esse marcador, entretanto, pode estar associado a várias condições fisiológicas ou patológicas, como, por exemplo, na gravidez inicial, durante a menstruação normal, leiomiomas ou doença inflamatória pélvica, o que diminui sua especificidade no diagnóstico da endometriose.

Metanálise revela que esse marcador não é o ideal para rastreio ou diagnóstico, pois um valor-limite que promova 90% de especificidade tem menos de 30% de sensibilidade. Em estágios avançados de endometriose, os valores associados a 90% de especificidade têm sensibilidade <50%. Admitem-se como valor-limite superior da normalidade até 35UI/mL, e níveis >65UI/mL aumentam a possibilidade de aderências densas de omento, endometriomas rotos ou obliteração de fundo de saco, sendo prudente o preparo intestinal pré-operatório nesses casos. A dosagem desse marcador, apesar de ter pouca utilidade no diagnóstico, parece ser útil no acompanhamento do tratamento e na suspeita de recorrência.

O padrão-ouro no diagnóstico de endometriose é a inspeção visual da pelve feminina por videolaparoscopia, a menos que se visualize lesão na vagina ou em outro local. A demonstração histológica ectópica de glândulas e/ou estroma endometriais confirma o diagnóstico, mas o anatomopatológico negativo não o exclui. A laparoscopia positiva é menos informativa e de valor limitado quando não acompanhada de biópsias para obter a confirmação histológica do diagnóstico. Na presença de lesões infiltrativas ou suspeita de endometriomas >4cm é imperiosa a realização de estudo anatomopatológico não só para confirmar o diagnóstico, mas para afastar possível malignidade.

Não há evidência científica que delimite a melhor fase do ciclo para realização da videolaparoscopia; no entanto, não deve ser realizada se a paciente estiver em uso de tratamento hormonal por mais de 3 meses com risco de subdiagnóstico dos implantes. A realização na primeira fase do ciclo apresenta a vantagem de se evitar intervenção cirúrgica na presença de gravidez inicial.

A indicação da videolaparoscopia vai depender da história clínica e do exame físico, devendo ser considerada na presença de parentes de primeiro grau com a doença, dor pélvica crônica, dismenorreia progressiva, útero com retroversão fixa, massa anexial, nodularidade em fundo de saco e espessamento de ligamento uterossacro.

Apesar de a endometriose clássica aparecer como lesões pigmentadas de azul, marrom ou preto em razão do sangramento e do depósito de hemossiderina, essa apresentação parece corresponder à forma mais antiga e inativa da doença. As chamadas lesões vermelhas devem ser consideradas a forma inicial e provavelmente a mais ativa da patologia. A endometriose pode também estar presente em lesões de difícil reconhecimento, devendo-se suspeitar dessa patologia na presença de lesões brancas, opacas, em "chama de vela", excrescências glandulares, aderências, placas "café com leite", defeitos circulares no peritônio, hipervascularização ou petéquias peritoneais. A magnificação do tecido a ser examinado promovida pela laparoscopia é de grande auxílio no diagnóstico dessas lesões.

A videolaparoscopia torna possível o estadiamento da patologia por meio de inspeção sistemática de toda a pelve e do registro da localização, tamanho e aparência das lesões. A pontuação das lesões concorre para uma classificação que pode ser útil na avaliação do prognóstico da paciente, principalmente no referente à fertilidade, e na comparação entre os resultados de procedimentos terapêuticos cirúrgicos e medicamentosos. Como já mencionado, o tipo da lesão parece correlacionar-se com a atividade biológica dessas lesões. Entretanto, todas as tentativas de sistematização da classificação da endometriose são subjetivas e pouco se relacionam com os sintomas apresentados pelas pacientes. Lesões disseminadas por toda a pelve com grande processo inflamatório e muitas aderências podem apresentar-se assintomáticas, sendo achados acidentais em exame videolaparoscópico por outras indicações ginecológicas, enquanto a doença aparentemente mínima à visualização pode apresentar-se como dor irradiada e incapacitante (lesão infiltrativa profunda).

A classificação mais utilizada é a desenvolvida pela American Society for Reproductive Medicine (ASRM) em 1979 e revisada em 1985, a qual leva em consideração o tamanho das lesões, sua aparência e localização, o acometimento de outros órgãos e a presença de outras patologias associadas, sendo dividida em graus I, II, III e IV (mínima, leve, moderada e grave). Apesar de apresentar limitações, esse sistema promove a uniformização da descrição de achados cirúrgicos e a comparação entre resultados dos diversos tratamentos. Em 1996 o sistema foi novamente publicado, adicionando imagens para dor pélvica (Quadro 21.1).

Em 2005, o sistema de classificação ENZIAN foi publicado considerando a endometriose profunda infiltrativa. As localizações nesse sistema não só se correlacionam parcialmente com os sintomas clínicos, como também com os estágios severos da classificação, substancialmente com a dor e a dismenorreia. Foi revisado em 2011, e passou a ser considerado ótimo complemento para a classificação da ASRM. Entretanto, não prediz desfechos em gestações de pacientes inférteis.

Já em 2007, a Associação Americana de Ginecologia Minimamente Invasiva (AAGL) iniciou um projeto de tabulação atribuindo peso aos diferentes fatores anatômicos de importância para a dor e a infertilidade. A proposta é criar um sistema de classificação de acordo com a dificuldade cirúrgica e categorizado em níveis de 1 a 4. Esse sistema parece relacionar melhor a dor pélvica com a dificuldade cirúrgica; entretanto, não é capaz de predizer taxa de gravidez em pacientes inférteis.

O novo sistema de estadiamento *Endometrosis Fertility Index* (EFI) prevê taxas de gravidez em pacientes com infertilidade. Esse estudo teve abordagem diferente para o desenvolvimento de um sistema para pacientes inférteis, recolhendo dados clínicos prospectivamente, utilizando a avaliação de resultados para a infertilidade, fazendo análise estatística abrangente dos dados e derivando um novo sistema de estadiamento a partir dos dados em vez de suposições. O EFI é útil apenas para pacientes de infertilidade que tiveram estadiamento cirúrgico da doença, podendo ser usado para decidir a que tipo de tratamento as pacientes devem ser submetidas, por quanto tempo e qual o custo antes de considerar as tecnologias de reprodução assistida após a cirurgia de endometriose. Não pretende predizer qualquer aspecto da dor associada à endometriose.

ABORDAGEM DA ENDOMETRIOSE

A abordagem terapêutica da paciente com endometriose deve levar em consideração o principal objetivo naquele momento: controle da dor ou tratamento da infertilidade. A conduta a ser adotada vai variar de acordo com o objetivo a ser alcançado.

Abordagem da dor na endometriose

Uma boa prática clínica no manejo de pacientes com endometriose sintomática consiste em aconselhamento, analgesia adequada, orientações de mudanças nos hábitos de vida e terapêutica hormonal.

A terapêutica medicamentosa tem seu papel definido em algumas situações, como:

- Alívio da dor associada à endometriose.
- Supressão da doença ativa sintomática.
- Terapêutica pré-operatória em endometriose grave.
- Terapêutica pós-operatória quando houver exérese incompleta ou doença recorrente.
- Prevenção de recorrência.

O princípio básico da terapia hormonal é inibir o crescimento dos implantes endometrióticos por supressão dos hormônios esteroides ovarianos por meio de *feedback* negativo hipofisário, induzindo um estado de hipoestrogenismo e interrompendo, dessa maneira, o ciclo vicioso de estimulação e resposta inflamatória que ocorre a cada ciclo menstrual. Apesar de existirem diversos medicamentos em pesquisa, estudos demonstraram não haver diferença quanto à eficácia no manejo da dor na paciente com endometriose, sendo todos equivalentes, mas devem ser feitas ressalvas no momento da escolha do tratamento a ser iniciado com relação a efeitos colaterais, custos e adesão da paciente.

Anticoncepcional oral

A observação clínica de que durante a gravidez os sintomas relacionados com a endometriose geralmente diminuem por

Capítulo 21 Endometriose

Quadro 21.1 Estadiamento laparoscópico proposto pela American Society for Reproductive Medicine (ASRM), 1996

Classificação de Endometriose ASRM

Paciente: _____ Data: _____
Estádio: _____
I (mínima): 1-5; II (leve): 6-15; III (moderada): 16-40; IV (severa): >40 Total: _____
Tratamento recomendado: _____
Prognóstico: _____
Laparoscopia _____ Laparotomia _____ Fotografia _____

	Endometriose		<1cm	1 a 3cm	>3cm
Peritônio	Superficial		1	2	4
	Profunda		2	4	6
Ovário	Direito:	Superficial	1	2	4
		Profunda	4	16	20
	Esquerdo:	Superficial	1	2	4
		Profunda	4	16	20
	Obliteração de fundo de saco posterior		Parcial	Completa	
			4	40	
	Aderências		<1/3 encapsulado	1/3-2/3 encapsulado	>2/3 encapsulado
Ovário	Direito:	Frouxa	1	2	4
		Densa	4	8	16
	Esquerdo:	Frouxa	1	2	4
		Densa	4	8	16
Trompas	Direita:	Frouxa	1	2	4
		Densa	4*	8*	16
	Esquerda:	Frouxa	1	2	4
		Densa	4*	8*	16

* Se as fímbrias estiverem completamente obstruídas, mudar para 16
Descrever aparência dos implantes: Vermelho (V) Branco (B) Preto (P)

Percentual: V __% B __% P __% (total deve ser 100%)

Usar em caso de trompas e ovários normais	Usar em caso de trompas e ovários anormais
E ⚕ D	E ⚕ D

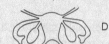

Tratamento	Objetivo	Realizar	Grau de recomendação
AINE	Dor	Sim	A
Supressão da função ovariana de 3 a 6 meses	Dor	Sim	A
DIU-LNG	Dor	Sim	A
Add-back	Reposição hormonal para supressão ovariana com análogo de GnRH	Sim	A
LUNA	Dor	Não	Sem evidências suficientes
Supressão ovariana após VLP cirúrgica	Dor, evitar recorrência	Sim	A

Endometriose	Tratamento	Aumento da fertilidade	Grau de recomendação
Mínima-leve	Medicamentoso	Não	A
	IIU com indução da ovulação	Sim	A
	VLP: fulguração de focos	Sim	A
Moderada-severa	Cirurgia	Não	B
	GnRH após cirurgia	Não	A
	FIV	Sim	B
	GnRH prolongado antes da FIV	Sim	A
Endometrioma	Drenagem e ablação de endometrioma	Não	A
	Cistectomia de endometrioma	Sim	A

muito tempo deu suporte ao tratamento de pacientes em um regime de pseudogestação com altas doses de progestogênios e estrogênios.

O uso contínuo de anticoncepcional oral (ACO) foi um dos primeiros tratamentos medicamentosos indicados para endometriose, sendo hoje a medicação mais utilizada para esse objetivo em virtude de seu baixo custo, da boa acessibilidade e dos menores índices de efeitos colaterais.

Os resultados alcançados são alívio da dismenorreia em 60% a 95% das pacientes, além de melhora significativa na dor pélvica não menstrual e do tamanho dos endometriomas quando comparados aos controles.

Aparentemente, o uso desse anticoncepcional contínuo se mostrou de boa aceitação no controle da dor quando em comparação com o tratamento cíclico.

Uma revisão da Cochrane (2014) demonstrou que, apesar de os dados serem escassos, parece que tanto os ACO como os análogos do GnRH são efetivos no tratamento da dor em associação à endometriose. Por sua melhor tolerabilidade e menor impacto metabólico em comparação aos agonistas de GnRH e danazol, os ACO cíclicos e contínuos são considerados a primeira linha de tratamento crônico para endometriose, seja como estratégia para evitar a cirurgia, seja como terapia pós-operatória adjuvante para prolongar o intervalo livre de sintomas.

Não há consenso na literatura sobre o papel do ACO na prevenção primária da endometriose.

As limitações desses anticoncepcionais ocorrem em função de que, na maioria dos casos, os implantes endometriais são reativados após a interrupção do tratamento. Além disso, sua utilização pelas mulheres fumantes com mais de 35 anos está associada a risco significativamente maior de infarto do miocárdio, acidente vascular cerebral ou tromboembolismo venoso.

Progestogênios

O objetivo do tratamento com progestogênios é induzir a atrofia nos implantes endometrióticos. Outro mecanismo mais recentemente proposto envolve a supressão progestogênica sobre as metaloproteinases, uma classe importante de enzimas associadas ao crescimento e à implantação do endométrio ectópico. A inibição da angiogênese também parece ser outro meio que justificaria a efetividade dos progestogênios no tratamento da endometriose.

Dentre as várias formulações disponíveis, o acetato de medroxiprogesterona (AMP) e os derivados da 19-nortestosterona (levonorgestrel, noretisterona e dienogeste) são os mais utilizados. Estudos comparando uso cíclico ou contínuo de progestogênios demonstraram eficácia similar para o controle da dor em endometriose.

O AMP pode ser administrado VO (20 a 100mg/dia) ou em sua forma de depósito (150mg a cada 90 dias, IM). Uma metanálise envolvendo quatro ensaios clínicos randomizados, comparando AMP com danazol isolado, danazol associado a contraceptivos orais e análogo do GnRH (acetato de gosserrelina), concluiu que o AMP foi tão efetivo quanto os outros tratamentos.

Estudos randomizados concluíram que o dienogeste se mostrou significativamente melhor do que o placebo e tão efetivo quanto os análogos do GnRH para redução de sintomas com menores efeitos colaterais, como fogachos e diminuição da densidade óssea.

Tanto o sistema intrauterino de liberação de levonorgestrel (SIU-LNG) como o dispositivo intrauterino (DIU) com medicamento reduzem a dor associada à endometriose. Uma revisão da Cochrane demonstrou significativa redução da recorrência da dor após cirurgia naquelas pacientes que utilizaram o SIU-LNG, quando comparado com a conduta expectante. Outros estudos mostraram melhora dos sintomas associados à endometriose retovaginal e diminuição significativa da extensão da doença observada em laparoscopia de *second-look* após 6 meses de tratamento com esse sistema.

Outros progestogênios e outras vias de administração, como implantes subcutâneos, têm sido objeto de estudo para tratamento da dor em endometriose, mas os resultados ainda são escassos.

Gestrinona

A gestrinona, um agente antiprogestacional de longa ação com efeitos androgênicos, antiestrogênicos e antiprogestogênicos, é utilizada na dose de 2,5 a 10mg duas a três vezes por semana. Os efeitos colaterais mais frequentes são acne, seborreia, cãibras e hipotrofia mamária. Estudos controlados randomizados e uma revisão sistemática contendo sete estudos demonstram que a gestrinona é tão eficaz no manejo da dor associada à endometriose quanto os demais tratamentos hormonais.

Danazol

O danazol, um derivado sintético da etisterona desenvolvido originalmente para o tratamento da endometriose, exerce ação direta na esteroidogênese ovariana, no crescimento endometrial, nos níveis séricos de testosterona e nos níveis de globulina transportadora de hormônios sexuais (SHBG). Age como um agonista da progesterona, eliminando os picos de hormônio luteinizante (LH) e de hormônio folículo-estimulante (FSH) do meio do ciclo. Apresenta um estado hipoestrogênico-hiperandrogênico, suprimindo o crescimento endometrial ectópico e acarretando um estado de anovulação crônica, com aumento dos níveis de testosterona livre, por diminuir os níveis séricos de SHBG. A dose recomendada é de 600 a 800mg/dia durante 6 meses. Os efeitos colaterais estão relacionados tanto com o hipoestrogenismo como com o hiperandrogenismo, nem sempre sendo reversíveis. Os mais citados são: ganho de peso, retenção hídrica, fadiga, diminuição dos seios, vaginite atrófica, dor muscular, fogachos, aumento da oleosidade da pele, acne, hirsutismo, alteração da voz, labilidade emocional e alteração da libido.

Menos de 10% das pacientes necessitam da suspensão do tratamento por efeitos colaterais, sendo a alteração da voz a indicação para suspender o tratamento. Por apresentar efeito androgênico, o danazol pode alterar o perfil lipídico, proporcionando diminuição do HDL e elevação do LDL-c. É efetivo no tratamento de dor pélvica, dismenorreia e dispareunia, mas não erradica os implantes endometrióticos, que ficam apenas quiescentes. Não deve ser utilizado em caso de suspeita de gravidez em virtude do risco de desenvolvimento de pseudo-hermafroditismo feminino. Assim como a gestrinona, embora vários estudos demonstrem sua eficácia no tratamento da endometriose, seu uso deve ser limitado em virtude da ocorrência de efeitos androgênicos.

Análogos do GnRH

Os análogos do hormônio liberador de gonadotrofinas (GnRH-a) são formas modificadas do GnRH que se ligam aos receptores hipofisários e apresentam meia-vida maior do que o GnRH natural, constituindo um estado de hipogonadismo hipogonadotrófico por dessensibilização desses receptores com consequente supressão da secreção de FSH e LH e, por fim, diminuição dos esteroides sexuais. O mecanismo de alívio da dor na endometriose envolve a indução da amenorreia e a atrofia endometrial progressiva.

Várias são as formas de apresentação, podendo ser administrados por via subcutânea ou intramuscular. O tratamento por 3 meses é tão efetivo para remissão da dor quanto o por 6 meses, não havendo indicação de prolongamento do tratamento caso não se alcance o objetivo. Uma revisão da Cochrane mostrou que os análogos do GnRH são mais efetivos do que o placebo no alívio da dor causada pela endometriose, mas apresentam efeito similar ao SIU-LNG e ao danazol. Um estudo com acompanhamento prolongado de pacientes tratadas com GnRH-a isolado por 6 meses mostrou recorrência da doença e seus sintomas 2 anos após o tratamento.

Os efeitos colaterais são os mesmos apresentados por pacientes na pós-menopausa, incluindo fogachos, ressecamento vaginal, diminuição da libido, variações de humor, cefaleia e diminuição da densidade óssea. Embora exista forte preocupação com a perda óssea após uso prolongado dessa medicação, estudos demonstram que a *add-back* terapia de reposição hormonal com estrogênios e progestogênios protege contra esse efeito colateral. O uso de GnRH-a por períodos de até 2 anos com *add-back* terapia é seguro com relação à massa óssea. A dose preconizada para a *add-back* deve ser suficiente para diminuição dos sintomas, como fogacho, e ao mesmo tempo preservação da densidade óssea sem ocorrer aumento dos implantes endometrióticos. A recomendação é de 0,625mg de estrogênios conjugados em associação a 2,5mg de acetato de medroxiprogesterona diariamente ou 2,5mg de noretindrona, também em doses diárias. A *add-back* terapia deve ser iniciada no mesmo momento do agonista e não postergada até o início do estado hipoestrogênico.

Anti-inflamatórios não esteroides (AINE)

Os AINE são efetivos no tratamento da dor pélvica, dismenorreia e dispareunia. Entretanto, deve-se adotar uma postura de parcimônia com relação a seus efeitos colaterais, como úlcera gástrica e alteração da função renal. Não existem evidências de que algum desses anti-inflamatórios sejam mais efetivos do que os outros no controle da dor na paciente com endometriose. Pacientes submetidas à indução de ovulação ou que estejam grávidas não devem fazer uso desses medicamentos.

Novas perspectivas

Novas pesquisas avançam no estudo do controle da dor nos quadros de endometriose sintomática. Medicamentos que não interfiram na função ovariana são desejáveis principalmente para as mulheres que desejam engravidar.

Imunomoduladores

A pentoxifilina é um imunomodulador com atividade anti-inflamatória que vem sendo pesquisado como alternativa ao tratamento da endometriose, porém uma revisão sistemática demonstrou que ainda não existem evidências suficientes que embasem o uso dessa substância para diminuição da dor e melhora da fertilidade em pacientes com endometriose.

Outro imunomodulador de uso médico é a infliximabe, um antifator de necrose tumoral-alfa. Existe apenas um estudo controlado com essa medicação, envolvendo 21 pacientes. Ao final, os autores não encontraram evidências clínicas de redução das lesões endometriais, da dismenorreia, da dor pélvica ou da recorrência da doença.

Inibidores de aromatase, moduladores seletivos de receptores de estrogênios e outras medicações em estudo

Os inibidores de aromatase, como anastrozol ou letrozol, ainda estão em estudo para uso com essa indicação específica. Essas substâncias teriam ação local nos focos endometrióticos, diminuindo a produção estrogênica nesses sítios sem alterar a concentração estrogênica corporal. Em mulheres com dor por endometriose retovaginal refratária a outros tratamentos medicamentosos ou cirúrgico pode ser considerado o uso de inibidores da aromatase em combinação com anticoncepcionais orais, progestogênios ou GnRH-a. O modulador seletivo dos receptores de estrogênio (SERM) raloxifeno não demonstrou benefício clínico.

Alguns estudos sugerem que outras modalidades de tratamento para alívio dos sintomas da endometriose podem ser abordadas com resultados significativos na diminuição da dismenorreia, como medicamentos fitoterapêuticos ou medicina chinesa, mas ainda não há confirmação científica.

A acupuntura, que parece ter efetividade moderada, é segura, mas exige tratamentos repetidos. A estimulação elétrica nervosa transcutânea de alta frequência (TENS) mostrou alguma efetividade a curto prazo no controle da dor.

Tratamento cirúrgico

A laparotomia e a laparoscopia são igualmente efetivas no tratamento da dor causada pela endometriose, porém a laparoscopia está associada a menor dor pós-operatória, menos tempo de internação e recuperação mais rápida; portanto, é superior à cirurgia aberta.

A ablação dos focos endometrióticos por eletrocauterização ou aplicação de *laser* reduz os quadros de dor após 6 meses de acompanhamento se comparado com a videolaparoscopia diagnóstica. Uma revisão da Cochrane, envolvendo 10 ensaios clínicos, concluiu que a cirurgia laparoscópica reduz a dor e a infertilidade na endometriose leve a moderada; entretanto, não foi possível tirar conclusões sobre o tratamento da endometriose severa, os tipos de dor que respondem melhor ao tratamento laparoscópico, a intervenção mais efetiva e os efeitos adversos. A cirurgia para endometriose profunda é possível e parece ser efetiva, mas está associada a taxas significativas de complicação, particularmente quando envolve cirurgia intestinal. Além disso, procedimentos mais agressivos, com possibilidade de histerectomia e ooforectomia, devem sempre levar em consideração o desejo reprodutivo da paciente. Já nos casos de endometriose mínima, a melhora da dor pode ser pequena pelo fato de haver a possibilidade de poucos focos serem identificados e tratados.

A endometriose de septo retovaginal exige cirurgia mais extensa com dessecação e exposição do reto anterior, da vagina posterior e do nódulo endometriótico. Às vezes, faz-se necessária a ressecção de parte da vagina e do reto.

A possibilidade de ablação neural do ramo uterino (LUNA) ou neurectomia pré-sacral (PSN) tem sido estudada em quadros de dor intensa, porém essas técnicas interrompem a condução sensitiva dolorosa dos ramos cervicais, não sendo efetivas na maior parte dos ramos pélvico e abdominais. Seis estudos controlados randomizados demonstraram que não há benefício na associação dessas técnicas às de tratamento da endometriose.

Para a preparação pré-cirúrgica não há evidências suficientes quanto ao uso de tratamento hormonal com o objetivo de melhorar os resultados cirúrgicos, e o uso de ACO por mais de 3 meses pode mascarar o estadiamento da doença por diminuir o tamanho das lesões.

O acompanhamento pós-operatório dessas pacientes pode incluir o uso de danazol, progestínicos ou agonista de GnRH por 3 a 6 meses, havendo comprovada redução nos quadros de endometriose associada a dor e um atraso de 12 a 24 meses em sua recorrência em comparação com placebo. Já o uso pós-operatório de ACO (dentro de 6 meses após cirurgia) não tem benefícios demonstrados se for prescrito com o objetivo de melhorar o resultado da cirurgia. No entanto, também não há risco na prescrição de terapia hormonal após a cirurgia; portanto, pode ser indicada para outros fins, como contracepção ou prevenção secundária da doença. Dessa maneira, para aquelas mulheres que não desejam gravidez imediata pode ser recomendado o uso do SIU-LNG ou ACO no pós-operatório por, pelo menos, 18 a 24 meses como prevenção secundária da endometriose associada à dismenorreia.

Endometrioma

O tratamento medicamentoso de endometriomas ovarianos pode promover redução temporária do tamanho dos cistos, mas não sua completa resolução. A cirurgia é, então, a primeira escolha para endometriomas grandes ou sintomáticos.

Uma revisão sistemática comparou dois ensaios clínicos randomizados com relação à excisão versus aspiração e cauterização da parede do cisto endometriótico e sintomas de dor e fertilidade. A excisão completa do endometrioma reduziu as taxas de dismenorreia, dispareunia, dor pélvica crônica, recorrência do cisto e necessidade de nova abordagem cirúrgica em comparação com a ablação do endometrioma. Outro achado consistiu no aumento das taxas de gestação espontânea em mulheres previamente inférteis.

Outro ensaio clínico randomizado demonstrou que mulheres submetidas a excisão de endometrioma tiveram melhor resposta à estimulação ovariana com gonadotrofinas do que as mulheres submetidas a ablação.

No entanto, com a excisão do cisto existe a preocupação com o risco de danos de ovário e reserva ovariana diminuída. Em vários estudos envolvendo cistectomia ovariana para endometrioma foram encontrados níveis do hormônio antimülleriano significativamente mais baixos no pós-operatório.

ENDOMETRIOSE PROFUNDA INFILTRATIVA

Consideram-se lesões profundas aquelas que infiltram mais de 5mm no peritônio. Esse tipo de endometriose pode ser bem diferente dos outros tipos da doença, e a fisiopatologia que explica a dor ainda não está bem estabelecida.

Região retrocervical (ligamentos uterossacros), vagina, intestino (reto, sigmoide, íleo e apêndice), bexiga, ureteres e septo retovaginal são os sítios acometidos pela endometriose profunda.

O principal sintoma associado a essas lesões é a dor pélvica, sendo o tratamento de escolha sua exérese cirúrgica. O tratamento clínico pode promover alívio temporário, porém com alto índice de recorrência dos sintomas. Como salientado, a cirurgia para endometriose profunda está associada a taxas significativas de complicação, sendo aconselhável que essas pacientes sejam encaminhadas a um centro com equipe multidisciplinar.

Não existem ensaios clínicos que comprovem benefício do tratamento da endometriose profunda, seja clínico ou cirúrgico, com relação à chance de gravidez.

ENDOMETRIOSE E INFERTILIDADE

Cerca de 20% a 40% das mulheres inférteis têm endometriose. A probabilidade de se conseguir um nascido vivo após um ciclo, definida como fecundabilidade, está em torno de 15% a 20% em casais normais, podendo cair para 2% a 10% em mulheres com endometriose não tratada. Desde que essa patologia foi inicialmente descrita no início do século XIX, várias teorias têm sido propostas para explicar sua relação com a queda da fertilidade. Nas formas graves em que há distorção da anatomia pélvica, aderências e obstrução tubária, essa associação se torna óbvia. Entretanto, nas formas mínima e leve, os mecanismos envolvidos ainda não foram totalmente elucidados.

Os possíveis mecanismos envolvidos na infertilidade em pacientes com endometriose de acordo com a área de disfunção são os seguintes:

- **Função tubária:** alteração na relação anatômica normal tubo-variana, hidrossalpinge, alteração na motilidade tubária pelas prostaglandinas com aceleração da motilidade tubária.

- **Função ovariana:** pobre qualidade oocitária, síndrome do folículo luteinizado não roto, ambiente folicular hostil, alteração na foliculogênese.
- **Função espermática:** fagocitose dos espermatozoides por macrófagos da resposta inflamatória localizada.
- **Defeitos no embrião/fertilização:** alteração na fertilização, toxicidade para o embrião, defeitos no desenvolvimento precoce do embrião.
- **Função endometrial:** defeitos de fase lútea, anticorpos endometriais, defeitos de implantação.
- **Falhas precoces na gravidez:** embriões anormais, reação imune, autoanticorpos, moléculas de adesão.

O desenvolvimento da biologia molecular e das técnicas de reprodução assistida (TRA) provavelmente será de grande valia na elucidação dos mecanismos envolvendo endometriose e infertilidade.

Estudos demonstram que mulheres inférteis com quadro de endometriose apresentam taxas menores de sucesso em TRA do que as pacientes com outros fatores de infertilidade, como fator tubário ou masculino. Os responsáveis por esses piores resultados podem ser as mudanças da resposta humoral e celular inflamatória ao tecido endometrial mediada pela endometriose, além de aumento nos anticorpos antiendometriais, autoanticorpos e anticorpos antifosfolípides. As alterações podem acometer também as células imunes do fluido folicular e citocinas, resultando em oócito e, consequentemente, em embrião com menor capacidade de implantação.

Uma metanálise, incluindo 22 estudos não randomizados, concluiu que as taxas de gestação estão diminuídas em 54% nas mulheres com endometriose e que essas taxas são inversamente proporcionais ao estádio da patologia.

Tratamento clínico

O tratamento clínico, seja qual for, não apresenta melhora na infertilidade, além de adiar uma possível gravidez, visto que a maioria desses tratamentos resulta em estado de hipogonadismo temporário.

Tratamento cirúrgico

A abordagem cirúrgica da paciente com endometriose que deseja engravidar deve contemplar a adeólise, a ablação ou fulguração de lesões e a excisão de endometriomas. O tratamento cirúrgico deve ser o mais conservador possível, principalmente em pacientes que não têm prole definida, evitando-se ao máximo a formação de aderências ou múltiplas intervenções nos ovários que possam resultar na diminuição da reserva ovariana.

Existem evidências nível 1A demonstrando que a ablação de lesões endometrióticas juntamente com a adeólise, em pacientes com endometriose mínima e leve (graus I e II), produz melhora pequena, porém significativa, na taxa de gravidez espontânea quando comparada à videolaparoscopia diagnóstica isolada. Entretanto, não há estudos randomizados comprovando a eficácia da realização rotineira de laparoscopia nas pacientes com endometriose mínima e leve antes da fertilização *in vitro* (FIV) para exérese-ablação dos focos de endometriose.

Também não há estudos controlados ou metanálises que demonstrem que a excisão cirúrgica da endometriose moderada ou grave (graus III e IV) melhore as taxas de gravidez. Dois estudos de coorte prospectivos de alta qualidade mostraram taxas de gravidez espontânea de 57% a 69% (endometriose moderada) e 52% a 68% (endometriose severa) depois de cirurgia laparoscópica, valores muito mais altos do que as taxas de gravidez espontânea na conduta expectante – 33% (moderada) e 0% (severa) – reportadas em outra coorte.

Às pacientes com endometriose não devem ser prescritos tratamentos hormonais pós-cirurgia para melhorar as taxas de gravidez espontâneas. Exceção se faz naquelas com endometriose grave, já que o uso de análogos de GnRH por 3 a 6 meses antes da FIV pode aumentar as taxas de gravidez.

Com relação aos endometriomas, a cistectomia com exérese da cápsula melhora as taxas de gravidez espontânea quando comparada à drenagem ou coagulação, além de haver maior taxa de recorrência de endometriomas nos casos em que a cápsula não é retirada. Entretanto, não existe evidência de que, em mulheres inférteis com endometriomas >3cm, a cistectomia melhore os resultados de gravidez após as TRA. A exérese nesses casos é recomendada se há queixa de dor ou dificuldade de acesso aos folículos. Nessa situação, as pacientes devem ser orientadas sobre o risco de diminuição de reserva ovariana e a possível perda do ovário. A decisão de realizar a cirurgia deve ser avaliada cuidadosamente se já houver cirurgia ovariana prévia.

Técnicas de reprodução assistida

A indicação para as TRA deve considerar, entre outros fatores, o grau de endometriose, a idade da paciente, o tempo de infertilidade e a associação de outros fatores de infertilidade, como, por exemplo, o masculino. Pacientes jovens com trompas pérvias, endometriose mínima/leve e pouco tempo de infertilidade podem beneficiar-se de tratamentos menos complexos, como estimulação ovariana com orientação de coito ou inseminação intrauterina (IIU) (Figura 21.1). Pacientes com mais de 35 anos de idade, mais de 3 anos de infertilidade, com anatomia pélvica distorcida e/ou fator masculino associado, irão beneficiar-se com as TRA mais complexas, como a FIV. É importante que se considere também a disponibilidade das técnicas para o casal.

A IIU com estimulação ovariana aumenta as taxas de fertilidade em casos de endometriose mínima e leve, sendo ainda incerto o papel da IIU nos ciclos naturais. Para os casos de endometriose severa, com aderências graves, obstrução tubária ou má resposta à IIU, é recomendada a FIV (Figura 21.2).

A presença de endometriose, em qualquer grau, piora os resultados das TRA, sendo os resultados inversamente proporcionais ao grau da patologia, isto é, quanto mais avançada a doença, piores os resultados.

A única indicação de tratamento medicamentoso em pacientes inférteis seria naquelas com endometriose moderada e grave que irão submeter-se às TRA. Nesse grupo de pacientes, o uso prévio de análogos de GnRH pelo período de 3 a 6 meses parece aumentar as taxas de gravidez.

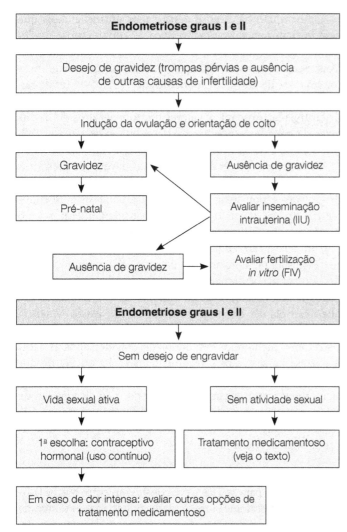

Figura 21.1 Fluxograma para tratamento da endometriose – graus I e II – após a abordagem cirúrgica.

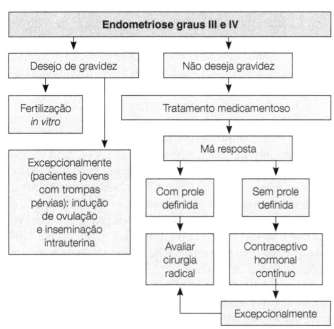

Figura 21.2 Fluxograma para tratamento da endometriose – graus III e IV.

Leitura complementar

Dunselman GA et al. ESHRE guideline: management of women with endometriosis. Hum Reprod Mar 2014; 29(3):400-12. Disponível em: < http://www.ncbi.nlm.nih.gov/pubmed/24435778 >.

Giudice LC, Kao LC. Endometriosis. Lancet, Nov 2004; 364(9447): 1789-99. Disponível em: < http://www.ncbi.nlm.nih.gov/pubmed/15541453 >.

LS, AFM. Endometriosis. In: Wilkins LW (ed.) Clinical gynecology endocrinology and infertility, 2005:1103-33.

JS, B. Endometriosis. In: & Wilkins LW (ed.). Novak's Gynecology. 2002:866-905.

Camargos AF et al. Endometriose. In: COOPMED (ed.) Ginecologia ambulatorial baseada em evidências científicas. 2016:839-65.

Kennedy S. The genetics of endometriosis. Eur J Obstet Gynecol Reprod Biol Feb 1999; 82(2):129-33. Disponível em: < http://www.ncbi.nlm.nih.gov/pubmed/10206402 >.

Simpson JL, Bischoff FZ. Heritability and molecular genetic studies of endometriosis. Ann NY Acad Sci Mar 2002; 955:239-51; discussion Mar 2002; 293(5):396-406. Disponível em: < http://www.ncbi.nlm.nih.gov/pubmed/11949952 >.

Giudice LC. Genomics' role in understanding the pathogenesis of endometriosis. Semin Reprod Med May 2003; 21(2):119-24. Disponível em: < http://www.ncbi.nlm.nih.gov/pubmed/12917781 >.

Sallam HN et al. Long-term pituitary down-regulation before in vitro fertilization (IVF) for women with endometriosis. Cochrane Database Syst Rev, 2006; 1: p. CD004635. ISSN 1469-493X. Disponível em: < http://www.ncbi.nlm.nih.gov/pubmed/16437491 >.

Martínez S et al. Serum interleukin-6 levels are elevated in women with minimal-mild endometriosis. Hum Reprod Mar 2007; 22(3):836-42. Disponível em: < http://www.ncbi.nlm.nih.gov/pubmed/17062580 >.

Gazvani R, Templeton A. New considerations for the pathogenesis of endometriosis. Int J Gynaecol Obstet Feb 2009; 76(2):117-26. Disponível em: < http://www.ncbi.nlm.nih.gov/pubmed/11818105 >.

Zheng W et al. Initial endometriosis showing direct morphologic evidence of metaplasia in the pathogenesis of ovarian endometriosis. Int J Gynecol Pathol Apr 2005; 24(2):164-72. Disponível em: < http://www.ncbi.nlm.nih.gov/pubmed/15782073 >.

Practice bulletin nº 114: management of endometriosis. Obstet Gynecol Jul 2010; 116(1):223-36. Disponível em: < http://www.ncbi.nlm.nih.gov/pubmed/20567196 >.

Johnson NP, Hummelshoj L, Consortium WESM. Consensus on current management of endometriosis. Hum Reprod Jun 2013; 28(6):1552-68. Disponível em: < http://www.ncbi.nlm.nih.gov/pubmed/23528916 >.

Abou-Setta AM et al. Levonorgestrel-releasing intrauterine device (LNG-IUD) for symptomatic endometriosis following surgery. Cochrane Database Syst Rev 2013; 1:CD005072. Disponível em: < http://www.ncbi.nlm.nih.gov/pubmed/23440798 >.

Proctor ML et al. Surgical interruption of pelvic nerve pathways for primary and secondary dysmenorrhoea. Cochrane Database Syst Rev 2005; 4:CD001896, 2005. Disponível em: < http://www.ncbi.nlm.nih.gov/pubmed/16235288 >.

Van Holsbeke C et al. Endometriomas: their ultrasound characteristics. Ultrasound Obstet Gynecol Jun 2010; 35(6):730-40. Disponível em: < http://www.ncbi.nlm.nih.gov/pubmed/20503240 >.

Chamié LP. Endometriose pélvica: aspectos à ressonância magnética e correlação com laparoscopia e anatomia patológica. Universidade de São Paulo (USP), 2008.

Mol BW et al. The performance of CA-125 measurement in the detection of endometriosis: a meta-analysis. Fertil Steril Dec 1998; 70(6):1101-8. Disponível em: < http://www.ncbi.nlm.nih.gov/pubmed/9848302 >.

Redwine DB. Age-related evolution in color appearance of endometriosis. Fertil Steril Dec 1987; 48(6):1062-3. Disponível em: < http://www.ncbi.nlm.nih.gov/pubmed/3678506 >.

Adamson GD. Endometriosis classification: an update. Curr Opin Obstet Gynecol Aug 2011; 23(4):213-20. Disponível em: < http://www.ncbi.nlm.nih.gov/pubmed/21666464 >.

Endometriosis Fertility Index: is it better than the present staging systems? Curr Opin Obstet Gynecol Jun 2013; 25(3):186-92. Disponível em: < http://www.ncbi.nlm.nih.gov/pubmed/23571831 >.

Soares SR et al. Pharmacologic therapies in endometriosis: a systematic review. Fertil Steril Sep 2012; 98(3):529-55. Disponível em: < http://www.ncbi.nlm.nih.gov/pubmed/22938768 >.

Brown J, Farquhar C. Endometriosis: an overview of Cochrane Reviews. Cochrane Database Syst Rev 2014; 3 CD009590. Disponível em: < http://www.ncbi.nlm.nih.gov/pubmed/24610050 >.

Medicine PCOTASFR. Treatment of pelvic pain associated with endometriosis: a committee opinion. Fertil Steril Apr 2014; 101(4):927-35. Disponível em: < http://www.ncbi.nlm.nih.gov/pubmed/24630080 >.

Prentice A, Deary AJ, Bland E. Progestagens and anti-progestagens for pain associated with endometriosis. Cochrane Database Syst Rev 2000; 2:CD002122. Disponível em: < http://www.ncbi.nlm.nih.gov/pubmed/10796864 >.

Hughes E et al. Ovulation suppression for endometriosis. Cochrane Database Syst Rev 2007; 3:CD000155. Disponível em: < http://www.ncbi.nlm.nih.gov/pubmed/17636607 >.

Brown J, Pan A, Hart RJ. Gonadotrophin-releasing hormone analogues for pain associated with endometriosis. Cochrane Database Syst Rev 2010; 12:CD008475. Disponível em: < http://www.ncbi.nlm.nih.gov/pubmed/21154398 >.

Waller KG, Shaw RW. Gonadotropin-releasing hormone analogues for the treatment of endometriosis: long-term follow-up. Fertil Steril Mar 1993; 59(3):511-5. Disponível em: < http://www.ncbi.nlm.nih.gov/pubmed/8458449 >.

Surrey ES, Hornstein MD. Prolonged GnRH agonist and add-back therapy for symptomatic endometriosis: long-term follow-up. Obstet Gynecol May 2002; 99(5 Pt 1):709-19. Disponível em: < http://www.ncbi.nlm.nih.gov/pubmed/11978277 >.

Sagsveen M et al. Gonadotrophin-releasing hormone analogues for endometriosis: bone mineral density. Cochrane Database Syst Rev 2003; 4:CD001297. Disponível em: < http://www.ncbi.nlm.nih.gov/pubmed/14583930 >.

Allen C et al. Nonsteroidal anti-inflammatory drugs for pain in women with endometriosis. Cochrane Database Syst Rev 2009; 2:CD004753. Disponível em: < http://www.ncbi.nlm.nih.gov/pubmed/19370608 >.

LV D et al. Pentoxifylline versus medical therapies for subfertile women with endometriosis. Cochrane Database Syst Rev 2003; 3:CD007677. Disponível em: < http://www.ncbi.nlm.nih.gov/pubmed/19588441 >.

Lu D, Song H, Shi G. Anti-TNF-α treatment for pelvic pain associated with endometriosis. Cochrane Database Syst Rev 2013; 3:CD008088. Disponível em: < http://www.ncbi.nlm.nih.gov/pubmed/23543560 >.

Flower A et al. Chinese herbal medicine for endometriosis. Cochrane Database Syst Rev 2009; 3:CD006568. Disponível em: < http://www.ncbi.nlm.nih.gov/pubmed/19588398 >.

Proctor ML, Murphy PA. Herbal and dietary therapies for primary and secondary dysmenorrhoea. Cochrane Database Syst Rev 2001; 3:CD002124. Disponível em: < http://www.ncbi.nlm.nih.gov/pubmed/11687013 >.

Zhu X, Hamilton KD, McNicol ED. Acupuncture for pain in endometriosis. Cochrane Database Syst Rev, 2011; 9:CD007864. Disponível em: < http://www.ncbi.nlm.nih.gov/pubmed/21901713 >.

Proctor ML et al. Transcutaneous electrical nerve stimulation and acupuncture for primary dysmenorrhoea. Cochrane Database Syst Rev 2002; 1:CD002123. Disponível em: < http://www.ncbi.nlm.nih.gov/pubmed/11869624 >.

Duffy JM et al. Laparoscopic surgery for endometriosis. Cochrane Database Syst Rev 2014; 4:CD011031. Disponível em: < http://www.ncbi.nlm.nih.gov/pubmed/24696265 >.

Vercellini P et al. Surgery for endometriosis-associated infertility: a pragmatic approach. Hum Reprod Feb 2009; 24(2):254-69. Disponível em: < http://www.ncbi.nlm.nih.gov/pubmed/18948311 >.

Hart RJ et al. Excisional surgery versus ablative surgery for ovarian endometriomata. Cochrane Database Syst Ver 2008; 2:CD004992. Disponível em: < http://www.ncbi.nlm.nih.gov/pubmed/18425908 >.

Raffi F, Metwally M, Amer S. The impact of excision of ovarian endometrioma on ovarian reserve: a systematic review and meta-analysis. J Clin Endocrinol Metab Sep 2012; 97(9):3146-54. Disponível em: < http://www.ncbi.nlm.nih.gov/pubmed/22723324 >.

Somigliana E et al. Surgical excision of endometriomas and ovarian reserve: a systematic review on serum antimüllerian hormone level modifications. Fertil Steril Dec. 2012; 98(6):1531-8. Disponível em: < http://www.ncbi.nlm.nih.gov/pubmed/22975114 >.

Gupta S et al. Pathogenic mechanisms in endometriosis-associated infertility. Fertil Steril Aug 2008; 90(2):247-57. Disponível em: < http://www.ncbi.nlm.nih.gov/pubmed/18672121 >.

De Ziegler D, Borghese B, Chapron C. Endometriosis and infertility: pathophysiology and management. Lancet Aug 2010; 376(9742):730-8. Disponível em: < http://www.ncbi.nlm.nih.gov/pubmed/20801404 >.

Barnhart K, Dunsmoor-Su R, Coutifaris C. Effect of endometriosis on in vitro fertilization. Fertil Steril Jun 2002; 77(6):1148-55. Disponível em: < http://www.ncbi.nlm.nih.gov/pubmed/12057720 >.

Tomassetti C et al. Endometriosis, recurrent miscarriage and implantation failure: is there an immunological link? Reprod Biomed Online Jul 2006; 13(1):58-64. Disponível em: < http://www.ncbi.nlm.nih.gov/pubmed/16820110 >.

Yap C, Furness S, Farquhar C. Pre and post operative medical therapy for endometriosis surgery. Cochrane Database Syst Rev 2004; 3:CD003678. Disponível em: < http://www.ncbi.nlm.nih.gov/pubmed/15266496 >.

CAPÍTULO 22

Endometriose Profunda Infiltrativa

Márcia Mendonça Carneiro
Ivete de Ávila
Márcia Cristina França Ferreira

INTRODUÇÃO

A endometriose, doença benigna, progressiva, estrogênio-dependente, que se caracteriza pela presença de implantes teciduais histologicamente semelhantes ao endométrio (estroma e glândulas) fora da cavidade uterina, ocorre quase que exclusivamente em mulheres na idade reprodutiva, manifestando-se clinicamente por dor pélvica e infertilidade. O tecido endometriótico responde à ação dos esteroides ovarianos em termos de proliferação, diferenciação e sangramento, observando-se aumento da angiogênese e da reação inflamatória local.

A endometriose profunda infiltrativa (EPI) é uma forma especial de endometriose definida arbitrariamente como a presença de glândulas e estroma endometriais situados mais de 5mm abaixo da superfície peritoneal. Essas lesões geralmente estão localizadas nos ligamentos uterossacros e no fundo de saco de Douglas, podendo atingir o septo retovaginal e as paredes vaginais retais e do sigmoide e obliterar o fundo de saco. Embora seja menos frequente do que as outras formas de endometriose pélvica, a EPI difere da endometriose peritoneal e dos endometriomas ovarianos porque, além de seu aspecto histológico particular, apresenta associação forte com a dor pélvica e a dispareunia, o que pode comprometer gravemente a qualidade de vida e a vida sexual das pacientes.

A prevalência da endometriose varia conforme o método diagnóstico utilizado e a população em estudo. Em mulheres submetidas à salpingotripsia, endometriose foi encontrada em 2% a 18% dos casos. Na população de mulheres inférteis, a prevalência varia de 5% a 50% e de 5% a 21% naquelas com dor pélvica.

O diagnóstico e o tratamento da endometriose ainda representam um desafio para os ginecologistas, uma vez que a sintomatologia é muitas vezes inespecífica ou mesmo ausente, não havendo bons testes clinicolaboratoriais para diagnosticar a doença, o que impõe a necessidade de intervenção cirúrgica. Por isso, há um atraso importante no diagnóstico da doença de, em média, 8,5 anos desde o início das suas manifestações.

ETIOPATOGENIA

Inicialmente descrita por Von Rokitanski em 1860, essa doença permanece enigmática, uma vez que sua história natural e sua fisiopatologia ainda não foram elucidadas. A necessidade de métodos diagnósticos invasivos (videolaparoscopia ou laparotomia), a complexa apresentação clínica, a morfologia multifacetada das lesões e a ausência de estudos adequadamente controlados com um número suficiente de pacientes são alguns dos fatores que dificultam o progresso nas pesquisas. Nos últimos anos, pesquisas vêm relatando avanços promissores para o desenvolvimento de novas abordagens diagnósticas e terapêuticas.

A prevalência da EPI varia com o método diagnóstico e a população estudada, mas estima-se que afete pequena parcela das mulheres. A maioria apresenta dor significativa, mas até 5% podem ser completamente assintomáticas. Nas duas últimas décadas, a prevalência aparentemente aumentou, o que parece refletir maior reconhecimento da doença por médicos e pacientes, assim como a melhora nos métodos diagnósticos.

Vários fatores de risco foram estudados em associação às diversas hipóteses para explicar a ocorrência da endometriose. Além da classe social e da história familiar, os fatores mais consistentemente associados a essa doença são menarca precoce e ciclos menstruais longos com fluxo aumentado. Essas características menstruais, aliadas à nuliparidade, refletem aumento da exposição à menstruação. Os demais fatores de risco corroboram o papel do ambiente hormonal e de fatores inflamatórios na patogênese da doença (Quadro 22.1).

Estudos recentes corroboram o papel de diferentes fatores de risco no desenvolvimento da endometriose. Entretanto,

Capítulo 22 Endometriose Profunda Infiltrativa

Quadro 22.1 Fatores de risco identificados para endometriose (Parazzini e cols., 2016)

Fator de risco	Força da associação
Classe social	↑, estudo limitado
História familiar	↑↑
Fatores constitucionais Peso Distribuição periférica de gordura Pigmentação e exposição solar	↓, inconsistente ↑, estudo limitado ↑, estudo limitado
Hábitos pessoais Dieta Atividade física Tabagismo Ingestão alcoólica	↓, estudo limitado ↓, estudo limitado ↑, estudo limitado ↑
História reprodutiva Idade da menarca Ciclo menstrual curto Aumento do fluxo Paridade Uso do contraceptivo oral	↑↑, consistente ↑↑, consistente ↑, estudo limitado ↓↓, consistente inconsistente
Fatores ambientais	Estudos limitados

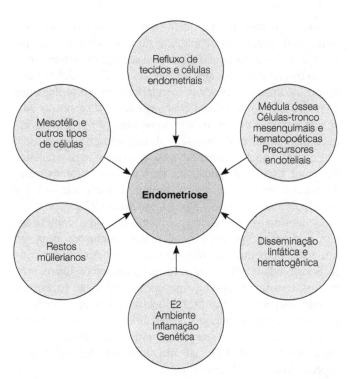

Figura 22.1 Fatores envolvidos na patogênese da endometriose. (Adaptada de Burney & Giudice, 2012.)

até o momento, o papel exato dos fatores de risco no desenvolvimento das três formas da doença (peritoneal, ovariana e EPI) ainda não foi determinado.

Várias teorias têm sido propostas para explicar sua patogênese, como menstruação retrógrada, metaplasia celômica, disseminação vascular linfática e resquícios embrionários. Nenhuma consegue isoladamente explicar de modo adequado a presença de endometriose em todas as localizações já descritas. Estudos recentes mostram a importância de fatores imunológicos, genéticos, inflamatórios e alterações locais do peritônio e do endométrio que contribuem para a gênese da doença.

Para alguns autores há três tipos de endometriose: peritoneal, ovariana e do septo retovaginal, cada uma com patogênese distinta. A forma peritoneal resultaria da implantação de endométrio oriundo da regurgitação tubárea, apresentando colorações diferentes (vermelha, branca e negra) conforme o tempo de evolução. A metaplasia do epitélio celômico, associada à invaginação dessas inclusões epiteliais, seria responsável pela formação dos endometriomas ovarianos. A endometriose profunda infiltrativa do septo retovaginal, por sua vez, corresponderia a um nódulo adenomiótico caracterizado por extensa proliferação de musculatura lisa e epitélio glandular com estroma escasso e surgiria como resultado da metaplasia de remanescentes müllerianos.

A história natural da doença permanece desconhecida, mas a EPI não parece ter caráter progressivo nem recorrente, fato corroborado por trabalhos com seguimento de até 10 anos. Já os estudos sobre o papel da genética, do meio ambiente, do sistema imunológico e do estradiol na patogênese da endometriose, bem como os estudos genômicos, sugerem anormalidades intrínsecas no endométrio eutópico e ectópico de mulheres com endometriose, podendo fornecer mais pistas sobre a fisiopatologia da dor e da infertilidade. Recentemente, materiais elucidativos têm mostrado o possível envolvimento de células-tronco endometriais ou oriundas da medula óssea na patogênese da endometriose, mas seu papel real ainda não foi esclarecido. A Figura 22.1 apresenta os principais fatores envolvidos na patogênese da doença.

DIAGNÓSTICO

Embora afete significativamente a qualidade de vida das mulheres acometidas, a endometriose permanece como uma doença tardiamente diagnosticada e tratada, sendo relatada por vários autores a ocorrência de um importante atraso no diagnóstico desde o início das manifestações, variando de 5 a 12 anos.

Uma das razões para esse atraso seria a falta de sintomas e de sinais suficientemente específicos e as apresentações clínicas variadas, ocorrendo desde a ausência de sintomas até apresentações graves com múltiplos sintomas e sinais ao exame clinicoginecológico. Frequentemente esses indícios se confundem com as manifestações de outras síndromes dolorosas, como síndrome do intestino irritável, doença inflamatória pélvica e cistite intersticial crônica. Ademais, a maioria dos sintomas não se correlaciona com a gravidade e o estadiamento da doença.

Diagnóstico clínico

Embora a laparoscopia, preferencialmente com avaliação histológica, permaneça como padrão-ouro para o diagnóstico de endometriose, a anamnese e o exame físico ajudam a identificar pacientes de alto risco, devendo ser feitos sistemática e detalhadamente, pois constituem o primeiro passo no diagnóstico desde o início de suas manifestações, variando de 5 a 12 anos.

Estudos demonstraram que a dismenorreia é um dos sintomas mais preditivos de endometriose. Os outros sintomas mais frequentemente relatados em associação à endometriose são dispareunia, dor pélvica crônica (DPC) e infertilidade, sendo, no entanto, fraca sua correlação com o estadiamento da endometriose. Já a disquezia menstrual, a dispareunia grave e as cirurgias prévias para endometriose são preditoras independentes de endometriose profunda infiltrativa posterior.

Embora seja fundamental para a triagem das pacientes de maior risco, o diagnóstico com base nos sintomas isoladamente é impreciso em razão da apresentação variável. Os principais sintomas estão listados no Quadro 22.2.

O valor do exame pélvico no diagnóstico de endometriose tem sido debatido e levado a diferentes conclusões, uma vez que não raramente é normal em pacientes com endometriose. Sensibilidade pélvica, retroversão uterina fixa, ligamentos uterossacros sensíveis ou ovários aumentados são sugestivos de endometriose. A realização do exame durante o período menstrual pode aumentar a sensibilidade do toque vaginal bimanual. Entretanto, seu desempenho varia com a localização das lesões da EPI, não atingindo boas sensibilidade e especificidade em alguns estudos.

O toque vaginal pode ser bastante útil. O examinador deve perceber o fundo de saco, as áreas posteriores e as que estão em torno do colo uterino, procurando identificar pontos de gatilho de dor, nódulos, retrações e massas e avaliar a mobilidade dos órgãos pélvicos. Entre os achados possivelmente identificados ao toque vaginal estão:

- Útero retrovertido fixo ou de pouca mobilidade.
- Massa anexial (endometriomas) com ou sem sensibilidade dolorosa, geralmente aderida posteriormente ao útero ou à parede pélvica.
- Massas, nódulos ou espessamentos com hipersensibilidade dolorosa na cúpula vaginal, no fundo de saco, nos ligamentos uterossacros e no septo retovaginal.

Até o momento, embora com grande número de marcadores, incluindo moléculas de adesão, interleucinas e outras citocinas, substâncias envolvidas no controle do ciclo celular e angiogênese, nenhum teste laboratorial é comprovadamente útil para o diagnóstico de endometriose. No entanto, a dosagem sérica de CA-125 pode ter valor em pacientes com infertilidade para melhor identificar as que se beneficiariam de uma videolaparoscopia e no controle da endometriose já diagnosticada e tratada. Seu desempenho como teste diagnóstico é fraco, principalmente nos estágios I e IV de endometriose, além de apresentar problemas de especificidade.

Quadro 22.2 Sintomas associados à endometriose

Dismenorreia
Dispareunia
Dor pélvica acíclica
Disúria ou disquezia menstrual
Infertilidade

Diagnóstico por imagem

Dos três tipos de lesões hoje admitidas como formas distintas de endometriose, apenas as profundas infiltrativas e os cistos ovarianos podem ser diagnosticados por métodos de imagem. As lesões peritoneais não são visíveis à ultrassonografia (US), e a ressonância magnética (RM) também não é útil para sua identificação.

Os endometriomas ovarianos são facilmente visíveis ao ultrassom endovaginal ou transabdominal, consistindo em cistos geralmente uniloculados de conteúdo homogêneo pouco ecogênico, usualmente referido como aspecto de "tempestade de neve" ou "vidro moído". Às vezes, podem ser encontrados nível líquido-líquido ou projeções ecogênicas na parede interna. A US bidimensional pode atingir, em mãos experientes, sensibilidade e especificidade superiores a 80% e 90%, respectivamente, e o Doppler não parece melhorar sua acurácia no diagnóstico do endometrioma ovariano.

Além dos endometriomas, a US é capaz de identificar lesões profundas infiltrativas no fundo de saco de Douglas, na parede vaginal e no septo retovaginal, no retossigmoide e na região retrocervical, incluindo ligamentos uterossacros e *torus uterinus*. As lesões são geralmente hipoecogênicas, algumas vezes mal delimitadas, infiltrando a parede do órgão. As pacientes podem relatar dor à compressão com o transdutor, e o examinador deve estar atento à presença de lesões nas regiões paracervicais, pois podem acometer o ureter e causar hidronefrose.

Variações na acurácia do ultrassom são percebidas de acordo com a técnica e a localização das lesões. A US 3D tem sido empregada e, embora possa produzir detalhamento maior da relação lesão/órgão, o método não acrescenta muito em relação ao desempenho do 2D.

O Quadro 22.3 mostra a sensibilidade, a especificidade e a acurácia da US endovaginal no diagnóstico de lesões profundas infiltrativas de diferentes localizações, em diversos estudos.

As lesões intestinais são mais frequentes em retossigmoide, apêndice, ceco e íleo distal e invadem de fora para dentro, sendo visualizadas à colonoscopia somente muito tardiamente. A US transretal também pode ser útil no diagnóstico de lesões intestinais e do septo retovaginal, com acurácia algo similar à da ultrassonografia transvaginal, mas não tem boa acurácia para as lesões de ligamento uterossacro e na vagina. No entanto, essa técnica é excelente para estabelecer a distância da lesão até a borda anal.

Embora a US realizada por examinador treinado e experiente seja capaz de diagnosticar corretamente a maioria das lesões, a RM oferece como vantagens a boa visualização de toda a pelve, incluindo o compartimento anterior, e a possibilidade de melhor exame da cavidade vaginal sem desconforto para a paciente. Sua acurácia é bem documentada na literatura para diferentes tipos de lesão. Todavia, é um exame mais oneroso, não disponível em todos os centros e, como a US, exige treinamento específico do especialista que faz e interpreta esse exame. Na maioria das vezes fica reservado a avaliações pré-operatórias pormenorizadas em casos complexos ou àquelas nas quais a suspeita clínica é forte e a US é inconclusiva.

Quadro 22.3 Acurácia do ultrassom endovaginal no diagnóstico da endometriose profunda infiltrativa conforme a localização das lesões

Lesão / Estudo	Septo retovaginal S	e	a	Intestino s	e	a	Fundo de saco de Douglas s	e	a	Região retrocervical s	e	a	Ligamentos uterossacros s	e	a	Vagina S	E	a	Bexiga S	e	a	s	e	a
Bazot, 2003				95	100	97	82	100	87				75	83	77	25	100	90						
Abrão, 2007				98	100	99				95	98	97												
Menada, 2008	93	90	92	56	92	83																		
Menada, RWC*	97	100	98	96	100	99																		
Piketty, 2008				91	96	NR																		
Guerriero, 2008	74	88	NR	67	92	NR							50	94	NR	91	89	NR	100	100	NR			
Bazot, 2009	9	99	88	94	100	96							78	67	77	47	95	79						
Grasso, 2009**	77	100	NR	33	100	NR							50	95	NR	84	80	NR	25	100	NR			
Savelli, 2009																			44	100	95			
Gonçalves, 2010				97	100	99																		

* RWC: após instilação de contraste retal aquoso.
** Ultrassom endovaginal 3D.

Diagnóstico cirúrgico

Por fim, o diagnóstico é confirmado ou excluído por laparoscopia, preferencialmente com excisão de lesão para confirmação anatomopatológica. No entanto, o reconhecimento das lesões exige um cirurgião experiente em virtude de sua apresentação variável. Há também que pesar os riscos e benefícios do procedimento antes da indicação. Mesmo sendo pequena a incidência de complicações associadas à laparoscopia, sua realização pode não beneficiar pacientes jovens, assintomáticas ou oligossintomáticas, na ausência de evidência de lesão profunda infiltrativa ou cisto ovariano ao exame clínico e nos exames de imagem. Além disso, observa-se ainda algum grau de falta de consistência entre o diagnóstico laparoscópico e o histológico.

Nos dias atuais, considera-se inaceitável a indicação de laparoscopia para endometriose ovariana e profunda sem mapeamento prévio das lesões e plano terapêutico adequado. A indicação cirúrgica deve ser individualizada com base nos sintomas, na extensão das lesões, nos riscos potenciais do tratamento clínico empírico (risco de obstrução do trato digestório ou urinário e diagnóstico diferencial com neoplasias), nos resultados com tratamento medicamentoso e nos benefícios esperados da intervenção cirúrgica. Caso se decida pela abordagem cirúrgica, sua execução deve ser feita por equipe experiente e completa para realizar, em uma intervenção apenas, a confirmação diagnóstica e a excisão completa das lesões, o que evitará a repetição desnecessária de procedimentos e promoverá o restabelecimento da anatomia pélvica com melhora dos sintomas dolorosos.

O fluxograma apresentado na Figura 22.2 resume a avaliação preconizada para pacientes com suspeita de endometriose.

TRATAMENTO

O tratamento da paciente com EPI, que pode ser clínico, cirúrgico ou a combinação de ambos, tem por objetivo resolver o problema da paciente, isto é, buscar o alívio da dor pélvica e a resolução da infertilidade, tratando o sintoma e não se prendendo exclusivamente à lesão. A abordagem terapêutica deve estar embasada no diagnóstico correto da localização e extensão da doença, resultado de uma avaliação clínica criteriosa e de estudos de imagem meticulosos.

A decisão terapêutica deve ser compartilhada com a paciente, que deve ser bem esclarecida sobre os benefícios e os riscos potenciais, até mesmo os quantitativos, assim como sobre os custos dos tratamentos, sejam cirúrgicos, sejam dos programas de fertilização assistida, para então poder opinar conforme sua realidade e projeto de vida.

Tratamento clínico

A endometriose se desenvolve sob estímulo estrogênico. O tratamento clínico hormonal tem por princípio suprimir ou bloquear a ação estrogênica, a qual inibe o crescimento do implante e reduz o processo inflamatório agudo focal, promovendo alívio da dor (Figura 22.3). A terapêutica hormonal na mulher com endometriose tem por objetivos o tratamento da dor pélvica e a melhora da qualidade de vida. Esses fármacos são supressores da função ovariana, não sendo, portanto, recomendados para tratamento da infertilidade associada à doença. A escolha da medicação a ser administrada deve preencher os quesitos de eficácia no alívio sintomático e boa tolerância com mínimos efeitos colaterais, facilitando, assim, manter a adesão à terapêutica, uma vez que se está lidando com doença crônica com perspectiva de uso da medicação por longo prazo.

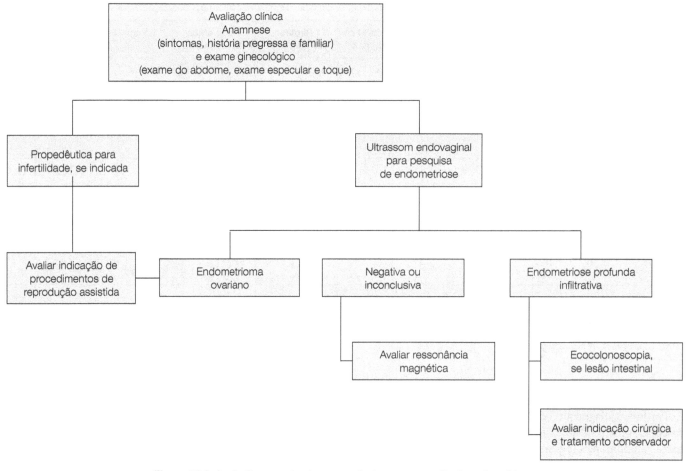

Figura 22.2 Avaliação preconizada para pacientes com suspeita de endometriose.

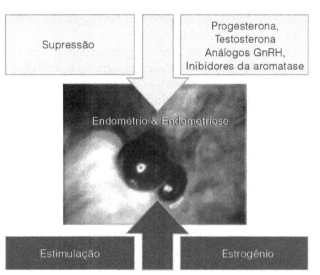

Figura 22.3 Implante de endometriose.

Os regimes terapêuticos mais utilizados são:

- **Progestogênios de uso contínuo, oral, intramuscular de depósito, implante subcutâneo e sistema intrauterino (SIU):**
  - **Derivados da testosterona de segunda geração:** noretisterona (10mg/dia VO), levonorgestrel (SIU, 3 a 5 anos), dienogeste (2mg/dia VO).
  - **Derivados da testosterona de terceira geração:** desogestrel (VO).
  - **Derivados da progesterona:** acetato de medroxiprogesterona (AMP) (150mg trimestral IM).
- **Anticoncepcionais orais conjugados** (várias combinações de progestogênios e estrogênios): de uso contínuo ou cíclico.
- **Análogos do hormônio liberador das gonadotrofinas (GnRH)** (leuprolide, gosserrelina, triptorrelina): de uso parenteral mensal ou trimestral.
- **Mais raros:** gestrinona (2,5mg, duas vezes por semana), danazol (600 a 800mg/dia), inibidores da aromatase (letrozol, 2,5mg/dia, e anastrozol, 1mg/dia VO).

Há evidências na literatura de que esses tratamentos têm eficácia semelhante para o alívio da dor. O que os diferencia são os efeitos colaterais e sua tolerância, e os progestogênios e os anticoncepcionais orais combinados (ACO) estão entre os agentes de primeira escolha. Agem produzindo decidualização e atrofia do implante endometrial, podendo ser usados de maneira cíclica ou contínua, embora haja relatos de melhor eficácia na posologia contínua para alívio da dismenorreia e da dispareunia. São compostos com estrogênios associados a progestogênios androgênicos de última geração. Os protestogênios mais prescritos são o acetato de medroxiprogesterona e aqueles derivados da 19-nortestosterona (levonorgestrel, noretindrona, desogestrel, dienogeste) por diferentes vias (intramuscular, oral e intrauterina). Independentemente de agirem atrofiando o tecido endometriótico, interferem na adesão e no crescimento do implante pela inibição de enzimas metaloproteinases de matriz (MMP) e da angiogênese.

O sistema intrauterino de levonogestrel mostrou boa eficácia, embora seja possível a ocorrência de cistos funcionais ovarianos e de crescimento de endometriomas. A principal intolerância aos ACO e aos progestogênios está relacionada com sangramentos uterinos anormais por atrofia endometrial e manifestações androgênicas. Teoricamente, o dienogeste apresenta menos efeitos colaterais androgênicos se comparado aos demais progestogênios.

Os análogos do hormônio liberador de gonadotrofinas (GnRH-a) foram, possivelmente, os medicamentos mais estudados para o tratamento da endometriose e agem competindo com os receptores hipotalâmicos do GnRH, inibindo, assim, a produção do hormônio folículo-estimulante (FSH), deixando o ovário sem estimulação e, consequentemente, com hipoestrogenismo importante (pseudomenopausa). O hipoestrogenismo é responsável pela boa eficácia terapêutica, mas tem efeitos colaterais, como os fogachos e a perda óssea, que limitam sua prescrição a longo prazo, especialmente em jovens nas quais a massa óssea ainda se encontra em processo em formação. Recomenda-se associação a outros medicamentos para prevenção desses efeitos colaterais (*add-back therapy*) (Figura 22.4).

Muito utilizado na década de 1980, embora com bons resultados para aliviar a dor, o danazol apresenta efeitos colaterais anabolizantes androgênicos que desestimulam sua

Quadro 22.4 Tratamento clínico da dor – Resumo terapêutico

Primeira linha (empírico, sem laparoscopia):
AINE
ACO
Progestogenios orais e parenterais
Segunda linha (após confirmação laparoscópica ou falha da primeira linha):
GnRHa: Zoladex, Luron, Neodecaptil etc.
DIU LNS (Mirena)

administração, como ganho de peso, hirsutismo, acne e agravamento da voz. Também a gestrinona, embora tenha posologia simples de um comprimido, duas vezes por semana, é um derivado da 19-nortestosterona e apresenta efeitos colaterais androgênicos e arrenomiméticos que dificultam a adesão da paciente ao tratamento. Os inibidores da aromatase (bloqueadores da enzima P450) poderiam ter aplicação em situações raras, como diagnóstico de endometriose na menopausa ou mesmo na menacme, diante de falhas dos tratamentos convencionais. Encontra-se disponível a associação aos ACO ou a outro medicamento para evitar a ação hipoestrogênica intensa.

Em síntese, os progestogênios e os ACO são considerados fármacos de primeira linha para uso contínuo, devendo ser adaptados conforme a tolerância da paciente. Os GnRH-a têm boa eficácia terapêutica, podendo ser reservados para as condições em que há falha dos medicamentos usados anteriormente ou em situações especiais, levando em consideração as desvantagens do hipoestrogenismo (Quadro 22.4).

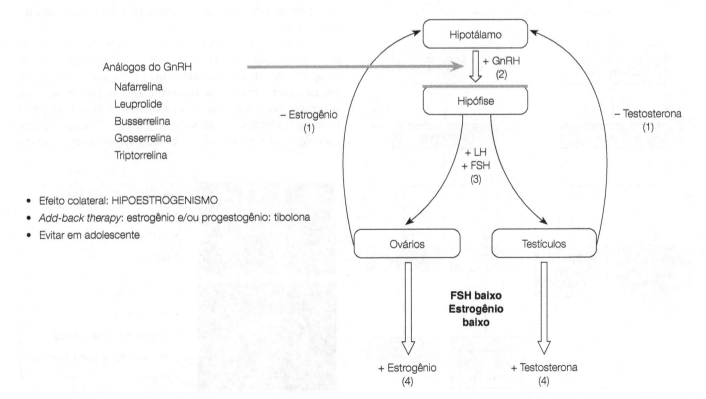

Figura 22.4 Análogos do GnRH. (Endometriosis Guideline Development Group, 2013.)

Tratamento cirúrgico
Indicações

O tratamento cirúrgico da paciente com EPI está indicado em primeiro lugar para alívio da dor pélvica e, mais raramente, para resolução de quadros obstrutivos intestinais ou urinários. A indicação da cirurgia para o tratamento da infertilidade sem dor pélvica é tema polêmico, e as decisões devem ser individualizadas. Embora estudos observacionais sugiram bons resultados em termos de fertilidade após a ressecção da EPI, a tendência atual é a de considerar a cirurgia como segunda opção após a falha da fertilização *in vitro* (FIV), exceto nos casos de dor intensa ou quando a FIV não seja exequível (Figura 22.5).

Assim, as indicações formais da abordagem cirúrgica são a falha da terapêutica hormonal para aliviar a dor e as situações de intolerância e de contraindicações ao uso dessas medicações. As pacientes muito sintomáticas necessitam suspender o bloqueio hormonal com o objetivo de engravidar. A ocorrência de estenose intestinal associada a sintomas de semiobstrução do trânsito intestinal é indicação também formal de ressecção cirúrgica da EPI. Outra indicação cirúrgica obrigatória é a presença de massa pélvica de natureza incerta, assim como lesão de íleo terminal e de apêndice cecal. A evidência de obstrução das vias urinárias manifestada por hidronefrose secundária à compressão uteteral também é mandatória para intervenção cirúrgica (Quadro 22.5).

Quadro 22.5 Tratamento cirúrgica da endometriose profunda

Indicações relativas	Indicações formais
1. Medicação hormonal ineficaz para alívio da dor ou não tolerável	1. Obstrução ureteral
2. Paciente muito sintomática que deseja engravidar do modo natural	2. Estenose intestinal associada a sintomas de semiobstrução
	3. Lesão de íleo terminal e apêndice cecal
3. Cirurgia definitiva em casos graves, sintomáticos, sem desejo de gravidez futura como alternativa à medicação prolongada	4. Massa anexial de natureza incerta

Cirurgias

Uma vez determinada a abordagem cirúrgica para o tratamento da dor pélvica, o princípio que norteia essa conduta é a ressecção completa da doença. O comportamento multifocal da EPI é evidente (Figura 22.6). Na maioria dos casos ocorre simultaneamente a infiltração em vários sítios pélvicos, retrocervical, septo retovaginal, vagina, retossigmoide, colón direito e vias urinárias. Recomenda-se um planejamento operatório capaz de fazer a ressecção de todos esses sítios em uma mesma abordagem, evitando, assim, reintervenções ou doença residual pós-operatória, sendo recomendáveis centros de excelência com especialistas e equipes multidisciplinares com o propósito de se obterem o êxito terapêutico e a redução das complicações. O cirurgião deve proceder à remoção de toda a porção acometida dos órgãos e, para tanto, deve ter conhecimento prévio dos sítios operatórios que serão abordados e uma previsão da extensão cirúrgica para bom planejamento tecnológico.

Na doença do compartimento posterior, mais frequente, devem ser ressecadas porções comprometidas do septo retovaginal, dos ligamentos uterossacros, parametrios e cúpula vaginal, considerando as preservações dos plexos nervosos regionais. Na doença de compartimento anterior da pelve, mais rara, também se impõem a completa liberação do espaço vesicouterino e a ressecção das porções comprometidas

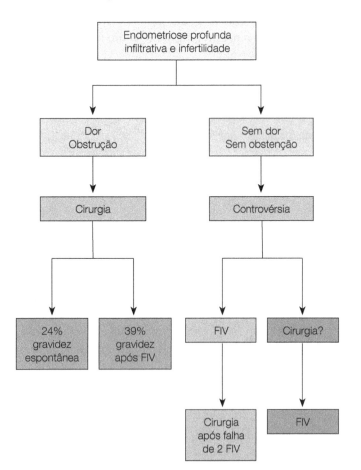

Figura 22.5 Fluxograma de conduta com caso de EPI.

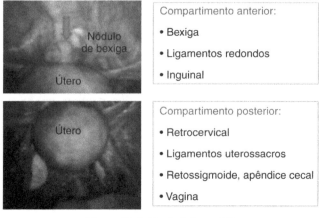

Figura 22.6 Distribuição da EPI.

dos ligamentos redondos e da bexiga urinária (cistectomia parcial) com cistoscopia prévia e cateterização dos ureteres. Além disso, a doença peritoneal e a ovariana também devem ser completamente abordadas.

As técnicas operatórias mais utilizadas no tratamento da EPI intestinal incluem:

- *Shaving:* exérese da doença na superfície da serosa intestinal, preservando a alça.
- **Colectomia segmentar:** extração do segmento intestinal que sofre infiltração muscular, incluindo as cirurgias de abaixamento, retossigmoidectomias e colectomia direita.
- **Ressecção em disco ou nodular:** refere-se à remoção de pequena porção da parede anterior do retossigmoide.
- **Apendicectomia.**

A colectomia em disco está recomendada nas lesões inferiores a 3cm e tem a vantagem de causar menos impacto na função intestinal no pós-operatório. Já as colectomias segmentares, mais extensas, são realizadas nas lesões maiores, multifocais e naquelas que atingem a mucosa intestinal (Figura 22.7).

A histerectomia com anexectomia bilateral, denominada cirurgia radical, pode ser considerada nos casos de mulheres com paridade concluída, na pré-menopausa, com quadro sintomático importante de recidiva da dor em situações de reoperações, devendo ser avaliados com a paciente os aspectos favoráveis e desfavoráveis da antecipação da menopausa. A histerectomia com preservação dos ovários pode ser cogitada nas pacientes com paridade concluída quando há comorbidades uterinas (miomas, adenomiose, sangramento uterino anormal).

Resultados

No pós-operatório das pacientes com EPI há evidências de melhora da qualidade de vida com alívio geral dos sintomas em 75% a 88% dos casos, incluindo alívio da dor pélvica em geral (71,4% a 93,6%), dismenorreia (62% a 80%), dispareunia (62% a 81%), DPC (43% a 81%) e melhora da fertilidade com 24% a 39% de concepção. Além disso, a primeira cirurgia é mais eficaz do que as subsequentes no alívio da dor (83% contra 53%), reforçando o conceito da importância da cirurgia completa em abordagem única com o objetivo de tratamento da dor.

Em revisão sistemática de 34 publicações que incluíram 1.889 ressecções intestinais foi encontrada recorrência dos sintomas em 2 anos e meio de seguimento, variando de 4% a 54%, ressaltando-se que a maior taxa de repetição de operações em razão da recorrência da dor foi de 34%.

O índice geral de complicação cirúrgica no pós-operatório de EPI é de 11%, incluindo 6,4% de complicações intestinais graves, como deiscência anastomótica (1,9%), fístula retovaginal (1,8%) e hemorragia retal (2,5%). Disfunção miccional transitória pode ocorrer em 8,1% dos casos, além de, mais raramente, hemorragias (2%) e infecções (1%).

No que tange à infertilidade, observou-se aumento significativo das taxas de gravidez nas pacientes operadas antes de FIV (41%) *versus* aquelas com EPI não operadas (24%), porém deve ser mencionada a ausência de randomização dos casos. Houve aumento das taxas de gravidez após ressecção da EPI tanto por concepção espontânea (21,4%) como após a adoção de técnicas de reprodução assistida (21,4%), mas não foi apresentado um grupo-controle.

SEGUIMENTO

A endometriose deve ser entendida como doença crônica. Consequentemente é importante planejar seu tratamento a longo prazo. Assim, as pacientes, bem adaptadas à terapêutica em curso, devem ser mantidas sob controle clínico periódico. Além disso, é recomendável associar a revisão com imagens da pelve, pois se calcula que 15% das pacientes assintomáticas em hormonoterapia supressora mostram aumento do nódulo endometriótico na doença profunda. Ainda no tratamento pós-operatório da dor pélvica, deve ser mantida a supressão hormonal, uma vez demonstrado seu papel na prevenção secundária da doença. A suspensão dessa terapia tem justificativa apenas com o propósito de liberar a paciente para engravidar ou diante da intolerância ou contraindicação formal ao uso de medicação.

Cirurgia da endometriose profunda – retossigmoide

Ressecção segmentar:
Múltiplos focos
Nódulo de sigmoide
Lesão >3cm
Lesões que envolvem a mucosa e a submucosa

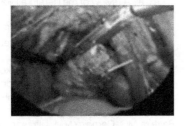

Ressecção em disco:
Lesão em retossigmoide <3cm

Shave: **doença superficial**

A

- Shave

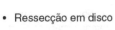

- Ressecção em disco

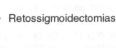

- Retossigmoidectomias

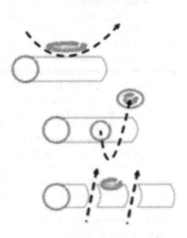

B

Figura 22.7A Cirurgias intestinais. **B** Esquemas das técnicas das cirurgias intestinais.

Nos casos de recidiva da dor pélvica, especialmente em seguimentos pós-operatórios, deve ser avaliada em primeira instância a possibilidade de doença residual. As aderências foram descritas nos casos de reoperação em 21%, 47% e 55% após seguimentos, respectivamente, de 2, 5 e 7 anos.

A presença de outra causa para a dor pélvica associada à endometriose deve ser sempre considerada, havendo evidências da associação frequente de síndrome do intestino irritável (SII) e doença inflamatória pélvica (DIP) nas portadoras de endometriose. Foi descrita a ocorrência de 3,5 vezes mais SII e seis vezes mais DIP em mulheres com endometriose quando comparadas a casos-controle.

PONTOS CRÍTICOS

Os pontos essenciais para o diagnóstico e tratamento da condição abordada neste capítulo podem ser assim descritos:

- O ginecologista deve valorizar a queixa de dor pélvica, especialmente a dismenorreia intensa e incapacitante em mulheres jovens, e avaliar as características da dor para melhor tipificação e progressão da investigação da EPI. Assim agindo, reduz o atraso no diagnóstico.
- Exame ginecológico, com foco na percepção de nodulações no fundo de saco, massas retrocervicais e retouterina, assim como fixação do útero e pontos de gatilho da dor. A doença profunda de vagina e ligamentos uterossacros pode ser diagnosticada mediante o simples toque vaginal na maioria dos casos.
- Os estudos de imagem, US e RM da pelve, contribuem de maneira expressiva para o diagnóstico da EPI, sendo imprescindíveis para o planejamento terapêutico tanto clínico como cirúrgico. No entanto, devem ser direcionados para o estudo da endometriose com o devido preparo e a experiência dos examinadores. O ginecologista deve saber como direcionar a propedêutica.
- A paciente deve ser esclarecida para que possa participar conscientemente das tomadas de decisão, em todas as etapas do diagnóstico e do tratamento, tanto da dor como da fertilidade, e sobre os medicamentos e cirurgias disponíveis.
- As pacientes com EPI devem ser direcionadas a centros de referência com equipes multidisciplinares com o objetivo de minimizar as reintervenções cirúrgicas.

CONSIDERAÇÕES FINAIS

O ginecologista tem papel central no diagnóstico e na condução da paciente com EPI. A avaliação clínica criteriosa, associada a exames complementares adequados, evita a postergação desse diagnóstico, fato crítico para orientar as intervenções e otimizar os resultados de fertilidade e alívio da dor.

Pacientes e familiares devem estar envolvidos em todas as decisões diagnósticas e terapêuticas do processo. Já aos profissionais cabe prover as informações necessárias, de caráter qualitativo e quantitativo, referentes às várias opções terapêuticas tanto para a resolução da dor como da infertilidade.

Todas as decisões terapêuticas devem levar em consideração que a EPI é um DPI, requerendo planejamento a longo prazo e reavaliações periódicas dessas pacientes.

Leitura complementar

Abrão MS, Petraglia F, Falcone T et al. Deep endometriosis infiltrating the recto-sigmoid: critical factors to consider before management. Hum Reprod Update 2015 May-Jun; 21(3):329-39.

Ávila I, Costa LMP, Soto Jr. M, Filogônio IDS, Carneiro MM. Safe multidisciplinary approach in deeply infiltrating endometriosis (DIE): is it feasible? JBRA Assisted Reproduction 2014; 18(4):139-43.

Ávila I, Filogônio IDS, Costa LMP, Carneiro MM. Anatomical Distribution of Deep Infiltrating Endometriosis and Its Relationship to Pelvic Pain. J Gynecol Surg 2016 Mar; 32(2):99-103.

Bazot M, Lafont C, Rouzier R, Roseau G, Thomassin-Naggara I, Daraï E.Diagnostic accuracy of physical examination, transvaginal sonography, rectal endoscopic sonography, and magnetic resonance imaging to diagnose deep infiltrating endometriosis. Fertil Steril 2009 Dec; 92(6):1825-33.

Berlanda N, Vercellini P, Fedele L. The outcomes of repeat surgery for recurrent symptomatic endometriosis. Curr Opin Obstet Gynecol 2010 Aug; 22(4):320-5.

Burney RO, Giudice LC. Pathogenesis and pathophysiology of endometriosis. Fertil Steril 2012; 98:511-9.

Carneiro MM, Filogônio ID, Costa LM, de Ávila I, Ferreira MC. Clinical prediction of deeply infiltrating endometriosis before surgery: is it feasible? A review of the literature.Biomed Res Int. 2013; 564153. Epub 2013 Sep 5.

De Cicco C, Corona R, Schonman R, Mailova K, Ussia A, Koninckx P. Bowel resection for deep endometriosis: a systematic review. BJOG 2011 Feb; 118(3):285-91.

Dunselman GA, Vermeulen N, Becker C et al. ESHRE guideline: management of women with endometriosis. European Society of Human Reproduction and Embryology. Hum Reprod 2014 Mar; 29(3):400-12.

Ferreira MC, Carneiro MM. Ultrasonographic aspects of endometriosis. Journal of Endometriosis 2010; 2(2):47-54.

Ferrero S, Alessandri F, Racca A, Leone Roberti Maggiore U. Treatment of pain associated with deep endometriosis: alternatives and evidence. Fertil Steril 2015 Oct; 104(4):771-92.

Goncalves MO, Dias JA Jr, Podgaec S et al. Transvaginal ultrasound for diagnosis of deeply infiltrating endometriosis. Int J Gynaecol Obstet 2009 Feb; 104(2):156-60.

Johnson NP, Hummelshoj L. World Endometriosis Society Montpellier Consortium Consensus on current management of endometriosis. Hum Reprod 2013 Jun; 28(6):1552-68.

Koninckx PR, Ussia A, Adamyan L. Deep endometriosis: definition, diagnosis, and treatment. Fertil Steril 2012 Sep; 98(3):564-7.

Lamaita RM, Pontes A, Belo AV et al. Evaluation of N-acetilglucosaminidase and myeloperoxidase activity in patients with endometriosis-related infertility undergoing intracytoplasmic sperm injection. J Obstet Gynaecol Res 2012 May; 38(5):810-6.

Nisenblat V, Bossuyt PM, Shaikh R et al. Blood biomarkers for the non--invasive diagnosis of endometriosis. Cochrane Database Syst Rev 2016 May 1; 5:CD012179. Review.

Nisolle M, Donnez J. Peritoneal endometriosis, ovarian endometriosis, and adenomyotic nodules of the rectovaginal septum are three different entities. Fertil Steril 1997 Oct; 68(4):585-96. Review.

Parazzini F, Esposito G, Tozzi L. Epidemiology of endometriosis and its comorbidities. Eur J Obstet Gynecol Reprod Biol 2016 Apr 30. [Epub ahead of print].

Rogers PA, D'Hooghe TM, Fazleabas A et al. Defining future directions for endometriosis research: workshop report from the 2011 World

Congress of Endometriosis In Montpellier, France. Reprod Sci 2013 May; 20(5):483-99.

Somigliana E, Garcia-Velasco JA. Treatment of infertility associated with deep endometriosis: definition of therapeutic balances. Fertil Steril 2015 Oct; 104(4):764-70.

The Practice Committee of the American Society for Reproductive Medicine Treatment of pelvic pain associated with endometriosis: a committee opinion. Fertil Steril 2014; 101:927-35.

Tosti C, Pinzauti S, Santulli P, Chapron C, Petraglia F. Pathogenetic mechanisms of deep infiltrating endometriosis. Reprod Sci 2015 Sep; 22(9):1053-9.

Vercellini P, Viganò P, Somigliana E, Fedele L. Endometriosis: pathogenesis and treatment. Nat Rev Endocrinol. 2014 May; 10(5): 261-75.

Vercellini P. Introduction: Management of endometriosis: moving toward a problem-oriented and patient-centered approach. Fertil Steril 2015 Oct; 104(4):761-3.

CAPÍTULO 23

Propedêutica do Casal Infértil

Marcelo Lopes Cançado
Maria Clara dos Santos Amaral
Cássia Cançado Avelar

INTRODUÇÃO

A Organização das Nações Unidas (ONU) define saúde reprodutiva como "um estado de completo bem-estar físico, mental e social, e não apenas a ausência de doença ou enfermidade em todas as instâncias relativas ao sistema reprodutivo, suas funções e processos". Portanto, a infertilidade deve ser considerada um processo de doença e ser investigada e tratada. A Organização Mundial da Saúde (OMS) a considera um problema de saúde pública. Trata-se de uma condição que não afeta apenas a vida do casal, mas os serviços de saúde em geral, além de ser de ocorrência mundial.

Os protocolos de propedêutica básica em infertilidade vêm sofrendo acentuadas mudanças e adaptações em virtude de vários motivos, particularmente em razão do aumento do número de casais inférteis ante os magníficos, velozes e expressivos avanços dos métodos diagnósticos e das técnicas de reprodução assistida.

Da mesma maneira, os avanços em diversas áreas, com ênfase na genética e na imunologia, vêm determinando etiologias de processos até então inexplicados. Assim, mutações genéticas descritas em pacientes com desordens reprodutivas necessitam ser pesquisadas com mais frequência, em particular nos casais sem causa específica determinada na propedêutica inicial.

Abreviar a propedêutica básica de maneira racional, individualizada e investigativa se tornou, sem dúvida, o primeiro e grande passo em direção ao sucesso proposto. Desse modo, os fluxogramas diagnósticos antes propostos para praticamente todos os casos deverão ser abandonados em prol de uma pesquisa flexível, caso a caso, principalmente diante dos dados coletados na história do casal e de novos e promissores arsenais diagnósticos e terapêuticos. A pesquisa deve ser feita com base em evidências determinadas, visando aos tratamentos adequados em centro primário, secundário ou terciário. Assim, diante de história conhecida de amenorreia, oligomenorreia, doença inflamatória pélvica (DIP), ou se a mulher tiver mais de 35 anos de vida, torna-se prudente o início da propedêutica direcionada e imediata.

A despeito das técnicas avançadas de reprodução assistida, consegue-se sucesso com terapias apropriadas em cerca de 60% dos casos. O sucesso do tratamento é dependente também do tempo de infertilidade do casal. Assim, naqueles com infertilidade primária com mais de 2 anos de duração, a possibilidade de gravidez se torna mais baixa sem o uso de técnicas de reprodução assistida.

Convém, então, que toda a propedêutica não exceda 6 meses, ressaltando-se que muitas vezes o diagnóstico etiológico deve ser suspeitado ou comprovado entre 2 e 4 meses de pesquisa.

A avaliação da suscetibilidade à rubéola deve ser investigada, uma vez que varia de 2% a 12% dos casos, e outra recomendação importante é a citologia cervical, uma vez que, em pacientes inférteis, a incidência de alterações varia entre 5% e 13%.

As pacientes reconhecidamente portadoras de doenças virais crônicas, como hepatite B, hepatite C ou HIV, deverão ser encaminhadas a centros apropriados capazes de fornecer orientações seguras.

DEFINIÇÕES, PREVALÊNCIA E EPIDEMIOLOGIA DA INFERTILIDADE

A taxa de concepção mensal entre os casais com cerca de seis relações sexuais por mês sem o uso de métodos contraceptivos é em torno de 20% a 25% (em mulheres de até 35 anos).

A Associação Americana de Medicina Reprodutiva define infertilidade como a falência em conceber após 1 ano de coito regular e sem contracepção. Essa é a definição mais aceita, autorizando a iniciar a propedêutica a partir desse ponto, embora outras sociedades considerem 2 anos como o ponto de corte. Ao se considerar a ausência de concepção após 1 ano de coito desprotegido como infertilidade, pode-se estar superestimando o efeito da idade na fertilidade feminina, já que o grupo de mulheres com 35 anos de idade ou mais frequentemente necessita de mais tempo para engravidar, ou seja, sua fecundidade é afetada, mas sua fertilidade pode não estar alterada no mesmo grau. A fecundidade significa a possibilidade de a gravidez ser conseguida em um único ciclo que, por evidências já determinadas, declina com a idade da mulher.

A infertilidade é, por definição, a incapacidade de engravidar após 1 ano de relações sexuais desprotegidas, segundo o International Committee for Monitoring Assisted Reproductive Technology (ICMART) e a OMS.

Entre os casais inférteis, 1% a 2% jamais conseguirão êxito a despeito do uso de todo o aparato propedêutico e terapêutico, sendo, por isso, considerados estéreis. A esterilidade é diretamente proporcional à idade da mulher, particularmente após os 35 anos, considerada avançada para fertilidade e fecundidade segundo estudos seccionais com base na população em geral.

A tendência de adiamento da tentativa de reprodução tem sido observada nos países desenvolvidos ou em desenvolvimento, o que vem levando ao aumento nas taxas de ocorrência da infertilidade. A taxa de concepção anual na população em geral é de 84%. Entre os que não conceberam no primeiro ano, metade o fará no segundo ano, totalizando taxa cumulativa de 92% em 2 anos e 93% após 3 anos.

Atualmente se constata aumento do número de casais inférteis, ressaltando-se que nos EUA houve acréscimo de 5% a 10% nos últimos anos, o que totaliza cerca de 20% dos casais rotulados como inférteis. No Reino Unido, estima-se que a frequência da infertilidade seja de um para cada sete casais e que essa estatística possa estar ligeiramente aumentada em relação às últimas aferições (2004).

Vislumbra-se, portanto, aumento significativo no número de casais inférteis. Com frequência são identificados fatores causais múltiplos em ambos os parceiros. Em 40% dos casais, ambos têm alterações que interferem no processo reprodutivo, e em 40% das mulheres existe mais de um fator. Não obstante, 15% a 20% dos casais previamente com o diagnóstico de inférteis engravidam sem quaisquer tratamentos. Algumas causas são mais comuns em determinadas regiões, como, por exemplo, na África, onde é alta a prevalência de causas decorrentes de doenças inflamatórias pélvicas e doenças sexualmente transmissíveis (DST).

Entre as causas desse aumento no número de casais inférteis, incluindo também as relacionadas com mudanças nos hábitos de vida, destacam-se quatro, a saber:

Idade da mulher

Do ponto de vista fisiológico, a década compreendida entre os 20 e os 30 anos de idade representa o melhor momento para a mulher reproduzir. Para as mulheres de 35 a 39 anos a chance de conceber espontaneamente passa a equivaler à metade daquelas entre 19 e 26 anos. Nos EUA, as nascidas entre 1945 e 1965 deram início ao processo de retardar a maternidade. Consequentemente, o número de mulheres que procuraram serviços especializados de reprodução dobrou entre 1987 e 1995 naquele país.

A idade da mulher e sua fertilidade estão extremamente interligadas, sendo fatores determinantes de predição de sucesso em quaisquer tratamentos propostos ou mesmo espontaneamente.

Os fatores causais de infertilidade mudam de acordo com a idade da paciente. Assim, um mesmo fator tem prevalência mais alta ou mais baixa em relação a determinada faixa etária.

A mulher começa a experimentar uma queda gradual da fertilidade já aos 25 anos de idade, a qual se acentua marcadamente após os 35 anos e principalmente aos 37 anos, em razão da não renovação do número de folículos primordiais, bem como da perda da maioria desses folículos e do declínio na qualidade oocitária em virtude do processo de envelhecimento.

Ao nascimento, há cerca de 1 milhão de folículos nos ovários, caindo para 400 mil na menarca. Cerca de 1.000 são recrutados ao mês, com ovulação de apenas um. Dessa maneira, desde a menarca a mulher tem cerca de 400 meses para engravidar. Convém ressaltar que mesmo usando métodos contraceptivos hormonais ou em fases especiais, como a amamentação, em que as mulheres não estão ovulando, seus ovários continuam disponibilizando cerca de 1.000 folículos ao mês.

Sabe-se que há queda de aproximadamente 11% da fertilidade feminina a cada ano após a idade de 30 anos, considerando-se todos os possíveis fatores causais. Acrescente-se à queda numérica e de qualidade dos folículos a maior exposição das mulheres a outras causas de infertilidade, entre as quais podem ser citadas alta chance de DIP, endometriose e surgimento de miomas, doenças que têm impacto na fertilidade feminina, além de mudanças endócrinas e menos receptividade endometrial, já confirmada por estudos histológicos endometriais em diversos animais e mesmo em humanos.

Esse cenário de mais doenças orgânicas e menos folículos funcionais ocorre justamente quando na atualidade as mulheres buscam ter filhos. Um estudo nos EUA verificou dificuldade de engravidar em aproximadamente 11,7% das mulheres com menos de 25 anos em comparação com 42,1% no grupo com mais de 35 anos. Paralelamente há mais chances de abortamento. Mesmo com concepção natural, a taxa praticamente dobrou na população em geral no grupo com idade maior do que 35 anos, acentuando-se quando próximo e após os 40 anos de idade.

Os programas de fertilização assistida fornecem dados que corroboram a contribuição do oócito e do útero na reprodução humana. Por exemplo, as mulheres jovens submetidas à fertilização *in vitro* (FIV) com seus próprios oócitos, comparadas com o grupo de mulheres com mais de 40 anos submetidas ao mesmo processo, porém com oócitos doados por mulheres jovens, apresentaram taxas de sucesso similares. Além disso, a porcentagem de embriões anormais do ponto de vista genético, com destaque para aneuploidias, diagnosticados por biópsia de blastômeros pré-implantação é da ordem de 60% a 70% em mulheres com idade reprodutiva avançada. Nessas, a incidência tanto de abortamentos aneuploides como de euploides é alta, sugerindo a existência de outros fatores que justifiquem essa elevação, como alterações degenerativas dos embriões, as quais dificultam sua implantação e desenvolvimento normal.

Por tudo isso, alguns investigadores preconizam o início imediato da propedêutica 6 meses após coito desprotegido, caso a mulher tenha 35 anos ou mais, o que é conceitualmente definido como adiamento reprodutivo.

Aumento da prevalência das doenças inflamatórias pélvicas

A partir da liberação sexual, observou-se aumento da prevalência das doenças sexualmente transmissíveis (DST), chamando a atenção, em relação à infertilidade, aquelas sabidamente lesivas às trompas, principalmente porque a maioria é insidiosa, pouco sintomática ou assintomática, sobretudo nas mulheres. No grupo de mulheres com gonorreia cervical não tratada, 10% a 17% desenvolverão salpingite e 20% se tornarão inférteis após o primeiro episódio. Caso haja novos episódios, esse número será expressivamente aumentado. Segundo um estudo clássico, as taxas de infertilidade em relação ao número de episódios de DIP são de 11%, 23% e 54% após um, dois ou três episódios, respectivamente. Nos países desenvolvidos, a *Chlamydia trachomatis* é o agente responsável por mais da metade dos casos de dano tubário e pélvico. As infecções genitais masculinas também são importantes fatores causadores de infertilidade no homem.

A história e os achados funestos da DIP são mais frequentes nas faixas etárias maiores, em razão do tempo mais longo de exposição a possíveis doenças, embora a gravidade das lesões seja igual independentemente da faixa etária.

Aumento da incidência do fator masculino

Cerca de 40% de todas as causas de infertilidade estão relacionadas com o fator masculino. Em outra estatística, identificou-se esse fator isolado como causa da infertilidade em 20% dos casos e em outros 30% dos casais foram identificados fatores masculinos e femininos. Em pelo menos metade desses homens são desconhecidas as causas de sua infertilidade ou subfertilidade. Na última década, com novos testes e técnicas diagnósticas, os especialistas têm conseguido diagnosticar com mais precisão o fator masculino, antes subdiagnosticado. Portanto, questiona-se se houve realmente aumento no número dos homens inférteis ou se ocorreram avanços dos métodos diagnósticos, ou se ambas as hipóteses são verdadeiras. Os efeitos da idade do parceiro masculino nos processos da infertilidade do casal são menos definidos, embora evidências recentes revelem que a fertilidade masculina também declina com a idade, pronunciadamente após os 55 anos.

Após os 40 anos de idade do homem há aumento do número de doenças como esquizofrenia, síndrome de Crouzon e autismo na prole em questão.

Mudanças nos hábitos de vida

Não existem trabalhos prospectivos randomizados. Mesmo assim, estudos observacionais e subjetivos relatam danos tubários primários maiores em mulheres com história de vários parceiros sexuais, início precoce da vida sexual e nas usuárias de DIU e de substâncias tóxicas, como o cigarro. É conhecida, por exemplo, a associação entre o fumo e a instalação mais precoce da menopausa a partir de efeitos tóxicos sobre o ovário sob vários mecanismos de ação. Tornam-se relevantes os efeitos negativos de certos hábitos sobre a redução da fertilidade feminina, como o consumo de mais de quatro doses de bebidas alcoólicas por semana e o consumo diário de cafeína >250mg/dia. No entanto, não há evidências consistentes da associação entre o consumo de cafeína e problemas de fertilidade, e as evidências sobre o impacto do consumo de álcool na fertilidade feminina são inconsistentes.

Mulheres que fumam tendem a consumir mais álcool e cafeína. O tabagismo tem sido associado aos fatores tubário (diminuição da motilidade ciliar) e cervical (diminuição da quantidade de muco com aumento do nível de toxinas) e ao aumento da frequência de gestação ectópica, além de suposta associação a mais depleção de oócitos de alta qualidade da reserva ovariana. A nicotina atua sobre o oócito, influenciando seus fatores de crescimento e reduzindo a fertilização, a clivagem e a implantação, além de aumentar o risco de abortamentos. É significativo o número de mulheres não fumantes em relação às fumantes no que diz respeito ao número de partos 24 meses após o abandono de contraceptivos orais, parecendo haver relação, ainda, entre a quantidade de cigarros consumidos por dia e os resultados procriativos.

No homem, apesar de controverso, a nicotina e o consumo excessivo de álcool diminuem a qualidade do sêmen. Parece que o consumo excessivo de álcool pode alterar a qualidade do sêmen, mas esse efeito é reversível e não há evidência da associação causal entre o consumo moderado de álcool e a má qualidade do sêmen.

Outras substâncias também têm ação negativa sobre a fertilidade, como a maconha, que altera o ciclo menstrual, os narcóticos, a cocaína e os barbitúricos, que têm efeito sobre o sistema nervoso central (SNC), os quais podem levar à hiperprolactinemia e aos distúrbios na esfera sexual.

O índice de massa corporal (IMC >30kg/m^2 ou <18,5kg/m^2) se reflete na redução da fertilidade feminina, mesmo após o ajuste de outros fatores, como as irregularidades menstruais. O índice de 30kg/m^2 ou mais é um fator de risco independente para abortamentos espontâneos, e a aumento do risco de abortamentos tem sido reportado em mulheres moderadamente obesas (IMC entre 25 e 27,9kg/m^2), com síndrome de ovários policísticos, submetidas à indução da ovulação. Mulheres com IMC <19 kg/m^2 e que têm ciclos irregulares ou não menstruam devem ser aconselhadas a aumentar o peso para terem mais chances de concepção. Por outro lado, há significativa e evidente redução no número de células espermáticas em homens com sobrepeso (IMC entre 25 e 30kg/m^2) e obesos (IMC >30kg/m^2) quando comparados com os de peso normal (IMC entre 20 e 24kg/m^2).

Algumas ocupações envolvem exposições a danos e podem reduzir as fertilidades feminina e masculina, havendo comprovações de que anti-inflamatórios não esteroides inibem a ovulação. Medicamentos antiinflamatórios e imunossupressivos utilizados para doenças reumáticas podem afetar a concepção. Os pacientes que fazem uso de hormônios tireoidianos, antidepressivos, tranquilizantes ou medicações para asma têm alto risco de infertilidade de causa ovulatória. Os tratamentos quimioterapêuticos com fármacos citotóxicos podem induzir a falência ovariana em graus diferentes. As medicações como cimetidina e sulfasalazina e o uso frequente de alguns antibióticos e injeções de androgênios podem afetar a qualidade do sêmen e causar oligospermia, sendo esse efeito geralmente reversível após 3 meses sem o uso. O uso de β-bloqueadores e de medicamentos psicotrópicos pode levar à impotência, e os tratamentos quimioterapêuticos podem induzir a azoospermia.

O uso excessivo de maconha e cocaína pode afetar a função ovulatória e tubária. O uso dos esteroides anabolizantes e da cocaína pode afetar a qualidade do sêmen.

Mulheres que estejam tentando engravidar deverão ser informadas de que a suplementação dietética com ácido fólico antes da concepção até 12 semanas de gestação reduz o risco de defeitos do tubo neural no feto.

ETIOLOGIA

Embora os fatores etiológicos apresentem ampla variabilidade nas estatísticas mundiais, levando-se em consideração dados demográficos, socioeconômicos, estatística individual de serviços, entre outros, de modo global 30% a 40% dos casos decorrem de causas femininas isoladas e 25% a 30% de masculinas; em 30% a 39%, ambos os parceiros estão envolvidos, e em 15% a 30% dos casais não se detecta fator específico, ressaltando-se que mesmo neste capítulo haverá dados variáveis de acordo com a bibliografia consultada.

O fator masculino, isolado ou associado a fatores femininos, é responsável por 40% a 50% dos casos.

Entre as causas atribuídas à mulher, as disfunções ovulatórias acontecem em cerca de 20% a 30% dos casos. As causas tubárias, uterinas e peritoneais respondem por 25% a 50%, ressaltando-se que dessa fatia o fator tubário é preponderante e o fator uterino, representado por malformações müllerianas, pólipos, miomas, endometrites e aderências, o menos significativo em termos percentuais. O fator cervical e as causas imunológicas e infecciosas respondem por 5% a 10%. A esterilidade sem causa aparente ou infertilidade inexplicada apresenta a maior variação quanto à incidência, dependendo, logicamente, da extensão da propedêutica realizada. Em alguns serviços, varia entre 0% e 37% e em outros, entre 6% e 60%. Em média, em 15% a 20% dos casais, após propedêutica considerada completa, não se encontra fator causal evidente. A apresentação de casuística de 0% de infertilidade inexplicada por um serviço pode ser considerada pretensiosa. Nesses tipos, quando de longa duração, é importante atentar para possíveis causas genéticas.

PROPEDÊUTICA

Anamnese, exame físico e hábitos de vida

A investigação da vida sexual do casal faz parte da anamnese em infertilidade e, às vezes, o problema é imediatamente detectado ou pelo menos suspeitado. Casais com convivência estável poderão apresentar frequência sexual inapropriada. Atividade sexual a cada 2 ou 3 dias aumenta as chances de gravidez. Se a duração da infertilidade é inferior a 3 anos, o casal tem 1,7 vez mais chance de conceber do que casais cuja infertilidade dura mais de 3 anos. Se a infertilidade não tem causa aparente após mais de 3 anos de duração, as chances de concepção são de apenas 1% a 3% por ciclo. Em 95% dos casos chega-se a um diagnóstico com os dados da consulta e com a primeira bateria de exames, e essa investigação inicial cabe bem em um período de 3 meses.

Deverão ser bem esclarecidos, entre outros dados, a menarca, o estudo dos ciclos menstruais, presença de dismenorreia e dispareunia, gravidezes anteriores, história sexual, uso de métodos contraceptivos anteriores, história de DIP e cirurgias pélvicas, enfermidades da tireoide e a exposição a medicamentos e tóxicos (tabagismo, álcool ou outras drogas). Ainda na anamnese é importante também questionar a história reprodutiva familiar, os casos de menopausa precoce etc.

São dados relevantes no exame a estatura, o cálculo do IMC, os caracteres sexuais secundários, acne, hirsutismo, galactorreia, pesquisa de septos vaginais, miomas, cistos e infecções cervicais. Da mesma maneira, o parceiro deverá ser avaliado conforme descrito mais adiante.

Propedêutica dos fatores femininos

Fator ovulatório

As desordens ovulatórias respondem por cerca de 20% a 30% dos casos de infertilidade, cursando comumente com distúrbios menstruais (oligomenorreia/amenorreia), mas podem ser mais sutis.

As causas mais frequentes incluem SOP, obesidade, ganho ou perda importante de peso, exercícios físicos extenuantes, disfunção tireoidiana e hiperprolactinemia.

Muitas vezes, apenas a história menstrual é necessária para a avaliação ovulatória. Na maioria das mulheres ovulatórias, os ciclos menstruais são regulares, ocorrendo entre 21 e 35 dias com características semelhantes de fluxo e sintomas pré-menstruais. Alguma variação é completamente normal; em um estudo que avaliou mais de 1.000 ciclos, variações intermenstruais além de 5 dias foram observadas em 56% das pacientes em 6 meses e em até 75% das pacientes durante 1 ano de seguimento. Pacientes com sangramento anormal, oligomenorreia ou amenorreia geralmente não necessitam testes específicos para o diagnóstico da anovulação.

Principais testes utilizados na avaliação do fator ovulatório e estudo da fase lútea

Todos os parâmetros utilizados na avaliação do fator ovulatório e estudo da fase lútea são indiretos:

- **Curva de temperatura basal (CTB):** outrora muito utilizada, não é confiável para predizer a ovulação e por isso não deve ser utilizada.
- **Kits preditores de ovulação:** realizados na urina com base no pico endógeno de hormônio luteinizante (LH), que tri-

plica seus valores em relação aos 3 dias que antecedem a ovulação. Esse pico, que ocorre de maneira mais contundente por volta de 16 a 48 horas antes da ovulação, tem por base a mudança de cor da urina, devendo ser iniciado em torno do dia 10 do ciclo e de preferência com a urina coletada na metade ou no final do dia. A primeira urina da manhã (anteriormente preconizada), apesar de mais concentrada em relação ao LH, pode mostrar, pelo mesmo motivo, pico falso-positivo desse hormônio. Os maiores problemas do teste consistem nas dúvidas em relação à mudança de cor e ao momento de sua realização. Outro inconveniente é que os picos aberrantes de LH no início do ciclo, como os que ocorrem em pacientes com SOP e naquelas em uso de citrato de clomifeno, podem falsear o teste, dando a impressão de que a paciente apresenta mais de uma ovulação ao mês e sendo pouco utilizados.

- **Biópsia de endométrio:** trata-se da análise indireta da ovulação. Além de indicar se houve a ovulação, fornece dados acerca da qualidade da segunda fase do ciclo (fase lútea) mediante a ação cumulativa da progesterona no endométrio. Já foi considerado o padrão-ouro para avaliar a insuficiência lútea. Entretanto, vários estudos demonstraram claramente que o método não era preciso e que não distinguia as mulheres férteis das inférteis. Por isso, atualmente, não se recomenda a realização de biópsia endometrial para avaliação de função ovulatória ou de fase lútea em mulheres inférteis, devendo limitar-se a mulheres com forte suspeita de patologias endometriais (neoplasia ou endometrite).
- **Dosagem sérica de progesterona:** níveis de progesterona >3ng/mL confirmam a ovulação, embora não avaliem a qualidade da segunda fase do ciclo, não havendo, portanto, correlação entre seus níveis e a normalidade ou não da fase lútea. Embora alguns autores considerem que valores >10ng/mL possam relacionar-se com a qualidade da fase lútea, não há confirmação, em razão de a secreção de progesterona pelo corpo lúteo ser pulsátil e as concentrações séricas poderem variar até sete vezes no intervalo de poucas horas. As pacientes que apresentarem intervalos intermenstruais >40 dias e progesterona sérica na fase lútea <3 ou 5ng/mL são suspeitas de anovulação.
- **Ultrassom e dopplervelocimetria:** atualmente, o rastreamento ecográfico da ovulação, sobretudo com o advento do transdutor endovaginal, tornou-se o método padrão para avaliação da ovulação tanto em ciclos naturais como induzidos. No entanto, trata-se de método indireto e extremamente dependente da experiência do examinador. Além de predizer a qualidade e a quantidade dos folículos, fornece dados indiretos sobre a qualidade endometrial e o momento de administração de medicamentos para posterior coleta ovular, procedimento indispensável nas técnicas de reprodução assistida. Acrescente-se o papel importante da ecografia na propedêutica da mulher infértil mediante o reconhecimento e a quantificação da gravidade da possível existência de pólipos, miomas, hidrossalpinges, malformações müllerianas e endometriose, entre outras doenças.

Durante o ciclo menstrual ocorrem, por ação hormonal, vasodilatação e neoangiogênese, fenômenos bem avaliados pela dopplervelocimetria. No momento, suas aplicações são subestimadas, mas podem ser utilizadas em várias situações, como na infertilidade inexplicada e na predição de sucesso nas técnicas de reprodução assistida.

Outras avaliações que podem ser necessárias, principalmente para definição da melhor forma de tratamento das mulheres inférteis anovulatórias, são a dosagem de TSH e de prolactina, o que exigirá tratamento específico, e a de FSH e estradiol nas pacientes amenorreicas, a qual auxiliará a diferenciação entre as que apresentam falência ovariana (FSH elevado e estradiol baixo) e serão candidatas à ovodoação e aquelas que apresentam amenorreias hipotalâmicas (FSH baixo ou normal e estradiol baixo) e necessitarão de gonadotrofinas exógenas para indução da ovulação.

Fatores uterinos, tubários e peritoneais

Fatores uterinos

As anomalias uterinas, anatômicas ou funcionais são causas muito incomuns de infertilidade, mas devem ser excluídas. Os métodos utilizados para avaliação uterina são o ultrasom e outras modalidades, como o ultrassom 3D e a RM. A histerossalpingografia (HSG) define o tamanho e os contornos da cavidade uterina, podendo revelar anomalias como útero unicorno, septado ou bicorno, bem como miomas submucosos, pólipos ou sinéquias. Entretanto, a HSG tem pouca sensibilidade (50%), e seu valor preditivo positivo (VPP) é de 30% para o diagnóstico de pólipos ou miomas submucosos, além de não ser capaz de diferenciar o útero bicorno do septado, sendo necessária a avaliação complementar com ultrassom 3D ou RM.

A histerossonografia com solução salina define melhor o tamanho e o formato da cavidade uterina e tem altos VPP (>90%) e valor preditivo negativo (VPN) para detecção de patologias intrauterinas, como pólipos, miomas submucosos ou sinéquias.

A histeroscopia é o método definitivo e se mantém como o padrão-ouro para diagnóstico e tratamento das patologias intrauterinas. Entretanto, é o mais invasivo e de custo mais elevado, sendo normalmente reservado para as avaliações complementares em pacientes com HSG ou histerossonografia alteradas.

Fatores tubários

As alterações tubárias, consideradas causas importantes de infertilidade e que devem ser especificamente excluídas, incluem as obstruções e aderências pélvicas que podem ter sido causadas por infecções, endometriose ou cirurgias prévias.

A história anterior de DIP é suficiente para a pesquisa imediata de supostos danos, os quais são mais frequentes em mulheres de idade avançada e com história de mais de cinco parceiros sexuais, sendo a oclusão tubária distal com hidrossalpinge o achado tubário alterado mais comum. No entanto, em mais da metade das pacientes com danos tubários e peritoneais não são detectados antecedentes suspeitos.

Da mesma maneira, as pacientes com história anterior de apendicectomia, cirurgia pélvica ou abdominal, principalmente se houve peritonite, avalizam a pesquisa imediata da permeabilidade tubária e do estado da cavidade pélvica, havendo aumentada incidência de gravidez ectópica nesses casos. Nas pacientes com sequelas de infecção pélvica que concebem, o risco de gravidez ectópica está aumentado em cinco a dez vezes.

Desse modo, a opção pelo tratamento cirúrgico do fator tubário deverá levar em consideração fatores como a idade da paciente e o grau de dano tubário, tendo pouca resolutividade em comparação com as técnicas de reprodução assistida. A apendicite não complicada, isto é, sem ruptura, não está associada a danos tubários, enquanto a perfurada implica risco três a cinco vezes mais alto de surgimento do fator peritoneal, principalmente aderências pélvicas.

As técnicas utilizadas para avaliação tubária são:

- **HSG:** método padrão para avaliação da permeabilidade tubária, pode ainda oferecer benefício terapêutico mediante a dissolução de finas aderências. O VPP e o VPN são de 38% e 94%, respectivamente. Achados sugestivos de obstrução proximal necessitam avaliação complementar para exclusão de artefatos resultantes de contração transitória tuba/miométrio ou relacionados com a posição do cateter.
- **Histerossonografia com solução salina:** avalia a permeabilidade tubária apenas pela observação de fluido no fundo de saco, não diferenciando a permeabilidade unilateral da bilateral.
- **Videolaparoscopia com cromotubagem com azul de metileno ou índigo carmim:** permanece como o padrão-ouro na avaliação da permeabilidade tubária, podendo ainda avaliar melhor o *status* tubário, como nodulações, tortuosidades, fimose nas fímbrias ou aderências peritubárias, que não podem ser identificadas pelos métodos menos invasivos. Entre as pacientes cujas trompas foram consideradas pérvias utilizando a HSG, 18% apresentaram à videolaparoscopia obstruções tubárias ou aderências peritubárias e em 34% foram detectados endometriose e/ou miomas.
- **Visão microendoscópica da luz tubária via transvaginal:** chamada faloposcopia, é indicada principalmente após HSG alterada, ressaltando-se que sua utilização na propedêutica básica tem limitações por falta de trabalhos que validem seu uso rotineiro.
- **Salpingoscopia:** utiliza a via inversa da faloposcopia para avaliação tubária, ou seja, a cateterização da luz tubária é realizada pela porção fimbrial e pela ampola tubária. No entanto, assim como a faloposcopia, tem sido pouco utilizada.
- **Detecção de anticorpos para *Chlamydia trachomatis*:** tem sido associada à patologia tubária. Entretanto, a utilidade clínica do teste é limitada em comparação com a laparoscopia. A sorologia positiva tem modesta sensibilidade (40% a 50%) e VPP (60%), mas alto VPN (80% a 90%).

Fatores peritoneais

Os fatores peritoneais, como endometriose e aderências pélvicas e anexiais, podem contribuir para a infertilidade. O histórico e/ou o exame físico podem levantar suspeitas de alterações, mas raramente são suficientes para o diagnóstico, devendo ser considerados em todas as pacientes com diagnóstico de infertilidade sem causa aparente (ISCA). O impacto da endometriose mínima e leve na fertilidade é relativamente pequeno, mas grande parte das pacientes com aderências significativas tem fatores de risco e histórico de dor pélvica, podendo apresentar endometriose moderada ou severa. Podem ainda ter histórico de DIP, cirurgias prévias ou HSG alterada.

O ultrassom pode revelar a presença de endometrioma, mas a laparoscopia é o único método disponível para o diagnóstico de fator peritoneal, estando claramente indicada para aquelas pacientes com sintomas ou fatores de risco para aderências peritoneais ou ainda HSG e/ou ultrassom alterados, em que não esteja indicada a FIV (p. ex., fator masculino severo).

A laparoscopia não está indicada para avaliação rotineira de pacientes inférteis sem patologia pélvica ou outra indicação específica (p. ex., dismenorreia severa); contudo, pacientes com mais de 3 anos de infertilidade com diagnóstico de ISCA podem beneficiar-se.

Reserva ovariana

A reserva ovariana representa a população de folículos primordiais remanescentes, sendo, em geral, definida como a quantidade e a qualidade dos folículos presentes nos ovários. A avaliação da reserva ovariana é capaz de predizer quais as mulheres que responderão bem ou mal aos protocolos de estimulação ovariana. Isso é de grande valia para a orientação às pacientes, sobretudo às com mais de 35 anos, às com histórico familiar de falência ovariana prematura (FOP), às que tenham apenas um ovário ou passado de cirurgia ovariana, às com histórico de quimioterapia e/ou radioterapia e às inférteis com diagnóstico de ISCA e antes de se iniciar terapêutica para a infertilidade, como indução da ovulação e FIV.

Embora a idade cronológica seja o principal determinante da reserva ovariana, existe considerável variabilidade individual, e as mulheres com reserva ovariana diminuída apresentam prognóstico pobre, independentemente da idade. A avaliação dessa reserva tornará possível identificar as pacientes (com ciclos regulares) que apresentarão melhor ou pior resposta à estimulação ovariana do que seria esperado por sua idade cronológica. Vários testes foram desenvolvidos, mas ainda não há nenhum com acuidade suficiente para predizer a chance de gravidez. A experiência clínica mostra que pacientes com reserva ovariana alterada podem alcançar a gravidez espontaneamente ou por técnica de reprodução assistida, ou seja, a mais forte correlação dos testes é com a resposta ovariana à indução e não com a chance de gravidez.

Os testes utilizados incluem a dosagem sérica de FSH e estradiol no início do ciclo (preferencialmente no terceiro dia, podendo ser do segundo ao quinto dia), o teste do citrato de clomifeno, a contagem de folículos antrais (CFA) no início do ciclo por ultrassom endovaginal e a dosagem do hormônio antimülleriano (HAM). A contagem de folículos antrais guarda boa relação com a dosagem desse hormônio, que pode ser realizado em qualquer fase do ciclo e até em usuárias de anticoncepcionais orais.

Idade

A análise retrospectiva de 1.045 ciclos de FIV mostra a idade como melhor preditor de resposta ovariana do que o nível basal do FSH. O conceito de reserva ovariana descreve o potencial reprodutivo em função do número e da qualidade dos oócitos.

A reserva ovariana diminuída (ROD) descreve mulheres em idade reprodutiva que apresentam ciclos regulares, cuja resposta à estimulação ovariana ou a fecundidade é reduzida quando comparada a outras mulheres da mesma idade.

O uso desses testes pode fornecer informações prognósticas em mulheres com risco de ROD: (a) mulheres >35 anos; (b) as que tenham histórico familiar de FOP; (c) as que têm apenas um ovário ou passado de cirurgia ovariana; (d) as que tenham histórico de químio e/ou radioterapia; (e) as inférteis com diagnóstico de ISCA; (f) as pacientes com má resposta à estimulação com gonadotrofinas. A avaliação da reserva ovariana ajuda a estimar a resposta à estimulação ovariana com gonadotrofinas.

Testes anormais para reserva ovariana não implicam incapacidade de engravidar.

FSH e estradiol basais

O nível de FSH basal (obtido entre o segundo e o terceiro dia do ciclo) é comumente usado como medida de reserva ovariana. Apresenta-se como medidor indireto de inibina B e estradiol que o *pool* de folículos está produzindo. O estradiol não deve ser utilizado isoladamente. Seu valor serve exclusivamente para ajudar a interpretar o nível "normal" de FSH basal. Quando a concentração de FSH está normal, mas o nível de estradiol está elevado (>60 a 80pg/mL) na fase folicular inicial, há evidência de associação com baixa resposta à estimulação com gonadotrofinas, maior taxa de cancelamento em ciclo de FIV e menor taxa de gravidez. Pacientes com níveis baixos de FSH basal (habitualmente dosado no terceiro dia do ciclo) respondem melhor à indução da ovulação.

O ponto de corte se situa entre 10 e 15mUI/mL. As taxas de gravidez declinam significativamente com FSH >15mUI/mL, e poucas gestações são relatadas com níveis >25mUI/mL.

A reserva ovariana mensurada pelo FSH basal parece ser melhor preditor da produção do que da qualidade oocitária, enquanto a idade parece afetar mais a qualidade do que a quantidade oocitária.

Testes padronizados pelo 2nd International Standard da OMS demonstraram alta especificidade do nível elevado de FSH (83% a 100%) para predizer baixa resposta à estimulação ovariana (usualmente definida com três ou menos folículos). Entretanto, a sensibilidade do teste é baixa, podendo ainda variar (ponto de corte: > 15mUI/mL = ROD).

Razão FSH/LH

Em estudo retrospectivo com 74 mulheres com menos de 41 anos e FSH basal <15mUI/mL, a razão FSH/LH de 3,6 ou mais foi preditora de má resposta à estimulação ovariana. Concluiu-se que a razão FSH/LH aumenta antes do aumento pronunciado do FSH basal (ponto de corte: FSH/LH >3 = ROD).

Inibina B

As inibinas são polipeptídeos diméricos que incluem as inibinas A e B. Acredita-se que ambas sejam produtos das células da granulosa, sendo a inibina A segregada predominantemente na fase lútea e a inibina B na fase folicular. A inibina A pode ser segregada pelo folículo dominante, pois seu aumento se dá apenas após o aumento da concentração de estradiol da fase folicular tardia. A inibina B é possivelmente segregada pela coorte de folículos em desenvolvimento. Há correlação entre os níveis de inibina B e a reserva ovariana.

A idade da mulher parece ser mais importante do que a dosagem de inibina B em predizer gravidez em ciclo de FIV. Por essa razão, não tem sido o método preconizado para avaliação de reserva ovariana (ponto de corte: <45pg/mL = ROD).

Teste do citrato de clomifeno (CC)

O teste do CC envolve a administração de 100mg desse citrato no quinto e nono dias do ciclo e a determinação dos níveis de FSH no terceiro e décimo dias. Em pacientes com reserva ovariana normal, o CC proporciona aumento do FSH, que será, em seguida, suprimido pela inibina B produzida pelos folículos. O teste anormal é definido como alto valor de FSH no terceiro ou no décimo dia. A soma dos dois valores não deve ser superior a 26UI/L. A concentração elevada de FSH após a estimulação com clomifeno sugere ROD. O FSH do décimo dia apresenta maior sensibilidade, mas baixa especificidade em comparação com o FSH de terceiro dia.

Atualmente seu uso tem diminuído em virtude dos novos testes, como a dosagem de HAM e a contagem de folículos antrais, mais simples e melhores preditores de resposta ovariana (ponto de corte: FSH 3º dia + FSH 10º dia >26UI/L = ROV).

Volume ovariano

O volume ovariano medido por ultrassom endovaginal foi associado à resposta ovariana à estimulação, e as mulheres com volume ovariano <3cc apresentaram baixa reserva ovariana. Contudo, a habilidade dessa avaliação em predizer gravidez é pobre (ponto de corte: volume ovariano <3cc = ROV).

Contagem de folículos antrais (CFA)

A CFA é definida como a soma dos folículos entre 2 e 10mm de diâmetro médio detectados por ultrassom endovaginal na fase folicular inicial em ambos os ovários, sendo considerada baixa a CFA entre três e seis folículos e associada a pobre resposta à estimulação ovariana; entretanto, não prediz a chance de gravidez. Esperam-se 10 a 20 folículos como boa reserva, podendo esse número mudar entre os ciclos.

Habitualmente, a CFA está aumentada em mulheres com SOP e diminuída na presença de hormônios exógenos, como os contraceptivos orais. A CFA tem-se mostrado significativamente menor em mulheres inférteis em comparação com as mulheres férteis de até 40 anos de idade. A aplicabilidade está estreitamente relacionada com a experiência do ultrassonografista.

Em estudo prospectivo de 120 mulheres a serem submetidas ao primeiro ciclo de FIV, a CFA foi melhor preditora da pobre resposta ovariana à estimulação, superando o volume ovariano, o FSH basal, o estradiol e a inibina B (ponto de corte: <5 folículos antrais = ROV).

Hormônio antimülleriano (HAM)

O HAM é membro da família do fator de crescimento transformador beta, envolvido com a regressão dos ductos de Müller durante o desenvolvimento fetal masculino. Em mulheres, o HAM, produzido pelas células da granulosa, foi considerado importante na transição dos folículos primordiais em folículos em crescimento no recrutamento de folículos sensíveis à estimulação pelo FSH. O HAM é produzido apenas por folículos primários, sendo possível a utilização dos níveis séricos como marcadores de reserva ovariana. Quanto mais alto o nível de HAM, maior a reserva ovariana.

Como a produção se dá apenas pelos folículos primários, que são independentes das gonadotrofinas, o valor permanece relativamente consistente entre os ciclos menstruais, e, por isso, a dosagem pode ser realizada em qualquer dia do ciclo. No entanto, em desacordo com a literatura inicial sobre o HAM, evidências recentes sugerem que o HAM possa estar diminuído com o uso de hormônios exógenos, como as pílulas e análogo do GnRH, obesidade e hipogonadismo hipogonadotrófico.

Níveis de HAM <1ng/mL têm sido associados a má resposta à estimulação ovariana e pobre qualidade embrionária (ponto de corte: <1ng/mL = ROD).

Outras avaliações importantes

Dosagens hormonais

Embora a pesquisa do perfil hormonal rotineiro, especialmente em pacientes jovens e aparentemente ovulatórias, seja controversa, alguns autores recomendam a dosagem sérica do TSH e da prolactina em todas as pacientes, tendo em vista principalmente a alta incidência de hipotireoidismo subclínico (7% da população em geral) e por se tratar de alterações de fácil tratamento, otimizando o sucesso. A falência ovariana prematura é suspeitada em mulheres com menos de 40 anos com altos níveis séricos de FSH e níveis baixos de estradiol. A realização de cariótipo deve ser considerada no caso de amenorreia primária ou secundária com níveis elevados de FSH.

Testes imunológicos

Embora ainda tenham lugar, a utilidade desses testes permanece controversa, como avaliado pela Sociedade Americana de Medicina Reprodutiva.

Propedêutica do fator masculino

Em aproximadamente 25% a 30% dos casais inférteis, o fator masculino é o único responsável pela infertilidade; em outros 20% a 39%, os fatores nos dois cônjuges poderão ser identificados como causais. De maneira geral, o fator masculino é subdiagnosticado e subtratado. Nenhuma causa é identificada em 30% a 50% dos homens com má qualidade de sêmen.

Após a ejaculação, o espermatozoide pode sobreviver no trato genital feminino por mais de 7 dias. Em geral, considera-se a média de sobrevivência espermática de 72 horas.

A história do parceiro masculino muitas vezes revela dados suspeitos importantes, como dificuldade em conseguir e manter a ereção, incapacidade de ejaculação durante o ato sexual, lesões testiculares, infecções prostáticas, epididimais ou testiculares, criptorquidia e DST, entre outras. A relevância da varicocele na infertilidade masculina é controversa, estando presente em 8% a 23% dos homens com sêmen (espermograma) normal e em torno de 25,4% com sêmen anormal. Caso haja suspeita de alguma anormalidade, deve-se proceder ao exame físico para esclarecimento das dúvidas.

A análise do sêmen é exame de primeira consulta é considerada de boa norma a não realização de investigações extensas no parceiro feminino, principalmente em se tratando de exames invasivos até que se comprove a qualidade seminal. A história anterior de paternidade não dispensa essa avaliação, principalmente se essa comprovação tiver mais de 2 anos; entretanto, essa análise não é por si só um teste de fertilidade. Acrescente-se ainda o fato de ser uma avaliação examinador-dependente com marcantes variações e, por isso, há preferência por análises computadorizadas. Existem, ainda, variabilidades geográficas e por faixa etária. Ao se usarem os critérios da OMS, a análise do sêmen tem sensibilidade de 89,6%, mas é pouco específica, ou seja, o exame anormal nem sempre significa que haja anormalidade de fato.

A abstinência sexual por 3 a 5 dias deverá ser respeitada antes da análise com coleta por masturbação, preferencialmente em laboratório, já que o estudo da amostra deve ser realizado no máximo em 1 hora após esse procedimento. Os períodos de abstinência mais curtos poderão comprometer a contagem, enquanto os mais longos poderão alterar a qualidade seminal por baixa motilidade e morfologia. A ejaculação de oito vezes ou mais por semana tende a reduzir os parâmetros espermáticos, mas não a fertilidade em potencial.

É difícil definir a análise do sêmen como "normal", a qual não deve ser confundida com a análise "adequada". Os critérios de normalidade dependem, ainda, de exames mais sofisticados. Diante daquele tido como "anormal", recomenda-se sua repetição de preferência com mais duas amostras em tempos diferentes. Uma simples análise irá classificar falsamente um homem como anormal em cerca de 10% dos casos. Com a repetição, essa taxa diminui para 2%. O intervalo para a repetição, o que é muito importante, deverá ser de 12 semanas, já que a espermatogênese dura aproximadamente 3 meses para ser completada. A menos que haja grave oligospermia ou azoospermia, o valor preditivo de um sêmen tido como subnormal é limitado (Quadro 23.1). Homens com duas análises seminais alteradas necessitam de avaliação detalhada.

Quadro 23.1 Parâmetros normais da análise do sêmen definidos pela OMS em 2000 e revisados em 2010

Parâmetro	Valor
Volume	1,5mL ou mais
Liquefação	Dentro de 60 minutos
pH	7,2 a 8
Viscosidade	Ausente
Concentração	>15 milhões/mL
Número total de espermatozoides	39 milhões por ejaculado ou mais
Motilidade	32% ou mais (A e B) – A+B+C > 40%
Morfologia	>30% de formas ovais (critério da OMS) e >4% (morfologia estrita de Kruger)
Vitalidade	58% ou mais

Os parâmetros definidos por Kruger se relacionam estreitamente com as taxas de fertilização, sendo utilizados como preditores de sucesso em reprodução assistida. Nos casos de parâmetros normais da morfologia (>14%), a taxa de fertilização foi de 94,3%. Entre 4% e 14%, a taxa de fertilização foi de 87,8%, caindo para 14,5% quando os padrões da morfologia estrita foram <4%. Os resultados decorrentes dessa análise mostram sua importância. A revisão dos parâmetros de Kruger, de 2010 (OMS), reduziu os parâmetros de normalidade (>4%).

A propedêutica mais apurada com testes avançados deverá ser realizada caso haja alterações, e a infertilidade masculina pode ser a manifestação de sérias doenças, até mesmo as sistêmicas.

A azoospermia pode ser decorrente de falência hipotalâmico-hipofisária e falência testicular primária (azoospermia não obstrutiva). A falência testicular primária é a causa mais comum de infertilidade masculina, levando à oligospermia, sendo também causa de azoospermia não obstrutiva. A falência testicular pode ser decorrente de criptorquidia, torção, traumatismo, orquite, desordens cromossômicas (síndrome de Klinefelter, microdeleções do cromossomo Y), doenças sistêmicas, radioterapia ou quimioterapia. No entanto, na maioria dos casos (66%) a causa é desconhecida, tendo seu diagnóstico com base na redução do tamanho testicular pela elevação do FSH sérico.

A azoospermia obstrutiva é incomum, com prevalência de menos de 2%, e seu diagnóstico se baseia no tamanho normal dos testículos e nos níveis normais de FSH sérico, incluindo condições como ausência bilateral congênita de *vas deferens*, que está comumente associada a mutações de fibrose cística ou anormalidade do trato renal. Para determinar o risco de uma criança portadora de fibrose cística, é importante avaliar também a parceira do portador. Mesmo quando essa avaliação é negativa, o casal permanece correndo risco, porque algumas das mutações menos comuns podem não ser identificadas.

Os parceiros masculinos portadores de azoospermia não obstrutiva ou grave oligospermia merecem toda a atenção, já que, com o advento da micromanipulação de gametas, muitos poderão ter filhos, não obstante a transmissão indesejada de genes anormais para novas gerações. Dessa maneira, a técnica de injeção intracitoplasmática de espermatozoides (ICSI) nesses casos pode representar um *bypass* para as barreiras impostas pela seleção natural. Pelo menos 13% dos homens com azoospermia não obstrutiva e 6% com oligospermia grave são portadores de microdeleções do cromossomo Y, as quais contribuem para a produção anormal de espermatozoides. Ademais, 4% a 10% dos homens com azoospermia não obstrutiva são portadores de aberrações do cromossomo sexual, como na síndrome de Klinefelter, embora não haja dados sobre o nível de risco de transmissão dessa doença em particular.

Esses dois exemplos são apenas uma diminuta fatia das grandes informações que a avaliação genética do homem infértil poderá fornecer tanto para o diagnóstico de determinadas alterações como para o aconselhamento a respeito das possíveis condições potencialmente transmissíveis.

Outros procedimentos e testes na avaliação masculina

Avaliação endócrina

As anormalidades hormonais do eixo hipotálamo-hipófise-testículo são bem conhecidas, embora incomuns em homens com parâmetros seminais normais. As avaliações endócrinas estão bem indicadas em casos de homens com alterações seminais, sobretudo com concentração <10 milhões/mL, e de homens com função sexual alterada.

A avaliação mínima inicial deve incluir a dosagem de FSH e testosterona total. Quando essa testosterona estiver baixa (<300ng/mL), deve-se ampliar a avaliação, incluindo a dosagem de nova testosterona total, testosterona livre, LH e prolactina (PRL).

Análise da urina pós-ejaculação

O volume seminal baixo ou ausente (<1mL) – hipospermia – sugere ejaculação retrógrada, obstrução do ducto ejaculatório, agenesia bilateral dos deferentes, hipogonadismo ou perda de material. Para excluir a ejaculação retrógrada a análise da urina após a ejaculação se torna obrigatória, a menos que exista diagnóstico de hipogonadismo ou agenesia dos deferentes. Importante determinar quando a causa da hipospermia se deu em consequência da coleta inadequada (perda de material) ou abstinência sexual curta (<1dia).

A avaliação da amostra é realizada centrifugando a urina por 10 minutos a 300 graus, seguida de avaliação microscópica do *pellet* em aumento de 400×. A presença de espermatozoides sugere ejaculação retrógrada, não havendo consenso quanto ao número mínimo de espermatozoides necessário para o diagnóstico.

Ultrassonografia (US)

A US é indicada apenas para uma minoria de homens inférteis.

O ultrassom de bolsa escrotal pode identificar varicocele oculta ou subclínica, porém essas lesões não demonstraram ter importância clínica. Esse exame está indicado apenas para os homens inférteis com fatores de risco para câncer testicular, como criptorquidia, ou tumor testicular prévio, não estando indicado como procedimento de rotina.

O ultrassom transretal pode identificar as vesículas seminais dilatadas, bem como os ductos ejaculatórios também dilatados, que podem sugerir, mas não estabelecer, o diagnóstico de obstrução parcial ou total dos ductos.

Anticorpos

Os anticorpos espermáticos (IgG e IgA) podem ter importância clínica por poderem diminuir a motilidade, bloquear a penetração no muco cervical e reduzir a chance de fertilização. Embora alguns autores tenham sugerido a realização de testes em casais com diagnóstico de ISCA, a utilidade clínica desses testes é incerta, tornando-se totalmente desnecessários se o tratamento proposto for pela ICSI.

Fragmentação do DNA

A integridade do DNA é importante para o desenvolvimento normal do embrião e a integridade do DNA espermático é mantida em parte pela compactação da cromatina no núcleo. Dano a esse DNA pode ocorrer como resultado de fatores intrínsecos, como mutações que afetem a compactação do DNA, ou fatores extrínsecos, como calor, radiação e gonadotoxinas. A expressão *fragmentação do DNA* se refere ao dano no DNA espermático que não pode ser reparado. Vários testes têm sido desenvolvidos para medir as taxas de fragmentação do DNA, como o TUNEL (teste de fragmentação do DNA espermático), que analisa especificamente o número de quebras no DNA. Valores >36% no TUNEL indicam anormalidade.

A fragmentação do DNA é mais comum em homens inférteis e está associada a abortos recorrentes. Embora nenhum tratamento tenha comprovado seu valor clínico, a correção da varicocele e o uso de antioxidantes têm sido adotados como conduta para melhora da integridade do DNA espermático.

Como o teste não modifica o tratamento do casal, seu uso rotineiro não está indicado.

ASPECTOS EMOCIONAIS DO CASAL INFÉRTIL

Do ponto de vista biológico, a reprodução constitui o principal objetivo da maioria dos seres humanos. É nos filhos que as pessoas procuram alcançar a "imortalidade".

A infertilidade é um problema que afeta tanto os homens como as mulheres e costuma ser uma experiência devastadora para quem carrega o estigma de infértil. Na mulher, a infertilidade costuma ser associada a sentimentos de inadequação, levando a sentimentos de desvalorização, incompletude e incapacidade. Já o homem relaciona a incapacidade de procriar com sua virilidade e masculinidade.

No caso de apenas um dos cônjuges ser a causa definida, há probabilidade de ressentimento por parte do parceiro normal, principalmente quando há a necessidade de recorrer a técnicas de reprodução assistida, como doação de espermatozoides e oócitos, quebrando a unidade do casal.

A sensação de imperfeição e fracasso que acompanha esses casais tem dimensões variáveis e deverá ser abordada de modo amplo, já que essas dimensões podem aflorar das mais diversas maneiras, como a diminuição da libido da frequência coital, culminando, não raro, em conflitos conjugais e separações.

Em um estudo, os sintomas psicológicos de ansiedade e depressão associados à infertilidade foram similares aos relacionados com outras sérias condições médicas, como doenças cardíacas, câncer e infecção por HIV.

Esse quadro específico de sofrimento vivenciado pelos casais que estão tentando ter filhos e não conseguem pode ser definido dentro dos transtornos adaptativos. Sua característica essencial é o desenvolvimento de sintomas emocionais ou comportamentais em resposta ao componente psicossocial identificável – a infertilidade. Sua expressão clínica consiste em mal-estar superior ao esperado e em deterioração significativa das atividades pessoais, sociais e profissionais do casal.

O ajuste psicológico, como reporta Kübler-Ross (1992), pode envolver certo tempo, sendo descrito como a sequência de fases. Vai do choque e da negação diante do diagnóstico, passando pela culpa, raiva, barganha e sentimentos de frustração, angústia e/ou depressão, até chegar à aceitação, quando os sentimentos negativos são gradualmente ajustados e a pessoa consegue vislumbrar o caminho a seguir.

Quando se busca um serviço de reprodução assistida, essas questões podem ainda estar latentes, mescladas de frustração, angústia e do desejo de resolver a questão. Ganha força a esperança diante da indicação de um tratamento, porém os casais podem experimentar oscilações emocionais nos diferentes estágios do tratamento, como otimismo com a perspectiva do tratamento, apreensão e estresse durante o percurso técnico, ansiedade e expectativa à espera pelo resultado e frustração ou alegria após o resultado.

É importante reconhecer as diferenças pessoais de enfrentamento de cada indivíduo em relação ao tratamento. O psicólogo é o profissional que pode ajudar nesse momento, acolhendo o casal e oferecendo a escuta para ouvir suas histórias de vida, dúvidas, medos, fantasias e expectativas relacionadas com o processo. Além disso, deve-se caracterizar rigorosamente o estado emocional de cada paciente, avaliando possíveis ideias e comportamentos inadequados para direcionar o suporte adequado. Essa atuação deve acontecer sob visão multidisciplinar, buscando a interação entre os diversos profissionais para oferecer atendimento personalizado, centrado nas necessidades e demandas de cada casal.

Evidências em trabalhos randomizados mostraram que intervenções psicológicas, como terapia comportamental cognitiva e suporte preventivo, aumentaram as taxas de gravidez em relação ao grupo-controle em mulheres com menos de 2 anos de duração da infertilidade.

Baccino e cols., em estudo multicêntrico realizado com 537 pacientes em tratamento de reprodução assistida em países da Europa e América Latina, indicam os fatores que levam os pacientes a desistirem do tratamento, como o estresse psicológico. Esse estudo ressalta que a suspensão do tratamento tem impacto sobre a estimativa das taxas de sucesso e, por essa razão, a indicação de se trabalhar a resiliência dos pacientes ante as possíveis frustrações vivenciadas no decorrer dos tratamentos é de fundamental importância para que possam conseguir continuar o tratamento com mais chances de conseguir a gravidez.

CONSIDERAÇÕES FINAIS

- A infertilidade pode envolver o homem e a mulher. O casal deve ser investigado. Em 40% dos casais, ambos têm alguma alteração. Consiste em grave erro centrar-se em apenas um dos parceiros.
- A fertilidade declina com a idade, sobretudo acima de 35 anos. Mulheres com menos de 35 anos devem ser avaliadas após 1 ano de tentativas. Aquelas com mais de 35 anos devem ser avaliadas após 6 meses de relações desprotegidas e as com 40 anos, imediatamente.
- A avaliação deve ser imediata se a paciente já apresenta história significativa, como oligomenorreia, amenorreia, endometriose grave ou qualquer outra condição que limite a fertilidade.
- A anamnese e o exame físico podem revelar causas anatômicas e fisiológicas de infertilidade.
- A avaliação básica inicial deve incluir função ovulatória, permeabilidade tubária e análise seminal.
- A histerossalpingografia permanece como método padrão para avaliação de permeabilidade tubária.
- A avaliação da reserva ovariana não estabelece o diagnóstico da infertilidade, mas apenas prediz a resposta da paciente à estimulação ovariana.
- A laparoscopia não deve ser usada rotineiramente apenas em casos de endometriose avançada, alterações tubárias ou fator peritoneal.
- A biópsia endometrial não deve ser realizada na propedêutica de infertilidade.

Leitura complementar

Baccino G, Ricciarelli E, Hernándes ER et al. Compliance needs across cultures. A multi-cultural study in European and Latin-American countries. ESHERE, 2015:530.

Balen AH, Rutherford AJ. Management of infertility. Brit Med J 2007; 335:608-11.

Bukulmez O, Arici A. Assessment of ovarian reserve. Curr Opinion Obstet Gynecol, 2004; 16:231-7.

Carvalho CAP, Santos JR, Gomes RC, Mazzotti T. Estresse na reprodução assistida. Arquivos H Ellis 2006; 4(2):3-5.

Cates W, Farley TM, Rowe PJ. Worldwide patterns of infertility: is Africa different? Lancet 1985; 2:596-8.

Chuang CC, Chen CD, Chao KH, Chen SU, Ho HN, Yang YS. Age is a better predictor of pregnancy potential than basal follicle-stimulating hormone levels in women undergoing in vitro fertilization. Fertil Steril 2003; 79:63-8.

Devroey P, Fauser BCJM, Diedrich K, Evian. Annual Reproduction (EVAR) Workshop Group 2008. Approaches to improve the diagnosis and management of infertility. Hum Reprod Update 2009 jul-aug; 15(4):391-408.

EMAS position statement: Late parenthood.

International Committee for Monitoring Assisted Reproductive Techonology (ICMART) e OMS (Zegers-Hoschschild et al., 2009).

Kamel RM. Management of the infertile couple: an evidence-based protocol. Reprod Biol Endocrinol 2010; 8:21.

Kübler-Ross E. Sobre a morte e o morrer. São Paulo: Martins Fontes, 1992.

Licciardi FL, Liu HC, Rosenwaks Z. Day 3 estradiol serum concentrations as prognosticators of ovarian stimulation response and pregnancy outcome in patient undergoing in vitro fertilization. Fertil Steril 1995; 64:991-4.

Macmillan S, McKenzie H, Flett G, Templeton A. Which women should be tested for Chlamydia trachomatis? BJOG 2000; 107(9): 1088-93.

Mintziori G, Lambrinoudaki I, Kolibianakis EM et al. Unit of Reproductive Endocrinology, First Department of Obstetrics and Gynecology, Medical School, Aristotle University of Thessaloniki, Greece.

Mol BW, Dijkman B, Wertheim P, Lijmer J, van der Veen F, Bossuyt PM. The accuracy of serum chlamydial antibodies in the diagnosis of tubal pathology: a meta-analysis. Fértil Steril 1997 Jun; 67(6):1031-7.

Moreira S, Tomaz G, Azevedo G. Aspectos psicológicos da infertilidade conjugal. Femina 2005; 33(1):19-24.

Mukherjee T, Copperman AB, Lapinski R. An elevated day three follicle-stimulating hormone: luteinizing hormone ratio (FSH:LH) in the presence of a normal day 3 FSH predicts a poor response to controlled ovarian hyperstimulation. Fertil Steril 1996; 65:588-93.

Muramatsu CH, Capelossi PF, Gouvêa MB. Experiências de casais que procuram o centro de reprodução humana. Esc Enf USP 1997; 31:274-86.

Ng EH, Yeung WS, Fong DY, Ho PC. Effects of age on hormonal and ultrasound markers of ovarian reserve in Chinese women with proven fertility. Hum Reprod. 2003; 18(10):2169-74.

Oriá MOB, Ximenes LB. Casais inférteis diante da fertilização in vitro: o significado de vivenciar essa decisão. Acta Paul Enferm 2004; 17(3):278-85.

Riggs RM, Duran EH, Baker MW et al. Assessment of ovarian reserve with anti-Müllerian hormone: a comparison of the predictive value of anti-Müllerian hormone, follicle-stimulating hormone, inhibin B, and age. Am J Obstet Gynecol 2008; 199(2):202.e1-8.

Scott RT, Opsahl MS, Leonardi MR, Neal GS, Illions EH, Navot D. Life table analysis of pregnancy rates in a general infertility population relative to ovarian reserve and patient age. Hum Reprod 1995; 10:1706-10.

Taylor A. ABC of subfertility Extent of the problem. Brit Med J 2003; 327:434-6.

TeVelde ER, Pearson PL. The variability of female reproductive ageing. Hum Reprod Update 2002; 8:141-54.

Tsuji I, Ami K, Miyazaki A. Benefit of diagnostic laparoscopy for patients with unexplained infertility and normal hysterosalpingography findings. Tohoku J Exp Med 2009 Sep; 219(1):39-42.

Van Rooij IA, Broekmans FJ, Velde ER et al. Serum anti-müllerian hormone levels: a novel measure of ovarian reserve. Hum Reprod 2002; 17:3065-71.

Yong PY, Baird DT, Thong KJ, McNeilly AS, Anderson RA. Prospective analysis of the relationships between the ovarian follicle cohort and basal FSH concentration, the inhibin response to exogenous FSH and ovarian follicle number at different stages of the normal menstrual cycle and after pituitary down-regulation. Hum Reprod 2003; 18(1):35-44.

CAPÍTULO 24

Tratamento de Baixa Complexidade em Infertilidade

João Pedro Junqueira Caetano
Leonardo Matheus Ribeiro Pereira
Erica Becker de Sousa Xavier

INTRODUÇÃO

Os tratamentos de baixa complexidade são aqueles em que a fertilização ocorre *in vivo*, ou seja, no organismo feminino, sem que exista manipulação dos gametas. Desse arsenal terapêutico fazem parte o coito programado e a inseminação intrauterina, que são tratamentos relativamente simples, de baixo custo e geralmente precedidos pela indução da ovulação.

Estima-se que, nos EUA, o número de nascidos após indução de ovulação seja duas a seis vezes maior do que o de nascidos após a fertilização *in vitro*.

INDUÇÃO DA OVULAÇÃO

O objetivo da indução da ovulação para os tratamentos de baixa complexidade consiste no desenvolvimento de um a três folículos com consequente ruptura folicular.

Para a indução da ovulação são utilizados dois tipos de medicamento: os para recrutamento e crescimento folicular e aqueles para desencadear ruptura folicular ou a ovulação propriamente dita (Quadro 24.1).

FÁRMACOS PARA INDUÇÃO DA OVULAÇÃO

Citrato de clomifeno (CC)

O CC é o medicamento mais extensamente utilizado como indutor da ovulação nos últimos 50 anos, sendo um modulador seletivo dos receptores de estrogênio e apresentando efeito estrogênico em alguns tecidos-alvo e ação antiestrogênica em outros. Trata-se de um agente sintético, não esteroide, derivado do trifeniletileno, ativo por via oral, e que age ocupando os receptores para estrogênio no hipotálamo e na hipófise, bloqueando o *feedback* negativo dos estrogênios nas gonadotrofinas. Por isso, há mais liberação do hormônio liberador das gonadotrofinas (GnRH) com consequente aumento na secreção do hormônio folículo-estimulante (FSH) e do hormônio luteinizante (LH), ou seja, os níveis séricos tanto do FSH como do LH aumentam (>50% os valores normais), atuando no ovário e promovendo aumento no recrutamento e no crescimento folicular.

Embora seja considerado bom medicamento para a indução da ovulação, o CC apresenta ação antiestrogênica no endométrio e no muco cervical, o que é inconveniente. Essa ação antiestrogênica pode, em algumas mulheres, ocasionar muco desfavorável ou, então, o desenvolvimento endometrial insatisfatório, podendo interferir nas taxas de gestação.

O CC é administrado por via oral, sendo absorvido pela via digestiva e metabolizado por via hepática. Sua meia-vida é prolongada e alcança 5 a 7 dias. A dose varia de 50 a 250mg/dia durante 5 dias, e sua administração pode ser iniciada do segundo ao quinto dia do ciclo menstrual para induzir o incremento dos níveis de FSH na fase folicular inicial, promovendo, assim, o crescimento dos folículos. Quanto mais precoce sua administração, maior o recrutamento folicular, com chances consequentemente elevadas de gestação múltipla. Deve-se iniciar o tratamento com doses mais baixas (50mg/dia) e aumentá-las gradativamente (a cada ciclo menstrual) na medida em que não se alcance a ovulação. Em geral, a ovulação irá ocorrer entre 5 e 10 dias após o último comprimido. Pacientes que não ovulam com CC na dose de 150mg/dia são consideradas resistentes a essa medicação. Normalmente, as mais resistentes são obesas, e a perda de peso ajuda na resposta ao tratamento.

Quadro 24.1 Fármacos usados para indução da ovulação

Fármacos para recrutamento folicular	Fármacos para desencadear a ovulação
Citrato de clomifeno Gonadotrofinas Letrozol	Gonadotrofina coriônica humana (HCG)

O rastreamento da ovulação deve ser sempre realizado com ultrassom endovaginal seriado para monitorizar a resposta ovariana à dose utilizada e confirmar se ocorreu ou não a ovulação.

O uso do CC está indicado na indução da ovulação nas pacientes anovulatórias, normoestrogênicas, que respondem à administração de progestogênios (grupo II da Organização Mundial da Saúde – OMS) (Figura 24.1).

Muitas mulheres com infertilidade em razão da síndrome dos ovários policísticos são resistentes à insulina e são candidatas à associação de CC e metformina (1.500mg/dia) para melhora da resposta à indução. Alguns trabalhos randomizados demonstraram melhor taxa de ovulação naquelas pacientes que usaram a metformina associada ao CC após insucesso na indução de ovulação com esse citrato isoladamente.

Os efeitos colaterais do CC são fogachos, cefaleia, nervosismo, turvação visual, urticária, distensão abdominal e náuseas.

A taxa de ovulação com esse fármaco é de cerca de 60% a 80%; no entanto, menos da metade dessas pacientes engravida. Essa discrepância entre a taxa de ovulação e a de gestação pode ocorrer em razão da ação antiestrogênica dessa medicação tanto no muco cervical como no endométrio. A taxa de gestação múltipla com o CC é de cerca de 5% a 10%, sendo importante ressaltar que não foi evidenciado aumento na taxa de malformações congênitas nos ciclos induzidos com o medicamento.

Gonadotrofinas

As gonadotrofinas exógenas podem ser obtidas da urina de mulheres na pós-menopausa ou por meio da engenharia genética. Existem três tipos de preparação contendo as gonadotrofinas:

- **Gonadotrofina menopáusica humana (HMG):** contém 75UI tanto de FSH como de LH.
- **Gonadotrofina purificada:** contém 75UI de FSH e 1UI de LH.
- **Gonadotrofinas recombinantes:** FSH recombinante – contém 75UI de FSH obtido por engenharia genética; LH recombinante – contém 75UI de LH obtido por engenharia genética.

As gonadotrofinas apresentam cefaleia, mastalgia e náuseas como efeitos colaterais.

Os riscos de gestação múltipla e do desenvolvimento da síndrome do hiperestímulo ovariano são mais altos com o uso das gonadotrofinas em comparação com o CC. Além disso, seu custo é mais elevado.

As indicações para uso das gonadotrofinas são amenorreia hipotalâmica (hipogonadismo hipogonadotrófico), pacientes resistentes ao CC e tratamentos de alta complexidade.

Existem vários esquemas de indução da ovulação utilizando as gonadotrofinas, como por exemplo:

- *Step down:* inicia-se com altas doses de gonadotrofinas, diminuindo gradativamente de acordo com a resposta ovariana. Assim, no protocolo *step down* há mais recrutamento folicular em razão das doses de gonadotrofinas mais elevadas no início da fase folicular. Inicia-se o tratamento com 150 a 225UI do terceiro ao oitavo dia do ciclo menstrual, e o ultrassom é realizado em torno do oitavo dia do ciclo. Com base na resposta ovariana, reduz-se a dose da gonadotrofina.
- *Step up:* inicia-se com baixas doses de gonadotrofinas (75UI/dia), aumentando gradativamente de acordo com a resposta ovariana. Administram-se 75UI do terceiro ao oitavo dia do ciclo menstrual, e o rastreamento ultrassonográfico se inicia em torno do oitavo dia do ciclo. De acordo com a resposta ovariana, mantém-se ou se aumenta a dose em 37,5 a 75UI diariamente.
- **CC intercalado com gonadotrofinas:** nesse esquema são administrados 50 a 100mg/dia do CC do terceiro ao sétimo dia do ciclo menstrual. As gonadotrofinas são utilizadas em dias alternados, começando no terceiro ou quarto dia (p. ex., usa-se a gonadotrofina nos dias 3, 5 e 7 do ciclo menstrual) (Figuras 24.2 e 24.3).

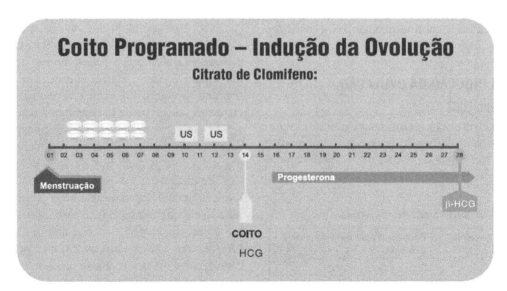

Figura 24.1 Protocolo de indução da ovulação para coito programado com citrato de clomifeno.

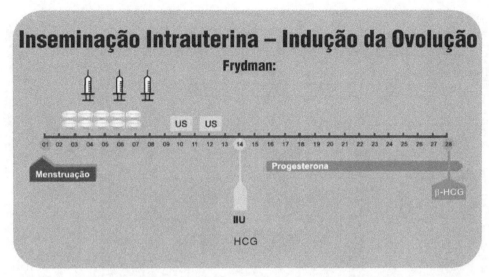

Figura 24.2 Protocolo de indução da ovulação para inseminação intrauterina com esquema de Frydman.

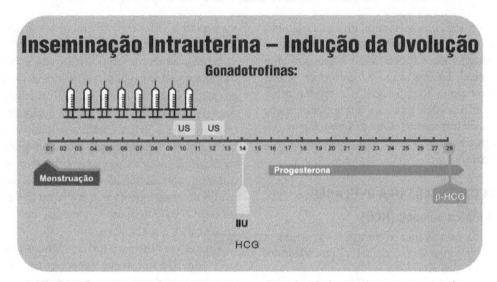

Figura 24.3 Protocolo de indução da ovulação para inseminação intrauterina com gonadotrofinas.

Letrozol

O letrozol é um potente e reversível inibidor da aromatase usado amplamente em mulheres portadoras de câncer de mama hormonalmente responsivo. Recentemente ganhou notoriedade em virtude do seu uso *off-label* na indução de ovulação. Estima-se que mais de 77% dos infertileutas americanos o prescrevem para esse fim.

A aromatase é uma enzima participante do citocromo P450, responsável pela conversão da androstenediona em estrona e da testosterona em estradiol. Quando a aromatização dos androgênios em estrogênios é inibida, há redução nos níveis de estrogênios circulantes, o que leva a um *feedback* positivo com o FSH. Por isso, há aumento da secreção do FSH, resultando na estimulação ovariana com consequentes crescimento e desenvolvimento foliculares.

A posologia do letrozol para a indução da ovulação é de 2,5 a 5mg VO durante 5 dias na fase folicular inicial (do terceiro ao sétimo dia do ciclo menstrual) (Figura 24.4).

As potenciais vantagens do letrozol sobre o CC são:

- Alta taxa de desenvolvimento monofolicular, diminuindo a taxa de gemelaridade.
- Não afeta o crescimento do endométrio.
- Meia-vida curta (48 horas) em relação à do CC, que é de 2 semanas, diminuindo assim a chance de teratogenicidade.
- Maior taxa de ovulação e nascidos vivos em pacientes com ovário policístico submetidas a inseminação intrauterina após indução com letrozol em relação ao CC, principalmente nas pacientes com IMC >30.

Os principais efeitos colaterais do uso do letrozol são os fogachos, as náuseas e a dor muscular, que ocorrem em menos de 1% das pacientes. A controvérsia quanto ao uso dessa medicação surgiu após a publicação de um *abstract* de congresso em 2005, que evidenciou aumento na incidência de malformações ósseas e anomalias cardíacas em recém-nascidos de mães que utilizaram o letrozol para tratamento

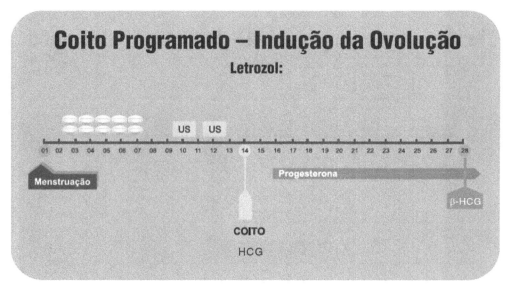

Figura 24.4 Protocolo de indução da ovulação para coito programado com letrozol.

da infertilidade. No entanto, esse estudo apresenta algumas ressalvas. Como a meia-vida dos inibidores da aromatase é muito curta (48 horas) e sua administração é feita somente na fase folicular inicial, há um longo período entre a utilização do medicamento e a fertilização e a implantação. Portanto, a plausibilidade biológica para a teratogenicidade com o letrozol é muito improvável. Outros estudos não evidenciaram aumento na incidência de malformações com o uso desse medicamento.

FÁRMACOS PARA DESENCADEAR A OVULAÇÃO

Gonadotrofina coriônica humana (HCG)

Em virtude de sua semelhança estrutural com o LH, a HCG é utilizada para simular o pico de LH, desencadeando, assim, a ovulação em ciclos estimulados.

Existem duas formas de preparação da HCG: a extraída da urina de gestantes e a obtida a partir da engenharia genética (HCG recombinante).

Quando se atinge um folículo com diâmetro médio ≥18mm, administra-se HCG na dosagem de 5.000 a 10.000UI para desencadear a ovulação e a maturação oocitária. O período fértil se inicia 24 horas após a administração da HCG e dura cerca de 72 horas. Nesse período, o casal é orientado a ter relação sexual para o coito programado ou a inseminação intrauterina é programada para 34 a 36 horas, aproximadamente, após a administração da HCG.

RASTREAMENTO ULTRASSONOGRÁFICO

O rastreamento ultrassonográfico da estimulação ovariana deve ser feito em todos os ciclos de indução da ovulação. O acompanhamento da hiperestimulação ovariana por meio desse rastreamento é imprescindível para avaliação do recrutamento e crescimento folicular. Por essa razão, são possíveis o ajuste da dose das gonadotrofinas e a programação da administração da HCG, além do acompanhamento do desenvolvimento do endométrio, e talvez, o mais importante, a previsão e a prevenção do desenvolvimento da síndrome do hiperestímulo ovariano e da gestação múltipla.

Esse acompanhamento é realizado a partir de exames de ultrassom endovaginal seriados. O ideal é realizar exame endovaginal basal no início do ciclo menstrual para excluir a presença de cistos ovarianos ou qualquer doença endometrial. Após esse exame, realiza-se outro em torno do oitavo dia e, a partir daí, um exame ultrassonográfico é feito a cada 2 ou 3 dias. Durante esses exames ultrassonográficos são avaliados o número de folículos e realizadas a medida do diâmetro médio de cada folículo e a avaliação das características e da espessura endometriais. Em média, um folículo dominante cresce quase 1 a 2mm por dia.

Quando se observam quatro ou mais folículos com diâmetro médio >16mm, o ciclo deve ser cancelado, não devendo ser administrada a HCG e, além disso, o casal deve ser orientado a não manter relação sexual durante esse período para evitar a gravidez múltipla.

COITO PROGRAMADO

O coito programado consiste na orientação do período fértil após estimulação ovariana, seguida da monitorização ultrassonográfica da indução da ovulação, e o casal é orientado a ter relação sexual pelo menos em dias alternados durante o período fértil.

Indicações

O coito programado está indicado principalmente para casais que apresentam disfunção ovulatória como causa da infertilidade.

INSEMINAÇÃO INTRAUTERINA (IIU)

A IIU faz parte do arsenal disponível para tratamento dos casais inférteis há séculos, valendo ressaltar que o primeiro relato de uma IIU é do final do século XVIII.

A IIU consiste na colocação dos espermatozoides, seja do parceiro (inseminação homóloga), seja do doador (inseminação heteróloga), após o preparo do sêmen, na cavidade uterina em um momento sincronizado com a época da ovulação.

Com a IIU há o benefício da deposição de um concentrado de espermatozoides móveis dentro da cavidade uterina, o mais próximo possível do(s) oócito(s), podendo a inseminação ser realizada em ciclos naturais (não estimulados) ou após estimulação ovariana com CC ou gonadotrofinas. No entanto, os melhores resultados são alcançados após ciclo estimulado, ou seja, com a indução da ovulação.

Inseminação heteróloga

A IIU com sêmen de doador ou inseminação heteróloga é realizada para os casos de azoospermia, fator masculino grave ou doenças genéticas (Quadro 24.2). Essa doação do sêmen tem caráter anônimo e não comercial. Os casais devem assinar um termo de consentimento livre e esclarecido, autorizando a realização do procedimento.

Para a seleção dos doadores é realizado um *screening* infeccioso (VDRL, anti-HIV, HbsAg, anti-HCV, anti-Hbs, HTLV1 e 2), além de grupo sanguíneo e fator Rh. O sêmen permanece criopreservado e após o período mínimo de 6 meses o doador refaz as sorologias para confirmar a ausência de doenças sexualmente transmissíveis (DST).

Inseminação homóloga

A IIU homóloga ou com sêmen do parceiro é realizada naqueles casos de fator masculino leve ou moderado, fator cervical, disfunções ovulatórias, endometriose mínima ou leve e infertilidade sem causa aparente (Quadro 24.3).

O parceiro coleta o sêmen a partir da masturbação após período de abstinência sexual de 2 a 5 dias. Após a coleta, o sêmen é preparado e só então é injetado na cavidade uterina durante o período fértil da mulher.

Indicações

Todo casal a ser submetido à IIU deverá ter realizado propedêutica para infertilidade: anamnese, espermograma, dosagens hormonais, *screening* infeccioso, histerossalpingografia e ultrassom endovaginal. Para a realização dessa inseminação é condição mandatória patência tubária comprovada, seja por histerossalpingografia, seja por videolaparoscopia.

Passos para a realização da IIU

Todo o processo para a realização da IIU se encontra resumido no Quadro 24.4 e é detalhado a seguir.

Indução da ovulação

A IIU pode ser realizada durante um ciclo natural, ou seja, sem estimulação ovariana ou após hiperestimulação ovariana controlada. Os melhores resultados são obtidos após indução da ovulação, o que se deve provavelmente ao fato de se conseguir elevado número de folículos, além de se programar o melhor momento para a realização da inseminação.

Vários protocolos de estimulação ovariana podem ser utilizados para a realização da IIU: o CC isolado e o CC associado às gonadotrofinas ou gonadotrofinas isoladas. Durante a estimulação ovariana, quando se atingem folículos de tamanho ideal, a HCG é utilizada para desencadear a ovulação e programar a IIU.

O objetivo da estimulação ovariana para realização da IIU é aumentar o número de folículos e, consequentemente, de oócitos disponíveis para melhorar as chances da gestação.

Preparação do sêmen ou capacitação espermática

O sêmen é coletado em frasco estéril de boca larga, obtido por meio de masturbação após período de abstinência sexual de 2 a 5 dias.

O objetivo da capacitação espermática é conseguir o maior número possível de espermatozoides móveis, progressivos e morfologicamente normais. Além disso, outra finalidade do preparo seminal é realizar a retirada do plasma seminal (rico em prostaglandinas que induzem cólicas uterinas), leucócitos, proteínas antigênicas e bactérias do sêmen, diminuindo a probabilidade de infecção. Durante o preparo, os espermatozoides sofrem processo de capacitação. Naturalmente, a capacitação ocorre durante a passagem dos espermatozoides pelo trato genital feminino (colo, útero até as trompas). Durante esse processo, os espermatozoides adquirem a capacidade de sofrer a reação acrossômica, etapa necessária à fertilização de um oócito.

Existem várias maneiras de preparo do sêmen (Quadro 24.5), não havendo evidências de um método mais adequado ou com melhores resultados:

Quadro 24.2 Indicações para a IIU heteróloga

Fator masculino grave
Azoospermia
Oligospermia grave
Oligoteratoastenospermia grave
Doenças genéticas

Quadro 24.3 Indicações para a IIU homóloga

Fator cervical
Disfunções na ejaculação (ejaculação retrógrada)
Fator masculino leve/moderado
Endometriose mínima/leve
Infertilidade sem causa aparente
Disfunções ovulatórias

Obs.: sempre na presença de trompas pérvias.

Quadro 24.4 Passos para realização da IIU

Indução da ovulação
Rastreamento ultrassonográfico
Preparação do sêmen
Inseminação

Quadro 24.5 Técnicas de preparo seminal ou capacitação espermática

Duplo lavado
Swim-up
Densidade de gradiente

- **Duplo lavado:** no lavado, o sêmen é misturado em meio de cultura e centrifugado. O sobrenadante é retirado e o *pellet* (concentrado de espermatozoides e células que fica no fundo do tubo) é ressuspenso em meio de cultura e novamente centrifugado. Retira-se novamente o sobrenadante e cobre-se o *pellet* restante com meio de cultura, homogeneizando a mistura.
- **Swim up:** para o *swim up* é realizado o lavado já descrito. Posteriormente, ressuspende-se o *pellet* em meio de cultura e coloca-se o tubo em estufa de CO_2 com angulação de 45 graus, em repouso, para que os espermatozoides migrem por volta de 40 a 45 minutos. Ocorre, assim, a seleção dos melhores espermatozoides. Retira-se o sobrenadante para realização da IIU, desprezando-se o *pellet* (onde estão os espermatozoides imóveis e outras células).
- **Densidade de gradiente (método Percoll):** nesse método é verificada a filtração dos espermatozoides por meio de diferentes gradientes de densidade. Nas camadas com menos densidades, os espermatozoides imóveis ficam retidos juntamente com os componentes do plasma seminal (leucócitos, bactérias e proteínas). Nas densidades mais significativas ficam os espermatozoides móveis.

Quadro 24.6 Medicina com base em evidências

Intervenção	Grau de recomendação
Mulheres anovulatórias com SOP devem realizar a indução da ovulação com CC como tratamento de primeira escolha	A
Mulheres anovulatórias com SOP resistentes ao CC devem utilizar gonadotrofinas para indução da ovulação	A
Mulheres anovulatórias com SOP que ovularam com CC, mas não engravidaram após 6 meses de tratamento, devem realizar estimulação ovariana associada à IIU	A
Mulheres com disfunção ovulatória relacionada com hiperprolactinemia devem utilizar agonistas dopaminérgicos, como a bromocriptina	A
Monitorização ultrassonográfica para mensuração do tamanho e do número dos folículos deve ser realizada rotineiramente em pacientes em indução da ovulação	C
Casais com fator masculino leve, infertilidade sem causa aparente ou endometriose mínima ou leve devem realizar IIU porque há aumento nas taxas de gravidez	A
Os melhores resultados da IIU são obtidos com a estimulação ovariana utilizando gonadotrofinas	A
As técnicas de preparo do sêmen apresentam resultados semelhantes	A

A IIU é realizada com a paciente em posição de litotomia em ambiente ambulatorial, introduzindo-se um espéculo vaginal para visualização do colo uterino. Para evitar a ocorrência de infecção é realizada limpeza da vagina e do colo com solução salina. Uma seringa contendo o preparo seminal é acoplada ao cateter para inseminação, e, então, esse cateter é introduzido delicadamente na cavidade uterina onde os espermatozoides são depositados. Essa introdução deve ser o menos traumática possível para evitar sangramento endometrial e cólicas uterinas.

Os melhores resultados de gravidez com a utilização da inseminação intrauterina são alcançados até a terceira tentativa. Os estudos não demonstram benefícios em realizar mais de cinco tentativas de inseminação artificial.

Leitura complementar

Biljan MM, Hemmings R, Brassard N. The outcome of 150 babies following the treatment with letrozole or letrozole and gonadotropins. Fertil Steril 2005; 84:S95.

Boomsma CM, Heineman MJ, Cohlen BJ, Farquhar C. Semen preparation techniques for intrauterine insemination. Cochrane Database Syst Rev 2004; (3):CD004507. Review.

Busso N, Acosta A, Remohi J. Indução da ovulação. São Paulo: Atheneu, 1999.

Cantineau AE, Cohlen BJ, Heineman MJ. Ovarian stimulation protocols (anti-oestrogens, gonadotrophins with and without GnRH agonists/antagonists) for intrauterine insemination (IUI) in women with subfertility. Cochrane Database Syst Rev 2007 Apr 18; (2):CD005356.

Diamond MP, Legro RS, Coutifaris C et al NICHD: letrozole, gonadotropin, or clomiphene for unexplained infertility. N Engl J Med 2015; 373:1230-40.

Kafy S, Tulandi T. New advances in ovulation induction. Curr Opin Obstet Gynecol 2007; 19:248-52.

Legro RS, Brzyski RG, Diamond MP et al. NICHD: Letrozole versus clomiphene for infertility in polycystic ovary syndrome. N Engl J Med 2014; 371:119-29.

Malloch L, Rhoton-Vlasak A. An assessment of current clinical attitudes toward letrozole use in reproductive endocrinology practices. Fertil Steril 2013; 100:1740-4.

Messerlian C, Platt RW, Tan SL, Gagnon R, Basso O. Low-technology assisted reproduction and the risk of preterm birth in a hospital-based cohort. Fertil Steril 2015; 103:81-8.

Requena A, Herrero J, Landeras J et al. Use of letrozole in assisted reproduction: a systematic review and meta-analysis. 2008; 14:571-82.

Speroff L, Glass RH, Kase NG. Clinical gynecologic endocrinology and infertility. Baltimore: Lippincott Williams & Wilkins, 2005.

The ESHRE Capri Workshop Group. Intrauterine insemination. Human Reprod Update 2009; 15:265-77.

Tulandi T, Martin J, Al-Fadhli R et al. Congenital malformations among 911 newborns conceived after infertility treatment with letrozole or clomiphene citrate. Fertil Steril 2006; 85:1761-5.

Usadi RS, Merriam KS. On-label and off-label drug use in the treatment of female infertility. Fertil Steril 2015; 103:583-94.

Yilmaz N, Uygur D, Ozgu E, Batioglu S. Does coasting, a procedure to avoid ovarian hyperstimulation syndrome, affect assisted reproduction cycle outcome? Fertil Steril 2010; 94:189-93.

CAPÍTULO 25

Tratamento de Alta Complexidade em Reprodução Humana

Ines Katerina Damasceno Cavallo Cruzeiro
Cláudia Navarro Carvalho Duarte Lemos
Carolina Passos de Rezende Martins

INTRODUÇÃO

A inabilidade em conceber atinge cerca de 80 milhões de pessoas em todo o mundo, o que para muitos casais é uma tragédia. As expectativas pessoais, interpessoais, sociais e religiosas provocam um senso de fracasso, perda e exclusão. A fertilidade varia entre as populações e declina com a idade tanto nos homens como nas mulheres, porém a queda é mais pronunciada nestas últimas, principalmente após os 35 anos de idade (Figura 25.1). Embora os parâmetros seminais declinem após os 35 anos, a fertilidade masculina declina de maneira apreciável apenas após os 50 anos. Estudo realizado pela Organização Mundial da Saúde (OMS) mostrou que 3,4% das mulheres brasileiras entre 25 e 50 anos não conseguiram ter filho vivo. A taxa de infertilidade entre mulheres de 25 a 49 anos no Brasil foi de 15%, sendo a primária de 2,9% e a infertilidade secundária de 12,6%.

A raça humana apresenta baixa taxa de concepção, em torno de 20% a 25% por ciclo. Entre os fatores que interferem na taxa de concepção, a idade materna parece ser o fator isolado mais significativo, o que ajuda a entender por que as taxas de gravidez após o uso das técnicas de reprodução assistida (TRA) devem ser consideradas satisfatórias ainda que isoladamente pareçam baixas (Figura 25.2).

Essas técnicas evoluíram muito nos últimos anos. O médico britânico John Hunter realizou em 1790 a primeira inseminação intrauterina conhecida para tratamento da infertilidade. A primeira transferência de embrião, realizada em 1976, resultou em gravidez ectópica, e o primeiro nascimento de gravidez obtida pela fertilização *in vitro* (FIV) ocorreu em 1978. Esses procedimentos foram realizados por Steptoe e Edwards. A melhora do controle de qualidade dos meios de cultivo de embriões, juntamente com sua disponibilização comercial, associada à realização da coleta ovular sob visualização ultrasso-

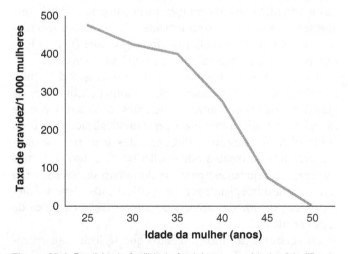

Figura 25.1 Declínio da fertilidade feminina com a idade. (Modificada de ASRM Practice Committee Report 2008.)

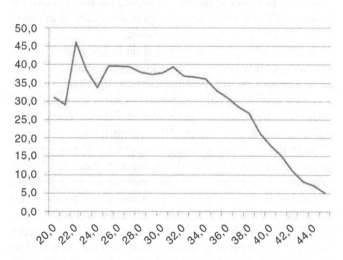

Figura 25.2 Taxa de nascidos vivos por transferência de embriões estratificada pela idade da mulher.

nográfica transabdominal, inicialmente, e pelo emprego da via transvaginal, posteriormente, levou à difusão rápida da FIV. A transferência intrafalopiana de zigoto (ZIFT) foi usada pela primeira vez com sucesso em 1986, mas a técnica foi abandonada por exigir o uso de laparoscopia e apresentar taxas de gravidez similares ou mesmo menores do que as da FIV.

As técnicas de reprodução assistida compreendem qualquer tratamento que lida com métodos de concepção que não seja o intercurso vaginal e incluem uma série de tratamentos clínicos e procedimentos laboratoriais que frequentemente envolvem a manipulação de oócitos, espermatozoides e embriões humanos. As técnicas de alta complexidade incluem – mas não se restringem – a FIV, a transferência intrafalopiana de gametas (GIFT), a ZIFT, a biópsia embrionária, o diagnóstico genético pré-implantação (PGD), a doação de óvulos, espermatozoides e embriões e o útero de substituição.

FERTILIZAÇÃO *IN VITRO* (FIV)

A FIV é a técnica de reprodução assistida em que o óvulo é fertilizado pelo espermatozoide em laboratório.

Indicações

Inicialmente a FIV foi criada para resolver o problema da infertilidade por fator tubário. Atualmente é indicada por diversos outros fatores. A prevalência das indicações das TRA sofre variações de acordo com a população estudada. Em países menos desenvolvidos e nas populações de modesto poder socioeconômico, o fator tubário em consequência das sequelas de doenças inflamatórias pélvicas (DIP) apresenta alta prevalência. Na indicação por fator tubário incluem-se pacientes com obstrução tubária por sequelas de infecções pélvicas, endometriose ou pacientes submetidas à salpingotripsia bilateral que não apresentam os pré-requisitos para cirurgia de recanalização.

Outras indicações de FIV são pacientes com endometriose, mesmo em estágios menos avançados, com esterilidade sem causa aparente (ESCA) e que não responderam às técnicas mais simples de tratamento, além do fator masculino. Na infertilidade por fator masculino, o procedimento indicado vai depender da concentração dos espermatozoides, bem como da motilidade quantitativa e qualitativa.

Segundo a Organização Mundial da Saúde (OMS), os casos em que os parceiros apresentam contagens ≥5 milhões de espermatozoides/mL, com motilidade tipo A após o beneficiamento, poderão submeter-se à inseminação intrauterina (IIU). Se o número de espermatozoides estiver entre 2 e 5 milhões/mL, deve-se indicar FIV convencional, e nos casos <2 milhões/mL a melhor indicação será a FIV por meio da injeção intracitoplasmática de espermatozoides (ICSI). Nos casos de azoospermia obstrutiva, isto é, quando o paciente produz espermatozoides, mas estes não estão presentes no ejaculado, indica-se a ICSI com espermatozoides obtidos por punção dos epidídimos ou ductos deferentes. As indicações menos comuns incluem disfunções ovulatórias, diminuição da reserva ovariana, fator imunológico e fator uterino. A Figura 25.3 mostra as indicações de TRA segundo os registros

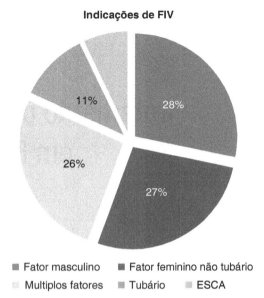

Figura 25.3 Indicações dos ciclos de FIV. (Dados da Redlara, 2009).

da Rede Latino-americana de Reprodução Assistida (RedLara) de ciclos de FIV/ICSI realizados em 2009.

Os fatores de prognóstico para TRA são: idade da mulher, número de ciclos de FIV anteriores (quanto maior o número de ciclos anteriores sem sucesso, menor a chance de sucesso em uma próxima tentativa), história de gestação anterior (aumenta a chance de sucesso) e o índice de massa corporal (IMC) ideal entre 19 e 25. O estilo de vida, a ingestão de álcool, o tabagismo e o consumo de cafeína podem diminuir as chances de sucesso das TRA.

Estimulação ovariana controlada

Recomenda-se o uso de medicamentos para estimular a produção folicular ovariana para os ciclos de FIV, os quais aumentam as taxas de gravidez em relação aos ciclos naturais. As medicações indutoras da ovulação são utilizadas para promover recrutamento e crescimento dos folículos. A escolha do medicamento a ser utilizado e de sua dosagem depende da resposta de cada paciente. Os principais fármacos utilizados são a gonadotrofina da mulher menopausada (HMG), que apresenta concentrações semelhantes do hormônio folículo-estimulante (FSH) e do hormônio luteinizante (LH), o FSH ultrapurificado e o recombinante e o LH recombinante.

A estimulação é feita por meio do uso de gonadotrofinas (FSH ou FSH + LH) recombinante ou urinária, com taxas de gravidez semelhantes entre as diferentes medicações. A dose inicial das gonadotrofinas deve ser individualizada de acordo com a idade da paciente, o IMC, os testes de reserva ovariana e a presença de ovários micropolicísticos. O uso de outras medicações adjuvantes, como o hormônio do crescimento (GH) e a desidroepiandrosterona (DHEA), não deve ser oferecido em virtude da carência de comprovação científica de seus benefícios.

Os agonistas são medicamentos que se ligam aos receptores hipofisários do hormônio liberador das gonadotrofinas (GnRH) e promovem uma descarga inicial de gonadotrofinas e, em seguida, uma dessensibilização hipofisária com bloqueio ovariano, o qual se completa no período de 7 a 14 dias. Esses agonistas podem ser utilizados na forma de depósito ou em doses diárias. Nos ciclos de FIV é necessário o uso desses medicamentos para evitar o surgimento precoce do pico do LH. Esse bloqueio pode ser feito por meio do protocolo longo, pelo qual se inicia o uso no meio da fase lútea anterior (aproximadamente no 21º dia do ciclo que antecede o início das gonadotrofinas), ou do protocolo curto, em que o análogo é iniciado com as gonadotrofinas de maneira que a descarga inicial promovida pelo análogo (efeito *flare-up*) ajude a estimulação ovariana, sendo esse protocolo geralmente utilizado em pacientes com idade mais avançada ou que responderam mal às induções anteriores.

Outro método muito utilizado atualmente para evitar o pico precoce do LH é por meio do antagonista do GnRH, que se liga aos receptores hipofisários e promove o bloqueio imediato do eixo, e o uso dessa medicação pode ser iniciado mais tarde (aproximadamente no sexto dia de uso das gonadotrofinas). O análogo ou antagonista do GnRH é mantido até o dia da injeção da gonadotrofina coriônica humana (HCG). Em pacientes com risco de hiperestimulação ovariana, o protocolo antagonista é o mais recomendado.

O crescimento folicular deve ser monitorizado por meio da ultrassonografia (US), e quando os folículos estiverem com aproximadamente 18mm deve-se mimetizar o pico endógeno de LH mediante a utilização da HCG urinária ou recombinante para maturação oocitária, reinício da meiose e ativação de proteínas enzimáticas, o que promoverá o rompimento folicular e a dispersão do cúmulus. Em casos com grande número de folículos recrutados em pacientes em uso de protocolo antagonista, essa maturação pode ser feita mediante o uso do análogo do GnRh para diminuir o risco da síndrome de hiperestimulação ovariana (SHO). Sabe-se que a ovulação ocorrerá em cerca de 32 a 36 horas após a injeção de HCG ou GnRH.

Coleta ovular

A coleta ovular, procedimento que retira o líquido folicular do ovário previamente estimulado, é realizada em média 32 a 36 horas após a injeção do HCG. Utiliza-se a via transvaginal através de uma agulha colocada no guia acoplado à sonda vaginal do aparelho de US. A agulha é conectada a uma bomba de sucção que aspira o líquido folicular por meio da visualização direta pelo monitor do US. O líquido folicular aspirado é entregue ao biólogo, que o examina sob visão microscópica à procura de oócitos.

Coleta de espermatozoides

A obtenção de espermatozoides pode ser realizada por meio de várias técnicas. A mais comum é a masturbação para obtenção de ejaculado. Pode-se também proceder à obtenção cirúrgica do espermatozoide, dependendo da causa e do desejo do paciente. Os espermatozoides do epidídimo podem ser aspirados por microcirurgias como microaspiração do esperma do epidídimo (MESA) ou aspiração percutânea do epidídimo (PESA). Espermatozoides dos testículos podem ser obtidos por meio de biópsias testiculares ou aspirações com agulhas finas, mesmo em casos de azoospermia não obstrutiva, como, por exemplo, interrupção da espermatogênese.

Transferência de embriões

A transferência de embriões deve ser sempre guiada por US para aumentar as taxas de gravidez. O número de embriões que serão transferidos deve levar em consideração a qualidade embrionária e a idade da paciente. No Brasil, segundo a Resolução do CFM 2.121/2015, as mulheres de até 35 anos podem ter até dois embriões transferidos; entre 36 e 39 anos, até três; e com 40 anos ou mais, até quatro embriões. Nas situações de doação de óvulos e embriões considera-se a idade da doadora no momento da coleta dos óvulos.

Suporte de fase lútea

O uso de análogos agonistas ou antagonistas do GnRH durante ciclos de FIV pode produzir uma insuficiência relativa de fase lútea. O suporte medicamentoso da fase lútea com HCG ou progesterona aumenta a taxa de gravidez com resultados similares. Entretanto, o uso de HCG se associa a maior risco de síndrome de hiperestímulo ovariano. Deve ser oferecido suporte com progesterona vaginal 48 horas após a coleta ou após a transferência de embriões até a oitava semana de gestação, quando a placenta assume essa função hormonal.

TRANSFERÊNCIA INTRAFALOPIANA DE GAMETAS E ZIGOTO

A GIFT e a ZIFT consistem, respectivamente, na transferência de gametas ou embriões diretamente para a tuba por meio de laparoscopia. Entretanto, esses procedimentos caíram em desuso, pois não demonstraram taxas de gravidez melhores do que a FIV convencional.

INJEÇÃO INTRACITOPLASMÁTICA DE ESPERMATOZOIDES (ICSI)

A ICSI revolucionou o tratamento de infertilidade masculina grave e se diferencia da FIV convencional apenas nos aspectos laboratoriais. Os procedimentos de indução de ovulação, coleta e transferência são semelhantes nas duas técnicas. Enquanto na FIV convencional os espermatozoides penetrarão no óvulo sem a ajuda de aparelhos, nesse procedimento são usadas técnicas de micromanipulação, injetando-se um único espermatozoide dentro do citoplasma do oócito para alcançar a fertilização (Figura 25.4). Se pelo menos um espermatozoide viável for isolado (por meio de ejaculado ou técnicas cirúrgicas), a fertilização pode ser alcançada. Esse método está indicado para os casos de alterações graves na qualidade seminal, azoospermia obstrutiva ou não obstrutiva e baixa taxa de fertilização em ciclo anterior.

A micromanipulação pode também ser utilizada em outros procedimentos, como *assisted hatching* ou eclosão assistida, que consiste em se fazer uma abertura na zona pelúcida para facilitar a saída do embrião; também pode ser usada na remoção de

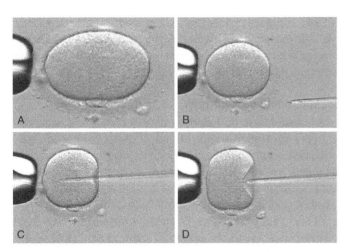

Figura 25.4 Injeção intracitoplasmática de espermatozoide. **A** Oócito MII. **B** a **D** Injeção do espermatozoide no citoplasma do oócito. (Imagens cedidas pelo Laboratório de Reprodução Humana Professor Aroldo Fernando Camargos da UFMG.)

fragmentos citoplasmáticos com intuito de melhorar a qualidade do embrião ou na realização da biópsia pré-implantação. Apesar de o *assisted hatching* ser indicado por alguns autores para pacientes com falha de implantação, não existem evidências suficientes que embasem o uso rotineiro dessa técnica, pois, apesar de aparentemente aumentar as taxas de gravidez, não parece aumentar a taxa dos nascidos vivos.

RESULTADOS E RISCOS

O sucesso da TRA depende de fatores como idade da paciente, história de gravidez anterior, indicação da TRA, protocolo de estimulação e resposta ovariana, presença e gravidade de fator masculino e número de embriões transferidos, entre outros, sendo a idade o fator isolado mais importante. Quando se utiliza embrião fresco, as taxas de nascidos vivos por coleta é de 42,6% em mulheres com menos de 35 anos, de 33,9% naquelas entre 35 e 37 anos, de 22,3% nas de 38 a 40 anos, de 12% entre 41 e 42 anos e de 4% nas mulheres com mais de 42 anos (Figura 25.2). A idade avançada se associa a má qualidade oocitária, pior resposta ovariana, menor taxa de fertilização, menor taxa de implantação e maior taxa de abortamentos.

Com relação à morbidade materno-fetal, a literatura tem mostrado controvérsias, não sendo possível separar o risco relacionado com a TRA daquele proveniente da patologia reprodutiva basal. Alguns autores têm relatado maior risco de doença genética relacionada com o *imprinting* genômico, fenômeno em que ocorre modificação química de nucleotídeos, ocasionando o funcionamento de apenas um alelo em genes específicos, sendo o outro silenciado. Dentre essas doenças se destacam as síndromes de Beckwith-Wiedemann e de Angelman. Alguns estudos têm associado gravidezes únicas derivadas de FIV ou ICSI a risco maior de complicações perinatais, como recém-nascido pequeno para a idade gestacional, parto prematuro e mortalidade perinatal, além de complicações maternas, como pré-eclâmpsia, diabetes gestacional, placenta prévia e descolamento prematuro de placenta.

A grande contribuição das TRA é inquestionável e, atualmente, cerca de 1% de todos os nascimentos nos EUA ocorrem com a ajuda das TRA. Os benefícios superam os riscos; contudo, suas indicações devem seguir avaliação rigorosa por equipe multidisciplinar tecnicamente bem treinada e com espírito crítico científico. É indispensável discutir a situação clínica, seus riscos e suas opções terapêuticas e obter o termo de consentimento livre e esclarecido do casal antes do início do tratamento.

COMPLICAÇÕES

Não há comprovação de associação direta entre indução de ovulação e câncer em mulheres submetidas à FIV.

A gravidez múltipla é mais prevalente em gestações oriundas de FIV, o que expõe os fetos à maior morbidade em razão desse fator. A presença de gestação múltipla é considerada uma complicação das TRA, devendo-se sempre tentar diminuir a prevalência dessas gestações. A obtenção de embriões de melhor qualidade e em estágios mais desenvolvidos possibilita a transferência de menor número de embriões, o que diminui o risco de gravidez múltipla.

A síndrome de hiperestimulação ovariana (SHEO) é uma resposta exagerada à terapia medicamentosa, manifestando-se próximo ou logo após a coleta ovular. Na presença de gravidez, a SHEO pode manifestar-se logo após o atraso menstrual e, nesses casos, é mantida pela produção endógena da HCG. Ocorre aumento da permeabilidade capilar com consequente extravasamento de líquido do intravascular para o terceiro espaço. A prevalência da forma leve está em torno de 10%, enquanto a forma grave responde por cerca de 1% a 2% dos ciclos.

Dentre os fatores de risco podem ser citados: idade jovem, baixo peso corporal, síndrome do ovário policístico, uso de altas doses de gonadotrofina exógena, alto nível sérico ou aumento rápido de estradiol, episódio anterior de SHEO, muitos folículos antrais, grande número de oócitos capturados e uso de altas doses de HCG. Em caso de suspeita do aparecimento de SHEO, o ideal é suspender a HCG e cancelar o ciclo ou, em casos de protocolo antagonista, utilizar o análogo do GnRh para maturação oocitária. Após a coleta, desaconselha-se a transferência dos embriões, os quais são criopreservados para transferência posterior.

Na forma leve há desconforto transitório em abdome inferior, náusea, vômito, diarreia e distensão abdominal, os quais irão resolver-se espontaneamente, sendo necessários apenas controle ambulatorial e repouso. Pode ser necessário o uso de analgésicos orais mais potentes e antieméticos, além de suspender a relação sexual e aconselhar a respeito dos sinais e sintomas de agravamento. Sintomas mais intensos são indicação de internação, como dor abdominal forte, náusea e vômito intensos, oligúria grave ou anúria, ascite volumosa, dispneia ou taquipneia, hipotensão, tontura ou síncope, distúrbio eletrolítico grave, hemoconcentração e alteração da função hepática.

PRESERVAÇÃO DA FERTILIDADE

Apesar de a reprodução ser processo natural na vida do ser humano, diversas situações podem concorrer para o comprometimento ou mesmo o adiamento desse processo. Questões sociais podem provocar o adiamento da maternidade, e os fatores tóxicos, como os quimioterapêuticos, podem ameaçar a integridade dos órgãos reprodutivos. Diante dessas e de outras situações, surgiu a necessidade da busca por procedimentos que pudessem preservar a fertilidade. Vários procedimentos estão atualmente disponíveis com esse objetivo (Quadro 25.1). As diversas tecnologias de preservação da fertilidade têm sido muito utilizadas em associação aos tratamentos oncológicos. O aprimoramento progressivo da área de oncologia tem aumentado as chances de cura e a sobrevida dos pacientes, o que torna ainda mais importante a preocupação em preservar a fertilidade dessas mulheres e homens.

DIAGNÓSTICO GENÉTICO PRÉ-IMPLANTAÇÃO (PGD)

O PGD se caracteriza pela biópsia de uma célula embrionária para avaliar sua composição genética e possibilitar a seleção para a transferência de um embrião geneticamente não afetado. Inicialmente essa técnica era utilizada para a pesquisa de doenças monogênicas ligadas ao sexo, mas atualmente é possível fazer a pesquisa de todos os 24 cromossomos. As técnicas de avaliação evoluíram muito e, atualmente, incluem a hibridização genômica comparativa (CGH), o polimorfismo de nucleotídeo único (SNP), reação em cadeia da polimerase (PCR) em tempo real e o sequenciamento *next-generation* (NGS).

O papel do PGD em casais com doença gênica conhecida está bem estabelecido. Entretanto, atualmente tem sido considerado o uso dessas técnicas de maneira global, denominado *screening* genético pré-implantacional (PGS), com o objetivo teórico de melhorar as taxas de implantação e reduzir as de abortamento. Estudos recentes têm demonstrado bons resultados com essa técnica, porém as evidências ainda são escassas em relação ao custo/benefício desses procedimentos.

SITUAÇÕES ESPECIAIS

Casais homoafetivos e produção independente

Estudos mostram que filhos de casais homoafetivos não diferem dos filhos de pais heterossexuais. No Brasil, a Resolução do CFM 2.121/2015, que aborda as normas éticas para utilização das técnicas de reprodução assistida, aprova o uso das TRA para casais homoafetivos e pessoas solteiras, respeitado o direito à objeção de consciência por parte do médico. Além disso, é permitida a gestação compartilhada em união homoafetiva feminina em que não exista infertilidade, que consiste em utilizar o óvulo de uma mulher, gerar um embrião por meio do banco de sêmen e transferir o embrião para o útero da outra parceira.

Casais sorodiscordantes

A melhora na qualidade de vida, os avanços no tratamento e a redução do risco de transmissão vertical e horizontal têm aumentado a busca por TRA nesse grupo de pacientes. Os casais devem ser informados sobre as opções de tratamento dis-

Quadro 25.1 Técnicas de preservação da fertilidade

Tecnologia de criopreservação	Vantagens	Desvantagens
Criopreservação de sêmen	Fácil obtenção Ótimos resultados Longa durabilidade	Alguns podem não conseguir ejacular (principalmente os muito jovens)
Criopreservação de espermatozoides obtidos cirurgicamente	Ótimos resultados Execução rápida	Exige realização de cirurgia
Criopreservação de embriões	Bons resultados para pacientes jovens Técnica bem estabelecida	Exige a realização de FIV Alto custo Exige parceiro Pode atrasar o tratamento oncológico Restrita para após a puberdade
Criopreservação de oócitos	Ótimos resultados na paciente jovem Não exige a presença de um parceiro	Exige indução da ovulação Alto custo Pode atrasar o tratamento oncológico Restrita a mulheres após a puberdade
Criopreservação de tecido ovariano/testicular	Pode ser realizada em pacientes pré-púberes Não atrasa o tratamento oncológico	Segurança e eficácia ainda não estabelecidas Técnica experimental
Técnicas cirúrgicas	**Vantagens**	**Desvantagens**
Transposição ovariana	Benéfica em algumas situações clínicas específicas Não exige a presença de um parceiro Não atrasa o tratamento	Exige intervenção cirúrgica Não garante a fertilidade basal após tratamento com toxicidade para os ovários
Transplante uterino	Permite a gestação em mulheres sem útero	Requer cirurgia Técnica experimental
Tecnologia medicamentosa	**Vantagens**	**Desvantagens**
Análogos do GnRH	Execução simples Relativamente barato Não requer parceiro	Eficácia ainda não comprovada Técnica experimental

poníveis para otimizar as chances de gravidez com o mínimo de risco de transmissão do vírus para o parceiro. As técnicas utilizadas podem ser inseminação intrauterina com lavagem do sêmen, FIV convencional ou ICSI. A escolha da técnica depende da avaliação inicial do casal e da disponibilidade do serviço. Atualmente é preconizado o uso de profilaxia antirretroviral pela parceira não infectada durante o período de possível exposição ao vírus com o objetivo de se chegar à gestação.

Doação de gametas

A doação de oócitos tem aumentado a cada ano, sendo relatado pelo Centers for Disease Control and Prevention (CDC) americano em 2009 que em 12% das TRA foram utilizados oócitos doados. Entre as indicações para seu uso destacam-se: hipogonadismo hipergonadotrófico (menopausa natural, prematura, cirúrgica, iatrogênica, pós-quimioterapia ou radioterapia); idade reprodutiva avançada (>40 anos); diminuição da reserva ovariana; doenças genéticas em que não se possa utilizar o PGD por questões legais ou financeiras, não disponibilidade do método ou por opção do casal; falhas sucessivas de FIV (má qualidade de oócitos e/ou embriões).

As pacientes que apresentarem agenesia ou anomalia uterina grave ou histerectomia prévia são tratadas com TRA semelhante. Nesses casos são utilizados oócitos da própria paciente e um útero substituto de parentes de primeiro ou segundo grau. A maioria dos centros utiliza doadoras com idade <35 anos, pois há aumento do risco genético e diminuição da eficácia do tratamento em pacientes com idades mais avançadas.

Realiza-se estudo laboratorial por meio da pesquisa de HIV, HTLV I e II, vírus das hepatites B e C, sífilis e sorologia para Zika vírus (IgM), segundo normas da vigilância sanitária (RDC 72/2016). Além disso, é recomendado rastreamento genético mínimo das doadoras para excluir doença mendeliana maior ou malformações importantes e rearranjos cromossômicos não balanceados.

No Brasil, o Conselho Federal de Medicina (CFM) determina que a doação deve ser anônima, sem fins lucrativos, e a idade máxima para doação de óvulos é de 35 anos. Na Resolução 2.121/2015 ficou estabelecido que apenas será permitida a situação identificada como doação compartilhada de oócitos quando a doadora e a receptora, participando como portadoras de problemas de reprodução, compartilhem tanto do material biológico como dos custos financeiros que envolvem o procedimento, ressaltando-se que a doadora tem preferência sobre o material biológico a ser produzido. A idade máxima das candidatas à gestação é de 50 anos, e as exceções serão determinadas com fundamentos técnicos e científicos pelo médico responsável e após o esclarecimento a respeito dos riscos envolvidos.

As indicações para o uso de banco de sêmen são: presença de azoospermia em casos especiais de oligospermia grave, doenças genéticas associadas ao parceiro masculino, isoimunização Rh grave com marido Rh positivo, falhas de fertilização durante as TRA (FIV, ICSI), oligoastenospermia sem desejo ou disponibilidade de ICSI e mulheres sem parceiros masculinos. A doação é anônima, realizando-se pesquisa laboratorial infectocontagiosa similar à utilizada nas doadoras de oócitos e pesquisa de dados médicos relevantes durante a anamnese. No Brasil, a idade-limite para doação de sêmen determinada pelo CFM é de 50 anos.

Doação temporária do útero

A doação temporária do útero é um programa que consiste na transferência de embriões de uma doadora genética para o útero de uma doadora temporária. O CFM determina que esse programa pode ser realizado desde que exista um problema médico que impeça ou contraindique a gestação na doadora genética ou em casos de união homoafetiva. As doadoras temporárias do útero devem pertencer à família de um dos parceiros em parentesco consanguíneo até o quarto grau (CFM 2.121/2015).

Leitura complementar

Al-Inany HG, Abou-Setta AM, Aboulghar M. Gonadotrophin-releasing hormone antagonists for assisted conception. The Cochrane Database of Systematic Reviews CD001750.

ASRM. Practice Comitee Reports. Fertility and Sterility 2008; 90:1-287.

Brezina PR et al. Fertility preservation in the age of assisted reproductive technologies. Obstetrics and Gynecology Clinics of North America. 2015; 42, 39-54.

Brezina PR, Anchan R, Kearns WG. Preimplantation genetic testing for aneuploidy: what technology should you use and what are the differences? Journal of Assisted Reproduction and Genetics 2016.

Camargos AF, Pereira FAP, Cruzeiro IKDC, Machado RB. Anticoncepção, endocrinologia e infertilidade. Belo Horizonte: Coopmed, 2011; 115.

Conselho Federal de Medicina, 2121/2015.

Dahdouh EM et al. Technical update: preimplantation genetic diagnosis and screening. Journal of Obstetrics and Gynaecology, Canada: JOGC = Journal d'obstetrique et gynecologie du Canada: JOGC. 2015; 37:451-63.

Daya, S. Luteal support: progestogens for pregnancy protection. Maturitas 2009; 65 Suppl 1, S29-34.

Dunson DB, Baird DD, Colombo B. Increased infertility with age in men and women. Obstetrics and Gynecology 2004; 103:51-6.

Ethics Committee of American Society for Reproductive, M. Access to fertility treatment by gays, lesbians, and unmarried persons: a committee opinion. Fertility and Sterility 2013; 100:1524-27.

Hayashi M, Nakai A, Satoh S, Matsuda Y. Adverse obstetric and perinatal outcomes of singleton pregnancies may be related to maternal factors associated with infertility rather than the type of assisted reproductive technology procedure used. Fertility and Sterility 2012; 98:922-8.

Kwan I, Bhattacharya S, McNeil A, van Rumste MM. Monitoring of stimulated cycles in assisted reproduction (IVF and ICSI). The Cochrane Database of Systematic Reviews CD005289.

Lee E, Illingworth P, Wilton L, Chambers GM. The clinical effectiveness of preimplantation genetic diagnosis for aneuploidy in all 24 chromosomes (PGD-A): systematic review. Human Reproduction 2015; 30:473-83.

Manipalviratn S, DeCherney A, Segars J. Imprinting disorders and assisted reproductive technology. Fertility and Sterility 2009; 91:305-15.

NICE. Fertility: assessment and treatment for people with fertility problems. National Institute for Health and Clinical Excellence: Guidance, 2013.

Practice Committee of American Society for Reproductive, M. Fertility preservation in patients undergoing gonadotoxic therapy or gonadectomy: a committee opinion. Fertility and Sterility 2013; 100:1214.

Practice Committee of American Society for Reproductive, M. Ovarian hyperstimulation syndrome. Fertility and Sterility 2008; 90:S188-93.

Practice Committee of the American Society for Reproductive, M. & Practice Committee of the Society for Assisted Reproductive, T. Role of assisted hatching in in vitro fertilization: a guideline. Fertility and Sterility, 2014; 102:348-51.

Practice Committee of the American Society for Reproductive, M., Practice Committee of the Society for Assisted Reproductive, T, Practice Committee of the Society of Reproductive, B. & Technology. Revised minimum standards for practices offering assisted reproductive technologies: a committee opinion. Fertility and Sterility 2014; 102:682-6.

Registro Latinoamericano de Reproducción Assistida. Disponível em: <redlara.com/images/arq/Registro2009.pdf>.

Rutstein SO, Shah IH. Infecundity, infertility, and childlessness in developing countries. ORC Macro and the World Health Organization, Calverton, Maryland, USA, 2004.

SART. National Summary report, Disponível em: <https://http://www.sartcorsonline.com/rptCSR_PublicMultYear.aspx?ClinicPKID=0>.

Savasi V, Mandia L, Laoreti A, Cetin I. Reproductive assistance in HIV serodiscordant couples. Human reproduction update. 2013; 19:136-50.

Vitorino RL et al. Systematic review of the effectiveness and safety of assisted reproduction techniques in couples serodiscordant for human immunodeficiency virus where the man is positive. Fertility and Sterility. 2011; 95:1684-90.

CAPÍTULO 26

Preservação da Fertilidade

Marco Antônio Barreto de Melo
Sandro Magnavita Sabino

INTRODUÇÃO

A preservação da fertilidade feminina sempre despertou muito interesse na comunidade científica. O fato de a reserva ovariana se deteriorar tanto do ponto de vista qualitativo como quantitativo aflige não somente os profissionais de saúde, mas também as pacientes.

O comportamento feminino mudou drasticamente desde a revolução sexual dos anos 1970, com o aumento cada vez maior do número de mulheres que postergam sua primeira gravidez, impulsionadas pelo desejo de realização de sonhos pessoais nos campos pessoal e profissional.

Segundo dados do Senso Demográfico publicado em 2010 pelo Instituto Brasileiro de Geografia e Estatística, estamos a caminho de um padrão de fecundidade mais tardio. Enquanto a fecundidade das mulheres menores de 30 anos representava 72,4% da fecundidade total em 2000, essa participação foi de 68,6% em 2010. Outro dado impressionante diz respeito à redução do número médio de filhos por mulher ao final do período fértil. Em 1940, esse número era de 6,16 filhos, caindo para 1,9 filho em 2010, o que representa a redução de 69,2%. Impulsionada por essas tendências, a preservação da fertilidade feminina social ganhou grande interesse nesses últimos anos.

Atualmente, graças ao avanço dos tratamentos oncológicos, mais de 80% dos indivíduos sobrevivem ao câncer juvenil, e essa proporção continua crescendo a cada ano. Em 2007, estima-se que houve 11,2 milhões de sobreviventes pós-câncer nos EUA, dos quais 450 mil em idade reprodutiva. Em razão dos efeitos do tratamento cirúrgico e/ou gonadotóxicos dos agentes quimioterapêuticos utilizados no combate ao câncer, os sobreviventes podem apresentar redução significativa de sua fertilidade. Por esse motivo, a oncofertilidade, que consiste no conjunto de medidas utilizadas para se tentar preservar a fertilidade feminina em pacientes com câncer, vem sendo exaustivamente debatida pela comunidade científica e cada vez mais estimulada no meio médico.

O objetivo deste capítulo é apresentar de maneira bem didática as diversas estratégias para a preservação da fertilidade feminina, quer social, quer na paciente oncológica.

PRESERVAÇÃO DA FERTILIDADE SOCIAL

Conceitua-se como preservação da fertilidade social a realização de qualquer tratamento que vise à preservação da fertilidade de mulheres não portadoras de câncer. As principais indicações são: desejo de postergar a primeira gestação, antes da realização de cirurgias ovarianas (exérese de cistos benignos, teratoma, endometrioma etc.) e do início de tratamentos de pulsoterapia por doenças autoimunes e cromossomopatias, que podem provocar esgotamento da reserva folicular, como nas síndromes de Turner e do X frágil.

Desejo de postergar a gravidez – Idade e fertilidade feminina

A fecundidade vem sofrendo forte redução nas últimas décadas. Os motivos pelos quais as mulheres têm postergado a primeira gestação são geralmente multifatoriais e complexos. Algumas das causas são a ausência de parceiro, o ambiente competitivo no mercado de trabalho e as restrições econômicas impostas pela maternidade. A consequência dessa tendência comportamental é que os especialistas em reprodução humana vêm sendo desafiados a utilizar os vários avanços tecnológicos e laboratoriais para ajudar a preservar a fertilidade das mulheres até quando desejado.

A literatura médica está repleta de dados que mostram que a fertilidade e a "idade ovariana" estão estreitamente relacionadas. A fecundidade feminina, definida pela habilidade de ter um "filho vivo", diminui à medida que a idade aumenta. Está bem documentado que a mulher nasce com cerca de dois milhões de oogônias e que esse número vai sendo reduzido ao longo da vida até que seja estabelecida a menopausa. A grande maioria dessas oogônias é perdida pelo processo da atresia antes de se alcançar a ovulação.

Em 2004, Dunson e cols., em estudo prospectivo, mostraram que a porcentagem de infertilidade nas mulheres era de 8% entre 19 e 26 anos de idade, de 13% a 14% entre as idades de 27 e 34 anos e de 18% naquelas com 35 a 39 anos. Em estudo clássico, em 1992, Faddy e cols. descreveram a redução da população folicular nos ovários ao longo da vida reprodutiva da mulher. Esses autores mostraram a redução exponencial dos folículos de acordo com a idade, sendo acelerada a partir dos 37,5 anos, quando se encontram cerca de 25 mil folículos. O processo acelerado de atresia folicular reduz esse número a 1.000 folículos por volta dos 51 anos, quando se instala a menopausa.

Se por um lado a redução gradual e acelerada da reserva ovariana afeta a fecundidade feminina, por outro sabemos que a idade provoca perda da qualidade ovocitária, refletida no aumento das taxas de abortamento de acordo com a idade materna. Segundo a Sociedade Americana de Medicina Reprodutiva (ASRM), enquanto a taxa de abortamento espontâneo é de 5,7% nas mulheres de 20 a 24 anos de idade, alcança 63,6% entre aquelas com 40 a 44 anos. A aneuploidia, principal causa de abortamento espontâneo, aumenta com a idade. Sua etiologia parece estar associada ao declínio da força de coesão que mantém os cromossomos juntos em pares, provocando instabilidade que resulta em um erro de segregação cromossômica.

Cirurgia e reserva ovarianas

O impacto das cirurgias ovarianas sobre a reserva folicular tem sido debatido nas últimas décadas, principalmente no que se refere aos endometriomas. Acredita-se que os mecanismos envolvidos sejam a retirada de tecido sadio no momento da cistectomia e/ou a destruição de folículos durante a cauterização de focos sangrantes. Perlman e Kjer, em 2016, verificaram os possíveis danos ao tecido ovariano provocados pela exérese, via laparoscópica, de endometriomas e cistos dermoides. Após estudarem 326 pacientes, encontraram tecido ovariano sadio juntamente com as peças cirúrgicas em 80,3% das cistectomias por endometrioma *versus* 17,2% daquelas obtidas após remoção dos cistos dermoides (p <0,001). Dessa maneira, concluíram que a retirada de endometriomas constitui risco maior para a redução da reserva ovariana das mulheres submetidas à cirurgia ovariana.

Pulsoterapia por doenças autoimunes

A falência ovariana prematura (FOP) tem sido frequentemente relacionada como complicação a longo prazo da pulsoterapia para doenças autoimunes, principalmente quando a ciclofosfamida é empregada. Enquanto o dano celular induzido pela citotoxicidade é reversível em outros tecidos, como, por exemplo, na medula óssea, no trato gastrointestinal e no timo, parece ser progressivo e irreversível nos ovários. Em pacientes com nefrite lúpica, a FOP foi relatada em metade das mulheres tratadas com pulsoterapia com ciclofosfamida, afetando 100% daquelas maiores de 30 anos de idade, cerca de 50% daquelas entre 20 e 30 anos e 13% das pacientes com idade inferior a 20 anos.

Cromossomopatias – Síndrome de Turner

A insuficiência ovariana prematura (IOP) é condição relativamente rara que pode aparecer no início da vida. Em um número não negligenciável de casos, a disfunção ovariana ocorre em razão de doenças genéticas, como a síndrome de Turner e a do X frágil. A síndrome de Turner é a anomalia cromossômica sexual mais comum em mulheres, estando associada ao esgotamento prematuro inevitável do arsenal folicular. A infertilidade possível ou provável é uma grande preocupação para as pacientes e seus pais, e os médicos são frequentemente questionados sobre possíveis opções para preservar a fertilidade. Infelizmente, não há recomendações sobre a preservação da fertilidade nesse grupo. A reserva severamente reduzida de folículos, mesmo durante a vida pré-púbere, representa o principal limite para a preservação da fertilidade e é a raiz de numerosas questões sobre a competência desses gametas. Diante do exposto, a eficiência da técnica de congelamento de óvulos ou de tecido ovariano é questionável nessa situação. Além disso, os pacientes que sofrem dessa síndrome apresentam maior risco de abortamento espontâneo e anomalia fetal. O aumento da morbidade e mortalidade dessas mulheres deve ser considerado ao se avaliar o uso de técnicas de preservação da fertilidade.

ONCOFERTILIDADE – PRESERVAÇÃO DE PACIENTES ONCOLÓGICAS

A oncofertilidade ou preservação da fertilidade em paciente oncológica consiste no tratamento que tem como objetivo a tentativa de preservar a fertilidade de mulheres portadoras de câncer.

Anualmente, nos EUA, mais de 130 mil pacientes são diagnosticadas com câncer durante o período reprodutivo (até 45 anos), incluindo mais de 12 mil crianças (0 a 19 anos). Com o tratamento moderno, abrangente, grande parte das crianças, adolescentes, jovens e adultos diagnosticados com câncer sobreviverá, sendo a preservação da capacidade reprodutiva questão muito importante.

Associada à tendência de gravidez mais tardia, a fertilidade após o tratamento do câncer se tornou questão-chave no que se refere à qualidade de vida de muitas pacientes e seus pais. Infelizmente, após as diversas formas e etapas dos tratamentos oncológicos, a fertilidade dos sobreviventes parece estar comprometida, particularmente se agentes e/ou radiação alquilantes forem administrados.

A seguir serão abordadas todas as opções de tratamentos que visam à a preservação da fertilidade em mulheres tanto sob o ponto de vista social como diante de doença maligna.

OPÇÕES DE PRESERVAÇÃO DA FERTILIDADE FEMININA
Congelamento de embriões

A criopreservação de embriões revolucionou a reprodução assistida no início dos anos 1980. Naquela época, essa técnica possibilitou a transferência dos vários embriões obtidos em apenas uma estimulação ovariana, o que provocou o aumento na taxa de gravidez acumulada por ciclo. Posteriormente, consistiu na primeira técnica de preservação da fertilidade feminina, tendo sido defendida pela ASRM, até 2005, como a única opção viável.

Como estratégia para preservação da fertilidade, apresenta importantes restrições, como: (1) somente é aplicável em pacientes que alcançaram a idade reprodutiva; (2) não preserva a função gonadal; (3) necessita de 10 a 14 dias para a estimulação ovariana e captação ovocitária; (4) na ausência de parceiro, obriga a necessidade de se recorrer ao banco de sêmen e (5) envolve implicações decorrentes da geração de embriões, como armazenamento e impossibilidade de descarte, o que pode vir a ocasionar problemas éticos e legais.

Congelamento de óvulos

Desde 1986, quando foi relatada a primeira gestação utilizando óvulos congelados por método lento, até o início dos anos 2000, a criopreservação ovocitária era uma técnica considerada ineficaz. Até 2005, apenas 120 nascimentos haviam sido registrados após o descongelamento e a fecundação de óvulos maduros, o que representava uma taxa de 1,6 nascimento por 100 óvulos congelados. A introdução da criopreservação ultrarrápida (vitrificação) representou melhora importante nos resultados tanto em termos de taxa de sobrevivência dos óvulos como em taxa de gestação.

A partir de 2003, com o desenvolvimento do novo método de vitrificação altamente eficiente, denominado *Cryotop*, que unia a melhora da formação dos crioprotetores a mínimos volumes, os resultados passaram a ser robustos, o que fez o congelamento de óvulos passar a ser largamente utilizado. Os bons resultados iniciais foram comprovados em estudos posteriores, nos quais as taxas de sobrevivência dos óvulos após o descongelamento foram de 96,7%, as taxas de fertilização, 76,3%, as de implantação, 40,8%, e as de gestação, 65,2%.

Atualmente, a criopreservação de óvulos é considerada a técnica de escolha para a preservação da fertilidade em mulheres que desejam conservar sua capacidade reprodutiva. Contudo, também apresenta alguns inconvenientes, como: (1) para ser realizada, a paciente necessita estar em idade reprodutiva; (2) não manter a função ovariana; e (3) precisa de um tempo aproximado de 2 semanas para estimulação e punção ovarianas.

Como necessita de estímulo hormonal, a criopreservação de óvulos deve ser realizada com reserva em pacientes que apresentam tumores hormônio-dependentes. Entretanto, é possível conseguir uma hiper-resposta folicular com elevação discreta dos níveis do estrogênio com a utilização de medicamentos adjuntos às gonadotrofinas, tais como os inibidores da aromatase. Nesse sentido, o letrozol tem se mostrado eficaz como indutor da ovulação, atuando mediante a inibição do *feedback* negativo que exerce o estradiol no eixo hipotálamo-hipofisário, além de diminuir a conversão de androgênios em estrogênios pelas células da granulosa, mantendo, dessa maneira, níveis próximos aos valores fisiológicos.

Entre suas vantagens, a criopreservação de óvulos possibilita a preservação da fertilidade sem a necessidade de um parceiro ou de lançar mão de sêmen de banco, o que torna a paciente independente e sem riscos futuros de problemas éticos e legais.

CRIOPRESERVAÇÃO E TRANSPLANTE OVARIANO

Há duas técnicas descritas na literatura médica: a de criopreservação do córtex ovariano e a de criopreservação do ovário completo. Ambas ainda são consideradas experimentais.

Criopreservação e transplante de ovário completo

Os primeiros transplantes ovarianos em humanos foram realizados ortotopicamente a fresco, transladando-se o ovário até a cavidade abdominal alta com anastomose da artéria ovariana à artéria epigástrica e drenagem venosa à veia ilíaca externa, ou heterotopicamente até o antebraço com anastomose da artéria ovariana e da veia braquial. A vantagem dessa técnica seria a manutenção do aporte vascular imediato ao enxerto, minimizando, portanto, o tempo de isquemia, fator decisivo para a perda de folículos.

Além da complexidade cirúrgica, essa técnica não resolve a conservação da função gonadal após a quimioterapia. A saída seria postergar o transplante ovariano até o momento em que tenha sido comprovada a remissão da doença oncológica, surgindo a necessidade de criopreservação de todo o tecido.

Surgiram, então, problemas sérios sob o ponto de vista da criobiologia, como conseguir a difusão dos agentes crioprotetores por todo o tecido heterogêneo do ovário (vários tipos celulares que exigem diferentes concentrações de crioprotetores e tempos diferentes de congelamento/descongelamento) e evitar a formação de cristais intravasculares. Soma-se a isso o risco de reintroduzir células cancerosas. Desse modo, essa técnica não se mostrou viável para as pacientes oncológicas, podendo ter alguma aplicação para manutenção ou restabelecimento da função gonadal em mulheres menopausadas.

Criopreservação e transplante de córtex ovariano

A opção de extração, congelamento e enxerto de córtex ovariano é a técnica de transplante ovariano que mais acumula experiência na atualidade, havendo relatos de gestações espontâneas e após a realização da fertilização *in vitro* (foram descritas mais de 30 gestações). A principal desvantagem desse procedimento é que cerca de dois terços da dotação folicular se perdem após o transplante, e a maior parte dessa perda não se deve ao processo de congelamento/descongelamento, mas à isquemia pós-transplante. Por esse motivo, a quantidade de tecido transplantado e o local onde ocorrem a revascularização e o processo de angiogênese mais rápidos são fatores determinantes para o sucesso.

Como opção para a preservação da fertilidade são apresentadas algumas vantagens importantes: (1) pode ser utilizada em crianças pré-púberes; (2) não precisa de estimulação ovariana; (3) pode ser realizada de imediato em caso de urgência, não havendo necessidade de postergar o início de quimioterapia ou radioterapia e, por fim, (4) possibilita a manutenção da função gonadal após o transplante. A reintrodução de células tumorais surge como uma desvantagem.

Obtenção e preservação de óvulos imaturos

A criopreservação de óvulos imaturos apresenta teoricamente algumas vantagens potenciais em relação aos outros meios de preservação de óvulos: em virtude de seu pequeno tamanho e de seu estado de baixa atividade metabólica, esses óvulos são mais resistentes ao processo de congelamento e representam a maioria dos óvulos encontrados no córtex ovariano (70% a 90%).

Entretanto, a obtenção de folículos primordiais, tanto de tecido fresco como descongelado, é atualmente um dilema de difícil solução. As principais razões para a não obtenção de bons resultados com esse procedimento são: (1) a dificuldade em separar o folículo do resto do tecido ovariano sem danificar a membrana basal nem o conteúdo intrafolicular, seja por métodos enzimáticos ou mecânicos; (2) a dificuldade em conseguir a maturação ovocitária sem afetar sua competência metabólica; (3) a necessidade de manter um meio adequado de suporte durante período relativamente longo para que se consiga a maturação ovocitária.

As vantagens potenciais de não ser necessário estimulação ovariana prévia, dispor de grande quantidade de possíveis óvulos e eliminar o risco de reimplante de tecido tumoral, quando comparado com o transplante de tecido ovariano, são bons motivos para a manutenção desses estudos em proveito do aprimoramento da técnica.

Transposição ovariana (ooforopexia)

Proposta há mais de 50 anos, a ooforopexia consiste no traslado dos ovários para fora do campo de radiação com a finalidade de aumentar as possibilidades de preservar seu funcionamento. O dano celular está relacionado com a dose da radiação. Sabe-se que doses de 25 a 30Gy estão associadas a risco de 22% de infertilidade e doses >35Gy, a cerca de 32% de infertilidade. Cabe evidenciar também que devem ser levadas em consideração a idade e a administração de quimioterapia.

A ortopexia tem se mostrado capaz de reduzir a dose de radiação sobre os ovários, diminuindo o dano celular do tratamento. Suas principais indicações são carcinoma cervical, vaginal e retal, doença de Hodgkin, disgerminomas e tumores do sistema nervoso central. Entretanto, os resultados são limitados pelas alterações vasculares em razão da cirurgia e da radiação dispersa. A taxa de sucesso é de cerca de 50%. O procedimento deve anteceder imediatamente a administração da radioterapia para evitar que se atinjam os ovários, caso voltem à posição original.

Supressão ovariana com análogos do GnRH

A supressão ovariana é um tratamento que surgiu há mais de 20 anos, após a observação de menos dano ao tecido ovariano em mulheres pré-púberes. A ideia é a de que, colocando os ovários em estado quiescente, os efeitos deletérios dos quimioterapêuticos poderiam ser reduzidos. Trabalhos pioneiros evidenciaram efeito benéfico do uso dos análogos do GnRH, mas apresentavam falhas metodológicas importantes, como a falta de randomização das pacientes; entretanto, estudos posteriores não comprovaram esse benefício. Recentes revisões voltaram a encontrar problemas metodológicos que impediram a obtenção de conclusões com suficiente evidência científica. Além disso, ainda não se sabe ao certo qual mecanismo fisiológico exato sustentaria o eventual efeito protetor.

Leitura complementar

Andersen CY, Rosendahl M, Byskow AG et al. Two successful pregnancies following autotransplantation of frozen/thawed ovarian tissue. Hum Reprod 2008; 23:2266-72.

Barron SL. The epidemiology of human pregnancy. Proc R Soc Med 1968; 61(11 Part 2):1200-6.

Barton SE, Najita JS, Ginsburg ES et al. Infertility, infertility treatment, and achievement of pregnancy in female survivors of childhood cancer: a report from the Childhood Cancer Survivor Study cohort. Lancet Oncol 2013; 14(9):873-81.

Beck-Fruchter R, Weiss A, Shalev E. GnRH agonist therapy as ovarian protectants in female patients undergoing chemotherapy: a review of the clinical data. Hum Reprod Update 2008; 26:1-9.

Blumenfeld Z, Avivi I, Eickman A, Epelbaum R, Rowe J, Dann E. Gonadotropin-releasing hormone agonist decreases chemotherapy-induced gonadotroxicity and premature ovarian failure in Young female patients with Hodgkin lymphoma. Fertil Steril 2008; 89:166-73.

Blumenfeld Z, Avivi I, Linn S, Epelbaum R, Bem-Sahar M, Haim N. Prevention of irreversible chemotherapt-induced ovarian damage in young women with lynphoma by a gonadotrophin-releasing hormoneagonist in parallel to chemotherapy. Hum Reprod 1996; 11:620-6.

Blumenfeld Z, Shapiro D, Shteinberg M, Avivi I, Nahir M. Preservation of fertility and ovarian function and minimizing gonadotoxicity in young women with systemic lupus erythematosus treated by chemotherapy. Lupus 2000; 9(6):401-5.

Censo Demográfico do Instituto Brasileiro de Geografia e Estatística, 2010. Disponível em: http://www.ibge.gov.br/home/presidencia/noticias/imprensa/ppts/00000008473104122012315727483985.pdf.

Chen C. Pregnancy after human oocyte cryopreservation. Lancet 1986; 1:884-6.

Chen Y, Pei H, Chang Y. The impact of endometrioma and laparoscopic cystectomy on ovarian reserve and the exploration of related factors assessed by serum anti-Mullerian hormone: a prospective cohort study. J Ovarian Res Nov 2014 26; 7:108.

Cobo A, Kuwayama M, Pérez S, Ruiz A, Pellicer A. Comparison of concomitant outcome achieved with fresh and cryopreserved donor oocytes vitrified by the Cryotop method. Fertil Steril 2008 Jun; 89:1657-64. Epub 207 Sep 24.

Donnez J, Dolmans MM, Demylle D, Jadoul P, Pirad C, Squifflet J et al. Livebirth after orthotopic transplantation of cryopreserved ovarian tissue. Lancet 2004; 364:1405-10.

Dunson DB, Baird DD, Colombo B. Increased infertility with age in men and women. Obstet Gynecol 2004; 103(1):51-6.

Faddy MJ, Gosden RG, Gougeon A, Richardson SJ, Nelson JF. Accelerated disappearance of ovarian follicles in mid-life: implications for forecasting menopause. Hum Reprod 1992; 7(10):1342-6.

Falcone T, Attaran M, Bedaiwy MA, Goldberg JM. Ovarian function preservation in the cancer patient. Fertil Steril 2004; 81:243-57.

Gook DA, Osborn SM, Bourne H, Johnston W. Fertilization of human oocytes following cryopreservation: normal karyotipes and absence of stray chromossomes. Hum Reprod 1994; 9:684-91.

Green DM, Kawashima T, Stovall M et al. Fertility of female survivors of childhood cancer: a report from the childhood cancer survivor study. J Clin Oncol 2009; 27: 2677-85.

Grynberg M, Bidet M, Benard J et al. Fertility preservation in Turner syndrome. Fertil Steril Jan 2016; 105(1):13-9.

Hilders CG, Baranski AG, Peters L, Ramkhelawan A, Trimbos JB. Successful human ovarian autotransplantation to the upper arm. Cancer 2004; 101:2771-8.

Hovata O. Methods for cryopreservation of human ovarian tissue. Reprod Biomed Online 2005; 10:729-34.

Jemal A, Siegel R, Ward E, et al. Cancer statistics. CA Cancer J Clin 2007; 57:43-66.

Jones KT. Meiosis in oocytes: predisposition to aneuploidy and its increased incidence with age. Hum Reprod Update 2008; 14(2):143-58.

Katayama KP, Stehlik J, Kuwayama M, Kato O, Stehlik E. High survival rate of vitrified human oocytes results in clinical pregnancy. Fertil Steril 2003; 80:223-4.

Kuwayama M, Vaja G, Kato O, Leibo SP. Highly efficient vitrification method for cryopreservation of human oocytes. Reprod Biomed Online 2005; 11:300-8.

Manger K, Wildt L, Kalden JR, Manger B. Prevention of gonadal toxicity and preservation of gonadal function and fertility in young women with systemic lupus erythematosus treated by cyclophosphamide: the PREGO-Study. Autoimmun Rev 2006 Apr; 5(4):269-72.

Martínez-Madrid B, Donnez J. Congelación de tejido ovárico. Método lento. Cuadernos de Medicina Reproductiva 2008; 14: 61-73.

Mayorga J, Alpízar-Rodríguez D, Prieto-Padilla J, Romero-Díaz J, Cravioto MC. Prevalence of premature ovarian failure in patients with systemic lupus erythematosus. Lupus Dec 2015; 16. pii: 0961203315622824. [Epub ahead of print].

McCall ML, Keaty EC, Thompson JD. Conservation of ovarian tissue in the treatment of the carcinoma of cervix with radical surgery. Am J Obstet Gynecol 1958; 75:590-600.

Meirow D, Levron J, Eldar-Geva T, Hardan I, Fridman E, Zalel Y. Pregnancy after transplantation of cryopreserved ovarian tissue in a patient with ovarian failure after chemotherapy. N Engl J Med 2005; 353:318-21.

Mhatre P, Mhatre J, Magotra R. Ovarian transplant: a new frontier. Transplant Proc 2005; 37:1396-8.

Oktay K, Cil AP, Bang H. Efficiency of oocyte cryopreservation: a meta-analysis. Fertil Steril 2006; 86(1):70-80.

Perlman S, Kjer JJ. Ovarian damage due to cyst removal: a comparison of endometriomas and dermoid cysts. Acta Obstet Gynecol Scand. 2016 Mar; 95(3):285-90.

Practice Committee of the Society for Assisted Reproductive Technology; Practice Committee of the American Society for Reproductive Medicine. Essential elements of informed consent for elective oocyte cryopreservation: a Practice Committee opinion. Fertil Steril 2007 Dec; 88(6):1495-6.

Shaw JM, Bowles J, Koopman P, Wood EC, Trounson AO. Fresh and cryopreserved ovarian tissue samples from donors with lymphoma transmit the cancer to graft recipients. Hum Reprod 1996; 11:1668-73.

Silber SJ, Lenahan KM, Levine DJ et al. Ovarian transplantation between monozygotic twins discordant for premature ovarian failure. N Engl J Med 2005; 353:58-63.

The Ethics Committee of the American Society for Reproductive Medicine. Fertility preservation and reproduction in cancer patients. Fertil Steril 2005; 83:1622-8.

Trounson A, Mohr L. Human pregnancy following cryopreservation, thawing and transfer of an eight-cell embryo. Nature 1983; 305(5936):707-9.

United States Census Bureau. The 2006 statistical abstract. 2006. Available at: https://www.census.gov/compendia/statab/2006/2006edition.html.

Varghese A, du Plessis S, Falcone T, Agarwal A. Cryopreservation/transplantation of ovarian tissue and in vitro maturation of follicles and oocytes: challenges for fertility preservation. Reprod Biol Endocrinol 2008; 6:47.

Wallace WH, Kelsey TW. Human ovarian reserve from conception to the menopause. PLoS One 2010; 5(1):e8772.

Waxman JH, Ahmed R, Smith D et al. Failure to preserve fertility in patients with Hodgkin´s disease. Cancer Chemother Pharmacol 1978; 19:159-62.

CAPÍTULO 27

Planejamento Familiar

Rívia Mara Lamaita

A saúde reprodutiva é um estado de bem-estar físico, mental e social, e não apenas a ausência de doença ou enfermidade, em todos os aspectos relacionados com o sistema reprodutivo, suas funções e processos.

INTRODUÇÃO

O conceito de saúde reprodutiva implica que todos possam ter uma vida sexual satisfatória e segura e possam decidir se desejam ou não ter filhos, quando e com que frequência, de acordo com o estabelecido pelo Programa de Ação da Conferência Internacional sobre População e Desenvolvimento (Cairo, 1994). Esta última condição pressupõe o direito de cada indivíduo de ser informado e de ter acesso a métodos de planejamento familiar de sua escolha, que sejam eficazes e aceitáveis e, ainda, de poder usufruir de serviços de saúde adequados que possibilitem às mulheres uma gravidez e um parto em segurança. Abrange também o direito à saúde sexual, entendida como potenciadora da vida e de relações interpessoais.

Nessa definição, os cuidados em saúde reprodutiva constituem um conjunto diversificado de serviços, técnicas e métodos que contribuem para a saúde e o bem-estar reprodutivos mediante a prevenção e a resolução de problemas, oferecendo respostas adequadas às necessidades específicas dos homens e das mulheres nessa área ao longo do ciclo de vida.

Os vários elementos que compõem a saúde reprodutiva estão estreitamente interligados. A melhoria de um facilita a melhoria dos outros e, de igual modo, a deterioração de um condiciona a deterioração dos outros. Define-se assim a importância da educação sexual que conduzirá ao controle da fertilidade e à prevenção de doenças sexualmente transmissíveis (DST). Consequentemente, é possível esperar com essa ação repercussões positivas na sexualidade, na gravidez, na fertilidade, na vigilância pré-concepcional e pré-natal, na segurança no parto, na qualidade e na sobrevivência das crianças.

A prevenção de gravidez não planejada representa ainda um grande desafio tanto em países desenvolvidos como em desenvolvimento. A gestação não intencional ou a intervalos não programados pode aumentar a morbimortalidade materno-infantil.

As mulheres gastam mais de três décadas de suas vidas evitando uma possível gravidez não planejada. No entanto, nos EUA, mais da metade (51%) de todas as gravidezes são consideradas não pretendidas. Mulheres que fazem uso da contracepção corretamente representam apenas 5% dos casos de gravidez não planejada, enquanto aquelas que usam de forma incorreta os métodos escolhidos apresentam uma taxa de 43%, e as que não adotam métodos de contracepção correspondem a 52% dos casos. Nos países em desenvolvimento, o parto e o aborto sem segurança decorrentes de gestação indesejada são causas importantes de morte e morbidade, e no Brasil a taxa de gravidez não intencional é estimada em 54%. Para a maioria dos casais o acesso à contracepção é considerado crítico por motivos sociais, econômicos e de saúde, tornando-os incapazes de planejar a gestação.

O aconselhamento contraceptivo deveria começar antes do início da atividade sexual e continuar através dos anos reprodutivos. Embora em declínio, mas ainda apresentando taxas preocupantes, na maioria dos países as adolescentes constituem o principal grupo responsável pelas altas taxas de gestação indesejada, o que promove consequências de saúde e socioeconômicas adversas para o próprio adolescente, seus filhos e sua família.

OBJETIVOS DO PLANEJAMENTO FAMILIAR

- Promover a vivência da sexualidade de maneira segura e saudável.
- Controlar a fecundidade segundo o desejo do casal.
- Preparar para a maternidade e paternidade responsáveis.

- Reduzir a mortalidade e a morbidade materna, perinatal e infantil.
- Reduzir a incidência das DST e suas consequências, principalmente a infertilidade.
- Melhorar a saúde e o bem-estar dos indivíduos e da família.

O contraceptivo ideal seria aquele considerado o mais seguro, eficaz, discreto, de baixo custo, de longa duração, reversível e sob o controle do usuário. Não deveria estar relacionado com o momento da relação sexual e não deveria causar distúrbio nos padrões do sangramento vaginal, além de dever conferir proteção contra DST. Portanto, alcançar o ideal representa um grande obstáculo para os médicos, que devem procurar adaptar os métodos disponíveis ao perfil de cada paciente tanto do ponto de vista pessoal e social, como de seu parceiro. Cabe reconhecer as barreiras à implementação segura e eficaz dos métodos selecionados e saber que as necessidades evoluem ao longo da vida reprodutiva, impondo ajustes em cada fase.

ORIENTAÇÕES ESPECÍFICAS SOBRE OS MÉTODOS CONTRACEPTIVOS

As atividades implementadas na consulta de planejamento familiar incluem alguns procedimentos que têm a função de garantir maior qualidade na prestação de cuidados tanto na prática clínica como em saúde pública. Essas ações abrangem, entre outras, a requisição de exames para rastreamento do câncer de colo do útero e de DST e a promoção do aleitamento materno. Embora a conduta ideal seja o encorajamento, esses procedimentos não podem ser vistos como pré-requisitos para a utilização de um método contraceptivo, a menos que, perante determinada história clínica, sejam considerados necessários para enquadrar critérios de elegibilidade para o início ou a continuação de determinado método, como pode ser observado no Quadro 27.1.

Critérios médicos de elegibilidade para o uso de contraceptivos

Para a escolha do contraceptivo ideal deve-se recorrer a recomendações práticas para o uso desses métodos, levando em consideração critérios internacionais de elegibilidade clínica aprovados pela força-tarefa da Organização Mundial da Saúde (OMS). No entanto, outros aspectos não médicos, sociais, de comportamento e, em particular, as preferências individuais de cada paciente devem ser igualmente considerados na escolha do contraceptivo.

Os critérios são numerados de 1 a 4 e levam em consideração, também, o fato de se tratar de início (I) ou continuação (C) do método (Quadro 27.2).

Eficácia dos métodos contraceptivos

Todos os métodos anticoncepcionais têm eficácia típica (uso típico), que calcula as taxas de gravidez levando em consideração o uso incorreto ou irregular de cada método, e uma eficácia perfeita (uso ideal), que considera as taxas de gravidez de acordo com o uso correto e regular do contraceptivo.

As taxas de gravidez podem variar muito entre o uso típico e o uso perfeito, dependendo das dificuldades impostas pelo método contraceptivo, conforme demonstrado no Quadro 27.3. Em geral, os métodos dependentes do usuário são menos eficazes do que os métodos considerados independentes, como os contraceptivos reversíveis de longa ação (LARC na sigla em inglês). O uso de dois métodos fornece proteção an-

Quadro 27.2 Classificação dos critérios de elegibilidade segundo a OMS

Categorias		
1	Sem restrição ao uso do método	
2	A vantagem de utilizar o método supera os riscos teóricos ou comprovados	A classificação nessa categoria indica que, de modo geral, o método pode ser utilizado, mas exige acompanhamento cuidadoso
3	Os riscos teóricos ou comprovados superam as vantagens de utilizar o método	A disponibilização do método a uma mulher com situação classificada nessa categoria exige avaliação clínica cuidadosa e acesso fácil aos serviços. Deve ser ponderado o grau de gravidade da situação clínica, assim como a possibilidade de utilização e a aceitabilidade de outros métodos alternativos
4	Não deve ser utilizado	

Quadro 27.1 Exames de rotina e testes necessários antes do uso de métodos anticoncepcionais por mulheres saudáveis

Exames necessários	DIU	Implante	Injetável	Contraceptivo hormonal combinado	Pílulas à base apenas de progestínicos
Pressão arterial	C	C	C	A	C
IMC	C	C	C	C	C
Exame das mamas	C	C	C	C	C
Exame pélvico*	A	C	C	C	C

A: essencial e obrigatório; C: não contribui substancialmente para o uso seguro e eficaz do método; IMC: índice de massa corporal; DIU: dispositivo intrauterino.
*Exame bimanual e com espéculo. Testes laboratoriais: todos os métodos foram classificados como categoria C para os seguintes testes: glicose, lipídios, enzimas hepáticas, hemoglobina, presença de mutações trombogênicas, citologia cervical e vírus da imunodeficiência humana.
Nota: o DIU é o único método contraceptivo para o qual a triagem de infecções sexualmente transmissíveis tem algum benefício potencial; uma mulher pode necessitar de testes relacionados com o risco ou a idade, realizados no momento da colocação, se ela não tiver se submetido a testes de rotina anteriormente, conforme recomendado pelas orientações dos Centros de Controle e Prevenção de Doenças.
Fonte: adaptado de Controle e Prevenção de Doenças: recomendações de práticas selecionadas dos EUA para uso de contraceptivos, 2013. MMWR Morb Mortal Wkly Rep 2013; 62(5):1-46.

Capítulo 27 Planejamento Familiar

Quadro 27.3 Percentual de eficácia e continuidade de diferentes anticoncepcionais durante o primeiro ano de uso do método (OMS)

Método	Porcentagem de mulheres que apresentam gravidez não planejada no primeiro ano de uso - Uso típico	Porcentagem de mulheres que apresentam gravidez não planejada no primeiro ano de uso - Uso perfeito	Continuidade no uso do método em 1 ano
Nenhum método	85	85	
Espermicida	28	18	42
Métodos fundamentados na consciência da fertilidade	24		
Método de dias padronizados		5	
Método de 2 dias		4	
Método da ovulação		3	
Método da temperatura corporal basal e mucocervical		0,4	
Coito interrompido	22	4	43
Esponja			
Mulheres multíparas	24	20	46
Mulheres nulíparas	12	9	57
Preservativo			
Feminino	21	5	49
Masculino	18	2	53
Diafragma	12	6	57
Pílulas combinadas ou somente à base de progestínicos	9	0,3	68
Adesivo	9	0,3	68
Anel vaginal	9	0,3	68
Injetável trimestral	6	0,2	56
Dispositivos intrauterinos			
T cobre 380A	0,8	0,6	78
Sistema intrauterino liberador de LNG (20µg/24h)	0,2	0,2	80
Implante subcutâneo	0,05	0,05	84
Esterilização feminina	0,5	0,5	100
Esterilização masculina	0,15	0,10	100

LNG: levonorgestrel.
Fonte: adaptado de Trussell J. Contraceptive efficacy. In: Hatcher RA, Trussell J, Nelson AL et al. (eds.) Contraceptive technology. 20th rev. ed. New York: Ardent Media, 2012.

ticoncepcional adicional. Ao se combinar um método hormonal com preservativo, é possível reduzir as DST. Outras tecnologias estão em desenvolvimento para conciliar a proteção contra uma gravidez indesejada com a redução do risco de certas infecções sexualmente transmissíveis, particularmente a provocada pelo HIV.

Outra maneira de se avaliar a eficácia de um método contraceptivo é expressa pela taxa de falhas próprias do método em um período de tempo, geralmente no decorrer de 1 ano.

O escore mais utilizado para esse fim é o índice de Pearl, que é assim calculado:

$$\text{Índice de Pearl} = \frac{N^\circ \text{ de falhas} \times 12 \text{ meses} \times 100 \text{ (mulheres)}}{N^\circ \text{ total de meses de exposição}}$$

MÉTODOS CONTRACEPTIVOS

Os métodos anticoncepcionais serão apresentados em uma abordagem escalonada, sendo descritos inicialmente os mais eficazes, seguidos pelos menos eficientes. Esse conceito é embasado na ferramenta de comunicação de eficácia dos métodos contraceptivos sugerida pela OMS.

Primeira linha – Altamente efetivos (<1 gravidez em 1 ano): DIU, implantes e esterilização feminina

Os métodos de primeira linha incluem todos os LARC, são usados a longo prazo e praticamente eliminam a interferência do usuário após sua inserção. Apresentam alta eficácia e são imediatamente reversíveis com rápido retorno à fertilidade após a remoção. Há poucas contraindicações médicas aos LARC, e esses métodos não exigem visitas frequentes para reabastecimento e não têm custo muito alto após a colocação (embora os custos iniciais possam ser elevados). Quando utilizados no período pós-parto e pós-aborto, os LARC e a esterilização permanente reduzem o risco de um intervalo menor entre as gravidezes quando comparados com outros métodos. Tudo isso contribui para o alto grau de satisfação e a continuidade de uso desses contraceptivos, tornando recomendável seu uso como a primeira opção para muitas mulheres.

Os LARC atualmente disponíveis são o implante subdérmico de etonogestrel, o DIU de cobre T380A e o sistema intrauterino liberador de levonorgestrel (SIU-LNG).

Dispositivo intrauterino (DIU)

O DIU é um método seguro e muito eficaz de controle da natalidade com taxas de falha similares para o uso típico e perfeito. Trata-se do método de contracepção reversível mais comumente utilizado em todo o mundo e consiste em um objeto sólido, de formato variável, que é inserido através do colo uterino na cavidade uterina com o objetivo de evitar a gestação.

Os dispositivos disponíveis podem ser classificados como medicados e não medicados. Ainda presente em alguns países, o dispositivo de polietileno impregnado com sulfato de bário, chamado de alça de Lipps, é o exemplo mais comum dos dispositivos não medicados. Entre os medicados encontram-se o DIU de cobre e o DIU hormonal. O Quadro 27.4 mostra as características dos dispositivos intrauterinos existentes.

DIU de cobre

O DIU T380A é o dispositivo de cobre mais eficaz em relação aos outros tipos, como Multiload 375 (MLCu375), Multiload 250 (MLCu250), Cobre T220 (TCu220) e Cobre T200 (TCu200). Entretanto, são pequenas as diferenças em núme-

Quadro 27.4 Características dos dispositivos intrauterinos (DIU) existentes

	DIU TCu380	SIU-LNG
Duração de ação	10 anos	5 anos
Mecanismo de ação	Espermicida funcional	Espessamento do muco cervical e bloqueio da entrada e ascensão dos espermatozoides
Impacto no sangramento uterino	Aumento da duração e do fluxo	Diminuição da perda sanguínea com tendência a amenorreia
Indicação não contraceptiva	Método não hormonal	Tratamento da perda excessiva de sangue menstrual, dismenorreia

ros absolutos referentes às taxas de gravidez entre o TCu380A e o MLCu375.

Os números no nome do dispositivo se referem à área de superfície, em milímetros quadrados, do cobre exposto na superfície endometrial. O TCu380 Slimline (TCu380S) contém cobre nas bordas dos braços laterais, diferentemente do TCu380A, no qual o cobre está no meio dos braços. Essa modificação, no entanto, não melhorou a eficácia do dispositivo.

O DIU de cobre apresenta eficácia de 0,1 a 2 gravidezes em 100 mulheres por ano. A taxa de gravidez cumulativa após 12 anos de uso do DIU de cobre T 380A é de apenas 1,7%. As taxas de falha associadas ao DIU são comparáveis às da esterilização cirúrgica.

Em virtude da constante dissolução do cobre (que representa diariamente menos do que a quantidade ingerida em uma dieta comum), os DIU de cobre exigem substituição periódica. O DIU T380A está atualmente aprovado para uso durante 10 anos e mantém sua eficácia por, no mínimo, 12 anos. Caso se deseje continuar com o método, pode-se remover o dispositivo e inserir outro durante a mesma visita ao serviço de saúde.

O mecanismo de ação baseia-se na indução de uma resposta inflamatória local do endométrio, criando um ambiente hostil ao esperma para que a fertilização do óvulo não aconteça. O cobre aumenta acentuadamente a extensão dessa reação inflamatória, atingindo toda a cavidade uterina, penetrando no colo e, provavelmente, nas tubas. Isso afeta a função e a viabilidade dos gametas, impedindo a fertilização e diminuindo as chances de desenvolvimento de qualquer zigoto que possa ser formado. Além disso, o cobre impede o transporte de esperma e sua viabilidade no muco cervical, diminuindo a chance de ascensão dos espermatozoides até as tubas uterinas e de fertilização do óvulo. O pequeno número de fertilizações explica a taxa de insucesso desses dispositivos. Os íons de cobre também têm efeito direto na motilidade espermática, reduzindo a capacidade de penetração no muco cervical. A ovulação não é afetada em usuárias do DIU de cobre.

DIU hormonal

O DIU hormonal é um dispositivo em formato de T com um reservatório de 52mg de levonorgestrel, que fornece 20µg de levonorgestrel por dia e mantém sua eficácia contraceptiva por, no mínimo, 5 anos. Os níveis plasmáticos máximos de levonorgestrel são alcançados em poucas horas e se estabilizam entre 100 e 200pg/mL, sendo considerados mais baixos do que os observados com implantes ou contraceptivos orais. Esse dispositivo é chamado de sistema intrauterino liberador de levonorgestrel (SIU-LNG).

Os dados de grandes estudos internacionais confirmam as baixas taxas de gravidez com o SIU-LNG, as quais variam entre 0,1 e 0,3 por 100 mulheres/ano.

O mecanismo de ação consiste no efeito primário da progestina do SIU-LNG, que espessa o muco cervical. Isso impede a penetração dos espermatozoides e sua ascensão ao trato genital superior. Além disso, o SIU-LNG diminui a motilidade tubária e produz um endométrio fino e inativo por inibição de sua atividade mitótica e proliferativa. Os níveis baixos de esteroides circulantes às vezes podem também inibir a ovulação, um evento não muito comum, apesar de manter a produção estrogênica, o que possibilita boa lubrificação vaginal. A maioria das usuárias continua a ovular, mesmo estando em amenorreia. Apesar da supressão endometrial, a fertilidade retorna rapidamente após a remoção do dispositivo.

Inserção

O DIU pode ser inserido com segurança em qualquer uma das seguintes situações: (1) em qualquer dia do ciclo, desde que a mulher não esteja grávida; (2) imediatamente após um quadro de abortamento; (3) imediatamente no pós-parto vaginal ou por cesariana (dentro de 10 a 15 minutos depois da dequitação da placenta).

A inserção imediata pós-parto acarreta risco maior de expulsão do DIU, particularmente no caso do SIU-LNG após parto vaginal, sendo descritas taxas de expulsão em torno de 24%.

Outro ponto a destacar se refere à dor causada pela inserção do DIU. Na maior parte dos casos, a inserção é fácil e alcançada na primeira tentativa. A preparação cervical com misoprostol não aumenta as taxas de sucesso da inserção, mas aumenta a sensação dolorosa. O ibuprofeno, administrado antes da inserção, não reduz a dor durante o procedimento, mas pode ser útil em diminuir as cólicas que ocorrem imediatamente após a inserção.

Vários ensaios mostraram que a anestesia tópica não diminui a dor, embora um bloqueio paracervical possibilite maior conforto para a analgesia. Esse tipo de bloqueio pode ser usado para dilatar colos estreitos que dificultam a passagem do dispositivo com sucesso. O mais importante é o treinamento na técnica correta de inserção. Inserções difíceis devem ser encaminhadas ou acompanhadas por clínicos mais experientes.

A prática padrão inclui a limpeza do colo do útero e a esterilização dos instrumentos que serão utilizados antes e durante a inserção de um DIU.

Efeitos adversos

As pacientes devem ser aconselhadas com relação aos efeitos colaterais potenciais associados ao DIU de escolha, particularmente quanto às alterações no ciclo menstrual. As pacientes também devem ser lembradas de que o DIU não protege contra DST nem contra o HIV, devendo ser associado o uso do preservativo para esse fim.

- **Sangramento uterino:** a maioria das mulheres que descontinuam o uso do DIU de cobre o faz em virtude da presença de um fluxo menstrual aumentado, maior do que o usual, ou em razão do aparecimento de sangramento intermenstrual. O aumento do sangramento acontece por uma reação local causada pelo corpo estranho na cavidade endometrial, liberando prostaglandinas. A estimulação das contrações uterinas por prostaglandinas pode prolongar a menstruação, que passa a durar mais 1 dia nas usuárias desse tipo de dispositivo. O TCu380A está associado a aumento de cerca de 50% na perda de sangue menstrual. Entretanto, a maioria das mulheres que usam DIU de cobre apresentam um fluxo levemente aumentado a não alterado. Esse padrão de sangramento raramente leva à anemia. O uso de anti-inflamatórios não esteroides ou ácido tranexâmico pode ajudar a controlar a perda excessiva do sangue menstrual.

  Em contraste, há redução de 60% da perda menstrual durante o uso do SIU-LNG, a qual é observada 3 meses após a inserção e persiste durante o uso do dispositivo. Após 24 meses de uso, 50% das usuárias se encontram em amenorreia e 25% em oligomenorreia. O SIU-LNG é útil na prevenção e no tratamento da deficiência de ferro e da anemia.

  A hemorragia excessiva nos primeiros meses após a inserção do DIU deve ser tratada com orientações à paciente e a administração de ferro por via oral. O sangramento geralmente diminui com o tempo, à medida que o útero se ajusta à presença do corpo estranho.

- **Perfuração uterina:** trata-se de um evento raro, que acontece em 1:1.000 inserções, porém potencialmente grave. Costuma ocorrer no início da inserção e na porção fúndica do útero. Um DIU corretamente inserido não é capaz de migrar pela musculatura uterina e atingir a cavidade peritoneal. A prevenção está diretamente relacionada com a experiência do profissional, o endireitamento do eixo uterino mediante apreensão do lábio anterior do colo e tração utilizando a pinça de Pozzi e a medida do diâmetro longitudinal da cavidade uterina com o histerômetro previamente à inserção. Se o dispositivo não for visualizado à ultrassonografia, deve ser realizada uma radiografia para visualização de toda a pelve e do abdome. O DIU encontrado fora do útero pode ser removido por laparoscopia.

- **Gravidez:** uma gravidez com DIU bem localizado é incomum. Caso ocorra, a possibilidade de gestação ectópica deve ser excluída por meio de ultrassom transvaginal. Quando ocorre uma gravidez e o DIU não é retirado, a incidência de aborto pode chegar a ser três vezes maior do que em gestações sem o dispositivo. Uma vez removido, apesar de se tratar de um procedimento que apresenta risco de 30% de abortamento, a taxa de complicação se assemelha à de uma gravidez sem DIU. Não há evidências de aumento de malformações congênitas quando é necessário manter o DIU intraútero, mas o risco de parto prematuro é quatro vezes maior nessa situação.

- **Infecção:** todas as mulheres que solicitem um DIU devem ser aconselhadas sobre o pequeno aumento no risco de doença inflamatória pélvica (DIP) nos primeiros 20 dias após a inserção. Após as 3 semanas iniciais, o risco permanece baixo e constante durante pelo menos 8 anos, com taxas de 0,5 caso por 1.000 mulheres ao ano. As pacientes que desejam colocar o DIU devem ser rastreadas para o risco de DST antes do procedimento por meio de anamnese e exame físico. No entanto, não é necessário adiar a colocação até que os exames sejam avaliados. Não há evidências suficientes para apoiar o rastreio de rotina para vaginose bacteriana em mulheres assintomáticas. O uso habitual de antibiótico profilático antes da inserção do DIU também não é recomendado, embora possa ser realizado em situações de alto risco.

  No tratamento da DIP leve a moderada não é necessária a remoção do DIU durante o tratamento, a não ser que a paciente solicite sua remoção ou não ocorra melhora clínica após 72 horas de antibioticoterapia apropriada. Nos casos de doença grave, a remoção do DIU pode ser realizada após o início do tratamento com antibiótico.

  Até 20% dos esfregaços cervicais em usuárias de DIU de cobre em longo prazo mostram evidência de exposição ao *Actinomyces*. De modo geral, a remoção do dispositivo em mulheres com *Actinomyces* em seu esfregaço não é necessária, pois se trata de um organismo vaginal comensal, que deve ser tratado apenas quando associado a processo infeccioso.

  Portanto, não há evidência de que a contracepção intrauterina aumente o risco de infertilidade subsequente. Os métodos intrauterinos são considerados adequados e seguros para mulheres nulíparas e adolescentes.

Indicações

- Nulíparas e adolescentes que não são capazes de utilizar outro tipo de contracepção ou não possam fazê-lo.
- Mulheres que tiveram filhos e desejam uma contracepção muito eficaz.
- Mulheres que necessitam de um método seguro e nas quais a contracepção hormonal está contraindicada.
- Mulheres que se esquecem com frequência de tomar a pílula.
- Tabagistas com mais de 35 anos de idade.
- Mulheres que desejam uma contracepção eficaz e uma menopausa fisiológica.
- Durante o período de amamentação e imediatamente após o parto ou após aborto, quando necessário.
- O DIU medicado com levonorgestrel está indicado para as mulheres que desejam DIU e têm fluxo menstrual abundante e dismenorreia.

Contraindicações de acordo com os critérios de elegibilidade

Categoria 4
- Gravidez.
- Após sepse puerperal ou após aborto séptico.
- DIP ativa ou episódios recorrentes.
- Qualquer hemorragia uterina anormal cujo diagnóstico não foi estabelecido.
- Suspeita de neoplasia do colo ou endométrio.
- Doença trofoblástica gestacional maligna.
- Anomalias e distorções da cavidade uterina.
- Pacientes em uso de medicação imunossupressora.
- Alergia ao cobre (rara) e doença de Wilson (para DIU com cobre).
- Para o DIU com levonorgestrel: câncer de mama.

Categoria 3
- Menorragia: o DIU pode aumentar a quantidade de sangue perdido na menstruação (à exceção do Mirena).
- Anemia crônica, incluindo talassemia e drepanocitose.
- Um único episódio de DIP (ponderando o risco de reinfecção).
- Infecções cervicovaginais: tratar antes da inserção.
- Fibromas uterinos não são contraindicação, desde que não deformem a cavidade e não provoquem hemorragia.
- Mulheres tratadas com anticoagulantes.
- Medicação habitual com corticoides sistêmicos.

Para o DIU com levonorgestrel:
- Tromboembolismo venoso em curso.
- Doença cardiovascular.
- Cefaleia tipo enxaqueca com "aura".
- Doença hepática crônica ou em fase ativa e tumor hepático.
- Câncer de mama há mais de 5 anos sem evidência de doença.

Uso não contraceptivo do SIU-LNG

- **Sangramento uterino anormal (SUA):** estudos comparativos entre usuárias de SIU-LNG e de outras técnicas cirúrgicas de ablação endometrial para tratamento do SUA estabelecem que o DIU hormonal apresenta a mesma ou mais eficácia e é uma alternativa aceitável à histerectomia para muitas mulheres, promovendo melhora na qualidade de vida.
- **Distúrbios menstruais causados por leiomiomas:** SIU-LNG é eficaz no controle desse tipo de sangramento anormal e excessivo, exceto na presença de miomas submucosos. Em virtude da distorção da cavidade uterina, aumentam as taxas de expulsão do dispositivo e baixa resolutividade do quadro. Cabe considerar que a eficácia do SIU-LNG nessas condições provavelmente depende do número, do tamanho e da localização dos miomas no útero.
- **Controle dos sintomas da adenomiose:** a adenomiose uterina também é uma condição benigna que pode estar comumente associada a sangramento menstrual intenso e dor pélvica. Alguns estudos sugerem que o SIU-LNG reduz o sangramento e a dor em mulheres com essa condição.
- **Endometriose:** os resultados de pequenos estudos prospectivos utilizando o SIU-LNG como tratamento para dor pélvica e dismenorreia associada à endometriose são encorajadores, porém não conclusivos quanto à maneira de integrá-lo nos protocolos de tratamento clínico da doença.

Implantes

Os implantes subdérmicos estão entre os métodos mais eficazes de contracepção disponíveis, apresentando a mesma ou mais eficácia do que a esterilização cirúrgica e o DIU. Consistem em uma haste fina de silicone contendo hormônio progestínico e que possibilita a liberação de quantidade quase constante de esteroides durante vários anos. Isso se torna possível desde que o progestogênio seja solúvel em silicone polimerizado e atinja uma concentração na parede da cápsula que depende dessa solubilidade e não da quantidade remanescente em seu interior. Apesar de o volume do esteroide diminuir ao longo do tempo, a quantidade eliminada por dia se mantém quase constante. Na prática, verificou-se que após o primeiro ano de colocação é formada uma outra cápsula de tecido fibroso em torno do implante de silicone, e a quantidade liberada nos primeiros meses é superior à observada a partir do segundo ano de uso.

O único implante disponível para mulheres no Brasil é o implante com haste única de 3-ceto-desogestrel (etonogestrel), registrado como Implanon® (Organon International BV, Holanda), contendo aproximadamente 68mg de etonogestrel. A taxa de liberação estimada é de 196pg/mL após 1 ano de uso, caindo para 156pg/mL após 3 anos, mesmo assim continuando a inibir a função ovulatória e alterando o muco cervical pelo período de 3 anos, causando mais amenorreia e menor número de dias de sangramento do que os outros implantes existentes no mercado.

Inserção e remoção

A inserção e remoção são realizadas em regime ambulatorial em um procedimento fácil e rápido. Após a infiltração da pele com anestesia local, o implante é inserido superficialmente no tecido subcutâneo do antebraço não dominante, em sua face interna, 6 a 8cm acima do cotovelo, no sentido vertical, usando um aplicador estéril descartável. Cada implante vem de fábrica já colocado na agulha do aplicador, o que minimiza sua manipulação antes da inserção. É essencial que o médico tenha treinamento apropriado para minimizar as complicações, sendo ainda fundamental verificar a posição do implante após sua inserção mediante palpação do bastão no sítio inserido. O local da aplicação é fechado com curativo oclusivo, sem necessidade de sutura. Antes da remoção, o clínico precisa palpar o implante. Sob condições estéreis, é feita uma incisão de 2 a 3mm verticalmente sobre o implante. A haste é então removida, pressionando-a para que sua borda seja erguida e facilite o procedimento.

Quando o implante é inserido em qualquer área do tecido subcutâneo, o esteroide se difunde pela circulação a uma taxa relativamente constante. O implante deve ser removido ao final de sua duração (3 anos por recomendação do fabricante) através de uma pequena incisão de 2mm, que também pode ser realizada ambulatorialmente. A inserção superficial facilita mais a remoção, ao passo que os profundamente implantados são mais difíceis de remover.

O implante pode ser inserido em qualquer dia durante o ciclo de uma mulher, desde que ela não esteja grávida, com base nas recomendações de "início rápido" (*Quick Start*) descritas nas diretrizes para uso de contraceptivos orais. As concentrações séricas máximas de etonogestrel são normalmente observadas 4 dias após a inserção do implante.

No Quadro 27.5 são fornecidas algumas orientações sobre o momento ideal para inserção de acordo com o uso prévio de outros métodos contraceptivos e com a conveniência clínica.

Após a remoção, os níveis séricos são indetectáveis por 1 semana na maioria das usuárias com retorno da ovulação dentro de 6 semanas após a retirada do implante.

Mecanismo de ação e eficácia

A ação contraceptiva do implante de ENG reside principalmente na inibição da ovulação, embora também possa ocorrer o espessamento do muco cervical. Pode estar presente disfunção ovulatória, incluindo anovulação com ou sem luteinização do folículo não rompido e ovulação com defeito da fase lútea. Vários estudos demonstram, em alguns ciclos, vários graus de desenvolvimento folicular que levam à produção de estrogênios em níveis normais ou acima do normal. Acredita-se que, por não causar hipoestrogenismo, a densidade mineral óssea se mantenha normal ou até aumentada. Dados obtidos com avaliações ultrassonográficas confirmaram a frequência relativamente alta de folículos persistentes (45% a 66%) por 1 a 2 meses, mas que permanecem funcionantes, em média, por 21 dias.

Os efeitos endometriais esperados do ENG resultam de uma ação direta do progestogênio sobre os sítios-alvo progestacionais do endométrio. Essas ações se caracterizam pelo potencial do progestogênio em mudar as funções angiogênicas endometriais com reflexo sobre a vasculatura endometrial e alterações nas ações dos receptores esteroides e dos proto-oncogenes, determinando modificações sobre a histologia e densidade endometrial com importante reflexo sobre a dismenorreia e o padrão menstrual da paciente.

Quanto ao muco cervical, o efeito progestogênico do implante também exerce uma ação contraceptiva ao bloquear o transporte espermático através do colo uterino.

O índice cumulativo de Pearl (número de gestações por 100 mulheres/ano) foi de 0,38 (no primeiro e no segundo ano, os índices de Pearl foram de 0,27 e 0,30, respectivamente). Após a remoção do implante, a ovulação normal e a fertilidade retornam rapidamente.

Mulheres com índice de massa corporal (IMC) $\geq 30kg/m^2$ podem utilizar com segurança o implante de ENG. Das mulheres que escolheram o implante no estudo CHOICE, 28% tinham sobrepeso e 35% eram obesas. A taxa de falha cumulativa em 3 anos foi inferior a 1% e idêntica à das usuárias de DIU.

Efeitos colaterais

Os implantes de ENG estão associados a mudanças imprevisíveis no padrão de sangramento, à semelhança do que acontece com usuárias de outros métodos à base apenas de progestogênios, e incluem amenorreia (22%), sangramento infrequente (34%), sangramento frequente (7%) e sangramento frequente e prolongado (18%). As mulheres que apresentam padrões de sangramento favoráveis durante os primeiros 3 meses tendem a continuar com esse padrão ao longo dos primeiros 2 anos de uso, enquanto o grupo que exibe padrões iniciais desfavoráveis apresenta 50% de chance de melhora com o tempo. Apenas 11,3% das pacientes descontinuaram o uso em razão de irregularidades do sangramento, principalmente por causa do fluxo prolongado e sangramento irregular frequente.

As recomendações do CDC (Centers for Disease Control and Prevention) para tentar encurtar um episódio de sangramento são:

- Anti-inflamatórios não esteroides (AINE) por 5 a 7 dias.
- Contraceptivos orais combinados (COC) de baixa dose ou estrogênio por 10 a 20 dias.

Esses tratamentos oferecem alívio temporário, mas não alteram os padrões de sangramento a longo prazo.

Os efeitos secundários relatados com o implante de ENG incluem dor de cabeça (8,5% a 15,5%), ganho de peso (6,4% a 12,0%), acne (11,4% a 15,3%), dor nas mamas (9,1% a 10,2%), alterações do humor (2,5% a 5,8%) e dor abdominal (4,3% a 5,2%). Ganho de peso de 1,9kg ao longo de 2 anos foi encontrado em usuárias de implantes de ENG.

Quadro 27.5 Aspectos observados para inserção do implante de etonogestrel (ENG)

1) Mulheres que não se encontram em uso de hormônios	O implante de ENG deve ser inserido preferencialmente dentro de 5 dias a partir do início da menstruação
2) Mulheres em uso de contraceptivo oral combinado	O implante deve ser inserido dentro de 7 dias após a última pílula ativa
3) Mulheres em uso de outro método com progestogênio isolado	A inserção do implante deverá ser realizada a qualquer momento quando da remoção da pílula de progestogênio isolado (minipílula), do DIU medicado com progestogênio ou de um implante de progestogênio utilizado anteriormente. Nos casos de uso de contraceptivos injetáveis com progestogênios isolados, o implante deve ser inserido na data prevista para a próxima injeção
4) Pós-aborto Aborto de primeiro trimestre Aborto de segundo trimestre	5 dias após o aborto 6 semanas após o aborto
5) Mulheres no pós-parto	O implante deverá ser inserido dentro de 6 semanas após o parto

As principais razões para a descontinuação do método são irregularidade menstrual, acne e ganho de peso. O adequado aconselhamento pré-inserção sobre os possíveis efeitos indesejáveis é essencial para melhorar a taxa de adesão ao uso do implante subdérmico.

Benefícios não contraceptivos

A dor associada à endometriose sofre redução com o uso do implante de ENG. Um pequeno estudo randomizado e controlado demonstrou diminuição da dor em mulheres com síndrome de congestão pélvica. Entre as mulheres com dismenorreia basal, 77% relatam resolução completa do quadro em virtude da supressão da ovulação.

Em geral, o número médio de dias de sangramento/*spotting* é menor do que o relatado em ciclos menstruais normais, o que poderia justificar o aumento nos níveis de hemoglobina entre as usuárias de implantes.

Contraindicações

São poucas as contraindicações relacionadas com o uso de implantes de progestogênio. As seguintes recomendações são relatadas pelo CDC e pela Organização Mundial da Saúde (OMS):

Categoria 4 para iniciação de ENG
- Câncer de mama atual.

Categoria 3 para iniciação de ENG
- Histórico anterior de câncer de mama e ausência de doença por mais de 5 anos.
- Cirrose grave (descompensada).
- Adenoma hepatocelular.
- Tumor hepático maligno.
- Sangramento vaginal inexplicado.

Em síntese, a contracepção reversível de longa duração por meio de implante garante à usuária segurança com altas taxas de satisfação e continuidade de uso, sendo apropriada para a maioria das mulheres, incluindo as adolescentes.

Esterilização cirúrgica

A laqueadura tubária e a vasectomia são métodos contraceptivos indicados para mulheres e homens que não mais desejam ter filhos. Considerada um método altamente confiável, a esterilização cirúrgica apresenta o mesmo nível de efetividade dos métodos LARC.

Quando uma paciente considera a possibilidade de se submeter a um processo de esterilização voluntário, deve receber orientações cuidadosas e assinar o termo de consentimento livre e esclarecido para reforçar a segurança de sua decisão e evitar um eventual arrependimento posterior.

A paciente deverá compreender que:

- Estão disponíveis outros métodos de contracepção eficazes e reversíveis.
- A esterilização é um método cirúrgico.
- Se for bem-sucedida, a intervenção irá evitar uma gravidez não planejada.
- O procedimento é considerado permanente e, provavelmente, irreversível.
- Antes da intervenção, pode-se mudar de ideia em qualquer momento, mesmo depois do consentimento assinado.

O Ministério da Saúde, por meio da Lei 9.263, de 12 de janeiro de 1996, e da Resolução 928, de 19 de agosto de 1997, dispõe que a esterilização cirúrgica voluntária mediante laqueadura tubária ou vasectomia será permitida nas seguintes situações: homens e mulheres com capacidade civil plena e com mais de 25 anos de idade ou, pelo menos, dois filhos vivos, e mulheres com risco à sua própria vida ou saúde ou à do futuro concepto, testemunhado em relatório escrito por dois médicos. Deverá ser observado o prazo mínimo de 60 dias entre a manifestação da vontade e o ato cirúrgico e, no caso de uniões estáveis, ambos os cônjuges deverão estar em acordo com o método escolhido.

A lei veta também a esterilização após o parto ou aborto, exceto em circunstâncias especiais avaliadas pelo médico e de comprovada necessidade e por cesarianas sucessivas anteriores com anuência livre e informada da(o) paciente. A esterilização cirúrgica como método contraceptivo somente será executada por meio de laqueadura tubária, vasectomia ou outro método cientificamente aceito, sendo vedada por meio de histerectomia e ooforectomia.

Técnicas mais comumente utilizadas

- **Abordagem cirúrgica abdominal:** por minilaparotomia, envolve ligadura e remoção de uma porção da tuba uterina pela técnica de Pomeroy, conforme ilustrado na Figura 27.1.
- **Laparoscopia:** embora as técnicas eletrocirúrgicas unipolares fossem populares nos primórdios da esterilização laparoscópica, esse método foi abandonado em razão do risco aumentado de complicações. As técnicas mais atuais incluem a cauterização bipolar, o *Filshie clip* e o anel de Falópio (banda de Silastic) colocado em torno de uma alça da tuba uterina.

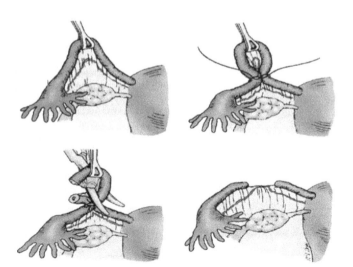

Figura 27.1 Técnica de esterilização cirúrgica feminina à Pomeroy (modificada). (Reproduzida de Sciarra JJ, Zatuchni GI, Daly MJ. Gynecology and obstetrics. Vol 6. Philadelphia: Harper & Row, 1984.)

- **Histeroscopia:** consiste na introdução de um dispositivo semelhante a uma mola, conhecido como Essure, na porção proximal de cada tuba uterina, promovendo, com o passar do tempo, a oclusão tubária permanente mediante a proliferação fibrosa do tecido tubário. Outro método de controle de natalidade deve ser usado para prevenir a gravidez até a confirmação da obstrução total. Uma histerossalpingografia é realizada 3 meses após a inserção para documentar a eficácia do método. Apresenta como desvantagens o alto custo e a complexidade do histeroscópio para inserção.
- Esterilização transcervical mediante a aplicação intrauterina de agentes químicos, como quinacrina, tampões sintéticos ou adesivos, que provocam a esterilização permanente ao produzir cicatrizes que bloqueiam as tubas uterinas. No entanto, a segurança desses métodos de esterilização ainda é questionada.

Índice de falha

As taxas de falha dependem da técnica cirúrgica, do tempo de cirurgia e da idade da paciente. O índice de falha da laqueadura gira em torno de 2% em 10 anos.

Um grande estudo prospectivo, multicêntrico, observacional de mais de 10 mil mulheres submetidas à esterilização transabdominal e que abrangeu 14 anos de seguimento, o CREST (Revisão Colaborativa sobre Esterilização nos EUA) mostrou que em 10 anos a taxa de falha cumulativa é de 18,5 em 1.000 pacientes.

A laqueadura cirúrgica é considerada mais eficaz do que o procedimento realizado por colocação de anéis ou clipes.

Complicações

- **Gravidez ectópica:** nas mulheres que realizaram a laqueadura é maior a probabilidade de gravidez ectópica, quando comparadas com as não laqueadas. A proporção de gravidez ectópica é três vezes maior entre 4 e 10 anos após a esterilização do que nos primeiros 3 anos.
  Na Dinamarca, 76% das gravidezes em mulheres pós-laqueadas foram ectópicas, apresentando maior chance de ruptura do que em mulheres não laqueadas com gravidez ectópica.
- **Mudanças menstruais:** a comparação de pacientes submetidas à laqueadura com as não laqueadas não encontrou diferenças consistentes no que diz respeito aos níveis hormonais e a anormalidades menstruais. Uma possível explicação para as alterações menstruais seria a interrupção do DIU ou anticoncepcional oral: o DIU predispõe ao aumento da quantidade e duração do fluxo menstrual, e o contraceptivo oral, à sua redução. Cessado o uso, essas pacientes retornariam aos padrões menstruais anteriores.
- **Câncer de ovário:** estudos realizados em alguns países concordam que as mulheres apresentam risco diminuído de câncer de ovário após a laqueadura.
- **Densidade mineral óssea:** a laqueadura não produz alteração orgânica capaz de interferir na massa óssea de mulheres climatéricas.
- **Risco de histerectomia:** o risco depende da idade da paciente no momento da intervenção; assim, as mulheres que foram submetidas à laqueadura entre os 20 e os 29 anos têm maior chance de uma futura histerectomia, porém não há explicação biológica para tal afirmação.
- **Morbimortalidade:** a morbidade é indicada pelas taxas de readmissão hospitalar após o procedimento, aumento nos dias de internação e realização de laparotomia secundária a laparoscopia prévia. As complicações associadas ao procedimento são sepse, hemorragia, infarto agudo do miocárdio, embolia pulmonar e complicações anestésicas (hipoventilação principalmente), sendo esta última a principal causa de morte. As pacientes com comorbidade associada no momento do procedimento têm mais chances de apresentar complicações.

Segunda linha – Muito eficaz (6 a 12 gestações por 100 mulheres em 1 ano): injetáveis, comprimidos, adesivos e anéis

Apesar de as estimativas para as taxas de falha no uso típico entre as injeções e os outros membros desse grupo apresentarem uma pequena diferença, o estudo CHOICE mostrou que as taxas de falha do primeiro ano para pílulas, adesivos e anéis foram aproximadamente 20 vezes maiores do que com DIU ou implante, muitas vezes em razão de seu uso inadequado. No entanto, os métodos de segunda linha permanecem como os mais populares no mundo, tanto por motivos históricos como pelos benefícios não contraceptivos que oferecem.

Suspensões injetáveis

Dois tipos de injetáveis se encontram disponíveis no mercado: um apenas com progestogênio de depósito, o acetato de medroxiprogesterona, e o outro combinando estrogênio e um progestínico, ambos de administração intramuscular.

Injetáveis mensais combinados

No Brasil são encontrados três tipos de formulações:

- **Acetato de medroxiprogesterona 25mg + cipionato de estradiol 5mg:** iniciar no primeiro dia do ciclo menstrual e após 30 dias ± três dias, independentemente do fluxo menstrual.
- **Enantato de noretisterona 50mg + valerato de estradiol 5mg:** iniciar no primeiro dia do ciclo menstrual e após 30 dias ± 3 dias independentemente do fluxo menstrual.
- **Acetofenido de algestona (diidroxiprogesterona) 150mg + enantato de estradiol 10mg:** iniciar no primeiro dia do ciclo menstrual e após entre o sétimo e o décimo dia do ciclo menstrual seguinte.

Mecanismo de ação

O mecanismo de ação contraceptiva é o mesmo dos demais métodos hormonais combinados. O componente estrogênico, que na formulação injetável se aproxima mais do estrogênio natural, previne o aumento do hormônio folículo-estimulante (FSH), interferindo com o crescimento folicular, e também potencializa o efeito do outro componente hormonal. O progestogênio inibe o aumento do hormônio luteinizante (LH), impedindo assim a ruptura ovular.

Outros efeitos contraceptivos esperados do componente progestínico incluem as alterações no muco cervical, impedindo o transporte de espermatozoides para o útero, mudanças na motilidade tubária, interferindo com o transporte de gametas, e a transformação do endométrio, reduzindo a probabilidade de implantação. Os esteroides anticoncepcionais impedem a ovulação principalmente por interferirem com a liberação do hormônio liberador de gonadotrofina (GnRH) no hipotálamo, além de muitos estudos apontarem um efeito supressor diretamente na hipófise.

Benefícios

Os injetáveis mensais são classificados em uma categoria intermediária entre os contraceptivos orais combinados e os contraceptivos apenas com progestogênios. Vários estudos têm demonstrado menor efeito sobre a pressão arterial, hemostasia e coagulação, metabolismo lipídico e função hepática em comparação com a contracepção oral combinada. Além disso, a administração parenteral elimina o efeito da primeira passagem dos hormônios sobre o fígado.

O retorno da fertilidade ocorre, em média, 1 mês depois do que com a maioria dos outros métodos hormonais mensais (1,4 por 100 mulheres no primeiro mês e 82,9 por 100 mulheres em 1 ano). Mais de 50% das usuárias apresentam gravidez nos primeiros 6 meses após a interrupção do uso.

Há o registro de uma taxa significativamente menor de falha em relação à encontrada em usuárias de pílula anticoncepcional combinada, o que se justifica por não ser necessário o uso diário. Considerado um método eficaz, apresenta taxas reduzidas de gravidez, as quais estão relacionadas com a regularidade de seu uso.

Efeitos indesejáveis

Estima-se em 56% a probabilidade de descontinuação desse tipo de método após 12 meses de uso. O principal motivo seriam as alterações do ciclo menstrual com controle do ciclo não previsível. As alterações no padrão de sangramento mais encontradas com esse método são fluxos ausentes ou ocasionais e sangramentos prolongados ou diminuídos.

Outra preocupação frequente diz respeito à possibilidade de influenciar o peso da paciente. O ganho de peso é um efeito menos comum do que o encontrado nas usuárias de anticoncepcionais injetáveis trimestrais.

Em síntese, a paciente deverá ser orientada sobre a maneira correta de administração. A aplicação intramuscular deverá ser profunda e preferencialmente nas nádegas. Não se deve massagear o local da injeção, devendo ser sempre utilizadas seringas e agulhas descartáveis (seringa de 2mL/5mL e agulha 21-23), desprezando-as em local apropriado após o uso.

Injetáveis contendo apenas progestogênios

Esses contraceptivos contêm apenas progestogênio de liberação lenta com duração em torno de 3 meses. A injeção contém 150mg de acetato de medroxiprogesterona na forma de depósito (AMP-D) em 1mL de solução aquosa e é aplicada a cada 90 dias, profundamente, nos músculos deltoides ou glúteos. Estima-se que 13 milhões de mulheres sejam usuárias de AMP-D, o qual é comercializado em mais de 90 países.

Mecanismo de ação

O AMP-D é um anticoncepcional extremamente eficaz e envolve três mecanismos de ação:

- Inibição da ovulação, suprimindo os níveis de FSH e LH e eliminando o pico de LH.
- Espessamento do muco cervical, o que inibe a ascensão do espermatozoide pela cavidade uterina até atingir as tubas uterinas.
- Atrofia endometrial.

Ao contrário do observado com outros contraceptivos progestínicos, os níveis de estradiol podem ser inferiores aos valores normais encontrados na pré-menopausa. Embora algumas mulheres possam ficar hipoestrogênicas, os sintomas vasomotores e a atrofia vaginal são incomuns.

A primeira injeção deve ser aplicada nos primeiros 7 dias do ciclo menstrual, e a área não deve ser massageada após a aplicação.

A ação contraceptiva do AMP-D tem início dentro de 24 horas após a injeção e é mantida por até 14 semanas, determinando uma margem de proteção de 2 semanas se houver demora na aplicação da injeção, tipicamente administrada a cada 12 semanas. Se ocorrer atraso de mais de 14 semanas na aplicação, deve-se questionar se houve relações desprotegidas e avaliar a necessidade do uso de contracepção de emergência ou outro tipo de contraceptivo.

O AMP-D pode ser iniciado imediatamente após um aborto espontâneo ou induzido. Se administrado nos primeiros 7 dias após o evento, outro método contraceptivo deverá ser usado também por um período de 7 dias. Pode ser iniciado a qualquer momento após o parto, incluindo o pós-parto imediato em mulheres que amamentam e nas que não amamentam. Se a mulher estiver a mais de 21 dias do período pós-parto e não estiver amamentando exclusivamente, outro método contraceptivo deverá ser utilizado durante 7 dias após a primeira injeção de AMP-D.

Após a descontinuação do método, a ovulação costuma retornar em 14 semanas, mas pode demorar até 18 meses.

Os efeitos do AMP-D demoram de 6 a 8 meses para desaparecer após a última injeção, e o *clearance* é mais lento em mulheres com sobrepeso. Cerca de metade das mulheres que descontinuam o uso do AMP-D apresenta retorno dos ciclos menstruais normais 6 meses após a última injeção, mas até 25% delas podem demorar até 1 ano para retomar o padrão normal. Essa demora deve ser levada em consideração e discutida com a mulher no momento da escolha do método.

Eficácia

Quando usado corretamente, a chance de gravidez é de 0,2%. As taxas de falha típicas são de cerca de 6%. Como exige menos a participação da usuária, apresenta menor taxa de falha no primeiro ano associado ao uso típico (0,3% a 3%). Essas taxas de eficácia se aplicam a mulheres de todos os pesos corporais e mesmo àquelas em uso de medicações concomitantes que alteram as enzimas hepáticas, como os anticonvulsivantes.

Em pacientes com contraindicações ao uso do estrogênio, o AMP-D é considerado um método seguro e efetivo.

Benefícios

O AMP-D tem sido utilizado para tratar uma variedade de distúrbios ginecológicos e não ginecológicos, como pode ser observado no Quadro 27.6. Sua tendência à amenorreia o torna uma escolha contraceptiva particularmente adequada para mulheres com sangramento menstrual intenso, dismenorreia ou anemia ferropriva. Além disso, é considerado um meio útil para a supressão do sangramento e administração da higiene menstrual em indivíduos com necessidades especiais (p. ex., comprometimento cognitivo, integrantes das Forças Armadas).

Muitos estudos relatam diminuição do risco de DIP e da frequência de convulsões em mulheres com epilepsia; em outros, o AMP-D pareceu exercer efeito benéfico nas crises de dor falciforme.

Ensaios randomizados demonstraram que o AMP-D é mais eficaz do que os contraceptivos orais, e o danazol é tão eficaz quanto o análogo de GnRH leuprolida para o tratamento da dor associada à endometriose. Seu efeito consistiria na inibição do crescimento do tecido endometriótico, causando diretamente sua decidualização inicial e eventual atrofia mediante a inibição da secreção de gonadotrofina pituitária e da produção de estrogênio ovariano.

Quadro 27.6 Benefícios não contraceptivos do uso do acetato de medroxiprogesterona de depósito (AMP-D)

O uso do AMP-D diminui o risco das seguintes afecções:
Câncer endometrial
Anemia ferropriva
Doença inflamatória pélvica
Gestação ectópica
Leiomiomas uterinos

O uso do AMP-D pode melhorar as seguintes condições:
Menorragia/dismenorreia[a]
Sintomas de síndrome pré-menstrual[a]
Dor em mulheres com endometriose[a]
Convulsões refratárias a tratamentos anticonvulsivantes convencionais[a]
Hemoglobinopatias[a]
Hiperplasia endometrial[a]
Dor pélvica/dispareunia de origem ovariana pós-histerectomia[b]
Câncer de mama metastático[b]
Câncer endometrial metastático[c]

Fonte: adaptado de Kaunitz AM. Injectable contraception. New and existing options. Obstet Gynecol Clin North Am 2000; 27:741-80.
[a]O AMP-D para indicações além da contracepção ou câncer endometrial constitui uso *off-label*, não aprovado pelo Food and Drug Administration (FDA).
[b]Conduta bem aceita clinicamente.
[c]Indicação aprovada para o AMP-D suspensão contendo 400mg/mL de acetato de medroxiprogesterona.

Efeitos colaterais

- **Padrões de sangramento:** o principal efeito colateral do AMP-D é a alteração do ciclo menstrual. Nos primeiros 3 meses após a injeção inicial, cerca de 30% das mulheres experimentam amenorreia e outras 30% a 40% têm sangramento irregular e *spotting* ocorrendo mais de 11 dias por mês. Geralmente leve, o sangramento não causa anemia. À medida que aumenta a duração do tratamento, a incidência de sangramentos frequentes diminui e a de amenorreia aumenta. No final de 1 ano e após 2 anos, respectivamente, cerca de 55% e 70% das mulheres experimentam amenorreia. As mulheres que usam esse método devem receber aconselhamento adequado sobre a possibilidade de regressão do padrão anormal de sangramento e ser informadas de que a ausência de menstruação provavelmente irá ocorrer.

    Após a interrupção do AMP-D, metade das mulheres retorna a um padrão menstrual cíclico regular dentro de 6 meses, e cerca de três quartos apresentarão menstruação regular dentro de 1 ano.

- **Alterações de peso:** cerca de um quarto das mulheres que usam AMP-D experimentam ganho de peso nos primeiros 6 meses de uso. Vários estudos longitudinais indicam que as usuárias desse método ganham entre 1,5 e 4kg no primeiro ano de uso e continuam a ganhar peso. Não está claro o motivo dessa alteração, mas se acredita que a injeção deva ser usada com cautela em pacientes acima do peso ou obesas.

- **Alterações do humor:** vários estudos indicam que a incidência de depressão e mudança de humor em mulheres que usam esse método de contracepção é <5% e, portanto, não maior do que a incidência global de depressão. Não foram realizados ensaios clínicos para avaliar se existe uma relação causal entre o AMP-D e o desenvolvimento de depressão.

- **Cefaleia:** o desenvolvimento de dores de cabeça é o evento médico mais frequentemente relatado pelas usuárias de AMP-D e um motivo comum de interrupção do uso. Nenhum estudo comparativo indica que esse método aumente a incidência ou a gravidade da cefaleia ou da enxaqueca, e sua presença não contraindica o uso do contraceptivo.

- **Perda óssea:** como o AMP-D suprime a produção de estradiol, a remodelação óssea é aumentada e pode assemelhar-se à menopausa. Estudos observacionais indicam que o AMP-D está associado a certo grau de diminuição da DMO. Estudos a longo prazo, no entanto, revelam que a perda óssea é reversível após a interrupção do contraceptivo. A avaliação da DMO durante o uso do método injetável é desnecessária em razão do caráter reversível do quadro, e a terapia com bisfosfonato não deve ser adotada em usuárias com DMO reduzida.

Riscos

- **Atraso no retorno à fertilidade:** as mulheres que desejam engravidar após a descontinuação do método devem saber que podem sofrer atraso na retomada da fertilidade até que a droga tenha sido eliminada da circulação. O retorno da ovulação pode demorar de 6 meses a 1 ano. A média de atraso para a concepção é de 9 a 10 meses após a última injeção, e a maioria das usuárias retoma a ovulação em torno de 15 a 49 semanas. Assim, o uso de AMP-D atrasa, mas não impede o retorno da fertilidade.

- **Risco cardiovascular:** o AMP-D tem efeito adverso sobre os lipídios circulantes, mas não aumenta a produção de fatores de coagulação e não altera a pressão arterial. Não foram observados efeitos clínicos adversos sobre doenças cardiovasculares. Com base nesses achados, esse injetável e outros contraceptivos à base de progestina podem ser usados em mulheres com história de tromboembolismo e naquelas em que está contraindicado o uso de contraceptivos combinados. Em mulheres com múltiplos fatores de risco para doença cardiovascular, como tabagismo, idade avançada, hipertensão e diabetes, é considerado categoria 3, indicando que os riscos de utilização podem exceder os benefícios. Isso parece estar relacionado com o estado de hipoestrogenismo induzido pelo AMP-D e a redução na lipoproteína de alta densidade (HDL). Além disso, seus efeitos podem persistir por algum tempo após a descontinuação e, por isso, não seria imediatamente reversível se houvesse um evento complicado, o que pesa sobre a decisão de uso desse tipo de método.

- **Efeito sobre a DMO:** o impacto do AMP-D na DMO sempre gerou muita controvérsia. O hipoestrogenismo resultante de sua aplicação provoca declínio da DMO em comparação com as não usuárias. A DMO no quadril e na coluna vertebral das usuárias de AMP-D diminui de 0,5% a 3,5% após 1 ano e de 5,7% a 7,5% após 2 anos de uso. A taxa de perda é maior durante os primeiros 1 a 2 anos. Os dados publicados não sugerem que o uso de AMP-D reduza o pico de massa ou aumente o risco de fraturas osteoporóticas pós-menopáusicas. Estudos envolvendo mulheres na pré-menopausa e adolescentes tratadas com AMP-D por até 5 anos indicam que o declínio da DMO associado à contracepção injetável é revertido após sua descontinuação. A verdadeira associação entre a fratura e o uso de AMP-D na população em geral é difícil de elucidar. Os problemas de saúde esqueléticos não devem restringir o início ou a continuação do método em mulheres em idade reprodutiva, incluindo adolescentes e mulheres com mais de 35 anos. Da mesma maneira, as evidências publicadas não determinam um limite de duração da terapia com AMP-D. Seu efeito na DMO é semelhante ao da gravidez (diminuição de 0% a 5%) ou lactação (diminuição de 5% a 10%). As pacientes em idade reprodutiva e usuárias de AMP-D, como as de todos os outros métodos disponíveis, devem ser encorajadas a consumir quantidades adequadas de cálcio, adotar medidas de cuidado quanto à exposição solar, realizar exercícios físicos e interromper o tabagismo. O julgamento clínico deve auxiliar as mulheres com fatores de risco para osteoporose a fazerem escolhas saudáveis sobre o AMP-D e contraceptivos alternativos.

Contraceptivos orais

Os contraceptivos orais (CO) se tornaram o método mais utilizado em todo o mundo em virtude de sua eficácia e facilidade de administração. Estima-se que 100 milhões de mulheres sejam usuárias desse método, e a falha esperada é de menos de 1 a cada 100 mulheres/ano com o uso perfeito, aumentando para 5 a cada 100 mulheres/ano com sua utilização típica. No Brasil estima-se que aproximadamente 27% das mulheres em idade fértil utilizem os CO.

Desde seu surgimento no mercado, em 1960, os CO vêm se destacando como um dos grupos de fármacos mais estudados em todo o mundo. As doses elevadas de esteroides nas formulações originais da pílula causavam efeitos colaterais, como náuseas, sensibilidade mamária e ganho de peso, frequentemente levando à interrupção do uso. Desde então, outras formulações foram desenvolvidas e comercializadas com doses cada vez menores de ambos os componentes: estrogênio e progestina. A redução da dose de etinilestradiol (EE) coincidiu com a menor incidência de efeitos adversos cardiovasculares graves e sintomas adversos, sem aumentar as taxas de falha. Todas as formulações comercializadas após 1975 contêm menos de 50µg de EE e 3mg ou menos de uma de várias progestinas.

Os métodos mais utilizados combinam EE com uma das várias progestinas sintéticas. O efeito principal do componente progestínico é inibir a ovulação, mas também contribui com outras ações contraceptivas, como espessamento do muco cervical e atrofia endometrial. Os principais efeitos do estrogênio são estabilização do endométrio para prevenir o sangramento não programado e a inibição do desenvolvimento folicular por meio de um efeito sinérgico com a progestina.

A anticoncepção hormonal oral pode ser classificada de diversas maneiras. Uma delas leva em consideração o modo como os hormônios combinados são utilizados, sendo chamada de monofásica; quando apresenta as mesmas doses de estrogênio e progesterona em todos os comprimidos, bifásica, quando apresenta duas doses diferentes, ou trifásica, se há variações triplas nas doses desses hormônios. Há ainda os contraceptivos orais apenas com progestogênios. Outra classificação pode ser estabelecida a partir da dose estrogênica, as denominadas pílulas de alta ou baixa dose, ou do progestogênio, as designadas de primeira, segunda ou terceira geração.

Contraceptivos orais combinados (COC)

Os COC contêm estrogênio e progestogênio no mesmo comprimido. O EE é o estrogênio usado na maior parte dos COC. Os estrogênios naturais, como o estradiol e o valerato de estradiol, também estão disponíveis em formulações recentemente lançadas no mercado.

Dispõe-se, na atualidade, de pílulas com doses de 50, 35, 30, 20 e 15µg de EE. As pílulas que contêm doses <50µg de EE são classificadas como de baixa dose. Essa classificação é usada apenas para designar composto estrogênico EE.

São vários os progestogênios usados nas formulações contraceptivas, os quais são classificados da seguinte maneira:

I – Derivados da 17α-hidroxiprogesterona
- Progestogênios pregnanos
    - Medroxiprogesterona
    - Clormadinona

- Ciproterona
- Nestorona (Elcometrin®)
- Trimegestona

II – Derivados da 19-nor-testosterona
- Progestogênios estranos
  - Norestisterona
  - Acetato de noretisterona
  - Etinodiol
  - Noretinodrel
  - Linestrenol
- Progestogênios gonanos
  - Norgestrel
  - Levonorgestrel
  - Gestodene
  - Desogestrel
  - Norgestimato

III – Derivados da espironolactona
- Drospirenona

O dienogeste é considerado quimicamente híbrido, do tipo pregnano/estrano. O acetato de nomegestrol é o único representante dos progestogênios estruturalmente relacionado com a 19-norprogesterona.

A maioria dos regimes com COC proporciona pílulas ativas continuamente durante 21 dias (3 semanas) seguidas por um intervalo livre de hormônios (ILH) de 7 dias. Muitas formulações são estendidas para 28 comprimidos (4 semanas) e apresentam pílulas inativas (placebo) para aumentar o uso adequado do método durante o que seria o ILH. Algumas formulações fornecem um suplemento de ferro nos comprimidos de intervalo.

O sangramento uterino ocorre secundariamente à retirada do hormônio durante o ILH, tipicamente 1 a 3 dias após a última pílula ativa. Esse sangramento de privação geralmente dura de 3 a 4 dias e é mais leve do que a menstruação em um ciclo ovulatório. Algumas formulações proporcionam comprimidos ativos durante 24 dias, reduzindo o ILH a apenas 4 dias, o que pode torná-las mais eficazes do que as formulações de comprimidos ativos de 21 dias. Outras formulações fornecem uma pequena quantidade de EE isolado durante alguns dias do ILH de 7 dias para reduzir os sintomas associados à retirada de estrogênio e ao aumento do FSH.

Os sintomas de abstinência hormonal, incluindo dor pélvica, sensibilidade mamária e sintomas de humor, podem ocorrer durante o ILH. Foi demonstrado que um ILH de 4 dias reduz esses sintomas de abstinência hormonal em comparação com o intervalo de 7 dias. Além disso, menos atividade pituitária-ovariana durante o ILH é observada no regime 24/4 comparado ao regime 21/7. Há menos oportunidade para o desenvolvimento folicular e possível ovulação durante os ILH mais curtos. Algumas mulheres podem ovular se o ILH for estendido além de 7 dias.

Os COC diferem quanto à variação ou não da dose de EE e progestina ao longo dos 21 dias. As preparações monofásicas têm uma dose constante de estrogênio e progestina em cada um dos 21 ou 24 comprimidos. As preparações fásicas alteram a dose da progestina e em algumas formulações também o componente estrogênico entre os comprimidos ativos. Não há evidências de que as preparações fásicas sejam superiores às formulações monofásicas em termos de eficácia ou padrões de sangramento.

O ILH pode ser modificado ou eliminado para melhorar o sucesso contraceptivo; reduzir os sintomas de privação hormonal; melhorar o tratamento da dismenorreia, dor pélvica e anemia, ou simplesmente por conveniência.

Os progestogênios apresentam propriedades características que os diferenciam entre si, fazendo com que produzam efeitos metabólicos variados. Essas diferenças determinam reações também variadas. O potencial antigonadotrófico confere a característica contraceptiva ao hormônio, pois representa sua capacidade de bloquear a secreção das gonadotrofinas hipofisárias. O gestodeno tem se revelado o progestogênio com maior potencial antigonadotrófico.

A ciproterona é o progestogênio com maior potencial antiandrogênico. A drospirenona, além do efeito antiandrogênico, exerce ação antiglicocorticoide semelhante à espironolactona. O potencial androgênico desses fármacos aumenta ou reduz a influência negativa sobre o metabolismo dos lipídios, favorecendo o aumento do colesterol total e do LDL-c e a diminuição do HDL-c.

Mecanismo de ação

Os COC previnem a ovulação ao agirem na hipófise e no hipotálamo e inibirem a secreção de gonadotrofinas, conforme descrito no tópico referente aos injetáveis combinados. Ambos os esteroides hormonais contribuem para a supressão da ovulação, sendo por isso chamados de anovulatórios. Os efeitos secundários na prevenção da gravidez indesejada fornecidos pelos progestogênios são semelhantes aos dos demais hormônios da mesma categoria, ocasionando atrofia endometrial, espessamento do muco cervical e alteração na motilidade tubária.

Eficácia

A eficácia contraceptiva dos COC depende de seu uso diário, e a taxa de falha do método está relacionada com seu uso incorreto, variando de menos de 1 por 100 mulheres/ano (índice de Pearl), quando há adequada aderência ao tratamento, a mais de 15 gravidezes por 100 mulheres/ano, quando seu uso é inadequado. A taxa de falha com o uso típico no primeiro ano é estimada em 9 a cada 100 mulheres.

Efeitos metabólicos

Os hormônios sintéticos dos COC apresentam efeitos metabólicos associados à sua ação contraceptiva. Esses efeitos podem levar a reações adversas e, raramente, a complicações com maior morbimortalidade. A intensidade dessas reações pode estar associada à dosagem e à potência das formulações, mas na maioria das vezes são leves e toleráveis. Os sintomas mais frequentemente produzidos pelo componente estrogênico incluem náusea (12%), sensibilidade mamária (9%) e cefaleia (18%). A redução na dose de EE <50μg tem auxiliado a diminuição desses efeitos indesejáveis.

O EE é responsável pelo aumento das proteínas hepáticas, como albumina e proteína carreadora dos hormônios sexuais (SHBG), sem efeitos clínicos significativos. Provoca aumento no substrato de renina, desencadeando a síntese de angiotensina e o estímulo à produção de aldosterona pelo córtex da suprarrenal, levando à vasoconstrição e à retenção de sódio e água. O impacto dos estrogênios é dose-dependente, sendo infrequente a hipertensão ocasionada pelo uso do contraceptivo. Em hipertensas, no entanto, o efeito deve ser considerado. O componente estrogênico é ainda responsável por aumento dos fatores de coagulação (fatores VII e XII), redução da antitrombina III e aumento do inibidor ativador do plasminogênio (PAI-1), o que se traduz em perfil pró-trombótico, sendo também considerados dose-dependentes.

Quanto ao perfil lipídico, o EE reduz o colesterol total e o LDL-c, com aumento do HDL-c, sendo clinicamente insignificante seu impacto sobre o perfil dos carboidratos.

O efeito dos progestogênios sobre os fatores de coagulação são discutíveis, e acredita-se que exerçam influência discreta e associada ao EE. Na dependência de seu potencial androgênico, os progestogênios podem interferir nos benefícios dos estrogênios sobre o perfil lipídico. Os derivados da 17α-hidroxiprogesterona, como a ciproterona e a clormadinona, e da 17α-espironolactona, como a drospirenona, nas doses utilizadas em contracepção, têm discreto efeito sobre o perfil lipídico. O mesmo se observa com os progestogênios de terceira geração – desogestrel e gestodeno.

Já os derivados da 19-nortestosterona de segunda geração e que contêm levonorgestrel promovem menor redução do colesterol total e do LDL-c e menor aumento do HDL-c. O efeito antagonista estrogênico desse progestogênio sobre as lipoproteínas ocorre com doses mais elevadas, em geral de 250 ou 150μg. Na dose de 100μg, não exerce efeito antagonista clinicamente detectável, comparando-se, nesse aspecto, com os progestogênios de terceira geração.

Quanto ao metabolismo dos carboidratos, o estrogênio causa aumento discreto da glicemia e dos triglicerídeos. Os progestogênios agem indiretamente nesse metabolismo, pois aumentam a resistência insulínica e reduzem a tolerância à glicose sem levar a um efeito clínico significativo. Como no perfil lipídico, a influência é dose e tipo-dependente. O levonorgestrel na dose de 250μg tem o maior impacto sobre o perfil insulinêmico, comparado ao próprio hormônio nas doses de 150 e 100μg ou ao desogestrel, ao gestodeno e à drospirenona. Esse efeito deverá ser considerado apenas no momento de escolha do contraceptivo diante de circunstâncias especiais, como em pacientes diabéticas.

O EE provoca aumento na síntese da SHBG e, por isso, tem efeito antiandrogênico, reduzindo os episódios de acne. Isso acontece em razão da androgenicidade do componente progestínico, da quantidade de androgênios endógenos que circulam livremente ou que estão ligados às proteínas hepáticas e da atividade da enzima 5α-redutase que converte a testosterona em diidrotestosterona. Além disso, provoca retardo na circulação intra-hepática da bile, determinando uma certa colestase intra-hepática.

O ganho de peso representa uma queixa comum entre as usuárias de contracepção hormonal. Os estudos avaliando mulheres de vários perfis no início e 3 meses após o uso de contraceptivo não demonstraram mudança no peso corporal.

Para o uso correto do COC atingir a máxima eficácia com a maior segurança é necessário:

- Iniciar o uso tomando a primeira pílula da primeira cartela no primeiro dia do ciclo, ingerindo diariamente no mesmo horário.
- As apresentações com 21 comprimidos serão tomadas por 21 dias. Existem algumas formulações com 28 pílulas, sete delas compostas de vitaminas e ferro, sem hormônio. A usuária desse tipo de produto não deve fazer pausa entre as cartelas. Há também apresentações com 22, 24 e 26 pílulas.
  - Ao terminar a cartela, deve-se fazer uma pausa de, no máximo, 7 dias, variando entre 4 e 7 dias. Vale ressaltar que a pausa pode ser inferior a 7 dias ou até mesmo não ocorrer, quando serão emendadas duas ou mais cartelas sem intervalo. Nesse caso, a usuária ficará sem menstruar pelo tempo em que ficar tomando continuamente as pílulas.
  - Evitar ao máximo qualquer esquecimento. No caso de esquecimento de um comprimido por menos de 24 horas, deve-se tomá-lo imediatamente, utilizando o seguinte no mesmo horário regular. Após 24 horas, preconiza-se a ingestão de duas drágeas no horário regular, tomando o restante das pílulas da maneira habitual.

Benefícios não contraceptivos

Há redução na dismenorrria e nos sintomas de tensão pré-menstrual (TPM), bem como no risco de desenvolver câncer de ovário e endométrio. Observa-se diminuição no volume da perda de sangue. Esse efeito é benéfico em pacientes com sangramento uterino anormal, melhorando quadros de anemia ao promover o controle do ciclo menstrual. Esse tipo de abordagem é útil para aumentar a aderência ao tratamento e melhorar as taxas de continuação dos contraceptivos hormonais.

As doenças benignas da mama, incluindo fibroadenoma e alterações císticas, ocorrem com menos frequência nas usuárias de COC. Cistos ovarianos funcionais não alteram sua incidência, mas se observa diminuição nos cistos de corpo lúteo. As taxas de gestação ectópica também se encontram reduzidas entre as pacientes que usam COC. Em mulheres na perimenopausa, os COC podem manter a DMO e reduzir, assim, o risco de fratura na pós-menopausa.

O Quadro 27.7 traz o resumo dos principais efeitos associados aos COC.

Efeitos adversos

O sangramento vaginal irregular, um sintoma frequente associado aos COC, afeta aproximadamente 30% a 50% das usuárias durante os primeiros 3 meses de uso, diminuindo a probabilidade de sua ocorrência ao longo do tempo. É mais frequente com formulações de 20μg de EE do que com as que apresentam 30 ou 35μg e nos primeiros ciclos de mu-

Quadro 27.7 Benefícios e riscos dos COC

Efeitos desejáveis comprovados	Efeitos desejáveis potenciais	Efeitos indesejáveis comprovados	Efeitos indesejáveis potenciais

Contracepção efetiva
Menstruações com menos volumes e menos dolorosas
Risco reduzido de:
  Ca ovário
  Ca endométrio
  Gravidez ectópica
Melhora:
  Sintomas da SDPM*
  Acne**
  SUA*
	Risco reduzido de:
	  Ca colorretal
	  Ca em geral
	  DIP
		Risco aumentado de:
		  TEV
		  TEA
		Efeitos adversos transitórios:
		  Náuseas
		  Aumento da sensibilidade da mama
		  Cefaleia
		  Acne
		  Diminuição da libido
		  Alterações do comportamento
		  Sangramento menstrual não programado
			Risco aumentado de:
			  Ca cervical
			  Ca mama

*Um COC específico.
**COC específicos.
DIP: doença inflamatória pélvica; SDPM: síndrome disfórica pré-menstrual; TEA: tromboembolismo arterial; TEV: tromboembolismo venoso.

lheres com regime de uso estendido. Nesse caso, as pacientes podem interromper o uso das pílulas ativas por 3 dias, induzindo sangramento de supressão hormonal, e depois retornar ao esquema habitual, o que tem auxiliado o controle desse tipo de sintoma.

Cefaleias são comuns em muitas usuárias, mas não há evidências de que o uso de COC possa contribuir para o surgimento desse sintoma. A piora no quadro de dor deve ser sempre avaliada por um especialista. Se a paciente tiver histórico de enxaqueca com aura, o método deve ser contraindicado em virtude do risco de acidente vascular cerebral (AVC). Em mulheres com mais de 35 anos de idade e com cefaleia, a contracepção combinada deve ser evitada. Quando a cefaleia acontece somente no período do sangramento de supressão, uma alternativa seria eliminar o ILH.

O risco aumentado de eventos tromboembólicos está relacionado com o componente estrogênico do COC. Preparações com doses <35µg apresentam risco mais baixo do que os contraceptivos originais, porém a incidência de tromboembolismo permanece alta. Não há evidência de que o risco de trombose varie de acordo com o tipo de progestogênio. Em mulheres saudáveis no período reprodutivo, o risco de TVE fica em torno de 1 a 5 mulheres para cada 10 mil mulheres/ano. Entre as usuárias de COC, o risco absoluto de TVE permanece baixo, em média 3 a 9 casos por 10 mil mulheres/ano. O risco de TVE em pacientes que usam COC é significativamente inferior ao de pacientes grávidas (5 a 20 por 10 mil mulheres/ano) ou pós-parto (40 a 65 por 10 mil mulheres/ano) como mostrado na Figura 27.2.

Nos últimos anos, muitos artigos tentaram demonstrar a relação entre os possíveis fatores de risco para tromboembolismo e o uso de CO. Um parâmetro importante dessa associação estaria relacionado com o componente progestínico. Os progestogênios mais seletivos, como gestodeno, desogestrel e drospirenona, não interferem negativamente sobre a ação estrogênica, ao contrário dos menos seletivos, como o levonorgestrel. Desse modo, é possível supor que os anticoncepcionais "mais estrogênicos" contêm progestogênios mais seletivos e, portanto, com maior risco de alterações no sistema de coagulação, apresentando maior taxa de eventos tromboembólicos.

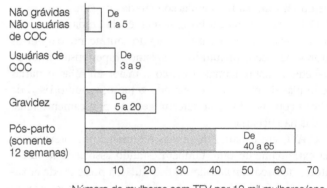

Figura 27.2 Risco de tromboembolismo venoso em mulheres na idade reprodutiva. Nota: os dados de gravidez se baseiam na duração real da gravidez nos estudos de referência. Quando se utiliza como base um modelo que assume duração de 9 meses para a gravidez, a taxa é de 7 a 27/10.000 mulheres/ano. (Adaptada de U.S. Food and Drug Administration. FDA Drug Safety Communication: Updated information about the risk of blood clots in women taking birth control pills containing drospirenone. Available at http://www.fda.gov/Drugs/DrugSafety/ucm299305.)

Estudos recentes demonstraram que os contraceptivos contendo o progestogênio de segunda geração – levonorgestrel – apresentam menos risco de TVP e TEP quando comparados àqueles contendo progestogênios de terceira geração, como o desogestrel e o gestodeno, e também às pílulas combinadas com drospirenona e acetato de ciproterona. Esses dados devem ser interpretados com cautela, pois há questões metodológicas controversas envolvendo esses estudos, principalmente quanto à dose utilizada dos progestogênios, às características das pacientes avaliadas e ao modo como foram diagnosticados os eventos. Cabe ressaltar que existem estudos que não demonstraram diferenças significativas entre as taxas de TEV em usuárias de COC contendo levonorgestrel comparadas com as que usavam progestogênios de terceira geração e drospirenona.

A troca de COC sem a interrupção do método não está associada a risco inicial maior de TEV. No entanto, o risco de TEV aumenta em usuárias que reiniciam o mesmo COC ou o trocam após um intervalo sem pílula de 4 semanas ou mais.

O uso de COC estaria contraindicado por recomendações atuais em pacientes de alto risco para o desenvolvimento de tromboembolismo, como mulheres com história prévia desse evento, mulheres no pós-parto imediato, mulheres submetidas a cirurgia prolongada e aquelas portadoras de trombofilias hereditárias.

Com relação às trombofilias, o clínico deverá avaliar os riscos com base no tipo de trombofilia e sua associação a outros fatores de risco presentes, como a coexistência de outras trombofilias, obesidade, idade e a ocorrência de eventos diante de outros períodos de exposição hormonal. O rastreamento de trombofilias não é recomendado antes do início de um método hormonal na população usuária em geral.

O infarto do miocárdio tem incidência ainda menor em jovens, observando-se a associação do contraceptivo a outros fatores de risco, incluindo tabagismo, hipertensão arterial, diabetes e dislipidemias. O risco é maior entre as usuárias de pílulas de primeira ou segunda geração, sendo o risco de infarto com as pílulas de terceira geração praticamente igual ao das não usuárias.

O AVC em usuárias de pílulas representa um intercorrência extremamente rara, também estando associado a outros fatores de risco e, nas usuárias de pílulas, à presença de enxaqueca com aura. Não existem evidências de maior associação aos diferentes compostos.

Não existem evidências que embasem a associação significativa entre o aumento de risco de câncer de mama e o uso de anticoncepcionais orais. Quanto ao câncer de colo do útero, observa-se aumento na incidência do tipo invasor diretamente associado ao uso prolongado com risco relativo de 1,90 entre as usuárias por mais de 5 anos. Esse risco diminui com a interrupção do método, retornando ao nível das não usuárias após 10 anos.

Contraceptivo em adesivo

O adesivo transdérmico apresenta uma superfície de 20cm^2 e contém 750mg de EE e 6mg de norelgestromina (NGMN), ocorrendo a liberação diária de 20mg de EE e 150mg de NGMN, o qual é convertido em levonorgestrel mediante o metabolismo hepático. A concentração total média de EE em usuárias do adesivo é 60% maior do que em usuárias de COC com 35mg de EE; entretanto, o pico de EE é 25% menor do que pela via oral, o que o torna comparável a um COC de 50mg de EE.

Os adesivos apresentam as mesmas eficácia (índice de Pearl de 0,7), contraindicações e perfil de efeitos adversos dos COC. Sua principal vantagem é a comodidade de uso. Outras potenciais vantagens em relação à via oral seriam a ausência do metabolismo de primeira passagem hepática, os níveis plasmáticos mais estáveis (sem picos e quedas) e a facilidade de uso por pacientes com dificuldades de deglutição. Cabe lembrar ainda, entre as vantagens do adesivo transdérmico, seu uso em pessoas portadoras de síndromes disabsortivas intestinais, assim como naquelas que foram submetidas a cirurgias bariátricas, condição cada vez mais frequente. As pacientes que foram submetidas à cirurgia bariátrica são beneficiadas com o método após a perda de peso inicial (o peso corporal deve ser <90kg).

O emprego da via transdérmica acarreta o risco de eventos tromboembólicos, à semelhança do observado com a via oral. Alguns estudos demonstraram maior incidência em usuárias de adesivo do que em usuárias de CO. Vale lembrar que esse estudo comparou novas usuárias de adesivo com mulheres que já usavam fórmulas orais. Certamente, isso contribuiu para o maior risco encontrado nas usuárias de adesivo, pois há evidências suficientes demonstrando que o risco de TEV é maior nos primeiros meses de uso para qualquer contracepção hormonal combinada.

Esse tipo de contraceptivo deve ser iniciado no primeiro dia do ciclo menstrual – dia do primeiro adesivo – e, se iniciado fora desse período (momento da prescrição), outro método deve ser associado por um período de 7 dias.

Anéis vaginais

Esse método se encontra disponível há algum tempo no Brasil. Trata-se de um anel flexível com diâmetro externo de 54mm e espessura de 4mm que contém etonogestrel e EE. Colocado na vagina, libera em média, diariamente, 120µg de etonogestrel e 15µg de EE.

O regime de uso desse contraceptivo envolve sua colocação na vagina, onde deve permanecer por 3 semanas e então removido, permanecendo a paciente 7 dias sem o anel. Após esse período, um novo anel deverá ser colocado, ou seja, em um regime de uso igual ao das pílulas combinadas. Seu mecanismo de ação é igual ao das pílulas, inibindo a ovulação. Proporciona excelente controle do ciclo, sendo raros os sangramentos anormais. Sua eficácia se expressa por um índice de Pearl de 0,65.

Comparativamente às pílulas, o anel apresenta como vantagem a fácil inserção, tornando-se muito conveniente por diminuir o risco de esquecimento e ser de absorção vaginal, não apresentando a primeira passagem pelo fígado e liberando os hormônios diretamente na circulação sistêmica, o que promove menor impacto metabólico. As desvantagens relacionadas e responsáveis por 3,6% de descontinuidade do uso são sensação de corpo estranho e desconforto vaginal associados a problemas coitais e preocupações com a expulsão do anel.

Contraceptivos orais apenas com progestogênios

Os contraceptivos apenas com progestogênios são também conhecidos como minipílulas e consistem em comprimidos administrados por via oral que contêm doses baixas de um progestogênio sem a adição de estrogênio. São indicados preferencialmente quando há contraindicação absoluta ou relativa ao uso de estrogênios, como, por exemplo, durante a amamentação e em situações de risco para eventos tromboembólicos, entre outros.

No Brasil são encontradas as seguintes formulações:

- Noretisterona (350µg).
- Levonorgestrel (30µg).
- Linestrenol (500µg).
- Desogestrel (75µg).

Mecanismo de ação

O mecanismo de ação dos CO à base apenas de progesterona varia de acordo com a paciente e se caracteriza por capacidade de supressão da ovulação, espessamento do muco cervical e indução da atrofia endometrial. Ao contrário dos COC, a ovulação não é consistentemente suprimida com o CO de 0,35mg de noretisterona; assim, a ação dos progestogênios no muco cervical e no endométrio se torna um importante fator na prevenção da concepção.

Em contraste com a noretisterona, o desogestrel consegue inibir a ovulação, e sua eficácia contraceptiva é tão elevada quanto a dos COC. A inibição da ovulação com essa formulação é mantida mesmo com um atraso de até 12 horas na ingestão diária, e o retorno da ovulação leva pelo menos 7 dias após o esquecimento ou o atraso em sua administração. Essas propriedades diferenciam a pílula contendo desogestrel das demais composições de CO com progestogênio.

A medicação deve ser utilizada diariamente, sempre no mesmo horário e sem pausas, até mesmo durante eventual sangramento como o da menstruação, para maximizar a eficácia contraceptiva. Cabe salientar que não se deve exceder a 3 horas de atraso na tomada diária em virtude do risco de falha, com exceção das pílulas contendo 75µg de desogestrel, quando este intervalo poderá atingir até 12 horas sem prejuízo da eficácia.

Os CO contendo apenas progestogênio devem ser iniciados nos primeiros 5 dias da menstruação sem a necessidade de contracepção adicional. Se forem iniciados em qualquer momento do ciclo, desde que a paciente não esteja grávida, outro método deverá ser utilizado nos primeiros 2 dias de uso. Um contraceptivo de reserva deve ser utilizado durante pelo menos 2 dias se o anticoncepcional oral de progestina for tomado com mais de 3 horas de atraso ou esquecido em qualquer dia. A paciente deverá voltar a tomar a dose diária o mais rapidamente possível.

No caso de aborto induzido ou espontâneo, os CO de progestina devem ser iniciados imediatamente ou dentro de 7 dias após o evento. Se não forem administrados imediatamente após o aborto, as mulheres devem adotar anticoncepção alternativa ou abstinência por 2 dias. Após o parto, as pílulas de progestogênio podem ser iniciadas a qualquer momento, incluindo o pós-parto imediato em mulheres que amamentam e nas que não amamentam. Quando ultrapassados os primeiros 21 dias pós-parto, se a mulher estiver em amenorreia lactacional e não estiver usando método contraceptivo, deve ser orientada a usar por 2 dias outro método associado ao início do contraceptivo à base de progestogênio.

Efeitos colaterais

Estudos ultrassonográficos demonstraram que os cistos foliculares são mais comuns entre as usuárias de CO com progestogênio e podem surgir em qualquer período de uso. Não é necessária intervenção em mulheres assintomáticas, a não ser orientação e acompanhamento. Se um ultrassom de seguimento em 6 a 8 semanas demonstrar a resolução ou a diminuição do tamanho dos cistos foliculares, não é necessária uma nova avaliação.

Os efeitos secundários das pílulas de progestogênio, além das alterações nos padrões de sangramento, são relativamente raros. O ganho de peso não foi documentado objetivamente, e a cefaleia é incomum.

Sangramento não programado, *spotting* e amenorreia são padrões menstruais comuns durante o uso desses progestogênios e dependem da resposta individual de cada paciente. A falta de supressão da ovulação afeta o padrão de sangramento causado pela produção ovariana de estradiol e progesterona. Um teste de gravidez é apropriado para usuárias que apresentam náusea, sensibilidade mamária, mudança no padrão menstrual ou dor pélvica.

Os CO apenas com progestogênios reduzem o risco geral de gravidez ectópica e de gravidez intrauterina. Apresentam pouco impacto no metabolismo dos carboidratos e não afetam a DMO. Alguns estudos mostram que o uso do método oral de progestogênio protege contra pequenas perdas reversíveis na DMO que ocorrem durante a lactação.

Os progestogênios geralmente suprimem o crescimento endometrial, mas há poucos dados epidemiológicos sobre o efeito desses CO no risco de câncer endometrial ou de qualquer tipo de câncer.

Uso durante a amamentação

O CO à base de progestina não interfere na qualidade ou na quantidade do leite materno, e não foi observado qualquer impacto adverso no crescimento do lactente. Recomenda-se iniciar a administração em lactantes até 6 semanas após o parto. Com base na ausência de dados que sugiram danos à mãe ou ao recém-nascido e nos benefícios anticoncepcionais do início precoce, alguns especialistas recomendam iniciá-lo antes da alta hospitalar ou, o mais tardar, na terceira semana pós-parto, independentemente do estado de lactação.

Benefícios e eficácia

Os benefícios apresentados pela contracepção apenas à base de progestogênio são a diminuição da dismenorreia, o menor risco de DIP e a redução dos sintomas de tensão pré-menstrual e da mastalgia.

A eficácia contraceptiva é maior durante o período da lactação com as fórmulas que não contêm desogestrel. Quando as pílulas são tomadas de modo correto, ocorre menos de uma gravidez para cada 100 mulheres que usam esse contraceptivo durante o primeiro ano (9 para cada 1.000 mulheres). A taxa de falha com o uso típico é de 3% a 5%.

Terceira linha – Eficaz (18 ou mais gravidezes por 100 mulheres em 1 ano): métodos de barreira, amenorreia, métodos relacionados com o coito

Métodos de barreira

Os métodos de barreira são assim denominados por bloquearem a ascensão dos espermatozoides para a cavidade uterina, impedindo a fecundação. Podem ser classificados, quanto a seu mecanismo de ação principal, em barreira mecânica, química ou mista. No Quadro 27.8 estão listados os representantes de cada categoria.

Todos os métodos de barreira, além do efeito contraceptivo, podem ajudar a prevenir as DST. Apenas o condom feminino e o masculino oferecem uma proteção contra essas doenças, inclusive o HIV/AIDS; portanto, seu uso deve ser incentivado independentemente da escolha de outro método anticoncepcional.

Preservativo masculino

Conhecido popularmente como camisinha ou, nos países de língua inglesa, condom, constitui um invólucro para o pênis, fino e elástico, a maior parte disponível em látex, em poliuretano e em membrana animal. Encontra-se disponível em espessuras, dimensões e formatos variáveis.

Seu uso exige alguns cuidados que, embora pareçam óbvios, nem sempre são respeitados, ocasionando falhas desastrosas. Entres esses cuidados estão:

- ser de boa qualidade;
- estar íntegro;
- abrir corretamente o invólucro, evitando comprometer a integridade do condom;
- colocá-lo sempre antes de qualquer penetração, com o pênis em ereção, tendo o cuidado de retirar o ar da pequena bolsa existente em sua extremidade fechada, destinada à deposição do esperma ejaculado;
- evitar manobras que possam causar a ruptura do material de que é constituído;
- retirar o pênis da vagina ainda com boa ereção, evitando, assim, o extravasamento de esperma;
- usar apenas uma vez e descartá-lo.

O uso do condom não provoca efeitos colaterais, salvo em raros casos de alergia ao material que o constitui. A taxa de falha varia de 3% a 14% no primeiro ano (3 a 14 gestações por 100 mulheres/ano).

Quadro 27.8 Exemplos de métodos de barreira

Barreira mecânica	Preservativo masculino Preservativo feminino
Barreira química	Espermicidas Esponjas
Barreira mista	Diafragma Capuz cervical

Preservativo feminino

O preservativo feminino consiste em um aparelho em formato de tubo com uma de suas extremidades obliterada por um diafragma, circunscrito por um anel flexível, e a outra aberta e também circunscrita por um anel flexível. É feito de poliuretano macio. A extremidade fechada deve ser introduzida na vagina e alcançar o fundo, enquanto a aberta fica para fora, em contato com a vulva, e seu anel tem a finalidade de mantê-la aberta para possibilitar a penetração do pênis, como mostrado na Figura 27.3.

O condom deve ser colocado antes da relação sexual, não importando o tempo gasto para isso. Tem a vantagem de estar sob o controle total da mulher e a desvantagem de exigir treinamento para correta inserção, demandando, por isso, orientação prévia.

Para o uso correto são necessários:

- cuidados para não comprometer a integridade do aparelho;
- deve ser usado uma única vez e descartado;
- precaução no momento da penetração, certificando-se de que o pênis se encontra em seu interior, já que a penetração peniana fora do condom é a principal causa de falha contraceptiva do método.

As críticas ao método se baseiam no desconforto, no fato de o condom feminino se movimentar durante o coito, o

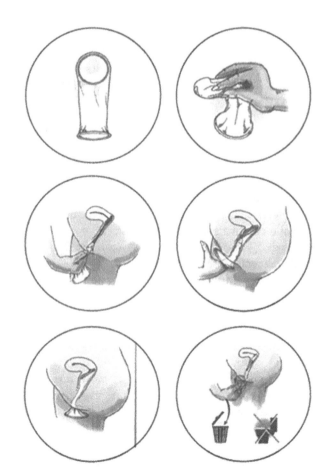

Figura 27.3 Preservativo feminino.

que pode tornar ruidoso o ato sexual, a redução na sensibilidade à penetração e o preço (é mais caro do que o similar masculino).

Espermicidas

Os espermicidas são substâncias químicas introduzidas na vagina que atuam como barreira ao acesso dos espermatozoides ao trato genital superior. Encontram-se disponíveis em diversas composições, sendo mais usados na forma de cremes, geleias, comprimidos, tabletes e espuma. Promovem a dissolução dos componentes lipídicos da membrana celular dos espermatozoides, assim como de outros organismos que causam DST, provocando sua inativação ou morte. Além disso, dependendo de sua apresentação, agem fisicamente, bloqueando o trajeto a ser percorrido pelo espermatozoide. O produto espermaticida à base de nonoxinol-9 a 2% (N-9) é o mais amplamente utilizado no Brasil e no mundo.

Os espermicidas têm baixa eficácia contraceptiva quando usados isoladamente, mas aumentam bastante a eficácia de outros métodos de barreira quando usados em associação.

A taxa de gravidez é de 15% a 25% (índice de gestações em 100 mulheres/ano).

Para seu uso correto é necessária a adoção de algumas medidas, como:

- devem ser colocados o mais próximo possível da cérvice;
- os supositórios, tabletes, filmes ou comprimidos devem ser colocados cerca de 15 minutos antes da relação para que possam se dissolver e liberar a substância ativa;
- como apresentam efetividade por no máximo 2 horas, a relação deve ocorrer nesse intervalo de tempo. Para novas relações, novas aplicações devem ser feitas.

O N-9 pode provocar lesões (fissuras/microfissuras) na mucosa vaginal e retal, dependendo da frequência de uso e do volume aplicado. A OMS recomenda que as mulheres que apresentam risco aumentado para DST/HIV, especialmente as que têm muitas relações sexuais diárias, não devem usar métodos contraceptivos que contenham o N-9 a 2%.

Entre as usuárias desse método é observado aumento na incidência de candidíase genital, vaginose bacteriana e infecções do trato urinário.

Em 1% a 5% das usuárias, podem provocar irritação ou alergia na vagina ou no pênis.

Esponjas

As esponjas são dispositivos pequenos, macios e circulares de poliuretano contendo espermicida (1g de N-9), colocados no fundo da vagina de modo a recobrir o colo uterino, funcionando como um método anticoncepcional de barreira cervical e impedindo a ascensão do espermatozoide da vagina até a cavidade uterina. Em um dos modelos disponíveis, apresenta em um dos lados uma depressão que se adapta ao colo uterino e do lado oposto uma alça para remoção. Antes da introdução vaginal, a esponja deve ser umedecida com água filtrada espremida para distribuir o espermicida.

Esse método permanece eficaz por 24 horas após a inserção, independentemente do número de coitos. Após a última ejaculação, a esponja deve permanecer por no mínimo 6 horas, não devendo ser ultrapassadas 24 a 30 horas (o último coito deve acontecer no máximo na 24ª hora após a colocação).

As taxas de gravidez são de 9% a 20% nas nulíparas e de 20% a 40% nas multíparas (índice de gestações em 100 mulheres no primeiro ano).

As esponjas conferem baixa proteção contra DST, predispõem a corrimento vaginal intenso e de odor fétido, caso sejam deixadas por muito tempo no local, e à síndrome do choque tóxico, apesar de ser considerado evento raro.

Não são comercializadas no Brasil.

Diafragma

O diafragma consiste em uma fina membrana em formato de cúpula, constituída de borracha de látex ou silicone, sendo, portanto, côncavo-convexa, circundada por um anel flexível na borda, que tem a finalidade de lhe conferir memória de forma. Esse anel é circular quando em repouso e assume a forma de 8 quando comprimido adequadamente, proporcionando as condições necessárias para ser inserido na cavidade vaginal. Tem a capacidade de retornar ao formato original quando liberado, promovendo uma barreira mecânica entre a vagina e o colo do útero.

Os diafragmas podem variar em modelo, tamanho (correspondente ao diâmetro da borda em milímetros) e tipo de borda, sendo necessária a medição por profissional de saúde treinado para determinar o tamanho adequado a cada mulher. O prazo de validade do diafragma é, em média, de 5 anos. Seu diâmetro varia de 50mm (nº 50) a 105mm (nº 105).

Para o uso do diafragma é necessária a medida prévia da vagina para aquisição do aparelho adequado, além do treinamento da paciente para sua colocação e retirada. Sua inserção deve ser feita de modo a cobrir completamente a cérvice e a parede anterior da vagina. Por isso, a paciente deve examinar-se para conferir se o aparelho está corretamente posicionado após a inserção. Se o diafragma escolhido for o correto, sua borda superior se encaixará perfeitamente atrás do púbis e, se corretamente aplicado, não deverá causar desconforto. No entanto, não há dados sobre a correlação entre o ajuste adequado e uma melhor eficácia do método.

O único modelo comercializado no Brasil é o Semina®.

Recomenda-se que o diafragma seja usado em associação a um creme ou geleia espermicida para aumentar a eficácia contraceptiva, além de proporcionar lubrificação para facilitar sua colocação.

As desvantagens desse método são a possibilidade de provocar alterações na microbiota vaginal e aumentar a ocorrência de vaginoses, aumentar a incidência de infecções urinárias, especialmente se o diafragma tiver um diâmetro maior do que o necessário, e causar reações alérgicas na paciente. Não deve ser usado por mulheres com alterações anatômicas do tipo prolapso genital em razão da dificuldade de adaptação.

As orientações para o uso correto do diafragma seriam as seguintes:

- o espermicida deve ser colocado na concavidade do diafragma em quantidade suficiente para preencher a metade;
- a relação sexual deve ocorrer no intervalo de 1 a 2 horas após sua inserção;
- havendo retardo na relação ou mais de um intercurso, deve ser aplicada nova dose de espermicida;
- o diafragma deve permanecer na vagina, após a última relação mantida, por pelo menos 6 horas e não deve permanecer por mais de 24 horas;
- após a relação, a higiene deve restringir-se à vulva, não devendo ser realizado qualquer tipo de higiene intravaginal, como ducha;
- após retirado da vagina, o diafragma deve ser lavado com água e sabão neutro, sem perfume, seco e polvilhado com talco sem perfume ou amido de milho e guardado em local seco e ao abrigo da luz, verificando anteriormente contra a luz a existência de furos ou defeitos;
- não devem ser utilizados lubrificantes derivados do petróleo, como vaselina, pois podem provocar corrosão e destruição do diafragma;
- após grandes variações no peso corporal ou a ocorrência de parto vaginal e a recuperação completa, deve ser reavaliado o tamanho a ser usado, podendo ocorrer alterações que exijam a troca.

A taxa de gravidez é de 13% a 17% (índice de gestações em 100 mulheres no primeiro ano).

Capuz cervical

O capuz cervical é um dispositivo feito de silicone macio, durável, hipoalergênico, em formato de taça, que se encaixa em torno do colo do útero, entrando em contato com as paredes vaginais. É usado com espermicida, que deve preencher a metade de sua concavidade ao ser inserido.

Os capuzes cervicais se encontram disponíveis em quatro tamanhos. O capuz a ser usado terá o tamanho estimado pelo médico em exame ginecológico.

Para ser usado, a paciente deve treinar sua colocação e retirada com os dedos, além de avaliar e reconhecer o local correto do aparelho. O capuz pode permanecer no local por 24 horas, possibilitando várias relações sexuais sem adição de novas doses de espermicida. Só deverá ser retirado 6 horas após o último coito.

As taxas de gravidez são de 9% a 20% em nulíparas e de 26% a 40% em multíparas (índice de gestações em 100 mulheres no primeiro ano).

O capuz cervical não está disponível no mercado brasileiro.

O diafragma e o capuz cervical podem reduzir o risco de lesões malignas do colo do útero.

As prescrições do diafragma e do capuz cervical se tornaram menos frequentes em todo o mundo.

Amenorreia lactacional

A amenorreia da lactação é um método eficaz de controle de natalidade, sendo considerado o mais eficaz nessa categoria. As reduzidas taxas de insucesso (2%) se restringem às mulheres que amamentam exclusivamente durante os primeiros 6 meses pós-parto e que permanecem amenorreicas. Após esse período, a proteção contra a gravidez diminui e a ovulação geralmente retorna antes da primeira menstruação.

Mecanismo de ação

A prolactina inibe a pulsatilidade das gonadotrofinas, e as mulheres que amamentam permanecem tipicamente amenorreicas durante um período de tempo variável após o parto. A frequência mais alta e a maior duração da amamentação contribuem para a supressão menstrual e estão estreitamente correlacionadas com a anovulação e a amenorreia.

Abstinência periódica e métodos relacionados com o coito

Coito interrompido

Coitus interruptus (retirada) é um dos métodos comportamentais mais comumente usados. Mesmo para uso típico, funciona tão bem quanto muitos dos métodos de barreira femininos. Aconselhamento sobre o posicionamento coital é importante para o sucesso do método, devendo o homem aprender a detectar a ejaculação iminente e ser capaz de retirar o pênis da vagina da mulher e direcionar a ejaculação para longe de sua área genital, antes da liberação.

Abstinência periódica

Métodos de consciência da fertilidade são projetados para detectar quando uma mulher está sob risco maior de conceber em seu ciclo. Para que sejam eficazes, esses métodos devem levar em conta a sobrevida dos espermatozoides (5 a 7 dias) e a duração da capacidade de fertilização de um óvulo (24 horas). Tabelas para contar dias férteis e aplicativos podem ajudar uma mulher a acompanhar seus ciclos e calcular seus "dias de risco".

Esses métodos funcionam bem apenas quando os ciclos são razoavelmente regulares (26 a 32 dias). A técnica mais facilmente implementada sobre a consciência da fertilidade é o chamado método de 2 dias. Cada manhã, a mulher toca seu introito vaginal para determinar se há umidade e observar se o muco cervical está claro e filante (ovulatório) ou espesso e quebradiço (pós-ovulatório). O coito é recomendado somente quando o exame se mostra isento de todas as secreções por 2 dias consecutivos ou quando é constatada a presença de muco espesso.

A observação das variações da temperatura corporal também pode ser usada para identificar o período fértil. Logo após a ovulação, a progesterona promove a elevação da temperatura corporal em 0,2 a 0,5 grau. Na maioria das mulheres isso ocorre no meio do ciclo menstrual. Para utilizar esse método a mulher precisa verificar sua temperatura diariamente, da mesma maneira, no mesmo horário pela manhã, antes de sair da cama ou ingerir alimentos. Três dias após a elevação da temperatura, o casal pode ter relações livremente.

Esses métodos não conferem proteção contra DST e apresentam taxas de falha que vão de 4% com uso perfeito a 24% com uso típico.

Contracepção de emergência

A contracepção de emergência possibilita a prevenção da gravidez após um coito desprotegido, sendo costumeiramente chamada de pílula do dia seguinte. O método hormonal deve ser usado em até 72 horas após o coito, e sua eficácia depende dessa observação, aumentando de eficiência se for utilizado o mais precocemente possível.

No método de Yuzpe, desenvolvido em 1970, variam as formas e doses dos contraceptivos hormonais orais combinados que são capazes de inibir a ovulação quando utilizados de modo emergencial ainda na primeira fase do ciclo menstrual. Na segunda fase, após a ovulação, a contracepção de emergência atua impedindo a fecundação, alterando o transporte dos espermatozoides e do óvulo nas trompas de Falópio e modificando o muco cervical, tornando-o hostil à ascensão dos gametas masculinos e/ou interferindo na capacitação espermática. Portanto, não há comprovação de que esse seja um método que resulte em aborto.

A dose recomendada para a contracepção combinada é de 100μg de EE e 500μg de levonorgestrel, seguida por uma nova dose 12 horas depois. Esse método reduz a chance de uma gravidez indesejada e apresenta uma taxa média de gestação de 1,8%, porém, se o tratamento for iniciado nas primeiras 12 horas após o coito, a taxa é reduzida para 1,2%.

Se for utilizado um contraceptivo oral composto apenas por levonorgestrel, a dose utilizada é de 1,5mg em dose única ou fracionada em duas tomadas com intervalo de 12 horas. Uma dose única de levonorgestrel é tão eficaz quanto a dose fracionada e se mostra mais conveniente para as pacientes sem aumentar os efeitos adversos.

A eficácia de ambos os métodos é inversamente proporcional ao tempo decorrido da atividade sexual. Pode ser usado em até 120 horas após o coito desprotegido, porém se observa maior chance de falha do método após as primeiras 72 horas. A expectativa de ineficácia do levonorgestrel isolado, mesmo se usado entre o quarto e o quinto dia, é 2,7% menor do que a taxa média de falha do regime clássico de Yuzpe. Essa evidência reforça a recomendação de uso da contracepção de emergência com levonorgestrel até o quinto dia da relação sexual sem proteção, orientando adequadamente a paciente sobre os riscos.

Os contraceptivos utilizados em situações de emergência são efetivos e seguros para a maioria das mulheres que deles necessitam.

O anexo apresentado a seguir resume os principais pontos do critério de elegibilidade a serem seguidos para o uso dos principais métodos contraceptivos.

Leitura complementar

Westhoff C, Kerns J, Morroni C et al. Quick start: novel oral contraceptive initiation method. Contraception 2002; 66:141-5.

Centers for Disease Control and Prevention. U.S. selected practice recommendations for contraceptive use, 2013: adapted from the World Health Organization selected practice recommendations for contraceptive use, 2nd ed. MMWR Morb Mortal Wkly Rep 2013; 62:1-60.

Curtis KM, Tepper NK, Jamieson DJ, Marchbanks PA. Adaptation of the World Health Organization's Selected Practice Recommendations for Contraceptive Use for the United States. Contraception 2013; 87:513-6.

Curtis KM, Tepper NK, Jatlaoui TC et al. U.S. Medical Eligibility Criteria for Contraceptive Use, 2016. MMWR Recomm Rep 2016 Jul 29; 65(3):1-103.

SOGC Clinical Practice Guideline. Canadian Contraception Consensus. J Obstet Gynaecol Can 2015; 37(11).

SOGC Clinical Practice Guideline. Canadian Contraception Consensus (Part 3 of 4): Chapter 8 e Progestin-Only Contraception. J Obstet Gynaecol Can 2016; 38(3):279-300.

Finotti M. Manual de anticoncepção. São Paulo: Federação Brasileira das Associações de Ginecologia e Obstetrícia (FEBRASGO), 2015.

Allen RH, Kaunitz AW, Hickey M. Hormonal contraception. In: Williams textbook of endocrinology. 13. ed. Philadelhia-PA: Elsevier, 2016.

Schreiber CA, Barnhart K. Contraception. In: Strauss JF III, Barbieri RL. Yen and Jaffe's Reproductive endocrinology. Elsevier, 2014.

Secura GM, Allsworth JE, Madden T, Mullersman JL, Peipert JF. The Contraceptive CHOICE Project: reducing barriers to long-acting reversible contraception. Am J Obstet Gynecol Aug 2010; 203(2):115, e111-117.

Spain JE, Peipert JF, Madden T, Allsworth JE, Secura GM. The Contraceptive CHOICE Project: recruiting women at highest risk for unintended pregnancy and sexually transmitted infection. Journal of Women's Health Dec 2010; 19(12):2233-8.

McNicholas C, Madden T, Secura G, Peipert JF. The contraceptive CHOICE project round up: what we did and what we learned. Clin Obstet Gynecol 2014 Dec; 57(4):635-43.

Trussell J, Guthrie K. Lessons from the contraceptive CHOICE project: the Hull long-acting reversible contraception (LARC) initiative. J Fam Plann Reprod Health Care 2015 Jan; 41(1):60-3.

Organização das Nações Unidas. Conferência Internacional de População e Desenvolvimento – CIPD. Cairo, 1994.

Van Hylckama Vlieg A, Helmerhorst FM, Vandenbroucke JP, Doggen CJM, Rosendaal FR. The venous thrombotic risk of oral contraceptives, effects of oestrogen dose and progestogen type: results of the MEGA case-control study. BMJ 2009; 339:b2921.

Dinger JC, Heinemann LA, Kuhl-Habich D. The safety of a drospirenone-containing oral contraceptive: final results from the European Active Surveillance Study on oral contraceptives based on 142,475 women-years of observation. Contraception 2007; 75:344-54.

U.S. Food and Drug Administration. FDA Drug Safety Communication: Updated information about the risk of blood clots in women taking birth control pills containing drospirenone. Disponível em: http://www.fda.gov/Drugs/DrugSafety/ucm299305.

ANEXO Sumário dos critérios médicos de elegibilidade para uso de contraceptivo

Condição	Condição associada	DIU I	DIU C	SIU-LNG I	SIU-LNG C	Implante SC I	Implante SC C	AMP I	AMP C	POP I	POP C	COC I	COC C
Idade		Menarca até <20 anos: 2		Menarca até <20 anos: 2		Menarca até <18 anos: 1		Menarca até <18 anos: 2		Menarca até <18 anos: 1		Menarca até <40 anos: 1	
		≥20 anos: 1		≥20 anos: 1		18 a 45 anos: 1		18 a 45 anos: 1		18 a 45 anos: 1		≥40 anos: 2	
						>45 anos: 1		>45 anos: 2		>45 anos: 1			
Anormalidades anatômicas	a) Distorção cavidade uterina	4		4									
	b) Outras anormalidades	2		2									
Anemias	a) Talassemia	2		1		1		1		1		1	
	b) Doença falciforme	2		1		1		1		1		2	
	c) Anemia ferropriva	2		1		1		1		1		1	
Tumores ovarianos benignos	Incluindo cistos	1		1		1		1		1		1	
Doença de mama	a) Massa sem diagnóstico	1		2		2		2		2		2	
	b) Doença benigna de mama	1		1		1		1		1		1	
	c) História familiar de câncer	1		1		1		1		1		1	
	d) Câncer de mama												
	i) Atual	1		4		4		4		4		4	
	ii) História pessoal e sem evidências de doença por 5 anos	1		3		3		3		3		3	
Amamentação	a) <21 dias após parto					2		2		2		4	
	b) 21 a 30 dias após parto												
	i) com outros fatores de risco de TVE					2		2		2		3	
	ii) sem outros fatores de risco de TVE					2		2		2		3	
	c) 30 a 42 dias após parto												
	i) com outros fatores de risco de TVE					1		1		1		3	
	ii) sem outros fatores de risco de TVE					1		1		1		2	
	d) >42 dias após parto					1		1		1		2	
Câncer de colo uterino	Aguardando tratamento	4	2	4	2	2		2		1		2	
Ectrópio cervical		1		1		1		1		1		1	
Neoplasia intraepitelial cervical (NIC)		1		2		2		2		1		2	
Cirrose	a) Leve (compensada)	1		1		1		1		1		1	
	b) Grave (descompensada)	1		3		3		3		3		4	
Fibrose cística		1		1		1		2		1		1	
Trombose venosa profunda (TVP)/Embolia pulmonar (EP)	a) História de TVP/EP, sem anticoagulação												
	i) alto risco de recorrência de TVP/EP	1		2		2		2		2		4	
	ii) baixo risco de recorrência de TVP/EP	1		2		2		2		2		3	
	b) TVP/EP aguda	2		2		2		2		2		4	
	c) TVP/EP em anticoagulação por pelo menos 3 meses												
	i) alto risco de recorrência de TVP/EP	2		2		2		2		2		4	
	ii) baixo risco de recorrência de TVP/EP	2		2		2		2		2		3	
	d) História familiar (parentes de primeiro grau)	1		1		1		1		1		2	
	e) Cirurgia de grande porte												
	i) com imobilização prolongada	1		2		2		2		2		4	
	ii) sem imobilização prolongada	1		1		1		1		1		2	
	f) Cirurgia de pequeno porte sem imobilização	1		1		1		1		1		1	
Depressão		1		1		1		1		1		1	

(Continua)

Capítulo 27 Planejamento Familiar

ANEXO Sumário dos critérios médicos de elegibilidade para uso de contraceptivo (*continuação*)

Condição	Condição associada	DIU I	DIU C	SIU-LNG I	SIU-LNG C	Implante SC I	Implante SC C	AMP I	AMP C	POP I	POP C	COC I	COC C
Diabetes	a) História de diabetes gestacional	1		1		1		1		1		1	
	b) Sem vasculopatia												
	i) Não insulino-dependente	1		2		2		2		2		2	
	ii) Insulino-dependente	1		2		2		2		2		2	
	c) Nefropatia/retinopatia/neuropatia diabética	1		2		2		3		2		3/4	
	d) Outras vasculopatias ou diabetes por mais de 20 anos	1		2		2		3		2		3/4	
Dismenorreia	Grave	2		1		1		1		1		1	
Câncer de endométrio		4	2	4	2	1		1		1		1	
Hiperplasia de endométrio		1		1		1		1		1		1	
Endometriose		2		1		1		1		1		1	
Epilepsia	(avaliar interações medicamentosas)	1		1		1		1		1		1	
Doença da vesícula biliar	a) Sintomática												
	i) tratada por colecistectomia	1		2		2		2		2		2	
	ii) tratada por medicamentos	1		2		2		2		2		3	
	iii) atual	1		2		2		2		2		3	
	b) Assintomática	1		2		2		2		2		2	
Doença trofoblástica gestacional (DTG)	a) Suspeita DTG (imediatamente após esvaziamento)												
	i) Tamanho uterino de 1º trimestre	1		1		1		1		1		1	
	ii) Tamanho uterino de 2º trimestre	2		2		1		1		1		1	
	b) DTG confirmada												
	i) Níveis de HCG indetectáveis ou compatíveis com não gravidez	1	1	1	1	1		1		1		1	
	ii) Níveis de HCG em declínio	2	1	2	1	1		1		1		1	
	iii) Níveis de HCG persistentemente elevados ou doença maligna, sem evidências ou suspeita de doença intrauterina	2	1	2	1	1		1		1		1	
	iv) Níveis de HCG persistentemente elevados ou doença maligna com evidências ou suspeita de doença intrauterina	4	2	4	2	1		1		1		1	
Cefaleias	a) Sem enxaqueca (leve ou grave)	1		1		1		1		1		1	
	b) Com enxaqueca												
	i) sem aura (inclui enxaqueca menstrual)	1		1		1		1		1		2	
	ii) com aura	1		1		1		1		1		4	
História de cirurgia bariátrica	a) Procedimentos restritivos	1		1		1		1		1		1	
	b) Procedimentos malabsortivos	1		1		1		1		3		COC: 3 / P/A: 1	
História de colestase	a) Relacionada com a gravidez	1		1		1		1		1		2	
	b) História de associação de COC	1		2		2		2		2		3	
História de hipertensão arterial durante a gravidez		1		1		1		1		1		2	
História de cirurgia pélvica		1		1		1		1		1		1	
HIV	a) Alto risco para HIV	2	2	2	2	1		1		1		1	
	b) Infecção por HIV					1		1		1		1	
	i) Clinicamente bem e em terapia antirretroviral (TARV)	1	1	1	1	Se em tratamento, avaliar interações medicamentosas							
	ii) Clinicamente comprometido ou sem terapia antirretroviral (TARV)	2	1	2	1	Se em tratamento, avaliar interações medicamentosas							

(*Continua*)

ANEXO Sumário dos critérios médicos de elegibilidade para uso de contraceptivo (*continuação*)

Condição	Condição associada	DIU I	DIU C	SIU-LNG I	SIU-LNG C	Implante SC I	Implante SC C	AMP I	AMP C	POP I	POP C	COC I	COC C
Hipertensão arterial (HAS)	a) HAS bem controlada	1		1		1		2		1		3	
	b) Níveis pressóricos elevados												
	i) Sistólica 140 a 159 ou diastólica 90 a 99	1		1		1		2		1		3	
	ii) Sistólica ≥160 ou diastólica ≥100	1		2		2		3		2		4	
	c) Vasculopatia	1		2		2		3		2		4	
Doença inflamatória intestinal	Retocolite ulcerativa ou doença de Crohn	1		1		1		2		2		2/3	
Doença isquêmica cardíaca	História atual	1		2	3	2	3	3		2	3	4	
Portador de mutações trombogênicas		1		2		2		2		2		4	
Tumor hepático	a) Benigno												
	i) Hiperplasia nodular focal	1		2		2		2		2		2	
	ii) Adenoma hepatocelular	1		3		3		3		3		4	
	b) Maligno (hepatoma)	1		3		3		3		3		4	
Malária		1		1		1		1		1		1	
Múltiplos fatores de risco para doença cardiovascular aterosclerótica	Por exemplo: idade avançada, tabagismo, diabetes, HAS, HDL baixo, LDL alto ou hipertrigliceridemia	1		2		2		3		2		3/4	
Esclerose múltipla	a) Com imobilidade prolongada	1		1		1		2		1		3	
	b) Sem imobilidade prolongada	1		1		1		2		1		1	
Obesidade	a) IMC ≥30kg/m²	1		1		1		1		1		2	
	b) Menarca até <18 anos e IMC ≥30kg/m²	1		1		1		2		1		2	
Câncer de ovário		1		1		1		1		1		1	
Paridade	a) Nulípara	2		2		1		1		1		1	
	b) Não nulípara	1		1		1		1		1		1	
História de gravidez ectópica		1		1		1		1		2		1	
Doença inflamatória pélvica (DIP)	a) História pregressa												
	i) Com gravidez subsequente	1	1	1	1	1		1		1		1	
	ii) Sem gravidez subsequente	2	2	2	2	1		1		1		1	
	b) Atual	4	2	4	2	1		1		1		1	
Cardiomiopatia periparto	a) Comprometimento da função cardíaca ausente ou leve												
	i) <6 meses	2		2		1		1		1		4	
	ii) ≥6 meses	2		2		1		1		1		3	
	b) Comprometimento da função cardíaca moderado ou grave	2		2		2		2		2		4	
Pós-aborto	a) 1º trimestre	1		1		1		1		1		1	
	b) 2º trimestre	2		2		1		1		1		1	
	c) Imediatamente após aborto séptico	4		4		1		1		1		1	
Pós-parto (sem amamentação)	a) <21 dias					1		1		1		4	
	b) 21 a 42 dias												
	i) Com outros fatores de risco para TEV					1		1		1		3	
	ii) Sem outros fatores de risco para TEV					1		1		1		2	
	c) ≥42 dias					1		1		1		1	
Pós-parto (com ou sem amamentação, incluindo cesariana)	a) <10 minutos saída da placenta												
	i) com amamentação	1		2									
	ii) sem amamentação	1		1									
	b) 10 minutos após saída da placenta até 4 semanas	2		2									
Gravidez		4		4		NA		NA		NA		NA	

(*Continua*)

Capítulo 27 Planejamento Familiar

ANEXO Sumário dos critérios médicos de elegibilidade para uso de contraceptivo (*continuação*)

Condição	Condição associada	DIU I	DIU C	SIU-LNG I	SIU-LNG C	Implante SC I	Implante SC C	AMP I	AMP C	POP I	POP C	COC I	COC C
Artrite reumatoide	a) Em terapia imunossupressora	2	1	2	1	1		2/3		1		2	
	b) Sem terapia imunossupressora	1		1		1		2		1		2	
Esquistossomose	a) Não complicada	1		1		1		1		1		1	
	b) Fibrose hepática	1		1		1		1		1		1	
Doenças sexualmente transmissíveis (DST)	a) Cervicite purulenta ou infecção por clamídia ou infecção por gonococo atual	4	2	4	2	1		1		1		1	
	b) Vaginite (incluindo tricomoníase ou vaginose bacteriana)	2	2	2	2	1		1		1		1	
	c) Outros fatores associados às DST	2	2	2	2	1		1		1		1	
Tabagismo	a) Idade <35 anos	1		1		1		1		1		2	
	b) Idade ≥35 anos, <15 cigarros/dia	1		1		1		1		1		3	
	c) Idade ≥35 anos, ≥15 cigarros/dia	1		1		1		1		1		4	
Transplante de órgão sólido	a) Complicado	3	2	3	2	2		2		2		4	
	b) Não complicado	2		2		2		2		2		2	
Acidente vascular cerebral (AVC)	História	1		2		2	3	3		2	3	4	
Doença venosa superficial	a) Varizes	1		1		1		1		1		1	
	b) Trombose venosa superficial (atual ou história)	1		1		1		1		1		3	
Lúpus eritematoso sistêmico (LES)	a) Anticorpos antifosfolípides positivos ou desconhecidos	1	1	3		3		3	3	3		4	
	b) Trombocitopenia grave	3	2	2		2		3	2	2		2	
	c) Terapia imunossupressora	2	1	2		2		2	2	2		2	
	d) Nenhuma das condições acima	1	1	2		2		2	2	2		2	
Doença tireoidiana	Bócio simples/hipertireoidismo/hipotireoidismo	1		1		1		1		1		1	
Tuberculose (avaliar interações medicamentosas)	a) Extrapélvica	1	1	1	1	1		1		1		1	
	b) Pélvica	4	3	4	3	1		1		1		1	
Sangramento vaginal sem causa definida		4	2	4	2	3		3		2		2	
Miomas uterinos		2		2		1		1		1		1	
Doença valvar cardíaca	a) Não complicada	1		1		1		1		1		2	
	b) Complicada	1		1		1		1		1		4	
Padrão de sangramento vaginal	a) Irregularidade sem sangramento uterino aumentado	1		1	1	2		2		2		1	
	b) Sangramento uterino aumentado ou prolongado	2		1	2	2		2		2		1	
Hepatite viral	a) Aguda	1		1		1		1		1		3/4	2
	b) Portador ou crônica	1		1		1		1		1		1	1
Interações medicamentosas													
Terapia antirretroviral (TARV) Todas as outras TARV são 1 ou 2 para todos os métodos	Fosamprenavir (FPV)	1/2	1	1/2	1	2		2		2		3	
Anticonvulsivantes	a) Fenitoína, carbamazepina, barbitúricos, primidona, topiramato, oxcarbazepina	1		1		2		1		3		3	
	b) Lamotrigina	1		1		1		1		1		3	
Antimicrobianos	a) Antibióticos de largo espectro	1		1		1		1		1		1	
	b) Antifúngicos	1		1		1		1		1		1	
	c) Antiparasitários	1		1		1		1		1		1	
	d) Rifampicina ou rifabutina	1		1		2		1		3		3	
Inibidores seletivos da recaptação da serotonina		1		1		1		1		1		1	

Fonte: adaptado do CDC. Summary chart us medical eligibility criteria for contraceptive use.
DIU: dispositivo intrauterino; SIU-LNG: sistema intrauterino de liberação de levonorgestrel; APP: acetato de medroxiprogesterona de depósito; POP: pílula de progestogênio; COC: contraceptivo oral combinado; TEV: tromboembolismo venoso; P: *patch*; A: anel vaginal; NA: não aplicável.

CAPÍTULO 28

Embriologia, Anatomia e Exame Clínico das Mamas

João Henrique Penna Reis
Letícia Guerra Monteiro Pinheiro
Maria Luísa Braga Vieira

INTRODUÇÃO

A glândula mamária é essencial para a amamentação do recém-nascido, constituindo questão fundamental para a saúde humana. As vantagens fisiológicas do aleitamento são mútuas para a mãe e o recém-nascido, uma vez que essa glândula acelera a involução uterina pós-parto e atende às necessidades nutricionais, metabólicas e imunológicas, além de conferir estímulo psicoafetivo ao lactente. A compreensão do desenvolvimento e da morfologia e fisiologia mamárias é essencial para o estudo da fisiopatologia e o manejo das doenças benignas, pré-neoplásicas e neoplásicas das mamas nas diversas fases da vida.

EMBRIOLOGIA MAMÁRIA

O tecido glandular da mama é uma glândula sudorípara altamente modificada e especializada. Basicamente, constitui-se de invaginações do ectoderma para formação dos ductos e alvéolos. O tecido conjuntivo vascularizado, que irá sustentar e nutrir o epitélio, deriva do mesoderma.

O início do desenvolvimento ocorre no princípio da quinta semana com a formação da crista mamária na face ventral do embrião (Figura 28.1).

Um espessamento do ectoderma ventral penetra o mesênquima subjacente e se estende da axila até a prega inguinal junto à implantação dos membros. Na região torácica, a "linha láctea" se desenvolve, enquanto o restante regride.

Na sétima e oitava semanas ocorre o espessamento do primórdio mamário. Em seguida, invagina-se da parede torácica para o mesênquima – estágio de disco. Segue-se o crescimento tridimensional a que se dá o nome de estágio globular.

A crista mamária irá achatar-se entre a décima e a 14ª semana pela invasão posterior do mesênquima, chamado de estágio de cone. Entre 12 e 16 semanas, as células mesenquimais irão diferenciar-se em músculo liso da aréola e mamilo. No estágio de brotamento ocorre o desenvolvimento de botões epiteliais. No estágio de ramificação, esses botões se ramificam em 15 a 25 cordões, que formarão os futuros alvéolos secretórios (Figura 28.2).

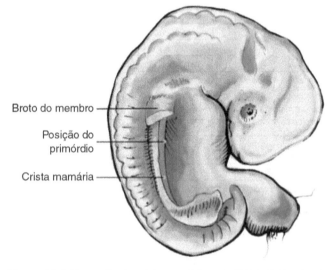

Figura 28.1 Formação da crista mamária na quinta semana de gestação.

Estágios do desenvolvimento mamário

- Estágio de disco.
- Estágio globular.
- Estágio de cone.
- Estágio de brotamento.
- Estágio de ramificação.
- Estágio de canalização.
- Fase vesicular.

O período entre 16 e 20 semanas se caracteriza pelo desenvolvimento do primórdio mamário secundário com diferenciação do folículo piloso, da glândula sebácea e dos elementos

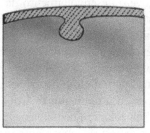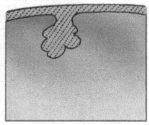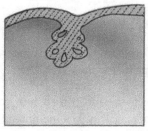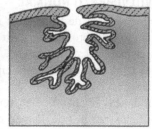

Figura 28.2 Desenvolvimento do botão mamário na linha láctea.

da glândula sudorípara, porém apenas as glândulas sudoríparas se desenvolvem completamente nessa fase. Por volta da 20ª semana forma-se também a aréola. Glândulas apócrinas especiais se desenvolvem para formar as glândulas de Montgomery em torno do mamilo. Todo esse processo descrito não depende de estímulo hormonal.

A partir da 20ª até a 32ª semana ocorre a formação de luz nas ramificações ductais, induzida pelos hormônios esteroides placentários (estágio de canalização) (Figura 28.3).

A diferenciação do parênquima ocorre entre a 32ª e a 40ª semana com o desenvolvimento das estruturas tubuloalveolares (fase vesicular).

Nessa fase, a glândula cresce quatro vezes em volume, e o complexo areolomamilar se desenvolve e sofre pigmentação. Similarmente ao desenvolvimento ductal, o sistema linfático subareolar também se desenvolve e tem origem no ectoderma.

No recém-nascido, o estímulo hormonal placentário pode levar à secreção de colostro, às vezes denominado "leite de bruxa", que pode ser percebido até 7 dias após o parto e ocorre em torno de 5% dos recém-nascidos.

Durante a infância, as estruturas ductais e o estroma crescem de modo similar ao restante do corpo da criança até atingir a puberdade. O sistema linfático cresce simultaneamente com o sistema ductal, mantendo conexão com o plexo subareolar. Como na fase fetal, não há diferença morfológica entre os sexos masculino e feminino.

ANOMALIAS DO DESENVOLVIMENTO

A regressão incompleta da linha láctea leva à formação de tecido mamário ectópico, que ocorre em 2% a 6% das mulheres.

A anomalia mais comum é a politelia, a qual pode ocorrer em ambos os sexos e consiste na presença de tecido mamilar ectópico ao longo da linha láctea. A polimastia, menos comum, representa o desenvolvimento de tecido glandular mamário ectópico e geralmente se manifesta na axila. Durante a gestação e a lactação, a glândula pode desenvolver-se, provocando desconforto e, se o mamilo também estiver desenvolvido nessa região, pode produzir leite.

Outras anomalias são:

- **Hipoplasia:** hipodesenvolvimento da mama.
- **Amastia:** ausência congênita da mama.
- **Amazia:** ausência da glândula, mas presença do mamilo.
- **Síndrome de Poland:** hipoplasia de mama, tórax e músculo peitoral unilateral.

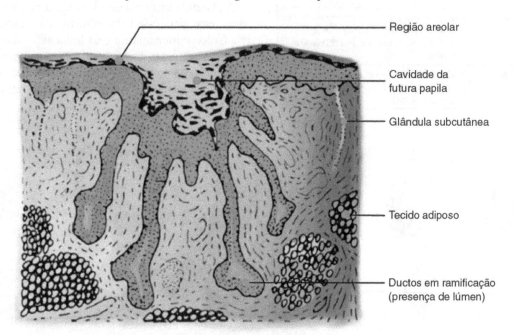

Figura 28.3 Início da ramificação ductal.

DESENVOLVIMENTO NORMAL

O primeiro sinal de puberdade nas meninas consiste no aparecimento do broto mamário – telarca (estágio M2 de Tanner). Esse sinal ocorre, usualmente, entre os 10 e os 12 anos de idade, sendo dependente principalmente da secreção de estrogênio.

As mudanças sexuais podem ser acompanhadas evolutivamente pelos estágios de Tanner, que avaliam nas meninas a variação da mama e dos pelos pubianos. Há cinco estágios para cada um desses marcos, desde a infância até a maturidade (Quadro 28.1 e Figura 28.4).

A hipófise anterior segrega o hormônio folículo-estimulante (FSH) e o hormônio luteinizante (LH) por influência de hormônios hipotalâmicos liberadores das gonadotrofinas segregados no sistema venoso portal hipotalâmico-hipofisário.

O FSH promove a maturação dos folículos ovarianos primordiais em folículos de Graaf, que segregam o estradiol. Em geral, a primeira resposta aos níveis crescentes de estrogênio se reflete no aumento do tamanho e da pigmentação da aréola e na formação de volume de tecido mamário logo abaixo da aréola. O estrogênio promove o desenvolvimento da porção ductal da mama e a progesterona, dos lóbulos e alvéolos. Entretanto, para que ocorra a diferenciação completa da glândula mamária é importante a ação da insulina, do cortisol, da tiroxina, da prolactina e do hormônio do crescimento (GH).

Para a indução estrogênica para divisão da célula epitelial primordial é necessária a presença da insulina. A diferenciação final da célula epitelial alveolar em célula láctea madura necessita da prolactina após exposição prévia ao cortisol e à insulina. Todo o processo depende ainda de quantidades mínimas de tiroxina. Assim, o desenvolvimento adequado das mamas ocorrerá na condição de normalidade endócrina do organismo. Pequenas deficiências, no entanto, podem ser compensadas por excesso de prolactina.

A ovulação pode ocorrer desde a menarca, mas normalmente os ciclos menstruais dos primeiros 2 anos após a menarca são anovulatórios e irregulares. Assim, sem a fase lútea, o eixo hipotálamo-hipófise-ovário fica desequilibrado, resultando em maior estímulo estrogênico não oposto pela progesterona. Dessa maneira, o epitélio ductal se desenvolve mais, simultaneamente ao tecido conjuntivo, que ganha volume, elasticidade, vascularização e depósitos de gordura. Com o passar do tempo os folículos maduros começam a ovular e o corpo lúteo a produzir a progesterona, promovendo o desenvolvimento alveolar.

ANATOMIA DA MAMA

O conhecimento da anatomia da mama é de grande importância para o entendimento da evolução e do comportamento das lesões mamárias e imprescindível na abordagem cirúrgica dessas lesões. Atualmente, com a integração dos conceitos de cirurgia plástica à cirurgia oncológica mamária, estabeleceu-se uma visão mais global e abrangente da mama como órgão estético e funcional.

A glândula mamária está localizada na parede anterior do tórax, estendendo-se habitualmente da segunda à sexta costela (sulco inframamário) e da linha axilar média até a borda lateral do esterno. Essa medida é crítica, pois representa o tamanho do sulco mamário, a chamada base da mama, que é referência para as escolhas de implantes ou retalhos em reconstrução de mama.

Quadro 28.1 Fases do desenvolvimento da mama segundo Tanner

Fase I: puberdade	Elevação pré-adolescente do mamilo, sem tecido glandular palpável ou pigmentação areolar
Fase II: 11,1 ± 1,1 ano	Presença de tecido glandular na região subareolar. O mamilo e a mama se projetam da parede torácica em elevação única
Fase III: 12,2 ± 1,09 ano	Aumento na quantidade de tecido glandular palpável com alargamento da mama e aumento do diâmetro e da pigmentação da aréola. O contorno da mama e do mamilo permanece no mesmo plano
Fase IV: 13,1 ± 1,15 ano	Aumento da aréola e de sua pigmentação. O mamilo e a aréola formam uma elevação secundária acima do nível da mama
Fase V: 15,3 ± 1,7 ano	Desenvolvimento adolescente final com contorno suave e sem projeção da aréola e do mamilo

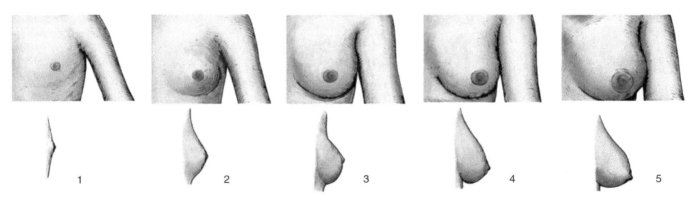

Figura 28.4 Os cinco estágios de Tanner do desenvolvimento mamário.

A mama tem o tamanho médio de 10 a 12cm de diâmetro e espessura central de 5 a 7cm. Cerca de 5% do tecido mamário podem ser encontrados em outras áreas. Eventualmente se estende até a clavícula, até a metade do esterno e ao longo da parede abdominal superior, anterior à fáscia do reto (Quadro 28.2 e Figura 28.5). Além disso, pode atingir a axila em graus variáveis. Nessa topografia, forma a cauda ou prolongamento axilar, a denominada cauda de Spencer.

A mama é encapsulada entre as camadas superficial e profunda da fáscia superficial (Figura 28.6). Apesar desse envelopamento, eventualmente se observa tecido glandular em estreita relação com a derme.

Profundamente, a fáscia e a camada superficiais da fáscia peitoral são indistintas, apartadas somente por uma faixa de tecido conjuntivo frouxo, denominado espaço retromamário de Chassaignac, o qual representa importante plano de dissecção entre a mama e o músculo peitoral maior.

Quadro 28.2 Limites anatômicos da mama

Superior	Segunda ou terceira costela
Inferior	Sexta ou sétima costela
Medial	Borda do osso esterno
Lateral	Linha axilar média ou borda anterior do músculo grande dorsal

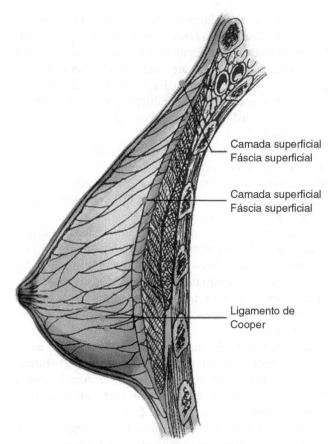

Figura 28.6 Camadas superficial e profunda da fáscia mamária interligadas pelos ligamentos de Cooper.

A fáscia peitoral cobre o músculo peitoral maior e é contígua à fáscia profunda dos músculos reto abdominal, serrátil anterior e oblíquo externo. Lateralmente, as fáscias peitoral superficial e profunda se unem para envolver os vasos axilares e o conteúdo axilar de vasos linfáticos, linfonodos e tecido adiposo.

Os ligamentos de Cooper se distribuem por toda a mama e conectam as fáscias superficial anterior e posterior da mama e a fáscia do músculo peitoral maior à derme.

O parênquima mamário é constituído por tecido glandular, tecido conjuntivo (estroma e ligamentos de Cooper), por onde passam vasos sanguíneos, linfáticos e nervos, e tecido adiposo, que é o principal responsável pelo volume mamário, apresentando grande variação entre os indivíduos e a faixa etária. A relação entre adiposidade e tecido glandular define a densidade radiológica da mama. A maior proporção de tecido glandular significa mamas mais densas, e a substituição adiposa aumenta em função da idade, especialmente após a menopausa, em razão da atrofia glandular e do ganho individual de peso.

A glândula mamária propriamente dita é formada pelo sistema lobular e ductal e composta por 15 a 20 lobos (unidades ductolobulares). Não é possível, na verdade, definir exatamente os limites de um lobo, pois, apesar de nunca se comunicarem, eles se entrelaçam.

Cada lobo mamário é formado por 20 a 40 lóbulos, e cada lóbulo é formado por 10 a 100 alvéolos (ácinos). Cada ló-

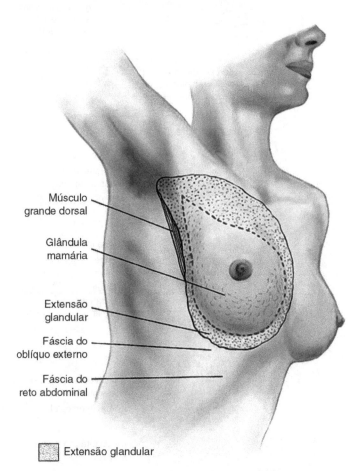

Figura 28.5 Extensão da glândula mamária.

bulo, unidade morfofuncional da mama responsável pela secreção de leite, mede cerca de 0,5mm. Múltiplos lóbulos dispersos coalescem e drenam para dúctulos, que se unem no ducto principal, que segue até o mamilo. Os ductos coletores que drenam cada lóbulo medem cerca de 2mm de diâmetro e são por volta de seis a 10. Esses ductos podem apresentar dilatações terminais – os seios lactíferos subareolares (5 a 8mm de diâmetro).

A aréola, a porção central da mama, tem formato circular, varia de 30 a 50mm de diâmetro e se localiza geralmente no quarto espaço intercostal. A coloração é comumente rósea, mas varia conforme a etnia. Contém glândulas sebáceas modificadas e tubérculos de Morgagni. Na gravidez, esses tubérculos se hipertrofiam e originam os tubérculos de Montgomery, importantes na lubrificação do tecido areolar, havendo também, na aréola, a presença de fibras musculares lisas que, sob determinados estímulos, possibilitam sua contração, reduzindo seu tamanho e projetando o mamilo para a frente, processo esse que provoca a ejeção da secreção contida nos seios lactíferos.

Do centro da aréola emerge o mamilo ou a papila, de formato cilíndrico, que contém 10 a 20 óstios correspondendo à desembocadura dos ductos lactíferos. O mamilo contém inúmeras terminações nervosas sensoriais, que incluem os corpos de Ruffini e os corpúsculos de Krause.

Dos pontos de vista clínico, cirúrgico e radiológico, a mama é dividida em quadrantes: quadrante superior interno (QSI), quadrante superior externo (QSE) – área da mama com maior incidência de lesões malignas –, quadrante inferior interno (QII) e quadrante inferior externo (QIE). Essa convenção não guarda correlação com nenhum tipo de distribuição ductal ou lobular.

Suprimento sanguíneo

A principal irrigação arterial da mama ocorre pelas artérias mamárias interna e torácica lateral. As perfurantes anteriores da mamária interna, ramo da artéria subclávia, irrigam as porções central e medial da mama, correspondendo a 60% de seu volume. A torácica lateral, ramo da artéria axilar, tóracoacromial ou da subescapular, irriga 30% da mama, principalmente o quadrante superior lateral. Outros vasos que contribuem em menor escala para o suprimento sanguíneo da mama são o ramo peitoral da artéria toracoacromial, os ramos laterais das terceiras, quartas e quintas artérias intercostais e as artérias toracodorsal e subescapular.

O sistema de drenagem venoso da mama é de extrema importância em razão do potencial de disseminação hematogênica de metástases do câncer de mama. A drenagem venosa é feita pelos plexos superficial e profundo. O superficial se inicia na região periareolar, formando o círculo venoso, e segue anterior à fáscia superficial, constituindo uma rede transversal e longitudinal interligada, como uma malha, que drena para as veias mamária interna e jugular interna. Os plexos superficial e profundo se comunicam por vasos que atravessam o parênquima mamário. A drenagem venosa profunda acompanha o suprimento arterial e drena para as veias mamárias internas e os ramos tributários das veias intercostais e vertebrais. As veias intercostais posteriores drenam para a ázigos e as veias vertebrais, seguindo para a veia cava. As perfurantes torácicas internas desembocam na veia inominada e as perfurantes peitorais fluem para a veia torácica lateral que drena para a veia axilar.

Células metastáticas podem passar por quaisquer dessas rotas e chegar ao coração, atingindo o pulmão e outros órgãos e tecidos posteriormente.

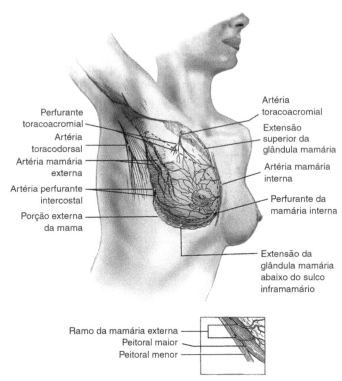

Figura 28.7 Irrigação das mamas.

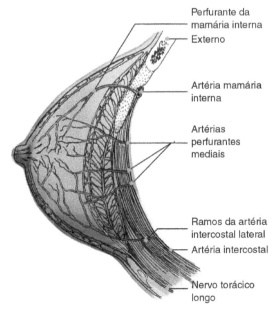

Figura 28.8 Irrigação arterial – plano sagital.

O plexo venoso vertebral de Batson, que representa a segunda rota de disseminação de metástases do câncer de mama, se estende da base do crânio ao sacro, seguindo as vértebras, e mantém contato com orgãos torácicos, abdominais e pélvicos. Em geral, essas veias não contêm válvulas, o que pode explicar a rota de metástases para vértebras, costelas e sistema nervoso central. Esse sistema adquire particular significância na mama, uma vez que as veias intercostais posteriores estão em continuidade direta com o plexo venoso vertebral.

Drenagem linfática da mama

A drenagem linfática da mama se faz maciçamente para a axila. Por isso, é essencial o conhecimento dos grupos de linfonodos axilares, em especial após o uso da técnica de linfonodo sentinela.

A drenagem linfática também acompanha o suprimento arterial e é composta por plexo superficial (ou subareolar de Sappey) e plexo profundo (ou aponeurótico), que se interconectam.

A porção medial da mama é drenada pelos perfurantes torácicos internos para os linfonodos paraesternais. A porção lateral segue pelo parênquima e pelo entorno dos músculos peitorais maior e menor para os linfonodos subpeitorais. Uma parte da linfa segue diretamente para a cadeia subescapular ou para os linfonodos centrais e apicais da axila (Figura 28.9).

A linfa flui unidirecionalmente do plexo superficial para o profundo e do plexo subareolar para os vasos linfáticos dos ductos lactíferos e para os vasos lobulares, drenando, então, para o plexo subcutâneo profundo. O fluxo se move centrifugamente para os linfonodos axilares e da mamária interna, sendo 97% para a axila e 3% para a mamária interna.

Os linfonodos axilares podem ser agrupados em:

- **Grupo da veia axilar (grupo lateral):** quatro a seis linfonodos. Situa-se medial ou posteriormente à veia axilar e recebe a drenagem da região superior da mama.
- **Grupo da mamária externa (grupo peitoral – quatro a cinco linfonodos):** situa-se na borda inferior do músculo peitoral menor, em associação aos vasos torácicos laterais, e recebe a maior parte da drenagem da mama.
- **Grupo dos subescapulares (seis a sete linfonodos):** situa-se ao longo da parede posterior da axila até a borda lateral da escápula, em associação aos vasos subescapulares, e recebe a drenagem da região cervical posterior e ombro.
- **Grupo central (três e quatro linfonodos):** situa-se posteriormente ao músculo peitoral menor, entremeado por tecido adiposo, e recebe drenagem da mama dos três grupos anteriores e também diretamente da mama. Em seguida, pode drenar para o grupo subclavicular, que é o mais facilmente palpável. Importante para avaliação clínica de metástase.
- **Grupo subclavicular ou apical (seis a 12 linfonodos):** situa-se posterior e superior à borda do músculo peitoral menor e recebe a drenagem, direta ou indireta, de todos os outros grupos.
- **Grupo interpeitoral ou de Rotter (três a quatro linfonodos):** situa-se entre os músculos peitoral maior e menor e drena para os grupos central e subclavicular.

Os cirurgiões também classificam os linfonodos axilares de acordo com sua localização em relação ao músculo peitoral menor. O nível I se localiza lateralmente à borda lateral do peitoral menor (grupo veia axilar, mamária externa e subescapulares), o nível II se situa posteriormente ao peitoral menor (grupos central e parte do subclavicular) e o nível III, medialmente à borda medial do peitoral menor (grupo subclavicular). Essa é a classificação de Berg (Figura 28.10).

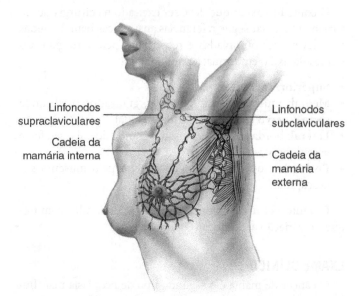

Figura 28.9 Cadeias linfáticas da mama.

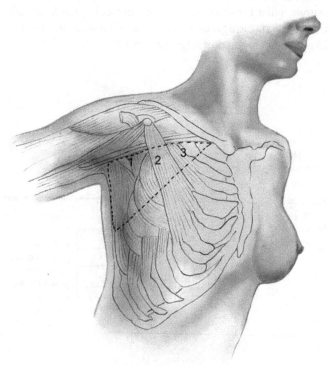

Figura 28.10 Os três níveis de dissecção axilar segundo a classificação de Berg.

Os linfonodos da cadeia mamária interna estão situados no primeiro, segundo e terceiro espaços intercostais da região paraesternal.

Inervação da mama

A sensibilidade sensorial da mama é provida principalmente por ramos cutâneos laterais e anteriores do segundo ao sexto nervos intercostais. A contribuição do segundo e terceiro nervos intercostais é menor, correspondendo apenas à porção mais superior da mama, região essa que também recebe inervação dos ramos anterior e medial do nervo supraclavicular do plexo cervical (Figura 28.11).

Os ramos laterais dos nervos intercostais deixam esse espaço na inserção do músculo serrátil anterior. Esses nervos se dividem em ramos anteriores e posteriores. Os ramos anteriores passam à fáscia superficial, inervando a parede torácica anterolateral. Os ramos do terceiro ao sexto nervos intercostais, chamados de ramos mamários laterais, inervam a mama. O ramo lateral do segundo nervo intercostal é relevante por ser ramo do nervo intercostobraquial, responsável pela inervação sensitiva do terço superior do braço e a inervação das glândulas sudoríparas da axila.

Ramos anteriores dos nervos intercostais emergem próximo à borda lateral do esterno e lançam ramos mediais e laterais para a parede torácica. Os laterais inervam a porção medial da mama e são chamados de ramos mamários mediais.

O nervo toracodorsal se origina do plexo braquial e passa posteriormente aos vasos axilares, aproxima-se e acompanha os vasos subescapulares medialmente, e anteriormente cruza esses vasos até se inserir na porção média do músculo grande dorsal. A identificação e a preservação desse nervo durante a cirurgia axilar impedem a atrofia do músculo grande dorsal, importante na cirurgia de reconstrução da mama com retalho do músculo grande dorsal (Figura 28.12).

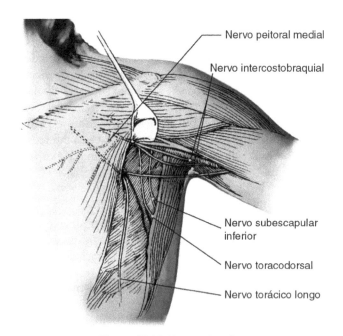

Figura 28.12 Nervos da axila.

O nervo torácico longo (nervo de Bell ou respiratório acessório), que também deve ser preservado na cirurgia de esvaziamento axilar e, caso lesionado, provoca a "escápula alada" e relativo enfraquecimento do ombro com consequente deformidade estética, se origina do plexo braquial e emerge posteriormente aos vasos axilares na porção medial da fossa subescapular. Seu curso segue ao longo da parede torácica superior, posteriormente à inserção do músculo serrátil.

O nervo intercostobraquial, conforme citado, se origina do segundo nervo intercostal e passa pela fáscia na base da axila, sendo frequentemente lesionado na cirurgia de dissecção axilar, o que acarreta a perda da sensibilidade cutânea da porção mediana superior do braço.

Limites da dissecção axilar

O conteúdo axilar que deve ser excisado na cirurgia de esvaziamento axilar segue referências anatômicas bem definidas que devem ser observadas e respeitadas pelo cirurgião. Os limites da axila, em formato piramidal, são:

- **Superior:** veia axilar.
- **Medial:** músculo serrátil anterior, gradeado costal, onde corre o nervo de Bell, em sentido caudal.
- **Lateral:** borda lateral do músculo grande dorsal e seu feixe vasculonervoso.
- **Profundo:** fossa subescapular, coberta pelo músculo subescapular.

Durante a cirurgia grandes vasos são encontrados com frequente variação anatômica (Figura 28.13).

EXAME CLÍNICO

O câncer de mama é o segundo tipo de neoplasia mais frequente no mundo e o mais comum entre as mulheres. Como se

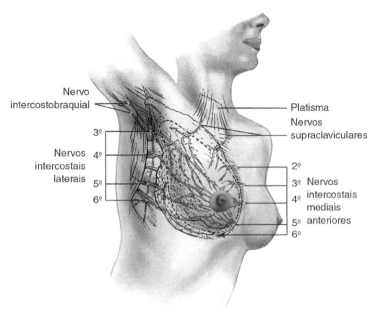

Figura 28.11 Inervação da mama.

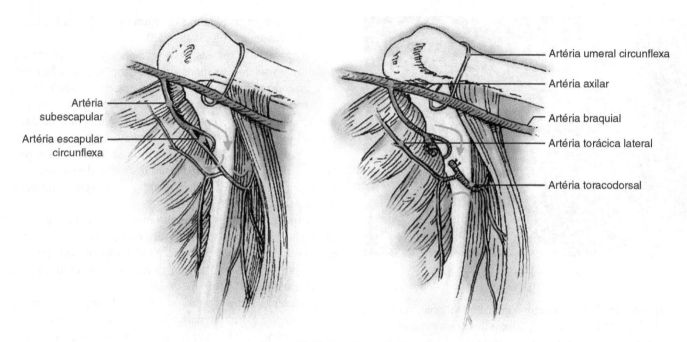

Figura 28.13 Grandes vasos da axila.

trata de neoplasia maligna heterogênea, sem sinais ou sintomas patognomônicos, uma importante parcela dos diagnósticos é estabelecida por médicos não oncologistas. É evidente a importância do ginecologista como "clínico" da mulher na tentativa de realização de diagnóstico precoce, quando as chances de cura são elevadas.

Anamnese e exame físico

Anamnese

A história clínica obtida de maneira bem criteriosa ajudará a identificar fatores de risco para o desenvolvimento do câncer de mama, cuja incidência e mortalidade têm aumentado em todo o mundo e, ao que tudo indica, parece ser o resultado da interação de fatores genéticos com estilo de vida, hábitos reprodutivos e meio ambiente (Quadro 28.3).

O fato de a paciente ser do sexo feminino é o principal fator de risco, uma vez que a incidência do câncer de mama é de 1 homem para cada 100 mulheres. Em relação à idade, há aumento exponencial nas pacientes climatéricas e idosas.

Na história gineco-obstétrica é importante questionar sobre menarca, menopausa, paridade, idade da primeira gestação a termo, uso de hormônios exógenos (idade de início de contraceptivos hormonais, tempo de uso contínuo e de hormonoterapia), antecedentes pessoais e familiares, além de outros fatores de risco, conforme citado no Quadro 28.3. Durante a entrevista médica devem ser caracterizados os sintomas e a cronologia de seu aparecimento.

O relato de aparecimento de nódulo mamário constitui a queixa mais frequentemente relacionada com o câncer de mama e, se o aparecimento for recente e houver a presença de crescimento, será considerado suspeito. O derrame papilar, quando espontâneo, sanguinolento ou cristalino e unilateral, também será considerado patológico. Outro sinal comum relacionado com a papila é sua retração súbita. Queixas menos comuns são a assimetria mamária de início recente, a hiperemia e o edema da pele, que, quando não associados a febre e dor, constituem sinais importantes para o diagnóstico diferencial entre câncer de mama inflamatório e mastite.

Exame físico

O exame físico das mamas tem a duração de 8 a 10 minutos e deve incluir inspeção estática e dinâmica e palpação cuidadosa das mamas e axilas, das fossas supra e infraclaviculares e das regiões paraesternais.

Na inspeção estática, com a paciente sentada e os braços relaxados lateralmente, observam-se comparativamente as ma-

Quadro 28.3 Fatores de risco para o câncer de mama (D)

Risco muito elevado (RR ≥ 3,0)
Mãe ou irmã com câncer de mama na pré-menopausa
Antecedente de hiperplasia epitelial atípica ou neoplasia lobular *in situ*
Suscetibilidade genética comprovada (mutação de BRCA1-2)
Risco medianamente elevado (1,5 ≤ RR < 3,0)
Mãe ou irmã com câncer de mama na pós-menopausa
Nuliparidade
Antecedente de hiperplasia epitelial sem atipia ou macrocistos apócrinos
Risco pouco elevado (1,0 ≤ RR < 1,5)
Menarca precoce (<8 anos)
Menopausa tardia (≥55 anos)
Primeira gestação a termo após 30 anos
Obesidade
Dieta gordurosa
Sedentarismo
Terapia de reposição hormonal por mais de 5 anos
Ingestão alcoólica excessiva

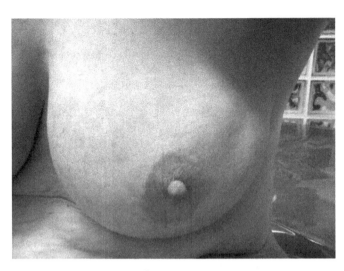

Figura 28.14 Retração da pele da mama.

mas quanto a volume, formato, contorno, saliências, retrações, eritema localizado ou difuso, ulceração, posicionamento da aréola e do mamilo, bem como alteração do volume axilar (Figura 28.14).

Na inspeção dinâmica, as manobras visam identificar abaulamento ou retrações quando há o comprometimento direto da pele pelo tumor ou se localizado em plano profundo, acometendo os ligamentos de Cooper. Por meio das manobras de contração da musculatura peitoral, elevação dos braços acima da cabeça ou semiflexão do tronco (manobra de Auchincloss), procura-se detectar a presença de nódulos ou alterações na mobilidade das mamas.

Quanto à palpação, deve ser realizada na posição sentada, em decúbito dorsal e na posição oblíqua.

Na posição sentada é realizada a palpação das fossas supra e infraclaviculares (Figura 28.15A). A região axilar e a cauda de Spencer devem ser examinadas com o braço da paciente apoiado no ombro do examinador ou segurado por este, visando ao relaxamento da musculatura peitoral para facilitar a palpação das axilas (Figura 28.15B).

A palpação das mamas deve ser feita com a paciente em decúbito dorsal com as mãos atrás da cabeça. Com a face palmar, fazendo movimentos circulares, apalpa-se todo o tecido mamário de maneira sistemática em sentido horário, comprimindo-o gentilmente contra o gradil costal. Em seguida, a palpação deve ser continuada de maneira mais suave com as falanges distais dos dedos, procurando as lesões mais superficiais. Ao se identificar uma lesão mamária, devem ser definidos sua localização, forma, tamanho, consistência, limites e mobilidade (Figura 28.16B e C).

A expressão papilar bilateral, também uma etapa do exame clínico das mamas, é indicada especialmente nos casos em que há queixa de derrame papilar espontâneo, para se confirmar e verificar a origem ductal (uni ou multiductal), identificando-se o "ponto de gatilho".

As técnicas utilizadas são várias, sendo mais importante rastrear toda a glândula mamária em busca de qualquer diferença de consistência entre o tecido adiposo e o parênquima fibroglandular. São também descritas outras técnicas de palpação, como as que seguem:

- **Concêntrica:** partindo do complexo areolomamilar (CAM) para a periferia, na direção das linhas de Langhans.
- **Em quadrantes:** dividindo as mamas em quatro quadrantes, examinando-os minuciosamente e deixando o CAM para o final.
- **Radial:** iniciando da periferia para o centro, deixando o CAM para o final, quando será feita sua expressão.

O exame clínico das mamas (ECM) é capaz de detectar o câncer mamário palpável em seus estádios iniciais. Deve ser especificamente encarado como a oportunidade de se conversar com a paciente sobre esse câncer, os fatores de risco e as vantagens da detecção precoce, assim como a compo-

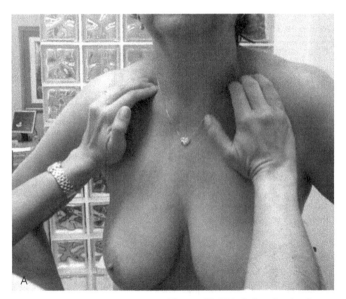
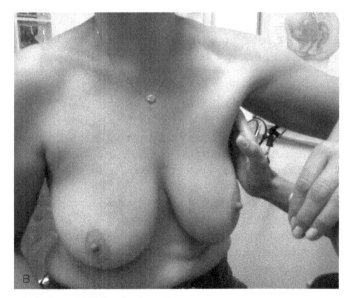

Figura 28.15A Palpação das fossas supraclaviculares. B Palpação das axilas.

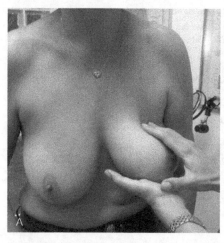 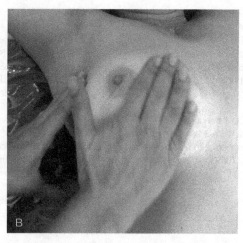 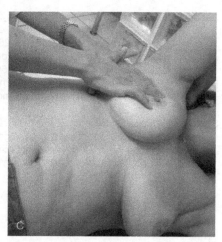

Figura 28.16A Palpação na posição sentada (ajuda a identificar lesões profundas). **B** Palpação das mamas: manobra de Velpeaux (com a face palmar dos dedos indo ao encontro do gradil costal). **C** Palpação em posição oblíqua (ajuda a detectar lesões nos quadrantes laterais) e manobra de Bloodgood (palpação com as falanges distais do segundo e terceiro dedos).

sição normal das mamas e suas variações. Apesar de o exame físico isoladamente não ser responsável pela redução da mortalidade por esse tipo de câncer, representa ferramenta importante no *screening* e diagnóstico das doenças mamárias, principalmente no cenário socioeconômico brasileiro, em que são muito deficientes os programas de rastreamento mamográfico.

Embora o ECM detecte, eventualmente, câncer de mama não diagnosticado pela mamografia, há controvérsias se esse exame somado à mamografia irá melhorar a acurácia do *screening*. A sensibilidade e a especificidade do ECM encontradas em ensaios clínicos de rastreamento mamário em estudos observacionais alcançam cerca de 54% e 94%, respectivamente.

Estudo realizado em Ontário analisou coorte de cerca de 290 mil mulheres com idade entre 50 e 69 anos, comparando a acurácia do *screening* entre os centros que ofereciam o ECM, além da mamografia. Tanto a taxa de detecção do câncer como a sensibilidade foram mais altas nos centros que ofereciam o ECM somado à mamografia, assim como a taxa de *recall*, em virtude de alterações encontradas no exame físico e dos resultados falso-positivos.

Para cada câncer adicional detectado pelo ECM realizado em 10 mil mulheres há aumento de 55 falso-positivos no *screening*. O benefício do aumento da sensibilidade ao se adicionar o ECM à mamografia deve ser ponderado em relação aos potenciais riscos (deformidades, cicatrizes mamárias em razão de biópsias e procedimentos invasivos) e também aos maiores custos em virtude da necessidade de seguimento dos resultados falso-positivos, assim como a ansiedade gerada pelas avaliações adicionais.

Infelizmente, o estudo filipino publicado em 2006, um ensaio populacional que randomizou 404.947 mulheres, foi interrompido precocemente em razão da baixa adesão ao referenciamento para o diagnóstico nas pacientes com *screening* positivo e também por causa da ausência de seguimento a longo prazo.

Pode ser errado, entretanto, concluir que as mulheres não devam se manter atentas a qualquer alteração nas mamas, pois é possível que o aumento da atenção mamária tenha contribuído para a diminuição da mortalidade pelo câncer de mama notada em alguns países. Consequentemente, as mulheres devem ser encorajadas a procurar assistência médica se perceberem qualquer alteração suspeita na mama.

Os conhecimentos atuais proporcionados por grandes ensaios clínicos ainda são insuficientes para recomendar como *screening* o ECM em mulheres com mais de 40 anos de idade. Provavelmente, se for realizado de maneira padronizada por profissional altamente treinado e principalmente associado à mamografia, haverá um pequeno ganho no número de cânceres diagnosticados.

Leitura complementar

Berg JW. The significance of axilary node levels in the study of breast carcinoma. Cancer 1955; 8:776.

Cooper AP. On the anatomy of the breast. London: Longmans Orme, Green, Brow, & Longmans, 1840.

Dabelow A. Milchdruse. In: Bargman W (ed.). Handbuch der Mikroskopishen Anatomie des Menschen. Vol 3, part 3. Berlin: Springer-Verlag, 1957.

Dawson EK. A histological study of the normal mama in relation to tumour growth. 1. Early development to maturity. Edimb Med J 1934; 41:653.

Haagensen CD. Diseases of the breast. Philadelphia: WB Saunders, 1972:2.

Hicken NF. Mastectomy. Clinical pathologic study demonstrating why most mastectomies result in incomplete removal of the mammary gland. Arch Surg 1940; 40:6.

Hicken NF. Mastectomy. Clinical pathologic study demonstrating why most mastectomies result in incomplete removal of the mammary gland. Arch Surg 1940; 40:6.

Hultborn KA, Larsen LG, Ragnult I. The Lymph drainage from the breast to the axilary and paraesternal lymph nodes: studied with aid of coloidal Au[198]. Acta Radiol 1955; 43:52.

Malinac JW. Breast deformities and their origin. New York: Grune & Stratton, 1950:163.

Osborne MP. Breast development and anatomy. In: Harris JR, Lippman ME, Morrow M, Hellman (eds.) Diseases of the breast. Philadelphia-New York: Lippincott-Raven, 1996:1-25.

Pickren JW. Lymph node metastases in carcinoma of the female mammary gland. Bull Roswell Park Mem Inst 1956; 1:79.

Ribas FE, Melo MP. Anatomia, histologia e embriologia da mama. In: Boff RA, Wisintainer F (eds.) Mastologia moderna, Caxias do Sul: Mesa Redonda 2006:21-30.

Sartorius OW, Morris PL, Benedict DL, Smith HS. Contrast ductography for recognition and localization of benign and malignant breast lesions: an improved technique. In: Logan WW (ed.) Breast carcinoma: the radiologist's expanded role. New York: John Wiley and Sons, 1977.

Silen W, Marory WE Jr, Love SM. Applied anatomy and physiology. In: Atlas of techniques in breast surgery. Philadelphia-New York: Lippincott-Raven, 1996:7-24.

Simon BE, Hoffman S, Kahn S. Treatment of asymetry of the breast. Clin Plast Surg 1975; 2:375.

Speroff L, Glass RH, Kase NG (eds.). A mama. In: Endocrinologia ginecológica clínica e infertilidade. São Paulo: Manole, 1991: 329-68.

Tanner JM. Wachstun und Reifung des Menschen. Stuttgart: Georg Thieme Verlag, 1962.

Topper YL. Multiple hormone interactions in the development of the mamary gland in vitro. Recent Prog Horm Res 1970; 26:287.

CAPÍTULO 29

Fatores de Risco no Câncer de Mama

Clécio Ênio Murta de Lucena
Cristóvão Pinheiro Barros
Alexandre de Almeida Barra

INTRODUÇÃO

O câncer de mama pode ser considerado uma das mais complexas e intrigantes doenças, exibindo grande variabilidade em seu comportamento evolutivo, apresentação clínica, expressão radiológica, bem como suas próprias variações histológicas. No entanto, nada é tão intrigante quanto a discussão de sua epidemiologia e seus fatores de risco.

Segundo dados de estimativa do Instituto Nacional de Câncer (INCA) para o ano de 2016, espera-se a ocorrência de 57.960 casos novos no Brasil, sendo 5.160 em Minas Gerais e aproximadamente 1.030 apenas na cidade de Belo Horizonte, o que, por si só, traduz a dimensão que representa esse tipo de câncer no país. Apesar de considerado o segundo tipo de câncer mais comum na população feminina, é a principal causa de morte.

Apesar de ainda não ser possível a definição do que leva a seu desenvolvimento, pode-se afirmar que se trata de uma doença de etiologia multifatorial, determinada pela interação de três importantes grupos de fatores interligados: os fatores ambientais e genéticos, bem como os comportamentais, os quais, com maior ou menor atuação, representarão o fator mais determinante no desenvolvimento e na progressão desse mal.

Entre os diversos fatores de risco para o câncer de mama podem ser estratificados os seguintes: os não modificáveis (gênero, genéticos, idade, história familiar, etnia e altura); os modificáveis (dieta, índice de massa corporal, atividade física, tabagismo, consumo de álcool, uso de estrogênio exógeno e história reprodutiva); e os potencialmente modificáveis (idades da menopausa e do primeiro parto, além da amamentação).

GÊNERO

O gênero é o principal fator de risco para o câncer de mama, o qual é 100 vezes mais frequente em mulheres. Nos EUA, aproximadamente 250 mil mulheres têm diagnóstico de câncer de mama invasivo a cada ano, ao passo que entre os homens esse número é de apenas cerca de 2.600.

IDADE

A idade é reconhecida como um dos principais parâmetros de definição do risco de uma paciente. O câncer de mama é extremamente raro nas mulheres com menos de 20 anos e incomum até os 30 anos de idade, tendência que aumenta gradativa e continuamente a partir dessa faixa etária, com maior incremento nas curvas de incidência na faixa entre 50 e 70 anos.

Nos EUA, o risco de desenvolver esse tipo de câncer entre o nascimento e os 49 anos de idade é de 1,9%; dos 50 aos 59 anos, 2,3%; dos 60 a 69 anos, 3,5%; e acima de 70 anos, 6,7%. Do nascimento até a morte, uma em cada oito mulheres terá câncer de mama (12,3%).

Na interpretação desses dados fica evidente que, quanto maior a idade de uma mulher, maior o risco de desenvolvimento desse câncer.

DISTRIBUIÇÃO GEOGRÁFICA E INFLUÊNCIA ÉTNICA

O câncer de mama apresenta grande variabilidade geográfica. Taxas de incidência mais elevadas podem ser encontradas nos EUA, na Europa Ocidental e em grande parte dos países desenvolvidos. Em contrapartida, na África Subsaariana, na Ásia e nos países em desenvolvimento, as taxas de incidência chegam a ser até 10 vezes menores, embora estejam aumentando, provavelmente em razão das mudanças nos hábitos de vida.

Para 2016 foi estimada a incidência de 57.960 casos novos no Brasil. Cabe destacar que no Brasil a incidência da doença é maior nas regiões mais desenvolvidas, como Sul e Sudeste, comparáveis às taxas norte-americanas e da Europa Ocidental, enquanto taxas bem mais baixas são registradas nas regiões Norte e em alguns estados do Nordeste, comparáveis às encontradas em bom número dos países da África e da Ásia.

Ao se considerar a variação racial, a maior taxa de câncer de mama nos EUA ocorre entre as mulheres brancas (122/100 mil) em relação às negras (117/100 mil). Apesar dessa menor incidência, as taxas de diagnóstico precoce são menores nas mulheres negras (35% × 45%) e as de mortalidade específica são maiores (32 × 22 mortes por 100 mil mulheres).

DOENÇAS BENIGNAS E RISCO DE CÂNCER DE MAMA

As doenças benignas das mamas representam um conjunto intrigante de fatores de risco tardio para esse câncer, agrupando um espectro de entidades histológicas usualmente subdivididas em lesões não proliferativas, lesões proliferativas sem atipias e lesões proliferativas com atipias. Entre essas, as lesões proliferativas apresentam aumento no risco de desenvolvimento da doença com magnitude de impacto diferenciado.

Em uma coorte com mais de 15 anos de seguimento, observou-se risco relativo de 4,24 (3,26 a 5,41) para as pacientes com diagnóstico de hiperplasia atípica, risco relativo de 1,88 (1,66 a 2,12) para aquelas pacientes com biópsia prévia revelando doença proliferativa sem atipias, e risco relativo de 1,27 (1,15 a 1,41) para as pacientes com diagnóstico de lesões não proliferativas. De maneira geral, estudos retrospectivos demonstram aumento do risco relativo equivalente a 1,6 para mulheres com doenças benignas das mamas quando comparadas com a população em seu todo.

Além da característica histológica da doença benigna detectada, fatores como idade à época da biópsia e história familiar, bem como grau de parentesco, se tornam elementos determinantes na definição do impacto no risco de desenvolvimento futuro desse tipo de câncer. Outro aspecto observado foi que nesse estudo não se encontrou aumento do risco entre as mulheres com lesões não proliferativas e sem história familiar de câncer de mama. Curiuosamente, o aumento de risco na mama ipsilateral nos primeiros 10 anos após o diagnóstico de doença benigna da mama, especialmente em mulheres com atipia, sugere a possibilidade de lesão precursora em algumas dessas mulheres.

Em estudo clássico publicado por Dupont e Page (1985), com 17 anos de seguimento, foi observado que as mulheres com lesões proliferativas sem atipias apresentaram risco de câncer de mama 1,9 vez maior (IC 95%: 1,2 a 2,9) do que as mulheres com lesões não proliferativas. Nas pacientes com hiperplasia atípica, o risco foi 5,3 vezes maior (IC 95%: 3,1 a 8,8), enquanto nas mulheres com hiperplasia atípica e com história familiar positiva foi 11 vezes maior (IC 95%: 5,5 a 24) do que nas mulheres com lesões não proliferativas.

HISTÓRIA FAMILIAR E PREDISPOSIÇÃO GENÉTICA

Apenas 25% dos tumores ocorrem em pacientes com história familiar positiva, sendo 10% ligados à hereditariedade. Grande parte desses tumores, cerca de 75%, é esporádica, sem apresentar antecedentes familiares. Para seu desenvolvimento são necessárias duas mutações adquiridas ao longo da vida.

No estabelecimento do risco para o câncer de mama, considerando a história familiar, observa-se risco aumentado em mulheres com casos da doença em parentes de primeiro grau, como irmã, mãe, pai ou filha. Nesses casos, deve-se levar em conta se o câncer foi diagnosticado na pré-menopausa e se ocorreu em uma ou em ambas as mamas, características que possibilitam avaliar o risco relativo (RR) em cada caso. Esse risco é especialmente elevado quando o familiar tem câncer bilateral na pré-menopausa.

O risco pode ser quantificado sucintamente do seguinte modo: um parente de primeiro grau na pós-menopausa com câncer de mama ou ovário – RR: 1,8; um parente de primeiro grau na pré-menopausa com câncer de mama ou ovário – RR: 3,3; com câncer de mama bilateral – RR: 3,2; e com câncer de mama masculino – RR: 3,5. Avaliação criteriosa é necessária para definição do risco familiar e da probabilidade de mutação, promovendo informações adequadas a respeito da necessidade de intensificação dos exames para detecção precoce e realização do teste genético.

O teste genético está indicado para pacientes com diagnóstico de câncer de mama nas seguintes situações; diagnóstico antes dos 45 anos e câncer de mama bilateral antes dos 50 anos; diagnóstico com 50 anos ou menos e um parente com câncer de mama; diagnóstico de tumores triplos negativos em paciente com 60 anos ou menos; diagnóstico em qualquer idade; com um ou mais parentes com câncer de mama antes dos 50 anos; diagnóstico em qualquer idade com dois ou mais parentes com câncer de mama em qualquer idade; diagnóstico em qualquer idade com um ou mais parentes com câncer de ovário; diagnóstico em qualquer idade com parente homem com câncer de mama.

Entre as pacientes que desenvolvem o câncer de mama antes dos 35 anos, 25% a 40% dos casos são hereditários. As mutações nos genes BRCA1 e BRCA2 são responsáveis por 3% a 8% de todos os casos de câncer e entre 15% e 20% dos casos familiares. O BRCA1 identificado no cromossomo 17q21 contém 24 éxons e mais de 100 mil pares de base, codificando uma proteína de 1.863 aminoácidos. O BRCA2, por sua vez, foi identificado no cromossomo 13q12-13 contendo 27 éxons e 70 mil pares de base, codificando uma proteína com 3.418 aminoácidos. Essas proteínas têm a capacidade de corrigir defeitos no DNA, promovendo a supressão tumoral, e a perda de suas funções resulta em instabilidade dos cromossomos, promovendo a carcinogênese.

Pacientes com mutações no BRCA1 recebem o diagnóstico em idade mais precoce e apresentam alta prevalência de carcinomas mamários bilaterais. Os tumores são pouco diferenciados, de alto grau e frequentemente com receptores de estrogênio, progesterona e HER2 negativos. Os tumores com mutação específica do BRCA2 são geralmente bem diferenciados, com baixo índice mitótico e com receptores de estrogênio positivos.

A primeira etapa do teste consiste na identificação da mutação em paciente portadora de câncer de mama por meio do sequenciamento genético, e, em seguida, os familiares não afetados são testados para essa mutação específica. A não detecção de mutação em uma paciente testada não indica ausência de risco genético, pois existem fatores que podem impedir a detecção da alteração molecular. Esse achado não significa ausência de risco.

A avaliação deve ser clínica com base na história pessoal e familiar da paciente, e a ausência de detecção de mutação em paciente não afetada, que pertença a uma família cuja mutação é conhecida, indica que ela não apresenta o mesmo risco genético de seus familiares portadores da mutação. Quando o referido teste é negativo para essa paciente específica, o resultado é definitivo no que se refere à informação de que não está em grupo de alto risco, passando a ter o mesmo risco de toda a população. Um teste positivo, porém, tem impacto muito grande na vida da portadora da mutação, pois a penetrância do gene é muito alta. O risco de uma portadora vir a desenvolver câncer de mama ou ovário ao longo da vida é de 50% a 80% para o BRCA1 e de 24% a 84% para o BRCA2.

FATORES REPRODUTIVOS

Os hormônios ovarianos iniciam o processo de desenvolvimento mamário e os ciclos menstruais subsequentes induzem a proliferação celular regular. Momentos marcantes nesse processo são representados pelo início da puberdade, caracterizado pelo surgimento da produção cíclica desses hormônios, e a menopausa, indicando a interrupção da ovulação e dos ciclos menstruais.

Após as alterações que dão início à carcinogênese mamária, as células geneticamente modificadas, e estimuladas por fatores promotores, passam a se multiplicar, destacando-se os hormônios esteroides, cuja ação sobre o tecido glandular mamário dependerá do estágio de amadurecimento e da diferenciação da unidade ductolobular. Existem dois importantes períodos de maior vulnerabilidade para promoção do câncer de mama: na época do desenvolvimento mamário, entre os 10 anos de idade e a primeira gestação a termo, e no período de involução mamária, na pós-menopausa. Esses períodos de janelas de risco correspondem a momentos de maior suscetibilidade a eventuais agentes iniciadores da carcinogênese.

Menarca precoce

Representada pelo início do desenvolvimento do ambiente hormonal para a mulher jovem por meio dos ciclos hormonais mensais, a idade precoce da menarca, antes dos 11 anos de idade, tem sido consistentemente associada a aumento no risco de desenvolvimento do câncer de mama. Esse início precoce dos ciclos ovulatórios mensais representa maior exposição aos hormônios endógenos ao longo da vida. Mulheres que tiveram a menarca aos 15 anos ou mais apresentam menos risco de desenvolver tumores malignos de mama receptores hormonais-positivos quando comparadas àquelas que tiveram a menarca aos 13 anos ou menos (HR = 0,76, IC 95%: 0,68 a 0,85). Em um estudo, para cada 2 anos de atraso na menarca houve 10% de redução no risco.

Menopausa tardia

A redução no risco do câncer de mama com a menopausa precoce se deve à diminuição da divisão celular mamária decorrente da interrupção dos ciclos menstruais e à gradativa diminuição nos níveis de estrogênio endógeno. Mulheres que se submeteram à ooforectomia bilateral na pré-menopausa têm risco de desenvolver câncer de mama reduzido à metade quando comparadas às que tiveram menopausa espontânea após os 55 anos. Em geral, o risco de contrair a doença aumenta cerca de 1% a cada ano de retardo na menopausa.

Nuliparidade e primiparidade tardia

A nuliparidade aumenta o risco de câncer de mama em relação às mulheres que tiveram filho(s) (RR: 1,2 a 1,7); contudo, a proteção oferecida pela gravidez é observada apenas cerca de 10 anos após o parto. A proliferação das células mamárias durante a primeira gestação resulta na transformação em células mamárias maduras, preparadas para lactação, com modificações permanentes. Após essa diferenciação, as células epiteliais apresentam ciclo celular mais longo, com mais tempo na fase G1, aumentando a possibilidade de reparo do DNA. Portanto, quanto maior a idade no primeiro parto, menor é a proteção oferecida. Assim, comparando mulheres que tiveram o primeiro filho aos 20, 25 e 35 anos, com mulheres nulíparas, a redução do risco foi de 20%, 10% e 0%, respectivamente, ou seja, a primiparidade tardia (35 anos de idade ou mais) não diminui o risco de câncer de mama.

Aborto espontâneo ou induzido

Tem sido sugerido que as células mamárias são as mais vulneráveis às mutações quando o tecido mamário está em rápido crescimento e em fases indiferenciadas, como observado na adolescência e durante a gestação. Nas fases precoces da gravidez, o epitélio mamário se encontra em franca proliferação e com muitas células indiferenciadas. Se a gestação alcança o termo, essas células se tornam diferenciadas por ocasião do terceiro trimestre, reduzindo o número de células suscetíveis à malignização. A interrupção desse processo de diferenciação observado com o abortamento reforça a teoria de aumento do risco de desenvolvimento do câncer de mama sustentada pelos resultados encontrados em grande metanálise publicada por Brind e cols. em 1996.

Em contrapartida, em outros estudos mais atuais e ajustados por potenciais fatores de confusão, como idade, paridade, idade do primeiro parto a termo e ciclos menstruais, o risco de desenvolvimento de câncer de mama não apresentou diferença entre as populações com história de abortamento espontâneo ou provocado e aquelas mulheres sem essa história. Nos EUA, o Instituto Nacional de Câncer passou a reconhecer que o aborto espontâneo ou provocado não está relacionado com aumento do risco desse tipo de câncer.

Lactação

Vários estudos têm demonstrado o efeito protetor da amamentação contra o câncer de mama, sendo esse efeito proporcionalmente maior ao tempo de lactação, embora haja fatores de confusão, como, por exemplo, a paridade. O principal mecanismo postulado desse benefício da lactação seria a diminuição do número de ciclos ovulatórios em razão da amenorreia que acompanha esse período, devendo ser destacado também que a amamentação aumenta a diferenciação das células mamárias, diminuindo a possibilidade de mutações em seu código genético sob a exposição aos hormônios sexuais endógenos e outros elementos carcinogênicos externos.

Em metanálise que incluiu 47 estudos epidemiológicos (totalizando 50.302 mulheres com câncer invasivo de mama e 96.973 controles), estimou-se que para cada 12 meses de amamentação houve a redução de 4,3% no RR. Outra metanálise sugeriu que essa proteção conferida pela lactação foi maior para tumores receptores hormonais-negativos, de pior prognóstico.

Infertilidade

A associação entre risco de câncer de mama e infertilidade é controversa. Enquanto alguns estudos sugerem uma associação protetora em razão do aumento do número de ciclos anovulatórios, outros têm demonstrado o contrário, ou seja, aumento do risco.

HORMÔNIOS ENDÓGENOS

Existem evidências de estudos epidemiológicos de que os hormônios sexuais são importantes no surgimento do câncer de mama, como, por exemplo, as taxas de aumento da incidência, que são maiores na pré-menopausa (8% ao ano) do que na pós-menopausa (2% ao ano), quando a produção ovariana dos hormônios sexuais cai drasticamente.

Cada vez mais essas evidências se consolidam, demonstrando a relação entre os níveis séricos de estrogênio e testosterona e o câncer de mama. Em estudo que incluiu 591 mulheres do *Nurses Health Study* (NHS), das quais 197 tiveram diagnóstico de câncer de mama, verificou-se que aquelas que estavam no quartil mais elevado de níveis séricos de estrogênio apresentaram RR de 2,4 (IC 95%: 1,5 a 4,5) em relação àquelas que estavam no quartil mais baixo. Em análise mais recente de outro subgrupo do NHS, verificou-se que o risco maior ocorreu apenas nas pacientes que apresentavam níveis séricos elevados de estradiol na fase lútea e esteve associado, principalmente, a tumores receptores hormonais-positivos.

Apesar dessas evidências, em decorrência das dificuldades de se reproduzir o ambiente hormonal feminino mediante estudos metodologicamente bem delineados, torna-se complexa a afirmação das associações entre este tema e o câncer de mama. A modulação hormonal sobre o tecido glandular das mamas é ampla e com rica interação entre diversas dessas substâncias, como metabólitos do estrogênio, androgênios, progesterona, prolactina, fator de crescimento do tipo insulina, melatonina e tantos outros.

CONTRACEPTIVOS HORMONAIS

Desde a década de 1960, quando foram inicialmente introduzidos, os contraceptivos hormonais vêm sendo utilizados por milhões de mulheres. Dados combinados de mais de 50 estudos têm mostrado que pode haver pequeno aumento do risco de câncer de mama em usuárias de contraceptivo oral, mesmo naquelas que o usaram por mais de 10 anos ou mais. Todavia, usuárias recentes (com menos de 10 anos de interrupção) e atuais têm discreto aumento do risco quando comparadas às que nunca usaram (RR: 1,24). Esse risco diminui progressivamente com o tempo de interrupção, sendo de 1,16 para aquelas mulheres que interromperam o uso de 1 a 4 anos e de 1,07 para a interrupção de 5 a 9 anos.

Um estudo mais recente realizado nos EUA não mostrou aumento de risco entre usuárias atuais, refletindo, provavelmente, a mudança nas formulações (novas drogas e doses menores) desde sua introdução.

Ao se avaliarem as novas formulações dos contraceptivos hormonais, não se observou aumento no risco de câncer de mama em usuárias correntes ou ex-usuárias, independentemente da dose de estrogênio. Também não se demonstrou interferência nesse risco em função da história familiar, bem como qualquer variação significativa em função da dose, duração de uso ou tipo de progesterona. Em relação aos contraceptivos à base de progesterona, incluindo as minipílulas, acetato de medroxiprogesterona e os implantes de levonorgestrel, poucos são os estudos epidemiológicos que avaliaram essas associações. Até o momento, usuárias de longa duração dos contraceptivos de progesterona se apresentaram com risco igual ou mais baixo do que as mulheres que nunca utilizaram contraceptivos hormonais.

TERAPIA HORMONAL (TH) DA PÓS-MENOPAUSA

A relação entre TH e o risco de câncer de mama tem sido investigada em muitos estudos epidemiológicos nos últimos 30 anos, especialmente nos últimos 15 anos. O aumento do risco foi observado em dois diferentes subgrupos: usuárias de longa duração e usuárias atuais, embora a magnitude do risco varie de acordo com o tipo de TH usada. Tema de grande destaque e repercussão, a relação entre a TH da pós-menopausa e o risco de câncer de mama representa um grande desafio, principalmente em razão da grande variabilidade entre as diversas formulações e os tipos de utilização propostos ao longo dos tempos.

Estudos nos EUA e em outros países têm relatado declínio na incidência do câncer de mama após o ano de 2002 coincidentemente com o declínio nas prescrições das terapias hormonais após evidências de intercorrências associadas ao uso dessas substâncias. As evidências atuais dessas taxas de incidência demonstram claramente queda significativa na incidência de carcinoma invasor paralelamente à redução dessas prescrições entre 1999 e 2003 em todas as faixas etárias a partir dos 45 anos de idade.

Estrogênio isolado

Em nova análise de dados combinados de 51 estudos epidemiológicos observou-se associação positiva entre o uso atual ou recente de estrogênio isolado e o câncer de mama, com aumento gradativo de acordo com o tempo de uso. Assim, o RR foi de 1,1 para uso por 1 a 4 anos, de 1,3 para uso por 5 a 9 anos, de 1,2 para uso por 10 a 14 anos e de 1,6 para uso por 15 anos ou mais. O risco, que foi maior em mulheres magras em relação às obesas, cessava após a interrupção por 5 anos, independentemente da duração do uso. Em três estudos clássicos mais atuais, encontram-se resultados divergentes. No *Women's Health Initiative (WHI)* as usuárias de estrogênio isolado não tiveram aumento do risco nem na fase de intervenção do estudo (HR: 0,79; IC 95%: 0,61 a 1,02) nem no seguimento tardio (HR: 0,80; IC 95%: 0,58 a 1,11). Já no estudo britânico *Million Women Study* (MHS) ficou demonstrada uma associação positiva com significância estatística (RR: 1,3; IC 95%: 1,21 a 1,40). Em atualização desse estudo permanece essa associação. No *Nurses' Health Study* (NHS) também ocorreu aumento do risco, mas apenas em usuárias por mais de 20 anos (RR: 1,42; IC 95%: 1,13 a 1,77). Esses resultados, aparentemente conflitantes, podem ser justificados pelas diferentes posologias e formulações usadas.

Associação entre estrogênio e progesterona

O impacto da adição da progesterona às terapias hormonais da pós-menopausa no risco de desenvolvimento do câncer de mama tem sido avaliado apenas nos últimos 25 anos. Os primeiros estudos sugeriam que essa adição acarretava redução do risco de desenvolvimento de câncer de mama. Entretanto, eram estudos pequenos e com importantes fatores de confusão. Desde então, diversos outros passaram a ser avaliados com foco nessa associação e indicaram aumento do risco de câncer de mama, independentemente das formulações progestínicas utilizadas, sendo esse aumento maior do que com a TH apenas com estrogênio. Esse aumento pode ser decorrente da elevação da divisão celular mamária, ocasionando acúmulo de erros no DNA que eventualmente poderá acarretar grande proliferação de células malignas.

O estudo WHI mostrou aumento significativo (RR: 1,26; IC 95%: 1,00 a 1,59), sendo até interrompido antes do programado por ter atingido os limites de segurança estabelecidos. O MHS mostrou aumento ainda maior desse risco (RR: 2,00; IC 95%: 1,88 a 2,12). Quanto ao esquema utilizado, se sequencial ou cíclico, existem controvérsias sobre em qual deles o risco seria maior.

Tibolona

Essa medicação é metabolizada em três metabólitos, dois com ação estrogênica e um com ação progestogênica e androgênica. No estudo MHS foi observado aumento do risco de câncer de mama (RR:1,45; IC 95%: 1,25 a 1,68) com o uso da tibolona. Já no estudo LIFT, desenhado para ter como *endpoint* primário a redução do risco da fratura osteoporótica de vértebras, mostrou em um de seus *endpoints* secundários a redução do risco de câncer de mama (HR: 0,32; IC 95%: 0,13 a 0,80).

Resumo das evidências sobre TH da pós-menopausa

- A maioria das evidências embasa a associação entre TH e câncer de mama, exceto no estudo WHI para mulheres usando estrogênios equinos conjugados isoladamente e no estudo LIFT para mulheres usando tibolona.
- Os estudos que mostraram aumento do risco determinaram que o risco foi maior entre pacientes usuárias da associação de estrogênio à progesterona do que entre aquelas que usaram tibolona e estrogênio isoladamente.
- O risco foi limitado para as usuárias correntes ou de uso recente, com suspensão do risco 5 anos após interrupção da TH da pós-menopausa.

ÁLCOOL

Evidências consistentes têm reforçado a ocorrência de uma associação positiva entre ingesta alcoólica e risco de câncer de mama. Seis grandes estudos de coorte demonstram aumento considerável desse risco, proporcional ao do consumo diário de álcool. Para cada 10g/dia de aumento na ingesta diária de álcool há aumento de 9% no risco de se contrair a doença, apesar de ajustes para outros fatores de risco de câncer de mama. Em relação ao tipo de bebida alcoólica, essas observações foram amplas, incluindo cerveja, vinho e outras bebidas destiladas, todas igualmente contribuindo para o aumento e reforçando o importante papel associado ao álcool. O consumo diário de três ou mais *drinks* representou um risco relativo equivalente a 2,2. Curiosamente, a ingesta alcoólica atual ou recente na vida adulta foi mais impactante do que a história dessa ingesta em idade mais jovem, além de definir as medidas de conscientização para redução do consumo dessas bebidas na meia-idade que serão efetivamente capazes de reduzir o risco de desenvolvimento desse câncer.

O mecanismo considerado para associar a capacidade de atuação do álcool no aumento do risco da doença determina que o consumo de dois *drinks* diários é capaz de aumentar os níveis totais e a biodisponibilidade do estrogênio plasmático entre as mulheres na pós-menopausa, sobretudo do sulfato de estrona, que tem sido associado ao risco futuro de câncer de mama. De todos os fatores dietéticos associados ao aumento do risco de desenvolvimento da doença, o consumo alcoólico é de longe o mais consistente. Embora ainda complexo, a redução do consumo diário de álcool parece ser dos poucos mecanismos ativos para a redução da incidência do câncer de mama.

Outros mecanismos potenciais fazem referência aos metabólitos encontrados no álcool, como o acetaldeído, com possibilidade direta de efeito carcinogênico. Além disso, os efeitos do álcool podem ser mediados pela produção de prostaglandinas, peroxidação lipídica e a produção de radicais livres. O álcool também atua como solvente, facilitando a penetração intracelular das substâncias carcinogênicas. Finalmente, grandes consumidores de bebidas alcoólicas têm deficiências importantes de nutrientes essenciais, tornando os tecidos mais suscetíveis à carcinogênese. As evidências são substanciais e consistentes, revelando a relação direta entre o consumo alcoólico e o aumento do risco de câncer de mama tanto na pré como na pós-menopausa.

NUTRIÇÃO

Existem poucas evidências, se há alguma, da redução do risco de câncer de mama em indivíduos com dieta saudável, embora recentes metanálises e estudos de *coorte* não tenham demonstrado a associação entre o risco de câncer de mama e o consumo de dieta não saudável de padrão ocidental.

Estudos sobre a dieta mediterrânea suplementada por azeite extravirgem ou nozes mostraram redução do risco de câncer de mama da ordem de 68% e 41%, respectivamente. As limitações desse estudo foram motivadas pelo baixo número de casos de câncer de mama e por ser essa avaliação proveniente de um *endpoint* secundário. Sugerem-se novos estudos para melhor avaliação.

A ingestão de suplementos vitamínicos não parece diminuir o risco de câncer de mama, sendo os resultados inconclusivos.

ALTURA, PESO E RISCO DE CÂNCER DE MAMA

Altura

Existem dados que embasam a associação entre câncer de mama e maior altura, tanto na pré como na pós-menopausa. Em um desses estudos, mulheres com mais de 1,75m de altura tiveram risco 20% maior de câncer de mama em relação às que tinham menos de 1,60m. O mecanismo dessa associação é incerto, mas provavelmente reflete a influência de maior aporte nutricional durante a infância e a puberdade.

Peso

A gordura corporal afeta diretamente os níveis circulantes de vários hormônios, como insulina, IGF-1 e estrogênios, dentre outros, criando um ambiente favorável para a carcinogênese e desfavorável para a apoptose. Também estimula a resposta inflamatória, podendo contribuir para iniciação e progressão de diversos tipos de câncer. A relação entre a obesidade (definida como índice de massa corporal [IMC] ≥30) e o câncer de mama depende do *status* menopausal. Na pré-menopausa, há uma relação discretamente inversa entre o câncer de mama e o IMC, o que ocorre em virtude do aumento dos ciclos anovulatórios e consequentemente da menor exposição aos hormônios ovarianos.

Em estudo prospectivo, mulheres com IMC >30 tiveram 46% menos chance de contrair câncer de mama em relação às mulheres que tinham IMC <21. Na pós-menopausa ocorre o inverso, ou seja, existe uma relação de aumento do risco com o aumento do IMC, pois em ambiente de falência ovariana a produção de estrogênio periférica é aumentada com a obesidade pelo mecanismo de conversão pela enzima aromatase. No NHS, mulheres que ganharam 10kg ou mais na pós-menopausa tinham um RR de 1,18 (IC 95%: 1,03 a 1,35) em relação às que mantiveram o peso.

DENSIDADE MAMÁRIA

Uma das maiores dificuldades diz respeito à definição do grau de densidade mamária. Em geral, essa interpretação é feita mediante a análise do grau de densidade observado pela mamografia. Em avaliação qualitativa e semiquantitativa, com elevada variabilidade inter e intraobservadores, Wolfe e cols. (1976) classificaram as mamas como N1, P1, P2 e DY progressivamente, de acordo com o aumento do grau de densidade mamária. Posteriormente, em 1995, Boyd e cols. desenvolveram um método quantitativo com melhor concordância intra e interobservadores, classificando o grau de densidade mamográfica em seis categorias.

De maneira similar, a classificação BI-RADS™ estabelece uma categorização da densidade mamográfica em quatro graus. Em 1998, Byng e cols. publicaram um programa (Lumisys™ – Computer Assisted Method) com base na plataforma da mamografia digital que, de maneira quantitativa, faz a mensuração do grau de densidade mamográfica, classificando-a em seis categorias de acordo com a densidade mamária.

Nos últimos anos, a avaliação do grau de densidade mamária tem sido valorizada como fator de risco para o câncer de mama e talvez seja o mais subavaliado e subutilizado fator de risco em estudos investigativos do câncer de mama, mesmo em associação a outros fatores estabelecidos para esse tipo de câncer, particularmente idade, *status* menopausal, paridade e peso. Curiosamente, fatores de risco não mamográficos, em geral, apresentam-se como uma associação mais fraca do que o risco relacionado com a densidade mamográfica.

Diversos estudos têm demonstrado *odds ratio* variando entre 1,8 e 5,5 associando a densidade mamográfica ao risco de câncer de mama, mesmo após diversos ajustes das variáveis interligadas. Em função disso, considerando que a densidade mamográfica parece estar associada ao aumento do risco desse câncer e interferir na capacidade de sua detecção, a característica radiológica das mamas poderia ser utilizada para determinar o intervalo dos exames de rastreamento da doença.

Em recente metanálise que incluiu 42 estudos observou-se que a densidade mamária está fortemente associada ao risco de desenvolvimento dessa doença. Pelo método Wolfe, comparando-se padrão de densidade Dy (muito denso) *versus* N1 (mamas lipossubstituídas) pelos estudos de incidência, o RR foi de 3,98 (IC 95%: 2,53 a 6,27). Pela classificação BI-RADS™, comparando-se mamas densas com mamas lipossubstituídas, o RR encontrado foi de 4,08 (IC 95%: 2,96 a 5,63) para o câncer de mama. De maneira similar, empregando o método de Boyd (proporção de densidade mamográfica), na comparação de mamas muito densas *versus* mamas lipossubstituídas, o RR encontrado foi de 4,64 (IC 95%: 3,64 a 5,91).

ATIVIDADE FÍSICA

Apesar de as publicações mais recentes valorizarem a atividade física como fator mais significativo de prevenção do câncer de mama na pós-menopausa, evidências recentes demonstraram benefício também na pré-menopausa, até mesmo na infância e na adolescência.

A falta de definição mais clara está relacionada sobretudo com a falta de padronização da intensidade da atividade física, frequência, modalidade e duração. A análise da modalidade de atividade física revela importante e significativo impacto das atividades recreativas (p = 0,002), domésticas (p = 0,016) e desportivas (p = 0,01), sobretudo na pós-menopausa, e algumas modalidades também na pré-menopausa.

Acredita-se que todas as atividades físicas estejam relacionadas com a redução do risco, que é proporcional à intensidade e à duração. Para essa avaliação é estabelecido que 1 equivalente metabólico (MET) seria a energia suficiente para um indivíduo se manter em repouso, 3 MET corresponderiam, aproximadamente, a 1 hora de caminhada e 9 MET a 3 horas de caminhada. Ao se utilizar essa padronização, é possível classificar a duração e a intensidade da atividade física. Uma caminhada a 4km/h e ciclismo a 15km/h seriam considerados de leve intensidade (<3 MET), seriam considerados de moderada intensidade uma caminhada a 6km/h e ciclismo a 15 a 19km/h (3 a 6 MET), de vigorosa intensidade correr a 8 a 9km/h e ciclismo a 20 a 22km/h (6 a 9 MET) e de muita vigorosa intensidade correr a 10 a 12km/h e ciclismo a 42 a 43km/h (>9 MET). Em média, a redução encontrada foi de 30% a 40%, demonstrando ainda um efeito dose-resposta em que a maior atividade física esteve relacionada com maior impacto estatístico.

Em uma análise abrangente dos mecanismos biológicos desse efeito destacam-se alterações nos hormônios sexuais endógenos, fatores de crescimento e inflamatórios, redução da obesidade e da adiposidade central e, ainda, modificações na função imunológica.

Várias substâncias foram destacadas, como peptídeo C, insulina, IGF-1, TNF-α, IL-6, proteína C reativa, leptina e adiponectina. Acredita-se que a atividade física diminua os fatores possivelmente associados ao desenvolvimento do câncer de mama. Entretanto, ainda não é possível estabelecer o mecanismo biológico envolvido. Cabe lembrar que, muitas vezes, mais do que ostentar ciência é preciso inocular confiança nas pessoas e mostrar que elas são o fator básico para a eficiência da ajuda.

Recomendações sobre atividade física devem integrar programas de saúde pública, devendo ser incluídas nas medidas preventivas de câncer, compreendendo pelo menos 30 a 45 minutos de atividade moderada a vigorosa, três vezes ou mais por semana, para todas as faixas etárias.

RADIAÇÃO IONIZANTE

O tecido glandular das mamas é extremamente sensível à exposição pela radiação ionizante e a seu efeito carcinogênico, especialmente em idades muito jovens. A exposição da parede torácica à irradiação ionizante nessas pacientes (principalmente entre 10 e 14 anos), seja para fins terapêuticos, como no tratamento de linfoma de Hodgkin, seja em razão da grande exposição à irradiação, como se viu em mulheres sobreviventes da bomba atômica e do acidente de Chernobyl, está associada ao aumento do risco de câncer de mama, o qual é identificado tardiamente, em torno dos 45 anos de idade. Após essa idade não parece haver aumento do risco.

Publicação mais recente tem destacado que as mulheres tratadas com irradiação torácica em doses ≥20Gy para câncer infantil ou adultos jovens se apresentam com risco muito elevado para o desenvolvimento de câncer de mama futuro. Esse risco foi maior entre as mulheres que receberam tratamento para linfoma de Hodgkin, mas também para outros tipos de câncer, como linfoma não Hodgkin, tumor de Wilms, leucemia, câncer ósseo, neuroblastoma e sarcomas de partes moles. O risco de desenvolvimento do câncer de mama surge 8 anos após a exposição à radiação. A incidência acumulada desse câncer entre 40 e 45 anos de idade foi de 13% a 20% e variou de 12% a 26% após 25 a 30 anos de seguimento, revelando incidência similar à encontrada nas mulheres com mutações no gene BRCA1.

TABAGISMO

Embora inicialmente controverso, o tabagismo é considerado modesto fator de risco de câncer de mama. Um estudo mostrou redução do risco em função do efeito produzido pelo tabaco, diminuindo os níveis estrogênicos e também a possibilidade de antecipação da idade da menopausa.

Entretanto, estudos prospectivos sugerem associação positiva entre exposição aos produtos do tabaco e câncer de mama. Em metanálise de 27 estudos prospectivos, o RR de câncer de mama foi de 1,10 (IC 95%: 1,02 a 1,14). Uma grande dificuldade na avaliação desses estudos é o viés de consumo de álcool, um fator de risco bem estabelecido para câncer de mama, pois 50% das mulheres tabagistas também consomem álcool. Contudo, em estudo recente em que as tabagistas não consumiam álcool, ainda assim houve aumento do risco.

OUTROS FATORES

A exposição ambiental a substâncias como os agentes organoclorados tem sido considerada em alguns estudos como potencialmente capaz de interferir no risco de câncer de mama. Essa classe de componentes inclui pesticidas, agentes químicos industriais e dioxinas produzidas na combustão de produtos orgânicos, dentre outros. Esses produtos são agentes estrogênicos fracos e, dessa maneira, aumentam o risco de câncer de mama por mimetizarem o estradiol endógeno. Os organoclorados são bastante lipofílicos e resistentes ao metabolismo, tornando-se componentes bioacumulados na cadeia alimentar persistentes no organismo humano. Estudos clínicos sobre o tema não têm corroborado essas suposições na pós-menopausa. No entanto, um pequeno efeito não pôde ser excluído nas mulheres na pré-menopausa.

Campos eletromagnéticos têm sido propostos em virtude da possibilidade de alterarem a secreção de melatonina pela glândula pineal. As evidências para corroborar essas afirmações até o momento são inadequadas, não sendo possível estabelecer uma associação.

Em relação aos implantes mamários de silicone, as evidências indicam fortemente que não há aumento do risco de desenvolvimento de câncer de mama. Alguns estudos chegam a apontá-los como fator de proteção.

Uma variedade de condições clínicas e de usos de medicamento é considerada ou suspeita de estabelecer associação com o risco de câncer de mama. Diabetes tipo 2 tem sido sugerido

Quadro 29.1 Sumário dos principais fatores associados ao impacto no comportamento do risco de desenvolvimento do câncer de mama

Aumento de risco	Redução de risco	Risco inalterado ou questionável
Biópsia prévia de lesões proliferativas com atipias História familiar positiva – primeiro grau Mutação do BRCA1 e 2 Nuliparidade; menarca precoce; idade do primeiro parto após 35 anos Uso atual e de longa duração de contracepção hormonal Terapia hormonal da pós-menopausa ≥ 5 anos Alcoolismo; tabagismo Altura elevada Ganho de peso na pós-menopausa Densidade mamária aumentada na pós-menopausa Radiação ionizante torácica em idade jovem	Amamentação efetiva por período ≥12 meses Multiparidade e idade do primeiro parto precoce Menarca tardia; menopausa precoce Atividade física regular Controle de peso corporal	Alterações benignas prévias Dieta rica em fibras, verduras e vegetais Fitoestrógenos Uso de micronutrientes Contracepção hormonal de baixa dosagem

como fator de aumento desse risco pelo fato de a insulina funcionar como fator de crescimento para as células mamárias, segundo estudos científicos. Agentes citotóxicos, como os alquilantes, empregados no tratamento de câncer podem exercer seu próprio efeito carcinogênico, proporcionando aumento do risco de tumores sólidos, incluindo o câncer de mama. Em contrapartida, o uso de anti-inflamatórios não esteroides tem sido associado à redução do risco de câncer de mama em razão de seu mecanismo inibidor da carcinogênese mamária. História pregressa de pré-eclâmpsia ou eclâmpsia tem sido associada a risco reduzido desse tipo de câncer, provavelmente em virtude dos menores níveis estrogênicos encontrados nessas mulheres.

Leitura recomendada

Adami HO, Lipworth L, Titus-Ernstoff L et al. Organochlorine compounds and estrogen-related cancers in women. Cancer Causes Control 1995; 6:551-66.
Ahlgren M, Melbye M, Wohlfahrt J et al. Growth patterns and the risk of breast cancer in women. N Engl J Med 2004; 351:1619-26.
Alexander DD, Morimoto LM, Minj PJ et al. A review and meta-analysis of red and processed meat consumption and breast cancer. Nutr Res Rev 2010; 23:349-65.
Antoniou AC, Easton DF. Models of genetic susceptibility to breast cancer. Oncogene 2006; 25:5898-905.
Bakken K, Fournier A, Lund E et al. Menopausal hormone therapy and breast cancer risk: impact of different treatments. The European Prospective Investigation into Cancer and Nutrition. Int J Cancer 2011; 128:144-56.
Banks E, Beral V, Bull D et al. Breast cancer and hormone-replacement therapy in the Million Women Study. Lancet 2003; 362:419-27.
Barros ACSD, Barros MAC. Formação e desenvolvimento do carcinoma de mama. In: Aguillar VLN, Bauab SP, Maranhão NM (eds.). Mama: diagnostico por imagem – Mamografia, ultrassonografia, ressonância magnética. Rio de Janeiro: Revinter, 2009:29-39.
Boyd NF, Fishell E, Jong R et al. Mammographic densities as a criterion for entry to a clinical trial of breast cancer prevention. Br J Cancer 1995; 72:476-9.
Boyd NF, Guo H, Martin LJ et al. Mammographic density and the risk and detection of breast cancer. N Engl J Med 2007; 356:227-36.
Boyd NF, Lockwood GA, Byng JW et al. Mammographic densities and breast cancer risk. Cancer Epidemiol Biomarkers Prev 1998; 7(12):1133-44.
Breast cancer and hormonal contraceptives: collaborative reanalysis of individual data on 53,297 women with breast cancer and 100,239 women without breast cancer from 54 epidemiological studies. Collaborative Group on Hormonal Factors in Breast Cancer. Lancet 1996; 347:1713-27.
Breast cancer and hormone replacement therapy: collaborative reanalysis of data from 51 epidemiological studies of 52.705 women with breast cancer and 108411 women without breast cancer. Colloborative Group on Hormonal Factors in Breast Cancer. Lancet 1997; 350:1047-59.
Brind J, Chinchilli VM, Severs WB et al. Induced abortion as an independent risk factor for breast cancer: a comprehensive review and meta-analysis. J Epidemiol Community Health 1996; 50:481-96.
Brinton LA, Melton LJ, Malkasian GD et al. Cancer risk after evaluation for infertility. Am J Epidemiol 1989; 129:712-22.
Brisson J, Holowaty EJ, Villeneuve PJ et al. Cancer incidence in a cohort of Ontario and Quebec women having bilateral breast augmentation. Int J Cancer 2006; 118:2854-62.
Bruzzi P, Negri E, La Vecchia C et al. Short term increase in risk of breast cancer after full term pregnancy. BJM 1988; 297:1096-8.
Byng JW, Yaffe MJ, Jong RA et al. Analysis of mammographic density and breast cancer risk from digitized mammograms. Radiographics 1998; 18:1587-98.
Byrne C. Studying mammographic density: implications for understanding breast cancer. J Natl Cancer Inst 1997; 89:531-3.
Centers for Disease Control and Prevention. Vital signs: racial disparities in breast cancer sevretty – United States, 2005-2009. Morb Mortal Wkly Rep 2012; 61:922-6.
Chen WY, Manson JE, Hankinsos SE et al. Unopposed estrogen therapy and the risk of invasive breast cancer. Arch Intern Med 2006; 166:1027-32.
Chlebowski RT, Hendrix SL, Langer RD et al. Influence of estrogen plus progestin on breast cancer and mammography in healthy postmenopausal women: the women health initiative randomized trial. JAMA 2003; 289:3243-53.
Chlebowski RT, Rohan TE, Manson JE et al. Breast cancer after use of estrogen plus progestin and estrogen alone: analyses of data from 2 women's health Iiitiative randomized clinical trials. JAMA Oncol 2015; 1:296-305.
Colditz G, Chia KS. Invasive breast carcinoma: introduction and general features. In: Lakhani SR, Ellis IO, Schnitt SJ. WHO classification of tumors of the breast. Lyon: Ed IARC, 2012:14-31.
Colditz GA, Rosner B. Cumulative risk of breast cancer to age 70 years according to risk factor status: data from the Nurses Health Study. Am J Epidemiol 2000; 152:950-64.
Collaborative Group on Hormonal Factors in Breast Cancer. Breast cancer and hormonal contraceptives: further results. Contraception 1996; 54:1-106.
Collaborative Group on Hormonal Factors in Breast Cancer. Breast cancer and hormone replacement therapy: collaborative reanalysis of data from 51 epidemiological studies of 52,705 women with breast

cancer and 108,411 women without breast cancer. Lancet 1997; 350:1047-59.

Cui Y, Miller AB, Rohan TE et al. Cigarette smoking and breast cancer risk: update of a prospective cohort study. Breast Cancer Res Treat 2006; 100:293-9.

Cummings SR, Ettinger B, Delmas PD et al. The effects of tibolone in older postmenopausal women. N Engl J Med 2008; 359: 697-708.

Dupont WD, Page DL. Risk factors for breast cancer in women with proliferative breast disease. N Engl J Med 1985; 312(3):146-151.

Eliassen AH, Colditz GA, Rosner B et al. Adult weight change and risk of postmenopausal breast cancer. JAMA 2006; 296:193-201.

Eliassen AH, Missmer SA, Tworoger SS et al. Endogenous steroid hormone concentrations and risk of breast cancer among premenopausal women. J Natl Cancer Inst 2006; 98:1406-15.

Feychting M, Forssen U. Electromagnetic fields and female breast cancer. Cancer Causes Control 2006; 17:553-8.

Fortner RT, Eliassen AH, Spiegelman D et al. Premenopausal endogenous steroid hormones and breast cancer risk: results from the Nurses Health Study II. Breast Cancer Res 2013; 15:R19.

Fridenreich CM, Orenstein MR. Physical activity and cancer prevention: etiologic evidence and biological mechanisms. J Nutr 2002; 132:3456-64.

Friedenreich CM. Review of anthropometric factors and breast cancer risk. Eur J Cancer Prev 2001; 10:15-32.

Friis S, Holmich LR, McLaughlin JK et al. Cancer risk among Danish women with cosmetic breast implants. Int J Cancer 2006; 118:998-1003.

Fuchs CS, Stampfer MJ, Colditz GA et al. Alcohol consumption and mortality among women. N Engl J Med 1995; 332:1245-50.

Gammon MD, Thompson WD. Infertility and breast cancer: a population-based case-control study. Am J Epidemiol 1990; 132:708-16.

Garland M, Hunter DJ, Colditz GA et al. Menstrual cycle characteristics and history of ovulatory infertility in relation to breast cancer risk in a large cohort of US women. Am J Epidemiol 1998; 147:636-43.

Gaudet MM, Gapstur SM, Sun J et al. Active smoking and breast cancer risk: original cohort data and meta-analysis. J Natl Cancer Inst 2013; 105:515-25.

Gonzalez CA, Riboli. Diet and cancer prevention: contributions from the European Prospective Investigation into Cancer and Nutrition Study 2010; 46:2555-62.

Gram IT, Park SY, Kolonel LN et al. Smoking and risk of breast cancer in a racially/ethnically diverse population of mainly women who do not drink alcohol: The MEC Study. Am J Epidemiol 2015; 182:917-25.

Green J, Cairns BJ, Casabonne D et al. Height and cancer incidence in the million women study: prospective cohort, and meta-analysis of prospective studies of height and total cancer risk. Lancet Oncol 2011; 12:785-94.

Guibout C, Adjadj E, Rubino C et al. Malignant breast tumors after radiotherapy for a first cancer during childhood. J Clin Oncol 2005; 23:197-204.

Harris RE, Chlebowski RT, Jackson RD et al. Breast cancer and nonsteroidal anti-inflammatory drugs: prospective results from Women's Health Initiative. Cancer Res 2003; 63:6096-101.

Hartmann LC, Sellers TA, Frost MH et al. Benign breast disease and the risk of breast cancer. N Engl J Med 2005; 353:229-37.

Henderson TO, Amsterdam A, Bhatia S et al. Surveillance for breast cancer in women treated with chest radiation for a childhood, adolescent or young adult cancer: a report from the Children's Oncology Group. Ann Intern Med 2010; 152(7):444-55.

Hoffman-Goetz L, Apter D, Demark-Wahnefried W et al. Possible mechanisms mediating anassociation between physical activity and breast cancer. Cancer 1998; 83:621-8.

Hsieh CC, Trichopoulos D, Katsouyanni K et al. Age at menarche, age at menopause, height and obesity as risk factors for breast cancer: associations and interactions in an international case-control study. Int J Cancer 1990; 46:796-800.

Islami F, Liu Y, Jemal A et al. Breastfeeding and breast cancer risk by receptor status: a systematic review and meta-analysis. Ann Oncol 2015; 26:2398-407.

Jemal A, Siegel R, Ward E et al. Cancer Statistics. CA Cancer J Clin 2007; 57:43-66.

Jemal A, Ward E, Thun MJ. Recent trends in breast cancer incidence rates by age and tumor characteristics among US women. Breast Cancer Res 2007; 9:R28.

Johnson KC, Miller AB, Collishaw NE et al. Active smoking and secondhand smoke increase breast cancer risk: the report of the Canadian Expert Panel on Tobacco Smoke and Breast Cancer Risk (2009). Tob Control 2011; 20:e2.

Kabat GC, Cross AJ, Park Y et al. Meat intake and meat preparation in relation to risk of postmenopausal breast cancer in the NIH-AARP diet and health study. Int J Cancer 2009; 124:2430-5.

Kelsey JL, Gammon MD, John EM. Reproductive factors and breast cancer.Epidemiol Rev 1993; 15:36-47.

Key T, Appleby P, Barnes I et al. Endogenous sex hormones and breast cancer in postmenopausal women: reanalysis of nine prospective studies. J Natl Cancer Inst 2002; 94:606-16.

King MM, McCay PB. Modulation of tumor incidence and possible mechanisms of inhibition of mammary carcinogenesis by dietary antioxidants.Cancer Res 1983; 43:2485s-2490s.

Kobayashi LC, Jansen I. Moderate to vigorous intensity activity across the life course and risk of pre and post-menopausal breast cancer. Breast Cancer Res Treat 2013.

Konstantinos A, Volaklis MH, Savvas P. Exercice in the prevention and rehabilitation of breast cancer. The Central European Journal of Medicine 2013.

Lahman PH, Friedenreich C, Shuit AJ et al. Physical activity and breast cancer risk: The European Prospective Investigation into Cancer and Nutrition. Cancer Epidemiol Biomarkers Prev 2007; 16(1):36-42.

Lin J, Manson JE, Lee IM et al. Intakes of calcium and vitamin D and breast cancer risk in women. Arch Intern Med 2007; 167:1050-9.

Longnecker MP, Newcomb PA, Mittendorf R et al. Risk of breast cancer in relation to lifetime alcohol consumption. J Natl Cancer Inst 1995; 87:923-9.

Lucena CEM, Barra AA, Paulinelli RR et al. Câncer de mama. In: Camargos AF, Melo VH, Murta EFC et al. (eds.) Ginecologia Ambulatorial. Belo Horizonte: Coopmed, 2016:1115-43.

Lux MP, Fasching PA, Beckmann MW. Hereditary breast and ovarian cancer: review and future perspectives. J Mol Med 2006; 84:16-28.

Marchbanks PA, McDonald JA, Wilson HG et al. Oral contraceptives and the risk of breast cancer. N Engl J Med 2002; 346:2025-32.

Marchbanks PA, McDonald JA, Wilson HG et al. The NICHD Women's Contraceptive and Reproductive Experiences Study: methods and operational results. Ann Epidemiol 2002; 12:213-21.

Marshall SF, Bernstein L, Anton-Culver H et al. Nonsteroidal anti-inflammatory drug use and breast cancer risk by stage and hormone receptor status. J Natl Cancer Inst 2005; 97:805-12.

McCormack VA, Silva IS. Breast density and parenchymal patterns as markers of breast cancer risk: a meta-analysis. Cancer Epidemiol Biomarkers Prev 2006; 15(6):1159-69.

Melbye M, Wohlfahrt J, Olsen JH et al. Induced abortion and the risk of breast cancer. N Engl J Med 1997; 336:81-5.

Melinda I, Stephanie G, Charles M. Physical activity and breast cancer. Research Digest 2010; 3(s11).

Micheli A, Verdecchia A. Epidemiologia do carcinoma de mama. In: Veronesi U (ed.) Mastologia oncológica. 2. ed. Rio de Janeiro: Medsi, 2002:19-23.

Michels KB, Holmberg L, Bergkvist L et al. Dietary antioxidant vitamins, retinol, and breast cancer incidence in a cohort of Swedish women. Int J Cancer 2001; 91:563-7.

Michels KB, Solomon CG, Hu FB et al. Type 2 diabetes and subsequent incidence of breast cancer in the Nurses' Health Study. Diabetes Care 2003; 26:1752-8.

Missmer SA, Eliassen AH, Barbieri RL et al. Endogenous estrogen, androgen, and progesterone concentrations and breast cancer risk among postmenopausal women. J Natl Cancer Inst 2004; 96:1856-65.

Modan B, Ron E, Lerner-Geva L et al. Cancer incidence in a cohort of infertile women. Am J Epidemiol 1998; 147:1038-42.

Moon RC, McCormick DL, Mehta RG. Inhibition of carcinogenesis by retinoids. Cancer Res 1983; 43:2469s-2475s.

Nelson HD, Zakher B, Cantor A et al. Risk factors for breast cancer for women aged 40 to 49 years: a systematic review and meta-analysis. Ann Intern Med 2012; 156:635.

Novita G, Millen E, Lima LNB et al. Identificação da mulher de alto risco. In: Frasson A, Millen E, Novita G et AL (eds.) Doenças da mama. São Paulo: Atheneu, 2011:137-42.

Ostroumova E, Preston DL, Ron E et al. Breast cancer incidence following low-dose rate environmental exposure: Techa River Cohort, 1956-2004. Br J Cancer 2008; 99:1940-5.

Pukkala E, Kesminiene A, Poliakov S et al. Breast cancer in Belarus and Ukraine after the Chernobyl accident. Int J Cancer 2006; 119:651-8.

Reis JHP, Avelar JTC. Genética e câncer de mama. In: Lucena CEM, Silva Junior GA, Barra AA (eds.) Propedêutica em Mastologia. Rio de Janeiro: Medsi & Guanabara Koogan, 2005:425-40.

Renehan AG, Harvie M, Howell A et al. Insulin-like growth factor (IGF-I), IGF binding protein-3, and breast cancer risk: eight years on. Endocr Relat Cancer 2006; 13:273-8.

Rennert G, Naggan SR, Griness OB et al. Clinical outcomes of breast cancer in carriers of BRCA1 and BRCA2 mutations. N Engl JMed 2007; 357:115-23.

Reynolds P, Hurley S, Goldberg DE et al. Active smoking, household passive smoking and breast cancer: evidence from the California Teachers Study. J Natl Cancer Inst 2004; 96:29-37.

Ritte R, Lukanova A, Tjonneland A et al. Height age at menarche and risk of hormone receptor-positive and negative breast cancer: a cohort study. Int J Cancer 2013; 132:2619-29.

Ritte R, Lukanova A, Tjonneland A et al. Heigth, age at menarche and risk of hormone receptor-positive and negative breast cancer: a cohort study. Int J Cancer 2013; 132:2619-30.

Rohan T. Epidemiological studies of vitamin D and breast cancer. Nutr Rev 2007; 65:S80-S83.

Rosner B, Colditz GA, Willett WC. Reproductive risk factors in a prospective study of breast cancer: The Nurses Health Study. Am J Epidemiol 1994; 139:819-35.

Ross RK, Paganini A, Wan PC et al. Effect of hormone replacement therapy on breast cancer risk: estrogen versus estrogen plus progestin. J Natl Cancer Inst 2000; 92:328-32.

Rossing MA, Daling JR, Weiss NS et al. Risk of breast cancer in a cohort of infertile women. Gynecol Oncol 1996; 60:3-7.

Rossouw JE, Anderson GL, Prentice RL et al. Risks and benefits of estrogen plus progestin in healthy postmenopausal women: principal results from the Women's Healthy Initiative randomized controlled trial. JAMA 2002; 288:321-33.

Russo J, Tay LK, Russo IH. Differentiation of the mammary gland and susceptibility to carcinogenesis.Breast Cancer Res Treat 1982; 2:5-73.

Salgado MI, Freire G. Saúde e espiritualidade. Uma nova visão da medicina. Belo Horizonte: Inede, 2008:475.

Sasco AJ. Breast cancer and the environment. Horm Res 2003; 60 (Suppl 3):50.

Sellers TA, Kushi LH, Cerhan JR et al. Dietary folate intake, alcohol, and risk of breast cancer in a prospective study of postmenopausal women. Epidemiology 2001; 12:420-8.

Shames LS, Munekata MT, Pike MC. Re: Blood levels of organochlorine residues and risk of breast cancer. J Natl Cancer Inst 1994; 86:1642-3.

Siegel RL, Miller KD, Jemal A. Cancer statistics. CA Cancer J Clin 2016; 66:7.

Smith-Warner SA, Spiegelman D, Yaun SS et al. Alcohol and breast cancer in women: a pooled analysis of cohort studies. JAMA 1998; 279:535-40.

Stanford JL, Thomas DB. Exogenous progestins and breast cancer.Epidemiol Rev 1993; 15:98-107.

Stefanick ML, Anderson GL, Margolis KL et al. Effects of conjugated equine estrogens on breast cancer and mammography screening in postmenopausal women with hysterectomy. JAMA 2006; 295:1647-57.

Stuebe AM, Willett WC, Xue F et al. Lactation and incidence of premenopausal breast cancer: a longitudinal study. Arch Intern Med 2009; 169:1364-71.

Talamini R, Franceschi S, Favero A et al. Selected medical conditions and risk of breast cancer. Br J Cancer 1997; 75:1699-703.

Thompson WD, Jacobson HI, Negrini B et al. Hypertension, pregnancy, and risk of breast cancer. J Natl Cancer Inst 1989; 81:1571-4.

Tjonneland A, Christensen J, Olsen A et al. Alcohol intake and breast cancer risk: the European Prospective Investigation into Cancer and Nutrition (EPIC). Cancer Causes Control 2007; 18:361-73.

Toledo E, Salas-Salvadó J, Donat-Vargas C et al. Mediterranean diet and invasive breast cancer risk among women at high cardiovascular risk in the PREDIMED Trial: a randomized clinical trial. JAMA Intern Med 2015; 175:1752-60.

Travis RC, Allen DS, Fentiman IS et al. Melatonin and breast cancer: a prospective study. J Natl Cancer Inst 2004; 96:47582.

Ursin G, Longnecker MP, Haile RW et al. A meta-analysis of body mass index and risk of premenopausal breast cancer. Epidemiology 1995; 6:137-41.

Van Den Brandt PA, Spiegelman D, Yaun SS et al. Pooled analysis of prospective cohort studies on height, weight, and breast cancer risk. Am J Epidemiol 2000; 152:514-27.

Vatten LJ, Romundstad PR, Trichopoulos D et al. Pre-eclampsia in pregnancy and subsequent risk for breast cancer.Br J Cancer 2002; 87:971-3.

Venkitaraman AR. Breast cancers genes and DNA repair. Science 1999; 286 (5442):1100-02.

Ventura S, Taffel S. Collaborative Group on Hormonal Factors in Breast Cancer and Breastfeeding: collaborative reanalysis of individual data from 47 epidemiological studies in 30 countries, including 50,302women with breast cancer and 96,973 women without the disease. Lancet 2002; 360:187-95.

Verhoeven DT, Assen N, Goldbohm RA et al. Vitamins C and E, retinol, betacarotene and dietary fibre in relation to breast cancer risk: a prospective cohort studt. Br J Cancer 1997; 75:149-55.

Veronesi U, De Palo G, Marubini E et al. Randomized trial of fenretinide to prevent second breast malignancy in women with early breast cancer. J Natl Cancer Inst 1999; 91:1847-56.

Victora CG, Bahl R, Barros AJ et al. Breastfeeding in the 21st century: epidemiology, mechanisms, and lifelong effect. Lancet 2016; 387:475-90.

Wolfe JN. Breast patterns as an index of risk for developing breast cancer. Am J Roentgenol 1976; 126:1130-7.

Yu H, Rohan T. Role of the insulin-like growth factor family cancer development and progression. J Natl Cancer Inst 2000; 92:1472-89.

Zhang S, Hunter DJ, Forman MR et al. Dietary carotenoids and vitamins A, C, and E and risk of breast cancer. J Natl Cancer Inst 1999; 91:547-56.

CAPÍTULO 30

Propedêutica por Imagem em Mastologia

Ana Paula Reiss A. D. Gomes
Daniella Bronzatt
Thaís Paiva Moraes

INTRODUÇÃO

Provavelmente o câncer mais temido pelas mulheres é o de mama, em razão de sua alta frequência, sobretudo por seus efeitos psicológicos, que afetam a percepção da sexualidade e a própria imagem pessoal.

Relativamente raro antes dos 35 anos de idade, a incidência de câncer de mama acima dessa idade aumenta rápida e progressivamente, especialmente após os 50 anos. Entretanto, vale ressaltar que o acometimento em faixas etárias mais jovens já não é um achado raro e ocasional.

Nos países ocidentais, esse tipo de câncer representa uma das principais causas de morte em mulheres. As estatísticas indicam aumento de sua frequência tanto nos países desenvolvidos como nos países em desenvolvimento.

O câncer de mama é, depois do câncer de pele não melanoma, o tipo mais comum entre as mulheres no mundo e no Brasil, respondendo por cerca de 25% dos casos novos a cada ano. A estimativa para 2016, segundo o Instituto Nacional de Câncer (INCA), foi de 57.960 casos.

O aprimoramento dos procedimentos diagnósticos que proporcionam a identificação prematura do câncer tem aumentado a incidência de casos, mas também vem reduzindo o sofrimento e os óbitos em decorrência da doença diante do diagnóstico cada vez mais precoce.

A propedêutica imagenológica desse tipo de câncer continua representada principalmente pela mamografia de alta resolução (MAR), associada ao avanço da tecnologia digital direta (CR) ou indireta (DR), que caminha no sentido de melhorar a técnica e, assim, aumentar a casuística dos diagnósticos precoces. Nesse sentido, serão abordados neste capítulo o papel da mamografia digital 3D ou tomossíntese e o uso auxiliar do CAD (*computer-aided diagnosis*), entre outros. A ultrassonografia (US), a ressonância magnética (RM) e a medicina nuclear (MN) também têm aumentado cada vez mais seu papel complementar no diagnóstico dessa doença com indicações específicas.

RASTREAMENTO MAMOGRÁFICO

O rastreamento (*screeening*) pode ser definido como o exame de mulheres assintomáticas com a finalidade de classificá-las com prováveis ou improváveis chances de contrair a doença. A sensibilidade do exame gira em torno de 78% a 85% e a especificidade, se medida, deve ser >90%.

Numerosos estudos clínicos confirmam que a taxa de redução da mortalidade por meio do rastreamento em pacientes de 40 anos ou mais tem sido de 30% a 50%.

Obviamente, vários fatores devem ser considerados, como taxas de crescimento mais rápido do câncer de mama, menor incidência entre mulheres mais jovens, curta expectativa de vida e maiores comorbidades entre as pacientes idosas.

Atualmente têm surgido algumas controvérsias quanto ao início do rastreamento. De acordo com o INCA, deve ser feito a cada 2 anos entre 50 e 69 anos, em razão do maior número de casos concentrados nessa faixa etária, não sendo evidenciado aumento da diminuição da mortalidade e sendo maior o risco de sobrediagnóstico em pacientes mais jovens, gerando nelas angústia desnecessária, o que está de acordo com o pensamento descrito no artigo publicado no *British Medical Journal* a respeito do estudo canadense que fez um seguimento de 25 anos avaliando a incidência e a mortalidade pela doença nesse país.

Entretanto, foi observado número maior de mulheres que apresentaram tumores >2cm entre as que não fizeram mamografia, o que se mostrou diferenciado das outras que fizeram mamografia e que tiveram seus tumores detectados com tamanho <2cm. Após 25 anos, do ponto de vista individual, 8% a mais de mulheres do grupo que fez mamografia estavam vivas, ao passo que no grupo que não fez mamografia, mas apenas exame físico, as pacientes tiveram tumores detectados em fase mais tarde e com isso acabaram falecendo em decorrência da doença.

Ao se analisar de uma maneira mais globalizada, essa diferença não teve impacto na mortalidade por câncer de mama, o que basicamente traduz uma fórmula matemática, mas por outro lado, do ponto de vista individual, deve ser observado que o número de mulheres que tiveram câncer e que sobreviveram após 25 anos por se submeterem à mamografia de rastreamento foi significativamente maior, e a diferença de 8% não é passível de ser desconsiderada, podendo ser avaliada como resultado positivo e uma indicação a mais para que as mulheres entre 40 e 59 anos façam mamografia rotineiramente.

A Sociedade Brasileira de Mastologia entende que a realidade do Canadá difere da encontrada no Brasil, já que seu sistema de saúde pública é muito mais adequado, assim como a população é mais disciplinada. Essas duas situações certamente contribuíram favoravelmente para que as mulheres que se submeteram ao exame físico e foram encaminhadas para o tratamento logo no início pudessem ter acesso ao serviço de saúde pública com rapidez, o que não acontece no Brasil.

Essa entidade expressa um cenário de alerta, com o país contabilizando quase 60 mil novos casos de câncer de mama a cada ano, e ressalta a importância da conscientização sobre a rotina de prevenção da doença. Para isso são recomendáveis a visita regular ao mastologista e a realização da mamografia anualmente para as mulheres com 40 anos em diante.

De acordo com a American Cancer Society, o rastreamento deve assim ocorrer:

- Mulheres entre 40 e 44 anos de idade devem escolher o momento para começar o rastreio anual, se desejarem fazê-lo. Os riscos e os benefícios potenciais do rastreio devem ser considerados.
- Mulheres de 45 a 54 anos de idade devem fazer mamografias todos os anos.
- Mulheres com 55 anos ou mais devem fazer rastreamento a cada 2 anos ou têm a opção de continuar com o rastreio anual.
- O rastreio deve continuar enquanto a mulher mantém boa saúde e é esperada a expectativa de vida de 10 anos ou mais.

Em relação às pacientes de alto risco, estão citadas no Quadro 30.1 as recomendações com base no consenso do Colégio Brasileiro de Radiologia, da Sociedade Brasileira de Mastologia e da Febrasgo.

O rastreamento tem-se mostrado cada vez mais efetivo em razão da melhora na tecnologia mamográfica, seja pela inserção da tecnologia DR ou CR, pelo uso dos recursos mamográficos, como a utilização adequada das incidências adicionais e dos recursos do aparelho, seja pelo desenvolvimento de novas tecnologias, como a mamografia digital 3D e a tomossíntese mamária, que têm diminuído as dificuldades antes inerentes ao método.

A mamografia digital consiste na conversão da radiografia em imagem digital, seja no momento da exposição (DR), seja com a imagem ficando retida de maneira latente e digitalizada posteriormente (CR). O desempenho da tecnologia digital é significativamente melhor do que a convencional em mulheres com idade inferior a 50 anos, que apresentam mamas muito densas ou que estejam na pré-menopausa.

A maioria das mamografias são para *screening*, mas existem algumas situações especiais, e as principais indicações são as seguintes:

- Pacientes com sintomatologia mamária.
- Pré-operatório de cirurgias de mamas.
- Controle de pacientes operadas de câncer de mama.
- Marcação de lesões não palpáveis.

Posicionamento e incidências

É muito importante ressaltar o quanto é útil o uso dessas duas variáveis e sua eficácia para a realização de um bom exame. Uma boa mamografia deve incluir a maior quantidade de mama possível, sendo ideal que sejam observados na imagem a gordura retromamária, a cauda axilar, o prolongamento axilar até o nível da papila ou abaixo e a porção inferior das mamas, não esquecendo que toda a mama deve ser visualizada.

É importante a compressão adequada no exame para reduzir a sobreposição das estruturas e diminuir a dose de radiação.

Inicia-se o exame utilizando-se as incidências padrões, que seriam a oblíqua-mediolateral (OML) e a craniocaudal (CC). O uso de incidências complementares diz respeito a imagens obtidas com ângulos, projeções ou técnicas complementares,

Quadro 30.1 Recomendações para o rastreamento com mamografia de mulheres de alto risco com menos de 40 anos

Mulheres com mutação dos genes BRCA1 ou BRCA2 ou com parentes de primeiro grau com mutação comprovada	A partir dos 30 anos (mas não antes dos 25 anos)	Categoria 1
Mulheres com risco ≥20% ao longo da vida com base em um dos modelos matemáticos com base na história familiar	A partir de 30 anos ou 10 anos antes da idade do diagnóstico do parente mais jovem acometido pela doença, mas não antes dos 25 anos	Categoria 1
Mulheres com história de irradiação no tórax entre os 10 e os 30 anos de idade	A partir de 8 anos após o tratamento radioterapêutico (mas não antes dos 25 anos)	Categoria 2b
Mulheres com síndrome de Li-Fraumeni, Cowden ou parentes de primeiro grau	A partir do diagnóstico (mas não antes dos 25 anos)	Categoria 3
Mulheres com história pessoal de neoplasia lobular (HLA e CLIS), HDA, CDIS, carcinoma invasor de mama ou de ovário	A partir do diagnóstico (mas não antes dos 25 anos)	Categoria 2a

HLA: hiperplasia lobular atípica; CLIS: carcinoma lobular *in situ*; HDA: hiperplasia ductal atípica; CDIS: carcinoma ductal *in situ*.

objetivando melhor esclarecimento diagnóstico. Entre essas incidências são citadas: compressão seletiva (com ou sem magnificação), craniocaudal exagerada, *cleavage*, axilar, tangenciais, perfil verdadeiro, rotacionais, variações angulares e Ecklund (avaliação de próteses), entre outras.

Componentes do laudo mamográfico

Análise da composição mamária

- Mamas quase totalmente gordurosas.
- Áreas de tecido fibroglandular dispersas.
- Mamas heterogeneamente densas, podendo obscurecer pequenos nódulos.
- Mamas extremamente densas, o que diminui a sensibilidade da mamografia.

Achados mamográficos

Nódulo

De margens convexas, o nódulo é mais denso no centro do que na periferia, na estrutura tridimensional, devendo ser observado em duas incidências diferentes (Figura 30.1).

Deve ser avaliado por meio dos seguintes aspectos:

- **Forma:**
  - **Oval:** elíptico ou em forma de ovo com duas ou três ondulações.
  - **Redondo:** esférico, formato de bola, circular ou globular.
  - **Irregular:** nem redondo nem oval.
- **Margens:**
  - **Circunscritas:** pelo menos 75% da margem são nitidamente demarcados com uma transição abrupta entre a lesão e o tecido adjacente.
  - **Obscurecidas:** 25% ou mais da margem são escondidos ou sobrepostos pelo tecido adjacente.
  - **Microlobuladas:** a margem é caracterizada por pequenas ondulações.
  - **Indistintas:** não existe clara demarcação de toda a margem ou de parte dela com o tecido adjacente.
  - **Espiculadas:** a margem é caracterizada por pequenas linhas que se irradiam da margem (Figura 30.2).
- **Densidade** (atenuação da radiação em comparação com o tecido fibroglandular):
  - **Alta densidade:** atenuação da radiação maior do que a esperada para o tecido fibroglandular mamário em igual volume.
  - **Densidade igual:** atenuação da radiação igual à esperada para o tecido fibroglandular mamário em igual volume.
  - **Baixa densidade:** atenuação da radiação menor do que a esperada para o tecido fibroglandular mamário em igual volume.
  - **Conteúdo adiposo:** inclui massas que contêm gordura, como, por exemplo, lipoma, galactocele e hamartoma.

Calcificações

- **Características:**
  - **Morfologia:** tamanho, densidade e forma.
  - **Distribuição:**
    - **Difusas:** disseminadas, distribuídas de maneira aleatória.
    - **Regionais:** de grande volume, mais de 2cc, envolvem a maior parte do quadrante ou mais de um quadrante.
    - **Agrupadas:** pelo menos cinco calcificações ocupam menos de 1cc de um tecido.
    - **Lineares:** dispostas em linha, sugerem malignidade por representar dois depósitos em um ducto.

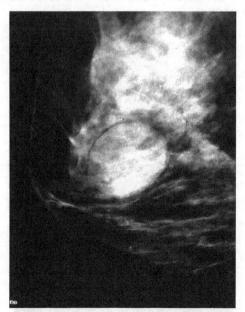

Figura 30.1 Nódulo ovalado com margens circunscritas de densidade igual à do parênquima fibroglandular. À ultrassonografia, mostrou tratar-se de um cisto.

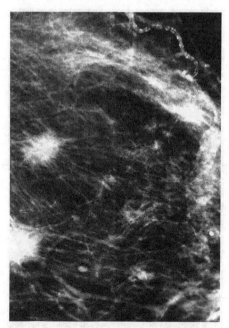

Figura 30.2 Lesão espiculada projetada em região suspeita (gordura retromamária).

- **Segmentares:** sugerem depósitos de um ducto; as ramificações podem representar carcinoma extenso e multifocal, principalmente se forem redondas ou amorfas, podendo ter origem benigna se forem tipicamente benignas, como bastonetes, por exemplo.

Classificação

Tipicamente benignas

- **Cutâneas:** (anelares, centro radiotransparente, situadas na prega inframamária, região paraesternal, axila e aréola. Incidências tangenciais são usadas para o diagnóstico.
- **Vasculares:** trilhas paralelas de calcificações lineares associadas às estruturas tubulares. Caso sejam mais discretas, são consideradas "em desenvolvimento".
- **Grosseiras, em "pipoca":** grandes, >2 a 3mm de diâmetro, podem corresponder a um fibroadenoma em involução.
- **Grandes, semelhantes às em bastonetes lineares, sólidas e descontínuas:** geralmente associadas à ectasia ductal (Figura 30.3).
- **Redondas:** benignas quando se apresentam dispersas, podem variar de tamanho. Caso <0,5mm, podem ser consideradas puntiformes.
- **Anelares:** calcificações com centro radiotransparente (resíduos calcificados em ductos) ou calcificações "em casca de ovo" ou "anel" (depósito de cálcio com <1mm de espessura nas paredes dos cistos).
- **Calcificações em "leite de cálcio":** sedimentadas em macro ou microcistos, mais bem visualizadas em 90 graus.
- **Calcificações em fios de suturas:** cálcio depositado no material de sutura, de aparência linear e tubular, se situam na topografia da cirurgia.
- **Calcificações distróficas:** são observadas na mama irradiada ou pós-trauma.

Morfologia suspeita

- **Amorfas:** pequenas, de aparência imprecisa, têm distribuição agrupada, regional, linear ou segmentar.
- **Heterogêneas, grosseiras:** irregulares, >0,5mm, tendem a coalescer, mas não têm o tamanho das calcificações distróficas, podendo representar essas calcificações em desenvolvimento, fibrose ou um fibroadenoma involuindo; contudo, podem estar associadas à malignidade (Figura 30.4).
- **Pleomórficas finas:** variam em tamanho e forma, <0,5mm, mais visíveis do que as amorfas (Figura 30.5).
- **Finas lineares ou ramificadas:** finas, lineares ou curvilíneas, podem ser descontínuas ou <0,5mm e sugerem o preenchimento do lúmen de um ducto envolvido irregularmente pelo câncer de mama.

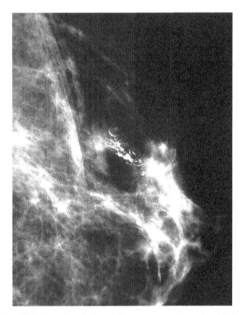

Figura 30.4 Calcificações heterogêneas, grosseiras (recidiva pós-tratamento conservador).

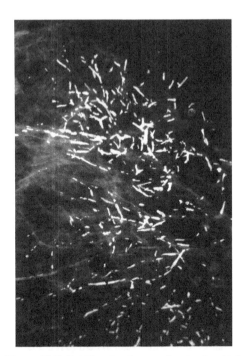

Figura 30.3 Calcificações lineares "em bastonetes".

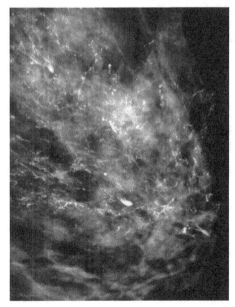

Figura 30.5 Microcalcificações pleomórficas com trajeto segmentar.

Distorção de arquitetura

A arquitetura normal, distorcida sem nenhum nódulo visível, inclui linhas finas ou espiculadas, irradiando-se de um ponto e retração ou distorção de imagem do parênquima.

Pode estar associada a nódulos, assimetrias e calcificações. Na ausência de história de trauma ou cirurgia, a distorção é suspeita de malignidade ou de lesão radial esclerosante (centro radiotransparente e espículas longas), sendo apropriada a realização de biópsia.

Assimetrias

- **Assimetria:** área de tecido fibroglandular visualizada em uma única incidência.
- **Global:** área assimétrica quando comparada à mesma região na mama contralateral; geralmente só é significativa se houver correlação com região palpável; entretanto, é importante observar se, além do aumento da densidade, não há outros fatores, como espessamento trabecular e espessamento de pele, devendo-se, nesse caso, fazer o diagnóstico diferencial com carcinoma inflamatório.
- **Focal:** não apresenta os critérios de nódulo, uma vez que não apresenta margens convexas, devendo ser vista nas duas incidências padrões.
- **Em desenvolvimento:** presença de uma nova assimetria ou mais evidente em relação a uma mamografia anterior; é importante a averiguação mesmo diante de um estudo ecográfico normal.

Linfonodo intramamário

Reniforme com centro radiotransparente, corresponde à gordura no hilo, geralmente <1cm, mas pode ser considerado normal, mesmo que maior, contanto que a gordura central esteja bem pronunciada, mais visível em porções superiores ou perto da axila, embora possa estar presente em toda a mama; geralmente se encontra adjacente a uma veia (Figura 30.6).

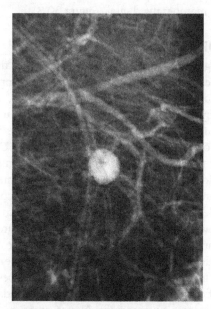

Figura 30.6 Nódulo regular com centro radiotransparente projetado em QSE adjacente a um vaso (linfonodo).

Lesões de pele

Os achados podem ser descritos no laudo ou na imagem quando a lesão está projetada sobre a mama, principalmente se nas duas incidências, podendo ser confundida com lesão intramamária.

Ducto solitário dilatado

Estrutura tubular ou ramificada, pode representar ducto dilatado ou alargado de outra forma.

Achados associados

Relacionados com nódulos, assimetrias ou calcificações, também podem ser encontrados isoladamente:

- Retração de pele.
- Retração de mamilo.
- Espessamento de pele.
- Espessamento trabecular.
- Adenopatia axilar.
- Distorção de arquitetura.
- Calcificações.

Localização da lesão

- Lateralidade (direita ou esquerda).
- Quadrante e posição do relógio (é encorajado o uso de ambos).
- Profundidade (terço anterior, médio ou posterior).
- Distância do mamilo (maior precisão de profundidade).

Todas as descrições supracitadas constam no sistema de avaliação Breast Imaging and Reporting Data System Mammography (BI-RADS). Trata-se de um sistema de avaliação desenvolvido em conjunto pelos Departamentos do Instituto Nacional de Câncer, dos Centros de Controle e Prevenção da Patologia Mamária, da Administração de Alimentos e Drogas, da Associação Médica Americana, do Colégio Americano de Cirurgiões e do Colégio Americano de Patologistas com o objetivo de padronizar os laudos, levando em conta a evolução diagnóstica e a recomendação de conduta, sem se esquecer de considerar a história clínica e o exame físico das pacientes. Em 2013 foi lançada a quinta edição com algumas modificações para torná-lo ainda mais prático.

Categorias BI-RADS (5ª edição)

- **Categoria 0:** achados inconclusivos – necessitam avaliação adicional (magnificação, compressão e ultrassonografia).
- **Categoria 1:** achados negativos.
- **Categoria 2:** achados com características de benignidade (implantes, distorções pós-traumáticas, fibroadenolipoma, galactocele, clipes pós-procedimentos, espessamento de pele pós-radioterapia, fibroadenomas calcificados em involução, calcificações de pele, lipoma, cisto oleoso, linfonodo intramamário, calcificações tipicamente benignas).
- **Categoria 3:** achados não palpáveis com baixa probabilidade de malignidade – <2% (nódulo sólido não calcificado, assimetria focal, grupo de calcificações puntiformes).

- **Categoria 4:**
  - **Baixa probabilidade de malignidade** – ≤10% (nódulo sólido parcialmente circunscrito, <75%, palpável, sugestivo de fibroadenoma à US, cisto complicado palpável solitário e provável abscesso, ducto solitário dilatado).
  - **Moderada probabilidade de malignidade** – >10% e <50% (calcificações amorfas ou pleomórficas finas, nódulo sólido com margens indistintas, assimetria em desenvolvimento, distorção de arquitetura).
  - **Alta suspeição de malignidade** – >50% e <95% (nódulo sólido irregular, com margens indistintas, novo grupo de calcificações finas e lineares).
- **Categoria 5:** alta suspeição de malignidade, probabilidade >95% (nódulo irregular, com margens espiculadas, nódulo com alta densidade, associado a calcificações, novo grupo de calcificações finas e lineares, ramificadas com distribuição segmentar).
- **Categoria 6:** biópsia conhecida com malignidade comprovada, mamografia realizada antes de terapias definitivas, como tratamento cirúrgico, radioterapia e monitorização da resposta à quimioterapia neoadjuvante.

Cabe ressaltar que no *screening* mamográfico não se pode definir uma Categoria 3 de imediato. Inicialmente um achado é definido como Categoria 0 e após avaliações adicionais, como compressão, magnificação ou US, pode ser definido, de acordo com os achados, como Categoria 3 (Figura 30.7).

Caso o imagenologista prefira, pode aguardar mais 1 ano de estabilidade da lesão para definição como Categoria 2.

A condução dos casos de acordo com a categoria do BI-RADS é apresentada no Quadro 30.2.

TOMOSSÍNTESE

A introdução da mamografia digital e o avanço das técnicas computadorizadas levaram ao surgimento de uma nova técnica para avaliação do tecido mamário. Trata-se da mamografia 3D ou tomossíntese.

A tomossíntese é uma tecnologia de imagens tomográficas reconstruídas a partir das imagens da projeção bidimensional da mama comprimida, obtidas em diversos ângulos e em cortes de 1mm, durante o deslocamento do tubo de raios X.

Essa tecnologia foi liberada pela Food and Drug Administration (FDA) em 2011 e vem ganhando espaço não só nos casos diagnósticos, mas também nos de rastreamento. Sua grande vantagem é reduzir as alterações ocasionadas pela superposição tecidual, que é a principal limitação da mamografia convencional ou 2D, aumentando a detecção, diminuindo a reconvocação e aumentando a acurácia, principalmente em mamas densas. Além disso, torna possível a avaliação mais precisa das bordas das lesões, da extensão da doença e de sua localização. Em muitos casos diminui a necessidade de complementação do estudo com outros métodos de imagem.

A principal limitação da tomossíntese é a necessidade do dobro da dose de radiação quando realizada em combinação com a mamografia 2D. Entretanto, pode-se utilizar a mamografia 2D sintetizada para se obter uma imagem a partir das imagens da tomossíntese. Dessa maneira, não existe radiação adicional no exame, apenas a dose da tomossíntese, que é similar à da mamografia digital (Figura 30.8).

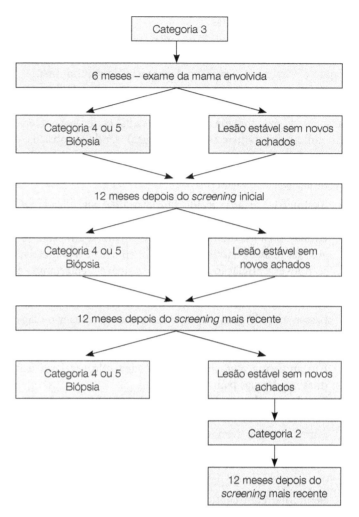

Figura 30.7

ULTRASSONOGRAFIA (US)

A mamografia é o método de rastreamento e diagnóstico precoce do câncer de mama; entretanto, a US complementa a técnica radiológica em alguns casos. Por exemplo, em pacientes com mamas densas, onde a sensibilidade da mamografia está diminuída (cerca de 48% a 64,4%), a US é muito útil como estudo complementar. Cabe ressaltar que a US não tem papel como exame de rastreamento para nenhum subgrupo, sendo considerada apenas um estudo complementar.

A US mamária tem como objetivo o diagnóstico não invasivo, complementar, em pacientes que apresentem anormalidades clínicas ou mamográficas. Por exemplo, esclarece o achado de uma anormalidade palpável que em cerca de dois terços é evidenciada como uma causa definitivamente benigna.

Ocasionalmente, a RM, realizada por indicações variadas, pode identificar alterações não visíveis à US realizada como rotina complementar à mamografia. Nessas situações é realizado um segundo exame ultrassonográfico para avaliação direciona-

Quadro 30.2 Categorias de avaliação (BI-RADS – 5ª edição)

Avaliação incompleta		Conduta	Probabilidade de câncer
Categoria 0 – Incompleta Avaliação adicional ou comparação com mamografia anterior		Reconvocação para exame adicional ou comparação com mamografia anterior	N/A
Avaliação final	**Conduta**	**Probabilidade de câncer**	
Categoria 1 – Negativa	Rotina	0%	
Categoria 2 – Benigna	Rotina	0%	
Categoria 3 – Provavelmente benigna	Seguimento em 6 meses	>0% mas <2%	

Categoria 4 – Suspeita de malignidade
  a – baixa
  b – moderada
  c – alta
	Biópsia	>2% mas <95%
		  a – >2% mas <10%
		  b – >10% mas <50%
		  c – >50% mas <95%	

Categoria 5 – Alta sugestão de malignidade	Biópsia	≥95%	
Categoria 6	Excisão cirúrgica quando clinicamente apropriado	N/A	

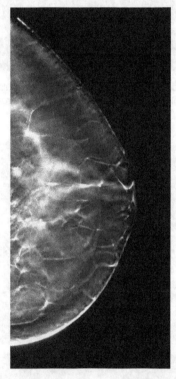

Figura 30.8 Nódulo obscurecido por tecido fibroglandular adjacente. Na tomossíntese pode-se observar que se trata de lesão de bordas regulares e bem definidas de aspecto benigno.

da, na tentativa de correlacionar o achado da ressonância com alguma anormalidade ecográfica mais sutil, não evidenciada em um primeiro exame. Além dessa identificação correlacionada, a US é importante nesses casos para caracterização desses achados e como guia para o estudo histológico quando necessário. A US direcionada é chamada de *second look* ou segunda leitura, sendo capaz de identificar cerca de 80% das lesões vistas na RM.

Uma importante indicação da ecografia mamária está nos cenários onde é necessário estudo histológico. A US se revela como o método mais fácil para guiar biópsias e marcações pré-cirúrgicas, além de apresentar custo menor.

Indicações da ultrassonografia (US)

- Mamas densas e jovens.
- Anormalidades palpáveis.
- Anormalidade na mamografia: a incidência craniocaudal (CC) na mamografia é facilmente reproduzida ao ultrassom; por outro lado, a incidência médio-oblíqua-lateral (OML) pode ficar situada entre 30 e 60 graus de obliquidade; as diversas estruturas patológicas e anatômicas podem misturar-se, constituindo densidade única à mamografia.
- Diferenciação de lesões sólidas e císticas.
- Acompanhamento de lesões conhecidas à US.
- Mastalgia.
- Secreções.
- Avaliação de próteses mamárias.
- Estudo de mamas masculinas.
- Avaliação da multicentricidade ou extensão do tumor.
- Guiar procedimentos por agulha.
- Evitar biópsias desnecessárias.
- Detecção de algumas lesões palpáveis não visualizadas na mamografia.

Em alguns casos, a US não identifica lesões mamográficas localizadas totalmente na gordura (mesmo quando é vista nas duas incidências). Nessas situações, há forte evidência de que a lesão seja sólida, pois a sensibilidade da US para imagens císticas é extremamente alta, e de que o nódulo seja isoecoico (mesma ecogenicidade do tecido adiposo). As lesões mais frequentemente encontradas com essa característica são os linfonodos intramamários e fibroadenomas.

A US é um método operador-dependente. Assim, é fundamental a qualificação profissional, aliada à experiência em imagem, possibilitando a visualização e a interpretação das imagens, bem como a utilização de um sistema de classificação padronizado com base nas características morfológicas da lesão. A padronização dos laudos aumenta a confiabilidade na interpretação e classificação das imagens, facilita o acompanhamento das pacientes e melhora o diálogo entre radiologistas e médicos assistentes.

Quadro 30.3 Categorias de risco para US

BI-RADS	Descrição	Risco de malignidade	Conduta
1	Normal	0%	Acompanhamento clínico
2	Achado benigno	0%	Acompanhamento clínico
3	Provavelmente benigno	< 2%	Acompanhamento e biópsia
4a	Levemente suspeito	Entre 2% e 50%	Biópsia
4b	Moderadamente suspeito	Entre 50% e 90%	Biópsia
5	Maligno	> 90%	Biópsia

Ao reconhecer a necessidade de aumentar a eficácia clínica da imagenologia mamária, o Colégio Americano de Radiologia (American College of Radiology – ACR) desenvolveu o sistema BI-RADS, que na US consiste em estabelecer léxico uniforme, diferenciando as imagens em massas sólidas malignas ou benignas e obtendo a padronização das condutas e dos laudos (Quadro 30.3). A nomenclatura uniforme e as categorias de avaliação promovem uma síntese da descrição de achados e o direcionamento do radiologista para uma impressão diagnóstica mais objetiva, orientando ainda o médico assistente para uma conduta definida de acordo com o grau de suspeição de malignidade da lesão.

Cada achado ultrassonográfico isolado deve ser caracterizado segundo uma categoria BI-RADS naquela mama. Costumam surgir vários achados diferentes na mesma mama. Nesses casos, essa categoria deve sempre corresponder a uma maior.

Nódulos

- **Forma:**
  - **Oval:** incluindo os macrolobulados com até três lobulações (Figura 30.9).
  - **Redonda:** (Figura 30.10A e B).
  - **Irregular:** quando não é redonda nem oval (Figuras 30.11 e 30.12).
- **Orientação:**
  - Paralela à pele (Figura 30.9).
  - Não paralela à pele.

Essa orientação é uma propriedade única da US, definida com referência à linha da pele (Figuras 30.11 e 30.12). As massas redondas não são enquadradas como paralelas e podem ainda ter orientação oblíqua.

- **Margens:**
  - **Circunscritas:** bordas bem lisas e distintas (Figura 30.9).
  - **Não circunscritas.**
  - **Indistintas:** margens borradas (Figura 30.13).
  - **Microlobuladas:** mais de três pequenas lobulações (Figura 30.11).
  - **Anguladas:** ângulos agudos em alguma área da lesão (Figura 30.12).
  - **Espiculadas.**

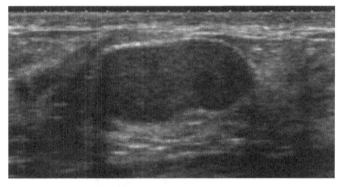

Figura 30.9 Nódulo sólido com formato oval e lobulação na porção posterior do nódulo, paralelo à pele – bordas lisas, margem circunscrita, hipoecogênico.

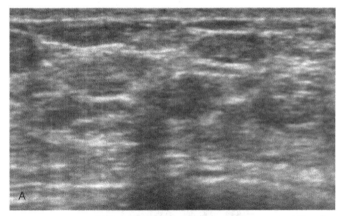

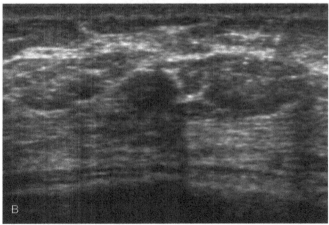

Figura 30.10A e B Nódulo redondo no centro da imagem – bordas lisas, margem circunscrita, isoecogênico. Utilizando a harmônica do aparelho, a imagem fica hipoecogênica.

Capítulo 30 Propedêutica por Imagem em Mastologia

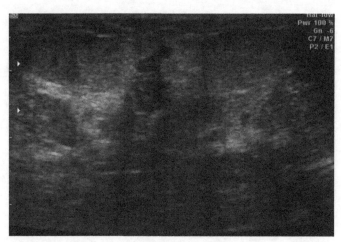

Figura 30.11 Nódulo de formato irregular, não paralelo à pele, microlobulado.

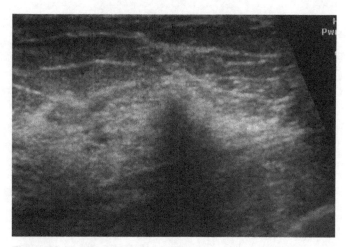

Figura 30.14 Nódulo irregular não paralelo à pele; hipoecogênico, halo ecogênico e sombra acústica posterior.

- **Padrão de ecogenicidade:** deve ser comparado com a gordura e não com o tecido fibroglandular. Pode ser descrito como:
  - **Anecoico:** sem ecos internos (Figura 30.15).
  - **Hiperecoico:** homogeneamente hiperecoico, pode ter aspecto igual ao tecido fibroglandular.
  - **Hipoecoico:** lesão mais escura do que a gordura, podendo apresentar ecos em seu interior (Figuras 30.9 e 30.16).

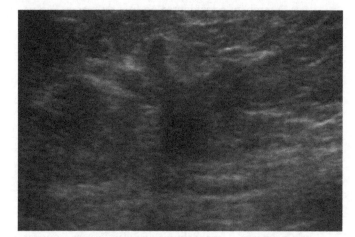

Figura 30.12 Nódulo irregular, não paralelo à pele, de margens anguladas.

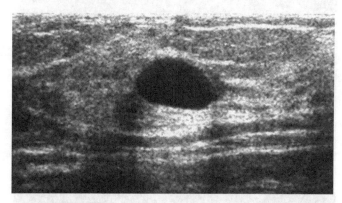

Figura 30.15 Cisto anecoico, circunscrito, arredondado ou ovalado, parede imperceptível e reforço acústico posterior.

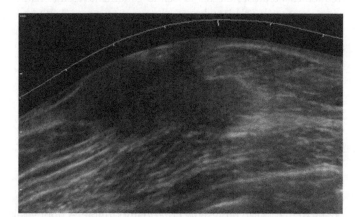

Figura 30.13 Nódulo irregular, não paralelo à pele, de margens indistintas, hipoecogênico e comprometendo mamilo e músculo.

As lesões com halo ecogênico também são denominadas não circunscritas na nova edição, sendo o halo definido como a não demarcação nítida entre a massa e os tecidos circunjacentes. Podem ser citados como exemplos os abscessos e alguns tipos de câncer (Figura 30.14).

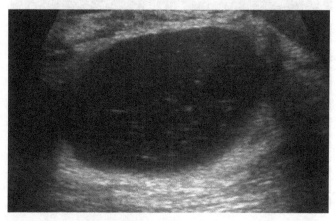

Figura 30.16 Cisto complicado. Bem definido, formato redondo que mostra nível de detritos/fluido.

- **Isoecoico:** tem a mesma ecogenicidade da gordura (Figura 30.10A). Quando se utiliza a harmônica no aparelho de US, a imagem fica hipoecogênica (Figura 30.10B).
- **Complexo cístico e sólido:** onde havia o padrão complexo passou-se a usar a expressão complexo cístico-sólido para designar os nódulos que apresentam componente anecoico e componente ecogênico, respectivamente. Essa terminologia inclui lesões com paredes espessadas, septações espessas, nódulo mural ou intracístico e, ainda, nódulos predominantemente sólidos com áreas císticas de permeio (Figura 30.17A e B).
- **Misto hiper/hipoecoico:** no que tange à ecogenicidade, foi acrescentado o padrão heterogêneo, utilizado para descrever nódulos sólidos com vários padrões de ecogenicidade.
• **Fenômeno acústico posterior:**
  - **Nenhum:** não há presença de qualquer tipo de fenômeno acústico posterior.
  - **Reforço:** ocorre aumento de ecos posteriores (Figura 30.15).
  - **Sombra:** ocorre diminuição de ecos posteriores, excluindo-se as sombras das margens (Figura 30.14). Cabe ressaltar que somente 60% dos cânceres apresentam sombra.

Quadro 30.4 Classificação BI-RADS de lesões císticas

Categoria	Descrição	BI-RADS	PPV
Cisto simples	Parede imperceptível Conteúdo anecoico Reforço acústico posterior	2	0
Cisto complicado	Parede fina Conteúdo ecogênico Nível de fluido/fluido Reforço acústico posterior	3	<2%
Massa cística complexa	Parede de espessura >0,5mm Septos de espessura >0,5mm Massa intracística Massa cística sólida >50%	4	2% a 95%

  - **Padrão combinado:** apresenta sombra e reforço. Em relação às calcificações, podem não ser visibilizadas ou podem estar presentes e ser macro ou microcalcificações, e também estar dentro ou fora da massa. São valorizadas como distinguíveis à US, mas não para estudo da morfologia.
• **Tecidos circunjacentes:** seus efeitos na massa e a seu redor compreendem:
  - **Alterações ductais:** calibre anormal ou arborização (Figura 30.11).
  - **Alterações de ligamento de Cooper:** espessamento e retrações.
  - **Edemas:** aumento de ecogenicidade do tecido circunjacente e reticulação, distorção da arquitetura.
  - **Espessamento cutâneo:** exceto na área periareolar e nos quadrantes inferiores, onde comumente é mais espesso.
  - **Retração de pele/irregularidade:** quando a superfície da pele é côncava ou mal definida, parecendo estar repuxada.

Em relação aos cistos, é possível considerá-los como as mais frequentes alterações da mama, sendo geralmente assintomáticos e encontrados acidentalmente durante um exame de ultrassom. As lesões císticas precisam ser descritas e classificadas de acordo com o BI-RADS (Quadro 30.4).

Com efeito, as taxas de malignidade relatadas na literatura variam entre 23% e 31%. De acordo com os registros, apenas 12% dos cistos complicados parecem ser na verdade lesões sólidas com taxa de malignidade de 0,42%. Foram agrupados como lesões de Categoria 3, sendo recomendado o seguimento de 6 meses. Caso seu tamanho aumente em mais 20% nesse período, está indicada a biópsia para o diagnóstico.

DOPPLERFLUXOMETRIA MAMÁRIA

A vascularização representa critério importante. A dopplerfluxometria colorida torna possível a avaliação da vascularização, a qual é referida como ausente, vascularização interna (Figura 30.18) ou vascularização em halo (periférica). Não há padrão vascular específico para nenhum diagnóstico em particular.

Sabe-se que os tumores malignos tendem a ser mais vascularizados, o que explica o interesse cada vez maior pelo estudo da vascularização das lesões evidenciadas à ecografia.

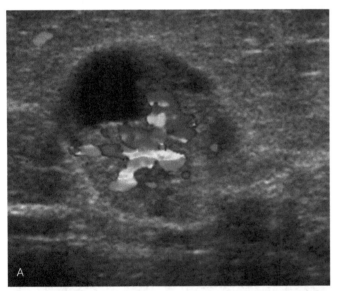

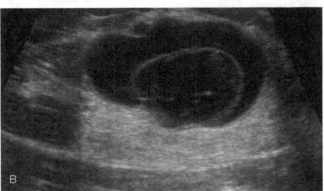

Figura 30.17A e B Complexo sólido e cístico. Inclui lesões com paredes espessadas e nódulo mural ou intracístico.

Capítulo 30   Propedêutica por Imagem em Mastologia   **251**

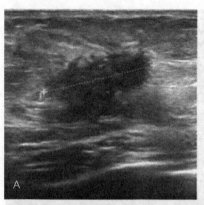
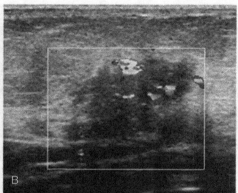
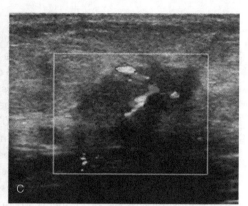
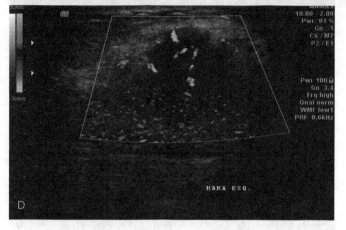

Figura 30.18A a D Dopplerfluxometria evidenciando fluxo central no nódulo irregular, hipoecogênico, microlobulado.

O uso do modo Doppler deve ser sistemático, pois fornece elementos orientadores para o diagnóstico: hiperemia perilesional caso as lesões sejam inflamatórias (cistos, abscessos) *versus* a vascularização intralesional indicando a natureza sólida da lesão. No entanto, deve ser lembrado que a ausência de um sinal de Doppler não significa que possa ser excluída a natureza sólida de uma lesão.

Na avaliação da elasticidade, a elastografia foi incluída nas características associadas. Classificada em macia, intermediária e firme, foi incluída no léxico em razão da disponibilidade em diversos aparelhos de ecografia atuais, mas seu valor preditivo ainda se encontra em estudo.

Casos especiais

São considerados especiais os casos que apresentam características patognomônicas:

- Cistos e microcistos agrupados: podem ser classificados como Categoria 2 BI-RADS, assim com os cistos de conteúdo espesso, sem nenhuma alteração em suas características.
- Massas intraductais (Figura 30.19).
- Massa de origem cutânea.
- Corpo estranho.
- Linfonodo intramamário.
- Linfonodos axilares.
- Mama masculina.
- Alterações pós-cirúrgicas – coleções e esteatonecrose.
- Malformações arteriovenosas, pseudoaneurismas e doença de Mondor.

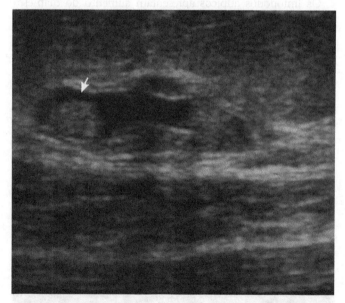

Figura 30.19 Massa intraductal, ecogênica, bem delimitada. Evidenciou-se tratar de papiloma.

Em relação à Categoria 0 BI-RADS, parece ser bem mais rara na US do que na mamografia e diz respeito ao exame que necessita da mamografia para estudo comparativo ou de exames ecográficos anteriores para definição do caso.

Em relação às categorias BI-RADS e suas chances de câncer e respectivas orientações de conduta, deve-se utilizar o mesmo critério adotado para a mamografia.

Avaliação dos linfonodos axilares

Os linfáticos da maior parte da mama drenam para os linfonodos axilares. As metástases linfonodais dependem parcialmente do tamanho e do grau histológico do tumor.

Os linfonodos axilares estão distribuídos em três níveis. Os localizados no nível 1 se situam lateralmente ao músculo peitoral menor; os no nível 2 (Figura 30.20) se situam profundamente ao peitoral menor ou entre o músculo peitoral maior e o menor (linfonodos de Rotter); os localizados no nível 3 se situam medialmente ao músculo peitoral menor. Os linfonodos mamários internos estão situados entre a pleura e os músculos intercostais (do primeiro ao terceiro espaço) e a 1 ou 2cm das bordas laterais do esterno. Dificilmente ultrapassam 6mm de diâmetro máximo.

Até 28% das pacientes podem apresentar linfonodos intramamários, que são mais comuns nos quadrantes externos e na linha axilar da mama.

A morfologia normal dos linfonodos varia segundo as localizações relativas do córtex e do mediastino e o grau de infiltração gordurosa do mediastino (Figura 30.21). Os linfonodos normais têm eixo longitudinal de formato elíptico e formato em C no eixo transverso. Composto principalmente de tecido linfático e seios corticais contendo líquido, o córtex é hipoecogênico (mais escuro). O mediastino, que contém cordões e sinusoides medulares, aparece como iso ou hiperecoico, dependendo da quantidade de gordura (Figura 30.22).

Os linfonodos atípicos apresentam aumento do diâmetro anteroposterior (>1cm); formato arredondado; córtex acentuadamente hipoecogênico (celularidade elevada); e morfologicamente se apresentam com espessamento cortical, compressão, obliteração, endentação e deslocamento hilar, perda da camada externa ecogênica e margens angulares (Figuras 30.23 a 30.25) e simetria ou assimetria entre a direita e a esquerda.

Os linfonodos neoplásicos costumam ser irrigados por múltiplos vasos (Figura 30.26).

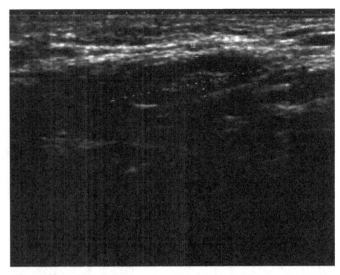

Figura 30.21 Linfonodo normal – córtex hipoecogênico e hilo hiperecogênico.

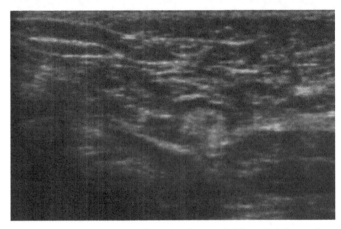

Figura 30.22 Linfonodo após sucessivos episódios de inflamação e fibrose. O córtex atrofia e fica mais fino, e o mediastino ecogênico se torna maior.

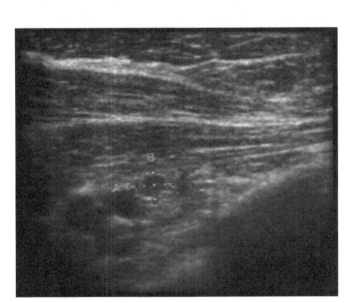

Figura 30.20 Nível 2 da cadeia ganglionar axilar. O linfonodo se encontra profundamente em relação ao músculo peitoral menor.

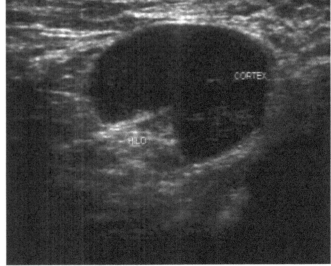

Figura 30.23 Compressão excêntrica intensa e deslocamento do mediastino para a margem do gânglio, o que sugere doença metastática.

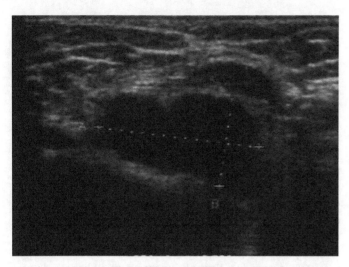

Figura 30.24 Intensa compressão do mediastino.

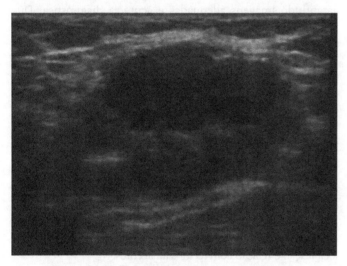

Figura 30.25 Endentações convexas do mediastino.

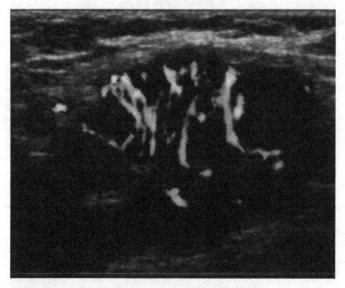

Figura 30.26 Estudo Doppler demonstra múltiplos vasos anárquicos no córtex.

Assim, entende-se que a mamografia ainda é o método de escolha para o rastreamento primário do câncer de mama. A US mamária é um método diagnóstico efetivo ao avaliar a doença da mama de modo complementar à mamografia em caso de anormalidades palpáveis não vistas na mamografia e em achados de RM como exame dirigido. Particularmente em pacientes com mamas densas, a US mamária se torna uma ferramenta útil na avaliação diagnóstica.

RESSONÂNCIA MAGNÉTICA (RM)

O uso da RM em mastologia data do final da década de 1980 e início dos anos 1990, com crescente evolução e reanálises de seu papel no diagnóstico e acompanhamento do câncer de mama.

A RM como propedêutica em mastologia foi marcada inicialmente por obstáculos que impediram sua implementação na rotina da propedêutica mamária. Esses obstáculos eram a falta de protocolos definidos e padronização na aquisição das imagens e a falta de materiais para intervenção compatíveis com a RM, além da inexistência de dados que comprovassem a acurácia diagnóstica do método, particularmente no que se refere à especificidade e ao valor preditivo positivo, além da sensibilidade para o diagnóstico do carcinoma *in situ*.

Esse universo de incertezas motivou a realização de vários estudos em centros de excelência, além do desenvolvimento de materiais e técnicas que possibilitassem a biópsia de alterações identificadas exclusivamente pela RM. Atualmente, a RM é parte do cenário da propedêutica mamária e se tornou imprescindível em várias situações.

No que se refere à padronização de descrições dos exames de RM das mamas, a última edição do BI-RADS contempla um capítulo inteiro dedicado a esse método propedêutico de estudo da imagem mamária. De maneira geral, essa edição tenta alinhar os léxicos descritivos das imagens mamárias identificadas na mamografia, US e RM. Na ressonância, a criação do chamado realce funcional (do inglês *background parenchimal enhancement* – BPE) é uma importante aquisição no léxico. Essa expressão se refere ao realce "de fundo" característico da estimulação hormonal do parênquima mamário e independente da densidade mamária. A forma e as margens das lesões nodulares seguem descrições da mamografia e da US, respectivamente, e o realce interno (uma característica apenas da RM) também ganhou terminologia específica. As lesões do tipo não massa, identificadas inicialmente apenas pela RM em seu estudo dinâmico, são descritas em termos de distribuição e padrão de realce interno.

Uma sessão de achados associados é também descrita no capítulo de ressonância do BI-RADS, 5ª edição. Esses achados vão desde a invasão e o espessamento de pele e mamilos, a invasão de peitoral, até a adenopatia axilar. Outro aspecto retratado nessa nova edição foi a criação de um léxico específico para descrever as mamas com próteses, tanto no que se refere às suas topografia e característica, quanto à integridade e/ou presença de sinais específicos sugestivos de ruptura. A estratificação dos achados, o grau de suspeição e as recomendações de conduta seguem o mesmo padrão da mamografia e da US, com categorias definidas segundo o que mostra o Quadro 30.5.

Um segundo ponto que limitava o uso da RM como propedêutica no estudo da imagenologia mamária foi a falta, em estudos iniciais, de métodos de biópsia, o que incluía técnica e materiais específicos. A tecnologia foi criada sob demanda e hoje se conta com um arsenal de equipamentos e técnicas bem estabelecidos para se proceder à intervenção diagnóstica em lesões identificadas apenas por RM. Essa intervenção pode ser feita a partir de biópsia percutânea a vácuo, com a aquisição de fragmentos que são enviados para estudo histológico, ou a partir de marcação pré-cirúrgica, com a injeção de radiofármaco ou o posicionamento de fio metálico, que funcionarão como guias para exérese da área suspeita em um segundo tempo em bloco cirúrgico (biópsia excisional a céu aberto).

A RM é um método importante e tem como vantagens o esclarecimento de imagens que geram dúvidas em métodos de imagem rotineiros em mastologia – mamografia e ecografia –, a possibilidade de avaliação de mamas densas e mamas com próteses sem as limitações da mamografia nesses casos específicos, além de não utilizar radiação ionizante. Entretanto, como todo método de imagem, tem suas limitações. As principais são a necessidade de realização do exame em um período do ciclo com menor estimulação de estrogênio e progesterona (segunda semana do ciclo); a dificuldade de diagnóstico de lesões pouco proliferativas, como o carcinoma in situ de baixo grau e até mesmo o carcinoma invasor bem diferenciado (pouca angiogênese, pouco realce pelo meio de contraste); os resultados falso-positivos de lesões benignas proliferativas ou muito vascularizadas, como linfonodos e hiperplasias típicas; e o passado recente de cirurgia ou radioterapia (pode haver realce relativo a processos inflamatórios).

Técnica do exame

O aparelho de RM funciona como um grande ímã, o qual determina um campo magnético conhecido. Os vários tecidos do corpo são compostos de quantidades diferentes de água e por isso são estimulados de maneira diferente pelo campo magnético. As imagens são resultantes da interação de ondas de radiofrequência com o núcleo do átomo de hidrogênio. A diferença da composição dos tecidos e o tempo que cada um leva para retornar ao estado inicial após ser exposto ao campo magnético fazem os tecidos apresentarem sinais diferentes na imagem formada pela RM. Assim, a interpretação da imagem em RM é descrita em termos de "intensidade do sinal" (o que equivaleria, grosso modo, à ecogenicidade da ecografia e à densidade dos tecidos na mamografia).

Os aparelhos que fazem RM das mamas contêm campos magnéticos variados. Especificamente para realização da ressonância, é recomendável um aparelho de no mínimo 1,5T (tesla) e com bobinas dedicadas, específicas para as mamas, garantindo imagens adequadas e acurácia diagnóstica. Durante o exame, as pacientes ficam em decúbito ventral com as mamas apoiadas nessas bobinas (Figuras 30.27 e 30.28).

As imagens são adquiridas em sequências que variam de acordo com o protocolo adotado em cada serviço. Em geral, as sequências identificam os elementos que constituem a mama (gordura, tecido fibroglandular, água e, eventualmente, silicone), e os *softwares* são capazes de gerar imagens com supressão de um ou mais desses elementos para ajudar na definição diagnóstica. As aquisições são feitas em três planos (axial, sagital e coronal), incluindo a totalidade do tecido fibroglandular e as axilas, além da musculatura peitoral adjacente, possibilitando o estudo tridimensional das lesões. Dessa maneira, o estudo morfológico das lesões é completo, identificando-se tamanho, intensidade do sinal, formato, margens e padrão de realce interno das lesões, sua localização e relação com tecidos adjacentes.

Quadro 30.5 Concordância entre as categorias de avaliação BI-RADS® e recomendação de condutas

Avaliação	Conduta	Probabilidade de câncer
Categoria 0: incompleto – precisa de avaliação por imagem e/ou mamografias anteriores para comparação	Nova consulta para exames de imagem e/ou comparação adicional de exame(s) prévio(s)	N/A
Categoria 1: negativo	Mamografia de rotina	Essencialmente 0% de probabilidade de malignidade
Categoria 2: benigno	Mamografia de rotina	Essencialmente 0% de probabilidade de malignidade
Categoria 3: provavelmente benigno	Intervalo curto (6 meses) – acompanhamento ou vigilância a continuar por mamografia	>0% a ≤2% de probabilidade de malignidade
Categoria 4: suspeito 4A: baixa suspeita de malignidade 4B: suspeita moderada de malignidade 4C: alta suspeita de malignidade	Diagnóstico do tecido	>2% a <95% de probabilidade de malignidade >2% a ≤10% de probabilidade de malignidade >10% a ≤50% de probabilidade de malignidade >50% a ≤95% de probabilidade de malignidade
Categoria 5: probabilidade de ser maligno	Diagnóstico do tecido	≥95% de probabilidade de malignidade
Categoria 6: malignidade comprovada por biópsia	Excisão cirúrgica quando clinicamente apropriado	

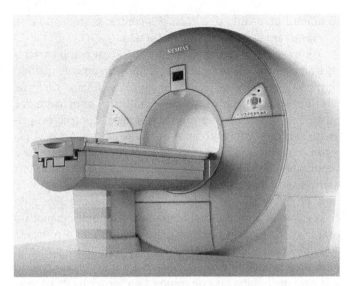

Figura 30.27 Aparelho de RM Avanto SIEMENS®.

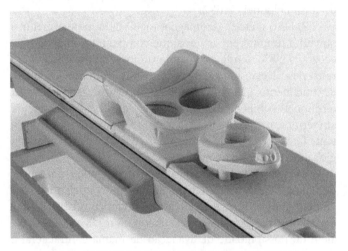

Figura 30.28 Bobina específica para RM das mamas.

As aquisições das imagens são feitas em duas fases – uma não contrastada, para estudo dos aspectos morfológicos, e a outra com o uso do contraste endovenoso para estudo dinâmico, o qual é feito com a injeção do contraste endovenoso gadolínio e com a aquisição de imagens sequenciais a cada minuto após a injeção (em um total de 3 ou 5 minutos, a depender do protocolo utilizado). No estudo dinâmico, as lesões mamárias são estudadas em termos de captação de contraste em relação ao tempo, além do padrão de realce interno das lesões nodulares.

A captação de contraste em função do tempo forma curvas que também serão consideradas na análise desses achados. A base fisiológica do estudo dinâmico considera que lesões suspeitas e malignas apresentam aumento da permeabilidade capilar e da neoangiogênese, o que faz o contraste ser captado mais rapidamente por essas lesões (em razão do aumento da permeabilidade vascular) e também "lavado" mais rapidamente (em virtude da angiogênese). A velocidade da captação do contraste e o comportamento desse contraste em relação ao tempo formam as curvas de realce pelo meio de contraste, como demonstrado na Figura 30.29. Essas curvas são descritas como ascendentes ou persistentes (tipo 1), em platô (tipo 2) e em *washout* (tipo 3).

Ao se considerarem o estudo dinâmico da RM e o fato de que o aumento da permeabilidade capilar influencia os achados desse método, fica evidente a importância da correlação da época do ciclo menstrual com a data de realização do exame. A segunda semana do ciclo (entre o sétimo e o 14º dia), quando os níveis hormonais estão mais baixos e há menor estimulação do parênquima por estrogênio e progesterona, e consequentemente menor vascularização e menos edemas mamários, seria a melhor época para RM das mamas, melhorando a sensibilidade do exame e a acurácia diagnóstica. Seguindo esse mesmo raciocínio, a realização desse exame em pacientes gestantes estaria contraindicada, uma vez que a mama da mulher grávida já é naturalmente mais vascularizada, além de não se conhecerem os efeitos do gadolínio para o feto. Outra limitação do exame em gestantes é a necessidade de manter decúbito ventral durante todo o tempo de realização.

Indicações

O uso da RM como propedêutica em mastologia tem algumas indicações já bem estabelecidas por estudos clínicos publicados e outras que ainda são fonte de pesquisas e muitas controvérsias. As principais indicações como propedêutica em mastologia são discutidas a seguir.

O rastreamento de pacientes de alto risco está entre as indicações mais bem estabelecidas da RM. Segundo a American Cancer Society, a ressonância deve ser utilizada anualmente, em adição à mamografia, com base em evidência cientí-

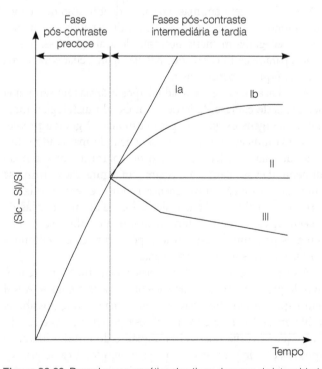

Figura 30.29 Desenho esquemático dos tipos de curva de intensidade de sinal. (Adaptada de Kuhl CK. Radiology, 1999.)

fica, para pacientes com mutações conhecidas de BRCA1 ou BRCA2 ou para aquelas pacientes com risco relativo ao longo da vida >20% (calculado por modelos de cálculo de risco já validados).

Algumas situações, entretanto, não contam com evidência científica, mas são, de modo geral, condições em que a RM também está indicada anualmente em adição à mamografia. Essas situações são as seguintes: pacientes submetidas a radioterapia do tórax entre os 10 e os 30 anos de idade (p. ex., por linfomas); pacientes com síndromes genéticas conhecidas que sabidamente cursam com aumento do risco de desenvolvimento de neoplasia mamária; pacientes com diagnóstico anterior de neoplasia de mama ou com diagnóstico de lesões de alto risco; pacientes com risco relativo de desenvolvimento da doença entre 15% e 20% ao longo da vida, e também aquelas com mamas extremamente densas na mamografia podem ser candidatas à realização de ressonância de mama como *screening*. Nesses casos, não há evidências contra nem a favor, ficando a critério clínico a decisão de solicitar ou não o exame.

Pacientes com risco relativo de desenvolvimento de câncer de mama <15% não têm indicação para realização do exame, estando por essa razão contraindicado como rastreamento.

O uso da RM para caracterização de lesões mamárias é também bem estabelecido. Achados inconclusivos ou incoerentes entre exame clínico, mamografia e ecografia mamária podem ser esclarecidos pela RM. Um exemplo seria a caracterização de cicatrizes em mamas já operadas, as quais, mamográfica e ecograficamente, podem se apresentar como suspeitas em virtude da irregularidade do contorno ou aspecto denso.

A RM é imprescindível na avaliação de pacientes com diagnóstico de carcinoma oculto e também indicação clássica desse método de imagem em mastologia. A identificação de doença em linfonodos axilares sem evidência de achados em mamografia e ecografia mamária necessita de avaliação dessa ressonância para se certificar de que não há algum achado na mama que justifique a doença axilar.

A avaliação de doença residual após biópsia tem seu papel nos casos de exérese de lesões com estudo histológico mostrando margens exíguas na peça cirúrgica. O grande problema dessa indicação é que a ressonância de mama identifica áreas de maior realce pelo meio de contraste em razão do aumento da vascularização. Assim, em alguns casos, torna-se limitada a distinção entre doença residual e reação inflamatória, principalmente se o realce é localizado nas bordas da loja cirúrgica. Estudos determinam um intervalo desejável de 6 meses para minimizar a reação pós-cirúrgica e melhorar a acurácia da ressonância nesse cenário.

A suspeita de recidiva da neoplasia mamária é sempre motivo de preocupação para as pacientes e seus médicos. A RM tem papel importante nesse cenário, uma vez que possibilita a diferenciação entre cicatriz (fibrose pós-cirúrgica) e recidiva, o que se torna possível pela análise do estudo dinâmico após injeção de contraste, como já explicado. A característica da recidiva, como no tumor primário, de neovascularização promove realce precoce e rápido do contraste já no primeiro minuto do estudo dinâmico pós-contraste, podendo esse contraste ser lavado rapidamente ou não.

A fibrose cicatricial, por sua vez, não tem como característica marcante a neovascularização, principalmente quando se trata de seguimento de 1 ano ou mais. Alguns casos de falso-positivos podem existir nesse contexto, principalmente quando se considera a esteatonecrose que acontece no primeiro ano de seguimento após o tratamento cirúrgico. A esteatonecrose nesses casos pode realçar muito precocemente e simular neoplasia, deixando o estudo histológico como alternativa para o diagnóstico diferencial.

A quimioterapia neoadjuvante ou de indução tem sido cada vez mais empregada no tratamento multidisciplinar do câncer de mama. A quimioterapia neoadjuvante é realizada antes do tratamento cirúrgico, seja para diminuir o tamanho tumoral e possibilitar o tratamento cirúrgico conservador, seja para melhorar a taxa de resposta e a sobrevida da paciente, como já demonstrado em pacientes jovens com tumores triplo-negativos ou naquelas nas quais é possível o emprego do duplo bloqueio HER2.

A RM é o método de imagem mais acurado para medir o tamanho tumoral em estudos que compararam mamografia, ecografia e RM, tendo o tamanho tumoral da patologia como referência. Desse modo, a realização de RM antes do início do tratamento neoadjuvante e de outras imagens após seu término possibilita a mensuração da resposta à quimioterapia em termos quantitativos. Essa resposta, por sua vez, é importante fator preditivo de sobrevida livre de doença e sobrevida global no câncer de mama.

O uso da RM para planejamento terapêutico do câncer de mama é tema controverso. Alguns autores defendem seu emprego nas pacientes candidatas a tratamento conservador com o objetivo de planejar a extensão da ressecção cirúrgica, além da possibilidade de avaliação da mama contralateral e do eventual diagnóstico de um carcinoma sincrônico.

No cenário da radioterapia intraoperatória, por exemplo, ou nas pacientes com mamas muito densas ou portadoras de carcinoma lobular da mama, o uso da ressonância das mamas vem sendo cada vez mais consolidado como rotina em serviços onde há a disponibilidade desse método. Entretanto, seria um tanto abusivo considerar esse uso indispensável para todas as pacientes.

O estudo mais significativo nesse contexto, o *COMICE trial*, falhou em demonstrar o benefício da RM no sentido de melhorar as taxas de reoperação em pacientes divididas em dois grupos – um que recebeu RM no pré-operatório e outro que não recebeu. A taxa de reoperação foi semelhante entre os grupos (19%). Entretanto, o editorial do *Lancet*, assinado pela Dra. Elizabeth Morris, que comenta o artigo, conclui que a RM é um bom método no cenário do planejamento cirúrgico, mas não seria idealmente empregada para todas as pacientes.

Assim, a ressonância estaria bem empregada onde houvesse suspeita clínica de doença mais extensa do que demonstrado pelos métodos de rotina ou naquelas com risco maior de multicentricidade e bilateralidade, além de envolvimento neoplásico de musculatura peitoral e parede torácica. Os autores que argumentam contra o uso no pré-operatório questionam a validade desse emprego, uma vez que ainda não foram publicados estudos prospectivos randomizados nesse sentido. A grande questão é a impossibilidade da realização desses estudos, uma vez que a validade da ressonância já é reconhecida por alguns grupos. Seria no mínimo antiético randomizar pacientes sabendo que o grupo que não realizará RM poderia ser prejudicado.

A literatura aponta alguns grupos como os principais candidatos a esse tipo de abordagem propedêutica, a saber: as pacientes com mamas mamograficamente densas e em pré-operatório para RT intraoperatória; as de alto risco e com discordância no tamanho tumoral/extensão da doença >1 cm na avaliação mamográfica e ecográfica; as com biópsia percutânea mostrando carcinoma lobular; e as com calcificações de difícil controle na mamografia.

O que se impõe como necessidade é a seleção das pacientes que se beneficiariam do uso, o que só será possível com discussões e estudos prospectivos que analisem os grupos separadamente, sem randomização, ainda que a força de validação desse tipo de ensaio clínico seja menor.

Um emprego bem estabelecido da RM das mamas consiste na avaliação de pacientes que foram submetidas à mamoplastia de aumento com colocação de próteses, seja para avaliação da integridade das próteses, seja para avaliação do parênquima mamário como estudo complementar à mamografia e à ecografia. A avaliação da integridade do implante pode ser feita a partir da queixa da paciente ou periodicamente em pacientes assintomáticas. As sociedades de classe no Brasil ainda não definiram um intervalo para o rastreamento de rupturas assintomáticas.

A Sociedade Americana de Cirurgia Plástica recomenda a realização de RM 2 anos após a inserção dos implantes e depois a cada 3 anos. Sabe-se que o período médio de validade dos implantes é de 7 anos, e a RM é vista como o método mais sensível para identificação das rupturas, principalmente as intracapsulares. Entretanto, essa prática é questionada por cirurgiões de todo o mundo, uma vez que ainda não se estabeleceu o risco de morbidade dessas pequenas rupturas confrontado com o custo de um *screening* dessas pequenas alterações em pacientes assintomáticas. A decisão passa, então, a ser individual, entre o cirurgião e a paciente, considerando as particularidades de cada caso e seu contexto clínico e social.

O estudo do tecido fibroglandular por RM em pacientes com próteses é indicado quando há alguma dúvida ou discordância em exames de rastreamento de câncer de mama realizados em pacientes portadoras desses implantes. A RM inclui todo o parênquima e a prótese, até mesmo a parte posterior da prótese e as zonas que se tornam cegas à mamografia em virtude da presença da prótese.

Algumas condições são consideradas contraindicações à RM das mamas como propedêutica em mastologia.

Como rastreamento de câncer de mama, a ressonância está contraindicada para pacientes com risco relativo (RR) <15% ao longo da vida, calculado por métodos de cálculo de risco validados. A RM funciona em uma sala com campo magnético instalado. Assim, pacientes com marca-passo cardíaco e outros dispositivos metálicos e eletrônicos implantados (clipe em aneurisma cerebral, implante coclear, objeto metálico ferromagnético na córnea) não são candidatas à realização do exame em virtude da possibilidade de deslocamento desses clipes e de alteração do funcionamento desses dispositivos implantados.

Em pacientes gestantes, do mesmo modo, os riscos suplantam os benefícios, uma vez que não se conhece a ação do gadolínio no feto, as mamas estão muito vascularizadas pela ação hormonal e é impossível o posicionamento das pacientes em decúbito ventral com a gestação avançada.

Pacientes com alergia conhecida ao gadolínio também não devem fazer o exame contrastado. Cabe ressaltar que essa alergia é identificada em número pequeno de pacientes, variando em torno de 4% na literatura médica.

Pacientes com insuficiência renal devem ser submetidas ao exame apenas quando realmente imprescindível, uma vez que o gadolínio sofre excreção renal e necessita de função renal preservada para seu uso.

Pacientes claustrofóbicas têm dificuldade em realizar o exame, o qual precisa ser executado em sala fechada e, algumas vezes, com a entrada da paciente no aparelho. Nesses casos, o exame pode ser realizado sob sedação do paciente.

Por último, a incompatibilidade da paciente com o aparelho, seja pelo peso, seja pelo diâmetro do tórax, por dificuldade em manter o decúbito ventral ou ainda pela presença de alguma agitação psicomotora, pode também ser um fator impeditivo.

Em última análise, a RM das mamas vem se consolidando como método propedêutico importante na mastologia, cabendo ressaltar sua importância em cenários específicos, como discutido neste capítulo. O papel do médico na seleção das pacientes e na indicação do exame é fundamental. Para isso, precisa conhecer as características técnicas, indicações, contraindicações e limitações do método.

MEDICINA NUCLEAR

Radiotraçadores têm sido investigados para o diagnóstico do câncer de mama, e o composto Sestamibi-99mTc foi o mais conhecido, apresentando a capacidade de marcar o tumor de mama em virtude do aumento do fluxo sanguíneo regional, da carcinogênese e da diferença do potencial da membrana mitocondrial.

Uma metanálise demonstrou sensibilidade de 85%, especificidade de 87%, valor preditivo positivo de 88%, valor preditivo negativo de 81% e acurácia de 86% para lesões mamárias >1cm.

Recentemente, gamacâmaras dedicadas à cintilografia mamária foram desenvolvidas para melhorar a resolução espacial, conseguindo detectar lesões <1cm e carcinoma *in situ*.

Estudos usando PET/CT com [18F]-FDG (fluordesoxiglicose) mostram que células cancerígenas apresentam taxas de captação de glicose elevadas, comparadas às células normais, e o FDG capta no câncer de mama sob a influência da expressão do transportador de glicose subtipo I (GLUT 1), da enzima da glicólise, hexocinase subtipo II, da carga tumoral e índice de proliferação.

Dessa maneira, também foram desenvolvidos aparelhos de PET dedicados à mama com demonstração de valor na detecção e caracterização de tumores invasivos e carcinoma *in situ*.

Linfonodos regionais

A presença de metástases linfonodais é importante fator prognóstico em pacientes com estádios mais precoces do carcinoma de mama, sendo a linfocintilografia o método utilizado para sua detecção com coloide radiomarcado (alguns centros fazem essa marcação com azul patente associado).

Estudos mostram que a injeção intradérmica do radiofármaco sobre a região da lesão ou a injeção periareolar identificam o mesmo linfonodo sentinela encontrado na lesão perilesional.

O exame PET/CT com [18F]-FDG tem sensibilidade limitada para o diagnóstico do acometimento linfonodal axilar; entretanto, sua especificidade é alta, o que sugere que pacientes de alto risco para metástase axilar, incluindo linfonodos palpáveis, poderiam realizar esse exame, evitando a dissecção axilar. O [18F]-FDG mostrou ser um importante auxiliar no diagnóstico de metástase linfonodais fora da região axilar, especialmente na cadeia mamária interna.

Metástase a distância

Cerca de 30% a 85% das pacientes com câncer de mama metastático apresentam disseminação óssea durante o curso da doença, sendo o osso um dos primeiros sítios de metástase, preferencialmente para coluna vertebral, pelve, arcos costais, crânio e fêmur.

A cintilografia óssea é o método mais comum para o estadiamento de metástases ósseas, com sensibilidade de 62% a 100% e especificidade de 78% a 100%. Encontram-se resultados falso-positivos nas doenças osteodegenerativas ou traumas e falso-negativos em lesões previamente líticas.

O PET/CT com [18F]-FDG mostra-se superior à cintilografia óssea para a detecção de metástases ósseas com melhor resolução anatômica.

O PET/CT com [18F]-FDG vem apresentando excelentes resultados no estadiamento sistêmico e na recorrência do câncer de mama metastático, sendo capaz de avaliar todo o corpo da paciente em um só exame. A sensibilidade, a especificidade, os valores preditivos positivo e negativo e a acurácia na detecção de recorrência local e metástase a distância foram de 97%, 82%, 87%, 96% e 90%, respectivamente, comparados com 84%, 60%, 73%, 75%, 74% com as imagens convencionais.

Leitura complementar

American College of Radiology ACR BI-RADS ultrasound ACR breast imaging reporting and data system, breast imaging atlas. American College of Radiology, Reston, Va 2003.

American College of Radiology Practice Guidelines 2004 Pilewskie M, Morrow M, Applications for breast magnetic resonance imaging Surg Oncol Clin N Am 2014 Jul; 23(3):431-49. Epub 2014 Apr 18.

Brasil. Sociedade Brasileira de Mastologia. Estudo canadense: eficácia da mamografia na prevenção ao câncer de mama. Site da SBM, 19 de março de 2015.

Brem RF, Lenihan MJ, Lieberman J, Torrente J. Screening breast ultrasound: past, present, and future. AJR – American Journal of Roentgenology 2015 Feb; 204(2):234-40.

C.L. Mercado, D. Hamele-Bena SM. Oken Cl. Singer J. Cangiarella. Candelaria RP, Hwang L, Bouchard RR, Whitman GJ. Breast ultrasound: current concepts. Semin Ultrasound CT MR 2013; 34(3):213-25.

Chen M, Zhan WW, Wang WP. Cystic breast lesions by conventional ultrasonography: sonographic subtype-pathologic correlation and BI-RADS Assessment. Archives of Medica Science: AMS 2014 Feb 24; 10(1):76-83.

Doshi DJ, March DE, Crisi GM, Coughlin BF. Complex cystic breast masses in ultrasound examination. Diagnostic and Interventional Imaging 2014 Feb; 95(2):169-79.

Feig AS. Screening mammography benefit controversies sorting the evidence. Radiol Clin N Am 2014; 52:455-80.

Hölmich LR, Vejborg I, Conrad C, Sletting S, McLaughlin JK. The diagnosis of breast implant rupture: MRI findings compared with findings at explantation. Eur J Radiol 2005 Feb; 53(2):213-25.

Huff JG. The sonographic findings and differing clinical implications of simple, complicated, and complex breast cysts. J Natl Compr Canc Netw 2009; 7:1101-5.

Jochelson MS, Morris EA, Morrow M. Do MRI and mammography reliably identify candidates for breast conservation after neoadjuvant chemotherapy? Ann Surg Oncol. 2015 May; 22(5):1490-5. Epub 2015 Mar 17.

Lehman CD, Gatsonis C, Kuhl CK. MRI Evaluation of the contralateral breast in women with recently diagnosed breast cancer, for the ACRIN Trial 6667 Investigators Group*. N Engl J Med 2007; 356:1295-303.

McCarthy CM, Pusic AL, Kerrigan CL. Silicone breast implants and magnetic resonance imaging screening for rupture: do U.S. Food and Drug Administration recommendations reflect an evidence-based practice approach to patient care? Plast Reconstr Surg. 2008 Apr; 121(4):1127-34.

Miller AB, Wall C, Baines CJ, Sun P, To T, Narod SA. Twenty five year follow-up for breast cancer Incidence and mortality of the Canadian National Breast Screening Study: randomized screening trial. BMJ 2014; 348:g366.

Morris E. Editorial. The Lancet 2010; 375:Feb. 13; 528-30.

Nadrljanski MM, Milošević ZC, Plešinac-Karapandžic V, Maksimovic R. MRI in the evaluation of breast cancer patient response to neoadjuvant chemotherapy: predictive factors for breast conservative surgery. Diagn Interv Radiol 2013 Nov-Dec; 19(6):463-70.

Oeffinger KC, Fonthan ETH, Herzig A, Etzione RMIchaelson J. Breast Cancer Screening for Women at Average Risk 2015 Guideline Update From the American Cancer Society. JAMA 2015; 314(15):1599-614.

Rosen EL, Eubren KWB, Mankoff DA. [18F] FD6 PET, PET/CT and breast cancer imaging. Radiographics 2007; 27(1): S215-29.

Salvador Silva HM, Gomes APR. Mamografia. Manual de orientação – mastologia. Rio de Janeiro: Febrasgo, 2010. 111-31.

Sardanelli F. Overview of the role of pre-operative breast MRI in the absence of evidence on patient outcomes Breast 2010 Feb; 19(1):3-6.

Saslow D, Boetes C, Burke W et al. ACR BI-RADS® ATLAS — BREAST MRI, 2013, 125-43. American Cancer Society Breast Cancer Advisory Group American Cancer Society Guidelines for Breast Screening with MRI as an Adjunct to Mammography CA Cancer J Clin 2007; 57;75-89.

Scomersi S, Urbani M, Tonutti M, Zanconati F, Bortul M. Role of magnetic resonance imaging in managing selected women with newly diagnosed breast cancer. Breast 2010 Apr; 19(2):115-9.

Turnbull L, Brown S, Brown J. Comparative effectiveness of MRI in breast cancer (COMICE) trial: a randomised controlled trial, Lancet 2010; 375:563-71.

Urban LAB, Schaefer MB, Duarte, DL, Maranhão NM, Kefalas AL, Canella EO. Recomendações do Colégio Brasileiro de Radiologia e Diagnóstico por Imagem, da Sociedade Brasileira de Mastologia, da Federação Brasileira das Associações de Ginecologia e Obstetrícia para rastreamento do câncer de mama por métodos de imagem. Radiol Bras 2012, Nov/Dez; 45(6):334-9.

CAPÍTULO 31

Alterações Inflamatórias das Mamas, Próteses Mamárias e Mastalgia

Antônio Fernandes Lages
Cynthia Netto de Barros

ALTERAÇÕES INFLAMATÓRIAS DAS MAMAS

As alterações inflamatórias das mamas, que envolvem várias doenças de caráter sistêmico ou local, infeccioso ou não, são conhecidas como mastites e podem ocorrer em qualquer fase da vida da mulher, sendo a mastite puerperal a alteração inflamatória mais frequente do tecido mamário. Uma vez que a mama pode ser sede de qualquer processo inflamatório sistêmico e também desenvolver doenças próprias do tecido mamário em função de sua arquitetura anatômica e fisiológica, é necessária muita atenção para compreender a etiopatogenia de cada processo. Por esses motivos, é de extrema importância uma abordagem que respeite seus diferentes aspectos histopatológicos, sem o que se pode chegar ao uso indiscriminado e excessivo de antimicrobianos com todas as consequências indesejáveis e ainda à realização de intervenções cirúrgicas que poderiam ser evitadas.

Para a paciente que vem desenvolvendo alguma doença inflamatória mamária, o convívio com a dor, a insegurança pelo caráter recidivante de algumas dessas alterações inflamatórias, as exacerbações dos quadros clínicos, o uso e a troca frequente de antimicrobianos e as idas constantes aos serviços médicos representam verdadeiro desafio psicológico para o qual nenhuma mulher está preparada. Como complicante desses casos há ainda a preocupação constante da mulher com a possibilidade de estar com câncer, considerando que ela geralmente confunde a ênfase plenamente justificável que se dá à divulgação dos riscos desse tipo de câncer, concluindo que a "única" doença da mama é esse mal. Consequentemente, qualquer sintoma nesse órgão acarreta a conclusão precipitada de que seu quadro corresponde a essa doença. Recordando as palavras de Uzandizaga: "em mastologia, a cirurgia é dominada pelo câncer e a clínica é dominada pelo medo do câncer." Essa premissa, aliada à tendência cada vez maior da prática de uma medicina defensiva, acaba por levar a solicitações de exames e intervenções muitas vezes inadequadas ou desnecessárias.

Além das patologias mamárias inflamatórias historicamente prevalentes, na última década foi registrado aumento expressivo das mamoplastias de aumento, o que elevou o número de doenças e complicações às quais as mamas estão expostas. A mamoplastia de aumento, conhecida como *cirurgia de prótese de silicone*, é, segundo a Sociedade Brasileira de Cirurgia Plástica, a intervenção cirúrgica mais realizada nos últimos 4 anos, valendo ressaltar que 21% de todas as intervenções plásticas correspondem à mamoplastia de aumento. Em 2009 foram realizados 443.143 procedimentos estéticos e 93 mil cirurgias de prótese de silicone.

As complicações inerentes a essa cirurgia quase sempre começam com processos inflamatórios agudos e limitados, mas que podem cursar com infecção subclínica e toda uma cascata de eventos que envolvem a resposta inflamatória do receptor da prótese, seu sistema imunológico e a própria condição e o cuidado com os quais a cirurgia foi realizada, desde sua indicação até o pós-operatório tardio. Por isso, a mamoplastia de aumento e suas complicações são abordadas neste capítulo.

O Quadro 31.1 apresenta a classificação das principais alterações inflamatórias das mamas.

Doenças inflamatórias das mamas

Entre as doenças sistêmicas que mais comumente ocorrem nas mamas, mas ainda bastante raras, estão o lúpus eritematoso sistêmico, a sarcoidose, a mastite tuberculosa, a sífilis e a hanseníase, sendo a tuberculose a mais importante e prevalente no Brasil. O diagnóstico quase sempre é feito por exame histopatológico, muitas vezes por acaso, já que essas doenças se manifestam principalmente por nódulo mamário ou axilar, havendo a necessidade de diagnóstico diferencial com o carcinoma de mama.

Quadro 31.1 Principais alterações inflamatórias das mamas

Doenças de origem sistêmica	Doenças próprias das mamas
Não infecciosas Lúpus eritematoso sistêmico (LES) Sarcoidose	**Não infecciosas** Crônicas Ectasia ductal Esteatonecrose Mastite oleogranulomatosa Agudas Doença de Mondor Eczemas Contratura capsular pós-prótese
Infecciosas Mastite tuberculosa Sífilis Hanseníase	**Infecciosas** Crônicas Abscesso subareolar recidivante Agudas Mastites puerperais Abscesso periférico

Doenças sistêmicas de caráter infeccioso

Mastite tuberculosa

Doença rara nos países desenvolvidos, a mastite tuberculosa tem sua prevalência associada às condições socioeconômicas de cada país. No Brasil, o estado de Roraima apresenta a mais alta incidência da tuberculose, enquanto Santa Catarina tem a mais baixa.

A baixa incidência de mastite tuberculosa, quando comparada com outros focos da doença, provavelmente se deve à alta resistência do tecido mamário normal à multiplicação do bacilo de Koch ou bacilo álcool-ácido-resistente (BAAR), uma vez que essa mastite é responsável por apenas 0,025% a 1,2% das doenças mamárias. Já a mama lactante, por apresentar maior fluxo sanguíneo e aumento da circulação linfática, torna-se mais propensa ao desenvolvimento desse processo infeccioso.

Etiopatogenia

A tuberculose envolve a mama, na maioria dos casos, de maneira secundária, ou seja, o bacilo de Koch após infecção pulmonar alcança o tecido mamário por meio das quatro vias possíveis: a hematogênica, a linfática, por extensão direta através de costelas e cartilagens infectadas ou por via canalicular (ductos). Em todos os casos, o bacilo infecta ductos ou lóbulos, provocando reação inflamatória crônica, formação de granulomas com necrose caseosa e infiltrado inflamatório histiocitário.

Quadro clínico

A mastite tuberculosa pode manifestar-se nas formas nodular, disseminada ou esclerosante:

- **Nodular:** as características clínicas são às vezes indistinguíveis do carcinoma com a presença de um nódulo mamário ou axilar, principalmente em caso de acometimento axilar.
- **Disseminada:** em casos graves de imunossupressão, a infecção mamária pode ser difusa, uni ou bilateral, concedendo à mama aspecto inflamatório agudo com hiperemia, dor, endurecimento geral e espessamento da pele, simulando o carcinoma inflamatório e podendo drenar secreção para a pele através de fístulas.
- **Esclerosante:** a cronificação do quadro produz uma mastite esclerosante com intensa fibrose do tecido mamário e retração da pele, mais comum nas mulheres idosas.

Faixa etária

Acontece, em geral, nas mulheres mais jovens, entre os 20 e os 40 anos, principalmente naquelas que estiverem no ciclo gravídico-puerperal ou imunossuprimidas.

Tratamento

Após a confirmação diagnóstica, feita por exérese da lesão e estudo histopatológico, deve ser instituída a terapia tuberculostática. Nos casos de mastite disseminada ou esclerosante, nos quais o uso de quimioterapêuticos por 6 meses não seja suficiente para a cura, pode-se discutir o benefício da mastectomia, uma vez que a manutenção do bacilo de Koch no tecido mamário favorece o recrudescimento da doença sistêmica.

Doenças próprias das mamas

Doenças não infecciosas de caráter crônico

Ectasia ductal

- **Sinonímia:** mastite de células plasmáticas, mastite química, obliterante, mastite periductal, comedomastite ou varicocele mamária.
- **Etiopatogenia:** admite-se que a alteração inicial seja a dilatação dos ductos principais pelo acúmulo de material lipídico e celular, o que causaria irritação da parede ductal e sua consequente ruptura. O extravasamento do conteúdo do ducto, entrando em contato com o tecido adjacente, provocaria irritação química e reação inflamatória. A manutenção do processo resultaria em fibrose periductal, endurecimento do local e retração papilar, além da retração da pele sobrejacente.
- **Quadro clínico:** o acúmulo do material intraductal acarreta derrame papilar, na maioria das vezes poliductal, de cores que variam do verde ao marrom. Pode haver, também, nódulo retroareolar e, em se tratando de processo antigo, retração da pele, tornando-se imperioso o diagnóstico diferencial com o carcinoma.
- **Faixa etária:** acomete, na maioria das vezes, mulheres na faixa dos 50 anos.
- **Diagnóstico:** é essencialmente clínico. À mamografia são detectados aumento da densidade retroareolar e calcificações ductais. Em casos recidivantes pode aparecer distorção do parênquima em razão de processos cicatriciais.
- **Tratamento:** é conservador na maioria dos casos, não havendo indicação para antibioticoterapia. Se houver nódulo palpável ou se for impossível descartar o câncer, opta-se pela ressecção cirúrgica do tumor e dos ductos acometidos não apenas como tratamento, mas primariamente como diagnóstico diferencial.

Esteatonecrose

- **Sinonímia:** necrose gordurosa ou granuloma lipofágico.

- **Etiopatogenia:** decorrente de processos involutivos das mamas, nos quais o parênquima remanescente simula área nodular, ou secundária a traumatismo da mama (cirúrgico ou não), cuja resolução espontânea causa fibrose local.
- **Quadro clínico:** apresenta-se como nódulo ou área dominante na mama e, radiologicamente, pode ser confundida com imagem suspeita: distorção de parênquima, densidade assimétrica e nódulo espiculado.
- **Faixa etária:** acomete mulheres com mais de 50 anos.
- **Diagnóstico:** quando não há história de traumatismo prévio local, ou mesmo se houver, muitas vezes não é possível afastar a possibilidade de carcinoma. Se mamografia anterior mostra presença antiga da lesão e sua estabilização, pode ser realizado acompanhamento clínico, desde que a amostra citológica ou histológica (*core biopsy*) seja benigna. Se não for possível afastar o carcinoma, opta-se por conduta intervencionista.
- **Tratamento:** excisão cirúrgica com exame histológico.

Mastite oleogranulomatosa

- **Sinonímia:** mastite por óleo orgânico.
- **Etiopatogenia:** deve-se à injeção de parafina líquida, silicone líquido industrial ou cera de abelha nas mamas por pessoas não qualificadas com o objetivo de aumentar o tamanho da mama. Essas substâncias provocam reação inflamatória crônica do tipo granulomatoso.
- **Quadro clínico:** dor, hiperemia, assimetria das mamas, nódulos palpáveis, edema de pele e, em casos graves, abscesso e necrose das mamas.
- **Tratamento:** depende da extensão do processo e pode consistir apenas na excisão do nódulo ou na mastectomia subcutânea nos casos graves.

Mastite granulomatosa idiopática (MGI)

Também denominada mastite lobular granulomatosa, a MGI é uma rara doença inflamatória crônica da mama e de etiologia desconhecida. A distribuição perilobular e a característica da inflamação granulomatosa sugerem reação mediada por células de uma ou mais substâncias da secreção mamária ou das células lobulares, mas nenhum antígeno específico foi identificado. Um fenômeno autoimune parece improvável em razão da ausência de vasculite ou de um componente proeminente de células plasmáticas na reação inflamatória. Acomete principalmente mulheres jovens, com idade variando entre 17 e 42 anos (média de 33 anos), a maioria com gravidez recente. As características clínicas, radiológicas e ultrassonográficas são semelhantes às do câncer de mama.

Mulheres com MGI tipicamente se apresentam com uma massa endurecida, fixa, não raramente dolorosa, podendo comprometer qualquer área da mama, mas poupando a região retroareolar, com espessamento cutâneo associado, frequentemente sugerindo carcinoma. Derrame papilar e linfonodos axilares suspeitos não costumam estar presentes. O envolvimento bilateral é incomum, podendo ocorrer em até 25% dos casos. Há poucos relatos na literatura sobre a aparência mamográfica e ultrassonográfica da MGI. Os achados mamográficos têm sido descritos como pequenos nódulos maldefinidos, densidades assimétricas extensas e distorção do tecido mamário sem microcalcificações. O caráter crônico e recidivante pode levar a drenagens espontâneas, fístulas e ulcerações.

O tratamento primário recomendado da MGI é a biópsia excisional. Entretanto, em casos de lesões múltiplas ou extensas, a cirurgia nem sempre é a melhor opção em virtude do resultado estético extremamente ruim. A persistência, a recorrência e o aparecimento de complicações como a formação de abscessos, fístulas e ulceração de pele, não são incomuns e podem ocorrer em até 50% dos casos. A terapia com corticoide tem sido eficaz e está indicada para controlar e prevenir a recorrência da doença, além de ser uma opção para tratamento primário em lesões extensas.

Doenças não infecciosas de caráter agudo

Eczema

- **Importância:** doença comum que atinge grande número de mulheres, provoca desconforto e tende a tornar-se crônica, se não abordada adequadamente.
- **Etiopatogenia:** o processo tem como origem a alergia ao sutiã de náilon. A microfibra penetra na pele do mamilo-aréola, causando sensibilização e reação inflamatória.
- **Quadro clínico:** prurido de leve a intenso, secreção serosa, evoluindo para dor em queimação, descamação e formação de crostas, predispondo a infecção secundária.
- **Faixa etária:** atinge predominantemente pacientes jovens, sendo mais comum na gestação e no período de amamentação.
- **Diagnóstico:** o quadro clínico é característico, sendo o prurido e a descamação da pele os principais achados. O diagnóstico diferencial inclui o carcinoma de Paget, embora essa lesão predomine na pós-menopausa (média de idade de 51 anos) e sua manifestação se dê na forma de ulceração recidivante do mamilo. Outro diagnóstico diferencial significativo no Brasil é com a escabiose.
- **Tratamento:** a base do tratamento consiste no afastamento dos alérgenos, pois a paciente em geral resiste a acreditar na importância dessa medida, além da dificuldade em implementá-la em virtude da quase inexistência no mercado de sutiãs 100% de algodão, sendo necessário mandar confeccioná-los. Deixar de usar sutiã não resolve o problema, tendo em vista o predomínio de blusas e camisolas de material sintético, o que ocasiona a manutenção do contato com o alérgeno. O uso de antialérgicos e corticoides por via sistêmica auxilia a remissão do processo, mas o tempo mínimo de afastamento desse tipo de sutiã é de 6 meses a 1 ano.

Doenças infecciosas de caráter crônico

Abscesso subareolar recidivante

- **Importância:** é a mastite infecciosa de maior incidência nos países desenvolvidos, superando a mastite puerperal.

- **Etiopatogenia:** trata-se de infecção crônica e recidivante originária nos ductos principais na região subareolar, com comprovada associação ao tabagismo. Admite-se que as toxinas do cigarro, principalmente os metabólitos da nicotina, causem dano à parede ductal e consequente metaplasia escamosa reacional, favorecendo a obstrução do ducto por ceratina e criando condições de anaerobiose. Além disso, sabe-se que a nicotina é um vasoconstritor, diminuindo a circulação sanguínea no tecido mamário. O ducto obstruído se torna um bom meio de cultura bacteriano e, uma vez que os subprodutos da nicotina inibem o crescimento de bactérias gram-positivas, a infecção ductal ocorreria em razão da facilidade de proliferação de bactérias gram-negativas e anaeróbicas. A partir daí, um ciclo vicioso é instalado com estase ductal, infecção bacteriana, dilatação e ruptura da parede do ducto, reação inflamatória dos tecidos adjacentes e formação do abscesso subareolar, que pode drenar espontaneamente a secreção purulenta para a pele da região areolar ou periareolar. O dano ininterrupto ao tecido mamário subareolar e ao tecido subcutâneo pode levar à formação de fístulas, que drenam intermitentemente a secreção para fora.
- **Quadro clínico:** hiperemia local, dor e tumor que, se não tratado, pode formar abscesso. A repetição do quadro pode durar meses ou anos, e a cada novo episódio a reativação da loja subareolar tende a drenar espontaneamente com cicatrização em torno do trajeto até que ocorra a formação de fístula ductocutânea.
- **Faixa etária:** acomete predominantemente mulheres entre 30 e 40 anos.
- **Diagnóstico:** o quadro clínico é característico, mas pode ser realizada punção para coleta de material para cultura e antibiograma.
- **Tratamento:** divide-se em duas etapas: (a) fase do abscesso: drenagem e antibioticoterapia com boa cobertura para microrganismos comumente envolvidos (a associação de cefalexina e metronidazol por 7 a 10 dias oferece bons resultados); (b) fase "fria": após resolução do quadro infeccioso, avalia-se a possibilidade de cirurgia, que consiste na ressecção em fuso dos ductos acometidos, tecido adjacente e trajeto fistuloso. Geralmente se recomenda deixar a ferida aberta para cicatrização por segunda intenção, pois o fechamento imediato pode repetir o mesmo mecanismo com a manutenção do foco na profundidade. A suspensão do tabagismo é essencial para o sucesso do tratamento.

Doenças infecciosas de caráter agudo

Mastite puerperal

O incentivo à amamentação tem sido largamente abordado pelos meios de comunicação, o que se tornou motivo de preocupação para os profissionais ligados à assistência materno-infantil, pois, apesar de o aleitamento materno ser ato natural, demanda grande esforço da mulher em um período crítico de sua vida, que é o puerpério. Na maioria das vezes, esse esforço é excessivo, geralmente sem orientação médica e com o envolvimento de pessoas não qualificadas, o que leva à interrupção da amamentação e à mastite puerperal.

- **Definição:** quadro agudo que se inicia entre a segunda e a quarta semana após o parto, relacionado com estase láctea e fissuras papilares, levando à celulite do tecido conjuntivo interlobular.
- **Importância:** causa grande morbidade puerperal, e sua consequência mais frequente é a suspensão do aleitamento com grande impacto no desenvolvimento e morbidade do recém-nascido nas classes menos favorecidas da sociedade.
- **Incidência:** acomete de 1% a 5% das puérperas. No entanto, de cada grupo de 20 mulheres com mastite apenas uma chegará à fase de abscesso se o tratamento for adequado na fase inicial. Entretanto, tratamento deficiente ou inadequado implica a evolução para abscesso em até 70% dos casos.
- **Etiopatogenia:** o fator mais importante é a amamentação inadequada, que pode associar-se a outros fatores desfavoráveis inerentes à paciente, como a inversão papilar ou o medo de amamentar, a insegurança e as dificuldades em lidar com o bebê nas primeiras semanas, o que levará à apreensão errônea do complexo areolomamilar pelo lactente e ao aparecimento das fissuras mamilares, as quais, além de servirem de porta de entrada aos agentes bacterianos, provocam dor nas mamas, inibindo ainda mais o aleitamento e agravando o ingurgitamento e a estase láctea. A adição de alimentação artificial para o bebê constitui outro complicante, pois influi diretamente no ingurgitamento. Essa estase favorece a invasão bacteriana cujos agentes são microrganismos da própria microbiota oral do lactente.

A invasão pode ocorrer por meio das fissuras mamilares, levando a um quadro de *mastite intersticial*, ou por meio dos ductos lactíferos, quando ocorre um quadro de *mastite parenquimatosa*. No primeiro caso, a disseminação bacteriana ocorre a partir dos linfáticos retroareolares, difundindo-se logo pela mama com intensa reação inflamatória. No segundo caso, a penetração bacteriana se dá por meio dos ductos, havendo comprometimento da porção distal dos lobos e formação de um quadro mais localizado. A forma mista da mastite puerperal envolve interstício e parênquima.

- **Quadro clínico:** (a) quadro inicial: dificuldade de esvaziamento das mamas, ingurgitamento, hiperemia, calor e dor locais, podendo haver mal-estar geral e cefaleia; (b) quadro avançado: dor e mal-estar dificultam a manutenção do aleitamento, e a lactante apresentará agravamento do quadro, podendo evoluir com intensificação do processo inflamatório e febre, agora já com invasão bacteriana, tendendo à formação de abscesso. A drenagem espontânea dos abscessos, os quais em geral formam lojas que respeitam os ligamentos de Cooper, é a prova inequívoca de condução inadequada do quadro, seja por parte da mulher na demora em procurar assistência, seja, como em grande parte das vezes, por um somatório de erros que envolvem a mulher, os familiares e a equipe de saúde.

- **Tratamento:** deve-se ter em mente a dinâmica do processo para se estabelecer o melhor tratamento para o momento em que o quadro é diagnosticado. É importante acompanhar a lactante diariamente para que se tenha a compreensão da evolução do quadro. Na fase inicial, realiza-se exame clínico minucioso e, concluindo-se que se trata de reação inflamatória determinada pela retenção do leite, deve-se proceder ao esvaziamento das mamas. Nessa fase também podem ser usadas compressas frias para amenizar a dor e utilizados anti-inflamatórios não esteroides. É imprescindível que a paciente entenda que o tratamento deve ser continuado em casa, mantendo o aleitamento ou a retirada manual do leite até que a dor e a hiperemia desapareçam. Ao serem diagnosticadas fissuras, essas também devem ser tratadas com a correta apreensão do complexo areolomamilar pelo lactente.

    Se o processo inflamatório evoluir, ou seja, se não houver melhora dos sintomas com as medidas tomadas, a paciente estará propensa ao desenvolvimento de processo infeccioso, sendo necessário o uso de antibióticos. Estes devem ser prescritos apenas quando não houver abscesso formado; nesse caso, procede-se à drenagem e à lavagem da loja abscedada. Em todas as fases é importante a manutenção do esvaziamento e das compressas frias.

- **Antibióticos:** são voltados para os agentes mais comumente encontrados, como, em 60% a 80% dos casos, *Staphylococcus*, *Haemophilus*, *E. coli* e *Bacteroides*. Assim, devem ser utilizados agentes de largo aspectro, como a cefalexina ou, excepcionalmente, a associação de agentes.

- **Abscesso:** a loja abscedada pode ser facilmente palpada ou estar oculta; nesses casos, deve-se suspeitar de abscesso oculto quando todas as medidas anteriores falharam. O abscesso palpável deve ser drenado e, de acordo com a observação de 1.298 casos de abscesso puerperal tratados na Maternidade Odete Valadares entre 1993 e 1998, o procedimento padrão é realizado da seguinte maneira: (a) punção com agulha fina na área suspeita de abscesso para sua confirmação; (b) botão anestésico com xilocaína a 1% ou 2%, preferencialmente periareolar; (c) incisão de 0,5 a 1cm na área anestesiada para possibilitar a exploração da loja com pinça hemostática e a drenagem da secreção purulenta; (d) lavagem da loja com soro fisiológico (0,9%); (e) inserção de dreno tubular (sonda uretral 10 a 14) para lavagem.

    Em caso de necessidade a sonda deve permanecer em média 4 dias até a resolução do processo, sendo trocada diariamente. Após sua retirada, ocorrerá fechamento da pele por segunda intenção. É importante ressaltar que, nos casos de abscessos simples sem comprometimento do estado geral da paciente, não há indicação para antibióticos após a drenagem, devendo a paciente ser acompanhada diariamente para se assegurar da boa evolução. Em caso de suspeita de abscesso oculto, a ultrassonografia (US) está indicada.

    Em caso de abscesso único e sem sinais inflamatórios extensos pode-se recorrer ainda à drenagem fechada por meio da punção com agulha 40×12 após um ponto de infiltração anestésica. Associa-se antibiótico e se reavalia a cada 2 a 3 dias, sendo necessárias em média cinco punções em dias alternados. Em 12% a 20% dos casos não há resposta satisfatória, sendo necessário proceder à drenagem aberta depois de uma a três punções.

- **Queimaduras das mamas:** trata-se de complicação frequente do tratamento dos quadros de mastite puerperal, sendo mais uma iatrogenia. Ocorrem em razão do uso de calor local nas mamas que, por estarem ingurgitadas e menos sensíveis à temperatura aplicada sobre a pele, se tornam suscetíveis a queimaduras de primeiro, segundo e terceiro graus. Obviamente, o tratamento se torna mais difícil em casos de perda de substância provocada por graves queimaduras, tornando necessária a internação da paciente para tratamento da infecção secundária e, algumas vezes, o uso de enxertos de pele para reposição da área perdida.

- **Termoterapia em mama lactante:**
    - **Calor local:** as intercorrências na mama em lactação são, em sua maioria, processos inflamatórios em virtude da conhecida predisposição às alterações originadas em primeiro lugar das modificações mamárias próprias da gravidez, com o aumento de até dez vezes no aporte sanguíneo e dificuldade do retorno venoso e linfático e, secundariamente, com traumatismo e alteração da microbiota local, determinados pelo início da produção do leite e o contato com a boca do recém-nascido no processo de amamentação. Em virtude da ampla utilização do calor local nos processos inflamatórios da pele, parece lógico pensar em sua aplicação nos casos de mastite na gravidez ou no período puerperal, mas esse raciocínio é por demais simplista e incorreto.

        A revisão da literatura não demonstra base sólida para essa indicação. Mesmo os livros clássicos que recomendam o calor local como adjuvante no tratamento da mastite puerperal o fazem de maneira empírica e as referências bibliográficas citadas não dão consistência a essa indicação. As razões pelas quais o calor local falha em auxiliar o tratamento da mastite são discutidas a seguir.

        Inicialmente é necessário lembrar que o processo inicial da mastite, ainda na fase apenas inflamatória, ocorre na unidade morfofuncional da mama com ingurgitamento localizado, determinado pelo esvaziamento incompleto daquela unidade, com o consequente acúmulo de leite. Esse quadro, se não tratado corretamente, evoluirá para processo infeccioso em cerca de 70% das vezes e posteriormente para abscesso. Essa unidade está localizada na profundidade da mama, quase sempre a três ou mais centímetros da pele, e envolvida por gordura.

        Portanto, o calor aplicado à pele deverá ultrapassar o tecido gorduroso subcutâneo. Por ser a gordura um bom isolante térmico, percebe-se como seria difícil o aquecimento dessa unidade a uma temperatura adequada do ponto de vista terapêutico. Ao se estudar o comportamento da pele diante do calor, verificou-se que o processo de queimadura se inicia entre 40 e 44°C, dependendo do tempo de exposição. A partir de 45°C ocorre com qualquer tempo de exposição, evoluindo progressivamente em função do tempo e grau de temperatura.

– Tempo de exposição: estando a pele da mama a uma temperatura próxima de 37°C, há uma margem de apenas 6°C entre a temperatura normal da pele e a faixa de início da queimadura. Portanto, estando o lóbulo mamário isolado por gordura e na profundidade da mama, para que o calor local atinja a temperatura teoricamente terapêutica o grau de aquecimento necessário ao nível da pele seria muito próximo daquele suficiente para causar queimadura. Conclui-se, portanto, que a utilização do calor local nos processos inflamatórios da mama em lactação não tem uma base científica para sua indicação, não tem eficácia terapêutica comprovada e pode acarretar queimaduras em um número considerável de casos. A mastite ou abscesso mamário puerperal não é uma afecção da pele, mas da profundidade, e deve ser tratada como tal. Ao se citar a frase de Cooper (1846), "aguardar flutuação para drenagem de abscesso mamário é sinal de pobreza clínica", conclui-se que infelizmente o que se vê recomendado em grande número de livros-texto é justamente isso, aplicar o calor local para forçar o processo de "flutuação", o que significa necrosar o tecido que separa o abscesso inicial da pele.
– Frio local: a base para utilização do frio seria semelhante à do calor, ou seja, a vasodilatação reflexa após o uso. A literatura é pobre em sustentar seu uso em mama puerperal, embora seja constatação prática a facilitação do esvaziamento mamário, assim como um efeito benéfico, embora discreto, nos casos de ingurgitamento. Quanto aos processos inflamatórios, é válido o mesmo raciocínio em relação à camada isolante de gordura da mama, o que dificulta a variação da temperatura na profundidade. Em relação às queimaduras, o risco é menor, embora em nossa experiência haja registro de queimadura grave na mama por utilização de gelo seco, gelo de CO_2 diretamente sobre a pele, o que leva a reforçar sempre que, quando se recomenda a compressa de gelo, deve ser enfatizado o uso do "gelo de geladeira", envolvido em tecido, de modo a evitar o contato com a pele.

Abscesso periférico inespecífico

- **Importância:** patologia que atinge grande número de mulheres, causando dor, desconforto e deformação da mama pela necrose e cicatriz, caso não haja tratamento adequado.
- **Etiopatogenia:** processo infeccioso por bactéria proveniente da via sistêmica ou da pele, muitas vezes associado às doenças sistêmicas, como diabetes, imunossupressão ou impetigo.
- **Quadro clínico:** infecção de início abrupto em região periférica da mama, rica em sintomas locais bem localizados, como dor e hiperemia, mas pobre em sintomas sistêmicos e raramente provocando leucocitose.
- **Faixa etária:** predomina na fase pós-menopausa, entre 55 e 70 anos.
- **Diagnóstico:** baseia-se nos sinais e sintomas locais. Em função da idade que coincide com a predominância do câncer, deve-se dar atenção ao diagnóstico diferencial com os quadros de malignidade (tumores abscedados). Os tumores malignos em fase de pré-ulceração geralmente têm área endurecida e hiperemia sem dor considerável. Já o carcinoma inflamatório apresenta, caracteristicamente, pele espessada, área de hiperemia extensa e pouca dor.
- **Tratamento:** o antibiótico, iniciado rapidamente, pode reverter o processo, mas a paciente deverá ser reavaliada em, no máximo, 2 dias após o início da antibioticoterapia. A persistência do processo pode indicar a necessidade de ultrassonografia ou punção para verificar a possibilidade de coleção purulenta, o que levará à indicação de drenagem cirúrgica. A ausência de resposta ao antibiótico inicial, sem a formação de abscesso, pode indicar a necessidade de troca do medicamento. Nas pacientes sem doenças sistêmicas são preferidas as penicilinas ou cefalosporinas. Caso estejam debilitadas, deve-se avaliar o uso de clindamicina, ciprofloxacina ou, ainda, esquema duplo com clindamicina e gentamicina.
- **Controle:** nas pacientes com mais de 40 anos, deve-se realizar mamografia de controle entre 6 meses e 1 ano após a remissão, a fim de documentar as alterações cicatriciais do parênquima, facilitando o controle e aumentando a segurança no seguimento, pois as imagens dessa cicatriz interna poderão simular espículas ou distorções características de malignidade à mamografia.

PRÓTESES MAMÁRIAS
Contratura capsular pós-mamoplastia de aumento

A mamoplastia de aumento ou ampliação é uma intervenção cosmética para ampliar o tamanho e o contorno de mamas pequenas, assimétricas, que tiveram seu tamanho reduzido após a amamentação e as que apresentam discreta ptose. Também é muito utilizada para corrigir defeitos congênitos, como a amastia uni ou bilateral congênita, e para corrigir a amastia provocada pela mastectomia, no tratamento ou na prevenção primária do câncer de mama em pacientes de alto risco. Em cerca de 90% dos casos, o que se busca é a estética pura sem necessidade de tratamento médico. Os 10% restantes são provenientes das cirurgias para reconstrução após o tratamento cirúrgico desse tipo de câncer. As cirurgias reconstrutoras têm como funções principais a manutenção da estética e a melhora da autoestima da paciente, que em última análise serão fundamentais para o sucesso do tratamento em geral.

Ao se considerar o número crescente de mulheres que se submetem à cirurgia, o diagnóstico de complicações das mamas submetidas ao aumento será cada vez mais frequente nos consultórios dos ginecologistas, os quais serão os primeiros a detectar um problema, seja por meio do exame clínico das mamas, seja pelos exames de imagem. Além disso, o exame das mamas com próteses apresenta particularidades e exige maior atenção e incidências especiais na mamografia para detectar alterações no tecido mamário propriamente dito.

Na mamoplastia de aumento são utilizadas próteses ou implantes preenchidos com gel de silicone ou com solução salina. A cirurgia pode apresentar ótimos resultados, principalmente após o surgimento de novas próteses de silicone em gel revestidas com membranas porosas texturizadas ou com espuma de poliuretano. As próteses de superfície lisa estão em desuso, pois apresentam porcentagem maior de complicações, como a contratura capsular. Além do material utilizado na superfície das próteses, os diferentes "perfis" dos implantes também colaboram para resultados estéticos melhores.

As próteses podem ter perfil baixo, moderado, alto ou superalto, formato redondo, natural ou anatômico e polo inferior, médio ou alto. O perfil define a projeção da mama a ser aumentada. O formato define o que se deve melhorar na estética da mama, ao passo que o polo define a fixação da prótese em determinado ponto. O resultado dependerá da escolha correta de todos esses parâmetros e do volume adequado à paciente, considerando-se sua altura e a largura do tórax para que se obtenha resultado harmonioso. As próteses mais utilizadas são as texturizadas, redondas, com perfil alto – para mamas muito pequenas – e perfil baixo, quando se quer apenas projetar a mama e corrigir uma leve ptose, sem aumentar muito o volume (Quadro 31.2).

As próteses de superfície lisa são as que apresentam maior chance de complicações inflamatórias, contratura capsular e ruptura. Registraram-se até 30% de casos de contratura capsular após a inserção da prótese de superfície lisa. As texturizadas apresentam contratura capsular de 2% a 10% e a de espuma de poliuretano, o menor índice de complicações.

Etiopatogenia da contratura capsular

- **Fase aguda:** sempre que algum corpo estranho é colocado no organismo, poderá ser expulso ou absorvido, ocorrendo uma reação inflamatória aguda em torno do corpo estranho mediada principalmente pela histamina. Uma vez que a prótese mamária não é absorvida, sofrerá a ação dos agentes inflamatórios agudos e crônicos. Após a ação da histamina ocorrerá vasodilatação nos tecidos que envolvem a prótese, promovendo aumento da permeabilidade capilar às células, como neutrófilos e macrófagos. Essas células envolverão toda a prótese e iniciarão o processo de fagocitose, liberando substâncias como citocinas, bradicininas, quimiocinas, prostaglandinas e leucotrienos. A fagocitose resulta em aumento da vasodilatação e de líquidos e proteínas dentro dos capilares e resíduos fagocitados. O fluido acumulado pode ser apenas um transudato ou um exsudato, os quais são absorvidos pelo organismo, caso o sistema imune da paciente esteja competente.
- **Fase crônica:** após essa fase inicial, uma cápsula de tecido fibroso (resultante do processo inflamatório) envolverá a prótese, de modo a isolá-la do restante do organismo. Essa cápsula pode passar despercebida, porém, de acordo com a intensidade da reação inflamatória, do sistema imune do receptor da prótese e da presença de infecção, essa cápsula pode tornar-se espessa e deformar o implante, causando dor, deslocamento da prótese e alterações em seu formato.

Nesses casos é necessária a retirada do implante para tratamento da paciente que, muitas vezes, apresenta uma infecção subclínica ou até quadros graves de ruptura da prótese com extravasamento de silicone, edema, eritema e infiltração da pele por cristais de silicone (Figuras 31.1 e 31.2).

Quadro clínico

- **Fase aguda:** é entendida como o tempo decorrido entre a inserção da prótese e os primeiros 3 meses. O período que envolve a preparação pré-operatória, o uso adequado de antimicrobianos profiláticos no peroperatório e os cuidados da paciente no pós-operatório são cruciais para o sucesso da cirurgia. Na fase aguda, o quadro clínico é caracterizado por discreto edema das mamas, dor tolerável, eritema, presença de equimose, discretos hematomas e seromas, além de contratura capsular grau I ou II (Quadro 31.2).
- **Fase crônica:** inicia-se após o terceiro mês da cirurgia de inserção de prótese e pode ter períodos de exacerbação semelhantes aos da fase aguda. Também é caracterizada por dor, que se torna crônica, e sua principal característica é a deformidade das mamas, pois é formada uma cápsula espessa ao redor das próteses que as deforma e comprime. Em geral, a contratura capsular é mais acentuada: graus III e IV de Baker (Quadro 31.3).

Diagnóstico

O diagnóstico é essencialmente clínico, mas devem ser feitos exames de imagem, como ultrassonografia (US) e ressonância magnética (RM).

A US pode revelar seroma e hematoma entre a prótese e o tecido mamário, além de deformidades da prótese no caso de contraturas de graus III e IV. A RM é o melhor exame para detectar contraturas e rompimentos da prótese de silicone. As deformidades são facilmente visíveis e, no caso de rompimento, pode ser encontrado o sinal de "linguine" (Figuras 31.3 e 31.4).

Tratamento

- **Fase aguda:** observação, drenagem dos seromas e hematomas (guiadas por US, para evitar perfuração da prótese) e uso de antimicrobianos voltados para a microbiota da pele e também para a hospitalar. As cefalosporinas de terceira geração são bastante utilizadas, uma vez que há resistência relatada às cefalosporinas de primeira geração, podendo associar-se a esses procedimentos a drenagem linfática da mama acometida. Se não houver melhora do quadro inflamatório em 7 a 10 dias, opta-se pela retirada da prótese. A contratura de grau II pode persistir por 3 meses, sendo a drenagem linfática fundamental para o sucesso do tratamento, assim como o uso de suporte mamário adequado.

Quadro 31.2 Características das próteses mamárias

Revestimento	Conteúdo	Perfil	Polaridade	Cor
Liso	Gel de silicone	Baixo	Polo médio	Branca
Texturizado	Solução salina	Alto	Polo alto	Clara
Poliuretano	Anatômico		Polo baixo	Escura

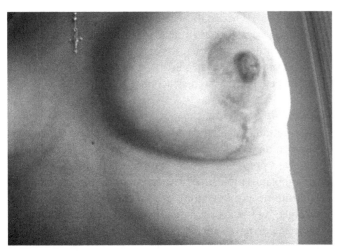

Figura 31.1 Edema e eritema de pele causados por extravasamento de gel de silicone. (Arquivo pessoal da Dra. Cynthia Barros.)

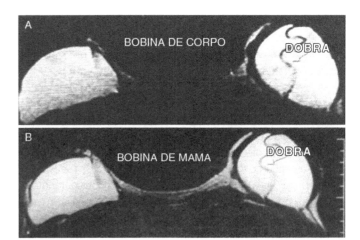

Figura 31.3 Dobras em ambas as próteses, que se estendem de um extremo a outro. A Imagem ruidosa, mas com boa definição da estrutura, adquirida com bobina de corpo. B Mesmo caso com imagem adquirida com bobina de mama.

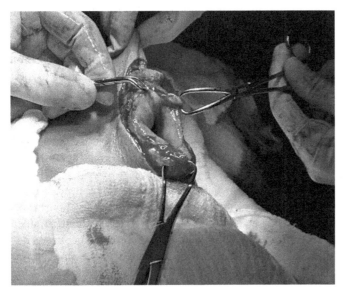

Figura 31.2 Cápsula espessa em torno da prótese. (Arquivo pessoal da Dra. Cynthia Barros.)

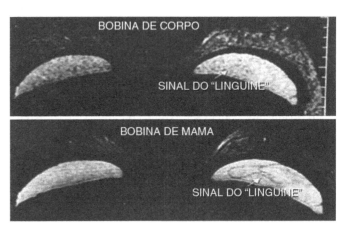

Figura 31.4 Ruptura intracapsular. Múltiplas linhas curvilíneas de hipossinal correspondendo ao elastômero colapsado são visibilizadas no interior da prótese direita tanto com o uso da bobina de corpo (A) como o da de superfície (B). Prótese esquerda normal. Esse aspecto, que lembra fios de macarrão, foi chamado de sinal do "linguine".

Quadro 31.3 Classificação de Baker para a contratura capsular

Grau de contratura	Quadro clínico
Grau I	A mama apresenta consistência de mama não operada
Grau II	Contratura mínima. A mama apresenta consistência mais endurecida com a prótese palpável, mas não visível
Grau III	Contratura moderada. A mama está endurecida e há discretas deformidades. A prótese é facilmente palpada e visível
Grau IV	Contratura grave. A mama está endurecida e é dolorosa à palpação. As deformidades são facilmente palpáveis e a mama se encontra distorcida com afundamentos da prótese à palpação. A pele pode ficar fria

- **Fase crônica:** as pacientes portadoras de contraturas de graus III e IV devem ter a prótese retirada, assim como a cápsula (capsulectomia). Os antimicrobianos devem ser utilizados e, conforme a gravidade do caso, opta-se por inserir nova prótese imediatamente ou 6 meses após a resolução do quadro, quando há ruptura da prótese e infecção grave.

Situações especiais

Amamentação pós-mamoplastia

As cirurgias plásticas mamárias são realizadas por diversas razões, desde as reconstruções por malformações congênitas, pós-traumatismo ou pós-mastectomias, mas a principal razão continua sendo a estética, objetivando melhorar ou recuperar o aspecto original, o formato e o volume mamário. Nos EUA, a mamoplastia de aumento sempre foi a cirurgia mamária mais realizada, mantendo crescimento anual: em 2011 foram realizadas 307 mil cirurgias, ao passo que em 2000 haviam sido realizadas 214 mil, o que significa uma evolução de 45%.

Em relação às cirurgias plásticas estéticas, é grande a influência cultural, e no Brasil verificou-se nas últimas décadas alteração radical no padrão cultural referente ao tamanho das mamas. Enquanto a cirurgia mamária mais realizada até os anos 1980 era a mamoplastia redutora, essa preferência foi alterada nos anos 1990, quando um grande número de mulheres passou a realizar a mamoplastia de aumento com inclusão de próteses.

Conforme publicação da Sociedade Brasileira de Cirurgia Plástica, esse tipo de mamoplastia já é a cirurgia plástica mais realizada no Brasil, representando 21% de todas as cirurgias estéticas, excetuando-se as pequenas (Quadro 31.4).

Em relação à amamentação após mamoplastia, deve ser ressaltado que, em princípio, qualquer procedimento cirúrgico sobre as mamas pode influenciar o sucesso desse processo em virtude dos mecanismos envolvidos não apenas no início da produção do leite, mas também em sua retirada pelo recém-nascido e manutenção da produção em volume suficiente. Felizmente, os procedimentos menores, que não envolvem os mamilos, em geral não influenciam a lactação por atingirem pequenos segmentos mamários.

Quanto às cirurgias maiores, podem ocorrer lesões de ductos ou secção de unidades produtoras de leite, ou até mesmo a via de acesso pode influenciar o fluxo de leite e dificultar sua produção e retirada. Apesar disso, na quase totalidade dos casos, nunca se deve afirmar que uma paciente não poderá amamentar até os primeiros 5 a 10 dias pós-parto, nem é possível avaliar definitivamente a capacidade de produzir e garantir o fluxo adequado de leite para o recém-nascido. Convém, então, manter um otimismo responsável, estimulando a paciente a tentar, mas ao mesmo tempo procurando prepará-la para a possibilidade de insucesso de modo que não haja frustração e sentimento de culpa no caso de insucesso.

Quadro 31.4 Distribuição das cirurgias plásticas de médio e grande porte realizadas de setembro de 2007 a agosto de 2008 no Brasil

Total de cirurgias plásticas	629.000	
Cirurgias plásticas não estéticas	169.830	27%
Cirurgias plásticas estéticas	459.170	73%
Mamoplastia	151.526	33% das cirurgias estéticas
Mamoplastia de aumento	96.426	21% das cirurgias estéticas
Mamoplastia redutora	55.100	12% das cirurgias estéticas

Fonte: Sociedade Brasileira de Cirurgia Plástica – Pesquisa Datafolha – Cirurgia Plástica no Brasil, janeiro de 2009. Disponível em: www.cirurgiaplastica.org.br.

Mamoplastia redutora

Em relação à mamoplastia redutora, são várias as técnicas utilizadas, pois não há uma técnica que se aplique a todos os tamanhos e formatos mamários, não sendo possível generalizar sua influência na amamentação. Tendo em vista que as técnicas geralmente envolvem grandes incisões, dissecções de retalhos de pele, mobilização de complexo areolomamilar e todo o processo cicatricial posterior, muitos fatores influenciam a futura amamentação. Para analisar essa possível influência será necessário saber sobre o tamanho anterior das mamas, a técnica empregada, o curso da cicatrização e as possíveis complicações pós-operatórias. Caso a paciente já tenha amamentado, é necessário obter informações sobre o início e o transcurso da amamentação.

Principais possibilidades de transtornos da amamentação

Redução de parênquima

A redução do parênquima será determinada pelo volume prévio das mamas e as expectativas da paciente. As técnicas de mamoplastia redutora normalmente incluem a retirada de um triângulo do tecido da junção dos quadrantes inferiores da mama, uma região pobre em unidades produtoras de leite, o que diminui o impacto sobre a produção de leite, tornando-se uma complicação pouco frequente, exceto para mamas muito grandes, ou quando a paciente deseje uma boa redução, o que leva à necessidade de ressecção de porção maior de tecido mamário, incluindo grande parte ou todo o quadrante central, diminuindo muito o parênquima remanescente e aumentando a possibilidade de hipogalactia. Uma vez tendo sido diagnosticado o quadro de hipogalactia, e desde que esteja comprovada a permeabilidade das vias condutoras de leite, a conduta consistirá na estimulação, com mamadas mais frequentes, assim como na retirada de leite, esvaziando a mama completamente de maneira a manter a produção de leite. Para isso é fundamental a atuação em conjunto com o pediatra para garantir a nutrição adequada do recém-nascido, complementando as mamadas em caso de necessidade.

Transposição de complexo areolomamilar

Esse procedimento tem como potencial consequência a diminuição da sensibilidade, da irrigação sanguínea e da lesão de ductos, podendo diminuir o estímulo e comprometer a produção láctea, dificultando a drenagem e ocasionando o quadro de ingurgitamento com drenagem insuficiente. Cabe lembrar que cada um dos ductos mamários, que são de oito a doze, é responsável pela drenagem de uma unidade produtora de leite e que, por questões de defesa contra infecções, não se anastomosam, ou seja, em caso de fibrose com obstrução de um ducto, aquela unidade não tem como escoar sua produção de leite, caracterizando o ingurgitamento periférico e se apresentando como área dolorosa, endurecida e hiperemiada em formato triangular com o vértice na direção do mamilo e se abrindo em direção à periferia, de onde deveria estar fluindo o leite represado.

Esses casos devem ser acompanhados e, se a produção das unidades restantes é suficiente, a amamentação pode prosseguir, tendo em vista que na unidade com obstrução haverá absorção do leite e diminuição da produção láctea pela liberação local do fator inibidor da lactação. Nos casos que envolvem mais de uma unidade, dificilmente será possível a amamentação. A transposição pode envolver ainda lesão de ductos principais, o que pode ser evidenciado por exame clínico, avaliando-se a região retroareolar por palpação e constatando a dissociação entre o mamilo e o parênquima, o que inviabiliza qualquer tentativa de amamentação. Ressalte-se que a transposição do complexo areolomamilar leva essa região a ter uma circulação terminal, sendo então necessária muita atenção ao conduzir casos de mastite nessas pacientes envolvendo a região. A Figura 31.5 mostra o caso em que a paciente engravidou 4 anos após mamoplastia redutora e durante episódio de mastite puerperal apresentou necrose do complexo areolomamilar e necessitou de desbridamento extenso com perda de mais de 80% da mama.

Lesão de ductos

A lesão de ductos pode ocasionar um quadro de galactocele, em que o leite produzido não alcança o mamilo, acumulando-se em lojas na mama e predispondo aos quadros infecciosos, pois, sendo o leite rico em proteínas e açúcar, caso haja contaminação, será um excelente meio de cultura. As galactoceles pequenas, em geral de até 10mL, são apenas acompanhadas, enquanto nas mais volumosas pode ser necessária a punção, não havendo garantias de que não voltarão a se encher. A conduta definitiva nesses casos dependerá do ritmo de enchimento, podendo exigir novas punções ou a suspensão da lactação.

Cicatrização interna

As consequências dos processos cicatriciais são imprevisíveis, principalmente nos casos em que há hematomas, seromas ou processos infecciosos no pós-operatório, quando então é necessário avaliar caso a caso, podendo haver ainda grandes diferenças na cicatrização interna das duas mamas.

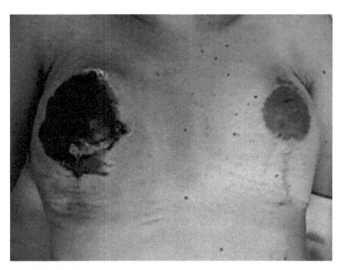

Figura 31.5 M.A.S., 27 anos – mamoplastia há 4 anos e parto há 18 dias. (Arquivo pessoal de Antônio Lages.)

Mamoplastia de aumento

A mamoplastia de aumento ou ampliação com inclusão de próteses mamárias consiste em intervenção cosmética para ampliar o tamanho e o contorno de mamas pequenas. As indicações principais são mamas assimétricas, mamas que tiveram seu tamanho reduzido após a amamentação e mamas pequenas que apresentam discreta ptose. Também é muito utilizada para corrigir defeitos congênitos, como a amastia uni ou bilateral congênita ou hiatrogênica, e para corrigir a amastia provocada pela mastectomia no tratamento ou na prevenção primária do câncer de mama. Em mais de 90% dos casos o que se busca é a estética pura sem necessidade médica. O percentual restante é proveniente das cirurgias para reconstrução após o tratamento cirúrgico do câncer mamário.

As cirurgias reconstrutoras têm como função principal a manutenção da estética e a melhora da autoestima da paciente, as quais, em análise mais profunda, serão fundamentais para o sucesso do tratamento. Nesses casos de reconstrução por tratamento de câncer, a possibilidade de influenciar a amamentação é menos significativa, tendo em vista a média acima dos 50 anos de idade das pacientes com câncer de mama. Por isso, a maioria dessas pacientes não mais estará em idade reprodutiva.

Ao se considerar o número crescente de mulheres que se submetem à mamoplastia de aumento e em idades cada vez mais baixas, já na adolescência, a preocupação com o diagnóstico de complicações das mamas submetidas ao aumento é cada vez mais frequente nos consultórios dos ginecologistas e obstetras, pois serão eles os primeiros a detectar o problema, seja por meio do exame clínico das mamas, seja pelos exames de imagem. Todos devem estar atentos, pois o exame das mamas com próteses tem suas particularidades e exige maior atenção e incidências especiais na mamografia para detecção de alterações no tecido mamário propriamente dito.

A mamoplastia de aumento utiliza próteses ou implantes preenchidos com gel de silicone ou com solução salina. A cirurgia pode apresentar ótimos resultados com baixo índice de complicações, principalmente após o surgimento de novas próteses de silicone em gel revestidas com membranas porosas texturizadas ou com espuma de poliuretano. As próteses de superfície lisa estão em desuso, pois apresentam índice maior de complicações, como a contratura capsular. Além do material utilizado na superfície das próteses, os diferentes "perfis" dos implantes também colaboraram para resultados estéticos melhores.

Prótese mamária e aleitamento

A mama como unidade produtora de leite tem em sua integridade e funcionalidade, aliadas a uma mulher motivada, a base para uma amamentação bem-sucedida. O preparo para a amamentação começa no início da gestação. A dilatação das veias superficiais da mama – a rede de Haller – é um dos primeiros sinais de probabilidade da gestação, e a adaptação continua com a hiperplasia das glândulas e o crescimento do volume sanguíneo circulante nas mamas em até dez vezes, aumentando com isso o volume e o peso das mamas. Dos pontos de vista anatômico e funcional, as condições para o aleitamento incluem: integridade da unidade produtora de leite; integridade das vias coletoras (ductos); permeabilidade dos seios galactóforos e dos mamilos, e espaço para expansão do volume durante a gestação e "descida" do leite.

No atendimento a uma paciente com prótese mamária, o histórico da cirurgia é fundamental para avaliação da possibilidade de aleitamento e também para a abordagem dos possíveis problemas apresentados. Inicialmente é necessário conhecer a técnica e a via de acesso utilizadas, pois isso varia não apenas com o tamanho e o formato da mama no pré-operatório, mas também depende da preferência do cirurgião. Nos casos de mamas pequenas e flácidas, a técnica em geral consiste na inclusão de prótese submuscular por via inframamária, periareolar ou transareolar, sendo mais recentemente utilizada também a via axilar, embora em pequeno número de casos.

Nos casos de mamas grandes e flácidas, muitas vezes é associada a técnica da mamoplastia redutora com a inclusão da prótese, ressaltando-se que nesses casos é maior a prevalência de problemas com a futura amamentação, pois surgirão os riscos inerentes à mamoplastia redutora adicionados à presença da prótese.

Volume mamário

Em vista da necessidade de expansão da mama durante a gestação a fim de se preparar para a produção de leite com aumento progressivo da irrigação sanguínea e hiperplasia glandular, conforme já assinalado, a presença da prótese exercerá influência negativa nesse fenômeno, embora a repercussão clínica seja muito menos frequente do que seria de se esperar. A prótese ocupa parte do espaço que a mama ocuparia com a expansão, dificultando esse processo. O quadro encontrado é de dor mamária, iniciada principalmente no período de descida do leite, entre 2 e 5 dias pós-parto, de moderada a acentuada intensidade, confundindo-se com o ingurgitamento precoce e com tendência a melhorar após o estabelecimento da lactação.

Ao exame, a paciente apresenta a mama endurecida, tensa, com pele brilhante pela distensão, sendo difícil a palpação de unidades produtoras de leite e com escassa drenagem de colostro. O tratamento será à base de sustentação adequada para melhorar o retorno venoso e linfático, além de analgésicos. A melhora é esperada até o quinto dia, e caso não ocorra, deverá ser considerada a hipótese de que a amamentação não será bem-sucedida. Em alguns casos a dor chega a ser insuportável, indicando a necessidade de enfaixamento mamário compressivo, restrição da ingestão hídrica e diuréticos em pequenas doses. Nos casos de difícil resolução, a amamentação não deve ser retomada.

Permeabilidade de seios galactóforos e mamilos

Conforme comentado previamente, os casos de obstrução das vias periféricas serão evidenciados por uma produção de leite sem drenagem, ou seja, passada a fase de ingurgitamento inicial, consegue-se palpar e massagear as unidades produtoras de leite, porém não ocorre a saída de leite pelos mamilos. Muitas vezes, com a palpação da região retroareolar, verifica-se verdadeira desconexão entre o mamilo e o parênquima e, nesse caso, não há possibilidade de a paciente vir a amamentar.

Vias coletoras (ductos)

As técnicas de inclusão de prótese que passam pelo parênquima têm o potencial de lesionar os ductos, os quais podem permanecer abertos para o interstício ou sofrer processo de fibrose com obstrução. Os ductos abertos podem ocasionar galactoceles durante a lactação, pois o leite se acumula em bolsas formadas no interior da mama.

As lesões de ductos podem ocasionar ainda a denominada "drenagem reversa", em que o leite é drenado para a cavidade em que se situa a prótese, permanecendo entre a cápsula e a prótese. Nos últimos 3 anos foram registrados cinco casos. A apresentação consiste basicamente em assimetria mamária, que persiste após a tentativa de esvaziamento com massagem, expressão e utilização de bombas para tirar o leite.

O caso apresentado na Figura 31.6 mostra uma paciente com mamoplastia de aumento com inclusão de prótese 4 anos antes pela via inframamária que, no oitavo dia pós-parto, começou a apresentar assimetria mamária e dor discreta sem sinais inflamatórios nem outras alterações locais. Há pouco tempo procurou o banco de leite, onde se submeteu a massagens e esvaziamento, sendo recomendado o uso de bomba para tirar leite, que a paciente utilizou sem sucesso. O exame clínico mostrava parênquima palpável sem ingurgitamento. A US revelou grande volume de líquido em torno da prótese. A paciente se submeteu então à punção, que revelou

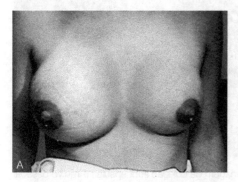
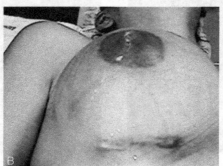
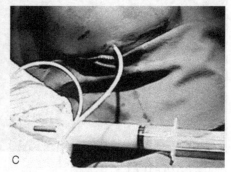

Figura 31.6A a C M.A.S., 23 anos, 12 dias pós-parto, apresentando coleção láctea junto à prótese. (Arquivo pessoal do Dr. Antônio Lages.)

tratar-se de leite. O dreno foi mantido por 8 dias e a realização de duas punções posteriores possibilitou a manutenção da amamentação e a preservação da prótese.

Infecção por micobactéria de crescimento rápido

Trata-se da micobactéria atípica e da micobactéria não tuberculosa (grupo 4 de Runyon) de microrganismos oportunistas com baixo poder de agressão, encontradas no solo e na água, até mesmo na água potável de uso diário. Esses agentes são resistentes aos antibióticos comuns e estão presentes em alguns casos de infecções pós-operatórias. São responsáveis por quadro de infecção que ocasionou surto em pacientes submetidas à laparascopia e levou à mudança da rotina de esterilização de material para o procedimento no Brasil em 2008.

Outro grupo de infecções causadas por esses agentes consiste nas infecções que ocorrem após a inclusão de próteses, tendo em vista a redução da imunidade local com formação de filme na periferia da prótese, onde a micobactéria se desenvolve.

Em pacientes submetidas à inclusão de próteses mamárias houve também grande número de casos no Brasil entre 2006 e 2008, principalmente no Espírito Santo e no Rio de Janeiro, sem o relato na época de relação com a amamentação. Em um caso atendido em 2011, a paciente, 6 anos após a realização da mamoplastia e 15 dias após o parto, começou a apresentar assimetria mamária e dor. Não havia sinais inflamatórios, o que levou à suspeita não comprovada de ingurgitamento ou galactocele. A propedêutica com US revelou grande volume de líquido na cavidade em contato com a prótese. Realizada a punção, foi evidenciado líquido esverdeado, viscoso, e a cultura foi positiva para micobactéria (Figura 31.7).

Posteriormente foram relatados mais três casos semelhantes, e em apenas um o líquido não estava em contato direto com a prótese, mas em uma loja profunda na cápsula, comprimindo um ponto da prótese (Figura 31.8). Nesses casos, recomendam-se apenas drenagem e acompanhamento, sendo indicada antibioticoterapia apenas em caso de repercussão sistêmica, inicialmente claritromicina por 3 meses, avaliando-se também a retirada da prótese.

Na prática clínica é mais comum a drenagem parcial do leite pelo mamilo simultaneamente ao aumento desproporcional de uma mama, determinando assimetria importante. A US auxilia o diagnóstico diferencial entre acúmulo de leite entre a prótese

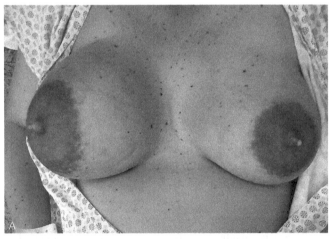
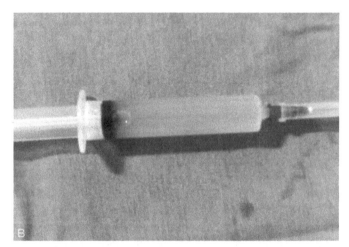
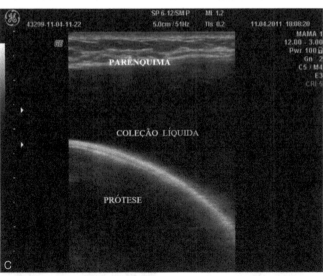
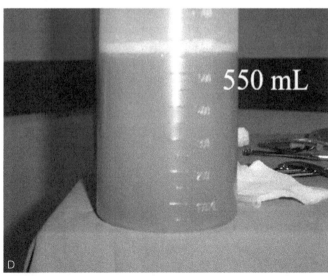

Figura 31.7A a D E.F.S., 32 anos – mamoplastia 6 anos antes e parto há 22 dias, submetida à drenagem de coleção subcapsular. (Arquivo pessoal do Dr. Antônio Lages.)

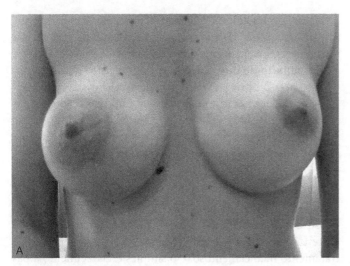 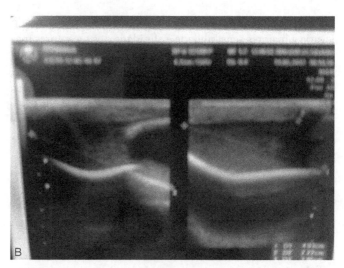

Figura 31.8A e B R.A.G., 23 anos – mamoplastia 2 anos antes e parto há 18 dias. Abscesso à direita comprimindo a prótese. (Arquivo pessoal do Dr. Antônio Lages.)

e a cápsula fibrosa, dificuldade de escoamento do leite e mesmo carcinoma inflamatório da mama. A Figura 31.8 ilustra o caso em que o leite se acumulou entre a prótese e a cápsula fibrosa. Após a drenagem de 300mL de leite nesse compartimento foi possível preservar a prótese com a utilização de antimicrobianos, massagem e drenagem diária do leite.

MASTALGIA

A dor mamária, mastalgia ou mastodinia, assim como qualquer quadro clínico que tenha a dor como sinal e sintoma predominante, ainda é pouco compreendida pela classe médica, uma vez que é considerada mais um distúrbio psicológico do que propriamente orgânico e apenas nos últimos 30 anos vem sendo reconhecida como entidade clínica. A essa mastalgia é oferecida enorme gama de tratamentos com graus variáveis de sucesso e, às vezes, sem nenhum embasamento científico.

Incidência

A incidência da mastalgia é difícil de ser determinada em razão da própria dificuldade de definição do quadro, que muitas vezes é considerado "normal" pela paciente. Estima-se que 66% da população feminina apresentem dor mamária em alguma época de sua vida, mas apenas 3,4% buscam assistência médica. Na clínica mastológica, a mastalgia é responsável por 40% do volume de consultas na menacme, e a demanda vem aumentando nos últimos anos em razão do temor das mulheres que associam a dor ao câncer de mama. Com essa alta incidência reconhecida, seria um contrassenso tratar todas essas mulheres como portadoras de distúrbios psicológicos.

Classificação

A dor mamária é classificada em duas modalidades – cíclica e acíclica –, havendo uma terceira, cuja dor se manifesta nas mamas, mas se origina fora delas, mais precisamente no músculo ou esqueleto, ou seja, trata-se de uma dor de origem musculoesquelética.

- **Dor cíclica:** 67% das mastalgias são cíclicas, isto é, estão relacionadas com o ciclo menstrual, o qual representa a dor associada à fase lútea, que diminui com o início da menstruação, é bilateral, podendo irradiar-se para a axila, e é um dos principais componentes da síndrome pré-menstrual.
- **Dor acíclica:** representa 20% a 25% das mastalgias e não está relacionada com o ciclo menstrual. O mais importante, nesses casos, é descartar condições clínicas que possam cursar com dor mamária, como ectasia ductal, câncer de mama, tumores benignos, mastites da gravidez e lactação, além da doença de Mondor.
- **Dor de origem musculoesquelética:** compreende de 5% a 10% das dores mamárias, tem origem extramamária e se deve a afecções cuja dor se irradia para as mamas, axilas e até mesmo os braços. Entre as causas do quadro são destacadas a síndrome de Tietze (inflamação da articulação costocondral), as radiculopatias cervicais, a fratura de costelas e a nevralgia do intercostal.

Etiologia

Embora não se tenha a compreensão exata do quadro, a simples verificação da maior frequência da mastalgia na menacme e o fato de haver melhora com a alteração do meio hormonal, seja pela instalação da menopausa, seja por castração química ou cirúrgica, indicam que existe correlação hormonal. Várias hipóteses foram testadas, mas sem comprovação, como as teorias do hiperestrogenismo, da deficiência de progesterona na fase lútea, do aumento da água corporal na segunda metade do ciclo menstrual, da deficiência de iodo e das metilxantinas. Nenhuma resistiu aos estudos randomizados.

A teoria mais aceita atualmente é a que relaciona a mastalgia com a deficiência de ácidos graxos essenciais poli-insaturados (enoleico, digamaenoleico e araquidônico). Esse estado levaria a maiores sensibilidade e afinidade dos receptores mamários aos estrogênios e progestogênios. A teoria é reforçada pela evidência da baixa frequência de mastalgia nas mulheres com dieta pobre em gordura saturada, como as asiáticas e as esquimós.

A mastalgia como a única manifestação inicial do câncer foi encontrada em apenas 7% dos casos de carcinoma mamário.

Avaliação clínica

Independentemente da causa da dor, os fatores mais importantes na avaliação e no tratamento da mastalgia são a anamnese e o exame físico minuciosos. A anamnese deve averiguar todas as características da dor: localização, tipo, intensidade, duração, relação com atividades diárias, alimentação e uso de novos medicamentos, como hormônios, ansiolíticos, antidepressivos etc.

O exame físico deve ser completo: inspeção estática e dinâmica, palpação das mamas e axilas e expressão papilar suave. Durante a avaliação clínica devem ser coletados dados que auxiliem a diferenciação entre a dor cíclica e a acíclica, como se pode ver no Quadro 31.5. É importante que a paciente perceba que sua queixa foi valorizada e que está sendo bem examinada, diminuindo a possibilidade de que uma doença mais grave passe despercebida pelo médico, que é o real temor da paciente.

Propedêutica complementar

A propedêutica empregada dependerá dos achados da anamnese e do exame físico:

- **Mamografia:** quase sempre está indicada a partir dos 35 anos de idade como forma de diagnóstico precoce do câncer. Uma vez encontrada anormalidade ao exame físico, a mamografia pode ser realizada antes dessa idade.
- **Ultrassonografia:** exame cada vez mais solicitado na atualidade, não oferece contribuição efetiva nos quadros de dor mamária, devendo ser lembrado que é complementar à mamografia e tem grande utilidade na diferenciação entre nódulos císticos e sólidos. Os achados são escassos e inespecíficos, como pequenos cistos presentes nas mamas da maioria das mulheres, independentemente da sintomatologia.
- **Calendário da dor:** consiste em um registro diário da dor feito pela própria paciente, que deve relatar sua intensidade e a relação com a menstruação, a alimentação e as atividades habituais. Os últimos estudos descartam seu uso porque pode aumentar a tensão da paciente quanto à dor e consequentemente superestimar a sintomatologia.

Tratamento

O fator mais importante no tratamento da dor mamária consiste no estabelecimento de uma relação de confiança entre o médico e a paciente. A maioria dos casos não exige tratamento medicamentoso, e o simples esclarecimento à paciente de que não é portadora de patologia maligna, associado à anamnese e ao exame físico bem-feitos, é responsável por 90% do alívio da dor.

Quando o tratamento medicamentoso é necessário, convém lembrar que todos os fármacos e estratégias disponíveis foram comparados com placebo (vitamina C, na maioria dos estudos) e classificados da seguinte maneira:

- **Tratamento em caso do benefício maior do que o placebo:** restrição de metilxantinas, analgésicos, diuréticos, progestogênios, hormônios tireoidianos, vitaminas A, E e do complexo B.
- **Tratamentos com benefício superior ao placebo:** sustentação mecânica adequada, óleo de prímula, danazol, análogos do hormônio liberador das gonadotrofinas (GnRH), bromocriptima e tamoxifeno (Quadro 31.6).

Quadro 31.6 Modalidaddes de tratamento das mastalgias

Tratamento	Posologia	Resposta	Efeitos colaterais
Tranquilização e esclarecimento	–	80%	–
Sustentação mecânica adequada	–	75%	–
Óleo de prímula	1g 3x/dia	45%	2% – edema, náuseas, acne
Bromocriptina	2,5 a 5mg/dia	47%	30% – náuseas, tonteiras, cefaleia, fadiga
Danazol*	100mg/dia	75%	20% – depressão, amenorreia, ganho de peso, acne
Tamoxifeno	10 a 20mg/dia	80% a 90%	20% a 70% – fogachos, náuseas, câncer de endométrio

*Único medicamento liberado pela Food and Drug Administration (FDA) para tratamento da mastalgia.

Quadro 31.5 Aspectos clínicos da mastalgia

Características	Dor cíclica	Dor acíclica
Início	3ª década	4ª década
Variação com o ciclo menstrual	Sim	Não
Duração	6 a 8 anos	3 a 4 anos
Localização	Bilateral, difusa	Unilateral, localizada
Tipo	Peso, hipersensibilidade	Queimação, pontadas
Exame físico	Pobre, inespecífico	Pode haver alteração

CONSIDERAÇÕES FINAIS

Cabe salientar que, mesmo nos casos de resposta terapêutica total ou parcial, é alto o índice de recidiva da dor após a suspensão do tratamento, chegando a 70% em 2 anos.

Leitura complementar

Andrade RA, Coca KP, Abrão AC. Breastfeeding pattern in the first month of life in women submitted to breast reduction and augmentation, 1. ed. J Pediatr (Rio de Janeiro) 2010; 86(3): 239-44.

Barros ACDS, Silva HMS, Dias EM. Mastologia: condutas. Rio de Janeiro: Revinter, 1999.

Bastos EM, Neto MS, Alves MT et al. Histologic analysis of zafirlukast's effect on capsule formation around silicone implants. Aesthetic Plast Surg 2007; 31(5):559-65.

Becker H, Springer R. Prevention of capsular contracture. Plast Reconstr Surg 1999; 103(6):1766-74.

Chiummariello S, Cigna E, Buccheri M, Dessy LA, Alfano C, Scuderi N. Breastfeeding after reduction mammaplasty using different techniques. Aesth Plast Surg 2008; 32:294-7.

Dornaus MF. A experiência de amamentação de um grupo de mulheres com mamoplastia redutora e de aumento [dissertação]. São Paulo: Universidade de São Paulo, 2005.

FEBRASGO – Aleitamento materno. Manual de Orientação, 2005.

Harris JR, Lippman ME. Diseases of the breast 4. ed. Philadelphia: Lippincott Willians & Wilkins, 2004.

Hughes V, Owen J. Is breast-feeding possible after breast surgery? MCN Am J Matern Child Nurs 1993; 18:213-7.

Hurst NM. Lactation after augmentation mammoplasty. Obstet Gynecol 1996; 87:30-4.

Neifert M, DeMarzo S, Seacat J, Yong D, Leff M, Orleans M. The influence of breast surgery, breast appearance and pregnancy induced breast changes on lactation sufficiency as measured by infant weight gain. Birth 1990; 17:31-8.

Souto GC, Giugliani ER, Giugliani C, Schneider MA. The impact of breast reduction surgery on breastfeeding performance. J Hum Lact 2003; 19:43-9.

CAPÍTULO 32

Doenças Benignas da Mama

José Tadeu Campos de Avelar
Maria Luísa Braga Vieira
Raquel Alves Nunes Rodrigues
Renata Capanema de Mello Franco Saliba

INTRODUÇÃO

O conhecimento das lesões benignas das mamas é fundamental para todos os que lidam com a saúde feminina, pois as queixas mamárias lideram o motivo da consulta.

As doenças benignas da mama representam um grupo heterogêneo de lesões que podem ser palpáveis ao exame físico ou detectadas em exames de imagem e apresentam riscos relativos diferentes para o desenvolvimento do câncer de mama.

O câncer mamário é a neoplasia maligna mais comum entre as mulheres. Entretanto, as doenças benignas das mamas, que são muito mais prevalentes, tornando-se muitas vezes diagnóstico diferencial importante, podem ser classificadas em três categorias (Quadro 32.1):

- **Lesões não proliferativas:** alterações fibrocísticas (cistos, ectasia ductal e fibrose), adenoses não esclerosantes, mastites, fibroadenomas, hamartomas e hiperplasias ductais mínimas (até quatro camadas de células) sem atipias. Representam até 70% dos achados histopatológicos.
- **Lesões proliferativas sem atipias:** hiperplasia ductal sem atipia ou usual (HDU), papilomas, adenose esclerosante, fibroadenoma complexo e cicatriz radial (lesão esclerosante complexa).

Quadro 32.1 Risco relativo (RR) de desenvolvimento de câncer de mama

Lesão benigna de mama	Risco relativo (RR)
Lesão não proliferativa	1
Lesão proliferativa sem atipias	1,5 a 2×
Lesão proliferativa com atipias (ductal ou lobular)	4 a 5×
Carcinoma ductal *in situ* Carcinoma lobular *in situ*	10×

Fonte: Dupont WD, Page DL. Risk factors for breast cancer in women with proliferative breast disease. N Engl J Med 1985; 312:146.

- **Lesões proliferativas com atipias:** hiperplasia ductal atípica (HDA), hiperplasia lobular atípica (HLA) e atipia epitelial plana (AEP).

Neste capítulo são abordadas as lesões principais por sua prevalência e/ou implicações clínicas no diagnóstico diferencial com o câncer de mama.

DISTÚRBIOS DO DESENVOLVIMENTO MAMÁRIO

As anomalias mamárias podem decorrer de uma mastogênese anômala ou de diferentes endocrinopatias que modifiquem a produção hormonal ou a carga genética dos receptores hormonais.

Amastia

A amastia se caracteriza pela ausência completa das estruturas mamárias (tecido mamário, aréola e papila), podendo ser uni ou bilateral. Esse defeito se deve à ausência total do cordão mamário após a sexta semana de vida intrauterina e é raro.

Atelia

A atelia consiste na ausência da aréola ou papila ou em complexo areolopapilar com tecido mamário.

Amasia

A amasia pode ser caracterizada pela ausência de tecido mamário com preservação do complexo areolopapilar.

Hipomastia

A hipomastia consiste no desenvolvimento incompleto da mama. Quase sempre se deve a uma lesão traumática ou terapêutica do botão mamário na infância ou no período pré-puberal, podendo ocorrer em ambos os sexos, uni ou bilateralmente.

Síndrome de Poland

A síndrome de Poland consiste em hipoplasia mamária unilateral associada a defeitos da parede torácica, musculatura peitoral ipsilateral, tecido subcutâneo e, às vezes, braquissindactilia. A etiologia é obscura, mas há caráter familiar.

Hipertrofia mamária juvenil

A etiologia da hipertrofia mamária juvenil é desconhecida, porém se acredita que ocorra em razão da resposta exacerbada do epitélio mamário aos níveis normais de estrogênio da puberdade. O tratamento é a mamoplastia redutora.

Simastia

As simastia consiste na confluência medial das mamas, sendo uma anomalia rara.

Politelia

Caracteriza-se como mamilos supranumerários em alguns pontos da linha mamária (Figura 32.1). Localiza-se mais frequentemente nos segmentos axilar, abdominal e inguinocrural. Ocorre em cerca de 0,2% a 1% da população de ambos os sexos, geralmente unilateral, podendo associar-se a anomalias renais.

Polimastia

A polimastia se caracteriza por mamas extranumerárias, podendo ocorrer em qualquer ponto da linha mamária, porém a variante axilar é a mais comum (Figura 32.2). Os fatores causais são desconhecidos, e a prevalência na população é de cerca

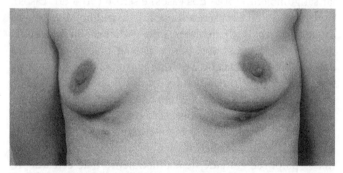

Figura 32.1 Mamilo e glândula mamária supranumerários. Esta paciente apresenta glândula mamária completa à esquerda e mamilo supranumerário à direita, ambos na linha abaixo das mamas normais. (Mansel RE, Bundred N. Color atlas of breast diseases. Mosby Wolfe Company, 1995: 14.)

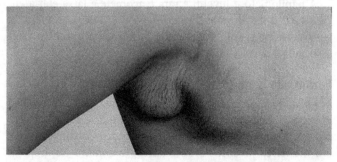

Figura 32.2 Glândula mamária axilar acessória. (Mansel RE, Bundred N. Color atlas of breast diseases. Mosby Wolfe Company, 1995:15.)

de 0,5%. Pode causar dor, principalmente no período menstrual ou durante a lactação. Se for causa de desconforto estético ou dor para a paciente, pode ser indicada exérese cirúrgica.

ALTERAÇÕES DO MAMILO E DA ARÉOLA

Inversão do mamilo

A inversão do mamilo pode ser congênita ou adquirida, bilateral ou unilateral. Quando congênita, o grande inconveniente é a dificuldade de amamentação. Nos casos adquiridos, a causa mais comum é a mastite periductal. Cabe ressaltar que, sempre que se estiver diante de uma inversão mamilar adquirida, deverá ser feito o diagnóstico diferencial com carcinoma (Figura 32.3).

Descarga mamilar

A descarga maxilar consiste na eliminação de qualquer secreção proveniente do ducto mamário através da papila, sendo a terceira queixa mamária mais frequente, após mastalgia e nódulo mamário. Sua incidência é de cerca de 5%, e tem causa benigna em 95% dos casos. A associação com nódulo aumenta em torno de 60% o risco de malignidade, devendo ser investigados o uso de fármacos e os fatores de risco para câncer de mama (Figura 32.4 e Quadro 32.2).

A descarga papilar fisiológica geralmente é provocada bilateralmente em ductos múltiplos com aspecto seroso do tipo colostro. Resulta da esfoliação das células epiteliais, mais frequente na menacme, e não exige investigação ou tratamento.

A descarga patológica é espontânea, unilateral, em ducto único, com secreção sanguinolenta ou em "água de rocha", podendo ter etiologia benigna (ectasia ductal/mastite periductal, lesões papilomatosas, galactorreia) ou maligna (carcinoma, doença de Paget). Suas principais causas são: papiloma intraductal, alterações funcionais benignas da mama, ectasia ductal e carcinoma *in situ*, seguido pelo carcinoma invasor. Recomenda-se exérese cirúrgica do ducto afetado para análise anatomopatológica.

O pseudoderrame é patologia que simula a secreção ductal, assim como adenoma de papila, eczema mamário, carcinoma ulcerado e inversão do mamilo com maceração.

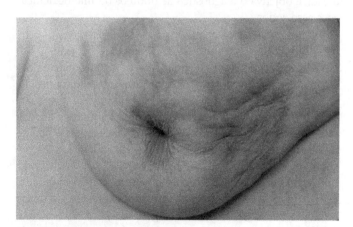

Figura 32.3 Retração mamilar por câncer de mama. (Mansel RE, Bundred N. Color atlas of breast diseases. Mosby Wolfe Company, 1995:32.)

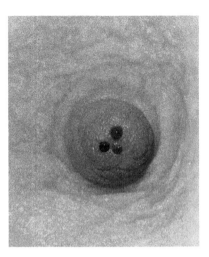

Figura 32.4 Descarga papilar multiductal, secreção esverdeada, tipicamente benigna. (Mansel RE, Bundred N. Color atlas of breast diseases. Mosby Wolfe Company, 1995:34.)

Quadro 32.2 Descarga papilar

Fisiológica	Patológica
Descarga provocada	Descarga espontânea
Multiductal	Uniductal
Bilateral	Unilateral
Multicolorida	Aquosa/sanguinolenta
Esporádica	Profusa e persistente

Durante o exame físico, a palpação das mamas deverá ser realizada em raios no sentido periferia-centro, seguida de pressão firme sobre a aréola na tentativa de reproduzir o derrame no ponto de gatilho. Essa avaliação identifica sua topografia e, em caso de indicação cirúrgica, auxilia o planejamento quanto ao local da incisão.

A citologia do derrame tem baixo valor preditivo positivo, não sendo recomendada. A propedêutica de imagem das mamas com mamografia e ultrassonografia (US) é sempre indicada e objetiva o diagnóstico de nódulos ou microcalcificações associados.

Galactorreia

Galactorreia consiste na eliminação de secreção láctea pelos mamilos em homem, mulher nulípara ou pelo menos 12 meses após a gravidez ou lactação. Sua principal causa é farmacológica, mas pode ser idiopática ou secundária a adenomas hipofisários. Estímulo papilar, trauma, cirurgia da parede torácica e distúrbios da tireoide também podem ser fatores etiológicos.

A associação de galactorreia, amenorreia e infertilidade, bem como hiperprolactinemia (principalmente se os níveis séricos estiverem >100mg/mL), sugere adenoma hipofisário e é indicação para pesquisa com tomografia computadorizada ou ressonância magnética de crânio. O tratamento deve ser direcionado para a causa específica (Quadro 32.3).

Quadro 32.3 Causas farmacológicas de galactorreia

Hormônios
Estrogenoterapia
Anticoncepcionais orais
Anti-hipertensivos
Verapamil
Metildopa
Betabloqueadores
Fármacos de ação no sistema nervoso central
Sulpirida
Antagonistas da dopamina (domperidona, clorpromazina, fenotiazinas, tioxantenos, butirofenonas, difenilbutilpiperidina, dibenzoxazepina, diidroindolona, procainamida, metoclopramida)
Neurolépticos (flufenazina, haloperidol, penfluridol, pimozida, pipotiazina)
Antidepressivos tricíclicos (imipramina, amitriptilina, clomipramina, nortriptilina)
Benzodiazepínicos (amoxapina)
Fluoxetina
Outros
Cimetidina
Ranitidina
Reserpina
Opiáceos
Cocaína e anfetaminas

Lesões papilomatosas

O tipo mais comum de lesão papilomatosa é o papiloma solitário. Representa a causa mais simples de derrame papilar sanguinolento (50% dos casos) e seroso (50% dos casos), caracterizado pela presença do ponto de gatilho. Acomete os ductos principais subareolares, principalmente na faixa etária dos 35 aos 55 anos, podendo ocasionar nódulo subareolar, mas em geral não excede 2 a 3mm. O tratamento consiste na ressecção do ducto acometido ou dos ductos principais. A taxa de recorrência é baixa e não apresenta risco de malignidade, a não ser quando atipia está associada.

O papiloma múltiplo é menos frequente. Origina-se de estruturas lobulares que invadem os ductos, formando uma massa palpável. A idade de acometimento é de cerca de 40 anos. Em 15% dos casos são bilaterais com alta taxa de recorrência (24%). O tratamento se baseia na excisão completa dos ductos mamários e no acompanhamento clínico, já que alguns estudos demonstraram risco de câncer de mama associado.

A papilomatose juvenil é rara e acomete a faixa etária entre os 10 e os 45 anos. Apresenta-se como massa palpável subareolar, sendo de tratamento cirúrgico por também estar associada a neoplasia mamária.

Eczema do mamilo/aréola

Caracteriza-se como dermatite descamativa e exsudativa que pode acometer parte ou todo o complexo areolopapilar, uni ou bilateralmente, associada a prurido. Costuma ocorrer em mulheres jovens. As dermatites de contato ou atópicas são as causas mais comuns. Seu tratamento deverá consistir no isolamento dos antígenos de contato (desodorantes, cremes, roupa íntima) e esquema de corticoide tópico por curto período. Quando persistente, a biópsia de pele deverá ser sempre indicada, pois a doença de Paget (condição maligna) é importante diagnóstico diferencial.

Adenoma de mamilo

O adenoma de mamilo consiste em lesão benigna e rara que surge no ducto junto à papila. Em geral, está associada a derrame papilar sanguinolento. A biópsia cirúrgica poderá ser necessária para o diagnóstico diferencial com doença de Paget.

Fissura do mamilo

Própria das lactantes, a fissura do mamilo permite a entrada de bactérias que causam a mastite puerperal. Costuma regredir espontaneamente com boa técnica de amamentação e cuidados locais.

CISTOS MAMÁRIOS
Cistos simples e cistos complexos

Os cistos simples, assim como os complexos, fazem parte de uma entidade mais ampla, denominada alterações funcionais benignas das mamas (AFBM), não estando associados a aumento de risco de câncer de mama. Portanto, estabelecido o diagnóstico, o tratamento visa ao alívio dos sintomas. Trata-se de massas redondas ou ovais, repletas de líquido em seu interior, únicas ou múltiplas, uni ou bilaterais, palpáveis ou não, e se originam da obstrução e dilatação nas unidades ductais lobulares terminais. Mais comuns na faixa etária de 35 a 55 anos, na fase involutiva dos lóbulos mamários, variam muito de tamanho (microcistos ≤3mm e macrocistos >3mm), tornando necessária a intervenção apenas quando palpáveis e causando desconforto à mulher. A aspiração por agulha fina (guiada ou não por ecografia) costuma ser suficiente para resolução do cisto.

O carcinoma intracístico é achado muito raro, devendo ser suspeitado nos casos de cistos muito grandes, com recidiva precoce ou massa residual após a aspiração de conteúdo líquido sanguinolento e nos casos de cistos complexos (presença de vegetações intracísticas, paredes espessas ou septos >0,5mm e ausência de reforço acústico ao ultrassom). Não é necessária a análise citológica do fluido aspirado na maioria das vezes, mas apenas quando existe suspeita de cisto complexo. Nesses casos, o diagnóstico histopatológico é necessário e está indicada a exérese cirúrgica. Os cistos complexos estão relacionados com malignidade em 0,3% dos casos.

Os cistos complicados apresentam paredes e septos finos, ausência de componente sólido intracístico à ultrassonografia e raramente estão associados a componente maligno. Devem ser aspirados para confirmação diagnóstica ou avaliados por US a cada 6 meses, durante 2 anos, para acompanhamento da estabilidade da lesão (Figura 32.5). Em caso de crescimento ou desenvolvimento de conteúdo sólido, estão indicadas a exérese cirúrgica e a avaliação histopatológica.

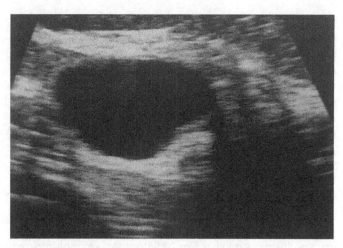

Figura 32.5 Cisto mamário simples ao ultrassom das mamas. (Mansel RE, Bundred N. Color atlas of breast diseases. Mosby Wolfe Company, 1995:74.)

Galactocele

A galactocele é um cisto de retenção de leite que pode acumular-se em um ou mais lobos mamários em virtude de um ducto lactífero obstruído e se apresenta como massas císticas sem manifestações sistêmicas. A US pode demonstrar cisto simples ou massa complexa. Em geral, o volume é pequeno, mas quantidades excessivas podem causar sintomas compressivos e assumir o aspecto de abscesso. Essa lesão pode regredir espontaneamente ou exigir aspiração, a qual pode ser guiada ou não por US. À aspiração por agulha, observa-se a retirada de substância leitosa.

Cisto de inclusão epidérmica

Trata-se de um cisto de retenção da glândula sebácea cutânea que se manifesta como nódulo indolor e palpável imediatamente sob a pele. O tratamento consiste na exérese cirúrgica.

Fibrose, adenoma e hiperplasia sem atipias

Como também fazem parte das AFBM, podem formar nodulação palpável ou apresentar-se como microcalcificações agrupadas ou distorções arquiteturais à mamografia. O diagnóstico histológico é necessário, já que essas lesões são comuns na faixa etária em que o câncer de mama também se torna mais frequente.

Os adenomas, que são neoplasias epiteliais puras da mama sem potencial maligno, são classificados em dois grupos principais: tubulares e adenomas das lactantes. Este último ocorre normalmente durante a gravidez e é bem circunscrito e lobulado. A excisão cirúrgica, que é reservada para casos específicos, se dá em grande parte em virtude do tamanho da lesão.

NÓDULOS MAMÁRIOS

O achado de um nódulo mamário é sempre motivo de tensão para a mulher, seja qual for sua faixa etária. O medo do câncer de mama está sempre presente, e a avaliação desses nódulos deverá ser feita o mais rápido possível, sendo importante a diferenciação entre nódulo mamário dominante e nodularidade mamária, achado benigno muito comum na segunda metade do ciclo menstrual. O diagnóstico mais comum em mulheres com menos de 35 anos e que apresentam um nódulo na mama é o fibroadenoma. Os cistos mamários são mais frequentes ao redor dos 40 anos e o carcinoma mamário é preponderante após os 50 anos. Cabe salientar que todo e qualquer nódulo mamário em qualquer faixa etária merece avaliação especializada do mastologista.

Fibroadenoma

O fibroadenoma frequentemente se apresenta como nódulo regular, móvel e de crescimento lento. Trata-se de um tumor pseudocapsulado com aumento do tecido fibroconectivo e discreta proliferação epitelial. Em 20% dos casos são múltiplos, na mesma mama ou bilaterais, e sua etiologia ainda é desconhecida, mas parece estar relacionada com fatores hormonais, em virtude de sua predominância durante a menacme. Pode sofrer aumento de tamanho durante a gravidez ou a estrogenoterapia e regredir ou calcificar após a menopausa. São encontrados principalmente na faixa etária dos 15 aos 35 anos.

O diagnóstico de fibroadenoma é facilmente realizado com um bom exame clínico. Ao ultrassom de mamas é descrito como nódulo sólido bem delimitado com características de benignidade. O diagnóstico definitivo é feito por meio de exame anatomopatológico, por material de biópsia de fragmentos, punção aspirativa por agulha fina (PAAF) ou excisão cirúrgica.

A abordagem cirúrgica dessa lesão mamária benigna depende da idade da mulher, do tamanho do nódulo, do diagnóstico confirmado e do desejo da paciente. Por exemplo, um nódulo diagnosticado como fibroadenoma na mulher com menos de 35 anos por meio de exame clínico, PAAF e ecografia poderá ser apenas controlado. Os nódulos suspeitos de fibroadenoma que surgem após os 40 anos ou nódulos muito grandes podem ter indicação cirúrgica, e, na presença de fibroadenomas múltiplos, a conduta consiste habitualmente no controle, visto que a possibilidade de aparecimento de novos nódulos é acentuada. Os fibroadenomas gigantes (crescimento rápido e >5cm) ocorrem normalmente nos extremos da vida reprodutiva e apresentam celularidade um pouco maior do que a dos fibroadenomas comuns. Nesses casos é indicada a exérese cirúrgica, sendo importante ressaltar que o risco para o desenvolvimento de câncer de mama só é ligeiramente aumentado nos casos de fibroadenomas complexos, principalmente quando adjacentes a doença proliferativa ou em casos de história familiar positiva para neoplasia mamária.

Tumor filoides (Cystossarcoma phylloides)

O tumor filoides, um tumor de mama fibroepitelial incomum com comportamento biológico variável, é classificado como tumor benigno (>50%), *borderline* ou maligno (25%). Essa classificação se baseia principalmente no grau de atipia celular. O tumor benigno apresenta margens bem definidas, ausência de pleomorfismo celular ou necrose e raras mitoses. Em contrapartida, o maligno apresenta margens irregulares, acentuadas hipercelularidade estromal e atipia citológica, além de alto índice mitótico (mais de 10 mitoses por 10 campos de grande aumento). A incidência na população em geral é de cerca de um tumor filoides para cada 40 fibroadenomas diagnosticados. Representa 0,3% a 0,5% dos tumores de mamas em mulheres, não tem fatores de risco definidos, porém é mais comum em portadores da síndrome de Li-Fraumeni. A média de idade para o aparecimento se situa entre os 35 e os 55 anos, raramente ocorrendo antes dos 20 anos. Esses tumores se apresentam como fibroelásticos, multinodulares, móveis, indolores, de 4 a 7cm de diâmetro, com pseudocápsula, e podem ter crescimento rápido, levando a distorções mamárias. Em geral, são tumores mais volumosos do que os fibroadenomas e se diferenciam desses principalmente pela hipercelularidade característica de seu estroma. Raramente são bilaterais e têm tendência a recorrência local.

Tipicamente, o tumor filoides aparece à mamografia como uma massa de margens lisas e multilobular. Ao ultrassom é descrito como lesão sólida, hipoecoica e circunscrita. A presença de áreas císticas no tumor aumenta o grau de suspeição para tumor filoides, e sua histologia é o padrão-ouro para diferenciação e classificação dos diferentes tipos desse tumor. A *core biopsy* é mais frequentemente recomendada, pois a PAAF tem alto índice de falso-negativos nesses casos e o diagnóstico diferencial com fibroadenoma gigante pode ser difícil.

O tratamento do tumor filoides consiste na excisão tumoral com margens livres (pelo menos 1cm). O índice de recidivas com o tratamento adequado é de cerca de 8% para os tumores benignos e de 21% a 36% para os *borderlines* e os malignos. Margens positivas estão relacionadas com aumento de até quatro vezes no risco de recidivas. Portanto, nessa situação, a reabordagem cirúrgica está sempre indicada.

A transformação de tumor inicialmente benigno em maligno é rara. Tumores de crescimento rápido ou recidivas precoces são sinais de malignidade. Nesses casos, quando não há margens cirúrgicas amplas e livres e com bom resultado estético para a paciente, a mastectomia poderá ser indicada.

Hamartomas (fibroadenolipomas, lipofibroadenomas ou adenolipomas) e lipomas

Tumores de tecido gorduroso, glandular e fibroso, os hamartomas são massas discretas, encapsuladas e indolores. Raros, podem ser diagnosticados incidentalmente em mamografia de rastreamento. Por não apresentarem característica histológica específica, a quantidade do material para análise na punção por agulha fina ou grossa pode não ser suficiente para o diagnóstico definitivo. Assim, a excisão cirúrgica é recomendada para excluir a possibilidade de componente maligno associado.

Os lipomas são massas amolecidas, bem delimitadas e de variados tamanhos, decorrentes da proliferação benigna das células lipídicas. O diagnóstico clínico, associado à PAAF e aos exames de imagem característicos, é suficiente para a conduta conservadora, que consiste apenas em controle clínico e imagenológico da lesão.

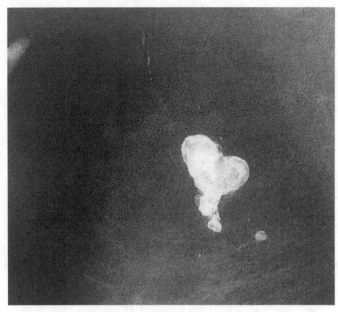

Figura 32.6 Esteatonecrose em mamografia. (Mansel RE, Bundred N. Color atlas of breast diseases. Mosby Wolfe Company, 1995:79.)

Necrose gordurosa

A necrose gordurosa é a lesão resultante da saponificação asséptica da gordura por meio da lipase do sangue e do tecido. Apresenta-se como área nodular, endurecida e mal definida à palpação, acometendo principalmente mulheres na pós-menopausa. Quase sempre a história de trauma mamário ou cirurgia mamária prévia está presente, porém a injeção de gordura (*lipofilling*) e a radioterapia mamária ou torácica também são possíveis causas. A imagem mamográfica quase sempre apresenta calcificações grosseiras enoveladas, e a PAAF mostra histiócitos polimorfonucleares ou cistos oleosos. As lesões costumam regredir espontaneamente. A excisão cirúrgica é conduta de exceção (Figura 32.6).

Hiperplasia com atipias

As lesões proliferativas mamárias com atipias (ductal ou lobular) estão associadas a aumento considerável (quatro a cinco vezes) no risco de desenvolvimento de câncer de mama. Quando associado à história familiar, o risco aumenta até nove vezes em relação à população em geral. Mulheres com hiperplasia ductal ou lobular atípica devem ser monitorizadas rigorosamente, podendo até mesmo ser submetidas a estratégias para redução do risco (mamografia anual, exame clínico das mamas a cada 6 meses, contraindicação de anticoncepcionais hormonais ou terapia de reposição hormonal). Essas lesões não devem permanecer apenas com o diagnóstico pela biópsia por agulha; a excisão cirúrgica completa é sempre a conduta a ser adotada a fim de não subestimar possível lesão maligna associada.

GINECOMASTIA

Definida como a proliferação benigna da glândula mamária em homens, a ginecomastia pode ocorrer de maneira fisiológica em três etapas da vida do homem:

- **Neonatal:** em decorrência de estímulo estrogênico placentário.
- **Puberdade:** secundária ao aumento transitório do estradiol, com mais de 90% dos casos regredindo espontaneamente em até 3 anos. Ocorre em cerca de 30% dos meninos entre os 10 e os 16 anos de idade. Quando persiste após os 18 anos e causa desconforto físico ou emocional, a ressecção cirúrgica deve ser indicada.
- **Adulto:** decorrente do desequilíbrio entre os efeitos estimulantes estrogênicos e os efeitos inibidores dos androgênios.

Uma causa frequente em jovens consiste na utilização de esteroides anabolizantes. Após os 60 anos de idade deve-se pesquisar o uso de medicamentos (antiandrogênicos, medicamentos cardiovasculares, como digitálicos, inibidores da enzima conversora de angiotensina, espironolactona e bloqueadores do canal de cálcio, e psicotrópicos, como diazepam e antidepressivos tricíclicos, entre outros). Outras condições associadas são doenças hepáticas, renais, falência hormonal testicular e tumores testiculares e não testiculares (suprarrenal, pulmão e fígado). A obesidade é causa de deposição de tecido adiposo na região das mamas responsável pelo quadro de pseudoginecomastia.

A mamografia está sempre indicada, e a propedêutica de nódulos suspeitos é a mesma realizada nas mulheres. Outros exames utilizados para propedêutica da ginecomastia incluem, além da mamografia e da US de mamas, palpação testicular, provas de função hepática e renal, dosagem de hormônios tireoidianos, hormônio folículo-estimulante (FSH), hormônio luteinizante (LH), prolactina (PRL), estradiol, testosterona total e livre, alfafetoproteína e fração β da gonadotrofina coriônica humana (β-HCG) com vistas à definição da etiologia do quadro para tratamento específico.

CONSIDERAÇÕES FINAIS

As patologias benignas da mama são motivo de grande ansiedade para a mulher. Na vigência de queixa ou alteração clínica das mamas, o primeiro passo é afastar a hipótese de neoplasia maligna. Uma boa anamnese e um bom exame físico das mamas, associados aos exames de imagem adequados, definem a etiologia em grande parte dos casos.

Tão importante quanto o diagnóstico de alteração benigna da mama é o esclarecimento da condição clínica e dos cuidados que deverão ser seguidos pela paciente. A abordagem dos sinais de alarme e o rastreamento de neoplasia mamária compreendem a etapa final das recomendações médicas.

O tratamento cirúrgico não é a primeira opção, estando reservado principalmente para os casos com prejuízo estético ou suspeita de malignidade. As lesões com a clínica discordante do estudo imagenológico ou anatomopatológico devem ser consideradas para biópsia excisional. Nesses casos, bem como em pacientes de alto risco para câncer de mama, o encaminhamento ao mastologista é sempre uma opção a ser considerada.

Leitura complementar

Avelar JT, Salvador Silva H. Câncer de mama: orientações práticas. Rio de Janeiro: Revinter, 2000.

Berg WA, Birdwell RL, Kennedy A et al. Diagnostic imaging: breast. Philadelphia: Elsevier, 2007.

Birch JM, Alston RD, McNally RJ et al. Relative frequency and morphology of cancers in carriers of germline TP53 mutations. Oncogene 2001; 20:4621.

Bland KI, Coopeland EM. The breast. 3. ed. Saunders Company, 2004.

Calhoun K, Lawton TJ, Kim JM, et al. Phyllodes tumors. In: Harris J, Lippman ME, Osborne CK, Morrow M (eds.) Diseases of the breast. Lippincott Williams and Wilkins, 2010:781.

Coelho Jr JL, Avelar JT. Métodos diagnósticos complementares. In: Tratado de ginecologia da Febrasgo. Rio de Janeiro: Revinter, 2000.

Diagnóstico histológico e citológico das doenças da mama. Ministério da Saúde, 2002.

Dupont WD, Page DL, Parl FF et al. Long-term risk of breast cancer in women with fibroadenoma. N Engl J Med 1994; 331:10.

Dupont WD, Page DL. Risk factors for breast cancer in women with proliferative breast disease. N Engl J Med 1985; 312:146.

Harris JR, Lippman ME. Diseases of the breast. 5. ed. Philadelphia: Lippincott Williams & Wilkins, 2014.

Hartmann LC, Sellers TA, Frost MH et al. Benign breast disease and the risk of breast cancer. N Engl J Med 2005; 353:229.

London SJ, Connolly JL, Schnitt SJ, Colditz GA. A prospective study of benign breast disease and the risk of breast cancer. JAMA 1992; 267:941.

Mansel RE, Bundred N. Color atlas of breast diseases. Mosby-Wolfe Company, 1995.

Manual de Doenças da Mama – Diretrizes da Regional de Minas Gerais da Sociedade Brasileira de Mastologia. Rio de Janeiro: Revinter, 2008.

Marshall LM, Hunter DJ, Connolly JL, et al. Risk of breast cancer associated with atypical hyperplasia of lobular and ductal types. Cancer Epidemiol Biomarkers Prev 1997; 6:297.

National Comprehensive Cancer Network (NCCN. NCCN Clinical practice guidelines in oncology. Disponível em: http://www.nccn.org/professionals/physician_gls/f_guidelines.asp.

Salvador Silva H, Luis Coelho Jr J, Lemos Ferrari B. Condutas em mastologia. Rio de Janeiro: Medsi, 2002.

CAPÍTULO 33

Neoplasias Malignas da Mama

Maria Luísa Braga Vieira
Anna Dias Salvador
Henrique Moraes Salvador Silva

INTRODUÇÃO

Embora muito se tenha avançado no que diz respeito aos métodos propedêuticos, ao aumento da taxa de diagnóstico precoce e às formas de tratamento do câncer de mama, a incidência e a taxa de mortalidade continuam alarmantes.

Nos últimos 20 anos, somente os países de alta renda registraram reduções na mortalidade por câncer de mama. Segundo os analistas e pesquisadores, os programas de controle do câncer, em especial as ações de detecção precoce e tratamento, são os principais determinantes dessa redução.

INCIDÊNCIA

O câncer de mama é o segundo tipo mais frequente no mundo e o mais comum entre as mulheres. À exceção do câncer de pele (não melanoma), os mais comuns nos homens são o de próstata e o de pulmão, enquanto nas mulheres são o câncer de mama e o de colo uterino. Representa a quarta causa geral de morte, constituindo grave problema de saúde pública.

A Estimativa de Incidência de Câncer no Brasil (INCA, 2016) prevê, a cada ano, 57.960 casos novos de câncer de mama, com risco estimado de 56,2 casos a cada 100 mil mulheres. Segundo dados do Globocan 2012, da International Agency for Research on Cancer (IARC), o risco cumulativo (risco acumulado durante a vida) de uma pessoa ter e morrer desse câncer no Brasil é de 6,3% (ter) e 1,6% (morrer), respectivamente.

Na região Sudeste, o câncer de mama é o mais incidente, com risco estimado de 68 casos novos por 100 mil mulheres. Esse tipo também é o mais frequente nas mulheres das regiões Sul (74,30/100 mil), Sudeste (68,08/100 mil), Centro-Oeste (55,87/100 mil) e Nordeste (38,74/100 mil).

A estimativa para Minas Gerais é de 5.160 novos casos e para Belo Horizonte é de 1.030.

DIAGNÓSTICO CLÍNICO

A história clínica, coletada de maneira criteriosa e detalhada, é fundamental para o estabelecimento do diagnóstico clínico, assim como para a identificação de grupos de risco. O exame clínico periódico e o estudo mamográfico de *screening* constituem pontos importantes para esse diagnóstico.

A principal queixa das pacientes é a presença de tumor. O tumor maligno costuma apresentar crescimento insidioso, localiza-se no quadrante superior externo, é unilateral e de consistência endurecida a pétrea, de contornos irregulares, limites imprecisos e aderido a planos profundos ou pouco móvel. Assimetrias de volume importantes, edema linfático de pele, abaulamentos, retrações de pele ou ulcerações também podem estar presentes e caracterizam tumores mais avançados. Os linfonodos axilares acometidos se encontram endurecidos e aderidos a planos profundos, podendo estar associados à descarga papilar, e geralmente são uniductais, espontâneos, intermitentes, tipo "água de rocha" ou sanguinolentos. A caracterização cuidadosa e rigorosa dos achados no exame físico é importante, e o estadiamento correto da lesão irá influenciar a conduta terapêutica.

EXAMES DE IMAGEM E PROCEDIMENTOS INVASIVOS

Mamografia

Atualmente o exame mais sensível para detecção do câncer de mama, a mamografia é usada para o rastreamento do câncer na ausência de sinais ou sintomas (*screening* mamográfico) e também como método diagnóstico importante em pacientes com anormalidades na mama.

Todas as mulheres com mais de 40 anos de idade devem fazer mamografia anualmente, e aquelas com história pessoal ou familiar importante devem consultar seu médico a respeito da necessidade de iniciar o rastreamento em idade precoce.

Alguns achados são sugestivos de malignidade à mamografia, como nódulos espiculados, de limites maldefinidos com distorção do parênquima adjacente, assimetria do parênquima, microcalcificações irregulares, pleomórficas e agrupadas, retração de pele ou mamilo e diferença de densidade em relação aos exames anteriores.

Ultrassonografia mamária

A ultrassonografia mamária, embora não seja usada como exame de *screening*, em muitas oportunidades tem importante papel coadjuvante na elucidação diagnóstica, sendo o melhor método complementar à mamografia. Trata-se de um exame dinâmico, rápido, que não utiliza radiação ionizante e é bem tolerado pelas pacientes, estando indicado principalmente nas mamas densas à mamografia em pacientes jovens ou durante a gestação e a lactação. Além disso, é utilizada também para avaliar mamas com próteses mamárias, para realização de punção e biópsia dirigida e para marcação de lesões não palpáveis. Os achados sugestivos de malignidade consistem em margens irregulares, hipoecogenicidade e textura heterogênea, diâmetro anteroposterior maior do que o laterolateral, presença de sombra acústica posterior e contornos microlobulares.

Tomossíntese ou mamografia 3D

A tomossíntese é uma tecnologia de imagens tomográficas reconstruídas a partir das imagens da mama comprimida na mamografia digital e obtidas em diversos ângulos e em cortes de 1mm, durante o deslocamento do tubo de radiografia. Está indicada principalmente nos casos de pacientes com mamas densas. A tomossíntese promoveu aumento nos índices de detecção de câncer de mama, diminuindo a reconvocação das pacientes e aumentando a acurácia do rastreamento.

Procedimentos invasivos

Os procedimentos invasivos que auxiliam o diagnóstico de câncer de mama são a punção por agulha fina, a *core biopsy* e as biópsias incisional e excisional.

O detalhamento mais aprofundado sobre os métodos propedêuticos utilizados no rastreamento e diagnóstico do câncer de mama é apresentado em outro capítulo desta obra.

FATORES DE RISCO
Idade

A probabilidade de desenvolvimento de câncer de mama aumenta com a idade, atingindo o pico de incidência entre os 45 e os 55 anos. A doença é considerada pouco comum antes dos 35 anos, embora esteja se apresentando em idades cada vez mais precoces (Quadro 33.1).

História familiar

Mulheres com história familiar positiva de câncer de mama têm risco aumentado de adquirir a doença. A história familiar positiva se refere a parentes de primeiro grau, como mãe, irmã ou filha. Nesses casos, deve-se levar em consideração se o câncer foi diagnosticado na pré-menopausa e se ocorreu em uma ou em ambas as mamas, características que possibilitam avaliar o risco relativo em cada caso (Quadro 33.2).

Quadro 33.1 Fatores de risco para câncer de mama

Sexo feminino – principal fator de risco
Idade avançada
Menarca antes dos 8 anos
Nuliparidade ou primeira gravidez após 30 anos
Menopausa tardia (após 55 anos)
História familiar de câncer de mama
Número de parentes de primeiro grau com câncer de mama e suas idades no momento do diagnóstico
História familiar de câncer de mama masculino
Distúrbios hereditários associados a alto risco de câncer de mama (BRCA1 e 2, síndrome de Li-Fraumeni, ataxia-telangiectasia, Peutz-Jeghers e doença de Cowden)
História de câncer de ovário, cólon e próstata
Biópsia prévia de lesão proliferativa com atipia ou carcinoma lobular ou ductal *in situ*
Terapia hormonal
Consumo de álcool
Ganho de peso após a menopausa
História pessoal de câncer de mama

Quadro 33.2 Risco relativo de câncer de mama em caso de história familiar positiva

Características	Risco relativo
Diagnóstico na pré-menopausa	3,0
Doença bilateral	5,0
Doença bilateral na pré-menopausa	9,0
Diagnóstico na pós-menopausa	1,5

História pessoal

As mulheres com história pessoal prévia de câncer de mama apresentam risco de 50% de desenvolver tumor microscópico e 20% a 25% de tumor clinicamente palpável na mama contralateral. História de câncer de ovário ou cólon e radioterapia torácica prévia (para linfoma de Hodgkin) também aumentam o risco para essa modalidade de câncer.

Lesões histológicas indicadoras de risco

São consideradas de risco as lesões proliferativas com atipia. Hiperplasias ductal ou lobular atípicas, principalmente se associadas a história familiar positiva (parente de primeiro grau), aumentam em até 11 vezes o risco de câncer de mama (Quadro 33.3).

Fatores hormonais

O sexo feminino constitui o fator de risco mais alto de câncer de mama. Trata-se, essencialmente, de uma doença da mulher, e acomete os homens em menos de 1% dos casos. Mulheres com menarca precoce (<8 anos de idade) e menopausa tardia (>55 anos de idade) apresentam risco relativo aumentado de contrair a doença. Mulheres submetidas à ooforectomia antes da menopausa e com primeira gravidez precoce (antes dos 30 anos) apresentam baixo risco relativo. Essas informações evi-

Quadro 33.3 Risco relativo de câncer de mama em lesões proliferativas

Lesão benigna de mama	Risco relativo
Lesão não proliferativa	1
Lesão proliferativa sem atipias	1,5 a 2×
Lesão proliferativa com atipias (ductal ou lobular)	4 a 5×
Lesões proliferativas com atipias e história familiar positiva	11×
Carcinoma ductal in situ Carcinoma lobular in situ	10×

Fonte: Dupont WD, Page DL. Risk factors for breast cancer in women with proliferative breast disease. N Engl J Med 1985; 312:146.

denciam a relação do câncer com o ambiente hormonal da paciente: quanto maior o tempo de exposição hormonal, maior o risco relativo para o desenvolvimento desse câncer.

Fatores ambientais

Sabe-se que a incidência do câncer de mama no Japão é baixa; entretanto, verifica-se aumento significativo quando as japonesas migram para os EUA e passam a adotar os hábitos de vida das mulheres americanas. A frequência desse câncer na segunda geração de japonesas migrantes é semelhante à das americanas.

No Brasil, verifica-se incidência mais alta nas regiões Sul e Sudeste, comparadas com as regiões Norte e Nordeste. Fatores ambientais de certas populações têm apresentado possível relação com o câncer, como padrão alimentar, obesidade, ingestão de ácidos graxos saturados, etilismo e exposição a agentes químicos.

Fatores genéticos

Os fatores genéticos estão relacionados com aproximadamente 5% a 10% de todos os cânceres de mama, e cerca de 25% dos casos são diagnosticados antes dos 30 anos de idade. O gene BRCA1, presente no braço longo do cromossomo 17, codifica uma proteína que age como supressora tumoral. A mutação em um dos alelos resulta em perda ou diminuição da função do gene, sendo responsável por 40% dos casos de câncer de mama com envolvimento genético. O gene BRCA2, presente na parte proximal do cromossomo 13, também é inativo durante o processo de oncogênese.

O risco relativo de desenvolver câncer de mama ao longo da vida, na população feminina em geral, é de aproximadamente 12%. Nas mulheres que apresentam mutação, o risco é mais alto. Entre aquelas com mutação no BRCA1, o risco relativo acumulado de desenvolvimento do câncer de mama aos 80 anos de idade é de 67% e o do câncer de ovário, 45%. Já para as mulheres com mutação no BRCA2, o risco é de 66% e 12%, respectivamente.

As indicações para realização de testes genéticos estão descritas no Quadro 33.4, sendo imprescindíveis para a boa prática médica o suporte e o aconselhamento genético pré e pós-teste com um oncogeneticista.

Nos pacientes em que forem encontradas mutações patogênicas nos genes BRCA1 ou BRCA2, mesmo que assintomáticas,

Quadro 33.4 Critérios do NCCN (versão 2.2016) para solicitação dos testes genéticos BRCA1 e 2

Indivíduos pertencentes à família com mutação conhecida nos genes BRCA1 e BRCA2

História pessoal de câncer de mama e um ou mais dos seguintes critérios:
  Diagnóstico ≤45 anos de idade
  Diagnóstico ≤50 anos de idade e outro tipo de câncer primário, um ou mais parentes próximos* (primeiro, segundo ou terceiro grau) com câncer de mama em qualquer idade, um ou mais parentes próximos com câncer de pâncreas ou próstata (Gleason ≥7)
  Diagnóstico ≤60 anos de idade com tumores triplonegativos para receptor de estrogênio, progesterona e HER-2

Diagnóstico em qualquer idade com:
  Um ou mais parentes próximos com diagnóstico de câncer de mama ≤50 anos de idade
  Dois ou mais parentes próximos com diagnóstico de câncer de mama em qualquer idade
  Um ou mais parentes próximos com diagnóstico de câncer de ovário/tubário/peritoneal
  Dois ou mais parentes próximos com diagnóstico de câncer de pâncreas e/ou próstata (Gleason ≥7) em qualquer idade
  Câncer de mama masculino em parente próximo
  Etnia judia asquenaze, independentemente da presença ou não de outros casos na família

História pessoal de câncer de ovário/tubário/peritoneal
História pessoal de câncer de mama masculino
História pessoal de câncer de pâncreas e/ou próstata (Gleason ≥7) em qualquer idade e um ou mais parentes próximos com diagnóstico de câncer de ovário/tubário/peritoneal em qualquer idade ou câncer de mama ≤50 anos ou dois ou mais parentes próximos com diagnóstico de câncer de mama, pâncreas e/ou próstata (Gleason ≥7) em qualquer idade

Apenas com história familiar de:
  Parente de primeiro ou segundo grau com qualquer um dos critérios acima
  Parente de terceiro grau com câncer de mama ou ovário/tubário/peritoneal e dois ou mais parentes próximos com câncer de mama (pelo menos um caso com diagnóstico ≤50 anos) ou câncer de ovário/tubário/peritoneal

*Parentes próximos: primeiro grau (pais, irmãos, filhos), segundo grau (tios, avós, sobrinhos e netos) ou terceiro grau (primos de primeiro grau, tios-avós, sobrinho-neto).

a mastectomia e a salpingooforectomia redutoras de risco, bem como a reconstrução das mamas, podem ser indicadas.

Estadiamento

O estadiamento do câncer de mama está fundamentado no sistema TNM (T – tumor; N – acometimento linfonodal; M – metástases) do American Joint Committee on Cancer (AJCC), 7ª edição (Quadro 33.5).

Histopatologia

O câncer de mama pode ser dividido em lesões *in situ* e invasoras, e nessa divisão há vários tipos histológicos específicos com vários prognósticos.

Carcinoma in situ *(CIS)*

Os carcinomas não invasivos da mama, que representam largo espectro de lesões decorrentes da variedade de sua expressão anatômica e da história natural, são lesões com

Quadro 33.5 Estadiamento do câncer de mama – TNM (AJCC-2010)

Fator T	Tumor
Tx	Tumor primário (não avaliado)
T0	Sem evidência de tumor primário
Tis	Carcinoma *in situ*: carcinoma intraductal ou carcinoma lobular *in situ* ou doença de Paget do mamilo sem tumor
T1	Tumor ≤2cm em sua maior dimensão T1mic – carcinoma microinvasor T1a – tumor >0,1cm e ≤0,5cm T1b – tumor >0,5cm e ≤1cm T1c – tumor >0,1cm e ≤2cm
T2	Tumor >2cm e <5cm
T3	Tumor >5cm
T4	Tumor de qualquer tamanho com extensão para: T4a – parede torácica T4b – edema ou ulceração de pele T4c – t4a + t4b T4d – carcinoma inflamatório

Nota: parede torácica inclui arcos costais, músculos intercostais e serrátil anterior, mas não músculo peitoral. A doença de Paget associada ao tumor é classificada de acordo com o tamanho do tumor.

Fator N	Gânglios linfáticos regionais
Nx	Linfonodos regionais não podem ser avaliados (exérese prévia)
N0	Sem metástases para os gânglios linfáticos regionais
N1	Metástases para linfonodos axilares ipsilaterais móveis
N2	N2a – metástases para linfonodos axilares coalescentes ou aderidos a estruturas adjacentes N2b – metástases clinicamente aparentes na mamária interna na ausência de metástase axilar
N3	N3a – metástase para linfonodo infraclavicular N3b – metástase para linfonodos da mamária interna e axilar N3c – metástase para linfonodo supraclavicular

Fator M	Metástase a distância
M0	Ausência de metástase a distância
M1	Presença de metástase a distância

Estadiamento			
Estádio 0	Tis	N0	M0
Estádio Ia	T1/t1mic	N0	M0
Estádio Ib	T0/t1	N1mic	M0
Estádio IIa	T2	N0	M0
Estádio IIb	T2 T3	N1 N0	M0
Estádio IIIa	T0 T1mic T2 T3	N2 N2 N2 N1, n2	M0
Estádio IIIb	T4	N0, n1, n2	M0
Estádio IIIc	Qualquer t	N3	M0
Estádio IV	Qualquer t	Qualquer n	M1

proliferação epitelial atípica com crescimento limitado pela membrana basal do epitélio ductal ou lobular sem evidência de invasão do estroma, mas com potencial de progressão para tumor invasor. Dos CIS não tratados, 20% a 53% progredirão para carcinoma invasor em 10 anos ou mais. Os CIS correspondem a 20% de todos os cânceres de mama, sendo 83% de carcinoma ductal *in situ* e 12% de carcinoma lobular *in situ*.

O carcinoma lobular *in situ* é considerado lesão de risco e, em geral, é diagnosticado a partir de achado ocasional de biópsia ou peça de mamoplastia. A apresentação mais comum do carcinoma ductal *in situ* na mamografia são as microcalcificações de formato linear, ramificadas e/ou em pequenos agrupamentos heterogêneos. As técnicas de compressão localizada e magnificação se mostram de grande valia para melhor caracterização dessas imagens.

Houve aumento expressivo do diagnóstico do carcinoma ductal *in situ* nas duas últimas décadas em razão dos programas de rastreamento mamográfico do câncer de mama. A incidência aumentou de 5,8 casos/100 mil mulheres, em 1970, para 32,5 casos/100 mil mulheres, em 2004. Consequentemente, a abordagem de pacientes com essas lesões assume grande importância na prática clínica e deve ser individualizada, visto que o CIS constitui grupo heterogêneo de lesões com vários subtipos histológicos, como micropapilar, sólido, cribriforme e comedocarcinoma (pior prognóstico). Alguns patologistas consideram apenas dois grupos: lesões comedo e não comedo.

Carcinomas invasivos

Os carcinomas invasivos são aqueles que invadem o estroma mamário, independentemente de um componente *in situ* ou mesmo da proporção relativa entre ambos. Sua classificação se baseia em seu comportamento infiltrativo. Os tipos mais comuns são os ductais (70% a 80%) e os lobulares.

Os carcinomas lobulares, que correspondem a aproximadamente 5% a 15% dos cânceres de mama, apresentam altas taxas de bilateralidade e multicentricidade.

Os outros tipos histológicos são: tubular, medular, mucinoso, papilar, metaplásico, apócrino, adenoide cístico, escamoso, secretor e inflamatório. De todos esses tipos histológicos, o carcinoma inflamatório é o de pior prognóstico.

TRATAMENTO

O tratamento visa ao controle locorregional e sistêmico do câncer de mama, de modo a proporcionar boa qualidade de vida às pacientes e diminuir as taxas de mortalidade.

A cirurgia constitui uma das etapas mais importantes no tratamento do câncer de mama, incluindo a remoção do tumor e dos tecidos adjacentes e o estudo do *status* axilar.

Tratamento do carcinoma *in situ*

O carcinoma lobular *in situ* – terminologia imprópria por sugerir a ideia de malignidade – é bastante conhecido na literatura pelo caráter de risco da lesão. Seu tratamento se limita à ressecção local ampla, e a paciente deve ser mantida em observação, pois em 25% dos casos pode haver associação ao carcinoma invasivo, ainda que tardiamente.

O carcinoma ductal *in situ* (CDIS) é considerado a lesão de mais forte impacto clínico entre os carcinomas não invasores. Quanto ao tratamento, a mastectomia apresenta índices de cura em torno de 100%. Entretanto, a cirurgia conservadora, seguida de radioterapia com ou sem hormonoterapia adjuvante, lidera a prática atual, uma vez que apresenta índices de recidivas locais em torno de 12% com resultados estético-funcionais melhores e menor morbidade. A biópsia de linfonodo sentinela é raramente indicada, exceto nos casos de lesão com risco elevado de subestimativa de invasão ou pacientes submetidas à mastectomia, uma vez que, se não realizada, se perde a oportunidade após a retirada da mama. A incidência de metástases nos linfonodos axilares no CDIS é de até 1%, e os fatores anatomopatológicos mais importantes no controle local e indicadores de prognóstico do CDIS são a extensão da lesão, as margens cirúrgicas e o grau histológico.

A cirurgia para tratamento dos carcinomas *in situ* deve ser oferecida após análise criteriosa de fatores prognósticos para a recorrência e ampla discussão com a paciente, expondo-se os possíveis riscos de falha do tratamento.

Tratamento radical

A mastectomia radical, descrita por Halsted, consiste na extirpação em bloco da mama e dos músculos peitorais (maior e menor) e no esvaziamento axilar completo.

Patey e Dyson, em 1948, descreveram a técnica de mastectomia radical modificada, que extirpava a mama e o músculo peitoral menor, seguindo-se o esvaziamento axilar. Posteriormente, a técnica de Patey foi modificada por Madden-Auchincloss com retirada da mama e preservação dos músculos peitorais e esvaziamento axilar, seguido ou não da reconstrução da mama.

A mastectomia simples ou total consiste na retirada somente da glândula mamária e pode estar associada à biópsia de linfonodo sentinela.

Em 1991, Toth e Lappert descreveram a mastectomia subcutânea com preservação de pele ou *skin-sparing mastectomy*, que consiste na dissecção do retalho cutâneo entre o tecido subcutâneo e a mama. Trata-se de uma técnica oncologicamente segura, principalmente em pacientes com tumores T1/T2, tumores multicêntricos, CDIS e em mastectomias redutoras de risco. O risco de recidiva local é similar ao da mastectomia radical modificada e não retarda terapias adjuvantes. As principais contraindicações são o carcinoma inflamatório e o comprometimento cutâneo extenso, e as complicações mais frequentes são necrose de pele, infecção, seromas e hematomas.

No intuito de minimizar a mutilação, a preservação do complexo areolomamilar (CAM) pode ser proposta quando indicada a mastectomia. Consiste na mastectomia com preservação do CAM ou *nipple-sparing mastectomy*. Apresenta maior complexidade técnica por utilizar incisões menores, o que possibilita resultados estéticos melhores. O exame de congelação intraoperatório da região retroareolar pode auxiliar a avaliação de doença residual e a decisão de se preservar ou não esse complexo. As complicações mais comuns consistem em necrose parcial ou total do CAM, infecções e extrusão da prótese.

Reconstrução mamária

Desenvolvida com o objetivo de manter a estética e oferecer um novo sentimento de feminilidade à mulher submetida à mastectomia, a reconstrução mamária pode ser realizada no mesmo tempo cirúrgico da mastectomia (imediata) ou meses após (tardia), porém, para que aconteça, a paciente deve apresentar condições clínicas adequadas, principalmente quando são usados retalhos miocutâneos.

As técnicas utilizadas são as próteses definitivas, os expansores e os retalhos miocutâneos (músculo grande dorsal ou reto abdominal – TRAM).

Tratamento conservador

O tratamento cirúrgico do câncer de mama evoluiu consideravelmente nos últimos anos e no momento há evidência científica suficiente de que as cirurgias conservadoras podem ser realizadas com a mesma segurança da mastectomia, com sobrevida livre de doença e sobrevida global equivalentes, desde que respeitados os requisitos fundamentais, como:

- Desejo da paciente.
- Relação tumor/volume da mama favorável (fundamental para o planejamento cirúrgico e a escolha da melhor incisão).
- Capacidade de realizar a ressecção com margens livres.
- Estádios iniciais do câncer de mama.
- Acesso à radioterapia adjuvante.

As cirurgias conservadoras são:

- **Tumorectomia:** consiste na ressecção total do tumor sem a preocupação de se estabelecer margem de segurança.
- **Setorectomia ou segmentectomia:** essa técnica cirúrgica consiste na remoção de todo o tumor com margens livres sem ressecção de pele. Quando a borda tumoral não toca a tinta nanquim na peça, considera-se a presença de margens cirúrgicas livres, segundo a National Comprehensive Cancer Network (NCCN – 2016), podendo ser associada à biópsia de linfonodo sentinela. Nos casos de margens comprometidas, está indicada a reexcisão para ampliação de margens. Como em toda cirurgia conservadora, a radioterapia adjuvante faz parte do tratamento.
- **Quadrantectomia:** a quadrantectomia consiste na retirada do quadrante mamário onde se localiza o tumor, com margens de segurança, juntamente com boa parte de pele e fáscia muscular.

Sempre que possível, é recomendável associar o tratamento oncológico a princípios estético-terapêuticos, preservando a imagem e o simbolismo da mama. As contraindicações à cirurgia conservadora da mama são: impossibilidade de realizar radioterapia adjuvante (radioterapia torácica prévia, gestação);

doenças vasculares do colágeno, como esclerodermia; relação tumor/volume da mama que não possibilita resultado estético aceitável, como nos tumores que ocupam mais de 20% da mama; carcinomas multicêntricos; microcalcificações extensas e difusas, além da persistência de margens comprometidas após ampliação ou alguma característica clínica ou histopatológica que aumente a taxa de recidiva.

Dissecção axilar

A cadeia linfática axilar é a mais acometida por metástase do câncer de mama. Menos de 5% a 10% dos linfonodos acometidos se encontram na cadeia mamária interna. A abordagem cirúrgica clássica consiste na ressecção dos linfonodos contidos nos níveis I, II e III da axila e está indicada principalmente nos casos de carcinomas localmente avançados, carcinoma inflamatório e axilas clinicamente positivas. No entanto, o exame clínico da axila é bastante impreciso. Estudos mostram que até 30% dos linfonodos considerados clinicamente positivos não apresentam metástases ao exame histológico.

As complicações associadas ao procedimento são linfedema, dor, infecção e lesão nervosa, levando a parestesias e restrição de movimento do membro superior homolateral.

Biópsia do linfonodo sentinela (BLS)

O esvaziamento axilar sem a BLS não mais se justifica, tendo em vista o decréscimo do tamanho tumoral com o rastreamento mamográfico, diminuindo a taxa de pacientes com axilas comprometidas. Além disso, a metástase linfonodal passou a ser considerada fator de mau prognóstico, não mais determinante. As células-tronco tumorais, que são aquelas com capacidade de metástases, estão presentes no tumor primário independentemente de disseminação linfática. Assim, atualmente, a decisão sobre o tratamento sistêmico está mais ligada ao padrão genômico e molecular do tumor primário do que ao grau de comprometimento axilar.

A pesquisa de linfonodo sentinela se iniciou a partir da necessidade de estadiar a axila com o mínimo de morbidade, tendo como objetivos a identificação e o estudo patológico do primeiro linfonodo proveniente da drenagem linfática da mama. Essa identificação é feita utilizando-se radiofármaco (tecnécio 99m) ou um corante azul vital (isossulfano a 1% ou azul patente). Realiza-se estudo histopatológico por meio de exame de congelação peroperatório ou em parafina e imuno-histoquímica. Se esse linfonodo for negativo, pode-se assumir que não há comprometimento axilar pela doença, tornando desnecessário o esvaziamento axilar.

Em 1994, essa técnica foi iniciada na mastologia. O índice de recorrência axilar após a BLS é comparável ao da linfadenectomia (até 1,4%), sendo por isso o procedimento de escolha para a maioria dos casos de câncer de mama.

A BLS está indicada em todos os casos de axila clinicamente negativa. As contraindicações principais são a axila clinicamente positiva e o carcinoma inflamatório.

Nos casos de câncer de mama e gravidez, a BLS deve ser recomendada com a utilização de tecnécio 99m. O uso de azul patente ou isossulfano azul é contraindicado durante a gestação em virtude do risco de reação anafilática e da falta de estudos sobre a teratogenicidade da droga.

Radioterapia

O principal objetivo desse tratamento é o controle locorregional da doença. Todo tratamento conservador deve ser seguido de radioterapia, e o tempo entre a cirurgia conservadora e a radioterapia não deve exceder 16 semanas, quando não se utiliza a quimioterapia, pois as taxas de recidivas locais chegam a 41% contra a de 4% esperada. O *boost* (dose de reforço) deve ser usado nos casos de tumorectomia ou naqueles com comprometimento de margens.

A radioterapia pós-mastectomia é indicada em tumores localmente avançados (>5cm, com infiltração de pele ou do músculo peitoral, multicêntricos e pouco diferenciados, margens cirúrgicas comprometidas, mais de três linfonodos acometidos, linfonodos coalescentes e infiltração de cápsula extranodal ou da gordura axilar).

A radioterapia paliativa é usada em casos de metástases ósseas, cerebrais, massas retrobulbares, conglomerados de linfonodos, compressão de estruturas (medula óssea) e na cicatrização de lesões ulceradas e sangrantes. Tem, ainda, importante papel no controle da dor nos casos de metástases ósseas.

As complicações atribuídas à radioterapia podem ser agudas (em até 90 dias após o início do tratamento) ou crônicas (após 90 dias). A mais comum é a radiodermite, caracterizada principalmente por eritema cutâneo nos casos leves. Pode evoluir para descamação, ulceração e necrose nos casos graves. Fadiga, dor e edema locais são queixas um pouco menos comuns. O linfedema de membro superior é complicação tardia que está mais frequentemente associada ao esvaziamento axilar, seguido de radioterapia de fossa supraclavicular e axila. Podem ser observadas também fibrose cutânea e pulmonar, retrações, telangiectasias, esteatonecrose e cardiotoxicidade.

Quimioterapia

A quimioterapia pode ser administrada de maneira adjuvante, neoadjuvante ou paliativa. Trata-se de uma fase muito importante do tratamento do câncer, pois parece ser a principal responsável por afetar a evolução natural da doença. Houve redução da taxa de recidivas e de mortalidade.

Quimioterapia adjuvante

A quimioterapia adjuvante é definida como a administração de agentes citotóxicos realizada após o tratamento cirúrgico primário para o câncer de mama a fim de destruir ou inibir clinicamente as micrometástases.

Quimioterapia neoadjuvante

A quimioterapia neoadjuvante é usada antes do procedimento cirúrgico em tumores localmente avançados com vistas a reduzir o volume tumoral, melhorando as condições de operabilidade e tornando possível a realização de cirurgias mais conservadoras, avaliar *in vivo* a sensibilidade do tumor às drogas e reduzir metástases nodais e possíveis micrometástases. Sua principal indicação é nos casos de tumores localmente avançados e inflamatórios.

Quimioterapia paliativa

A quimioterapia paliativa é indicada para tratar doença com metástase a distância com o objetivo de aumentar a sobrevida e/ou melhorar a qualidade de vida da paciente.

Hormonoterapia

A hormonoterapia consiste na utilização de substâncias que inibam ou diminuam a atividade dos hormônios endógenos sobre a mama, mais especificamente os estrogênios. Por isso, está indicada para as pacientes com tumores receptores hormonais positivos, podendo ser administrada de maneira adjuvante ou neoadjuvante. Várias substâncias podem ser usadas:

- SERM (moduladores seletivos dos receptores de estrogênio).
- Tamoxifeno, raloxifeno e fulvestranto.
- Inibidores da aromatase (letrozol, anastrozol e exemestano).

A escolha deve basear-se no *status* menopausal de cada paciente, devendo ser administrada somente após o término da quimioterapia (para tratamento adjuvante).

Os SERM podem atuar como agonistas, antagonistas ou agonistas/antagonistas, dependendo do tecido-alvo em que irão agir. O tamoxifeno, que foi o mais estudado e utilizado, atua por antagonismo competitivo nos receptores de estrogênio do tecido mamário e por agonismo parcial em ossos e no endométrio. Esse efeito agonista pode levar à prevenção da desmineralização óssea, mas também pode aumentar a incidência de câncer endometrial e eventos tromboembólicos. O tamoxifeno na dose de 20mg/dia por 5 anos, pelo menos, tornou-se o padrão-ouro para mulheres com câncer de mama com receptores hormonais positivos na pré ou pós-menopausa.

Os inibidores da aromatase (IA) impedem a conversão periférica de androgênio em estrogênio por meio da inibição enzimática da aromatase. Essa conversão periférica representa a principal fonte de estrogênio nas mulheres na pós-menopausa, e, já que essa classe de medicamentos age exclusivamente em mulheres nas quais não há atividade ovariana, é fundamental acompanhar a função ovariana (FSH e estradiol) durante o tratamento. Os IA são contraindicados para mulheres na pré-menopausa. O principal efeito colateral está relacionado com sintomas osteomusculares, osteoporese e consequentes fraturas. Portanto, é indicado o uso de cálcio, vitamina D e, se necessário, bifosfonatos durante o tratamento.

A hormonoterapia reduz a taxa de recidiva e de mortalidade pelo câncer e previne o câncer de mama contralateral.

Terapias-alvo

O objetivo das terapias-alvo é a individualização do diagnóstico, da classificação, do prognóstico e do tratamento das pacientes com câncer, uma vez que os vários subtipos moleculares do câncer de mama caracterizam comportamentos biológicos distintos e identificam alterações específicas, que são responsáveis pela biologia da doença e podem ser alvo de estratégias terapêuticas dirigidas. O transtuzumabe, por exemplo, é um anticorpo monoclonal desenvolvido para bloquear o receptor de membrana do HER-2. Está indicado no tratamento adjuvante, por 1 ano, em pacientes que superexpressam o HER-2.

FATORES PROGNÓSTICOS

Fatores prognósticos são características da paciente e do próprio tumor que estão relacionadas com a evolução da doença e são utilizados para indicar a terapia adjuvante (Quadro 33.6).

Status axilar

O *status* axilar é um importante fator prognóstico. A presença de linfonodos axilares comprometidos confirma o potencial de metastatização do tumor, devendo ser avaliados os seguintes parâmetros: o número de linfonodos acometidos, o nível axilar de acometimento, as características das metástases (micro ou macroinvasão) e a presença de acometimento extranodal. Quanto maior o número de linfonodos acometidos, maiores os índices de recidiva e menores os de sobrevida.

Tamanho tumoral

O tamanho tumoral está relacionado, normalmente, com o grau de acometimento axilar e consiste no fator prognóstico mais importante quando não há comprometimento nodal.

Grau histológico

O grau histológico se refere ao grau de diferenciação das células tumorais. Alto grau histológico (grau 3) indica um tumor pouco diferenciado e, consequentemente, de pior prognóstico.

Índice de proliferação celular (Ki-67)

Quanto mais alto o índice de proliferação celular (Ki-67 >14%), pior o prognóstico.

Quadro 33.6 Fatores prognósticos para recidiva de câncer de mama

Alto risco	Baixo risco
Baixa expressão de receptores hormonais	Alta expressão de receptores hormonais
Grau histológico 3	Grau histológico 1
Alto índice de proliferação celular	Baixo índice de proliferação celular
Quatro ou mais linfonodos comprometidos	Ausência de comprometimento axilar
Extensa invasão vascular peritumoral	Ausência de invasão vascular
Tumores >5cm	Tumores <2cm

Tipo histológico

Os carcinomas ductais dos tipos adenocístico, mucinoso, tubular, medular e papilífero, quando encontrados em sua forma pura, apresentam melhor prognóstico do que os tumores ductais indiferenciados. Já o carcinoma inflamatório representa o subtipo histológico de pior prognóstico.

Receptores hormonais

A ausência de receptores de estrogênio ou progesterona no tumor indica pior prognóstico e ausência de resposta também à hormonoterapia.

Oncogenes

A superexpressão do receptor do fator de crescimento epidérmico tipo 2 (HER-2 ou c-erb-B2) aponta para tumores potencialmente mais agressivos, sendo identificada por meio de imuno-histoquímica e/ou hibridização in situ por imunofluorescência (FISH). A ativação do HER-2 está presente em aproximadamente 20% a 30% dos carcinomas primários da mama.

Idade

Pacientes jovens, com menos de 35 anos, apresentam tumores mais agressivos e com características biológicas piores (receptores hormonais negativos, maior invasão angiolinfática e alto grau histológico).

Nos casos em que existe dúvida sobre o provável benefício da quimioterapia, a análise de expressão multigênica (Oncotype/Mammaprint) e o uso de ferramentas de cálculo de risco são métodos que podem auxiliar a decisão terapêutica e estimar os riscos de recidiva da doença em 10 anos.

CÂNCER DE MAMA NA GRAVIDEZ E NA LACTAÇÃO

O câncer de mama pode ser diagnosticado simultaneamente ou em até 1 ano após a gestação. A média de idade ao aparecimento é de 35 anos. A incidência varia entre 1% e 3% dos casos da população em geral e 0,03% de todas as gestações, sendo, portanto, a segunda neoplasia mais frequente durante a gravidez (o câncer uterino é a primeira). O comportamento biológico do tumor na gravidez é idêntico aos de tumores de mulheres na pré-menopausa não grávidas. As alterações hormonais fisiológicas da gravidez, que durante muito tempo foram associadas a maior agressividade tumoral, não estão diretamente relacionadas com a doença.

Em muitos casos, o diagnóstico é estabelecido em fases mais avançadas da doença, possivelmente em razão da dificuldade de avaliação das mamas durante a gravidez e a lactação, seja por meio do exame clínico ou por método de imagem. A punção por agulha fina ou *core biopsy* e a ecografia são armas importantes na investigação.

A gravidez associada ao câncer da mama representa um grande desafio para o médico. Como nas pacientes não grávidas, o tratamento é fundamentalmente cirúrgico, e a opção por tratamento conservador ou mastectomia deve levar em consideração a necessidade e o momento da adjuvância.

A mastectomia deve ser considerada para pacientes portadoras de tumores iniciais por possibilitar a omissão da radioterapia adjuvante na maioria dos casos. Apesar de não haver consenso, a biópsia de linfonodo sentinela durante a gravidez pode ser realizada em pacientes com axila clinicamente negativa. Dados recentes evidenciam que parece ser seguro o uso de tecnécio em doses mínimas, enquanto o uso de azul patente não está recomendado. O esvaziamento axilar é indicado em caso de axilas clinicamente positivas.

Em pacientes portadoras de tumores localmente avançados, a quimioterapia neoadjuvante pode ser realizada após o primeiro trimestre, seguida de cirurgia conservadora ou mastectomia. Quando indicadas, a radioterapia e a reconstrução mamária devem ser realizadas no pós-parto.

No primeiro trimestre, a decisão de manter ou interromper a gestação deve ser individualizada. Cabe esclarecer a respeito do risco de toxicidade fetal, complicações do tratamento e implicações na fertilidade futura. De acordo com o NCCN/2016, se a decisão for manter a gravidez, a mastectomia e o estadiamento axilar devem ser indicados. Já no segundo e terceiro trimestres, devem ser indicados a mastectomia ou cirurgia conservadora e o estadiamento axilar.

A amamentação deve ser evitada durante a quimioterapia e a hormonoterapia. No entanto, parece ser segura e viável especialmente na mama contralateral com o aconselhamento adequado.

Recomenda-se que, após o tratamento, sejam aguardados pelo menos 2 anos para uma nova gravidez. A fertilidade pode ser prejudicada pela quimioterapia, e as estratégias de preservação da fertilidade devem ser oferecidas antes do início da terapia sistêmica. Atualmente é sabido que o câncer de mama diagnosticado no puerpério apresenta prognóstico mais reservado.

DOENÇA DE PAGET

A doença de Paget da mama, condição pouco frequente, representando 0,7% a 4% de todos os cânceres de mama, apresenta-se como alteração mamilar unilateral, podendo variar desde uma pequena vesícula recorrente a uma lesão ulcerada granulomatosa, mostrando-se mais frequentemente (62%) como uma crosta eczematoide com erosões escamosas e derrame papilar serossanguinolento. Algumas pacientes se queixam também de prurido, queimação e hipersensibilidade. A lesão se inicia no mamilo, progredindo para a aréola, mas raramente acomete a pele adjacente da mama, sendo quase sempre acompanhada por um câncer subjacente, invasivo ou *in situ*. Em 60% das pacientes se identifica um nódulo palpável. Na maioria daquelas sem massas palpáveis observam-se achados radiológicos, como microcalcificações, densidades nodulares, espessamento areolar ou distorções arquiteturais.

O diagnóstico diferencial deve ser feito com dermatite de contato, eczema do mamilo, melanoma amelanótico, papilomatose ductal subareolar, carcinoma basocelular, papiloma intraductal e ectasia ductal. A conduta inicial deve consistir em cuidadosa análise do exame mamográfico para identificação de outras áreas de acometimento na mama. O tratamento padrão tem sido a mastectomia simples, sem esvaziamento axilar, pois frequentemente se trata de CIS. Entretanto, na presença de invasão, realiza-se a mastectomia radical modificada. Quando a doença está confinada ao mamilo, o tratamento conservador e a radioterapia adjuvante podem ser indicados. Se a opção for pela conservação da mama, o parênquima subjacente ao complexo areolomamilar deve ser ressecado.

Leitura complementar

Antoniou A, Pharoah PD, Narod S et al. Average risks of breast and ovarian cancer associated with BRCA1 or BRCA2 mutations detected in case Series unselected for family history: a combined analysis of 22 studies. Am J Hum Genet, 2003; 72:1117-30.

Avelar JTC, Salvador Silva HM. Câncer de mama: orientações práticas. Rio de Janeiro: Revinter, 2000.

Chung AP, Sacchini V. Nipple-sparing mastectomy: where are we now? Surg Oncol 2008 Dec; 17(4):261-6.

Dupont WD, Page DL. Risk factors for breast cancer in women with proliferative breast disease. N Engl J Med 1985; 312:146.

Golhirsch A, Wood WC, Hans JS. Meeting highlights: International consensus panel on the treatment of primary breast cancer. J Nat Cancer Inst 1995; 19:1441.

Loibl S, von Mickwitz G, Gwyn K et al. Breast carcinoma during pregnancy. International recommendations from an expert meeting. Cancer 2006; 106(2):237-46.

Moran MS, Schnitt SJ, Giuliano AE et al. Society of Surgical Oncology-American Society for Radiation Oncology consensus guideline on margins for breast-conserving surgery with whole-breast irradiation in stages I and II invasive breast cancer. J Clin Oncol 2014 May 10; 32(14):1507-15.

Morrow M, Strom EA, Basset LW et al. Standard for the management of ductal carcinoma in situ of the breast (DCIS). CA Cancer J Clin 2002; 52:256-76.

National Comprehensive Cancer Network (NCCN). NCCN Clinical practice guidelines in oncology. Disponível em: http://www.nccn.org/professionals/physician_gls/f_guidelines.asp.

Slavin S, Schinitt S, Duda R et al. Skin-sparing mastectomy and immediate reconstruction: oncologic risks and aesthetic results with early-stage breast cancer. Plast Reconstr Surg 1998 Jul; 102:49.

Zujewski JA, Harlan LC, Morrell DM, Stevens JL. Ductal carcinoma in situ: trends in treatment over time in the US. Breast Cancer Res Treat 2011; 127: 251-7.

CAPÍTULO 34

Corrimento Vaginal

Eduardo Cunha da Fonseca
Victoria Moreira Fernandes
João Oscar de Almeida Falcão Júnior

INTRODUÇÃO

O corrimento vaginal é uma das principais doenças ginecológicas, sendo o motivo de aproximadamente 30% das consultas ginecológicas rotineiras e por número ainda maior de consultas em serviços de atendimento ginecológico de urgência. Os três tipos de corrimento vaginal patológicos mais comuns são vaginose bacteriana, candidíase vaginal e tricomoníase, ressaltando-se que grande parte das mulheres apresentará ao menos um episódio durante sua vida.

O corrimento vaginal é ao mesmo tempo um sintoma referido pela paciente e um sinal percebido ao exame físico. Frequentemente ocorre disparidade entre a queixa e o achado objetivo. Mulheres com relatos de corrimentos profusos podem apresentar apenas secreção fisiológica, enquanto outras pacientes sem queixas apresentam alterações importantes ao exame físico, sendo importante a obtenção da história clínica completa com informações sobre comportamento sexual, ciclos menstruais, métodos anticoncepcionais, utilização de duchas vaginais, doenças sistêmicas (diabetes, uso de imunossupressores ou infecção pelo vírus da imunodeficiência humana [HIV] e tratamentos prévios [drogas, doses, falta de resposta ou recidivas]). É também imprescindível exame físico cuidadoso, incluindo, sempre que possível, exame especular.

O corrimento vaginal é uma patologia um pouco negligenciada, pois o tratamento é simples e muito efetivo na maior parte dos casos. Entretanto, quando ocorrem falhas de resposta ou recidivas, é criada uma frustração enorme nos médicos e nas pacientes. Além disso, é comum a associação a altos graus de ansiedade em relação à gravidade do quadro e à possibilidade de contágio sexual, o que aumenta a dimensão do processo com implicações nos âmbitos emocional, familiar e sexual. Desse modo, o profissional deve oferecer acolhimento de modo a promover a escuta e esclarecer todos os aspectos envolvidos.

VAGINOSE

Etiopatogenia

A vaginose é a principal causa de corrimento vaginal e se trata de uma síndrome clínica polimicrobiana caracterizada pela diminuição da quantidade e qualidade dos lactobacilos e pelo aumento significativo de bactérias patogênicas. Era conhecida como vaginite inespecífica até 1955, quando Gardner isolou o *Haemophilus vaginalis* e passou a considerá-lo o causador da doença. Posteriormente o *Haemophilus vaginalis* foi batizado como *Gardnerella vaginalis* em sua homenagem.

Na microbiota vaginal normal coexistem bactérias aeróbicas e anaeróbicas, ressaltando-se que os lactobacilos correspondem a 95% das bactérias presentes, sendo por isso os microrganismos predominantes (Quadro 34.1). Os lactobacilos, também chamados de bacilos de Döderlein, produzem ácido lático, que mantém ácido o pH vaginal e inibe o crescimento de vários patógenos. Os lactobacilos também atuam sobre outros microrganismos por meio da produção de peróxido de hidrogênio, bacteriocinas e probióticos.

Inicialmente, esses lactobacilos foram chamados de *Lactobacillus acidophilus*, mas posteriormente se descobriu que se tratava de grupo heterogêneo de espécies (Quadro 34.2), sendo a grande maioria das mulheres colonizada por apenas uma ou duas espécies. A capacidade de produzir peróxido de hidrogênio varia muito entre as espécies, sendo o *Lactobacillus crispatus* e o *Lactobacillus jensenii* os maiores produtores, e sua presença parece proteger contra o aparecimento da vaginose bacteriana. Já a presença do *Lactobacillus iners*, que tem menor capacidade de produzir o peróxido de hidrogênio, está associada a maiores taxas da doença (Quadro 34.2).

As principais bactérias envolvidas na vaginose bacteriana são *Gardnerella vaginalis, Prevotella* sp., *Bacteroides* sp., *Mobiluncus* sp., *Atopobium vaginae, Ureaplasma* sp. e *Mycoplasma* sp., entre outras. Esses microrganismos acarretam aumento discre-

Quadro 34.1 Componentes da microbiota vaginal normal

Lactobacillus sp.
Staphylococcus aureus
Staphylococcus epidermidis
Streptococcus sp. (inclusive grupo B)
Enterococcus faecalis
Corynebacterium sp.
Escherichia coli
Klebsiella sp.
Pseudomonas sp.
Candida sp.
Torulopsis glabrata
Mycoplasma hominis
Peptostreptococcus sp.
Peptococcus sp.
Bacteroides sp.
Fusobacterium sp.
Prevotella bivia
Prevotella disiens
Gardnerella vaginalis
Mobiluncus sp.
Clostridium sp.
Actinomyces

Quadro 34.2 Espécies de lactobacilos

Lactobacillus acidophilus
Lactobacillus amylolyticus
Lactobacillus amylovorus
Lactobacillus crispatus
Lactobacillus gallinarium
Lactobacillus gasseri
Lactobacillus iners
Lactobacillus jensenii
Lactobacillus johnsoni

Fonte: Lamont RF. BJOG, 2011.

to dos leucócitos e a liberação de citocinas, prostaglandinas e enzimas líticas. Como os sintomas inflamatórios são discretos e os agentes causais são múltiplos, a denominação vaginite por *Gardnerella vaginalis* foi abandonada em prol da vaginose bacteriana.

Vários fatores comportamentais aumentam o risco de aquisição da doença, como múltiplos parceiros (de qualquer sexo), novo parceiro sexual, maior frequência de relações sexuais, raça negra, tabagismo, uso de duchas vaginais e não utilização de preservativos. Já as mulheres virgens são raramente afetadas, sendo possível concluir que se trata de doença associada à atividade sexual, embora não seja considerada uma doença sexualmente transmissível (DST). No trabalho clássico de Gardner foram inoculados isolados de culturas de *Gardnerella vaginalis* em 13 voluntárias e apenas uma apresentou a doença. Quando foram inoculados extratos de secreção vaginal de portadoras de vaginose bacteriana, houve o contágio em 11 das 15 voluntárias, o que torna possível inferir um sinergismo entre a *Gardnerella vaginalis* e outros microrganismos para o aparecimento desse corrimento vaginal.

A vaginose bacteriana em mulheres não grávidas está associada a várias complicações, como aumento do risco de aquisição da doença inflamatória pélvica, infecções pós-operatórias e aumento das taxas de infecção pelo HIV. Já as gestantes se encontram sob maior risco de várias complicações, como aborto, infecções pós-aborto, prematuridade, amniorrexe prematura, corioamnionite, endometrite pós-parto e infecções de parede pós-cesárea.

Diagnóstico

A vaginose bacteriana, o corrimento vaginal mais frequente, se caracteriza pela presença de corrimento homogêneo, fino, branco-acinzentado com microbolhas e não aderente às paredes vaginais (Figura 34.1). Os sintomas inflamatórios, como disúria, dispareunia, edema vaginal e vulvar, prurido e irritação vulvar, são menos frequentes. A presença de odor fétido, semelhante a "peixe podre", é uma característica que decorre da produção de aminas (cadaverinas e putrescinas). Esse odor costuma exacerbar-se após o coito, pois o sêmen tem pH básico que propicia a volatilização dessas aminas.

O diagnóstico clínico se baseia na presença de três dos quatro critérios de Amsel (Quadro 34.3). A confecção de uma lâmina, utilizando a coloração pelo Gram e interpretada pelos critérios de Nugent, é considerada o padrão-ouro para o diagnóstico (Quadro 34.4).

A cultura de secreção vaginal não deve ser realizada por ser pouco específica. Como as bactérias envolvidas podem participar da microbiota vaginal normal, a presença de *Gardnerella vaginalis* e de outras bactérias em uma cultura não significa que a paciente tenha vaginose bacteriana.

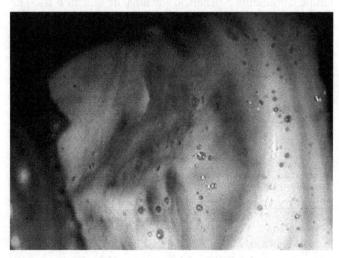

Figura 34.1 Vaginose bacteriana.

Quadro 34.3 Critérios de Amsel (SOGC, 2015)

Corrimento vaginal homogêneo, fino, branco-acinzentado, com microbolhas e não aderente às paredes vaginais
pH vaginal >4,5
Odor vaginal característico ("peixe podre") antes ou depois da adição de uma gota de hidróxido de potássio (KOH) a 10% à secreção vaginal. Também é conhecido como *whiff test*
Presença de células indicadoras (células vaginais serrilhadas cujo citoplasma está recoberto pela microbiota anaeróbia; também conhecidas como células-pista ou células-guia ou *clue cells*) em exame microscópico "a fresco"

Quadro 34.4 Critérios de Nugent (SOGC, 2015)

Escore	*Lactobacillus*	*Gardnerella* e bacteroides	Bacilos curvos e gram-variáveis
0	4+	0	0
1	3+	1+	1+ ou 2+
2	2+	2+	3+ ou 4+
3	1+	3+	
4	0	4+	

Interpretação:
Nota de 0 a 3: normal; nota de 4 a 7: intermediário; nota >7: diagnóstico de vaginose bacteriana.

A citologia oncótica apresenta baixas sensibilidade e especificidade e, embora seja capaz de identificar as células indicadoras, sua significância clínica vai depender da presença de outros critérios diagnósticos. Na ausência de sintomas e mesmo com a presença de células indicadoras de *Gardnerella vaginalis*, não há indicação de tratamento.

Alguns testes que detectam o DNA bacteriano de maneira quantitativa, por meio da reação em cadeia de polimerase (PCR), estão sendo desenvolvidos e parecem alcançar altos índices de valores preditivos negativo e positivo, mas ainda precisam ser validados.

Tratamento e seguimento

Tratamento

O tratamento está indicado para alívio dos sintomas e também apresenta o benefício adicional de reduzir o risco de contágio por outras DST (Quadros 34.5 e 34.6). Todos os esquemas escolhidos cursam com altas taxas de recorrência, chegando a 30% em 3 meses, resultado nada surpreendente, pois se trata de infecção polimicrobiana. A presença de *Atopobium vaginae* e a produção de biofilme parecem estar associadas ao aumento das recidivas.

Os esquemas de tratamento de dose única têm sido abandonados por apresentarem maior recorrência do que os esquemas mais longos. Durante o tratamento, as pacientes devem abster-se de atividade sexual ou utilizar preservativos.

O uso de lactobacilos, probióticos ou vitamina C para restaurar a microbiota normal é uma abordagem lógica, porém ainda carente de estudos conclusivos. Alguns estudos mostraram bons resultados, mas com limitações metodológicas, como o seguimento apenas pelos critérios de Amsel e pelo período de apenas 20 dias. A grande variedade e diversidade entre os lactobacilos sugere que novos estudos devam ser realizados e centrados nas espécies mais prevalentes na vagina e com maior capacidade de produção de peróxido de hidrogênio.

Seguimento

Não é necessária consulta de seguimento quando ocorre a cura dos sintomas.

Abordagem do parceiro

O tratamento do parceiro não aumenta as taxas de cura e/ou recorrência, não devendo ser realizado rotineiramente.

Associação vaginose-HIV

O tratamento da vaginose bacteriana em paciente infectada pelo HIV não difere dos esquemas habituais.

Alergia e efeitos adversos

A associação de álcool aos imidazólicos pode produzir reação alérgica intensa (dissulfiram-*like*), sendo fundamental alertar as pacientes quanto a esse risco. A abstenção do álcool é preconizada por 24 horas após o fim do tratamento com metronidazol e 72 horas após o tratamento com o tinidazol. Na presença de alergia aos imidazólicos deve-se optar pela clindamicina, e em caso de intolerância aos imidazólicos orais é aceitável o uso de metronidazol intravaginal. O creme vaginal de clindamicina a 2% pode causar enfraquecimento de preservativos e diafragmas e deve ser informado às pacientes em tratamento.

Gravidez e lactação

As gestantes sintomáticas devem ser tratadas para alívio dos sintomas (Quadro 34.7).

Quadro 34.5 Esquemas de tratamento para vaginose bacteriana (CDC, 2015)

Metronidazol 500mg VO a cada 12h por 7 dias
Metronidazol gel 0,75%, 1 aplicador (5g) intravaginal durante 5 noites
Clindamicina creme 2%, 1 aplicador (5g) intravaginal durante 7 noites

Quadro 34.6 Esquemas alternativos de tratamento para vaginose bacteriana (CDC, 2015)

Tinidazol 2g VO, 1 vez ao dia por 2 dias
Tinidazol 2g VO, 1 vez ao dia por 5 dias
Clindamicina 300mg VO, a cada 12h por 7 dias
Clindamicina óvulos de 100mg intravaginal durante 3 noites

Quadro 34.7 Esquemas de tratamento para vaginose bacteriana na gestação (CDC, 2015)

Metronidazol 500mg VO, a cada 12h por 7 dias
Metronidazol gel 0,75%, 1 aplicador (5g) intravaginal durante 5 noites
Metronidazol 250mg VO, a cada 8h por 7 dias
Clindamicina creme 2%, 1 aplicador (5g) intravaginal durante 7 noites
Clindamicina 300mg VO, a cada 12h por 7 dias
Clindamicina óvulos de 100mg intravaginal durante 3 noites

O tratamento de gestantes assintomáticas, tanto de alto como de baixo risco para prematuridade, apresenta resultados divergentes nas taxas de parto prematuro. Como o benefício do rastreamento e do tratamento da vaginose em gestantes assintomáticas não foi estabelecido, não há indicação para tal. O tratamento na gestação pode ser realizado de maneira sistêmica ou tópica com resultados semelhantes.

Tanto o metronidazol como a clindamicina são seguros na gestação (categoria B do FDA), não apresentando teratogenicidade em uma série de metanálises. Já o uso de tinidazol e secnidazol não foi tão estudado e deve ser evitado na gravidez e na lactação.

O metronidazol era tradicionalmente evitado durante a lactação, mas recentes estudos mostraram que, em doses habituais, a concentração no leite é mínima e parece ser seguro em inúmeros casos.

Vaginose recorrente

As recidivas após tratamento da vaginose bacteriana são frequentes e desalentadoras para médicos e pacientes, atingindo 30% e 50% em 3 e 12 meses, respectivamente. Estudos recentes utilizando a PCR para detecção de DNA bacteriano sugerem que a presença do *Atopobium vaginae* estaria associada a recidivas, pois são germes resistentes a imidazólicos, embora sensíveis à clindamicina.

A mudança dos esquemas de tratamento, esquemas supressivos (Quadro 34.8), a associação a outros antibióticos (secnidazol, tianfenicol, azitromicina, doxiciclina) e o tratamento do parceiro são as opções utilizadas, embora de eficácia duvidosa.

Pontos críticos

A vaginose bacteriana é uma doença polimicrobiana cujo diagnóstico clínico se lastreia na presença de três dos quatro critérios de Amsel (veja o Quadro 34.3). O diagnóstico laboratorial se utiliza de uma lâmina corada pelo Gram e interpretada pelos critérios de Nugent (veja o Quadro 34.4), e a cultura de secreção vaginal e a citologia oncótica não são úteis para o diagnóstico. Já o tratamento em esquemas de dose única apresenta maiores taxas de recorrência, devendo ser preterido em favor do tratamento por 7 dias.

As medicações mais utilizadas são metronidazol, clindamicina e tinidazol, enquanto as terapias alternativas (lactobacilos, probióticos e vitamina C) não têm eficácia documentada.

Quadro 34.8 Esquemas de tratamento supressivo para vaginose bacteriana recorrente (CDC, 2015)

Qualquer regime convencional seguido de metronidazol gel 0,75%, 1 aplicador (5g) intravaginal 2 noites por semana por 4 a 6 semanas
Metronidazol 500mg VO, a cada 12h por 7 dias, seguido de 1 óvulo de ácido bórico, 600mg por noite durante 21 noites, seguido por metronidazol gel 0,75%, 1 aplicador (5g) intravaginal 2 noites por semana por 4 a 6 semanas
Qualquer regime convencional seguido de administração mensal de metronidazol 2g VO, dose única, e fluconazol, 150mg VO, dose única

CANDIDÍASE

Etiopatogenia

A candidíase é uma doença tão comum que se estima que 75% das mulheres apresentarão ao menos um episódio durante sua vida. Segunda causa mais comum de corrimento vaginal, está associada a gestação, uso recente de antibióticos, corticoides, contraceptivos hormonais combinados, diabetes, estresse e imunossupressão.

As várias espécies de *Candida* podem ser encontradas colonizando a vagina e o reto, causando doença apenas de maneira oportunista. A maior parte dos casos sintomáticos é causada pela *Candida albicans*, mas outras espécies, como *Candida glabrata* e *Candida tropicalis*, estão aumentando de incidência.

O quadro clínico se caracteriza por prurido, queimação vulvovaginal, edema e escoriações vulvares, disúria e dispareunia superficial associados a secreção espessa, em grumos, brancacenta, inodora e aderente às paredes vaginais. Os sintomas são mais frequentes no período pré-menstrual.

Diagnóstico

O quadro clínico e o exame a fresco são suficientes na maioria dos casos. No exame a fresco deve-se acrescentar uma gota de hidróxido de potássio (KOH) para dissolução de hemácias, leucócitos e células epiteliais, facilitando a identificação de longas fibras e micélios, típicos da infecção fúngica.

A citologia oncótica apresenta baixas sensibilidade e especificidade, não devendo ser utilizada para diagnosticar ou excluir a presença de candidíase vaginal.

Tratamento e seguimento

Tratamento

Várias medicações antifúngicas podem ser utilizadas para o tratamento da candidíase vaginal, devendo-se optar por esquemas curtos de tratamento para maior adesão ao tratamento (Quadro 34.9). A via de administração, oral ou tópica, não modifica os resultados.

O uso da nistatina tem sido abandonado em razão dos piores resultados e da menor adesão ao incômodo esquema posológico (7 a 14 dias de tratamento). Além das opções listadas no Quadro 34.9, existem vários outros fármacos disponíveis no mercado brasileiro, como isoconazol, fenticonazol, cetoconazol e itraconazol.

As associações de antifúngico com corticoide fornecem rápido alívio da sintomatologia vulvar, mas não tratam a infecção vaginal. Portanto, se utilizadas, devem ser associadas a outros esquemas terapêuticos. Seu uso pode piorar muito as infecções pelo herpes genital, tendo, por esse motivo, de ser afastado esse diagnóstico antes do início de sua utilização.

Seguimento

Não é necessária consulta de seguimento quando ocorre a cura dos sintomas.

Quadro 34.9 Esquemas de tratamento para candidíase (CDC, 2015)

Butoconazol creme a 2%, 1 aplicador (5g) intravaginal, dose única
Terconazol creme a 0,4%, 1 aplicador (5g) intravaginal por 7 noites
Terconazol creme a 0,8%, 1 aplicador (5g) intravaginal por 3 noites
Terconazol 80mg supositório vaginal, 1 unidade intravaginal por 3 noites
Clotrimazol creme a 1%, 1 aplicador (5g) intravaginal por 7 a 14 noites
Clotrimazol creme a 2%, 1 aplicador (5g) intravaginal por 3 noites
Miconazol creme a 2%, 1 aplicador (5g) intravaginal por 7 noites
Miconazol creme a 4%, 1 aplicador (5g) intravaginal por 3 noites
Miconazol 100mg supositório vaginal, 1 unidade intravaginal por 7 noites
Miconazol 200mg supositório vaginal, 1 unidade intravaginal por 3 noites
Miconazol 1.200mg supositório vaginal, 1 unidade intravaginal por 1 noite
Tioconazol creme a 6,5%, 1 aplicador (5g) intravaginal, dose única
Fluconazol 150mg VO, dose única

Abordagem do parceiro

O tratamento do parceiro não está indicado rotineiramente, exceto nos raros casos de balanite.

Associação candidíase vaginal-HIV ou outras imunossupressões

As pacientes HIV-positivas estão mais sujeitas a apresentar candidíase vaginal, bem como infecções por espécies de *Candida* não *albicans*. O tratamento da candidíase em pacientes imunossuprimidas deve ser realizado com a utilização de esquemas de duração mais prolongada (7 a 14 dias).

Alergia e efeitos adversos

O tratamento oral pode ocasionar náuseas, dor abdominal, cefaleia e, raramente, elevação transitória das transaminases hepáticas, enquanto o tratamento tópico pode causar ardência e irritação locais. Além disso, as drogas de uso vaginal podem causar enfraquecimento dos preservativos e diafragmas, o que deve ser informado às pacientes em tratamento.

Gravidez e lactação

São preferidos os esquemas de uso tópico, já que o tratamento oral está contraindicado na gestação.

Candidíase recidivante

A candidíase recorrente (quatro ou mais episódios ao ano) atinge cerca de 5% das mulheres. A realização de uma cultura pode ser útil para avaliar a presença de espécies não *albicans*, que são encontradas em 10% a 20% das candidíases recorrentes.

Deve-se tratar o episódio agudo com agentes tópicos por 7 a 14 dias ou com fluconazol via oral nos dias 1, 4 e 7. Após a remissão dos sintomas, deve-se utilizar tratamento antifúngico de manutenção. O fluconazol oral (100, 150 ou 200mg) em dose única semanal por 6 meses é o tratamento de manutenção (Quadro 34.10). Esquemas utilizando tratamento tópico intermitente (dose única mensal no período pré-menstrual) por 6 meses também são efetivos.

Quadro 34.10 Esquema de tratamento para candidíase recorrente (CDC, 2015)

Após tratamento do quadro agudo → Fluconazol 100, 150 ou 200mg VO, em dose única semanal por 6 meses

Após a interrupção do tratamento antifúngico de manutenção, as taxas de recorrência variam de 30% a 50%, e na candidíase recorrente o tratamento do parceiro é adotado por vários médicos, embora de maneira empírica e sem comprovação de menor taxa de recidivas.

Espécies não *albicans*

As espécies não *albicans* não respondem bem aos esquemas padrões, especialmente ao fluconazol, devendo-se optar por esquemas mais prolongados (7 a 14 dias), pois é pior a resposta aos esquemas curtos.

As recorrências podem ser abordadas com ácido bórico (cápsulas de 600mg/dia, por 14 dias), anfotericina B (supositórios, 50mg/dia, por 14 dias) ou ainda nistatina (supositórios, 100.000UI/dia, por 3 a 6 meses).

Pontos críticos

O diagnóstico da candidíase se baseia no quadro clínico e no exame a fresco. A realização de cultura vaginal pode ser útil em casos de candidíase recidivante. Os tratamentos, oral ou local, em esquemas de curtos tratamentos (1 a 3 dias) são preferidos e apresentam resultados semelhantes, estando indicado o tratamento supressivo nos casos de candidíase recidivante.

TRICOMONÍASE

Etiopatogenia

O *Trichomonas vaginalis* é um protozoário anaeróbio que infecta preferencialmente o trato genital humano. A tricomoníase está associada a aumento das taxas de infecção pelo vírus da imunodeficiência humana, ruptura prematura das membranas e prematuridade.

Aproximadamente 70% a 85% das pessoas infectadas são portadores assintomáticos e podem transmitir a doença aos parceiros sexuais. Os homens sintomáticos apresentam uretrite, disúria e secreção uretral mucopurulenta, e as mulheres, um corrimento verde-amarelado, abundante, espumoso e malcheiroso (Figura 34.2), estando associados sintomas inflamatórios intensos, como prurido e irritação vulvares, disúria, dispareunia e colpite focal (colo em morango ou teste de Schiller em pele de onça).

Diagnóstico

A associação do quadro clínico ao exame a fresco é a ferramenta mais utilizada para o diagnóstico da tricomoníase. O exame a fresco é barato e de fácil execução, mas apresenta baixa sensibilidade (51% a 65%). Convém lembrar que a sensibilidade do exame a fresco vai caindo com o passar do tempo, e o ideal é avaliar a amostra em até 10 minutos após sua coleta.

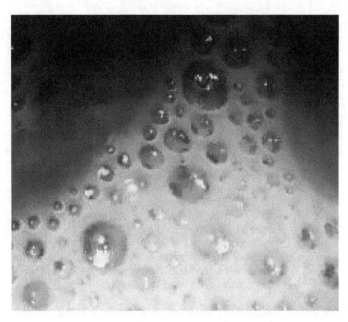

Figura 34.2 Tricomoníase.

Se necessário, pode ser realizada cultura, que apresenta sensibilidade de 75% a 96% e especificidade de 100% para sua confirmação.

Ocasionalmente o *Trichomonas vaginalis* é detectado no exame citológico, mas podem ocorrer falso-positivos e falso-negativos, o que inviabiliza sua utilização com esse propósito.

Vários testes de amplificação de ácidos nucleicos do *Trichomonas vaginalis* foram aprovados pelo FDA e demonstraram altos índices de sensibilidade e especificidade. Infelizmente, esses testes apresentam custo elevado e não estão disponíveis no Brasil.

Tratamento e seguimento

Tratamento

O tratamento tem por base o uso de imidazólicos em dose única por via oral e apresenta altas taxas de sucesso (Quadro 34.11). O tratamento tópico não proporciona níveis terapêuticos na uretra e nas glândulas parauretrais, não devendo ser utilizado. Durante o tratamento, as pacientes devem abster-se de atividade sexual.

Seguimento

Em virtude de as taxas de reinfecção chegarem a 17%, sugere-se a reavaliação das pacientes em 3 meses, independentemente do tratamento do parceiro.

Abordagem do parceiro

O tratamento empírico do parceiro está indicado, o que leva ao aumento das taxas de cura.

Quadro 34.11 Esquema de tratamento para tricomoníase (CDC, 2015)

Metronidazol 2g VO, dose única
Tinidazol 2g VO, dose única

Associação tricomoníase/HIV

O tratamento da tricomoníase em paciente infectada pelo HIV apresenta melhores taxas de sucesso do que os esquemas em dose única (Quadro 34.12).

Alergia e efeitos adversos

A associação entre álcool e imidazólicos pode produzir reação alérgica intensa (dissulfiram-*like*), sendo fundamental alertar as pacientes quanto a esse risco. A abstenção do álcool é preconizada por 24 horas após o fim do tratamento com metronidazol e 72 horas após o tratamento com o tinidazol.

Como os imidazólicos são as únicas medicações efetivas contra o *Trichomonas vaginalis*, na presença de alergia aos imidazólicos deve-se optar pela dessensibilização.

Gravidez e lactação

As gestantes sintomáticas devem ser tratadas para alívio dos sintomas (Quadro 34.13).

O benefício do tratamento de gestantes assintomáticas não foi estabelecido, exceto em gestantes HIV-positivas, por apresentarem maior taxa de transmissão vertical.

O uso do metronidazol é seguro na gestação (categoria B), não apresentando teratogenicidade em uma série de metanálises. Já o uso de tinidazol não foi tão estudado, devendo ser evitado na gravidez e na lactação.

O metronidazol em doses habituais é segregado em doses mínimas no leite, parecendo seguro em várias séries de caso.

Tricomoníase recorrente

A resistência do *Trichomonas vaginalis* é de 5% ao metronidazol e de 1% ao tinidazol. No caso de resistência, opta-se por esquemas mais prolongados de tratamento (Quadro 34.14).

Pontos críticos

O diagnóstico da tricomoníase se fundamenta no quadro clínico e no exame a fresco. Excepcionalmente pode ser necessária a realização de cultura vaginal e/ou de testes de

Quadro 34.12 Esquema alternativo de tratamento para tricomoníase em paciente HIV-positiva – CDC, 2015

Metronidazol 500mg VO, a cada 12h por 7 dias

Quadro 34.13 Esquemas de tratamento para tricomoníase na gestação (CDC, 2015)

Metronidazol 2g VO, dose única

Quadro 34.14 Esquema de tratamento para tricomoníase resistente (CDC, 2015)

Metronidazol 500mg VO, a cada 12h por 7 dias
Metronidazol 2g VO, dose única diária por 7 dias
Tinidazol 2g VO, dose única diária por 7 dias
Tinidazol 2 a 3g VO, dose única diária por 14 dias, associado ao tinidazol creme vaginal

amplificação de ácidos nucleicos do *Trichomonas vaginalis*. O tratamento concomitante do parceiro é mandatório, podendo ser realizado independentemente de exames diagnósticos.

Os esquemas de tratamento com metronidazol ou tinidazol em dose única são bastante eficazes.

MENSAGENS-CHAVE

- A citologia oncótica não deve ser utilizada para diagnóstico de corrimentos vaginais.
- O tratamento rotineiro do parceiro só está indicado nos casos de corrimentos vaginais causados pela tricomoníase.
- O diagnóstico de vaginose bacteriana pode ser clínico, pelos critérios de Amsel, ou laboratorial, pelos de Nugent.
- O tratamento padrão da vaginose bacteriana consiste no uso de metronidazol, via oral, por 7 dias. O tratamento tópico com metronidazol ou clindamicina é alternativa válida.
- Vaginose bacteriana recorrente deve ser tratada com esquemas supressivos de longo prazo.
- Terapias alternativas para vaginose bacteriana, como probióticos, lactobacilos e vitamina C, não estão indicadas.
- O tratamento da candidíase vaginal não complicada pode ser realizado por via oral ou tópico com eficácia similar.
- Na candidíase vaginal não complicada deve-se optar por tratamentos de curto prazo (dose única ou até 3 dias).
- Na presença de candidíase recorrente, cabe considerar a possibilidade de espécies de *Candida* não *albicans*, bem como o tratamento supressivo de longo prazo.
- O tratamento da tricomoníase deve ser realizado por via oral e em dose única.

Leitura complementar

Amsel R, Totten PA, Spiegel CA et al. Nonspecific vaginitis. Diagnostic criteria and microbial and epidemiologic associations. Am J Med 1983; 74:14-22.

Bradshaw CS, Morton AN, Hocking J et al. High recurrence rates of bacterial vaginosis over the course of 12 months after oral metronidazole therapy and factors associated with recurrence. J Infect Dis 2006; 193(11):1478-86.

Fonseca EC, Vaintraub MT, Machado LV. Vaginose bacteriana. GO Atual 2001; 8:18-24.

Fredricks DN, Fiedler TL, Marrazzo JM. Molecular Identification of Bacteria associated with Bacterial Vaginosis. N Engl J Med 2005; 353:1899-911.

Gardner HL, Dukes CD. Haemophilus vaginalis vaginitis. A newly defined specific infection previously classified "nonspecific" vaginitis. Am J Obstet Gynecol, 1955; 69(5):962-76.

Golightly P, Kearney L. Metronidazole-is it safe to use with breastfeeding? United Kingdom National Health Service, UKMI 2012.

Hale LP, Swidsinski A, Mendling W. Bacterial associated with bacterial vaginosis. N Engl J Med 2006; 354(2):202-3.

Kennedy MA, Sobel J. Vulvovaginal candidiasis caused by non albicans Candida species: new insights. Curr Infect Dis Rep 2010; 12:465-70.

Kirkcaldy RD, Augostini P Asbel LE et al. Trichomonas vaginalis antimicrobial drug resistance in 6 US cities, STD Surveillance Network, 2009-2010. Emerg Infect Dis 2012; 18:939-43.

Koss CA, Baras DC, Lane SD et al. Investigation of metronidazole use during pregnancy and adverse birth outcome. Antimicrob Agents Chemother 2012; 56:4800-5.

Lamont RF, Sobel JD, Akins RA et al. The vaginal microbiome: new information about genital tract flora using molecular based techniques. BJOG 2011 abril; 118(5):533-49.

Mehta SD. Systematic review of randomized trials of treatment of male sexual partners for improved bacterial vaginal outcomes in women. Sex Trans Dis 2012; 39:822-30.

Nugent RP, Krohn MA, Hillier SL. Reliability of diagnosing bacterial vaginosis is improved by a standardized method of gram stain interpretation. J Clin Microbiol 1991; 29:297-301.

Petersen EE, Magnani P. Efficacy and safety of vitamin C vaginal tablets in the treatment of non-specific vaginitis. A randomized, double blind, placebo-controlled trial. Eur J Ob Gyn Reprod Biol 2004; 117:70-5.

Sanchez S, Garcia PJ, Thomas KK et al. Intravaginal metronidazole gel versus metronidazole plus nystatin ovules for bacterial vaginosis: a randomized controlled trail. Am J Obstet Gynecol 2004; 191(6):1898-906.

Schwebke JR, Hillier SL, Sobel JD et al. Validity of the vaginal gram stain for the diagnosis of bacterial vaginosis. Obstet Gynecol 1996; 88(4):573-6.

Senok AC, Verstraelen H, Temmerman M et al. Probiotics for the treatment of bacterial vaginosis. Cochrane Database Syst Rev 2009:CD 006289.

Sobel JD, Chaim W, Nagappan V et al. Treatment of vaginitis caused by Candida glabrata: use of topical boric acid and flucytosine. Am J Obstet Gynecol 2003; 189:1297-300.

Sobel JD, Ferris D, Schwebke et al. Suppressive antibacterial therapy with 0,75% metronidazole vaginal gel to prevent recurrent bacterial vaginosis. Am J Obstet Gynecol 2006; 194(5): 1283-9.

SOGC – Clinical Practice Guide. Vulvovaginitis: screening for and management of thricomoniasis, vulvovaginal candidiasis, and bacterial vaginosis. J Obstet Gynaecol Can 2015; 37(3):266-74.

Swidsinski A, Mendling W, Loening-Baucke V et al. An adherent Gardnerella vaginalis biofilm persists on the vaginal epithelium after standard therapy with oral metronidazole. Am J Obstet Gynecol 2008; 198(1):97-8.

Thomas S Doederlein's Bacillus: Lactobacillus acidophilus. J Infect Dis 1928; 43:218-27.

Totten PA, Amsel R, Hale J et al. Selective differential human blood bilayer media for isolation of Gardnerella (Haemophilus) vaginalis. J Clin Microbiol 1982; 15(1):141-7.

Workowski KA, Bolan G. CDC. Sexually Transmitted diseases treatment guidelines. MMWR Recomm Rep 2015 Jun 5; 64 (No. RR-3):69-78.

Ya W, Reifer C, Miller LE. Efficacy of vaginal probiotic capsules for recorrent bacterial vaginosis: a double blind, randomized, placebo-controlled study. Am J Obstet Gynecol 2010; 203:120.e1-e6.

CAPÍTULO 35

Infecção pelo Papilomavírus Humano

Garibalde Mortoza Junior
Sonia Cristina Vidigal Borges
Adriana Almeida de Souza Lucena

INTRODUÇÃO

Há cerca de 2.000 anos já se descreviam lesões semelhantes a verrugas, relacionando-as com o comportamento sexual. Na década de 1940, comprovou-se a etiologia virótica das verrugas por microscopia eletrônica. Barret e cols., em 1954, confirmaram a transmissão sexual das verrugas, relatando o aumento dessa infecção em esposas de soldados norte-americanos da Guerra da Coreia. Em 1976, Meisels e Fortin e, em 1977, Purola e Savia estabeleceram a associação entre o papilomavírus humano (HPV) e as displasias cervicais, quando foram identificados coilócitos tanto em condilomas como nas lesões displásicas. Em 1983, Zur Hausen conseguiu clonar o DNA do HPV em pacientes com câncer do colo uterino e recebeu o Prêmio Nobel de Medicina em 2008. Em 1996, em duas reuniões de consenso, uma promovida pelo National Institutes of Health, dos EUA, outra pela Organização Mundial da Saúde (OMS), na Suíça, ficou definido que o HPV é o principal fator envolvido na etiologia do câncer do colo uterino. Naquele ano, Borysiewiez e cols. fizeram a primeira tentativa de produção de uma vacina contra o HPV.

Papilomavírus humano (HPV) – o vírus

O HPV faz parte de um grupo de DNA, vírus da família Papoviridae. Trata-se de um vírus não envelopado envolvido por um capsídeo icosaédrico e um genoma de DNA circular de cadeia dupla, dividida em várias porções, chamadas *open reading frame* (ORF – porções de abertura de leitura).

A estrutura do HPV é dividida em três regiões:

- **RRCC:** região regulatória contracorrente ou região-controle longa (RLC), contendo os nucleotídeos responsáveis pelo controle da replicação e expressão genética do vírus.
- **Região precoce:** composta pelas porções E1, que responde pela replicação do vírus; E2, responsável pela regulação negativa das funções das proteínas E6 e E7, controlando a transcrição e a replicação; E6 e E7, responsáveis pelas alterações no genoma celular do hospedeiro, ressaltando-se que a E6 provoca a destruição da proteína p53 da célula hospedeira via ubiquitina e mantém o comprimento da telomerase acima de seu ponto crítico, impedindo a apoptose da célula hospedeira, enquanto a E7 inativa a proteína pRB da célula hospedeira, impedindo o bloqueio do ciclo celular.
- **Região tardia:** formada pelas porções L1 e L2, que codificam as proteínas do capsídeo do vírus.

De acordo com as sequências de genes do DNA do vírus, o HPV pode apresentar diversos tipos. Dos mais de 100 tipos de HPV descritos, cerca de 40 infectam preferencialmente a mucosa anogenital, onde podem induzir o desenvolvimento de neoplasias intraepiteliais cervicais e do câncer, podendo ser divididos em:

- **HPV de baixo risco – vírus de baixo potencial oncogênico:** 6 e 11 (mais encontrados em condilomas acuminados), 30, 34, 40, 41, 42, 43, 44, 53, 54, 55, 61, 72, 73 e 81.
- **HPV de alto risco – vírus com alto potencial de oncogenicidade:** 16, 18, 31, 33, 35, 39, 45, 51, 52, 56, 58, 59, 68, 73 e 82.

A maior parte dessas infecções passa clinicamente despercebida, pois ocorre o *clearance* do DNA do HPV em um período que varia de 4 a 8 meses, com exceção dos HPV de alto risco, cujo tempo pode prolongar-se de 8 a 12 meses.

No entanto, a resposta imune pode falhar no *clearance* ou no controle da infecção, momento em que ocorre, então, a infecção persistente e, no caso dos HPV de alto risco, aumenta a probabilidade de progressão para as lesões de alto grau e carcinoma invasor.

Em grande estudo desenvolvido pela International Agency for Research on Cancer (IARC), conduzido em diferentes países (Espanha, Brasil, Filipinas, Tailândia, Marrocos, Mali, Peru e Paraguai) e incluindo 2.288 carcinomas invasores, 141 adenocarcinomas e 2.513 casos-controle, evidenciou-se que uma mulher portadora de HPV de alto risco apresenta risco relativo variável de desenvolver carcinoma de células escamosas do colo uterino, dependendo do tipo de HPV, com *odds ratio* de 109,2 (em Mali) a 276,8 (nas Filipinas) (Quadro 35.1).

Em 2009, combinando todos os estudos realizados pela IARC, Munoz e cols. mostraram que o risco relativo de uma mulher desenvolver câncer do colo uterino, escamoso e/ou de células glandulares varia de 3,6, quando portadora do HPV-6, a 573,4, naquelas com HPV-33 (Quadro 35.2).

Nos carcinomas de células escamosas do colo uterino, o HPV-16 é encontrado em aproximadamente 56% dos casos, seguido pelo HPV-18, em quase 14% desses casos, e pelos HPV-31, 33 e 45. Nos adenocarcinomas do colo uterino, o HPV-18 responde por aproximadamente 34,2% dos casos, o HPV-16 por 33,5% e o HPV-45 por 9,4%.

O HPV está relacionado com 83% a 95% dos casos de câncer anal, 60% a 65% dos vaginais, 30% a 42% dos de pênis, 20% a 50% dos de vulva, 28% a 80% dos casos de câncer perianal, dependendo do sexo, 35,6% dos de orofaringe e 23,5% dos de câncer da cavidade oral.

ONCOGÊNESE

O HPV infecta a camada basal de células do epitélio escamoso do colo uterino por meio de microfissuras do epitélio superficial, e todos os subsequentes eventos de replicação e maturação viral ocorrerão no interior das células epiteliais no sentido base-superfície. No entanto, todo esse processo acontece sem que haja processo inflamatório efetivo para alertar o sistema imune, ou seja, durante a infecção inicial o vírus permanece no estado epissomal e relativamente quiescente. Não se observam modificações histopatológicas específicas nesse estágio, que é considerado de infecção latente. A replicação viral e a expressão gênica parecem estar na dependência de desacordo na diferenciação celular do hospedeiro.

As células humanas contêm, em seu DNA, genes que são supressores de crescimento tumoral, isto é, que regulam o desenvolvimento da célula, fazendo com que essas células tenham evolução natural e caminhem para apoptose (morte celular programada). Entre esses genes estão o p53, localizado no cromossomo 17, e o pRB, localizado no cromossomo 13.

O desenvolvimento do câncer cervical e de suas lesões precursoras (NIC) está associado à integração do genoma do HPV – em especial dos de alto risco oncogênico – com o genoma da célula hospedeira. O processo requer os genes E6 e E7 dos tipos de alto risco. Os genes E6 e E7 codificam proteínas multifocais. Entre essas funções, a sequência genômica E6 se liga e desagrega a proteína supressora de tumor – p53 –, enquanto a sequência E7 se liga à proteína supressora de tumor – pRb. O E6 evita a apoptose e ocasiona a ativação da telomerase, que está ligada à imortalização celular, característica da maior parte dos tumores. Para que haja ação significativa de E6 e E7 é necessário que ocorra inativação ou ruptura das porções E2 e E1.

Portanto, a interação do HPV com as células epiteliais cervicais vai ocorrer de duas maneiras: por proliferação viral com lesões transitórias ou por infecção persistente com progressão para as lesões pré-neoplásicas.

INCIDÊNCIA E PREVALÊNCIA

A infecção pelo HPV é a infecção sexualmente transmissível mais comum, com aproximadamente 75% dos adultos sexualmente ativos adquirindo um ou mais tipos de HPV genital durante a vida. A mais alta prevalência tem sido registrada especialmente entre os indivíduos mais jovens.

Em estudo caso-controle realizado em São Paulo foram observados 17% de DNA-HPV no grupo-controle e 84% no grupo com câncer de colo uterino. Dados recentes mostram a relação direta do HPV com o câncer cervical, variando de 92,4% a 98,1% dos carcinomas escamosos e de 85,7% a 100% dos adenocarcinomas.

A prevalência de DNA-HPV em geral, considerando-se as diferentes populações femininas do mundo, tem variado de 30% a 50%, segundo a técnica de reação em cadeia da polimerase (PCR). O tipo mais encontrado em todo o mundo é o 16, seguido pelo 18, os quais são considerados responsáveis por cerca de 70% dos casos de câncer do colo uterino. Segundo a OMS, a prevalência da infecção pelo HPV-16 na América Latina é de 50,2%; a do HPV-18 é de 16,2%; a do HPV-31 é de 6,8%; a do HPV-45 é de 5,4% e a do HPV-33 é de 4%.

Não existem dúvidas de que, em alguns países, o aumento da promiscuidade sexual, a diminuição da idade da primeira

Quadro 35.1 Risco de carcinoma cervical de células escamosas de acordo com o tipo de HPV

Tipos de HPV	Odds ratio	(IC 95%)
59	419,2	(54,2 a 3.242,4)
16	434,5	(278,2 a 678,7)
33	373,5	(46,7 a 2.985,8)
18	248,1	(138,1 a 445,8)
31	123,6	(53,5 a 286,0)
6	4,3	(0,5 a 38,4)
11	11,2	(1,0 a 128,0)

Quadro 35.2 Risco relativo por tipo de HPV (IARC – Estudos Combinados)

Tipos de HPV	Odds ratio
16	281,9
18	222,5
45	157,9
31	124,9
52	190,6
33	573,4
59	205,8
11	7,5
6	3,6

relação e a abolição do condom a favor da contracepção oral aumentam a frequência de infecção pelo HPV. A maioria dos estudos realizados em clínicas de DST revela que as verrugas genitais são mais comuns em homens.

Os indivíduos imunocomprometidos parecem manter o DNA-HPV de modo persistente, e as mulheres soropositivas para o HIV têm apresentado maiores frequência e persistência dos vírus quando comparadas a controles soronegativos.

VIAS DE TRANSMISSÃO

A via sexual é a modalidade de contágio mais comum, e a infecção clínica (condilomas acuminados), que tem alta carga viral, é mais contagiosa do que a forma subclínica. É provável que o HPV possa ser transmitido por fômites, ou seja, por contato indireto com objetos inanimados, como toalhas, roupas íntimas, instrumentais ginecológicos, fumaça de laserterapia ou de cirurgia de alta frequência. Embora não se saiba por quanto tempo o vírus resista fora do organismo, considera-se que essa modalidade de transmissão seja viável por certo período. Dessa maneira, as mulheres e as crianças sem atividade sexual comprovada também poderão desenvolver a infecção.

A autoinoculação pode ocorrer. O sexo oral é o possível mecanismo de transmissão do condiloma oral.

FORMAS CLÍNICAS

Após a exposição, o vírus coloniza o epitélio do trato genital inferior, podendo existir ampla variação individual de manifestações clínicas, as quais provavelmente são reguladas pela resposta imunológica local ou sistêmica do hospedeiro, além da presença ou ausência de cofatores.

Classicamente, a infecção pelo HPV pode ser dividida em três formas distintas: clínica, subclínica e latente. A clínica é caracterizada pela existência dos condilomas (verrugas); a subclínica se apresenta como lesões não visíveis a olho nu, identificadas pela colposcopia; e a latente consiste na presença do vírus no trato genital sem evidências de lesões, não existindo alterações citológicas, colposcópicas e/ou histológicas.

O período de incubação dos condilomas acuminados (HPV-6 ou 11) varia de 3 semanas a 8 meses, sendo desconhecido para as lesões subclínicas. Boa parte das mulheres que adquirem o HPV vai eliminá-lo espontaneamente em 4 a 24 meses, ressaltando-se que o HPV-16 parece ser o que mais tempo demanda para a remissão espontânea. Um pequeno percentual vai apresentar a infecção persistente e, em algum momento de sua vida, poderá exibir lesões de alto grau e/ou câncer.

Infecção clínica ou subclínica pode ser encontrada em cerca de 40% a 60% dos parceiros de mulheres portadoras de infecção cervical pelo HPV.

Os HPV-6 e 11 podem acarretar papilomatose recorrente na criança, a qual pode ser adquirida durante a passagem pelo canal do parto em mulheres portadoras desses vírus. A doença se manifesta entre o quarto e o quinto ano de vida. O risco é muito baixo (1:80 a 1:1.500), sendo a doença muito rara.

DIAGNÓSTICO

O exame clínico é o primeiro e o mais importante passo para o diagnóstico da lesão associada ao HPV. O sistema de diagnóstico deve abranger o rastreamento citológico e colposcópico e a realização da histopatologia por meio de biópsia colposcopicamente dirigida. A confirmação do vírus se dá com a realização de testes de biologia molecular, identificando o DNA do HPV quando necessário.

Mulheres com esfregaços citológicos anormais, sugestivos da presença do vírus, devem ser encaminhadas para colposcopia, devendo ser lembrado que a maior parte das infecções por HPV é assintomática, podendo passar despercebida pela paciente. Acredita-se que um terço das mulheres sexualmente ativas abrigue alguma forma de HPV clinicamente manifesta.

Em decorrência da estreita relação entre neoplasia intraepitelial cervical (NIC) e HPV, é válido supor que as técnicas diagnósticas da infecção viral possam constituir-se em métodos rastreadores dos processos neoplásicos do colo uterino. Alguns países desenvolvidos já incorporaram o teste HPV-DNA para vírus de alto risco em seus programas de rastreamento do câncer do colo uterino em mulheres com mais de 30 anos de idade, identificando-as como de risco para o câncer de colo e as colocando em rastreamento colpocitológico com mais frequência.

Com o auxílio de um instrumento de amplificação, as lesões não latentes podem ser identificadas e diferenciadas de condições fisiológicas e/ou patogênicas que mimetizam lesões virais. O colposcópio é frequentemente utilizado para examinar o colo uterino, a vagina e a genitália externa.

A citologia depende da esfoliação das células doentes que representam a lesão subjacente, sendo útil na investigação do colo uterino e da vagina.

Na clínica diária, o diagnóstico final é frequentemente obtido por biópsia orientada pela colposcopia, que pode promover a identificação de alterações histopatológicas sugestivas da infecção pelo HPV. A histopatologia possibilita a identificação de NIC, as quais podem estar associadas a viroses potencialmente oncogênicas. Entretanto, não torna possível a predição do tipo de HPV associado ao efeito citopático. Quando existem alterações mínimas associadas ao vírus, a interpretação histopatológica pode ser dificultada, assim como não é possível diagnosticar infecções latentes.

Somente testes moleculares possibilitam a identificação do DNA do HPV, informando ao clínico a existência da infecção, mesmo na ausência de alterações morfológicas. Hoje, esses testes são realizados pelas técnicas de PCR ou pela captura híbrida.

Não existe método ideal para identificação do HPV. Todos apresentam limitação quanto a sensibilidade, especificidade, praticidade, custo e disponibilidade comercial. Os pesquisadores buscam aquele teste com mais utilidade e praticidade, de custo mais baixo, além de servir de marcador prognóstico.

Citologia oncótica

A realização periódica do exame citopatológico continua sendo a estratégia mais adotada para o rastreamento do câncer do colo uterino, que é o método de menor custo. Atingir

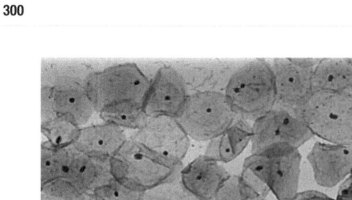 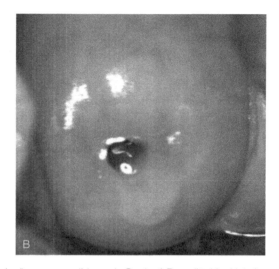

Figura 35.1A e B Infecção latente sem lesões à citologia e à colposcopia. (Imagens cedidas pelo Dr. José Benedito Lira Neto.)

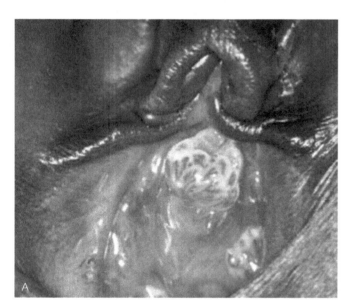 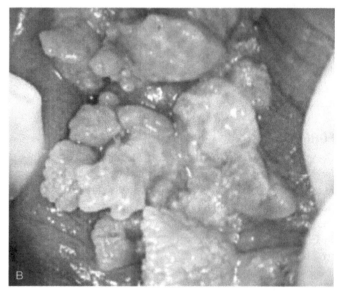

Figura 35.2A e B Infecção clínica: condilomas.

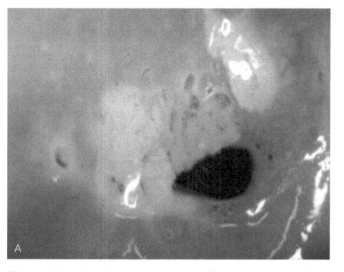 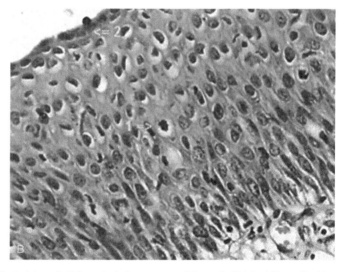

Figura 35.3A e B Infecção subclínica: epitélio acetobranco na ZT – neoplasia intraepitelial cervical. (Imagens cedidas pelo Dr. José Benedito Lira Neto.)

alta cobertura da população definida como alvo é o componente mais importante, no âmbito da atenção primária, para que se obtenha significativa redução da incidência e da mortalidade por esse tipo de câncer.

A citologia consiste no exame em que são coletadas, por raspado, apenas as células provenientes das camadas superiores do epitélio. A predição citológica da existência da lesão histopatológica está lastreada no tipo e na quantidade de células atípicas detectadas no esfregaço.

A avaliação citológica da cérvice promove importante ligação inicial entre o ginecologista e a paciente. Nos programas de detecção é o esfregaço cervical que fornece a chave para identificar a anormalidade dentro da cérvice e do trato genital inferior. Com o resultado o médico é capaz de selecionar as pacientes que necessitarão de mais avaliações diagnósticas, como a colposcopia.

A acuidade do método para o diagnóstico das lesões precursoras do câncer varia de acordo com o grau histopatológico da lesão. Assim, cerca de 50% dos casos de NIC I e NIC II não são detectados no esfregaço citológico, provavelmente em razão da reduzida descamação celular. Nas NIC III, no entanto, o método apresenta acuidade superior a 90% quando todos os rigores da técnica citológica são obedecidos. Para que sejam conseguidos índices tão elevados, é absolutamente imprescindível a obtenção de abundante e adequada amostra citológica de material ecto e endocervical, o que se consegue à custa de escovas idealizadas para esse fim, sobretudo em razão da frequente localização endocervical das NIC III.

Os coilócitos são células resultantes do efeito citopatogênico do vírus sobre a célula epitelial. Biologicamente, sabe-se que a coilocitose representa infecção em atividade, com multiplicação virótica e lesões contagiosas, sendo mais numerosas à medida que a lesão se apresente menos grave. As mais graves não apresentam coilocitose, sobrando somente os sinais citológicos das lesões pré-neoplásicas. Nesses casos, o genoma virótico estaria integrado ao das células hospedeiras, perdendo-se, portanto, o poder infectante e se ganhando o oncogênico.

A descrição das anormalidades celulares dentro do esfregaço cervical varia entre os centros de pesquisa. O Instituto Nacional de Câncer (INCA) recomenda a chamada classificação de Bethesda (1988, 1989, 1992, 2001), desenvolvida em virtude da necessidade de reclassificação do sistema original de Papanicolau, atualizando-o com a história natural e real das lesões cervicais pré-cancerosas. Esse sistema de graduação original também rompeu com a terminologia de NIC em razão da falta de reprodutibilidade entre diferentes observadores e porque aparentemente não oferecia qualquer clareza ao médico em relação ao manejo. A classificação de Bethesda, essencialmente, descreve três tipos de achado: (1) dentro dos limites normais (descritos citologicamente); (2) células escamosas atípicas de significado indeterminado (ASC-US, ASC-H) e células glandulares de significado indeterminado (AGC); (3) alterações celulares sugerindo lesão intraepitelial escamosa de baixo e alto graus (LSIL e HSIL).

Outras subclassificações estão relacionadas com o HPV, as anormalidades glandulares e os componentes metaplásicos escamosos. Cox e cols. observaram que a positividade do DNA-HPV está associada ao aumento de quatro vezes na probabilidade de se encontrar uma NIC. Assim, a combinação de testes de rastreamento poderá contribuir para que não haja perda de diagnósticos. Métodos semiquantitativos recentes usando a PCR para detectar tipos de HPV de alto risco em material de biópsia ou esfregaço têm mostrado valor preditivo muito alto (>90%) em relação ao diagnóstico de NIC de alto grau. O teste de HPV para determinar alguns dos tipos de HPV de alto risco pode ajudar na decisão de encaminhar ou não para colposcopia casos de citologias não conclusivas (ASCUS/AGC).

Esses métodos poderão ser cada vez mais usados no futuro para identificar doença cervical importante em mulheres com esfregaços levemente anormais.

O avanço no diagnóstico citológico é representado pelo desenvolvimento da citologia em meio líquido (CML), também chamada de citologia em camada fina ou em monocamada. Desenvolvida inicialmente como maneira de possibilitar a leitura por computadores, a CML levou os pesquisadores a pensarem em um método alternativo para o preparado convencional que eliminasse o máximo possível a sobreposição de células, os infiltrados inflamatórios, as hemácias, os debris celulares e os artefatos indesejáveis.

A CML oferece a possibilidade de maior transferência de células para os preparados, além de preservar mais células para novos preparados; elimina muco e hemácias; possibilita pronta recuperação de DNA e RNA para realização de testes biomoleculares (hibridização molecular, captura de híbridos e PCR); 100% das células coletadas ficarão preservadas para análise; trata-se de um procedimento mais fácil do que o convencional; o material vai da escova diretamente para o frasco preservativo com células preservadas sem artefatos e com amostra mantida em temperatura ambiente, permanecendo estável por até 30 dias.

Na comparação dos dois métodos há de ser considerado que, em geral, o diagnóstico final, em grande parte dos casos, é semelhante. Os valores de sensibilidade e especificidade tendem a ser muito próximos. O tempo médio de coleta é mais curto por amostra na citologia líquida. Quando os exames são realizados por médicos experientes, existe reduzido número de lâminas insatisfatórias em ambas as técnicas. O tempo de leitura e interpretação das lâminas é significativamente mais curto na CML, propiciando a leitura de um número mais expressivo de lâminas em um mesmo tempo. A CML, que é mais cara no Brasil, não deverá substituir a citologia convencional no rastreamento do câncer cervical até o presente momento.

Colposcopia

A história da colposcopia, um exemplo da adaptação de uma técnica de observação, foi iniciada por Hinselman, em 1925, que esperava revelar o microcarcinoma, pois se acreditava, em sua época, ser a forma de início do câncer do colo uterino. Inicialmente o método teve difícil aceitação e durante 25 anos foi utilizado quase que unicamente nos países germânicos, sendo introduzido nos países de língua inglesa no início dos anos 1960. Difundiu-se rapidamente, sobretudo por sua utilidade no diagnóstico das neoplasias cervicais malignas, e ainda é utilizado como instrumento topográfico e técnica de rastreamento.

O teste de Schiller, elaborado na mesma época da colposcopia, é muito mais difundido em virtude da facilidade de realização. Entretanto, não atingiu os resultados esperados por causa da falta de especificidade.

Com o aparecimento da citologia esfoliativa, na década de 1940, pensou-se durante certo tempo que a colposcopia e o teste de Schiller estariam condenados a desaparecer. Aconteceu o contrário, ou seja, esses dois métodos mudaram somente de objetivo, não sendo apenas para prevenção, mas também para estudo topográfico das lesões, podendo ajudar na decisão de um diagnóstico histopatológico a partir de biópsia dirigida ou de conização.

A classificação colposcópica adotada atualmente pela Federação Internacional de Patologia Cervical e Colposcopia (IFCPC) compreende a terminologia colposcópica do colo uterino e a terminologia colposcópica da vagina. A do colo uterino compreende a avaliação geral, em que é possível encontrar uma colposcopia adequada ou inadequada, se a junção escamocolunar é completa ou parcialmente visível ou não visível, e determinar o tipo de zona de transformação (tipos 1, 2 e 3). Há ainda os achados colposcópicos normais, achados colposcópicos anormais, suspeita de invasão e miscelânea. Os achados anormais devem ser referidos se estão dentro ou fora da zona de transformação e de acordo com a posição do relógio e graduados como achados menores (reduzido grau de alterações) ou maiores (alto grau de alterações). Além disso, há também os achados de suspeita de invasão, como os vasos atípicos, e outros sinais adicionais, como vasos frágeis, superfície irregular, lesão exofítica, necrose, ulceração e neoplasia tumoral/grosseira. Essa classificação foi proposta pela IFCPC, cuja última e atual versão data de 2011, durante o Congresso Mundial do Rio de Janeiro, e visa oferecer a terminologia adequada aos colposcopistas de todo o mundo.

Assim como acontece com o método citológico, existe correlação direta entre a exuberância das imagens e o resultado histopatológico. Portanto, as lesões de pouca evidência colposcópica, denominadas menores, são frequentemente representativas de discreto comprometimento epitelial, ao contrário do que acontece com as alterações colposcópicas importantes, ditas maiores. É coerente a afirmação de que apenas um quinto das colposcopias anormais guarda relação com malignidade cervical. Nos quatro quintos restantes, as biópsias sistemáticas das anormalidades colposcópicas demonstram alterações epiteliais de benignidade.

A citologia e a colposcopia são métodos que alertam o clínico para a presença de NIC, porém, para a orientação terapêutica, faz-se necessária a configuração histopatológica do grau de atipia. A obtenção da amostra para o estudo histopatológico é sempre mais bem realizada sob visão colposcópica, pois somente assim pode ser realizada a biópsia nas áreas mais suspeitas.

Em alguns países menos desenvolvidos, onde o acesso à citologia e à colposcopia é muito restrito, foram desenvolvidos os métodos da inspeção visual com ácido acético (VIA) e da inspeção visual com lugol iodado (VILI), quando se tenta identificar as lesões pré-neoplásicas a olho nu, após aplicação do ácido acético ou do lugol, executando procedimentos excisionais caso sejam encontradas áreas suspeitas. Esses métodos têm sido utilizados na África e na Ásia, onde é alta a incidência de câncer do colo uterino. A sensibilidade do VIA para detectar NIC II ou III varia de 49% a 96% com especificidade de 49% a 98%.

Histopatologia

O diagnóstico histopatológico da infecção pelo HPV é de suma importância, pois nele se baseia a maioria das decisões terapêuticas disponíveis até o momento. Além de auxiliar o diagnóstico de infecções por HPV, a histopatologia é capaz de graduar as lesões, orientando sua capacidade de evolução para neoplasias.

O carcinoma do colo uterino normalmente tem evolução lenta, sendo precedido por alterações intraepiteliais chamadas de neoplasias intraepiteliais cervicais, expressão cunhada por Richart em 1967. Essas lesões precursoras são caracterizadas por desorganização da arquitetura do epitélio malpighiano, por atipias nucleares e mitoses típicas e atípicas. Em 1990, Richart propôs agrupar essas lesões em apenas dois grupos: NIC de baixo grau (NIC I) e de alto grau (NIC II e III):

- A NIC I corresponde às lesões que acometem o terço basal do epitélio, contendo células com distúrbios de polarização e maturação.
- A NIC II se refere às lesões que acometem dois terços basais do epitélio, com células com moderado pleomorfismo, aumento da relação núcleo/citoplasma e cromatina granular.
- A NIC III ocorre quando as lesões acometem mais de dois terços do epitélio, na presença de células com pleomorfismo acentuado, cromatina granulosa e nucleomegalia acentuada; nesse grupo são incluídas as lesões que acometem todo o epitélio, porém sem sinais de invasão.

O HPV é um microrganismo exclusivamente intracelular que infecta células mitoticamente ativas para se estabelecer no epitélio, o que explica por que tanto os carcinomas escamosos como os glandulares se originam na junção escamocolunar e dentro da zona de transformação, pois nesse local há acesso imediato às células basais e parabasais do epitélio metaplásico.

A camada basal do epitélio tem uma só fileira de células em paliçada. Os processos pré-neoplásicos do colo uterino são caracterizados por hiperplasia da camada basal com células exibindo discariose. À medida que a camada basal perde sua capacidade de se diferenciar das demais células do epitélio escamoso, vão se originando os graus de atipias nesse epitélio.

Métodos moleculares de identificação do HPV e seus genótipos

Southern blotting

O *Southern blotting* é um dos primeiros métodos de hibridização, cujo protocolo técnico serviu à investigação do reconhecimento viral. Desenvolvido por Southern, em 1975, baseia-se na digestão do DNA genômico a partir de enzimas específicas de restrição – as endonucleases –, as quais provocam clivagem do DNA cada vez que determinada sequência de bases for reconhecida. A hibridização do *Southern blotting* é utilizada para detecção do DNA do HPV no DNA de espécimes celulares, sendo um teste sensível e altamente específico utilizado em pesquisa e para controle de qualidade. Não tem aplicação na rotina clínica por ser demorado e complicado. Embora considerada técnica confiável, existem dificuldades em reproduzir os resultados entre diferentes laboratórios.

Northern blotting

Esse processo apresenta princípios semelhantes aos do *Southern*, visando, entretanto, ao estudo de sequências nucleotídicas de RNA.

Dot blotting

Trata-se de um método rápido e pouco dispendioso para analisar amostras do DNA ou RNA do HPV, sendo utilizado principalmente para rastreamento de elevado número de amostras clínicas, mas não pode ser usado para pesquisar novos tipos de HPV sob condições de baixa estringência, incluindo pequeno painel de tipos de HPV.

Hibridização in situ (HIS)

Na HIS, a única técnica que promove a localização topográfica dos ácidos nucleicos virais em tecidos celulares, podem ocorrer perda de cortes, deterioração da morfologia ou variação da sensibilidade do método, sendo recomendada apenas como adjunto na rotina histológica e em casos suspeitos de condiloma, mas não para lesões de alto grau ou doença invasiva.

Reação em cadeia de polimerase (PCR)

A PCR foi concebida por Mullis, em 1985, como método capaz de amplificar quantidades mínimas de DNA. A alta sensibilidade da PCR torna possível a escolha de amostragem a partir de lavados, esfregaços ou escovados do orifício externo do colo uterino ou de tecidos coletados por biópsia e mantidos congelados ou fixados em formol e incluídos em parafina. O sangramento durante a coleta deve ser minimizado, pois pode produzir resultados falso-negativos, uma vez que inibidores enzimáticos endógenos, principalmente sanguíneos, podem bloquear a amplificação. O princípio das reações de PCR é constituído de três etapas:

- **Desnaturação:** na qual o DNA, que se encontra acoplado (fita-dupla), mediante brusca elevação de temperatura para 95°C, é separado em fitas únicas.
- **Anelamento ou hibridização:** entre a cadeia original do DNA e a sequência de nucleotídeos, que se ligará à região inicial da gênica a ser amplificada (iniciadora).
- **Extensão do iniciador desempenhada por uma DNA polimerase termostável:** produz fitas "filhas" de DNA, que atravessam a região entre os dois iniciadores. Ambas as fitas de DNA são convertidas em quatro fitas simples, que servem de modelos para um ciclo subsequente da PCR.

A PCR é geralmente concluída após 35 a 40 ciclos e sua amplificação é detectada após a eletroforese em gel por meio da coloração com brometo de etídeo. A tipagem dos genomas virais, nos principais modelos, é feita com hibridização por meio do uso de sondas tipo-específicas a partir de sistemas de detecção radioativos ou enzimáticos.

A alta sensibilidade desse método possibilita a economia de amostras, sendo útil em estudos populacionais, incluindo a avaliação da prevalência de infecções com baixa carga viral. No entanto, existe a possibilidade de falso-positivos com detecção de contaminantes do ambiente laboratorial ou de amostras vizinhas, exigindo cuidados na obtenção das amostras e em seu manuseio no laboratório.

Detecção de antígeno para HPV

Os principais antígenos detectados e estudados até o momento são os das proteínas tardias L1 e L2 dos HPV-6, 11, 16 e 18 e os antígenos das proteínas precoces E2, E4, E5 e E7 do HPV-16 e E2 e E7 do HPV-18. Em geral, a resposta humoral às proteínas dos capsídeos de HPV é avaliada por ensaio imunoenzimático (ELISA), utilizando como antígenos as proteínas virais sintetizadas em bactérias ou seus peptídeos. O método para detecção de complexo antígeno-anticorpo para HPV tem limitadas sensibilidade e especificidade. Existem problemas nas reações cruzadas entre antígenos heterólogos e a ligação de anticorpos marcados com fluoresceína em locais inespecíficos. Além disso, o vírus pode ser detectado apenas na forma transcricionalmente ativa.

Captura híbrida II (CH II)

O sistema de CH II em microplaca é uma solução hibridizadora que utiliza anticorpos na captura com amplificação de sinal, sendo detectado pela quimioluminescência. Espécimes contendo DNA sofrem o processo de hibridização com o coquetel de sondas específico de RNA-HPV. O resultado dos híbridos é capturado sobre a superfície da microplaca com anticorpos específicos. Em seguida se procede à reação desses híbridos imobilizados com conjugados de anticorpos específicos para híbridos de RNA/DNA e fosfatase alcalina, que são detectados por um substrato quimioluminescente. Várias moléculas de fosfatase alcalina são conjugadas para cada anticorpo. Múltiplos anticorpos conjugados se ligam a cada híbrido capturado.

A luz emitida é medida como unidade de luz relativa (RLU) no luminômetro. A intensidade de luz emitida denota a presença ou ausência do DNA-alvo nos espécimes e a quantificação do vírus. A medida RLU igual ou acima do valor do ponto de corte indica sequência específica de DNA-HPV no espécime. RLU inferior ao valor do ponto de corte indica ausência de DNA-HPV específico ou que os níveis de DNA-HPV estão abaixo do limite de detecção do ensaio. A duração de todo o teste é de 4 horas. Os controles são feitos em triplicata, sendo três negativos e três positivos, e são realizados cinco controles intrateste, além do *kit* painel com seis amostras com diferentes vírus e cargas virais.

O sistema de CH II utiliza sondas de RNA altamente específicas para detectar 18 tipos de HPV, que mais comumente infectam o trato anogenital e que são agrupados em dois grupos: um que contém cinco tipos não oncogênicos (grupo A: 6, 11, 42, 43 e 44) e outro com 13 tipos de HPV de intermediários/alto risco (grupo B: 16, 18, 31, 33, 35, 39, 45, 51, 52, 56, 58, 59 e 68). Sua sensibilidade é de 1pg/mL de DNA-HPV, equivalente a 0,1 cópia de vírus/célula. Por essa sensibilidade, os estudos têm mostrado estreita relação entre os resultados e a evolução clínica. Esses tipos representam 95% dos vírus que infectam o trato anogenital, valendo destacar que o do grupo intermediário/alto risco está presente em 99% dos casos. Todos os testes de CH II são, ao mesmo tempo, qualitativos e quantitativos.

A CH II corresponde à segunda geração de captura híbrida pela digene®, hoje quiagen, e se diferencia da primeira geração (CH I) porque lhe foi adicionada a pesquisa de mais quatro tipos virais de alto risco: 39, 58, 59 e 68. Além disso, o ponto de corte passou para um limite menor, de 0,2 para 1pg/mL de HPV-DNA. Não há mais sentido em solicitar pesquisa de HPV de baixo risco, mas apenas a identificação do grupo dos HPV com alto risco de câncer.

Tanto na CH II como na PCR é possível a identificação do tipo de HPV envolvido na infecção.

Atualmente, a indicação principal dos testes biomoleculares para detecção do HPV é o rastreamento. Em 2004, a OMS reconheceu as técnicas de biologia molecular como importante ferramenta no *screening* do câncer do colo uterino em mulheres com mais de 30 anos de idade, associada à citologia oncótica. Além disso, esses testes também podem ser úteis no manejo das citologias com alterações em células escamosas de significado indeterminado (ASCUS) e no controle pós-tratamento (*follow-up*) das lesões intraepiteliais de alto grau.

Marcadores biológicos

Esses testes biomoleculares são mais sensíveis do que a citologia no rastreamento das lesões pré-neoplásicas e neoplásicas induzidas pelo HPV. Sabe-se que a maioria das mulheres infectadas por esse vírus irá eliminá-lo espontaneamente. Esses testes não são capazes de predizer quem vai eliminar o vírus e persistir com a infecção, podendo até desenvolver lesões.

Busca-se, atualmente, a identificação dos seguintes testes que possam identificar o risco de progressão: mRNA HPV E6/E7 e genotipagem do HPV, os quais indicam HPV com alto risco de desenvolvimento de lesões; p16 INK4a e marcadores de metilação, expressados na célula hospedeira, que indicam a existência de doença, isto é, NIC II ou mais.

A genotipagem do HPV não é utilizada para rastreamento, mas sim como triagem nas mulheres com teste de DNA positivo para HPV com ou sem citologia.

TRATAMENTO

O objetivo principal do tratamento não é a erradicação do vírus, pois ainda não existem medicamentos ou métodos capazes de alcançar essa meta, mas destruir a lesão provocada por esse vírus. Na verdade, o que destrói o vírus é o sistema imunológico da paciente. Sabe-se que sua simples presença, sem ocasionar lesão, não necessita de tratamento. Além disso, alto percentual das lesões, principalmente condilomas pequenos e lesões de baixo grau, apresenta potencial significativo de regressão espontânea. Deve-se pensar em tratar o HPV por vários motivos:

- Erradicar condilomas acuminados por questões estéticas para evitar infecções secundárias e para prevenção contra possível malignidade, pois, apesar de os condilomas viróticos estarem associados principalmente a vírus de baixo risco (HPV-6 e 11), em 5% dos casos podem ser encontrados também vírus de alto risco.
- Prevenir a evolução para malignidade, já que uma em cada 10 lesões cervicais intraepiteliais de alto grau e uma em cada 10 lesões vulvares de alto grau podem progredir para carcinoma invasor.
- Prevenção contra transmissão vertical, principalmente em condilomatose durante a gravidez, que aumenta significativamente a possibilidade de transmissão durante a passagem pelo canal de parto, podendo ocasionar a papilomatose juvenil recorrente, além de diminuir a possibilidade de formação de condilomas gigantes, o que poderia obstruir um parto por via vaginal.
- Prevenção contra transmissão horizontal, pois a infecção pelo HPV é uma DST, e a destruição das lesões clínicas e subclínicas diminui a possibilidade de transmissão a outros contatos.

Como em toda infecção, devem ser prescritas medidas gerais, como higiene, recomendação do uso de preservativo nas relações sexuais, encaminhamento do parceiro para investigação e orientação, além do tratamento das infecções secundárias.

Existem três possibilidades de tratamento: químico, cirúrgico e uso de imunomoduladores. A escolha vai depender do número, gravidade e tamanho das lesões, da disponibilidade de recursos, da eficácia e efeitos adversos, do estado imunológico da paciente, da capacidade técnica do médico e da aceitação pela paciente.

Tratamento químico

Podofilina

A podofilina é uma resina extraída das plantas juniperus e mayapple (*Podophyllum peltatum* e *P. emodi*) que age interferindo na mitose celular com inibição da atividade mitocondrial, causando danos à microcirculação com lesão endotelial, o que leva à necrose no tratamento de condilomas. Essa resina foi abandonada nos últimos anos em virtude da baixa eficácia e de seus múltiplos efeitos adversos.

Podofilox

O podofilox (antiga podofilotoxina), a porção ativa da podofilina, menos tóxica, e que pode levar à destruição dos condilomas em cerca de 70% das vezes, é utilizado na concentração de 0,5% a 2%, com duas aplicações diárias, por 3 dias consecutivos, aguardando-se 4 dias sem aplicações. Esse ciclo pode ser repetido até quatro vezes, não devendo ser ultrapassados 10cm² de área a receber a aplicação. O podofilox deve ser usado no tratamento de verrugas externas. Quando de sua aplicação em mucosas, ainda não estão claros seus efeitos, havendo a possibilidade de apresentar efeitos neurotóxicos e nefrotóxicos.

Ácido tricloroacético

Substância cáustica que atua localmente, ocasionando desnaturação proteica tanto em tecido sadio como nos infectados pelo HPV, o ácido tricloroacético deve ser aplicado com cautela sob visão colposcópica com aplicadores de tamanho proporcional ao das lesões, evitando atingir áreas sadias. Utilizado principalmente em lesões pequenas, recentes, pouco ceratinizadas, na concentração de 80% a 90%, não é absorvido e não apresenta efeitos sistêmicos, mas ocasiona ulceração local, podendo ser usado com segurança em gestantes.

5-Fluorouracil

O 5-fluorouracil é um citostático potente com efeito antimetabólico, que bloqueia a síntese de DNA, o que impede a divisão celular e a síntese de RNA, dificultando a síntese de proteínas celulares, proporcionando necrose tissular. Utilizado inicialmente em altas doses citotóxicas, mostrou-se ineficiente, pouco controlável e com vários efeitos colaterais, principalmente inflamação local intensa, às vezes com necrose e até a formação de adenose. Sua utilização é muito restrita, devendo ser usado em casos selecionados, aplicando-se uma camada fina, uma a duas vezes por semana, por 10 semanas, com controle rigoroso, e as aplicações devem ser suspensas caso surja qualquer sinal de irritação (hiperemia ou erosão). As indicações são: pacientes imunossuprimidas, focos multicêntricos de neoplasia intraepitelial de alto grau, coadjuvante em ablação a *laser* e falhas terapêuticas.

Imunoterapêuticos

Interferon

Os interferons são proteínas segregadas em resposta a infecções virais, exposição a RNA de dupla cadeia e presença de vários antígenos tumorais. Existem dois tipos: o I (alfa e beta) e o II (gama). Têm ação intracelular, inibindo a multiplicação viral e tornando as células não infectadas refratárias à infecção.

Os interferons do tipo I são produzidos por tecnologia recombinante, envolvendo DNA, estimulação de leucócitos e células linfoblásticas, e apresentam propriedades de indução antiviral e atividades antiproliferativa e de diferenciação; os do tipo II são produzidos pela combinação de métodos e incrementam a atividade imunológica, estimulando macrófagos e linfócitos B, sem atividade antiviral ou antiproliferativa.

O uso intralesional ocasiona poucos efeitos colaterais, mas necessita várias injeções nas lesões, o que torna o processo muito doloroso, além de apresentar baixa eficácia com recidivas frequentes. O uso tópico não se mostrou eficaz.

O uso sistêmico pode ser implementado a partir de injeção intramuscular ou subcutânea. A intensidade dos efeitos sistêmicos é proporcional à dose utilizada, podendo ocorrer síndrome tipo gripal (febre, mialgia, cefaleia, astenia, fadiga, vertigens, náuseas etc.), efeitos no local da injeção, mielossupressão com leucopenia e trombocitopenia, alterações da função hepática, toxicidade neurológica, podendo ocasionar letargia, confusão mental e parestesias.

Os interferons devem ser usados como adjuvantes, associados a outros tipos de tratamento, pois o uso contínuo pode fazer desaparecer sua atividade imunológica. O interferon-alfa pode ser usado, via intramuscular ou subcutânea, na dose de 1 a 3 milhões UI/m² cinco vezes por semana, durante 4 semanas. O interferon-beta pode ser usado também pela via intramuscular ou subcutânea, na dose de 3 milhões UI ao dia, por 5 dias, de segunda a sexta-feira, por 3 semanas. A dose total deve ficar entre 30 e 45 milhões de UI, e as contraindicações são hipersensibilidade aos ingredientes do produto, pacientes HIV-positivas com CD4 <200 células/mm³ e leucopenia.

Imiquimode

O imiquimode é uma substância química que tem o poder de induzir a produção endógena de interferon-alfa e outras citocinas, como o fator de necrose tumoral alfa e a IL-6. *In vitro*, induz monócitos e macrófagos a produzirem uma variedade de interferons-alfa, fator de necrose tumoral e fator de estimulação de colônias de granulócitos e macrófagos. Apresenta, então, atividade antiviral e antitumoral, obtendo boa resposta no tratamento dos condilomas acuminados após aplicação local.

Usa-se na apresentação creme a 5%, aplicado diretamente nas lesões, à noite, por 3 dias alternados por semana, até o desaparecimento das lesões, ou pelo período de 6 semanas. A taxa de sucesso não é tão alta, girando em torno de 55% de resolução das verrugas e com baixa recidiva. Pode apresentar efeitos adversos, como queimadura no local, eritema, irritação, dor, sensibilidade e ulcerações. Por enquanto, seu uso está restrito ao tratamento de lesões de pele, pois ainda não são conhecidos adequadamente seus efeitos nas mucosas.

Novas pesquisas nessa linha de medicamentos, como o resiquimode, vêm mostrando eficácia não apenas no tratamento do HPV, mas também no das lesões causadas pelo herpesvírus simples. Existem ainda pesquisas usando esses medicamentos como adjuvantes associados a outros tratamentos.

Retinoides

Os retinoides são compostos naturais ou sintéticos relacionados com a vitamina A com boa eficácia no tratamento e na prevenção de neoplasias de pele, colo uterino e vulva relacionadas com o HPV. Têm efeito imunomodulador semelhante ao dos interferons, apresentando também atividade antiproliferativa e atuando na diferenciação celular com retomada da programação celular para uma ceratinização normal. Esses compostos naturais são a tretinoína e a isotretinoína, o etetrinato e a acitretina. Têm o inconveniente de apresentar alto potencial teratogênico, devendo ser usados com cautela em mulheres em idade reprodutiva. Têm alta eficácia quando associados a interferons. A isotretinoína pode ser usada em solução a 0,025%, 0,05% e 0,1%, duas vezes ao dia, por 4 a 8 semanas. Os retinoides podem causar dermatite com eritema, descamação e hiperpigmentação.

Thuya ocidentallis

Substância homeopática com poder antiproliferativo, a *Thuya ocidentallis* tem sido usada com algum sucesso, porém faltam estudos randomizados que comprovem cientificamente sua eficácia. Pode ser usada por via oral nas concentrações CH 12 ou 30, com cinco gotas, duas vezes ao dia, por 30 dias, iniciando com baixa concentração. Podem ser usadas localmente:

- Tintura a 20% em óvulo vaginal (10% da tintura em manteiga de cacau q.s.p. 100g) – um óvulo vaginal à noite por 15 dias.
- Tintura-mãe a 50% ou 100%, embebida em algodão, aplicada nas lesões duas vezes ao dia por 20 dias (não aplicar em mucosas).

Vacinas

Duas vacinas profiláticas se encontram disponíveis no mercado brasileiro, mas continuam em andamento várias pesquisas para se chegar a uma vacina ideal, isenta de riscos, que possa ter efeito profilático e até terapêutico, abrangendo elevado número de tipos de HPV. As dificuldades iniciais foram significativas, pois o vírus é espécie-específico, tornando difíceis os experimentos. A resposta imunológica do hospedeiro é celular e não humoral, e a maioria das vacinas já disponíveis para prevenção contra outras infecções vitais atua estimulando a imunidade humoral, existindo perigos potenciais no uso das que utilizam oncoproteínas e há vários tipos de HPV, mas o vírus não é cultivável. Tudo isso torna muito difícil o desenvolvimento da vacina ideal. Mesmo assim, os estudos já avançaram muito e, em 2006, sua utilização foi aprovada em vários países, até mesmo no Brasil.

O principal avanço consistiu na criação das partículas semelhantes a vírus (*virion like particles* – VLP), desenvolvidas pela engenharia genética com a utilização de partículas do HPV, a porção L1 que forma o capsídeo viral, que desenvolve resposta imunológica em seres humanos com formação de anticorpos capazes de destruir o HPV. As vacinas disponíveis são embasadas no emprego de VLP. Villa e cols. mostraram que todas as mulheres submetidas a uma vacina quadrivalente contra HPV-6, 11, 16 e 18 desenvolveram altos níveis detectáveis de anticorpos contra o HPV. Efetivamente, preveniu-se a aquisição de infecção e doença clínica causadas pelos tipos mais comuns de HPV. Harper e cols. também verificaram resultados altamente positivos, com VLP dos HPV-16 e 18, com persistência significativa de anticorpos contra esses vírus, além da proteção cruzada contra outros tipos de HPV, principalmente o 31 e o 45, de maneira relevante, e alguma proteção contra o 52.

As vacinas disponíveis no Brasil são uma quadrivalente, utilizando VLP, que imunizará contra os HPV-6, 11, 16 e 18 e foi pesquisada pelo Laboratório Merck Sharp Dhomes (MSD), e a outra contra os HPV-16 e 18, pelo Laboratório GlaxoSmithKline (GSK). Devem ser aplicadas preferencialmente nas adolescentes e mulheres jovens antes do início da vida sexual. Os estudos mostraram eficácia de 95% a 100% contra o desenvolvimento de NIC II ou maior, causadas pelos HPV-16 e 18, e alguns outros mostraram eficácia das duas vacinas na prevenção de neoplasias intraepiteliais vaginais, vulvares e anais.

A vacina quadrivalente da MSD tem alta eficácia na prevenção de verrugas genitais causadas pelos HPV-6 e 11. Os estudos Future I e II, sobre a vacina quadrivalente (da MSD), mostraram eficácia de 43% na prevenção de NIC II+ causadas por HPV de qualquer tipo em mulheres que nunca tiveram contato com HPV. O estudo Patricia, sobre a vacina contra os HPV-16 e 18 da GSK, mostrou eficácia de 93,2% contra NIC II+ causada por qualquer tipo de vírus, também em mulheres que nunca tiveram contato com o vírus. As duas vacinas foram pesquisadas, inicialmente, na faixa etária de 9 a 26 anos, mas existem dados que mostram eficácia acima dessa faixa etária.

No Brasil, segundo as bulas aprovadas pela Agência Nacional de Vigilância Sanitária (ANVISA), a vacina quadrivalente (MSD) é recomendada para mulheres na faixa etária de 9 a 45 anos e para homens de 9 a 26 anos, enquanto a vacina contra os HPV-16 e 18 (GSK) é aprovada para mulheres com mais de 9 anos, sem limite de idade. O Laboratório MSD lançou recentemente, em alguns países, a vacina nonavalente contra os HPV-6, 11, 16, 18, 31, 33, 45, 52 e 58. Os estudos de eficácia mostraram cerca de 97% de proteção contra os desfechos causados pelos nove vírus contidos na vacina. A Comissão Nacional de Patologia do Trato Genital Inferior da Federação Brasileira das Associações de Ginecologia e Obstetrícia (FEBRASGO) publicou as seguintes recomendações sobre o uso das vacinas contra HPV:

- De início, avaliar e atualizar o calendário vacinal da criança, adolescente ou mulher adulta.
- Explicar os principais pontos a respeito da prevenção contra doenças de transmissão sexual e a importância do rastreamento periódico para o câncer de colo uterino com o exame citológico.
- Explicar que as vacinas, embora muito eficazes, não abrangem todos os tipos de vírus associados ao câncer cervical, mas cerca de 70% deles. Dessa maneira, oferecem apenas proteção parcial, sendo necessária a manutenção do exame de Papanicolau periodicamente.
- Enfatizar que as vacinas contra HPV são exclusivamente profiláticas e não apresentam indicação para tratamento de lesões ou infecção pelo HPV.
- As mulheres vacinadas não correm o risco de adquirir a infecção pelo HPV por meio da vacinação. As vacinas são elaboradas por engenharia genética e destituídas de DNA viral.
- Não há indicação para realização de exames antes da vacinação, nem mesmo para avaliar a presença do HPV.

- Recomenda-se que o início da vacinação ocorra, de preferência, antes do início da atividade sexual.
- Recomenda-se iniciar a vacinação aos 12 anos de idade, podendo ser mais precoce na dependência das características da paciente e da região do país.
- A vacinação não é contraindicada em mulheres que já iniciaram a atividade sexual.
- Mulheres com infecção pelo HPV atual ou prévia não têm contraindicação ao uso da vacina.
- É contraindicada na gestação até que estudos possam definir o contrário, ressaltando-se que o esquema de vacinação deverá ser interrompido em caso de gravidez.

Segundo Wheeler, a redução efetiva dos casos de câncer do colo uterino irá depender da prevalência dos HPV oncogênicos, da cobertura vacinal da população, do número de tipos de HPV oncogênicos incluídos nas vacinas, da duração da proteção das vacinas, dos programas de educação e acompanhamento da população e da manutenção e aprimoramento dos programas de rastreamento. A continuidade desses programas se faz necessária, pois ainda haverá por muitos anos grande quantidade de mulheres já infectadas com risco de desenvolver NIC ou câncer, além do que as vacinas protegem contra HPV-16/18 e 31/45, mas não contra todos os tipos de HPV que podem levar a esse tipo de câncer.

Outras vacinas vêm sendo pesquisadas, como as VLP elaboradas a partir da porção L2 do HPV, que parece ser mais imunogênica com possibilidade de proteção contra número elevado de HPV, e outras com atividade terapêutica feitas a partir das porções E6 e E7 do HPV.

Tratamento cirúrgico

Os métodos cirúrgicos (eletrocauterização, criocauterização, excisão a bisturi, cirurgia de alta frequência, conização clássica e *laser*) serão abordados em outro capítulo.

HPV NA GESTANTE

Na grávida são verificadas diminuição natural da imunocompetência e mais produção de hormônios esteroides, o que conduz a proliferação celular intensa, principalmente nas camadas intermediárias e superficiais de epitélio escamoso, propiciando ambiente muito favorável à replicação viral. É comum a formação de condilomas gigantes ou a evolução rápida para lesões neoplásicas de grau mais acentuado. No pós-parto ocorre o inverso, havendo regressão espontânea da maioria das lesões, mesmo das mais acentuadas.

Apenas as lesões verrucosas devem ser tratadas para prevenir a formação dos condilomas gigantes. Podem ser acompanhadas as lesões de alto grau e até mesmo o carcinoma *in situ* do colo uterino, optando-se por rever e tratar as lesões 4 a 6 meses após o parto.

No tratamento das lesões condilomatosas na gravidez é usado o ácido tricloroacético ou se procede à retirada das lesões com eletrocautério ou CAF. Podofilina e antiblásticos nunca devem ser usados, pois são comprovadamente teratogênicos.

A cesariana só é indicada em casos de condilomas gigantes, que obstruem o canal de parto, ou por outros problemas obstétricos. A cesariana não protege o recém-nascido da infecção, pois o vírus pode ser encontrado no líquido amniótico, na secreção de nasofaringe ou no lavado gástrico de recém-nascido de cesariana com bolsa íntegra. Já foram identificadas partículas de DNA viral em cordão umbilical e placenta. As lesões condilomatosas presentes no canal de parto podem ocasionar a formação de verrugas na pele e outros órgãos do recém-nascido, sendo a mais temida a papilomatose de cordas vocais (papilomatose laríngea recorrente), que acontece por volta do sexto ano de vida. Felizmente é doença rara.

A associação HPV-HIV ocorre muito frequentemente, sendo necessária uma séria vigilância nas pacientes soropositivas para o HIV. A recidiva das lesões é quase uma constante.

Leitura complementar

Bosch FX et al. Epidemiology and natural history of human papillomavirus infections and type-specific implications in cervical neoplasia. Vaccine 2008; 26 (suppl. 10):K1-16.

Burd EM. Human papillomavirus and cervical cancer. Clin Microbiol Rev 2003; 16:1-17.

Carvalho NS, Teixeira J, Fedrizzi E, Focchi J, Mortoza G. Vacinas contra infecção pelo HPV: recomendações da Comissão Nacional de Patologia do Trato Genital Inferior da Febrasgo. Femina 2009; 37(4):179-80.

Carvalho NS. Patologia do trato genital inferior e colposcopia. São Paulo: Atheneu, 2010.

Centers for Disease Control and Prevention, Workowski KA, Berman SM. Sexually transmited diseases treatment guidelines, 2006. MMWR Rcomm Rep 2006 Aug 4; 55(RR-11):1-94.

De Palo G, Chanen W, Dexeus S. Patologia e tratamento do trato genital inferior. Rio de Janeiro: Medsi, 2002.

Gerd E, Gross RB. Human papilloma vírus infection – A clinical atlas. Berlin: Ullstein Mosby, 1997.

Martins NV, Ribalta JCL. Patologia do trato genital inferior. São Paulo: Roca, 2005.

Mortoza Jr G. Patologia cervical: da teoria à prática clínica. Rio de Janeiro: MedBook, 2006.

Munoz N et al. Persistense of HPV infection and risk of high grade cervical intraepithelial neoplasia in a cohort of Colombian women. Br J Cancer 2009; 100(7):1184-90.

Parkin DM, Bray F. The burden of HPV-related cancers.Vaccine 2006; 24(suppl. 3):S3/11-25.

Perspectives of contemporary papillomavirus research – Vaccine 24S3 (2006). Elsevier. Disponível em: HTTP://www.sciencedirect.com.

Singer A, Monaghan JM. Colposcopia: patologia e tratamento do trato genital inferior. 2. ed. Rio de Janeiro: Revinter, 2002.

Smith JS et al. Human papillomavirus type distribuition in invasive cervical cancer and high-grade cervical lesions: a meta-analyses update. Int J Cancer 2007; 121(3):621-32.

Wheeler CM. Advances in primary and secondary interventions for cervical cancer: prophylactic human papillomavirus vaccines and testing. Nat Clin Pract Oncol 2007; 44(4):224-35.

WHO. WHO/ICO Information Centre on Human Papilloma virus and cervical cancer. Disponível em: http://who.int/hpvcentre.

Wright TC Jr, Massad LS, Dunton CJ, Spitzer M, Wilkinson EJ, Solomon D. 2006 Consensus guidelines for the management of women with abnormal cervical screening tests. Am J Obstet Gynecol, 2007 Oct; 197(4):346-55. Review.

Zur Hausen H. Immortalization of human cells and their malignant conversion by high risk human papillomavirus genotypes. Semin Cancer Biol 1999b; 9(6):405-11.

Zur Hausen H. Papillomaviruses in the causation of human cancers: a brief historical account. Virology 2009; 384(2):260-5.

CAPÍTULO 36

Doenças Sexualmente Transmissíveis

Lucas Giarolla Gonçalves de Matos
Karla Zanolla Dias de Souza
Tania Mara Giarolla de Matos

INTRODUÇÃO

A expressão *doenças sexualmente transmissíveis* (DST) é usada para designar todas as infecções transmitidas por contato sexual, envolvendo relação oral, vaginal ou anal sem proteção. Algumas também podem ser transmitidas por transfusões de sangue contaminado ou transmissão vertical.

As DST costumam acometer o trato reprodutor feminino e masculino, mas não é rara a presença de manifestações sistêmicas. As consequências dessas infecções podem ser distúrbios emocionais, doença inflamatória pélvica (DIP), infertilidade, lesões fetais e até mesmo câncer. São descritos pelo menos 20 agentes infecciosos causadores de DST, como vírus, bactérias, fungos e protozoários. Cada agente apresenta uma patogenia diferente e pode necessitar de tratamento diferenciado.

Após a epidemia da infecção pelo HIV/AIDS, o cuidado na prevenção de outras doenças sexuais ganhou importância ainda maior, uma vez que a presença de outra DST aumenta o risco de infecção ou de transmissão do HIV quando um dos parceiros está contaminado.

A Organização Mundial da Saúde (OMS) estima que, anualmente, no mínimo uma em cada 10 pessoas sexualmente ativas adquira uma DST. Essas doenças têm grande impacto sobre a saúde da população, especialmente entre as mulheres e os bebês recém-nascidos. Nos países em desenvolvimento, as pessoas em geral têm dificuldade em buscar tratamento. A situação é mais séria nas áreas urbanas, onde até um terço daquelas entre 13 e 35 anos pode apresentar uma DST e 18 delas, a qualquer momento. Não costuma haver serviços de saúde no local, os quais podem ser de difícil acesso ou oferecem atendimento inadequado.

A prevenção das DST e da infecção pelo HIV consiste em diferentes maneiras e níveis de atuação. No Brasil, o Ministério da Saúde adota a educação por meio dos pares para diminuir o risco de infecção entre indivíduos e/ou grupos cujo comportamento os torna mais vulneráveis às DST e ao HIV.

ESTRATÉGIAS DE PREVENÇÃO

De maneira geral podem ser salientadas cinco estratégias mais importantes para a prevenção desse tipo de doença:

- A educação, o aconselhamento e a estratificação precisa do risco em populações com comportamento de risco a fim de que se evite a transmissão de DST por meio do incentivo à mudança de comportamentos sexuais e da procura por serviços referenciados de prevenção.
- Vacinação de pessoas com risco de adquirir DST preveníveis por vacinas.
- Identificação de infectados assintomáticos para DST.
- Acompanhamento eficaz dos infectados com apoio ao diagnóstico, aconselhamento e oferta de tratamento.
- Acompanhamento do tratamento e aconselhamento dos parceiros sexuais de pessoas infectadas com DST.

Estratificação de risco

De grande importância para a prevenção primária é a identificação do risco comportamental, que inclui a indagação sobre comportamentos sexuais que podem levar as pessoas ao risco de infecção. Os dados devem ser obtidos por meio de história sexual pormenorizada. Nem sempre os profissionais de saúde se sentem confortáveis ou capazes de obter essas informações por meio da anamnese, principalmente diante de indivíduos que apresentam orientações sexuais que divergem da maioria da população, como na bissexual, homossexual e na de indivíduos transgêneros. Para a obtenção dos dados é fundamental que o profissional adote técnicas como o uso de questões abertas, em linguagem compreensível e sem julgamento de valores. De maneira geral, dentro da história sexual do indivíduo, é recomendada a abordagem dos "cinco Ps":

- **P**arceiros.
- **P**ráticas sexuais.

- Prevenção de gravidez.
- Proteção contra DST.
- Passado de DST.

Aconselhamento

O aconselhamento visa à redução do risco de infecção por DST com base na identificação de comportamentos de risco durante a entrevista. Esse aconselhamento deve ser oferecido a todos os adolescentes e adultos sexualmente ativos diagnosticados com DST no presente ou no passado próximo ou àqueles que se relacionam com múltiplos parceiros. O aconselhamento é mais efetivo quando realizado com a isenção do juízo de valores e empatia ajustada à cultura, à linguagem, ao gênero, à orientação sexual e à idade do paciente ou grupo que se deseja aconselhar.

Quando se objetiva o aconselhamento individual, deve ser adotado o uso de estratégias personalizadas direcionadas para objetivos específicos diante de situações de risco, o que é chamado de *aconselhamento centrado no cliente*.

Quando se almeja o aconselhamento de grupos, estratégias como a divulgação de vídeos educativos e reuniões informativas podem promover a redução na transmissão das DST. Outra estratégia muito frequentemente adotada no Brasil é a educação por meio dos pares, em que membros do próprio grupo a ser aconselhado informam e discutem com seus pares, aliando, assim, credibilidade e facilidade de comunicação e tornando concreta a adoção de práticas seguras, o que se evidencia na diminuição de novas contaminações naquele grupo.

Métodos de prevenção

1. **Vacinação pré-exposição:** trata-se de um dos métodos mais eficazes. No Brasil está disponível a vacinação para HPV e para hepatite B. Idealmente essas vacinas deveriam ser oferecidas a todas as pessoas estratificadas com alto risco para infecção por DST, mas que ainda não foram infectadas.
2. **Abstinência e redução no número de parceiros sexuais:** método mais eficaz, embora não seja o mais fácil de se realizar. A monogamia mútua é a mais segura das medidas de prevenção.
3. **Preservativo masculino:** se usado rotineiramente e de maneira correta, consiste em método muito efetivo de prevenção, principalmente para o HIV. Informações sobre armazenamento e uso corretos podem ser úteis.
4. **Preservativo feminino:** apesar da escassez de dados na literatura, parece ser tão efetivo quanto o masculino com a vantagem de ser controlado pela própria mulher.
5. **Profilaxia pós-exposição:** estratégia frequentemente usada em casos de violência sexual, pode ser usada na profilaxia da infecção por HIV por meio da terapia antirretroviral, profilaxia da infecção da hepatite B por meio de vacinação, profilaxia da infecção por HPV, também por meio de vacinação, e pelo tratamento empírico das infecções por clamídia e gonorreia.

DST EM POPULAÇÕES ESPECIAIS

Gestantes

A transmissão de DST pode ocasionar efeitos deletérios na gestante, em seu feto e em seu parceiro. Por essa razão, todas as mulheres grávidas devem ser aconselhadas e submetidas a rastreamento para determinadas doenças e tratadas, se necessário.

Desse modo, deve-se solicitar rotineiramente, na primeira consulta de pré-natal, sorologia para HIV, sífilis e hepatite B juntamente com a rotina do exame de citologia oncótica. Já para as pacientes com mais de 25 anos de idade que apresentam comportamento de risco, o Centers for Disease Control and Prevention (CDC) recomenda que sejam rastreadas para *Chlamydia trachomatis* e *N. gonorrhaeae* na primeira consulta de pré-natal.

Em se tratando de pacientes usuárias de substâncias ilícitas, portadoras de tatuagens e as sob tratamento dialítico, é importante o rastreamento para hepatite C.

Homens que se relacionam com outros homens

Alguns desses homens apresentam risco maior de desenvolver infecções pelo HIV e outras infecções bacterianas, uma vez que a mucosa retal é mais suscetível a certos patógenos.

Nos EUA, dois terços dos casos de sífilis primária e secundária são diagnosticados nesse grupo, porém 71% desses diagnósticos ocorreram somente porque os pacientes apresentaram sintomas, e alguns estudos demonstraram que a sífilis está associada à infecção por HIV nesse grupo.

Já a infecção por gonococo está associada a fatores de risco similares, incluindo parceiros múltiplos e uso de substâncias ilícitas, realçando-se que a infecção retal por gonococo está aumentando nessa população infectada por HIV.

Nos EUA, os homens que se relacionam com homens apresentam risco desproporcional de adquirir e transmitir HIV, e os principais fatores de risco para tal seriam o sexo anal desprotegido (passivo ou ativo), ter outras DST, manter relações sexuais com parceiros desconhecidos e o uso de substâncias ilícitas.

Os dados ainda são insuficientes para recomendar exame de rotina para o rastreamento de câncer retal nesse meio.

Mulheres que se relacionam com mulheres

Deve ser lembrado que o HPV pode ser transmitido pelo contato pele a pele e que é a DST mais comum nesse grupo. Um estudo mostrou a presença de anticorpos HPV-16 em 26% das mulheres que relataram nunca ter se relacionado com homens e 42% apresentaram anticorpos HPV-6. Assim, o exame de citologia oncótica deve ser oferecido para todas as mulheres independentemente de sua orientação sexual. A transmissão de HPV-2 nessa população é mais difícil, mas pode ocorrer. Um estudo americano sobre mulheres que se relacionam com mulheres na faixa etária de 18 a 59 anos demonstrou prevalência de 8%.

Já a vaginose bacteriana, comum entre as mulheres em geral, parece ser mais prevalente nesse grupo. O comportamento sexual que facilita a transferência de fluidos vaginais e bactérias entre as parceiras pode estar envolvido na patogênese.

A seguir, as DST serão divididas em grandes síndromes, o que torna o tratamento mais prático e sem prejuízo para o bem-estar das pacientes.

DOENÇAS QUE SE MANIFESTAM POR MEIO DE ÚLCERAS GENITAIS

Mais comumente, pacientes que apresentam úlceras genitais exibem quadro de herpes ou sífilis. Entretanto, a herpes genital é a mais prevalente entre as doenças que causam úlcera, e as úlceras provenientes de infecções por herpes, sífilis ou cancro estão associadas ao aumento do risco de adquirir ou transmitir HIV (Figura 36.1).

Cancro

A infecção cancroide vem apresentando redução na prevalência em todo o mundo. O diagnóstico clínico é definido por úlcera única ou múltipla dolorosa associada a linfadenopatia inguinal supurativa, e para o diagnóstico definitivo é necessária a identificação do *H. ducreyi* por meio de cultura.

Tratamento

- **Azitromicina:** 1g VO, em dose única.
- **Ceftriaxona:** 250mg IM, em dose única.
- **Ciprofloxacina:** 500mg VO, a cada 12 horas, por 3 dias.
- **Eritromicina:** 500mg VO, a cada 8 horas, por 7 dias.

Cabe lembrar que deve ser tratado o parceiro que teve contato com o paciente em questão 10 dias antes do início dos sintomas.

Esses pacientes devem ser reavaliados 3 a 7 dias após o início do tratamento. Caso não haja sucesso na involução dos sintomas, devem ser considerados: falha no diagnóstico, presença de outras DST concomitantes, paciente imunodeprimido (HIV), tratamento realizado de maneira incorreta ou resistência do *H. ducreyi* à medicação prescrita.

Herpes

O herpes genital é uma infecção viral crônica que pode ser causada pelo vírus HSV-1 ou, na maioria dos casos, pelo HSV-2. O diagnóstico clínico revela múltiplas lesões dolorosas, vesiculares ou ulceradas, e o diagnóstico sorológico pode ser realizado com amostra sanguínea.

Tratamento

A terapia antiviral pode controlar parcialmente os sinais e sintomas de herpes em pacientes com primoinfecção e manifestações recorrentes quando usada diariamente como terapia supressiva. No entanto, as seguintes medicações não são capazes de erradicar o vírus:

- **Aciclovir:** 400mg VO, a cada 8 horas, por 7 a 10 dias.
- **Aciclovir:** 200mg VO, cinco vezes ao dia, durante 7 a 10 dias.
- **Valaciclovir:** 1g VO, a cada 12 horas, por 7 a 10 dias.
- **Fanciclovir:** 250mg VO, a cada 8 horas, por 7 a 10 dias.

A terapia supressiva reduz em 70% a 80% a frequência dos episódios de recorrência. Segurança e eficácia foram documentadas em pacientes que utilizaram terapia diária com aciclovir por até 6 anos e com valaciclovir e fanciclovir por até 1 ano, melhorando, assim, a qualidade de vida desses pacientes:

- **Aciclovir:** 400mg VO, a cada 12 horas.
- **Valaciclovir:** 500mg a 1g VO, uma vez ao dia.
- **Fanciclovir:** 250mg VO, a cada 12 horas.

Donovanose

A donovanose é uma doença genital ulcerativa causada por uma bactéria intracelular gram-negativa, *K. granulomatis*, mais comum em regiões da Índia, Papua Nova Guiné, Caribe, Austrália e sudeste da África.

O quadro clínico se apresenta com lesão ulcerada progressiva, indolor, sem linfadenopatia, porém pseudobulbos podem ocorrer. O diagnóstico laboratorial é difícil, uma vez que exige a visualização de corpúsculos de Donovan no tecido ou na biópsia.

Tratamento

Vários esquemas terapêuticos podem ser utilizados, podendo ocorrer recaída entre 6 e 18 meses após o tratamento adequado:

- **Azitromicina:** 1g/semana VO, durante 3 semanas ou até o desaparecimento das lesões.
- **Azitromicina:** 500mg/dia VO, durante 3 semanas ou até o desaparecimento das lesões.

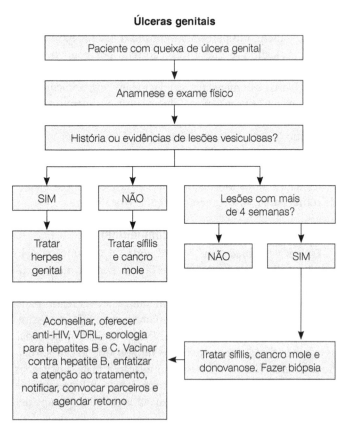

Figura 36.1 Fluxograma para abordagem de pacientes com queixa de úlceras genitais.

- **Doxiciclina:** 100mg/semana VO, a cada 12 horas durante 3 semanas ou até o desaparecimento das lesões.
- **Ciprofloxacina:** 750mg/semana VO, a cada 12 horas durante 3 semanas ou até o desaparecimento das lesões.
- **Eritromicina:** 500mg/semana VO, a cada 6 horas durante 3 semanas ou até o desaparecimento das lesões.
- **Sufametoxazol + trimetoprima:** 160/800mg/semana VO, a cada 12 horas durante 3 semanas ou até o desaparecimento das lesões.

O tratamento deve ser oferecido a todos os parceiros que tiveram contato com o paciente em até 60 dias antes do aparecimento dos sintomas. Em gestantes, deve-se evitar o tratamento com doxiciclina no segundo e terceiro trimestres, porém pode ser utilizado durante a amamentação.

Linfogranuloma venéreo

O linfogranuloma venéreo tem como agente etiológico a *C. trachomatis* e se apresenta como linfadenopatia femoral ou inguinal dolorosa, normalmente unilateral. A úlcera ou pápula genital costuma ser autolimitada, localizando-se na região da inoculação.

A exposição retal a esse agente pode resultar em retocolite, simulando doença inflamatória intestinal, e os achados clínicos podem incluir saída de muco e/ou sangramento retal, dor local, constipação intestinal, febre e/ou tenesmo.

O diagnóstico laboratorial pode ser confirmado por meio da imunofluorescência direta, da detecção de ácido nucleico ou da cultura para *C. trachomatis* do material aspirado do bulbão.

Tratamento
- **Doxiciclina:** 100mg VO, a cada 12 horas, por 21 dias.
- **Eritromicina:** 500mg VO, a cada 6 horas, por 21 dias.

As pessoas que tiveram contato sexual com o paciente em até 60 dias antes do aparecimento dos sintomas devem ser tratadas para *Chlamydia* com azitromicina 1g, em dose única.

Sífilis

A sífilis, doença sistêmica causada pelo *Treponema pallidum*, é dividida em estágios clínicos que ajudam a guiar o tratamento e o acompanhamento. Normalmente, as pessoas infectadas procuram atendimento em razão das lesões primárias (úlceras genitais), secundárias (mucocutâneas e linfáticas) ou terciárias (cardíacas, cutâneas ou no sistema nervoso central [SNC]); entretanto, apenas pequena porcentagem dos pacientes com infecção latente, em que não há manifestações clínicas, procurará atendimento. Essa infecção é dividida em precoce, quando ocorreu há menos de 1 ano; tardia, quando se deu há mais de 1 ano; ou desconhecida, quando não se tem informação sobre o início da infecção. O acometimento do SNC é chamado de neurossífilis, podendo ocorrer em qualquer um dos estágios.

Diagnóstico

Para os casos de sífilis recente com manifestações primárias, a análise em campo escuro do exsudato ou tecido das lesões para detecção de *T. pallidum* é considerada o padrão-ouro. Quando não existem lesões ulceradas, deve-se lançar mão do diagnóstico presuntivo por meio de testes sorológicos. Existem dois tipos de teste sorológico: o não treponêmico (VDRL) e o treponêmico (FTA-ABS).

O uso de apenas um tipo para o diagnóstico pode resultar em testes falso-negativos nos casos de sífilis primária, assim como falso-positivos em pessoas sem sífilis, mas outras condições médicas podem tornar o teste não treponêmico falsamente positivo, como outras infecções (p. ex., HIV), doenças autoimunes, gravidez, imunizações e idade avançada.

Portanto, uma estratégia inteligente de diagnóstico seria realizar inicialmente um teste não treponêmico. As pessoas com teste positivo devem ser submetidas a teste treponêmico confirmatório. O teste não treponêmico serve ainda como marcador para acompanhamento de resposta ao tratamento, uma vez que esse teste está relacionado com a atividade da doença. Uma alteração na diluição da magnitude de quatro vezes (p. ex.,1/4 para 1/16) para mais significa retorno da atividade, enquanto a queda na concentração da diluição está relacionada com boa resposta ao tratamento, com os títulos tendendo a se tornar indetectáveis com o tempo. Alguns indivíduos permanecem com títulos baixos por longos períodos, mesmo na ausência de infecção, o que é chamado de cicatriz sorológica.

Já os testes treponêmicos tendem a se manter reativos para o resto da vida do indivíduo, embora 15% a 25% das pessoas tratadas durante o estágio primário possam tornar-se soronegativas para o teste treponêmico após 2 a 3 anos. Para os indivíduos com achados clínicos de neurossífilis, o diagnóstico laboratorial é importante no diagnóstico, mas isoladamente é insuficiente. Esse diagnóstico depende da combinação de testes no líquor com sinais e sintomas neurológicos. Uma pessoa com esses sinais e sintomas, e também com VDRL positivo no líquor, é considerada com diagnóstico de neurossífilis.

Tratamento

O tratamento de escolha ainda é a penicilina G. No entanto, o tipo de preparação, a dose e a duração do tratamento são variáveis, pois levam em consideração o estágio clínico em que o indivíduo se apresenta. O tratamento para a sífilis terciária e a latente é mais longo, pois os microrganismos se dividem mais vagarosamente. O tipo de preparação da penicilina é importante, pois o *T. pallidum* pode alojar-se em locais de difícil penetração para algumas formas de penicilina. A associação de penicilinas por mais de uma via de aplicação não é vantajosa.

Considerações especiais

Gravidez

A única preparação comprovadamente eficaz contra a sífilis na gestação é a penicilina G. Portanto, gestantes com hipersensibilidade devem ser dessensibilizadas e tratadas.

Jarisch-Herxheimer

Reação febril aguda acompanhada de cefaleia, mialgia e outros sintomas que podem ocorrer nas primeiras 24 horas de tratamento e mais frequentemente em pessoas infectadas com sífilis em estágios mais recentes. O uso de antipiréticos é recomendado para alívio dos sintomas, mas seu uso profilático não, uma vez que essa reação pode desencadear um trabalho de parto pré-termo ou causar sofrimento fetal.

Conduta com os parceiros sexuais

A transmissão do *T. pallidum* se dá apenas quando há o acometimento mucocutâneo, o que é incomum após o primeiro ano de infecção. Pessoas sexualmente expostas a parceiros com sífilis primária, secundária e latente recente devem ser clínica e laboratorialmente avaliadas e tratadas de acordo com as seguintes recomendações:

- As pessoas com contato sexual com parceiro diagnosticado com sífilis primária, secundária ou latente precoce com menos de 90 dias antes do diagnóstico devem ser tratadas presuntivamente para sífilis recente, mesmo se os exames sorológicos estiverem negativos.
- As pessoas em contato sexual com parceiro diagnosticado com sífilis primária, secundária ou sífilis latente precoce com menos de 90 dias antes do diagnóstico devem ser tratadas presuntivamente para sífilis recente se os testes sorológicos não estiverem disponíveis ou o acompanhamento for incerto.

Sífilis primária ou secundária

O tratamento recomendado consiste em penicilina G benzatina, 2,4 milhões de unidades IM em dose única.

O uso de doses adicionais de penicilina ou sua associação a outro antimicrobiano não aumenta a eficácia do tratamento, devendo todas as pessoas com sífilis primária ou secundária ser testadas para infecção por HIV. Já aquelas com sintomas neurológicos ou oftálmicos devem ter avaliação liquórica, oftalmológica e otoscópica.

Acompanhamento

Uma reavaliação sorológica deve ser realizada de 6 a 12 meses após o tratamento. As avaliações mais frequentes devem ser realizadas se o acompanhamento for incerto ou se for provável uma reinfecção. A resposta sorológica ao tratamento deve ser comparada com os títulos no momento do tratamento. A queda nos títulos de testes não treponêmicos pode ser mais lenta em pessoas que foram previamente tratadas. Por isso, o critério definitivo para cura ou falha no tratamento ainda não foi bem estabelecido.

As pessoas com sinais e sintomas que persistem ou recorrem e aquelas com aumento de até quatro vezes nos títulos do teste não treponêmico que persistem por mais de 2 semanas podem ter apresentado falha no tratamento ou reinfecção, devendo ser tratadas novamente e testadas para infecção por HIV.

Para o retratamento, usa-se penicilina G benzatina, 2,4 milhões de unidades IM por 3 semanas.

Sífilis latente

A sífilis latente é definida como reação positiva no soro sem evidências clínicas de doença em estágio primário, secundário ou terciário, podendo ser definida como sífilis latente precoce se a infecção ocorreu no ano anterior ao diagnóstico, o que só é possível se a pessoa apresentou sinais inequívocos de doença primária ou secundária no último ano, se a única exposição sexual ocorreu no último ano ou se houve parceiros sexuais com sífilis primária, secundária ou com sífilis latente precoce. Na ausência dessas condições, o indivíduo deve ser considerado com sífilis latente.

Tratamento

Por não ser sexualmente transmissível, o objetivo do tratamento é impedir a progressão da doença e a transmissão vertical.

Tratamento recomendado
- **Sífilis latente precoce:** penicilina benzatina, 2,4 milhões de unidades IM em dose única.
- **Sífilis latente tardia ou desconhecida:** penicilina benzatina, 7,2 milhões de unidades no total, administrada em três doses de 2,4 milhões de unidades cada, IM, com intervalo de 1 semana.

Acompanhamento

O acompanhamento deve ser feito com testes treponêmicos quantitativos, objetivando a queda de pelo menos quatro vezes nos títulos de anticorpos. A dosagem deve ser realizada com 6, 12 e 24 meses. A análise do líquor deve ser solicitada se ocorrer aumento de quatro vezes nos títulos de anticorpos, títulos iniciais acima da diluição 1/32, falha na queda dos títulos de anticorpos em 12 a 24 meses e sinais e sintomas de evolução do quadro de sífilis. Esses pacientes devem ter seu tratamento direcionado para neurossífilis se a análise do líquor for positiva.

Sífilis terciária

A sífilis terciária se refere ao surgimento de gomas e acometimento cardiovascular, mas não neurossífilis. As pessoas não alérgicas à penicilina devem ser tratadas segundo este esquema: penicilina benzatina, 7,2 milhões de unidades ao todo, administrada em três doses de 2,4 milhões de unidades, IM, com intervalo de 1 semana.

Acompanhamento

Todos os indivíduos devem ser não só testados para HIV, como devem realizar a avaliação do líquor. O acompanhamento deve ser feito por especialista na área de infectologia.

Neurossífilis

A neurossífilis pode ocorrer durante qualquer fase do desenvolvimento da doença, e as alterações laboratoriais no líquor são comuns nos estágios iniciais da doença, mesmo na ausência de alterações clínicas neurológicas.

Tratamento

Penicilina G cristalina, 18 a 24 milhões de unidade/dia, administrando-se 3 ou 4 milhões de unidades a cada 4 horas por 10 a 14 dias.

Sífilis na gestação

Toda gestante deve ser testada para sífilis no início da gestação com o teste não treponêmico, pois os títulos são fundamentais para monitoramento da resposta ao tratamento. Nos locais em que a prevalência de sífilis é alta e nas mulheres com alto risco de contaminação, o teste não treponêmico deve ser repetido no segundo trimestre e ao nascimento. O risco de transmissão vertical da sífilis é maior nos estágios primário e secundário da doença.

Diagnóstico

Toda gestante deve ser considerada infectada se apresentar teste positivo, a não ser que uma história muito bem documentada de tratamento tenha sido obtida com queda dos níveis de anticorpos. Títulos >1:8 devem ser considerados positivos para infecção recente; entretanto, mesmo as mulheres com sífilis latente têm grande possibilidade de transmissão vertical. Gestantes com títulos de anticorpos estáveis em níveis baixos com história de tratamento prévio não precisam ser tratadas novamente. Se os títulos permanecerem altos ou se houver aumento, deve-se pensar em falha do tratamento ou reinfecção, com novo tratamento a ser considerado.

Tratamento

A penicilina G cristalina é o único antimicrobiano efetivo para prevenção da transmissão vertical e para o tratamento do feto.

Considerações

As gestantes diagnosticadas no segundo trimestre devem realizar ultrassonografia a fim de detectar possíveis sinais de infecção fetal com a placentomegalia, hepatomegalia, ascite, hidropisia ou anemia fetal. Se presentes, esses sinais são indicativos de falha no tratamento fetal.

As gestantes tratadas na segunda metade da gestação que apresentarem a reação de Jarisch-Herxheimer têm chance aumentada de parto pré-termo, devendo ser orientadas a respeito.

Se uma das doses não for aplicada, todo o regime de tratamento deverá ser repetido.

Acompanhamento

Os níveis sorológicos devem ser repetidos pelo menos no período entre 28 e 33 semanas e no parto. Os testes sorológicos podem ser mensais nas mulheres com alto risco de infecção ou em áreas de alta prevalência da doença.

O tratamento é considerado inadequado se o parto ocorrer em menos de 30 dias após o tratamento, se houver sinais de infecção durante o parto ou se os níveis sorológicos do teste forem, pelo menos, quatro vezes mais altos do que os do pré-tratamento.

DOENÇAS CARACTERIZADAS POR URETRITE E CERVICITE

Uretrite

A uretrite significa inflamação uretral, podendo ser infecciosa ou não. Os sintomas são: disúria, prurido uretral, presença de secreção mucoide, purulenta ou mucopurulenta (Figura 36.2).

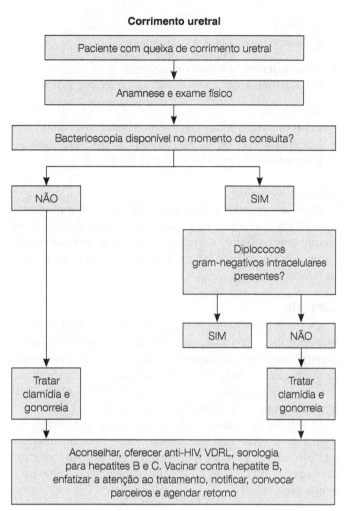

Figura 36.2 Fluxograma para abordagem de pacientes com queixa de corrimento uretral.

Agentes patogênicos

Tradicionalmente a associação entre uretrite e *N. gonorrhoeae* e *C. trachomatis* é bem estabelecida e clinicamente relevante; entretanto, o *Mycoplasma genitalium* também está associado a essa infecção, embora seja muito menos comum. Outros agentes podem estar relacionados com a uretrite, embora com pouca relevância clínica, como *T. vaginalis* e algumas espécies de *Ureaplasma*.

Diagnóstico

A presença de sinais e sintomas de uretrite, como os já mencionados, associados à presença de diplococos gram-negativos intracelulares na análise de coloração por Gram da secreção uretral ou cervical, é indicação de infecção por gonorréia, frequentemente acompanhada por infecção por clamídia em até 15% a 40% dos casos.

Outro exame complementar que pode sugerir uretrite consiste na presença de estearase leucocitária positiva associada a piúria na análise de urina do primeiro jato da manhã.

Caso não haja a possibilidade de realização de testes de urina e na presença de sintomas característicos, o tratamento empírico deverá ser empregado.

Tratamento

O tratamento de escolha é o seguinte:

- **Azitromicina:** 1g VO em dose única.
- **Doxiciclina:** 100mg VO, a cada 12 horas, por 7 dias.

Alternativas:
- **Eritromicina:** 500mg VO, a cada 6 horas, por 7 dias.
- **Levofloxacina:** 500mg VO, uma vez ao dia, por 7 dias.
- **Ofloxacina:** 300mg VO, a cada 12 horas, por 7 dias.

Acompanhamento

Caso seja possível o diagnóstico laboratorial, a mulher é incentivada a retornar em 3 meses para nova testagem. Se os sintomas persistirem, deverá retornar antes, embora a persistência isolada dos sintomas não seja suficiente para novo tratamento.

Cervicite

Os sinais maiores de cervicite são o exsudato purulento ou mucopurulento no canal endocervical e o sangramento endocervical persistente, facilmente induzido por contato delicado de *swab* com o canal cervical. É relativamente assintomática, mas são frequentes as queixas de aumento na secreção vaginal e sangramento intermenstrual (Figura 36.3).

O achado de leucorreia (> 10 leucócitos por campo no exame da secreção vaginal) está fortemente associado à infecção cervical por clamídia e gonorreia, com alto valor preditivo negativo, ou seja, na ausência de leucorreia, a cervivite é muito improvável.

Agentes patogênicos

Além dos agentes mais comumente associados à cervicite, como *N. gonorrhoeae* e *C. trachomatis*, são relacionados também o *T. vaginalis* e o herpes simples tipo 2.

Em algumas mulheres, principalmente naquelas com baixo risco para aquisição de DST, nenhum agente específico é associado ao quadro de cervicite.

Tratamento

O tratamento presuntivo para clamídia e gonorreia deve ser realizado em mulheres com alto risco de infecção por DST, como as menores de 25 anos de idade, as mulheres com novos parceiros sexuais, aos parceiros não monogâmicos e os que sabidamente apresentaram algum tipo de DST.

Se detectado, o tratamento da tricomoníase e da vaginose deve também ser realizado.

O regime recomendado consiste em:

- **Azitromicina:** 1g VO em dose única.
- **Doxiciclina:** 100mg VO, a cada 12 horas, por 7 dias.

DOENÇAS CARACTERIZADAS POR CORRIMENTO VAGINAL

A maioria das mulheres apresentará algum tipo de infecção vaginal caracterizada por corrimento abundante, pruriginoso

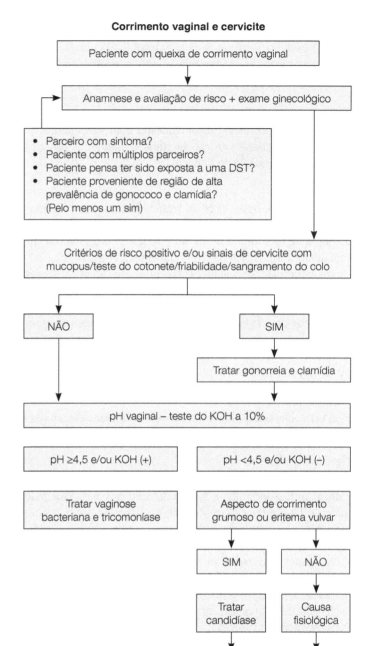

Figura 36.3 Fluxograma para abordagem de pacientes com queixa de corrimento vaginal ou cervicite.

ou com odor desagradável durante a vida. Muitas nem chegam a procurar auxílio médico, pois se automedicam ou os sintomas apresentam melhora espontânea.

Os agentes patogênicos normalmente associados ao corrimento vaginal são anaeróbios (*Prevotella* sp., *Mobiluncus* sp., *G. vaginalis, Ureaplasma, Mycoplasma*), *T. vaginalis* e a candidíase. Embora a candidíase não costume ser sexualmente transmitida, foi incluída neste capítulo em virtude da alta prevalência de mulheres com essa patologia quando avaliadas em função da DST.

A presença de grande parte das doenças caracterizadas por corrimento vaginal é um fator de risco para aquisição de outras DST, como HIV, sífilis e gonorreia.

Diagnóstico

A história clínica isolada é insuficiente para o diagnóstico etiológico preciso, o que pode levar à prescrição de medicamento inadequado. No entanto, é extremamente desejável uma abordagem por meio da obtenção da história clínica detalhada, associada a exame físico rigoroso e testes diagnósticos etiológicos.

Os testes diagnósticos que podem ser realizados no próprio consultório são o do pH vaginal, o do hidróxido de potássio (KOH) e o exame microscópico a fresco do corrimento vaginal.

Teste do pH

Secreções vaginais com pH elevado (>4,5) estão associadas a vaginose bacteriana e tricomoníase.

Teste do KOH

A secreção vaginal deve ser diluída em solução de KOH a 10%, e as amostras que liberarem odor característico de aminas são sugestivas de vaginose bacteriana e tricomoníase.

Exame a fresco

Se o exame a fresco da secreção vaginal mostrar microrganismos flagelados com motilidade, a suspeita recairá sobre tricomoníase, e se mostrar a presença de células indicadoras (*clue cells*, células epiteliais com as bordas escurecidas por pequenas bactérias), o diagnóstico mais provável será de vaginose bacteriana.

Quando esses testes não estiverem disponíveis no consultório, testes comerciais e laboratoriais poderão ser usados para o diagnóstico correto da vaginite.

Em caso de sinais objetivos de inflamação vulvar sem agentes patogênicos detectados na secreção vaginal, deve-se avaliar a possibilidade de outras causas dos sintomas vulvovaginais com agentes mecânicos, químicos ou alérgicos.

Tratamento

Vaginose bacteriana (VB)

A VB está associada aos múltiplos parceiros do sexo masculino ou feminino, ao não uso de preservativo, a falta de lactobacilos vaginais e ao uso de duchas vaginais. As mulheres que nunca foram sexualmente ativas são raramente afetadas.

A presença de três critérios diagnósticos são muito sugestivos de VB:

- Corrimento fino, brancacento ou acinzentado que reveste finamente a parede vaginal.
- Presença das células indicadoras (*clue cells*) na avaliação microscópica.
- pH da secreção vaginal >4,5.
- Odor característico de peixe antes ou após o teste de KOH a 10%.

O tratamento está recomendado para as mulheres sintomáticas, apresentando como benefício secundário a redução do risco de infecção por *C. trachomatis*, *N. gonorrhoeae*, *T. vaginalis*, HIV e herpes simples tipo 2. Até o momento não é recomendado o uso de nenhuma formulação à base de lactobacilos adicionalmente ao tratamento antimicrobiano.

Recomenda-se o uso dos seguintes antimicrobianos:

- **Metronidazol:** 500mg VO, a cada 12 horas, por 7 dias.
- **Metronidazol:** gel a 0,75% intravaginal, uma vez ao dia, por 5 dias.
- **Clindamicina:** creme, a 2% intravaginal, ao deitar-se, por 7 dias.

Tricomoníase

Doença muito prevalente, mas subdiagnosticada, nos EUA a tricomoníase é a DST não viral mais prevalente. No Brasil, dados oficiais apontam que a prevalência varia entre 10% e 35%, conforme a população estudada e o método diagnóstico disponível.

As características clínicas de tricomoníase são:

- Corrimento abundante, amarelado ou amarelo-esverdeado, bolhoso.
- Prurido e/ou irritação vulvar.
- Dor pélvica (ocasionalmente).
- Sintomas urinários (disúria, polaciúria).
- Hiperemia da mucosa com placas avermelhadas (colpite difusa e/ou focal com aspecto de framboesa).

O diagnóstico laboratorial da tricomoníase é feito por meio de visualização dos protozoários móveis em material de endocérvice mediante bacterioscopia.

Os exames mais utilizados para o diagnóstico das infecções vaginais são:

- **pH vaginal:** pH >4,5: vaginose bacteriana ou tricomoníase; pH <4,5: candidíase vulvovaginal.
- **Teste de Whiff (testes das aminas ou "teste do cheiro"):** sem odor característico.
- **Bacterioscopia:** o preparado é examinado em fluido vaginal com aumento de 400×, observando-se a presença de leucócitos, células parabasais e *Trichomonas* sp. (protozoário flagelado móvel).

Tratamento

O tratamento, além de reduzir os sintomas e provavelmente a transmissão, consiste em:

- **Metronidazol:** 2g VO, em dose única.
- **Tinidazol:** 2g VO, em dose única.

Candidíase vulvovaginal

Infecção da vulva e vagina, a candidíase vulvovaginal é causada por um fungo comensal que habita as mucosas vaginal e digestiva e cresce quando o meio se torna favorável a seu desenvolvimento. A relação sexual não é a principal forma de transmissão, visto que esses microrganismos podem participar da microbiota endógena em até 50% das mulheres assintomáticas. Cerca de 80% a 90% dos casos são provenientes da *Candida albicans* e 10% a 20% de outras espécies (*C. tropicalis, C. glabrata, C. krusei, C. parapsilosis*). Embora essa candidíase não seja transmitida sexualmente, é encontrada com mais frequência em mulheres em atividade sexual, provavelmente em razão de microrganismos colonizadores que penetram no epitélio via microabrasões.

Os sinais e sintomas dependerão do grau de infecção e da localização do tecido inflamado, podendo apresentar-se isolados ou associados, e incluem:

- Prurido vulvovaginal (principal sintoma e de intensidade variável).
- Disúria.
- Dispareunia.
- Corrimento branco, grumoso, inodoro e com aspecto caseoso ("leite coalhado").
- Hiperemia.
- Edema vulvar.
- Fissuras e maceração da vulva.
- Fissuras e maceração da pele.
- Vagina e colo uterino recobertos por placas brancas ou branco-acinzentadas, aderidas à mucosa.

Os parceiros sexuais de portadoras de candidíase vulvovaginal não precisam ser tratados, exceto os sintomáticos (uma minoria dos parceiros sexuais do sexo masculino que podem apresentar balanite e/ou balanopostite, caracterizada por áreas eritematosas na glande do pênis, prurido ou irritação, tendo indicação de tratamento com agentes tópicos). As mulheres portadoras do HIV, com baixas contagens de linfócitos CD4 e altas cargas virais estão associadas a risco maior de vulvovaginite por *Candida* sp. O tratamento, nesses casos, é o mesmo recomendado para pacientes sem infecção pelo HIV.

O diagnóstico laboratorial de corrimento vaginal pode ser realizado por teste do pH vaginal, em que são mais comuns valores < 4,5, e/ou por bacterioscopia, com a visualização de leveduras e/ou pseudo-hifas.

Tratamento

As formulações tópicas de curta duração tratam efetivamente a candidíase não complicada, e as imidazólicas são mais efetivas do que a nistatina. Os tratamentos recomendados são:

- **Clotrimazol:** 1% creme 5g intravaginal, uma vez ao dia, por 7 a 14 dias.
- **Clotrimazol:** 2% creme 5g intravaginal, uma vez ao dia, por 3 dias.
- **Miconazol:** 2% creme 5g intravaginal uma vez ao dia, por 7 dias.
- **Miconazol:** 4% creme 5g intravaginal, uma vez ao dia, por 3 dias.
- **Miconazol:** 100mg óvulo vaginal, um óvulo uma vez ao dia, por 7 dias.
- **Miconazol:** 200mg óvulo vaginal, um óvulo por 3 dias.
- **Miconazol:** 1.200mg óvulo vaginal, um óvulo por 1 dia.
- **Butoconazol:** 2% creme 5g intravaginal, em dose única.
- **Terconazol:** 0,4% creme 5g intravaginal, uma vez ao dia, por 7 dias.
- **Terconazol:** 0,8% creme 5g intravaginal, uma vez ao dia, por 3 dias.
- **Terconazol:** 80mg óvulo vaginal, um óvulo uma vez ao dia, por 3 dias.

Tratamento oral

- **Fluconazol:** 150mg VO, em dose única.

Zika vírus

Muitas pessoas infectadas com o Zika vírus são assintomáticas ou apresentam sintomas leves com duração que pode variar entre 3 e 7 dias após a picada do mosquito *Aedes*. Os sintomas mais comuns incluem febre baixa, erupção cutânea, cefaleia, artralgia, mialgia e conjuntivite não purulenta.

Esse vírus pode ser transmitido por homens infectados por meio de sexo oral, vaginal e anal. Ainda não se sabe se as mulheres doentes podem infectar homens sadios. Os estudos disponíveis detectaram o Zika na saliva, na urina e no leite materno, mas não em *swabs* vaginais coletados de mulheres infectadas.

Estudos estão sendo elaborados para definir em que circunstâncias esse vírus pode ser transmitido sexualmente. Entretanto, já se sabe que pode haver transmissão quando o homem apresenta sintomas, antes que se iniciem e após desaparecerem.

O RNA do Zika vírus foi detectado no sêmen até 62 dias após o início dos sintomas. Portanto, o CDC recomenda que os homens que foram diagnosticados com Zika considerem o uso de preservativos ou não tenham relações sexuais por pelo menos 6 meses.

O diagnóstico laboratorial específico se baseia principalmente na detecção de RNA viral a partir de espécimes clínicos. O período virêmico ainda não foi estabelecido, mas se acredita que seja curto, o que permitiria, em tese, a detecção direta do vírus até 4 a 7 dias após o início dos sintomas, sendo, entretanto, ideal que o material seja examinado até o quarto dia. No momento não há sorologia disponível comercialmente para detecção de anticorpos para Zika vírus no Brasil. Atualmente só há disponibilidade do isolamento viral e RT-PCR, restrito aos laboratórios de referência do Ministério da Saúde (Figura 36.4). Ainda não foram desenvolvidos os tratamentos para indivíduos infectados e também para impossibilitar a transmissão do vírus para fetos de gestantes infectadas.

PONTOS CRÍTICOS E CONSIDERAÇÕES FINAIS

Sempre que possível, o agente etiológico específico de cada DST deve ser isolado e empregado o tratamento específico; entretanto, como nem sempre isso é factível na prática clínica, a abordagem sindrômica dessas afecções é prática e eficaz. O Quadro 36.1 resume os agentes etiológicos em uma abordagem sindrômica.

Capítulo 36 Doenças Sexualmente Transmissíveis

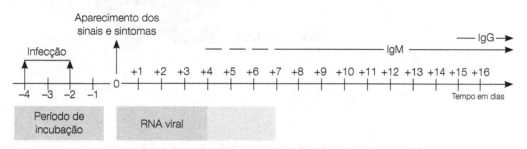

Figura 36.4 Esquema mostrando a relação cronológica da infecção por Zika com o aparecimento de RNA viral e imunoglobulinas específicas.

Quadro 36.1 Principais agentes etiológicos, sinais e sintomas relacionados com cada síndrome em DST

Síndrome	Sintomas mais comuns	Sinais mais comuns	Etiologias mais comuns

Corrimento vaginal	Corrimento vaginal
	Prurido
	Dor à micção
	Dor durante a relação sexual
	Odor fétido
		Edema de vulva
		Hiperemia de vulva, corrimento vaginal e/ou cervical
			Vulvovaginite infecciosa:
			  Tricomoníase
			  Vaginose bacteriana
			  Candidíase
			Cervicite:
			  Gonorreia
			  Infecção por clamídia

Corrimento uretral	Corrimento uretral Prurido Estrangúria Polaciúria Odor fétido	Corrimento uretral (se necessário, solicita-se ao paciente que ordenhe a uretra)	Gonorreia Infecção por clamídia Tricomoníase Micoplasma Ureaplasma
Úlcera genital	Úlcera genital	Úlcera genital Aumento de linfonodos inguinais	Sífilis Cancro mole Herpes genital Donovanose

Leitura complementar

Brasil. Ministério da Saúde. Secretaria de Atenção à Saúde. Departamento de Ações Programáticas Estratégicas. Prevenção e tratamento dos agravos resultantes da violência sexual contra mulheres e adolescentes: norma técnica/Ministério da Saúde. Secretaria de Atenção à Saúde. Departamento de Ações Programáticas Estratégicas. – 3. ed. atual e ampl., 1. reimpr. Brasília: Ministério da Saúde, 2012.

Brasil. Comissão de Incorporação de Tecnologias no SUS (CONITEC). Protocolo Clínico e Diretrizes Terapêuticas Infecções Sexualmente Transmissíveis, Brasília: Ministério da Saúde, 2015.

Brasil. Ministério da Saúde. Secretaria de Vigilância em Saúde. Programa Nacional de DST/Aids. Manual de Controle das Doenças Sexualmente Transmissíveis. 4. ed. Brasília: Ministério da Saúde, 2006.

Centers for Disease Control and Prevention, Sexually (CDC); Transmitted Diseases Treatment Guidelines, Atlanta, GA – USA, 2015.

Centers for Disease Control and Prevention, Sexually (CDC); Zika and Sexual Transmission: Atlanta, GA – USA, 2016.

Ministério da Saúde – Brasil. Protocolo de vigilância e resposta à ocorrência de microcefalia e/ou alterações do sistema nervoso central (SNC): Brasília – DF, 2016.

Ministério da Saúde – Brasil. Protocolo para diagnóstico e tratamento de DST: Brasília – DF, 2015.

Doença Inflamatória Pélvica

Ana Luiza Lunardi Rocha

INTRODUÇÃO

A doença inflamatória pélvica (DIP) se refere à infecção polimicrobiana aguda das estruturas do trato genital superior em mulheres, acometendo trompas uterinas, útero e/ou ovários, podendo haver o envolvimento dos órgãos pélvicos vizinhos. Na maioria das vezes, a DIP é iniciada por agente sexualmente transmissível e apresenta uma gama de manifestações clínicas. A inflamação se inicia a partir da vagina ou do colo do útero, ascendendo para o trato genital superior com a endometrite sendo um estágio intermediário na patogênese da doença.

A prevalência da DIP é subestimada, pois a maioria dos casos é subclínica. A prevalência é maior em mulheres sexualmente ativas entre 15 e 25 anos de idade e aproximadamente 12% das adolescentes sexualmente ativas têm no mínimo um episódio antes dos 20 anos. A prevalência dessa doença nos EUA e em muitos outros países desenvolvidos tem diminuído na última década. Nos EUA, a DIP é responsável por cerca de 106 mil consultas médicas e 60 mil hospitalizações a cada ano, sendo causa frequente de consulta nos serviços de urgência. Essa doença permanece como grave problema de saúde, uma vez que as pacientes tratadas ainda apresentam resultados reprodutivos abaixo do ideal; a doença inflamatória subclínica permanece mal controlada, além de os programas que visam à prevenção não serem viáveis em grande parte dos países em desenvolvimento, como o Brasil.

ETIOPATOGENIA

A DIP é uma infecção polimicrobiana. As bactérias *Neisseria gonorrhoeae* e *Chlamydia trachomatis* são os patógenos mais comumente encontrados. Em mulheres na pós-menopausa, outros agentes podem causar a DIP, como a *Escherichia coli* e as bactérias anaeróbias da microbiota intestinal. Mais raramente, outros agentes etiológicos também podem contribuir para essa doença, como *Mycoplasma genitalium*, *Mycobacterium tuberculosis* e espécies de *Actinomyces*.

A microbiota da vagina contém baixa quantidade de algumas bactérias que, potencialmente, podem ser causadoras da doença. Em grande parte, a DIP é considerada transmissível, devendo ser tratada como tal.

Sua patogênese envolve a ascensão de bactérias e/ou outros agentes patológicos da vagina para a cavidade uterina e daí para o trato genital superior, acometendo trompas e/ou ovários. Outros fatores estão envolvidos nessa patogênese, como genéticos, epigenéticos, imunológicos, viscosidade do muco cervical e níveis de estrogênio da mulher. Esses outros fatores talvez expliquem o fato de algumas mulheres apresentarem a doença e outras não, mesmo quando em contato com seus agentes etiológicos.

Os fatores de risco para o desenvolvimento da doença estão descritos no Quadro 37.1.

O principal fator de proteção contra a DIP consiste no uso de preservativos. A salpingotripsia bilateral diminui o risco de acometimento da porção distal das trompas uterinas, mas não o da DIP em geral.

DIAGNÓSTICO

A DIP pode apresentar-se de diferentes maneiras, desde uma infecção subclínica até o quadro de abdome agudo grave. O diagnóstico é eminentemente clínico. O diagnóstico clínico presuntivo deve ser feito em mulheres jovens, sexualmente ativas, que apresentem dor pélvica ou dor abdominal baixa e exame ginecológico sugestivo de DIP (Figura 37.1).

Os sinais e sintomas mais comuns da DIP aguda são:

- Dor pélvica: dor abdominal baixa, pélvica, de intensidade variável e de início súbito.
- Sangramento uterino anormal: sinusorragia e sangramento uterino entre os ciclos menstruais.

Quadro 37.1 Fator de risco

Atividade sexual	Múltiplos parceiros e alta frequência sexual aumentam o risco de DIP
DST no parceiro	Parceiro com uretrite sintomática (disúria e corrimento uretral) pode aumentar o risco de DIP na mulher
Idade	Maior prevalência em pacientes entre 15 e 25 anos de idade
Episódio anterior de DIP	Um episódio anterior de DIP aumenta em mais de duas vezes o risco de novo episódio
Uso de contraceptivos orais	Estudos são controversos. Parecem não aumentar o risco de DIP e, caso a paciente desenvolva a doença, sua manifestação se dará com menos gravidade
Dispositivos intrauterinos (DIU)	O risco de DIP parece ser maior apenas nas primeiras 3 semanas após a inserção. O sistema intrauterino de levonorgestrel parece diminuir o risco de DIP em razão do espessamento do muco cervical
Vaginose bacteriana	A vaginose bacteriana geralmente não aumenta o risco de DIP

- Corrimento vaginal: pode estar presente ou não. Secreção mucopurulenta no orifício do colo uterino sugere a DIP.
- Febre (>38,3°C), dispareunia e disúria podem estar presentes.
- Estado geral preservado na maioria dos casos.
- Dor no hipocôndrio direito pode ocorrer em razão da inflamação e das aderências peri-hepáticas (síndrome de Fitz-Hugh-Curtis).
- Dor à mobilização do colo uterino e à palpação das regiões anexiais.
- Massa palpável em região anexial: pode ser a manifestação de uma massa inflamatória em trompas e ovários (abscesso tubovariano).

Achados laboratoriais inespecíficos, como leucocitose sem desvio para esquerda e elevação da proteína C reativa (PCR), podem estar presentes, mas têm baixas sensibilidade e especificidade para o diagnóstico de DIP. Os seguintes exames laboratoriais devem ser solicitados na suspeita diagnóstica de DIP: teste de gravidez; exame a fresco da secreção vaginal (quando disponível); anti-HIV e testagem para sífilis (VDRL/teste rápido).

Os exames de imagem (ultrassonografia transvaginal [USTV], tomografia computadorizada de pelve e ressonância magnética da pelve) podem auxiliar o diagnóstico quando evidenciam abscesso tubovariano, presença de líquido livre na pelve ou sinais de endometrite (endométrio com espessura heterogênea e maldefinido). A USTV sem alterações não descarta o diagnóstico de DIP. O diagnóstico é clínico, e o tratamento não deve ser postergado.

A propedêutica deverá ser estendida em caso de dúvida diagnóstica, sintomas atípicos ou em mulheres que não apresentam melhora do quadro clínico em 72 horas após o início do uso do antibiótico. A videolaparoscopia apresenta boa especificidade diagnóstica, mas não tem sensibilidade suficiente para ser considerada o padrão-ouro no diagnóstico. Além disso, trata-se de procedimento invasivo, devendo ser reservado para casos específicos.

Para o diagnóstico da DIP aguda pode ser usado o fluxograma apresentado na Figura 37.1.

A DIP é considerada subclínica quando o quadro infeccioso e inflamatório não é causa de sintomatologia aguda que obrigue a mulher a procurar o ginecologista, mas é relativamente grave para ocasionar sequelas físicas, como aderências tubárias, obstrução tubária e aderências pélvicas, podendo ser causa de infertilidade e dor pélvica crônica.

A DIP crônica se manifesta como dor abdominal inespecífica e mal localizada, febre baixa e emagrecimento com duração superior a 30 dias. Essa doença pode ter como etiologia infecções como actinomicose e tuberculose.

O diagnóstico diferencial deve abranger outras doenças pélvicas, como gravidez ectópica, apendicite, doenças dos tratos urinário e intestinal e torção de anexo.

TRATAMENTO E SEGUIMENTO

O diagnóstico clínico presuntivo e o tratamento precoce diminuirão as sequelas e complicações da doença. O tratamento é empírico e consiste no uso combinado de antibióticos de amplo espectro para tratamento dos principais patógenos causadores dessa doença polimicrobiana. O esquema antimicrobiano deve objetivar o tratamento dos dois principais agentes etiológicos da DIP: o gonococo e a clamídia. Não são conclusivos os estudos a respeito do benefício da inclusão de medicamentos com cobertura para anaeróbios nos esquemas terapêuticos.

Um grande número de pacientes com DIP não necessitará de internação e fará o tratamento ambulatorial. Cerca de 15% das mulheres acometidas por essa doença precisarão ser internadas.

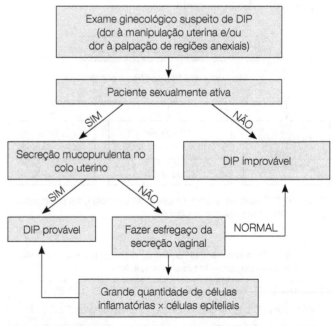

Figura 37.1 Fluxograma para o diagnóstico da DIP. (Adaptada de Brunham e cols., 2015.)

Os seguintes critérios indicam a necessidade de internação hospitalar e o uso de esquemas antibióticos parenterais:

- Pacientes grávidas com DIP.
- Falha na resposta ou intolerância ao tratamento via oral.
- Não aderência ao tratamento ambulatorial.
- Sinais clínicos de gravidade (febre alta, náusea, vômito, dor abdominal intensa).
- DIP complicada com abscesso pélvico.
- Possível necessidade de abordagem cirúrgica (diagnóstica e/ou terapêutica).

Os esquemas terapêuticos de primeira linha para o tratamento ambulatorial da DIP estão esquematizados na Figura 37.2, podendo ser utilizado qualquer um dos regimes indicados, com ou sem metronidazol (500mg duas vezes ao dia, por 14 dias).

O esquema terapêutico de primeira linha para as pacientes com critérios de internação hospitalar (DIP moderada/grave com ou sem abscesso tubovariano) está listado no Quadro 37.2. Os antimicrobianos, nesses casos, deverão ser administrados por via parenteral, e a transição para a via oral poderá ser realizada 24 a 48 horas após a melhora clínica e mantida por 14 dias.

O esquema terapêutico das pacientes com abscesso pélvico deverá incluir, além de uma das opções listadas no Quadro 37.2, clindamicina 450mg VO, a cada 6 horas, ou metronidazol 500mg VO, a cada 8 horas, por 14 dias. Além disso, a doxiciclina deverá ser mantida VO a cada 12 horas, também por 14 dias.

Outros esquemas terapêuticos para pacientes alérgicas aos agentes de primeira ou de segunda linha terapêutica podem ser consultados no endereço eletrônico http://www.cdc.gov/std/tg2015/pid.htm.

A remoção dos dispositivos intrauterinos não parece acelerar a resolução clínica da DIP e, na maioria das vezes, o dispositivo pode ser mantido.

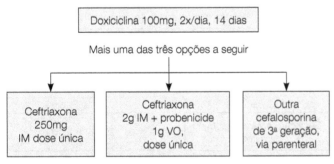

Figura 37.2 Tratamento antimicrobiano de primeira linha para pacientes com DIP – tratamento ambulatorial.

Quadro 37.2 Tratamento antimicrobiano de primeira linha para pacientes com DIP moderada/grave – tratamento hospitalar

Cefoxitina (2g EV, 6/6h) + doxiciclina (100mg VO ou EV, 12/12h)
Clindamicina (900mg EV, 8/8h) + gentamicina (3 a 5mg/kg, EV, 24/24h)
Cefotetano (2g EV, 12/12h) + doxiciclina (100mg VO ou EV, 12/12h)

As pacientes com DIP deverão receber orientação sobre o uso de preservativos, rastreamento de DST e vacinação (hepatite B, HPV). Seus parceiros deverão ser examinados e tratados caso tenham tido contato sexual com as pacientes nos 60 dias que antecederam o aparecimento dos sintomas. Os esquemas terapêuticos para o tratamento dos parceiros devem incluir antibióticos com atividade contra *N. gonorrhoeae* e *C. trachomatis*, como a ceftriaxona (250mg), IM, mais azitromicina (1g), VO, em dose única, ou doxiciclina (100mg) VO, a cada 12 horas, por 7 dias.

PONTOS CRÍTICOS E CONSIDERAÇÕES FINAIS

- A DIP é uma infecção polimicrobiana das estruturas do trato genital superior das mulheres.
- Inicia-se, na maioria das vezes, por agente sexualmente transmissível.
- Suas manifestações clínicas são variáveis, desde um quadro subclínico até o abdome agudo, com grave comprometimento da saúde da mulher.
- O diagnóstico é eminentemente clínico.
- O tratamento é empírico e consiste no uso combinado de antibióticos de amplo espectro para tratamento dos principais patógenos causadores dessa doença polimicrobiana.
- O esquema de antimicrobianos deve objetivar o tratamento dos dois principais agentes etiológicos da DIP: o gonococo e a clamídia.
- A maioria das pacientes não necessitará de internação e fará o tratamento ambulatorial.
- As pacientes deverão receber orientação sobre o uso de preservativos, rastreamento de DST e vacinação (hepatite B, HPV).
- Os parceiros deverão ser examinados e tratados, caso tenham tido contato sexual com as pacientes nos 60 dias que antecederam o aparecimento dos sintomas.
- A remoção dos dispositivos intrauterinos não parece acelerar a resolução clínica da DIP e, em grande parte das vezes, pode ser mantido.
- O diagnóstico clínico presuntivo e o tratamento precoce diminuirão as sequelas e complicações da doença.

MENSAGEM-CHAVE

A DIP é uma doença infecciosa do trato genital superior que acomete mulheres jovens, manifestando-se por amplo espectro de gravidade. O diagnóstico é eminentemente clínico, e o tratamento precoce adequado possibilitará às pacientes melhores chances de cura e menores riscos de sequela.

Leitura complementar

Brunham RC, Gottlieb SL, Paavonen J. Pelvic inflammatory disease. N Engl J Med 2015 May 21; 372(21):2039-48.

Centers for Disease Control and Prevention (CDC). Pelvic Inflammatory Disease (PID). Disponível em: http://www.cdc.gov.sci-hub.bz/std/pid/stats.htm.

Centers for Disease Control and Prevention. Sexually Transmitted Disease Surveillance 2013. Atlanta: U.S. Department of Health and Human

Services; 2014. Disponível em: http://www.cdc.gov.scihub.bz/std/stats13/default.htm.

French CE, Hughes G, Nicholson A et al. Estimation of the rate of pelvic inflammatory disease diagnoses: trends in England, 2000-2008. Sex Transm Dis 2011; 38:158.

Galask RP, Larsen B, Ohm MJ. Vaginal flora and its role in disease entities. Clin Obstet Gynecol 1976; 19:61.

Greydanus DE, Dodich C. Pelvic inflammatory disease in the adolescent: a poignant, perplexing, potentially preventable problem for patients and physicians. Curr Opin Pediatr 2015 Feb; 27(1):92-9.

Grimes DA. Intrauterine device and upper-genital-tract infection. Lancet 2000; 356:1013.

HIV and Sexually Transmitted Infections Department. STI diagnoses and rates in England by gender, 2004-2013. Public Health England, 2014. Disponível em: http://www.gov.uk.secure.scihub.bz/government/uploads/system/uploads/attachment_data/file/340430/Table_1_STI_diagnoses_and_rates_in_England_by_gender.pdf.

Morré SA, Karimi O, Ouburg S. Chlamydia trachomatis: identification of susceptibility markers for ocular and sexually transmitted infection by immunogenetics. FEMS Immunol Med Microbiol 2009; 55:140.

Ness RB, Kip KE, Hillier SL et al. A cluster analysis of bacterial vaginosis-associated microflora and pelvic inflammatory disease. Am J Epidemiol 2005; 162:585.

Paavonen J, Westrom L, Eschenbach D. Pelvic inflammatory disease. In: Holmes KK, Sparling PF, Stamm WE et al. (eds.) Sexually transmitted diseases. 4. ed. New York: McGraw-Hill, 2008.

Ross J. Pelvic inflammatory disease: pathogenesis, microbiology, and risk factors. In: UpToDate, Post TW (ed.), UpToDate, Waltham, MA. (Accessed on May 04, 2016.)

Ross J, Chacko MR. Pelvic inflammatory disease: clinical manifestations and diagnosis. In: UpToDate, Post TW (ed.), UpToDate, Waltham, MA. (Accessed on May 15, 2016.)

Tepper NK, Steenland MW, Gaffield ME, Marchbanks PA, Curtis KM. Retention of intrauterine devices in women who acquire pelvic inflammatory disease: a systematic review. Contraception 2013; 87:655-60.

Wiesenfeld HC. Pelvic inflammatory disease: treatment. In: UpToDate, Post TW (ed.), UpToDate, Waltham, MA. (Accessed on May 15, 2016.)

Workowski KA, Bolan GA, Centers for Disease Control and Prevention. Sexually transmitted diseases treatment guidelines. MMWR Recomm Rep 2015; 64:1.

Zakher B, Cantor AG, Pappas M, Daeges M, Nelson HD. Screening for gonorrhea and Chlamydia: a systematic review for the U.S. Preventive Services Task Force. Ann Intern Med 2014 Dec 16; 161(12):884-93.

CAPÍTULO 38

Fisiologia da Micção

Andrea Moura Rodrigues Maciel da Fonseca
Mariana Furtado Meinberg

INTRODUÇÃO

As disfunções do assoalho pélvico podem abranger disfunções de esvaziamento e armazenamento de urina, sustentação inadequada de órgãos pélvicos, disfunções colorretais e anais, além da dor pélvica. Para compreensão adequada dessas alterações se torna necessário o entendimento da fisiologia das estruturas envolvidas. Este capítulo aborda os princípios fundamentais da fisiologia da micção.

ANATOMIA DO TRATO GENITAL INFERIOR

A bexiga é um órgão com duas funções antagônicas: reservatório de baixa pressão para armazenamento e eliminação da urina. Compreender sua anatomia é fundamental para explicar seu funcionamento. Trata-se de uma víscera muscular oca, localizada quase que inteiramente na pelve e repousando sobre a pube, podendo atingir a altura do umbigo ao enchimento. É composta pelas camadas mucosa, muscular e serosa. A mucosa consiste no urotélio, epitélio estratificado de transição sustentado por lâmina própria fibroelástica. A serosa é formada por tecido conjuntivo fibroso recobrindo a camada muscular, e a muscular (músculo detrusor da bexiga) é formada por musculatura lisa cujas fibras são distribuídas de modo entrelaçado e desorientado, exceto pela região próxima ao meato uretral, onde se diferenciam três camadas: interna (distribuição longitudinal), intermediária (circunferencial) e externa (longitudinal), constituindo a região do colo vesical. Esta é a área da bexiga onde o lúmen uretral passa através do músculo detrusor da bexiga e onde se localizam o trígono e o meato uretral.

A bexiga ainda pode ser dividida em duas partes: o corpo ou ápice e a base, que compreende principalmente a região delimitada entre os orifícios ureterais e a saída da uretra, denominada trígono vesical. Essas partes se distinguem principalmente pelo tipo de neurotransmissor que predomina em cada porção. No corpo vesical predominam receptores beta-adrenérgicos e receptores colinérgicos muscarínicos M2 e M3. Já na base da bexiga predominam receptores alfa-adrenérgicos.

A uretra é uma estrutura complexa que na mulher tem aproximadamente 3 a 4cm de comprimento e 6mm de diâmetro. Inicia-se no colo vesical até o meato uretral no hiato genital, em inclinação anteroinferior, e é recoberta internamente por um epitélio pseudoestratificado, proximalmente, e por epitélio estratificado escamoso, distalmente. Logo após essa camada existe um plexo vascular que contribui com o tônus uretral em uma camada submucosa. Adjacentes a essa camada estão duas de musculatura lisa: uma interna, com fibras distribuídas longitudinalmente, e uma externa, de distribuição circular. Na porção mais externa da uretra existe musculatura estriada esquelética, o músculo do esfíncter estriado urogenital, com formato de ferradura, o qual é mais espesso nas laterais e na porção ventral da uretra. O esfíncter uretral circunda a região proximal da uretra, enquanto os receptores alfa-adrenérgicos predominam na uretra.

O assoalho pélvico, que tem função fundamental no processo de micção por meio de mecanismos de sustentação e compressão extrínseca, é formado pela fáscia endopélvica, pelo músculo elevador do ânus e pela membrana perineal. Esse assoalho muscular atua de maneira a criar uma compressão extrínseca da uretra, mantendo-se contraído na fase de armazenamento e relaxado na de esvaziamento vesical.

INERVAÇÃO

A inervação da bexiga pode ser dividida em três componentes: simpático, parassimpático e somático.

O simpático provém de fibras pós-ganglionares de T10 a L2, pelo nervo hipogástrico, provocando o relaxamento do músculo detrusor da bexiga e a contração da musculatura lisa do colo vesical.

O parassimpático contém fibras pré-ganglionares de S2 a S4, pelo nervo esplâcnico pélvico, e causa a contração do músculo detrusor e o relaxamento do colo vesical.

O somático se origina no núcleo de Onuf, substância cinzenta do corno ventral S2 a S4 que, através do nervo pudendo, estimula as fibras do músculo estriado esquelético da uretra e do assoalho pélvico.

A função vesical normal utiliza áreas corticais superiores do cérebro para controle voluntário dos arcos reflexos autonômicos primitivos da medula espinhal sacra. Os lobos parietais e o tálamo recebem e coordenam estímulos detrusores aferentes, enquanto o lobo frontal e os gânglios basais modulam sinais inibitórios.

FISIOLOGIA DA MICÇÃO

O trato urinário baixo apresenta dupla função: esvaziamento e armazenamento. A uretra atua em sincronia com a bexiga, mas tem ação recíproca: contrai-se durante o armazenamento e relaxa durante o esvaziamento. A bexiga normalmente se enche a um fluxo de 0,5 a 5,0mL por minuto.

Durante a fase de armazenamento predomina a função simpática. À medida que ocorre o enchimento vesical, a distensão da bexiga produz estímulos aferentes que ativam o núcleo de Onuf e, através do nervo pudendo, provoca contração do esfíncter uretral e do assoalho pélvico. Ao mesmo tempo, a distensão vesical também ativa o reflexo espinhal simpático pelo nervo hipogástrico, com contração alfa-adrenérgica do músculo liso uretral e do colo vesical, além de inibição da transmissão parassimpática, com impedimento da contração do músculo detrusor da bexiga e sem aumento da pressão intravesical.

Dessa maneira, com a musculatura vesical relaxada e a do colo vesical, da uretra e do assoalho pélvico contraída, a pressão uretral se torna maior do que a pressão vesical, formando os mecanismos de continência.

Já na fase de esvaziamento predomina a atividade parassimpática. O enchimento e o estiramento da parede vesical emitem sinais que não só geram impulsos aferentes do centro pontinho da micção que inibem as fibras somáticas do núcleo de Onuf, como causam o relaxamento voluntário dos músculos do esfíncter uretral e do assoalho pélvico. Os mesmos impulsos provocam inibição simpática pré-ganglionar com abertura do colo vesical e estímulo parassimpático com contração detrusora muscarínica.

Assim, por meio de contração coordenada da musculatura vesical, associada ao relaxamento da uretra, do colo vesical e do assoalho pélvico, a pressão vesical supera a uretral e provoca o esvaziamento da bexiga.

CONSIDERAÇÕES FINAIS

A fisiologia da micção é mecanismo complexo que exige perfeita sincronia entre o sistema nervoso simpático, o parassimpático e o somático, além de integridade anatômica do sistema urinário e do assoalho pélvico. Por isso, qualquer alteração nesse mecanismo pode ocasionar disfunção da micção, manifestando-se como retenção ou como incontinência urinária.

MENSAGENS-CHAVE

- A bexiga é um órgão muscular com dupla função: esvaziamento e armazenamento de urina.
- A inervação da bexiga pode ser dividida em três componentes: simpático, parassimpático e somático.
- A inervação simpática provoca contração do esfíncter uretral e do assoalho pélvico com mediação beta-adrenérgica, resultando no armazenamento da urina.
- A inervação parassimpática causa o relaxamento voluntário dos músculos do esfíncter uretral e do assoalho pélvico por meio de receptores muscarínicos com esvaziamento vesical.

Leitura recomendada

Abrams P. Describing bladder storage function: overactive bladder syndrome and detrusor overactivity. Urology Nov. 2003; 62(5 Suppl. 2): 28-37; Discussion 40-2.

De Groat WC, Yoshimura N. Anatomy and physiology of the lower urinary tract. Handb Clin Neurol 2015; 130:61-108.

Keane DP, O'Sullivan S. Urinary incontinence: anatomy, physiology and pathophysiology. Baillieres Best Pract Res Clin Obstet Gynaecol, Apr 2000; 14(2):207-26.

Kinder MV, Bastiaanssen CA, Janhnegtra RA, Mariani E. The neuronal control of the lower urinary tract: a model of architecture and control mechanisms. Arch Physiol Biochem Jul 1999; 107(3):203-22.

Roberts MM. Neurophysiology in neurourology. Muscle Nerve Jul 2008; 38(1):815-36.

CAPÍTULO 39

Propedêutica em Uroginecologia

Múcio Barata Diniz
Liv Braga de Paula
Gustavo Francisco da Silva

INTRODUÇÃO

A incontinência urinária (IU) e o prolapso genital são sintomas frequentes e muitas vezes negligenciados tanto pela paciente como por seu ginecologista. A incontinência acomete 5% a 20% da população, ressaltando-se que sua prevalência tende a aumentar com o envelhecimento. A chance de uma mulher ser operada em função desses problemas chega a 20% até os 80 anos de idade.

Com frequência, a paciente nega e esconde esse sintoma até mesmo da família, por constrangimento, por desconhecimento ou por temer o tratamento. Já o ginecologista minimiza essa condição, que não coloca em risco a paciente, esquecendo que muitas vezes pode ocasionar isolamento social e perda importante da qualidade de vida.

Nos últimos anos foi enorme o avanço na abordagem da incontinência, com melhor entendimento de sua fisiopatologia e o aumento das possibilidades de tratamento não cirúrgico, além do surgimento de técnicas cirúrgicas minimamente invasivas.

A abordagem mais atual da IU, segundo a Sociedade Internacional de Incontinência (ICS), se divide em inicial e especializada (Figuras 39.1 e 39.2).

Nos últimos anos, um amplo questionamento tem sido direcionado ao papel da urodinâmica na abordagem da incontinência, havendo evidências que mostram que a urodinâmica deve ser reservada para os casos mais complexos, especialmente os que não melhoraram com a abordagem inicial e os tratamentos mais simples.

Neste capítulo serão discutidas as principais ferramentas propedêuticas utilizadas na abordagem da IU feminina.

DEFINIÇÕES E NOMENCLATURA

A padronização da terminologia tem a finalidade de uniformizar a linguagem utilizada em protocolos e estudos e na clínica diária em todo o mundo.

Os sintomas são as mudanças observadas pela paciente ou acompanhante que podem levá-la a procurar ajuda médica. Em uroginecologia, esses sintomas se dividem em armazenamento, esvaziamento e pós-miccionais.

Armazenamento
- **Aumento da frequência:** a paciente considera que urina muito durante o dia (habitualmente mais do que sete vezes).
- **Noctúria:** acordar uma ou mais vezes à noite para urinar.
- **Urgência:** desejo súbito e imperioso de urinar.
- **Incontinência urinária:** queixa de qualquer perda involuntária de urina.
- **Incontinência urinária de esforço:** queixa de perda involuntária de urina associada ao esforço (tosse, espirro, atividade física).
- **Incontinência urinária por urgência:** queixa de perda de urina precedida por urgência.
- **Incontinência urinária mista:** queixa de perda aos esforços e por urgência.
- **Enurese noturna:** perda que ocorre durante o sono.
- **Incontinência contínua:** queixa de perda urinária continuamente.

Esvaziamento
- **Jato lento ou fraco:** fluxo reduzido.
- **Jato intermitente:** o fluxo urinário é interrompido e recomeça.
- **Micção com esforço:** a paciente se esforça para iniciar ou manter o jato urinário.

Pós-miccionais
- Sensação de esvaziamento incompleto.
- Gotejamento pós-miccional.

Capítulo 39 Propedêutica em Uroginecologia

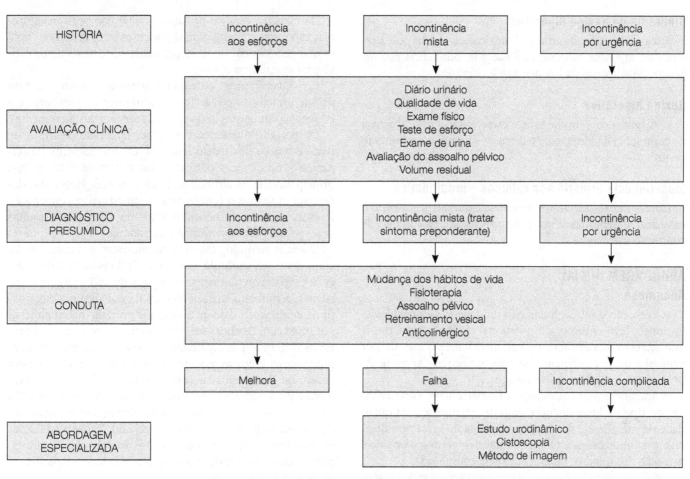

Figura 39.1 Abordagem da incontinência urinária feminina.

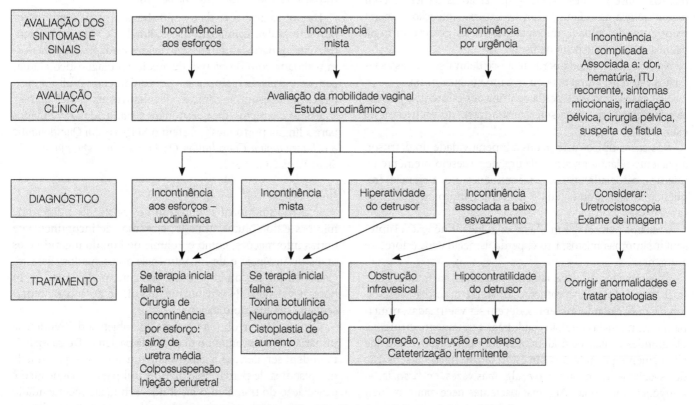

Figura 39.2 Abordagem especializada da incontinência urinária em mulheres.

Síndrome da bexiga hiperativa

Trata-se de uma síndrome clínica caracterizada pela presença de urgência, associada ou não à incontinência por urgência, ao aumento da frequência e à noctúria.

Bexiga hiperativa

O diagnóstico é urodinâmico, caracterizado pela presença de contrações não inibidas do detrusor durante o enchimento vesical.

Incontinência urinária aos esforços – urodinâmica

Consiste em perda uretral visualizada durante o enchimento vesical, desencadeada por tosse ou Valsalva, na ausência de contração detrusora.

ABORDAGEM INICIAL
Anamnese

A avaliação da IU se inicia pela anamnese. O ginecologista nunca deve esquecer de questionar a função urinária, já que muitas vezes as pacientes não mencionam o assunto por vergonha ou por acharem que a incontinência faz parte do processo normal de envelhecimento.

A anamnese tem como papéis fundamentais: caracterização do tipo de incontinência, grau de interferência na qualidade de vida, desejo de tratamento, avaliação geral para diagnosticar condições que pioram ou interferem no tratamento e detecção dos quadros de incontinência complicada.

Os casos complicados são os que vão necessitar de exames subsidiários especializados e que não são candidatos a tratamentos conservadores. Nesse grupo estão as pacientes com incontinência associada a dor, hematúria, infecção urinária recorrente, dificuldade miccional, radiação pélvica, cirurgia pélvica radical e suspeita de fístula.

Na caracterização da perda tenta-se definir se está associada aos esforços, à urgência ou se é uma queixa mista.

Nos casos típicos de perda de urina aos esforços, a paciente relata perda de urina sincrônica à tosse, ao espirro ou ao exercício.

Nos casos típicos associados à hiperatividade do detrusor, a paciente relata a presença de urgência (desejo premente de micção), associada ou não a incontinência por urgência, frequência diurna aumentada e noctúria (síndrome da bexiga hiperativa).

Uma boa parcela das mulheres com incontinência vai apresentar sintomas mistos, isto é, perda associada aos esforços e à urgência.

As alterações do esvaziamento são raras na mulher (jato fraco, sensação de esvaziamento incompleto, micção com esforço), mas, quando presentes, devem ser valorizadas, principalmente naquelas que são candidatas a tratamento cirúrgico. Os grandes prolapsos podem ocasionar obstrução, traduzida clinicamente por micção com esforço, jato fraco ou sensação de esvaziamento incompleto e, algumas vezes, em associação à urgência miccional. Algumas pacientes necessitam reduzir o prolapso para alcançar a micção desejada.

De maneira geral, o prolapso genital não ocasiona sintomas específicos, mas algumas pacientes se queixam de "bola saindo pela vagina" ou da necessidade de redução do prolapso para evacuar ou urinar.

Para quantificar a perda é importante questionar o uso ou não de protetor higiênico (*pads*), o número de protetores e a frequência das perdas (todo dia, toda semana, insidiosamente).

Do passado obstétrico devem ser lembrados os tipos de parto e o peso dos recém-nascidos. O conhecimento das cirurgias ginecológicas prévias e dos tratamentos anteriores, principalmente os cirúrgicos, é fundamental. Nessa fase devem ser avaliados o funcionamento intestinal, a constipação intestinal e a incontinência a flatos ou a fezes, que muitas vezes se associam à incontinência urinária.

Doenças neurológicas podem provocar a incontinência, como esclerose múltipla, doença de Parkinson, acidente vascular cerebral ou traumatismo raquimedular. Em algumas pacientes, o primeiro sinal de doença neurológica pode consistir no aparecimento de incontinência urinária (habitualmente por urgência). Doenças sistêmicas como diabetes podem piorar os sintomas, principalmente se descompensado. Doenças pulmonares crônicas podem piorar os sintomas e também devem ser documentadas (tosse crônica). A história de glaucoma é importante naquelas pacientes com hiperatividade do detrusor candidatas ao uso de anticolinérgicos, os quais podem piorar o glaucoma de ângulo fechado. Várias medicações podem alterar a fisiologia da micção, valendo citar as principais: diuréticos, antidepressivos, bloqueadores alfa-adrenérgicos e anticolinérgicos.

Questionários de qualidade de vida

Durante a avaliação da incontinência urinária é muito importante avaliar o impacto na qualidade de vida das pacientes. Questionários foram desenvolvidos e adaptados para nossa realidade com o objetivo de auxiliar o diagnóstico e atuar como controle da terapia a ser instituída, sendo muito importantes para pesquisas clínicas e facultativos na clínica diária.

Como exemplos de questionários traduzidos e validados para a língua portuguesa existem o *Kings Health Questionnaire* e o *International Consultation On Incontinence Questionnaire – Short Form* (ICIQ-SF).

Diário miccional

O diário miccional se constitui no registro do número de micções e do volume urinado, episódios de incontinência e outras informações, como o volume de líquido ingerido e os graus de urgência e de incontinência apresentados. Esse registro, estabelecido pela própria paciente, pode variar de 24 horas a 1 semana. Normalmente, um diário de 3 dias é representativo da função miccional.

Com o diário é obtida uma medida objetiva da frequência urinária e dos sintomas no dia a dia da paciente. Dessa maneira podem ser aferidas a capacidade funcional e a quantidade de episódios de perda. Esse diário é útil para o diagnóstico e a avaliação do tratamento instituído, sendo até recomendado para as pesquisas e adotado opcionalmente na clínica diária.

Exame físico

O exame físico se divide em ginecológico específico e geral.

No exame ginecológico, a paciente deve ser examinada com a bexiga confortavelmente cheia e na posição de litotomia. Deve ser realizado em ambiente tranquilo e com boa iluminação sobre a vulva e o períneo. Por meio da manobra de Valsava ou tosse pode ser vista a perda de urina e, ao mesmo tempo, avaliado o prolapso, sendo ideal a avaliação dos diversos compartimentos vaginais individualmente, podendo ser utilizada a lâmina do espéculo de Sims para isolar a parede vaginal anterior e observar a posterior e vice-versa. Já na cúpula ou no colo uterino é observado o espéculo em posição e sendo recuado à medida que a paciente realiza a manobra de Valsalva.

O prolapso deve ser avaliado segundo a classificação da ICS:

- **Estágio 0:** não há prolapso.
- **Estágio 1:** o ponto de maior prolapso está localizado 1cm acima do hímen.
- **Estágio 2:** o ponto de maior prolapso está entre 1cm acima e 1cm abaixo do hímen.
- **Estágio 3:** o ponto de maior prolapso está mais de 1cm abaixo do hímen.
- **Estágio 4:** eversão completa.

Um exame neurológico simplificado deve ser realizado com o objetivo de avaliar a inervação periférica. Para tanto, testam-se o reflexo bulbocavernoso (estimulação do clitóris com contração reflexa do bulbocavernoso), o reflexo cutâneo anal e a sensibilidade da região perineal.

Como um dos pilares do tratamento é a fisioterapia do assoalho pélvico, é fundamental a avaliação da função da musculatura (elevador do ânus) por meio de inspeção e palpação. Com a paciente em posição ginecológica, e por meio do toque, solicita-se a contração desses músculos, observando-se o tônus e a duração da contração. Esse grupo muscular é mais facilmente palpável nas posições de 4 e 8 horas. O grau de contração é classificado como:

- **Grau 0:** sem função perineal objetiva.
- **Grau 1:** função débil, percebida somente ao toque.
- **Grau 2:** função perineal visível, porém débil ao toque.
- **Grau 3:** função perineal objetiva e à palpação mediana.
- **Grau 4:** função perineal objetiva e à palpação mantida.
- **Grau 5:** função perineal objetiva e à palpação por mais de 5 segundos.

Exame de urina

A urina de rotina e a cultura de urina são partes da propedêutica inicial de todos os casos de IU. A infecção do trato urinário pode mimetizar todos os sintomas já relacionados. Além disso, só se realiza o estudo urodinâmico após constatada a ausência de infecção. A presença de hematúria deve levar à suspeita de infecção do trato urinário (ITU), cálculos ou neoplasias.

Urina residual

A avaliação do volume de urina residual, considerada parte da abordagem inicial, deve ser realizada em todas as pacientes. A forma menos invasiva é por meio da sondagem vesical após a micção ou, então, pode-se usar o ultrassom das vias urinárias para avaliação desse volume.

A urina residual é obrigatória em todas as pacientes com sintomas de dificuldade miccional e naquelas com história de ITU recorrente.

ABORDAGEM ESPECIALIZADA

Estudo urodinâmico

Denomina-se estudo urodinâmico qualquer procedimento que tenha em vista o estudo do funcionamento do trato urinário baixo (bexiga e uretra). O objetivo principal da urodinâmica é reproduzir em laboratório a queixa da paciente e, com isso, confirmar ou afastar a suspeita diagnóstica e orientar o tratamento e os riscos do tratamento. Antigamente considerada a pedra angular da abordagem da IU, a urodinâmica é hoje utilizada como *uma* das ferramentas que auxiliam a abordagem dessas pacientes.

Como já comentado, o estudo urodinâmico não está indicado em todas as pacientes, uma vez que, após avaliação inicial, pode-se instituir um tratamento na grande maioria dos casos. Aquelas que não melhoram com o tratamento conservador instituído ou que se apresentam com incontinência complicada devem submeter-se ao exame.

Alguns estudos revelaram que nas pacientes com incontinência pura ou predominante e que não apresentam comorbidades a urodinâmica não mudou o resultado cirúrgico. Assim, as principais sociedades não recomendam a urodinâmica antes da cirurgia do *sling* nessas pacientes, valendo frisar que as indicações mais aceitas são:

- Sintomas mistos ou não característicos.
- Falha no tratamento conservador.
- Falha no tratamento cirúrgico.
- Antes do tratamento cirúrgico para correção do prolapso (controverso).
- História de dificuldade miccional.
- Doenças neurológicas ou bexiga neurogênica (avaliar risco para o trato urinário superior).
- História de cirurgia pélvica radical ou radioterapia.

Apesar de não haver consenso na literatura, a maioria dos autores recomenda que as pacientes com prolapsos genitais importantes sejam submetidas a estudo urodinâmico no pré-operatório. O prolapso uterino, algumas vezes, ocasiona uma angulação uretral que mascara uma incontinência que pode tornar-se aparente após a correção do prolapso (incontinência oculta). Durante o exame é feita a redução manual do prolapso e, caso apareça perda de urina, deve ser realizado algum procedimento anti-incontinência durante a cirurgia.

A incontinência recidivada é indicação formal de estudo urodinâmico, não se admitindo nova cirurgia sem o exame.

São objetivos do estudo urodinâmico:

- Reproduzir o sintoma da paciente.
- Avaliar a sensação vesical.
- Detectar a hiperatividade do detrusor.
- Avaliar a competência uretral.
- Avaliar a função do detrusor durante a micção.
- Avaliar o trato de saída durante a micção.
- Avaliar a urina residual.

No estudo urodinâmico é básica a realização de fluxometria (Figura 39.3), cistometria e estudo miccional.

Habitualmente, inicia-se o estudo urodinâmico pelo estudo do fluxo urinário, que fornece informações sobre o esvaziamento vesical.

A paciente é instruída a comparecer ao exame com a bexiga confortavelmente cheia e orientada a urinar na cadeira de fluxo. O fluxo urinário é medido e registrado em mililitros por segundo (mL/s).

Os seguintes dados devem ser observados: fluxo máximo, fluxo médio, volume urinado, tempo de fluxo e tempo de hesitação. Valores >150mL são necessários para melhorar a interpretação e a acurácia dos dados fluxométricos.

Na mulher, o dado mais importante é o fluxo máximo, que deve ser considerado normal quando >12mL/s. Um valor mais abaixo pode significar obstrução infravesical, o que é raro, ou hipofunção do detrusor. A diminuição de função do detrusor, apesar de não ser comum, é de extrema importância quando se pensa em tratamento cirúrgico, pois essas pacientes podem perder a capacidade de esvaziamento vesical e sofrer retenção urinária permanente após a cirurgia.

A cistometria é a pedra angular desse estudo urodinâmico (Figura 39.4). Com esse exame é avaliada a fase de armazenamento do ciclo miccional, onde acontecem os distúrbios mais frequentes na mulher.

Na cistometria, a pressão vesical é registrada enquanto a bexiga é preenchida com soro fisiológico a uma velocidade de 50 a 100mL/min. Simultaneamente é registrada a pressão abdominal (PA). A pressão do detrusor (PD) é calculada automaticamente pelas diferenças da pressão vesical (PV) – pressão abdominal (PA), ou seja, PV – PA = PD. O resultado gráfico consiste na mensuração das três pressões em função do tempo.

Existem muitas variações na técnica da cistometria. O urodinamicista deve seguir as recomendações da ICS tanto para a confecção do exame como para relatar os resultados.

Os seguintes valores são considerados normais e devem ser registrados:

- Urina residual: <100mL.
- Primeiro desejo miccional: 150 a 200mL.
- Forte desejo miccional: 300 a 400mL.
- Capacidade máxima: 400 a 600mL.
- Não pode haver dor, urgência ou incontinência.
- Não podem aparecer contrações involuntárias do detrusor.
- Complacência vesical: >12,5mL/cmH$_2$O.

Alguns parâmetros devem ser observados com atenção na cistometria, como:

- Complacência vesical.
- Atividade do detrusor.
- Capacidade vesical.
- Sensibilidade vesical.

A hiperatividade do detrusor é diagnosticada quando acontecem aumentos da pressão do detrusor de maneira fásica, acompanhados de urgência miccional, enquanto a paciente tenta inibir a micção.

Em algumas pacientes, essa pressão aumenta de modo contínuo e tônico (naquelas que apresentam alterações na parede vesical, proporcionando diminuição de sua complacência).

Durante a cistometria é realizado o teste de pressão de perda ao esforço com a infusão de 200 a 300mL de líquido. Na posição em pé, a paciente é solicitada a fazer uma

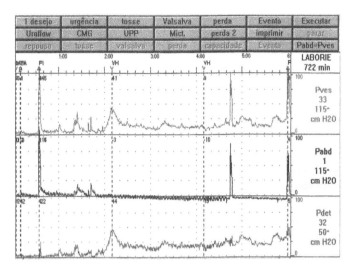

Figura 39.4 Cistometria.

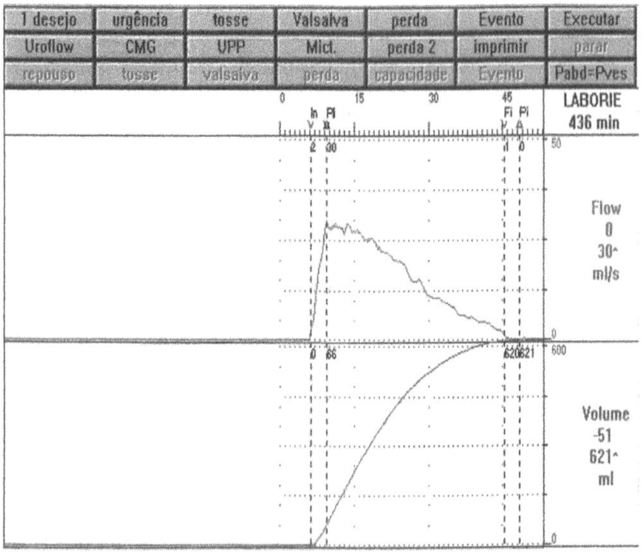

Figura 39.3 Fluxometria.

manobra de Valsalva com intensidade crescente. Registra-se a menor pressão em que ocorre perda urinária; essa é a pressão de perda ao esforço (Valsalva). Cabe lembrar que a incontinência urinária aos esforços (IUE) urodinâmicos é definida como perda urinária na ausência de contração do detrusor durante o esforço (tosse ou Valsalva). Dessa maneira, diagnostica-se a IUE e, ao mesmo tempo, avaliam-se o tipo e a gravidade da incontinência por estresse. Os valores de perda <60cmH$_2$O são associados a deficiências do esfíncter intrínseco, e os >90cmH$_2$O são relativos à incontinência por hipermobilidade do colo vesical. Já os valores intermediários podem ser indicativos de associação de lesões, devendo ser relacionados com a história clínica e o passado cirúrgico da paciente.

Em resumo, a cistometria, a parte mais importante do estudo urodinâmico na mulher, tem como principal objetivo estabelecer o diagnóstico diferencial entre hiperatividade do detrusor e incontinência aos esforços.

No último teste do estudo urodinâmico, o estudo miccional (Figura 39.5), o urodinamicista avalia, de maneira mais detalhada, o esvaziamento vesical. Com a bexiga na capacidade cistométrica máxima e com os cateteres para a medida das pressões, a paciente é orientada a urinar no fluxômetro. Desse modo é obtida a pressão de contração do detrusor, que deve ser <30cmH$_2$O e mantida até o esvaziamento vesical completo. O fluxo máximo deve ser >12mL/s.

A micção por manobra de Valsalva é desencadeada somente quando há aumento da pressão abdominal com o detrusor estável.

Nos casos de pressão de detrusor máxima <20cmH$_2$O, pode-se questionar a dificuldade miccional nas pacientes que serão submetidas a cirurgia.

Cistoscopia

A cistoscopia não é indicada rotineiramente nas pacientes com incontinência, mas é útil nos casos de síndrome da bexiga dolorosa (cistite intersticial), nos casos com hematúria a esclarecer e naqueles suspeitos de fístula vesicovaginal.

Pad test

O *pad test* é utilizado para quantificar de maneira objetiva a perda urinária antes e após o tratamento da incontinência. Para sua realização a paciente utiliza absorventes previamente pesados por um período de 24 horas. Ao fim desse tempo os absorventes são então repesados, e a diferença entre os pesos inicial e final é considerada a perda urinária da paciente. Em 24 horas, um valor >7g é considerado positivo. Esse teste é altamente recomendado para pesquisa, sendo opcional na clínica diária.

Exames de imagem

Os exames de imagem só devem ser utilizados em situações especiais, que incluem hematúria a esclarecer, suspeita de fístula, pacientes com baixa complacência na urodinâmica e em caso de incontinência neurogênica. Os mais utilizados são ultrassom, tomografia computadorizada e ressonância magnética

PONTOS CRÍTICOS E CONSIDERAÇÕES FINAIS

Em resumo, a abordagem mais aceita para a incontinência urinária envolve abordagem inicial (acessível a todos os ginecologistas) e especializada, que está indicada nos casos complexos e naqueles que não melhoraram com os tratamentos conservadores.

O papel da urodinâmica no pré-operatório da cirurgia de incontinência mudou, havendo evidências de que seu uso não é obrigatório nos casos de IU pura ou predominante e em pacientes sem comorbidades. Convém lembrar que esse tipo de paciente não é muito comum e que são necessários um mínimo de formação em uroginecologia e o cumprimento de todas as etapas recomendadas para uma abordagem adequada (Quadro 39.1).

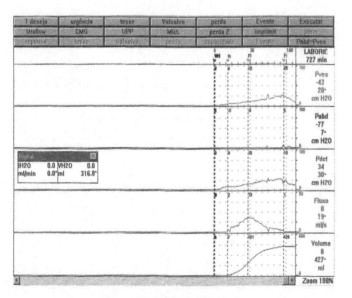

Figura 39.5 Estudo miccional.

Quadro 39.1 Grau de recomendação e força de evidência

A avaliação da paciente com incontinência, que inclui volume residual, exame de urina e teste de esforço, não é inferior à avaliação com urodinâmica para a paciente com incontinência aos esforços antes da cirurgia	A
A urodinâmica não é necessária em todos os casos (especialmente os com queixas puras que vão submeter-se a tratamento conservador)	A
O tratamento conservador e os exercícios do assoalho pélvico podem ser recomendados como tratamento inicial	A
A urodinâmica deve ser realizada nos casos de grandes prolapsos e nos com redução do prolapso para detectar a incontinência urinária oculta e a hipofunção do detrusor	C
A urodinâmica deve ser realizada em caso de suspeita de complacência alterada ou hiperatividade do detrusor nas pacientes com urgência e nas quais estão sendo considerados tratamentos invasivos	C

Leitura recomendada

Abrams P, Anderson KE, Birder L et al. Recommendations of the international scientific committee. In: Abrams P, Cardozo L, Khoury S, Wein A (eds.). In: Incontinence ICUD-EAD, 2013:1895-950.

Araujo MP, Oliveira E, Pimentel SHC, Takano CC, Sartori MGF, Girao MJBC. A história do estudo urodinâmico. Femina 2008; 35: 483-86.

Clemnt KD, Lapitan MCM, Omar M, Glazener CMA. Urodynamic studies for management of urinary incontinence in children and adults: a short version Cochrane sistemati review an meta analysis. Neuroul Urodynam 2014; 37:407-12.

Committee opinion: evaluation of uncomplicated stress urinary incontinence in women before surgical treatment. Obstet Gynecol 2014; 123(6):1407.

Ghoniem G, Stanford E, Kentom K et al. Evaluation and outcome measures in the treatment of female urinary stress incontinence: international urogynecological association guidelines for research and clinical practice. Int Urogynecol J 2008; 19:5-33.

Gordon Hoskerls. Is it possible to diagnose intrinsic sphincter deficiency in women? Current Opinion in Urology 2009; 19:342-6.

Haylen BT, Ridder D, Freeman RM, Swift SE, Berghmans B, Lee J, et al. An International Urogynecological Association (IUGA)/International Continence Society (ICS) joint report on the terminology for female pelvic floor dysfunction. Neurol Urodynam 2010; 29:4-20.

Howert PL, Roovers JPWR, Venena PL, Bruinse HW, Dilkraaf MGW, Vervest HAM. When to perform urodynamics before mid-urethral sling surgery for female stress urinary incontinence? Int Urogynecol J 2010, 21:303-9.

Ian M. Lower urinary tract symptons in women. Curr Opin Urol 2009; 19:337-41.

Jimenez-Cidre MA, Fando LL, Fuertes ME et al. The 3-day bladder diary is a feasible, reliable and valid tool toe valuate the lower urinary tracts ymptons in women. Neurourolurodynam 2015; 34:128-32.

Nager CW, Brubaker L, Litman HJ et al. A randomized trial of urodynamic testing before stress-incontinence surgery. New Engl J Med 2012; 366:1987-97.

Schafer W, Abrams P, Liao L et al. Good urodynamic practices: uroflowmetry, filling cystometry, and pressure-flow studies. Neurourol Urodynam 2002; 21:261-74.

Souza CCC, Rodrigues AM, Ferreira CE et al. Portuguese validation of the Urinary Incontinence-Specific Quality-of-Life Instrument: I-QOL. Int Urogynecol J 2009; onlinefirst.

Van Leijsen SAL, Kluivers KB, Mol BW et al. Value of urodynamics before stress urinary incontinence surgery. Obstet Gynecol 2013; 121:999-1008.

Viktrup L, Summers KH, Dennett SL. Clinical urology guidelines for the initial assessment and treatment of women with urinary incontinence: a review.Europurol (suppl.), 2005; 4:38-45.

Wood LN, Anger JT. Urinary incontinence in women. BMJ 2014; 349: 4531.

Wu JM, Mathews CA, Conover MM et al. Lifetimerisk of stress urinary incontinence of pelvic organ prolapse surgery. Obstet Gynecol 2014; 126(6):1201.

CAPÍTULO 40

Tratamento da Incontinência Urinária

Márcia Salvador Géo
Rachel Silviano Brandão Corrêa Lima
Cláudia Lourdes Soares Laranjeira

INTRODUÇÃO

A incontinência urinária (IU) é sintoma comum entre as mulheres, estimando-se que 13% a 39% relatem episódios, com uma média de 17%, dependendo dos critérios e das definições utilizados nos estudos. Durante muito tempo, os estudos sobre as disfunções do trato urinário baixo se basearam em terminologias diversas e linguagem imprecisa, o que muito dificultou a troca de informações entre os serviços especializados. A padronização da terminologia e das técnicas propedêuticas em uroginecologia se tornou uma necessidade e, por essa razão, a partir de 1976 a Sociedade Internacional de Continência Urinária (ICS) iniciou essa padronização sempre com versões e atualizações. A descrição da padronização da ICS não é o objetivo deste capítulo, mas algumas de suas definições devem ser descritas para melhor entendimento do tratamento da incontinência urinária.

SINTOMAS (QUEIXAS REFERIDAS PELA PACIENTE OU CUIDADOR)

- **Incontinência urinária (IU):** é caracterizada por qualquer perda involuntária de urina. Caso seja demonstrada objetivamente ou seja um problema social e/ou higiênico, isso deve ser estudado na propedêutica. Com a recente modificação do conceito, a demonstração da perda seria objeto de exames, como o teste de esforço, e o impacto da perda urinária na vida social da paciente deve ser medido por questionários de qualidade de vida específicos e validados no idioma do país.
- **Incontinência urinária de esforço (IUE):** consiste na queixa de perda urinária por esforço, exercício, tosse ou espirro.
- **Incontinência por urgência miccional:** queixa de perda involuntária de urina associada ou precedida por urgência.
- **Incontinência urinária mista:** queixa de perda involuntária de urina associada à urgência e a esforço, exercício, tosse e espirro.
- **Frequência urinária diurna aumentada:** queixa da paciente que considera que vai ao banheiro urinar mais frequentemente do que as outras pessoas de seu convívio ou com mais frequência do que antes (sinônimo de polaciúria). A frequência diurna aumentada pode ser um sinal após a realização do diário urinário.
- **Noctúria:** relato da paciente de que é obrigada a levantar-se durante o sono, à noite, uma ou mais vezes para urinar. Pode tornar-se um sinal se relatada no diário urinário.
- **Enurese:** perda involuntária de urina; enurese noturna seria a perda involuntária de urina durante o sono.
- **Urgência:** queixa de desejo premente de urinar, difícil de adiar. A expressão *urgência sensorial* e o termo *motora* foram retirados.
- **Incontinência urinária contínua:** queixa de perda contínua de urina.
- **Outros tipos de incontinência:** perda urinária situacional, como, por exemplo, durante o coito ou crise de riso.
- **Síndrome da bexiga hiperativa ou bexiga hiperativa** (síndrome da urge-incontinência ou síndrome da urge-frequência): urgência associada ou não a incontinência geralmente com frequência e noctúria na ausência de infecção urinária ou outra patologia de base.
- **Sinais sugestivos de disfunção do trato urinário baixo:** na seção de padronização são descritas as ferramentas capazes de medir a frequência, a intensidade e o impacto dos sintomas do trato urinário baixo. O diário urinário é um método capaz de medir a frequência em 24 horas, diurna e noturna, o volume urinado, os episódios de perda urinária, o uso de protetores higiênicos, ingestão hídrica, grau e urgência e incontinência.

EXAME FÍSICO

O sinal de IU é definido como a perda de urina observada durante o exame físico, que pode ser uretral ou extrauretral. O sinal de IUE consiste na observação de perda urinária pela uretra que ocorre de maneira sincrônica ao esforço.

Observações urodinâmicas e condições

- **Hiperatividade do detrusor:** observação urodinâmica da presença de contrações involuntárias do detrusor durante a fase de enchimento, as quais podem ser espontâneas ou provocadas.
- **Hiperatividade fásica do detrusor:** ocorrência de contrações em ondas que podem ou não estar associadas à perda urinária.
- **Hiperatividade terminal do detrusor:** ocorrência de uma única contração involuntária do detrusor na capacidade cistométrica máxima que resulta em incontinência geralmente com esvaziamento vesical. Essa condição é subdividida em dois grupos:
  - **Hiperatividade do detrusor idiopática (antiga instabilidade vesical):** é definida como as contrações involuntárias durante o enchimento, espontâneas ou provocadas, sem que haja causa definida.
  - **Hiperatividade do detrusor neurogênica (antiga hiper-reflexia do detrusor):** definida como a hiperatividade do detrusor que ocorre em pacientes com doença neurológica relevante (que cursa com hiperatividade do detrusor).

CONDUTA EM CASO DE INCONTINÊNCIA URINÁRIA (IU)

Entre as patologias que causam disfunção miccional na mulher, duas são particularmente frequentes e importantes: a hiperatividade do detrusor e a IUE. Em ginecologia é muito importante uma boa diferenciação dessas duas patologias, pois seu tratamento difere bastante. Estudos da literatura revelam que, quando não é realizado o estudo urodinâmico, o erro no diagnóstico clínico é de aproximadamente 40%, o que significa que cirurgias desnecessárias serão realizadas em 40% das pacientes. Atualmente é grande a discussão em relação à utilidade do estudo urodinâmico nos casos de IUE pura. Vários estudos randomizados foram realizados para avaliar o papel desse estudo. As revisões sistemáticas e metanálises realizadas indicam que nas mulheres com IUE pura após avaliação uroginecológica adequada o estudo urodinâmico em nada acrescentaria para o sucesso do tratamento. Todavia, o diagnóstico da bexiga hiperativa é considerado clínico, não necessitando, portanto, de estudo urodinâmico, desde que feita a avaliação detalhada e selecionadas as pacientes com IU complicada.

De acordo com a International Consultation in Continence (ICI), uma entidade ligada à ICS e à Organização Mundial da Saúde (OMS), o estudo urodinâmico seria obrigatório nos seguintes casos de IU complicada:

- IU recorrente.
- IU associada a dor e/ou hematúria.
- Suspeita de dificuldade miccional.
- Presença de prolapso genital importante.
- Incontinência persistente ou recorrente após radioterapia.
- Passado de cirurgia pélvica radical.
- Suspeita de fístula urinária.
- Presença de massa pélvica.
- Presença de volume residual >100mL.
- IU associada a doenças neurológicas que possam cursar com disfunção urinária (diabetes com neuropatia, doença de Parkinson, esclerose múltipla, mielopatias, acidente vascular cerebral etc.).

Os fluxogramas para avaliação inicial e especializada da abordagem da IU na mulher se encontram disponíveis nas Figuras 40.1 e 40.2.

Incontinência urinária de esforço (IUE)

Também denominada incontinência por causa anatômica, a IUE tem tratamento eminentemente cirúrgico. Apesar disso, estudos com a aplicação de técnicas de fisioterapia, que incluem a cinesioterapia e a eletroestimulação, demonstraram taxas de cura significativas (50% a 90%).

Assim, a partir de 1998, a OMS e a ICS publicaram algumas recomendações para a abordagem da IU, como a de que o tratamento primário da IUE seria o fisioterapêutico e a de que apenas em casos de falha seria indicado o tratamento cirúrgico.

O tratamento fisioterapêutico tem como base a reeducação do assoalho pélvico, o que consistiria em reaprender um reflexo importante de contração da musculatura do assoalho pélvico diante do aumento da pressão abdominal, devendo, portanto, ser oferecido a todas as portadoras de IUE. O tratamento conservador consiste no treinamento da contração voluntária do assoalho pélvico por meio de exercícios (cinesioterapia) ou por estímulo elétrico das paredes vaginais naquelas mulheres incapazes de realizar a contração voluntária desse grupo muscular (eletroestimulação). Essa modalidade de tratamento está isenta de efeitos colaterais, apesar de apresentar índices menores de sucesso em longo prazo e de contar com poucos estudos com resultados a longo prazo (nível de evidência [NE] 4 e grau de recomendação [GR] A). Deve ser realizada com supervisão fisioterapêutica, e a cinesioterapia se revela melhor do que os cones vaginais (NE 1).

Além disso, estudos demonstram que a cinesioterapia intensa e supervisionada diminui o risco de IU após o parto, independentemente da via, em gestantes primíparas. Também a reeducação dos músculos do assoalho pélvico (MAP) no pós-parto diminui a incidência de IU até 8 semanas pós-parto. A fisioterapia do assoalho pélvico deve ser oferecida durante a gravidez e no pós-parto, principalmente às primíparas, com o objetivo de prevenir a IU (NE 1/2 e GR A/B).

O tratamento cirúrgico continua apresentando taxas de sucesso maiores, porém pode causar morbidade em virtude do risco inerente aos procedimentos cirúrgicos ou por causar outros distúrbios do assoalho pélvico (bexiga hiperativa e prolapso genital). Várias são as técnicas cirúrgicas utilizadas para o tratamento da IUE (Quadro 40.2), as quais podem ser divididas em cinco grandes grupos:

Capítulo 40 Tratamento da Incontinência Urinária

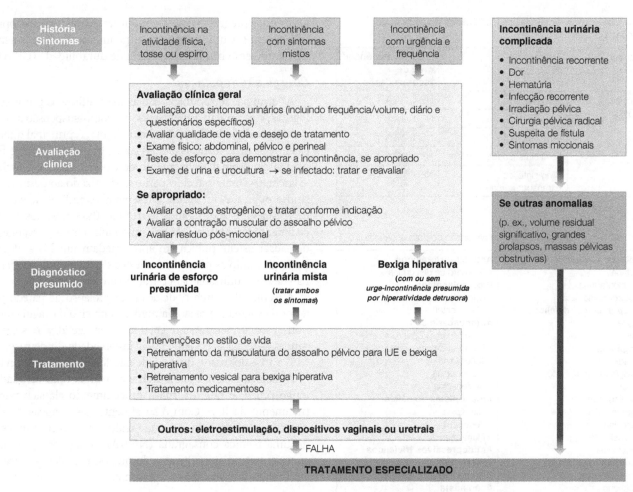

Figura 40.1 Acompanhamento inicial da incontinência urinária feminina. (ICS, 2009.)

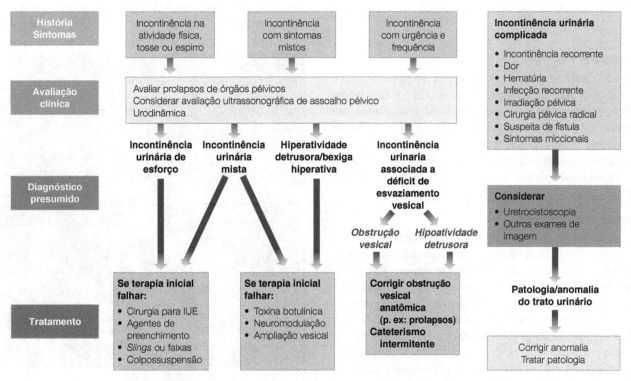

Figura 40.2 Acompanhamento especializado da IU. (ICS, 2009.)

Quadro 40.1 Nível de evidência das modalidades terapêuticas da incontinência de esforço

Disfunção	Tratamento	Nível de evidência/ grau de recomendação
Incontinência de esforço	Fisioterapia	NE 4/GR A
	Técnica de Burch	NE 1/GR A
	Sling autólogo	NE 1/GR A
	Sling sintético retropúbico	NE 1/GR A
	Sling sintético transobturatório	NE 1 e 2/GR A

Quadro 40.2 Fármacos que interferem na função do trato urinário baixo

Agonistas adrenérgicos	**Anticolinesterásicos**
Efedrina	Bromento de distigmina
Pseudoefedrina	**Prostaglandinas**
Fenilpropanolamina	Danoprostone
Antidepressivos tricíclicos	Misoprostol
Imipramina	**Antimuscarínicos**
Amitriptilina	Brometo de propantelina
Estrogênios	Brometo de emeprônio
Estradiol	Tolterodina
Estrogênios conjugados	Darifenacina
Estriol	Solifenacina
Bloqueadores	**Antagonistas do cálcio**
α-adrenérgicos	Nifedipina
Prazosina	Verapamil
Terazosina	Flunarizina
Doxazosina	**Antidepressivos tricíclicos**
Relaxantes musculares	Amitriptilina
Benzodiazepínicos	Imipramina
Bacofleno	**Ação mista**
Dantrolene sódico	Oxibutinina
Colinérgicos	Diclomina
Betanecol	
Carbacol	

Cirurgias por via vaginal

A mais clássica e amplamente utilizada no passado é a de Kelly-Kennedy, descrita no início do século XX e pouco preconizada no momento para o tratamento da IU. Essa técnica caiu em desuso após o relato de taxas de cura/melhora muito baixas para a IU (40%). No entanto, continua sendo utilizada em casos de prolapso. Uma variação é a cirurgia de Beck e McCormick, que mostrou índices de sucesso significativos. A colporrafia anterior não deve ser utilizada no tratamento da IUE (GR A).

Cirurgias endoscópicas

Inicialmente descritas por Pereira e modificadas por vários autores, as cirurgias endoscópicas consistem na colocação de sutura na fáscia vaginal até a aponeurose do reto abdominal através de agulha. Após a passagem dos fios é realizada cistoscopia para o diagnóstico de pontos eventualmente intravesicais. As principais variações são as cirurgias de Raz, Stamey e Gittes (caracterizada pela abordagem extravaginal). Foram utilizadas principalmente pelos urologistas, mas estudos prospectivos revelaram resultados a longo prazo muito inferiores aos descritos para as cirurgias com base na colpossuspensão.

Os estudos pregressos mostram que as cirurgias endoscópicas não devem ser utilizadas para o tratamento da incontinência de esforço em virtude da ausência de durabilidade (GR A).

Cirurgias retropúbicas

As cirurgias retropúbicas são as mais utilizadas por ginecologistas, e as principais técnicas são a colpossuspensão à Burch e a cistopexia à Marshall-Marchetti-Krantz. A principal diferença entre as duas técnicas citadas é a de que na de Burch é fixada a fáscia vaginal ao ligamento de Cooper e na de Marshall-Marchetti-Krantz o tecido periuretral é fixado ao periósteo da sínfise púbica. A literatura apresenta altos índices de sucesso, de 70% a 90%, e durabilidade, 70% a 80% em 5 anos. O procedimento de Marshall-Marchetti-Krantz tem a desvantagem de causar osteíte púbica em aproximadamente 2% a 4% dos casos. Segundo as principais revisões sistemáticas, essa técnica não deve ser utilizada para o tratamento da IUE (GR A).

A técnica de Burch pode acarretar prolapso de parede posterior da vagina em razão da mudança no eixo da vagina (anteriorização), principalmente enterocele (em até 20% dos casos). Ambas as técnicas podem causar instabilidade do detrusor em 11% a 15% dos casos, dificuldade miccional e obstrução uretral.

A técnica descrita por Burch é a cirurgia mais estudada a longo prazo, o que a torna o procedimento clássico para o tratamento da IUE. Com o surgimento das técnicas de *sling* sintético não tem sido assim tão realizada, mas continua sendo uma técnica consagrada (NE 1A). Atualmente, os *slings* sintéticos são mais utilizados do que essa técnica por acarretarem menos morbidade e apresentarem sucesso semelhante.

Slings retropúbicos

Os *slings* retropúbicos consistem na colocação de materiais sintéticos ou tecidos autólogos suburetrais com o objetivo de sustentar e alongar a uretra (Figura 40.3). Essa técnica era reser-

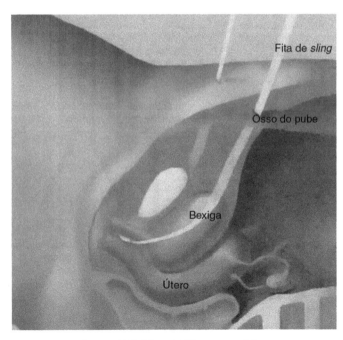

Figura 40.3 *Sling* sintético suprapúbico.

vada para casos recorrentes e seu índice de sucesso girava em torno de 50% a 60%. A partir do final dos anos 1990, vários trabalhos na literatura foram publicados com a utilização do *sling* autólogo de fáscia de músculo reto abdominal como técnica de primeira escolha. Em 1998 foi lançado no mercado um *kit* para realização de um *sling* sintético (faixa de prolene macroporoso), denominado *tension free vaginal tape* (TVT), sem necessidade de abertura da parede abdominal, pois a faixa é colocada sem tensão, não necessitando fixação em nenhuma estrutura.

Vários centros no mundo já utilizam essa técnica, descrita por Ulmsten e patenteada pela Jonhson. Na atualidade, portanto, as técnicas de *sling* sintético vêm sendo bastante estudadas e utilizadas no tratamento da IU com melhores taxas de sucesso do que as da colpossuspensão à Burch e iguais às dos *slings* autólogos (NE 1/2). Os *slings* sintéticos retropúbicos exigem menos tempo de cirurgia, mas recuperação e retorno às atividades mais rápidos do que a colpossuspensão e acarretam menos disfunção urinária e prolapso do que a colpossuspensão à Burch. Por outro lado, as perfurações vesicais são mais comuns com os *slings* retropúbicos (NE 1/2). Segundo as revisões atuais, os *slings* retropúbicos têm grau de recomendação A no tratamento da IU.

Slings transobturatórios

Em 2001, uma variação da técnica de *sling* sintético foi descrita por Delorme e cols. com passagem da agulha por meio do forame transobturatório de um lado e do outro, evitando o risco de lesão vesical e uretral comum às técnicas retropúbicas (Figura 40.4). Essa variação vem sendo amplamente utilizada por serviços especializados com resultados semelhantes (NE 1/2). Alguns estudos sugerem que a via transobturatória seria menos obstrutiva e com menor taxa de retenção pós-operatória (NE 3). No entanto, ainda há um questionamento se seria a via adequada para aqueles casos de IUE mais graves e com baixa resistência uretral. Entre os ginecologistas, a via transobturatória vem sendo a mais utilizada com índices de sucesso comparáveis aos dos *slings* retropúbicos. As revisões sobre o tema concluem tratar-se de uma técnica com resultados comparáveis aos do *sling* retropúbico (NE 1/2), e os estudos de médio e longo prazos demonstraram cura subjetiva semelhante à do *sling* retropúbico com menos morbidade (tempo operatório, perfuração vesical, lesão vascular e dificuldade miccional) (Figura 40.5).

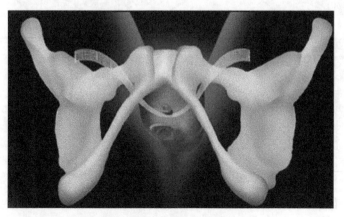

Figura 40.4 *Sling* sintético transobturatório.

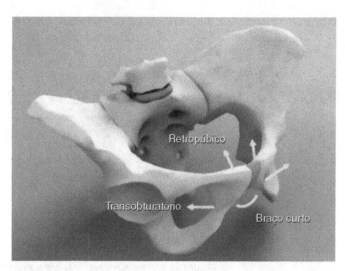

Figura 40.5 Passagens dos *slings* retropúbico e transobturatório. (Reproduzida de Riss P, Hinterholzer S. Maintaining standards for surgery for female urinary incontinence. Maturitas 2010; 65[1]:5-10; com permissão.)

Mini-slings

Em 2006 foi lançada uma nova técnica de *sling* sintético – o *mini-sling* ou *sling* de incisão única. Descrita inicialmente em 1987 por Smith e cols., o entusiasmo por essa técnica reacendeu em 2006 com o objetivo de diminuir ainda mais as complicações das técnicas retropúbica e transobturatória. Consiste na fixação do *sling* na fáscia endopélvica perto do ramo do pube bilateralmente. Em 2011, Abddel--Fattah e cols. publicaram uma metanálise sobre os resultados dos *mini-slings* e concluíram que esses tiveram resultado inferior quando comparados com os *slings* retropúbicos e/ou transobturatórios. Recentemente, foi publicada uma revisão da Cochrane especificamente sobre os *mini-slings*. Foram 31 trabalhos randomizados, abrangendo 3.290 pacientes, que mostraram um sucesso menor em relação aos *slings* retropúbicos e transobturatórios, além de um índice maior de extrusão da faixa para a vagina. Nessa revisão, todos os estudos foram realizados com o TVT-secur®, material retirado do mercado por se mostrar pouco eficaz. Ainda são aguardados os resultados com outros *kits* de *mini-sling* para a comprovação da eficácia dessa técnica.

Slings autólogos

Os *slings* autólogos de faixa de aponeurose estão listados como técnica opcional e são utilizados com sucesso semelhante ao do Burch mesmo nos casos primários (GR A) (Figura 40.6). Em revisão recente, esses *slings* (faixa de aponeurose do reto abdominal) foram divididos em *slings* tradicionais, como aqueles colocados no nível do colo vesical classicamente e indicados para pacientes com deficiência esfincteriana, com várias cirurgias pequenas e com a uretra sem mobilidade, e nos *slings* autólogos de uretra média criados por Aldridge nos anos 1940 e posteriormente publicados por Mc Guire e Blaivas, em 1993, como primeira escolha no tratamento da IUE. A conclusão foi a de que os *slings* autólogos de faixa de aponeurose

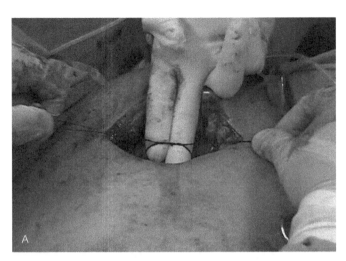 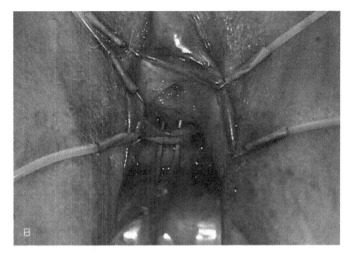

Figura 40.6 *Sling* autólogo. **A** Ajuste suprapúbico. **B** Faixa de aponeurose sob a uretra média.

são eficazes e duráveis, embora possam evoluir com maior taxa de dificuldade miccional e retenção urinária (NE 1), principalmente os de colo vesical. Os autólogos de uretra média apresentam eficácia 20% maior do que os tradicionais no tratamento da IUE. Além disso, o tempo operatório e as complicações foram menores (NE 1).

Injeções periuretrais

Na década de 1990, as injeções periuretrais eram muito utilizadas nos EUA. Trata-se da injeção de agentes que preenchem o terço médio da uretra e aumentam sua resistência, melhorando a continência. O agente mais estudado era o colágeno bovino (Contigen®), o qual recentemente se tornou obsoleto e foi retirado do mercado. A limitação da técnica seria a necessidade de injeções múltiplas para alcançar a continência, uma vez que ocorre a absorção variável do agente, além da migração de partículas injetadas. Classicamente é indicada em pacientes com deficiência esfincteriana, com IUE recidivada pós-cirurgias, com pouca ou nenhuma mobilidade uretral. Atualmente existem quatro opções disponíveis: apatita de cálcio (Coaptite®), carbono encoberto com zircônio (Durasphere®), polimetilsiloxano elastômero (Macroplastique®) e poliacrilamida hidrogel (Bulkamid®).

A técnica consiste na injeção periuretral ou transuretral do agente sob visão citoscópica. A média de repetição das injeções para se alcançar a continência gira em torno de 1,5 injeção por paciente, o que eleva seu custo. Atualmente, essa modalidade de tratamento só deve ser considerada como opção em casos muito específicos e desde que a paciente esteja ciente de que a durabilidade é pequena. A eficácia é menor quando comparada à de outros procedimentos cirúrgicos (NE 2/3; GR D). Cabe ressaltar que alguns estudos relatam bons resultados das injeções periuretrais de células-tronco; no entanto, ainda não há estudos randomizados com grande número de pacientes para avaliação dessa modalidade de tratamento (Figura 40.7).

Tratamento medicamentoso

A partir de 2007 uma droga passou a ser estudada para o tratamento da IUE – a duloxetina. Trata-se de um inibidor da recaptação de serotonina e noradrenalina lançado inicialmente para o tratamento da depressão. Estudos randomizados observaram melhora/cura de perda urinária em pacientes usuárias

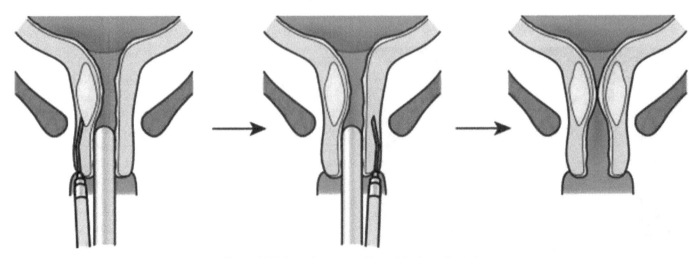

Figura 40.7 Desenho esquemático – Injeção periuretral.

da duloxetina, sendo considerada uma opção para o tratamento não cirúrgico. O mecanismo de ação se dá pelo estímulo contínuo e progressivo do rabdoesfíncter no centro sacral da micção, durante o enchimento, sem interferências em seu relaxamento durante a micção. Apesar de os estudos controlados e randomizados demonstrarem boa resposta, foram relatadas reações adversas importantes nos EUA, impedindo a introdução oficial desse medicamento no tratamento da incontinência de esforço (a principal reação adversa foi o aumento no índice de suicídio entre as usuárias do medicamento).

Atualmente essa medicação está disponível no Brasil para o tratamento da depressão, não incluindo a incontinência. Em 2010, estudos de coorte mostraram baixa aderência à duloxetina – 31% continuaram o tratamento após 4 semanas e somente 12% em 4 meses. Os autores concluem que a duloxetina só deve ser usada em casos selecionados em que a cirurgia não pode ser realizada. A União Europeia oficializou seu uso para incontinência, atentando para os efeitos adversos e a baixa aderência (NE 2 e GR C).

Bexiga hiperativa

Ao contrário da IUE, considerada anatômica, a bexiga hiperativa é considerada funcional. A partir da padronização de 2002, reforçada na de 2010, a bexiga hiperativa passou a ser considerada uma síndrome clínica caracterizada pela queixa de urgência, frequência e noctúria associada ou não à urge-incontinência. Esse novo conceito nos autoriza a iniciar o tratamento sem a necessidade do estudo urodinâmico. Quando esse estudo demonstra a presença de contrações não inibidas do detrusor associadas à sensação de premência de urinar (urgência), é detectada hiperatividade do detrusor, que pode ser idiopática ou neurológica (se existe doença neurológica influenciando o aparecimento dessas contrações). Em aproximadamente 90% dos casos não se encontra patologia alguma ou causa primária para esse distúrbio funcional do músculo detrusor.

Várias são as teorias e as pesquisas nessa área, mas até o momento não se conseguiu esclarecer sua verdadeira causa. Alguns a consideram distúrbio eminentemente psicossomático, enquanto outros a classificam como desequilíbrio de neurotransmissores. O fato é que essa patologia tem tratamento basicamente clínico, por meio de medicamentos ou técnicas comportamentais, ou ainda uma associação de ambos. Os índices de sucesso variam de 40% a 80%.

Além dessas modalidades de tratamento, deve-se sempre lembrar das medidas gerais que podem melhorar ou até mesmo curar a paciente sem necessidade de medicamentos. A literatura destaca cada vez mais a importância dessas medidas para o tratamento da bexiga hiperativa associada à orientação dos pacientes.

Como medidas gerais que têm evidência científica de melhora destacam-se:

- **Obesidade:** é fator de risco independente para IU com NE 1, e a perda de peso, além de melhorar outras comorbidades, pode diminuir a incidência de incontinência urinária (GR A).

- **Tabagismo:** existe evidência ainda fraca de que o fumo aumente a incidência de IU como fator independente (NE 3).
- **Ingestão hídrica:** se em excesso (demonstrada no diário urinário), sua diminuição melhora a frequência de episódios, mas a restrição hídrica de 25%, desde que a ingestão não seja <1.000mL, parece ser uma vantajosa arma terapêutica (GR B).
- **Cafeína:** essa substância tem demonstrado exacerbar os sintomas (NE 3). A redução da ingestão de cafeína tem GR B.
- **Controle da constipação intestinal:** essa disfunção pode ser fator de risco para incontinência pelo esforço evacuatório crônico que acarreta (NE 3). Mais estudos são necessários para elucidar o real impacto do esforço evacuatório crônico na IU.

A maior parte dos fármacos usados para o tratamento da bexiga hiperativa age bloqueando os receptores colinérgicos/muscarínicos na bexiga; no entanto, em razão da ação não específica para receptores M3 (responsáveis pela contração detrusora), os efeitos adversos são muitos e responsáveis pela descontinuidade do tratamento em muitos casos (Figura 40.8).

As técnicas comportamentais e fisioterapêuticas incluem:

- **Retreinamento vesical:** também denominado micção com hora marcada, consiste na orientação à paciente sobre a disfunção associada à micção de horário, ou seja, a paciente será orientada a urinar em intervalos rígidos, com aumento de 15 a 30 minutos por semana, na medida em que os episódios de IU deixam de acontecer. Ainda não se estabeleceu na literatura um protocolo para o retreinamento vesical. Os estudos mostram NE 1 como tratamento efetivo da bexiga hiperativa (GR A) de primeira linha; entretanto, mais estudos de boa qualidade são necessários, de modo a comparar o retreinamento vesical com outros tratamentos.
- **Cinesioterapia com ou sem *biofeedback*:** é uma maneira de a paciente visualizar sua evolução durante o tratamento fisioterapêutico. Ainda não há evidência do real papel do *biofeedback* na melhora do resultado (GR A). A cinesioterapia demonstrou ser melhor do que o placebo no tratamento da bexiga hiperativa (NE 1). A cinesioterapia supervisionada de maneira sistemática por fisioterapeuta se mostrou melhor do que os programas em que a paciente faz os exercícios sozinha, existindo dúvida se seria melhor a cinesioterapia em grupo ou individual. A cinesioterapia é efetiva e deve ser recomendada para pacientes incontinentes (GR A). A cinesioterapia supervisionada é efetiva e Deve ser oferecida às pacientes incontinentes como primeira linha de tratamento (GR A). Especificamente em estudos com pacientes portadoras de bexiga hiperativa ou com a associação de bexiga hiperativa e IUE foram encontrados os seguintes resultados: a cinesioterapia supervisionada foi melhor do que cones vaginais (GR B), a cinesioterapia foi melhor do que oxibutinina (GR B) e a cinesioterapia comparada ao *biofeedback* é tratamento efetivo de primeira linha no tratamento da bexiga hiperativa (GR B).

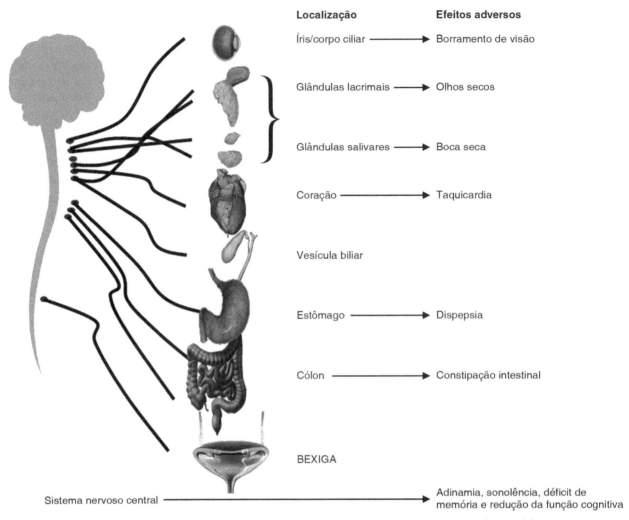

Figura 40.8 Localização de receptores muscarínicos e efeitos adversos de agentes antimuscarínicos.

- **Eletroestimulação:** método de estimulação elétrica da parede vaginal, dos nervos periféricos e do canal anal que leva à inibição do detrusor e à melhora significativa dos sintomas. As taxas de sucesso da literatura variam de 30% a 77%. Existem poucos estudos especificamente sobre os sintomas da bexiga hiperativa, e o grande problema desses estudos reside na grande variação de protocolos de estímulos elétricos, o que tem dificultado muito o entendimento do impacto da eletroestimulação na bexiga hiperativa/hiperatividade do detrusor. A eletroestimulação é melhor do que nenhum tratamento (NE 2), mas não se mostrou melhor do que a cinesioterapia e do que outros tratamentos, como medicamentos de primeira linha. Os estudos deverão deter-se mais sobre a eletroestimulação na melhora dos sintomas de bexiga hiperativa (NE 3). A associação da eletroestimulação a programas isolados de cinesioterapia ou associados a *biofeedback* não melhorou os resultados do tratamento (GR B).

Os principais medicamentos utilizados no tratamento da hiperatividade detrusora são (Quadro 40.3):

- **Antimuscarínicos:** brometo de propantelina, 15 a 30mg a cada 6 horas; brometo de emeprônio, 100 a 200mg a cada 6 horas, tolterodina, 4mg/dia; dariferacina, 7,5 a 15mg/dia; solifenacina, 5 a 15mg/dia.
- **Ação mista (antiespasmódica e anticolinérgica):** cloridrato de oxibutinina, 2,5 a 10mg, três a quatro vezes ao dia; flavoxato, 200mg, quatro vezes ao dia.
- **Antidepressivos tricíclicos:** imipramina 10 a 25mg, três vezes ao dia; cloridrato de amitriptilina, 10 a 25mg, três vezes ao dia.
- **Bloqueadores dos canais de cálcio:** terodilina, 12,5 a 25mg, a cada 12 horas (não disponível no Brasil).

Quadro 40.3 Fármacos usados para o tratamento da bexiga hiperativa e níveis de evidência científica

Fármaco	Nível de evidência	Grau de recomendação
Tolterodina Oxibutinina Solifenacina Dariferacina Desmopressina Trospium	Nível 1	A
Propantelina	Nível 2	B
Imipramina	Nível 3	C

- **Inibidores da prostaglandina:** indometacina 25 a 50mg, quatro vezes ao dia.
- **Antagonistas B3:** Mirabegron®.

A primeira linha de tratamento para a hiperatividade vesical consiste em terapia comportamental com modificação do hábito miccional associada aos fármacos antimuscarínicos mais seletivos, como oxibutinina, tolterodina, darifenacina e solifenacina. O tratamento de segunda linha é composto por outras medicações, como imipramina, amitriptilina, trospium, propantelina e desmopressina.

Agentes antimuscarínicos com maior afinidade por receptores M3, como a darifenacina e a solifenacina, são opções lançadas recentemente no Brasil com NE 1 e GR A. Essas medicações têm sido muito estudadas e já apresentam estudos prospectivos randomizados controlados. A principal vantagem da darifenacina e da solifenacina parece ser a menor passagem pela barreira hematoencefálica com menor efeito colateral central (piora da função cognitiva em idosos).

Apesar de os agentes antimuscarínicos serem os medicamentos mais utilizados no tratamento da bexiga hiperativa, deve-se manter a atenção quanto aos efeitos colaterais e à baixa aderência a seu uso contínuo.

Toxina botulínica

A toxina botulínica é uma neurotoxina produzida pelo *Clostridium botulinum*, cujo mecanismo de ação está ligado ao bloqueio da liberação de acetilcolina, acarretando a paralisia muscular. A partir de 1999, a toxina botulínica começou a ser usada por meio de injeções periuretrais em pacientes com obstrução uretral e, mais tarde, por meio de injeções intravesicais em pacientes com hiper-reflexia do detrusor (NE 2 e GR A) com resultados animadores. Mais recentemente tem sido usada na hiperatividade detrusora idiopática/bexiga hiperativa refratárias NE 3 e GR B. O sucesso é animador e o risco de retenção urinária gira em torno de 5% a 10% dos casos.

Os estudos sobre a toxina botulínica a colocam como opção interessante nos casos refratários de difícil tratamento com a ressalva da característica do medicamento: é necessária a repetição do procedimento, pois o bloqueio da placa motora é transitório, e há o risco de retenção urinária com necessidade de cateterismo intermitente, principalmente entre 4 e 12 semanas após o tratamento. Nos casos de injeção intravesical esse tempo se mostrou maior do que nos músculos estriados, de 9 a 12 meses. A técnica é realizada por meio de uretrocistoscopia, sendo realizadas 20 a 30 injeções de 1mL de toxina botulínica (10UI/mL) diluída na submucosa e muscular de todo o corpo da bexiga. A dose recomendada para os casos neurológicos é de 200UI e para os casos idiopáticos, de 100 a 150UI.

Tratamento cirúrgico

A abordagem cirúrgica é considerada a última tentativa nos casos resistentes e acentuados. As técnicas cirúrgicas descritas são inúmeras e têm como objetivo básico denervar a bexiga. Variam desde a injeção de fenol até as neurectomias sacrais seletivas. Alcançam 8% a 70% de sucesso, mas estão associadas a alto índice de complicações, principalmente a retenção urinária. Essa modalidade de tratamento tem sido cada vez menos utilizada após o surgimento da toxina botulínica e da neuromodulação sacral.

Neuromodulação

A neuromodulação sacral, atualmente o tratamento cirúrgico mais utilizado, consiste no implante de um neuromodulador que estimula as raízes sacrais da medula. Essa técnica só não é mais utilizada em razão do altíssimo custo, mas tem demonstrado resultados animadores nos casos neurológicos (NE 3). A biblioteca da Cochrane realizou uma revisão sistemática sobre o papel da neuromodulação sacral em adultos e concluiu que esse tratamento é uma boa opção para pacientes com bexiga hiperativa refratária aos tratamentos de primeira linha (intolerância aos medicamentos e sua baixa eficácia. É considerada a terceira linha de tratamento, tendo sido liberada pela ANVISA em 2004, mas somente a partir de 2014 começou a ser usada no Brasil, após a ANS ter introduzido esse tratamento no rol da medicina privada. O índice de cura/melhora varia de 70% a 88%.

Síndrome da bexiga dolorosa (cistite crônica intersticial)

Patologia de etiologia desconhecida, a síndrome da bexiga dolorosa se caracteriza por uma sintomatologia de dor ao enchimento vesical, urgência miccional e frequência aumentada. Os sintomas mais raros são a urge-incontinência e a dificuldade miccional. A doença foi inicialmente descrita nas pacientes submetidas à radioterapia e se caracteriza por perda da elasticidade da bexiga, causando dor, urgência e frequência. Posteriormente foi identificado um grupo de pacientes que apresentavam esses sintomas e à uretrocistoscopia exibiam petéquias em resposta ao enchimento e úlceras. Recentemente a ICS mudou sua nomenclatura e passou a denominá-la síndrome da bexiga dolorosa, pois se trata de síndrome clínica caracterizada pela dor relacionada com a função urinária.

Essas mulheres normalmente são submetidas a múltiplos tratamentos malsucedidos de infecção urinária ou são abordadas como portadoras de dor pélvica crônica

O estudo urodinâmico revela baixa complacência, urgência sensorial (urgência miccional ao enchimento sem associação a contrações detrusoras) e baixa capacidade vesical – capacidade cistométrica <350mL.

Na uretrocistoscopia não se visualiza lesão de parede e no reenchimento (com a paciente sob analgesia) é observado o aparecimento de petéquias na mucosa vesical e às vezes de úlceras, que não são consideradas sinais obrigatórios. Na biópsia dessas lesões existe um infiltrado inflamatório com a presença de eosinófilos sem sinais de neoplasia. Atualmente, não é obrigatória a realização de uretrocistoscopia, a qual visa excluir doença maligna vesical.

O tratamento é feito com medicamentos adstringentes, como DMSO (dimetilsulfato), e anti-histamínicos, como hidroxizina, além de outros fármacos. As taxas de sucesso não passam de 70%. Essa patologia é crônica, apresentando períodos de crise e acalmia.

Leitura complementar

Andersson KE, Wein AJ, Tannenbaum C. Pharmacological treatment of urinary incontinence. In: Abrams P, Cardozo L, Khoury S, Wein A (eds.) 5th International Consultation on Incontinence. 5. ed. 2013.

Bedretdinova D, Fritel X, Panjo H, Ringa V. prevalence of female urinary incontinence in the general population according to different definitions and study designs. Eur Urol 2016 Feb; 69(2): 256-64.

Dmochowski R, Athanasiouu S, Reid F et al. Surgery for urinary incontininence in women. In: Abrams P, Cardozo L, Khoury S, Wein A (eds.) 5th International Consultation on Incontinence 5. ed. 2013.

Hanno PM, Lin A, Nordling J, Nyberg L , Van Ophoven A, Ueda T. Bladder pain syndrome. In: Abrams P, Cardozo L, Khoury S, Wein A (eds.) 4th International Consultation on Incontinence 4. ed. 2009.

Haylen BT, Ridder DD, Freeman R et al. An International Urogynecological Association (IUGA)/International Continence Society (ICS) joint report on the terminology for female pelvic floor dysfunction. Int Urogynecol J 2010; 21:5-26.

Herbison P, Arnold EP. Sacral neuromodulation with implanted devices for urinary storage and voiding dys-function in adults. Cochrane Database Syst Rev 2009; (2):CD004202.

Kessler TM, La Framboise D, Trelle S et al. Sacral neuromodulation for neurogenic lower urinary tract dysfunction: systematic review and meta- analysis. Eur Urol 2010; 58:865-74.

Nambiar A, Cody JD, Jeffery ST. Single-incision sling operations for urinary incontinence in women. Cochrane Database of Systematic Reviews 2014, Issue 6. Art. No.: CD008709. DOI: 10.1002/14651858.CD008709.pub.

Ogah J, Cody JD, Ford AA, Rogerson L. Mid-urethral sling operations for stress urinary incontinence in women. Cochrane Database Syst Rev 2014: 10.1002/14651858.CD006375.pub3.

Rachaneni S, Latthe P. Does preoperative urodynamics improve outcomes for women undergoing surgery for stress urinary incontinence? A systematic review and meta-analysis. BJOG 2015; 122:8-16.

Rosier PR, Kuo CH, De Gennaro M et al. Urodynamics testing. In: Abrams P, Cardozo L, Khoury S, Wein A (eds.) 5th International Consultation on Incontinence. 5. ed. 2013.

Smith JH, Berghmans B, Burgio K et al. Adult conservative management. In: Abrams P, Cardozo L, Khoury S, Wein A (eds.) 5th International Consultation on Incontinence, 5. ed. 2013.

CAPÍTULO 41

Infecção do Trato Urinário

Liv Braga de Paula
Múcio Barata Diniz
Saulo Santos Estrela Terra

INTRODUÇÃO

As infecções do trato urinário (ITU) são as infecções bacterianas mais comuns nas mulheres, valendo ressaltar que cerca de 20% delas apresentarão pelo menos um episódio de ITU durante a vida e aproximadamente 3% a 5% terão diversos episódios de recorrência. O risco aumenta cerca de 1% por década vivida. Nas gestantes, as ITU são responsáveis por 10% das admissões hospitalares e por até 20% dos partos pré-termo.

A prevalência é maior em três estágios da vida: até os 6 anos de idade, no início da atividade sexual e após os 60 anos, quando as taxas de bacteriúria encontradas nessas mulheres são de 20% a 50%.

CONCEITOS FUNDAMENTAIS

- **Bacteriúria assintomática:** na maioria das mulheres, a infecção está restrita ao trato urinário baixo, sem a associação de sintomas, e a urocultura evidencia apenas um tipo de bactéria com contagem ≥100.000 colônias/mL.
- **Piúria:** consiste na presença aumentada de leucócitos polimorfonucleares na urina (>10 piócitos por campo), os quais evidenciam a resposta inflamatória do trato urinário.
- **Cistite:** constitui-se na infecção sintomática mais comum e se caracteriza por disúria, urgência, frequência e dor suprapúbica, associadas à presença de piúria e bacteriúria.
- **Uretrite aguda:** geralmente causada por infecção por *Neisseria gonorrhoeae* ou *Chlamydia trachomatis*, determina sintomas irritativos semelhantes aos apresentados na cistite.
- **Pielonefrite:** definida como infecção do parênquima renal e do sistema pielocalicial, apresenta-se clinicamente com dor no ângulo costovertebral e sintomas sistêmicos, como febre, astenia e alterações do hábito alimentar.
- **Infecção recorrente:** infecção urinária repetida com isolamento do mesmo agente.
- **Reinfecção:** após a cura clínica surge novo episódio de infecção, e o microrganismo isolado difere do anterior.
- **Infecção urinária complicada:** expressão utilizada tanto para designar cistites como pielonefrites, caracteriza-se pela presença de infecção sintomática em indivíduos com alterações morfológicas ou funcionais do trato geniturinário.

FISIOPATOLOGIA

As infecções urinárias na mulher resultam de complexa interação entre fatores do hospedeiro e do microrganismo. Na maioria dos casos, as infecções ocorrem por contaminação ascendente com envolvimento sequencial e progressivo de uretra, bexiga e rins.

Raramente, em menos de 5% dos casos, a infecção renal pode advir de bacteriemia ou disseminação linfática e, por essa razão, os agentes mais frequentemente isolados são o *Staphylococcus aureus* e os do gênero *Salmonella*.

Fatores do hospedeiro

Anatomicamente mais predispostas à colonização bacteriana, as mulheres apresentam uretra de menor comprimento, a qual é colonizada em seu terço distal pelos patógenos da microbiota vaginal.

Os fatores de risco para o desenvolvimento da ITU podem ser assim considerados:

- Uso de diafragma associado a espermicidas.
- Atividade sexual.
- Novo parceiro sexual no último ano.
- Idade avançada.
- *Diabetes mellitus*.
- Obesidade.

- Prolapsos genitais, uso de medicação anticolinérgica e outros fatores que possam diminuir a eficácia do esvaziamento vesical.
- Cateterismo vesical.
- Vaginose bacteriana.
- Gravidez.
- Parto com trauma periuretral.

Nas mulheres portadoras de infecções recorrentes pode haver um fator genético associado. Suspeita-se que suas células epiteliais vesicais apresentem maior número ou tipos específicos de receptor para *Escherichia coli*, o que facilitaria a colonização.

Fatores bacterianos

A maioria das bactérias responsáveis pelo desenvolvimento das infecções urinárias está presente na microbiota perineal normal. A *E. coli* é o agente mais comum, sendo isolado em cerca de 80% das pacientes. Os sorotipos 1, 2, 4, 6 e 7 são os responsáveis por grande parte das infecções.

A *E. coli* apresenta diversos fatores de virulência específicos para colonização e invasão do epitélio urinário, como:

- Presença de fímbrias na superfície bacteriana que lhes confere a capacidade de adesão ao epitélio. As bactérias com fímbrias P são mais agressivas e têm maior poder invasivo. As com fímbria S ou tipo 1 são consideradas de menor virulência.
- Presença do antígeno capsular K, que aumenta a capacidade invasiva e dificulta o processo de opsonização e fagocitose da bactéria.
- Além disso, alguns sorotipos da *E. coli* produzem endotoxinas que promovem a paralisia da fibra muscular do músculo detrusor, favorecendo a ascensão bacteriana.

Entre o intervalo do período de adesão inicial e o desenvolvimento da infecção são desencadeados vários fatores de defesa vesical, sendo os principais: aumento do fluxo urinário, micção, redução do pH urinário, alteração da osmolaridade, liberação de lactoferrina, proteína de Tamm Horsfall, imunoglobulina A e a exfoliação de neutrófilos.

Os outros patógenos relacionados com o desenvolvimento da ITU são: *Enterobacter, Enterococcus, Proteus* e *Klebsiella* – os dois últimos podem associar-se à existência de anormalidades anatômicas e à presença de cálculo renal. O *Staphylococcus saprophyticus* foi isolado em 3% das gestantes portadoras de pielonefrite (Quadro 41.1).

Quadro 41.1 Agentes infecciosos mais comuns no ambiente hospitalar e ambulatorial

Agente bacteriano	Ambulatorial (%)	Hospitalar (%)
Escherichia coli	77,3	56,3
Proteus mirabilis	4,3	6,3
Enterococcus faecalis	3,8	8,4
Klebsiella pneumoniae	3,5	6,9
Pseudomonas aeruginosa	1,8	3,8

FORMAS CLÍNICAS

- **Bacteriúria assintomática:** não há nenhuma manifestação clínica da infecção. O diagnóstico do quadro é laboratorial e se baseia na contagem de 100.000 unidades formadoras de colônia (UFC)/mL com isolamento de apenas uma espécie de bactéria.
- **Cistite:** geralmente de apresentação não complicada, tem como manifestações sintomas irritativos, como disúria, frequência, urgência e dor suprapúbica em diferentes graus. As mulheres podem apresentar hematúria macroscópica, e o quadro pode iniciar-se após atividade sexual. No exame físico, algumas vezes é observado desconforto à palpação do hipogástrio.
- **Pielonefrite:** síndrome clínica que se manifesta com dor lombar, calafrios e sintomas de urgência, disúria e frequência. A apresentação de náuseas e vômitos não é incomum. Observa-se a presença de febre e de taquicardia. A dor no ângulo costovertebral durante a percussão é acentuada.

DIAGNÓSTICO
Cistite

Pacientes com sintomas de disúria e frequência urinária aumentada na ausência de corrimento genital têm 96% de probabilidade de estar com quadro de infecção vesical. Nessas pacientes, não são necessários outros exames para o diagnóstico, sendo sugerido o tratamento empírico.

Nos casos em que a história clínica não está clara são necessários outros testes, como:

- Os testes com *dipstick* (ou fitas) são úteis, e a presença de leucócito esterase ou de nitrito tem sensibilidade de 75% a 90% e especificidade de 70% a 82%.
- No exame de urina rotina, a piúria – definida como mais de 10 piócitos por campo – tem sensibilidade de 85% e especificidade de 60%. Por meio desse exame é possível também averiguar a presença de nitrito e de hematúria.
- A microscopia da urina (Gram de gota) demonstra hematúria em 30% e bacteriúria em 90% dos casos, quando há mais de 100.000 UFC/mL.
- Nos casos de falha no tratamento inicial ou suspeita de resistência bacteriana é realizada a urocultura.

Nas pacientes que não apresentam 100.000 UFC/mL na cultura ou que persistem sintomáticas após tratamento – com exame de urocultura de controle de cura negativo – deve-se suspeitar de outros agentes para a uretrite, como *Chlamydia trachomatis* ou *Neisseria gonorrhoeae* ou herpes simples, *Trichomonas vaginallis* ou *Candida* sp. – na presença de vulvovaginites.

Pielonefrite

A apresentação clínica da pielonefrite é variável. Os sintomas de febre e dor no ângulo costovertebral ou lombar são os mais comuns, podendo ocorrer também febre com calafrios, náuseas e vômitos, os quais têm início abrupto e muitas vezes não se associam a sintomas de cistite.

Conforme descrito previamente, na suspeita de ITU são realizados os exames de urina rotina e microscopia da urina que, quando existe infecção, demonstram a presença de piúria e bacteriúria.

A urocultura é o padrão-ouro para o diagnóstico; entretanto, muitas vezes é difícil a obtenção de amostras para análise sem a contaminação da microbiota vaginal, da uretra distal ou da pele. Assim, na análise desse exame devem ser considerados os espécimes encontrados, assim como o número de colônias bacterianas. Mais de 95% dos casos de infecção são causados por apenas um agente bacteriano. Para o diagnóstico de bacteriúria assintomática são necessárias 100.000 UFC/mL. No entanto, na presença de sintomas, o achado de 100 UFC/mL é considerado suficiente para o diagnóstico.

O hemograma e as provas de função renal não modificam o diagnóstico ou o tratamento a ser instituído. Apesar disso, têm importância na avaliação da gravidade da infecção (p. ex., achado da leucopenia) ou da existência de anormalidades estruturais ou complicações, como o aumento progressivo dos níveis de creatinina.

Nas pacientes com quadros recorrentes ou com suspeita de ITU complicada, devem ser avaliados os possíveis fatores do hospedeiro descritos no Quadro 41.2.

TRATAMENTO

Nas pacientes com bacteriúria assintomática, o tratamento deve ser instituído apenas para as portadoras de diabetes, antes da realização de procedimentos cirúrgicos no trato urinário, após transplante renal ou nas gestantes.

O tratamento das infecções sintomáticas se baseia no uso de antimicrobianos. A escolha do antimicrobiano, da dose e da duração do tratamento depende do sítio da infecção e da presença/ausência de fatores complicadores.

Cistite aguda não complicada

O objetivo do tratamento é a erradicação da infecção com a eliminação das bactérias na vagina e no trato gastrointestinal de modo a prevenir recorrências precoces.

A duração do tratamento pode variar, existindo esquemas de dose única e de 3 e 7 dias (Quadro 41.3). Os tratamentos de dose única se associam a altas taxas de falha – possivelmente por não haver a erradicação dos reservatórios bacterianos vaginais. Ao se comparar o tratamento de 3 com o de 7 dias, não se

Quadro 41.2 Indicações para avaliação de ITU complicada ou recorrente

Cirurgia do trato urinário prévia
Hematúria persistente após resolução da infecção
Cálculo renal ou vesical prévio
Sintomas obstrutivos (jato urinário fraco, intermitente ou volume residual aumentado)
Bactérias como *Proteus* e *Yersinia* na cultura urinária
Persistência bacteriana após tratamento com antibiótico indicado pelo antibiograma
Diabetes ou quadros de imunossupressão
Pneumatúria, fecalúria, bactérias anaeróbias e diverticulite
Pielonefrite de repetição

Quadro 41.3 Fármacos utilizados no tratamento da cistite

Fármaco	Dose	Intervalo
Dose única		
Amoxicilina	2g	Dose única
Amoxicilina	3g	Dose única
Sulfametoxazol/trimetoprima	320/1.600mg	Dose única
Nitrofurantoína	200mg	Dose única
3 dias de tratamento		
Sulfametoxazol/trimetoprima	160/800mg	12/12h
Norfloxacina	400mg	12/12h
Ciprofloxacina	250mg	12/12h
Levofloxacina	250mg	24/24h
Gatifloxacina	400mg	24/24h
Lomefloxacina	400mg	24/24h
Amoxicilina	500mg	8/8h
Ampicilina	500mg	6/6h
Cefalexina	500mg	6/6h
Outros tratamentos (7 dias)		
Nitrofurantoína	100mg	6/6h

observa diferença na erradicação ou recorrência da ITU. Assim, preferencialmente, o tratamento deve ter a duração de 3 dias. O tratamento prolongado (7 dias) é reservado às mulheres com ITU tratada recentemente e às pacientes diabéticas.

A medicação de escolha é o sulfametoxazol em associação à trimetoprima, a qual apresenta taxa de erradicação de 94% das bactérias com tratamento de 3 dias. Entretanto, em algumas áreas a taxa de resistência da *E. coli* a esse medicamento atinge 15% a 20%.

As fluoroquinolonas têm eficácia presumida semelhante mas, por apresentarem alto custo e risco de desenvolvimento de resistência bacteriana, não devem ser utilizadas como primeira linha de tratamento.

Apesar de apenas 5% dos germes isolados apresentarem resistência à nitrofurantoína, esse fármaco é considerado menos eficaz do que o sulfametoxazol/trimetoprima ou as fluoroquinolonas, isso porque a nitrofurantoína é ineficaz na erradicação de bactérias como *Proteus* e *Pseudomonas*.

O uso dos betalactâmicos (ampicilina e amoxicilina) deve ser evitado em virtude da alta frequência de resistência bacteriana e das baixas taxas de cura. A associação amoxicilina-clavulanato, apesar de mais eficaz, também não é recomendada em razão de seu custo elevado, da incidência de efeitos colaterais e das taxas de resistência bacteriana.

Atualmente, o ibuprofeno tem sido estudado e proposto por alguns estudos para o tratamento da ITU não complicada. Apesar de apresentar taxa de resolução de 67% e melhora dos sintomas, foi detectado maior risco de pielonefrite nessas pacientes, não sendo recomendado seu uso isolado como agente de primeira escolha.

Para as pacientes com infecção recorrente que apresentem três ou mais episódios por ano está indicada antibioticoprofilaxia contínua com administração de dose diária ou pós-coito.

Quadro 41.4 Fármacos usados na prevenção da infecção recorrente

Fármaco	Dose	Intervalo
Sulfametoxazol/trimetoprima	80/400mg	Dose única
Nitrofurantoína	100mg	Dose única
Norfloxacina	200mg	Dose única
Cefalexina	125 a 250mg	Dose única
Ciprofloxacina	125mg	Dose única

A profilaxia determina diminuição de até 95% na recorrência, podendo ser utilizados nitrofurantoína, ciprofloxacina, norfloxacina ou trimetoprima nas doses descritas no Quadro 41.4.

A administração de *cranberry* está associada à diminuição da incidência de ITU recorrente por conter protoantociniadinas associadas à redução da aderência da *E. coli*. A dose ideal permanece controversa.

O uso de lactobacilos do tipo *rhamnosus* GR-1 e *L. reuteri* RC-14 ou do *L. crispatus* por via vaginal ainda não tem recomendação com evidências sustentáveis para uso rotineiro, mas podem ser alternativas futuras com a vantagem de não alterarem as taxas de resistência bacteriana.

Outras medidas, como orientação de higienização íntima, micção após o coito, uso de duchas e micção com horário determinado, não parecem prevenir a infecção urinária. O uso dos estrogênios tópicos ainda não é consenso na literatura.

Pielonefrite

A pielonefrite consiste em doença sistêmica com risco (ou presença) de bacteriemia. Assim, a escolha do antimicrobiano para seu tratamento deve levar em consideração dois pontos: a sensibilidade do microrganismo ao medicamento deve ser de 99% e o fármaco deve apresentar rapidez na velocidade de obtenção de nível sérico terapêutico.

A determinação do regime de tratamento depende da apresentação clínica da paciente e da presença de comorbidades.

Pacientes com ausência de sintomas sugestivos de sepse que não apresentem náusea ou vômitos, com febre baixa, leucograma sem grandes alterações e inexistência de comorbidades, podem ser tratadas em regime domiciliar. Antes da administração dos antimicrobianos deve ser coletada amostra para a realização de urocultura. Muitos autores recomendam o uso de uma dose parenteral de antibiótico (ceftriaxona, gentamicina ou fluoroquinolona) antes do início do tratamento oral, que deve ter a duração de 10 a 14 dias.

Na presença de sinais clínicos de gravidade, náusea ou vômitos, intolerância à medicação oral ou complicações médicas coexistentes, está indicado o tratamento hospitalar. Na admissão devem ser coletadas amostras de urina e hemocultura e administrada hidratação venosa nas pacientes desidratadas. Inicia-se empiricamente o antibiótico venoso, que é utilizado até a resolução da febre, geralmente com 48 a 72 horas de tratamento. Após a suspensão da medicação venosa são administrados antibióticos por via oral até que se completem 14 dias de tratamento. As medicações disponíveis se encontram listadas no Quadro 41.5.

Nos casos em que, apesar do tratamento, a melhora clínica não ocorre ou há piora do quadro, deve haver investigação agressiva em busca de complicações da infecção e avaliação da possibilidade de obstrução. A obstrução pode ser determinada por cálculos, os quais são geralmente identificáveis pela ultrassonografia. A tomografia computadorizada pode ser utilizada para localização de flegmão ou abscesso no parênquima renal – podendo ser indicada a drenagem cirúrgica.

Quadro 41.5 Fármacos utilizados no tratamento da pielonefrite

Regime domiciliar	Duração do tratamento (10 a 14 dias)	
Fármaco	Dose	Intervalo
Sulfametoxazol/trimetoprima	160/800mg	12/12h
Ciprofloxacina	500mg	12/12h
Ciprofloxacina	1.000mg	24/24h
Levofloxacina	250mg	24/24h
Gatifloxacina	400mg	24/24h
Ofloxacina	400mg	12/12h
Amoxicilina/clavulanato	875/125mg	12/12h
Regime hospitalar	**Duração do tratamento (10 a 14 dias)**	
Fármaco	Dose	Intervalo
Ciprofloxacina	400mg	12/12h
Cefepime	2g	24/24h
Levofloxacina	500mg	24/24h
Cefotetan	2g	24/24h
Ceftriaxona	1 a 2g	12/12h ou 24/24h
Cefotaxima	1 a 2g	8/8h
Aztreonam	2g	8/8h
Ampicilina (suspeita de enterococos)	2g	6/6h
Gentamicina	3 a 5mg/kg	24/24h
Sulfametoxazol/trimetoprima	2mg/kg	6/6h

Leitura complementar

Beerepoot M, Geerlings S. Non-antibiotic prophylaxis for urinary tract infections. Pathogens 2016; 5:2-8.

Jepson RJ, Willians G, Craig J. Cranberries for preventing urinary infection. The Cochrane Library, 2012.

Milo G, Katchman EA, Paul M, Baerheim A. Duration of antibacterial treatment for uncomplicated urinary tract infection in women. The Cochrane Library, 2008.

Mody J, Metha M. Urinary tract infections in older women. JAMA 2014; 311(8):844-54.

CAPÍTULO 42

Prolapsos Genitais

Cláudia Lourdes Soares Laranjeira
Larissa Magalhães Vasconcelos
Luíza Meelhuysen Sousa Aguiar
Márcia Salvador Géo
Rachel Silviano Brandão Corrêa Lima

INTRODUÇÃO

As desordens do assoalho pélvico compreendem ampla variedade de condições debilitantes que afetam predominantemente as mulheres com mais de 55 anos de idade. O estudo dessas disfunções, principalmente da incontinência urinária (IU), resultou em grandes avanços nas pesquisas em anatomia e neurofisiologia do trato urogenital, repercutindo diretamente na abordagem dos prolapsos genitais e dando origem a grandes transformações nas últimas décadas.

A expressão *prolapso pélvico* se refere à protrusão dos órgãos pélvicos no canal vaginal ou além da abertura vaginal, sendo condição comum e que afeta negativamente a qualidade de vida das mulheres, em razão não só das alterações físicas, mas também do impacto emocional, podendo causar isolamento social, ansiedade e depressão.

A prevalência de qualquer grau de prolapso em mulheres entre 20 e 59 anos é estimada em torno de 30,8%. Estima-se que uma em cada nove mulheres será submetida à correção cirúrgica de prolapsos pélvicos e/ou IU durante a vida. Em virtude das mudanças das características demográficas da população mundial, é esperado que a prevalência de prolapsos dos órgãos pélvicos aumente nas próximas décadas, de modo que há projeções de que 9,2 milhões de mulheres nos EUA terão prolapso em 2050.

As associações internacionais multiprofissionais, como a International Continence Society (ICS) e International Urogynecological Association (IUGA), têm publicado normatizações descritivas e de avaliação dos prolapsos com significativas mudanças em relação às classificações prévias.

SUPORTE DAS VÍSCERAS PÉLVICAS E FISIOPATOLOGIA DOS PROLAPSOS

O assoalho pélvico é formado por várias estruturas que vão desde o peritônio parietal posterior até a pele da vulva. Do sentido proximal para o distal há o peritônio, as fáscia visceral e endopélvica, o músculo elevador do ânus, a membrana perineal e a musculatura da genitália externa. O suporte dessas estruturas é dado por sua fixação nos ossos pélvicos, e o elevador do ânus, em sua linha média, possibilita a comunicação das vísceras pélvicas com o exterior por meio da passagem de uretra, vagina e reto através do hiato levantador, que é coberto inferiormente pelo diafragma urogenital (Figura 42.1).

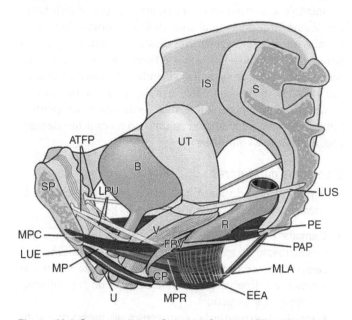

Figura 42.1 Suporte pélvico: IS: ísquio; S: sacro; SP: sínfise púbica; V: vagina; R: reto; U: uretra; CP: corpo perineal; UT: útero; B: bexiga. Ligamentos: LPU: ligamento pubouretral; ATFP: arco tendíneo da fáscia pélvica; LUS: ligamento uterossacro; LUE: ligamento uretral externo. Músculos: MPC: músculo pubococcígeo; MLA: músculo longitudinal do ânus; MPR: músculo puborretal; PE: placa elevadora; EEA: esfíncter externo do ânus. Fáscias: FRV: fáscia retovaginal; MP: membrana perineal. (Reproduzida de Petros PP, 2007.)

As estruturas ligamentares do assoalho pélvico em conjunto com os grupos musculares dão sustentação e suporte aos órgãos pélvicos. Os músculos têm a função de coordenar, contrair e relaxar a região perineal. Já as fáscias são responsáveis pelo suporte a partir de sua ligação com músculos e ossos, com as condensações bilaterais dando origem aos diversos ligamentos.

Durante o esforço, as vísceras pélvicas são empurradas para baixo. Nesse momento, a sustentação é feita pela musculatura e pelos ligamentos flexíveis e íntegros. Qualquer defeito no compartimento anterior ou posterior pode resultar em descida anormal dos órgãos pélvicos, assim como em disfunções desse assoalho.

O assoalho pélvico não age como plataforma estática, mas como um suporte dinâmico que responde ao esforço exercido sobre esse assoalho. Três principais mecanismos contribuem para o suporte pélvico normal: o suporte derivado da fáscia endopélvica, que ancora útero e vagina à parede pélvica; o suporte muscular derivado da placa elevadora, que tende a comprimir o lúmen dos hiatos do assoalho pélvico; e o mecanismo valvar exercido pela compressão feita pelas fáscias e ligamentos, provocando horizontalização da vagina contra a placa elevadora do assoalho pélvico.

FUNDAMENTOS ANATÔMICOS SEGUNDO A TEORIA INTEGRAL

Com os estudos anatômicos de DeLancey e a publicação da teoria integral por Petros, em 1990, o assoalho pélvico passou a ser reconhecido com a dimensão de estrutura única, na qual a anatomia está estreitamente relacionada com a função. O fechamento e a abertura da uretra e outras funções e disfunções dos órgãos pélvicos são resultantes de forças opostas entre as estruturas musculares, ligamentares e fasciais. Assim, alterações na tensão dos músculos, ligamentos e fáscias do assoalho pélvico seriam importante causa de IU, dificuldade miccional, constipação intestinal, incontinência fecal e prolapsos de órgãos pélvicos.

Os elementos musculofasciais e ligamentares do períneo feminino atuam de maneira conjunta no mecanismo de micção, evacuação e continência.

Elementos musculares

A musculatura do assoalho pélvico pode ser classificada em três componentes básicos (Figura 42.1):

- **Camada superior:** com contração em direção horizontal e participação no mecanismo de continência, essa camada é composta pelo músculo pubococcígeo (contração em direção anterior) e pelo platô do músculo elevador do ânus (contração em direção posterior).
- **Camada intermediária:** com contração no sentido caudal, responsável pelas angulações de reto, vagina e corpo vesical, o principal componente dessa camada é o músculo longitudinal do ânus.
- **Camada inferior:** com contração horizontal e função apenas de sustentação dos componentes mais externos do aparelho genital feminino, representado pelo diafragma urogenital.

Ligamentos

- **Ligamentos pubouretrais:** têm origem na borda inferior do pube, apresentando porção pré-púbica e retropúbica. Inserem-se bilateralmente no arco tendíneo da fáscia pélvica no nível do terço uretral médio.
- **Ligamentos uretropélvicos:** principal estrutura de suporte suburetral, originam-se bilateralmente nos ligamentos pubouretrais, em seu ponto de inserção na fáscia pubocervical, e se fundem na região central. Atuam em conjunto com os ligamentos pubouretrais.
- **Ligamentos uterossacros:** originam-se bilateralmente na face anterior do sacro e se inserem na fáscia pubocervical no ápice vaginal. As fibras que circundam o colo uterino compõem o chamado anel pericervical (veja a Figura 42.1).

DeLancey, em 1992, dividiu conceitualmente essas estruturas que fornecem suporte vaginal em três níveis: o nível I fornece suporte para o terço superior da vagina, sendo composto pelos ligamentos uterossacros e cardinais; o nível II apoia o terço médio da vagina e corresponde à fáscia endopélvica e sua fixação aos arcos tendíneos bilateralmente; e o nível III fixa a vagina distal, sendo composto pelo corpo perineal e pela membrana perineal (Figura 42.2).

Na teoria integral, a estrutura única do assoalho pélvico, proposta por Petros, funciona da seguinte maneira: em repouso há equilíbrio entre a tensão aplicada para a frente pelo músculo pubococcígeo e para baixo e posteriormente pela placa elevadora do ânus pelo músculo longitudinal do ânus, mas durante a micção há predomínio da força realizada em direção posterior pela placa elevadora do ânus e pelo músculo longitudinal do ânus, determinando abertura e afunilamento do colo vesical e redução dos ligamentos sobre o terço uretral médio (Figura 42.3).

Os prolapsos, de modo geral, são provenientes da fraqueza generalizada da fáscia endopélvica com envolvimento tanto das fibras musculares como do tecido fibroso. Uma visão mais contemporânea dos prolapsos revela que nesses casos pode haver defeito de ligação da fáscia à parede da pelve. Dessa maneira pode haver defeitos unilaterais, bilaterais ou da linha média. defeitos esses que podem afetar apenas um dos compartimentos (anterior, médio ou posterior) isoladamente, porém os combinados são mais comuns, o que ressalta a importância da avaliação e correção adequadas.

Os prolapsos da parede vaginal anterior (cistoceles) podem ser causados por três tipos de defeito: desinserção da fáscia vesicovaginal do anel pericervical, ruptura da fáscia vesicovaginal no local de fixação a um dos arcos tendíneos ou ruptura central da fáscia vesicovaginal. As alterações no complexo ligamentar cardinal-uterossacro provocam prolapsos apicais, podendo ser prolapso do útero, da cúpula vaginal após histerectomia ou do peritônio do fundo de saco com ou sem conteúdo intestinal (enterocele). Defeitos no complexo ligamentar cardinal-uterossacro também podem resultar em retoceles altas, que são os prolapsos do compartimento posterior. Outras causas desses prolapsos posteriores são a desinserção da fáscia retovaginal do anel peri-

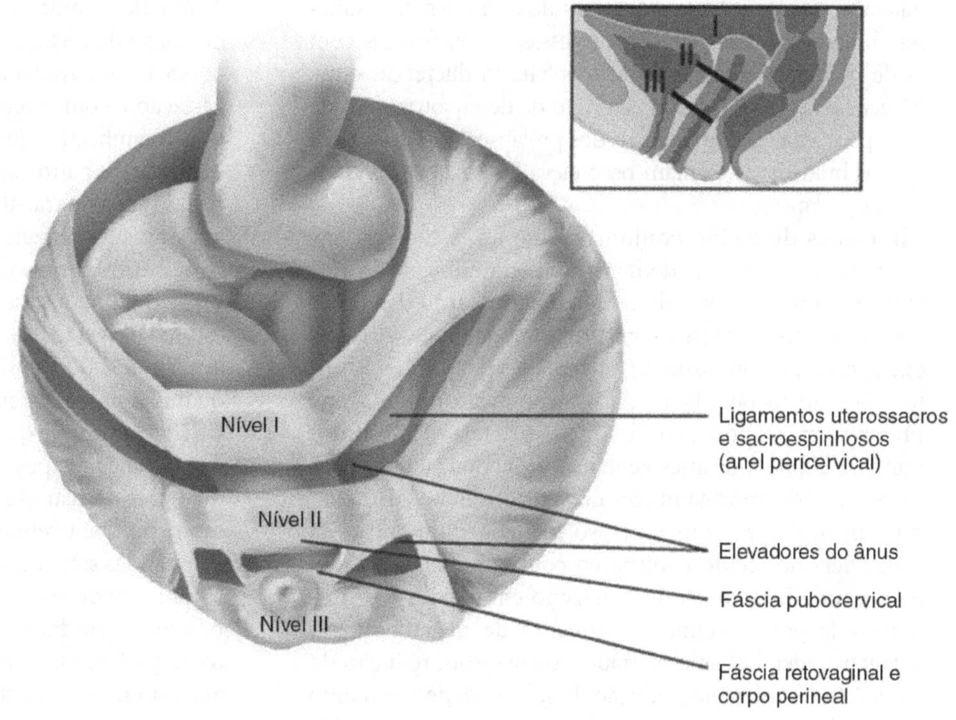

Figura 42.2 Estruturas vaginais e viscerais de suporte conforme definidas por De Lancey. As fibras de suporte do nível I são orientadas verticalmente e suspendem o útero e a vagina superior. As de nível II são mais horizontais e ligadas à vagina média. Distalmente, o suporte do nível III funde as estruturas de apoio na fáscia e no corpo perineal. (Reproduzida de De Lancey DO. Anatomic aspects of vaginal eversion after hysterectomy. Am J Obstet Gynecol 1992;166:1717-28.)

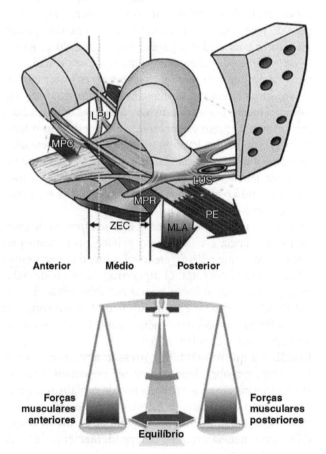

Figura 42.3 Representação das forças musculares proposta por Petros – três compartimentos em equilíbrio. (MPC: músculo pubococcígeo; PE: placa elevadora; MLA: músculo longitudinal do ânus; MPR: músculo puborretal; LUS: ligamento uterossacro; LPU: ligamento pubouretral; ZEC: zona de elasticidade crítica da vagina.) (Reproduzida de Petros PP, 2007.)

cervical ou de suas fixações laterais ou mesmo a separação da fáscia retovaginal do corpo perineal, provocando, nesses casos, retoceles baixas.

FATORES ETIOLÓGICOS E AGRAVANTES COMUNS A TODAS AS FORMAS DE PROLAPSO

Os prolapsos genitais são decorrentes do enfraquecimento ou de lesões das estruturas de sustentação de órgãos pélvicos, podendo resultar tanto de estrutura ligamenta congenitamente fraca como de traumatismos obstétricos ou cirúrgicos.

Na literatura não há dados específicos sobre a prevalência, a incidência e a história natural dos prolapsos genitais na população, de modo que se fazem necessárias mais pesquisas para elucidação de todos esses fatores.

Aceita-se que o relaxamento pélvico é comum em mulheres e tende a aumentar com a idade, apesar de essa condição não apresentar correlação com a intensidade do prolapso e sua sintomatologia.

A disfunção do assoalho pélvico se deve à combinação de diferentes fatores, que podem ser divididos em extrínsecos e intrínsecos. Os tipos mais comuns de prolapso resultam de perda do suporte dado pelo tecido conjuntivo, ligamentos e fáscia.

Como fatores intrínsecos podem ser citados:

- **Hereditários:** sugere-se que o principal fator para defeitos de tecido conjuntivo seja genético. Estudos demonstraram que mulheres que têm parentes de primeiro grau com IU apresentam risco três vezes mais alto de desenvolver a mesma desordem, independentemente de idade, paridade e peso dos recém-nascidos.
- **Raça:** vários estudos demonstram diferenças entre as populações em relação aos prolapsos de órgãos pélvicos. Zaccharin

salientou que as estruturas pélvicas de cadáveres de mulheres chinesas são mais densas e espessas se comparadas com as de mulheres brancas. Estudos enfatizam diferenças entre brancos e negros em relação ao risco de desenvolvimento de prolapsos genitais e à gravidade dos prolapsos, ressalvando-se que os brancos apresentam risco elevado e maior gravidade desses prolapsos.

- **Alterações de tecido conjuntivo:** em um estudo da fáscia paravaginal foram demonstradas diminuição do número de fibroblastos e alterações na orientação das fibras colágenas em mulheres com prolapsos genitais. A fáscia endopélvica é composta de colágenos tipos I e III. As alterações no metabolismo e na composição do colágeno predispõem ao prolapso de órgãos pélvicos. Há estudos que vinculam síndromes genéticas a estados clínicos e laboratoriais de anormalidades dos colágenos I e III. Achados em mulheres com prolapso incluem diminuição da resistência do tecido conjuntivo com o aumento da idade e paridade, redução do colágeno em tecidos não responsáveis por sustentação, aumento da degradação do colágeno, metabolismo alterado do colágeno, redução do conteúdo de colágeno, redução da solubilidade e aumento da atividade colagenolítica, redução do colágeno tipo III, redução da celularidade em relação à idade e aumento da proporção dos colágenos tipos III/I.
- **Alterações neurológicas:** as doenças neurológicas, como espinha bífida oculta, podem ser assintomáticas e apresentar como sinais prolapsos genitais em consequência da diminuição da força dos tecidos por lesão nervosa.
- **Alterações esqueléticas:** muitos estudos de caso-controle evidenciam que variações na estrutura do eixo formada pela coluna esquelética e a pelve podem estar associadas à alta incidência de prolapsos. Entre essas alterações podem ser citados aumento de cifose torácica, redução da lordose lombar, orientação vertical da bacia e aumento do diâmetro transverso da bacia. Handa e cols. compararam 59 mulheres com disfunções do assoalho pélvico a controles, usando técnicas de pelvimetria padronizadas e ressonância magnética. Desordens do assoalho pélvico foram muito mais significativas nas mulheres com bacia óssea com maior diâmetro transverso e *conjugata* obstétrica mais curta.

Os fatores extrínsecos são assim descritos:

- **Gravidez e parto:** muitos estudos que relacionam o ciclo gravídico-puerperal com prolapsos genitais citam o parto vaginal como importante fator de risco. Entretanto, recentes achados evidenciam que aumento da progesterona e relaxamento da musculatura lisa, alteração de tecido conjuntivo e aumento da pressão abdominal pelo útero gravídico sobre o assoalho pélvico podem desencadear defeitos anatômicos e alterar a função do assoalho pélvico.

O'Boyle e cols. examinaram prospectivamente 129 gestantes nulíparas usando o estadiamento para prolapsos no primeiro, segundo e terceiro trimestres da gravidez. Esses autores encontraram alterações fisiológicas significativas produzidas pela gravidez envolvendo o segmento vaginal. A descida da mucosa vaginal foi crescente de acordo com a evolução da gestação.

Sze e cols. avaliaram 94 mulheres no último trimestre de gestação e com 6 semanas pós-parto, não verificando diferença significativa quanto à ocorrência de prolapsos entre as que tiveram parto vaginal ou cesárea e que foram indicadas na fase ativa do trabalho de parto. O parto vaginal pode causar danos ao assoalho pélvico, especialmente em pacientes com outros fatores de risco, como ganho de peso em excesso durante a gestação, período expulsivo prolongado e esforço exagerado na expulsão fetal. Ustal e cols., em 2005, avaliaram 2.000 mulheres aos 40 e aos 60 anos de idade quanto a sintomas relacionados com disfunções do assoalho pélvico a partir de questionários postados e constataram que os sintomas de peso vaginal, bola na vagina e ajuda manual para defecar são significativamente mais frequentes em mulheres que tiveram parto vaginal em comparação com as submetidas somente à cesárea ou as nulíparas.

Em grande estudo epidemiológico, Mant e cols. referiram que a paridade é forte fator de risco de desenvolvimento de prolapsos, com risco relativo de 10,8. Pesquisadores analisaram 17.032 mulheres e reportaram que a descida do feto produz estiramento dos ligamentos cardinais e uterossacros, podendo predispor ao relaxamento pélvico. O peso do recém-nascido e a circunferência craniana podem ser fatores contribuintes para a intensidade do prolapso. O estiramento da fáscia puborretal pode ser evitado por meio da episiotomia, porém as lesões de esfíncter interno do ânus e as lacerações de terceiro e quarto graus são significativamente mais comuns em pacientes submetidas à episiotomia. O parto vaginal traumático pode causar lesão do nervo pudendo, levando ao relaxamento do assoalho pélvico e à incontinência urinária e fecal. O parto vaginal pode aumentar a latência do nervo pudendo, principalmente quando o peso do recém-nascido é >4kg e o período expulsivo é prolongado.

- **Efeitos hormonais:** muitas mulheres se queixam de piora da incontinência e relaxamento pélvico no período pré-menstrual, o que reflete o efeito relaxante da progesterona sobre a musculatura lisa. O hipoestrogenismo pode reduzir a coaptação da mucosa uretral por diminuição da vascularização e tornar o epitélio atrófico. A pós-menopausa e a senilidade, consequentemente, contribuem para o desenvolvimento de prolapsos genitais.
- **Condições que aumentam a pressão abdominal:** a tosse crônica e a obesidade podem ser importantes fatores etiológicos para o desenvolvimento de prolapsos genitais e incontinência urinária de esforço. Bump e cols. mostraram associação entre aumento de índice de massa corporal e incontinência urinária, independentemente de idade e paridade.
- **Tabagismo:** estudo de Olsen e cols. informou que 50% das mulheres com prolapso eram fumantes e 20% apresentavam doença pulmonar obstrutiva crônica. Apesar disso, os autores não registraram associação significativa entre tabagismo e IU.

- **Constipação intestinal crônica:** a defecação normal é acompanhada de relaxamento do músculo puborretal e abertura do ângulo anorretal para que a ampola retal se esvazie. Em algumas mulheres isso não ocorre e, assim, o esvaziamento retal se dá por contração abdominal. Os esforços defecatórios crônicos contribuem para neuropatia progressiva e consequente disfunção do assoalho pélvico. Um estudo sugeriu que 61% das mulheres com prolapso uterovaginal relataram esforço abdominal à defecação em comparação com 4% das que não apresentaram sintomas.
- **Exercícios e trabalho físico:** as atividades que necessitam levantamento de peso e, consequentemente, acarretam elevações repetidas da pressão intra-abdominal têm sido relacionadas com o desenvolvimento de prolapsos de órgãos pélvicos. Em estudo realizado na Dinamarca, enfermeiras submetidas a esforço abdominal frequente apresentavam risco 1,6 vez maior de sofrerem cirurgias para correção de prolapso e/ou IU do que toda a população. O aumento crônico da pressão abdominal observado durante a prática de esportes pode aumentar o risco de prolapsos por produzir relaxamento da musculatura pélvica. Apesar de não haver estudos controlados, a prevalência de IU e prolapsos em atletas é alta, comparada à de mulheres sedentárias. Cerca de 30% das atletas jovens, saudáveis e nulíparas têm problemas de incontinência urinária.
- **Trauma cirúrgico:** as cirurgias para o tratamento de desordens do assoalho pélvico podem desencadear prolapso pélvico em outro compartimento que o não operado, além de haver recorrência do compartimento onde foi realizada a cirurgia.

Sabe-se que a vigência de prolapsos é cinco vezes mais frequente em mulheres histerectomizadas, em virtude provavelmente da lesão iatrogênica de estruturas de suporte pélvico predispondo aos prolapsos genitais, e 10% a 20% das mulheres submetidas à colpossuspensão de Burch desenvolvem enterocele em decorrência da mudança do eixo vaginal após a cirurgia.

MANIFESTAÇÕES CLÍNICAS

Sintomas são pouco comuns em mulheres com prolapsos iniciais (estádios 1 e 2) e frequentemente não se correlacionam com o nível anatômico dos prolapsos. O quadro clínico inclui queixas urinárias, intestinais, sexuais e sintomas locais.

As disfunções do trato urinário baixo mais comumente envolvidas são IU de esforço, frequência, urgência, urge-incontinência, hesitação, tempo de micção prolongado, esvaziamento incompleto e mudança de posição para iniciar a micção:

- **Hiperatividade vesical:** é sabidamente associada à incontinência urinária, como relaxamento das estruturas do assoalho pélvico. Após correção cirúrgica de prolapsos, alguns autores obtiveram melhora da hiperatividade em dois terços das pacientes, o que pode ser sugerido pelo fato de a atividade da inervação aferente do assoalho pélvico e da uretra estar envolvida na inibição detrusora durante o enchimento. A redução da atividade aferente por lesão do assoalho pélvico pode causar contrações detrusoras involuntárias. Além dessa hipótese, há relatos de que o estiramento da musculatura, das fáscias e dos ligamentos pode gerar estímulos nos receptores nervosos da base da bexiga e, consequentemente, contrações involuntárias do detrusor.
- **Incontinência urinária de esforço (IUE):** mulheres com defeitos de suporte da parede anterior da vagina frequentemente têm hipermobilidade do colo vesical com incontinência aos esforços. Schick e cols. avaliaram 255 mulheres com IUE à urodinâmica e encontraram correlação estatística entre hipermobilidade uretral e grau de deficiência do esfíncter uretral avaliado por pressão vesical de perda. Entretanto, com graus de prolapsos mais altos, estádios 3 ou 4, poucas mulheres manifestam sintomas de IUE. Esses prolapsos graves podem obstruir a uretra. Alguns autores verificaram que 36% a 80% dos casos de prolapsos acima do terceiro grau apresentam IUE. No entanto, a perda urinária pode ser demonstrada objetivamente somente após a redução do prolapso, o que se justifica pelo efeito obstrutivo das estruturas prolapsadas sobre a uretra no momento do esforço. Por essa razão, as mulheres candidatas a tratamento cirúrgico dos prolapsos devem ser investigadas a respeito da ocorrência de IU na redução dos prolapsos.
- **Disfunções miccionais:** os prolapsos genitais podem afetar a função miccional, embora um estudo revele que a maioria das mulheres com prolapsos graves ainda urina normalmente. Ao observarem 228 mulheres com desordens do trato urinário, Dietz e cols. apuraram que a enterocele foi a distopia com pior efeito sobre a função miccional. Fitzgerald revelou que exames pré-operatórios com redução de prolapsos com pessários foi o melhor preditor de normalização de resíduo pós-miccional após tratamento cirúrgico.

Alguns sintomas são claramente atribuídos a alterações locais, como pressão ou sensação de peso vaginal, dor vaginal e perineal ou visualização de protrusão de tecido vaginal além do hímen. Podem ainda ser notadas lesões ulceradas no tecido prolapsado, além de secreção vaginal de aspecto purulento ou sangramento.

As queixas sexuais estão relacionadas com a protrusão de tecido vaginal ou do próprio útero, podendo dificultar a penetração, diminuir a sensação vaginal e causar dor ou desconforto ao coito.

As alterações da função intestinal, como constipação, dificuldade ou desconforto para evacuar, evacuação incompleta, auxílio de manobras manuais para esvaziar o intestino, incontinência de flatos ou fezes e urgência fecal, ocorrem principalmente no prolapso de parede posterior da vagina e/ou enterocele.

- **Incontinência anal:** queixa frequente entre mulheres com IU e prolapsos, variando de 15% a 29%. Existem algumas evidências de que o reparo do compartimento posterior pode diminuir a pressão anal de repouso e esforço. A melhora da função intestinal após a correção cirúrgica do prolapso posterior ainda é considerada um enigma, não tendo sido definidos métodos diagnósticos ou técnicas cirúrgicas que poderiam predizer o resultado cirúrgico.

EXAME FÍSICO, DIAGNÓSTICO E CLASSIFICAÇÃO DOS PROLAPSOS

O exame físico consiste na avaliação mais importante para o diagnóstico dos prolapsos genitais.

O exame pélvico padrão deve ser realizado com espéculo vaginal, toque bimanual e determinação da simetria e da força muscular dos elevadores do ânus, além de avaliação neurológica (S2 a S4).

A extensão máxima da estrutura prolapsada deve ser reproduzida durante o exame físico, seja a partir da constatação pela paciente por meio de visualização própria com um espelho, por meio de realização de manobras provocativas que aumentem a pressão abdominal ou, ainda, por meio de tração do ponto máximo de prolapso em repouso. O exame deve ser realizado nas diversas posições: sentada, de pé e deitada.

Existe dificuldade real em se adotar um sistema de classificação de prolapsos que seja objetivo e reprodutível.

Por vários anos a gravidade dos prolapsos de órgãos pélvicos foi descrita por meio de um sistema simples, amplamente usado por médicos e profissionais de saúde, que descrevia os prolapsos a partir dos órgãos que possivelmente estariam envolvidos por sua localização. Classificavam-se o grau de cistocele, prolapso de cúpula vaginal ou útero, retocele ou enterocele em relação ao introito vaginal. A intensidade do prolapso variava de primeiro a terceiro grau: no primeiro, quando a estrutura herniada não atingia o introito; no segundo, quando atingia; e no terceiro, nos casos em que o introito vaginal era ultrapassado.

Em 1999, a ICS propôs nova classificação com o intuito de padronizar de maneira mais reprodutível e fiel os prolapsos genitais, conforme descrito por Bump e cols., em 1996. Em 2009, avaliando 45 pacientes portadoras de prolapso genital, Cardoso e cols. constataram que essa classificação idealizada por Brump, e posteriormente padronizada pela ICS, tem boas aplicabilidade e reprodutibilidade entre os examinadores (Figura 42.4 e Quadros 42.1 e 42.2).

Quadro 42.1 Pontos da avaliação de prolapsos genitais/padronização

Ponto	Valor
Parede anterior da vagina	
Aa: 3cm acima do hímen	– 3 a + 3
Ab: ponto 3cm acima do hímen (Aa) até o ápice da vagina, descreve posição mais distal da parede anterior	– 3 a + Tvl
Parede posterior da vagina	
Pa: 3cm acima do hímen	– 3 a + 3
Pb: ponto 3cm acima do hímen (Aa) até o ápice da vagina, descreve posição mais distal da parede posterior	– 3 a + Tvl
Parede superior da vagina	
C: lábio anterior do útero	– 8 a + 8
D: se útero presente, ponto mais superior do fundo de saco posterior	– 10
Outros pontos	
GH: hiato genital/da linha média do meato uretral até a borda posterior da fúrcula vaginal (somente valores positivos)	< 2cm
PB: corpo perineal/da margem posterior de GH até o meio da abertura anal (somente valores positivos)	> 3cm
TVL: comprimento total da vagina/maior profundidade da vagina, quando C e D são reduzidas para posição normal (somente valores positivos)	0 a 10

Quadro 42.2 Forma numérica – tabela 3×3

Ponto Aa	Ponto Ba	Ponto C
GH	PB	TVL
Ponto Ap	Ponto BP	Ponto D

Nessa nova classificação, os termos cistocele, enterocele e retocele foram abolidos, relacionando-se com os órgãos que estariam do outro lado da parede vaginal e que não necessariamente possam estar prolapsados. Esses termos deverão ser usados somente quando testes específicos comprovarem o envolvimento desses órgãos. Em contrapartida, passa a ser utilizada a denominação de prolapso de parede anterior, posterior ou central/ápice da vagina. Mesmo com o uso dessa nova classificação, é prudente pensar na correlação com os órgãos que podem estar envolvidos com cada área prolapsada (Quadro 42.3).

Se alças de intestino delgado forem observadas no espaço retovaginal, durante o exame físico procede-se à descrição do peristaltismo ou da palpação de alças intestinais.

O sistema proposto pela ICS contém uma série de medidas e pontos específicos de suporte dos órgãos pélvicos da mulher. O prolapso de cada segmento é avaliado de acordo com sua posição em relação ao hímen, que é um ponto anatômico fixo de fácil identificação. A partir desse ponto, as posições são descritas por seis pontos definidos e as medidas expressas em centímetros. Os valores positivos se referem a posições abaixo ou distais ao hímen e os valores negativos, acima ou proximais ao hímen; se a localização for no nível do hímen, denomina-se zero.

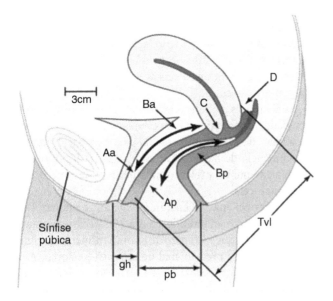

Figura 42.4 Desenho esquemático dos pontos da classificação dos prolapsos genitais.

Quadro 42.3 Compartimento anatômico: correlação do sítio POP-Q com estruturas envolvidas

Compartimento	Sítio POP-Q	Estrutura envolvida	Sítio da parede vaginal
Anterior	Aa Ab	Uretrocele Cistocele	Parede vaginal anterior distal Parede vaginal anterior proximal
Médio	C D	Colo uterino/útero Cúpula vaginal Enterocele	Ápice vaginal Colo uterino Cúpula vaginal
Posterior	Ap Bp	Enterocele Retocele Defeitos de corpo perineal	Parede vaginal posterior distal Parede vaginal posterior proximal Corpo perineal

Os seis pontos são localizados originalmente em referência ao plano himenal, sendo dois na parede anterior da vagina, dois na parte superior da vagina e dois na parede vaginal posterior.

Outras medidas incluem o hiato genital, que é a medida do ponto médio do meato uretral até o ponto posterior da fúrcula vaginal, e o corpo perineal, que é a medida da margem posterior do hiato genital até a metade da abertura anal. O comprimento total da vagina é a maior medida, estendendo-se até o ponto mais alto da vagina no fundo de saco posterior, quando há colo uterino, e na cicatriz da cúpula vaginal, quando o colo está ausente.

ESTADIAMENTO

No sistema de avaliação descrito, os estádios de prolapsos dos órgãos pélvicos são definidos pelas posições de cada ponto, os quais são dispostos em um diagrama 3 × 3 (Quadro 42.2), e a paciente é estadiada nos graus I, II, III e IV. Cinco estádios de suporte de órgãos pélvicos podem ser assim definidos:

- **Estádio 0:** sem prolapso. Os pontos Aa, AP, Ba e Bp estão em –3cm e os pontos C ou D estão entre –CVT e –(CVT –2)cm.
- **Estádio I:** prolapso em que a porção mais distal se situa 1cm acima do hímen, isto é, < – 1cm.
- **Estádio II:** a porção mais distal do prolapso se situa entre os planos –1 e + 1cm em relação ao hímen.
- **Estádio III:** o ponto máximo de prolapso está entre +1 e +2cm.
- **Estádio IV:** representa a versão total de órgãos pélvicos, atingindo valores > + 2cm.

TRATAMENTO

O tratamento dos prolapsos deve ser adequado às necessidades da paciente e às condições técnicas do profissional. Em geral, o sucesso do tratamento depende do correto e completo diagnóstico no exame pré-operatório. Qualquer falha nessa avaliação ocasionará tratamento incompleto, persistência de anormalidade anatômica e sintomas que piorarão ao longo do tempo.

Tratamento conservador

O tratamento conservador dos prolapsos genitais inclui a conduta expectante no caso de pacientes assintomáticas, fisioterapia e uso de pessários. Essa conduta costuma ser efetiva apenas nos casos de distopias genitais leves a moderadas.

Uma das primeiras descrições da fisioterapia para restauração da força do assoalho pélvico foi referida por Arnold Kegel, em 1948. Estimulado por intensas investigações e experiências com força muscular durante a Segunda Guerra Mundial, Kegel desenvolveu uma sequência de exercícios para recuperar a musculatura pélvica no período de pós-parto imediato e, então, passou a especular sobre os benefícios desses exercícios na prevenção de prolapsos e obtenção de melhores resultados cirúrgicos.

Ainda não existem estudos bem desenhados que garantam exercícios da musculatura do assoalho pélvico que possam prevenir as distopias. Alguns autores têm recomendado a adoção de exercícios de treinamento da musculatura como coadjuvante no tratamento cirúrgico tanto de prolapsos como da IU. Os exercícios aumentam a força muscular, usando contração durante o aumento da pressão abdominal diariamente. No entanto, há grande necessidade de que ensaios clínicos controlados e randomizados com alta qualidade metodológica sejam realizados com métodos de fisioterapia válidos e reprodutíveis para qualquer grau de prolapso e com protocolos de treinamento apropriados. Somente após o surgimento desses ensaios clínicos será possível a avaliação do real papel da fisioterapia na prevenção e no tratamento dos prolapsos de órgãos genitais.

Pessários são dispositivos de diversos formatos e materiais aplicados no interior da vagina, os quais fornecem apoio e contêm os órgãos pélvicos, corrigindo assim os prolapsos genitais. Encontram-se disponíveis em vários tamanhos e formatos, além de serem chamados de pessários de suporte (Gelhorn, Shaatz; anel; anel com suporte, Smith, Hodge com suporte para cistocele e Gehrung) quando colocados no fórnice posterior, permanecendo sob a sínfise púbica e com o sacro elevando a vagina. Já os pessários de preenchimento (cubo, Inflatoball e Donut) ocupam toda a vagina (Figura 42.5).

O emprego desses dispositivos é considerado principalmente em pacientes que não desejam submeter-se a uma cirurgia ou naquelas que apresentam risco cirúrgico elevado, contraindicando o tratamento cirúrgico. As indicações para o uso de pessários estão assim expostas:

- Durante a gravidez ou no puerpério recente.
- Em prolapsos sintomáticos em pacientes que ainda pretendem ter filhos.

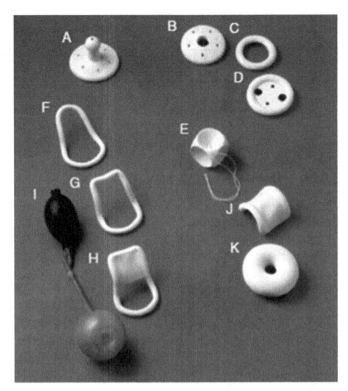

Figura 42.5 Tipos de pessários vaginais usados para prolapsos. (*A:* Gelhorn; *B:* Shaatz; *C:* anel; *D:* anel com suporte; *E:* cubo; *F:* Smith; *G:* Hodge; *H:* Hodge com suporte para cistocele; *I:* Inflatoball; *J:* Gehrung; *K:* Donut.)

- Em casos de prolapsos sintomáticos em pacientes com risco cirúrgico proibitivo.
- Terapia primária para sintomas, se for desejo da paciente.
- Durante avaliação diagnóstica e pré-operatória.
- IU e contraindicação obstétrica à cirurgia.

Os pessários são, em geral, disponíveis, seguros e simples de manusear. Suas complicações potenciais são erosão, ulceração, sangramento, dor, incômodo no ato sexual e corrimento. As pacientes devem ser orientadas acerca da higiene e treinadas para retirá-lo e recolocá-lo no local correto.

Outra medida importante, tanto para profilaxia como para minimizar os sintomas causados pelos prolapsos genitais, consiste em identificar e tratar as causas de aumento da pressão intra-abdominal, como obesidade, doença pulmonar obstrutiva crônica, constipação intestinal, entre outras, além de tratar a atrofia genital com estrogênios naquelas mulheres que estão na menopausa.

Tratamento cirúrgico

O tratamento cirúrgico está indicado quando a condição causa algum sintoma ou disfunção que interfere nas atividades normais da paciente com vistas a aliviar esse sintoma e restaurar a anatomia pélvica.

Pacientes com pequenos prolapsos não associados a outras anormalidades ginecológicas e sem manifestações clínicas, em vez de imediatamente submetidas ao tratamento cirúrgico, devem ser acompanhadas quanto à evolução.

São princípios fundamentais do tratamento cirúrgico:

- Nenhuma técnica cirúrgica tem eficácia total, sendo necessário também tratar os fatores etiológicos e agravantes, caso presentes, para redução das recidivas.
- As pacientes devem ser muito bem informadas quanto à etiopatogenia dos prolapsos e doutrinadas a participar ativamente da recuperação pós-operatória, evitando esforços físicos e identificando o surgimento de situações de risco, como tosse crônica e esforço evacuatório, a tempo de se proceder ao tratamento antes de eventual recidiva do prolapso ou falha cirúrgica.

Tipos de correção cirúrgica

As cirurgias podem ser definidas como reconstrutivas, compensatórias ou obliterativas. Em pacientes cujas comorbidades impedem uma cirurgia prolongada, o tratamento obliterativo promove melhora dos sintomas com mínima morbidade. Esse procedimento pode ser contraindicado em pacientes que desejam manter a atividade sexual. Em pacientes cujo defeito está localizado na camada fibromuscular da fáscia endopélvica, a cirurgia reconstrutiva pode ser a escolhida. Em casos de fraqueza acentuada dos tecidos nativos ou naqueles em que houve falha em cirurgia reconstrutiva anterior, pode ser realizado o tratamento compensatório com o uso de tela.

A reconstrução do assoalho pélvico pode ser feita por via abdominal, vaginal, laparoscópica ou robótica. Quando se compara a via abdominal com a vaginal, a maioria dos consensos revela que a via vaginal está relacionada com número menor de complicações e menos tempo de recuperação (Quadro 42.4).

Quadro 42.4 Técnicas descritas para correção de prolapso de acordo com a via cirúrgica e o sítio do prolapso

Sítio do prolapso	Vaginal	Abdominal
Aa Uretra	Colporrafia anterior Suspensão do colo vesical (*slings*)	Colpossuspensão à Burch (retropúbica)
Ba Bexiga	Colporrafia anterior Reparo paravaginal Colpocleise	Sacrocolpopexia abdominal Reparo paravaginal via abdominal
C Cúpula/colo	Suspensão uterossacra Suspensão iliococcígea Fixação sacroespinhosa Histeropexia Histerectomia vaginal Colpocleise	Histerectomia abdominal Sacrocolpofixação Suspensão uterina
C Fundo de saco	Culdoplastia à McCall	Culdoplastia à Moschkowitz
Ap	Reparo posterior sítio-específico Plicatura retovaginal	Colpoperineopexia

Técnicas reconstrutivas

Compartimento anterior

- **Colporrafia anterior:** indicada no tratamento de defeitos da parede vaginal anterior que provoquem manifestação clínica. As técnicas de colporrafia anterior geralmente envolvem a dissecção da mucosa vaginal com exposição da fáscia pubocervical, uretral e vesical. A seguir, a fáscia é suturada na linha mediana, dando suporte à bexiga e à uretra. Em casos de grandes prolapsos, defeito lateral da fáscia ou em recidivas de prolapsos, o uso de telas sintéticas está indicado para melhorar a sustentação.
- **Reparo paravaginal:** indicado para defeitos laterais da fáscia com herniação da bexiga. O objetivo dessa técnica é reconstruir a fáscia pubocervical em sua inserção no arco tendíneo. Essa correção pode ser feita por via abdominal ou vaginal, com ou sem uso de telas sintéticas. Se a correção for por via vaginal, faz-se a incisão mediana vertical na mucosa vaginal do colo vesical à cúpula vaginal com dissecção lateral do lado acometido da fáscia pubocervical. Em seguida é feita a sutura da fáscia em toda a extensão de sua inserção no arco tendíneo. Como o defeito central também pode acontecer concomitantemente ao paravaginal, deve-se associar a colporrafia anterior.

Compartimento posterior

- **Colpoperineorrafia:** indicada nos defeitos da parede posterior da vagina e do corpo perineal. A técnica cirúrgica básica envolve a dissecção da mucosa vaginal do nível superior à retocele; a seguir, a fáscia retovaginal é suturada na linha mediana. Antes do fechamento da mucosa vaginal é feita a sutura do períneo. Os músculos elevadores do ânus podem ou não ser aplicados na linha mediana para melhor reforço do septo retovaginal, mas essa prática implica cerca de 30% de dispareunia pós-cirúrgica.
- **Operação de Lawson-Tait:** técnica empregada no tratamento de rupturas perineais de terceiro grau. Para tanto, é realizada uma incisão em forma de Y invertido no septo retovaginal. Disseca-se separando a mucosa vaginal da mucosa retal, que é recomposta por sutura. As duas incisões posteriores (extremidades inferiores do Y invertido) tornam possíveis a localização e a reconstituição das extremidades lesionadas do músculo esfíncter externo do ânus. A operação é finalizada como uma colpoperineorrafia clássica.

Prolapso apical

- **Operação de Manchester (Donald, Fothergill, Shaw):** aplica-se ao tratamento do prolapso uterino ou da hipertrofia do colo uterino em associação a defeito da parede vaginal. Essa operação é mais simples e, por não necessitar da abertura da cavidade peritoneal, apresenta menos morbidade do que a histerectomia vaginal, sendo mais indicada quando a paciente tem idade mais avançada ou apresenta estado geral mais debilitado. A técnica combina colporrafia anterior, amputação plana do colo uterino, fixação dos ligamentos cardinais anteriormente ao útero e colpoperineorrafia.
- **Histerectomia vaginal:** empregada nos casos tratáveis pela cirurgia de Manchester, porém com vantagens no prolapso uterino de estádio IV e em pacientes mais jovens, principalmente nas pertencentes ao grupo de alto risco de desenvolvimento de doenças uterinas. Sempre que necessário, deverão ser realizadas concomitantemente, a colporrafia anterior e/ou a colpoperineorrafia.
- **Culdoplastia à McCall:** descrita por McCall em 1957, essa técnica inclui a plicatura dos ligamentos uterossacros na linha média, fixando o peritônio do fundo de saco, associada à culdoplastia posterior. Tem a vantagem de não apenas fechar o fundo de saco redundante, mas corrigir também possível enterocele, assim como fornecer suporte e promover alongamento da vagina. O saco herniário da enterocele deve ser dissecado até sua base, geralmente o fundo de saco de Douglas, seu conteúdo é reduzido e o peritônio suturado em bolsa na base, sendo ressecado o excedente. A seguir, a cúpula vaginal é recomposta por meio de sutura dos ligamentos uterossacros na linha mediana, assim como toda a fáscia retovaginal. Muitos autores defendem o uso desse procedimento como parte da histerectomia vaginal, mesmo na ausência de enterocele, para minimizar a futura formação de hérnia e prolapso de cúpula vaginal (Figura 42.6).
- **Colpopexia ou fixação sacroespinhosa:** aplica-se aos prolapsos de cúpula vaginal pós-histerectomia ou à fixação da cúpula vaginal após histerectomia vaginal por prolapso uterino. Tem como principal vantagem o fato de ser realizada totalmente por via vaginal e extraperitoneal. A operação é

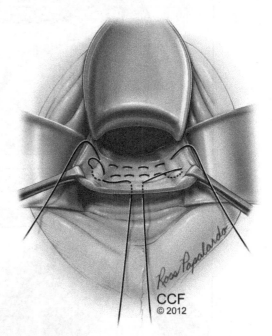

Figura 42.6 Culdoplastia à McCall. Suturas internas e externas descritas por McCall. (Reimpressa com a permissão de Cleveland Clinical Center for Medical Art and Photography, 2012-2013. Walters MD, Ridgeway BM. Surgical treatment of vaginal apex prolapse. Obstetric Gynecol 2013; 121:324.)

iniciada com a abertura da parede posterossuperior da vagina, seguida pela dissecção do espaço pararretal, geralmente o direito, identificação do ligamento sacroespinhoso e fixação da cúpula vaginal ao terço médio desse ligamento, sem a necessidade de fixação bilateral. Em uma variação da técnica de fixação sacroespinhosa, procede-se à fixação bilateralmente com o uso de *kits* comercializados com grampeadores próprios para melhor fixação nos ligamentos (Figura 42.7). A seguir são realizadas colporrafia anterior e/ou colpoperineorrafia, conforme a necessidade. Como complicação pode haver a lesão dos vasos e nervos pudendos internos durante sua realização com sangramento consequentemente aumentado e posterior dor crônica.

- **Sacrocolpofixação:** o objetivo dessa cirurgia é fixar a cúpula vaginal ao sacro no nível de S1 e S2. A fixação, que pode ser feita por via laparotômica ou laparoscópica usando material sintético, como a tela de polipropileno para melhorar a sustentação da cúpula vaginal, tem como desvantagem a necessidade de combinar a via vaginal para correção de outros defeitos associados.
- **Suspensão iliococcígea:** baseia-se na correção do prolapso de cúpula vaginal por meio de sua fixação aos músculos iliococcígeos ao longo da parede pélvica lateral, abaixo das espinhas isquiáticas, e pode ser realizada sem incisão vaginal por meio de um ponto com fio não absorvível através da espessura total da parede vaginal até o músculo. Outra forma é por meio da abertura na linha média da parede vaginal posterior e identificação da fáscia iliococcígea lateral ao reto e abaixo da espinha isquiática, com aplicação de pontos ligando essa fáscia ao ápice vaginal.

Utilização de telas

O objetivo principal das cirurgias para o tratamento das distopias do assoalho pélvico é reconstruir a anatomia, corrigindo defeitos fasciais e/ou ligamentares. O material sintético é uma nova opção para substituição de tecidos deficitários e lesionados nas mulheres portadoras de prolapsos. Nos últimos anos foram desenvolvidas várias próteses biológicas e sintéticas destinadas à correção de prolapsos vaginais. Para a aplicação dessas telas foram também descritas muitas técnicas específicas. Os conhecimentos relativos ao emprego de telas na correção de hérnias e defeitos da parede abdominal não podem, de maneira nenhuma, ser extrapolados para o emprego de telas na correção dos prolapsos, quando a tela é inserida entre duas paredes de víscera, seja vagina e bexiga, seja vagina e reto. Ao se empregar uma tela, além das possíveis complicações comuns às cirurgias, adicionam-se vários riscos potenciais de complicações inerentes a essa tela, como infecções graves, disfunção sexual com dispareunia persistente em razão do enrijecimento da parede vaginal, fístulas geniturinárias e migração do material sintético para vísceras ocas (vagina e reto).

Mais estudos sobre as características intrínsecas e a biossegurança dos materiais sintéticos são necessários para melhorar a definição quanto às mulheres que realmente serão beneficiadas com o emprego de telas sintéticas. Atualmente, os materiais sintéticos são indicados em casos muito específi-

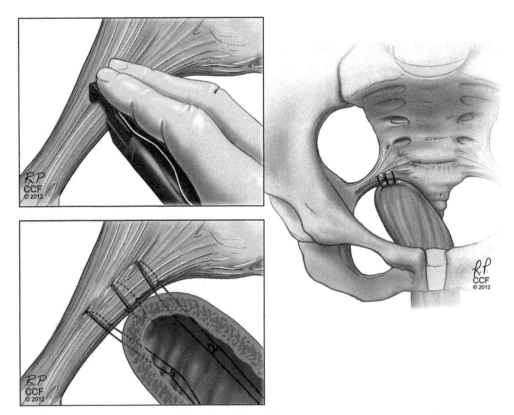

Figura 42.7 Representação esquemática da colpopexia sacroespinhosa. Passagem do grampeador com sutura no complexo ligamento sacroespinhoso-músculo coccígeo. Podem ser feitos um a três pontos com sutura inabsorvível. (Reproduzida de Walters MD, Ridgeway BM. Surgical treatment of vaginal apex prolapse. Obstetric Gynecol 2013; 121:324.)

cos, como as recidivas após cirurgias convencionais, grandes prolapsos em idosas ou nas mulheres com muitos fatores de risco de recidiva.

Técnicas obliterativas

As técnicas obliterativas tratam o prolapso por meio da oclusão parcial ou total da vagina. Dependendo da excisão ou não de tecido vaginal, são chamadas de colpectomia ou colpocleise, respectivamente. São procedimentos reservados para pacientes idosas com prolapsos avançados, em condições cirúrgicas desfavoráveis e sem expectativas de atividade sexual.

Na colpocleise ou operação de LeFort são retiradas uma faixa da mucosa vaginal anterior e outra da posterior. A seguir, procede-se à sutura da parede anterior com a parede posterior da vagina, obliterando parcialmente seu lúmen, o que cria um septo largo entre as paredes anterior e posterior da vagina, proporcionando a sustentação uterina e da cúpula vaginal. Essa técnica pode ser utilizada na presença ou ausência do útero, é rápida e pode ser realizada com anestesia local ou locorregional. A taxa de sucesso se aproxima de 100%, e não depende do tamanho do prolapso nem do defeito anatômico subjacente. Suas falhas estão relacionadas com o desenvolvimento de hematoma ou infecção local. Em geral, a probabilidade de lesão de outros órgãos é mínima.

RECOMENDAÇÕES COM BASE EM EVIDÊNCIAS

- **Grau A** (recomendação definida por estudos consistentes de nível 1 de evidência):
  - A sacrocolpopexia para correção de prolapso apical é altamente recomendada.
  - O material sintético para a sacrocolpopexia é mais eficaz do que o biológico.
  - A melhor via para correção de prolapso posterior é a vaginal.
- **Grau B** (recomendação definida por estudos de nível 2 e/ou 3 de evidência ou evidência da maioria de ensaios clínicos controlados randomizados):
  - Não há evidências quanto ao uso de telas sintéticas em reparos de parede posterior.
  - A histerectomia total concomitantemente a reparos usando telas sintéticas aumenta as taxas de erosão; dessa maneira, devem ser consideradas técnicas alternativas para reduzir esses riscos.
  - A plicatura dos elevadores do ânus durante a colporrafia posterior raramente deve ser usada em mulheres sexualmente ativas em virtude do alto risco de dispareunia.
- **Grau C** (recomendação definida por estudos de nível 4 de evidência ou evidência da maioria de estudos de nível 2/3 ou por opinião de *experts*):
  - A suspensão da cúpula vaginal por técnica específica deve ser considerada no momento do reparo de cada prolapso vaginal.
  - A sacrocolpopexia laparoscópica é uma técnica usada como opção à sacrocolpopexia laparotômica, embora não existam estudos comparativos.
  - Os defeitos de suporte anatômico sem sintomas relevantes raramente são indicações para cirurgia.
  - As técnicas cirúrgicas com base em evidências devem ser sempre oferecidas como opção a toda mulher candidata à cirurgia de prolapso.
- **Grau D** (não há recomendação possível para ser usada com base em evidência): não há informação suficiente para formular recomendação com base em evidências que definam qual o reparo ideal para os defeitos vaginais, incluindo técnica e material.

Leitura complementar

Bader G, Fauconnir A, Guyot B, Ville Y. Utilisation de matériax prothétiques dans la chirurgie réparatrice des prolapsus pelviens. Analyse factuelle das connsaissances. Gyn Obst Fert 2006; 34:292-7.

Baessler K, Hewson AD, Tunn R. Severe mesh complications following intravaginal slingplasty. Obst Gynecol 2005; 106:713-6.

Birch C. The use of prosthetics in pelvic reconstructive surgery. Best Pract Res Clin Obst Gynec 2005; 19:979-91.

Bradley C, Zimmerman M, Wang Q et al. Vaginal descent and pelvic floor symptoms in postmenopausal women: a longitudinal study. Obstetr Gynecol 2008; 111(5):1148-53.

Bump RC, Bo K. The standartization of terminology of female pelvic organ prolapse and pelvic dysfunction. Am J Obstet Gynecol 1996; 175:10-7.

DeLancey JOL. Functional anatomy of the pelvic floor and urinary continence mechanism. In: Schüssler B, Laycock J, Norton P, Stanton S (eds.) Re-pelvic floor education. London: Springer-Verlag, 1994:9-21.

DeLancey JOL. Structural aspects of the extrinsic continence mechanism. Obstet Gynecol 1988 Sep; 72(3 Pt 1):296-301.

Dietz HP, Haylen BT, Vancaille TG. Female pelvic organ prolapse and voiding function. Int Urogynecol J 2002; 13(5):284-8.

Kegel AH. Progressive resistance exercise in the functional restoration of the perineal muscles. Am J Obstet Gynecol 1948 Aug; 56(2):238-48.

Nygaard I, DeLancey JO, Arnsdorf L, Murphy E. Exercise and incontinence. Obstet Gynecol 1990 May; 75(5):848-51.

O'Boyle AL, O'Boyle JD, Richs RE. The natural history of pelvic organ support in pregnancy. Int Urogynecol J 2003; 14(1):46-9.

Palma P et al. Prolapsos urogenitales: revisión de conceptos. Actas Urol Esp 2008; 32(6):618-23.

Petros PEP. The female pelvic floor. Function, dysfunction and management according to the integral theory. 2. ed. Berlin: Springer, 2007.

Samuelsson EC, Victor FT, Tibblin G, Svärdsudd KF. Signs of genital prolapse in a Swedish population of women 20 to 59 years of age and possible related factors. Am J Obst Gynecol 1999; 180(2):299-305.

Swift S, Woodman P, O'Boyle A. Pelvic Organ Support Study (POSST): The distribution, clinical definition, and epidemiologic condition of pelvic organ support defects. Am J Obst and Gynecol 2005; 192(3):795-806.

Sze EH, Sherard GB, Dolezal JM. Pregnancy, labor, delivery, and pelvic organ prolapse. Obstetr and Gynecol 2002; 100(5): 981-6.

Ustal Fornell E, Wingren G, Kjolhede P. Factors associated with pelvic floor dysfunction with emphasis on urinary and fecal incontinence and genital prolapse: na epidemiological study. Acta Obstetr Gynecol Scand 2005; 83(4):383-9.

Walters MD. Description and classification of lower urinary tract dysfunction and pelvic organ prolapse. In: Karram MM (ed.) Urogynecology and reconstructive pelvic surgery. 2. ed. Saint Louis: Mosby, 1999:35-42.

CAPÍTULO 43

Fístulas Genitais

Marilene Vale de Castro Monteiro

INTRODUÇÃO

As fístulas genitais constituem uma condição em que há comunicação anormal entre os tratos genital (vagina e útero), urinário (uretra, bexiga e ureter) e intestinal (reto, canal anal e intestino). A estreita relação entre bexiga, vagina, útero e reto predispõe a formação de fístulas principalmente após partos operatórios ou prolongados, radioterapia, traumatismos, neoplasias, cirurgias ginecológicas e urológicas.

Sua importância se deve ao grande problema físico e emocional que causa nas pacientes, as quais estão sempre molhadas ou sujas de fezes, com odor vaginal pronunciado, dermatite e importante limitação social. Estima-se que mais de dois milhões de mulheres em todo o mundo sofram dessa condição e que ocorram aproximadamente 100 mil novos casos por ano, a maioria no sul da África e na Ásia. As fístulas urogenitais são quase duas vezes mais frequentes do que as retovaginais.

A incidência das fístulas geniturinárias é de 0,5% a 1,5%, sendo as decorrentes de lesões vesicais (fístulas vesicovaginais) as mais frequentes por trauma obstétrico, correspondendo a 80% dos casos nos países subdesenvolvidos. Essas fístulas ainda são encaradas como um problema de saúde pública nessas regiões. Nas nações desenvolvidas, a principal causa de fístulas geniturinárias é a cirurgia ginecológica, principalmente a histerectomia abdominal.

A incidência das fístulas genitointestinais é de 0,1% a 1,0%, sendo a fístula retovaginal a mais comum. A principal causa é o trauma obstétrico por parto prolongado e desproporção cefalopélvica.

CLASSIFICAÇÃO ANATÔMICA

- **Fístulas urogenitais:** uretrovaginal, vesicovaginal, ureterovaginal, ureterouterina, uterovesical e mistas.
- **Fístulas genitointestinais:** retovaginal, uterointestinal, tubointestinal e enterovaginal.

ETIOPATOGENIA

As duas principais causas de fístulas urogenitais são o trauma obstétrico e as cirurgias ginecológicas, sendo a histerectomia responsável por 70% dos casos, mais frequentemente na abordagem laparoscópica do que abdominal. No parto traumático e prolongado, a bexiga e o reto são comprimidos pela cabeça fetal e pelos ossos da bacia pélvica, causando isquemia e necrose tecidual, seguidas de fístula. Nas cirurgias pélvicas, principalmente a histerectomia, uma lesão por pinçamento ou transfixação de sutura leva à formação das fístulas.

Outras causas de fístulas após histerectomia abdominal são a lesão vesical peroperatória não reconhecida, a ruptura parcial da camada muscular da bexiga e a necrose avascular resultante de lesão por compressão traumática. Atualmente, as cirurgias de prolapso e incontinência urinária (IU) entraram na lista de procedimentos cirúrgicos causadores de fístulas vesicovaginais, principalmente quando são utilizadas telas sintéticas que precisam ser removidas. As fístulas uretrovaginais, mais raras, são causadas pela cirurgia de divertículo de uretra ou correção de cistocele ou de IU.

Outras causas incluem cesariana, invasão neoplásica de tumores pélvicos, doenças inflamatórias, como a de Crohn, infecciosas (doença inflamatória pélvica [DIP]), radioterapia e cirurgias pélvicas com grandes dissecções, sangramento e infecções. As fístulas decorrentes da radioterapia pélvica podem ser provocadas por necrose do próprio tumor ou acontecer tardiamente (em geral após 2 anos) em razão da endarterite obliterante na parede vesical.

As fístulas vesicovaginais nos países desenvolvidos são principalmente causadas por câncer, radioterapia e lesão cirúrgica e, nos países subdesenvolvidos, por trabalho de parto prolongado decorrente de inadequada ou insuficiente assistência obstétrica.

As fístulas retovaginais são causadas principalmente pelo trauma obstétrico (88%) como resultado da laceração do corpo perineal que pode ser ou não reconhecida e reparada de maneira inadequada ou não. Geralmente aparecem 6 a 10 dias após a reparação primária da laceração. Os principais fatores de risco são primiparidade, episiotomia mediana, maior peso do recém-nascido e uso de fórceps. Outras causas são lesão cirúrgica direta do reto ou da vagina, isquemia ou infecção pós-operatória e raramente após processo infeccioso, como abscesso perianal.

As fístulas congênitas são mais raras e geralmente associadas a anomalias congênitas do trato urinário. Este capítulo trata apenas das fístulas adquiridas.

DIAGNÓSTICO

Cada tipo de fístula apresenta sinais e sintomas secundários às comunicações formadas por si próprias. Os sintomas podem ser precoces ou tardios.

Fístulas urogenitais

As pacientes com fístulas urogenitais relatam perda involuntária de urina pela vagina sem relação com outros sintomas, geralmente iniciando 7 a 14 dias depois de cirurgia ou parto. A intensidade da perda depende do tamanho da fístula (quanto maior o orifício, maior a perda) e de sua localização. As fístulas pós-radioterapia podem manifestar-se meses ou anos após o tratamento, devendo ser feito diagnóstico diferencial com invasão neoplásica.

Portanto, o diagnóstico é iniciado com anamnese e antecedentes cirúrgicos e obstétricos. Em seguida é realizado o exame físico com o objetivo de confirmar a saída de urina pela vagina ou colo uterino por meio do exame especular e coleta da secreção sugestiva de urina para dosagem de creatinina (bem mais elevada do que no soro) ou simples comprovação de sua saída anormal. Os testes com corantes (azul de metileno intravesical ou cloridrato de fenazopiridina oral) são práticos e de realização ambulatorial com alta taxa de confirmação diagnóstica.

Os casos suspeitos de fístula vesicovaginal devem ser avaliados com cistoscopia concomitante à vaginoscopia, e nos casos de tratamento oncológico prévio deve ser realizada biópsia ao redor do ponto fistuloso para afastar recidiva tumoral. A descrição do orifício fistuloso (tamanho, localização) orienta a abordagem cirúrgica posterior.

Recomenda-se a avaliação do trato urinário superior para afastar a coexistência de fístula ureterovaginal por meio da urografia excretora (que mostrará obstrução ureteral total ou parcial, além de extravasamento de urina) ou pela cistografia retrógrada (que apresenta mais acurácia em demonstrar a passagem anormal do contraste pela vagina).

A fístula ureterouterina é muito rara e pode ser diferenciada da fístula vesicouterina por meio da infusão de azul de metileno na bexiga com cateter de Foley e constatação de saída de urina clara pela vagina. As fístulas uretrovesicais geralmente ocasionam infecção urinária recorrente ou hematúria, com o diagnóstico sendo confirmado pela uretrocistoscopia ou pela uretrocistografia retrógrada.

As fístulas vesicouterinas causam perda intermitente de urina ou incontinência, hematúria recorrente ou amenorreia, caracterizando a síndrome de Youssef (menúria cíclica), e seu diagnóstico é confirmado com cistoscopia, cistografia e histerossalpingografia.

O estudo urodinâmico não é exame essencial para o diagnóstico de fístulas urogenitais, mas demonstra algumas disfunções associadas que, entretanto, não modificam o planejamento cirúrgico, uma vez que a maioria melhora com o reparo das fístulas. As principais alterações encontradas são IU de esforço, hiperatividade do detrusor e diminuição da complacência vesical. A videourodinâmica possibilita a diferenciação da perda de urina por defeito esfincteriano grave de fístula.

O risco de IU após correção eficaz da fístula é de 16% a 32% em virtude da lesão no colo vesical ou nos mecanismos de fechamento uretral, além do aparecimento de hiperatividade do detrusor ou fibrose vesical com diminuição da capacidade vesical. A indicação de tomografia computadorizada (TC) ou ressonância magnética (RM) deve ser reservada aos casos de fístulas neoplásicas com grandes massas pélvicas associadas. Os avanços na ultrassonografia 3D transperineal podem acarretar maior utilização desse método propedêutico no diagnóstico de fístulas.

O diagnóstico diferencial deve ser feito com incontinência urinária e ureter ectópico.

Fístulas genitointestinais

As pacientes com fístulas genitointestinais geralmente se queixam de eliminação de fezes, gases ou secreção mucopurulenta pela vagina. Outros sintomas menos comuns são dispareunia, dor vaginal e colpite recorrente. Na anamnese é importante afastar a doença de Crohn e correlacionar os sintomas com a história obstétrica ou cirurgias pélvicas.

Na inspeção vaginal e no exame especular são procurados os orifícios fistulosos, que podem variar de tamanho microscópico a grandes aberturas, mas nem todas as fístulas são diagnosticadas no exame físico. Quando o orifício fistuloso é identificado, utiliza-se um estilete para confirmar o trajeto da fístula. Posteriormente a região anal é examinada à procura de fissuras ou dermatites, seguindo-se o toque bimanual (nota-se massa irregular no nível do septo retovaginal) e o retal (avalia o tônus do esfíncter anal e pode identificar massas irregulares).

A retoscopia avalia a integridade da mucosa, enquanto a colonoscopia pode ser necessária para afastar foco infeccioso ou neoplásico. Raramente é necessário o exame clínico sob anestesia. Quando há forte suspeita de fístula retovaginal e depois que todos esses passos citados não a confirmaram, deve-se solicitar exame radiográfico, como a ultrassonografia endoanal, que tem acurácia de 7% a 73%, porém, quando em associação com a introdução de peróxido de hidrogênio via anal, alcança 48% a 73%. Contudo, a RM tem maior sensibilidade, e sua acurácia pode chegar a 100%. Estudos contrastados com fluoroscopia podem ser mais acessíveis em alguns serviços, mas têm sensibilidade de 73% na vaginografia ou 35% na retografia. A comunicação entre o sigmoide e a vagina é rara, podendo ser decorrente de doença diverticular, histerectomia prévia, neoplasia ginecológica, radiação ou trauma. A vaginografia ou enema baritado associado ao exame físico geralmente confirma o diagnóstico.

TRATAMENTO

O sucesso do tratamento das fístulas depende de boa avaliação pré-operatória, adequada exposição da fístula, boa hemostasia, ressecção do tecido desvascularizado ou excisão do tecido fibrótico ao redor do orifício fistuloso, retirada de corpo estranho (quando houver), suturas sem tensão e em mais de um plano e adequada drenagem vesical pós-operatória para evitar a hiperdistensão do reparo.

O tratamento conservador com o uso do cateter de Foley por 3 a 5 semanas está restrito a casos em que a fístula é pequena (< 5mm) e não relacionada com neoplasia do trato geniturinário. Cola de fibrina tem sido frequentemente utilizada nesses casos para aumentar as chances de cicatrização.

Ainda há controvérsia a respeito de quando se deve realizar a cirurgia depois do aparecimento da fístula, se precocemente (1 a 2 meses) ou tardiamente (2 a 4 meses). A questão referente ao tempo para o tratamento cirúrgico se deve à qualidade do tecido ao redor da fístula que proporcione boa sutura. Entretanto, a tendência mais recente é a de se fazer a correção o mais precoce possível, evitando o ostracismo da paciente e melhorando sua qualidade de vida. Ainda se discute por quanto tempo se deve deixar o cateter vesical no pós-operatório (7 a 14 dias), mas a maioria dos autores afirma que a bexiga deve ser drenada continuamente por meio de cateter de Foley ou suprapúbico no pós-operatório por pelo menos 7 dias. Recente estudo randomizado, comparando 7 e 14 dias de drenagem vesical após correção de fístula vesicovaginal simples e não complicada, demonstrou a não inferioridade do tempo de 7 dias em relação ao de 14 dias, sendo aplicável na prática clínica. Com relação ao coito vaginal, é prudente seu reinício no mínimo 60 dias após a cirurgia.

Outros fatores devem ser considerados antes da correção cirúrgica, principalmente em países subdesenvolvidos, como o estado nutricional da paciente ou as condições clínicas que necessitam ser reparadas previamente, como parasitose, tuberculose ou anemia. A antibioticoterapia profilática não parece interferir diretamente nos índices de falha cirúrgica, mas diminui os casos de infecção urinária pós-operatória.

O principal objetivo da cirurgia é restaurar a função normal do trato urinário baixo e as estruturas pélvicas afetadas, apresentando taxas de sucesso de 85% a 90% na primeira abordagem operatória. Nos casos de recidiva, essa taxa diminui para 65%.

Tratamento das fístulas urogenitais

A abordagem cirúrgica para o tratamento das fístulas urogenitais pode ser por via abdominal, vaginal ou combinada.

A via vaginal está associada a menos perda sanguínea, menor índice de complicações e menos tempo de internação, porém é contraindicada quando o tecido vaginal ao redor da fístula é muito fibrótico, quando a bexiga tem a capacidade reduzida e na presença de estenose vaginal ou outras fístulas concomitantes. Tem como princípio básico o fechamento em camadas e com sutura sem tensão. Quando há necessidade de interposição de retalhos, utiliza-se o de Martius. A via vaginal é geralmente indicada naquelas fístulas vesicovaginais abaixo da barra interuretérica.

As duas técnicas de reparo de fístula vesicovaginal por via vaginal são a *flap-splitting* e a técnica de Latzko. Na *flap-splitting* é recomendada a cateterização dos ureteres por via cistoscópica seguida de incisão circular em volta da fístula, dissecção do epitélio vaginal ao redor, excisão das bordas da fístula, sutura contínua ou interrompida invertendo a mucosa de bexiga, uma segunda sutura na camada musculofascial e, por fim, sutura do epitélio vaginal.

A técnica de Latzko é frequentemente utilizada na correção de fístulas na cúpula vaginal após histerectomia total, pois a presença do colo impossibilita o procedimento. Realiza-se uma incisão elíptica ao redor da fístula, seguida de excisão das bordas. Depois são feitas a sutura interrompida na borda da fístula, invertendo para a bexiga, a do tecido musculofascial e, por fim, a das paredes vaginais no sentido transverso, como na colpocleise.

A via abdominal está indicada nos casos de fístulas combinadas, capacidade vesical reduzida, presença de outros órgãos envolvidos, além da bexiga, fístulas ureterais e vaginais altas (supratrigonais). Entretanto, essa abordagem está associada a maiores taxas de complicações. A bexiga é seccionada na parede posterior até o limite da vagina, a fístula é excisada e, em seguida, procede-se às suturas sem tensão e ao fechamento da bexiga e da vagina em camadas.

A via combinada (vaginal/abdominal) é indicada quando há necessidade de interposição de tecidos (omento) ou de fornecimento de nova vascularização para a área operada.

A via laparoscópica é também uma opção segura, aplicável e prática no tratamento das fístulas vesicovaginais, porém, como essas fístulas não são tão frequentes, a experiência com a cirurgia laparoscópica ainda é restrita. No entanto, as técnicas minimamente invasivas têm-se mostrado mais adequadas nos casos de fístulas pequenas e sem complicações. São realizadas cateterização de fístula, cistotomia laparoscópica, dissecção do espaço vesicovaginal, abertura e excisão da fístula, fechamento vesical e colpotomia e o uso de enxerto de interposição. Para evitar a sutura laparoscópica, que exige maior habilidade técnica, a cola de fibrina tem sido usada em alguns casos.

A cirurgia robótica parece ter resultado promissor no tratamento das fístulas vesicovaginais e ureterovaginais, mas ainda há poucos casos relatados. A principal desvantagem é o aumento da curva de aprendizado, do tempo operatório, do custo e da experiência do cirurgião.

A correção da fístula uretrovaginal pode exigir o uso de técnicas de transposição de tecidos, como o retalho de Martius, para fortalecer a reconstrução, reforçar o suporte e aumentar a vascularização da área reconstruída. No entanto, a base da técnica cirúrgica é semelhante à da via da correção da fístula vesicovaginal. Há o risco de incontinência urinária no pós-operatório, dependendo da extensão da dissecção na correção da fístula. O uso de retalho de interposição de Martius parece diminuir o risco de incontinência.

O desvio urinário é a última opção em casos recorrentes. A técnica mais comum consiste na implantação do ureter em uma bolsa ileal ou com o uso de estomas na parede abdominal, sendo considerada a melhor saída para pacientes com fístulas inoperáveis com ganho na sua qualidade de vida.

As complicações pós-operatórias são raras e, quando ocorrem, têm importantes repercussões no tipo de vida e no pior prognóstico de futuras correções. As principais causas estão listadas no Quadro 43.1.

Os principais cuidados pós-operatórios são drenagem vesical por 7 a 14 dias, hidratação adequada para prevenir formação de coágulos e hiperdistensão vesical e aguardar 6 semanas de pós-operatório para recomeçar a atividade sexual.

Tratamento da fístula retovaginal

Apesar dos avanços no tratamento clínico de pequenas fístulas retovaginais causadas pela doença de Crohn, a correção dessas fístulas é, de maneira geral, cirúrgica. A abordagem pode ser por via vaginal, transanal, perineal ou abdominal, e a escolha depende da localização da fístula, da causa, da qualidade do tecido circundante e do antecedente de cirurgia anterior, além da experiência do cirurgião.

A via transanal é indicada nas fístulas baixas não associadas à incontinência. A via transperineal está indicada quando há incontinência anal ou falha na abordagem transanal ou vaginal, mas apresenta risco de disfunção evacuatória. A via vaginal tem as vantagens de não causar deformidade perineal ou anal/esfíncter, melhorar a exposição, facilitar a confecção de retalhos sem tensão e reduzir a morbidade. A via abdominal será utilizada em casos com importante obstrução do canal anal ou com grandes ulcerações.

Após a ressecção do orifício fistuloso, a mucosa retal deve ser separada do complexo esfincteriano e reparada em dois planos. Preconiza-se a colocação de um pequeno dreno de Penrose, e a pele deve ser fechada com pontos separados e no sentido vertical para facilitar a reconstrução do corpo perineal. O período de internação geralmente é pequeno, e a dor não costuma ser intensa no pós-operatório. O retalho de Martius é mais utilizado na correção da fístula retovaginal induzida por radioterapia.

Os cuidados pós-operatórios incluem manter as fezes pastosas com óleo mineral até 6 semanas depois. A dieta com pouco resíduo não apresenta benefício na recuperação pós-operatória.

Quadro 43.1 Complicações da cirurgia para correção da fístula urogenital

Amenorreia
Anúria
Cálculo vesical
Estenose de alguma parte do trato genital
Incontinência urinária ou fecal
Redução da capacidade vesical
Infecção
Lesão ureteral
Retenção urinária
Recidiva

Leitura recomendada

Almagro AA, Migueláñez JLS, Sanz PP, Mengual BP, Niño SN. Fístulas urinarias: puesta al dia. Actas Urol Esp Nov-Dec 2002; 26(10):776-95.

Aronso MP, Lee RA. Incontinência anal e fístulas retovaginais. In: Rock JA (ed.). Te Linde: cirurgia ginecológica. Rio de Janeiro:, Revinter, 2012:994-1025.

Barone MA, Widmer M et al. Breakdown of simple female genital fistula repair after 7 day versus 14 day postoperative bladder catheterisation: a randomised, controlled, open-label, non-inferiority trial. Lancet Jul 4; 2015:386.

Blaivas JG, Heritz DM, Romanzi LJ. Early versus late repair of vesicovaginal fistulas: vaginal and abdominal approaches. J Urol 1995; 153:1110-2; discussion 2-3.

Champagne BJ, McGee MF. Rectovaginal fistula. Surg Clin N Am 2010; 90:69-82.

Creanga AA, Genadry RR. Obstetric fistulas: a clinical review. International Journal of Gynecology and Obstetrics 2007; 99:S40-S46.

DeLancey JOL, Miller NF, Berger MB Surgical Approaches to Postobstetrical Perineal Body Defects (Rectovaginal Fistula and Chronic Third and Fourth-degree Lacerations). Clin Obstet Gynecol 2010; 53(1):134-44.

Donnay F, Weil L. Obstetrics fistula: the international response. Lancet 2004; 363:71-2.

Dwarkasing S, Hussain SM, Hop WC et al. Anovaginal fistulas: evaluation with endoanal MR imaging. Radiology 2004; 231:123-8.

Giordano P, Drew PJ, Taylor D et al. Vaginography – investigation of choice for clinically suspected vaginal fistulas. Dis Colon Rectum 1996; 39:568-72.

Hilton P. Urodynamic findings in patients with urogenital fistulae. Br J Urol Apr 1998; 81(4):530-42.

Kirschner CV, Lengmang SJ, Zhou Y, Chima GA, Karshima JA, Arrowsmith S. Urinary diversion for patients with inoperable obstetric vesicovaginal fistula: the Jos, Nigeria experience. Int Urogynecol J. Nov 2 2015.

Porpiglia F, Fiori C, Morra I, Ragni F, Vaccino D, Scarpa RM. Laparoscopic vesico-vaginal fistula repair: our experience and review of the literature. Surg Laparosc Endosc Percutan Tech, Oct 2009; 19(5):410-4.

Romics IZS, Kelemen ZS, Fazakas ZS The diagnosis and management of vesicovaginal fistulae. BJU Int 89:764-6.

Roth TM, Meeks GR. Fístulas vesicovaginal e uretrovaginal. In: Rock JA (ed.) Te Linde: cirurgia ginecológica. Rio de Janeiro: Revinter, 2012; 973-93.

Savan K, Ekin M, Kupelioglu L, Oral S, Yasar L. Surgical repair of genitourinary fistulae: comparison of our experience at Turkey and Niger. Arch Gynecol Obstet Dec 2009.

Singh O, Gupta SS, Mathur RK. Urogenital fistulas in women. 5-year experience at a single center. Urol J 2010; 7:35-9.

Sudol-Szopinska I, Jakubowski W, Szczepkowski M. Contrast-enhanced endosonograph10 for the diagnosis of anal and anovaginal fistulas. J Clin Ultrasound 2002; 30:145-50.

The management of genitourinary fistula in the third millennium. Ghoniem GM, Warda HA. Arab J Urol, Jun 2014; 12(2):97-105.

Tomlinson AJ, Thornton JG. A randomised controlled trial of antibiotic prophylaxis for vesico-vaginal fistula repair. Br J Obstet Gynecol 1998; 105(4):397-9.

Wall LL. Obstetric vesicovaginal fistula as an international public-health problem. Lancet Set 30, 2006; 368.

Yu NC, Raman SS, Patel M, Barbaric Z. Fistulas of the genitourinary tract: a radiologic review. Radiografics Sep-Oct 2004; 24(5):1331-52.

Zambon JP, Batezini NSS, Pinto ERS, Skaff M, Girotti ME, Almeida FG. Do we need new surgical techniques to repair vesico-vaginal fistulas? Int Urogynecol J 2010; 21:337-42.

CAPÍTULO 44

Fisiologia do Climatério

Rívia Mara Lamaita
Ana Márcia de Miranda Cota

INTRODUÇÃO

A menopausa é definida pela Organização Mundial da Saúde (OMS) como a última menstruação na vida de uma mulher. A época em que acontece é variável e muitos dos sintomas com ela relacionados podem ocorrer antes de sua cessação, o que dificulta a demarcação de um momento preciso.

Outros termos adotados são perimenopausa, referente a um tempo variável iniciado alguns anos antes e após a menopausa, e climatério, que é observado quando do término da função reprodutiva. Embora menopausa e pós-menopausa sejam termos usados de modo compartilhado, o primeiro é menos correto, uma vez que deve apenas relacionar-se com o término da menstruação, o que pode ocorrer natural ou artificialmente, após procedimentos clínicos ou cirúrgicos que ocasionem a parada da produção hormonal ovariana.

À medida que a esperança de vida direciona as mulheres para viverem até depois da oitava década em todo o mundo, especialmente nos países mais desenvolvidos, boa parte da população feminina estará na fase de pós-menopausa. Estima-se que a média de idade em que ocorre a menopausa seja de 51 anos. Desse modo, mais de um terço da vida de uma mulher será vivido após essa última menstruação. Sabe-se que a expectativa de vida das mulheres brasileiras é 7,3 anos maior do que a dos homens, segundo dados do Instituto Brasileiro de Geografia e Estatística (IBGE). Em 2013, a expectativa de vida da população feminina chegou a 78,6 anos.

Nesse período, os sintomas e sinais de deficiência de estrogênio se fundem com problemas relacionados com o envelhecimento natural. Como a população mundial aumenta e sua maior parte é composta de indivíduos com mais de 50 anos, os cuidados médicos especificamente dirigidos a mulheres na pós-menopausa se tornam um aspecto importante da medicina moderna. Nos EUA, o número de mulheres que entram na menopausa deverá duplicar nos próximos 30 anos, entre 1990 e 2020, e o de mulheres na pós-menopausa deverá estar na faixa de 60 milhões. Atualmente há poucos estudos de base populacional, nacionais ou latino-americanos, sobre a epidemiologia do climatério e da menopausa.

EFEITOS RELACIONADOS COM A IDADE

Apesar da influência do eixo hipotalâmico-hipofisário, a menopausa natural é basicamente um evento ovariano resultante da perda da atividade folicular e atresia fisiológica dos folículos primordiais, ocorrendo geralmente entre os 42 e os 58 anos de idade. A menopausa marca o fim da vida reprodutiva e ocorre após 12 meses consecutivos de amenorreia para a qual não há outras patologias ou causas estabelecidas. A transição da menopausa ou perimenopausa é o momento que ocorre antes do último período menstrual associado a ciclos irregulares, instabilidade hormonal e sintomas característicos. Já a pós-menopausa é definida como o tempo decorrido após a última menstruação e se inicia após 12 meses de amenorreia espontânea. Já o climatério se refere a toda transição do estado reprodutivo para o não reprodutivo, incluindo, portanto, mulheres pré-menopáusicas, perimenopáusicas e pós-menopáusicas.

Embora as alterações perimenopáusicas sejam geralmente de natureza endócrina e promovam alterações menstruais, uma diminuição acentuada da capacidade reprodutiva precede esse período em vários anos, declínio esse que pode ser visto como uma insuficiência ovariana gametogênica e refletido pela diminuição do hormônio antimülleriano (HAM), da inibina B e da contagem de folículos antrais e pelo aumento do hormônio folículo-estimulante (FSH).

Essas alterações podem acontecer com a função menstrual normal e sem uma deficiência endócrina por até 3 anos antes da menopausa e, em algumas mulheres, já aos 35 anos, ou seja, 10 anos ou mais antes da ocorrência dos distúrbios endócrinos. Há estudos mostrando que a principal redução na produção de estrogênio ovariano não ocorre até aproximadamente 1 ano antes da menopausa.

Como a idade cronológica é indicador não confiável, diretrizes foram desenvolvidas a partir de 2001 de modo a tentar estabelecer uma classificação cronológica para a idade biológica e endocrinológica da mulher. O sistema de estadiamento STRAW (*Stages of Reproductive Ageing Workshop*) é o padrão reconhecido internacionalmente para caracterizar e classificar o envelhecimento reprodutivo através da transição da menopausa. Esse sistema define sete estágios: cinco antes e dois após o último período menstrual. Os estágios –5 a –3 incluem o período reprodutivo, –2 a –1 a transição menopausal e +1 a +2 a pós-menopausa. As recomendações do STRAW+10 estão listadas no Quadro 44.1. O estágio –3, referente ao período reprodutivo tardio, é dividido em –3a e –3b, e o estágio +1 em +1a, +1b e +1c.

Esse critério não deve ser usado em mulheres com menos de 40 anos de idade com suspeita de falência ovariana prematura, com história de histerectomia ou ablação endometrial, em portadoras da síndrome dos ovários policísticos (SOP), pós-quimioterapia ou em casos de doenças crônicas.

Essa fase da vida reprodutiva envolve um processo biopsicossocial em que a maioria das mulheres experimenta mudanças que podem ser influenciadas por fatores psicológicos, sociais e culturais, como o estilo de vida (tabagismo, dieta, exercício), e que podem interferir na idade de instalação da menopausa. Observa-se uma tendência mais precoce desse estado em mulheres tabagistas e naquelas que não tiveram filhos, sempre associada ao menor nível socioeconômico. Alguns estudos têm mostrado que o histórico de ciclos menstruais com intervalo de 26 dias induz a menopausa 1,4 ano mais cedo do que nas mulheres que apresentam ciclos mais longos (Quadros 44.2 a 44-4).

Dados recentes têm relacionado a idade de ocorrência da menopausa com a longevidade. Mulheres com menor idade à menopausa apresentam maiores taxas de mortalidade por causas gerais e algumas específicas, como as doenças cardiovasculares. Aquelas que apresentam esse evento em idade mais tardia têm maior mortalidade por neoplasias malignas ginecológicas hormônio-dependentes.

Alterações endócrinas

A endocrinologia da transição da menopausa é complexa e varia consideravelmente entre as mulheres. O declínio no número de folículos ovarianos (por atresia ou da ovulação) é a base para o envelhecimento reprodutivo e ocorre naturalmente ao longo da vida. O mecanismo de retrocontrole entre o ovário e o eixo hipotalâmico-hipofisário continua a ser um desafio para a compreensão da endocrinologia do envelhecimento reprodutivo.

Classicamente, é do conhecimento geral que as gonadotrofinas regulam a secreção de esteroides ovarianos (estradiol [E2], progesterona e testosterona) e dos hormônios peptídeos

Quadro 44.1 Sistema de estadiamento do envelhecimento reprodutivo na mulher (The 2011 Stages of Reproductive Aging Workshop + 10)

Estágio	–5	–4	–3b	–3a	–2	–1	+1a	+1b	+1c	+2
Terminologia	Reprodutiva				Transição menopausal		Pós-menopausa			
	Precoce	Pico	Tardia		Precoce	Tardia	Precoce			Tardia
					Perimenopausa					
Duração	Variável				Variável	1 a 3 anos	2 anos (1+1)		3 a 6 anos	Até o fim da vida
Critério principal										
Ciclo menstrual	Variável a regular	Regular	Regular	Sutis mudanças no fluxo e na duração	Duração variável Diferença persistindo ≥7 dias em ciclos consecutivos	Intervalo de amenorreia ≥60 dias				
Critério de suporte										
Endócrino FSH HAM Inibina B			Baixa Baixo Baixa	Variável Baixo Baixa	Elevado Baixo Baixa	>25UI/L Baixo Baixa	Elevado Baixo Baixa		Elevado Muito baixo Muito baixa	
Contagem de folículos antrais			Baixa	Baixa	Baixa	Baixa	Muito baixa		Muito baixa	
Características descritivas										
Sintomas							Sintomas vasomotores comuns	Sintomas vasomotores muito comuns		Sintomas de atrofia urogenital

Fonte: adaptado de Harlow SD, Gass M, Hall JE et al., 2012.

Quadro 44.2 Fatores associados a idade mais precoce da menopausa

Tabagismo atual
Início mais precoce (1,5 ano)
Histerectomia abdominal prévia
Peso corporal (as mulheres abaixo do peso experimentam menopausa ligeiramente mais precoce)

Fonte: adaptado de Weismiller DG, 2009.

Quadro 44.3 Fatores que não afetam a idade da menopausa

Idade da menarca
Estado socioeconômico
Etnia
Uso prévio de contraceptivos orais
Viver em grandes altitudes
Mulheres vegetarianas e subnutridas

Fonte: adaptado de Weismiller DG, 2009.

Quadro 44.4 Fatores que afetam potencialmente a idade da menopausa

História familiar materna de idade da menopausa
Paridade
Estado civil

Fonte: adaptado de Weismiller DG, 2009.

(inibinas A e B). Já o HAM é produzido por células da granulosa independentemente das gonadotrofinas. Durante o período de transição menopausal, o declínio na reserva folicular atinge níveis críticos e, consequentemente, a capacidade funcional das unidades foliculares diminui e altera a secreção de substâncias que suprimem o FSH.

As flutuações hormonais começam na fase perimenopausal e continuam antes e após a última menstruação. Os níveis de FSH e de hormônio luteinizante (LH) começam a se elevar 2 a 3 anos antes da menopausa, enquanto os níveis de estrogênio declinam apenas 6 meses antes do término das menstruações. Após a menopausa, quando os folículos ovarianos cessam, os níveis de FSH e LH continuam a aumentar, sendo observada uma proporção de aumento de 20 vezes nos níveis de FSH e de aproximadamente três vezes nos níveis de LH entre 1 e 3 anos após a menopausa. Espera-se que a produção de estrogênio ovariano não continue além da menopausa em razão da ausência de folículos ovarianos e do complexo das células da granulosa. As células da teca produtoras de androgênio no ovário permanecem, mas sua capacidade de produção é marcadamente reduzida.

Muitas mulheres não se consideram no estado de perimenopausa até a ocorrência de uma mudança evidente no organismo. Duas alterações precoces que acontecem na perimenopausa são o encurtamento da fase folicular do ciclo menstrual, resultando em períodos mais longos, e o aumento nos níveis séricos circulantes de FSH. O aumento nos intervalos dos ciclos menstruais, que começa de 2 a 8 anos antes da menopausa, está relacionado com a diminuição nos níveis séricos de inibina B, um inibidor não esteroide da secreção do FSH hipofisário, em razão da queda de sua produção pelo folículo antral. Esse sistema de *feedback* é complexo e envolve uma mudança de ciclos ovulatórios predominantemente normais a anormais ou anovulatórios até a última menstruação.

O motivo da diminuição acelerada do número de folículos durante a menopausa não está totalmente esclarecido, mas uma possível teoria diz respeito à secreção de ativina. A ativina, derivada de células de granulosa, é importante para a expressão do receptor de FSH. O aumento nos níveis de FSH poderia estimular maior produção de ativina, o que, por sua vez, aumentaria a ação desse hormônio. Essa ação autócrina da ativina, envolvendo um reforço do FSH, poderia conduzir a crescimento e diferenciação acelerados das células da granulosa, o que tornaria os folículos mais sujeitos à atresia.

Os achados mais significativos são as reduções no estradiol (E2) e na estrona (E1). O E2 se encontra mais reduzido do que a E1, a qual é produzida principalmente por aromatização periférica de androgênios que declinam fundamentalmente em função da idade. O sulfato de estrona (E1S) é um estrogênio conjugado que serve como fonte estável de estrogênio na circulação e é a forma predominante nas mulheres na pós-menopausa.

Outros hormônios, como o do crescimento (GH), o estimulante da tireoide (TSH) e o adrenocorticotrófico (ACTH), são encontrados em níveis normais. A prolactina sérica pode estar ligeiramente diminuída porque seus níveis são influenciados pelo estrogênio.

Os níveis de testosterona também diminuem em função da idade, apesar de o ovário e a glândula suprarrenal continuarem a produzir androgênio nessa fase. O ovário continua a produzir androstenediona e testosterona, sendo essa produção pelo menos parcialmente dependente de LH. A glândula suprarrenal também mantém a produção de androstenediona, desidroepiandrosterona (DHEA) e sulfato de desidroepiandrosterona (DHEAS). Com o envelhecimento, esses valores diminuem um pouco (adrenopausa), embora a secreção de cortisol permaneça inalterada. A maior parte da testosterona "ovariana" pode, na verdade, surgir a partir de precursores da suprarrenal.

Após a menopausa, observa-se diminuição da fração da globulina de ligação ao hormônio sexual (SHBG), resultando no aumento da testosterona biodisponível ou em maior índice de androgênios livres. Em comparação com a testosterona total, a dosagem da porção biodisponível ou "livre" se torna mais útil nesse período.

EFEITOS DA MENOPAUSA EM DIFERENTES ÓRGÃOS E SISTEMAS

Além da influência direta da epidemiologia da menopausa sobre as taxas de mortalidade, o período climatérico costuma apresentar-se com uma variedade de sintomas que comprometem a qualidade de vida, destacando-se os vasomotores, como fogachos e sudorese, a atrofia genital e os transtornos psicológicos, os quais podem ocasionar prejuízo de ordem pessoal e implicação social relevante.

Efeitos no sistema nervoso central (SNC)

O cérebro é um local ativo de ação estrogênica e vem sendo muito discutido se também seria fonte de formação desse esteroide. A atividade do estrogênio no cérebro é mediada via receptores de estrogênio (RE) α e β, embora outras vias de ação também estejam em debate (não associadas aos RE). Estudos em animais revelaram predomínio de RE β no córtex (frontal e parietal) e no cerebelo, enquanto outros demonstram afinidades específicas entre os estrogênios sintéticos pelos diferentes receptores.

O estrogênio exerce múltiplas ações no cérebro. Algumas funções importantes ligadas a esse hormônio contribuem para o bem-estar geral e, mais especificamente, para a cognição e o humor. O episódio mais característico e comum da perda de ação estrogênica no tecido cerebral é o fogacho, referido como um sintoma vasomotor.

As mulheres descrevem os fogachos como a sensação de calor de início súbito, associada a sudorese e rubor, principalmente na face, e que se estende para cabeça, pescoço e tórax anterior, com duração de 1 a 5 minutos. A sensação de frio e a ansiedade também podem estar presentes. A frequência e a intensidade dos sintomas variam de ocasionais a episódios repetidos de calor intenso e suor que perturbam as atividades diárias e o sono. Há, portanto, correlação com insônia, fadiga e irritabilidade, queixas comuns entre as mulheres climatéricas.

Os fogachos ocorrem cerca de 2 anos após o aparecimento da deficiência de estrogênio e podem persistir por 10 anos ou mais. Estudos prospectivos sugerem que o tempo médio de duração seria de 7,4 anos, em 42% das pacientes persistindo entre os 60 e os 65 anos de idade. Estima-se que 10% a 15% das mulheres apresentem esse sintoma de maneira grave e incapacitante.

A incidência desses episódios varia conforme os grupos étnicos, tendendo a ser mais intensos em hispânicas e negras, intermediários entre mulheres brancas e menores em asiáticas. Outras variáveis associadas ao aumento das ondas de calor incluem história familiar, idade precoce da menarca e da menopausa, história de menstruação irregular, índice de massa corporal elevado, uso de álcool, exposição a clima quente e úmido, inatividade física e tabagismo.

O principal responsável pelo sintoma vasomotor seria uma resposta hipotalâmica alterada mediada por catecolaminas em razão da queda nos níveis de estrogênio. O mecanismo exato dessa alteração em mulheres pós-menopáusicas não é conhecido. Duas teorias são as mais aceitas: uma delas sugere que as mudanças nos níveis de estrogênio associadas à menopausa alterariam a neurotransmissão adrenérgica no SNC e levariam à anormalidade na regulação térmica, o que teoricamente poderia explicar o sucesso da clonidina, um agonista alfa-adrenérgico que diminui a liberação de noradrenalina central, reduzindo a frequência de ondas de calor; a outra teoria enfoca as alterações na neurotransmissão serotoninérgica em razão da diminuição nos níveis de estrogênio e que seriam responsáveis pelos fogachos.

Níveis mais baixos de estrogênio também estão associados a níveis mais baixos de serotonina, resultando em aumento na sensibilidade dos receptores hipotalâmicos a esse neurotransmissor. Há estudos mostrando que a estimulação desses receptores pode alterar o ponto de ajuste termorregulatório em animais, resultando, assim, nos sintomas vasomotores. O fato de os inibidores seletivos da recaptação da serotonina serem eficazes no tratamento das ondas de calor poderia dar suporte a essa hipótese.

As alterações do humor, principalmente a depressão, são frequentes em mulheres na pós-menopausa, apesar de a deficiência estrogênica não apresentar relação direta com sua etiologia. Os distúrbios cognitivos se relacionam tanto com o envelhecimento como com a menopausa. A literatura é controversa a respeito dos benefícios estrogênicos na cognição. Dados recentes mostram que a memória verbal parece ser beneficiada pelo estímulo desse hormônio. Sabe-se que a demência aumenta com a idade, sendo sua forma mais comum a doença de Alzheimer. O estrogênio apresenta alguns efeitos neuroprotetores e neurotrópicos contra a doença, aumentando a função neurotransmissora e do sistema colinérgico no cérebro, deficientes no Alzheimer.

Efeitos no colágeno e em outros tecidos

O estrogênio exerce efeito positivo no colágeno, um importante componente de osso e pele, além de servir como elemento de suporte para estruturas da pelve e do sistema urinário. Receptores de estrogênio e androgênio são encontrados em fibroblastos da pele. Cerca de 30% do colágeno são perdidos dentro dos primeiros 5 anos após a menopausa com a diminuição de aproximadamente 2% ao ano durante os primeiros 10 anos após a menopausa.

A atrofia no sistema urogenital é uma consequência da diminuição do estrogênio. O ressecamento vaginal e a atrofia da mucosa uretral e da musculatura que controla o assoalho pélvico e do trígono vesical irão ocasionar sintomas urinários e prolapsos genitais. Estima-se que 20% das mulheres após a menopausa apresentem ressecamento vaginal e 20% a 40% relatam sintomas de perda urinária ou irritativos, o que também prejudica o desempenho sexual.

Há evidências consideráveis de que a disfunção sexual aumenta nesse período, e os problemas relatados incluem a dispareunia, observada em 41% das pacientes em torno dos 60 anos de idade, a redução da libido e da capacidade de excitação e a dificuldade em atingir o orgasmo. A falta do estímulo estrogênico promove afinamento da mucosa, perda de secreções e alteração no pH vaginal, que se eleva, resultando em diminuição do fluxo sanguíneo dessa região e em resposta inflamatória e petéquias vaginais.

A falta de estrogênio ocasiona diminuição de massa óssea, sendo a perda da porção trabecular superior à da porção cortical. A osteoporose configura grave problema de saúde em razão do risco aumentado (aproximadamente 40%) de fraturas em mulheres na pós-menopausa e portadoras dessa doença. Os RE estão presentes em osteoblastos, osteoclastos e osteócitos. RE α e β estão presentes no osso cortical. Já no osso esponjoso ou trabecular se encontra predominantemente o RE β. A principal ação do estradiol nesse tecido seria mediada via RE α, suprimindo a remodelação óssea e favorecendo a formação óssea.

O estrogênio aumenta a apoptose e diminui a meia-vida dos osteoclastos. Sua ação nos osteoblastos é menos consistente, mas o estrogênio diminui a apoptose dessas células mediada pelos glicocorticoides. A falta desse hormônio aumenta a atividade das unidades ósseas modeladoras mediante o aumento no recrutamento dos osteoclastos, prolonga a reabsorção e encurta a fase de formação do osso. Desse modo, ocorre um desequilíbrio entre reabsorção e formação.

O mecanismo molecular da perda óssea que envolve o estado hipoestrogênico na pós-menopausa implica o aumento de citocinas pró-inflamatórias, que também tem efeito acelerador na reabsorção desse tecido (interleucina-1, interleucina-6, fator de necrose tumoral alfa, fator estimulante de colônia 1 e de macrófagos e prostaglandina E2). Espera-se que a perda óssea aconteça em duas fases. No início da menopausa, o hipoestrogenismo exibe perda óssea acelerada, predominantemente de osso trabecular (cerca de 20% a 30% com relação a 5% a 10% do osso cortical em 4 a 8 anos). Em seguida, há uma fase mais lenta de perda (1% a 2% por ano), durante a qual o osso cortical é o que sofre maiores perdas. Acredita-se que essa fase seja induzida principalmente por um hiperparatiroidismo secundário.

Efeitos cardiovasculares

As mulheres apresentam pequeno risco de doenças cardiovasculares até a instalação da menopausa, quando o risco se eleva significativamente.

Entre os possíveis motivos para o aumento da incidência da doença, o mais comum é o aumento nos níveis de colesterol total que acontece nessa etapa da vida. As mudanças de peso, na pressão arterial e na glicose sérica, comuns nessa fase, não são tão importantes quanto o aumento do colesterol, o qual é explicado pelo aumento nos níveis e na oxidação da lipoproteína de baixa densidade (LDL) e também da lipoproteína A e da lipoproteína de muito baixa densidade (VLDL). Os níveis de lipoproteína de alta densidade (HDL) tendem a diminuir com o tempo, mas não de maneira tão expressiva quanto o aumento do LDL.

No tecido vascular se encontram RE e receptores de progesterona, principalmente nas artérias coronarianas (RE β). Alguns efeitos de membrana também se relacionam com o estrogênio e podem estar ligados ou não ao RE α ou ao RE β.

Os efeitos vasculares diretos do estrogênio podem ser mais importantes do que os relacionados com as mudanças nos níveis do colesterol. Com a queda do estrogênio se observa diminuição no fluxo sanguíneo em todos os leitos vasculares e na produção de prostaciclina. Os níveis de endotelina aumentam, e as respostas vasomotoras à acetilcolina são constritivas, refletindo atividade reduzida da óxido nítrico-sintetase. Há perda da inibição da agregação plaquetária e de efeitos antioxidantes nas células endoteliais.

Em mulheres normais, pós-menopáusicas e não obesas, a tolerância ao carboidrato também diminui como resultado do aumento na resistência à insulina, o que também é responsável pelo aumento no risco de doenças cardiovasculares nessa fase da vida feminina.

CONSIDERAÇÕES FINAIS

A transição da menopausa ocorre tipicamente em uma fase do ciclo de vida da mulher em que as mudanças biológicas coincidem com as mudanças sociais. A presença de sintomas como ondas de calor, interrupção do sono, flutuações do humor e diminuição do desejo sexual pode exacerbar os desafios desse período.

Esses sintomas geralmente começam precocemente na transição da menopausa, bem antes das irregularidades menstruais. Dado o complexo nível de interações hormonais, psicológicas e sociais, as explicações para esses sintomas podem ser provavelmente multifatoriais. Cabe investigar com atenção se esses sintomas são de fato decorrentes do período da menopausa ou se são reflexos de fatores muitas vezes não hormonais. O Quadro 44.5 resume as condições encontradas nesse período relacionadas com o climatério.

MENSAGENS-CHAVE

- Efeitos clínicos: mudanças durante a transição da menopausa ocorrem em razão das variações nos níveis hormonais. Os sintomas incluem fogachos (mais comuns), insônia, alterações de humor, irregularidade menstrual, depressão, atrofia urogenital, dispareunia e disfunção sexual.
- Os sintomas podem começar até 6 anos antes do período menstrual final e continuar por um número variável de anos após a menopausa.
- Pode ocorrer perda geral do tônus muscular pélvico e do colágeno, às vezes manifestada como prolapso, além de perdas urinárias e infecções recorrentes.
- Podem ser esperadas alterações laboratoriais na menopausa: aumento do FSH e diminuição do estradiol, da inibina

Quadro 44.5 Condições associadas ao climatério

Características típicas da perimenopausa e da menopausa
Média de idade da transição perimenopausal – 47 anos
Média de idade da menopausa – 51 anos
Alterações na perimenopausa
Alterações na quantidade ou duração do fluxo menstrual
Alterações na duração do ciclo menstrual
Períodos menstruais perdidos
Sintomas de menopausa relacionados com a deficiência de estrogênio
Ressecamento vaginal, dispareunia, sintomas do trato urinário baixo (polaciúria, algúria, disúria, infecção urinária recorrente, noctúria)
Sintomas vasomotores: fogachos, suores diurnos, suores noturnos
Sintomas relatados por mulheres de meia-idade que podem ou não estar associados à menopausa
Fadiga
Palpitações
Esquecimento
Rigidez e dor
Insônia e distúrbios do sono
Alterações na libido
Dores de cabeça e nas costas
Alterações de humor, irritabilidade, ansiedade, depressão
Infecções do trato urinário
Perda urinária

Fonte: adaptado de David G. Weismiller. Menopause. Prim Care Clin Office Pract 2009; 36:199-226.

e do HAM. O aumento de FSH precede o do LH. O FSH é o marcador diagnóstico da insuficiência ovariana, enquanto o LH não é necessário para o diagnóstico. Não foram encontradas alterações específicas na função da tireoide relacionadas com a menopausa.

- A perda óssea se inicia no período de transição da menopausa e continua nos primeiros anos após a última menstruação.
- Mulheres pós-menopáusicas com aterosclerose significativa ou doença coronariana prévia não respondem ao estrogênio por causa dos efeitos deletérios da placa ateromatosa que impedem a ação protetora desse hormônio.

Leitura complementar

Al-Safi ZA, Santoro N. Menopausal hormone therapy and menopausal symptoms. Fertil Steril 2014; 101:905-7.

Bromberger JT, Schott LL, Krabitz HM, Sowers M, Avis NE, Gold EB. Longitudinal change in reproductive hormones and depressive symptoms across the menopausal transition: results from the Study of Women's Health Across the Nation (SWAN). Arch Gen Psychiatry 2010; 67:598-607.

De Villiers TJ, Pines A, Panay N et al. International Menopause Society. Updated International Menopause Society recommendations on menopausal hormone therapy and preventive strategies for midlife health. Climacteric 2013; 16(3):316-37.

Federação Brasileira das Associações de Ginecologia e Obstetrícia (Febrasgo). Manual de Orientação – Climatério, 2010.

Gurney EP, Nachtigall MJ, Nachtigall LE, Naftolin F. The Women's Health. Initiative trial and related studies 10 years later: a clinician's view. J Steroid Biochem Mol Biol 2014; 142:4-11.

Harlow SD, Gass M, Hall JE et al. Executive summary of the Stages of Reproductive Aging Workshop + 10: addressing the unfinished agenda of staging reproductive aging. Climacteric 2012; 15:105-14.

Lobo RA, Gershenson DM, Lentz GM, Valea FA. Menopause and care of the mature woman endocrinology, consequences of estrogen deficiency, effects of hormone therapy, and other treatment options. In: Comprehensive gynecology. Philadelphia PA: Elsevier, 2017.

Lui Filho JF, Baccaro LFC, Fernandes T, Conde DM, Paiva L, Pinto Neto AM. Epidemiologia da menopausa e dos sintomas climatéricos em mulheres de uma região metropolitana no sudeste do Brasil: inquérito populacional domiciliar. Rev Bras Ginecol Obstet 2015; 37(4):152-8.

Nelson HD. Menopause. Lancet 2008; 371(9614):760-70.

O'Neill S, Eden J. The pathophysiology of menopausal symptom. Obstetrics, Gynaecology and Reproductive Medicine 2012; 22(3):63-9.

Reid R, Abramson BL, Blake J et al. Menopause and Osteoporosis Working Group; Society of Obstetricians and Gynaecologists of Canada. Managing menopause. J Obstet Gynaecol Can 2014; 36(9):830-8.

Santoro N, Epperson CN, Mathews SB. Menopausal symptoms and their management. Endocrinol Metab Clin North Am 2015 Sep; 44(3):497-515.

Shifren JL, Gass ML. NAMS Recommendations for clinical care of midlife women working group. The North American Menopause Society recommendations for clinical care of midlife women. Menopause 2014; 21(10):1038-62.

Takahashi TA, Johnson KM. Menopause. Med Clin North Am 2015; 99(3):521-34.

Weismiller DG. Menopause. Prim Care Clin Office Pract 2009; 36: 199-226.

Wender MCO, Pompei LM, Fernandes CE. Consenso Brasileiro de Terapêutica Hormonal da Menopausa. São Paulo: Leitura Médica, 2014.

CAPÍTULO 45

Propedêutica do Climatério

Marco Aurélio Martins de Souza

INTRODUÇÃO

O climatério é um fenômeno endócrino inexorável ocasionado pela perda dos folículos ovarianos ao longo da vida. Esse processo de perda folicular é contínuo e irreversível desde a vida intrauterina. Por volta da 22ª semana de gestação o ovário contém 6 a 8 milhões de oócitos primários. Ao nascimento restarão dois milhões. Na menarca estarão reduzidos a 300 a 400 mil folículos. O processo de atresia folicular continua e as manifestações clínicas iniciais dessa diminuição ocorrem em torno dos 40 anos de idade. O climatério, considerado o período de transição da vida reprodutiva para a não reprodutiva da mulher, em que a menopausa, a última menstruação, é um marco, se estende até os 65 anos. A partir daí ocorre a senilidade.

A média de idade da menopausa na mulher brasileira é de 48 anos com 2 anos para mais ou para menos. O climatério, portanto, se estende por uma faixa etária ampla e se caracteriza por sintomatologia polimorfa, destacando-se que a privação hormonal ocasionada pela falência gonadal origina várias modificações fisiológicas e comorbidades, como a instabilidade vasomotora, os clássicos fogachos, insônia, irritabilidade, depressão, osteopenia, osteoporose, doenças cardiovasculares, síndrome urogenital, distúrbios sexuais, ganho ponderal excessivo e maior probabilidade de neoplasias, e, por fim, ocasiona queda geral da qualidade de vida e impõe a necessidade de uma atenção básica melhor para a promoção da saúde da mulher.

Com a expectativa de vida gradualmente aumentando em razão dos avanços da medicina, da melhoria dos hábitos alimentares e dos cuidados primários com a saúde, essa fase da vida passou a ser um problema de saúde pública, visto que um universo crescente de mulheres ainda a experimentará. Segundo projeções da Organização Mundial da Saúde (OMS), entre os anos de 1990 e 2025 o número de idosos aumentará de sete a oito vezes em vários países da América Latina, África e Ásia. Entre 1980 e 2000 a proporção de brasileiros com mais de 60 anos aumentou de 6,1% para 8,6%, devendo chegar a 14% até 2025, o que representará uma das maiores populações de idosos no mundo. De acordo com projeções atuais do Instituto Brasileiro de Geografia e Estatística (IBGE), avalia-se que no momento existam 29 milhões de mulheres entre 40 e 70 anos, ou seja, esse é o espectro populacional do climatério no Brasil.

Um fator complicador é a falta de capacidade do Sistema Único de Saúde (SUS) de unificar ações e ter recursos e capacidade para atender de maneira respeitosa, competente e eficiente a população-alvo do climatério. Dessa maneira, complica-se a situação da mulher, uma vez que estará entrando em uma idade em que as doenças crônicas e usuais para sua faixa etária serão mais frequentes e não haverá a contrapartida das entidades governamentais para manter e promover a saúde.

Nesse contexto, a abordagem de caráter individualista e incompleta, como consulta, exames complementares e receita médica, reforça a percepção da menopausa como símbolo do envelhecimento e da decrepitude, aumentando com isso os anseios e os sofrimentos da mulher. O intercâmbio de habilidade e saberes, a atuação de uma equipe multidisciplinar e a coerência na abordagem geral e holística do climatério serão necessários para acomodar essa situação por demais delicada. Neste capítulo são discutidos os exames complementares básicos imprescindíveis para a promoção da saúde da mulher climatérica.

PROPEDÊUTICA BÁSICA

O diagnóstico do climatério é eminentemente clínico, não sendo necessária em grande parte das pacientes a realização de dosagens hormonais, excetuando-se as mais jovens, para definir a menopausa prematura antes dos 40 anos. O primeiro sintoma do climatério é a polimenorreia, ciclo menstrual menor ou igual a 21 dias, decorrente da diminuição da população de oócitos. Haverá assim a queda da inibina, hormônio liberado pelos folículos em desenvolvimento no processo de recrutamento para a ovulação e que age preferencialmente sobre o hormônio folículo-estimulante (FSH). Este se elevará e, em decorrência, a mulher apresentará encurtamento da primeira fase do ciclo (proliferativa), ocasionando, portanto, a polimenorreia. Essa mulher, tradicionalmente, assim se queixa: "Doutor, estou menstruando duas vezes no mês." Os exames essenciais no climatério podem ser divididos em laboratoriais e de imagem.

Laboratório e bioquímica

Hemograma

O hemograma completo representa um passo importante para o início da propedêutica, possibilitando avaliar as séries vermelha e a branca, assim como as plaquetas. A série vermelha proporciona o estudo das diversas formas de anemia e avaliação de doença falciforme, talassemias, anemias ferroprivas e parasitemias, como a malária. A série branca torna possível avaliar as alterações dos leucócitos. As leucocitoses ocorrem basicamente em três situações: (1) leucocitose fisiológica – geralmente de grau leve, comum em gestantes, recém-nascidos, lactantes, após exercícios físicos e em pessoas com febre; (2) leucocitose reativa – notadamente relacionada com o aumento de neutrófilos e as infecções bacterianas, inflamações, necrose tecidual e doenças metabólicas; (3) leucocitose patológica – relacionada com doenças mieloproliferativas (leucemias mieloides, policitemia *vera*, mieloesclerose) e linfoproliferativas (leucemias linfoides e alguns linfomas).

As infecções virais, por sua vez, ocasionam a linfocitose relativa, com ou sem leucocitose e, às vezes, até leucopenias. Nesses casos, a presença de linfócitos atípicos pode ultrapassar 5% dos linfócitos contados. Muitas vezes, as infecções virais são caracterizadas por monocitose e linfocitose conjuntamente, como na mononucleose infecciosa.

A eosinofilia no Brasil é importante por refletir as deficiências de saneamento básico, as quais são representadas por infestações parasitárias (áscaris, estrongiloides e esquistossomas, principalmente). Há também as eosinofilias familiares (benignas) e as síndromes hipereosinofílicas, as quais necessitam de cuidados médicos adequados. As outras causas de eosinofilias são alergia, câncer com metástases, doença de Hodgkin, leucemia mieloide crônica, eczema, psoríase, pênfigo e dermatite.

As plaquetas têm origem na medula óssea por fragmentação do citoplasma dos megacariócitos e seu papel é fundamental na hemostasia, agregando-se no sítio da lesão, liberando substâncias vasoativas e promovendo o início da formação do trombo oclusivo e, assim, como tampões, desencadeiam a coagulação sanguínea. Por essas razões, a contagem total das plaquetas e a análise de sua morfologia são muito importantes.

As situações que causam plaquetopenias ocasionam o sangramento. As principais causas de plaquetopenia são produção insuficiente por infiltração leucêmica na medula óssea, aplasia de medula, medicamentos, produtos químicos, infecções virais, destruição aumentada, imunológica por auto e aloanticorpos, púrpura trombocitopênica autoimune, hiperesplenismo e consumo exagerado, como na coagulação intravascular disseminada. Pode ocorrer, também, o excesso, conhecido como plaquetose (p. ex., na anemia ferropriva, nas hemorragias agudas, inflamações e infecções crônicas, anemias hemolíticas, leucemias e policitemia *vera*).

Bioquímica

Três fases importantes definidas pela menopausa devem ser consideradas na propedêutica do climatério: a fisiológica, que acontece em torno dos 48 anos (2 anos para mais ou para menos), a média de idade em que a mulher brasileira entra na menopausa; a chamada menopausa prematura, quando os sintomas e a falência ovariana ocorrem antes dos 40 anos; e a terceira fase, intermediária, entre os 40 e os 45 anos. Quanto mais precoce a menopausa, maiores serão as chances de a mulher apresentar sintomatologia exuberante, doenças degenerativas, impactos na sobrevida e diminuição da qualidade de vida.

O primeiro ponto a ser considerado consiste na determinação endócrina da falência ovariana, isto é, na confirmação laboratorial da queda da produção hormonal, o que é feito de maneira muito fácil com a detecção do FSH e sua correlação com o estradiol sérico. Valores de FSH >30UI/dL associados a estradiol ≤20pg/mL são típicos do hipogonadismo hipergonadotrófico, confirmando o climatério/menopausa. Cabe ressaltar que a mulher que se encontra na idade esperada para a menopausa e apresenta sintomas não deve ser submetida a essas dosagens, o que acarretaria um gasto desnecessário e sem objetividade clínica. Portanto, a prova do FSH/estradiol só deve ser realizada em casos de suspeita de menopausa prematura. Ao se realizar o diagnóstico, medidas de proteção devem ser individualizadas e adequadas a cada mulher de modo a minimizar a sintomatologia e/ou evitar doenças e condições associadas à privação estrogênica.

Outro exame importante no climatério é o perfil lipídico. Dosagens do colesterol total e frações, bem como dos triglicerídeos, são imprescindíveis. Nessa fase da vida, as mudanças de hábitos alimentares e o sedentarismo podem ter impacto negativo nas taxas de colesterol e triglicerídeos. O colesterol é o principal componente associado à avaliação de risco da doença coronariana, e essa doença é a principal causa de morte no climatério. Níveis elevados se associam a risco maior de aterosclerose. O colesterol está aumentado na hipercolesterolemia primária e em casos de síndrome nefrótica, hipotireoidismo, *diabetes mellitus*, cirrose biliar e hipoalbuminemia, podendo estar diminuído na desnutrição e no hipertireoidismo.

O estudo do perfil lipídico consiste na avaliação do colesterol total, frações e triglicerídeos. A fração alfa das lipoproteínas de alta densidade (HDL-c) protege contra a doença arterial coronariana, segundo grande número dos estudos populacionais. Portanto, avalia o risco de doença aterosclerótica, separando o estrato populacional em riscos baixo, médio e alto. Como não há estudos prospectivos no Brasil, não é possível determinar com certeza o nível ideal do HDL-c em nosso meio. Hábitos de vida e comorbidades interferem na taxa ideal. No entanto, considera-se desejável que as mulheres saudáveis e sem vícios (tabagismo) tenham um HDL >40mg/dL, sendo o ideal >60mg/dL.

Os níveis elevados das lipoproteínas de baixa densidade (LDL-c) estão associados a risco aumentado de doença arterial coronariana. As lipoproteínas de baixa densidade são as principais proteínas de transporte do colesterol. Seus níveis também se elevam em casos de síndrome nefrótica, hipotireoidismo e icterícia obstrutiva, não tendo valor quando os triglicerídeos se encontram >400mg/dL. Os valores aceitos como ideais para o LDL-c são <120mg/dL.

Assim, em caso de perfil lipídico desfavorável, duas questões são importantes: a mulher poderá usar terapia hormonal (TH)? Qual a melhor via? A via oral é a melhor opção para os casos em que o nível de LDL se encontra acima do limite normal, porque é capaz de melhorar a relação LDL/HDL, ou seja, quem usa TH por via oral aumenta o HDL e diminui o LDL, porém aumenta os triglicerídeos. Constitui contraindicação absoluta o uso de TH por via oral em pacientes com nível de triglicerídeos ≥450mg/dL. A via transdérmica não interfere nos níveis de LDL, HDL e triglicerídeos.

Outro exame importante consiste na avaliação da função tireoidiana. Para isso é realizada a dosagem do hormônio estimulador da tireoide (TSH) como *screening* para doenças da tireoide. O nível do TSH é considerado normal entre 0,4 e 4μU/mL. O TSH é uma glicoproteína segregada pela hipófise anterior que estimula a tireoide a liberar T3 e T4. As secreções e os níveis séricos de TSH são controlados pelos níveis de T3 e T4 e pelo hormônio liberador da tireotrofina (TRH) hipotalâmico. Sua medida é obrigatória na hipercolesterolemia. Muito útil no diagnóstico do hipotireoidismo primário, é o primeiro hormônio a se alterar nessa condição. Como a prevalência do hipotireoidismo em torno dos 45 anos é estimada em 5% a 10% da população, esse exame deve ser considerado na propedêutica básica. Em virtude da contenção de custos, as dosagens de T3 e T4 só deverão ser solicitadas após constatada a alteração do TSH.

O exame da glicemia deve ser rotina também no climatério, visto que o *diabetes mellitus* deve ser diagnosticado para que sejam evitadas complicações associadas ao coma hiperosmolar. A homeostase glicêmica é controlada por diversos hormônios, especialmente a insulina. As alterações hormonais e outros fatores ocasionam a variação nessa homeostase, desencadeando hiper ou hipoglicemia. Portanto, é útil no diagnóstico e na monitorização terapêutica de doenças metabólicas, como no *diabetes mellitus* tipo II.

A pesquisa de hemoglobina humana nas fezes é importante como *screening* no diagnóstico de lesões que originam o sangramento da mucosa de porções baixas do trato digestório, especialmente do cólon, como colite, retocolite ulcerativa, diverticulite, pólipos e câncer colorretal. Ressalte-se a necessidade de realizar o toque retal rotineiramente nos exames ginecológicos em mulheres assintomáticas após os 50 anos ou em qualquer idade para complementar a suspeita de patologias anorretais nas sintomáticas. Mais de 75% dos tumores retais estarão acessíveis ao toque retal.

Citologia oncótica

A citologia oncótica é importante meio de detecção de anormalidades do colo uterino. Rastreia as lesões precursoras e detecta a própria neoplasia maligna cervical. Entretanto, a maneira como é obtida tem impacto relevante na sensibilidade do método. Os testes podem ser afetados pela habilidade de quem faz a coleta da amostra, seja médico ou enfermeiro. Esfregaços citológicos inadequados produzem resultados incorretos, ocasionando estresses e transtornos para as mulheres e para o próprio profissional. Recomenda-se sempre a coleta fora do período menstrual imediato, com abstinência sexual de no mínimo 24 horas, retirando o excesso de muco do colo com gaze seca e procedendo à coleta dupla com espátula e a escova endocervical. É necessária a fixação da lâmina rapidamente para evitar ressecar a amostra. Várias revisões na literatura mostram que quando apenas a espátula é usada, os resultados falso-negativos aumentam em até 30%.

A citologia em meio líquido e a captura híbrida para diagnóstico de lesões HPV-induzidas, em virtude do alto custo e da pouca acessibilidade, não estão indicadas no rastreamento inicial das lesões cervicais. Na propedêutica inicial, a citologia orientará, com o teste de Schiller, quanto à necessidade de encaminhar a paciente a um centro secundário, onde poderá realizar a colposcopia com biópsia dirigida. Vale lembrar que na vigência de citologia positiva – colo com colposcopia insatisfatória – é necessário investigar a endocérvice, pois a alteração deve aparecer. Uma ultrassonografia poderá excluir a cavidade uterina ao avaliar um endométrio atrófico, condizente com o hipoestrogenismo. Nesse caso, deve-se realizar a conização para esclarecer o diagnóstico.

Os casos de adenocarcinoma endocervical, que representam cerca de 5% das neoplasias cervicais, são geralmente de pior prognóstico do que a variedade mais comum, representada pelo carcinoma de células escamosas, também conhecido como espinocelular ou carcinoma epidermoide, responsável por cerca de 90% a 92% das lesões malignas cervicais. Um dos fatores associados a esse prognóstico está exatamente na detecção mais tardia, muitas vezes na fase tumoral, formando o sinal do "colo em barril". A ectocérvice aparece normal e o tumor em crescimento endocervical distende o colo nas suas laterais, originando o "barril".

Em locais onde a colposcopia não pode ser realizada e o encaminhamento da paciente a centros secundários for impraticável, o médico assistente deverá realizar a biópsia orientada pelo teste de Schiller, retirando vários fragmentos para verificar a presença de alterações epiteliais precursoras ou a lesão maligna em si. Como a neoplasia uterina mais frequente no climatério é a do endométrio, nessa propedêutica será dado destaque à abordagem do ultrassom pélvico. Somente 5% dos tumores do corpo uterino acontecem antes dos 45 anos de idade. Cabe lembrar que o câncer de colo uterino é tradicionalmente doença de mulheres mais jovens, com pico de incidência *in situ* por volta dos 25 anos e se tornando invasor com pico de incidência 10 anos mais tarde, em torno dos 35 anos.

Imagem

Mamografia

O principal método diagnóstico na avaliação do câncer de mama é a mamografia, com sensibilidade de 60% a 90%. A doença maligna das mamas é a principal causa de morte por câncer na mulher brasileira. Embora o Conselho Federal de Medicina (CFM), o Colégio Brasileiro de Radiologia e Diagnóstico por Imagem (CBR), a Sociedade Brasileira de Mastologia (SBM) e a Federação Brasileira das Associações de Ginecologia e Obstetrícia (FEBRASGO) recomendem a mamografia de rastreamento em mulheres com menos de 50 anos, o Ministério da Saúde acompanha a OMS e, a exemplo de vários países, como Japão, Canadá, França, Alemanha, Inglaterra e Holanda, adota por evidências científicas o rastreamento a cada 2 anos a partir dos 50 até os 69 anos de idade.

Muitos estudos bem conduzidos deixam claro que a mama da mulher mais jovem, por ter mais tecido fibroglandular e ser mais radiopaca, origina mais resultados falso-negativos e aumenta sobremaneira as taxas de procedimentos invasivos. Essa diminuição da sensibilidade do método aumenta a ansiedade e dá margem a intervenções desnecessárias diante de resultados pouco conclusivos, o que leva a sobrediagnósticos e sobretratamentos, ou seja, a mamografia de rastreamento realizada entre os 40 e 50 anos, à luz das evidências atuais, aumenta os procedimentos invasivos e tem impacto relevante no estresse, ocasionando abalos psicológicos associados à possibilidade do câncer de mama e parecendo não ter impacto no prognóstico dessa faixa etária. Estudos mais amplos, metodologicamente corretos e reprodutíveis, devem ser conduzidos para elucidar essa questão.

O exame clínico rotineiro, realizado por profissional competente e cuidadoso, é relevante para o diagnóstico do câncer de mama nessa fase. Um ponto importante ao limitar o uso da mamografia a partir dos 50 anos em mulheres assintomáticas e sem fatores de risco consiste na otimização do uso dos aparelhos. As que mais precisam realizar o exame não ficarão desassistidas.

Em recente revisão da Cochrane sobre mamografia e rastreamento, a triagem reduziu a mortalidade por câncer de mama em 15%, mas com taxas de sobrediagnóstico e tratamento excessivo em até 30%, o que significa que para cada 2.000 mulheres submetidas a triagem ao longo de 10 anos seria evitada uma morte motivada por câncer de mama e que 10 mulheres saudáveis, nas quais a doença não seria diagnosticada, mesmo assim seriam tratadas desnecessariamente. Além disso, mais de 200 mulheres experimentarão sofrimento psíquico importante, incluindo ansiedade e incerteza, por causa dos resultados falso-positivos.

Ressonância magnética (RM)

A RM é um exame de imagem excelente com indicações específicas para elucidar dúvidas diagnósticas, bem como para acompanhamento de tratamentos, quando se esgotaram os protocolos de mamografia e ultrassonografia (US). Destaca-se que seu preço e a necessidade de exames adicionais a tornam proibitiva em programas de rastreamento em mulheres assintomáticas.

As principais indicações da RM são:

- Pacientes jovens com mutação dos genes BRCA1 e BRCA2.
- Avaliação da mama no período pós-operatório, já que a cirurgia e/ou a radioterapia podem causar espessamento da pele, edema, massas, cicatrizes e distorção arquitetural.
- Diagnóstico diferencial de cistos com conteúdo ecogênico na ultrassonografia.
- Assimetrias focais ou distorções arquiteturais sem calcificações na mamografia.
- Alterações mamográficas vistas em apenas uma incidência.
- Múltiplas lesões nodulares de etiologia indefinida na mamografia e na US.
- Suspeita de recidiva tumoral na cicatriz cirúrgica.
- Avaliação e estadiamento no adenocarcinoma lobular por suas características de multicentricidade e bilateralidade.
- Avaliação de implantes mamários em que há suspeita de ruptura.
- Em pacientes submetidos a quimioterapia neoadjuvante.
- Tumor primário oculto em pacientes com metástase ganglionar.

Ultrassonografia mamária

A US embora seja um método operador-dependente, entra no rol propedêutico das doenças da mama com papel fundamental na detecção e no diagnóstico dessas doenças. Os avanços tecnológicos dos aparelhos com melhor imagem e *softwares* incorporando novidades, como a elastografia, bem como a estereotaxia acoplada, melhorararam a acurácia diagnóstica na prática clínica.

As principais indicações desse método são:

- Diagnóstico diferencial entre lesões sólidas e císticas.
- Punções guiadas para nódulos ocultos ao exame clínico.
- Orientar procedimentos invasivos.
- Avaliação propedêutica em mamas jovens, por serem densas, mais falso-negativas em mamografias.
- Estudo dos implantes mamários.
- Estadiamento locorregional do câncer de mama.
- Elucidações das assimetrias focais vistas nas mamografias.
- Estudo da resposta à quimioterapia neoadjuvante
- Complemento do estudo mamográfico da categoria BI-RADS.

A indicação da US no rastreamento do câncer de mama em mulheres com mamas radiologicamente densas, objetivando detectar lesões ocultas no exame físico e que não foram percebidas à mamografia, é motivo de grande controvérsia na literatura, visto que há limitações na detecção e caracterização de calcificações, distorções arquiteturais e nódulos localizados em áreas nas quais predomine tecido adiposo. A limitação da US para detectar microcalcificações é particularmente importante, as quais são a forma de apresentação mais comum dos carcinomas ductais *in situ*.

Em casos de nódulos palpáveis ou como complemento aos detectados à mamografia deve ser sempre solicitado o estudo de seu padrão vascular, o exame Doppler. Sabe-se que, ao contrário dos tumores ovarianos, nos tumores malignos da mama a neoangiogênese não ocasiona fluxos de baixa impedância e baixos índices de resistência. A presença de vasos com altas impedância e resistência estará associada ao risco de malignidade.

A US tridimensional promoveu avanços também no estudo das lesões mamárias, tornando possível averiguar detalhadamente os limites tumorais, se suas margens estão circunscritas ou não e sua profundidade, bem como na reconstrução multiplanar, por meio de *softwares* específicos, definindo de maneira mais precisa o tamanho volumétrico das lesões. A Figura 45.1 mostra uma lesão maligna na mama em reconstrução tridimensional.

Tanto a US como a mamografia são submetidas à classificação de imagem em radiologia ou BI-RADS. No BI-RADS mamográfico, a categoria 0 caracteriza a alteração incompleta, sendo necessária avaliação adicional; as categorias 1 e 2 indicam que não há nenhuma evidência mamográfica sugestiva de malignidade; a categoria 3 indica a presença de achados provavelmente benignos (menos de 2% de chance de malignidade), para os quais a conduta preferencial é o controle precoce; a categoria 4 se refere a uma anormalidade suspeita para a qual a biópsia deveria ser considerada e pode ser subdividida em A, B e C: a categoria 4A deve ser utilizada para achados que necessitam de intervenção, mas com baixa suspeição de malignidade, a histologia maligna não é esperada, e é adequado o seguimento em 6 meses ou de rotina após a biópsia ou citologia benigna; a categoria 4B inclui lesões com suspeição intermediária para malignidade (os achados nessa categoria exigem correlação anatomorradiológica criteriosa e o seguimento de resultados benignos na biópsia dessas lesões depende dessa correlação); a categoria 4C inclui achados com moderada suspeição, mas não clássicos, como na categoria 5, para malignidade; a categoria 5 é reservada para achados altamente sugestivos de malignidade, e a categoria 6 é utilizada quando já há uma biópsia indicando que a lesão corresponde a um câncer. Não há muitos estudos que tornem possível definir com clareza quais lesões estão nas subcategorias 4A, 4B e 4C e qual seu valor preditivo positivo.

Ultrassonografia pélvica

Não existe respaldo na literatura para o uso da US pélvica como *screening* de doenças no climatério. A maioria das indicações deve partir de uma suspeita clínica levantada no exame ginecológico detalhado, como alterações no formato uterino, aumento de volume, presença de nódulos em sua topografia, distopias, aderências e dores à mobilização, modificações anexiais percebidas ao toque e principalmente a presença do sangramento pós-menopausa. Vale lembrar que o exame pélvico deve ser feito pelas vias transabdominal e vaginal. Infelizmente, alguns serviços o realizam, erroneamente, apenas pela via vaginal.

O exame transabdominal possibilita a detecção de tumores vesicais (bexiga cheia), alterações da bexiga e presença de tumorações acima do promontório (inacessíveis pela via endovaginal), além da medição mais precisa do volume uterino em casos de úteros volumosos. A pressa na realização do exame impede a técnica correta, o que deve ser evitado. Mesmo com a solicitação apenas de exame pélvico endovaginal, é imprescindível o exame com a bexiga cheia (etapa transabdominal) e depois com a bexiga vazia pela via endovaginal.

O exame ultrassonográfico para avaliação do endométrio tem parâmetros importantes no climatério. É considerado normal o endométrio de até 6mm em mulheres sem terapia hormonal e de até 9mm naquelas usuárias de hormônio. A medida da espessura endometrial deve ser sempre pela via vaginal e suas características ecográficas bem documentadas.

O sangramento uterino é a principal manifestação clínica do câncer de endométrio, apesar de não ser a causa mais comum. A atrofia endometrial está mais frequentemente associada ao sangramento na pós-menopausa. A ordem de frequência é: atrofia, uso de terapia hormonal, hiperplasias, pólipos endometriais e, em seguida, o câncer de endométrio. Embora ocupe o quinto lugar, este é o mais preocupante e o que deve ser excluído.

Na vigência de espessamento endometrial, a propedêutica deve ser sistematizada para evitar procedimentos invasivos sem resolução, sendo exemplo típico a presença do pólipo que, por ter a mesma ecogenicidade do endométrio, falseia o espessamento verdadeiro. Caso seja realizada a curetagem uterina, o endométrio adjacente ao pólipo se encontra atrófico nas mulheres após alguns anos de menopausa. O resultado anatomopatológico será discordante, submetendo a paciente a um procedimento invasivo sem resolução. Portanto, de modo a otimizar a conduta no espessamento endometrial, deve-se realizar o procedimento ilustrado na Figura 45.2.

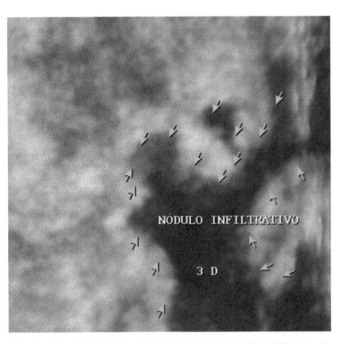

Figura 45.1 Ultrassonografia tridimensional para o diagnóstico de nódulo mamário.

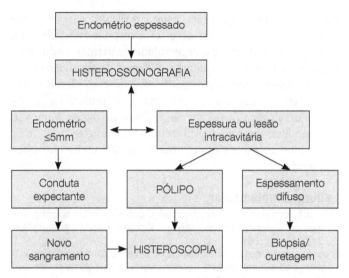

Figura 45.2 Fluxograma para otimizar a conduta em caso de espessamento endometrial.

A histerossonografia pode, portanto, auxiliar a avaliação do espessamento endometrial. A presença do pólipo endometrial é causa frequente de espessamentos na mulher menopausada. Quando se diagnostica o pólipo, a melhor conduta consiste na histeroscopia com a devida ressecção. Por outro lado, pode-se realizar a curetagem semiótica se o espessamento for causado pelo aumento difuso do endométrio e por se tratar provavelmente de hiperplasia ou neoplasia endometrial. A Figura 45.3 mostra a comparação entre o endométrio espessado e o diagnóstico de pólipo pela histerossonografia.

A US no diagnóstico das outras patologias pélvicas – tumores do miométrio, tumores anexiais, lesões ovarianas suspeitas e outras doenças da região pélvica com diverticulose, salpingites, apendicites, tumores do retroperitônio, entre outras – deve ser realizada conforme a suspeita clínica. O exame complementado com o estudo Doppler oferece informações adicionais importantes para o diagnóstico e a conduta. Cabe

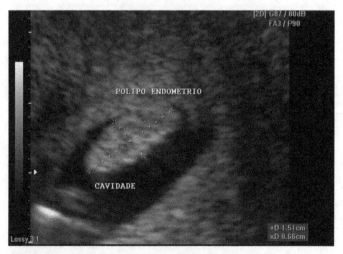

Figura 45.3 Histerossonografia para a avaliação do espessamento endometrial.

lembrar que os tumores ovarianos são suspeitados por meio de detalhado exame da morfoestrutura, seguindo os critérios da *International Ovarian Tumor Analisys* (http://www.iotagroup.org). O Doppler pode avaliar a presença ou não de neoangiogênese, característica marcante das neoplasias ovarianas. Índices de baixa resistência e baixa impedância indicam a probabilidade de processo evolutivo neoplásico.

Densitometria óssea

Como a expectativa de vida da mulher tem aumentado progressivamente, a osteoporose passou a ser dos mais graves problemas de saúde pública com relevante aumento da morbiletalidade. Em geral, no primeiro ano depois de uma fratura de quadril, cerca de 10% a 20% das pacientes se tornam incapacitadas, 15% a 40% são institucionalizadas e 20% a 35% morrem. Os gastos com o tratamento da osteoporose e com suas consequências ultrapassam a cifra dos 48 bilhões de dólares somente nos EUA, Canadá e Europa.

A osteopenia e a consequente osteoporose têm relação direta com o hipoestrogenismo. A falta do estrogênio origina aumento da reabsorção do osso trabeculado pelos osteoclastos em assincronia com a remodelação dos osteoblastos, e o osso trabeculado é o responsável por manter a resistência à fratura. Os primeiros anos da menopausa são muito importantes para manutenção da microarquitetura óssea. Até 5 anos após a menopausa, a mulher pode chegar a perder 30% de seu osso trabeculado, ocasionando a osteopenia, o primeiro passo rumo à osteoporose, a qual é reconhecida clinicamente pela ocorrência de fraturas não traumáticas, especialmente da coluna lombar (fraturas vertebrais) e do antebraço, e ainda pela ocorrência de fratura do fêmur após queda da própria altura.

Os métodos diagnósticos para a osteoporose disponíveis são: radiografia convencional, densitometria óssea (*Dual Energy X-ray Absorptiometry* – DEXA), considerada padrão-ouro para esse diagnóstico, tomografia óssea periférica (TC), ultrassonometria (US) de calcâneo e ultrassonometria de falanges (DEMO), que promete estabelecer novo padrão de diagnóstico para essa doença, identificando não somente a quantidade óssea (osteossonometria), mas também a qualidade óssea (osteossonografia).

Valendo-se de dados sobre a relação entre densidade mineral óssea e risco de fratura, a OMS sugeriu a definição mais atual para osteoporose: densidade mineral óssea ≤2,5 desvios padrões da densidade média local para o adulto jovem (*T score*) (WHO, 1994). Abaixo dessa densidade, o risco de fratura não traumática aumenta de maneira não linear. A osteopenia foi então definida como densidade mineral óssea entre 1 e 2,5 desvios padrões abaixo da média para o adulto jovem. Essa definição de osteoporose foi retirada de dados obtidos em populações de raça branca/caucasiana com mais de 65 anos de idade (WHO, 1994), devendo ser validada para outras etnias e para mulheres mais jovens. Variações podem ocorrer por densitômetros, lesões nos sítios ósseos avaliados e fraturas anteriores, entre outros fatores.

A Associação Americana de Endocrinologia, o Colégio Americano de Obstetrícia e Ginecologia e o Colégio Americano de Medicina Preventiva recomendam que as mulheres de 65 anos ou mais sejam rastreadas para a osteoporose por meio da DEXA. Para as mulheres com idades entre 50 e 64 anos, a maioria das diretrizes recomenda a avaliação de fatores de risco clínicos para a osteoporose para realizar a DEXA. Ao se considerar a DEMO como densidade mineral óssea em mulheres com maior risco, recomenda-se que aquelas com menos de 65 anos de idade sejam rastreadas com a DEXA. Se o risco de fratura osteoporótica em 10 anos é igual ou maior do que o de uma mulher branca de 65 anos sem fatores de risco adicionais, também deve ser realizada a DEXA.

CONSIDERAÇÕES FINAIS

O período da menopausa e climatério é importante por ser a fase em que a mulher se torna suscetível a vários fatores intervenientes na composição de seu bem-estar físico e mental. Várias doenças apresentarão maior incidência em razão do próprio processo de envelhecimento. As doenças cardiovasculares são a principal causa de óbitos em mulheres no climatério. O câncer de mama é o mais incidente nessa população. Neste capítulo foram abordados de maneira sistematizada os principais exames complementares capazes de avaliar o estado de saúde da mulher nessa fase da vida. Deve-se sempre atentar para o custo-benefício dos exames solicitados. Alguns são imprescindíveis, como o perfil lipídico e a mamografia de *screening* das doenças da mama, e os outros serão usados de maneira mais conscienciosa, como a RM. Convém ter em mente que a clínica é soberana.

Mesmo com o avanço das tecnologias disponíveis, o médico não pode prescindir de excelente anamnese, acadêmica, seguindo toda a sistematização da boa semiologia, bem como ter sua atenção concentrada no exame físico detalhado de sua paciente. Se assim proceder, estará realizando a boa prática médica, mas para isso deve ter a responsabilidade ética condizente e o desejo e a necessidade de manter a educação médica continuada, frequentando cursos de aperfeiçoamento, congressos e jornadas científicas, bem como ler, ler e ler muito. Hoje o universo da informação é ilimitado e se encontra ao alcance dos *dedos* ou, melhor, do *mouse*. Nunca se deve esquecer também do velho chavão: "quanto mais sei, mais tenho certeza de que é muito pouco pelo que tenho que saber e aprender."

Leitura complementar

Keen JD, Jørgensen KJ. Four principles to consider before advising women on screening mammography. J Womens Health (Larchmt) Nov 24 2015; (11):867-7.

Menopause: full guideline. National Collaborating Centre for Women's and Children's Health (UK). London: National Institute for Health and Care Excellence (UK); 2015.

Meys EM, Kaijser J, Kruitwagen RF et al. Subjective assessment versus ultrasound models to diagnose ovarian cancer: a systematic review and meta-analysis. Eur J Cancer 2016.

Murphy N, Strickler HD, Stanczyk FZ et al. A prospective evaluation of endogenous sex hormone levels and colorectal cancer risk in postmenopausal women. J Natl Cancer Inst Aug 2015; 1:107.

Nkonde-Price C, Bender JR. Menopause and the heart. Endocrinol Metab Clin North Am Sep 2015; 44(3):559-64.

Ouzid A, Ben Khedija M, Menjli S, Mkaouar L, Mourali M. Feasibility and diagnostic value of hysterosonography performed in bleeding time in the exploration of abnormal uterine bleeding. J Gynecol Obstet Biol Reprod (Paris) 2016.

Roett MA, Essent FP. Genital cancers in women: uterine cancer. Nov 2015; 438:11-7.

Santos ML dos, Borges GF. Exercício físico no tratamento e prevenção de idosos com osteoporose: uma revisão sistemática. Fisioter mov (Impr.) [online]. 2010; 23(2):289-99.

Sorpreso IC, Soares Júnior JM, Fonseca AM, Baracat EC. Female aging. Rev Assoc Med Bras Dec 2015; 61(6):553-6.

CAPÍTULO 46

Tratamento do Climatério

Ana Lúcia Ribeiro Valadares

INTRODUÇÃO

O climatério representa a transição do período reprodutivo para o não reprodutivo. Essa passagem ocorre, em geral, de maneira gradual até a interrupção definitiva dos ciclos menstruais. O período que antecede a última menstruação pode durar muitos anos e é denominado transição menopausal ou período perimenopausal. A cessação permanente da menstruação – a menopausa – é um acontecimento natural na maioria das mulheres e ocorre, em média, aos 51,3 anos de idade. No passado, a menopausa não era motivo de tanta preocupação, dada a pequena proporção de mulheres que a atingiam. Atualmente, nos países mais desenvolvidos, 95% das mulheres chegam à menopausa e 50% vivem além dos 75 anos.

Portanto, a grande maioria dessas mulheres tem pelo menos um terço da vida na pós-menopausa, e a tendência mundial, de maneira geral, é a longevidade progressivamente maior da mulher. No Brasil, apesar das diferenças regionais marcantes, essa tendência é real e representa um dado a ser considerado no planejamento da assistência populacional, visando oferecer às mulheres climatéricas anos de vida saudável e de boa qualidade. Aproximadamente 85% das mulheres no climatério relatam pelo menos um dos sintomas próprios dessa fase, consistindo geralmente em sintomas vasomotores (fogachos), transtornos depressivos e distúrbios do sono.

ETIOPATOGENIA

A menopausa decorre do declínio acentuado no número de células germinais produzidas nos ovários (oócitos) em virtude da atresia progressiva do número original de ovócitos. Na perimenopausa, o número de folículos diminui e ocorrem alterações tanto nos intervalos como na duração e na intensidade do ciclo menstrual. Inicialmente há preservação relativa da secreção de estradiol, um dos hormônios mais importantes do corpo feminino, em níveis normal ou alto. No entanto, na fase lútea, ou seja, na terceira e última fase do ciclo menstrual, as concentrações de progesterona estão baixas.

Posteriormente, além dos distúrbios menstruais, aparecem sintomas climatéricos relacionados com reduções progressivas na secreção hormonal e deficiência de estrogênio ovariano. Esse quadro pode acarretar sintomas, como ondas de calor, sudorese, distúrbios do sono e alterações mentais. Normalmente, nos primeiros 2 a 3 anos após a última menstruação, ou seja, do início da menopausa, são observadas alterações atróficas urogenitais que favorecem a ocorrência de disfunções sexuais e problemas urinários. Outros agravantes na área de saúde, como doenças cardiovasculares, osteoporose e queixas musculoarticulares, aparecem tardiamente na pós-menopausa.

A etiologia das ondas de calor ou fogachos, embora não totalmente compreendida, pode estar relacionada com um conjunto de pontos alterados na termorregulação do hipotálamo, problema que decorre da redução abrupta dos níveis de estrogênio no climatério, como defendem diversos estudiosos do assunto. Enquanto as mulheres na pré-menopausa iniciam mecanismos para dissipar o calor quando a temperatura do corpo aumenta 0,4°C, o mesmo acontece com menores elevações de temperatura em mulheres no climatério.

Os diferenciais de regulação térmica entre a pré-menopausa e o climatério estão relacionados com receptores de serotonina 5-HT2 que desempenham papel fundamental no desenvolvimento das ondas de calor no hipotálamo. Esses receptores estão suprarregulados durante a deprivação estrogênica, e sua ativação provoca sudorese, fogachos e palpitações. No entanto, outros hormônios neuroendócrinos podem estar envolvidos no distúrbio da regulação da temperatura. Um exemplo expressivo é dado pelos mecanismos alfa-adrenérgicos. Estrogênios, assim como noradrenalina e opioides endógenos, interagem com os neurotransmissores e ainda com a serotonina, o que resulta na alteração do controle de temperatura no hipotálamo.

Mulheres na pós-menopausa mostram atividade serotoninérgica diminuída em comparação ao registrado em controles na pré-menopausa, sendo a terapia de reposição estrogênica a recomendação médica. Com o procedimento, a atividade da serotonina se torna parcialmente normalizada. Em outra frente, o estrogênio aumenta a densidade de receptores 5-HT2A no núcleo *accumbens*, sugerindo que a deprivação estrogênica tem o poder de influir negativamente no humor, possibilitando o aparecimento de sintomas depressivos no climatério.

A deficiência de hormônios (isto é, estrogênica) relacionada com a menopausa leva à síndrome geniturinária da menopausa (GSM) com uma variedade de mudanças físicas na vulva, na vagina e no trato urinário inferior, associadas a sintomas que incluem secura vaginal, queimação, irritação, falta de lubrificação, dispareunia, bem como sintomas urinários de urgência, disúria e infecções urinárias. Cabe ressaltar que a GSM do trato urinário é de natureza crônica, podendo até piorar com o tempo, o que prejudica a função sexual e a qualidade de vida em até 50% de mulheres na pós-menopausa.

Embora os níveis de estradiol sejam significativamente reduzidos em razão da perda de produção folicular com a menopausa, a estrona, aromatizada a partir da androstenediona de fontes não foliculares, é a principal fonte de hormônio estrogênico em circulação na pós-menopausa. Como a maior parte da conversão de androgênios para estrogênios ocorre no tecido adiposo, presume-se frequentemente que as mulheres obesas, que têm mais estrogênio circulante, devem apresentar menos queixas de sintomas vasomotores. No entanto, isso nem sempre é verdadeiro, e os sintomas vasomotores da menopausa podem ser tão frequentes e graves em mulheres obesas quanto naquelas mais magras.

DIAGNÓSTICO

Na transição menopausal, ou seja, na etapa de transição do ciclo reprodutor feminino antes da menopausa, ocorrem flutuações hormonais. A mulher nesse estágio, que pode durar muitos anos, ainda precisa estar atenta à contracepção, se for o caso, em razão da presença de ovulações ocasionais. O tipo e a intensidade das sensações percebidas como sintomas do climatério variam de indivíduo para indivíduo e dependem principalmente dos níveis de hormônios sexuais e das condições psicológicas e sociais das mulheres. Assim, por apresentar quadro dinâmico, o diagnóstico dessa fase, conhecida por perimenopausa, é fato estabelecido por exame eminentemente clínico.

A constelação de sintomas relatados pelas mulheres na perimenopausa é denominada síndrome climatérica. Muitos deles são atribuíveis à síntese reduzida de esteroides sexuais, que repercute, por exemplo, na área vasomotora. Em outros casos, porém, a origem dos sintomas é multifatorial, como se verifica nas flutuações de humor. Diversos são os estudos de coorte e os transversais que têm sido realizados com a finalidade de caracterizar os sintomas do climatério. Os mais consistentemente encontrados são os fogachos e a secura vaginal, enquanto outros incluem os distúrbios do sono, os sintomas corporais de vários tipos, queixas urinárias, problemas sexuais e alterações de humor.

Mais do que em qualquer época, os sintomas se tornam muito comuns durante a transição menopausal. A frequência é de aproximadamente 40% no universo das mulheres na transição precoce. Na transição menopausal tardia e na fase inicial da pós-menopausa, a intensidade aumenta para 60% a 80%.

Os fogachos têm impacto negativo na qualidade de vida da mulher. Além disso, essas sensações de calor estão associadas a indicadores adversos à saúde feminina, como aumento do risco cardiovascular e maior perda óssea.

A duração total de fogachos foi bem descrita no *Study of Women's Health Across The Nation* (SWAN). Esse estudo revela duração média total de 7,4 anos, com sintomas persistindo, em média, 4,5 anos após a data da última menstruação. Mulheres que estavam na pré-menopausa ou no início da perimenopausa, quando experimentaram fogachos, apresentaram maior duração total desse sintoma (11,8 anos, com duração mediana de 9,4 anos após a última menstruação). Quando comparadas com outros grupos raciais/étnicos, as mulheres afro-americanas apresentaram maior duração total de fogachos, que alcançou pouco mais de uma década (10,1 anos). No outro extremo, as mulheres chinesas e latino-americanas apresentaram a menor duração total desses fogachos (aproximadamente 5 anos). Outros estudos relatam que 8% podem continuar a apresentar fogachos 20 anos após a última menstruação.

A longa duração das ondas de calor promove desafios para o tratamento clínico. Afinal, muitas mulheres continuarão a ser sintomáticas se a terapia hormonal (TH) for descontinuada.

A indicação laboratorial de que chegou a menopausa é representada pelo aumento do nível do hormônio folículo-estimulante (FSH). O nível desse hormônio aumenta mais do que o do hormônio luteinizante (LH) em razão da filtração renal reduzida de FSH em comparação com o LH. Na transição menopausal existe grande variação dos níveis desses hormônios em resposta ao maior fluxo de hormônio liberador de gonadotrofinas (GnRH) pelo hipotálamo e ao aumento da sensibilidade da hipófise ao GnRH. Mulheres mesmo com níveis de FSH elevados, na transição menopausal, ainda têm risco de gravidez. Dessa maneira, a contracepção deve merecer cuidados até os níveis de FSH permanecerem na faixa de pós-menopausa. No entanto, caso a mulher esteja utilizando contraceptivo hormonal, o mais seguro é prosseguir com o método até os 52 anos de vida.

TRATAMENTO E SEGUIMENTO

Para a obtenção de resultados clínicos mais seguros e efetivos, a abordagem da paciente climatérica deve ser feita de modo holístico e com foco multidisciplinar de saúde. Essa abordagem holística conceitua o envolvimento das necessidades físicas, psicológicas e sociais da paciente e inclui tratamento farmacológico e medidas comportamentais.

A paciente no climatério deve ser orientada detalhadamente sobre dieta, prescrição de exercícios adequados e sono, devendo também receber apoio em outras áreas e aconselhamento sobre tabagismo e alcoolismo, entre outros.

Além de favorecer a melhoria da qualidade de vida, a abordagem do climatério deve ser entendida como oportunidade de imunização, prevenção e tratamento de doenças. Devem ser revistas as terapias que não estejam bem ajustadas, como o uso de antidepressivos para o tratamento de problemas associados à disfunção sexual.

As mulheres que experimentam menopausa espontânea ou iatrogênica antes dos 45 anos de idade, particularmente antes dos 40 anos, estão sob risco maior de contrair doença cardiovascular e sofrer de osteoporose, podendo estar sob risco aumentado de apresentar transtornos emocionais e demência. A TH pode reduzir os sintomas e preservar a densidade óssea, sendo aconselhada pelo menos até a idade média da ocorrência da menopausa.

Terapia hormonal

Um método científico consagrado para tratar os fogachos e possivelmente reduzir o risco de doenças cardiovasculares na pós-menopausa é a TH, a qual está relacionada com dois hormônios geralmente indicados no climatério: o estrogênio e a progesterona. No caso dos sintomas vasomotores e de atrofia urogenital, a estrogenoterapia (ET) é a forma mais usada de tratamento. Por outro lado, para as mulheres com útero intacto recomenda-se a terapia estroprogestínica (TEP). Já para as mulheres histerectomizadas, ou seja, que passaram por remoção cirúrgica do útero, está indicado apenas o emprego do estrogênio. As doses de estrogênio recomendadas estão relacionadas no Quadro 46.1.

Em grande parte, os tratamentos recomendados na TH levam em conta doses convencionais de estrogênios, mas a regra tem exceções importantes. O combate a fogachos com a redução de sangramento vaginal e mastalgia pode ser efetivado com terapias que empregam baixas doses (estrogênios conjugados 0,3mg, 17β-estradiol 1 ou 0,5mg, 17β-estradiol transdérmico 0,25mg). Essas mesmas ondas de calor podem ser reduzidas, em algumas mulheres, com baixíssima dose (17β-estradiol transdérmico 0,14mg). Como é sabido que a mulher pode apresentar resposta variável à TH e que a técnica não exclui os riscos associados, no encaminhamento clínico devem ser levadas em conta as necessidades de cada uma, privilegiando resultados positivos com o emprego de menores doses sempre que possível.

Um aspecto importante na TH é o papel desempenhado pelos progestogênios em termos de atividade biológica, não restando dúvida de que é bastante variado. Entretanto, existem ainda poucos estudos conduzidos de maneira sistemática e em larga escala para conhecer em profundidade as diferenças entre os diversos progestogênios. É certo que raros deles passaram por avaliação em estudos randomizados prospectivos "duplo-cegos" em longo prazo, o que seria importante para evitar erros de avaliação na conduta médica. Também é fato que existem escassos estudos randomizados controlados sobre este assunto.

A falta de pesquisas sobre o uso de progestogênios começou a ser questionada com mais intensidade a partir da divulgação dos resultados do estudo *Women's Health Initiative* (WHI), iniciado em 1993 nos EUA. O estudo procurou dar suporte a estratégias nacionais de longo prazo no combate a doenças cardíacas, cânceres de mama e colorretais e fraturas osteoporóticas em mulheres na pós-menopausa. Embora a pesquisa tenha utilizado apenas o acetato de medroxiprogesterona (AMP), a comunidade médica e científica se preocupa com a segurança do uso de todos os progestogênios como uma classe em geral. A base para esse questionamento é que existe uma elástica variedade de preparações, cujas diferenças são tão significativas que seria inapropriado atribuir aos efeitos adversos dos progestogênios uma característica de classe.

Assim, é preciso bom conhecimento da farmacodinâmica dos variados esteroides sexuais, como, por exemplo, quando o médico precisa ministrar o progestogênio adequado na TEP em paciente com útero (Quadro 46.2).

Atualmente já se sabe que a proteção endometrial pode ser conseguida tanto pelo uso de progestogênio oral, combinado com estrogênio sistêmico, como pela adoção de adesivos combinados a estrogênio-progestogênio. Também já existem evidências de que a segurança endometrial pode ser obtida com a aplicação de progestogênios, em vários esquemas, combinados a diversas doses e formas de administração. Diferentes doses, porém, podem apresentar resultados clínicos diversos e variar com base no progestogênio utilizado, começando com as menores doses eficazes de 5mg de acetato de medroxiprogesterona, 0,1mg de acetato de noretisterona e 0,5mg de drospirenona ou 100mg de progesterona micronizada.

Quadro 46.1 Vias e doses de estrogênios utilizadas em TH

Via oral	Dose
Estrogênio conjugado	0,3 a 0,45-0,625mg/dia
17β-estradiol micronizado	1 a 2mg/dia
Valerato de estradiol	1 a 2mg/dia
Estriol	1 a 8mg/dia
Via parenteral	**Dose**
Estradiol transdérmico	25/50/100mg, 2 vezes por semana
Estradiol percutâneo	0,5/0,75/1,0/1,5/3mg/dia
Implantes – Estradiol	25mg por 6 meses

Quadro 46.2 Vias e doses de progestogênios utilizadas em TH

Via oral	Dose
Acetato de medroxiprogesterona	1,25 a 2,5, 5 e 10mg/dia
Acetato de ciproterona	1 a 2mg/dia
Acetato de noretisterona	0,35/0,5/1/2 e 5mg/dia
Acetato de nomegestrol	2,5 a 5mg/dia
Didrogesterona	5 a 10mg/dia
Trimegestona	0,5mg/dia
Estradiol transdérmico	25/50/100mg, 2 vezes por semana
Via parenteral	**Dose**
Acetato de noretisterona transdérmico	140 a 170 e 250μg/dia

Os resultados obtidos no campo prático são os mais diversos. O uso contínuo de TEP reduz o risco de neoplasia do endométrio em comparação com a não adoção da TH. Já a terapia com progestogênio sequencial com a TE aumentou o risco quando o progestogênio sequencial foi administrado em intervalos maiores. No entanto, um estudo de 2 anos sobre o adesivo de aplicação de baixíssima dose de estradiol não mostrou aumento da hiperplasia endometrial estatisticamente significativo.

Por segurança, porém, a conduta médica recomendada consiste no uso intermitente da progesterona no caso da adoção a longo prazo de qualquer terapia estrogênica sistêmica, incluindo essa baixíssima dose de estrogênio. Para não atenuarem os efeitos benéficos da terapia estrogênica, os progestogênios devem ser aplicados na menor dose capaz de proteger o endométrio, conduta essa que se explica em razão de os progestogênios serem hormônios com efeito antiestrogênico, e doses maiores comprometeriam essa proteção desejada.

Merecem ser feitas considerações adicionais. As mulheres sintomáticas na perimenopausa devem ser tratadas preferencialmente com regimes sequenciais, uma vez que o uso do esquema combinado contínuo pode ocasionar padrões de sangramento imprevisíveis e frequentemente inaceitáveis, quadro que é encontrado até mesmo em mulheres recentemente na menopausa.

Outros estudos evidenciam que todos os progestogênios apresentam resultados semelhantes quando considerados em dado regime para proteção endometrial. Um dos destaques nessa matéria é o uso do sistema intrauterino contendo 20µg de levonorgestrel, que proporcionou proteção endometrial equivalente à fornecida pelo progestogênio sistêmico administrado continuamente. Além disso, apresentou mais proteção em comparação com o progestogênio administrado sequencialmente. A opção se mostrou vantajosa pela relevância de dois motivos: é mais bem tolerada do que outros progestogênios padrões e assegura proteção contraceptiva na transição menopausal.

O endoceptivo intrauterino de levonorgestrel (LNG) tem, aparentemente, forte aplicabilidade na fase madura das mulheres, principalmente minimizando os efeitos adversos causados pelo progestogênio sistêmico. A comunidade médica encontra, assim, novas possibilidades na aplicação desse LNG, inicialmente desenvolvido e utilizado mundialmente para contracepção intrauterina.

Apesar disso, esse progestogênio continua desempenhando papel relevante nas condutas médicas. Entre os novos progestogênios sistêmicos se encontram os agonistas puros: a didrogesterona e a trimegestona. A noretisterona tem efeitos androgênicos juntamente com o LNG e o gestodeno. A ciproterona, o dienogeste e a drospirenona têm efeitos androgênicos, assim como o LNG e o gestodeno. A ciproterona, o dienogest e a drospirenona têm efeitos mineralocorticoides (Quadro 46.3).

Cada progestogênio deve ser aplicado adequadamente. Na paciente com risco baixo de câncer de mama ou doença cardiovascular, a escolha do progestogênio tomará por base a tolerância clínica. No entanto, nas pacientes que apresentem esses riscos deve-se optar por progestogênios menos androgênicos. Nesses casos, a progesterona natural micronizada é o progestogênio de primeira linha por se mostrar eficaz para hiperplasia endometrial e ser metabolicamente neutra.

Quadro 46.3 Efeitos biológicos da progesterona endógena e de outros progestogênios

	Progestogênica	Estrogênica	Antiestrogênica	Androgênica	Antiandrogênica	Glicocorticoide	Antimineralocorticoide
Progesterona	+	–	+	–	+/–	+	+
Didrogesterona	+	–	+	–	+/–	–	+/–
Trimegestona	+	–	+	–	+/–	–	+/–
AMP	+	–	+	+/–	–	+	–
Ciproterona	+	–	+	–	++	+	–
Neta	+	+	+	+	–	–	–
LNG	+	–	+	+	–	–	–
Norgestimato	+	–	+	+	–	–	–
Gestodene	+	–	+	+	–	+	+
Dienogeste	+	+/–	+/–	–	+	–	–
Drospirenona	+	–	+	–	+	–	+

Atividade: ++ fortemente significativa; + significativa; +/– fracamente significativa; – ausente.
Fonte: adaptado de Schindler et al. Maturitas, 2003; Wiegratz & Kuhl. Trends End Met 2004.

Os sintomas da menopausa podem ser combatidos com êxito por todas as vias de administração da TH. No entanto, a via não oral apresenta características próprias: não tem a primeira passagem hepática, as concentrações de hormônios no sangue são obtidas por determinada via e a atividade biológica dos compostos. Já com a terapia transdérmica não há aumento nos triglicerídeos e na proteína C reativa (PCR), bem como é reduzido seu efeito sobre a pressão arterial (PA). Também não há aumento da globulina carreadora dos hormônios sexuais (SHBG) e, portanto, não existe interferência nos níveis de testosterona livre.

No entanto, um aspecto não relacionado com a prática médica deve ser observado no caso das terapias cutâneas, ou seja, o perigo de crianças e animais terem acesso ao material e o utilizarem inadvertidamente e com perigo.

Em outra frente auspiciosa há cada vez mais evidências de que os ET transdérmicos estão associados a menor risco de trombose venosa profunda, acidente vascular cerebral e infarto do miocárdio.

Em mulheres que apresentam apenas sintomas urogenitais, o tratamento com estrogênio vaginal deve ser o único utilizado. A terapia estrogênica promove o crescimento celular vaginal e a maturação celular, a recolonização com lactobacilos, o aumento do fluxo sanguíneo vaginal, a diminuição do pH vaginal para os níveis da pré-menopausa e a melhora da espessura e elasticidade vaginal e da resposta sexual.

Em comparação ao estrogênio por via oral, todas as formulações vaginais para uso tópico mostram evolução positiva dos sintomas e dos resultados citológicos vaginais. Mais ainda, os efeitos negativos foram menos evidentes do que com os preparados sistêmicos.

Se o problema for atrofia vulvovaginal (AVV), o tratamento normalmente consiste em uma dose diária de ataque seguida por sua redução até alcançar a mínima dose que mantenha a integridade vaginal. As mais baixas têm-se mostrado com maior eficácia, como 10μg/dia de estradiol creme ou 10 a 25μg na forma de cápsulas para uso vaginal. Em geral, os sintomas vaginais podem ser aliviados apenas com terapia de curta duração, entre 4 e 12 semanas. No entanto, podem reaparecer após a cessação do tratamento.

Com a terapia tópica, as baixas doses das preparações vaginais não apresentam absorção sistêmica significativa. Por isso, não é necessária a associação de progestogênios para proteção endometrial e não há recomendação para monitorização endometrial. Entretanto, existem poucas evidências sobre a segurança endometrial das preparações vaginais a longo prazo, ou seja, com duração >12 meses.

No epitélio uretral e da bexiga, a TH apresenta efeito proliferativo e também pode ter efeito benéfico sobre os sintomas de urgência urinária, bexiga hiperativa e risco de infecção urinária recorrente em mulheres com atrofia urogenital. Na prática clínica, o estrogênio tópico mostrou mais benefício do que o estrogênio sistêmico. Por outro lado, a TH sistêmica pode piorar a incontinência urinária. Não existem evidências sobre a recorrência da incontinência após o término do tratamento e sobre os efeitos a longo prazo.

Sem dúvida, por tudo o que foi mencionado, a TH é o tratamento mais efetivo para os sintomas vasomotores em mulheres na peri e pós-menopausa. Os benefícios se sobrepõem aos riscos quando iniciada em mulheres com menos de 60 anos ou com menos de 10 anos de menopausa, quando não há problemas que a contraindiquem.

As contraindicações formais para a utilização da TH estão listadas no Quadro 46.4.

As características de cada mulher devem ser consideradas, bem como os efeitos clínicos de cada tipo de progestogênio e o modo de administração. No caso de mulheres com útero intacto, o uso do progestogênio deve ser individualizado. Por sua vez, o tratamento vaginal com estrogênio para aliviar os sintomas urogenitais pode ser prescrito para todo o universo de mulheres e sem limite de idade. Já a TH sistêmica não tem recomendação prévia quanto à duração máxima obrigatória para evitar seu emprego. A maior flexibilidade no tempo de utilização também é válida para a terapia que adota apenas o componente estrogênico, o que fica provado quando pacientes que usaram estrogênio isoladamente, por até 7 anos, não registraram associação entre o produto e o câncer de mama. Ademais, a manutenção do tratamento com TE ou TEP pode ser feita e deve ser sustentada nas indicações propostas e no melhor juízo clínico que considera os riscos e os benefícios.

A suspensão deve ocorrer, portanto, somente quando essa relação não pender mais para os benefícios e não for de fato vantajosa. Em relação à interrupção, não existem evidências de que a suspensão gradativa da TH ofereça mais benefício quanto ao não retorno dos sintomas após a cessação de tratamento, e também não há comprovação de que seja fator decisivo para demandar o retorno à TH quando comparada com a descontinuação imediata.

Tibolona

A tibolona é um esteroide sintético, cujos metabólitos têm propriedades progestogênica, androgênica e estrogênica, e é classificada como reguladora seletiva da atividade estrogênica nos tecidos, demonstrando importância no tratamento de mulheres na pós-menopausa com disfunção sexual do desejo. Esse esteroide reduz sintomas vasomotores, quando comparado com placebo, tem efeito benéfico na densidade mineral óssea e não parece estar associado a efeitos adversos na densidade mamográfica. O risco de câncer de mama com tibolona não foi completamente elucidado em mulheres sem câncer mamário, mas a taxa de reincidência em sobreviventes desse tipo de câncer é aumentada com essa terapia.

A dose de 1,25mg se mostra efetiva para a saúde óssea. No entanto, a de 2,5mg ao dia, via oral, revela melhor controle dos sintomas climatéricos, em especial os fogachos. Portanto, é comercializada nas doses de 1,25mg e de 2,5mg.

Androgênios

O declínio dos níveis de androgênio nas mulheres ocorre com o aumento da idade sem nenhuma mudança significativa associada à menopausa natural, ao contrário do que ocorre nos casos de menopausa cirúrgica. Existe forte evidência de que os androgênios influenciam a função sexual feminina, e a terapia androgênica pode ser útil para as mulheres que experimentaram a perda de desejo sexual e/ou excitação. Antes de se considerar a terapia com testosterona, as mulheres devem ser avaliadas para outras causas tratáveis de sua disfunção sexual, as quais devem ser abordadas. A terapia com testosterona exógena melhora alguns aspectos da função sexual feminina em populações cuidadosamente selecionadas de mulheres na pós-menopausa. Um exemplo importante é o caso das mulheres que desenvolvem disfunção de desejo/excitação sexual após ooforectomia bilateral, que deve, sempre que possível, ser o objeto do tratamento. Por outro lado, o uso rotineiro de testosterona não é indicado em mulheres na pós-menopausa.

Quadro 46.4 Contraindicações ao uso de TH e nível de evidência

Doença hepática descompensada (nível de evidência D)
Câncer de mama (nível de evidência B)
Câncer de endométrio (nível de evidência B)
Lesão precursora para câncer de mama (nível de evidência D)
Porfiria (nível de evidência D)
Sangramento vaginal de causa desconhecida (nível de evidência D)
Doenças coronariana (nível de evidência A) e cerebrovascular (nível de evidência D)
Doença trombótica ou tromboembólica venosa (nível de evidência B)
Deve-se considerar a via de administração
Lúpus eritematoso sistêmico (nível de evidência A)
Meningioma – apenas para progestogênio (nível de evidência D)

A terapia com testosterona deve ser considerada como um ensaio clínico que não deve ser continuado se a mulher não experimentar benefício significativo após 6 meses. Os tratamentos de reposição androgênica são *off label*.

Agonistas/antagonistas dos receptores de estrogênio

Dois novos produtos recentemente aprovados para o tratamento dos sintomas da menopausa contêm agonistas/antagonistas dos receptores de estrogênio. Esses produtos têm efeitos diferentes sobre ossos, mama, endométrio e tecido vaginal. O ospemifene, por exemplo, melhora os sintomas da dispareunia associada à atrofia vulvovaginal. Já o bazedoxifeno combinado com estrogênios conjugados melhora os sintomas vasomotores e a densidade mineral óssea em mulheres na pós-menopausa. Entretanto, os profissionais devem estar atentos ao aumento do risco de doença tromboembólica venosa e arterial a partir do uso dessas medicações. Atualmente, os ensaios clínicos procuram avaliar de maneira conclusiva a eficácia e a segurança desses medicamentos em comparação com regimes tradicionais com base em estrogênio e progestogênio.

Tratamento não hormonal

No caso de mulheres que não podem utilizar a TH, como aquelas com câncer de mama ou que optam por não utilizar essa terapia, diferentes tipos de tratamento vêm sendo avaliados na tentativa de reduzir os sintomas vasomotores sem a utilização de hormônios.

O uso de fitoestrogênios tem sido citado como possibilidade de tratamento, embora uma revisão sistemática com metanálise tenha concluído que não há evidência de que reduzam os fogachos e os suores noturnos em mulheres climatéricas. Os autores ressaltam, porém, que os benefícios derivados dos concentrados de genisteína devem ser mais bem investigados.

Entre as terapias farmacológicas não hormonais, as mais efetivas, embora não tão eficazes como o estrogênio, incluem alguns inibidores seletivos da recaptação de serotonina (ISRS) e inibidores seletivos da recaptação de serotonina e noradrenalina (IRSN). Esses medicamentos aumentam os níveis de serotonina e noradrenalina, ambos implicados na origem das ondas de calor, destacando-se a paroxetina, a venlafaxina, a desvenlafaxina, a sertralina e o citalopram. Apesar de alguns dados conflitantes, esses antidepressivos se mostraram efetivos na redução dos fogachos em mulheres climatéricas. Se possível, devem ser utilizados os IRSN, como a desvenlafaxina, que não costumam alterar a libido. A dose de desvenlafaxina para tratamento de sintomas vasomotores é de 100mg/dia. No entanto, recomenda-se iniciar com 50mg por alguns dias para melhor adaptação. A paroxetina e a fluoxetina não devem ser utilizadas em usuárias de tamoxifeno, uma vez que diminuem o efeito do modulador seletivo do receptor do estrogênio (SERM) no tratamento do câncer de mama.

PONTOS CRÍTICOS E CONSIDERAÇÕES FINAIS

Os médicos devem conscientizar-se de que os sintomas climatéricos, como os fogachos e o ressecamento vaginal, podem ter impacto negativo na qualidade de vida das mulheres climatéricas.

A avaliação holística das mulheres climatéricas, assim como a terapia dos sintomas climatéricos, em especial a hormonal, deve ser individualizada e amplamente abordada.

MENSAGENS-CHAVE

- A terapia hormonal na menopausa continua a ser a mais eficaz para sintomas vasomotores e atrofia urogenital.
- Outras queixas relacionadas com a menopausa, como dores na articulação e musculares, alterações de humor, distúrbios do sono e disfunção sexual (incluindo a redução da libido), podem melhorar durante a TH. A qualidade de vida também pode melhorar com a administração dessa terapia individualizada.
- A TH deve fazer parte de uma estratégia global, incluindo recomendações sobre o estilo de vida, como dieta, exercícios físicos, parar de fumar e níveis seguros de consumo de álcool para manutenção da saúde na peri e pós-menopausa.
- A TH deve ser individualizada e adaptada de acordo com os sintomas e a necessidade de prevenção, bem como as histórias pessoal e familiar resultantes de investigações pertinentes, levando-se em conta as preferências e as expectativas de cada mulher.
- Os riscos e benefícios do uso da TH são diferentes para as mulheres durante a transição menopausal em comparação com o uso em mulheres mais velhas. A TH não deve ser iniciada após os 60 anos de idade ou 10 anos após a menopausa.
- A TH inclui uma gama de produtos hormonais e vias de administração com diferentes riscos e benefícios em potencial. Assim, a expressão *efeito de classe* é confusa e inadequada; no entanto, são limitadas as evidências sobre diferenças nos riscos e benefícios entre diferentes produtos.
- As mulheres que experimentam menopausa espontânea ou iatrogênica antes dos 45 anos de idade e particularmente antes dos 40 devem fazer TH pelo menos até a média de idade para a menopausa.
- Os benefícios e riscos da TH devem ser explicados em termos claros e compreensíveis, como, por exemplo, números absolutos em vez de risco relativo, o que permitirá que uma mulher e seu médico tomem uma decisão bem informada sobre essa terapia. Podem ser úteis informações escritas sobre os riscos e benefícios, bem como sobre a decisão. A TH não é recomendável sem a clara indicação de uso, ou seja, sintomas ou efeitos físicos significativos da deficiência estrogênica.
- Não existem motivos para que se tornem obrigatórias as limitações na duração da TH.
- A continuidade do uso da TH na menopausa deve ficar a critério da mulher bem informada e de seu médico, de acordo com os objetivos específicos, benefícios e riscos, e a dosagem deverá ser titulada para a menor dose eficaz.

Leitura complementar

Albernaz MA, Wender MCO, Pompei LM, Fernandes CE, Frasson AL (eds.) Consenso sobre terapia hormonal e câncer de mama. Disponível em: http://files.bvs.br/upload/S/0100-7254/2013/v41n2/a3791.pdf.

Allen C, Evans G, Sutton EL. Pharmacologic therapies in women's health: contraception and menopause treatment. Med Clin North Am 2016 Jul; 100(4):763-89.

Baber RJ, Panay N, Fenton A; the IMS Writing Group. 2016 IMS. Recommendations on women's midlife health and menopausal hormone therapy. Disponível em: http://www.imsociety.org/manage/images/pdf/5aa613a059b5d11934333ff0ecc0da26.pdf.

Bassuk SS, Manson JE. The timing hypothesis: Do coronary risks of menopausal hormone therapy vary by age or time since menopause onset? Metabolism 2016 May; 65(5):794-803.

Chen MN, Lin CC, Liu CF. Efficacy of phytoestrogens for menopausal symptoms: a meta-analysis and systematic review. Climacteric 2015 Apr; 18(2): 260-9.

Davis SR, Worsley R, Miller KK, Parish SJ, Santoro N. Androgens and female sexual function and dysfunction-findings from the Fourth International Consultation of Sexual Medicine. J Sex Med 2016 Feb; 13(2):168-78.

Furness S, Roberts H, Marjoribanks J, Lethaby A. Hormone therapy in postmenopausal women and risk of endometrial hyperplasia. Cochrane Database Syst Rev 2012; 8:Cd000402.

Global Consensus Statement on Menopausal Hormone Therapy. Disponível em: http://www.menopause.org/docs/default-source/ 2013/ims-ht-ps-2013.pdf.

Hale GE, Shufelt CL. Hormone therapy in menopause: an update on cardiovascular disease considerations. Trends Cardiovasc Med 2015 Aug; 25(6):540-9.

Lima SMR, Botogoski SR, Reis BF (eds.) Menopausa, o que você precisa saber. 2. ed. São Paulo: Atheneu, 2014.

Mintziori G, Lambrinoudaki I, Goulis DG, Ceausu I, Depypere H et al. EMAS position statement: non-hormonal management of menopausal vasomotor symptoms. Maturitas 2015 Jul; 81(3):410-3.

Raney EC. What new therapeutic options exist for the relief of menopausal symptoms? JAAPA 2015 Jul; 28(7):14-6.

Setty P, Redekal L, Warren MP. Vaginal estrogen use and effects on quality of life and urogenital morbidity in postmenopausal women after publication of the Women's Health Initiative in New York City. Menopause 2015 Aug 8.

The North American Menopause Society Recommendations for Clinical Care of Midlife Women. Disponível em: http://www.menopause.org/docs/default-source/2014/nams-recomm-for-clinical-care.

Wender MCO, Pompei LM, Fernandes CE (eds.) Consenso Brasileiro de Terapêutica Hormonal na Menopausa. Disponível em: http://www.febrasgo.org.br/site/wp-content/uploads/2014/12/SOBRAC.pdf.

CAPÍTULO 47

Terapia Hormonal e Câncer Ginecológico

Raquel Alves Nunes Rodrigues

INTRODUÇÃO

O uso de estrogênios com finalidade não contraceptiva teve início na década de 1940 nos EUA. Desde essa época essas medicações vêm sendo usadas em grande escala como terapia hormonal (TH) para alívio dos sintomas do climatério e, mais recentemente, para prevenção ou retardo do desenvolvimento da osteoporose, que vem atingindo uma em cada quatro mulheres após os 65 anos de idade, já sendo considerada problema de saúde pública em países desenvolvidos, e de doenças isquêmicas cardiovasculares, que vêm sendo a principal causa de morte na mulher em sua pós-menopausa.

A preocupação com a segurança e os efeitos colaterais da TH são frequentemente usados como justificativa para se evitar essa terapêutica, negando a algumas pacientes todos os benefícios que dela advêm.

Muitas preocupações e mitos criados não têm correta base científica, já que foram abandonados os estudos realizados com hormônios sintéticos e sem a contraposição da progesterona, diferentemente dos esquemas utilizados atualmente para a TH.

CÂNCER DO ENDOMÉTRIO

Desde a década de 1970, inúmeros estudos vêm se referindo à terapia estrogênica pós-menopausa como possível causa do câncer de endométrio, em razão do já conhecido efeito proliferativo e mitótico sobre células endometriais, podendo resultar em hiperplasia endometrial e evolução para adenocarcinoma. O aumento do risco relativo (RR) varia, de acordo com a literatura, entre 1,8 e 20, e os dados sugerem que esse acréscimo pode persistir por até 10 anos após a terapia de reposição estrogênica (TRE) ter sido interrompida. Embora a incidência de câncer de endométrio tenha aumentado após a década de 1970, a mortalidade em decorrência da doença diminuiu em parte em virtude da detecção precoce e em parte em razão do elevado índice de cura.

A adição de progesterona à estrogenoterapia alterou drasticamente a incidência do câncer endometrial, uma vez que ação desse hormônio induz a diferenciação do endométrio, contrapondo os efeitos estrogênicos e reduzindo ou até eliminando os riscos de câncer endometrial associado à TH. As doses comprovadamente efetivas para proteção endometrial são:

- 10mg de acetato de medroxiprogesterona por 10 dias ou 5mg por 12 dias;
- 1 a 2,5mg de noretindrona por 12 dias.

O uso diário de 2,5mg de acetato de medroxiprogesterona parece não proporcionar proteção total.

O estudo *Million Women Study*, coorte britânica de seguimento de pacientes recrutadas para *screening* de câncer de mama, envolveu 1.084.110 mulheres de 50 a 64 anos de idade e acusou em seus resultados aumento no risco de câncer de endométrio com o uso da tibolona (31 casos para 10 mil mulheres), o que representa aproximadamente o dobro do risco dessas pessoas sem TH. Esse estudo observacional tem vários questionamentos estatísticos que limitam esses dados, e os já publicados sobre as ações da tibolona no endométrio não mostraram ação proliferativa.

Em relação às pacientes já portadoras de alterações endometriais, os casos devem ser analisados individualmente. Nas hiperplasias císticas deve ser realizada investigação endometrial invasiva (biópsia ou curetagem) 6 meses após o início da TH, a qual consiste no uso de 21 dias de progesterona a cada mês. Em pacientes portadoras de hiperplasia atípica, a histerectomia deve preceder a TH e, após o endométrio ser removido, a TRE pode ser prescrita sem riscos. Em pacientes com carcinoma de endométrio já tratadas não há contraindicações ao uso nos estágios iniciais e após 5 anos de tratamento, devendo-se optar pelo uso de progesterona por 21 dias.

CÂNCER DE OVÁRIO

Poucos estudos relatam aumento na incidência de carcinoma ovariano do tipo endometrioide nas pacientes submetidas à TH, mas esses dados são inconsistentes. Não há aumento de câncer de ovário de outro tipo histológico associado à TRE. O uso de TH após tratamento do câncer de ovário não é contraindicado (nível de evidência B), exceto para o subtipo endometrioide.

CÂNCER DE COLO UTERINO E DE VAGINA

A TH não influencia o desenvolvimento da neoplasia do colo uterino e de vagina, podendo ser empregada em mulheres tratadas de câncer do colo uterino de células escamosas (nível de evidência B).

CÂNCER DE VULVA

Não existem contraindicações ao uso da TRE em pacientes portadoras de câncer de células escamosas da vulva; ao contrário, essa terapia melhora o trofismo dos tecidos vulvovaginais, podendo auxiliar a recuperação cirúrgica dessas pacientes.

CÂNCER DE MAMA

O câncer de mama é uma doença de alta prevalência mundial. As maiores incidências e prevalências ocorrem em países industrializados. No Brasil, representa a principal neoplasia maligna nas regiões Sul, Sudeste e Nordeste. A frequência desse câncer se eleva proporcionalmente ao aumento da faixa etária. Quando se considera a etiologia multifatorial da doença, são observadas fortes evidências de sua relação com o *status* hormonal ovariano, o que justifica as discussões sobre a associação entre a TH e o aumento do risco de câncer de mama.

Numerosos estudos foram publicados para avaliação do risco de carcinoma mamário em mulheres submetidas à TH na tentativa de estabelecer o controle dos riscos e benefícios do uso de TH, mas seus resultados são contraditórios e a maioria exibe dificuldades nas análises metodológicas e estatísticas. Alguns mostram aumento reduzido no risco de câncer de mama após o uso da TH, enquanto outros não indicam esse acréscimo, e a minoria mostra pouca redução nesse risco como resultado do tratamento hormonal pós-menopausa. A maioria, no entanto, ressalta risco relativo próximo de 1 para TH com uso de medicamentos naturais e por períodos não prolongados.

Na prática clínica, a utilização de estrogênios em doses convencionais ou baixas na maioria das vezes é capaz de manter níveis séricos suficientes para aliviar ou cessar os sintomas vasomotores, diminuir a atrofia urogenital, prevenir a osteoporose e, certamente, promover o bem-estar geral. Nas décadas de 1980 e 1990 se acreditava que a TH melhoraria o perfil lipídico e diminuiria as doenças cardiovasculares, além de promover a prevenção contra osteoporose. Entretanto, após a publicação de vários trabalhos no final dos anos 1990 e início dos anos 2000, as convicções quanto aos riscos e benefícios da TH têm sido amplamente discutidas, principalmente no que diz respeito às doenças cardiovasculares, aos eventos tromboembólicos e ao câncer de mama.

O papel do estrogênio na gênese do câncer de mama também é muito investigado. Os autores concordam que sua ação seria mais importante como agente promotor do que por uma ação genotóxica direta, o que significa que o estrogênio não ocasiona mutação no DNA celular, mas pode promover a proliferação de células previamente mutadas.

Das várias pesquisas que correlacionaram TH com o câncer de mama publicadas nos últimos anos, algumas merecem destaque.

Em estudo publicado em 1997 pelo Collaborative Group on Hormonal Factors in Breast Cancer, no qual foram reanalisados 90% das evidências epidemiológicas em nível mundial sobre a relação entre câncer de mama e TH, encontrou-se aumento de 2,3% no risco para cada ano de uso da TH. Para as mulheres que adotaram TH por mais de 5 anos (a duração média de uso foi de 11 anos nesse grupo), o risco relativo foi de 1,35, aumento comparável à elevação do risco de câncer de mama quando essa modalidade de doença ocorre em menopausa tardia. Cinco anos após a interrupção do uso da TH, o risco relativo se iguala ao das não usuárias, não se verificando alterações nesse risco com a história familiar, e os cânceres diagnosticados tenderam a apresentar melhor prognóstico.

Em julho de 2002 foram publicados os dados parciais do *Women's Health Initiative* (WHI), estudo prospectivo randomizado com aumento de 26% na incidência de câncer de mama de risco relativo 1,26 (IC 95%: 1,00 a 1,59) nas usuárias de estrogênio (0,625mg) conjugado com progesterona (2,5mg) em uso contínuo após 5,2 anos. Isso reflete a elevação do risco absoluto de oito casos em mil mulheres em uso de TH conjugada a cada ano.

Na reanálise dos dados, os autores relataram RR de 1,24 (IC 95%: 1,01 a 1,54) para câncer invasor e de 1,18 (IC 95%: 0,77 a 1,82) para câncer mamário *in situ*. O uso isolado de estrogênio em mulheres histerectomizadas não determinou aumento no risco dessa doença que atingisse os limites de segurança estabelecidos pelo estudo quando comparado ao risco em não usuárias de TH, até mesmo com redução do RR para 0,77 (IC 95%: 0,59 a 1,01). Entretanto, foi mantido o risco de acidente vascular cerebral e de embolia pulmonar, além de hiperplasia/câncer de endométrio com o uso de estrogênio isolado.

Em agosto de 2003 foi publicado o *Million Women Study*, que analisou o risco desse câncer em usuárias de TH. Diferentemente do WHI, esse estudo verificou a existência de risco em vários tipos, esquemas e dosagens de TH, concluindo que o risco não só está associado ao uso de TH, independentemente do esquema e via utilizados, como chegou a ser mais elevado nos esquemas que utilizaram estrogênios e progesterona conjugados (RR = 2), corroborando os dados do WHI, os quais também mostraram aumento no risco relativo proporcional ao tempo de uso da TH. Os valores desse risco correspondem a 1,5 caso extra em 5 anos por mil mulheres usuárias de TH estrogênica isolada ou a seis casos extras em 5 anos por mil mulheres com TH conjugada.

A subanálise desse estudo demonstrou que o risco de câncer de mama variou com o tipo histológico, o tipo de TH (alto risco na TH combinada) e o índice de massa corporal (IMC) – alto índice = baixo risco. O risco foi mais elevado para carcinoma lobular, seguido do carcinoma ductal-lobular misto, carcinoma tubular e, por último, carcinoma ductal.

A tibolona é um derivado progestogênico que, após administração oral, forma metabólitos com funções estrogênica, progestogênica e androgênica. Por esse motivo pode apresentar diferentes ações em tecidos distintos, nas quais pode predominar um ou outro esteroide sexual. A tibolona é eficiente no alívio dos sintomas climatéricos e exerce efeito adequado sobre a libido e a massa óssea, podendo também promover amenorreia em mulheres na pós-menopausa. O estudo *Million Women* analisou a relação entre o uso da tibolona e o risco de câncer de mama, evidenciando aumento no risco relativo de 1,45 para o desenvolvimento da doença.

O *Livial Intervention following Breast cancer: Efficacy, Recurrence And Tolerability Endpoints* (LIBERATE), que avaliou os efeitos da tibolona, foi interrompido antes do originalmente previsto em função do aumento de eventos relacionados com câncer de mama no grupo que recebeu o medicamento. Foram avaliadas 3.098 mulheres tratadas desse câncer e que receberam tibolona, 2,5mg/dia, ou placebo e, após seguimento médio de 3,1 anos, 15,2% das mulheres no grupo hormonal tiveram alguma recorrência comparadas com 10,7% no grupo placebo (nível de evidência A). Houve maior número de metástases a distância no grupo tratado com tibolona em relação ao grupo-controle. Os efeitos da tibolona permanecem inconclusivos, porém a tibolona está contraindicada nas mulheres com antecedentes pessoais de câncer de mama (nível de evidência A).

O estudo *Long term Intervention on Fractures with Tibolone* (LIFT) demonstrou redução no risco relativo de fraturas vertebrais e aumento na incidência de acidente vascular cerebral hemorrágico ou isquêmico em mulheres usuárias de tibolona. Em relação ao câncer de mama, o uso desse derivado progestogênico determinou redução no risco relativo, porém essa pesquisa foi interrompida por recomendação do comitê de farmacovigilância em pesquisa em virtude dos resultados relativos à ocorrência de acidente vascular cerebral.

Um estudo, iniciado em 1990 com mais de 80 mil mulheres na pós-menopausa avaliou o impacto da TH no risco de câncer de mama. Como resultado, a TH estrogênica isolada se associou ao RR de 1,29 (nível de evidência A). Na TH combinada que usou progesterona micronizada, o RR foi de 1; para a didrogesterona, 1,16; e para os demais progestogênios, 1,6 (nível de evidência B). O aumento do risco dos progestogênios parece ter sido avaliado para os carcinomas com receptores estrogênicos.

Estudos como o WHI e o *Million Women* relatam aumento no risco desse tipo de câncer nos esquemas de reposição hormonal com combinações de estrogênio e progesterona. A ausência de efeito protetor e o possível efeito adverso, além dos efeitos colaterais no sistema psíquico (depressão) e das alterações sobre as lipoproteínas, embasam o não uso de agentes progestacionais em adição à estrogenoterapia para pacientes histerectomizadas.

A utilização dos chamados fitoestrogênios, substâncias ricas em isoflavonas de soja, não deve ser feita rotineiramente em "substituição" à TH. Essas substâncias têm efeito pouco melhor que os placebos no combate aos fogachos e ainda não se conhece sua ação no epitélio mamário. Seus efeitos são mais antiestrogênicos do que estrogênicos, sendo sua atividade hormonal 500 a 2 mil vezes inferior à do estradiol. Não existem dados que viabilizem o uso seguro dessas substâncias, mas sim algumas dúvidas em relação ao uso da TH em mulheres pertencentes a grupos de alto risco de câncer de mama, com destaque para a forte história familiar de câncer mamário (parente de primeiro grau com câncer de mama na pré-menopausa e/ou bilateral, além das pacientes com mutações dos genes BRCA1 e BRCA2), porém há estudos que questionam se a TH aumentaria o risco nessas pacientes.

Quando há lesões de alto risco para câncer de mama, como hiperplasias atípicas ou carcinoma lobular *in situ*, a TH está contraindicada, porém sem embasamento científico adequado. Este tópico deve ser amplamente discutido com a paciente, com a exposição dos riscos e benefícios para uma decisão terapêutica conjunta.

A TH em mulheres com história pregressa de câncer mamário também é cercada de muitas controvérsias. Vale lembrar que a mama contralateral representa o sítio mais frequente de metástase, com taxas de 0,5% a 1% de incidência anual, e que pacientes em estádios iniciais têm metástases ocultas ao diagnóstico, sendo difícil a "cura" mesmo com o tratamento adequado. Alguns estudos ressaltam que o uso de TH antes do diagnóstico do câncer mamário pode estar associado à melhora ou à não alteração do tempo de sobrevida em pacientes com a doença usuárias de TH.

Dados sobre o uso de TH em mulheres com história prévia de câncer de mama eram obtidos apenas por meio de estudos observacionais. Entretanto, na década de 1990, um grupo sueco iniciou a randomização dessas pacientes para estudar o efeito da TH em mulheres após o tratamento desse câncer que apresentavam sintomas climatéricos. O estudo *Hormonal replacement therapy after breast cancer – is it safe?* (HABITS), publicado em fevereiro de 2004, foi interrompido antes da data planejada em razão das taxas inaceitavelmente altas (RR = 3,5) de câncer de mama no grupo que usou TH. Todas as mulheres envolvidas nesse estudo apresentavam história prévia desse tipo de câncer e foram randomizadas para receber TH ou o melhor tratamento sintomático não hormonal. Seus resultados contraindicam o uso dessa terapia nesse grupo de pacientes, não existindo informações se essas recidivas alteraram a taxa de mortalidade nesse grupo. Um seguimento mais abrangente será necessário para fornecer essa informação.

No Estudo de Estocolmo, 378 mulheres tratadas de câncer de mama foram randomizadas para receber estradiol com ou sem acetato de medroxiprogesterona, não sendo encontradas diferenças estatisticamente significativas entre as que usaram e as que não usaram TH, mas entre aquelas que usaram TH após o câncer de mama houve mais casos na mama contralateral (RR = 3,6; IC 95%: 1,2 a 10,9).

A princípio, a TH não deve ser recomendada para pacientes tratadas de câncer mamário. Contudo, a decisão deve ser tomada somente após ampla discussão entre paciente, mastologista e ginecologista sobre os riscos e benefícios envolvidos.

De maneira geral, discute-se até aqui o papel da TH no aumento no risco de câncer de mama em vários subgrupos de mulheres. Os estudos que mostram essa relação separam os grupos de acordo com sua faixa etária, tipo de TH, tempo de uso, via de administração, histórias pessoal e familiar de câncer de mama, entre outras subdivisões. Em virtude dessas publicações, nos EUA e também pelo resto do mundo, foi registrada redução das prescrições de TH para mulheres na menopausa. A prescrição da TH passou a ser mais discutida antes, foram estabelecidos riscos e benefícios e feita a opção por esquemas de doses mais baixas e por período mais curto. A individualização passou a ser a palavra de ordem ao se pensar em TH.

Apesar da redução da prescrição da TH, as mulheres arroladas inicialmente nos estudos clínicos continuaram a ser monitorizadas para a obtenção de dados após a interrupção do uso dessa terapia.

Os dados do *National Cancer Institute's Surveillance, Epidemiology and End Results* (NCI-SEER) foram coletados de nove centros americanos de registros de câncer, que representam 9% da população americana. A análise desses dados após a interrupção da TH foi publicada em abril de 2007 por Ravdin e cols. e mostrou que a incidência de câncer de mama em mulheres nos EUA, ajustada pela idade, sofreu redução de 6,7% no ano de 2003 em comparação com 2002. A principal redução foi registrada entre meados de 2002 e de 2003, e os dados de 2004 revelam uma leve redução na incidência da doença em relação a 2003.

Ao se compararem os dados de 2001 a 2004, observa-se uma redução de 8,6% ajustada para a idade, a qual somente ficou evidente nas mulheres com mais de 50 anos de idade (11,8% entre 50 e 69 anos e 11,1% nas com mais de 70), e nas com menos de 50 anos houve aumento de 1,3% nas taxas de câncer mamário. A diminuição ficou mais evidente nas mulheres com tumores receptores hormonais-positivos (14,7%) do que negativos (1,7%) e com tumores primários da mama (13,7%), não sendo significativa para recidivas locais ou tumores na mama contralateral.

Para explicar esse declínio na incidência do câncer de mama, seguido por relativa estabilidade em taxas mais baixas, os autores descartam falha na coleta de informações do SEER. Apesar da redução de 3,2% no rastreamento mamográfico em 2003 comparado a 2000, os autores relatam que essa mudança se mostra insuficiente para ser responsabilizada. A redução no *screening* somente das mulheres que estavam em reposição hormonal, resultando na diminuição das taxas de câncer da mama, é uma possibilidade, mas não foram encontrados dados com diminuição importante no rastreamento mamográfico nessa população. Ainda segundo os autores, uma mudança no rastreamento deveria afetar os tumores receptores hormonais-positivos e os negativos, e a redução efetiva da incidência nesse estudo ocorreu somente em tumores receptores de estrogênio-positivos. Outros possíveis fatores de redução nas taxas de câncer de mama, como as mudanças em fatores reprodutivos, na dieta, no uso de fármacos (tamoxifeno, raloxifeno, anti-inflamatórios não esteroides, estatinas, cálcio e vitamina D), também foram avaliados, mas definidos como não sendo responsáveis pela mudança na incidência.

A diminuição no uso da terapia de reposição hormonal na pós-menopausa após a publicação dos dados do estudo WHI foi relatada pelos autores como provável causa da redução na incidência do câncer de mama, por afetar o crescimento de tumores ocultos, preferencialmente os receptores hormonais-positivos. O rápido declínio na incidência após os dados desse estudo sugere que os tumores de mama podem parar de progredir ou podem regredir com o término da TH.

Algumas considerações devem ser feitas sobre esse estudo observacional, com nível de evidência II-2, que teve grande repercussão na literatura médica. Como citado, a redução na prescrição de TH após a publicação dos resultados do WHI, inicialmente do grupo usando estrogênio conjugado e medroxiprogesterona diariamente, verificou-se em termos globais. Essa diminuição na prescrição tanto de estrogênio conjugado isolado como em associação à medroxiprogesterona passou de 62 milhões em 2000 para 47 milhões em 2002 e de 27 milhões em 2003 para 21 milhões em 2004 e 15 milhões em 2005. Se o declínio no uso da TH continuou além de 2003, questiona-se por que as taxas de incidência não se reduziram na mesma proporção em 2004. Outra discussão é se essa redução na incidência se manterá por longo tempo ou se ocorrerá somente retardo no crescimento de tumores e, caso seja retomado o uso da TH, se as taxas de câncer de mama se elevarão novamente.

Vários autores participaram de um editorial publicado em agosto de 2007 questionando a validade dos dados discutidos por Ravdin e cols., que afirmaram que a redução da TH não pode ser a única responsável pela diminuição da incidência de câncer de mama. Segundo eles, outras variáveis, como alterações no *screening* mamográfico, alterações demográficas e mudanças no estilo de vida, subgrupo da população estudado, também participam de maneira interdependente das causas que levariam ao aumento ou à diminuição da incidência desse tipo de câncer. Ainda nesse editorial, Zahl e cols. mostram dados da Noruega e da Suécia, em que não houve alteração da incidência dessa doença no mesmo período analisado por Ravdin, apesar de ter ocorrido diminuição da prescrição da TH. Ravdin e cols. referem que esse achado pode ser decorrente de características próprias do tipo de TH empregado naqueles países ou também de viés estatístico, uma vez que o número de mulheres da base de dados norueguesa-sueca pode não se mostrar relevante em termos de estatística para demonstrar essas alterações.

Segundo Hersh e cols. a redução na utilização de TH ocorreu principalmente no grupo em uso de estrogênio isolado, mais do que nas usuárias de estrogênio e progesterona combinados. De acordo com os dados do WHI, o risco de câncer de mama não aumenta com estrogênio isolado e, em estudos observacionais, esse aumento só se verificou com uso por longo prazo (10 a 15 anos) e em altas doses. Outro questionamento levantado foi como essa redução na prescrição de TH também ocorreu em outros países, uma vez que a diminuição na incidência de câncer mamário também não foi registrada em alguns países, tendo o Reino Unido como exemplo, onde as taxas desse câncer permanecem estáveis.

Outras duas pesquisas, com dados do Kaiser Permanent Program, relataram a diminuição nas taxas dessa doença em 2003 nos EUA. Também encontraram redução na incidência nas mulheres mais idosas (>70 anos), nas quais é questionável o papel da TH, pois sua utilização se dá em proporções muito baixas nessa faixa etária. No estudo de Glass e cols. houve declínio na incidência de tumores receptores de estrogênio-negativos, com taxas de 24 por 100 mil em 2002 para 16,1 por 100 mil em 2006. Os autores não encontraram explicação para essa diminuição.

CONSIDERAÇÕES FINAIS

Os resultados encontrados em todos esses estudos populacionais e observacionais que correlacionam o uso de TH com a incidência de câncer de mama são muito importantes e relevantes, mas as conclusões para a prática clínica devem ser tomadas com cautela. Todos os estudos revelam controvérsias – estatísticas, demográficas, tipo e tempo de TH, entre outras. Não existe qualquer subgrupo de mulheres que esteja imune aos riscos da doença e que possa receber TH sem questionamentos. Cada vez mais a prescrição da TH deve ser questionada e racionalizada, considerando-se os riscos e os benefícios para cada mulher. As pesquisas seguem observando as mulheres em uso ou não de TH e fazendo o *screening* conforme os protocolos regionais ou institucionais. A publicação dos resultados de estudos futuros certamente estimulará ainda mais a discussão sobre o tema e está sendo aguardada para que sejam obtidas informações corretas, com desvios minimizados, necessárias para se elucidar mais uma etapa na associação de TRH com o câncer de mama.

Leitura recomendada

Beral V, Bull D, Reeves G; Million Women Study Collaborators. Endometrial cancer and in the Million Women Study. Lancet 2005; 365:1543-51.

Beral V; Million Women Study Collaborators. Breast cancer and hormone-replacement therapy in the Million Women Study. Lancet 2003; 362:419-27.

Chlebowski RT, Hendrix SL, Langer RD et al. Influence of estrogen plus progestin on breast cancer and mammography in healthy postmenopausal women: the Women's Health Initiative Randomized Trial. JAMA 2003; 289(24):3243-53.

Clarke CA. Recent declines in hormone therapy utilization and breast cancer incidence: clinical and population-based evidence. J Clin Oncol 2006; 24:49-50.

Cummings SR. The effects of tibolone in older postmenopausal women. New Engl J Med 2008; 359:697-708.

Fahlén M, Fornander T, Johansson H et al. Hormone replacement therapy after breast cancer: 10 year follow up of the Stockholm randomised trial. Eur J Cancer 2013; 49(1):52-9.

Fournier A, Fabre A, Mesrine S et al. Use of different postmenopausal hormone therapies and risk of histology – and hormone receptor-defined invasive breast cancer. J Clin Oncol 2008; 26(8):1260-8.

Glass AG. Breast cancer incidence, 1980-2006: combined roles of menopausal hormone therapy, screening mammography and estrogen receptor status. J Clin Cancer Inst 2007; 99:1152-61.

Hersh AL. National use of pot-menopause hormone therapy: annual trends and response to recent evidence. JAMA 2004; 291:47-53.

Kenemans P, Bundred NJ, Foidart JM et al. Safety and efficacy of tibolone in breast-cancer patients with vasomotor symptoms: a double-blind, randomised, non-inferiority trial. Lancet Oncol 2009; 10(2):135-46.

Kliewer EV, Demers AA, Nugent ZJ. A Decline in breast-cancer incidence. N Engl J Med 2007 Apr 19; 356(16):1670-4.

Pines A. IMS reaction to recent breast cancer data. Climacteric 2007; 10:9-10.

Ravdin PM. The decrease in breast cancer in 2003 in United States. New Engl J Med 2007; 356:1670-4.

Reeves GK, Beral V, Green J, Gathani T, Bull D. Million Women Study Collaborators. Hormonal therapy for menopause and breast-cancer risk by histological type: a cohort study and meta-analysis. Lancet Oncology 2006; 7:910-8.

Rossouw JE, Anderson GL, Prentice RL et al. The Writing Group for the Women's Heath Initiative Investigators (WHI). Risks and benefits of estrogen plus progestin in healthy postmenopausal women: principal results from the Women's Health Initiative randomized controlled trial. JAMA 2002; 288(3):321-33.

Sellers TA, Mink PJ, Cerhan JR et al. The role of hormone replacement therapy in the risk for breast cancer and total mortality in women with a family history of breast cancer. Ann Intern Med 1997; 127(11):973-80.

Von Schoultz E, Rutqvist LE; Stockholm Breast Cancer Study Group. Menopausal hormone therapy after breast cancer: the Stockholm Randomized Trial. J Natl Cancer Inst 2005; 97(7):533-5.

CAPÍTULO 48

Terapia Hormonal e Doença Cardiovascular

Marcio Alexandre Hipólito Rodrigues
Cristiana Fonseca Beaumord

INTRODUÇÃO

A doença cardiovascular (DCV) é a principal causa de morte em mulheres em todo o mundo. Os principais fatores de risco para essa doença incluem idade, hipertensão arterial, dislipidemia, *diabetes mellitus*, história familiar de doença cardiovascular precoce, tabagismo, sedentarismo, obesidade e má alimentação. Os novos fatores de risco incluem história de gravidez complicada por pré-eclâmpsia, diabetes gestacional ou hipertensão.

Durante os anos reprodutivos, as mulheres estão protegidas da doença arterial coronariana (DAC), e entre os fatores que promovem essa significativa proteção estão níveis mais elevados da lipoproteína de alta densidade (HDL-c) na menacme, um efeito dos estrogênios sobre o fígado. Em relação às lipoproteínas de baixa densidade (LDL-c), verificam-se baixos valores nas mulheres na pré-menopausa em relação aos homens, embora aumentem rapidamente após essa fase. Os autores do estudo de Melbourne, após análise de vários fatores de risco cardiovascular, informaram que o HDL-c foi o único a sofrer mudança em relação à menopausa, com acentuada redução em seus valores ocorridos no fim do primeiro ano após a data da última menstruação (DUM). Mudanças em outras frações lipídicas, na pressão arterial e no índice de massa corporal (IMC) foram relacionadas com o aumento da idade. Portanto, após a menopausa, os valores de LDL-c aumentam com tendência a apresentar partículas menores, mais densas e potencialmente mais aterogênicas, enquanto os níveis de HDL-c diminuem.

Para alguns, o fator preditivo mais forte para DAC em mulheres é o nível baixo de HDL-c. O decréscimo de 10mg/dL dessa lipoproteína aumenta em 40% a 50% o risco da doença cardíaca coronariana (DCC). Estudo recente demonstrou perfil lipídico desfavorável em mulheres na pós-menopausa. Os valores de LDL-c e colesterol total estavam acima do normal, enquanto os níveis de HDL-c e triglicerídeos se encontravam normais. Essas alterações lipídicas desfavoráveis foram confirmadas em outro estudo realizado em mulheres na pós-menopausa. Os níveis médios plasmáticos de colesterol total, LDL e triglicerídeos estavam acima do recomendado em 57,2%, 79,2% e 45,1% das mulheres, respectivamente, enquanto os níveis de HDL estavam baixos em 50,8% das pesquisadas.

A síndrome metabólica, cuja abordagem é muito importante quando se avalia o risco cardiovascular, é conceituada como um conjunto de alterações que incluem obesidade abdominal, dislipidemia, aumento nos níveis pressóricos e da glicemia e hiperinsulinemia, os quais são considerados fatores de risco para DAC. Em estudo publicado recentemente constatou-se que a síndrome metabólica acarretou aumento significativo do risco de mortalidade, principalmente em mulheres na pós-menopausa, mas não aparente em mulheres na pré-menopausa.

Os objetivos da terapia hormonal (TH) são a redução dos sintomas decorrentes da deficiência estrogênica (fogachos, insônia, letargia e alterações do humor, como depressão), o tratamento da atrofia urogenital e do ressecamento vaginal e a prevenção de osteoporose. A escolha da melhor opção para esse tratamento deve respeitar alguns aspectos que irão interferir nos resultados, incluindo janela de oportunidade (*timing hypothesis*), principais indicações, escolha da via de administração, escolha do esquema terapêutico, contraindicações ao uso da TH e duração do tratamento. Recente publicação aponta para as seguintes considerações que afetam a razão risco-benefício da TH: tipo de TH (terapia estrogênica [TE] × terapia estroprogestínica [TEP]), tipo de progestogênio, terapia oral × transdérmica e idade e tempo de menopausa.

FISIOLOGIA DA MENOPAUSA

As mulheres nascem com sua população de oócitos completa e, durante a menacme, esses oócitos são gradualmente depletados mediante o processo de ovulação e atresia. O número decrescente de oócitos leva à secreção de menor quantidade de inibina B, diminuindo o *feedback* negativo sobre a secreção do hormônio folículo-estimulante (FSH). Os níveis mais elevados desse hormônio determinam maior recrutamento folicular e perda acelerada de folículos com manutenção dos níveis de estradiol durante a fase inicial da menopausa. Em virtude da perda folicular, ocorre resposta ovariana variável aos níveis de FSH, ocasionando grande flutuação nos níveis de estrogênio. Mesmo com níveis elevados desse hormônio, a resposta ovariana declina à medida que ocorre depleção completa folicular e diminuem os níveis de estrogênio. O período da pós-menopausa é caracterizado hormonalmente por FSH elevado e estradiol baixo (Figura 48.1).

PATOGÊNESE DA ATEROSCLEROSE (FIGURA 48.2)

A aterogênese consiste na sequência progressiva de sobreposição de fases com fatores característicos que influenciam cada etapa. Os estrogênios e, em menor grau, os progestogênios demonstraram influenciar fatores envolvidos em cada etapa do processo aterogênico. Os estrogênios melhoram a vasodilatação mediada pelo fluxo e a complacência arterial, enquanto os progestogênios podem exercer ação contrária. Os estrogênios aumentam a atividade da óxido nítrico-sintetase, podendo ter ação indireta via efeitos inibidores na ADMA (*asymmetric dimethyl arginine*), derivado de aminoácido produzido por lesão da célula endotelial, que inibe a óxido nítrico-sintetase. As mulheres na pós-menopausa apresentam níveis elevados de ADMA, e a TE reduz esses níveis. A TE por via oral parece ser mais potente na redução dos níveis de ADMA do que por via transdérmica.

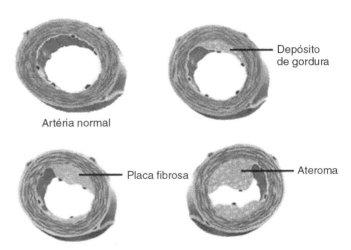

Figura 48.2 Patogênese da aterosclerose.

A pressão arterial (PA), o principal fator na indução de lesão endotelial, desempenha um papel na proliferação do músculo liso arterial e no espessamento da parede arterial. Alguns estudos demonstraram redução da PA com a TH pela via transdérmica e não pela oral.

A lipoproteína A (Lp[a]) é fração lipídica que contribui para o risco de DCV, independentemente dos níveis de LDL e HDL. A TH na menopausa tem sido associada à redução dos níveis de Lp(a), ressaltando-se que a via oral teria maior impacto na redução do que a transdérmica.

A formação da placa ateromatosa se deve à deposição de lipídios na parede arterial. Durante esse estágio, microcristais de colesterol e ésteres de colesterol oriundos de partículas circulantes de lipoproteínas se acumulam nos locais da lesão endotelial e são fagocitados por macrófagos. A progressão da placa ateromatosa pode ser reduzida pelo HDL-c via transporte inverso dos lipídios da parede arterial para o fígado. Os estrogênios reduzem tanto o colesterol total como o LDL e aumentam o HDL.

Os efeitos do estrogênio oral sobre fatores trombóticos, antitrombóticos e fibrinolíticos favorecem a trombose e, portanto, poderiam aumentar o risco de um evento de DCV, isto é, provavelmente em razão das ações de primeira passagem hepática de elevadas concentrações de estrogênios no fígado após a absorção para a circulação portal. Esses efeitos são muito reduzidos ou estão ausentes quando o estrogênio é administrado por via não oral.

JANELA DE OPORTUNIDADE

A expressão janela de oportunidade enfatiza que alguns riscos da TH (particularmente DCV) são reduzidos, e os benefícios são potencialmente aumentados quando essa terapia é realizada nos primeiros anos pós-menopausa em mulheres mais jovens.

O estudo *Women's Health Initiative* (WHI) tem sido considerado o ponto-chave de toda a história da TH. Antes, vários outros estudos observacionais demonstraram redução de 35% a 50% em DAC nas usuárias de TH quando comparadas às não usuárias. No *Nurse's Health Study*, em que mulheres

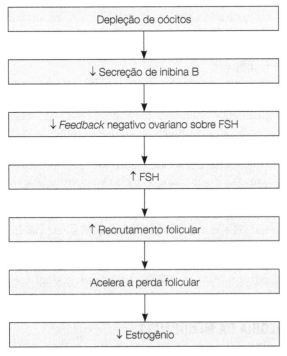

Figura 48.1 Fisiologia da menopausa.

Quadro 48.1 *Nurse's Health Study*

TE próxima à menopausa – RR: 0,66 (IC 95%: 0,54 a 0,80) – redução significativa nos eventos por DCV
TE ≥10 anos de PM – RR: 0,87 (IC 95%: 0,69 a 1,10) – redução não significativa
TEP ≥10 anos de PM – RR: 0,90 (IC 95%: 0,62 a 1,29) – redução não significativa

saudáveis foram avaliadas por longo período de tempo, o risco relativo de algum evento coronariano para as usuárias regulares de TH foi menor (Quadro 48.1).

Importante característica dos estudos observacionais diz respeito à seleção das mulheres participantes, que eram mais jovens e, em geral, sem fatores de risco para DCV, em comparação aos grandes estudos randomizados e controlados, como o WHI e o *Heart and Estrogen/Progestin Replacement Study* (HERS). O HERS foi desenhado para avaliar a prevenção secundária em mulheres na pós-menopausa que tinham histórico de DAC, utilizando estrogênios equinos conjugados (EEC) na dose de 0,625mg/dia associados ao acetato de medroxiprogesterona (AMP), na dose de 2,5mg/dia. Já o WHI, com desenho diferente, analisou a prevenção primária de DCV em duas grandes pesquisas: uma em que se utilizaram EEC e AMP nas mesmas doses do HERS e a outra constituída de mulheres histerectomizadas em que se empregou somente EEC. Neles se constatou aumento do risco de DCV, diferentemente dos estudos observacionais.

Essa diferença entre os resultados benéficos da TH nos estudos observacionais e o risco elevado nos estudos randomizados intrigou vários autores e sociedades médicas. A partir desse questionamento, foi realizada uma reanálise do WHI, estratificando-se as pacientes por faixa etária e tempo de pós-menopausa. O resultado encontrado foi o de que a TH iniciada precocemente (com poucos anos de pós-menopausa) reduz a progressão da arteriosclerose, os eventos clínicos de DAC (infarto do miocárdio não fatal ou silencioso) e a taxa de mortalidade total. Entre as mulheres com menos de 10 anos de pós-menopausa, o risco relativo para DCC foi de 0,76 (IC 95%: 0,50 a 1,16) e para aquelas com mais de 20 anos de pós-menopausa foi de 1,28 (IC 95%: 1,03 a 1,58). O excesso de risco absoluto para DAC estimado para mulheres com menos de 10 anos de pós-menopausa foi de seis casos por 10 mil mulheres/ano, porém para aquelas com mais 20 anos de pós-menopausa foi de 17 novos casos por 10 mil mulheres/ano. Os autores concluíram que as mulheres que iniciam a TH nos primeiros anos de pós-menopausa tendem a apresentar redução do risco de DCC, ao contrário daquelas que iniciam a TH vários anos após esse período.

As diferenças entre os resultados dos estudos observacionais que selecionaram mulheres mais jovens e com menos tempo de pós-menopausa e os do WHI reforçam a hipótese da janela de oportunidade. Esta afirmação se deve em parte à ação dos estrogênios nos lipídios, endotélio, fatores de adesividade e fatores anti-inflamatórios, os quais podem retardar o desenvolvimento da placa aterosclerótica. Além disso, os efeitos dos estrogênios sobre a secreção da matriz de metaloproteinase 9 (MMP-9), no caso de estrogênios por via oral e fatores trombóticos e trombolíticos, podem promover a ruptura de uma placa previamente estabelecida e a trombose, determinando aumento na isquemia e infarto precoce no curso do tratamento.

Um reanálise dos resultados do WHI sustenta essas hipóteses, tendo os autores observado uma tendência pouco significativa de redução do risco de DCV em mulheres com menos de 10 anos de pós-menopausa em uso de terapia estroprogestínica e proteção no grupo de mulheres entre 50 e 59 anos de idade em uso de TE (Quadro 48.2). Finalmente, após interrupção do estudo WHI, entre as mulheres que continuaram a terapia (7,4 anos de tratamento e 1,3 ano após completar o novo ensaio), a calcificação coronariana foi significativamente menor naquelas sob TE quando comparadas àquelas do grupo placebo.

A metanálise (Figura 48.3) de 23 estudos clínicos randomizados com 39.049 mulheres (191.340 mulheres/ano em seguimento) mostrou risco relativo de 1,03 (IC 95%: 0,91 a 1,16) para DCC associada à TH em mulheres com mais de 60 anos de idade e com mais de 10 anos de pós-menopausa. No entanto, quando foram analisadas as com menos de 60 anos e menos de 10 anos de pós-menopausa, observou-se redução de 32% no risco de DCC (RR: 0,68; IC 95%: 0,48 a 0,96).

No *Danish Osteoporosis Prevention Study* (DOPS – Quadro 48.3), 1.006 mulheres entre 45 e 58 anos de idade foram randomizadas e receberam placebo ou acetato de noretisterona associado a estradiol (não histerectomizadas) ou estradiol 2mg/dia (histerectomizadas). Após 10 anos de seguimento, as mulheres (recentemente pós-menopausa-

Quadro 48.2 Estudo WHI após fase de intervenção

11 anos de seguimento (7 anos de randomização e 4 anos pós-intervenção) Mulheres entre 50 e 59 anos de idade em uso de EEC	
DCC	RR: 0,59 (IC 95%: 0,38 a 0,90)
IAM	RR: 0,54 (IC 95%: 0,34 a 0,86)
Mortalidade total	RR: 0,73 (IC 95%: 0,53 a 1,00)

Coronariopatia

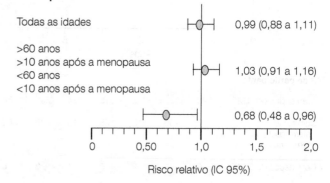

Figura 48.3 Metanálise de estudos clínicos randomizados – Risco relativo para DCC associada à TH.

Quadro 48.3 *Danish Osteoporosis Prevention Study* (DOPS)

Estudo clínico longitudinal, randomizado, prospectivo 1.006 mulheres 50 anos (45-58) – 7 meses pós-menopausa 17β-estradiol associado ou não ao acetato de noretisterona – regime sequencial	
Após 10 anos de randomização	
IAM/mortalidade/falência cardíaca	RR: 0,48 (IC 95%: 0,27 a 0,89)
Mortalidade total	RR: 0,57 (IC 95%: 0,30 a 1,08)
Após 16 anos de randomização	
IAM/mortalidade/falência cardíaca	RR: 0,61 (IC 95%: 0,39 a 0,94)
Mortalidade total	RR: 0,66 (IC 95%: 0,41 a 1,08)

das) sob TH apresentaram redução significativa no risco de mortalidade, insuficiência cardíaca e infarto agudo do miocárdio (IAM), sem qualquer aumento aparente no risco de câncer, tromboembolismo venoso ou acidente vascular cerebral (AVC).

Em recente estudo desenhado para testar especificamente a janela de oportunidade da TH pós-menopausa, o *Early versus Late Intervention Trial with Estradiol* (ELITE), os dados demonstraram que a TE por via oral foi associada a menor progressão de arteriosclerose subclínica (medida como espessura íntima-média carotídea), comparada com placebo, quando a terapia foi iniciada até 6 anos pós-menopausa, mas não quando iniciada 10 anos ou mais após a menopausa (Figura 48.4).

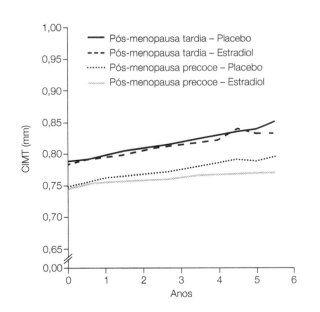

Figura 48.4 Progressão da espessura íntima-média carotídea de acordo com o tempo de pós-menopausa e o uso da TH.

VIA DE ADMINISTRAÇÃO E DOENÇA CARDIOVASCULAR

A TH pode ser administrada pelas vias oral e não oral. Pela oral é administrada na forma de drágeas ou comprimidos e pela não oral na forma de adesivos colocados sob a superfície cutânea (transdérmicos), gel aplicado sobre a superfície cutânea, implante colocado na subderme, na forma de creme ou óvulos vaginais e dispositivo intrauterino liberador de levonorgestrel. Para a escolha da via de administração, uma importante questão está relacionada com a via oral e o fenômeno da "primeira passagem hepática". Quando o hormônio é administrado por via oral, é absorvido no tubo digestivo, atinge o sistema porta e chega ao fígado. No fígado é metabolizado e, por sua vez, exerce influência no metabolismo hepático. Somente após essa etapa chega à circulação sistêmica. Em relação às influências no metabolismo hepático, são citados o aumento dos fatores de coagulação, como aumento da resistência para a ativação da proteína C, um anticoagulante natural, alterações no metabolismo lipídico (aumento do HDL-c, diminuição do LDL-c e aumento dos triglicerídeos) e estímulo no sistema renina-angiotensina-aldosterona.

Um estudo no qual foi utilizado estrogênio por via oral em baixas doses relatou aumento da fibrinólise (diminuição do inibidor do ativador do plasminogênio tipo 1 [PAI-1] e aumento do dímero D), além de ter determinado pequeno decréscimo em fatores pró-coagulantes (fibrinogênio, fator VII, fragmentos da protrombina I e II e o complexo trombina-antitrombina III) e aumento da resistência à proteína C ativada.

Esse fenômeno não acontece por via não oral, não demonstrando alterações nos níveis de triglicerídeos, na proteína C reativa e na SHBG e apresentando pequeno efeito nos níveis pressóricos.

O estudo *Estrogen and Thromboembolism Risk* (ESTHER), de caso-controle e multicêntrico, realizado de 1999 a 2005 na França, demonstrou que a via oral e não a transdérmica esteve associada a risco elevado de tromboembolismo venoso com risco relativo de 4,2 para via oral e de 0,9 para a não oral. Esse estudo é corroborado pelo trabalho de Canonico e cols., que também mostrou, com base no seguimento de 80.308 mulheres na pós-menopausa pelo período de 10 anos, que o estrogênio transdérmico não esteve associado a maior risco de tromboembolismo venoso (TEV) (RR: 1,1; IC 95%: 0,8 a 1,8), quando comparado com as não usuárias, enquanto houve aumento de risco nas usuárias de estrogênio por via oral (RR: 1,7; IC 95%: 1,1 a 2,8).

TIPO E DOSE DE ESTROGÊNIO E DOENÇA CARDIOVASCULAR

O estradiol pode ser utilizado por via oral ou transdérmica (gel ou adesivo), os EEC, por via oral e vaginal, e o estriol e o promestrieno, pela via vaginal. Quanto à via vaginal, sabe-se que a absorção sistêmica do estriol é reduzida e a do promestrieno é desprezível. A NAMS e outras sociedades, como a Sociedade Brasileira de Climatério (SOBRAC), recomendam o uso da mínima dose efetiva. No Quadro 48.4 são apresentadas as doses de estrogênio utilizadas na TH na pós-menopausa.

Quadro 48.4 Doses de estrogênios utilizadas na TH pós-menopausa

	Dose	
	Baixa	Padrão
EEC (via oral)	0,3mg	0,625mg
Estradiol micronizado (via oral)	0,5mg	1 a 2mg
Estradiol adesivo	25µg	50µg
Estradiol gel	0,5 a 0,75mg	1 a 1,5mg

Estudo de caso-controle realizado em população do Estado de Washington sugeriu risco aumentado de TEV em mulheres na pós-menopausa usando EEC por via oral (RO: 2,08; IC 95%: 1,02 a 4,27), comparadas com as que utilizavam 17β-estradiol.

Em estudo observacional realizado com mulheres utilizando TH, os autores observaram que as usuárias de EEC apresentaram risco maior de TEV do que as que usavam estradiol, ambos por via oral. Quanto ao IAM e ao AVC isquêmico, o risco relativo estimado foi similar ao encontrado para o TEV, porém sem significância estatística (Quadro 48.5).

TERAPIA HORMONAL X *DIABETES MELLITUS*

Grandes estudos clínicos randomizados demonstraram que a TH reduz o diagnóstico de novos casos de DM tipo 2, embora nenhuma seja indicada para prevenção do diabetes. Entre as pacientes que receberam tratamento no braço combinado do estudo WHI (EEC + AMP) foi observada redução estatisticamente significativa (21%) na incidência de DM tipo 2, o que implica 15 casos a menos por 10 mil mulheres/ano de tratamento (RR: 0,79; IC 95%: 0,67 a 0,93), e no estudo HERS foram encontrados resultados semelhantes (RR: 0,65; IC 95%: 0,48 a 0,89). No braço do estudo WHI em que as pacientes receberam EEC isolado houve diminuição de 12% na incidência de novos casos de DM tipo 2, ou seja, 14 casos a menos por 10 mil mulheres/ano de terapia (RR: 0,88; IC 95%: 0,77 a 1,01).

Não há evidências adequadas que recomendem a TH para prevenção primária de DM tipo 2 na peri e pós-menopausa. Entretanto, algumas mulheres diabéticas, depois de cuidadosa avaliação de risco de DCV, podem ser candidatas à TH, preferencialmente usando a via transdérmica e progesterona micronizada ou outro progestogênio metabolicamente menos ativo.

TIPOS DE PROGESTOGÊNIO E TERAPIA HORMONAL

Em mulheres não histerectomizadas é necessária a adição de progestogênio para prevenção de hiperplasia e câncer de endométrio. Os progestogênios utilizados em TH podem ser administrados de maneira contínua ou cíclica. Na contínua são usados durante todo o mês associados ao estrogênio e, na cíclica, durante 12 a 14 dias por mês com sangramento de privação. Vários tipos de progestogênio podem ser usados na TH (Figura 48.5).

No Quadro 48.6 são encontradas as doses com seus respectivos esquemas. No estudo ESTHER, os autores verificaram que a utilização da progesterona micronizada e dos progestogênios derivados do pregnanol foi mais segura em relação ao risco de trombose venosa do que a de derivados 19 nor-pregnanol.

A função endotelial normal mediada pelo óxido nítrico é fundamental para um sistema cardiovascular normal. Poucos estudos analisaram a função endotelial após doses fisiológicas de estradiol isoladamente ou associado aos diversos progestogênios. Em estudo com mulheres ooforectomizadas tratadas com estradiol associado a AMP ou dienogeste os resultados foram diversos. O AMP evitou, mas o dienogeste promoveu a melhora da vasodilatação. A adesão de monócitos às células endoteliais é etapa inicial no desenvolvimento da arteriosclerose. Em estudo com estradiol, AMP, progesterona, acetato de noresterona, levonorgestrel ou didrogesterona, estando o estradiol associado ou não ao progestogênio, somente o AMP aumentou a adesão dos monócitos às células endoteliais.

TIBOLONA NA TERAPIA HORMONAL

A tibolona é um esteroide sintético derivado da 19-nor-testosterona aprovado para o tratamento dos sintomas menopausais na Austrália, na Europa e no Brasil. Metabolizada em dois metabólitos com afinidades pelo receptor de estrogênio – 3α e 3β – e um isômero Δ4 com afinidade pelos receptores de progesterona e de androgênio, a tibolona diminui os níveis da SHBG e aumenta os níveis circulantes da testosterona livre, uma ação adicional androgênica. Utilizada nas doses de 2,5mg/dia (padrão) e 1,25mg/dia (baixa dose) por via oral, alivia os sintomas vasomotores e melhora a atrofia urogenital, reduz significativamente a incidência de fraturas vertebrais e não vertebrais em mulheres com mais de 60 anos de idade e o risco de câncer de mama, em mulheres pós-menopausadas, e de câncer de cólon, está associado a risco de AVC em mulheres idosas, mas não em mulheres jovens, não aumenta o risco de DAC ou tromboembolismo venoso nem induz hiperplasia ou carcinoma de endométrio e melhora o bem-estar sexual em mulheres pós-menopausadas que se apresentam com redução da libido.

Quadro 48.5 Risco de trombose venosa, infarto do miocárdio e AVC isquêmico associados ao uso de EEC comparado com estradiol oral

Evento trombose venosa	Estradiol		EEC		Referência ao uso de estradiol	EEC – risco relativo ajustado (IC 95%)	Valor de *P*
	Caso	Controle	Caso	Controle			
Infarto do miocárdio	29	114	39	87	1 [Referência]	2,08 (1,02 a 4,27)	0,45
Isquemia	29	114	38	87	1 [Referência]	1,87 (0,91 a 3,84)	0,9
	23	114	25	87	1 [Referência]	1,13 (0,55 a 2,31)	7,4

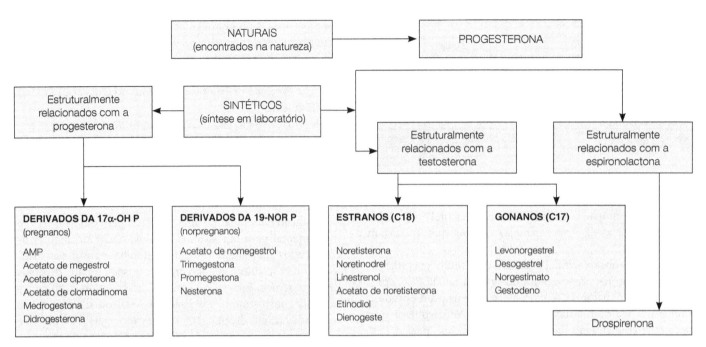

Figura 48.5 Classificação dos progestogênios.

Quadro 48.6 Tipos de progestogênio e doses utilizadas nos regimes de TH

Progestogênio	Dose utilizada (mg/dia)	
	Regime sequencial	Regime contínuo
Progesterona micronizada	200 a 300	100
Acetato de medroxiprogesterona	5 a 10	2,5
Acetato de ciproterona	1	–
Acetato de nomegestrol	5	2,5
Noretisterona	1	0,5
Levonorgestrel	0,75	–
Didrogesterona	10	5
Drospirenona	–	2
Trimegestona	0,5	0,125

CONSIDERAÇÕES FINAIS

Consenso SOBRAC – 2014

- Em mulheres saudáveis sem DCV há evidências de benefícios cardiovasculares quando a TH é iniciada em fase precoce da transição menopausal, na chamada janela de oportunidade (nível de evidência A).
- Há aumento do risco de DCV quando iniciada em fase tardia da transição menopausal, fora da janela de oportunidade, ainda que o único estudo randomizado tenha avaliado apenas um tipo de estrogênio e progestogênio (nível de evidência A).
- Não existem evidências que justifiquem o emprego da TH em mulheres saudáveis e assintomáticas com a única finalidade de reduzir o risco de DCV durante o período do climatério (nível de evidência A).
- Não existem estudos sobre o risco cardiovascular com o emprego de testosterona ou de outros androgênios em associação à terapêutica com estrogênios isolados ou estroprogestínica.
- Não existem estudos sobre DCV com desfecho clínico para terapêutica hormonal de dose baixa e tibolona.
- Há evidências de que TH realizada com EEC e AMP em mulheres com DCV prévia aumentou o risco de eventos cardiovasculares no primeiro ano de uso (nível de evidência A).
- Não existem estudos que ofereçam conclusões definitivas e que tenham avaliado os efeitos da TH com outras formulações ou vias de administração em mulheres menopausadas com DCV prévia.

Leitura recomendada

Brinton EA, Hodis HN, Merriam GR, Harman SM, Naftolin F. Can menopausal hormone therapy prevent coronary heart disease? Trends in Endocrinology and Metabolism 2008; 19(6):206-12.

Canonico M, Fournier A, Carcaillon L et al. Postmenopausal hormone therapy and risk of idiopathic venous thromboembolism. Results from the E3N cohort study. Arterioscler Thromb Vasc Biol 2010; 30:340-5.

Canonico M, Oger E, Plu-Bureau G et al. Hormone therapy and venous thromboembolism among postmenopausal women. Impact of the route of estrogen administration and progestogens: The ESTHER Study. Circulation 2007; 115:840-5.

Consenso Brasileiro de Terapêutica Hormonal da Menopausa, 2014. Disponível em: http://www.menopausa.org.br/.

Guthrie JR, Dennerstein L, Taffe JR, Lehert P, Burger HG. The menopausal transition: a 9-year prospective population-based study. The Melbourne Women's Midlife Health Project. Climateric 2004; 7:375-89.

Harman SM. Menopausal hormone treatment cardiovascular disease: another look at na unresolved conundrum. Fertil Steril 2014; 101:887-97.

Hodis HN, Mack WJ, Henderson VW et al. Vascular effects of early versus late postmenopausal treatment with estradiol. N Engl J Med 2016; 374:1221-31.

Hodis HN, Mack WJ. The timing hypothesis and hormone replacement therapy: a paradigm shift in the primary prevention of Coronary Heart Disesase in Women. Part 1: Comparison of Therapeutic Efficacy. J Am Geriatr Soc 2013; 61:1005-10.

Hulley S, Grady D, Bush T, Furberg C. Randomized trial of estrogen plus progestin for secondary prevention of coronary heart disease in postmenopausal women (Heart and Estrogen/Progestin Replacement Study [HERS] Research Group). JAMA 1998; 280: 605-13.

Laliberté F, Dea K, Duh MS, Kahler KH, Rolli M, Lefebvre P. Does the route of administration of estrogen hormone therapy impact the risk of venous thromboembolism? Estradiol transdermal system verus oral estrogen-only hormone therapy. Menopause 2011; 18(10): 1052-9.

Lin JW, Caffrey JL, Chang MH, Lin YS. Se, menopause, metabolic syndrome, and all-cause and cause-especific mortality-cohort analysis from the third national health and nutrition health and nutrition examination survey. J Clin Endocrinol Metab 2010; 95:Ahead to print.

Manson JE, Bassuk SS. Invited commentary: hormone therapy and risk of coronary heart disease – why renew the focus on the early years of menopause? Am J Epidemiol 2007; 166:511-7.

Manual de orientação em climatério. Febrasgo 2010; 1-220. Disponível em: www.febrasgo.org.br.

Mirkin S, Archer DF, Pickar JH and Komm BS. Recent advances help understand and improve the safety of menopausal therapies. Menopause 2014; 22(3):351-60.

Nahas EAP, Padoani NP, Nahas-Neto J, Orsatti FL, Tardivo AP, Dias R. Metabolic syndrome and its associated risk factors in Brazilian postmenopausal women. Climateric 2009; 12:431-8.

Position Statement. The 2012 Hormone Therapy Position Statement of The North American Menopause Society. Menopause 2012; 19(3):257-71.

Postmenopausal Hormone Therapy: an Endocrine Society Scientific statement. J Clin Endocrinol Metab 2010; 95:S7-S66.

Prior JC. Progesterone or progestin as menopausal ovarian hormone therapy: recente physiology-based clinical evidence. Curr Opin Endocrinol Diabetes Obes 2015; 22(6):495-501.

Rossouw JE, Prentice RL, Manson JE et al. Postmenopausal hormone therapy and risk of cardiovascular disease by age and years since menopause. JAMA 2007; 297(13):1465-77.

Sampselle CM, Harlow SD, Skurnick J, Bubaker L, Bondarenko I. Urinary incontinence predictors and life impact in ethnically diverse perimenopausal women. Obstet Gynecol 2002; 100:1230-8.

Schierbeck LL, Rejnmark L, Tofteng CL et al. Effect of hormone replacement therapy on cardiovascular events in recently postmenopausal women: randomized trial. BMJ 2012; 345:e6409.

Shifren JL and Gass MLS. The North American Menopause Society recommendations for clinical care of midlife women. Menopause 2014; 21(10):1038-62.

Shifren JL, Schiff I. Role of hormone therapy in the management of menopause. Obstet Gynecol 2010; 115:839-55.

Smith NL, Blondon M, Wiggins KL et al. Lower risk of cardiovascular events in postmenopausal women taking oral estradiol compared with oral conjugated equine estrogens. JAMA Intern Med 2014; 174(1):25-3.

Speroff L, Fritz MA (eds.) Clinical gynecologic endocrinology & infertility. Lippincott Williams & Wilkins, 2005:646-52.

Takahashi TA, Johnson KM. Med Clin N Am 2015; 99: 521-34.

Tardivo AP, Nahas-Neto J, Nahas EAP, Maesta N, Rodrigues MAH, Orsatti FL. Associations between healthy eating patterns and indicators of metabolic risk in postmenopausal women. Nutrition Journal 2010; 9:64.

The American Society for Reproductive Medicine. Estrogen and progestogen therapy in postmenopausal women. Practice Committee of the American Society for Reproductive Medicine. Fertil Steril 2008; 90:S88-102.

The Women's Health Initiative Steering Committee. Effects of conjugated equine estrogen in postmenopausal women with hysterectomy: the women's health initiative randomized controlled trial. JAMA 2004; 291:1701-12.

Writing Group for the Women's Health Initiative Investigators. Risks and benefits of estrogen plus progestin in healthy postmenopausal women: principal results from the women's health initiative randomized controlled trial. JAMA 2002; 288:321-33.

CAPÍTULO 49

Osteoporose e Osteopenia

Bruno Muzzi Camargos

INTRODUÇÃO

Além de sustentação dos músculos e proteção das vísceras, o esqueleto é uma importante reserva de cálcio e também o local onde ocorrem processos endócrinos, imunológicos e hematopoéticos.

CONCEITO

A definição de osteoporose, estabelecida em 1947 pelo endocrinologista Fueller Albright, é a seguinte: "a osteoporose é manifestada por reduzida quantidade de osso qualitativamente normal."

Mais tarde, esse conceito passou a incorporar novos parâmetros da qualidade óssea com a seguinte definição: "doença esquelética sistêmica caracterizada por baixa massa óssea e deterioração da microarquitetura do tecido ósseo com consequente aumento da fragilidade óssea e suscetibilidade a fraturas."

Os densitômetros centrais são aparelhos capazes de avaliar a massa óssea da coluna e do fêmur, além de estimar o risco densitométrico de fratura de determinado paciente. A Organização Mundial da Saúde (OMS) incluiu na definição de osteoporose os resultados do exame de densitometria óssea (DXA) central a partir de 1994 com o intuito de diagnosticar pacientes antes mesmo que outra fratura possa ter surgido.

DIAGNÓSTICO

As possíveis causas e a real extensão da doença devem ser pesquisadas antes de ser iniciado o tratamento, podendo ser reavaliadas até mesmo no curso de qualquer tratamento.

Exame físico

A presença de hipercifose torácica ou redução da estatura sugere o achatamento de corpos vertebrais. A redução da estatura pode agravar condições como refluxo gastroesofágico, redução da capacidade ventilatória, deslocamento do centro de gravidade e propensão a quedas, constipação intestinal, dor e limitação para o desempenho das atividades diárias.

Exames de imagem

Radiografia

Estima-se a necessidade de mais de 30% de perda de massa óssea para que a alteração visual seja perceptível à radiografia convencional. A radiografia é útil para o diagnóstico de fraturas de corpos vertebrais. O estudo radiográfico das colunas torácica e lombar é o exame específico a ser solicitado e difere da radiografia de tórax em perfil, realizada com finalidades diversas.

A expressão osteopenia difusa, que faz referência à rarefação do trabeculado ósseo, vista à radiografia, é empregada usualmente por radiologistas e não define o grau de comprometimento do tecido ósseo. Por essa razão, não é capaz de estimar com precisão o risco de fratura. Sempre que houver sinais que possibilitem caracterizar essa osteopenia, recomenda-se a complementação diagnóstica por densitometria.

Tomografia computadorizada (TC) e ressonância magnética (RM)

Exames de imagem complementares são úteis para o estudo em caso de suspeita de neoplasia, artrose e outras alterações não evidenciáveis pela radiografia convencional. A aplicação de tais métodos depende de indicação específica por caso.

Tomografia computadorizada quantitativa (QCT)

Apesar da imagem tridimensional, o método não é recomendável como método de rastreio populacional da osteoporose em virtude da alta dose de raios X. A análise de tomografias obtidas com outra finalidade diagnóstica pode ser uma maneira de se contornar a questão referente à dose emitida. O método pode ser útil no acompanhamento de casos individuais.

Tomografia computadorizada de alta resolução (HR-pQCT)

A tecnologia da HR-pQCT, também conhecida como biópsia óssea virtual, possibilita o estudo de parâmetros microestruturais do tecido ósseo. O exame fica restrito a extremidades, como tíbia e antebraço, e depende do aparelho *Xtreme CT*, exclusivamente dedicado a esse tipo de estudo. A alta resolução de imagem possibilita o estudo das trabéculas ósseas em nível microestrutural. Esse exame se encontra restrito a centros de pesquisa em osteometabolismo sem validação para uso em escala populacional.

Ressonância nucler magnética quantitativa (QMRI)

Utilizada em centros de pesquisa, a QMRI tem aplicação prática restrita em razão do alto custo e da pequena acessibilidade. Mais rara do que a QCT, é pouco adotada na prática clínica.

Ultrassonometria óssea

A ultrassonometria óssea mede a velocidade de propagação da onda sonora através do tecido ósseo. Os parâmetros considerados são: SOS (*speed of sound*) e/ou BUA (*broadband ultrasound atenuation*). Sua aplicação fica restrita às extremidades (p. ex., calcâneo, falanges). Limita-se ao diagnóstico e é inadequada para a monitorização evolutiva da massa óssea. Seus pontos de corte devem ser ajustados por outro método (densitometria central) no intuito de se reduzir o número de falso-positivos e falso-negativos comum ao método. O uso da ultrassonometria só se justifica em locais que não dispõem de densitometria e deve restringir-se à seleção de pacientes de risco. Os termos osteopenia e osteoporose não devem ser aplicados a esse método.

Trabecular bone score *(TBS)*

O TBS consiste em uma análise feita por meio de *software* que se baseia na imagem de densitometria de coluna para estabelecer um parâmetro independente da massa óssea capaz de mensurar a qualidade óssea e selecionar pacientes de risco não identificados à densitometria. O TBS é utilizado para auxiliar a tomada de decisão em casos de osteopenia, e sua aplicação tornou possível a reclassificação de risco de até 32% dos pacientes, aprimorando a seleção daqueles sob risco de apresentar fraturas osteoporóticas.

Marcadores do metabolismo ósseo

Os marcadores do metabolismo ósseo são substâncias celulares que podem ser dosadas mediante ensaios bioquímicos específicos para definição da composição do cenário osteometabólico. Os peptídeos pró-colágenos (PINP) medem a formação e os telopeptídeos (CTX e NTX), a destruição óssea. Um dos ensaios mais utilizados é a dosagem CTX-1 sérica, um marcador de reabsorção. Como não há pontos de corte fixos, a evolução dos resultados de cada indivíduo constitui a maneira de se utilizarem esses marcadores na prática clínica.

Exames bioquímicos

Os exames bioquímicos são uma rotina básica para estudo da osteoporose, devendo incluir cálcio sérico total, albumina sérica, cálcio ionizado (se disponível), calciúria de 24 horas, 25-OH-vitamina D_3, eletroforese de proteínas e paratormônio (PTH) intacto.

Outros exames podem ser solicitados em caso de alteração dos testes de rotina ou de suspeita clínica específica, como cortisol urinário, dosagens de hormônios sexuais, cintilografia óssea, pesquisa de gordura nas fezes, anticorpos antiendomísio, antitransglutaminase e biópsia óssea.

Densitometria óssea

A densitometria óssea é um exame não invasivo com dose de radiação 200 vezes inferior à mamografia convencional, que mede a massa óssea a partir da atenuação do feixe de raios X. Pode ser realizada na coluna, no fêmur, no antebraço ou no corpo inteiro (Figura 49.1). Considerado o padrão-ouro para o diagnóstico de osteoporose e validado em diversos estudos clínicos prospectivos a partir de 1987, o método é útil também para o monitoramento evolutivo da massa óssea.

Classificação da osteoporose pós-menopáusica

Publicada em 1994 por um grupo de trabalho da OMS, a classificação densitométrica da osteoporose passou a ser adotada em todo o mundo. Para essa finalidade os resultados foram expressos em desvios padrões (DP) em relação ao grupo de adultos jovens caucasianos (Quadro 49.1).

Avaliação densitométrica

Dados de saída

Os resultados são expressos em gramas (g) por centímetro quadrado (cm^2) por meio da seguinte equação:

$$\text{Densidade mineral óssea (DMO)} = \text{massa (gramas)/volume (cm}^2\text{)}$$

Menor variação significativa

Para todos os métodos não invasivos de quantificação da massa óssea haverá sempre uma margem de erro. A margem de cada aparelho deve ser expressa preferencialmente em g/m^2 em vez de por dados percentuais. Contudo, para fins didáticos, considera-se que um serviço de densitometria de qualidade deve ter seu coeficiente de variação na ordem de 2% a 3%, correspondentes a valores entre 0,022 e 0,033 g/m^2.

Quadro 49.1 Classificação da osteoporose

Normal	Densidade óssea ≥ –1,0 DP (*T-score* ≥ –1,0)
Osteopenia (baixa massa óssea)	Densidade óssea entre –1,0 e –2,5 DP (*T-score* > –2,5 e < –1,0)
Osteoporose	Densidade óssea ≤ –2,5 DP (*T-score* ≤ –2,5)
Osteoporose grave (estabelecida)	Densidade óssea ≤ –2,5 DP com fratura por fragilidade (*T-score* ≤ –2,5 + Fx)

Fonte: WHO Technical Report Series. Geneva: WHO, 1994.

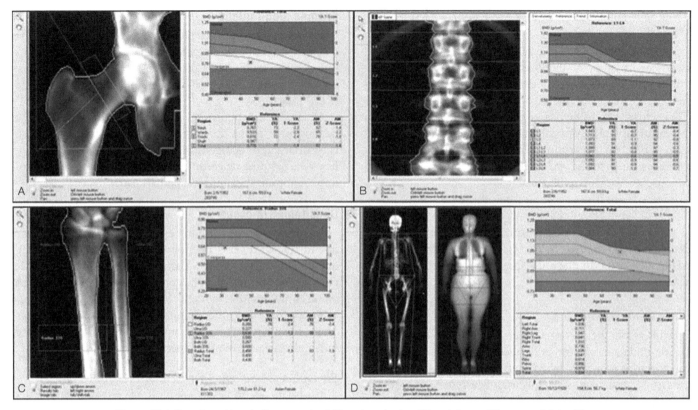

Figura 49.1 Densitometrias de fêmur proximal (A), coluna lombar (B), antebraço (C) e corpo inteiro (D).

Em densitometria, a margem de erro é chamada de menor variação significativa (MVS). Uma variação de massa óssea entre exames de um mesmo paciente só será considerada verdadeira (com 95% de nível de significância estatística) se extrapolar positiva ou negativamente a MVS calculada por cada serviço.

Aparelhos e sítios válidos

Os aparelhos de densitometria válidos para avaliação conforme os critérios da OMS devem ser os densitômetros centrais capazes de realizar exames de coluna e fêmur. Nenhum outro aparelho de qualquer tecnologia foi validado por essa organização para utilização dos critérios de normalidade, osteopenia e osteoporose.

Os sítios esqueléticos recomendados para diagnóstico da osteoporose são a coluna (de L1 a L4), o fêmur proximal (colo femoral e fêmur total) e o antebraço não dominante (rádio) (Figura 49.1).

Para o monitoramento evolutivo da massa óssea recomenda-se a utilização dos resultados obtidos com o fêmur total e a coluna lombar (no mínimo duas vértebras válidas para análise). O antebraço não deve ser usado para monitorização de tratamento em razão da influência das características individuais.

O resultado em *T-score* mais baixo entre os sítios válidos de determinado paciente deve ser aquele a ser considerado no diagnóstico.

Artefatos

A interferência de estruturas calcificadas (aorta e alterações degenerativas da coluna) pode ampliar os resultados da densidade óssea medidos na coluna lombar sem que fique representada a real massa óssea do paciente. Nessa situação, devem ser valorizados os resultados do fêmur proximal, por ser um local mais isento de alterações morfodegenerativas, recorrendo-se ao antebraço não dominante quando indicado.

Indicações para exame de densitometria óssea

- Mulheres a partir dos 65 anos de idade.
- Mulheres na pós-menopausa com menos de 65 anos com fatores de risco para fraturas.
- Mulheres durante a transição menopausal com fatores de risco para fraturas.
- Homens com mais de 70 anos.
- Homens com menos de 70 anos com fatores de risco para fraturas.
- Adultos com fraturas por fragilidade.
- Adultos com condições ou doenças associadas a reduzida massa óssea.
- Adultos em uso de medicamentos indutores de perda óssea.
- Qualquer candidato a tratamento (ósseo).
- Qualquer pessoa em tratamento para monitorizar sua efetividade.

Parâmetros densitométricos

Estatisticamente foi definido um ponto de corte capaz de identificar como osteoporóticas aproximadamente 30% das mulheres pós-menopáusicas por meio de medidas de DXA realizadas na coluna, no fêmur proximal ou no antebraço. Esse ponto representa 2,5DP abaixo da média esperada para o adulto jovem (ou –2,5DP).

T-score

Em virtude da diversidade de métodos, estabeleceu-se uma maneira de padronizar a análise dos resultados ósseos de mulheres na peri e pós-menopausa em razão dos resultados do *T-score*, que derivam da comparação da massa óssea do paciente com o grupo de adultos jovens normais de 20 a 29 anos de idade. Quanto menor o valor do *T-score*, maior o risco de fratura. O resultado é expresso em números de DP com aproximação de uma casa decimal.

Z-score

O *Z-score*, também conhecido como faixa de normalidade ajustada para a idade, deve ser valorizado quando os indivíduos examinados são mulheres na menacme, crianças e adolescentes ou homens com menos de 50 anos de idade. Representa o valor esperado para a idade e sofre variação em função de idade óssea, estadiamento sexual de Tanner, peso, sexo, raça e altura. Pacientes com resultados inferiores a 2DP da média devem ser considerados para investigação de causas secundárias de osteoporose.

FISIOLOGIA ÓSSEA

A remodelação óssea é realizada pelos osteoclastos, que removem osso antigo (reabsorção), e pelos osteoblastos, que produzem matriz óssea (formação). A matriz óssea mineralizada é o tecido ósseo maduro, e a perda óssea ocorre quando a reabsorção excede a formação (Figura 49.2).

HISTOFISIOLOGIA

Há dois tipos básicos de arranjo ósseo: o trabecular e o cortical – osso cortical (ou compacto) compõe a diáfise dos ossos longos e o envelope externo de todos os ossos, respondendo por aproximadamente 80% do esqueleto e 20% da área de superfície de troca. Cerca de 3% de seu conteúdo se renovam a cada ano. Já o osso trabecular (ou esponjoso), presente no esqueleto axial e nas epífises dos ossos longos, ocupa os espaços internos entre as corticais dos ossos, responde por aproximadamente 20% do esqueleto e representa 80% da superfície de troca. A cada ano, 25% de seu conteúdo são renovados (Figura 49.3).

CÉLULAS ÓSSEAS

Os osteoblastos, osteoclastos e osteócitos são as células presentes no tecido ósseo. Os osteoblastos, derivados do mesênquima, atuam na formação óssea, os osteoclastos se originam no sistema monocítico fagocitário e respondem pela reabsorção, e os osteócitos são responsáveis pela transmissão de impulsos elétricos que sinalizam estresse mecânico, lise ou formação óssea, agindo como um "maestro" da remodelação óssea.

REMODELAÇÃO ÓSSEA

A remodelação óssea, que ocorre durante toda a vida, compreende os processos de formação e reabsorção envolvidos

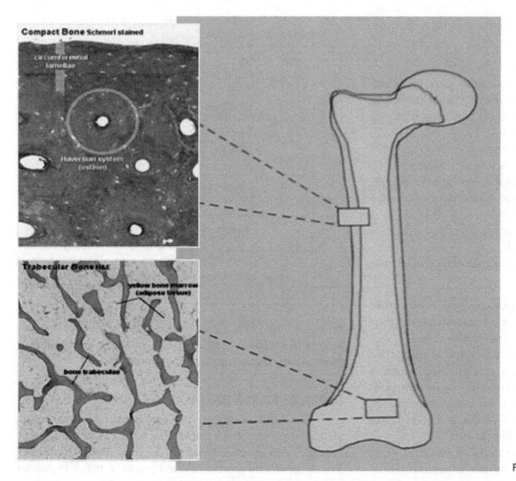

Figura 49.2 Microestrutura óssea.

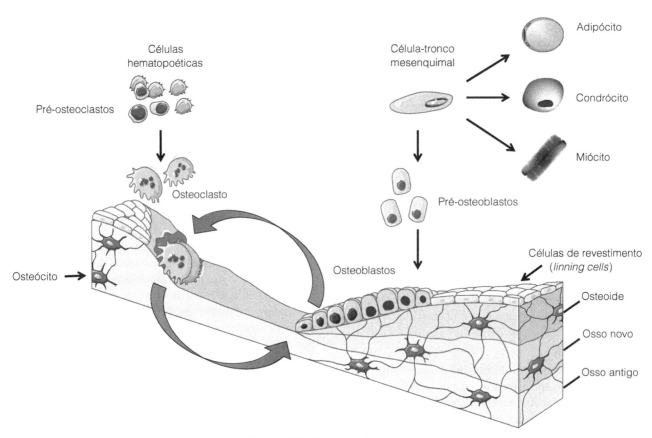

Figura 49.3 Histofisiologia óssea.

no metabolismo ósseo e que acontecem em ciclos sucessivos, sendo subdivididos nas seguintes etapas:

- **Quiescência:** aproximadamente 80% da superfície óssea estarão nesse estágio em algum momento, pois indica inatividade e se assemelha à fase de repouso do ciclo celular.
- **Ativação:** células da superfície óssea (*linning cels*) se retraem, dando lugar aos osteoclastos.
- **Reabsorção:** osteoclastos removem o tecido ósseo, formando a lacuna de reabsorção (lacuna de Howship).
- **Reversa:** debris e detritos de catabolismo proteico são removidos da "lacuna", preparando o local para a formação óssea subsequente.
- **Formação:** osteoblastos preenchem a lacuna com nova matriz colágena não mineralizada.
- **Mineralização:** nova matriz é mineralizada, completando o ciclo.

A Figura 49.4 representa um ciclo no qual a reabsorção óssea, realizada pelos osteoclastos, é imediatamente sucedida pela formação óssea, mediada por osteoblastos.

Na menopausa, o padrão osteometabólico se caracteriza por intensas formação e reabsorção, configurando o quadro de alto *turnover* ósseo. O metabolismo ósseo da paciente idosa, em geral com mais de 75 anos, tende a seguir um padrão de baixo *turnover* ósseo em virtude da baixa taxa de formação e reabsorção óssea, comum a essa fase da vida.

Independentemente do alto ou baixo *turnover* ósseo, cerca de 10% de todo o esqueleto se renovam anualmente, inde-

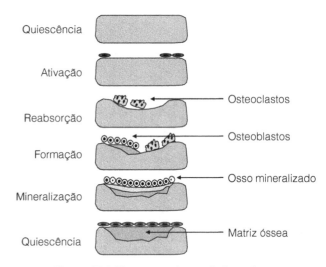

Figura 49.4 Fluxograma do metabolismo ósseo.

pendentemente da idade do paciente. Essa renovação é necessária para substituir o tecido ósseo, protegendo o esqueleto da evolução de micro para macrofraturas.

CURVA DE MASSA ÓSSEA

O pico de massa óssea ocorre quando o crescimento volumétrico dos ossos e sua mineralização se encontram estabilizados, valendo ressaltar que os diferentes locais do esqueleto atingem a maturidade em tempos variados. A formação óssea supera a reabsorção até os 25 anos de idade, quando o ser humano atinge, em média, o pico de massa óssea. A partir dessa idade, a formação e a reabsorção óssea se equilibram e a densidade óssea se mantém constante. Ao se aproximar a menopausa, essa reabsorção se intensifica e a massa declina de modo mais acentuado até a senilidade, momento em que a velocidade de perda óssea se mantém, porém com menos intensidade do que a perda evidenciada próximo à menopausa (Figura 49.5).

Assim como na puberdade, a mulher atinge o pico de massa óssea antes do homem. O ganho dessa massa é mais precoce em meninas e ocorre de maneira concomitante ao amadurecimento sexual. Cabe salientar que o estirão de crescimento pré-puberal agrega volume ao osso. Contudo, a mineralização dessa matriz óssea recém-constituída somente ocorrerá quando do surgimento dos caracteres sexuais secundários.

Entre o estirão do crescimento e a mineralização óssea da puberdade há um momento de transição em que são mais comuns as fraturas traumáticas em pré-adolescentes. A Figura 49.6 demonstra a associação entre puberdade e aumento da mineralização óssea.

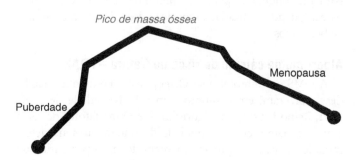

Figura 49.5 Curva de densidade óssea de acordo com o período reprodutivo.

FATORES DE RISCO

Além do risco atribuível à densidade óssea e à menopausa, há fatores de risco que, por serem independentes da densitometria óssea, devem ser obrigatoriamente investigados na avaliação da paciente com osteopenia ou osteoporose. As fraturas por fragilidade óssea constituem o fator de risco mais importante na estimativa de risco de futuras fraturas.

Gênero

A osteoporose é mais frequente em mulheres, e o risco de ocorrer fratura osteoporótica em uma mulher de 50 anos de idade durante seu tempo remanescente de vida está situado entre 30% e 40%. No homem, o risco é estimado em 13% a 25%.

De acordo com dados populacionais, a DMO é maior em homens (Figura 49.7). As variações no risco de fratura entre homens e mulheres são decorrentes não apenas das diferenças nessa densidade, mas também na geometria e resistência ósseas. Apesar de mais comuns em mulheres, os homens tendem a apresentar pior resultado após essas fraturas exibindo taxas maiores de complicações e mortalidade excedentes no primeiro ano após lesão óssea.

Etnia

Diferenças raciais na incidência da osteoporose são resultantes de variações na DMO, nos índices de fratura e nos fatores genéticos. A variabilidade em torno da média, embora diferente, preserva certo grau de coincidência, de maneira que mulheres brancas com massa óssea acima da média apresentam resultados mais elevados de DMO do que os verificados em homens negros com massa óssea abaixo da média.

História familiar

Os fatores determinantes do pico de massa óssea podem ser hereditários ou ambientais. O pico de massa óssea, adquirido

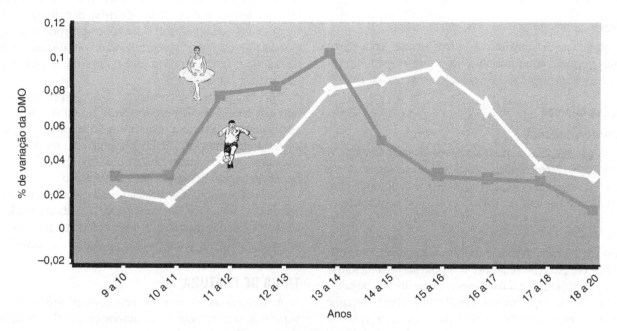

Figura 49.6 Puberdade e massa óssea.

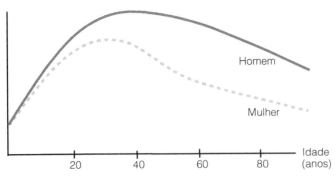

Figura 49.7 Curvas de massa óssea entre os sexos.

na idade adulta, é determinado em torno de 80% por fatores genéticos.

Considerada um dos fatores de risco mais importantes para a doença, a história familiar de osteoporose se torna mais relevante quando há o registro de parentes de primeiro grau com fraturas de fêmur por fragilidade. As filhas de mulheres osteoporóticas apresentam risco maior para fraturas por fragilidade.

Medicamentos

Corticoides

O risco de fratura é significativamente maior no grupo de usuários de corticoide, independentemente da massa óssea medida. Os corticoides inalatórios causam menos impacto no risco de fraturas do que os orais. Uma dose diária de prednisona ≥5mg por mais de 3 meses implica aumento significativo do risco de fraturas.

Hormônio tireoidiano

Convém diferenciar entre supressão e reposição fisiológica de hormônios tireoidianos, sendo a primeira mais agressiva e potencialmente lesiva.

Inibidores de aromatase e quimioterapêuticos

Os inibidores da aromatase e outros agentes com efeito hormonal negativo têm impacto sobre a massa óssea. Em todos os casos é recomendável a avaliação dessa massa.

Condições clínicas

Hiperparatireoidismo

O hiperparatireoidismo pode ser primário ou secundário. A dosagem do PTH, em conjunto com outros exames, auxilia a definição da origem da elevação do PTH, e os valores de referência podem variar entre os diferentes ensaios bioquímicos.

Hipercalciúria

A hipercalciúria predispõe o indivíduo à espoliação de cálcio através da excreção renal do íon, podendo manifestar-se por litíase de repetição em pacientes com predisposição familiar à litíase (p. ex., hipercalciúria familiar idiopática). O exame que identifica essa condição é a calciúria de 24 horas, coletada de acordo com o protocolo específico de cada laboratório.

Hipovitaminose D

A hipovitaminose D é condição prevalente até mesmo no Brasil. O menor tempo livre para exposição solar e o risco de câncer dermatológico contribuem para essa situação. Nos países em que a política de saúde não intervém com medidas dietéticas (p. ex., adição obrigatória de vitamina D nos alimentos), a suscetibilidade à redução de vitamina D é ainda maior. O rastreio bioquímico é acessível, assim como a suplementação da vitamina.

Cirurgias disabsortivas

As cirurgias disabsortivas ou restritivas prejudicam a absorção intestinal de cálcio. A redução do estômago pode cursar com acloridria e dificultar a dissolução do carbonato de cálcio. Para os pacientes submetidos a essas cirurgias, a suplementação com citrato de cálcio pode ser mais produtiva porque esse citrato não necessita do meio ácido para se dissolver.

Hipoestrogenismo

Independentemente da origem fisiológica (menopausa) ou patológica (amenorreia hipotalâmica, uso de antiestrogênicos, ooforectomia ou quimioterapia), a falta de estrogênio é fator preponderante para o aumento da taxa anual de perda óssea. Quando indicada, a reposição desse hormônio promove benefícios.

Algoritmo de cálculo de risco de fratura – FRAX®

A OMS e a International Osteoporosis Foundation (IOF) desenvolveram, em conjunto com a Universidade de Sheffield, Reino Unido, um algoritmo que reúne fatores de risco e aponta para a custo-efetividade do tratamento para determinado paciente, expressa por meio do risco percentual de fratura em 10 anos.

O método, disponível gratuitamente na Internet, pode ser usado em locais onde a densitometria óssea não está disponível. Essa ferramenta de cálculo de risco, denominada FRAX®, foi desenvolvida a partir de 11 estudos prospectivos populacionais internacionais e incorpora dados estatísticos de populações específicas, como é o caso do Brasil e de outros países da América Latina.

Diferentemente da densitometria, que exprime o risco relativo de fraturas osteoporóticas, esse algoritmo calcula o risco absoluto de a fratura ocorrer em 10 anos. Seus pontos de corte variam, mas, em geral, o paciente com risco de fraturas osteoporóticas comuns >12% e/ou de fratura do fêmur >3% é beneficiado pelo tratamento medicamentoso.

O FRAX possibilita a entrada de dados como densidade óssea do colo femoral e os resultados de TBS da coluna lombar. Com esses dados inseridos, a análise de risco se tornou mais aprimorada do que o uso isolado de fatores de risco clínicos.

TIPOS DE FRATURA

As fraturas osteoporóticas mais comuns são as de corpos vertebrais (achatamento), do antebraço distal e as de fêmur proximal (Figura 49.8).

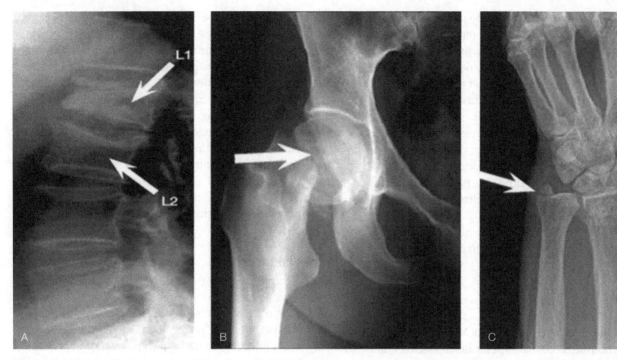

Figura 49.8 Tipos de fraturas osteoporóticas típicas. **A** Achatamento de corpos vertebrais. **B** Fratura do fêmur proximal. **C** Fratura do rádio distal.

Vértebras

As vértebras são as fraturas osteoporóticas mais comuns, mas apenas 30% das detectadas à radiografia são diagnosticadas clinicamente. O risco de novas fraturas osteoporóticas (em qualquer sítio) aumenta na vigência de fraturas vertebrais preexistentes. O diagnóstico dessas fraturas pode ser estabelecido por meio de radiografia simples de coluna em perfil.

Antebraço

As fraturas de antebraço implicam menor morbimortalidade, mas podem cursar com artrose, hipomobilidade do punho e/ou distrofia simpático-reflexa do membro fraturado. A presença de fratura de antebraço (por fragilidade) aumenta o risco de todas as demais lesões osteoporóticas.

Fêmur

As fraturas de fêmur são as mais letais em razão de suas complicações intra e pós-operatórias. São mais frequentes do que as de antebraço a partir da sétima década de vida. A mortalidade no primeiro ano após a fratura pode chegar a 20% em pacientes com mais de 80 anos de idade.

TRATAMENTO

O arsenal terapêutico certamente sofreu e ainda sofrerá novas mudanças. O tratamento pode ser farmacológico ou comportamental. Neste tópico será abordado o tratamento farmacológico da osteoporose.

Recomendação de tratamento

Diversas organizações internacionais recomendam tratamento para o paciente que apresente osteoporose densitométrica (*T-score* ≤ –2,5DP). Algumas recomendam tratamento também para os pacientes com osteopenia densitométrica (*T-score* entre –1,0 e –2,5DP), nos quais existam outros fatores de risco para osteoporose (p. ex., tabagismo, baixo peso, uso de corticoide, menopausa, história familiar, fratura osteoporótica prévia).

A preocupação a respeito da abordagem dos "osteopênicos" se justifica, pois nesse grupo se concentra o maior número absoluto de fraturas, embora a incidência dessas lesões seja substancialmente maior à medida que se reduz a massa óssea do indivíduo.

Classes terapêuticas

Os agentes farmacológicos podem ser agrupados a partir de seus mecanismos de ação:

- **Antirreabsortivos:** modulador seletivo do receptor do estrogênio (SERM), estrogênio, tibolona e bisfosfonatos.
- **Anabolizantes:** paratormônio (teriparatida ou PTH 1-34).

Cálcio alimentar e suplementar

A dose diária total de cálcio recomendada na idade adulta é da ordem de 1.000 a 1.200mg ao dia. Uma porção de 250mL de leite de vaca contém aproximadamente 250mg de cálcio. Seus derivados apresentam diferenças no conteúdo de cálcio de acordo com o processo empregado. Vegetais de folhas verde-escuras também contêm cálcio. Entretanto, em virtude do alto conteúdo de ácido fítico e das fibras não hidrossolúveis, esse cálcio não é disponibilizado de maneira tão ampla para o ser humano quanto para os herbívoros.

A dose diária de cálcio suplementar depende da dieta basal do paciente, podendo variar de 500 a 1.000mg/dia. O íon cálcio está associado a diferentes sais, como citrato, carbonato, gluconato e aminoácido quelado, entre outros. O carbonato de cálcio é o sal de cálcio mais comum, e sua dissociação é de 40% no plasma. A dissolução do citrato de cálcio é de 23%, mas este tem a vantagem de não depender do ambiente ácido para se dissociar, estando indicado nos casos de cirurgias do estômago e outras situações de acloridria.

Em caso de administração oral de cálcio, os pacientes devem ser orientados sobre a importância da hidratação oral para a prevenção de nefrolitíase. Nos pacientes sob risco de litíase, o uso concomitante de citrato de potássio ou mesmo de citrato de cálcio como agente de suplementação pode reduzir o risco de nefrolitíase.

Importante: pacientes com ingesta de cálcio alimentar suficiente não necessitam da suplementação medicamentosa de cálcio.

Vitamina D

Derivada do colesterol, a vitamina D apresenta receptores espalhados por todo o corpo e sofre ativação hepática e renal, além de atuar no núcleo celular. Apesar de conhecida como vitamina, suas funções e estrutura poderiam ser atribuídas a um autêntico hormônio esteroide.

A recomendação mais fisiológica seria sua síntese pelos ceratinócitos mediante exposição solar regular direta sem filtro protetor. O tempo de exposição solar necessário para manutenção dos níveis de vitamina D é de aproximadamente 10 minutos diários, no sol forte (entre as 10 e as 14 horas), considerando uma superfície de exposição mínima de 18%, quatro a cinco vezes por semana.

Os riscos dermatológicos devem ser considerados, assim como o fato de a pele de indivíduos idosos não ser tão eficaz em sintetizar essa substância. Como os alimentos ricos em vitamina D são escassos na dieta brasileira, é mais seguro administrá-la por meio de suplementos disponíveis no mercado, desde que observados os cuidados com a superdosagem.

O alfacalcidol e o calcitriol, formas ativas da vitamina D, são utilizados em casos específicos, quando há falência renal ou distúrbios das paratireoides.

O colecalciferol é a forma mais comercializada dessa vitamina.

O Quadro 49.2 exibe as recomendações internacionais para consumo diário desse suplemento vitamínico.

Em caso de hipovitaminose D, devem ser administradas doses acima das necessidades diárias basais. O Quadro 49.3 reúne as doses de ataque e de manutenção recomendadas por grupo de pacientes. Em geral, recomendam-se doses de ataque (50.000UI/semana) para pacientes com resultados de 25-OH-vitamina D <20ng/mL durante 8 semanas. As doses de manutenção (2.000UI/dia) são indicadas para pacientes com dosagem sérica de vitamina D entre 20 e 30ng/mL. Para pacientes com >30ng/mL de 25-OH-vitamina D sérica, recomenda-se a utilização de doses de prevenção (1.000UI/dia), conforme preconizado por entidades médicas brasileiras e internacionais.

Terapia hormonal (TH)

A TH com estrogênio (e/ou progesterona) é recomendada para prevenção da osteoporose.

A TH produz tecido ósseo de qualidade, podendo ser útil quando há o desejo de se postergar o início do uso de bisfosfonatos. As complicações causadas pelo excesso de supressão do metabolismo ósseo, comuns aos bisfosfonatos e ao denosumabe, não foram descritas nessa terapia, sendo correto indicar a TH como tratamento da osteoporose apenas para pacientes sintomáticas, nas quais a estrogenoterapia é a única solução eficaz para alívio dos sintomas pós-menopáusicos. Nesse cenário, a TH também produziu bom efeito para a redução do risco de fraturas tanto nos sítios esqueléticos vertebrais como nos não vertebrais.

SERM

O estudo MORE evidenciou redução no risco de novas fraturas vertebrais em usuárias de raloxifeno. Contudo, a ocorrência de fogachos e o risco aumentado de tromboembolismo devem ser considerados quando se opta pelo raloxifeno, especialmente em torno dos 65 anos de idade.

Quando está indicada a terapia endócrina antiestrogênica, o tamoxifeno é o SERM de escolha, em função da extensa literatura científica relacionada com o uso desse agente.

Entretanto, quando o foco é a osteoporose menopáusica, é possível indicar o raloxifeno desde que a osteoporose seja menopáusica e esteja presente somente na coluna vertebral (presença

Quadro 49.2 Ingestão alimentar diária recomendada de vitamina d em unidades internacionais (UI)

Idade	IOM Mínimo	IOM Máximo	Endocrine Society Mínimo	Endocrine Society Máximo	Brasil (MS/ANVISA)
0 a 6 meses	400	1.000	400 a 1.000	2.000	400
6 a 12 meses	400	1.500	400 a 1.000	2.000	400
1 a 3 anos	600	2.500	600 a 1.000	4.000	400
4 a 8 anos	600	3.000	600 a 1.000	4.000	400
9 a 18 anos	600	4.000	600 a 1.000	4.000	400
> 19 anos	600	4.000	1.500 a 2.000	10.000	200
Gestação/lactação	600	4.000	1.500 a 2.000	10.000	400

1 micrograma (µg) = 40 unidades internacionais (UI).
IOM: Institute of Medicine; (IDR: ingestão diária recomendada).

Quadro 49.3 Doses de prevenção e tratamento da deficiência de vitamina D

Idade/condição clínica	Dose (UI)	
	Ataque	Manutenção
0 a 1 ano	50.000/semana ou 2.000/dia por 6 semanas	400 a 1.000/dia
1 a 18 anos	50.000/semana ou 2.000/dia por 6 semanas	600 a 1.000/dia
19 a 71 + anos	50.000/semana por 8 semanas	7.000 a 14.000/semana
Gravidez e lactação 14 a 18 anos	7.000/dia por 8 semanas	1.000/dia
> 18 anos	7.000/dia por 8 semanas	2.000 a 4.000/dia
Má absorção/Obesidade	6.000 a 10.000/dia	até 7.000/dia

de fraturas por compressão ou densitometria indicativa de osteoporose). Essa limitação ocorre porque, nos estudos de registro, o raloxifeno não demonstrou eficácia antifratura não vertebral. Por isso, as pacientes com baixo rico de trombose venosa profunda e sem ondas de calor podem beneficiar-se com o uso do SERM (raloxifeno) no tratamento da osteoporose da coluna vertebral.

Tibolona

A tibolona, na dose de 1,25mg/VO/dia, demonstrou ser capaz de minimizar os episódios de fogacho, melhorar a libido e promover redução do risco de fraturas vertebrais e não vertebrais. Entretanto, o risco de acidente vascular cerebral mais do que dobrou em uma população com média de idade de 68 anos. Desse modo, o estudo sobre esse fármaco foi interrompido por questões de segurança.

Caso a paciente não apresente contraindicações, a tibolona se constitui em opção também de natureza hormonal capaz de oferecer proteção contra fraturas vertebrais e não vertebrais.

Denosumabe

O denosumabe é um anticorpo monoclonal total humano que age inibindo a diferenciação de células precursoras ósseas em osteoclastos maduros mediante o bloqueio do complexo RANK ligante. Sua ação mimetiza a da osteoprotegerina e, de maneira sintética, reduz o "recrutamento" de pré-osteoclastos, que seriam transformados em osteoclastos maduros. O denosumabe age, portanto, reduzindo a reabsorção óssea. Sua eficácia antifratura em sítios esqueléticos vertebrais e não vertebrais foi amplamente demonstrada no estudo FREEDOM, que completou um plano de estudos com 10 anos de uso do medicamento. No Brasil, sua aprovação fica restrita ao grupo de pacientes do sexo feminino. Homens portadores de câncer de próstata também foram beneficiados pelo tratamento com denosumabe, mas a indicação não se estendeu àqueles sem câncer de próstata em tratamento.

Esse medicamento é administrado por meio de uma dose subcutânea semestral de 60mg, devendo ser armazenado em geladeira até o uso.

Teriparatida ou PTH 1-34

O agente teriparatida é um polipetídeo sintético que engloba as mesmas 34 primeiras sequências de aminoácidos que o paratormônio natural, sendo indicado para pacientes com osteoporose grave (com fraturas) por meio de uma dose subcutânea diária de 20µg, a qual é acondicionada em uma caneta aplicadora contendo 30 doses e que deve ser armazenada em geladeira antes e durante seu uso.

A teriparatida é o único agente anabolizante registrado para o tratamento da osteoporose. Efeito antálgico secundário foi descrito em até 70% dos casos, mas sem força de evidência para recomendar o produto como opção analgésica em pacientes com dor crônica.

O uso desse agente não deve ser interrompido sem a aplicação sequencial de uma terapêutica antirreabsortiva (bisfosfonatos ou denosumabe) sob pena de ocorrer rápido declínio da massa óssea adquirida. O tempo máximo aprovado para o tratamento deve ser de 24 meses, conforme preconizam as evidências.

A teriparatida mostrou sua eficácia na prevenção de fraturas vertebrais e não vertebrais.

Bisfosfonatos

Os bisfosfonatos merecem uma análise por sua importância histórica, sua aplicação em larga escala para o tratamento da osteoporose pós-menopáusica e em razão de alguns fatos polêmicos que têm causado algum receio no momento de prescrição dessa classe de medicamentos.

Estrutura molecular

Os bisfosfonatos diferem entre si por apresentar variações em sua estrutura química capazes de causar efeitos farmacocinéticos específicos para cada molécula. No entanto, a avaliação dessas diferenças na resposta clínica apresenta limitações em razão da falta de estudos comparativos diretos executados de maneira prospectiva e randomizada, tendo fraturas vertebrais e não vertebrais como desfecho primário para que as conclusões alcancem o maior nível de evidência científica.

Os bisfosfonatos são análogos estáveis do pirofosfato inorgânico, sendo essa estabilidade conferida pela presença de um átomo de carbono que conecta dois radicais fosfato, impedindo sua degradação biológica. Os bisfosfonatos não são convertidos em metabólitos, mas excretados de maneira inalterada na urina.

Seu efeito farmacológico resulta de duas propriedades básicas: potência antirreabsortiva e afinidade óssea. As modificações do radical R1 aumentam a afinidade mineral, enquanto as do radical R2 resultam em diferenças na potência antirreabsortiva (Figura 49.9).

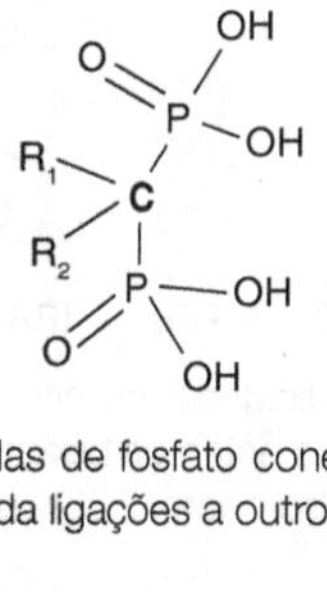

Figura 49.9 Duas moléculas de fosfato conectadas por um átomo de carbono que apresenta ainda ligações a outros dois radicais: R1 e R2.

Classificação

De acordo com sua estrutura molecular, os bisfosfonatos podem ser agrupados em três classes:

- **Não nitrogenados:** agem por incorporação à molécula de ATP, o que faz seus efeitos terapêuticos se aproximarem dos tóxicos. Os agentes que representam essa classe são o etidronato, o clodronato e o tiludronato.
- **Aminoalquilados:** agem por interferência na enzima farnesil pirofosfato sintase (FPPS). Os agentes dessa classe apresentam margem de segurança terapêutica mais ampla, sendo representados por alendronato, pamidronato, neridronato, olpadronato e ibandronato.
- **Amino-heterocíclicos:** também inibem a enzima FPPS com a diferença de promoverem uma interação enzima-substrato mais intensa, aumentando, assim, sua potência inibitória. Os agentes que representam essa classe de bisfosfonatos são o risedronato e o zoledronato.

Diferenças clínicas entre os bisfosfonatos

A literatura dispõe de poucos estudos prospectivos comparativos diretos entre os diferentes bisfosfonatos. Mesmo com essa limitação, estudos isolados realizados pelos fabricantes evidenciaram diferentes respostas dos bisfosfonatos no que diz respeito a início de ação antifratura, persistência do fármaco no organismo, potência e eficácia antifratura em sítios vertebrais e não vertebrais.

O Quadro 49.4 relaciona os fármacos disponíveis no mercado brasileiro e as evidências científicas que embasam sua eficácia contra as fraturas vertebrais e de quadril, uso além de 5 anos (segurança a longo prazo) e a ação demonstrada em homens e em usuários de glicocorticoides.

Entre os bisfosfonatos, somente o alendronato, o risedronato e o zoledronato obtiveram registro para utilização em todos os sítios esqueléticos (vertebrais e não vertebrais).

Embora o ranelato de estrôncio esteja aprovado para comercialização no Brasil, é considerado terapia opcional (de segunda linha) em países desenvolvidos em função de risco tromboembólico aumentado em usuários desse medicamento.

Equilíbrio entre potência e afinidade

Os bisfosfonatos com alta afinidade pelo tecido ósseo apresentam meia-vida mais longa, o que possibilita o tratamento com apenas uma administração anual, como ocorre com o zoledronato. Por outro lado, a reversibilidade do efeito antirreabsortivo é menor. Caso seja necessária a interrupção do tratamento, um fármaco de baixa afinidade óssea, como o risedronato, pode desligar-se mais rapidamente do tecido ósseo (Figura 49.10).

Quadro 49.4 Fármacos aprovados para comercialização no Brasil e evidências que embasam seu uso em diferentes grupos e situações

Nome	Fratura vertebral	Fratura de quadril	Extensão	Homens	Corticoides
Alendronato	+	+	+	+	+
Risedronato	+	+	+	+	+
Ibandronato	+	–	–	–	–
Zoledronato	+	+	+	+	+
Raloxifeno	+	–	+	–	–
Estrôncio	+	+	+	+	+
Teriparatida	+	+	-	+	+
Denosumabe	+	+	+	+	–

+: presença de evidência; –: ausência de estudos prospectivos controlados.

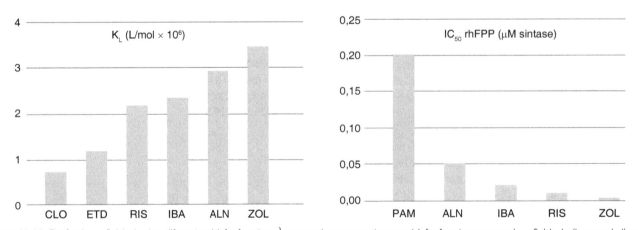

Figura 49.10 Potência e afinidade dos diferentes bisfosfonatos. À esquerda se encontram os bisfosfonatos com maior afinidade (tempo de ligação) pelo tecido ósseo e à direita estão os bisfosfonatos mais potentes: risedronato e zoledronato. (CLO: clodronato; ETD: etidronato; RIS: risedronato; IBA: ibandronato; ALN: alendronato; ZOL: zoledronato; PAM: pamidronato.)

O ideal é que seja potente e não se ligue ao tecido ósseo de maneira intensa. Essas propriedades, quando combinadas, agilizam a ação antirreabsortiva, além de possibilitar maior "mobilidade" da molécula de bisfosfonato, que ficaria mais disponível para circular entre os diferentes sítios esqueléticos, como o vertebral, o não vertebral e o quadril.

Alendronato e risedronato

O estudo FACT comparou 70mg de alendronato e 35mg de risedronato por densitometria óssea após 2 anos de tratamento em regime de administração oral, uma vez por semana. Os resultados demonstraram mais ganhos de massa óssea no grupo tratado com alendronato. Entretanto, os dados sobre as fraturas não chegam a determinar superioridade de um agente sobre o outro.

O estudo REAL avaliou 33.830 mulheres de 65 anos de idade ou mais, que utilizaram alendronato e risedronato, tendo as fraturas osteoporóticas como objetivo primário. Os pesquisadores demonstraram que 12.215 mulheres em uso de risedronato apresentaram taxas menores de fratura não vertebral e de quadril no primeiro ano.

Esse estudo demonstrou também que a diferença entre os grupos se tornou mais evidente a partir dos 6 meses de tratamento, quando o grupo risedronato apresentou incidência 46% menor de fratura de quadril e 19% menor de fraturas não vertebrais do que o grupo alendronato (Figura 49.11).

Ibandronato

Apesar de ser eficaz em sítios esqueléticos não vertebrais, o ibandronato não demonstrou, de maneira prospectiva, redução no risco de fraturas não vertebrais, ao contrário do constatado com o alendronato, o risedronato e o zoledronato.

A eficácia do ibandronato na proteção contra fraturas não vertebrais foi demonstrada posteriormente de maneira retrospectiva em um subgrupo de pacientes com T-score ≤ –3,0 à DXA. Como esse dado não foi obtido prospectivamente, a força de evidência do alendronato, do risedronato e do ibandronato supera a do ibandronato no quesito redução do risco de fraturas não vertebrais (p. ex., fraturas de fêmur).

Originalmente formulado para ser administrado diariamente na dose de 2,5mg via oral, o ibandronato passou a ser formulado em apresentação de 150mg via oral mensalmente.

Efeitos colaterais e contraindicações

O alendronato de sódio é o bisfofonato mais prescrito. Há evidências que embasam seu uso para redução do risco de fraturas vertebrais e não vertebrais. O período máximo de uso variou de 5 a 10 anos.

O estudo original de registro do alendronato teve 10 anos de duração e verificou a segurança do uso de bisfosfonatos por longos períodos. Fraturas de coluna e quadril foram prevenidas nos dois braços do estudo (pacientes com fraturas clinicamente evidentes e pacientes com fraturas de manifestação exclusivamente radiológica).

Entretanto, após 10 anos de estudo, um pequeno número de pacientes analisados desenvolveu quadro de osteonecrose da mandíbula e fraturas atípicas. A análise dos dados mostrou excessiva supressão do *turnover* ósseo, sugerindo a necessidade de reavaliação do tratamento a cada 5 anos de uso dos bisfosfonatos.

O denosumabe foi associado tanto à osteonecrose como às fraturas atípicas. Não foram relatados casos de osteonecrose de mandíbula ou de fraturas atípicas em pacientes usuárias de SERM, tibolona ou TH, o que vem demonstrar que, embora sejam antirreabsortivos ósseos, esses agentes não promovem excesso de supressão do *turnover* ósseo.

Pacientes renais não devem receber bisfosfonatos sem monitorização clínica do nefrologista. Outras contraindicações para sua utilização incluem gestação e dificuldade de esvaziamento do esôfago para os pacientes sujeitos à terapia oral.

Independentemente do tipo de bisfosfonato, uma reação de intolerância pode ocorrer, podendo ser manifestada por

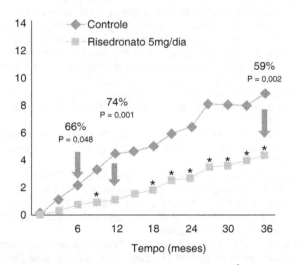
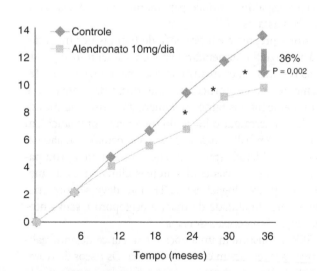

Figura 49.11 Gráfico de risco de fraturas não vertebrais. À esquerda, o gráfico mostra 59% de redução do risco relativo após 6 meses de tratamento com risedronato. À direita, o gráfico mostra que foi significativa a redução do risco de fraturas não vertebrais de 36% a partir de 2 anos de tratamento com alendronato.

dor muscular, rubor e febre. Os efeitos podem ser mais intensos com a administração EV.

Duração e descontinuação do tratamento

Há o registro de 3 a 7 anos de uso do zoledronato, e sua descontinuação por 3 anos não reduziu a eficácia antifratura em pacientes que receberam infusões anuais de 5mg EV.

O efeito antifratura do risedronato foi demonstrado após 5 e 7 anos de uso do medicamento. Dados após 10 anos de uso do alendronato e 8 anos de risedronato indicaram boas tolerabilidade e segurança para esses casos.

O raloxifeno, um SERM, demonstrou eficácia e segurança após 7 anos de uso, sendo relatados eventos cardiovasculares e tromboembólicos. O raloxifeno está indicado somente para osteoporose na coluna vertebral. Os dados sobre os benefícios antifratura de fêmur e outros sítios não vertebrais não foram significativos.

Para a administração de tibolona e TH devem ser seguidas as recomendações usuais quanto ao tempo máximo de uso desses medicamentos. A eficácia antifratura do denosumabe foi avaliada por 3 anos e se estendeu por até 5 anos. Os dados atuais demonstram segurança e eficácia em períodos de 8 a 10 anos.

CONSIDERAÇÕES FINAIS

- Aspectos preventivos ligados à alimentação e à atividade física devem ser abordados desde a adolescência, independentemente da faixa de risco, de maneira a otimizar o pico de massa óssea.
- Ferramentas diagnósticas adicionais, como o algoritmo de cálculo de risco de fratura (FRAX) e o *trabecular bone score* (TBS), auxiliam a seleção de pacientes e a decisão terapêutica, especialmente nos casos de pacientes sem fraturadas com osteopenia e fatores de risco.
- A densitometria óssea de coluna e fêmur se mantém como o padrão-ouro para diagnóstico e monitoramento evolutivo da osteoporose. A ultrassonometria de extremidades não tem respaldo científico para monitoramento das variações da massa óssea.
- A história pregressa e a presença de fraturas por fragilidade à radiografia aumentam exponencialmente o risco de novas fraturas e a estimativa de risco para o paciente. Medicamentos como corticoides, inibidores da aromatase e quimioterapêuticos também aumentam o risco de fratura e podem determinar o início do tratamento profilático em pacientes com baixa massa óssea (osteopenia) associada.
- A TH é considerada tratamento de primeira linha para pacientes osteoporóticas com sintomas climatéricos da menopausa (p. ex., fogachos). A TH não deve ser prescrita com a única finalidade de tratar a osteoporose sem sintomatologia climatérica associada.
- Os SERM constituem uma opção terapêutica de antirreabsortivos suaves, assim como a tibolona. Os riscos de tromboembolismo e acidente vascular cerebral inerentes a cada medicamento devem ser considerados antes da indicação de seu uso para pacientes de 60 anos ou mais.
- O denosumabe constitui opção terapêutica cômoda e eficaz para osteoporose menopáusica e compartilha alguns efeitos colaterais com os bisfosfonatos, como a osteonecrose de mandíbula e as fraturas atípicas.
- Os bisfosfonatos apresentam diferenças farmacológicas que podem definir qual o mais indicado de acordo com a extensão da doença, a comodidade posológica e o custo, e continuam sendo considerados a terapia de primeira linha contra a osteoporose, devendo ser utilizados por períodos de 5 a 10 anos com pausas para reavaliação quanto à necessidade de manutenção do uso por período prolongado.

Leitura complementar

ACOG Practice Bulletin 141: Management of menopausal symptoms. Obstet Gynecol 2014; 123:202-16.

Albright F. Articles – Osteoporosis. December 1st 1947. Ann Intern Med 27(6):861-82.

American College of Obstetricians and Gynecologists. Vitamin D: screening and supplementation during pregnancy. Committee Opinion 495. Obstet Gynecol 2011; 118:197-8.

Avis NE, Crawford SL, Greendale G et al. Study of Womens Health Across the Nation (SWAN). Duration of menopausal vasomotor symptoms over the menopause transition. JAMA Intern Med 2015; 175:531-9.

Baim et al. Official positions of the International Society for Clinical Densitometry and Executive Summary of the 2007 – ISCD Position Development Conference. J Clin Densitom 2008; 11(1):75-91.

Barrett-Connor E, Cox DA, Song J, Mitlak B, Mosca L, Grady D. Raloxifene risk for stroke based on the Framingham stroke risk score. Am J Med 2009; 122:754-61.

Black DM, Delmas PD, Eastell R et al. Once-yearly zoledronic acid for treatment of postmenopausal osteoporosis. N Engl J Med 2007; 356(18):1809-22.

Bone HG, Hosking D, Devogelaer JP et al. Ten years' experience with alendronate for osteoporosis in postmenopausal women. N Engl J Med 2004; 350:1189-99.

Cawthon PM. Gender differences in osteoporosis and fractures. Clinical Orthopaedics and Related Research 2011; 469(7):1900-05.

Chesnut CH, Ettinger MP, Miller PD et al. Effects of oral ibandronate administered daily or intermittently on fracture risk in postmenopausal osteoporosis. J Bone Miner Res 2004; 19:1241-9.

Cheung AM, Adachi JD, Hanley DA et al. High-resolution peripheral quantitative computed tomography for the assessment of bone strength and structure: a review by the Canadian Bone Strength Working Group. Current Osteoporosis Reports 2013; 11(2):136-46.

Compston J et al. Guidelines for the diagnosis and management of osteoporosis in postmenopausal women and men from the age of 50 years in the UK. Maturitas 2009; 20; 62(2):105-8.

Consensus Development Conference – Prophylaxis and treatment of osteoporosis. [No authors listed]. Am J Med. 1991 Jan; 90(1):107-10.

Cosman F, de Beur SJ, LeBoff MS et al. Clinician's guide to prevention and treatment of osteoporosis. Osteoporosis International 2014; 25(10):2359-81.

Cranney A et al. Effectiveness and safety of vitamin D in relation to bone health. Evid Rep Technol Assess (Full Rep) 2007; 158:1-235.

Cranney A, Wells GA, Yetisir E et al. Ibandronate for the prevention of nonvertebral fractures: A pooled analysis of individual patient data. Osteoporos Int 2009; 20:291-7.

Cummings SR, Cosman F, Eastell R, Reid IR, Mehta M, Lewiecki EM. Goal-directed treatment of osteoporosis. J Bone Miner Res 2013; 28(3):433-8.

Cummings SR, Ettinger B, Delmas PD et al. The effects of tibolone in older postmenopausal women. N Engl J Med 2008; 359:697-708.

Cummings SR, San Martin J, McClung MR et al., for the FREEDOM Trial. Denosumab for prevention of fractures in postmenopausal women with osteoporosis. N Engl J Med 2009; 361:756-65.

Delmas PD, Ensrud KE, Adachi JD et al., for the Multiple Outcomes of Raloxifene Evaluation Investigators. Efficacy of raloxifene on vertebral fracture risk reduction in postmenopausal women with osteoporosis: four-year results from a randomized clinical trial. J Clin Endocrinol Metab 2002; 87:3609-17.

Ebetino FH et al. The relationship between the chemistry and biological activity of the bisphosphonates. Bone 2011; 49:20-33.

Engelke K, Adams JE, Armbrecht G et al. Clinical use of quantitative computed tomography and peripheral quantitative computed tomography in the management of osteoporosis in adults: the 2007 ISCD Official Positions. J Clin Densitom 2008; 11(1):123-62.

Engelke K, Lang T, Khosla S. Clinical use of Quantitative Computed Tomography (QCT) of the hip in the management of osteoporosis in adults: the 2015 ISCD Official Positions-Part I. J Clin Densitom 2015; 18(3):338-58.

Eriksen EF, Keaveny TM, Gallagher ER, Kreged JH. Literature review: the effects of teriparatide therapy at the hip in patients with osteoporosis. Bone 2014; 67:246-56.

Ettinger B, San Martin J, Crans G, Pavo I. Differential effects of teriparatide on BMD after treatment with raloxifene or alendronate. J Bone Miner Res 2004; 19:745-51.

Ettinger B. Updated FRAX® – for vertebral and fracture rates. Osteoporosis International 2010; 21:25-33.

Gartoulla P, Worsley R, Bell RJ, Davis SR. Moderate to severe vasomotor and sexual symptoms remain problematic for women aged 60 to 65 years. Menopause 2015 Jul; 22(7):694-701.

Grady D, Ettinger B, Moscarelli E et al., for the Multiple Outcomes of Raloxifene Evaluation Investigators. Safety and adverse effects associated with raloxifene: multiple outcomes of raloxifene evaluation. Obstet Gynecol 2004; 104:837-44.

Grossman JM, Gordon R, Ranganath VK et al. American College of Rheumatology 2010 Recommendations for the Prevention and Treatment of Glucocorticoid-Induced Osteoporosis. Arthritis Care & Research 2010; 62(11):1515-26.

Harvey NC, Glüer CC, Binkley N et al. Trabecular bone score (TBS) as a new complementary approach for osteoporosis evaluation in clinical practice: a consensus report of a European Society for Clinical and Economic Aspects of Osteoporosis and Osteoarthritis (ESCEO) Working Group. Bone 2015; 78:216-24.

Holick MF, Binkley NC, Bischoff-Ferrari HA. Evaluation, treatment, and prevention of vitamin d deficiency: an Endocrine Society Clinical Practice Guideline. J Clin Endocrinol Metab 2011; 96: 1911-30.

International Official Adult Positions for Bone Densitometry and Other Methods – ISCD 2015. Disponível em: http://www.iscd.org/official-positions/2015-iscd-official-positions-adult. Acessado em julho de 2016.

Ish-Shalom S et al. Comparison of daily, weekly, and monthly vitamin D3 in ethanol dosing protocols for two months in elderly hip fracture patients. J Clin Endocrinol Metab 2008; 93(9):3430-5.

Kanis J. FRAX® 3.0 Impact on major fracture risk. Osteoporosis International 2010; 21:35-40.

Kanis JA et al. WHO Technical Report Series. J Bone Miner Res 1994; 9:1137-41.

Kanis JA, Oden A, Johansson H, Borgstrom F, Strom O, McCloskey E. FRAX and its applications to clinical practice. Bone 2009; 44:734-43.

Kaunitz AM. Extended duration use of menopausal hormone therapy. Menopause 2014; 21:679-81.

Keaveny T, McClung M, Genant H et al. Denosumab improves both femoral and vertebral strength in women with osteoporosis: results from the FREEDOM Trial. J Bone Miner Metab 2010; 25(suppl. 1): S31.

Khosla S, Riggs BL. Pathophysiology of age-related bone loss and osteoporosis. Endocrinol Metab Clin N Am 2005; 34:1015-30.

Krieg MA, Barkmann R, Gonnelli S et al. ISCD 2007 Official Position – Quantitative ultrassound. J Clin Densitom 2008; 11:123-62.

Krug R, Carballido-Gamio J, Burghardt AJ et al. Assessment of trabecular bone structure comparing magnetic resonance imaging at 3 Tesla with high-resolution peripheral quantitative computed tomography ex vivo and in vivo. Osteop International 2008; 19(5):653.

Lawson MA, Triffin JT, Ebetino FH et al. Potential bone mineral binding differences among bisphosphonates can be demonstrated by the use of hydroxyapatite column chromatography [abstract]. J Bone Miner Res 2005; 20 (suppl 1):S396.

Lewiecki EM, Laster AJ. Clinical review: clinical applications of vertebral fracture assessment by dual-energy x-ray absorptiometry. J Clin Endo Metab 2006; 91(11):4215-22.

Lewiecki EM. The role of risk communication in the care of osteoporosis. Curr Osteoporos Rep 2011 Sep; 9(3):141-8.

Liberman UA, Weiss SR, Broll J et al. Effect of oral alendronate on bone mineral density and the incidence of fractures in postmenopausal osteoporosis. N Engl J Med 1995; 333(22):1437-43.

Lindsay R, Gallagher JC, Kleerekoper M, Pickar JH. Effect of lower doses of conjugated equine estrogens with and without medroxyprogesterone acetate on bone in early postmenopausal women. JAMA 2002; 287:2668-76.

Lyles KW, Colon-Emeric CS et al. Zoledronic acid and clinical fractures and mortality after hip fracture. N Engl J Med 2007; 357(18): 1799-809.

Maeda SS, Borba VZC, Camargo MBR et al. Recomendações da Sociedade Brasileira de Endocrinologia e Metabologia (SBEM) para o tratamento da hipovitaminose D. Arq Bras Endocrinol Metab 2014; 58(5):411-33.

Malabanan AO, Rosen HN, Vokes TJ et al. Indications of DXA in women younger than 65 yr and men younger than 70 yr: the 2013 Official Positions. J Clin Densitom 2013; 16(4):467-71.

McCloskey EV et al. A meta-analysis of trabecular bone score in fracture risk prediction and its relationship to FRAX. J Bone Miner Res 2016; 31(5):940-8.

Migliorati CA, Casiglia J, Epstein J, Jacobsen PL, Siegel MA, Woo SB. Managing the care of patients with bisphosphonate-associated osteonecrosis: an American Academy of Oral Medicine position paper. J Am Dent Assoc 2005; 136:1658-68.

Miller PD, Delmas PD, Lindsay R et al. Early responsiveness of women with osteoporosis to teriparatide after therapy with alendronate or risedronate. J Clin Endocrinol Metab 2008; 93:3785-93.

Nancollas GH, Tang R, Phipps RJ et al. Novel insights into actions of bisphosphonates on bone: differences in interactions with hydroxyapatite. Bone 2006; 38(5):617-27.

Office of the Surgeon General (US). Bone health and osteoporosis: a report of the surgeon general. Rockville (MD): Office of the Surgeon General (US), 2004. Disponível em: http://www.ncbi.nlm.nih.gov/books/NBK45513/. Acessado em julho de 2016.

Osborne V et al. Incidence of venous thromboembolism in users of strontium ranelate: an analysis of data from a prescription-event monitoring study in England. Drug Saf 2010; 33:579-91.

Papapoulos S, Chapurlat R, Libanati C et al. Five years of denosumab exposure in women with postmenopausal osteoporosis: FREEDOM extension. J Bone Miner Res 2012; 27:694-701.

Papapoulos SE, Schimmer RC. Changes in bone remodelling and antifracture efficacy of intermittent bisphosphonate therapy: Implications from clinical studies with ibandronate. Ann Rheum Dis 2007; 66:853-8.

Portaria 33 de 1998 do MS – Secretaria de Vigilância Sanitária – revogada pela RDC 269, de 22 de setembro de 2005.

Reginster JY, Adami S, Lakatos P et al. Efficacy and tolerability of once-monthly oral ibandronate in postmenopausal osteoporosis: 2 year results from the MOBILE study. Ann Rheum Dis 2006; 65:654-61.

Reid DM, Mallarkey G. Osteoporosis therapeutics: recent developments at ASBMR. Ther Adv Musculoskel Dis 2016; 8(1):3-7.

Rosen CJ, Bouillon R, Compston JE et al. Primer on the metabolic bone diseases and disorders of mineral metabolism 8. ed. USA: Ed. ASBMR, 2009. Seção 1 - Capítulos 1 a 6.

Rosen CJ, Hochberg MC, Bonnick SL et al. Fosamax Actonel Comparison Trial Investigators. Treatment with once-weekly alendronate 70 mg compared with once-weekly risedronate 35 mg in women with postmenopausal osteoporosis: a randomized double-blind study. J Bone Miner Res 2005; 20:141-51.

Rossouw JE, Anderson GL, Prentice RL et al. Risks and benefits of estrogen plus progestin in healthy postmenopausal women: principal results from the Women's Health Initiative randomized controlled trial. JAMA 2009; 288(3):321-33.

Russell RGG, Watts N, Ebetino FH, Rogers MJ. Mechanisms of action of bisphosphonates: similarities and differences and their potential influence on clinical efficacy. Osteoporos Int 2008; 19:733-59.

Russell RGG, Watts NB, Ebetino FH, Rogers MJ. Mechanisms of action of bisphosphonates: similarities and differences and their potential influence on clinical efficacy. Osteoporos Int 2008; 19:733-59.

Silverman SL, Watts NB, Delmas PD, Lange JL, Lindsay R. Effectiveness of bisphosphonates on nonvertebral and hip fractures in the first year of therapy: the risedronate and alendronate (REAL) cohort study. Osteoporos Int 2007; 18:25-34.

Siris ES, Miller PD, Abbott TA, Barrett-Connor E, Brenneman SK, Barlas SAL. An approach to identifying osteopenic women at increased short-term risk of fracture. J Bone Miner Res 2001; 16:S337.

Srivastava AK, Vliet EL, Lewiecki EM et al. Clinical use of serum and urine bone markers in the management of osteoporosis. Curr Med Res Opin 2005; 21:1015-26.

Swanenburg J et al. Falls prediction in elderly people: a 1-year prospective study. Gait Posture 2010 Mar; 31(3):317-21.

The 2012 hormone therapy position statement of: The North American Menopause Society. Menopause 2012; 19:257-71.

The North American Menopause Society. Estrogen and progestogen use in postmenopausal women: July 2008 position statement of The North American Menopause Society. Menopause 2008; 15:584-603.

The Writing Group for the International Society for Clinical Densitometry Position Development Conference. International Society for Clinical Densitometry Position Development Conference. Indications and reporting for dual-energy X-ray absorptiometry. J Clin Densitom 2004; 7(1): 37-44.

Watts NB, Diab DL. Long-term use of bisphosphonates in osteoporosis. J Clin Endocrinol Metab 2010; 95:1555-65.

Wells GA, Cranney A, Peterson J et al. Alendronate for the primary and secondary prevention of osteoporotic fractures in postmenopausal women. Cochrane Database Syst Rev 2008; 23(1):CD001155.

Wells GA, Cranney A, Peterson J et al. Risedronate for the primary and secondary prevention of osteoporotic fractures in postmenopausal women. Cochrane Database Syst Rev 2008; 23(1):CD004523.

Zengin A, Prentice A, Ward KA. Ethnic differences in bone health. Frontiers in Endocrinology 2015; 6:24.

CAPÍTULO 50

Neoplasias do Colo Uterino

Alexandre Mariano Tarcísio de Sousa
Marina Botinha de Sousa

INTRODUÇÃO

Macroscopicamente, o colo uterino corresponde a um cilindro abaulado em sua parte média, situado na parte caudal do útero, e é dividido em três segmentos: cranial ou supravaginal, médio ou vaginal e caudal ou intravaginal.

Do ponto de vista microscópico, o colo do útero se apresenta coberto por mucosa de epitélio pavimentoso estratificado em sua parte intravaginal e mucosa glandular constituída por epitélio cilíndrico simples com células mucíparas e ciliadas revestindo o canal cervical.

A junção escamocolunar corresponde ao encontro dos dois tipos de revestimento epiteliais do colo e apresenta topografia variada, ora evertida, ora para dentro do canal cervical, dependendo de fatores como faixa etária, paridade, anticoncepção hormonal, traumatismos e infecções, entre outros, e é nesse ponto que se centra o interesse em razão de algumas particularidades apresentadas.

Para a padronização colposcópica a junção escamocolunar se divide em:

- **Tipo 1:** totalmente visível.
- **Tipo 2:** visível em parte.
- **Tipo 3:** endocervical e não visível.

Para o exame ginecológico, o colo se divide em ectocérvice – a parte visível ao exame especular, situada caudalmente a partir do orifício externo anatômico até a junção com os fórnices vaginais – e em endocérvice – correspondente ao canal cervical. Ambas as estruturas nem sempre estão ligadas linearmente aos epitélios estratificado e colunar.

Ectocérvice não é sinônimo de epitélio escamoso, nem endocérvice é sinônimo de epitélio cilíndrico.

A zona de transformação (ZT) representa a área de transição entre dois epitélios e em condições normais é responsável pela transformação do epitélio colunar em estratificado pavimentoso (Figura 50.1).

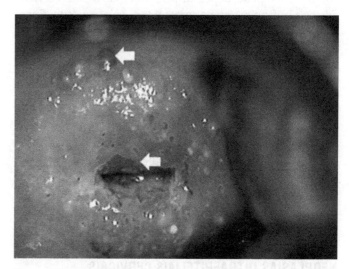

Figura 50.1 Zona de transformação normal. A área compreendida entre a junção escamocolunar e a última glândula (*setas*) corresponde à transformação do epitélio colunar em estratificado pavimentoso com sepultamento de glândulas e cistos de Nabboth.

NEOPLASIAS BENIGNAS DO COLO UTERINO

Os pólipos podem ser considerados as lesões neoplásicas benignas mais importantes do colo uterino e são caracterizados como protrusão hiperplásica da mucosa cilíndrica endocervical, incluindo epitélio e estroma, que se exterioriza pelo orifício cervical. Aparecem frequentemente em cerca de 4% da população em geral, podendo chegar a 25% após os 40 anos de idade.

O quadro histológico revela uma neoformação com haste de tecido conjuntivo frouxo e vascular, revestida de epitélio cilíndrico mucíparo, que poderá penetrar em formações glandulares. De acordo com o predomínio dos elementos estromais ou epiteliais, os pólipos podem ser divididos em mucosos (75% a 80%), adenomatosos (15%), fibrosos (4% a 10%) e angiomatosos (1% a 6%).

Os pólipos endocervicais podem evoluir de três maneiras:

- **Metaplasia:** consiste na substituição do epitélio cilíndrico pelo escamoso metaplásico, sendo particularmente frequente nos pólipos mucosos e adenomatosos.
- **Transformação carcinomatosa:** como em toda metaplasia, deve ser esperada uma frequência de malignização durante sua evolução. Tem baixa incidência (0,2% a 1%) e consiste na transformação em carcinoma de células escamosas. A transformação sarcomatosa é rara. O prognóstico, quando o câncer está restrito ao pólipo, é excelente.
- **Isquemia e necrose:** comuns nos pólipos de pedículo fino e longo por torção e infarto hemorrágico ou anêmico com necrose. Essa evolução é pouco frequente.

O tratamento consiste na exérese do pólipo por torção de seu pedículo, por meio de histeroscopia, ou por curetagem uterina.

O leiomioma cervical é muito raro e surge como neoformação séssil de aspecto liso e carnoso. O fibroma submucoso do corpo uterino pode, depois de percorrer todo o canal cervical, dilatar o orifício externo e apresentar-se pelo seu óstio. Surge como figura arredondada, desprovida de epitélio de revestimento, com superfície irregular. Por ser ricamente vascularizado, é geralmente congesto. No caso de necrose extensa, torna-se difícil a diferenciação com o carcinoma invasivo, a qual pode ser estabelecida em virtude da vascularização típica e da delimitação nítida entre o mioma e o tecido sadio do colo uterino.

O tratamento pode ocorrer "naturalmente", mediante torção e necrose do pedículo, quando o mioma se desprende sozinho ou por meio de cirurgia.

O granuloma polipoide pode ser observado sobre a linha de sutura de um colo amputado, sendo constituído de tecido de granulação, ou seja, por um infiltrado inflamatório crônico.

NEOPLASIAS INTRAEPITELIAIS CERVICAIS

Desde o advento da colposcopia, com os trabalhos de Hinsselmann em 1928, há o registro de tentativas de diagnóstico de lesões pré-neoplásicas de colo em sua forma inicial. Hinssellmann descreveu em seus trabalhos aspectos colposcópicos que ainda se mantêm, assim como as lesões cito e histológicas descritas por Papanicolau em 1942, e esse tripé diagnóstico ainda serve de orientação para o estadiamento e tratamento das lesões de colo. Meisels e Purolla registraram a associação das alterações descritas por Papanicolau ao HPV, e, posteriormente, esse vírus pôde ser classificado pela biologia molecular como de alto e baixo potencial carcinomatoso.

O termo displasia foi usado para designar alterações celulares com algumas (senão todas) alterações de um carcinoma *sem invasão do estroma*. Essas alterações são: atipia nuclear (cromatina densa, rechaçada para a periferia do núcleo, aneuploidia ou poliploidia, figuras de mitoses frequentes e atípicas), hipercromasia, perda da polaridade e alteração na relação núcleo-citoplasma.

ETIOLOGIA

Muitos estudos conseguiram mostrar que mais de 95% das neoplasias cervicais apresentavam algum tipo de HPV, enquanto citologias normais apresentavam hibridização positiva para o HPV em menos de 10% dos casos.

Alguns tipos de HPV, principalmente 16 e 18, 31, 35, 39, 45, 51, 56 e 58, se agregam ao genoma da célula, levando-a a se desviar de seu processo normal de maturação e à formação de novo tipo de célula, anárquico e displásico, iniciando-se daí o processo de carcinogênese do colo. Os vírus de baixo potencial carcinomatoso são exemplificados pelos tipos 6 e 11.

CLASSIFICAÇÃO

A classificação de Georgeous Papanicolaou, de 1942, divide as alterações em cinco grupos, a saber:

- **Classe I:** epitélio normal.
- **Classe II:** alterações inflamatórias.
- **Classe III:** displasias: IIIa – leve (Figuras 50.2 e 50.3); IIIb – moderada (Figuras 50.4 e 50.5); IIIc – acentuada (Figuras 50.6 e 50.7).
- **Classe IV:** carcinoma *in situ*.
- **Classe V:** carcinoma invasor.

Nessa época já eram conhecidas as associações das displasias, chamadas por Richart de neoplasias intraepiteliais cervicais (NIC), aos vírus de variados potenciais oncogênicos. Richart nomeou a displasia leve da classificação de Papanicolau como NIC I. A displasia moderada passou a corresponder à NIC II e, em razão da dificuldade de diferenciação entre displasia acentuada e carcinoma *in situ*, de mesmo prognóstico, ambos foram classificados como NIC III.

Em busca de uma visão clínica para as alterações epiteliais surgiu na cidade de Bethesda (EUA), em 1988, uma nova classificação que tentava estabelecer um prognóstico para as lesões.

Com o uso de técnicas de biologia molecular e comparando os tipos de HPV ficou claro que condiloma plano e NIC I correspondem clínica, biológica e molecularmente, assim como as NIC II e NIC III, o que sintoniza a classificação das NIC com a de Bethesda (1988), reduzindo-as para lesões intraepiteliais de baixo grau (LoSil, correspondendo ao condiloma plano e à NIC I) e de alto grau (HiSil, correspondente às NIC II e III).

A nova classificação assumiu então um novo formato:

- Normal.
- Inflamatória.
- Achados anormais.
- Lesões intraepiteliais pavimentosas de significado indeterminado (ASC-AGUS)*.
- LoSil.
- HiSil.
- Lesões epiteliais compatíveis com carcinoma epidermoide, adenocarcinoma, carcinoma de células claras etc.

---

*Apresenta algumas das características das neoplasias intraepiteliais, porém não o suficiente para classificá-las dentro dos critérios citológicos de neoplasia.

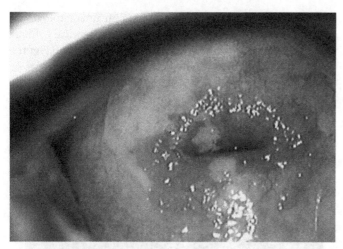

Figura 50.2 Displasia leve (NIC I). Epitélio acetobranco tênue em lábio anterior com duas áreas satélites sobre epitélio metaplásico, entrando parcialmente no canal cervical. Biópsia – NIC I.

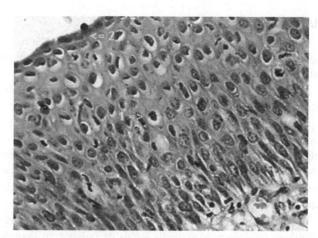

Figura 50.5 Displasia moderada. Quando metade ou três quartos das camadas profundas do epitélio têm células indiferenciadas, os núcleos são mais volumosos e hipercromáticos, com anomalias nucleares mais marcantes e frequentemente alongados. Somente as camadas superficiais apresentam esboço de maturação e são achatadas. (Imagem cedida pelo Dr. J. B. Litra Neto.)

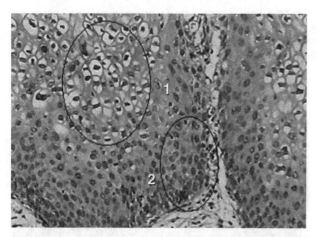

Figura 50.3 Displasia leve. A polaridade e a regularidade da estratificação foram pouco alteradas, mas os núcleos têm tamanho variado e são hipercromáticos, podendo ser vistas mitoses frequentes, algumas vezes anormais, no terço profundo do epitélio (2). A coilocitose pode estar ou não presente (1). (Imagem cedida pelo Dr. J. B. Litra Neto.)

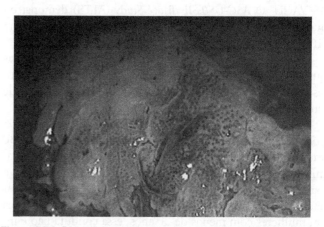

Figura 50.6 Displasia acentuada/carcinoma in situ. Epitélio acetobranco grau 2 com sobreposição, orifícios glandulares espessados e pontilhado grosseiro e irregular, recobrindo toda a zona de transformação em lábio anterior e linguetas de epitélio branco endocervical. Biópsia de carcinoma in situ (NIC III).

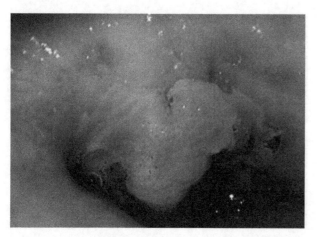

Figura 50.4 Displasia moderada (NIC II). Epitélio acetobranco grau 2 com relevo, margens irregulares situadas sobre a zona de transformação e epitélio uvular. Nota-se sobreposição no limite endocervical da lesão.

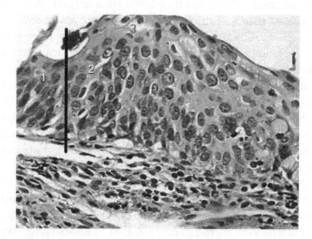

Figura 50.7 Displasia acentuada. Perda da polaridade em todas as camadas, células e núcleos de tamanhos variados, mitoses tetrapolares, aneuploidia, multinucleação e as características citológicas de um verdadeiro carcinoma, exceto invasão do estroma conjuntivo. (Imagem cedida pelo Dr. J. B. Litra Neto.)

DIAGNÓSTICO

O diagnóstico das displasias se baseia no tripé colposcopia-colpocitologia-anatomopatologia, sendo esse o padrão-ouro para instituir o tratamento.

A biologia molecular aparece como teste auxiliar de diagnóstico devido ao alto índice de falhas da citologia oncótica. A presença de lesões precursoras (NIC I/III) entre as mulheres com exames citológicos categorizados como LoSil não é desprezível, sendo descritos na literatura índices que variam de 9% a 30%. Alguns estudos revelam que 22,1% (23/104) das mulheres com LiSil apresentavam na verdade diagnóstico de NIC II ou NIC III histológico.

Não existem critérios pelos quais um patologista possa identificar citologicamente quais lesões de baixo grau evoluirão para o câncer invasor. Nessas situações, somente a biologia molecular e a pesquisa de p16 podem predizer, com alguma segurança, quais lesões podem evoluir, ou não, até a invasão.

Por isso, foi instituído o coteste biologia molecular/citologia para seguimento das pacientes com lesão de baixo grau e ASC/AGU. O *ASC-US/LSIL Triage Study* (ALTS) demonstrou que mulheres com resultados de ASC-US e teste negativo para HPV-AR apresentam risco muito baixo para HiSil.

De maneira geral, as adolescentes só devem ser rastreadas quando tiverem mais de 3 anos de atividade sexual. As adolescentes com ASC-US devem ser acompanhadas por meio de citologia anual.

O teste para detecção de DNA-HPV após citologia ASC-US pode ser realizado exclusivamente em mulheres após os 30 anos de idade. Caso o teste seja positivo, elas devem ser encaminhadas para colposcopia. Em caso de HPV negativo, novo exame citológico deve ser repetido em 1 ano. Em virtude das altas taxas de infecção pelo HPV com resolução espontânea em mulheres com menos de 30 anos, essa conduta não é indicada para essa faixa etária.

Estudos mais recentes recomendam o uso separado dos testes. Ogilvie e cols. (2010) propuseram o rastreamento inicial com o teste de HPV da seguinte maneira: aquelas pacientes que apresentaram HPV de alto risco foram encaminhadas para realização do teste de Papanicolau, e quando este apresentava resultado alterado eram encaminhadas para colposcopia e biópsia.

A justificativa para o uso do teste de HPV isoladamente se baseia nos seguintes princípios: o rastreamento deve ser feito por meio de exames que apresentem alta sensibilidade; 85% a 90% das mulheres com teste de HPV negativo retornam para a rotina de rastreamento sem que precisem se submeter à citologia, que fica reservada para as portadoras de HPV oncogênicos; o grande volume de amostras de rastreamento será analisado por um exame não subjetivo, podendo até mesmo ser automatizado.

Apenas as mulheres com teste de HPV positivo serão submetidas a citologia, o que diminui o volume de análises (subjetivas) e promove, assim, a melhora na qualidade dos exames.

Entre as NIC merecem consideração as lesões endocervicais, normalmente assentadas sobre epitélio glandular, situadas cranialmente em relação à linha da junção escamocolunar. Correspondem muitas vezes àquela citologia oncótica persistentemente positiva sem lesões colposcópicas evidentes.

A propedêutica nesses casos deve incluir uma citologia de canal corretamente recolhida por escova endocervical e, finalmente, a conização para estudo anatomopatológico (Figuras 50.8 a 50.10).

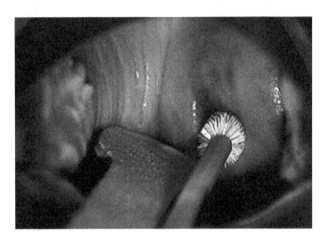

Figura 50.8 Escova endocervical sendo aplicada. Introdução e giro de 180 graus em ambos os sentidos com suavidade. A seguir, coleta-se a ectocérvice, a qual é aplicada sobre a lâmina de vidro identificada. A fixação deve ser feita em álcool 96GL o mais breve possível.

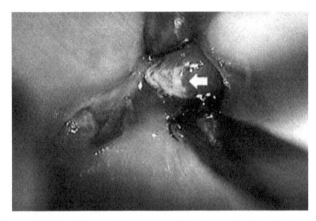

Figura 50.9 Epitélio acetobranco grau 2 endocervical visualizado com a utilização de uma pinça anatômica para abertura do canal.

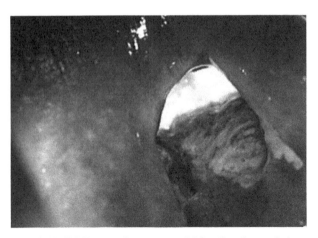

Figura 50.10 Epitélio acetobranco grau 2. Visualização possível com a colocação de uma pequena bola de algodão embebida em ácido acético, o que possibilitou ainda a reflexão da luz e a melhor visualização do canal.

A conização por cirurgia de alta frequência fica, portanto, estabelecida como o melhor método propedêutico para lesões endocervicais, além de ser terapêutica na maioria dos casos.

TRATAMENTO

Diante das lesões com suspeita de infecção pelo HPV, devem ser adotados determinados critérios para estabelecer a conduta a seguir:

- O diagnóstico da gravidade da lesão é dado pela histopatologia (não pela colposcopia ou citologia), e esta indica o tratamento.
- A biologia molecular (em especial a captura híbrida) auxilia o diagnóstico, informando o tipo e a carga viral por célula, porém não indica o tratamento.
- Esclarecer o objetivo do tratamento à paciente, revelando-lhe as diferenças entre o tratamento de um condiloma exofítico e o de uma lesão aparentemente invisível e assintomática, localizada na ZT.
- Tratar as lesões, não a citologia. Em função do alto número de falso-negativos, convém, sempre que possível, confirmar o diagnóstico por biópsia.
- Lesões de baixo grau em pacientes com menos de 35 anos de idade devem ser acompanhadas e não tratadas. (O bom senso recomenda o tratamento de lesões exofíticas na grávida, o que pode ser feito com segurança, erradicando-se qualquer doença clinicamente aparente.)
- Cabe ter cuidado especial com a ZT. O processo de malignização tem predileção por sítios onde são frequentes as atividades hiperplásicas, displásicas e metaplásicas.

Vacina HPV

Em todo o mundo, cerca de 630 milhões de pessoas estão infectadas por HPV. A transmissão do vírus se dá basicamente por meio de contato sexual, e a maioria dessas infecções desaparece sem tratamento.

Quando infectadas por determinados tipos de HPV de alto risco oncogênico (como o 16 e o 18), se não reconhecidos e tratados, as mulheres podem desenvolver cânceres cervicais, vaginais e vulvares e os homens, câncer de pênis ou ânus. Além disso, outros tipos de HPV podem causar verrugas genitais, que acometem cerca de 32 milhões pessoas a cada ano em todo o mundo.

Em termos globais, o câncer de colo do útero é o segundo tipo mais comum entre as mulheres, sendo responsável por cerca de 471 mil casos novos e pela morte de aproximadamente 240 mil mulheres por ano (650 mulheres morrem diariamente em decorrência da doença). Estima-se que mais de 50% das mulheres sexualmente ativas serão infectadas pelo HPV durante suas vidas. Segundo dados da Organização Pan-americana da Saúde, a América Latina e o Caribe apresentam algumas das mais altas taxas de incidência e mortalidade por câncer de colo do útero no mundo, superadas apenas pela África Oriental e a Melanésia.

Os dados disponíveis atualmente recomendam fortemente a vacinação de mulheres contra o vírus HPV.

Duas vacinas estão sendo utilizadas atualmente: a bivalente (GSK, nome comercial Cervarix® – HPV 16 e 18) e a vacina tetravalente (MSD, nome comercial Gardasil® – HPV 6, 11, 16 e 18).

As diferenças entre os estudos de eficácia da vacina quadrivalente e bivalente quanto à escolha dos indivíduos do grupo placebo-controle, ensaios imunológicos e população analisadas impossibilitam comparações diretas dos resultados das duas vacinas.

Os testes mostram que a proteção contra o HPV 16, o mais prevalente, e o 18, o mais agressivo, trataria de 70% das infecções e diminuiria em 97% as infecções, e os seis tipos mais prevalentes seriam responsáveis por 3% a 5% de todas as infecções que evoluiriam para neoplasias de alto grau ou maior.

O ideal seria a vacinação das pacientes jovens, com menos de 15 anos de idade, nas quais são maiores os índices de infecção. Dezoito por cento das infecções pelo HPV acontecem em meninas de 15 a 19 anos; dos 20 aos 24, mais 23%, ressaltando-se que dos 50 aos 54 anos há apenas 7% de novos casos. Portanto, devem ser vacinadas prioritariamente as pessoas do sexo feminino entre os 10 e os 26 anos.

O Governo brasileiro incluiu a vacina quadrivalente contra HPV em seu calendário vacinal para crianças do sexo feminino de 9 a 11 anos, utilizando o esquema de duas doses com intervalo de 6 meses. Esse esquema ainda não foi definitivamente aprovado pela comunidade mundial.

Para garantia da imunogenicidade da vacina deve ser respeitado o intervalo mínimo entre as doses:

- Primeira/segunda = 4 semanas.
- Segunda/terceira = 12 semanas.
- Primeira/terceira = 24 semanas.

Estudo publicado no *New England Journal of Medicine* (*NEJM*), que avaliou 4.065 homens entre os 16 e os 26 anos de idade em 18 países, comprovou que a vacina quadrivalente contra o HPV reduz em 90% as lesões genitais externas e foi fundamental para a aprovação dessa indicação da vacina.

Em junho de 2007, o comitê consultivo global da Organização Mundial da Saúde (OMS) sobre segurança vacinal concluiu que ambas as vacinas apresentam bom perfil de segurança. Em dezembro de 2008 foram revisados os dados de vigilância após comercialização da vacina quadrivalente contra HPV. Nenhum relato levantou preocupação suficiente para modificar as orientações dadas por esse comitê.

As pacientes vacinadas devem continuar o *screening* pelo teste de Papanicolau. Recomenda-se a vacinação de todas as mulheres, independentemente da positividade desse teste ou da biologia molecular.

As avaliações pré-vacinação (p. ex., Papanicolau ou rastreamento com teste de DNA de HPV de alto risco, tipagem específica de HPV ou mensuração de anticorpos de HPV) para estabelecer a indicação da vacina contra HPV não são recomendadas em nenhuma idade.

Não é conhecida a duração exata da eficácia da proteção para qualquer vacina profilática contra HPV. A vacina se mostrou bem tolerada e com poucos efeitos colaterais, fornecendo excelente proteção contra o vírus HPV, as neoplasias intraepitelias e o câncer do colo uterino.

As recomendações para a administração da vacina quadrivalente podem variar em diferentes países, mas há consenso quanto aos seguintes tópicos:

- Vacinar antes do início da atividade sexual (meninas e adolescentes entre 9 e 14 anos de idade).
- Há benefício em vacinar jovens e mulheres adultas (26 a 45 anos).
- Não é necessário testar HPV antes da vacinação.

A vacinação é segura independentemente de prévia exposição ao HPV e da concomitância de anormalidades citológicas.

Terapêutica cirúrgica

A terapêutica cirúrgica ablativa consiste em eletrocoagulação, crioterapia, exérese cirúrgica *a frigore*, laserterapia e, atualmente, cirurgia de alta frequência.

Sempre que possível devem ser escolhidos os métodos excisionais, os quais, além da retirada das lesões, disponibilizam peças para exame das margens e histologia.

A cirurgia de alta frequência (conização CAF) é o método de escolha para as lesões de alto grau. Preferencialmente, a lesão deve ser retirada em passada única da alça com margens livres. Para tanto, uma boa colposcopia de canal deve ser realizada para delimitação com segurança dos limites da lesão. As lesões com ocupação do espaço glandular e margens internas comprometidas têm maior possibilidade de recidiva ou lesão residual. Caso se opte pela destruição da lesão, seja por meios químicos, elétricos ou térmicos, devem ser respondidas as seguintes perguntas:

- Apenas as lesões de baixo grau devem ser tratadas de maneira destrutiva?
- Existe concordância entre citologia, biópsia e colposcopia? Sim.
- A colposcopia foi considerada suficiente? Foi visualizada a junção escamocolunar? Sim.
- A citologia de canal foi negativa? Sim.
- Existe suspeita de carcinoma invasor? Não.
- Os limites da lesão estão bem definidos? Sim.

Devem ser tratadas as pacientes com mais de 45 anos de idade (com mais tempo de exposição ao HPV, normalmente quando adoelscentes, o que sugere infecção persistente), as pacientes de alto risco para infecção induzida pelo HPV (usuários de drogas, ou com múltiplos parceiros, o que favorece o aumento da possibilidade de infecção, ou imunossuprimidas), além das pacientes que desejam tratar uma infecção de baixo grau que não teria indicação clínica.

Leitura recomendada

Brasil. Instituto Nacional de Câncer José Alencar Gomes da Silva (INCA). Estimativa 2012: incidência de câncer no Brasil. Coordenação Geral de Ações Estratégicas. Coordenação de Prevenção e Vigilância (ed.) Rio de Janeiro: INCA, 2011.

Eleutério J Jr., Giraldo PC, Gonçalves AK et al. Prognostic markers of high-grade squamous intraepithelial lesions: the role of p16INK4a and high-risk human papillomavirus. Acta Obstet Gynecol Scand 2007; 86:94-8.

Giuliano A, Palefsky J, Goldston S et al. Efficacy of quadrivalent HPV vaccine against HPV infection and disease in males. New Engl J Med 2011; 364(5):401-11.

Lu CH, Liu FS, Kuo CJ, Chang CC, Ho ES. Prediction of persistence or recurrence after conization for cervical intraepithelial neoplasia III. Obstet Gynecol 2006; 107:830-5.

Rama CH, Roteli-Martins CM, Derchain SF, Oliveira EZ, Aldrighi JM, Mariano Neto C. Serological detection of anti HPV 16/18 and its association with pap smear in adolescents and young women. Rev Assoc Med Bras 2006; 52:43-7.

Richart RM. The natural history of cervical epithelial neoplasia. Clin Obstet Gynecol 1967; 10:748-84.

Rocha GA Uso da biologia molecular no rastreamento primário das neoplasias intraepiteliais cervicais em mulheres portadoras do vírus da imunodeficiência humana. Belo Horizonte, 2011.

Wright TC, Schiffman M, Solomon D et al. Interim guidance for the use of human papillomavirus DNA testing as an adjuvant.

CAPÍTULO 51

Doenças da Vulva e da Vagina

Iracema Maria Ribeiro da Fonseca

INTRODUÇÃO

O manejo das doenças da vulva exige conhecimentos de ginecologia, dermatologia e dermatopatologia, sendo necessária, em vários casos, uma abordagem multiprofissional. As várias classificações das doenças vulvares existentes procuram facilitar o diagnóstico e possibilitar uma abordagem homogênea pelos especialistas da área.

Neste capítulo são abordadas as doenças benignas mais comuns e as neoplasias intraepiteliais e invasoras da vulva e da vagina.

LÍQUEN ESCLEROSO

O líquen escleroso é uma dermatose frequente, encontrada na pele da área genital e não genital de ambos os sexos, sendo a vulva a parte mais comumente acometida. Sua etiologia é incerta, mas as evidências indicam que os mecanismos autoimunes estão envolvidos em sua patogênese. O surgimento do líquen escleroso acontece mais frequentemente em dois picos de idade: na fase pré-puberal, podendo desaparecer ou continuar a partir da menacme, e na pós-menopausa.

As lesões se manifestam clinicamente por áreas brancacentas, com pápulas ou placas espessadas, podendo haver a presença de equimoses e ulcerações e estar situadas no sulco interlabial, pequenos lábios, clitóris e região perineal. Há perda do coxim gorduroso com desarranjo arquitetural da vulva, e não há envolvimento da mucosa genital. Portanto, a vagina e o colo estão preservados. Lesões perianais aparecem em cerca de 30% dos casos. Estudos sugerem que o epitélio no líquen escleroso é metabolicamente ativo e não atrófico (Figura 51.1).

Ardor e prurido são os principais sintomas, e a dor acontece quando há erosões ou fissuras. A dispareunia surge na presença de estreitamento do introito vaginal, fissuras ou erosões. Algumas mulheres são assintomáticas, sendo a doença descoberta apenas quando estão sendo examinadas por outra razão.

O diagnóstico geralmente é clínico, e a biópsia é útil nos casos duvidosos, na suspeita de malignidade e quando não há resposta ao tratamento instituído. Em crianças, prefere-se iniciar o tratamento sem confirmação anatomopatológica.

As principais características histológicas são adelgaçamento do epitélio, hiperceratose, homogeinização do colágeno abaixo da junção dermoepidérmica e infiltrado inflamatório. As fibras elásticas estão ausentes.

O tratamento padrão consiste no uso de corticoide tópico de alta potência, como o propionato de clobetasol. Essas pacientes devem ser acompanhadas, pois há forte associação entre o líquen escleroso e o aparecimento de carcinoma de células escamosas da vulva.

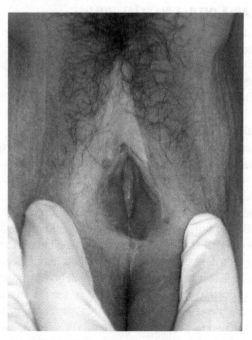

Figura 51.1 Líquen escleroso de vulva.

LÍQUEN SIMPLES CRÔNICO

O líquen simples crônico é uma dermatose vulvar caracterizada por prurido intenso cuja etiologia parece estar relacionada com estímulos irritativos crônicos, levando a um círculo vicioso entre o ato de coçar e a persistência da lesão. Apresenta-se como lesão branca ou rósea, plana ou elevada, única ou múltipla, com liquenificação da pele, de tamanho variável e assimétrica. Está presente em mulheres de todas as idades, porém é mais frequente no período reprodutivo e na pós-menopausa.

O tratamento consiste na retirada de agentes irritativos e no uso de corticoide tópico. Algumas pacientes que apresentam exacerbação do prurido à noite necessitam de tranquilizantes ou antidepressivos.

LÍQUEN PLANO

O líquen plano é uma dermatose que pode afetar as mucosas oral e esofagiana, pele, couro cabeludo, unhas e olhos. Das mulheres com líquen plano, 25% a 50% apresentam sintomas vulvares, os quais são mais comuns na pós-menopausa. Incluem prurido, ardor, dor e dispareunia, e a doença parece ter etiologia autoimune, causando inflamação crônica.

Diferentemente do líquen escleroso, a mucosa vaginal está frequentemente envolvida, já tendo sido descrita a síndrome vulvovaginal gengival. A relação entre o líquen plano e o câncer vulvar não está bem estabelecida, mas alguns estudos sugerem aumento no risco de câncer.

Para o diagnóstico correto a biópsia deve ser realizada em áreas de fissura, ulceração, enduração ou placas espessadas. Exame físico completo deve ser realizado para exclusão de doença sistêmica. Caso esteja presente, torna-se necessário o acompanhamento do dermatologista.

O tratamento das lesões vulvares consiste no uso de corticoide tópico de alta potência, como o propionato de clobetasol.

NEOPLASIA INTRAEPITELIAL VULVAR

Estudos têm demonstrado que há dois tipos de neoplasia intraepitelial da vulva. Essa observação suscitou várias discussões e revisões da nomenclatura das lesões neoplásicas intraepiteliais ao longo dos últimos anos.

Na classificação criada em 1986 pela International Society for the Study of Vulvar Disease (ISSVD), a neoplasia intraepitelial vulvar (NIV) era categorizada em NIV 1, 2 e 3 de acordo com o grau de acometimento do epitélio, seguindo o que era definido para o colo uterino. Entretanto, não há evidências de que o espectro morfológico NIV 1 a 3 corresponda ao comportamento biológico progressivo e que a NIV se comporte de maneira similar à neoplasia intraepitelial cervical (NIC).

A NIV 1 é um achado histológico incomum e reflete, na maioria das vezes, alterações reacionais ou efeitos da infecção pelo papiloma vírus humano (HPV). Não há evidências de que a NIV 1 seja precursora do câncer de vulva; portanto, o uso da expressão neoplasia intraepitelial para designar essas lesões benignas seria errôneo. Grande parte das neoplasias intraepiteliais era categorizada como NIV 2 ou 3. Boa concordância histológica é obtida entre os examinadores quando essas duas categorias são agrupadas em uma entidade única denominada NIV de alto grau.

Em 2004, a ISSVD elaborou nova classificação, abolindo a NIV 1 e considerando apenas NIV para as lesões de alto grau histológico. A NIV relacionada com a infecção por HPV, incluindo dois tipos de lesão que diferem em sua morfologia, foi denominada NIV indiferenciada ou usual, podendo ser basaloide ou bowenoide, as quais evoluem para o câncer de células escamosas invasivo de vulva em 20% dos casos. Outras lesões intraepiteliais podem ocorrer sobre área de líquen escleroso, definindo a NIV diferenciada, considerada por alguns autores a lesão precursora do câncer de células escamosas em 70% a 80% dos casos.

Novas discussões foram iniciadas em 2013, o que levou à nomenclatura criada em 2015 pela ISSVD (Quadro 51.1).

Essa nova classificação se baseou na terminologia *Lower Anogenital Squamous Terminology* (LAST), elaborada em 2012 com o objetivo de unificar a nomenclatura das lesões escamosas associadas ao HPV em todo o trato anogenital inferior. A LAST recomenda a expressão intraepitelial escamosa de baixo grau (LSIL) para o diagnóstico histológico de infecção por HPV, incluindo as verrugas genitais externas, e a lesão intraepitelial escamosa de alto grau (HSIL) para o diagnóstico histológico de lesões pré-malignas, abolindo para essas duas categorias o termo *neoplasia*.

A expressão neoplasia intraepitelial vulvar tipo diferenciado continua sendo usada para as lesões pré-malignas não associadas ao HPV.

Epidemiologia e história natural

A HSIL/NIV tipo usual está relacionada com a infecção pelo HPV na maioria dos casos (principalmente o tipo 16) e é observada em cerca de 40% dos quadros de carcinoma de células escamosas (CCE) da vulva. Em mulheres com mais de 30 anos de idade essas lesões têm demonstrado maior potencial invasivo quando relacionadas com alguns fatores que interferem na história natural, como a imunossupressão. A progressão de HSIL/NIV usual não tratada para câncer invasivo está claramente demonstrada.

A NIV diferenciada é menos comum, HPV-negativa e observada principalmente em mulheres idosas com outras desordens epiteliais como líquen escleroso. Essa lesão raramente é diagnosticada antes de sua evolução para câncer de vulva.

Quadro clínico e diagnóstico

A HSIL/NIV usual pode apresentar-se como lesão levemente elevada, demarcada, uni ou multifocal, de coloração preta, branca, cinza, vermelha ou marrom, dependendo da raça, idade e características da pele da paciente (Figuras 51.2 e 51.3).

Quadro 51.1 2015 ISSVD – Terminologia para as lesões escamosas intraepiteliais da vulva

Lesões intraepiteliais escamosas de baixo grau (condiloma ou infecção por HPV)
Lesões intraepiteliais escamosas de alto grau (NIV tipo usual)
Neoplasia intraepitelial, tipo diferenciado

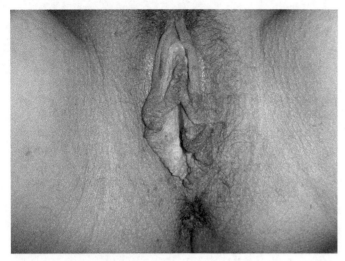

Figura 51.2 Lesão intraepitelial escamosa de alto grau da vulva – HSIL/NIV usual.

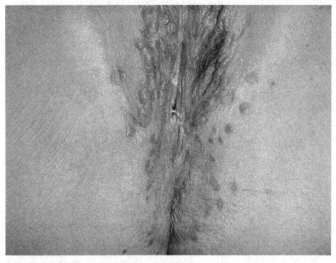

Figura 51.3 Lesão intraepitelial escamosa de alto grau da vulva – HSIL/NIV usual.

A NIV diferenciada tende a ser unifocal em mulheres idosas, associada ao líquen escleroso em alguns casos. Manifesta-se como úlcera, pápula verrucosa e placa vermelha intensa ou hiperceratótica. O diagnóstico é histológico, estabelecido por meio de biópsia de vulva.

Tratamento

O tratamento da NIV deve ser individualizado e conservador. Analisam-se as características da lesão relacionadas com a possibilidade de progressão e invasão da doença. As lesões podem ser ressecadas com bisturi, laser ou cirurgia de alta frequência com margem de segurança de 0,5 a 1cm. Medicações tópicas como o imiquimode creme a 5%, agente modificador da resposta imune com propriedades antivirais e antitumorais, apresentam bons resultados em pacientes jovens, especialmente nas lesões multifocais associadas ao HPV. Esse agente é um modificador da resposta imune com propriedades antivirais e antitumorais.

NEOPLASIA INTRAEPITELIAL VULVAR NÃO ESCAMOSA
Doença de Paget da vulva

Lesão intraepitelial rara, a doença de Paget da vulva é definida pela existência de células adenocarcinomatosas na epiderme vulvar e nos apêndices da pele. O quadro clínico é caracterizado por lesão eritematoeczematoide bem delimitada, com bordas irregulares, áreas hiperemiadas com hiperceratose e úmidas com pico de incidência na sexta década de vida. O tratamento cirúrgico é fundamentado na ressecção da lesão, e a recorrência é relatada em 40% dos casos de doença de Paget vulvar intraepitelial (Figuras 51.4 e 51.5).

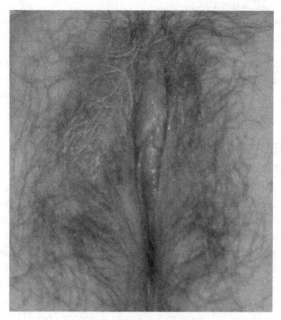

Figura 51.4 Doença de Paget da vulva.

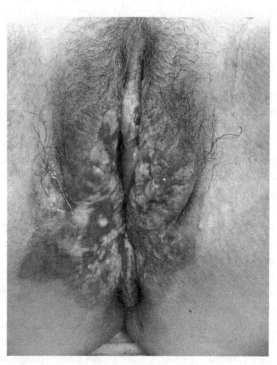

Figura 51.5 Doença de Paget da vulva.

A doença de Paget pode apresentar quatro entidades clínicas:

- Não invasiva: adenocarcinoma *in situ*, tratado por simples excisão com 1cm de margem.
- Invasiva: as células ultrapassam a membrana basal para dentro do derma e do tecido subcutâneo, sendo essa entidade associada à metástase inguinal em 50% dos casos. Portanto, o tratamento exige excisão radical com linfadenectomia inguinal bilateral.
- Associada a adenocarcinoma vulvar não diagnosticado, geralmente de glândulas sudoríparas ou glândula de Bartholin (20% dos casos).
- Associada a adenocarcinoma extragenital, principalmente reto e mama.

Na maioria das pacientes não são observadas invasão nem neoplasia a distância. As células neoplásicas parecem desenvolver-se *in situ* a partir de células germinativas pluripotenciais da camada basal da epiderme.

NEOPLASIAS INVASORAS
Câncer de vulva

O câncer de vulva representa 5% a 8% das neoplasias malignas da genitália. A incidência do carcinoma *in situ* e invasor de vulva vem aumentando 2,4% ao ano, segundo dados da Sociedade Americana do Câncer, e decorre provavelmente do aumento da expectativa de vida da população e da prevalência de infecção pelo HPV. Em 2009, 3.580 mulheres foram diagnosticadas com esse tipo de câncer, ocasionando cerca de 900 mortes nos EUA.

A maior parte das neoplasias vulvares se origina do epitélio escamoso que reveste a vulva, sendo a infecção pelo HPV importante fator de risco. Outros fatores de risco incluem tabagismo, imunodeficiência e presença do líquen escleroso da vulva.

A queixa mais frequente é o prurido vulvar, especialmente quando a lesão está associada ao líquen. Outros sinais e sintomas são lesão nodular, em placa ou verrucosa, dor, sangramento, ulceração, disúria e corrimento genital.

Setenta por cento das lesões são encontradas nos grandes lábios e 15% a 20% incluem o clitóris e a região perineal.

O tipo histológico mais comum é o CCE, responsável por 87% das lesões, seguido pelo melanoma, responsável por 5%. Outros tipos menos comuns incluem adenocarcinoma da glândula de Bartholin, sarcoma, carcinoma de células basais e doença de Paget invasiva.

Cerca de 30% a 60% dos casos de CCE estão situados na área de NIV adjacente e 15% a 40% apresentam líquen escleroso associado. O CCE de vulva pode ser dividido em dois grupos: casos associados à infecção por HPV e associados ao líquen escleroso.

As lesões vulvares suspeitas ao exame físico devem ser biopsiadas principalmente no centro da lesão. Cerca de 39% das mulheres com a doença são diagnosticadas em estádio avançado (III ou IV), e a sobrevida está diretamente relacionada com a extensão do mal. Os principais fatores prognósticos são o tamanho do tumor, a profundidade de invasão, o *status* linfonodal e metástase a distância, os quais participam dos critérios de estadiamento.

Disseminação

A disseminação do câncer de vulva se dá por embolização para linfonodos regionais, extensão direta para estruturas adjacentes ou por via hematogênica.

A disseminação linfática obedece à seguinte órdem: linfonodos inguinofemorais superficiais, linfonodos inguinofemorais profundos, linfonodos ilíacos e, daí, disseminação a distância.

Se a lesão atingir o clitóris, poderá haver comprometimento direto da cadeia ilíaca e paraórtica.

Estadiamento

Até 1988, o estadiamento do câncer de vulva era clínico, quando foi adotado o estadiamento cirúrgico em razão das altas taxas de erro na predição de linfonodos positivos, fundamentada apenas no exame clínico. A mais recente revisão da Federação Internacional de Ginecologia e Obstetrícia (FIGO), publicada em 2009, caracterizou detalhadamente o número e o tipo de metástase linfonodal:

- **Estádio I:** tumor confinado à vulva e/ou ao períneo, sem metástase linfonodal:
  - **Estádio IA:** lesões $\leq$ 2cm confinadas à vulva ou ao períneo e com invasão do estroma $\leq$ 1mm, sem metástase linfonodal.
  - **Estádio IB:** lesões > 2cm confinadas à vulva ou ao períneo com invasão de estroma > 1mm, sem metástase linfonodal.
- **Estádio II:** tumor de qualquer tamanho, com extensão para estruturas perineais adjacentes (terço inferior da uretra, terço inferior da vagina e ânus), sem metástase linfonodal.
- **Estádio III:** tumor de qualquer tamanho com ou sem extensão para estruturas perineais adjacentes (terço inferior da uretra, terço inferior da vagina e ânus) com linfonodos inguinofemorais acometidos:
  - **Estádio IIIA1:** uma metástase linfonodal $\geq$ 5mm.
  - **Estádio IIIA2:** uma ou duas metástases linfonodais < 5mm.
  - **Estádio IIIB1:** duas metástases linfonodais > 5mm.
  - **Estádio IIIB2:** três ou mais metástases linfonodais < 5mm.
  - **Estádio IIIC:** linfonodos acometidos com extensão extracapsular.
- **Estádio IV:** o tumor se estende além da pelve verdadeira ou envolve a mucosa da bexiga ou do reto:
  - **Estádio IVA:** tumor de qualquer tamanho com invasão da uretra superior, mucosa da bexiga, mucosa retal ou osso pélvico ou linfonodo inguinofemoral ulcerado ou fixo.
  - **Estádio IVB:** qualquer metástase a distância, incluindo linfonodos pélvicos.

Tratamento

O tratamento do câncer de vulva é cirúrgico. Nos últimos anos tem sido dada ênfase ao tratamento individualizado e conservador, mas sem comprometer a sobrevida da paciente:

- **Estádio Ia:** ressecção da lesão com 1cm de margem. Não há necessidade de dissecção lifonodal, pois a incidência de metástase é desprezível nesse estádio.
- **Estádios Ib e II:** o tratamento tradicional, que tem sido a vulvectomia radical com linfadenetomia inguinofemoral bilateral, proporciona excelente sobrevida e controle local da doença em cerca de 90% das pacientes. A desvantagem consiste nas inúmeras complicações, como alteração da função sexual, infecção, linfocisto e linfedema. Em 10% a 20% dos casos há linfonodos comprometidos, estando indicada a radioterapia.

Com base no exposto, vários grupos têm proposto tratamento mais conservador, como a ressecção primária da lesão com 1 a 2cm de margem ou hemivulvectomia, levando à dissecção até a fáscia perineal profunda, associada à abordagem conservadora dos linfonodos, como dissecção ipsilateral e dissecção bilateral superficial para lesões localizadas na linha média.

A biópsia de linfonodo sentinela é uma opção à linfadenectomia convencional. A técnica parece ser menos agressiva e com resultados semelhantes. Segundo a teoria do linfonodo sentinela, as células neoplásicas migrariam do tumor primário para um linfonodo ou um grupo de linfonodos antes de acometerem toda a cadeia linfonodal regional e, dessa maneira, com sua detecção seria possível optar pela não realização da linfadenectomia, caso comprove o não acometimento linfonodal por exame de corte-congelação durante o ato cirúrgico. Até o momento não existem estudos randomizados comparando a linfadenectomia inguinofemoral tradicional com a técnica do linfonodo sentinela. No entanto, múltiplos relatos de série foram publicados e esforços têm sido envidados na tentativa de se conseguirem meios adequados para detecção de micrometástases regionais.

- **Estádios III e IV:** poucos tumores nesses estádios são curados apenas com cirurgia. Esforços recentes têm sido feitos para o tratamento combinado com radioterapia e quimioterapia.

Melanoma de vulva

Apesar de raro, o melanoma de vulva é o segundo câncer de vulva mais comum. O quadro clínico se caracteriza por lesão pigmentada, elevada, mais comumente em pequeno lábio e clitóris. Dez por cento das lesões não são pigmentadas.

O prognóstico depende do tamanho da lesão e da profundidade de invasão.

O estadiamento da FIGO não se aplica a esse tipo de câncer. Existem três sistemas de estadiamento:

- **O de Clark:** fundamentado na microanatomia da pele, medindo a profundidade de invasão.
- **O de Breslow:** fundamentado na espessura vertical da lesão.
- **O de Chung:** combina aspectos dos estadiamentos de Clark e de Breslow.

A cirurgia é o ponto principal do tratamento. A lesão deve ser retirada com ampla margem de segurança, dependendo do estádio da lesão. A vulvectomia radical não é necessária para a maioria das lesões porque a excisão com 2cm de margem, em conjunto com o diafragma urogenital, é o tratamento adequado e não compromete a sobrevida da paciente.

Carcinoma verrucoso da vulva

O carcinoma verrucoso da vulva, uma variante do câncer de células escamosas, apresenta-se como grande lesão verrucosa, tipo couve-flor. É invasivo, mas raramente promove mestástase linfonodal. A infecção por HPV tem sido implicada em sua etiologia. O tratamento recomendado consiste na ampla excisão local.

Carcinoma de células basais da vulva

O carcinoma de células basais da vulva pode originar-se da pele ou de folículos pilosos da vulva. Raros, são responsáveis por 2% de todos os tumores de vulva, acometendo normalmente as mulheres com mais de 50 anos de idade, e também são invasivos, mas raramente promovem metástases. O tratamento também consiste na ampla excisão local.

DOENÇAS BENIGNAS DA VULVA

Papiloma de células escamosas

Relativamente frequente, de origem não viral, o papiloma de células escamosas é uma pequena proliferação, hiperpigmentada e única, o que o difere do condiloma acuminado (geralmente lesões múltiplas).

Hidroadenoma papilar

Tumor benigno das glândulas sudoríparas apórinas, o hidroadenoma papilar se localiza mais frequentemente, nos lábios maiores. Consiste em tumores de 1 a 2cm de diâmetro, bem delimitados, firmes ou císticos, os quais podem ulcerar e causar dor, sangramento, prurido e infecção secundária. O tratamento é cirúrgico.

Lipomas

Os lipomas consistem em proliferações de tecido gorduroso envolto por tecido fibroso, localizadas nos grandes lábios.

Hemangioma

O hemangioma ocorre principalmente na infância, podendo ser simples ou cavernoso, ulcerar e causar sangramento. Apenas nesses casos é necessário tratamento. Tendem a regredir com o avançar do tempo. Alguns hemangiomas cavernosos se situam no clitóris e produzem clitoromegalia acentuada, desencadeando investigação para intersexo ou hiperplasia da suprarrenal congênita.

Fibroma

O fibroma é uma tumoração subcutânea única, elevada, de cor marrom ou coloração acastanhada, localizada nos grandes lábios e períneo, podendo atingir grandes dimensões.

Leiomioma

O leiomioma é um tumor exclusivo do clitóris e se origina do tecido muscular liso.

Schwanoma

O schwanoma é também exclusivo do clitóris, originando-se da bainha neuroectodérmica dos nervos.

Condiloma acuminado

O condiloma acuminado é uma lesão verrucosa causada pela infecção por HPV, geralmente dos tipos 6 e 11. As verrugas do trato genital inferior podem ser divididas em três tipos com base na apresentação clínica:

- Lesão hiperplásica tipo couve-flor, chamada condiloma acuminado. Consiste em lesões róseas ou brancas encontradas principalmente nos pequenos e grandes lábios e na região perianal.
- Pequena verruga tipo placa, séssil.
- Lesão hiperceratótica tipo verruga vulgar.

O condiloma vulvar acomete mulheres de todas as idades, porém o pico de incidência ocorre entre os 20 e os 24 anos. As lesões variam de pequenas e facilmente tratáveis a lesões grandes, formando massas que tendem a recorrer após o tratamento (Figura 51.6). Característica importante da infecção por HPV no trato genital inferior é que as lesões envolvem múltiplos sítios e são multifocais.

As lesões têm aparência típica e são facilmente reconhecidas, mas em alguns casos deve ser feito diagnóstico diferencial entre condiloma plano, molusco contagioso, papiloma, hidroadenoma e carcinoma verrucoso, se a lesão for grande. Em casos atípicos, a biópsia é obrigatória e confirma o diagnóstico.

Portanto, antes do tratamento das lesões vulvares induzidas por HPV deve-se confirmar que são benignas, determinar a extensão da doença e excluir infecções associadas. O tratamento pode ser realizado com agentes citotóxicos, cirurgia ou terapia imunomoduladora.

Cistos da glândula de Bartholin

Os cistos da glândula de Bartholin podem ser uni ou bilaterais. Frequentemente são sequelas de episódio infeccioso, principalmente por gonococo. A causa principal é a obstrução do ducto excretor.

NEOPLASIAS BENIGNAS DA VAGINA

Cistos de resíduos embrionários

Os cistos de origem mesonéfrica são os mais frequentes e, em geral, assintomáticos, podendo ser encontrados desde o fundo de saco vaginal até o introito, na área correspondente ao ducto de Gartner. São claros e aquosos, podendo ser únicos ou múltiplos. O epitélio de revestimento é cúbico, envolto por membrana basal e músculo liso, podendo apresentar metaplasia escamosa.

Cistos de inclusão

Os cistos de inclusão ocorrem na porção inferior da vagina, frequentemente na área de cicatrizes, como as de episiotomia ou as de cirurgias vaginais prévias. De tamanho pequeno, variando de 1 a 3cm, são formados por inclusões de epitélio escamoso estratificado que descama para o interior do cisto, o que leva à degeneração e à formação de conteúdo amarelo e caseoso.

NEOPLASIA INTRAEPITELIAL VAGINAL (NIVA)

A incidência da NIVA não é bem conhecida. Em 1977, uma análise publicada nos EUA relatou 0,2 a 0,3 caso por 100 mil mulheres.

A NIVA apresenta muito dos mesmos fatores de risco da NIC, incluindo tabagismo, início precoce da atividade sexual, múltiplos parceiros sexuais e infecção pelo HPV. Outros fatores de risco são tratamento prévio para NIC e radioterapia prévia para câncer de colo uterino.

As mudanças que ocorrem no epitélio escamoso que reveste a vagina são classificadas em NIVA I, II ou III, de acordo com a gravidade da lesão. A terminologia LAST (*Lower Anogenital Squamous Terminology*), introduzida em 2012 com o objetivo de unificar a nomenclatura das lesões escamosas associadas ao HPV em todo o trato anogenital inferior, também se refere à vagina. Essa proposta recomenda o uso das expressões lesão intraepiteial escamosa de baixo grau (LSIL) e lesão intraepitelial escamosa de alto grau (HSIL) para o diagnóstico histológico das lesões intraepiteliais.

Em virtude da baixa prevalência da doença, os exames de rastreamento para NIVA e câncer de vagina não são recomendados. Diante de exame citológico sugestivo de lesão de alto grau, deve-se realizar colposcopia para identificar a lesão e direcionar a biópsia. Os achados mais frequentes são epitélio acetobranco, em mosaico ou pontilhado, geralmente multifocal e localizado no terço superior da vagina, e a extensão da

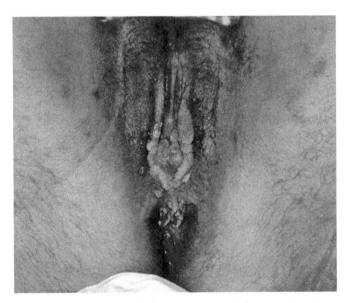

Figura 51.6 Lesão intraepitelial escamosa de baixo grau da vulva – condiloma.

lesão pode ser avaliada com a ajuda da aplicação de solução de Lugol.

Tratamento

Ao se planejar o tratamento de NIVA, as finalidades terapêuticas devem ser sempre lembradas, como prevenir o aparecimento de câncer e preservar o formato e a função da vagina.

Vários procedimentos conservadores são propostos para o tratamento, como excisão local, eletrocoagulação, vaporização com laser e aplicação de medicamento tópico, como ácido tricloroacético e imiquimode.

CÂNCER DE VAGINA

Raro, o câncer de vagina representa 1% a 2% das neoplasias malignas do aparelho genital feminino. A maioria dos tumores é metastática, envolvendo a vagina por extensão direta, via linfática ou hematogênica. Mais de 90% dos tumores primários são de origem epitelial e 25% deles apresentam apenas lesão *in situ*.

A redução da incidência tem sido relatada nos últimos anos, possivelmente em razão da detecção precoce com citologia oncótica cervical e da maior rigidez nos critérios diagnósticos, eliminando dessa categoria tumores originados em órgãos adjacentes, como colo, vulva ou endométrio.

O pico de incidência está estabelecido entre os 50 e os 70 anos de idade, com média de 60 a 65 anos.

Os potenciais fatores de risco são: baixo nível socioeconômico, história de verrugas genitais, corrimento ou irritação vaginal, citologia oncótica anormal previamente e histerectomia anterior.

História natural e disseminação

Esse tipo de câncer é encontrado mais comumente no terço superior da parede vaginal posterior. Os tumores podem disseminar-se através dessa parede, envolvendo o colo ou a vulva. Entretanto, se as biópsias de colo ou vulva são positivas no período do diagnóstico inicial, o tumor não pode ser considerado lesão primária de vagina.

O câncer facilmente se estende aos planos profundos em decorrência da falta de barreira anatômica. Em geral, as lesões na parede vaginal anterior penetram no septo vesicovaginal e aquelas na parede posterior invadem a camada retovaginal profunda, podendo haver invasão de paracolpo e paramétrio, estendendo-se para fossa do obturador, ligamento cardinal, parede pélvica lateral e ligamento uterossacro. O envolvimento de linfonodos inguinais é mais comum quando a lesão está localizada no terço inferior da vagina.

Quadro clínico

O sangramento vaginal anormal, que pode manifestar-se como sangramento disfuncional ou sangramento pós-coito, é o sintoma inicial em 50% a 75% das pacientes. Queixas menos frequentes são disúria e dor pélvica, que ocorrem em tumores mais avançados.

Tipos histológicos e incidência

- Carcinoma de células escamosas – 85%.
- Adenocarcinoma – 6%.
- Melanoma – 3%.
- Sarcoma – 3%.
- Misto – 3%.

Estadiamento – FIGO

- **Estádio I:** carcinoma limitado à parede vaginal.
- **Estádio II:** carcinoma envolvendo o tecido subvaginal sem apresentar extensão à parede pélvica.
- **Estádio III:** carcinoma se estendendo até à parede pélvica.
- **Estádio IV:** carcinoma se estendendo até à pelve verdadeira ou envolvendo a mucosa da bexiga ou do reto. O edema bolhoso não possibilita a classificação do tumor como estádio IV. Disseminação para órgãos a distância.

Tratamento

A radioterapia é o tratamento de escolha para a maioria dos casos de câncer de vagina. Os procedimentos cirúrgicos devem ser reservados para o tratamento em caso de falha da radioterapia, para os tumores não epiteliais e para adenocarcinomas de células claras de estádio I em pacientes jovens.

Para as pacientes com tumor no estádio I localizado no terço superior da vagina, o tratamento cirúrgico consiste em histerovaginectomia radical e linfadenectomia pélvica. Para lesões localizadas no terço inferior da vagina, os procedimentos de escolha são a vulvovaginectomia radical e a linfadenectomia inguinal bilateral.

A combinação de irradiação e cirurgia tem sido recomendada para melhorar os resultados terapêuticos, embora mais complicações possam ser encontradas com a terapia combinada.

Leitura recomendada

Bergeron C. New histological terminology of vulvar intraepithelial neoplasia. Gynecol Obstet Fertil 2008; 36:74-8.

Darragh TM, Colgan TJ, Thomas Cox J et al. Members of the LAST Project Work Groups. The Lower Anogenital Squamous Terminology Standardization project for HPV associated lesions: background and consensus recommendations from the College of American Pathologists and the American Society for Colposcopy and Cervical Pathology. Int J Gynecol Pathol 2013 Jan; 32(1): 76-115.

De Palo G, Stefanonn B. Doenças da vulva: colposcopia e patologia do trato genital inferior. Belo Horizonte: Medsi, 1996:329-62.

Di Saia PJ, Creasman WT. Clinical gynecologic oncology. 8. ed. Elsevier.

Gleason BC, Hirsch MS, Nucci MR. Atypical genital nevi. A clinicopathologic analysis of 56 cases. Am J Surg Pathol 2008; 32:51-7.

Gray HJ. Advances in vulvar and vaginal cancer treatment. Gynecol Oncol 2010; 118:3-5.

Gruenigen VE, Gibbons HE, Gibbins K, Jenison EL, Hopkins MP. Surgical treatments for vulvar and vaginal dysplasia. A randomized controlled trial. Obstet Gynecol 2007; 9:942-7.

Jayne CJ, Kaufman RH. Treatment of vulvar intraepithelial neoplasia 2/3 with imiquimod. J Reprod Med 2002; 47(5):395-8.

Jones RW, Scurry J, Neill S. Guidelines for the follow-up of women with vulvar lichen sclerosus in specialist clinics. Am J Obstet Gynecol 2008; 198:496.e1-496.e3.

Kennedy CM, Boardman LA. New approaches to external genital warts and vulvar intraepithelial neoplasia. Clin Obstet Gynecol 2008; 51:518-26.

Lanneau GS, Argenta PA, Lanneau MS. Vulvar cancer in young women: demographic features and outcome evaluation. Am J Obstet Gynecol 2009; 200:645.e1-645.e5.

Lavazzo C, Pitsouni E, Athanasiou S, Falagas ME. Imiquimod for treatment of vulvar and vaginal intraepithelial neoplasia. Int J Gynecol Obstet 2008; 101:3-10.

Lloyd J, Flanagan AM. Mammary and extramammary Paget's disease. J Clin Pathol 2000; 53:742-9.

Mutch DG. The new FIGO staging system for cancers of the vulva, cervix, endometrium and sarcomas. Gynecol Oncol 2009; 115:325-8.

Neill SM, Tatnall FM, Cox NH. Guidelines for the management of lichen aclerosus. Br J Dermatol 2002;147:640-9.

Ridley CM, Neil SM. A Vulva. 2. ed. Rio de Janeiro: Revinter, 2003.

Sideri M, Jones RW, Wilkinson EJ et al. Squamous vulvar intraepithelial neoplasia: 2004 modified terminology, ISSVD vulvar oncology subcommittee. J Reprod Med 2005; 50:807-10.

Walker JL, Matheus CA, Preinvasive disease of the vagina and vulva related disorders. In: Di Saia PJ. Creasman (eds.) Clinical Gynecologic Oncology. Philadelphia: Elsevier, 2012: 31-49.

Willman JH, Golitz LE, Fitzpatrick JE. Vulvar clear cells of Toker: precursors of extramammary Paget's disease. Am J Dermatopathol 2005; 27:185-8.

Winters U, Daayana S, Lear JT et al. Clinical and immunologic results of a phase II trial of sequential imiquimod and photodynamic therapy for vulval intraepithelial neoplasia. Clin Cancer Res 2008; 14(16):5292-9.

CAPÍTULO 52

Câncer Cervical Invasivo

Telma Maria Rossi de Figueiredo Franco
Márcia Aurélia Prado Boaventura

INTRODUÇÃO

O câncer de colo uterino (CCU) é um problema de saúde pública no mundo, especialmente em países menos desenvolvidos, onde ocorrem 70% dos casos, ressaltando-se que quase um quinto é registrado na Índia. O diagnóstico nesses países é maior em estádios mais avançados (>IB2) e mais do que a metade nos estádios III e IV. Segundo dados da Organização Mundial da Saúde (OMS), o CCU é o quarto tipo de câncer mais comum entre as mulheres, com 527 mil novos casos relatados em 2012.

Para o ano de 2016 são esperados no Brasil 16.340 novos casos de CCU com risco estimado de 15,85 casos a cada 100 mil mulheres. No ano de 2012 foram registrados 265 mil óbitos no mundo, sendo 87% em países em desenvolvimento. Trata-se da quarta causa mais frequente de morte por câncer em mulheres.

O CCU é raro em mulheres até 30 anos de idade, e o pico de incidência se dá entre os 45 e os 50 anos. A mortalidade aumenta progressivamente a partir da quarta década de vida com diferenças regionais importantes. A incidência diminui a partir da quinta década de vida.

Esse tumor apresenta alto potencial de prevenção e cura, e seu prognóstico depende especialmente do estádio clínico ao diagnóstico. A sobrevida em 5 anos é de 70% a 95% para os estádios I e II. A taxa de recorrência é de aproximadamente 50% a 70% nos casos localmente avançados.

ETIOPATOGENIA E FATORES DE RISCO

Papilomavírus (HPV)

A associação entre o CCU e a infecção persistente pelo HPV de alto risco está bem estabelecida: o HPV pode ser encontrado em cerca de 99% dos casos de câncer invasor do colo uterino. Os tipos mais prevalentes de HPV de alto risco que infectam o colo uterino são os HPV 16 (53%), 18 (15%), 45 (9%), 31 (6%) e 33 (3%).

A neoplasia cervical é decorrente da interação do HPV com as células metaplásicas imaturas da zona de transformação.

A exposição ao HPV é evento muito comum principalmente em mulheres jovens sexualmente ativas, mas, apesar da frequente exposição, o estabelecimento das lesões cervicais pré-malignas e malignas é evento relativamente incomum, ressaltando-se que a maioria das anormalidades virais não se transformará em câncer invasor, mesmo quando não tratadas.

Em mulheres imunocompetentes, a infecção isolada pelo HPV não parece ser suficiente para induzir o câncer cervical, sendo necessária a presença de cofatores na carcinogênese cervical, como tabagismo, efeitos hormonais de contraceptivos orais e gestação, imunossupressão, infecção crônica e baixo nível socioeconômico.

O CCU é evento raro, quando se leva em conta que cerca de 80% das mulheres sexualmente ativas serão infectadas por algum tipo de HPV durante suas vidas. Cabe ressaltar que 32% dessas mulheres estão infectadas pelos tipos 16, 18 ou por ambos, enquanto a incidência anual desse câncer é de 500 mil casos.

Embora a maioria dos casos de câncer cervical esteja relacionada com HPV de alto risco, existem alguns poucos casos de CCU mais agressivos não relacionados com o HPV.

Início precoce da atividade sexual e número de parceiros sexuais

Quanto mais precoce o início da atividade sexual, maiores a probabilidade de multiplicidade de parceiros e as chances de exposição aos vários tipos de HPV, além do maior tempo de exposição ao vírus. Além disso, as pacientes jovens ficam mais sujeitas a contrair o HPV.

Quanto maior o número de parceiros sexuais, maior é a chance de um deles ser portador de um vírus de alto risco e, por conseguinte, de a parceira vir a desenvolver lesão de alto grau ou mesmo um câncer invasor.

As pacientes cujos maridos tiveram câncer de pênis apresentam maiores incidência e mortalidade por câncer cervical.

Outras doenças sexualmente transmissíveis (DST)

A presença de outras DST, como herpes, gonorreia, sífilis ou clamídia, aumenta o risco de aparecimento do CCU na mulher.

Tabagismo

O tabagismo é importante cofator relacionado com o carcinoma de células escamosas (CCE) e provavelmente ao adenocarcinoma cervical, estando diretamente relacionado com o tempo de consumo e o número de cigarros consumidos. O mecanismo de ação está ligado ao efeito carcinogênico direto em razão da presença da nicotina e da cotinina no muco cervical e da diminuição da resposta imune mediante menor atividade das células *natural killer* e diminuição dos níveis de imunoglobulinas e das células de Langerhans no colo uterino de mulheres tabagistas.

As pacientes tabagistas, portadoras de CCU, apresentam chance maior (35%) de falecer por qualquer causa ou por câncer cervical (21%) quando comparadas com as não tabagistas. Em virtude dos efeitos negativos do tabaco na carcinogênese do câncer cervical e na progressão da doença, a melhor conduta seria o estímulo à interrupção desse hábito.

Imunossupressão e doença inflamatória crônica

As pacientes com imunossupressão avançada, transplantadas, em uso de córtico, químio e/ou radioterapia e portadoras de doenças inflamatórias crônicas estarão com sua imunidade comprometida e terão mais chances de desenvolver câncer cervical.

Contraceptivos orais

A contribuição dos contraceptivos orais é questionável na gênese do CCU, havendo estudos que comprovam sua participação e demonstram aumento do risco com o tempo de uso e redução com a interrupção do contraceptivo, retornando ao risco normal após 10 anos. Outros relacionam seu uso ao provável aumento do número de parceiros sexuais e ao não uso de métodos de barreira, fatores de risco já citados. Uma metanálise de 2007, avaliando a relação entre câncer cervical e uso de contraceptivos a longo prazo, mostrou aumento da incidência do CCU.

Deficiências nutricionais

Cabe citar as hipovitaminoses A, C e E, além da deficiência em oligoelementos, porém mais estudos precisam ser realizados antes que alguma recomendação nutricional possa ser relacionada com a prevenção do câncer cervical.

Escolaridade

O CCU está associado ao grupo de maior vulnerabilidade social, incluindo instrução e nível socioeconômico, que, se deficitários, podem dificultar o acesso aos meios de educação em saúde.

Métodos de barreira

O uso de condom ou diafragma oferece proteção contra o câncer cervical, sendo a relação da incidência inversa a seu tempo de uso.

PROPAGAÇÃO TUMORAL

O câncer cervical se propaga diretamente, por continuidade (vagina e corpo uterino) e contiguidade (paramétrios, paracolpos, bexiga e reto), ou indiretamente, por via linfática ou hemática.

A propagação linfática se dá inicialmente para o grupo primário (linfonodos paracervicais, parametriais, obturadores, ilíacos internos e externos, pré-sacrais e sacrais) e posteriormente para o grupo secundário (ilíacos comuns, paraórticos e inguinais).

A disseminação hemática, menos comum e mais tardia, se faz para fígado, pulmão, cérebro, ossos e linfonodos supraclaviculares.

HISTOLOGIA

O tipo histológico mais comum no CCU é o carcinoma de células escamosas, que representa cerca de 80% dos casos registrados no Brasil. O adenocarcinoma representa cerca de 10%, e os outros tipos restantes, 10%, como os carcinomas adenoescamoso, adenoides cístico e basal, de células claras, neuroendócrino e indiferenciado.

- **Tumores epiteliais:**
  - Carcinoma de células escamosas (CCE):
    - Grandes células não ceratinizantes.
    - Grandes células ceratinizantes.
    - Pequenas células.
- **Carcinoma verrucoso.**
  - Adenocarcinoma:
    - Padrão comum.
    - Adenoma maligno.
    - Mucinoso.
    - Papilífero.
    - Endometrioide.
    - Células claras.
    - Adenoide cístico.
- **Carcinoma adenoescamoso.**
- **Tumores mesenquimais:**
  - Sarcoma do estroma endocervical.
  - Carcinossarcoma.
  - Adenossarcoma.
  - Leiomiossarcoma.
  - Rabdomiossarcoma embrionário.
- **Tumor do ducto de Gartner.**
- **Outros:**
  - Tumores metastáticos.
  - Linfomas.
  - Melanomas.
  - Carcinoides.

DIAGNÓSTICO

O diagnóstico de CCU é fornecido pela biópsia do colo. A avaliação do canal cervical deverá ser realizada sempre que houver suspeita de lesão endocervical, e a vagina deverá ser avaliada cuidadosamente em toda sua extensão.

Às vezes, o diagnóstico é sugerido pela biópsia, mas a confirmação de câncer cervical só é conseguida em peças de conização, principalmente nos casos de carcinoma microinvasor.

Diagnóstico clínico

Nos estádios pré-invasivos, o câncer cervical só apresenta alterações à colposcopia, sendo a avaliação normal a olho nu. Com a progressão do tumor, o colo começará a apresentar lesões que poderão ser diagnosticadas macroscopicamente e também evoluir de diferentes maneiras, como:

- Crescer com vegetações para a ectocérvice (tipo couve-flor).
- Tornar-se infiltrativas, endurecidas, com aspecto nodular.
- Expandir-se para a endocérvice (tipo *barrel-shaped*).
- Apresentar ulcerações, necrose e/ou infecção com o odor desagradável característico.
- Apresentar associação de áreas vegetantes com as de ulceração e/ou de tumor infiltrativo.

Os tumores vegetantes apresentam prognóstico melhor do que os ulcerados, e as lesões iniciais geralmente são assintomáticas.

Com o crescimento do tumor, os vasos responsáveis por sua nutrição vão se tornando insuficientes para a irrigação adequada, levando a necrose e posterior infecção secundária. As pacientes podem apresentar sangramento espontâneo ou durante as relações sexuais (sinusorragia) em associação ao corrimento abundante e fétido, geralmente com odor característico (em virtude de necrose e infecção). Com a evolução do tumor, a paciente pode apresentar piora progressiva de seu estado geral, incluindo insuficiência renal pós-renal por compressão extrínseca do trato urinário.

Quando o tumor aparece na pós-menopausa, o sintoma mais comum é o retorno do sangramento vaginal. Edema de membros inferiores pode estar presente quando há dificuldade do retorno venoso por compressão tumoral. A dor aparece nos estádios avançados, quando há infiltração dos feixes nervosos. A caquexia é sinal de doença avançada com comprometimento metabólico e nutricional.

O exame físico da paciente deve ser completo, com avaliação de mamas, linfonodos supraclaviculares, axilares e inguinais, tórax, abdome, vulva e membros inferiores.

Diagnóstico laboratorial

Os exames laboratoriais devem ser solicitados tendo em vista o tratamento a ser proposto. A anemia deve ser corrigida antes do tratamento cirúrgico, e como dificulta a resposta à radioterapia, também deve ser corrigida antes desse procedimento. A função renal deve ser avaliada principalmente nos estádios mais avançados, quando pode estar comprometida. Teste anti-HIV e glicemia também devem ser realizados. Convém descartar gravidez.

Exames de imagem

O estadiamento do CCU é clínico, e os métodos de imagem são opcionais para os estádios ≤IB1. As pacientes com câncer cervical que desejam preservar a fertilidade devem ser avaliadas por esses métodos para que sejam descartados fatores de risco que possam contraindicar o tratamento conservador.

Radiografia de tórax

A radiografia de tórax deve ser solicitada para afastar metástase pulmonar.

Urografia excretora

A urografia excretora pode ser solicitada em caso de suspeita de compressão ureteral pelo tumor. A presença de uretero-hidronefrose basta para classificar o tumor como estádio IIIB.

Ultrassonografia (US)

A US possibilita a avaliação linfonodal, estando, portanto, indicada somente nos estádios iniciais até IB1 ou quando não é possível a realização de outro exame de imagem. A US apresenta sensibilidade de 67% a 83% e especificidade de 56% a 100% na avaliação de envolvimento parametrial.

Tomografia computadorizada (TC)

A TC pode ser utilizada no estadiamento do CCU para avaliação de metástases e comprometimento linfonodal ou até mesmo para detecção de comprometimento ureteral. Entretanto, como o índice de falso-negativos é alto, não é o método adequado para estadiamento locorregional do colo uterino.

O carcinoma microinvasor, estádio IA, não é detectado pela TC, a qual não deve, então, ser utilizada para avaliação dos estádios iniciais.

Ressonância magnética (RM)

A RM possibilita a caracterização da anatomia do colo uterino normal e a identificação do tumor primário e sua extensão. Tem mais acurácia do que a TC para avaliação locorregional, principalmente a avaliação parametrial. Quanto à avaliação de comprometimento linfonodal e metástase a distância em órgãos abdominais, sua acurácia é semelhante à da TC e ela pode ser utilizada como método isolado para estadiamento da doença. O comprometimento linfonodal é detectado pela RM por meio do aumento das dimensões dos linfonodos. Os linfonodos com o menor diâmetro >10mm são considerados comprometidos. A presença de necrose central no linfonodo aumenta para 100% o valor preditivo positivo da RM para malignidade.

Tomografia por emissão de pósitrons (PET-CT)

A PET-CT pode ser promissora para avaliação de invasão linfonodal em estádios avançados, mas exige mais estudos.

Uretrocistoscopia e retossigmoidoscopia

A uretrocistoscopia e a retossigmoidoscopia são exames opcionais, estando indicados em caso de suspeita de envolvimento da bexiga ou do reto, respectivamente.

ESTADIAMENTO

Segundo a Federação Internacional de Ginecologia e Obstetrícia (FIGO), o estadiamento é clínico e se baseia no tamanho do tumor e na extensão para a pelve, devendo ser realizado de maneira cuidadosa.

No exame pélvico deve ser incluído o toque vaginal para avaliação das paredes vaginais e do acometimento dos fórnices vaginais e do colo, que deve ser avaliado de acordo com seu tamanho, consistência, presença de ulcerações, vegetações e mobilidade. O toque retal deve realizado para avaliação dos paramétrios, da integridade da mucosa retal e também da presença de fístula retovaginal.

O exame sob analgesia pode ser necessário nos casos de dor pélvica para facilitar a avaliação, possibilitar o exame por mais de um examinador e realizar a biópsia de maneira adequada, podendo ser precedido pelos exames já citados que fazem parte da propedêutica e auxiliam o planejamento terapêutico, mas não pode ser alterado por esses exames subsequentes. Em caso de dúvida, deve-se optar pelo estadiamento menor.

O acometimento dos linfonodos paraórticos é considerado metástase a distância. A extensão para o corpo uterino não altera o estadiamento (Quadro 52.1 e Figuras 52.1 a 52.8).

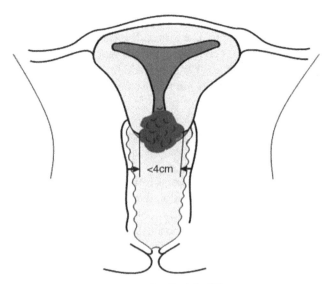

Figura 52.1 Estádio IB1.

Quadro 52.1 Estadiamento do CCU

FIGO	Tumor primário
Estádio 0	Carcinoma *in situ*, carcinoma intraepitelial
Estádio IA	Carcinoma confinado ao colo
Estádio IA1	Invasão estromal de até 3mm e extensão máxima de 7mm
Estádio IA2	Invasão estromal > 3mm e até 5mm e extensão de até 7mm
Estádio IB	Lesão > IA e confinada ao colo
Estádio IB1	Lesão de até 4cm
Estadio IB2	Lesão maior que 4cm
Estádio II	Invasão da vagina, mas sem invadir o terço inferior, ou invasão do paramétrio, mas sem invasão da parede pélvica
Estádio IIA	Invasão do terço superior da vagina, mas sem invasão dos paramétrios
Estádio IIA1	Tumores de até 4cm no maior diâmetro, sem invasão dos paramétrios
Estádio IIA2	Tumores >4cm, sem invasão dos paramétrios
Estádio IIB	Invasão parcial dos paramétrios
Estádio III	O tumor invade o terço inferior da vagina e/ou a parede pélvica
Estádio IIIA	O tumor atinge o terço inferior da vagina, mas não atinge a parede pélvica se o paramétrio estiver envolvido
Estádio IIIB	Invasão dos paramétrios até a parede pélvica, hidronefrose ou alteração da função renal
Estádio IV	Extensão fora do trato reprodutivo
Estádio IVA	O tumor invade a mucosa da bexiga e/ou do reto
Estádio IVB	Metástase a distância ou tumor fora da pelve

Fonte: adaptado de FIGO – Committee on Gynecologic Oncology. Revised FIGO staging for carcinoma of the cervix. Int J Gynaecol Obstet 2009; 105:103-4.

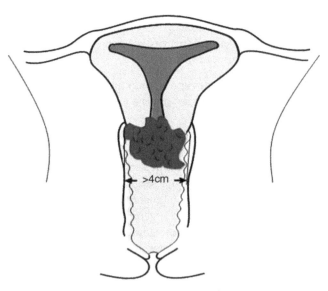

Figura 52.2 Estádio IB2.

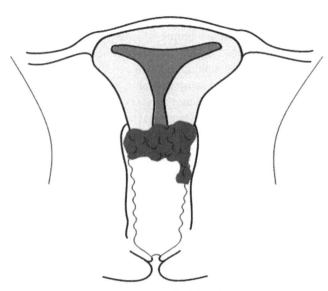

Figura 52.3 Estádio IIA.

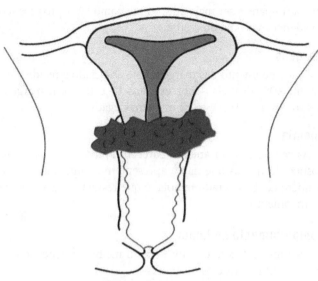

Figura 52.4 Estádio IIB.

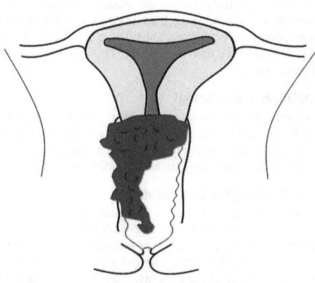

Figura 52.5 Estádio IIIA.

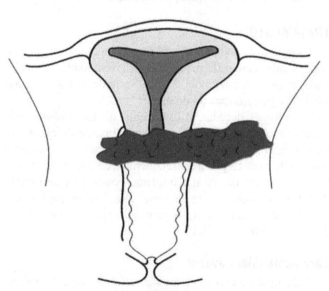

Figura 52.6 Estádio IIIB.

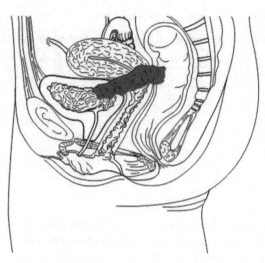

Figura 52.7 Estádio IVA.

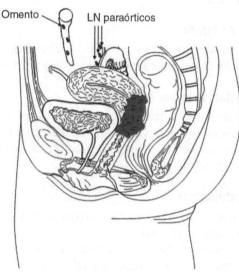

Figura 52.8 Estádio IVB.

FATORES PROGNÓSTICOS

Os principais fatores prognósticos que comprometem a sobrevida das mulheres com CCE do colo uterino são estádio, acometimento linfonodal, volume tumoral e invasão do espaço linfovascular.

Estadiamento

Quanto menor o estádio de início do tumor, melhores as chances de cura. A sobrevida de 5 anos varia de 80% no estádio IB a 15% no IVB.

Acometimento linfonodal

O acometimento linfonodal é fator de risco independente para pacientes com câncer cervical. Quanto maior o número de linfonodos acometidos, menor a sobrevida livre de doença. A sobrevida de 5 anos é de 75% para pacientes sem acometimento linfonodal e de 56% para aquelas com metástase linfonodal pélvica.

Quadro 52.2 Acometimento linfonodal no CCU

Estádio	Metástase pélvica (%)	Metástase paraórtica (%)
IA1	1	0
IA2	5	0
IB	15	5
IIA	25	10
IIB	30	20
III	45	30
IV	55	40

Fonte: Singh N, Arif S 2004.

A presença de metástase em linfonodos pélvicos aumenta em 3,5 vezes o risco de óbito. As taxas de sobrevida de 3 anos para tumores estádio IB-IIB sem acometimento linfonodal, metástase em linfonodos pélvicos e metástase em linfonodos paraórticos foram de 94%, 64% e 35%, respectivamente (Quadro 52.2).

Volume do tumor

O volume do tumor pode ser avaliado por métodos de imagem, como a RM, e está relacionado com metástase linfonodal.

Invasão linfovascular e perineural

A invasão linfovascular é um preditor de metástase em linfonodos pélvicos e paraórticos. A presença de invasão perineural mais do que dobra o risco de recorrência em pacientes com tumores >4cm.

Tipos histológicos

O CCE tem melhor prognóstico do que o adenocarcinoma segundo a maioria dos trabalhos.

Nos estádios iniciais, os adenocarcinomas e os CCE apresentam a mesma taxa de recidiva e sobrevida. O paradigma referente às condutas mais agressivas no adenocarcinoma nos estádios iniciais precisa de mais investigações.

O adenocarcinoma apresenta maior resistência à radioterapia, maior propensão à metástase intraperitoneal e maior frequência de metástase linfonodal e de metástase a distância e ovariana. Outros estudos não demonstram diferença entre recorrência e sobrevida, mas mostram pior prognóstico para o adenocarcinoma quando há linfonodos ou paramétrios acometidos.

O carcinoma adenoescamoso, o papilar seroso, os tumores de pequenas células neuroendócrinos e os carcinomas de células claras são tumores agressivos com pior prognóstico. O carcinoma viloglandular geralmente acomete pacientes jovens e apresenta bom prognóstico.

Grau de diferenciação do tumor

O grau de diferenciação do tumor é fator importante no prognóstico do CCU. Cerca de 20% são bem diferenciados, 60% moderadamente diferenciados e 20% indiferenciados. O prognóstico é proporcional a essa diferenciação, sendo tanto pior quanto maior for o grau de indiferenciação, embora alguns estudos não mostrem essa associação. O grau de diferenciação parece ser mais importante como fator prognóstico no adenocarcinoma do colo uterino.

Margens

O acometimento das margens está associado a recidiva local em 40% dos casos nos estádios IB e IIA com margens positivas *versus* 16,7% com margens negativas.

Anemia

As mulheres com anemia parecem apresentar pior prognóstico do que as que não a apresentam e também não respondem tão bem à radioterapia, o que resulta em maior falha do tratamento.

Comportamento do tumor

Os tumores exofíticos apresentam melhor prognóstico do que os infiltrativos e os ulcerados.

Profundidade de invasão

A profundidade de invasão demonstra correlação com a sobrevida e com o intervalo livre de doença, sendo medida em milímetros ou em frações. Quando a profundidade de invasão corresponde a mais de dois terços do colo, há aumento da recidiva local.

Envolvimento parametrial

Os tumores que invadem o paramétrio têm pior prognóstico do que aqueles que não o fazem. É fator independente e preditor de recidiva, podendo influenciar a seleção de pacientes que serão submetidas a tratamento adjuvante.

Idade e saúde geral da paciente

Alguns autores consideram que a idade não altera o prognóstico. Outros admitem que o prognóstico é pior nas pacientes mais jovens em razão de os tumores serem mais indiferenciados nessa faixa etária. Outros ainda consideram que o prognóstico é melhor nas pacientes mais jovens pelo fato de responderem melhor a qualquer tipo de tratamento.

TRATAMENTO

A escolha do tratamento vai depender de vários fatores, como idade, desejo de manutenção da fertilidade, comorbidades presentes, estádio da doença, vontade da paciente, habilidade e preferências do médico.

Nas últimas décadas, o tratamento do CCU passou por grandes mudanças, como o uso concomitante de quimioterapia e radioterapia, oferecendo grande benefício à paciente com melhora da resposta ao tratamento e da sobrevida. A evolução do tratamento cirúrgico tornou possível a manutenção do futuro reprodutivo das pacientes que desejam engravidar.

O Quadro 52.3 resume os principais tratamentos oferecidos às pacientes com CCU.

Carcinoma microinvasor

O diagnóstico do carcinoma microinvasor do colo uterino não pode ser feito em material de biópsia e deve ser confir-

Quadro 52.3 Tratamento do CCU

Estádio	Tratamento padrão	Preservação da fertilidade
IA1 sem ILV	Histerectomia	Conização
IA1 com ILV	Histerectomia + LN ou HR + LN	LN laparoscópica + conização
IA2 ou IB1 ou IIA <2cm	HR + LN	LN + TR
IB1 >2cm	HR + LN	POE + QI ou QT + LN + TR
IB2	QI	POE + QI ou QT + LN + TR
IIA >2cm	HR + LN (casos selecionados) ou QI	POE + QI ou QT + LN + TR
IIB a IVA	QI	POE + QI

AIS: adenocarcinoma *in situ*; CCE: carcinoma de células escamosas; ILV: invasão linfovascular; LN: linfadenectomia; TR: traquelectomia radical; POE: preservação de óvulos ou embriões; QI: quimioirradiação; QT: quimioterapia.
Fonte: Franco e Boaventura, 2015.

mado em peça cirúrgica de conização. O tratamento vai depender da profundidade da invasão e do desejo ou não de preservação da fertilidade.

O tratamento do adenocarcinoma microinvasor é controverso, pendendo a favor da histerectomia total; no entanto, com base na ausência de invasão parametrial e envolvimento linfonodal, pode-se optar por conização quando as margens são negativas e é desejada a preservação da fertilidade.

A sobrevida da paciente tratada por adenocarcinoma no estádio IA1 é de 99%, sendo de 98% para o estádio IA2. O envolvimento parametrial é raro (1/373 casos). O tipo histológico endometrioide é considerado de alto risco e pode estar relacionado com recidiva tardia e pior sobrevida (1,4%) nos estádios IA1 e IA2, enquanto o mucinoso é considerado de baixo risco.

Estádio IA1

Em pacientes que não desejam manter o futuro reprodutivo, o tratamento preconizado para o estádio IA1 sem invasão linfovascular consiste na histerectomia total. Quando há invasão linfovascular, a histerectomia total com linfadenectomia é o tratamento proposto.

Se existe o desejo de preservação da fertilidade, o tratamento pode ser conservador mediante conização para o estádio IA1 sem invasão linfovascular. O carcinoma microinvasor do colo uterino do estádio IA1 apresenta as mesmas taxas de sobrevida, tanto para o CCE como para o adenocarcinoma, e a conização parece ser o tratamento adequado. Na presença de invasão linfovascular, está indicada a linfadenectomia pélvica.

O material obtido pela conização (cone clássico, cirurgia de alta frequência [CAF], ou cone a *laser*) deve ser preferencialmente não fragmentado e com margens de 3mm. Se as margens estiverem comprometidas, estará indicada nova conização.

Nas pacientes submetidas à conização clássica ou CAF por carcinoma microinvasor é maior a incidência de complicações obstétricas, quando comparadas à população em geral, como aumento da incidência de parto prematuro, baixo peso fetal, índice de cesariana, ruptura prematura de membranas e corioamnionite.

O controle após o tratamento do adenocarcinoma microinvasor pode ser feito com teste de DNA-HPV de alto risco 12 meses após a conização ou citologia oncótica anual.

As pacientes que apresentarem contraindicação ao tratamento cirúrgico podem ser tratadas com braquiterapia intracavitária exclusivamente.

Estádio IA2

O tratamento é o mesmo preconizado para os estádios IB1 e IIA <4cm.

Estádios IB1 e IIA <4cm

A histerectomia total ampliada (classe II/III de Piver) com linfadenectomia pélvica é a cirurgia indicada para o tratamento do câncer cervical invasor nesses estádios.

As pacientes no estádio IB1 com tumores <2cm deverão ser submetidas a histerectomia classe II com remoção parcial dos paramétrios e do terço superior da vagina. Aquelas com estádio IB1 com tumores >2cm deverão ser submetidas a histerectomia classe III com remoção total dos paramétrios e da metade superior da vagina.

Os resultados são semelhantes tanto pela via laparotômica como pela laparoscópica ou robótica. Nas pacientes jovens, os ovários podem ser conservados, marcados com agrafe e fixados fora da pelve para que não sejam irradiados em caso de necessidade de radioterapia complementar. A incidência de metástase ovariana no CCE estádio IB é de 0,8% e no adenocarcinoma, 5%. Nessas pacientes jovens, as consequências da privação estrogênica na qualidade de vida fazem a preservação do ovário ser levada em consideração pelos médicos nos casos de CCE, tendo em vista a baixa incidência de metástases ovarianas nesse tipo histológico, e sua remoção nos casos de adenocarcinoma (Figura 52.9).

A linfadenectomia pélvica é realizada nas cadeias ilíacas comuns, internas, externas e obturatórias bilateralmente, e também por laparotomia convencional, via laparoscópica ou extraperitoneal, com resultados equivalentes.

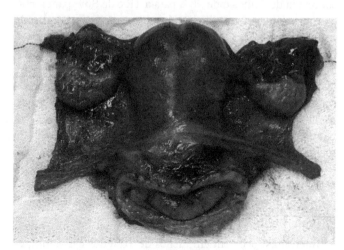

Figura 52.9 Peça de histerectomia total ampliada.

As pacientes submetidas à histerectomia radical (HR) não necessitam de tratamento adjuvante se os tumores forem de baixo risco, mas devem receber tratamento complementar na presença de fatores de risco intermediário e alto, como segue:

- **Baixo risco** (sem invasão do espaço linfovascular, invasão estromal de menos de um terço e/ou tumor <4cm): não necessita tratamento complementar.
- **Risco intermediário** (tumor ≥4cm, invasão do espaço linfovascular e/ou invasão estromal profunda): está indicada a radioterapia, que aumenta a progressão livre de doença e pode melhorar a sobrevida.
- **Alto risco** (linfonodos comprometidos, margem comprometida, paramétrio comprometido): o risco de recidiva é de aproximadamente 40% e o de morte excede 50% com o tratamento cirúrgico isolado. A quimioirradiação está indicada por promover melhora da sobrevida em 50% a 60% e diminuição da recidiva em 8,6% dos casos.

Outros estudos recomendam que as pacientes que apresentarem dois fatores de risco intermediários deverão ser submetidas à radioterapia e as pacientes que apresentarem um fator de alto risco deverão ser submetidas à radioterapia associada à quimioterapia.

Estudos randomizados demonstraram evidências insuficientes de que a histerectomia após a radioterapia, sem ou com quimioterapia, aumenta a sobrevida das mulheres com câncer cervical localmente avançado e que foram tratadas com radioterapia ou quimioirradiação isolada.

Quando houver contraindicação para o tratamento cirúrgico ou ausência de cirurgião habilitado, ou mesmo em caso de preferência da paciente, a radioterapia pode ser adotada com resultados similares.

A HR não é a única opção para tratamento do câncer cervical inicial. Naqueles casos em que há desejo de gravidez pode-se optar pela traquelectomia radical com linfadenectomia pélvica em tumores dos estádios IA2 e IB1 ≤2cm.

Os resultados da traquelectomia radical são comparáveis aos da histerectomia radical para lesões do mesmo tamanho, apresentando como vantagem a preservação da fertilidade. A sobrevida de 5 anos é de 96% para a TR e de 86% para a HR.

A amostragem dos linfonodos paraórticos está indicada nesses estádios.

O linfonodo sentinela é o primeiro linfonodo da cadeia linfática para o qual ocorre a drenagem a partir do tumor primário.

Pacientes em estádios iniciais (IA a IB1) podem beneficiar-se do procedimento com o intuito de diminuir a morbidade da linfadenectomia convencional. O procedimento, que está bem estabelecido no tratamento dos melanomas e do câncer de mama, vem sendo empregado também no tratamento do CCU.

Complicações cirúrgicas

As complicações cirúrgicas podem ser imediatas ou tardias:

- **Imediatas:** ocorrem em menos de 10% dos casos, no peroperatório, e incluem as lesões dos grandes vasos (principalmente das veias ilíacas ou obturatórias) e lesões do trato urinário baixo (porção baixa do ureter e bexiga). As lesões dos ureteres podem ser corrigidas por meio de sutura, reanastomose ou implantação na bexiga.
- **Tardias:** a disfunção vesical varia de 9,5% a 22% e, em geral, é evitada com a permanência da sonda vesical por 5 a 7 dias após a cirurgia. Infecção urinária, infecção pélvica, fístula vesicovaginal e ureterovaginal, embolia pulmonar, linfocele, linfedema e aderências também são eventos que podem estar associados ao tratamento cirúrgico do câncer cervical.

Estádios IIA2, IB2, IIB, III e IVA

A cirurgia não é recomendada nesses estádios. O tratamento indicado é a radioterapia externa com braquiterapia e quimioterapia (quimioirradiação).

Estádio IVB

Os casos devem ser individualizados de acordo com a extensão da doença e as condições gerais da paciente.

Tratamento radioterapêutico

No tratamento do câncer cervical, a radioterapia abrange a teleterapia e a braquiterapia. A primeira é realizada com cobalto ou acelerador linear, em regime ambulatorial, enquanto a segunda pode ser realizada com alta ou baixa taxa de dose e necessita de internação.

A radioterapia pode ser exclusiva, pré-operatória, pós-operatória ou quimioirradiação (associada à quimioterapia).

A radioterapia exclusiva pode ser indicada nos estádios I, II, III e IVA. Nos estádios IB1 e IIA, a sobrevida é praticamente igual tanto com a radioterapia como com a cirurgia. A cirurgia apresenta a vantagem de manter a função ovariana nas pacientes jovens e permitir que a vagina permaneça com elasticidade adequada para a atividade sexual. Do estádio IB2 em diante, a radioterapia oferece melhor sobrevida do que a cirurgia, devendo ser realizada entre 6 e 8 semanas.

A radioterapia pré-operatória, atualmente em desuso, está indicada para diminuir os tumores volumosos, principalmente nos adenocarcinomas e nos tumores *barrel shapped*, e a cirurgia deve ser realizada 4 a 6 semanas após seu término.

A radioterapia pós-operatória está indicada após o tratamento cirúrgico nos casos de tumores de risco intermediário e em associação à quimioterapia (quimioirradiação) nos tumores de alto risco conforme descrito. Cabe lembrar que a radioterapia pode aumentar a morbidade do tratamento.

A radioterapia também está indicada em caso de recorrência pélvica do tumor.

A irradiação estendida (radioterapia das cadeias paraórticas) não tem benefício comprovado, além de aumentar significativamente as complicações digestivas e hematológicas. A morbidade é notadamente acentuada quando associada à quimioterapia.

Para os tumores com invasão do terço inferior da vagina é necessária a radioterapia inguinal.

A quimioirradiação será abordada posteriormente.

Quimioterapia

Pode ser adjuvante (após o tratamento), neoadjuvante (antes do tratamento) ou associada à quimioterapia (quimioirradiação).

A quimioterapia adjuvante em casos de CCU está indicada quando os achados cirúrgicos na histerectomia radical demonstram alto risco para recidiva ou quando o carcinoma é um achado ocasional em peça de histerectomia simples. As pacientes com um ou mais critérios de risco para recidiva, como linfonodos, paramétrios ou margens acometidas, devem ser submetidas a quimioirradiação se estiverem com boa condição clínica.

Outra indicação para a quimioterapia adjuvante é em caso de recorrência de tumores já irradiados ou operados. Nesses casos, o aporte sanguíneo ao tumor é dificultado pela presença da fibrose decorrente daqueles tratamentos, ficando limitada a resposta. A anemia e a uremia decorrentes dos tumores avançados podem inviabilizar o procedimento.

A quimioterapia neoadjuvante não apresenta resultados positivos quando realizada antes da radioterapia e carece de mais estudos quando realizada antes do tratamento cirúrgico.

Quimioirradiação

A associação da quimioterapia à radioterapia maximiza seus efeitos sinérgicos e diminuem os efeitos tóxicos. O fármaco mais utilizado é a cisplatina, que pode ser associada ao 5-fluorouracil (5-FU). A quimioterapia e a radioterapia devem ser iniciadas concomitantemente, sendo a radioterapia realizada diariamente e a quimioterapia semanalmente (quatro a seis ciclos).

A adição da quimioterapia com cisplatina à radioterapia aumenta a sobrevida geral e o intervalo livre de doença nas pacientes que foram submetidas a tratamento cirúrgico (histerectomia radical e linfadenectomia pélvica) e apresentam tumor de alto risco (linfonodos positivos, extensão parametrial e/ou margens comprometidas). Nesses casos, a quimioterapia deve ser realizada isoladamente com cisplatina e não cisplatina associada ao 5-FU. Deve-se acrescentar a braquiterapia em caso de acometimento das margens vaginais.

O uso da quimioirradiação para o tratamento adjuvante dos tumores de alto risco também pode ser adotado nos estádios IB2, IIA (>4cm), IIB, III e IVA.

Os estudos associando o uso da cisplatina à radioterapia para o tratamento do câncer cervical localmente avançado mostraram redução de 30% a 50% no risco de morte

Situações especiais

Carcinoma do colo após histerectomia subtotal

A incidência do carcinoma do colo após histerectomia subtotal tem diminuído em razão da pequena frequência de histerectomia subtotal realizada atualmente. A radioterapia é dificultada por não haver espaço para a braquiterapia do coto restante. Há mais chances de complicações pelo fato de ter havido cirurgia prévia, a qual também é prejudicada por aderências entre a bexiga, o reto e o coto de colo. A dissecção do túnel do ureter é dificultada pela fibrose da cirurgia anterior. Portanto, o tratamento cirúrgico pode ser indicado em casos iniciais em pacientes jovens, embora a radioterapia ou a quimioirradiação seja a terapia de escolha.

Carcinoma invasor em histerectomia total

Pode-se deparar com esse quadro quando não foi realizada propedêutica adequada do colo no pré-operatório. O prognóstico é reservado por não ser possível uma radioterapia eficiente sem o colo e o corpo uterino. O tratamento cirúrgico complementar (parametrectomia radical, exérese do terço superior da vagina e linfadenectomia pélvica bilateral) também pode ser proposto para as pacientes jovens que desejam preservar a função ovariana. Outra opção consiste em radioterapia e quimioterapia combinadas. A radioterapia pós-operatória exclusiva também está incluída entre as opções terapêuticas.

Recidiva ocorre, na maioria das vezes, nos primeiros 2 anos após o tratamento. A recidiva local pode ser tratada com radioterapia (ou quimioirradiação preferencialmente) para os casos já submetidos à histerectomia radical.

Outra opção consiste na exenteração pélvica nos casos já submetidos à radioterapia prévia. Antes do procedimento devem ser afastadas metástase a distância e disseminação intraperitoneal. Muitos casos, no entanto, mostrarão ser irressecáveis durante o ato cirúrgico, mas a sobrevida pode ser de até 50% em 5 anos, em casos selecionados, com baixas taxas de complicação.

Câncer de colo invasor e gravidez

A incidência de gravidez nas pacientes portadoras de câncer invasor de colo é de cerca de 1 em 2.500 gestações. Nesses casos, a paciente e o médico devem decidir juntos o tratamento. Todos os procedimentos devem ser informados à paciente, ao companheiro e/ou à família e submetidos ao consentimento formal, devendo ser observados todos os aspectos legais. O médico deve analisar a idade gestacional e estabelecer o estadiamento do tumor.

De acordo com o número de filhos, a convicção religiosa e os princípios éticos, a paciente deve decidir manter ou interromper a gestação:

- **Estádio IA1:** está indicada a conização em caso de suspeita de invasão durante a gestação, a qual deverá ser realizada preferencialmente antes da 20ª semana, segundo alguns autores, e da 24ª semana, de acordo com outros. Se as margens estiverem livres, a gravidez deve seguir até o termo. A histerectomia após o parto fica condicionada ao desejo de nova gestação. Se as margens estiverem comprometidas, convém acompanhar por meio de colposcopia e citologia até a viabilidade fetal.
- **Estádio IA2 e IB1 e IIA:** histerectomia classe II em útero grávido até 24 semanas. Após 24 semanas, deve-se aguardar a viabilidade fetal e realizar cesariana e histerectomia radical com linfadenectomia pélvica. Nos estádios IIB, IIIA e IIIB convém proceder à radioterapia em útero grávido no início da gestação. A braquiterapia só pode ser realizada

após o esvaziamento da cavidade uterina. No final da gestação, aguarda-se a viabilidade fetal, realiza-se a cesariana e encaminha-se a paciente para quimioirradiação. Nos estádios IVA e IVB o tratamento é individualizado tanto do ponto de vista oncológico como gestacional.

SOBREVIDA

A sobrevida depende dos vários fatores prognósticos descritos, assim como do acesso da paciente ao serviço de saúde, sua aderência ao tratamento e da habilidade da equipe. O Quadro 52.4 mostra a sobrevida global média por estadiamento ao diagnóstico.

SEGUIMENTO

Os controles devem ser feitos a cada trimestre nos primeiros 2 anos após o tratamento com citologia, colposcopia do fundo vaginal e avaliação dos paramétrios. De 2 a 5 anos, os controles podem ser feitos semestralmente e, após os 5, anualmente.

Radiografia de tórax, tomografia computadorizada, ultrassonografia abdominal ou pélvica, assim como outros exames, serão indicados em caso de queixa ou suspeita de recidiva.

PONTOS CRÍTICOS

- O estadiamento clínico estabelecido pela FIGO não contempla a avaliação linfonodal. Acredita-se que será alterado futuramente para poder contemplar as alterações encontradas nos métodos de imagem e nas alterações histológicas em razão de seu impacto na escolha do tratamento e na sobrevida.
- A alta incidência de CCU no Brasil torna necessários grandes investimentos em programas preventivos; contudo, as dificuldades são inúmeras, e o acesso à saúde, a desinformação, a pobreza e as grandes distâncias tornam ainda mais difícil o combate a esse tipo de câncer.
- O diagnóstico do CCU vem sendo estabelecido com frequência cada vez maior em pacientes jovens com prejuízo para a vida reprodutiva e sua sexualidade.
- A cirurgia está indicada principalmente nos estádios iniciais, e alguns estudos consideram tumores localmente avançados os dos estádios IA e IB1, valendo destacar outros que incluem também o estádio IIA ≤ 2cm nesse grupo.
- A radioterapia pode ser exclusiva, pós-operatória ou associada à quimioterapia. A morbidade determinada pela radioterapia pode ser maior do que após o tratamento cirúrgico.
- A associação da radioterapia à quimioterapia diminuiu o risco de morte por câncer cervical e aumentou a perspectiva de sucesso do tratamento.
- O sucesso do tratamento do CCU depende de um sistema de saúde eficiente, prevenção e diagnóstico precoce, melhor adequação, aderência ao tratamento e treinamento profissional compatível.
- O tratamento da paciente oncológica deve ser realizado em centros oncológicos e por profissionais e equipe habilitados.
- Após o tratamento, a paciente deve ser acompanhada preferencialmente no serviço onde foi realizado seu tratamento por profissionais habilitados, devendo receber suporte clínico, psicológico, tratamento da dor e cuidados paliativos.

MENSAGENS-CHAVE

- A incidência do CCU é alta, principalmente nas populações mais pobres e que não têm acesso aos programas de prevenção.
- A sintomatologia geralmente é tardia, e as pacientes têm seu diagnóstico realizado em estádios mais avançados.
- Pacientes com estádio IA1 sem fatores de risco podem ser submetidas à conização ou à histerectomia (nível de evidência 2C).
- É essencial avaliar a preservação da fertilidade com tratamentos seguros e menos radicais. As pacientes com tumores ≤2cm e sem metástase linfonodal podem ser submetidas ao tratamento cirúrgico com preservação uterina.
- Pacientes com câncer cervical inicial são aquelas no estádio IA ou IB que apresentam tumores <4cm. São candidatas à histerectomia radical modificada com linfadenectomia pélvica preferencialmente à quimioirradiação (nível de evidência 2C). A radioterapia é reservada para pacientes com comorbidades.
- As pacientes submetidas ao tratamento cirúrgico com tumores de risco intermediário deverão ser submetidas à radioterapia adjuvante (nível de evidência 2C).
- Pacientes submetidas ao tratamento cirúrgico que revelou tumores de alto risco deverão ser submetidas à quimioirradiação adjuvante (nível de evidência 1A).
- A quimioterapia deverá ser realizada com cisplatina isolada e não cisplatina associada ao 5-FU (nível de evidência 2C).
- O estádio é o fator prognóstico mais importante, seguido pelo acometimento linfonodal. Quando há acometimento dos linfonodos pélvicos e/ou paraórticos, os resultados são menos satisfatórios.
- A reposição hormonal parece ser opção segura para as pacientes que apresentarem sintomatologia após o tratamento.

Leitura complementar

American Cancer Society. Survival rates for cervical cancer, by stage. Disponível em: http://m.cancer.org/cancer/cervicalcancer/detailed-guide/cervical-cancer-survival. Acesso em 18 jun 2015.

Appleby P, Beral V, Berrington de González A et al. Carcinoma of the cervix and tobacco smoking: collaborative reanalysis of individual data on 13.541 women with carcinoma of the cervix and 23.017 women without carcinoma of the cervix from 23 epidemiological studies. Int J Cancer. 2006; 118(6):1481-95.

Appleby P, Beral V, Berrington de González A et al. International Collaboration of Epidemiological Studies of Cervical Cancer (2007). Cervical cancer and hormonal contraceptives: collaborative reanalysis of individual data for 16,573 women with cervical cancer and 35,509 women without cervical cancer from 24 epidemiological studies. Lancet 370:1609-21.

Quadro 52.4 Sobrevida de 5 anos por estadiamento no CCU

Estádio	0	IA	IB	IIA	IIB	IIIA	IIIB	IVA	IVB
Sobrevida	93%	93%	80%	63%	58%	35%	32%	16%	15%

Fonte: National Cancer Data Base from people diagnosed between 2000 and 2002.

Bailliere, Epidemiology of cervical intraepithelial neoplasia: the role of human papillomavirus Clin Obstet Gynaecol 1995; 9(1):1-37.

Ballon SC, Berman ML, Lagassse LD, Pettrilli ES, Castaldo TW. Survival after extraperitonial pelvic and paraaortic lymphadenectomy and radiation therapy in cervical carcinoma. Obstet Gynecol 1981; 57:90-5.

Benedet, JL, Odicino F, Maisonneuve P et al. Carcinoma of the cervix uteri. J Epidemiol Biostat 2001; 6(1):7-43.

Berek JS et al. Pelvic exenteration for recurrent gynecologic malignancy: survival and morbidity analysis of the 45-year experience at UCLA. Gynecol Oncol 2005; 99(1):153-9.

Bezerra ALR, Oliveira AGC. Estadiamento clínico do câncer do colo uterino. In: Coelho FR, Soares, FA, Focchi J, Fregnani JHTG (eds.) Câncer do colo do útero. São Paulo: Tecmedd, 2008:406-11.

Camissão CC, Brenna SMF, Lombardelli KVP, Djahjah MCR, Zeferino LC. Ressonância magnética no estadiamento dos tumores de colo uterino. Radiol Bras 2007; 40(3):207-15. Disponível em: http://www.scielo.br/pdf/rb/v40n3/en_13.pdf. Acesso em 15 fev. 2015.

Canadian Cancer Society. Prognosis and survival for cervical cancer. Disponível em: http://www.cancer.ca/en/cancer-information/cancer-type/cervical/prognosis-and-survival/?region=on. Acesso em 15 out 2015.

Carvalho JP, Souen JS, Carramão SS, Yeu WL, Pinotti JA. Wertheim-Meigs radical hysterectomy. Med J 1994; 112(2):539-42.

Coker AL, DeSimone CP, Eggleston KS, Hopenhayn C, Nee J, Tucker T. Smoking and survival among Kentucky women diagnosed with invasive cervical cancer: 1995-2005. Gynecol Oncol 2009; 112(2):365-9.

Diaz JP, Sonoda Y, Leitao MM et al. Oncologic outcome of fertility-sparing radical trachelectomy versus radical hysterectomy for stage IB1 cervical carcinoma. Gynecol Oncol 2008; 111:255-60.

Franco TMRF, Boaventura MAP. Preservação da fertilidade no câncer de colo uterino. In: Marinho RM, Silva ACJSR, Caetano JPJ, Rodrigues JK (Eds.) Preservação da fertilidade. Rio de Janeiro: Medbook, 2015:205-15.

Freitas TP, Carmo BB, Paula FD et al. Molecular detection of HPV 16 and 18 in cervical samples of patients from Belo Horizonte, Minas Gerais, Brazil. Rev Inst Med Trop 2007; 49(5):297-301.

Hou J, Goldberg GL, Qualls CR, Kuo DY, Forman A, Smith HO. Risk factors for poor prognosis in microinvasive adenocarcinoma of the uterine cervix (IA1 and IA2): a pooled analysis. Gynecol Oncol 2011; 121(1):135-42.

Instituto Nacional do Câncer (INCA). Controle do câncer de colo de útero. Rio de Janeiro: INCA, 2015. Disponível em: http://www2.inca.gov.br/wps/wcm/connect/acoes_programas/site/home/nobrasil/programa_nacional_controle_cancer_colo_utero/deteccao_precoce. Acesso em 15 out 2015.

Instituto Nacional do Câncer (INCA). Estimativa 2016: incidência do Câncer no Brasil. Rio de Janeiro: INCA, 2015. Disponível em: http://www.inca.gov.br/estimativa/2016/. Acesso em 15 out. 2015.

International Collaboration of Epidemiological Studies of Cervical Cancer. Cervical Carcinoma and Sexual behavior: Collaborative Reanalise of Individual data on 500, 461 women with cervical carcinoma and 29,164 women without cervical carcinoma from 21 epidemiological studies. Cancer Epidemiology, BIOMARKERS & Prevention, Philadelphia; 2009; 18(4):1060-9.

Jolley JA, Wing DA. Pregnancy management after cervical surgery. Curr Opin Obstet Gynecol 2008; 20(6):528-33.

Kokka F, Bryant A, Brockbank E, Powell M, Oram D. Hysterectomy with radiotherapy or chemotherapy or both for women with locally advanced cervical cancer. Cochrane Database Syst Rev. 2015; 7(4).

Kong TW, Son JH, Chang SJ, Paek J, Lee Y, Ryu HS. Value of endocervical margin and high-risk human papillomavirus status after conization for high-grade cervical intraepithelial neoplasia, adenocarcinoma in situ, and microinvasive carcinoma of the uterine cervix. Gynecol Oncol 2014; 135(3):468-73.

Kyrgiou M, Koliopoulos G, Martin-Hirsch P, Arbyn M, Prendiville W, Paraskevaidis E. Obstetric outcomes after conservative treatment for intraepithelial or early invasive cervical lesions: systematic review and meta-analysis. Lancet 2006; 367(9509):489-98.

Landoni F, Maneo A, Cormio G et al. Class II versus class III radical hysterectomy in stage IB-IIA cervical cancer: a prospective randomized study. Gynecol Oncol 2001; 80:3-12.

Loubeyre P, Navarria I, Undurraga N et al. Petignat P. Is imaging relevant for treatment choice in early stage cervical uterine cancer? Surg Oncol 2012; 21(1):1-6.

Marques RM, Gonçalves WJ. Neoplasia invasora do colo uterino. In: Stávale JN, Smaletz O, Segreto RA (eds.) Ginecologia oncológica. São Paulo: Atheneu 2014:63-115.

Memarzadeh S et al. Lymphovascular and perineural invasion in the parametria: a prognostic factor for early-stage cervical cancer. Obstet Gynecol 2003; 102(3):612-9.

Mougin C et al., Epidemiology of cervical papillomavirus infections. Recent knowledge, Review article. Presse Med 2001; 30(20):1017-23.

National Comprehensive Cancer Network. Contents Cervical Câncer. Disponível em: http://file.trsgo.org/userfiles/file/NCCN%20Cervical%20Cancer%20Guideline%202015.pdf. Acesso em 16 jan. 2016).

Park JW, Bae JW. Prognostic significance of positive lymph node number in early cervical cancer. Mol Clin Oncol. 2016; 4(6):1052-56.

Park W, Park YJ, Huh SJ, et al.The usefulness of MRI and PET imaging for the detection of parametrial involvement and lymph node metastasis in patients with cervical cancer. Jpn J Clin Oncol 2005; 35(5):260-4.

Peters WA, Liu PY, Barrett, RJ. Concurrent chemotherapy and pelvic radiation therapy compared with pelvic radiation therapy alone as adjuvant therapy after radical surgery in high-risk early-stage cancer of the cervix. J Clin Oncol 2000: 18(8):1606-13.

Poynor EA, Marshall D, Sonoda Y, Slomovitz BM, Barakat RR, Soslow RA. Clinicopathologic features of early adenocarcinoma of the cervix initially managed with cervical conization. Gynecol Oncol 2006; 103(3):960-5.

Rotman M, Sedlis A, Piedmonte MR et al. A phase III randomized trial of postoperative pelvic irradiation in Stage IB cervical carcinoma with poor prognostic features: follow-up of a gynecologic oncology group study. Int J Radiat Oncol Biol Phys 2006; 65(1):169-76.

Saksouk FA. Cervical Cancer Imaging. Disponível em: http://emedicine.medscape.com/article/402329-overview#aw2aab6b4. Acesso em 7 fev 2015.

Santos JFL, Straughn JM, Goff B. Patient information: cervical cancer treatment; early stage cancer (Beyond the Basics). Disponível em: http://book-med.info/how-to-treat/4314. Acesso em 15 out 2015.

Schiffman M, Castle, PE, Jeronimo, J, Rodriguez, AC, Wocholder, S. Human papillomavirus and cervical cancer. The Lancet 2007; 370(9590):890-907.

Singh N, Arif S. Histopathologic parameters of prognosis in cervical cancer – a review, Int J Gynecol Cancer 2004; 14(5):741-50.

Sopracordevole F, Canzonieri V, Giorda G, De Piero G, Lucia E, Campagnutta E. Conservative treatment of microinvasive adenocarcinoma of uterine cervix: long-term follow-up. J Low Genit Tract Dis 2012; 16(4):381-6.

Spoozak L, Lewin SN, Burke WM et al. Microinvasive adenocarcinoma of the cervix. Am J Obstet Gynecol 2012; 206(1):80.e 1-6.

Straughn JM, Yashar C. Management of early-stage cervical cancer. Disponível em: http://www.uptodate.com/contents/management-of-early-stage-cervical-cancer. Acesso em 15 out 2015.

Winer I, Alvarado-Cabrero I, Hassan O. The prognostic significance of histologic type in early stage cervical cancer – A multi-institutional study. Gynecol Oncol 2015; 137(3):474-8.

World Health Organization. International Agency for Research on Cancer. Globocan: 2012. Disponível em: http//globocan.iarc.fr/. Acesso em 9 mar. 2015.

World Health Organization; ICO Information Centre on Human Papiloma Virus and Cervical Cancer. World Health Organization and Institut Catala` d'Oncologia (ICO). WHO/ICO Information Centre on HPV and Cervical Cancer. Disponível em: http:// www.who.int/hpvcentre/en/. Acesso em 5 jan. 2016.

CAPÍTULO 53

Doenças Benignas do Corpo Uterino

Luíza Meelhuysen Sousa Aguiar
Agnaldo Lopes da Silva Filho
Eduardo Batista Cândido

INTRODUÇÃO

Das afecções benignas que podem acometer o corpo uterino, as mais frequentes são os leiomiomas, a adenomiose e os pólipos endometriais. A importância dessas patologias está em sua elevada frequência, nas manifestações clínicas, nas variações terapêuticas e em sua interferência direta sobre o potencial reprodutivo e a qualidade de vida das pacientes.

LEIOMIOMAS

Os leiomiomas ou miomas uterinos são os tumores ginecológicos benignos mais comuns em mulheres na pré-menopausa. Sua real prevalência é desconhecida, mas acredita-se que afetem até 70% das mulheres em idade reprodutiva.

Esses tumores são arredondados, brancos nacarados, firmes, elásticos e na superfície de corte exibem padrão espiralado, além de se encontrarem separados do miométrio adjacente por camada tecidual conectiva fina, proporcionando um plano de clivagem para exérese cirúrgica. Histologicamente, contêm células alongadas de músculo liso agregadas em feixes com atividade mitótica rara e envoltas em estroma fibroso. A aparência dos leiomiomas pode ser alterada quando o tecido muscular é substituído por hemorragia e necrose após processo de degeneração. A necrose e a degeneração se desenvolvem com frequência nos leiomiomas em razão do suprimento limitado de sangue nesses tumores.

Os leiomiomas são classificados com base em sua localização e orientação de crescimento. Os leiomiomas subserosos se originam dos miócitos adjacentes à serosa uterina, e seu crescimento é direcionado para o exterior. Os intramurais são aqueles com crescimento centrado dentro das paredes uterinas, enquanto os submucosos estão próximos do endométrio, crescem e se projetam em direção ao interior da cavidade uterina. Os miomas submucosos são ainda classificados em função de sua profundidade. A Sociedade Europeia de Histeroscopia define os leiomiomas submucosos como tipo 0, quando a massa está totalmente localizada dentro da cavidade uterina, como tipo I, quando menos de 50% estão localizados dentro da cavidade, e como tipo II, quando mais da metade da massa está circundada por miométrio. Leiomiomas pediculados são aqueles presos apenas por uma haste ao seu miométrio progenitor.

Epidemiologia

Os leiomiomas são muito comuns, de modo que cerca de 80% das mulheres desenvolvem a doença durante a vida. A prevalência aumenta ao longo dos anos na pré-menopausa, atingindo o pico por volta dos 50 anos de idade.

Nos EUA, estima-se que os custos referentes aos miomas uterinos variem de 6 a 34 milhões de dólares por ano, incluindo os custos diretos com os cuidados de saúde, como também os indiretos, em razão das horas de trabalho perdidas, incapacidade e complicações obstétricas. Mais de 600 mil histerectomias são realizadas anualmente nesse país, e a principal indicação para essa intervenção cirúrgica é a presença de leiomiomas. Dessa maneira, essa neoplasia benigna tão prevalente constitui problema bem delicado de saúde pública, em virtude de seu impacto econômico e do grau significativo de morbidade, principalmente nas mulheres na pré-menopausa.

As mulheres afrodescendentes apresentam maior prevalência da doença, além de diagnóstico mais precoce e indicação de histerectomia também mais precoce do que as mulheres brancas, em razão da taxa de crescimento dos tumores mais elevada e da maior gravidade da doença. Os miomas são diagnosticados com uma frequência três vezes maior nas mulheres negras do que nas caucasianas. Essa disparidade tem sido atribuída a diferenças de *status* socioeconômico, ao acesso aos cuidados de saúde, aos fatores genéticos e exposições ambientais, mas as causas subjacentes às diferenças raciais e étnicas permanecem incertas.

Há diferença também nos resultados do tratamento cirúrgico. As mulheres afrodescendentes têm taxas maiores de hospitalização, miomectomia e histerectomia, além de maiores complicações pós-operatórias. Essa diferença pode ser atribuída, em parte, a atraso no diagnóstico, doença mais grave no pré-operatório, tamanho uterino maior e, consequentemente, maior dificuldade na técnica cirúrgica.

Outros fatores de risco, como idade da menarca, paridade, exposição ambiental e alimentar, hábitos de vida e índice de massa corporal (IMC), também foram associados à ocorrência de miomas. O aumento da idade da menarca está inversamente associado à presença dessa neoplasia benigna. Há também relação inversa entre a idade da menarca e o número de miomas, o que provavelmente ocorre em virtude da duração da exposição aos hormônios esteroides sexuais endógenos.

A obesidade também tem sido considerada fator de risco para o desenvolvimento dessa patologia. O risco de desenvolvimento desses tumores é três vezes maior para as mulheres que pesam >70kg, em comparação com as que pesam <50kg. Fatores epidemiológicos adicionais, como dieta deficiente em vitamina D e exposição a toxinas ambientais, são objeto de investigação, pois também têm sido associados ao aumento da incidência de miomas.

A idade da primeira gestação, maior paridade, utilização de anticoncepcionais orais, uso de contraceptivos exclusivamente à base de progesterona injetáveis e tabagismo estiveram inversamente associados à incidência de leiomiomas uterinos. Em vários estudos, o aumento da paridade reduziu a incidência da doença, provavelmente por causa da apoptose induzida pela remodelação pós-parto e isquemia dos tumores durante o parto. Indivíduos com aumento da ingestão de frutas cítricas, fontes animais de vitamina A e produtos lácteos apresentam também risco significativamente reduzido de desenvolvimento desses tumores.

Fisiopatologia

Os leiomiomas uterinos se desenvolvem a partir de um único miócito progenitor, sendo considerados uma doença monoclonal. Dessa maneira, cada tumor apresenta origem citogenética independente. A mutação primária que inicia a tumorigênese é desconhecida, mas são encontradas falhas cariotípicas identificáveis em aproximadamente 40% dos casos. A maioria das anormalidades é encontrada nos cromossomos 6, 7, 12 e 14, principalmente translocações.

Os hormônios esteroides sexuais estimulam o desenvolvimento e a manutenção do crescimento dos miomas. Os tumores apresentam maior concentração de receptores de estrogênio e progesterona do que o miométrio adjacente. Esses hormônios atuam por meio de um grande grupo de fatores de crescimento e múltiplas vias de sinalização que regulam importantes processos celulares, promovendo proliferação, angiogênese e fibrose. Os próprios leiomiomas criam um ambiente hiperestrogênico e, além de conterem maior densidade de receptores de estrogênio, convertem menos estradiol em estrona, que é menos ativa, e também tornam possíveis níveis mais altos da aromatase citocromo P450, que catalisa a conversão dos androgênios em estrogênios.

Ao se analisarem a aparência dos leiomiomas e sua estrutura molecular, verificou-se que são compostos por fibrilas de colágeno alteradas, resultando em matriz extracelular anormal em comparação com o miométrio adjacente. Essa matriz distorcida contribui para o aumento da rigidez do mioma em comparação com o miométrio normal. Observou-se que essa matriz se assemelha a tecido cicatricial e que nos miomas há concentrações alteradas de citocinas e integrinas em associação ao miométrio circundante, o que evidencia a provável contribuição da remodelação tecidual, da fibrose e da resposta inflamatória no desenvolvimento dessas lesões.

A presença dos miomas provoca alteração das estruturas venosas do miométrio e do endométrio. Os tumores provocam compressão venosa e subsequente liberação local de fatores de crescimento vasoativos para manter o fornecimento de sangue, causando ectasia venosa. Além disso, por causa do aumento no calibre dos vasos, há diminuição da efetividade hemostática normal das plaquetas e fatores de coagulação, o que vem resultar no sangramento uterino anormal, o sintoma mais comum. Estudos recentes também demonstraram que os miomas existem em um estado de hipoxia grave em comparação com o miométrio normal, o que provocaria o desenvolvimento da angiogênese anormal verificada nesses tumores.

Manifestações clínicas

Muitas mulheres portadoras de leiomiomas uterinos são assintomáticas, visto que mais de 50% dos miomas não produzem sintomas. Além disso, em muitos casos os sintomas são leves. Quando as pacientes se apresentam sintomáticas, a natureza de suas queixas está relacionada com o número, o tamanho e a localização de seus miomas.

A apresentação clínica desses tumores pode incluir sangramento uterino anormal, dismenorreia, dor pélvica e infertilidade. Os miomas volumosos podem causar sintomas resultantes da pressão sobre órgãos adjacentes, como bexiga, cólon e ureteres. As mulheres podem apresentar aumento da frequência urinária, dificuldade em esvaziar a bexiga ou, em casos raros, hidronefrose e doença renal crônica. A compressão posterior de um leiomioma volumoso pode causar dor lombar ou constipação intestinal.

O sintoma mais comum, ocorrendo em 30% das mulheres com a doença, é o sangramento uterino anormal. A recente classificação da FIGO PALM-COEIN inclui os leiomiomas como uma das principais causas de sangramento uterino anormal, embora algumas pacientes, dependendo da localização dos tumores, não apresentem essa sintomatologia. Os distúrbios hemorrágicos são típicos de miomas submucosos ou intramurais que abaulem a cavidade endometrial.

A causa do sangramento uterino anormal é mal compreendida, mas várias teorias foram propostas, como a ectasia venosa em razão da compressão pelos miomas, o aumento da área de superfície do endométrio e a desregulação de fatores de crescimento e angiogênicos locais no útero e no endométrio. O sangramento excessivo pode causar impacto significativo na qualidade de vida das mulheres, além de ser fator desencadeante de outras patologias, como a anemia por deficiência de ferro. Em alguns casos, pode ocorrer hemorragia aguda volumosa, exigindo transfusão de hemocomponentes e hospitalização.

A infertilidade ocorre em 3,4% a 31,9% das pacientes. Os tumores submucosos, intramurais e subserosos têm efeitos diferentes sobre a fertilidade. Os miomas submucosos e intramurais são capazes de causar diminuição das taxas de gravidez e parto a termo, além de aumentarem as de aborto espontâneo, o que se justifica por distorcerem a anatomia da cavidade endometrial, reduzindo assim a capacidade de implantação do embrião. Gestantes com miomas estão sob risco de aborto, placenta prévia, parto prematuro e hemorragia puerperal. A presença de miomas foi associada também ao aumento das taxas de cesariana, o que é atribuível à ocorrência de apresentações anômalas. Além disso, as influências hormonais próprias da gravidez podem provocar o desenvolvimento e o crescimento dos leiomiomas.

Diagnóstico

Esses tumores podem ser detectados pelo exame físico mediante palpação de um útero aumentado e de contornos irregulares. Exames de imagem devem ser realizados para confirmar a presença, a localização, a caracterização e o tamanho dos miomas uterinos, além de possibilitarem o diagnóstico diferencial com outras patologias, como adenomiose, neoplasia maligna miometrial ou massas pélvicas de outras etiologias.

Os principais exames que tornam possível o diagnóstico dos leiomiomas são a ultrassonografia (US) e a ressonância magnética (RM). O ultrassom, tanto transvaginal como transabdominal, é o método mais frequentemente utilizado na avaliação dos miomas uterinos em razão de seu baixo custo e acessibilidade. A US transvaginal tem sensibilidade de 65% a 99% para detectar esses tumores uterinos, e a sensibilidade para detectar miomas submucosos pode ser aumentada com a utilização da histerossonografia.

O aspecto ultrassonográfico dos leiomiomas varia entre imagens hipo e hiperecoicas, dependendo da proporção de músculo liso, de tecido conjuntivo e da existência de degeneração. As calcificações têm aspecto hiperecoico e costumam circundar o tumor ou se apresentam distribuídas aleatoriamente. Os miomas apresentam padrões vasculares característicos que podem ser identificados pelo Doppler colorido. Tradicionalmente é observado um contorno periférico da vascularização do qual poucos vasos emergem para entrar no centro do tumor. A imagem por Doppler pode ser usada para diferenciar um leiomioma extrauterino de outras massas pélvicas ou um leiomioma submucoso de um pólipo endometrial ou adenomiose. Uma das principais limitações da US é ser operador-dependente, resultando em pobre reprodutibilidade em comparação com a RM.

A RM é um método mais caro, mas avalia mais precisamente tamanho, número e localização dos leiomiomas, especialmente em úteros grandes (>375mL) e em úteros com mais do que quatro miomas, o que ajuda na programação do tratamento. A RM também é mais capaz de diferenciar os leiomiomas de leiomiossarcomas e adenomiose, podendo ser necessária quando a imagem ultrassonográfica está prejudicada em virtude do biotipo da paciente ou por anatomia distorcida.

Avaliação pré-operatória do risco de malignidade dos leomiomas

O diagnóstico diferencial entre sarcomas uterinos e miomas continua a ser um desafio em ginecologia oncológica. Apesar dos avanços nos métodos de imagem e marcadores tumorais, ainda não existe consenso quanto à identificação de um "mioma suspeito".

O crescimento uterino rápido não foi comprovado como preditor de risco de leiomiossarcoma. Um estudo avaliando 1.332 pacientes submetidas a histerectomia ou miomectomia por leiomioma encontrou risco geral de 0,23% de sarcoma, comparado com 0,27% naquelas com crescimento rápido.

A colpocitologia oncótica e a biópsia de endométrio são inadequadas para excluir leiomiossarcomas em mulheres com proposta de cirurgia para miomas uterinos. A ultrassonografia transvaginal (USTV) e a RM são recomendadas, mas não são capazes de diagnosticar de maneira confiável ou excluir leiomiossarcoma.

Após o exame clínico, a USTV deve ser o primeiro método de imagem a ser solicitado para a investigação de lesões miometriais, pois se trata de método rápido, de baixo custo e acessível, promovendo avaliação pélvica adequada. A presença de lesão grande, única e de crescimento progressivo com degeneração cística e vascularizações periférica e central é indicadora ultrassonográfica de suspeita de malignidade miometrial. Entretanto, esses achados podem estar presentes em determinados miomas benignos "atípicos", com degeneração cística, mista, vermelha, hidrópica ou hialina. A USTV com Doppler pode mostrar distribuição irregular de vasos, baixa impedância ao fluxo e pico de velocidade sistólica elevado. Em mulheres na pós-menopausa com sangramento uterino, uma medida de espessura endometrial >4mL pode sugerir doença estrutural e indicar propedêutica adicional.

A RM é considerada método de imagem valioso para avaliação miometrial pré-operatória. Vários estudos descrevem os sinais radiológicos de leiomiossarcoma como lesão única, grande, de crescimento rápido, infiltrando o miométrio, com bordas irregulares, de hipointensidade heterogênea para imagens avaliadas em T1 e intensidade intermediária a alta para as avaliadas em T2, por causa de focos de necrose e hemorrágicos. A imagem ponderada em difusão (DWI) e o coeficiente de difusão aparente (ADC) são as mais importantes ferramentas para avaliação das lesões uterinas. Um sinal de intermediário a alto no DWI tem sido usado como critério de seleção principal para encontrar lesões de alto risco. A acurácia do DWI é melhorada quando associada a valores de intensidade do ADC inferiores aos do endométrio normal.

Não há dados que recomendem a utilização da TC para a diferenciação entre leiomiossarcoma e mioma. Esse método é útil na identificação de lesões metastáticas, sendo indicado para as mulheres com suspeita ou diagnóstico de leiomiossarcomas. Nos últimos anos, alguns estudos têm sugerido o uso da tomografia com emissão de pósitrons (PET) para o diagnóstico pré-operatório de sarcomas uterinos. O valor de captação padrão intralesional parece ser mais alto nos tumores malignos do que nos benignos, podendo ser útil na diferenciação entre miomas e leiomiossarcomas.

Tratamento

A escolha do tipo de tratamento a ser adotado nas pacientes portadoras de leiomiomas vai depender de sua idade, dos sintomas relatados, tamanho, número e localização dos miomas, possibilidade de a paciente se submeter a uma cirurgia, planos para a fertilidade futura e experiência do profissional. As opções de tratamento são divididas em tratamento medicamentoso e cirúrgico com base em técnicas de radiologia intervencionista.

Para pacientes com leiomiomas assintomáticos ou com sintomas mínimos e que não almejam fertilidade futura, a conduta expectante pode ser adotada quando é assegurado um seguimento adequado.

Os objetivos do tratamento medicamentoso são alívio dos sinais e sintomas, redução do tamanho dos tumores e manutenção ou melhoria da fertilidade com o mínimo de efeitos colaterais. As principais opções disponíveis incluem progestogênios, dispositivo intrauterino liberador de levonorgestrel, ácido tranexâmico, fármacos anti-inflamatórios não esteroides, análogos do hormônio liberador das gonadotrofinas (GnRH), moduladores seletivos dos receptores de progesterona e moduladores seletivos dos receptores de estrogênio. Os análogos do GnRH são as únicas medicações aprovadas pelo Food and Drug Administration (FDA) como terapêutica para os miomas, sendo capazes de controlar o sangramento e diminuir o tamanho dos tumores. Seu custo elevado, os efeitos do hipoestrogenismo, a rápida recorrência após a interrupção da medicação e a desmineralização óssea limitam o uso desses fármacos a curto prazo (<6 meses).

A descoberta de que a progesterona e seus receptores podem ter bom desempenho no aumento da atividade proliferativa dos leiomiomas fez os moduladores dos receptores de progesterona emergirem como uma opção para o tratamento dessa patologia. O acetato de ulipristal é capaz de melhorar a qualidade de vida, reduzir o volume dos miomas e induzir amenorreia na maioria das mulheres tratadas, e seu uso já está aprovado clinicamente na Europa e no Canadá. Uma grande vantagem do ulipristal sobre os análogos do GnRH é a ausência de efeitos colaterais decorrentes do hipoestrogenismo, mas com a desvantagem de causar espessamento endometrial.

Mais recentemente, a radiologia intervencionista tem oferecido soluções mais permanentes para miomas sintomáticos das mulheres para que sejam evitados procedimentos cirúrgicos. O procedimento consiste tradicionalmente em embolização das artérias uterinas; no entanto, a RM com US focado de alta intensidade vem ganhando mais destaque.

A embolização das artérias uterinas é conseguida mediante a introdução de pequenas partículas embólicas através da artéria femoral sob orientação fluoroscópica. Os miomas diminuem como resultado de necrose isquêmica, reduzindo a sintomatologia associada a esses tumores, mas o fornecimento de sangue para o útero é preservado através de vasos colaterais. Apesar das altas taxas de complicações pós-procedimento, incluindo a síndrome pós-embolização, caracterizada por febre, náuseas, vômitos e dor, a embolização das artérias uterinas tem sido associada a menos tempo de internação, recuperação e retorno mais rápido às atividades diárias, em comparação com as opções cirúrgicas, sendo considerada técnica eficaz e segura.

Contraindicações absolutas para o procedimento incluem doença vascular grave, alergia ao contraste, comprometimento da função renal, gravidez, infecções ativas e suspeita de neoplasias malignas de útero ou ovários. As contraindicações relativas são desejo de fertilidade, oclusão anterior da artéria ilíaca interna ou uterina, administração recente de análogos do GnRH e, em alguns casos, a localização do mioma, como na presença de um mioma submucoso pediculado, no qual a embolização pode causar torção com subsequente separação do tumor do útero ou uma complicação séptica exigindo a remoção cirúrgica.

Além disso, a presença de miomas submucosos pediculados está relacionada com aumento do número de complicações, como corrimento vaginal, dor, sangramento uterino anormal e febre. O desejo de manter a fertilidade é contraindicação relativa, pois os dados disponíveis na literatura não são capazes de garantir boas taxas de gravidez após o procedimento. As taxas de gravidez reduzidas podem ser atribuídas a alterações da cavidade uterina, além do impacto negativo sobre a reserva ovariana em consequência da embolização. Outras preocupações acerca da reprodução incluem a maior incidência de hemorragia puerperal, placentação anormal, doença trofoblástica gestacional e aborto nas mulheres submetidas a esse procedimento.

A RM associada à US de alta intensidade é o mais novo método de radiologia intervencionista para utilização no tratamento de miomas sintomáticos. A técnica utiliza a ressonância para localizar o mioma e, em seguida, é concentrada energia ultrassônica de alta intensidade em um ponto no tumor, resultando em aquecimento dos tecidos e necrose subsequente com danos mínimos aos tecidos adjacentes. Contraindicações ao procedimento incluem a proximidade do mioma de estruturas críticas, peso da paciente >115kg, cicatriz abdominal, tamanho do útero >24 semanas de gestação, miomas pediculados ou calcificados e presença de contraindicações para realização de RM, como claustrofobia ou implantes metálicos.

O tratamento cirúrgico oferece solução definitiva para os miomas uterinos, mas são mais invasivos e também apresentam complicações. As opções cirúrgicas podem ser divididas em poupadores da fertilidade e não poupadores. A cirurgia poupadora de fertilidade corresponde à miomectomia, que pode ser realizada por laparotomia, laparoscopia ou histeroscopia. A opção mais definitiva no tratamento de miomas e não poupadora da fertilidade é a histerectomia, que pode ser realizada por via vaginal, laparotômica ou laparoscópica.

A miomectomia aberta é realizada por meio de laparotomia, preferencialmente mediante incisão transversal suprapúbica (Pfannenstiel) e por enucleação do mioma do miométrio, sendo indicada quando a histeroscopia ou a laparoscopia cirúrgica não são boas opções, como no caso de mulheres com múltiplos miomas (>5) ou miomas grandes (>9cm). Já a miomectomia laparoscópica oferece como vantagens a menor perda de sangue, o retorno mais rápido às atividades normais, menos tempo de internação, menores taxas de formação de aderência e cicatriz mais estética.

A miomectomia por via histeroscópica é opção menos invasiva para a remoção cirúrgica dos leiomiomas, podendo ser usada para remover miomas submucosos. As melhores candidatas à miomectomia histeroscópica são as pacientes com miomas submucosos <3cm, com mais de 50% do mioma em localização intracavitária. Em comparação com a via laparoscópica e a miomectomia aberta, a abordagem histeroscópica tem como vantagens tempos cirúrgicos mais curtos, estadia hospitalar mais breve e baixas taxas de complicações.

Quando há o desejo de gravidez, é recomendada a ressecção histeroscópica de miomas submucosos <4cm de diâmetro, independentemente de serem ou não sintomáticos, tendo em vista esse procedimento melhorar as taxas de fertilidade. Miomas intramurais também apresentam efeito negativo sobre a fertilidade, mas tratá-los não melhora as taxas de gravidez, sendo então a miomectomia, nesses casos, indicada apenas para miomas sintomáticos.

A histerectomia é a melhor opção para pacientes sintomáticas que não desejam manter a fertilidade, propiciando tratamento definitivo e que garante a ausência de recidiva da doença. Existem várias opções para a retirada do útero, como histerectomia vaginal, histerectomia total laparoscópica, histerectomia vaginal assistida por laparoscopia e histerectomia abdominal. Como na miomectomia, a rota cirúrgica é determinada pelo tamanho e a localização dos miomas, a experiência do cirurgião e a preferência da paciente. A histerectomia vaginal é a técnica operatória mais rápida, com menos perda de sangue e menos tempo de internação hospitalar. Assim, recomenda-se que essa via seja a preferida. Quando a histerectomia vaginal não é viável ou se a salpingooforectomia é necessária, as outras vias devem ser consideradas.

ADENOMIOSE

A adenomiose foi descrita pela primeira vez pelo patologista alemão Carl von Rokitansky em 1860, o qual observou glândulas endometriais no miométrio. No entanto, até 1921 se acreditava que essas lesões seriam provenientes de implantes de endometriose, até que na década de 1950 a hipótese de menstruação retrógrada como patogênese da endometriose ajudou a diferenciá-la da adenomiose. Finalmente, em 1972, a adenomiose foi claramente definida como a invasão benigna do endométrio no miométrio, produzindo um útero difusamente aumentado e que microscopicamente apresenta glândulas e estroma endometriais ectópicos envolvidos por miométrio com alterações hiperplásicas e hipertróficas.

Epidemiologia

A prevalência da adenomiose em diversos estudos variou de 5% a 70%, e sua incidência exata não é conhecida em razão de seu diagnóstico ter sido estabelecido principalmente por meio de exames histológicos, sendo encontrada em 20% a 30% dos espécimes de histerectomia. Cerca de 70% a 80% dos casos de adenomiose são relatados em mulheres na quarta e quinta décadas de vida. Essa distribuição etária pode estar relacionada com o fato de o diagnóstico ser estabelecido pela análise histológica e haver maiores taxas de histerectomias em mulheres mais velhas, porém o aumento da incidência com a idade também pode ser proporcionado pela exposição hormonal por período mais longo.

Há uma variante da adenomiose que parece específica das mulheres jovens e que é chamada de adenomiose cística miometrial, na qual as pacientes jovens apresentam dismenorreia grave não responsiva. O diagnóstico costuma demorar a ser feito, mas quando a RM é realizada encontra-se um cisto de até 3cm de diâmetro com conteúdo hemorrágico que, histologicamente, é revestido por uma camada de endométrio.

A endometriose é observada em 6% a 22% das pacientes com adenomiose. A presença concomitante dessas duas patologias em uma gama de condições clínicas, como infertilidade, embasa a possibilidade de etiologia comum. Há evidências de que nas duas patologias existe disfunção endometrial envolvendo tanto o endométrio como o heterotópico, levando ao aumento da capacidade de invasão desse tecido, havendo também reação do miométrio, que, embora mais pronunciada no caso de adenomiose, não deixa de estar presente na endometriose. Já os miomas são simultaneamente observados em 35% a 55% das pacientes com adenomiose.

Alguns fatores de risco foram associados ao desenvolvimento de adenomiose, como exposição ao estrogênio, gravidez e cirurgia uterina. A gravidez é considerada fator de risco, pois a frequência de adenomiose aumenta proporcionalmente ao número de gestações, o que pode ter como causa a natureza invasiva do tecido trofoblástico no miométrio durante a implantação. Além disso, o tecido adenomiótico apresenta maior quantidade de receptores de estrogênio do que o endométrio ectópico, de maneira que o aumento do perfil hormonal durante a gravidez pode também estimular o desenvolvimento da adenomiose. Alguns estudos têm sugerido também que o trauma de uma cirurgia pélvica pode desencadear invaginação do tecido endometrial no miométrio. Embora a incidência de adenomiose se apresente baixa nas mulheres na pós-menopausa, pode haver maior incidência nas que recebem tamoxifeno para tratar o câncer de mama.

As mulheres que fumam tendem a apresentar diminuição do risco, possivelmente porque o tabagismo altera o metabolismo hormonal, o que proporciona redução da incidência de anormalidades endometriais.

Fisiopatologia

Diversas teorias foram formuladas para explicar o desenvolvimento da adenomiose. Há evidências de predisposição familiar, além de fatores de crescimento, hormonais, genéticos e imunológicos que podem participar da gênese dessa patologia.

A continuidade histológica observada entre o endométrio basal e os focos de adenomiose subjacentes se presta para levantar a hipótese de uma origem desses focos de endométrio ectópico por meio da invaginação do endométrio basal. Dois fatos dão sustentação a essa hipótese: o primeiro é a relação da doença com fatores que favorecem o aumento da invasividade endometrial, e o segundo é a semelhança entre o endométrio basal e os focos adenomióticos.

O gatilho exato para a invaginação é desconhecido e tem sido sugerido que a influência hormonal possa ajudar nas vias de sinalização celular para estimular propriedades migratórias invasivas da camada basal. Foi comprovado que o tecido adenomiótico contém mais receptores de estrogênio do que o endométrio ectópico. O aumento da resposta ao estrogênio pode facilitar a invaginação do endométrio basal e o estabelecimento da adenomiose. Além disso, o endométrio ectópico contém enzimas aromatase e sulfatase capazes de produzir estrogênios localmente, o que estimula ainda mais o crescimento e a expansão das glândulas endometriais anormais e estroma no miométrio.

Outra possível causa para a ocorrência de invaginação do endométrio basal é o enfraquecimento do miométrio em razão do trauma decorrente de cirurgia pélvica prévia. A invaginação também pode ocorrer a partir de um fenômeno imune aberrante no tecido afetado. A imuno-histoquímica demonstra aumento do número de macrófagos que podem ativar células B a produzir anticorpos e citocinas que podem perturbar a zona de junção endomiometrial e possibilitar a invasão do miométrio.

A descoberta de tecido endometrial no interior de vasos linfáticos intramiometriais sugere que essa possa ser uma possível rota de invaginação do endométrio basal. Nódulos isolados de células estromais endometriais sem glândulas endometriais ao longo de vasos linfáticos e sanguíneos foram descritos, sugerindo que esse novo estroma pode servir de solo novo para glândulas endometriais proliferativas.

Outra teoria é a de que a adenomiose se desenvolva "de novo" a partir de células embriológicas pluripotentes derivadas de tecido mülleriano remanescente. A ocorrência de adenomiose em locais extrauterinos, como no septo retovaginal, embasa essa teoria. Além disso, estudos que compararam propriedades proliferativas e biológicas do endométrio ectópico e eutópico demonstraram características distintas desses tecidos. Observou-se, por exemplo, que o endométrio ectópico não respondeu às mesmas alterações hormonais que o endométrio eutópico. Mudanças secretoras são raras nos focos de adenomiose, mesmo quando o epitélio basal está na fase secretora. Comparado com tecido eutópico, o tecido ectópico também não demonstra propriedades cíclicas da indução da apoptose, o que sugere constante proliferação desse tecido no interior do miométrio. Há também diferente expressão de fatores de crescimento e citocinas no tecido adenomiótico e no endométrio eutópico, apoiando a teoria de que a adenomiose não se origina no endométrio basal.

A teoria mais recentemente proposta é a de que a adenomiose se origina a partir de células-tronco da medula óssea deslocadas por meio da vasculatura, teoria que é embasada por uma pesquisa que demonstrou que a regeneração do endométrio pode ser acionada por células-tronco derivadas da medula. Portanto, é possível que essas células também se desenvolvam dentro da musculatura do útero, causando adenomiose com proliferação local do endométrio no miométrio.

Manifestações clínicas

As manifestações clínicas da adenomiose são heterogêneas, porém a apresentação típica inclui sangramento uterino anormal, dismenorreia, dispareunia ou dor pélvica crônica. A gravidade dos sintomas pode correlacionar-se com a profundidade da doença uterina. Como 80% das mulheres com adenomiose têm outras doenças pélvicas coexistentes, como leiomiomas e endometriose, muitas vezes é difícil determinar os sintomas causados apenas pela adenomiose.

Pelo menos três alterações patológicas no miométrio de pacientes com adenomiose podem contribuir para a menorragia. Em primeiro lugar, os focos adenomióticos podem interferir com a contração miometrial normal, promovendo maior perda de sangue durante a menstruação. A distorção miometrial na zona de junção também pode afetar a contração do miométrio, contribuindo para a menorragia porque o miométrio subendometrial está envolvido na modulação das contrações uterinas durante o ciclo menstrual. Além disso, a adenomiose provoca aumento global do útero, com maior área de superfície de endométrio, o que pode contribuir para o aumento do fluxo sanguíneo. O tecido endometrial ectópico contém também citocinas e fatores de crescimento angiogênicos que contribuem para a patogênese dos sintomas da menorragia.

A dismenorreia pode ser causada por irritabilidade uterina provocada pela menorragia ou em virtude do edema do tecido endometrial no miométrio. O tecido adenomiótico pode apresentar as mesmas características encontradas na endometriose, em que o endométrio ectópico exibe elevada expressão de cicloxigenase-2, o que leva ao aumento da formação de prostaglandinas, resultando em dismenorreia grave e dor pélvica crônica.

A infertilidade parece ser menos comum em pacientes com adenomiose por ser geralmente diagnosticada na quarta e quinta décadas de vida com maior incidência em pacientes multíparas. No entanto, à medida que mais mulheres estão retardando a concepção, a adenomiose vem sendo diagnosticada com mais frequência naquelas jovens assintomáticas durante a avaliação para infertilidade. Não está claro se a adenomiose tem papel na infertilidade ou se é achado ocasional durante a propedêutica em razão da melhor capacidade de diagnóstico dos exames de imagem atuais. No entanto, existe a hipótese de que a interface anormal entre endométrio e miométrio com focos ademióticos possa perturbar a implantação.

O rompimento da zona de junção pode também produzir contratilidade miometrial anormal, afetando também a implantação. Outra teoria é a de que a adenomiose ative uma série de respostas imunes que incluem mudanças tanto da imunidade celular como humoral, que podem impedir a função do esperma e o desenvolvimento embrionário. Essa hipótese propõe que a presença de concentração anormal de radicais livres intrauterinos e de decidualização alterada também modifica a receptividade ao embrião.

Convém considerar que até 35% das mulheres são assintomáticas ao diagnóstico. Nas mais jovens, a queixa mais comum é dismenorreia grave não responsiva aos medicamentos anti-inflamatórios não esteroides ou contraceptivos orais.

Diagnóstico

A especificidade do diagnóstico de adenomiose, que se baseia apenas em achados clínicos, é pobre, variando de 2% a 26%. Um útero com volume aumentado e doloroso à mobilização pode sugerir a presença da patologia.

Embora a clínica de menorragia e dismenorreia associadas a um útero aumentado sugira adenomiose, o diagnóstico é feito por análise histológica de peças oriundas de histerectomia. Não existem critérios diagnósticos histológicos universalmente aceitos para a adenomiose, porém o mais utilizado consiste na presença de invasão de tecido endometrial >2,5mm abaixo da camada basal. Definições como a presença de focos de endométrio localizados a mais de 25% da espessura do miométrio (critério mais frequentemente utilizado para o diagnóstico nas mulheres na pós-menopausa) ou extensões glandulares 1 a 3mm abaixo da camada endometrial também são comumente adotadas. Alguns estudos têm demonstrado que a biópsia do miométrio por histeroscopia ou laparoscopia pode ser realizada para o diagnóstico histológico (Figura 53.1).

Técnicas de imagem têm auxiliado o diagnóstico diferencial. Tanto o ultrassom transvaginal como a ultrassonografia transabdominal caracterizam a adenomiose mediante a identificação de cistos no miométrio, ecotextura miometrial heterogênea e focos maldefinidos de ecotextura miometrial anormal. Outros achados sugestivos da patologia são o útero globalmente aumentado de volume ou aumentado com formato assimétrico (p. ex., parede anterior mais espessa do que a posterior, ou vice-versa), presença de estrias lineares hipoecoicas no miométrio vistas como sombras acústicas finas (sombreamento em formato de leque) e interface entre endométrio e miométrio difusamente indistinta.

O achado ao ultrassom mais preditivo da presença de adenomiose consiste na presença de heterogeneidade difusa do miométrio. A precisão da USTV no diagnóstico de adenomiose é comparável à da RM e da histologia, com sensibilidade de 75% a 88% e especificidade de 67% a 93%. A sensibilidade cai para aproximadamente 33% quando miomas estão presentes, em particular quando apresentam volume >300mL (Figura 53.2).

A RM promove a identificação de uma região no miométrio interno com sinal de densidade diferente em imagens ponderadas em T2 em comparação com o endométrio e o miométrio externo. Essa região, que corresponde à interface

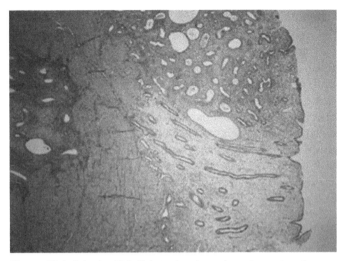

Figura 53.1 Achados histológicos da adenomiose: focos de estroma e glândulas endometriais no miométrio.

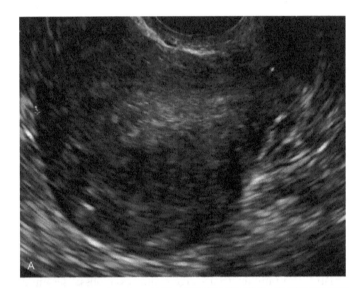

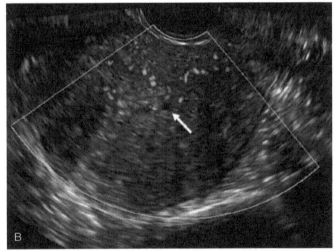

Figura 53.2 Imagens de ultrassom de um útero com adenomiose. **A** Imagem em escala de cinza mostrando parede uterina posterior assimetricamente espessada com miométrio heterogêneo e pequenas áreas anecoicas císticas, **B** Imagem de Doppler mostrando pequenos vasos difusamente distribuídos no miométrio (*seta branca*).

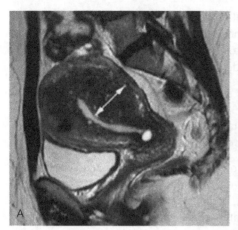 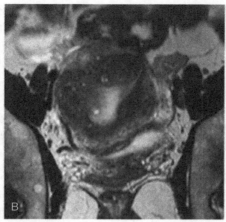 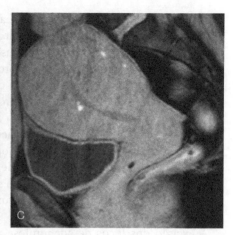

Figura 53.3A Corte sagital de imagem ponderada em T2 através da porção média do útero demonstra espessamento da zona de junção (*área preta*) no miométrio posterior, sugerindo adenomiose assimétrica. **B** Imagem coronal ponderada em T2 demonstra vários pontos brancos correspondentes a cistos subendometriais que podem ser vistos na parede miometrial superior e direita. **C** Imagem ponderada em T1 sagital, através do mesmo nível da imagem mostrada em **A**, com supressão de gordura no sangue, onde aparece em branco, demonstra que dois dos cistos subendometriais contêm sangue em virtude da hiperintensidade.

do endométrio com o miométrio, é denominada zona de junção, a qual normalmente apresenta espessura de 5 a 12mm. Os achados sugestivos de adenomiose à RM estão associados a espessamento ou hiperplasia da zona de junção, acompanhados de ruptura de sua arquitetura normal. O espessamento da zona de junção é consequência da proliferação excessiva de miócitos no miométrio interno.

Três critérios presentes nas imagens de RM têm sido considerados para o diagnóstico de adenomiose: espessamento da zona de junção de pelo menos 8 a 12mm, proporção da zona de junção em relação ao total do miométrio de mais de 40% e diferença entre a espessura mínima e máxima da zona de junção de 5mm.

Os dois primeiros têm sido criticados porque a espessura da zona de junção é influenciada pela fase do ciclo menstrual, ao passo que o terceiro critério parece ser mais independente dos níveis hormonais porque é a diferença entre as medições efetuadas na mesma fase hormonal. A sensibilidade e a especificidade da RM no diagnóstico da adenomiose são de 88% a 93% e de 67% a 91%, respectivamente. Em casos de miomas coexistentes, a sensibilidade é de 67% e a especificidade, de 82% (Figura 53.3).

Na histeroscopia, alguns achados podem ser sugestivos da presença de adenomiose, como endométrio irregular com aberturas superficiais, lesões císticas de cor azul-escura e lacunas de milímetros na parede uterina (Figura 53.4).

Tratamento

O padrão-ouro de tratamento, o único definitivo para adenomiose, é a histerectomia. No entanto, o grande desafio reside no tratamento conservador para mulheres que desejam preservar a fertilidade ou para aquelas que não podem se submeter a cirurgia em razão de fatores de risco para complicações cirúrgicas.

A regressão da adenomiose pode ser induzida temporariamente por meio de tratamentos hormonais supressivos, como anticoncepcionais orais de uso contínuo, progesterona em altas doses, dispositivo intrauterino liberador de levonorgestrel (DIU-LNG), danazol, agonistas do GnRH e inibidores da aromatase, visto que provocam atrofia do tecido endometrial.

O DIU-LNG é a mais promissora terapia conservadora da adenomiose com base na literatura, em virtude da capacidade de fornecer supressão hormonal e melhorar os sintomas, com baixo perfil de efeitos adversos, ao mesmo tempo que possibilita às mulheres manter a fertilidade. Essa terapia provoca a decidualização do endométrio, o que diminui o sangramento, e também age diretamente sobre os focos adenomióticos, provocando *downregulation* dos receptores de estrogênio. Isso reduz o tamanho dos focos, melhora a contratilidade do útero, diminuindo consequentemente a perda sanguínea, e melhora a dismenorreia por meio da redução da produção de prostaglandinas no endométrio, além de induzir amenorreia. Os efeitos adversos incluem sangramento vaginal, cefaleia, sensibilidade mamária, acne e ganho de peso.

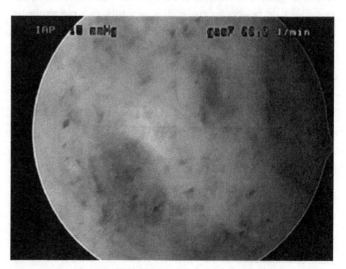

Figura 53.4 Imagem histeroscópica de adenomiose com seus sinais patognomônicos: defeitos endometriais e lesões císticas hemorrágicas.

A ablação endometrial tem sido utilizada para tratar menorragia em pacientes com prole definida, incluindo aquelas com adenomiose. Os resultados nos casos de adenomiose estão diretamente relacionados com a profundidade dos focos. A ressecção geralmente é realizada com penetração de até 2 a 3mm no miométrio, e a mais profunda não é realizada em razão do risco de sangramento a partir de artérias situadas cerca de 5mm abaixo da superfície do miométrio. A ablação endometrial é, então, uma boa opção para os casos de adenomiose superficial (até 2mm de profundidade). A ablação endometrial global também tem sido bem-sucedida no tratamento de sangramento excessivo em mulheres com adenomiose.

A excisão dos focos de adenomiose pode ser realizada quando é possível determinar sua localização. Ao contrário do que ocorre na miomectomia, pode ser difícil expor as lesões, definir margens e determinar a extensão da doença. A se levarem em conta esses desafios, é provável que uma parte da adenomiose seja deixada para trás e que a doença permaneça sintomática ou apresente recaída. Por essa razão, a eficácia desse método é baixa, em torno de 50%. O tratamento pós-operatório com agonistas de GnRH por 6 meses após a excisão diminui as taxas de recidiva em 20% dentro de 2 anos.

Outra opção de tratamento conservador consiste na eletrocoagulação miometrial laparoscópica utilizando-se agulhas unipolares ou bipolares inseridas no miométrio. O procedimento apresenta menos precisão do que a excisão cirúrgica porque a condução elétrica no tecido anormal pode ser incompleta e ser difícil discernir os focos no momento da cirurgia. O procedimento não é recomendado em mulheres que pretendam engravidar porque pode diminuir a força do miométrio em razão da substituição dos focos de adenomiose por tecido cicatricial, aumentando o risco de ruptura uterina.

A redução do miométrio também é uma opção à histerectomia, consistindo na remoção de grande parte do miométrio por meio de ressecção em cunha, seguida por metroplastia via laparoscópica ou laparotômica. Uma incisão é feita longitudinalmente na linha mediana do útero com ressecção das porções anteriores e posteriores do miométrio. Uma nova abordagem, usando uma incisão transversal em H, facilita a remoção de considerável quantidade de tecido com boa exposição. A demarcação da adenomiose pode ser difícil, levando à recorrência do tecido deixado para trás.

PÓLIPOS ENDOMETRIAIS

Os pólipos endometriais são tumores benignos da mucosa endometrial formados por um eixo de estroma rodeado por epitélio cilíndrico contendo quantidades variáveis de glândulas e vasos sanguíneos. Podem ser únicos ou múltiplos, sésseis ou pediculados, de cor e dimensões variáveis de acordo com o grau de vascularização.

A prevalência na população em geral se aproxima de 8%; entretanto, nas pacientes com sangramento anormal, as taxas variam de 10% a 30%, podendo ocorrer em todos os grupos etários, mas sua incidência aumenta com a idade ao longo da vida reprodutiva, sendo mais comumente encontrados em mulheres na faixa de 40 a 49 anos.

Classificação

Do ponto de vista histológico, os pólipos endometriais podem ser assim diferenciados:

- **Hiperplásicos:** originados da camada basal do endométrio como resultado da estimulação estrogênica sem oposição da progesterona, podem associar-se à hiperplasia endometrial difusa e conter áreas de atipias localizadas, particularmente na pós-menopausa.
- **Funcionais:** suas alterações glandulares se mostram semelhantes às do endométrio circundante e respondem aos estímulos hormonais do ciclo menstrual.
- **Atróficos:** típicos da pós-menopausa, geralmente consistem em alterações regressivas de pólipos funcionais ou hiperplásicos.
- **Adenomiomatosos:** caracterizam-se por quantidades variáveis de células musculares lisas e tecido fibroso. As formas "atípicas" são caracterizadas pela presença concomitante de glândulas endometriais benignas e estroma com atipia estrutural principalmente de músculo liso. O risco de transformação maligna é de cerca de 9%.
- **Pseudopólipos:** pequenas lesões sésseis, cuja estrutura é idêntica à do endométrio circundante, são detectadas apenas na fase secretora do ciclo menstrual e depois desaparecem com o fluxo menstrual.

Fisiopatologia

A origem e a patogênese dos pólipos endometriais não são bem conhecidas, de maneira que inúmeras hipóteses foram aventadas para explicar seu aparecimento. Sugere-se a possível contribuição de fatores hereditários genéticos e familiares no desenvolvimento da patologia, visto que aglomerados de anomalias nos cromossomos 6 e 12 podem alterar o processo proliferativo endometrial, resultando em crescimento excessivo do endométrio e formação de pólipos. Fatores inflamatórios também podem estar envolvidos no processo, pois há evidências de aumento na concentração de metaloproteinases e citocinas na matriz endometrial de mulheres com pólipos. Além disso, é inegável a contribuição de fatores endócrinos para o desenvolvimento dessas lesões, especialmente o hiperestrogenismo desequilibrado, que promove a proliferação desenfreada do endométrio.

Algumas condições que cursam com hiperestrogenismo incluem obesidade, síndrome do ovário policístico, menopausa tardia, tumores do estroma gonadal secretoras de estrogênio e doença hepática crônica. Terapia hormonal com estrogênio sem oposição da progesterona seria um fator iatrogênico contribuinte para o desenvolvimento dos pólipos endometriais. O tamoxifeno, modulador seletivo do receptor de estrogênio, é utilizado para tratamento hormonal adjuvante de pacientes com câncer de mama por apresentar propriedades antiestrogênicas nos tecidos mamários, porém em outros tecidos, como o ósseo e o uterino, atua como agonista estrogênico e pode aumentar a incidência de lesões endometriais.

Dessa maneira, os fatores de risco para o aparecimento de um pólipo são idade avançada, obesidade e uso de tamoxifeno. Embora alguns estudos sugiram uma associação entre terapia de reposição hormonal e formação de pólipo, outros não a confirmam, de modo que sua contribuição como fator de risco é ainda controversa. O uso de contraceptivos orais pela população e a utilização de dispositivo intrauterino liberador de levonorgestrel (DIU-LNG) pelas mulheres tratadas com tamoxifeno parecem ter efeito protetor

Manifestações clínicas

Após o advento da USTV, grande parte das mulheres portadoras de pólipos endometriais assintomáticos começou a ser diagnosticada durante exames de imagem realizados em virtude de outras indicações. Na pós-menopausa, 70% a 75% das pacientes são assintomáticas, tendo como único achado ocasional um espessamento endometrial, geralmente focal, à USTV. Embora possam ser encontrados como um achado incidental em exames de imagem, os pólipos endometriais são frequentemente associados a sintomas clínicos, como sangramento uterino anormal e infertilidade.

O sangramento uterino anormal é o sintoma mais comum dos pólipos endometriais, ocorrendo em aproximadamente 68% dos casos e podendo apresentar-se como sangramento menstrual aumentado, sangramento intermenstrual, sangramento pós-coito (particularmente em casos nos quais coexistem pólipos do colo do útero), além de sangramento pós-menopausa. Acredita-se que a congestão estromal dentro do pólipo leve à estase venosa com necrose apical e consequente sangramento.

Os pólipos endometriais são encontrados em 15% a 25% das mulheres inférteis, embora a causa da infertilidade permaneça incerta. Uma das hipóteses é a de que essas lesões afetem a implantação e o desenvolvimento embrionário em razão de seus efeitos bioquímicos, já que as metaloproteinases associadas à implantação e as citocinas que influenciam o desenvolvimento do embrião são encontradas em quantidades maiores nos pólipos do que nos tecidos uterinos normais circundantes. Alternativamente, os pólipos encontrados nas proximidades dos óstios tubários talvez prejudiquem sua função e bloqueiem a migração dos espermatozoides, o que leva muitos autores a defenderem a remoção dos pólipos nas mulheres inférteis.

A dor de intensidade variável é sintoma mais raro, estando relacionada com as contrações uterinas em resposta à presença da lesão polipoide na cavidade. Raramente essas contrações podem deslocar a lesão progressivamente em direção ao colo do útero e causar, em alguns casos, sua expulsão completa. Grandes pólipos também podem apresentar-se com necrose, o que pode resultar em corrimento vaginal serossanguinolento com odor desagradável.

Diagnóstico

As principais ferramentas diagnósticas para investigação dos pólipos endometriais são USTV, histerossonografia e histeroscopia. A USTV apresenta altas sensibilidade e especificidade para o diagnóstico dessas lesões. O pólipo endometrial aparece em dois terços dos casos com espessamento focal do endométrio, hiperecoico e bem definido, estando por vezes associado a múltiplas áreas de hipoecogenicidade que podem corresponder a glândulas endometriais dilatadas. Ocasionalmente, pode aparecer delineado por faixa hipoecoica fina. A lesão também pode surgir como um espessamento inespecífico do endométrio ou uma massa focal na cavidade uterina, mas esses achados não são específicos dos pólipos, e outras anormalidades endometriais, como os miomas submucosos, podem ter as mesmas características.

A associação ao Doppler colorido aumenta a capacidade de diagnóstico do método, promovendo a identificação de um vaso nutridor único, típico dos pólipos endometriais. A USTV é mais bem executada em mulheres na pré-menopausa antes do décimo dia do ciclo menstrual, quando o endométrio é o mais fino possível, para minimizar o risco de falso-positivos e resultados falso-negativos (Figura 53.5).

A histerossonografia (US com infusão de solução salina na cavidade uterina) aumenta o contraste ultrassonográfico na cavidade endometrial, determinando com mais precisão os limites do pólipo, seu tamanho, localização e outras características. As lesões polipoides aparecem como massas intracavitárias ecogênicas, de superfície lisa, com bases amplas ou hastes delgadas, e são limitadas por líquido.

O diagnóstico definitivo dos pólipos é estabelecido a partir do exame histológico. A curetagem uterina diagnóstica, embora possibilite a retirada de amostras de endométrio para análise histológica e seja adequada para diagnóstico em lesões endometriais difusas, falha nas lesões focais, como as polipoides de outra etiologia. As amostras são obtidas de maneira mais eficiente por meio de biópsia dirigida por histeroscopia. Assim, a biópsia guiada por histeroscopia é considerada o padrão-ouro para o diagnóstico de pólipos endometriais,

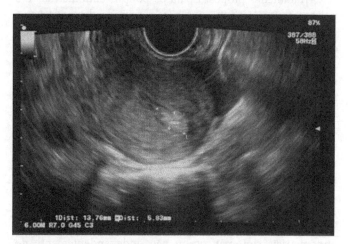

Figura 53.5 Ultrassonografia transvaginal: o corte sagital exibe endométrio trilaminar (periovulatório) interrompido por espessamento focal, oval, de cerca de 13,7 × 5,8mm, sugestivo de pólipo endometrial.

pois identifica quase todas as lesões e não apenas promove a confirmação diagnóstica imediata, mas também fornece informações clínicas adicionais necessárias para definir a abordagem terapêutica adequada, oferecendo a vantagem de frequentemente realizar essa terapêutica, removendo o pólipo concomitantemente ao diagnóstico.

Prognóstico

Os pólipos endometriais são benignos na maioria dos casos, mas há algum risco de transformação maligna, o qual é maior na pós-menopausa, especialmente nas mulheres sintomáticas. A incidência do carcinoma confinado a pólipos endometriais varia de 0,3% a 4,8%, ressaltando-se que 10% a 15% dos casos das neoplasias malignas associadas a pólipos ocorrem após a menopausa. Alguns fatores de risco estão associados à progressão de uma lesão maligna, como idade avançada (>60 anos), tamanho dos pólipos (especialmente aqueles >1,5cm), associação a sangramento, índice elevado de massa corporal, hipertensão arterial, período da pós-menopausa e uso de tamoxifeno.

Os pólipos endometriais podem regredir de maneira espontânea, principalmente aqueles com >1cm, embora não esteja claro com que frequência isso acontece. Em estudo de mulheres assintomáticas, a taxa de regressão em 1 ano foi de 27%, o que revela a possibilidade de conduta expectante nessas lesões.

Recomenda-se polipectomia histeroscópica para as mulheres sintomáticas ou que apresentam fatores de risco para transformação maligna. Durante o procedimento deve ser considerada a possibilidade de coleta de amostras de endométrio naquelas com fatores de risco para câncer do endométrio. Já para as pacientes assintomáticas e sem fatores de risco para transformação maligna, a conduta pode ser mais conservadora em razão do baixo risco de progressão para malignidade e da possibilidade de resolução espontânea.

Tratamento

O tratamento proposto para os pólipos endometriais é a polipectomia. A justificativa para a retirada dessas lesões é dupla: resolver a sintomatologia e excluir a presença de qualquer potencial de transformação neoplásica.

Para a decisão sobre a melhor forma de tratamento devem ser levados em consideração os sintomas (sangramento anormal, infertilidade), o período reprodutivo (menopausa ou não) e o uso de medicamentos (reposição hormonal, tamoxifeno). A ressecção histeroscópica é o procedimento mais efetivo, porém pode haver recorrência após sua realização. Nas mulheres na menacme, deve ser realizada no início da fase proliferativa, pois a presença de endométrio espessado reduz as chances de remoção completa da lesão em procedimento cirúrgico único.

Pacientes no período reprodutivo, inférteis, com pólipos endometriais sintomáticos ou não, independentemente do tamanho, apresentam melhora da fertilidade após a polipectomia. Já aquelas cujo principal sintoma é o sangramento uterino anormal apresentam melhora de seus sintomas em torno de 70% dos casos com taxa de malignidade praticamente nula. As taxas de sucesso nos casos de sangramento na pós-menopausa são maiores (cerca de 90%) com pequeno risco de complicações cirúrgicas, embora essas pacientes apresentem risco maior de malignidade.

MENSAGENS-CHAVE

- Leiomiomas, adenomiose e pólipos endometriais são as principais patologias benignas que afetam o corpo uterino.
- Os principais fatores de risco para ocorrência de leiomiomas são raça negra, idade precoce da menarca e obesidade.
- Os principais sintomas decorrentes dos miomas são sangramento uterino anormal, dor pélvica, dismenorreia e infertilidade.
- O ultrassom é o método de imagem mais utilizado para o diagnóstico dos miomas em razão de seu baixo custo e acessibilidade.
- A maior incidência de adenomiose acontece na quarta e quinta décadas de vida, e os fatores de risco para seu desenvolvimento são exposição ao estrogênio, gravidez e cirurgia uterina.
- O diagnóstico definitivo de adenomiose é feito por análise histológica. O achado mais preditivo de adenomiose à US consiste na presença de heterogeneidade difusa do miométrio.
- O padrão-ouro, único tratamento definitivo para adenomiose, é a histerectomia. O dispositivo intrauterino liberador de levonorgestrel é a terapia conservadora mais promissora.
- Os fatores de risco para o desenvolvimento de pólipos endometriais são idade avançada, obesidade e uso de tamoxifeno.
- A histeroscopia com biópsia guiada é o padrão-ouro para o diagnóstico dos pólipos, sendo a ressecção histeroscópica o tratamento mais efetivo.

Leitura complementar

Alabiso et al. Management of Adenomyosis. Journal of Minimally Invasive Gynecology 2016.

Benagiano G, Brosens I, Habiba M. Adenomyosis: a life-cycle approach. Reproductive Bio Medicine Online 2015;30:220-32.

Benagiano G, Brosens I, Habiba M. The pathophysiology of uterine adenomyosis. Fertil Steril 2012; 98:572-9.

Berek J, Novak S. Tratado de ginecologia. Rio de Janeiro: Guanabara Koogan 2009.

Drayer S, Catherino W. Prevalence, morbidity, and current medical management ofuterine leiomyomas. International Journal of Gynecology and Obstetrics 2015; 131:117-22.

Garcia L, Isaacson K. Adenomyosis: review of the literature. Journal of Minimally Invasive Gynecology Jul/Aug 2011; 18(4).

Hamani Y, Eldar I, Sela H, Voss E, Haimov-Kochman R. The clinical significance of small endometrial polyps. European Journal of Obstetrics & Gynecology and Reproductive Biology 2013; 170:497-500.

Indraccolo U, Barbieri F. Relationship between adenomyosis and uterine polyps. European Journal of Obstetrics & Gynecology and Reproductive Biology 2011; 157:185-9.

Jefferys A, Akande V. Modern management of fibroids. Obstetrics, Gynaecology and Reproductive Medicine 26(5).

Kashani B, Centini G, Morelli S, Weiss G, Petraglia F. Role of medical management for uterine leiomyomas. Best Practice & Research Clinical Obstetrics and Gynaecology 2015:1-19.

Lasmar B, Lasmar R. Endometrial polyp size and polyp hyperplasia. International Journal of Gynecology and Obstetrics 2013; 123:236-9.

Marret H, Fritel X, Ouldamer L et al. Therapeutic management of uterine fibroid tumors: updated French guidelines. European Journal of Obstetrics & Gynecology and Reproductive Biology 2012; 165:156-64.

Nogueira AA. Pólipos endometriais. Rev Bras Ginecol Obstet 2005; 27(5):289-92.

Owen C, Armstrong A. Clinical management of leiomyoma. Obstet Gynecol Clin N Am 2015; 42:67-85.

Perri T, Rahimi K, Ramanakumar AV et al. Are endometrial polypstrue cancer precursors? Am J Obstet Gynecol 2010; 203:232.e1-6.

Petraglia F. Uterine fibroid: from pathogenesis to clinical management. Best Practice & Research Clinical Obstetrics and Gynaecology 2016, 1 e 2.

Sardo A, Calagna G, Guida M, Perino A, Nappi C. Hysteroscopy and treatment of uterine polyps. Best Practice & Research Clinical Obstetric sand Gynaecology 2015; 29:908-19.

Struble J, Reid S, Bedaiwy M. Adenomyosis. Journal of Minimally Invasive Gynecology Feb 2016; 23(2).

Styer A, Rueda B. The Epidemiology and genetics of uterine leiomyoma. Best Practice & Research Clinical Obstetrics And Gynaecology 2015:1-10.

Zupi E, Centini G, Sabbioni L, Lazzeri L, Argay I, Petragli F. Nonsurgical alternatives for uterine fibroids. Best Practice & Research Clinical Obstetrics and Gynaecology 2015:1-10.

CAPÍTULO 54

Câncer de Endométrio

Delzio Salgado Bicalho
Priscilla Rossi Baleeiro Marcos

INTRODUÇÃO

O câncer de endométrio é o tumor maligno da pelve mais frequente nos países desenvolvidos. Segundo dados da Sociedade Americana do Câncer, a estimativa da doença nos EUA para 2016 era de cerca de 60.050 casos, com mortalidade estimada de 7.780 mulheres. No Brasil, ocupa o terceiro lugar entre os tumores ginecológicos primários, seguindo os de mama e do colo uterino. Segundo dados do Instituto Nacional de Câncer (INCA), para 2016 eram esperados cerca de 6.950 casos com risco estimado de 6,74 casos em cada 100 mil mulheres, com média de idade de 62 anos ao diagnóstico. Apenas 4% dos casos ocorrem em mulheres com menos de 40 anos, muitas das quais mantêm o desejo de preservação da fertilidade.

Estima-se que 2% a 3% das mulheres desenvolverão câncer do corpo uterino durante suas vidas.

O pico de incidência na sexta década de vida na maioria dos casos se deve ao estímulo prolongado do estrogênio, seja endógeno ou exógeno, sem alternância e contraposição da progesterona. Esses tumores incidem com mais frequência na raça branca, mas promovem maior mortalidade entre as afro-americanas, sendo constatada maior prevalência em sociedades que apresentam hábitos de vida ocidentais.

Existem dois tipos de tumores com características genéticas e clínicas distintas. O tipo I, endometrioide, é responsável por cerca de 80% a 85% dos casos e está relacionado com exposição prolongada a estrogênios. Ocorre em mulheres na perimenopausa, é bem diferenciado e evolui com melhor prognóstico. O tipo II, não endometrioide, acomete as mulheres de bem mais idade na pós-menopausa tardia e corresponde a 15% a 20% dos casos, desenvolvendo-se em endométrios atróficos sem correlação com o estímulo estrogênico. Predominantemente dos tipos seroso, células claras e carcinomas indiferenciados (carcinossarcomas, neoplasia maligna mülleriana mista), apresenta baixo grau de diferenciação, maior profundidade de invasão miometrial, metástases linfáticas mais precoces e, portanto, tem pior prognóstico.

Os adenocarcinomas endometriais hereditários ocorrem geralmente em famílias com câncer de cólon por hiperplasia hereditária não polipoide (HNPCC na sigla em inglês) ou síndrome de Lynch (SL).

Fatores de risco e prevenção

Os fatores de risco conhecidos para os carcinomas endometriais estão relacionados com os adenocarcinomas endometrioides ou do tipo I. Os fatores de risco para os carcinomas do tipo II não são bem definidos. Essa associação está presente na maioria dos fatores de risco identificados (Quadro 54.1).

Na maioria das pacientes com câncer endometrial é identificada alguma fonte de estímulo excessivo de estrogênio. As evidências da relação entre aumento de gordura corporal e câncer de endométrio são convincentes, e o risco é facilmente identificado clinicamente por meio do cálculo do índice de massa corporal (IMC), que consiste na divisão do peso pela altura ao quadrado, sendo considerado sobrepeso IMC entre 25 e 30 e obesidade quando >30. Em geral, o câncer de endométrio é acompanhado de outros componentes da síndrome metabólica (hipertensão arterial, hipertrigliceridemia, diabetes e aumento da circunferência abdominal).

De acordo com recente metanálise envolvendo seis estudos e 3.132 pacientes com câncer endometrial, o risco relativo (RR) de câncer de endométrio em pacientes com síndrome metabólica é de 1,89; em casos de sobrepeso e obesidade isoladamente, o RR é de 1,32 e 2,54, respectivamente. O *diabetes mellitus* (DM), principalmente do tipo 2, é fator de risco independente; entretanto, o fato de a maioria das pacientes com DM2 apresentar sobrepeso parece ser um fator de confusão. Outros fatores incluem estrogenoterapia sem oposição (aumento de 10 a 30 vezes no risco em tratamentos contínuos

Quadro 54.1 Fatores de risco para câncer de endométrio

Fator de risco	Risco relativo (RR)
Idade avançada	2 a 3
Alto nível educacional	1,5 a 2
Raça branca	2
Nuliparidade	3
Infertilidade	2 a 3
Menopausa tardia	2 a 3
Menarca precoce	1,5 a 2
Terapia estrogênica exclusiva por 5 anos ou mais	10 a 20
Doses cumulativas de tamoxifeno	3 a 7
Síndrome metabólica	1,89
Sobrepeso e obesidade	1,32 e 2,54
Hipertensão	1,81
Hipertrigliceridemia	1,17
Diabetes mellitus tipo 2	2,1
Anovulação crônica	> 5

Quadro 54.2 Carcinoma endometrial – tipos 1 e 2

Tipo 1	Carcinoma endometrial do tipo endometrioide e relacionado com estrogênio, geralmente é neoplasia de baixo grau de malignidade, originada de hiperplasia atípica (proliferação do endométrio)
Tipo 2	Geralmente não relacionado com estímulo estrogênico e não originado de hiperplasia endometrial. Trata-se de neoplasia com alto grau de malignidade e com tipos histológicos desfavoráveis (seroso e células claras) que atingem pacientes de idade mais avançada

por 5 anos ou mais), tumores produtores de estrogênio, menacme precoce (RR: 2,4 <12 *versus* >15 anos), menopausa tardia (RR de 1,8 para mulheres ≥ 55 *versus* <50 anos). Pacientes com câncer de mama em uso de tamoxifeno mostraram que o RR de desenvolver câncer de endométrio é 2,53 vezes maior e que o RR também mostrou ser dose-dependente. Quando usado após a menopausa, o risco é maior se comparado com seu uso na pré-menopausa (RR: 4).

A LS ou HNPCC é uma desordem autossômica dominante que apresenta 40% a 60% mais chances de desenvolver os cânceres de cólon e endométrio durante a vida, bem como 9% a 12% de desenvolver o de ovário.

Outros fatores estão associados a esse tipo de câncer, como maior expectativa de vida, mudanças no padrão alimentar e diminuição do número de filhos (Quadro 54.2).

Prevenção

Muitos casos de câncer de endométrio não podem ser prevenidos, mas todas as mulheres devem ser aconselhadas a realizar mudanças nos hábitos de vida para diminuição dos fatores de risco, devendo ser informadas quanto aos sintomas, encorajadas a relatar qualquer tipo de sangramento pós-menopausa, incentivadas a realizar atividades físicas regulares e manter peso saudável, de modo a diminuir o risco de desenvolver doenças que aumentem a incidência do câncer de endométrio (hipertensão arterial, DM2, hipertrigliceridemia, obesidade) (nível de evidência III). O uso de anticoncepcionais combinados está associado à redução do risco, e esse benefício aumenta com o tempo do uso.

Rastreamento e diagnóstico

Nas pacientes assintomáticas, o câncer de endométrio pode ser suspeitado pela ultrassonografia (US) na presença de espessamento endometrial ou, mais raramente, diante de atipias glandulares de significado indeterminado (AGUS) na citologia oncótica cervicovaginal de rotina. A detecção de células endometriais na colpocitologia de mulheres menopausadas é indicação para estudo histológico do endométrio. Ainda assim, a citologia cervicovaginal não pode ser considerada procedimento satisfatório para rastreamento ou como método para diagnóstico.

Os procedimentos para rastreamento na população assintomática, mesmo entre as mulheres de alto risco, não se mostraram eficazes em diminuir a mortalidade (nível de evidência II). Mesmo assim, alguns grupos de mulheres que usam terapia hormonal (TH) e tamoxifeno podem beneficiar-se da avaliação periódica com ultrassonografia transvaginal (USTV). O rastreio de pacientes assintomáticas é recomendado apenas em mulheres portadoras de SL.

O diagnóstico do câncer de endométrio em decorrência de sinais e sintomas precoces, como sangramentos anormais, principalmente na menopausa, que levam a mulher a procurar os serviços médicos, em cerca de 80% dos casos é feito nos estádios iniciais (I e II), em que a sobrevida em 5 anos ultrapassa os 95%.

Todas as mulheres na menopausa com sangramento genital devem ser submetidas à propedêutica do endométrio para afastar o câncer endometrial. Pacientes mais jovens com sangramento abundante, irregular ou acíclico também devem ser investigadas.

A US pode selecionar as pacientes que devem ser submetidas a biópsia ou curetagem. O risco de câncer do endométrio é inferior a 1% no caso de espessura endometrial <5mm. O risco pode ser de cerca de 20% acima desse limite, existindo recomendações para que seja realizada biópsia de endométrio em todas as mulheres assintomáticas com espessura endometrial >11mm. Para mulheres com queixa de sangramento vaginal e USTV tendo 4mm como ponto de corte, a sensibilidade é de 96% a 98% com especificidade de 36% a 68%.

Mulheres em uso de tamoxifeno antes da menopausa não necessitam nenhuma investigação adicional além dos cuidados ginecológicos de rotina. Na pós-menopausa está indicada biópsia de endométrio na presença de sangramento vaginal, independentemente da espessura do endométrio. O uso de dispositivo intrauterino (DIU) hormonal se mostrou eficaz na prevenção da recidiva de hiperplasia endometrial polipoide, embora as evidências ainda sejam insuficientes quanto a seu efeito na incidência de lesões atípicas.

Em mulheres com alto risco de desenvolver câncer de endométrio, portadoras de HNPCC e LS, é aceitável biópsia anual do endométrio como rastreio a partir dos 35 anos, a qual demonstra grande acurácia no diagnóstico precoce de hiperplasias atípicas e do câncer endometrial, ou uso de terapias progestogênicas, como DIU hormonal, com o objetivo de preservação da fertilidade. Após a gestação, deve ser oferecida a histerectomia com anexectomia bilateral.

Diversos métodos podem ser empregados para obtenção de amostra tecidual do endométrio: coleta ambulatorial com cateter de Pipelle (taxa de detecção de até 99,6% na pós-menopausa e de 91% na pré-menopausa de câncer e de 81% de hiperplasia atípica), cureta de Novak, aspiração endometrial a vácuo, curetagem e histeroscopia. A partir do fragmento obtido, o patologista deve informar o tipo histológico e o grau de diferenciação.

A histeroscopia torna possíveis a realização de biópsia no sítio de maior suspeição, a inspeção da endocérvice sob magnificação e a avaliação da extensão do tumor. A histeroscopia pode também estimar o grau de invasão miometrial a partir da avaliação morfológica endoscópica. Apresenta sensibilidade de 93,1%, especificidade de 99,96%, valor preditivo positivo de 98,18% e valor preditivo negativo de 99,85% para o diagnóstico do câncer de endométrio. Apesar disso, a histeroscopia não apresenta melhor sensibilidade para detecção de hiperplasia ou carcinoma quando comparada à curetagem.

Manejo das pacientes com intenção de preservar a fertilidade

Apesar da raridade do diagnóstico de câncer de endométrio em pacientes com menos de 40 anos (4%), não é incomum o desejo de preservação da fertilidade. O tratamento padrão-ouro nessas pacientes continua sendo o cirúrgico, com altas taxas de sobrevida em 5 anos (93%), mas resultando na perda da fertilidade.

Em pacientes selecionadas com doença pré-maligna (hiperplasia atípica) e câncer inicial de baixo grau (carcinoma endometrioide no estádio IA), acompanhadas por profissionais especializados, pode ser proposto o tratamento conservador. Procede-se ao uso de progestogênios (acetato de megestrol, medroxiprogesterona, DIU hormonal e análogos do GnRH) e a biópsias periódicas do endométrio (a cada 3 ou 6 meses). Após os primeiros 3 a 6 meses de seguimento, na ausência de evidência de progressão da doença, a concepção pode ser encorajada. No tratamento conservador, a taxa de remissão chega a 70%, com a recidiva ou progressão podendo chegar a 30% a 40%. Apesar da boa resposta, após definição da prole deve ser proposta a histerectomia com salpingooforectomia bilateral.

Antecedentes morfológicos

A hiperplasia do endométrio é definida como aumento anormal (volume e espessura) do endométrio proliferante, que mostra desorganização estrutural, estratificação epitelial e atipia citológica, podendo ser classificada como simples ou complexa, com ou sem atipia. Somente na hiperplasia complexa com atipia parece haver risco significativo de desenvolvimento de carcinoma.

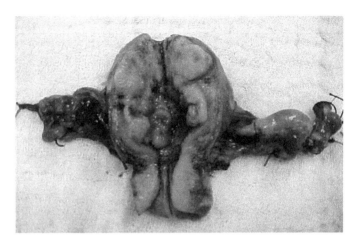

Figura 54.1 Câncer do endométrio acometendo toda a espessura do miométrio. (Clínica Delzio Bicalho.)

Histologia

Mais de 90% dos tumores endometriais são adenocarcinomas que podem ser endometrioides (80%), mucinosos, de células claras, serosos papilíferos e adenoacantomas. São classificados como de graus I, II e III, dependendo da diferenciação tumoral (G) determinada pelo padrão de crescimento arquitetural e aspectos nucleares. Cerca de 20% dos tumores são bem diferenciados, 60% moderadamente diferenciados e 20% pouco diferenciados. A invasão do miométrio guarda relação direta com o grau de diferenciação e a metástase linfonodal. São encontrados mais raramente os carcinomas epidermóide, adenoescamoso, misto, indiferenciado e carcinossarcoma.

Estadiamento

Desde 1989 o estadiamento do câncer de endométrio é cirúrgico. Muito se aprendeu sobre as variáveis envolvidas no prognóstico desse tipo de câncer nos últimos 20 anos e, por isso, a Federação Internacional de Ginecologia e Obstetrícia (FIGO) propôs novo estadiamento cirúrgico em 2009 (Quadro 54.3).

Quadro 54.3 Estadiamento do câncer de endométrio – FIGO 2009

Estádio I: (G1, G2, G3) Tumor confinado ao corpo uterino
  IA: invasão menor do que a metade da espessura do miométrio
  IB: invasão maior do que a metade da espessura do miométrio

Estádio II: (G1, G2, G3) Tumor invade estroma cervical, mas não se estende além do útero (o envolvimento glandular endocervical deve ser considerado estádio I)

Estádio III: (G1, G2, G3) Tumor com extensão local e/ou regional
  IIIA: invasão de serosa e/ou anexos (citologia de lavado peritoneal deve ser relatada, mas não altera o estádio)
  IIIB: metástases vaginais e/ou parametriais
  IIIC: metástase em linfonodos pélvicos e/ou paraórticos
  IIIC1: linfonodos pélvicos positivos
  IIIC2: linfonodos paraórticos positivos com ou sem acometimento de linfonodos pélvicos

Estádio IV: (G1, G2, G3) Tumor com invasão de bexiga/reto ou metástase a distância
  IVA: invasão de bexiga e/ou mucosa intestinal
  IVB: metástase a distância, incluindo intra-abdominal e/ou linfonodos inguinais

A avaliação pré-operatória da paciente deve incluir, além de exame ginecológico, colposcopia e citologia, exames de imagem, biópsia endometrial e exames laboratoriais. Os exames de imagem, como US, RM ou TC de abdome e pelve, tomografia por emissão de pósitrons (PET-CT), radiografias de tórax, cistoscopia e retossigmoidoscopia, são individualizados, selecionando a propedêutica de acordo com o caso (como nas pacientes com indícios de doença extrauterina ou suspeita de doença metastática).

Existem evidências de que o marcador de tumor seroso 125 (CA-125) e mais recentemente a proteína epididimal humana (HE-4) têm relação com grau histológico, estádio, metástase linfonodal, invasão miometrial e envolvimento cervical, porém não foram estabelecidos o valor de corte dos marcadores nem as evidências para seu uso clínico rotineiro.

Como o estadiamento do câncer de endométrio é cirúrgico, seus princípios consistem na histerectomia total extrafacial com salpingooforectomia bilateral por via laparotômica ou por técnicas minimamente invasivas, como videolaparoscopia ou robótica. Nas mãos de profissionais habilitados, as vias minimamente invasivas demonstram o mesmo risco de recorrência, tempo livre de doença e sobrevida global das vias convencionais e promovem a avaliação visual do peritônio e das cúpulas diafragmáticas e serosas e a biópsia de qualquer lesão suspeita a fim de descartar doença extrauterina. Apesar de a positividade do lavado peritoneal para células cancerígenas não fazer mais parte do estadiamento da FIGO, pode ser considerado um fator de pior prognóstico, devendo sua prática ser encorajada.

Nos casos de carcinomas serosos, de células claras e carcinossarcomas, a omentectomia está indicada. Linfadenectomia pélvica e paraórtica inframesentérica e infrarrenal devem ser realizadas nos tumores de alto risco com invasões miometriais profundas, alto grau histológico, carcinomas serosos, de células claras e carcinossarcomas. A prática de pesquisa de linfonodo sentinela pode ser considerada em pacientes selecionadas (nível de evidência III).

A equipe deve estar habilitada para realizar os procedimentos indicados, como, por exemplo, a linfadenectomia. Um serviço com patologista especializado em oncologia para garantia da verificação correta dos fatores de risco e radioterapia acessível com acelerador de partículas e radiomoldagem e serviço de quimioterapia são condições indispensáveis para o sucesso terapêutico.

Fatores prognósticos

Os fatores prognósticos incluem tipo histológico, diferenciação, invasão miometrial, extensão tumoral, invasão linfovascular, presença de células tumorais no lavado peritoneal e, principalmente, o acometimento linfonodal. Há forte interdependência dos fatores, ou seja, quanto mais indiferenciado é o tumor, mais frequente é a invasão do miométrio. Por conseguinte, aumentam as chances de ocorrência de metástases linfonodais.

Princípios para a prática de pesquisa de linfonodos sentinelas

Apesar da indisponibilidade de estudos prospectivos randomizados que tenham avaliado essa técnica, esta pode ser usada em tumores iniciais confinados ao útero com baixo grau histológico.

A injeção superficial (1 a 3mm) e profunda (1 a 2cm) de corante (azul patente, tecnécio-99m) na região cervical possibilita ótima penetração do corante para as regiões dos troncos linfáticos parametriais, hipogástricos, pélvicos e ocasionalmente paraórticos. O sucesso do mapeamento do linfonodo sentinela se explica pela possibilidade de dissecção de linfonodos em sítios específicos marcados pelo corante, tendo como vantagens identificar pequenas metástases em linfonodos que seriam dificilmente observadas no estudo histológico, determinar os linfonodos fora das cadeias habituais e poupar extensas linfadenectomias com consequente aumento da morbidade. Todavia, em caso de falha do mapeamento, deve ser ressecado algum linfonodo suspeito.

Tratamento recomendado (Figura 54.2)

O tratamento inicial do câncer de endométrio consiste na histerectomia total com salpingooforectomia bilateral. A linfadenectomia pélvica e paraórtica tem indicação nos casos de médio e alto risco, e seu emprego tem sido estudado em diversos centros. Alguns estudos mostraram aumento da sobrevida de pacientes submetidas a extensas linfadenectomias. Outros estudos concluíram que existe associação entre a extensão da linfadenectomia e o ganho de sobrevida em doença de alto risco. Apesar de extensas linfadenectomias estarem associadas a aumento da morbidade e linfedema, uma parcela significativa de pacientes submetidas à linfadenectomia é estadiada como IIIC quando supostamente estariam em estádios iniciais. O estudo ASTEC (*A Study in the Treatment of Endometrial Cancer*), recentemente publicado, revelou que, em estádios iniciais, a linfadenectomia pélvica não promove benefício na sobrevida e no tempo livre de doença. Os autores demonstraram que não houve benefício na sobrevida global das pacientes com estádio I que receberam radioterapia adjuvante.

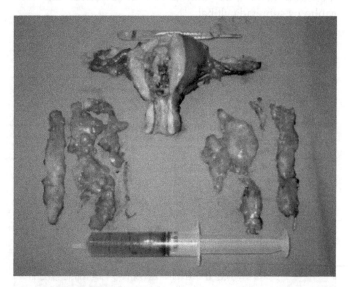

Figura 54.2 Cirurgia de estadiamento do câncer de endométrio. (Clínica Delzio Bicalho.)

Determina-se a probabilidade de recorrência em pacientes com doença inicial, dividindo-as em categorias de risco de acordo com o nível de invasão e o grau tumoral. Os tumores com extensa invasão miometrial e alto grau histológico apresentam grande risco de recorrência, mesmo sem doença extrauterina. A idade da paciente e a presença de invasão linfovascular também devem ser levadas em consideração na avaliação do risco de recorrência (Quadro 54.4).

Em caso de adenocarcinoma endometrioide com invasão <50% do miométrio, sem invasão do espaço linfovascular e com citologia peritoneal negativa, a histerectomia com ooforectomia e salpingectomia bilateral é o tratamento indicado, sem a necessidade de linfadenectomia (<3% de risco de metástase linfática) ou radioterapia adjuvante. A preservação dos ovários é possível em casos selecionados de pacientes jovens com tumores nos estádios iniciais de baixo grau, sem impacto na sobrevida global. Caso se opte pela preservação dos ovários, as trompas devem ser retiradas (nível de evidência IV).

A histerectomia vaginal com anexectomia bilateral pode ser realizada nas pacientes no estádio I que não possam se submeter à cirurgia de estadiamento (nível de evidência IV). A radioterapia não promove benefício a essas pacientes, e as críticas sobre o uso da radioterapia em pacientes com doença inicial não estão fundamentadas nas taxas de recidiva local, mas principalmente nos efeitos colaterais e no custo. Complicações leves e moderadas associadas ao tratamento alcançam até 18% e as graves, até 4%, sendo, na maioria das vezes, intestinais.

O estudo PORTEC-1 incluiu apenas pacientes com carcinoma endometrioide IBG2, IBG3, ICG1 e ICG2. A taxa de recorrência após 5 anos de seguimento foi de 21% nas pacientes que não receberam terapia adjuvante. Dessas pacientes, 14% (dois terços) apresentaram recorrência locorregional, na maioria dos casos na vagina (10,2%), resultados concordantes com os do estudo GOG99.

Nas pacientes no estádio ICG3, a radioterapia externa demonstrou melhora do controle de doença pélvica, mas sem ganho na sobrevida global.

Quadro 54.4 Categorias de risco do câncer de endométrio

Baixo risco	IAG1, IAG2, IBG1, IBG2 Esse grupo inclui as pacientes com tumores sem invasão miometrial e as com invasão menor do que a metade da espessura do miométrio com baixo e moderado graus histológicos
Médio risco	IAG3, IBG3 Esse grupo inclui as pacientes com tumores que invadem o miométrio até a metade, porém com alto grau histológico
Alto risco	ICG3, IB-IC Esse grupo de alto risco inclui as pacientes com tumores que invadem mais da metade do miométrio, com alto grau histológico, ICG3, pacientes com qualquer grau histológico e com invasão do espaço linfovascular, e tumores com qualquer profundidade de invasão de alto grau histológico e invasão do espaço linfovascular

O estudo PORTEC-2, ao avaliar pacientes com doença confinada ao útero de médio e alto risco que, após a cirurgia, foram submetidas a radioterapia externa ou braquiterapia exclusivas, verificou taxas semelhantes de recidiva vaginal nos dois grupos (0,9% *versus* 2%) respectivamente), porém com maior taxa de recidiva pélvica no grupo submetido à braquiterapia (3,6% *versus* 0,7%). Essa diferença não foi associada à verificada na taxa de sobrevida global. Como no estudo PORTEC-1, a taxa de recidiva vaginal foi de 19%. Os autores concluíram que a braquiterapia vaginal é efetiva para prevenir recidivas vaginais com menor morbidade e melhor qualidade de vida, comparando-a à radioterapia externa (nas pacientes com doença confinada ao útero, à exceção das com ICG3, que foram excluídas do estudo).

Acredita-se quase que por unanimidade que nenhuma terapia adjuvante deva ser instituída em pacientes com baixo risco de recidivas (IA, IBG1, IBG2). Nas pacientes com doença confinada ao útero com características de alto risco para recidiva não há evidência de nível I de que alguma terapia adjuvante promova algum ganho na taxa de sobrevida. Nessas pacientes, a opção pela não realização de qualquer terapia adjuvante é aceitável, e a opção por radioterapia deve ser individualizada, levando-se em conta a idade e a *performance status* de cada uma. Nas pacientes com mais da metade de invasão miometrial (IBG3, ICG2, ICG3) é aceitável o uso da braquiterapia.

O estudo PORTEC-3 avaliou o benefício da quimiorradioterapia adjuvante em comparação com a radioterapia exclusiva em mulheres com câncer endometrial de alto risco. Os dados de sobrevida serão determinantes para definir se a combinação de quimioterapia e radioterapia em pacientes com câncer de endométrio vai tornar-se o tratamento padrão (Quadro 54.5).

As pacientes com carcinoma endometrial avançado de graus II e III são candidatas à radioterapia externa adjuvante associada ou não à braquiterapia a fim de diminuir a recorrência local. A quimioterapia deve ser associada para diminuir a recorrência a distância, principalmente nas pacientes em estádio IIIC com linfonodos acometidos.

Estádio IIA

A invasão superficial da endocérvice é em grande parte dos casos encontrada em peça cirúrgica, sendo de difícil detecção pré-operatória. O tratamento é idêntico ao do estádio I de alto risco.

Estádio IIB

Ocorre invasão estromal do colo, que pode ser suspeitada ao exame físico. As opções de tratamento consistem em histerectomia radical – Piver III com linfadenectomia pélvica e paraórtica, seguida de radioterapia externa e radiomoldagem ou ainda, dependendo do caso e do serviço, radioterapia externa e braquiterapia, seguidas de histerectomia extrafascial com linfadenectomia seletiva.

Estádio III

Quando detectado pelo estadiamento cirúrgico apenas com envolvimento anexial como doença extrauterina, G1 e G2, sem

Quadro 54.5 Tratamento adjuvante – Estádio I

	Grau histológico	G1	G2	G3
Estádio IA	Sem fatores de risco	Observar	Observar ou braquiterapia	Observar ou braquiterapia
	Com fatores de risco	Observar ou braquiterapia	Observar ou braquiterapia e/ou RTe	Observar ou braquiterapia e/ou RTe
Estádio IB	Sem fatores de risco	Observar ou braquiterapia	Observar ou braquiterapia	Observar ou braquiterapia e/ou RTe
	Com fatores de risco	Observar ou braquiterapia e/ou RTe	Observar ou braquiterapia e/ou RTe	Observar ou braquiterapia e/ou RTe com quimioterapia

RTe: radioterapia externa.

lesões macroscópicas na cavidade abdominal, o tratamento deve ser complementado com radioterapia externa e braquiterapia. Na doença extrauterina, além dos anexos ou de doença residual macroscópica, podem ser realizados tratamento sistêmico (quimioterapia) e irradiação das áreas específicas de tumor, as quais devem ser marcadas com clipe metálico durante a cirurgia. Nenhum tratamento quimioterapêutico é considerado padrão; entretanto, os esquemas devem ser fundamentados no uso de quimioterapêuticos contendo platina. As pacientes sem doença residual macroscópica, mas com linfonodos positivos, devem ser submetidas à radioterapia completa acrescida de campos estendidos para a cadeia paraórtica. A incidência de complicações é alta. A quimioterapia tem papel limitado, mas é esperada melhora com o desenvolvimento de novas medicações. Se a doença já se apresentar avançada, sem a possibilidade de tratamento cirúrgico considerado padrão, pode ser tentada a abordagem combinada da quimioterapia neoadjuvante com a radioterapia. As pacientes que apresentam resposta satisfatória podem ser beneficiadas com a cirurgia. A opção é a radioterapia intracavitária associada à externa (Quadro 54.6).

Estádio IV e doença recorrente

A abordagem deve ser individualizada, podendo ser empregadas radioterapia, quimioterapia e cirurgia citorredutora, caso apresentem boa *performance status*. A radioterapia pode melhorar a dor e o sangramento. Não há benefícios comprovados quanto ao uso de progestogênios no tratamento adjuvante do câncer de endométrio, mas pode ser considerado o uso de medroxiprogesterona, 200mg/dia. Os estudos, no entanto, não estratificaram as pacientes conforme a presença de receptores para estrogênios e progesterona no tumor.

Quadro 54.6 Tratamento adjuvante – Estádios II e III

Grau histológico	G1	G2	G3
Estádio II	Braquiterapia e/ou RTe	Braquiterapia e/ou RTe	Braquiterapia e/ou RTe com quimioterapia
Estádio IIIA	Quimioterapia e RTe ou QT e RTdirecionada ou RTe e braquiterapia	Quimioterapia e RTe ou QT e RT direcionada ou RTe e braquiterapia	Quimioterapia e RTe ou QT e RT direcionada ou RTe e braquiterapia

RTe: radioterapia externa.

Situações especiais

Pacientes com doença associada que contraindique a cirurgia (doença cardiopulmonar grave, obesidade mórbida) devem receber estadiamento clínico – FIGO 1971 – e ser submetidas a radioterapia exclusivamente. As taxas de resposta são baixas. O carcinoma recorrente pode ser tratado com radioterapia, quimioterapia e eventualmente com cirurgia – exenteração pélvica anterior e/ou posterior se a recorrência for central, sem evidência de metástases a distância.

Sobrevida

A sobrevida depende principalmente do estadiamento e do grau de diferenciação do tumor. No estádio I, a sobrevida é de aproximadamente 75% com cirurgia exclusiva e de 78% com radioterapia exclusiva. A sobrevida em estádios avançados de doença é precária, de 60% a 70% no estádio II, em torno de 30% no estádio III e variando de 3% a 9% no estádio IV.

O acompanhamento é feito trimestralmente no primeiro ano e, a seguir, a cada semestre, devendo incluir citologia vaginal, exames de imagem da pelve e abdome (US, TC ou RM), radiografia de tórax e os exames laboratoriais indicados.

Leitura complementar

ACOG. Committee Opinion 601: Tamoxifen and uterine cancer. Obstet Gynecol 2014; 123:1394-7.

Ali AT. Reproductive factors and the risk of endometrial cancer. Int J Gynecol Cancer 2014; 24:384-393.

Antonsen SL, Høgdall E, Christensen IJ, et al. HE4 and CA125 levels in the preoperative assessment of endometrial cancerpatients: a prospective multicenter study (ENDOMET). Acta Obstet Gynecol Scand 2013; 92:1313-22.

Chan JK, Cheung MK, Huh WK et al. Therapeutic role of lymph node resection in endometrioid corpus cancer: a study of 12,333 patients. Cancer 2006; 107(8):1823-30.

Cragun JM, Havrilesky LJ, Calingaert B et al. Retrospective analysis of selective lymphadenectomy in apparent early-stage endometrial cancer. J Clin Oncol 2005; 23(16):3668-75.

Creutzberg CL, van Putten WLJ, Koper PCM et al. Surgery and postoperative radiotherapy versus surgery alone for patients with stage-1 endometrial carcinoma: multicentre randomized trial. Lancet 2000; 355(9213):1404-11.

Esposito K, Chiodini P, Capuano A et al. Metabolic syndrome and endometrial cancer: a meta-analysis. Endocrine 2014; 45:28-36.

Fisher B, Costantino JP, Wickerham DL et al. Tamoxifen for prevention of breast cancer: report of the National Surgical Adjuvant Breast and Bowel Project P-1 Study. J Natl Cancer Inst 1998; 90:1371-88.

Fu Y, Zhuang Z. Long-term effects of levonorgestrel-releasing intrauterine system on tamoxifen-treated breast cancer patients: a meta-analysis. Int J Clin Exp Pathol 2014; 7:6419-29.

Gallos ID, Yap J, Rajkhowa M et al. Regression, relapse, and live birth rates with fertility-sparing therapy for endometrial cancer and atypical complex endometrial hyperplasia: a systematic review and metaanalysis. Am J Obstet Gynecol 2012; 207:266.e1-12.

Humber CE, Tierney JF, Symonds RP et al. Chemotherapy for advanced, recurrent or metastatic endometrial cancer: a systematic review of Cochrane collaboration. Ann Oncol 2007; 18(3):409-20.

Keys HM, Roberts JA, Brunetto VL et al. A phase III trial of surgery with or without adjunctive external pelvic radiation therapy in intermediate risk endometrial adenocarcinoma: a Gynecologic Oncology Group study. Gynecol Oncol 2004; 92(3):744-51.

Kitchener H, Swart AMC, Qian W, Amos C, Parmar MKB. Efficacy of systematic pelvic lymphadenectomy in endometrial cancer (MRC ASTEC trial): a randomized study. Lancet 2009; 373(9658):125-36.

Kong A, Simera I, Collingwood M, Williams C, Kitchener H. Adjuvant radiotherapy for stage I endometrial cancer: systematic review and meta-analysis. Ann Oncol 2007; 18(10):1595-604.

Lancaster JM, Powell CB, Chen LM, Richardson DL. Society of Gynecologic Oncology statement on risk assessment for inherited gynecologic cancer predispositions. Gynecol Oncol 2015; 136:3-7.

Manchanda R, Saridogan E, Abdelraheim A et al. Annual outpatient hysteroscopy and endometrial sampling (OHES) in HNPCC/Lynch syndrome (LS). Arch Gynecol Obstet 2012; 286:1555-62

Minig L, Franchi D, Boveri S et al. Progestin intrauterine device and GnRH analogue for uterus-sparing treatment of endometrial precancers and well-differentiated early endometrial carcinoma in young women. Ann Oncol 2011; 22:643-9.

Nout RA, Putter H, Jurgenliemk-Schulz IM et al. Quality of life after pelvic radiotherapy or vaginal brachytherapy for endometrial cancer: first results of the randomized PORTEC-2 trialOncol 2009; 27(21):3547-56.

Panici PB, Basile S, Maneschi F et al. Systematic pelvic lymphadenectomy vs no lymphadenectomy in early-stage endometrial carcinoma: randomized clinical trial. J Natl Cancer Inst 2008; 100(23):1707-16.

Park JY, Kim DY, Kim JH et al. Long-term oncologic outcomes after fertility-sparing management using oral progestin for young women with endometrial cancer (KGOG 2002). Eur J Cancer 2013; 49:868-74.

Stovail TG, Ling FW, Morgan PLA. A prospective randomized comparison off the Pipelle endometrial sampling device with the Novack curette. Am J Obstetric Gynecolol 1991; 165:1287-90.

Sun C, Chen G, Yang Z et al. Safety of ovarian preservation in young patients with early-stage endometrial cancer: aretrospective study and meta-analysis. Fertil Steril 2013; 100:782-7.

Thigpen JT, Brady MF, Alvarez RD et al. Oral medroxyprogesterone acetate in the treatment of advanced or recurrent endometrial carcinoma: a dose-response study by the Gynecologic Oncology Group. J Clin Oncol 1999; 17(6):1736-44.

WHO. GLOBOCAN 2016: Estimated cancer incidence, mortality and prevalence worldwide in 2016. Disponível em: http://globocan.iarc.fr/Pages/fact_sheets_population.aspx.

World Cancer Research Fund/American Institute for Cancer Research. Continuous Update Project Report. Food, Nutrition, Physical Activity, and the Prevention of Endometrial Cancer. Disponível em: http://www.dietandcancerreport.org.

Yildiz A, Yetimalar H, Kasap B et al. Preoperative serum CA125 level in the prediction of the stage of disease in endometrialcarcinoma. Eur J Obstet Gynecol Reprod Biol 2012; 164:191-5.

Zhang Y, Liu H, Yang S et al. Overweight, obesity and endometrial cancer risk: results from a systematic review and meta-analysis. Int J Biol Markers 2014; 29:e21-e29.

CAPÍTULO 55

Neoplasias Malignas dos Ovários e das Tubas Uterinas

Sávio Costa Gonçalves

INTRODUÇÃO

As neoplasias malignas de ovários e tubas uterinas são, em geral, os cânceres ginecológicos mais agressivos, alcançando uma taxa de letalidade de 55,4%. Representam a quarta causa mais frequente de morte por câncer em mulheres e 5% de todas as mortes por câncer. Constituem a sétima neoplasia maligna mais diagnosticada em mulheres no mundo, acometendo 6 em cada 100 mil mulheres, e a quinta nos países mais desenvolvidos (9 em cada 100 mil mulheres). Cerca de 75% das pacientes se apresentam em estádio avançado no momento do diagnóstico, quando o tumor já se disseminou pelo peritônio e os linfáticos, comprometendo o resultado terapêutico, apesar dos avanços técnico-científicos conquistados.

Dos vários tipos histológicos das neoplasias malignas ovarianas, as epiteliais (carcinomas) são as mais frequentes. Os carcinomas integram um grupo heterogêneo de tumores com diferentes comportamentos clínicos, cujo foco primário pode estar localizado nos ovários, tubas ou peritônio. Na prática, o tratamento dos carcinomas é o mesmo independentemente do local de origem do foco primário.

CLASSIFICAÇÃO DOS TUMORES

A classificação anatomopatológica dos tumores de ovário, tuba e peritônio, estabelecida pela Organização Mundial da Saúde (OMS) em 2014, e a nova classificação de estadiamento pela Federação Internacional de Ginecologia e Obstetrícia (FIGO), em 2013, são as referências para a conduta terapêutica.

Os cânceres ovarianos são divididos, de acordo com a linhagem celular de sua provável origem, em epiteliais (90%), germinativos (3% a 5%), dos cordões sexuais (2% a 3%) e metastáticos (5%) a partir de foco primário no tubo digestório ou das mamas.

NEOPLASIAS MALIGNAS EPITELIAIS

Os cânceres epiteliais são subdivididos em sete categorias principais: serosos, mucinosos, endometrioides, de células claras, tumores de Brenner, seromucinosos e indiferenciados (Quadro 55.1).

Quadro 55.1 Classificação dos tumores epiteliais de ovário, tubas e peritônio de acordo com os critérios da Organização Mundial da Saúde (OMS) de 2014

Tumores serosos	Cistoadenoma seroso Adenofibroma Papiloma superficial Cistoadenoma seroso com proliferação epitelial focal com menos de 10% de arquitetura *borderline* (BOT) Tumores *borderlines* ovarianos serosos (SBOT) com mais de 10% de arquitetura BOT Carcinoma seroso de baixo grau Carcinoma seroso de alto grau
Tumores mucinosos	Cistoadenoma mucinoso Tumor ovariano *borderline* mucinoso Carcinoma mucinoso
Tumores endometrioides	Cisto endometriótico Cistoadenoma endometriótico Cistoadenofibroma endometriótico BOT endometriótico Carcinoma endometrioide
Tumores de células claras	Cistoadenoma de células claras Adenofibroma de células claras Tumor ovariano *borderline* de células claras (CCBOT) Carcinoma de células claras
Tumores de Brenner	Tumor de Brenner Tumor *borderline* de Brenner Tumor de Brenner maligno
Tumores seromucinosos	Cistoadenoma seromucinoso Adenofibroma seromucinoso BOT seromucinoso Carcinoma seromucinoso
Tumores indiferenciados	Carcinoma indiferenciado

Essa diferenciação em subtipos tem correlação importante com a etiopatogenia, o diagnóstico, o tratamento e o prognóstico da doença (Quadro 55.2).

NEOPLASIAS MALIGNAS GERMINATIVAS

As neoplasias malignas germinativas de ovário representam 5% dos casos. A média de idade ao diagnóstico é de 19 anos, e a maioria das pacientes é diagnosticada em estádio I.

Os disgerminomas representam 2% de todos os cânceres ovarianos e 50% dos tumores germinativos malignos, sendo análogos ao seminoma testicular. O diagnóstico desses tumores em cerca de 75% dos casos é estabelecido na segunda ou terceira década de vida, podendo também surgir na infância. Alguns se desenvolvem em gônadas disgenéticas. Ocasionalmente podem segregar a gonadotrofina coriônica humana (HCG) em razão da presença de células sinciciotrofoblásticas em seu interior. A maioria dos disgerminomas (80% a 90%) é unilateral, sendo todos malignos.

O tumor de seio endodérmico (saco vitelino) é o segundo câncer germinativo em frequência e segrega alfafetoproteína. Sua principal característica histopatológica é uma estrutura em forma de glomérulo, denominada corpúsculo de Schiller-Duval, geralmente diagnosticada na infância ou na juventude.

Outros cânceres germinativos incluem teratoma imaturo, coriocarcinoma, carcinoma embrionário, poliembrioma e tumores mistos germinativos.

NEOPLASIAS MALIGNAS DOS CORDÕES SEXUAIS

Os tumores de células da granulosa (TCG) são o tipo histológico mais frequente de neoplasia maligna de cordões sexuais, sendo compostos à microscopia por células semelhantes às da camada granulosa dos folículos ovarianos, podendo apresentar os corpúsculos de Call-Exner. Dividem-se em tipo adulto (95%) e juvenil, de acordo com a idade da paciente e a morfologia. Em grande parte dos casos são diagnosticados na pós-menopausa, podendo segregar grande quantidade de estrogênios, o que ocasiona o desenvolvimento sexual precoce na infância. Em adultos, podem associar-se a doenças proliferativas das mamas e hiperplasia ou câncer endometrial. Ocasionalmente, podem produzir androgênios e causar virilização.

Todos os TCG são potencialmente malignos, ressaltando-se que a histopatologia não define o comportamento biológico dessa neoplasia. A probabilidade de apresentarem comportamento biológico maligno varia entre 5% e 25%, geralmente com curso indolente e recorrências locais que podem aparecer 10 a 20 anos após a ressecção do tumor. Segregam inibina, o que pode auxiliar o acompanhamento das pacientes tratadas.

Outros tumores dos cordões sexuais são os de Sertoli-Leydig (masculinizantes – menos de 5% recidivam ou apresentam metástase), os de células do hilo (tumor puro de células de Leydig, quase sempre benigno), o luteoma da gravidez (raro, pode ser masculinizante) e o gonadoblastoma.

ETIOPATOGENIA E FATORES DE RISCO

A embriologia dos ovários é estabelecida a partir de três camadas: o epitélio celômico, o mesoderma e as células germinativas primordiais do saco vitelino (endoderma). Por sua vez, as tubas uterinas, o útero e o terço superior da vagina se originam a partir dos ductos müllerianos.

As neoplasias malignas de origem tipicamente ovariana derivam das células germinativas ou dos cordões sexuais. No momento do diagnóstico, esses tumores geralmente estão confinados aos ovários, sem disseminação peritoneal.

Estudos epidemiológicos e histopatológicos indicaram, no passado, que os carcinomas ovarianos se originariam a partir da superfície epitelial ovariana. Pela teoria de Fathalla da "ovulação incessante", elaborada a partir de estudos que estabeleceram a relação entre o número de ovulações durante a vida das mulheres e o risco de desenvolvimento de câncer ovariano, a carcinogênese ocorreria a partir de distúrbios reparadores das repetidas lesões epiteliais ovarianas provocadas pelas "ovulações incessantes". Contudo, essa teoria falhou por não ter sido possível documentar lesões precursoras ou etapas iniciais de carcinogênese no tecido ovariano.

Por outro lado, os carcinomas ovarianos estão, por sua morfologia e expressão genética, estreitamente relacionados com os tecidos de origem mülleriana. Análises moleculares demons-

Quadro 55.2 Características dos principais subtipos de carcinomas ovarianos

	Seroso de alto grau	Seroso de baixo grau	Endometrioide	Células claras	Mucinoso
%	70 a 80	< 5	10	5 a 10	<5
Mutações	TP53, BRCA1 e 2	BRAF, KRAS	PTEN, CTNNB-1	KRAS, PTEN, PIK3CA	KRAS
Precursor	CIST*	Cistoadenoma seroso *borderline*	Endometriose	Endometriose, adenofibroma de células claras	Cistoadenoma mucinoso *borderline*
Lado	Bilateral	Bilateral	Unilateral	Raramente bilateral	Unilateral
Disseminação	Abdominal difusa	Abdominal	Pélvica	Pélvica	Ovariana
Resposta à quimioterapia (platina)	Alta	Intermediária	Alta	Baixa	Baixa
Prognóstico	Ruim	Intermediário	Bom	Intermediário	Bom

*Carcinoma intraepitelial seroso de tuba uterina.

traram que os carcinomas serosos de ovário apresentam semelhanças com o epitélio das tubas uterinas, os endometrioides com o endométrio e os seromucinosos com o epitélio endocervical, e não propriamente com os tecidos ovarianos.

Estudos recentes indicam que grande parte dos carcinomas serosos de alto grau (CSAG) dos ovários se origina do epitélio da porção distal das tubas uterinas, onde se instala a carcinogênese, valendo ressaltar que o carcinoma seroso intraepitelial tubário é a lesão precursora dos CSAG. Entretanto, essa lesão pode não ser encontrada em cerca de 30% dos casos de CSAG, mesmo envolvendo as mutações de genes BRCA. Assim, a origem multicêntrica mülleriana para esses tumores se torna a hipótese mais consistente por ser a única que se aplica a todos os casos. A carcinogênese ocorreria não só no epitélio tubário, mas também em invaginações mesoteliais na superfície ovariana, em cistos de inclusão ou em áreas de endossalpingiose (implantações de tecido com aspecto de epitélio tubário) nos ovários ou no peritônio.

Alguns fatores estão associados à redução do risco de câncer ovariano: histerectomia, ligadura tubária e uso de pílula anticoncepcional e de anti-inflamatórios não esteroides. Embora estudos relacionem a reposição hormonal na pós-menopausa com o aumento do risco de câncer ovariano, essa associação permanece controversa.

A hereditariedade de cânceres de mamas e ovários é reconhecida como uma síndrome de transmissão autossômica dominante com variação quanto ao número de casos acometidos e à idade de diagnóstico em cada família, mas com alta probabilidade de ser causada por mutações genéticas hereditárias. Entre as possibilidades de mutações, as dos genes BRCA1 e BRCA2 são as mais conhecidas, embora sejam constatadas em apenas uma minoria das famílias acometidas por essa síndrome. Uma vez constatada a mutação de BRCA1, o risco cumulativo médio de câncer de mama aos 80 anos de idade atinge 67% e o de ovários, 45%. Entre as portadoras de mutações de BRCA2, o risco cumulativo alcança 66% para as mamas e 12% para os ovários. Em ambas, o tipo histológico de tumor ovariano mais frequente é o carcinoma seroso de alto grau.

Mutações de vários outros genes, como do BR1P1, têm sido relacionadas com a síndrome familiar, havendo penetrância variável e até a possibilidade de múltiplas mutações afetando os indivíduos. Para pacientes com histórico familiar positivo e ausência de mutações genéticas identificáveis (64% a 86% dos casos), recomenda-se a estimativa do risco individual de câncer por meio do próprio histórico familiar e dos outros fatores de risco.

A síndrome de Lynch (SL) se caracteriza por predisposição autossômica dominante para o desenvolvimento de câncer em razão das mutações nos genes MLHI1, MSH2, MSH6 e PMS2, que atuam na reparação de erros do DNA. A SL leva ao surgimento de alguns tipos de câncer em idade precoce, geralmente antes dos 50 anos, sendo mais frequentes os tumores de cólon, endométrio, ovário, estômago e epitélio da pelve renal e ureteres. Em mulheres com SL, o risco de desenvolver câncer endometrial durante a vida é de 40% a 70%, enquanto o de câncer de ovário é de 6% a 12%, dependendo do gene afetado. Em relação ao câncer de ovário na SL, o tumor é diagnosticado aos 45 anos, em média, ao passo que os tumores esporádicos de ovário costumam ser diagnosticados entre os 60 e os 65 anos. Os tipos histopatológicos de tumores ovarianos mais comuns na SL são os carcinomas endometrioides e de células claras, que são diagnosticados em estádios iniciais em 65% dos casos e apresentam melhor sobrevida geral.

DIAGNÓSTICO

Diagnóstico clínico

O câncer de ovário é tradicionalmente reconhecido como silencioso e letal, em decorrência da falta de reconhecimento da sintomatologia mais específica desse tumor nas fases iniciais, de maneira que o diagnóstico é geralmente estabelecido nos estádios mais avançados, quando a mortalidade é elevada. No entanto, estudos mais aprofundados revelaram que a maioria das mulheres com câncer ovariano apresentava sintomas que precediam o diagnóstico. Mais de 80% dos casos com doença inicial e, portanto, com maior chance de cura, apresentavam sintomatologia.

Entretanto, os sintomas mais precoces do câncer ovariano são vagos e inespecíficos, confundindo-se com manifestações de distúrbios do trato gastrointestinal, sendo comuns desconforto epigástrico, dispepsia, meteorismo, dor abdominal e/ou pélvica, perda de apetite, distensão abdominal, mudança de hábito intestinal, distúrbios urinários, sangramento vaginal, massa abdominal e perda de peso. Essas manifestações, se combinadas e iniciadas em mulheres com mais de 50 anos, compõem o quadro clínico mais característico de câncer ovariano, configurando a melhor oportunidade para o diagnóstico mais precoce.

A análise da importância do exame pélvico bimanual como método isolado para triagem (screening) do câncer ovariano em mulheres da população em geral revelou baixa sensibilidade (44%) e alta especificidade (98%). Cabe considerar que, nos estudos sobre acurácia, esse método foi utilizado na detecção de uma doença que tem baixa prevalência. O estudo Prostate, Lung, Colon, Ovary (PLCO) detectou aproximadamente 5 casos de câncer ovariano em 10 mil mulheres/ano de seguimento. Se 10 mil mulheres fossem seguidas, e considerando a sensibilidade de 44% do exame pélvico, apenas dois dos cinco casos de câncer poderiam ser detectados por esse método. Por outro lado, o índice de 2% de falso-positivo resultaria em 200 exames pélvicos falsamente anormais. Em síntese, com base apenas no exame pélvico bimanual, o médico deixaria de estabelecer o diagnóstico de mais da metade dos cânceres de ovário que viesse a avaliar, e, por outro lado, ao detectar alteração ao exame pélvico, a maior probabilidade é de que não seja câncer de ovário.

Diagnóstico laboratorial

A dosagem sérica do CA-125, uma proteína antigênica de alto peso molecular, é o marcador bioquímico mais comumente utilizado em mulheres com massa pélvica sugestiva de câncer ovariano. Apesar de o CA-125 estar elevado em mais de 80% das pacientes com câncer de ovário, seu aumento isoladamente não é suficiente para se confirmar o diagnóstico. Além de apresentar baixa sensibilidade na detecção de pacientes em estádios iniciais do câncer ovariano, esse marcador também apresenta baixa especificidade, podendo elevar-se na presença de outros tipos de câncer, de processos inflamatórios no peritônio, na gravidez, endometriose, cistos benignos e até na menstruação. Por isso, não há indicação para a utilização do CA-125 como exame de triagem de câncer ovariano nas mulheres em geral. Em casos selecionados de massa anexial, a associação de dosagem do CA-125 e do antígeno HE-4, que é mais sensível e específico nos estádios iniciais do tumor, poderá aumentar a acurácia da detecção de câncer epitelial de ovário.

Em caso de suspeita de neoplasia germinativa ou de cordões sexuais, caberia a dosagem de gonadotrofina coriônica, alfafetoproteína ou inibina. Por sua vez, os tumores metastáticos de ovário a partir do tubo digestório podem provocar elevação do antígeno carcinoembrionário (CEA). Esses marcadores, isolados ou associados, também não se prestam para a triagem de câncer ovariano.

Diagnóstico por imagem

Na avaliação inicial de massas anexiais, a ultrassonografia (US) transvaginal com Doppler é a primeira escolha, devendo ser complementada com a US transabdominal quando a lesão é grande ou se estende além do campo de visão do US transvaginal.

A ressonância magnética (RM) é considerada o melhor método de imagem para o diagnóstico diferencial quando a US apresenta resultado indeterminado. A combinação de RM convencional com técnicas analíticas de difusão de contraste melhora a avaliação de massas anexiais complexas. A técnica de RM com análise semiquantitativa multifásica da difusão de contraste nas áreas sólidas do tumor, comparando com o padrão de captação pelo miométrio, torna possível identificar três tipos de curvas que se relacionam com tumor benigno, *borderline* ou maligno. A curva tipo 1 é caracterizada pela captação gradual de contraste, sendo mais frequentemente encontrada em lesões benignas do que em lesões do tipo *borderline*, e nunca é encontrada em lesões malignas. A curva tipo 2, típica de lesões *borderline*, reflete uma captação precoce de gadolínio (embora mais tardia de que a captação no miométrio), seguida por um platô. A curva tipo 3 é típica de tumores malignos com captação ávida e precoce de contraste, seguida de dissipação (*wash-out*).

Atualmente, considerando especificamente o diagnóstico diferencial de massas anexiais complexas, a tomografia computadorizada (TC) e a TC por emissão de pósitrons (PET-CT) não apresentam vantagens quando comparadas à RM.

Os achados de imagem indicativos de malignidade estão descritos no Quadro 55.3.

Procedimentos cirúrgicos diagnósticos

A punção-biópsia guiada por exame de imagem pode ser de grande valor para a definição do diagnóstico histopatológico de tumores ovarianos mais avançados, em que a quimioterapia (QT) neoadjuvante esteja sendo considerada no planejamento terapêutico. As punções possibilitam a coleta de líquido peritoneal ou pleural ou de fragmentos de tumores na pelve, abdome ou tórax. Pacientes com tumores avançados e inoperáveis necessitam de um diagnóstico cito/histopatológico obtido por meio de método que seja o menos agressivo possível para que possam iniciar tratamento QT neoadjuvante. Nesses casos, a cirurgia é realizada após a QT.

A laparoscopia diagnóstica com biópsia também poderá ser indicada como propedêutica nessas mesmas situações, quando a punção-biópsia não for exequível ou não fornecer material suficiente para o diagnóstico.

ESTADIAMENTO

A classificação atual da FIGO (de 2013) modificou a anterior (de 1988) para adequação aos novos conhecimentos quanto à origem, à patogênese e ao prognóstico dos diferentes subtipos de tumores de ovários, tubas e peritônio (Quadro 55.4).

Essa classificação continua sendo realizada com base nos achados cirúrgicos e anatomopatológicos. Como tanto a indicação do tratamento adjuvante como a taxa de cura dependem de estadiamento correto, é fundamental que nas cirurgias de tumores de ovário, além da exérese tumoral, sejam executados os tempos cirúrgicos indispensáveis ao estadiamento adequado.

TRATAMENTO CIRÚRGICO E SEGUIMENTO

O tratamento de neoplasias malignas de ovário necessita ser adaptado às várias particularidades clínicas e se baseia em duas etapas principais e consecutivas: a cirúrgica e a quimioterapêutica. Entretanto, no tratamento de uma paciente, essas etapas poderão tanto ser invertidas como repetidas. Assim, ao se realizar a avaliação inicial de uma paciente com possível câncer ovariano, a primeira preocupação do cirurgião diz respeito à operabilidade do tumor. É necessário decidir, ainda na fase pré-operatória, se é mais benéfico realizar a cirurgia como primeira etapa no tratamento ou se é melhor indicar a QT neoadjuvante para redução tumoral, seguida por cirurgia já em melhores condições técnicas. Caso essa decisão não seja tomada no pré-operatório, o cirurgião incorrerá no risco de submeter a paciente ao preparo cirúrgico e à laparotomia,

Quadro 55.3 Características de malignidade em massas pélvicas

Tamanho	> 4cm
Morfologia	Complexa com áreas sólidas e císticas Predominantemente sólido Septos espessos >3mm Projeções papilares Necrose central
Vascularização	Neovascularização à US Curva de contraste tipo 3 na RM
Achados adicionais	Ascite Linfadenomegalia Carcinomatose peritoneal Invasão de órgãos

Tabela 55.4 Estadiamento de acordo com a FIGO, 2013

I: tumor confinado aos ovários ou tuba(s) uterina(s)[a]
IA: tumor limitado a um ovário (cápsula intacta) ou tuba; sem tumor na superfície ovariana ou tubária; sem células malignas em ascite ou lavado peritoneal
IB: tumor limitado a ambos os ovários (cápsulas intactas) ou tubas; sem tumor na superfície ovariana ou tubária; sem células malignas em ascite ou lavado peritoneal
IC: tumor limitado a um ou ambos os ovários ou tuba(s) com qualquer dos seguintes: IC1: disseminação cirúrgica intraoperatória IC2: cápsula rota antes da cirurgia ou tumor na superfície ovariana ou tubária IC3: células malignas em ascite ou lavado peritoneal
II: tumor envolvendo um ou ambos os ovários ou tubas com extensão pélvica (abaixo da borda da pelve) ou câncer primário de peritônio[b]
IIA: extensão e/ou implantes no útero e/ou tubas e/ou ovários IIB: extensão a outros tecidos intraperitoneais pélvicos
III: tumor acometendo um ou ambos os ovários ou tubas, ou câncer primário de peritônio, com extensão ao peritônio extrapélvico confirmada por citologia ou histologia, e/ou metástase em linfonodos retroperitoneais
IIIA1: metástase restrita a linfonodos retroperitoneais (confirmada por citologia ou histologia) IIIA1(i): metástase até 10mm na maior dimensão IIIA1(ii): metástase >10mm na maior dimensão IIIA2: metástase peritoneal microscópica além da pelve (acima da borda pélvica) com ou sem linfonodos retroperitoneais positivos IIIB: metástase peritoneal macroscópica além da pelve até 2cm na maior dimensão com ou sem linfonodos retroperitoneais positivos, incluindo extensão tumoral à cápsula do fígado ou baço, sem tumor no interior dos parênquima desses órgãos IIIC: metástase peritoneal macroscópica além da pelve >2cm na maior dimensão com ou sem linfonodos retroperitoneais positivos, incluindo extensão tumoral à cápsula do fígado ou baço, sem tumor no interior dos parênquima desses órgãos
IV: metástase a distância, excluindo no peritônio
IVA: derrame pleural com citologia positiva IVB: metástase no interior do parênquima de órgãos ou extra-abdominal, incluindo linfonodos inguinais ou fora da cavidade abdominal[c]

[a] Não é possível o câncer peritoneal no estádio I.
[b] A presença de células tumorais à histopatologia de aderências firmes modifica a classificação de tumores aparentemente em estádio I para estádio II.
[c] Metástase extra-abdominal inclui o acometimento transmural de intestino e a metástase umbilical.

apenas para realizar biópsia tumoral, ao constatar, somente no ato operatório, que o tumor não é ressecável.

Em duas situações clínicas especiais as pacientes se beneficiarão da realização de QT neoadjuvante:

- Tumores de evolução rápida com ascite volumosa e comprometimento significativo do estado geral.
- Tumores com extensa infiltração pélvica com fixação de órgãos e/ou ligamentos, indicando tumor cirurgicamente não ressecável.

Nessas situações, após definição histopatológica, será indicada a QT neoadjuvante, e a cirurgia será programada ao seu término.

Para a maioria das pacientes com tumor ovariano, excetuando-se as situações especiais já descritas, a primeira etapa do tratamento será cirúrgica, conforme descrito a seguir.

Cirurgia nas neoplasias malignas epiteliais

A cirurgia tem como objetivos o estadiamento e a citorredução. O estadiamento adequado guia o tratamento adjuvante mais efetivo a ser realizado. A citorredução é denominada ideal ou completa quando é possível tratar cirurgicamente todos os tumores visíveis. Tanto o estadiamento como a citorredução dependem exclusivamente da atuação do cirurgião e têm impacto definitivo em seu resultado desde a primeira operação a ser realizada.

A avaliação pré-operatória é semelhante à que se aplica para uma cirurgia oncológica de maior porte. Em especial, a paciente deverá ser informada sobre a via de acesso e os tempos cirúrgicos e também ser submetida ao preparo de cólon.

Os principais tempos cirúrgicos são os seguintes:

- Laparotomia longitudinal mediana infra e medioumbilical, podendo ser estendida superiormente, caso necessário.
- Coleta de ascite ou lavado peritoneal da pelve, da cavidade peritoneal extrapélvica e da região subfrênica para que seja enviado separadamente para exame citopatológico. Pacientes em estádio III ou IV não necessitam de citologia.
- Inventário de toda a cavidade abdominal, do pré-peritônio e do retroperitônio.
- Exame macroscópico do tumor com o objetivo de avaliar as condições da cápsula, vegetações, rupturas ou aderências.
- Biópsia do peritônio pélvico e abdominal e de eventuais aderências, seja para estadiamento microscópico, seja para ressecção de metástase peritoneal com vistas à citorredução.
- Histerectomia total tipo I extrafascial com anexectomia bilateral, que poderá ser realizada no sentido anteroposterior e em bloco com ressecção do peritônio pélvico vesical e do fundo de saco posterior, em casos de extensão tumoral nesses locais, ou mesmo em bloco com ressecção de parte da bexiga e/ou retossigmoide e/ou vasos da parede pélvica eventualmente acometidos pela massa tumoral.
- Omentectomia, que pode ser infracólica, caso não exista metástase macroscópica (9% de metástase microscópica), ou total, em se tratando de metástase macroscópica.
- Linfadenectomia seletiva paraórtica e pélvica, indicada como estadiamento sempre que a avaliação da cavidade abdominal indique estádio <IIIA1, pois a presença de metástase microscópica em algum desses linfonodos determinará pelo menos esse estadiamento, ou exérese de linfonodos clinicamente acometidos, visando à citorredução completa.
- Apendicectomia, indicada em caso de metástase ou de extensão tumoral ao apêndice cecal.
- Ressecção de segmento de alça de intestino delgado ou grosso, a ser realizada em caso de implantes que não possam ser completamente ressecáveis pela simples excisão da seromuscular.
- Ocasionalmente estarão indicadas operações como ressecção de metástases inguinais ou de parede abdominal, intra-hepáticas, esplênicas e diafragmáticas.
- Se tecnicamente possível, todo tumor macroscópico na cavidade abdominal deve ser tratado.

Em pacientes jovens e que desejam manter a capacidade reprodutiva é possível realizar cirurgia conservadora dessa função, desde que alguns dos seguintes critérios sejam considerados:

- Estádio IA.
- Tumor bem diferenciado.
- Pelve completamente normal, exceto pelo tumor unilateral de ovário, encapsulado e livre de aderências.
- Ausência de invasão da cápsula, do mesovário e de linfáticos.
- Lavado peritoneal negativo.
- Biópsias negativas do ovário contralateral e do omento.
- Possibilidade de acompanhamento regular da paciente.
- Possibilidade de completar a cirurgia após o término da vida reprodutiva.

Nessas pacientes são aceitáveis a realização de anexectomia unilateral e o estadiamento da cavidade. Ao término da vida reprodutiva, realiza-se o tratamento tradicional.

Cirurgia de citorredução secundária (CCS)

A CCS se refere a novas cirurgias realizadas após a primeira operação com o propósito de citorredução adicional em recidiva tumoral. Os melhores resultados são obtidos em CCS nos tumores platina-sensíveis (recorrência em 6 meses ou mais após o término da QT). Para os tumores platina-resistentes (recorrência em menos de 6 meses após o término da QT), o benefício da CCS permanece controverso, devendo ser individualizado.

A CCS associada à quimioterapia hipertérmica intraperitoneal (QHI) é uma opção terapêutica bem estabelecida para casos selecionados de disseminação peritoneal de tumores de apêndice e cólon e mesoteliomas. Embora estudos randomizados e com grande número de pacientes tenham mostrado eficácia da QHI em tumores ovarianos, essa técnica não tem sido adotada rotineiramente na prática clínica em razão de sua toxicidade, complexidade e heterogeneidade de aplicação, chegando, em algumas casuísticas, a atingir índices inaceitáveis de complicações.

Cirurgia laparoscópica

A cirurgia laparoscópica evoluiu até o ponto de poder ser considerada uma opção de via de acesso cirúrgico para o diagnóstico, para estadiamento, para tratamento de tumores iniciais e até mesmo para casos selecionados de recorrência localizada. As etapas operatórias são as mesmas de uma cirurgia aberta, incluindo o respeito aos princípios de cirurgia oncológica. A decisão sobre sua realização está relacionada com a experiência individual e os recursos materiais disponíveis.

Cirurgia em outras neoplasias malignas de ovário

Tumor borderline *de ovário*

O tumor *borderline* de ovário (BOT) apresenta não só prognóstico favorável, mesmo quando diagnosticado em estádios avançados, mas também alta taxa de recorrência, porém baixa mortalidade. Pacientes jovens com BOT que necessitem da manutenção da fertilidade e estejam com tumores iniciais podem ser adequadamente tratadas com cistectomia de ovário. Em tumores mais avançados, ou mesmo em recidivas, preconizam-se ainda a cirurgia conservadora da função reprodutiva e a citorredução nas pacientes que desejam engravidar.

Neoplasias malignas germinativas de ovário

A cirurgia primária é conservadora nas pacientes sem prole definida e inclui a exérese completa do tumor, preservação das tubas uterinas não aderidas ao tumor e procedimentos de estadiamento.

Prognóstico

Nas neoplasias epiteliais de ovário, a sobrevida das pacientes depende, entre outros fatores, do tipo histológico e da extensão do tumor, com sobrevida em 5 anos >90% nos estádios iniciais e <25% em estádios avançados.

A citorredução macroscopicamente completa, seja na primeira cirurgia, seja nas recorrências, melhora a resposta à QT e a sobrevida das pacientes.

Seguimento das pacientes após o tratamento

O seguimento é realizado por meio de consultas programadas, com exame físico geral e ginecológico, solicitação de marcadores tumorais e exames de imagem, que deverão ser realizados de acordo com o tipo tumoral e a evolução clínica da paciente. O intervalo das consultas varia entre os diversos serviços, com tendência a ser trimestral no primeiro ano, quadrimestral no segundo, semestral até o quinto e anual após. Na suspeita de recorrência, os exames de imagem mais indicados são a RM, TC e PET-CT, dependendo do caso.

Cirurgia como prevenção de câncer ovariano

Ao se considerar que atualmente não se encontra disponível triagem efetiva para o tumor ovariano, a cirurgia como prevenção primária pode ser a única estratégia na redução de mortalidade por câncer ovariano tanto para as mulheres de alto risco como para as de baixo risco.

Anexectomia profilática

Nas pacientes com risco familiar de câncer de ovário e mamas, uma vez completado o período reprodutivo, está recomendada a anexectomia bilateral. Nas pacientes com mutação de BRCA1 ou BRCA2 submetidas à anexectomia profilática, neoplasia oculta foi encontrada em 2% a 17% dos casos na faixa etária de 38 a 73 anos. A eficácia da anexectomia bilateral na prevenção de câncer ovariano é de cerca de 80% entre as mulheres portadoras de mutação de BRCA1 e BRCA2, ressaltando-se que a cirurgia é recomendada entre os 35 e os 40 anos, após o término da vida reprodutiva. Nas pacientes de baixo risco que necessitem de cirurgia por doença benigna na pós-menopausa, pode ser oferecida a anexectomia bilateral profilática, especialmente após os 63 anos. Nas pacientes de baixo risco que estejam na pré-menopausa, a anexectomia profilática não se justifica por levar a aumento de morbidade decorrente da menopausa cirúrgica.

Salpingectomia profilática

Uma vez que na maioria dos casos de carcinoma seroso de alto grau a lesão precursora se localiza no epitélio tubário, e uma vez encerrado o período reprodutivo da paciente, faria sentido a realização de salpingectomia total bilateral como profilaxia desse câncer, evitando-se os distúrbios hormonais causados pela anexectomia. Entretanto, nas pacientes de risco familiar alto, o procedimento padrão continua sendo a anexectomia, não havendo estudos sobre os resultados de salpingectomia profilática que, por essa razão, não está indicada como prevenção primária para esses casos. Nas pacientes de risco familiar baixo tem sido indicada a salpingectomia total bilateral, denominada oportunista, em pacientes submetidas à histerectomia ou como substituição à salpingotripsia.

Estudos iniciais têm mostrado redução do risco de câncer ovariano de 29% a 38% para os casos em que se realizou salpingectomia oportunista em comparação com aqueles em que as tubas uterinas foram preservadas nessas cirurgias. Além disso, a preservação das tubas uterinas durante histerectomia ou salpingotripsia está associada ao aumento do risco de várias doenças benignas, como hidrossalpinge (8%), gravidez ectópica, torção, salpingite, piossalpinge, prolapso tubário, abscesso tubovariano e neoplasias benignas. Essas doenças podem até necessitar de nova cirurgia para tratamento. Portanto, a salpingectomia oportunista, nessas condições descritas, se apresenta como excelente oportunidade de prevenção tanto de doenças benignas tubárias como do carcinoma seroso de alto grau.

PONTOS CRÍTICOS

Atualmente não se dispõe de um esquema de triagem para câncer ovariano que possa ser indicado para as mulheres da população em geral e que seja efetivo na redução da mortalidade. No entanto, o histórico familiar e a sintomatologia sugestiva de câncer ovariano, com ou sem massa anexial ao exame físico, em especial após os 50 anos de idade, são critérios para enquadrar as pacientes em maior risco para neoplasia ovariana, justificando-se a realização de propedêutica específica por meio de exames de imagem, marcadores tumorais e de procedimentos cirúrgicos diagnósticos, se indicados.

Nas pacientes com diagnóstico de neoplasia ovariana maligna, a primeira decisão importante é sobre o momento em que o tratamento cirúrgico deva ser realizado, ou seja, se a abordagem cirúrgica será realizada na primeira etapa no plano terapêutico, eventualmente seguida por quimioterapia, ou se em uma segunda etapa, sendo precedida pelo tratamento quimioterapêutico.

A cirurgia para câncer ovariano objetiva o estadiamento e a citorredução tumoral. A depender do tipo histológico do tumor e do estadiamento, o procedimento cirúrgico poderá conservar a função reprodutiva das mulheres que ainda desejam ter filhos.

A prevenção primária das neoplasias malignas de ovários e tubas uterinas é uma estratégia válida para grupos selecionados de mulheres com maior risco de câncer de ovário, bem como para as de risco habitual que eventualmente venham a necessitar de cirurgia por doenças benignas.

MENSAGENS-CHAVE

- As neoplasias malignas de ovários e tubas uterinas em geral são as mais agressivas dentre os cânceres ginecológicos, atingindo uma taxa de letalidade de 55,4%.
- De acordo com a linhagem celular de sua provável origem, os cânceres ovarianos são divididos em epiteliais (90%), germinativos (3% a 5%), dos cordões sexuais (2% a 3%) e metastáticos (5%).
- A maioria dos carcinomas serosos de alto grau dos ovários deriva do epitélio da porção distal das tubas uterinas, onde se instala a carcinogênese, valendo considerar que o carcinoma seroso intraepitelial tubário é a lesão precursora.
- A hereditariedade de cânceres de mamas e ovários é reconhecidamente uma síndrome de transmissão autossômica dominante com variação quanto ao número de casos acometidos e à idade de diagnóstico em cada família, porém com alta probabilidade de ser causada por mutações genéticas hereditárias, como as de BRCA1 e BRCA2.
- Os sintomas mais precoces do câncer ovariano são vagos e inespecíficos, confundindo-se com manifestações de distúrbios do trato gastrointestinal, sendo comuns desconforto epigástrico, dispepsia, meteorismo, dor abdominal e/ou pélvica, perda de apetite, distensão abdominal, mudança de hábito intestinal, distúrbios urinários, sangramento vaginal, massa abdominal e perda de peso.
- Marcadores tumorais, isolados ou associados, não se prestam para triagem de câncer de ovário em mulheres.
- O tratamento de neoplasias malignas de ovário necessita ser adaptado para várias particularidades clínicas e se baseia em duas etapas principais e consecutivas: a cirúrgica e a quimioterapêutica.
- A cirurgia tem como objetivo o estadiamento e a citorredução.
- Em pacientes jovens e que desejam manter a capacidade reprodutiva é possível realizar cirurgia que conserve essa função.
- A cirurgia como prevenção primária pode ser a única estratégia atual na redução de mortalidade por câncer ovariano tanto para as mulheres de alto risco como para as de baixo risco de câncer ovariano.

Leitura complemetar

Al Rawahi T, Lopes AD, Bristow RE et al. Surgical cytoreduction for recurrent epithelial ovarian cancer. Cochrane Database Syst Rev 2013 Feb; 28; 2:CD008765.

Azzam AZ, Hashad DI, Kamel NAF. Evaluation of HE4 as an extrabiomarker to CA125 to improve detection of ovarian carcinoma: is it time for a step forward?. Arch Gynecol Obstet 2013; 288:167-72.

Benoit MF, Williams-Brown MY, Edwards CL. Gynecologic oncology handbook: an evidence-based clinical guide. New York: Demos Medical 2013:355.

Brockbank EC, Harry V, Kolomainen D et al. Laparoscopic staging for apparent early stage ovarian or fallopian tube cancer. First case series from a UK cancer centre and systematic literature review. EJSO 2013; 39:912-7.

Chang SJ, Bristow RE, Chi DS Cliby WA. Role of aggressive surgical cytoreduction in advanced ovarian cancer. J Gynecol Oncol 2015; 26:336-42.

Dietl J. Revisiting the pathogenesis of ovarian cancer: the central role of the fallopian tube. Arch Gynecol Obst 2014; 289:241-6.

Ebell MH, Culp MB, Radke TJ. A systematic review of symptoms for the diagnosis of ovarian cancer. Am J Prev Med 2016; 50:384-94.

Ebell MH, Culp MB, Lastinger K, Dasigi T. A systematic review of the bimanual examination as a test for ovarian cancer. Am J Preventive Med 2015; 48:350-6.

Ellenson LH, Pirog E. The female genital tract. In: Kumar V, Abbas AK, Aster JC (eds.) Robbins and Cotran pathologic basis of disease. Philadelphia: Elsevier Saunders, 2015:991-1042.

Ellison MC. Pelvic masses and ovarian carcinoma. In: Lentz SE, Axtell AE, Vasilev SA (eds.) Gynecologic oncology: evidence-based perioperative and supportive care. New Jersey, John Wiley & Sons, Inc., 2011:361-76.

Fastrez M, Houba C, Vandromme J, Rozenberg S. Fertility-sparing management of gynecological cancers. Maturitas 2015; 82:141-5.

Ferlay J, Shin HR, Bray F, Forman D, Mathers C, Parkin DM. Estimates of wordwide burden of cancer in 2008: Globocan 2008. Int J Cancer 2010; 127:2893-917.

Forstner R, Meissnitzer M, Cunha TM. Update on imaging of ovarian câncer. Curr Radiol Rep 2016; 4:31.

Gallotta V, Ghezzi F, Vizza E et al. Laparoscopic staging of apparent early stage ovarian cancer: results of a large, retrospective, multi-institutional series. Gynecol Oncol 2014; 135:428-34.

Goff BA, Kimberly AL, Kane JC, Robertison MD, Gaul MA, Andersen MR. Symptom triggered screening for ovarian cancer: A pilot study of feasibility and acceptability. Gynecol Oncol 2012; 124:230-5.

Helder-Woolderink JM, Blok EA, Vasen HFA, Hollema H, Mourits MJ, De Bock GH. Ovarian cancer in Lynch syndrome: a systematic review. European J Cancer 2016; 55:65-73.

Kandukuri SR, Rao J. FIGO 2013 staging system for ovarian cancer: what is new in comparison to the 1988 staging system? Curr Opin Obstet Gynecol 2015; 27:48-52.

Longo DL. The role of risk-reducing surgery in hereditary breast and ovarian cancer. N Engl J Med 2016; 374:454-68.

Meinhold-Heerlein I, Fotopoulou C, Harter P et al. The new WHO classification of ovarian, fallopian tube, and primary peritoneal cancer and its clinical implications. Arch Gynecol Obstet 2016; 293:695-700.

Nelson HD, Pappas M, Zakher B, Mitchell JP, Okinaka-Hu L, Fu R. Risk assessment. Genetic counseling and genetic testing for BRCA-related cancer in women: a systematic review to update U.S. preventive services task force recommendation. Ann Intern Med 2014; 160:255-66.

Ozcan A, Töz E, Turan V et al. Should we remove the normal-looking appendix during operations for borderline mucinous ovarian neoplasms? A retrospective study of 129 cases. International Journal of Surgery 2015; 18:99-103.

Paik ES, Lee YY, Kim TJ et al. Feasibility of laparoscopic cytoreduction in patients with localized recurrent epithelial ovarian cancer. J Gynecol Oncol 2016; 27: e24.

Papadia A, Morotti M. Diaphragmatic surgery during cytorreduction for primary or recurrent epithelial ovarian cancer: a review of the literature. Arch Gynecol Obstet 2013; 287:733-41.

Perez MRO, Magriná J, Garcia AT, Lopez JSJ. Prophylactic salpingectomy and prophylactic salpingoophorectomy for adnexial high-grade serous epithelial carcinoma: A reappraisal. Surgical Oncology 2015; 24:335-44.

Zhang Y, Fan S, Xiang Y, Duan H, Sun L. Comparison of the prognosis and recurrence of apparent early-stage ovarian tumors treated with laparoscopy and laparotomy: a meta-analysis of clinical studies. BMC Cancer 2015; 15:597.

CAPÍTULO 56

Quimioterapia e Hormonoterapia no Câncer Ginecológico

Angélica Nogueira-Rodrigues
Andréia Cristina de Melo
Aknar Calabrich

INTRODUÇÃO

Câncer ginecológico é a denominação usual das várias neoplasias malignas que acometem o sistema reprodutivo feminino. Compõem esse grupo os carcinomas de colo de útero, de endométrio e de ovário, em conjunto com outros tumores menos incidentes, como carcinomas de vulva e vagina, tumores germinativos e do cordão sexual ovariano, neoplasias trofoblásticas e sarcomas, entre outros. Caracterizam-se pelo crescimento descontrolado de células, com potencial de invadir o próprio órgão e tecidos adjacentes e dar origem a metástases. Cada um desses tumores é único, com diferentes epidemiologias, sinais, sintomas e tratamentos.

Em virtude da extensão do tema, este capítulo abordará prioritariamente os pontos de maior relevância epidemiológica.

CARCINOMA EPITELIAL DE OVÁRIO

Os carcinomas epiteliais de ovário, trompa e primário de peritônio exibem características clínicas e comportamento semelhantes entre si e são denominados em conjunto como carcinoma epitelial de ovário (CEO). Seus componentes são os adenocarcinomas serosos papilíferos, endometrioides, mucinosos e de células claras. Segundo dados da Estimated Câncer Incidence, Mortality and Prevalence Worldwide (Globocan), ocorrem no mundo 250 mil novos casos de CEO com cerca de 140 mil mortes pela doença, sendo considerado o câncer ginecológico com a mais desfavorável razão de mortalidade *versus* incidência. A alta taxa de mortalidade se deve principalmente à elevada proporção de recidiva após o tratamento primário, o que resulta do fato de mais de 75% dos casos serem no mínimo classificados no estádio III ao diagnóstico.

Os pilares do tratamento do CEO são a cirurgia e a quimioterapia (QT). Há crescente evidência do benefício de medicamentos-alvo específicos, como os inibidores da angiogênese e da enzima PARP em pacientes com mutação nos genes BRCA1 ou BRCA2. As definições terapêuticas dependem do estádio da doença e da sensibilidade e tolerância da paciente aos medicamentos, além de características histológicas e moleculares do tumor.

Tratamento de primeira linha do CEO

A QT é necessária para a maioria das pacientes com CEO. São exceções a essa regra as mulheres com doença totalmente ressecada e pertencentes aos estádios IA ou IB grau 1. Para as pacientes com grau 2, a indicação de QT é controversa, e uma conduta expectante pode ser indicada. Para pacientes com doença em estádio ≥IC, alto grau e subtipo histológico de células claras, a QT adjuvante está recomendada com base em dados de pelo menos duas metanálises.

Todas as pacientes com CEO com indicação de QT com boa *performance status* e sem limitação por comorbidade devem receber como tratamento a combinação de taxano e platina (TP). Apesar da menor resposta de alguns subtipos epiteliais, como o mucinoso, a esse esquema, não há evidência robusta de superioridade de outro tratamento e esse segue como padrão. A modulação do regime quimioterapêutico de TP em primeira linha sofre influência direta da extensão da cirurgia realizada e do volume de doença residual.

Em pacientes submetidas a citorredução com doença residual <1cm há evidência de benefício desse regime em infusão intraperitoneal associada à infusão endovenosa, mas há prova clara recente de que o regime endovenoso em dose densa (carboplatina a cada 3 semanas e paclitaxel semanal) não é inferior ao intraperitoneal, havendo neste último maiores complexidade e toxicidade, conforme apresentado pelo grupo cooperativo GOG no estudo 252.

Em pacientes com doença residual >1cm após citorredução primária, o esquema de tratamento de carboplatina e paclitaxel em dose densa (semanal) revelou aumento significativo da sobrevida global (SG) comparado com o intervalo de

21 dias. Nesse cenário, os estudos randomizados GOG 218 e ICON 7 reportaram que o acréscimo do inibidor de angiogênese bevacizumabe, em combinação e em manutenção por 1 ano após carboplatina e paclitaxel na dose convencional, ocasionou aumento de sobrevida livre de doença (SLD).

Comparada com o tratamento de citorredução primária seguido de QT, a QT neoadjuvante seguida de cirurgia apresentou resultado equiparável em sobrevida global em dois estudos de fase III prospectivos e randomizados (Chorus e EORTC). No entanto, ressalta-se que em ambos os estudos o tempo cirúrgico e o número de pacientes com ressecção ótima estiveram aquém do esperado, o que pode ter tido um impacto negativo sobre o dado da citorredução primária. O estádio IV ao diagnóstico, com envolvimento de pulmão e/ou parênquima hepático, e pacientes com condição clínica inapropriada para a cirurgia inicial são recomendações menos controversas de QT neoadjuvante.

Para pacientes com indicação de QT em neoadjuvância, o esquema de escolha é a platina combinada ao taxano. Apesar de não haver dados de estudo de fase III sobre o uso de dose densa nesse contexto, muitos centros de oncologia o adotam com base nos benefícios confirmados no contexto de tratamento adjuvante. Com base no estudo de Vergote e cols., recomenda-se a avaliação de resposta terapêutica após três ciclos de QT neoadjuvante e, naquelas pacientes em que é prevista a ressecabilidade completa, indica-se a cirurgia, completando-se os três ciclos remanescentes de tratamento no pós-operatório.

Tratamento do CEO de baixo grau

Em análise retrospectiva de 204 pacientes com CEO de baixo grau, estádios II a IV, aquelas que receberam hormonoterapia em manutenção após tratamento inicial (70 pacientes) apresentaram melhor SLD. No subgrupo de 148 pacientes que apresentou resposta completa após o tratamento inicial houve melhor SG (191 versus 107 meses, p 0,04). Em análise multivariada, a manutenção levou à redução do risco de recidiva (HR: 0,23; IC 95%: 0,11 a 0,5) (Abstract 5502, ASCO 2016).

Tratamento do CEO recidivado platino-sensível

As pacientes que apresentam intervalo livre de progressão de doença >6 meses em relação à última exposição à platina são classificadas como platino-sensíveis (PS). Esse intervalo é preditivo para a resposta à platina na reexposição, além de ser prognóstico – as pacientes PS têm melhor sobrevida quando comparada às resistentes. Não há evidência de benefício em se iniciar QT quando do aumento isolado do marcador tumoral CA-125, sendo recomendado o início ao serem detectados sintomas e/ou alterações radiológicas.

Pacientes com CEO-PS devem ser consideradas tanto para a citorredução secundária como para a QT. Em estudo recente, a tentativa de prolongar o intervalo livre de platina, expondo a paciente PS a tratamento sem platina na recidiva, mostrou ser deletéria à SG das pacientes (MITO 8, Abstract 5505, ASCO 2016).

O tratamento deve basear-se em uma combinação fundamentada na platina. Vários agentes são efetivos nesse cenário, como doxorrubicina lipossomal, gencitabina e taxanos, apresentando, no entanto, perfis de toxicidade distintos.

Inibidores de angiogênese associados à QT foram estudados nesse cenário. O bevacizumabe e o cediranibe levaram ao aumento de sobrevida livre de progressão, enquanto o cediranibe, em estudo ainda com análise imatura, revelou tendência ao aumento de SG mediana 26,3 meses versus 21 meses (HR: 0,77; IC 95%: 0,55 a 1,07).

Para pacientes com mutação em BRCA há evidência de benefício com o uso de olaparibe. Olaparibe em manutenção comparado a placebo, após resposta à platina em pacientes com CEO na primeira recidiva, acarretou aumento de sobrevida global (HR: 0,62) e 15% delas se mantiveram livres de progressão por mais de 5 anos (Abstract 5501, Ledermann et cols., atualização do estudo 19).

Tratamento do CEO recidivado platino-resistente

As pacientes que apresentam progressão da doença a intervalos <6 meses são classificadas como platino-resistentes (PR). Esse grupo inclui as pacientes que apresentam progressão neoplásica durante o tratamento com platina, subgrupo denominado platino-refratário, e têm pior prognóstico do que a média global do grupo.

Para pacientes PR não há evidência de superioridade da combinação de quimioterapêuticos citotóxicos, e para a maioria do casos está indicado um agente único. Vários medicamentos têm eficácia comprovada em CEO-PR, incluindo taxanos, doxorrubicina lipossomal, gencitabina, etoposídeo e topotecano, entre outros.

Combinados à QT ou isoladamente, os inibidores da angiogênese ocasionam aumento de SLP e melhora na qualidade de vida das pacientes. Há resultados de estudos da fase II randomizados comparando a combinação à QT isolada com os medicamentos pazopanibe e sorafenibe e de fase III com bevacizumabe. A seleção rigorosa para o uso de inibidores de angiogênese, com exclusão daquelas pacientes com fatores de risco para perfuração intestinal, é essencial para a segurança das pacientes.

Em pacientes em progressão de doença paucissintomáticas, o tratamento hormonal, apesar de promover benefícios modestos, pode ser uma opção. Em uma metanálise da Cochrane de 14 estudos, 32% das pacientes tratadas com tamoxifeno apresentaram doença estável por mais de 4 semanas (Cochrane, 2011). Letrozol e fulvestranto também apresentaram benefício semelhante.

CARCINOMA DE ENDOMÉTRIO (CE)

Com tendência ao aumento de incidência, o CE é hoje o sexto câncer mais comum, com cerca de 320 mil novos casos diagnosticados anualmente, segundo dados da Globocan. De acordo com o Ministério da Saúde do Brasil, a incidência é de aproximadamente 6 mil casos/ano. O CE costuma causar sintomas precoces, e a doença é diagnosticada em estádios iniciais na maioria dos casos, conferindo à paciente melhores chances de cura com o tratamento.

O tratamento desse câncer se baseia no estádio da doença e nos critérios de risco de recidiva e progressão.

Tratamento adjuvante

As pacientes com CE, no estádio III, independentemente do subtipo histológico ou grau, e aquelas com tumores serosos ou células claras em qualquer estádio são consideradas com alto risco de recidiva e têm indicação de QT adjuvante com base em dados de estudos prospectivos e metanálise publicada em 2013 e atualizada em 2014 pela Cochrane. O estudo GOG 122 comparou a combinação de adriamicina e cisplatina *versus* radioterapia isolada e relatou aumento de SG para as pacientes tratadas no primeiro braço; o estudo GOG 209 comparou a combinação de adriamicina, cisplatina e paclitaxel ao esquema duplo de carboplatina e paclitaxel, não sendo identificada diferença significativa na taxa de resposta ou SLD, e o esquema sem antracíclico, menos tóxico, se tornou padrão terapêutico desde então.

O papel da radioterapia associada à QT nesse cenário é alvo de investigação atual pelos estudos PORTEC-3, GOG 249 e 258.

Tratamento paliativo

Para pacientes com doença metastática ao diagnóstico ou com recidiva irressecável há evidência de benefício de QT, hormonoterapia e de medicamentos alvo-específicos mais modernos.

Em metanálise publicada em 2012 foi reportado benefício da QT mais intensa em SLP e SG, comparada a esquemas com menos fármacos (três melhor do que dois e dois melhor do que agente único) no tratamento do CE em primeira linha paliativa. No entanto, essa metanálise não incluiu dados do estudo GOG 209, que comparou adriamicina, cisplatina e paclitaxel *versus* carboplatina e paclitaxel, não revelando diferença em termos de eficácia entre os regimes. A carboplatina e o paclitaxel constituem o esquema de tratamento de primeira linha mais amplamente adotado.

O tratamento hormonal pode ser uma opção de primeira linha paliativa para as pacientes com CE não candidatas a cirurgia e/ou QT ou de segunda linha paliativa. As taxas de resposta estão habitualmente abaixo de 20%, e as pacientes que mais se beneficiam são aquelas com CE endometrioide graus 1 ou 2, paucissintomáticas. A correlação entre a expressão de receptores de estrogênio e progesterona e a resposta é controversa. O acetato de megestrol, o tamoxifeno e o acetato de megestrol intercalado ao tamoxifeno têm benefício comprovado nesse cenário. Os inibidores de aromatase parecem apresentar pouco benefício.

Os inibidores de mTOR também apresentam atividade promissora nessa população. Em estudo de fase II de braço único conduzido por Oza e cols., 44% das pacientes em tratamento em segunda linha apresentaram doença estável por 4,3 meses (3,6 a 4,9 meses), mas 33% apresentaram toxicidade graus 3 ou 4.

Em estudo de fase II randomizado, o grupo italiano MITO demonstrou que o acréscimo de bevacizumabe à carboplatina e ao paclitaxel em segunda linha resulta em aumento da sobrevida livre de progressão (SLP) (mediana de 13 *versus* 8,7 meses; HR: 0,59; IC 95%: 0,35 a 0,98), sem impacto em SG (mediana 23,5 *versus* 18 meses; HR: 0,65, IC 95%: 0,31 a 1,36).

CARCINOMA DE COLO UTERINO (CCU)

Com aproximadamente 528 mil novos casos por ano, o CCU continua a ser considerado um problema de saúde pública mundial. São relatados aproximadamente 266 mil óbitos por ano, mais de 80% em países de baixa/média renda. Apesar do recente advento das vacinas antipapilomavírus humano (HPV), vírus responsável por virtualmente 100% dos casos de CCU, não há previsão de redução significativa da incidência dos tumores HPV-dependentes antes de 15 a 20 anos de sua implementação, visto que as vacinas não têm efeito terapêutico na infecção já instalada. Desse modo, os esforços para a melhoria dos resultados terapêuticos do CCU não devem ser arrefecidos.

O CCU compreende vários subtipos histológicos, dos quais o escamoso é o mais comum (cerca de 75% dos casos), seguido pelo adenocarcinoma (cerca de 20% do total). Carcinomas de pequenas células são um tipo histológico menos frequente e têm sua abordagem alinhada com a de tumores de pequenas células de outros sítios, e não com a dos escamosos e adenocarcinomas de colo de útero.

Tratamento neoadjuvante

O uso de QT neoadjuvante com a intenção de viabilizar cirurgia conservadora para preservação de fertilidade, em pacientes com CCU inicial, é promissor, porém faltam estudos prospectivos bem conduzidos/comparativos com análise cuidadosa da segurança e definição dos agentes citotóxicos mais eficazes.

Na paciente com doença localmente avançada, estádios IIB a IVA, é bastante controverso o uso de QT neoadjuvante. No mínimo, três metanálises compilaram os vários estudos realizados nesse contexto. A realização de QT neoadjuvante antes de cirurgia, comparada à cirurgia isolada, mostrou benefício em SG para o primeiro braço. Comparada à radioterapia isolada, a QT antes de cirurgia ou de radioterapia não teve impacto na sobrevida. Cabe ressaltar que não há dado cujo braço-controle seja quimioterapia + radioterapia (QRT), o tratamento padrão na doença localmente avançada. Estudos em andamento comparam o tratamento com QRT à neoadjuvância seguida de QRT e à neoadjuvância seguida de cirurgia. Enquanto esses resultados não estiverem disponíveis, QRT segue como o padrão em casos de carcinoma cervical (colo) localmente avançado.

Tratamento da doença localmente avançada e inicial com fatores de alto risco

Mais de 60% das mulheres com carcinoma invasivo de colo de útero no Brasil se apresentam ao diagnóstico com estádio FIGO ≥II. Em virtude dos resultados insuficientes com a cirurgia, a radioterapia isolada passou a ser o tratamento de escolha para essas pacientes até o final da década de 1990, quando uma série de estudos randomizados demonstrou benefício da associação de QT com base em platina à radioterapia na SG. Desde então, o tratamento do CCU localmente avançado consiste em radioterapia associada à cisplatina semanal. Metanálise publicada pela Cochrane em 2010 confirmou o benefício da combinação na SG, o qual é mais significativo nos estádios mais iniciais, com benefício absoluto na SG de apenas 3% para pacientes no estádio inicial III ou IVA.

Poucos avanços terapêuticos ocorreram nesse cenário, apesar de sua importância epidemiológica. Em estudo recente de Dueñas-Gonzales e cols., a associação de gencitabina à cisplatina, combinadas à radioterapia e em manutenção após o tratamento, apresentou aumento da SG, mas à custa de significativa toxicidade, especialmente hematológica. A toxicidade do tratamento limitou a ampla incorporação desse regime em escala mundial. Além disso, persistem algumas dúvidas em relação a esse regime, destacando-se o não esclarecimento se o aumento de sobrevida global foi decorrente da potencialização da radiossensibilização ou do tratamento adjuvante em si. Em estudo de fase III, em andamento, Outback avalia o uso de carboplatina e paclitaxel após o tratamento combinado de QRT em CCU localmente avançado.

Em pacientes inicialmente submetidas a cirurgia nas quais critérios de alto risco foram encontrados no exame de anatomia patológica (critérios de Peters: margens, linfonodos e/ou paramétrios comprometidos) está indicado o tratamento adjuvante de QT com base em cisplatina associada à RT (estudo SWOG 8797), com impacto na SG. Em pacientes com critérios de risco intermediários não se observou, até o momento, benefício com o acréscimo de QT.

Tratamento paliativo

O tratamento da paciente com CCU metastático e recidivado ou persistente irressecáveis se fundamenta em QT. Em 2005, estudo de fase III de Long e cols. reportou aumento da SG com topotecano associado à cisplatina em comparação à cisplatina isolada. Três agentes citotóxicos diferentes combinados à platina – paclitaxel, gencitabina e vinorelbine – mostraram eficácia semelhante à combinação de topotecano e cisplatina, tornando-se opções terapêuticas. Mais recentemente, em estudo de fase III, o acréscimo do inibidor de angiogênese bevacizumabe à cisplatina e ao paclitaxel ou ao topotecano levou ao aumento da SG. A adição do bevacizumabe determinou maior taxa de fístulas, evento adverso que ficou restrito a pacientes previamente irradiadas. Há evidência também de benefício com o uso do inibidor da angiogênese cediranibe nesse contexto, mas os resultados apresentados ainda provêm de estudo de fase II.

A segurança da substituição de carboplatina por cisplatina foi demonstrada por estudo de fase III conduzido pelo JGOG, que comparou a carboplatina à cisplatina, combinadas ao paclitaxel. Somente em pacientes não previamente expostas à cisplatina (p. ex., pacientes metastáticas ao diagnóstico), o benefício da cisplatina se mostrou superior ao da carboplatina.

Não há benefício claro da QT de segunda linha paliativa comparada ao melhor suporte clínico. Estudos clínicos nesse contexto são de suma importância para a mulher brasileira, assim como para as de outros países de baixa/média renda, onde a incidência de CC continua alta.

CARCINOMA DE VULVA (CV)

O CV é o quarto tipo de câncer ginecológico mais comum e corresponde a 5% do total de neoplasias malignas ginecológicas.

Para pacientes com doença localmente avançada, à semelhança do tratamento do CCU, está indicada a QRT com base em platina. Para pacientes com resposta completa ao tratamento combinado não é necessária cirurgia posterior.

Para pacientes com doença metastática e com boa *performance status*, a QT deve ser indicada, e a carboplatina e o paclitaxel constituem o esquema de escolha.

DOENÇA TROFOBLÁSTICA GESTACIONAL (DTG)

As doenças trofoblásticas gestacionais (DTG) compreendem as lesões trofoblásticas benignas, a mola hidatiforme (completa, parcial e invasiva) e as neoplasias trofoblásticas gestacionais (NTG) – coriocarcinoma, neoplasia de sítio placentário e tumor trofoblástico epitelioide.

As molas hidatiformes são normalmente benignas, mas podem adquirir potencial maligno em algumas circunstâncias, como nas molas invasivas. Estimam-se uma mola completa e três parciais por mil gestações.

Aproximadamente 20% das pacientes com mola completa e 2% daquelas com mola parcial apresentam NTG após evacuação. O uso de QT adjuvante em pacientes com mola hidatiforme consideradas de risco alto (nível de β-HCG >100.000mUI/mL ou cistos tecaluteínicos >6cm ou aumento significativo do útero) é controverso. O uso de QT profilática não é defendido em virtude do risco de atraso no diagnóstico da NTG e de não diminuir sua frequência. Essa estratégia só deve ser considerada nas situações em que o acompanhamento da paciente é prejudicado por significativas limitações sociais para aderir ao seguimento.

A mola invasiva é um processo localmente invasivo e muito raramente apresenta metástases.

Na neoplasia de sítio trofoblástico, não está indicada QT adjuvante no estádio I. Nos estádios II-IV está indicado o tratamento com o esquema EMA-EP.

A neoplasia de sítio placentário é um tumor raro, originado das células do citotrofoblasto. A histerectomia tem papel fundamental no tratamento da neoplasia de sítio placentário, em particular nos estádios I e II, em razão de seu maior grau de quimiorresistência. Não está indicado o uso de QT adjuvante para NTG placentária não metastática de risco baixo (veja o Quadro 56.1 para estratificação do risco). QT está indicada em pacientes em estádios II e III-IV e naquelas que apresentem fatores de risco alto (que incluem período >2 anos da última gravidez e número de mitoses >5/10 CGA). O esquema EMA-EP representa o padrão para NTG placentária.

No coriocarcinoma estádio I, a QT administrada antes da histerectomia reduz a possibilidade de metástases ocultas e evita a disseminação intraoperatória. Metotrexato e actinomicina D são medicamentos efetivos no tratamento de primeira linha do coriocarcinoma de baixo risco, sendo o metotrexato mais frequentemente utilizado na prática clínica.

O coriocarcinoma de baixo risco (estádios II e III, escore <7) pode ser tratado com esquema de monoterapia. O metotrexato é o fármaco mais utilizado na prática clínica, mas a actinomicina também é efetiva, revelando-se superior ao metotrexato em metanálise recente.

No coriocarcinoma em pacientes com doença metastática de risco alto (estádios II a IV e escore ≥7), há necessidade de poliquimioterapia com ou sem radioterapia e cirurgia adjuvante para que seja alcançada sobrevida em torno de 80% a 90%. O EMA-CO é o tratamento de escolha para coriocarcinoma metastático de risco alto com base em metanálise da Cochrane publicada em 2013. Nos casos de envolvimento de sistema nervoso central, são necessários esquemas terapêuticos com altas doses de metotrexato. Cerca de 25% das pacientes de risco alto se tornam refratárias ao EMA-CO, e o esquema EMA-EP é o de escolha, com taxas de resposta em torno de 88%.

SARCOMAS UTERINOS

Os sarcomas uterinos são doenças raras, representando 3% a 6% de todas as neoplasias malignas uterinas. Os quatro subtipos de sarcomas mais comuns são carcinossarcoma, leiomiossarcoma, sarcoma estromal endometrial e adenossarcoma. Os carcinossarcomas são atualmente classificados como carcinomas metaplásicos e abordados como tumores epiteliais.

Nos sarcomas de baixo grau não há indicação de QT adjuvante. Nos de alto grau (sarcoma indiferenciado e a maioria dos leiomiossarcomas), a QT adjuvante deve ser considerada de acordo com o tipo histológico. No entanto, não há dados sólidos para a utilização de QT adjuvante nas pacientes com sarcomas uterinos. A literatura é escassa, e a justificativa quando ocorre sua indicação se fundamenta na gravidade da doença, sendo uma extrapolação de dados da doença metastática. Em leiomiossarcomas, pode ser considerada a combinação de docetaxel e gencitabina e, em pacientes com sarcomas indiferenciados, a combinação de ifosfamida e epirrubicina a cada 3 semanas por quatro ciclos.

Nas pacientes com leiomiossarcoma metastático, em revisão sistemática da literatura que incluiu pacientes com doença localmente avançada, metastática ou recorrente, o uso de gencitabina com docetaxel foi associado a melhores taxas de resposta (de 27% a 53%) e SG mediana (de 14,7 a 17,9 meses) quando comparado com doxorrubicina isoladamente (taxa de resposta de 25% e SG mediana de 12,1 meses) e é atualmente o esquema de eleição em pacientes com condição clínica para recebê-lo.

Os sarcomas estromais endometriais expressam frequentemente receptores de progesterona e estrogênio. Embora os progestogênios sejam a classe mais avaliada na literatura, vários relatos de casos dão suporte ao uso de um inibidor da aromatase com resultados bastante comparáveis, taxas de resposta ao redor de 65% e menor toxicidade.

TUMOR DE CÉLULAS GERMINATIVAS

Os tumores de células germinativas malignos do ovário incluem os disgerminonas e os não disgerminomas (teratoma imaturo, carcinoma de células embrionárias, tumor do saco vitelínico, coriocarcinoma primário do ovário, poliembrioma e tumor de células germinativas misto).

Os princípios terapêuticos são comuns à maioria dos tumores germinativos e incluem cirurgia para diagnóstico, estadiamento e/ou tratamento e QT, salvo em tumores de muito bom prognóstico com cirurgia isolada, como o disgerminoma, estádios IA e IB, e os teratomas imaturos no estádio IA, grau 1. O esquema terapêutico de escolha consiste na combinação de bleomicina, etoposídeo e cisplatina.

TUMORES OVARIANOS DO CORDÃO SEXUAL

Os tumores ovarianos do cordão sexual são raros, com incidência estimada em 0,2 caso por 100 mil habitantes. Originam-se das células em divisão que se desenvolveriam no estroma gonadal, incluindo as células da granulosa, da teca, de Sertoli e fibroblastos. Diferentemente dos tumores epiteliais de ovário, costumam ser diagnosticados nos estádios iniciais. Por sua raridade, não há dado prospectivo robusto que respalde as recomendações de QT. Para pacientes no estádio IA não se indica a QT, mas a adjuvante é indicada a partir do estádio IC e nas pacientes com recidiva. Os esquemas que têm por base a platina são habitualmente utilizados.

Quadro 56.1 Fatores prognósticos da neoplasia trofoblástica gestacional

Fatores prognósticos	0	1	2	3
Idade (anos)	<40	≥40		
Antecedente gravídico	Mola	Aborto	Termo	
Intervalo (meses)	<4	4 a 6	7 a 12	>12
Maior tumor (incluindo útero)	<3cm	3 a 5cm	>5cm	
Sítio de metástases	Pulmão	Baço, rim	Gastrointestinal	Cérebro, fígado
Número dos sítios de metástases		1 a 4	5 a 8	>8
Falha à QT prévia			Um agente	Dois ou mais agentes
β-HCG pré-tratamento (UI/L)*	<103	103 a 104	104 a 105	>105

*UI/L equivale a mUI/mL.

Leitura recomendada

Armstrong DK, Bundy B, Wenzel L et al. Intraperitoneal cisplatin and paclitaxel in ovarian cancer. N Engl J Med Jan 2006; 354:34-43.

Chemoradiotherapy for Cervical Cancer Meta-analysis Collaboration (CCCMAC). Reducing uncertainties about the effects of chemoradiotherapy for cervical cancer: individual patient data meta-analysis. Cochrane Database Syst Rev 2010:CD008285.

Cochrane Database Syst Rev 1:CD005196, 2013.

Cochrane Database Syst Rev 10:CD007289, 2012.

Dueñas-González A, Zarba JJ, Patel F et al. Phase III, open-label, randomized study comparing concurrent gemcitabine plus cisplatin and radiation followed by adjuvant gemcitabine and cisplatin versus concurrent cisplatin and radiation in patients with stage IIB to IVA carcinoma of the cervix. J Clin Oncol, may 2011; 29:1678-85.

Elit L, Chambers A, Fyles A, Covens A, Carey M, Fung MF. Systematic review of adjuvant care for women with Stage I ovarian carcinoma. Cancer 2004; 101(9):1926.

Ferlay J, Soerjomataram I, Ervik M et al. GLOBOCAN 2012; 1(0). Cancer Incidence and Mortality Worldwide: IARC CancerBase No. 11. Lyon, France: International Agency for Research on Cancer; 2013. Disponível em: http://globocan.iarc.fr. Acessado em 27 may 2016.

Galaal K, Al Moundhri M, Bryant A, Lopes AD, Lawrie TA. Adjuvant chemotherapy for advanced endometrial cancer. Cochrane Database Syst Rev 2014.

Hellner K, Munger K. Human papillomaviruses as therapeutic targets in human cancer. J Clin Oncol may 2011; 1, 29(13):1785-94.

Katsumata N, Yasuda M, Takahashi F et al. Japanese Gynecologic Oncology Group. Dose-dense paclitaxel once a week in combination with carboplatin every 3 weeks for advanced ovarian cancer: a phase 3, open-label, randomised controlled trial. Lancet 2009; 374(9698):1331.

Kitagawa R, Katsumata N, Shibata T et al. Paclitaxel plus carboplatin versus paclitaxel plus cisplatin in metastatic or recurrent cervical cancer: the open-label randomized phase III trial JCOG0505. J Clin Oncol 2015; 33:2129-35.

Long HJ III, Bundy BN, Grendys EC Jr et al. Randomized phase III trial of cisplatin with or without topotecan in carcinoma of the uterine cervix: a Gynecologic Oncology Group Study. J Clin Oncol 2005; 23:4626-33.

Lorusso D, Ferrandina G, Colombo N et al. Randomized phase II trial of carboplatin-paclitaxel (CP) compared to carboplatin-paclitaxel-bevacizumab (CP-B) in advanced (stage III-IV) or recurrent endometrial cancer: The MITO END-2 trial. J Clin Oncol 2015; 33 (suppl; abstr 5502).

Monk BJ, Sill MW, McMeekin DS et al. Phase III trial of four cisplatin-containing doublet combinations in stage IVB, recurrent, or persistent cervical carcinoma: a Gynecologic Oncology Group study. J Clin Oncol. 2009; 27:4649-55.

Neoadjuvant Chemotherapy for Locally Advanced Cervical Cancer Meta-analysis Collaboration. Neoadjuvant chemotherapy for locally advanced cervical cancer: a systematic review and meta-analysis of individual patient data from 21 randomised trials. Eur J Cancer 2003; 39:2470.

Nogueira-Rodrigues A, Ferreira CG, Bergmann A, de Aguiar SS, Thuler LC. Comparison of adenocarcinoma (ACA) and squamous cell carcinoma (SCC) of the uterine cervix in a sub-optimally screened cohort: a population-based epidemiologic study of 51,842 women in Brazil. Gynecol Oncol nov 2014; 135(2):292-6. Epub 2014 Aug 14.

Pujade-Lauraine E, Hilpert F, Weber B et al. Bevacizumab combined with chemotherapy for platinum-resistant recurrent ovarian cancer: The AURELIA open-label randomized phase III trial. J Clin Oncol 2014; 32(13):1302.

Pujade-Lauraine E, Wagner U, Avall-Lundqvist E et al. Pegylated liposomal doxorubicin and carboplatin compared with paclitaxel and carboplatin for patients with platinum-sensitive ovarian cancer in late relapse. J Clin Oncol 2010; 28:3323-9.

Rustin GJS, van der Burg MEL, Griffin CL et al. Early versus delayed treatment of relapsed ovarian cancer (MRC OV05/EORTC 55955): a randomised trial. Lancet 2010; 376:1155-63.

Rydzewska L, Tierney J, Vale CL, Symonds PR. Neoadjuvant chemotherapy plus surgery versus surgery for cervical cancer. Cochrane Database Syst Rev 2012; 12:CD007406.

Symonds RP, Gourley C, Davidson S et al. Cediranib combined with carboplatin and paclitaxel in patients with metastatic or recurrent cervical cancer (CIRCCa): a randomised, double-blind, placebo-controlled phase 2 trial. Lancet Oncol 2015; 1515-24.

Tewari KS, Sill MW, Long HJ III et al. Improved survival with bevacizumab in advanced cervical cancer. N Eng J Med 2014; 370:734-43.

Vale CL, Tierney J, Bull SJ, Symonds PR. Chemotherapy for advanced, recurrent or metastatic endometrial carcinoma. Cochrane Database Syst Rev 2012.

Winter-Roach BA, Kitchener HC, Lawrie TA. Adjuvant (post-surgery) chemotherapy for early stage epithelial ovarian cancer. Cochrane Database Syst Rev 2012.

CAPÍTULO 57

Radioterapia nas Neoplasias do Trato Genital e da Mama

Gabriel Oliveira Bernardes Gil
Inês Vilela Costa Pinto
Izabella Nobre Queiroz

INTRODUÇÃO

A radioterapia (RT) consiste em uma modalidade terapêutica que se utiliza de radiações ionizantes para a destruição celular. A radiação ionizante pode ser produzida por aparelhos ou emitida por radioisótopos naturais ou artificiais.

Embora seja mais frequentemente utilizada em neoplasias malignas, a RT pode ser realizada em benignas. Costuma ser combinada à cirurgia, à quimioterapia (QT) ou a ambas, o que melhora o resultado terapêutico.

O principal objetivo do tratamento radioterapêutico consiste na liberação de uma dose precisa de radiação, a determinado volume, de modo a promover o controle ou a erradicação da patologia, preservando os tecidos sadios adjacentes.

O termo *radiação* se refere à energia que se propaga de um ponto a outro no espaço ou em um meio material qualquer. A expressão *radiação ionizante* indica que a energia da radiação é suficiente para retirar um elétron de um átomo, transformando-o em um íon. Esse processo leva à formação de grande quantidade de radicais livres, os quais são lesivos à membrana celular, às enzimas, às membranas transportadoras de íons e ao DNA.

A RT lesiona indistintamente células normais e patológicas. A ação terapêutica se deve à evidência de que as células normais têm maior capacidade de recuperação contra os danos provocados pela radiação do que as patogênicas.

A unidade terapêutica empregada em RT é o Gray (Gy), que expressa a quantidade de radiação absorvida por um tecido. A dose de radiação a ser utilizada e o modo como será entregue dependem de diversos fatores, como a patologia de base, a finalidade do tratamento, a radiossensibilidade da lesão, a dimensão tumoral e a proximidade e tolerância dos tecidos normais.

Em tumores malignos ginecológicos e mamários, a RT desempenha um importante papel.

MODALIDADES DE RADIOTERAPIA

Encontram-se disponíveis duas modalidades de RT: a teleterapia, também chamada de RT externa, e a braquiterapia. Essas modalidades podem ser utilizadas isoladamente ou em conjunto. Em tumores ginecológicos é comum o emprego combinado de ambas as técnicas.

Teleterapia ou radioterapia externa

Na teleterapia (do grego *tele*, distante), a fonte de radiação se encontra a determinada distância do paciente. Exemplos dessa modalidade são os aceleradores lineares (Figura 57.1) e as unidades de cobalto 60.

Para a RT externa podem ser usadas diversas técnicas, como o planejamento convencional em duas dimensões (2D), o planejamento conformacional em três dimensões (3D), a radioterapia com intensidade modulada (IMRT), a radioterapia guiada por imagens (IGRT), a radioterapia estereotáxica

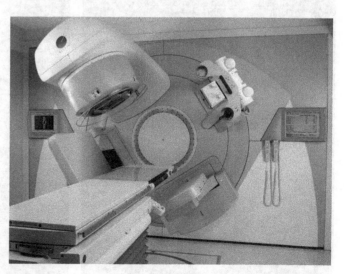

Figura 57.1 Acelerador linear.

fracionada (SBRT), a radiocirurgia, a radioterapia intraoperatória, a radioterapia da pele total (*total skin irradiation*) e a radioterapia do corpo total (*total body irradiation*).

Em seus primórdios, a RT era realizada com planejamento 2D, sendo os campos de irradiação determinados por referências ósseas e anatômicas. Um grande volume de tecido e órgãos normais eram irradiados, o que aumentava a incidência de complicações agudas e crônicas (Figuras 57.2 e 57.3).

Na década de 1970, o advento da tomografia computadorizada (TC) promoveu um avanço nas práticas radioterapêuticas. Em 1983 foi estabelecido o planejamento 3D, que possibilitou o delineamento e o controle do volume irradiado com a consequente proteção dos órgãos de risco. O planejamento 3D promove a visualização tridimensional do paciente, o maior número de campos de tratamento e a avaliação de doses de radiação nos volumes de órgãos críticos e em volumes-alvo (histograma dose-volume) (Figura 57.4).

Na década de 1990 surgiram os primeiros aparelhos capazes de modular o feixe de radiação. A IMRT, uma forma de planejamento 3D que se utiliza de um processo de otimização auxiliado por computador, passou a ser utilizada no ano 2000. Esse dispositivo manipula a intensidade dos feixes individuais, possibilitando maior controle sobre a distribuição de dose no volume-alvo e nos órgãos de risco.

Uma das principais limitações da teleterapia é a necessidade de margens de segurança generosas em virtude das incertezas geométricas e de posicionamento. A técnica IGRT, ao mesmo tempo, aumenta a acurácia e reduz as margens ao redor do alvo e consiste no aumento da precisão do tratamento radioterapêutico mediante a utilização de imagens do alvo e dos tecidos-alvo, como TC, ultrassom e imagens radiográficas.

Criada inicialmente para o tratamento de lesões intracranianas, a radiocirurgia é uma técnica em que alta dose de radiação é aplicada em uma única fração, contando com o auxílio de um aparato de imobilização e extrema precisão. Desenvolvida a partir da radiocirurgia, a SBRT consiste na irradiação de alvos determinados com doses altas de radiação ionizante em um pequeno número de frações (em geral, de três a cinco).

A RT intraoperatória é realizada no leito cirúrgico durante o ato operatório. Seu uso para o tratamento de neoplasias mamárias malignas é bem estabelecido.

A RT da pele total, que consiste na irradiação de toda a pele do paciente, costuma ser utilizada para o tratamento de neopla-

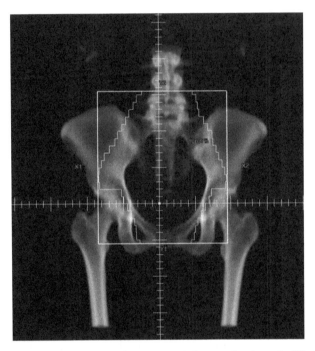

Figura 57.2 Visualização do campo anterior em planejamento 2D de colo uterino.

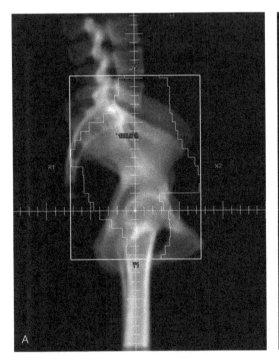
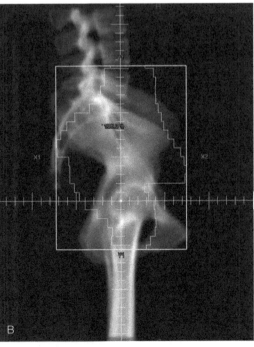

Figura 57.3A e B Visualização do campo lateral em planejamento 2D de colo uterino.

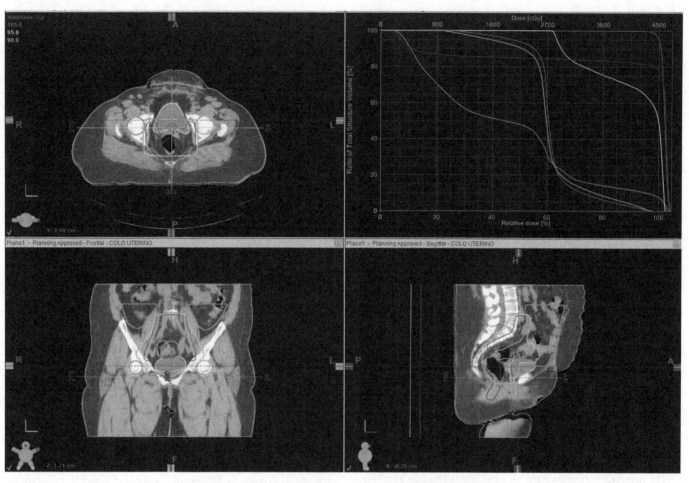

Figura 57.4 Planejamento conformado 3D de colo uterino.

sias cutâneas malignas, como a micose fungoide, enquanto a RT do corpo total é habitualmente utilizada no preparo para o transplante de medula óssea e consiste na irradiação de todo o corpo do paciente, objetivando a depleção medular óssea.

Em tumores ginecológicos e mamários, as modalidades de teleterapia mais utilizadas são a 2D, a 3D e a IMRT. A técnica intraoperatória desempenha importante papel nos tumores mamários iniciais.

Braquiterapia

Na braquiterapia (do grego *braqui*, que significa curto), a fonte de radiação está em contato com o paciente, e altas doses de radiação são aplicadas a um volume restrito de tecido com rápida redução da dose nos tecidos vizinhos.

Encontram-se disponíveis três modalidades de braquiterapia: a intersticial, a intracavitária e a endoluminal. Na terapia intersticial, a fonte radioativa é dirigida diretamente para o tecido a ser tratado, como a mama ou a próstata. Na abordagem intracavitária, a fonte é introduzida dentro de uma cavidade, como o útero. Na endoluminal, a fonte radioativa é dirigida para dentro do lúmen de um órgão, como esôfago ou brônquio.

A implantação da fonte radioativa pode ser temporária ou permanente. No implante temporário, a fonte é deixada por determinado tempo, até a obtenção da dose desejada. No implante permanente, a fonte é deixada definitivamente, levando em conta a atividade, a meia-vida e seu decaimento.

A braquiterapia pode liberar baixa taxa de dose (LDL) ou alta taxa (HDL), dependendo da dose de radiação por tempo. A LDL utiliza fontes radioativas, como o iodo-125, que liberam em média 2Gy/h, sendo empregada em tumores prostáticos de baixo risco. A HDL utiliza fontes que liberam >12Gy/h e é usada em tumores ginecológicos.

RADIOTERAPIA NAS NEOPLASIAS DA MAMA

A RT cumpre papel essencial no câncer de mama. Grande parte das pacientes receberá a RT no decorrer da história natural da doença mamária, a qual poderá ser empregada após cirurgias conservadoras ou radicais.

Cirurgia conservadora

O tratamento conservador se fundamenta na exérese cirúrgica do tumor (setorectomia ou quadrantectomia) com ou sem o manejo da axila (linfonodo sentinela ou esvaziamento axilar).

Carcinoma ductal *in situ* (CDis)

Grandes estudos randomizados mostraram que a RT (adjuvante) após tratamento cirúrgico conservador da mama no

CDis reduz a recorrência local em cerca de 50% dos casos, não alterando a sobrevida global.

O *European Organisation for Research and Treatment of Cancer* (EORTC 10853) foi um estudo randomizado que analisou 1.010 pacientes portadoras de CDis submetidas a cirurgia conservadora com margens livres. As pacientes foram randomizadas para RT adjuvante, na dose de 50Gy em 25 frações, ou observação. Após 10 anos, a RT adjuvante reduziu a recorrência local de 26% para 15%. A atualização com 15 anos de acompanhamento, publicada em 2013, mostrou que a RT reduziu o risco de recorrência local em 48%, não tendo impactado na sobrevida câncer-específica ou na sobrevida global.

Segundo alguns estudos, podem ser observadas pacientes com CDis de baixo risco (CDis grau I ou II, tamanho <2,5cm, com margens cirúrgicas de pelo menos 3mm) que não foram submetidas à RT adjuvante.

O *Radiation Therapy Oncology Group* (RTOG 9804) foi um estudo prospectivo randomizado de 636 pacientes portadoras de CDis submetidas a tratamento conservador. As pacientes, que poderiam ter tumores graus I-II com <2,5cm e margens microscópicas ≥3mm, foram randomizadas para RT adjuvante – na dose de 50Gy em 25 frações ou 50,4Gy em 28 frações – ou observação. Hormonoterapia foi liberada, e 62% das pacientes a utilizaram. Após uma média de acompanhamento de 7 anos, a taxa de recorrência local foi baixa no grupo da observação, porém ainda menor no grupo da irradiação (6,7% no grupo da observação contra 0,9% no grupo da RT, $p < 0,001$).

Os principais ensaios clínicos randomizados que estabeleceram a eficácia do hipofracionamento (maior dose por dia em menor número de dia/frações de tratamento) excluíram mulheres com CDis. Estudos subsequentes, não randomizados, sobre o hipofracionamento da mama indicaram que o risco de recorrência local entre mulheres tratadas com regimes hipofracionados para CDis, após cirurgia conservadora, foi semelhante ao de regimes radioterapêuticos convencionais.

O uso do *boost* (reforço de dose de radiação no leito tumoral) é controverso. A prática é extrapolada a partir de resultados de grandes estudos randomizados para tumores invasivos. Não há estudos prospectivos sobre o papel do *boost* no CDis.

Resumo

- A radioterapia adjuvante é sempre indicada no CDis submetido a cirurgia conservadora.
- O tratamento convencional consiste na dose de 50Gy em 25 frações.
- O hipofracionamento pode ser considerado uma alternativa ao fracionamento convencional.
- O uso do *boost* é controverso.
- A opção pela RT adjuvante em pacientes de baixo risco deve ser individualizada.

Carcinoma invasor

Grandes estudos randomizados mostraram que a RT (adjuvante) após tratamento cirúrgico conservador da mama, em casos de carcinoma invasor em estádios iniciais (I e II), equivale à mastectomia total quanto à sobrevida global.

O estudo NSABP B06 randomizou 1.851 pacientes portadoras de carcinoma invasor de mama, nos estádios I e II, para mastectomia total, nodulectomia isolada ou nodulectomia seguida de RT adjuvante na dose de 50Gy em 25 frações. O acompanhamento de 20 anos mostrou que não houve diferença na sobrevida global, na sobrevida livre de doença ou em doença a distância entre os grupos.

A metanálise de Oxford avaliou 10.801 mulheres oriundas de 17 estudos randomizados sobre RT *versus* observação após cirurgia conservadora da mama. Em 10 anos, a redução do risco de primeira recorrência foi de 15,7% no grupo da RT (19,3% no grupo da RT x 35% no grupo submetido a cirurgia isoladamente). Em 15 anos, a mortalidade câncer-específica foi reduzida em 3,8% (21,4% x 25,4%) com o uso da RT. As pacientes com doença pN0 apresentaram 15,4% e 3,3% de redução absoluta na recorrência e na mortalidade por câncer de mama, respectivamente, e as com doença pN+, 21,2% e 8,5%, respectivamente. Para todos os grupos de risco, a RT reduziu pela metade o risco de recorrência e em um sexto o de morte por câncer de mama. Para cada quatro mulheres nas quais a recorrência local foi prevenida, uma foi salva (proporção de 4:1).

Quatro estudos randomizados com no mínimo 10 anos de acompanhamento mostraram resultados semelhantes com o hipofracionamento (maior dose por dia no menor número de dia/frações de tratamento) com melhor perfil de efeitos adversos. As diretrizes da American Society for Radiation Oncology (ASTRO) estabelecem como candidatas ao hipofracionamento as pacientes que preenchem os seguintes critérios (critérios incluídos nas metodologias dos estudos randomizados): (1) idade ≥50 anos; (2) pT1-2N0 tratadas com cirurgia conservadora; (3) não submetidas à quimioterapia; (4) boa homogeneidade do plano de tratamento.

O *boost* (reforço de dose de radiação no leito tumoral), com dose de 10 a 16Gy, deve ser considerado para todas as pacientes e indicado para aquelas com alto risco de recorrência local (idade <50 anos, invasão angiolinfática positiva e margens exíguas). Dois grandes estudos randomizados relataram aumento da taxa de controle local com o uso de um *boost* com dose de 10 a 16Gy após irradiação total da mama com dose de 45 a 50Gy.

Estudos recentes sugerem que pacientes de idade avançada (≥60 a 70 anos), com tumores T1N0, receptoras hormonais positivas, têm taxa de recorrência local aceitavelmente baixa com cirurgia e hormonoterapia, embora o risco de recorrência local seja ainda menor com o uso da RT. Os dados indicam que o risco é muito baixo apenas para as pacientes com mais de 70 anos e com tumores muito pequenos (<1cm).

Resumo

- A RT adjuvante está sempre indicada em casos de carcinoma invasor submetidos à cirurgia conservadora.

- O tratamento convencional consiste na dose de 50Gy em 25 frações.
- O hipofracionamento pode ser considerado com segurança nas pacientes selecionadas (idade ≥50 anos, pT1-2N0, tratadas com cirurgia conservadora, não submetidas à quimioterapia e com boa homogeneidade do plano de tratamento).
- O uso do *boost* é recomendado para todas as pacientes.
- O tratamento radioterapêutico adjuvante deve ser individualizado em pacientes idosas com tumores pequenos.

Mastectomia radical

Estudos prévios relataram que a RT após mastectomia, sem uso de quimioterapia, aumenta o controle local sem alterar a sobrevida global.

Estudos mais modernos, em pacientes submetidas à mastectomia radical e à QT/hormonoterapia, mostraram que a irradiação aumenta o controle local e a sobrevida global.

Na metanálise do *Early Breast Cancer Trialists' Collaborative Group* (EBCTCG) foram avaliados 78 estudos randomizados com 42 mil mulheres. Após mastectomia com esvaziamento axilar, em pacientes N+, a RT adjuvante reduziu a recorrência local de 26% para 7% em 5 anos e melhorou a mortalidade por câncer de mama de 54,7% para 60,1% em 15 anos (ambos os dados significativos). Após mastectomia com esvaziamento axilar, em pacientes N–, a RT adjuvante reduziu a recorrência local de 6% para 2% em 5 anos, mas aumentou em 3,6% a mortalidade por câncer de mama em 15 anos. Pacientes com um a três linfonodos comprometidos evidenciam benefício da RT semelhante ao daquelas com quatro ou mais linfonodos positivos.

A diretriz da *National Comprehensive Cancer Network* (NCCN) de 2016 recomenda RT adjuvante após mastectomia para pacientes (categoria 1) com: (1) ≥4 linfonodos comprometidos, (2) tumores >5cm, ou (3) margens cirúrgicas comprometidas, e recomenda ainda que a de RT adjuvante seja fortemente recomendada para pacientes com um a três linfonodos comprometidos.

Tradicionalmente, as pacientes com T3N0, sem outros fatores de risco, têm sido tratadas com RT adjuvante abrangente. Dois estudos retrospectivos recentes demonstraram que as taxas de falha local são baixas para pacientes T3N0 após mastectomia isolada com uso de QT adjuvante, questionando o papel da RT adjuvante.

Resumo

- A RT adjuvante é sempre indicada em casos de carcinoma invasor submetidos à mastectomia radical se: (1) ≥4 linfonodos comprometidos; (2) tumores >5cm; (3) margens cirúrgicas comprometidas.
- Pacientes com um a três linfonodos positivos devem receber RT adjuvante após mastectomia radical.
- O tratamento convencional consiste na dose de 50Gy em 25 frações e engloba irradiação do plastrão mamário e drenagens linfonodais.
- O tratamento radioterapêutico adjuvante após mastectomia radical em pacientes T3N0, sem outros fatores de risco, deve ser individualizado.

Efeitos colaterais do tratamento radioterapêutico

As reações agudas mais comuns (até 3 meses após a irradiação) estão relacionadas com a pele, como hiperemia, descamação, escurecimento e hipersensibilidade. As reações gerais, como náuseas, adinamia e hiporexia, são infrequentes.

As reações crônicas costumam ocorrer 3 meses após a irradiação e dependem de vários fatores, como anatomia da paciente, técnica de tratamento empregada, irradiação de drenagens, terapias complementares (QT) e sensibilidade individual da paciente. Entre as reações, podem ser citadas as alterações crônicas da pele, como telangiectasias, escurecimento, fibrose e retração, linfedema, pneumonia actínica e o risco aumentado para segunda neoplasia (Figura 57.5).

RADIOTERAPIA NAS NEOPLASIAS DO COLO DO ÚTERO

A neoplasia do colo do útero é a neoplasia genital feminina mais frequente em países subdesenvolvidos. Estimativas indicam que mais de 90% das neoplasias de colo uterino estão relacionadas com a presença do HPV contraído por relação sexual, as quais podem se desenvolver 10 a 20 anos após a exposição inicial ao HPV. Fatores sociais relacionados com esse tipo de câncer incluem aqueles associados à infecção pelo HPV, como idade precoce da primeira relação sexual, história de múltiplos parceiros sexuais, grande número de gestações e história de doenças sexualmente transmissíveis, incluindo gonorreia, clamídia, herpesvírus e HIV.

A terapêutica deve levar em consideração o estadiamento, a idade, as condições clínicas da paciente e seu desejo com relação ao planejamento familiar e à preservação da fertilidade, além dos recursos locais disponíveis.

Desde o início do século XX a RT tem sido usada no manejo curativo dessa modalidade de câncer, em uma combinação de RT externa e braquiterapia, resultando em taxas de sobrevida mais altas. Vários métodos têm sido desenvolvidos para auxiliar a conformação da dose e a proteção de órgãos normais (Figura 57.6).

A incorporação da braquiterapia após RT externa surgiu do conhecimento de que a probabilidade de controle tumoral está relacionada com a dose de radiação e o volume tumoral. Evidências confirmam que a braquiterapia para escalonamento de dose, depois da RT externa, aumenta significativamente a sobrevida geral. Desse modo, a braquiterapia é parte integrante do tratamento primário das neoplasias do colo uterino localmente avançadas (estádios IB2 a IVA), podendo ser usada isoladamente como tratamento primário em casos selecionados em estádios precoces (*in situ* e estádio IA). A braquiterapia de alta taxa de dose (BADT) está incorporada à rotina assistencial, apresentando resultados similares aos obtidos com baixa taxa de dose, mas com vantagens operacionais quanto à proteção radiológica (Figura 57.7).

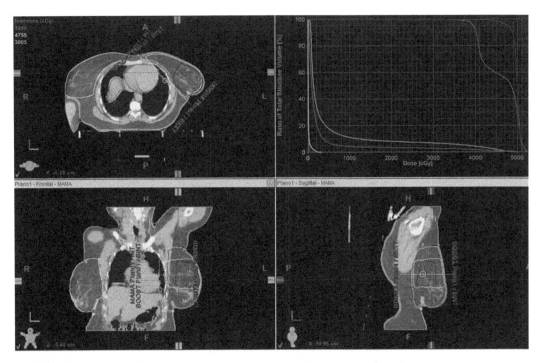

Figura 57.5 Planejamento conformado 3D de câncer de mama.

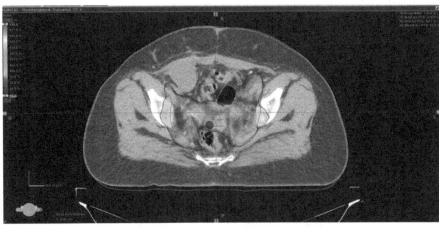

Figura 57.6 Planejamento de IMRT.

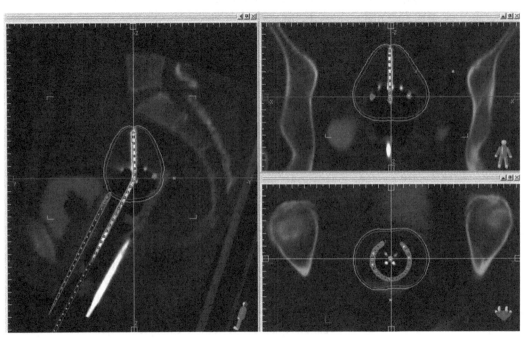

Figura 57.7 Planejamento de braquiterapia para neoplasia de colo uterino.

Tratamentos recomendados

Doença inicial

- **Estádio IA:** o tratamento é primordialmente cirúrgico, porém a braquiterapia isolada pode ser indicada em caso de contraindicações clínicas ou recusa da paciente, com controle tumoral de 100%.
- **Estádio IB1:** o tratamento cirúrgico é o de escolha; RT pélvica e braquiterapia podem ser uma opção.
- **Estádios IB2 e IIA:** o tratamento cirúrgico é factível, mas deve ser sempre levada em consideração a necessidade de tratamento adjuvante (veja RT pós-operatória). Dessa maneira, para evitar a morbidade decorrente da combinação de dois tipos de tratamento, considera-se frequentemente a opção pela RT pélvica e braquiterapia, concomitantemente à QT, que apresenta taxas semelhantes de controle local e sobrevida.

Doença avançada

- **Estádios IIB a IIA:** a RT associada à QT é o tratamento padrão em caso de doença localmente avançada (nível de evidência 1).

Estudos de fase III comprovaram os benefícios da associação de RT à QT (com base em derivados da platina) tanto para o tratamento da doença primária como para o tratamento adjuvante da doença com alto risco de recorrência. Treze estudos prospectivos e randomizados compararam a associação de RT e QT *versus* RT isolada, evidenciando aumento absoluto de 6% nas taxas de sobrevida em 5 anos (*hazard ratio* [HR] = 0,81; $p < 0,001$). A QT também reduziu as taxas de recorrência local e a distância, bem como as de sobrevida livre de doença.

- **Estádio IVB:** QT paliativa e RT paliativa.

Radioterapia pós-operatória

- **Fatores de alto risco:** linfonodos comprometidos, margens exíguas ou comprometidas, paramétrios comprometidos.
- **Fatores de risco intermediário:** tumores >4cm, histologia desfavorável (células claras, alto grau), invasão estromal profunda, presença de invasão vascular linfática.

É fundamental que o tempo total de RT seja mantido abaixo de 8 semanas, uma vez que um tempo maior acarreta pior controle local e da sobrevida.

Técnicas de radioterapia

Radioterapia externa

- **Região tratada:** tratamento de toda a pelve. Entre as estruturas tratadas estão o útero e o colo (ou leito tumoral no pós-operatório), a vagina, os tecidos parametriais e linfonodos pélvicos, incluindo ilíacos comuns, externos e internos. Os inguinais ou paraórticos só são tratados quando comprometidos.
- **Planejamento:** sistema 2D, 3D (conformado) ou IMRT. O 3D oferece melhor cobertura da região-alvo, mas sem diminuição das doses em órgãos de risco, em comparação com o 2D. IMRT oferece a possibilidade de redução da dose em órgãos de risco, porém sem melhora no controle local ou na sobrevida.
- **Dose:** 45 a 50,4Gy em frações de 1,8 a 2Gy/dia. Linfonodos paraórticos, se tratados, devem receber 45Gy. Considerar *boost* até 60Gy em caso de doença persistente ou doença volumosa em paramétrios e linfonodos.

A complementação parametrial é discutível.

Braquiterapia

Iniciada após RT externa quando do uso de QT ou durante RT externa na ausência de QT, a braquiterapia pode ser realizada com ou sem anestesia e sedação, a depender da experiência do serviço. O importante é a obtenção de distribuição geometricamente adequada dos aplicadores com proteção do reto e da bexiga.

Preferencialmente é utilizada a técnica intracavitária com aplicadores de Fletcher (sonda uterina e colpostatos) ou em anel. A extensão tumoral à vagina exige a utilização de cilindros. A braquiterapia de fundo vaginal utiliza cilindros ou colpostatos. O material radioativo é introduzido através de cateteres.

- **Dose:** 4 × 7Gy ou 5 × 6Gy, dependendo do serviço, no tratamento com útero presente, e 3 × 7Gy a 4 × 6Gy em fundo vaginal.

Complicações

A incidência de complicações maiores com o tratamento radioterapêutico dos estádios I e IIA do colo do útero varia de 3% a 5% e a dos estádios IIB e III, de 10% a 15%. As complicações incluem proctite, cistite, estenose vaginal, fístulas, obstrução intestinal e estreitamento ureteral, entre outras.

Resumo

- A RT externa e a braquiterapia são elementos importantes no tratamento da neoplasia do colo do útero.
- A escolha do tratamento depende do estadiamento, das condições clínicas da paciente, da escolha da paciente, considerando seu planejamento familiar, e dos recursos disponíveis.
- O tratamento em estádios precoces geralmente é cirúrgico e em estádios avançados, RT com QT.
- Em estádios precoces, braquiterapia isolada, RT externa em combinação com braquiterapia +/− QT podem ser opções.
- A QT associada à RT é obrigatória nos estádios avançados, sempre que factível, uma vez que foi comprovado o aumento da sobrevida geral com a terapia com derivados da platina.
- A RT pós-operatória está indicada nas situações em que a peça cirúrgica detecta fatores de risco.
- A escolha da técnica e da dose de RT depende da indicação clínica, dos recursos disponíveis, da experiência do serviço e do profissional responsável.

RADIOTERAPIA NAS NEOPLASIAS DO ENDOMÉTRIO

As neoplasias de endométrio constituem as neoplasias ginecológicas mais comuns em países desenvolvidos. Não existe fator de risco ou fatores etiológicos estabelecidos para o surgimento desse tipo de câncer. Alguns fatores de risco podem aumentar a chance de câncer do corpo do útero: idade >50 anos, reposição hormonal, uso de tamoxifeno, infertilidade (anovulação crônica) obesidade, hipertensão arterial sistêmica, *diabetes mellitus*, puberdade precoce, menopausa tardia, nuliparidade, hiperplasia ou pólipo endometrial prévios.

A cirurgia, considerada o tratamento primário, consiste no mínimo em histerectomia abdominal e salpingooforectomia bilateral, as quais podem ser complementadas com lavado peritoneal e linfadenectomia pélvica e paraórtica, promovendo maior avaliação da doença, sem, contudo, interferir na sobrevida global.

As pacientes com contraindicação absoluta à cirurgia podem ser tratadas exclusivamente com RT com boas taxas de sobrevida global e sobrevida livre de doença. A RT também pode ser usada em caso de recidiva da doença.

Nas neoplasias de endométrio, a RT adjuvante contribui para o controle local da doença, mas sem benefícios na sobrevida. A indicação do tratamento radioterapêutico adjuvante depende do estadiamento da doença, do tipo histológico e dos fatores de risco observados.

Entretanto, diferentemente do câncer do colo do útero, cujos dados da maioria dos estudos randomizados apontam para uma mesma direção – RT e QT em vez de RT isolada – os dados sobre o câncer de endométrio são menos conclusivos. Assim, é importante que o rádio-oncologista esteja familiarizado com a metodologia desses estudos de modo que as objeções ao uso de qualquer forma de RT adjuvante sejam confrontadas com fatos.

Tratamentos recomendados

Estádio I

- **Grupo de baixo risco:** pacientes com invasão de menos da metade do miométrio (estádio IA) e com grau de diferenciação I ou II. O risco de recorrência é muito pequeno. Straughn e cols. não relataram nenhuma recorrência vaginal em 103 pacientes tratadas somente com cirurgia. A positividade nodal pélvica foi ≤3%. A taxa de progressão livre de doença em 5 anos foi de 95% a 98%. A RT adjuvante provavelmente não traria benefício adicional, e por isso não é indicada.
- **Grupo de risco intermediário:** pacientes com invasão de menos da metade do miométrio (estádio IA), grau histológico III e pacientes com invasão de mais da metade do miométrio (estádio IB), grau histológico I e II. Adjuvância: braquiterapia em fundo vaginal (FV). Avaliar RT pélvica considerando a não realização de linfadenectomia pélvica e a presença de fatores de risco.
- **Grupo de alto risco:** pacientes com invasão de mais da metade do miométrio (estádio IB), grau histológico III/histologias desfavoráveis. Risco de recorrência: 20% a 25%. RT pélvica e braquiterapia em FV.

Estádio II

RT pélvica e braquiterapia devem ser oferecidas a todas as pacientes do estádio II, uma vez que a incidência de recidiva nodal é elevada (entre 25% e 50%).

Estádio III

RT pélvica é sempre indicada, geralmente após QT.

Estádio IV

Tratamento paliativo. RT está indicada somente no intuito de melhorar os sintomas, como dor intratável e sangramento.

Pacientes inoperáveis

As pacientes consideradas inoperáveis em virtude do alto risco cirúrgico podem ser tratadas exclusivamente com RT.

Os estudos têm mostrado pior resultado em pacientes tratadas exclusivamente com RT, porém a avaliação desses resultados é difícil, uma vez que as pacientes consideradas para irradiação primária já apresentam inicialmente pior prognóstico em razão das morbidades que tornaram proibitivo o procedimento cirúrgico.

Uma revisão realizada por Kupelian e cols. avaliou 152 pacientes com câncer de endométrio inoperável e tratadas somente com RT, sendo relatada sobrevida específica de 85% em 5 anos para os estádios I e II e taxa de recidiva local de 14% com a utilização de braquiterapia com ou sem RT externa.

Recorrência local

A RT pode ser curativa em uma parcela das pacientes com recidivas vaginais que não receberam RT prévia. A taxa de controle local em 5 anos varia de 42% a 65%, e a taxa de sobrevida geral em 5 anos, de 31% a 53%.

Técnicas de radioterapia

Braquiterapia

O objetivo da braquiterapia é distribuir a maior dose de radiação possível à mucosa vaginal, ao mesmo tempo protegendo estruturas normais ao redor, como bexiga e reto. O método de distribuição de dose intravaginal preferido é a braquiterapia de alta taxa de dose com fontes de irídio (^{192}Ir). Geralmente é utilizado um cilindro como aplicador (Figura 57.8).

O regime de dose varia de três frações de 7Gy a quatro de 6Gy, calculadas na superfície ou a 0,5cm do cilindro, podendo variar de acordo com o tamanho do cilindro e a realização ou não de teleterapia, entre outros fatores. A extensão do tratamento do canal depende de fatores clínicos e do estadiamento, sempre a critério do rádio-oncologista experiente na área.

Radioterapia externa

O volume-alvo consiste nos linfonodos pélvicos, incluindo obturadores, ilíacos internos, externos e comuns inferiores e os dois terços proximais da vagina. Os linfonodos pré-sacrais só são incluídos se as pacientes apresentarem envolvimento cervical grosseiro. O arranjo da RT convencional consiste na

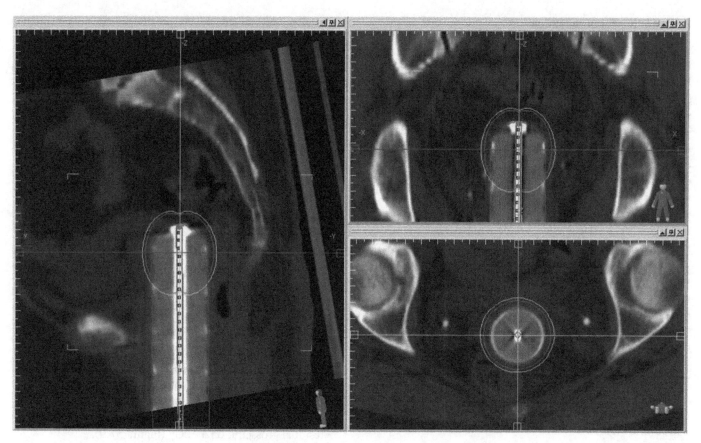

Figura 57.8 Planejamento de braquiterapia em fundo vaginal.

técnica de quatro campos (técnica *pelvic-box*) para reduzir a dose em intestinos, reto e bexiga.

A dose geralmente é de 25 × 180cGy (45Gy).

Complicações

As complicações são semelhantes às do tratamento do colo do útero, uma vez que praticamente a mesma região é irradiada.

Resumo

- O tratamento primordial da neoplasia do corpo do útero é a cirurgia.
- A RT externa e a braquiterapia são componentes importantes no tratamento adjuvante do câncer de endométrio, aumentando as taxas de controle local.
- A RT exclusiva pode ser considerada em pacientes inoperáveis.
- A indicação de adjuvância leva em consideração o estadiamento cirúrgico e o tipo histológico.

RADIOTERAPIA NAS NEOPLASIAS DA VULVA

O câncer vulvar é uma neoplasia rara, representando 3% a 5% de todas as malignidades ginecológicas. Dois mecanismos primários estão envolvidos na carcinogênese da doença: HPV e distrofia vulvar. Como o HPV é associado a outras neoplasias do trato anogenital (câncer do colo do útero, câncer do canal anal), os fatores de risco são similares: diagnóstico prévio de verrugas genitais, múltiplos parceiros sexuais, história de tabagismo, Papanicolau prévio alterado e imunidade baixa.

O tratamento do câncer vulvar é desafiador por inúmeros fatores, entre os quais: pacientes com idade mais avançada; mais comorbidades; o tumor pode envolver facilmente órgãos adjacentes como bexiga e reto; a frequência de envolvimento nodal é alta; e o impacto psicossexual do tratamento nas pacientes é elevado.

O manejo do carcinoma vulvar sofreu várias mudanças significativas nas últimas décadas. O aprimoramento da técnica cirúrgica tornou o procedimento mais tolerável, assim como surgiram avanços significativos na RT para a neoplasia de vulva. Os recursos disponíveis atualmente tornaram possível a distribuição de radiação para regiões vulvar e inguinal com menor morbidade aguda e crônica. Com unidades com feixes de alta energia, campos bem colimados, colimadores *multileafs*, elétrons de diferentes energias e IMRT, a RT é oferecida ao tumor primário e aos linfonodos considerando precisamente as diferenças nos contornos, a profundidade dos tecidos e a extensão da doença.

Talvez o avanço mais significativo no manejo das neoplasias de vulva seja representado pelo uso de mais de uma modalidade de tratamento, concomitante ou sequencialmente. Quimioterapia, radioterapia e cirurgia em sequência ou concomitantes diminuem o impacto de uma modalidade isoladamente e podem promover a preservação funcional de órgãos com controle local e sobrevida comparáveis ou melhores.

Tratamentos recomendados

Radioterapia definitiva

O tratamento recomendado para lesões iniciais é cirúrgico. Entretanto, nas pacientes com lesões centrais pequenas pode ser considerada a RT definitiva, principalmente quando as lesões estão próximas à uretra, ao clitóris e ao ânus.

Poucas séries foram publicadas sobre o uso de RT exclusiva, as quais incluem pacientes com doença recorrente após cirurgia e pacientes com contraindicação cirúrgica. As taxas de sobrevida geral são muito baixas, em torno de 25% em 5 anos, assim como as de controle local (40% em 5 anos).

Na maior parte das vezes a RT é usada em combinação com cirurgia e/ou QT e seu objetivo varia com o alvo: regiões com disseminação linfática ou tumor primário no períneo. Por exemplo, em pacientes com linfonodos irressecáveis, mas com tumor primário menos avançado, o controle local completo do tumor primário pode ser atingido com a combinação de QT e RT, eliminando e necessidade de cirurgia para o primário e tornando os linfonodos acessíveis à cirurgia. RT com QT concomitantemente também pode ser utilizada como tratamento definitivo. A RT pode desempenhar papel importante na paliação.

Radioterapia pré-operatória com quimioterapia concomitantemente

Como o tratamento do câncer vulvar evoluiu com o objetivo de minimizar as sequelas da cirurgia radical e maximizar os resultados funcionais, as terapias multimodais se tornaram o tratamento padrão, particularmente para as pacientes com estádios avançados da doença. Depois de RT-QT concomitantes inicialmente, é avaliada a resposta do tumor primário e dos linfonodos. Se há regressão completa da doença no local do tumor primário, uma das opções consiste em realizar biópsia do primário, seguindo-se ressecção em caso de resposta completa. Em geral, recomenda-se dissecção linfonodal, independentemente da resposta completa ou não, pois há sempre doença residual nos linfonodos. Enquanto a recorrência local do primário após cirurgia ou RT-QT é potencialmente alcançada, recorrências nodais não são resgatáveis.

Terapia definitiva com quimioirradiação

A quimioirradiação é usada nos casos de tumores avançados considerados irressecáveis e em pacientes clinicamente inoperáveis. Pode ser usada quando o tumor não se torna operável no curso de RT-QT com objetivo pré-operatório ou como opção para o tratamento cirúrgico. Nessas pacientes, a QT deve ser realizada continuamente durante o curso do tratamento para radiossensibilizar o tumor e possivelmente erradicar doença subclínica fora do campo de tratamento.

Radioterapia pós-operatória

A RT pós-operatória pode ser usada quando é realizada cirurgia limitada (para preservação de órgãos) ou quando a peça cirúrgica apresenta fatores adversos que podem aumentar o risco de recorrência. A recorrência local é a principal causa de falência em todas as pacientes, independentemente do estadiamento.

São considerados fatores adversos: margens positivas ou exíguas (<8mm), invasão linfovascular e invasão >5mm de profundidade.

Pacientes com mais de um linfonodo positivo, extensão extracapsular ou doença residual grosseira devem receber RT para linfonodos da pelve. Quando as margens estão livres e não há indicação patológica para o tratamento da vulva, pode ser usado um bloco colimando o meio para evitar a reação e a sequela do tratamento em área vulvar, apesar de essa prática aumentar a probabilidade de recorrência local.

Técnicas de radioterapia

- **Alvo:** engloba a vulva e os linfonodos inguinais e pélvicos inferiores. Convém evitar o uso de bloco colimador para poupar o períneo e a vagina, o que pode aumentar o risco de recorrência local. A pelve deve ser incluída nos campos, pois pacientes com inguinais positivos têm incidência de envolvimento linfonodal pélvico de 28%. A IMRT costuma ser usada para o tratamento da pelve e dos linfonodos inguinais.
- **Dose:** pré-operatória: 45 a 55Gy; RT definitiva: 60 a 70Gy; RT pós-operatória: 50Gy em leito tumoral; em caso de extensão extracapsular em linfonodos: 50 a 60Gy; doença residual grosseira: 65 a 70Gy (Figura 57.9).

Complicações

A morbidade aguda mais significativa da RT é a radiodermite de vulva, períneo e inguinais. Toxicidade hematológica também é comum.

As complicações tardias incluem telangiectasias, atrofia da pele, ressecamento da mucosa da vagina e estreitamento do introito vaginal.

Resumo

- O manejo do carcinoma vulvar sofreu várias mudanças importantes, sendo a mais significativa a multimodalidade terapêutica, o que diminuiu o impacto de uma modalidade isoladamente e tornou possível alcançar a preservação funcional de órgãos com controle local e sobrevida comparáveis ou melhores.
- A RT, a cirurgia e a QT são elementos essenciais na abordagem da neoplasia de vulva.

RADIOTERAPIA NAS NEOPLASIAS DA VAGINA

O câncer primário de vagina é uma doença rara, constituindo 1% a 2% de todas as malignidades ginecológicas. A maioria das lesões malignas da vagina representa a manifestação de metástases de outras neoplasias ginecológicas ou envolve a extensão direta de sítios adjacentes, havendo na maioria dos casos uma relação causal com o HPV. Outras causas incluem exposição intrauterina ao dietilestilbestrol (associada ao surgimento de adenocarcinoma de células claras da vagina) e verrugas genitais prévias, entre outras.

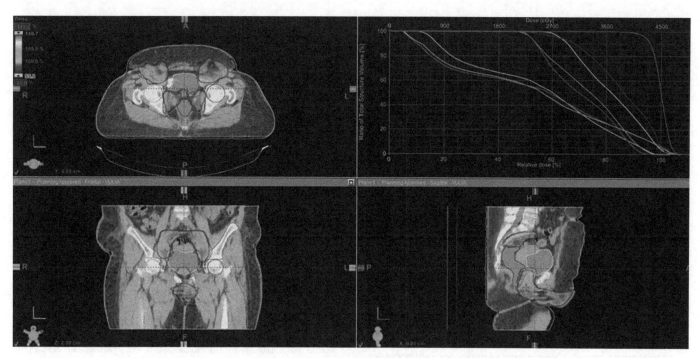

Figura 57.9 Planejamento de IMRT em caso de neoplasia vulvar com inclusão de inguinais.

As condutas terapêuticas adotadas em casos de câncer de vagina são variadas e, apesar de ser a principal forma de tratamento, a RT é subutilizada em nosso meio.

A cirurgia é factível em grande número de casos, mas na maioria das vezes não é indicada em virtude da morbidade importante. A RT possibilita a preservação da função do órgão na maioria dos casos.

A sobrevida em 5 anos das pacientes tratadas com RT isoladamente é similar à de pacientes com estádio semelhante de neoplasia do colo do útero: 100% no estádio 0, 85% no estádio I e 75% no estádio II. Apenas 30% a 50% das pacientes no estádio III serão curadas. A sobrevida no estádio IV supera os 20%, e a sobrevida a longo prazo não é observada.

Tratamento

- **Estádio 0 (neoplasia intraepitelial):** as pacientes podem ser tratadas com excisão local, vaginectomia parcial ou total, ablação por *laser* ou 5-fluorouracil tópico. A braquiterapia pode ser utilizada isoladamente com excelentes resultados, porém com morbidade maior a longo prazo.
- **Estádio I:** a braquiterapia é uma ótima opção terapêutica, sendo a intracavitária geralmente usada para tumores com < 5mm de invasão de profundidade. Tumores maiores podem ser mais bem cobertos por meio da braquiterapia intersticial. A teleterapia deve ser associada à braquiterapia em tumores que apresentam fatores de risco como lesões de alto grau histológico e tumores >2cm de extensão ou >0,5cm de profundidade.
- **Estádio II:** RT externa e braquiterapia, uma vez que o risco de envolvimento linfonodal é elevado.
- **Estádios III e IV:** RT externa e braquiterapia como *boost* em tumor residual.
- **Cirurgia radical:** geralmente reservada para recorrências pélvicas isoladas depois de RT e possivelmente para pacientes com fístulas.
- **Paliação:** RT paliativa pode ser utilizada para alívio dos sintomas.
- **Concomitância com QT:** RT tem mostrado resultados favoráveis em pequeno número de pacientes. Em virtude da raridade da doença, não foram realizados estudos randomizados que compararam quimioirradiação com RT isoladamente. Seu uso provém da extrapolação de dados originados de estudos de concomitância em neoplasias do colo do útero.

Técnicas de radioterapia

Radioterapia externa

- **Alvo:** canal vaginal, tecidos paravaginais e linfonodos pélvicos bilaterais e/ou inguinais (em caso de envolvimento do terço inferior da vagina). A técnica 3D e a IMRT têm preferência. A IMRT possibilita a redução de dose em órgãos normais, mas não há benefício em termos de sobrevida.
- **Dose:** 45 a 50,4Gy na pelve; *boost* parametrial em casos selecionados: até 50 a 65Gy; irradiação nodal eletiva: 45 a 50Gy; doença nodal grosseira: 60 a 65Gy.

Braquiterapia

- Técnica intracavitária para tumores com <5mm de invasão de profundidade. Tumores com invasão maior podem ser mais bem cobertos por meio de braquiterapia intersticial.
- **Dose:** de maneira isolada, 60 a 70Gy; após RT externa para complementação até dose cumulativa de 75 a 80Gy.

Complicações

As principais complicações incluem estenose e/ou encurtamento de vagina, proctite, cistite e fístulas, entre outras.

Resumo

- A neoplasia primária da vagina é patologia rara, sendo a maior parte dos tumores de canal vaginal proveniente de outros sítios ginecológicos (metastáticos).
- O tratamento principal é a RT, a qual, porém, é subutilizada.
- O tratamento se baseia em braquiterapia isoladamente (intracavitária ou intersticial) ou na combinação com RT externa.
- A utilização concomitante de QT se baseia na extrapolação de dados sobre o câncer do colo do útero.

Leitura complementar

Alektiar KM. Endometrial cancer. In: Perez CA, Brady LW (eds.) Principles and practice of radiation oncology. 6. ed. Philadelphia: Lippincott, 2014:1426-46.

Bartelink H, Horiot JC, Poortmans PM et al. Impact of a higher radiation dose on local control and survival in breast-conserving therapy of early breast cancer: 10-year results of the randomized boost versus no boost EORTC 22881-10882 trial. J Clin Oncol 2007; 25(22):3259-65.

Bermudez RS, Huang K, Hsu I. Cervical cancer. In: Hansen EK, Roach M (eds.) Handbook of evidence-based radiation oncology. 2. ed. Springer, 2010:499-512.

Bese NS, Hendry J, Jreremic B. Effects of prolongation of overall treatment time due to unplanned interruptions during radiotherapy of diffrent tumor sites and practical methos for compensation. Int J Radiat Oncol Biol Phys 2007 Jul 1; 68(3):654-61.

Bijker N, Meijnen P, Peterse JL et al. Breast-conserving treatment with or without radiotherapy in ductal carcinoma-in-situ: ten-year results of European Organisation for Research and Treatment of Cancer randomized phase III trial 10853 – a study by the EORTC Breast Cancer Cooperative Group and EORTC Radiotherapy Group. J Clin Oncol 2006; 24(21):3381-7.

Chino JP, Havrilesky LJ, Montana GS. Carcinoma of the vulva. In: Perez CA, Brady LW (eds.) Principles and practice of radiation oncology. 6. ed. Philadelphia: Lippincott, 2014:1502-15.

Clarke M, Collins R, Darby S et al. Effects of radiotherapy and of differences in the extent of surgery for early breast cancer on local recurrence and 15-year survival: an overview of the randomised trials. Lancet 2005; 366(9503):2087-106.

Clifford Chao KS, Mohan R, Marinetti TD, Dong L. Intensity-modulated radiation treatment techniques and clinical applications. In: Perez CA, Brady LW (eds.) Principles and practice of radiation oncology. 6. ed. Philadelphia: Lippincott, 2014:221-46.

Creasman WT, Rutledge FN. Carcinoma in situ of the cervix. Obstet Gynecol 1982; 60:378-84.

Cuzick J, Stewart H, Peto R et al. Overview of randomized trials comparing radical mastectomy without radiotherapy against simple mastectomy with radiotherapy in breast cancer. Cancer Treat Rep 1987; 71(1):7-14.

Darby S, McGale P, Correa C et al. Effect of radiotherapy after breast-conserving surgery on 10-year recurrence and 15-year breast cancer death: meta-analysis of individual patient data for 10,801 women in 17 randomised trials. Lancet 2011; 378(9804): 1707-16.

Donker M, Litière S, Werutsky G et al. Breast-conserving treatment with or without radiotherapy in ductal carcinoma In Situ: 15-year recurrence rates and outcome after a recurrence, from the EORTC 10853 randomized phase III trial. J Clin Oncol 2013; 31(32):4054-9.

Eng TY, Boersma MK, Fuller CD et al. The role of radiation therapy in benign diseases. Hematol Oncol Clin North Am 2006; 20(2):523-57.

Esteves SCB, Bonfim AMM. Endométrio. In: radioterapia baseada em evidências – Recomendações da Sociedade Brasileira de Radioterapia. 1. ed. SBRT, 2011:279-83.

Fisher B, Anderson S, Bryant J et al. Twenty-year follow-up of a randomized trial comparing total mastectomy, lumpectomy, and lumpectomy plus irradiation for the treatment of invasive breast cancer. N Engl J Med 2002; 347(16):1233-41.

Fisher B, Land S, Mamounas E, Dignam J, Fisher ER, Wolmark N. Prevention of invasive breast cancer in women with ductal carcinoma in situ: an update of the National Surgical Adjuvant Breast and Bowel Project experience. Semin Oncol 2001; 28(4):400-18.

Flickinger JC, Niranjan A. Stereotactic radiosurgery and radiotherapy. In: Perez CA, Brady LW (eds.) Principles and practice of radiation oncology. 6. ed. Philadelphia: Lippincott, 2014:351-61.

Floyd SR, Buchholz TA, Haffty BG et al. Low local recurrence rate without postmastectomy radiation in node-negative breast cancer patients with tumors 5 cm and larger. Int J Radiat Oncol Biol Phys 2006; 66(2):358-64.

Fyles AW, McCready DR, Manchul LA et al. Tamoxifen with or without breast irradiation in women 50 years of age or older with early breast cancer. N Engl J Med 2004; 351(10):963-70.

Grazziotin RZ. Vulva. In: Radioterapia baseada em evidências – Recomendações da Sociedade Brasileira de Radioterapia. 1. ed. SBRT, 2011:261-5.

Hall EJ. Radiobiology for de radiologist. 6. ed. Philadelphia: JB Lippincott, 2006.

Halperin EC, Wazer De, Perez CA. The discipline of radiation oncology. In: Perez CA, Brady LW (eds.) Principles and practice of radiation oncology. 6. ed. Philadelphia: Lippincott, 2014; 2-60.

Haviland JS1, Owen JR, Dewar JA et al. The UK Standardisation of Breast Radiotherapy (START) trials of radiotherapy hypofractionation for treatmentof early breast cancer: 10-year follow-up results of two randomized controlled trials. Lancet Oncol 2013; 14(11):1086-94.

Holmberg L, Garmo H, Granstrand B et al. Absolute risk reductions for local recurrence after postoperative radiotherapy after sector resection for ductal carcinoma in situ of the breast. J Clin Oncol 2008; 26(8):1247-52.

Houghton J, George WD, Cuzick J, Duggan C et al. Radiotherapy and tamoxifen in women with completely excised ductal carcinoma in situ of the breast in the UK, Australia, and New Zealand: randomised controlled trial. Lancet 2003; 362(9378):95-102.

Hughes KS, Schnaper LA, Bellon JR et al. Lumpectomy plus tamoxifen with or without irradiation in women age 70 years or older with early breast cancer: long-term follow-up of CALGB 9343. J Clin Oncol 2013; 31(19):2382-7.

Hughes KS, Schnaper LA, Berry D, Cirrincione C et al. Lumpectomy plus tamoxifen with or without irradiation in women 70 years of age or older with early breast cancer. N Engl J Med 2004; 351(10):971-7.

Kang J, Viswanathan AK. Vaginal cancer. In: Perez CA, Brady LW (eds.) Principles and practice of radiation oncology. 6. ed. Philadelphia: Lippincott, 2014:1465-91.

Kinsella TJ. Intraoperative radiotherapy. In: Perez CA, Brady LW (eds.) Principles and practice of radiation oncology. 6. ed. Philadelphia: Lippincott, 2014:371-9.

Lalani N, Paszat L, Sutradhar R et al. Long-term outcomes of hypofractionation versus conventional radiation therapy after breast-conserving surgery for ductal carcinoma in situ of the breast. Int J Radiat Oncol Biol Phys 2014; 90(5):1017-24.

Lanciano RM, Pajac TF, Martz K et al. The influence of treatment time on outcome for squamous cell câncer of the uterine cervix treated with radation; a patterns-of-care-study. Int J Radiat Oncol Biol Phys 1993; 25(3):391-7.

Manual de condutas em ginecologia oncológica – Hospital AC Camargo, Departamento de Ginecologia. 1 ed. São Paulo: FAP, 2010.

McCormick B, Winter K, Hudis C et al. RTOG 9804: a prospective randomized trial for good-risk ductal carcinoma in situ comparing radiotherapy with observation. J Clin Oncol 2015; 33(7):709-15.

Mell LK, Song WY, Pawlicki T, Mundt AJ. Image-guided radiation therapy. In: Perez CA, Brady LW (eds.) Principles and practice of radiation oncology. 6. ed. Philadelphia: Lippincott, 2014:246-76.

National Comprehensive Cancer Network (NCCN Guidelines). Breast Cancer Version 2.2016. Fort Washington: National Comprehensive Cancer Network; 2016.

Novaes PERS. Colo uterino. In: Radioterapia baseada em evidências – Recomendações da Sociedade Brasileira de Radioterapia. 1. ed. SBRT, 2011:273-78

Overgaard M, Hansen PS, Overgaard J et al. Postoperative radiotherapy in high-risk premenopausal women with breast cancer who receive adjuvant chemotherapy. Danish Breast Cancer Cooperative Group 82b Trial. N Engl J Med 1997; 337(14):949-55.

Overgaard M, Jensen MB, Overgaard J. Postoperative radiotherapy in high-risk postmenopausal breast-cancer patients given adjuvant tamoxifen: Danish Breast Cancer Cooperative Group DBCG 82c randomised trial. Lancet 1999; 353(9165):1641-8.

Ragaz J, Olivotto IA, Spinelli JJ et al. Locoregional radiation therapy in patients with high-risk breast cancer receiving adjuvant chemotherapy: 20-year results of the British Columbia randomized trial. J Natl Cancer Inst 2005; 97(2):116-26.

Roberts KB, Chen Z, Seropian S. Total-body and hemibody irradiation. In: Perez CA, Brady LW (eds.) Principles and practice of radiation oncology. 6. ed. Philadelphia: Lippincott, 2014:339-51.

Romestaing P, Lehingue Y, Carrie C et al. Role of a 10-Gy boost in the conservative treatment of early breast cancer: results of a randomized clinical trial in Lyon, France. J Clin Oncol 19997; 15:963-8.

Russel AH, Zee AGJV. Vulvar and vaginal Carcinoma. In: Gunderson, LL, Tepper JE (eds.) Clinical radiation oncology. 3. ed. Philadelphia: Elsevier Saunders, 2012:1241-76.

Scaff LAM. Física da radioterapia: a base analógica de uma era digital. São Paulo: Editora Projeto Saber, 2010.

Smith BD, Bentzen SM, Correa CR et al. Fractionation for whole breast irradiation: an American Society for Radiation Oncology (ASTRO) evidence-based guideline. Int J Radiat Oncol Biol Phys 2011; 81(1):59-68.

Souhami L. Câncer de endométrio. In: Salvajoli JV, Souhami L, Faria SL (eds.) Radioterapia em oncologia. 2. ed. São Paulo: Atheneu, 2013:975-95.

Taghian AG, Jeong JH, Mamounas EP. Low locoregional recurrence rate among node-negative breast cancer patients with tumors 5 cm or larger treated by mastectomy, with or without adjuvant systemic therapy and without radiotherapy: results from five national surgical adjuvant breast and bowel project randomized clinical trials. J Clin Oncol 2006 Aug; 24(24):3927-32.

Viégas CM, Morais DCR, Araújo CMM. Câncer de vagina. In: Salvajoli JV, Souhami L, Faria SL (eds.) Radioterapia em oncologia. 2. ed. São Paulo: Atheneu, 2013:1011-26.

Webb S, Evans PM. Innovative techniques in radiation therapy: editorial, everview, and crystal ball gaze to the future. Semin Radiat Oncol 2006; 16(4):193-8.

Whelan TJ, Pignol JP, Levine MN et al. Long-term results of hypofractionated radiation therapy for breast cancer. N Engl J Med 2010; 362(6):513-20.

Williamson FJ, Li XA, Brenner DJ. Physics and biology of brachytherapy. In: Perez CA, Brady LW (eds.) Principles and practice of radiation oncology. 6. ed. Philadelphia: Lippincott, 2014:422-67.

Wiswanathan AK. Uterine cervix. In: Perez CA, Brady LW (eds.) Principles and practice of radiation oncology. 6. ed. Philadelphia: Lippincott, 2014:1355-425.

CAPÍTULO 58

Pré e Pós-operatório em Cirurgia Ginecológica

Maria Inês de Miranda Lima
Luiza de Miranda Lima

INTRODUÇÃO

A preparação adequada da paciente para a cirurgia e os cuidados pós-operatórios são extremamente importantes para o sucesso de uma cirurgia que, quando realizada de maneira adequada, cumpre duas funções importantes: a descoberta de morbidades que exigem avaliação adicional e a otimização da prevenção de complicações peri e pós-operatórias. A avaliação também melhora o uso dos recursos na sala de cirurgia.

A história clínica e o exame físico são elementos-chave na avaliação pré-operatória. Além disso, vários dados embasam a necessidade de exames laboratoriais e de imagem adequados ao tipo de procedimento e à paciente.

A adoção de diretrizes clínicas no manejo pré e pós-operatório pode reduzir significativamente o índice de complicações cirúrgicas, o tempo de permanência hospitalar e, consequentemente, os gastos diretos e indiretos com as pacientes.

ANAMNESE

No pré-operatório, o ginecologista deve colocar em prática sua habilidade clínica. Nesse sentido, impõe-se uma anamnese detalhada com ênfase na pesquisa de sinais e sintomas de moléstias crônicas, como diabetes, hipertensão, cardiopatias, endocrinopatias, colagenoses, nefropatias, hepatopatias, pneumopatias, hemopatias e distúrbios emocionais, cuja presença pode alterar ou agravar a resposta ao trauma cirúrgico-anestésico.

O uso de medicamentos deve ser investigado nos mínimos detalhes. Igualmente importante é conhecer os hábitos de vida da paciente, seu estado nutricional, história pregressa e situação socioeconômica e familiar. É imprescindível um diálogo sincero, durante o qual se consolida a relação empática entre o ginecologista e a paciente. Esse é o momento ideal para que sejam esclarecidas dúvidas sobre o tipo e a extensão da intervenção, o tipo de anestesia, a via de acesso, as consequências e os riscos. Convém entrar em detalhes, fornecendo informações claras e evitando o uso de termos técnicos incompreensíveis.

A paciente e seus familiares devem ser alertados sobre a possibilidade, durante a intervenção cirúrgica, de intercorrências capazes de exigir a alteração do planejamento inicial. É sempre prudente solicitar à paciente, ou a seu responsável legal, a assinatura de um termo de consentimento informado.

Os cuidados especiais que serão implementados desde o momento da indicação cirúrgica devem ser informados à paciente. Intervenções pélvicas maiores geralmente exigem internação prévia, reserva de sangue, hidratação, antibioticoterapia profilática e uso de anticoagulantes. No pré-operatório imediato, a paciente deve ser informada das medidas que serão implementadas no pós-operatório, como uso de sondas e drenos, exercícios respiratórios, tosse, mobilização ativa ou passiva, entre outras que se fizerem necessárias.

A história clínica e o exame físico são importantes para a avaliação das situações que possam se agravar no ato cirúrgico e/ou no pós-operatório. A identificação de doenças crônicas e dos hábitos e antecedentes cirúrgicos é de fundamental importância nessa condução.

É importante o conhecimento dos medicamentos em uso, a maioria dos quais não precisa ser interrompida, mas alguns devem ser ingeridos na manhã da cirurgia, como os anti-hipertensivos.

Em relação ao uso de anticoncepcionais orais, muitos estudos não recomendam sua descontinuação como rotina.

Devem ser suspensos os medicamentos que interferem com a coagulação, os hipotensores inibidores da monoaminoxidase (IMAO) e os antidiabéticos de longa duração. Os IMAO devem ser suspensos 2 a 3 semanas antes do procedimento e os hipoglicemiantes, 2 a 3 dias antes. Os anticoagulantes orais devem ser interrompidos 7 a 10 dias antes e substituídos por heparina não fracionada (HNF) ou de baixo peso molecular. Os anticoagulantes modernos, como a rivaroxabana (Xarelto®), devem ser suspensos pelo menos 24 horas antes do procedimento cirúrgico.

EXAMES LABORATORIAIS

Segundo Macpherson, os exames subsidiários pré-operatórios têm os seguintes objetivos:

- Detectar situações insuspeitadas e imodificáveis que possam alterar a avaliação do risco cirúrgico-anestésico.
- Detectar condições insuspeitadas nas quais a intervenção pode apresentar maior risco cirúrgico-anestésico.
- Obter parâmetros que sirvam de linha de base e que possam ser úteis em decisões no pós-operatório.

Quanto aos exames pré-operatórios de rotina, ou não seletivos, a discussão acerca das justificativas para que sejam ou não solicitados é pertinente, tendo em vista que, além da perda de tempo e da possibilidade de resultados falso-positivos, podem ser gastas vultosas somas de dinheiro com exames desnecessários. Nos EUA, estima-se que sejam gastos a cada ano mais de 30 bilhões de dólares com exames pré-operatórios, dos quais 60% desnecessariamente. Esses gastos põem em risco a viabilidade econômica dos sistemas públicos e privados de atenção à saúde.

Nos últimos anos, vários estudos fundamentados em análise estatística têm mostrado a inutilidade dos exames de rotina quando requisitados aleatoriamente. Entretanto, em algumas situações e nas urgências, ainda existem bons motivos para que sejam realizados. Os exames pré-operatórios devem ser solicitados sempre com base em critérios determinados pela avaliação clínica e em nenhuma hipótese devem antecedê-la ou substituí-la.

Segundo alguns autores que têm tentado normalizar os critérios para a solicitação de exames pré-operatórios, mesmo diante de um exame clínico sem alterações, a idade deve ser considerada. Análises atuais mostram que a partir dos 50 anos aumenta a incidência de doenças cardiovasculares na mulher, o que torna fundamental, a partir dessa idade, uma avaliação mais completa do aparelho cardiovascular, incluindo eletrocardiograma (ECG) de repouso ou dinâmico.

Dentro do mesmo raciocínio, pacientes com mais de 60 anos estariam mais propensas a apresentar alterações da função renal, justificando a avaliação também de seus níveis de ureia e creatinina. A partir dessa idade, a ocorrência de afecções respiratórias é também significativamente maior, motivo pelo qual a radiografia do tórax e, às vezes, os testes de função respiratória estão indicados. Nas mulheres em idade reprodutiva, a possibilidade de gravidez deve ser sempre investigada.

Outro aspecto pertinente às mulheres é a maior possibilidade de anemia por perdas sanguíneas excessivas e de infecção urinária devido à constituição anatômica do trato geniturinário. Essas particularidades justificam a tendência de avaliação rotineira do hemograma e do exame sumário de urina.

Independentemente da idade, as pacientes sabidamente pertencentes aos grupos de risco para doenças virais transmissíveis devem ter os marcadores testados no pré-operatório. A pesquisa compulsória do HIV tem sido motivo de controvérsia com a argumentação de que o resultado negativo nem sempre significa ausência de infecção e que, além disso, pode fazer com que a equipe cirúrgica negligencie os cuidados preventivos.

Outro argumento para justificar a necessidade dos exames subsidiários pré-operatórios de rotina é o crescente número de processos judiciais contra cirurgiões em geral e anestesiologistas no caso de resultados adversos. No Brasil, somente agora essas questões têm sido motivo de maior preocupação. Em muitos países já existe jurisprudência indicando o pequeno risco de realização de exames subsidiários seletivamente com base no exame clínico. Por outro lado, tem sido considerada falta grave a inobservância dos resultados dos exames, quando concluídos.

Um argumento favorável à solicitação de maior número de exames diz respeito à complexidade da cirurgia. Nesse sentido, grandes e longas intervenções têm maior potencial de alterar as funções vitais e comprometer a resposta neuroendócrina e metabólica. Nessas circunstâncias, o conhecimento prévio de um número maior de parâmetros laboratoriais e de imagens pode servir como linha de base para melhor interpretação de futuras alterações.

Após essas considerações, pode-se afirmar que sempre que o exame clínico pré-operatório sugerir qualquer dúvida ou alteração, esta deverá ser esclarecida por meio do exame complementar necessário. Caso contrário, em pacientes do sexo feminino com menos de 40 anos de idade, candidatas a intervenções de pequeno ou médio porte, é justificável a realização apenas de um hemograma completo e um exame sumário de urina, desde que o exame clínico não deixe dúvida quanto à sua higidez (ASA I).

Na discussão sobre a necessidade ou não de exames subsidiários no pré-operatório, nenhum argumento deve se sobrepor à defesa da segurança da paciente, que em todas as circunstâncias deve ser encaminhada à sala de operações nas melhores condições clínicas alcançáveis dentro de seu quadro.

AVALIAÇÃO DO RISCO CIRÚRGICO

A avaliação do risco cirúrgico-anestésico se fundamenta no exame clínico completo, incluindo exames subsidiários e, se necessário, em pareceres especializados. Trata-se de tarefa abrangente, que vai além da simples investigação cardiológica. Para executá-la é aconselhável a participação do anestesiologista. Nas situações eletivas é desejável que esse profissional examine o paciente antes da internação hospitalar.

Na literatura podem ser encontrados vários índices que tentam quantificar o risco cirúrgico. Um dos mais conhecidos e adotados é o chamado ASA, criado pela Sociedade Americana de Anestesiologia e segundo o qual as pacientes são classificadas de acordo com suas condições clínicas (Quadro 58.1).

Goldman e cols. estudaram o risco cirúrgico com ênfase na integridade do sistema cardiovascular. Na oportunidade verificaram que as situações de maior risco são o infarto do

Quadro 58.1 Classificação do risco cirúrgico (ASA)

ASA 1	Paciente sadia, sem outras afecções além da que motivou a indicação cirúrgica
ASA 2	Paciente portadora de doença sistêmica leve
ASA 3	Paciente portadora de doença sistêmica grave sem risco de vida constante
ASA 4	Paciente portadora de doença sistêmica grave, incapacitante, com risco constante de morte
ASA 5	Paciente moribunda, sem expectativa de vida superior a 24 horas, com ou sem cirurgia

Quadro 58.2 Fatores que aumentam o risco de trombose venosa profunda

Obesidade – índice de massa corporal (IMC) >30
Idade >40 anos
História de trombose venosa profunda prévia
Imobilização
Cirurgia extensa
Trombofilia
Uso de estrogênio
Estase venosa crônica
História de trombose venosa pulmonar
Tabagismo

miocárdio, principalmente dentro dos primeiros 6 meses após sua ocorrência, as arritmias e a insuficiência cardíaca congestiva. Apesar de algumas alterações do ritmo cardíaco e distúrbios de condução só serem identificáveis através do ECG, não há consenso sobre a utilidade desse exame em todas as pacientes.

A maioria dos índices adotados para avaliar o risco cirúrgico-anestésico falha na medida em que tentam agrupar estados mórbidos e indivíduos, ambos com comportamentos diferentes. Entretanto, são úteis ao repassarem àqueles que não examinaram a paciente uma noção acerca do risco cirúrgico-anestésico. Esse risco, na visão da maioria das pacientes e familiares, talvez por mecanismo de defesa, é algo difícil de ser absorvido e enfrentado. A atitude mais comum parece ser negá-lo ou subestimá-lo. Esse comportamento, infelizmente, tende a reforçar o falso conceito de que todos os infortúnios em cirurgia decorrem de "erro médico".

Preparação da paciente

O período de internação deve ser limitado ao tempo mínimo necessário por ser acrescido de riscos, em especial de infecção, e também pelos custos que implica. No entanto, algumas pacientes precisam ter sua internação antecipada para adequação das condições clínicas e ajuste terapêutico.

A reserva de concentrado de hemácias deve ser feita com antecedência se o porte da cirurgia ou as condições clínicas da paciente assim exigirem. Casos de laparotomia exploradora por massas anexiais devem ter biópsia de congelação programada.

No dia que antecede a cirurgia, está indicada dieta leve e facilmente digerível. O tempo ideal de jejum deve ser de 8 a 12 horas, evitando-se assim o risco de aspiração brônquica. O preparo do cólon está indicado em cirurgias oncológicas, devendo ser iniciado 12 horas antes do procedimento. A sondagem vesical deve ser realizada após a anestesia, o que diminui o desconforto da paciente.

Profilaxia de trombose venosa profunda

O tromboembolismo pulmonar (TEP) é uma séria complicação pós-operatória geralmente associada à trombose venosa profunda (TVP). A TVP pode acontecer de maneira espontânea, mas estima-se que em aproximadamente 2% a 20% das vezes aconteça no período pós-operatório (Quadro 58.2).

Para pacientes de baixo risco submetidas a cirurgia de pequeno porte ou videolaparoscopia não se recomenda tromboprofilaxia específica, apenas a deambulação precoce. Em todas as pacientes submetidas a cirurgias de grande porte deve ser realizada a tromboprofilaxia de rotina.

Pode-se usar a HNF ou a heparina de baixo peso molecular (HBPM). O uso de compressão pneumática intermitente para procedimentos de diagnóstico benigno reduz a incidência de TVP para menos de 1%. A HBPM e a HNF conferem benefícios similares, sem diferença nos efeitos adversos, quando administradas por 7 dias ou até que a paciente possa se movimentar.

Profilaxia da infecção cirúrgica

Segundo portaria do Ministério da Saúde, as cirurgias são classificadas em quatro níveis de risco de contaminação: (1) limpas; (2) potencialmente contaminadas; (3) contaminadas; (4) infectadas.

As taxas de infecção do sítio cirúrgico (ISC) dependem diretamente do grau de contaminação da cirurgia, sendo de 1% a 5% para as cirurgias limpas, de 3% a 11% para as potencialmente contaminadas, de 10% a 17% para as contaminadas e >27% para as infectadas, segundo o Centers for Disease Control and Prevention (CDC).

A taxa de infecção em procedimentos limpos é um dos melhores indicadores de controle das infecções hospitalares.

Indica-se profilaxia nas cirurgias limpas apenas nas situações em que a ocorrência de infecção pode ser desastrosa, como na microcirurgia tubária. Nas contaminadas, a indicação é precisa. Nas infectadas não se faz profilaxia, mas tratamento de maneira específica.

A profilaxia está indicada nas cirurgias potencialmente contaminadas. O antibiótico de escolha é a cefazolina endovenosa, durante a indução anestésica, repetida a cada 3 horas em cirurgias prolongadas. Nas cirurgias em que há risco de contaminação intestinal, como endometriose e cirurgia oncológica, cefazolina e metronidazol são utilizados para descontaminação do cólon, sendo o preparo do cólon mais eficaz do que a antibioticoterapia.

Como para qualquer procedimento cirúrgico há múltiplos esquemas disponíveis, deve ser solicitada a assessoria da Comissão de Controle de Infecção Hospitalar (CCIH) do hospital na discussão e indicação do antibiótico.

Recomendações para controle de infecção de sítio no pré-operatório

Preparo da paciente

- Reduzir o tempo de internação em cirurgias eletivas, sendo a meta um tempo inferior a 24 horas.
- Compensar doenças subjacentes.
- Tratar infecções em sítio remoto antes da realização do procedimento, a não ser que o quadro clínico não possibilite o adiantamento do procedimento.
- Infecções: identificar e tratar infecções comunitárias antes do procedimento cirúrgico para evitar que a infecção seja um fator de predisponente para ISC; se for necessário, adiar o procedimento até a cura do processo infeccioso.

Higiene corporal

O banho pré-operatório deverá ser realizado com água e sabão na noite anterior e 1 hora antes da cirurgia, com o objetivo de eliminar a oleosidade e a microbiota da pele.

Deve-se realizar higiene oral criteriosa, principalmente em pacientes que serão intubadas.

A glicemia deve ser controlada em pacientes com diabetes, evitando, particularmente, hiperglicemia no pré-operatório.

Recomendações para controle de infecção de sítio cirúrgico no intraoperatório

Equipe cirúrgica

Antissepsia das mãos da equipe cirúrgica

A escovação das mãos visa à retirada de sujeira e detritos com a finalidade de reduzir o número de bactérias.

As escovas utilizadas no preparo cirúrgico das mãos devem ser descartáveis e de cerdas macias, impregnadas ou não com antisséptico e de uso exclusivo em leito ungueal, subungueal e espaços interdigitais.

A antissepsia cirúrgica ou preparo pré-operatório das mãos deve durar de 3 a 5 minutos para a primeira cirurgia e de 2 a 3 minutos para as cirurgias subsequentes.

Solução utilizada

Povidine degermante (PVP-I) ou gluconato de clorexidina a 4% (para profissionais alérgicos ao iodo).

Tricotomia

Recomenda-se que a tricotomia seja realizada somente se necessário e imediatamente antes do ato operatório, preferencialmente com um tricotomizador elétrico.

Antissepsia do sítio cirúrgico

- **Degermação:** com solução degermante de PVP-I ou clorexidina a 4% (para pacientes alérgicos ao iodo), seguida de enxágue com compressa estéril.
- **Antissepsia:** fricção de povidine tópico ou clorexidina, partindo do ponto onde vai ser feita a incisão para a periferia. A solução deve secar espontaneamente.

Técnica cirúrgica

A técnica cirúrgica e a duração da cirurgia são cruciais no desenvolvimento de ISC. São características de uma técnica cirúrgica com menos risco:

- Minimizar os traumas.
- Menor manipulação da pele.
- Menor duração possível.
- Eliminar os espaços mortos.
- Remover os tecidos desvitalizados.
- Usar o mínimo de sutura.
- Manter o suporte adequado de sangue e hidratação.
- Manter o controle dos níveis de glicose.
- Manter normotermia e oxigenação.
- Iniciar a profilaxia cirúrgica na indução anestésica.

Pós-operatório em cirurgia ginecológica

Para que sejam oferecidos cuidados pós-operatórios eficientes o ginecologista deve conhecer as possíveis complicações de cada procedimento realizado e a resposta metabólica ao trauma. As metas são comuns a todos procedimentos cirúrgicos: em primeiro lugar, a observação da evolução da paciente no tocante à cirurgia; em segundo, verificação de intercorrências ou complicações que possam surgir nos diferentes órgãos e sistemas. As metas são ressuscitação, controle da dor e retomada das atividades diárias.

Curativos

Convém manter umidade e temperatura adequadas nas feridas cirúrgicas, protegendo contra traumas mecânicos e contaminação do meio externo. Um curativo compressivo ajuda a prevenir a formação de hematomas e seromas e oferece conforto físico e psicológico à paciente. Sua utilização adequada é um meio de prevenção das ISC.

São medidas importantes no cuidado da ferida operatória:

- Higienizar as mãos antes e depois da troca de curativos e de qualquer contato com o sítio cirúrgico.
- Realizar o curativo com técnica e material assépticos, logo após o término da operação, e mantê-lo por 24 horas, sem molhar.
- Fazer a troca do curativo após 24 horas; antes desse horário, apenas se houver acúmulo de secreções.
- Após 24 horas as feridas suturadas deverão ser mantidas preferencialmente descobertas.
- A retirada dos pontos costuma ser realizada em torno do décimo dia ou a critério médico.

Analgesia pós-operatória

Os recentes avanços nas técnicas cirúrgicas e anestésicas têm levado ao aumento do número de casos cirúrgicos de baixa permanência e diminuído a incidência de dor no pós-operatório.

Entre os benefícios da analgesia estão o conforto da paciente, a redução dos riscos de TVP, por possibilitar a mobilização precoce e a diminuição da incidência de atelectasia e pneumonia, além da melhora da qualidade do sono e da diminuição da resposta metabólica à dor, incluindo hiperglicemia, hipercatecolamia e hipercortisolemia.

Apesar dos vários analgésicos disponíveis, não há consenso estabelecido com base em evidências sobre a melhor opção de analgesia para todas as pacientes. O uso de bloqueios regionais, anti-inflamatórios não esteroides (AINE) ou paracetamol no intraoperatório está bem indicado nas cirurgias ambulatoriais para reduzir a demanda de opioides.

Em doses adequadas (4g – dose diária) a dipirona, assim como o paracetamol, tem reduzido o uso de anti-inflamatórios.

Os AINE são fármacos amplamente utilizados e bem indicados para tratamento da dor no pós-operatório isoladamente ou em associação a outros analgésicos. Para as pacientes com problemas gástricos e asma, os AINE estão relativa ou absolutamente contraindicados. Os inibidores seletivos da cicloxigenase (COX-2) também são eficazes, embora haja preocupação com o aumento do custo e do risco de eventos trombóticos, constituindo uma boa opção para as pacientes com contraindicação ao uso de AINE.

O tratamento com opioides é a primeira escolha para tratamento da dor moderada a intensa. Seu uso é controverso em virtude dos efeitos indesejáveis, especialmente náuseas e vômitos, que retardam a alta da paciente, sendo reservado para os casos de dor mais intensa. A morfina tem efeito emético mais prolongado, enquanto o tramadol causa menos depressão respiratória.

RECOMENDAÇÕES GERAIS

A dieta deve ser reintroduzida, preferencialmente, após 6 a 12 horas, dependendo do porte da intervenção cirúrgica. Devem ser observados apetite, eliminação de flatos e presença de ruídos hidroaéreos. A evolução da dieta pode obedecer à seguinte sequência: líquida, branda e geral. Estudos randomizados confirmam a eficácia e a segurança da reintrodução precoce da alimentação oral livre no primeiro dia depois de cirurgias ginecológicas intra-abdominais em pacientes selecionadas.

A prevenção de náuseas e vômitos é normalmente realizada pelo anestesista com o uso de 4 a 8mg de dexametasona antes da indução anestésica, seguidos por 4mg de ondansetrona próximo ao final da cirurgia. Esse tratamento reduz de maneira significativa os sintomas. Caso esses sintomas se desenvolvam, devem ser administrados antieméticos de uma classe farmacológica diferente da previamente administrada.

A deambulação precoce deve ser estimulada com a finalidade de prevenir o surgimento de trombose venosa profunda, assim como o uso de meias elásticas, se a paciente permanecer por longo tempo acamada.

A sonda vesical deve permanecer por cerca de 24 horas nas pacientes com manipulação da bexiga e em torno de 7 dias nos casos de cirurgia com manipulação de ureter e bexiga (Wertheim-Meigs). As evacuações podem demorar sobretudo quando se realizou preparo intestinal com longos períodos de jejum. A menos que haja grande desconforto, deve-se aguardar o funcionamento natural.

COMPLICAÇÕES

As principais complicações das cirurgias ginecológicas são representadas por infecções, deiscência de parede, TVP e retenção urinária.

A retenção urinária pós-operatória é um problema comum após cirurgia ginecológica com grande manipulação da bexiga. Recomendam-se, nesses casos, até duas sondagens de alívio e, caso o problema permaneça, deve-se fazer sondagem de demora fechada, com abertura intermitente, retirando-se a sonda 2 a 3 dias depois.

A febre no pós-operatório, sobretudo após 48 horas, leva à suspeita de alguma infecção. Deve-se pesquisar a existência de focos infecciosos em outros locais, como amígdalas, seios da face e pulmões. As infecções urinárias são muito comuns em virtude da sondagem vesical. No entanto, deve-se investigar a ferida operatória; se apresentar bom estado, deve-se investigar a cavidade pélvica em busca de abscessos. A antibioticoterapia se impõe, assim como cuidados específicos.

As deiscências cirúrgicas são complicações da cirurgia, apesar dos avanços clínicos, dos antibióticos pré-operatórios, da tecnologia das suturas e dos cuidados pós-operatórios. O nível de abertura de uma ferida é variável, podendo alcançar camadas profundas e superficiais. As deiscências superficiais são em geral consequência de hematoma ou seroma (Quadro 58.3).

Algumas técnicas têm sido sugeridas para reduzir as taxas de deiscências, como:

- Uso do monopolar no modo corte (corrente de baixa voltagem e contínua com menos lesão térmica dos tecidos se comparada com o modo coagulação).
- Hemostasia com suturas preferencialmente por meio de eletrocoagulação.
- Técnica cirúrgica adequada: espaçamento entre os pontos (cerca de 1 a 2cm da borda da ferida), boa hemostasia, fechamento do espaço morto e tensão adequada da sutura.

A técnica ideal para redução da taxa de deiscência ainda não está determinada, mas alguns desses princípios parecem promover melhores resultados.

O diagnóstico e o tratamento do tromboembolismo começam com exame clínico e estimativa da possibilidade da doen-

Quadro 58.3 Fatores associados à deiscência da ferida

Erro técnico (pontos muito próximos ou muito afastados, tensão excessiva)
Infecção intra-abdominal
Desnutrição
Idade avançada
Uso crônico de corticoides
Complicações com a ferida (hematoma, seroma, infecção)
Comorbidades (diabetes, insuficiência renal, câncer, deficiência imune, quimioterapia, radiação)
Aumento da pressão intra-abdominal (ascite, tosse, vômitos)

ça. Para o diagnóstico da TVP está indicada a ultrassonografia dúplex, altamente sensível para o diagnóstico de TVP. Para o diagnóstico do TEP está indicada a tomografia computadorizada ou a cintilografia pulmonar. O tratamento agudo do tromboembolismo envolve anticoagulação com heparina não fracionada endovenosa ou heparina de baixo peso molecular por via subcutânea. Após anticoagulação adequada, inicia-se a administração oral de anticoagulante, como a varfarina. A duração do tratamento é determinada pelas circunstâncias clínicas, sendo de 3 a 6 meses para o primeiro episódio de TEP idiopático, 6 meses para TEP e indefinidamente para as pacientes com segunda TEV ou condição trombofílica.

As complicações cardíacas e pulmonares são geralmente graves e estão associadas a pacientes de risco cirúrgico maior e submetidas a procedimentos de grande porte. O Quadro 58.4 lista as situações com maior risco de complicações.

CONSIDERAÇÕES FINAIS

Este capítulo apresentou tópicos gerais sobre o preparo pré-operatório e os cuidados pós-operatórios. Um bom preparo pré-operatório, as informações prestadas à paciente, a orientação e a assinatura do termo de consentimento livre e esclarecido são fatores importantes que antecedem o ato cirúrgico. A habilitação da equipe cirúrgica para o procedimento, a qualificação do hospital e os cuidados pós-operatórios são necessários para evitar complicações e alcançar o sucesso do procedimento.

Leitura complementar

Brasil, Agência Nacional de Vigilância Sanitária. Segurança do paciente em serviço de saúde: higienização das mãos. Agência Nacional de Vigilância Sanitária, 2009:70-2.

Caderno de Protocolos Clínicos da FHEMIG (revisada e ampliada), Antibioticoprofilaxia cirúrgica. 2013. Disponível em: http://www.fhemig.mg.gov.br/pt/protocolos-clinicos.

Caramell B, Pinho C, Caldararo D et al. Guidelines for perioperative evaluation. Arq Bras Cardiol 2007; 89(6):e172-e209.

Cunningham FG. Ginecologia de Williams. Porto Alegre: Mc Graw Hill, Artmed, 2011.

Filho IJ, Andrade JI, Junior Ziliotto A. Cirurgia geral: pré e pós-operatório. In: Santos NC (ed.) Pré e pós-operatório – particularidades da cirurgia ginecológica. São Paulo: Atheneu, 1995:614-7.

Finegan BA, Rashiq S, McAlister FA et al. Selective ordering of preoperative investigations by anesthesiologists reduces the number and costs of tests. Can J Anesthesiol 2005; 52(6):575-80.

Frutuoso C. Cuidados pré-operatórios e cuidados pós-operatórios. In: Oliveira CF (ed.) Manual de ginecologia. Vol. 2. Permanyer Portugual, 2011:603-23.

Gomes S, Fernandes ML. Pré-operatório em ginecologia. In: Ginecologia ambulatorial. 3. ed. 2015:881-93.

Hogston P, O'Donovan P. Abdominal wound closure: how to avoid complications. In: O'Donovan P (ed.) Complications in gynecology surgery. London: Springer, 2008:43-51.

Kumar A, Srivastava U. Role of routine laboratory investigation in preoperative evaluation. J Anesthesiol Clin Pharmacol 2001; 27: 174-9.

Martins MA. Manual de infecção hospitalar e epidemiologia: prevenção e controle. 2. ed. 2001:171-89 e 377-90.

Murta EFC, Nomelini RS. Pré e pós-operatório na cirurgia ginecológica. In: Sogimig. Manual de ginecologia e obstetrícia. Coopmed 2012:597-605.

Silva AR, Moreira CS, Moreira DS. Deiscência de suturas (cirurgias vaginais e abdominais). In: Manual Sogimig de emergências obstétricas. Rio de Janeiro: Medbook, 2016.

Sociedade Brasileira de Cardiologia. Diretrizes brasileiras de anticoagulantes plaquetários e anticoagulantes em cardiologia. Vol. 101, Nº 3, Supl. 3, setembro de 2013.

Souza, C. Avaliação pré-operatória em ginecologia. Disponível em: www.bibliomed.com.br/bibliomed/bmbooks/ginecolo/livro8.

Triginelli AS, Silva Filho, AL. Manual de clínica cirúrgica em ginecologia – pré, per e pós-operatório. Rio de Janeiro: Medsi, 2004.

Yuan H, Chung F, Wong D, Edward R. Current preoperative testing pratices in ambulatory surgery are widely disparate: a survey of CAS menbers. Can J Anaesth 2005; 52:675-9.

Quadro 58.4 Situações associadas a complicações cardíacas ou pulmonares no pós-operatório

Cardíacas	Pulmonares
Infarto do miocárdio	Tabagismo
Angina	Obesidade
Insuficiência cardíaca congestiva	DPOC
Diabetes	Asma
Hipertensão arterial	ASA >2
Idade >70 anos	Idade >70 anos
Arritmia	Cirurgia abdominal-torácica
Doença valvar	Duração da cirurgia >3 horas

Fonte: adaptado de Gynecologic Oncology. Sociedade Americana de Anestesiologia.
DPOC: doença pulmonar obstrutiva crônica.

CAPÍTULO 59

Cirurgia Ginecológica: Aspectos Técnicos

Aline Evangelista Santiago
Eduardo Batista Cândido
Agnaldo Lopes da Silva Filho

INTRODUÇÃO

A atuação em ginecologia e obstetrícia envolve o conhecimento clínico e o desenvolvimento de habilidades e técnicas, além do amadurecimento de atitudes pessoais, éticas e profissionais. O desenvolvimento da cirurgia ginecológica mudou a face da especialidade, possibilitando o cuidado e a intervenção em muitos problemas que afetam a saúde da mulher. O treinamento em técnicas cirúrgicas envolve o aprendizado de procedimentos e de seus tempos operatórios com conhecimentos sobre eletrocirurgia, tipos de sutura, os diversos tipos de nós, além do conhecimento do instrumental cirúrgico, como as várias opções de fios de sutura e os diversos tipos de agulhas, entre outros.

FIOS DE SUTURA

A seleção adequada do fio de sutura e a técnica cirúrgica apropriada são essenciais para a prevenção de deiscências da ferida operatória. Uma baixa resistência à tração ou rápida absorção do fio podem ocasionar a ruptura da ferida antes que esta obtenha força suficiente para resistir aos esforços. Além disso, o número de nós, aplicados com técnica adequada, é outro fator importante para que não ocorra falha na linha de sutura. As características que devem ser consideradas na escolha de um fio de sutura são: absorção, origem, configuração (mono ou multifilamentar), força tênsil, segurança dos nós, reação tecidual, elasticidade, memória, crescimento bacteriano, adesividade de células tumorais, capilaridade, visibilidade em campo cirúrgico e custo. Algumas dessas características estão sintetizadas no Quadro 59.1.

A United States Pharmacopeia (USP), um compêndio oficial que define as várias classes de fio de sutura, os classifica em absorvíveis e inabsorvíveis com base em sua taxa de absorção pelos tecidos do corpo. Os absorvíveis perdem a maior parte da resistência à tração antes de 60 dias e são subdivididos em naturais e sintéticos. A Figura 59.1 ilustra as porcentagens de resistência à tração remanescentes de fios de sutura absorvíveis comuns. Os fios inabsorvíveis são definidos como suturas que mantêm a maior parte da resistência à tração por mais de 60 dias no tecido corporal e são subdivididos em três classes: a classe I é composta de seda ou fibras sintéticas; a classe II consiste em fibras de algodão ou linho ou fibras naturais ou sintéticas revestidas, e a classe III é constituída de fio metálico monofilamentar ou multifilamentar.

Os fios de sutura absorvíveis têm maior resistência inicial à tração do que os inabsorvíveis de tamanho comparável. No entanto, os inabsorvíveis têm a vantagem de manter a resistência à tração por longos períodos de tempo. As desvantagens dos fios inabsorvíveis incluem o potencial de dor relacionado com a sutura, suturas palpáveis e a possível formação de fístulas de suturas.

DRENOS

A drenagem da cavidade abdominal é apropriada sempre que a produção de líquido estiver acima da capacidade de reabsorção do organismo ou quando o produto segregado puder atrapalhar o processo de cura da lesão estabelecida, como após drenagem de abscessos pélvicos ou para evitar a formação de hematomas em caso de sangramento persistente. A drenagem costuma ser indicada após cirurgias por abscessos bem localizados na pelve; quando há intenção diagnóstica de extravasamento de secreções intestinais, sangue ou urina no pós-operatório; em caso de necessidade de orientação de fístulas, quando é elevado o risco de formação dessas lesões (p. ex., pacientes oncológicas e desnutridas); e nos grandes desnudamentos peritoneais (p. ex., exenterações pélvicas e peritonectomias para câncer de ovário).

Os drenos podem ser classificados em duas categorias básicas: passivos e ativos. Os primeiros funcionam principalmente por transbordamento, às vezes sendo assistidos pela gravidade, e os últimos são conectados a algum tipo de aparelho de aspi-

Quadro 59.1 Tipos de fios de sutura, características e indicações de uso

Tipo de fio	Nome comercial	Configuração e origem	Absorção e força tênsil	Recomendações de uso
Suturas absorvíveis naturais				
Categute simples	Catgut®	Multifilamentar. Filamentos altamente purificados de colágeno obtidos da submucosa de animais	Rapidamente degradado por enzimas proteolíticas liberadas por leucócitos em razão da acentuada resposta inflamatória no tecido. Perde mais de 70% da sua resistência em 7 dias. Completamente absorvido em 2 semanas	Tecidos em que a resistência é necessária por curtos períodos de tempo
Categute cromado	Catgut cromado®	Multifilamentar. Tratado com sais de ácido crômico que se ligam aos locais antigênicos no colágeno	Provoca menor resposta inflamatória; logo, é mais resistente à degradação. Mantém alguma resistência mensurável até o 21º dia. Totalmente absorvido em 70 dias	Adequado para tecidos em que não é necessária resistência a longo prazo, como tecidos serosos, viscerais e vaginais
Suturas absorvíveis sintéticas				
Ácido poliglicólico	Dexon S® Dexon II® Policryl®	Multifilamentar	Degradação por hidrólise; logo, reação inflamatória mínima e taxa constante de absorção. Absorvido em 60 a 90 dias. Tem boa resistência, mantendo 50% de sua força tênsil no 25º dia	Aceitável para fechamento aponeurótico em pacientes de baixo risco para deiscência, podendo ser usado na maioria das situações em que o categute cromado seria utilizado
Poligalactina 910	Vicryl®	Multifilamentar trançado	Absorvido por processo de hidrólise não enzimático, mais regular e previsível. Totalmente absorvido do 70º ao 80º dia pós-implante. Mantém aproximadamente 50% de sua força tênsil entre o 25º e o 30º dia	Aceitável para fechamento aponeurótico em pacientes de baixo risco para deiscência, podendo ser usado na maioria das situações em que o categute cromado seria utilizado
Poligliconato	Maxon®	Monofilamentar flexível	Absorção mais lenta por hidrólise, com absorção completa entre o 180º e o 210º dia. Mantém 81% de sua força tênsil com 14 dias, caindo para 59% na quarta semana	Excelente para fechamento de aponeuroses
Polidioxanona	PDS®	Poliéster monofilamentar	Absorção mais lenta por hidrólise, sendo totalmente absorvido entre o 160º e o 180º dia. Mantém 74% de sua resistência após 2 semanas, caindo para 50% em 4 semanas	Excelente para fechamento de aponeuroses
Poliglecaprona 25	Monocryl®	Monofilamentar	Absorção por hidrólise, sendo completamente absorvido entre o 90º e o 120º dia. Mantém 50% a 60% de sua força tênsil ao final da primeira semana, caindo para 30% ao final da segunda	Não é recomendado para fechamento aponeurótico ou em qualquer tecido em que seja necessária aproximação sob esforço
Suturas inabsorvíveis naturais				
Seda	Seda® Silk point®	Multifilamentar trançado e revestido, constituído de proteína animal	Perde mais da metade de sua resistência à tração após 1 ano; pode, em alguns casos, sofrer absorção completa em período tardio	Inadequada em tecido contaminado ou em tecidos em que o potencial de infecção é alto em virtude de sua natureza multifilamentar e ação capilar
Algodão com poliéster	Polycot® Cott point®	Multifilamentar com fibras de algodão (produzido a partir de fibras vegetais) trançadas a fibras de poliéster	A mais fraca das suturas inabsorvíveis; perde 50% de sua resistência à tração em 6 meses; pode ser absorvido anos após sua implantação	Deve ser umedecido antes do uso (algodão molhado é 10% mais forte). Raramente utilizado

(Continua)

Quadro 59.1 Tipos de fios de sutura, características e indicações de uso (*continuação*)

Tipo de fio	Nome comercial	Configuração e origem	Absorção e força tênsil	Recomendações de uso
Suturas inabsorvíveis sintéticas				
Náilon	1 – Mononylon®, Ethinon® 2 – Nurolon® 3 – Surgilon®	Polímero poliamida sintético derivado de carvão, ar e água. Pode ser monofilamentar (1), multifilamentar (2) ou multifilamentar siliconizado (3)	Sofre hidrólise lenta e perde 15% a 20% da resistência à tração a cada ano. Inabsorvível	O náilon monofilamentar é o fio mais empregado em suturas de pele
Poliéster	1 – Mersilene® 2 – Tevdek II® 3 – Ticron®, Policron® 4 – Ethibond®	1 – poliéster – dácron 2 – poliéster multifilamentar impregnado por teflon 3 – poliéster multifilamentar siliconizado 4 – poliéster multifilamentar revestido com polibutileno	Grande força tênsil. Inabsorvível	Excelente para suturas de aponeuroses, tendões e vasos. Indicado para oftalmologia, cirurgia cardiovascular, gastrointestinal e ligaduras
Polipropileno	Prolene® Propilene®	Sutura monofilamentar composta de um polímero hidrocarboneto linear	Inabsorvível	Fio de escolha nas suturas vasculares, sendo também indicado para suturas sob algum grau de tensão, como as hernioplastias
Politetrafluoroetileno (ePTFE)	Gore-tex®	Monofilamentar sintético, a partir de politetrafluoroetileno expandido, sendo 50% de seu volume constituído de ar	Boa resistência. Inabsorvível	Por desencadear mínima reação inflamatória e não sofrer degradação enzimática, pode ser utilizado em feridas contaminadas e potencialmente contaminadas, não aumentando o risco de infecção
Aço	Aciflex®	Aço inoxidável	A mais alta resistência à tração de todo o material de sutura	Raramente utilizado em cirurgia ginecológica na atualidade. Usado em locais infectados ou para reparo de deiscência de ferida e evisceração

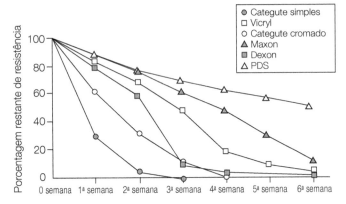

Figura 59.1 Percentual de resistência à tração de suturas absorvíveis em períodos de tempo pós-operatórios. (Adaptada de Rock JA, Jones HW, Te Linde RW. Te Linde's operative gynecology. 10. ed. Philadelphia: Wolters Kluwer/Lippincott Williams & Wilkins, 2008:1449.)

ração. Ambos contam basicamente com três mecanismos de ação: por escoamento (se utilizam da força gravitacional para o esvaziamento do local), por capilaridade (devem ser maleáveis e de formato laminar, além de conter grande área de superfície) ou por sucção (se utilizam de sistemas que produzem pressão negativa). Atualmente existem sistemas fechados sanfonados que promovem a drenagem por sucção sem a utilização de bombas de vácuo ou peras de borracha. São divididos em drenos de alto vácuo (720mmHg) e de baixo vácuo (115mmHg).

A escolha do poder de vácuo dependerá da delicadeza das estruturas presentes nos locais que serão drenados.

A drenagem passiva está indicada na presença de coleção localizada – hematoma, seroma ou abscesso – ou com o intuito de orientar uma fístula. Deve-se tentar aliar a gravidade ao mecanismo de drenagem – o local do dreno deve ser o mais posterior possível. Além disso, o trajeto do dreno do local a ser drenado até a pele deve ser curto e/ou retilíneo. Já a drenagem ativa, por sua característica de manter pressão negativa no local drenado, deve ser empregada quando há grandes descolamentos/retalhos cutâneos, no espaço subfrênico, em procedimentos com a utilização de próteses e na pelve, em virtude da impossibilidade de se contar com a força da gravidade para auxiliar a drenagem passiva. As especificações de cada dreno e suas indicações podem ser encontradas no Quadro 59.2.

O uso de drenos profiláticos no espaço subcutâneo ou subaponeurótico é controverso. Em casos de descolamento extenso do subcutâneo (p. ex., tratamento de hérnias incisionais, colocação de tela sintética, mastectomias subcutâneas sem reconstrução imediata da mama) e em pacientes submetidas a procedimento limpo-contaminado sem antibióticos profiláticos, a drenagem por aspiração fechada da ferida pode ser benéfica. Para evitar a formação de coágulos e a obstrução subsequente com infecção e deiscência da sutura, o dreno é colocado preferencialmente exteriorizado por contraincisão – e não pela ferida operatória – e sob aspiração precocemente,

Quadro 59.2 Tipo de drenos, características e indicações de uso

Drenos	Especificações	Indicações
Drenagem passiva		
Penrose	Tubo chato de borracha de látex macia e flexível com diâmetro entre 1 e 3cm	Utilizado para drenar material purulento, sangue ou serosidade de uma cavidade corporal
Tubular e tubular "encamisado"	Drenos de tórax, equipos de soro, sondas de Foley isoladamente ou dentro de drenos de Penrose (tubular encamisado – para evitar traumatismo do dreno com os órgãos abdominais)	Utilizados para drenar material purulento, sangue ou serosidade de uma cavidade corporal
Dreno em selo d'água (fechada)	Geralmente de polivinil clorido de estrutura rígida, de vários calibres, que torna a drenagem unidirecional, impedindo o retorno do conteúdo drenado	Para drenagem da cavidade torácica e do espaço subfrênico
Drenagem ativa		
Sump drain	Dreno aberto, que na verdade é um dreno dentro do outro, com comunicação com o meio externo, com o dreno interno conectado a um sistema de aspiração contínua	Utilizado especialmente em fístulas digestivas de alto débito
Dreno porto-VAC	Drenos multifenestrados de estrutura não colabável, feitos geralmente de polivinil clorido com uma "sanfona" que mantém alta pressão negativa	Muito úteis sob grandes retalhos cutâneos, como em cirurgias de mama, dermolipectomias e hérnias incisionais. Deve ser evitado contato direto com alças intestinais em virtude do risco de fístulas digestivas pela alta pressão negativa
Dreno de Jackson-Pratt	A porção localizada no interior do organismo é chata como um dreno de Penrose, porém feita de silicone, sendo multifenestrada com um mecanismo que impede o colabamento total, apresentando uma zona de transição para tubular que se conecta a um "bulbo" (ou pera) que mantém um ambiente de baixa pressão negativa	Sistema ideal de drenagem por aliar a capilaridade dos drenos laminares à pressão negativa dos drenos de sucção
Dreno de Blake	Aperfeiçoamento do dreno de Jackson-Pratt com perfil que possibilita drenagem adequada em toda a sua extensão intracorpórea. Apresenta as formas achatada e cilíndrica, ambas com quatro fenestras longitudinais em toda a sua extensão intracorpórea	Dreno que oferece maior segurança para utilização em várias situações

em geral durante o fechamento da incisão. Os drenos no espaço subaponeurótico ou subcutâneo devem ser removidos quando a drenagem for <50mL em 24 horas, geralmente em torno do segundo ou terceiro dia de pós-operatório.

NÓS CIRÚRGICOS

O conhecimento do nó cirúrgico é essencial para todos os cirurgiões. A simples colocação do nó reduz a resistência à tração da sutura em cerca de 30%. Se amarrado inadequadamente, falhará antes que a resistência à tração da sutura seja alcançada. Podem ser classificados em planos (quadrado, de cirurgião e da "vovó") e deslizantes (idênticos e não idênticos), como ilustrado na Figura 59.2. Nós planos com apenas duas laçadas também tendem a deslizar, em vez de se romper. Nós deslizantes de duas ou três laçadas deslizam frequentemente e não devem ser usados como nós cirúrgicos. O nó quadrado plano é o mais seguro de todos e por isso o mais desejável para amarrar a sutura.

O número de laçadas necessárias para dar firmeza ao nó depende do tipo de fio e se é realizado um nó plano ou deslizante. Estudos sugerem que um número de quatro a seis laçadas é adequado para a maioria das suturas. Sabe-se que pouquíssimas laçadas tornam o nó mais frouxo e laçadas acima do necessário acrescentam sutura desnecessária à ferida e podem aumentar a taxa de infecção. A adição de revestimento ao fio para melhorar as características de manipulação também diminui a firmeza do nó, exigindo laçadas adicionais.

A firmeza do nó é importante quando é feita uma linha de sutura contínua. Constitui prática comum de muitos cirurgiões formar o nó terminal amarrando o fio isolado terminal à última alça de sutura, o chamado nó "da alça ao fio", potencialmente fraco. Se múltiplos nós quadrados não forem usados, o fio isolado poderá deslizar quando colocado sob tensão, ocasionando a ruptura da linha de sutura. Um método mais seguro para amarrar sutura contínua consiste em correr dois fios até o ponto médio da incisão e amarrar um fio ao outro, evitando o nó "de alça com fio".

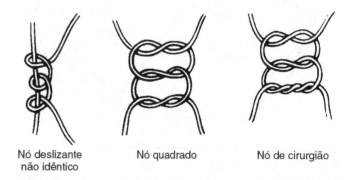

Nó deslizante não idêntico   Nó quadrado   Nó de cirurgião

Figura 59.2 Nós planos e deslizante.

AGULHAS CIRÚRGICAS

A agulha necessária para um procedimento cirúrgico depende do tipo de tecido e sua localização e acessibilidade, além da preferência do cirurgião. Todas as agulhas cirúrgicas são compostas por três partes: o olho, o corpo e a ponta (Figura 59.3). O olho, o ponto de fixação do fio, pode ser fechado, francês ou realizado com Sertix® ou *swaged*. O olho fechado se assemelha ao das agulhas de costura doméstica, enquanto as agulhas com olho francês têm uma fenda com cristas internas, que prendem e retêm o fio. Nas agulhas Sertix® ou *swaged* o fio é fixo à extremidade da agulha para formar uma unidade contínua.

A forma longitudinal do corpo ou haste da agulha pode ser reta, meio-curva, curva ou composta. As agulhas retas, raramente utilizadas por ginecologistas, são usadas quando o tecido é facilmente acessível. As meio-curvas ou em esqui podem ser usadas para fechar a pele ou para facilitar a sutura laparoscópica. Como exigem menos espaço de manobra, as agulhas curvas são adequadas para a maioria dos procedimentos cirúrgicos. Comumente denominadas com base na porcentagem de um círculo que elas completam (uma agulha de meio círculo tem a metade de um círculo inteiro), se encontram disponíveis em várias curvaturas, sendo a de $3/8$ de círculo a mais comumente utilizada. Quanto menos de um círculo a agulha completar, mais superficial a prega que ela apanhará. As agulhas compostas foram desenvolvidas para cirurgia oftalmológica e não são usadas em ginecologia.

A ponta da agulha se inicia na parte mais larga do corpo e se estende até o extremo da ponta. Os dois tipos de ponta de agulha são a cortante (agulhas traumáticas) e a afilada ou cilíndrica (agulhas atraumáticas). As cilíndricas são usadas em tecido facilmente penetrável, como intestino ou peritônio. A romba é uma variação da ponta afilada com uma extremidade de ponta arredondada no extremo de uma haste afilada, desenhada para uso em tecido friável.

As agulhas cortantes são usadas em tecido resistente, como a pele. Podem ser cortantes inversas ou convencionais. As inversas têm o lado cortante posicionado no lado externo da curvatura da agulha, enquanto nas convencionais a borda afiada se encontra no lado interno da curvatura. As últimas apresentam como inconveniente a possibilidade de a lesão causada por sua passagem no tecido progredir em direção à incisão, cortando a borda da ferida e desfazendo a sutura, principalmente quando aplicada em tecidos inflamados ou sob tensão. Já as com corte reverso não causam trauma da borda voltada para a incisão. Duas variações da ponta cortante são as pontas em espátula e em lanceta, aplicadas em oftalmologia (Figura 59.4).

INCISÕES ABDOMINAIS

Em geral, as incisões abdominais usadas para a maioria dos procedimentos ginecológicos podem ser divididas em transversas e verticais. As transversas seguem as linhas cutâneas de Langer e por isso são atraentes para cirurgia pélvica, já que produzem melhores efeitos estéticos. As transversas baixas são até 30 vezes mais fortes do que as medianas, são menos dolorosas e interferem menos na respiração pós-operatória. Entretanto, são mais demoradas e mais hemorrágicas. Além disso, ocasionalmente, nervos são divididos e a divisão de múltiplas camadas de fáscia e músculo pode resultar na formação de espaços potenciais com subsequente formação de hematoma ou seroma. Outra desvantagem da incisão transversa baixa é o comprometimento da capacidade de exploração adequada da cavidade abdominal. Várias incisões transversas foram desenvolvidas, como as de Kustner, Pfannenstiel, Maylard e Cherney.

Com a incisão de Pfannenstiel – uma incisão transversa ligeiramente curva com a concavidade para cima – o resultado estético é excelente, porém a exposição é limitada, não sendo, por isso, indicada para pacientes com malignidade ginecológica conhecida ou situações em que é necessária exposição pélvica, como em endometriose grave, leiomiomas grandes com deformação do segmento inferior do útero ou em caso de reabordagem cirúrgica em virtude de hemorragia. Se a incisão de Pfannenstiel for prolongada lateralmente além da margem dos músculos retos abdominais e invadir a substância dos músculos oblíquos externo e interno, pode ocorrer a formação de neuroma em razão da possível lesão dos nervos ílio-hipogástrico ou ilioinguinal.

Na incisão de Kustner, incorretamente chamada de Pfannenstiel modificada, uma incisão curva começa abaixo do nível das espinhas ilíacas anterossuperiores e se estende imediatamente abaixo da linha dos pelos pubianos. Mais demorada do que a de Pfannenstiel, oferece pouca ou nenhuma vantagem e sua extensibilidade é limitada.

As incisões de Cherney e de Maylard diferem pelo local de transecção dos músculos retos abdominais. Em ambas, a pele e a fáscia são divididas transversalmente como em uma incisão de Pfannenstiel, mas na de Cherney os músculos retos abdo-

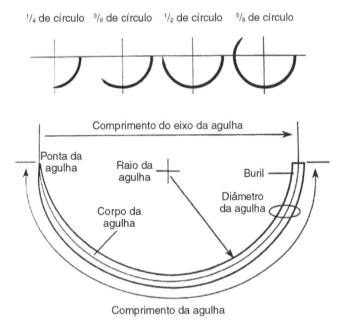

Figura 59.3 Características das agulhas cirúrgicas curvas. (Adaptada de Hoffman BL, Williams JW. Williams gynecology. 2. ed. New York: McGraw-Hill Medical, 2012:1401.)

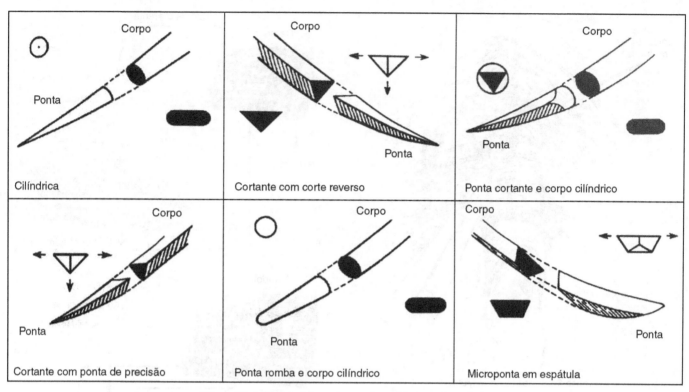

Figura 59.4 Características das agulhas cirúrgicas disponíveis.

minais são liberados em sua inserção tendinosa na sínfise púbica e então afastados cefalicamente para melhorar a exposição (Figura 59.5). Esta proporciona excelente acesso ao espaço de Retzius para procedimentos em casos de incontinência urinária e fornece excelente exposição da parede lateral pélvica em pacientes que necessitam de ligadura da artéria hipogástrica. As incisões de Pfannenstiel podem ser transfomadas em Cherney quando há a necessidade inesperada de maior espaço operatório.

A incisão de Maylard consiste em uma incisão transversa em que o músculo reto abdominal tem seu ventre seccionado (Figura 59.6). Por promover excelente exposição pélvica, é utilizada por muitos cirurgiões em casos de cirurgia pélvica radical, incluindo histerectomia radical com dissecção linfonodal pélvica e exenteração pélvica, e em pacientes jovens com massas anexiais duvidosas quanto à malignidade. Os vasos epigástricos inferiores são ligados antes da incisão dos músculos retos abdominais para evitar laceração ou retração dos vasos e formação de hematomas. Em pacientes ginecológicas com comprometimento da circulação em membros inferiores, a incisão de Maylard não deve ser utilizada, uma vez que o fluxo sanguíneo a partir da artéria espigástrica inferior pode fornecer a única circulação colateral para as extremidades inferiores. Também deve ser evitada em situações em que os vasos epigástricos superiores tenham sido ligados em virtude do risco de suprimento sanguíneo inadequado para os músculos retos abdominais.

Quanto às incisões verticais, podem ser medianas (realizadas na linha média) ou paramedianas. As medianas podem ser facilmente prolongadas e oferecem entrada rápida na cavidade abdominal em razão da anatomia simples da linha média. Além disso, proporcionam excelente exposição e baixas taxas de lesão neurovascular, sendo, portanto, menos hemorrágicas. Em razão da vascularização reduzida na linha média, alguns autores recomendam essa incisão para pacientes com coagulopatias e para pacientes que recusam hemotransfusão ou em uso de anticoagulantes sistêmicos. Entretanto, as deiscências e hérnias são mais frequentes, particularmente na área inferior à linha arqueada. Isso se deve à maior tensão na incisão quando os músculos abdominais são contraídos. A evisceração ocorre com a frequência de 0,3% a 0,7% em pacientes ginecológicas e está associada à mortalidade de 10% a 35%.

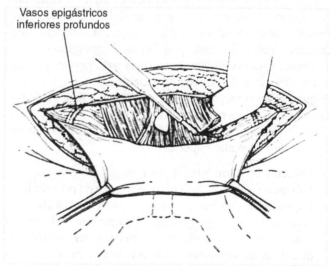

Figura 59.5 Incisão de Cherney.

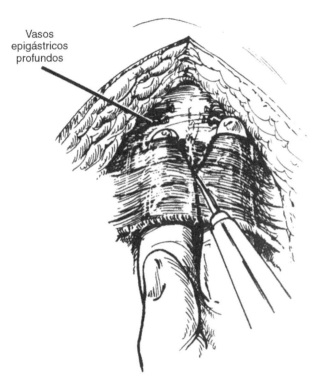

Figura 59.6 Incisão de Maylard.

A incisão paramediana, assim como a mediana, tem excelentes extensibilidade e exposição, particularmente no lado onde a incisão é realizada. Alguns estudos sugerem que a incidência de hérnias incisionais é menor do que nas incisões medianas, porém apresentam problemas potenciais, como maiores taxas de infecção, sangramento intracirúrgico aumentado, maior tempo cirúrgico e possibilidade de lesão nervosa com atrofia do músculo reto abdominal.

ELETROCIRURGIA

A eletrocirurgia é ferramenta muito utilizada para o corte de tecidos e coagulação de vasos, direcionando o fluxo da corrente elétrica para os próprios tecidos e produzindo aquecimento tecidual e destruição localizada. Com o eletrocautério, a corrente elétrica passa por um objeto de metal, como uma alça de arame com resistência interna, provocando aquecimento da alça, que então pode ser usada cirurgicamente.

O circuito eletrocirúrgico contém quatro partes principais: gerador, eletrodo ativo, eletrodo do paciente e eletrodo de retorno (Figura 59.7). Por segurança, os geradores cirúrgicos modernos operam com frequência >200Hz.

Para o entendimento de eletrocirurgia é necessário o conhecimento de alguns conceitos:

- **Corrente elétrica:** fluxo de elétrons por um circuito.
- **Voltagem:** força que dirige o fluxo que passa pelo circuito.
- **Impedância:** combinação de resistência, indutância e capacitância que a corrente alternada encontra ao longo do trajeto. Converte a corrente elétrica em energia térmica, o que faz as temperaturas teciduais aumentarem, criando os efeitos da eletrocirurgia nos tecidos.

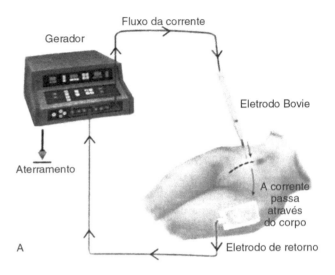

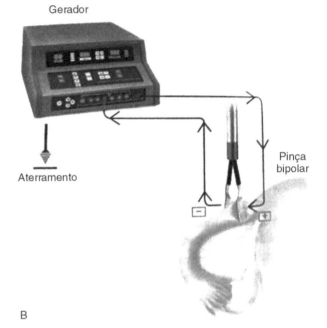

Figura 59.7A Circuito eletrocirúrgico monopolar. B Circuito bipolar.

Eletrocirurgia monopolar

Na eletrocirurgia monopolar, o eletrodo de retorno é a placa de aterramento. A corrente flui do gerador (fonte de voltagem), passando pela ponta eletrocirúrgica para o paciente (fonte de impedância), e então para a placa de aterramento, onde é dispersada. A corrente deixa a placa para retornar ao gerador, completando o circuito.

Os diferentes efeitos cirúrgicos são criados alterando-se a maneira pela qual a corrente é produzida e liberada. A alteração do padrão da onda de corrente pode afetar as temperaturas nos tecidos. Por exemplo, a forma de onda sinusal contínua de alta frequência produzida com corrente de corte promove temperaturas teciduais mais altas do que as obtidas com a corrente de coagulação (Figura 59.8). Além disso, a extensão em que a corrente é disseminada sobre uma área, também chamada densidade de corrente, altera a taxa de geração de calor. Assim, se a corrente é concentrada em uma pequena

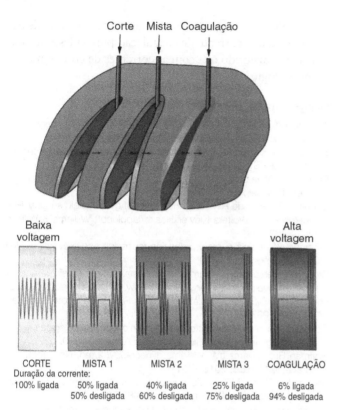

Figura 59.8 Tipos de correntes e seus efeitos nos tecidos.

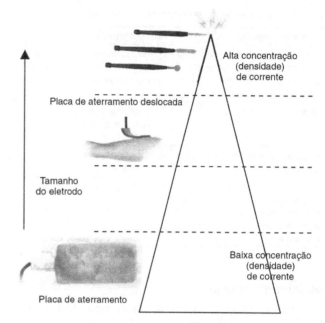

Figura 59.9 Concentração da corrente e seus efeitos. Quanto maior a densidade e menor a área dos eletrodos, maiores a energia térmica e o risco de lesão tecidual.

área, como um eletrodo de ponta de agulha, são geradas temperaturas teciduais mais altas do que as que seriam liberadas por uma área maior, como uma lâmina eletrocirúrgica.

Outro determinante dos efeitos produzidos no tecido é a voltagem. À medida que a voltagem aumenta, o grau de lesão tecidual térmica aumenta de modo similar e, finalmente, as qualidades e a impedância dos tecidos afetam a transferência de energia e a dissipação do calor. Por exemplo, a água tem baixa impedância elétrica e libera pouco calor, enquanto a pele, com sua maior impedância, gera temperaturas significativamente mais altas.

O aterramento da paciente é realizado através de uma placa de aterramento com grande área, alta condutividade e baixa resistência (Figura 59.9). A dissipação da corrente ao longo dessa grande área possibilita que ela deixe o corpo sem gerar temperaturas teciduais significativas no local de saída. Se a placa de aterramento estiver parcialmente desalojada, podem ocorrer queimaduras na paciente. Isso se deve à redução da área de superfície com consequente concentração da corrente de saída e aumento da temperatura tecidual no local de saída. Assim, a placa de aterramento deve estar firmemente aderida a uma superfície corporal relativamente plana, próxima ao campo operatório. Joias, objetos metálicos ou qualquer outra superfície com alta condutividade e baixa resistência podem servir de eletrodo de retorno, podendo também causar queimaduras na paciente em virtude da concentração de corrente nesses pequenos locais de contato.

Em pacientes com marca-passo ou cardioversor/desfibrilador implantável, uma corrente eletrocirúrgica pode ser interpretada como sinal cardíaco e promover alterações nesses dispositivos, além de possíveis queimaduras elétricas no miocárdio, em decorrência da condução da corrente através do eletrodo desses dispositivos e não através da placa de aterramento. Assim, medidas preventivas, como consulta cardiológica pré e pós-operatória, monitoramento cardíaco contínuo e plano de contingência para arritmias, são recomendadas nesses casos. Deve-se optar por energia bipolar ou ultrassônica, mas, caso seja usada a monopolar, os eletrodos ativo e de retorno devem ser colocados próximos um do outro.

Corrente de corte

Com o corte eletrocirúrgico é produzida uma onda sinusal contínua. Formam-se faíscas entre o tecido e o eletrodo com produção de calor intensa, evaporação da água celular e explosão das células na área adjacente. Os tecidos são cortados de modo limpo e com a produção mínima de coágulos. Assim, poucos vasos são ocluídos e a necessidade de hemostasia é mínima.

Corrente de coagulação

Com a corrente de coagulação a forma de onda produzida não é constante. Menos calor é produzido em comparação à de corte, porém a temperatura produzida é alta o suficiente para desnaturar proteínas e destruir a arquitetura normal da célula. Os coágulos produzidos selam os vasos sanguíneos menores, controlando o sangramento local.

Corrente mista

Efeitos eletrocirúrgicos com características de corte e de coagulação são produzidos por meio de variações no percentual de tempo em que a corrente flui. O tecido vascular mais delicado é o mais adequado para uma combinação com tempo de corrente menos ativo, enquanto tecidos avasculares mais densos exigem maior porcentagem de corrente ativa.

Quadro 59.3 Características da energia monopolar e bipolar

Energia monopolar	Energia bipolar
A placa de aterramento é colocada junto ao corpo da paciente e a terra atua como eletrodo de retorno	O eletrodo de retorno não está ligado à terra, ficando próximo ao eletrodo ativo
Menor potência maxima	Tem potência máxima superior e é mais segura em algumas situações
Tem poder de corte, coagulação e fulguração	Tem apenas capacidade de coagulação
Maior risco de queimaduras na paciente por risco de contato inadequado entre a placa de aterramento e a paciente	Não usa placa de aterramento

Eletrocirurgia bipolar

Na eletrocirurgia bipolar, a ponta do eletrodo contém o eletrodo ativo e o de retorno (Figura 59.7), não sendo necessária a placa de aterramento nesse tipo de energia. O tecido deve ficar localizado entre os eletrodos, pois é entre eles que se concentra a corrente de coagulação. Se isso não ocorrer, os eletrodos ficarão em contato e criarão um curto-circuito, não ocorrendo a coagulação. Esse tipo de energia não tem capacidade de corte, pois usa somente corrente de coagulação, sendo muito útil para a coagulação de vasos.

Energia ultrassônica

A energia utrassônica consiste em ondas sonoras acima da variação audível. Como são ondas sonoras com potências maiores, têm a capacidade de transferir energia mecânica aos tecidos impactados, produzindo corte, coagulação ou cavitação nos tecidos. Esse tipo de energia é utilizada em cirurgia videolaparoscópica.

MENSAGENS-CHAVE

- A eletrocirurgia resulta na distorção histológica das margens cirúrgicas. Assim, é recomendado o uso de bisturi para amostras em que seja necessário estudo anatomopatológico.
- Para hemostasia de uma superfície sangrante, a coagulação é o modo preferido. A fulguração (corrente mista) geralmente é menos eficiente, pois causa a fragmentação da camada coagulada.
- Os efeitos nos tecidos variam de acordo com o tipo de corrente. Com a corrente de coagulação pura, a lesão térmica lateral é maior do que com as correntes de corte pura ou a mista (Figura 59.8).

Leitura complementar

Advincula AP, Wang K. The evolutionary state of electrosurgery: where are we now? Curr Opin Obstet Gynecol 2008; 20(4):353-8.

Baggish MS, Karram MM. Atlas of pelvic anatomy and gynecologic surgery. 3. ed. St. Louis, Mo.: Elsevier/Saunders, 2011:1408.

Benson JT. Atlas of female pelvic medicine and reconstructive surgery. 2. ed. Philadelphia, PA: Springer, 2009:271.

Cundiff GW, Te Linde RW. Te Linde's atlas of gynecologic surgery. Philadelphia, PA: Wolters Kluwer Health/Lippincott Williams & Wilkins; 2014:362.

DiZerega GS. Pelvic surgery: adhesion formation and prevention. New York: Springer, 1997:269.

Drutz HP, Herschorn S, Diamant NE. Female pelvic medicine and reconstructive pelvic surgery. London-New York: Springer, 2003:535.

Fonseca FP. Cirurgia ambulatorial. 2. ed. Rio de Janeiro: Guanabara Koogan 1987:536.

Goffi FBS. Técnica cirúrgica: bases anatômicas, fisiopatológicas, e técnicas da cirurgia. 3. ed. Rio de Janeiro: Atheneu, 1990.

Hoffman BL, Williams JW. Williams gynecology. 2. ed. New York: McGraw-Hill Medical, 2012:1401.

Isaacs JH, Byrne MP. Pelvic surgery : a multidisciplinary approach. Mount Kisco, N.Y.: Futura Pub. Co., 1987:229.

Mattingly RF. Historical development of pelvic surgery. Philadelphia: Lippincott; 1977:3-12.

Petroianu A. Cirurgia geriátrica. Rio de Janeiro: Medsi, 1998:780.

Pohl FPA. Tubos, sondas e drenos. Rio de Janeiro, 2000.

Rock JA, Jones HW, Te Linde RW. Te Linde's operative gynecology. 10. ed. Philadelphia: Wolters Kluwer/Lippincott Williams & Wilkins, 2008: 1449.

Sabiston DC, Townsend CM. Sabiston textbook of surgery: the biological basis of modern surgical practice. 18. ed. Philadelphia, PA: Saunders/Elsevier, 2008:2353.

Sugarbaker PH. Pelvic surgery and treatment for cancer. St. Louis: Mosby, 1994:331.

Taheri A, Mansoori P, Sandoval LF, Feldman SR, Pearce D, Williford PM. Electrosurgery: part II. Technology, applications, and safety of electrosurgical devices. J Am Acad Dermatol 2014; 70(4):607.e1-12; quiz 19-20.

Taheri A, Mansoori P, Sandoval LF, Feldman SR, Pearce D, Williford PM. Electrosurgery: part I. Basics and principles. J Am Acad Dermatol 2014; 70(4):591.e1-14; quiz 605-6.

Taheri A, Mansoori P, Sandoval LF, Feldman SR, Williford PM, Pearce D. Entrance and propagation pattern of high-frequency electrical currents in biological tissues as applied to fractional skin rejuvenation using penetrating electrodes. Skin Res Technol 2014; 20(3):270-3.

Webb MJ, Mayo Clinic. Mayo Clinic manual of pelvic surgery. 2. ed. Philadelphia: Lippincott Williams & Wilkins, 2000:210.

CAPÍTULO 60

Histeroscopia

Sergimar Padovezi Miranda

INTRODUÇÃO

Elaborado há mais de um século, o histeroscópio foi criado com o objetivo de avaliação das causas de sangramentos uterinos.

Ao longo dos anos foi grande o avanço nos elementos necessários à realização de uma boa avaliação da cavidade endometrial e do canal cervical, bem como de procedimentos cirúrgicos menos invasivos.

O desenvolvimento da histeroscopia atual se deve fundamentalmente ao aperfeiçoamento dos sistemas ópticos, à utilização de fibra óptica e de novas fontes de iluminação e ao domínio dos sistemas de distensão uterina.

Em 1976, Lidemann introduziu o histeroinsuflador de pressão de CO_2 controlada. Em 1980, Hamou desenhou o micro-histeroinsuflador, o que melhorou a distensão da cavidade, possibilitando a insuflação de CO_2 controlada eletronicamente, bem como redesenhou o histeroscópio de contato, reduzindo seu diâmetro de 7 para 4mm e promovendo a visão panorâmica e a celular de contato. A redução do diâmetro da óptica tornou possível a realização da histeroscopia em nível ambulatorial e praticamente eliminou a necessidade de anestesia.

Após as publicações de Bettocchi, mostrando uma nova proposta de camisa cirúrgica, vários procedimentos antes realizados exclusivamente em ambiente hospitalar passaram a ser executados ambulatorialmente. No período de 1996 a 2014 foram realizados 31.052 procedimentos utilizando histeroscópios rígidos de 4 ou 5mm. Em 93,9% dos casos o procedimento foi realizado como o planejado, enquanto em 4,3% o procedimento foi incompleto (ultrapassou o orifício interno e não foi possível realizar o procedimento) e em 1,9% dos casos não foi possível ultrapassar o orifício interno. A última situação foi mais frequente em mulheres menopausadas do que nas inférteis (70,1% a 29,9%). Em 44,3% dos casos a estenose foi combinada (orifícios externo e interno). Bettocchi concluiu que a estenose e a dor foram os principais motivos para a suspensão da histeroscopia utilizando-se a camisa de Bettocchi.

Em 2014, o Colégio Francês de Ginecologistas e Obstetras publicou as seguintes orientações com base em evidências: na histeroscopia diagnóstica, a camisa deverá ter <3,5mm; a solução salina é o meio de distensão; não há necessidade de anestesia, preparo do colo, desinfecção vaginal ou de uso de antibióticos. O uso de misoprostol, estrogênio vaginal ou agonista do GnRH não está indicado como rotina antes da histeroscopia cirúrgica, sendo importante a retirada do ar do sistema em virtude do risco de embolia pulmonar. A distensão da cavidade deverá ser mantida <120mmHg. O balanço máximo negativo de líquido deverá ser de 2.000mL, quando se usa solução fisiológica, e 1.000mL, com o uso de soluções hipotônicas. Se durante a histeroscopia com corrente monopolar ou bipolar ocorrer a perfuração do útero, o procedimento deverá ser interrompido e a laparoscopia realizada para afastar a possibilidade de lesão em alça intestinal. A histeroscopia diagnóstica ou cirúrgica é aprovada em caso de suspeita de câncer de endométrio

INDICAÇÕES

O sangramento uterino anormal, os problemas relacionados com a infertilidade e a perda gestacional de repetição são as principais indicações para a histeroscopia diagnóstica. As outras são: (a) indicações diagnósticas: metrorragias, alterações do ciclo menstrual, infertilidade (fator uterino ou cervical), localização de corpos estranhos, diagnóstico e seguimento das hiperplasias, diagnóstico do carcinoma de endométrio, diagnóstico e seguimento da neoplasia trofoblástica gestacional, localização de restos placentários ou abortivos, indicação e controle de cirurgias uterinas (miomectomias, metroplastias, endometrectomias), e diagnóstico diferencial de patologias intracavitárias suspeitadas por outras técnicas diagnósticas; (b) indicações terapêuticas e/ou cirúrgicas: polipectomias, miomectomias, ablação endometrial, metroplastia, biópsias dirigidas, ressecção de aderências intrauterinas, extração de dispositivos intrauterinos (DIU) e outros corpos estranhos, histeroembrioscopia e contracepção.

CONTRAINDICAÇÕES

Uma das principais vantagens dessa técnica é o fato de carecer de autênticas contraindicações, mas algumas são apontadas, podendo ser divididas em absolutas e relativas. A contraindicação absoluta é a presença de infecção pélvica aguda. As relativas se referem à perfuração uterina recente e à gravidez.

COMPLICAÇÕES

As complicações da histeroscopia estão relacionadas com o risco da anestesia local ou geral, os meios de distensão, o trauma istmocervical e a infecção e podem ocorrer em cerca de 4% dos procedimentos. Entre as complicações podem ser citadas: perfuração uterina, hemorragia e absorção do líquido utilizado na distensão uterina. Entre os procedimentos com maior potencial de complicação está a ressecção de aderência, seguida das cirurgias de metroplastia, miomectomia, endometrectomia e a polipectomia.

Anestesia

Os riscos relatados são os inerentes ao procedimento anestesiológico e semelhantes aos que ocorrem em qualquer ato cirúrgico. Em relação aos meios de distensão líquidos, o risco maior é de absorção intravascular, uma vez que os volumes >1.000mL são indicação de interrupção do procedimento. Já em relação ao CO_2 como meio de distensão, normalmente nos casos diagnósticos, desde que se trabalhe com pressão <100mmHg, o risco de complicações é pequeno. Quando acima desses parâmetros, pode ocorrer a abertura dos óstios tubários e, às vezes, a paciente pode relatar dor frênica por irritação diafragmática.

Infecção

Toda e qualquer manipulação do canal cervical e da cavidade uterina pode implicar baixo risco de infecção. Em relação à histeroscopia, o risco é muito discreto, em torno de 0,5%, com resultado semelhante ao da utilização de antibiótico, razão pela qual o uso do medicamento não está indicado.

Trauma

As lacerações cervicais podem ser causadas pela pinça de Pozzi, durante a histeroscopia, ou na dilatação do canal cervical com velas de Hegar. A manipulação do instrumento com suavidade e cuidado pode evitar esses acidentes, ocasião em que o procedimento deverá ser interrompido mediante a observação da paciente.

ANESTESIA

Na maioria das situações não é necessário o uso rotineiro de anestesia para a histeroscopia diagnóstica. Algumas mulheres necessitam de anestesia, especialmente as nuligestas, inférteis ou na pós-menopausa.

Ao se optar pela anestesia local, vários esquemas têm sido relatados na literatura, como bloqueio paracervical nas posições de 4 e 8 horas (são injetados 2 a 3mL de lidocaína por sítio) e lidocaína *spray* (essa técnica pode reduzir o desconforto quando da passagem do histeroscópio pelo canal cervical, bem como a necessidade de anestesia local).

MEIO DE DISTENSÃO

A visualização adequada da cavidade endometrial exige uma efetiva distensão uterina. Na histeroscopia diagnóstica, a solução salina é o meio de distensão de escolha, enquanto nas cirúrgicas a utilização da solução de sorbitol a 2,7% e manitol a 0,54% ou glicina a 1,5% assegura boa visibilidade e baixo risco de complicações. Com o uso do ressectoscópio bipolar, o NaCl a 0,9% passará a ser a opção escolhida.

INSTRUMENTAL

Histeroscopia diagnóstica

Na histeroscopia diagnóstica são usados histeroscópios rígidos ou flexíveis com diâmetro ≤4mm. Na maioria das vezes não é necessária a dilatação cervical para introdução do aparelho através do canal cervical e da cavidade uterina. Nesses equipamentos existe um canal para a passagem do meio de distensão, o qual vai criando um espaço à frente, permitindo a passagem do histeroscópio com o menor trauma possível. A pressão intrauterina não deve exceder a 120mmHg. Após a passagem do orifício interno, a cavidade uterina é distendida, o que possibilita sua visualização e a inspeção sistemática.

A histeroscopia, especialmente quando combinada com a biópsia endometrial, apresenta sensibilidade e especificidade superiores às de outros procedimentos diagnósticos (como a curetagem uterina e a histerossonografia) na identificação de doenças endometriais benignas e malignas.

O melhor período para realização da histeroscopia diagnóstica é durante o início da fase proliferativa endometrial, imediatamente após terminada a menstruação. Nessa fase, o endométrio é fino, e pequenas lesões podem ser visualizadas com facilidade.

Os achados mais frequentes na histeroscopia diagnóstica são: miomas, pólipos, hiperplasia, câncer e adenomiose. O mioma submucoso pode ocorrer como uma protrusão a partir do miométrio, em grau variável, resultando em deformidade da cavidade endometrial. Os pólipos são classificados em funcionais (mucosos), não funcionais ou degenerativos. Os mucosos ocorrem com maior frequência na pré-menopausa, medem em torno de 2 a 5mm e são pediculados. Os não funcionais são causa comum de menorragia e apresentam consistência intermediária entre o pólipo mucoso e o mioma. Às vezes é difícil a diferenciação entre a hiperplasia e o adenocarcinoma de endométrio à histeroscopia, ficando o diagnóstico final a cargo da anatomia patológica. É necessária grande experiência para diferenciar o endométrio da fase secretora tardia e o hiperplásico.

Cabe realçar o papel da histeroscopia diagnóstica nos casos de espessamento endometrial, detectado à ultrassonografia endovaginal (USEV), o qual torna necessária a avaliação da cavidade uterina.

Em parcela representativa de mulheres na pós-menopausa, sem sintomas, examinadas por USEV, foram encontrados 3,2% de pólipos endometriais.

A frequência de pólipos endometriais em mulheres na pós-menopausa com sangramento tem variado de 3,5% a 33,2%. O risco de transformação maligna dos pólipos é muito pequeno, mas pode estar associado ao adenocarcinoma de endométrio.

Vale ressaltar, entretanto, que a incidência de hiperplasia atípica e/ou câncer de endométrio nos pólipos endometriais varia de 1,5% a 5,5%. Esses dados mostram que é prudente a retirada sistemática por histeroscopia de todos os pólipos endometriais detectados à ultrassonografia.

A literatura reforça a substituição efetiva da curetagem uterina pela histeroscopia na abordagem do espessamento endometrial. A curetagem apresenta valor preditivo positivo de 100% e negativo de 7% para o diagnóstico das patologias endometriais.

Tamoxifeno

As usuárias de tamoxifeno necessitam atenção especial quanto à incidência de patologias endometriais, especialmente os pólipos endometriais (em caso de espessamento, só se deve intervir se houver sangramento).

Fertilização *in vitro* (FIV)

A realização rotineira da histeroscopia em mulheres candidata à FIV não é consenso na literatura. Nos casos de falha de implantação é prudente a realização da histeroscopia no ciclo anterior à próxima transferência de embriões, inclusive com a realização de lesão endometrial e pesquisa de endometrite.

A presença de pólipo, miomas, sinéquias e outras patologias pode ser detectada pela histeroscopia, e sua resolução aumenta as taxas de gravidez (indicações de lesão endometrial).

Histeroscopia cirúrgica

Os instrumentos para realização dos procedimentos cirúrgicos podem ser mecânicos (pinça de apreensão, tesouras, pinça de biópsia e cateteres), eletrocirúrgicos (alça, *rollerball*) e dispositivos para *lasers* (KTP, Nd:YAG e argônio).

Uma etapa muito importante do procedimento cirúrgico consiste na dilatação do canal cervical. A utilização das velas de Hegar intermediárias (5,5, 6,5, 7,5 e 8,5) é aconselhável para facilitar a dilatação e reduzir os traumas e riscos dessa etapa do procedimento.

Convém dar atenção às mulheres na pós-menopausa e às que foram submetidas à amputação do colo uterino, bem como às nuligestas.

É sempre prudente ter à mão a camisa diagnóstica, nos casos de estenose acentuada do orifício interno do canal cervical.

A utilização de misoprostol em mulheres na pós-menopausa, objetivando facilitar a dilatação cervical, não tem encontrado respaldo na literatura.

A seguir serão descritos, sumariamente, os procedimentos cirúrgicos que podem ser realizados.

Miomectomia

A miomectomia histeroscópica é geralmente realizada para o tratamento de menorragia ou com propósito reprodutivo. Essa opção evita a laparotomia, a incisão uterina e a permanência hospitalar, já que o procedimento é realizado em regime de hospital-dia. Em geral, o ato cirúrgico é indicado para mioma submucoso <4cm de diâmetro. O tratamento pré-operatório com danazol ou análogos do GnRH é utilizado para estabilizar a anemia e reduzir o tamanho do mioma e a espessura endometrial, bem como a vascularização uterina, tornando o procedimento mais seguro.

Miomas submucosos são ressecados utilizando-se alça de ressecção ou *laser*, mediante fatiamento do mioma, até que seja encontrado o tecido uterino normal.

A utilização do ultrassom 3D torna possível a programação de uma cirurgia mais segura, pois define com maior precisão a localização do mioma, a composição (submucoso e intramural) e, principalmente, a espessura da capa miometrial até a serosa.

A miomectomia histeroscópica, especialmente nos casos com componente intramural, apresenta risco maior de absorção de líquido e consequente intoxicação hídrica. Nesses casos, a utilização do cautério bipolar é uma boa opção.

Para maior segurança é aconselhável a adoção dos critérios que visam à classificação dos miomas. Pode-se utilizar a classificação da Sociedade Europeia de Endoscopia ou a de Lasmar e cols., as quais tornam possível a realização de miomectomias histeroscópicas com mais segurança.

Polipectomia

A abordagem cirúrgica é semelhante à miomectomia, mas o procedimento é mais fácil e com menor índice de complicações. Bettocchi e cols. relatam bons resultados nas abordagens de pólipos endometriais (0,5 a 4,5cm) e miomas (0,6 a 2cm) com o uso ambulatorial do eletrodo bipolar.

Lise de aderências intrauterinas

A lise pode ser realizada por meio de instrumentos mecânicos, eletrocirúrgicos ou *laser* sob visão direta. Essa técnica se mostra superior à dilatação e à curetagem por aumentar a precisão da lise e reduzir o trauma em áreas endometriais normais. Atualmente, não se realiza a inserção do DIU após a lise de aderências.

Ressecção de septo uterino

A metroplastia histeroscópica é o tratamento de escolha na presença do septo uterino. A reparação é possível com o uso de instrumentos mecânicos, eletrocirurgia ou *laser*, sendo os resultados semelhantes. A transecção é realizada até o nível da linha intertubária.

A inserção de dispositivo intrauterino (DIU), ao término da metroplastia, não encontra, atualmente, respaldo na literatura.

O uso prévio do ultrassom 3D ajuda a diferenciar com precisão o útero bicorno do septado, prescindindo da realização simultânea da laparoscopia durante a metroplastia histeroscópica.

Vários estudos indicam que a metroplastia está associada ao aumento de nascidos vivos nos casos de mulheres com história de perdas gestacionais prévias e de infertilidade. Nas pacientes sem esse histórico, a realização da metroplastia deverá ser avaliada de acordo com os riscos e benefícios.

Ablação endometrial

A ablação poderá ser realizada com eletrocirurgia ou *laser*. A destruição do tecido endometrial alcança em torno de 3 a 4mm de profundidade, incluindo a basal. Melhores resultados são obtidos com o uso prévio de danazol ou análogos do GnRH por 1 mês. Quando não se utilizam esses medicamentos, o procedimento deve ser realizado imediatamente após o término da menstruação, período no qual o endométrio se encontra em torno de 5mm.

Os resultados, quando utilizadas as novas tecnologias (Thermachoice®, Microwave®, entre outras), não diferem significativamente daqueles obtidos com a ressecção histeroscópica.

A ablação endometrial oferece uma alternativa à histerectomia no tratamento cirúrgico da hemorragia uterina disfuncional. Ambos os procedimentos são efetivos e apresentam altas taxas de satisfação das pacientes.

Restos ovulares

Atualmente, a conduta expectante e o uso do misoprostol têm reduzido a incidência de sinéquias na abordagem do aborto retido. A persistência de restos ovulares é mais bem resolvida via histeroscopia do que pela curetagem uterina. Nessa situação, a incidência de complicações é reduzida, assim como são obtidos melhores resultados reprodutivos nas próximas gestações.

A utilização de gel intrauterino não reduz a taxa de sinéquias.

Nos casos de restos pós-parto, a incidência maior de aderências está associada ao parto cesariano em comparação com o normal.

Histeroembrioscopia

A histeroembrioscopia possibilita a análise genética do aborto retido, evitando a contaminação do sangue materno e conferindo maior confiabilidade ao cariótipo.

Esterilização tubária

A esterilização tubária por meio da histeroscopia vem aumentando nos últimos anos. A maior experiência é com o dispositivo Essure®. Em comparação com o procedimento realizado por laparoscopia, são encontradas taxas de gravidez semelhantes, mas o risco de reoperação é maior nas pacientes que utilizaram a via histeroscópica.

Leitura complementar

Bettocchi S, Bramante S, Bifulco G et al. Challenging the cervix: strategies to overcome the anatomic impediments to hysteroscopy: analysis of 31,052 office hysteroscopies. Fertil Steril 2016; 105(5):e16-7.

Bulun SE. Uterine fibroids. N Engl J Med 2013; 369(14):1344-55.

Campos-Galindo I, García-Herrero S, Martínez-Conejero JA, Ferro J, Simón C, Rubio C. Molecular analysis of products of conception obtained by hysteroembryoscopy from infertile couples. J Assist Reprod Genet 2015; 32(5):839-48.

Deffieux X, Gauthier T, Menager N, Legendre G, Agostini A, Pierre F; French College of Gynaecologists and Obstetricians. Hysteroscopy: guidelines for clinical practice from the French College of Gynaecologists and Obstetricians. Eur J Obstet Gynecol Reprod Biol 2014; 178:114-22.

Hooker AB, Lemmers M, Thurkow AL et al. Systematic review and meta-analysis of intrauterine adhesions after miscarriage: prevalence, risk factors and long-term reproductive outcome. Hum Reprod Update 2014; 20(2):262-78.

Lensen S, Martins W, Nastri C, Sadler L, Farquhar C. Pipelle for Pregnancy (PIP): study protocols for three randomised controlled trials. Trials 2016; 17:216.

Lieng M, Istre O, Qvigstad E Treatment of endometrial polyps: a systematic review. Acta Obstet Gynecol Scand 2010; 89(8): 992-1002.

Mao J, Pfeifer S, Schlegel P, Sedrakyan A Safety and efficacy of hysteroscopic sterilization compared with laparoscopic sterilization: an observational cohort study. BMJ 2015; 351:h5162.

CAPÍTULO 61

Cirurgia Minimamente Invasiva em Ginecologia

Camila Martins de Carvalho
Eduardo Batista Cândido
Agnaldo Lopes da Silva Filho

INTRODUÇÃO

A laparoscopia, uma técnica de cirurgia minimamente invasiva, promove ótima visualização da pelve e possibilita a realização de diagnósticos e procedimentos terapêuticos. Além disso, apresenta outros benefícios em comparação com a laparotomia, como menos tempo de internação, menos dor pós-operatória, retorno mais rápido às atividades habituais e tendência menor à formação de aderências e de contaminação da cavidade peritoneal. Por outro lado, esse tipo de cirurgia apresenta limitações, como número finito de entradas, restrição ao movimento dos instrumentos, impossibilidade de palpação de vísceras pélvicas e custo maior.

SISTEMA BÁSICO DOS EQUIPAMENTOS DE VIDEOCIRURGIA

Unidade geradora de imagem

A função da unidade geradora de imagem é captar e ampliar a região que se deseja operar, além de reproduzi-la em monitor, e é composta por:

- **Câmara e monitor de vídeo:** a câmara de vídeo é formada pelo conjunto de microcâmaras e o processador de imagem.
- **Fonte de luz e cabos de iluminação:** os cabos de iluminação transmitem luz da fonte para o endoscópio por meio de um feixe denso de fibras ópticas. As lâmpadas podem ser de xenônio ou haleto metálico.
- **Ótica:** as óticas variam de 3 a 12mm de diâmetro e contêm lentes com ângulo de visão variando de 0 a 135 graus. A mais utilizada nas laparoscopias ginecológicas é a de 10mm com ângulo de 0 grau. Óticas de 1,7 a 5mm podem ser utilizadas para minilaparoscopias e são adequadas para diagnóstico, mas comprometem a documentação da imagem.
- **Insuflador de gás:** aparelho que produz e mantém o pneumoperitônio, além de possibilitar o monitoramento contínuo da taxa, da pressão e do volume do gás usado para a insuflação.
- **Sistema de gravação de imagem.**

Instrumental cirúrgico

- **Agulha de Veress** (Figura 61.1): promove a realização do pneumoperitônio, sendo composta por dois tubos inseridos um no outro: o externo é mais curto e tem formato de bisel, enquanto o interno tem a extremidade romba e um orifício lateral que permite a entrada do gás.
- **Trocartes:** são utilizados para transfixar a parede abdominal e manter as vias de acesso à cavidade abdominal. Os mais usados em ginecologia são os de 5 e 10mm (Figuras 61.2 e 61.3), o qual é utilizado para o primeiro portal e atualmente pode ser encontrado em material descartável, oferecendo maior segurança.

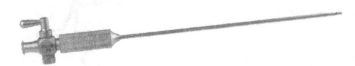

Figura 61.1 Agulha de Veress.

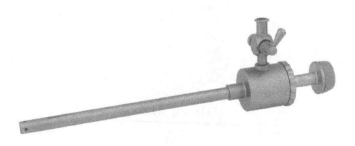

Figura 61.2 Trocarte de 5mm.

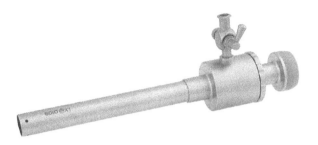

Figura 61.3 Trocarte de 10mm.

- **Pinças** (Figura 61.4): as pinças podem ser classificadas como traumáticas e atraumáticas, as quais são utilizadas para exploração da cavidade, tração suave e manuseio de tecidos delicados (p. ex., Maryland, pinça jacaré, pinça fenestrada e Babcock). As traumáticas têm pontas serrilhadas ou denteadas e são usadas em procedimentos que envolvam ressecção e aproximação de tecidos (p. ex., pinça serrilhada, pinça cobra, pinça de biópsia).
- **Tesouras**: a *Hook* e a Metzembaum são as mais comuns (Figura 61.5).
- **Aspirador e irrigador** (Figura 61.6).
- **Sistema de hemostasia**: podem ser utilizados eletrocautérios mono ou bipolares, havendo ainda os instrumentos ultrassônicos e a *laser*.
- **Outros instrumentos**: porta-agulhas, bisturi, pinças de preensão, morceladores, endoclipes, *endobags* e manipuladores uterinos.

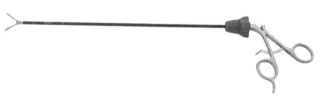

Figura 61.4 Pinça laparoscópica de preensão.

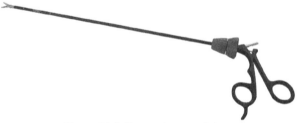

Figura 61.5 Tesoura laparoscópica.

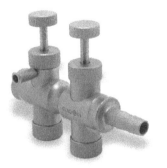

Figura 61.6 Aspirador laparoscópico.

INDICAÇÕES DA LAPAROSCOPIA

Realizadas tanto para diagnóstico como para tratamento, as indicações das laparoscopias estão relacionadas, basicamente, com a paciente, a experiência do profissional e o material cirúrgico disponível:

- **Diagnóstico**: diferenciação da origem de massas anexiais, doença inflamatória pélvica, dor pélvica (p. ex., endometriose, aderências), anomalias genitais, ascite, infertilidade (p. ex., permeabilidade tubária), lavados e cultura peritoneais e avaliação de perfuração uterina.
- **Tratamento**: esterilização tubária, lise de aderências, fulguração de endometriose, tratamento de gravidez ectópica, miomectomia, ooforectomia, cistectomia, histerectomia e doença inflamatória pélvica.

Laparoscopia nas urgências ginecológicas

- **Gravidez ectópica**: a salpingostomia linear via laparoscópica pode ser realizada em caso de gravidez ectópica íntegra com saco gestacional <5mm. Nesse procedimento é importante a hidrotubação com solução fisiológica para retirada de possíveis fragmentos embriológicos residuais. O controle pós-operatório dos níveis de β-HCG é necessário para avaliação da possibilidade de tecido trofoblástico persistente.
- **Doença infecciosa pélvica (DIP)**: a laparoscopia está indicada em caso de suspeita de DIP principalmente em mulheres jovens com futuro reprodutivo, uma vez que o atraso no diagnóstico e no tratamento pode comprometer sua fertilidade. A cirurgia videoassistida possibilita o diagnóstico correto, além da obtenção de material para cultura, lise de aderências do processo inflamatório agudo e abordagem de abscessos pélvicos.
- **Cisto hemorrágico**: a possibilidade de preservação da maior parte de tecido ovariano em mulheres jovens torna a laparoscopia a técnica de escolha em cirurgias benignas do ovário, como o cisto hemorrágico.

Laparoscopia na oncologia ginecológica

A laparoscopia pode ser realizada na oncologia ginecológica por ser excelente método para inventário da cavidade abdominal, possibilitando a execução de todo o procedimento radical e podendo ser associada à abordagem via vaginal. A cirurgia de Wertheim-Meigs pode ser realizada via laparoscópica para o tratamento do câncer do colo uterino. No estadiamento e tratamento em estádios iniciais do câncer de endométrio, diminui a morbidade perioperatória e apresenta eficácia semelhante à da laparotomia. Alguns cirurgiões têm utilizado a laparoscopia para estadiamento ou avaliação da viabilidade da citorredução no câncer de ovário, principalmente para tumores presumivelmente de estádio I ou II. O risco de ruptura de cápsula e a possibilidade de lesões nos locais de entrada (p. ex. carcinomatose) ainda fazem da via aberta a mais utilizada em casos de tumor ovariano maligno.

CONTRAINDICAÇÕES

- **Absolutas:** condições que inviabilizam a realização do pneumoperitônio e a anestesia geral, como hipertensão intracraniana, glaucoma agudo, choque hipovolêmico, distensão abdominal, peritonite e obstrução intestinal.
- **Relativas:** cardiopatia ou doença pulmonar grave, gravidez após o primeiro trimestre, grande massa abdominal, cirurgia periumbilical prévia e obesidade mórbida.

PREPARO PARA A LAPAROSCOPIA

A paciente deve ser informada sobre os riscos e benefícios do procedimento e a possibilidade de conversão para laparotomia. A preparação inclui a realização de exames pré-operatórios, risco cirúrgico e exame físico adequados. O jejum deve ser de pelo menos 8 horas para alimentos sólidos e de 6 horas para líquidos. A limpeza intestinal não é recomendada rotineiramente, mas pode facilitar a visualização durante a cirurgia em virtude da descompressão do intestino delgado e do cólon sigmoide.

ORGANIZAÇÃO DA SALA DE CIRURGIA

O primeiro passo para a laparoscopia consiste na verificação do funcionamento da aparelhagem no pré-operatório imediato. Em seguida, convém avaliar e otimizar a organização da sala de cirurgia. A mesa deve estar preferencialmente no centro da sala com iluminação direta no campo operatório. O monitor deve ser posicionado diretamente à frente do cirurgião, 10 a 20 graus acima do nível dos olhos para evitar sobrecarga no pescoço.

ANESTESIA

A anestesia mais utilizada é a geral com intubação endotraqueal, por promover maior conforto à paciente e possibilitar o controle da ventilação, o relaxamento muscular e a proteção das vias aéreas. A infiltração de anestésico local nos portais de entrada reduz a dor pós-operatória.

TÉCNICA CIRÚRGICA

A paciente deve ser posicionada em litotomia dorsal baixa com as pernas sobre apoios acolchoados e os braços mantidos ao lado do tronco em posição de sentido. Após a indução da anestesia, procede-se à antissepsia adequada com atenção especial ao umbigo, a região menos limpa do abdome. A bexiga deve ser esvaziada por meio de cateterização vesical para diminuir o risco de lesões deste órgão e se prossegue com a colocação de campos estéreis de maneira a manter visíveis apenas o abdome inferior e a região umbilical.

Uma incisão de 1cm de diâmetro é realizada com bisturi, imediatamente inferior ao umbigo, no sentido longitudinal ou transversal. Em seguida, introduz-se a agulha de Veress em inclinação de 45 graus em direção ao côncavo do sacro e posteriormente se realiza o teste de segurança para certificar-se do posicionamento da agulha na cavidade. O teste pode ser realizado com a introdução de solução salina através da agulha de Veress. A pressão negativa exercida pela elevação da parede abdominal fará com que o líquido seja aspirado. O dióxido de carbono deve ser introduzido e monitorizado pelo insuflador pneumático, com velocidade inicial baixa, até atingir uma pressão abdominal máxima de 15 a 20mmHg. Retira-se a agulha de Veress, e o primeiro trocarte é introduzido através da incisão umbilical até a cavidade abdominal, o que pode ser percebido pelo extravasamento de gás. Em seguida, retira-se o mandril do trocarte, e a ótica é introduzida. Nesse momento, deve-se inclinar a mesa de cirurgia em Trendelenburg de modo a possibilitar a saída do intestino da pelve.

Um segundo e terceiro trocartes podem ser inseridos por visualização direta, após incisão de 5mm, nas fossas ilíacas. Nesse tempo, o cuidado principal deve ser o de evitar lesões dos vasos da parede abdominal, principalmente das artérias epigástricas superficial e inferior. Para isso é possível observar o plexo vascular na parede por transiluminação.

Após a conclusão da cirurgia, retiram-se os trocartes acessórios sob visualização para conferir a existência de sangramentos. A ótica e a bainha são removidas também sob visão para observação do trajeto de retirada sem provocar herniação de omento e alças. O pneumoperitônio deve ser esvaziado ao máximo e lentamente para minimizar o desconforto pós-operatório. Realiza-se sutura da pele e aplica-se pequeno curativo sobre a ferida.

COMPLICAÇÕES

Em geral, as pacientes submetidas à laparoscopia apresentam rápida recuperação. Alguns fatores aumentam o risco de complicações, como a presença de aderências, endometriose grave, doença inflamatória pélvica, câncer, irradiação prévia, obesidade e a inexperiência do cirurgião.

A taxa geral de complicações é de 5,7 a cada mil procedimentos, as quais são mais frequentes em cirurgias mais complexas. Uma revisão com 1,5 milhão de pacientes ginecológicas constatou complicações em 0,1% a 10% dos procedimentos; mais de 50% desses casos ocorreram na entrada e 20% a 25% só foram reconhecidos no período pós-operatório.

Complicações anestésicas e cardiopulmonares

Os possíveis riscos da anestesia geral incluem hipoventilação, intubação esofágica, broncoespasmo, hipotensão, refluxo gastroesofágico, superdosagem de narcóticos, arritmias cardíacas e parada cardíaca. A posição de Trendelenburg, associada à elevação da pressão intraperitoneal, acarreta maior pressão sobre o diafragma, o que pode favorecer a ocorrência de algumas das complicações citadas. Em casos de hipotensão súbita, arritmia cardíaca e cianose, deve-se pensar em embolia gasosa.

Complicações da via de acesso

As ocorrências mais comuns nesse tempo cirúrgico são as lesões vasculares, intestinais e urinárias em razão da realização de procedimentos "às cegas", como punção da agulha de Veress e introdução do primeiro trocarte.

Lesões vasculares

As complicações hemorrágicas mais graves são as lesões de grandes vasos, como aorta, veia cava e vasos ilíacos, com taxas de mortalidade entre 9% e 17%. Os vasos da parede abdominal lesionados com mais frequência são os epigástricos inferiores superficiais, principalmente durante a introdução dos trocartes auxiliares. Esse tipo de lesão pode ser evitado mediante a introdução dos trocartes 1 a 2cm lateralmente ao ponto de McBurney (um terço do caminho entre a espinha ilíaca anterossuperior e o umbigo).

Lesões do trato gastrointestinal

Um terço das lesões intestinais está relacionado com a via de entrada, sendo importante reconhecer essas lesões durante a cirurgia para evitar complicações maiores; no entanto, muitas não são percebidas no intraoperatório. O cólon transverso e o intestino delgado são os locais mais acometidos.

Lesões das vias urinárias

As lesões na bexiga são as mais frequentes na via urinária e costumam ser reconhecidas no intraoperatório. Cerca de dois terços ocorrem em procedimentos de histerectomia vaginal assistida por laparoscopia. O ureter é lesionado principalmente por trauma eletrocirúrgico.

Outras complicações

Podem ocorrer ainda complicações neurológicas, hérnias incisionais, enfisema subcutâneo, dor pós-operatória no ombro, infecções e metástase em sítio de trocarte.

CIRURGIA ROBÓTICA

O protótipo do sistema DaVinci foi criado pelo Stanford Research Institute and National Aeronautics and Space Administration para uso militar, de modo a possibilitar a realização imediata de cirurgias em campo de batalha por intermédio de uma estação cirúrgica remota. Desde a aprovação do DaVinci pelo Food and Drug Administration (FDA), vários cirurgiões ginecológicos têm optado pela cirurgia robótica.

A laparoscopia robótica utiliza acessos abdominais e pneumoperitônio, como a convencional, mas dispõe de instrumentos articulados que realizam movimentos complexos em pequeno espaço operatório.

A curva de aprendizado para esse tipo de procedimento depende do número total de cirurgias realizadas e do intervalo de tempo entre elas. Para adquirir habilidade na cirurgia robótica é importante aprender a realizar o procedimento em si e saber lidar com suas complicações. Em estudo retrospectivo realizado no Canadá, a curva de aprendizado para cirurgiões com avançadas habilidades em laparoscopia convencional foi de 50 casos.

Indicações

Para considerar a cirurgia robótica é necessário avaliar as características da paciente e do procedimento a ser realizado. Assim como na laparoscopia convencional, a paciente deve ter condições de suportar o pneumoperitônio e as alterações metabólicas inerentes ao procedimento. A laparoscopia robótica deve ser oferecida como alternativa à laparotomia e não em substituição à laparoscopia convencional.

Vantagens da cirurgia robótica

As vantagens desse sistema são inúmeras em razão da superação de muitos obstáculos da cirurgia laparoscópica, como aumentar a destreza, restabelecer a coordenação mão-olho adequada e uma posição ergonômica e melhorar a visualização do campo operatório. Além disso, por meio desse sistema são realizadas cirurgias antes consideradas tecnicamente difíceis ou inviáveis, mas que são de possível execução.

Os robôs aumentam a destreza de várias maneiras. Instrumentos com maior grau de liberdade aumentam a capacidade do cirurgião de manipular os instrumentos e, portanto, os tecidos. Esses sistemas são projetados para que o tremor nas mãos dos cirurgiões seja compensado no movimento do efetor final através de filtros de *hardware* e *software* apropriados. Além disso, podem controlar melhor o ato cirúrgico, transformando grandes movimentos das alças de controle em micromoções dentro da paciente.

Outras vantagens importantes são a restauração da boa coordenação mão-olho e a posição mais ergonômica. Esses sistemas robóticos eliminam o efeito de fulcro, tornando mais intuitiva a manipulação de instrumentos. Com o cirurgião sentado em uma estação de trabalho remota e ergonomicamente projetada, os sistemas atuais também eliminam a necessidade de se movimentar e girar em posições desconfortáveis para mover os instrumentos e visualizar o monitor.

A visão aprimorada oferecida por esses sistemas é surpreendente. A imagem tridimensional com percepção de profundidade representa uma melhoria acentuada em relação à visão convencional da câmara laparoscópica. Outro benefício está na capacidade do cirurgião de controlar diretamente um campo visual estável com aumento maior. Tudo isso cria imagens com resolução aumentada que, com a ampliação dos graus de liberdade e a destreza aprimorada, melhora consideravelmente a capacidade do cirurgião de identificar e dissecar estruturas anatômicas, bem como realizar microcirurgias.

Além disso, a laparoscopia robótica apresenta as vantagens das cirurgias minimamente invasivas, como menor dor pós-operatória, incisões menores e mais estéticas e menos tempo de internação hospitalar e recuperação e retorno às atividades habituais mais rápidos.

Limitações da cirurgia robótica

A cirurgia robótica representa uma nova tecnologia, de modo que seu potencial de uso e eficácia ainda não foram bem estabelecidos. Até o momento foram realizados estudos de viabilidade e quase nenhum estudo de acompanhamento a longo prazo. Muitos procedimentos também deverão ser reestruturados para otimizar o uso dos braços robóticos e aumentar sua eficiência.

Outra desvantagem desses sistemas é seu custo proibitivo (cerca de um milhão de dólares). Alguns acreditam que o aprimoramento da tecnologia e o aumento da experiência adquirida com os sistemas robóticos reduzirão esse custo com o tempo, enquanto outros especialistas afirmam que a incorporação tecnológica e a utilização de novos *softwares* aumentarão os gastos.

O tamanho e a estrutura dos robôs também se constituem em desafios para sua implantação. Essa é uma desvantagem importante nas salas de cirurgia já projetadas e nas quais é difícil a adaptação do sistema. O custo para a construção de espaços para esses robôs, além do próprio custo desses robôs, torna essa incorporação tecnológica quase inviável no Brasil.

Outro problema apontado diz respeito à falta de padronização do instrumental e de equipamentos compatíveis.

Complicações específicas desse tipo de procedimento incluem problemas técnicos do equipamento, ativação errada de um controle, movimento errante de um braço robótico e perda de uma agulha fora do campo de visão. Sem dúvida, o alto custo da cirurgia robótica é o principal responsável pela dificuldade em sua implementação. O custo estimado de um sistema DaVinci e/ou Zeus varia de 1,85 a 2,3 milhões de dólares, e cada instrumento ligado ao braço robótico, que deve ser substituído a cada 10 procedimentos, custa entre U$2.200 e U$3.200.

Técnica cirúrgica

Inicialmente a paciente é posicionada e preparada como na laparoscopia convencional. Antes de se acoplar o robô, pode ser realizada uma laparoscopia para visualização do abdome, lise de aderências e mobilização do intestino, de modo a facilitar o acesso para os portais do robô. Em seguida é realizada incisão de 12mm no abdome superior, a 20cm de distância da sínfise púbica e aproximadamente 10cm acima do fundo uterino para o portal laparoscópico. Incisões de 8mm para os portais acessórios são realizadas no abdome inferior, lateral ao músculo reto abdominal, na linha hemiclavicular, de 8 a 12cm de distância inferior e lateral do portal laparoscópico. Além disso, é realizada uma incisão de 8 a 10mm para laparoscopia convencional, à direita ou à esquerda da paciente, para irrigação, sucção, sutura e remoção de material.

Os braços dos robôs são acoplados a esses portais, e os assistentes permanecem ao lado da mesa cirúrgica para a troca dos instrumentos. A torre robótica pode ser posicionada entre as pernas da paciente ou lateralmente, o que facilita o acesso à vagina e ao períneo. O cirurgião permanece sentado no console com as mãos nos controles, que enviam seus movimentos por meio de sinais elétricos para o carro cirúrgico e, assim, para os braços robóticos. Pedais são utilizados para controlar a câmera e ativar os dispositivos de energia. O acesso vaginal pode ser realizado, como na laparoscopia convencional, com um assistente sentado entre as pernas da paciente ou por instrumentos ligados aos dispositivos, descartando a necessidade de um cirurgião direcionado para a via vaginal.

Leitura complementar

Ávila I, Filogonio IDS. Noções práticas de cirurgia videolaparoscópica em ginecologia. Rio de Janeiro: MEDSI, 2000.

Berek JS et al. Berek & Novak: tratado de ginecologia. 15. ed. Rio de Janeiro: Guanabara Koogan, 2014.

Decherney AH, Nathan L, Laufer N, Roman AS. Current ginecologia e obstetrícia: diagnóstico e tratamento. 11. ed. Porto Alegre: AMGH, 2014.

Hoffman et al. Ginecologia de Williams. 2. ed. Porto Alegre: AMGH, 2014.

Leninhan Jr JP, Kovanda C, Seshadri-Kreaden U. What is the learning curve for robotic assisted gynecologic surgery? The Journal of Minimally Invasive Gynecology 2008; 15(5):589-594.

Magrina JF. Complications of laparoscopic surgery. Clin Obstet Gynecol 2002; 45(2):469.

Mann WJ, Chalas E, Valea FA. Cancer of the ovarian, fallopian tube and peritoneum: Staging and initial surgical management. UpToDate 2016. Disponível em: http://www.uptodate.com/contents/cancer-of-the-ovary-fallopian-tube-and-peritoneum-staging-and-initial-surgical-management.

Paraiso MFR, Falcone T. Robot-assisted laparoscopy. UpToDate 2016. Disponível em: http://www.uptodate.com/contents/robot-assisted-laparoscopy.

Plaxe SV. Endometrial carcinoma: pretreatment evaluation, staging, and surgical treatment. UpToDate 2014. Disponível em: http://www.uptodate.com/contents/endometrial-carcinoma-retreatment-evaluation-staging-and-surgical-treatment.

Sharp HW. Overview of gynecologic laparoscopic surgery and non-umbilical entry sites. UpToDate 2016. Disponível em: http://www.uptodate.com/contents/overview-of-gynecologic-laparoscopic-surgery-and-non-umbilical-entry-sites.

CAPÍTULO 62

Genética em Ginecologia e Obstetrícia

Marcos José Burle de Aguiar
Raíssa Tainá Gonçalves

INTRODUÇÃO

Embora sempre estivesse presente em todas as áreas da saúde, apenas recentemente, após o Projeto Genoma Humano, a genética começou a desempenhar papel significativo em quase todas as especialidades médicas. A ginecologia e a obstetrícia estão entre as especialidades com a maior interface com a genética, não sendo incorreto afirmar que é impossível a boa prática dessas especialidades sem conhecer essas interfaces ou mesmo desconhecendo conceitos básicos de genética.

Em linhas gerais, neste capítulo são apresentados alguns conceitos básicos de genética importantes para a prática da ginecologia e obstetrícia e as situações mais comuns nas quais esses conceitos podem dar sua contribuição.

CONCEITO DE ANOMALIA CONGÊNITA

A anomalia congênita é considerada qualquer anomalia anatômica, estrutural ou funcional, presente ao nascimento, embora possa não ser aparente naquela ocasião, sendo seu diagnóstico estabelecido somente mais tarde, algumas vezes já na vida adulta.

As anomalias congênitas podem ser determinadas por agentes ambientais (teratógenos), genéticos ou pela interação desses fatores.

TERATÓGENOS

O teratógeno é qualquer agente capaz de produzir uma alteração permanente na estrutura ou função de um organismo após a exposição na fase embrionária ou fetal. Cerca de 10% de todas as anomalias congênitas são determinados por teratógenos, sendo os seguintes os mais comuns:

- **Doenças maternas:** *diabetes mellitus*, fenilcetonúria, lúpus eritematoso sistêmico (LES), tumores secretores de androgênios e distrofia miotônica.

- **Agentes infecciosos:** *Treponema pallidum*, *Toxoplasma gondii*, vírus da rubéola, citomegalovírus, varicela e parvovírus.
- **Agentes ambientais:** chumbo e metilmercúrio.
- **Drogas:** álcool, cocaína e solventes orgânicos.
- **Medicamentos:** talidomida, substâncias citotóxicas (metotrexato e outras), anticonvulsivantes (difenil-hidantoína, trimetadiona, carbamazepina, ácido valproico), hormônios androgênicos, dietilestilbestrol, lítio, varfarina, ácido retinoico e seus derivados, inibidores da enzima de conversão da angiotensina e misoprostol.

A ação mais detalhada dos diversos teratógenos é abordada em outros capítulos deste livro.

DOENÇAS GENÉTICAS

Classicamente, as doenças genéticas são divididas em doenças de gene único ou mendelianas, de herança complexa ou multifatorial e cromossômica. No entanto, outros padrões de herança atípicos têm sido descritos, como herança mitocondrial, impressão genômica, dissomia uniparental, mosaicismos e expansões repetidas instáveis.

As doenças de gene único são causadas por um alelo (forma alternativa de um gene) mutante ou um par de alelos mutantes em um mesmo *locus* gênico, as quais se subdividem em doenças autossômicas dominantes e recessivas, recessivas ligadas ao cromossomo X e dominantes ligadas ao cromossomo X.

As doenças de herança complexa ou multifatoriais resultam da interação complexa de fatores genéticos e ambientais. Acredita-se que os fatores genéticos envolvam vários genes e, por isso, essas doenças recebem também o nome de poligênicas.

As doenças cromossômicas são causadas por alterações no número ou na estrutura dos cromossomos e, por isso, se dividem em anomalias cromossômicas numéricas e anomalias cromossômicas estruturais.

Diversas doenças genéticas apresentam heterogeneidade, ou seja, uma mesma doença pode ter mecanismos diferentes de herança ou uma apresentação clínica também diferente, o que ocorre porque podem ser determinadas por mutações em *loci* diferentes ou por mutações variadas em um mesmo *locus*.

Doenças autossômicas dominantes

Esse tipo de doença é determinado pela presença do alelo mutante em heterozigose, ou seja, em dose única. As principais características das doenças autossômicas dominantes são (Figura 62.1):

- Distribuição vertical de indivíduos afetados no heredograma.
- Ambos os sexos são afetados em proporções iguais.
- Há transmissão de genitor para o filho.
- Se um dos genitores é afetado, há risco de 50% de cada um dos filhos herdar a doença.
- Familiares normais não transmitem a doença aos filhos.
- Proporção significativa dos casos se deve a mutações novas.

Outras características das doenças autossômicas dominantes podem dificultar seu reconhecimento, como:

- Expressividade variável (intensidades e maneiras diferentes de expressão clínica do fenótipo).
- Penetrância incompleta (possibilidade da ausência de expressão clínica da doença na presença do gene).
- Impressão genômica (alguns genes se expressam diferentemente em função de terem sido herdados do pai ou da mãe).
- Mosaicismo (coexistência em um mesmo indivíduo de células com genótipos diferentes).
- Início tardio (algumas doenças podem manifestar-se tardiamente, como a coreia de Huntington).
- Antecipação (tendência de algumas doenças se manifestarem mais precoce e gravemente em gerações subsequentes, como a distrofia miotônica e os rins policísticos).

Quando um casal sadio tem um filho com doença autossômica dominante, é importante identificar se essa doença é resultante de mutação nova ou de não penetrância. No caso de se tratar de uma mutação nova, a doença não existe na família, e os genitores definitivamente não a apresentam, ou seja, vai começar na família com aquele caso. O risco de recorrência é muito baixo para futuros filhos do casal e de 50% para filhos do afetado. Quando se trata de não penetrância, a doença existe em parentes próximos, ou com expressão leve em um dos membros do casal, com risco de recorrência de 50% em futuras gravidezes, o que pode exigir o exame cuidadoso não apenas do casal, mas também de parentes próximos.

Doenças autossômicas recessivas

Esse tipo de doença se manifesta em homozigotos, pessoas com dois alelos mutantes em um mesmo *locus*. Em pessoas com uma cópia do alelo normal (heterozigotas), este compensa o alelo mutante, e a doença não existe.

Os alelos mutantes presentes no *locus* podem ser iguais (homozigose) ou diferentes (heterozigose composta), e suas principais características são (Figura 62.2):

- Em geral, a distribuição da doença no heredograma é horizontal ou salta gerações quando são feitos heredogramas de várias gerações, ou seja, a doença costuma ser vista em irmãos do paciente, mas não em seus genitores.
- Em geral, ambos os sexos são afetados em proporções iguais.
- Os genitores do afetado geralmente são sadios, heterozigotos obrigatórios e chamados portadores.
- É mais frequente a consanguinidade entre os genitores do afetado, especialmente no caso de doenças raras.
- Há risco de recorrência de 25% de afetados em cada criança gerada pelo casal de portadores (heterozigotos).

Doenças recessivas ligadas ao cromossomo X

A maioria das doenças ligadas ao cromossomo X é recessiva e tem as seguintes características:

- A doença afeta principalmente os homens.
- Os indivíduos afetados são conectados no heredograma por intermédio de mulheres não afetadas (heterozigotas portadoras).
- Os afetados geralmente são filhos de pai e mãe normais. A mãe costuma ser portadora assintomática e pode ter irmãos afetados. Cinquenta por cento dos filhos de uma portadora serão afetados, assim como 50% das filhas.
- Não há transmissão de pai para filho (o pai passa para seu filho o cromossomo Y e não o X). Cem por cento das filhas de um afetado são portadores.

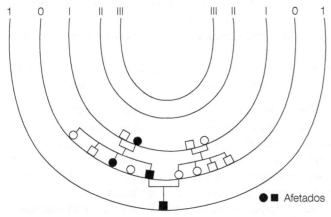

Figura 62.1 Heredograma de herança autossômica dominante.

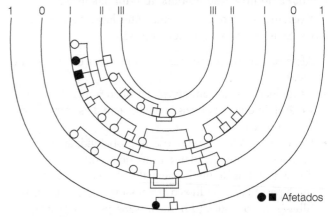

Figura 62.2 Heredograma de herança autossômica recessiva.

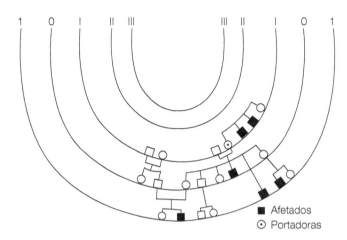

Figura 62.3 Heredograma de herança recessiva ligada ao X.

Na avaliação de casos de doenças com herança recessiva ligada ao cromossomo X (Figura 62.3) deve-se ter em mente que existe uma proporção importante de mutações novas. Ao se lidar com casos esporádicos na família, é preciso determinar se a mãe é portadora do alelo mutante, com risco de recorrência de 50% em futuros filhos do sexo masculino, ou se a mutação ocorreu no filho, com risco de recorrência praticamente nulo em filhos futuros de sua mãe. Para determinar se a mãe é portadora são utilizados informações do heredograma, testes bioquímicos e análises de DNA.

Outro aspecto importante a se considerar em doenças recessivas ligadas ao cromossomo X é o processo de inativação desse cromossomo nas mulheres. Como se sabe, embora as mulheres tenham duas cópias do cromossomo X, em cada célula um dos cromossomos X é inativado. A inativação do cromossomo X pode possibilitar a manifestação da doença em mulheres heterozigotas se o gene mutante estiver no cromossomo X que foi inativado na maioria das células. Outra consequência da inativação do cromossomo X nas mulheres é que isso leva a um mosaicismo desse cromossomo (algumas células têm o cromossomo X normal e outras, o gene mutante), o que diminui a penetrância da doença na mulher.

Doenças dominantes ligadas ao cromossomo X

Existem poucas doenças dominantes ligadas ao cromossomo X. Suas principais características são:

- Afetam mais frequentemente as mulheres do que os homens.
- As mulheres costumam apresentar doença mais leve e mais variável do que os homens (a mulher tem dois cromossomos X, e o homem, um).
- Uma mulher afetada terá 50% de probabilidade de ter um filho afetado, independentemente do sexo.
- Todos os filhos de um homem afetado serão sadios (o homem passa para os filhos o cromossomo Y) e todas as suas filhas serão afetadas (o homem passa para as filhas o cromossomo X).

Doenças de herança complexa ou multifatoriais

Suas principais características são:

- Resultam da interação complexa de múltiplos fatores genéticos e ambientais.
- Em geral, o componente genético depende de vários genes.
- A combinação de fatores genéticos e ambientais determina para cada indivíduo um grau de suscetibilidade. Quando esse grau de suscetibilidade excede certo limiar, a doença se expressa.
- Algumas doenças multifatoriais são mais frequentes em um dos sexos. Nesses casos, quando acomete uma pessoa do sexo no qual é mais rara, o risco de recorrência é maior do que no sexo mais frequentemente afetado.
- O risco de recorrência, em geral, é bem menor do que o das doenças mendelianas.
- O risco de recorrência é maior para parentes de primeiro grau e depende do número de indivíduos afetados na família, da gravidade da doença e, em algumas doenças, do sexo do afetado.

Para o cálculo do risco de recorrência de doenças multifatoriais geralmente são utilizadas tabelas de risco empírico encontradas em livros de genética. Esses riscos devem ser modificados adequadamente, levando em conta o sexo do afetado, o número de afetados na família e a gravidade da doença no afetado.

Pode também ser utilizada a aproximação de Edwards, segundo a qual o risco de recorrência de uma doença multifatorial em parentes de primeiro grau do afetado é aproximadamente igual à raiz quadrada da frequência daquela doença na população.

Anomalias cromossômicas numéricas

O número normal de cromossomos na espécie humana é 46: vinte e dois pares de autossomos e um par de cromossomos sexuais. As alterações do número de cromossomos determinam as doenças cromossômicas numéricas ou aneuploidias, sendo as mais frequentes as trissomias e as monossomias. Nas trissomias existem três cópias de um dos cromossomos, enquanto nas monossomias existe apenas uma. As características das trissomias são:

- Em geral, resultam da não disjunção (falha na separação de dois cromossomos homólogos) durante a meiose.
- Sua frequência aumenta de acordo com o aumento da idade materna.
- O risco de recorrência depende do cromossomo envolvido. No caso da trissomia 21, a mais frequente, é de 1% a 2%.

Como resultam de um acidente genético (a não disjunção), não são familiares e não está indicado o estudo cromossômico dos genitores. A possibilidade do diagnóstico pré-natal em futuras gravidezes deve ser informada, já que o casal tem risco de recorrência que, embora pequeno, é muito maior do que a frequência da doença na população.

As poliploidias, outro tipo de doenças cromossômicas numéricas, são caracterizadas por células com um conjunto extra de cromossomos, ou seja, 69 cromossomos (triploidia) ou 92 cromossomos (tetraploidia). As poliploidias geralmente são encontradas em abortamentos, enquanto as triploidias podem estar associadas à degeneração molar.

Anomalias cromossômicas estruturais

As anomalias cromossômicas estruturais resultam da quebra seguida pela reconstituição com uma combinação anormal do cromossomo. Essas anomalias podem ser definidas como balanceadas, quando o rearranjo se dá de maneira que não haja perda ou excesso de material cromossômico, ou não balanceadas, quando há perda ou excesso de material cromossômico.

Nas anomalias balanceadas, o fenótipo costuma ser normal, embora o indivíduo apresente alto risco de vir a ter filhos com anomalias cromossômicas não balanceadas. Já nas não balanceadas, o fenótipo costuma ser anormal. Suas principais características são:

- São mais raras do que as alterações cromossômicas numéricas.
- Muitas vezes são familiares.
- A história de abortamentos ou natimortos em um casal é comum nesse tipo de anomalia.
- O risco de recorrência pode ser alto (em casos raros, de até 100%).

Diante de um diagnóstico desse tipo, impõe-se o estudo cromossômico dos genitores para identificar se um deles é portador de translocação cromossômica equilibrada com alto risco de recorrência em gravidezes futuras. Caso os cariótipos dos genitores sejam normais, trata-se de um arranjo cromossômico *de novo*, de ocorrência acidental e com baixo risco de recorrência.

Padrões atípicos de herança genética

A observação de algumas doenças raras e a análise detalhada de mutações moleculares tornaram possível a identificação de algumas doenças que não seguem os padrões mendelianos típicos.

Herança mitocondrial

O DNA mitocondrial tem formato quase circular e se localiza nas mitocôndrias e não no núcleo. A herança mitocondrial apresenta duas características não usuais na herança mendeliana:

- Trata-se de uma herança exclusivamente materna. O óvulo e não o espermatozoide é responsável por 100% das mitocôndrias do ovo e, assim, de seu DNA mitocondrial. Consequentemente, uma mulher com mutação em seu DNA mitocondrial a passará para seus filhos. Já o homem não a passará.
- A segregação do DNA mitocondrial não é tão estritamente controlada como no DNA nuclear. Na divisão celular, cada nova célula-filha poderá receber quantidades aleatórias do DNA mitocondrial normal e do DNA mitocondrial mutante. Como a função mitocondrial é essencial para quase todas as células, e a expressão fenotípica dependerá da proporção entre o DNA normal e o mutante em cada célula, a penetrância reduzida, a expressividade variável e a pleiotropia (múltiplos efeitos de um único gene sobre o fenótipo) são características típicas da herança mitocondrial.

Impressão genômica

Pelas regras mendelianas, um gene mutante pode ser transmitido pelo pai ou pela mãe a um filho de qualquer dos sexos. Inicialmente não se deu muita atenção à origem desse gene, se paterna ou materna. Atualmente se sabe que, em algumas doenças genéticas, a expressão de seu fenótipo dependerá da origem do gene mutante, se paterna ou materna. As diferenças na expressão do gene entre o alelo herdado da mãe ou do pai são resultantes do fenômeno denominado impressão genômica (*imprinting*).

A impressão genômica é um processo normal provocado pelas alterações na cromatina que ocorrem na linhagem germinativa de um dos genitores, mas não no outro, em locais específicos do genoma, que afeta a expressão do gene, mas não a sequência de seu DNA. Assim, trata-se de uma forma reversível de inativação genética, mas não de uma mutação, sendo por isso considerada um efeito epigenético. A epigenética é uma área de importância crescente na genética humana em virtude da influência significativa sobre a expressão genética e o fenótipo tanto em indivíduos normais como em diversos distúrbios, incluindo anomalias citogenéticas, doenças de gene único e câncer. Os diversos genes candidatos a desempenhar papel na obesidade e no diabetes estão submetidos ao mecanismo de *imprinting*.

Estima-se que nos mamíferos cerca de 1% de todos os genes sejam suscetíveis ao processo de *imprinting*, e mais de 100 doenças parecem ser determinadas ou influenciadas por esse processo.

Os exemplos mais bem estudados do papel da impressão genômica nas doenças humanas são as síndromes de Prader--Willi e de Angelman. Trata-se de duas síndromes com fenótipos bastante diferentes, tanto no aspecto físico como no comportamental, que em cerca de 70% dos casos podem ser determinadas pela ausência de um mesmo segmento do braço longo do cromossomo 15. A ausência do segmento de origem paterna determina a síndrome de Prader-Willi e a do segmento de origem materna, a síndrome de Angelman.

Outras doenças causadas pelo mecanismo de impressão genômica foram descritas. Uma delas é a síndrome de Beckwith-Wiedemann. Discute-se se esse mecanismo não é facilitado pela fertilização *in vitro*, pois a frequência de síndromes ligadas a esse mecanismo parece estar aumentada em crianças concebidas por esse método.

Dissomia uniparental

A dissomia uniparental consiste na presença de uma linhagem celular com dois cromossomos ou seus segmentos, vindos de um único genitor. Se os dois cromossomos idênticos estão presentes em duplicata, denomina-se isodissomia. Se ambos os homólogos de um dos genitores estão presentes, denomina-se heterodissomia. Esse processo foi descoberto no final da década de 1980, e as síndromes de Prader-Willi e de Angelman também desempenharam papel importante em sua elucidação.

Alguns pacientes com a síndrome de Prader-Willi apresentam isodissomia materna, ou seja, seus dois cromossomos 15 são de origem materna. Assim, o segmento do braço longo do cromossomo 15 paterno está ausente, e a síndrome se manifesta. Do mesmo modo, alguns pacientes com a síndrome de Angelman apresentam ambos os cromossomos 15 de origem paterna – isodissomia paterna. Esse mecanismo já foi descrito em outras doenças, como na fibrose cística e na síndrome de Beckwith-Wiedemann.

O obstetra deverá estar atento a esse mecanismo quando, ao realizar uma biópsia de vilo corial, encontrar uma trissomia do cromossomo 15 que não evoluiu para o abortamento e, ao fazer uma amniocentese posterior, encontrar um cariótipo normal. Já foram descritos vários casos de síndrome de Prader-Willi com essa evolução. O feto foi gerado como uma trissomia 15 e perdeu o cromossomo de origem paterna, ficando apenas com os dois cromossomos de origem materna, mecanismo já descrito em outras síndromes genéticas, como nas de Russel-Silver e Beckwith-Wiedemann. Também pode ocorrer em algumas doenças autossômicas recessivas, quando o cromossomo duplicado, de origem materna ou paterna, contiver um gene de doença autossômica recessiva com uma mutação daquela doença. Esse mecanismo já foi descrito na fibrose cística.

Mosaicismo

O mosaicismo consiste na presença em um mesmo indivíduo de duas linhagens de células geneticamente diferentes, ambas derivadas de um único zigoto. Acostumou-se a pensar que cada indivíduo teria em todas as suas células o mesmo complemento de genes e cromossomos; no entanto, esse conceito é uma simplificação. As mulheres, em razão da inativação ao acaso do cromossomo X, apresentam duas populações diferentes de células somáticas: uma em que o cromossomo X paterno é o ativo e outra em que o cromossomo X materno é o ativo. Mutações em células isoladas, tanto na vida pré-natal como na pós-natal, podem produzir clones de células geneticamente diferentes do zigoto.

O mosaicismo é um fenômeno importante em doenças cromossômicas, podendo acarretar fenótipos mais leves das doenças.

O mosaicismo pode ocorrer tanto em células somáticas como em germinativas. Quando ocorrem nestas células, podem levar indivíduos sem o fenótipo de uma doença autossômica dominante, acondroplasia, por exemplo, a ter um ou mais filhos afetados pela doença. As mutações somáticas são reconhecidas como causa importante de vários tipos de câncer.

Expansões repetidas instáveis

As expansões repetidas instáveis constituem um grupo de doenças que têm como causa a expansão de um segmento do DNA formado por unidades repetidas de três ou mais nucleotídeos em *tandem* (ou seja, adjacentes umas às outras). Os mecanismos pelos quais essas expansões ocorrem não são bem conhecidos. Em geral, os genes associados a esse tipo de doença têm em seu alelo selvagem (normal) um número variável de repetições e, à medida que são passados de geração em geração, o número de repetições pode aumentar e causar anomalias na função e expressão do gene. Já foram descritas cerca de 20 doenças com esse mecanismo de herança, como a síndrome do X frágil, a distrofia miotônica, a doença de Huntington e a ataxia de Friedreich.

A síndrome do X frágil é a causa mais comum de deficiência intelectual familiar. Nessa doença, o trinucleotídeo repetido é o CGG. As pessoas normais têm de seis a 54 repetições CGG na porção 5' do gene FMR1 do cromossomo X. Quando essas repetições se situam entre 100 e 200, o portador tem uma pré-mutação que, passando pela meiose feminina, pode resultar em ampliação para mais de 200 repetições, determinando o aparecimento da doença em seus filhos. As mulheres portadoras da pré-mutação podem apresentar falência ovariana prematura. Outra doença apresentada pelos portadores dessa pré-mutação é a síndrome do tremor/ataxia associada ao X frágil.

GENÉTICA NA PRÁTICA OBSTÉTRICA

Algumas situações devem alertar o obstetra para a possibilidade de o casal apresentar um risco maior de vir a ter um filho com doença genética.

Casais com risco aumentado de ter filhos com doenças cromossômicas

- **Idade materna elevada:** mulheres com 35 anos ou mais apresentam risco aumentado de vir a ter filhos com doenças cromossômicas numéricas, especialmente a síndrome de Down.
- **Casais com perdas gestacionais de repetição:** cerca de 3% a 5% dos casais com duas ou mais perdas gestacionais, sejam abortamentos ou natimortos, são portadores de uma anomalia cromossômica estrutural balanceada com risco aumentado de novas perdas gestacionais e de vir a ter filhos com malformações e/ou deficiência intelectual. Assim, esses casais devem submeter-se a estudo cromossômico antes de uma nova gravidez.
- **Casais com abortamento com estudo cromossômico com anomalia cromossômica estrutural:** quando em um estudo cromossômico de um abortamento for encontrada uma anomalia cromossômica estrutural, seja por estudo citogenético, seja por arranjo de comparação genômica hibridizada (CGH *array*), essa anomalia pode ter ocorrido por acidente e ser esporádica ou consequência de uma anomalia cromossômica estrutural balanceada em um dos membros do casal e, assim, é necessário o estudo cromossômico do casal.
- **Filho anterior com anomalias congênitas:** em grande porcentagem dos casos, as anomalias congênitas apresen-

tam etiologia cromossômica, e o casal pode ser portador de anomalia cromossômica estrutural.
- **Diagnóstico de anomalia cromossômica estrutural balanceada em um dos parceiros:** o risco dos filhos futuros dependerá dos cromossomos envolvidos e do sexo do parceiro portador. O risco pode ser alto, alcançando até 100% em algumas poucas situações.
- **Anomalias congênitas em parentes próximos:** anomalias congênitas podem ser de natureza mendeliana, cromossômica ou multifatorial. Os casais com esse tipo de história devem ter esclarecidos o diagnóstico correto e a etiologia da anomalia para avaliação correta do risco de recorrência e da propedêutica a ser realizada.
- **Deficiência intelectual em parente próximo:** também a deficiência intelectual pode ter etiologias múltiplas, e casais com esse tipo de história também devem ter esclarecida a etiologia da deficiência intelectual para a avaliação correta de riscos e da propedêutica a ser realizada.

Casais com risco aumentado de ter filhos com doenças de gene único

- **História familiar de doença autossômica dominante:** a determinação de risco nas doenças autossômicas dominantes pode ser complexa em razão de problemas como expressividade variável, não penetrância, mutações novas, antecipação, mosaicismo gonadal e expressão tardia. Assim, é mais prudente uma avaliação pelo geneticista quando existir na família do casal história desse tipo de doença. Com as técnicas moleculares disponíveis, em diversas situações de dúvida já é possível avaliar com precisão não só se um dos genitores é heterozigoto para um gene mutante determinado, mas também o diagnóstico pré-natal ou pré-implantação.
- **Consanguinidade:** trata-se de um fator de risco para doenças autossômicas recessivas. Quanto mais próxima, maior o risco. Por meio da história familiar é possível estabelecer esse risco com precisão. Quando nessa avaliação for detectada a presença de doença autossômica recessiva ou a existência de portadores de genes desse tipo de doença na família, em algumas ocasiões pode-se oferecer o diagnóstico molecular para identificação dos portadores.
- **História de doença recessiva ligada ao cromossomo X na família da mulher:** quando esse tipo de doença existir, o risco para os filhos poderá ser muito baixo ou de até 25%. Com a construção do heredograma é possível avaliar melhor o risco e, em diversos casos, identificar ou afastar a possibilidade de a mulher ser portadora do gene mutado em questão por meio de exames moleculares.
- **Portadores de genes mutantes para doenças autossômicas recessivas:** com a disseminação da triagem neonatal, certamente essa situação tende a ser mais frequentemente identificada na prática cotidiana. Sempre que um dos membros do casal for reconhecidamente portador de um gene para doença autossômica recessiva, o outro membro merecerá investigação para avaliação dos riscos. Com a triagem neonatal de rotina da anemia falciforme, essa ten-

de a ser a doença mais frequentemente identificada nessa situação. Outras doenças, atualmente incluídas na triagem neonatal, terão número crescente de portadores identificados (p. ex., fibrose cística, fenilcetonúria, hiperplasia suprarrenal congênita e deficiência de biotinidase).
- **Idade paterna elevada:** a idade paterna elevada se associa a risco maior de mutações novas de doenças autossômicas dominantes. Há controvérsia sobre a a partir de que idade esse risco é significativo, com alguns autores preconizando a mesma idade considerada elevada para a mãe (35 anos). Também não é determinado o valor preciso desse risco.
- **Outras situações:** deve ser lembrado que as síndromes de anomalias congênitas múltiplas, a deficiência intelectual e as perdas gestacionais também podem ser determinadas por doenças de gene único. Assim, em algumas situações, esse tipo de etiologia deve ser avaliado, preferencialmente, por médico geneticista.

Casais com risco aumentado de ter filhos com doenças multifatoriais

Um grande número de anomalias congênitas isoladas é de natureza multifatorial com risco não desprezível de recorrência. Cabe lembrar que esse risco depende do sexo do afetado, da gravidade da doença e da presença de outros casos em parentes próximos. As patologias mais importantes e que exigem atenção são:

- **Filho anterior com defeito de fechamento do tubo neural:** os defeitos do tubo neural (anencefalia, meningocele, mielomeningocele) apresentam risco de recorrência de aproximadamente 5%, que pode ser reduzido para cerca de 1% mediante o uso diário periconcepcional de 4mg de ácido fólico.
- **Filho anterior com cardiopatia congênita:** as cardiopatias congênitas, embora na maioria das vezes sejam de natureza multifatorial, podem ser determinadas por vários outros mecanismos. O risco de recorrência dependerá do tipo de cardiopatia e da história familiar. Às vezes será necessária a avaliação com o geneticista clínico para determinação desse risco.
- **Filho anterior com outras malformações isoladas:** para as demais malformações é aconselhável a avaliação do geneticista. As mais frequentes são polidactilia, fendas labiais e/ou palatinas e malformações das vias urinárias e do sistema nervoso central.

TESTES DE TRIAGEM PRÉ-NATAL

Apesar da identificação de diversas situações de risco para doenças genéticas, a maioria das crianças com anomalias congênitas é filha de genitores nos quais essas situações de risco não são identificadas. Assim, foram desenvolvidos diversos testes de triagem para identificação de gravidezes com risco maior de resultar em recém-nascido com anomalias congênitas. Grande parte desses testes de triagem é dirigida à síndrome de Down, a doença genética mais comum. Por esse motivo, a sensibilidade e a especificidade para outras síndromes são menores.

Trata-se de procedimentos não invasivos com o objetivo de identificar, entre as gravidezes, um grupo no qual o risco de anomalias fetais é maior do que o esperado na população. Um teste de triagem alterado indica situação de risco, mas não firma um diagnóstico, exigindo diagnóstico específico posterior que confirme ou afaste a patologia suspeitada.

Os métodos de triagem para anomalias congênitas mais comuns são a medida da translucência nucal, a avaliação ultrassonográfica do osso nasal, a dopplerfluxometria do ducto venoso e os testes bioquímicos.

Medida da translucência nucal

A medida da translucência nucal consiste na aparência ultrassonográfica do acúmulo de fluido na região cervical posterior do feto no primeiro trimestre da gravidez. Diante da avaliação ultrassonográfica, realizada entre 10 e 14 semanas, essa medida se traduz na área anecoica da porção posterior do pescoço fetal, sendo considerada normal quando <2,5mm. Programas computadorizados relacionam a medida obtida com a idade gestacional, calculada por meio do comprimento cabeça-nádega, sendo considerada anormal a medida >percentil 95 para a idade gestacional. Esses programas também fazem uma estimativa do risco de anomalia cromossômica fetal, associando a medida da translucência nucal à idade materna.

A translucência nucal aumentada pode estar associada à trissomia do cromossomo 21, a outras anomalias cromossômicas (trissomia do cromossomo 18, monossomia do cromossomo X), a infecções congênitas, a defeitos anatômicos, principalmente cardiopatias, e a algumas doenças de gene único, como a síndrome de Noonan. O casal deve ser alertado de que se trata de exame de triagem e, assim, um resultado alterado não significa um diagnóstico estabelecido, mas um alerta para o risco de algumas patologias e a indicação para realização de outros exames, principalmente o cariótipo. Algumas vezes a translucência nucal está aumentada e todos os demais exames se apresentam normais, prejudicando a definição do prognóstico, o que deve ser discutido antes da realização do exame.

Avaliação ultrassonográfica do osso nasal

Parcela significativa dos fetos com síndrome de Down não apresenta o osso nasal no primeiro trimestre. Por esse motivo, a avaliação ultrassonográfica desse osso foi introduzida como teste de triagem de primeiro trimestre, e o exame é considerado positivo quando não é possível sua visibilização. Estudos mostram que, entre 11 e 13 semanas, o osso nasal não é visível em 60% a 70% dos fetos com trissomia do cromossomo 21 e em 2% dos fetos cromossomicamente normais.

Dopplerfluxometria do ducto venoso

A avaliação do ducto venoso pela dopplerfluxometria vem sendo progressivamente adotada como teste de triagem de primeiro trimestre. A diminuição da velocidade do fluxo, especialmente o aparecimento do fluxo reverso entre 10 e 14 semanas, pode associar-se a aneuploidias e cardiopatias. Alterações na onda de velocidade do ducto venoso são observadas em 80% dos fetos com trissomia do cromossomo 21 e em 5% dos fetos euploides (com número normal de cromossomos).

Testes bioquímicos em soro materno

Os testes bioquímicos ainda são pouco usados no Brasil. O mais utilizado é o teste tríplice com a dosagem simultânea da alfafetoproteína, gonadotrofina coriônica e estriol conjugado. Quando se deseja o rastreamento no primeiro trimestre, a dosagem da alfafetoproteína é substituída pela dosagem da proteína plasmática associada à gravidez (PAPP-A):

- **Alfafetoproteína:** a alfafetoproteína no soro materno pode estar aumentada em casos defeito de fechamento do tubo neural (anencefalia, encefalocele, meningomielocele) e da parede abdominal (onfalocele, gastrosquise, extrofia de cloaca), de obstruções do trato digestório, agenesia renal, rins policísticos, nefrose congênita, osteogênese imperfeita, higroma cístico, defeitos de pele e outros menos frequentes. Esta alfaproteína pode estar diminuída nas doenças cromossômicas fetais, principalmente nas trissomias e na doença trofoblástica.

Essas observações levaram à sua utilização, entre 15 e 20 semanas, como teste de triagem de trissomias, especialmente a síndrome de Down, e de defeitos de fechamento do tubo neural. Seus resultados são expressos em termos de múltiplos da mediana da população (MoM) e, por isso, sua utilização exige a existência de curva de normalidade na população e laboratório experiente, além da certeza da idade gestacional, pois seus níveis variam em função dela.

Outros fatores, como baixo peso fetal, oligoidrâmnio, gemelaridade e baixo peso materno, podem elevar os níveis séricos maternos da alfafetoproteína, enquanto morte fetal e peso materno elevado podem reduzir esses fatores.
- **Gonadotrofina coriônica:** os níveis de gonadotrofina coriônica no soro materno, entre 15 e 20 semanas de gestação, se encontram significativamente elevados em gravidezes de fetos com síndrome de Down, sendo esse o marcador bioquímico mais sensível para a triagem pré-natal dessa síndrome. Na trissomia do cromossomo 18 são encontrados níveis muito baixos. Seus resultados são expressos em MoM.
- **Proteína plasmática associada à gravidez:** a PAPP-A é de origem placentária e aumenta exponencialmente no soro materno até o fim da gravidez. Seus níveis reduzidos já no primeiro trimestre de gravidez se associam a doenças cromossômicas numéricas fetais.
- **Estriol não conjugado:** os níveis de estriol não conjugado no soro materno se encontram diminuídos no segundo trimestre de gestações com fetos com síndrome de Down. Seus resultados também são expressos em MoM.
- **Testes duplo e triplo:** como são testes de triagem, as dosagens bioquímicas no soro materno exigem a realização do diagnóstico pré-natal para confirmar ou afastar a sus-

peita diagnóstica. Ao se usar apenas um teste, o número de mulheres submetidas ao diagnóstico pré-natal com resultados normais é muito grande, o que significa riscos de perda fetal, perdas econômicas e transtornos emocionais. Para melhorar sua eficácia foram desenvolvidos testes associando as dosagens de alfafetoproteína e gonadotrofina coriônica (teste duplo) e as três dosagens (alfafetoproteína, gonadotrofina coriônica e estradiol – teste triplo). Embora possam ser realizados entre 15 e 20 semanas de gravidez, o período ideal é entre 16 e 18 semanas.

- **Teste quádruplo:** caracteriza-se pela associação de inibina ao teste triplo.
- **Rastreamento no primeiro trimestre:** para rastreamento mais precoce, no primeiro trimestre, usam-se PAPP-A, gonadotrofina coriônica e estriol entre 10 e 13 semanas.

No entanto, persistem dificuldades na avaliação dessas dosagens no país, uma vez que exigem a existência de curvas de normalidade das dosagens na população, laboratório experiente e conhecimento exato da idade gestacional, do peso materno e do número de fetos, bem como tabelas específicas de conversão dos resultados em riscos.

Atualmente, os testes de triagem neonatal para aneuploidia fetais mais efetivos e frequentemente usados resultam da combinação de idade materna, medida ultrassonográfica da translucência nucal e outros marcadores ultrassonográficos, bem como de marcadores bioquímicos no primeiro e segundo trimestres de gestação.

Teste pré-natal não invasivo (NIPT)

Os testes de triagem de anomalias cromossômicas são dirigidos principalmente ao diagnóstico da trissomia do cromossomo 21, sendo menor sua sensibilidade para as demais trissomias.

Desde 2011 tornou-se disponível nos centros mais desenvolvidos a possibilidade da triagem neonatal a partir do DNA fetal na circulação materna, o denominado NIPT (do inglês *Non Invasive Prenatal Test*). Trata-se de um teste não invasivo em que a partir da coleta do sangue materno é estudado o DNA fetal, ali presente pela passagem de sangue da circulação fetal para a circulação materna.

Inicialmente é destinado ao diagnóstico das aneuploidias cromossômicas mais importantes (21, 18 e 13, X e Y) e à determinação do sexo fetal. Atualmente, já é possível a identificação de algumas síndromes de microdeleções, como as síndromes velocardiofacial e de Di Georgi (22q11), *cri du chat* (1p36 e 5p-).

Também nesse método a taxa de detecção da trissomia 21 é maior do que aquelas encontradas para as trissomias 13 e 18 e aneuploidias dos cromossomas sexuais (X, XXY, XYY), ainda não existindo dados suficientes para uma melhor avaliação da detecção de microdeleções.

Esse exame só pode ser realizado a partir da décima semana de gravidez (9 semanas completas). Não devem realizá-lo mulheres que receberam transfusão sanguínea ou transplante de medula óssea recentemente. Os resultados em casos de gravidez gemelar também podem ser difíceis de determinar e exigem avaliação cuidadosa.

Como se trata de um teste de triagem, os resultados positivos devem ser confirmados por amniocentese ou coleta de vilo corial, cabendo lembrar que esse exame ainda não é oferecido pelas companhias de seguro-saúde nem pelo sistema público. Apenas alguns laboratórios privados o oferecem e a um custo ainda elevado.

Em síntese, apesar dos muitos avanços recentes nos testes de triagem neonatal, os protocolos de triagem neonatal não são uniformes, havendo múltiplos algoritmos disponíveis para uso nos diversos estágios da gravidez, o que dificulta a definição de um protocolo ideal. Diversos centros adotam protocolos de acordo com seus recursos técnicos e financeiros, e com os quais têm mais experiência e se sentem mais aptos a realizar.

DIAGNÓSTICO PRÉ-NATAL

Atualmente, um grande número de doenças é passível de diagnóstico pré-natal. Basicamente são apresentadas quatro abordagens para o diagnóstico pré-natal de anomalias fetais: estudos ultrassonográficos e estudos cromossômicos, testes bioquímicos e análise do DNA.

Estudos ultrassonográficos

A ultrassonografia é um método importante para o estudo da anatomia fetal. As principais anomalias mais frequentemente diagnosticadas pela ultrassonografia são hidrocefalia, defeitos de fechamento do tubo neural, holoprosencefalia, microcefalia, macrocefalia, hidranencefalia, cistos de plexo coroide, anomalia de Dandy-Walker, higromas císticos, cardiopatias, hérnias diafragmáticas, onfalocele, gastrosquise, extrofias de bexiga e de cloaca, atresias do tubo digestório, agenesia renal, hidronefrose, rins policísticos, cistos renais e obstruções uretrais com megabexiga. Entre as síndromes dismórficas, algumas displasias ósseas podem ter seu diagnóstico estabelecido por ultrassonografia.

Ao ser identificada uma anomalia fetal, está indicado estudo cuidadoso da anatomia fetal em busca de outras anomalias. Além disso, é indispensável o estudo cromossômico fetal, pois as doenças cromossômicas se associam às mais diversas anomalias congênitas.

Diante de um feto com anomalias estruturais e estudo cromossômico normal é preciso ter muita cautela e evitar as tentativas de diagnósticos sindrômicos ou tranquilizar o casal precipitadamente ("o feto é normal exceto por esse achado ultrassonográfico"). Mesmo após o nascimento, com o exame físico completo e todos os demais exames disponíveis, os melhores centros de diagnóstico dismórfico do mundo não conseguem estabelecer um diagnóstico sindrômico em cerca de 40% das pacientes. A abordagem dessa situação deve ser feita preferencialmente por uma equipe multidisciplinar que conte com a participação de ultrassonografista experiente em morfologia fetal, geneticista, obstetra, neonatologista, cirurgião pediátrico e psicólogo.

Estudos cromossômicos

O exame de natureza genético recomendado na grande maioria das situações em que está indicado o diagnóstico pré-natal é o estudo cromossômico. Suas principais indicações são idade materna elevada, resultado anormal em testes de triagem pré-natal, anomalias fetais detectadas ao ultrassom, filho anterior com anomalias cromossômicas numéricas, anomalias cromossômicas estruturais balanceadas em um dos membros do casal e determinação do sexo fetal, quando a mãe for portadora de gene de doença recessiva ligada ao X.

Estudos do DNA

Embora um grande número de doenças genéticas já tenha seu gene identificado, isso não significa que sempre seja possível seu diagnóstico molecular, porque em muitas delas o número de mutações possíveis é muito grande (centenas para algumas doenças) e em outras há mais de um gene e em cada um desses genes diversas mutações podem ser responsáveis por sua etiologia.

Para o diagnóstico molecular pode-se lançar mão de métodos diretos ou indiretos. Os diretos estudam a própria estrutura molecular do gene. Na maioria das vezes utilizam enzimas de restrição associadas ao *Southern blot* ou à reação em cadeia da polimerase (PCR) ou sequenciamento genético.

Quando existe doença de etiologia mendeliana na família, um pré-requisito para o diagnóstico pelo estudo do DNA consiste em identificar o gene envolvido e a mutação da doença presente na família. Como já abordado, uma mesma doença pode ser ocasionada por genes diferentes e por mutações distintas, e para o diagnóstico pelo estudo do DNA é indispensável a obtenção dessas duas respostas. Caso ainda não sejam conhecidos o gene e a mutação envolvidos é necessário, antes do diagnóstico pré-natal, proceder ao estudo do DNA de pelo menos um membro afetado da família para identificar o gene e a mutação que devem ser pesquisados no diagnóstico pré-natal.

Nas abordagens indiretas são realizados estudos de ligação. Para que isso seja possível é necessário conhecer um *locus* polimórfico próximo a um gene que, quando mutado, predispõe ou determina a manifestação de uma doença. O princípio do estudo de ligação é que dois *loci* próximos não sofrem recombinação na meiose, sendo então segregados por várias gerações. O *locus* polimórfico funciona como um sinal que prediz a presença ou ausência do gene no feto. Para isso são analisados os DNA do feto e dos genitores, que serão tipados por *Southern blot* ou PCR para o *locus* polimórfico conhecido.

Os estudos de ligação são indicados quando o gene é desconhecido, sendo impossível a procura por mutações, ou quando apresenta grande número de mutações e nenhuma é prevalente na população, sendo muito dispendiosa a procura sistemática das diversas mutações (FISH, citogenética molecular, CGH *array*).

Apesar de essencialmente moleculares, essas abordagens se situam na fronteira entre os estudos cromossômicos e os de DNA. Trata-se do estudo de regiões críticas do DNA de diversas regiões cromossômicas para identificar sua presença em dose extra (adição, duplicação) ou sua ausência (deleção). No diagnóstico pré-natal, muitas vezes são usadas para a obtenção de resultado rápido, que não depende de culturas celulares, ou para o diagnóstico de algumas síndromes específicas, como deleções cromossômicas muito pequenas e síndromes de genes contíguos.

A amplificação pela PCR de microssatélites do cromossomo 21, em conjunto com densitometria a *laser* assistida por computador, vem sendo utilizada por diversos pesquisadores, especialmente para o diagnóstico pré-natal da síndrome de Down, em DNA extraído de células fetais, células do líquido amniótico ou de vilos coriônicos. De modo semelhante, a citogenética molecular com a utilização da PCR pode ser usada para o diagnóstico pré-natal das trissomias 13, 16, 18 e 21 e das anormalidades numéricas do cromossomo X. Alguns laboratórios oferecem o diagnóstico de trissomias de todos os cromossomos por meio da citogenética molecular.

Na técnica FISH (hibridização *in situ* por fluorescência), sondas específicas de DNA para cromossomos individuais, regiões cromossômicas ou genes são utilizadas para identificação de rearranjos cromossômicos particulares ou para o diagnóstico rápido de um número anormal de cromossomos no material estudado.

Outra técnica recente que possibilita identificar pequenas deleções e duplicações de segmentos de DNA que não podem ser vistas pelo microscópio é a hibridização comparativa do genoma (CGH) com base em microarranjos (CGH *array* ou aCGH). Essa técnica, usada inicialmente em oncologia, vem sendo aplicada para o diagnóstico de fetos e crianças com malformações sem anomalias detectáveis no estudo cromossômico pela citogenética convencional, mas com pequenas deleções e inserções resultantes de instabilidades genômicas.

Estudos bioquímicos

Muitas doenças metabólicas, como mucopolissacaridoses, lipidoses e erros do metabolismo dos aminoácidos, podem ser diagnosticadas no pré-natal por meio de dosagens enzimáticas ou de metabólitos realizadas em líquido amniótico ou no vilo corial. No entanto, são poucos os laboratórios brasileiros que as realizam, e as técnicas de diagnóstico molecular as vêm substituindo com vantagens.

TÉCNICAS INVASIVAS PARA COLETA DO MATERIAL FETAL

O objetivo dessas técnicas é a coleta de células fetais que possibilitem a realização dos estudos cromossômicos, de DNA, ou dosagens bioquímicas. A escolha da melhor técnica dependerá, muitas vezes, da avaliação prévia do caso, sendo as mais importantes a coleta de vilo corial, a amniocentese, a cordocentese e o diagnóstico pré-implantação. A discussão dos detalhes técnicos de cada uma delas é objeto de outros capítulos deste livro.

Biópsia de vilo corial

A biópsia de vilo corial consiste na retirada de pequena quantidade do córion frondoso, que é geneticamente representativo do feto, como amostra dos exames que serão realizados. Pode ser realizada com segurança a partir de 10 semanas de gravidez. Quando realizada a partir de 12 semanas, alguns autores denominam esse procedimento de biópsia de placenta.

Apesar de inicialmente ter sido utilizada a via transcervical, atualmente esse procedimento está praticamente restrito à via transabdominal, na qual o risco de complicações é bem menor e a coleta pode ser realizada até o final da gravidez.

A quantidade de material a ser coletada dependerá da habilidade do laboratório e, algumas vezes, dos exames a serem realizados. Em geral, para estudos cromossômicos a quantidade ideal é de 20mg de vilo; no entanto, alguns laboratórios conseguem obter resultados de quantidades tão pequenas como 1 a 5mg.

Quando se deseja material para estudos de DNA (diagnóstico de doenças de gene único, determinação de paternidade), esse é o método de escolha, pois para esse tipo de análise não é necessária a realização de cultura. Para estudos cromossômicos, alguns laboratórios preferem a cultura a curto prazo (24 horas), que provê o resultado em 3 a 5 dias.

A grande vantagem da coleta de vilo corial é sua precocidade, reduzindo o período de incerteza do casal.

Em cerca de 1% dos casos são encontrados mosaicismos cromossômicos, os quais, na maioria das vezes, estão restritos a tecidos trofoblásticos. No entanto, para essa definição é necessária a realização posterior de amniocentese. Nos poucos casos em que a amniocentese confirma o mosaicismo encontrado no vilo, o aconselhamento genético é complexo e exigirá consulta com geneticista experiente em diagnóstico pré-natal.

Os riscos maternos mais frequentes da coleta de vilos coriais são: sangramento vaginal, infecção e sensibilização pelo fator Rh, os quais são minimizados com a experiência dos profissionais envolvidos na coleta e com o diagnóstico e cuidados necessários nas mulheres Rh-negativas. O risco de abortamento é menor do que 1%.

Estudo conduzido sob o controle da Organização Mundial da Saúde, abrangendo 138.996 coletas de vilo corial, concluiu que esse tipo de exame é seguro, com taxa de perda fetal comparável à da amniocentese e a mesma incidência de defeitos de membros da população em geral. Esse mesmo estudo concluiu pela inexistência de qualquer anomalia congênita associada à biópsia de vilo corial.

Amniocentese

A amniocentese consiste na utilização de líquido amniótico, coletado pela punção da cavidade amniótica, como amostra para a realização dos estudos necessários. Costumam ser coletados cerca de 20mL, e são estudadas células fetais (fibroblastos) provenientes da descamação da pele, das vias urinárias e do tubo digestório, após cultura. Podem ser realizados estudos cromossômicos, análise do DNA, testes bioquímicos e dosagens hormonais.

Em geral, a amniocentese é coletada a partir de 15 semanas, e seu resultado, por ser dependente de cultura celular, demora cerca de 10 a 14 dias. Para um resultado mais rápido em relação às anormalidades mais comuns nesse exame (trissomias 21, 13, 16, 18, 22, monossomia X, triploidias) e tranquilidade materna, alguns laboratórios realizam técnicas de citogenética molecular ou FISH para essas alterações. Essas técnicas oferecem um resultado preliminar em relação a essas anormalidades em 1 a 2 dias e posteriormente um resultado definitivo com o estudo citogenético tradicional.

A amniocentese é procedimento bastante seguro com risco de abortamento inferior a 0,5%. Suas complicações mais frequentes são sangramento vaginal e sensibilização pelo fator Rh.

Cordocentese

A cordocentese consiste na coleta de sangue diretamente do cordão umbilical orientada por exame ultrassonográfico. O sangue obtido pode ser utilizado para estudos cromossômicos e do DNA, dosagens bioquímicas, diagnósticos de hemoglobinopatias, dosagens de IgG e IgM fetais e uma variedade crescente de novos exames.

Suas indicações mais frequentes são achado de anomalia fetal pelo estudo ultrassonográfico, falha em obter resultado ou resultado ambíguo na amniocentese ou para doenças que só podem ser diagnosticadas por testes bioquímicos em plasma fetal ou células sanguíneas.

Pode ser coletada a partir de 18 semanas de gravidez; no entanto, sua coleta é mais difícil do que a de vilo corial e amniocentese. A perda fetal pelo procedimento se situa em torno de 1%. Suas complicações mais comuns são sangramento no local da punção, hematoma de cordão umbilical, bradicardia fetal, hemorragia feto-materna, sensibilização pelo fator Rh, descolamento prematuro da placenta e parto pré-termo.

GENÉTICA NA PRÁTICA GINECOLÓGICA

Infertilidade

A infertilidade acomete 10% a 15% dos casais e tem causas múltiplas e variáveis. Entre essas causas estão presentes fatores genéticos, como os descritos a seguir:

Anomalias cromossômicas

Em cerca de 2% a 4% dos casais com infertilidade são encontradas anomalias cromossômicas estruturais dos cromossomos autossômicos no homem e na mulher.

Como seria de se esperar, as anomalias dos cromossomos sexuais também estão envolvidas na etiologia da infertilidade. Algumas vezes, o diagnóstico é fácil, como nos fenótipos típicos da síndrome de Turner por monossomia X (cariótipo 45,X, anteriormente descrito como 45,X0). Quando se trata de mosaicismos cromossômicos ou de anomalias estruturais do cromossomo X, o diagnóstico pode ser mais difícil, o mesmo ocorrendo nas poliploidias do cromossomo X (cariótipo 47,XXX ou 48,XXXX). Quando se trata de infertilidade masculina, deve-se levar em conta a possibilidade da síndrome de Klinefelter (cariótipo 47,XXY).

Infertilidade masculina

Aproximadamente 7% a 10% dos homens apresentam oligospermia ou azoospermia. Após as causas obstrutivas, as genéticas são as mais frequentes. Cerca de 10% desses pacientes têm síndrome de Klinefelter. Quando o cariótipo for normal, deverá ser avaliada a possibilidade de microdeleções no cromossomo Y. Cerca de 10% a 15% desses pacientes apresentam microdeleções do cromossomo Y na região AZF (abreviação de fator da azoospermia, em inglês), onde se encontram diversos genes envolvidos na espermatogênese. Essas microdeleções não podem ser detectadas pelo estudo cromossômico por meio da citogenética convencional, exigindo o diagnóstico por FISH ou métodos moleculares.

Nos casos de síndrome de Klinefelter, a ICSI (injeção intracitoplasmática) pode levar à gravidez, mas há risco aumentado de filhos com síndrome de Klinefelter (47,XXY) ou triplo X (mulher com cariótipo 47,XXX). Nos casos de microdeleções do cromossomo Y, a ICSI pode resultar em gravidez, mas todos os filhos homens herdarão a deleção no cromossomo Y e, portanto, serão também inférteis.

A agenesia bilateral congênita de vasos deferentes e a fibrose cística apresentam um *backgound* genético e embriológico comum, e cerca de 65% dos homens com agenesia congênita de vasos deferentes são portadores de mutações do gene CFTR (da fibrose cística) em heterozigose (nesse caso, são portadores) ou homozigose (nesse caso, têm fibrose cística). Embora possam vir a ter filhos por técnicas de aspiração e ICSI, é necessário verificar se suas parceiras também são portadoras de uma mutação em heterozigose daquele gene, pois, em caso afirmativo, eles apresentam risco de 25% (quando portadores) ou de 50% (quando têm fibrose cística) de ter um filho com fibrose cística ou com agenesia congênita bilateral de ductos deferentes.

Uma parcela de pacientes que não apresentam mutações no gene CFTR manifesta associação com agenesia renal unilateral, que pode fazer parte de um grupo de anomalias renais denominadas *Congenital Anomalies of the Kidney and Urinary Tract* (CAKUT) com herança autossômica dominante com baixa penetrância e expressividade variável.

Dados epidemiológicos sugerem que as pacientes submetidas a tratamentos de infertilidade apresentam risco aumentado de gerar fetos com anormalidades cromossômicas. Assim, esses casais devem ser adequadamente esclarecidos, idealmente antes do tratamento, e em casos específicos deve ser providenciado o diagnóstico pré-natal.

Em virtude da alta prevalência do traço falciforme na população (3% em Minas Gerais), convém verificar se um casal que deseja submeter-se às técnicas de fertilização *in vitro* (FIV) o apresenta.

Casais com perdas gestacionais

Como descrito na seção dedicada à prática obstétrica, cerca de 3% a 5% dos casais com duas ou mais perdas gestacionais, independentemente das idades gestacionais, são portadores de anomalias cromossômicas estruturais balanceadas com risco aumentado de ter filhos com anomalias congênitas e deficiência intelectual. Esse risco depende do cromossomo envolvido, do tipo de anomalia e do sexo do parceiro portador, e pode ser alto, chegando a 100% em alguns casos.

Assim, o casal deve ser submetido a estudo cromossômico antes de nova gravidez.

Crianças com genitália ambígua

A avaliação precoce e oportuna da criança com genitália ambígua deve ser feita logo após o nascimento, evitando complicações emocionais mais graves, além de possibilitar a condução mais adequada do caso. Trata-se de uma tarefa multidisciplinar, envolvendo diversos especialistas, dependendo do caso.

Além da determinação do sexo genético, que deve ser realizada por meio do estudo cromossômico, deve ser realizado exame físico minucioso em busca de outras anomalias associadas que possam sugerir diagnóstico sindrômico.

Cerca de 89 síndromes apresentam como característica fenotípica a genitália ambígua. Entre as não cromossômicas mais comuns estão as seguintes:

- Síndrome de Smith-Lemli-Opitz.
- Síndrome de Opitz.
- Hiperplasia congênita da suprarrenal.

Entre as síndromes cromossômicas, as mais comuns são: 45,X/46,XX; 46,XX/46XY; mulheres 46,XY (testículos feminilizantes, disgenesia gonadal); e aniridia – tumor de Wilms (46,XY,del[11][p13]).

Amenorreia primária

Existem mais de 20 síndromes, cromossômicas e não cromossômicas que exibem amenorreia primária, sendo a mais frequente a síndrome de Turner.

Entre as não cromossômicas são encontradas as síndromes de Goldenhar e Kallmann e a sequência de Rokitansky.

Menopausa precoce

Entre as causas de menopausa precoce estão as alterações estruturais do cromossomo X e os mosaicismos envolvendo esse cromossomo. Além disso, está bem estabelecida a falência precoce da função ovariana em portadoras da pré-mutação da síndrome do X frágil, que é a causa mais frequente de deficiência intelectual familiar, sendo mais comum no sexo masculino.

Assim, diante de uma mulher com falência ovariana prematura, principalmente se apresentar história familiar de deficiência intelectual, deve-se considerar a necessidade de estudo molecular para essa doença com contagem do número de repetições CGG.

DIAGNÓSTICO GENÉTICO PRÉ-IMPLANTAÇÃO (PGD)

Desenvolvido para aprimorar os resultados da fertilização *in vitro* (FIV), o diagnóstico genético pré-implantação evoluiu para a possibilidade diagnóstica de grande número de doenças cromossômicas e de gene único, criando um novo ambiente no cenário da reprodução humana.

Como se sabe, a aneuploidia é a principal causa de falha na implantação, aborto e anomalias congênitas e constitui uma causa importante de falhas na reprodução assistida. Estudos pré-clínicos sugeriam que a seleção e a implantação de embriões utilizando essa técnica poderiam melhorar os resultados da FIV.

O PGD foi inicialmente desenvolvido para diagnosticar as principais causas de abortamento e de síndromes cromossômicas de anomalias congênitas, como as trissomias 13, 16, 18, 21 e dos cromossomos sexuais, possibilitando a identificação do sexo do embrião, a qual é especialmente útil nas situações de risco para doenças ligadas ao cromossomo X.

Atualmente, com o uso de diversas técnicas e plataformas de diagnóstico molecular, é possível não apenas a triagem para as aneuploidias de todos os cromossomos, mas também para o diagnóstico do crescimento de doenças de gene único.

O PGD consiste na obtenção de biópsia celular de um embrião para avaliação de sua composição genética, possibilitando a seleção de embriões não afetados para a transferência ao útero.

O diagnóstico pré-implantação pode ser conseguido por meio de técnicas de micromanipulação para remover um corpo polar ou por biópsia de uma única célula do blastômero no estágio de seis a dez células, após fertilização *in vitro*. Análises moleculares podem ser feitas usando PCR, FISH, arranjo de hibridização genômica comparativa (aCGH) e outras plataformas moleculares.

O diagnóstico pré-implantação pode ser indicado para identificação de sexo fetal, aneuploidias, microdeleções, microduplicações e doenças de gene único. Quando indicado para o diagnóstico de doenças de gene único, o método deve ser muito específico. É necessário saber qual doença se deseja diagnosticar, qual mutação específica se deseja detectar e qual o método adequado para fazê-lo. Se existem casos de doenças de gene único na família, é preciso saber quais as doenças e as mutações a pesquisar. Muitas vezes, isso exige o estudo molecular prévio de familiares afetados pela doença para se saber qual mutação específica pesquisar.

O PGD utilizando plataformas mais modernas de diagnóstico molecular pode revelar alterações que não se constituíam no alvo principal da investigação, o que levou ao surgimento de diversos questionamentos éticos sobre o que reportar ao casal. Esse debate ético está longe de terminar e é importante conhecê-lo para determinar uma prática mais adequada. Diante de tantas possibilidades para o PGD e questões éticas, é essencial que o casal receba o aconselhamento genético pré-teste e pós-teste e, especialmente quando envolver questões éticas, seu encaminhamento deve envolver uma equipe multidisciplinar.

Câncer ginecológico e da mama

À luz dos conhecimentos atuais, o câncer é fundamentalmente uma doença genética, podendo ocorrer esporadicamente como resultado de mutações somáticas no indivíduo ou em diversos indivíduos da mesma família (câncer familial) como uma característica hereditária. No entanto, neste último caso, os aspectos clássicos da herança mendeliana não são suficientes para explicar todo o processo.

A grande maioria dos cânceres é esporádica e tem origem multifatorial, ou seja, embora exista predisposição genética, é necessária a presença de fatores ambientais para o aparecimento da doença, o que acontece porque o câncer exige um processo complexo de mutações somáticas para se desenvolver. No entanto, como apresenta etiologia multifatorial, múltiplos genes (de predisposição) estão envolvidos e, assim, muitas famílias têm risco acima da média de desenvolver câncer, mesmo na ausência de um padrão óbvio de herança mendeliana (de gene único).

Estima-se que cerca de 5% dos cânceres sejam hereditários. Embora raras, essas situações merecem ser adequadamente identificadas, principalmente para evitar expectativas e medos infundados entre as pacientes. Além disso, a compreensão dessa situação favorece o uso adequado dos testes de suscetibilidade atualmente disponíveis. Para caracterização de um caso de câncer como familial é necessária a construção de um heredograma, o que pode exigir conhecimentos específicos para a garantia da confiabilidade dos dados obtidos.

Para a construção de um heredograma devem ser obtidas informações de pelo menos três gerações e, nos casos de câncer, é preciso saber se na família existe apenas um tipo de câncer ou mais de um e, nesse caso, quais. É necessário saber a idade do início da doença em cada um e, sempre que possível, ter acesso aos resultados dos exames realizados. A seguir, são enunciados os critérios utilizados para caracterização de um câncer como familial. O achado de pelo menos um critério torna possível caracterizar o câncer como familial:

- Mãe ou irmã com câncer de mama diagnosticado antes dos 40 anos.
- Mãe ou irmã com câncer diagnosticado antes dos 50 anos e outra parente próxima do mesmo lado da família com câncer de mama, ovário, cólon, endométrio ou sarcoma diagnosticado antes dos 65 anos.
- Mãe ou irmã com câncer de mama diagnosticado entre 50 e 65 anos e outro parente próximo do mesmo lado da família com câncer de mama, ovário, endométrio, colorretal ou sarcoma diagnosticado antes dos 50 anos.
- Mãe ou irmã com duplo câncer primário (câncer de mama e/ou ovário, cólon, endométrio ou sarcoma), sendo pelo menos um deles diagnosticado antes dos 50 anos e o câncer de mama diagnosticado antes dos 65 anos.
- Padrão de herança autossômica dominante de câncer de mama (quatro ou mais casos de câncer de mama ou ovário ou ambos no mesmo lado da família e em qualquer idade).
- História de câncer na mãe ou pai (colorretal, ovário, endométrio ou sarcoma) diagnosticado antes dos 50 anos e pelo menos um parente com câncer de mama diagnosticado antes dos 50 anos.
- Dois ou mais tipos de câncer (mama, ovário, colorretal, endométrio ou sarcoma) em parentes próximos do lado paterno com um caso diagnosticado antes dos 50 anos.

Três classes de genes são relevantes para a prática clínica atual: os oncogenes, os genes de supressão tumoral e de reparação do DNA. Todos esses grupos são fundamentais no controle da divisão celular, e mutações em algum deles podem alterar sua função, predispondo ao aparecimento do câncer.

A Figura 62.4 apresenta os diversos ciclos da divisão celular que auxiliarão a compreensão do ponto em que atuam os genes envolvidos na gênese do câncer.

Os oncogenes atuam na fase G1 da divisão celular, acelerando o crescimento celular, e podem causar o câncer se apresentarem mutações específicas, amplificações ou expressão exagerada (ganho de função). As mutações dos oncogenes são quase sempre eventos somáticos, ou seja, acontecem na célula tumoral.

Os genes supressores do tumor atuam antes da fase de síntese (S), interrompendo o crescimento celular. A perda da função dos genes de supressão tumoral pode induzir o câncer. Para isso geralmente é necessária a perda de função das duas cópias dos genes de supressão tumoral.

Os genes de reparação do DNA atuam na fase G2 da divisão celular e apresentam características semelhantes às dos genes de supressão tumoral.

Algumas doenças genéticas se associam a forte predisposição para o aparecimento de vários tipos de câncer. Entre aquelas que apresentam predisposição aumentada aos cânceres ginecológicos, além de outros tipos de câncer, encontram-se: síndrome de Gorlin ou carcinoma nevoide de células basais (fibromas e carcinomas ovarianos); síndrome de Bloom (câncer cervical); síndrome do câncer de mama com translocação 11;22 associada (câncer de mama); síndrome de Cowden ou hamartomas múltiplos (câncer de mama); disgenesia gonadal (as gônadas disgenéticas são de alto risco para malignização); síndrome do câncer de mama e ovário hereditária (geralmente antes dos 40 anos, sendo a doença frequentemente bilateral); câncer colorretal não polipoide hereditário (mama, ovário e endométrio); síndrome de Li-Fraumeni (câncer de mama de início precoce); síndrome de líquen escleroatrófico (quando a lesão acomete a região vulvar, há risco aumentado de evoluir para carcinoma escamoso); síndrome de Muir-Torre (mama, ovário, endométrio); neoplasia endócrina múltipla (tumor de ovário); síndrome do câncer de ovário; ataxia-telangiectasia (os heterozigotos apresentam risco aumentado de câncer de mama).

O fato de um indivíduo ser portador de uma mutação em um gene de predisposição ao câncer não significa que obrigatoriamente terá o câncer. Como o próprio nome diz, trata-se de um gene de predisposição e não de diagnóstico.

Os genes de suscetibilidade mais conhecidos pelos ginecologistas são o BRCA1 e o BRCA2, que são associados ao risco de câncer de mama e ovário familial. O BRCA1 está localizado no cromossomo 17 (17q21), enquanto o BRCA2 está situado no cromossomo 13 (13q12-q13). O BRCA é um gene de supressão tumoral e, como tal, necessita sofrer dupla mutação para perder sua função.

Embora as mutações no BRCA sejam relativamente infrequentes, foram descritas centenas. No entanto, nem todas são prejudiciais. As mais comuns incluem a 185delAG e a 5382insC. As mutações envolvidas variam de acordo com a etnia e a região geográfica. Uma minoria parece ter significado clínico, sendo óbvio que, se um indivíduo herda o gene com uma mutação, é bastante real a probabilidade de ocorrência da segunda mutação e, consequentemente, do aparecimento da doença. Entretanto, a identificação dessas mutações na prática clínica ainda apresenta controvérsias, e as opções para prevenção do câncer em portadores da mutação no BRCA se baseiam fundamentalmente na vigilância clínica e radiológica rigorosa em busca do diagnóstico precoce.

Apesar da crescente demanda por testes de portadores de mutações no BRCA, esses testes devem ser oferecidos a pessoas que pertençam a famílias de alto risco nas quais seja alta a probabilidade de haver mutação na linhagem germinativa em um gene BRCA e, portanto, a ocorrência do câncer possa representar a expressão de uma predisposição genética altamente penetrante.

A mastectomia bilateral profilática e/ou ooforectomia profilática em portadores de mutação no BRCA tem sido discutida por alguns grupos como opção, mas esbarra em uma série de problemas éticos. Alguns estudos têm demonstrado que, dependendo do procedimento utilizado na mastectomia, até 5% de tecido mamário permanecem *in situ*, podendo representar risco potencial para a paciente apesar da conduta radical.

Outro avanço nos casos de câncer diz respeito à análise genética do tecido tumoral para a avaliação do prognóstico. Alguns marcadores genéticos podem ser utilizados para ajudar na conduta após o tratamento cirúrgico. Nos casos de câncer de mama, o oncogene HER2/neu/ERBB2, localizado no cromossomo 17 (17q21), quando expresso de maneira exagerada no tecido tumoral, é associado a prognóstico desfavorável nos casos de câncer de mama no estádio 2 com evo-

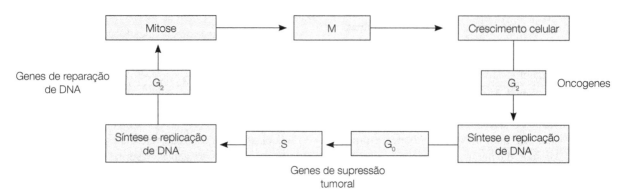

Figura 62.4 Ciclo celular.

lução mais agressiva da doença. O HER2/neu/ERBB2 também tem sido utilizado como marcador prognóstico nos casos de câncer cervical e ovariano.

Mutações ou expressão exagerada do p53, um gene de supressão tumoral, podem ser encontradas nos casos de câncer de mama e estão relacionadas com prognóstico desfavorável. Mutações no gene p53 representam as alterações genéticas mais comuns entre os tumores e estão associadas a resultado clínico adverso. Existem outros marcadores para o câncer ovariano, como NM23 e EGRF, que, quando expressos de maneira anômala, se associam a prognóstico desfavorável, e o BCL2, que, quando expresso de modo exagerado, tem significado positivo no prognóstico.

O *site* Cancer Genetics Overview (PDQ®): Health Professional Version (http://www.ncbi.nlm.nih.gov/books/NBK65761) fornece aos profissionais de saúde informações abrangentes sobre a abordagem do câncer genético com base em evidências.

Os avanços no conhecimento da importância da genética no câncer, a proliferação de testes de suscetibilidade e os aspectos éticos envolvidos tornaram o aconselhamento genético em oncologia uma área exaustiva e complexa que levou ao surgimento de uma área específica na genética clínica, a oncogenética, hoje disputada por alguns centros a se tornar uma área de atuação na genética médica.

A identificação de famílias de risco para doenças genéticas deve levar o médico a indicar um geneticista com experiência nessa área.

Leitura complementar

Brezina PR, Kearns WG. The evolving role of eenetics in reproductive medicine. Obstet Gynecol Clin N Am 2014; (41):41-55.

Butler MG. Genomic imprinting disorders in humans: a mini-review. J Assist Reprod Genet 2009; 26:477-86.

Cancer Genetics Overview (PDQ®): Health Professional Version. Disponível em: http://www.ncbi.nlm.nih.gov/books/NBK65761/. Consultado em agosto de 2016.

Hennekam RCM, Krantz ID, Allanson JL. Gorlin's syndromes of the head and neck. 5. ed. New York: Oxford University Press, 2010.

Jones KL, Jones MC, Del Campo M. Smith's recognizable pattern of human malformation. 7. ed. Philadelphia: Elsevier Saunders, 2013.

Lee E, Illingworth P, Wilton L, Chambers GM. The clinical effectiveness of preimplantation genetic diagnosis for aneuploidy in all 24 chromosomes (PGD-A): systematic review. Hum Reprod. 2015 Feb; 30(2):473-83.

Lichtenbelt KD, Knoers NV, Schuring-Blom GH. From karyotyping to array-CGH in prenatal diagnosis. Cytogenet Genome Res 2011; 135:241-50.

Milunsky A and Milunsky JM. Genetic disorders and the fetus diagnosis, prevention and treatment. 7. ed. New Jersy: John Wiley & Sons Inc., 2016.

Nicolaides KH, Figueiredo DB. O Exame ultrassonográfico entre 11-13 semanas. Londres: Fetal Medicine Foundation, 2004.

Nussbaum RL, Mcinens RR, Willard HF. Thompson &Thompson genetics in medicine. 8. ed. Philadelphia: Elsevier, 2016.

CAPÍTULO 63

Atendimento às Pessoas em Situação de Violência Sexual no Brasil

Antônio Carlos Pinto Guimarães
Maria Flávia Furst Giesbrecht Gomes Brandão

INTRODUÇÃO

A sociedade civil, ao longo das últimas décadas, passou a reivindicar os direitos essenciais à vida humana, como saúde, justiça e cidadania. A Declaração Universal dos Direitos Humanos, promulgada em 1948, tornou-se fonte de inspiração para a construção de vários tratados internacionais e constituições ao elencar direitos que visam resguardar valores fundamentais ao ser humano, como dignidade da pessoa humana, igualdade, liberdade, solidariedade e fraternidade, sem qualquer distinção de sexo, raça, cor e idade.

A Constituição Federal do Brasil, promulgada em 1988, trouxe para o sistema jurídico nacional os pátrios direitos e os deveres diversos. Em seu texto é confirmada a igualdade de gênero, é proibida a discriminação e são previstos os deveres do Estado em prover políticas públicas de combate à desigualdade de sexo.

A Organização Mundial da Saúde (OMS) define a violência como "o uso da força física ou poder, em ameaça ou na prática, contra si próprio, outra pessoa ou contra um grupo ou comunidade, que resulte ou possa resultar em sofrimento, morte, dano psicológico, desenvolvimento prejudicado ou privação" e reconhece a violência como um grave problema de saúde pública, além de constituir uma violação aos Direitos Humanos.

Em 1994 foi realizada a Convenção Interamericana para Prevenir, Punir e Erradicar a Violência contra a Mulher (Convenção de Belém do Pará). Essa convenção foi considerada o primeiro tratado internacional de proteção dos direitos humanos a reconhecer a violência contra a mulher como um fenômeno global. De acordo com os artigos 1 e 2 desta convenção, que foi ratificada pelo Brasil em 1995, a violência contra a mulher é qualquer ato ou conduta com base no gênero que cause morte, dano ou sofrimento físico, sexual ou psicológico à mulher tanto na esfera pública como na esfera privada. Inclui diferentes manifestações, como assassinatos, estupros, agressões físicas e sexuais, abusos emocionais, prostituição forçada, mutilação genital, violência racial ou por orientação sexual.

Entre os vários tipos de violência, a sexual representa uma das mais danosas, visto que provoca grandes transtornos físicos e emocionais, como ansiedade, medo, pesadelos, dores no corpo, risco de contrair doenças sexualmente transmissíveis (DST), gravidez indesejada, além de tornar as vítimas mais suscetíveis ao consumo excessivo de drogas, à prostituição, às disfunções sexuais, às doenças psicossomáticas, à depressão e ao suicídio. É definida como toda ação na qual uma pessoa em situação de poder obriga outra a realizar práticas sexuais contra sua vontade.

Instrumentos jurídicos foram criados para institucionalizar o atendimento obrigatório e integral de pessoas em situação de violência sexual em todo o Brasil e, em particular, em Minas Gerais. A Resolução Conjunta 14 (SES/SEDS/SEDESE/PCMG/PMMG/MPMG/COSEMS), de 30 de dezembro de 2005, criou a Comissão Técnica Interinstitucional para integrar e implementar as ações de atenção às vítimas de violência sexual no Estado de Minas Gerais. O Decreto 46.242, de 15 de maio de 2013, dispõe sobre o atendimento humanizado às vítimas de violência sexual e cria o Comitê Estadual de Gestão do Atendimento Humanizado às Vítimas de Violência Sexual (CEAHVIS).

O Decreto 7.958, de 13 de março de 2013, estabelece diretrizes para o atendimento às vítimas de violência sexual pelos profissionais de segurança pública e da rede de atendimento do Sistema Único de Saúde (SUS). A Portaria 528, de 1º de abril de 2013, do Ministério da Saúde, em seu artigo 1º, "define regras para habilitação e funcionamento dos Serviços de Atenção Integral às Pessoas em Situação de Violência Sexual no âmbito do SUS. Em seguida, a Lei 12.845, de 2013, torna obrigatório, na rede hospitalar do SUS, o atendimento emergencial, integral e multidisciplinar às vítimas de violência sexual, visando ao controle, ao tratamento dos agravos físicos e psíquicos decorrentes da violência sexual e ao encaminhamento, se for o caso, ao serviço de assistência social.

VIOLÊNCIA SEXUAL CONTRA A MULHER NO MUNDO E NO BRASIL

A violência sexual é fenômeno universal que atinge mulheres de todas as classes sociais, etnias, religiões e culturas e ocorre em populações de diferentes níveis de desenvolvimento econômico e social, em espaços públicos e privados e em qualquer etapa da vida da mulher. Calcula-se que em todo o mundo uma em cada cinco mulheres se tornará vítima de estupro ou de tentativa de estupro no decorrer de sua vida.

Somente em 2002 a OMS definiu a violência sexual como todo ato sexual não desejado ou ações de comercialização e/ou utilização da sexualidade de uma pessoa mediante qualquer tipo de coerção. Apenas recentemente a violência sexual passou a receber destaque e visibilidade por parte de órgãos governamentais, entidades civis, movimentos feministas e organizações não governamentais. Nesse sentido, a violência sexual vem sendo crescentemente abordada na área da saúde, considerando os agravos ao bem-estar da mulher.

A violência sexual é pouco denunciada. A incidência e prevalência exatas da violência sexual são desconhecidas em virtude da subnotificação. Calcula-se que apenas 16% dos estupros são comunicados às autoridades competentes nos EUA. Em casos de incesto, esses percentuais não atingem os 5%. Acredita-se que a maior parte das mulheres não registre queixa por constrangimento e humilhação ou por medo da reação do parceiro, familiares, amigos, vizinhos e autoridades ou por ameaça do agressor. Ao mesmo tempo, a mulher violentada teme não ser acreditada. Esse sentimento, aparentemente infundado, de fato se justifica. São incontáveis os relatos de discriminação, preconceito, humilhação e abuso de poder em relação às mulheres em situação de violência sexual.

Estima-se em 2% a 5% a prevalência global de estupro com a incidência de 12 milhões de vítimas a cada ano. A prevalência de estupro em mulheres, ao longo da vida, corresponde a aproximadamente 20%. Dados nacionais indicam a média diária de 21,9 mulheres procurando atendimentos em serviços de saúde por violência sexual e 14,2 mulheres/dia notificadas como vítimas de estupro no departamento de informática do SUS.

A violência é um fenômeno complexo que envolve fatores sociais, ambientais, culturais e econômicos e é influenciada por uma estrutura patriarcal e machista. De acordo com o relatório do *Global and Regional Estimates of Violence Against Women*, a violência é a décima causa de morte de mulheres com idades entre 15 e 44 anos em todo o mundo. Trinta e cinco por cento das mulheres no mundo já sofreram violência física e ou sexual por parceiro íntimo ou por um desconhecido. Mulheres que passaram por uma situação de violência física ou por um abuso sexual por seus parceiros apresentaram altas taxas de problemas de saúde. Elas apresentam uma chance 16% maior de terem neonatos com baixo peso ao nascimento, duas vezes mais chances de sofrerem depressão e, em algumas regiões, 1,5 vez mais chance de adquirir HIV do que mulheres que não passaram por algum tipo de violência com o parceiro íntimo. Sete por cento das mulheres no mundo já sofreram violência sexual por agressores não conhecidos.

Cabe destacar os dados fornecidos durante a Campanha 16 dias de Ativismo pelo Fim da Violência contra as Mulheres: menos de 10% dos casos de violência sexual, no mundo, chegam às delegacias de polícia e, de cada cinco mulheres, uma será vítima ou sofrerá uma tentativa de estupro até o fim de sua vida, segundo a Anistia Internacional (2004).

De acordo com as Delegacias Especializadas no Atendimento à Mulher no Brasil (DEAM), são registrados 15 mil casos de estupro por ano. Desses, 16% resultam em algum tipo de DST e uma em cada mil mulheres é infectada pelo HIV; 1 bilhão de mulheres, ou uma em cada três do planeta, já foi espancada, forçada a ter relações sexuais ou submetida a algum outro tipo de abuso; a cada ano são diretamente afetadas pela violência sexual cerca de um milhão de crianças. Dessas, estima-se que 100 mil casos estejam distribuídos entre Brasil, Filipinas e Taiwan.

De acordo com a OMS, até 69% das mulheres relatam ter sido agredidas fisicamente e até 47% declaram que sua primeira relação sexual foi forçada; de 85 a 115 milhões de meninas e mulheres são submetidas a alguma forma de mutilação genital por ano. De acordo com o Fundo para o Desenvolvimento das Nações Unidas para a Mulher (UNIFEM), o estupro marital é reconhecido especificamente como crime em apenas 51 países, e apenas 16 têm legislação específica para agressão sexual; as mulheres latinas, particularmente as brasileiras e argentinas, são as mais expostas a crimes sexuais no mundo. A América Latina registra os mais altos índices de crimes sexuais. Cerca de 70% dos casos de violência sexual são estupros, tentativas de estupro e outras agressões sexuais. A OMS constatou que, no Brasil, 10% das mulheres na área urbana e 14% na área rural já foram forçadas fisicamente a ter relações sexuais quando não queriam ou forçadas a práticas sexuais degradantes ou humilhantes por medo do que o parceiro pudesse fazer.

Segundo o Sistema de Vigilância de Violências e Acidentes (VIVA) do Ministério da Saúde, um total de 18.007 mulheres deu entrada no sistema público de saúde em 2012, apresentando indícios de terem sofrido violência sexual; 75% eram crianças, adolescentes e idosas. Segundo dados da Secretaria de Políticas para as Mulheres (SPM), o número de relatos de abuso sexual contra mulheres pelo serviço "Ligue 180" passou de 320 em 2006 para 1.686 em 2012. No *ranking* das agressões relatadas ao serviço em 2012 está a violência física contra a mulher, com 50.236 casos – o que representa o aumento de 433% em relação ao ano de 2006. A seguir vêm a violência psicológica (24.477 casos) e a violência moral (10.372 casos). Os abusos sexuais representam, por sua vez, 2% dos casos, com 1.686 relatos. O SUS recebeu em seus hospitais e clínicas uma média de duas mulheres por hora com sinais de violência sexual em 2012, segundo dados do Ministério da Saúde.

Faundes e cols. realizaram estudo entre os anos de 2005 e 2006 no qual foi avaliada a situação do atendimento às mulheres e crianças vítimas de violência sexual em 1.395 estabelecimentos públicos de saúde no Brasil, inseridos em 788 municípios brasileiros que referiram atender essas vítimas de acordo com a norma técnica do Ministério da Saúde de 1998. Cerca de 8% deles seguiam um protocolo fundamentado na norma técnica do Ministério da Saúde. Dentre os 874 hospitais e prontos-socorros incluídos na amostra, aproximadamente um terço referiu realizar a interrupção legal da gestação: 30% nos casos de estupro; 37% nas situações de risco de morte da mulher; e 26% nos casos de malformação fetal incompatível com a vida extrauterina. Apenas 5,6%, 4,8% e 5,5% tinham realizado ao menos uma interrupção da gravidez nos 10 a 14 meses que antecederam a pesquisa. Mais de 85% dos municípios declararam contar com serviços públicos que atendiam mulheres que sofriam violência sexual e uma pequena porcentagem declarou que também atendia crianças nessa situação. Dois terços dos municípios grandes (mais de 100 mil habitantes) e pouco menos da metade dos pequenos instalou esses serviços para mulheres entre 2001 e 2006. Somente uma quarta parte dos municípios utilizava o protocolo normatizado pelo Ministério da Saúde.

Ainda segundo esse estudo, a anticoncepção de emergência era oferecida por pouco mais de 50% dos hospitais indicados pelo Ministério da Saúde e por quase 60% dos não indicados. Imunoprofilaxia contra hepatite B era oferecida por quase a metade dos hospitais indicados pelo MS comparada com 70% dos hospitais não indicados. Em torno de 45% dos hospitais, indicados ou não, ofereciam medidas de profilaxia contra HIV. Menos de 30% faziam coleta de material para identificar o agressor. Entre a metade e dois terços das instituições faziam sorologia para sífilis, HIV e hepatites B e C. A interrupção legal da gestação em casos de estupro foi realizada em 21% nos hospitais indicados pelo MS e em menos de 5% nos não indicados. Em 876 hospitais ou prontos-socorros que afirmaram ter condições práticas para realizar interrupção legal da gestação, somente 30,6% declararam realizar aborto legal por estupro, 37% por risco de morte e 26% por malformação fetal incompatível com a vida extrauterina.

Os resultados dessa pesquisa revelam a dificuldade de gestores e provedores realizarem uma prática padronizada, apesar de reconhecerem o direito dessas mulheres realizarem o aborto na segurança de um estabelecimento de saúde. Revelam, também, um avanço, pelo reconhecimento de que a violência sexual existe, é frequente e que as mulheres, crianças e adolescentes que sofrem essas agressões precisam de atendimento médico especializado. Falta, entretanto, um esforço enorme para que esse reconhecimento se transforme em uma realidade prática em que a mulher e a criança agredidas sexualmente possam ter o atendimento de emergência e o seguimento de que precisam.

PROTOCOLOS INTERNACIONAIS PARA O ATENDIMENTO DE MULHERES VÍTIMAS DE VIOLÊNCIA SEXUAL

O American College of Obstetricians and Gynecologists publicou em 2011 um protocolo onde recomenda que mulheres vítimas de violência sexual devem ser rotineiramente tratadas profilaticamente com o objetivo de evitar DST, AIDS, gravidez indesejada e estresse pós-traumático, e que todos os médicos devem estar preparados para detectar sinais indiretos e receber treinamento para coleta de material genético para evidências, oferecendo *kits* de coleta para tal.

Publicação do Reino Unido de 2011 apresenta proposta de protocolo de atendimento em caso de vítima de violência sexual. Orienta sobre a importância da anotação no prontuário médico de toda a história coletada e de exame completo e bem realizado, pois esse material poderá fazer parte de uma evidência em um eventual processo na Justiça. As medidas profiláticas contra as DST virais e não virais e contra a gravidez não desejada são realizadas em até 72 horas após o evento. A coleta do material genético é realizada por equipe forense. O acompanhamento ambulatorial com exames de sorologia para HIV, hepatites B e C e sífilis é realizado em 0, 3 e 6 meses do fato ocorrido.

O *National Protocol for Sexual Assault Medical Forensic Examinations Adults/Adolescents* (2013) traz orientações para a classe médica e para os médicos forenses sobre como atender as vítimas de violência sexual, como examiná-las, como coletar os vestígios e como armazená-los para fazerem parte da cadeia de custódia.

CONSIDERAÇÕES LEGAIS ACERCA DO CRIME DE ESTUPRO

O Título VI do Decreto 2.848, de 7 de dezembro de 1940, Código Penal Brasileiro, tem como escopo a proteção à dignidade sexual da pessoa, ao direito de cada um de dispor livremente de seu próprio corpo. São os tipos penais compreendidos entre os artigos 213 e 234-c do Código. Esses crimes são classificados na doutrina jurídica como crimes materiais, ou seja, crimes que, em regra, deixam vestígios.

A Lei 12.015/2009 registra importantes mudanças nos tipos penais do Título VI do Código Penal, que passaram a refletir melhor a atual orientação constitucional. Uma das mais importantes ocorreu no Capítulo I, "Dos Crimes contra a Liberdade Sexual", no qual a Lei revogou o crime do artigo 216 – atentado ao pudor mediante fraude – e o incorporou na nova redação do crime do artigo 215, cuja nomenclatura passou de posse sexual mediante fraude a violação sexual mediante fraude.

Com as modificações trazidas pela lei referida, a nova redação do artigo 213 do Código Penal assim define o estupro:

> Art. 213. Constranger alguém, mediante violência ou grave ameaça, a ter conjunção carnal ou a praticar ou permitir que com ele se pratique outro ato libidinoso. Pena – reclusão, de 6 (seis) a 10 (dez) anos.
> §1º Se da conduta resulta lesão corporal de natureza grave ou se a vítima é menor de 18 (dezoito) ou maior de 14 (catorze) anos: Pena – reclusão, de 8 (oito) a 12 (doze) anos.
> §2º Se da conduta resulta morte: Pena – reclusão, de 12 (doze) a 30 (trinta) anos.

Os sujeitos do crime de estupro na atual redação são comuns, ou seja, mulher e homem podem ser autores ou vítimas do delito. A conjunção carnal não é mais requisito único para caracterização do crime, mas outros atos libidinosos o são. A lei, porém, não estabelece um rol de quais são os atos considerados libidinosos e, assim, deve-se atentar para a importância da descrição pormenorizada, pelo médico, dos atos praticados, pois o laudo da perícia técnica é fonte fundamental de auxílio ao Ministério Público e ao juiz.

A pena deve ser graduada proporcionalmente ao dano sofrido pelo bem jurídico. Os danos físicos, psicológicos e sociais causados por uma conjunção carnal não consentida não são os mesmos que sofre alguém que é, por exemplo, beijado sem seu consentimento. As duas pessoas são vítimas de estupro, mas o laudo da polícia técnica exerce importância crucial na diferenciação das penas dos agressores.

A ruptura ou não do hímen (mesmo porque não haverá rompimento nas hipóteses de hímen complacente e incapacidade física devido à tenra idade da vítima), a introdução completa ou superficial do membro sexual masculino e a ocorrência ou não de ejaculação continuam sendo fatores indiferentes à caracterização do delito. Assim, a integridade do hímen e a negativa dos laudos de conjunção carnal e presença de espermatozoides continuam sendo insuficientes para elidir a existência do delito diante de outras provas. O Supremo Tribunal Federal (STF) possui vários precedentes nesse sentido.

É indispensável, portanto, para a caracterização do crime de estupro a prática do ato sob violência ou grave ameaça. O não consentimento da vítima deve ser sincero e positivo, caracterizando a resistência ao ato sexual na descrição do histórico do fato. O registro detalhado do histórico do fato, pelo médico, auxilia a distinção entre relações consentidas e crimes de estupro. De acordo com Júlio Fabrini Mirabette (Código Penal Interpretado).

> Violência é o emprego da força física contra a vítima, podendo ou não causar lesões, já a grave ameaça é aquela a que a vítima não pode resistir, de acordo com as circunstâncias pessoais, não importando se é verdadeira ou não a promessa do mal ameaçado.

Outra importante mudança trazida pela Lei 12.015/2009 foi a criação, no Título VI do Código Penal, do Capítulo II, que aborda os crimes sexuais contra vulnerável. Da análise dos dispositivos do artigo 217-A percebe-se a maior reprovabilidade da conduta pela sociedade, refletida no maior rigor do legislador, na punição da conduta do agente que comete o crime contra pessoa vulnerável. Pessoa vulnerável é aquela que conta com menos de 14 anos à data do fato ou, se maior de 14 anos, não apresenta o discernimento necessário à prática do ato ou não pode oferecer resistência. Diante da vulnerabilidade da vítima, a violência nessa hipótese é presumida e a ação penal é pública incondicionada.

> Art. 217-A. Ter conjunção carnal ou praticar outro ato libidinoso com menor de 14 (catorze) anos:
> Pena – reclusão, de 8 (oito) a 15 (quinze) anos.
> §1º Incorre na mesma pena quem pratica as ações descritas no caput com alguém que, por enfermidade ou deficiência mental, não tem o necessário discernimento para a prática do ato ou que, por qualquer outra causa, não pode oferecer resistência.
> §3º Se da conduta resulta lesão corporal de natureza grave:
> Pena – reclusão, de 10 (dez) a 20 (vinte) anos.
> §4º Se da conduta resulta morte:
> Pena – reclusão, de 12 (doze) a 30 (trinta) anos.

No parágrafo 3º a pena é aumentada se for constatada a presença de lesão corporal de natureza grave, na definição do caput do artigo 129 e parágrafo 1º do Código Penal Brasileiro. Aqui se verifica novamente a importância da descrição detalhada das lesões sofridas pela vítima da violência sexual.

O estupro é considerado crime hediondo conforme a Lei 8.072 de 1990 (modificada pela Lei 8.930, de 6 de setembro de 1994), mas a posição majoritária exclui o crime praticado com violência ficta, ou seja, aqueles em que se presume a violência pela vítima ser menor de 14 anos, possuir enfermidade ou deficiência mental, não ter o necessário discernimento para a prática do ato ou que, por qualquer outra causa, não puder oferecer resistência.

MARCOS REGULATÓRIOS E POLÍTICOS NO BRASIL

Há, em âmbito nacional, marcos políticos de suma importância, como a criação da Secretaria de Políticas para as Mulheres (SPM), no ano de 2003, a instituição da notificação compulsória no caso de violência contra mulheres, crianças, adolescentes e pessoas idosas atendidas em serviços de saúde públicos ou privados pela Lei 10.778, de 2003.

Notificação é a comunicação obrigatória de determinadas doenças ou agravos às autoridades competentes de saúde. A notificação compulsória da violência torna possível o dimensionamento dessa ocorrência, proporcionando visibilidade e possibilitando a captação de dados utilizados em diagnósticos que possibilitam desde intervenções policiais estratégicas, em áreas com maior incidência de crimes sexuais, até a formulação de políticas públicas pontuais. A obrigatoriedade da notificação é estabelecida, dentre outros, pelos seguintes diplomas legais: Estatuto da Criança e do Adolescente – Lei 8.069, de 1990; Lei da Notificação da Violência contra a Mulher – Lei 10.778, de 2003; Estatuto do Idoso – Lei Federal 10.741, 2003.

A Lei Maria da Penha (Lei 11.340/2006), que define regras para habilitação e funcionamento dos Serviços de Atenção Integral às Pessoas em Situação de Violência Sexual no âmbito do SUS, buscou coibir a violência doméstica e, consequentemente, restringir a violência sexual doméstica.

Por sua vez, destaca-se também a Lei 12.845, de 1º de agosto de 2013, que dispõe sobre o atendimento obrigatório e integral de pessoas em situação de violência sexual. Essa lei foi antecipada pelo Decreto 7.958, de 13 de março de 2013, que estabeleceu diretrizes para o atendimento às vítimas de violência sexual pelos profissionais de segurança pública e da rede de atendimento do SUS.

ATENDIMENTO DAS MULHERES VÍTIMAS DE VIOLÊNCIA SEXUAL NO BRASIL

Ao se considerarem as várias causas do abuso e os vários transtornos dele decorrentes, é necessário um trabalho multidisciplinar em local que disponha de estrutura física adequada e de equipe composta de médicos, assistentes sociais, enfermeiros, psicólogos, terapeutas ocupacionais, agentes comunitários de saúde, entre outros profissionais.

O Ministério da Saúde assume lugar de destaque no enfrentamento à violência com ações articuladas com a Secretaria Especial de Políticas para as Mulheres no âmbito do Pacto Nacional de Enfrentamento à Violência contra as Mulheres e lança a Norma Técnica de Prevenção e Tratamento dos Agravos Resultantes da Violência Sexual contra Mulheres e Adolescentes (1ª edição, 1998). Com essa norma técnica, o Ministério da Saúde tem por objetivo expandir e qualificar redes estaduais e municipais de atenção integral para mulheres e adolescentes em situação de violência e configurar uma rede nacional voltada ao atendimento em saúde das múltiplas formas expressas da violência sexual. Pretende, também, auxiliar profissionais de saúde na organização de serviços e no desenvolvimento de uma atuação eficaz e qualificada nos casos de violência, bem como garantir o exercício pleno dos direitos humanos das mulheres, base de uma saúde pública universal, integral.

À Secretaria de Política para as Mulheres compete:

I – formular políticas de enfrentamento à violência contra as mulheres que visem à prevenção, combate à violência, assistência e garantia de direitos àquelas em situação de violência;
II – desenvolver, implementar, monitorar e avaliar programas e projetos voltados ao enfrentamento à violência contra as mulheres, diretamente ou em parceria com organismos governamentais de diferentes entes da Federação ou organizações não governamentais; e
III – planejar, coordenar e avaliar as atividades da central de atendimento à mulher.

Nesse contexto, os centros de referência são espaços de acolhimento e atendimento hospitalar, psicológico, social e jurídico para a vítima em situação de violência. Os centros de referência proporcionam o atendimento e o acolhimento necessários à superação da situação de violência ocorrida, contribuindo para o fortalecimento da vítima e o resgate de sua cidadania. Nesse momento de crise, a vítima teme por sua vida, entra em choque, sente negação, descrença, amortecimento e medo. Por isso, todos os profissionais que prestam atendimento às vítimas têm o desafio de evitar a revitimização mediante uma conduta sistematizada, a fim de que o atendimento, a notificação, o encaminhamento, o acompanhamento, a realização da profilaxia das doenças resultantes da violência sexual e, sobretudo, a coleta de provas técnicas sejam realizados adequadamente.

Para vários profissionais, a revitimização é uma forma de violência caracterizada pelo trauma causado pela repetição dos fatos ocorridos. Além da vítima, a própria justiça pode sofrer as consequências da revitimização, pois a vítima pode omitir os fatos por cansaço ou aumentá-los, conforme se sente fragilizada. A peregrinação pelos serviços de saúde e policiais e a falta de privacidade e discrição no atendimento também são formas de revitimização.

Por sua vez, o Código Penal estabelece, como norma geral, que nos casos de crimes sexuais a ação criminal contra o agressor deve ser proposta (ajuizada) dentro de até 6 meses depois de ocorrido o fato. Exceção é feita se a vítima tiver idade inferior a 18 anos ou no caso de ser considerada vulnerável, conforme a nova Lei dos Crimes Sexuais, quando da ocorrência da violência.

Ao se rever a literatura, podem ser encontrados estudos regionais que revelam como as mulheres vítimas de violência sexual vêm sendo atendidas nas diferentes regiões e estados brasileiros.

Estudo realizado por Facuri e cols. (2013) relata o atendimento às mulheres vítimas de violência sexual realizado no Hospital da Mulher da Universidade Estadual de Campinas (Unicamp). Esse serviço oferece atendimento de emergência e ambulatorial multidisciplinar (ginecologista, enfermeiro, psicólogo, assistente social e psiquiatra), visando prevenir a gravidez e as DST e promover a recuperação física, psicológica e social da mulher e inclui a assistência à gestação decorrente de estupro em acordo com as normas preconizadas pelo Ministério da Saúde. Foram avaliadas 687 mulheres no período de 2006 a 2010. Pouco mais da metade das vítimas preencheu o boletim de ocorrência (BO), corroborando a subnotificação policial. A baixa notificação policial pode contribuir para uma distorção da realidade no que concerne à real magnitude do problema e à estruturação e implementação adequada de políticas públicas, tanto para prevenção como para assistência. Não há relato sobre a coleta de material genético.

Estudo realizado por Monteiro e cols. (2008) sobre o Serviço de Atenção às Mulheres Vítimas de Violência Sexual (SAMVVIS), de uma maternidade pública em Teresina, Piauí, entre fevereiro e março de 2008, descreve que o serviço tem como objetivo viabilizar o acesso imediato das mulheres vítimas de violência sexual e introduzir as medidas de prevenção das DST/AIDS, gravidez e outros agravos físicos e psicológicos. O SAMVVIS tem como eixo norteador a Norma Técnica de Prevenção e Tratamento dos Agravos Resultantes da Violência contra Mulheres e Adolescentes, do Ministério da Saúde, e é realizado por uma equipe multidisciplinar. Não relata sobre a coleta de material genético.

Em Campinas também existe o Centro de Assistência Integral à Saúde da Mulher (CAISM), que atende vítimas de violência sexual no regime de emergência e a longo prazo, com equipe multidisciplinar. Segue a Norma Técnica do Ministério da Saúde e encaminha as pacientes para realizar o corpo de delito no Instituto Médico-Legal (IML) da cidade. Não relata sobre a coleta de material genético.

Em Vitória existe o Programa de Atendimento às Vítimas de Violência Sexual (PAVIVIS). Esse programa é um convênio entre a Secretaria do Estado de Segurança Pública, o Departamento Médico Legal (Vitória), a Universidade Federal do Espírito Santo, por intermédio do Hospital Universitário Cassiano Antônio de Moraes, o Ministério Público Estadual, por intermédio do Centro de Apoio da Infância e Juventude, e o Centro de Apoio Criminal. Proporciona assistência social, psicológica, médica e laboratorial, assim como orientação jurídica aos casos de violência sexual contra a mulher, crianças e adolescentes, incluindo agressores menores de 18 anos, quando encaminhados pela Justiça. Fornece medicação quimioprofilática contra DST/HIV e atua nos processos e procedimentos da interrupção de gravidez (aborto legal). Não relata sobre a coleta de material genético.

No Rio de Janeiro, o Hospital Maternidade Alexander Fleming realiza o atendimento às vítimas de violência sexual amparadas pelo protocolo da Norma Técnica do Ministério da Saúde. Não há relato sobre a coleta de material genético.

Em Caxias do Sul (RS), o Hospital Geral da Universidade de Caxias do Sul realiza o atendimento às vítimas de violência sexual de acordo com a Norma Técnica do Ministério da Saúde. Não relata sobre a coleta de material genético.

MARCOS REGULATÓRIOS, LEGAIS E POLÍTICOS EM MINAS GERAIS: A CRIAÇÃO DA CADEIA DE CUSTÓDIA

Em dezembro de 2005 foi publicada a Resolução Conjunta 14 SES/SEDS/SEDESE/PCMG/PMMG/MPMG/COSEMS, que criou a Comissão Técnica Interinstitucional para integrar e implementar as ações de atenção às vítimas de violência sexual no Estado de Minas Gerais. Em 28 de janeiro de 2013 foi instituído o Núcleo de Prevenção à Violência e Cultura da Paz no âmbito da Secretaria de Estado da Saúde (SES) de Minas Gerais.

Em 15 de maio de 2013, o Vice-Governador, no exercício da função de Governador do Estado de Minas Gerais, assinou o Decreto 46.242, que dispõe sobre o atendimento humanizado às vítimas de violência sexual e cria o Comitê Estadual de Gestão do Atendimento Humanizado às Vítimas de Violência Sexual (CEAHVIS). No artigo 7º registra-se:

> Art. 7º Compete privativamente à Polícia Civil estabelecer, mediante subsídio da Superintendência de Investigações e Polícia Judiciária, da Superintendência de Polícia Técnico-Científica e da Academia de Polícia Civil, as diretrizes gerais e específicas sobre os procedimentos referentes à Cadeia de Custódia de Material coletado das Vítimas de Violência Sexual, bem como dispor sobre a capacitação e treinamento de profissionais para atuar nessa área.

ENTENDENDO O SIGNIFICADO DA CADEIA DE CUSTÓDIA

É importante, neste momento, registrar o conceito de cadeia de custódia para se entender o significado desse processo e sua importância para reduzir a revitimização das mulheres que sofreram violência sexual. Em termos periciais, o vestígio é definido como todo e qualquer sinal, marca, objeto, situação fática ou ente concreto sensível, potencialmente relacionado a uma pessoa ou a um evento de relevância penal ou presente em um local de crime interno ou externo, direta ou indiretamente relacionada com o fato delituoso.

A cadeia de custódia não está prevista na legislação brasileira (Código Penal Brasileiro) de modo especial e preciso ou normatizado, ao contrário do que ocorre em outros países. De acordo com Saferstein (2004), cadeia de custódia é "uma lista de todas as pessoas que estiveram de posse de um item de evidência". Para esse autor ela está reduzida a um documento contendo identificação dos que tiverem contato com as amostras. Essa documentação passa a ser integrante da cadeia de custódia.

Entretanto, a cadeia de custódia é muito mais que uma simples lista. A cadeia de custódia contribui para manter e documentar a história cronológica da evidência, para rastrear a posse e o manuseio da amostra a partir do preparo do recipiente coletor, da coleta, do transporte, do recebimento, da análise e do armazenamento, incluindo toda a sequência de posse. A cadeia de custódia é um procedimento utilizado pela prática pericial, mas também pelas empresas em geral, que priorizam a qualidade, a técnica e o bom desempenho no desenvolvimento de seus serviços e produtos, utilizando essa garantia como guarnição de tudo que é realizado, na sequência de atos que compõem um resultado final.

A cadeia de custódia é um método que torna possível efetuar o controle da confidencialidade e da segurança do vestígio, o qual possibilita estabelecer certificação de qualidade e idoneidade do processo investigatório, sendo fundamental o rigor que se estabelece nesse processo. Devem ser empregados procedimentos que preservem o vestígio de contaminação e garantam que este, após os exames periciais, se transforme em prova, não devendo sofrer alterações, desde sua coleta até sua tramitação laboratorial.

Nóbrega (2006) relata que o fato de assegurar a memória de todas as fases do processo constitui um protocolo legal que possibilita garantir a idoneidade do caminho que a amostra percorreu. Lopes, Gabriel e Bareta (2006) definem cadeia de custódia como sendo "um processo para manter e documentar a história cronológica da evidência, para garantir a idoneidade e o rastreamento daquelas utilizadas em processos judiciais".

O Grupo de Trabalho Cadeia de Custódia de Vestígio (GTCC) (2008) define cadeia de custódia como sendo registro e certificação de todo o trâmite de um vestígio, compreendendo sua localização, descrição do estado em que foi encontrado, forma de coleta, acondicionamento, posse, transporte, processos de análises, guarda, descarte ou devolução do material. Watson (2009) descreve a cadeia de custódia como o processo pelo qual as provas estão sempre sob o cuidado de um indivíduo conhecido e acompanhado de um documento assinado pelo seu responsável, naquele momento.

Espíndula (2009) conceitua cadeia de custódia como sendo:

> A sequência de proteção ou guarda dos elementos materiais encontrados durante uma investigação e que devem manter resguardadas as suas características originais e informações sem qualquer dúvida sobre a sua origem e manuseios. Pressupõe o formalismo de todos os seus procedimentos por intermédio do registro do rastreamento cronológico de toda a movimentação de alguma evidência. Portanto, a cadeia de custódia é a garantia de total proteção aos elementos encontrados e que terão um caminho a percorrer, passando por manuseio de pessoas, análises, estudos, experimentações e demonstração-apresentação até o ato final do processo criminal.

Cita, ainda, que todos os elementos que darão origem às provas periciais ou documentais exigem cuidados para resguardar sua idoneidade ao longo de todo o processo de investigação e trâmite.

Como se pode perceber, a responsabilidade dos profissionais envolvidos na cadeia de custódia tem uma aplicação legal e moral, na medida em que o destino das vítimas e dos réus depende do resultado da perícia.

A cadeia de custódia não se reduz à área de saúde e, desse modo, a percepção de sua importância deve atingir todos os profissionais de saúde que, mesmo não fazendo parte da área forense, desenvolvem atividades que possam desencadear processos judiciais. Os profissionais de saúde têm o dever legal e moral de defender os interesses de seus pacientes em disputas judiciais, preservando as possíveis evidências nos locais de suas atividades, que também servirão para se defenderem judicialmente.

No Brasil, o Ministério da Justiça instituiu, no ano de 2008, o Grupo de Trabalho Cadeia de Custódia de Vestígio (GTCC) para tratar da implantação da cadeia de custódias de vestígios (CC) e certificação de procedimentos periciais relacionados com a produção da prova material. A cadeia de custódia acompanha cada estágio do ciclo de vida do vestígio, desde o seu registro, posse, coleta, acondicionamento, transporte, processos de análises, guarda, descarte ou devolução do material probatório e a emissão do laudo.

De acordo com a Carta de Brasília (2008), para garantir a idoneidade jurídica de provas e procedimentos periciais criminais se faz necessária uma série de ações administrativas, como aumentar a segurança orgânica dos órgãos de perícia; criar espaços específicos para a guarda e armazenamento do material probatório, respeitando as condições técnicas apropriadas para sua identificação e conservação; aumentar pesquisas científicas relacionadas às técnicas de acondicionamento de vestígios, tipos de embalagens, lacres e meios de transporte; implantar métodos informatizados de registros e controle de movimentação de vestígios; estabelecer programas de capacitação e treinamento aos peritos criminais e demais profissionais da Segurança Pública e da Justiça acerca de temas relacionados com a cadeia de custódia de vestígios.

Segundo o Código de Processo Penal (CPP), a cadeia de custódia inicia-se logo após o conhecimento criminoso. Segundo o art. 6º:

> Logo que tiver conhecimento da prática da infração penal, a autoridade policial deverá:
>
> I – Dirigir-se ao local, providenciando para que não se alterem o estado e conservação das coisas, até a chegada dos peritos criminais;
> II – Apreender os objetos que tiverem relação com o fato, após liberados pelos peritos criminais;
> III – Colher todas as provas que servirem para o esclarecimento do fato e suas circunstâncias.

Ainda segundo o artigo 170 do CPP: "nas perícias de laboratório, os peritos guardarão material suficiente para a eventualidade de nova perícia". Esse fato garante ao investigado a possibilidade de contestação e defesa. A importância do procedimento adequado nas cenas de crime é a diferença entre o sucesso e o fracasso de uma condenação. A importância de transparência nas ações periciais poderá melhorar a confiabilidade e robustez dos julgados de nossos tribunais. Estão na cadeia de custódia as medidas necessárias para os devidos acompanhamento e registro de todos os eventos da prova, de seu registro, identificação e utilização final. Tudo deve ser relatado para fins de possíveis questionamentos das partes envolvidas no processo judicial.

Conforme Cunha (2012), os Institutos de Perícia do Brasil têm de adotar medidas administrativas que visem uniformizar e normatizar os procedimentos de coleta, registro, posse, acondicionamento, transporte e guarda de vestígios materiais vinculados a crime, para manter a idoneidade física e jurídica da prova que deles se origina. Em âmbito nacional verificou-se a insuficiência de normas e diretrizes que regulamentem as atividades dos órgãos periciais e a não existência de procedimentos e materiais padronizados para garantir a qualidade da custódia dos vestígios antes e depois da realização dos exames periciais. Foi verificada, também, a falta de instalações físicas adequadas e seguras para garantir a custódia de vestígios. O autor conclui que existe uma necessidade de normatização de procedimentos em nível nacional que possibilite implantar e assegurar a cadeia de custódia da prova penal tanto nos institutos de criminalística como nas demais instituições envolvidas nos procedimentos de apuração de crimes.

EXPERIÊNCIA DOS CENTROS DE REFERÊNCIA EM BELO HORIZONTE

O artigo 158 do Código de Processo Penal Brasileiro exige o exame de corpo de delito nos crimes materiais, ou seja, naqueles crimes que deixam vestígios. O exame, porém, pode ser realizado direta ou indiretamente. Na modalidade indireta, a vítima é atendida em um centro de referência que, por meio de formulário específico, fornece todos os dados necessários à elaboração do laudo indireto pelos peritos oficiais (art. 167). O Tribunal de Justiça de Minas Gerais apresenta decisões nesse sentido [Processo 107020741531240011 MG 1.0702.07.415312-4/001(1), TJMG]. A vítima não vai ao IML, não conta novamente sua história, não é novamente examinada e, portanto, não é revitimizada.

Em Belo Horizonte, o atendimento à vítima de violência sexual consistia em várias etapas, em uma verdadeira peregrinação que era definida conforme o local onde era realizado o primeiro atendimento, como mostra a Figura 63.1.

Essas mulheres levavam até 12 horas para terminar o processo de atendimento hospitalar, abertura do inquérito policial em uma delegacia de polícia e realização do exame de corpo de delito no IML. Muitas vítimas interrompiam o fluxo antes de terminado o atendimento completo por vários motivos: falta de dinheiro para a condução; não poder se ausentar do trabalho; constrangimento com a repetição do processo; complexidade do processo.

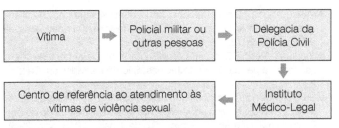

Figura 63.1 Fluxograma para o atendimento às mulheres vítimas de violência antes da implantação da cadeia de custódia.

Tudo isso implicava várias consequências, desde o aumento da "cifra negra" (diferença entre o número de crimes ocorridos e o número de crimes relatados às autoridades) até a completa impunidade dos agressores sexuais. Com o intuito de reverter essa situação, após vários ajustes e treinamentos foram implantados a Cadeia de Custódia de Materiais Biológicos e o Laudo Indireto nos quatro grandes hospitais públicos que prestam atendimento às vítimas de violência sexual em Belo Horizonte: Hospital Júlia Kubitschek, Maternidade Odete Valadares, Hospital das Clínicas e Hospital Municipal Odilon Behrens.

Após a coleta padronizada do material em um dos centros de referência iniciam-se os procedimentos que darão origem à cadeia de custódia. Esses procedimentos, realizados de maneira segura e confiável, promovem a idoneidade e integridade da prova material, até a sua utilização pelo Poder Judiciário, como elemento probatório. A cadeia de custódia torna possível minimizar a possibilidade de extravio e dano das amostras, desde a sua coleta até o final de fase analítica. Viabiliza, também, o controle sobre os processos e identificação nominal das pessoas que tiveram contato com a evidência. Caracteriza, assim, a responsabilidade de cada servidor público, integrante dos órgãos da segurança pública, bem como do laboratório que teve acesso à prova material.

Todo o material biológico coletado nos centros de referência em Belo Horizonte é encaminhado ao IML, onde fica custodiado. Forma-se, então, um banco de dados genéticos de suspeitos, permitindo consultas e comparações com materiais encontrados em vítimas. Esse sistema possibilita desde a descoberta do número de vítimas de um mesmo agressor até a área geográfica de atuação desses.

Após a implantação da cadeia de custódia nos centros de referência, o caminho percorrido pela vítima de violência sexual ficou estabelecido conforme a Figura 63.2.

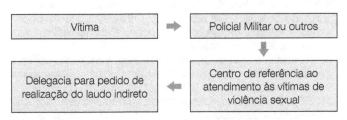

Figura 63.2 Fluxograma para o atendimento às mulheres vítimas de violência após a implantação da cadeia de custódia.

NORMAS GERAIS DE ATENDIMENTO ÀS VÍTIMAS DE VIOLÊNCIA SEXUAL

A assistência à saúde da pessoa que sofre a violência sexual é prioritária e a recusa injustificada de atendimento pode ser caracterizada ética e legalmente como omissão, segundo os artigos 13, §2º, e 135 do Código Penal Brasileiro. O médico pode ainda ser responsabilizado civil e criminalmente por eventuais danos físicos e mentais sofridos pela vítima, bem como pela morte em decorrência da omissão. Deve ser lembrado que as vítimas de sexo masculino também devem ser prontamente atendidas nos centros de referência, mesmo que sejam hospitais-maternidade. O profissional responsável pelo atendimento à vítima de violência sexual nos centros de referência deve: realizar entrevista (anamnese específica); efetuar o registro da história relatada; proceder ao exame clínico e ginecológico; realizar a coleta de material biológico para pesquisa de DNA, espermatozoides etc.; solicitar exames complementares; realizar o encaminhamento da vítima para acompanhamento psicológico.

O preenchimento da ficha de anamnese específica para a realização do laudo indireto é obrigatório. Todos os dados devem ser anotados no prontuário. A esse respeito, o Ministério da Saúde reeditou em 2015 a Norma Técnica de Prevenção e Tratamento dos Agravos Resultantes da Violência Sexual contra Mulheres e Adolescentes, assim como publicou um caderno de perguntas e respostas com os aspectos jurídicos do atendimento às vítimas de violência sexual.

Todo o material coletado da vítima será recebido no IML, que se encarregará de seu encaminhamento ao Instituto de Criminalística. O laboratório de toxicologia do IML deverá fazer as seguintes análises nos *swabs* vaginais e/ou anais coletados: pesquisa de sêmen; fosfatase ácida prostática (FAP); antígeno prostático específico (PSA); microscopia (espermatozoides). O laboratório de DNA do Instituto de Criminalística fará as análises de DNA em *swabs* e vestes coletadas das vítimas.

CONSIDERAÇÕES FINAIS

As vítimas de violência sexual têm, como derradeiro constrangimento, o fato de serem obrigadas a peregrinar por várias instituições para expor seu corpo violentado a vários profissionais. Isso faz que muitas delas não busquem atendimento e padeçam sozinhas com sentimentos como autodepreciação e culpa. Embora persista a exigência de representação da vítima de violência sexual para que sejam instaurados inquérito policial e ação penal, há outros caminhos que os profissionais envolvidos podem e devem seguir com o objetivo de minimizar o sofrimento dessas vítimas e de garantir a aplicação da lei aos agressores.

A implantação dos centros de referência, do laudo indireto e da cadeia de custódia tem como objetivo maior resgatar a dignidade dessas pessoas, mediante atendimento humanizado, específico e multidisciplinar, bem como da efetiva resposta policial e judiciária aos agressores.

Segundo a ex-ministra de Políticas para as Mulheres, Iriny Lopes: "não poderá haver uma família harmoniosa onde há uma mulher violentada." Parafraseando essa declaração, acrescentemos: "não poderá haver uma família harmoniosa onde há uma criança ou adolescente violentado" ou "não poderá haver uma família harmoniosa onde há um homem violentado."

Leitura complementar

Bedone AJ, Faundes A. Atendimento integral às mulheres vítimas de violência sexual: Centro de Assistência Integral à Saúde da Mulher, Universidade Estadual de Campinas. Cad Saúde Pública, Rio de Janeiro, 2007 fev; 23(2).

Brasil. Código Penal. Diário Oficial da República Federativa do Brasil. Brasília, DF, 31 dez. 1940. Disponível em: <http://www.planalto.gov.br/CCIVIL/Decreto-Lei/Del2848.htm7.

Brasil. Ministério da Justiça. Carta de Brasília – GTCC. Brasília: Ministério da Justiça, 2008.

Brasil. Ministério da Justiça. Código de Processo Penal. Diário Oficial da República Federativa do Brasil. Brasília: Ministério da Justiça, 13 out. 1941. Disponível em: <https://www.planalto.gov.br/ccivil_03/Decreto-Lei/Del3689.htm.

Brasil. Ministério da Justiça. Organização das Nações Unidas. ONU. SNDH, 1998. Disponível em: www.cidh.oas.org/basicos/portugueses/m.Belem.do.Para.htm.

Brasil. Ministério da Justiça. Regimento Interno do Grupo de Trabalho Cadeia de Custódia de Vestígios. Brasília: Ministério da Justiça, 2008.

Brasil. Ministério da Saúde. Norma técnica de prevenção e tratamento dos agravos resultantes da violência sexual contra mulheres e adolescentes. Brasília, DF, 2015. Disponível em: http://bvsms.saude.gov.br/bvs/publicacoes/prevencao_agravo_ violencia_sexual_mulheres_3ed.pdf. e http://bvsms.saude.gov.br/bvs/publicacoes/ aspectos_juridicos_atendimento_vitimas_violencia_2ed.pdf).

Brasil. Ministério da Saúde. Portaria 528, de 1° de abril de 2013. Define regras para habilitação e funcionamento dos Serviços de Atenção Integral às Pessoas em Situação de Violência Sexual no âmbito do SUS. Brasília: Ministério da Saúde, 2013.

Brasil. Ministério da Saúde. Secretaria Especial de Políticas para as Mulheres. Pacto Nacional de Enfrentamento à Violência contra as Mulheres. Norma Técnica de Prevenção e Tratamento dos Agravos Resultantes da Violência Sexual Contra Mulheres e Adolescentes. 1. ed., Brasília: Ministério da Saúde, 1998.

Brasil. Ministério da Saúde. Viva: vigilância de violências e acidentes, 2006, 2007, 2008 e 2009. Brasília: Ministério da Saúde, 2010-2011.

Brasil. Presidência da República, Casa Civil, Subchefia para Assuntos Jurídicos. Lei Federal 10.778, de 24 de novembro de 2003: violência contra a mulher. Brasília: Presidência da República, 2003.

Brasil. Presidência da República. Constituição da República Federativa do Brasil. Brasília: DOU, 1988.

Brasil. Presidência da República. Decreto 7.958, de 13 de março de 2013. Brasília: DOU, 2013.

Brasil. Presidência da República. Direitos humanos: documentos internacionais. Brasília: Presidência da República, Secretaria Especial de Direitos Humanos, 2006.

Brasil. Presidência da República. Lei Federal 10.741 – Estatuto do Idoso, criado em 1° de outubro de 2003. Brasília: Presidência da República, 2003.

Brasil. Presidência da República. Lei Federal 8.068/1990 – Estatuto da Criança e do Adolescente (ECA). Brasília: Presidência da República, 1990.

Carrigan M, Collington P, Tyndal J. Forensic perioperative nursing. Canadian Operating Room Nursing Journal dec. 2000; 12-16.

Center for Women's Global Leadership Rutgers, 2004.

Clinical Effectiveness Group. UK National Guidelines on the Management of Adult and Adolescent Complainants of Sexual Assault 2011. London (UK): British Association for Sexual Health and HIV, 2012 Jun, 50p.

Código Penal Brasileiro. Lei dos crimes sexuais. Lei 12.015 de 7 de agosto de 2009. Disponível em: http://www.planalto.gov.br/ccivil_03/_Ato2007-2010/2009/Lei/L12015.htm.

Conselho Regional de Medicina de São Paulo (CREMESP). Violência sexual e aspectos éticos da assistência. In: Cadernos de ética em ginecologia e obstetrícia. 2.ed. São Paulo: Conselho Regional de Medicina de São Paulo, 2002, 71p.

Cunha PLL. Implantação de cadeia de custódia de vestígios: implicações para a gestão da polícia civil do Distrito Federal. 2012. 103 f.

DATASUS, 2012. Disponível em: http://dtr2004.saude.gov.br/sinanweb/tabnet/dh?sinannet/violência/bases/testbrnet001.def. Acessado em 20/jul/2012.

Espíndula A. Perícia Criminal e Cível: uma visão geral para peritos e usuários da perícia. 3. ed. Campinas, São Paulo: Millenium Editora, 2009.

Facuri CO. Violência Sexual: estudo descritivo sobre as vítimas e o atendimento em um serviço universitário de referência no Estado de São Paulo, Brasil. Cad Saúde Pública, Rio de Janeiro, 2013 maio; 29(5).

Faundes A. Perfil do atendimento à violência sexual no Brasil. Femina 2012 nov-dez; 40(6).

Global and Regional Estimates of Violence Against Women. OMS/WHO, 2013.

Ki-Moon B (Secretário Geral da ONU). 2008. Disponível em: http://www.onu.org.br/unase/sobre/situacao/.

Krug EG, Dahlberg LL, Mercy JA, Zwi A, Lozano R (eds.) Relatório mundial sobre violência e saúde. Genebra: Organização Mundial da Saúde, 2002.

Lei 11.340 de 7 de agosto de 2006. Presidência da República, Casa Civil, Subchefia para Assuntos Jurídicos. Brasília: Presidência da República, 2006.

Lopes M, Gabriel MM, Bareta GMS. Cadeia de custódia: uma abordagem preliminar. Disponível em: http://ojs.c3sl.ufpr.br/ojs2/index.php/academica/article/view/9022/6315.

Minas Gerais. Governo do estado. Decreto 46.242, de 15 de maio de 2013. Dispõe sobre o atendimento humanizado às vítimas de violência sexual e cria o Comitê Estadual de Gestão do Atendimento Humanizado às Vítimas de Violência Sexual (CEAHVIS). Belo Horizonte: Imprensa Oficial, 2013.

Mirabete JF. Código Penal Interpretado. 2. ed. São Paulo: Jurídico Atlas, 2001. 2228p.

Monteiro CFS. Conhecimento dos enfermeiros sobre o Serviço de Atenção às Mulheres Vítimas de Violência Sexual. Rev Bras Enferm, Brasília, 2008 jul-ago; 61(4).

National Protocol for Sexual Assault Medical Forensic Examinations Adults/Adolescents (April – 2013). 2. ed. U.S. Department of Justice Office on Violence Against Women, NCJ 228119.

National Victim Center, Crime Victims Research and Treatment Center (NVCCVRTC). Rape in America: A Report to the Nation. South Carolina: Dept of Psychiatry and Behavioral Sciences, 1992, 287p.

Nóbrega AW da, Doria ND. Proposição, implementação e atualização de procedimentos operacionais padronizados administrativos e técnicos. Fundação Oswaldo Cruz. Disponível em: http://www.incqs.fiocruz.br/raa/capitulo01.htm Acesso em Dez. 2012.

Organização Mundial da Saúde. OMS. Relatório mundial sobre violência e saúde: um problema mundial de saúde pública. Genebra, 2002.

Portugal. Ministério da Justiça. Gabinete do Secretário de Estado da Justiça. Despacho n. 11055/1998. Disponível em: http://www.idt.pt/media/legislacao/despacho 11055 98.pdf. Acesso em dez. 2012.

Safersteirn R. Criminalisties: introduction to forensic science. 8. ed. UPPER Saddle River. Prentice Hall, 2004.

Saffioti HIB, Almeida SS. Violência de gênero: poder e impotência. Rio de Janeiro: Revinter, 1995, 218p.

Seminário Nacional de Experiências na Atenção à Violência Doméstica e Sexual. Curitiba: Anais Carta de Curitiba, 2006.

Smith ML, Bronner WE, Shimomura ET et al. Quality assurance in drug testing laboratories. Clin Lab Med [S.1] 1990; 10(3):503-16. Disponível em: http://www.labcorp.com/datasets/labcorp/html/chapter/mono/fo000700.htm. Acesso em: 13 mar. 2012.

The Committee on Health Car for Underserved Women, by Women's Health Care Physicians, in The Americam College of Obstetricians and Gynecologists August 2011; 499(118):396-9.

UNICEF 2000. Domestic violence against woman and girls. Innocenti Digest no.6 – June 2000.

Watson JD et al. DNA recombinante: genes e genomas. 3. ed. Porto Alegre: Artmed, 2009.

CAPÍTULO 64

Abdome Agudo em Ginecologia e Obstetrícia

Agnaldo Lopes da Silva Filho
Renilton Aires Lima
Eduardo Batista Cândido

INTRODUÇÃO

Expressão que designa uma condição clínica potencialmente grave e de caráter evolutivo, e que se manifesta por meio de sinais e sintomas indicativos de afecção abdominal aguda, o *abdome agudo* constitui um dos problemas mais importantes na prática médica em virtude de sua alta incidência, dificuldades diagnósticas e necessidade de terapêutica precoce. A dor abdominal aguda é uma queixa comum em mulheres e, frequentemente, ginecologistas e obstetras são consultados para ajudar a determinar a etiologia da dor. A preservação da capacidade reprodutiva e da função hormonal é uma questão importante a ser considerada na abordagem cirúrgica de mulheres com abdome agudo. A gravidez deve ser excluída em todas as mulheres em idade fértil com dor abdominal. Alterações anatômicas e fisiológicas específicas da gravidez, a possibilidade de complicações obstétricas e a presença do feto representam desafios adicionais ao manejo do abdome agudo durante o período gestacional.

ETIOLOGIA E CLASSIFICAÇÃO

O abdome agudo pode ser causado por uma variedade de transtornos. A localização da dor pode ser útil na classificação do abdome agudo por indicar as possíveis causas ou órgãos acometidos (Quadro 64.1). O abdome agudo também pode ser classificado segundo a natureza do processo patológico que envolve as estruturas abdominais (Quadro 64.2). Doenças de localização extraintestinal ou sistêmica podem ser responsáveis por esse quadro clínico (Quadro 64.3).

DIAGNÓSTICO

O prognóstico das pacientes com abdome agudo depende de um diagnóstico preciso, que torna possível a adoção de medidas terapêuticas rápidas e objetivas. Reveste-se de grande importância a decisão precoce quanto à necessidade ou não de uma intervenção cirúrgica, e se esta deve ser realizada imediatamente ou não.

Apesar da importância de um diagnóstico preciso e precoce, a complexidade do abdome agudo, as dificuldades em se realizar um exame clínico adequado e a urgência do caso nem sempre possibilitam um diagnóstico acurado. As principais causas de erro ou retardo no diagnóstico são:

- Omissão de um exame clínico adequado.
- Utilização inadequada de métodos propedêuticos.
- Rodízio médico impedindo uma avaliação adequada do quadro evolutivo da paciente por um único observador.
- Inexperiência do cirurgião.

O diagnóstico etiológico do abdome agudo exige a avaliação da história e do exame físico e a solicitação de exames laboratoriais e de imagem.

Não é recomendada a utilização de analgésicos até a completa definição diagnóstica em virtude do risco de mascaramento do quadro abdominal. A dor representa o melhor elemento para caracterizar ou mesmo definir o abdome agudo:

- Está presente em todos os quadros abdominais agudos ("não existe abdome agudo sem dor").
- Constitui o sintoma-chave de seu diagnóstico.
- É responsável pela condução da paciente ao médico.

História clínica

Apesar dos avanços nos métodos complementares, especialmente dos exames de imagem, a prática mais importante para que seja obtido o diagnóstico preciso da causa do abdome agudo consiste em uma história clínica detalhada. A natureza, intensidade, periodicidade, progressão e localização da dor devem ser pesquisadas e valorizadas, assim como os fatores agravantes e atenuantes. A dor abdominal pode ser classificada como visceral ou parietal (Quadro 64.4).

Quadro 64.1 Classificação anatômica da dor abdominal

Quadrante superior direito
Doenças pépticas
Doenças biliares: cólica biliar, colecistite aguda, coledocolitíase, colangite
Doenças hepáticas: hepatite, abscessos, neoplasia, hepatopatias
Doenças pulmonares: pneumonia, abscesso subfrênico, pneumotórax, embolia, derrame pleural
Parede abdominal: herpes-zóster, contraturas musculares
Doenças renais: pielonefrite, abscesso perinefrético e litíase
Doenças do cólon
Epigástrio
Doenças pépticas
Doenças pancreáticas: pancreatite, neoplasia
Doenças biliares: cólica biliar, colecistite, coledocolitíase, colangite
Doenças esofágicas: doença do refluxo gastroesofágico, esofagites
Doenças cardíacas: pericardite, IAM, angina
Aneurisma de aorta abdominal: dissecção, ruptura
Isquemia mesentérica
Quadrante superior esquerdo
Doenças pépticas
Doenças esplênicas: infarto e ruptura
Doenças pancreáticas: pancreatite e neoplasia
Doenças pulmonares: pneumonia, abscesso subfrênico, pneumotórax, embolia, derrame pleural
Doenças renais: pielonefrite, abscesso perinefrético e litíase
Doenças do cólon: colite, diverticulite
Quadrante inferior direito
Apendicite
Doenças intestinais: colite, gastroenterite, diverticulite, doença inflamatória
Hérnias
Doenças renais: pielonefrite, abscesso perinefrético e litíase
Doenças ginecológicas: tumor ovariano, torção ovariana, gravidez ectópica, DIP, abscessos tubovarianos
Periumbilical
Apendicite (inicial)
Obstrução intestinal
Gastroenterite
Isquemia mesentérica
Ruptura e/ou dissecção de aneurisma de aorta
Suprapúbica
Doenças intestinais: colite, gastroenterite, diverticulite
Doença inflamatória
Doenças urinárias: cistite, prostatite e litíase
Doenças ginecológicas: tumor ovariano, torção ovariana, gravidez ectópica, DIP, abscessos tubovarianos, dismenorreia
Quadrante inferior esquerdo
Doenças intestinais: colite, sigmoidite, gastroenterite, diverticulite, doença inflamatória
Hérnias
Doenças renais: pielonefrite, abscesso perinefrético e litíase
Doenças ginecológicas: tumor ovariano, torção ovariana, prenhez ectópica, DIP, abscessos tubovarianos
Difusa
Gastroenterite, peritonite, obstrução intestinal, isquemia mesentérica, doença inflamatória, cetoacidose diabética, porfiria aguda, uremia, hipercalcemia, vasculites, intoxicação por metal pesado, febre do Mediterrâneo, angioedema hereditário, crise falciforme

IAM: infarto agudo do miocárdio.

Quadro 64.2 Classificação sindrômica do abdome agudo cirúrgico segundo a natureza determinante

Síndromes	Afecções
Inflamatória	Apendicite aguda, colecistite aguda, pancreatite aguda, diverticulite do cólon, abscessos intracavitários, peritonites primária e secundária Doença inflamatória pélvica (DIP)*
Perfurativa	Úlcera duodenal perfurada, câncer gastrointestinal, divertículos de cólon Perfuração uterina e de vísceras ocas iatrogênicas*
Obstrutiva	Obstrução pilórica, hérnia estrangulada, bridas, aderências, áscaris e câncer gastrointestinal
Hemorrágica	Ruptura de aneurisma abdominal Gravidez ectópica e cisto hemorrágico de ovário*
Isquêmica	Trombose mesentérica Torção de anexos e degeneração de miomas*
Traumática	Traumatismo abdominal contuso ou penetrante
Associada	Perfuração de víscera oca

*Causas ginecológicas e obstétricas de abdome agudo.

Quadro 64.3 Causas extra-abdominais de abdome agudo

Torácicas	Pneumonia do lobo inferior, infarto agudo do miocárdio, pericardite, infarto, tromboembolismo pulmonar, pneumotórax
Hematológicas	Drepanocitose, leucemias
Metabólicas	Cetoacidose diabética, porfiria aguda, hiperlipoproteinemia
Neurológicas	Herpes-zóster, tabes dorsal, compressão da raiz nervosa, fibromialgia
Relacionadas com tóxicos	Intoxicação por metais pesados, picadas de cobras e insetos, abstinência de narcóticos

Quadro 64.4 Características da dor visceral e parietal

	Dor visceral	Dor parietal
Origem	Peritônio visceral	Peritônio parietal
Inervação	Sistema nervoso autônomo: vago e simpático	Sistema nervoso cerebroespinhal: seis últimos nervos intercostais
Tipo de resposta ao agente irritativo	Lenta	Rápida
Características	Falta de localização precisa	Bem localizada e constante Agrava-se com movimento, tosse ou qualquer aumento da pressão intra-abdominal
Sinais clínicos	Instalação progressiva do íleo paralítico: localizado ou generalizado Peristaltismo diminuído Radiografia de abdome: alça em sentinela	Contratura muscular Sinais de irritação peritoneal

A história clínica pregressa pode proporcionar importantes informações para o diagnóstico do quadro atual de abdome agudo. Antecedentes familiares de anemia falciforme ou de outras doenças de natureza hereditária também devem ser investigados. Em mulheres na menacme deve ser coletada história menstrual detalhada e investigados a atividade sexual e o uso de métodos anticoncepcionais.

Os sinais e sintomas associados à dor abdominal podem auxiliar o diagnóstico:

- **Vômitos:** podem significar irritação dos nervos do peritônio e mesentério (úlcera péptica perfurada ou torção anexial), obstrução de órgãos de musculatura lisa (ureter, intestino, colédoco) ou toxemia. Na obstrução intestinal, normalmente, a dor precede os vômitos.
- **Febre:** o abdome agudo que costuma iniciar-se com temperatura >38°C raramente é cirúrgico.
- **Anorexia:** a anorexia geralmente precede a dor no abdome agudo inflamatório.
- **Constipação intestinal:** quando associada à não eliminação de flatos, vômitos e distensão abdominal, pode sugerir abdome agudo obstrutivo.
- **Diarreia:** é geralmente sugestiva de causas não cirúrgicas de abdome agudo, como gastroenterite.

Exame físico

O exame físico completo, fundamental em todos os pacientes com abdome agudo, deverá ser feito com a objetividade exigida pelas particularidades do caso e do momento e ser interpretado dentro do contexto da história clínica e das características de cada paciente. Os sinais vitais devem ser avaliados, sendo importante exame cardiorrespiratório para afastar causas extra-abdominais de abdome agudo. O exame do abdome deve incluir:

- **Inspeção:** detecção de distensão, cicatrizes, hérnias, equimoses e peristaltismo visível:
  - **Sinal de Cullen:** equimose na região periumbilical, comum em quadros de pancreatite aguda, pode estar presente em casos de gravidez ectópica rota.
  - **Sinal de Grey-Turner:** equimose nos flancos, também encontrado em quadros de pancreatite aguda, pode estar presente em outras afecções.
- **Ausculta:** a detecção dos ruídos hidroaéreos produzidos no abdome pode ter importante significado diagnóstico. Ruídos hiperativos ou de timbre metálico podem sugerir obstrução intestinal. A redução ou abolição dos ruídos está associada à presença de peritonite. O achado de peristaltismo normal em paciente com quadro abdominal não característico não exclui a causa cirúrgica, mas possibilita tempo maior de observação.
- **Percussão:** importante na comprovação da existência da dor, determinação do ponto mais doloroso e reconhecimento da macicez fixa ou móvel, verifica a presença de líquido e timpanismo.
- **Palpação:** em caso de envolvimento do peritônio parietal, um processo inflamatório ou irritativo implica a ocorrência de hiperalgesia à palpação na mesma região anatômica onde se situa o processo patológico:
  - **Contratura muscular:** a parede abdominal é formada pelos músculos retos ventralmente e, em sua porção lateral, pelos músculos oblíquos e transversos. Compartilha sua inervação com o peritônio parietal subjacente. Quando um processo irritativo atinge os troncos nervosos ou estruturas relacionadas, ocasionará contratura dos músculos abdominais, que é vista e palpada, ao contrário da defesa muscular, que é desencadeada pela palpação.
  - **Teste do psoas:** a parede posterior do abdome é constituída pelo quadrado lombar, e medialmente a este se encontra o músculo psoas. O teste do psoas consiste em executar a extensão da coxa, provocando dor.
  - **Teste do obturador:** movimento de rotação interna da coxa previamente fletida, causando dor referida na região hipogástrica. Significa que o obturador, constituinte do assoalho pélvico, tem sua face irritada por processo inflamatório.
  - **Sinal de Blumberg:** compressão até o limite máximo da parede abdominal, seguida de descompressão súbita, ocasionando dor em virtude da irritação peritoneal.
- **Exame especular:** avalia a presença de resíduo anormal, laceração, corpo estranho, úlceras, massa ou evidência de infecção.
- **Toque retal e vaginal:** devem ser avaliados a sensibilidade à palpação e movimentação do colo e do útero, o tamanho e a simetria uterina e a presença de sensibilidade ou massas anexiais.

Exames complementares

A propedêutica inicial geralmente se restringe a um número limitado de exames, entre os quais podem ser destacados:

Exames laboratoriais

- **Hemograma completo:** a leucocitose é comum nos quadros de abdome agudo inflamatório. Sua avaliação seriada pode auxiliar o diagnóstico e a avaliação da evolução do processo patológico.
- **Exame de urina:** especialmente em mulheres, é fundamental afastar a possibilidade de infecção urinária; além disso, o achado de hematúria pode sugerir nefrolitíase.
- **Gonadotrofina coriônica humana (HCG):** deve ser aferido em todas as mulheres em idade reprodutiva.
- **Amilase:** altos níveis séricos de amilase em pacientes com quadro clínico de pancreatite sugerem fortemente essa doença.
- **Velocidade de hemossedimentação (VHS):** importante no diagnóstico diferencial entre apendicite aguda e doença inflamatória pélvica (DIP), está muito elevada na vigência desta última.

Exames de imagem

- **Radiografia de tórax:** a presença de pneumoperitônio sugere perfuração de víscera oca, podendo ocorrer no pós-operató-

rio de laparotomias sem significado patológico. Importante na avaliação de causas extra-abdominais de abdome agudo, como pneumonia de lobo inferior e pneumotórax.
- **Radiografia de abdome:** realizada em ortostatismo e decúbito dorsal. São considerados achados anormais na radiografia simples de abdome: pneumoperitônio, presença de ar no intestino delgado (também encontrada no recém-nascido e em casos de uso de entorpecentes e laxantes), níveis hidroaéreos, apagamento da sombra renal e do músculo psoas e alça em sentinela.
- **Ultrassonografia (US) abdominal e pélvica:** exame inócuo, sem contraindicações, de baixo custo e disponível na maioria dos hospitais, pode auxiliar a determinação da etiologia do abdome agudo. O exame é limitado pela presença de distensão abdominal por gases. O achado ultrassonográfico de líquido livre na cavidade abdominal, associado a história e exame clínico da paciente, muitas vezes possibilita o diagnóstico de hemoperitônio, dispensando a necessidade de punção abdominal, a qual é um método de execução simples, praticamente inócuo e de grande valor, principalmente para o diagnóstico de hemoperitônio. Na mulher, a punção do fundo de saco posterior substitui com alguma vantagem o acesso parietal anterior.
- **Tomografia computadorizada (TC) de abdome:** vem ganhando importância na elucidação diagnóstica, sendo ideal para o diagnóstico da pancreatite aguda, abdome agudo vascular e estudo de coleções líquidas intra-abdominais.
- **Videolaparoscopia:** a laparoscopia torna possível a visualização direta dos órgãos abdominais, apresentando alta capacidade diagnóstica em pacientes com suspeita clínica de abdome agudo. Está indicada especialmente naquelas mulheres em idade reprodutiva que permaneçam com quadro abdominal duvidoso mesmo após a realização dos exames clínicos e laboratoriais. Deverá ser realizada também para o diagnóstico diferencial das afecções anexiais. Ajuda a diferenciar apendicite aguda de salpingite aguda ou da ruptura de folículo ovariano. Apesar de considerada um exame invasivo, as complicações são incomuns.

PRINCÍPIOS DO TRATAMENTO

O diagnóstico preciso da causa determinante e as repercussões locais e gerais determinam o tratamento do abdome agudo, o qual poderá ser clínico ou cirúrgico. Entretanto, alguns princípios devem ser sempre observados:

- A ressuscitação volêmica das pacientes com sinais e sintomas de hipovolemia deve preceder a indução anestésica.
- A correção dos distúrbios hidroeletrolíticos, dos níveis de hemoglobina e dos distúrbios de coagulação deve ser realizada antes da cirurgia, caso o quadro clínico assim permita.
- Convém iniciar antibioticoprofilaxia ou terapia.
- Opta-se pela laparotomia mediana nos casos em que há dúvida diagnóstica.
- Procede-se à coleta de material para exame bacteriológico nos casos de peritonite.
- Devem ser selecionadas cirurgias objetivas, simples e rápidas.

CAUSAS GINECOLÓGICAS DE ABDOME AGUDO
Anomalias müllerianas obstrutivas

A ausência de desenvolvimento dos ductos de Müller ocasiona agenesia de tubas, útero e porção superior da vagina. Esses ductos estão muito próximos aos de Wolff, o que pode levar à associação de anomalias congênitas de rins e ureteres. Em geral, as anomalias müllerianas são assintomáticas, enquanto as obstrutivas podem se manifestar como dor crônica e mucocolpo na infância. A partir da menarca, a obstrução ao fluxo menstrual acarreta hematocolpos, hematométrio e hematossalpinge, manifestando-se mais comumente como dor pélvica crônica, dismenorreia ou dispareunia. Para o diagnóstico apropriado é necessário alto índice de suspeição e, embora incomum, deve ser considerado como causa de dor abdominal aguda em adolescentes.

O diagnóstico é frequentemente estabelecido a partir da história e do exame físico, e a investigação complementar para confirmação de anomalia mülleriana inclui US, ressonância magnética (RM) e/ou videolaparoscopia, enquanto a urografia excretora pode mostrar a coexistência de anomalias do trato urinário.

Os objetivos do tratamento dessas pacientes são o alívio dos sintomas obstrutivos e a restauração da saída menstrual normal e da função sexual com a preservação do potencial reprodutivo.

Ovulação dolorosa (*Mittelschmerz*)

Conhecida como "dor do meio", a ovulação dolorosa se caracteriza por dor abdominal relacionada com a ovulação e acontece em 20% das mulheres na faixa etária fértil, normalmente na região em que os óvulos foram liberados. A distensão e a ruptura do folículo durante o processo da ovulação podem ser responsáveis por esse tipo de dor, que costuma ser unilateral e associada a náuseas e vômitos. A dor central pode ser explicada pela mobilidade do ovário. Quando ocorre à direita, pode simular sintomas e sinais de apendicite aguda. Em geral, dura apenas algumas horas, mas pode persistir por 2 a 3 dias. O tratamento é sintomático e consiste na utilização de anti-inflamatórios e analgésicos.

Doença inflamatória pélvica (DIP)

A DIP é uma infecção aguda, polimicrobiana da parte superior do trato genital feminino, incluindo qualquer combinação de endometrite, salpingite, abscesso tubovariano e peritonite pélvica. Microrganismos sexualmente transmissíveis, especialmente *Neisseria gonorrhoeae* e *Chlamydia trachomatis*, são os mais comumente encontrados; entretanto, também têm sido associadas bactérias aeróbias e anaeróbias que compõem a microbiota vaginal. Trata-se de uma das causas mais comuns de dor pélvica aguda em mulheres. Menos comumente pode causar dor no quadrante superior direito em virtude de inflamação peri-hepática mediante disseminação transperitoneal ou vascular dos microganismos responsáveis pela DIP (síndrome de Fitz-Hugh-Curtis). A DIP acomete principalmente mulheres jovens, promovendo taxas significativas de complicações, como formação de abscesso tubovariano, infertilidade, gravidez ectópica e dor pélvica crônica. São considerados fatores de risco para DIP:

- Mulheres sexualmente ativas, especialmente com menos de 25 anos de idade.
- Múltiplos parceiros sexuais.
- Parceiro sexual promíscuo.
- História prévia de DIP.
- Procedimentos uterinos, como histeroscopia, dilatação e curetagem ou colocação de dispositivo intrauterino.

Nenhum teste tem sensibilidade e especificidade adequadas para identificar com segurança a DIP, sendo considerada o padrão de referência para o diagnóstico de DIP aguda a visualização direta dos órgãos pélvicos por meio de laparoscopia. Entretanto, embora difícil em razão da grande variedade de apresentações, o diagnóstico mais comumente se baseia em achados clínicos. As mulheres que apresentam fatores de risco para DIP e dor à mobilização cervical, uterina ou ovariana sem outras causas atribuíveis devem receber tratamento para DIP. Elevação na velocidade de hemossedimentação, leucocitose e comprovação laboratorial de infecção cervical pelo gonococo ou clamídia embasam o diagnóstico. O ultrassom pélvico pode detectar a presença de abscesso tubovariano ou piossalpinge.

A DIP é uma das causas de abdome agudo inflamatório, sendo importante o diagnóstico diferencial com apendicite aguda. Os fatores que favorecem o diagnóstico de DIP são: (1) ausência de migração da dor, (2) sensibilidade abdominal bilateral e (3) ausência de náuseas e vômitos.

Para evitar sequelas em longo prazo, o tratamento deve ser iniciado logo após o diagnóstico presuntivo. Como a DIP é uma infecção polimicrobiana, o tratamento empírico deve fornecer cobertura de amplo espectro. A terapia oral apresenta eficácia clínica similar à parenteral nos casos de mulheres com quadros de gravidade leve a moderada. Deve-se optar por hospitalização e tratamento parenteral na presença de gravidez, impossibilidade de excluir uma emergência cirúrgica (p. ex., apendicite), incapacidade de seguir ou tolerar a via oral, doença grave e presença de abscesso tubovariano.

Os casos que evoluem com deterioração clínica ou abdome agudo devem ser abordados cirurgicamente.

Doenças anexiais

Os cistos ovarianos estão sujeitos a torção, infarto, hemorragia e ruptura, que podem se manifestar com dor abdominal e irritação peritoneal pélvica.

A torção do ovário, tuba ou de ambos é responsável por 2,7% de todas as emergências ginecológicas, ao passo que a torção anexial (TA) é de difícil diagnóstico e exige cirurgia imediata. Os sintomas e achados físicos são inespecíficos, isoladamente é incerta, e o Doppler cumpre um papel limitado. A falha em se estabelecer o diagnóstico precoce pode ocasionar perda ovariana e peritonite pélvica. Cinco critérios foram independentemente associados à TA confirmada por cirurgia: (1) dor abdominal ou lombar unilateral, (2) dor com duração <8 horas na primeira apresentação, (3) vômitos, (4) ausência de leucorreia e metrorragia e (5) cisto ovariano >5cm pela ecografia. Se houver suspeita de torção, laparoscopia de emergência deve ser realizada para que sejam estabelecidos o diagnóstico definitivo e o tratamento. Mesmo diante de um ovário com aparência necrótica, deve ser considerada a possibilidade de destorcê-lo.

Embora as lesões hemorrágicas possam ocorrer em qualquer idade, o cisto de corpo lúteo hemorrágico se desenvolve, especialmente, logo após a menarca e está comumente associado à ovulação disfuncional. A hemorragia em cisto funcional pode apresentar-se com dor pélvica aguda em virtude da distensão rápida do parênquima adjacente. A ruptura de um cisto hemorrágico resulta em irritação peritoneal. Achados ao ultrassom incluem massa arredondada hipoecoica sem vascularização interna e com aparência de coágulo retraído com diferentes quantidades de fibrina residual. O tratamento depende dos sintomas clínicos, do tamanho da lesão e da aparência ultrassonográfica. O tratamento cirúrgico está indicado na presença de dor abdominal intensa e persistente, hemorragia ou torção. O tratamento conservador, que consiste na enucleação do cisto ovariano, pode ser tentado nas pacientes com sangramento autolimitado e estabilidade hemodinâmica. A laparoscopia parece superior à laparotomia para diagnóstico e tratamento de mulheres hemodinamicamente estáveis.

Complicações dos miomas uterinos

Miomas uterinos volumosos podem superar seu suprimento sanguíneo e sofrer degeneração. Leiomiomas subserosos e submucosos podem tornar-se pediculados e sofrer torção do pedículo com infarto subsequente, degeneração, necrose e, potencialmente, infecção. A degeneração ou torção do mioma pode causar dor pélvica aguda acompanhada de sintomas sistêmicos, como febre baixa e leucocitose. O exame ultrassonográfico possibilita o diagnóstico e o acompanhamento das degenerações miomatosas. Miomas com degeneração ou necrose têm aparência mais cística. Se o crescimento é rápido sem causa identificável, deve-se estar ciente da possibilidade da rara ocorrência de degeneração maligna para leiomiossarcoma ou leiomiossarcoma espontâneo.

Gravidez ectópica

Uma implantação ectópica, que ocorre em 2% de todas as gestações, é responsável por 10% de todos os casos de abdome agudo relacionados com a gravidez. Os locais mais comuns são istmo (55%), fímbria (17%) e abdome, ovário e colo do útero (3%). A DIP é a principal causa de gravidez ectópica, mas história de gestação ectópica anterior, ligadura tubária, indução da ovulação, fertilização in vitro, uso de dispositivo intrauterino e idade avançada também são fatores de risco. A gestação ectópica constitui uma das causas de abdome agudo hemorrágico. Apesar do aprimoramento dos métodos de diagnóstico, sua utilização em fases mais precoces ainda tem sido considerada um problema. Não existe associação significativa entre frequência cardíaca e pressão arterial e o volume do hemoperitônio da gravidez ectópica rota. Cerca de 20% das pacientes sem alterações nos sinais vitais apresentam hemorragia classe IV à laparotomia.

O diagnóstico precoce é importante para preservação da fertilidade materna e diminuição do grande número de óbitos relacionados com gravidezes ectópicas. A primeira meta dos exames laboratoriais em uma possível gravidez ectópica consiste em determinar se a paciente está grávida. A detecção da HCG é a chave para o estabelecimento do estado gravídico. O ultrassom ainda é considerado o método ideal para o diagnóstico e avaliação, tornando possível a localização anatômica da gravidez ectópica e avaliando a presença de hemoperitônio, parâmetros essenciais para determinação da necessidade de tratamento cirúrgico imediato ou a possibilidade de tratamento não cirúrgico.

A ultrassonografia transvaginal (USTV) é mais sensível para o diagnóstico de gestação (ectópica ou intrauterina) do que a transabdominal. Com 5 a 6 semanas de gestação ou HCG >2.000mUI/mL (zona discriminatória) a sensibilidade da USTV em diagnosticar uma gravidez intrauterina viável é de aproximadamente 100%. A não identificação de gestação intrauterina pela USTV acima da zona discriminatória sugere uma gestação inviável.

Síndrome do hiperestímulo ovariano (SHO)

A SHO ocorre mais comumente como complicação da indução da ovulação, estando presente em 0,5% das mulheres submetidas a essa terapia. Os sintomas geralmente se iniciam 5 a 8 dias após a administração do β-HCG. O principal mecanismo patológico da SHO consiste no aumento da permeabilidade capilar, resultando no extravasamento de líquido do espaço vascular para o terceiro espaço. Os fatores de risco para a ocorrência da SHO incluem pacientes jovens, baixo peso corporal, síndrome dos ovários policísticos, altas doses de gonadotrofinas, níveis elevados ou aumento súbito do estradiol, episódios prévios de SHO e grande número de folículos em desenvolvimento e de oócitos retirados durante procedimento de reprodução assistida.

Clinicamente, a síndrome do hiperestímulo ovariano se manifesta por meio de sintomas relacionados com acúmulo de líquido no terceiro espaço, ou seja, edema, ascite, derrame pleural e/ou pericárdico, hemoconcentração, leucocitose, hipovolemia, oligúria, distúrbio hidroeletrolítico, náuseas, vômitos e dispneia, entre outros que variam de intensidade conforme a gravidade do quadro.

A avaliação ultrassonográfica pode revelar ovários aumentados, muitas vezes >10cm, com múltiplos folículos e cistos. Pode haver áreas de hemorragia no interior do ovário. Pode ser visto líquido livre ao redor do útero ou em outros sítios no peritônio, derrame pleural e pericárdico. Em geral, a SHO é uma condição autolimitada, e os casos leves necessitam apenas de cuidados suportivos. Os casos mais graves exigem reposição endovenosa de volume, monitorização da função renal e prevenção de eventos trombóticos com terapia anticoagulante.

ABDOME AGUDO NA GESTAÇÃO

O abdome agudo na gravidez permanece entre os mais desafiadores dilemas diagnósticos e terapêuticos, ocorrendo em 1 a cada 500 a 635 gestações, e apesar dos avanços tecnológicos, seu diagnóstico pré-operatório ainda é impreciso. Os parâmetros laboratoriais não são específicos, estando, muitas vezes, alterados em consequência das alterações fisiológicas da gravidez.

A incidência de laparotomia durante a gestação é inferior a 0,5%, demonstrando a pequena experiência do obstetra e do cirurgião diante de uma grávida com abdome agudo e contribuindo para uma taxa de até 35% de laparotomias "brancas" nessa situação. A relutância da equipe em submeter uma paciente grávida a uma cirurgia desnecessária, além do receio em desencadear abortamento ou trabalho de parto prematuro, dificulta a condução do abdome agudo no período gestacional. O fator isolado que mais afeta a morbimortalidade da gestante com abdome agudo é o atraso diagnóstico.

Alterações anatômicas e fisiológicas da gravidez e suas implicações na abordagem do abdome agudo

A gravidez é responsável por uma série de modificações no organismo materno, sendo essencial o conhecimento das alterações anatômicas e fisiológicas presentes nesse período para uma abordagem correta do abdome agudo durante a gravidez. Entre as alterações mais importantes podem ser citadas:

- Alta prevalência de náuseas, vômitos e dor abdominal na gestação normal.
- Aumento do útero e distensão da parede abdominal, dificultando o exame físico e diminuindo a intensidade dos sinais de irritação peritoneal.
- Aumento gradual da frequência cardíaca e do débito cardíaco, queda da pressão arterial durante o segundo trimestre e no hematócrito, o que dificulta o diagnóstico do choque. Gestantes sem comorbidades podem perder de 1.200 a 1.500mL do volume sanguíneo antes de apresentarem sinais e sintomas de hipovolemia. No entanto, essa perda volêmica está relacionada com redução do fluxo sanguíneo placentário, podendo resultar em sofrimento ou até mesmo morte fetal.
- Dilatação dos ureteres que pode levar a estase urinária, aumentando não só o risco de litíase, mas também de infecção.
- Aumento no número de leucócitos, o que interfere na avaliação laboratorial do abdome agudo inflamatório.
- Maior tendência à trombose, devendo ser considerado o uso de dispositivos de compressão em todas as gestantes submetidas à cirurgia não obstétrica.

Diagnóstico

Os exames propedêuticos são solicitados de acordo com o exame clínico minucioso e a necessidade de esclarecimento diagnóstico.

A radiação ionizante representa um possível risco teratogênico para o feto, o qual é determinado pela idade gestacional, tipo de exame, proximidade do útero e uso de proteção abdominal. Abortamento espontâneo, malformações, restrição do crescimento e distúrbios do desenvolvimento neurológico são efeitos possíveis da radiação ionizante durante o período gestacional. Apesar disso, os exames radiológicos diagnósticos não são contraindicados durante a gravidez porque não promovem exposição fetal considerável e parecem não aumentar o risco natural de anomalias congênitas. No entanto, deve-se tentar diminuir a exposição fetal por meio da diminuição do número de cortes ou da área estudada por TC, proteção do abdome e evitando-se a repetição de exames. Quando vários exames de imagens são necessários, deve ser considerada a utilização de métodos não associados à radiação ionizante, como US e RNM.

Tratamento
Laparoscopia

O tratamento laparoscópico do abdome agudo tem as mesmas indicações e os mesmos benefícios em pacientes gestantes e não gestantes. Tem sido demonstrado que a laparoscopia pode ser realizada com segurança em qualquer trimestre da gravidez com mínima morbidade para o feto e a mãe.

A Sociedade Americana de Cirurgiões Gastrointestinais e Endoscopistas (SAGES) recomenda as seguintes medidas:

- Posicionamento das gestantes em decúbito lateral esquerdo para minimizar a compressão da veia cava e da aorta.
- O acesso inicial pode ser realizado com segurança pela técnica aberta (Hassan), agulha de Veress ou trocarte óptico se o local é ajustado de acordo com a altura uterina, incisão prévia e experiência do cirurgião.
- Insuflação de 10 a 15mmHg de CO_2 pode ser utilizada com segurança.
- Monitorização intraoperatória de CO_2 pela capnografia.
- Utilização de dispositivos de compressão no intra e pós--operatório e deambulação precoce são recomendadas para profilaxia de trombose venosa profunda.
- Monitorização cardíaca fetal deve ocorrer no pré e pós--operatório.
- Tocolíticos devem ser considerados no perioperatório quando sinais de parto prematuro estão presentes, mas não de maneira profilática.

Anestesia

Embora estudos experimentais descrevam neurotoxicidade induzida por anestésico em modelos de roedores, estes ainda não devem ser aplicados à anestesia obstétrica. De modo a equilibrar os benefícios do controle da dor e estresse cirúrgico com a potencial neurotoxicidade, os clínicos devem, sempre que possível, evitar a administração de anestésicos em mulheres grávidas por períodos prolongados e repetidamente.

Também são recomendados:

- Deslocamento uterino (normalmente para a esquerda) de 15 a 20 graus após cerca de 20 a 24 semanas de gestação.
- Quando se utiliza anestesia geral, recomendam-se pré-oxigenação (desnitrogenização) eficaz e indução com sequência rápida com pressão da cricoide.
- Em procedimentos de longa duração deve-se realizar avaliação da glicemia.
- Técnicas regionais (espinal/epidural) estão associadas a menor exposição à substância, menos efeitos sobre o coração fetal (variabilidade batimento a batimento) e melhores analgesia e mobilização pós-operatória.
- Manutenção da pressão arterial materna normal por causa da dependência da circulação uteroplacentária.
- Efedrina e fenilefrina são consideradas seguras e eficazes para o controle da pressão arterial materna.
- Administração generosa de fluidos endovenosos.

Patologias não ginecológicas prevalentes na gestação
Apendicite aguda

A apendicite aguda é a principal causa de abdome agudo na gravidez, com incidência de uma a cada 500 a 2.000 gestações, representando 25% das indicações cirúrgicas não obstétricas na gestante. A gravidez não interfere na incidência de apendicite aguda, a qual ocorre com mais frequência no segundo trimestre de gestação.

A sintomatologia é a mesma das pacientes não grávidas, sendo a dor no quadrante inferior direito do abdome o sinal clínico isolado mais confiável. Representam dificuldades para o diagnóstico de apendicite aguda na grávida:

- Não valorização dos sinais e sintomas da gestante.
- Mudança de localização anatômica do apêndice cecal.

O diagnóstico diferencial da apendicite aguda deve ser feito com pielonefrite, pancreatite, colecistite, gastroenterite aguda, trabalho de parto pré-termo, TA e descolamento da placenta. Em caso de dúvida diagnóstica, não deve ser instituída conduta expectante. O atraso no diagnóstico pode ocasionar peritonite, sepse materna e trabalho de parto pré-termo. A ocorrência dessas complicações aumenta a morbidade e mortalidade fetal de 33% para 43%.

O risco de parto pré-termo em caso de apendicite perfurada é de 10% a 43%, podendo ocorrer na semana seguinte à cirurgia, quando esta é realizada após 23 semanas de gestação. Na ausência de perfuração apendicular, a perda fetal é inferior a 1,5%. Segundo Babler (1908), a mortalidade por apendicite na gestação e no puerpério é decorrente do atraso no atendimento.

As consequências de uma peritonite são mais prejudiciais à mãe e ao feto do que os riscos de uma laparotomia ou laparoscopia com resultados negativos. A técnica cirúrgica empregada depende da idade gestacional, do tempo de evolução da doença e da presença ou não de peritonite. A laparoscopia pode ser utilizada como método seguro para o esclarecimento diagnóstico e o tratamento da apendicite aguda, principalmente em gestações com menos de 20 semanas. Nas apendicites não complicadas, optando-se pela laparotomia, as incisões específicas (McBurney ou Babcock) podem ser realizadas em todos os trimestres de gravidez.

Colecistite aguda

A segunda afecção cirúrgica não obstétrica mais prevalente na gravidez é a colecistite aguda, que ocorre em uma a cada

1.600 a 10 mil gestações. Colelitíase é a causa de colecistite em 90% dos casos, sendo a colelitíase assintomática observada em 3,5% a 10% das gestações. No período gravídico, a vesícula biliar diminui sua capacidade de esvaziamento, aumentando o volume residual e favorecendo a estase e a formação da litíase biliar.

A sintomatologia é semelhante à apresentada pela mulher não grávida, incluindo dor tipo cólica, localizada no quadrante superior direito do abdome, ou epigastralgia generalizada, além de anorexia, náuseas, vômitos, dispepsia, febre, taquicardia e intolerância a alimentos gordurosos. No puerpério é comum um quadro clínico mais grave do que nas pacientes não grávidas. A US é o método de escolha para o diagnóstico de colelitíase, apresentando 95% de acurácia sem os riscos da radiação. O diagnóstico diferencial da colecistite aguda é com infarto agudo do miocárdio, degeneração gordurosa hepática aguda da gravidez, síndrome HELLP, apendicite aguda, pré-eclâmpsia, hepatite aguda, pancreatite, úlcera péptica, pielonefrite, pneumonia e herpes-zóster.

O tratamento varia de acordo com a idade gestacional e a gravidade dos sintomas. Tradicionalmente o tratamento clínico tem sido a primeira escolha no primeiro e terceiro trimestres de gestação e consiste na utilização de analgésicos, antiespasmódicos e antibióticos de largo espectro. A cirurgia costuma ser adiada para o segundo trimestre ou após o parto com o objetivo de diminuir o risco de abortamento; entretanto, não se deve protelar o tratamento cirúrgico da colecistite aguda em qualquer momento diante da ineficiência do tratamento clínico. Estudos recentes apontam a tendência de uma abordagem cirúrgica mais liberal, seja por laparotomia ou laparoscopia, independentemente do período gestacional, apresentando as seguintes vantagens:

- Redução da utilização de medicamentos.
- Redução na taxa de recorrência durante a gravidez, que pode variar de 44% a 92%, dependendo da idade gestacional ao diagnóstico.
- Menos tempo de hospitalização.
- Redução na taxa de complicações graves, como perfuração, sepse e peritonite.

Obstrução intestinal

A obstrução intestinal é a terceira causa de abdome agudo na gestante, ocorrendo em uma a cada mil a 16 mil gravidezes. As causas mais frequentes são aderências (60% a 70%), vólvulos (25%), intussuscepções (5%), hérnia e câncer. Entre as obstruções mecânicas, o vólvulo de ceco é responsável por 25% a 44% dos casos. Nos períodos de maior variação do volume uterino – entre 16 e 20 semanas, 32 e 36 semanas e no puerpério – é maior o risco de vólvulo de ceco. A mortalidade é mais elevada nas gestantes em comparação à população em geral. A obstrução intestinal está associada à mortalidade materna de 6%, mortalidade fetal de 26% e necessidade de ressecção intestinal em 23% dos casos.

O quadro clínico é igual ao das pacientes não grávidas, porém no primeiro trimestre também é importante o diagnóstico diferencial com hiperêmese gravídica. A radiografia simples de abdome, em decúbito dorsal e ortostatismo, apresenta sensibilidade de 82% na detecção de níveis hidroaéreos e/ou dilatação de alças intestinais.

A obstrução intestinal mecânica simples é passível de tratamento conservador por meio de sondagem nasogástrica, jejum, antiespasmódicos, reposição volêmica e correção dos distúrbios hidroeletrolíticos. A monitorização fetal e a avaliação da oxigenação materna devem ser realizadas. O tratamento cirúrgico está indicado em caso de persistência dos sintomas ou sinais, comprometimento vascular, como leucocitose progressiva, aumento da distensão, prostração, febre e distúrbios hidroeletrolíticos.

Pancreatite aguda

A incidência de pancreatite durante a gestação é de uma a cada mil a 3.000 gravidezes, especialmente no terceiro trimestre e no puerpério precoce. O fator etiológico mais comum é a colelitíase, que ocorre em 67% a 100% dos casos, seguida de alcoolismo. Nenhum fator no ciclo gravídico-puerperal desempenha papel importante na etiopatogenia da doença.

O quadro clínico não é alterado na gestação, sendo constituído por dor epigástrica e no quadrante superior esquerdo do abdome com irradiação para o flanco esquerdo, vômitos, anorexia e febre. Outros sinais, como icterícia, peritonismo, rigidez muscular e hipocalcemia, também podem ocorrer. O diagnóstico diferencial mais importante da pancreatite aguda no primeiro trimestre da gravidez é com a hiperêmese gravídica.

O tratamento de escolha é clínico, fundamentado em repouso intestinal, equilíbrio hidroeletrolítico e alívio da dor. Em caso de persistência da febre e dos sinais de sepse, é imperativo o uso de antibióticos de largo espectro. A nutrição parenteral total e a terapia intensiva são importantes no manejo dos quadros graves. Nessas formas graves, o prognóstico é reservado, podendo a mortalidade fetal e materna atingir 20%. O tratamento cirúrgico está indicado em caso de insucesso do tratamento conservador para desbridamento da necrose pancreática e drenagem de abscessos.

Úlcera péptica

A maioria das mulheres com doença péptica gastroduodenal melhora na gestação em virtude da redução na secreção e motilidade gástrica e da histaminase segregada pela placenta. Entretanto, diante de um quadro de abdome agudo com dor intensa e piora rápida, deve ser cogitada a possibilidade de úlcera péptica perfurada. A radiografia de tórax em ortostatismo pode evidenciar pneumoperitônio nos casos de perfuração. Sangramento de úlceras pépticas também pode ocorrer. O tratamento da úlcera perfurada é cirúrgico, enquanto a maioria dos sangramentos é tratada via endoscópica.

Ruptura hepática

Hepatopatias são raras na gravidez, mas podem ocorrer colestase intra-hepática da gravidez, degeneração gordurosa hepática aguda da gravidez e síndrome HELLP. A degeneração gordurosa hepática aguda da gravidez é doença rara que ocorre no terceiro trimestre e se caracteriza por náuseas, vômitos, aumento moderado das enzimas hepáticas, coagulopatia, hipofibrinogenemia, hipoglicemia e hiperbilirrubinemia. O tratamento objetiva a interrupção da gestação e a adoção de cuidados suportivos. As pacientes com essa condição apresentam risco aumentado de ruptura hepática espontânea.

A ruptura hepática ocorre frequentemente no final do terceiro trimestre e está associada à hipertensão arterial, podendo apresentar-se como uma alteração das enzimas hepáticas, um hematoma hepático subcapsular ou até um quadro de abdome agudo hemorrágico com choque hipovolêmico. A mortalidade materna e fetal pode variar de 40% a 60%.

Leitura complementar

ACOG Committee Opinion. Number 299, September 2004 (replaces No. 158, September 1995). Guidelines for diagnostic imaging during pregnancy. Obstetrics and Gynecology Sep 2004; 104(3):647-51.

Atmaca R, Germen AT, Burak F, Kafkasli A. Acute abdomen in a case with noncommunicating rudimentary horn and unicornuate uterus. JSLS. Apr-Jun 2005; 9(2):235-7.

Augustin G, Majerovic M. Non-obstetrical acute abdomen during pregnancy. European Journal of Obstetrics, Gynecology, and Reproductive Biology Mar 2007; 131(1):4-12.

Blenning CE, Muench J, Judkins DZ, Roberts KT. Clinical inquiries. Which tests are most useful for diagnosing PID? The Journal of Family Practice Mar 2007; 56(3):216-20.

Boyle KJ, Torrealday S. Benign gynecologic conditions. The Surgical Clinics of North America Apr 2008; 88(2):245-64. v.

Burgis J. Obstructive Mullerian anomalies: case report, diagnosis, and management. American Journal of Obstetrics and Gynecology Aug 2001; 185(2):338-44.

Chandrasekhar C. Ectopic pregnancy: a pictorial review. Clinical imaging Nov-Dec 2008; 32(6):468-73.

Cheek TG, Baird E. Anesthesia for nonobstetric surgery: maternal and fetal considerations. Clinical Obstetrics and Gynecology Dec 2009; 52(4):535-45.

De Santis, Cesari E, Nobili E, Straface G, Cavaliere AF, Caruso A. Radiation effects on development. Birth Defects Res C Enbrio Today sep 2007; 81(3):177-82.

De Santis M, Di Gianantonio E, Straface G et al. Ionizing radiations in pregnancy and teratogenesis: a review of literature. Reproductive Toxicology (Elmsford, NY). Sep-Oct 2005; 20(3):323-9.

Diehl CL, Gavrilova-Jordan LP, Coddington CC. Acute abdominal pain as a result of a ruptured hematosalpinx: a rare complication of an unusual mullerian anomaly. Journal of Pediatric and Adolescent Gynecology. Jun 2009; 22(3):e9-11.

Durai R, Ng PC. Mittelschmerz mimicking appendicitis. Br J Hosp Med (Lond) Jul 2009; 70(7):419.

Firstenberg MS, Malangoni MA. Gastrointestinal surgery during pregnancy. Gastroenterology Clinics of North America Mar 1998; 27(1):73-88.

Flasar MH, Goldberg E. Acute abdominal pain. The Medical Clinics of North America May 2006; 90(3):481-503.

Hill CC, Pickinpaugh J. Trauma and surgical emergencies in the obstetric patient. The Surgical Clinics of North America Apr 2008; 88(2):421-40, viii.

Huchon C, Staraci S, Fauconnier A. Adnexal torsion: a predictive score for pre-operative diagnosis. Human Reproduction (Oxford, England) Jul 6.

Kamaya A, Shin L, Chen B, Desser TS. Emergency gynecologic imaging. Seminars in Ultrasound, CT, and MR Oct 2008; 29(5):353-68.

Kilpatrick CC, Monga M. Approach to the acute abdomen in pregnancy. Obstetrics and Gynecology Clinics of North America Sep 2007; 34(3):389-402, x.

Marinho AO, Sallam HN, Goessens L, Collins WP, Campbell S. Ovulation side and occurrence of mittelschmerz in spontaneous and induced ovarian cycles. British Medical Journal (Clinical Research ed.) Feb 27 1982; 284(6316):632.

Morishita K, Gushimiyagi M, Hashiguchi M, Stein GH, Tokuda Y. Clinical prediction rule to distinguish pelvic inflammatory disease from acute appendicitis in women of childbearing age. The American Journal of Emergency Medicine Feb 2007; 25(2):152-7.

Oelsner G, Shashar D. Adnexal torsion. Clinical Obstetrics and Gynecology Feb 2006; 49(3):459-63.

Saul T, Sonson JM. Ovarian hyperstimulation syndrome. The American Journal of Emergency Medicine Feb 2009; 27(2):250 e3-4.

Schnee DM. Pelvic inflammatory disease. Journal of Pediatric and Adolescent Gynecology Dec 2009; 22(6):387-9.

Spinelli C, Di Giacomo M, Mucci N, Massart F. Hemorrhagic corpus luteum cysts: an unusual problem for pediatric surgeons. Journal of Pediatric and Adolescent Gynecology Jun 2009; 22(3):163-7.

Suporte Avançado de Vida no Trauma para Médicos. Manual do Curso para Alunos. 7. ed. 2004.

Tarraza HM, Moore RD. Gynecologic causes of the acute abdomen and the acute abdomen in pregnancy. The Surgical Clinics of North America Dec 1997; 77(6):1371-94.

Teng SW, Tseng JY, Chang CK, Li CT, Chen YJ, Wang PH. Comparison of laparoscopy and laparotomy in managing hemodynamically stable patients with ruptured corpus luteum with hemoperitoneum. The Journal of the American Association of Gynecologic Laparoscopists Nov 2003; 10(4):474-7.

Tsuei BJ. Assessment of the pregnant trauma patient. Injury May 2006; 37(5):367-73.

Vandermeer FQ, Wong-You-Cheong JJ. Imaging of acute pelvic pain. Clinical Obstetrics and Gynecology Mar 2009; 52(1):2-20.

Workowski KA, Berman SM. Sexually transmitted diseases treatment guidelines, 2006. MMWR Recomm Rep Aug 4 2006; 55(RR-11):1-94.

Yumi H. Guidelines for diagnosis, treatment, and use of laparoscopy for surgical problems during pregnancy: this statement was reviewed and approved by the Board of Governors of the Society of American Gastrointestinal and Endoscopic Surgeons (SAGES), September 2007. It was prepared by the SAGES Guidelines Committee. Surgical Endoscopy Apr 2008; 22(4):849-61.

CAPÍTULO 65

Aspectos Éticos em Ginecologia e Obstetrícia

Cláudia Navarro Carvalho Duarte Lemos
Victor Hugo de Melo

INTRODUÇÃO

A Ética consiste no estudo do comportamento moral dos homens em sociedade. Para o filósofo Immanuel Kant a ética determina regras de comportamento, distinguindo-se entre bem e mal, e é uma construção individual. A palavra ética tem origem no grego *ethos*, que significa *bom costume, costume superior* ou *portador de caráter*. Impulsionado pelo crescimento da filosofia nos arredores da antiga Grécia, o conceito de *ethos* se difundiu pelas diversas civilizações que mantiveram contato com essa cultura. A contribuição mais relevante se deu com os filósofos latinos.

Em Roma, o termo foi traduzido como *mor-morus*, que também significa *costume-mor* ou *costume superior*. É dessa tradução latina que surge a palavra *moral* em português. Com a expansão da filosofia, e em especial da ideia do pensamento sobre a ação, tornou-se preciso diferenciar os termos ética e moral. No século XX, o filósofo espanhol Adolfo Sanches Vásquez estabeleceu uma famosa diferenciação entre os dois conceitos. Para ele o termo moral se refere a uma reflexão que a pessoa faz de sua própria ação, enquanto ética abrange o estudo dos discursos morais, bem como os critérios de escolha para valorar e padronizar as condutas em uma família, empresa ou sociedade.

ASPECTOS GERAIS DA ÉTICA MÉDICA

Diante da evolução dos direitos humanos, a partir dos pressupostos da Declaração Universal dos Direitos Humanos, adotada pelas Nações Unidas em 1948, a humanização da conduta ética dos profissionais de medicina também se concretizou. Evoluímos para resguardar os direitos dos pacientes e dos profissionais, buscando a construção de uma relação médico-paciente que tenha, em sua essência, a garantia da qualidade da assistência à saúde.

Com base nos princípios da Bioética é possível afirmar que a Ética Médica está alicerçada nos seguintes pressupostos: (a) autonomia; (b) beneficência; (c) não maleficência e (d) justiça.

Autonomia

O princípio da autonomia implica o respeito à capacidade dos indivíduos de deliberarem sobre suas escolhas pessoais. As pessoas têm o direito de decidir sobre as questões relacionadas com seu corpo e sua vida. Todo e qualquer ato médico deve ser autorizado pelo paciente. Diante de sua recusa, devem ser buscadas, com o diálogo, alternativas para solucionar ou aliviar o sofrimento. No caso de indivíduos vulneráveis (deficientes, crianças, idosos e outros), o princípio da autonomia deve ser exercido em seu nome pelo familiar mais próximo ou por seu responsável legal. Convém lembrar, entretanto, que o respeito à autonomia do paciente não é absoluto, pois existem situações de conflito entre a autonomia e os outros princípios éticos.

Beneficência

O princípio da beneficência refere-se à obrigação ética de maximizar o benefício e minimizar o prejuízo. O médico deve ter a real convicção, capacitação e conhecimento técnico que lhe assegure ser benéfico para o paciente o ato médico a ser realizado. A beneficência é uma manifestação da benevolência que, basicamente, significa fazer o bem para o outro.

Não maleficência

Esse princípio implica que, sendo necessário o ato médico, este deve causar o menor dano ou o mínimo agravo à saúde do paciente. Sabemos que, eventualmente, o exercício da profissão médica pode causar danos para a obtenção de um benefício maior. Por exemplo, em pacientes com câncer é provável que possam ocorrer danos ou eventos adversos em decorrência do tratamento. Os princípios da beneficência e da não maleficência estão sempre interligados.

Justiça

O princípio da justiça estabelece como pressuposto fundamental a equidade, ou seja, a obrigação ética de tratar cada indivíduo conforme o que é moralmente correto e adequado, dando a cada um o que lhe é devido. Com base nesse princípio, o médico deve tratar seus pacientes com imparcialidade, evitando que aspectos sociais, culturais, religiosos, financeiros e outros interfiram na relação que estabelece com seu paciente.

SUPERVISÃO DO EXERCÍCIO PROFISSIONAL

Para exercer sua profissão o médico deve estar com sua situação regularizada no Conselho Regional de Medicina (CRM) de sua respectiva localidade, mantendo atualizados os dados cadastrais – em especial as mudanças de endereço – e o pagamento da anuidade. Caso tenha obtido título de especialista – por meio de Residência Médica credenciada ou por prova de Sociedade Científica –, deve registrar essa especialidade no CRM para que sua qualificação como especialista seja reconhecida e, desse modo, possa divulgar sua especialidade sem problemas.

O Conselho Federal e os Conselhos Regionais de Medicina foram criados pela Lei 3.268, de 30 de setembro de 1957, com definições bastante claras de seus objetivos e limites de atuação:

> Art. 1º – O Conselho Federal e os Conselhos Regionais de Medicina, instituídos pelo Decreto-lei 7.955, de 13 de setembro de 1945, passam a constituir em seu conjunto uma autarquia, sendo cada um deles dotado de personalidade jurídica de direito público, com autonomia administrativa e financeira.
>
> Art. 2º – O Conselho Federal e os Conselhos Regionais de Medicina são os órgãos supervisores da ética profissional em toda a República e, ao mesmo tempo, julgadores e disciplinadores da classe médica, cabendo-lhes zelar e trabalhar, por todos os meios ao seu alcance, pelo perfeito desempenho ético da medicina e pelo prestígio e bom conceito da profissão e dos que a exerçam legalmente.

Os Conselhos Regionais de Medicina recebem, constantemente, denúncias contra médicos, solicitações de informações a respeito dos mais diversos temas e consultas sobre questões específicas do exercício da profissão médica, além de demandas de órgãos oficiais. Todas essas manifestações são avaliadas pela Corregedoria Geral do Conselho, que procede aos encaminhamentos adequados.

Em relação à denúncia, a Corregedoria abre uma sindicância para que seja investigado o fato, nomeando um conselheiro para fazer a investigação correspondente, de modo que se possa obter material suficiente para elaborar um parecer conclusivo, que deve ser levado para julgamento de uma Câmara de Sindicância. Esta, em função dos fatos apurados, pode decidir pelo arquivamento da denúncia, por não vislumbrar infração ética, ou pela abertura de processo ético-profissional (PEP), quando existirem indícios de possível infração ética.

Tendo a Câmara de Sindicância decidido pela instauração de PEP, a Corregedoria nomeia outro conselheiro para instruir o processo, ou seja, aprofundar a investigação, ouvindo os interessados, as testemunhas e outras pessoas que possam estar ligadas à denúncia, ao mesmo tempo que é concedido ao médico denunciado o direito da ampla defesa e do contraditório. Terminada a instrução do processo ético, a Corregedoria nomeia um conselheiro relator e um conselheiro revisor e é marcado o julgamento. A decisão da Plenária de Julgamento pode ser pela absolvição ou apenação, sempre cabendo recurso ao Conselho Federal de Medicina. As penas disciplinares que podem ser aplicadas aos médicos estão definidas no artigo 22 da Lei 3.268, de 30 de setembro de 1957, citada anteriormente, e são as seguintes: (a) advertência confidencial em aviso reservado; (b) censura confidencial em aviso reservado; censura pública em publicação oficial; (d) suspensão do exercício profissional por até 30 dias; (e) cassação do exercício profissional, *ad referendum* do Conselho Federal.

Cabe assinalar que o Conselho Federal e os Conselhos Regionais de Medicina não têm somente a função judicante apesar de ser esta a que mais se sobressai. Entre outras funções, podem ser citadas: registro de profissionais médicos individuais e de pessoas jurídicas; registro de especialidades médicas; zelar pelo bom conceito da profissão, pela autonomia do médico, pelo livre exercício da medicina, e pelos direitos dos médicos, respeitados os pressupostos legais; representar os médicos perante os poderes constituídos nas matérias de sua competência; atuar na capacitação científica e no aprimoramento técnico dos médicos junto às instâncias formadoras ou de maneira isolada; apoiar o desempenho digno da profissão com remuneração e condições de trabalho adequadas; promover articulações com as entidades representativas dos médicos, visando ao fortalecimento da categoria.

CÓDIGO DE ÉTICA MÉDICA

Todas as profissões estão submetidas ao controle da conduta moral de quem as exerce com base em código de comportamento ético-profissional e mecanismos de fiscalização. São regras que explicitam direitos e deveres.

Evidentemente, os códigos – sejam quais forem – não eliminam a possibilidade da falha, do erro, mas oferecem ao profissional e ao paciente a indicação da boa conduta, amparada nos princípios éticos da autonomia, da beneficência, da não maleficência, da justiça, da dignidade, da veracidade e da honestidade. O Código de Ética Médica (CEM) traz em seu bojo o compromisso voluntário, assumido individual e coletivamente, com o exercício da medicina, representado em sua gênese pelo juramento de Hipócrates.

A aceitação de uma nova tecnologia que a princípio foi motivo de dúvidas e questionamentos demonstra que, apesar das barreiras éticas, sociais, psicológicas e econômicas, um aperfeiçoamento pode levar a sociedade a modificar suas perspectivas éticas, consagrando o fato de que uma ordenação da moral que rege o comportamento humano se estabelece em razão dos usos e costumes. Daí a necessidade de revisão periódica do CEM e emissão de Resoluções para suprir questões não abordadas por ele.

O CEM em vigor (Resolução CFM 1.931/2009) é composto de 25 princípios fundamentais do exercício da medicina, 10 normas diceológicas (direitos dos médicos), 118 normas deontológicas (éticas) e quatro disposições gerais. Esse código procura harmonizar a autonomia do médico e do paciente, onde aquele que recebe a atenção e cuidado, após ser bem informado, passa a ter o direito de aceitar ou recusar seu tratamento. A transgressão das normas deontológicas sujeitará os infratores às penas disciplinares previstas na Lei 3.268/1957.

O fato de não ter havido "erro médico" não exclui a possibilidade de o paciente processar o profissional. Por vezes, a insatisfação do paciente é o gatilho para encaminhar uma denúncia ao CRM ou ao Judiciário. Uma boa relação médico-paciente, o esclarecimento de todas as etapas do tratamento, o uso do Termo de Consentimento Livre e Esclarecido e o registro completo e legível em prontuário são práticas importantes para evitar denúncias e, ao mesmo tempo, podem ser úteis como provas de um atendimento correto. Muitas das infrações éticas decorrem também do desconhecimento do CEM. É dever do médico ter conhecimento do CEM e das Resoluções dos Conselhos Federal e Regional de Medicina que são amplamente divulgadas em seus *sites* e mídias impressas. O CEM é dividido em capítulos que abordam: responsabilidade profissional; direitos humanos; relação com pacientes e familiares; doação e transplante de órgãos e tecidos; relação entre médicos; remuneração profissional; sigilo profissional; documentos médicos; auditoria e perícia médica; ensino e pesquisa médica; e publicidade médica.

O Artigo 1º do Capítulo III do CEM – Responsabilidade Médica – diz:

É vedado ao médico:
Art. 1º Causar dano ao paciente, por ação ou omissão, caracterizável como imperícia, imprudência ou negligência.

Parágrafo único. A responsabilidade médica é sempre pessoal e não pode ser presumida.

Cabe relembrar alguns conceitos das ações, ou omissões, registradas nesse artigo:

- **Negligência:** ocorre quando o profissional tem ciência da gravidade do quadro e protela sua atuação, deixando de tomar as providências cabíveis.
- **Imperícia:** ocorre quando o profissional se aventura a praticar um ato para o qual não está preparado tecnicamente e seu ato resulta em dano ao paciente, descumprindo as regras técnicas da profissão.
- **Imprudência:** ocorre quando o profissional, embora preparado tecnicamente, se propõe praticar um ato médico em condições inadequadas e sem levar em conta os riscos pertinentes.

Para que o médico seja apenado, não basta que tenha sido negligente, imperito ou imprudente, é necessário que tenha ocorrido dano ao paciente. Essas condutas devem ser diferenciadas de outras situações que podem levar a maus resultados, mas que independem da ação do médico, como, por exemplo:

- **Acidente imprevisível:** conhecido pelos antigos romanos como *infelicitas facti*, que pode levar a danos físicos ou psíquicos, mas de curso fortuito, que não poderia ser evitado por aquele ou qualquer outro médico porque é imprevisível e surge de fato alheio à vontade do agente (p. ex., embolia do líquido amniótico, choque anafilático, descolamento prematuro da placenta [DPP] sem fator predisponente).
- **Mau resultado:** quando existem condições clínicas cujo tratamento ainda é desconhecido pela ciência, implicando a impraticabilidade profissional, como no caso de doenças incuráveis (p. ex., alguns tipos de câncer.)
- **Dano exclusivo da vítima:** quando há exclusão do nexo de causa (quebra do nexo causal), sendo o dano causal de exclusiva responsabilidade da vítima (p. ex., colocar pó de fumo ou esterco para curar coto umbilical).
- **Dano causado por terceiros:** como, por exemplo, a alta a pedido, apesar dos riscos informados e dos termos de responsabilidade assinados.

ÉTICA EM GINECOLOGIA E OBSTETRÍCIA

Em ginecologia e obstetrícia, além dos princípios éticos gerais, existem normas éticas relacionadas com procedimentos e/ou temas específicos da especialidade. Alguns desses temas serão abordados a seguir.

Planejamento familiar

O planejamento familiar (PF) no Brasil é regido pela Lei 9.263, de 12 de janeiro de 1996, e para os fins dessa lei entende-se por PF o conjunto de ações de regulação da fecundidade que garanta direitos iguais de constituição, limitação ou aumento de prole pela mulher, pelo homem ou pelo casal. Portanto, o PF envolve tanto as ações contraceptivas como os tratamentos de infertilidade. A ética relacionada com esse tema diz respeito à contracepção e às técnicas de reprodução assistida (TRA).

Contracepção

A esse respeito destaca-se o artigo 15 do CEM (Resolução CFM 1.931/2009):

É vedado ao médico:

Art. 15. Descumprir legislação específica nos casos de transplantes de órgãos ou de tecidos, esterilização, fecundação artificial, abortamento, manipulação ou terapia genética.

A seguir, destacam-se alguns artigo da Lei 9.263/1996:

Art. 10. Somente é permitida a esterilização voluntária nas seguintes situações:
 I – em homens e mulheres com capacidade civil plena e maiores de vinte e cinco anos de idade ou, pelo menos, com dois filhos vivos, desde que observado o prazo mínimo de sessenta dias entre a manifestação da vontade e o ato cirúrgico, período no qual será propiciado à pessoa interessada acesso a serviço de regulação da fecundidade, incluindo aconselhamento por equipe multidisciplinar, visando desencorajar a esterilização precoce;
 II – risco à vida ou à saúde da mulher ou do futuro concepto, testemunhado em relatório escrito e assinado por dois médicos.

§1º É condição para que se realize a esterilização o registro de expressa manifestação da vontade em documento escrito e firmado, após a informação a respeito dos riscos da cirurgia, possíveis efeitos colaterais, dificuldades de sua reversão e opções de contracepção reversíveis existentes.

§2º É vedada a esterilização cirúrgica em mulher durante os períodos de parto ou aborto, exceto nos casos de comprovada necessidade, por cesarianas sucessivas anteriores.

§3º Não será considerada a manifestação de vontade, na forma do §1º, expressa durante ocorrência de alterações na capacidade de discernimento por influência de álcool, drogas, estados emocionais alterados ou incapacidade mental temporária ou permanente.

§4º A esterilização cirúrgica como método contraceptivo somente será executada através da laqueadura tubária, vasectomia ou de outro método cientificamente aceito, sendo vedada através da histerectomia e ooforectomia.

§5º Na vigência de sociedade conjugal, a esterilização depende do consentimento expresso de ambos os cônjuges.

§6º A esterilização cirúrgica em pessoas absolutamente incapazes somente poderá ocorrer mediante autorização judicial, regulamentada na forma da Lei.

Art. 11. Toda esterilização cirúrgica será objeto de notificação compulsória à direção do Sistema Único de Saúde.

Art. 12. É vedada a indução ou instigamento individual ou coletivo à prática da esterilização cirúrgica.

Art. 13. É vedada a exigência de atestado de esterilização ou de teste de gravidez para quaisquer fins.

Art. 14. Cabe à instância gestora do Sistema Único de Saúde, guardado o seu nível de competência e atribuições, cadastrar, fiscalizar e controlar as instituições e serviços que realizam ações e pesquisas na área do planejamento familiar.

Parágrafo único. Só podem ser autorizadas a realizar esterilização cirúrgica as instituições que ofereçam todas as opções de meios e métodos de contracepção reversíveis.

Também se destaca um artigo do CEM (Resolução CFM 1.931/2009) que ratifica a posição do Conselho Federal de Medicina em respeitar a autonomia do paciente, após amplo esclarecimento das opções disponíveis:

É vedado ao médico:

Art. 42. Desrespeitar o direito do paciente de decidir livremente sobre método contraceptivo, devendo sempre esclarecê-lo sobre indicação, segurança, reversibilidade e risco de cada método.

Portanto, em relação à contracepção, os aspectos éticos mais importantes estão relacionados com amplas orientações à paciente, individualizando os riscos e benefícios de cada método, respeitando, sempre que possível, sua escolha e, caso decida pela esterilização, seguir a Lei 9.263/1996. As denúncias mais comuns relativas à laqueadura tubária estão relacionadas, principalmente, com a documentação incompleta para realização do ato, como a ausência do Termo de Esclarecimento Livre e Esclarecido, e a possibilidade de falha do método. O médico não pode ser culpado pela falha do método, visto que sua eficiência, apesar de muito alta, não é de 100%. No entanto, pode ser responsabilizado por não ter comunicado à paciente a possibilidade de falha do método.

Reprodução assistida

Quase sempre, na História, a ciência se antecipa às questões éticas e morais da sociedade. A cada avanço científico se torna possível a execução de procedimentos antes impensáveis, cabendo à sociedade a resolução dos dilemas éticos e morais. As mudanças sociais, novos conceitos de família e o surgimento de novos paradigmas fazem que as orientações relacionadas com a conduta ética profissional estejam sempre se atualizando. No Brasil, apesar dos vários projetos de lei em tramitação, não existe nenhuma legislação em vigor sobre as técnicas de reprodução assistida (TRA), sendo o CEM (Resolução CFM 1.931/2009) e a Resolução CFM 2.121/2015 utilizados como referência pelos médicos.

Em termos de legislação relacionada com o tema, existe a Lei de Biossegurança (Lei 11.105, de 24 de março de 2005), que regula as regras do uso de embriões humanos em pesquisas. Essa lei enfrentou grande debate na sociedade e quase foi revogada em razão de uma Ação Direta de Inconstitucionalidade, mas foi mantida e está em vigor. A Resolução de Diretoria Colegiada (RDC) 33/2006 da ANVISA aprova o Regulamento para Funcionamento dos Bancos de Células e Tecidos Germinativos.

Em relação ao CEM, o mesmo artigo 15, citado em contracepção, é aplicado também em reprodução assistida (RA):

É vedado ao médico:

Art. 15. Descumprir legislação específica nos casos de transplantes de órgãos ou de tecidos, esterilização, fecundação artificial, abortamento, manipulação ou terapia genética.

§1º No caso de procriação medicamente assistida, a fertilização não deve conduzir sistematicamente à ocorrência de embriões supranumerários.

§2º O médico não deve realizar a procriação medicamente assistida com nenhum dos seguintes objetivos:

I – criar seres humanos geneticamente modificados;

II – criar embriões para investigação;

III – criar embriões com finalidades de escolha de sexo, eugenia ou para originar híbridos ou quimeras.

§3º Praticar procedimento de procriação medicamente assistida sem que os participantes estejam de inteiro acordo e devidamente esclarecidos sobre o mesmo.

Por sua vez, o artigo 18 do CEM estabelece que:

É vedado ao médico:

Art. 18. Desobedecer aos acórdãos e às resoluções dos Conselhos Federal e Regionais de Medicina ou desrespeitá-los.

Portanto, o descumprimento da Resolução CFM 2.121/2015, que regulamenta as TRA, configura como infração ética a desobediência ao artigo 18 do CEM.

Resolução CFM 2.121/2015

A Resolução CFM 2.121/2015 estabelece as normas éticas para a utilização das TRA e pode ser pesquisada em sua íntegra no portal do Conselho Federal de Medicina.

Dessa resolução se destacam:

- As TRA podem ser utilizadas desde que exista probabilidade de sucesso e não se incorra em risco grave de saúde

para o(a) paciente ou o possível descendente, sendo a idade máxima das candidatas à gestação de RA de 50 anos. As exceções ao limite de 50 anos para participação do procedimento serão determinadas, com fundamentos técnicos e científicos, pelo médico responsável e após esclarecimento quanto aos riscos envolvidos.
- O consentimento livre e esclarecido informado será obrigatório para todos os pacientes submetidos às TRA.
- As TRA não podem ser aplicadas com a intenção de selecionar o sexo (presença ou ausência de cromossomo Y) ou qualquer outra característica biológica do futuro filho, exceto quando se trate de evitar doenças do filho que venha a nascer.
- O número máximo de oócitos e embriões a serem transferidos para a receptora não pode ser superior a quatro. Quanto ao número de embriões a serem transferidos, fazem-se as seguintes determinações de acordo com a idade:
- mulheres até 35 anos: até dois embriões; (b) mulheres entre 36 e 39 anos: até três embriões; (c) mulheres com 40 anos ou mais: até quatro embriões; (d) nas situações de doação de óvulos e embriões considera-se a idade da doadora no momento da coleta dos óvulos.
- Em caso de gravidez múltipla, decorrente do uso de TRA, é proibida a utilização de procedimentos que visem à redução embrionária.
- Todas as pessoas capazes que tenham solicitado o procedimento e cuja indicação não se afaste dos limites dessa resolução podem ser receptoras das TRA desde que os participantes estejam de inteiro acordo e devidamente esclarecidos, conforme legislação vigente.
- É permitido o uso das TRA para relacionamentos homoafetivos e pessoas solteiras, respeitado o direito à objeção de consciência por parte do médico. É permitida a gestação compartilhada em união homoafetiva feminina em que não exista infertilidade.
- A doação de gametas ou embriões não poderá ter caráter lucrativo ou comercial. Os doadores não devem conhecer a identidade dos receptores e vice-versa. Será mantido, obrigatoriamente, o sigilo sobre a identidade dos doadores de gametas e embriões, bem como dos receptores. A escolha dos doadores é de responsabilidade do médico assistente. Dentro do possível, deverá garantir que o(a) doador(a) tenha a maior semelhança fenotípica e a máxima possibilidade de compatibilidade com a receptora.
- É permitida a doação voluntária de gametas masculinos, bem como a situação identificada como doação compartilhada de oócitos em RA, em que doadora e receptora, participando como portadoras de problemas de reprodução, compartilham tanto do material biológico como dos custos financeiros que envolvem o procedimento de RA. A doadora tem preferência sobre o material biológico que será produzido.
- As clínicas, centros ou serviços podem criopreservar espermatozoides, óvulos, embriões e tecidos gonádicos.
- No momento da criopreservação, os pacientes devem expressar sua vontade, por escrito, quanto ao destino a ser dado aos embriões criopreservados em caso de divórcio, doenças graves ou falecimento, de um deles ou de ambos, e quando desejam doá-los.
- Os embriões criopreservados por mais de 5 anos poderão ser descartados se essa for a vontade dos pacientes. A utilização dos embriões em pesquisas de células-tronco não é obrigatória, conforme previsto na Lei de Biossegurança.
- As TRA podem ser utilizadas aplicadas à seleção de embriões submetidos a diagnóstico de alterações genéticas causadoras de doenças, podendo, nesses casos, ser doados para pesquisa ou descartados.
- As TRA também podem ser utilizadas para tipagem do sistema HLA (*Human Leukocyte Antigens*) do embrião no intuito de selecionar embriões HLA compatíveis com algum(a) filho(a) do casal já afetado pela doença e cujo tratamento efetivo seja o transplante de células-tronco, de acordo com a legislação vigente.
- O tempo máximo de desenvolvimento de embriões *in vitro* será de 14 dias.
- As clínicas, centros ou serviços de reprodução assistida podem usar TRA para criarem a situação identificada como gestação de substituição, desde que exista um problema médico que impeça ou contraindique a gestação na doadora genética ou em caso de união homoafetiva.
- As doadoras temporárias do útero devem pertencer à família de um dos parceiros em parentesco consanguíneo até o quarto grau. Demais casos estão sujeitos à autorização do Conselho Regional de Medicina. A doação temporária do útero não poderá ter caráter lucrativo ou comercial.
- É permitida a reprodução assistida *post-mortem* desde que haja autorização prévia específica do(a) falecido(a) para o uso do material biológico criopreservado, de acordo com a legislação vigente.

Os avanços cada vez mais rápidos na área da RA, assim como as mudanças socioculturais, têm criado dilemas éticos que, muitas vezes, não estão previstos nos códigos e legislações existentes e, nesses casos, os procedimentos são apresentados aos Conselhos Regionais de Medicina para análise e aprovação.

Interrupção legal da gravidez

A legislação sobre o abortamento no Brasil está entre as mais restritivas do mundo. O abortamento é crime previsto pelo Código Penal (Decreto-lei 2.848, de 7 de dezembro de 1940) nos artigos 124, 125 e 126, com penalidades para a mulher e para o médico que o praticam. No entanto, o artigo 128 do Código Penal estabelece duas situações em que o aborto praticado por médico não é crime: (1) quando não há outro meio de salvar a vida da gestante; (2) quando a gravidez resulta de estupro ou, por analogia, de outra forma de violência sexual. Nesses casos, o aborto deve ser precedido de consentimento da gestante ou, quando incapaz, de seu representante legal. O abortamento eugênico, ou seja, na presença de grave malformação fetal, não é permitido pela lei, e somente poderá ser realizado se houver sentença judicial nesse sentido.

Por sua vez, o Código de Ética Médica em vigor (Resolução CFM 1.931/2009) assegura no item VII do Capítulo I – Princípios Fundamentais – que:

> O médico deverá exercer sua profissão com autonomia, não sendo obrigado a prestar serviços que contrariem os ditames de sua consciência ou a quem não deseje, excetuadas as situações de ausência de outro médico, em caso de urgência ou emergência, ou quando sua recusa possa trazer danos à saúde do paciente.

Desse modo, garantem-se ao médico a objeção de consciência e o direito de se recusar a realizar o abortamento, mesmo nas situações previstas em Lei, ressalvadas as situações em que ele não pode se negar a realizar o procedimento. A posição do médico que manifesta objeção de consciência deve ser sempre respeitada. Esses profissionais não podem sofrer nenhuma forma de coerção, ameaça, intimidação ou discriminação por se recusarem a praticar o abortamento legal. Nesses casos, o médico deve declarar sua condição de objeção de consciência para a mulher, ou seu representante legal, e encaminhá-la para outro profissional que concorde em realizar o procedimento.

A Portaria MS/GM 1.508, do Ministério da Saúde, de 1º de setembro de 2005, estabelece os Procedimentos de Justificação e Autorização da Interrupção da Gravidez nos casos previstos em Lei, no âmbito do Sistema Único de Saúde. Esses procedimentos devem ser adotados pelos serviços de saúde para a realização do abortamento decorrente de violência sexual e incluem vários termos, que devem ser providenciados antes do procedimento:

- **Termo de Consentimento Livre e Esclarecido:** documento imprescindível para a realização do abortamento decorrente de violência sexual, nesse termo a mulher e/ou seu representante legal se declaram pela escolha da interrupção da gestação de maneira livre, consciente e informada, e com ciência da possibilidade de manter a gestação até seu término. Devem, também, declarar que têm conhecimento dos procedimentos médicos que serão adotados, bem como dos desconfortos e riscos possíveis para a saúde, formas de assistência, acompanhamentos posteriores e profissionais responsáveis.
- **Termo de Parecer Técnico:** termo firmado somente pelo médico do serviço que atende à mulher em situação de violência sexual e que se propõe a se submeter ao abortamento previsto em Lei. Nesse termo, o médico atesta a compatibilidade da idade gestacional verificada pela ultrassonografia obstétrica, registros da anamnese e resultados dos exames físico e ginecológico com a data da violência sexual alegada pela paciente e/ou por seu representante legal.
- **Termo de Responsabilidade:** documento em que a mulher e/ou seu representante legal declaram que as informações prestadas à equipe de saúde correspondem à legítima expressão da verdade. Nesse termo deve constar claramente que os declarantes estão cientes das consequências dos crimes de Falsidade Ideológica (artigo 299) e de praticar Aborto (Artigo 214), ambos do Código Penal Brasileiro, assumindo a responsabilidade penal caso as informações prestadas não correspondam à verdade.
- **Termo de Relato Circunstanciado:** nesse termo, a mulher e/ou seu representante legal devem descrever as circunstâncias da violência sexual sofrida e que resultaram na gravidez, devendo constar: a data, o horário aproximado, o local e a descrição detalhada do ocorrido. Quanto ao agressor, devem ser especificados: o número de envolvidos, se conhecido ou não, a idade aparente, a etnia, a cor dos cabelos, os trajes, sinais particulares, eventual grau de parentesco e se aparentemente se encontrava sob o efeito de álcool ou drogas ilícitas.
- **Termo de Aprovação de Procedimento de Interrupção de Gravidez:** documento firmado pela equipe multiprofissional, incluindo psicólogos e assistentes sociais, e pelo diretor ou responsável pela instituição, onde se aprova a solicitação da mulher e/ou de seu representante legal, com base no inciso II do artigo 128 do Código Penal Brasileiro, mediante análise e adequação dos demais termos firmados e na ausência de indicadores de falsa alegação de crime sexual.

Anencefalia

A discussão sobre a legalidade da interrupção de gravidez de feto apresentando diagnóstico ecográfico de anencefalia foi encerrada em 12 de abril de 2012 com o acórdão da decisão do Supremo Tribunal Federal (STF), permitindo interromper a gestação de fetos nessa situação. Os ministros decidiram que os médicos responsáveis pela realização do procedimento e as gestantes que decidem interromper a gravidez não cometem qualquer espécie de crime. Reitera-se que, a partir dessa decisão do STF, as mulheres não precisam de autorização judicial que as autorize, bastando existir o diagnóstico de anencefalia. Até essa data a antecipação terapêutica do parto de fetos anencéfalos somente poderia ser realizada no Brasil mediante autorização do Poder Judiciário ou do Ministério Público. Em 12 de abril de 2012, com a conclusão do julgamento da *Arguição de Descumprimento de Preceito Fundamental 54*, de 17 de junho de 2004 (ADPF-54), o Supremo Tribunal Federal decidiu que, à luz da Constituição Federal, a antecipação terapêutica do parto de feto anencéfalo não tipifica o crime de aborto previsto no Código Penal, dispensando, assim, autorização prévia.

Por sua vez, a Resolução CFM 1.989, de 12 de maio de 2012, estabeleceu os critérios diagnósticos de anencefalia:

> Art. 1º Na ocorrência do diagnóstico inequívoco de anencefalia o médico pode, a pedido da gestante, independente de autorização do Estado, interromper a gravidez.
> Art. 2º O diagnóstico de anencefalia é feito por exame ultrassonográfico realizado a partir da 12a (décima segunda) semana de gestação e deve conter:
> I – duas fotografias, identificadas e datadas: uma com a face do feto em posição sagital; a outra, com a visualização

do polo cefálico no corte transversal, demonstrando a ausência da calota craniana e de parênquima cerebral identificável;

II – laudo assinado por dois médicos, capacitados para tal diagnóstico.

Art. 3º Concluído o diagnóstico de anencefalia, o médico deve prestar à gestante todos os esclarecimentos que lhe forem solicitados, garantindo a ela o direito de decidir livremente sobre a conduta a ser adotada, sem impor sua autoridade para induzi-la a tomar qualquer decisão ou para limitá-la naquilo que decidir:

§1º É direito da gestante solicitar a realização de junta médica ou buscar outra opinião sobre o diagnóstico.

§2º Ante o diagnóstico de anencefalia, a gestante tem o direito de:

I – manter a gravidez;

II – interromper imediatamente a gravidez, independente do tempo de gestação, ou adiar essa decisão para outro momento.

§3º Qualquer que seja a decisão da gestante, o médico deve informá-la das consequências, incluindo os riscos decorrentes ou associados de cada uma.

§4º Se a gestante optar pela manutenção da gravidez, ser-lhe-á assegurada assistência médica pré-natal compatível com o diagnóstico.

§5º Tanto a gestante que optar pela manutenção da gravidez quanto a que optar por sua interrupção receberão, se assim o desejarem, assistência de equipe multiprofissional nos locais onde houver disponibilidade.

§6º A antecipação terapêutica do parto pode ser realizada apenas em hospital que disponha de estrutura adequada ao tratamento de complicações eventuais, inerentes aos respectivos procedimentos.

Cesariana a pedido

O Brasil é, infelizmente, um dos países em que mais se realizam cesarianas pelos mais diferentes motivos e com taxas comparativamente mais elevadas entre as pacientes do sistema de saúde suplementar. Entretanto, essa situação não pode ser utilizada para se contrapor à legítima demanda das pacientes que, também por diferentes razões, desejarem que sua gestação seja interrompida de maneira eletiva por cesariana. Entre as justificativas dos médicos para realizar o procedimento, podem-se citar: maior segurança na realização do procedimento em virtude da melhoria das técnicas cirúrgicas e anestesiológicas; estrutura hospitalar desfavorável para o parto normal; facilidade de planejamento; proteção perineal, prevenindo prolapso e incontinência urinária ou fecal; não interferência na sexualidade feminina futura; o modelo atual de assistência obstétrica, em especial a questão dos honorários; prática defensiva, prevenindo processos judiciais; insegurança para realizar manobras obstétricas.

Entre os prováveis motivos para que uma gestante decida fazer a cesariana eletiva destacam-se: desconhecimento do processo do trabalho de parto, por medo (tocofobia) ou insegurança; exercício de sua autonomia; por achar que é melhor para o neonato; não interferência em sua sexualidade; por influência da mídia, de amigas, de familiares ou dos médicos; por já ter realizado uma cesariana anteriormente; por ter tido uma experiência obstétrica anterior negativa e que evoluiu para parto vaginal.

Como médicos obstetras sabemos que qualquer intervenção cirúrgica pode levar a maior morbidade, e a cesariana não é uma exceção, associando-se a mais elevado risco materno de infecções, hemorragias – com aumento de transfusão de hemoderivados –, placenta prévia e/ou acretismo futuros, histerectomias, lesões vesicais, tromboembolismos, admissões em UTI e outras, inclusive a morte. Do lado neonatal, o mesmo ocorre com maior risco de prematuridade, que pode levar a dificuldades respiratórias, hipoglicemia, hipotermia, admissão e/ou maior permanência em UTI neonatal. Evidentemente, essa abordagem sobre as complicações neonatais diz respeito à prematuridade iatrogênica, e sem indicação técnica, sendo excluídos os casos em que a interrupção prematura é realizada em benefício fetal e/ou materno, nas situações de alto risco.

Aspectos éticos

É importante reiterar o conceito de cesariana a pedido da gestante. De acordo com o American College of Obstetricians and Gynecologists (ACOG – 2013):

> Parto por cesariana a pedido materno é definido como uma cesariana antes do início do trabalho de parto, por solicitação materna, na ausência de quaisquer indicações maternas ou fetais.

Essa definição é semelhante à que se utiliza para a cesariana eletiva: procedimento cirúrgico realizado para interrupção da gravidez, antes do início do trabalho de parto, e com bolsa amniótica íntegra. Quando se consideram todos os riscos neonatais decorrentes da prematuridade, o ACOG recomenda, nesse documento, que a extração fetal por cesariana a pedido seja realizada somente com 39 semanas completas de idade gestacional.

Para exemplificar, apresentam-se resultados de publicação de 2008, envolvendo 34.458 neonatos dinamarqueses nascidos entre 1998 e 2006 com idade gestacional entre 37 a 41 semanas e sem anomalias estruturais. Foram avaliados dois desfechos neonatais: morbidade respiratória e morbidade respiratória grave. Entre essas crianças, 2.687 (7,8%) nasceram por cesariana eletiva. Comparando os resultados de morbidade respiratória entre os nascidos por parto vaginal e os de cesariana, os autores verificaram redução das chances (*Odds Ratio* – OR) dessa morbidade à medida que aumentava a idade gestacional ao nascimento, conforme se pode observar: 37 semanas (OR: 3,9; IC 95%: 2,4 a 6,5), 38 semanas (OR: 3,0; IC 95%: 2,1 a 4,3) e 39 semanas (OR: 1,9; IC 95%: 1,2 a 3,0). O risco para a morbidade respiratória grave seguiu os mesmos padrões, mas com valores mais elevados.

Os autores destacam que os resultados permaneceram semelhantes após a exclusão das gestações de alto risco, complicadas por diabetes, hipertensão/pré-eclâmpsia, restrição do crescimento intrauterino e outras. Percebe-se, assim, que uma redução de morbidade respiratória neonatal significativa poderá ocorrer se a realização da cesariana eletiva for postergada, aguardando-se que o feto complete 39 semanas de idade gestacional.

Ao se rever a literatura, pode-se observar que, além do Brasil, gestantes dos EUA, Reino Unido, Noruega, China, Itália, Índia, Nigéria e Hungria, entre outros países, têm solicitado a realização da cesariana pelos mais diversos motivos. Percebe-se, assim, que cada vez mais gestantes têm exercido seu direito de reivindicar a cesariana eletiva, e isso tem sido atendido. Mas essa opção tem sido bastante discutida do ponto de vista ético e, felizmente, o Conselho Federal de Medicina emitiu parecer a esse respeito em 2016.

A Resolução CFM 2.144, de 17 de março de 2016, apresenta a seguinte ementa:

> É ético o médico atender a vontade da gestante de realizar parto cesariano, garantida a autonomia do médico, da paciente e a segurança do binômio materno fetal.
>
> Extraem-se dessa resolução os artigos considerados mais pertinentes para orientação dos obstetras:
>
> Art. 1º É direito da gestante, nas situações eletivas, optar pela realização de cesariana, garantida por sua autonomia, desde que tenha recebido todas as informações de forma pormenorizada sobre o parto vaginal e cesariana, seus respectivos benefícios e riscos.
>
> Parágrafo único. A decisão deve ser registrada em termo de consentimento livre e esclarecido, elaborado em linguagem de fácil compreensão, respeitando as características socioculturais da gestante.
>
> Art. 2º Para garantir a segurança do feto, a cesariana a pedido da gestante, nas situações de risco habitual, somente poderá ser realizada a partir da 39ª semana de gestação, devendo haver o registro em prontuário.
>
> Art. 3º É ético o médico realizar a cesariana a pedido, e se houver discordância entre a decisão médica e a vontade da gestante, o médico poderá alegar seu direito de autonomia profissional e, nesses casos, referenciar a gestante a outro profissional.

Recente documento da Comissão Nacional de Incorporação de Tecnologia no SUS (CONITEC), do Ministério da Saúde (2015), recomenda que, caso a gestante manifeste o desejo de não ter o parto via vaginal, ela deve ser encaminhada durante o pré-natal a outros profissionais de saúde (p. ex., enfermeira obstétrica, psicóloga, outro obstetra pré-natalista, pediatras, anestesiologistas e outros) para que possa ser mais bem informada a respeito dos benefícios e riscos do procedimento. Se, após as informações, ela mantiver seu desejo de que a interrupção da gestação ocorra por cesariana eletiva, o parto vaginal não é recomendado. Nesse caso, devem ser registrados todos os fatores que influenciaram sua decisão, e a cirurgia não deve ser realizada antes de 39 semanas.

CONSIDERAÇÕES FINAIS

A despeito das particularidades éticas da especialidade de ginecologia e obstetrícia, existem outros temas bastante relevantes para o correto exercício ético da medicina e que devem ser seguidos por todos os médicos. Assim, destaca-se a necessidade de o médico: realizar o registro em prontuário de todas as consultas, intercorrências, internações etc., de todas as pacientes, atendidas em consultórios, clínicas, hospitais e unidades de saúde, entre outros; manter o sigilo profissional, em todas as situações de atendimento de pacientes; não fazer publicidade sensacionalista e/ou enganosa, e que possa sugerir autopromoção, concorrência desleal e a intenção de auferir lucros; não deixar de comparecer a plantões ou se ausentar deles sem deixar um substituto; não prescrever ou atestar sem que tenha sido realizada a consulta do paciente com o devido registro no prontuário; finalmente, recomenda-se especial atenção aos pacientes e seus familiares, de modo a dar-lhes o devido acolhimento e o cuidado qualificado, de maneira a lhes oferecer o melhor que a ciência médica dispõe para o diagnóstico e o tratamento e com perspectivas de melhor prognóstico.

Leitura complementar

Brasil. Agência Nacional de Vigilancia Sanitária – ANVISA. Resolução RDC 33, de 25 de fevereiro de 2003. Dispõe sobre o Regulamento Técnico para o gerenciamento de resíduos de serviços de Saúde. Disponível em: http://www.cff.org.br/userfiles/file/resolucao_sanitaria/33.pdf.

Brasil. Lei 11.105, de 24 de março de 2005. Lei da Biossegurança. Regulamenta os incisos II, IV e V do §1o do art. 225 da Constituição Federal, estabelece normas de segurança e mecanismos de fiscalização de atividades que envolvam organismos geneticamente modificados – OGM e seus derivados, cria o Conselho Nacional de Biossegurança – CNBS, reestrutura a Comissão Técnica Nacional de Biossegurança – CTNBio, dispõe sobre a Política Nacional de Biossegurança – PNB, revoga a Lei 8.974, de 5 de janeiro de 1995, e a Medida Provisória 2.191-9, de 23 de agosto de 2001, e os arts. 5o, 6o, 7o, 8o, 9o, 10o e 16o da Lei 10.814, de 15 de dezembro de 2003, e dá outras providências. Disponível em: http://www.planalto.gov.br/ccivil_03/_ato2004-2006/2005/lei/l11105.htm.

Brasil. Lei 9.263, de 12 de janeiro de 1996. Lei do Planejamento Familiar. Regula o §7o do art. 226 da Constituição Federal, que trata do planejamento familiar, estabelece penalidades e dá outras providências. Disponível em: http://www.planalto.gov.br/ccivil_03/leis/L9263.htm.

Brasil. Ministério da Saúde. Comissão Nacional de Incorporação de Tecnologia no SUS. Diretrizes de Atenção à Gestante: a operação cesariana. Relatório de Recomendação. Abril de 2015. Disponível em: http://conitec.gov.br/images/Consultas/Relatorios/2015/Relatorio_PCDTCesariana_CP.pdf.

Brasil. Ministério da Saúde. Portaria 1.508, de 1o de setembro de 2005. Dispõe sobre o Procedimento de Justificação e Autorização da Interrupção da Gravidez nos casos previstos em lei, no âmbito do Sistema Único de Saúde-SUS.

Conselho Federal de Medicina. Código de Ética Médica. Resolução CFM 1.931, de 17 de setembro de 2009. Aprova o Código de Ética Médica. Disponível em: www.portalmedico.org.br.

Conselho Federal de Medicina. Resolução 2.144, de 17 de março de 2016. Ementa: É ético o médico atender à vontade da gestante de realizar parto cesariano, garantida a autonomia do médico, da paciente e a segurança do binômio materno-fetal. Disponível em http://portalmedico.org.br.

Conselho Federal de Medicina. Resolução CFM 1.989, de 12 de maio de 2012. Dispõe sobre o diagnóstico de anencefalia para a interrupção terapêutica do parto e dá outras providências. Disponível em: www.portalmedico.org.br.

Conselho Federal de Medicina. Resolução CFM 2.121, de 16 de julho de 2015. Adota as normas éticas para a utilização das técnicas de reprodução assistida – sempre em defesa do aperfeiçoamento das práticas e da observância aos princípios éticos e bioéticos que ajudarão a trazer maior segurança e eficácia a tratamentos e procedimentos médicos – tornando-se o dispositivo deontológico a ser seguido pelos médicos brasileiros e revogando a Resolução CFM 2.013/13, publicada no D.O.U. de 9 de maio de 2013, Seção I, p. 119.

Hansen AK, Wisborg K, Uldbjerg N, Henriksen TB. Risk of respiratory morbidity in term infants delivered by elective caesarean section: cohort study. BMC. 2008; 336(7635):85-8.

Supremo Tribunal Federal. Arguição de Descumprimento de Preceito Fundamental 54, de 17 de junho de 2004. Relator ministro Marco Aurélio, plenário, sessão extraordinária, julgada em 12 de abril de 2012. Disponível em: http://stf.jusbrasil.com.br/jurisprudencia/14795715/arguicao-de-descumprimento-de-preceito-fundamental-adpf-54-df-stf.

The American College of Obstetricians and Gynecologists. Cesarean delivery on maternal request. Committee Opinion. Am J Obstet Gynecol 2013; 121(4):904-7.

CAPÍTULO 66

Estilo de Vida e Promoção da Saúde da Mulher

Rogéria Andrade Werneck
Myrian Celani

INTRODUÇÃO

De acordo com a Organização Mundial da Saúde (OMS), saúde não é apenas ausência de doença, mas também "uma medida da capacidade de realização de aspirações e da satisfação das necessidades". Ser saudável implica a capacidade de "gerir a própria vida e/ ou cuidar de si mesmo", de maneira independente e autônoma, mesmo na presença de doenças.

Além disso, o conceito de "doença" vem se modificando ao longo do tempo, e os fatores de risco estão sendo agora considerados equivalentes a "doenças". A diferença entre prevenção e cura está se tornando cada vez mais indistinta. Tanto assim que, nos países desenvolvidos, o foco dos cuidados clínicos passou da cura para a prevenção, ou seja, antecipar doenças futuras em indivíduos que se encontram saudáveis se tornou prioridade sobre o tratamento.

De modo a reduzir não apenas as taxas de mortalidade e morbidade, mas também as condições de saúde que possam levar à perda da autonomia e da independência das mulheres, o Ministério da Saúde (MS) em 2010, e o Colégio Americano de Obstetras e Ginecologistas (American College of Obstetricians and Gynecologists – ACOG), em 2013, apresentaram diretrizes de cuidados de saúde e bem-estar da mulher específicas por idade. O processo do cuidado integral à saúde é missão básica do Sistema Único de Saúde (SUS) e da Atenção Primária à Saúde (APS) por meio da Estratégia Saúde da Família. Outro motivo é o processo de medicalização social intenso, muitas vezes ocasionando intervenções diagnósticas e terapêuticas excessivas e, por vezes, danosas. Nesse contexto está a iatrogenia como importante causa de má saúde e que deu origem ao conceito e à prática da prevenção quaternária, relacionada com toda ação que atenua ou evita as consequências do intervencionismo médico excessivo.

A prevenção, em senso estrito, significa evitar o desenvolvimento de um estado patológico e, em senso amplo, inclui todas as medidas, entre as quais as terapias definitivas, que limitam a progressão da doença em qualquer um dos estágios. A prevenção pode ser classificada em:

- **Prevenção primária:** uma intervenção que impede a ocorrência da doença antes de seu aparecimento (p. ex., imunização);
- **Prevenção secundária:** intervenção que diagnostica a doença precocemente, detém ou retarda sua progressão ou suas sequelas em qualquer momento da identificação (p. ex., rastreamento de câncer; diagnóstico precoce).
- **Prevenção terciária:** intervenção que reduz os prejuízos funcionais consequentes de um problema agudo ou crônico, incluindo reabilitação (p. ex., prevenir complicações do diabetes, hipertensão, reabilitar paciente pós-infarto ou acidente vascular cerebral).
- **Prevenção quaternária:** detecção de indivíduos em risco de intervenções, diagnósticas e/ou terapêuticas, excessivas para protegê-los de novas intervenções médicas inapropriadas e sugerir-lhes alternativas eticamente aceitáveis.

Todas as diretrizes do programa foram fundamentadas em evidências, seguem recomendações e refletem a força da evidência e a magnitude dos benefícios menos os danos (Quadro 66.1) e, finalmente, essas diretrizes são reavaliadas continuadamente.

Os programas do MS e do ACOG fornecem quatro prioridades para o bem-estar da mulher: combates ao sedentarismo, ao tabagismo, ao alcoolismo e à obesidade. Ficou estabelecido que a consulta anual é parte essencial dos cuidados de saúde preventiva. O ACOG convocou o *Well-Woman Task Force* (WWTF), ou seja, uma "força-tarefa" com as principais sociedades médicas de saúde da mulher para desenvolver diretrizes de cuidados de saúde específicas para cada ciclo da mulher:

- Adolescentes (13 a 18 anos).
- Mulheres em idade reprodutiva (19 a 45 anos).
- Mulheres maduras (46 a 64 anos).
- Mulheres com mais de 64 anos.

Quadro 66.1 Graus de recomendação

Grau	Definição do grau	Sugestão para prática
A	Serviço recomendado. Certeza extrema de que o benefício é substancial	Oferecer/promover esse serviço
B	Serviço recomendado. Certeza moderada de que o benefício é substancial a moderado	Oferecer/promover esse serviço
C	Serviço recomendado apenas para pacientes individuais. Certeza substancial a moderada de que o benefício é pequeno	Oferecer/promover esse serviço somente se houver argumentos sobre sua necessidade e apenas para pacientes individuais
D	Serviço não recomendado. Certeza extrema a moderada de que não há benefício; os danos superam os benefícios	Desencorajar a prática desse serviço
I	A evidência atual é insuficiente para avaliar os benefícios e os danos desse serviço. Impossível determinar os benefícios e os danos de sua adoção	Caso seja oferecido, a paciente deve ser informada e estar ciente das incertezas sobre os danos e benefícios da intervenção

Fonte: Ministério da Saúde. Caderno de Atenção Primária – rastreamento, 2010.

O programa WWTF não levou em consideração casos em que as mulheres estejam em áreas conflitantes onde, por exemplo, podem imperar violência, maus-tratos de crianças e doenças sexualmente transmissíveis. No entanto, é claro que as recomendações e aconselhamentos devem ser adaptados à realidade epidemiológica da população sob cuidado para que não afete o bem-estar da paciente, assim como às condições de estrutura e organização da rede de serviços de saúde de cada município. O importante é que a mulher seja orientada sobre as condições de risco que exijam rastreamento ou tratamento específico.

A manutenção do bem-estar mental, físico e social da mulher inicia com uma anamnese bem realizada, exame físico, aconselhamento e rastreio. Destina-se à manutenção da tríade mencionada, como também da saúde ao longo da vida de uma mulher. O ginecologista e o obstetra, como médico da atenção primária, deve exercer atenção preventiva à saúde da mulher com o objetivo de adotar medidas capazes de reduzir as taxas de mortalidade e morbidade, bem como o impacto das condições de saúde que possam levar à perda da autonomia e da independência.

O ideal seria haver registros médicos eletrônicos, educação e treinamento continuado *on line* de médicos residentes, bem como aplicações que melhorassem sistematicamente a coerência e a qualidade dos cuidados de saúde prestados. O desenvolvimento de um modelo de prontuário eletrônico que orientasse quanto às recomendações específicas por idade em toda a vida de uma mulher poderia assegurar melhores cuidados e a integração adequada de saúde.

ESTILO DE VIDA

Tabagismo, uso excessivo de álcool e obesidade estão associados a problemas passíveis de prevenção, que podem ter impacto sobre a saúde a longo prazo. Comportamentos de saúde, como a prática regular de exercícios físicos e a ingesta de uma alimentação balanceada, devem ser estimulados. Os esforços devem ser direcionados para que haja controle do peso, bom condicionamento cardiovascular e redução de fatores de risco relacionados com diabetes e doenças cardíacas.

Entretanto, embora a correlação entre dieta saudável, atividade física e a incidência de doença vascular seja fortemente evidente, estudos indicam que o benefício é pequeno quando se inicia o aconselhamento comportamental na atenção primária para a população sem risco de doença cardiovascular. O impacto é maior quando se escolhe um grupo da população para aconselhar. O cálculo de risco de doença cardiovascular pode ser realizado por meio de modelos e calculadoras validados disponíveis na Internet e em aplicativos para celulares. O escore de Framingham (http://hp2010.nhlbihin.net/atpiii/calculator.asp), por exemplo, calcula o risco de uma pessoa desenvolver doença cardiovascular em 10 anos.

TABAGISMO

O tabagismo afeta negativamente o organismo humano. No Brasil, a prevalência do tabagismo é de 17,2%, sendo a causa de 200 mil mortes. Fumar durante a gravidez resulta em cerca de mil mortes infantis a cada ano e está associado a aumento do risco de parto prematuro e crescimento intrauterino restrito. Trata-se do principal fator prevenível de morte. Por isso, está recomendado o rastreamento do tabagismo em todos os adultos, inclusive nas gestantes (grau de recomendação A).

Nos EUA, o tabagismo é a principal causa de morte prematura entre adultos. Mulheres tabagistas apresentam maiores taxas de problemas reprodutivos, câncer ginecológico e não ginecológico, doenças cardiovasculares, doença pulmonar obstrutiva e osteoporose, quando comparadas com mulheres não tabagistas. Em todos os encontros com as pacientes, recomenda-se que os profissionais de saúde perguntem a todas (incluindo as gestantes) sobre o uso do tabaco e promovam intervenções para que abandonem esse hábito. A United States of Preventive Services Task Force (USPSTF) recomenda os "5 As" como modelo de intervenção fundamentada em evidências (Quadro 66.2).

Mulheres que fumam têm seis vezes mais chance de desenvolver infarto do miocárdio quando comparadas às não fumantes. O cigarro causa lesão endotelial e agregação plaquetária,

Quadro 66.2 Os "5 As" – intervenção para interrupção do tabagismo

1. **A**borde e pergunte sobre uso de tabaco
2. **A**conselhe a parar de fumar mediante informações claras e personalizadas
3. **A**valie a disposição de parar de fumar
4. **A**jude-a a parar de fumar
5. **A**companhe, planeje e apoie o seguimento da paciente

Fonte: Clinical Practice Guideline Treating Tobacco Use and Dependence 2008 Update Panel.

o que contribui para eventos tromboembólicos. O tabagismo tem efeito antiestrogênico no organismo feminino, acelerando a menopausa que, quando precoce, aumenta os riscos de doença cardiovascular e de fratura osteoporótica, independentemente da densidade mineral óssea (DMO). Além disso, pessoas que fumam têm o dobro de chance de apresentar acidente vascular cerebral. Também foram encontradas evidências convincentes de que a cessação do tabagismo diminui o risco de doença cardíaca, derrames e doenças pulmonares.

Aconselhar a interrupção do tabagismo e mostrar evidências de melhora social e da saúde à paciente tabagista são estratégias que podem persuadi-la a abandonar o cigarro. A abordagem breve (cerca de 5 minutos) pode levar à taxa de cerca de 5% do abandono do hábito do tabaco. Nos adultos fora do período gestacional, encontrou-se evidência convincente de que a intervenção para o abandono do tabagismo, incluindo aconselhamento comportamental breve (<10 minutos), foi efetiva em aumentar a proporção de fumantes que foram bem-sucedidas em abandonar o hábito e se manter abstinentes por 1 ano. Embora menos efetiva do que uma intervenção mais longa, mesmo uma intervenção mínima (<3 minutos) demonstrou aumentar as taxas de abandono do tabagismo.

Além do aconselhamento, podem ser oferecidos medicamentos que reduzem os efeitos da abstinência – exceto para gestantes, adolescentes e tabagistas leves. Podem ser usados gomas de mascar e adesivos de nicotina e antidepressivos. A bupropiona, antidepressivo inibidor seletivo do recaptação de catecolaminas, promove boa resposta terapêutica por inibir os efeitos da sensação de prazer do tabaco causada no cérebro.

Não é recomendada a triagem de rotina para câncer de pulmão em mulheres fumantes assintomáticas.

ALCOOLISMO

Estudo brasileiro com 60.202 pessoas evidenciou prevalência de consumo abusivo de álcool pelo menos uma vez nos 30 dias que antecederam a pesquisa de 13,7% (IC 95%: 13,1 a 14,2). Essa prevalência foi maior entre os homens (21,6%; IC 95%: 20,7 a 22,5) em comparação com as mulheres (6,6%; IC 95%: 6,1 a 7,1). A prevalência foi mais elevada também entre adultos jovens, negros e indígenas e fumantes. No Brasil, a cada 100 mil mortes, 27,4 são causadas pelo consumo de álcool. Trata-se da quinta maior taxa de morte por álcool nas Américas. Assim, é recomendado o rastreamento do alcoolismo em todos os adultos, inclusive nas gestantes (grau de recomendação B).

A ingesta de três doses de bebida alcoólica por ocasião e/ou mais de sete doses por semana acarreta uma série de danos à saúde, à vida reprodutiva e à vida social da mulher (Quadro 66.3). Mulheres dependentes de álcool são mais propensas a negar o uso excessivo, bem como a minimizar problemas relacionados com o uso. Muitas mulheres se surpreendem ao saber que seu consumo de álcool excede o nível seguro por associá-lo ao de outras pessoas com consumo semelhante e o considerarem "normal". Em geral, não apresentam alterações no exame físico, o que torna a anamnese a melhor maneira de investigar o uso excessivo de álcool.

Quadro 66.3 Consequências do uso de álcool (três doses por ocasião e/ou mais de sete doses por semana) à saúde da mulher

Aumento dos riscos à saúde
Gravidez não planejada
Doença sexualmente transmissível
Infertilidade
Irregularidade menstrual
Convulsões
Desnutrição
Cardiomiopatia
Câncer de mama, fígado, reto, boca, esôfago
Aumento dos riscos psicossociais
Violência sexual
Perda de vínculo familiar
Perda financeira
Negligência infantil ou abuso e perda da guarda dos filhos
Violência doméstica
Dirigir sob efeito de álcool
Prostituição
Depressão e suicídio

Fonte: Committee opinion no. 633: Alcohol abuse and other substance use disorders: ethical issues in obstetric and gynecologic practice. Obstet Gynecol, Jun 2015.

Existem evidências de que aqueles usuários cujos padrões de consumo de álcool atendem aos critérios de dependência alcoólica estão sob maior risco de morbidade e mortalidade. Há boa evidência de que o aconselhamento comportamental breve, com acompanhamento dos usuários, produz de pequena a moderada redução no consumo de álcool de maneira sustentada ao longo de 6 a 12 meses ou mais. Encontrou-se alguma evidência de que a intervenção produz resultados em saúde 4 anos ou mais após o aconselhamento, porém a evidência de que o rastreamento e o aconselhamento reduzam a morbidade relacionada com o álcool é limitada.

O rastreamento pode ser feito por meio de ferramentas, como o TACE (*Tolerance, Annoyed, Cut down, Eye opened*), que quantifica o consumo e a frequência do uso de álcool (Quadro 66.4). Após a identificação, o usuário deve ser "classifi-

Quadro 66.4 TACE: ferramenta de rastreamento para "problemas com a bebida"

Tolerance (tolerância)
 Você precisa de quantos *drinks* para se sentir alta?
 (≥2 *drinks* = 2 pontos)
Annoyed (aborrecer)
 Alguém já a aborreceu, criticando-a por beber demais?
 (Sim = 1 ponto)
Cut down (reduzir uso)
 Você já teve vontade de cortar a bebida?
 (Sim = 1 ponto)
Eye-opener (ao abrir os olhos)
 Você já precisou beber logo pela manhã, ao acordar, para "acalmar os nervos" ou curar uma ressaca?
 (Sim = 1 ponto)
Escore ≥2 pontos indica *screenning* positivo para risco de apresentar problemas quanto à bebida

Quantificação da ingesta e frequência de consumo de álcool
Em uma semana normal, quantos *drinks* você ingere?
 (positivo para risco de alcoolismo se ≥7 *drinks*)
Nos últimos 90 dias, quantas vezes você ingeriu 3 *drinks* ou mais em uma ocasião?
 (positivo para risco de alcoolismo se >1 vez)

Fonte: Willenbring ML, Massey SH, Gardner MB. Helping patients who drink too much: an evidence-based guide for primary care clinicians. Am Fam Physician, Jul 2009.

cado" de acordo com o estágio em que se encontra para que seja programada a intervenção, devendo ser aconselhado e acompanhado.

OBESIDADE

Recomenda-se o rastreamento de todos os pacientes adultos para obesidade, bem como oferecer intervenções de aconselhamento e de mudança de comportamento para manter a perda de peso. A obesidade está relacionada com doença coronariana, hipertensão arterial, *diabetes mellitus* tipo 2, acidente vascular cerebral, alguns tipos de câncer e apneia do sono. Além disso, é associada a menor qualidade de vida em virtude do estigma social e da redução da mobilidade.

O diagnóstico é estabelecido mediante o cálculo do índice de massa corporal (IMC), que corresponde ao peso (kg) dividido pela altura (metros) ao quadrado. De acordo com o valor do IMC, a paciente é classificada como:

- IMC = 25 a 29,9 – sobrepeso.
- IMC = 30 a 34,9 – obesidade grau I.
- IMC = 35 a 39,9 – obesidade grau II.
- IMC ≥ 40 – obesidade grau III.

Após o cálculo do IMC, a paciente é questionada quanto aos reflexos desse problema em seu dia a dia. Deve-se observar se a paciente está motivada e qual seu grau de motivação para promover mudança de hábitos. A partir daí, é elaborado um plano de intervenção com aconselhamento sobre dieta, exercício físico e, se necessário, intervenções comportamentais individuais ou em grupo. Não há recomendação clara sobre a periodicidade do rastreamento; assim, fica indicado durante a consulta de exame periódico de saúde.

ATIVIDADE FÍSICA

A atividade física ajuda a controlar e a evitar o ganho de peso, hipertensão arterial, diabetes, hipercolesterolemia, doenças cardiovasculares, sarcopenia e osteoporose. Além disso, promove bem-estar, socialização e boas práticas de saúde. Recomendam-se 30 minutos de atividade física moderada, acima da atividade habitual, na maioria dos dias da semana, para reduzir o risco de doença crônica na vida adulta. Para manter o emagrecimento na vida adulta são necessários 60 a 90 minutos diários de atividade física moderada. As atividades físicas devem ser planejadas e orientadas de acordo com as limitações físicas de cada paciente. Exercícios de alto impacto não são necessários para obter benefícios; além de poderem ser prejudiciais, são menos tolerados do que atividades aeróbicas de baixo/médio impacto realizadas regularmente.

PROMOÇÃO DE SAÚDE NA MULHER E RASTREAMENTO

As ações preventivas visam reduzir ou prevenir as principais causas de morte em uma população. O MS e o ACOG organizaram recomendações para rastreamento e medidas preventivas. O ACOG convocou uma "força tarefa" (*Well-Woman Task Force –* WWTF) com as principais sociedades médicas de saúde da mulher para desenvolver diretrizes de cuidados de saúde específicas para cada ciclo da mulher. A seguir, serão apresentadas as diretrizes recomendadas pelo MS e pela WWTF.

Diretrizes de rastreamento do Ministério da Saúde
Avaliação e rastreamento de risco cardiovascular

A classificação de risco cardiovascular pode ser feita por meio de instrumentos como o escore de Framingham e o QRISK (www.qrisk.org/). Esses instrumentos levam em consideração o estilo de vida de determinada população, obesidade, história familiar de doença arterial coronariana, dislipidemia, hipertensão e *diabetes mellitus* (DM). Os fatores de risco podem ser divididos em baixo, intermediário e alto:

- **Risco baixo/intermediário:**
  - Tabagismo.
  - Hipertensão arterial sistêmica (HAS).
  - Obesidade.
  - Sedentarismo.
  - Idade >65 anos.
  - História familiar: mulher <65 anos com evento cardiovascular prévio.
- **Risco alto:**
  - Ataque isquêmico transitório (AIT).
  - Acidente vascular cerebral (AVC) previamente.
  - Infarto agudo do miocárdio (IAM) previamente.
  - Lesão periférica (LOA – lesão de órgão-alvo).
  - Hipertrofia de ventrículo esquerdo (HVE).
  - Nefropatia.
  - Retinopatia.
  - Aneurisma de aorta abdominal.
  - Estenose de carótida sintomática.
  - DM.

A classificação de risco cardiovascular (RCV) deve ser feita, inicialmente, a partir da análise dos fatores de risco citados. A paciente pode ser classificada em três grupos:

- **Grupo 1:** pacientes com apenas um fator de risco baixo/intermediário não apresentam necessidade de calcular o RCV, pois terão menos de 10% de chance de morrer por AVC ou IAM nos próximos 10 anos.
- **Grupo 2:** pacientes com ≥1 fator de risco cardiovascular alto; não há necessidade de calcular o RCV, pois apresentam ≥20% chance de morrer por AVC ou IAM nos próximos 10 anos.
- **Grupo 3:** pacientes com ≥1 fator de risco baixo/intermediário; há necessidade de calcular o RCV, uma vez que pode mudar a classificação de RCV.

As pacientes classificadas no grupo 3 devem ter seu RCV calculado de acordo com os fatores de risco encontrados. A pontuação final fornecerá a projeção de risco em 10 anos (Quadros 66.5 a 66.7) e definirá as metas a serem alcançadas para a redução do risco de mortalidade e morbidade da paciente (Quadro 66.8).

Capítulo 66 Estilo de Vida e Promoção da Saúde da Mulher

Quadro 66.5 Estudo de Framingham: projeção do risco de doença arterial coronariana em 10 anos

Mulheres	
Idade (anos)	Pontos
20 a 34	–7
35 a 39	–3
40 a 44	0
45 a 49	3
50 a 54	6
55 a 59	8
60 a 64	10
65 a 69	12
70 a 74	14
75 a 79	16

Colesterol total	Idade 20 a 39	Idade 40 a 49	Idade 50 a 59	Idade 60 a 69	Idade 70 a 79
<160	0	0	0	0	0
160 a 199 e 200 a 239	4	3	2	1	1
240 a 279	8	6	4	2	1
≥280	11	8	5	3	2
	13	10	7	4	2

	Idade 20 a 39	Idade 40 a 49	Idade 50 a 59	Idade 60 a 69	Idade 70 a 79
Não fumantes	0	0	0	0	0
Fumantes	9	7	4	2	1

HDL (mg/dL)	Pontos
≥60	–1
50 a 59	0
40 a 49	1
<40	2

Pressão arterial sistólica	Pontos, se não tratada	Pontos, se não tratada
<120	0	0
120 a 129	1	3
130 a 139	2	4
140 a 159	3	5
≥160	4	6

Fonte: Ministério da Saúde. Caderno de Atenção Primária – rastreamento (2010).

Quadro 66.6 Determinação de risco de DAC em 10 anos

Mulheres	
Total de pontos	Risco em 10 anos
<9	<1
9	1
10	1
11	1
12	1
13	2
14	2
15	3
16	4
17	5
18	6
19	8
20	11
21	14
22	17
23	22
24	27
≥25	≥30

Fonte: Ministério da Saúde. Caderno de Atenção Primária – rastreamento (2010).

Quadro 66.7 Classificação de risco cardiovascular (estudo de Framingham)

Grau de risco cardiovascular	Risco em 10 anos
Baixo	< 10
Intermediário (moderado)	10% a 20%
Alto	>20%

Fonte: Ministério da Saúde. Caderno de Atenção Primária – rastreamento (2010).

Quadro 66.8 Objetivos para o LDH e relação colesterol total/HDL de acordo com o RCV

Risco cardiovascular	Alto	Intermediário	Baixo	Limite
PA	<135/85	<140/80	<140/80	
LDL	< 100	< 130	< 160	< 190
CT/HDL*	< 4	< 5	< 6	< 7

Fonte: Ministério da Saúde. Caderno de Atenção Primária – rastreamento (2010).

Rastreamento de dislipidemia

Níveis altos do colesterol total (CT) e da lipoproteína de baixa densidade de colesterol (LDL-c), assim como baixos níveis de lipoproteína de alta densidade de colesterol (HDL-c), são importantes fatores de risco para DAC. O risco de DAC é maior naquelas pacientes em que há a combinação de fatores de riscos.

As mulheres entre 20 e 45 anos com alto risco para DAC devem ser submetidas ao rastreamento lipídico. As pacientes com 75 anos ou mais com DAC devem receber terapia para redução do colesterol. A decisão de continuar com a terapia deve levar em conta o grau de funcionalidade do idoso.

Devem ser rastreados os níveis de colesterol de todos os pacientes com DAC, bem como:

- Aneurisma de aorta abdominal.
- Estenose de coronária sintomática (AIT ou AVC de origem na carótida com >50% de estenose da artéria carótida).
- Doença arterial periférica.
- Paciente com DM.
- Paciente com ≥2 fatores de risco e com projeção de 20% de risco de desenvolver DAC em 10 anos.
- Hipertrofia do ventrículo esquerdo "definitiva".

O rastreamento deve ser feito por meio de dosagem lipídica sérica, devendo a paciente ser orientada a manter jejum de 12 horas e a não ingerir bebidas alcoólicas. Recomendam-se dosagens a cada 5 anos para a população em geral. Intervalos menores podem ser recomendados para pessoas que apresentam níveis lipídicos próximos do limite para instituição de terapia. Intervalos maiores também podem ser estabelecidos para aquelas com baixo RCV ou que apresentem níveis lipídicos repetidamente normais.

Existem vantagens na determinação da apoproteínas B e -AI. Nos métodos de dosagem dessas apolipoproteínas não é necessário jejum, sendo todos sensíveis a níveis elevados de triglicerídeos e, portanto, úteis em diversas situações. A dosagem da apo-B, que é a principal apoproteína das partículas aterogênicas VLDL, IDL e LDL, traduz boa estimativa da concentração dessas partículas no sangue. Já a apo-AI, principal apoproteína do HDL, fornece boa estimativa da concentração do HDL-c. A relação entre a apo-B e a apo-AI, respectivamente lipoproteínas aterogênicas e antiaterogênicas, também pode ser usada para estimativa do RCV.

Rastreamento de hipertensão arterial sistêmica

Todas as mulheres com mais de 18 anos de idade que desconhecem ser hipertensas devem ser rastreadas para hipertensão arterial. Não há evidência quanto a um intervalo ideal para rastreamento da hipertensão. Recomenda-se rastreamento a cada 2 anos nas mulheres com pressão arterial (PA) <120/80mmHg e anual se a pressão sistólica (PAS) estiver entre 120 e 139mmHg e/ou a diastólica (PAD) entre 80 e 89mmHg.

Classifica-se como hipertensão a aferição de duas medidas de PAS ≥140mmHg e/ou PAD ≥90mmHg em momentos diferentes (Quadro 66.9). O risco de doenças cardiovasculares é diretamente proporcional aos níveis pressóricos, o que explica a importância de seu controle.

Quadro 66.9 Classificação dos níveis pressóricos

Classificação de PA	PAS (mmHg)	PAD (mmHg)
Normal	<120	<80
Pré-hipertensão	120 a 139	ou 80 a 89
HAS estágio 1	140 a 159	ou 90 a 99
HAS estágio 2	>160	ou >100

Fonte: Ministério da Saúde. Caderno de Atenção Primária – rastreamento (2010).

Rastreamento de *diabetes mellitus* tipo 2

Cerca de 7% da população adulta brasileira tem DM tipo 2. O diabetes é a principal causa de cegueira, doença renal e amputação, além de se estar associado a eventos cardiovasculares.

Há evidência convincente de que com o controle intensivo da glicemia em pessoas com diabetes clinicamente detectado (em oposição à detecção por rastreamento) é possível reduzir a progressão dos danos microvasculares. Contudo, os benefícios desse controle rigoroso da glicemia sobre os resultados clínicos dos danos microvasculares, como dano visual severo ou estágio final de doença renal, levam anos para se tornar aparentes. Assim, não existe evidência convincente de que o controle precoce do diabetes, como consequência do rastreamento, adicione benefício aos resultados clínicos microvasculares quando comparados com o início do tratamento na fase usual de diagnóstico clínico.

Ainda não se conseguiu provar que o controle rigoroso da glicemia reduza significativamente as complicações macrovasculares, como infarto do miocárdio e derrames. Encontrou-se evidência adequada de que os danos de curto prazo decorrentes do rastreamento do diabetes, como a ansiedade, são pequenos. O efeito a longo prazo da rotulação e tratamento de grande parte da população como diabética é desconhecido, mas é evidente que o estigma da doença, a preocupação com as complicações conhecidas e a perda de confiança na própria saúde, assim como a demanda por mais exames, podem causar prejuízos à população e aos serviços de saúde.

Pessoas com glicemia em jejum >126mg/dL devem ter confirmado o resultado com nova glicemia de jejum para, dependendo do segundo resultado, que sejam diagnosticadas com DM. A meta de tratamento para as pessoas diabéticas consiste em alcançar hemoglobina glicosilada em torno de 7%. Em geral, isso corresponde a uma glicemia de jejum <140mg/dL. Entretanto, conforme orientação descrita previamente, o grande benefício do tratamento está na manutenção de controle mais rigoroso dos níveis pressóricos, ou seja, PA ≤135/80mmHg. Desse modo é possível reduzir a morbimortalidade cardiovascular nessas pacientes.

Nas pacientes assintomáticas com mais de 45 anos o rastreio deve ser realizado a cada 3 anos.

Rastreamento de câncer de colo uterino

Estimativas de incidência do câncer de colo do útero o situam como o terceiro mais comum entre as mulheres brasileiras em 2016, correspondendo a 7,8% das neoplasias. A principal estratégia de rastreamento do câncer cervical, no

Brasil, consiste no exame citopatológico. O Instituto Nacional de Câncer (INCA), o MS e o ACOG recomendam nas mulheres de 25 a 59 anos de idade, após dois exames normais consecutivos no intervalo de 1 ano, que o rastreio passe a ser realizado a cada 3 anos. Se for necessário alongar ainda mais essa triagem, associando o teste do papilomavírus humano (HPV), o rastreio deverá ser realizado a cada 5 anos em caso de negatividade. A continuidade do rastreamento após os 60 anos deve ser individualizada. Após os 65 anos, recomenda-se suspender o rastreamento, desde que os últimos exames estejam normais, exceto em mulheres expostas ao dietilestilbestrol *in utero*, nas imunocomprometidas e naquelas com diagnóstico prévio de lesões de alto grau e/ou câncer do colo uterino.

As pacientes histerectomizadas por causas benignas e sem história de lesão de alto grau (NIC II ou NIC III) ou câncer cervical tratado até 20 anos antes não devem ser incluídas no rastreamento. A única particularidade se refere às pacientes HIV-positivas, que devem realizar o exame anualmente.

Rastreamento de câncer de mama

O câncer de mama tem incidência estimada em 28,1% das neoplasias entre as mulheres brasileiras em 2016, sendo o mais incidente na população feminina (Figura 66.1). São considerados fatores de risco para câncer de mama: idade >50 anos, menarca precoce, nuliparidade, primeira gravidez >30 anos, história pregressa ou familiar de câncer de mama, etilismo, tabagismo, sobrepeso, exposição à radiação ionizante e terapia de reposição hormonal (estrogênio-progesterona).

No Brasil, a estratégia preconizada para o rastreamento de câncer de mama consiste na realização de mamografia a cada 2 anos para mulheres entre os 50 e os 74 anos. O início do rastreamento antes dos 50 anos deve ser individualizado e levar em consideração o quadro clínico e familiar da paciente. A USPSTF e o ACOG informam que a partir dos 20 anos de idade está recomendado o autoexame das mamas. As mulheres devem ser orientadas sobre os benefícios e as limitações do autoexame.

O ACOG recomenda que o exame clínico das mamas seja realizado a cada 1 a 3 anos em mulheres entre os 20 e os 39 anos, devendo ser anual para as mulheres de 40 anos ou mais segundo a USPSTF; no entanto, não existem evidências que possibilitem avaliar os benefícios adicionais e os malefícios do exame médico das mamas em mulheres com 40 anos de idade ou mais.

Em síntese, o exame clínico das mamas também não demonstra ter benefício bem estabelecido como rastreamento, devendo ser consideradas as queixas clínicas apresentadas pela paciente.

Rastreamento de câncer de cólon e reto

Estima-se que o câncer de cólon e reto passe a ser o segundo mais comum entre as mulheres, correspondendo a 8,6% das neoplasias (Figura 66.1). O câncer de cólon e reto está relacionado com obesidade, sedentarismo, tabagismo, uso de álcool, baixa ingesta de fibras alimentares e consumo de carnes vermelhas. Por outro lado, hábitos de vida saudáveis são considerados fatores de proteção contra a doença. História familiar de câncer de cólon e reto, predisposição genética ao desenvolvimento de doenças crônicas do intestino e idade são considerados outros fatores de risco para o desenvolvimento da doença. A história natural do câncer de cólon e reto possibilita a prevenção e a detecção precoce da doença, uma vez que a maioria das lesões neoplásicas se origina de lesão adenomatosa, a qual leva cerca de 10 a 15 anos para evoluir para lesão neoplásica e está relacionada com seu tamanho: lesões ≥1cm têm maior probabilidade de se transformar em lesões malignas.

O rastreamento é iniciado entre os 45 e os 75 anos de idade (entre 50 e 75 anos nos homens) ou 10 anos antes da idade em que um parente de primeiro grau foi diagnosticado com a doença. Em adultos de 76 a 85 anos o rastreamento deve ser individualizado, não sendo recomendado para aqueles com mais de 85 anos. Pode ser realizado por meio de pesquisa de sangue oculto nas fezes anualmente ou sigmoidoscopia a cada 5 anos combinada com pesquisa de sangue oculto nas fezes ou colonoscopia a cada 10 anos ou colonografia/tomografia computadorizada a cada 5 anos. Os três métodos são capazes de detectar lesões pré-neoplásicas em estádio inicial ou pólipo adenomatoso com sensibilidade e especificidade semelhantes. A sobrevida em casos de câncer de cólon e reto depende muito do estádio da doença, salientando-se que o diagnóstico precoce oferece maior sobrevida à paciente.

Localização primária (Homens)	Casos	%	Localização primária (Mulheres)	Casos	%
Próstata	61.200	28,6	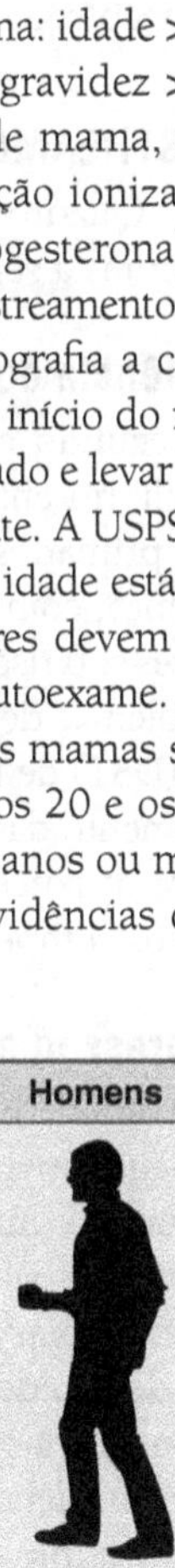 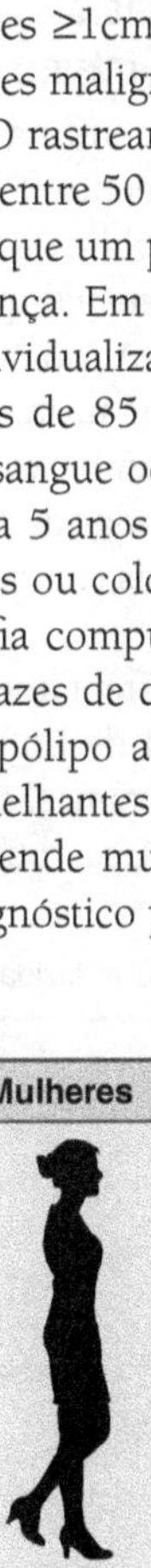 Mama feminina	57.960	28,1
Traqueia, brônquio e pulmão	17.330	8,1	Cólon e reto	17.620	8,6
Cólon e reto	16.660	7,8	Colo do útero	16.340	7,9
Estômago	12.920	6,0	Traqueia, brônquio e pulmão	10.890	5,3
Cavidade oral	11.140	5,2	Estômago	7.600	3,7
Esôfago	7.950	3,7	Corpo do útero	6.950	3,4
Bexiga	7.200	3,4	Ovário	6.150	3,0
Laringe	6.360	3,0	Glândula tireoide	5.870	2,9
Leucemias	5.540	2,6	Linfoma não Hodgkin	5.030	2,4
Sistema nervoso central	5.440	2,5	Sistema nervoso central	4.830	2,3

Obs.: números arredondados para múltiplos de 10.

Figura 66.1 Distribuição proporcional dos dez tipos de câncer mais incidentes estimados para 2016 por sexo, exceto pele não melanoma. (Estimativa – 2016. Incidência de Câncer no Brasil. INCA, 2015.)

Rastreamento de osteoporose

Osteoporose é definida por escore T ≤–2,5 desvios padrões, com ou sem fratura prévia, no exame de densitometria óssea. A osteoporose resulta em 1,5 milhão de fraturas por ano nos EUA, a maioria ocorrendo em mulheres pós-menopausadas. A doença se caracteriza por fragilidade esquelética e deterioração da microarquitetura óssea. A fratura de fêmur está associada à redução da qualidade de vida e ao aumento da mortalidade. A fratura da coluna vertebral, por sua vez, está relacionada com aumento da mortalidade e risco de nova fratura, além de dor crônica.

O principal objetivo do rastreamento da osteoporose é prevenir futuras fraturas mediante a identificação das pacientes com maior risco clínico. Recomenda-se rastreamento da osteoporose por meio da densitometria óssea em mulheres ≥65 anos. Entretanto, pacientes com condições clínicas associadas a reduzida massa óssea necessitam rastreamento precoce para avaliação do início de tratamento (Quadro 66.10). Algumas ferramentas auxiliam a predição de fratura colo de fêmur em 10 anos, como a FRAX (*Fracture Risk Assessment*), desenvolvida pela OMS (https://www.shef.ac.uk/FRAX/tool.aspx?country=55), que se baseou em coortes internacionais, fatores de risco e DMO do colo do fêmur para calcular a predição individual de risco de fratura de colo de fêmur ou fratura maior por osteoporose em 10 anos.

Identificação da mulher em situação de violência sexual e/ou doméstica/intrafamiliar/parceiro íntimo

Violência contra a mulher é "qualquer ato ou conduta baseada no gênero que cause morte, dano ou sofrimento físico, sexual ou psicológico à mulher, tanto na esfera pública como na esfera privada". Considera-se como violência sexual qualquer forma de atividade sexual não consentida. A violência doméstica/intrafamiliar "ocorre entre os parceiros íntimos e entre os membros da família, principalmente no ambiente da casa, mas não unicamente". A violência atinge todas as mulheres, sem exceção, e constitui uma das principais causas de morbidade e mortalidade feminina.

Desde 2011 vigoram o Pacto Nacional pelo Enfrentamento à Violência contra a Mulher e a Política Nacional de Enfrentamento à Violência contra a Mulher com a determinação de notificação compulsória dos casos de violência contra a mulher que for atendida em serviços de saúde, públicos ou privados. O Pacto também originou a Lei 11.340/2006, conhecida como Lei Maria da Penha, que define a violência "doméstica e familiar contra a mulher" como qualquer ação ou omissão com base no gênero que lhe cause morte, lesão, sofrimento físico, sexual ou psicológico e dano moral ou patrimonial. A notificação de violência doméstica, sexual e outras violências foi universalizada pela Portaria 104/2011. Em 2014 essa portaria foi substituída pela Portaria 1.271, que estabeleceu também a notificação imediata dos casos de violência sexual em âmbito municipal.

O ginecologista deve ser sensível à situação da mulher vítima de violência, a qual não costuma conseguir expressar-se verbalmente, o que implica acolhê-la com calma e paciência e observar seu comportamento. A descrição da anamnese e do exame físico deve ser a mais completa possível com dados sobre as circunstâncias da situação de violência e a descrição das lesões identificadas. O ginecologista deve conhecer as instituições envolvidas na atenção às pessoas em situação de violência sexual e vincular a paciente o mais rápido possível. As instituições são responsáveis por medidas de prevenção, emergência, acompanhamento, reabilitação, tratamento de eventuais agravos e impactos resultantes da violência sobre a saúde física e psicológica, além do abortamento legal, se solicitado pela mulher ou adolescente, de acordo com a legislação vigente.

RASTREAMENTO DE ACORDO COM O ACOG/ WWTF

O Quadro 66.11 apresenta um resumo das recomendações descritas a seguir.

Violência doméstica e parceiro íntimo

Segundo a USPSTF, não há evidências para avaliação do equilíbrio entre os benefícios e os efeitos nocivos dos cuidados primários de modo a evitar maus-tratos. Recomenda, no entanto, com o ACOG, a avaliação periódica de todas as mulheres sob risco: deprimidas, que abusam de substâncias e com problemas de saúde mental e doença sexualmente transmissível (DST) de repetição. Além disso, recomenda também o rastreamento das mulheres sexualmente ativas quanto à violência entre os parceiros, e todos os casos devem ser notificados aos órgãos competentes.

Depressão e suicídio

A USPSTF e o ACOG recomendam o rastreamento anual de saúde mental, depressão maior e suicídio em todas as adolescentes e mulheres, mesmo assintomáticas, por meio de instrumentos validados e, se necessário, acompanhamento com psicoterapia. A vigilância, monitorização e avaliação psicossocial devem deter-se em relacionamento interpessoal e familiar, orientação sexual, identidade de gênero, distúrbios no aprendizado e violência sexual física e emocional pela família e/ou pelo parceiro, prevenindo o estupro e o *bullying*. Não há evidência para a recomendação de triagem de rotina da demência em idosas, a qual está indicada apenas nos casos de comprometimento cognitivo.

Quadro 66.10 Condições clínicas associadas a massa óssea reduzida

Hipogonadismo (primário ou secundário)
Hipercortisolismo (endógeno ou exógeno)
Hiperpatireoidismo descompensado
Insuficiência renal crônica
Neoplasias do sistema hematopoético (mieloma múltiplo)
Cirrose biliar primária
Doenças inflamatórias intestinais, doença celíaca
Doenças reumáticas inflamatórias (doenças do tecido conjuntivo, espondiloartrites, vasculites)
Infecção pelo HIV (com ou sem terapia antirretroviral)
Medicamentos: glicocorticoides, hormônios tireoidianos, heparina, varfarina, anticonvulsivantes (fenobarbital, fenitoína, carbamazepina), lítio, metotrexato, ciclosporina

Fonte: Ministério da Saúde. Caderno de Atenção Primária – rastreamento (2010).

Quadro 66.11 Recomendações de rastreamento de acordo com o ACOG e a USPSTF

Rastreamento	Recomendação
Violência doméstica e parceiro íntimo	Avaliação anual de todas as mulheres de risco ou não Avaliar as mulheres sexualmente ativas quanto à violência entre parceiros
Depressão e suicídio	Rastreamento anual mesmo em mulheres assintomáticas. Não há evidência quanto ao rastreamento de demência em idosa, exceto se houver comprometimento cognitivo
Álcool	Triagem anual por meio de questionários e aconselhamentos
Tabaco	Orientação nas escolas para evitar o início. Triagem anual, avaliação, aconselhamento e tratamento. Não é recomendada triagem para câncer de pulmão em mulheres assintomáticas
Drogas	Triagem anual por meio de questionários, aconselhamento e seguimento
Obesidade	Todos com IMC ≥30, dieta, exercícios físicos, intervenções intensivas
Nutrição	IMC = 25, aconselhamento intensivo, dieta, exercício físico
Síndrome metabólica	Triagem de rotina para dislipidemias no final da adolescência, em mulheres de 20 a 45 anos, independentemente do risco, e aos 45 anos em mulheres com alto risco de doença cardiovascular
Diabetes mellitus tipo 2	Realizar a cada 3 anos para: PA ≥135/90; IMC ≥30; e em mulheres >45 anos
Hipotireoidismo	Dos 19 aos 49 anos, dosar TSH em mulheres de risco Triagem a cada 5 anos em mulheres após os 50 anos
Anemia	Não há evidência quanto à triagem em mulheres assintomáticas
Hepatite B	Não há evidência quanto à triagem de rotina. Pesquisar apenas grávidas
Hepatite C	Rastreio para mulheres nascidas entre 1945 e 1965 e com alto risco para infecção por HIV
Saúde sexual	Perguntar sobre a saúde sexual em todas as consultas
DST	O rastreio deve ser instituído, de acordo com o CDC, para DST
Planejamento familiar	As mulheres devem receber orientação e ter acesso a toda a gama de métodos contraceptivos, além de serem orientadas quanto ao uso de preservativo masculino ou feminino
Doença renal	A triagem é recomendada apenas nas grávidas
Bacteriúria	Não há evidência quanto à triagem em mulheres assintomáticas
Exame clínico das mamas (ECM) e mamografia	Autoexame está recomendado a partir dos 20 anos **ACOG:** 20 a 39 anos: ECM a cada 1 a 3 anos >40 anos: ECM anual **INCA:** ≥ 35 anos e risco elevado: ECM e mamografia anuais Entre 40 e 49 anos: ECM anual; se alterado, mamografia Entre 50 e 69 anos: ECM anual e mamografia a cada 2 anos **MS:** >50 a 74 anos: ECM anual e mamografia a cada 2 anos
Disfunções do assoalho pélvico	Rastrear incontinência urinária e fecal em toda mulher com mais de 18 anos
Câncer de ovário	Não é recomendada a triagem para câncer de ovário
Câncer de mama	De 25 a 59 anos: se dois exames consecutivos normais, rastrear a cada 3 anos >65 anos: rastrear apenas em casos individualizados
Câncer colorretal	De 50 a 75 anos: sangue oculto nas fezes anual ou bianual De 76 a 85 anos: o rastreamento de câncer deve ser individualizado

Fonte: Conry JA, Brown H. Well-Woman Task Force: Components of the Well-Woman Visit. Obstet Gynecol Oct 2015; 126(4):697-701.

Uso de álcool

Segundo a USPSTF, o aconselhamento deve ser anual, enquanto o ACOG e o Centers for Disease Control and Prevention (CDC) orientam que essa triagem anual seja feita por meio de questionários.

Uso de tabaco

De acordo com a USPSTF e o ACOG, as orientações e a educação para evitar o início do uso do tabaco devem ser feitas nas pré-escolas e escolas. Em todas as consultas deve ser questionado o uso do tabaco, e a cada ano deve ser feita a triagem das usuárias, as quais deverão ser avaliadas, aconselhadas e tratadas em intervalos não especificados. A triagem de rotina para câncer de pulmão em mulheres assintomáticas não está recomendada.

Uso de drogas

Atualmente, segundo a USPSTF, não há evidências quanto ao equilíbrio entre os benefícios e os efeitos nocivos da triagem das usuárias. O ACOG recomenda, contudo, a seleção anual por meio de questionários ou por relato de uso de substâncias ilícitas, medicamentos sem receita médica e fármacos que melhoram o desempenho. Além disso, em todas as consultas as pacientes devem ser avaliadas e receber aconselhamento sobre o uso de drogas, álcool e tabaco.

Obesidade

A obesidade deve ser rastreada rotineiramente, segundo a USPSTF. Todas as pessoas com IMC ≥30 devem ser encaminhadas para acompanhamento, intervenções intensivas multicomportamentais e orientações sobre dieta e exercícios físicos.

Nutrição

A USPSTF, o ACOG, os CDC e a American Diabetes Association (ADA) recomendam não apenas o aconselhamento intensivo, mas também a adoção de dieta e atividade física às adolescentes com IMC <19 ou >25 com hiperlipidemia e fatores de risco para doenças cardiovasculares. Anualmente, devem rastreadas todas as doenças crônicas associadas à obesidade.

Síndrome metabólica

A USPSTF e o ACOG recomendam a triagem de rotina para dislipidemia apenas uma vez ao final da adolescência e em mulheres dos 20 aos 45 anos, independentemente da presença ou não de fatores de risco. Segundo o CDC, para o diagnóstico de síndrome metabólica são necessários três dos seguintes achados: obesidade abdominal; triglicerídeos ≥150mg/dL; HDL <50mg/dL; PA arterial >130/85mmHg; glicemia de jejum ≥100mg/dL ou mais alta.

Diabetes mellitus

Segundo o ACOG, não há recomendações para exames de rotina em adolescentes assintomáticos, exceto para aqueles com IMC ≥30. Nos adultos, o diabetes deve ser rastreado em todos os casos de PA ≥135/90mmHg. Nas pacientes com mais de 45 anos, o rastreamento deve ser realizado a cada 3 anos.

Rastreamento de hipotireoidismo

Segundo a USPSTF, os exames tireoidianos de rotina não são recomendados para mulheres assintomáticas de baixo risco, enquanto o ACOG recomenda a dosagem de TSH em mulheres dos 19 aos 49 anos sob risco. Após os 50 anos, a triagem deve ser realizada a cada 5 anos em todas as mulheres.

Anemia

Não há evidências quanto à triagem de rotina de anemia em adolescentes assintomáticas não grávidas.

Rastreamento de hepatite B

A USPSTF e o ACOG não recomendam triagem geral e de rotina para a população assintomática. O rastreio de rotina deve ser realizado em todas as mulheres grávidas.

Rastreamento de hepatite C

A USPSTF, o ACOG e os CDC recomendam o rastreamento apenas uma vez em pessoas nascidas entre 1945 e 1965 e o teste de rotina em pessoas com alto risco de infecção pelo HIV.

Saúde sexual

Anualmente, segundo o ACOG, durante a consulta de rotina, a saúde sexual da mulher deve ser questionada por meio de perguntas simples e diretas como: "você está satisfeita com a sua vida sexual?", "você tem quaisquer dúvidas ou preocupações sobre sexo?".

Doenças sexualmente transmissíveis

A USPSTF e os CDC recomendam aconselhamento para prevenir DST, e o rastreamento deve ser instituído de acordo com o manual de DST do CDC, devendo as mulheres ser orientadas sobre o uso de preservativos masculinos ou femininos.

Planejamento familiar

A ACOG recomenda a orientação de todas as adolescentes antes do início das relações sexuais de modo a prevenir gravidez indesejada mediante o uso de opções de contracepção, inclusive a contracepção de emergência. O CDC reafirma que todas as mulheres devem receber orientação e ter acesso a toda a gama de contraceptivos aprovados pelo Food and Drug Administration (FDA) em todas as consultas anuais, sempre reforçando a orientação quanto ao uso de preservativo masculino ou feminino.

Bacteriúria

Não é recomendada, segundo a USPSTF e o ACOG, a triagem de mulheres não grávidas.

Rastreamento de doença renal

A USPSTF informa que não há, entre as pessoas assintomáticas, evidências suficientes para a avaliação do equilíbrio entre os benefícios e os danos da triagem de rotina de doença renal crônica.

EXAME FÍSICO

Segundo o ACOG e os CDC, o exame físico da adolescente com vida sexual ativa deve ser anual.

Exame das mamas e rastreamento

A partir dos 20 anos de idade está recomendado o autoexame das mamas, devendo as mulheres ser orientadas sobre os benefícios e as limitações do autoexame. O ACOG recomenda que o exame clínico das mamas seja realizado a cada 1 a 3 anos em mulheres entre os 20 e os 39 anos, devendo ser anual nas mulheres com 40 anos ou mais. Para a USPSTF não há evidências quanto aos benefícios adicionais e prejuízos do exame clínico das mamas em mulheres com 40 anos ou mais.

Contradizendo a USPSTF, o Instituto Nacional de Câncer (INCA) recomenda que mulheres com risco elevado de câncer de mama iniciem o rastreamento aos 35 anos com exame clínico das mamas e mamografia anuais. As mulheres em geral, dos 40 aos 49 anos, devem ser submetidas ao exame clínico anual e, se este estiver alterado, à mamografia. Mulheres dos 50 aos 69 anos deverão fazer a mamografia.

Mamografia

A USPSTF recomenda mamografia bienal nas mulheres com menos de 50 anos. Para aquelas de 75 anos ou mais não há evidências suficientes quanto aos benefícios e danos do rastreamento mamográfico, mas o ACOG recomenda a realização de mamografia anual nas mulheres ≥40 anos.

O INCA e o MS recomendam o rastreamento de câncer de mama bianual, por meio de mamografia, em mulheres de 50 a 74 anos de idade.

Exame abdominal

Tanto a USPSTF como o ACOG recomendam a avaliação de rotina, independentemente da idade da mulher.

Exame pélvico

Segundo a ACOG, em meninas com menos de 21 anos deve ser realizado apenas o exame da genitália externa. O exame da genitália interna é realizado em meninas sexualmente ativas com história de corrimento vaginal persistente, disúria, amenorreia, sangramento vaginal normal, gravidez, dor pélvica, suspeita e/ou confirmação de estupro, dismenorreia que não responde ao tratamento e como parte do aconselhamento contraceptivo.

Disfunções do assoalho pélvico

Toda mulher com mais de 18 anos, segundo o ACOG, deve ser rastreada para incontinência urinária e fecal.

Rastreamento de câncer de ovário

Mulheres de baixo risco

Não é recomendada, segundo a USPSTF, a triagem de câncer de ovário. Existe moderada probabilidade de que os danos superem os benefícios da triagem. Um teste com até 100% de sensibilidade e 99% de especificidade teria valor preditivo de 4,8% no câncer epitelial do ovário. Isso significa que 20 a 21 mulheres submetidas a cirurgia não teriam câncer. Atualmente, segundo o ACOG, nenhuma estratégia é eficaz para o rastreamento do câncer de ovário.

Mulheres de alto risco

Para o ACOG, às mulheres com mutações em BRCA1 e BRCA2 com mais de 40 anos ou com prole definida deve ser oferecida a salpingooforectomia bilateral. Segundo a National Comprehensive Cancer Network (NCCN) a ultrassonografia transvaginal anual e a dosagem de CA-125 não são estratégias eficazes para rastreio de câncer de ovário em pacientes que não foram submetidas à salpingooforectomia.

Prevenção de câncer cervical

A USPSF e o ACOG não recomendam rastreamento de rotina em mulheres saudáveis com menos de 21 anos, independentemente da idade de sua iniciação sexual. Em mulheres com mais de 65 anos de idade, desde que os exames prévios tenham sido negativos, não está recomendada a triagem de câncer de colo, exceto naquelas expostas *in utero* ao dietilestilbestrol, nas imunocomprometidas e naquelas com diagnóstico prévio de lesões de alto grau e/ou câncer do colo uterino. Para pacientes com idade fértil, a USPSF e o ACOG recomendam citologia a cada 3 anos. Quando se deseja alongar a triagem, associa-se o teste do HPV, e o seguimento passará a ser, então, realizado a cada 5 anos. Em mulheres histerectomizadas com remoção do colo do útero não é necessária a prevenção, exceto se houver história de lesão de alto grau (neoplasia intracervical tipos II ou III) ou câncer cervical tratado até 20 anos antes.

Prevenção do câncer cólon e reto

Tanto a USPSTF como o ACOG recomendam triagem individualizada em mulheres com menos de 45 anos (afro-americanas) ou de acordo com o risco e a história familiar. Dos 45 aos 75 anos a triagem deve ser realizada por teste de sangue oculto nas fezes anual, ou imunoquímico anual ou sigmoidoscopia flexível a cada 5 anos, ou enema de bário com duplo contraste a cada 5 anos, ou colonografia tomográfica computadorizada a cada 5 anos, ou DNA nas fezes sem intervalo determinado, ou colonoscopia a cada 10 anos. Dos 75 aos 85 anos não são realizadas avaliações de rotina, recomendando-se a individualização de cada caso. Nas mulheres com mais de 85 anos de idade não está recomendado rastreamento de câncer de cólon e de reto.

Triagem para mulheres com risco aumentado

- Colonoscopia após os 40 anos de idade ou em mulheres 10 anos mais jovens do que a idade do parente diagnosticado com câncer colorretal.
- Os testes genéticos de mulheres com maior risco de câncer são discutidos no Capítulo 62.

VACINAÇÃO

A situação vacinal da paciente deve ser investigada, sendo identificadas as vacinas indicadas e orientada sobre sua importância. As doenças do aparelho respiratório são a segunda causa de morte entre as mulheres com mais de 70 anos. As alterações imunológicas relacionadas com o envelhecimento aumentam o risco de infecções que, em idosos, podem estar associadas a declínio funcional e comorbidades, levando a hospitalizações e aumento da morbimortalidade.

As vacinas contra influenza e pneumocócica (VPP23 e VPC13) são capazes de reduzir em 60% e 50% a 80%, as infecções graves das vias aéreas, respectivamente. Os Quadros 66.12 e 66.13 apresentam as recomendações vacinais de acordo com a Sociedade Brasileira de Imunizações (SBIm) para cada faixa etária.

CONSIDERAÇÕES FINAIS

A consulta ginecológica de rotina pode ser o momento oportuno para promover a atenção primária. Muitas mulheres costumam fazer apenas o acompanhamento ginecológico em toda a vida. Por isso, o ginecologista precisa ir além do "habitual" e orientá-las sobre os hábitos de vida saudáveis, cuidados com as práticas de lazer, a escolha do parceiro sexual e os hábitos de vida sexual, bem como proceder a rastreamentos de doenças cardiovasculares e neoplásicas.

As recomendações das principais entidades médicas brasileiras e internacionais responsáveis pela saúde da mulher, apesar de discordarem em alguns pontos, fornecem as mesmas recomendações na maioria das condições. Cabe ao ginecologista individualizar cada caso e oferecer medidas preventivas adequadas.

Quadro 66.12 Calendário de vacinação da mulher entre os 9 e os 59 anos de idade – recomendações da Sociedade Brasileira de Imunizações (SBIm) – 2015/2016

Vacina	Esquema e recomendação	Não gestante	Gestante	Puérpera	Disponibilidade de vacinas Gratuitas em rede pública	Rede privada
HPV[1]	Duas vacinas estão disponíveis no Brasil: uma contendo VLP dos tipos 6, 11, 16 e 18, licenciada para meninas e mulheres de 9 a 45 anos de idade e meninos e jovens de 9 a 26 anos, e outra contendo VLP dos tipos 16 e 18, licenciada para meninas e mulheres a partir dos 9 anos de idade. Três doses: 0 – 1 a 2 – 6 meses	Sim	Contraindicada	Sim	Não[2]	Sim
Tríplice viral (sarampo, caxumba e rubéola)[3]	É considerada protegida a mulher que tenha recebido duas doses da vacina tríplice viral com mais de 1 ano de idade e com intervalo mínimo de 1 mês entre elas	Sim	Contraindicada	Sim	Sim (até os 49 anos)	Sim
Hepatites A, B ou A e B[4]	Hepatite A: duas doses, no esquema 0 – 6 meses.	Sim	Considerar nas suscetíveis[3]	Sim	Não	Sim
	Hepatite B: três doses, no esquema 0 – 1 – 6 meses	Sim	Recomendada	Sim	Sim	Sim
	Hepatite A e B: três doses, no esquema 0 – 1 – 6 meses	Sim	Considerar nas suscetíveis[3]	Sim	Não	Sim
Tríplice bacteriana acelular do tipo adulto (dTpa)/difteria, tétano e coqueluche[5] Dupla adulto (dT)/difteria, tétano	Atualizar dTpa independentemente de intervalo prévio com dT ou TT **Com esquema de vacinação básico para tétano completo:** reforço com dTpa a cada 10 anos **Com esquema de vacinação básico incompleto:** uma dose de dTpa a qualquer momento e completar a vacinação básica com uma ou duas doses de dT (dupla bacteriana do tipo adulto) de modo a totalizar três doses de vacina contendo o componente tetânico **Para mulheres que pretendem viajar para países nos quais a poliomielite é endêmica:** recomenda-se a vacina dTpa combinada à pólio inativada (dTpa-VIP). A dTpa-VIP pode substituir a dTpa, inclusive em gestantes **Considerar antecipar reforço com dTpa:** para 5 anos após a última dose de vacina contendo o componente *pertussis* para mulheres contactantes de lactentes **Durante a gestação[5]:** ver nota abaixo	Sim	Recomendada dTpa	Sim	Sim dT para todos dTpa para gestantes	Sim dTpa e dTpa-VIP
Varicela (catapora)[3]	**Para suscetíveis:** duas doses com intervalo de 1 a 2 meses	Sim	Contraindicada	Sim	Não	Sim

(continua)

Capítulo 66 Estilo de Vida e Promoção da Saúde da Mulher

Quadro 66.12 Calendário de vacinação da mulher entre os 9 e os 59 anos de idade – recomendações da Sociedade Brasileira de Imunizações (SBIm) – 2015/2016 (*continuação*)

Vacina	Esquema e recomendação	Não gestante	Gestante	Puérpera	Disponibilidade de vacinas Gratuitas em rede pública	Rede privada
Influenza (gripe)[6]	Dose única anual	Sim	Recomendada	Sim	Sim, para grupos de risco e gestantes	Sim
Febre amarela[3,7]	Uma dose para residentes ou viajantes para áreas de vacinação (de acordo com classificação do MS e da OMS). Se persistir o risco, fazer uma segunda dose 10 anos após a primeira. Pode ser recomendada também para atender a exigências sanitárias de determinadas viagens internacionais. Em ambos os casos, vacinar pelo menos 10 dias antes da viagem	Sim	Contraindicada[7]	Contraindicada na amamentação[7]	Sim	Sim
Meningocócica conjugada ACWY[8]	Uma dose. A indicação da vacina, assim como a necessidade de reforços, dependerá da situação epidemiológica	Sim	A ser considerada em situações de risco aumentado	Sim	Não	Sim
Meningocócica B	Duas doses com intervalo de 1 mês. Considerar seu uso avaliando a situação epidemiológica	Sim	A ser considerada em situações de risco aumentado	Sim	Não	Sim
Pneumocócicas[9]	Esquema sequencial de VPC13 e VPP23 é recomendado para mulheres com 60 anos ou mais	Sim	A ser considerada em situações de risco aumentado	Sim	Não	Sim
Herpes-zóster[10]	Recomendada para mulheres com 60 anos ou mais, dose única	Sim		Sim	Não	Sim

Orientações:
- Sempre que possível, preferir vacinas combinadas.
- Sempre que possível, considerar aplicações simultâneas na mesma visita.
- Qualquer dose não administrada na idade recomendada deve ser aplicada na visita subsequente.
- Eventos adversos significativos devem ser notificados às autoridades competentes.
- Algumas vacinas podem estar especialmente recomendadas para pacientes portadores de comorbidades ou em outra situação especial

> Sempre que possível, convém evitar a aplicação de vacinas no primeiro trimestre de gravidez.
> Após a aplicação de vacinas de vírus vivos atenuados (tríplice viral, varicela e febre amarela),
> a mulher deve ser orientada a aguardar o prazo de 1 mês para engravidar.

1. Mulheres, mesmo que previamente infectadas, podem se beneficiar da vacinação.
2. O Programa Nacional de Imunização (PNI) adotou esquema de vacinação contendo VLP dos tipos 6, 11, 16 e 18, em esquema de duas doses (0 – 6 meses), exclusivamente para meninas de 9 a 13 anos, 11 meses e 29 dias.
3. Vacinas de vírus atenuados são de risco teórico para o feto, sendo, portanto, contraindicadas em gestantes.
4. Hepatite A é vacina inativada, portanto, não contraindicada em gestantes. Já que no Brasil as situações de risco aumentado de exposição ao vírus são frequentes, a vacinação de gestantes deve ser considerada. A vacina combinada para as hepatites A e B é uma opção e pode substituir a vacinação isolada para as hepatites A e B.
5. A melhor época para a aplicação da vacina dTpa em gestantes é entre a 27ª e a 36ª semana de gestação (permite transferência de maior quantidade de anticorpos maternos para o feto), mas a vacina pode ser recomendada a partir da 20ª semana até o momento do parto. Mulheres não vacinadas na gestação devem ser vacinadas no puerpério, o mais precocemente possível. A vacinação com dTpa deve ser repetida a cada gestação. A vacina está recomendada mesmo para aquelas que tiveram a coqueluche, já que a proteção conferida pela infecção não é permanente.

(*continua*)

Quadro 66.12 Calendário de vacinação da mulher entre os 9 e os 59 anos de idade – recomendações da Sociedade Brasileira de Imunizações (SBIm) – 2015/2016 *(continuação)*

Histórico vacinal	Conduta na gravidez	Conduta após a gravidez
Previamente vacinada com pelo menos três doses de vacina contendo o toxoide tetânico	Uma dose de dTpa a cada gestação	Fazer dTpa no puerpério, se não vacinada durante a gestação
Em gestantes que receberam vacinação incompleta tendo recebido uma dose de vacina contendo o toxoide tetânico na vida	Uma dose de dT (a qualquer momento) seguida de uma dose de dTpa (entre a 27ª e 36ª semanas de gestação), sempre que possível respeitando o intervalo mínimo de 1 mês entre elas, no esquema 0 – 2 meses	Fazer dTpa no puerpério, se não vacinada durante a gestação, e completar esquema para o tétano com dT
Em gestantes que receberam vacinação incompleta para tétano, tendo recebido duas doses de vacina contendo o toxoide tetânico na vida	Uma dose de dTpa	Fazer dTpa no puerpério, se não vacinada durante a gestação
Em gestantes com vacinação desconhecida.	Duas doses de dT e uma dose de dTpa, devendo a dTpa ser aplicada entre a 27ª e a 36ª semana de gestação. Adotar esquema 0 – 2 – 4 meses ou 0 – 2 – 6 meses	Fazer dTpa no puerpério, se não vacinada durante a gestação, e completar esquema para o tétano com dT

Na falta de dTpa, substituir por dTpa-VIP.

6. A gestante é grupo de risco para as complicações da infecção pelo vírus da influenza. A vacina está recomendada nos meses da sazonalidade do vírus, mesmo no primeiro trimestre de gestação. Desde que disponível, a vacina influenza 4V é preferível à 3V, inclusive em gestantes, por conferir maior cobertura das cepas circulantes. Na impossibilidade de uso da vacina 4V, utilizar a 3V.
7. Contraindicada na gravidez, porém seu uso pode ser permitido após ponderação do risco/benefício da vacinação: (1) não anteriormente vacinadas e que residem em áreas de risco para febre amarela; (2) que vão se deslocar para região de risco da doença, na impossibilidade total de se evitar a viagem durante a gestação. Gestantes que viajam para países que exigem o Certificado Internacional de Vacinação e Profilaxia (CIVP) devem ser isentadas da vacinação, se não houver risco de transmissão. É contraindicada em nutrizes até que o bebê complete 6 meses; se a vacinação não puder ser evitada, suspender o aleitamento materno por pelo menos 15 dias e preferencialmente 30 dias após a imunização. Contraindicada para imunodeprimidas, porém, quando os riscos de adquirir a doença superam os riscos potenciais da vacinação, o médico deve avaliar sua utilização.
8. As vacinas meningocócicas conjugadas são inativadas; portanto, sem risco teórico para a gestante e o feto. Na indisponibilidade da vacina meningocócica conjugada ACWY, substituir pela vacina meningocócica C conjugada.
9. A VPC13 está licenciada a partir dos 50 anos de idade, ficando a critério médico sua recomendação nessa faixa etária. VPC13 e VPP23 são vacinas inativadas; portanto, sem riscos teóricos para a gestante e o feto. Devem ser recomendadas para gestantes de alto risco para a doença pneumocócica.
10. Vacina licenciada a partir dos 50 anos. Recomendada mesmo para aquelas que já apresentaram quadro de herpes-zóster. Nesses casos, aguardar o intervalo de 1 ano entre o quadro agudo e a aplicação da vacina. Em caso de pacientes com história de herpes-zóster oftálmico, ainda não existem dados suficientes para indicar ou contraindicar a vacina. Uso em imunodeprimidos: a vacina não deve ser empregada em indivíduos com estados de imunodeficiência primária ou adquirida ou em uso de terapêuticas em posologias consideradas imunossupressoras.

Quadro 66.13 Calendário de vacinação da mulher com mais de 60 anos – Recomendações da Sociedade Brasileira de Imunizações (SBIm) – 2015/2016

Vacina	Quando indicar	Esquema e recomendação	Comentários	Disponibilidade de vacinas – Gratuitas em rede pública	Rede privada
Influenza (gripe)	Rotina	Dose única anual	Os maiores de 60 anos fazem parte do grupo de risco aumentado para as complicações e óbitos por influenza. Desde que disponível, a vacina influenza 4V é preferível à 3V por conferir maior cobertura das cepas circulantes. Na impossibilidade de uso da vacina 4V, utilizar a 3V	Sim	Sim
Pneumocócicas (VPC13 e VPP23)	Rotina	Iniciar com uma dose da VPC13 seguida de uma dose de VPP23 6 a 12 meses depois e uma segunda dose de VPP23 5 anos depois da primeira	Para aqueles que já receberam a VPP23, recomenda-se o intervalo de 1 ano para a aplicação de VPC13. A segunda dose de VPP23 deve ser feita 5 anos após a primeira, mantendo intervalo de 6 a 12 meses com a VPC13. Para os que já receberam duas doses de VPP23, recomenda-se uma dose de VPC13 com intervalo mínimo de 1 ano após a última dose de VPP23. Se a segunda dose de VPP23 foi aplicada antes dos 65 anos, está recomendada uma terceira dose depois dessa idade, com intervalo mínimo de 5 anos da última dose	Sim VPP23 para grupos de risco	Sim

(continua)

Quadro 66.13 Calendário de vacinação da mulher com mais de 60 anos – Recomendações da Sociedade Brasileira de Imunizações (SBIm) – 2015/2016 (*continuação*)

Vacina	Quando indicar	Esquema e recomendação	Comentários	Disponibilidade de vacinas Gratuitas em rede pública	Disponibilidade de vacinas Rede privada
Tríplice bacteriana acelular do tipo adulto (dTpa)/difteria, tétano e coqueluche	Rotina	Atualizar dTpa independentemente de intervalo prévio com dT ou TT. Para idosos que pretendem viajar para países nos quais a poliomielite é endêmica, recomenda-se a vacina dTpa combinada à pólio inativada (dTpa-VIP). A dTpa-VIP pode substituir a dTpa. Com esquema de vacinação básico para tétano completo: reforço com dTpa a cada 10 anos. Com esquema de vacinação básico para tétano incompleto: uma dose de dTpa a qualquer momento e completar a vacinação básica com uma ou duas doses de dT (dupla bacteriana do tipo adulto) de modo a totalizar três doses de vacina contendo o componente tetânico	A vacina está recomendada mesmo para aquelas que tiveram coqueluche, já que a proteção conferida pela infecção não é permanente. Considerar antecipar reforço com dTpa para 5 anos após a última dose de vacina contendo o componente *pertussis* para idosas contactantes de lactentes	Sim dT	Sim dTpa e dTpa-VIP
Hepatites A, B ou A e B	Hepatite A: após avaliação sorológica ou em situações de exposição ou surtos	Duas doses, no esquema 0 – 6 meses	Na população com mais de 60 anos é incomum encontrar indivíduos suscetíveis. Para esse grupo, portanto, a vacinação não é prioritária. A sorologia pode ser solicitada para definição da necessidade ou não de vacinar. Em contactantes de doentes com hepatite A, ou durante surto da doença, a vacinação deve ser considerada	Não	Sim
	Hepatite B: rotina	Três doses, no esquema 0 – 1 – 6 meses		Sim	Sim
	Hepatites A e B	Três doses, no esquema 0 – 1 – 6 meses	A vacina combinada para as hepatites A e B é uma opção e pode substituir a vacinação isolada para as hepatites A e B	Não	Sim
Febre amarela	Rotina para residentes em áreas de vacinação	Uma dose para residentes ou viajantes para áreas de vacinação (de acordo com classificação do MS e da OMS). Se persistir o risco, fazer uma segunda dose 10 anos após a primeira. Vacinar pelo menos 10 dias antes da viagem	Contraindicada para imunodeprimidos. Quando os riscos de adquirir a doença superam os riscos potenciais da vacinação, o médico deve avaliar sua utilização. Há relatos de maior risco de eventos adversos graves nos maiores de 60 anos; portanto, na primovacinação, avaliar risco/benefício	Sim	Sim
Meningocócica conjugada ACWY	Surtos e viagens para áreas de risco	Uma dose. A indicação da vacina, assim como a necessidade de reforços, dependerá da situação epidemiológica	Na indisponibilidade da vacina meningocócica conjugada ACWY, substituir pela vacina meningocócica C conjugada	Não	Sim
Tríplice viral (sarampo, caxumba e rubéola)	Situações de risco aumentado	É considerado protegido o indivíduo que tenha recebido, em algum momento da vida, duas doses da vacina tríplice viral >1 ano de idade e com intervalo mínimo de 1 mês entre elas. Está indicada em situações de risco aumentado, já que a maioria das pessoas nessa faixa etária não é suscetível a essas doenças	Na população com mais de 60 anos é incomum encontrar indivíduos suscetíveis a sarampo, caxumba e rubéola. Para esse grupo, portanto, a vacinação não é rotineira. Porém, a critério médico (em situações de surtos, viagens, entre outros), pode ser recomendada. Containdicada para imunodeprimidos	Não	Sim

(*continua*)

Quadro 66.13 Calendário de vacinação da mulher com mais de 60 anos – Recomendações da Sociedade Brasileira de Imunizações (SBIm) – 2015/2016 (*continuação*)

Vacina	Quando indicar	Esquema e recomendação	Comentários	Disponibilidade de vacinas Gratuitas em rede pública	Rede privada
Herpes-zóster	Rotina	Dose única	Vacina recomendada mesmo para aquelas que já apresentaram quadro de herpes-zóster. Nesses casos, aguardar intervalo mínimo de 1 ano entre o quadro agudo e a aplicação da vacina. Em caso de pacientes com história de herpes-zóster oftálmico, ainda não existem dados suficientes para indicar ou contraindicar a vacina. Uso em imunodeprimidos: a vacina não deve ser empregada em indivíduos com estado de imunodeficiência primária ou adquirida ou em uso de terapêuticas em posologias consideradas imunossupressoras	Não	Sim

Orientações:
- Sempre que possível, preferir vacinas combinadas.
- Sempre que possível, considerar aplicações simultâneas na mesma visita.
- Qualquer dose não administrada na idade recomendada deve ser aplicada na visita subsequente.
- Eventos adversos significativos devem ser notificados às autoridades competentes.
- Algumas vacinas podem estar especialmente recomendadas para pacientes portadores de comorbidades ou em outra situação especial.

Leitura complementar

Conry JA, Brown H. Well-Woman Task Force: components of the well-woman visit. Obstet Gynecol Oct 2015, 126(4):697-701.

Ministério da Saúde. Diretrizes Brasileiras para o rastreamento do câncer do colo do útero. Rio de Janeiro, RJ: Instituto Nacional de Câncer/Ministério da Saúde, 2011.

Ministério da Saúde. Diretrizes para a detecção precoce do câncer de mama no Brasil. Rio de Janeiro: Ministério da Saúde, 2015.

Ministério da Saúde. Protocolos da atenção básica: saúde das mulheres. Brasília, DF: Ministério da Saúde, 2016.

Ministério da Saúde. Rastreamento – Série A. Normas e Manuais Técnicos – Cadernos de Atenção Primária n. 29. Brasília, 2010.

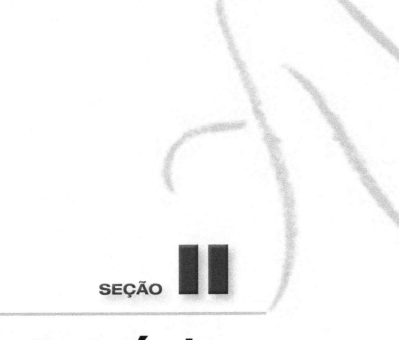

Obstetrícia

SEÇÃO II

CAPÍTULO 67

Período Implantacional e Embriogênese

Alberto Borges Peixoto
Edward Araujo Júnior
Luciano Eliziário Borges Júnior

CICLO MENSTRUAL

Durante a puberdade ocorre a normalização dos ciclos menstruais, os quais são controlados pelo hipotálamo. O hormônio liberador de gonadotrofinas (GnRH) passa a ser segregado de modo pulsátil pelo hipotálamo, que estimula a secreção de gonadotrofinas pela adeno-hipófise. O hormônio folículo-estimulante (FSH) e o hormônio luteinizante (LH) estimulam e controlam as funções cíclicas do ovário.

Sob o controle das gonadotrofinas, cerca de 15 a 20 folículos primários são estimulados a se desenvolver até que apenas um folículo atinja a maturidade. Durante o estágio de maturação folicular, as células da granulosa, presentes na parede dos folículos, segregam níveis crescentes de estrogênio até atingir o pico de secreção horas antes da ovulação (Figura 67.1). Após a ovulação, as células da granulosa remanescentes na parede do folículo, juntamente com as células da teca, sob estímulo do LH, passam a apresentar pigmentação amarelada e se transformam em corpo lúteo (Figura 67.2). As células do corpo lúteo segregam progesterona, que, juntamente com o estrogênio, prepara o tecido endometrial para a implantação.

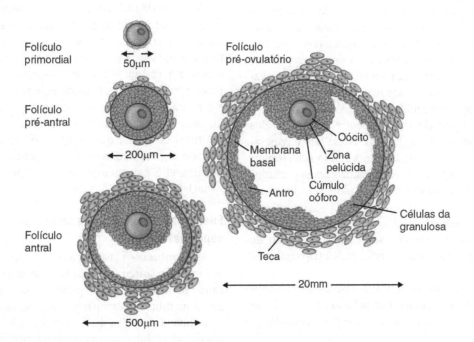

Figura 67.1 Estágio de desenvolvimento e maturação folicular. Durante o desenvolvimento folicular ocorre aumento do número de células da granulosa, que são responsáveis pelo aumento crescente na produção de estrogênio. Durante os últimos dias da maturação folicular o estrogênio, produzido pelos folículos secundários, estimula a produção de LH pelas células da adeno-hipófise. O LH faz um folículo passar para a fase de folículo pré-ovulatório. (Reproduzida de http://es.slideshare.net/jotapex/07-ciclo-menstrual.)

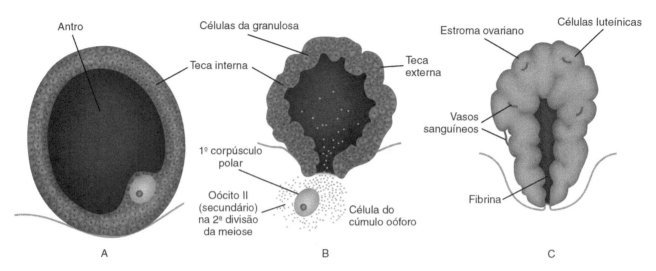

Figura 67.2A Folículo no período pré-ovulatório ocasionando protuberância na superfície do ovário. **B** Ovulação. **C** Corpo lúteo. (Reproduzida de Sadler TW. Primeira semana do desenvolvimento: da oocitação à implantação. In: Sadler TW: Embriologia médica. Rio de Janeiro: Guanabara Koogan, 2005: 21-32.)

Antes da ovulação, as fímbrias uterinas começam a varrer a superfície do ovário com o objetivo de captar o oócito liberado. A condução do oócito pela tuba uterina ocorre graças à contratilidade rítmica de suas paredes e ao movimento dos cílios do epitélio de revestimento tubário. A fertilização do oócito ocorre na região ampular da tuba uterina. Após ser fertilizado, o oócito se transforma em zigoto, o qual, em 3 a 4 dias, atinge a cavidade uterina na forma de mórula.

FERTILIZAÇÃO

Apenas 1% dos espermatozoides depositados no canal vaginal penetra na cérvice uterina. Propulsionados pelo movimento de sua cauda e auxiliados pelo movimento dos líquidos produzidos pelos cílios uterinos, atingem a região ístmica do útero. Ao chegarem ao istmo uterino, os espermatozoides têm seu movimento reduzido e se tornam imóveis até a ovulação. Para a fertilização do óvulo são necessárias, inicialmente, a capacitação dos espermatozoides e a reação acrossômica.

A capacitação é o período em que ocorre a interação dos espermatozoides com o epitélio tubário. Nessa fase é removida a membrana plasmática que reveste a região acrossômica dos espermatozoides. Apenas os espermatozoides capacitados podem ultrapassar a *corona radiata* do óvulo e se submeter à reação acrossômica.

A reação acrossômica ocorre após a ligação do espermatozoide à zona pelúcida. Nessa fase ocorre a liberação de enzimas (acrosina e substâncias semelhantes à tripsina) pelo acrossomo.

As fases da fertilização incluem: fase 1 – penetração na *corona radiata*; fase 2 – penetração na zona pelúcida; fase 3 – fusão entre a membrana celular do oócito e a do espermatozoide.

Penetração na *corona radiata*

Dos milhões de espermatozoides depositados no trato genital inferior feminino, apenas cerca de 500 chegam ao local da fertilização. Os espermatozoides que sofreram o processo de capacitação são capazes de ultrapassar a *corona radiata* do oócito. A dispersão das células foliculares que envolvem o oócito e a zona pelúcida para passagem dos espermatozoides parece resultar, principalmente, da liberação da enzima hialuronidase pelo acrossomo dos espermatozoides.

Penetração na zona pelúcida

Essa é a fase mais importante do início da fertilização. A zona pelúcida é uma camada de glicoproteínas que circunda o oócito e facilita e mantém a ligação do espermatozoide, além de induzir a reação acrossômica. A penetração do espermatozoide na zona pelúcida é garantida pela liberação de enzimas do acrossomo, como esterase, acrosina e neuraminidase. A mais importante dessas enzimas é a proteolítica acrosina. A liberação dessas enzimas possibilita a passagem do espermatozoide pela zona pelúcida até entrar em contato com a membrana plasmática do oócito. Quando isso ocorre, enzimas lisossômicas são liberadas pelos grânulos corticais, que ocupam o espaço perivitelínico e alteram as propriedades da zona pelúcida, mantendo-a impermeável à passagem de outros espermatozoides (reação zonal).

Fusão entre a membrana celular do oócito e a do espermatozoide

As membranas plasmáticas do oócito e do espermatozoide se fundem e sofrem dissolução na área de fusão. A cabeça e a cauda do espermatozoide penetram no citoplasma do oócito, mas a membrana plasmática fica para trás (Figura 67.3).

Depois da entrada do espermatozoide, o oócito, que tinha sua divisão celular interrompida na metáfase da segunda divisão meiótica, termina sua divisão e forma o oócito maduro e o segundo corpúsculo polar. Em seguida, o núcleo do oócito maduro se torna o pronúcleo feminino.

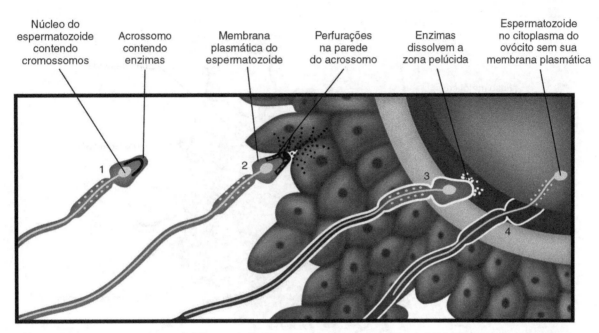

Figura 67.3 Fases de penetração do espermatozoide no oócito. (Reproduzida de Moore KL, Persaud TVN, Torchia MG. Primeira semana do desenvolvimento. In: Moore – Embriologia básica. São Paulo: Elsevier, 2012:21-6.)

Dentro do citoplasma do oócito, o núcleo do citoplasma aumenta de tamanho, formando o pronúcleo masculino, e a cauda do espermatozoide se degenera. Os pronúcleos masculino e feminino são morfologicamente indistinguíveis, entram em contato estreito e perdem seu envoltório nuclear (carioteca). Durante a fase de crescimento dos pronúcleos ocorre a replicação do DNA.

As membranas dos pronúcleos se dissolvem e os cromossomos se condensam e se dispõem para a divisão celular mitótica. O oócito fertilizado, ou zigoto, é um embrião unicelular com 46 cromossomos (Figura 67.4).

A fertilização termina em até 24 horas após a ovulação.

CLIVAGEM DO ZIGOTO

Consiste em divisões mitóticas repetidas do zigoto à medida que este avança pela tuba uterina em direção ao útero (Figura 67.5). As células resultantes dessa divisão são denominadas blastômeros. Até o estágio de oito células, os blastômeros se encontram ligados frouxamente. Após o estágio de nove células ocorre a compactação, fenômeno pelo qual os blastômeros se ajustam firmemente graças às glicoproteínas de adesão localizadas na superfície celular. Quando o aglomerado de blastômeros apresenta 16 células, forma-se a mórula. As células da camada interna da mórula, que darão origem ao embrião, estão envolvidas por uma camada de células achatadas denominadas trofoblastos.

Formação do blastocisto

Cerca de 4 dias após a fertilização, a mórula atinge a cavidade uterina. Pouco tempo depois, o fluido presente no interior da cavidade uterina penetra pela zona pelúcida, formando um espaço no interior da mórula cheio de fluido, denominado blastocele. Nesse momento, o embrião é um blastocisto.

As células da camada mais externa – trofoblasto – darão origem à parte embrionária da placenta. Um aglomerado de blastômeros localizados centralmente – embrioblasto – dará origem ao embrião.

Depois de o blastocisto ter flutuado no interior do líquido da cavidade uterina por cerca de 2 dias, a zona pelúcida se degenera e desaparece. Cerca de 6 dias após a fertilização, o blastocisto se implanta nas células da cavidade uterina e as células do trofoblasto se proliferam rapidamente, diferenciando-se em duas camadas: citotrofoblasto (camada celular interna) e sinciciotrofoblasto (camada celular externa) (Figura 67.6).

As células do sinciciotrofoblasto se proliferam e invadem o estroma do tecido endometrial. Durante o processo de invasão as células do sinciciotrofoblasto promovem erosão nas glândulas, capilares e tecido conjuntivo do endométrio.

FORMAÇÃO DA CAVIDADE AMNIÓTICA, DO DISCO EMBRIONÁRIO E DO SACO VITELÍNICO

Durante o período de implantação do blastocisto surge uma cavidade na massa celular interna, que representa o primórdio da cavidade amniótica. Concomitantemente ocorrem modificações morfológicas na massa celular interna (embrioblasto), resultando na formação de uma placa bilaminar (disco embrionário). As duas camadas resultantes dessa transformação são o epiblasto e o hipoblasto.

Enquanto o epiblasto forma o assoalho da cavidade amniótica, o hipoblasto forma o teto da cavidade exocelômica. A membrana da cavidade exocelômica se modifica e forma o saco vitelínico primitivo.

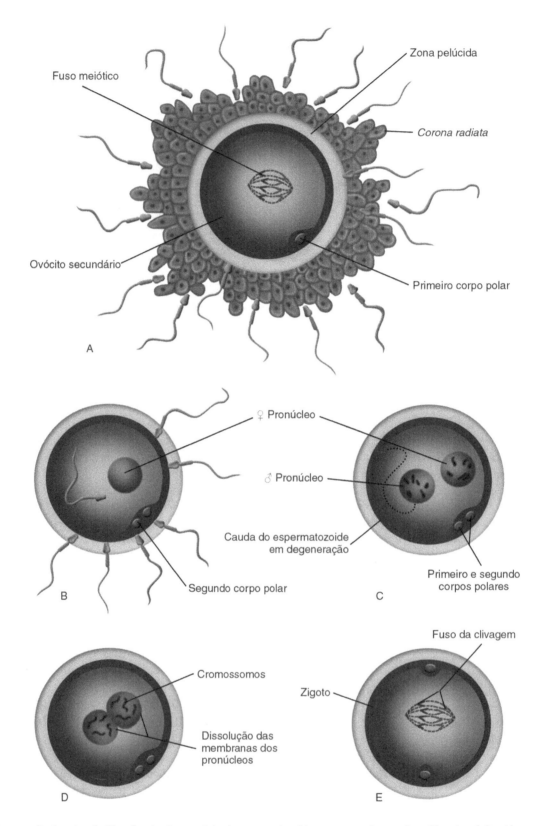

Figura 67.4 Diagrama ilustrando a fertilização, desde o contato do espermatozoide com a membrana plasmática do oócito até o emparelhamento dos cromossomos maternos e paternos na metáfase da primeira divisão mitótica do zigoto. **A** Oócito secundário rodeado por vários espermatozoides. **B** A *corona radiata* desapareceu; um único espermatozoide penetrou no oócito e ocorreu a segunda divisão meiótica com formação do oócito maduro. O núcleo do ovo é o pronúcleo feminino. **C** Aumento da cabeça do espermatozoide, formando o pronúcleo masculino. **D** Fusão dos pronúcleos. **E** Formação do zigoto diploide com 46 cromossomos. (Reproduzida de Moore KL, Persaud TVN, Torchia MG. Primeira semana do desenvolvimento. In: Moore – Embriologia básica. São Paulo: Elsevier, 2012:21-6.)

Capítulo 67   Período Implantacional e Embriogênese   **565**

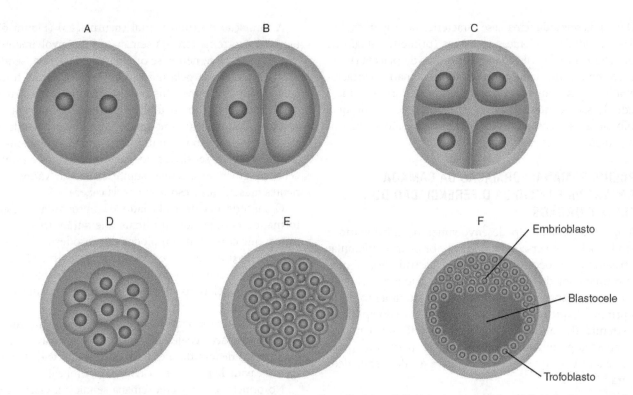

Figura 67.5 Etapas de divisão do zigoto. **A** Fusão dos pronúcleos masculino e feminino. **B** Estágio de duas células. **C** Estágio de quatro células. **D** Estágio de oito células. **E** Estágio de 16 células (mórula). **F** Blastocisto, identificando-se blastocele, embrioblasto e trofoblasto. (Reproduzida de http://vounascer.com/gravidez/a-gravidez-semana-a-semana.)

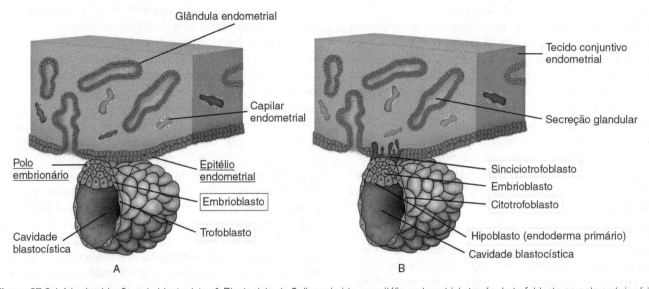

Figura 67.6 Início da nidação pelo blastocisto. **A** Blastocisto de 6 dias aderido ao epitélio endometrial através do trofoblasto no polo embrionário. **B** Blastocisto de 7 dias. (Reproduzida de Moore KL, Persaud TVN, Torchia MG. Primeira semana do desenvolvimento. In: Moore – Embriologia básica. São Paulo: Elsevier, 2012:21-6).

Durante a formação da cavidade amniótica, do disco embrionário e do saco vitelínico, surgem cavidades isoladas no interior do sinciciotrofoblasto denominadas lacunas. As lacunas se enchem de sangue materno e secreção das glândulas endometriais erodidas. Essa mistura, localizada no interior das lacunas, é importante para nutrição do disco embrionário.

Em um embrião de 12 dias, lacunas adjacentes ao sinciciotrofoblasto se fundem e dão origem à rede de lacunas (primórdios do espaço interviloso da placenta). Em seguida, o sinciciotrofoblasto promove erosão nos vasos sanguíneos endometriais, possibilitando que o sangue materno flua para dentro da rede de lacunas e estabelecendo a circulação uteroplacentária primitiva.

O final da segunda semana se caracteriza pelo aparecimento das vilosidades coriônicas primárias (primeiro estágio do desenvolvimento das vilosidades coriônicas da placenta).

O córion é constituído por mesoderma somático extraembrionário e duas camadas do trofoblasto. O córion forma a parede do saco coriônico (saco gestacional), dentro do qual o embrião e os sacos amniótico e vitelínico estão suspensos pelo pedículo do embrião.

TERCEIRA SEMANA: FORMAÇÃO DA CAMADA GERMINATIVA E INÍCIO DA DIFERENCIAÇÃO DOS TECIDOS E ÓRGÃOS

A terceira semana do desenvolvimento embrionário é marcada pela conversão do disco embrionário bilaminar em trilaminar, processo denominado gastrulação, o qual seria o precursor de todos os tecidos embrionários (Figura 67.7). Essas mudanças se iniciam com o surgimento da linha primitiva, que resulta de um espessamento do epiblasto na extremidade caudal do disco embrionário, formando as três camadas germinativas do embrião, a partir das quais ocorrerá a formação de todos os órgãos e tecidos específicos (Figura 67.8):

1. **Ectoderma embrionário:** dá origem à epiderme e seus anexos; aos sistemas nervosos central e periférico; aos epitélios sensoriais do olho, da orelha e do nariz; às glândulas mamárias; às glândulas subcutâneas, ao esmalte dos dentes e a alguns tecidos conjuntivos da cabeça.
2. **Endoderma embrionário:** dá origem aos revestimentos epiteliais das vias respiratórias e gastrointestinais; às células glandulares do trato gastrointestinal e órgãos associados, como fígado e pâncreas; ao parênquima de tireoide, paratireoide, timo e à maior parte da uretra e do revestimento da bexiga.
3. **Mesoderma embrionário:** dá origem ao tecido conjuntivo; aos músculos esqueléticos; ao revestimento dos vasos sanguíneos; às células sanguíneas; à musculatura lisa; aos órgãos e ductos do aparelho geniturinário; à maior parte do aparelho cardiovascular; e às cartilagens, ossos, ligamentos e tendões.

No início da terceira semana ocorre também o processo notocordal, que surge a partir da linha primitiva, mais precisamente a partir de células mesenquimais do nó primitivo. Essas células se estendem cefalicamente entre o ectoderma e o endoderma até a placa precordal, formando o canal notocordal, cujas aberturas coalescem, formando a notocorda, correspondente ao eixo primitivo do embrião em torno do qual se formará o esqueleto axial (Figura 67.9).

O alantoide, também formado na terceira semana do desenvolvimento embrionário, corresponde a uma evaginação do saco vitelínico. Nos seres humanos, o alantoide formará os vasos que nutrirão a placenta e permanecerá durante o desenvolvimento na forma do úraco, que corresponde a uma linha entre a bexiga e a região umbilical. Na vida adulta, o úraco é representado pelo ligamento umbilical mediano.

A formação do tubo neural (neurulação) (Figura 67.10) também ocorre na terceira semana do desenvolvimento embrionário. A placa neural se origina do ectoderma, sendo sua formação induzida pela notocorda. A placa neural forma os sulcos neurais e, após a fusão desses, forma-se o sistema nervoso primordial (tubo neural). A partir desse momento ocorre a migração de células neuroectodérmicas, formando, entre o ectoderme e o tubo neural, a crista neural. Originam-se, assim, os gânglios sensitivos dos nervos cranianos e espinhais, células pigmentares, células suprarrenais e de vários componentes musculares e esqueléticos da cabeça.

O mesoderma de cada lado da notocorda se espessa, formando colunas longitudinais que darão origem aos somitos, que consistem em blocos de mesoderma localizados ao lado do tubo neural em desenvolvimento e são sempre formados no sentido craniocaudal, dando origem à maior parte do esqueleto axial, aos músculos associados e à derme adjacente.

O celoma embrionário surge como espaços no mesoderma. Esses espaços coalescem, formando uma cavidade única em formato de ferradura que dará origem à cavidade pericárdica, à cavidade pleural e à cavidade peritoneal.

No princípio da terceira semana se inicia a vasculogênese. Células mesenquimais se diferenciam em células formadoras dos vasos (angioblastos), as quais se agregam, formando as ilhotas sanguíneas. Os angioblastos formam o endotélio dos vasos, e as ilhotas se fundem, formando os canais vasculares e determinando assim a vasculogênese. As células sanguíneas se originam a partir das células dos vasos sanguíneos.

O coração é formado a partir de células mesenquimais e está representado por um par de tubos cardíacos endoteliais que se fundem, formando um coração tubular, o qual está unido a vasos no embrião, no saco vitelínico e no córion, constituindo o sistema cardiovascular primitivo. O coração começa a bater no final da terceira semana e nos primeiros dias da quarta semana, sendo considerado o primeiro sistema de órgão funcional do ser humano.

Ainda na terceira semana acontece o desenvolvimento das vilosidades coriônicas secundárias e terciárias, a partir, respectivamente, da penetração do mesênquima nas vilosidades coriônicas primárias e da diferenciação de células mesenquimais das vilosidades em vasos sanguíneos e da visibilização desses nas vilosidades. Ao se formarem as vilosidades terciárias, ocorre a proliferação do citotrofoblasto, o qual se estende através do sinciciotrofoblasto, formando a capa citotrofoblástica, que ancora o saco embrionário ao endométrio materno.

Da quarta à oitava semana – Organogênese

As principais estruturas interna e externa se formam entre a quarta e a oitava semana do desenvolvimento embrionário, porém o sistema cardiovascular é o único que não é minimamente funcionante. Como esse período se caracteriza pela rápida e intensa diferenciação, a exposição do embrião a agentes teratogênicos pode ocasionar diversas anomalias.

Capítulo 67 Período Implantacional e Embriogênese

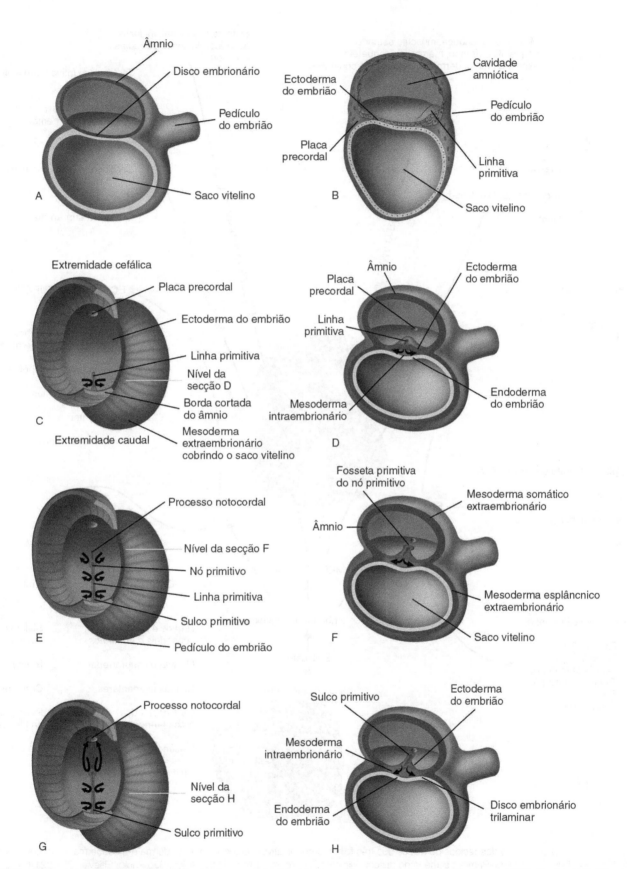

Figura 67.7A a H Desenhos ilustrando a formação do disco embrionário trilaminar. (Reproduzida de Moore KL, Persaud TVN, Torchia MG. Primeira semana do desenvolvimento. In: Moore – Embriologia básica. São Paulo: Elsevier, 2012:21-6).

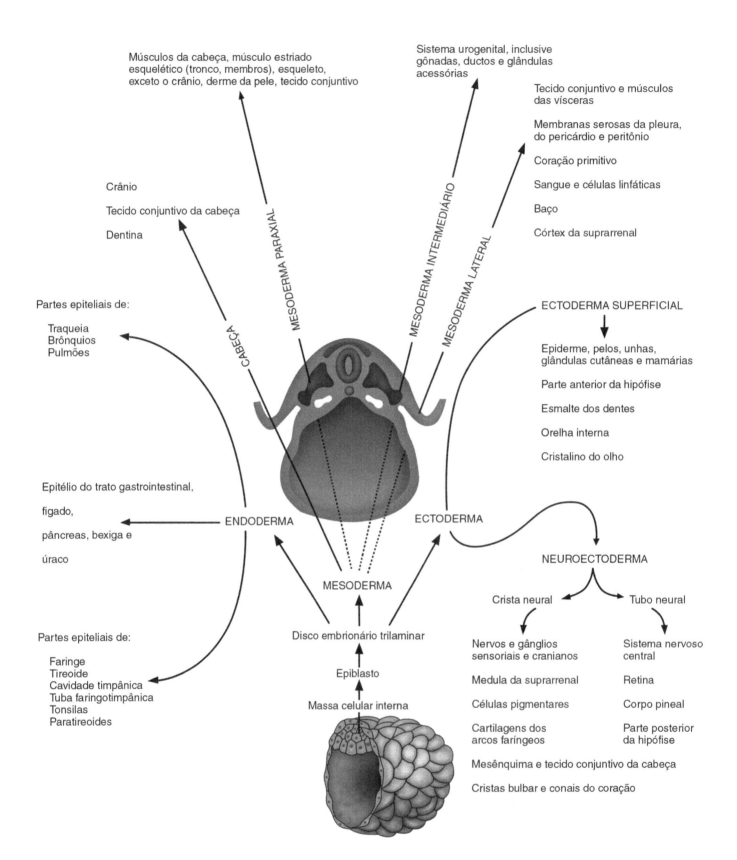

Figura 67.8 Representação dos tecidos derivados dos três folhetos germinativos: ectoderma, endoderma e mesoderma. (Reproduzida de Moore KL, Persaud TVN, Torchia MG. Primeira semana do desenvolvimento. In: Moore – Embriologia básica. São Paulo: Elsevier, 2012:21-6).

Capítulo 67 Período Implantacional e Embriogênese

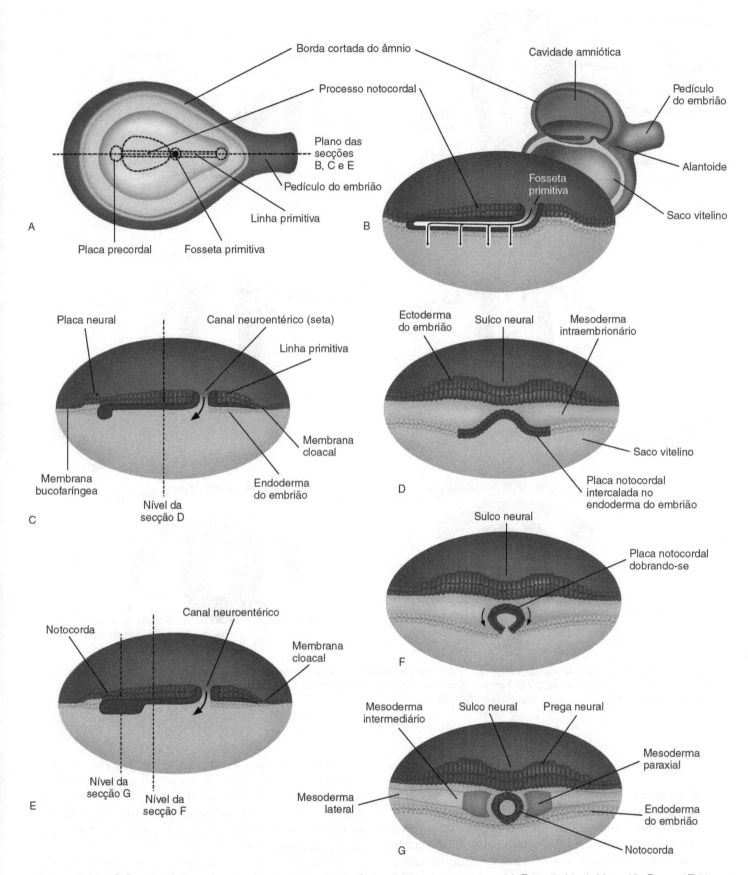

Figura 67.9A a G Desenvolvimento posterior da notocorda pela transformação do processo notocordal. (Reproduzida de Moore KL, Persaud TVN, Torchia MG. Primeira semana do desenvolvimento. In: Moore – Embriologia básica. São Paulo: Elsevier, 2012:21-6).

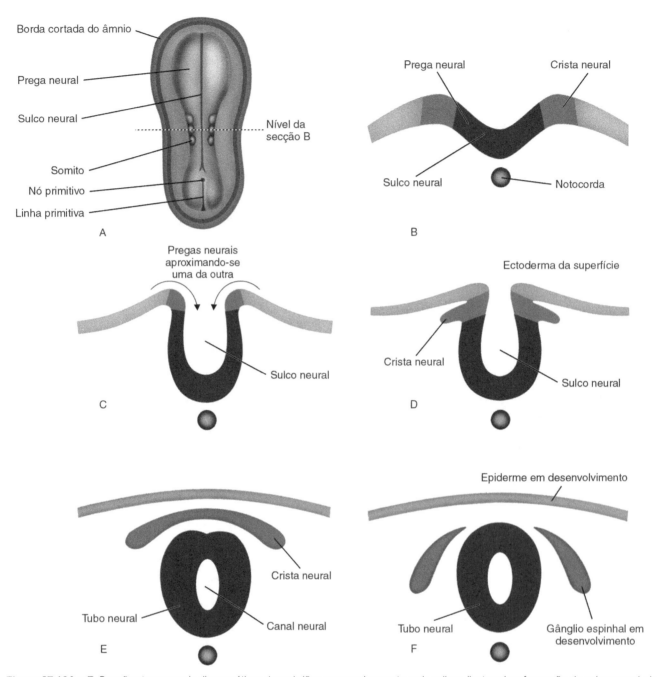

Figura 67.10A a F Secções transversais diagramáticas de embriões progressivamente mais velhos, ilustrando a formação do sulco neural, do tubo neural e da crista neural até o fim da quarta semana. (Reproduzida de Moore KL, Persaud TVN, Torchia MG. Primeira semana do desenvolvimento. In: Moore – Embriologia básica. São Paulo: Elsevier, 2012:21-6).

O desenvolvimento humano pode ser dividido em três fases:

1. **Crescimento:** corresponde à divisão celular e à elaboração de produtos celulares.
2. **Morfogênese:** presença de diversas interações complexas em sequência ordenada, tendo como consequência o desenvolvimento do tamanho e da forma de um órgão ou tecido.
3. **Diferenciação:** ocorre a maturação dos processos fisiológicos, de modo que tecidos e órgãos se tornam capazes de executar funções especializadas.

No início da quarta semana ocorre o dobramento nos planos mediano e horizontal, o qual converte o disco embrionário trilaminar em um embrião cilíndrico em formato de C. A formação da cabeça, da eminência caudal e das pregas laterais representa uma sequência contínua de eventos que resulta em constrição entre o embrião e o saco vitelínico.

Com o dobramento cefálico ventral, parte da camada endodérmica é incorporada pela região cefálica do embrião, formando o intestino anterior. O dobramento da região cefálica também leva a membrana bucofaríngea e o coração a se deslocarem ventralmente, tornando o encéfalo em desenvolvimento a parte mais cefálica do embrião.

Com o dobramento ventral da eminência caudal, parte da camada germinativa endodérmica é incorporada pela extremidade caudal do embrião, formando o intestino posterior. A parte terminal do intestino posterior se expande, formando a cloaca. O dobramento da região caudal também resulta no deslocamento da membrana cloacal, do alantoide e do pedículo do embrião para a superfície ventral do embrião.

O intestino médio é formado pela incorporação de parte do endoderma ao embrião mediante um dobramento deste no plano horizontal. O saco vitelínico permanece unido ao intestino médio através de um pedículo vitelínico. Durante o dobramento horizontal ocorre a formação dos primórdios das paredes lateral e ventral do corpo. O revestimento epitelial do cordão umbilical é formado a partir da expansão do âmnio, envolvendo então o pedículo do embrião, o alantoide e o pedículo vitelínico.

A formação dos primórdios de todos os principais sistemas de órgãos ocorre mediante a diferenciação das três camadas germinativas nos vários tecidos e órgãos.

No final da oitava semana, o embrião apresenta características indubitavelmente humanas. O aspecto externo do embrião é influenciado pela formação do encéfalo, do coração, do fígado, dos membros, das orelhas, do nariz e dos olhos.

Leitura complementar

Allen CA, Green DP. The mammalian acrosome reaction: gateway to sperm fusion with the oocyte? Bioessays 1997; 19(3):241-7.

Archer DF, Zeleznik AJ, Rockette HE. Ovarian follicular maturation in women. 2. Reversal of estrogen inhibited ovarian folliculogenesis by human gonadotropin. Fertil Steril 1988; 50(4):555-61.

Barrat CLR, Cooke ID. Sperm transport in the human female reproductive tract: a dynamic interaction. Int J Androl 1991; 14:394.

Boldt J, Howe AM, Parkerson JB, Gunter LE, Kuehn E. Carbohydrate involvement in sperm-egg fusion in mice. Biol Reprod 1989; 40(4):887-96.

Burrows TD, King A, Loke YW. Expression of integrins by human trophoblast and differential adhesion to laminin or fibronectin. Hum Reprod 1993; 8(3):475-84.

Carr DH. Chromosome studies in selected spontaneous abortions: polyploidy in man. J Med Genet 1971; 8(2):164-74.

Cowchock S. Autoantibodies and fetal wastage. Am J Reprod Immunol 1991; 26:38.

Edwards RG, Bavister BD, Steptoe PC. Early stages of fertilization in vitro of human oocytes matured in vitro. Nature 1969; 221:632-5.

Enders AC, Hendrickx AG, Schlafke S. Implantation in the rhesus monkey: initial penetration of endometrium. Am J Anat 1983; 167(3):275-98.

Handyside AH, Kontogianni EH, Hardy K, Winston RM. Pregnancies from biopsied human preimplantation embryos sexed by Y-specific DNA amplification. Nature 1990; 19: 344(6268):768-70.

Johnson MH, Everitt BJ. Essential reproduction. 5. ed. London: Blackwell Science Limited, 2000.

Moore KL, Persaud TV, Torchia MG. Primeira semana do desenvolvimento. In: Moore KL. Embriologia básica. São Paulo: Elsevier, 2012: 21-6.

Pedersen RA, Wu K, Balakier H. Origin of the inner cell mass in mouse embryos: cell lineage analysis by microinjection. Dev Biol 1986; 117(2):581-95.

Sadler TW. Primeira semana do desenvolvimento: da oocitação à implantação. In: Sadler TW. Embriologia médica. Rio de Janeiro: Guanabara Koogan, 2005:21-32.

Wasserman PM. Fertilization in mammals. Sci Am 1988; 259:58.

CAPÍTULO 68

Fisiologia Placentária

Carolina Andrade Guedes dos Santos
Maria Laura Nogueira Campos

INTRODUÇÃO

A placenta é um órgão fundamental para a manutenção da gravidez e para o crescimento e desenvolvimento do feto. Esse órgão, além de exercer importante função endócrina, promove a interação materno-fetal que possibilita o transporte de nutrientes, o aporte de oxigênio e a excreção de metabólitos fetais.

EMBRIOLOGIA

O desenvolvimento placentário e fetal se inicia com a fecundação nas tubas uterinas, que forma o zigoto. Este, após passar pelos processos de clivagem e divisão dos blastômeros, dará origem à mórula, que atingirá a cavidade uterina cerca de 3 dias após a fecundação. A mórula passa a ser denominada blastocisto com o acúmulo de líquido entre suas células, formando uma cavidade (Figura 68.1).

Em torno do sexto dia o blastocisto se implanta no endométrio que, nesse momento, se encontra no pico de seu desenvolvimento influenciado pela progesterona produzida pelo corpo lúteo. Ocorre, então, a diferenciação do trofoblasto em sinciciotrofoblasto e citotrofoblasto. O sinciciotrofoblasto, constituído de um citoplasma sem limites celulares com núcleos polimorfos, é um epitélio especializado com funções como transporte de gases e nutrientes e síntese hormonal. O citotrofoblasto, por sua vez, é formado por células germinativas que darão origem às vilosidades coriônicas, fundamentais no estabelecimento da circulação uteroplacentária.

A partir do oitavo dia, com o blastocisto totalmente inserido na decídua – nome dado ao endométrio gravídico –, surgem pequenos espaços no sinciciotrofoblasto, que se fundem e formam lacunas. Com a invasão dos capilares da decídua, essas lacunas serão preenchidas por sangue materno. São estabelecidas, então, as primeiras relações uteroplacentárias, determinando o período lacunar pré-viloso e iniciando a nutrição hemotrófica.

A proliferação do citotrofoblasto extraviloso, com o aprofundamento da invasão do blastocisto, leva à formação dos vilos primários, cobertos pelo sinciciotrofoblasto. A fusão das lacunas, delimitadas por colunas de citotrofoblasto, forma o espaço interviloso. Assim, inicia-se o período viloso.

O vilo secundário é caracterizado pela invasão de tecido conjuntivo – tecido mesenquimal derivado do mesoderma – no eixo das vilosidades. A partir da terceira semana, com a ocorrência da angiogênese, formam-se os vilos terciários – caracterizados pela presença de capilares fetais no interior do vilo (Figura 68.2).

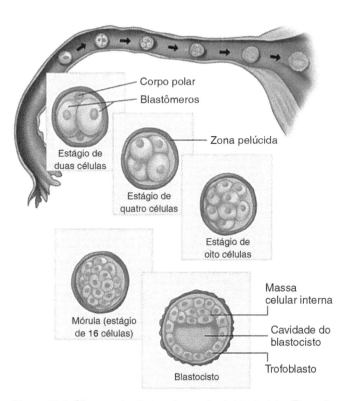

Figura 68.1 Clivagem do zigoto e formação do blastocisto. (Reproduzida de Williams Obstetrícia, 2012.)

Capítulo 68 Fisiologia Placentária **573**

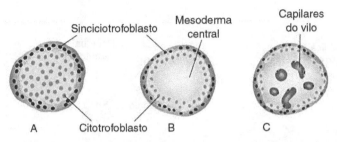

Figura 68.2 Desenvolvimento das vilosidades: (**A**) vilo primário; (**B**) vilo secundário; (**C**) vilo terciário. (Reproduzida de Zugaib Obstetrícia, 2012.)

A camada externa das vilosidades será, então, formada pelo sinciciotrofoblasto, enquanto a camada interna será formada pelo citotrofoblasto (células de Langhans). As vilosidades se ancoram na decídua através das vilosidades de ancoragem, estruturas não invadidas pelo mesênquima fetal.

As vilosidades, inicialmente, se localizam no entorno de toda a superfície do blastocisto. No decorrer da gestação, limitam-se à porção mais profunda da placenta, constituindo o cório frondoso, principal componente da placenta. As vilosidades voltadas para a cavidade endometrial regridem, formando o córion liso. À medida que a gestação progride, o córion se torna contíguo à decídua parietal materna, obliterando o lúmen uterino (Figura 68.3).

Dos vilos terciários primitivos, situados na placa coriônica (parte fetal da placenta), se originam os troncos vilosos de primeira ordem, que irão se dicotomizar e dar origem aos de segunda e terceira ordens (terminais) sucessivamente. Forma-se, então, o cotilédone fetal, conjunto de todos os troncos vilosos compostos por artéria e veia centrais, estroma e capilares.

A conexão do leito intraembrionário com o leito placentário será estabelecida entre o 32º e o 35º dia, com a fusão entre os vasos alantoidianos e os capilares vilosos. Nos vilos terciários ocorre o contato do sangue materno com o fetal, intermediado pela barreira placentária composta por uma camada contínua de sinciciotrofoblasto, uma de citotrofoblasto – que se torna descontínua a partir do segundo trimestre –, lâmina basal, tecido conjuntivo – derivado do mesoderma – e endotélio capilar fetal.

Invasão trofoblástica do endométrio

No primeiro trimestre da gestação, as células trofoblásticas têm alto potencial de invasão em virtude de sua capacidade de ativar proteinases presentes no endométrio e de segregar enzimas proteolíticas que digerem a matriz extracelular. São formadas colunas celulares que se estendem desde o endométrio até o miométrio em seu terço interno, o que se faz necessário para a formação da placenta hemocorial.

Na primeira onda de invasão, que ocorre antes da 12ª semana, há invasão e modificação das arteríolas espiraladas da decídua até o limite com o miométrio. Na segunda onda, entre 12 e 16 semanas, há destruição da porção intramiometrial das artérias espiraladas, convertendo-as em vasos dilatados e de baixa resistência. Há estudos que relacionam a inexistência dessa onda com o desenvolvimento da pré-eclâmpsia.

CIRCULAÇÃO MATERNO-FETAL

No decorrer da maturação placentária, as vilosidades vão se ramificando e se tornando mais numerosas. Os vasos fetais se tornam mais proeminentes na superfície das vilosidades e há redução do estroma, da camada do citotrofoblasto e da espessura do sinciciotrofoblasto que revestem as vilosidades. Desse modo, assegura-se uma estreita aproximação entre o leito capilar fetal e o sangue materno, facilitando as trocas materno-fetais.

Ao final do desenvolvimento placentário, podem ser encontradas a face fetal da placenta, onde se situam os vasos fetais coriônicos recobertos por âmnio, e a face materna, que se apresenta dividida em cotilédones delimitados por sulcos produzidos por septos de tecido fibroso. Os septos placentários não alcançam a placa coriônica, mantendo, portanto, a comunicação entre os cotilédones. Quando realizado o corte transversal da placenta, observam-se o âmnio, o córion, as vilosidade coriônicas, os espaços intervilosos, a lâmina basal (decídua) e o miométrio (Figura 68.4).

O sangue fetal pouco oxigenado e rico em excretas chega à placenta através das duas artérias umbilicais que, após atravessarem o âmnio, se ramificam e se dividem repetidamente até as divisões terminais, formando uma ampla rede de capilares nas vilosidades coriônicas. Após as trocas gasosas, o sangue rico em oxigênio segue por vasos cada vez mais calibrosos e passa pela placa coriônica para chegar ao feto através de uma veia umbilical única.

A irrigação do útero é realizada pelas artérias uterinas (ramos das ilíacas internas) e artérias ovarianas. A artéria uterina, na altura do istmo, dá origem aos ramos descendente – que irriga a porção superior da vagina e a porção inferior do colo uterino – e ascendente – que emite um ramo para irrigar a por-

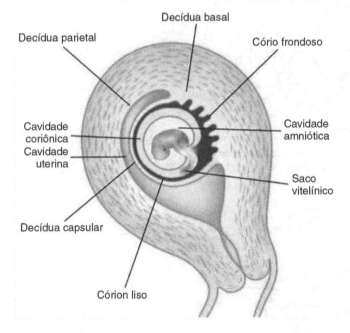

Figura 68.3 Decídua e córion. (Reproduzida de Zugaib Obstetrícia, 2012.)

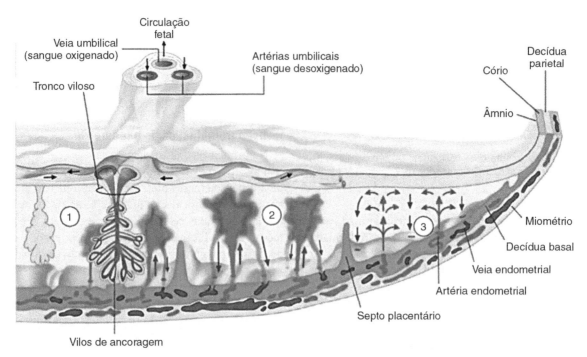

Figura 68.4 Circulação materno-fetal: (1) circulação nos troncos vilosos – sangue fetal, (2) circulação do sangue materno no espaço interviloso e (3) trajeto do fluxo de sangue materno.

ção superior do colo uterino e outros que irão margear o útero e penetrar no miométrio, dando origem às artérias arqueadas. Destas, por sua vez, se originam artérias radiais, que penetram no útero em ângulo reto. Dois tipos de arteríolas, que são ramificações diretas das artérias radiais, penetram diretamente no endométrio: as arteríolas basais, que irrigam o terço basal, e as arteríolas espiraladas, que atingem a superfície do endométrio, irrigando a decídua (Figura 68.5).

O sangue materno oxigenado e rico em nutrientes deixa a circulação materna através das artérias espiraladas, impulsionado pela pressão arterial, desemboca nos espaços intervilosos e se dirige à placa coriônica, banhando a superfície externa das

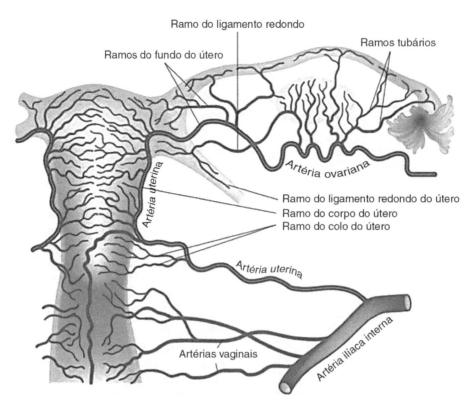

Figura 68.5 Suprimento arterial uterino.

vilosidades. Assim é garantida a troca de produtos metabólicos e gasosos com o sangue fetal. A drenagem ocorre pelos orifícios venosos da placa basal, promovendo o retorno à circulação materna pelas veias uterinas.

TRANSPORTE PLACENTÁRIO

Uma eficiente transferência de nutrientes através da placenta é fundamental para o crescimento e o desenvolvimento do feto. Entre os mecanismos envolvidos nesse transporte (Quadro 68.1), os principais são:

- **Difusão simples:** a transferência ocorre pela diferença de concentração entre dois solutos separados por uma membrana permeável, sem consumo de energia. Com a evolução da gestação a espessura da barreira placentária diminui e a superfície de trocas aumenta, facilitando o processo. As principais substâncias transportadas por esse mecanismo são os gases respiratórios (oxigênio e dióxido de carbono).
- **Difusão facilitada:** transporte ativo que ocorre por meio de proteínas transportadoras – que se ligam a substâncias e transpõem a barreira placentária. O principal exemplo é a glicose, transportada pelo GLUT-1.
- **Canais iônicos:** canais presentes na membrana fosfolipídica que possibilitam a difusão de moléculas com carga e tamanho específicos (p. ex., sódio, potássio, magnésio, cloro, bicarbonato e fosfato).
- **Pinocitose:** projeções do sinciciotrofoblasto englobam porções de plasma, transportando macromoléculas através de inclusões citoplasmáticas. Albumina e imunoglobulina são as principais substâncias.

FUNÇÕES ENDÓCRINAS E METABÓLICAS

As funções metabólicas e endócrinas da placenta são fundamentais para a manutenção de uma gestação. Entre as metabólicas pode ser destacada a síntese de glicogênio e colesterol, que constituem as fontes de energia fetal. A produção considerável de glicogênio pela placenta – mediante a absorção de glicose da circulação materna – proporciona importante reserva energética para o desenvolvimento fetal. O colesterol, além de fonte de energia, é fundamental para a produção placentária de progesterona e estrogênios. A placenta é também capaz de regular o metabolismo proteico de acordo com as demandas de crescimento ao longo da gestação. A grande quantidade de lactato produzida como produto residual do metabolismo é removida por meio de transportadores L-lactato presentes nas microvilosidades e na membrana basal.

Como a placenta não é um órgão inervado, a comunicação entre placenta, feto e mãe é feita por meio de agentes humorais. As moléculas agem por regulação parácrina e autócrina.

O principal local de produção hormonal na placenta é o trofoblasto do vilo corial. Os hormônios produzidos pela placenta, que serão liberados nas circulações materna e fetal, podem ser peptídicos – como a gonadotrofina coriônica humana (HCG), o lactogênio placentário (HPL), o hormônio liberador de corticotrofina (CRH), os fatores de crescimento tipo insulina (IGF), as citocinas, o hormônio de crescimento (GH), o fator de crescimento do endotélio vascular (VEGF) e o fator de crescimento placentário (PIGF) – ou esteroides – como estrogênio, progesterona e glicocorticoides.

A secreção de HCG pelo trofoblasto no início da gestação é responsável por manter a atividade endócrina do corpo lúteo. A HCG pode ser detectada no sangue materno por volta do oitavo dia após a concepção e atinge o pico na oitava semana de gestação. A partir da 13ª semana, os níveis de HCG caem significativamente e atingem um platô, uma vez que a progesterona passa a ser produzida pela própria placenta.

O HPL tem a função de aumentar a oferta de glicose para o feto mediante a diminuição das reservas maternas de ácidos graxos com a alteração da secreção de insulina materna.

O eixo IGF contém sinalizações complexas e é fundamental na regulação do crescimento fetal. O IGF-2 atua por ligação ao receptor de IGF-1, originando uma cascata de sinalização que induz a proliferação celular, a sobrevivência e o crescimento fetal.

O CRH, sintetizado pelo sinciciotrofoblasto, tem sua expressão estimulada por glicocorticoide se inibida pela progesterona e pelo estrogênio. Seus níveis séricos aumentam no decorrer da gestação. Está ligado à proteína de ligação de CRH (CRHBP), segregada pelo fígado, que impede seu efeito na hipófise materna. Se os níveis de CRHBP sofrem redução antes do termo, o CRH fica livre e pode desencadear o trabalho de parto – aumento rápido de CRH pode ser visto em mulheres com trabalho de parto prematuro idiopático. Quando atinge a circulação fetal, o CRH pode aumentar a produção de cortisol, a maturação pulmonar e a produção de surfactante.

O VEGF, sintetizado no trofoblasto e nos macrófagos das vilosidades, está envolvido na angiogênese do início da gestação, agindo mediante a ligação a dois receptores (VEGF-R1 e VEGF-R2) presentes no endotélio vascular viloso, e sua secreção é inibida pela proteína de ligação sFLT-1. O PIGF atua na angiogênese no último trimestre da gestação e tem sua expressão inibida pela hipoxia.

Os hormônios esteroides, derivados do colesterol, são moléculas lipófilas que atravessam facilmente a membrana celular e têm a capacidade de alterar geneticamente a célula, promovendo alteração nos eventos bioquímicos.

A progesterona é produzida, inicialmente, pelo corpo lúteo; no entanto, a partir de 35 a 47 dias após a ovulação, a produção placentária passa a ser suficiente para manutenção da gravidez. Esse hormônio tem propriedades anti-inflamató-

Quadro 68.1 Transporte placentário

Transporte	Mecanismo	Substâncias
Difusão simples	Diferença de concentração plasmática	O_2 e CO_2
Difusão facilitada	Proteínas transportadoras	Glicose
Canais iônicos	Canais específicos	Na, K, Ca, Mg, Cl, HCO_3, HPO_4
Pinocitose	Inclusões citoplasmáticas	Albumina, IgG

rias e imunossupressoras essenciais para a proteção do concepto contra a rejeição imunológica pela mãe, além de manter o útero sem contrações.

Os estrogênios são segregados pelo corpo lúteo, córtex da suprarrenal e pela placenta. A placenta não é capaz de produzir sozinha o estrogênio, uma vez que não pode hidroxilar esteroides C21 na posição 17. A desidroepiandrosterona (DHEA) – substrato para estrona e estradiol – segregada em grande quantidade pelas glândulas suprarrenais fetais é convertida a estrogênios na placenta. A hidrólise pela sulfatase placentária produz DHEA e 16-hidroxi-DHEA que, por ação da 3-HSD e da aromatase, produzem estrogênio. A produção placentária de estrogênios é maior nas gestações em que o feto é do sexo feminino. A aromatase é oxigênio-sensível, o que pode explicar a baixa concentração de estrogênios em mulheres com insuficiência placentária.

Os glicocorticoides são fundamentais no desenvolvimento dos órgãos fetais e sua maturação. As enzimas desidrogenases 11β-hidroxiesteroides catalisam a redução (11β-HSD1) ou oxidação (11β-HSD2) de glicocorticoides. Localizada ao longo da camada de trofoblasto, a expressão da 11β-HSD2 aumenta com a idade gestacional, metabolizando o cortisol em cortisona inativa e protegendo o feto da exposição excessiva ao cortisol materno. O aumento na proporção de 11β-HSD2 e 11β-HSD1 nas membranas placentárias próximo ao termo pode levar à maturação do eixo fetal hipotalâmico-pituitário-suprarrenal.

IMUNOLOGIA

A relação imunológica entre o trofoblasto e o tecido materno ainda não está bem elucidada. Sabe-se que a ausência de reação imunológica contra o transplante (feto) difere dos demais tecidos, o que pode ser atribuído a peculiaridades imunológicas nos componentes envolvidos na implantação e desenvolvimento fetoplacentários.

Teorias sugerem a existência de uma neutralidade imunológica, sendo a placenta imunologicamente inerte. No entanto, sabe-se que os antígenos leucocitários humanos (HLA) do complexo principal de histocompatibilidade (MHC) surgem muito cedo na vida embrionária. Os citotrofoblastos extravilosos expressam o HLA de classe I, o qual vem sendo muito estudado, tornando-se responsável pela expressão de moléculas como HLA-C, HLA-E e HLA-G.

Entre as células responsáveis pela imunovigilância decidual se destacam as *natural killer* uterinas (uNK), linfócitos que predominam no endométrio e são produzidos na medula óssea. A produção de interleucina 15 pelas células do estroma, a prolactina decidual e a progesterona promovem aumento da infiltração das uNK. Se houver implantação, essas células irão persistir em grande número dentro da decídua durante o início da gestação, permanecendo próximas ao trofoblasto extraviloso e atuando na regulação da invasão trofoblástica, além de expressarem fatores angiogênicos que teriam papel importante no remodelamento vascular decidual. O número dessas células decresce com o decorrer da gravidez.

O HLA-G, antígeno com distribuição tecidual restrita, é expresso nos citotrofoblastos extravilosos, no córion liso e nas células uNK. Acredita-se que seja imunologicamente permissivo para a incompatibilidade antigênica materno-fetal, havendo estudos que mostraram a expressão anormal de HLA-G em mulheres com pré-eclâmpsia.

Leitura complementar

Charnock-Jones DS, Burton GJ. Placental vascular morphogenesis. Baillieres Best Pract Res Clin Obstet Gynaecol 2000; 14:953.

Cunningham FG, Leveno KJ, Bloom SL, Hauth JC, Rouse DJ, Spong CY. Nidação, embriogênese e desenvolvimento placentário. In: Obstetrícia de Williams. Porto Alegre: Artmed, 2012: 36-77.

Jansson T, Powell TL. Placental nutrient transfer and fetal growth. Nutrition 2000; 16:500.

Moore KL, Persaud TVN. Embriologia clínica. 9. edição. Rio de Janeiro: Elsevier, 2012. 560p.

Sibley CP, Boyd RDH. Mechanisms of transfer across the human placenta. In: Fox PA (ed.) Fetal and neonatal physiology. Philadelphia: WB Saunders Co, 2004:111.

Syme MR, Paxton JW, Keelan JA. Drug transfer and metabolism by the human placenta. Clin Pharmacokinet 2004; 43:487.

Zugaib M. Placenta, sistema amniótico e cordão umbilical. In: Zugaib obstetrícia. São Paulo: Manole, 2012:78-95.

CAPÍTULO 69

Placenta, Membranas e Cordão Umbilical

Fernanda Magalhães Menicucci
Jaqueline Dezordi da Silva Antonelli

PLACENTA

O termo placenta tem origem no grego *plakuos*, que significa bolo achatado. Seu desenvolvimento tem início entre a sexta e a sétima semana pós-concepção, quando o blastocisto começa a invasão do miométrio. A placenta é a principal fonte de oxigênio, nutrientes, eletrólitos e vitaminas necessários para o crescimento e o desenvolvimento dos órgãos fetais e promove a conexão entre a mãe e o feto, sendo um órgão constituído de uma parte materna, a decídua basal, e outra fetal, o córion frondoso, o que se reveste de fundamental importância, pois as alterações placentárias causadas pelas doenças maternas acometem a superfície materna próximo à placa basal, e as causadas pelas patologias fetais se alojam junto à placa corial.

Embora seja o órgão mais disponível para observação direta na prática médica, a placenta é muitas vezes esquecida na avaliação de rotina de uma gestação normal, recebendo atenção apenas quando é detectada alguma anomalia. Como órgão fetal, seu exame oferece importante subsídio para o estabelecimento da *causa mortis*, bem como para o diagnóstico de doenças maternas e/ou fetais. A observação macroscópica da placenta na sala de parto deve ser feita em todos os casos, enquanto a microscópica, em geral, é reservada para casos especiais, quando o exame anatomopatológico pode, de alguma maneira, contribuir para esclarecer a causa do óbito ou da doença materna e/ou fetal associada.

As principais indicações para o exame anatomopatológico da placenta podem ser adaptadas conforme a necessidade e a demanda de cada instituição:

- **Indicações maternas:** doenças sistêmicas (*diabetes mellitus*, doenças hipertensivas, colagenoses), parto prematuro ≤34 semanas, febre periparto e/ou infecção, sangramento de terceiro trimestre inexplicado ou excessivo, sorologia positiva para infecção (p. ex., HIV, TORCHS – toxoplasmose, citomegalovírus, herpes e sífilis), oligoidrâmnio acentuado, complicações gestacionais recorrentes ou inexplicadas (crescimento intrauterino restrito [CIUR], natimorto, aborto espontâneo, parto prematuro), procedimentos invasivos com suspeita de dano placentário, descolamento prematuro de placenta e líquido meconial espesso.
- **Indicações fetais:** admissão em UTI neonatal, natimorto ou óbito perinatal, condição clínica desfavorável, hidropisia fetal, peso ao nascer abaixo do percentil 10, convulsões, infecção ou sepse, malformações congênitas maiores, fenótipo sindrômico ou cariótipo alterado, discordância >20% no peso de gêmeos.
- **Indicações placentárias:** anormalidade macroscópica (infarto, massas, trombose vascular, hematoma retroplacentário, âmnio nodoso, membrana opacificada ou de coloração anormal), placentas muito pequenas ou grandes para a idade gestacional, lesões no cordão umbilical (trombose, torção, artéria umbilical única, ausência da geleia de Wharton), cordão umbilical com menos de 32cm no termo e óbito fetal ou perinatal.

Anatomia

O entendimento completo da anatomia da placenta normal e suas variações, assim como das condições anormais que possam ocorrer, é muito importante para a interpretação das patologias materno-fetais.

A placenta na gestação a termo tem, em geral, formato discoide ou ovoide com variações que não representam necessariamente alterações patológicas. A superfície fetal é recoberta pelo âmnio, assumindo característica lisa, brilhante e transparente (Figura 69.1). A superfície materna se caracteriza por massa placentária dividida, parcial ou totalmente, por septos formados a partir da placa basal, os cotilédones (Figura 69.2). A coloração da placenta é vermelho-escura, brilhante, podendo conter focos de calcificação finos e irregulares, em quantidade variável, até a formação de placas de fibrina subcoriônica. Sua espessura aumenta com o decorrer da gestação, em geral medindo no máximo 4cm na 36ª semana.

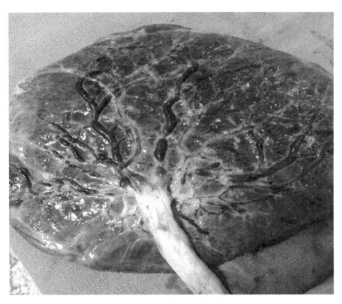

Figura 69.1 Superfície fetal.

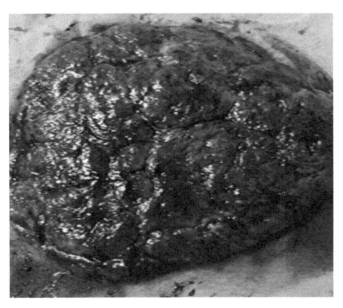

Figura 69.2 Superfície materna.

Espessura e calcificação placentária

Quanto à calcificação placentária, trata-se de um processo fisiológico que se acentua com o decorrer da gestação. Até a 24ª semana as calcificações são microscópicas e a partir da 33ª semana placas macroscópicas surgem com mais frequência. O cálcio é primariamente depositado na placa basal e no septo, mas é visto também nos espaços intervilosos e subcoriônicos. Mais de 50% das placentas mostram algum grau de calcificação após a 33ª semana. Nas placentas pós-maduras não parece haver incremento nas calcificações.

O grau de maturidade placentária pode ser classificado conforme os critérios apresentados a seguir com base na classificação de Grannum (1979):

- **Grau 0:** placenta homogênea com placa corial lisa e ausência de sinais de calcificação.
- **Grau I:** calcificações esparsas no parênquima placentário e na camada basal.
- **Grau II:** áreas septais direcionadas no sentido da placa basal para a corial parcialmente calcificadas e placa basal calcificada.
- **Grau III:** calcificações em todo o compartimento lobar, configurando imagem calcificada anelar do cotilédone.

Não existem evidências científicas de que as calcificações da placenta tenham algum significado clínico ou patológico. Contudo, é importante a associação entre a calcificação placentária precoce e a possibilidade de o feto desenvolver CIUR nos casos de placenta grau II antes de 32 semanas e grau III antes de 35 semanas. Elsayes e cols. observaram associação entre a calcificação placentária precoce e hipertensão, tabagismo e pacientes jovens, enquanto a isoimunização e o diabetes sem vasculopatia são condições associadas ao atraso no surgimento das calcificações placentárias.

Alterações da placenta

Alterações de peso e volume

As alterações de peso e volume placentários costumam acompanhar as de peso fetal. Placentas pequenas e finas podem ser encontradas nos casos de polidrâmio, hipertensão arterial materna, infecções intrauterinas, CIUR intrauterino ou anomalias cromossômicas e óbito fetal. Placentas maiores, espessadas, e muitas vezes edemaciadas, podem ser encontradas nos casos de hidropisia fetal, diabetes, isoimunização Rh, infecções intrauterinas, anemia materna, malformações fetais e tumores placentários.

Anomalias de posição

Normalmente, a placenta está localizada na porção anterior ou posterior da parede uterina, estendendo-se para as paredes laterais. Algumas vezes, porém, a placenta se implanta anormalmente no segmento inferior do útero, cobrindo o orifício cervical interno ou ficando próxima deste. Quanto mais próxima do orifício cervical interno estiver a borda placentária, maior o risco de hemorragia anteparto e pós-parto. Quando a borda inferior da placenta está a 2cm ou menos do orifício cervical interno, denomina-se placenta de inserção baixa, que pode ou não ser prévia.

Classificação

- **Placenta de inserção baixa:** quando a borda placentária dista menos de 2 cm do orifício interno do colo.
- **Placenta prévia marginal:** quando a borda placentária atinge o orifício interno do colo, mas não o recobre.
- **Placenta prévia parcial:** quando a borda placentária atinge o orifício interno do colo e o recobre parcialmente.
- **Placenta prévia total:** quando a borda placentária recobre totalmente o orifício interno do colo.
- **Placenta prévia centro-total:** quando a região central da placenta está implantada sobre o orifício interno do colo.

Há grande controvérsia na literatura com relação aos conceitos de placenta de inserção baixa, placenta prévia parcial e placenta prévia marginal. A maioria das diretrizes recomenda a realização de cesariana quando, no terceiro trimestre, a borda placentária está a menos de 2cm do orifício interno do colo. Assim, quando a placenta está inserida no segmento uterino inferior, pode ser mais útil citar a distância e a relação entre a placenta e o orifício interno do colo sem o uso de um conceito predeterminado.

Anomalias de implantação
Placenta acreta

Durante o processo de desenvolvimento da placenta e sua implantação, um defeito na decídua basal normal decorrente de cirurgia ou instrumentação prévia favorece a adesão ou penetração anormal das vilosidades coriônicas na parede uterina. A invasão do tecido placentário no miométrio varia da seguinte maneira: a invasão superficial da camada basal do miométrio é denominada placenta acreta (aproximadamente 75% dos casos); a invasão profunda do miométrio, sem acometimento da serosa, é denominada placenta increta; e a invasão mais profunda, envolvendo a serosa ou órgãos pélvicos adjacentes, é denominada placenta percreta. O acretismo placentário pode resultar em hemorragia intraparto catastrófica no momento da dequitação placentária, necessitando, muitas vezes, de histerectomia de emergência.

A prevalência da placenta acreta aumentou mais de dez vezes nos últimos 30 anos para aproximadamente um em cada 2.500 partos. Esse aumento parece estar relacionado com o aumento da taxa de cirurgia uterina (curetagem ou cesariana), o que resulta em um defeito decidual que possibilita o crescimento interno anormal da placenta. A combinação de placenta prévia e instrumentação prévia tem sido identificada como uma combinação sinérgica significativa para a ocorrência da placenta acreta, com taxas variando de 50% a 67% em pacientes com a combinação de mais de duas cesarianas anteriores e uma placenta prévia.

Em virtude da significativa morbimortalidade associada, o diagnóstico antes do parto é importante para possibilitar que o obstetra se prepare adequadamente para a possível resolução de complicações. O ultrassom com Doppler se revelou eficaz para detecção de placenta acreta quando aplicado a uma população de alto risco, como em pacientes com cirurgia uterina prévia ou placenta prévia, e por isso é recomendado como método de escolha para a avaliação dessas pacientes. O uso da ressonância magnética (RM) no diagnóstico do acretismo é relativamente incipiente. A complementação é recomendada nos casos em que os achados ultrassonográficos são ambíguos ou quando a placenta tem localização posterior.

Vasa prévia

Vasa prévia se refere à presença de vasos fetais calibrosos que cruzam o orifício cervical uterino, inseridos no interior das membranas amnióticas e desprotegidos de geleia de Warthon, podendo ser oriundos de inserção velamentosa do cordão, de placenta bilobada ou sucenturiada.

O rompimento desses vasos no trabalho de parto e/ou no parto, após amniorrexe ou por lesão direta, causa hemorragia fetal grave. Portanto, o diagnóstico de *vasa* prévia implica a realização de parto por via alta.

O melhor método diagnóstico é o ultrassom transvaginal com Doppler, realizado no segundo e terceiro trimestres de gestação com especificidade de 91%. Assim como acontece com a placenta prévia, pacientes com *vasa* prévia diagnosticada no segundo trimestre devem ser reavaliadas mais tarde na gestação, pois os vasos que cruzam o orifício interno do colo podem mudar de posição com o crescimento do útero.

Variações no formato da placenta

Embora geralmente discoide, a placenta pode apresentar variações em sua morfologia, e as variantes incluem placenta membranácea, sucenturiada, circunvalada e bilobada.

Placenta membranácea

Rara anormalidade em que todas ou a maioria das membranas fetais não se diferenciaram em córion liso e córion frondoso, fazendo a placenta permanecer como uma fina estrutura que envolve toda a cavidade uterina. Essa condição está associada a sangramento anteparto recorrente, abortos tardios, parto prematuro, óbito fetal, CIUR, hemorragia pós-parto e retenção placentária (Figura 69.3).

Placenta bilobada

A placenta bilobada se caracteriza pela presença de duas massas placentárias de tamanhos semelhantes com a inserção do cordão entre os lobos ou em um dos lobos, os quais são ligados entre si por vasos não protegidos por massa placentária (Figura 69.4).

Placenta sucenturiada ou lobo acessório

Caracterizada pela presença de duas ou mais massas placentárias com um ou mais lobos menores, unidos ao lobo maior por vasos não protegidos por massa placentária (Figura 69.5), essa variante pode ser observada em 5% das gestações. A principal complicação da placenta sucenturiada é a retenção do lobo acessório no momento da dequitação, podendo causar hemorragia pós-parto.

O mais importante tanto na placenta bilobada como na sucenturiada consiste em reconhecer quando os vasos comunicantes fetais se posicionam sobre o orifício do colo do útero, resultando em uma *vasa* prévia.

Placenta circunvalada

A placenta circunvalada acontece quando a placa coriônica é menor do que a basal, ou seja, a membrana do córion liso não se insere na borda da placenta, e sim um pouco mais internamente, o que resulta no dobramento das bordas da placenta para dentro (Figura 69.6). Ocorre em 1% a 2% das gestações e sua aparência pode, por vezes, ser interpretada como uma sinéquia uterina. Quando parcial, esse achado não tem relevância clínica.

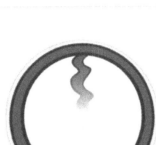
Figura 69.3 Placenta membranácea.

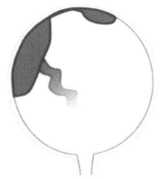
Figura 69.4 Placenta bilobada.

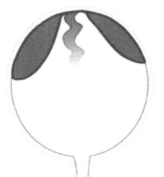
Figura 69.5 Placenta sucenturiada.

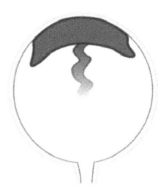
Figura 69.6 Placenta circunvalada.

Quando a placenta é circunvalada completa, ocorre a formação de um anel circunferencial que restringe a superfície do córion frondoso. Nesses casos parece haver maior risco de parto prematuro, oligoidrâmnio, situação fetal não tranquilizadora na cardiotocografia, descolamento prematuro da placenta e morte fetal intraútero.

Impregnação meconial

As membranas e o âmnio adquirem coloração esverdeada ou verde-amarelada em consequência da deposição de mecônio intrauterino em situações de hipoxia fetal crônica (Figura 69.7). Quanto mais longo o tempo de exposição ao mecônio, mais intensa será a impregnação e mais amarelada será a coloração como resultado da degradação do pigmento meconial por fagócitos do córion.

Corioamnionite aguda

A superfície fetal da placenta e das membranas perde a transparência e se espessa em grau variável, adquirindo coloração esbranquiçada, amarelada ou esverdeada, ou mesmo aspecto purulento, por vezes com odor fétido.

Âmnio nodoso

O âmnio nodoso consiste em nódulos ou placas de número e tamanho variáveis, dispostos na superfície do âmnio placentário, que podem também ser vistos no âmnio das membranas e do cordão. Ocorre nos casos de oligoidrâmnio como resultado do atrito de partes fetais com a superfície do âmnio com esfoliação do epitélio amniótico e deposição de elementos da epiderme fetal e do verniz caseoso que aderem firmemente ao âmnio. É importante não confundir o âmnio nodoso com o depósito subcoriônico de fibrina.

Depósito subcoriônico de fibrina

O depósito subcoriônico de fibrina pode ser demonstrado através de uma área anecogênica ou hipoecogênica em aproximadamente 10% a 15% das ecografias, que corresponde à deposição subcoriônica de fibrina na placenta madura. Não tem significado clínico e aparece como uma coleção laminar entre a placa corial e o vilo placentário, resultado da estase sanguínea no espaço interviloso abaixo do córion. O principal diagnóstico diferencial dessa alteração é o corioangioma.

Brida ou banda amniótica

As membranas fetais (córion e âmnio, respectivamente) são separadas no início da gestação e após a 16ª semana de gestação essas membranas se fundem e já não são diferenciáveis. Em casos raros pode ocorrer a ruptura corioamniótica tardiamente na gestação. A ruptura é mais comumente relacionada com intervenção prévia, como amniocentese ou cirurgias intrauterinas. Nos casos em que a ruptura ocorre espontaneamente, pode haver uma cromossomopatia fetal subjacente. Essa ruptura pode ser focal ou extensa, e a membrana amniótica pode flutuar livre no líquido amniótico ou aderir ao feto. Casos extensos representam um risco para o feto, aumentando as taxas de parto prematuro e o desenvolvimento de faixas amnióticas. Essas bandas amnióticas livres no líquido amniótico podem comprometer partes fetais e assumir um amplo espectro de lesões, como amputação de extremidades, gastrosquise e fenda labiopalatina, entre outras.

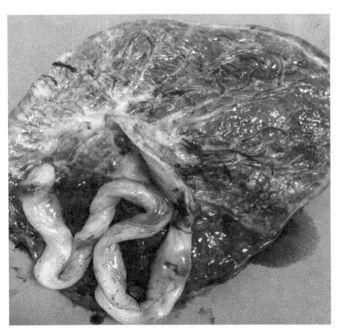
Figura 69.7 Impregnação meconial.

Trombose intervilosa

A trombose intervilosa se caracteriza por áreas de hemorragia intraplacentária com aparência grosseira e de aspecto variável conforme o tempo da lesão. Não apresenta significado clínico e tem sido observada em aproximadamente 50% das placentas de gestações a termo não complicadas.

Depósito perivilositário de fibrina

Resulta do acúmulo de sangue no espaço interviloso. A maioria das placentas a termo apresenta algum grau de depósito perivilositário de fibrina, o que não tem significado clínico.

Infartos

O infarto placentário é resultado de uma interrupção do suprimento vascular, levando à necrose do vilo. Os infartos ocorrem muito comumente na base da placenta e variam de poucos milímetros a alguns centímetros. Embora sejam observados em 25% das gestações normais, a maioria ocorre em gestações que cursam com idade materna avançada, diabetes materno, lúpus, pré-eclâmpsia e hipertensão essencial. Pequenos infartos não têm significado clínico, mas infartos placentários que afetam mais de 10% do parênquima podem associar-se à restrição de crescimento e ao óbito fetal em decorrência de insuficiência placentária.

Hematoma

A incidência de hematoma no primeiro trimestre na população obstétrica em geral é de 3,1%, e essas pacientes apresentam risco maior de complicações. Os hematomas podem ocorrer na porção fetal (subamniótico ou subcoriônico), na porção materna (retroplacentário), ou podem estar no interior da massa placentária. Apresentam-se como um coágulo aderido à superfície placentária e que ao ser retirado deixa uma depressão crateriforme, onde, em geral, o parênquima mostra infarto recente ou antigo. No terceiro trimestre, o hematoma é geralmente decorrente de descolamento da placenta, mas pode estar associado ao uso de drogas como a cocaína, a traumatismo grave da região abdominal, ou pode não ter causa conhecida.

Lagos venosos

Lagos venosos são áreas da placenta preenchidas por sangue que, provavelmente, representam um estágio inicial de trombose intervilosa e/ou de deposição perivilositária de fibrina. Os lagos venosos são observados em 67% das placentas no segundo trimestre, geralmente localizados na placa corial e na periferia da placenta, e não estão associados a desfechos neonatais adversos.

Doença trofoblástica gestacional

A expressão doença trofoblástica gestacional engloba mola hidatiforme, mola invasora e coriocarcinoma. A característica comum a esse grupo de distúrbios é a proliferação anormal de tecido trofoblástico com produção excessiva de gonadotrofina coriônica humana β.

Mola hidatiforme

A gravidez molar ocorre em 1 a cada 1.000 a 2.000 gestações e é subdividida em completa ou parcial com características histológicas e genéticas distintas.

A mola hidatiforme completa é caracterizada por placenta de espessura aumentada, hidrópica e ausência de embrião. A maioria das molas completas apresenta cariótipo diploide (46XX), sendo provavelmente resultado da fertilização de um ovo vazio por um espermatozoide com duplicação dos cromossomos X. Na mola hidatiforme parcial, áreas de degeneração molar se alternam com áreas normais. O feto está presente e é sempre triploide. A placenta está aumentada de volume com lesões císticas difusas anecoicas intraplacentárias. Cabe lembrar que a mola hidatiforme aumenta o risco de a gestação cursar com hemorragia, hiperêmese, pré-eclâmpsia, cistos tecaluteínicos, polidrâmnio e restrição de crescimento fetal.

Mola invasora e coriocarcinoma

Na mola invasora ocorre crescimento anormal do tecido para dentro e para além do miométrio, por vezes com a penetração do peritônio e paramétrios. Em razão do crescimento agressivo, molas invasoras são consideradas neoplasias localmente invasivas não metastáticas. Coriocarcinomas são semelhantes às molas invasoras, mas são capazes de causar metástases, frequentemente acometendo o pulmão e órgãos pélvicos. Cerca de 50% dos coriocarcinomas surgem após gravidez molar, 25% aparecem após aborto e 25%, após gravidez normal.

Neoplasias primárias da placenta

Tumores placentários não trofoblásticos são muito raros. Corioangiomas são os mais comuns e ocorrem em menos de 1% das gestações. Teratomas da placenta são extremamente raros e se assemelham aos corioangiomas, mas são diferenciados pela presença de calcificações em seu interior.

Corioangiomas

Os corioangiomas são essencialmente hemangiomas da porção fetal da placenta nutridos pela circulação fetal (Figura 69.8). Na maior parte dos casos, os corioangiomas são pequenos e sem significado clínico; entretanto, lesões ≥5cm e lesões múltiplas podem determinar descompensação hemodinâmica do feto e estar associadas a complicações como hidropisia, polidrâmnio, trombocitopenia, CIUR e óbito fetal.

Teratomas

Extremamente raros na placenta, quando presentes os teratomas se localizam entre o âmnio e o córion e não têm significado clínico.

Placentas gemelares

Gestações gemelares ocorrem em 2,5% das gestações e apresentam risco aumentado de desfechos adversos. O aumento das complicações perinatais tem correlação direta com

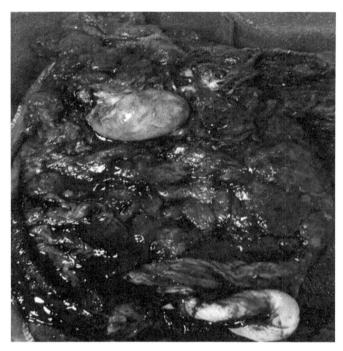

Figura 69.8 Corioangioma. (Cortesia da Dra. Cristiane Oliveira e Sousa Xavier.)

a corionicidade placentária com maior taxa de morbimortalidade na gestação monocoriônica. As complicações próprias das gestações monocoriônicas incluem a síndrome da transfusão feto-fetal e a sequência TRAP, situações em que comunicações arteriovenosas anômalas estão presentes entre as massas placentárias, e o óbito de um dos fetos, que pode colocar em risco o outro gêmeo:

- **Placenta gemelar dicoriônica, diamniótica:** cada gêmeo se desenvolve no interior de sua própria cavidade amniótica e também de sua própria membrana coriônica.
- **Placenta gemelar monocoriônica, diamniótica:** cada gêmeo desenvolve sua própria cavidade amniótica, circundada por uma membrana coriônica única.
- **Placenta monoamniótica e monocoriônica:** os fetos ocupam uma cavidade amniótica única, envolta por uma membrana coriônica também única. A superfície fetal mostra os dois cordões umbilicais, em geral, próximos em suas inserções.

CORDÃO UMBILICAL

Embriologia

A formação do cordão umbilical ocorre entre a quinta e a 12ª semana de gestação, após a fusão entre o ducto onfalomesentérico e o alantoide. O alantoide é uma evaginação do endoderma, procedente da parte caudal do intestino, que penetra no pedúnculo embrionário (formado por mesoderma extraembrionário).

O embrião sofre um dobramento caudal, possibilitando que o alantoide fique posterior ao saco vitelínico e estreitando o pedúnculo embrionário. Ocorre a fusão dos vasos do alantoide e do pedúnculo embrionário, que são, então, revestidos pela membrana amniótica, originando o cordão umbilical. Os vasos umbilicais procedentes do alantoide são formados inicialmente por duas veias e duas artérias. Ocorre obliteração precoce da veia umbilical direita, permanecendo então uma veia e duas artérias no cordão umbilical.

Anatomia

O cordão umbilical é uma estrutura espiralada formada por uma veia e duas artérias envoltas por uma substância gelatinosa, chamada geleia de Warthon. Externamente essas estruturas são recobertas por uma fina camada de âmnio.

A veia umbilical transporta sangue rico em oxigênio proveniente da placenta e, ao penetrar no abdome fetal, se divide em veia porta e ducto venoso. Em condições normais, a veia porta recebe aproximadamente 60% do sangue oxigenado, irriga os sinusoides hepáticos e então segue pelas veias hepáticas até a veia cava inferior. O ducto venoso funciona como um *bypass* e drena diretamente na veia cava inferior, carreando entre 30% e 40% do sangue oxigenado ao coração. As artérias umbilicais se originam das artérias ilíacas internas, retornando com o sangue pouco oxigenado para a placenta (Figura 69.9).

A geleia de Warthon é composta por tecido conjuntivo mucoide de origem mesenquimal, contendo células musculares lisas e fibroblastos, e exerce função protetora dos vasos umbilicais, evitando torções e compressões.

O cordão umbilical mede aproximadamente 50 a 60cm de comprimento no terceiro trimestre de gestação e 2cm de diâmetro e pesa em torno de 100g. Alterações em sua cor branca podem ser decorrentes de infecção, impregnação por mecônio ou sequela de decesso fetal.

A ultrassonografia possibilita a avaliação do cordão umbilical a partir de 8 semanas de gestação. Até a 11ª semana a inserção abdominal do cordão umbilical pode apresentar-se volumosa em virtude da presença da herniação fisiológica do intestino. A partir do segundo trimestre de gestação é possível estudar a anatomia do cordão, o número de vasos em seu interior e sua inserção na placenta e na parede abdominal.

Os fluxos do cordão umbilical e do ducto venoso, avaliados ao estudo Doppler, refletem a hemodinâmica fetal, sendo considerados parâmetros importantes na avaliação da vitalidade fetal.

Anomalias do cordão umbilical

Durante a realização do ultrassom obstétrico é possível identificar uma variedade de anormalidades no cordão umbilical, incluindo alterações em sua estrutura, trajeto e inserção, além da presença de tumores. Essas alterações serão detalhadas a seguir.

Alterações estruturais

As alterações estruturais do cordão umbilical incluem alterações no espiralamento, em seu comprimento e no número e calibre dos vasos umbilicais.

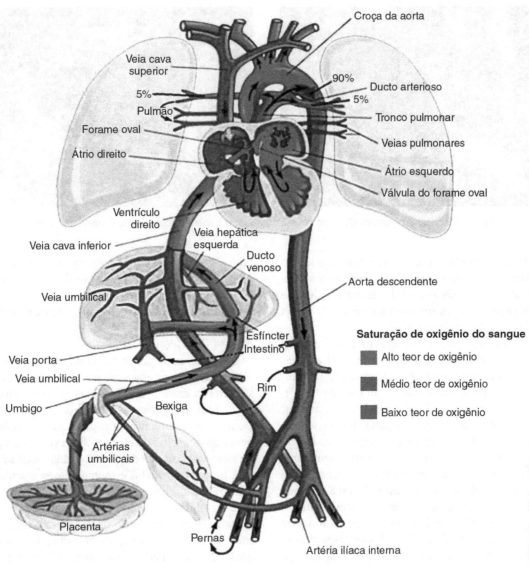

Figura 69.9 Circulação fetal. (Moore & Persaud, 2003.)

Espiralamento

O espiralamento normal do cordão umbilical é definido pela presença de uma espiral completa a cada 5cm do cordão umbilical, isto é, 0,2 espiral por centímetro. O espiralamento anormal acontece quando há aumento ou diminuição do número de espirais com prevalência de 4% a 34% das gestações. De causa desconhecida, sua presença pode acarretar alterações agudas e crônicas no bem-estar fetal, as quais representam um fator de risco antenatal para o aumento da morbimortalidade perinatal. Em estudo realizado por Machin e cols. (2015), as principais correlações clínicas encontradas no hiperespiralamento do cordão foram morte fetal (37%), intolerância ao trabalho de parto (14%), CIUR (10%) e corioamnionite (10%). Para o hipoespiralamento essas taxas foram de 29%, 21%, 15% e 29%, respectivamente. O diagnóstico dessa condição antenatal tornou possível a interrupção da gestação dos fetos em risco, diminuindo em 50% a taxa de morte fetal intrauterina. Por isso, a avaliação do espiralamento do cordão é recomendada como parte da avaliação ultrassonográfica obstétrica (Figura 69.10).

Comprimento

No terceiro trimestre, o cordão mede aproximadamente 55cm, sendo considerado normal o comprimento de 35 e 77cm. São necessários no mínimo 32cm para impedir a tração do cordão durante o parto vaginal. O cordão umbilical curto está associado a maior incidência de ruptura de cordão, inversão uterina durante dequitação, descolamento prematuro de placenta e sofrimento fetal durante o parto. O cordão longo predispõe a prolapso de cordão, circulares cervicais e nós verdadeiros.

Alterações vasculares

Artéria umbilical única

O cordão umbilical pode apresentar alteração no número de vasos. A anomalia do cordão mais frequente é a artéria umbili-

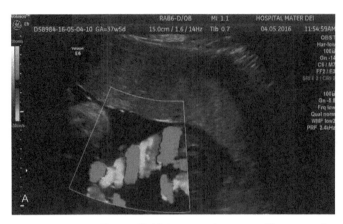 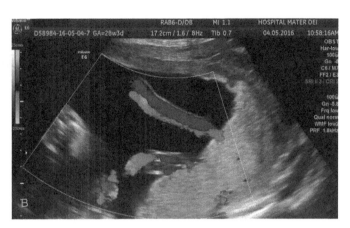

Figura 69.10 Imagem ultrassonográfica do cordão umbilical. **A** Espiralamento normal. **B** Hipoespiralamento.

cal única, que pode acontecer em até 1% das gestações únicas e ser resultante de três mecanismos principais: agenesia primária de uma das artérias umbilicais, atrofia secundária de uma artéria umbilical previamente normal ou persistência de artéria umbilical comum (desde a embriogênese).

Na maioria dos casos, a artéria umbilical única é uma malformação isolada, mas pode estar associada a outras alterações, como anomalias musculoesqueléticas, geniturinárias, gastrointestinais e cardiovasculares, entre outras. Em caso de malformações associadas à artéria umbilical única, deve-se realizar cariótipo para exclusão de cromossomopatia. Independentemente da presença de outras malformações, vários estudos demonstraram aumento no risco de CIUR e de parto prematuro.

A ultrassonografia tem altas sensibilidade e especificidade para diagnosticar a artéria umbilical única. A avaliação pode ser realizada na porção intra-abdominal da artéria umbilical, com apenas uma artéria ao lado da bexiga, ou no corte transverso de uma alça livre de cordão. Nesses casos, a artéria única pode ter calibre aumentado, semelhante ao da veia umbilical. As artérias umbilicais podem fundir-se ao longo de um curto segmento de cordão próximo à inserção placentária, ocasionando falsa impressão de artéria umbilical única. Por esse motivo, deve-se evitar avaliar o número de vasos ao longo dos 3cm de cordão próximos à placenta (Figura 69.11).

Artéria umbilical hipoplásica

Ao se observar um corte transversal do cordão é possível identificar uma artéria umbilical hipoplásica, definida como a diferença entre o diâmetro das artérias umbilicais >2mm. As artérias podem apresentar fluxo discordante ao estudo Doppler com aumento da resistência na artéria hipoplásica, podendo ocorrer diástole zero ou reversa sem patologia placentária associada. O diagnóstico diferencial de artéria umbilical hipoplásica inclui estreitamento segmentar e trombose de uma das artérias.

O significado clínico ainda não está bem estabelecido. Foi relatado risco aumentado de mau desfecho neonatal, assim como associação a *diabetes mellitus* materno, polidrâmnio, restrição de crescimento fetal, anomalias congênitas, inserção anormal do cordão e anormalidades placentárias. A avaliação

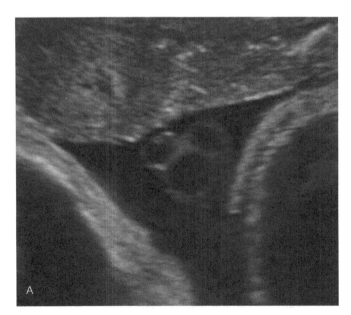 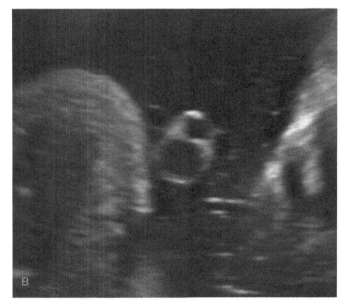

Figura 69.11 Imagem ultrassonográfica do cordão umbilical – corte transversal. **A** Cordão normal com três vasos. **B** Artéria umbilical única.

pré-natal e o acompanhamento intraparto não devem ser alterados, exceto em caso de comorbidades maternas, fetais ou complicações da gestação.

Vaso umbilical extranumerário

O cordão pode também apresentar quatro vasos umbilicais. A presença de duas veias e duas artérias, alteração mais comum, resulta da persistência da veia umbilical direita, considerada variação da normalidade e de incidência rara. À avaliação do abdome fetal, observa-se curvatura da veia umbilical em direção ao estômago. A presença de uma veia e três artérias é resultante da persistência de artérias do saco vitelínico. Em ambos os casos, não foi possível associar a presença de vasos extranumerários ao aumento de anomalias congênitas.

Alterações de trajeto

Nós verdadeiros

Os nós verdadeiros de cordão ocorrem em 1,2% das gestações e são mais comuns em gestantes multíparas, com idade avançada, história de aborto prévio, obesas, em fetos macrossômicos, do sexo masculino, na presença de polidrâmnio e de cordão longo (Figura 69.12A). O diagnóstico ultrassonográfico pré-natal é difícil.

Como esses casos estão associados a risco aumentado de morte intrauterina, seu achado deve ser relatado no laudo do ultrassom. Em estudo que avaliou o significado clínico dos nós verdadeiros de cordão, um grupo de gestantes apresentando nó de cordão foi comparado com um grupo-controle, sendo observado aumento de quatro vezes no risco de morte fetal e de duas vezes no Apgar baixo de primeiro minuto no grupo estudado. Em contrapartida, os resultados perinatais foram semelhantes em ambos os grupos. A conduta apropriada em relação aos nós verdadeiros de cordão identificados durante ultrassom pré-natal é controversa.

Circular de cordão

A circular de cordão cervical é um achado comum nas gestações e, quanto mais precoce a gestação, mais frequente sua ocorrência (Figura 69.12B). Ao termo, a incidência é de 20% a 33% nas gestações únicas e 4% nas gestações múltiplas. As circulares de cordão são mais comuns em fetos do sexo masculino e na presença de cordão longo. Sua presença não altera o resultado perinatal, e não há consenso sobre a necessidade de se relatar ou não esse achado no laudo de ultrassom.

Alterações de inserção

O cordão umbilical pode apresentar anormalidade em ambas as extremidades, tanto na inserção placentária como na abdominal. As anomalias de inserção placentária incluem a inserção velamentosa do cordão e a *vasa* prévia.

Inserção velamentosa

A inserção velamentosa do cordão ocorre quando os vasos umbilicais se inserem ao longo das membranas amnióticas antes de atingirem o tecido placentário. Essa alteração ocorre em 0,5% a 1% das gestações únicas e em até 10% das gemelares. O diagnóstico pode ser realizado por meio de ultrassonografia obstétrica com Doppler.

Onfalocele

A onfalocele consiste em defeito de fechamento da parede abdominal anterior, na inserção do cordão no abdome fetal, com herniação de órgãos abdominais envoltos por um saco membranoso em continuidade com o cordão umbilical. Com incidência de 2,5 para cada 10 mil nascidos vivos, essa anomalia está frequentemente associada a outras malformações e anomalias cromossômicas. O diagnóstico pode ser estabelecido por meio de ultrassonografia obstétrica a partir de 12 semanas de gestação, com base na presença de herniação do

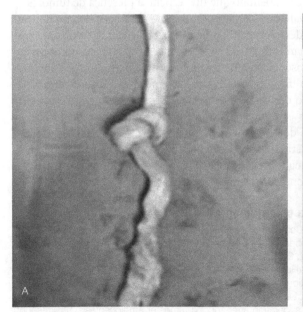
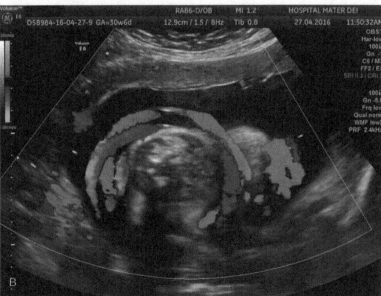

Figura 69.12A Nó verdadeiro de cordão. **B** Imagem ultrassonográfica de circular de cordão cervical.

intestino e/ou fígado pela parede abdominal anterior envolvida por uma membrana conectada ao cordão umbilical.

O cariótipo fetal se encontra alterado em 24% a 46% das vezes, sendo as principais alterações encontradas as trissomias do 18 e do 13. Por esse motivo, a investigação do cariótipo deve ser sempre oferecida diante do diagnóstico de onfalocele. Em geral, quanto maior a onfalocele, menor a chance de haver anomalia cromossômica associada. Se o feto apresentar onfalocele associada à macrossomia e à macroglossia, deverá ser investigada a síndrome de Beckwith-Wiedemann. Outras síndromes também podem estar associadas à onfalocele, como a pentalogia de Cantrell. Caso a onfalocele seja um achado isolado, o prognóstico fetal é geralmente bom.

Tumores do cordão umbilical

Lesões císticas

Remanescentes embrionários do alantoide e do ducto onfalomesentérico, os cistos do cordão umbilical podem ser detectados a partir do primeiro trimestre de gestação, quando sua incidência varia de 0,4% a 1,3%. A etiologia dos cistos de cordão não está bem esclarecida, podendo ser classificados como cistos verdadeiros ou pseudocistos, e definitivamente diferenciados apenas após o nascimento por meio de histopatologia.

Os cistos são considerados verdadeiros quando revestidos por epitélio e estão localizados preferencialmente mais próximos do feto. Dividem-se em cisto do ducto onfalomesentérico, originado do ducto vitelínico, e cisto do ducto alantoide, originado da persistência do úraco, não sendo possível diferenciá-los ao ultrassom durante o pré-natal. Nos casos de persistência do úraco, permanece uma comunicação entre a bexiga e o cordão umbilical (úraco patente), que possibilita o extravasamento de urina para a base do cordão, resultando em dilatação cística. Nesses casos, preconiza-se seguimento ultrassonográfico semanal até a estabilização do tamanho do cisto.

Os pseudocistos não têm revestimento epitelial. Originam-se de edema focal da geleia de Warthon ou de sua liquefação em consequência de trombos ou hematomas. São mais frequentes do que os cistos verdadeiros e podem estar associados a cromossomopatias e outras anomalias congênitas, particularmente onfalocele. Em caso de cistos persistentes após o primeiro trimestre, associados a outras malformações, cabe oferecer cariótipo à gestante a fim de excluir cromossomopatia, em especial as trissomias do 18 e do 13.

Neoplasias

As neoplasias do cordão umbilical são raras e incluem neoplasias verdadeiras (angiomixomas e teratomas) e pseudotumores (hematomas, hemangiomas).

O hemangioma, a neoplasia mais comum, se apresenta ao ultrassom como imagem cística de conteúdo hiperecogênico localizada próxima à placenta com edema da geleia de Warthon. Pode estar associado a hemorragia fetal e torção umbilical com óbito fetal. O diagnóstico diferencial inclui teratoma, hematoma e angiomixoma.

O hematoma é considerado um pseudotumor porque sua aparência se assemelha à de tumores verdadeiros ao ultrassom. Apresenta-se como massa de aparência sólida, de tamanhos variados, adjacente ou dentro do cordão, podendo ser causado por punção do cordão umbilical para procedimento fetal (transfusão sanguínea, cordocentese) ou por trauma não intencional do cordão durante amniocentese.

O angiomixoma é extremamente raro e seu diagnóstico no pré-natal é fundamentado em descrições de relato de casos isolados. O tumor costuma apresentar-se como massa hiperecogênica em estreita relação com os vasos do cordão e frequentemente associado a pseudocisto de tamanho variado. O estudo Doppler demonstra vascularização no interior do tumor.

Os teratomas de cordão também são raros, tendo sido relatados apenas duas vezes. O diagnóstico deve ser considerado diante de massas heterogêneas do cordão. Deve-se diferenciá-lo de pequeno gêmeo acárdico, o que pode ser feito a partir dos seguintes critérios: gêmeos acárdicos possuem cordão umbilical independente, mesmo que rudimentar, enquanto os teratomas estão localizados dentro do cordão umbilical; gêmeos acárdicos apresentam uma organização craniocaudal do esqueleto que está ausente no teratoma e são recobertos por pele. Avaliação histopatológica é necessária para definição do diagnóstico definitivo.

CONSIDERAÇÕES FINAIS

Anormalidades da placenta, das membranas e do cordão umbilical podem causar diversas alterações no feto e na evolução da gestação, aumentando a morbimortalidade materna, fetal e/ou neonatal. A placenta deve ser analisada principalmente em sua localização, forma, implantação no útero, maturidade e na presença de sinais que sugiram infecção, infarto, hematoma, entre outras alterações. A presença de tumores em sua superfície é rara, mas também deve ser pesquisada. O cordão deve ser analisado em toda sua extensão quanto a coloração, espiralamento, composição vascular, presença de interrupções em seu trajeto e também no que diz respeito à presença de tumores.

A avaliação da placenta, das membranas e do cordão umbilical deve ser incluída na rotina obstétrica, devendo ser realizada em todas as avaliações ultrassonográficas no pré-natal e macroscopicamente no momento do parto. Como é inviável sua realização em todas as pacientes, o estudo anatomopatológico dos anexos fetais deve ser realizado em algumas situações específicas, quando pode contribuir para esclarecer a causa do óbito ou da doença materna e/ou fetal associada.

A literatura sobre o tema não é tão vasta e tem como limitação a negligência na avaliação dessas estruturas por parte dos ultrassonografistas e dos obstetras.

Leitura complementar

ACOG Committee on Obstetric Practice. ACOG Committee opinion. Number 266, January 2002: placenta accreta. Obstet Gynecol 2002; 99(1):169-70.

Airas U, Heinonen S. Clinical significance of true umbilical knots: a population-based analysis. Am J Perinatol 2002 Apr; 19(3):127-32.

Barak S, Leibovitz Z, Degani S et al. Extensive hemorrhagic chorion-amnion separation after second trimester amniocentesis. J Ultrasound Med 2003; 22(11):1283-8.

Baulies S, Maiz N, Munoz A et al. Prenatal ultrasound diagnosis of vasa praevia and analysis of risk factors. Prenat Diagn 2007; 27(7):595-9.

Benirschke K. The placenta: structure and function. NeoReviews 2004; 5(6):252-e261.

D'Antonio F, Bhide A. Ultrasound in placental disorders. Best Pract Res Clin Obstet Gynaecol 2014 Apr; 28(3):429-42. Epub 2014 Jan 14.

Dighe M, Cuevas C, Moshiri M, Dubinsky T, Dogra VS. Sonography in first trimester bleeding. J Clin Ultrasound 2008; 36(6):352-66.

Elsayes KM, Trout AT, Friedkin, AM et al. Imaging of the placenta: a multimodality pictorial review. Disponível em: radiographics.rsna.org. 2009.

Georgiadis L, Keski-Nisula L, Harju M et al. Umbilical cord length in singleton gestations: a finnish population-based retrospective register study. Placenta 2014; 35:275.

Ghidini A, Romero R, Eisen RN et al. Umbilical cord hemangioma. Prenatal identification and review of the literature. J Ultrasound Med 1990; 9:297.

Hargitai B, Csabai L, Bán Z et al. Rare case of exomphalos complicated with umbilical cord teratoma in a fetus with trisomy 13. Fetal Diagn Ther 2005; 20:528.

Kellow ZS, Feldstein, VA. Ultrasound of the placenta and umbilical cord: a review. Ultrasound Quarterly Sep 2011; 27(3).

Kiyohara MY. Onfalocele fetal: associação das relações entre o tamanho da onfalocele e circunferência cefálica e abdominal, com morbidade e mortalidade pós-natal [tese]. São Paulo: Faculdade de Medicina da Universidade de São Paulo, 2012.

Machin GA, Ackerman J, Gilbert-Barness E. Abnormal umbilical cord coiling is associated with adverse perinatal outcomes. Pediatric and Developmental Pathology Sep 2000; 3(5):462-71.

Mazouni C, Gorincour G, Juhan V, Bretelle F. Placenta accreta: a review of current advances in prenatal diagnosis. Placenta 2007; 28(7):599-60.

Nagy S, Bush M, Stone J et al. Clinical significance of subchorionic and retroplacental hematomas detected in the first trimester of pregnancy. Obstet Gynecol 2003; 102(1):94-100.

Ozer EA, Duman N, Kumral A et al. Chorioangiomatosis presenting with severe anemia and heart failure in a newborn. Fetal Diagn Ther 2008; 23(1):5-6.

Roberts, DJ. Gross examination of the placenta. UptoDate, 2015. Disponível em: <http://www.uptodate.com/online>. Acesso em: 03/05/2016.

Satgé DC, Laumond MA, Desfarges F, Chenard MP. An umbilical cord teratoma in a 17-week-old fetus. Prenat Diagn 2001; 21:28.

Sepulveda W, Gutierrez J, Sanchez J et al. Pseudocyst of the umbilical cord: prenatal sonographic appearance and clinical significance. Obstet Gynecol 1999; 93:377.

Sepulveda, W, Sebire NJ. Prenatal diagnosis and obstetrical management of umbilical cord abnormalities. UptoDate, 2015. Disponível em: <http://www.uptodate.com/online>. Acesso em: 03/05/2016.

Zalel Y, Gamzu R, Weiss Y et al. Role of color Doppler imaging in diagnosing and managing pregnancies complicated by placental chorioangioma. J Clin Ultrasound 2002; 30(5):264-9.

CAPÍTULO 70

Diagnóstico de Gravidez

Roberto Carlos Machado
Nilo Sergio Nominato
Natália de Andrade Machado

INTRODUÇÃO

Quanto mais precocemente for realizado o diagnóstico de gravidez, melhores possibilidades de atenção e acompanhamento poderão ser dedicadas à gestante, uma vez que os cuidados pré-natais adequados às mulheres estão associados a taxas significativamente mais baixas de complicações.

Diante do exposto, um dos objetivos da assistência pré-natal é atender aos interesses maternos e fetais. Para que ocorra esse cuidado é importante que o pré-natal tenha início precoce com a participação de pessoal adequadamente treinado e especializado.

Elaborado o diagnóstico, é possível definir a condição de saúde da mãe e do concepto, estimar sua idade gestacional e iniciar o planejamento do acompanhamento pré-natal. As modificações e adaptações do organismo materno decorrentes da gravidez são dois processos dinâmicos, inter-relacionados e interdependentes.

Todas as alterações observadas no organismo da gestante durante a gestação se fundamentam em alterações hormonais, alterações enzimáticas, presença do feto e aumento do volume uterino. Vale lembrar que a gravidez representa um pan-hiperendocrinismo, observando-se aumento de todos os hormônios.

Quase sempre as alterações fisiológicas, endócrinas e anatômicas que acompanham a prenhez fornecem evidências claras de uma gestação em evolução. Em sua fase inicial, principalmente nas primeiras semanas, quando o útero ainda é um órgão pélvico, o diagnóstico necessita de exames complementares para confirmação dessa suposição. O diagnóstico da gravidez pode ser realizado por meio dos sinais e sintomas, dos achados laboratoriais e do exame ultrassonográfico.

DIAGNÓSTICO CLÍNICO

O diagnóstico clínico se baseia inicialmente em sinais e sintomas de presunção ou probabilidade de gravidez, os quais são identificados por anamnese e exames físico e ginecológico por meio de inspeção, palpação, toque vaginal e ausculta fetal.

Anamnese

Amenorreia ou simplesmente atraso menstrual é a queixa mais frequente em mulher na fase reprodutiva, valendo lembrar a importância do diagnóstico diferencial com falência ovariana prematura, uso de medicamentos, como contraceptivos hormonais, metoclopramida, antipsicóticos, reserpina, metildopa e antidepressivos tricíclicos, síndromes anovulatórias causadas por endocrinopatias, estresse ou trauma psicológico, dietas rigorosas ou comportamento alimentar patológico, além da prática de esportes em nível profissional.

Principalmente em multíparas pode acontecer pequeno sangramento por 7 a 8 dias após a concepção (às vezes confundido com a menstruação verdadeira) em razão da implantação do blastocisto no útero (sinal de Hartmann).

Náuseas, vômitos e sialorreia, caracteristicamente matutinas com início entre 5 e 6 semanas de gestação, podem estar presentes em cerca de 50% das gestantes. Algumas mulheres podem ter anorexia ou apetite aumentado, não sendo rara a perversão ou extravagância alimentar.

Acontecem também, nessa fase, alterações urinárias, como polaciúria e noctúria, assim como intestinais, como a constipação.

Exame ginecológico

São sinais de gravidez as transformações cutâneas com o surgimento de cloasma (máscara gravídica), uma pigmentação difusa ou circunscrita de tonalidade escura e mais nítida nas áreas muito expostas à luz (face, nariz, região zigomática), o aparecimento da linha *nigrans* (escurecimento da linha *alba*) e o escurecimento das axilas, que parecem ser consequentes a uma hiperfunção do lobo anterior da hipófise com hipersecreção do hormônio melanotrófico.

A microvascularização periférica aumentada é responsável pelo eritema palmar e por *spiders*, que são alterações orgânicas decorrentes de ação estrogênica (vasogênica) e progesterônica (vasodilatadora). Observa-se também aumento do cortisol por hiperfunção das suprarrenais durante a gravidez, as quais, juntamente com a distensão abdominal e mamária, podem responder pelo aparecimento de estrias nessas regiões.

Constata-se aumento do volume mamário e de sua rede arterial e venosa, tornando-se visível à ectoscopia e sendo denominado sinal de Haller. Na pele se acentua a coloração da aréola primária e surge a aréola secundária de limites imprecisos, que aparece por volta de 20 semanas e é denominada sinal de Hunter. Na região areolomamilar surgem os tubérculos de Montgomery, que correspondem à hipertrofia dos tubérculos de Morgagni.

Em torno da sexta à oitava semana é visualizado o aumento da coloração violácea da mucosa vulvar no vestíbulo e no meato urinário (sinal de Jacquemier ou de Chadwick) e a coloração violácea da mucosa vaginal (sinal de Kluge).

Alterações do muco cervical decorrentes do aumento da progesterona, desaparecendo o muco fino e apresentando secreção mucosa e espessa com imagem microscópica na citologia de contas (desaparece a cristalização em samambaia), sugerem gravidez.

O aumento do volume uterino que acompanha a gravidez se inicia em torno da sexta semana. Nesse período, o útero apresenta o volume de uma tangerina. Com 10 semanas assume o volume de uma laranja e com 12 semanas se vê o tamanho de uma cabeça fetal palpável logo acima da sínfise púbica.

Associados ao aumento no volume uterino, podem ser encontrados os seguintes sinais:

- **Sinal de Hegar:** consistência elástico-pastosa principalmente no istmo, presente entre o segundo e o quinto mês.
- **Sinal de MacDonald:** ao toque vaginal, o útero pode ser fletido como dobradiça em virtude do amolecimento do istmo.
- **Sinal de Osiander:** percepção de batimentos do pulso vaginal no fundo de saco causados pela hipertrofia do sistema vascular.
- **Sinal de Piskacek:** abaulamento e amolecimento na zona de implantação do ovo, formando-se às vezes um sulco que separa essa região do resto do útero.
- **Sinal de Nobile-Budin:** o útero altera sua forma piriforme para globosa, ocupando os fundos de saco laterais.
- **Sinal de Puzos:** observa-se o rechaço fetal quando ao toque vaginal os dedos são mantidos no fundo de saco anterior e se sente o feto ir e voltar.

Os sinais de comprovação da gravidez incluem a identificação dos batimentos cardíacos do feto com sonar Doppler após 12 semanas (ou com o estetoscópio de Pinard após 18 semanas em grávidas não obesas) ou a percepção pelo examinador dos movimentos ativos do feto em torno de 18 a 20 semanas.

Exames complementares no diagnóstico

O desenvolvimento de técnicas imunológicas e o emprego de ultrassonografia possibilitaram o diagnóstico correto de uma gestação, às vezes antes do atraso menstrual, tornando-o cada vez mais precoce e preciso. O método de escolha vai depender da sua história clínica da paciente, lembrando que a fração beta da gonadotrofina coriônica é o mais precoce.

Apesar do custo da ultrassonografia, esse exame fornece mais informações, poupando equívocos como gestação anembrionada, gravidez ectópica e abortamento, entre outros.

DIAGNÓSTICO LABORATORIAL

Em torno do final da primeira semana de desenvolvimento, cerca de 3 semanas após o início da última menstruação, o blastocisto é implantado. À medida que aumenta a invasão do endométrio, são desenvolvidas as vilosidades coriônicas iniciais. Essas células produzem a gonadotrofina coriônica humana (HCG). Essa gonadotrofina é a assinatura hormonal da gravidez e pode ser detectada tanto na urina como no sangue de mulheres grávidas. Por meio de reagentes de alta sensibilidade, o diagnóstico de gravidez é possível com a dosagem de HCG na urina até 1 dia e no plasma até 7 dias antes da amenorreia.

No 11º dia após a fecundação, cerca de 98% das grávidas terão HCG >5mUI/mL no plasma, significando teste de gravidez positivo. No 28º dia de gravidez, a média de HCG no plasma estará em torno de 100mUI/mL, significando que um teste de urina já poderá detectar a gravidez. Em condições normais, a amostra concentrada de urina possibilita o diagnóstico antes da amenorreia.

Nem todo diagnóstico positivo de HCG sinaliza gravidez em curso, principalmente nas fases mais precoces, antes da amenorreia. Um importante fator limitador é o abortamento subclínico, presente em um terço das gestações, e a eliminação completa dessa gonadotrofina da circulação materna se dará até o segundo dia de atraso menstrual. Outras reações falso-positivas incluem o uso de substâncias psicotrópicas (fenotiazidas, antidepressivos, anticonvulsivantes, hipnóticos), anticoncepcionais orais (mediante surtos de escape de LH), hipertireoidismo (a subunidade alfa do TSH e homóloga à da HCG) e fator reumatoide.

DIAGNÓSTICO ULTRASSONOGRÁFICO

A avaliação ultrassonográfica é um método não invasivo e seguro para o diagnóstico da gestação. Sistemas ultrassonográficos de alta resolução utilizando transdutores vaginais possibilitam a identificação da gravidez antes da quinta semana e a identificação de uma gravidez implantada após 2,5 semanas da concepção, quando se observa um saco gestacional de 2 a 3mm (aproximadamente 4 semanas e 3 dias) e, na abordagem transabdominal, um saco gestacional com diâmetro médio de 5mm, sugerindo gestação de 5 semanas. Entre 5 e 6 semanas pode ser identificada a vesícula vitelina.

O embrião pode ser visualizado dentro do saco amniótico com a medida do comprimento cabeça-nádega (CCN) >2mm, de modo que a presença de batimentos cardíacos pode ser detectada no embrião com CCN de 5mm ou mais.

O saco gestacional pode ser detectado por ultrassonografia endovaginal, com níveis sanguíneos de β-HCG entre 750 e 1.000mUI/mL. Infelizmente, outras condições podem resultar em coleções de líquidos na cavidade uterina com aparência semelhante à dos sacos gestacionais iniciais, as quais incluem sangramento, endometrite, cistos endometriais, estenose cervical e o pseudossaco gestacional da prenhez ectópica. Entretanto, apenas esse pseudossaco está associado a níveis circulantes de β-HCG, ressaltando-se que os níveis de β-HCG aumentam rapidamente, duplicando aproximadamente a cada 2 dias, nas fases iniciais da gravidez normal.

Leitura complementar

Braga A et al. Diagnóstico de gravidez. In: Montenegro CAB, Filho J (eds.) Rezende obstetrícia. 12. ed. Rio de Janeiro: Guanabara Koogan, 2013:156-65.

Briozzo G et al. Uso adecuado del ensayo de gonadotrofina coriônica humana em el diagnóstico de embarazo. Sangue u orina ?/Adequate use of the human chorionic gonadotropin in the pregnancy diagnosis. Blood or urine? Rev Hosp Matern Infant Ramon Sarda 2007; 26(2):79-83.

Bunduky VE et al. Anatomia e fisiologia. In: Zugaib obstetrícia. 2. ed. Barueri, SP: Manole, 2012:59-76.

Carvalho MHB de et al. Assistência pré-natal. In: Zubaib obstetrícia. 2 ed. Barueri SP: Manole, 2012:205-24.

Cole LA. The HCG assay or pregnancy test. Clin Chem Lab Med Apr 2012; 50(4):617-30.

Cunnighan FG, Leveno KJ, Bloom SL, Hauth JC, Gilstrap Rouse DJ (eds.) Williams obstetrics. 22 ed. New York: Mc Graw-Hill, 2005; 8:189-93.

Dina N et al. Pathology consultation on human chorionic gonadotropin testing for pregnancy assessment. Am J Clin Pathol Dec 2015; 144:830-6.

Ferreira A et al. Proposta de um algoritmo para diagnóstico de gravidez proposal of on algorithm for pregnancy diagnostic. Femina Jan 2009; 37(2):21-75.

Filly AR. Avaliação ultrassonográfica no primeiro trimestre. In: Callen P (ed.) Ultrassonografia em obstetrícia e ginecologia 3.ed. Rio de Janeiro: Guanabara Koogan, 1996:60-81.

Greene DN et al. Pathologic consultation on chorionic gonadotropin testing for pregnancy assessments. Am J Clin Pathol Dec 2015; 144(6):830-6.

Jindal R et al. Pregnancy presenting as hyperthyroidism with negative urina pregnancy test. BMJ Case Rep 2014.

Johnson S et al. Comparison of analytical sensitivity and women's interpretation of home pregnancy tests. Clin Chem Lab Med Feb 2015; 53(3):391-402.

Ledden DJ et al. Evaluaton of the Clinitest human chorionic gonadotropin(hcg) pregnancy test for susceptibility to the hook effect by the HCG B core fragment. Clin Chem Dec 2014; 60(12):1578-80.

Li X et al. Dvd technology-based molecular diagnosis platform: qualititative pregnancy test on a disc. Lab Cip May 2014; 14(10):1686-94.

Nickmans S et al. Performance of qualitative urinary HCG assays. Acta Clin Belg Aug 2014; 69(4):277-9.

Sowder AM et al. Analytical performance evaluation of the i-STAT Total B-human chorionic gonadotropin immunoassay. Clin Chim Acta Jun 2015; 446:165-70.

Speroff L, Fritz MA. Clinical gynecologic endocrinology and infertility. 7. ed. Philadelphia: Lippincott Williams e Wilkins, 2005:233-315.

CAPÍTULO 71

Alterações Fisiológicas da Gravidez

Raquel Pinheiro Tavares

INTRODUÇÃO

A compreensão das alterações sofridas pelo organismo da mulher durante a gestação é de extrema importância para o entendimento dos inúmeros processos, tanto fisiológicos como patológicos, pelos quais a gestante pode passar durante o período de gravidez.

Essas alterações se iniciam na fecundação e se estendem durante toda a gestação, sendo causadas em resposta a estímulos fisiológicos produzidos pelo feto no intuito de atender às demandas para seu desenvolvimento adequado.

As alterações são de ordem principalmente bioquímicas, anatômicas e fisiológicas e se manifestam em vários órgãos e sistemas da mulher, sendo fundamental seu conhecimento para a correta diferenciação de estados patológicos.

SISTEMA GENITAL

O útero passa por aumento progressivo de seu volume durante toda a gestação (seu peso pode aumentar até 20 vezes e sua capacidade volumétrica de 10mL pode chegar a 5.000mL). O aumento no início da gestação (até a 12ª semana) é decorrente de fatores hormonais e posteriormente de efeito de pressão exercido pelos produtos da concepção.

Há aumento progressivo do fluxo sanguíneo uteroplacentário durante toda a gestação, valendo a ressalva de que na gravidez avançada pode chegar até 650mL/min, o qual é mediado por vasodilatação e aumento contínuo dos vasos placentários em virtude da estimulação estrogênica e também pela ação do óxido nítrico. Isso se reveste de extrema relevância em face de uma urgência/emergência obstétrica causada por hemorragia, podendo levar rapidamente a gestante a um quadro de choque hipovolêmico.

As células musculares do útero sofrem estiramento e hipertrofia e, além disso, há acúmulo de tecido fibroso e aumento do tecido elástico. Essas modificações conferem ao útero seu formato ao final da gestação, em que o corpo e o fundo assumem formato mais globular.

O colo uterino sofre aumento da vascularização e edema generalizado, além de hipertrofia e hiperplasia de suas glândulas. A vagina também se torna mais vascularizada e hiperemiada com secreção abundante e coloração violácea, alterações essas que surgem como preparação para o parto, ocorrendo também aumento de espessura da mucosa, com seu tecido conjuntivo se tornando mais frouxo.

As mamas aumentam de tamanho, ocorrendo hipertrofia dos alvéolos, e os mamilos se tornam maiores e pigmentados.

ALTERAÇÕES METABÓLICAS

Metabolismo lipídico

A gordura total aumenta, de modo que o colesterol total pode elevar-se em até 50% e os triglicérides podem triplicar.

O armazenamento de gordura ocorre principalmente na metade da gestação de modo centrípeto e vai diminuindo ao final da gravidez com o objetivo de atender às demandas fetais.

O ganho de peso, em sua maior parte, se deve ao volume uterino, e seu conteúdo, ao aumento das mamas, além do volume sanguíneo e extravascular, sendo variado e individualizado, principalmente quando se leva em consideração o peso anterior à gestação.

Metabolismo proteico

A concentração de albumina plasmática sofre redução, mas os produtos da concepção, o útero e o sangue materno são ricos em proteínas mesmo que considerados em quantidade reduzida quando em comparação ao corpo materno. O feto e a placenta contêm cerca de 500g de proteína, e a mesma quantidade está presente no útero sob a forma de proteína contrátil e também nas mamas e na forma de hemoglobina no sangue materno.

Metabolismo dos carboidratos

Várias alterações hormonais acontecem para a manutenção da função metabólica e para assegurar um suprimento contínuo de glicose para o feto. A gravidez é caracterizada por hipoglicemia leve de jejum, hiperglicemia pós-prandial e hiperinsulinemia.

Na primeira metade da gestação a estabilidade da glicose é derivada mais da ação do estrogênio e da progesterona com melhora de sua utilização periférica e maior armazenamento. Já na segunda metade a elevação dos níveis de hormônio lactogênio placentário (HPL) e dos outros hormônios contrainsulínicos promove mais lipólise e maior liberação de ácidos graxos, poupando assim a glicose para o crescimento fetal. Essas alterações caracterizam um estado "diabetogênico" com liberação aumentada de insulina e aumento de sua resistência periférica.

SISTEMA DIGESTIVO

As alterações na função esofágica e na motilidade gastrointestinal garantem maior absorção de nutrientes. O estômago e os intestinos são deslocados pelo útero, e o esvaziamento gástrico e o trânsito intestinal são mais lentos tanto em razão de fatores hormonais como mecânicos. Ocorre também diminuição da pressão do esfíncter esofágico inferior, o que favorece os quadros de pirose tão frequentes na gestação.

O fígado praticamente não altera seu volume, podendo ocorrer leve alteração nas bilirrubinas, na fosfatase alcalina e no colesterol. Esse último é causado pelo aumento de sua saturação em virtude do comprometimento da contração da vesícula e de seu volume residual aumentado, o que explica a prevalência crescente de cálculos de colesterol na gestação.

É comum também a queixa de sialorreia principalmente em razão da dificuldade de deglutição, e as gengivas se tornam hiperemiadas e amolecidas, o que favorece o sangramento.

SISTEMA URINÁRIO

O rim se encontra ligeiramente aumentado. A taxa de filtração glomerular e o fluxo plasmático renal também aumentam até 50% em função da elevação do fluxo plasmático renal.

Observa-se dilatação do trato urinário superior com hidronefrose e hidroureter, favorecendo a estase urinária, o que torna mais comuns as infecções urinárias na gestação. São várias as causas, como níveis elevados de progesterona, que causam hipotonia da musculatura, dextrorrotação uterina, promovendo maior compressão à direita, e pressão do útero sobre os ureteres, entre outras.

A bexiga sofre compressão e fica achatada em virtude do crescimento uterino, aumentando o número de micções. Ocorrem aumento do aporte sanguíneo e diminuição do tônus, aumentando sua capacidade, mas também seu volume residual. A pressão causada pela apresentação fetal pode ocasionar edema vesical, tornando-a facilmente traumatizada e mais suscetível a infecções.

SISTEMA RESPIRATÓRIO

Entre as alterações anatômicas, as mais marcantes são a elevação do diafragma em até 4cm e o aumento da circunferência torácica em até 6cm, o que não evita a redução do volume residual de ar nos pulmões.

O consumo de oxigênio aumenta, mas a frequência respiratória praticamente não se altera. A ventilação-minuto também aumenta, resultando em leve alcalose respiratória compensada pela excreção aumentada de bicarbonato pelos rins. Além disso, há hiperventilação materna causada pela progesterona, ocasionando redução no CO_2. Essas alterações mantêm estável o pH materno.

Já no trato respiratório superior são observadas congestão e vasodilatação com maior tendência a sangramentos e acúmulo de secreções.

SISTEMA CARDIOVASCULAR

As modificações nesse sistema são inúmeras, sendo consideradas os motivos de várias queixas das gestantes. Seu conhecimento é de extrema importância para diferenciação de cardiopatias durante esse período. A compressão causada pelo útero gravídico também ocasiona mudanças hemodinâmicas importantes.

Durante a gravidez normal, a pressão arterial e a resistência vascular diminuem (em virtude da ação vasodilatadora da progesterona), enquanto o volume sanguíneo e a frequência cardíaca (cerca de 10 a 15bpm) aumentam. Desse modo, o débito cardíaco começa a se elevar a partir da décima semana, atingindo um platô por volta da 20ª semana de até 50% acima do basal.

A pressão diastólica é reduzida em cerca de 15mmHg, e a sistólica, cerca de 10mmHg.

O coração é deslocado para a esquerda e para cima em razão da elevação do diafragma, e seu ápice é desviado um pouco lateralmente, ocasionando aumento na silhueta cardíaca à radiografia. Além disso, sua capacidade cardíaca e seu volume também aumentam. Pode-se auscultar facilmente hiperfonese da primeira e terceira bulhas em até 80% das gestantes. Além disso, são comuns sintomas como dispneia, diminuição da tolerância a exercícios e taquicardia.

A hipotensão postural quando a gestante está em decúbito dorsal se dá em virtude da compressão causada pelo útero na veia cava inferior, resultando em diminuição do retorno sanguíneo ao coração.

SISTEMA SANGUÍNEO

O volume sanguíneo aumenta significativamente durante a gravidez, o que serve para atender às demandas do útero e proteger a mãe e o feto dos efeitos prejudiciais das mudanças de decúbito e das perdas sanguíneas associadas ao parto, além de aumentar a perfusão de outros órgãos. Ocorre aumento de 20% a 40% na massa de eritrócitos, mas o hematócrito cai por volta do segundo trimestre em razão das mudanças na relação eritrócitos/volume plasmático. Observa-se também uma "anemia" considerada fisiológica na gestação, independentemente das reservas de ferro normais, já que a absorção desse elemento pela dieta e sua mobilização de reservas podem não ser suficientes para atender às demandas da gravidez. As necessidades do ferro são de aproximadamente 1.000g, sendo

300mg passados para o feto e a placenta e cerca de 200mg perdidos pelas várias vias de excreção independentemente da presença ou não de anemia. O restante é responsável pelo aumento do volume eritrocitário.

Há aumento no número de leucócitos, podendo chegar a 16 mil. No momento do parto e no puerpério, esse número pode alcançar até 25 mil sem que seja considerado patológico.

Os níveis de fatores de coagulação (I, VII, VIII, IX e X) aumentam, e o fibrinogênio pode aumentar cerca de 50%, ocorrendo diminuição da fibrinólise e um estado de hipercoagulabilidade. As plaquetas podem apresentar leve queda ao final da gestação em virtude do aumento de seu consumo.

SISTEMA ENDÓCRINO

A tireoide aumenta e também se torna mais vascularizada, podendo às vezes ser palpável. Há aumento dos níveis da proteína de transporte da tiroxina por estímulo estrogênico, assim como da produção placentária de fatores que podem estimular a tireoide. Assim, os níveis de T3 e T4 livres permanecem normais e, como o TSH tende a não se modificar, torna-se importante método de avaliação da glândula.

Leitura complementar

Creasy RK, Resnik R. Medicina materno-fetal – princípios e práticas. 7. ed. Rio de Janeiro: Elsevier, 2016.
Cunningham F. Willians obstetrícia. 23. ed. Porto Alegre: Artmed, 2011.

CAPÍTULO 72

Assistência Pré-natal

Suzana Maria Pires do Rio

INTRODUÇÃO

O Programa de Humanização no Pré-natal e Nascimento, instituído pelo Ministério da Saúde (MS) por meio da Portaria/GM 569, de 1º de junho de 2000, com base na análise das necessidades de atenção específica à gestante, ao recém-nascido (RN) e à mulher no puerpério, representou grande avanço no cuidado à saúde desse grupo de pacientes e objetivou a redução das altas taxas de morbimortalidade materna e perinatal no Brasil com a implementação de medidas que assegurassem a melhoria do acesso, da cobertura e da qualidade dos serviços prestados por meio de uma série de investimentos na rede pública. Parte dessa estratégia parece ter sido atingida.

Em determinadas regiões brasileiras, mais de 90% da população feminina têm acesso à assistência pré-natal. No entanto, esse aumento ainda não representou impacto significativo na incidência de sífilis congênita, assim como da hipertensão arterial em suas diversas fases, que é a causa mais frequente de morbimortalidade materna e perinatal no Brasil, demonstrando que, na realidade, não basta oferecer atendimento, mas promover a devida qualidade para que se alcancem os propósitos a que se destina. Essa qualidade não deve ser um objetivo apenas das instâncias governamentais, mas compromisso de todo médico ou profissional de saúde que se coloca diante de uma mulher grávida para lhe prestar assistência.

Em 2013, o MS publicou em seus Cadernos de Atenção Básica o *Manual de Atenção ao Pré-natal de Baixo Risco*, contendo as principais diretrizes para sua assistência. Foram estabelecidos 10 passos para o pré-natal de qualidade na Atenção Básica. Estados e municípios devem estar preparados para prestar essa assistência com mecanismos estabelecidos de referência e contrarreferência:

- **1º passo:** iniciar o pré-natal na Atenção Primária à Saúde até a 12ª semana de gestação (captação precoce).
- **2º passo:** garantir os recursos humanos, físicos, materiais e técnicos necessários à atenção pré-natal.
- **3º passo:** toda gestante deve assegurar a solicitação, a realização e a avaliação em tempo oportuno do resultado dos exames preconizados no atendimento pré-natal.
- **4º passo:** promover a escuta ativa da gestante e de seus acompanhantes, considerando aspectos intelectuais, emocionais, sociais e culturais e não somente um cuidado biológico – "rodas de gestantes".
- **5º passo:** garantir o transporte público gratuito da gestante para o atendimento pré-natal quando necessário.
- **6º passo:** é direito do(a) parceiro(a) receber o devido cuidado (consultas, exames e acesso a informações) antes, durante e depois da gestação – "pré-natal do(a) parceiro(a)".
- **7º passo:** garantir o acesso à unidade de referência especializada, caso necessário.
- **8º passo:** estimular e informar a respeito dos benefícios do parto fisiológico, incluindo a elaboração do plano de parto.
- **9º passo:** toda gestante tem o direito de conhecer e visitar previamente o serviço de saúde no qual irá dar à luz (vinculação).
- **10º passo:** as mulheres devem conhecer e exercer os direitos garantidos por lei no período gravídico-puerperal.

ASSISTÊNCIA PRÉ-NATAL

Caberá ao médico e à equipe de saúde a adoção de uma série de ações com o objetivo de assegurar a integridade física e emocional da gestante e de garantir o nascimento seguro de um recém-nascido saudável.

Para tanto é necessário:

- Diagnosticar ou confirmar a gravidez, quando ainda existem dúvidas. A dosagem sérica de gonadotrofina coriônica humana (HCG) é o teste mundialmente reconhecido para confirmação da gravidez, a qual pode ser detectada entre 8 e 11 dias após a concepção. Os níveis plasmáticos, em mulheres com gestação eutópica, geralmente duplicam a cada

48 horas, atingindo um pico (em torno de 100.000mUI/mL) entre 60 e 90 dias de gravidez. A maioria dos testes tem sensibilidade para detecção de gravidez entre 25 e 30mUI/mL. Resultados falso-positivos podem ser encontrados quando o resultado se situa na faixa de 2 a 25mUI/mL. Valores <5mUI/mL são considerados negativos e > 25mUI/mL positivos.
- Diagnosticar ou confirmar doenças maternas preexistentes, tratando-as de modo a reduzir seu impacto na evolução da prenhez e em seus resultados. A caracterização de uma situação que envolva risco mais relevante e que demande maior aparato tecnológico deve ser necessariamente referenciada a serviços especializados em atendimento a gestantes de alto risco, podendo retornar ao nível primário quando se considerar a situação resolvida e/ou realizada a intervenção. O MS orienta que, a despeito desse encaminhamento, a Unidade Básica de Saúde deve continuar responsável pelo seguimento dessa gestante referenciada para atendimento em nível secundário. Existem algumas condições em que, detectadas as condições desfavoráveis, a gestante deve permanecer na Unidade Básica (Quadro 72.1), enquanto em outras é encaminhada aos serviços de alto risco (Quadro 72.2).
- Orientar a gestante quanto a hábitos de vida, dieta, atividade física, entre outros, ampará-la social e psicologicamente, além de educá-la para o parto e o aleitamento, ensinando noções de puericultura.
- Acompanhar a evolução da gravidez, observando as condições da gestante e o desenvolvimento do feto.

Quadro 72.1 Fatores de risco que levam à realização do pré-natal pela equipe de atenção básica

Fatores relacionados com características individuais e condições sociodemográficas desfavoráveis
Idade <15 e >35 anos
Ocupação: esforço físico excessivo, carga horária extensa, rotatividade de horário, exposição a agentes físicos, químicos e biológicos, estresse
Situação familiar insegura e não aceitação da gravidez, principalmente em se tratando de adolescentes
Situação conjugal insegura
Baixa escolaridade (<5 anos de estudo regular)
Condições ambientais desfavoráveis
Altura <1,45m
IMC que evidencie baixo peso, sobrepeso ou obesidade
Fatores relacionados com história reprodutiva anterior
Recém-nascido com restrição de crescimento, pré-termo ou malformado
Macrossomia fetal
Síndromes hemorrágicas ou hipertensivas
Intervalo interpartal <2 anos ou >5 anos
Nuliparidade e multiparidade (cinco ou mais partos)
Cirurgia uterina anterior
Três ou mais cesarianas
Fatores relacionados com a gravidez atual
Ganho ponderal inadequado
Infecção urinária
Anemia

Fonte: Ministério da Saúde – Secretaria de Atenção à Saúde – Departamento de Atenção Básica, 2013.

Quadro 72.2 Fatores de risco que indicam o encaminhamento ao pré-natal de alto risco

Fatores relacionados com condições prévias
Cardiopatias
Pneumopatias graves (incluindo asma brônquica)
Nefropatias graves (como insuficiência renal crônica e em casos de transplantados)
Endocrinopatias (especialmente *diabetes mellitus*, hipotireoidismo e hipertireoidismo)
Doenças hematológicas (inclusive doença falciforme e talassemia)
Hipertensão arterial crônica e/ou caso de paciente que faça uso de anti-hipertensivo (PA >140/90mmHg antes de 20 semanas de idade gestacional)
Doenças neurológicas (como epilepsia)
Doenças psiquiátricas que necessitam de acompanhamento (psicoses, depressão grave etc.)
Doenças autoimunes (lúpus eritematoso sistêmico, outras colagenoses)
Alterações genéticas maternas
Antecedente de trombose venosa profunda ou embolia pulmonar
Ginecopatias (malformação uterina, miomatose, tumores anexiais e outras)
Portadoras de doenças infecciosas, como hepatites, toxoplasmose, infecção pelo HIV, sífilis terciária (US com malformação fetal) e outras DST (condiloma)
Hanseníase
Tuberculose
Dependência de substâncias lícitas ou ilícitas
Qualquer patologia clínica que necessite de acompanhamento especializado
Fatores relacionados com história reprodutiva anterior
Morte intrauterina ou perinatal em gestação anterior, principalmente de causa desconhecida
História prévia de doença hipertensiva da gestação com mau resultado obstétrico e/ou perinatal (interrupção prematura da gestação, morte fetal intrauterina, síndrome HELLP, eclâmpsia, internação da mãe em UTI)
Abortamento habitual
Esterilidade/infertilidade
Fatores relacionados com a gravidez atual
Restrição do crescimento intrauterino
Polidrâmnio ou oligoidrâmnio
Gemelaridade
Malformações fetais ou arritmia fetal
Distúrbios hipertensivos da gestação (hipertensão crônica preexistente, hipertensão gestacional ou transitória)

Fonte: Ministério da Saúde – Secretaria de Atenção à Saúde – Departamento de Atenção Básica, 2013.

- Diagnosticar e tratar intercorrências gestacionais, encaminhando os casos considerados de alto risco para os centros especializados.
- Adotar medidas preventivas recomendadas para a proteção da gestante e do feto.

INÍCIO DO PRÉ-NATAL

A época em que deve ter início o pré-natal deve ser a mais precoce possível, uma vez que objetiva a identificação e a prevenção de intercorrências clínicas, cirúrgicas e obstétricas que possam agravar o estado de saúde da gestante ou do feto. O ideal é que esta tenha se submetido a uma consulta pré-concepcional em que tenham sido descartados problemas passíveis de tratamento. O MS recomenda a realização de, pelo menos, seis consultas durante a gestação; até a 28ª semana, mensalmente; entre a 28ª a 36ª semana, quinzenalmente, e depois a cada semana até o nascimento. Não é admissível a chamada "alta do pré-natal" ao se atingir o termo. A grávida deve ser acompanhada até que ocorra o parto. A partir da 41ª semana é necessário realizar a avaliação do bem-estar fetal. Estudos demonstram que a partir dessa idade gestacional é preferível proceder à indução do trabalho de parto a manter a avaliação seriada da vitalidade fetal.

As pacientes com gestação de alto risco deverão ser acompanhadas a intervalos avaliados individualmente e de acordo com a gravidade de sua doença, sendo muitas vezes necessário que esse acompanhamento seja realizado com a gestante internada em hospital. Estudos de metanálise, no entanto, demonstraram que a redução no número tradicional de consultas de pré-natal não se associou a resultados adversos maternos ou perinatais, como pré-eclâmpsia, infecção do trato urinário, mortalidade materna ou baixo peso ao nascer, desde que haja qualidade na atenção pré-natal. Entretanto, a redução do número de consultas foi associada à insatisfação da gestante em relação aos cuidados pré-natais.

O roteiro da consulta deve seguir os mesmos critérios de qualquer observação clínica com dados de anamnese, exame físico e solicitação de exames laboratoriais. O obstetra não deve menosprezar qualquer queixa ou sintoma referido pela gestante, assim como não se pode negligenciar o exame físico por não estar lidando com doente.

Segundo o MS (2013), a atenção pré-natal deve obedecer a um roteiro com base no fluxograma apresentado na Figura 72.1.

ANAMNESE NA GESTAÇÃO
Identificação

- **Nome:** a relação médico-paciente só tem a crescer quando a paciente é conhecida e tratada por seu próprio nome, evitando-se o uso de expressões como "mãezinha", "dona Maria" etc.
- **Idade:** o conhecimento da idade da paciente é imprescindível em virtude da maior ou menor incidência de determinadas doenças em certas faixas etárias. Considera-se primigesta jovem a mulher cuja primeira gestação incide antes dos 17 anos e primigesta idosa aquela cuja gestação ocorre após os 30 anos. Ressalvadas as possíveis doenças em função da faixa etária, a gestação pode desenvolver-se sem intercorrências. As mulheres com mais de 35 anos devem ser orientadas quanto ao diagnóstico antenatal de doenças genéticas, principalmente as cromossomopatias, como a síndrome de Down, além de ser maior a associação a outras comorbidades, como hipertensão, obesidade e diabetes.
- **Etnia:** ressalta-se a maior incidência de hipertensão arterial crônica (HAC), anemia falciforme e miomatose uterina nas gestantes de etnia negra. Diferenças étnicas também acompanham variações na bacia óssea. Entre as mulheres negras se encontra a maior porcentagem de bacia do tipo androide. Entretanto, o parto espontâneo é mais frequente na raça negra em razão de a cabeça fetal ser mais moldável.
- **Profissão:** atenção especial deve ser dada à mulher cuja atividade profissional obriga a permanência por longos períodos na posição supina. O aumento da pressão venosa nos membros inferiores durante a gestação possibilita a ocorrência de lesões valvares das veias com a consequente formação de varizes e aumento do risco de fenômenos tromboembólicos. Grávidas expostas a outros fatores de risco profissional, como esforço físico intenso e exposição a agentes químicos, físicos e biológicos, além de estresse, devem ser muito bem avaliadas a respeito da necessidade de afastamento desses riscos.
- **Estado civil:** observam-se influências marcantes no desenvolvimento da gravidez em decorrência da situação conjugal da gestante, não somente pelo apoio econômico, mas também pelo suporte psicológico proporcionado pela presença do companheiro.
- **Procedência:** o conhecimento do local de origem da gestante é importante no acompanhamento pré-natal em razão da interferência de determinadas endemias na gestação (como a malária, que é causa de restrição do crescimento fetal e prematuridade em regiões endêmicas). Atualmente, com o advento da infecção pelo Zika vírus e a possibilidade da transmissão vertical, torna-se imprescindível a identificação da possível procedência de gestantes de área com alta prevalência do vírus.
- **Escolaridade:** possibilita que o médico saiba como passar informações à gestante de acordo com seu grau de compreensão. Níveis mais baixos de escolaridade estão associados a menor acesso à informação e exposição a agravos, como a infecção pelo vírus da imunodeficiência humana (HIV).

Queixa principal

Embora grande número de gestantes se apresente comunicando que estão grávidas e desejam fazer o pré-natal, às vezes elas relatam outras queixas, às quais, por vezes, o obstetra não dá o devido valor por considerá-las irrelevantes, uma vez que muitas podem ser consequências de alterações fisiológicas da gravidez e, assim, termina a consulta sem atendê-las no que se refere a explicações e orientações, o que tem efeitos francamente negativos no estado emocional das gestantes.

História familiar

As doenças familiares devem ser interrogadas. Entre aquelas de transmissão hereditária destacam-se cardiopatia, diabetes, HAC, epilepsia, neoplasias e alterações psíquicas. Entre as de transmissão infecciosa vertical destacam-se tuberculose, hepatites B e C, HIV e sífilis. Deve ser valorizada a história de hipertensão induzida pela gravidez e de fenômenos tromboembólicos em parentes de primeiro grau.

História pregressa

A história pregressa deve ser investigada com muita atenção, em razão da possibilidade de repercussão negativa so-

Capítulo 72   Assistência Pré-natal   **597**

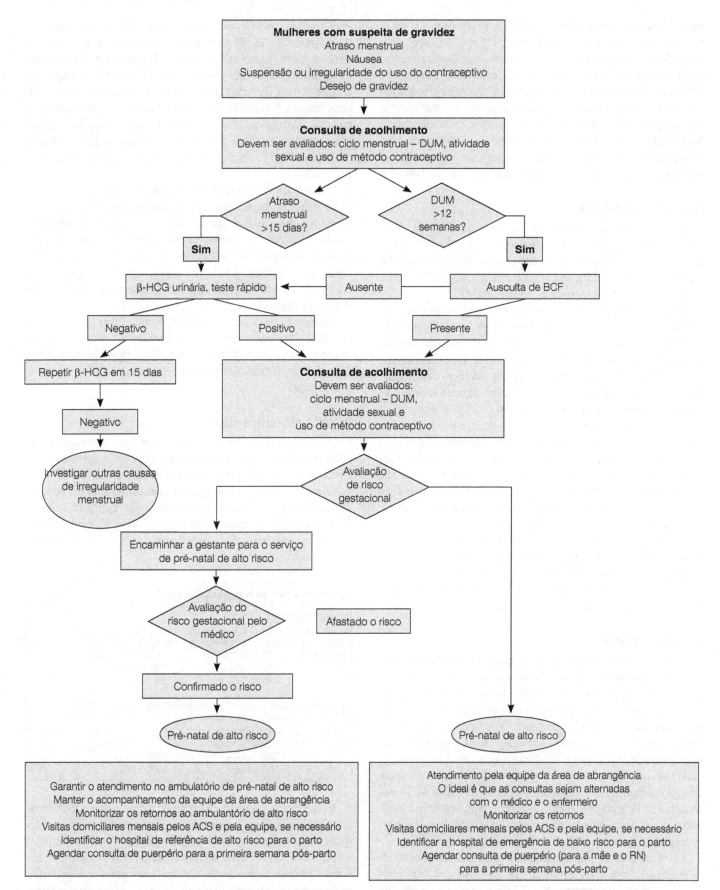

Figura 72.1 Fluxograma para o atendimento no pré-natal de baixo risco. (Ministério da Saúde – Secretaria de Atenção à Saúde – Departamento de Atenção Básica, 2013.) (DUM: data da última menstruação; BCF: batimentos cardiofetais; ACS: agente comunitário de saúde; RN: recém-nascido.)

bre o concepto ou de complicações que agravem a doença ou coloquem em risco a vida da mãe. É o que acontece com as mulheres portadoras de hipertensão, cardiopatia, nefropatia, diabetes, doenças autoimunes, distúrbios mentais ou epilepsia, doenças infectocontagiosas e distúrbios tireoidianos, quase sempre em uso de medicamentos. Por fim, devem ser investigados os atos operatórios prévios, os acidentes e a ocorrência de transfusão sanguínea anterior. Nesse particular, ressaltem-se a importância da transmissão de moléstias infecciosas e a possibilidade da sensibilização materna ao fator Rh.

História ginecológica

Convém perguntar a idade da paciente na menarca. A regularidade ou não do ciclo menstrual e a quantidade e frequência do fluxo são de grande valia tanto no que diz respeito à confiabilidade da data da última menstruação (DUM) como para o cálculo da data provável do parto (DPP).

De grande importância é o conhecimento de cirurgias ginecológicas pregressas. A incisão cirúrgica proveniente de miomectomia deve ser investigada em virtude do risco de ruptura uterina por ocasião do trabalho de parto. A uretrocistopexia, previamente realizada e bem-sucedida, implica a indicação de cesariana, assim como fístulas vesicovaginais e retovaginais corrigidas. A amputação do colo uterino é compatível com o parto normal, mas pode comprometer a competência cervical, merecendo acompanhamento criterioso durante o pré-natal. Os métodos anticoncepcionais devem ser pesquisados. Devem ser investigados o início da atividade sexual, sua frequência e o número de parceiros. Cabe uma preocupação particular com as doenças sexualmente transmissíveis (DST), algumas das quais são danosas para o feto.

Igualmente importante é inteirar-se da aceitação ou não da gravidez, tanto por parte da mulher como de seu parceiro e da família, principalmente se a gestante for adolescente. É imprescindível o reconhecimento daquelas mulheres que contam com fraca rede de suporte social.

História obstétrica

A evolução dos partos anteriores deve ser analisada. Diante de cesariana prévia, a possibilidade de nova intervenção dependerá da indicação e do tipo de incisão uterina (corporal ou segmentar) na cesariana anterior. A evolução das gestações anteriores, até certo ponto, poderá repetir-se na gestação atual. Partos vaginais espontâneos anteriores falam a favor de evolução melhor. No entanto, essa afirmação não é matemática, uma vez que alguns autores relatam que a multiparidade pode originar contrações menos eficientes com alteração da prensa abdominal. A gestação anterior ectópica, com natimorto, malformado ou gestação após tratamento de infertilidade, é supervalorizada.

Com relação aos abortamentos, é imprescindível obter as seguintes informações: espontâneos ou induzidos, em quais idades gestacionais ocorreram, se foram seguidos ou não de curetagem e se apresentaram algum tipo de complicação. As perdas gestacionais de repetição devem ser exaustivamente investigadas, preferencialmente fora do período de gravidez, para que seja instituída a terapêutica adequada. Atualmente, deve-se estar muito atento para o diagnóstico das trombofilias, questionado atualmente como possível etiologia dos abortamentos de repetição. O tempo decorrido entre o último parto e a gestação atual se constitui no intervalo interpartal – quando de 10 anos ou mais, a atividade do organismo feminino equivale a uma estreia funcional. A evolução da gestação atual, bem como do parto, equivale à de uma primigesta.

No que se refere às gestações pregressas, deve-se perguntar sobre a idade gestacional à interrupção e a respeito do tipo de parto; nos casos de parto normal, se foram hospitalares ou domiciliares e se houve necessidade de fórceps. Em caso de cesariana, cabe investigar a indicação e o tipo de histerotomia, principalmente naquelas gestações interrompidas com menos de 30 semanas, em que a histerotomia corporal é amplamente utilizada.

Quanto ao recém-nascido, é importante saber seu peso e as condições presentes logo após o nascimento, assim como as intercorrências do período neonatal. Finalmente, deve-se saber se a paciente o amamentou, quanto tempo e se houve alguma complicação.

História obstétrica atual

Neste tópico são enfatizadas as possíveis intercorrências clínicas que repercutem negativamente sobre a gestante e seu concepto. Nesse momento é necessário o cálculo da DPP com a utilização da regra de Naegele, a qual prevê uma duração de 280 dias para a gestação, sendo necessário o conhecimento da DUM para sua obtenção. Somam-se 7 dias ao primeiro dia da última menstruação e se subtraem 3 do mês, conforme demonstrado a seguir:

Cálculo da DPP pela regra de Naegele

Cálculo da DPP:
 dia/mês/ano +7/–3/ano
Obs.: se mudar de mês, subtrair 2 em vez de 3
Exemplos: DUM: 13/09/2014   DUM: 27/9/2014
            DPP: +7/–3   DPP: +7/–2
            20/6/2015   04/7/2015

Para ano bissexto: se o mês de fevereiro for incluído no cálculo, somam-se 6 ao primeiro dia da última menstruação em vez de 7.
Exemplo: 2016 (ano bissexto)
            DUM: 12/10/2015   DUM: 15/4/2015
            DPP: +6/–3/   DPP: +7/–3/
            18/7/2016   22/1/2016

Nem sempre a grávida é capaz de informar com fidelidade a DUM ou, às vezes, até a ignora, o que pode tornar problemática a estimativa da idade real da gestação (IGE). Naqueles serviços que dispõem de ultrassonografia (US), esse problema é mais facilmente resolvido. Quanto mais precoce a gestação, melhor será a estimativa correta da idade gestacional. Outros dados podem ser utilizados para se aferir aproximadamente a idade gestacional: até a sexta semana não ocorre alteração do volume uterino; na oitava, o útero corresponde ao dobro de seu tamanho; na 12ª, o útero se torna palpável na sínfise púbica; na 16ª, o fundo uterino se encontra entre a sínfise púbica e a cicatriz umbilical; na 20ª, o fundo uterino se encontra na altura da cicatriz umbilical. A idade gestacional será obtida mediante a soma do número de dias desde o primeiro dia da última menstruação até a data desejada e a divisão do resultado obtido por 7 (número de dias de 1 semana), como mostrado a seguir:

Cálculo da idade gestacional

Exemplo: DUM 20/10/2015 – Data do cálculo: 11/1/2016

IGE: 11+30+31+11= 87 ÷ 7=12 semanas e 3 dias

Anamnese especial

A anamnese especial objetiva a análise das modificações fisiológicas da gravidez sobre os diversos sistemas, assim como das manifestações clínicas de doenças preexistentes ou que se manifestam durante a gravidez, a saber:

- **Hábitos:** o tabagismo está relacionado com o crescimento intrauterino restrito (CIUR). Convém anotar o número de cigarros fumados por dia. O álcool ingerido em grande quantidade se associa à síndrome fetal alcoólica. Recém-nascidos prematuros de gestantes que ingerem sete ou mais doses de bebida alcoólica por semana e/ou três ou mais na mesma ocasião apresentam risco maior de desenvolver as formas mais comuns de lesão cerebral: hemorragia cerebral e destruição da substância. Não foi encontrada nenhuma evidência de que haja uma quantidade segura de consumo de álcool durante a gravidez. A abstinência é o recomendado. Há ainda que pesquisar o uso de substâncias ilícitas que comprometam a integridade física e psíquica da gestante e causem sequelas no feto e no RN. O uso de cocaína durante a gestação aumenta significativamente o risco de descolamento prematuro da placenta e de ruptura prematura das membranas.

A orientação deve ser dada no sentido de abolir os vícios e, se necessário, recorrer a apoio psicoterapêutico. A atividade física pode ser mantida e mesmo estimulada caso não haja contraindicações. Durante a gravidez, os exercícios mais indicados são caminhada, natação e hidroginástica. Os exercícios de alto risco, como basquetebol, hipismo, voleibol, mergulho, *jogging* intenso, esqui aquático e ginástica de alto impacto, devem ser desestimulados. As atletas profissionais devem ser questionadas a respeito da restrição à ingestão de alimentos que possa resultar em CIUR ou do consumo excessivo de vitaminas que ocasione malformações no concepto.

Finalmente, deve ser investigado o uso de esteroides anabólicos que possam masculinizar um feto feminino. Mesmo gestantes saudáveis devem ser avaliadas antes do início da atividade física. Recomenda-se a prática de exercícios moderados por 30 minutos, diariamente, tendo como zona-alvo estimada a manutenção da frequência cardíaca materna em torno de 140 batimentos por minuto. Os medicamentos utilizados pela gestante devem ser investigados e, se necessário, substituídos por outros com menos risco para a gestante e o feto (veja o Capítulo 74).

- **Sistema nervoso:** cefaleia, tonteira, alterações visuais, deambulação e sensibilidade dolorosa e tátil nas diferentes regiões do corpo são alguns dos sintomas para pesquisa. Cefaleia e escotomas acompanhados de hiper-reflexia ocorrem em casos de pré-eclâmpsia e eclâmpsia.

- **Aparelho gastrointestinal:** as alterações fisiológicas do aparelho digestivo favorecem o aparecimento de sialorreia, pirose e constipação intestinal. Convém afastar dúvidas referentes à presença de vômitos que, embora comuns em 50% a 80% das gestantes no início da gestação, podem estar associados a doenças como apendicite, pancreatite, obstrução intestinal ou pielonefrite, acompanhadas de outros sintomas. Na gestação tardia, a pré-eclâmpsia grave pode manifestar-se com quadro semelhante a uma patologia gastrointestinal.

- **Aparelho circulatório:** a gestante normal pode, frequentemente, apresentar palpitações em razão do estado hiperdinâmico da gravidez e dispneia provocadas pela hiperventilação e elevação da cúpula diafragmática. Nesse caso não existe antecedente de dispneia aos esforços ou de decúbito. O exame físico da área cardíaca colabora para a exclusão de eventual doença cardiovascular.

- **Aparelho respiratório:** deve-se inquirir sobre dispneia, tosse, expectoração e hemoptise e investigar antecedente de tuberculose. A dispneia pode estar ligada a uma pneumopatia crônica que poderá repercutir sobre a oxigenação do concepto. Cabe investigar a presença de pneumopatia tipo obstrutiva que, além da oxigenação prejudicada, tem implicações importantes no momento do parto em função do tipo de anestesia.

- **Aparelho urinário:** a diminuição do peristaltismo ureteral, a compressão do trato urinário pelo útero gravídico e o refluxo vesicoureteral são condições fisiológicas que acarretam aumento da incidência de infecção do trato urinário (ITU) no período gestacional, a qual pode ser acompanhada de maior incidência de partos prematuros, justificando-se, assim, a pesquisa de sintomas como disúria, polaciúria e hematúria.

- **Aparelho locomotor:** o aumento da pressão venosa nos membros inferiores e o estado de hipercoagulabilidade são fatores que favorecem o surgimento de varizes dos membros inferiores e o aumento da incidência de tromboses venosas. Cabe ao obstetra a investigação de edema, aumento da temperatura e mialgias. Dificuldade na marcha, dores lombares e ciatalgias podem ser decorrentes da embebição gravídica.

EXAME FÍSICO

O exame físico inicial da gestante é de fundamental importância no sentido de observar doenças maternas que, de algum modo, comprometam o binômio mãe-feto. O exame físico da gestante deve ser feito de maneira sistêmica, isto é, analisando os diferentes sistemas e não apenas os que dizem respeito mais diretamente à gestante:

- **Mucosas:** muitas vezes indicam a presença de anemia, situação deletéria para mãe e feto.
- **Varizes:** justificam a orientação para o uso de meias elásticas com finalidade compressiva e de repouso.
- **Peso:** a gestante deve ser estimulada a ganhar 10 a 12kg durante a gravidez. Muitos estudos vêm demonstrando que as mulheres não obesas que apresentam ganho ponderal abaixo do recomendado têm frequentemente RN de baixo peso. Os prejuízos do ganho ponderal na gravidez são mais pronunciados em mulheres desnutridas na fase pré-gravídica. Elas têm, normalmente, neonatos pequenos para a idade gestacional (PIG) como resultado do CIUR. Essas deveriam ganhar mais peso, em torno de 500g por semana. Em contraste, as gestantes obesas costumam dar à luz RN grandes para a idade gestacional (GIG), mesmo quando apresentam ganho ponderal gravídico inferior ao mínimo recomendado de 10kg. Essas devem manter o ganho semanal de aproximadamente 300g e receber as orientações de nutricionistas. Gestantes adolescentes devem ganhar 1kg acima do estabelecido pela norma; gestantes com altura <140cm devem ter ganho máximo de 10 a 11kg ao final da gravidez.
- **Pressão arterial (PA):** a mensuração deve ser obtida com a gestante sentada com o antebraço apoiado em uma superfície no nível do coração após repouso de 5 minutos. Utiliza-se para a medida da PA diastólica o quinto som de Korotkoff (desaparecimento das bulhas).
- **Temperatura:** sua finalidade é afastar processos infecciosos ou inflamatórios.
- **Glândula tireoide:** apresenta aumento fisiológico. Nos casos duvidosos devem ser solicitados exames complementares.
- **Pulso:** sua avaliação é importante, pois se pode suspeitar de alterações cardíacas, anemia, febre ou disfunção da tireoide.
- **Ausculta cardíaca:** detectam-se sopros sistólicos funcionais em função da hiperdinâmica circulatória.
- **Cabeça:** junto ao limite do couro cabeludo ocorre a formação bastante evidente de lanugem em consequência da intensificação da nutrição dos folículos pilosos, que constituem o sinal de Halban, podendo surgir manchas hipercrômicas nas regiões muito expostas, denominadas cloasmas.
- **Mamas:** à inspeção, a aréola se encontra mais escura do que fora da gestação, apresentando ao redor a aréola secundária menos pigmentada, de limites imprecisos, o que constitui o sinal de Hunter. A circulação mais calibrosa que acompanha o desenvolvimento das mamas deixa perceber uma trama de vasos venosos na pele, chamada rede de Haller. Na aréola primária aparecem, durante a gestação, os tubérculos de Montgomery, que regridem no puerpério e são provenientes das glândulas sebáceas hipertrofiadas ou das glândulas mamárias secundárias. A inspeção também possibilita avaliar a existência ou não de anomalias mamárias ou mamilares.

A palpação está dificultada na gestação, porém os nódulos encontrados devem ser investigados.

É preciso orientar o preparo das mamas e dos mamilos durante a gestação para evitar transtornos no puerpério, sendo possível a realização de massagens para tornar o mamilo mais saliente, fazendo pressão com os dedos e puxando a pele a partir da aréola para os lados, para cima e para baixo. Esses exercícios devem ser feitos a partir do segundo trimestre e de preferência durante o banho. Mamilos invertidos ou malformados podem apresentar bons resultados com estimulação com seringa virada e, realizando-se uma leve tração, obtém-se um vácuo que os faz protrundir. Recomenda-se também a exposição ao sol durante 5 a 10 minutos entre as 8 e as 9 horas para deixar a pele mais resistente.

- **Abdome:** no final da gestação, o abdome pode apresentar-se globoso, ovoide ou às vezes em obus, representado pela diástase média dos músculos retos abdominais ou mesmo em pêndulo, quando ocorrem diástase e anteversão uterina máxima, podendo ocorrer distocia no trabalho de parto.
- **Mensuração da altura uterina:** medida pela fita métrica. O útero cresce em média 4cm por mês. Nessas condições, na 40ª semana de gestação terá uma altura média de 34cm. Nas primigestas, aproximadamente 2 semanas antes do parto, em razão da insinuação do polo fetal, pode ocorrer queda do ventre com diminuição da altura uterina. A medida deve ser realizada a partir da borda superior da sínfise púbica. O útero deve ser colocado na posição correta, ou seja, na região medial, corrigindo-se desvios da direita ou da esquerda e delimitando-se, sem comprimir, o fundo uterino com a borda cubital da mão. Com a fita métrica mede-se o arco uterino. A correlação entre o crescimento uterino e a idade gestacional auxilia aqueles casos em que é desconhecida: até a sexta semana não ocorre alteração do tamanho uterino; na oitava, o útero corresponde ao dobro do tamanho normal; na décima, corresponde a três vezes o tamanho habitual; na 12ª, o útero enche a pelve, de modo que é palpável na sínfise púbica; na 16ª, o fundo uterino se encontra entre a sínfise púbica e a cicatriz umbilical; na 20ª semana, o fundo do útero se encontra na altura da cicatriz umbilical; a partir da 20ª semana existe relação direta entre as semanas da gestação e a medida da altura. No entanto, esse parâmetro se torna menos fiel a partir da 30ª ou 32ª semana de idade gestacional.

É importante que a bexiga esteja vazia para não ocorrer distorção de sua medida, a qual pode aumentar em 3cm quando a bexiga está cheia. A constatação de uma medida maior do que a esperada para determinada idade gestacional pode estar relacionada com erro na DUM, polidrâmnio, gestação múltipla, macrossomia fetal, diabetes ou doença trofoblástica. Quando a altura uterina é menor do que a esperada, pode-se estar diante de erro na DUM, fetos geneticamente pequenos e CIUR.

- **Palpação uterina:** a palpação obstétrica é recurso de extremo valor e tempo obrigatório no exame da grávida. Objetiva reconhecer o volume uterino nas gestações com menos de 6 meses e, em idade gestacional mais avançada, o diagnóstico da situação, posição e apresentação fetal. A técnica correta para palpação exige que a paciente esteja em decúbito dorsal com os membros superiores paralelos ao tronco e membros inferiores estendidos, ventre descoberto e bexiga vazia. A palpação uterina tem por finalidade reconhecer o feto, sua apresentação, situação e posição. A técnica de palpação segue as manobras de Leopold:

- **Primeira manobra** (Figura 72.2): objetiva fundamentalmente a determinação da altura do fundo uterino e de sua relação com os pontos de referência – a sínfise púbica, a cicatriz umbilical, o apêndice xifoide e os rebordos costais.
- **Segunda manobra** (Figura 72.3): sua finalidade é diagnosticar a situação e a posição fetal em relação aos flancos maternos (longitudinal, transversa ou oblíqua, esquerda ou direita). No caso de situação transversa, essa manobra possibilita identificar os polos fetais nos flancos direito ou esquerdo da gestante.
- **Terceira manobra** (Figura 72.4): por meio dessa manobra se identificam a apresentação fetal e sua altura. Na presença de polidrâmnio, as paredes uterinas estão excessivamente distendidas, tornando difícil palpar as partes fetais. Já no oligoidrâmnio é possível palpá-las com grande facilidade.

- **Ausculta fetal:** os batimentos cardiofetais (BCF) podem ser percebidos pelo estetoscópio de Pinard por volta de 18 a 22 semanas de gestação, pelo sonar entre 10 e 12 semanas e pele US entre 6 e 7 semanas. Os BCF oscilam entre 120 e 160 batimentos por minuto e, em média, 140 batimentos por minuto. Admite-se que no estado febril materno o batimento cardíaco fetal se eleva em 10 a 20 batimentos por minuto para cada grau acima de 37°C.

EXAME GINECOLÓGICO

- **Aparelho genital externo:** devem ser identificados tumores, lesões ou anormalidades genitais que possam dificultar ou impedir o parto pela via vaginal. Verifica-se a integridade ou ruptura perineal, incluindo cistocele, retocele e anomalias da região perianal.
- **Exame especular:** possibilita a visualização da cavidade vaginal e do colo uterino, bem como a presença de ectrópio ou pólipos cervicais que muitas vezes são causa de sangramentos na gestação. Devem ser observadas as características do resíduo vaginal e coletado material para exame oncótico. Na presença de qualquer lesão cervical vaginal ou vulvar suspeita deve-se indicar colposcopia seguida de biópsia, se necessária. O teste de Schiller é obrigatório.
- **Toque:** devem ser obtidas as seguintes informações: resistência do períneo e elasticidade da cavidade vaginal; comprimento, consistência e dilatação ou não do colo. Além disso, verifica-se a existência de massas uterinas ou anexiais. A pelvimetria interna está detalhada no Capítulo 77. Todos os dados importantes devem ser registrados no prontuário da gestante e transcritos em seu cartão de pré-natal. Nas consultas seguintes devem-se avaliar o bem-estar fetal e o materno, analisando os seguintes aspectos:
  - **Condições maternas:** PA, ganho ponderal, edema patológico (mãos e face) e altura uterina. O exame especular deverá ser realizado na presença de sangramento genital, perda de líquido ou corrimento vaginal. Convém questionar sinais e sintomas de processos infecciosos do trato urinário, além do hábito intestinal. Toques sequenciais devem realizados nas gestantes com incompetência istmocervical, estando proibidos naquelas com ruptura prematura pré-termo de membranas e que apresentem placenta prévia. Nas gestações de evolução

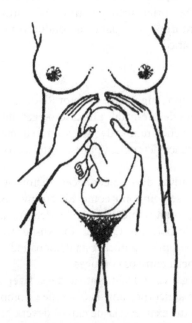

Figura 72.2 Primeira manobra de Leopold.

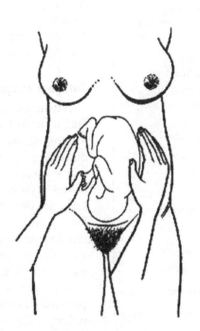

Figura 72.3 Segunda manobra de Leopold.

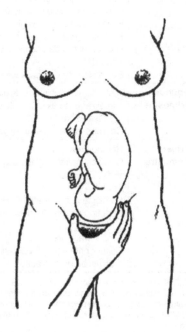

Figura 72.4 Terceira manobra de Leopold.

normal, o toque é realizado próximo ao termo para avaliação das modificações do colo.
- **Condições fetais:** BCF, movimento fetal, tamanho fetal, situação e apresentação fetal e quantidade de líquido amniótico.

EXAMES LABORATORIAIS

Na assistência pré-natal, os exames laboratoriais complementam a propedêutica clínica, auxiliando a definição do diagnóstico. Os preconizados nos Cadernos de Atenção Básica (Atenção ao Pré-natal de Baixo Risco, 2013) estão assinalados com asterisco e podem ser consultados em conjunto no Quadro 72.3.

Hemograma*

Em virtude do aumento desproporcional do volume plasmático em relação ao do volume eritrocitário ocorre hipervolemia com hemodiluição. Essas alterações acarretam a chamada anemia fisiológica da gravidez, cujos níveis de hemoglobina se encontram entre 10 e 13g/dL. A anemia verdadeira é geralmente secundária à deficiência de ferro. Entretanto, outras causas, como deficiência de ácido fólico e mais raramente vitamina B_{12} (anemia perniciosa) e doenças crônicas (hepática, renal, endócrina, neoplasia), podem ser responsáveis pelo surgimento ou agravamento da anemia durante a gravidez. As anemias hemolíticas, como as falciformes, as talassemias e a esferocitose, entre outras, são frequentemente diagnosticadas na infância e acompanhadas pelo hematologista.

Ocorre aumento moderado do número de leucócitos durante a gestação, atingindo valores entre 10 mil e 15 mil. Entretanto, não se observam formas jovens caracterizando o desvio para a esquerda. A valorização da leucocitose na gestação ou mesmo do desvio à esquerda implica a realização de leucogramas seriados e a associação com o quadro clínico. O número de plaquetas diminui ligeiramente durante a gestação (150 mil a 320 mil) e essa diminuição se deve à hemodiluição e ao aumento de seu consumo.

O MS preconiza a realização do hemograma de rotina na primeira consulta e novamente no início do terceiro trimestre, podendo ser repetido mais vezes de acordo com necessidades específicas.

Os Capítulos 71 e 105 complementam as informações a respeito da interpretação do hemograma e do tratamento das anemias.

Eletroforese de hemoglobina*

A Coordenação de Saúde das Mulheres do MS, em nota técnica de dezembro de 2013, instituiu em todo o território nacional a inclusão do rastreamento das anemias hereditárias com ênfase no diagnóstico da anemia e traço falciforme por meio da eletroforese de hemoglobinas, na rotina dos exames de pré-natal. Para tanto, o MS considerou a incidência da anemia falciforme (1:1.000) e do traço falciforme (1:35), além da grande miscigenação da população brasileira. O exame deve ser solicitado na primeira consulta de pré-natal. Ao se identificar a forma homozigota (SS), a gestante deverá ser encaminhada para o serviço de alto risco. Aquelas portadoras do traço (AS) deverão permanecer na atenção primária e receber orientação genética. O Capítulo 105 complementa as informações quanto à condução nos casos de anemia hereditários.

Tipagem sanguínea*

A determinação do grupo sanguíneo e do fator Rh deve ser feita na primeira consulta de pré-natal. Em caso de gestante Rh-positiva, o estudo está encerrado, salvo se os antecedentes obstétricos sugerirem doença hemolítica por isoimunização a outros fatores.

Nas gestantes Rh-negativas deve-se conhecer o fator DU. Caso positivo, a grávida se comporta como Rh-positiva. Se for negativo o fator DU, torna-se indispensável a determinação do tipo sanguíneo do parceiro. Quando for Rh-positiva ou se desconhece sua tipagem sanguínea, está demonstrada a incompatibilidade potencial entre os cônjuges.

Toda gestante Rh-negativa e DU-negativa deve fazer a pesquisa da presença de anticorpos anti-D (teste de Coombs indireto). Caso o primeiro exame seja negativo, deverá ser repetido mensalmente a partir da 24ª semana. Um teste de

Quadro 72.3 Exames complementares para gestantes de baixo risco

Trimestre	Exames complementares
Primeira consulta ou primeiro trimestre	Hemograma Tipagem sanguínea e fator Rh Coombs indireto (se Rh-negativo) Glicemia em jejum Teste rápido de triagem para sífilis e/ou VDRL Teste rápido diagnóstico anti-HIV Toxoplasmose IgM e IgG Sorologia para hepatite B (HbsAg) Urocultura + urina tipo I Ultrassonografia obstétrica Citopatológico de colo de útero (se necessário) Exame da secreção vaginal (se houver indicação clínica) Parasitológico de fezes (se houver indicação clínica) Rastreamento da anemia falciforme Anti-HTLV* Rastreamento do hipotireoidismo subclínico*
Segundo trimestre	Teste de tolerância oral de glicose (TOTG) com 75g (realizar esse exame preferencialmente entre a 24ª e a 28ª semana)** Coombs indireto (se Rh-negativo)
Terceiro trimestre	Hemograma Coombs indireto (se Rh-negativo) VDRL Anti-HIV Sorologia para hepatite B (HbsAg) Repetir o exame de toxoplasmose se o IgG não for reagente*** Urocultura + urina tipo I Cultura para estreptococo do grupo B (a partir de 35 semanas de gestação)*

* O MS não preconiza a realização de rotina desses exames.
** O MS preconiza o TOTG apenas para as pacientes cuja glicemia de jejum no primeiro trimestre estava >85mg/dL ou se existir algum fator de risco.
*** O MS não preconiza a realização trimestral ou mensal da sorologia para toxoplasmose.

Coombs positivo na primeira metade da gestação exige sua titulação. Títulos baixos traduzem imunização anterior por contato com hemácias Rh-positivas antes da gestação atual. A positividade sorológica com títulos crescentes demonstra transfusão feto-materna em mulher previamente sensibilizada, indicando a necessidade de propedêutica mais apurada para investigar o grau de hemólise fetal por meio da avaliação fetal não invasiva por métodos de imagem e, se necessário, pela cordocentese.

A administração de 100µg de imunoglobulina anti-D entre 28 e 34 semanas de gravidez a mulheres em sua primeira gravidez não reduz o risco de isoimunização. Embora a utilização dessa dose não confira benefício ou melhore o resultado perinatal da gestação atual, o teste de Kleihauer, realizado no sangue de puérperas com recém-nascidos Rh-positivos, foi significativamente menos positivo, o que significa que um número menor de mulheres produzirá anticorpos anti-Rh em gestações subsequentes. Essa política, no entanto, deve levar em consideração os custos da profilaxia e dos cuidados com uma mulher que se torna sensibilizada e com seus filhos acometidos, além do suprimento da gamaglobulina anti-D.

Quanto à propedêutica e ao tratamento, veja o Capítulo 122.

Exame de urina (tipo 1) e urocultura*

Esses exames devem ser solicitados na primeira consulta do pré-natal, uma vez que as alterações do trato urinário que ocorrem na gravidez predispõem a infecção urinária, que é complicação frequente e agravante na gestante, além de fornecer elementos para o diagnóstico de uropatias e de afecções sistêmicas.

A proteinúria é expressa no exame como negativa ou positiva e, quando presente, quantificada em cruzes (+ a +++). A glicosúria pode ocorrer nas gestantes. O aumento da filtração glomerular, fisiológica na gravidez, sem o correspondente aumento da reabsorção tubular de glicose, determina esse achado. Entretanto, a simples presença de glicose na urina exige melhor investigação quanto à presença de *diabetes mellitus* ou gestacional. O encontro de hemácias no sedimento urinário não deve exceder duas a três por campo. Além desse valor ou hematúria macroscópica, pode significar afecção de algum segmento das vias urinárias, como glomerulonefrite, pielonefrite, litíase, cistite, neoformação de vasos da submucosa da bexiga, hemofilia, leucemia, estados febris, hematúria recidivante benigna, entre outras.

A presença de mais de 10 piócitos por campo é sugestiva de infecção urinária, mas pode significar contaminação da urina com elementos da vagina em caso de coletas descuidadas. O achado de piúria torna obrigatória a realização de urocultura com identificação do germe, contagem de colônias e antibiograma. A cetonúria aparece quando as gorduras não são totalmente oxidadas no organismo, seja por excesso de gorduras na alimentação, seja por deficiência de glicogênio (diabetes, jejum prolongado, doenças hepáticas). A urocultura é o método mais sensível e específico para identificação de bacteriúria assintomática na gestante, caracterizada pelo achado de >100 mil unidades formadoras de colônia (UFC) por mililitro de uma espécie. Deve ser solicitada na primeira consulta de pré-natal e repetida quando se fizer necessária ou de rotina no terceiro trimestre.

O Capítulo 113 complementa as informações quanto ao diagnóstico diferencial e ao tratamento das diversas formas de infecção urinária.

Sorologia para sífilis*

Dados do MS mostram que entre 2005 e 2014 foram notificados 100.790 casos de sífilis em gestantes. Em 2013, o número total de casos notificados no Brasil foi de 21.382, dos quais 47% foram registrados na região Sudeste. Em 2013, no Brasil, observou-se uma taxa de detecção de 7,4 casos de sífilis em gestantes por 1.000 nascidos vivos, taxa superada pelas regiões Sudeste (8,7) e Centro-Oeste (8,5).

O rastreamento universal da sífilis é recomendado na primeira consulta de pré-natal porque o tratamento é benéfico para a mãe e para o feto. Mulheres com risco aumentado devem submeter-se a nova sorologia com 28 semanas de gravidez e novamente quando da internação para o parto.

No Brasil, o MS recomenda a repetição do exame em torno da 30ª semana de gestação, no momento do parto ou em caso de abortamento. Das reações sorológicas atualmente empregadas, a mais utilizada é o VDRL, um teste inespecífico e, por consequência, passível de resultado falso-positivo, como em casos de colagenose, hanseníase, mononucleose infecciosa, malária, tuberculose e artrite reumatoide, entre outros. Na sífilis, a positividade dessa reação aparece em torno de 4 semanas após a infecção e, por ser quantificada, possibilita rastreamento de cura, que se traduz por diminuição das titulações. Exames negativos indicam, obrigatoriamente, rastreamento trimestral durante a gestação. Dos testes específicos que utilizam antígenos treponêmicos, o mais empregado é o FTA-ABS, exame qualitativo (positivo ou negativo) de altas especificidade e sensibilidade, importante quando associado ao VDRL, afastando reações cruzadas. Não se presta para controle da cura.

Para a interpretação dos resultados do VDRL e do FTA-ABS e a conduta nos casos de sífilis, veja o Capítulo 111.

Sorologia para rubéola

Aproximadamente 20% das mulheres em idade fértil são suscetíveis a essa infecção. A realização rotineira da sorologia para detecção de anticorpos para esse vírus é criticada por muitos, uma vez que os exames só indicarão o estado imunitário da gestante e, nas suscetíveis, há poucos recursos para evitar o contágio, principalmente pelo fato de que 50% das infecções de rubéola cursam sem exantema.

O MS do Brasil não estabelece o rastreamento de rotina para a rubéola na gravidez. No entanto, àquelas sem histórico vacinal ou sem relato de infecção prévia deve ser oferecido o teste sorológico para identificar mulheres em risco de contrair infecção e possibilitar a vacinação no período pós-natal, protegendo gestações futuras (grau de recomendação B).

Caso a gestante seja inadvertidamente vacinada, deve ser tranquilizada quanto a uma possível rubéola congênita, já que não têm sido relatados casos de malformações pelo vírus vacinal nessa situação.

Para a interpretação da sorologia para rubéola e a conduta na infecção aguda durante a gravidez, veja o Capítulo 111.

Sorologia para toxoplasmose*

Inquéritos sorológicos provenientes de várias regiões têm mostrado que 40% a 80% da população adulta já foram infectados pelo *Toxoplasma gondii*. A toxoplasmose na gestação pode determinar risco de infecção fetal em 41% dos casos. Os testes mais utilizados são imunofluorescência (IgG e IgM), ELISA e ELFA VIDAS.

Para confirmação de infecção aguda utilizam-se a dosagem de IgA e a avidez de IgG, métodos não disponíveis no serviço público. As pacientes suscetíveis deverão realizar sorologia a cada trimestre, além das orientações higienodietéticas.

Para mais detalhes quanto à interpretação dos testes sorológicos, principalmente com relação ao achado de IgM residual, e à conduta nas gestantes com infecção aguda, veja o Capítulo 111.

Glicemia de jejum*

A glicemia de jejum deve ser solicitada na primeira consulta. Tanto o diagnóstico com base nesse exame como o rastreamento do diabetes gestacional (DMG) se tornaram, nos últimos anos, tema de inúmeros debates em razão dos diferentes critérios estabelecidos pelos vários órgãos que cuidam do tema, como a Organização Mundial da Saúde (OMS), a Associação Americana de Diabetes (ADA) e a Sociedade Brasileira de Endocrinologia e Metabologia (SBEM), o que tem criado mais controvérsias do que consenso entre os obstetras e os endocrinologistas que acompanham a mulher grávida. Assim, torna-se quase impossível o estabelecimento de um único método de rastreamento a ser seguido por todos os profissionais.

Em suas diretrizes 2015/2016, a Sociedade Brasileira de Diabetes (SBD) passou a recomendar os critérios de rastreamento e diagnóstico preconizados em 2013 pela OMS. O rastreamento deve ser realizado com a dosagem da glicemia de jejum na primeira consulta. Caso o valor encontrado seja ≥126mg/dL, é estabelecido o diagnóstico de *diabetes mellitus* na gravidez (*Overt diabetes*). Caso a glicemia plasmática em jejum esteja entre ≥92mg/dL e <126mg/dL, o diagnóstico é de DMG. Em ambos os casos o resultado deve ser confirmado com uma segunda dosagem da glicemia de jejum e orientação rigorosa a respeito da observação de um período de jejum de 8 horas.

Caso a glicemia seja <92mg/dL, a gestante será submetida ao teste oral de tolerância à glicose (TOTG) no segundo trimestre (entre 24 e 28 semanas) com dieta sem restrição de carboidratos nos 3 dias que antecedem o teste com jejum de 8 horas.

Os novos pontos de corte para o jejum e 1 e 2 horas são ≥92mg/dL, ≥180mg/dL e ≥153mg/dL, respectivamente. De acordo com esses novos critérios, um valor anormal estabelece o diagnóstico de DMG. Cabe lembrar que esse critério não é de consenso mundial. O MS, muitas secretarias estaduais e municipais de saúde e serviços universitários continuam utilizando outros pontos de corte para rastreamento e diagnóstico do DMG. A mudança nas diretrizes da SBD ocorreu em virtude de esses critérios terem sido determinados por estudo que demonstrou associação entre os valores da glicemia materna e os desfechos perinatais.

Para mais detalhes quanto à condução das gestantes com DMG, veja o Capítulo 98.

Rastreamento de clamídia

O Centers for Disease Control and Prevention (CDC) recomenda o rastreamento de clamídia para todas as gestantes, enquanto as diretrizes do American College of Obstetricians and Gynecologists (ACOG) recomendam o rastreamento apenas para as pacientes de risco (idade <25 anos, história de doença sexualmente transmissível, mais de um parceiro sexual, uso inconstante de condom e usuárias de substâncias ilícitas). O comitê nacional de rastreamento do Reino Unido não recomenda o rastreamento rotineiro de todas as gestantes. O MS não tem uma política de rastreamento de infecção por clamídia para gestantes. Nos casos em que está indicado o rastreamento, tem sido recomendado o emprego das técnicas de amplificação de ácidos nucleicos, as quais apresentam maior sensibilidade do que a cultura e do que os testes mais utilizados, como imunofluorescência direta e o ELISA. Em caso de testes positivos está recomendado o tratamento das pacientes.

Diagnóstico do hipotireoidismo subclínico (HSC)

O desenvolvimento neurológico pode ser afetado em crianças nascidas de mães portadoras de hipotireoidismo, enquanto o hipertireoidismo pode dar margem a complicações fetais e maternas. Dados da literatura demonstram que a avaliação da função tireoidiana apenas naquelas gestantes sintomáticas ou com história pessoal ou familiar de doença tireoidiana ou na presença de condição clínica associada a disfunção da tireoide (*diabetes mellitus*) deixa de identificar um terço das mulheres com hipotireoidismo.

Embora permaneça controverso, alguns especialistas recomendam o rastreamento universal de gestantes ou de mulheres que pretendam engravidar em virtude dos efeitos benéficos do tratamento com levotiroxina nos desfechos obstétricos e fetais desfavoráveis (abortamento, hipertensão gestacional, pré-eclâmpsia, parto prematuro, baixo peso de nascimento, diminuição do quociente de inteligência e morte fetal) associados a essa condição, quando não diagnosticada e tratada precocemente.

No entanto, as implicações da falha do diagnóstico em mulheres com HSC não estão claras

Mais recentemente, a Agência Nacional de Vigilância Sanitária (ANVISA) determinou a redução do conteúdo de iodo no sal da cozinha. Com a redução as gestantes poderiam tornar-se insuficientes em iodo, principalmente aquelas que vivem em regiões com deficiência, além das hipertensas com restrição da ingestão de sal.

No primeiro trimestre da gestação, TSH >2,5mUI/L associado à redução nos níveis de T4 livre ou TSH ≥10mUI/L, independentemente dos níveis de T4 livre, estabelece o diagnóstico de hipotireoidismo. Já o HSC é definido como TSH >2,5mUI/L associado a T4 livre normal. No segundo e terceiro trimestres são considerados HSC valores de TSH >3mUI/L. Mesmo não havendo evidências consistentes favoráveis ou contrárias, o último consenso da SBEM recomenda o tratamento do hipotireoidismo subclínico durante a gestação, particularmente naquelas mulheres com anti-TPO positivo.

Para o aprofundamento da condução em gestações com hipotireoidismo estabelecido ou HSC, veja o Capítulo 99.

PROPEDÊUTICA FETAL
Ultrassonografia

O exame ultrassonográfico, quando possível, deverá ser realizado uma vez a cada trimestre. O primeiro poderá ser solicitado após a oitava semana de gestação, em busca do saco gestacional intrauterino com embrião apresentando atividade cardíaca, possibilitando, também, o diagnóstico de falhas grosseiras de fechamento do canal medular ou ausência da calota craniana. A medida da translucência nucal (TN) é utilizada entre 11 e 12 semanas de idade gestacional como marcador de cromossomopatia.

O segundo exame deverá ser realizado em torno de 20 a 24 semanas. Nessa fase são melhores as condições para avaliação da morfologia fetal. Um terceiro ultrassom deverá ser realizado no terceiro trimestre, confirmando ou não os achados anteriores e eventuais anormalidades. Nessa época são avaliados o crescimento fetal, o volume de líquido amniótico, a localização da placenta o bem-estar fetal por meio do perfil biofísico fetal (PBF).

Qualquer alteração observada no exame clínico, como crescimento uterino não compatível e sangramento genital, entre outras, exigirá a repetição do ultrassom.

Vitalidade fetal

A vitalidade fetal pode ser avaliada por meio de cardiotocografia basal, PBF e dopplervelocimetria, os quais estão detalhados no Capítulo 118.

Sorologia anti-HIV*

O MS recomenda a realização de teste anti-HIV com aconselhamento e consentimento para todas as gestantes na primeira consulta de pré-natal. Nova dosagem deverá ser realizada no terceiro trimestre e na internação para o parto ou em casos de abortamento. Os testes mais utilizados são ELISA (padrão-ouro para o rastreamento), *Western-blot* e imunofluorescência. Dois testes positivos utilizando ELISA deverão ser confirmados pelo *Western-blot*, mais específico. Gestantes com resultado negativo, mas que se enquadram em um dos critérios de risco (portadora de alguma DST, prática de sexo inseguro, usuária ou parceira de usuário de substâncias injetáveis), deverão repetir o exame após 3 meses, no final da gestação ou no momento do parto, nos serviços que oferecem o teste rápido para HIV.

Na ocasião da internação para o parto, a paciente será submetida ao teste rápido, cujo resultado é rapidamente conhecido, tornando possível a adoção de cuidados de proteção para o feto/recém-nascido.

Para mais informações, veja o Capítulo 112.

Sorologia anti-HTLV

A transmissão vertical do HTLV-1 ocorre predominantemente pelo leite materno de mulheres infectadas. A infecção precoce na criança está associada ao risco subsequente de linfoma não Hodgkin e leucemia/linfoma de células T do adulto. Cerca de 50% dos linfomas não Hodgkin podem ser prevenidos com a eliminação da infecção pelo HTLV-1 em crianças residentes em áreas endêmicas. Estudos demonstraram taxa de transmissão vertical do HTLV variando de 10,5% a 39,6% nas crianças que foram amamentadas e uma taxa de até 12,8% nas que receberam leite artificial, sugerindo a possibilidade de transmissão transplacentária ou outros meios de transmissão. Diversos estudos em países onde o vírus é endêmico encontraram associação entre aumento do risco de transmissão vertical do HTLV-1 e a carga viral no sangue periférico materno.

Em 2015, a subcomissão técnica de avaliação da Comissão Nacional de Incorporação de Tecnologias (CONITEC), que respalda os Protocolos Clínicos e Diretrizes Terapêuticas (PCDT) elaborados pelo MS, em sua 38ª reunião ordinária, ratificou as recomendações do MS. Embora tenham recebido, a partir de consulta pública, solicitação para incorporação da triagem para HTLV-1/2 na testagem pré-natal, este não se tornou disponível como exame de rotina na assistência pré-natal. A alegação é de que o teste confirmatório ainda não está disponível no SUS. Entretanto, já se encontra em discussão, com áreas técnicas do MS, a possibilidade de incorporação desse exame na rotina de pré-natal em áreas geográficas específicas onde a prevalência é maior, como a região Sudeste e a Bahia.

Hepatite B* e C

O rastreamento da hepatite B com o antígeno de superfície (HBsAg) deve ser realizado na primeira consulta de pré-natal para que intervenções pós-natais possam ser oferecidas ao recém-nascido para redução da transmissão vertical. Mulheres com risco aumentado devem ser vacinadas durante a gravidez e devem ser rastreadas novamente antes ou no momento do parto. Nos casos positivos será realizado o restante do painel sorológico, que inclui anti-HBcIgG, HBeAg e anti-HBe. HBeAg positivo significa infecção ativa e se correlaciona com risco maior de transmissão para o feto. O anti-HBcIgM é o único marcador detectável durante o período de janela imunológica. O rastreamento da hepatite C por meio do anti-HCV deve ser oferecido às gestantes de risco (presidiárias, usuárias de substâncias injetáveis, gestantes HIV-positivas, mulheres expostas a derivados de sangue ou submetidas à transfusão com hemoderivados, parceiras de homens HIV-positivos, mulheres com alteração da função hepática com múltiplos parceiros ou tatuadas).

Para aprofundamento das questões relacionadas com a infecção pelo vírus da hepatite durante a gravidez, veja o Capítulo 111.

Estreptococos do grupo B (EGB)

Em 2010, o CDC atualizou suas diretrizes para a prevenção da sepse neonatal precoce. Essa atualização recebeu o apoio do ACOG e da Academia Americana de Pediatria (AAP). Passou-se então a recomendar o *screening* retovaginal para todas as mulheres entre 35 e 37 semanas de gestação, com exceção daquelas com bacteriúria positiva para EGB durante a gestação vigente, independentemente de terem recebido tratamento adequado e daquelas com história prévia de neonato com sepse precoce por EGB. Esses casos já seriam indicação para a utilização de antibioticoprofilaxia (ABP) intraparto.

Dados da literatura mostram que o uso de ABP a partir do rastreamento universal promoveu redução significativa da sepse neonatal precoce, tornando essa ocorrência bem menos comum do que a observada desde os anos 1970. No entanto, o CDC alerta para a necessidade de monitorização de eventos adversos secundários ao uso da ABP intraparto, como a resistência antimicrobiana e o aumento na incidência e gravidade de outros patógenos. Em suas alegações finais, a diretriz de 2010 preconiza que, na ausência de uma vacina contra o EGB, o rastreamento deve ser universal e que a ABP intraparto é o padrão-ouro para a prevenção da doença neonatal.

Nos casos de cesariana (sem trabalho de parto ou ruptura das membranas), mesmo com cultura positiva, a ATB não está indicada. No Brasil não há recomendação técnica ou consenso sobre o tema.

Zika vírus

A infecção pelo Zika vírus é uma doença febril aguda, autolimitada na maioria dos casos, e que não vinha sendo associada a complicações. Quando sintomática, a infecção pode cursar com febre baixa (ou eventualmente sem febre), exantema maculopapular, artralgia, mialgia, cefaleia, hiperemia conjuntival e, menos frequentemente, edema, odinofagia, tosse seca e alterações gastrointestinais, principalmente vômitos. Formas graves e atípicas são raras, mas, quando ocorrem, podem excepcionalmente evoluir para óbito.

Os sinais e sintomas ocasionados pelo Zika vírus, em comparação com os de outras doenças exantemáticas (como dengue e chikungunya), incluem quadro exantemático mais acentuado e hiperemia conjuntival, sem alteração significativa na contagem de leucócitos e plaquetas. O tratamento recomendado para os casos sintomáticos de infecção pelo Zika vírus se baseia no uso de acetaminofeno (paracetamol) ou dipirona para o controle da febre e da dor. No caso de erupções pruriginosas pode ser prescrito anti-histamínico.

Toda gestante com quadro sugestivo de Zika em qualquer fase da gestação deverá seguir o protocolo estabelecido pelo MS:

- **Até 8 dias de evolução:** submeter-se a anamnese e exame físico completos de modo a averiguar outras hipóteses para diagnóstico diferencial. O caso suspeito deverá ser notificado ao Centro de Informações Estratégicas e Resposta em Vigilância em Saúde (CIEVS) de cada estado, preenchendo-se o FormSUS. O médico deverá solicitar os seguintes exames complementares:
  - RT-PCR para Zika vírus até 5 dias de evolução, pesquisar no soro ou na urina; de 5 a 8 dias de evolução, pesquisar somente na urina.
  - Sorologias (IgM/IgG), que devem ser feitas em duas coletas. A primeira 3 a 5 dias após o início dos sintomas e a segunda 3 a 4 semanas após a primeira coleta. Essas sorologias são para pesquisa de Zika vírus, chikungunya, dengue, parvovírus B19, herpes simples, citomegalovírus (CMV), rubéola e toxoplasmose. Com relação a esses três últimos quadros (CMV, rubéola e toxoplasmose), sua pesquisa só deve ser solicitada se a mãe ainda não as tiver ou se, no caso de já tê-las realizado, indicar suscetibilidade à infecção ou apresentar resultado indeterminado. No caso específico da rubéola, se a gestante comprovar a vacinação, não é necessária a coleta. Entre os exames habituais do pré-natal destaca-se que, se ainda não tiverem sidos realizadas as sorologias para HIV e VDRL, essas sorologias deverão ser realizadas nas gestantes e, mediante resultados positivos, deverão ser adotadas as medidas de rotina.
- **Ultrassonografia:** se a gestante já tiver exame prévio, a US deve ser feita 2 a 3 semanas após o quadro sugestivo de infecção pelo Zika vírus. Caso contrário, deverá ser feita o mais rapidamente possível. Recomenda-se o acompanhamento com a realização de dois a quatro exames, entre 12 e 36 semanas de idade gestacional, de preferência nas semanas 12, 16, 24 e 36.
- **Com mais de 8 dias de evolução** (ou gestantes com feto microcefálico identificado pela US com ou sem relato de quadro sugestivo de infecção pelo Zika vírus): a única diferença em relação à situação anterior é que deverão ser solicitadas apenas as sorologias (IgM/IgG), em duas coletas: a primeira o mais rapidamente possível e a segunda 3 a 4 semanas após a primeira coleta. Essas sorologias são para pesquisa de Zika vírus, chikungunya, dengue, parvovírus B19, herpes simples, CMV, rubéola e toxoplasmose.

VACINAÇÃO

A prevenção do tétano no RN e a proteção da gestante são enfaticamente recomendadas. Três perfis costumam apresentar-se ao pré-natalista:

1. Mulher previamente vacinada com pelo menos três doses de vacina contendo o toxoide tetânico. Se a última dose foi ad-

ministrada há mais de 5 anos, a gestante deve receber uma dose da vacina tríplice bacteriana acelular (dTpa) ou vacina dupla bacteriana (dT). Aquelas que receberam a última dose há menos de 5 anos devem receber uma de dTpa. Se por algum motivo essas mulheres não receberam reforço durante a gestação, deve-se fazer dTpa no puerpério.

2. Gestantes que receberam vacinação incompleta para tétano, tendo recebido apenas uma dose na vida, devem receber uma dose de dTpa e uma de dT com intervalo de 2 meses. Se receberam apenas duas doses na vida, fazer uma dose de dTpa (ou dT). Em ambos os casos, as puérperas devem receber dTpa no puerpério, se não foram vacinadas durante a gestação.

3. Às gestantes com vacinação desconhecida devem ser oferecidas uma dose de dTpa e uma de dT com intervalo de 2 meses. Fazer dTpa no puerpério, se não vacinada durante a gestação, ou dT 6 meses após a última dose recebida na gravidez.

A vacina para hepatite B deve ser aplicada durante a gravidez se a mulher não apresentar seu histórico vacinal. Deverão ser realizadas três doses no esquema 0-1-6 meses.

A vacina da febre amarela (de vírus vivo atenuado) é contraindicada na gravidez, porém seu uso pode ser liberado após ponderação do risco-benefício da vacinação das gestantes: (1) não anteriormente vacinadas e que residem em áreas de grande risco de febre amarela; (2) que vão deslocar-se para região de risco da doença, na impossibilidade total de se evitar a viagem durante a gestação. Gestantes que viajam para países que exigem o Certificado Internacional de Vacinação e Profilaxia (CIVP) devem ficar isentas da vacinação caso o local de destino não represente alto risco para a febre amarela. Essa vacina está contraindicada durante a lactação até que o bebê complete 6 meses. Se for necessária a vacinação nesses casos, o aleitamento materno deverá ser suspenso por 15 dias após a imunização. As vacinas meningocócicas conjugadas são inativadas, não havendo, portanto, evidências de riscos teóricos para a gestante e o feto. No entanto, na gestação estão indicadas apenas em casos de surtos da doença.

Nos casos de mordida por cães, o tratamento antirrábico deve ser realizado, se indicado. Outras vacinas que contêm organismos vivos atenuados não devem ser administradas durante a gestação. As modificações do sistema imunológico durante a gravidez podem aumentar a probabilidade de ocorrência de complicações da gripe (pneumonia), especialmente no terceiro trimestre.

Desde 2010, o Ministério da Saúde, por intermédio da Secretaria de Vigilância em Saúde, publicou em seu Programa Nacional de Imunizações a Estratégia Nacional de Vacinação contra o Vírus Influenza Pandêmico com a orientação de oferecer a vacina a toda gestante durante os meses da sazonalidade do vírus, mesmo no primeiro trimestre de gestação.

Em 2014, o MS acrescentou a dTpa contra coqueluche, difteria e tétano ao Calendário Nacional de Vacinação do Sistema Único de Saúde (SUS). A dTpa, desde então, está disponibilizada para gestantes na rede pública de saúde. De acordo com o MS, a dose deverá ser oferecida a partir da 27ª semana de gestação. O objetivo é reduzir a transmissão da coqueluche entre recém-nascidos e garantir proteção indireta nos primeiros meses de vida, quando o recém-nascido ainda não teve a oportunidade de completar o esquema vacinal.

SUPLEMENTAÇÃO COM MICRONUTRIENTES

Os micronutrientes são essenciais para o desenvolvimento e o crescimento do feto. O aumento da necessidade de vitaminas e minerais no segundo e terceiro trimestres da gestação é acompanhado pelo maior apetite no mesmo período, o que costuma tornar desnecessária a suplementação desses nutrientes quando a gestante se alimenta adequadamente. No entanto, podem ocorrer deficiências durante a gestação. São particularmente frequentes as deficiências de ferro, iodo, vitamina A e folato. As evidências mais recentes sugerem benefício tanto para a gestante como para o feto com o uso da suplementação com múltiplos micronutrientes durante a gravidez em vez da suplementação usual com ferro e folato. Todavia, estudos com RN não demonstraram melhora na sobrevida neonatal, crescimento, composição corpórea, PA e problemas respiratórios ou cognitivos.

A utilização de suplementos vitamínicos isoladamente ou na forma de complexos multivitamínicos, no período pré-gestacional ou no primeiro trimestre, não previne abortamentos precoces, tardios ou perdas fetais.

Com base nesses achados, o MS preconiza o uso seletivo dos micronutrientes.

Ácido fólico

A suplementação pré-concepcional com folato na dose de 400µg/dia (ácido fólico) demonstrou forte efeito protetor contra os defeitos do tubo neural e contra cua recorrência. Informações sobre a suplementação com ácido fólico devem ser amplamente divulgadas em todos os programas de saúde. Não estão determinados os riscos e benefícios do enriquecimento de alimentos com ácido fólico. Mulheres em uso de anticonvulsivantes e aquelas cujos fetos ou RN apresentaram defeitos do tubo neural devem ser orientadas quanto ao risco da ocorrência em novas gestações, devendo manter suplementação contínua com ácido fólico pré-concepcional, diariamente, na dose de 5mg/dia até a 12ª semana da gestação subsequente.

A United States Preventive Services Task Force (USPSTF) recomenda a suplementação de ácido fólico na dose de 0,4 a 0,8mg/dia 1 mês antes e por 2 a 3 meses após a concepção e 0,6mg/dia após esse período para suprir as necessidades de crescimento do feto e da placenta.

Ferro

O ferro é necessário tanto para o desenvolvimento do feto como da placenta e para a expansão eritroplasmática materna. A perda total de ferro associada à gravidez e à lactação é de aproximadamente 1.000mg.

Dados recentes de revisão sistemática da USPSTF relatam que as evidências são inconclusivas com relação à melhora dos resultados na saúde materna e perinatal ao se utilizar a suplementação rotineira com ferro. No entanto, melhora os índices hematimétricos maternos e reduz a incidência de deficiência de ferro e a anemia ferropriva em curto prazo. A despeito desses dados, a OMS recomenda a suplementação de ferro elemento (30 a 60mg/dia) durante toda a gravidez.

O Programa Nacional de Suplementação de Ferro do MS, criado por meio da Portaria 730, de 13 de maio de 2005, recomenda a suplementação de 40mg/dia de ferro elementar (200mg de sulfato ferroso), a qual deve ser administrada 1 hora antes das refeições, devendo ser mantida por 3 meses pós-parto e pós-aborto. Essa quantidade fornece suplementação adequada para mulheres não anêmicas, prevenindo baixos níveis de hemoglobina (<10g/dL) à época do parto, mantendo ou elevando os níveis séricos de ferritina e ferro fólico e reduzindo o risco de baixo peso ao nascimento. Para as puérperas são recomendados 40mg/dia por 3 meses.

Para a suplementação com ferruginosos deve ser lembrada a possibilidade de efeitos colaterais adversos, como constipação intestinal, fezes escuras e intolerância gastrointestinal.

O ferro contido nos alimentos de origem animal é mais bem absorvido pelo organismo do que o dos alimentos vegetais. Para aproveitar melhor o ferro dos alimentos de origem vegetal a gestante deve consumir, logo após as refeições, meio copo de suco de fruta natural ou a própria fruta que seja fonte de vitamina C, como acerola, laranja, caju e limão, entre outras.

Cálcio

As mulheres que se alimentam pouco ou que não ingerem no mínimo 1g/dia de cálcio, que não toleram laticínios ou que usem medicamentos que inibam a absorção de cálcio (heparina, prednisona) devem receber suplemento durante a gestação. Nessas situações, a suplementação com doses elevadas de cálcio pode reduzir a ocorrência de distúrbios hipertensivos, particularmente da pré-eclâmpsia. A suplementação não tem a mesma ação em nulíparas saudáveis com ingesta adequada de cálcio. Também parece ter efeito protetor em mulheres com risco elevado para pré-eclâmpsia, independentemente da ingesta adequada de cálcio.

Vitamina A

Para as puérperas de regiões brasileiras endêmicas para a deficiência de vitamina A (região Nordeste e vales do Jequitinhonha e do Mucuri, em Minas Gerais) deve-se prescrever uma megadose de vitamina A (200.000UI – uma cápsula, via oral). Seu emprego repõe os níveis de retinol da mãe e fornece níveis adequados da vitamina no leite materno até os 6 meses de idade, não devendo ser adotado em outros momentos em virtude do risco de teratogenicidade para o feto e em caso de nova gravidez em curso.

Vitamina D

Segundo o ACOG, até o momento os dados são insuficientes para recomendar o rastreamento universal da deficiência da vitamina D durante a gestação. Ao contrário, se houver indícios de risco aumentado para a deficiência, poderá ser realizada a dosagem sérica de 25-hidroxivitamina D. Nesses casos devem ser prescritos 1.000 a 2.000UI/dia. Com relação à suplementação universal durante a gravidez, recomenda-se aguardar o resultado de estudos clínicos em andamento. Por outro lado, o Royal College of Obstetricians and Gynaecologists (RCOG) e o National Institute for Health and Care Excellence (NICE) preconizam tanto o tratamento nos casos de deficiência como a suplementação com vitamina D durante a gravidez e a lactação para as mulheres.

O MS não orienta nem o rastreamento nem a suplementação universal.

Vitamina C

Os dados atuais são insuficientes para indicar a suplementação de vitamina C isolada ou em suplementos combinados para benefício fetal ou neonatal, não havendo relatos de redução da natimortalidade, da morte perinatal, da restrição de crescimento fetal ou de pré-eclâmpsia. Alguns estudos identificaram associação entre parto pré-termo e suplementação com vitamina C.

Vitamina E

Os estudos de revisão não identificaram melhora do resultado perinatal com o uso isolado ou combinado de vitamina E. Alguma evidência tem apontado que o uso de vitamina E aumenta a contração uterina e os casos de ruptura prematura de membranas ao termo.

O CDC recomenda, então, a utilização dos multivitamínicos para gestantes que não consomem dieta adequada dos micronutrientes. Entre esses casos podem ser citadas mulheres com gestação múltipla, tabagistas pesadas, adolescentes, vegetarianas estritas e mulheres com deficiência de lactose. Embora o conteúdo dos multivitamínicos varie de produto para produto, uma opção razoável de suplementação diária deve conter: ferro (30mg), zinco (15mg), cobre (2mg), cálcio (250mg), vitamina B_6 (2mg), folato (0,6mg), vitamina C (50mg) e vitamina D (200UI).

Ajustes individuais podem ser necessários de acordo com as necessidades específicas da gestante, valendo frisar que aquelas com dieta adequada podem não necessitar da suplementação multivitamínica.

O uso indiscriminado de suplementos, sem orientação médica, pode ocasionar toxicidade por *overdose* de vitaminas e minerais. Quando >10.000UI/dia, a vitamina A pode ser teratogênica e a vitamina D pode causar hipercalcemia. Quantidade excessiva de iodo pode causar bócio fetal.

ORIENTAÇÕES GERAIS
Pacientes vegetarianas

Durante a gravidez, a mulher aumenta suas necessidades nutricionais e a absorção de alguns nutrientes, como aminoácidos essenciais, ferro, vitamina D, cálcio e lípides complexos. No entanto, a maior preocupação é com o consumo de vitamina B_{12}, que praticamente não é encontrada na dieta de vegetarianas restritas e veganas. A deficiência de vitamina B_{12}

pode ocasionar anemia e distúrbios neurológicos. A vitamina B_{12} é depositada em reservas para durar normalmente de 6 a 12 meses depois do nascimento da criança. A deficiência desses nutrientes pode provocar parto prematuro, morte fetal, CIUR e baixo peso ao nascer. Essas gestantes devem ser acompanhadas por um nutricionista para a correta correção de sua deficiência.

Uso de adoçante artificial

Não existem evidências de que o uso de aspartame, sucralose, sacarina ou esteviosídeo pela gestante aumente o risco de defeitos congênitos quando comparados à população em geral. Como estudos prévios demonstraram aumento do risco de câncer de bexiga em recém-nascidos de ratas que consumiram altas doses de sacarina, seu uso deve ser evitado durante a gravidez.

A quantidade média dos adoçantes utilizada pela maioria das pessoas costuma estar abaixo da dose diária aceitável para cada um dos produtos. De qualquer maneira, deve-se aconselhar seu uso parcimonioso durante a gravidez.

Ingestão de cafeína

Estudos observacionais têm demonstrado associação entre a ingestão de cafeína e vários efeitos adversos, incluindo abortamentos e restrição do crescimento fetal. No entanto, esses estudos não puderam ajustar os fatores de confundimento, como a medida exata da ingestão de cafeína, que depende do tamanho da xícara, da torrefação do café e do método de preparo. Em virtude dessas limitações e inconsistências dos dados recomenda-se às mulheres que desejam engravidar ou que já estejam grávidas que limitem o consumo de cafeína a menos de 200mg/dia.

Trabalho

Mulheres com evolução normal da gestação e que estejam trabalhando não apresentam riscos potenciais e podem continuar a trabalhar sem interrupção até o início do trabalho de parto. Entretanto, a demanda física da atividade exercida pela gestante deve ser considerada e reavaliada sempre que necessário.

Exercícios

A atividade física está associada a melhora da condição cardiovascular, prevenção da incontinência urinária e lombalgia, redução dos sintomas de depressão, ganho de peso e, nos casos de gestantes com DMG, da necessidade de insulina.

Não existe associação entre a prática esportiva ou o tipo de exercício e a redução do peso de nascimento ou parto pré-termo. Para as mulheres previamente sedentárias é recomendada a prática de exercícios de leve a moderada intensidade, enquanto aquelas já praticantes podem adotar atividades de moderada a alta intensidade.

As diretrizes mais recentes recomendam que as mulheres saudáveis pratiquem atividade de moderada intensidade e de baixo impacto, pelo menos três vezes por semana, além da inclusão de uma sessão de alongamentos.

No caso de gestantes com comorbidades associadas, como hipertensão, diabetes e gestação múltipla, são necessários mais estudos para estabelecer a segurança dos exercícios.

Caberá ao médico avaliar todo o contexto que envolve a gestante antes de liberá-la para qualquer tipo de atividade física.

Atividade sexual

Teoricamente, a atividade sexual pode estimular o trabalho de parto em virtude da estimulação do segmento uterino, da liberação endógena de ocitocina secundária ao orgasmo, da ação direta das prostaglandinas presentes no sêmen ou da maior exposição de agentes infecciosos. No entanto, na ausência de complicações (sangramento vaginal ou ruptura de membranas), os dados da literatura são insuficientes para recomendar a abstinência sexual durante a gravidez. A maioria dos estudos não demonstra risco aumentado de trabalho de parto prematuro ou complicações infecciosas (exceto quando uma DST é adquirida).

Queixas mais comuns

Náuseas e vômitos

Esses sintomas normalmente se iniciam entre a primeira e a segunda semana de amenorreia e costumam persistir até o final do primeiro trimestre. Cerca de 20% das gestantes podem experimentá-los por mais tempo, enquanto 2% chegarão ao termo com essa queixa. A possibilidade de agravamento dos sintomas com evolução para o quadro de hiperêmese gravídica está presente em 0,3% a 3% das mulheres.

E sua etiologia estão os componentes hormonais (elevação da HCG, do T4 livre e do estradiol materno e fetal), psicossomáticos e infecciosos (*H. pylori*).

A condução dos casos mais leves deve obedecer às seguintes orientações:

- Orientação dietética: consumir dieta fracionada (seis refeições leves ao dia); evitar frituras, gorduras e alimentos com cheiros fortes ou desagradáveis; evitar líquidos durante as refeições, dando preferência à ingestão nos intervalos; ingerir alimentos sólidos antes de se levantar pela manhã, como bolacha de água e sal e ingerir alimentos gelados.
- Suporte emocional e acupuntura: a acupuntura tem se revelado efetiva nos casos de náusea persistentes. Caso não se obtenha resposta adequada, deve-se recomendar o uso de gengibre em cápsula (250mg VO, quatro vezes ao dia) e/ou piridoxina (25mg, três vezes ao dia).
- Em algumas situações mais resistentes pode ser necessário o uso de outros antieméticos, todos de categoria B do Food and Drug Administration (FDA): doxilamina 10mg e piridoxina 10mg (dois comprimidos ao deitar, um pela manhã e à tarde); meziclina (25 a 100mg/dia em doses fracionadas); metoclopramida (10mg por via oral, três vezes ao dia, 10 minutos antes das refeições.); bromoprida (40 a 60mg por via oral, três ou quatro vezes ao dia) e ondansetrona (4 a 8mg por via oral ou sublingual, três vezes ao dia).
- Nos casos de vômitos frequentes e/ou incoercíveis será necessária a avaliação de eletrólitos e corpos cetônicos, principalmente na presença de sinais de desidratação. Diante

do diagnóstico de hiperêmese gravídica, a gestante deverá ser hospitalizada para tratamento adequado com hidratação e antieméticos venosos.

Pirose

A pirose é um sintoma bastante frequente e mais acentuado no terceiro trimestre. O volume uterino crescente, deslocando e comprimindo o estômago, associado ao relaxamento do esfíncter esofagiano, conduz ao refluxo do conteúdo gástrico para o esôfago, causando a pirose. A sintomatologia nem sempre é resolvida com medidas dietéticas (refeições ligeiras e frequentes, não ingestão de alimentos gordurosos, qualquer tipo de líquido durante as refeições, café, chá preto, mates, doces, álcool e fumo, além da ingestão de líquido gelado durante a crise) ou pelas medidas comportamentais (evitar deitar logo após as refeições e manter a cabeceira da cama elevada).

Quando essas medidas falham, é necessário o tratamento medicamentoso (hidróxido de alumínio ou magnésio após as refeições e ao deitar; bloqueadores H_2 e inibidores da bomba de prótons). A paciente também deve ser orientada para não utilizar bicarbonato de sódio, uma vez que interfere no processo da digestão e da absorção de vitaminas do complexo B, causa flatulência e pode agravar o edema, além de elevar a PA nos casos de uso constante e altas doses.

Sialorreia

Durante a gestação ocorre discreto aumento na produção de saliva, além de dificuldade em sua deglutição. Isso faz algumas gestantes, principalmente aquelas com náusea e vômitos, experimentarem esse desconforto e passarem a juntar saliva e depois cuspi-la. A hipersalivação pode se dar em função da mudança dos níveis hormonais, geralmente depois de comer e à noite. Costuma regridir com a melhora da náusea em torno de 12 a 14 semanas de gravidez.

Para lidar com essa condição a mulher deve comer frutas, chupar balas de limão, mastigar goma de mascar, fazer várias refeições ao dia, comer bolachas salgadas e aumentar a ingestão de líquidos para evitar a desidratação, podendo também escovar os dentes ou fazer bochechos com produtos à base de menta.

Fraquezas e desmaios

Esses sintomas quase sempre estão associados a hipotensão arterial ou hipoglicemia. Inicialmente, deve-se aconselhar a gestante a não fazer mudanças bruscas de posição e a evitar a inatividade. A dieta deve ser fracionada com o objetivo de evitar o jejum prolongado e grandes intervalos entre as refeições. Caso ocorram, a gestante deve ser instruída a se sentar com a cabeça abaixada ou deitar em decúbito lateral. Exceto em situações indicadas, convém orientar a gestante a não reduzir a ingesta de sal.

Dor abdominal, cólicas, flatulência e obstipação intestinal

Esses sintomas acometem a maior parte das gestantes e são ocasionados pela hipotonia gastrointestinal secundária à ação miorrelaxante da progesterona sobre a musculatura lisa e a diminuição do peristaltismo. A lenta progressão do bolo alimentar no intestino promove maior absorção de líquidos e, consequentemente, aumenta a consistência das fezes, que chegam muito endurecidas na ampola retal, não desencadeando o reflexo da evacuação. O tratamento deve iniciar com orientação dietética (ingerir alimentos que formam resíduos: legumes, verduras, frutas cítricas, mamão, ameixa, ingestão liberada da água). Nos casos com muita flatulência deve ser evitada a ingestão de alimentos de alta fermentação, como repolho, couve, ovo, feijão, leite e açúcar. A mulher deve, também, realizar caminhadas e movimentação para a regularização do hábito intestinal. Somente após o fracasso dessa abordagem deverão ser prescritos os laxativos estimulantes ou os formadores de volume. Embora o primeiro grupo seja mais eficaz, acarreta mais efeitos colaterais, como diarreia e cólica abdominal. Os laxativos osmóticos ainda carecem de dados quanto à sua segurança e eficácia.

Hemorroidas

As hemorroidas são decorrentes da pressão venosa persistentemente elevada no plexo hemorroidário em virtude do aumento do volume uterino e/ou da presença de constipação intestinal. Causa dor, edema e sangramento, podendo complicar-se com trombose hemorroidária aguda, fissura anal e abscesso perianal. O diagnóstico se baseia na história clínica e no exame físico. O tratamento se fundamenta na recomendação de dieta rica em fibras, a fim de evitar a obstipação intestinal. A gestante também não pode permanecer sentada por longos períodos nem usar papel higiênico colorido ou áspero. Ao fazer a higiene perianal após a evacuação, deve utilizar água e sabão neutro, podendo ser necessário o uso de anestésicos tópicos e de compressas úmidas aquecidas. O tratamento cirúrgico não está indicado na gestação, exceto nos casos de trombose da veia retal, nos quais pode ser realizada a remoção do coágulo sob anestesia local.

Corrimento vaginal

A maioria das gestantes apresenta aumento do resíduo vaginal (geralmente branco leitoso) que, no entanto, não é acompanhado de outros sintomas, como prurido ou odor fétido. O exame especular é indispensável para o diagnóstico diferencial entre essa condição e as demais vulvovaginites. Jamais deverão ser prescritos cremes vaginais na ausência de um diagnóstico clínico, pois podem agredir a microbiota vaginal e promover o crescimento de outros patógenos.

Queixas urinárias

A gestante costuma queixar-se de aumento do número de micções, normalmente no início e no final da gestação (em razão do aumento do útero e da compressão da bexiga), devendo ser orientada e, no caso de surgimento de outros sinais/sintomas (algúria, disúria, hematúria com ou sem febre), ser investigada a possibilidade de infecção do trato urinário. É essencial manter a atenção aos sinais de maior gravidade, como febre persistente, vômitos e comprometimento do estado geral, além dos sintomas já mencionados, pois o atraso no diagnóstico de pielonefrite com possibilidade de evolução para sepse tem levado muitas gestantes a internações prolongadas em UTI, aumentando as taxas de morbimortalidade materna.

Falta de ar e dificuldade para respirar

Embora esses sintomas sejam frequentes na gestação, em decorrência do aumento do volume do útero, da compressão pulmonar e, muitas vezes, da ansiedade, é importante dar atenção a essas queixas. Especialmente se forem recentes e de início súbito, como tosse, dispneia aos pequenos esforços, sibilos e dor torácica, convém realizar ausculta cardiopulmonar e, quando necessário, solicitar exames complementares e encaminhar para consulta especializada.

Mastalgia

Apesar de o desenvolvimento e o aumento das mamas serem percebidos pela maioria das mulheres como parte do preparo para a amamentação, é essencial orientá-las nesse sentido, principalmente as mais ansiosas. Todas deverão ser examinadas quando apresentarem queixas e orientadas após descartada qualquer intercorrência mamária. Nos casos suspeitos deve-se proceder ao exame complementar e ao encaminhamento para avaliação de especialista.

Lombalgia

A lombalgia é uma queixa comum de 60% a 70% das mulheres grávidas, podendo ocorrer a qualquer momento durante a gravidez, e cerca de um terço dessas mulheres irá referir dor intensa, ocasionando a incapacidade para executar as atividades mais pesadas. Contribui para essa queixa o ganho de peso, que aumenta a quantidade de força aplicada sobre as articulações e altera o centro de gravidade. O deslocamento anterior do centro de gravidade causa hiperlordose da coluna lombar, adicionando pressão sobre os discos intervertebrais, ligamentos e articulações. Além disso, os músculos abdominais são estirados, dando menos suporte à região abdominal. Finalmente, o aumento da produção de relaxina e estrogênio contribui para a embebição articular e torna a coluna vertebral e as articulações sacroilíacas menos estáveis.

As recomendações úteis para alívio desse sintoma são a correção da postura ao se sentar e ao andar, evitar o ortostatismo prolongado, não permanecer sentada por muito tempo, usar almofada para apoio das costas, usar sapatos com saltos baixos e confortáveis, utilizar calor local, fazer massagens, fisioterapia e acupuntura, e praticar exercícios de relaxamento (ioga e hidroginástica). Eventualmente, a critério e por orientação médica, a gestante poderá fazer uso de analgésico (paracetamol) por tempo limitado.

Cefaleia

A ocorrência de cefaleia, especialmente após 20 semanas de gestação, deverá ser avaliada no contexto do diagnóstico diferencial das síndromes hipertensivas da gravidez. Excluída essa condição, deve-se diferenciar a cefaleia esporádica, que responde a analgésico, da enxaqueca. Esta é mais difícil e deve ser acompanhada em serviço especializado, pois em um terço das gestantes essas crises podem agravar-se significativamente nesse período. A orientação inicial deve concentrar-se na mudança de hábitos e estilo de vida. Os medicamentos da classe dos *triptanos* são os mais indicados nos casos de crise de enxaqueca na gravidez. Quanto ao tratamento, veja o Capítulo 109.

Gengivorragia

A gengivorragia é quase sempre decorrente da congestão da mucosa oral, o que leva à hipertrofia gengival, ou pode ser secundária à doença periodontal. Recomenda-se a escovação após as refeições, assim como o uso de escova de dentes macia; os bochechos com enxaguadores ou antissépticos bucais devem ser orientados pelo odontólogo.

Varizes

Além da predisposição genética, as varizes podem surgir ou agravar-se com o ortostatismo prolongado e com o decorrer da gravidez em razão da compressão do útero e do ganho de peso. Os sintomas são variáveis: desde leve desconforto até dor intensa, tromboflebite ou trombose venosa profunda. Varizes vulvares também ocorrem e podem causar muito incômodo. Recomenda-se à gestante que não permaneça por muito tempo em pé ou sentada; que observe repouso (por 20 minutos), várias vezes ao dia, com as pernas elevadas; que não use roupas muito justas nas pernas e, sempre que possível, utilize meia-calça elástica para gestante.

Câimbras

As câimbras são decorrentes da contração espasmódica involuntária dos músculos da panturrilha em função de seu estiramento súbito. São mais comuns à noite ou após alongamento. São recomendações úteis para alívio desses sintomas: massagem do músculo contraído e dolorido e aplicação de calor local; evitar o excesso de exercícios; embora necessários, a gestante deve evitar alongamentos musculares excessivos ao iniciar exercícios ou caminhadas e quando for repousar. O uso de medicação com base no equilíbrio de cálcio/fósforo não conta com o consenso da literatura.

Cloasma gravídico

O cloasma gravídico é um sinal que causa grande constrangimento à mulher, especialmente por estar sempre à vista. A gestante deverá ser orientada a respeito de sua origem e evolução. Cabe informar que costuma diminuir ou desaparecer, em tempo variável, após o parto. Caso não ocorra a regressão completa após o parto, a paciente poderá submeter-se a tratamento cosmético. Toda gestante deve ser orientada a não expor o próprio rosto diretamente ao sol e a usar protetor solar.

Estrias

As estrias são secundárias à ruptura das fibras elásticas da pele que ocorre em razão da distensão rápida da pele. Por isso são tão comuns, chegando a acometer 70% a 90% das gestantes, principalmente no terceiro trimestre. Além do aumento do volume abdominal e das mamas, outros fatores também influenciam o desenvolvimento das estrias, como a produção de estrogênio, cortisol e relaxinas, que tornam as fibras elásticas da pele mais frágeis, a tendência familiar para formação de estrias, a idade da gestante (mulheres mais jovens têm maior concentração de colágeno na pele, apresentando maior facilidade de rompimento das fibras elásticas), estar na primeira gestação (nas gestações subsequentes a pele já se encontra mais flácida e mais apta a se distender novamente), o peso do feto, o número de fetos, o ganho de peso na gravidez (quanto maior o ganho de peso na gravidez, maior o risco), a etnia (mulheres de etnia não branca apresentam risco maior) e, finalmente, a existência de estrias antes da gravidez.

Infelizmente, não existe tratamento ou prevenção efetiva para o surgimento de estrias durante a gravidez. Cremes e loções têm pouco ou nenhum efeito. A mulher deve ser orientada quanto à possibilidade de tratamento no pós-parto, utilizando ácido retinoico ou tretinoína ou o *laser*.

CONSULTAS SUBSEQUENTES

A cada consulta é sempre necessária uma breve anamnese em busca das queixas mais comuns e de sinais clínicos que apontem para o risco gestacional. O exame físico deve ser sucinto e direcionado para avaliar o bem-estar materno e fetal, além de identificar causas não relacionadas com as alterações fisiológicas da gravidez.

Devem ser verificados a administração das vacinas, os resultados de exames complementares solicitados e se a gestante atendeu às recomendações e aos tratamentos prescritos. A cada consulta, o cartão da gestante deve ser atualizado com todos os dados pertinentes ao pré-natal: idade gestacional, peso materno, medida da PA, palpação obstétrica e medida da altura uterina, pesquisa de edema, ausculta dos BCF e o registro dos movimentos fetais. O peso materno e a altura uterina devem ser anotados nos gráficos da caderneta da gestante e acompanhados para detecção de possíveis desvios.

Ao longo do pré-natal, a gestante deverá ser orientada sobre a melhor alimentação para esse período, além de incentivada ao aleitamento materno exclusivo até os 6 meses, e receber orientações sobre trabalho de parto e a via de parto, objetivando sempre o parto seguro. Quando possível, a gestante deverá ser encaminhada à Unidade Básica para realizar atividades práticas educativas individuais ou em grupo.

Leitura complementar

Brasil. Ministério da Saúde. Secretaria de Atenção à Saúde. Departamento de Atenção Básica. Atenção ao pré-natal de baixo risco. 1. ed. rev. Brasília: Editora do Ministério da Saúde, 2013. 318 p.: il. – (Cadernos de Atenção Básica nº 32.)

Cantor AG, Bougatsos C, Dana T, Blazina I, McDonagh M. Routine iron supplementation and screening for iron deficiency anemia in pregnancy: a systematic review for the U. S. Preventive Services Task Force Annals of Internal Medicine 2015; 162(8).

Corrêa MD, Oliveira MJV. Assistência pré-natal. In: Corrêa MDC (ed.) Noções práticas de obstetrícia. 14. ed., Rio de Janeiro: MEDSI, 2011:83-114. Disponível em: http://www.diabetes.org.br/sbdonline/images/docs/DIRETRIZES-SBD-2015-2016.pdf.

Evenson KR, Barakat R, Brown WJ et al. Guidelines for physical activity during pregnancy: comparisons from around the world. American Journal of Lifestyle Medicine March/April 2014; 8:102-21.

Ministério da Saúde, Secretaria de Vigilância em Saúde. Departamento de DST, AIDS e Hepatites Virais. Protocolo clínico e diretrizes terapêuticas para prevenção da transmissão vertical de HIV, sífilis e hepatites virais. 2015.

Ministério da Saúde. Boletim epidemiológico – Sífilis. Ano IV, nº 1; 2015.

Montenegro CAB, Rezende JF. Assistência pré-natal. In: Rezende J. (ed.) Obstetrícia. 12.ed. Rio de Janeiro: Guanabara Koogann, 2013:186-97.

OMS. Diretriz: Suplementação diária de ferro e ácido fólico em gestantes. Genebra: Organização Mundial da Saúde, 2013.

Posicionamento Oficial da Sociedade Brasileira de Endocrinologia e Metabologia (SBEM) sobre utilização dos testes de função tireoidiana na prática clínica 2014. Disponível em: http://www.endocrino.org.br/media/uploads/PDFs/posicionamento_tireoide_atualizado.pdf.

Programa Nacional de Suplementação de Ferro. Disponível em: http://dab.saude.gov.br/portaldab/pnsf.php.

Royal College of Obstetricians and Gynaecologists. Vitamin D in Pregnancy. Scientific Impact Paper 2014; 43:7-11.

Sgarbil JA, Teixeira PFS, Maciel LMZ et al. Consenso brasileiro para a abordagem clínica e tratamento do hipotireoidismo subclínico em adultos: recomendações do Departamento de Tireoide da Sociedade Brasileira de Endocrinologia e Metabologia. Arq Bras Endocrinol Metab 2013; 57(3).

The American College of Obstetrics and Gynecologists. Vitamin D: screening and supplementation during pregnancy. Committee on Obstetric Practice Number July 2011; 495 (Reaffirmed 2015).

CAPÍTULO 73

Rastreamento Fetal no Primeiro e Segundo Trimestres da Gestação

Carlos Henrique Mascarenhas Silva
Marianna Amaral Pedroso
Luíza Meelhuysen Sousa Aguiar

INTRODUÇÃO

O rastreamento fetal de primeiro trimestre, uma realidade nos melhores centros médicos do mundo, é ferramenta indispensável para o aconselhamento adequado ao casal grávido. Cada vez mais fetos podem ser avaliados nesse período graças ao incremento do conhecimento médico e ao aprimoramento dos equipamentos de ultrassonografia (US), além dos novos métodos de rastreamento laboratorial. Sabe-se que a incidência de anormalidades estruturais aparentes ao nascimento é de 2% a 3%, sendo responsáveis por parcela significativa das mortes neonatais. A cada ano se estima que 276 mil recém-nascidos morrem durante as primeiras 4 semanas de vida em razão dessas anomalias. Em 2010, a principal causa de óbito neonatal na Inglaterra foram as anomalias congênitas. No Brasil, constituem a segunda causa de morte entre menores de 1 ano, sendo responsáveis por 19,3% dos casos.

Os avanços nos cuidados de saúde e saneamento básico contribuíram para a queda das taxas de óbito infantil por doenças infecciosas, parasitárias e respiratórias, ocasionando aumento relativo de mortes por malformações congênitas. No entanto, os dados oficiais referentes às anomalias congênitas no Brasil ainda são escassos, sendo necessário melhorar os sistemas de informação, assim como aumentar a integração entre os órgãos oficiais do Governo e as instituições de saúde públicas e privadas com a finalidade de conhecer melhor a epidemiologia desse tipo de agravo no país.

ANOMALIAS CONGÊNITAS

As anomalias congênitas se constituem em um conjunto de defeitos funcionais ou estruturais do desenvolvimento de um feto causados por fatores genéticos, ambientais ou idiopáticos.

Esses defeitos podem surgir, pelo menos, de três maneiras:

- **Malformação:** resultado de um processo de embriogênese anômalo que ocasiona defeitos estruturais, sendo os principais fatores etiológicos as condições genéticas e a exposição a substâncias teratogênicas e infecções.
- **Deformação:** resultado de uma força externa, mecânica, imposta pelo ambiente uterino que age deformando uma estrutura com embriogênese normal (p. ex., pé torto congênito em consequência de oligoidrâmnio).
- **Ruptura:** tecido geneticamente normal modificado em consequência de uma agressão; consiste no desarranjo do processo de desenvolvimento originalmente normal que fica comprometido por interferência de fatores extrínsecos, como infecções congênitas, isquemia intrauterina, radiações ionizantes ou outras agressões teratogênicas.

Entre os teratógenos constam os medicamentos (talidomida, tetraciclina, calmantes, aminoglicosídeos, quinolonas, hidantoína, varfarina), o álcool e as substâncias ilícitas.

Múltiplas anormalidades estruturais podem acontecer em um mesmo indivíduo da seguinte maneira:

- **Síndrome:** todas as anomalias têm a mesma etiologia.
- **Sequência:** os defeitos se desenvolvem sequencialmente em decorrência da agressão inicial.
- **Associação:** anormalidades que ocorrem juntas, porém não associadas etiologicamente.

Os distúrbios genéticos são responsáveis por aproximadamente 25% das causas de anomalias congênitas, ressaltando-se que parcelas importantes desses distúrbios são decorrentes de anormalidades cromossômicas, as chamadas cromossomopatias.

Estudos demonstram que 1 em cada 200 nascidos vivos apresenta uma anomalia cromossômica reconhecível. Essas cromossomopatias são alterações cromossômicas numéricas ou estruturais que afetam profundamente a expressão gênica, implicando alterações morfológicas menores ou graves e, muitas vezes, múltiplas, além de serem responsáveis por 0,5% a 1% dos nascimentos com múltiplas malformações, ocasionando 50% das mortes embrionárias, 5% a 7% das perdas fetais e 6% a 11% dos natimortos e mortes neonatais.

Entre as cromossomopatias que mais afetam o ser humano se destacam a monossomia do X (síndrome de Turner), as trissomias do 13 (síndrome de Patau), 18 (síndrome de Edwards) e 21 (síndrome de Down) e o cariótipo 47 XXY (síndrome de Klinefelter).

Atualmente se encontram disponíveis diversos métodos de rastreamento pré-natal das anomalias fetais, que combinam testes bioquímicos e/ou avaliação ultrassonográfica, principalmente no primeiro e segundo trimestres da gestação. Essa combinação constitui método eficaz, proporcionando altas taxas de detecção. No primeiro trimestre da gestação, o rastreamento por meio da combinação de idade materna, fração livre da β-HCG e proteína plasmática A associada à gravidez (PAPP-A) identifica cerca de 60% das gestações acometidas por trissomias para uma taxa de falso-positivo de 5%.

Quando se associa a avaliação da US, são alcançados cerca de 95% de detecção das cromossomopatias, segundo estudos prospectivos envolvendo dezenas de milhares de pacientes.

Já o rastreamento no segundo trimestre da gravidez, por meio da idade materna e de várias combinações da fração livre de β-HCG, da alfafetoproteína, do estriol não conjugado e da inibina A, tem taxa de detecção menor, podendo chegar a 50% a 75% dos fetos com trissomia do cromossomo 21, com taxa de falso-positivo de 5%. A associação do ultrassom morfológico, realizado entre 20 e 24 semanas de gestação, aumenta consideravelmente a taxa de detecção das anomalias fetais. Em centros especializados de medicina fetal, a sensibilidade da US morfológica para detecção das malformações fetais ultrapassa 90%, sendo indispensável que essas informações sejam repassadas a todos os pacientes no momento do rastreamento.

Nos programas de rastreamento pré-natal, as anomalias fetais devem ser conduzidas por equipes qualificadas, adequadamente treinadas e submetidas a controles periódicos de qualidade e auditoria externa para assegurar a reprodutibilidade dos resultados. A abordagem deve sempre ter caráter informativo e ser acessível, imparcial e abrangente, sempre respeitando a autonomia dos casais. O Colégio Americano de Obstetras e Ginecologistas (ACOG) recomenda que todas as mulheres que se apresentem para o cuidado pré-natal antes de 20 semanas de gestação sejam informadas e recebam a oferta dos testes de triagem. Além disso, devem ter fácil acesso à equipe multiprofissional e multidisciplinar, de modo a receberem adequado aconselhamento quanto à definição de conduta e terapias.

ETIOPATOGENIA

Entre os fatores de risco importantes para a ocorrência de malformações fetais estão:

- Idade materna avançada.
- Filho anterior com anomalia congênita.
- Uso indevido de fármacos/drogas.
- Deficiências nutricionais.
- Exposição da gestante a certos agentes físicos, químicos, biológicos e ambientais teratogênicos.

Dessa maneira, a frequência e o tipo de malformação podem variar de acordo com a etnia, as condições socioeconômicas, assim como o acesso aos serviços de saúde, nutrição, estilo de vida e educação materna.

Em relação aos fatores socioeconômicos e demográficos, estima-se que aproximadamente 94% das anomalias congênitas graves ocorram nos países de rendas baixa e média, em que as mulheres muitas vezes não têm nutrição adequada (p. ex., deficiência de iodo e/ou ácido fólico) e podem ter exposição aumentada a agentes ou fatores que induzam ou aumentem a incidência de desenvolvimento pré-natal anormal, como o álcool e as infecções. As infecções estão entre as principais causas de malformações nesses países, com destaque para a sífilis e a rubéola.

O risco de anomalias cromossômicas fetais aumenta consideravelmente de acordo com a idade materna e se eleva mais rapidamente a partir dos 35 anos, faixa estabelecida como o ponto de corte para se considerar uma mulher que queira engravidar como de "idade materna avançada". Esse aumento de risco ocorre porque, com o passar dos anos, há uma fragmentação dos quiasmas que mantém o alinhamento dos cromossomos pareados. Quando a meiose se completa no momento da ovulação, ocorre a não disjunção dos cromossomos, fazendo um gameta ter duas cópias do cromossomo afetado e aumentando, assim, o risco das trissomias autossômicas. A incidência desses erros na meiose é diferente para os gametas masculinos e femininos: 3% a 4% dos espermatozoides e 10% a 20% dos oócitos são aneuploides, o que evidencia a idade materna como o determinante principal no risco de anomalia fetal, uma vez que a população de oócitos está presente desde a vida intrauterina. Um exemplo é que o risco global de apresentar um feto com trissomia do cromossomo 21 é de 1 para cada 800 nascidos vivos. Após os 35 anos, esse risco aumenta para 1 em 370 nascimentos.

Outros fatores aumentam esse risco, como:

- Gestação de gêmeos dizigóticos e idade materna >31 anos no parto.
- Mulher ou parceiro portador de translocação ou inversão cromossômica.
- Nascimento de trissomia autossômica ou 47 XXX ou XXY anterior.
- Perda gestacional de repetição.
- Mulher ou parceiro com aneuploidia.
- História de triploidia.
- Defeito estrutural fetal importante ao ultrassom.

A consanguinidade também aumenta a prevalência de malformações congênitas genéticas. Em casamentos de primos de primeiro grau quase dobra o risco de morte neonatal e infantil, deficiência intelectual e outras anomalias congênitas. Algumas comunidades étnicas, como a de judeus Ashkenazi ou finlandeses, têm maior prevalência de mutações genéticas raras que determinam aumento do risco de malformações congênitas.

Existem métodos preventivos para 70% das anomalias congênitas, as quais podem ser prevenidas em três níveis:

- **Prevenção primária:** ocorre no período pré-concepcional e consiste em evitar a doença, reduzindo a suscetibilidade ou a exposição ao fator de risco.
- **Prevenção secundária:** realizada no pré-natal, tem por objetivo evitar a evolução e as sequelas da doença por meio da detecção precoce e do tratamento oportuno.
- **Prevenção terciária:** realizada no pós-natal, por meio da reabilitação e correções cirúrgicas, englobando o tratamento multiprofissional, no intuito de reduzir os riscos de complicações e agravos.

A incidência de algumas anomalias congênitas foi reduzida por meio de programas de planejamento familiar, educação em saúde, rigor na venda de medicamentos, fortificação de farinha com ácido fólico, enriquecimento do sal com iodo, programa de pré-natal, Programa Nacional de Imunizações e triagem neonatal.

RASTREAMENTO DE PRIMEIRO TRIMESTRE

Em 1970, o primeiro método de rastreamento para trissomia do cromossomo 21 se baseava somente na idade materna. Nos anos 1980 o rastreio passou a ser feito por meio da bioquímica maternal (fração livre da β-HCG, alfafetoproteína [AFP], inibina A, estriol não conjugado) e uma ultrassonografia detalhada no segundo trimestre. Nos anos 1990 o foco mudou para o primeiro trimestre com a combinação da idade materna, medida da translucência nucal (TN), fração livre da β-HCG e PAPP-A. Nicolaides e cols., em 1992, observaram que a espessura da TN estava aumentada em alta proporção de fetos com cromossomopatias e vários estudos subsequentes confirmaram essa associação. Nos últimos 10 anos, vários marcadores ultrassonográficos de primeiro trimestre foram incorporados ao rastreio, o que melhorou as taxas de detecção de aneuploidias e reduziu as de falso--positivo.

O rastreamento das aneuploidias ganhou importância ante a necessidade de diminuir o número de gestantes que eram submetidas ao diagnóstico invasivo, notadamente à amniocentese e à biópsia de vilo corial, uma vez que esses testes estão associados a riscos de perda gestacional que variam de 0,8% a 2%. A partir desse rastreamento, grupos de gestantes de alto risco para cromossomopatias foram selecionados por meio de um cálculo de risco individual, e aquelas consideradas de alto risco poderiam, então, optar pelos testes diagnósticos invasivos. Além disso, o rastreio permitiu às mulheres saber se seus filhos eram portadores ou não de cromossomopatias e planejar possíveis tratamentos ou até mesmo decidir sobre a interrupção da gestação naqueles países cuja legislação oferece essa permissão.

Translucência nucal (TN)

Em 1866, Langdon Down relatou que, em indivíduos com trissomia do 21 (condição que passou a ostentar seu nome), a pele parecia ser muito grande para o corpo. Na década de 1990 percebeu-se que esse excesso de pele poderia ser consequência de um acúmulo de fluido subcutâneo na parte posterior do pescoço fetal e foi denominado translucência nucal, podendo ser visualizado por ultrassonografia, como a TN aumentada no terceiro mês de vida intrauterina.

Nos últimos 20 anos, várias pesquisas comprovaram que o medida da TN promove rastreio efetivo e precoce para a trissomia do 21 e outras aneuploidias maiores (trissomias do 18 e do 13). Além disso, a TN aumentada está associada a defeitos cardíacos e outras malformações e síndromes genéticas.

A idade gestacional ideal para a medida da TN é a de 11 semanas a 13 semanas + 6 dias, quando o comprimento cabeça-nádegas (CCN) alcança no mínimo 45mm e no máximo 84mm. A medida da TN pode ser realizada por via transabdominal ou transvaginal, sendo os resultados semelhantes (Figura 73.1).

A capacidade de atingir uma medida confiável da TN depende de treinamento adequado dos ultrassonografistas e da adesão a uma técnica padronizada de ultrassom, a fim de se alcançar a uniformidade de resultados entre diferentes operadores. A ampliação da imagem deve ser elevada de modo que apenas a cabeça do feto e o tórax superior sejam incluídos na imagem. Deve ser obtido um corte sagital estrito do feto na posição neutra e medida a espessura máxima da translucência subcutânea entre a pele e o tecido celular que cobre a coluna cervical. O corte sagital mediano é definido pela presença da ponta ecogênica do nariz e do palato retangular anteriormente, diencéfalo translúcido e a membrana da nuca posteriormente. Os desvios em relação ao plano da linha média não possibilitam a visualização da ponta do nariz e, sim, do processo zigomático da maxila.

Para uma taxa de 5% de falso-positivo, o rastreio fetal para trissomia do 21 e outras aneuploidias maiores com base apenas na medida da TN identifica 75% a 80% dos fetos.

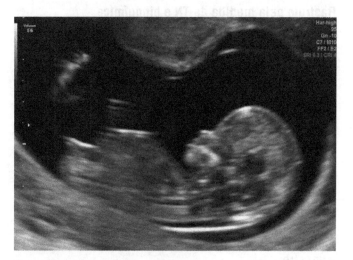

Figura 73.1 Corte sagital mediano de feto para medida do CCN. (Imagem gentilmente cedida pela ultrassonografista Marianna Amaral Pedroso.)

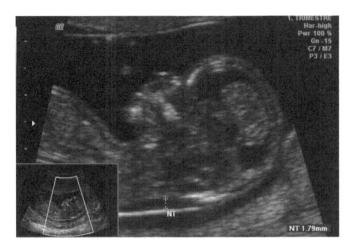

Figura 73.2 Medida da TN em corte sagital mediano. A posição neutra da cabeça fetal, o corte da parte superior do tórax, o osso nasal e a ponta do nariz aparecendo, sem o processo zigomático da maxila, são fundamentais para medida correta da translucência. (Imagem gentilmente cedida pela ultrassonografista Marianna Amaral Pedroso.)

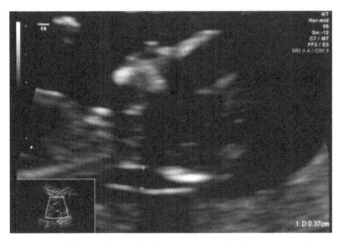

Figura 73.3 TN em feto com 12 semanas e 2 dias. (Imagem gentilmente cedida pelo Dr. Carlos Henrique Mascarenhas Silva.)

Rastreio pela medida da TN e bioquímica

A combinação da medida da TN com a bioquímica materna (fração livre da β-HCG e PAPP-A) fornece um *screening* mais eficaz do que cada um dos métodos individualmente, obtendo-se taxa de detecção de 90% (com 5% de falso-positivos). O período ideal para esse modelo de rastreio é na 12ª semana, realizando-se a ultrassonografia com a coleta do sangue materno para dosagem bioquímica, seguidos do cálculo de risco e orientação do casal em apenas uma visita. Outra opção consistiria na coleta dos exames bioquímicos entre 9 e 10 semanas e, posteriormente, na medida da TN na 12ª semana, incluindo as duas informações para o cálculo de risco nesse momento do ultrassom.

Marcadores ultrassonográficos adicionais de primeiro trimestre

Além da TN, outros marcadores ecográficos de primeiro trimestre, altamente sensíveis e específicos para trissomia do cromossomo 21, são a ausência do osso nasal (Figura 73.4), o aumento da impedância ao fluxo no ducto venoso (onda A reversa – Figura 73.5) e a regurgitação da válvula tricúspide, os quais são observados em cerca de 60%, 66% e 55% dos fetos afetados, respectivamente, e em 2,5%, 3% e 1% dos fetos euploides (Figuras 73.6 e 73.7).

Em 2014, Sepulveda e cols. descreveram o triângulo retronasal (Figura 73.8) como uma nova técnica para acessar o osso nasal no primeiro trimestre e com desempenho similar à técnica que usa o plano sagital estrito no rastreio de aneuploidias.

A avaliação de cada um desses marcadores ultrassonográficos pode ser incorporada no rastreio de primeiro trimestre, combinando-se a idade materna, TN e fração livre de β-HCG e PAPP-A, acarretando o aumento da taxa de detecção para 93% a 96% e diminuição na taxa de falso-positivo para 2,5%.

Rastreio no primeiro trimestre seguido por ultrassonografia de segundo trimestre

O melhor desempenho do rastreio de primeiro trimestre é conseguido por uma combinação de idade materna, testes bioquímicos séricos e vários marcadores ecográficos de primeiro e segundo trimestres.

Se a ultrassonografia de segundo trimestre demonstra grandes anomalias, é aconselhável oferecer ao casal o cariótipo fetal, mesmo que essas anormalidades sejam aparentemente isoladas.

Caso as anomalias sejam letais ou estejam associadas à grande incapacidade pós-natal, como a holoprosencefalia, o cariótipo fetal deve ser oferecido para se determinar a causa possível e, assim, avaliar o risco de recorrência em futura gestação.

Se a anormalidade é potencialmente corrigível intraútero ou com cirurgia pós-natal, como a hérnia diafragmática, o cariótipo fetal é importante antes da realização do procedimento para se excluir previamente um defeito cromossômico subjacente, já que os defeitos mais comuns para muitas des-

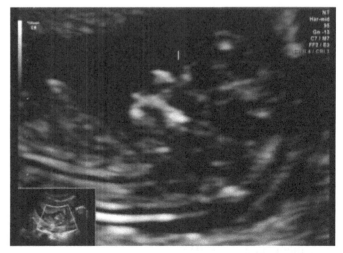

Figura 73.4 Osso nasal em feto de 12 semanas. (Imagem gentilmente cedida pelo ultrassonografista Carlos Henrique Mascarenhas Silva.)

Capítulo 73 Rastreamento Fetal no Primeiro e Segundo Trimestres da Gestação

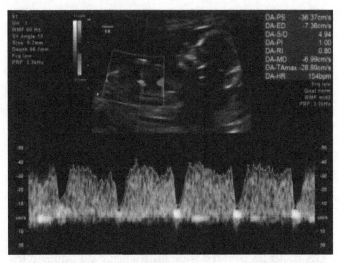

Figura 73.5 Ducto venoso com onda A positiva. (Imagem gentilmente cedida pelo ultrassonografista Carlos Henrique Mascarenhas Silva.)

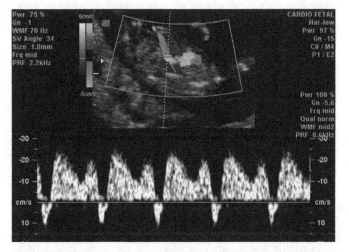

Figura 73.6 Ducto venoso apresentando onda A reversa. (Imagem gentilmente cedida pela ultrassonografista Marianna Amaral Pedroso.)

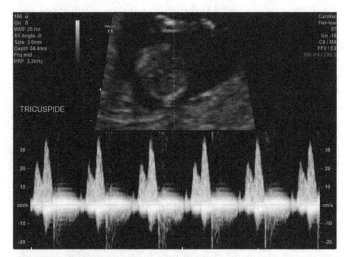

Figura 73.7 Fluxo através da valva tricúspide sem regurgitação. (Imagem gentilmente cedida pela ultrassonografista Marianna Amaral Pedroso.)

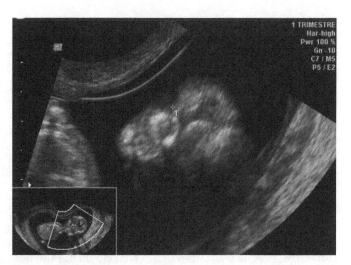

Figura 73.8 O triângulo retronasal é outra maneira de acessar o osso nasal no plano coronal. (Imagem gentilmente cedida pela ultrassonografista Marianna Amaral Pedroso.)

Quadro 73.1 Desempenho dos diferentes métodos de rastreio da trissomia do 21

Método de rastreamento	TD (%)
Idade materna (IM)	30
IM e bioquímica sérica materna entre 15 e 18 semanas	50 a 70
IM e TN entre a 11ª e a 13ª semanas + 6 dias	70 a 80
IM e TN e dosagem sérica materna da fração livre da β-HCG e PAPP-A entre a 11ª e a 13ª semanas + 6 dias	85 a 90
IM e TN e osso nasal fetal (ON) entre a 11ª e a 13ª semanas + 6 dias	90
IM, TN, ON e dosagem sérica materna da fração livre da β-HCG e PAPP-A entre a 11ª e a 13ª semanas + 6 dias	95

HCG: gonadotrofina coriônica humana; PAPP-A: proteína plasmática A associada à gestação.

sas condições são as trissomias do 18 ou do 13, as quais são incompatíveis com a vida pós-nascimento.

Anomalias fetais menores ou marcadores menores são comuns e não estão normalmente associadas a qualquer incapacidade funcional, a menos que haja um defeito cromossômico subjacente. Acredita-se que a ultrassonografia morfológica de segundo trimestre possa melhorar a taxa de detecção de trissomia do 21 em 6%, somando-se ao cálculo de risco obtido no primeiro trimestre e a uma taxa de falso-positivo adicional de 1,2%.

Rastreio em gestações gemelares

Em gestações gemelares o rastreio eficaz para anomalias cromossômicas é fornecido por uma combinação de idade materna e medida da TN. O desempenho da triagem pode ser melhorado com a bioquímica materna, mas são necessários ajustes adequados para corionicidade. Em gêmeos dicoriônicos entre 11 e 13 semanas, os níveis de β-HCG e PAPP-A livres no soro materno são cerca de duas vezes maiores do que em gestações únicas, mas os níveis em gêmeos monocoriônicos são mais baixos do que em gêmeos dicoriônicos.

Em gêmeos dicoriônicos, os riscos específicos do paciente para trissomia do 21 são calculados para cada feto com base na idade materna e na TN, e as taxas de detecção (75% a 80%) e de falso-positivo (5% por feto ou 10% por gestação) são semelhantes às de gestações únicas. No cálculo do risco de trissomias ficou definido que a cada gravidez os valores da TN para cada CCN entre dois fetos eram independentes uns dos outros. Uma vantagem importante da triagem pela TN é que a presença de um marcador ultrassonográfico detectável ajuda a garantir a correta identificação do gêmeo anormal quando há discordância de uma anomalia cromossômica.

Em gestações gemelares monocoriônicas, a taxa de falso-positivo de rastreio pela TN é maior do que em gêmeos dicoriônicos, porque o aumento da TN em pelo menos um dos fetos também é manifestação precoce de síndrome da transfusão feto-fetal.

No cálculo de risco de trissomias, as TN de ambos os fetos devem ser medidas e considerada a média entre os dois.

DNA fetal livre no sangue materno

Atualmente tem sido muito discutido o rastreamento de aneuploidias no pré-natal por meio do DNA fetal livre no sangue materno (cfDNA), pois, apesar da substancial melhora na acurácia ao longo dos últimos 20 anos nesse rastreio (as taxas de detecção aumentaram de aproximadamente 30% para mais de 90%), as taxas de falso-positivo permaneceram basicamente as mesmas, ou seja, em torno de 5%. A introdução do teste pré-natal não invasivo (NIPT) via cfDNA, que pode ser feito entre 10 e 12 semanas de gestação, aumentou a sensibilidade para mais de 99% no rastreamento de anormalidades cromossômicas com uma taxa de falso-positivo muito baixa (0,1%). Sabe-se que toda essa análise deve ser feita considerando-se um teste que apresente boa fração livre do DNA fetal na amostra avaliada.

Diversos estudos têm avaliado a possibilidade de implantação do NIPT como primeira linha no rastreio de aneuploidias, porém o alto custo desse exame ainda não torna possível sua aplicação na população em geral. Além disso, não é possível a detecção de outras malformações estruturais, como as visualizadas ao ultrassom de primeiro e segundo trimestres. Também deve ser lembrado que com o NIPT em uma pequena porcentagem dos pacientes (1% a 8%) não é possível detectar células fetais livres no sangue materno para a devida análise e, nessas pacientes, o rastreamento convencional deveria ser realizado. Além disso, sua utilização em gestações gemelares é questionável em virtude de falhas na obtenção de resultados confiáveis.

Outra opção para o NIPT seria utilizá-lo como segunda ferramenta para rastreamento. Nesse caso, aquelas pacientes que foram submetidas ao rastreamento convencional e que caíram na faixa de risco intermediário para cromossomopatias teriam acesso ao cfDNA. Se positivo, seriam oferecidos os testes diagnósticos invasivos (biópsia de vilo coriônico ou amniocentese) e, se negativo, a paciente seria considerada de baixo risco para anomalias cromossômicas.

RASTREAMENTO DE SEGUNDO TRIMESTRE

Para as pacientes cujos testes de triagem do primeiro trimestre indicaram alto risco de aneuploidias fetais são oferecidos procedimentos invasivos para o diagnóstico definitivo dessas patologias. A realização dos testes invasivos apenas para as pacientes com rastreamento positivo identifica mais fetos anormais do que se aplicados na população em geral, além de reduzir as taxas de perdas de fetos normais em decorrência de complicações nesses procedimentos. Esses métodos invasivos detectam todos os fetos com trissomias autossômicas, aneuploidias sexuais e mosaicismos.

As pacientes com testes de rastreamento do primeiro trimestre evidenciando baixo risco de anomalias fetais são encaminhadas para a triagem no segundo trimestre em estratégia de rastreamento sequencial. Os testes de primeiro e segundo trimestres para o cálculo do risco de aneuploidias fetais apresentam taxa de detecção de 94% a 96% dos indivíduos afetados com taxa de falso-positivo de 5%.

Apesar de amplamente estudados no passado, os testes bioquímicos realizados entre 15 e 20 semanas de gestação, que mensuram a quantidade de diversos produtos fetoplacentários presentes na circulação materna, como AFP, HCG, estriol não conjugado (µE3) e mesmo a inibina A, que chamamos de teste quádruplo, não são mais recomendados em razão das baixas taxas de detecção e altas taxas de falso-positivo, sendo citados neste capítulo apenas para registro científico.

Para rastreamento e encaminhamento diagnóstico efetivos no segundo trimestre é realizada a avaliação de marcadores ultrassonográficos durante o exame morfológico, entre 19 e 24 semanas de gestação. Nesse exame, a anatomia fetal é examinada em detalhes para afastar a presença de malformações estruturais fetais ou sinais que indiquem anomalias cromossômicas. A detecção dos diversos marcadores ultrassonográficos está relacionada com alguns fatores, como experiência do operador, resolução do aparelho de ultrassom, idade gestacional quando da realização do exame ultrassonográfico, dificuldade técnica na avaliação fetal em virtude do panículo adiposo materno, volume de líquido amniótico, número de fetos e posição fetal. A presença de múltiplas anormalidades ultrassonográficas está associada a aumento significativo do risco de anomalias cromossômicas, sendo a associação menos clara para as anormalidades isoladas.

As aneuploidias estão associadas a malformações anatômicas importantes e também a marcadores menores, valendo ressaltar que o risco de aneuploidia aumenta de acordo com o número de marcadores identificados. Uma das limitações desses achados é que 10% das gestações não afetadas podem apresentar um dos marcadores menores, além de sua utilização ser dificultada pela falta de critérios de medição padronizados e clara definição do que seria um achado anormal.

À ultrassonografia, fetos com trissomia do cromossomo 21 podem apresentar espessamento da prega nucal, braquicefalia ou lobo frontal encurtado, ausência ou hipoplasia do osso nasal, comprimento curto da orelha, foco intracardíaco ecogênico, intestino ecogênico, hidronefrose leve, ângulo do ilíaco alargado, encurtamento do úmero e/ou fêmur, atresia duodenal, prega palmar transversa única, clinodactilia, falange média do quinto dedo hipoplásica, ventriculomegalia leve, defeitos cardíacos (principalmente do septo atrioventricular) e maior espaço entre o primeiro e o segundo artelhos (*gap* da sandália).

A trissomia do 18 está associada a cabeça em formato de morango, cistos de plexo coroide, agenesia de corpo caloso, alargamento da cisterna magna, fenda palatina, micrognatia, edema nucal e facial, defeitos cardíacos, hérnia diafragmática, atresia de esôfago, onfalocele, artéria umbilical única, defeitos renais, intestino ecogênico, mielomeningocele, restrição de crescimento, encurtamento dos membros, aplasia radial, sobreposição de dedos e pés em "mata-borrão" (o pé é plano e rígido com superfície plantar curva, com o ápice da curva na articulação mediotarsal). Já na trissomia do 13, defeitos comuns incluem holoprosencefalia e anomalias faciais, microcefalia, anormalidades cardíacas e renais com rins aumentados e ecogênicos, onfalocele e polidactilia pós-axial.

A ecocardiografia fetal está indicada para todos os casos com diagnóstico de malformação fetal ao exame morfológico ou para o grupo de risco para cardiopatias congênitas (genitores portadores de cardiopatia congênita, filho anterior com cardiopatia congênita, diabetes pré-gestacional, uso de agentes teratogênicos, medida da TN aumentada no primeiro trimestre).

Cabe ressaltar que para os testes de rastreamento do segundo trimestre devem ser considerados os resultados do rastreamento do primeiro trimestre e o risco final corrigido em sua função, que passa a ser considerado o risco inicial para os exames de triagem desse segundo momento.

Convém frisar a importância, durante o ultrassom morfológico, da avaliação do comprimento do colo uterino por meio da medida do eco glandular endocervical e como forma de rastrear mulheres com risco de parto pré-termo.

SCREENING GENÉTICO PRÉ-IMPLANTACIONAL (PGS)

O uso das tecnologias de reprodução assistida vem aumentando, estando disponíveis desde 1989 as técnicas de PGS. Seu objetivo é testar os embriões antes da transferência em ciclos de fertilização *in vitro* para aneuploidias e para doenças específicas em casais com risco de transmissão de anormalidade genética para seus descendentes, sendo denominado nesse caso diagnóstico genético pré-implantacional (PGD).

Essas técnicas são capazes de detectar aneuploidias, identificar cerca de 200 distúrbios de gene único (como fibrose cística, doença falciforme ou betatalassemia), determinar o sexo em doenças ligadas ao cromossomo X e compatibilizar os antígenos leucocitários humanos visando ao potencial de transplante de células-tronco de cordão umbilical para um irmão, embora esse seja ainda um propósito controverso e não regulamentado.

As anomalias cromossômicas estão entre as principais causas de falhas no processo de reprodução humana. As aneuploidias embrionárias, por exemplo, são associadas a 70% dos casos de abortos espontâneos de primeiro trimestre, havendo aumento significativo na incidência de aneuploidia embrionária com a idade materna avançada, ocorrendo em até 85% dos blastocistos de mulheres com 43 anos ou mais. Essas alterações genéticas são altamente prevalentes em ciclos de fertilização *in vitro*, visto que mulheres com idade avançada são seu principal público e contribuem para taxas de implantação embrionária diminuídas e perda gestacional precoce. Por isso, apesar dos avanços no campo da medicina reprodutiva, a probabilidade de se conseguir um nascimento vivo nos casais que se submetem a técnicas de reprodução assistida é de apenas de 5% a 8% em pacientes com mais de 41 anos de idade. A PGD seleciona os embriões euploides para transferência, melhorando, então, os resultados dos processos de fertilização *in vitro*, além de evitar a transmissão de desordens genéticas para a prole do casal. Essa transferência seletiva de embriões remove o efeito negativo da idade materna avançada nos processos de reprodução.

As indicações dos testes de PGS incluem idade materna avançada, falhas de implantação recorrentes, aborto espontâneo de repetição e grave fator de infertilidade masculino, além de história de doenças de transmissão genética em um dos membros do casal. Para que os testes sejam realizados é feita coleta de material genético dos embriões gerados *in vitro*, o que é conseguido pela biópsia. Os embriões podem ser biopsiados na fase de zigoto (remoção do primeiro e do segundo corpúsculos polares), fase de clivagem (remoção de um a dois blastômeros do embrião de seis a oito células) ou estágio de blastocisto (remoção de algumas células trofoectodermas por meio da violação da zona pelúcida). Em seguida, o material é avaliado por meio de técnicas de análise do DNA. Hibridização *in situ* por fluorescência (FISH), matriz de hibridização genômica comparativa (CGH), reação em cadeia de polimerase (PCR), detecção de polimorfismo de nucleotídeo único (*arrays* SNP) e, mais recentemente, sequenciamento de próxima geração (NGS) são técnicas usadas para análise cromossômica.

A técnica de PGS de primeira geração envolvia a utilização de FISH para avaliar anormalidades cromossômicas em corpúsculos polares e biópsias embrionárias na fase de clivagem. No entanto, a FISH é limitada ao rastreio de apenas três a 12 cromossomos em cada espécime de biópsia embrião, o que só é capaz de identificar, no máximo, 90% dos cromossomas anormais. Além disso, a precisão do teste é afetada pela variabilidade na fixação das células. O fato mais importante, porém, é que os estudos recentes mostraram que a biópsia do embrião em estágio de clivagem mostrou efeito deletério, diminuindo o potencial de implantação (redução de 39%), resultando em menores taxas de nascidos vivos após o procedimento. Dessa maneira, o uso dessa técnica tem sido desencorajado e substituído pelas tecnologias de segunda geração.

A PGD de segunda geração é realizada, principalmente, por meio de biópsia do embrião no estágio de blastocisto, o que, até o momento, não trouxe efeitos deletérios para o desenvolvimento embrionário. Além disso, são utilizadas técnicas de análise genética capazes de avaliar todos os 24 cromossomos. A análise dos cromossomos pode ser realizada por diferentes plataformas genéticas: matriz de CGH, PCR e NGS.

A CGH foi a primeira técnica a possibilitar a análise de todos os cromossomos, sendo realizada por meio de uma plataforma que contém fragmentos de DNA com sequência conhecida (controle) que são marcados com sonda fluorescente e fixados sobre uma placa. O DNA do indivíduo é marcado com corante fluorescente diferente e exposto aos fragmentos de controle do DNA, sendo realizada análise comparativa por meio da leitura da intensidade dos sinais fluorescentes das sondas por um *scanner* a *laser*, reunindo as desvantagens de não detectar rearranjos estruturais cromossômicos equilibrados, como translocações ou inversões equilibradas. Além disso, os polimorfismos genéticos identificados podem ou não ter relevância clínica.

O NGS, também conhecido como sequenciamento paralelo massivo do genoma, é a mais recente abordagem do PGD, devendo ser incorporado ao PGS de segunda geração com a vantagem de ter potencial para detectar aneuploidias e doenças monogênicas simultaneamente. Os custos mais baixos dos reagentes e um maior rendimento do NGS em relação aos outros métodos utilizados com a finalidade de PGS são vantagens importantes da tecnologia. Por embrião, apresenta sensibilidade de 100% (sem falso-negativos) e 100% de especificidade (sem falso positivos). Já por cromossomo, o NGS apresenta 99,2% de concordância com a CGH. Com mais melhorias pode ter também o potencial de fornecer visão mais detalhada em outros aspectos da viabilidade do embrião.

A PCR é utilizada para diagnóstico de defeitos de gene único e, mais recentemente, para essa mesma finalidade foi introduzida a matriz de microarranjos de polimorfismo de nucleotídeo único.

PONTOS CRÍTICOS

São os seguintes os principais pontos críticos a serem considerados:

- **Datação da gestação:** toda mulher ao engravidar deve ter uma ultrassonografia realizada precocemente entre a sétima e a nona semanas de gestação para datação correta de sua gestação.
- **Acesso:** toda gestante deve ser encaminhada ao Serviço de Ultrassom e Medicina Fetal entre a 11ª e a 13ª semana + 6 dias (CCN de 45 a 84mm) para realização da ultrassonografia morfológica com medida de TN, para avaliação de marcadores citados e a aferição de cálculo de risco individualizado.
- **Qualidade de exame:** como em qualquer procedimento em medicina, o atendimento realizado nessa fase da gestação pelo ultrassonografista deve ser pautado em alta qualidade assistencial, obtida mediante conhecimento médico associado a equipamentos de ultrassom que propiciem a adequada obtenção de imagens de alta qualidade.
- **Técnica padronizada:** todos os exames ultrassonográficos aqui descritos para rastreamento cromossômico se baseiam em técnica padronizada para a obtenção do marcador ultrassonográfico. Seguir essas padronizações é condição indispensável para a efetividade desse rastreamento em conformidade com os valores descritos na literatura médica.
- **Auditoria externa:** programas internacionais de auditoria da qualidade de exames, como o realizado anualmente pela Fetal Medicine Foundation, em que as imagens analisadas por médicos cadastrados em todo o mundo se constituem em uma grande oportunidade de apresentar exames de ultrassom adequados e padronizados para o rastreamento cromossômico fetal no primeiro trimestre da gestação, elevando as taxas de detecção e diminuindo as de falso-positivo.
- **Aconselhamento e orientação:** todas as pacientes, ao fazerem os exames de ultrassonografia, devem ser orientadas sobre o significado do rastreamento, das limitações dos métodos e do resultado obtido e terem os riscos calculados individualmente.
- **Referenciamento:** as pacientes que apresentem alteração do rastreamento devem ser imediatamente referenciadas a unidades de medicina fetal para complementação de rastreamento, orientação sobre os achados e realização de procedimentos diagnósticos necessários.

CONSIDERAÇÕES FINAIS

O rastreamento fetal realizado no primeiro trimestre da gestação deve fazer parte de toda a avaliação obstétrica realizada nesse período da gravidez. É inquestionável que esse rastreamento deve ser oferecido a todas as gestantes que, após orientadas sobre o seu significado, desejem realizá-lo.

O fluxograma de atendimento proposto para a realização do rastreamento cromossômico fetal está descrito na Figura 73.9.

Capítulo 73 Rastreamento Fetal no Primeiro e Segundo Trimestres da Gestação

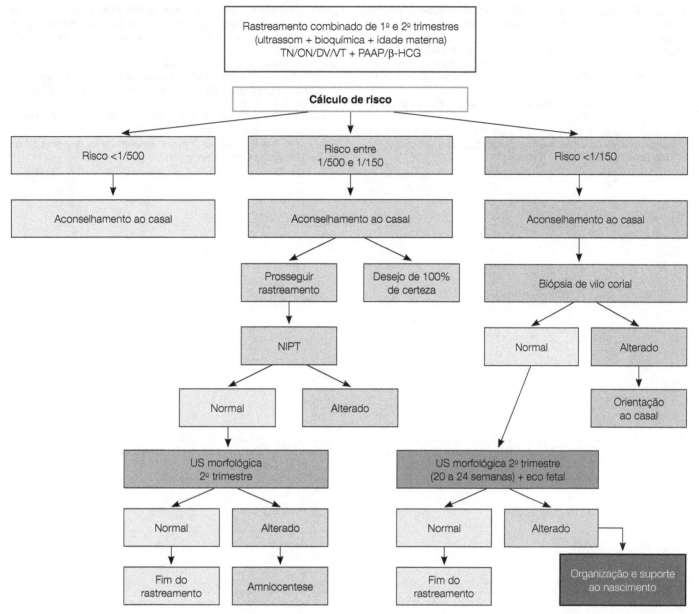

Figura 73.9 Fluxograma para rastreamento combinado.

Leitura complementar

Adiego B, Martinez-Ten P, Illescas T, Bermejo C, Sepúlveda W. First-trimester assesment of nasal bone using retronasal triangle view: a prospective study. Ultrasound Obstet Gynecol 2014; 43:272-6.

Bahado-Singh R, Cheng CC, Matta P, Small M, Mahoney MJ. Combined serum and ultrasound screening for detection of fetal aneuploidy. Semin Perinatol. 2003 Apr; 27(2):145-51.

Barini et al. Desempenho da Ultra-sonografia Pré-Natal no Diagnóstico de Cromossomopatias Fetais em Serviço Terciário. Rev. Bras. Ginecol. Obstet. Rio de Janeiro mar. 2002; 24(2).

Chasen ST, Skupski DW, McCullough LB, Chervenak FA. Prenatal informed consent for sonogram: the time for first-trimester nuchal translucency has come. J Ultrasound Med 2001; 20:1147-52.

Cunningham FG, Leveno KJ, Bloom SL et al. Obstetrícia de Williams. 23. ed. Porto Alegre: Artmed, 2012.

Dahdouh EM et al. Impact of blastocyst biopsy and comprehensive chromosome screening technology on preimplantation genetic screening: a systematic review of randomized controlled trials. Reproductive BioMedicine Online 2015; 30:281-9.

Gil MM, Giunta G, Macalli EA, Poon LC, Nicolaides KH. UK NHS pilot study on cell-free DNA testing in screening for fetal trisomies: factors affecting uptake. Ultrasound Obstet Gynecol 2015; 45:67-73.

Guideline em Medicina Fetal. Disponível online em http://www.sbrh.org.br/sbrh_novo/guidelines/guideline_pdf/guideline_de_medicina_fetal.pdf

Kung A et al. Validation of next-generation sequencing for comprehensive chromosome screening of embryos. Reproductive BioMedicine Online 2015; 31:760-9.

Maiz N, Nicolaides KH. Ductus venosus in the first trimester: contribution to screening of chromosomal, cardiac defects and monochorionic twin complications. Fetal Diagn Ther 2010; 28:65-71.

Nicolaides KH, Azar G, Byrne D, Mansur C, Marks K. Fetal nuchal translucency: ultrasound screening for chromosomal defects in first trimester of pregnancy. BMJ 1992; 304:867-9.

Nicolaides KH, Brizot ML, Snijders RJM. Fetal nuchal translucency: ultrasound screening for fetal trisomy in the first trimester of pregnancy. BJOG 1994; 101:782-6.

Nicolaides KH, Duarte LB, Marcolim AC, Duarte G. Rastreio no primeiro trimestre para anomalias cromossômicas. Rev Bras Ginecol Obstet 2007; 29(12):647-53.

Nicolaides KH, Wright D, Poon LC, Syngelaki A, Gil MM. First trimester contingent screening for trissomy 21 by biomarkers and materna blood cell-free DNA testing. Ultrassound Obstet Gynecol 2013; 42:41-50.

Nicolaides KH. Screening for chromosomal defects. Ultrasound Obstet Gynecol 2003; 21:313-21.

Peralta CFA, Barini R. Ultrassonografia obstétrica entre a 11ª e a 14ª semanas: além do rastreamento de anomalias cromossômicas. Rev Bras Ginecol Obstet 2011; 33(1):49-57.

Sarno L, Revello E, Hanson R, Akolekar KH. Nicolaides. Prospective first trimester screening for trissomies by cell-free DNA testing of materna blood in twin pregnancy. Ultrassound Obstet Gynecol 2016; 47:705-11.

Secretaria Municipal da Saúde de São Paulo. Coordenação de Epidemiologia e Informação – CEInfo. Declaração de Nascido Vivo – Manual de Anomalias Congênitas. 2. ed. São Paulo: Secretaria Municipal da Saúde 2012:97.

SenGupta SB et al. Quality control standards in PGD and PGS. Reproductive BioMedicine Online 2016; 32:263-70.

Wright et al. A unified approach to risk assessment for fetal aneuploidies. Ultrasound Obstet Gynecol 2015; 45:48-54.

CAPÍTULO 74

Medicamentos na Gravidez e na Lactação

Regina Amélia Lopes Pessoa de Aguiar

INTRODUÇÃO

O uso de medicamentos* na gestação é relativamente comum, e seus estudos epidemiológicos demonstram que, na prática, quase toda gestante fica exposta a algum tipo de fármaco durante a gravidez. Apesar disso, uma das áreas pouco desenvolvidas na farmacologia clínica e nas pesquisas sobre drogas é exatamente acerca de seu uso na gestação e lactação. Como a maioria dos estudos randomizados sobre drogas exclui grávidas e lactantes, o conhecimento sobre os efeitos dessas substâncias no embrião/feto/lactente fica mais comumente limitado aos estudos em animais, relatos de casos e estudos de caso-controle, o que faz a prescrição e o uso de medicamentos na gestação e lactação serem considerados, de certa forma, experimentais.

As informações sobre o efeito das alterações fisiológicas e complicações comuns da gravidez na depuração e eficácia de drogas também são limitadas. Em geral, a absorção dos medicamentos na gestação não é alterada, mas a distribuição pode estar aumentada em razão das modificações no volume plasmático, no débito cardíaco e na água corporal, o que pode exigir em algumas situações a necessidade de ajustes de doses. Por outro lado, a diminuição relativa das proteínas plasmáticas pode determinar o aumento da fração livre dos medicamentos com intensificação do efeito e diminuição da duração. O aumento do fluxo plasmático renal e da filtração glomerular pode promover maior depuração renal de diversos fármacos, podendo exigir ajustes nos intervalos de administração.

A farmacogenética, uma área da ciência em expansão, pode ser útil para ajudar os clínicos a implementarem uma farmacoterapia personalizada. Os fármacos metabolizados são os que exibem maior variabilidade farmacocinética, o que pode interferir tanto nos efeitos terapêuticos quanto nos adversos. Essa variabilidade é, em parte, influenciada pela capacidade de as enzimas hepáticas e do trato gastrointestinal metabolizarem a substância administrada. Existe uma família de enzimas denominadas CYP450 que é essencial no processo da metabolização de drogas. Muitas dessas enzimas apresentam os chamados SNP,** que podem levar ao aumento ou à diminuição da atividade enzimática, determinando variações nas concentrações e resposta. Além disso, existem SNP que podem afetar a ligação de uma droga ao receptor, alterando seu efeito.

A farmacogenética procura descrever a variação de efeito dos fármacos e relacioná-la com diferenças genéticas nos SNP de maneira a tentar prever a resposta e minimizar os efeitos adversos. Testes de farmacogenética já são utilizados em algumas áreas da medicina para auxiliar a tomada de decisão terapêutica, como no uso de alguns quimioterápicos – cetuximabe e imatinibe – e outras substâncias, como o abacavir e a carbamazepina. A farmacogenética na gravidez é um campo em desenvolvimento, sendo necessários muitos estudos para se conhecer se a farmacogenética realmente ajudará na individualização farmacoterapêutica na gravidez.

Durante a gestação, praticamente qualquer substância utilizada pela mãe pode alcançar o feto pela via sanguínea. Poucas substâncias, como a insulina e a heparina não fracionada, não atravessam a placenta. O transporte placentário pode se dar por difusão simples ou facilitada, transporte ativo, fagocitose ou pinocitose. A transferência placentária depende significa-

---

*O termo *medicamento* na língua portuguesa tem como significado substância ou produto desenvolvido para tratar uma afecção ou manifestação patológica. *Droga* é utilizada para designar qualquer substância relacionada com química, farmácia, embora esse termo seja mais utilizado no dia a dia para designar as substâncias que possam causar dependência e/ou efeito alucinógeno. *Fármaco* significa qualquer produto ou preparado farmacêutico. Neste capítulo, os termos medicamento, fármaco e droga serão utilizados como sinônimos.

**Single nucleotide polymorphism* – polimorfismo de nucleotídeo único (SNP) – é uma variação na sequência de DNA que afeta somente uma base na sequência do genoma.

tivamente do metabolismo materno, da idade gestacional, das proteínas de ligação e armazenamento, da lipossolubilidade do fármaco e de seu tamanho molecular. Substâncias com peso molecular <500 dáltons e aquelas com alta lipossolubilidade alcançam rápida e facilmente a circulação fetal. Quanto menor a ligação às proteínas plasmáticas maternas, mais facilitada será a transferência do fármaco da mãe para o feto.

Essa relativa falta de informações sobre a segurança de medicamentos na gestação tem sido determinante para o ocorrência de situações de risco. Por um lado, algumas mulheres podem recusar ou atrasar o uso de medicações importantes para o controle clínico de suas condições de saúde, outras podem receber a prescrição indevida de medicações para as quais exista alguma evidência de possível teratogenicidade e, ainda, outras podem ter suspenso o uso de medicações essenciais para a preservação de sua saúde.

Nas situações para as quais exista a necessidade de prescrição de mais de um medicamento deve-se estar atento para o risco de interferência na eficácia e/ou metabolismo das diferentes drogas. Essa interferência pode ocorrer até mesmo com o uso indevido de medicamentos sem prescrição utilizados por decisão da própria gestante. Além disso, como parcela significativa das gestações não é planejada, muitas mulheres podem expor o embrião a diversas substâncias por não terem conhecimento da gravidez incipiente. Portanto, torna-se essencial que qualquer prescrição realizada em mulheres em idade reprodutiva considere o potencial risco do uso da substância no caso de gravidez não reconhecida.

De forma sintética, a prescrição na gravidez, sempre que possível, deve considerar os seguintes princípios básicos:

- Utilizar medicamentos somente se absolutamente indicados.
- Evitar iniciar a terapia durante o primeiro trimestre de gestação.
- Selecionar a medicação que tenha mais estudos disponíveis sobre o uso na gravidez humana.
- Usar monoterapia.
- Usar a menor dose efetiva.
- Desestimular o uso de medicação sem prescrição.

CLASSIFICAÇÃO DAS DROGAS/MEDICAMENTOS NA GESTAÇÃO

Não existe, à luz do conhecimento atual, uma classificação de drogas/medicamentos que contemple todas as necessidades para a escolha de uma prescrição segura. Uma das classificações mais difundidas no meio médico sobre segurança dos medicamentos na gestação é a utilizada pelo Food and Drug Administration (FDA). O Quadro 74.1 apresenta o sistema de classificação utilizado pelo FDA.

A grande maioria das medicações é categorizada como C – os riscos não podem ser descartados em seres humanos, mas o benefício da medicação pode superar os potenciais riscos, fazendo o profissional adotar uma opção de prescrever ou não a medicação com base no julgamento clínico da real indicação do tratamento. Poucos fármacos (<1%) são classificados como inquestionavelmente seguros na gestação da

Quadro 74.1 Sistema de classificação de medicamentos na gestação (US Food and Drugs Administration)

Categoria	Riscos para o embrião/feto
A	Estudos controlados demonstraram ausência de riscos em humanos Estudos bem controlados e adequados em gestantes não demonstraram aumento no risco de anormalidades fetais
B	Nenhuma evidência de risco em humanos Estudos em animais não demonstraram riscos para o feto, mas não existem estudos bem controlados e adequados em gestantes OU Estudos em animais demonstraram efeitos adversos, mas estudos bem controlados e adequados em gestantes falharam em demonstrar risco fetal
C	Riscos não podem ser descartados em humanos Estudos em animais têm demonstrado riscos fetais e não existem estudos bem controlados e adequados em gestantes OU Não há estudos em animais e não existem estudos adequados e bem controlados em gestantes
D	Clara evidência de riscos em humanos; no entanto, em algumas situações clínicas os benefícios da terapia podem superar o potencial risco fetal Estudos bem controlados adequados ou observacionais em gestantes demonstraram risco para o feto
X	Drogas contraindicadas na gestação Estudos bem controlados adequados ou observacionais em animais ou em gestantes demonstraram evidência positiva de anomalias fetais

categoria A, e outros poucos são classificados como teratógenos comprovados ou potenciais. Em situações especiais, até mesmo medicamentos da categoria D podem ser necessários na gestação, apesar das evidências de risco fetal.

Entretanto, essa classificação, embora útil, não atende a todas as demandas do dia a dia do obstetra. Daí, o médico responsável pela prescrição deve sempre buscar informações atualizadas sobre cada substância. Para tanto, consultas em livros-textos, artigos e *sites* são imprescindíveis. Ao final do capítulo, o leitor encontrará literatura a ser consultada, bem como endereços de *sites* científicos úteis para a tomada de decisão.

MEDICAMENTOS TERATOGÊNICOS

Teratógenos são agentes/substâncias capazes de alterar irreversivelmente crescimento, estrutura ou função do embrião ou feto em desenvolvimento. Na espécie humana, microrganismos (vírus da rubéola, citomegalovírus, Zika vírus, *Toxoplasma gondii*, herpesvírus), fatores ambientais (hipertermia, irradiação), agentes químicos (mercúrio, álcool, chumbo, cocaína), alterações características de doenças maternas (hiperglicemia no diabetes pré-gestacional, hiperfenilalaninemia na fenilcetonúria, presença de anticorpos – anti-SSA/Ro e anti-LLB/La – no lúpus eritematoso sistêmico) e alguns medicamentos descritos com mais detalhes a seguir são reconhecidos como teratógenos.

Embora a fase gestacional de mais risco para a ocorrência de defeitos congênitos induzidos pelos teratógenos seja a chamada fase da organogênese (2 a 8 semanas pós-concepção ou 4 a 10 semanas de amenorreia), diversas substâncias podem promover lesão fetal (fetopatia) em idades gestacionais mais avançadas, não existindo nenhuma idade gestacional na qual o feto esteja isento de risco. A primeira fase da gestação (período pré-implantação), que compreende as primeiras 2 semanas após a concepção (primeiras 4 semanas de amenorreia), é considerada o período "tudo ou nada", ou seja, ou a lesão causa dano significativo a ponto de determinar a morte do embrião ou ocorre o fenômeno da compensação no qual existe a recuperação das células lesionadas com sobrevida do embrião sem malformações. Cada órgão/sistema embrionário/fetal tem o seu período de maior vulnerabilidade, mas foge aos objetivos deste capítulo a discussão detalhada da embriologia humana.

Como já mencionado, a maioria dos medicamentos utilizados pela mãe alcança o feto pela via sanguínea e, obviamente, para que uma substância exerça efeito teratogênico sobre o embrião/feto é necessário que atravesse a placenta. Idade gestacional, via de administração, absorção do fármaco, dose da medicação, níveis séricos da droga no soro materno e *clearance* materno e placentário são críticos na determinação do risco fetal.

No Quadro 74.2 são apresentadas as substâncias comprovada e possivelmente teratogênicas na espécie humana e seus riscos associados.

MEDICAMENTOS DE USO COMUM NA GESTAÇÃO

Serão descritos a seguir os grupos de medicamentos que com maior frequência podem ser utilizados na gestação. O leitor deve completar seu conhecimento consultando também os capítulos específicos de intercorrências clínicas e obstétricas que compõem este livro.

Antimicrobianos

Existem inúmeras situações clínicas que podem exigir o uso de antimicrobianos na gestação, como prevenção de complicações maternas e perinatais, tratamento de bacteriúria assintomática, prevenção da sepse neonatal pelo estreptococo beta-hemolítico, ocorrência de doenças infecciosas na gestação, infecções de vias aéreas superiores, infecção urinária, pneumonia, sífilis, primoinfecção pelo *T. gondii*, entre outras. Como já mencionado, tetraciclinas, estreptomicina e canamicina são os antimicrobianos com risco fetal inquestionável e devem, portanto, ter seu uso proscrito na gestação.

As penicilinas (penicilina G, penicilina V) e seus derivados (ampicilina, amoxicilina e cefalosporinas) são consideradas seguras na gestação, podendo ser utilizadas em qualquer período gestacional.

O ácido clavulânico, um inibidor da betalactamase, geralmente é utilizado em associação à amoxicilina ou à ticarcilina. Não existem relatos de aumento no risco de anomalias fetais pela exposição a esse ácido. Estudo em crianças expostas intraútero à amoxicilina-ácido clavulânico para o tratamento conservador da ruptura prematura pré-termo de membranas encontrou aumento no risco de enterocolite necrosante, não sendo, em função desse achado, um esquema recomendado para essa situação.

Dos macrolídeos, a eritromicina e a azitromicina parecem ser os mais seguros. Alguns relatos sugerem associação do uso da claritromicina com mais risco de abortamentos na gestação humana, sendo sugerido evitar seu uso na primeira metade da gestação. Atenção especial deve ser dada na escolha da eritromicina, pois a forma estolato pode induzir hepatotoxicidade materna, o que não é observado com os outros derivados (base ou estearato). A eritromicina não deve ser utilizada para tratar sífilis na gestação, pois não alcança níveis terapêuticos adequados no feto e, em consequência, não evita a infecção congênita. A espiramicina, utilizada no tratamento da infecção aguda da toxoplasmose materna, é segura para o feto. As doses no cordão umbilical são muito mais baixas do que as encontradas no sangue materno; entretanto, a concentração na placenta é aproximadamente duas a quatro vezes maior do que no sangue materno. A anfotericina B, que é um macrolídeo poliênico, pode ser utilizada nos casos de infecção fúngica sistêmica e grave.

Entre os aminoglicosídeos, o uso da gentamicina ou amicacina pode ser aceitável em casos de infecções por bactérias facultativas resistentes a agentes menos tóxicos. Não existem relatos de ototoxicidade fetal com o uso da gentamicina. Em função da nefrotoxicidade desses agentes, a função renal materna deve ser monitorizada regularmente durante a terapêutica.

A nitrofurantoína é considerada segura na gestação, embora possa desencadear anemia hemolítica em fetos, principalmente naqueles com deficiência de glicose-6-fostato-desidrogenase. Por isso, seu uso no final da gestação deve, preferencialmente, ser evitado.

A clindamicina é mais utilizada no tratamento da infecção puerperal, mas o uso é compatível com a gestação. Seu principal risco é a ocorrência de colite pseudomembranosa na gestante.

As sulfonamidas não causam dano fetal, mas sua administração no final da gestação pode induzir icterícia, anemia hemolítica e, teoricamente, kernicterus no recém-nascido, principalmente nos prematuros. A trimetoprima, que é antagonista do folato, tem sido associada a mais risco de defeitos cardíacos e fendas orais no feto exposto à substância durante o primeiro trimestre. Por essa razão, seu uso é contraindicado nessa fase da gestação.

Os dados disponíveis na literatura não têm evidenciado associação entre o uso do metronidazol na gestação e efeitos teratogênicos no feto, mas alguns estudos com animais sugerem possível efeito mutagênico e carcinogênico. Seu uso na gestação pode ser justificado, desde que não exista outro fármaco mais seguro, principalmente no primeiro trimestre da gestação. Existem poucos estudos disponíveis sobre o uso do tinidazol na gestação humana, devendo sua prescrição ser restrita.

Quadro 74.2 Medicamentos teratogênicos em humanos

Substância	Categoria US FDA	Riscos fetais
Antidepressivos	C/D	Possível associação com hipertensão pulmonar neonatal persistente
Paroxetina	D	Malformações cardíacas (defeitos de septo atrial e ventricular, defeitos de saída do ventrículo direito), SNC (anencefalia, craniossinostose) e onfalocele
Antiepilépticos (ácido valproico, carbamazepina, fenitoína)	D	"Síndrome do valproato": anomalias craniofaciais, anomalias de membros, defeitos cardíacos, deficiência intelectual "Síndrome da carbamazepina": dismorfismos faciais, atraso de desenvolvimento, espinha bífida, hipoplasia de falange distal e unhas "Síndrome da fenitoína": dismorfismos faciais (hipertelorismo, microftalmia, pregas epicantais, ptose palpebral, orelhas anormais e de implantação baixa, fenda labial e palatina), defeitos cardíacos, hipoplasia de falange distal e unhas, deficiência intelectual
Antimicrobianos Estreptomicina e canamicina Tetraciclina	 D D	 Ototoxicidade/perda auditiva Anomalia da decídua dos dentes, redução do crescimento ósseo, hipospadia, hérnia inguinal, hipoplasia de membros
Ciclofosfamida	D	Restrição de crescimento intrauterino, palato ogival, microcefalia, base do nariz achatada, sindactilia, hipoplasia de dedos Supressão hematológica do período neonatal
Contraceptivos orais	X	Possível associação com síndrome de anomalias múltiplas (anomalias de vértebras, cardíacas, anal, traqueoesofágica, renal e membros)
Danazol	X	Efeitos androgênicos em fetos do sexo feminino (atresia vaginal, hipertrofia de clitóris, fusão labial e genitália ambígua)
Diazepam	D	Possível aumento no risco de fendas orofaciais Depressão neonatal (dificuldade para sugar, hipotonia, períodos de apneia, sedação, limitação para resposta metabólica ao estresse), sintomas de abstinência no período neonatal
Dietilestilbestrol	X	Adenose vaginal, adenocarcinoma de células claras da vagina e colo uterino, septos vaginais (transverso e longitudinal), defeitos uterinos, infertilidade masculina e feminina
Fluconazol	C/D	Em doses altas e prolongadas: braquicefalia, anormalidades da face, desenvolvimento anormal da calota craniana, fenda labial e palatina, curvaturas anormais do fêmur, costelas magras e ossos longos, artrogripose e cardiopatias congênitas
Inibidores da enzima de conversão da angiotensina e bloqueadores do receptor da angiotensina	D	Exposição no primeiro trimestre: malformações cardiovasculares (defeitos de septo atrial e ventricular, estenose pulmonar) e do SNC (microcefalia, espinha bífida, anomalias oculares, coloboma) Exposição no segundo ou no terceiro trimestre: oligoidrâmnio, hipocalvaria, anúria, insuficiência renal, persistência de ducto arterioso, estenose de arco aórtico e óbito fetal
Iodo radioativo	X	Disfunção da tireoide
Isotretinoína	X	Anormalidades craniofaciais (microtia/anotia bilateral, estenose de conduto auditivo externo, micrognatia, fenda palatina, hipertelorismo, base do nariz deprimida), anomalias cardíacas (defeitos conotruncais – transposição de grandes vasos, tetralogia de Fallot, dupla via de saída de VD; CIV –, hipoplasia de arco aórtico), anormalidades de SNC (hidrocefalia, microcefalia, malformação de fossa posterior, hipoplasia cerebelar, agenesia de vérmis cerebelar, microdisgenesia cerebelar, megacisterna), anomalias do timo Deficiência intelectual
Lítio	D	Arritmias cardíacas fetais e neonatais, polidrâmnio, prematuridade, hipotonia neonatal, hipoglicemia no período neonatal, *diabetes insipidus* nefrogênico, alterações na função tireoidiana do neonato Possível aumento no risco de anomalia de Ebstein
Metimazol	D	Hipotireoidismo congênito, aplasia cútis, atresia de esôfago e de cloanas
Metotrexato	D, X	Malformações fetais (anormalidades craniofaciais, esqueléticas, cardiopulmonares e gastrointestinais) e atraso do desenvolvimento
Misoprostol	X	Exposição no primeiro trimestre: defeitos do crânio, paralisia de nervos cranianos, malformações faciais e defeito de membros
Penicilamina	D	
Talidomida	X	Defeitos de redução de membros (focomelia), defeitos de orelhas (anotia), defeitos cardíacos, defeitos da musculatura intestinal (atresia duodenal) e anomalias renais
Varfarina	X	Síndrome varfarínica: crescimento intrauterino restrito, deficiência intelectual, anormalidades craniofaciais (hipoplasia nasal, base do nariz deprimida, entalhe entre aleta nasal e ponta do nariz), anormalidades esqueléticas (epífises – fêmur e vértebras – não calcificadas e pontilhadas), anormalidade de membros (dedos curtos, hipoplasia de unhas) Exposição no segundo e terceiro trimestres: defeitos secundários a sangramento em SNC, perda fetal, agenesia de corpo caloso, malformação de Dandy-Walker, atrofia cerebelar, microftalmia, atrofia óptica, cegueira, deficiência intelectual

As fluoroquinolonas atuam mediante a inibição da síntese do DNA bacteriano. Como existe similaridade estrutural entre as moléculas de DNA das bactérias e mamíferos, há o risco teórico de efeitos adversos, principalmente no feto em desenvolvimento. Estudos experimentais têm demonstrado que as quinolonas são tóxicas para a cartilagem em desenvolvimento de alguns modelos animais (ratos e cães). Uma metanálise publicada em 2009 (cinco estudos com um total de 934 gestações que usaram quinolonas no primeiro trimestre) considerou que o uso no primeiro trimestre da gestação não parece estar associado a risco de malformações maiores. Dessa maneira, considera-se que seu uso pode ser aceitável no caso de infecções por microrganismos resistentes a outros antimicrobianos mais estudados na gestação.

A fosfomicina é um antibiótico de largo espectro com propriedades farmacocinéticas e farmacodinâmicas que favorecem sua utilização no tratamento das infecções do trato urinário. Não existem relatos de teratogenicidade em estudos com animais, e os dados disponíveis sugerem aparente segurança no seu uso na gestação humana.

Os carbapenêmicos são utilizados em infecções graves por germes multirresistentes, sendo o imipenem o mais conhecido e estudado. Em estudos animais não é considerado teratogênico. Não existem estudos adequados sobre sua adoção na gravidez humana, podendo, entretanto, ser considerado uma opção no período perinatal.

Isoniazida, etambutol, pirazinamida e rifampicina, utilizados no tratamento da tuberculose, são compatíveis com o uso na gestação.

A pirimetamina, um antagonista do ácido fólico utilizado em associação a outros medicamentos no tratamento da malária e toxoplasmose, não deve ser usada no primeiro trimestre de gestação. Quando prescrita, deve estar sempre associada à suplementação de ácido folínico para prevenção de deficiência de folato.

Os antifúngicos de ação tópica (clotrimazol, miconazol, nistatina e isoconazol) são considerados seguros na gestação. Não existem estudos adequados sobre a adoção dos antifúngicos de uso oral (fluconazol, cetoconazol e itraconazol) na gestação humana, devendo ser evitados principalmente no primeiro trimestre.

Dos antivirais, o aciclovir é o que tem mais estudos na gestação humana, e os dados disponíveis sugerem que é aparentemente seguro na gestação. Os dados disponíveis sobre o ganciclovir, o valaciclovir e o fanciclovir são quase que exclusivamente os fornecidos pelos estudos patrocinados pelos fabricantes. Nesses estudos não foram identificados riscos maiores de malformações fetais. Os antivirais utilizados no tratamento da infecção materna pelo HIV são quase todos classificados como compatíveis com o uso na gestação. Didanosina, nevirapina, atazanavir, nelfinavir, ritonavir, tenofovir e saquinavir são considerados como categoria B pelo FDA e abacavir, estavudina, lamivudina, zalcitabina, zidovudina, delavirdina, amprenavir, indinavir, lopinavir + ritonavir e tipranavir são categoria C. Apenas o efavirenz é considerado como categoria D por ser teratogênico em primatas. A associação da didanosina e estavudina é contraindicada nos esquemas para gestantes em razão do risco de acidose lática fatal. Na gestação, os inibidores da transcriptase reversa análogo de nucleosídeo de primeira linha são a zidovudina associada à lamivudina. O inibidor da transcriptase reversa não análogo de nucleosídeo de escolha na gestação é a nevirapina. Quando indicado um inibidor de protease, o lopinavir é a escolha com o ritonavir como adjuvante farmacológico.

Entre os anti-helmínticos, apenas a piperazina é considerada categoria B pelo FDA, sendo todos os outros classificados como C. Os dados disponíveis consideram que, principalmente em países em desenvolvimento, o tratamento das helmintíases durante a gestação supera os riscos teóricos do uso do praziquantel e do mebendazol, devendo o tratamento, preferencialmente, ser realizado após o primeiro trimestre.

Analgésicos e anti-inflamatórios

O paracetamol (acetaminofeno) é o analgésico mais utilizado na prática clínica e apresenta fraca atividade anti-inflamatória e poucos efeitos colaterais. Não é considerado teratogênico nas doses terapêuticas, mas pode ser hepatotóxico tanto para a mulher como para o feto em doses elevadas. Como não exerce atividade antiplaquetária e não determina risco de hemorragia para o feto, é considerado o analgésico de escolha na gestação.

O ácido acetilsalicílico (AAS) em doses terapêuticas deve ser evitado na gravidez, principalmente em razão de seus efeitos na hemostasia materna e fetal, acarretando mais riscos de hemorragias. Além disso, existem relatos de discreto aumento no risco de gastroquise em fetos expostos ao AAS no primeiro trimestre de gestação. No terceiro trimestre, o uso de doses terapêuticas pode, assim como com qualquer anti-inflamatório não esteroide, promover inibição das contrações uterinas e fechamento prematuro do ducto arterioso fetal, levando à hipertensão pulmonar no período neonatal. Seu uso em baixas doses (≤100mg/dia) em gestantes com alto risco de desenvolver pré-eclâmpsia é considerado seguro. Para esse fim, a intervenção medicamentosa deve ser iniciada por volta de 13 semanas, devendo ser suspensa, pelo menos, 7 dias antes do parto.

A dipirona tem ação similar à do paracetamol, mas maior ação anti-inflamatória. Apesar de ser largamente utilizada em nosso meio, os estudos sobre seu uso na gestação são praticamente inexistentes, pois a substância foi retirada do mercado nos EUA e de diversos países da Europa em virtude do risco de agranulocitose potencialmente fatal. Pela ausência de estudos de segurança, sua adoção na gestação deve ser evitada.

O ibuprofeno, assim como a indometacina e o naproxeno, teve seu uso no primeiro trimestre de gestação associado a mais risco de abortamentos. A associação com o risco de gastroquise também tem sido relatada nos estudos. Os três fármacos são associados ao risco de fechamento prematuro do ducto arterioso fetal, principalmente se utilizados após 32 semanas de gestação. Além disso, o uso dessas substâncias pode induzir oligoidrâmnio por redução no débito urinário fetal, exigindo, por isso, intensa monitorização do volume de líquido amniótico caso seu uso seja justificado. A indometacina tem sido considerada, por sua ação inibidora de prostaglandinas, uma eficaz opção como tocolítico. Entretanto, estudos recentes têm apontado que o uso da indometacina como agente tocolítico no trabalho de parto pré-termo também tem sido associado a risco aumentado de hemorragia ventricular grave, enterocolite necrosante e leucomalacia periventricular.

Os opioides, como a morfina e a meperidina, não parecem apresentar potencial teratogênico significativo. A codeína foi associada em alguns estudos a mais riscos de malformações fetais, porém a qualidade desses estudos é fraca. A maior preocupação com os analgésicos opioides se refere a seu uso crônico, que mais frequentemente acontece por drogadição. O uso crônico dessas substâncias pode induzir a síndrome de abstinência do recém-nascido. A restrição de crescimento intrauterino e o baixo peso ao nascer também podem ocorrer com o uso crônico de opioides.

Polivitamínicos e micronutrientes

Embora as necessidades nutricionais na gestação sejam diferentes das mulheres não grávidas, na maioria das vezes essas diferenças não são quantitativamente significativas a ponto de exigir a suplementação rotineira de diversas vitaminas e micronutrientes. A avaliação individual deve identificar os grupos mais vulneráveis e, em grande parte dos casos, a orientação nutricional será capaz de suprir as necessidades do binômio mãe-feto. O objetivo deste capítulo não é discutir cada uma das vitaminas e cada um dos micronutrientes que podem ser utilizados em situações específicas de deficiência. Entretanto, dada a importância da suplementação rotineira de ferro, ácido fólico e suplementação diferenciada de vitamina A em nosso meio, abordaremos sinteticamente essas três situações.

A vitamina A é um micronutriente essencial para diversos processos metabólicos, como a diferenciação celular, o ciclo visual, o crescimento, a reprodução e o sistema antioxidante e imunológico. Gestantes com deficiência de vitamina A podem apresentar cegueira noturna e parecem estar mais predispostas às intercorrências e complicações gestacionais, como abortamento espontâneo, náuseas e vômitos, anemia, infecções do trato urinário, reprodutivo e gastrointestinal e pré-eclâmpsia. Estudos experimentais associam a ingestão tanto deficiente quanto excessiva de vitamina A no período gestacional a defeitos congênitos cerebrais, oculares, auditivos, do aparelho geniturinário e cardiovascular, podendo promover reabsorção de embriões e, até mesmo, a morte fetal.

Os efeitos teratogênicos têm sido reportados somente quando as doses diárias dessa vitamina ultrapassam 25.000UI. Como as necessidades de vitamina A são facilmente alcançadas na alimentação, sua suplementação na gestação só é justificada em situações especiais, como, por exemplo, no pós-parto imediato em áreas endêmicas para deficiência de vitamina A. No Brasil, a suplementação desse micronutriente na forma de dose única (200.000UI) para mulheres no pós-parto imediato (ainda na maternidade) em regiões específicas era realizada desde a década de 1980 dentro do Programa Nacional de Suplementação da Vitamina A. Entretanto, dada a ausência de evidências quanto aos benefícios dessa suplementação nas puérperas, a partir de julho de 2016 o Ministério da Saúde (MS) decidiu encerrar essa suplementação em todo o território nacional.

O ferro participa de diversos processos metabólicos, incluindo o transporte de elétrons, metabolismo de catecolaminas (cofator da enzima tirosina hidroxilase) e síntese de DNA. A prevalência mundial da deficiência de ferro é elevada, inclusive em gestantes. A anemia ferropriva está associada a mais risco de morte materna, bem como resultados perinatais adversos. A Organização Mundial da Saúde (OMS) recomenda a suplementação universal de ferro elemento na dose de 30 a 60mg por dia durante toda a gestação. Os efeitos colaterais mais comuns incluem náuseas, constipação intestinal e dor epigástrica. Entretanto, para gestantes com doença falciforme e outras doenças hemolíticas a suplementação de ferro só deve ser feita nos casos de comprovada ferropenia.

O ácido fólico, uma vitamina do complexo B, apresenta papel fundamental no processo de multiplicação celular, na formação de proteínas estruturais e hemoglobina. Atua como coenzima no metabolismo de aminoácidos, na síntese de purinas e pirimidinas e dos ácidos nucleicos, sendo vital para a divisão celular e a síntese proteica. Os defeitos de fechamento de tubo neural representam uma das mais comuns anomalias congênitas da espécie humana e podem ter sua ocorrência reduzida de forma significativa com o uso periconcepcional do ácido fólico. Além disso, a suplementação rotineira de ácido fólico na gestação reduz o risco de anemia materna. A dose recomendada para a redução do risco de defeito de tubo neural no feto e para suplementação durante a gestação é de 0,4mg/dia (400µg/dia). O ideal é que essa suplementação seja iniciada 3 meses antes da concepção, podendo ser mantida durante toda a gestação.

É importante ressaltar que o ácido fólico introduzido após o diagnóstico da gravidez tem benefício apenas para a saúde da mulher, sem interferir na redução do risco de anomalia do tubo neural fetal. Alguns estudos sugerem que doses >1mg/dia (1.000µg/dia) pode associar-se a efeitos adversos, como mascarar a deficiência de vitamina B_{12}. Doses de 5mg/dia têm sido associadas também a mais risco de mortalidade por câncer em idade avançada, dados esses que não estão comprovados em outros estudos, mas que sinalizam a vantagem da utilização correta das doses preconizadas. Algumas situações clínicas indicam o uso de doses diárias maiores de ácido fólico (4mg/dia) para as mulheres com filhos anteriores com defeito de fechamento de tubo neural, em uso de anticonvulsivantes, com *diabetes mellitus* tipo 1 e com doença falciforme.

Anti-hipertensivos

A metildopa, um antagonista adrenérgico de ação central, é um dos anti-hipertensivos mais estudados na gravidez, com padrão de segurança em curto e longo prazos bem estabelecidos. Em função disso é, em grande número de instituições, o fármaco de primeira linha para o tratamento da hipertensão na gravidez, embora não seja a escolha terapêutica para os quadros de hipertensão grave. O efeito colateral mais significativo da alfametildopa é a sonolência. Em pequeno número de mulheres, a metildopa pode induzir elevação das transaminases hepáticas ou positivação do teste de Coombs e, excepcionalmente, anemia hemolítica. Seu uso em gestantes com diagnóstico prévio ou atual de depressão deve ser feito com cautela.

Os antagonistas de canal de cálcio têm sido utilizados como medicamentos de segunda ou primeira linha no tratamento da hipertensão na gestação. Em estudos com animais, a nifedipina, a nicardipina e a nimodipina foram consideradas potencialmente teratogênicas. Em estudos em humanos não foi identificado aumento do risco de malformações maiores, mas foi observado maior número de partos pré-termo, o que resultou na tendência de maior ocorrência de baixo peso ao nascer. Embora os dados atuais indiquem que a nifedipina, o verapamil e a anlodipina sejam medicações provavelmente seguras durante a gravidez, em razão do uso ainda limitado em humanos devem ser administrados com cautela, principalmente no primeiro trimestre da gestação. Dados recentes revelam sua eficácia também no controle da crise hipertensiva, devendo a monitorização materna ser intensiva, notadamente se o uso for concomitante ao sulfato de magnésio, em virtude do risco teórico de hipotensão grave e de difícil controle.

Os betabloqueadores, como o pindolol, têm sido utilizados em alguns centros como medicamentos de primeira escolha no controle da hipertensão arterial crônica durante a gravidez. O pindolol é considerado pelo FDA compatível com gestação e aleitamento. Os betabloqueadores não seletivos, como o propranolol e o metoprolol, aumentam o risco de crescimento intrauterino restrito, além de estarem associados a mais risco de hipoglicemia e letargia neonatal. O propranolol não deve ser utilizado como hipotensor na gestação, mas pode ser prescrito por tempo limitado no controle da taquicardia em pacientes com hipertireoidismo descontrolado. O atenolol é contraindicado na gestação em razão da significativa associação com crescimento intrauterino restrito e redução do peso da placenta. Além disso, existe também o risco de o recém-nascido apresentar bradicardia se exposto a esse risco na vida intrauterina ou por meio do leite materno.

A hidralazina é fármaco vasodilatador relativamente ineficaz quando usada isoladamente por via oral, mas altamente eficaz quando por via venosa. Determina aumento no débito cardíaco com taquicardia reflexa, mas quando associada a agentes betabloqueadores, a taquicardia reflexa é prevenida com melhores resultados nos níveis pressóricos. Também pode ser associada à metildopa. Atravessa rapidamente a placenta e alcança concentrações séricas no feto, que são iguais ou superiores àquelas encontradas na mãe. Os riscos fetais com o uso endovenoso são secundários ao risco materno de hipotensão grave. A hidralazina e a nifedipina são os medicamentos de escolha para o tratamento agudo da hipertensão grave em nosso meio, uma vez que não dispomos do labetolol no Brasil.

O emprego de diuréticos durante a gravidez é controverso. Considera-se que sua introdução durante a gestação deveria ficar restrita às pacientes com insuficiência cardíaca congestiva descompensada. Nas mulheres com hipertensão arterial sistêmica e uso crônico de hidroclorotiazida não há consenso se sua suspensão é imprescindível nem se sua manutenção acarreta riscos para o feto. A hidroclorotiazida pode estar associada a risco de trombocitopenia neonatal e distúrbios hidroeletrolíticos. A furosemida tem indicação na gestação apenas para o tratamento da insuficiência cardíaca congestiva e em alguns casos de insuficiência renal crônica. A espironolactona não deve ser utilizada em virtude do risco de feminilização de fetos masculinos.

Antidiabéticos

A insulina humana não atravessa a placenta em quantidades clinicamente significativas nem passa através do leite materno e, por isso, é a escolha para o controle de diabetes na gravidez. As insulinas de ação intermediária (insulina NPH – *neutral protamine Hagedorn*), de ação rápida (insulina regular) e os análogos da insulina humana de ação ultrarrápida (lispro e aspart) e o de ação lenta (detemir) estão aprovados para uso na gravidez. As insulinas glargina e degludeca ainda não foram liberadas para uso na gestação.

Os antidiabéticos orais não são rotineiramente indicados durante a gravidez, apesar de não serem claros seus efeitos deletérios no feto. A metformina tem-se mostrado eficaz em mulheres com síndrome de ovários policísticos ao auxiliar a concepção, a prevenção de abortamentos e o controle do diabetes, sem aparentes repercussões deletérias para o feto, podendo ser mantida durante a gestação nesse grupo de mulheres. No tratamento do diabetes gestacional o uso da metformina apresenta eficácia e segurança semelhantes às da insulina nos desfechos imediatos da gestação, mas a suplementação com insulina pode ser necessária em praticamente metade das gestantes para o controle glicêmico. Estudos recentes têm considerado a glibenclamida claramente inferior à metformina e à insulina no tratamento do diabetes gestacional e recomendam que não deva ser utilizada se a metformina e/ou a insulina estiverem disponíveis.

Anticonvulsivantes

Como já apresentado neste capítulo e no Quadro 74.2, os anticonvulsivantes são teratogênicos na espécie humana. Entretanto, tem sido considerado que as crises convulsivas maternas sejam mais prejudiciais ao feto do que a própria medicação. Portanto, o tratamento eficaz das crises convulsivas deve ser alcançado durante toda a gestação. Sempre que possível deve ser preferida a monoterapia, pois a politerapia está mais associada a malformações congênitas. Embora não exista consenso sobre o anticonvulsivante de escolha para uso na gestação e se adequado, a carbamazepina parece ser o que acarreta menos risco.

Anticoagulantes

A heparina é o fármaco de escolha para prevenção e tratamento do tromboembolismo venoso e para as situações nas quais esteja indicada a anticoagulação profilática ou terapêutica na gestação.

Os estudos em animais demonstram que a heparina não atravessa a placenta. Não há indícios de efeitos teratogênicos com o uso de heparina na gravidez. As heparinas de baixo peso molecular têm as seguintes vantagens em relação à heparina não fracionada: melhor biodisponibilidade, maior vida média após a aplicação, é mais bem absorvida pela via subcutânea e tem menos efeitos colaterais, como trombocitopenia induzida e hemorragias. Entretanto, é importante ressaltar que, embora em menor frequência quando comparadas com a heparina não fracionada, as heparinas de baixo peso molecular também podem provocar trombocitopenia materna e sangramentos na gestação. Portanto, o uso desses fármacos deve ser realizado apenas quando os benefícios do uso superarem os riscos inerentes ao medicamento. As principais limitações do uso das heparinas de baixo peso molecular são o alto custo e o fato de não serem adequadamente neutralizadas pelo sulfato de protamina.

A varfarina, como mencionado, é sabidamente teratogênica. O período crítico para a embriopatia varfarínica se situa entre a sexta e a nona semana de gestação. A exposição fetal à varfarina no segundo e terceiro trimestres aumenta o risco de defeitos do sistema nervoso central (agenesia de corpo caloso, anomalia de Dandy-Walker, atrofia cerebelar média, encefalocele), provavelmente secundários a pequenas hemorragias nos tecidos neuronais. Em gestantes com válvula cardíaca metálica, nas quais a anticoagulação é imperiosa, o uso da varfarina no segundo e terceiro trimestres pode ser aceitável, apesar dos riscos fetais. Nessas pacientes recomenda-se substituir a varfarina por heparina na fase de alto risco, ou seja, no primeiro trimestre, utilizando-a no segundo trimestre até por 36 semanas, quando a gestante deverá ficar internada e submetida à anticoagulação plena com heparina venosa.

Antieméticos

Náuseas e vômitos são sintomas comuns na gestação, principalmente no primeiro trimestre. Os estudos disponíveis sugerem que a metoclopramida, o dimenidrinato, a difenidramina, a meclizina e a ciclizina podem ser utilizados como medicamentos de primeira linha para o tratamento desses sintomas quando não responsivos a medidas não farmacológicas. Ondansetrona, antagonista da serotonina e primariamente empregada no controle de náuseas e vômitos provocados pela quimioterapia, pode ser útil em casos de hiperêmese resistente a outras terapêuticas. Sugere-se reservar o uso da ondansetrona apenas para casos graves, pois metanálise recentemente publicada concluiu que embora o risco global de malformações ao nascimento associadas à exposição à ondansetrona seja aparentemente baixo, é possível que exista um pequeno aumento na incidência de cardiopatias congênitas nos expostos a esse fármaco intraútero. A prometazina, eventualmente utilizada como antiemético, tem, em estudos com animais, associação questionável com baixo peso ao nascer e cardiopatia congênita.

Anti-histamínicos

Os anti-histamínicos com ação antiemética (antagonistas do receptor H1) já foram abordados. Os antagonistas do receptor H2 da histamina (cimetidina e ranitidina) não têm sido associados a risco elevado de anomalias congênitas e podem ser utilizados na gestação. Recomenda-se evitar o uso da cimetidina no primeiro trimestre e por tempo prolongado em função da possível inibição do processo de masculinização normal do feto masculino.

Antiácidos

Não há contraindicações ao uso de antiácidos que contenham sais de magnésio, cálcio e alumínio. Os antagonistas do receptor H2 da histamina devem ter o uso restrito aos casos de sintomatologia mais grave, que não respondam a medidas alimentares e medicação com os antiácidos supracitados. Dos inibidores da bomba de prótons, omeprazol, lansoprazol e pantoprazol são os mais estudados e considerados compatíveis com uso na gestação. O bicarbonato de sódio deve ser evitado em razão dos riscos de alcalose metabólica e outros distúrbios hidroeletrolíticos na gestante e no feto. O trissilicilato de magnésio pode causar nefrolitíase silicosa, hipotonia, disfunção respiratória e falência cardiovascular nos recém-nascidos expostos a essa substância intraútero.

Medicamentos psicoativos

O tratamento dos transtornos psiquiátricos ainda é um tabu na prática clínica. Por um lado, alguns profissionais medicalizam em excesso sintomas comuns de ansiedade e tristeza que poderiam ser adequadamente abordados sem o uso de fármacos. Por outro, uma quase "psicofarmacoteratofobia" tem colocado gestantes com doenças psiquiátricas sem acesso ao tratamento eficaz. Como em toda situação clínica, a avaliação dos riscos e benefícios de qualquer intervenção terapêutica deve ser criteriosamente realizada. Na gestação, essa avaliação deve ser mais cuidadosa, pois os efeitos tanto benéficos quanto indesejáveis podem afetar tanto a mulher como o feto em desenvolvimento. É bem estabelecido que o não reconhecimento e a não adoção de tratamento oportuno dos transtornos psiquiátricos determinam não apenas consequências graves na vida da mulher, mas também se associam a complicações gestacionais, como mais risco de pré-eclâmpsia, restrição de crescimento intrauterino baixo peso ao nascer, entre outras.

Os estudos referentes aos riscos de exposição embrionária e fetal aos benzodiazepínicos são controversos. Alguns os consideram potencialmente teratogênicos, quando em doses elevadas e de forma contínua no primeiro trimestre da gestação. Seu uso nos segundo e terceiro trimestres da gravidez predispõe à letargia e à hiperbilirrubinemia neonatais. O clonazepam, o lorazepam e o oxazepam estão classificados como categoria C pelo FDA, enquanto alprazolam, clordiazepóxido, diazepam e midazolam estão relacionados na categoria D. Entre os inibidores de recaptação de serotonina, fluoxetina, sertralina, venlafaxina e citalopram não foram, até o momento, associados a efeitos teratogênicos quando prescritos na gestação, sendo considerados categoria C pelo FDA, com orientação de cautela no uso. A paroxetina foi reclassificada como categoria D, passando a ser contraindicada na gestação. Estudos epiemiológicos associaram o uso da paroxetina no primeiro trimestre à ocorrência de defeitos congênitos, principalmente malformações cardíacas. Os antidepressivos tricíclicos (imipramina, amitriptilina, clomipramina, nortriptilina) não têm sido associados a aumento significativo nas taxas de malformações congênitas, podendo ser utilizados quando a indicação for absoluta. Os recém-nascidos expostos intraútero à medicação antipsicótica (fenotiazinas – clorpromazina, flufenazina, perferazina, promazina e trifluoroperazina –, haloperidol, clozapina) podem apresentar sintomas semelhantes aos efeitos colaterais manifestados pelas usuárias dessas medicações (sedação, hipotensão, constipação intestinal e sinais extrapiramidais). Não existem dados suficientes para avaliar a segurança do uso de loxapina, risperidona, sulpirida, pimozida e molindona.

Imunossupressores

Os corticoides (betametasona e dexametasona) são usados em obstetrícia com o objetivo de acelerar a maturidade pulmonar fetal. A dexametasona também pode ser utilizada no tratamento do bloqueio atrioventricular congênito e na prevenção ou redução da virilização em razão da hiperplasia congênita da suprarrenal. O uso na gestação tem sido considerado seguro com recomendação de cautela para ciclos repetidos com objetivo de indução da maturidade pulmonar, por possível associação a redução do perímetro cefálico e do peso ao nascimento.

A prednisona pode ser utilizada em diversas situações durante a gravidez (doenças autoimunes, crise asmática, gestantes transplantadas, entre outras). Seu uso durante a gravidez, quando necessário, é considerado seguro. A placenta humana metaboliza a prednisona e reduz a exposição fetal a menos de 10% do nível materno. A prednisolona e a hidrocortisona podem ser opções terapêuticas para a abordagem das crises asmáticas, sendo preferível o uso de prednisolona para esse fim.

Gestantes em uso crônico de corticosteroides devem ter os níveis glicêmicos monitorizados frequentemente. Além disso, o uso crônico dessas substâncias aumenta o risco de desenvolvimento de hipertensão materna e ruptura prematura de membranas amnióticas.

Os corticoides tópicos são considerados seguros na gestação, sendo preferível para o controle da asma o uso da budesonida.

A azatioprina pode ser utilizada para prevenir rejeição em órgãos transplantados ou tratar doenças autoimunes. Embora teratogênica em animais, tem sido considerada relativamente segura em humanos, embora estudos recentes demonstrem risco de atraso de desenvolvimento na prole. Recomenda-se a limitação da dose na gestação em até 2mg/kg/dia.

A hidroxicloroquina pode ser utilizada na gestação, mas é recomendado o controle oftalmológico materno em razão do risco de retinopatia associada a esse fármaco.

A ciclosporina e o tacrolimus são considerados compatíveis com a gestação. A leflunomida é contraindicada na gestação, sendo recomendada a sua suspensão pelo menos 2 anos antes da concepção. Ciclosporina, metotrexato e micofenolato também são contraindicados na gestação, e sua suspensão deve ser preferencialmente realizada 3 meses antes da concepção.

Antineoplásicos

Os agentes antineoplásicos atuam impedindo a replicação celular, seja pela inibição da síntese de DNA ou RNA, seja pela interrupção de alguma via metabólica essencial. Como atuam em tecidos de maior replicação celular, seu efeito teratogênico para o feto em desenvolvimento é óbvio. A fase gestacional da exposição, a dose, a duração do tratamento e as características da transferência placentária são determinantes para o efeito teratogênico. Os efeitos em curto prazo incluem mais risco de abortamentos e malformações congênitas, mais frequentes quando a exposição fetal ocorre no primeiro trimestre, e restrição do crescimento intrauterino em caso de exposição no segundo e terceiro trimestres. O feto também pode apresentar manifestações de toxicidade da droga utilizada (mielotoxicidade, cardiotoxicidade e disfunção glandular). Em função das propriedades mutagênicas e carcinogênicas dos antineoplásicos existe a preocupação com mais risco de ocorrência de neoplasias ao longo da vida, bem como risco de infertilidade e atraso no desenvolvimento neuropsicomotor para indivíduos expostos a essas substâncias ainda na vida intrauterina.

Os poucos estudos disponíveis de seguimento de filhos de gestantes que foram submetidas ao tratamento de câncer na gravidez não evidenciaram maior risco de neoplasias na infância nem sequelas neuropsicomotoras em longo prazo. Entretanto, os estudos envolvem número muito restrito de crianças para permitir uma avaliação de risco mais consistente. De qualquer modo, a gestação não deve ser considerada uma contraindicação ao uso de antineoplásicos nem a interrupção da gestação deve ser considerada a única alternativa para o tratamento de uma gestante com câncer. A equipe multidisciplinar deverá identificar a terapia ideal para a mãe, garantindo o melhor bem-estar possível ao feto.

Outros fármacos

Os digitálicos usados no tratamento das cardiopatias apresentam boa tolerância para mãe e feto. Quando administrados com o objetivo de tratar arritmias fetais e/ou insuficiência cardíaca fetal, deve-se ter cuidado especial com os riscos de intoxicação digitálica materna. A quinidina é considerada de uso seguro durante curtos períodos de tratamento tanto para arritmias maternas como fetais. A procainamida tem ação semelhante à da quinidina e é usada para controle ou profilaxia de arritmias atriais e ventriculares. O uso durante a gestação não está associado a anomalias congênitas ou efeitos fetais adversos, mas seu uso por período superior a 6 meses pode causar uma síndrome tipo lúpus eritematoso em até um terço dos casos.

A disopiramida deve ser reservada para casos refratários aos demais antiarrítmicos e evitada no terceiro trimestre, pois pode induzir contrações uterinas. A lidocaína pode ser utilizada na gestação, mas seu uso deve ser evitado durante o trabalho de parto prolongado e nos casos de sofrimento fetal, pois nessas situações o nível sérico da droga no feto é aumentado, agravando a acidose fetal. A amiodarona deve ser utilizada de forma excepcional e com muita cautela em razão de seus efeitos no feto e no neonato, como hipo ou hipertireoidismo neonatal, bócio neonatal, restrição de crescimento intrauterino, prematuridade, bradicardia transitória e prolongamento do intervalo QT.

O potencial efeito de redução do volume plasmático e da perfusão placentária dos diuréticos limita seu uso na gestação a situações clínicas especiais, como insuficiência cardíaca congestiva, insuficiência renal e congestão pulmonar secundária à estenose mitral. A furosemida é segura e pode ser prescrita em qualquer fase da gravidez, desde que imprescindível. Gestantes em uso crônico de diuréticos devem ser monitorizadas em razão dos riscos de hipopotassemia, alcalose metabólica e hiperglicemia.

Os diuréticos osmóticos (manitol, ureia, glicerina e isossorbida), os inibidores da anidrase carbônica (acetazolamida, metazolamida, diclorfenamida) e os antagonistas da aldosterona (espironolactona) não devem ser administrados na gravidez. Os tiazídicos (hidroclorotiazida e clortalidona) atravessam a placenta, mas não promovem redução significativa do volume de líquido amniótico. Entretanto, como têm ação anti-hipertensiva apenas discreta e podem provocar hiperuricemia, hipopotassemia, hiponatremia, hipomagnesemia, hipocalcemia e hiperglicemia materna, além de trombocitopenia neonatal, seu uso na gestação não é indicado como rotina.

O clopidogrel não parece ser teratogênico em estudos com animais, mas existe escassez de informações sobre seu uso na gestação, embora seja considerado compatível com a gravidez.

O tratamento do hipertireoidismo materno pode resultar em hipotireoidismo fetal leve em razão de níveis aumentados de tireotrofina fetal. Para minimizar o risco de hipotireoidismo fetal deve-se utilizar a menor dose possível para manter o controle da função tireoidiana materna. As duas opções para o tratamento do hipertireoidismo na gravidez, propiltiouracil e metimazol, atravessam a placenta. Diversos estudos sugerem uma associação entre o uso do metimazol e a ocorrência de aplasia cútis e atresia de esôfago e de cloanas. O propiltiouracil está associado à hepatotoxicidade materna grave. Por isso, as recomendações para o tratamento do hipertireoidismo na gravidez consistem em evitar o uso do metilmazol no primeiro trimestre da gestação, até mesmo o substituindo no período pré-concepcional nas mulheres com diagnóstico prévio de hipertireoidismo e em uso desse fármaco. No segundo e terceiro trimestres recomenda-se o uso de metimazol. Do ponto de vista prático, estima-se uma equivalência entre o propiltiouracil e o metimazol de 10 a 15:1, ou seja, 100mg de propiltiouracil equivalem a 7,5 a 10mg de metimazol. Cabe lembrar que a dose ideal deve basear-se na monitorização da função tireoidiana materna. A levotiroxina e a liotironina são consideradas categoria A pelo FDA, sendo, portanto, seguras em qualquer fase da gestação.

Atualmente, a nifedipina tem sido utilizada como uterolítico, e diversos estudos demonstram sua eficácia. Por ser mais segura do que os beta-adrenérgicos, de eficácia semelhante aos antagonistas da ocitocina e por ter custo mais aceitável, tem sido considerada em diversos protocolos como medicamento de primeira linha para essa indicação. Os efeitos adversos têm sido relatados em 2% a 6% das gestantes e incluem, principalmente, cefaleia, hipotensão arterial e rubor facial. A nicardipina, outro bloqueador de canal de cálcio, também tem sido utilizada como uterolítico, mas com menos estudos disponíveis, nos quais apresenta mais efeitos colaterais maternos do que com o uso da nifedipina.

O sulfato de magnésio continua sendo a droga de eleição para prevenção e tratamento da eclâmpsia, sendo recomendado como neuroprotetor para partos com 32 ou menos semanas de idade gestacional. É ineficaz como uterolítico e parece estar associado, quando utilizado para esse fim, a maior risco de mortalidade fetal e neonatal. Seu emprego exige monitorização rigorosa das condições maternas em razão do risco de intoxicação. Vigilância da diurese, reflexo patelar e frequência respiratória maternas são essenciais para a prevenção dos efeitos adversos.

Não existem evidências de risco para o uso dos β2-agonistas de curta (salbutamol, fenoterol, terbutalina) e longa duração (salmeterol, formoterol) como broncodilatadores na gestação.

Não existem estudos adequados sobre o uso dos triptanos no tratamento da enxaqueca na gravidez; entretanto, é aceito seu uso em casos não responsivos ao tratamento com medicamentos considerados mais seguros. Nessas situações deve-se preferir o sumatriptano por ser o mais estudado.

MEDICAMENTOS E LACTAÇÃO

A dose de qualquer fármaco que o lactente receba depende da quantidade excretada no leite materno, do volume diário de leite ingerido, da concentração plasmática média da mãe e da absorção da substância no trato gastrointestinal do recém-nascido. Assim como na transferência placentária, a transferência de medicamentos através da membrana basal dos alvéolos da glândula mamária depende da lipossolubilidade, das proteínas de ligação e do grau de ionização da droga utilizada. A maioria dos medicamentos passa para o leite materno, mas quase sempre em pequenas quantidades. Entretanto, o conhecimento sobre a excreção dos medicamentos no leite materno é ainda bastante limitado, principalmente para as drogas mais novas. Portanto, deve ser sempre dada atenção especial a qualquer prescrição no pós-parto. Na prática, são raras as situações nas quais é imprescindível o uso de medicamentos que caracterizem contraindicação ao aleitamento materno. É importante manter um relacionamento próximo com o neonatologista/pediatra em situações nas quais se necessita lançar mão de medicamentos durante a fase de aleitamento natural, buscando alternativas seguras para o binômio mãe-filho.

Os princípios gerais para a prescrição para mulheres que estejam amamentando são os mesmos já citados neste capítulo, acrescidos dos seguintes:

- Escolher os medicamentos com menor excreção no leite materno.

Quadro 74.3 Medicamentos incompatíveis com o aleitamento materno

Medicamento	Indicação	Efeito no RN/aleitamento
Amiodarona	Antiarrítmico	Risco de hipotireoidismo
Androgênios	Terapia hormonal	Risco de masculinização da genitália feminina
Anfepramona	Obesidade	Sem dados de segurança
Antineoplásicos*	Neoplasias malignas	Mielossupressão
Antipirina	Analgésico	Toxicidade medular
Brometos	Antidepressivo	Sedação
Bromocriptina	Antagonista hormonal	Inibição da lactação
Cabergolina	Antagonista hormonal	Inibição da lactação
Clomifeno	Indução da ovulação	Inibição da lactação
Doxepina	Antidepressivo	Sonolência, sucção débil, hipotonia, parada respiratória
Estrogênios	Contracepção	Inibição da lactação
Etretinato e isotretinoína	Acne e psoríase	Sem dados de segurança
Fenindiona	Antiagregante plaquetário	Risco de hemorragia
Ganciclovir	Antiviral	Risco teórico de carcinogênese e mutagênese
Leuprolide	Antagonista hormonal	Inibição da lactação
Linezolida	Anti-infeccioso	Risco teórico de mielossupressão
Sais de ouro	Tratamento da gota	Risco de intoxicação
Selegilina	Antiparkinsoniano	Inibição da lactação
Tamoxifeno	Antagonista hormonal	Inibição da lactação
Zonisamida	Antiepiléptico	Sonolência, vômitos, agitação, leucopenia

*Exceção para alemtuzumabe, bleomicina, hidroxiureia, metotrexato, teniposide e traztuzumabe.

- Evitar medicamentos de ação prolongada por serem de excreção mais limitada pelo lactente.
- Programar o horário de administração do medicamento à mãe, evitando que o pico no sangue e no leite materno coincida com o horário das mamadas.
- Orientar a mãe para observar a criança com relação aos possíveis efeitos colaterais, como alteração do padrão alimentar, hábitos de sono, agitação, tônus muscular e distúrbios gastrointestinais.
- Avaliar com o pediatra a necessidade de dosagem da concentração sérica no lactente de alguns medicamentos de uso materno prolongado, como, por exemplo, os anticonvulsivantes.

O Quadro 74.3 traz a lista de medicamentos incompatíveis com o aleitamento materno e que só deverão ser utilizados se absolutamente imprescindíveis. Nessas situações, o aleitamento materno deve ser suspenso.

Alguns dos seguintes medicamentos, se utilizados pela puérpera por período prolongado, podem determinar risco neonatal, devendo na medida do possível ser de uso restrito: ácido nalidíxico, atropina, benzodiazepínicos, diuréticos, ergotamina, esteroides, iodetos, reserpina e sulfonamidas.

Os barbitúricos, a difenil-hidantoína, os antidiabéticos orais, o propranolol, os analgésicos (em doses elevadas) e a isoniazida são alguns dos fármacos que, se forem utilizados pela mãe, exigirão vigilância especial do recém-nascido.

Deve-se evitar o uso do metronidazol durante a amamentação, pois esse medicamento pode promover um gosto amargo no leite, dificultando a aceitação do RN. Além disso, o RN pode apresentar vômitos e, ocasionalmente, discrasias sanguíneas. Quando prescrito em dose única (2g), recomenda-se descontinuar a amamentação por 12 a 24 horas para permitir sua excreção, e a mãe deve ser orientada a extrair o leite com antecedência e estocá-lo no congelador em copinhos para poder servir de alimento ao RN nesse intervalo.

Leitura complementar

Brasil. Ministério da Saúde. Amamentação e uso de medicamentos e outras substâncias. Brasília: Ministério da Saúde, 2010.

Briggs GG, Freeman RK, Yafee SJ. Drugs in pregnancy and lactation. 9. ed. Philadelphia: Lippincot Williams & WilKins, 2012.

Buhimschi CS, Weiner CP. Medications in pregnancy and lactation. Part 1. Teratology. Obstet Gynecol 2009; 113:166-88.

Buhimschi CS, Weiner CP. Medications in pregnancy and lactation. Part 2. Drugs with minimal or unknown human teratogenic effect. Obstet Gynecol 2009; 113:417-32.

Cunningham FG, Leveno KJ, Bloom LS et al. (eds.). Williams obstetrics. 24. ed. New York: McGraw-Hill, 2014.

Daw JR, Hanley GE, Greyson DL, Morgan SG. Prescription drug use during pregnancy in developed countries: a systematic review. Pharmacoepidemiol Drug Saf 2011; 20:895-902.

De Jonge L, de Walle HE, de Jong-van den Berg LT, van Langen IM, Bakker MK. Actual use of medications prescribed during pregnancy: a cross-sectional study using data from a population-based congenital anomaly registry. Drug Saf 2015; 38:737-47.

EUROmediCAT Steering Group. EUROmediCAT Recommendations: European Pharmacovigilance concerning Safety of Medication Use in Pregnancy. Pharmacoepidemiol Drug Saf 2015; 24 (Suppl 2):3-7.

McCarthy M. Use of prescription drugs is common during pregnancy, US study finds. BMJ; 2015; 351:h4421.

Norwitz ER, Greenberg JA. Antibiotics in pregnancy: are they safe? Rev Obstet Gynecol 2009; 2:135-6.

Palmsten K, Hernández-Díaz S, Chambers CD et al. The most commonly dispensed prescription medications among pregnant women enrolled in the U.S. Medicaid Program. Obstet Gynecol 2015; 126:465-73.

Sachdeva P, Patel BG, Patel BK. Drug use in pregnancy. A point to ponder! Indian J Pharm Sci 2009; 71:1-7.

Schüler-Faccini L, Sanseverino MTV, Abeche AM, Vianna FSL, Silva AA (eds.) Manual de teratogênese em humanos. Febrasgo, 2011.

Tassinari MS, Sahin L, Yao LP. Assessing congenital malformation risk from medications used in pregnancy: The Contribution of NBDPS in Pregnancy Labeling of Prescription Drug Products. Birth Defects Research (Part A) 2015; 103:718-20.

van Gelder MM, de Jong-van den Berg LT, Roeleveld N. Drugs associated with teratogenic mechanisms. Part II: a literature review of the evidence on human risks. Hum Reprod 2014; 29:168-83.

van Gelder MM, van Rooij1 IALM, Miller RK, Zielhuis GA, Jong-van den Berg LTW Roeleveld N. Teratogenic mechanisms of medical drugs. Hum Reprod Update 2010; 16:378-94.

CAPÍTULO 75

Fisiologia e Mecanismo do Trabalho de Parto

Flávia Magaly Silveira Nobre
Silvan Márcio de Oliveira
Hubert Caldeira

INTRODUÇÃO

O estudo da fisiologia do trabalho de parto é fundamental para o manejo do processo de nascimento. Seu sucesso é proporcional ao acolhimento da parturiente e de sua família, associado a fatores e fenômenos da parturição.

Essa interação entre profissional e paciente fortalece a relação médico-paciente, traduzindo-se em segurança para ambas as partes, o que comprova que "a ternura é tão importante quanto a técnica" (Michel Odent).

As últimas horas da gravidez humana se caracterizam por contrações uterinas que promovem a dilatação cervical, fazendo o feto se encaixar, descer e abandonar o canal de parto.

O trabalho de parto é caracterizado por complexa interação de fatores autócrinos, endócrinos, parácrinos e moléculas sinalizadoras intrauterinas.

FISIOLOGIA DA CONTRAÇÃO UTERINA

O útero aumenta progressivamente de volume ao longo da gestação com o objetivo de abrigar adequadamente o feto em crescimento. Essa etapa é caracterizada por uma transformação importante nas células miometriais, que passam a conectar seus citoplasmas de maneira mais intensa. Uma característica interessante do útero gravídico é a ausência de inervação. A força do útero para se contrair adequadamente, como estrutura única, surge a partir da criação de junções tipo *gap* entre as células, criando um contato estreito entre o citoplasma dos leiomiócitos, de maneira a tornar toda a estrutura uterina uma só unidade celular.

O estímulo que faz uma célula se contrair é passado para a célula adjacente pela união citoplasmática existente entre essas células (*gap*), dispensando a necessidade da inervação de condução do estímulo elétrico, como é observado em outras estruturas musculares de contração. O ponto inicial do estímulo contrátil do útero não é determinado topograficamente nem do ponto de vista funcional, porém se sabe que esse ponto da contração uterina se situa no fundo e lateralmente próximo à implantação de uma das tubas. Daí é repassado para as demais células em direção ao colo uterino. O número de ligações intercelulares citoplasmáticas do tipo *gap* é hormônio-dependente, ou seja, aumenta ao longo da gravidez, à medida que se eleva a concentração sérica de estrogênio materno e diminui a concentração de progesterona.

O útero gravídico a termo está distendido, e o alongamento dos leiomiócitos os torna mais ativos do ponto de vista contrátil e mais sensível à ação de substâncias estimuladoras de contração muscular, especialmente à ocitocina.

Existe ainda, no final da gravidez, um desequilíbrio entre sódio e potássio intra e extracelular. É sabido que a progesterona é um hormônio que estabiliza esses dois íons nas células uterinas. Próximo ao término da gravidez, a queda da produção placentária desse hormônio faz o potássio intracelular aumentar, enquanto o sódio se eleva no espaço intercelular. Essa alteração promove elevado potencial contrátil, deixando os leiomiócitos com elevado grau de excitabilidade.

Esse intercâmbio iônico induz a ocorrência de outro intercâmbio de grande importância. Trata-se da entrada do cálcio nas células uterinas. A elevação do cálcio intracelular aumenta a atividade da enzima ATPase, que induz a ativação contrátil das células miometriais pelo aumento de concentração plasmática de actinomiosina. Pelo exposto, verifica-se que, ao término da gestação, se instala uma situação apropriada para contratilidade uterina, ficando na dependência de um pequeno estímulo externo para que a parturição tenha início.

A contração uterina se inicia em dois marca-passos localizados próximos das regiões de implantação tubária. Do marca-passo, a onda contrátil se propaga no sentido descendente à velocidade de 2cm/s e percorre todo o útero em aproximadamente 15s. As contrações começam, têm duração mais longa e são mais intensas nas partes superiores do útero (tríplice gradiente descendente), pois nessa região existem mais fibras musculares.

Bacia óssea materna

A bacia óssea materna se constitui da união dos ossos ilíacos, sacro, cóccix, pube e quinta vértebra lombar e é dividida em grande e pequena bacia. Do ponto de vista obstétrico, a pequena bacia é a mais importante, uma vez que os seus diâmetros devem ser compatíveis com a biometria fetal para que um parto vaginal ocorra e é subdividida em três estreitos com características distintas: superior, médio e inferior.

Estreito superior

Os limites do estreito superior são, posteriormente, a junção da quinta vértebra lombar com a primeira sacral, formando uma saliência óssea denominada promontório; lateralmente, a união das asas do sacro, as articulações sacroilíacas, as linhas inominadas e as eminências ileopectíneas; anteriormente, a sínfise púbica.

Nesse estreito, três diâmetros são importantes: o anteroposterior, o transverso e os oblíquos direito e esquerdo.

O diâmetro anteroposterior, que representa a distância entre o promontório e a sínfise púbica, é dividido em (Figura 75.1):

- *Conjugata* anatômica ou *conjugata vera*: formada pela linha que une a borda superior da sínfise púbica e o promontório, cuja medida é de 11,5cm aproximadamente.
- *Conjugata* obstétrica: representa a distância entre o promontório e a face interna da sínfise púbica. Corresponde ao espaço real do trajeto da cabeça fetal e mede aproximadamente 10,5cm.
- *Conjugata* diagonal: linha que liga o promontório à borda inferior do osso púbico e mede 12cm. Na avaliação pelo toque vaginal, essa é a medida utilizada para a estimativa da medida da *conjugata* obstétrica. A avaliação prática do estreito superior é realizada pelo toque vaginal. Identificando-se a *conjugata* diagonal – a qual mede 12cm –, subtrai-se 1,5cm e se tem a *conjugata* obstétrica. Quando se

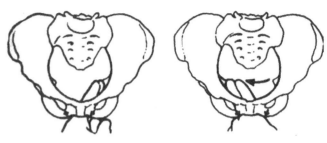

Figura 75.2 Determinação do estreito médio (plano zero de De Lee) mediante palpação das espinhas ciáticas no segundo tempo da pelvimetria clínica.

toca facilmente o promontório, conclui-se que a *conjugata* obstétrica mede <10,5cm.

O diâmetro transverso do estreito superior se estende da linha inominada de um lado até a mesma linha do outro lado e mede 13cm (maior abertura do estreito superior da pelve).

Os diâmetros oblíquos são dois: o primeiro se inicia na eminência iliopectínea direita e termina na articulação sacroilíaca esquerda. O segundo começa na eminência iliopectínea esquerda e termina na articulação sacroilíaca direita. Os dois medem cerca de 12,5cm (Figura 75.2).

Estreito médio

Determinado pela borda inferior do pube e pelas espinhas isquiáticas. Os diâmetros desse estreito medem aproximadamente 11,5cm (diâmetro anteroposterior) e 10,5cm (diâmetro biciático).

A distância entre as espinhas ciáticas delimita o diâmetro transverso desse estreito. As espinhas ciáticas são percebidas ao toque vaginal como proeminências nas alturas média e lateral da parede vaginal. São importantes pontos de referência, pois representam o chamado zero de De Lee. Delas emergem os nervos pudendos, que devem ser anestesiados no parto vaginal para a realização de episiotomia.

Estreito inferior

Os pontos de referência desse estreito são as partes moles. É limitado pelos músculos que unem o osso sacro e as espinhas isquiáticas (músculos sacrociáticos) e pelos músculos que unem o osso ísquio ao cóccix (músculos isquiococcígeos). Portanto, sua delimitação é constituída anteriormente pela borda inferior do osso púbico, lateralmente pelos músculos sacroilíacos e posteriormente pelos músculos isquiococcígeos.

O diâmetro anteroposterior liga a borda inferior do osso púbico ao cóccix e mede 9,5cm, porém, com o movimento da cabeça fetal durante o desprendimento, pode alcançar 11cm (retropulsão do cóccix). O diâmetro transverso do estreito inferior é determinado pelas tuberosidades isquiáticas e mede 11cm.

Quanto ao formato da pelve, é possível identificar alguns tipos distintos entre si com características de diâmetros bem diferentes. A mulher apresenta, de modo mais frequente, a bacia óssea do tipo ginecoide, embora outros tipos possam estar presentes, dependendo da raça e das características hereditárias (Figura 75.3).

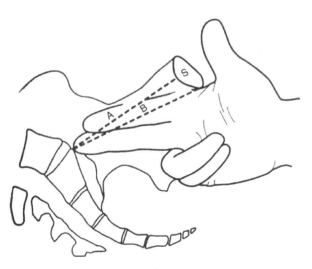

Figura 75.1 *Conjugata* obstétrica (A) e *conjugata* diagonal (B) determinadas no primeiro tempo da pelvimetria clínica. (S: sínfise púbica.)

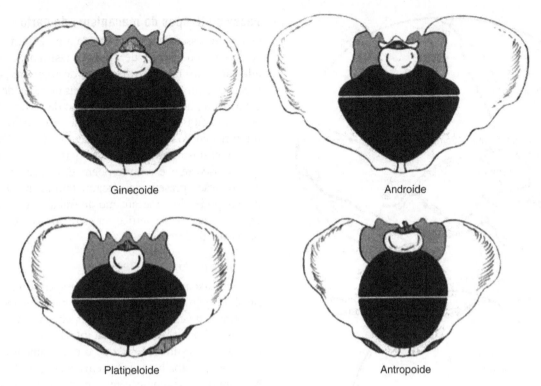

Figura 75.3 Tipos de pelve.

Feto

O estudo do feto tem como objetivo o conhecimento de suas estruturas ósseas e seu papel na estática fetal e no parto.

Para a avaliação obstétrica no polo cefálico fetal faz-se necessária a identificação dos ossos frontais, parietais e occipital e das linhas que os separam, as suturas. A sutura que separa os ossos frontais é denominada interfrontal; entre os parietais, sutura sagital; entre os frontais e parietais, sutura coronariana, e entre os parietais e o occipital, sutura lambdoide (Figura 75.4).

As fontanelas são depressões na cabeça fetal e se formam pelo encontro das suturas. A fontanela bregmática, também conhecida como grande fontanela ou fontanela anterior, marca o encontro das suturas interfrontal e sagital e ramos direito e esquerdo da sutura coronariana. Seu formato se assemelha a um losango.

Do encontro das suturas sagital e lambdoide é criada uma estrutura com formato de triângulo, a pequena fontanela ou fontanela posterior.

Em relação aos diâmetros do polo cefálico fetal, três merecem a atenção dos obstetras (Figura 75.4A e B):

- **Diâmetro occipitofrontal:** distância entre os ossos occipital e frontal com medida aproximada de 12cm.
- **Diâmetro occipitomentoniano:** estende-se do occipital até o mento e mede 13,5cm. É o maior diâmetro do polo cefálico fetal.
- **Diâmetro subcoccipitobregmático:** inicia-se na parte inferior do occipital e termina na fontanela bregmática e mede 9,5cm.

Estática fetal

Na estática fetal interessa identificar a situação, a posição, a apresentação e as variedades de apresentação e posição do feto, a saber:

- **Situação:** relação entre o maior eixo fetal e o maior eixo uterino (canal cervical-corpo uterino). São possíveis as situações longitudinal, transversa e oblíqua.
- **Posição:** relação do dorso fetal com pontos de referência no abdome materno. Na situação longitudinal pode ser direita ou esquerda; na situação transversa, anterior ou posterior em relação à coluna vertebral materna.
- **Apresentação:** relação entre o polo fetal e o estreito superior da pelve materna. Na situação longitudinal, as apresentações possíveis são cefálica e pélvica. Na situação transversa, o ponto de referência é o acrômio e a apresentação é a córmica.
- **Variedade de apresentação:** a apresentação cefálica está relacionada com o grau de deflexão do polo cefálico. Na apresentação cefálica fletida, o ponto de referência é a fontanela posterior; na deflexão de primeiro grau, esse ponto é a fontanela anterior ou bregmática, caracterizando a apresentação de bregma; na deflexão de segundo grau o ponto de referência é o nariz e na deflexão de terceiro grau é o mento. Na apresentação pélvica podem acontecer duas variedades principais: completa e incompleta (modo de nádegas).
- **Variedade de posição:** relação dos pontos de referência citados com pontos de referência na pelve materna. Na pelve, esses pontos são o pube (anterior) e o sacro (posterior). Na apresentação cefálica de vértice devem ser consideradas as fontanelas anterior e posterior, além da sutura sagital, que será uma linha de orientação.

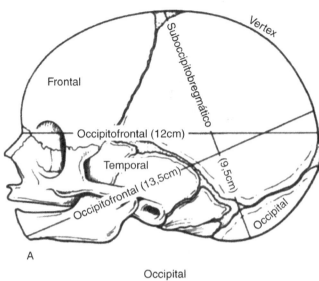

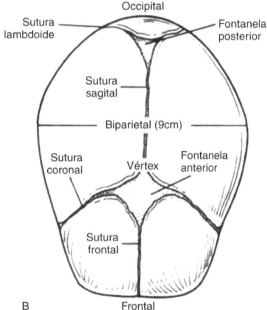

Figura 75.4 A e B Diâmetros do polo cefálico fetal e fontanelas.

MECANISMO DO TRABALHO DE PARTO EM APRESENTAÇÃO DE VÉRTICE

Conceito

Como mecanismo de trabalho de parto, também denominado "os sete movimentos cardeais do trabalho de parto", entendem-se as modificações na posição da apresentação fetal durante sua passagem pelo canal do parto. A apresentação de vértice é a mais comum, ocorrendo em 95% de todos os partos a termo.

Seu curso e prognóstico são determinados por fatores maternos e fetais:

- Dimensões e configurações da pelve materna.
- Resistência das partes do canal do parto (colo uterino e partes moles).
- Dimensões do feto.
- Eficiência das contrações uterinas.

Fases ou tempos do mecanismo do parto

Em sua essência, a expulsão da apresentação fetal acontece ao longo de trajeto de menores resistências, ou seja, pela adaptação dos menores diâmetros da apresentação fetal às dimensões e contornos mais favoráveis do canal de parto. Particularmente, no caso de apresentação de vértice, o parto pode ser comparado com a passagem de um objeto redondo por um túnel curvo com vários obstáculos (Figura 75.5).

O mecanismo do trabalho de parto é composto de fases que transcorrem e se interpõem dinamicamente. Portanto, essa divisão apresentada a seguir tem apenas o objetivo didático, podendo o mecanismo do trabalho de parto com feto em apresentação de vértice ser estudado como sete fases distintas, assim descritas:

Encaixamento

O encaixamento consiste na passagem do diâmetro biparietal do polo cefálico fetal, que é o maior diâmetro transverso, através do estreito superior da pelve materna.

Nas nulíparas, essa fase tem início nas últimas 2 semanas da gravidez, estimando-se que o encaixamento ocorra antes do início do trabalho de parto em cerca de 50% das nulíparas. Nas multíparas, acontece mais comumente com o início da fase ativa do trabalho de parto.

Em bacias ósseas normais, na maioria dos casos, o encaixamento dos fetos em apresentação cefálica ocorre pelos diâmetros transversos e por movimento de assinclitismo. Em aproximadamente 63% dos casos de parto a termo o encaixamento se dá com a sutura sagital no diâmetro transverso da pelve.

O encaixamento antes do início do trabalho de parto é sinal de bom prognóstico para o parto vaginal, pois é indício de boa proporção cefalopélvica. O contrário, porém, não é verdadeiro. O fato de não se constatar o encaixamento do polo cefálico antes do início do trabalho de parto (mesmo em nulíparas) não é diagnóstico de desproporção cefalopélvica nem de outro fator de mau prognóstico. Quanto ao diagnóstico clínico do encaixamento, percebe-se ao toque vaginal que a porção mais baixa do polo cefálico se encontra na altura das espinhas isquiáticas (plano zero de De Lee) ou abaixo dele.

Flexão

A flexão é o movimento passivo da cabeça fetal em direção ao tórax, permitindo que o menor diâmetro da cabeça fetal (suboccipitobregmático) se apresente primeiro em relação à pelve materna. Na maioria dos casos, a flexão é essencial tanto para o encaixamento como para a descida. Esse fenômeno varia de acordo com a relação entre as dimensões fetais e da bacia materna. Quando a cabeça não se encaixa de maneira adequada ou quando os diâmetros da pelve são estreitos, como, por exemplo, nas pelves platipeloides, pode haver algum grau de deflexão, quando não de extensão, o que resulta nas apresentações fletidas ou de face, que podem dificultar ou mesmo impossibilitar o parto vaginal.

Para verificar clinicamente se essa fase transcorreu adequadamente é necessário determinar, pelo toque vaginal, a posição

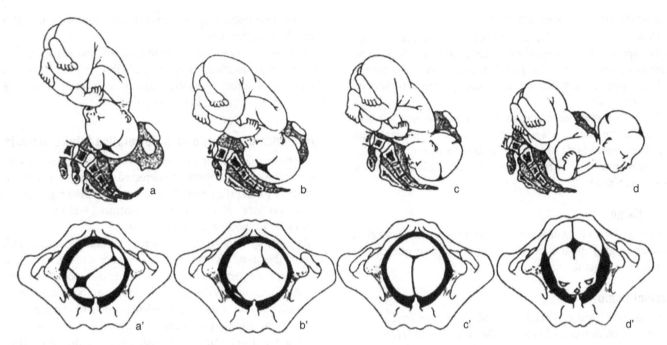

Figura 75.5 Mecanismo do parto em OEA: encaixamento, flexão e descida (*a* e *b*); rotação para OP (*c* e *d*); completa-se a descida e se dá o desprendimento cefálico. Nas letras com apóstrofe ocorre o mesmo, observando-se exclusivamente a cabeça em seu movimento de rotação migratória.

da fontanela lambdoide (posterior ou pequena) e sua relação com os diâmetros da pelve materna, o que só é possível com dilatação cervical de pelos menos 4cm e sem a interposição de bolsa d'água entre os dedos do examinador e a cabeça fetal.

Descida

A descida é o tempo seguinte ao encaixamento e representa, na realidade, a passagem do feto por todo o canal de parto. Portanto, começa no início do trabalho de parto e só termina com a expulsão total do feto.

A descida deve ser gradualmente progressiva e pode ser afetada por diversos fatores, como as contrações uterinas, a configuração pélvica, a resistência do colo e das partes moles da pelve e as dimensões e posição da cabeça fetal. Quanto maior a resistência e pior o padrão das contrações, mais lenta é a descida.

Do ponto de vista clínico, é considerada o fator mais importante do trabalho de parto em relação à possibilidade do parto vaginal. Sua avaliação é feita por toques vaginais realizados periodicamente. A constatação de descida ininterrupta da apresentação fetal é sinal de bom prognóstico para o parto.

Rotação interna

Essa fase tem início quando o osso occipital entra em contato com o assoalho pélvico, onde se inicia o acotovelamento do canal de parto, o que significa que a circunferência máxima da cabeça fetal se encontra no nível das espinhas isquiáticas (plano zero de De Lee). A partir daí, a cabeça vai sofrer movimento de rotação que levará a sutura sagital a se orientar no sentido anteroposterior da saída do canal.

A amplitude da rotação vai depender da posição da cabeça fetal no momento do encaixamento, sendo menor nas posições occipitoanteriores (por volta de 45 graus) e maior nas occipitoposteriores (por volta dos 135 graus).

Simultaneamente à rotação interna da cabeça fetal ocorre a penetração das espáduas por meio do estreito superior da bacia óssea materna.

A avaliação clínica dessa fase (realizada pelo toque vaginal) é muito importante para a verificação da evolução do trabalho de parto e essencial para a execução de intervenções obstétricas, como fórceps e vácuo-extrator. O diagnóstico da variedade da apresentação fetal é fundamental para a aplicação desses instrumentos.

Deflexão

A deflexão se inicia quando a cabeça fetal chega ao nível do períneo. Após o término da rotação interna, a fontanela posterior (lambdoide) se encontra sob a sínfise púbica com a sutura sagital no sentido anteroposterior. Em razão da curvatura inferior do canal de parto (formato de um anzol), o desprendimento da cabeça se processa por movimento de deflexão, fazendo movimento de báscula em direção ao arco púbico, tendo essa estrutura como ponto de apoio.

Rotação externa

A rotação externa acontece após a saída da cabeça fetal, que gira assumindo a posição em que estava no período de encaixamento. É um movimento simultâneo à rotação interna das espáduas. Nesse momento, o diâmetro biacromial do feto assume o sentido anteroposterior da saída do canal, e esse tempo do mecanismo do parto não requer intervenção do obstetra.

Desprendimento das espáduas

O desprendimento das espáduas pode acontecer de maneira espontânea, mas geralmente exige uma tração leve no sentido posterior para o desprendimento do ombro anterior, e, logo após, no sentido anterior para desprendimento do ombro posterior.

Nessa fase pode acontecer uma complicação que, embora não muito frequente (1% a 4% dos partos), é uma das situações mais temíveis da obstetrícia, a distocia de ombros.

O mecanismo do parto na apresentação cefálica de vértice está representado na Figura 75.6.

Sinclitismo

O sinclitismo é o encaixamento do polo cefálico fetal com a sutura sagital igual à distância entre a sínfise púbica e o promontório sacral.

Assinclitismo

O assinclitismo é o encaixamento da cabeça fetal com a sutura sagital desnivelado em relação ao plano do estreito superior.

Quando essa inclinação se dá em relação ao parietal anterior, ou seja, esse osso se apresenta primeiro no canal do parto com a sutura sagital, encontrando-se mais próximo do promontório sacral, tem-se o assinclitismo anterior, também conhecido com obliquidade de Nagele.

Nos casos em que a inclinação ocorre em relação ao parietal posterior, ou seja, a sutura sagital se encontra mais próxima da sínfise púbica, acontece o assinclitismo posterior (obliquidade de Litzmann).

Trata-se de um evento comum e mesmo fisiológico no primeiro tempo do mecanismo do trabalho de parto (encaixamento), mas se torna distócico quando acontece (ou persiste) nos estágios seguintes do trabalho de parto.

Variedades de posição do polo cefálico fetal e distocia

Assim como no assinclitismo, quando as posições transversas e oblíquas posteriores são detectadas durante o primeiro tempo do trabalho de parto (encaixamento), não representam problemas para sua evolução. Ao contrário, sua manutenção após essa fase pode acarretar distocia.

As posições transversas persistentes, principalmente quando acompanhadas de assinclitismo, são mais comuns em bacias platipeloides e frequentemente são causas de disfunções do trabalho de parto, como os distúrbios de protaimento e a interrupção da progressão, aumentando a incidência de partos operatórios.

A persistência do polo cefálico em posições oblíquas posteriores, menos comuns e habituais em pelve do tipo androide, pode ocasionar os mesmos problemas relacionados com as posições transversas persistentes.

Posições verticalizadas para o nascimento

Conforme o momento histórico e o tipo de assistência obstétrica prestada observam-se diferenças marcantes na posição materna considerada mais adequada para o período expulsi-

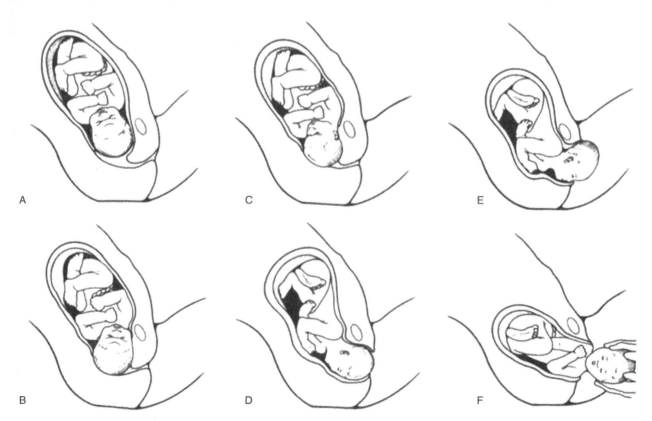

Figura 75.6 Mecanismo do parto na apresentação cefálica de vértice. (**A**: descida; **B**: flexão; **C**: rotação interna; **D**: rotação completa e início da deflexão; **E**: deflexão; **F**: rotação externa e delivramento dos ombros.)

vo. Parece que tanto na maioria das civilizações antigas como em culturas primitivas a posição materna preferencial era a vertical (Figura 75.7).

Com a medicalização do parto, a posição deitada e com as pernas colocadas em perneiras (litotomia) passou a ser considerada mais adequada pelas restrições impostas pelos próprios procedimentos hospitalares, como a monitorização fetal, a terapia endovenosa e a analgesia, entre outros, e também por facilitar o controle da progressão fetal e a realização de um parto operatório por parte do profissional em caso de necessidade. O uso da posição horizontal materna no momento do período expulsivo, a exemplo do que ocorreu com outras intervenções obstétricas, foi adotado de maneira indiscriminada sem a devida avaliação de sua efetividade ou segurança.

A partir do fim do século XX houve, em todo o mundo, um movimento para oferecer uma assistência à saúde com base na evidência da segurança e efetividade dos procedimentos.

Não oferecer às mulheres posições mais cômodas e confortáveis para o nascimento, como as posições verticalizadas, só se justifica se houver bons indícios de que a conduta trará grandes vantagens para a saúde da mãe e do feto. Durante o trabalho de parto, a mulher naturalmente procura posições mais confortáveis. É agradável trocar de posição, caminhar, exercitar-se durante o trabalho de parto. O movimento da pelve auxilia a passagem do polo cefálico no canal do parto, facilitando sua descida, que também se beneficia muito com a ajuda da força da gravidade.

Na hora do nascimento, a posição vertical (sentada, semissentada, de cócoras) pode ser escolhida pela mulher, se assim se sentir mais confortável. A posição vertical se associa também a melhor oxigenação fetal porque evita a compressão da veia cava.

A adoção de posições verticalizadas revela vantagens importantes sobre as demais, como as seguintes:

- Ortostática.
- Sentada.
- Semissentada (inclinação de aproximadamente 30 graus).
- Ajoelhada.
- Cócoras.
- Cócoras em cadeira especial.

Vantagens

- Redução da duração do período expulsivo.
- Redução da necessidade de parto assistido.
- Redução da prática de episiotomia.
- Redução do relato de dor no período expulsivo.
- Redução de padrões alterados de batimentos cardiofetais.
- Facilidade para a dequitação espontânea da placenta.

Desvantagens

- Aumento das lacerações de segundo grau.
- Aumento do risco estimado de perda sanguínea >500mL.

Leitura complementar

Cabral ACV, Aguiar RALP, Reis ZN. Manual de assistência ao parto. São Paulo: Atheneu, 2002.
Cabral ACV. Fundamentos de obstetrícia. São Paulo: Atheneu, 2009.
Correa MD. Feto, bacia óssea materna e mecanismo do parto. In: Correa MD, Melo VH, Aguiar RALP, Correa Jr MD (eds.) Noções práticas de obstetrícia. 13. ed. Belo Horizonte: Coopmed, 2004.
Cunhingham FG, Gant NF, Leveno KJ, Gilstrap L, Háuth JG, Wenstrom KD. Williams obstetrics. 21. ed. New York: McGraw Hill, 2001.
Enkin M, Keirse MJNC, Neilson J et al. Guia para atenção efetiva na gravidez e no parto. 3. ed. Rio de Janeiro: Guanabara Koogan, 2005.
Gupta JK, Hofmeyr GJ. Position in the second stage os labour for women without epidural anaesthesia Cochrane Database Syst Rev 2004; 1:CD002006.
Rezende J. Obstetrícia. 9. ed. Rio de Janeiro: Guanabara Koogan, 2002.
Smith R. Parturition. New Engl J Med 2007; 356:271-83.

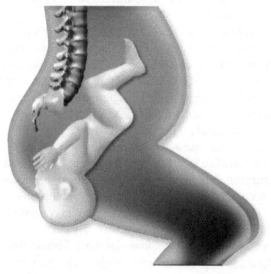

Figura 75.7 Posição materna vertical no nascimento.

CAPÍTULO 76

Amadurecimento Cervical

Juliana Silva Barra

INTRODUÇÃO

O amadurecimento cervical e a habilidade na indução do parto têm sido objeto de estudo da humanidade desde os seus primórdios. Um dos motivos para a indução do parto se referia especialmente ao óbito fetal, sendo acrescentadas a essas indicações pacientes com pelve estreita, que se beneficiavam de parto prematuro que permitisse a passagem do feto antes de seu crescimento completo.

Atualmente, as indicações para indução de parto se centram em pré-eclâmpsia, oligoâmnio, restrição de crescimento intrauterino e ruptura prematura de membranas, importantes representantes da prematuridade eletiva e do pós-datismo. O fator que desencadeia o trabalho de parto espontâneo ainda é desconhecido. A gestação humana é considerada a termo quando resolvida entre 37 e 42 semanas. O pós-datismo define as gestações que atingem ou ultrapassam 42 semanas (294 dias) a contar da data da última menstruação e representa aproximadamente 7% das gestações.

O uso rotineiro da ultrassonografia para conferir a idade gestacional tem minimizado as intervenções equivocadas por erro de cálculo da idade gestacional. Gestações que se prolongam após 41 semanas podem evoluir com complicações maternas, como lesão perineal grave, hemorragia pós-parto, parto do tipo cesariana e complicações fetais, como decesso fetal, síndrome de aspiração meconial, anoxia fetal e tocotraumatismos por macrossomia.

Para a obtenção de melhores resultados na indução do parto é necessário conhecer o processo de amadurecimento cervical fisiológico e as mudanças que ocorrem em sua matriz extracelular.

A cérvice, em pacientes não grávidas, é uma estrutura fibrosa que sofre grandes modificações durante a gestação, tornando-se complacente o bastante para a passagem do feto no trabalho de parto.

Formada principalmente por tecido conjuntivo fibroso, sua constituição pode ser didaticamente dividida em porção celular e matriz extracelular. A porção celular é composta essencialmente de células da musculatura lisa e fibroblastos, enquanto a matriz extracelular é constituída predominantemente de colágeno, a maior parte do tipo 1 (aproximadamente 70%) e do tipo 3 (aproximadamente 30%), menos frequentemente do tipo 4.

À exceção do ácido hialurônico, todas as demais classes de glicosaminoglicana (GAG) contêm grupos numerosos de sulfato e estão unidas a um eixo proteico. Em decorrência de seus grupos sulfato e carboxil, essas macromoléculas são dotadas de elevada rede de cargas negativas determinantes para suas propriedades funcionais, em particular a permeabilidade seletiva da membrana basal e a hidratação da matriz extracelular.

A contribuição do ácido hialurônico no total de GAG no colo não gravídico é de 12% a 22% e parece manter essa baixa concentração durante a gravidez até o início do processo de maturação cervical, quando foi demonstrado marcante incremento em sua produção com decréscimo da concentração de outras GAG.

Outros componentes, como elastina e fibronectina, também fazem parte da matriz extracelular e são encontrados entre as fibras de colágeno.

As fibras de elastina estão dispostas paralelamente entre as fibras de colágeno e se distendem em qualquer direção. Apresentam grande força tênsil, em sua forma não estendida, sugerindo importante participação na manutenção da gravidez ao manterem o colo uterino fechado. Durante o trabalho de parto, com as contrações exercendo pressão mecânica sobre o colo, as fibras de elastina podem ser distendidas, assumindo até o dobro de seu comprimento inicial e permitindo a dilatação cervical no processo de parturição.

A fibronectina, uma glicoproteína, exerce importante função na matriz extracelular cervical, pois se liga às fibras colágenas justamente no local de sua clivagem enzimática, protegendo-as contra a degradação das colagenases.

O aumento da concentração de ácido hialurônico nas proximidades do parto tem sido muito estudado, pois essa molécula parece desempenhar papel estratégico no amadurecimento cervical.

Os primeiros estudos sobre o processo de amadurecimento cervical enfocaram a avaliação das alterações do colágeno. Nesses trabalhos observou-se intensa colagenólise durante o amadurecimento e a dilatação cervical, transformando as fibras de colágeno, antes dispostas de maneira densa e em direcionamento ordenado, em fibras dissociadas, finas e desorientadas.

Contudo, com o aprofundamento dos estudos nessa área e as novas técnicas de avaliação dos componentes da matriz extracelular, chegou-se ao consenso de que a colagenólise seria apenas a etapa final na cascata de eventos que ocorre no colo com vistas a promover as alterações de sua estrutura que possibilitassem um processo de parturição adequado.

O processo de amadurecimento cervical provavelmente se inicia com a diminuição dos receptores de progesterona e a consequente redução de sua atividade no segmento inferior do útero. Esse seria considerado o primeiro passo para o processo de transformação catabólica da matriz extracelular.

Foi descrito também, no início da maturação cervical, decréscimo na concentração das GAG sulfatadas e da fibronectina. Além disso, foi registrado grande incremento nas concentrações de hialuronato, resultando em aumento da concentração de água na matriz extracelular e em desestabilização do arcabouço extracelular que mantém a disposição espacial das fibras de colágeno. Dessa maneira, a estrutura colágena, já desestabilizada, se prepara para receber a ação dos efeitos metabólicos finais com a subsequente dilatação cervical.

Na etapa seguinte, a queda da ação progesterônica e as elevadas concentrações de ácido hialurônico levam à ativação dos fibroblastos e macrófagos, aumentando suas produções de interleucina-8 (IL-8), interleucina-1β (IL-1β) e fator de necrose tumoral-α (TNF-α).

As proteases, liberadas após a degranulação dos neutrófilos, encontram fibras colágenas já desestabilizadas e suscetíveis à sua ação proteolítica. Ocorre, nesse ponto, intensa colagenólise. Esse evento, associado a grande acúmulo de água, em razão do poder hidrofílico do hialuronato, acaba por desestruturar a matriz extracelular, ultimando o amadurecimento cervical.

O amadurecimento do colo para a indução do parto com 41 semanas é uma proposta que objetiva reduzir essa morbimortalidade. Embora se encontre disponível grande quantidade de métodos de amadurecimento cervical para posterior indução do parto, sabe-se que ainda não há o ideal. No entanto, dois se destacam. O primeiro é a ocitocina, que tem a vantagem de promover contrações uterinas fisiológicas de trabalho de parto com a possibilidade de reverter os quadros de aumento da contratilidade uterina com sua suspensão. O segundo é o misoprostol, o mais utilizado na atualidade, que amadurece o colo uterino e provoca contrações uterinas de trabalho de parto.

O misoprostol, análogo sintético da prostaglandina E1 é amplamente utilizado no Brasil, tem custo inferior ao de qualquer outra prostaglandina e a possibilidade de estocagem em temperatura ambiente. Esse fármaco atua sobre a matriz extracelular do colo uterino, dissolvendo as fibras colágenas e aumentando a concentração de ácido hialurônico e água. Além disso, relaxa a musculatura lisa do colo uterino e facilita sua dilatação, ao mesmo tempo que possibilita o acréscimo do cálcio intracelular, promovendo contração uterina. Todos esses mecanismos promovem o progressivo esvaecimento e a dilatação do colo uterino.

A via vaginal é a mais utilizada; no entanto, há vários estudos publicados utilizando outras vias para o uso do misoprostol na indução do parto, como as 13 vias oral, sublingual e retal. Há ainda muitas dúvidas sobre o misoprostol, principalmente sobre a via de administração e a posologia. Na literatura são descritos vários esquemas de uso desse fármaco por via vaginal com posologia e intervalos diferentes. Na gestação a termo os estudos têm preconizado doses de 25 a 50µg com frequência de administração entre 4 e 6 horas, conforme o American College of Obstetricians and Gynecologists (ACOG) e o Ministério da Saúde do Brasil.

A revisão da literatura mostra que a taxa de parto cesariana não é maior no grupo de mulheres que são submetidas à indução do parto por pós-datismo. Pesquisadores relatam que pode até reduzir as taxas de cesariana quando comparado ao grupo que leva a gestação a 42 semanas de maneira expectante. Entre as complicações mais comuns descritas com o uso do misoprostol estão a hiperestimulação uterina e os recém-nascidos com a síndrome de aspiração meconial.

Em 2009, Ennen e cols. publicaram estudo de revisão sobre fatores que influenciam o risco de cesariana em pacientes submetidas à indução com colo imaturo em gestações de 37 a 42 semanas, concluindo que as nulíparas com índice de Bishop ≤1, índice de massa corporal >40 e *diabetes mellitus*, apresentavam maior risco de evoluir para parto do tipo cesariana. Em 2011, Torricelli e cols. publicaram um estudo em que mostraram alguns fatores relacionados com o sucesso do desfecho no parto vaginal de pacientes submetidas à indução do parto por pós-datismo. Em análise univariada, o índice de Bishop apresentou resultado significativo (P 0,0005) com *odds ratio* (OR) de 0,1 (IC 95%: 0,02 a 0,46; P 0,002).

Descrito por Edward Bishop, o índice de Bishop tem o objetivo de predizer as pacientes que se beneficiariam do amadurecimento cervical antes do processo de indução, podendo variar de 0 a 13 pontos: 0 a 5, indicado amadurecimento cervical; 6 a 8, avaliação individualizada; >9, indicada indução com ocitocina (Quadro 76.1).

A maturação do colo é descrita em muitos estudos como um dos principais fatores que influenciam o sucesso da indução do parto e o desfecho como parto vaginal. As mulheres nulíparas, com maior medida de útero-fita, maior quantidade de misoprostol utilizado, índice de Bishop mais baixo e a presença de taquissistolia, assim como idade mais avançada, apresentam maior probabilidade de evoluir para parto do tipo cesariana.

Quadro 76.1 Índice de Bishop

Parâmetros	Pontuação			
	0	1	2	3
Dilatação do colo (cm)	0	1 e 2	3 e 4	5+
Apagamento do colo (%)	0 a 30	40 a 50	60 a 70	80+
Consistência do colo	Firme	Mediano	Amolecido	
Posição do colo	Posterior	Centralizado	Anteriorizado	
Plano de De Lee	–3	–2	–1/0	+1

As mulheres que ultrapassam 42 semanas de gestação devem ser submetidas à avaliação da vitalidade fetal. Apesar de não existir evidência de que a avaliação reduza a mortalidade perinatal, a vigilância fetal pré-natal se tornou prática comum nesses casos com base na aceitação universal. A literatura é inconsistente tanto no que se refere à frequência como no que diz respeito à maneira de se realizar a monitorização da vitalidade fetal nos pacientes pós-termo. As opções incluem cardiotocografia basal (CTG), cardiotocografia de estresse (com contrações), perfil biofísico fetal (PBF), ou PBF 40 modificado (+CTG), ou uma combinação das modalidades. A avaliação pelo Doppler da artéria umbilical não tem nenhum benefício no acompanhamento do feto pós-termo e não é recomendada nesse caso.

Em revisão sistematizada publicada por Hofmeyer e cols., pacientes submetidas à indução do parto com 41 semanas, utilizando o misoprostol, apresentaram as seguintes taxas de complicação; taquissistolia em 85 de 651 casos (13%), hemorragia pós-parto em quatro de 121 casos (3%), Apgar 5 <7 em 16 de 614 casos (2%), mecônio em 58 de 420 casos (13%), ruptura uterina em dois de 17 casos (11%) e hemorragia pós-parto em quatro de 121 casos (3%). Entre as complicações, a mais grave foi o óbito neonatal. O bebê não foi submetido a necropsia para esclarecer a causa da morte ou descartar malformações. Outras complicações foram taquissistolia, em 19 de 607 casos (3%), hipotonia uterina com hemorragia pós-parto, em seis de 607 casos (0,09%), febre, em três de 607 casos (0,04%), e Apgar em 5 minutos.

Ainda não se encontra descrito na literatura um modelo abrangente que prediga o sucesso da indução no desfecho em parto vaginal das pacientes submetidas a amadurecimento cervical com misoprostol. Pelos índices apresentados, pode-se afirmar que o modelo sugerido nesse estudo apresenta excelente especificidade (91,2%), ou seja, o modelo final é capaz de identificar as pacientes que realizaram o parto vaginal, porém apresenta um índice fraco para a sensibilidade do modelo, uma vez que a capacidade de prever uma paciente que realizou cesariana é de apenas 30,2% (muito abaixo de 80% – valor de referência considerado satisfatório), apesar de o modelo final mostrar 72,2% de resultados corretos para a variável desfecho (tipo de parto). O modelo final não é suficiente para predizer se uma paciente realizará cesariana.

A dissertação de mestrado de Karina Ferreira Soares concluiu que foi de 31,1% a taxa de cesariana entre as pacientes submetidas ao amadurecimento cervical com misoprostol em gestações com mais de 41 semanas. De acordo com os resultados obtidos no estudo, cabe observar que a probabilidade de uma paciente realizar cesariana é maior entre as mulheres mais velhas, nulíparas, com maior medida de útero-fita, maior quantidade de misoprostol utilizada, índice de Bishop mais baixo e com a presença de taquissistolia. Todavia, o modelo final de equação de probabilidade de parto gerado não é suficiente para predizer se uma paciente realizará cesariana.

Provavelmente existem outros fatores e variáveis não avaliados que podem contribuir para aumentar o sucesso do amadurecimento cervical e da indução do parto.

Leitura complementar

ACOG – Committee on Practice Bulletins-Obstetrics. Management of post-term pregnancy. Obstetrics and Gynecology 2004; 104:639-46.

Allen R, O'Brien BM. Uses of misoprostol in obstetrics and gynecology. Reviews in Obstetrics and Gynecology 2009; 2(3):159-68.

Caughey AB, Snegovskikh VV, Norwitz ER. Postterm pregnancy: how can we improve outcomes? Obstetrical Gynecologycal Survey 2008; 63:715-24.

Cheng YW, Kaimal AJ, Snowden JM, Nicholson JM, Caughey AB. Induction of labor compared to expectant manegement in low-risk woman and associated perinatal outcomes. American Journal of Obstetrics and Gynecology 2012. 201.6 502e1-502e8.

Doherty L, Norwitz ER. Prolonged pregnancy: when should we intervene? Current Opinion in Obstetrics & Gynecology. Dec 2008; 20(6):519-27.

Galal M, Symonds I, Murray H, Petraglia F, Smith R. Post-term pregnancy. Facts, Views & Vision in ObGyn 2012; 4(3):175-87.

Hofmeyr GJ, Gülmezoglu AM, Alfirevic Z. Misoprostol for induction of labour: a systematic review. Bristish Journal of Obstetric and Gynaecology 1999; 106(8):798-803.

Hannah ME, Hannah WJ, Hellmann J, Hewson S, Milner R, Willan A. Induction of labor as compared with serial antenatal monitoring in post-term pregnancy trial group. New England Journal of Medicine 1992; 326:1587-92.

Hermus MA, Verhoeven CJ, Mol BW, de Wolf GS, Fiedeldeij CA. Comparison of induction of labour and expectant management in post-term pregnancy: a matched cohort study. J Midwifery Womens Health 2009; 54:351-6.

Hofmeyr GJ, Gülmezoglu AM, Pileggi C. Vaginal misoprostol for cervical ripening and induction of labour. Cochrane Database Systematic Review 2010.

Lopes V, Luz MRL, Alves AC, Souza GN, Souza E, Camano L. Alteração da matriz extracelular da cérvice uterina durante a gestação. Femina 2008; 36(1):21-4.

Ministério da Saúde. O modelo de atenção obstétrica no setor de saúde suplementar no Brasil: cenários e perspectivas. Brasília 2007.

Moraes Filho et al. Métodos para indução do parto. Revista Brasileira de Ginecologia e Obstetrícia 2005; 27(8):493-500.

Rodríguez OF, Martínez IH, Morejón MP. Inducción del parto con oxitocina, prostaglandinas ou ambas. Rev Cubana Obstet Ginecol 2001; 27(2):135-40.

Santos et al. O uso de misoprostol para indução do parto de feto vivo. Femina 2009; 37(8):433-6.

Torricelli et al. Biochemical and biophysical predictors of the response to the induction of labor in nulliparous post-term pregnancy obstetrics. American Journal of Obstetrics and Gynecology 2011.

CAPÍTULO 77

Assistência ao Parto

Renato Ajeje
José Sérgio Tavela Junior
Adriana Wagner

INTRODUÇÃO

A assistência ao parto objetiva acompanhar a exteriorização do feto (móvel) desde o útero até a vulva (trajeto), impulsionada pelas contrações uterinas (motor).

A assistência ao parto e ao nascimento vem sofrendo profundas modificações ao longo do tempo. As práticas obstétricas atuais devem ter como pilares: (a) a valrização da experiência humana; (b) a mulher e a família como centros do processo de atenção; (c) o respeito à dignidade da mulher; (d) o resgate das características fisiológicas e naturais dos nascimentos.

Em 1995, a assistência humanizada ao parto se fundamentou nas diretrizes de quatro órgãos nacionais e internacionais: FEBRASGO, UNICEF, OPAS e Ministério da Saúde. Sua participação tem por finalidade melhorar a assistência ao parto de modo a diminuir as morbimortalidades materna e neonatal.

Segundo os novos conceitos de assistência humanizada ao parto, os profissionais que atuam nessa área devem ter capacitação e submeter-se a períodos de reciclagem, devendo as instituições disponibilizar condições adequadas para que as parturientes e seus familiares recebam a devida assistência.

Na assistência ao parto é necessária a empatia médico-parturiente, que evoluirá em uma relação de confiança, segurança e tranquilidade da gestante nesse momento ímpar. Quando essa relação se estabelece, todo o procedimento é facilitado. Caso se verifique alguma anormalidade em sua evolução, o obstetra tomará as atitudes necessárias para sua correção. Portanto, a empatia é uma via de mão dupla entre a parturiente e o profissional obstetra/assistente.

TRABALHO DE PARTO

O trabalho de parto é um evento fisiológico a partir do qual o feto é apresentado ao mundo exterior por ação mecânica uterina. No entanto, o feto não é agente passivo dessas forças, devendo ser negociado o sucesso do parto com a pelve e a relação entre as variáveis conhecidas como "5 ps": poderes (motor uterino), passageiro (feto), passagem (pelve), preparo psicológico materno (*patient*) e o assistente (*provider*).

O diagnóstico do trabalho de parto pode ser delicado, uma vez que as contrações uterinas dolorosas não são suficientes para o estabelecimento desse diagnóstico.

Muitas das opções para avaliar e conduzir as mulheres durante esse momento crucial não foram estudadas em ensaios clínicos, uma vez que os dados desses ensaios são insuficientes para a decisão apenas com base em evidências. Assim, muitas das recomendações para a assistência à gestante são fundamentadas em experiências clínicas.

O trabalho de parto é uma síndrome caracterizada por contrações eficientes que levarão à dilatação e ao esvaecimento do colo uterino. As contrações uterinas foram estudadas pelo grupo uruguaio coordenado por Caldeyro e Bárcia na década de 1950, quando foi proposta a fórmula da atividade uterina, até hoje utilizada, que multiplica a intensidade (Int) e a frequência (Freq) das contrações. O resultado dessa operação matemática mostra a atividade uterina (AU), que é descrita em Unidade Montevidéu (UM) em homenagem à capital de seu país de origem:

$$AU: Int. \times Freq. (UM)$$

Considera-se o início do trabalho de parto quando AU >60UM, ou seja, duas ou três contrações de 20 a 30 segundos por 10 minutos. Essas contrações ocasionam a modificações no colo uterino, as quais ocorrem diferentemente em primigestas e multigestas. Nas nulíparas há o apagamento inicialmente para posteriormente haver a dilatação. Já nas multíparas, esses dois fenômenos ocorrem simultaneamente. Para que seja considerado o início dos trabalhos, o colo deve apresentar dilatação de 2 a 4cm e esvaecimento de 30% a 50%.

Os outros eventos que estabelecem o início do trabalho de parto são a formação da bolsa das águas, a modificação da posição do colo uterino e o tríplice gradiente descendente de pressão (TGDP). A formação da bolsa das águas facilita a

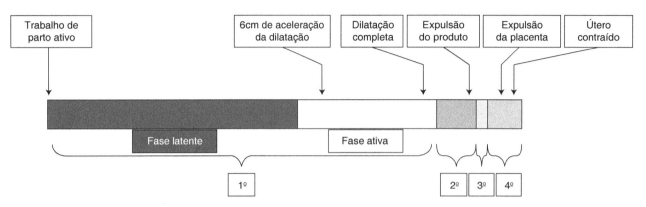

Figura 77.1 Divisão funcional do trabalho de parto até o parto.

distribuição da força de pressão causada pela contração por todos os setores do colo uterino, garantindo dilatação uniforme. A ação das contrações uterinas conduz a posição do colo uterino para o sentido anterior ao canal vaginal, facilitando o eixo do trajeto a ser percorrido pelo feto. Esse tríplice gradiente é de avaliação subjetiva, mas de extrema importância para a apreciação do trabalho de parto. Só há dilatação, esvaecimento cervical e formação da bolsa das águas quando a contração é eficiente. A expressão TGDP se explica porque a contração se inicia em um dos cornos uterinos (marca-passo) e se dirige para o corno contralateral, para a região posterior e anterior do útero, e então desce até o colo uterino, funcionando como uma ordenha, o que resultará em um vetor descendente dessa contração agindo no colo para que ocorram a dilatação e o esvaecimento (afinamento) do colo. A avaliação desse tríplice gradiente é a resposta efetiva da contração responsável pela modificação da posição, a dilatação e o esvaecimento cervical.

O trabalho de parto é dividido em quatro períodos (Figura 77.1): o de dilatação, o expulsivo, o de dequitação e o de observação.

PERÍODO DE DILATAÇÃO

O período de dilatação é deflagrado pela percepção da parturiente das contrações uterinas e termina com a dilatação cervical completa. Historicamente Friedman, seguido por Schwarcz e cols. (Centro Latino-Americano de Perinatologia – CLAP), criou uma nova definição das fases funcionais do parto. Ao analisar cerca de 10 mil partos, dividiu o trabalho de parto em duas fases principais (Figura 77.2):

- **Fase latente** (desde o início do período de dilatação até alcançar cerca de 3 a 5cm de dilatação do colo): corresponde a dois terços do período de dilatação, o qual se caracteriza por fenômenos preparatórios para o parto, como amadurecimento cervical, contrações de baixa frequência e baixa intensidade; marcador no qual o ritmo de dilatação está abaixo de 0,6 a 1cm/h, com mínima ou ausente descida da apresentação. A transição para o início da fase ativa ocorre quando se atingem os padrões contrátil e de dilatação cervical, os quais caracterizam o diagnóstico de trabalho de parto. Considera-se fase latente prolongada quando são ultrapassadas 20 horas em nulíparas e 14 horas em multíparas.

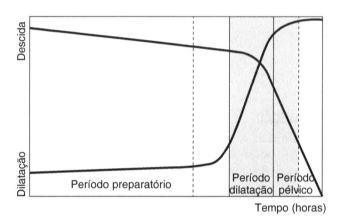

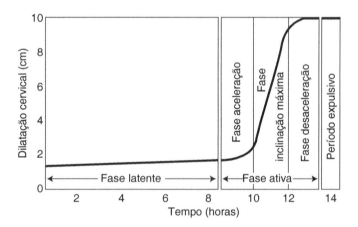

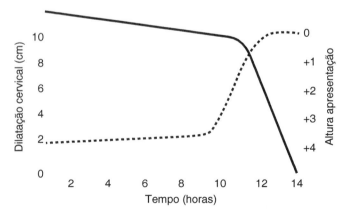

Figura 77.2 Fases do parto (conceitos de Friedman).

- **Fase ativa:** essa fase se inicia com mudança significativa na velocidade da dilatação cervical. Segundo Friedman, o início ocorre com aproximadamente 3 a 5cm e vai até a dilatação completa do colo uterino. Corresponde a um terço desse período. Essa fase tem duração média de 6 a 12 horas, dividindo-se em três estágios: aceleração (início do aumento da velocidade de dilatação em relação ao tempo), dilatação máxima (maior velocidade de dilatação) e desaceleração (diminui a velocidade de dilatação em relação ao tempo). A fase ativa é subdividida em dois períodos: dilatação (dilatação cervical propriamente dita) e pélvico (descida da apresentação).

A duração do período de dilatação depende da paridade. Nas multíparas, tem a velocidade de 1,5cm/h e a duração total de aproximadamente 6 a 8 horas. Nas nulíparas, a velocidade da dilatação é de 1cm/h com duração total de 10 a 12 horas.

Em 2014, por meio do consenso chamado *Safe prevention of the primary cesarean delivery*, o Colégio Norte-Americano de Obstetras e Ginecologistas (ACOG), propôs mudanças na análise desse período, tomando por base os estudos de Zhang e sugerindo que o trabalho de parto na fase ativa deverá ser considerado a partir de 6cm de dilatação, que a velocidade da dilatação em primíparas e multíparas até 6cm é a mesma, que as velocidades no período ativo para primíparas (0,5 a 0,7cm/h) e multíparas (0,5 a 1,3cm/h) são substancialmente menores do que as encontradas por Friedman e que na fase mais avançada desse período foram mais rápidas. As observações realizadas pelo ACOG propõem, com base na medicina baseada em evidências, a diminuição do número de cesarianas.

ACOMPANHAMENTO CLÍNICO DA FASE ATIVA – PARTOGRAMA

A paciente pode assumir postura verticalizada, deambular, sentar-se ou tomar banho, atitudes que podem proporcionar algum conforto. Deve-se evitar a restrição ao leito. Não há consenso na literatura sobre o consumo de líquidos durante o trabalho de parto, podendo a hidratação, se necessária, ser suprida por via endovenosa. A ingestão de sólidos é geralmente limitada durante a fase ativa do parto em razão do risco de aspiração.

O acesso venoso possibilita a prevenção e a rápida intervenção nos fatores complicadores no ato de se dar à luz, mas não é necessário como rotina nas gestações de baixo risco. O acesso venoso pode restringir a movimentação e levar à necessidade de uso de tônicos uterinos.

A tricotomia e o enteroclisma, segundo revisão sistemática da Cochrane, não mostraram benefícios; portanto, não devem ser recomendados de rotina.

Todas as parturientes necessitam de vigilância constante (sinais vitais, frequência cardíaca fetal) em virtude da possibilidade de complicações rápidas, mesmo em pacientes de baixo risco. Cerca de 20% a 25% de todos os registros de morbimortalidade estão associados a gestações de baixo risco.

O tempo é o parâmetro fundamental para orientar o acompanhamento da gestante no momento de parir, e todos os fenômenos fisiológicos (dilatação cervical, descida da apresentação fetal, padrão de contratilidade) devem ser analisados em relação a esse momento, sempre com o uso do partograma.

O conceito de análise gráfica por curvas desse trabalho foi introduzido por Friedman como uma maneira simples de organizar informações obtidas no exame físico com vistas a facilitar a observação do trabalho de parto para o assistente e os observadores. As curvas descritas podem orientar um diagnóstico sem nunca firmá-lo, mas fornecem uma base segura para as intervenções.

Na curva original de Friedman, a relação entre a dilatação cervical e o tempo é representada como uma curva sigmoidal, a qual evolui de acordo com a velocidade da dilatação (aceleração, inclinação máxima e desaceleração). A descida da apresentação é representada como uma hipérbole em que, no parto normal, a fase de descida deve coincidir com a fase de inclinação máxima da curva de dilatação, fazendo, já no segundo período, uma curva linear até o nascimento.

Existem diversas variações da curva de Friedman, merecendo destaque a de Phillpot, descrita em 1972 na África com o objetivo de orientar enfermeiras-obstetras e parteiras no diagnóstico de partos disfuncionais e indicar a necessidade de acompanhamento em ambiente hospitalar.

Phillpot e Castle criaram, então, o conceito de linhas de alerta e de ação, as quais separariam graficamente os partos normais dos disfuncionais. Esse modelo é o recomendado atualmente pela Organização Mundial da Saúde (OMS) para o acompanhamento do trabalho de parto. A construção do partograma é simples, bastando ter à disposição papel quadriculado para sua confecção.

A dilatação cervical, expressa em centímetros, e a descida da apresentação (obedecendo aos planos de De Lee ou de Hodge) são representadas nas ordenadas à esquerda e à direita, respectivamente. O tempo é representado na abscissa, valendo frisar que cada quadriculado corresponde a 1 hora de evolução (Figura 77.3).

O registro deve ser iniciado quando a paciente preenche os critérios do verdadeiro trabalho de parto, ou seja, se encontra na fase ativa, para que não haja falsos registros e, mais ainda, interpretações errôneas do processo.

As linhas de alerta e de ação (representadas como oblíquas) são construídas 1 e 4 horas, respectivamente, à frente do ponto de registro inicial. Exames vaginais são realizados a cada 2 horas, respeitando-se em cada anotação o tempo expresso no gráfico. A dilatação cervical é representada por um triângulo, e a apresentação e a variação, por um círculo. O trabalho de parto normal deve evoluir sem que se ultrapasse a linha de alerta, a qual implica a necessidade de melhor observação clínica, porém, ao ultrapassar a linha de ação, haverá indicação de intervenção médica.

Estudos controlados demonstraram que a indicação de partos cesarianos e complicações perinatais aumenta em relação à evolução do trabalho após a ultrapassagem da linha de alerta e, principalmente, a linha de alarme. No partograma podem ser anotados, ainda, o padrão de contratilidade uterina, a frequência cardíaca fetal, o estado de integridade ou

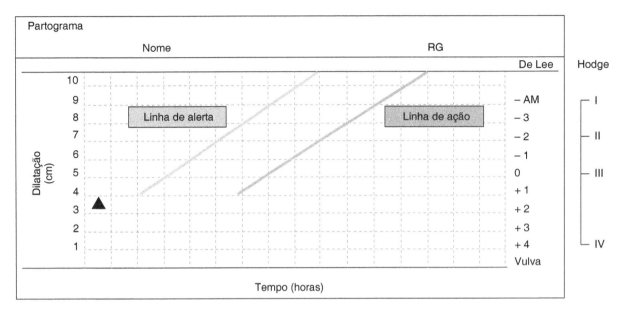

Figura 77.3 Linhas de ação e alerta.

não das membranas e, se rotas, as características do líquido amniótico, o uso de ocitócitos e a dosagem, a instalação de analgesia e outros parâmetros de vitalidade fetal, quando disponíveis (Figura 77.4).

O principal erro na construção do partograma consiste na marcação inicial do registro quando a paciente se encontra na fase latente do trabalho de parto (Figura 77.5).

CONDUÇÃO ATIVA DO PRIMEIRO PERÍODO

O conceito de condução ativa do trabalho de parto surgiu em Dublin, na Irlanda, em 1963, mas só foi citado na literatura no final da década de 1960, sendo confirmado como um método capaz de reduzir índices de cesarianas em estudos controlados apenas em 1993.

O objetivo da condução ativa seria reduzir o número de partos disfuncionais a partir do uso liberal da ocitocina, da amniotomia precoce e do acompanhamento intensivo da evolução da gestante por exames em curto intervalo de tempo (1 hora).

Amniotomia

Com a revisão sistemática realizada em 2007 foi demonstrado que a amniotomia reduziu significativamente o número de partos disfuncionais, mas com tendência ao aumento do risco de cesariana. Assim, a redução estatística do parto disfuncional não foi vantajosa.

Outra metanálise avaliou amniotomia e administração de ocitocina precocemente e concluiu que essa combinação pode estar associada à redução de 1 hora do trabalho de parto e a modesta redução no risco de cesariana.

Embora não haja consenso sobre o momento ideal para a amniotomia, quando realizada com polo cefálico encaixado na pelve materna reduz-se a possibilidade de acidentes com o cordão umbilical. Após a amniotomia, é indispensável auscultar os batimentos cardiofetais (BCF) antes, durante e após as contrações. As principais indicações para a amniotomia precoce seriam a prova de trabalho de parto, a necessidade de avaliação do líquido amniótico (presença ou não de mecônio) e a instalação de monitorização fetal interna e oximetria. As principais contraindicações são a infecção pelo HIV e a suspeita de *vasa* prévia.

As complicações potenciais da amniotomia precoce são a amniorrexe prolongada (>6 horas, constituindo fator de risco de infecção puerperal), o prolapso de cordão umbilical e a ruptura de *vasa* prévia com consequentes hemorragia fetal e óbito.

Os estudos mais recentes sugerem que a amniotomia deva ser reservada para as pacientes em trabalho de parto com evolução anormal.

Prova de trabalho de parto

A prova de trabalho de parto é um recurso aplicado às nulíparas quando da suspeita de desproporção cefalopélvica (polo cefálico alto no início do trabalho de parto). É indispensável a presença de contrações uterinas eficazes para promover a dilatação cervical quando, então, é realizada a amniotomia. O exame vaginal é repetido em torno de 2 a 4 horas, avaliando-se a dilatação cervical e a descida da apresentação fetal. A persistência do polo cefálico acima do plano zero de De Lee sugere o diagnóstico de desproporção cefalopélvica.

Esse procedimento pode ser também aplicado às pacientes com cesariana anterior em trabalho de parto, desde que cuidadosamente acompanhadas, tendo sido demonstrada a diminuição das taxas de cesariana sem aumento no risco de ruptura uterina.

Monitorização fetal

A monitorização fetal envolve a interpretação do bem-estar a partir de informações obtidas diretamente do feto, em diversas situações, sendo seu objetivo servir como teste de

Capítulo 77 Assistência ao Parto

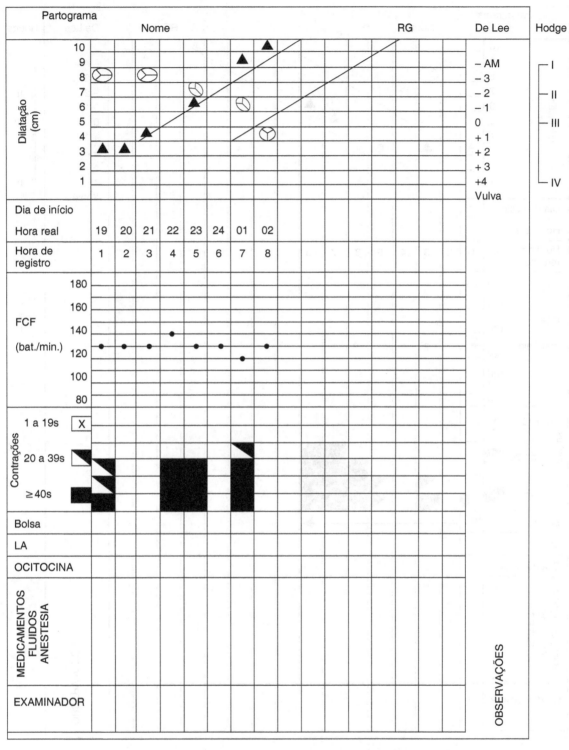

Figura 77.4 Parto normal representado no partograma.

rastreamento para asfixia e agir na prevenção de danos neurológicos no recém-nascido.

A ausculta fetal intermitente tem sido utilizada há quase 20 anos na prática obstétrica como o principal meio de avaliação do bem-estar fetal. Há cerca de 30 anos a monitorização eletrônica da frequência cardíaca fetal se tornou o método mais aplicado para a vigilância intraparto, associada à medida do pH fetal e, mais recentemente, à oximetria fetal, principalmente em parturientes de alto risco.

Durante o trabalho de parto, o concepto pode experimentar diversos estados de estresse e hipoxia, sendo o feto hígido capaz de compensar e neutralizar essas anormalidades. A monitorização fetal tem a capacidade de interpretar a resposta fetal a esses estímulos, identificando, dentro de certas limita-

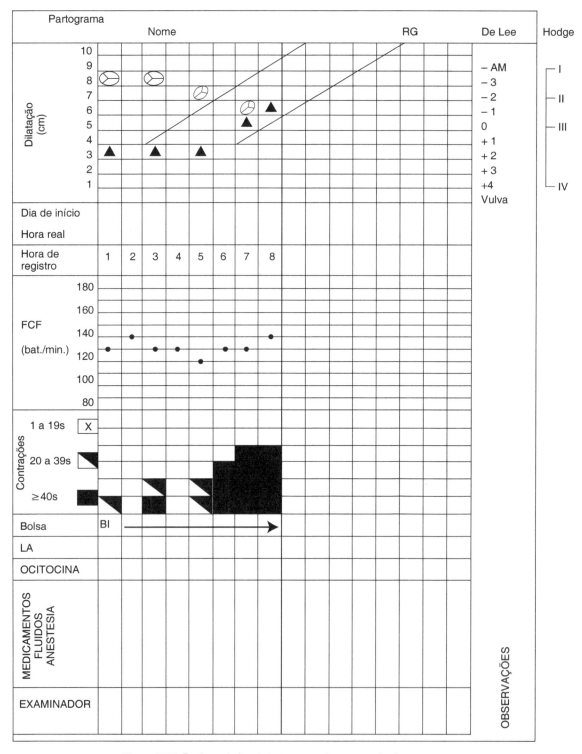

Figura 77.5 Registro da fase latente – erro de construção do partograma.

ções, os fetos em risco ou em hipoxia. O padrão normal de frequência cardíaca fetal – incluindo boa reatividade e ausência de desacelerações associadas a pH e saturação de oxigênio normais – fornece elementos para confirmar um bom estado de oxigenação. Não há relato de morte súbita de fetos com padrões de normalidade durante o trabalho de parto. A seguir serão analisados os métodos disponíveis para monitorização fetal intraparto.

Ausculta fetal intermitente

A ausculta fetal intermitente deve ser realizada a cada 30 minutos em gestantes de baixo risco e a cada 15 minutos nas de alto risco no primeiro período do trabalho de parto. No segundo período, a ausculta deve ser realizada a cada 5 minutos, independentemente do risco. Estudos retrospectivos afirmam que, em pacientes de baixo risco obstétrico, a ausculta intermitente teria o mesmo valor preditivo que a monitorização contínua dos BCF na avaliação em relação à mortalidade perinatal e à paralisia cerebral. O único benefício da monitorização contínua sobre a ausculta intermitente foi a redução na taxa de convulsões neonatais, mas houve aumento no número de intervenções obstétricas operatórias (cesariana e fórceps).

Monitorização fetal eletrônica (cardiotocografia intraparto – CTG)

A monitorização eletrônica pode ser realizada por meio de duas técnicas: a interna, por eletrodos fixados no couro cabeludo fetal, e a externa, por meio de um transdutor Doppler no abdome materno.

A monitorização interna tem aplicabilidade clínica limitada em nosso meio em razão do alto custo e de certas dificuldades técnicas. Comparada com a técnica externa, apresenta traçado de melhor qualidade, pela análise do eletrocardiograma fetal (onda R e intervalo R-R), sendo ao mesmo tempo inserido um sensor para monitorização das contrações uterinas.

Para a inserção do eletrodo são exigidos o mínimo de 3cm de dilatação cervical e amniotomia precoce. O método, contraindicado em caso de infecção cervicovaginal e nas pacientes soropositivas para HIV e hepatite B, é considerado fator de risco de infecção puerperal.

A monitorização externa se baseia no princípio da detecção dos BCF pelo Doppler associada à monitorização das contrações uterinas com um tocodinamômetro, ambos colocados sobre o abdome materno.

A monitorização das contrações é fundamental pelo fato de a estimativa clínica tender a subestimar a intensidade das contrações (em geral, uma contração só é palpável quando excede 10mmHg).

Os padrões de interpretação são classificados em basais, periódicos (associados às contrações) e episódicos (sem associação às contrações).

Padrões basais

- Variabilidade da linha de base entre 10 e 25bpm.
- Frequência cardíaca fetal basal (FCF): 110 a 160bpm.
- Acelerações transitórias: aumento da FCF >15bpm por 15 segundos.
- Desacelerações ausentes.

Todos esses parâmetros são considerados normais, e qualquer padrão diferente deve ser considerado suspeito.

Alterações periódicas

As alterações periódicas se relacionam com as contrações uterinas, geralmente de início e de acordo com a intensidade máxima da contração (pico), e as de importância clínica são denominadas desacelerações, as quais são divididas em precoces (DIP I) e tardias (DIP II).

As DIP I, ocasionadas por quedas da FCF em associação às contrações uterinas, costumam ser encontradas nas dilatações cervicais mais avançadas (>4 a 8cm), havendo em geral padrão normal de linha de base.

O mecanismo mais aceito seria a compressão do polo cefálico, ocasionando o aparecimento de reflexo vagal secundário à elevação da pressão intracraniana. Não há associação a hipoxia fetal nem necessidade de medidas de correção, a não ser quando em associação a outros padrões de desaceleração.

As DIP II consistem em quedas graduais da frequência cardíaca fetal que se iniciam cerca de 30 segundos após o término da contração uterina. O mecanismo mais aceito seria a hipoxia fetal transitória associada à redução da perfusão uteroplacentária durante a contração. A permanência do padrão de desaceleração é causada pela depressão miocárdica direta.

Os padrões repetitivos de desaceleração tardia – pelo menos 50% das contrações no período de 10 minutos – constituem o sinal mais precoce de hipoxia fetal, indicando a necessidade de medidas corretivas e a complementação da propedêutica com oximetria e análise do pH fetal.

As alterações periódicas estão resumidas no Quadro 77.1.

Alterações episódicas

As alterações episódicas, as mais comumente encontradas no trabalho de parto, são denominadas desacelerações variáveis (DIP III), pois sua forma de apresentação (frequência, amplitude, duração e resolução) varia de uma contração para outra e muitas vezes independe dessas. O prognóstico é variável, influenciado pelo tempo do parto. Essas DIP III podem estar associadas a esforço materno no período expulsivo sem significar necessariamente sofrimento fetal agudo.

O mecanismo mais aceito consiste no comprometimento da circulação umbilical (oclusão, circulares, prolapso), levando a hipertensão e hipoxemia fetais, estimulação de reflexos barorreceptores e quimiorreceptores, depressão miocárdica e, finalmente, desaceleração da FCF.

Quando acompanhadas de lenta recuperação da FCF, as recuperações incompletas (onda em W) e as alterações da linha de base são altamente sugestivas de hipoxia fetal.

A monitorização fetal eletrônica é um método precioso na avaliação fetal intraparto, porém seus achados devem ser interpretados com cautela, levando-se em consideração fatores de risco maternos e fetais e a própria evolução do trabalho de parto. A má interpretação aumenta as chances de achados falso-positivos com consequente aumento da incidência de partos operatórios.

Quadro 77.1 Alterações periódicas

Tipo	Padrão	Correlação	Mecanismo
Desacelerações precoces (DIP I)	Queda gradual da FCF (>30s)	Inicia-se e termina com a contração	Estímulo vagal por compressão da perfusão placentária
Desacelerações tardias (DIP II)	Queda lenta e recuperação gradual da FCF (>30s)	Inicia-se 30s após a contração	

Como já relatado, os achados negativos se correlacionam com o estado de bem-estar fetal, enquanto os francamente positivos – diminuição da variabilidade da linha de base, bradicardia prolongada, desacelerações do tipo II ou III subsequentes e lenta recuperação da frequência para a linha de base – estão relacionados com graus variados de hipoxia fetal. Em caso de dúvida, os achados da CTG intraparto devem ser confirmados por métodos mais sensíveis e específicos – microanálise do sangue fetal e oximetria –, uma vez que cerca de 50% dos traçados que indicam hipoxia fetal não são confirmados no exame neonatal.

Microanálise do sangue fetal

A hipoxia é o principal determinante da acidose fetal. Assim, a medida do pH fetal determina indiretamente as condições de oxigenação do feto. A gasometria fetal, obtida da coleta de sangue por micropunção no couro cabeludo, exige material específico, treinamento e experiência em sua interpretação, o que limitou sua aplicação em larga escala. Deve haver dilatação cervical de pelo menos 3cm e amniotomia, apresentando, portanto, as mesmas contraindicações da monitorização interna.

Oximetria fetal intraparto

A oximetria fetal intraparto foi desenvolvida como um método capaz de reproduzir os achados da gasometria fetal, apresentando, porém, menos desconforto e mais facilidade técnica. Estudos em animais demonstraram que a acidose metabólica se desenvolve quando a saturação de oxigênio fetal (SaO_2f) cai para menos de 30%.

Observações publicadas recentemente estabeleceram esse valor como o limite para se considerar o feto em hipoxia, relacionando a oximetria com a gasometria fetal do cordão umbilical após o nascimento. Pela primeira vez foi possível demonstrar que a oximetria pode predizer o desenvolvimento de hipoxia fetal quando há SaO_2f <30% persistente, com sensibilidade de 81% e especificidade de 100%.

O sensor deve ser introduzido com dilatação de pelo menos 3cm e bolsa rota, sendo fixado na face fetal. As contraindicações são as mesmas de outros métodos invasivos. No terceiro período pode haver perda transitória do sinal em 30% dos casos. O método não foi associado a aumento de infecções puerperais. Uma revisão da Cochrane, realizada em 2007, salienta que a oximetria de pulso não diminuiu o número de cesarianas e não mudou a qualidade de saúde da mãe ou do feto quando comparado com a CTG isolada.

PERÍODO DE DILATAÇÃO PROLONGADO

O período de dilatação prolongado é conceituado como progressão lenta e "anormal" do trabalho de parto, sendo responsável por 60% das cesarianas nos EUA. Em um estudo de 2009 no Hospital de Clínicas de Porto Alegre, Kaergaard e cols. mostraram que o período de dilatação prolongado é responsável por 32% das cesarianas, sendo dois terços no período expulsivo. Em outras publicações internacionais, Zhu e Satin referem que 20% dos trabalhos de parto têm lentificação ou interrupção da progressão.

PERÍODO EXPULSIVO

O período expulsivo se inicia com a dilatação completa e termina com a expulsão completa do recém-nascido, sendo muito difícil mensurar sua duração. Segundo o ACOG 2014, o pequeno nível de evidências científicas encontrado nos trabalhos pode levar a variações individuais, e o aspecto mais importante a ser observado diz respeito à vitalidade fetal e à exaustão materna, mas fica claro que quanto maior o período expulsivo, maior a probabilidade de complicações materno-fetais.

O período expulsivo está diretamente relacionado com os seguintes fatores: padrão das contrações uterinas, participação da parturiente, resistência dos órgãos genitais e participação da equipe obstétrica.

O estudo de Menticoglon e cols., intitulado *Perinatal Outcome in Relation to Second-Stage Duration* (1995), refere que não houve relação significativa entre a duração do segundo período e os índices baixos de APGAR no quinto minuto nem entre a incidência de convulsões neonatais e o aumento da admissão em UTI neonatal.

Assistência à expulsão fetal

Na assistência à expulsão fetal, o obstetra deve aguardar os reflexos maternos expulsivos, chamados de puxos (reflexos de Ferguson-Harris), visto que aumentam a força das contrações em cerca de 40mmHg, devendo ser evitada a manobra de Kristeller.

Muitas manobras têm sido propostas para tentar diminuir o risco de lesão perineal, porém Eason e cols., em revisão sistemática realizada no ano 2000, não mostraram diferenças significativas em relação às várias manobras para proteção perineal.

Na liberação dos ombros deve-se auxiliar a sua restituição caso não tenha ocorrido, tracionando levemente para baixo, de modo a favorecer a expulsão do ombro anterior, e depois para cima, facilitando a saída do ombro posterior. Nesse momento, cabe recordar que a expulsão da cintura escapular acontece com o diâmetro biacromial no sentido oblíquo da pelve. Caso haja alguma dificuldade na saída dos ombros, a paciente deve ser posicionada com as pernas e as coxas flexionadas sobre o abdome (promovendo rotação da sínfise púbica nos sentidos anterior e superior, aumentando a inclinação do estreito superior da pelve em 10 graus) – manobra de McRoberts – seguida da aplicação de pressão suprapúbica.

CLAMPEAMENTO DO CORDÃO UMBILICAL

O clampeamento do cordão umbilical deve respeitar a interrupção de seus batimentos ou pelo menos se aguardar 1 minuto com o objetivo de diminuir a anemia ferropriva. Os protocolos de pediatria recomendam o clampeamento do cordão após 2 minutos. As indicações de clampagem imediata do cordão serão consideradas quando a mãe for Rh-negativa, HIV-positiva ou caso tenha ocorrido sofrimento fetal agudo durante o trabalho de parto.

EPISIOTOMIA

Sugerida por Michaelis em 1910 e recomendada por De Lee em 1920, a episiotomia, o procedimento obstétrico mais realizado, é conceituada como alargamento cirúrgico do orifício vaginal por incisão do períneo. A indicação desse processo tem sido rotineiramente contestada com base nas evidências atuais.

Os benefícios da episiotomia são:

- Diminuição da probabilidade de ruptura perineal de terceiro e quarto graus.
- Preservação da musculatura pélvica e perineal, prevenindo a perda de função sexual com a diminuição do risco de incontinência urinária e fecal.
- Incisão cirúrgica, facilitando o reparo da laceração.
- Diminuição da duração do período expulsivo, diminuindo o risco de sofrimento fetal.

As desvantagens são:

- Extensão da episiotomia com lesão de esfíncter e reto.
- Cicatrização assimétrica com estenose do introito vaginal e formações de fístulas.
- Mais perda sanguínea no período expulsivo e, portanto, mais chances de hematomas.
- Mais dor e edema da região.
- Alto risco de deiscência e infecção.
- Alto risco de disfunção sexual.
- Custos mais elevados.
- Implicações legais.

A revisão sistemática publicada pela Cochrane Library em 2000 não mostrou diferenças em termos de sangramento, dor em 3 dias, 10 dias e 3 meses após o parto, incidência de dispareunia e índice de Apgar, mas foi alta a incidência de deiscência no grupo submetido ao procedimento obstétrico.

A revisão sistemática de 2005 também não demonstrou benefícios da episiotomia, e em um trabalho de avaliação retrospectiva de 284.783 partos vaginais na Holanda ficou demonstrado que a episiotomia mediolateral protege bastante as lacerações de terceiros e quartos graus, e sua indicação deve ser individualizada para cada caso, com a técnica devendo ser a mais adequada de acordo com a anatomia perineal materna. Quando indicada, deve ser realizada com o polo cefálico no plano +2 de De Lee.

PERÍODO DE DEQUITAÇÃO

O período de dequitação se inicia com a expulsão completa do recém-nascido e termina com a saída da placenta. O tempo esperado para esse momento é de 15 a 30 minutos e não deve se prolongar em virtude da possibilidade de fechamento do colo uterino.

Tipos de dequitação

- **Baudeloque-Schultz:** a implantação placentária se encontra no fundo uterino (corporal), sendo a mais frequente, ocorrendo em cerca de 75% dos casos, além de apresentar a menor chance de complicações. Nesse tipo, a dequitação ocorre como um "guarda-chuva invertido". Portanto, no ato da dequitação não há perda sanguínea concomitante. O sangramento fisiológico é observado após a dequitação estar completada.
- **Baudeloque-Duncan:** a implantação placentária ocorre nas paredes laterais do útero. A incidência é de 25% dos casos, estando sujeita a elevado número de complicações em razão do sangramento concomitante à saída das membranas livres e do tecido placentário e havendo alto risco de retenção de restos placentários e de membranas.

Estudo realizado em 2004 demonstrou que a conduta ativa no terceiro período, com administração de 10 unidades de ocitocina por via intramuscular, pode reduzir a incidência de hemorragia pós-parto, sendo preconizada pela OMS como boa prática para a redução da morbimortalidade pós-parto.

REVISÃO DO CANAL DE PARTO

- **Cavidade uterina:** revisão indicada em caso de suspeita de retenção de restos placentários, atonia uterina e sangramento excessivo.
- **Colo uterino:** identificar e suturar lacerações.
- **Revisão da mucosa vaginal.**
- **Revisão perineal:** identificar e corrigir lesões anorretais.

Classificação para correção das lacerações perineais:

- **Laceração de primeiro grau:** mucosa e pele.
- **Laceração de segundo grau:** musculatura e fáscia.
- **Laceração de terceiro grau:** esfíncter anal.
- **Laceração de quarto grau:** mucosa retal.

PERÍODO DE OBSERVAÇÃO

O período de observação é importante para se evitar hemorragia puerperal, grande causa de mortalidade materna. Após a dequitação, toda a área da decídua basal que estava abrigando a placenta terá ficado desnuda. Para que não haja sangramento importante, o útero contrai e faz compressão no coágulo sanguíneo ali formado. Essa compressão no coágulo forma as ligaduras do leito sangrante. A primeira descrição desse evento foi relatada por Pinnard, no começo do século XX, e hoje esse fenômeno é reconhecido pela expressão ligaduras vivas de Pinnard.

Leitura complementar

ACOG Committee Opinion nº 441. Oral intake during labor. Obstet Gynecol 2009 Sep; 114(3):714.

Alfirevic Z, Devane D, Gyte G. Continuous cardiotocography (CTG) as a form of electronic fetal monitoring (EFM) for fetal assessment during labour. Cochrane Database Syst Rev 2006; 3:CD006066.

American Academy of Pediatrics and American College of Obstetricians and Gynecologists. Guidelines for perinatal care. 6. ed. ACOG, 2007.

American College of Obstetricians and Gynecologists. ACOG Practice Bulletin. Clinical Management Guidelines for Obstetrician-Gynecologists, number 70, december 2005 (Replaces Practice Bulletin Number 62, May 2005). Intrapartum fetal heart rate monitoring. Obstet Gynecol 2005 Dec; 106(6):1453-60.

American College of Obstetricians and Gynecologists. Safe prevention of the primary cesarean delivery. Obstetric Care Consensus nº 1. Obstet Gynecol 2014; 123:693-711.

American College of Obstetricians-Gynecologists. ACOG Practice Bulletin. Episiotomy. Clinical management guidelines for obstetrician-gynecologists. Number 71, Obstet Gynecol. 2006 Apr; 107(71): 957-62.

American Society of Anesthesiologists Task Force on Obstetric Anesthesia. Practice guidelines for obstetric ansthesia: an updated report by the American Society of Anesthesiologists Task Force on Obstetric Anesthesia. Anesthesiology 2007; 106:843-63.

Berghella V, Baxter JK, Chauhan SP. Evidence-based labor and delivery management. Am J Obstet Gynecol 2008; 199:445-54.

Caldeyro-Barcia R, Sica-Blanco Y, Poseiro JJ. A quantitative study of the action of syntheticoxytocin on the pregnant human uterus. J Pharmacol Exp Ther 1957; 121:18-31.

Carroli G, Belizan J. Episiotomy for vaginal birth. Cochrane Database Syst Rev 2000; (2):CD000081.

East CE, Chan FY, Colditz PB, Begg L. Fetal pulse oximetry for fetal assessment in labour. Cochrane Database Syst Rev 2004(4):CD004075.

FEBRASGO. Manual de orientação. Assistência ao parto e tocurgia. Ministério da Saúde. FEBRASGO, ABENFO. Parto, Aborto e Puerpério – Assistência Humanizada à Mulher. Brasília, 2001.

Hartmann K, Viswanathan M, Palmieri R. Outcomes of routine episiotomy: a systematic review. JAMA 2005; 293:2141-8.

Lawrence A, Lewis L, Hofmeyr GJ. Maternal position and mobility during first stage labour. Cochrane Database Syst Rev 2009:CD003934.

Neme B. Obstetrícia básica. 3. ed. São Paulo: Sarvier, 2006.

Smyth R, Alldred S, Markham C. Amniotomy for shortening spontaneous labour. Cochrane Database Syst Rev 2007:CD006167.

SOGIMIG. Ginecologia e obstetrícia – Manual para concursos/TGO. 4. ed. Rio de Janeiro: Guanabara Koogan, 2007.

Thacker SB, Stroup D, Chang M. Continuous electronic heart rate monitoring for fetal assessment during labor. Cochrane Database Syst Rev 2007 Jul 18(3):CD000063.

Weber AM, Meyn L. Episiotomy use in the United States, 1979-1997. Obstet Gynecol 2002; 100:1177-82.

Wei S, Wo BL, Xu H. Early amniotomy and earloxytocin for prevention of, or therapy for, delay in first stage spontaneous labour compared with routine care. Cochrane Database Syst Rev, 2009:CD006794.

Zapata-Vazquez RE, Rodriguez-Carvajal LA, Sierra-Basto G. Discriminant function of perinatal risk that predicts early neonatal morbidity: its validity and reliability. Arch Med Res 2003; 34:214-21.

CAPÍTULO 78

Puerpério Fisiológico

Quesia Tamara Mirante Ferreira Villamil
Flávia Ribeiro de Oliveira
Caroline Reis Gonçalves

INTRODUÇÃO

Puerpério é o período pós-parto que se inicia depois da dequitação e termina com a readaptação anatômica e fisiológica do corpo ao estado pré-gestacional. Nesse tempo ocorrem profundas transformações físicas, emocionais, sociais e familiares, exigindo acompanhamento assertivo multiprofissional para que a vivência dessa fase pela mulher seja saudável e sem intercorrências que afetem seu desenvolvimento na maternidade e na lactância, proporcionando segurança para o estabelecimento do vínculo mãe-filho e o sucesso no aleitamento materno.

CLASSIFICAÇÃO

O puerpério é dividido em três fases:

- **Puerpério imediato:** representa as primeiras 24 horas após o parto.
- **Puerpério subagudo:** nessa fase (do segundo ao 42º dia após o parto), a mulher passa por importantes alterações hemodinâmicas, geniturinárias, emocionais, metabólicas e hormonais.
- **Puerpério tardio:** representa o período a partir do 42º dia, em que mudanças graduais ainda acontecem no corpo e na psique materna, podendo durar até 1 ano.

ALTERAÇÕES FISIOLÓGICAS E ANATÔMICAS

Útero

Após a dequitação placentária, o peso uterino é de cerca de 1.000g, e a altura uterina corresponde a 20 semanas de gestação, podendo ser pouco maior na multípara do que na primípara e, também, maior após uma cesariana do que após um parto normal. Após a primeira semana, o útero estará palpável na altura da sínfise púbica e, ao final do puerpério, estará pesando aproximadamente 60g.

O principal mecanismo da homeostase uterina é a contração dos músculos miometriais por ação da ocitocina com subsequente vasoconstrição dos vasos intramiometriais. Logo após a dequitação, o hipotálamo é responsável pela produção de ocitocina, que irá conter o sangramento uterino. Um mecanismo coadjuvante para a liberação de ocitocina, nesse momento, é o aleitamento. A sucção do mamilo pelo recém-nascido logo após o nascimento é um estímulo para a produção de ocitocina hipotalâmica com consequente contração uterina. Essas contrações ocorrem principalmente nos primeiros 3 dias de puerpério e causam mais desconforto nas multíparas do que nas primíparas. Adicionalmente ocorre trombose dos vasos no leito placentário como mecanismo secundário de prevenção da hemorragia uterina.

Colo uterino

O colo uterino, nos primeiros dias pós-parto, apresenta dilatação de 2 a 3cm, chegando a menos de 1cm ao final da primeira semana. O orifício externo do colo na nulípara é de formato circular e no puerpério se torna mais alongado, em formato de fenda transversal. Histologicamente, a cérvice retorna à linha de base 3 meses após o parto.

Lóquios

A porção basal da decídua consiste em duas camadas: a mais profunda, que origina novo endométrio, e a superficial, que origina os lóquios. O volume dos lóquios varia de 200 a 500mL. Sua duração média é de 24 a 36 dias, podendo acontecer sangramentos por mais de 6 semanas. Iniciam-se com coloração vermelho-escura (*lochia rubra*) até o sexto dia e, após esse período, começam a apresentar conteúdo mais aquoso de coloração acastanhada (*lochia serosa*), durante cerca de 3 semanas. Por fim, tornam-se branco-amarelados (*lochia alba*), podendo não estar presentes. Microscopicamente, os lóquios são compostos de exsudato seroso, eritrócitos, leucócitos, decídua, células epiteliais e bactérias.

Vagina

A vagina se contrai lentamente, e a mucosa e sua vascularização se reestruturam até a terceira semana. As lacerações pequenas que não foram suturadas cicatrizam em 4 ou 5 dias. Na prega himenal remanescente após o parto são visualizadas as carúnculas himenais ou mirtiformes.

Assoalho pélvico

A gestação e o parto afetam diretamente a estrutura do assoalho pélvico de acordo com o suporte intrínseco de colágeno, a via de parto, o tamanho do feto, os graus de laceração e se houve ou não episiotomia. No puerpério, alguns sintomas relacionados com o assoalho pélvico podem estar presentes, como incontinência urinária e para flatos ou fezes e distopias genitais. Cabe orientar e acompanhar as mulheres, visto que a maioria desses sintomas tem remissão espontânea ao fim do puerpério, mas para algumas poderá ser necessária a intervenção terapêutica.

Abdome

A parede abdominal recupera a maior parte do tônus muscular, mas a diástase dos retos abdominais pode persistir. Após o fim do puerpério subagudo podem ser realizados exercícios localizados para redução da diástase.

Fâneros

Quando a gestação implica o aparecimento de estrias avermelhadas no abdome, essas estrias podem apresentar alteração da coloração após o parto, passando para branco-prateadas. O cloasma gravídico pode sofrer redução, mas é variável o tempo até seu desaparecimento total. O eflúvio telógeno é o distúrbio capilar mais comum entre as mulheres nos primeiros 5 meses após o parto, sendo caracterizado por alopecia difusa com queda de fios em várias regiões do couro cabeludo, resultando na diminuição da densidade capilar. As mulheres devem ser tranquilizadas, uma vez que esse sintoma é geralmente autolimitado e ocorre retorno ao padrão capilar normal após 12 meses.

Hormônios e ovulação

Os valores da gonadotrofina coriônica humana (HCG) retornam ao normal em 2 a 4 semanas após o parto. O retorno da ovulação ocorre em cerca de 27 dias nas mulheres que não estão amamentando. Naquelas em aleitamento, esse intervalo é variável, podendo ser ampliado por vários meses, de acordo com a quantidade de mamadas.

Sangue

Em cerca de 3 semanas, o volume sanguíneo retorna aos níveis pré-gestacionais. A leucocitose no puerpério é esperada, podendo atingir 20.000 leucócitos/mm^3. Em geral, a leucocitose fica reduzida à metade nas primeiras 48 horas e em torno do sexto dia retorna às taxas habituais. A quantidade de plaquetas está aumentada nas primeiras semanas, assim como o nível de fibrinogênio, o que significa a preocupação com a imobilização prolongada da puérpera no leito, situação que facilita o aparecimento de complicações tromboembólicas.

Perda de peso

Logo após o parto ocorre redução de 5 a 6kg de peso corporal, em razão do esvaziamento uterino e da perda sanguínea. Um a 2kg adicionais são consequentes à poliúria, que pode acontecer após o parto em virtude da cessação do estímulo renina-angiotensina gestacional. O tempo para o retorno ao peso pré-gestacional varia muito, influenciado pela quantidade do ganho de peso durante a gravidez, paridade, aleitamento e época de retorno ao trabalho, para as mulheres que trabalham fora de casa.

Alterações mamárias

As mamas, glândulas exócrinas que exercem a função de nutrição do recém-nascido, sofrem profundas transformações teciduais que se iniciam na gestação e continuam no puerpério. No início da gravidez são observados proliferação de células epiteliais alveolares, formação de novos ductos e desenvolvimento da arquitetura lobular. Próximo ao parto, as mamas adquirem capacidade secretora com hipertrofia dos vasos sanguíneos, aumento das células mioepiteliais e tecido conjuntivo, depósito de gordura e retenção de água, o que faz seu tamanho aumentar consideravelmente.

Enquanto o desenvolvimento mamário durante a gravidez é estimulado por estrogênio, progesterona, hormônio do crescimento, glicocorticoides e fator de crescimento epitelial, a produção láctea ocorre à custa da ação de prolactina, glicocorticoides e insulina.

Se a mulher não apresentou a produção de colostro durante a gestação, essa produção se fará presente logo após o parto. O colostro é a primeira secreção mamária que alimenta o recém-nascido nas primeiras horas após o parto, sendo composto de água, vitaminas, proteínas e carboidratos, além de conter grande quantidade de células imunologicamente ativas e imunoglobulinas, que têm a função de fornecer imunização passiva ao recém-nascido. Nas primeiras horas após o parto, o colostro é ainda mais rico do ponto de vista nutricional, e, por isso, é importante sua ingestão pelo bebê nesse momento.

Cerca de 48 a 72 horas após o parto acontece a "descida do leite" ou "apojadura", isto é, o colostro é substituído por uma secreção de composição nutricional diferente, o "leite de transição", o qual é produzido por 1 ou 2 semanas e tem aquele aspecto aguado. Sua composição se modifica gradualmente de acordo com as necessidades nutricionais do recém-nascido. A concentração de imunoglobulinas e o teor de vitaminas lipossolúveis se tornam progressivamente menores, enquanto aumenta o teor de vitaminas hidrossolúveis, lipídios e lactose, com consequente acréscimo de aporte calórico. No dia em que se inicia a produção do leite de transição, ocorrendo a "apojadura", a mulher pode apresentar aumento da temperatura corporal, dor de cabeça e aumento do volume das mamas em virtude da congestão vascular e glandular.

O "leite maduro" ou "definitivo" só surge por volta do 15º dia após o parto e apresenta coloração mais branca e aspecto mais consistente do que o leite de transição, com maior teor lipídico e de lactose, quase todos os minerais e vitaminas lipossolúveis e menor quantidade de proteínas.

Alterações emocionais

A chegada do bebê, ao mesmo tempo que promove profunda alegria e satisfação à mulher, também proporciona sentimentos contraditórios, como medo, insegurança e tristeza. O puerpério abre uma "janela na alma" feminina, e a mulher fica extremamente sensível a quaisquer alterações à sua volta. Ao cansaço físico, associado à possível dificuldade inicial da amamentação, soma-se a perda do corpo gravídico que a colocava em situação de *status* social favorável. As atenções agora se voltam para o bebê, e a mãe pode sentir-se extremamente solitária diante da nova vida e das novas rotinas.

Cuidados no puerpério

O nascimento de uma criança é um acontecimento normal da vida. Entretanto, as mudanças associadas a esse evento colocam a mulher em situação de risco maior para o adoecimento tanto físico como mental. Por isso, o período pós-parto deve ser acompanhado para detecção de qualquer problema de saúde materno em um estágio precoce para encorajar o aleitamento e proporcionar às famílias um bom início de maternidade e paternidade.

SISTEMATIZAÇÃO DO CUIDADO

Nas primeiras 24 horas após o parto, a puérpera deverá receber avaliação regular de sangramento vaginal, contração uterina, altura uterina na pelve e temperatura, pressão arterial e frequência cardíaca. Devem ser avaliadas as funções urinária e intestinal e ser investigada a presença de dor abdominal ou perineal, dor de cabeça, fadiga e dores lombar e mamária.

As avaliações por profissionais de saúde após a alta hospitalar devem ser feitas de rotina nos primeiros 7 a 15 dias pós-parto e depois entre 40 e 45 dias. A visita domiciliar é prática comum em vários países e possibilita a abordagem *in loco* da puérpera com detecção precoce de agravos e maior promoção da saúde.

Cuidados com o períneo

Logo após o parto se segue o exame clínico da vagina e da vulva à procura de lacerações, que deverão ser suturadas. Em caso de episiotomia, a episiorrafia será realizada. Analgésicos podem ser prescritos para alívio da dor perineal, assim como banhos de assento e o uso de anestésicos tópicos. A limpeza do períneo deve ser feita da maneira habitual, após a micção, a evacuação e durante o banho, utilizando-se de água e sabão. No caso de lacerações maiores, de terceiro e quarto graus, dietas laxativas e supositórios de glicerina podem ser prescritos para facilitar o esvaziamento retal e evitar pressão no local de sutura.

CUIDADOS COM AS MAMAS

A amamentação é um dos principais interesses da mulher no período pós-parto. Todos os profissionais de saúde envolvidos no cuidado de puérperas devem trabalhar em conjunto e estar integrados a respeito das orientações corretas e do incentivo à amamentação. Incentivar o aleitamento no momento do nascimento é o primeiro passo para seu sucesso. A mulher deve ser orientada, ainda na sala de parto, sobre a pega correta do bebê na aréola mamária e as posições para amamentar. Nas primeiras horas após o parto é essencial que tire todas as dúvidas sobre o processo de aleitamento e que, no momento da alta hospitalar, esteja acompanhada de profissional (ou de uma equipe) de apoio que se mantenha como referência em caso de necessitar de ajuda nos primeiros dias.

Sutiã apropriado e que se ajuste bem, permitindo que as mamas fiquem firmes, deverá ser utilizado pelas lactantes. As mamas devem ser esvaziadas sempre que estejam cheias a ponto de causar desconforto, o que evitará ingurgitamento mamário e, consequentemente, mastite. Quaisquer sinais de fissura nos mamilos devem ser tratados prontamente com orientações e acompanhamento rigoroso.

CUIDADOS APÓS CESARIANA

No pós-operatório imediato, a mulher deverá ser observada em sala de recuperação pós-anestésica com checagem de dados vitais, sangramento genital e contração uterina. Alguns analgésicos deverão ser prescritos de acordo com a necessidade da puérpera, além de antieméticos e hidratação venosa. A observação clínica deverá ser mantida durante o período de internação hospitalar, de maneira intermitente, por equipe de enfermagem. Nessa fase, a puérpera e seu acompanhante devem estar bem orientados sobre os cuidados com a ferida operatória, que deverá ser limpa com água e sabão durante o banho e mantida sempre seca, não sendo necessária a aplicação de medicamentos ou curativos locais.

APOIO EMOCIONAL E FAMILIAR

A chegada de um bebê provoca mudanças significativas na vida dos novos pais. O sono e as rotinas diárias são alterados, e ajustes devem ser feitos nas esferas profissional e pessoal. As primíparas podem sentir-se particularmente desafiadas pelos cuidados com o bebê, sendo comuns condições como instabilidade emocional, ansiedade e alterações de humor. Os profissionais encarregados de cuidar da mulher no puerpério devem estar atentos à evolução emocional da mulher e da família, além de trabalharem em equipe para promover o bem-estar por meio de orientações e intervenções, com o diagnóstico e o tratamento precoce de doenças psiquiátricas.

VIDA SEXUAL

O retorno à atividade sexual pode acontecer após a cicatrização total da laceração/episiotomia ou depois do 40º dia após a cesariana. Entretanto, a função sexual normal feminina poderá apresentar modificações importantes, como diminuição do desejo sexual e da lubrificação, o que é considerado normal para a fase. Quanto à diminuição do desejo, a simples orientação do casal já promove benefícios, podendo ser recomendado o uso de cremes lubrificantes e/ou pomada de estrogênio local para o manejo da redução da lubrificação.

ATIVIDADE FÍSICA

Exercícios no período pós-parto devem ser prescritos de acordo com o grau de atividade física da mulher e o nível de energia atual. Enquanto a maioria das mães saudáveis poderá retomar a atividade física dias após o parto, os fatores estressantes do fim da gravidez e do parto e os cuidados com o recém-nascido poderão diminuir a capacidade de manter a frequência e a intensidade dessa atividade. Em geral, o nível de exercício praticado pela mulher antes da gravidez poderá ser reassumido 6 semanas após o parto. A prática dos exercícios não diminui a quantidade nem a qualidade do leite materno.

CONTRACEPÇÃO

O intervalo curto entre os partos é fator determinante na morbimortalidade neonatal e infantil. O intervalo inferior a 23 meses entre os partos aumenta a incidência de efeitos adversos perinatais. Por esse motivo, durante a consulta de pós-parto deve-se orientar o casal sobre contracepção e planejamento familiar.

O ideal é que o método contraceptivo prescrito seja eficaz, seguro, não interfira na lactação e não altere o sistema hemostático. O método lactação-amenorreia tem eficácia de 98% enquanto a mulher amamenta regularmente durante o dia e à noite, sem oferta de alimento suplementar ao bebê, e permanece em amenorreia. Apesar de ser método eficaz, o retorno à fertilidade é impreciso, o que o torna não adequado para populações de risco para intervalo intergestacional curto e/ou com acesso difícil ao serviço de saúde.

Os dispositivos intrauterinos (DIU) de cobre e o dispositivo liberador de levonorgestrel são considerados bons métodos contraceptivos, sendo altamente eficazes, seguros, de longa ação (5 a 10 anos) e não interferindo na lactação. As taxas de expulsão variam conforme o momento, a técnica de inserção e o tipo do DIU. Sua inserção no pós-parto imediato é popular em muitos países, porém não existem ensaios clínicos randomizados que comparem sua colocação no pós-parto imediato *versus* sua postergação. A Organização Mundial da Saúde (OMS) demonstra taxas de expulsão de cerca de 20% no primeiro ano, quando o DIU é inserido no puerpério imediato.

A contracepção hormonal durante a lactação apresenta peculiaridades em função de seus efeitos na qualidade e quantidade do leite materno, transferência de hormônios para o recém-nascido e possíveis alterações no crescimento infanto-puberal. Os métodos de contracepção hormonal incluem os contraceptivos combinados e também aqueles com base apenas em progestogênios.

O contraceptivo oral combinado (COC), o método contraceptivo mais empregado no mundo, está disponível para administração oral, intramuscular, transdérmica e vaginal. Teoricamente, não deve ser utilizado no puerpério porque o componente estrogênico prejudica a quantidade e a qualidade do leite materno ao suprimir a produção de prolactina, hormônio responsável pela produção do leite. Mesmo em pacientes que não irão amamentar, seja por contraindicação médica, seja por opção, o COC não deve ser prescrito nas primeiras 6 semanas pós-parto, porque a associação estro-progestogênica é trombogênica.

Quando os métodos não hormonais são contraindicados, inacessíveis ou a usuária não demonstra adesão adequada, os anticoncepcionais com progestogênios isolados (API) representam uma boa opção para anticoncepção no puerpério. Esses anticoncepcionais não interferem na quantidade ou qualidade da lactação nem no desenvolvimento ou crescimento do recém-nascido e apresentam a vantagem de ter pouco ou nenhum efeito sobre o sistema hemostático, não alterando significativamente o risco de trombose. Estão disponíveis nas vias de administração oral, intramuscular e implantáveis.

A contracepção cirúrgica definitiva é um método eficaz com o objetivo de ser permanente. Por isso, o ideal é que todas as pacientes adotem o método de modo voluntário e sejam adequadamente informadas. Muitas vezes, as pacientes optam por esse método por falta de orientação adequada. As taxas de arrependimento em mulheres que se submeteram à laqueadura tubária variam de 1% a 20%. Esse método não tem efeito negativo sobre a lactação. De acordo com a legislação brasileira, a contracepção definitiva cirúrgica, tanto feminina como masculina, não pode ser realizada nos primeiros 60 dias após o parto, exceto em caso de sucessivas cesarianas anteriores (isto é, se a mulher já tiver sido submetida a duas ou mais cesarianas).

IMUNIZAÇÕES

O puerpério é um excelente momento para atualização do calendário vacinal da mulher, promovendo imunidade contra várias doenças imunopreveníveis. Tanto as vacinas vivas como as inativadas podem sem administradas com segurança às puérperas.

PROFILAXIA DA SENSIBILIZAÇÃO MATERNA PELO FATOR RH

O maior risco de sensibilização materna pelo fator Rh ocorre justamente durante o parto e, por isso, as mães Rh-negativas não sensibilizadas com recém-nascidos Rh-positivos devem receber imunoglobulina anti-D na dose de 300μg em até 72 horas pós-parto, a qual é suficiente para suprimir a resposta imune do sangue fetal Rh positivo que tenha entrado em contato com o organismo materno durante o parto.

PROFILAXIA TROMBOEMBÓLICA

O período perigestacional é marcado por um estado de hipercoagulabilidade e, por esse motivo, a frequência de fenômenos tromboembólicos no puerpério é alta. Fatores como realização de cesariana, presença de pré-eclâmpsia, hemorragia e infecção aumentam o risco, principalmente nas primeiras 6 semanas após o nascimento.

A profilaxia tromboembólica deve ser feita com movimentação e deambulação precoces após o parto, além de compressão de membros inferiores e uso de heparina em casos selecionados.

Leitura complementar

Andrade BAM, Gagliardo GI, Péret FJA. Tromboembolismo venoso no ciclo gravídico puerperal. FEMINA 2009 Nov; 37(11):611-8.

Berens P. Overview of postpartum care. Uptodate 2016. Acesso em 10 de maio de 2016.

Brito MB, Ferriani RA, Quintana SM, Yazlle ME, Silva de Sá MF, Vieira CS. Safety of the etonogestrel-releasing implant during the immediate postpartum period: a pilot study. Contraception 2009; 80(6):519-26.

Chen BA, Reeves MF, Hayes JL, Hohmann HL, Perriera LK, Creinin MD. Postplacental or delayed insertion of the levonorgestrel intrauterine device after vaginal delivery: a randomized controlled trial. Obstet Gynecol 2010; 116(5):1079-87.

Cordero MJA. Lactancia materna. Espanha: Elsevier, 2005.

DeCherney A, Nathan L, Goodwin TM, Laufer N, Roman A. Current diagnosis & treatment. Obstetrics & Gynecology 2012 McGraw Hill.

FEBRASGO. Manual de orientação assistência ao abortamento, parto e puerpério, 2010.

Figueira P, Corrêa H, Malloy-Diniz L, Romano-Silva MA. Escala de depressão Pós-Natal de Edimburgo para triagem no sistema público de saúde. Rev Saúde Pública 2009; 43(1).

Haran C, van Driel M, Mitchell BL, Brodribb WE. Clinical guidelines for postpartum women and infants in primary care-a systematic review. BMC Pregnancy Childbirth 2014; 14:51.

Kaunitz AM. Postpartum and postabortion contraception, Uptodate 2016. Acesso em 10 de maio de 2016.

Levi E, Cantillo E, Ades V, Banks E, Murthy A. Immediate postplacental IUD insertion at cesarean delivery: a prospective cohort study. Contraception 2012; 86(2).

Lyon, DS Glob. Postpartum Care [Internet]. libr. Women's med. 2008. Disponível em: http://www.glowm.com/section_view/heading/Postpartum%20Care/item/143. Acesso em 10 de maio de 2016.

Quinlan JD, Murphy NJ. Cesarean delivery: counseling issues and complication management. Am Fam Physician 2015 Feb 1; 91(3):178-84.

Romano M, Cacciatore A, Giordano R, La Rosa B. Postpartum period: three distinct but continuous phases. J Prenat Med 2010; 4(2):22-5.

Vieira CS, Brito MB, Yazlle ME. Postpartum contraception. Rev Bras Ginecol Obstet 2008 Sep; 30(9):470-9.

WHO. WHO Recommendations on Postnatal Care of the Mother and Newborn. Geneva: 2013. Disponível em: http://www.ncbi.nlm.nih.gov/books/NBK190090. Acesso em 10 de maio de 2016.

CAPÍTULO 79

Puerpério Patológico

William Schneider da Cruz Krettli
Lara Rodrigues Félix

INTRODUÇÃO

Complicações puerperais, especialmente as de origem infecciosa, estão entre as principais causas de morbidade e mortalidade maternas evitáveis tanto em países subdesenvolvidos como nos desenvolvidos.

A maior parte dessas complicações se estabelece após a alta hospitalar e, na ausência de acompanhamento puerperal adequado, evoluem sem diagnóstico, notificação ou tratamento em tempo hábil. Com frequência, cursam com importante deterioração do estado clínico e demandam readmissão hospitalar da puérpera, o que interfere não apenas nos cuidados e no afeto com o recém-nascido, mas também em sua dinâmica familiar e social, podendo resultar, em última análise, em consequências graves, como o óbito materno.

Recentemente, a Organização Mundial da Saúde (OMS) publicou análise sistemática sobre as causas de mortalidade materna em todo o mundo com a finalidade de estimular o desenvolvimento de políticas públicas preventivas e alertar a comunidade médica sobre os entraves ainda encontrados na assistência à mulher durante o ciclo gravídico-puerperal. A maioria dos países sul-americanos, por exemplo, não conseguiu atingir a meta estabelecida pelos Objetivos de Desenvolvimento do Milênio, a qual incluía a redução da taxa de mortalidade materna em 75% até 2015. Segundo o documento, apenas em 2013 foram notificadas 283 mil mortes maternas em todo o mundo, sendo identificadas como principais causas diretas a hemorragia puerperal (27%), as desordens hipertensivas relacionadas com a gestação (14%), as infecções (11%), as complicações relacionadas com o parto (10%) e o aborto (8%) e, por fim, eventos tromboembólicos (3%). Associadas às alterações do ciclo de amamentação e aos transtornos mentais, essas constituem também as principais causas de complicações puerperais. Segundo a literatura, cerca de 50% das mortes maternas ocorrem durante o puerpério, o que expõe a fragilidade das políticas de saúde vigentes, incapazes de fornecer o respaldo necessário em um momento no qual as mulheres lidam com desafios físicos e mentais tão significativos. Isso evidencia a importância da assistência multiprofissional efetiva nesse período de modo a garantir a melhora das estatísticas globais relacionadas com a saúde da mulher.

A partir dessas considerações, esta revisão tem como objetivo primário o estudo dos conceitos relacionados com as principais afecções puerperais, sua etiopatogenia, prevalência, fatores de risco e critérios diagnósticos. Contemplaremos, brevemente, as principais tendências em relação ao tratamento, mas se faz necessária a ressalva de que os protocolos terapêuticos devem seguir as recomendações das coordenações de unidade e da Comissão de Controle de Infecções Hospitalares de cada instituição.

INFECÇÃO PUERPERAL

Denomina-se infecção puerperal qualquer infecção bacteriana que acometa os órgãos genitais femininos após o parto. Com frequência, decorre da contaminação da cavidade uterina por bactérias que ascendem do trato genital inferior e/ou da pele, tendo como principal sinal clínico a febre.

Define-se como febre puerperal a temperatura axilar >38°C, medida em quatro ocasiões distintas, com técnica adequada, em dois dos primeiros 10 dias após o parto, excluídas as primeiras 24 horas. Febre baixa nas primeiras 24 horas após o parto sem evidência de bacteriemia, geralmente é consequência da resposta endocrinometabólica fisiológica ao parto ou de atelectasia pulmonar pós-operatória. Contudo, febre >38,5°C, mesmo nesse período, sugere infecção grave, geralmente causada por *Streptococcus* dos grupos A e B, devendo ser prontamente tratada.

São múltiplos os fatores de risco identificados para a infecção puerperal, podendo ser subdivididos em fatores anteparto, intraparto e pós-parto. Os fatores de risco anteparto incluem obesidade, acompanhamento pré-natal inadequado ou ausente, desnutrição, intolerância à glicose e *diabetes mellitus*, anemia, imunossupressão (incluindo pacientes com anemia falciforme e portadoras do vírus HIV), histórico de colonização ou infecção por *Streptococcus* do grupo B e pacientes submetidas a procedimentos invasivos durante a gestação (biópsia de vilo corial, cerclage cervical, amniocentese ou cordocentese).

No período intraparto, a ruptura prematura de membranas e a fase ativa de trabalho de parto prolongadas, especialmente em primíparas, constituem importantes fatores de risco, uma vez que, nesse estágio, diversos mecanismos protetores que envolvem barreiras mecânicas e a própria microbiota vaginal estão ausentes ou suprimidos. Mais de cinco exames de toque vaginal, manipulação perineal durante o segundo estágio do trabalho de parto e parto instrumentado (a fórceps ou utilizando vacuoextrator) também contribuem para o incremento do risco. Por fim, o parto por cesariana não eletiva se destaca como o fator de risco isolado mais importante para sepse puerperal. Mulheres submetidas à cesariana têm aumento de cinco a vinte vezes na incidência de infecções graves, como endometrite e infecção da parede abdominal, se comparadas com aquelas que tiveram parto por via vaginal.

Os fatores de risco pós-parto mais citados são retenção placentária, fissuras mamilares e parto vaginal operatório, e, também nessa fase, a obesidade se tem apresentado progressivamente como condição predisponente.

As infecções puerperais são tipicamente polimicrobianas e, na maioria das vezes, causadas por bactérias provenientes da microbiota vaginal e/ou epidérmica. O agente aeróbio mais comumente isolado é a *Escherichia coli*, que também é a principal responsável pelos casos de sepse. Microrganismos anaeróbios são responsáveis por até 40% dos casos, seguidos pela combinação de bactérias aeróbias e gram-negativos anaeróbios facultativos. As infecções mais graves, que surgem precocemente e tendem a evoluir para sepse, são geralmente causadas por *Streptococcus* do grupo A, *Staphylococcus* ou espécies do gênero *Clostridium*. Nos casos de infecção puerperal tardia, do sétimo dia à sexta semana após o parto, destacam-se as infecções genitais causadas pela *Chlamydia trachomatis*, apontada como a principal doença sexualmente transmissível do período puerperal, especialmente em adolescentes (principal grupo de risco). O Quadro 79.1 resume os principais agentes etiológicos encontrados nas infecções puerperais.

Após o parto, bactérias que porventura consigam ascender do trato genital inferior até o sítio da inserção placentária no útero encontram ali um meio de cultura extremamente favorável à sua proliferação, constituído pelo sangue e pela decídua necrótica. Nos casos de parto por cesariana, somam-se ainda fatores como o trauma cirúrgico, a desvitalização de tecidos, possíveis hematomas e os próprios fios cirúrgicos, que se comportam como corpo estranho e aumentam sobremaneira o risco de infecção.

FORMAS CLÍNICAS
Infecção do canal de parto

A infecção do canal de parto é evento relativamente raro, incidindo em cerca de 0,05% dos casos. Antissepsia inadequada, lacerações não suturadas ou inadequadamente sutu-

Quadro 79.1 Frequência dos principais agentes causadores de infecções no puerpério

Microrganismo	Incidência
Escherichia coli	42%
Streptococcus do grupo B	9,2%
Anaeróbios	8,5%
Staphylococcus aureus	9,2%
Enterococcus faecalis	4,6%
Streptococcus do grupo A	7,6%
Klebsiella	1,5%
Outros (*Enterobacter, Listeria, Moraxella, Acinetobacter*)	11,2%

Fonte: adaptado de Knowles SJ, O'Sullivan NP, Meenan AM. Maternal sepsis incidence, etiology and outcome for mother and fetus: a prospective study. BJOG 2015; 122[5]:663-71.

radas, formação de hematomas, deiscências e lesão da serosa do reto (laceração de quarto grau) são fatores que aumentam o risco de infecção nesse sítio.

O diagnóstico é clínico. A paciente geralmente se queixa de dor no local e, ao exame clínico, se observam os sinais clássicos de hiperemia, calor, edema e efusão de secreção purulenta. O tratamento consiste na exploração cirúrgica da ferida, sob analgesia e antissepsia adequadas, associada à prescrição de cefalosporinas de primeira geração por via oral durante 7 dias, deixando-se a cicatrização perineal ocorrer por segunda intenção.

Nos casos de infecção mais grave ou extensa, com comprometimento do estado geral, pode ser necessária a antibioticoterapia venosa com ampliação do espectro antimicrobiano, sendo bem indicada a associação de gentamicina 5mg/kg de peso, em dose única diária, e clindamicina 600mg a cada 8 horas por, no mínimo, 48 horas.

Infecção da ferida operatória

A infecção incisional se manifesta geralmente do quinto ao sétimo dia pós-operatório. Sua incidência é de aproximadamente 7%, caindo para 2% quando utilizada antibioticoprofilaxia de rotina. Os principais fatores de risco são obesidade, parto prévio por cesariana, desordens hipertensivas, ruptura prematura de membranas, *diabetes mellitus* gestacional, imunossupressão e prolongamento do tempo cirúrgico.

Os sinais flogísticos podem limitar-se à topografia da ferida cirúrgica sem outras manifestações. No entanto, alguns casos evoluem com celulite e formação de abscessos de parede, dor intensa, febre e mal-estar geral. Sempre que possível, recomenda-se a coleta da secreção local para cultura, que guiará a antibioticoterapia.

Nos casos em que se identifica apenas comprometimento da epiderme/derme, deve-se explorar cirurgicamente a lesão, com retirada dos fios de sutura, drenagem do conteúdo e limpeza copiosa do tecido com soro fisiológico, podendo ser necessária a prescrição ambulatorial de cefalosporinas de primeira geração ou amoxicilina-clavulanato por via oral durante 7 a 10 dias, especialmente nos casos de celulite sem comprometimento sistêmico, já que essas infecções são causadas predominantemente por bactérias que compõem a microbiota da pele, como o *Staphylococcus*.

Em casos de celulite ou abscesso com comprometimento sistêmico, preconizam-se a internação da paciente e a administração endovenosa de clindamicina e gentamicina, associadas à abordagem cirúrgica.

Endometrite e endomiometrite

A endometrite e a endomiometrite constituem os tipos mais comuns de infecção puerperal. Paralelamente ao incremento das taxas de cesariana nos últimos anos houve também aumento da incidência dessas afecções, que ainda se configuram como complicações graves, oferecendo risco não desprezível de óbito materno. O processo se inicia por meio da contaminação bacteriana do leito placentário com posterior acometimento da musculatura uterina. A incidência varia de acordo com a via de parto, sendo de 1% a 3% após o parto vaginal e de até 30% após cesariana sem adequada profilaxia antibiótica.

O diagnóstico é essencialmente clínico, sendo a febre >38°C o principal sinal, como já definido. A paciente se apresenta com comprometimento do estado geral, taquicardia e dor em hipogástrio. Ao exame físico, verificam-se dor à palpação abdominal e útero com aumento do volume e consistência amolecida. O colo geralmente está dilatado, sendo comum a presença de secreção purulenta de odor fétido, o que sugere a presença de anaeróbios. Ao toque vaginal, constata-se dor à mobilização uterina. O quadro de útero doloroso, hipoinvoluído e amolecido é clássico na endometrite pós-parto, sendo também conhecido como tríade de Bumm.

A propedêutica deve incluir hemograma completo (em que se espera encontrar leucocitose com desvio à esquerda), marcadores séricos de infecção como a proteína C reativa, e exames de urina rotina e urocultura para diagnóstico diferencial com infecção do trato urinário. Embora não exista consenso na literatura quanto à sua premência, a hemocultura (três amostras), quando solicitada, deve ser coletada previamente ao início da antibioticoterapia. A coleta da secreção cervical para coloração por Gram e cultura é recomendada, já que pode ser útil na orientação terapêutica e na condução dos casos refratários ao tratamento inicialmente instituído.

A curetagem uterina está indicada apenas nos casos em que se faz o diagnóstico de retenção de restos placentários, enquanto nos casos mais graves, progressivos e que apresentam sepse resistente ao tratamento clínico e às medidas de suporte de vida pode haver necessidade de histerectomia.

Nas pacientes com endometrite após parto vaginal, sem sinais de comprometimento sistêmico, pode-se empregar a monoterapia com amoxicilina via oral na dose de 500mg a cada 8 horas por 7 dias. Nos casos mais graves, que implicam alterações do estado geral, a terapêutica se baseia no conhecimento da natureza polimicrobiana da infecção, geralmente incluindo aminoglicosídeos e clindamicina. Admite-se também o uso de cefalosporinas de segunda ou terceira geração associadas ao metronidazol.

Os esquemas antibióticos mais comumente empregados nessa situação são apresentados na Figura 79.1.

Esquema duplo

Clindamicina 600mg EV a cada 8 horas

Gentamicina 5mg/kg de peso EV em dose única diária

OU

Esquema tríplice

Metronidazol 500mg/kg de peso EV a cada 6 horas

Gentamicina 5mg/kg de peso EV em dose única diária

Penicilina cristalina 5 milhões de unidades EV a cada 6 horas

OU

Ampicilina 2g EV a cada 6 horas

Figura 79.1 Esquema de antibiótico mais usado para o tratamento da endometrite puerperal.

Espera-se que ocorra melhora do quadro em até 72 horas após a instituição do tratamento, cuja duração deve ser guiada pela resposta clínica, sendo habitualmente mantido até que a paciente permaneça afebril por pelo menos 48 horas. Não existe necessidade de progressão para esquema oral após resposta adequada à terapia parenteral. Uma vez suspensa a antibioticoterapia, a paciente será monitorizada com curva térmica por 24 horas em ambiente hospitalar e, na ausência de picos febris, será considerada tratada, recebendo alta sem medicação.

Recente revisão sistemática da Cochrane concluiu que o esquema terapêutico duplo com clindamicina e gentamicina permanece como padrão-ouro e que, sempre que possível, o regime selecionado deve incluir medicações com atividade contra *Bacteroides fragilis* e outras bactérias anaeróbias resistentes à penicilina. Vale lembrar que os protocolos convencionais geralmente não oferecem cobertura contra enterococos, devendo ser associada ampicilina em caso de suspeita de infecção por esse germe.

A persistência de febre e sinais de comprometimento clínico por mais de 72 horas, a despeito do uso correto dos antibióticos, pode indicar falha terapêutica. Nesses casos, deve-se proceder a novo e criterioso exame clínico, avaliar o perfil de resistência bacteriana e pesquisar a coexistência de outros focos, como abscessos pélvicos, infecções extragenitais e tromboflebite séptica pélvica.

Parametrite, anexite e abscesso pélvico

A parametrite, a anexite e o abscesso pélvico se caracterizam pela propagação da infecção uterina para os ligamentos parametriais (fleimão parametrial) e anexos uterinos com possível formação de abscessos.

O diagnóstico também é clínico, sendo típica a dor em região anexial ao toque bimanual. Nos casos em que há suspeita de coleções purulentas, podem ser úteis exames de imagem como a ultrassonografia.

O tratamento deve ser inicialmente semelhante ao da endometrite grave, com o emprego de antibioticoterapia endovenosa. Em casos de abscessos pélvicos não responsivos ao tratamento clínico deve-se proceder à drenagem cirúrgica por laparotomia ou laparoscopia. Abscessos retrouterinos podem também ser drenados por via vaginal através do fundo de saco de Douglas.

Peritonite

A infecção do trato genital superior, se não diagnosticada e tratada em tempo hábil, invariavelmente irá evoluir para a cavidade abdominal, causando peritonite purulenta e formação de abscessos, o que muitas vezes leva a paciente a comparecer ao serviço de urgência com quadro típico de abdome agudo infeccioso.

A febre costuma ser alta, com temperatura axilar >39°C, e a dor abdominal é intensa, com sinais de defesa, podendo haver queda do estado geral com pulsos finos e palidez concomitantes. A rigidez abdominal costuma ser sinal pouco proeminente em razão da distensão local própria do período puerperal.

O tratamento consiste em antibioticoterapia endovenosa (esquemas semelhantes aos usados em casos de endometrite) e exploração cirúrgica com limpeza exaustiva da cavidade abdominal. Nos casos de má resposta ao tratamento inicial com sinais de necrose tissular, a histerectomia total e eventualmente a anexectomia podem ser a única opção.

Choque séptico

A sepse e o choque séptico são resultado de uma resposta imunológica exacerbada, complexa e generalizada, correspondendo às vias finais da infecção puerperal não tratada adequadamente, sendo reconhecidos como causas expressivas de morte materna e de admissão de gestantes e puérperas em unidades de terapia intensiva. Os *Streptococcus* do grupo A são os principais patógenos associados à mortalidade materna por sepse, contabilizando 50% dos casos.

Nessas pacientes, geralmente ocorre rápida deterioração do quadro desde o reconhecimento dos critérios diagnósticos até o surgimento de complicações como o choque séptico, além de ser frequente a presença de sinais que se confundem com alterações fisiológicas relacionadas com o parto e o puerpério. Por esse motivo, são essenciais o alto grau de suspeição e o tratamento imediato.

De acordo com parecer da OMS, 10,7% das mortes maternas em todo o mundo entre os anos de 2003 e 2012 tiveram como causa a sepse puerperal. Da mesma maneira, um relatório demonstrou que sepses secundárias a infecções genitais, particularmente as causadas por *Streptococcus* do grupo A, foram a principal causa de óbito materno no Reino Unido na última década. No Brasil, estudo prospectivo envolvendo 298 pacientes obstétricas admitidas na unidade de terapia intensiva de um hospital terciário demonstrou que 14,2% das admissões foram motivadas por sepse. O alarmante incremento da incidência dessa complicação nos últimos anos é atribuído, por alguns autores, ao aumento das taxas de gravidez após os 35 anos de idade e, consequentemente, à maior proporção de morbidades maternas que podem prejudicar a capacidade de modulação imunológica no período puerperal.

Os sinais indicadores incluem febre ou hipotermia, taquicardia, taquipneia, diarreia, corrimento genital purulento, leucocitose ou leucopenia, elevação do lactato sérico, acidose metabólica, trombocitopenia ou outras manifestações de coagulopatia.

A prioridade do tratamento inicial é a expansão volêmica vigorosa, por meio de *bolus* endovenoso de cristaloides na proporção de 30mL/kg, monitorização hemodinâmica e antibioticoterapia venosa de amplo espectro em unidade de terapia intensiva. O adiamento do tratamento cirúrgico exclusivamente em virtude da gravidade clínica da paciente é desaconselhado, uma vez que a intervenção pode ser exatamente a medida necessária para a reversão do quadro.

Fasciite necrosante

A fasciite necrosante é uma grave complicação das infecções de feridas operatórias abdominais ou perineais, que condiciona mortalidade de 20% a 50%, mesmo sob vigência de tratamento correto. Felizmente, sua ocorrência é rara, sendo estimada em 1,8 para cada 1.000 partos.

Trata-se de necrose tecidual extensa que compromete o tecido subcutâneo e a fáscia subjacente. Ao exame clínico, constatam-se sinais de celulite e crepitação dos tecidos contíguos à ferida operatória. A exploração cirúrgica evidencia áreas de necrose no subcutâneo e fáscia muscular. Obesidade, diabetes, hipertensão, doenças vasculares periféricas, alcoolismo, uso de substâncias endovenosas e outras condições imunossupressoras são apontados como os principais fatores de risco.

Tipicamente, pacientes que apresentem fatores de risco e histórico de lesão perineal intraparto ou incisão cirúrgica abdominal desenvolvem quadro de dor local intensa e inexplicada associado à rápida deterioração do estado geral. Esse cenário impõe monitorização rigorosa dos dados vitais e do balanço hídrico, coleta periódica de revisões laboratoriais e hemoculturas, observação da ferida e culturas de *swabs* locais. Exames de imagem como a tomografia computadorizada (TC) e a ressonância magnética (RM) podem auxiliar o diagnóstico precoce, mas resultados negativos não são suficientes para excluir a afecção.

Os agentes causadores costumam ser o *Streptococcus* β-hemolítico do grupo A (*Streptococcus pyogenes*) e o *Staphylococcus aureus*, podendo apresentar etiologia polimicrobiana.

O tratamento consiste em desbridamento cirúrgico, fasciectomia e antibioticoterapia endovenosa de amplo espectro, com associação de penicilina cristalina, gentamicina, clindamicina e metronidazol.

Tromboflebite séptica pélvica

A tromboflebite séptica pélvica é rara e ocorre quando a infecção uterina evolui com trombose de veias miometriais que se estende para as veias pélvicas e ovarianas. Em alguns casos, descreve-se acometimento da veia cava inferior e da veia renal. Sua incidência é estimada de 1 em cada 3.000 partos, sendo mais frequente após cesariana (1:9.000 partos vaginais vs. 1:800 cesarianas). Diversos aspectos aumentam o risco da doença, destacando-se o parto por cesariana, a presença de infecção pélvica, miomas uterinos e condições malignas subjacentes.

O diagnóstico pode ser desafiador e geralmente é feito por exclusão, devendo ser suspeitado na presença de febre de origem indeterminada na primeira semana após o parto. Não existem marcadores laboratoriais definitivos, mas a maioria das pacientes apresenta leucocitose (70% a 100%) com hemoculturas negativas. Na ausência de critérios diagnósticos absolutos é comum que se inicie tratamento empírico em pacientes que foram inicialmente admitidas para tratamento de infecção puerperal, mas que mantêm picos febris frequentes a despeito da antibioticoterapia adequada e da remissão dos sintomas pélvicos. O diagnóstico presuntivo é estabelecido diante da resolução da febre em até 48 horas após essa medida.

São descritos dois tipos de tromboflebite séptica pélvica: a tromboflebite de veia ovariana e a tromboflebite profunda, que apresentam mecanismos patogênicos idênticos e costumam ser concomitantes, mas podem diferir em relação à apresentação clínica. Pacientes com tromboflebite ovariana se queixam de febre e dor abdominal ipsilateral ao vaso acometido, que se irradia para os flancos e a região lombar, valendo ressaltar que a trombose da veia ovariana pode ser identificada por métodos de imagem em até 20% dos casos. Já as pacientes com tromboflebite séptica profunda geralmente apresentam febre inespecífica e/ou calafrios nos primeiros 3 a 5 dias após o parto, sem comprometimento do estado geral, e que persistem apesar do emprego de antibióticos, na ausência de evidências radiológicas de trombose. Tipicamente, a queixa de sensibilidade abdominal ou dor pélvica não domina o quadro.

O tratamento consiste na manutenção da antibioticoterapia até a melhora clínica (incluindo ausência de febre por 48 horas) e a regressão da leucocitose. Apesar de não haver consenso, alguns pesquisadores defendem a associação de anticoagulantes ao esquema antimicrobiano sob o argumento de evitar a progressão da trombose e reduzir a chance de disseminação de êmbolos sépticos. No entanto, não existem ensaios clínicos que determinem a duração ideal da anticoagulação nesses casos. Outros autores desencorajam o uso de heparina, já que um estudo randomizado não identificou diferenças significativas no tempo de remissão da febre ou na duração da hospitalização entre pacientes com tromboflebite pélvica anticoaguladas ou não. Conclui-se que essa é conduta ainda em discussão na literatura e que demandará estudos com metodologias mais apropriadas até que se possa validar sua eficácia.

Infecções do trato urinário (ITU)

Em um conceito estrito, as ITU não são formas clínicas de infecção puerperal, mas se configuram em nosologia corriqueira nesse período, motivo pelo qual foram incluídas neste capítulo. Estudos demonstram a existência de bacteriúria assintomática em 8% a 12% das mulheres no puerpério, e cerca de 25% dessas apresentarão posteriormente disúria ou outros sintomas urinários.

Após o parto, as estruturas do trato urinário inferior e a bexiga apresentam certa hipotonia que, associada a fatores como parto por cesariana ou parto vaginal operatório, trauma perineal, anestesia epidural, toques vaginais repetidos e cateterização vesical, aumenta o risco de ITU.

Os principais sintomas dessas infecções baixas no período pós-parto são disúria, algúria, polaciúria e incontinência urinária. Em casos de pielonefrite, registram-se febre, calafrios e comprometimento sistêmico. O diagnóstico é estabelecido a partir da associação dos sinais clínicos aos exames de rotina urinária e gram de gota, e a urocultura e o antibiograma devem ser sempre solicitados, uma vez que as ITU pós-parto se enquadram no conceito de infecção nosocomial e estão frequentemente relacionadas com bactérias resistentes aos antibióticos triviais.

O tratamento da cistite não complicada pode ser feito com cefalosporinas de primeira geração ou nitrofurantoína por via oral. Já as pacientes com pielonefrite necessitam antibioticoterapia endovenosa sob regime hospitalar, incluindo medicamentos de espectro mais amplo, como cefalosporinas de terceira geração, fluoroquinolonas ou aminoglicosídeos.

PROFILAXIA DAS INFECÇÕES PUERPERAIS

A melhor medida para a prevenção das infecções puerperais continua sendo a adoção de técnicas adequadas de antissepsia.

A antibioticoprofilaxia de rotina durante o parto por cesariana também está respaldada por evidências científicas. Essa medida se mostrou capaz de reduzir a morbidez infecciosa em até 75%, sendo a intervenção com maior impacto na incidência de febre puerperal nos últimos 25 anos. As principais diretrizes indicam a administração endovenosa de 1g de cefalotina, devendo a dose ser dobrada para gestantes obesas ou imunossuprimidas.

Tanto o Colégio Americano de Obstetras e Ginecologistas (ACOG) como a Sociedade Canadense de Obstetras e Ginecologistas (SOGC) recomendam a administração do antibiótico pelo menos 60 minutos antes da cesariana. Essa orientação se baseia em metanálise que comparou a eficácia e a segurança da antibioticoprofilaxia antes da incisão na pele com a administração apenas após o clampeamento do cordão umbilical, como previamente preconizado. Observou-se que a administração precoce teve desempenho superior na redução da incidência de endometrite puerperal e das morbidades infecciosas como um todo, sem comprometer o desfecho neonatal. Por outro lado, não há respaldo científico para a indicação de antibioticoprofilaxia de rotina em partos vaginais não complicados com dequitação placentária espontânea.

HEMATOMAS DA FERIDA OPERATÓRIA

Os hematomas puerperais ocorrem em 1:300 a 1:1.500 partos, mas raramente oferecem risco real à vida da puérpera. Em alguns casos, a pressão causada pelo acúmulo de sangue em determinado compartimento pode resultar em necrose e ruptura do tecido circundante, acarretando exteriorização do sangramento e, eventualmente, choque hemorrágico. Acomete principalmente a vulva (Figura 79.2), a vagina, o tecido paravaginal e o retroperitônio. A maioria decorre de lacerações relacionadas com partos operatórios ou episiotomia, mas podem resultar também de lesão indireta de vasos sanguíneos perineais causada pela distensão durante o terceiro estágio do trabalho de parto. Em contraste com a vulva, as veias vaginais são cercadas por tecidos moles não delimitados pela fáscia superficial e, portanto, sua lesão pode resultar em grande acúmulo de sangue no espaço paravaginal e fossa isquiorretal, podendo estender-se, por dissecção tecidual, até o retroperitônio.

Os principais fatores de risco são: nuliparidade, recém-nascido com peso >4.000g, pré-eclâmpsia, segundo estágio do trabalho de parto prolongado, gestações múltiplas, varicosidade vulvar e distúrbios de coagulação maternos.

O diagnóstico é clínico, guiado por sintomas que geralmente surgem em no máximo 24 horas após o parto. O exame adequado do local pode demandar analgesia, já que, em virtude da sensibilidade da área, traumas vulvares e perineais podem causar dor desproporcional ao tamanho da lesão. Apesar de grande parte dos hematomas ser assintomática, aqueles de maior volume costumam cursar com dor e aparecimento local de massa tensa, compressível, muito dolorosa e coberta por pele de coloração arroxeada.

Hematomas vaginais geralmente se apresentam com pressão retal, mas a instabilidade hemodinâmica por sangramento oculto de grande monta para a fossa isquiorretal e o retroperitônio pode ser o primeiro indicador. Ao exame físico, a massa vaginal pode ser identificada com relativa facilidade. Nos casos em que há dúvidas quanto à localização ou à extensão do hematoma, pode-se lançar mão de propedêutica de imagem (ultrassonografia, TC ou RM) para auxílio diagnóstico e planejamento terapêutico.

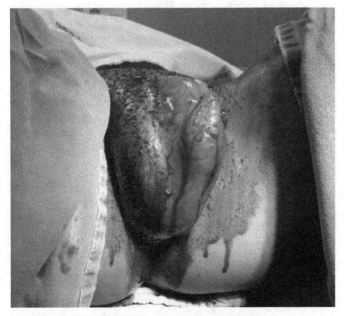

Figura 79.2 Hematoma vulvar puerperal.

O tratamento de hematomas vulvares pequenos e estáveis é conservador, incluindo analgésicos e uso de compressas de gelo no local. Nos casos mais graves, empregam-se medidas para reposição volêmica e reversão da instabilidade hemodinâmica, podendo incluir a transfusão de hemoderivados. Posteriormente, recomenda-se exploração cirúrgica do hematoma sob adequada analgesia, com drenagem de coágulos, ligadura dos vasos sangrantes e sutura por planos com fios de rápida absorção. O uso de drenos locais não é recomendado, e a antibioticoprofilaxia é prática habitual.

Hematomas subcutâneos que se formam sob a laparorrafia após cesariana são também muito comuns. O diagnóstico é clínico com identificação de edema, equimose e dor no local. O tratamento pode ser conservador ou cirúrgico, a depender do volume e da estabilidade do sangue acumulado, da presença de infecção concomitante e do estado clínico da paciente.

HEMORRAGIA PÓS-PARTO

A hemorragia pós-parto é a complicação mais frequente do puerpério, sendo responsável por mais de 25% das mortes maternas em todo o mundo. De acordo com critérios da Federação Internacional de Ginecologia e Obstetrícia (FIGO), corresponde à perda de sangue em volume que comprometa a estabilidade hemodinâmica da puérpera, resultando em sinais clínicos de hipovolemia (hipotensão, taquicardia e oligúria), além de sintomas como síncope, vertigem ou turvação visual. De maneira objetiva, é definida como perda sanguínea >500mL após o parto vaginal e >1.000mL em partos cesarianos. Há trabalhos que consideram como parâmetro diagnóstico a queda do hematócrito >10% (em comparação a exame realizado à admissão e/ou no pós-parto imediato), podendo ser classificada como primária ou precoce quando ocorre nas primeiras 24 horas após o parto e como secundária ou tardia quando ocorre entre 24 horas e 12 semanas após o parto.

A maioria das mortes maternas atribuídas à hemorragia é considerada evitável, especialmente por meio de medidas como educação e treinamento profissional, desenvolvimento de protocolos de fácil compreensão e organização estrutural que otimize o atendimento durante uma emergência.

As principais causas de hemorragia pós-parto são: atonia uterine, lacerações do canal de parto, retenção placentária/acretismo placentário e coagulopatias. Outras causas incluem inversão e ruptura uterina, prolongamento da histerotomia com lesão de vasos uterinos e cervicais, deiscência da histerorrafia ou hemostasia inadequada.

Atonia uterina

A atonia uterina se manifesta quando há ineficácia na manutenção da contração miometrial, sendo a principal causa de hemorragia e choque hipovolêmico após o secundamento e uma das principais indicações de histerectomia pós-parto, quando refratária ao manejo clínico.

Os principais fatores de risco são:

- Hipoperfusão miometrial (hipotensão).
- Anestesia geral, causando intenso relaxamento da musculatura uterina.
- Hiperdistensão uterina: gestação múltipla, macrossomia fetal, polidrâmnio.
- Trabalho de parto prolongado.
- Parto taquitócico ou precipitado.
- Atonia uterina em gestação prévia.
- Corioamnionite.

A prevenção envolve medidas como adequado seguimento pré-natal, vigilância apropriada da evolução do trabalho de parto por meio do partograma, uso ponderado de uterotônicos durante o segundo estágio, suporte hemodinâmico efetivo (quando necessário) e, principalmente, manejo ativo do terceiro estágio do trabalho de parto, tendo como rotina a aplicação intramuscular de ocitocina na dose de 3 a 5UI logo após o desprendimento do ombro fetal. Quando não há disponibilidade de uterotônicos, as diretrizes citam como alternativa o clampeamento e a tração controlada do cordão umbilical concomitantemente a leve massagem do fundo uterino.

O volume sanguíneo perdido pode ser avaliado por meio da sintomatologia da paciente e de seu impacto na pressão diastólica, como ilustrado no Quadro 79.2

A conduta deve seguir um protocolo gradual:

1. **Medidas gerais:**
   - Acesso venoso calibroso com infusão rápida de 2.000 a 3.000mL de soro fisiológico 0,9% ou Ringer lactato.
   - Monitorização da paciente.
   - Reserva de sangue.
   - Sondagem vesical de demora para monitorização do débito urinário (ideal entre 30 e 50mL/h).
   - Massagem do fundo uterino.
2. **Tratamento farmacológico fundamentado na administração de medicamentos que promovam a contração da musculatura uterina (uterotônicos):**
   - **Ocitocina:** é, de maneira consensual, o agente de primeira linha no tratamento da hemorragia puerperal, reduzindo significativamente a queda dos níveis de hemoglobina, a necessidade de uso de outros uterotônicos e a demanda por transfusão sanguínea.
   - **Alcaloides derivados da ergotamina** (metilergometrina – Methergin®): indicados pela diretriz da OMS como agentes de segunda linha, tendo emprego oportuno nos casos de hemorragia refratária à ocitocina. Devem ser administrados na dose de 0,2mg IM a cada 2 a 4 horas e estão contraindicados em pacientes cardiopatas ou com desordens hipertensivas.
   - **Misoprostol:** seu uso na prática obstétrica carece de indicações formais, sendo ainda considerado um fármaco *off-label*. Nos casos de atonia uterina, mostrou-se significativamente inferior aos outros uterotônicos. Ainda assim, o protocolo de hemorragia puerperal da OMS cita-o como medicação de segunda linha, considerando a possibilidade de ser medicamento de escolha nas localidades em que os uterotônicos não estão disponíveis. A dose recomendada é de 800 a 1.000mg por via retal. A via oral também pode ser utilizada, porém frequentemente se associa a efeitos colaterais do trato gastrointestinal, como vômitos e diarreia.
3. **Tratamento cirúrgico:** é realizado nos casos refratários às medidas anteriores, devendo ser respeitada a sequência dos procedimentos a seguir:
   - Compressão uterina bimanual (manobra de Hamilton): compressão do fundo uterino com a mão esquerda, associada ao toque vaginal com a mão direita, procurando realizar elevação e anteversoflexão do útero com compressão de suas paredes (Figura 79.3).

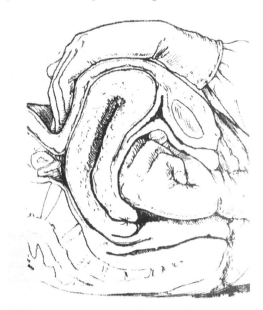

Figura 79.3 Compressão uterina bimanual. (Adaptada de Filho ALS, Lamaita RV. Hemorragias no pós-parto. In: Filho ALS, Aguiar RALP, Melo VH [eds.] Manual SOGIMIG de Ginecologia e Obstetrícia 5. ed. Belo Horizonte: Coopmed, 2012: 785-95.)

Quadro 79.2 Classificação e manifestações do choque hipovolêmico na hemorragia puerperal

Graus de choque				
	Compensada	**Leve**	**Moderado**	**Grave**
Perda de sangue	500 a 1.000mL (10% a 15%)	1.000 a 1.500mL (15% a 25%)	1.500 a 2.000mL (25% a 35%)	2.000 a 3.000mL (35% a 45%)
Alterações na pressão diastólica	Nenhuma	80 a 100mmHg	70 a 80mmHg	50 a 70mmHg
Sinais e sintomas	Palpitações, vertigem, taquicardia	Taquicardia, sudorese, fraqueza	Agitação, palidez, oligúria	Colapso, rebaixamento da consciência, dispneia, anúria

- Revisão do canal de parto a fim de detectar e tratar possíveis lacerações.
- Curagem e/ou curetagem uterina, com o objetivo de remover qualquer tecido placentário porventura retido.
- Exploração digital da cavidade uterina em busca de soluções de continuidade que possam indicar ruptura da parede miometrial.
- Tamponamento uterino: pode ser realizado por meio de balões específicos ou sonda de Foley insuflados no interior da cavidade, promovendo hemostasia por compressão direta.
- Embolização intravascular (quando disponível).
- Laparotomia:
  - Hemostasia dos sítios de sangramento.
  - Ligadura bilateral das artérias uterinas.
  - Suturas de B-Lynch (Figura 79.4).
  - Ligadura das artérias ilíacas internas (hipogástricas).
  - Histerectomia subtotal: deve ser considerada o último recurso; entretanto, não deve ser adiada em situações muito graves, como coagulopatias que exijam controle imediato do sangramento. A preservação do colo tem por objetivo a redução do tempo cirúrgico, facilitando o controle de danos. Em casos de neoplasia, sangramento cervical ou placenta prévia central com acretismo, indica-se histerectomia total.

Traumas do trato genital

Os traumas mais comuns são:

- Lacerações do períneo, vagina ou colo uterino.
- Prolongamento da episiotomia, incluindo lacerações.
- Ruptura uterina.

O uso de fórceps, a realização de manobras obstétricas e até mesmo o parto taquitócico aumentam as chances de laceração do trajeto pélvico. O tratamento é feito com revisão sistemática do canal vaginal, com sutura por planos e, se identificados, ligadura de vasos sangrantes.

A ruptura uterina, condição grave associada a elevada morbimortalidade fetal e materna, pode acometer gestantes em trabalho de parto que apresentem cicatriz uterina prévia ou quando há uso excessivo de agentes uterotônicos. O tratamento engloba medidas de estabilização hemodinâmica e laparotomia de urgência para sutura da laceração. Quando essa intervenção não é possível, está indicada a histerectomia.

Retenção de restos placentários

A retenção da placenta ou de seus fragmentos provoca hemorragia por dificultar a contração miometrial. Pode resultar da retenção de cotilédones avulsos, de lobo suscenturiado (identificado em até 3% das placentas) ou do acretismo placentário. A prevenção deverá ser feita por avaliação rotineira e sistemática da placenta logo após a dequitação.

O tratamento inclui extração manual da placenta sob analgesia e curagem/curetagem uterina. A antibioticoprofilaxia está indicada.

Placentação anormal

A expressão acretismo placentário é utilizada de maneira genérica para descrever a condição em que a placenta invade, total ou parcialmente, a parede uterina, impedindo sua dequitação habitual após o parto. Quando a invasão atinge o plano miometrial, a expressão mais adequada é *placenta increta* e, nos casos com extensão até a serosa uterina, podendo acometer órgãos adjacentes, é denominada *placenta percreta*.

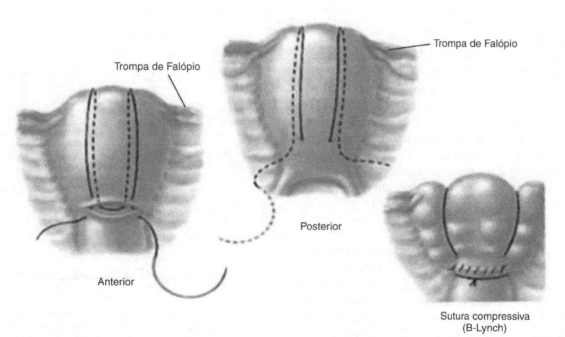

Figura 79.4 Técnica de sutura de B-Lynch para tratamento da hemorragia puerperal. (Adaptada de Pacora P, Santivanez A, Ayala M. La sutura compressiva del útero em cesárea com atonia uterina. An Fac Med 2004; 65:4.)

Qualquer condição que cause lesão do endométrio e consequente fibrose local é considerada fator de risco, especialmente os procedimentos uterinos prévios, como miomectomia, histerotomia, curetagem e ablação endometrial. Sua incidência vem aumentando paralelamente ao aumento das taxas de cesariana. Autores relatam índices de 1:4.027 gestações na década de 1970, significativamente inferiores aos da última década, que chegaram a 1:533 gestações. A combinação de cesariana anterior com placenta prévia é particularmente preocupante, principalmente se a placenta atingir o segmento uterino. Em estudo publicado em 2006 concluiu-se que, na presença de placenta prévia, o risco de placenta acreta é de 3%, 11%, 40%, 61% e 67% para a primeira, segunda, terceira, quarta e quinta ou mais cesarianas, respectivamente.

O principal desafio em relação ao acretismo é seu manejo pós-parto imediato, quando a placenta não se separa completamente da parede uterina, causando hemorragia maciça. Com muita frequência, o tratamento exige a realização de histerectomia de urgência, podendo haver complicações mais graves, como coagulação intravascular disseminada (CIVD), síndrome de angústia respiratória, falência renal e morte. Estima-se que até 7% das pacientes que apresentam a condição evoluam para o óbito. A perda sanguínea média durante o parto de uma paciente com placenta acreta é de 3.000 a 5.000mL, com necessidade de hemotransfusão em 90% dos casos.

O diagnóstico definitivo é basicamente anatomopatológico, mas a suspeita diagnóstica é fundamental para adequada abordagem terapêutica. Nos casos de alta suspeição devem ser realizadas ultrassonografias pré-natais seriadas com pesquisa dos principais sinais indiretos de acretismo, como adelgaçamento miometrial, perda da linha hipoecoica retroplacentária típica, presença de múltiplos lagos placentários com fluxo sanguíneo turbulento ao Doppler e vascularização aumentada na interface entre a serosa uterina e a bexiga.

Coagulopatias

O período periparto predispõe à descompensação de coagulopatias preexistentes, na medida em que ocorre consumo considerável de fatores de coagulação. Desse modo, sempre que houver hemorragia puerperal refratária às medidas terapêuticas iniciais, deve-se aventar a possibilidade de distúrbio de coagulação. Deve-se também atentar para o fato de que o choque hemorrágico de qualquer etiologia pode desencadear ativação endotelial com consequente CIVD, condição extremamente grave no puerpério. A conduta exige análise do coagulograma e da condição subjacente, que indicarão a necessidade de transfusão de hemácias, plaquetas e/ou plasma fresco congelado.

Outra condição rara, porém altamente letal e que frequentemente se associa a coagulopatias, é a embolia de líquido amniótico. Seu diagnóstico é clínico, devendo ser aventado em pacientes que apresentem, no período periparto, colapso cardiovascular, parada cardíaca, convulsões, desconforto respiratório agudo e/ou hipoxia, particularmente se seguidos por CIVD (presente em 83% dos casos). Um período de ansiedade, confusão mental, agitação e sensação de morte iminente pode preceder o evento. São consideradas predisponentes situações que propiciem maior troca de fluidos entre os compartimentos materno e fetal, como parto operatório (vaginal ou cesariana), placenta prévia/acreta, gestação gemelar e ruptura uterina. Diante da mínima suspeição diagnóstica, deve-se iniciar o tratamento dirigido basicamente às medidas de suporte de vida, preferencialmente envolvendo equipe multiprofissional (anestesistas, intensivistas e obstetras).

Inversão uterina

A inversão uterina incide em 1:6.000 partos, podendo ser acompanhada tanto de choque hipovolêmico como neurogênico, em razão do quadro de hemorragia aguda e da intensa dor que proporciona. As principais causas são a tração excessiva do cordão e a pressão em fundo uterino no momento da dequitação placentária. O tratamento consiste na administração de uterolíticos e/ou sedação venosa, seguida pela manobra de Taxe, que restitui o útero ao seu posicionamento normal (Figura 79.5).

Se houver falha, está indicado o reposicionamento cirúrgico do útero por tração (procedimento de Huntington). Após as intervenções de restituição uterina, recomenda-se a administração de agentes uterotônicos a fim de evitar a recidiva e reduzir a perda sanguínea.

Hemorragia pós-parto tardia

As principais causas de hemorragia pós-parto tardia são:

- Retenção de restos placentários.
- Involução uterina anormal.
- Infecção intrauterina.
- Lacerações do canal de parto.

O tratamento deverá ser direcionado para a causa específica. Cerca de 2% das pacientes irão necessitar reinternação para se submeter a tratamento clínico ou cirúrgico.

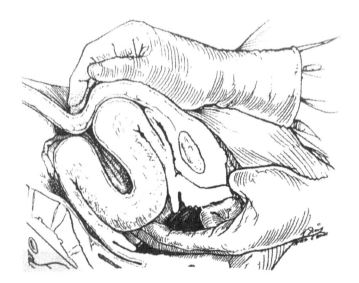

Figura 79.5 Manobra de Taxe para tratamento da inversão puerperal. (Adaptada de Filho ALS, Lamaita RV. Hemorragias no pós-parto. In: Filho ALS, Aguiar RALP, Melo VH [eds.] Manual SOGIMIG de Ginecologia e Obstetrícia 5. ed. Belo Horizonte: Coopmed, 2012: 785-95.)

ALTERAÇÕES DO CICLO DA AMAMENTAÇÃO

O processo de amamentação influi em diversos aspectos do puerpério. Além de possibilitar maior contato e consequentemente favorecer o estabelecimento do binômio mãe-recém-nascido, exerce a função primordial de fornecer ao bebê nutrientes adequados e fatores imunológicos que serão determinantes para seu bem-estar a longo prazo. Tem também impacto considerável sobre a saúde materna, uma vez que, ao acelerar a involução uterina por meio do estímulo à secreção de ocitocina, reduz os riscos de hemorragia e de anemia puerperal.

Mesmo que inicialmente possam existir dificuldades relacionadas com a demanda frequente e a pega do recém-nascido, a puérpera deve ser estimulada a investir na amamentação com orientações quanto à técnica correta de aleitamento e aos potenciais benefícios desse processo para si e para o bebê. Cabe ressaltar que a produção de leite tem relação direta com a sucção do recém-nascido e que, por isso, colocá-lo ao peito sob livre demanda, especialmente nos primeiros dias após o parto, é uma das medidas mais eficazes para o sucesso da amamentação.

Diversos fatores podem interferir nesse processo, salientando-se a falta de orientação e preparo da mãe durante o pré-natal, a ansiedade materna e condições ligadas à própria mama, como ingurgitamento, fissuras e infecções. Cirurgias mamárias prévias, seja a mamoplastia redutora, seja a inserção de implantes, também podem ser responsáveis por lactação insuficiente, particularmente se houver incisões periareolares, alteração da sensibilidade mamilar ou lesão de ductos lactíferos.

Nos primeiros 3 dias após o parto, as glândulas mamárias produzem o colostro, fluido extremamente rico em anticorpos maternos que contrabalançam a imaturidade imunológica do recém-nascido e nutricionalmente adaptado às suas necessidades em relação à proporção de proteínas, água e gorduras essenciais. Entre 3 e 5 dias após o parto ocorre a "descida" espontânea do leite, também chamada de apojadura. A despeito de ser um evento natural, pode ser acompanhado de ingurgitamento mamário causado pela estase linfática, vascular e láctea. Usualmente se registra aumento da temperatura local, que pode ser interpretado como febre, caso a aferição seja feita na região axilar. Por acarretar aumento acentuado da sensibilidade mamária, o ingurgitamento pode constituir um empecilho à amamentação e, em consequência da estase láctea que se estabelece, favorece o surgimento de complicações como mastite e formação de abscessos.

Portanto, logo após a apojadura devem ser reforçadas medidas como o aleitamento sob livre demanda, a ordenha manual das mamas quantas vezes forem necessárias para esvaziá-las no intervalo entre as mamadas e a aplicação local de compressas frias quando as providências anteriores falharem, podendo ainda ser prescritos analgésicos e antitérmicos. É conveniente que as puérperas sejam instruídas quanto à importância do uso de sutiãs que ofereçam sustentação adequada às mamas, devendo ser desaconselhados hábitos como a manipulação frequente das mamas e o emprego de banhos ou compressas quentes.

As fissuras mamilares são consequência da pega inadequada do recém-nascido, por técnica incorreta de amamentação ou por ingurgitamento mamário. Por causarem dor, são causa frequente de descontinuação do aleitamento, além de poderem constituir porta de entrada para patógenos, favorecendo o desenvolvimento de mastite. Sua prevenção também depende de aconselhamento pré-natal adequado com o emprego de medidas como massagem dos mamilos e exposição das mamas ao sol.

Na vigência de fissuras, mesmo que sejam identificados pontos de sangramento, não é necessária a suspensão da amamentação. Ao contrário, deve-se encorajar sua continuidade com a técnica correta, evitando a limpeza mamilar excessiva e utilizando a ordenha manual no auxílio contra o ingurgitamento. A associação de analgésicos pode ser profícua. Caso haja falha dessas condutas e a amamentação se torne um processo traumático, deve-se considerar a ordenha do leite, oferecendo-o ao recém-nascido em copinhos adaptados.

A mastite e o abscesso mamário ocorrem em 5% a 10% das puérperas e são complicações que acometem principalmente as primíparas em razão das maiores dificuldades apresentadas em relação à amamentação.

A mastite puerperal decorre da contaminação das fissuras mamárias ou dos ductos lactíferos por patógenos provenientes da própria pele, da microbiota bucal do recém-nascido ou do ambiente, sendo o *Staphylococcus aureus* o principal agente etiológico. As bactérias encontram no leite um ótimo meio de cultura, e a infecção, se não tratada adequadamente, pode evoluir com a formação de abscessos. O diagnóstico é clínico e se baseia nas queixas de dor mamária, dificuldade de amamentação, febre e indisposição. Ao exame físico observam-se edema, hiperemia e endurecimento mamários, geralmente localizados e unilaterais.

A apresentação clínica dos abscessos se assemelha à da mastite, com dor mamária, febre e outros sintomas sistêmicos, mas, ao exame físico, palpa-se área amolecida e flutuante.

O tratamento da mastite é feito com penicilinas ou cefalosporinas de primeira geração por via oral em regime ambulatorial, associando-se analgésicos e compressas frias. Se houver a formação de abscesso, torna-se necessária a drenagem cirúrgica realizada preferencialmente em ambiente hospitalar sob analgesia. Assim como nos casos de ingurgitamento, na eventualidade de a dor impossibilitar a amamentação, as mamas devem ser esvaziadas por ordenha manual a cada 3 horas, oferecendo-se o leite ao recém-nascido.

EVENTOS TROMBOEMBÓLICOS

Eventos tromboembólicos, como trombose venosa profunda e tromboembolismo pulmonar agudo, são responsáveis por 3,2% das mortes maternas.

Para sua prevenção recomenda-se, especialmente em pacientes submetidas à cesariana, o uso de meias compressivas pelo menos durante os primeiros 7 dias após o parto.

Nos casos em que a puérpera apresenta fatores de risco, como idade >35 anos, obesidade, tabagismo, desordens hipertensivas ou infecciosas, varizes calibrosas em membros inferiores, mobilidade reduzida ou trombofilias preexistentes, deve-se considerar o uso profilático de heparina de baixo peso molecular.

Este tópico será abordado mais profundamente no Capítulo 101.

TRANSTORNOS MENTAIS NO PUERPÉRIO

A adaptação da puérpera ao papel de mãe e às responsabilidades que se apresentam após o nascimento do bebê causa certo grau de instabilidade psicológica, que é naturalmente esperada após o parto. Paralelamente ao desafio da maternidade, a mulher enfrenta questões como modificações do próprio corpo e de sua autoestima, cansaço, privação de sono e alterações hormonais importantes que interferem diretamente em seu humor. O puerpério, como qualquer período de transição, é considerado um fator estressor e pode ser o "gatilho" para a manifestação de transtornos psiquiátricos em pacientes que apresentavam, mesmo antes da gestação, fatores de vulnerabilidade. Por esse motivo, condições como distúrbios de ansiedade e do humor se mostram altamente prevalentes em puérperas, com incidência estimada em 13% dos casos.

Vale ressaltar que cerca de 50% a 80% das mulheres apresentarão período de tristeza aparentemente inexplicada nos primeiros dias após o parto, denominado *blues* puerperal ou *baby blues*, o qual se associa a sintomas como cansaço e sonolência excessivos, choro fácil, insegurança quanto à capacidade de cuidar do bebê e tristeza constante. O tratamento é expectante, conjugando orientações sobre a natureza transitória do problema e a formação de uma "rede de amparo emocional" à mulher, especialmente por parte de seus familiares e parceiro.

Os sintomas geralmente desaparecem de maneira espontânea em até 10 dias. Caso persistam, deve-se suspeitar de um quadro mais grave, como a depressão puerperal. Os fatores de risco mais conhecidos para essa patologia são gravidez indesejada, ausência de suporte do parceiro ou familiares, questões socioeconômicas, doenças maternas que limitam a capacidade de cuidar do recém-nascido, complicações relacionadas com o parto, o parto pré-termo e gestação múltipla. As mesmas condições fazem parte da gênese dos transtornos de ansiedade, também muito prevalentes nessa fase.

Este tema se encontra mais aprofundado no Capítulo 109.

MENSAGENS-CHAVE

- O puerpério é um período que envolve complexas modificações na fisiologia e no estado mental da puérpera, configurando-se como fator de risco para o desenvolvimento de diversas patologias. Portanto, é necessário que sejam implementadas medidas rotineiras de acompanhamento materno multiprofissional nesse período.
- Recomenda-se que todas as mulheres recebam visita domiciliar de um profissional de saúde dentro das primeiras 6 semanas após o parto.
- Avaliação pós-parto precoce é recomendada para pacientes com desordens hipertensivas ou que apresentem outros fatores de risco para complicações.
- O adequado acompanhamento pré-natal, com suporte emocional e orientações à gestante, são essenciais para redução da incidência e gravidade das complicações puerperais.
- A melhor profilaxia contra as infecções puerperais continua sendo o uso de técnicas adequadas de antissepsia.
- O manejo ativo do terceiro estágio do trabalho está associado a taxas significativamente mais baixas de mortalidade e morbidade maternas.
- A ocitocina é considerada o medicamento de primeira escolha na prevenção e conduta em caso de hemorragia puerperal, devendo ser rotineiramente administrada logo após o desprendimento do ombro fetal.
- A revisão do canal de parto é recomendada, verificando-se a presença de lacerações, que podem ser fonte de sangramento.
- O manejo da hemorragia puerperal varia de acordo com a etiologia do sangramento e com as possibilidades terapêuticas disponíveis, sendo geralmente necessária abordagem multidisciplinar.
- Na vigência de situações clínicas ou achados ultrassonográficos que indiquem risco de acretismo placentário, o obstetra deve estar atento ao diagnóstico e preparado para o manejo de possíveis complicações, tomando todas as precauções cabíveis previamente ao parto.

Leitura complementar

Adair FL. The American Committee of Maternal Welfare, Inc: Chairman's Address. Am J Obstet Gynecol 1935; 30:868.

Almarzouqi F, Grieb G, Klink C et al. Fatal necrotizing fasciitis following episiotomy. Case Rep Surg 2015; 2015:562810.

American College of Obstetricians and Gynecologists ACOG Practice Bulletin nº 120: Use of prophylatic antibiotics in labor and delivery. Obstet Gynecol 2011; 117:1472-83.

American College of Obstetricians and Gynecologists. Committe Opinion Nº 666: Optimizing Postpartum Care. Obstet Gynecol 2016; 127(6):e 187-92.

Bandeira AR, Resende CA, Reis ZS et al. Epidemiologic profile, survival, and maternal prognosis factors among women at na obstetric intensive care unit. Int J Gynaecol Obstet 2014; 124(1):63-6.

Barton JR, Sibai BM. Severe sepsis and septic shock in pregnancy. Obstet Gynecol 2012; 120(3):689-706.

Bauer ME, Bauer ST, Rajala B et al. Maternal physiologic parameters in relationship to sistemic inflammatory response syndrome criteria: a systematic review and meta-analysis. Obstet Gynecol 2014; 124(3):535-41.

Benenson S, Mankuta D, Gross I, Schwartz C. Cluster of puerperal fever in an obstetric ward: a reminder of Ignaz Semmelweis. Infect Control Hosp Epidemiol 2015; 36(12):1488-90.

Bohlman MK, Rath W. Medical prevention and treatment of postpartum hemorrhage: a comparison of diferente guidelines. Arch Gynecol Obstet 2014; 289(3):555-67.

Brasil. Ministério da Saúde. Saúde da criança: aleitamento materno e alimentação complementar. Ministério da Saúde, Secretaria de Atenção à Saúde, Departamento de Atenção Básica. 2. ed. Brasília: Ministério da Saúde, 2015. 184 p.: il. (Cadernos de Atenção Básica nº 23.)

Brown CE, Stettler RW, Twickler D, Cunningham FG. Puerperal septic pelvic thrombophlebitis: incidence and response to heparin therapy. Am J Obstet Gynecol 1999; 181:143.

Burke C. Perinatal sepsis. J Perinat Neonatal Nurs 2009; 23(1):42-51.

Cantwell R, Clutton-Brock T, Cooper G et al. Saving mothers' lives: reviewing maternal deaths to make motherhood safer: 2006-2008.

The eighth report of the confidential enquiries into maternal deaths in the United Kingdom. BJOG 2011; 118(Suppl 1):1-203.

Casey BM, Cox SM. Chorioamnionitis and endometritis. Infect Dis Clin North Am 1997; 11(1):203-22.

Chebbo A, Tan S, Kassis C, Tamura L, Carlson RW. Maternal sepsis and septic shock. Crit Care Clin 2016; 32:119-35.

Committee Opinion: Placenta Accreta. American College of Obstetricians and Gynecologists. Obstet and Gynecol 2012; 120:n1.

Constantine MM, Rahman M, Ghulmiyah L et al. Timing of perioperative antibiotics for cesarean delivery: a meta-analysis. Am J Obstet Gynecol 2008; 199:301. e1-6.

Costa CFF. Infecção puerperal. In: Tratado de obstetrícia-Febrasgo. Rio de Janeiro: Revinter, 2000.

Dalton E, Castillo E. Postpartum infections: a review for the non-OB-GYN. Obstet Med 2014; 7(3):98-102.

Duff P, Gibbs RS. Pelvic vein thrombofletitis: diagnostic dilemma and therapeutic chalelnge. Obstet Gynecol Surv 1983; 38:365.

Ford JM, Scholefield H. Sepsis in obstetrics: cause, prevention, and treatment. Curr Opin Anaesthesiol 2014; 27(3):253-8.

Hudson L, Belfort MA, Broome DR. Diagnosis and management of placenta percreta: a review. Obstet Gynecol Surv 1998; 53:509-17.

Hughes EC (ed.) Obstetric-gynecologic terminology: with section on neonatology and glossary of congenital anomalies. Philadelphia (PA): F.A. Davis, 1972.

Kleppel L, Suplee PD, Stuebe AM, Bingham D. National initiatives to improve systems for postpartum care. Matern Child Health J 2016. [Epub ahead of print].

Knowles SJ, O'Sullivan NP, Meenan AM, Hanniffy R, Robson M. Maternal sepsis incidence, aetiology and outcome for mother and fetus: a prospective study. BJOG 2015; 122(5):663-71.

Krettli WSC. Puerpério patológico. In: Silva Filho AL, Aguiar RALP, Melo VH (eds.) Manual de ginecologia e obstetrícia SOGIMIG. 5. ed. Belo Horizonte: Coopmed, 2012:785-95.

Krieger Y, Walfisch A, Sheiner E. Surgical site infection following cesarean deliveries: trends and risk factors. J Matern Fetal Nenonatal Med 2016; 29:1-5. [Epub ahead of print].

Lalonde A, Daviss BA, Acosta A, Herschderfer K. Postpartum hemorrhage today: ICM/FIGO iniative 2004-2006. Int J Gynaecol Obstet 2006; 94(3):243-53.

Mackeen AD, Packard RE, Ota E, Speer L. Antibiotic regimens for postpartum endometritis. Cochrane Database Syst Ver 2015; 2(2):CD001067.

Maharaj D. Puerperal pyrexia: a review. Part I. Obst Gynecol Surv 2007; 62(6):393-9.

Mardh PA. Influence of infection with Chlamydia trachomatis on pregancy outcome, infant health and life long sequelae in infected offspring. Best Pract Clin Obstet Gynaecol 2002; 16(6):847-64.

Michalopoulos K. The effects of breast augmentation surgery on future ability to lactate. Breast J 2007; 13:62.

Miller DA, Chollet JA, Goodwin TM. Clinical risk factors for placenta previa-placenta accreta. Am J Obstet Gynecol 1997; 177:210-4.

O'Brien JM, Barton JR, Donaldson ES. The management of placenta percreta: conservative and operative strategies. Am J Obstet Gynecol 1996; 175:1632-8.

Oyelese Y, Smulian JC. Placenta previa, placenta accreta, and vasa previa. Obstet Gynecol 2006; 107:927.

Pacheco LD, Saade G, Hankins GD, Clark SL. Amniotic fluid embolism: diagnosis and management. Society for Maternal-Fetal Medicine (SMFM). Am J Obstetr Gynecol 2016; 215(2):B16-24.

Ridgway LE. Puerperal emergency. Vaginal and vulvar hematomas. Obstet Gynecol Clin North Am 1995; 22:275.

Samill F, Hofmeyr GJ. Antibiotic prophylaxis for cesarean section. Cochrane Database Syst Rev 2010; 1:CD000933.

Say L, Chou D, Gemmill A et al. Global causes of maternal death: a WHO systematic analysis. Lancet Gob Health 2014; 2:e 323-33.

Sénat MV, Sentilhes L, Battut A, Benhamou D et al. Postpartum practice: guidelines for clinical practice from de French College os Gynaecologists and Obstetricians (CNGOF). Eur J Obstet Gynecol Reprod Biol 2016; 202:1-8.

Silver RM, Landon MB, Rouse DJ et al. Maternal morbidity associated with multiple repeat cesarian deliveries. National Institute of Child Health and Human Development Maternal-Fetal Medicine Units Network. Obstet Gynecol 2006; 107:1226-32.

Smail FM, Grivell RM. Antibiotic prophylaxis versus no prophylaxis for preventing infection after cesarean section. Cochrane Database Syst Ver 2014; (10):CD007482.

Sriskandan S. Severe peripartum sepsis. J R Coll Physicians Edinb 2011; 41(4):339-46.

Stray-Pedersen B, Solberg VM, Torkildsen E et al. Postpartum bacteriuria. A multicenter evaluation of diferente screening procedures and a controlled short-course treatment trial with amoxycillin. Eur J Obstet Gynecol Reprod Biol 1989; 31:163-71.

Thibaudeau S, Sinno H, Williams B. The effects of breast reduction on successful breastfeeding: a systematic review. J Plast Reconstr Aesthet Surg 2010; 63:1688.

United Nations. United Nations Millennium Development Goals. 2013. Disponível em: http://www.un.org/millenniumgoals/maternal.shtml. Acesso em 07/09/2016.

VanSchalkwyk J, Van Eyk N. Antibiotic prophylaxis in obstetric procedures. J Obstet Gynaecol Can 2010; 32:878-92.

WHO Guidelines for the management of postpartum haemorrhage and retained placenta (2009). World Health Organisation, Geneva (Switzerland).

Witlin AG, Mercer BM, Sibai BM. Septic pelvic thromboflebitis or refractory postpartum fever of undetermined etiology. J Matern Fetal Med 1996; 5:355.

Wu S, Kocherginsky M, Hibbard JU. Abnormal placentation: twenty-year analysis. Am J Obstet Gynecol 2005; 192:1458-61.

Wysokinska EM, Hodge D, McBane RD 2nd. Ovarian vein thrombosis: incidence of recurrent venous thromboembolism and survival. Thromb Haemost 2006; 96:126.

Zhan CM, Yeomans ER. Postpartum hemorrhage: placenta accreta, uterine inversion, and puerperal hematomas. Clin Obstet Gynecol 1990; 33:422.

Zhang C, Zhang L, Liu X et al. Timing of antibiotic prophylaxis in elective caesarean delivery: a multi-center randomized controlled trial and meta-analysis. PLos One 2015; 10(7):e0129434.

CAPÍTULO 80

Assistência ao Parto Distócico

Inessa Beraldo de Andrade Bonomi
Ana Christina de Lacerda Lobato
Camila Gabriele Silva

INTRODUÇÃO

Distocia significa parto difícil e se caracteriza por uma progressão anormalmente lenta do trabalho de parto e do parto.

Estima-se que 60% das indicações de cesarianas nos EUA sejam atribuídas a esse diagnóstico. Diante da elevação das taxas de cesariana, o diagnóstico de distocia assume grande importância na prática obstétrica atual.

Três fatores interagem para que o parto vaginal aconteça: a força (contração uterina e esforços expulsivos maternos), o feto (apresentação, posição e desenvolvimento fetal) e o canal (pelve e partes moles). O estudo do parto é dividido em três períodos: dilatação (latente e ativa), expulsão e dequitação. Um aspecto importante no acompanhamento do trabalho de parto e na definição de anormalidades consiste na utilização do partograma, isto é, a representação gráfica do parto.

O obstetra deve estar preparado e treinado para diagnosticar e intervir prontamente nas situações de risco, quando o trabalho de parto e o parto não estão ocorrendo de maneira satisfatória.

ANORMALIDADES DO PRIMEIRO PERÍODO

No passado, a expressão *desproporção cefalopélvica* (DCP) era utilizada para caracterizar o trabalho de parto obstruído causado por vício pélvico. Atualmente, esse vício é relativamente raro, e a DCP se refere ao diagnóstico subjetivo de que o feto é grande ou malposicionado para a pelve materna ou a pelve é pequena para o feto. Uma expressão mais geral seria a parada de progressão, resultado do progresso anormal da dilatação cervical ou da descida do polo cefálico.

Classicamente, o primeiro período ou de dilatação começa com o início do trabalho de parto e termina com a dilatação cervical completa (10cm), sendo dividido em fases latente e ativa do trabalho de parto.

A frequência de anormalidades do primeiro período é de 8% a 11%, sendo os principais fatores de risco apresentados no Quadro 80.1.

Quadro 80.1 Fatores associados a alteração na progressão do primeiro período do trabalho de parto

Fator de risco	Odds ratio (OR)	Intervalo de confiança 95%
Ruptura prematura de membranas	3,8	3,2 a 4,5
Nuliparidade	3,8	3,3 a 4,3
Indução do parto	3,3	2,9 a 3,7
Idade materna >35 anos	3,0	2,6 a 3,6
Peso fetal >4.000g	2,2	1,8 a 2,7
Síndrome hipertensiva	2,1	1,8 a 2,6
Hidrâmnio	1,9	1,5 a 2,3
Tratamento de infertilidade	1,8	1,4 a 2

Fase latente

A fase latente prolongada se inicia quando a gestante sente contrações regulares que podem amadurecer, apagar e dilatar o colo em uma velocidade muito lenta. Essa fase pode durar de 8 a 20 horas. Ao se seguirem os conceitos de Friedman, uma fase latente prolongada consistiria em mais de 20 horas nas nulíparas e mais de 14 horas nas multíparas. Mais importante do que o diagnóstico correto dessa fase é definir se a gestante está ou não na fase ativa do trabalho de parto, já que até 40% das cesarianas por DCP são indicadas antes do início dessa fase ativa. Além disso, está associada a sofrimento fetal e admissão no Centro de Terapia Intensiva (CTI) neonatal.

Algumas condutas poderão ser adotadas na fase latente prolongada:

- Utilizar os critérios de Friedman para o diagnóstico de fase latente.
- Admissão tardia no hospital: vários estudos demonstraram que gestantes admitidas no hospital com dilatação de 3cm ou menos são submetidas a um número maior de interven-

ções desnecessárias ou prematuras, como uso de ocitocina, necessidade de analgesia, segundo período prolongado, aumento da taxa de cesarianas e experiência de nascimento mais traumática.
- Evitar a internação precoce: cabe estimular a ingestão de líquidos e o consumo de refeições menores e frequentes, receitar analgésicos quando necessário e orientar o retorno ao hospital em caso de aumento da frequência ou da duração das contrações, perda de tampão mucoso ou ruptura de membranas amnióticas.
- Convém avaliar individualmente o nível de fadiga e a necessidade de suporte para essas gestantes. Embora não seja utilizados rotineiramente no Brasil, alguns estudos recomendam o uso de opioides ou indutores do sono, como o Zolpidem® 10mg, na fase latente do trabalho de parto. A avaliação do uso hospitalar deve ser individual e depende da dilatação do colo, do grau de fadiga, da paridade, da condição social ou do estado psicológico. Cerca de 85% dessas mulheres, após o uso desses fármacos, acordam na fase ativa do trabalho de parto, enquanto 10% não estão em trabalho (falso trabalho de parto) e 5% apresentam um padrão disfuncional persistente.
- Manejo ativo da fase latente prolongada: nesse caso, com a paciente apresentando 3cm de dilatação ou colo totalmente apagado, inicia-se ocitocina até que se atinjam uma a três contrações em 10 minutos. A amniotomia é um procedimento controverso. Quando isolada, não reduz significativamente a fase latente do trabalho de parto e pode redundar em efeito negativo no amadurecimento, apagamento e dilatação da cérvice, pois ocorre redução da pressão exercida contra o colo uterino. Além disso, está relacionada com aumento de complicações quando realizada com menos de 2cm de dilatação e aumento da taxa de cesariana e do uso de fórceps. Quando associada à ocitocina, por exemplo, pode reduzir significativamente o tempo de trabalho de parto.

Fase ativa

A definição precisa de quando se inicia a fase ativa do trabalho de parto pode divergir de acordo com a literatura adotada. Segundo o Colégio Americano de Obstetras e Ginecologistas (ACOG), o início da fase ativa do trabalho de parto ocorre quando o colo atinge dilatação de 4 a 6cm, com contrações efetivas, sendo de 6cm o limite. A dilatação cervical nesse intervalo ocorre de modo semelhante em multíparas e nulíparas e em uma velocidade um pouco mais lenta do que a historicamente descrita por Friedman (1,2cm/h nas primíparas e 1,5cm/h nas multíparas). A inclinação máxima da taxa de dilatação cervical não ocorre antes dos 6cm. Por isso é recomendado que o diagnóstico e a condução de fase ativa prolongada (ou protraída) ou de parada secundária da dilatação não sejam realizados antes de alcançados os 6cm. A Figura 80.1 resume as diferentes fases do trabalho de parto segundo as teorias de Friedman e de Zang.

As desordens da primeira fase podem ser classificadas em fase ativa prolongada, parada secundária da dilatação e parto precipitado ou desordens combinadas.

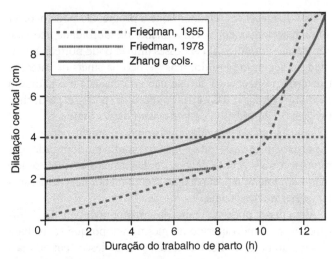

Figura 80.1 Comparação da dilatação cervical com as fases do trabalho de parto.

Na fase ativa prolongada, a dilatação se processa lentamente (<1cm/h) e costuma ser secundária a uma atividade uterina inadequada ou por posição anômala da cabeça. Na parada secundária da dilatação não há progressão da dilatação em um intervalo mínimo de 2 horas ou mais. Já o parto precipitado ocorre quando há dilatação e expulsão do feto no intervalo de 4 horas ou menos.

As condutas que deverão ser adotadas em caso de desordens da fase ativa são:

- Iniciar ocitocina até alcançar três a cinco contrações em 10 minutos.
- Realizar amniotomia antes de diagnosticar parada de progressão.
- Usar ocitocina por pelo menos 4 horas em pacientes com padrão de contração adequado (>200U de Montevidéu) ou por 6 horas em casos de padrão de contração <200U de Montevidéu, com taxa de sucesso de 92%.
- Adotar a posição vertical ou lateral, que está associada à redução do tempo do trabalho de parto.

Por fim, é importante lembrar que o uso do partograma para o diagnóstico dessas anormalidades tem se mostrado bastante útil em virtude de seu caráter visual, e a Organização Mundial da Saúde (OMS) estimula seu uso nas maternidades.

ANORMALIDADES DO SEGUNDO PERÍODO

O segundo período do trabalho de parto se inicia quando a dilatação do colo está completa e termina com a expulsão do feto pelo canal do parto.

Segundo o ACOG, o segundo período prolongado ocorre quando o período expulsivo ultrapassa 3 horas nas nulíparas sem analgesia e 4 horas com analgesia e 2 horas nas multíparas sem analgesia e 3 horas com analgesia. Convém suspeitar do atraso da progressão do segundo período (em termos de rotação e/ou descida do feto) depois de 1 hora nas nulíparas e meia hora nas multíparas.

Estudos recentes relataram que a progressão pode ocorrer ainda mais lentamente, sem aumento da morbidade neonatal e materna. Portanto, o uso desses limites pode nortear a conduta no segundo período, mas, se não há sinais de infecção (materna ou neonatal), a mãe não está exausta e o padrão à cardiotocografia (CTG) é tranquilizador, pode-se permitir a progressão do trabalho de parto além desses limites.

Uma estratégia adotada consiste no adiamento do esforço expulsivo materno ("puxo"). Um estudo randomizado demonstrou que o puxo deve ser aplicado tardiamente, sendo mais bem tolerado pela paciente e com menor taxa de desacelerações cardíacas fetais.

Além disso, pode ser realizada a manobra de Mueller-Hillis (pressão no fundo uterino ao mesmo tempo que se avalia a descida do polo cefálico): se a cabeça fetal desce 1cm ou mais com a pressão, o prognóstico é bom, podendo ser útil no segundo período do trabalho de parto.

Entre as disfunções que podem ocorrer nesse período estão o período expulsivo (ou pélvico) prolongado e a parada secundária da descida, que serão mais detalhados na seção destinada às distocias por meio do partograma.

DISTOCIA DE OMBRO

A distocia de ombro é definida como a impacção do ombro fetal atrás da sínfise púbica ou no promontório sacral materno. Subjetivamente, refere-se ao parto que exige manobras obstétricas específicas para a saída dos ombros fetais após fracasso de leve tração para baixo exercida na cabeça (manobra cabeça-ombro). Trata-se de uma condição de difícil previsão, e cerca de metade dos casos não apresenta fatores de risco identificáveis. Ocorre em 0,2% a 3% dos partos e em 0,6% a 1,4% dos partos de fetos cefálicos, representando uma emergência obstétrica. Alguns autores relacionam sua incidência com o peso do recém-nascido (RN), variando de 0,6% a 1,4% se o RN pesar de 2.500g a 4.000g e entre 5% e 9% se o peso ao nascimento se situar entre 4.000g e 4.500g.

Os principais fatores de risco para a distocia de ombro são a macrossomia e o diabetes, podendo alcançar uma incidência de 50% nos fetos com peso >4.500g em gestantes diabéticas. Embora o elevado peso ao nascer esteja relacionado com distocia, na maioria dos RN com peso ≥4.000g essa relação não é encontrada, visto que mais de 50% dos casos dessa distocia ocorrem em fetos com peso normal. Em estudo realizado em RN com peso ≥5.000g, apenas 15,5% apresentaram distocia de ombro.

A gestante diabética tem risco seis vezes maior de apresentar distocia, provavelmente por dois motivos: fetos com elevado peso ao nascer e os com proporção corporal diferente dos fetos de gestantes não diabéticas.

Outros fatores de risco incluem história de distocia de ombro anterior, obesidade materna, multiparidade, pós-datismo, parto operatório e segundo período do parto prolongado (Quadro 80.2).

A complicação fetal mais grave associada é a lesão do plexo braquial (LPB), que ocorre em cerca de 2% a 16% das distocias de ombro. Desses, 30% apresentarão lesões neurológicas permanentes, cabendo ressaltar que muitos casos de lesão de plexo braquial não estão associados à distocia de ombro. Um estudo retrospectivo demonstrou que o risco de lesões neurológicas permanentes e de fratura clavicular (FC) está mais associado ao parto sem distocia.

Outras complicações fetais associadas à distocia de ombro são a FC, a fratura de úmero, a encefalopatia hipóxico-isquêmica e o óbito neonatal. Entre as complicações maternas, as mais comuns são as hemorragias pós-parto e as lesões de partes moles e do esfíncter anal.

Distocia de ombro recorrente ocorre em 1% a 25% das gestantes com história de distocia em parto anterior e, geralmente, se associa ao elevado peso ao nascer. O sexo masculino está mais relacionado com distocia, provavelmente em razão do RN com maior peso ao nascer e antropometria diferente se comparada à feminina.

Na prevenção da distocia de ombro se destaca o controle glicêmico e do ganho ponderal em gestantes diabéticas.

Segundo o ACOG, a estimativa do peso fetal, seja a ultrassonográfica pelo peso fetal estimado (PFE), seja a clínica (regra de Johnson), e a avaliação dos fatores de risco maternos não têm valor preditivo para macrossomia fetal. Da mesma maneira, a cesariana profilática não reduz a ocorrência de distocia de ombro em gestantes com suspeita de fetos macrossômicos, devendo ser considerada em algumas situações, como em gestantes não diabéticas com PFE >5.000g (risco estimado em 15% de distocia) ou em gestantes diabéticas com PFE >4.500g (risco estimado em 20%), assim como em pacientes com história de distocia de ombro em parto prévio, sobretudo se houver lesão neonatal grave associada a parto instrumental em fetos >4.000g.

Alguns estudos atuais recomendam indução do parto se houver macrossomia iminente entre 37 e 38 semanas de gestação, mesmo sem dados consistentes que demonstrem os benefícios dessa prática.

A distocia de ombro é uma emergência obstétrica não previsível, geralmente precedida pelo sinal da "tartaruga" em que, após a saída do polo cefálico, ocorre retraimento da cabeça contra o períneo. Estabelecido o diagnóstico, serão iniciadas as manobras necessárias. Cabe salientar que a força

Quadro 80.2 Fatores de risco para distocia de ombro

Macrossomia
Diabetes mellitus materno
Idade materna avançada
Parto distócico anterior
Multiparidade
Pós-datismo
Parto operatório
Segundo período do parto prolongado
Obesidade materna e ganho de peso excessivo na gestação
Feto do sexo masculino

excessiva, nesse momento, pode ocasionar lesão materna ou fetal. Existem inúmeras manobras descritas, devendo o obstetra seguir a rotina a que está mais habituado.

Convém solicitar a ajuda de outro obstetra, pediatra, anestesista e equipe de enfermagem. Como as lesões neurológicas permanentes são dependentes do tempo de permanência do feto nessa condição, todos os profissionais envolvidos devem saber executar as manobras com precisão e, preferencialmente, alguém deverá anotar o momento em que se iniciaram as manobras, bem como o tempo de execução de cada uma.

Diante de uma situação de distocia de ombros, as manobras obstétricas devem ser aplicadas tendo como objetivo sua resolução nos primeiros 5 minutos, de modo a evitar lesões de encefalopatia hipóxico-isquêmica no RN. Na distocia reforça-se que o tempo é o fator de gravidade. Um estudo recente, que comparou diferentes manobras individuais realizadas ao mesmo tempo em relação a mortalidade neonatal, lesão fetal e depressão neonatal, demonstrou que não houve diferença nas taxas, independentemente da manobra escolhida.

Algumas manobras estão assim descritas:

- **Manobra de McRoberts:** consiste na flexão e abdução das coxas sobre o abdome materno, o que ocasiona a retificação do sacro em relação à coluna lombar com rotação cefálica da sínfise púbica.
- **Pressão suprapúbica:** normalmente executada em conjunto com a primeira manobra, consiste em pressionar a face posterior do ombro anterior, forçando-o para baixo da sínfise púbica. Recomenda-se a realização de pressões intermitentes sobre o ombro. A manobra de McRoberts e a pressão suprapúbica podem solucionar 40% a 60% dos casos, estando descritas na Figura 80.2.

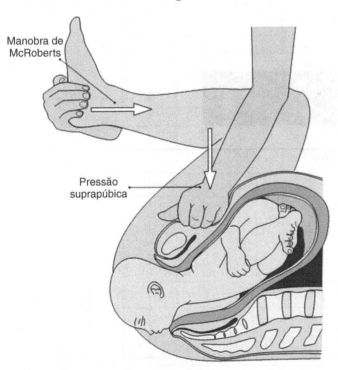

Figura 80.2 Manobra de McRoberts e pressão suprapúbica.

- **Manobras rotacionais:** a manobra de Rubin (Woods reversa) consiste na aplicação de pressão sobre a face posterior do ombro anterior ou posterior, aduzindo-o. Já na manobra de Woods a pressão é realizada sobre a face anterior do ombro posterior, tentando abduzi-lo.
- **Remoção do braço posterior:** o obstetra deverá exercer pressão sobre a fossa antecubital do braço posterior, ocasionando flexão do antebraço. Identifica-se a mão fetal, apreendendo-a, e se procede à retirada do braço, trazendo o braço posterior anteriormente na frente do tórax. Deve-se evitar apreender o braço por sua metade, de modo a evitar fraturas.
- **Manobra de Gaskin:** com a paciente posicionada de quatro, tenta-se retirar o ombro posterior.
- **Outras manobras:** é possível a adoção da manobra de Zavanelli (rotação da cabeça fetal para occipitoanterior, recolocando-a no períneo e realizando a cesariana), sinfisiotomia ou histerotomia. A fratura de clavícula em virtude da dificuldade de realização e o risco de lesões graves não têm sido descritos.

Por fim, é importante reenfatizar a natureza emergente da distocia de ombro, sendo necessária uma equipe treinada em seu atendimento de modo a promover os melhores resultados materno-fetais.

DISTOCIAS DIAGNOSTICADAS POR MEIO DO PARTOGRAMA

O partograma, que se presta para avaliar e documentar a evolução do trabalho de parto, é um instrumento de importância fundamental no diagnóstico dos desvios da normalidade e na adoção de condutas apropriadas para a correção desses desvios, ajudando ainda a evitar intervenções desnecessárias. Entretanto, em revisão sistemática não houve diferença entre o uso do partograma ou não na taxa de cesarianas, parto instrumental e Apgar <7 aos 5 minutos.

O melhor período para a aplicação do partograma é na fase ativa da dilatação. Na evolução normal do trabalho de parto, a curva de dilatação cervical se processa à esquerda da linha de ação. Quando essa curva ultrapassa a linha de ação, evidencia-se um parto disfuncional (Quadro 80.3).

Dilatação (fase latente prolongada)

Nessa fase, a conduta é expectante, desde que a vitalidade fetal esteja preservada, e em muitas mulheres essa fase pode durar mais de 20 horas. Dessa maneira, deve ser evitado o uso de ocitócitos em virtude do risco de aumento na

Quadro 80.3 Distocias diagnosticadas pelo uso do partograma

Período do parto	Distocias diagnosticadas
Dilatação (fase latente)	Fase latente prolongada
Dilatação (fase ativa)	Fase ativa prolongada Parada secundária da dilatação Parto precipitado
Expulsivo/pélvico	Período pélvico prolongado Parada secundária da descida

incidência de cesariana em decorrência da situação desfavorável do colo uterino. Os sinais de alerta, como perda de líquido, sangramento uterino, contrações eficientes a cada 5 minutos e diminuição dos movimentos fetais, são orientações para que a parturiente retorne ao hospital no momento adequado.

Dilatação (fase ativa)

- **Fase ativa prolongada:** a dilatação do colo uterino ocorre em velocidade <1cm/h, geralmente em virtude de contrações ineficientes. Para a correção deve-se estimular a deambulação, administrar ocitocina e realizar a ruptura das membranas amnióticas (Figura 80.3).

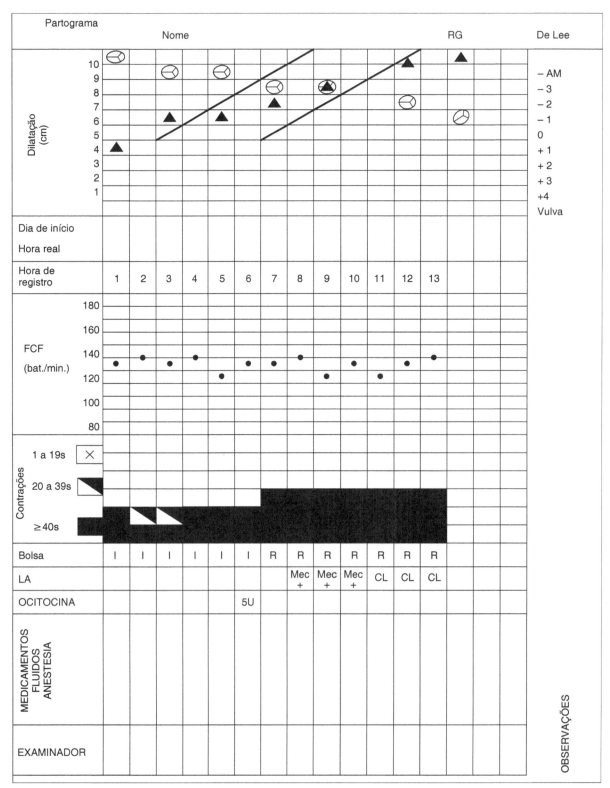

Figura 80.3 Fase ativa prolongada.

Capítulo 80 Assistência ao Parto Distócico   **677**

- **Parada secundária da dilatação:** é diagnosticada por meio de dois toques consecutivos, com intervalo de 2 horas ou mais, quando a dilatação cervical permanece sem alteração. Alguns autores contestam a "regra das 2 horas" e consideram 4 horas o intervalo ideal mínimo. Há associação ao sofrimento fetal.

Pode ser resultado de DCP absoluta ou relativa. No primeiro caso, a resolução será por cesariana. Na DCP relativa (deflexões ou variedade de posições transversas ou posteriores), as medidas de estímulo às contrações uterinas, deambulação, ruptura artificial da membrana amniótica e analgesia podem resolver a distocia (Figura 80.4).

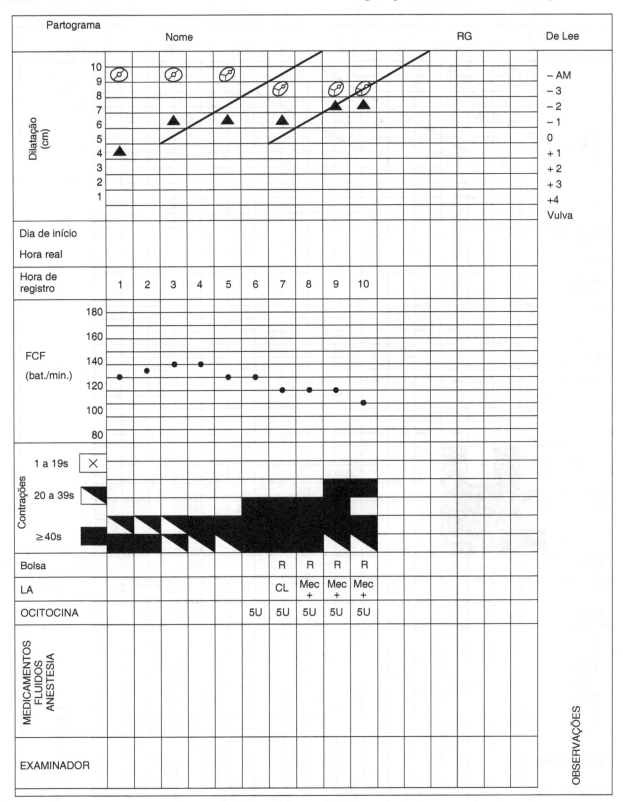

Figura 80.4 Parada secundária da dilatação.

- **Parto precipitado ou taquitócico:** diagnosticado quando a dilatação cervical, a descida e a expulsão fetal ocorrem em 4 horas ou menos. Pode ser espontâneo ou iatrogênico, por administração excessiva de ocitocina. Mais frequente em multíparas, deve ser dada a atenção à vigilância fetal e à revisão do canal de parto (Figura 80.5).

Período expulsivo/pélvico

- **Período pélvico prolongado:** após dilatação completa do colo nota-se descida progressiva da apresentação, mas excessivamente lenta. Ocorre demora na descida e na expulsão fetal. Está relacionado com contratilidade deficiente e macrossomia fetal, mais comumente. Para o diagnóstico

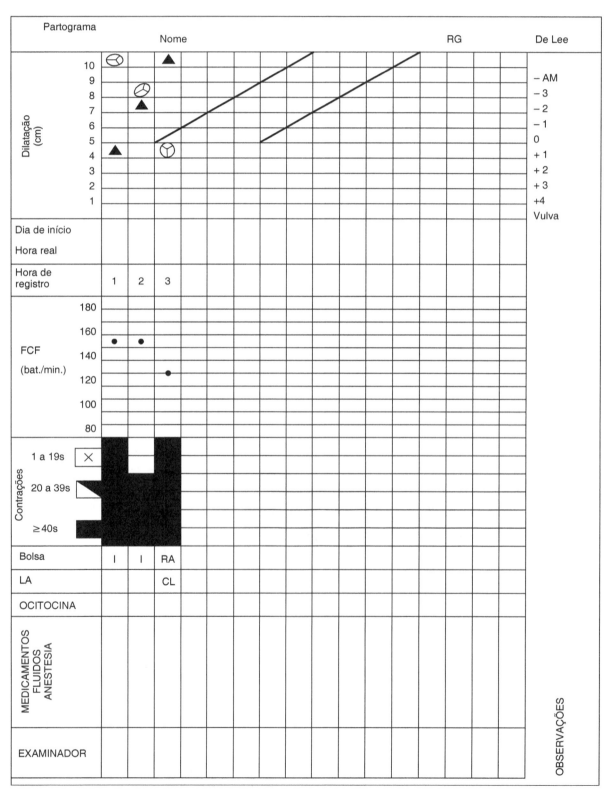

Figura 80.5 Parto precipitado ou taquitócico.

dessa distocia deve ser lembrado o conceito atual de período expulsivo prolongado (Figura 80.6).
- **Parada secundária da descida:** diagnosticada quando não ocorre a descida da apresentação após dois toques consecutivos, com intervalo de 1 hora ou mais, desde que a dilatação do colo uterino esteja completa. As causas dessa distocia são a DCP absoluta ou a relativa. Na relativa é válido como tentativa o uso de fórceps de tração ou rotação, dependendo da variedade de posição. Se a desproporção é absoluta, está indicada a cesariana (Figura 80.7).

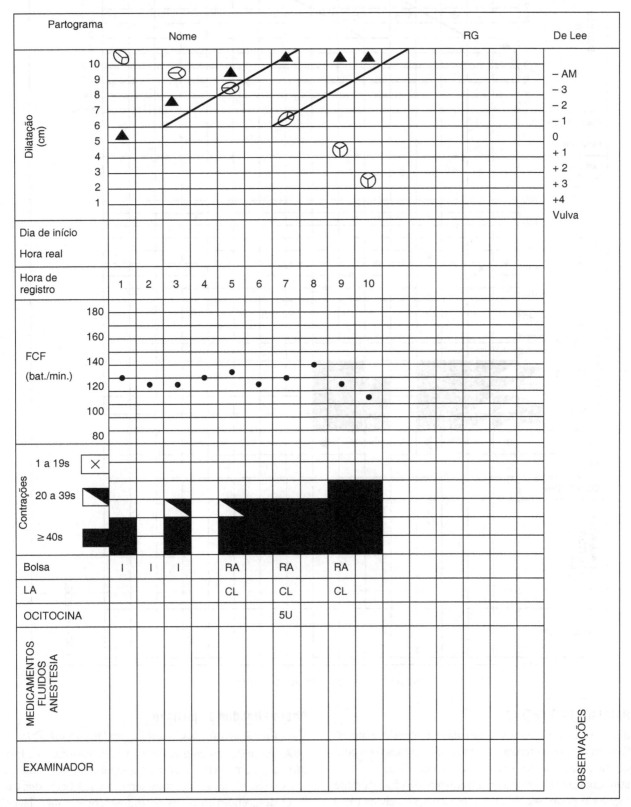

Figura 80.6 Período pélvico prolongado.

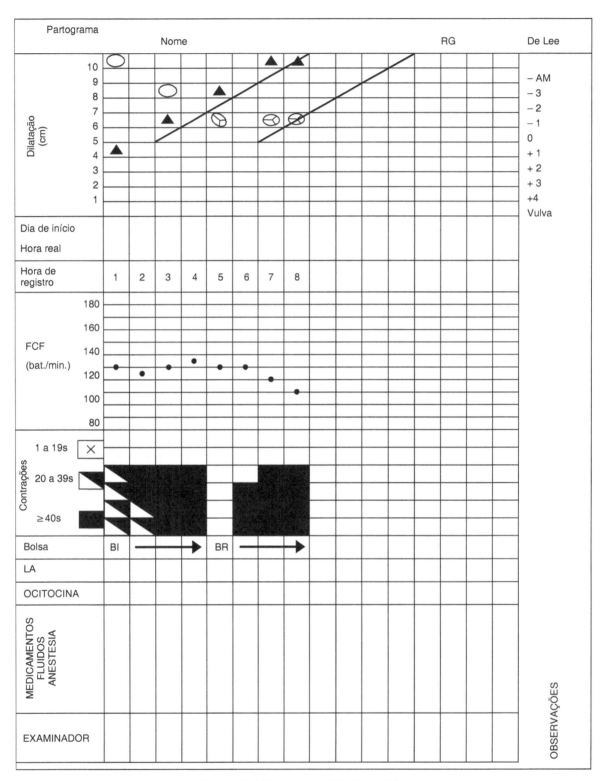

Figura 80.7 Parada secundária da descida.

ANORMALIDADES FETAIS

A distocia fetal pode estar relacionada com o posicionamento do feto na cavidade uterina (posição e apresentação) ou com seu volume (macrossomia, malformações obstrutivas).

A apresentação cefálica é a mais frequente (96,5%) durante a gestação e o parto, seguida pela apresentação pélvica (3%) e a transversa (0,5%).

Anormalidades de posição

Occipitossacra ou occipital posterior (OS ou OP)

A ordem decrescente de frequência da variedade de insinuação do polo na pelve materna é a seguinte: OEA (60%), ODP (32%), OEP (6%) e, mais raramente, a ODA (<1% dos casos).

O desprendimento em occipitossacra é pouco favorável, pois a cabeça fica em flexão incompleta na pelve, apresentando-se com seus maiores diâmetros. O diagnóstico é feito pelo toque vaginal, identificando-se a sutura lambdoide na posição posterior.

Durante o trabalho de parto, cerca de 15% a 20% dos fetos se encontram na posição occipitossacra (OS) e no momento do parto apenas 5% permanecem nessa posição. A OS é a má posição fetal mais comum e está associada a anormalidades no parto que podem ocasionar complicações materno-fetais (Figura 80.8). Os principais fatores de risco associados a essa posição estão resumidos no Quadro 80.4.

As variedades de posição posteriores, que tornam o parto vaginal mais lento, estão comumente associadas à fase ativa prolongada ou à interrupção da dilatação. Alguns autores relacionam o uso da analgesia epidural com relaxamento da musculatura pélvica que poderia inibir a rotação fetal de OS para occipital anterior (OA), mas o tema ainda é controverso. A principal causa do encaixamento fetal em variedade posterior parece ser a exiguidade do sacro. A pelve antropoide favorece essa variedade de posição.

A conduta é expectante na maioria dos casos, se o trabalho de parto progride normalmente e o feto está bem.

Observa-se maior risco de laceração do esfíncter anal e infecção puerperal quando comparada com as posições anteriores.

Caso o trabalho de parto esteja progredindo lentamente, as manobras de rotação podem ser realizadas mantendo-se o polo cefálico fletido durante toda a manobra. Alguns estudos sugerem que a rotação manual para a posição OA, em vez de conduta expectante (Grau 2C), apresenta alta taxa de sucesso, aumenta a probabilidade de parto vaginal e tem baixo risco de complicações materno-fetais. Cabe salientar que, se realizada muito precocemente e no início do período expulsivo, há risco de prolapso de cordão e de partes fetais.

Poderá ser tentado o uso dos fórceps de Simpsom ou de Kielland, se houver condições. Outras medidas que podem reverter a apresentação posterior são a posição de cócoras e a deambulação da parturiente, embora não aumentem a taxa de rotação espontânea.

Se não houver possibilidade de rotação manual ou parto operatório, a cesariana deverá ser realizada.

Posição occipitotransversa (OT)

A OT normalmente é vista como uma posição transitória, resolvendo-se espontaneamente. A pelve platipeloide ou androide favorece essa variedade de posição. O diagnóstico é feito pelo toque vaginal, identificando-se a posição do occipício (Figura 80.9).

Se persistente, pode exigir intervenção. A rotação digital e/ou manual deve ser tentada inicialmente. Em caso de falha dessas manobras, pode ser tentada a aplicação dos fórceps (de Simpson ou de Kielland). É fundamental a experiência para a manipulação dos fórceps de rotação. Se não for esse o caso, será preferível a realização da cesariana.

Anormalidade de atitude – Deflexão

As apresentações defletidas são classificadas de acordo com o Quadro 80.5 e ilustradas na Figura 80.10.

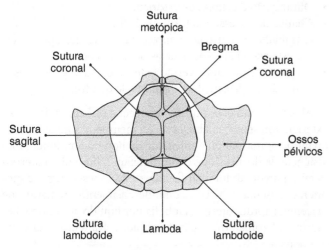

Figura 80.8 Feto na posição OS.

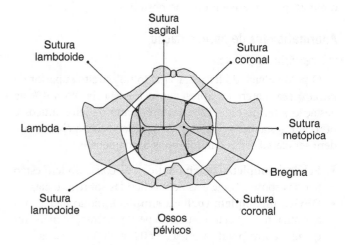

Figura 80.9 Feto em apresentação OT.

Quadro 80.4 Fatores de risco associados à posição OS

Nuliparidade
Idade materna >35 anos
Raça negra
Posição OP em parto anterior
Pelve estreita
Idade gestacional ≥41 semanas
Peso ao nascimento ≥4.000g
Placenta anterior
Anestesia epidural

Quadro 80.5 Relação entre as atitudes da cabeça fetal cefálica, os pontos de referência e os diâmetros de insinuação

Deflexão	Pontos de referência	Diâmetros de insinuação (cm)
Primeiro grau	Bregma	Occipitofrontal (12cm)
Segundo grau	Fronte	Occipitomentoniano (13,5cm)
Terceiro grau	Face	Submentobregmático (9,5cm)

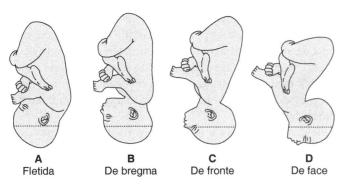

Figura 80.10A a D Apresentações defletidas.

Apresentação de fronte

A apresentação de fronte é rara e também diagnosticada pelo toque vaginal. O ponto de referência é a fontanela anterior. Mais de 50% dos casos revertem para cefálica fletida ou face. O parto vaginal ocorre lentamente em cerca de um terço dessas pacientes (Figura 80.10C).

Apresentação de face

O feto está com a cabeça em extensão máxima e apoia o occipício no dorso com a face voltada para o canal de parto (incidência de 0,2% a 0,3% [Figura 80.10D]).

O diagnóstico é realizado pelo toque vaginal, sendo fundamental a definição da posição do mento. As insinuações mentoanteriores são de mais fácil resolução, podendo ocorrer em dois terços dos casos. Nas posições mentotransversas, o mento com frequência roda espontaneamente para a posição anterior. Em ambos os casos, a conduta é expectante. Já nas mentoposteriores o parto vaginal é demorado e impossível se o mento permanece em posição posterior.

Anormalidades de apresentação

Apresentação pélvica

O polo pélvico do feto está situado no estreito superior da bacia óssea materna e apresenta incidência de 3% a 4% na gestação a termo e de 12% nas pré-termo de fetos únicos e 60% em gestações gemelares. As apresentações pélvicas podem ser classificadas em dois tipos fundamentais:

- **Pélvica completa (pelvipodálica):** as coxas do feto estão fletidas sobre a bacia e as pernas fletidas sobre as coxas.
- **Pélvica incompleta (pélvica simples):** modo nádega ou agripina, modo joelho ou modo pé. Apresentação mais frequente, corresponde a cerca de 60% a 65% dos casos.

O diagnóstico pode ser feito pelas manobras de Leopold, pelo toque vaginal ou pela ultrassonografia. Quando realizado durante o pré-natal, pode ser tentada a versão externa, como recomendado pela OMS, e se estabelecido durante o trabalho de parto, devem ser levados em consideração diversos fatores, como experiência do obstetra, peso fetal estimado, posição do feto e presença de anestesista no local.

O parto apresenta dificuldades crescentes, pois, à medida que os segmentos vão se desprendendo (cintura pélvica, cintura escapular e cabeça), maiores se tornam os obstáculos. Entre as possíveis complicações no parto pélvico estão asfixia, acidose grave com compressão do cordão, traumatismo de ombros e polo cefálico e prolapso de cordão.

Convém orientar a paciente de que na cesariana programada a termo, comparada com o parto vaginal, observa-se redução na morbidade perinatal e neonatal precoce e há um pequeno aumento do risco de graves complicações imediatas ao parto.

A versão externa é a primeira manobra a ser tentada, objetivando transformar uma apresentação córmica ou pélvica em cefálica. O ideal é realizá-la na 36ª semana, com taxa de sucesso em torno de 50% (Quadro 80.6).

Um obstetra experiente deve estar presente na assistência ao parto pélvico, o que deve ocorrer em centros com o aparato necessário para a realização de cesariana.

Cerca de 45% dos fetos que se encontram pélvicos com 35 semanas de gestação podem sofrer versão espontânea até o parto.

Em revisão de estudos randomizados realizada pela Cochrane, a versão cefálica externa reduziu a incidência de partos não cefálicos e de cesarianas sem efeito significativo na mortalidade perinatal.

Os benefícios da versão externa incluem:

- Redução da probabilidade de apresentação pélvica no momento do parto.
- Diminuição das taxas de cesariana.
- Chance de sucesso em torno de 50%.
- O trabalho de parto com apresentação cefálica após a versão está associado a altas taxas de intervenções.
- Recém-nascidos após versão externa de sucesso têm risco reduzido de desenvolver displasia de quadril.

Algumas condições podem favorecer a realização da versão externa: apresentação alta e móvel, membranas íntegras com quantidade normal ou aumentada de líquido amniótico, inexistência de doenças que comprometam o binômio materno-fetal e parede abdominal flácida e não espessa. Essa manobra não é isenta de riscos, como descolamento prematuro de placenta, ruptura uterina, embolia por líquido amniótico, hemorragia fetomaterna, isoimunização, sofrimento fetal e até morte fetal.

O Quadro 80.6 resume as contraindicações absolutas e relativas para realização de versão externa.

A posição da placenta, o ganho de peso materno e a posição da perna não estão associados às taxas de sucesso.

A versão cefálica externa deve ser realizada em local onde o feto possa ser monitorizado e onde, se necessário, possa ser realizada cesariana de emergência. Uma CTG reativa deve ser obtida antes do procedimento, e a administração de tocolítico parece ser benéfica.

A paciente deve ser colocada em posição lateral, prevenindo hipotensão. O polo pélvico é então elevado para fora da pelve materna e a versão é realizada, tentando rodar por sua parte anterior (pela frente). Se não há sucesso, pode-se tentar na direção oposta. A quantidade de força é regida pela

Quadro 80.6 Contraindicações à versão externa

Absolutas (aumentam o risco de mortalidade)	Relativas
Indicação de cesariana por causas que não a apresentação pélvica	Fetos pequenos para a idade gestacional com parâmetros alterados à dopplerfluxometria
Hemorragia periparto até 7 dias antes da data da versão	Pré-eclâmpsia com proteinúria
Cardiotocografia não tranquilizadora	Oligoidrâmnio
Anomalias uterinas maiores	Anomalias fetais maiores
Ruptura de membranas previamente à versão	Cicatrizes uterinas
Gestação múltipla (exceto antes do parto do segundo gemelar)	

tolerância à dor da paciente. Após a versão, o feto deve ser monitorizado por no mínimo 30 minutos.

Caso a manobra fracasse ou tenha passado o período ideal para sua realização, o parto deve iniciar-se espontaneamente, não sendo recomendada a indução. O parto há de ser dirigido. Durante o período de dilatação devem ser mantidas as membranas íntegras, e o uso de ocitocina deve ser evitado. A episiotomia é imprescindível, pois atenua os traumatismos cranioencefálicos, diminui ou impede a compressão funicular e facilita o desprendimento das escápulas.

O trabalho de parto deve ocorrer sem manobras até o aparecimento do cordão, pois a tração do feto antes desse momento pode promover a extensão de sua cabeça e braços. Após o surgimento do cordão umbilical realiza-se a alça de cordão para sua descompressão, evitando-se hipoxia fetal. Com a saída das pernas o feto é gentilmente segurado pela região sacroilíaca e é exercida leve tração. A extração das espáduas pode ser facilitada com as manobras de Rojas ou Deventer-Müller. O desprendimento do polo cefálico representa o momento de mais risco para o feto, podendo ser auxiliado pelas manobras de Brach e de Mauriceau. Em caso de falha, pode-se recorrer ao fórceps de Piper (primeira escolha) ou de Simpson.

As manobras utilizadas para auxiliar o parto pélvico consistem em:

- **Desprendimento dos ombros (cintura escapular):**
  - **Deventer-Müller:** envolvendo o polo pélvico com as mãos, traciona-se o corpo fetal para baixo, colocando o acrômio anterior na região subpúbica. Com o dedo indicador envolve-se o ombro e se exterioriza o membro anterior; em seguida, elevando-se o corpo fetal para cima com manobra semelhante, desprende-se o membro posterior.
  - **Rojas:** o feto é segurado como na manobra anterior. Realiza-se rotação axial do corpo fetal, procurando transformar o ombro posterior em anterior. Com o auxílio digital desprende-se esse ombro, e um movimento inverso favorece o desprendimento do membro restante.

- **Desprendimento da cintura escapular e do polo pélvico:**
  - **Bracht:** permite a saída dos ombros e da cabeça fetal. Apreende-se o polo pélvico com as mãos; levando-se o dorso contra a sínfise púbica para facilitar o movimento giratório, não há tração.
- **Desprendimento da cabeça derradeira:**
  - **Mauriceau:** os dedos indicador e médio da mão dorsal são aplicados sobre os ombros do feto e os da mão ventral na arcada alveolar da mandíbula, forçando a flexão cefálica.

Apresentação córmica

A situação transversa ocorre quando o eixo longitudinal do feto se encontra perpendicularmente ao eixo longo do útero, e a apresentação fetal é então denominada apresentação córmica, a qual ocorre em 0,5% das gestações com feto único, sendo mais frequente nas gestações múltiplas. Em geral, é diagnosticada pelas manobras de Leopold e confirmada pelo ultrassom.

Em países desenvolvidos, prolapso do cordão umbilical, traumatismo fetal e prematuridade são os principais resultados adversos associados à apresentação córmica. Em regiões em desenvolvimento, a ruptura uterina está entre as principais causas de morbimortalidade materna e perinatal.

Para as pacientes com fetos em situação transversa, antes do início do trabalho de parto e na ausência de contraindicações para o parto vaginal, pode-se tentar a versão externa para apresentação cefálica entre 38 e 39 semanas de gestação.

Para os pacientes em trabalho de parto prematuro com feto único em situação transversa e membranas íntegras, pode-se tentar a versão externa para apresentação cefálica, seguida de ruptura artificial das membranas e condução do trabalho de parto.

Nessas situações, o parto vaginal é impossível e há grande chance de prolapso de braço quando o ombro é forçado para a pelve durante o trabalho de parto. Portanto, em caso de falha na tentativa de versão externa, a cesariana está indicada.

ANORMALIDADES ANEXIAIS

As distocias anexiais podem ser relacionadas com o cordão umbilical, membranas ou a placenta.

Anormalidades do cordão umbilical e da placenta

O comprimento do cordão umbilical é considerado curto quando mede <20cm e longo quando >80cm. Em caso de cordão curto há dificuldade de progressão cefálica com bradicardias fetais em razão da compressão cervical no período expulsivo. As principais complicações observadas são ruptura e desinserção do cordão, descolamento placentário e inversão uterina. Nos casos em que o cordão é longo, as circulares são bastante frequentes, mas a maior parte não tem repercussões sobre o feto. Observa-se risco aumentado de prolapso de cordão.

ANORMALIDADES DE PARTES MOLES

As anormalidades de partes moles se referem às alterações localizadas no colo uterino e na vulva.

Quadro 80.7 Recomendações com base em evidências para assistência ao parto distócico

Prática	Intervenção	Grau da recomendação
Uso de ocitocina	O uso de ocitocina até atingir padrão de contrações de 3 a 5 em 10 minutos aumenta a chance de parto normal	A
Amniotomia	Realizar amniotomia precoce antes de diagnóstico da parada de progressão reduz o tempo do trabalho de parto e o uso de ocitocina	B
Posição vertical ou lateral	Alcançar a posição vertical ou lateral pode diminuir o tempo do trabalho de parto	A
Prevenção de distocia de ombro	PFE ao US, medida do fundo uterino (regra de Johnson) e avaliação dos fatores de risco maternos não têm valor preditivo para macrossomia fetal	A
Cesariana profilática para distocia de ombro em feto macrossômico	Cesariana profilática não reduz a ocorrência de distocia de ombro em gestantes com suspeita de fetos macrossômicos	B
Treinamento em distocia de ombro	O treinamento para distocia de ombro da equipe de uma maternidade se associa à melhoria no manejo e à redução dos danos neonatais	B
Queda da taxa de cesariana com o partograma	Não se observa diferença significativa entre a utilização do partograma e a anotação no prontuário	A
Uso do partograma	O partograma se apresenta como ferramenta extremamente barata, de fácil utilização e apresentação gráfica para anotação da evolução do trabalho de parto, funcionando como orientador para a formação dos profissionais de saúde e facilitando transferências hospitalares, não devendo seu uso ser desestimulado	D
Versão cefálica externa	Oferecer versão cefálica externa para todas as mulheres com gestações únicas, não complicadas, com 36 semanas. Contraindicada: mulheres em trabalho de parto, cicatriz uterina prévia ou anormalidades uterinas, comprometimento da vitalidade fetal, membranas amnióticas rotas, sangramento vaginal e condições médicas	A

PFE: peso fetal estimado; US: ultrassonografia.

O edema de colo uterino é consequência da compressão do colo entre o rebordo ósseo e o polo cefálico, sendo o lábio anterior mais frequentemente acometido. A conduta deve ser expectante. Caso o trabalho de parto se prolongue, podem ser realizadas a redução manual do lábio edemaciado, a incisão de Dührssen ou mesmo a cesariana, se as manobras anteriores falharem.

As distocias obstrutivas envolvem a presença de tumores que obstruem o canal de parto, devendo ser indicada a cesariana.

O Quadro 80.7 resume as intervenções no trabalho de parto e o grau de recomendação.

Leitura complementar

Acta Obstet Gynecol Scand 2013 Feb; 92(2):137.

American College of Obstetricians and Gynecologists (College), Society for Maternal-Fetal Medicine. Caughey AB, Cahill AG, Guise JM, Rouse DJ. Safe prevention of the primary cesarean delivery. Am J Obstet Gynecol 2014 Mar; 210(3):179-93.

American College of Obstetricians and Gynecologists. Dystocia and augmentation of labor. Practice Bulletin No. 49, December 2003.

American College of Obstetricians and Gynecologists: Shoulder Dystocia. Practice Bulletin No. 40, Novembro 2002.

American College of Obstetrics and Gynecology (ACOG) Committee on Obstetric Practice. ACOG Practice Bulletin No. 13. External Cephalic Version. Obstet Gynecol 2000 Feb; 95(2):1, reaffirmed 2012 PDF.

Argani CH. Occiput posterior position. In: UpToDate, 2016. Disponível em: < http:// www.uptodate.com/contents/occiput-posterior-position>. Acesso em: 25/03/2016.

Caughey AB, Cahill AG, Guise JM, Rouse DJ. American College of Obstetricians and Gynecologists. Safe prevention of the primary cesarean delivery. American Journal of Obstetrics and Gynecology 2014; 210(3):179-93.

Cunningham FG et al. Obstetrícia de Williams. 24. ed. Porto Alegre: AMGH, 2016.

Cunningham FG, Leveno KJ, Bloom SL, Hauth JC, Gilstrap III LC, Wenstrom KD (eds.) Dystocia-abnormal labor. In: Williams obstetrics. 22. ed. New York: McGraw-Hill, 2004:495-524.

Fahey JO, Mighty HE, MD. Shoulder dystocia: using simulation to train providers and teams. J Perinat Neonat Nurs 2008; 22: 114-22.

Gobbo R, Baxley E. Shoulder Dystocia. ALSO [periódico na Internet]. Janeiro 2010:1-3. Disponível em: http://www.aafp.org/online/etc/medialib/aafp_org/documents/cme/courses/clin/also/chapi.Par.0001.File.tmp/ChapterIshouldDysUpd20100112.pdf. Acesso em 29 junho 2010.

Hofmeyr GJ, Gyte GML. Interventions to help external cephalic version for breech presentation at term. Cochrane Database of Systematic Reviews. In: The Cochrane Library, Issue 4, Art. No. CD000184. DOI: 10.1002/14651858.CD000184.pub3

Iskender C, Kaymak O, Erkenekli K et al. Neonatal injury at cephalic vaginal delivery: a retrospective analysis of extent of association with shoulder dystocia. PLoS ONE 2014; 9(8):e104765.

Janesh GK, Justus HG, Rebecca S. Position in the second stage of labour for women without epidural anaesthesia. Cochrane Database of Systematic Reviews. In: The Cochrane Library, Issue 4, Art. No. CD002006. DOI: 10.1002/14651858.CD002006.

Lambeek AF, De Hundt M, Vlemmix F et al. BJOG. 2013 Apr; 120(5):607-12. Epub 2012 Nov 12.Risk of developmental dysplasia of the hip in breech presentation: the effect of successful external cephalic version.

Marques JB, Reynolds A. Distócia de ombros: uma emergência obstétrica. Acta Med Port 2011; 24:613-20.

Ministério da Saúde. Parto, aborto e puerpério – Assistência humanizada à mulher. Brasília, 2001.

Montenegro CAB, Filho JR. Rezende – Obstetrícia fundamental. 11. ed. Rio de Janeiro: Guanabara Koogan 2008.

National Institute for Health and Clinical Excellence (NICE). Guideline on intrapartum care of healthy women and their babies during childbirth. NICE 2014 Dec:CG190 PDF, summary can be found in BMJ 2014 Dec 3; 349:g6886.

Neme B. Apresentação pélvica. In: Corrêa MD, Melo VH, Aguiar RALP, Corrêa Junior MD (eds.) Noções práticas de obstetrícia. 13. ed. Belo Horizonte: COOPMED, 2004:775-84.

Parpinelli MA, Surita FG, Pacagnella RC, Simões R. Assistência ao trabalho de parto. Projeto Diretrizes [periódico na Internet]. Maio 2009:19-28. Disponível em: www.projetodiretrizes.org.br/ans/diretrizes/diretrizes_i. Acesso em 26 de junho de 2010.

Rodis, JF, Shoulder dystocia: Risk factors and planning delivery of at risk pregnancies. In: UpToDate, 2016. Disponível em: < http://www.uptodate.com/contents/shoulder-dystocia-risk-factors-and-planning-delivery-of-at-risk-pregnancies >. Acesso em: 10/03/2016.

Royal College of Obstetricians and Gynaecologists (RCOG). Guideline No. 20b. The Management of Breech Presentation. (RCOG 2006 Dec PDF).

Royal College of Obstetricians and Gynaecologists. External cephalic version and reducing incidence of breech presentation. RCOG 2006 Dec; Guideline No. 20a:1-8 PDF.

Santin AJ. Latent phase of labor. In: UpToDate, 2016. Disponível em: < http://www.uptodate.com/contents/latent-phase-of-labor >. Acesso em: 10/03/2016.

Spain JE, Frey HA, Tuuli MG, Colvin R, Macones GA, Cahill AG. Neonatal morbidity associated with shoulder dystocia maneuvers. Am J Obstet Gynecol 2015 Mar; 212(3):353.e1-5. Epub 2014 Oct 5.

Stitely ML. Labor with abnormal presentation and position. Obstet Gynecol Clin N Am 2005; 32:165-9.

Strauss RA. Transverse fetal lie. In: UpToDate, 2016. Disponível em: < http://www.uptodate.com/contents/transverse-fetal-lie>. Acesso em: 25/03/2016.

Thorp JMJ. Clinical aspects of normal and abnormal labor. In: Creasy RK, Resnik R, Iams JD (eds.) Maternal-fetal medicine: principles and practice. 6. ed. Philadelphia: Elsevier, 2009:691-724.

Tina L, Anna H, Rebecca S. Effect of partogram use on outcomes for women in spontaneous labour at term. Cochrane Database of Systematic Reviews. In: The Cochrane Library, Issue 4, Art. No. CD005461. DOI: 10.1002/14651858.CD005461.

Wei SQ, Luo ZC, Xu H, Fraser WD. The effect of early oxytocin augmentation in labor: a meta-analysis. Obstet Gynecol 2009 Sep; 114(3):641-9.

Zugaib M. Zugaib obstétrica, 2. ed. São Paulo: Manole, 2012.

CAPÍTULO 81

Hipoxia Fetal Intraparto

Gabriel Costa Osanan
Zilma Silveira Nogueira Reis
Diogo Ayres-De-Campos

INTRODUÇÃO

As últimas décadas foram marcadas por grandes avanços científicos e tecnológicos nas áreas da saúde materno-infantil com alguma expectativa de que seria possível a eliminação da mortalidade perinatal. De fato, a mortalidade neonatal sofreu uma redução de 39% entre 1990 e 2013 em todo o mundo, segundo dados da Organização Mundial da Saúde (OMS). Contudo, as disparidades observadas entre os países são importantes e refletem suas políticas, condições de desenvolvimento socioeconômico e qualidade do cuidado materno-infantil, fazendo essa desejada realidade permanecer ainda distante.

No Brasil, a mortalidade neonatal passou a ser o principal componente da mortalidade infantil, em termos proporcionais, a partir dos anos 1990. No período neonatal precoce faleceram 10,6 a cada 1.000 neonatos em 2011, enquanto a mortalidade infantil foi de 15,3 a cada 1.000. As taxas globais se encontram em torno de 33,3 mil, mas países como Portugal atingiram, em 2014, a incidência de 2,1 em cada 1.000 nascimentos. A mortalidade perinatal (a que ocorre na segunda metade da gravidez e nos primeiros 7 dias de vida) reflete melhor os cuidados obstétricos, mas não há um consenso generalizado sobre como definir a segunda metade da gravidez, e alguns países não disponibilizam esses dados. Cerca de 10% da mortalidade perinatal ocorrem durante o trabalho de parto, mas esse percentual vem sendo reduzido e, em alguns países de elevados recursos, as mortes fetais intraparto praticamente desapareceram.

A expressão hipoxia fetal substituiu há uns anos a designação de sofrimento fetal agudo por refletir melhor a condição que determina o risco fetal. Infelizmente, no Brasil, sua incidência se encontra acima do esperado, assim como a da morbimortalidade relacionada com esse evento. Além disso, a hipoxia fetal intraparto já se configura como uma das principais causas de litígio médico-legal no país.

A hipoxia fetal intraparto é um dos fatores contribuintes para a mortalidade perinatal, seja por morte fetal intraparto, seja por morte neonatal precoce ou, mais raramente, morte neonatal tardia. O desenvolvimento de lesões neurológicas permanentes é outra das possíveis consequências dessa hipoxia fetal intraparto, cuja incidência é muito variável entre as instituições de saúde e entre os países. Em geral, acredita-se que ocorra em cerca de 2% de todas as gestações, mas alguns hospitais que realizam gasometrias do sangue do cordão umbilical em todos os nascimentos têm relatado redução muito acentuada de sua incidência nos últimos anos.

FISIOPATOLOGIA

Os fetos necessitam de oxigênio e glicose em concentrações adequadas para manter sua produção celular de energia, recorrendo ao metabolismo aeróbico quando necessário. Embora a glicose possa ser armazenada nos tecidos, esse fenômeno não ocorre com o oxigênio. Assim, a privação de oxigênio por apenas alguns minutos é suficiente para diminuir a pressão parcial de oxigênio na circulação fetal (hipoxemia) que, se não revertida, leva, mais cedo ou mais tarde, à redução da pressão parcial de oxigênio nos tecidos (hipoxia). Para manterem a produção energética intracelular, as células conseguem temporariamente se converter para o metabolismo anaeróbico, mas esse metabolismo apresenta como produto secundário o ácido lático. A produção desse ácido faz aumentar a concentração intra e extracelular de íons de hidrogênio livres, situação denominada acidose metabólica, identificada laboratorialmente como diminuição do pH e aumento do lactato e diminuição das bases circulantes no sangue umbilical (Figura 81.1).

A privação energética e o aumento desses íons de hidrogênio no meio intracelular determinam a disfunção e depois a morte das células, causando as lesões teciduais típicas da hipoxia. A hipoxia fetal intraparto pode resultar em danos neurológicos importantes e até mesmo na morte do concepto.

Capítulo 81 Hipoxia Fetal Intraparto

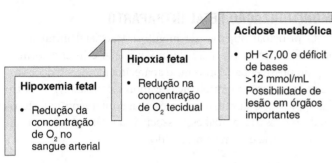

Figura 81.1 Sequência de eventos metabólicos em feto com privação persistente de oxigênio.

O suprimento de oxigênio às células fetais depende de diversos fatores: capacidade materna de transportar oxigênio até a placenta, capacidade placentária de realizar trocas gasosas, capacidade de o cordão umbilical conectar adequadamente a circulação fetal à placentária e capacidade fetal de transportar o oxigênio e utilizá-lo em seus tecidos. Assim, todas as situações ou fatores capazes de interferir ou dificultar esse processo são potencialmente capazes de ocasionar a hipoxia fetal. O Quadro 81.1 apresenta as condições maternas e fetais mais comumente associadas à hipoxia fetal intraparto.

Algum grau de hipoxemia ocorre na maioria dos fetos durante o trabalho de parto. O feto a termo saudável se encontra apto a suportar estados de hipoxemia intermitente causados pelas contrações, desde que não excessivas em intensidade, duração ou frequência.

DIAGNÓSTICO DE HIPOXIA FETAL

A concentração de oxigênio tecidual não pode ser quantificada na prática clínica, uma vez que o diagnóstico de hipoxia só é possível por meio da documentação da acidose metabólica no sangue do cordão umbilical coletado ao nascimento ou na circulação neonatal nos primeiros minutos de vida.

Assim, para documentar a ocorrência de hipoxia fetal intraparto é necessário efetuar uma gasometria de sangue de cordão umbilical logo após o nascimento. O sangue da artéria umbilical é o que melhor reflete a acidose fetal, mas é importante também ser coletado da veia umbilical para assegurar a qualidade da amostra. A presença de um pH <7 e o déficit de base >12mmol/L no sangue do cordão umbilical traduzem uma acidose metabólica, a qual significa que ocorreu hipoxia fetal importante nos minutos que antecederam o nascimento. Recomenda-se a coleta de sangue do cordão umbilical para gasometria em todos os fetos em que tenha ocorrido intervenção obstétrica por suspeita de hipoxia fetal e sempre que houver um índice de Apgar baixo. O Quadro 81.2 descreve os cuidados a observar durante a coleta para gasometria de sangue de cordão umbilical.

O índice de Apgar reflete as funções pulmonares, cardiovasculares e neurológicas do recém-nascido. Os fetos bem oxigenados apresentam quase sempre um índice de Apgar normal, enquanto os submetidos à hipoxia tendem a apresentá-lo reduzido no primeiro e quinto minutos. Contudo, esse índice pode ser afetado por vários fatores não hipóxicos, como prematuridade, infecções, anomalias congênitas, medicações administradas à gestante, aspiração meconial e intervenções neonatais, entre outros. Assim, cabe ressaltar que nem todos os casos em que esse índice está reduzido se relacionam com evento hipóxico intraparto e que situações menos marcadas de hipoxia fetal intraparto podem cursar com índice de Apgar normal. O primeiro minuto continua a ser importante elemento clínico para a decisão quanto ao início da reanimação, enquanto o obtido no quinto minuto está mais frequentemente associado a sequelas neurológicas a curto e longo prazos, mas nenhum dos dois é específico da hipoxia fetal intraparto, o que leva à necessidade de conjugá-los à gasometria do sangue umbilical.

Encefalopatia hipóxico-isquêmica

A encefalopatia neonatal é definida como uma síndrome neurológica que surge nas primeiras 48 horas de vida em um recém-nascido com idade gestacional ≥35 semanas e que se

Quadro 81.1 Principais mecanismos de hipoxia fetal intraparto

Compartimento materno	Hipoxemia materna Anemia materna Hipotensão materna (epidural) Parada cardiorrespiratória materna Grávida em decúbito dorsal condicionando compressão aorto-cava pelo útero Atividade uterina excessiva (hipertonia, taquissistolia)
Compartimento placentário	Insuficiência placentária crônica (pré-eclâmpsia, diabetes, restrição de crescimento fetal) Descolamento prematuro da placenta Ruptura uterina
Compartimento intrauterino	Prolapso do cordão umbilical Laterocidência do cordão umbilical Nó apertado do cordão umbilical Circular cervical apertada Ruptura de *vasa* prévia Hemorragia feto-materna Anemia fetal

Quadro 81.2 Cuidados na gasometria do sangue de cordão umbilical

Não é necessário clampar o cordão umbilical antes da coleta
Coletar, imediatamente após o nascimento, 1mL de sangue da artéria umbilical para uma seringa e 1mL de sangue da veia umbilical para outra seringa. As seringas devem ser previamente heparinizadas, e deve-se assegurar que o sangue se misture com a heparina
Tampar as seringas, identificá-las com o nome da parturiente, rolá-las entre os dedos para misturar com a heparina e encaminhá-las imediatamente para o laboratório de análise
Realizar a gasometria em menos de 30 minutos
Avaliar a adequação da coleta comparando o resultado de duas amostras: o valor do pH arterial é sempre inferior ao da veia. Se a diferença de pH for <0,02 e a de pCO$_2$ for < 5mmHg, trata-se provavelmente de sangue coletado do mesmo vaso ou de sangue misturado da artéria e da veia. Mesmo nesses casos, se pH <7, pode-se concluir que se trata de acidose metabólica. No caso de pH >7 não é possível excluir a ocorrência de acidose metabólica
Registrar o resultado do exame no prontuário médico

manifesta clinicamente por hipotonia, dificuldades de sucção, convulsões ou alterações do nível de consciência, associadas frequentemente a disfunções respiratórias e de outros sistemas. Essa encefalopatia apresenta etiologia diversa e, quando ocorre associada à acidose metabólica, é denominada encefalopatia hipóxico-isquêmica. Ressalta-se que apenas 10% a 15% dos casos de encefalopatia neonatal estão relacionados com hipoxia fetal intraparto e que apenas cerca de 13% dos fetos com diagnóstico dessa encefalopatia desenvolverão paralisia cerebral.

Paralisia cerebral

A paralisia cerebral se refere a uma condição neurológica persistente e não progressiva caracterizada por déficit motor (mau controle muscular, espasticidade e paralisias), frequentemente associado a disfunções sensoriais, epilepsia e déficit cognitivo. Trata-se de uma condição heterogênea, multifatorial, que pode ter origem no período anteparto, intraparto ou neonatal. Acredita-se que cerca de 10% a 20% das situações de paralisia cerebral sejam causadas por hipoxia fetal intraparto. Os outros fatores que causam lesão neurológica estão associados a condições prévias ao nascimento, como malformações congênitas, doenças genéticas, prematuridade, infecções congênitas e crescimento intrauterino restrito.

Existem critérios diagnósticos internacionais bem definidos para se considerar um quadro de paralisia cerebral como secundário a um evento de hipoxia fetal intraparto (Quadro 81.3).

MONITORIZAÇÃO FETAL INTRAPARTO

O principal objetivo da monitorização fetal intraparto é identificar sinais precoces de hipoxia fetal e intervir o mais rápido possível para prevenir o aparecimento de situações associadas a lesões neurológicas e morte perinatal. Por outro lado, pretende simultaneamente evitar a intervenção obstétrica desnecessária, a qual está associada a maior morbimortalidade materna e do recém-nascido.

Ausculta intermitente

A ausculta da frequência cardiofetal (FCF) com o estetoscópio de Pinard ou com o Doppler portátil é o método mais simples, barato e acessível para monitorização do feto durante o trabalho de parto, sendo o mais utilizado nos países com poucos recursos.

O Ministério da Saúde divulgou recomendações para a ausculta intermitente durante o trabalho de parto. A Federação Internacional de Ginecologia e Obstetrícia (FIGO) também publicou recentemente recomendações com essa finalidade. No Quadro 81.4 são comparados os dois documentos, sendo possível observar que a monitorização recomendada pela FIGO é a mais exigente. Convém destacar que os intervalos entre as auscultas fetais se baseiam em recomendações de especialistas e que não há estudos que comparem a eficácia dos diferentes protocolos de ausculta fetal intermitente.

A FIGO recomenda ainda critérios mínimos para a ausculta intermitente como método de vigilância fetal intraparto

Quadro 81.3 Critérios diagnósticos para se considerar evento hipóxico intraparto como potencial causa de paralisia cerebral

Critérios essenciais (todos os quatro critérios devem estar presentes)
1. Evidência de acidose fetal intraparto em amostras do sangue arterial do cordão (pH <7 e déficit de base ≥12mmol/L)
2. Início precoce (dentro das primeiras 24 horas) de encefalopatia neonatal moderada ou grave em recém-nascidos com idade gestacional ≥34 semanas
3. Paralisia cerebral do tipo espástica quadriplégica ou tipo discinésica
4. Exclusão de outras etiologias identificáveis de paralisia cerebral*
Critérios não essenciais (que em conjunto sugerem o momento intraparto como causa da paralisia cerebral, mas não são específicos para um dano asfixiante)
1. Evento sentinela intraparto**
2. Bradicardia fetal persistente a partir da ocorrência do evento
3. Apgar ao quinto minuto <4
4. Sinais de falência múltipla de órgãos no neonato nas primeiras 72 horas após o nascimento
5. Neuroimagem com sinais de edema e hemorragia intracraniana nos primeiros 5 dias de vida

*Exemplos de causas de paralisia cerebral não relacionadas com hipoxia: prematuridade, malformação fetal, distúrbios de coagulação fetal, trauma, infecções congênitas, distúrbios genéticos (p. ex., erros inatos do metabolismo), restrição do crescimento intrauterino, coagulopatias maternas, gestações múltiplas, hemorragia anteparto, apresentação pélvica e anormalidades cromossômicas ou congênitas.
**Exemplos de eventos sentinelas de hipoxia fetal intraparto: prolapso de cordão umbilical, acidentes funiculares graves, distocia de ombro, hemorragia anteparto, ruptura uterina, embolia amniótica e parada cardiorrespiratória da gestante.

Quadro 81.4 Protocolo de ausculta intermitente segundo as recomendações da FIGO e do Ministério da Saúde – Brasil (MS-BR)

Ausculta intermitente*	Recomendação
Duração	**FIGO:** a) ≥ 60 segundos b) por três contrações, nos casos de anormalidade no FCF c) Monitorizar com CTG se disponível nas anomalias da FCF **MS-BR:** a) ≥60 segundos b) Monitorizar com CTG nos casos de anormalidade no FCF**
Momento	**FIGO:** durante a contração e por mais 30 segundos pelo menos após seu término
	MS-BR: imediatamente após uma contração por pelo menos 60 segundos
Periodicidade (período de dilatação)	**FIGO:** a cada 15 minutos
	MS-BR: a cada 30 minutos
Periodicidade (período expulsivo)	**FIGO:** a cada 5 minutos
	MS-BR: a cada 5 minutos

*Devem ser registrados no prontuário ou partograma: a linha de base da frequência cardíaca fetal e a presença ou ausência das acelerações e desacelerações.
**O MS-BR não especifica como proceder quando a ausculta fetal se encontra anormal e não há CTG.

Capítulo 81 Hipoxia Fetal Intraparto

Quadro 81.5 Condições mínimas para a utilização da ausculta intermitente na monitorização fetal intraparto em locais com disponibilidade de cardiotocografia (FIGO 2015)

Condições anteparto	Condições intraparto
Ausência de morbidade materna importante	Ausência de excesso de contrações
Ausência de diabetes ou distúrbios hipertensivos	Ausência de indução/aceleração
Ausência de sangramentos obstétricos	Ausência de analgesia epidural
Crescimento fetal adequado, líquido amniótico normal, Doppler fetal normal	Ausência de sangramento vaginal
	Ausência de líquido meconial
	Ausência de febre intraparto
	Trabalho de parto <12 horas
CTG anteparto normal	Período expulsivo <1 hora
Ausência de cicatriz uterina prévia	FCF normal
Movimentos fetais normais	
Bolsa rota <24 horas	
Gestação de termo e cefálica	

em locais onde a cardiotocografia (CTG) está disponível, e esses critérios representam as características de uma parturiente de baixo risco (Quadro 81.5). Nas gestações de risco, a CTG deve ser o método de escolha para monitorização fetal durante o trabalho de parto, quando disponível.

Um sinal clínico considerado de risco para a ocorrência de hipoxia fetal intraparto consiste na presença de mecônio no líquido amniótico, achado esse que se associa a maior incidência de hipoxia fetal e baixo índice de Apgar e, portanto, quando presente, é indicativo de monitorização fetal com CTG. Sabe-se, no entanto, que a eliminação de mecônio antes do nascimento pode também acontecer de maneira fisiológica, principalmente em gestações no termo ou pós-termo, o que explica sua baixa especificidade.

Cardiotocografia contínua

A CTG consiste na captação e no registro contínuo dos batimentos cardíacos fetais, podendo ser realizada com sensores externos ou internos. Os sensores externos são os mais utilizados, por serem menos invasivos e reutilizáveis. Consistem em um tocodinamômetro colocado no fundo uterino para avaliação das contrações uterinas e em uma sonda Doppler direcionada para o coração fetal.

A FIGO reviu recentemente sua classificação dos traçados cardiotocográficos (Quadro 81.6 e Figura 81.2).

Existe alguma variação intra e interobservador na interpretação da CTG, principalmente na identificação dos diferentes tipos de desaceleração e na avaliação da variabilidade. Na tentativa de eliminar essa variação interobservador foram desenvolvidos programas computacionais que realizam análises automáticas dos traçados e emitem alertas em situações consideradas de risco de hipoxia fetal. Atualmente, cinco sistemas de análise computadorizada da CTG se encontram disponíveis no mercado mundial. Em Belo Horizonte, o Hospital das Clínicas da UFMG já dispõe de um desses sistemas, o Omniview-SisPorto®. Trata-se de uma tecnologia promissora, mas ainda são necessários mais estudos para definição de sua superioridade em predizer eventos hipóxicos em comparação com a análise visual da CTG.

A CTG tem alta sensibilidade (os traçados normais traduzem sempre boa oxigenação fetal naquele momento), mas baixa especificidade (os traçados anormais nem sempre implicam o feto mal oxigenado). Cerca de 30% dos fetos vão exibir, em algum momento do parto, uma CTG suspeita ou patológica. Essa limitação quanto à especificidade explica a necessidade de se utilizarem técnicas adjuvantes para determinar com mais precisão a oxigenação fetal.

Quadro 81.6 Critérios de classificação da CTG, interpretação e recomendações clínicas de acordo com as normas da FIGO, 2015

	Normal	Suspeito	Patológico
Linha de base	110 a 160bpm	Ausência de pelo menos uma das características de normalidade, mas sem critérios patológicos	<100bpm
Variabilidade	5 a 25bpm		Variabilidade reduzida durante >50 minutos Variabilidade aumentada durante >30 minutos Padrão sinusoidal durante >30 minutos
Desacelerações	Não repetitivas*		Desacelerações repetitivas* (tardias ou prolongadas) por >30 minutos ou por >20 minutos se variabilidade reduzida Desaceleração prolongada >5 minutos
Interpretação	Feto sem hipoxia/acidose	Feto com baixa probabilidade de hipoxia/acidose	Feto com alta probabilidade de hipoxia/acidose
Conduta clínica	Manter a monitorização	Identificar e corrigir causas reversíveis de hipoxia (se existirem), estreitar vigilância, ou uso de métodos adjuvantes**	Identificar rapidamente e corrigir causas reversíveis (se existirem), ou uso de métodos adjuvantes**. Em caso de causa irreversível, se não houver indicação de uso de métodos adjuvantes ou em caso de falha da correção das causas reversíveis, o parto deve ser imediato

*Desacelerações são repetitivas quando associadas a >50% das contrações.
A presença de acelerações sugere um feto bem oxigenado, mas sua ausência no intraparto tem significado indeterminado.
Taquicardia: linha de base >160bpm por mais de 10 minutos.
Bradicardia: linha de base <110bpm por mais de 10 minutos.
**Métodos adjuvantes são ECG fetal, estimulação fetal e coleta de sangue fetal (para pH e lactato).

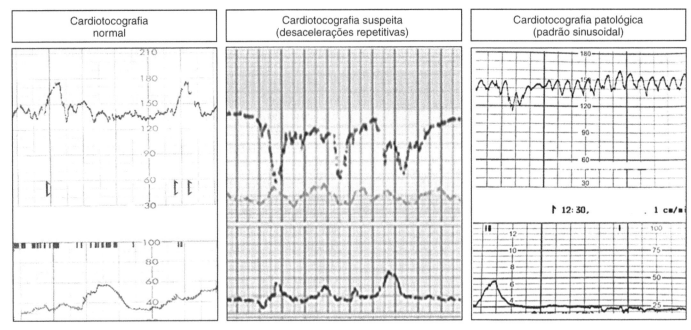

Figura 81.2 Classificação do traçado cardiotocográfico de acordo com as normas da FIGO, 2015.

Estudos realizados nas décadas de 1970 e 1980 evidenciam que a CTG, quando comparada com a ausculta intermitente, reduz o risco de convulsões neonatais, mas aumenta as taxas de cesariana e de parto instrumental. O tamanho da amostra não é suficiente para determinar se reduz ou não o risco de paralisia cerebral e de mortalidade perinatal. No entanto, esses estudos foram realizados em um momento em que os aparelhos e o conhecimento sobre CTG eram muito diferentes dos atuais.

Eletrocardiograma (ECG) fetal

Diversos estudos têm demonstrado que a hipoxia fetal interfere no ECG fetal, determinando aumento da amplitude da onda T e infradesnivelamento do segmento ST.

Assim, foi proposto o uso complementar da análise do segmento ST à CTG intraparto para identificação da hipoxia fetal como maneira de reduzir os falso-positivos da CTG, que podem acarretar uma intervenção obstétrica desnecessária.

Os seis ensaios randomizados que avaliaram essa técnica demonstram que o uso combinado de CTG+ST reduz a necessidade de coletas do sangue fetal, a taxa de partos distócicos e a incidência de acidose metabólica, quando comparado com o uso isolado da CTG.

Coleta de sangue fetal

O objetivo da coleta de sangue fetal é confirmar a presença de acidose nos casos em que a CTG é suspeita ou patológica. Ao se utilizar um amnioscópio colocado por via vaginal, efetua-se micropunção do couro cabeludo do feto para obtenção de pequena amostra recolhida em um tubo capilar, na qual é determinado o pH ou a concentração do lactato. O Quadro 81.7 apresenta os valores de referência mais utilizados e a respectiva conduta obstétrica recomendada.

Tanto a avaliação do pH como a do lactato podem ser utilizadas, mas a última apresenta menor taxa de falha, já que exige menor quantidade de sangue. A coleta de sangue fetal é mais utilizada em alguns países da Europa Central e do Norte, e alguns estudos sugerem que sua utilização reduz os partos distócicos quando comparada com a CTG isolada.

CONDUTA CLÍNICA PERANTE A SUSPEITA DE HIPOXIA FETAL

A hipoxia fetal intraparto se manifesta geralmente mediante o aparecimento de desaceleração prolongada (>3 minutos) ou de desacelerações tardias (com descida lenta e/ou subida lenta e/ou baixa variabilidade) de caráter repetitivo. A pri-

Quadro 81.7 Condutas obstétricas de acordo com o resultado da coleta de sangue fetal (FIGO, 2015)

Resultado	pH	Lactato* (mmol/L)	Conduta obstétrica
Normal	>7,25	<4,2	Geralmente sem necessidade de atuação. Se CTG persistir anormal, repetir após 60 minutos
Intermediário	7,20 a 7,25	4,2 a 4,8	Medidas para melhorar a oxigenação fetal. Se padrão CTG persistir ou se agravar, repetir em 20 a 30 minutos
Anormal	<7,20	>4,8	Ação para rápida normalização do padrão CTG ou parto imediato

*Para avaliação dos valores do lactato é necessário levar em conta o aparelho usado.

meira traduz uma hipoxia de instalação aguda, enquanto a segunda demonstra uma hipoxia subaguda e recorrente que provavelmente é agravada com as contrações uterinas.

Perante a suspeita de uma hipoxia aguda, a primeira atitude é tentar determinar se a causa é reversível (excesso de contrações uterinas, hipotensão materna súbita ou decúbito dorsal materno) ou irreversível (prolapso do cordão, descolamento maior da placenta, ruptura uterina).

Devem ser avaliados o padrão de contrações do CTG e/ou a tensão no fundo uterino, assim como deve ser realizado exame vaginal para excluir prolapso do cordão, avaliar se existe hemorragia vaginal e determinar se há condições para um parto instrumentado. Por fim, avaliam-se os sinais vitais maternos.

Diante do diagnóstico de taquissistolia (excesso de contrações uterinas), devem ser suspensos os fármacos uterotônicos em curso (ocitocina e prostaglandinas) e, se não for o suficiente, iniciada tocólise aguda (com salbutamol endovenoso ou terbutalina subcutânea).

Em caso de diagnóstico de compressão venocava em virtude do decúbito dorsal materno, a única atitude necessária é a mudança da posição materna (decúbito lateral, posição sentada ou de pé).

Ante o diagnóstico de hipotensão materna súbita deve-se iniciar/aumentar a perfusão de soros e, se não for o bastante, administrar efedrina em *bolus* endovenoso de 3 a 5mg, até a dose máxima de 10mg. Na suspeita de causa irreversível e/ou ausência de recuperação entre os 7 e os 8 minutos de desaceleração deve-se fazer a opção por um parto imediato, que poderá ser instrumentado ou cesariana, conforme as condições tocológicas locais.

Em se tratando de hipoxia subaguda, o excesso de atividade uterina e/ou a compressão do cordão umbilical são hipóteses diagnósticas prováveis. Mesmo nessas situações, o intervalo entre as contrações pode ser suficiente para assegurar a recuperação da oxigenação, mantendo-se a progressão da dilatação cervical. Devem ser suspensos os medicamentos uterotônicos em curso (ocitocina e prostaglandinas) e avaliada a necessidade de reduzir a frequência e a intensidade das contrações com tocolíticos (salbutamol endovenoso ou terbutalina subcutânea), além de solicitar à grávida que mude de posição (na tentativa de encontrar uma posição em que ocorra menor compressão do cordão) e, caso ela se encontre no período expulsivo, solicitar que suspenda temporariamente os esforços expulsivos ou puxar em contrações alternadas. Essas medidas poderão melhorar o padrão CTG, mantendo-se vigilância estreita até haver condições tocológicas para um parto vaginal seguro.

MENSAGENS-CHAVE

- O diagnóstico de hipoxia fetal intraparto exige a realização de gasometria de sangue do cordão umbilical ou coletado nos primeiros minutos de vida (circulação neonatal). Implica a documentação na gasometria de acidose metabólica (pH arterial <7, déficit de bicarbonato [DB] >12mmol/L ou lactato >10mmol/L).

- A maioria das causas de hipoxia fetal intraparto é reversível, sendo decorrentes de excesso de atividade uterina, decúbito dorsal materno e hipotensão materna súbita. Entre as causas irreversíveis estão prolapso do cordão umbilical, descolamento prematuro da placenta e ruptura uterina.

- A encefalopatia neonatal, um diagnóstico clínico que se manifesta nas primeiras 48 horas de vida por hipotonia, dificuldades de sucção, convulsões e/ou alterações do nível de consciência, apresenta etiologia diversa, sendo denominada encefalopatia hipóxico-isquêmica quando é concomitantemente documentada uma acidose metabólica.

- A paralisia cerebral é uma condição neurológica que se manifesta entre o primeiro e o quarto ano de vida e se caracteriza por déficit motor frequentemente associado a epilepsia e déficit cognitivo. Apesar de ser a condição neurológica mais associada à hipoxia fetal intraparto, apenas 10% a 20% das situações de paralisia cerebral têm origem no trabalho de parto.

- Os objetivos da monitorização fetal intraparto são identificar sinais precoces de hipoxia fetal, possibilitando uma ação que evite lesões neurológicas e morte perinatal, e ao mesmo tempo evitar a intervenção obstétrica desnecessária, associada a maior morbimortalidade materna e do recém-nascido.

- A ausculta intermitente da FCF com o estetoscópio de Pinard ou com o Doppler portátil é o método mais simples, barato e acessível de monitorização do feto durante o trabalho de parto, sendo o mais utilizado nos países com menos recursos.

- Nos hospitais com condições de proceder à monitorização com CTG, a ausculta intermitente deve ser realizada apenas em parturientes de baixo risco.

- A análise da CTG exige treinamento contínuo de todos os profissionais de saúde, e seus traçados devem ser classificados em três categorias – normal, suspeito e patológico – de acordo com as mais recentes normas da FIGO.

- O ECG fetal e a coleta de sangue fetal do couro cabeludo estão indicados em situações não agudas em que a CTG é suspeita ou patológica, não se identificando causa reversível para a hipoxia fetal.

- Diante da suspeita de hipoxia fetal intraparto, a equipe deve estar preparada para identificar a causa, adotar medidas de correção nos quadros reversíveis (suspender fármacos uterotônicos, realizar tocólise aguda, mudar a posição materna, corrigir hipotensão materna) e, nas situações irreversíveis ou que não revertam rapidamente com as medidas anteriores, realizar parto instrumentado ou cesariana.

Leitura complementar

ACOG Committee Opinion 326. Committee on Obstetric Practice, American College of Obstetricians and Gynecologists. Inappropriate use of the terms fetal distress and birth asphyxia. Obstet Ginecol 2005; 106(6):1469-70.

ACOG. American College of Obstetricians and Gynecologists and American Academy of Pediatrics. Executive summary: neonatal encephalopathy and neurologic outcome, second edition. Report of the American College of Obstetricians and Gynecologists' Task Force on Neonatal Encephalopathy. Obstet Ginecol 2014; 123(4):896-901.

Ahanya SN, Lakshmanan J, Morgan BL, Ross MG. Meconium passage in utero: mechanisms, consequences and management. Obstet Gynecol Surv 2005; 60(1):45-56.

Ayres-de-Campos D, Arulkumaran S. FIGO Intrapartum Fetal Monitoring Expert Consensus Panel. FIGO consensus guidelines on intrapartum fetal monitoring: physiology of fetal oxygenation and the main goals of intrapartum fetal monitoring. Int J Gynaecol Obstet 2015; 131(1):5-8.

Ayres-de-Campos D, Spong CY, Chandraharan E. FIGO Intrapartum Fetal Monitoring Expert Consensus Panel. FIGO consensus guidelines on intrapartum fetal monitoring: Cardiotocography. Int J Gynaecol Obstet 2015 Oct; 131(1):13-24.

Ayres-de-Campos D. Intrapartum fetal surveillance. Best Pract Res Clin Obstet Gynaecol 2016; 30:1-2.

Ayres-de-Campos D. Introduction: Why is intrapartum foetal monitoring necessary – Impact on outcomes and interventions. Best Pract Res Clin Obstet Gynaecol 2016; 30:3-8.

Belfort MA, Saade GR, Thom E et al. A randomized trial of intrapartum fetal ECG ST-segment analysis. N Engl J Med 2015; 373:632-41.

Brasil. Ministério da Saúde. DATASUS. Informações de Saúde. Mortalidade infantil. Mortalidade neonatal precoce. Disponível em: http://tabnet.datasus.gov.br/cgi/idb2012/c01b.htm. Acesso em Julho de 2016.

Brasil. Ministério da Saúde. Secretaria de Ciência, Tecnologia e Insumos Estratégicos. Diretriz Nacional de Assistência ao Parto Normal. Relatório de Recomendação 2016. 381p. Disponível em: http://conitec.gov.br/images/Consultas/2016/Relatorio_DiretrizPartoNormal_CP.pdf. Acesso em Julho de 2016.

Brasil. Ministério da Saúde: Secretaria de Atenção à Saúde Departamento de Ações Programáticas Estratégicas. Política nacional de atenção integral à saúde da mulher – princípios e diretrizes. Série C. Projetos, programas e relatórios. 1. ed. Brasília, 2009.

Bullens LM, van Runnard Heimel PJ, van der Hout-van der Jagt MB, Oei SG. Interventions for intrauterine resuscitation in suspected fetal distress during term labor: a systematic review. Obstet Gynecol Surv 2015; 70(8):524-39.

Chettri S, Bhat BV, Adhisivam B. Current concepts in the management of meconium aspiration syndrome. Indian J Pediatr. DOI 10.1007/s12098-016-2128-9. Published online 2016 May 21.

Fundação Francisco Manuel dos Santos. PORDATA: Base de dados Portugal Contemporâneo. Lisboa. Taxas de mortalidade neonatal e taxa de mortalidade fetal tardia na Europa. Disponível em: http://www.pordata.pt/Europa/Taxas+de+mortalidade+neonatal+e+-taxa+de+mortalidade+fetal+tardia-1258. Acesso em Julho de 2016.

Lewis D, Downe S. FIGO Intrapartum Fetal Monitoring Expert Consensus Panel. FIGO consensus guidelines on intrapartum fetal monitoring: intermittent auscultation. Int J Gynaecol Obstet 2015; 131(1):9-12.

MacLennan AH, Thompson SC, Gecz J. Cerebral palsy: causes, pathways, and the role of genetic variants. Am J Obstet Gynecol 2015; 213(6):779-88.

Martins-Costa S, Martins-Costa G, Ramos JGL. Parto, encefalopatia neonatal e paralisia cerebral. FEMINA 2009; 37(4):223-7.

Nelson KB, Blair E. Prenatal factors in singletons with cerebral palsy born at or near term. N Engl J Med 2015; 373(10):946-53.

Nordström L. Fetal scalp and cord blood lactate. Best Pract Res Clin Obstet Gynaecol 2004; 18(3):467-76.

Nunes I, Ayres-de-Campos D. Computer analysis of foetal monitoring signals. Best Pract Res Clin Obstet Gynaecol 2016; 30:68-78.

Rei M, Ayres-de-Campos D, Bernardes J. Neurological damage arising from intrapartum hypoxia/acidosis. Best Pract Res Clin Obstet Gynaecol 2016; 30:79-86.

Reis ZSN, Ayres-de-Campos A. Avaliação da vitalidade e monitorização fetal intraparto. In: Silva Filho et al. (eds.) Manual SOGIMIG de emergências obstétricas. 1. ed. Rio de Janeiro: MedBook, 2016, 464p.

Simpson KR. Intrauterine resuscitation during labor: review of current methods and supportive evidence. J Midwifery Womens Health 2007; 52(3):229-37.

Visser GH, Ayres-de-Campos D. FIGO Intrapartum Fetal Monitoring Expert Consensus Panel. FIGO consensus guidelines on intrapartum fetal monitoring: Adjunctive technologies. Int J Gynaecol Obstet 2015; 131(1):25-9.

World Health Organization. World Health Statistics 2015. Disponível em: http://www.who.int/gho/publications/world_health_statistics/EN_WHS2015_TOC.pdf. Acesso em Julho de 2016.

CAPÍTULO 82

Cirurgias Obstétricas

Carlos Henrique Mascarenhas Silva
Carolina Antunes Dias
Anna Dias Salvador

INTRODUÇÃO

Os procedimentos cirúrgicos realizados no ciclo gravídico-puerperal constituem grande desafio à prática clínica, uma vez que sua execução adequada representa o diferencial no bom resultado alcançado a fim de se preservar o bem-estar fetal e materno. Para isso, são necessários a atenção multidisciplinar e o conhecimento de todos os aspectos do atendimento pré-natal dessas gestantes. As alterações fisiológicas que ocorrem durante a gestação são eventos desafiadores e complicadores naturais, exigindo ainda mais o cuidado do obstetra ao executar procedimentos cirúrgicos de modo a evitar intervenções inadequadas que aumentem a morbimortalidade do binômio mãe-feto.

Esses procedimentos incluem o tratamento cirúrgico do aborto e as técnicas de cerclage para evitar a prematuridade, além do parto vaginal instrumentado, a cesariana e os procedimentos para controle da hemorragia puerperal.

ABORTAMENTO – TÉCNICAS CIRÚRGICAS

O aborto é definido como o término de uma gestação antes de 20 semanas ou o nascimento de um feto pesando <500g. Os principais sinais clínicos de abortamento são sangramento vaginal acompanhado de dor abdominal em cólica. O aborto pode ser classificado como completo ou incompleto, dependendo da presença de restos ovulares retidos na cavidade uterina.

Estima-se que 10% a 15% das gestações evoluam para o aborto. A causa geralmente é desconhecida, mas se acredita que a maior parte dos abortos que ocorrem no primeiro trimestre se deva a anomalias cromossômicas.

Com base nos sintomas apresentados e nos sinais obtidos no exame físico será feita a classificação do aborto. Quando ocorre sangramento vaginal e o colo uterino se encontra fechado, apresenta-se um quadro de ameaça de aborto. Outras expressões utilizadas são aborto inevitável, aborto incompleto e aborto retido.

O aborto inevitável corresponde a um quadro em que ocorre sangramento vaginal acompanhado de dor pélvica e, ao exame físico, é observado colo uterino dilatado, e algumas vezes se percebe o produto da concepção no canal cervical, o qual pode evoluir com a expulsão de todo o material, constituindo o aborto completo, ou com a expulsão parcial do material da cavidade uterina, o aborto incompleto. Nos quadros de aborto incompleto, a paciente permanece com sangramento, podendo o colo uterino permanecer dilatado.

O aborto retido é diagnosticado com o achado ultrassonográfico de uma gravidez anembrionada ou de morte fetal. Muitas vezes, a paciente estará assintomática.

Os abortos incompleto e retido geralmente são tratados mediante a evacuação completa do material contido na cavidade por meio de aspiração a vácuo, curetagem uterina ou aspiração manual intrauterina (AMIU). A técnica escolhida dependerá do volume uterino e da experiência do obstetra.

Exames como grupo sanguíneo e fator Rh devem ser solicitados para todas as pacientes com aplicação de imunoglobulina anti-Rh nos casos de mães Rh-negativas e hemograma completo caso não haja avaliação recente ou em casos de sangramento volumoso. Não há evidência quanto ao uso de antibiótico profilático antes do procedimento.

Nos abortamentos com feto de idade gestacional acima de 12 semanas é indispensável sua eliminação antes do esvaziamento cirúrgico do útero, uma vez que as pequenas estruturas ósseas fetais podem levar à perfuração uterina ou ficar incrustadas no miométrio.

Nos casos em que o colo uterino se encontra fechado, recomenda-se a dilatação cervical para tornar o procedimento mais seguro e fácil de ser executado. Essa dilatação pode ser medicamentosa ou mecânica, sendo a medicamentosa, realizada com misoprostol na dose de 400mg, colocado no fundo de saco vaginal 3 a 4 horas antes do esvaziamento uterino, o método mais utilizado. Com essa opção se obtém alteração cervical significativa (dilatação e amolecimento) para abordagem segura da cavidade uterina, com menos risco de traumatismo cervical.

Para a dilatação mecânica pode ser usada a laminária, um dilatador osmótico que retira líquido dos tecidos adjacentes, dilatando o colo uterino progressivamente, devendo ser inserida de 12 a 18 horas antes do procedimento. A dilatação cervical também pode ser realizada com os dilatadores rígidos, as velas de Pratt (Figura 82.1) ou Denniston, aumentando-se gradativamente o número das velas até atingir a dilatação desejada, mas com o cuidado de não ultrapassar a de número 8 para não ocasionar lesão cervical.

A anestesia pode ser por sedação endovenosa ou bloqueio paracervical. A raquianestesia e a anestesia peridural devem ser reservadas para os casos em que será grande a manipulação uterina.

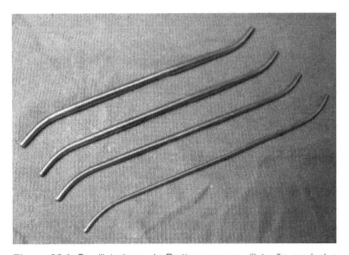

Figura 82.1 Os dilatadores de Pratt promovem dilatação gradual e menos traumática. (Reproduzida de Baggish MS. Atlas of pelvic anatomy and gynecologic surgery. Elsevier, 2016:95-107.)

Curetagem uterina

Após o toque bimanual para determinação do tamanho e da orientação uterina, são realizadas a antissepsia padrão e a colocação de campos estéreis. A exposição vaginal é feita com um espéculo, e o lábio anterior do colo é pinçado com a pinça de Pozzi. Opcionalmente, é possível pinçar o lábio posterior para o útero em retroversão. Realiza-se a histerometria e, em seguida, utiliza-se a cureta cortante para iniciar o esvaziamento cervical. Deve ser escolhida a maior cureta disponível compatível com a transposição do orifício endocervical, a qual é inserida gentilmente e sem força, segurada pelos dedos indicador e polegar, em direção ao fundo uterino e depois tracionada, fazendo pressão contra a parede uterina até o nível do orifício interno do canal endocervical.

Esse movimento deve ser repetido circularmente no sentido horário ou anti-horário, de modo a garantir que toda a cavidade uterina seja abordada. Quando não mais se observa a saída de material da cavidade uterina, deve-se interromper a manobra. Os sinais de esvaziamento completo da cavidade incluem a sensação de aspereza à passagem da cureta e a diminuição do sangramento.

Antes da introdução da cureta, pode-se optar pela introdução da pinça de Winter reta, objetivando tracionar o material trofoblástico contido na cavidade.

Aspiração a vácuo

Utiliza-se uma cânula de aspiração elétrica acoplada ao vácuo-aspirador (Figura 82.2). A cânula é introduzida através do canal cervical até o fundo uterino e posteriormente tracionada até o nível do orifício interno. O movimento é repetido em toda a cavidade uterina.

AMIU

Semelhante à aspiração a vácuo, o AMIU é mais utilizado em abortos diagnosticados com até 12 semanas de idade ges-

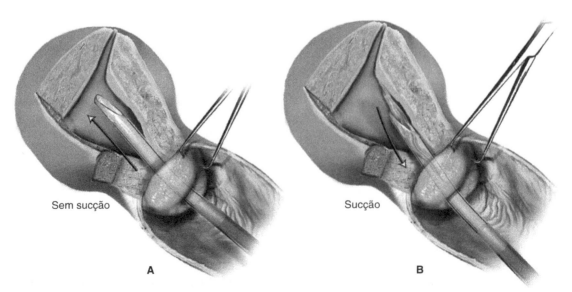

Figura 82.2 Curetagem a vácuo. A cânula é introduzida até que se sinta a resistência oferecida pelo fundo uterino. (Reproduzida de Baggish MS. Atlas of pelvic anatomy and gynecologic surgery. Elsevier, 2016:205-12.)

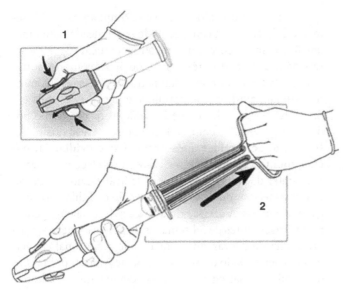

Figura 82.3 Seringa para AMIU – técnica para produção do vácuo a ser utilizado para aspiração. (Reproduzida de Tuggy ML. Uterine aspiration [Family Medicine]. Elsevier, 2011.)

tacional. As principais indicações são os casos de suspeita de infecção ou doença trofoblástica gestacional em razão do maior risco de perfuração uterina. Para o procedimento são utilizadas uma seringa de 60mL e uma cânula acoplada, após pinçamento do colo, à semelhança dos procedimentos de curetagem (Figura 82.3). Após a introdução da cânula, cria-se um vácuo na seringa que exercerá sucção a uma pressão de 60mmHg. A cânula é tracionada até o orifício interno do colo uterino, repetindo-se esse movimento de maneira circular até que toda a cavidade uterina seja abordada.

Cabe ressaltar que o material obtido deverá ser enviado para estudo anatomopatológico a fim de se afastar a possibilidade de doença trofoblástica gestacional. Além disso, para os casos específicos e previamente discutidos com o casal, parte do material fetoplacentário deve ser separada para o cariótipo fetal com a finalidade de estudar as patologias cromossômicas como causa da perda gestacional.

A probabilidade de haver complicações aumenta com a idade gestacional em que é realizado o procedimento. Complicações possíveis incluem perfuração uterina, laceração cervical, hemorragia, persistência de restos ovulares e infecções.

CERCLAGE UTERINA

Cirurgia realizada sobre o colo uterino para mantê-lo fechado ao longo da gestação por meio de suturas, a cerclage uterina foi inicialmente descrita em meados de 1950 como procedimento a ser realizado nas mulheres com o diagnóstico de insuficiência cervical, definida como história de dilatação cervical indolor e que está associada a perdas gestacionais de segundo e terceiro trimestres, geralmente repetidas e sem outras causas identificáveis.

Várias técnicas foram descritas desde a sua criação, quase sempre como variações das duas principais técnicas mais comumente utilizadas e consagradas pelos resultados, que são a de Shirodkar e a de McDonald.

A técnica de Shirodkar (suturas laterais e nós anterior e posterior à cérvice) e a de McDonald (sutura em bolsa) são executadas na altura do istmo uterino.

Técnica de Shirodkar

1. Incisão transversal é realizada na mucosa que recobre o colo anteriormente, e a bexiga é rebatida superiormente.
2. Introduz-se fita de 5mm sobre a pinça de Mayo.
3. Procede-se à inserção da fita de trás para a frente no lado oposto do colo, a qual é amarrada firmemente à frente, depois de se assegurar de que toda a folga foi eliminada.
4. Fecha-se a mucosa cervical com pontos contínuos de fio absorvível, sepultando o nó da fita.

Técnica de McDonald (Figura 82.4)

1. Aplicação de sutura com fio monofilamentado número 2 no corpo do colo uterino na altura do orifício interno do colo.

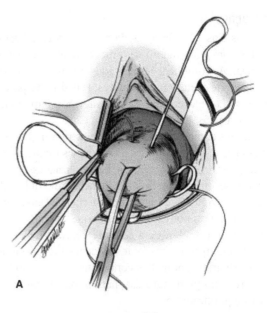
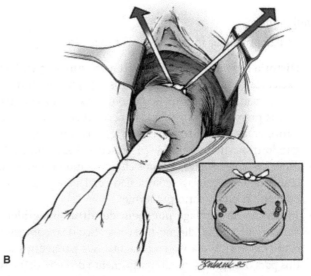

Figura 82.4 Cerclage – técnica de McDonald. (Reproduzida de Ludmir J. Obstetrics: normal and problem pregnancies. Elsevier, 2017: 595-614.e1.)

2. Continuação da aplicação da sutura no corpo cervical à medida que circunda o orifício.
3. A sutura é apertada em torno do canal cervical com força suficiente para reduzir o diâmetro do canal em até 5 a 10mm. Em seguida, a sutura é amarrada.
4. Uma segunda sutura aplicada em local um pouco mais alto pode ser útil quando a primeira não foi aplicada bem próximo ao orifício interno.

A técnica por via abdominal (suturas na altura da prega vesicouterina e na base dos ligamentos uterossacros) é reservada para os casos em que há falha de outras técnicas ou quando a hipoplasia cervical é grave. Vale ressaltar que Zaveri e cols. (2002), após revisão de 14 estudos, demonstraram que 3% das mulheres submetidas à cerclage transabdominal tiveram complicações cirúrgicas graves, enquanto não houve complicações nas mulheres do grupo submetido à cerclage realizada por via transvaginal.

Complicações

Os riscos e as complicações da cerclage cervical estão relacionados com o momento do procedimento, se eletivo ou emergencial. As complicações relatadas incluem sepse, ruptura prematura de membranas ovulares, trabalho de parto prematuro, distocia e lacerações de colo uterino no momento do parto (11% a 14%) e hemorragia.

Três ensaios clínicos randomizados mostraram que a cerclage está associada a aumento das intervenções médicas durante a gestação, como uso de tocolíticos, hospitalizações e parto por cesariana. Esses mesmos estudos evidenciaram o dobro do risco de desenvolvimento de febre no puerpério, porém não foi observado aumento nos casos de corioamnionite.

Cabe ressaltar ainda que a cerclage cervical deve ser realizada somente após exclusão de infecções intrauterinas, genitais ou urinárias, anomalias congênitas que inviabilizem a gestação, ruptura prematura das membranas, hemorragia genital ativa e polidrâmnio.

Indicações

As três principais indicações da cerclage são:

- **História indicativa de incompetência istmocervical:** em pacientes com dois ou mais abortos espontâneos entre 16 e 22 semanas de gestação ou com história de dois ou mais partos prematuros por dilatação cervical sem trabalho de parto, antes da 34ª semana, e/ou perdas repetidas de segundo trimestre entre 14 e 24 semanas. Essas indicações estão presentes em três ensaios clínicos randomizados que compararam a cerclage com a não cerclage em gestações com alto risco de parto pré-termo.
- **Indicação de cerclage por meio da ultrassonografia:** o padrão-ouro para o diagnóstico ecográfico de incompetência istmocervical é a via endovaginal. Os parâmetros usados para o diagnóstico são comprimento do colo, diâmetro do orifício interno, formato do canal cervical e protrusão das membranas amniocoriais pela cérvix. Nas gestantes com história de parto prematuro (de 16 a 34 semanas) nas quais a medida do colo uterino é <25mm antes da 24ª semana de gestação, a cerclage pode ser indicada. Uma metanálise com cinco ensaios mostrou redução de 30% na recorrência do parto pré-termo e de 36% na morbimortalidade perinatal no grupo submetido à cerclage. Os autores estimam ainda que a mortalidade possa ser evitada em 6.500 recém-nascidos e que 23.100 partos pré-termo podem ser prevenidos com a adoção dessa técnica nos EUA.
- **Indicação de cerclage após exame físico evidenciar encurtamento cervical:** nesses casos, a cerclage é realizada em caráter de emergência depois de ficar demonstrado no exame especular ou de toque que o colo está dilatado, apagado ou ambos. A decisão quanto à cerclage de emergência nesses casos, antes de 24 semanas de gestação, deve ser individualizada e levar em conta a idade gestacional e a viabilidade fetal. Dado o risco potencial de ruptura prematura de membranas iatrogênica e subsequente parto prematuro, a cerclage raramente é indicada em gestantes com mais de 24 semanas de idades gestacionais.

Contraindicações

As contraindicações ao procedimento são trabalho de parto ativo, evidência clínica de corioamnionite, sangramento vaginal contínuo, ruptura prematura de membranas ovulares, evidências de comprometimento fetal e morte fetal.

PARTO VAGINAL INSTRUMENTADO

O parto vaginal instrumentado envolve a utilização do fórceps ou vacuoextrator, que dão ao operador a possibilidade de aumentar as forças de propulsão ao longo do canal de parto. Está indicado quando o feto não progride no canal de parto ou quando o parto deve ser abreviado por condições maternas ou fetais (Quadro 82.1).

Com o vácuo são aplicadas forças de sucção e tração a partir de uma área no couro cabeludo fetal. Em contato com os ossos parietal e malares do feto, o fórceps aplica forças de tração, bem como desloca lateralmente o tecido materno, facilitando a passagem ao nascimento.

Esses métodos têm sido comparados em muitos estudos. Em metanálise realizada por Johanson e Menon foi demonstrado que o vácuo tende a apresentar mais falhas como instrumento de parto do que o fórceps. No entanto, o risco de lesão materna foi maior no grupo que utilizou fórceps, como lacerações graves e dor perineal nas primeiras 24 horas após o parto. As taxas de complicações neonatais foram semelhantes com ambos os intrumentos. Cefalematomas e hemorragias reti-

Quadro 82.1 Indicações para parto vaginal instrumentado

Fetais: padrão fetal não tranquilizador
Maternos: condições médicas que contraindicam a manobra de Valsalva: doença cerebral vascular e doenças cardíacas
Progressão fetal inadequada
Contrações uterinas inadequadas
Desproporção cefalopélvica descartada
Exaustão materna

nianas são mais comuns nos partos a vácuo, enquanto as lesões oculares externas e a paralisia do nervo facial são mais frequentemente observadas com o uso do fórceps. O vácuo apresenta, ainda, posicionamento mais fácil e preciso na cabeça fetal.

Fórceps

Apesar de o fórceps ser um instrumento há muito tempo consolidado na rotina obstétrica, verifica-se diminuição importante do uso de fórceps nos últimos tempos. No Reino Unido, as taxas de utilização do método variam de 10% a 15%, sendo de 14,8% no Canadá, 12% na Austrália e 4,5% nos EUA. Em países de baixa renda observam-se taxas ainda menores, como <1% na África Subsaariana.

Diferentes tipos foram desenvolvidos para situações diversas no momento do parto. Mais de 700 tipos se encontram disponíveis no mercado (Figura 82.5), porém o mais comu-

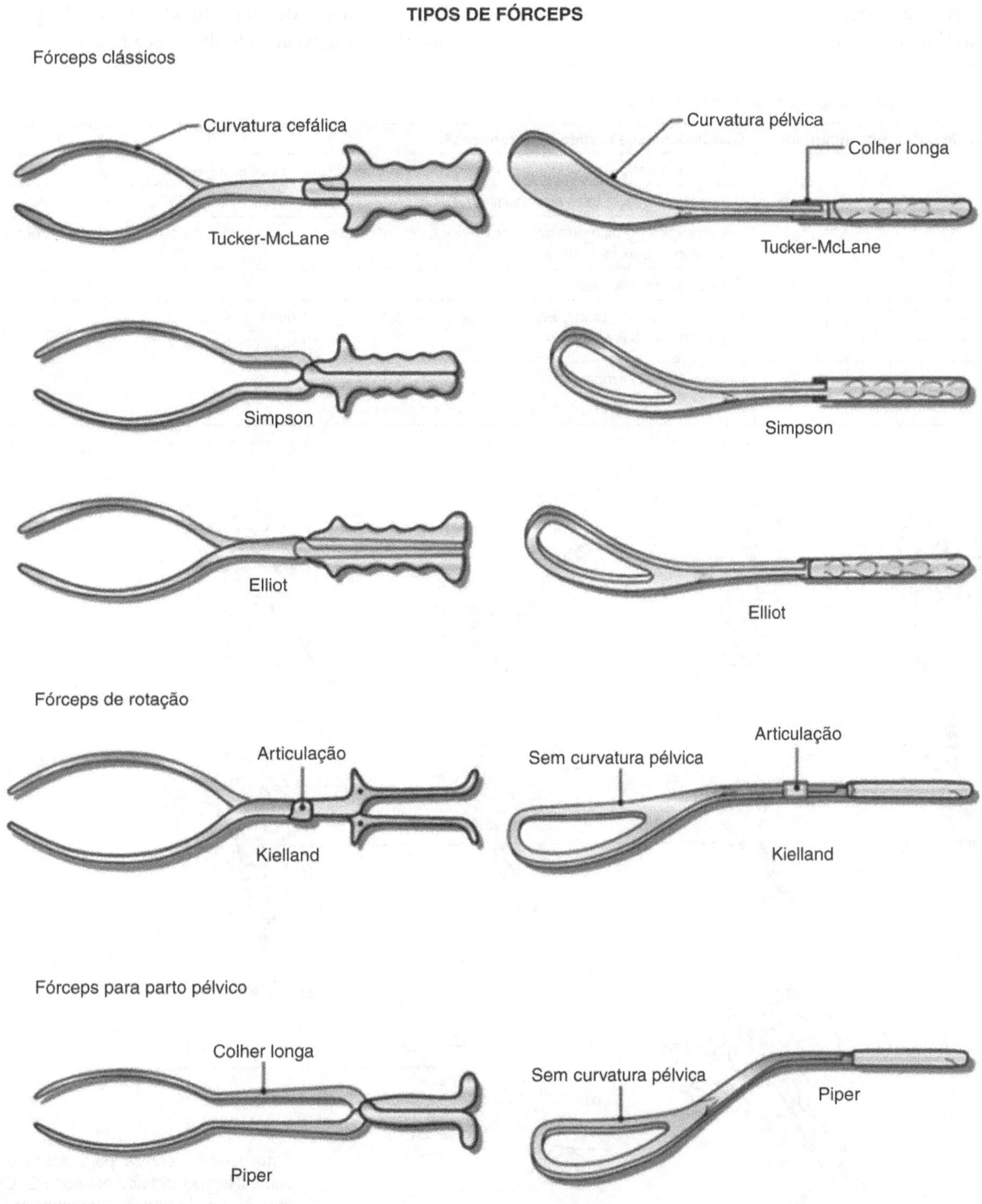

TIPOS DE FÓRCEPS

Fórceps clássicos
- Curvatura cefálica — Tucker-McLane
- Curvatura pélvica, Colher longa — Tucker-McLane
- Simpson
- Simpson
- Elliot
- Elliot

Fórceps de rotação
- Articulação — Kielland
- Sem curvatura pélvica, Articulação — Kielland

Fórceps para parto pélvico
- Colher longa — Piper
- Sem curvatura pélvica — Piper

Figura 82.5 Tipos de fórceps. (Reproduzida de Nielsen PE. Obstetrics: normal and problem pregnancies. Elsevier, 2017:289-307.)

mente utilizado é o fórceps de Simpson, que pode ser aplicado quando o couro cabeludo do feto é visível no introito vaginal (fórceps de alívio).

O American College of Obstetricians and Gynecologists (ACOG) divide os partos instrumentados em três categorias: fórceps de alívio, baixo e médio (Quadro 82.2). O fórceps para apresentações fetais altas não está mais nessa classificação, não sendo indicado atualmente.

Os princípios para sua aplicação são:

- Familiaridade com o instrumento.
- Cabeça fetal insinuada.
- Ruptura de membranas.
- Apresentação fletida.
- Dilatação cervical total.
- Posição da cabeça fetal identificada.
- Desproporção cefalopélvica descartada.
- Coagulopatia ou distúrbio da desmineralização óssea fetal descartados.

Técnica

Se a apresentação da cabeça fetal estiver em occipitopúbica (Figura 82.6):

- Dois ou mais dedos introduzidos na região posterior esquerda da vagina ao lado da cabeça fetal.

Quadro 82.2 Critérios para os tipos de partos instrumentados

Categorias de parto instrumentado	Condições necessárias para realização	
Alívio	Polo cefálico fetal visível no introito vaginal sem a separação dos lábios vaginais	
	Crânio do feto localizado no assoalho pélvico	
	Sutura sagital no diâmetro anteroposterior ou na apresentação occipitopúbica ou sacro direita ou esquerda (rotação não excede 45 graus)	
	Cabeça fetal no períneo	
Baixo	Ponto mais alto do crânio fetal está plano ≥ + 2cm e não no assoalho pélvico	Rotação ≤45 graus
		Rotação >45 graus
Médio	Cabeça fetal já insinuada	
	Ponto mais alto do crânio fetal está acima do plano +2	

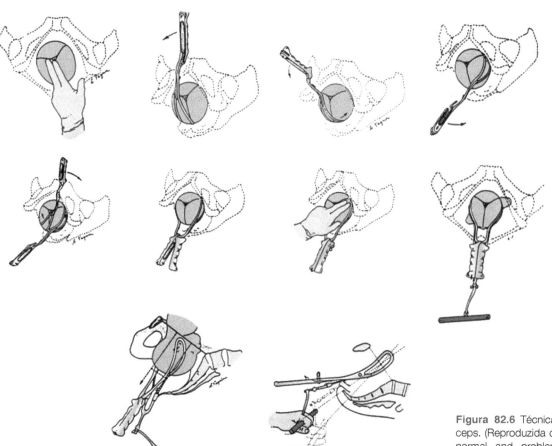

Figura 82.6 Técnica para aplicação de fórceps. (Reproduzida de Nielsen PE. Obstetrics: normal and problem pregnancies, Elsevier, 2017:289-307.)

- Cabo do ramo esquerdo do fórceps firmado entre o polegar e os dedos da mão esquerda.
- Lâmina introduzida delicadamente na vagina entre a cabeça do feto e a superfície palmar dos dedos da mão direita.
- Dois ou mais dedos da mão esquerda introduzidos na parte posterior direita da vagina para direcionar a lâmina direita. Mesmo procedimento já detalhado para aplicação da lâmina direita.

Verificação da técnica
- Fontanela posterior localizada entre os dois lados das lâminas, com as suturas lambdoides equidistantes e um dedo distante da base das hastes.
- A sutura sagital deve estar perpendicularmente ao plano das hastes ao longo de seu comprimento.
- A fenestração das lâminas deve ser pouco sentida igualmente nos lados das lâminas.
- Não mais do que uma ponta do dedo deve ser capaz de ser inserida entre a lâmina e a cabeça do feto.

Complicações

Um estudo retrospectivo em Quebec relatou taxa de 31% de lacerações perineais de terceiro ou quarto grau em partos a fórceps. No mesmo estudo, a paralisia do nervo facial neonatal ocorreu em 0,5% dos casos.

As principais complicações relacionadas com o uso do fórceps são: laceração materna, trauma ocular neonatal, hemorragias retinianas, traumas de partes ósseas fetais, paralisia do nervo facial, cefalematomas, hemorragias subaponeuróticas, hemorragias intracranianas e lacerações de couro cabeludo.

Vacuoextrator

O uso do vácuo em partos vaginais operatórios vem aumentando ao longo das últimas décadas (1991 a 2001) – de aproximadamente 6,8% para 10,6%.

Os vácuos podem ser de plástico ou metal, rígidos ou macios, podendo diferir quanto ao formato e tamanho e conter hastes flexíveis ou semiflexíveis. Aqueles feitos de metal contam com maiores taxas de sucesso quando comparados aos de plástico; no entanto, apresentam mais chances de traumas no couro cabeludo.

Técnica (Figura 82.7)
- Checa-se se o vácuo está funcionando e se sua pressão não excede 500 a 600mmHg. Pressões maiores aumentam os riscos de complicações e não melhoram os resultados.
- Com a sucção do vácuo desligada, aplica-se o centro da cúpula no occipício, cerca de 2cm anteriormente à fontanela posterior. A sutura sagital deve estar centrada sob o vácuo. Checa-se se a cúpula do vácuo não engloba tecidos maternos.
- Aplica-se a sucção no couro cabeludo fetal.
- A tração deve ser aplicada durante as contrações e seguir a curvatura da pelve materna.

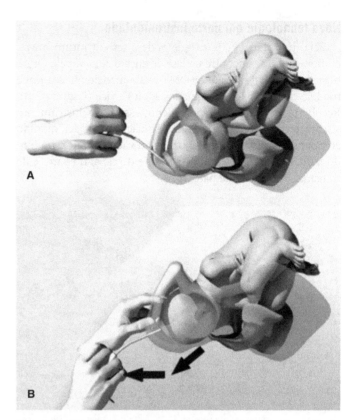

Figura 82.7A e B Aplicação de vacuoextrator. (Reproduzida de Tuggy M. Atlas of essential procedures. Elsevier, 2011:64-7.)

A maior parte dos nascimentos (76% a 96%) acontece após quatro contrações. Se essas não ocorrerem, a técnica deve ser verificada novamente. A descida no canal de parto deve ser verificada após cada contração e, se não ocorrer apesar da técnica correta, deve-se considerar desproporção cefalopélvica.

Complicações

As complicações maternas e fetais com o uso do vácuo incluem: lacerações cervicais e vaginais, hematomas vaginais, lacerações de couro cabeludo, hemorragia subaponeurótica e hemorragia intracraniana.

Lacerações de terceiro ou quarto grau foram descritas em 17% dos casos com o uso do vácuo em estudo realizado em Quebec de 1991 a 1992 e de 1996 a 1996. Esses valores são menores quando comparados aos do parto a fórceps.

Estudos realizados com métodos de imagem, como ressonância magnética e ultrassonografia 3D, têm demonstrado maior incidência de lesões no músculo levantador do ânus em comparação aos partos normais espontâneos. Em 2015, Dietz observou taxas de lesões do músculo levantador do ânus em 10 estudos equivalentes a 15,3% após o parto normal espontâneo (n = 1396) e 25,7% (n = 358) após o parto vaginal a vácuo.

O ACOG estima a incidência de morte fetal em 1 em cada 45.455 nascimentos com o uso do vácuo em partos vaginais.

Nova tecnologia em parto instrumentado

Pela importância clínica que poderá ter em futuro breve, embora ainda se encontre na fase de ensaio clínico pela Organização Mundial da Saúde (OMS), vale mencionar um novo modelo de fórceps, denominado Odón Device (Figura 82.8). Recoberto por tecido de polietileno, esse novo instrumento se caracteriza, em teoria, pela manipulação mais fácil quando comparado ao fórceps tradicional e ao vacuoextrator, podendo reduzir os riscos de traumas fetais e do canal do parto e de transmissão vertical de patologias.

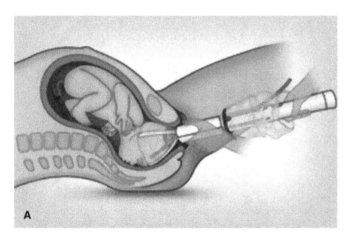

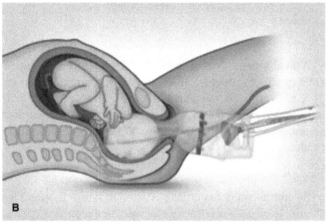

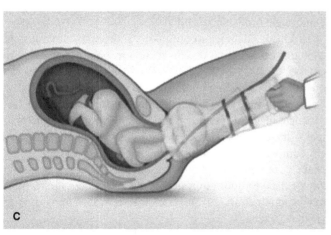

Figura 82.8A a **C** Odón Device. Ressalte-se, mais uma vez, que ainda não há aplicabilidade clínica disponível desse instrumental cirúrgico.

CESARIANA

A cesariana, a principal cirurgia obstétrica, consiste na retirada do feto através de uma incisão abdominal. Em 1985, a OMS, com base nas altas taxas de morbimortalidade materna e fetal nos países de baixo desenvolvimento humano, sugeriu que a taxa ideal de cesariana não deveria ser inferior a 10% a 15%, uma vez que é responsável, quando bem indicada, por salvar a vida do binômio mãe-filho(a).

Após o grande aperfeiçoamento da técnica cirúrgica e dos cuidados per e pós-operatórios com o consequente aumento de sua eficiência e segurança, esse tipo de parto sofreu aumento exponencial em sua execução em vários países. Segundo dados oficiais, no final de 2014, 55% dos partos realizados no Brasil foram realizados por cesariana. A garantia desse procedimento com indicação adequada deve ser o principal objetivo dos serviços de saúde para obtenção do melhor desfecho na saúde materna e fetal.

A cesariana pode ser indicada tanto por fatores maternos como por fatores fetais, ressaltando-se que as principais indicações ocorrem por parada de progressão, estado fetal não tranquilizador e anomalias de apresentação (feto em situação transversa, em apresentação pélvica ou defletida de face ou de fronte).

Outras indicações de cesariana são placentação anormal, infecção materna com risco de transmissão para o feto no parto vaginal, prolapso de cordão, cesarianas prévias, deformidades pélvicas ou tumores que obstruem o canal vaginal e ruptura uterina.

Recentemente, a cesariana por opção materna tem sido aceita como indicação desse parto, centrado na questão de tocofobia.

Técnica

Antibiótico profilático deve ser administrado 30 a 60 minutos antes da incisão da pele para diminuir a incidência de endometrite e infecção de parede abdominal. Deve-se utilizar cefalosporina de primeira geração (p. ex., cefazolina) ou ampicilina.

O cateterismo vesical intraoperatório não é mandatório, apesar de diminuir o risco de lesão de bexiga. Não é necessária a tricotomia local. A antissepsia do sítio cirúrgico pode ser realizada com solução de clorexidina ou iodopovidona.

Preferencialmente, a incisão da pele deve ser a transversa, uma vez que diminui a incidência de dor no pós-operatório e melhora a aparência, sem prejuízo da eficácia na retirada do concepto do útero materno. Entre as técnicas, a incisão à Pfannenstiel é a mais utilizada, sendo realizada dois dedos acima da sínfise púbica na linha média e avançando lateralmente com leve curvatura para superior, lembrando que o tamanho da incisão deve levar em conta o peso fetal estimado (Figura 82.9).

Outra técnica de incisão transversa é a de Joel-Cohen. Trata-se de uma incisão reta, pouco maior e mais alta do que a de Pfannenstiel. A incisão na pele é feita 3cm abaixo da linha que une as cristas ilíacas superiores.

Em caso de procedimentos emergenciais pode-se optar pela incisão vertical, realizada entre a cicatriz umbilical e a sínfise púbica. A aponeurose e o peritônio também são incisados

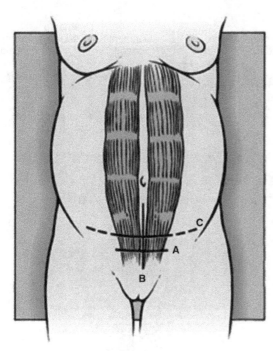

Figura 82.9 Incisão à Pfannenstiel (A), em linha média (B) e à Maylard (C). (Modificada de Baker C, Shingleton HM. Incisions. Clin Obstet Gynecol 1988; 31:701. Berghella V – Cesarean Delivery. Obstetrics: normal and problem pregnancies. Elsevier, 2017:425-43.)

verticalmente. Estudos mostram redução do tempo de procedimento com essa técnica, mas essa diferença não implica melhor resultado neonatal. A principal desvantagem dessa técnica pode ser a pouca prática em sua execução, uma vez que não é adotada com frequência em obstetrícia, o que leva à perda de seu maior benefício, além do maior risco de deiscência de ferida operatória e da ocorrência de hérnia incisional.

Após a abertura da pele, o subcutâneo é incisado com bisturi ou com dissecção romba até a aponeurose, que é aberta transversalmente em direção às laterais do abdome com tesoura curva. Em seguida, as bordas superiores e inferiores são seguradas com uma pinça Kocher e elevadas, sendo mantidas sob tensão para afastamento por dissecção romba da musculatura que está aderida à face posterior da aponeurose. O próximo passo consiste na separação da rafe mediana dos músculos retos abdominais, que também pode ser realizada por dissecção romba ou, no caso de estarem muito aderidos, por separação cortante. O peritônio é aberto na linha média, e a incisão inicial é aumentada com uma tesoura de modo a expor o conteúdo intraperitoneal.

Caso o campo exposto fique limitado nessa técnica, pode-se usar a de Maylard ou a de Cherney. Na de Maylard o músculo reto abdominal é incisado transversalmente apenas na porção medial. Já na de Cherney, esse músculo é completamente seccionado e os tendões dos músculos retos são expostos e realizada sua desinserção.

Após a divulsão do peritônio e a liberação vesical é feita a incisão uterina, sendo a mais utilizada a incisão transversa no segmento inferior, uma vez que essa região é menos vascularizada e com síntese mais fácil, diminuindo o risco de sangramento durante o procedimento. Entretanto, convém adaptar esse local após variações relacionadas com miomas, idade gestacional e localização da placenta. Utiliza-se o bisturi na região central e, posteriormente, a incisão é ampliada por extensão digital.

A incisão vertical do útero é recomendada em certas situações, como no caso de parto prematuro extremo (<30 semanas), quando o segmento ainda não está formado. Essa incisão facilita o parto, possibilitando melhor acesso e diminuindo o trauma no nascimento. Outra variação no local de histerorrafia ocorre nos casos de acretismo placentário em porção inferior do útero, sendo preferida a incisão na região fúndica.

Quando se realiza a incisão transversa no segmento inferior e é necessário mais espaço para acesso ao feto, pode-se estender a incisão verticalmente na linha média superiormente, formando um T invertido.

Para a extração fetal, a mão do obstetra é introduzida na histerotomia entre o osso púbico e a apresentação fetal (cabeça ou nádegas). Em caso de polo cefálico, este é extraído realizando-se manobras de elevação e flexão com o auxiliar fazendo pressão sobre o fundo uterino. O clampeamento do cordão umbilical é realizado entre 1 e 3 minutos após o nascimento, a depender das condições do recém-nascido. O uso de fórceps específico para cesariana pode ser necessário em alguns casos em que há dificuldade para a extração fetal.

Nas apresentações pélvicas, após a saída da pelve fetal por tração digital sobre a cintura pélvica, procede-se à retirada gentil e individual de cada um dos membros inferiores, realiza-se a alça de cordão, a fim de se reduzirem a compressão e a tração no cordão umbilical, retira-se cada um dos membros superiores por meio de rotação medial e, após a saída da face fetal que foi rodada para a região da pelve materna, retira-se o polo cefálico.

A remoção da placenta deve ser realizada espontaneamente com leve tração no cordão e massagem uterina. Essa forma de remoção está associada à menor perda sanguínea e à menor taxa de endometrite quando comparada com a extração manual. Após extração da placenta, o útero deve ser curetado manualmente, utilizando-se uma compressa, e a cavidade uterina deve ser revisada para a retirada dos cotilédones placentários e suas membranas. O útero pode ser suturado em um plano com pontos separados ou contínuos. Nos casos de incisão uterina vertical, o fechamento da cavidade uterina deve ser realizado em dois planos. Os fios absorvíveis 1 ou 0 são os mais recomendados. Após síntese uterina, é realizada revisão da hemostasia e da cavidade abdominal com a retirada de sangue e líquido amniótico porventura acumulados. Os peritônios visceral e parietal não precisam ser obrigatoriamente aproximados. A aproximação muscular pode ser realizada com pontos separados em U com fio 2-0.

A aponeurose deve ser fechada com boa tensão, idealmente com fio absorvível 1, com pontos geralmente contínuos, que devem ser feitos a 1cm da margem da incisão e distar aproximadamente 1cm entre si. Não precisam ser cruzados (festonados), exceto para a área onde haja necessidade de hemostasia.

O tecido subcutâneo deve ser fechado caso sua espessura seja >2cm ou se isso facilitar a sutura da pele. A pele deve ser fechada com pontos simples ou idealmente em suturas intradérmicas com fios 3-0, absorvíveis ou não.

A técnica que prioriza a manipulação manual de tecidos, não utilizando instrumentos cortantes, é a de Misgav Ladach, na qual a incisão da pele é transversal reta, mais elevada. O subcutâneo e a aponeurose são divulsionados com os dedos. O músculo reto abdominal é separado ao longo de suas fibras, e o peritônio é aberto com os dedos indicadores. O útero é aberto com o dedo indicador, e alarga-se essa abertura com o dedo indicador de uma das mãos e o polegar da outra. A histerorrafia é feita em camada única com pontos contínuos. O peritônio e o músculo reto abdominal não são aproximados, e a aponeurose é fechada com pontos contínuos. Essa técnica é associada a menores tempo cirúrgico e sangramento.

As complicações intraoperatórias possíveis são hemorragia, laceração uterina, lesão intestinal e lesão ureteral ou vesical. No pós-operatório é possível surgirem complicações como atelectasia, endometrite, infecção de parede abdominal, tromboembolismo, infecção do trato urinário, tromboflebite pélvica e cefaleia pós-raquianestesia. Além disso, a longo prazo, ocorre aumento do risco de placenta prévia, acretismo placentário e ruptura uterina.

TRATAMENTO CIRÚRGICO DE HEMORRAGIAS PUERPERAIS

A atonia uterina é uma das possíveis complicações após o parto. A maioria dos casos de atonia pode ser revertida com a massagem uterina e o uso de agentes uterotônicos (ocitocina, metilergometrina e misoprostol). Nos casos em que o manejo com medicamentos não seja eficaz, medidas cirúrgicas devem ser tomadas prontamente para controle da hemorragia.

B-Lynch

Intervenção utilizada para manter a contratilidade uterina nos casos de hemorragia e atonia, a técnica de B-Lynch foi descrita inicialmente por Christopher B-Lynch e tem como vantagem a preservação da fertilidade (Figura 82.10).

Caso se opte pela realização dessa técnica nas pacientes que tiveram parto vaginal, procede-se a uma laparotomia, seguida de histerotomia transversa para a retirada de coágulos e de cotilédones placentários porventura retidos na cavidade uterina.

Com fio absorvível número 1 ou 0, a agulha é introduzida 3cm abaixo da região da histerotomia e a 3cm da borda lateral direita do útero. A agulha sai da cavidade uterina 3cm acima da região da histerotomia e a 4cm da borda lateral direita. Passa-se o fio sobre o fundo uterino a cerca de 3 a 4cm da borda cornual direita e se introduz a agulha na parede posterior no mesmo nível em que o processo foi feito na parede anterior, saindo horizontalmente à esquerda com a mesma marcação realizada à direita. O fio deve ser mantido sob tensão moderada enquanto é exercida compressão manual sobre o útero para sua contração e diminuição de tamanho; passa-se o fio no fundo uterino da região posterior para anterior, agora no lado esquerdo.

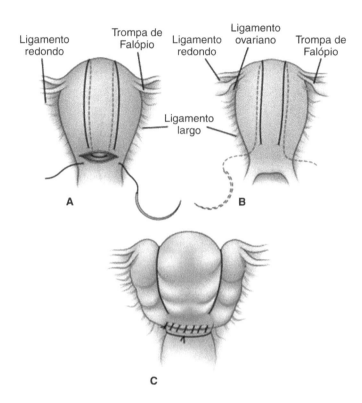

Figura 82.10 Sutura de B-Lynch. (Reproduzida de B-Lynch C, Coker A, Lawal AH et al. The B-Lynch surgical technique for the control of massive postpartum haemorrhage: an alternative to hysterectomy? Five cases reported. BJOG 1997; 104:372. Reprinted with permission. Robbins KS. Intensive Care Considerations for the Critically III Parturient Creasy and Resnik's maternal-fetal medicine: principles and practice. Saunders Elsevier, 2014:1182-211. e 6.)

A agulha é introduzida 3cm acima da histerotomia à esquerda e sai 3cm abaixo de sua borda inferior.

As extremidades livres do fio são tracionadas ao mesmo tempo em que é mantida a compressão manual sobre o útero e é feito um nó duplo. Trata-se de um procedimento amplamente utilizado e que tem como complicação, na minoria dos casos, a necrose uterina.

Ligadura de artéria ilíaca interna

Se não ocorrer reversão da atonia com massagem uterina, medicamentos uterotônicos e sutura de B-Lynch, deve-se realizar a ligadura das artérias. Em primeiro lugar, tenta-se o controle do sangramento com ligadura do ramo ascendente da artéria uterina bilateralmente (Figura 82.11).

Em caso de falha nessa medida, a próxima alternativa consiste na ligadura da artéria ilíaca interna, que se divide em ramos interno e externo. O espaço retroperitoneal é alcançado após abertura do peritônio, lateral ao ligamento infundibulopélvico, e se prossegue cranialmente com a dissecção até encontrar os vasos ovarianos e o ureter cruzando a artéria ilíaca comum. Após identificação da artéria ilíaca interna, posiciona-se uma pinça de Mixter sob o vaso 3cm abaixo da bifurcação da ilíaca comum. Passam-se duas laçadas com fio absorvível 1 ou 0 e liga-se a artéria. Convém identificar bem o ureter para que

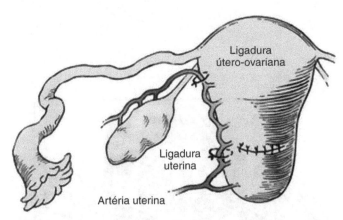

Figura 82.11 Local de ligadura de artéria uterina. (Reproduzida de Gabbe SG, Niebyl JR, Simpson JL. Obstetrics: normal and problem pregnancies. 4. ed. New York: Churchill Livingstone, 2002:470; with permission. Su, CW. Primary care: clinics in office practice. Elsevier, 2012; 39(1):167-87.)

não haja lesão dessa estrutura durante o procedimento. Outra possível complicação é a lesão das veias ilíacas (Figura 82.12).

Histerectomia puerperal

A histerectomia abdominal é considerada o último recurso para tratamento da atonia uterina e hemorragia. A decisão de realizá-la não deve ser postergada quando a paciente se encontra hemodinamicamente instável e não responsiva às medidas citadas. A vida da paciente é sempre mais importante do que a preservação da fertilidade.

As principais indicações, além da atonia uterina, são ruptura uterina, laceração de vasos e sangramentos no segmento inferior causados pela incisão uterina ou pela implantação placentária. Se possível, deve-se comunicar à paciente e aos familiares a decisão de realizar o procedimento.

A histerectomia subtotal é mais rápida e fácil de ser realizada do que a histerectomia total e está indicada nos casos de sangramento proveniente do segmento uterino superior.

O procedimento se assemelha àquele de padrão ginecológico, mas a anatomia local pode estar distorcida em virtude da gravidez. Observam-se pedículos vasculares mais edemaciados, e a bexiga pode estar mais aderida ao segmento inferior, aumentando o risco de lesões desse órgão.

Técnica cirúrgica

Após histerorrafia e separação vesical do segmento inferior do útero, a histerectomia é iniciada, localizando o ligamento redondo. Este é clampeado com duas pinças de Koch próximo ao útero e ligado com fio absorvível 0 ou 1 bilateralmente (Figura 82.13). O passo seguinte consiste em criar um pedículo incluindo a tuba uterina, os vasos ovarianos e o ligamento útero-ovariano. Esses são duplamente clampeados adjacentes ao útero e cortados entre as pinças. Posteriormente, o pedículo é ligado com fio de sutura.

Os folhetos posterior e anterior do peritônio visceral são dissecados. Após a dissecção, identifica-se a artéria uterina em cada lado, próximo à sua origem, com atenção à localização do ureter para evitar lesão. O assistente deve tracionar o útero em direção contrária à do vaso a ser clampeado. A artéria uterina deve ser ligada duplamente adjacente ao útero, e então é cortado o tecido entre as pinças e os vasos ligados com fio 1.

Caso se opte pela histerectomia subtotal, é necessário apenas amputar o corpo uterino imediatamente abaixo da ligadura das artérias uterinas. O coto cervical deve ser fechado com sutura contínua ou pontos separados (Figura 82.14).

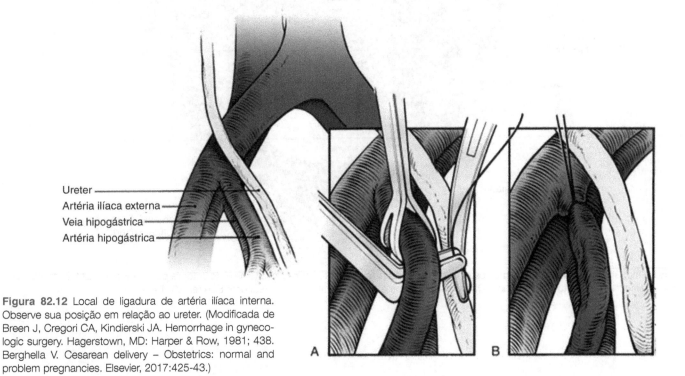

Figura 82.12 Local de ligadura de artéria ilíaca interna. Observe sua posição em relação ao ureter. (Modificada de Breen J, Cregori CA, Kindierski JA. Hemorrhage in gynecologic surgery. Hagerstown, MD: Harper & Row, 1981; 438. Berghella V. Cesarean delivery – Obstetrics: normal and problem pregnancies. Elsevier, 2017:425-43.)

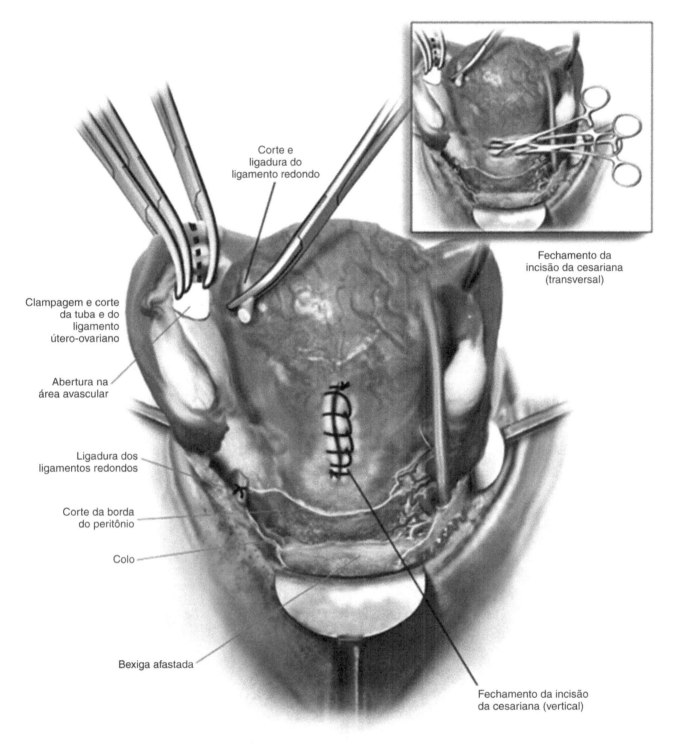

Figura 82.13 Clampeamento de ligamentos redondo, tuba uterina e ligamento útero-ovariano na histerectomia puerperal. (Sibai BM. Evaluation and management of postpartum hemorrhage – Management of acute obstetric emergencies. Saunders Elsevier, 2011:41-70.)

Capítulo 82 Cirurgias Obstétricas

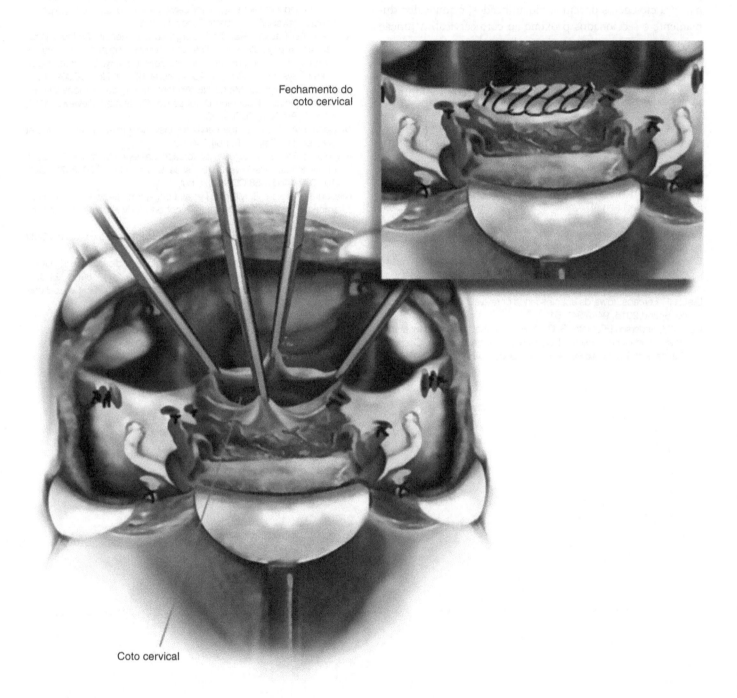

Histerectomia subtotal (supracervical)

Figura 82.14 Fechamento do coto cervical em histerectomia subtotal. (Sibai BM. Evaluation and management of postpartum hemorrhage – Management of acute obstetric emergencies Saunders Elsevier, 2011:41-70.)

Nos casos em que a histerectomia total é necessária, a amputação do corpo pode facilitar a retirada do colo uterino. Também é necessária maior dissecção da bexiga, estando a parede cervical anterior totalmente livre. Os ligamentos cardinais e uterossacros devem ser identificados, clampeados duplamente e seccionados próximo ao coto cervical. A junção cervicovaginal é localizada e incisada com a remoção completa do colo uterino. A cúpula vaginal é suturada com pontos contínuos ou separados e os ligamentos cardinais e uterossacros são nela fixados para sustentação. A parede abdominal é fechada normalmente.

As complicações da histerectomia puerperal são hemorragia com necessidade de hemotransfusão, lesões do trato urinário, fístulas, infecção e até mesmo morte materna.

Leitura complementar

Berghella V, Mackeen AD, Jauniaux ERM. Cesarean delivery – Obstetrics: normal and problem pregnancies 19:425-43.

Society of Obstetricians and Gynaecologists of Canada. Guidelines for operative vaginal birth. J Obstet Gynaecol Can 2004; 26(8):747-53.

Chandraharan E, Arulkumaran S. Surgical aspects of postpartum haemorrhage. Best Practice & Research: Clinical Obstetrics & Gynaecology. 2008: 1089-102.

Dietz HP. Forceps: towards absolescence or revival? Acta Obstet Gynecol Scand 2015; 94(4):347-51.

Dodd JM, Anderson ER, Gates S, Grivell RM. Surgical techniques for uterine incision and uterine closure at the time of caesarean section. Cochrane Database of Systematic Reviews 2014, Issue 7. Art. No.: CD004732.

Kapp N, Lohr PA, Ngo TD, Hayes JL. Cervical preparation for first trimester surgical abortion. Cochrane Database of Systematic Reviews 2010, Issue 2. Art. No.: CD007207. DOI: 10.1002/14651858.CD007207.pub2.

Lisonkova S, Lavery JA, Ananth CV et al. Temporal trends in obstetric trauma and inpatient surgery for pelvic organ prolapse: an age period cohort analysis. Am J Obstet Gynecol 2016.

Mackeen AD, Packard RE, Ota E, Berghella V, Baxter JK. Timing of intravenous prophylactic antibiotics for preventing postpartuminfectious morbidity in women undergoing cesarean delivery. Cochrane Database of Systematic Reviews 2014, Issue 12. Art. No.: CD009516.

Mathai M, Hofmeyr GJ, Mathai NE. Abdominal surgical incisions for caesarean section. Cochrane Database of Systematic Reviews 2013, Issue 5. Art. No.: CD004453

McDonald IA. Suture of the cervix for inevitable miscarriage. J Obstet Gynaecol Br Emp 1957; 64:346-50.

Nikpoor P, Bain E. Analgesia for forceps delivery. Cochrane Database of Systematic Reviews 2013, Issue 9. Art. No.: CD008878. DOI: 10.1002/14651858.CD008878.pub

Nilsson J, Akowalls S, Milsom J et al. Long-term effects of vacuum extraction on pelvic floor function: a cohort study in primipara. Int Urogynecol J. 2015; 27 (7):1051-6.

Patel RR, Murphy DJ. Forceps delivery in modern obstetric practice. BMJ 2004; 328:1302-5.

Roman A, Suhg A, Berghello V et al. Cerclage: indications and patient counseling. Clinical Obstetrics and Gynecology, 2016; 59(2):264-9.

Royal College of Obstetricians and Gynaecologists (RCOG). Cervical cerclage 2011:21 (Green-top guideline n° 60).

Tunçalp Ö, Gülmezoglu AM, Souza JP. Surgical procedures for evacuating incomplete miscarriage. Cochrane Database of Systematic Reviews 2010, Issue 9. Art. No.: CD001993. DOI: 10.1002/14651858.CD001993.pub2.

CAPÍTULO 83

Analgesia e Anestesia em Obstetrícia

Vinícius Pereira de Souza
Paulo Carvalho Pimenta Figueiredo

INTRODUÇÃO

A complexidade da medicina advém do grande volume de informações, da velocidade das mudanças, dos avanços tecnológicos contínuos e da fragmentação do conhecimento, o qual se encontra distribuído pelas diversas áreas e especialidades em saúde. A integração entre diferentes profissionais e áreas do conhecimento assume um papel fundamental para a qualidade e a segurança assistenciais. As inovações tecnológicas promoveram o desenvolvimento de novos fármacos e equipamentos, além de diferentes monitores, com aperfeiçoamentos técnicos e mudanças de paradigmas em anestesiologia.

Nesse contexto, a anestesia busca oferecer segurança, conforto e qualidade durante a realização dos inúmeros procedimentos da prática médica com sua evolução valorizando e humanizando a medicina. Em obstetrícia, as situações extremas são vivenciadas no cotidiano, e a atuação do anestesiologista deve ser precisa e segura com condutas lastreadas nas melhores evidências da literatura médica, aliadas à experiência do profissional e às necessidades dos pacientes. A interação entre anestesiologista, obstetra e gestante deve ser intensa, extrapolando o ambiente do parto por meio de reuniões interclínicas, consultas pré-anestésicas, elaboração de protocolos conjuntos de atendimento e disponibilização de maneiras e procedimentos direcionados para um bom contato pessoal.

As técnicas anestésicas em gestantes não estão isentas de riscos. A anestesia interfere diretamente na homeostase do binômio materno-fetal, criando novo equilíbrio em que sistemas vitais são afetados. Os riscos dos procedimentos anestésicos em gestantes não devem ser subestimados.

Esta revisão tem o objetivo de discutir os pontos críticos relacionados com as técnicas de analgesia e anestesia em obstetrícia, a fim de melhorar a qualidade e a segurança dos cuidados assistenciais do binômio materno-fetal em busca de excelência.

ETIOPATOGENIA

O ato anestésico é uma situação de risco, já que a anestesia interfere com os sistemas vitais do organismo, alterando sua fisiologia. O parto representa, na maioria das vezes, um momento de alegria para pacientes e familiares. Entretanto, não devem ser esquecidos nem subestimados os riscos reais dos procedimentos médicos, anestésicos e cirúrgicos envolvidos na assistência à gestante.

A anestesia para a obstetrícia apresenta forte relação com a mortalidade materna ainda nos dias de hoje, sendo esse fato já conhecido da literatura médica há muitos anos. Desde 1952 o Reino Unido publica, a cada 3 anos, os dados sobre as principais causas de morte materna, sugerindo diretrizes para a melhoria da assistência médica e para a redução do número de complicações. Esses dados revelam a redução significativa de óbitos relacionados com a anestesia ao longo do tempo em países desenvolvidos.

Na década de 1970, a anestesia representava a terceira causa de morte materna nos EUA, ficando atrás somente da embolia pulmonar e da pré-eclâmpsia. Nos anos 1990 atingiu a sexta posição; posteriormente, passou a ocupar a sétima desse *ranking*, onde se mantém. A anestesia foi causa direta ou indireta de 1,8% das mortes maternas de 1991 a 1997 nos EUA.

A redução da utilização da anestesia geral para a cesariana foi o principal fator contribuinte para a redução da mortalidade materna ao longo do tempo. O risco de morte da gestante submetida a essa anestesia chegou a ser 16,7 vezes maior do que o da gestante submetida à anestesia regional (ráqui ou peridural) em 1985. Desde então, sua utilização em pacientes obstétricas vem sendo reduzida drasticamente, porém, ainda hoje, os riscos maternos permanecem elevados com a utilização de anestesia geral.

As técnicas de anestesia regional, por outro lado, são cada vez mais seguras em obstetrícia, apresentando redução significativa dos riscos para as pacientes. Atualmente, representam as técnicas mais utilizadas em todo o mundo. A preferência mundial é pela utilização da raquianestesia, que vem sendo recomendada para a redução da mortalidade materna também em países em desenvolvimento, que, por sua vez, apresentam números expressivos de complicações. No Brasil não há dados consistentes sobre a prática da anestesia obstétrica.

ANALGESIA E TRABALHO DE PARTO

Durante o trabalho de parto, a dor é de forte intensidade, muitas vezes excedendo todas as expectativas da paciente. McGill, em questionário de dor publicado em 1984, relata que a dor do parto pode constituir-se na mais intensa sensação dolorosa vivenciada por muitas mulheres. Comparada com outras condições clínicas, essa dor é mais forte do que a dor de dente, lombalgia, lacerações profundas e dor oncológica não terminal.

Primeiro estágio do trabalho de parto

A dor no primeiro estágio do trabalho de parto decorre, basicamente, das contrações uterinas e da dilatação cervical. O estímulo doloroso alcança a medula espinhal pelas raízes de T10 a L1. A dor nesse período é considerada visceral, sendo difusa e mal localizada, aumentando de intensidade com a evolução do parto. Normalmente é referida como cólica, localizando-se no dorso, abdome ou reto.

Segundo estágio do trabalho de parto

Na parte final do primeiro estágio e no período expulsivo, a dor é causada pela distensão e compressão de terminações nervosas sensitivas somáticas das estruturas perineais da via de parto, assim como por certo grau de lesão mecânica e isquêmica dessas estruturas, as quais são inervadas principalmente pelo nervo pudendo, formado pela junção de raízes nervosas de S2, S3 e S4.

A dor do período expulsivo é somática, parietal, de forte intensidade e bem localizada, sendo referida como dor intensa, aguda, em períneo, vagina ou reto.

As características da dor mudam de acordo com as fases do parto e com as vias nervosas envolvidas em cada uma dessas.

A analgesia do trabalho de parto apresenta, nesse contexto, os seguintes objetivos: alívio rápido da dor, ausência de bloqueio motor, não interferir com a evolução de trabalho de parto, não apresentar efeitos adversos para mãe e feto, promover satisfação maternal e humanização do parto.

Quando indicar a analgesia de parto?

Em 2000 e 2002 o Colégio Americano de Obstetras e Ginecologistas (ACOG) recomendava postergar a analgesia de parto até que a dilatação de colo uterino atingisse 4 a 5cm; as evidências da literatura, até então, apontavam para maior risco de cesariana quando do início precoce da analgesia em pacientes nulíparas.

Entretanto, metanálises independentes concluíram que a analgesia de parto não aumenta a incidência de parto cesáreo (*odds ratio* 1 a 1,04; IC 95%: 0,71 a 1,48). Em 2005, Wong e cols., em estudo randomizado, compararam a analgesia indicada precocemente (dilatação <4cm) com a analgesia indicada em fases mais avançadas do trabalho de parto (dilatação >4cm), em relação à incidência de cesariana, e não registraram diferença significativa (17,8% e 20,7%, respectivamente).

Com base nos dados apresentados, desde junho de 2006 o ACOG passou a propor a seguinte recomendação: "...na ausência de contraindicação médica, o pedido materno é indicação médica suficiente para realização de analgesia, independentemente da dilatação do colo uterino; nenhuma das técnicas de analgesia parece estar associada a risco aumentado de cesariana."

TÉCNICAS ANESTÉSICAS PARA A ANALGESIA DE PARTO

A técnica de analgesia de parto mais comumente empregada em todo o mundo é a analgesia peridural contínua. Nessa técnica é puncionado o espaço peridural, introduzindo-se, a seguir, um cateter, o qual deve ser adequadamente fixado e utilizado para injeções subsequentes de soluções anestésicas. A peridural contínua é extremamente eficaz para o controle da dor, apresentando altos índices de satisfação materna. Entretanto, seu início de ação é lento, em torno de 20 minutos.

Os anestésicos mais utilizados são bupivacaína e ropivacaína. Vários tipos de soluções anestésicas podem ser injetados. Preconiza-se a utilização de soluções muito diluídas de anestésicos locais em concentrações <0,125%. A utilização de soluções mais concentradas, em torno de 0,25%, está associada a maior incidência de bloqueio motor, o que é indesejável na analgesia de parto; a presença de bloqueio motor se associa ao aumento na incidência de instrumentação no parto vaginal.

Recentemente, a técnica combinada, também chamada de duplo bloqueio ou ráqui-peri, vem ganhando cada vez mais espaço na literatura, uma vez que apresenta rápido início de ação e excelente analgesia da raquianestesia, aliadas à flexibilidade do cateter epidural.

A raquianestesia em injeção única também pode ser utilizada, promovendo cerca de 120 minutos de analgesia. Entretanto, um cateter epidural deve ser colocado sempre que possível, pois pode ser necessária a extensão do bloqueio peridural em caso de indicação de cesariana de urgência.

Analgesia e anormalidades na frequência cardíaca fetal

Após a injeção de anestésicos para a analgesia de parto é comum a ocorrência de alterações na frequência cardíaca fetal. As principais alterações são as desacelerações tardias e a bradicardia fetal. A monitorização com a cardiotocografia evidencia que a variabilidade da frequência cardíaca fetal está preservada.

As alterações descritas ocorrem principalmente com as técnicas de bloqueio combinado com a administração de opioides intratecais. Entretanto, essas alterações não são sinônimos de indicação de cesariana. A fisiopatologia das alterações da frequência cardíaca fetal ainda não é totalmente conhecida. Algumas hipóteses questionam se a instalação rápida da analgesia promoveria desequilíbrio entre os níveis de noradrenalina e adrenalina, resultando em hiperatividade uterina, ou se a difusão dos anestésicos no líquor promoveria liberação de ocitocina, também conduzindo à hiperatividade uterina.

O decúbito lateral esquerdo, a hidratação e a oxigenoterapia poderão ser utilizados para o tratamento, sendo fundamental a medida da pressão arterial a fim de afastar a hipotensão como causa dessas alterações.

Administração em *bolus* intermitente

A administração em *bolus* intermitente depende da presença do profissional para sua administração. De acordo com a queixa materna, procede-se à injeção de solução anestésica pelo cateter epidural, sendo preferidas as soluções anestésicas diluídas.

Se não houver resposta rápida do profissional após a queixa de dor pela mãe, a injeção não é administrada, a dor aumenta e a satisfação da cliente diminui.

Administração em infusão contínua

Para a administração em infusão contínua utiliza-se bomba de infusão para que o anestésico local seja injetado continuamente pelo cateter epidural. Com a evolução do trabalho de parto, a velocidade da infusão poderá ser modificada, método esse que se associa a maior consumo de anestésicos e a maior grau de bloqueio motor, sobretudo em trabalhos de parto prolongados (≥8 horas).

Analgesia controlada pelo paciente (ACP)

Introduzida em 1988, a ACP é realizada com a instalação de uma bomba de infusão no cateter epidural. Diferentemente da bomba de infusão, a bomba ACP poderá ser programada com a dose de anestésico a ser infundida com um intervalo entre as doses, podendo, ainda, manter infusão basal de anestésicos ou não com a própria paciente acionando o comando para a administração da solução anestésica.

Comparada às técnicas de infusão contínua, essa analgesia reduz em 35% o consumo de anestésicos durante o parto e está associada a reduzido bloqueio motor, aumentando a mobilidade materna e podendo associar-se à redução da duração do trabalho de parto.

A ACP confere autonomia à gestante, que assume o controle da administração anestésica, ajustando as doses de acordo com suas necessidades. Essa autonomia está associada a índices mais elevados de satisfação materna.

Além disso, oferece maior liberdade de movimentação aos profissionais, tornando-se extremamente atraente para maternidades com grande movimento. Comparada às técnicas intermitentes, reduz para 19% as intervenções do profissional.

Técnicas alternativas de analgesia de parto

Pacientes com contraindicações aos bloqueios do neuroeixo (peridural ou duplo bloqueio) podem receber analgesia venosa com a administração de remifentanil. Trata-se de um analgésico opioide administrado pela via endovenosa, 120 vezes mais potente do que a morfina, que apresenta meia-vida curta, sendo rapidamente metabolizado por enzimas presentes na circulação sanguínea. O remifentanil deve ser administrado por meio de bomba de infusão contínua ou bombas de ACP, com a infusão sendo interrompida poucos minutos antes do nascimento.

Outra opção é o bloqueio do nervo pudendo, bilateralmente, que pode ser realizado no segundo estágio do trabalho de parto. Coagulopatias se constituem em contraindicações relativas para a realização desse bloqueio em virtude da rica vascularização da pelve.

Técnicas não farmacológicas também apresentam boa eficácia, não devendo, entretanto, ser utilizadas em associação às farmacológicas. O banho em água quente apresenta risco de deslocamento do cateter epidural. O uso de bolas para massagem pélvica apresenta risco de queda e trauma, uma vez que a propriocepção das pacientes estará prejudicada pelo bloqueio de neuroeixo, ainda que não haja prejuízo motor.

EFEITOS COLATERAIS
Prurido

A administração espinhal de analgésicos opioides, particularmente a morfina, está associada a grande incidência de prurido, que ocorre em 30% a 100% dos casos. O prurido não é causado pela liberação de histamina, ressaltando-se que a utilização de anti-histamínicos não atua em sua prevenção nem em seu tratamento. O prurido parece ser mediado pelos receptores dos analgésicos opioides, tendo em vista que fármacos antagonistas desses receptores (naloxona) promovem melhora do quadro clínico. Entretanto, esses fármacos se antagonizam, também, com o efeito analgésico dos opioides.

A orientação da gestante a respeito dos efeitos colaterais da morfina, principalmente o prurido, reduz a necessidade de tratamento desses sintomas, aumentando sua tolerância.

Náuseas e vômitos

Náuseas e vômitos são sintomas comuns em cirurgia obstétrica e no período peroperatório se associam mais frequentemente à presença de hipotensão arterial após realização de bloqueio. Manobras cirúrgicas, como a exteriorização do útero e a tração peritoneal, aumentam sua incidência.

No período pós-operatório, a administração de opioides por via espinhal para analgesia contribui para seu aparecimento. A administração de 100μg de morfina acarreta a incidência de até 30% de náuseas e vômitos. Fármacos como a ondansetrona, 4mg, podem ser utilizados para prevenção e tratamento, além de apresentarem eficácia superior à metoclopramida. Entretanto, recentemente, relatos anedóticos sobre paradas cardiovasculares associadas à administração de ondansetrona em gestantes levaram algumas instituições a desaconselhar seu uso nessas situações.

Retenção urinária

A retenção urinária pode ser causada pelo bloqueio simpático que ocorre com as técnicas do neuroeixo, as quais levam ao relaxamento do músculo detrusor e ao aumento da capacidade vesical. O aumento do limiar de dor com bloqueios também contribui para a retenção urinária. A administração de opioides via espinhal aumenta essa incidência, que pode chegar a 35%. Caso a paciente não consiga urinar após um período de 6 horas, aproximadamente, deve-se indicar cateterismo vesical.

Depressão respiratória

A morfina administrada em técnicas de bloqueios do neuroeixo (ráqui, peri ou combinada) pode causar depressão respiratória em virtude da inibição do centro respiratório bulbar. A depressão respiratória não é sinônimo de apneia, que é definida pela redução da frequência respiratória ≤10irpm. A depressão do centro respiratório promove aumento da concentração sanguínea de CO_2, levando à hipercarbia, sendo esse o principal mecanismo de morte.

A depressão respiratória é dose-dependente. Nas concentrações utilizadas comumente na prática clínica, sua incidência é muito baixa (<1%). Pacientes obesas mórbidas se constituem em grupo de risco para depressão respiratória. A prevenção da depressão respiratória é possível com a vigilância das pacientes, pois existe risco enquanto durar o efeito.

RISCOS DAS TÉCNICAS ANESTÉSICAS EM PACIENTES OBSTÉTRICAS

Anestesia peridural

Na anestesia peridural, o volume da solução anestésica injetada é grande, variando de 15 a 30mL. A injeção pode ser realizada em *bolus*, lentamente, ou pode ser titulada em cateteres epidurais. Complicações decorrentes dessa injeção podem ocorrer, sendo as mais frequentemente encontradas a injeção intravascular, a injeção subdural e a ráqui total:

- **Injeção intravascular:** os anestésicos locais interrompem a condução do estímulo nervoso mediante o bloqueio dos canais de sódio. Esses canais são responsáveis pela despolarização das fibras nervosas e condução dos estímulos. Em caso de injeção intravascular ocorre a intoxicação por anestésicos locais, valendo ressaltar que as soluções anestésicas se ligam aos canais de sódio de fibras nervosas presentes no sistema nervoso central (SNC) e/ou no sistema cardiovascular. Os primeiros sinais da injeção intravascular no SNC são os zumbidos e os escotomas visuais. Recomenda-se a manutenção do contato verbal com a paciente durante a injeção de anestésicos locais. No aparelho cardiovascular, os anestésicos locais bloqueiam os canais de sódio do sistema de condução e das fibras musculares cardíacas, podendo provocar arritmia, bradicardia, hipotensão arterial e parada cardíaca. O tratamento da injeção intravascular é suportivo, e as manobras de ressuscitação cardíaca deverão ser realizadas de acordo com o quadro clínico da paciente, mantendo-se o suporte até que a ligação do anestésico com os canais de sódio se desfaça. Há casos de manutenção dessas manobras por mais de 90 minutos.

- **Injeção subdural:** a injeção subdural consiste na injeção de anestésico em um espaço habitualmente virtual, situado entre a dura-máter e a membrana aracnoidea; essas membranas estão praticamente aderidas. Na raquianestesia, porém, a injeção é realizada entre a membrana aracnoidea e a pia-máter. A injeção subdural provoca a dispersão do anestésico local em níveis muito acima do desejado. A paciente apresenta bloqueio alto, atingindo raízes medulares cervicais, com consequente bloqueio de membros superiores, podendo alcançar centros superiores do SNC e levar à perda da consciência. O tratamento consiste na manutenção das vias aéreas e no controle hemodinâmico até o término do efeito do anestésico local.

- **Ráqui total:** a ráqui total decorre da perfuração acidental da dura-máter durante a realização da anestesia peridural. O anestésico que seria injetado no espaço peridural é introduzido no espaço subaracnóideo, ou seja, injetam-se 10, 15, 20 e até 30mL de anestésico local em um espaço onde, habitualmente, caberiam 2, 3 ou 4mL. O anestésico local bloqueia, então, toda a medula espinhal, desde os níveis lombares e sacrais até os superiores do SNC. Há depressão respiratória, perda da consciência, hipotensão arterial e bradicardia, consistindo o tratamento em intubação traqueal, ventilação mecânica e manutenção das condições cardiocirculatórias da paciente.

Raquianestesia

O principal mecanismo envolvido na mortalidade materna com essa técnica consiste na presença de hipotensão arterial não reconhecida e não tratada. As complicações mais frequentes da ráqui decorrem da punção e perfuração da dura-máter, ressaltando-se que a cefaleia pós-raquianestésica é a principal complicação, ocorrendo em virtude da perfuração intencional da dura-máter com a agulha de raquianestesia ou em virtude da perfuração acidental dessa membrana durante a anestesia peridural. O desenvolvimento de agulhas de fino calibre com novos desenhos em sua ponta reduziu significativamente a incidência de cefaleia para níveis aceitáveis à prática clínica.

Em geral, a cefaleia pós-raquianestésica, que se inicia 24 horas após a punção anestésica, localiza-se nas regiões frontal ou occipital, piorando com a posição ortostática e melhorando com o decúbito dorsal, podendo ser acompanhada de náuseas e vômitos. Em pacientes obstétricas, a cefaleia prejudica a amamentação, pois quando a mãe assume a posição sentada reaparece a sintomatologia. O repouso em decúbito dorsal apenas alivia a sintomatologia, não exercendo influência na prevenção e evolução da cefaleia. Portanto, no pós-anestésico de raquianestesia pode-se elevar a cabeça, colocar travesseiro e deambular sem restrições em relação ao bloqueio realizado.

Sem tratamento, a maioria das cefaleias apresenta resolução em torno de 1 a 7 dias e seu tratamento pode ser realizado com:

- **Repouso no leito:** não exerce influência sobre a evolução da cefaleia. Deve-se deixar a critério da paciente, de acordo com sua tolerância à posição ortostática.
- **Hidratação:** deve ser prescrita de acordo com o procedimento cirúrgico, não sendo necessário alterar a rotina. A hiper-hidratação não deve ser realizada, não reduz a incidência e não influencia a evolução da cefaleia.
- **Analgésicos:** produzem alívio temporário dos sintomas. As cefaleias com agulhas de fino calibre apresentam evolução benigna e fácil controle com a administração de analgésicos, sendo os analgésicos com cafeína os mais utilizados na prática clínica. A cafeína apresenta ação vasoconstritora, sendo eficiente para o controle da maior parte dos casos relacionados com as agulhas de fino calibre.
- **Tampão sanguíneo:** consiste na retirada de 10 a 20mL de sangue venoso autólogo de uma veia periférica com a injeção subsequente desse sangue no espaço epidural, próximo à punção inicial da paciente. O sangue injetado promove fechamento do orifício da dura-máter. Esse procedimento apresenta índices de sucesso em mais de 90% dos casos, estando indicado em casos refratários ao tratamento clínico, nas pacientes muito sintomáticas e naquelas que apresentam sinais de tração de nervos cranianos. Nesse último caso deve ser indicado precocemente.

Anestesia geral

A anestesia geral apresenta cinco objetivos bem definidos: analgesia, amnésia, hipnose, relaxamento muscular e controle das respostas do sistema nervoso autônomo ante os diversos estímulos anestésicos e cirúrgicos.

São vários os fatores que contribuem para aumentar o risco em relação aos bloqueios do neuroeixo na paciente obstétrica.

A dificuldade de intubação nessas pacientes se constitui no principal fator para aumentar a morbimortalidade materna relacionada com a anestesia geral, sendo oito vezes maior nas gestantes, na proporção de uma para 280, enquanto na população em geral a incidência é de uma para 2.230.

A dificuldade de intubação predispõe ao surgimento de complicações potencialmente fatais, entre as quais se destacam a hipoxemia, a intubação esofágica não reconhecida e não diagnosticada, a aspiração pulmonar de conteúdo gástrico e a parada cardíaca. Por que as gestantes apresentam dificuldades de intubação traqueal? As alterações fisiológicas da gravidez, principalmente sobre o aparelho respiratório, são perigosas para a anestesia. A gravidez promove edema das mucosas oral, nasal, faríngea, laríngea e traqueal, ocasionando o estreitamento das vias aéreas e as tornando friáveis e mais propensas a sangramentos e traumatismos durante a intubação. A redução da capacidade pulmonar, principalmente da capacidade residual funcional (volume que permanece nos pulmões ao final da expiração), causa hipoxemia precocemente durante os episódios de apneia provocados pela anestesia geral, com a queda da saturação de oxigênio ocorrendo rapidamente durante a realização do ato de intubação. Assim, o anestesiologista tem pouco tempo para realizar esse procedimento em comparação com as pacientes não obstétricas.

As alterações fisiológicas da gravidez sobre o trato gastrointestinal aumentam o risco do procedimento anestésico. A gestante apresenta relaxamento da junção gastroesofágica com incompetência do esfíncter esofágico inferior, além do relaxamento da musculatura gástrica em virtude do efeito da progesterona com o aumento do tempo de esvaziamento gástrico. A gestante é considerada uma paciente de estômago cheio, mesmo quando em jejum. Assim, a perda dos reflexos de proteção das vias aéreas durante a indução da anestesia geral, associada às alterações fisiológicas da gravidez, aumenta o risco de regurgitação com consequente aspiração de conteúdo gástrico.

Recomenda-se que o anestesiologista obtenha ajuda para iniciar a anestesia geral, ressaltando-se que a presença de outro profissional, no caso o obstetra, torna-se de grande valia. O processo de intubação traqueal da gestante é denominado intubação em sequência rápida e apresenta várias particularidades, a saber:

- A paciente obstétrica não deve ser ventilada com máscara facial. A pressão positiva exercida pela ventilação pode distender o estômago e causar regurgitação de conteúdo gástrico com subsequente aspiração pulmonar.
- Após a perda da consciência, o risco de aspiração é iminente. Nesse momento deve ser realizada a manobra de Sellick, que consiste na compressão da cartilagem cricoide da laringe, a fim de deslocar o esôfago cervical posteriormente, comprimindo-o contra a coluna vertebral (Figura 83.1), ou seja, é criada uma barreira mecânica no esôfago, reduzindo o risco de aspiração pulmonar. Essa manobra deverá ser realizada até que a paciente esteja intubada e o balonete do tubo traqueal seja insuflado. A partir desse ponto, a insuflação do balonete do tubo promove a vedação da traqueia, protegendo-a contra a aspiração pulmonar.
- Uma vez realizada a intubação traqueal, o posicionamento correto do tubo deverá obrigatoriamente ser verificado mediante o uso de capnografia e ausculta pulmonar.

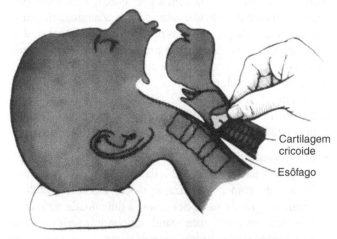

Figura 83.1 A manobra de Sellick consiste na compressão da cartilagem cricoide da laringe a fim de se criar uma barreira mecânica no esôfago, prevenindo a aspiração de conteúdo gástrico.

- Nos casos em que a intubação traqueal é difícil e sem sucesso, a paciente pode apresentar hipoxemia, e a ventilação sob máscara facial deverá ser realizada nessas condições sob o risco de parada cardíaca iminente. A manobra de Sellick deverá ser mantida até o final do procedimento. Entretanto, o risco de aspiração pulmonar nesse contexto é elevadíssimo. O anestesiologista deverá ter à mão outros recursos para ventilação e intubação da paciente, destacando-se as máscaras laríngeas e os videolaringoscópios.
- Em situações extremas, quando não se consegue intubar a paciente e a ventilação não está recomendada, deve-se partir para a abertura cirúrgica da via aérea. A cricotireoidostomia é, então, indicada nesses casos. Geralmente, a traqueostomia de urgência não é a primeira escolha, não sendo inicialmente preconizada.

REDUÇÃO DOS RISCOS MATERNOS RELACIONADOS COM A ANESTESIA

Jejum

Para prevenção da aspiração pulmonar na gestante recomenda-se jejum de 6 a 8 horas nos casos de cirurgia obstétrica eletiva.

Durante o trabalho de parto, a liberação da ingestão de líquidos claros (água, chá, líquidos isotônicos) parece não aumentar o risco de aspiração pulmonar, reduzindo a cetose de jejum. A ingestão de alimentos sólidos nesse período não encontra respaldo na literatura médica, podendo aumentar os riscos maternos.

As pacientes que apresentam alterações anatômicas sugestivas de intubação difícil deverão receber metoclopramida, ranitidina e antiácido não particulado (citrato de sódio) antes do bloqueio espinhal. Essa mesma conduta deverá ser adotada em pacientes que serão submetidas à anestesia geral eletivamente.

Consulta precoce ao anestesiologista

A avaliação pré-anestésica se constitui em um momento especial não só para a avaliação das pacientes, mas também para o esclarecimento das dúvidas sobre analgesia/anestesia no parto.

As opções técnicas com seus riscos e complicações são descritas às pacientes. A consulta pré-anestésica é o momento ideal para obtenção de termo de consentimento livre esclarecido pelo anestesiologista.

Devem ser necessariamente avaliados os preditores de via aérea difícil e de punção difícil de neuroeixo. Entre esses preditores estão incluídos:

- Classificação de Mallampati: consiste na visualização das estruturas da cavidade oral e da orofaringe das pacientes. De acordo com a visualização dessas estruturas pode-se aferir, em grande parte dos casos, a dificuldade ou não de intubação traqueal, antecipando-se condutas para facilitar a realização desses procedimentos.
- Abertura da cavidade oral: abertura limitada indica dificuldade de intubação.
- Presença de limitação à extensão da cabeça.
- Presença de dentes incisivos proeminentes.
- Distância tireomentoniana <4cm.

Nessas situações devem estar disponíveis, além do tubo orotraqueal e do laringoscópio, dispositivos alternativos para abordagem da via aérea, como máscara laríngea e videolaringoscópio. Em situações extremas pode ser necessária a intubação orotraqueal com a paciente acordada ou o estabelecimento de via aérea cirúrgica.

Deformidades na coluna lombar, escoliose, obesidade e cirurgias de coluna prévias estão entre os fatores que dificultam a punção do neuroeixo para realização tanto da raquianestesia como da anestesia peridural, devendo estar disponíveis agulhas próprias para pacientes obesas. É possível a utilização de ultrassom como método auxiliar em punções difíceis de neuroeixo. O posicionamento precoce de cateter epidural está indicado durante o trabalho de parto de pacientes com preditores de punção difícil de neuroeixo.

Em situações de urgência, em que não for possível a realização de consulta pré-anestésica, o anestesiologista deverá ser comunicado precocemente para que proceda às avaliações em ambiente hospitalar.

ABORDAGEM DO ANESTESIOLOGISTA EM SITUAÇÕES CRÍTICAS EM OBSTETRÍCIA

O trabalho em equipe, a adoção de protocolos institucionais e a comunicação são fundamentais para o sucesso no atendimento a situações críticas. O anestesiologista deve ser comunicado precocemente para se preparar de maneira eficiente para o atendimento às gestantes em situações de risco iminente.

Os protocolos institucionais são fundamentais para reduzir as variações de conduta em saúde nos diversos setores envolvidos no atendimento às gestantes com quadros críticos. Pronto atendimento, centro cirúrgico, UTI adulto e neonatal e banco de sangue devem trabalhar de modo coordenado. Para isso é fundamental a transmissão eficiente de informações pelo obstetra responsável.

Hemorragia materna

Os cenários mais comumente associados à hemorragia materna envolvem atonia uterina, descolamento de placenta e ruptura uterina. As informações fundamentais para o anestesiologista envolvido em cenários de hemorragia materna são as seguintes:

- Quadro hemodinâmico.
- Estimativa de volume de sangramento.
- Coagulação da paciente.
- Doenças prévias.
- Hemograma.
- Reserva de hemoderivados.

Obviamente, nem todas essas informações podem ser fornecidas imediatamente. Entretanto, é necessário que sejam obtidas precocemente, devendo ser solicitados hemograma, coagulograma e reserva de hemocomponentes.

Ferramentas de avaliação da coagulação à beira do leito – *point of care* –, como a tromboelastometria, possibilitam a investigação rápida e eficiente de distúrbios de coagulação e direcionam as transfusões. O ROTEM, equipamento de tromboelastometria rotacional, é capaz de diferenciar distúrbios específicos de fibrinogênio, plaquetas e outros fatores de coagulação. Assim, com o distúrbio específico evidenciado precocemente, podem ser solicitados concentrados de fatores, como os concentrados de fibrinogênio e os complexos protrombínicos, com redução do risco de reações transfusionais, objetivando intervenção terapêutica precisa para abordar o distúrbio de coagulação identificado.

Os protocolos de transfusão evoluíram com a utilização cada vez mais consistente dos hemocomponentes. Convém ter em mente que em situações de risco iminente pode ser necessária a utilização de hemocomponentes sem os testes de compatibilidade, cabendo às instituições o estabelecimento de um fluxo de informação com o envolvimento do centro cirúrgico e do banco de sangue que possibilite a rápida disponibilidade de hemoderivados nessas situações.

Prolapso de cordão

Em cenários de prolapso de cordão é fundamental que o anestesiologista prepare a paciente da maneira mais rápida possível para a cesariana. O tempo necessário para o bloqueio de neuroeixo pode ser frequentemente maior do que para a anestesia geral, evidenciando, portanto, um dilema para o profissional: a melhor técnica para a segurança materna pode não ser a melhor para a do feto. Deve ser avaliada rapidamente a possibilidade de uma via aérea difícil, assim como os fatores preditores de dificuldade de punção de neuroeixo, para que seja tomada a decisão sobre a técnica a ser adotada. Caso se opte por bloqueio de neuroeixo, o decúbito lateral é a posição adequada para punção, uma vez que a posição sentada pode dificultar a realização das manobras obstétricas necessárias.

Pré-eclâmpsia

A condução clínica de pacientes com pré-eclâmpsia representa um desafio para todos os profissionais envolvidos. A disfunção de diversos órgãos e suas consequências para a gestante e o feto tornam o trabalho em equipe fundamental para a segurança das pacientes. Em relação à anestesiologia, as principais preocupações são os distúrbios de coagulação e as alterações hemodinâmicas.

O bloqueio de neuroeixo é a técnica de escolha em caso de parturientes com pré-eclâmpsia. Há, entretanto, uma preocupação entre os anestesiologistas em relação ao risco de hematoma epidural em razão da disfunção, sequestro ou destruição de plaquetas. Nesse contexto é importante que se obtenha a contagem de plaquetas próximo ao momento do parto. Apesar da ausência de consenso, a maior parte dos centros utiliza como ponto de corte para realização de bloqueios de neuroeixo em parturientes a contagem de 75 mil plaquetas. Mais do que o valor absoluto, a tendência de redução da contagem de plaquetas pode ser decisiva para a realização ou contraindicação do bloqueio do neuroeixo.

Em situações de pré-eclâmpsia grave em que se evidencie coagulopatia que não possibilite a realização de bloqueios de neuroeixo, a anestesia geral é a indicada. Os riscos envolvidos extrapolam os habituais relacionados com a via aérea, e os reflexos simpáticos exacerbados com taquicardia e hipertensão arterial secundários à laringoscopia podem associar-se a sangramento do SNC, insuficiência cardíaca e edema pulmonar. Mais uma vez são fundamentais a comunicação e o trabalho em equipe para melhor abordagem da situação.

CONSIDERAÇÕES FINAIS

A atuação do anestesiologista não se limita ao período peroperatório, mas se inicia com a avaliação criteriosa e o preparo pré-operatório das gestantes. Essa abordagem minimiza os riscos envolvidos em vários procedimentos médicos, além de agregar grande valor à clínica obstétrica.

No período peroperatório, a participação da equipe de anestesiologia é decisiva para o sucesso dos procedimentos. A integração, a comunicação e o entrosamento entre as equipes de obstetrícia e de anestesiologia contribuem sobremaneira para a melhoria dos resultados.

Por fim, a anestesia obstétrica bem conduzida e praticada de acordo com as evidências da literatura médica é realmente capaz de promover qualidade, conforto e segurança para gestantes, familiares e profissionais. Todavia, não se deve esquecer dos seus riscos nem negligenciá-los ou subestimá-los, mesmo existindo um clima de festa no ar, pois as consequências podem ser desastrosas.

Leitura complementar

Arendt KW. The 2015 Gerard W. Ostheimer Lecture: What's new in labor analgesia and cesarean delivery. Anesth Analg [Internet] 2016 May [cited 2016 Jun 27]; 122(5):1524-31.

Chestnut D, Wong C, Tsen L. Chestnut's obstetric anesthesia: principles and practice. 5. ed. Elsevier 2014:1304.

Dahl V, Spreng UJ. Anaesthesia for urgent (grade 1) caesarean section. Curr Opin Anaesthesiol [Internet] 2009 Jun [cited 2016 Jun 27]; 22(3):352-6.

Mallaiah S, Barclay P, Harrod I, Chevannes C, Bhalla A. Introduction of an algorithm for ROTEM-guided fibrinogen concentrate administration in major obstetric haemorrhage. Anaesthesia [Internet]. 2015 Feb [cited 2016 Jun 27]; 70(2):166-75.

Mushambi MC, Kinsella SM. Obstetric Anaesthetists' Association/Difficult Airway Society difficult and failed tracheal intubation guidelines – the way forward for the obstetric airway. Br J Anaesth [Internet] 2015 Dec [cited 2016 Jun 27]; 115(6):815-8. Disponível em: http://www.ncbi.nlm.nih.gov/pubmed/26511060.

Practice Guidelines for Obstetric Anesthesia: An Updated Report by the American Society of Anesthesiologists Task Force on Obstetric Anesthesia and the Society for Obstetric Anesthesia and Perinatology. Anesthesiology [Internet] 2016 Feb [cited 2016 Jun 27]; 124(2):270-300.

Roofthooft E. Anesthesia for the morbidly obese parturient. Curr Opin Anaesthesiol [Internet] 2009 Jun [cited 2016 Jun 27]; 22(3):341-6.

Rucklidge MWM, Yentis SM. Obstetric difficult airway guidelines – decision-making in critical situations. Anaesthesia [Internet] 2015 Nov [cited 2016 Jun 27]; 70(11):1221-5.

Leffert LR, Abalos E, Cuesta C et al. What's new in obstetric anesthesia? Focus on preeclampsia. Int J Obstet Anesth [Internet]; 2015 Aug [cited 2016 Jun 27]; 24(3):264-71.

Van de Velde M, Carvalho B, Kapila A et al. Remifentanil for labor analgesia: an evidence-based narrative review. Int J Obstet Anesth [Internet]. Elsevier; 2016 Feb [cited 2016 Jun 27]; 25:66-74.

CAPÍTULO 84

Hiperêmese Gravídica

Marianna Amaral Pedroso
Maria Luisa Braga Vieira
Alaís Virgínia Ferreira de Souza

INTRODUÇÃO

Náuseas e vômitos são comuns no início da gestação, porém debilitantes, e afetam cerca de 50% a 85% das mulheres grávidas. Na maioria dos casos, os sintomas são leves a moderados e autolimitados, mas 0,3% a 1% das gestantes são afetadas pela hiperêmese gravídica, a qual é definida por náuseas e vômitos intensos que não respondem a antieméticos e modificações simples na dieta, cetose, distúrbio eletrolítico, desidratação, deficiência nutricional e perda de peso (em geral mais de 5% do peso anterior à gravidez). Tem grandes implicações para a saúde e o bem-estar materno-fetal e está associada a maior probabilidade de parto pré-termo e fetos com restrição do crescimento; além disso, apesar de ainda inconsistentes, os estudos apontam para sua associação a anomalias congênitas e morte perinatal. Além disso, os efeitos emocionais e psicológicos das náuseas e vômitos comprometem profundamente a qualidade de vida dessas mulheres.

ETIOPATOGENIA

A etiologia da hiperêmese gravídica ainda é pouco conhecida, parecendo tratar-se de uma condição clínica multifatorial com as causas podendo ser categorizadas em três grupos: função e crescimento placentário, função endócrina materna e doenças gastrointestinais preexistentes. Níveis altos de gonadotrofina coriônica humana (HCG), estrogênios, progesterona, hormônios tireoidianos e leptina e infecção por *H. pylori* parecem ser os marcadores biológicos da hiperêmese gravídica. Fatores psicológicos também parecem ter grande impacto na gravidade dos sintomas. *Diabetes mellitus*, gestação molar, doenças gastrointestinais preexistentes, hipertireoidismo e gestação gemelar são fatores que aumentam o risco de internação.

QUADRO CLÍNICO

Mais comum no primeiro trimestre, mais especificamente antes do final da 22ª semana de gestação, a hiperêmese gravídica é responsável por 2,3% das internações nesse período. Trata-se da forma mais grave de náuseas e vômitos durante a gravidez, os quais são capazes de produzir perda de peso, deficiência nutricional, cetonúria, desidratação com instabilidade de fluidos e eletrólitos, distúrbios metabólicos e hipopotassemia.

Os sintomas são mais intensos pela manhã, podendo ser desencadeados por odores fortes, como rapé, óleo, perfume, ou por certos alimentos e medicações. As pacientes também podem apresentar dor epigástrica, hipersalivação, hematêmese gastroesofágica, erosão em lábios, língua seca e com rachaduras e gengivas avermelhadas e doloridas. Normalmente o hálito é fétido ou de odor frutado.

Várias complicações, tanto maternas como fetais, podem estar presentes, podendo ser encontradas algumas complicações mais leves, como desidratação, acidose por desnutrição, alcalose metabólica, hipopotassemia, hiponatremia (sódio plasmático <120mmol/L), fraqueza muscular, alterações eletrocardiográficas, tetania e distúrbios psicológicos. Complicações mais graves também podem ocorrer, como a ruptura esofágica decorrente de vômitos severos, encefalopatia de Wernicke, composta pela tríade ataxia, nistagmo e demência e causada pela deficiência de tiamina (vitamina B_1), hemorragia de retina, lesão renal, vasoespasmo da artéria cerebral, rabdomiólise, coagulopatia, pneumomediastino espontâneo, restrição do crescimento intrauterino e até morte fetal.

A hiponatremia grave é uma emergência médica cuja correção deve ser cautelosa em razão do risco de tetraparesia e paralisia pseudobulbar, conhecida como síndrome da desmielinização osmótica ou mielinólise pontina central. A maioria dos estudos não aponta a hiperêmese gravídica como um fator de risco para o parto prematuro e sim para baixo peso ao nascer, em decorrência de ganho de peso materno reduzido.

DIAGNÓSTICO

O diagnóstico da hiperêmese gravídica é clínico, tomando-se por base a observação cuidadosa de sinais e sintomas de pacientes grávidas com excesso de vômitos, sendo suficiente a presença de apenas um dos sintomas citados para fechar o diagnóstico. Em primeiro lugar, a gravidez deve ser confirmada por meio de exame laboratorial ou ultrassonográfico. As pacientes geralmente se apresentam com sinais de desidratação, cetose e distúrbios eletrolíticos e ácido-básicos. Pode estar presente perda >5% do peso basal.

A manifestação clínica é típica do primeiro trimestre da gravidez, geralmente começando entre a quarta e a décima semana de gestação e com pico em 12 semanas. Apenas 10% das pacientes vão apresentar sintomas que persistem ao longo da gestação.

Os exames laboratoriais também podem auxiliar o diagnóstico e o tratamento da doença, sendo avaliados eletrólitos, provas de função hepática, amilase, lipase, testes de função da tireoide, gonadotrofina coriônica humana (HCG), creatinina, ureia, exame de urina e hemograma completo com atenção para o hematócrito, que pode estar elevado.

No início da gravidez há aumento dos níveis dos hormônios tireoidianos decorrente da leve ação estimuladora da HCG na tireoide, que mostra relação com seus níveis plasmáticos e a gravidade dos sintomas. Hipertireoidismo transitório foi observado em 60% das pacientes com hiperêmese gravídica.

DIAGNÓSTICO DIFERENCIAL

O diagnóstico diferencial é de exclusão, devendo ser descartadas por meio da ultrassonografia as condições associadas às gestações múltiplas, mola hidatiforme e tumores, que podem estar associados em até 30% dos casos. Por causa da relação entre hiperêmese gravídica e infecção pelo *H. pylori*, a solicitação de sorologia pode ajudar nesse diagnóstico.

A avaliação precoce de náuseas e vômitos durante a gravidez é essencial para evitar atraso no diagnóstico e no tratamento da hiperêmese gravídica, sendo por essa razão de extrema importância conhecer e identificar os diagnósticos diferenciais ou complicações subjacentes associados a vômitos persistentes, podendo ser destacadas as condições gastrointestinais (hepatite, pancreatite ou colecistite), alterações renais (pielonefrite) e distúrbios metabólicos (cetoacidose diabética, hipertireoidismo ou hiperparatireoidismo primários, porfiria ou doença de Addison), como descrito no Quadro 84.1.

TRATAMENTO E SEGUIMENTO

O manejo da hiperêmese gravídica deve ser precoce e envolve mudanças no estilo de vida, aconselhamento dietético, apoio psicológico e tratamento de suporte por meio de hidratação e uso de sintomáticos. O tratamento pode ser hospitalar ou ambulatorial de acordo com a gravidade do caso.

Estilo de vida e modificações dietéticas

As mudanças no estilo de vida e na dieta podem ajudar a gestante a tolerar melhor os alimentos. Convém evitar estresse e determinados cheiros e odores, ter períodos de repouso durante o trabalho, reduzir a quantidade de cada porção e aumentar a frequência das refeições, evitando alimentos gordurosos e preferindo carboidratos secos, e dar intervalo de, pelo menos, 2 horas entre o consumo de líquidos e alimentos sólidos.

Hidratação

A correção de distúrbios hidroeletrolíticos deve ser imediata. Se a paciente não tolerar a reposição hídrica por via oral, deve-se considerar a via endovenosa, mantendo jejum absoluto até que as deficiências hidroeletrolíticas sejam corrigidas.

A hospitalização, que pode ser necessária em até 1% a 5% dos casos com o objetivo de aliviar sintomas e prevenir complicações, está indicada nas pacientes cetóticas e incapazes de manter a hidratação adequada por via oral. Deve-se, diariamente, anotar a frequência dos vômitos, o volume de líquido tolerado, o peso materno e os resultados do ionograma.

Um estudo mostrou melhora na tolerância à dieta oral e interrupção dos vômitos 24 horas após hidratação venosa.

Recomenda-se a hidratação venosa com soro fisiológico 0,9% ou solução de Ringer lactato. O uso de solução com dextrose deve ser evitado em virtude do risco de precipitar encefalopatia de Wernicke por carboidratos. A reposição de eletrólitos (Na, K, Cl) deve ser feita conforme o necessário e lentamente.

Antieméticos

Ainda faltam evidências que indiquem o medicamento mais efetivo para o controle das náuseas e vômitos e qual seria o mais seguro para o binômio mãe-feto, principalmente no primeiro trimestre de gestação.

A maioria das medicações usadas são da classe B (estudos com animais de laboratório não demonstraram risco fetal, mas não existem estudos adequados em humanos) ou C (estudos em animais de laboratório revelaram efeitos adversos ao feto,

Quadro 84.1 Diagnóstico diferencial de hiperêmese gravídica

Patologias relacionadas com a gravidez
Mola hidatiforme
Polidrâmnio
Gestação múltipla
Pré-eclâmpsia
Síndrome HELLP
Esteatose hepática aguda da gestação

Patologias não relacionadas com a gravidez
Digestiva: gastroenterite, hepatite, colecistite, apendicite, pancreatite etc.
Infecções agudas sistêmicas
Neurológicas: meningite, tumores, hipertensão intracraniana etc.
Urinária: pielonefrite
Psicológicas
Hipertireoidismo
Diabetes (cetoacidose diabética)
Insuficiência da suprarrenal
Torção de cisto de ovário
Efeitos colaterais de substâncias químicas
Medicamentos
Ingestão de toxinas

Fonte: Lombardía Prieto J et al. Êmesis e hiperêmesis gravídicas. Semergen 2003; 29(8):411-4.

mas não existe nenhum que seja adequado em humanos), de acordo com a classificação de medicamentos segundo o risco para o feto do Food and Drug Administration (FDA) dos EUA.

No entanto, sabe-se que os antieméticos são mais efetivos do que o placebo no controle das náuseas ou vômitos, reduzindo o risco de prematuridade, o baixo peso e as malformações congênitas.

Os medicamentos de primeira escolha são o dimenidrinato e a prometazina (antagonistas dos receptores histamínicos H1) ou a metoclopramida (antagonista dopaminérgico), os quais apresentam efeitos semelhantes. No entanto, a metoclopramida tem menos efeitos colaterais, principalmente em relação à sonolência.

Outras opções são o droperidol (ação antidopaminérgica) associado à difenidramina (antagonistas dos receptores histamínicos H1), que reduz o tempo de internação e as readmissões hospitalares. A ondansetrona, um antagonista altamente seletivo dos receptores de serotonina 5-HT3, tem ação central e periférica e aumenta o esvaziamento gástrico. Há relatos de melhora dos sintomas logo após a primeira dose, e a paciente tolera bem a dieta após 2 dias de tratamento. A clorpromazina (antagonista dopaminérgico) exerce ação central ao bloquear os receptores D2 e no trato gastrointestinal. Não há evidências de teratogenicidade com doses usadas para tratar hiperêmese.

Corticoides

Os corticoides têm efeito benéfico no controle das náuseas e vômitos provavelmente em razão da ação direta sob o centro do vômito no sistema nervoso central (SNC). São mais eficazes do que a prometazina e apresentam menos episódios de readmissão hospitalar. Melhoram mais rapidamente o apetite e o estado geral, e não há evidência de teratogenicidade, estando indicados nos casos de vômitos persistentes por mais de 4 semanas quando excluídas outras causas. Pode ser utilizada a hidrocortisona, na dose de 15 a 45mg/dia, por via endovenosa. Um estudo mostrou remissão completa dos sintomas 3 horas após a primeira dose. Outra opção é a metilprednisolona, 16mg, por via endovenosa, a cada 8 horas.

Gengibre (*Zingiber officinale*)

Estudos demonstram que o uso de gengibre é seguro e efetivo na gestação, uma vez que age aumentando a motilidade gastrointestinal, e suas propriedades absortivas podem diminuir o estímulo no quimiorreceptor, o qual estimula o centro do vômito no SNC. É utilizado na dose de 1g/dia, pelo menos, por 4 dias consecutivos.

Piridoxina (vitamina B_6)

A vitamina B_6 tem demonstrado efeitos na redução das náuseas e vômitos leves, mas ainda carece de mais estudos.

Tiamina (vitamina B_1)

A suplementação rotineira da vitamina B_1 está indicada em pacientes com quadros de vômitos de duração prolongada no intuito de prevenir a encefalopatia de Wernicke. A administração endovenosa pode ser feita da seguinte maneira: 100mg diluídos em 100mL de soro fisiológico a 0,9% em 1 hora por semana, até a ingestão oral se normalizar. Tabletes orais podem ser usados quando bem tolerados (50mg/dia).

Suporte nutricional

A dieta enteral ou parenteral está reservada para casos graves, como desnutrição, perda de peso materno mesmo após tratamento adequado, presença de distúrbios absortivos (gastroplastia, *diabetes mellitus*, doença de Crohn) ou em pacientes com muita dificuldade para consumir os alimentos por via oral, mesmo após a adoção das outras medidas.

A dieta enteral deve ser sempre a primeira opção por ser menos invasiva, de mais fácil manejo e prover a dieta de maneira mais fisiológica, aliviando os sintomas e diminuindo o tempo de internação. No entanto, se o risco de aspiração for muito alto, deve ser escolhida a via parenteral, de modo a melhorar o estado nutricional da paciente.

Embora não estejam disponíveis dados sobre a incidência de complicações associadas à via parenteral nesses casos, é descrita a ocorrência de pneumotórax, sepse, trombose, endocardite infecciosa e aumento do risco de macrossomia fetal.

Acupuntura/acupressão

O tratamento alternativo com acupuntura reduz os vômitos e não causa efeitos adversos no feto. Foi descrito um ponto – P 6 (a 5cm da dobra do punho, na face palmar do antebraço) – que parece estar relacionado à redução da frequência de vômitos, se estimulado por 30 minutos a cada 8 horas. O mecanismo seria a inibição da nocicepção e dos reflexos autonômicos. No entanto, ainda não foi comprovado benefício clínico.

Suporte psicológico

Em virtude do possível componente psicossomático da hiperêmese gravídica, a psicoterapia, os exercícios de controle da respiração e a hipnose (*biofeedback* de controle interno) podem ajudar no controle e na prevenção do quadro. A hipnose, por meio de um profundo relaxamento e redução do estado simpático, melhora as náuseas e os vômitos.

PONTOS CRÍTICOS E CONSIDERAÇÕES FINAIS

Mais estudos serão necessários para melhorar a acurácia do diagnóstico e esclarecer tratamentos alternativos, medidas preventivas em mulheres de alto risco, novos biomarcadores etiológicos da hiperêmese gravídica e intervenções que possam reduzir os resultados adversos na gravidez.

Além disso, outras pesquisas são necessárias para elucidar a melhor maneira de prover suporte emocional às gestantes. As mulheres que sofrem com náuseas e vômitos desejam em primeiro lugar entender quais são os riscos para os fetos expostos aos medicamentos utilizados no tratamento. Melhorar as informações veiculadas na mídia talvez seja uma boa estratégia. Entretanto, qualquer nova intervenção tem de se mostrar segura para o binômio mãe-feto, a fim de ser mais bem aceita pelas gestantes e ter um bom custo-benefício.

MENSAGENS-CHAVE

- O desconforto físico e psicológico associado às náuseas e vômitos tem impacto negativo na experiência da mulher como gestante e prejudica a relação familiar, conjugal e no trabalho. Por isso, deve ser tratado rigorosamente para não ocasionar prejuízos para a mãe e o feto, como restrição de crescimento intrauterino, hemorragia puerperal e parto pré-termo.
- O tratamento inclui principalmente mudanças nos hábitos de vida e dieta, suporte emocional, reposição de tiamina, correção dos distúrbios hidroeletrolíticos e antieméticos (metoclopramida, esteroides, gengibre).

Leitura complementar

Bashiri A el al. Hyperemesis gravidarum: epidemiologic features, complications and outcome. European Journal of Obstetrics & Gynecology and Reproductive Biology 1995; 63:135-8.

Belluomini J, Litt RC, Lee KA, Katz M. Acupressure for nausea and vomiting of pregnancy: a randomized, blinded study. Obstet Gynecol 1994; 84(2):245-8.

Boltin D et al. Helicobacter pylori infection amongst Arab Israeli women with hyperemesis gravidarum – a prospective, controlled study. International Journal of Infectious Diseases 2014; 29:292-5.

Bottomley C, Bourne T. Management strategies for hyperemesis. Best Practice and Research Clinical Obstetrics and Gynaecology 2009; 23:549-64.

Cunningham, F. Gary. Obstetrícia de Williams. 24. ed. Rio de Janeiro: Guanabara Koogan, 2016. 1385 p.

Dodds et al. Outcomes of pregnancies with hyperemesis. Obstetrics & Gynecology Feb 2006; 107(2, Part 1).

Fischer-Rasmussen W, Kjaer SK, Dahl C, Asping U. Ginger treatment of hyperemesis gravidarum. Eur J Obstet Gynecol Reprod Biol 1991; 38(1):19-24.

Folk JJ, Leslie-Brown HF, Nosovitch JT, Silverman RK, Aubry RH. Hyperemesis gravidarum: outcomes and complications with and without total parenteral nutrition. J Reprod Med 2004; 49(7):497-502.

Jewell D, Young G. Interventions for nausea and vomiting in early pregnancy. Cochrane Database Syst Rev 2003; 4:CD000145.

Kus,cu, Koyuncu. Hyperemesis gravidarum: current concepts and management. Postgrad Med J 2002; 78:76-9.

Lombardía Prieto J et al. Emesis e hiperemesis gravídica. Semergen 2003; 29(8):411-4.

Madjunkova S, Maltepe C, Koren G. The leading concerns of american women with nausea and vomiting of pregnancy calling motherisk NVP Helpline. Obstet Gynecol Int 2013:752980.

Maltepe C, Koren G. The management of nausea and vomiting of pregnancy and hyperemesis gravidarum – a 2013 update. J Popul Ther Clin Pharmacol 2013; 20(2):e184-e192.

Matthews A, Haas DM, O'Mathúna DP, Dowswell T, Doyle M. Interventions for nausea and vomiting in early pregnancy. Cochrane Database Syst Rev 2014; 3:CD007575.

Mc Carthy et al. Hyperemesis gravidarum: current perspectives. International Journal of Women's Health 2014; 6:719-25.

McParlin C, Carrick-Sen D, Steen IN, Robson SC. Hyperemesis in pregnancy study: a pilot randomised controlled trial midwife-led outpatient care. European Journal of Obstetrics & Gynecology and Reproductive Biology 2016; 200:6-10.

Niemeijer MN, Grooten IJ, Vos N et al. Diagnostic markers for hyperemesis gravidarum: a systematic review and metaanalysis. Am J Obstet Gynecol 2014; 211:150.e1-15.

Philip B. Hyperemesis gravidarum: literature review. WMJ 2003; 102(3):46-51.

Tan et al. Dextrose saline compared with normal saline rehydration of hyperemesis gravidarum. Rehydration in Hyperemesis Gravidarum. Vol. 0, no. 0, month 2012.

Tan PC, Norazilah MJ, Omar SZ. Dextrose saline compared with normal saline rehydration of hyperemesis gravidarum: a randomized controlled trial. American College of Obstetricians and Gynecologists 2012.

Verberg M.F.G. et al. Hyperemesis gravidarum, a literature review. Human Reproduction Update Jul 8, 2005; 11(5):527-39,

Vickers AJ. Can acupuncture have specific effects on health? A systematic review of acupuncture antiemesis trials. J R Soc Med 1996; 89(6):303-11.

Wegrzyniak LJ, Repke JT, Ural SD. Treatment of hyperemesis gravidarum. Reviews in Obstetrics and Gynecology 2012; 5(2):78-84.

CAPÍTULO 85

Abortamentos

Néli Sueli Teixeira de Souza
Tatiana Teixeira de Souza Couto

INTRODUÇÃO

Os abortamentos constituem quadros hemorrágicos clássicos da primeira metade da gravidez e representam importante causa de morbimortalidade materna necessitando, portanto, ser prontamente diagnosticados e tratados.

CONCEITO

Abortamento consiste na interrupção da gravidez antes da viabilidade fetal.

Como o conceito de viabilidade fetal é variável, a Organização Mundial da Saúde (OMS) definiu abortamento como a interrupção da gravidez antes de 20 semanas de gestação com o feto pesando menos de 500g.

Esses critérios são contraditórios, uma vez que o peso de um feto com 20 semanas gira em torno de 320g, sendo a média de 500g para fetos entre 22 e 23 semanas. O abortamento é dito precoce quando ocorre até a 13ª semana e tardio entre a 13ª e a 20ª semana. Se a interrupção ocorre até a terceira semana de gestação, denomina-se morte ovular; se entre a quarta e a oitava semana, morte embrionária; e a partir da nona semana, morte fetal.

CLASSIFICAÇÃO

Os abortamentos podem ser classificados em:

- **Abortamento espontâneo:** estão aqui incluídos ameaça de abortamento, abortamento inevitável, em evolução, incompleto, completo e retido. Qualquer uma dessa modalidades pode complicar-se com infecção, caracterizando o abortamento infectado.
- **Abortamentos de repetição (habitual):** são os abortamentos espontâneos repetidos, em geral em virtude de um fator causal coexistente.
- **Abortamentos provocados:** representam as gestações interrompidas clínica ou cirurgicamente antes da viabilidade fetal.

INCIDÊNCIA

Mais de 80% dos abortamentos espontâneos acontecem nas primeiras 12 semanas, sendo a ocorrência mais comum na gestação, e pelo menos a metade se deve a anomalias cromossômicas.

ETIOPATOGENIA

Fatores anatômicos

A incompetência cervical é a principal causa de abortamento tardio. Os tumores uterinos intracavitários (miomas submucosos), quando volumosos e provocando deformação da cavidade, podem ser causa de interrupção da gravidez, assim como as malformações uterinas (útero bicorno, septado e didelfo) e as sinéquias uterinas.

Fatores maternos

Qualquer infecção aguda grave no início de uma gestação poderá levar ao abortamento. Os agentes etiológicos potencialmente implicados são: *Treponema pallidum, Neisseria gonorrhoeae, Chlamydia trachomatis, Listeria monocytogenes*, estreptococo do grupo B, herpes genital e citomegalovírus.

As endocrinopatias descompensadas, quando não impedem a gravidez, podem levar à sua interrupção, e a insuficiência lútea (insuficiência do corpo lúteo) aumenta o risco de abortamento precoce. As causas imunológicas, responsáveis pela maior parte dos abortamentos habituais, podem ser autoimunes ou aloimunes. A síndrome de anticorpos antifosfolípides (anticoagulante lúpico e anticardiolipinas) caracteriza a forma autoimune, sendo responsável pelas perdas fetais por infarto e trombose placentários.

Com relação à imunidade alogenética, vale lembrar que do ponto de vista imunológico o feto representa um transplante alogênico tolerado pela mãe por motivos desconhecidos.

As trombofilias (tendência a trombose por alterações hereditárias ou adquiridas da coagulação) também são causas de abortamento. As hereditárias são decorrentes de alterações associadas aos inibidores fisiológicos da coagulação (antitrombina III, proteínas C e S e resistência à proteína C ativada) ou nas mutações de fatores da coagulação (fator V de Leiden e mutação G20210A da protrombina).

As trombofilias adquiridas decorrem de uma outra condição clínica, como síndrome de anticorpo antifosfolípide, neoplasia, imobilização ou uso de medicamentos (contraceptivos orais, terapia hormonal, heparina).

Fatores fetais

Cerca de 50% dos abortamentos espontâneos estão associados a anomalias cromossômicas ou genéticas do produto da concepção. Quanto mais precoce o abortamento, maiores as chances de causa cromossômica, sendo as trissomias as alterações mais frequentes (trissomia dos cromossomos 13, 16, 18, 21 e 22).

EPIDEMIOLOGIA

O risco de abortamento espontâneo aumenta com a paridade e com a idade materna e paterna. O abortamento aumenta de 12% em mulheres com menos de 20 anos para 26% em mulheres com mais de 40 anos. Sua incidência é elevada em gestantes que engravidam nos 3 meses posteriores a um parto a termo.

FORMAS CLÍNICAS E CONDUTA

Ameaça de abortamento e abortamento iminente

A ameaça de abortamento e o abortamento iminente são quadros semelhantes com prognósticos distintos. Enquanto na ameaça de abortamento a probabilidade de interrupção da gestação é de cerca de 30%, no abortamento iminente pode chegar a 80%.

O quadro clínico é caracterizado por sangramento e dor lombar persistente, associada a pressão pélvica e dor suprapúbica. Na ameaça de abortamento, o sangramento é discreto e pode durar dias ou semanas e ocorrer por alterações deciduais ou descolamento do ovo. No abortamento iminente, o sangramento é mais volumoso, de maior duração e acompanhado da eliminação de coágulos.

A ultrassonografia transvaginal pode auxiliar a avaliação do prognóstico gestacional. A presença de hemorragia retrocoriônica pode predizer a evolução do abortamento. Quando a área de hemorragia é <60mL ou correspondente a menos de um quarto da área do saco gestacional, o prognóstico gestacional se torna favorável.

Tratamento

O tratamento se constitui basicamente de apoio e orientações, além do uso de analgésicos e antiespasmódicos.

A literatura sugere, com base em evidências científicas, que o tratamento com gonadotrofina coriônica ou tocolíticos não altera o prognóstico e, embora muito recomendados, o repouso e a abstinência sexual também não se mostraram eficazes. Há controvérsias quanto ao benefício do uso da progesterona micronizada, devendo a paciente ser orientada sobre a provável evolução do quadro.

Abortamento inevitável

No abortamento inevitável não existe possibilidade de prosseguimento da gestação. Três quadros caracterizam esse abortamento:

- **Ruptura das membranas amnióticas.**
- **Hemorragia genital:** sangramento volumoso com coágulos e dilatação cervical.
- **Infecção intracavitária.**

Ao exame clínico, poderão ser observados o volume do sangramento, a presença de líquido amniótico, a dilatação cervical ou a presença de pus ou secreção piossanguinolenta fétida, exteriorizando-se através do colo uterino.

Tratamento

O tratamento consiste no esvaziamento da cavidade uterina, que poderá ser realizado por curetagem ou aspiração manual intrauterina (AMIU).

Abortamento em evolução

No abortamento em evolução o processo se encontra em andamento. O ovo já se desprendeu da cavidade uterina e poderá ser observado no canal cervical ou cavidade vaginal.

Tratamento

O tratamento poderá consistir apenas na tração desse material por meio de uma pinça, como a de Winter, e, se necessário, em posterior curetagem para completo esvaziamento da cavidade. Se a curetagem for necessária, a paciente precisará de anestesia e, portanto, ficará internada até sua recuperação.

Abortamento incompleto

O abortamento incompleto é mais frequente após 10 semanas e é diagnosticado quando toda ou parte da placenta é retida no útero após a expulsão do feto. O sangramento está presente, podendo ser muito importante nas gestações avançadas.

O exame clínico mostra o útero amolecido e aumentado, porém menor do que o esperado para a idade gestacional, e o colo uterino entreaberto.

À ultrassonografia é observado material intrauterino heterogêneo e amorfo com a presença ou não de líquido. A espessura endometrial ao corte longitudinal >15mm tem sido considerada indicativa de abortamento incompleto.

Tratamento

A conduta deverá consistir no esvaziamento uterino por meio de AMIU ou curetagem. Entretanto, em gestações de primeiro trimestre, em pacientes oligossintomáticas e esclarecidas, pode-se adotar a conduta expectante.

Conduta expectante

Cerca de 95% dos abortamentos espontâneos, incompletos de primeiro trimestre, são resolvidos em 2 semanas sem nenhuma intervenção. Entretanto, esses casos devem ser selecionados. A conduta poderá ser expectante em pacientes esclarecidas, com acesso fácil ao hospital e que apresentem quadro com pouco sangramento e dor, além de ausência de sinais de infecção. À ultrassonografia, a espessura endometrial deverá ter até 50mm. Se em 15 dias não ocorrer a resolução do quadro e a espessura endometrial estiver >15mm, inicia-se a conduta ativa.

O seguimento deverá ser clínico com o auxílio da ultrassonografia.

Conduta ativa

A conduta ativa poderá ser medicamentosa ou cirúrgica. Portanto, na ausência de infecção e na presença de pouca dor e sangramento, realiza-se uma ultrassonografia. Se a espessura endometrial for de até 50mm, administram-se 600µg de misoprostol por via vaginal, em dose única, associado a analgésicos e antieméticos. Após 24 horas repete-se a ultrassonografia. Se a espessura endometrial for de até 15mm, significa abortamento completo; se >15mm, está indicado o esvaziamento uterino por AMIU ou curetagem.

Para a conduta cirúrgica pode ser necessário o amadurecimento do colo com 400µg de misoprostol 4 horas antes do procedimento (curetagem ou AMIU). O uso de laminárias pode substituir o misoprostol.

Abortamento completo

O abortamento completo se caracteriza pela eliminação de todos os componentes da gravidez, sendo frequente em abortamentos precoces (até 8 semanas).

O diagnóstico se baseia nas informações da paciente de que após o período de sangramento e cólicas eliminou "massa carnosa" pelos genitais. Após a eliminação desse material ocorre melhora completa da dor e do sangramento. Ao exame, o útero se encontra completamente involuído e o colo fechado.

Recomenda-se repouso domiciliar por 24 a 48 horas.

Abortamento habitual

Também chamado de abortamento de repetição ou recorrente, o abortamento habitual é definido como a ocorrência consecutiva de três ou mais abortamentos espontâneos e incide em cerca de 1% das mulheres. A American Society for Reproductive Medicine modificou essa definição, considerando para efeito de avaliação clínica do casal a ocorrência de apenas dois abortamentos.

As causas podem ser divididas em cromossômicas, genéticas, anatômicas, endócrinas, infecciosas, imunológicas, metabólicas e ambientais. As mais importantes incluem anormalidades cromossômicas (translocações), anormalidades uterinas e síndrome de anticorpos antifosfolípides (SAAF). Anovulação crônica e idade materna >40 anos também estão associadas a essas perdas.

Cerca de 50% dos abortos de primeiro trimestre apresentam alterações citogenéticas. Para abordagens futuras é recomendado estudo do cariótipo do produto da concepção a partir do segundo abortamento. O casal com alterações citogenéticas deve ser encaminhado para aconselhamento genético. Procedimentos invasivos, como a fertilização assistida com diagnóstico pré-implantacional dos embriões e cariótipo fetal (biópsia de vilo corial e amniocentese), são controversos.

Abortamento tardio

Definido por perda fetal de segundo trimestre (entre 12 e 20 semanas), o abortamento tardio tem como principal causa a incompetência cervical, que é caracterizada pela dilatação cervical indolor no segundo trimestre ou no início do terceiro, com prolapso e abaulamento das membranas e expulsão do feto imaturo. Tende a se repetir em gravidezes subsequentes, sendo responsável por 20% a 25% dos abortamentos de repetição e 3% a 5% dos abortamentos tardios esporádicos.

Entre os fatores etiológicos do abortamento de repetição são destacadas as causas traumáticas, como dilatação do colo, curetagem uterina, laceração cervical pós-parto traumático ou pós-abortamento, amputação ou conização do colo uterino, podendo ser ainda de origem congênita por deficiência de colágeno (síndrome de Ehlers-Danlos), malformações uterinas ou em consequência da exposição intrauterina ao dietilestilbestrol.

O diagnóstico se fundamenta na história clínica. Fora da gestação poderá ser confirmado pela histerossalpingografia na fase lútea do ciclo menstrual.

Uma medida da região istmocervical (orifício interno) >8mm sugere insuficiência cervical. Uma medida de auxílio diagnóstico fora da gestação consistiria na passagem de uma vela de Hegar 8 sem resistência através do orifício interno do colo na segunda fase do ciclo.

A ultrassonografia transvaginal durante a gravidez tem grande utilidade para o diagnóstico, é de fácil execução e não invasiva, tornando possível avaliar o comprimento do colo, o formato do canal cervical e a presença de protrusão das membranas amnióticas.

O tratamento clássico da incompetência cervical consiste na realização de cerclage ou cerclage cervical, preferencialmente por via vaginal. A principal técnica empregada é a de McDonald, sendo também descritas as de Shirodkar e de Aquino Sales. A de MacDonald consiste na realização de sutura em bolsa no nível do orifício interno do colo.

A de McDonald modificada por Ponte consiste em duas suturas circulares: a primeira no nível do orifício interno do colo e a segunda 1cm abaixo da primeira. As suturas são em bolsa, com fio inabsorvível monofilamentar (propileno), deixando-se os nós com cerca de 1,5cm na região anterior do colo uterino.

Cerclage eletiva ou profilática

A cerclage é dita profilática quando realizada antes da alteração do colo uterino, idealmente entre 12 e 16 semanas, comprovada a vitalidade fetal.

Cerclage de emergência

A cerclage de emergência se restringe a pacientes com dilatação cervical >3cm no segundo trimestre, apagamento cervical pronunciado e membranas protrusas através do canal cervical ou na vagina, podendo conter partes fetais.

Nesses casos em que o abortamento parece inevitável e a sobrevida fetal é baixa, a cerclage de emergência pode ser tentada até a 24ª semana de gestação. A técnica proposta é a de Olatunbosun e Dick (1981).

A paciente deverá ser hospitalizada e submetida à antibioticoprofilaxia com celalotina ou cafazolina 2g endovenosa. O procedimento deverá ser realizado sob anestesia, e a posição de Trendelenburg poderá facilitar a redução das membranas herniadas.

O uso de tocolíticos e progesterona natural micronizada é controverso.

A técnica consiste no pinçamento dos lábios anterior e posterior do colo com pinças de De Lee, redução das membranas com um chumaço de gaze umedecida e sutura do colo pela técnica de MacDonald modificada por Pontes (duas bolsas).

Enquanto o sucesso da cerclage profilática gira em torno de 90%, no procedimento emergencial os resultados não são tão bons, mas segundo alguns autores chegam a 50%.

As complicações infecciosas, como ruptura prematura de membranas, corioamnionite e a mortalidade materna e fetal, são obviamente maiores na cerclage de emergência do que na eletiva.

Não existem estudos randomizados sobre a eficácia e a segurança da cerclage de emergência realizada na presença de dilatação cervical avançada. Os estudos são retrospectivos, em sua maioria, e não demonstraram resultados positivos.

Os pontos deverão ser retirados com 37 semanas ou em qualquer momento da gestação na presença de trabalho de parto, amniorrexe prematura, corioamnionite e óbito fetal.

Seguimento pós-cerclage

As consultas pré-natais e pós-cerclage deverão ser mais frequentes e, após 34 semanas, quinzenais ou mesmo semanais, e o comprimento do colo deverá ser acompanhado por ultrassonografia, e seu encurtamento (distância do ponto da cerclage e orifício interno do colo <10mm) ou a presença de afunilamento são sinais de mau prognóstico.

Deverão ser adotados acompanhamento e controle rigorosos de infecções vaginais com repetição de pesquisa infecciosa laboratorial entre 20 e 24 semanas e 28 e 30 semanas. Entre 35 e 37 semanas deverá ser realizada a pesquisa para estreptococo beta-hemolítico do grupo B por meio de cultura de material (swab) vaginal e anal.

Cerclage abdominal

A cerclage abdominal é realizada quando não há possibilidade de cerclage por via vaginal, pelo fato de o colo estar muito curto ou lacerado, e deverá ser feita entre 11 e 13 semanas em virtude da maior facilidade técnica. A técnica adotada é a de Benson e Durfee (1965), que se utiliza de fita cardíaca.

A progesterona natural micronizada, na dose de 100 a 200µg deverá ser mantida até 36 semanas, o parto deverá ocorrer por cesariana, que deverá ser programada com 38 semanas, e a cerclage deverá ser mantida.

Abortamento retido ou *missed abortion*

O abortamento retido é definido como a retenção de produtos da concepção por várias semanas após sangramento e morte do embrião/feto.

Grande parte desses casos evolui para abortamento espontâneo em até 15 dias. A paciente bem orientada suporta essa espera, desde que entenda os benefícios da conduta expectante.

Os sintomas de gravidez desaparecem. O volume uterino é menor do que o esperado para a idade gestacional e o colo uterino se encontra fechado ao toque.

A ultrassonografia desempenha importante papel, fornecendo o diagnóstico de morte do produto conceptual nos casos em que não houve sua manifestação clinicamente. Denomina-se morte do produto conceptual a ausência de atividade cardíaca em embriões com comprimento cabeça-nádega >5mm.

Em alguns casos ocorre a reabsorção do embrião ou não chega a acontecer seu desenvolvimento. Trata-se de gestação anembrionada.

Os critérios diagnósticos por meio de ultrassonografia transvaginal são ausência de vesícula vitelínica em sacos gestacionais com diâmetro >8mm e não visibilização do embrião com saco gestacional >16mm.

Se em 15 dias após o diagnóstico não ocorrer o abortamento completo e a ultrassonografia mostrar endométrio >15mm, deve-se adotar conduta ativa.

A coagulopatia de consumo é evento raro em casos de abortamentos precoces (sendo mais observada quando ocorre morte fetal após a 20ª semana).

Tratamento

Caso se opte pelo esvaziamento uterino imediato, deve-se levar em conta a idade gestacional:

- **Em caso de idade gestacional <12 semanas:** dilatação cervical e esvaziamento da cavidade, que poderá ser precedida pelo uso de 400µg de misoprostol, via vaginal, ou de colocação de laminária, e realização de AMIU ou curetagem uterina.
- **Em caso de idade gestacional >12 semanas:** promover o amadurecimento do colo com prostaglandinas, seguido do uso de ocitócitos em altas doses e curetagem uterina, após a eliminação fetal. O tratamento medicamentoso deverá ser iniciado com 400µg de misoprostol por via vaginal. Se não houver alteração clínica após 4 horas, manter 400µg a cada 4 horas (até cinco doses) até a expulsão completa. Caso não ocorra a expulsão, a medicação deverá ser suspensa por 12 horas. O tratamento deverá então ser reiniciado com 600µg de misoprostol, seguidos de 400µg a cada 4 horas (até cinco doses). A falha da eliminação do produto da concepção após três ciclos é considerada terapêutica. Nesses casos, inicia-se ocitocina venosa, cujas

doses não são padronizadas, sendo recomendado o uso de doses crescentes. Cabe lembrar que no segundo trimestre da gestação o número de receptores de prostaglandinas é pequeno, o que limita sua ação.

Uso de misoprostol em úteros com cicatriz

Nas pacientes com cicatrizes uterinas por cesarianas prévias ou outras intervenções sobre o útero deverá ser maior o cuidado na administração de uterotônicos. Nas interrupções do primeiro trimestre, o misoprostol poderá ser utilizado na dose habitual. Entretanto, em paciente com quadro de abortamento de segundo trimestre, caso seja necessário o uso de uterotônico, o misoprostol deverá ser utilizado em casos selecionados.

Critérios para o uso de misoprostol

Um dos critérios para o uso de misoprostol é altura uterina até 12cm (dose habitual), assim como altura uterina >12cm e <16cm (100µg por via vaginal). Se a expulsão não ocorrer após 6 horas, deve-se manter 100µg a cada 6 horas até a expulsão ou por no máximo cinco doses. Na ausência de sucesso, o tratamento deve ser interrompido por 24 horas e reiniciado com 200µg, seguidos de 100µg a cada 6 horas.

Se não ocorrer a resolução após o segundo ciclo, deverá ser feita nova pausa de 12 horas e o tratamento reiniciado com 400µg, seguidos de 100µg a cada 4 horas por, no máximo, cinco doses.

Na ocorrência de abortamento completo será considerada falha terapêutica, iniciando-se, então, o uso de ocitócitos.

A altura uterina >16cm, gestações de segundo trimestre mais avançadas com antecedentes de duas cesarianas ou miomectomia transversal são indicações controversas para o uso de misoprostol.

Nesses casos, o uso de misoprostol deverá ser cauteloso, iniciando-se com 50µg a cada 6 horas e aumentando gradativamente as doses, utilizando até cinco doses em cada ciclo por, no máximo, três ciclos.

Os raros casos de ruptura uterina estão relacionados com o uso de doses >1.000µg/24 horas e a associação aos outros uterotônicos.

Efeitos colaterais do misoprostol

Os efeitos do misoprostol, que pode ser utilizado pelas vias vaginal, retal, oral ou sublingual, consistem em febre, náuseas, vômitos, diarreia, hipertonia uterina e taquissistolia.

Abortamento infectado

O aborto infectado constitui a terceira causa de morte materna no Brasil. A eliminação incompleta do ovo/embrião ou da placenta determina a manutenção da abertura do canal cervical, favorecendo a ascensão de bactérias da microbiota vaginal e intestinal.

As complicações graves são geralmente decorrentes de abortamentos provocados. Hemorragia grave, septicemia, choque bacteriano e insuficiência renal aguda são relatados em abortamentos espontâneos ou legais, mas em frequência muito menor.

As bactérias envolvidas nos abortamentos infectados são aeróbias e anaeróbias, merecendo destaque estreptococo beta-hemolítico do grupo B, *Enterococcus*, *Escherichia coli*, *Peptostreptococcus*, *Bacteroides fragilis* e *Clostridium*.

O diagnóstico se baseia na presença de febre, dor hipogástrica e mobilização uterina, além de corrimento purulento e fétido.

O abortamento infectado pode ser subdividido em estágios (tipos), conforme a extensão do processo e a gravidade clínica:

- **Tipo I:** localizado apenas na cavidade uterina e na decídua. O útero se encontra aumentado de volume, e o canal cervical pérvio, drenando secreção piossanguinolenta. O estado geral da paciente ainda é bom.
- **Tipo II:** a infecção atinge miométrio, paramétrios, anexos e peritônio. Há a presença de febre, taquicardia, íleo paralítico e dor abdominal, podendo existir defesa abdominal. O toque vaginal é extremamente doloroso e pode haver empastamento dos paramétrios.
- **Tipo III:** quadro grave com a paciente com septicemia. Alta morbimortalidade.

No tipo III, além dos cuidados iniciais de antibioticoterapia e cirurgia para a remoção dos focos e abscessos, a paciente necessitará de monitorização em unidade de terapia intensiva.

Tratamento

O tratamento deverá ser individualizado com base na gravidade do quadro, na idade gestacional e se o aborto é retido ou não.

Conduta de acordo com a idade gestacional
Gestações até 12 semanas

Se o colo uterino se encontra amadurecido e pérvio, o esvaziamento da cavidade uterina é possível por meio de AMIU ou curetagem.

Nos casos em que houve a necessidade de dilatação do colo uterino antes da curetagem ou AMIU podem ser utilizadas laminárias ou velas de Hegar.

O abortamento será completo se a ultrassonografia evidenciar espessura endometrial de até 15mm. Se >15mm, a propedêutica deverá ser continuada.

Gestação após 12 semanas

Após 12 semanas é necessário aguardar a eliminação do feto, que pode ser induzida por meio de medicamentos, antes da curetagem.

Se o colo estiver imaturo e fechado, preconiza-se o uso de misoprostol nas doses supramencionadas para o tratamento do abortamento retido. Além do misoprostol, pode-se lançar mão de doses altas de ocitocina na indução dos abortamentos de segundo trimestre.

Os esquemas preconizados consistem no uso de ocitocina entre 20 e 100UI em 500mL de soro fisiológico ou soro glicosado a 5%, infundidos até 2mL/min. A cada esquema é aumentada a concentração de ocitocina, de acordo com a resposta terapêutica.

Caso não ocorra a expulsão com a infusão inicial, pode-se realizar infusão seriada por 2 a 3 dias, tendo-se o cuidado de evitar ruptura uterina e intoxicação hídrica. Caso não ocorra a expulsão do produto conceptual após três tentativas, considera-se falha do método, devendo ser adotada, então, nova conduta.

Condução do tratamento

A condução do tratamento deve ter o seguinte direcionamento:

- Punção de veia de grosso calibre para coleta de sangue para exames e infusão de soros e sangue quando necessário.
- Hidratação com soro fisiológico a 0,9%, procurando manter a pressão arterial em níveis aceitáveis e diurese >30mL/h.
- Iniciar antibioticoterapia de largo espectro e uterotônicos.
- Promover o esvaziamento da cavidade uterina.

Os esquemas terapêuticos mais utilizados são:

- Clindamicina associada à gentamicina.
- Ampicilina associada à gentamicina e ao metronidazol.

Se não houver resposta à associação de aminoglicosídeo ao anaerobicida, associa-se ampicilina ou penicilina ao esquema, cobrindo assim o *Streptococcus faecalis* (enterococo), ou se amplia o espectro antibacteriano com outros antibióticos.

Nas pacientes com função renal comprometida, a gentamicina e a amicacina poderão ser utilizadas com fator de correção ou substituídas por uma cefalosporina de terceira geração (ceftriaxona).

O tratamento no tipo I consiste na remoção do foco infeccioso por meio de curetagem uterina, precedida do início da antibioticoterapia venosa. O espectro de ação desses medicamentos inclui germes gram-negativos e anaeróbios.

No tipo II, apenas a curetagem não soluciona o problema, sendo necessária a abordagem cirúrgica (drenagem de abscessos, histerectomia, ooforectomia etc.).

Os exames complementares são necessários para avaliação do grau de comprometimento (hemograma, coagulograma, função renal e hepática, ultrassonografia, radiografias de tórax e abdome, tomografia e ressonância magnética).

Abscessos pélvicos, dependendo de sua localização, podem ser drenados pelo fundo de saco vaginal posterior.

A antibioticoterapia é semelhante ao tipo I (Quadro 85.1).

Nos casos de endometrite não complicada, na ausência de manipulação e com a paciente assintomática, a antibioticoterapia deverá ser mantida por via endovenosa por pelo menos 48 horas após o último pico febril. Após esse período, não é necessária a manutenção de antibióticos, mesmo por via oral, e a paciente poderá receber alta hospitalar para controle ambulatorial.

Entretanto, em casos de septicemia, o tratamento deverá ser feito pelo menos por 14 dias. Após o esvaziamento uterino são mantidos os medicamentos uterotônicos e antibióticos. A persistência de febre apesar das medidas adotadas sugere complicações, como cobertura antibiótica inadequada, febre induzida por medicamentos, tromboflebite pélvica, perfuração uterina, miometrites graves e abscessos, entre outras.

Laparotomia

A laparotomia está reservada para os casos em que não houve melhora do quadro com as medidas terapêuticas adotadas ou existe evidência de perfuração ou necrose uterina, massas anexiais ou septicemia.

A histerectomia não deve ser protelada, pois pode melhorar muito o prognóstico dessas pacientes. Os anexos, quando comprometidos, não devem ser poupados. Nessas cirurgias sempre avaliar a presença de trombose séptica de veias uterinas e ovarianas. Se ocorrerem abscessos cavitários, serão necessários procedimentos cirúrgicos mais complexos com intervenções sobre alças intestinais e outros órgãos abdominais.

Coagulopatia hemorrágica

Nas pacientes com indicação de cirurgia e distúrbio de coagulação será necessário o controle hematológico prévio, sendo fundamental que a cavidade abdominal seja mantida com um sistema de drenagem eficiente, utilizando-se drenos tubulares ou de Penrose. Nas pacientes com possibilidade de novas laparotomias, a parede não deve ser fechada em sua totalidade, utilizando pontos totais ou subtotais.

Tromboflebite séptica pélvica

Diante de febre persistente sem indicação cirúrgica deve-se pensar em tromboflebite séptica pélvica. Alguns autores recomendam a associação de heparina como prova terapêutica nos casos em que a antibioticoterapia não foi eficaz. Entretanto, alguns estudos indicam que a heparina associada à antibioticoterapia não melhorou os resultados quando comparada com a antibioticoterapia isolada.

CONSIDERAÇÕES FINAIS

- De fundamental importância é definir o grupo sanguíneo de fator Rh dessas gestantes, em princípio, e oferecer imunoglobulina anti-Rh a todas com fator Rh/Du negativos e não sensibilizadas.
- Todo material de curetagem, biópsia ou cirurgia deverá ser encaminhado para estudo anatomopatológico.
- Os abortamentos infectados (importante causa de morte materna), deverão ser prontamente diagnosticados e adequadamente tratados para que as complicações sejam prevenidas e o futuro reprodutor dessas mulheres não fique comprometido.
- O tratamento com dilatação do colo uterino e curetagem em primigestas pode ocasionar aumento de gravidez ectópica, abortamento de segundo trimestre e baixo peso ao nascer.

Quadro 85.1 Principais antibióticos empregados em casos de abortamento infectado

Ampicilina	1 a 2 EV	6/6h
Gentamicina	1,5mg/kg EV	8/8h
Ceftriaxona	1 a 2 EV	12/12h
Metronidazol	500mg EV	8/8h
Clindamicina	600 ou 900mg	6/6h ou 8/8h

MENSAGENS-CHAVE

- No abortamento espontâneo de primeiro trimestre, com a paciente estável e bem informada, a conduta expectante poderá ser adotada.
- Em casos de abortamento com fetos >12 semanas, deve-se promover a expulsão do feto com uterotônicos (misoprostol e/ou ocitocina) antes da curetagem uterina.
- Antes da curetagem em útero infectado, cabe iniciar cobertura antibiótica de amplo espectro e uterotônicos.
- O uso de misoprostol deverá ser criterioso, em abortamentos de segundo trimestre, quando houver antecedentes de cesarianas ou outras cirurgias uterinas prévias.
- A ultrassonografia, realizada por profissional competente, é ferramenta fundamental para o diagnóstico precoce dos abortamentos, assim como para o tratamento e o acompanhamento dos casos.
- Casais com abortamento habitual e alterações citogenéticas no segundo aborto apresentam 70% de chance de novo abortamento.

Leitura complementar

American College of Obstetricians and Gynecologists: medical management of abortion. Practice Bulletin No. 67, October 2005, Reaffirmed 2011c.

American College of Obstetricians and Gynecologists. Ultrasonography and pregnancy. Practice Bulletin No. 101, February 2009, Reaffirmed 2011e.

Berghella V, Airoldi J, O'Neil AM, Einhom K, Hoffman M. Misoprostol for second trimester pregnancy termination in women with prior cesarean: a systematic review. BJOG 2009; 116:1151-7.

Bittar RE, Pereira PP, Liao A, Fittipaldi FS. Intercorrências obstétricas. In: Zugaib obstetrícia. 2. ed. Barueri – São Paulo: Manole, 2012:565-612.

Brown CEL, Stettler RW, Twickler D et al. Puerperal septic pelvic thrombophlebitis; incidence and response to heparin therapy. Am J Obstet Gynecol 1999; 181:143.

Corrêa MD, Melo VH, Aguiar RALP, Corrêa Jr MD. Hemorragias da primeira metade da gravidez. In: Noções práticas de obstetrícia. 14. ed. Belo Horizonte: Coopmed, 2011:249-58.

Cunningham FG, Haulth JC, Leveno KJ el al. (eds.) Abortamento. In: Obstetrícia de Williams. 24. ed. Porto Alegre: AMGH Editora Ltda., 2016:350-76.

Fleischer CA, Kepple DM. Transvaginal sonography of early intrauterine pregnancy. In: Fleische CA, Manning F, Jeanty P, Romero R (eds.) Sonography in obstetrics and gynecology. Stamford: Churchill Linvigstone, 2001:53-82.

CAPÍTULO 86

Gravidez Ectópica

José Avilmar Lino da Silva
Joana Sara Fonseca Dumont

INTRODUÇÃO

A gravidez ectópica acontece quando um blastocisto em desenvolvimento é implantado fora da cavidade corpórea do útero. A maioria dos casos (98%) ocorre na tuba uterina. Outros locais possíveis são colo uterino, cicatriz de histerotomia, corno uterino rudimentar, ovários e cavidade abdominal. Como esses sítios anatômicos geralmente não podem acomodar o desenvolvimento placentário ou o crescimento do embrião, o risco de ruptura e hemorragia sempre existe, podendo desencadear um quadro de emergência médica. Excepcionalmente, uma gravidez ectópica evolui até a viabilidade fetal, resultando no nascimento de um feto vivo e sem malformações, o que só ocorre em gestações intra-abdominais. Entretanto, a ocorrência de gravidez ectópica pode prejudicar substancialmente o futuro reprodutivo da paciente.

A incidência da gravidez ectópica é alta (1,3% a 2% de todas as gestações) e tem aumentado significativamente a partir da década de 1970. Em virtude dos altos índices de morbidade e mortalidade maternas, essa patologia é considerada questão de saúde pública, especialmente nos países desenvolvidos, onde é a principal causa de morte materna no primeiro trimestre de gestação. O aumento do número de casos se deve à maior prevalência dos fatores de risco e ao aprimoramento dos métodos diagnósticos.

A ultrassonografia endovaginal e a dosagem sérica da fração beta da gonadotrofina coriônica humana (β-HCG) identificam casos de gravidez ectópica em regressão espontânea, anteriormente não diagnosticados, além de possibilitarem o diagnóstico mais precoce. O diagnóstico precoce, com maiores chances de identificar uma gravidez ainda íntegra, aliado aos avanços na terapêutia, tem diminuído a mortalidade por essa patologia.

EPIDEMIOLOGIA

A prevalência de gravidez ectópica entre mulheres que procuram o serviço de emergência com quadro de sangramento, dor ou ambos no primeiro trimestre da gravidez varia de 6% a 16%.

O número de gestações ectópicas tem aumentado muito nos últimos anos. Dados americanos mostram que a incidência passou de 0,5% de todas as gravidezes em 1970 para 2% na década de 1990, última referência relatada pelo Centers for Disease Control (CDC) americano. Essa maior incidência está fortemente associada ao aumento dos casos de doença inflamatória pélvica, além da evolução dos métodos propedêuticos, que possibilitam o diagnóstico precoce de casos antes resolvidos espontaneamente, de modo assintomático, e, portanto, sem diagnóstico.

Apesar do aumento da incidência da gravidez ectópica, pelo menos em países desenvolvidos a taxa de mortalidade por essa patologia tem diminuído. Nos EUA, a taxa de mortalidade materna por gravidez ectópica diminuiu 57% entre os períodos de 1980 a 1984 e 2003 a 2007 (de 1,15 para 0,50 morte por 100 mil nascidos vivos), sendo maior na população afro-americana e nas mulheres com mais de 35 anos. Mesmo assim, permanece como a principal causa de morte materna no primeiro trimestre de gestação, sendo responsável por 10% a 15% desses falecimentos.

FATORES DE RISCO E CAUSAS

A maioria das gravidezes ectópicas se desenvolve em razão do atraso do transporte do ovo, decorrente de anormalidades da trompa de Falópio. As potenciais causas de anormalidades tubárias incluem anomalias congênitas, cirurgias prévias e exposição ao dietilestilbestrol durante a vida intrauterina. Uma pequena porcentagem é causada por anormalidades do ovo fertilizado (alterações cromossômicas e amadurecimento precoce, entre outras) ou por disfunção hormonal, levando à implantação do ovo fora de seu sítio normal.

Os fatores de risco para gravidez ectópica podem ser divididos em de alto, moderado ou baixo risco (Quadro 86.1).

No entanto, as características que colocam uma mulher em risco de gravidez ectópica não são completamente independentes umas das outras. Cerca de 50% das gravidezes ectópicas não apresentam fatores de risco associado, como os seguintes:

- **Gravidez ectópica prévia:** pacientes com tratamento conservador prévio para a gravidez ectópica são de alto risco, sendo estimada em 15% sua recorrência. Esse risco está relacionado tanto com a desordem tubária subjacente, que levou à gravidez ectópica inicial, como com a causada pelo tratamento.
- **Fatores tubários (cirurgia prévia, ligadura, outra patologia):** o comprometimento da anatomia tubária normal a partir de fatores como infecção, cirurgia, anomalias congênitas ou tumores geralmente é acompanhado do comprometimento funcional em virtude da atividade ciliar danificada.
- **Exposição ao dietilestilbestrol:** mulheres com história de exposição ao dietilestilbestrol intraútero têm risco nove vezes maior de gravidez ectópica em função da morfologia anormal das trompas e, possivelmente, da função fimbrial prejudicada.
- **Uso de dispositivo intrauterino (DIU):** mulheres que usam DIU têm menor incidência de gravidez ectópica do que as que não usam outros contraceptivos, uma vez que esse dispositivo funciona impedindo a fertilização, bem como a implantação. No entanto, suas usuárias têm maior risco de contrair uma gravidez ectópica (uma em duas gravidezes para o DIU com levonorgestrel contra uma em 16 gravidezes para o DIU de cobre).
- **Infertilidade:** a incidência de gravidez ectópica é maior no grupo das mulheres inférteis, embora esse fato possa refletir-se no aumento da incidência de anormalidade tubária nesse grupo. Alguns estudos têm sugerido a associação entre o uso da medicação para tratamento de infertilidade e a gravidez ectópica, o que pode estar relacionado com a função tubária alterada secundária à flutuação hormonal.

- **Infecção genital/doença inflamatória pélvica prévia:** infecção pélvica (salpingite inespecífica, clamídia, gonorreia), especialmente quando recorrente, é uma das principais responsáveis por desordens tubárias e, portanto, aumenta a incidência de gravidez ectópica.
- **Múltiplos parceiros sexuais:** ter mais de um parceiro sexual durante a vida está associado ao risco moderado de gravidez ectópica, o que se relaciona com o aumento do risco de doença inflamatória pélvica na mulher com história de múltiplos parceiros sexuais.
- **Tabagismo:** fumar no período periconcepcional aumenta o risco de gravidez ectópica e é dose-dependente, podendo ser considerado um risco moderado ou baixo. Acredita-se que isso ocorra em razão da piora da imunidade em fumantes, predispondo-as à doença inflamatória pélvica ou ao comprometimento da motilidade tubária.
- **Reprodução assistida:** mulheres submetidas a técnicas de reprodução assistida apresentam risco variável, dependendo da técnica utilizada, da saúde reprodutiva e do potencial estimado para a implantação embrionária. A fertilização *in vitro* (FIV) está associada a aumento do risco tanto de gravidez ectópica como heterotópica.
- **Ducha vaginal:** o uso regular de ducha vaginal está relacionado com risco aumentado tanto de doença inflamatória pélvica como de gravidez ectópica.
- **Início precoce das relações sexuais:** a primeira relação sexual antes dos 18 anos de idade aumenta ligeiramente o risco de gravidez ectópica.

O uso de contraceptivos hormonais diminui a chance de gravidez eutópica e ectópica. No entanto, se há falha no método, o risco de ocorrer gravidez ectópica é maior. O Quadro 86.2 exibe a proporção da gravidez ectópica com todas as gravidezs no uso de alguns métodos contraceptivos.

APRESENTAÇÃO CLÍNICA E DIAGNÓSTICO

Os sintomas da gravidez ectópica geralmente são inespecíficos e em cerca de 50% dos casos não são diagnosticados na primeira visita ao médico. As manifestações clínicas aparecem tipicamente de 6 a 8 semanas após a data da última menstruação, tendo o sangramento vaginal no primeiro trimestre e/ou dor abdominal como a apresentação clínica mais comum. No entanto, a gravidez ectópica também pode ser assintomática.

O sangramento vaginal está presente em 40% a 50% das pacientes, mas não há padrão patognomônico para a gravidez ectópica. Tipicamente, o sangramento é precedido de amenorreia

Quadro 86.1 Fatores de risco para gravidez ectópica

Risco	Fator de risco	Odds ratio
Alto	Ectópica prévia	9,3 a 4,7
	Cirurgia tubária prévia	6,0 a 11,5
	Ligadura tubária	3,0 a 13,9
	Doença tubária	3,5 a 25
	Exposição ao dietilestilbestrol intraútero	2,4 a 13
	Uso de dispositivo intrauterino (DIU)	1,1 a 45
Moderado	Infertilidade	1,1 a 28
	Cervicite prévia (gonorreia, clamídia)	2,8 a 3,7
	Doença inflamatória pélvica prévia	2,1 a 3
	Múltiplos parceiros sexuais	1,4 a 4,8
	Tabagismo	2,3 a 3,9
Baixo	Uso de ducha vaginal	1,1 a 3,1
	Início sexual precoce (<18 anos)	1,1 a 2,5

Quadro 86.2 Proporção de gravidez ectópica de acordo com o uso de alguns métodos contraceptivos

Método contraceptivo	Gravidez ectópica/todas as gravidezes
DIU levonorgestrel	1:2
Pílulas progestínicas	1:20
Pílulas combinadas	0
Todas as mulheres	1:50

e é intermitente, podendo ser confundido com a menstruação normal. No entanto, pode variar do *spotting* à hemorragia.

A palpação abdominal dolorosa está presente em 75% dos casos. A dor geralmente é em baixo-ventre, mas pode ser difusa ou unilateral. Quando há sangramento intra-abdominal, a dor pode chegar ao abdome superior e até ser referida ao ombro (quando atinge o diafragma), podendo causar descompressão dolorosa (sinal de Blumberg positivo), indicando irritação peritoneal. Ao toque vaginal, observa-se dor à mobilização do colo uterino em aproximadamente dois terços das pacientes e massa anexial palpável em aproximadamente 50% dos casos. Em geral, o útero se encontra menor do que o esperado para a idade gestacional relatada pela paciente.

Os desconfortos comuns de uma gravidez eutópica (sensibilidade mamária, micção frequente, náuseas, vômitos, cansaço) podem estar presentes na gravidez ectópica, mas são menos frequentes, uma vez que a progesterona, o estradiol e a β-HCG se apresentam com títulos menores se comparados com os da gravidez normal.

A gravidez ectópica pode estar íntegra ou rota no momento da consulta médica. Qualquer sintoma sugestivo de ruptura deve ser investigado, como dor abdominal intensa ou persistente e sinais de perda sanguínea importante (instabilidade hemodinâmica, sensação de desmaio ou perda de consciência, choque hipovolêmico), pois se trata de risco de morte iminente.

Na gravidez ectópica íntegra, o diagnóstico não pode ser confirmado apenas pelos sintomas clínicos e achados do exame físico, porém a história clínica (anamnese) e os dados do exame físico são de extrema importância para identificação das pacientes de risco. Prosseguindo com a propedêutica, pode-se estabelecer o diagnóstico mais precoce, o que possibilita a adoção de terapêutica menos agressiva em maior número de pacientes com consequente diminuição da morbidade e mortalidade maternas.

Os principais testes diagnósticos utilizados para auxiliar o diagnóstico da gravidez ectópica consistem em uma combinação da dosagem da β-HCG quantitativa com a realização do ultrassom endovaginal.

A β-HCG, hormônio produzido pelas células do trofoblasto ou da placenta, é um marcador muito acurado da presença de gravidez e vitalidade placentária, podendo ser detectado no soro e na urina após o oitavo dia do pico do hormônio luteinizante (LH), aproximadamente 21 a 22 dias após o primeiro dia do último período menstrual em mulheres com ciclos de 28 dias. A concentração desse hormônio em uma gravidez tópica normal aumenta de maneira exponencial até cerca de 41 dias de gestação e continua de maneira mais lenta até aproximadamente 10 semanas, quando se estabiliza e, em seguida, passa a declinar até atingir um patamar no segundo e terceiro trimestres de gestação. De maneira prática, no primeiro trimestre, a β-HCG em uma gestação de evolução típica dobra a cada 36 a 48 horas.

Não é possível determinar a viabilidade de uma gestação com dosagem única de β-HCG porque há ampla gama de níveis normais para cada semana de gravidez. Na prática clínica é esperado um aumento de pelo menos 66% do nível sérico desse hormônio em uma gravidez de evolução normal a cada 48 horas; apenas 15% das gravidezes viáveis apresentam taxa de crescimento inferior a esse limiar. O aumento mais lento registrado ao longo de 48 horas associado a uma gestação tópica viável foi de 53%.

A dosagem da β-HCG sérica pode auxiliar muito o diagnóstico da gravidez ectópica. O aumento inadequado dos níveis séricos desse hormônio é consistente com uma gravidez anormal, pois sua concentração aumenta mais lentamente na maioria das gravidezes ectópicas ou inviáveis, e a diminuição dos níveis séricos de β-HCG é compatível com o quadro das gestações interrompidas, como aborto retido, gestação anembrionária, aborto tubário e aborto incompleto. No entanto, para a confirmação do diagnóstico é necessário o uso de outros métodos propedêuticos, como o ultrassom endovaginal.

O ultrassom endovaginal tem papel fundamental no diagnóstico da gravidez ectópica. Isoladamente (sem dosagem de β-HCG) é capaz de confirmar o diagnóstico ao se observar um saco gestacional com vesícula vitelina ou embrião implantado fora da cavidade uterina. Além disso, possibilita excluir uma gravidez intrauterina em pacientes com β-HCG positiva e sinais e sintomas de gravidez ectópica, corroborando o diagnóstico, ou praticamente afastar o diagnóstico ao se detectar o saco gestacional com vesícula vitelina ou embrião dentro da cavidade uterina (rara exceção para a gravidez heterotópica, em que há a coexistência de gravidez tópica e outra ectópica – 1 caso em cada 3.000 gravidezes ectópicas).

Os achados do ultrassom endovaginal em gestação inicial são capazes de definir a idade gestacional com margem de erro inferior a 7 dias. Em uma gravidez entre 4 e 5 semanas é possível visualizar apenas o saco gestacional, devendo-se ter cautela para não confundir com um pseudossaco gestacional ou com o acúmulo de líquido na cavidade endometrial entre os folhetos, que são achados ultrassonográficos em alguns casos de gravidez ectópica. O saco gestacional verdadeiro se localiza no endométrio, "mergulhado" em um dos folhetos. A vesícula vitelina é visualizada ao ultrassom endovaginal entre 5 e 6 semanas de gestação, enquanto o embrião é visto, já com atividade cardíaca, entre 6 e 7 semanas. Se a via for suprapúbica, é esperado que toda gravidez viável seja detectada após 7 semanas.

Os dados ultrassonográficos, quando analisados em conjunto com os valores séricos de β-HCG, ganham mais confiabilidade no diagnóstico da gravidez ectópica. O limite mínimo de valores desse hormônio para se detectar a gravidez tópica ao ultrassom pela via endovaginal varia de 1.500 a 2.000UI/mL, dependendo do serviço, devendo ser levadas em conta a *expertise* do profissional, a qualidade do aparelho de ultrassom e a presença de alterações uterinas, como os miomas. Ao se usar o valor maior (2.000UI/mL), a sensibilidade diminui de 15,2% para 10,9% e a especificidade aumenta de 93,4% para 95,2%, reduzindo os riscos de interferência em uma gestação tópica viável, mas aumentando o de atraso do diagnóstico de uma gravidez ectópica. Assim, em pacientes com β-HCG igual ou superior ao limite mínimo do serviço (1.500 ou 2.000UI/mL) deve-se visualizar o saco gestacional na cavidade uterina (5 semanas) com a ultrassonografia endovaginal. Nos casos de utilização da via suprapúbica ou transabdominal, o ponto de corte da β-HCG é de 6.500UI/mL, correspondendo a aproximadamente 7 semanas.

Quando a β-HCG sérica ainda não atingiu o limite mínimo (1.500 ou 2.000UI/mL), o seguimento é feito com dosagens seriadas desse hormônio a cada 48 ou 72 horas da seguinte maneira:

- Se a β-HCG estiver aumentando normalmente, o que significa um acréscimo de 53% em 48 horas ou de 100% em 72 horas, espera-se atingir o valor mínimo para realizar o ultrassom endovaginal.
- Se estiver aumentando, mas em ritmo menor do que o esperado, é provável que não se trate de uma gravidez eutópica viável, devendo-se, então, realizar a ultrassonografia endovaginal. Se for visualizada massa anexial, sugerindo uma gravidez ectópica, está indicado tratamento medicamentoso ou cirúrgico. Quando não é visualizada massa anexial ao ultrassom, pode ser coletado material da cavidade uterina por meio de curetagem ou aspiração da cavidade. Se não for encontrado, ao estudo anatompalógico, tecido compatível com restos ovulares e os níveis de β-HCG não diminuírem, deve-se pensar em gravidez ectópica, podendo ser indicado laparoscopia ou o uso de metotrexato.
- Se estiver diminuindo, é mais provável que se trate de um quadro de gestação interrompida, já em resolução (abortos espontâneo e tubário). O acompanhamento é feito com dosagem semanal do β-HCG até sua negativação.

Pacientes acompanhadas com suspeita de gravidez ectópica devem ser orientadas sobre o risco de ruptura e os sinais de alerta para procurar atendimento médico imediato, como piora de dor abdominal, hemorragia vaginal e hipotensão, entre outros.

Quando a β-HCG sérica está acima do limite mínimo, os achados ultrassonográficos vão guiar a conduta. Em caso de massa anexial complexa, o diagnóstico de gravidez ectópica é muito provável, e o devido tratamento deve ser realizado. Se não for encontrada nenhuma alteração ao ultrassom, intra ou extrauterina, é prudente repetir o exame de imagem em 48 horas, uma vez que não há nível mínimo estudado para as gestações múltiplas.

Outros testes diagnósticos têm sido realizados nas pacientes com suspeita de gravidez ectópica, mas, exceto em casos específicos, não promovem informações clínicas relevantes:

- A dosagem de progesterona sérica é mais acentuada nas gestações tópicas viáveis do que nas gestações ectópicas ou naquelas que evoluirão para abortamento. Níveis de progesterona ≥11ng/mL têm sido encontrados em 91% das gravidezes viáveis, enquanto níveis de 25ng/mL têm demonstrado 97,5% de viabilidade. No entanto, a dosagem da progesterona apenas confirma as impressões diagnósticas obtidas pelo valor de β-HCG e pelo ultrassom transvaginal, não sendo indicada sua realização de rotina.
- A curetagem é um método diagnóstico limitado pelo potencial de interrupção de uma gravidez viável. Além disso, podem ocorrer resultados falso-negativos, uma vez que até 20% dos anatomopatológicos de curetagens eletivas pós-abortamento incompleto não detectaram vilo coriônico. A curetagem pode ser indicada nos casos de β-HCG abaixo do limite mínimo, com aumento insuficiente, como já exposto. Após o esvaziamento da cavidade uterina em uma gestação tópica é esperado que o nível desse hormônio caia pelo menos 15% 24 horas após o procedimento.
- A culdocentese (aspiração com agulha de líquido do fundo de saco de Douglas através do fórnix vaginal) já foi muito utilizada na propedêutica da gravidez ectópica para detectar a presença de sangue no fundo de saco posterior. No entanto, essa avaliação pode ser obtida facilmente por meio do ultrassom transvaginal. O sangue no fundo de saco pode ser decorrente de uma gravidez ectópica rota ou íntegra, mas também ocorre após ruptura de cistos ovarianos. Portanto, a culdocentese positiva não confirma o diagnóstico.

TRATAMENTO

Diante do diagnóstico de gravidez ectópica são apresentadas três opções terapêuticas: cirurgia (salpingectomia ou salpingostomia), uso de metotrexato ou conduta expectante. Historicamente, a gravidez ectópica era sempre tratada por meio de cirurgia, mas na prática clínica atual o tratamento com metotrexato é preferível, quando possível, por não ser invasivo e garantir eficácia, segurança e fertilidade futura semelhantes ao tratamento cirúrgico.

Aproximadamente dois terços das pacientes vão precisar de abordagem cirúrgica e um terço será candidato ao tratamento medicamentoso. A conduta expectante é limitada a poucos casos apenas.

Tratamento cirúrgico

O tratamento cirúrgico está indicado quando há instabilidade hemodinâmica, suspeita ou confirmação de ruptura, contraindicações ao metotrexato e falha no tratamento medicamentoso.

A laparoscopia é considerada o padrão-ouro para abordagem da gravidez ectópica, mesmo em casos de hemoperitônio. No entanto, a escolha da via é feita pelo cirurgião, levando em conta sua experiência e domínio da técnica, além da disponibilidade dos recursos, e pelo anestesista, que avaliará as condições clínicas da paciente.

Duas opções de cirurgia estão disponíveis para tratamento da gravidez ectópica tubária: a salpingectomia (retirada da trompa) e a salpingostomia (incisão da trompa para remoção da gravidez ectópica com preservação da trompa). Ambas apresentam resultados similares na morbidade e na fertilidade futura das pacientes. Tradicionalmente, a salpingectomia tem sido o procedimento padrão, mas a salpingostomia é a escolha quando se deseja (e é possível) uma opção mais conservadora.

A salpingectomia é a melhor técnica em casos de sangramento não controlado (mesmo após a curetagem do leito de implantação do trofoblasto), distorção anatômica importante da trompa acometida, saco gestacional >3cm de diâmetro médio, gravidez ectópica recorrente na mesma trompa, quando não há desejo de fertilidade futura, quando a paciente já tem indicação de se submeter à fertilização in vitro (FIV) para gestações subsequentes e naqueles casos em que o monitoramento dos níveis séricos de β-HCG no pós-operatório não possa ser realizado com segurança.

A salpingostomia pode ser oferecida como modalidade terapêutica para as mulheres com gravidez ectópica íntegra que desejam preservar suas chances de fertilidade futura, principalmente quando a trompa contralateral não existe ou se encontra danificada. O risco de não se conseguir retirar todo o tecido trofoblástico ectópico (gravidez ectópica persistente) com essa técnica é da ordem de 8%. Os fatores que aumentam esse risco incluem saco gestacional pequeno (<2cm de diâmetro médio), tratamento precoce (idade gestacional <6 semanas) e dosagem de β-HCG no pré-operatório >3.000UI/mL. Nesses casos de alto risco para gravidez ectópica persistente, quando utilizada a salpingostomia, deve-se empregar de maneira profilática uma dose de metotrexato.

No acompanhamento de pacientes submetidas ao tratamento da gravidez ectópica por essa técnica, a dosagem de β-HCG sérico é imprescindível. Deve-se realizar a dosagem desse hormônio semanalmente até que sejam atingidos níveis séricos compatíveis com a ausência de gravidez. O risco de recorrência de gravidez ectópica nesses casos (5% a 20%) é maior quando comparado com os casos envolvendo a salpingectomia.

Tratamento medicamentoso

Embora a abordagem cirúrgica seja o pilar do tratamento da gravidez ectópica, avanços no diagnóstico precoce facilitaram a introdução de terapia medicamentosa com o metotrexato na década de 1980. Em virtude do uso rotineiro da ultrassonografia no início do primeiro trimestre de gestação, o diagnóstico de gravidez ectópica pode ser estabelecido precocemente, aumentando as chances de elegibilidade para o tratamento não cirúrgico em muitos casos. A taxa de sucesso global do tratamento medicamentoso em mulheres adequadamente selecionadas é de quase 90%.

O metotrexato é um antagonista do ácido fólico que interfere na síntese do DNA e do RNA e, consequentemente, na multiplicação celular. Já foram testadas várias vias de administração, tanto sistêmicas (endovenosa, oral, intramuscular) como locais (no interior do saco gestacional, guiada por laparoscopia ou ultrassonografia), ressaltando-se que a via intramuscular é a mais usual. A aplicação local apresentou resultados um pouco melhores quando comparada com a via sistêmica em uma revisão sistemática, mas sem atingir significância estatística. Como a aplicação local é mais onerosa, invasiva e tecnicamente mais difícil, e sendo o tratamento medicamentoso o mais indicado, a via intramuscular é a preferida.

Os critérios de elegibilidade para o tratamento de gravidez ectópica com o metotrexato são:

- Estabilidade hemodinâmica.
- Possibilidade e comprometimento da paciente para fazer o seguimento após o tratamento.
- β-HCG em concentração ≤5.000mUI/mL.
- Ausência de atividade cardíaca embrionária ou fetal.

O tamanho de massa ectópica <3 a 4cm de diâmetro médio também é comumente usado como critério de seleção das pacientes. No entanto, isso ainda não foi confirmado como um preditor de sucesso no tratamento.

O metotrexato ainda é utilizado na profilaxia de gravidez ectópica pesistente após tratamento cirúrgico conservador (p. ex., salpingostomia) e tratamento de gravidez ectópica persistente.

As contraindicações ao uso do metotrexato são: amamentação, imunodeficiência, discrasia sanguínea e coagulopatia, doença pulmonar em atividade, hepatopatia, úlcera péptica, disfunção renal e hipersensibilidade ao medicamento.

Portanto, antes da prescrição desse medicamento, devem estar em mãos: hemograma completo, coagulograma, testes de funções hepática e renal, bem como a dosagem sérica de β-HCG quantitativa. Recomenda-se também a realização de ultrassom endovaginal e tipagem sanguínea (avaliar a necessidade do uso de imunoglobulina anti-Rh).

Têm sido descritos regimes terapêuticos em dose única e com múltiplas doses de metotrexato para o tratamento da gravidez ectópica.

No regime de dose única utiliza-se a dose intramuscular profunda de 50mg/m^2 de superfície corporal. Cerca de 15% a 20% das pacientes vão precisar de uma segunda dose e menos de 1%, de mais do que duas. No quarto e no sétimo dia após a aplicação deve-se repetir a dosagem de β-HCG. É esperada uma redução de pelo menos 15% no valor desse hormônio no sétimo dia, comparado com o quarto. Caso nada ocorra, uma segunda dose de metotrexato (50mg/m^2 de superfície corporal) deve ser aplicada nesse dia, desde que não tenham surgido contraindicações. No 14º dia, nova dosagem de β-HCG está indicada, sendo esperada outra redução de pelo menos 15% em relação ao sétimo dia. Se essa redução não ocorrer, estará indicada uma terceira dose de metotrexato (50mg/m^2 de superfície corporal).

A partir de então, a dosagem desse hormônio é repetida semanalmente, até que se torne negativa, o que geralmente acontece em torno de 35 dias, podendo estender-se, no entanto, até 109 dias. Se os níveis séricos de β-HCG se estabilizarem por 3 semanas, repete-se a quarta dose única do metotrexato. Se eventualmente o nível aumentar ou permanecer estável, será necessário realizar nova ultrassonografia endovaginal e excluir uma nova gestação.

No regime de múltiplas doses, administra-se 1mg/kg de metotrexato, intramuscular, no primeiro, terceiro, quinto e sétimo dias, e 0,1mg/kg de ácido folínico, via oral, no segundo, quarto, sexto e oitavo dias após o diagnóstico. A dosagem de β-HCG deve ser realizada no primeiro, terceiro, quinto e sétimo dias. Durante essas dosagens, se ocorrer decréscimo de pelo menos 15% em relação ao nível do primeiro dia, suspende-se o restante das doses e são realizadas dosagens semanais da β-HCG. Espera-se o decréscimo de pelo menos 15% a cada semana. Caso não ocorra, administra-se outra dose do tratamento, considerando que uma dose consiste na administração de metotrexato em 1 dia com o ácido folínico no dia seguinte. Caso ocorra o decréscimo esperado dos níveis β-HCG, suspende-se o tratamento e repete-se nova dosagem desse hormônio, semanalmente, até que se torne negativo. Com o esquema de tratamento em doses múltiplas podem ser alcançados até 93% de sucesso.

Os efeitos colaterais são geralmente leves e autolimitados, sendo os mais comuns a estomatite e a conjuntivite. Outros, mais raros, incluem gastrite, enterite, dermatite, pneumonite, alopecia, elevação dos níveis de transaminases e supressão medular. No regime de múltiplas doses, os efeitos colaterais acometem 40% das pacientes, e no de dose única, 30%, não tendo sido descritos efeitos a longo prazo, como possibilidade de indução de formação de tumores malignos ou malformações fetais.

A maioria das pacientes (aproximadamente 60%) relatam dor abdominal leve a moderada, com 1 ou 2 dias de duração, 6 a 7 dias após o uso do metotrexato. Acredita-se que a dor seja decorrente da degeneração trofoblástica e/ou da distensão da tuba por formação de hematoma. Em geral, a dor é controlada por meio de analgésico comum, devendo ser evitado o uso de anti-inflamatórios não esteroides em razão da possível reação medicamentosa com o metotrexato.

Ocasionalmente, a dor pode ser intensa, devendo ser afastada a possibilidade de ruptura tubária (que pode ocorrer em até 5% das pacientes tratadas com medicamentos). A princípio, se a paciente se apresentar estável, não há indicação cirúrgica. Em caso de persistência da dor, estão indicados ultrassom endovaginal e um eritrograma para avaliação de hemoperitônio (>300mL) e queda da hemoglobina. No entanto, essas pacientes devem ser acompanhadas de perto para a observação de sinais de instabilidade hemodinâmica que podem estar presentes em um quadro de ruptura tubária e, ao menor sinal desta, está indicado o tratamento cirúrgico. As quedas nos níveis de β-HCG não excluem a possibilidade de ruptura tubária.

Não há estudos sobre o intervalo de segurança necessário entre o tratamento com metrotexato para gravidez ectópica e a liberação para nova tentativa de engravidar, mas também não há evidências de teratogenicidade nas pacientes que engravidaram logo após o uso. Convém recomendar o uso do ácido fólico para prevenção de defeitos de tubo neural.

Apesar do sucesso com o uso sistêmico do metotrexato, outros fármacos têm sido estudados para o tratamento da gravidez ectópica. O mifeprostone tem sido utilizado em razão de sua ação antiprogesterona. Esse agente não é eficaz quando usado isoladamente no tratamento da gravidez ectópica e não teve seu uso liberado pelo Food and Drug Administration (FDA). Existem estudos sobre regimes combinados com metotrexato, mas ainda são insuficientes para validar seu uso.

Tratamento expectante

Em virtude de alguns casos de gravidez ectópica serem resolvidos espontaneamente, o tratamento expectante tem sido estudado e pode ser uma opção em casos bem selecionados. Assim, em pacientes com suspeita diagnóstica de gravidez ectópica, sem saco gestacional ou massa anexial suspeita ao ultrassom e com nível sérico de β-HCG <200mUI/mL e em queda, essa possibilidade de tratamento deve ser discutida com a paciente. Se a dosagem de β-HCG é <200mUI/mL, a paciente apresenta a possibilidade de 88% de resolução espontânea. Quando se opta por essa modalidade terapêutica, a paciente não pode deixar de ser orientada quanto ao risco de ruptura com consequente hemorragia e à possibilidade de tratamento cirúrgico de urgência.

FORMAS RARAS DE GRAVIDEZ ECTÓPICA

A gravidez ectópica de localização extratubária ocorre raras vezes, mas é possível, podendo acontecer no colo uterino, na cicatriz de histerotomia, em um corno uterino rudimentar, na porção intersticial da trompa, nos ovários e na cavidade abdominal. Independentemente do local de implantação, o endométrio geralmente responde à produção de hormônios ovarianos e placentários, sendo o sangramento vaginal sintoma comum em todos esses casos.

Gravidez cornual

Também denominada intersticial, representa 2,5% das gravidezes ectópicas. Nesse caso, o saco gestacional se desenvolve na porção intersticial da trompa, mais espessada e irrigada. Portanto, quando a ruptura ocorre, já está na fase mais tardia, geralmente após a oitava semana de gestação, e o sangramento é mais profuso e, consequentemente, se tornam maiores os riscos e as possíveis complicações.

O diagnóstico é obtido mediante avaliação crítica de todos os métodos propedêuticos disponíveis. A ultrassonografia demonstra assimetria entre o útero e o saco gestacional implantado em sua região cornual. Deve-se estabelecer o diagnóstico diferencial com o útero bicorno.

O tratamento segue as mesmas orientações adotadas para a gravidez tubária. Quando há critérios para o tratamento medicamentoso, é preferível a terapia com multidose. Nos casos de saco gestacional grande e, principalmente, nos de ruptura da porção cornual do útero, pode ser necessário ressecar grande porção miometrial, e até mesmo a histerectomia fúndica ou subtotal poderá estar indicada.

Gravidez abdominal

A gravidez abdominal, que ocorre quando o ovo se implanta e se desenvolve na cavidade abdominal, representa 1,4% das gravidezes ectópicas, havendo relatos de gravidez ectópica abdominal em pacientes histerectomizadas. Os locais mais propícios para implantação são: omento, parede pélvica lateral, ligamento largo, fundo de saco posterior, órgãos abdominais (baço, intestino, fígado), grandes vasos pélvicos, diafragma e serosa uterina.

Os fatores de risco incluem anormalidades tubárias, doença inflamatória pélvica, endometriose, utilização de técnicas de reprodução assistida e multiparidade.

Ao contrário das gestações em outras localizações extrauterinas, a abdominal pode progredir até o termo, porém, em razão das precárias condições de irrigação sanguínea no local onde ocorre a nidação, menos de 50% desses fetos sobrevivem. Existem ainda os riscos maternos, como hemorragias, infecções, obstruções intestinais e de vias urinárias, entre outros.

Em virtude da grande variedade de possíveis locais de implantação, a gravidez abdominal reúne ampla gama de sinais e sintomas que aparecem mais tardiamente quando comparada com a gravidez tubária. A sintomatologia mais comum é a dor, principalmente se associada aos movimentos fetais.

O exame físico evidencia um útero menor do que o esperado para a idade gestacional e uma massa na cavidade pélvica ou abdominal. Em gestações mais avançadas, a palpação de partes fetais fora do útero pode ser um achado. O ultrassom pode mostrar, claramente, a gravidez fora do útero, possibilitando, assim, o diagnóstico de certeza dessa patologia em mais de 75% dos casos.

As gravidezes abdominais, mesmo quando avançadas, são interrompidas no momento do diagnóstico, pois o potencial de nascimento de um bebê saudável é pequeno e o risco de complicações maternas é alto. A conduta expectante para aguardar a maturidade fetal tem sido tentada e bem-sucedida em alguns casos, mas o monitoramento das condições maternas e fetais deve ser constante.

O tratamento da gravidez abdominal no primeiro trimestre, eventualmente, pode ser medicamentoso. No entanto, o tratamento cirúrgico (laparoscopia) é preferível, pois a resposta ao uso de metotrexato é pior em comparação com a gravidez tubária, possivelmente em razão da maior idade gestacional ao diagnóstico.

Após o primeiro trimestre, o tratamento é cirúrgico e a via preferencial é a laparotomia, mas a abordagem ideal para extração do feto e da placenta ainda não é consensual. O feto costuma ser extraído facilmente, mas a remoção da placenta pode ocasionar hemorragia com risco de morte para a mãe. O procedimento mais comum consiste em extrair o feto, ligar o cordão umbilical, aguardar a involução da placenta e, em uma segunda intervenção, extraí-la. Para acelerar essa involução, alguns autores têm sugerido o uso intramuscular do metotrexato.

O acompanhamento da involução placentária é realizado mediante dosagem seriada de β-HCG, que vai diminuindo à medida que ocorre a involução, e por meio do estudo com o Doppler dos vasos que a nutrem, que vão obliterando e aumentando a resistência ao fluxo, até negativar. Pode levar anos para que a massa da placenta seja reabsorvida. Complicações a longo prazo relacionadas com as alterações inflamatórias causadas pela placenta necrótica incluem formação de abscessos, sepse, hemorragia tardia, obstrução intestinal ou ureteral, fístula de vísceras abdominais e deiscência da ferida. Essas complicações ocorrem apesar da perda do fluxo vascular intraplacentário.

A administração de metotrexato pode provocar rápida destruição da placenta abdominal, resultando no acúmulo de grande quantidade de tecido necrótico, o que se constitui em meio favorável para o crescimento de bactérias do cólon, aumentando a frequência de complicações maternas. A taxa de degeneração da placenta, sem a administração de metotrexato, é muito mais lenta, permitindo a reabsorção em ritmo mais devagar e com menos risco de complicações sérias. No entanto, o metotrexato pode ser administrado em casos selecionados de retenção de placenta (pacientes mantendo níveis séricos elevados de β-HCG) com acompanhamento estreito dos sinais de infecção.

Gravidez ovariana

No caso de gravidez ovariana, o óvulo é fecundado antes de ocorrer sua liberação pelo ovário (ovulação) ou aborto de um ovo para a cavidade abdominal, e este se fixa na superfície do ovário para, então, desenvolver-se. Representa 0,7% das gravidezes ectópicas.

Os critérios para definição da gravidez ovariana incluem:

- Cisto lúteo bem preservado na parede do saco gestacional.
- Trompa de Falópio intacta, separada do ovário.
- Saco gestacional ocupando claramente a posição do ovário.
- Saco gestacional conectado ao útero pelo ligamento útero-ovariano.
- Demonstração inequívoca do tecido ovariano na parede do saco gestacional.

O diagnóstico precoce de gravidez ovariana é difícil. Todos os sintomas de gravidez ectópica podem estar presentes, porém o mais comum é a dor pélvica. Todos os critérios utilizados para diagnóstico de gravidez tubária contribuem para o diagnóstico de gravidez ovariana (anamnese, exame físico, dosagem de β-HCG, ultrassonografia, curetagem uterina, culdocentese, laparoscopia). A dosagem de β-HCG geralmente indica a presença de níveis baixos, compatíveis com gravidez, os quais, porém, são menores do que nas gravidezes intrauterinas.

A utrassonografia pode mostrar ovário com aumento do volume, às vezes com massa simulando corpo ou cisto lúteo, e ausência de gravidez eutópica. Nos casos mais avançados, pode-se visualizar o saco gestacional junto ao ovário, e a imagem laparoscópica pode ser confundida com hematoma de corpo lúteo, mas também pode afastar a possibilidade de gravidez tubária.

O tratamento de gravidez ovariana inicial e íntegra pode ser medicamentoso. No caso de ruptura, a cirurgia está indicada, podendo-se, então, realizar-se ooforectomia parcial, sempre que possível, ou total, nos casos em que não se consiga controlar o sangramento.

Gravidez cervical

O ovo pode também implantar-se e desenvolver-se no canal cervical. Essa é a forma menos comum de gravidez ectópica (0,4%). Entre os fatores predisponentes são encontradas doenças cervicais, dilatações e curetagens prévias, síndrome de Asherman, cesariana prévia, cirurgias sobre o colo uterino e FIV.

O sintoma mais frequente é o sangramento após período de amenorreia, indolor, espontâneo ou provocado por coito e/ou toque vaginal. Ao exame físico, pode-se encontrar colo longo, amolecido, globoso, com orifício externo entreaberto e orifício interno fechado, com útero levemente aumentado de volume, porém menor do que o esperado para o período de amenorreia em questão. Ao exame especular, a gravidez cervical pode ser confundida com neoplasia cervical em razão da vascularização aumentada e do aspecto friável do colo uterino. Quando se confunde o tecido trofoblástico com tumor e se procede à biópsia, pode acontecer hemorragia profusa. Essa patologia também pode ser confundida com aborto espontâneo com restos ovulares retidos no canal cervical. A ultrassonografia pode mostrar ausência de saco gestacional eutópico e presença de tecido trofoblástico e/ou saco gestacional no canal cervical.

O tratamento na fase inicial, sem sangramento abundante, pode ser medicamentoso ou cirúrgico. O medicamentoso consiste no emprego de metotrexato isoladamente ou associado à actinomicina D, enquanto o cirúrgico consiste na dilatação do colo uterino com retirada instrumental do ovo, seguida de curetagem. Se o sangramento persistir, deve-se fazer compressão com gaze de tamponamento ou balão com sonda de Foley inflado no canal cervical. Procede-se à cerclage, se persistir o sangramento. Caso essas medidas não sejam suficientes para coibir o sangramento, indica-se a ligadura das artérias ilíacas internas ou mesmo a histerectomia.

USO DE IMUNOGLOBULINA ANTI-RH EM GRAVIDEZ ECTÓPICA

As pacientes Rh-negativas devem receber uma dose de 50mg de imunoglobulina anti-Rh quando portadoras de gravidez ectópica, no intuito de impedir possível sensibilização.

Leitura complementar

Alkatout I, Honemeyer U, Strauss A et al. Clinical diagnosis and treatment of ectopic pregnancy. Obstet Gynecol Surv 2013; 68:571.

Ankum WM, Mol BW, Van der Veen F, Bossuyt PM. Risk factors for ectopic pregnancy: a meta-analysis. Fertil Steril 1996; 65:1093.

Backman T, Rauramo I, Huhtala S, Koskenvuo M. Pregnancy during the use of levonorgestrel intrauterine system. Am J Obstet Gynecol 2004; 190:50.

Barnhart KT, Gosman G, Ashby R, Sammel M. The medical management of ectopic pregnancy: a meta-analysis comparing "single dose" and "multidose" regimens. Obstet Gynecol 2003; 101:778.

Barnhart KT, Sammel MD, Rinaudo PF et al. Symptomatic patients with an early viable intrauterine pregnancy: HCG curves redefined. Obstet Gynecol 2004; 104:50.

Bouyer J, Coste J, Shojaei T et al. Risk factors for ectopic pregnancy: a comprehensive analysis based on a large case-control, population-based study in France. Am J Epidemiol 2003; 157:185.

Capmas P, Bouyer J, Fernandez H. Treatment of ectopic pregnancies in 2014: new answers to some old questions. Fertil Steril 2014; 101:615.

Casanova BC, Sammel MD, Chittams J et al. Prediction of outcome in women with symptomatic first-trimester pregnancy: focus on intrauterine rather than ectopic gestation. J Womens Health (Larchmt) 2009; 18:195.

Centers for Disease Control and Prevention (CDC). Ectopic pregnancy. United States, 1990-1992. MMWR Morb Mortal Wkly Rep 1995; 44:46.

Clayton HB, Schieve LA, Peterson HB et al. A comparison of heterotopic and intrauterine-only pregnancy outcomes after assisted reproductive technologies in the United States from 1999 to 2002. Fertil Steril 2007; 87:303.

Clayton HB, Schieve LA, Peterson HB et al. Ectopic pregnancy risk with assisted reproductive technology procedures. Obstet Gynecol 2006; 107:595.

Cole LA. Individual deviations in human chorionic gonadotropin concentrations during pregnancy. Am J Obstet Gynecol 2011; 204:349.e1.

Condous G, Kirk E, Lu C et al. Diagnostic accuracy of varying discriminatory zones for the prediction of ectopic pregnancy in women with a pregnancy of unknown location. Ultrasound Obstet Gynecol 2005; 26:770.

Creanga AA, Shapiro-Mendoza CK, Bish CL et al. Trends in ectopic pregnancy mortality in the United States: 1980-2007. Obstet Gynecol 2011; 117:837.

Farquhar CM. Ectopic pregnancy. Lancet 2005; 366:583.

Furlong LA. Ectopic pregnancy risk when contraception fails. A review. J Reprod Med 2002; 47:881.

Hajenius PJ, Mol F, Mol BW et al. Interventions for tubal ectopic pregnancy. Cochrane Database Syst Rev 2007:CD000324.

Hajenius PJ, Mol F, Mol BW et al. Interventions for tubal ectopic pregnancy. Cochrane Database Syst Rev 2007:CD000324.

Kamwendo F, Forslin L, Bodin L, Danielsson D. Epidemiology of ectopic pregnancy during a 28 year period and the role of pelvic inflammatory disease. Sex Transm Infect 2000; 76:28.

Medical management of ectopic pregnancy. ACOG Practice Bulletin 94. American College of Obstetricians and Gynecologists 2008.

Mol F, van Mello NM, Strandell A et al. Salpingotomy versus salpingectomy in women with tubal pregnancy (ESEP study): an open-label, multicentre, randomised controlled trial. Lancet 2014; 383:1483.

Murray H, Baakdah H, Bardell T, Tulandi T. Diagnosis and treatment of ectopic pregnancy. CMAJ 2005; 173:905.

Perkins KM, Boulet SL, Kissin DM et al. Risk of ectopic pregnancy associated with assisted reproductive technology in the United States, 2001-2011. Obstet Gynecol 2015; 125:70.

Practice Committee of the American Society for Reproductive Medicine. Medical treatment of ectopic pregnancy. Fertil Steril 2006; 86:S96.

Saraiya M, Berg CJ, Kendrick JS et al. Cigarette smoking as a risk factor for ectopic pregnancy. Am J Obstet Gynecol 1998; 178:493.

Silva C, Sammel MD, Zhou L et al. Human chorionic gonadotropin profile for women with ectopic pregnancy. Obstet Gynecol 2006; 107:605.

Zane SB, Kieke BA Jr, Kendrick JS, Bruce C. Surveillance in a time of changing health care practices: estimating ectopic pregnancy incidence in the United States. Matern Child Health J 2002; 6:227.

CAPÍTULO 87

Doença Trofoblástica Gestacional

João Bosco Melgaço de Oliveira
Leonardo Pandolfi Caliman
Nathalia Cristina Mezzonato Machado

INTRODUÇÃO

A doença trofoblástica gestacional (DTG) abrange um amplo espectro de condições que se originam de blastomas do tecido de revestimento das vilosidades coriais (trofoblasto), apresentam crescimento anárquico do ponto de vista histopatológico e podem exibir alterações degenerativas no estroma.

Essa doença constitui um grupo de doenças da placenta conhecidas como mola hidatiforme completa ou parcial (formas benignas) e capazes de evoluir para formas invasoras e/ou malignas (neoplasia trofoblástica gestacional – NTG) denominadas mola invasora, coriocarcinoma, tumor trofoblástico do sítio placentário e tumor trofoblástico epitelioide.

A gonadotrofina coriônica humana (HCG) é o marcador biológico hormonal da gravidez, produzida em excesso pela mola hidatiforme e a NTG, constituindo-se em marcador tumoral da DTG.

MOLA HIDATIFORME

A ocorrência de gestação molar varia de acordo com as diferentes regiões, sendo a proporção de 1,1 para 1.000 gestações na Europa, 1,19 para 1.000 nos EUA e 4,65 para 1.000 no Brasil.

As gestações molares são classificadas em parciais ou completas com base em características clínicas, macroscópicas, histológicas e citogenéticas (Quadro 87.1). O diagnóstico diferencial entre mola parcial e mola completa é importante para o prognóstico, porém a conduta clínica é similar.

A mola hidatiforme completa se apresenta, macroscopicamente, como uma massa de vesículas transparentes, variando em tamanho, que com frequência se agrupam a partir de pedículos finos. Histologicamente, mostram degeneração hidrópica e edema das vilosidades coriônicas, ausência de vasos sanguíneos vilosos, graus variados de proliferação do epitélio trofoblástico e ausência de elementos embrionários, como feto e âmnio. Sua composição cromossômica é diploide, com um potencial de malignização ou doença trofoblástica persistente em torno de 15% a 20% e risco de coriocarcinoma de 3% a 4%.

A mola hidatiforme parcial ou incompleta inclui algum elemento de tecido fetal e alterações hidatiformes focais. Há edema estromal das vilosidades coriônicas com presença de circulação fetoplacentária funcionante. Sua composição cromossômica é triploide (69 XXX ou 69 XXY). O risco de doença trofoblástica persistente depois de mola parcial é muito menor do que após gravidez molar completa, estando entre 1% e 5%, com risco muito raro de desenvolvimento de coriocarcinoma.

Etiopatogenia

Apesar de a etiologia ainda ser incerta, a patogenia da mola hidatiforme está relacionada com gametogênese e fertilização imperfeitas. Na mola completa, a composição cromossômica

Quadro 87.1 Características das molas hidatiformes parcial e completa

Características	Mola parcial	Mola completa
Cariótipo	69 XXX/69 XXY	46 XX/46 XY
Feto	Presente	Ausente
Vilosidades hidrópicas	Focais	Difusas
Proliferação trofoblástica	Focal	Difusa
Diagnóstico	Aborto retido	Gestação molar
Tamanho uterino	Menor do que o esperado	Maior do que o esperado
Cistos tecaluteínicos	Raramente presentes	Presentes em 15% a 25%
Complicações médicas	Raras	Presentes em menos de 25%
Malignização	<5%	20%

é diploide de origem paterna. O óvulo, por motivos desconhecidos, perde sua carga genética haploide. Em 85% dos casos, o óvulo é fertilizado por um espermatozoide normal, que duplica sua carga genética haploide (androgênese), resultando em zigoto diploide obrigatoriamente 46 XX, pois um zigoto 46 YY seria inviável. Em 15% dos casos o óvulo é fertilizado por dois espermatozoides normais (dispermia).

Na mola parcial, 90% dos casos são triploides, sendo compostos por um conjunto de cromossomos haploide materno e dois paternos, caracterizando-se por apresentar dois conjuntos distintos de células: um normal, que pode conter partes ou tecidos embrionários, e outro anormal, com proliferação trofoblástica.

Fatores de risco

- **Idade:** a idade materna em ambos os extremos é um fator de risco para a gravidez molar, sendo duas vezes maior entre adolescentes e mulheres de 35 a 40 anos e 10 vezes maior entre mulheres com mais de 40.
- **Gravidez molar anterior:** existe risco substancialmente maior de doença trofoblástica recorrente, sendo de 1,5% para a mola completa e de 2,7% para a parcial.

Diagnóstico

O diagnóstico da mola hidatiforme pode ser suspeitado a partir do quadro clínico e confirmado pela propedêutica complementar, mas na maioria das vezes é achado ocasional do exame anatomopatológico de materiais coletados após curetagens por aborto espontâneo ou gestação anembrionada.

Nas duas formas de gestação molar, os quadros clínicos são semelhantes, variando a intensidade dos sinais e sintomas, ressaltando-se que na mola parcial as alterações clínicas são mais discretas com exibição de tecidos embrionários ou feto. Em geral, existe um período de 1 a 2 meses de amenorreia. Os sinais e sintomas mais frequentes são os seguintes:

- Sangramento vaginal quase constante, geralmente sem cólicas, podendo variar de borramento até hemorragia profusa. Pode haver eliminação de vesículas.
- Volume uterino maior do que o esperado para a idade gestacional, estando o útero com consistência amolecida.
- Manifestações clínicas de hipertireoidismo que ocorrem em razão da semelhança da molécula de HCG com a tireotrofina. Os níveis de tiroxina livre se apresentam frequentemente elevados e os do hormônio estimulador da tireoide (TSH) diminuídos. Os níveis de tiroxina livre se normalizam rapidamente após evacuação uterina.
- Hiperêmese, que é frequente e pode ocasionar desidratação e emagrecimento, estando associada a níveis elevados da HCG.
- Hipertensão induzida pela gravidez quando de ocorrência precoce (<20 semanas) associada a sangramento genital.
- Os cistos tecaluteínicos, evidenciados ao ultrassom, podem ser uni ou bilaterais e resultar da estimulação da HCG sobre a teca dos ovários, podendo atingir 10cm e, quando volumosos, sofrer torção, infarto ou hemorragia. A oofo-

rectomia normalmente não é necessária, pois esses cistos regridem após o esvaziamento uterino.

A apresentação clínica "típica" de mulheres com gravidez molar mudou consideravelmente durante as últimas décadas em virtude do diagnóstico precoce. Muitas delas com diagnóstico de gravidez realizam ultrassom precocemente, e as gestações molares acabam sendo detectadas antes que aumentem de tamanho e apresentem quadro clínico mais característico.

A ultrassonografia tem papel fundamental no diagnóstico. Na mola completa identifica-se edema hidrópico difuso das vilosidades coriônicas com padrão característico que consiste em múltiplos ecos anecogênicos na massa placentária, estando ausentes embrião e seus anexos, enquanto na mola parcial podem ser observados espaços císticos focais placentários com o aspecto de "queijo suíço" e aumento do diâmetro transversal do saco gestacional. Já outros achados são a restrição do crescimento fetal e as múltiplas malformações associadas à placenta focalmente hidrópica.

Apenas metade das gestações molares de primeiro trimestre tem a aparência clássica à ultrassonografia, múltiplas vesículas de dimensões diferentes e ausência de embrião (ou embrião não visível). Já no segundo trimestre a visualização de vesículas se torna mais frequente em função do edema acentuado das vilosidades. Como a maior parte dos casos é submetida ao exame ultrassonográfico no primeiro trimestre, essa característica acaba por não ser visualizada. Por esses motivos, a taxa de acertos da ultrassonografia é baixa, estabelecendo o diagnóstico em apenas 40% a 60% dos casos. Os demais casos terminam com os diagnósticos de gestação anembrionada, abortamento incompleto ou abortamento retido até resolução e avaliação histopatológica.

A dosagem da HCG pode complementar as informações da ultrassonografia, particularmente se os títulos forem superiores ao valor esperado para a idade gestacional. Os níveis de HCG entre as portadoras de mola hidatiforme são muito elevados e quase metade das pacientes apresenta níveis >100.000mUI/mL, podendo ser observados valores >5.106mUI/mL. No entanto, os níveis são bem menores entre os casos com mola hidatiforme parcial, e valores >100.000mUI/mL são observados em apenas 10% dos casos. Todavia, o nível da HCG tem mostrado correlação com a gravidade da doença.

O diagnóstico precoce de mola hidatiforme alterou a história natural da gravidez molar, especialmente com a redução dos sintomas clínicos clássicos, como sangramento vaginal, eliminação vaginal de "vesículas", hiperêmese e pré-eclâmpsia. No entanto, o diagnóstico precoce não resultou em redução da duração do seguimento pós-molar ou do tempo de remissão da doença, não interferindo com o desenvolvimento da NTG.

A paciente com suspeita diagnóstica de DTG apresenta risco aumentado de complicações médicas, como anemia, hemorragia, síndrome do hiperestímulo ovariano, cistos tecaluteínicos, pré-eclâmpsia, hipertireoidismo, edema agudo de pulmão, tromboembolismo pulmonar, síndrome da angústia respiratória e embolização trofoblástica. Portanto, é necessária a propedêutica complementar para pesquisa dessas complicações. São recomendados hemograma completo, exames bioquímicos, perfil hepático e da tireoide, análise urinária, radiografia de tórax e tipagem sanguínea.

Tratamento

No tratamento, dois pontos são fundamentais: o esvaziamento uterino e o seguimento pós-esvaziamento para detecção precoce da doença trofoblástica persistente.

Para o esvaziamento é recomendada a vácuo-aspiração, devendo ser evitada a curetagem em razão do elevado risco de perfuração uterina. Além disso, o tempo necessário para o esvaziamento por curetagem pode ser muito longo, o que aumentaria a perda sanguínea. Já a vácuo-aspiração elétrica, além de mais prática, cursa com esvaziamento uterino mais rápido, mostrando-se boa opção para úteros aumentados de volume, notadamente naqueles de altura uterina >16cm.

O uso de medicamentos que provoquem contrações uterinas deve ser evitado, pois a indução de contrações antes do esvaziamento molar aumenta o risco de doença persistente e de embolização trofoblástica para vasos pulmonares. Exceto em caso de mola hidatiforme parcial com presença de feto, o esvaziamento uterino medicamentoso deverá preceder a vácuo-aspiração, e, nas situações de sangramento vaginal excessivo, a ocitocina poderá ser usada durante o esvaziamento uterino como medida auxiliar de correção da hemorragia. O preparo cervical pré-esvaziamento com dose única de prostaglandinas também deverá ser evitado.

O ultrassom intraoperatório ajuda a garantir que a cavidade uterina ficou completamente esvaziada. Todo o material extraído deve ser submetido à análise anatomopatológica.

A histerectomia pode ser uma saída para as pacientes com prole definida ou para as que apresentarem quadros hemorrágicos que coloquem em risco suas vidas. Apesar de diminuir o risco de invasão local, a histerectomia não elimina a chance de doença metastática. Portanto, essas pacientes deverão realizar o acompanhamento pós-molar de rotina.

Apesar de o diagnóstico precoce da mola hidatiforme completa pelo ultrassom reduzir as manifestações clínicas da doença e suas complicações, não se observou qualquer mudança na prevalência de NTG, mostrando que, inexplicavelmente, a antecipação ou o atraso no esvaziamento uterino não modifica o desenvolvimento de malignidade. É possível que na gestação molar completa ocorram eventuais alterações precoces que predeterminam o risco de desenvolvimento de malignidade, e a evacuação uterina precoce poderia não alterar esse resultado.

Pacientes Rh-negativas devem receber imunoglobulina anti-D nas doses habituais no momento do esvaziamento uterino, visto que o trofoblasto expressa o fator RhD.

Acompanhamento

O objetivo mais importante do acompanhamento é a detecção precoce da doença molar persistente, o qual consiste na realização de β-HCG semanal, até três dosagens negativas, passando a mensal até 6 meses de dosagens negativas. A avaliação clínica ginecológica e a propedêutica complementar com radiografia de tórax e ultrassom pélvico deverão ser realizadas na presença de sinais e sintomas sugestivos ou se a β-HCG estiver acima do limite superior da curva de regressão normal. O sangramento vaginal deve ser sempre valorizado e investigado.

A remissão dos níveis de β-HCG até valores indetectáveis geralmente ocorre entre 7 e 9 semanas de seguimento pós-molar.

As mulheres são aconselhadas a não engravidar até que completem 6 meses de negativação da β-HCG. Assim, a contracepção segura durante o seguimento pós-molar deve ser enfatizada. Os métodos mais recomendados são os hormonais. Os dispositivos intrauterinos são contraindicados até a remissão completa da doença.

NEOPLASIA TROFOBLÁSTICA GESTACIONAL

A neoplasia trofoblástica gestacional, que corresponde a um grupo de tumores placentários que se caracterizam por invasão agressiva do miométrio e propensão para metástases, também é conhecida como doença trofoblástica gestacional maligna. Histologicamente, esses tumores consistem em mola invasora, coriocarcinoma, tumor trofoblástico do sítio placentário e tumor trofoblástico epitelioide.

Na maioria dos casos essa neoplasia se origina de uma gestação molar (50%), mas também pode se desenvolver a partir de aborto ou gravidez ectópica (25%) e gestações a termo ou pré-termo (25%), enquanto 95% dos casos de tumor do sítio placentário e tumor trofoblástico epitelioide surgem a partir de aborto não molar ou gestação normal.

Classificação

Mola invasora

A mola invasora é caracterizada por vilosidades coriônicas hidrópicas com proliferação trofoblástica que invadem diretamente o miométrio, por vezes envolvendo peritônio, paramétrio ou cúpula vaginal, sendo rara a disseminação extrauterina, que se desenvolve a partir da mola hidatiforme. O diagnóstico é habitualmente clínico, estabelecido durante o seguimento pós-molar em razão da elevação ou platô dos níveis de β-HCG associados ao achado ultrassonográfico. Com o tratamento, a cura ocorre na totalidade dos casos, exceto para a doença metastática.

Coriocarcinoma

O coriocarcinoma pode originar-se de qualquer tipo de gravidez: 50% em caso de gestação normal, 25% de mola hidatiforme e 25% de abortamento e gravidez ectópica. Histologicamente, existem elementos do cito e do sinciotrofoblasto e, quando este último predomina, os níveis da β-HCG encontrados podem ser extremamente elevados. Trata-se de tumor extremamente agressivo que normalmente desenvolve precocemente metástases hematogênicas, sendo o pulmão e a vagina os sítios mais comuns. Menos frequentemente, vulva, rins, fígado, ovários, cérebro e intestinos também podem ficar comprometidos.

Tumor trofoblástico do sítio placentário

O tumor trofoblástico do sítio placentário se origina do local de implantação placentária após gravidez normal, aborto espontâneo ou induzido e gravidez ectópica ou molar. Histologicamente, observam-se células trofoblásticas intermediárias, muitas das quais produtoras de lactogênio placentário. Por esse motivo, os níveis da β-HCG são relativamente baixos. Os tumores com invasão local são resistentes à quimioterapia, e a histerectomia constitui a melhor opção terapêutica.

Tumor trofoblástico epitelioide

O tumor trofoblástico epitelioide é raro, histologicamente semelhante ao tumor trofoblástico do sítio placentário, porém com células menores, mostrando menos pleomorfismo. A histerectomia consiste na melhor forma de tratamento.

Diagnóstico

O achado clínico mais comum na NTG é o sangramento irregular associado à subinvolução uterina, o qual pode ser contínuo ou intermitente. Algumas mulheres podem apresentar-se com lesões vaginais ou vulvares ou metástases a distância.

O diagnóstico da NTG é caracterizado pela manutenção ou elevação dos níveis da β-HCG identificada durante o seguimento pós-molar ou, ainda, a identificação de metástases, conforme segue:

- Platô do nível sérico da β-HCG para quatro medições durante 3 semanas ou mais – 1, 7, 14 e 21 dias.
- Elevação da β-HCG sérica >10% durante três medições consecutivas semanais ou mais, em ≥2 semanas (1, 7 e 14 dias).
- O nível sérico da β-HCG permanece detectável por 6 meses ou mais.
- Critérios histológicos para o coriocarcinoma.

Estabelecido o diagnóstico, a paciente deverá ser submetida a exame ginecológico à procura de metástases vaginais, sendo ainda recomendados hemograma completo, função hepática, função renal e radiografia de tórax, assim como ressonância magnética ou tomografia computadorizada nos casos de suspeita de metástase cerebral ou hepática.

O estadiamento imediato da NTG (Quadro 87.2) e a análise dos fatores prognósticos para o risco de quimiorresistência (Quadro 87.3) estão recomendados. Se o escore for de 0 a 6, a paciente será considerada de baixo risco com indicação de monoquimioterapia (agente único). Se o escore for >7, será considerada de alto risco, devendo ser realizada poliquimioterapia (múltiplos agentes).

A quimioterapia com metotrexato ou actinomicina-D (agente único) está indicada para pacientes com NTG de baixo risco.

Quadro 87.2 Estadiamento clínico da neoplasia trofoblástica gestacional (FIGO, 2000)

	Estadiamento
I	Tumor confinado ao útero
II	Tumor se estende a outras estruturas genitais: vagina, ovário, ligamento largo e trompa (por metástase ou extensão direta)
III	Metástase para pulmão com ou sem envolvimento do trato genital
IV	Outras metástases a distância (cérebro, fígado) com ou sem envolvimento pulmonar

Quadro 87.3 FIGO/WHO – Sistema de escore com base em fatores prognósticos (2002)

Fatores de risco	0	1	2	4
Idade	<40	>40		
Gestação anterior	Mola	Aborto	A termo	
Intervalo (meses)	<4	4 a 6	7 a 12	>12
HCG pré-tratamento	<1.000	1.000 a 10.000	10.000 a 100.000	>100.000
Maior diâmetro tumoral	–	3 a 4cm	>5cm	–
Local das metástases	Pulmão	Baço, rim	TGI	Cérebro, fígado
Número de metástases	0	1 a 4	5 a 8	>8
Falha na QT	–	–	Monoterapia	Politerapia

Nas pacientes com NTG de alto risco está indicada quimioterapia com múltiplos agentes, regime EMA/CO (etoposídeo, metotrexato, actinomicina-D, alternando ciclofosfamida/vincristina) ou regime EP/EMA (etoposídeo, metotrexato, actinomicina-D e cisplatina). A cirurgia tem papel coadjuvante, sendo realizada em pacientes com doença residual localizada sem resposta à quimioterapia. A cura completa é observada em todos os casos de NTG de baixo risco e ultrapassa os 80% nas pacientes de alto risco.

O acompanhamento das pacientes após o término do tratamento da NTG é ambulatorial com dosagem mensal de β-HCG por 24 meses ou por período indeterminado, sendo importante a contracepção segura por 12 meses após o término da quimioterapia para evitar aborto e confusão entre recidiva e gravidez.

CONSIDERAÇÕES FINAIS

Por se tratar de doença com possibilidades de persistência, malignização e complicações clínicas graves, as pacientes precisam ser tratadas em centros de referência, sendo o seguimento pós-molar tão importante quanto o diagnóstico e o tratamento corretos.

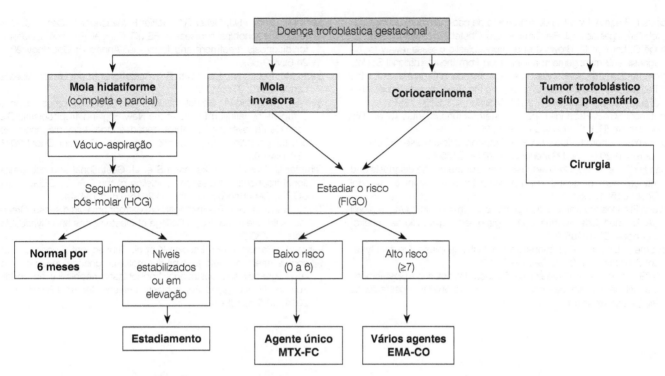

Figura 87.1 Fluxograma de conduta em caso de doença trofoblástica gestacional.

MENSAGENS-CHAVE

- A doença trofoblástica gestacional exibe duas formas patológicas: uma benigna e a outra maligna.
- A benigna é representada pela mola hidatiforme com duas apresentações clínicas: mola parcial e mola completa. Trata-se de anomalia placentária.
- A maligna é representada pela neoplasia trofoblástica gestacional com quatro apresentações clínicas: mola invasora, coriocarcinoma, tumor trofoblástico de sítio placentário e tumor trofoblástico epitelioide.
- O diagnóstico da mola hidatiforme associa a dosagem quantitativa de β-HCG à avaliação ultrassonográfica.
- O tratamento se fundamenta no esvaziamento uterino e no seguimento pós-molar.
- Todo material do esvaziamento uterino deverá ser submetido a análise anatomopatológica.
- A aspiração uterina a vácuo é o método escolhido para o esvaziamento.
- A indução do abortamento molar e a histerotomia não são métodos recomendados para o esvaziamento uterino, pois aumentam a morbimortalidade materna com maior perda sanguínea e esvaziamento incompleto.
- A indução do abortamento molar e a histerotomia podem cursar com aumento do risco de disseminação trofoblástica e desenvolvimento de NTG pós-molar.
- Pacientes Rh-negativas deverão receber imunoglobulina anti-Rh após o esvaziamento molar.
- Recomenda-se a contracepção segura até que seja concluído o seguimento pós-molar.
- A quimioterapia é o tratamento de escolha na NTG.

Leitura complementar

Altman AD, Bently B, Murray S, Bently JR. Maternal age-related rates of gestational trophoblastic disease. Obstet Gynecol 2008; 112(2Pt 1):244-50.

Andrade JM. Mola hidatiforme e doença trofoblástica gestacional. Revista Brasileira de Ginecologia e Obstetrícia 2009; 31(2):94-101.

Berkowitz RS, Goldstein DP. Current advances in the management of gestational trophoblastic disease. Gynecol Oncol 2013; 128:3-5.

Biscaro A, Braga A, Berkowitz RS. Diagnosis, classification and treatment of gestational trophoblastic neoplasia. Rev Bras Ginecol Obstet 2015; 37(1):42-51.

Braga A, Moraes V, Maesta I et al. Changing trends in the clinical preservation and management of complete hydatidiform mole among Brazilian women. Int J Gynecol Cancer 2016; 1-7.

Braga A, Uberti EM, Fajardo MC et al. Epidemiogical report on the treatment of patients with gestational trophoblastic disease in 10 Brazilian referral centers: results after 12 years since International FIGO 2000 Consensus. J Reprod Med 2014; 59:241-7.

Costa HL, Doyle P. Influence of oral contraceptives in the development of post-molar trophoblastic neoplasia – a systematic review. Gynecol Oncol 2006; 100(3):579-85.

Cunningham FG, Leveno KJ, Bloom SL, Hauth JC, Rouse DJ, Spong CY. Obstetrícia de Willians. 23. ed. Porto Alegre (RS): Artmed, 2012.

Ferraz L, Lopes PF, Rezende-Filho J, Montenegro CAB, Braga A. Atualização no diagnóstico e tratamento da gravidez molar. JBM 2015; 103(2):6-12.

Kani KK, Lee JH, Dighe M, Moshri M, Kolokythas O, Dubinsky T. Gestational trophoblastic disease: multimodality imaging assessment with special emphasis on spectrum of abnormalities and value of imaging in staging and management of disease. Curr Probi Diagn Radiol 2012; 41(1):1-10.

Lurain JR. Gestational trophoblastic disease I: epidemiology, pathology, clinical presentation and diagnosis of gestational trophoblastic disease, and management of hydatidiform mole. Am J Obstet Gynecol 2010; 203(6):531-9.

Maestá I, Braga A. Desafios do tratamento de pacientes com doença trofoblástica gestacional. Rev Bras Ginecol Obstet 2012; 34(4):143-6.

Mangili G, Lorusso D, Brown J et al. Trophoblastic disease review for diagnosis and management: a joint report from the International Society for the Study of Trophoblastic Disease, European Organisation for the Treatment of Trophoblastic Disease, and the Gynecologist Cancer Inter-Group. Int J Gynecol Cancer 2014; 24(9 Suppl. 3):S109-16.

Montenegro CAB, Rezende Filho J. Obstetrícia fundamental. 13. ed. Rio de Janeiro (RJ): Guanabara Koogan, 2014.

Ngan HYS, Kohorn EI, Cole LA et al. Trophoblastic disease. FIGO cancer report 2012. Int J Gynecol Obst 2012; S130-6.

Ngan HYS, Seckl MJ, Berkowitz RS et al. Update on the diagnosis and management of gestational trophoblastic disease. Int J Gynecol Obst 2015; 131:S123-6.

Oliveira FR. Doença trofoblástica gestacional. In: Silva Filho AL, Triginelli SA, Traiman (Eds.) Manual de cirurgia ginecológica. Rio de Janeiro: Medbook, 2010:385-98.

Osborne R, Dodge J. Gestational trophoblastic neoplasia. Obstet Gynecol Clin North Am 2012; 39(2):195-212.

SBDTG – Sociedade Brasileira de Doença Trofoblástica Gestacional. Manual de informações sobre a doença trofoblástica gestacional. Rio de Janeiro 2014.

Seck MJ, Sebire NJ, Fisher RA, Golfier F, Massuger L, Sessa C. Gestational trophoblastic disease: ESMO Clinical Practice Guidelines for diagnosis, treatment and follow-up. Annals of Oncology 2013; 24(6):vi39-50.

Seckl MJ, Sebire NJ, Berkowitz RS. Gestational trophoblastic disease. Lancet 2010; 376:717-29.

Sun SY, Melamed A, Goldstein DP et al. Changing presentation of complete hydatidiform mole at the New England Trophoblastic Disease Center over the past three decades: does early diagnosis alter risk for gestational trophoblastic neoplasia? Gynecol Oncol 2015; 138(1):46-9.

Tempfer C, Horn LC, Ackermann S et al. Gestational and non-gestational trophoblastic disease. Guideline of the DGGG, OEGGG and SGGG. Geburtshife Frauenheilkd 2016; 76(2):134-44.

Tidy J, Hancock BW. The management of trophoblastic disease. Green-top Guideline nº 38. Royal College of Obstetricians and Gynaecologists. RCOG 2010.

Vargas R, Barroilhet LM, Esselen K et al. Subsequent pregnancy outcomes after complete and partial molar pregnancy, recurrent molar pregnancy and gestational trophoblastic neoplasia: an update from the New England Tropgoblastic Disease Center. J Reprod Med 2014; 59(5-6):188-94.

CAPÍTULO 88

Descolamento Prematuro da Placenta

Cláudia Lourdes Soares Laranjeira
Mariana Mitraud Ottoni Guedes

INTRODUÇÃO

O descolamento prematuro da placenta (DPP) consiste no desprendimento abrupto da placenta, normalmente inserida no corpo uterino, de seu local de implantação após 20 semanas de gestação, ocorrendo em 1% a 2% de todas as gestações e sendo importante causa de sangramento no terceiro trimestre associada ao aumento da morbimortalidade materno-fetal.

Em geral, o sangramento causado pelo DPP se evidencia como hemorragia externa, quando o sangue se localiza entre o útero e as membranas, sendo eliminado pelo colo. Com menos frequência, o sangue não é exteriorizado e fica retido entre a placenta descolada e o útero, resultando em hemorragia oculta.

ETIOPATOGENIA

O DPP é iniciado pela hemorragia na decídua basal. Com o rompimento das artérias espiraladas da decídua, desenvolve-se o hematoma retroplacentário, que se expande, rompendo outros vasos e aumentando, assim, a área descolada com consequente separação e perda da função placentária. O sangue pode dissecar as membranas da parede uterina e ser eliminado externamente ou ficar retido no útero. Pode também infiltrar-se no líquido amniótico, o que constitui o hemoâmnio, ou no miométrio, denominado apoplexia uteroplacentária ou "útero de Couvelaire", quadro visualizado macroscopicamente por apresentar um útero edemaciado, arroxeado e com sufusões hemorrágicas. O miométrio infiltrado pelo sangue desorganiza seu sistema de fibras musculares, podendo evoluir com hipotonia ou atonia uterina.

A contratilidade uterina geralmente está associada a algum grau de hipertonia em virtude da ação irritante do sangue sobre a fibra muscular uterina.

A liberação da tromboplastina decidual para a circulação materna em razão de lesão tecidual ativa o sistema fibrinolítico e, em casos mais graves, leva à coagulação intravascular disseminada (CIVD), que consome fatores de coagulação e resulta em repercussões hemodinâmicas, podendo evoluir para o óbito materno.

Fatores de risco

A principal causa do DPP é geralmente desconhecida, mas vários fatores de risco foram identificados, entre os quais:

- **Hipertensão arterial materna:** principal fator etiológico, ocorre em cerca de 44% de todos os casos.
- **Causas mecânicas ou traumáticas:**
  - Traumatismo abdominal (acidentes automobilísticos, agressão física, entre outros): cerca de 1,5% a 9,4% de todas as causas.
  - Brevidade do cordão.
  - Versão fetal externa.
  - Retração uterina intensa e súbita (p. ex., ruptura prematura de membranas, expulsão do primeiro feto em gestação gemelar).
  - Miomatose uterina: principalmente quando localizado no local de implantação da placenta.
  - Placenta prévia.
  - Torção do útero gravídico.
  - Ruptura uterina.
  - Gestação múltipla.
  - Hemorragias retroplacentárias por punção com agulha (p. ex., na amniocentese).
- **Causas não traumáticas:**
  - História do DPP em gestação anterior.
  - Tabagismo ou uso de cocaína: alguns estudos demonstram aumento em torno de 40% de DPP em tabagistas e nas usuárias de cocaína a chance aumenta cerca de 15% a 35%, dependendo da dose administrada.
  - Consumo de álcool: provavelmente associado a isquemia placentária por infartos e necrose na decídua basal.

- Anemia e má nutrição: associado a isquemia placentária.
- Corioamnionite: provavelmente associado a isquemia.
- Idade: se idade materna >35 anos, provavelmente por má perfusão placentária, ou nas menores de 20 anos.
- Ruptura prematura de membranas prolongada (24 horas ou mais).
- Aumento da alfafetoproteína no sangue materno: associado a risco 10 vezes maior de DPP.

CLASSIFICAÇÃO

A classificação do DPP é fundamentada no grau (parcial ou total) e na localização (marginal ou central). A classificação clínica se caracteriza da seguinte maneira:

- **Grau 0 (assintomático):** diagnóstico retrospectivo, pode revelar hematoma ao exame histopatológico da placenta.
- **Grau I (leve):** caracteriza-se por sangramento vaginal discreto ou ausente, sem repercussões materno-fetais, representando aproximadamente 48% dos casos.
- **Grau II (moderado):** caracteriza-se por sangramento vaginal moderado ou ausente, hipertonia uterina, alterações nos níveis pressóricos maternos e nos batimentos cardíacos fetais, além da diminuição dos níveis de fibrinogênio (50 a 250mg/dL), representando aproximadamente 27% dos casos.
- **Grau III (grave):** caracteriza-se por sangramento vaginal volumoso ou ausente, hipertonia uterina muito dolorosa, choque materno, diminuição nos níveis de fibrinogênio (<150mg/dL), coagulopatia e morte fetal, representando cerca de 24% dos casos.

DIAGNÓSTICO

O diagnóstico de DPP se baseia nos achados clínicos da paciente, sendo importante a procura de fatores de risco, sinais e sintomas de DPP na anamnese e no exame físico. Os exames laboratoriais têm por objetivos a avaliação das repercussões maternas e o rastreamento de possíveis complicações.

Quadro clínico

Os sinais e sintomas podem incluir sangramento vaginal associado a dor abdominal por hipertonia uterina, sofrimento fetal e hipertensão arterial materna.

O sangramento vaginal está presente em 80% dos casos, e o volume do sangramento pode não refletir a gravidade do descolamento. Em tempo relativamente curto, o sangramento uterino pode ser suficiente para colocar em risco a saúde materna e a fetal. Vale ressaltar que 20% dos casos irão cursar com hemorragia oculta, e a ausência de sangramento vaginal não exclui o diagnóstico de DPP diante de outros sinais sugestivos da doença.

As contrações e/ou a hipertonia uterina fazem parte dos sinais clássicos. A atividade uterina alterada é um marcador sensível no descolamento, e na ausência de sangramento vaginal deve-se ter em mente a possibilidade diagnóstica de DPP. À palpação uterina, notam-se taquissistolia, hipertonia e, por vezes, um útero de consistência lenhosa, o que pode levar à dor abdominal intensa.

Em geral, o sofrimento fetal, que ocorre em cerca de 60% dos casos, manifesta-se com alterações na frequência cardíaca fetal que podem estar diretamente relacionadas com a grande extensão do descolamento, e a duração prolongada, podendo o feto evoluir para óbito por hipoxia.

A ruptura alta das membranas pode provocar a passagem de sangue para a cavidade amniótica, ocasionando o quadro de hemoâmnio, que ocorre em até 50% dos casos.

O exame físico da paciente com idade gestacional >20 semanas e com quadro de sangramento deve ser direcionado para a determinação da origem da hemorragia. Ao mesmo tempo, é necessário estabilizar rapidamente a gestante, que pode apresentar sinais de hipovolemia, como taquicardia, sudorese, palidez e hipotensão. O DPP, mesmo em pacientes inicialmente estáveis, pode progredir rapidamente para choque hipovolêmico. No exame inicial deve-se evitar o toque vaginal antes de ser determinada a localização da placenta, pois em caso de placenta prévia pode ser desencadeado um quadro de sangramento profuso.

Vale ressaltar que a maior parte dos casos se manifesta de maneira intermediária com quadros clínicos apresentando poucos sinais. É necessário ter a sensibilidade para identificar pequenas hipertonias uterinas e lembrar do diagnóstico de DPP diante de uma paciente com sinais de parto prematuro e sangramento vaginal mesmo que de pequena monta.

Exames laboratoriais

Nenhum exame laboratorial se revela eficaz para o diagnóstico diferencial de DPP. Em casos de hemorragia maciça, exames laboratoriais devem ser realizados para o rastreio de possíveis complicações. Recomenda-se a realização de tipagem sanguínea, hemograma, contagem plaquetária, dosagem de fibrinogênio (como a gravidez está associada à hiperfibrinogenemia, a queda nos níveis de fibrina pode estar associada a coagulopatias por consumo), produtos da degradação da fibrina, eletrólitos, gasometria, função renal (identificar alterações renais agudas causadas pela hipovolemia) e função hepática, incluindo coagulograma. Cabe ressaltar que os valores iniciais de hemoglobina podem não representar a perda sanguínea real da paciente; portanto, o julgamento clínico é necessário na avaliação de transfusão sanguínea, quando esta for necessária.

Ultrassonografia (US)

A US auxilia a determinação da localização da placenta, de modo a excluir placenta prévia, mas não é muito útil no diagnóstico de DPP, valendo ressaltar que achados ultrassonográficos normais não excluem essa condição (valor preditivo negativo de 50%). A visualização de hematoma retroplacentário à US ocorre em apenas 2% a 25% dos casos e depende de sua extensão e localização.

São achados possíveis: (1) coágulo retroplacentário (imagem hiper ou isoecoica, quando comparada com a placenta, na fase aguda, modificada para hipoecoica dentro de 1 semana), (2) hemorragia oculta ou (3) expansão hemorrágica.

Cardiotocografia

A avaliação cardiotocográfica é recomendada nos casos de suspeita clínica de DPP em que a ausculta fetal inicial é normal, a mulher se encontra estável, ou quando se inicia ressuscitação volêmica com o objetivo de decidir sobre a via de parto para conhecer a condição fetal. O sofrimento fetal é evidenciado por alterações na frequência cardíaca. Possíveis achados incluem: ausência de acelerações, bradicardia fetal prolongada, desacelerações variáveis e tardias repetitivas e diminuição na variabilidade. Além disso, observa-se aumento do tônus uterino associado a contrações frequentes que podem evoluir para taquissistolia. Essas alterações podem ajudar na confirmação diagnóstica.

Diagnóstico diferencial

A placenta prévia, o principal diagnóstico diferencial a ser excluído, manifesta-se com sangramento vaginal não acompanhado de dor e pode ser confirmada pela US.

A anamnese e os exames físico e complementares podem ajudar a excluir outras possíveis causas, como *vasa* prévia, traumatismo vaginal, sangramentos do seio marginal, trabalho de parto pré-termo, apendicite aguda e sangramento por lesões do colo (pólipos e carcinoma cervical).

TRATAMENTO E SEGUIMENTO

O tratamento do DPP deve ser individualizado, variando de acordo com a idade gestacional e as condições materno-fetais. O bom prognóstico para a paciente e o concepto depende de intervenção rápida e adequada.

Medidas gerais

As medidas iniciais em direção ao centro cirúrgico incluem aquelas de suporte básico da vida, que são:

- Observação e monitorização rigorosa dos dados vitais.
- Manutenção de vias aéreas pérvias e parâmetros hemodinâmicos estáveis.
- Início de infusão de cristaloides (proporção de 3:1 – 3.000mL para cada 1.000mL perdidos) através de dois acessos venosos calibrosos.
- Oxigenoterapia.
- Monitorização fetal contínua.
- Coleta para exames laboratoriais.
- Avaliação da necessidade de transfusão de sangue.

Conduta obstétrica

Cesariana

A cesariana é a via de parto adequada quando o feto tem idade viável e o parto vaginal não é iminente. Diante de um quadro de DPP com comprometimento fetal o parto deve ser realizado em situação de emergência. Alguns autores recomendam que o nascimento deva ocorrer em até 20 minutos para que se obtenha melhor prognóstico.

A cesariana facilita o acesso direto à vascularização uterina, porém pode ser complicada por coagulopatia já instalada na paciente. O tipo de incisão uterina depende da idade gestacional. A hemorragia após a extração do concepto pode ser profusa em virtude da hipotonia ou atonia uterina por infiltração de sangue, podendo ser necessária a histerectomia. No entanto, outros procedimentos são preconizados antes dessa decisão, incluindo administração de uterotônicos, como ocitócitos, alcaloides de Ergot e prostaglandinas, correção da coagulopatia, e métodos cirúrgicos, como sutura de B-Lynch e ligadura de artéria uterina, entre outros.

Durante a cesariana, são importantes a disponibilidade de hemocomponentes e maior cuidado com a técnica operatória com hemostasia rigorosa.

Parto vaginal

Quando não houver comprometimento materno e o trabalho de parto estiver avançado, já no segundo estágio, a via vaginal poderá ser tentada com cuidados maternos e monitorização materna e fetal rigorosa (nível de evidência 4), sendo a via de escolha em caso de decesso fetal secundário ao DPP, quando as condições maternas estão estáveis. A amniotomia deve ser realizada, sempre que possível, com o intuito de reduzir a compressão da veia cava inferior, diminuir a área de descolamento, reduzir a passagem de tromboplastina para circulação materna e a hipertonia uterina, coordenar as contrações, identificar o hemoâmnio e otimizar o trabalho de parto.

Não foram identificados quaisquer estudos que apoiem as recomendações sobre o momento ideal para o parto na ausência de repercussões maternas ou fetais nos casos de DPP. Em gestações com menos de 34 semanas a conduta deve ser individualizada, dependendo das condições clínicas maternas e da vitalidade fetal, com monitorização diária dos parâmetros maternos e fetais e avaliação da área descolada. No entanto, no caso de DPP em pacientes com mais de 34 semanas a interrupção da gestação é imperiosa a fim de evitar consequências potencialmente graves associadas ao DPP.

COMPLICAÇÕES

As complicações maternas mais frequentes são o útero de Couvelaire com atonia uterina, choque hipovolêmico intraparto ou pós-parto e seus desfechos, coagulação intravascular disseminada, insuficiência renal aguda (DPP é a causa mais comum de necrose corticorrenal bilateral aguda na gestação), síndrome da angústia respiratória aguda, embolia de líquido amniótico, necrose hipofisária (síndrome de Sheehan) e morte.

As complicações fetais e neonatais incluem hipoxia, acidose, anemia, óbito intrauterino, lesão cerebral e morte neonatal.

PROGNÓSTICO

Materno

Alguns fatores pioram o prognóstico materno, como os seguintes: postergação exagerada do parto (>20 minutos), ruptura uterina, DPP com ausência de sangramento vaginal (oculto), idade gestacional <34 semanas, associação à morte fetal, extensão do descolamento >50% da área placentária, *overdose* aguda de cocaína e associação à pré-eclâmpsia grave.

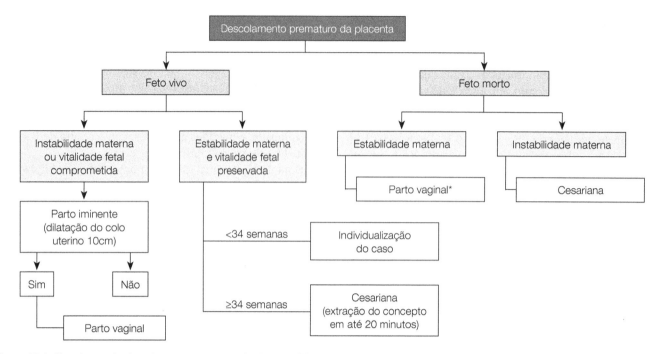

Figura 88.1 Abordagem do descolamento prematuro da placenta. (*Avaliar cesariana se não houver parto vaginal em aproximadamente 6 horas.)

Na vigência de fatores de mau prognóstico e diante da instalação de complicações graves, como coagulação intravascular disseminada e insuficiência renal por choque hipovolêmico, a mortalidade materna se aproxima dos 10%.

Fetal

O prognóstico fetal é mais reservado, e óbito pode alcançar a totalidade dos casos mais graves. A prematuridade é fator relevante na morbimortalidade fetal.

PREVENÇÃO

A eliminação de fatores de risco evitáveis pode diminuir a recorrência do DPP em gestações subsequentes, sendo dois dos mais notáveis o tabagismo e o consumo de cocaína. A educação sobre os riscos decorrentes do uso de drogas e dos hábitos comportamentais, além de programas que auxiliam a cessação ou a reabilitação, pode ajudar a prevenir futuros quadros de DPP.

As mulheres hipertensas devem ser acompanhadas adequadamente de modo a se evitarem o descontrole pressórico e suas complicações.

Em virtude da associação potencial do DPP às trombofilias, uma paciente com quadro de trombofilia que teve descolamento grave ou muito prematuro, especialmente com a morte do feto, pode ser tratada com terapia anticoagulante durante a gravidez e por 6 semanas no puerpério, embora exista pouca evidência de que essa medida diminua o risco de recorrência.

PONTOS CRÍTICOS E CONSIDERAÇÕES FINAIS

O DPP é uma urgência obstétrica de início abrupto e grave, sendo considerados pontos muito importantes para uma conduta adequada:

- Diagnóstico rápido: convém pensar nos sinais clássicos, como sangramento vaginal na segunda metade da gestação, associada a hipertonia uterina e sofrimento fetal. A associação de níveis pressóricos elevados também reforça a hipótese diagnóstica, cabendo lembrar que cerca de 30% dos casos não se apresentarão com sintomas tão evidentes.
- Parto imediato.
- Equipe adequada, multiprofissional (obstetra, neonatologista, anestesiologista, enfermagem), bem treinada, é fundamental para que o diagnóstico ao nascimento seja estabelecido no menor tempo possível e o desfecho favorável com diminuição da morbimortalidade materno-fetal.

MENSAGEM-CHAVE

Por se tratar de uma urgência obstétrica, é importante manter em mente que o diagnóstico do DPP é eminentemente clínico e que devem ser conhecidos todos os sinais e sintomas apresentados nessa patologia para que possam ser adotadas condutas rápidas e adequadas.

Leitura complementar

Abu-Heija A, al-Chalabi H, el-Iloubani N. Abruptio placentae: risk factors and perinatal outcome. J Obstet Gynaecol Res 1998 Apr; 24(2):141-4. [Medline]

Ananth CV, Oyelese Y, Yeo L, Pradhan A, Vintzileos AM. Placental abruption in the United States, 1979 through 2001: temporal trends and potential determinants. Am J Obstet Gynecol 2005 Jan; 192(1):191-8. [Medline]

Ananth CV, Savitz DA, Bowes WA Jr, Luther ER. Influence of hypertensive disorders and cigarette smoking on placental abruption and uterine bleeding during pregnancy. Br J Obstet Gynaecol 1997 May; 104(5):572-8. [Medline]

Clark SL. Placentae previa and abruptio placentae. In: Creasy RK, Resnik R (eds.) Maternal fetal medicine. 5. ed. Philadelphia, Pa: WB Saunders, 2004:715.

Cunningham et al. Williams obstetrics. 23. ed. New York: McGraw Hill Medical, 2010.

Glantz C, Purnell L. Clinical utility of sonography in the diagnosis and treatment of placental abruption. J Ultrasound Med 2002 Aug; 21(8):837-40. [Medline]

Naeye RL, Harkness WL, Utts J et al. Abruption placentae and perinatal death: a prospective study. Am J Obstet Gynecol 1977; 128:740.

Oyelese Y, Ananth CV. Placental abruption. Obstet Gynecol 2006 Oct; 108(4):1005-16.

Rasmussen S, Irgens LM, Dalaker K. The effect on the likelihood of further pregnancy placentalabruption and the rate of its recorrence. Br J Obstet Gynecol 1997 Nov; 104(11).

Raymond EG, Mills JL. Placental abruption. Maternal risk factors and associated fetal conditions. Acta Obstet Gynecol Scand 1993 Nov; 72(8):633-9. [Medline]

Reino Unido. Royal College of Obstetricians and Gynaecologist. Green-top Guideline nº 63, novembro de 20112. Dispõe sobre as hemorragias anteparto, com orientações acerca de diagnóstico, aprsentações clínicas e condutas.

Tikkanen M, Luukkaala T, Gissler M et al. Decreasing perinatal mortality in placental abruption. Acta Obstet Gynecol Scand 2013 Mar; 92(3):298-305. [Medline]

Tikkanen M, Nuutila M, Hiilesmaa V, Paavonen J, Ylikorkala O. Clinical presentation and risk factors of placental abruption. Acta Obstet Gynecol Scand 2006; 85(6):700-5. [Medline]

Tuuli MG, Norman SM, Odibo AO, Macones GA, Cahill AG. Perinatal outcomes in women with subchorionic hematoma: a systematic review and meta-analysis. Obstet Gynecol 2011 May; 117(5):1205-12. [Medline]

Van Rijn M, Van Der Schouw YT, Hagenaars AM, Visser GH, Christiansens GC. Adverse obstetricoutcome in low and high risk pregnancies: predictive value of maternal serum screening. Obstet Gynecol 1999 Dec; 94(6):929-34.

CAPÍTULO 89

Placenta Prévia

Carlos Henrique Mascarenhas Silva
Cláudia Lourdes Soares Laranjeira
Alaís Virgínia Ferreira de Souza
Camila Rios Bretãs

INTRODUÇÃO

A placenta prévia ou anterior é aquela implantada total ou parcialmente no segmento uterino inferior, abaixo da apresentação fetal.

Estudos evidenciaram que a placenta prévia complica aproximadamente 0,3% a 1,7% das gestações, variando de acordo com a população estudada. No Brasil, essa taxa pode ser maior em razão das maiores taxas de cesarianas. É sabido que para cada cesariana há aumento na incidência de placenta prévia. Essa mudança nas características clínicas da população tem implicações na morbidade obstétrica com riscos de complicações maternas e fetais, como hemorragia periparto, transfusão sanguínea, histerectomia periparto, *vasa* prévia e apresentação anômala a termo, além de prematuridade neonatal e malformações.

A placenta prévia (Figura 89.1) pode ser classificada como:

- **Prévia total:** o orifício interno é completamente coberto pela placenta.
- **Prévia parcial:** o orifício interno é parcialmente coberto pela placenta.
- **Prévia marginal:** a borda da placenta se localiza às margens do orifício interno, a 2cm ou menos.
- **Implantação baixa:** a placenta é implantada no segmento uterino inferior sem alcançar o orifício interno, porém próximo deste (distância >2cm).

ETIOPATOGENIA

As causas da placenta prévia não são totalmente conhecidas, sendo provavelmente multifatoriais. Estudos evidenciaram que os fatores de risco incluem história de cesariana prévia, cirurgia uterina, idade materna elevada, multiparidade, aborto prévio, curetagem, tabagismo e uso de cocaína.

O motivo de algumas placentas não se implantarem no fundo não está claro, mas aparentemente está relacionado com a vascularização uterina deficiente. O primeiro autor a estabelecer a relação entre cesariana e placenta prévia foi Bender, em 1954. A presença de cicatriz uterina no segmento inferior atrairia a implantação baixa da placenta. Provavelmente nas cesarianas de repetição, com inúmeras cicatrizes, o endométrio do segmento inferior teria maior dificuldade em sofrer o processo

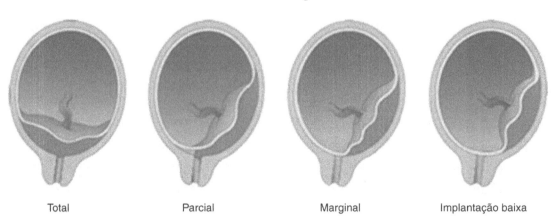

Figura 89.1 Tipos de placenta prévia. (Reproduzida de Oyelese. Placenta praevia, placenta accreta and vasa praevia. Obstet Gynecol, 2006.)

de decidualização, favorecendo também o acretismo. As taxas podem chegar a 2,7% em três cesarianas e a 3,7% na presença de cinco ou mais.

Com o avanço da gestação, em cerca de 90% dos casos as placentas irão posicionar-se longe do colo, fenômeno conhecido como "migração placentária". A aparente mudança de posição se deve, provavelmente, à formação do segmento inferior uterino, que traciona a placenta em direção ao fundo do útero, além do tropismo por áreas mais bem vascularizadas. Assim, se a placenta prévia for identificada no início da gestação, deve ser solicitada nova ultrassonografia (US) no terceiro trimestre para confirmar se houve migração placentária.

A hemorragia na placenta prévia ocorre no próprio local de implantação placentária, geralmente no terceiro trimestre, com o desenvolvimento do segmento uterino inferior. Comumente se apresenta também no trabalho de parto, quando as contrações uterinas aplicam forças de cisalhamento com o objetivo de dilatar o colo, podendo, consequentemente, ocasionar o desprendimento da placenta. O sangramento é aumentado em razão da incapacidade intrínseca de contrair as fibras miometriais do segmento uterino inferior e, desse modo, comprimir os vasos lacerados.

DIAGNÓSTICO

A paciente pode apresentar-se assintomática, sem evidências de hemorragia, com diagnóstico realizado por meio da US, ou pode apresentar-se na urgência com sangramento vaginal com ou sem US prévia, principalmente após 24 semanas de gestação.

Após o uso rotineiro da US obstétrica ocorre aumento nas taxas de diagnóstico da placenta prévia, principalmente quando realizado entre 16 e 18 semanas de gestação (5% a 15% das mulheres), podendo haver evidências de placenta com implantação baixa nesse período. Em seguida, com a migração placentária, 0,5% dos casos tem o diagnóstico de placenta previamente confirmado. Assim, a US deve ser repetida entre a 28ª e a 32ª semana para confirmar a posição placentária.

A US transvaginal é preferível à transabdominal (sensibilidade de 87,5% e especificidade de 98,8%) em caso de suspeita diagnóstica em virtude da melhor acurácia. A sonda ecográfica endovaginal não aumenta as taxas de sangramento se for inserida no máximo 3cm na vagina, sem entrar, portanto, em contato direto com o colo do útero. A US com dopplerfluxometria ou a ressonância magnética (RM) podem ser realizadas principalmente para investigar a possibilidade de acretismo placentário e o nível de invasão miometrial.

As pacientes admitidas na urgência apresentam sangramento vaginal, em geral não abundante, indolor (em 80% dos casos) e com cessação espontânea. Com frequência, esse sangramento ocorre após a relação sexual. O exame especular cuidadoso pode ser realizado com o objetivo de esclarecer a origem do sangramento e excluir outras causas, como tumores cervicais e lacerações de colo. O toque vaginal, a fim de delimitar as relações entre a placenta e o colo uterino, não deve ser realizado em razão do traumatismo direto da placenta e por poder causar hemorragia grave. Convém ainda quantificar o sangramento e verificar a tipagem sanguínea com a solicitação de hemograma, grupo sanguíneo, fator Rh e outros exames laboratoriais complementares, como fatores de coagulação e fibrinogênio.

Cabe avaliar a vitalidade fetal por meio da US obstétrica ou cardiotocografia. Em geral, o bem-estar fetal não é alterado por não gerar hipertonia uterina, já que o sangramento vaginal tem livre acesso pelo colo uterino, diferentemente de outras causas de sangramento na segunda metade da gestação, como descolamento placentário.

Em situações de emergência, em caso de indisponibilidade de US, hemorragia vaginal profusa ou sofrimento fetal, o diagnóstico pode ser confirmado por exame vaginal na sala de cirurgia com a programação imediata de cesariana.

Tratamento e seguimento

Os princípios básicos de atendimento imediato das mulheres com qualquer tipo de hemorragia anteparto incluem avaliação da condição materna e fetal, ressuscitação materna e avaliação da idade gestacional e da maturidade pulmonar. Uma vez o diagnóstico de placenta prévia tenha sido confirmado, as condutas obstétricas vão depender da idade gestacional, da quantidade de sangramento e das condições e apresentação fetais.

Caso o sangramento cesse espontaneamente com a paciente estável do ponto de vista clínico e o feto longe do termo, o tratamento expectante é o ideal, com possibilidade de observação intra-hospitalar por 72 horas e orientações de retorno em caso de novos episódios de hemorragia. Podem ser recomendados abstinência sexual e repouso a partir do primeiro sangramento, apesar de não haver evidências que embasem essas recomendações. Além disso, um plano de cuidados deve ser realizado e discutido exaustivamente com a paciente e a equipe médica com orientações sobre as potenciais complicações maternas e fetais e sua abordagem. Se a primeira hemorragia acontecer em gestações com mais de 37 semanas, o parto poderá ser realizado em função do risco de uma nova hemorragia.

A via de parto varia de acordo com as condições maternas, a localização da placenta, a apresentação fetal e a dilatação cervical, podendo ser conduzida por via vaginal se a placenta estiver a mais de 2cm do orifício interno do útero. No caso de placenta prévia total, parcial ou marginal, a cesariana deve ser realizada, com 38+0 a 38+6 semanas, se as condições clínicas forem favoráveis.

A cesariana pode ser difícil nos casos de placenta prévia, em virtude da hemorragia e da dificuldade de extração fetal, principalmente se a placenta estiver em posição anterior. Além disso, há maior chance de atonia uterina e de invasão da placenta no miométrio – acretismo placentário com consequente dificuldade para sua remoção. Nesses casos, durante o procedimento cirúrgico, se a placenta não se separar do miométrio mediante a adoção das medidas usuais, deve-se deixá-la no leito e proceder à histerorrafia e à histerectomia, que promovem menor perda sanguínea em relação à tentativa de separação.

Nos casos de hemorragia grave deve-se proceder rapidamente à ressuscitação materna, utilizando protocolos específicos para hemorragia periparto: massagem uterina, ocitocina EV lenta (máximo de 40UI), 800 a 1.000µg de misoprostol intrarretal, ácido tranexâmico, sutura de B-Lynch, ligadura de artérias uterinas ou hipogástricas e histerectomia total ou subtotal até a cessação do sangramento. Se disponível e em caso de estabilidade hemodinâmica, pode ser realizada cateterização ou embolização seletiva da divisão anterior da artéria ilíaca interna ou das artérias uterinas, uni ou bilateralmente, que apresenta altas taxas de sucesso, como uma alternativa à ligadura e histerectomia, com a vantagem de preservar a fertilidade.

Os corticoides podem ser administrados para amadurecimento pulmonar, se houver possibilidade de parto iminente, entre 24+0 e 34+6 semanas. Em caso de trabalho de parto prematuro com sangramento controlado, o sulfato de magnésio e os tocolíticos podem ser utilizados com cautela.

Todas as pacientes Rh-negativas não sensibilizadas devem receber imunoglobulina anti-Rh.

Se a transfusão for necessária ou houver grande volume de perda sanguínea prevista, pode-se utilizar o *cell salvage*, principalmente em mulheres que recusam transfusão.

Pelo fato de a hemorragia ocorrer principalmente como resultado do desprendimento da placenta de um segmento anterior alongado, alguns estudos citam a cerclage como medida de exceção em gestantes com idade gestacional <22 semanas e abertura do colo uterino. Embora aumente os riscos de sangramento, a realização da sutura pode promover benefícios. No entanto, esse procedimento não é recomendado rotineiramente em virtude da escassez de estudos.

PONTOS CRÍTICOS

A placenta prévia deve ser sempre lembrada como importante causa de morbidade obstétrica em caso de sangramentos vaginais de terceiro trimestre. Poucos estudos têm abordado os aspectos referentes aos cuidados diante dessa importante complicação, havendo poucos dados disponíveis.

As pacientes com diagnóstico de placenta prévia, sintomáticas ou não, devem ser orientadas em relação ao diagnóstico, às opções de tratamento, às potenciais complicações e à necessidade de se manterem atentas aos sintomas, devendo estar acompanhadas constantemente de maneira a procurar o serviço de urgência de referência, se necessário.

Com o diagnóstico precoce é possível prever complicações e programar procedimentos intraoperatórios que diminuam a morbidade da paciente, como o *cell salvage* em substituição à transfusão, se a hemorragia estiver controlada. Técnicas intervencionistas radiológicas, como embolização seletiva de artérias uterinas, podem ser utilizadas caso esteja disponível um serviço de referência em hemodinâmica. O acretismo placentário deve ser investigado em razão de sua estreita associação com a placenta prévia e suas graves consequências, como hemorragia profusa, necessidade de hemotransfusão, histerectomia e potenciais implicações para a fertilidade futura da paciente. Deve-se então solicitar US com dopplerfluxometria ou RM.

Em relação ao recém-nascido, até um quinto dos bebês prematuros nasce em virtude da hemorragia pré-parto com consequente aumento da morbimortalidade fetal em três a quatro vezes. A morbidade causada pela placenta prévia está associada à prematuridade sem causar outras alterações comprovadas.

MENSAGENS-CHAVE

- A ocorrência de placenta prévia deve ser sempre cogitada em casos de sangramento vaginal de terceiro trimestre com hemorragia geralmente indolor e limitada. Suas causas são desconhecidas, e a incidência vem aumentando, associada principalmente à multiparidade e ao aumento da idade materna e das taxas de cesariana.
- Em virtude de sua disponibilidade, a US deve ser realizada e repetida após 28 semanas, se o diagnóstico for precoce, com o objetivo de verificar a migração placentária. Durante a avaliação e a abordagem da paciente, convém enfatizar a possibilidade de hemorragia grave se o toque vaginal for realizado.
- O tratamento expectante deve ser realizado em casos de prematuridade e estabilidade materno-fetal. A paciente deve ser investigada e mantida em observação até apresentar condições de alta e acompanhamento ambulatorial com orientações de retorno e elaboração de um plano de cuidados para melhor acompanhamento. Se o sangramento ocorrer a termo, a cesariana deverá ser realizada, havendo a possibilidade de parto vaginal em caso de placenta 2cm distante do orifício interno.
- Graves complicações maternas e fetais aumentam com a placenta prévia, como sangramento profuso, transfusões, histerectomia e prematuridade com implicações para a fertilidade e a saúde da população.

Leitura complementar

Cunningham FG, Leveno KJ, Bloom SL et al. Obstetric hemorrhagic. In: Williams obstetrics. 23. ed. McGraw-Hill, 2010:757-803.

Dilauro MD, Dason S, Athreya S et al. Prophylactic balloon occlusion of internal iliac arteries in women with placenta accreta: Literature review and analysis. Clinical Radiology 2012; 67(6):515 e 520.

Goto M, Hasegawa J, Arakaki T. et al. Placenta previa with early opening of the uterine isthmus is associated with high risk of bleeding during pregnancy, and massive haemorrhage during caesarean delivery. European Journal of Obstetrics & Gynecology and Reproductive Biology 2016; 201:7-118.

Grobman WA, Gersnoviez R, Landon MB et al. Pregnancy outcomes for women with placenta previa in relation to the number of prior cesarean deliveries. Obstet Gynecol 2007; 110:1249-55.

Jauniaux E, Collins SL, Jurkovic D, Burton G. Accreta placentation: a systematic review of prenatal ultrasound imaging and grading of villous invasiveness. Am J Obstet Gynecol 2016.

Lyell DJ. Adhesions and perioperative complications of repeat cesarean delivery. American Journal of Obstetrics & Gynecology 2011; 205(6):S11-S18.

Marshall NE, Fu R, Guise J-M. Impact of multiple cesarean deliveries on maternal morbidity: a systematic review. Am J Obstet Gynecol 2011; 205(3):262-e1.

National Institutes of Health et al. National Institutes of Health Consensus Development conference statement: vaginal birth after cesarean: new insights March 8-10, 2010. In: Seminars in perinatology. WB Saunders, 2010; 34(4):293-307.

Neilson JP. Interventions for suspected placenta previa. The Cochrane Library, 2003; 2:CD001998.

No, Green-top Guideline. Placenta praevia, placenta praevia accreta and vasa praevia: diagnosis and management. London: RCOG 2011:1-26.

Oppenheimer L, Armson A, Farine D et al. Diagnosis and management of placenta previa. J Obstet Gynaecol Can 2007; 29:261-73.

Oyelese Y, Smulian JC. Placenta previa placenta, accreta, and vasa previa. Obstet Gynecol 2006;107:927-41.

Pereira MIB, Campos DA. Placenta previa – classification and management placenta previa. Acta Obstet Ginecol Port 2013; 7(2):125-30.

Pregnancy outcomes for women with placenta previa in relation to the number of prior cesarean deliveries. The American College of Obstetricians and Gynecologists Dec 2007; 110(6).

Sakornbut E, Leeman L, Fontaine P. Late pregnancy bleeding. Am Fam Physician 2007; 75:1199-206.

Santana DSN, Filho NLM, Mathias L. Concept, diagnosis and treatment of placenta previa accreta with urinary bladder invasion: systematic revision of literature. Femina 2010; 38(3).

Sentilhes L, Vayssière C, Deneux-Tharaux C et al. Postpartum hemorrhage: guidelines for clinical practice from the French College of Gynaecologists and Obstetricians (CNGOF) in collaboration with the French Society of Anesthesiology and Intensive Care (SFAR). European Journal of Obstetrics & Gynecology and Reproductive Biology 2016; 198:12-21.

Torloni MR, Moron AF, Camano L. Placenta previa: risk factors for accretion. RBGO 2001; 23 (7):417-22.

Walfisch A et al. Postpartum hemorrhage: guidelines for clinical practice from the French College of Gynaecologists and Obstetricians (CNGOF) in collaboration with the French Society of Anesthesiology and Intensive Care (SFAR). European Journal of Obstetrics & Gynecology and Reproductive Biology 2016; 198:12-2.

Winograd RH. Uterine artery embolization for postpartum hemorrhage. Best Practice & Research Clinical Obstetrics and Gynaecology 2008; 22(6):1119-32.

CAPÍTULO 90

Ruptura Uterina

Carlos Henrique Mascarenhas Silva
Cláudia Lourdes Soares Laranjeira
Camila Rios Bretas

INTRODUÇÃO

A ruptura uterina, uma rara emergência obstétrica, está associada a aumento na mortalidade e morbidade maternas e fetais, como histerectomia, necessidade de transfusão sanguínea e lesão geniturinária, além de morte fetal. Sua incidência é variável no mundo e está relacionada com a prevalência de cirurgias uterinas, principalmente cesarianas, podendo representar de 0,4% a 1% das pacientes em trabalho de parto com cesarianas prévias. A taxa de mortalidade materna no Reino Unido foi de 1,3%.

A ruptura pode ser classificada em:

- **Ruptura uterina completa:** envolve toda a espessura da parede uterina, com ou sem expulsão fetal, e se apresenta como emergência obstétrica com sofrimento fetal e ameaça de morte materna.
- **Ruptura incompleta ou deiscência uterina:** ocorre ruptura da parede, mas o peritônio visceral permanece íntegro. Assintomática, seu diagnóstico é estabelecido incidentalmente no momento da cesariana, geralmente sem associação a resultados clínicos adversos.

ETIOPATOGENIA

A ruptura uterina pode ocorrer em qualquer paciente, principalmente naquelas com cicatrizes prévias, sendo rara nos úteros sem lesões anteriores e em primigestas. Alguns estudos indicam que nenhum fator de risco isolado ou associado, incluindo os fatores sociais, demográficos, clínicos, ultrassonográficos e obstétricos, apresenta sensibilidade e especificidade adequadas para predizer a ruptura uterina.

A ruptura ocorre com frequência em mulheres que apresentem qualquer fator que ocasione fraqueza na parede uterina, hiperdistensão ou estímulos contráteis contínuos, extremos e prolongados. A frequência da lesão uterina é ainda maior se a fraqueza do músculo uterino se associa a multiparidade, outras cicatrizes uterinas, uso de uterotônicos, indução do trabalho de parto, parto distócico, desproporção cefalopélvica, gemelaridade, macrossomia, apresentação anômala ou malformações uterinas. O traumatismo uterino é causa incomum de ruptura, ocorrendo geralmente em colisões de alta velocidade.

As rupturas que ocorrem em cicatrizes uterinas estão relacionadas principalmente com cesarianas prévias, em especial nas clássicas ou múltiplas transversais. As taxas de ruptura em cicatrizes variam muito, com estudos relatando até 92% de relação com cesarianas anteriores. Podem ocorrer também em miomectomias prévias, ressecções laparoscópicas por endometriose profunda, ressecções cornuais em cirurgias para correção de gestação ectópica, entre outras.

No periparto, a ruptura traumática pode ocorrer quando um trabalho de parto prolongado é inadequadamente conduzido ou em manobras obstétricas. O uso de uterotônicos, como a ocitocina, pode predispor à ruptura, principalmente de úteros com cicatrizes prévias. O trabalho de parto distócico promove contrações uterinas contínuas e intensas por longos períodos, e podendo ocasionar também rompimento.

DIAGNÓSTICO

A ruptura uterina pode ocorrer antes do parto, no parto ou no pós-parto com sinais e sintomas muitas vezes inespecíficos, o que pode dificultar o diagnóstico (Quadro 90.1).

Normalmente, a história encontrada é a de uma gestante com cesariana transversal prévia que apresenta alterações da frequência cardíaca fetal, bradicardia e desacelerações variáveis ou tardias, ocorrendo em 55% a 87% dos casos. Dessa maneira, para uma adequada assistência obstétrica é recomendado que as mulheres submetidas a cirurgia uterina anterior recebam monitoramento rigoroso durante o trabalho de parto. Se houver alterações, o diagnóstico deverá ser considerado e a paciente encaminhada para cesariana de emergência.

Quadro 90.1 Sinais e sintomas de ruptura uterina

Alterações da vitalidade fetal:
    Desacelerações variáveis da frequência cardíaca
    Variabilidade reduzida
Sangramento vaginal
Alteração das contrações uterinas/discinesias
Elevação repentina da apresentação fetal ou ausência da apresentação na pelve materna
Dor em região sobre o segmento uterino
Hipotensão e taquicardia materna

Antes da ruptura, em alguns casos, pode-se observar progressão lenta do trabalho de parto após 7cm de dilatação, o que sugere que a distocia de trabalho de parto em dilatações avançadas, em pacientes com cesariana prévia, pode ser um sinal de rompimento iminente, sendo necessário controle mais intensivo como monitorização fetal contínua. No momento da ruptura intraparto ocorre a cessação das contrações uterinas e, por conseguinte, qualquer decisão sobre o aumento das contrações com ocitocina deve ser tomada com cautela.

Pode haver dor abdominal constante, sendo ou não associada a hemorragia vaginal, com posterior choque hemorrágico, e também pode ocorrer dor escapular em razão da irritação diafragmática causada pelo hemoperitônio. A dor abdominal e o sangramento são aparentemente desproporcionais ao estado geral da paciente e ao volume sanguíneo extravasado, em razão de a perda ser intra-abdominal. Esse quadro também pode ocorrer no pós-parto em paciente com hemorragia sem resposta às manobras corretivas.

A alteração no formato uterino durante o exame físico abdominal é comumente descrita, porém rara, podendo não ocorrer até que parte do conteúdo uterino seja expulsa para a cavidade abdominal. Se o feto tiver sofrido extrusão parcial ou total pelo local da ruptura, a palpação abdominal ou vaginal poderá ajudar a identificar a região de apresentação que terá se afastado do estreito superior da pelve. Alguns autores relatam como sinal de Bandl a distensão do segmento inferior, formando uma depressão em faixa, de localização infraumbilical, o que dá ao útero o aspecto de ampulheta.

No caso de ruptura uterina em pacientes sem cicatrizes prévias ou em primigestas, o desfecho pode ser pior em virtude do atraso no diagnóstico provocado pela baixa suspeição clínica. No caso de multíparas sem cesarianas anteriores, também pode haver atraso na detecção e menor taxa de conversão para laparotomia. Se o rompimento ocorre no pós-parto normal, em geral são pesquisadas inicialmente outras causas de hemorragia pós-parto. Dessa maneira, apesar de raro, os médicos devem permanecer vigilantes quanto à possibilidade dessa complicação, particularmente durante o trabalho de parto avançado ou imediatamente após, no caso de hemorragia vaginal grave, hipotensão e dor abdominal intensa e contínua.

TRATAMENTO E SEGUIMENTO

Para um tratamento bem-sucedido, o diagnóstico deve ser precoce e a intervenção imediata com pronta ressuscitação volêmica e encaminhamento da paciente para cesariana de emergência ou laparotomia exploradora.

Na cesariana, o diagnóstico é confirmado, o bebê é entregue ao pediatra e, posteriormente, deve-se avaliar a extensão da ruptura uterina. Se o recém-nascido ou a placenta forem expulsos do útero, o resultado neonatal será provavelmente problemático em razão da grave hipoxia estabelecida. Após a retirada da placenta, o objetivo é o controle da hemorragia. O útero e as estruturas vizinhas devem ser cuidadosamente inspecionados, uma vez que pode haver a extensão do trauma e, em alguns casos, será suficiente a histerorrafia com simples reparação do sítio de ruptura. As mulheres com instabilidade hemodinâmica refratária à reposição volêmica e com extensas lesões uterinas de difícil reparação podem ser beneficiadas pela histerectomia puerperal.

CONSIDERAÇÕES FINAIS

As informações sobre o parto após a ruptura uterina anterior são escassas em parte porque sua ocorrência é mais provável em multíparas com prole definida. Em função do temor de ruptura após incisões uterinas, os obstetras geralmente optam pela cesariana eletiva nesses casos, tornando a incidência desse rompimento cada vez mais baixa. No entanto, essa atitude não previne todos os casos, já que essas pacientes podem entrar em trabalho de parto antes da data programada.

Nos casos de uma cesariana prévia sem ruptura anterior, apesar do risco, deve-se tentar o parto vaginal, desde que o trabalho de parto receba monitorização obstétrica e fetal adequada e que seja evitado o uso da ocitocina.

Em caso de parto após ruptura, os dados em relação à cesariana ou à tentativa de parto vaginal são conflitantes, devendo ser feita a avaliação caso a caso.

O resultado neonatal em caso de ruptura é pobre, com problemas e morte fetal ocorrendo em um percentual de até 80%. Nos casos de extrusão total do feto pelo local da ruptura, as taxas de Apgar <7 no quinto minuto e morte perinatal são mais elevadas. Os resultados perinatais adversos mais comuns foram: hemorragia interventricular, leucomalacia periventricular, convulsões e morte neonatal.

MENSAGENS-CHAVE

- Embora rara, a ruptura uterina é uma grave complicação obstétrica relacionada principalmente com as lesões uterinas, com taxas elevadas de morbidade materna e fetal.
- O diagnóstico pode ser difícil em virtude da inespecificidade dos sinais e sintomas, como dor abdominal, sangramento vaginal e principalmente bradicardia fetal terminal, mas é fundamental a detecção precoce da evolução anormal do trabalho de parto e/ou alterações da frequência cardíaca fetal nas mulheres que tentam o parto vaginal após cesariana, de modo a possibilitar a adoção de intervenções imediatas que possam evitar complicações graves ou a própria ruptura. A partir da hipótese de rompimento, o tratamento consiste em laparotomia de emergência e ressuscitação materna vigorosa. Muitas vezes, o reparo uterino é suficiente, mas, em algumas situações, a histerectomia é necessária.

- Ao se considerar a falta de sinais de alerta específicos para ruptura uterina, o principal fator para prevenir a ocorrência dessa grave emergência obstétrica é uma adequada assistência à gestante de risco elevado.

Leitura complementar

Cunningham FG, Kenneth JL, Bloom SL. Williams obstetrics. 23. ed. McGraw-Hill, 2010.

Deirdre JL. Adhesions and perioperative complications of repeat cesarean delivery. American Journal of Obstetrics & Gynecology Dec 2011.

Desseauve D et al. Fetal heart rate abnormalities associated with uterine rupture: a case-control study. A new time-lapse approach using a standardized classification. European Journal of Obstetrics & Gynecology and Reproductive Biology 2016; 197:16-21.

Gibbins KJ, Weber T, Holmgren CM et al. Maternal and fetal morbidity associated with uterine rupture of the unscarred uterus. Am J Obstet Gynecol 2015; 213:382.e1-6.

Guiliano M et al. Signs, symptoms and complications of complete and partial uterine ruptures during pregnancy and delivery. European Journal of Obstetrics & Gynecology and Reproductive Biology 2014; 179:130-4.

Harper LM, Cahill AG, Roehl KA et al. The pattern of labor preceding uterine rupture. Am J Obstet Gynecol 2012; 207:210.e1-6.

Marcovici I. Uterine rupture before the onset of labor following extensive resection of deeply infiltrating endometriosis with myometriali invasion. International Journal of Gynecology and Obstetrics 2015; 129:267-75.

Marshall NE, Fu R, Guise J-M. Impact of multiple cesarean deliveries on maternal morbidity: a systematic review. Am J Obstet Gynecol 2011; 205:262.e1-8.

National Institutes of Health Consensus Development Conference statement: vaginal birth after cesarean: new insights. Bethesda, MD: NIH; 2010.

Okido MM et al. Rotura e deiscência de cicatriz uterina: estudo de casos em uma maternidade de baixo risco do sudeste brasileiro. Rev Bras Ginecol Obstet, Rio de Janeiro Sept 2014; 36(9): 387-92.

Smith D, Stringer E, Vladutiu CJ et al. Risk of uterine rupture among women attempting vaginal birth after cesarean with an unknown uterine scar. Am J Obstet Gynecol 2015; 213:80.e1-5.

Thisted DLA et al. Uterine rupture without previous caesarean delivery: a population-based cohort study. European Journal of Obstetrics & Gynecology and Reproductive Biology 2015; 195:151-5.

Turner MJ. Uterine rupture. In: Munro Kerr's operative obstetrics. 2. ed. Elsevier, 2015:152-6.

WHO systematic review of maternal mortality and morbidity: the prevalence of uterine rupture. BJOG Sept 2005; 112:1221-8.

Zelop CM. Uterine rupture during a trial of labor after previous cesarean delivery. Clin Perinatol 2011; 38:277-84.

CAPÍTULO 91

Pré-eclâmpsia, Eclâmpsia e Síndrome HELLP

Cezar Alencar de Lima Rezende
Clóvis Antônio Bacha

INTRODUÇÃO

A pré-eclâmpsia pode ser definida como doença sistêmica de causa desconhecida, caracterizada por resposta vascular anormal à placentação, associada a aumento da resistência vascular sistêmica, aumento da agregação plaquetária, disfunção celular endotelial e ativação do sistema de coagulação.

O termo pré-eclâmpsia (PE) é usado para descrever um largo espectro de pacientes que podem apresentar desde elevação leve da pressão arterial (PA) até hipertensão grave com disfunção de vários órgãos, hemólise, alteração das enzimas hepáticas, plaquetopenia ou eclâmpsia.

Desde o início do século XX, com a introdução da medida indireta da PA e a determinação da proteinúria na prática clínica, tem sido possível reconhecer esse processo como uma doença acompanhada de hipertensão arterial, proteinúria e, às vezes, convulsões. O rastreamento para PA aumentada e a análise de proteínas na urina se transformaram em prática padronizada na assistência pré-natal, e a hipertensão e a proteinúria têm sido reconhecidas como sinais de alarme de sua ocorrência.

A hipertensão arterial é a complicação médica mais comum durante a gravidez. As doenças hipertensivas complicam mais de 10% das gestações e permanecem como a causa mais comum de morbidade e mortalidade materna e perinatal em todo o mundo. Segundo a Organização Mundial da Saúde (OMS), na América Latina e no Caribe as complicações hipertensivas são a causa da maior parte das mortes maternas (25,7%), principalmente quando se instalam em suas formas graves: eclâmpsia e síndrome HELLP (hemólise, enzimas hepáticas aumentadas, baixa de plaquetas). Espera-se a elevação dessas taxas, uma vez que as populações obstétricas estão se tornando mais velhas, mais obesas e com mais comorbidades.

Os distúrbios hipertensivos da gravidez devem ser classificados como hipertensão preexistente (1% a 3% das gestações), hipertensão gestacional (5% a 6%) e pré-eclâmpsia (1% a 2%). Cerca de 35% das mulheres com hipertensão gestacional com menos de 34 semanas irão desenvolver pré-eclâmpsia em uma média de 5 semanas. A PE é a complicação mais comum após a 20ª semana de gestação, e a importância de seu estudo se deve à alta incidência (6% a 8% de todas as gravidezes), embora existam grandes variações na literatura, e à significativa contribuição na natimortalidade e morbimortalidade neonatal.

Na prática clínica, a PE parece consistir em mais de uma doença por diferir em vários aspectos, como a época de seu aparecimento na gestação, a presença de fatores de risco associados, o envolvimento de sistemas orgânicos maternos e o acometimento fetal. Algumas mulheres desenvolvem a forma grave de hipertensão sem proteinúria. Hipertensão e proteinúria podem estar ausentes em 10% a 15% das gestantes com quadro de hemólise, disfunção hepática e trombocitopenia (a síndrome HELLP) e em 38% das gestantes que desenvolvem eclâmpsia. Na ausência de proteinúria, a PE deve se considerada quando a hipertensão está associada a sintomas cerebrais persistentes, epigastralgia com náusea e vômitos ou a plaquetopenia e enzimas hepáticas alteradas.

A PE pode manifestar-se como síndrome materna (hipertensão arterial, proteinúria e alterações sistêmicas) e ser acompanhada por complicações fetais, cuja gravidade do comprometimento é variável (Quadro 91.1). Em gestação próxima ao termo poderá não haver acometimento fetal a despeito do quadro clínico materno, mas em fase mais inicial, antes de 34 semanas, a PE pode ser responsável por elevada morbimortalidade perinatal em virtude da restrição do crescimento fetal, do descolamento prematuro da placenta, de asfixia fetal e da prematuridade. Acarreta ainda grande número de neomortos com sequelas em razão dos danos provocados pela hipoxia perinatal, a prematuridade e o baixo peso. Restrição do crescimento fetal, redução do líquido amniótico e sofrimento fetal agudo são eventos esperados. A maioria dos óbitos maternos,

Quadro 91.1 Complicações maternas e fetais na pré-eclâmpsia grave

Complicações maternas
Descolamento placentário (1% a 4%)
Coagulação disseminada/síndrome HELLP (10% a 20%)
Edema pulmonar/aspiração (2% a 5%)
Insuficiência renal aguda (1% a 5%)
Eclâmpsia (<1%)
Hemorragia ou insuficiência hepática (<1%)
Acidente vascular encefálico
Morte (0,2%)
Morbidade cardiovascular tardia
Complicações fetais
Prematuridade (15% a 67%)
Restrição de crescimento intrauterino (10% a 25%)
Lesão neurológica por hipoxia (<1%)
Morte perinatal (2% a 3%)
Complicações cardiovasculares no futuro em consequência do baixo peso ao nascer (origem fetal da doença no adulto)

Fonte: Sibai, 2005.

em países em desenvolvimento, é evitável e reflete as precárias condições socioeconômicas da população, a falta de investimentos na rede hospitalar, o despreparo de grande parte dos médicos e, às vezes, a iatrogenia.

ETIOPATOGENIA E FISIOPATOLOGIA

A etiologia da PE permanece um enigma em obstetrícia, e várias hipóteses têm sido propostas. Algumas sugerem causas que incluem invasão trofoblástica anormal dos vasos uterinos, intolerância imunológica entre os tecidos maternos e fetoplacentários, má adaptação às alterações cardiovasculares, alterações inflamatórias da gravidez e anormalidades genéticas.

A patogenia da pré-eclâmpsia em nulíparas pode diferir em relação à de uma mulher com doença vascular preexistente, gestação múltipla, diabetes gestacional ou pré-eclâmpsia prévia. Relatos de anormalidades fisiopatológicas da PE incluem isquemia placentária, vasoespasmo generalizado, hemostasia anormal com ativação do sistema de coagulação, disfunção vascular endotelial, óxido nítrico anormal e metabolismo lipídico alterado, ativação de leucócitos e alterações de várias citocinas e fatores de crescimento. Além disso, vários estudos sugerem que as alterações fisiopatológicas da PE são causadas por angiogênese anormal, particularmente um desequilíbrio na relação tirosinocinase solúvel (sFlt-1)/fator de crescimento placentário (PLGF).

O volume plasmático materno e o débito cardíaco na gestação normal aumentam 40% a 50% em relação aos parâmetros pré-gravídicos, o que beneficia, principalmente, a circulação renal e uteroplacentária. O fluxo uteroplacentário elevado entre as vilosidades coriônicas, de 700 a 900 mL/min no final da gravidez, é decorrente de alterações morfológicas que acontecem nas artérias uteroplacentárias ao longo do primeiro e no início do segundo trimestre. As células do trofoblasto invadem as paredes das arteríolas espiraladas, desde o espaço interviloso, através do terço interno do miométrio, destruindo a capa muscular lisa e sua inervação adrenérgica.

Essas modificações promovem aumento de até quatro vezes no diâmetro vascular, promovendo um fluxo sanguíneo uteroplacentário elevado, à baixa pressão, através dos canais vasculares rígidos, que não respondem então às substâncias vasoconstritoras maternas. Acredita-se que, pelo menos parcialmente, esses eventos são induzidos pela interação imuno-complexa entre o trofoblasto fetal e a decídua materna. O trofoblasto constitui um semialoenxerto porque contém produtos genéticos de herança paterna e antígenos de diferenciação celular específica, que são reconhecidos como estranhos por seu hospedeiro materno. O reconhecimento imunológico do trofoblasto pelas células deciduais e pelos macrófagos maternos parece atuar como estímulo para liberação de citocinas, mediadores peptídeos de grande atividade nas respostas inflamatórias e imunológicas. Parece que as citocinas, em associação a fatores hormonais, atuam entre a interação imunológica feto-materna e as alterações adaptativas da gravidez.

Alguns sistemas bioquímicos maternos são ativados. Um aumento da atividade vasodilatadora da prostaciclina (PGI_2) endotelial, apoiado pelo óxido nítrico, o qual é responsável pela atividade biológica do fator relaxante do endotélio, supera os efeitos vasoconstritores do sistema renina-angiotensina, aldosterona e tromboxano A_2 plaquetário (TxA_2). Como consequência do predomínio da PGI_2, instaura-se a vasodilatação fisiológica da gravidez, necessária para manter uma pressão normal ou baixa, apesar do aumento do débito cardíaco e de uma resposta vascular refratária às substâncias vasoconstritoras, como a angiotensina II.

Algumas mulheres sadias, geralmente nulíparas, não apresentam as respostas adequadas de adaptação na presença do trofoblasto fetal. A invasão trofoblástica das paredes das arteríolas uteroplacentárias não ocorre ou é incompleta, os vasos não se dilatam, e algumas arteríolas são ocluídas por material fibrinoide e trombos (aterose), o que provoca infarto placentário e insuficiência circulatória uteroplacentária. Desenvolve-se um déficit generalizado de PGI_2 que, associado ao aumento concomitante de ação do TxA_2 e à perda da refratariedade vascular fisiológica à angiotensina II, leva à vasoconstrição e a uma perfusão sistêmica diminuída.

As respostas imunes têm influência genética, havendo grande predisposição familiar para o desenvolvimento da PE e o crescimento intrauterino restrito.

Outra causa possível de adaptação circulatória inadequada consiste na incapacidade dos mecanismos bioquímicos de reagirem a um estímulo imune e citocínico adequado. Esse pode ser o caso de mulheres com anticorpos autoimunes, especialmente os anticorpos anticoagulantes lúpicos e outros antifosfolípides, os quais certamente interferem na síntese da PGI_2. A resposta do órgão-alvo pode também ser inadequada, como no caso de mulheres com hipertensão crônica e nefropatias. A lesão endotelial extensa provoca perda da integridade do compartimento vascular. Ativam-se as plaquetas e se formam trombos na microcirculação sistêmica e no leito vascular uteroplacentário com permeabilidade vascular aumentada e vasoconstrição adicional. A síndrome HELLP é uma das manifestações clínicas de caráter multissistêmico na PE.

O organismo da gestante tenta compensar a produção das aminas vasoconstritoras mediante a elevação na síntese de vasodilatadores do tipo prostaciclina, óxido nítrico e peptídeos natriuréticos cardíacos, sem, contudo, reverter o processo fisiopatológico. Atribui-se à disfunção endotelial generalizada o papel mediador de um estado de vasoespasmo sistêmico nas gestantes que se tornam hipertensas e passam a apresentar baixa perfusão renal, tornando-se proteinúricas. Associado a isso, a persistência da musculatura lisa nas arteríolas espiraladas preserva a capacidade de resposta a agentes vasoativos endoteliais endógenos e exógenos. A fisiopatologia da PE e seus sinais e sintomas são decorrentes do transtorno da desadaptação circulatória e da lesão endotelial resultante (Quadro 91.2).

O foco patogênico da pré-eclâmpsia parece decorrer de uma resposta materna anômala à presença da placenta e do tecido trofoblástico. Durante a placentação, a falha do citotrofoblasto em remodelar as arteríolas espiraladas em sua porção miometrial parece levar à diminuição na perfusão local e à hipoxia tecidual com consequente alteração na resposta angiogênica, provavelmente modulada por predisposição genética. No início da gravidez, os níveis de oxigênio no espaço interviloso são mais importantes para o estímulo ao desenvolvimento placentário do que para o consumo fetal. Portanto, inadequada invasão trofoblástica e isquemia placentária, isoladamente, parecem não ser a causa direta de PE, mas um poderoso fator predisponente, uma vez que o quadro materno e o fetal não se correlacionam diretamente. Excelentes condições fetais são com frequência encontradas em gestantes extremamente doentes e vice-versa.

As alterações morfológicas e funcionais das gestantes portadoras de pré-eclâmpsia têm como base fundamental o espasmo arteriolar decorrente do aumento da resistência vascular. Estudos de necropsia mostraram que as lesões teciduais são decorrentes mais da hipoperfusão do que propriamente do grau de hipertensão arterial. No entanto, as alterações endoteliais presentes nessas gestantes antecedem a manifestação clínica da doença, sendo a mais consistente a anormalidade morfológica renal, denominada endoteliose glomerular, na qual o endotélio glomerular se mostra envolto por grossa camada de inclusões celulares. Esse achado é patognomônico da PE e está presente em 70% dos casos com remissão completa após o parto, concomitantemente ao término do quadro clínico materno.

O achado de edema secundário à perda proteica do espaço intravascular para o interstício nas mulheres com PE demonstra a perda da integridade da barreira do endotélio normal do sistema vascular de transporte. A proteinúria na PE é uma manifestação decorrente do envolvimento renal que resulta da lesão endotelial glomerular (permeabilidade alterada às proteínas) e de capacidade tubular anormal de filtrar proteínas.

O endotélio lesionado estimula a cascata de coagulação e, embora a coagulação intravascular disseminada seja demonstrada rotineiramente em apenas 20% dos testes laboratoriais, marcadores mais sensíveis de anormalidade da coagulação estão alterados na maioria das gestantes com PE. Achados bioquímicos seriados evidenciam consumo de plaquetas, ativação do fator VIII, circulação de betatromboglobulina e redução dos níveis de antitrombina III.

Portanto, é provável que a patogenia da PE seja decorrente da ausência de uma segunda onda de migração trofoblástica, provavelmente modulada geneticamente, levando a uma placentação inadequada e à hipoxia tecidual.

Essa perfusão placentária reduzida parece ocasionar alteração no perfil dos fatores angiogênicos, e sua concentração na sanguínea materna resulta em lesão do endotélio sistêmico. Em consequência dessa cascata de lesão endotelial ocorrem perda da integridade do vaso como barreira e extravasamento de fluidos extracelulares, perfusão reduzida nos tecidos, ativação da cascata de coagulação e liberação de agentes vasopressores responsáveis pela vasoconstrição generalizada.

Fatores de risco

A PE é mais comum em primigestas, mas pode ocorrer também em pacientes multigestas, principalmente em mulheres acometidas pela doença em gestações anteriores, quando há mudança de parceiros e em pacientes hipertensas crônicas, nefropatas ou portadoras de colagenoses.

Quadro 91.2 Manifestações clínicas da forma grave de pré-eclâmpsia causada por perfusão diminuída e lesão endotelial

Órgão ou sistema	Principais sinais e sintomas
Rim	Proteinúria Redução da taxa de filtração glomerular Redução da excreção de urato Oligúria Necrose cortical renal Necrose tubular renal
Fígado	Edema Necrose periportal Hematoma subcapsular/ruptura de hematoma Dor Transaminases elevadas Icterícia Síndrome HELLP
Sistema cardiovascular	Vasoespasmo generalizado Resistência periférica elevada Redução do volume plasmático Ativação e degradação de plaquetas/plaquetopenia Hemoconcentração/elevação da viscosidade sanguínea
Sistema de coagulação	Hemólise microangiopática Ativação de baixo grau/coagulopatia
Sistema visual	Constrição arteriolar na retina Descolamento da retina Escotomas Visão "borrada" Amaurose
Cérebro	Edema cerebral Cefaleia Cegueira cortical Edema/descolamento de retina Eclâmpsia (convulsões) Hemorragia cerebral
Placenta	Infarto Crescimento intrauterino restrito Hipoxia fetal Descolamento prematuro da placenta Morte fetal

A filha de paciente que foi acometida por PE tem risco quatro vezes maior do que o da população em geral. Caso seja irmã, o risco é seis vezes maior; e se a mãe teve eclâmpsia, o risco de a filha ter PE é oito vezes maior.

A mudança de parceiro e o uso de métodos contraceptivos de barreira, que impedem o contato com o esperma, aumentam a incidência de PE.

Os principais fatores de risco para o desenvolvimento da doença são nuliparidade, gestação múltipla, gestação molar, hipertensão prévia ou doença renal, PE prévia, hidropisia fetal não imunitária e história familiar.

Mulheres com PE prévia são propensas a apresentar tanto hipertensão gestacional (média de 22%) como PE (média de 15%) na próxima gravidez, principalmente aquelas com índice de massa corporal (IMC) elevado e/ou com PE grave precoce.

Convém identificar as mulheres em risco aumentado de PE antes da concepção ou na primeira consulta de pré-natal.

Os fatores mais importantes estão associados a aumento de duas a quatro vezes no risco e podem ser identificados no pré-natal: PE anterior, comorbidades (hipertensão preexistente), síndrome do anticorpo antifosfolípide e gravidez múltipla (Quadro 91.3). Mulheres com um ou mais fatores devem ser encaminhadas para assistência especializada, avaliações mais frequentes e terapia preventiva para PE, assim como as que apresentam dois ou mais fatores menores.

DIAGNÓSTICO

A PA deve ser medida três vezes, sendo a média entre a segunda e a terceira considerada a PA da consulta. A PA pode ser medida no consultório (método auscultatório ou automatizado) ou fora do consultório por monitorização ambulatorial da PA (MAPA) ou monitorização residencial da PA (MRPA). Na MAPA, a PA é medida de maneira seriada por meio de um dispositivo automatizado durante 24 horas. A MRPA é realizada pela mulher por meio de um dispositivo automático com medidas duplicadas efetuadas pelo menos duas vezes por dia durante vários dias.

A hipertensão na gravidez é caracterizada pela medida obtida em consultório/hospital da PA sistólica (PAS) ≥140mmHg e/ou da PA diastólica (PAD) ≥90mmHg. Quando se utiliza a MAPA ou a MRPA, são considerados como hipertensão casos com níveis de PAS ≥135mmHg e/ou de PAD ≥85mmHg. A hipertensão é considerada grave com PAS ≥160mmHg e/ou PAD ≥110mmHg, confirmadas depois de 15 minutos na mesma visita. O aumento da PA pode refletir uma ascensão situacional, o efeito do "jaleco branco", ou PE precoce. Até 70% das mulheres com hipertensão no consultório têm PA normal em aferições subsequentes na mesma visita ou nas avaliações por MAPA ou MRPA. O efeito do "jaleco branco" é observado quando a PA é ≥140/90mmHg no consultório, mas <135/85mmHg por MAPA em vigília ou MRPA.

A hipertensão mascarada é observada quando a PA é normal no consultório (<140/90mmHg), mas >135/85mmHg fora.

Critérios para o diagnóstico

A PE é definida inicialmente como hipertensão gestacional (PAS ≥140/90mmHg e/ou PAD ≥90mmHg [fase V de Korotkoff], em pelo menos duas ocasiões com intervalo mínimo de 6 horas, após 20 semanas de gestação, em mulheres previamente normotensas) mais proteinúria (≥300mg na urina de 24 horas), ou com sintomatologia específica, ou anormalidades nos testes laboratoriais, ou aparecimento de complicações decorrentes da doença (Quadro 91.4).

Se não estiver disponível a coleta de urina por 24 horas, a proteinúria é definida como concentração de pelo menos 30mg/dL (uma + ou mais na fita) em pelo menos duas amostras de urina coletadas com intervalo de 6 horas ou mais, não necessitando ser repetida depois de confirmada.

O grau de proteinúria não está associado a resultados adversos da gravidez em curto prazo ou a prognóstico materno renal a longo prazo. Revisões de dados sobre mortalidade materna têm demonstrado que mortes poderiam ser evitadas se os serviços de atendimento de saúde permanecessem em alerta quanto à probabilidade de que a PE progrida para formas graves e fatais e às vezes piore rapidamente. Essas revisões indicam que intervenções em mulheres agudamente enfermas com disfunção múltipla de órgãos são, algumas vezes, postergadas em virtude da ausência de proteinúria. Além disso, a intensidade da proteinúria não é um preditor confiável do prognóstico materno-fetal. Esse é um dos motivos

Quadro 91.3 Fatores de risco para o desenvolvimento de pré-eclâmpsia

História familiar e demográfica	História pregressa e passado obstétrico	Primeiro trimestre	Terceiro trimestre
Idade >40 anos Mãe/irmã com HP pré-eclâmpisa HF de DCV precoce	Pré-eclâmpsia prévia SAF Comorbidades: HAS/DM/ doença renal Parto pré-termo Trombofilias hereditárias ↑ TG Tabagismo Uso de cocaína/metanfetamina Aborto prévio <10 semanas com o mesmo parceiro	Gestação múltipla Sobrepeso/obesidade Primeira gestação Intervalo gestacional >10 anos Novo parceiro Tecnologias de reprodução Doença trofoblástica prévia	↑ PA (hipertensão gestacional) Ganho excessivo de peso Doppler de AU alterado Infecções durante a gestação CIUR

Fonte: adaptado de Magee et al. Pregnancy hypertension. 2014; 4:105-45.

Quadro 91.4 Síndromes hipertensivas na gravidez

1. **Pré-eclâmpsia:** doença sistêmica caracterizada por aparecimento de hipertensão recente (hipertensão gestacional) e proteinúria ou aparecimento de sintomas típicos, graus variados de hemólise, plaquetopenia, testes de função hepática anormais ou surgimento de complicações decorrentes da doença após 20 semanas de gestação em mulheres normotensas
   PAS ≥140mmHg ou PAD ≥90mmHg após 20 semanas em gestantes com PA prévia normal
   Proteinúria ≥300mg em 24 horas (ou ≥1 + em amostra de urina)
2. **Hipertensão arterial crônica de qualquer etiologia anterior à gestação ou antes de 20 semanas:** essencial, renovascular, doença vascular colagenosa, feocromocitoma etc.
3. **Pré-eclâmpsia sobreposta à hipertensão crônica:** definida pelo desenvolvimento de um ou mais dos seguintes eventos com 20 semanas ou após:
   Hipertensão resistente ou em elevação da PA em mulheres que se encontravam previamente bem controladas
   Aparecimento repentino ou piora da proteinúria
   Sintomas clínicos ou presença de condições adversas
   Alterações laboratoriais
   Aumento do ácido úrico (>6ng/dL)
   Aumento de TGO (>70UI/L), TGP e DLH (>600UI/L)
   Trombocitopenia (≤100.000/mm³)
   Coagulograma está indicado quando ocorre trombocitopenia, disfunção dos órgãos-alvo ou sangramento clínico
   Ocorrência de uma ou mais complicações
4. **Hipertensão gestacional:** hipertensão que se desenvolve pela primeira vez ≥20 semanas de gestação, sem proteinúria, retornando ao normal em 6 a 12 semanas após o parto
5. **Outros efeitos hipertensivos transitórios:** estímulos ambientais, dor do parto, "jaleco branco" etc.

Quadro 91.5 Formas clínicas da pré-eclâmpsia

Anormalidade	Leve	Grave
Pressão arterial	<160/110	≥160/110
Cefaleia persistente	Ausente	Persistente
Distúrbios cerebrais ou visuais	Ausentes	Persistentes
Dor no abdome superior Náuseas e vômitos	Ausentes	Persistentes
Falta de ar/constrição torácica Edema pulmonar	Ausentes	Presentes
Oligúria	Ausente	≤500mL/24 horas
Clearance de creatinina	Normal	Diminuído (<60mL/min)
Trombocitopenia	Ausente	Presente (<100.000/mm³)
Hiperbilirrubinemia	Ausente	Pode estar presente
Síndrome HELLP	Ausente	Presente
CIUR	Ausente	Pode ocorrer
Convulsões	Ausente	Pode ocorrer
Elevação de TGO	Mínima	Acentuada (>70UI/L)
Creatinina	<1,2mg/dL	>1,2mg/dL
Elevação de DHL	Ausente	Presente (>600UI)
Déficits neurológicos/ eclâmpsia	Ausente	Presente

Fonte: modificado de NHBP, 2000.

pelos quais tem sido recomendado um sistema alternativo de critérios para o diagnóstico nos casos de hipertensão recente mesmo na ausência de proteinúria.

Nos casos de risco aumentado, proteinúria deve ser solicitada no início da gravidez para detecção de doença renal preexistente e com 20 semanas para triagem de PE. Em geral, o rastreio é realizado por meio de testes de fita, que têm baixa sensibilidade (média de 55%), mas especificidade razoável (média de 84%). Um resultado negativo não deve excluir uma investigação mais aprofundada se houver suspeita de PE (ou doença renal) e um resultado ≥1+ deve levar a investigações adicionais mesmo com baixa suspeita de PE. Uma relação proteína/creatinina na urina de 30g/mol representa proteinúria significativa em gestação única, podendo ser mais apropriados 40g/mol em gestações múltiplas. Entretanto, recomenda-se maior atenção a esses casos, principalmente se existe proteinúria ou hiperuricemia (ácido úrico ≥6mg/dL).

Uma característica marcante da doença é sua evolução imprevisível, às vezes lenta, gradual, com poucas alterações das condições maternas ou fetais, possibilitando que a gravidez alcance seu termo. Em outras ocasiões, no entanto, apresenta início precoce, evolução rápida, sintomatologia exuberante e repercussões dramáticas, colocando em risco a vida do feto e da gestante e exigindo medidas urgentes e definitivas.

FORMAS CLÍNICAS

A PE tem sido mais recentemente classificada em dois tipos: a doença em sua forma leve e a forma grave, conforme o quadro clínico e os exames laboratoriais (Quadro 91.5).

Forma leve

A doença exibe níveis pressóricos <160/110mmHg (pressão arterial média [PAM] = 126mmHg), com a diastólica se situando sempre <110mmHg e não havendo evidências de falência de órgãos-alvo ou de restrição de crescimento ou sofrimento fetal. A maioria dos casos de hipertensão gestacional leve costuma surgir em torno de 37 semanas e apresenta resultados maternos e perinatais similares aos das gestantes normotensas, assim como as complicações materno-fetais na mulher. A incidência de eclâmpsia é <1%, mas ocorre aumento do número de cesarianas em virtude do aumento das induções de trabalho de parto.

Forma grave

Nessa fase da doença, a PA é de 160/110mmHg (PAM >126mmHg). Além disso, considera-se como critério de gravidade, mesmo com níveis pressóricos menores, a presença de sintomas de iminência de eclâmpsia ou de envolvimento de múltiplos órgãos, como epigastralgia ou dor no hipocôndrio direito persistente, hiper-reflexia patelar, edema pulmonar, convulsões, oligúria (<500mL/24h), plaquetopenia, alterações das enzimas hepáticas ou sintomas persistentes do sistema nervoso central (estado de consciência alterado, cefaleia, escotomas visuais ou amaurose).

Na presença de hipertensão arterial sistêmica prévia, considera-se o agravamento súbito dos níveis pressóricos após a 20ª semana naquelas bem controladas ou que apresentem anormalidades laboratoriais características de PE. Por outro lado, as morbidades materna e perinatal são substancialmente elevadas nas pacientes com hipertensão gestacional grave, devendo ser conduzidas como PE grave.

As complicações perinatais são acentuadas nas gestantes que desenvolvem PE no segundo trimestre, enquanto são mínimas naquelas que com PE grave após 35 semanas de gestação.

O diagnóstico de PE sobreposta é estabelecido quando há hipertensão resistente (necessidade de três ou mais anti-hipertensivos para controle), aparecimento ou agravamento de proteinúria ou surgimento de disfunções de um ou mais sistemas orgânicos (Quadro 91.6).

Eclâmpsia

A eclâmpsia foi definida como o aparecimento de convulsões e/ou coma inexplicado durante a gestação ou no pós-parto em pacientes com sinais ou sintomas de PE. Trata-se de convulsão tônico-clônica, do tipo grande mal, sucedida por estado comatoso de intensidade variável. Embora a maioria dos casos (90%) ocorra no terceiro trimestre ou dentro de 48 horas após o parto, raramente podem ocorrer antes de 20 semanas ou até 23 dias após o parto. Outros sintomas podem ocorrer antes ou após o início das convulsões, incluindo cefaleia frontal ou occipital persistente (50% a 70%), escotomas visuais (19% a 32%), fotofobia, epigastralgia/dor no hipocôndrio direito e estado mental alterado. Todos esses sintomas devem alertar a equipe médica para a possibilidade iminente de eclâmpsia.

Síndrome HELLP

Outras formas de agravamento da doença, além da eclâmpsia, podem estar associadas, como a síndrome HELLP, caracterizada pela presença de hemólise (desidrogenase lática [DHL] >600UI/L, hemoglobina <10,5%, presença de esquizócitos em esfregaço sanguíneo, bilirrubina total >1,2mg%), trombocitopenia (plaquetas <100.000/mm^3) e elevação das enzimas hepáticas (transaminase oxalacética [TGO] >70UI/L). Pode complicar gestações sem antecedentes de PE. As primeiras manifestações da desordem costumam surgir após a 25ª semana, e cerca de um terço dos casos ocorre no pós-parto (24 a 48 horas).

Os dados atuais indicam que a solicitação de tempo de protrombina, tempo de tromboplastina parcial ativado e fibrinogênio é desnecessária quando se avaliam pacientes com suspeita ou confirmação de PE, desde que não haja evidência clínica de sangramento, de condição clínica que produza coagulopatia ou de contagens de plaquetas e DHL.

TRATAMENTO E SEGUIMENTO

O objetivo da conduta na paciente com PE deve ser sempre a preservação da segurança da gestante e do parto de um recém-nascido que não necessite cuidados neonatais intensivos ou prolongados. De modo a alcançar esse propósito, devem ser consideradas as seguintes variáveis: gravidade da doença, idade gestacional, condições maternas e fetais na avaliação inicial, presença de contrações de trabalho de parto, índice de Bishop, desejo da paciente e recursos da unidade hospitalar.

Há consenso de que o tratamento definitivo da PE consiste na interrupção da gestação. Quando as primeiras manifestações hipertensivas aparecem em uma gestação próxima ao termo, a conduta é clara e executada sem dificuldades. Tentam-se inicialmente o amadurecimento cervical e a indução do trabalho de parto, quando possível.

Os exames laboratoriais são solicitados com o objetivo de avaliar o envolvimento de órgãos-alvo, detectar complicações e sua gravidade e/ou diferenciar PE de outras doenças e tratá-las. Os exames frequentemente recomendados são: urina, proteinúria de 24 horas, hemograma completo, creatinina, ácido úrico, TGO, transaminase pirúvica (TGP) e DHL. O coagulograma está indicado em caso de sangramento, trombocitopenia ou outra disfunção de órgãos-alvo materna. Em caso de suspeita de PE em curso, uma alteração no quadro materno ou fetal indica a necessidade de repetição do exame.

Quadro 91.6 Condições adversas e complicações graves da pré-eclâmpsia

Órgão ou sistema afetado	Condição adversa (↑risco de complicações graves)	Complicações graves (indicam interrupção da gestação)
SNC	Cefaleia/alterações visuais	Eclâmpsia, encefalopatia hipertensiva Cegueira cortical ou descolamento de retina AVE, isquemia transitória, déficit neurológico
Cardiorrespiratório	Dor torácica Dispneia Saturação de O$_2$ <97%	HA grave incontrolável (>12 horas apesar do uso de três agentes anti-hipertensivos) Saturação de O$_2$<90% necessidade de O$_2$, edema pulmonar, isquemia ou IAM
Hematológico	Leucocitose INR ou TTPa elevado	Plaquetas <50 × 10^9/L Transfusão de qualquer produto de sangue
Renal	Creatinina (P) elevada Ácido úrico elevado	Insuficiência renal aguda (creatinina ≥1,5) Indicação recente de diálise
Hepático	Náusea ou vômito Dor epigástrica ou no QSD TGO, TGP, DHL ou bilirrubinas elevadas Albumina plasmática baixa	Disfunção hepática (INR >2 na ausência de CIVD ou varfarina) Hematoma ou ruptura hepática
Fetoplacentário	CTG não tranquilizadora CIUR Oligoidrâmnio Diástole zero ou reversa	DPP com evidência de comprometimento materno ou fetal Ducto venoso com onda A reversa Morte fetal

Fonte: adaptado de Magee et al. Pregnancy hypertension. IJWCH 2014; 4:105-45.

Monitorização fetal

Não existe um teste de monitorização fetal que preveja isoladamente o comprometimento fetal na PE, embora seja consensual o uso de Doppler nesse cenário.

A avaliação fetal inicial inclui os exames ultrassonográficos para datação, morfologia e Doppler de artérias uterinas (AU). No primeiro trimestre deve-se realizar o Doppler de AU por via transvaginal e repeti-lo, se necessário, com 24 a 26 semanas nos grupos de risco para o desenvolvimento de PE. A seguir, a partir de 26 semanas, avalia-se o perfil de crescimento fetal a cada 2 semanas nos casos graves e precoces, além do volume de líquido amniótico e da dopplerfluxometria das artérias e veias fetais com frequência variável, dependendo da gravidade do quadro clínico.

A cardiotocografia computadorizada melhora os resultados perinatais. Oligoidrâmnio, isoladamente, não foi preditor de resultados adversos em estudos observacionais de PE pré-termo. Entretanto, oligoidrâmnio e anormalidades no Doppler de AU têm sido preditores de natimortalidade. O perfil biofísico fetal (PBF) não tem utilidade comprovada em mulheres de alto risco e pode demonstrar padrão tranquilizador mesmo com sofrimento fetal inicial.

Nas gestações com menos de 34 semanas com fetos de pequenas dimensões e/ou anormalidades progressivamente graves ao Doppler arterial e venoso, a diástole reversa nas AU ou nos ductos venosos (DV) com diástole diminuída ou zero/reversa ou pulsações da veia umbilical sugerem a necessidade de monitorização frequente para evitar decesso. Fetos natimortos com menos de 34 semanas demonstraram índices de Doppler anormais de AU e DV que aumentaram paralelamente.

Em gestações de 34 semanas ou mais, como os decessos fetais não podem ser previstos pelo uso do PBF, o Doppler de artéria cerebral média (ACM) parece ser o único parâmetro de monitorização que pode prever esse desfecho adverso e guiar os intervalos de monitorização e/ou indicação para interrupção da gestação. A natimortalidade não pode ser antecipada nem pelos achados ao Doppler habitual nem pelo PBF. O índice de pulsatilidade (IP) da ACM, o intervalo médio entre um IP de ACM baixo e a natimortalidade, sugere um intervalo de monitorização de 5 dias. Antes da morte fetal ocorre declínio significativo no IP da ACM, demonstrado pelo aumento da prevalência de centralização de fluxo fetal.

Conduta na PE ou hipertensão gestacional leve

A PA-alvo deve ser <150/100mmHg durante a gravidez. A dieta deve ser regular e sem restrição de sal. Diuréticos, anti-hipertensivos ou sedativos não são usados. Vários estudos indicaram que esses agentes não melhoram os resultados da gravidez e podem aumentar a incidência de crescimento fetal restrito. Um estudo recente (Controle de Hipertensão em Gravidez – CHIPS) mostrou que a normalização da PA (com a meta de PAD de 85mmHg) não alterou os resultados perinatais primários (perda gestacional ou assistência neonatal de alto nível por mais de 48 horas) nem secundários de morte materna ou complicações graves.

Quando se adota conduta expectante domiciliar, as pacientes são instruídas a fazer repouso relativo, ter a PA e a proteinúria de fita checadas diariamente e relatar sintomas suspeitos imediatamente. As pacientes devem ser avaliadas pelo menos duas vezes por semana na unidade ambulatorial, onde são aferidas a PA, a proteinúria e as condições fetais e investigados os sintomas típicos.

Os exames laboratoriais semanais incluem hemograma, plaquetas, enzimas hepáticas e proteinúria em urina de 24 horas. Essa avaliação é importante porque algumas pacientes desenvolvem plaquetopenia ou elevação das enzimas hepáticas com elevações mínimas da PA.

Em caso de sinais de agravamento da doença estão indicada a hospitalização imediata da paciente e a avaliação quanto à interrupção da gestação (Quadro 91.7).

Para as mulheres com hipertensão gestacional (sem PE) com 37 semanas deve ser discutida a interrupção da gestação dentro de alguns dias. A conduta expectante antes de 36 semanas e 6 dias pode diminuir a morbidade respiratória neonatal. A indução do parto diminui os piores resultados maternos com redução dos custos.

Em caso de hipertensão leve a moderada preexistente, sem complicações, o parto pode ser realizado entre 38 e 39 semanas e 6 dias.

Conduta na PE grave

Em grande número de casos, a hipertensão se instala de maneira grave e precoce na gestação, exigindo a antecipação do parto, de modo a evitar complicações maternas, mas elevando a morbimortalidade neonatal em virtude da prematuridade.

Nos casos em que a paciente apresenta idade gestacional bem documentada com mais de 34 semanas ou quadro clínico instável ou com piora progressiva, mesmo com feto imaturo, ou quando já se tem assegurada a maturidade fetal por amniocentese, ou ainda se a vitalidade fetal estiver comprometida, está indicado o parto pré-termo terapêutico. A conduta expectante na PE grave só deverá ser adotada quando o controle pressórico materno for adequado (PAD <110mmHg) e não houver evidências de comprometimento dos órgãos-alvo (insuficiência renal ou cardíaca, lesão hepática, comprometimento encefálico). O feto deve apresentar vitalidade preservada durante todo o período de espera. Nos casos de deterioração da saúde materna ou fetal, a gestação deve ser

Quadro 91.7 Indicações para o parto em caso de pré-eclâmpsia leve

Idade gestacional ≥40 semanas
Idade gestacional ≥37 semanas com:
Índice de Bishop ≥6
Peso fetal <percentil 10
Alteração nos testes de vitalidade fetal
Idade gestacional ≥34 semanas:
Ruptura de membranas
Sangramento vaginal
Cefaleia persistente ou distúrbios visuais
Epigastralgia, náuseas, vômitos
Doppler de artérias fetais ou perfil biofísico fetal anormal

interrompida. Os fetos imaturos terão maior chance quando encaminhados ainda dentro do útero para hospitais de referência com unidade de tratamento intensivo neonatal.

Existem controvérsias a respeito do tratamento de pacientes com PE grave antes de 34 semanas, quando as condições maternas e fetais estão estáveis, com alguns autores considerando que a interrupção da gravidez seria o tratamento definitivo independentemente da idade gestacional, enquanto outros recomendam a tentativa de prolongamento da gestação até que seja alcançada a maturidade pulmonar, até 34 semanas ou até o aparecimento de indicações maternas ou fetais. A conduta expectante deve ser adotada apenas em caso de quadro clínico estável e paciente assintomática, sem alterações laboratoriais significativas e feto imaturo, porém em adequadas condições de oxigenação. A conduta expectante é segura em mulheres bem selecionadas, embora as condições maternas ou fetais possam deteriorar-se rapidamente.

Essas gestações envolvem altos índices de morbidade materna e risco significativo de morbiletalidade fetal. Desse modo, nesse período de espera com a paciente internada em hospital terciário, preferencialmente em unidades de tratamento intensivo com vigilância contínua da enfermagem e avaliação frequente das condições clínicas, laboratoriais e por meio de exames complementares, as pacientes deverão permanecer em repouso relativo e receber dieta normossódica e tratamento hipotensor e preventivo contra convulsões.

Devem ser oferecidos à paciente todos os recursos necessários para evitar complicações graves enquanto se aguarda a maturidade fetal espontânea ou induzida por corticoterapia, sendo a betametasona, 12mg, administrada em duas doses com intervalo de 24 horas.

Deve ficar claro que a decisão de continuar com a conduta expectante será revista diariamente e que o número médio de dias de prolongamento da gestação nesses casos é de 7 dias (variação de 2 a 35 dias).

A indicação de cesariana deve ser fundamentada na idade gestacional e nas condições fetais, na iminência do trabalho de parto e no índice de Bishop. Quando há indicação de interrupção da gestação, a cesariana eletiva é recomendada para mulheres com PE grave com menos de 30 semanas nas quais o índice de Bishop é <5. Nas pacientes com PE grave e crescimento intrauterino restrito com colo desfavorável é preferível indicar cesariana. O prognóstico materno-fetal depende da idade gestacional no início das manifestações da síndrome, da gravidade do quadro clínico, da qualidade da conduta médica e da presença ou não de doenças preexistentes.

O grande ensaio multicêntrico MAGPIE demonstrou que o sulfato de magnésio ($MgSO_4 7H_2O$) é a melhor alternativa para o controle de pacientes com eclâmpsia. Após a inclusão de cerca de 10 mil pacientes, os resultados comprovaram que o uso do sulfato de magnésio reduziu em mais de 50% o risco de eclâmpsia em mulheres com PE. A combinação dos resultados desse ensaio clínico com os dos estudos incluídos na revisão sistemática identificou redução de 59% no risco de uma mulher com PE apresentar convulsão quando comparado com placebo (RR: 0,41; IC 95%: 0,29 a 0,58). O sulfato de magnésio deve ser administrado por via endovenosa (EV) para prevenção de convulsões (Quadro 91.8), acompanhado de anti-hipertensivo para prevenir potenciais complicações cerebrovasculares e cardiovasculares. O objetivo da terapia anti-hipertensiva é manter a PAS entre 140 e 155mmHg e a PAD entre 90 e 105mmHg. As crises recorrentes devem ser tratadas com a dose de 2 a 4g EV. Os benzodiazepínicos não estão indicados, a não ser em casos de convulsão prolongada e quando o $MgSO_4$ não estiver disponível na unidade de tratamento.

A paciente em uso de sulfato de magnésio deve ser avaliada continuamente para se evitar toxicidade. Ao se elevarem os níveis séricos do sulfato de magnésio, reduz-se o reflexo patelar, podendo ocorrer depressão respiratória e até mesmo parada cardiorrespiratória quando são atingidos níveis tóxicos. A diurese necessária para eliminação do magnésio deve ser obrigatoriamente >25mL/h. O antídoto desse fármaco é o gluconato de cálcio a 10% na dose de 1g EV (Quadro 91.9).

Convém manter a atenção quanto ao risco da associação do sulfato de magnésio a outros fármacos, entre os quais a nifedipina, anestésicos e agentes curarizantes, em virtude da possibilidade de sinergismo na musculatura lisa com risco de parada respiratória.

Quadro 91.8 Esquemas de uso de $MgSO_4 7H_2O$

1	Pritchard (IM): 5 a 8mg/dL (P) 4g EV (3 a 5 minutos) + 10g IM (dose de ataque) Manutenção: 5g IM a cada 4 horas (5 a 8mg/dL) (P)
2	Zuspan (EV) 4g EV (5 a 10 minutos) (dose de ataque) Manutenção: 1 a 2g/h (3 a 4mg/dL)
3	Sibai (EV) 4g EV (10 minutos) (dose de ataque) Manutenção: 2 a 3g/h (5 a 6mg/dL)
4	Correa (EV) 4 a 6g EV (10 minutos) (dose de ataque) Manutenção: 4 a 6g a cada 6 horas

Quadro 91.9 Efeitos associados à magnesemia ($MgSO_4$)

Manifestações	Concentrações plasmáticas (mg/dL)
Níveis normais na gravidez	1,5 a 2,5
Profilaxia anticonvulsivante	4 a 8
Perda do reflexo patelar	9 a 12
Sensação de calor, fogachos	9 a 12
Sonolência	10 a 12
Fala arrastada	10 a 12
Paralisia muscular	15 a 17
Dificuldade respiratória	15 a 17
Parada cardíaca	30 a 35
Conduta	
Interromper a infusão de $MgSO_4$ Administrar 1g de gluconato de cálcio Intubar Ventilação assistida	

Terapia anti-hipertensiva para hipertensão grave

Na prevenção das complicações cardiovasculares são usados agentes hipotensores, como hidralazina, nifedipina e labetalol, em doses menores, mais fracionadas e em administração mais lenta do que fora da gravidez. Esses fármacos, que diminuem as complicações fetais decorrentes da hipotensão brusca e acentuada, são empregados para o controle das emergências hipertensivas ou quando se adotam condutas expectantes nas formas graves. Quando não se obtém controle da crise hipertensiva com os medicamentos usados anteriormente, usa-se o nitroprussiato de sódio, apesar dos riscos fetais associados à possibilidade de hipotensão grave e toxicidade (Quadro 91.10).

A PA deve ser reduzida para <160/110mmHg. A maioria dos casos de hipertensão grave não está associada à disfunção de órgãos-alvo, de modo que a PA pode ser reduzida ao longo de horas. A terapia inicial consiste, geralmente, no uso de anti-hipertensivos de curta duração (pico em 30 a 120 minutos), como nifedipina, hidralazina parenteral ou labetalol.

Quando comparada com outros anti-hipertensivos de ação curta, a hidralazina parenteral foi associada a mais efeitos adversos, incluindo hipotensão materna, cesariana e alterações da frequência cardíaca fetal, e quando comparada com os bloqueadores de canal de cálcio, pode ser um anti-hipertensivo menos eficaz e mais frequentemente associada a mais efeitos colaterais maternos.

Convém ter cuidado com a manutenção do balanço hídrico mediante soroterapia com soluções cristaloides (ao ritmo de 85mL/h ou do débito urinário na hora precedente acrescido de 30mL). Os efeitos da infusão de coloides são transitórios, ao passo que a infusão de cristaloides diminui ainda mais a pressão oncótica, podendo levar a edema pulmonar e cerebral, especialmente no puerpério imediato, período em que a pressão oncótica diminui ainda mais e aumenta a pressão capilar pulmonar.

O prognóstico materno-fetal depende da idade gestacional em que se iniciam as manifestações da síndrome, da gravidade do quadro clínico, da qualidade da conduta médica e da presença ou não de doenças preexistentes.

A hidralazina (EV) tem sido usada na dose de 5 a 10mg a cada 20 minutos (máximo de 40mg), até que sejam alcançados níveis de pressão diastólica <100mmHg na hipertensão grave. Uma alternativa consiste no uso de nifedipina, 10 a 20mg, que pode ser repetido em 30 minutos se necessário. Ambos os fármacos são potentes vasodilatadores e podem provocar rubor facial, cefaleia pulsátil e taquicardia. Após controle pressórico inicial, deve-se manter a PAD <100mmHg com nifedipina oral (30 a 120mg/dia) até a resolução do caso.

As principais causas de morte materna na síndrome hipertensiva são hemorragia cerebral, edema agudo de pulmão, insuficiência renal e coagulopatia. Todas as intercorrências têm como característica comum o fato de ocorrerem em fases avançadas da doença de base, podendo o atendimento médico, perfeitamente factível em qualquer nível de atendimento, interromper a evolução do quadro clínico e melhorar o prognóstico materno. As causas mais comuns de morte materna na eclâmpsia são decorrentes de complicações pulmonares e cerebrais, principalmente em virtude de aspiração e asfixia durante as crises convulsivas, e consequentes à assistência médica tardia ou, muitas vezes, inadequada.

A conduta clínica se completa com a avaliação laboratorial: avaliação hematológica – hemograma, esfregaço sanguíneo (esquizócitos, equinócitos) e contagem de plaquetas; avaliação da função hepática – transaminase glutâmico-oxalacética, desidrogenase lática e bilirrubinas; avaliação do sistema de coagulação – tempo de protrombina, tempo de tromboplastina parcial ativado, fibrinogênio e produtos de degradação da fibrina; e avaliação renal – ácido úrico, creatinina e proteinúria de 24 horas.

Quadro 91.10 Terapia medicamentosa na hipertensão grave

Droga (classe da FDA)	Dose/via	Início da ação/pico de ação	Comentários
Hidralazina EV (C)	5 a 10mg *bolus* EV; após, 5 a 10mg a cada 20 minutos ou infusão contínua de 0,5 a 10mg/h	5 a 20 minutos/30 minutos (10 a 80 minutos) Dose máxima: 40mg	Maior risco de hipotensão materna. Evitar em casos de cefaleia intensa e taquicardia
Nifedipina VO (C)	10 a 20mg VO a cada 30 minutos até o máximo de 50mg em 1 hora; após, 10 a 20mg VO a cada 3 a 6 horas. Duração: 6 horas	15 a 20 minutos/30 minutos a 2 horas Dose máxima: 120 mg/dia	Atentar para os diferentes modos de ação. Evitar em casos de cefaleia intensa e taquicardia
Labetalol EV (C)*	20 a 40mg EV; após, 20 a 80mg a cada 20 a 30 minutos até 300mg ou infusão contínua de 1 a 2mg/min até efeito desejado; então, parar ou reduzir para 0,5mg/min (máximo de 300mg) Duração: 4 horas	2 a 10 minutos/5 a 30 minutos/ Dose máxima: 300mg	Evitar em caso de asma grave, bradicardia ou insuficiência cardíaca. Risco de bradicardia fetal
Nitroprussiato de sódio Infusão EV (C)**	2 a 14μg/kg/min a cada 5 a 15 minutos	30 a 60 segundos/1 a 2 minutos/ Dose máxima: 10mg/kg/min	Maior risco fetal. Usar com cautela em razão do maior risco de hipotensão e ao acúmulo de cianeto e tiocianato
Nitroglicerina Infusão EV	5μg/min	Imediato/imediato Dose máxima: 300μg/min	Ideal nos casos de edema pulmonar. Contraindicado em caso de encefalopatia hipertensiva

*Não disponível no Brasil.
**Deve ser usado, se possível, somente após a retirada do feto.

Emergência hipertensiva na gravidez

Hipertensão grave, de início agudo, aferida corretamente por meio de técnicas padronizadas e que persiste por 15 minutos ou mais, é considerada uma emergência hipertensiva na gravidez.

A hipertensão grave é definida como PAS ≥160mmHg ou PAD ≥110mmHg com base na média de pelo menos duas aferições com o intervalo mínimo de 15 minutos, usando o mesmo braço (grau de recomendação IIB). Dois terços das mortes maternas resultam de hemorragia cerebral ou enfarte.

Tem sido observada uma estreita relação entre a PAS grave e o acidente vascular encefálico hemorrágico.

As emergências hipertensivas exigem tratamento parenteral de modo a diminuir a PAM em não mais do que 25% nos próximos minutos, seguida pela diminuição progressiva para <160/100mmHg nas próximas horas. As urgências hipertensivas não apresentam complicações de órgãos-alvo e podem ser tratadas com agentes orais com pico de ação em 1 a 2 horas.

A meta é alcançar os limites de 140 a 150/90 a 100mmHg com o objetivo de evitar a exposição prolongada e repetida da paciente à hipertensão sistólica grave com consequente perda da autorregulação vascular cerebral.

O tratamento deve ser iniciado com cápsulas de curta ação de nifedipina (grau de recomendação IA), hidralazina parenteral (grau de recomendação IA) ou labetalol parenteral (grau de recomendação IA). Existem riscos associados à redução excessiva ou muito rápida da PA alta. Recomendam-se pequenas reduções da PA durante os primeiros 60 minutos, de modo a alcançar um nível diastólico de 100 a 110mmHg. O risco de bloqueio neuromuscular (reversível com o gluconato de cálcio) com o uso concomitante de nifedipina e nifedipina e $MgSO_4$ é inferior a 1%.

Síndrome da encefalopatia reversível posterior e acidente vascular encefálico (AVE)

A incidência de AVE aumenta com o avanço da idade materna e as gestações mais tardias. Obesidade, hipertensão de longa duração e diabetes também aumentam o risco, devendo-se aconselhar as pacientes, sobretudo as que apresentem fatores de risco relevantes, a procurar socorro imediato.

Os sinais e sintomas de encefalopatia hipertensiva ou de hemorragia encefálica são cefaleia persistente, alterações visuais (visão turva, fotofobia, escotomas, cegueira, descolamento de retina), epigastralgia, náuseas e vômitos, falta de ar, constrição torácica, déficits neurológicos (convulsões, estado mental alterado, déficits motores, coma), hipertensão grave e pulsação baixa.

Os achados laboratoriais e dos exames de neuroimagem de pacientes com AVE se sobrepõem aos encontrados na PE e na eclâmpsia. A história e o exame físico são decisivos, embora os exames de neuroimagem com tomografia computadorizada (TC), ressonância magnética (RM) e demais procedimentos (p. ex., punção lombar) possam ser necessários para esclarecer o diagnóstico.

Existe uma relação entre a PAM e o fluxo cerebral. O fluxo cerebral é de cerca de 50mL/100g de tecido cerebral/minuto, com a PAD permanecendo na faixa de 60 a 120mmHg. Existem limites mínimos e máximos para autorregulação do fluxo cerebral constante. Quando o limite máximo é ultrapassado, ocorre a desorganização do mecanismo de autorregulação das arteríolas cerebrais, em geral observada em pacientes com PAS >250mmHg ou PAD >150mmHg, com aparecimento subagudo e ao longo de 24 a 72 horas.

Quando a PA aumenta, as arteríolas cerebrais sofrem constrição para que o fluxo sanguíneo cerebral permaneça constante, podendo ocorrer vasodilatação cerebral reflexa, que resulta em hiperperfusão, dano a pequenos vasos, edema cerebral e aumento da pressão intracraniana (teoria do *breakthrough*), o que pode levar ao desenvolvimento de arteriolite necrosante, microinfartos, hemorragia petequial, múltiplos pequenos trombos ou edema cerebral. A diminuição rápida demais da pressão arterial pode acarretar isquemia cerebral, AVE ou coma. O fluxo sanguíneo coronariano, a perfusão renal e o fluxo uteroplacentário também podem sofrer deterioração.

No manejo da encefalopatia hipertensiva, a meta é a prevenção do dano orgânico hipertensivo. As pacientes que apresentem risco de desenvolvimento de crise hipertensiva devem receber supervisão intensiva durante o trabalho de parto e por um período mínimo de 24 horas após o parto. O único critério confiável para confirmação do diagnóstico de encefalopatia hipertensiva é a resposta imediata à terapia anti-hipertensiva. A cefaleia e o nível de consciência muitas vezes melhoram de maneira dramática, por vezes em 1 a 2 horas após o tratamento, sendo necessário instalar acessos venosos para administração de líquidos e medicações.

Pode haver contração do volume decorrente da natriurese. Uma queda acentuada da PAD com elevação da frequência cardíaca quando a paciente muda da posição de decúbito para a vertical constitui uma evidência de contração de volume. Nesse caso, deve ser considerada a infusão de solução salina durante as primeiras 24 a 48 horas para promover a expansão de volume.

Conduta obstétrica

A interrupção da gravidez depende da apresentação clínica do distúrbio hipertensivo, da idade gestacional, da condição clínica materna e do bem-estar fetal. Nas formas graves, como eclâmpsia e síndrome HELLP, está formalmente indicada a interrupção da gravidez, embora não deva ser imediata nem intempestiva, sendo necessária a estabilização da condição clínica materna.

Conduta na PE ou hipertensão gestacional leve

Na PE leve, mantida a vigilância do bem-estar materno e fetal, a gravidez pode prosseguir até o termo. No ensaio clínico randomizado do HYPITAT foi sugerido benefício materno com a indução do parto depois de 37 semanas em casos de hipertensão gestacional e PE leve. Entretanto, eventualmente é possível aguardar até a 40ª semana se a hipertensão for bem controlada e não houver sinais de agravamento do quadro, uma vez que existe a possibilidade de a gestante entrar espontaneamente em trabalho de parto e ter mais chances de conseguir um parto vaginal.

Mulheres com PE sem gravidade entre 24 e 33 semanas de gestação podem ser conduzidas de maneira conservadora, mas apenas em centros com a capacidade de cuidar de recém-nascidos pré-termo (grau de recomendação IB).

Conduta obstétrica na PE grave

Para mulheres com PE grave e idade gestacional ≥37 semanas, recomenda-se o parto (nível de evidência IA). O risco de complicações maternas é maior quando se realiza cesariana em pacientes com PE grave, destacando-se manifestações hemorrágicas, infecção, picos hipertensivos e maior duração da hospitalização. O Colégio Americano de Obstetras e Ginecologistas (ACOG) recomenda o parto vaginal para essa classe de gestantes em virtude dos benefícios maternos, destacando ainda a alta probabilidade de sucesso com a indução. O parto vaginal é considerado mais seguro do que a cesariana em mulheres com PE e deve ser tentado, a não ser que existam outras indicações de cesariana.

A conduta expectante deve ser adotada apenas em centros especializados com capacidade de fornecer assistência a neonatos pré-termo, podendo ser recomendada em casos selecionados com monitorização rigorosa do binômio mãe-feto.

A interrupção da gestação está indicada em caso de gestação a termo, complicação materna grave, morte fetal ou estado fetal não tranquilizador, contagem de plaquetas <100.000 células/m³, declínio progressivo da função hepática ou renal, sinais de descolamento prematuro da placenta ou presença de sintomas persistentes de cefaleia grave, alterações visuais e dor epigástrica grave.

A conduta expectante com menos de 24 semanas está associada a importantes taxas de complicações maternas, incluindo a morte (27% e 71%), e de mortalidade perinatal (>80%), enquanto a adotada entre 24 e 33 semanas completas está associada a baixos índices de complicações maternas (média <5%) e menos complicações neonatais, apesar do CIUR. O prolongamento médio da gravidez é de 2 semanas, mas de apenas 5 dias naquelas com a síndrome HELLP, que está mais associada às complicações maternas (média de 15%); no entanto, pode haver melhora temporária e espontânea na contagem de plaquetas, possibilitando a anestesia regional. As anormalidades laboratoriais na síndrome HELLP geralmente melhoram em 4 dias após o parto.

Para mulheres entre 24 e 34 semanas de gestação com hipertensão arterial sem gravidade, mas complicada pela síndrome HELLP, deve ser considerado o atraso do parto para realização de corticoterapia antenatal em caso de aumento temporário dos testes laboratoriais.

A conduta expectante com 34 e 36 semanas diminui a síndrome da angústia respiratória neonatal, e a indução do trabalho de parto está indicada entre a 37ª e a 39ª semana de modo a reduzir a possibilidade de piores resultados maternos (Figura 91.1).

Em mulheres com a síndrome HELLP e idade gestacional >35 semanas o parto deve ser considerado imediatamente (grau de recomendação IIB).

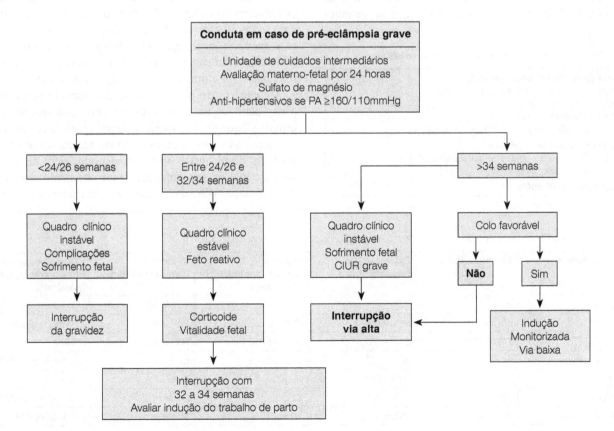

Figura 91.1 Conduta obstétrica na pré-eclâmpsia grave.

Conduta na síndrome HELLP

Todas as gestações com PE/eclâmpsia devem ser avaliadas em busca de alterações sugestivas de síndrome HELLP, caracterizada por PE associada a hemólise, enzimas hepáticas elevadas e baixa de plaquetas (Quadro 91.10). Cerca de 90% das pacientes acometidas são examinadas pela primeira vez longe do final da gestação e se queixam de epigastralgia ou dor no hipocôndrio direito. Quase 50% apresentam episódios de náuseas ou vômitos e outros sintomas não específicos semelhantes aos da hepatite viral. Hipertensão ou proteinúria pode, ocasionalmente, estar ausente ou ser leve.

Desse modo, é aconselhável a realização dos exames laboratoriais apropriados para todas as gestantes que se queixam desses sintomas. Algumas pacientes podem se apresentar com icterícia, sangramento gastrointestinal, hematúria ou sangramento gengival, frequentemente recebendo o falso diagnóstico de hepatite viral, doenças do colédoco, úlcera péptica, litíase renal, glomerulonefrite, esteatose hepática aguda da gravidez, síndrome hemolítico-urêmica, púrpura trombocitopênica trombótica e trombocitopenia idiopática (Quadro 91.11).

O acometimento pela síndrome HELLP tem sido associado a risco aumentado de mortalidade materna (1%) e perinatal (7,4% a 20,4%) ou de outras complicações, como edema pulmonar agudo (8%), insuficiência renal aguda, coagulação intravascular disseminada (CIVD) (15%), descolamento prematuro de placenta (9%), hemorragia ou insuficiência hepática (1%), infecção, insuficiência respiratória do adulto e choque (<1%).

Em virtude da natureza variável de sua apresentação clínica, o diagnóstico da síndrome costuma ser retardado em cerca de 8 a 14 dias. Alguns autores recomendam que as gestantes com essas queixas após a segunda metade da gravidez sejam rastreadas para a síndrome independentemente da elevação ou não da PA (Quadro 91.12).

As pacientes devem ser referidas a um centro de cuidados terciários e tratadas inicialmente como pacientes com PE grave. A conduta inicial consiste em avaliar as condições maternas e fetais, procurando estabilizá-las, principalmente se houver distúrbios de coagulação. O feto será avaliado por meio do Doppler dos vasos fetais, além do perfil biofísico e de crescimento fetal. O tratamento de suporte será realizado até a intervenção obstétrica com uso de hipotensores, correção dos distúrbios de coagulação e da trombocitopenia e emprego de corticoide, se indicado.

A conduta obstétrica consiste na interrupção imediata da gravidez, após estabilização do quadro clínico, preferencialmente por via vaginal. A interrupção da gestação poderá ser adiada por 24 a 48 horas na gestação com menos de 32 a 34 semanas para administração de corticoide se a paciente for assintomática e a vitalidade fetal estiver preservada. Nesse período, as condições materno-fetais devem ser avaliadas continuamente (Figura 91.2) Os estudos recentes são controversos, e alguns não demonstraram benefícios com o emprego de altas doses de corticoides na tentativa de melhorar a plaquetopenia ou a morbidade materna.

A síndrome HELLP não representa uma indicação de cesariana, embora esta possa ser aceitável antes de 30 semanas em caso de colo uterino desfavorável em razão do tempo provavelmente longo de indução em uma situação em que pode haver rápida deterioração clínica. Prostaglandinas locais ou ocitocina podem ser usadas para dar início ao trabalho de parto após 30 semanas. Em caso de plaquetopenia importante, a anestesia locorregional e o bloqueio do nervo pudendo estão contraindicados. Nessa situação, narcóticos endovenosos podem ser empregados na analgesia do parto.

A contagem de plaquetas deve ser mantida >20.000/mm^3 para o parto vaginal e >40.000/mm^3 para cesariana. Se a contagem de plaquetas estiver <40.000/mm^3 antes da cesariana, logo no início da incisão da pele devem ser administradas seis a dez unidades de plaquetas no intraoperatório, além de um volume adicional de seis unidades se for observado sangramento difuso durante a cirurgia. A anestesia deverá ser geral nos casos

Quadro 91.11 Critérios para o diagnóstico de síndrome HELLP

Hemólise (pelo menos dois achados)
Esfregaço periférico: esquizócitos, equinócitos
Bilirrubina total ≥1,2mg/dL
Haptoglobina sérica baixa
Anemia grave não relacionada com perda sanguínea
Elevação das enzimas hepáticas
TGO ou TGP ≥ 2 vezes o valor normal superior (>70)
DHL ≥ 2 vezes o valor normal superior (>600)
Plaquetopenia: <100.000/mm^3

Quadro 91.12 Incidência dos sinais e sintomas na síndrome HELLP e principais diagnósticos diferenciais

Sinais e sintomas	Síndrome HELLP	Esteatose hepática aguda	Púrpura trombocitopênica trombótica	Síndrome hemolítico-urêmica	Exacerbação do lúpus eritematoso sistêmico
Hipertensão	85%	50%	20% a 75%	80% a 90%	80% (com SAF)
Proteinúria	90% a 95%	30% a 50%	Com hematúria	80% a 90%	100% com nefrite
Febre	Ausente	25% a 32%	20% a 50%	Não relatada	Comum
Náuseas e vômitos	40%	50% a 80%	Comum	Comum	Somente com SAF
Icterícia	5% a 10%	40% a 90%	Rara	Rara	Ausente
Dor abdominal	60% a 80%	35% a 50%	Comum	Comum	Somente com SAF
Sistema nervoso central	40% a 60%	30% a 40%	60% a 70%	Não relatada	50% (com SAF)

SAF: síndrome do anticorpo antifosfolípide.

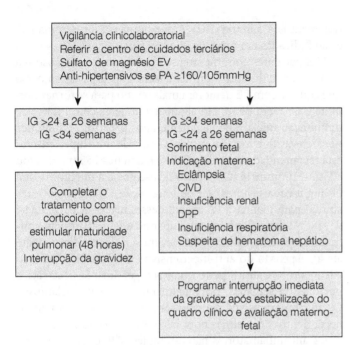

Figura 91.2 Síndrome HELLP confirmada.

de contagem de plaquetas <75.000/mm³. Devem ser deixados drenos fechados de sucção, intraperitoneal e subaponeurótico e subcutâneo; convém deixar sem peritonizar para prevenir a formação de hematomas. Fazer transfusões de sangue se necessário. A contagem de plaquetas pode diminuir rápida e imprevisivelmente na síndrome HELLP, sendo recomendada a dosagem seriada dentro de horas. A transfusão de plaquetas é recomendada em casos com contagem <20.000, de 20 a 49.000 antes da cesariana, de 50.000 com sangramento ativo excessivo e queda rápida da contagem de plaquetas e/ou coagulopatia.

Uma vez instalada a CIVD, surgem alterações laboratoriais no TP e no TTPa, queda do fibrinogênio (<300mg/dL), aumento dos produtos de degradação da fibrina (>40mg/mL) e trombocitopenia.

Após o parto, as pacientes deverão ser continuamente monitorizadas com balanço hídrico, avaliações laboratoriais e oximetria de pulso (por pelo menos 48 horas), além do uso profilático de sulfato de magnésio por 48 horas e de hipotensores, se necessário. O tratamento clínico pós-operatório deve incluir a correção dos distúrbios da coagulação nos casos de CIVD e a infusão de plaquetas nas pacientes com contagem <20.000/mm³. O acompanhamento dessas pacientes deverá ser realizado em unidade de cuidados intensivos em virtude do risco elevado de falência de órgãos vitais.

Os achados clínicos e laboratoriais da síndrome HELLP podem aparecer pela primeira vez no período pós-parto, dentro de poucas horas até 7 dias, a maior parte dentro de 48 horas.

Conduta na eclâmpsia

As etapas para a condução da eclâmpsia são descritas a seguir:

- **Primeira etapa:** manter as vias aéreas pérvias e oferecer oxigenação materna durante ou imediatamente após o episódio agudo. Fornecer suporte imediato para as funções respiratória e cardiovascular de modo a prevenir hipoxia. Mesmo que a convulsão inicial seja de curta duração, é importante manter a oxigenação, oferecendo oxigênio suplementar (8 a 10L/min) através de máscara facial, uma vez que pode ocorrer hipoventilação seguida por acidose respiratória. Convém manter oximetria de pulso para monitoramento da oxigenação nessas pacientes; se a saturação for anormal (<92%), deve-se solicitar análise da gasometria arterial e pedir apoio (dois enfermeiros, obstetra mais graduado, anestesista) e avisar ao pediatra e ao bloco cirúrgico. Aguardar que a convulsão cesse espontaneamente. Cabe lembrar que não se deve tentar interromper a primeira convulsão especialmente quando não se conta com acesso venoso ou pessoal treinado para intubação rápida.
- **Segunda etapa:** prevenir a aspiração de secreções ou vômitos, posicionando a paciente em decúbito lateral; colocar a cânula bucal para evitar que ela morda a língua e adotar medidas de contenção em cama adequada com grades de proteção laterais para evitar quedas e ferimentos durante as crises. Avaliar estado de consciência, respiração, temperatura, frequência cardíaca, saturação de oxigênio e diurese. O volume total de fluidos venosos não deve ultrapassar 80mL/h. Cateterização de veia periférica com 16 ou 18G. Coleta de sangue para hemograma, tipagem sanguínea, plaquetas, coagulograma, ionograma e funções hepática e renal. Avaliação das condições fetais e cardiotocografia contínua.
- **Terceira etapa:** administrar o anticonvulsivante e iniciar infusão de sulfato de magnésio com dose de ataque de 6g em 15 a 20 minutos, seguida por infusão contínua de 2g/h (diurese >30mL/h). Dez por cento das pacientes podem ter uma segunda convulsão após receber o sulfato de magnésio. Nesse caso, outra dose de 2g de sulfato de magnésio pode ser administrada EV em 3 a 5 minutos. Se a paciente continuar com convulsões, podem ser administrados 250mg de amobarbital sódico em 3 a 5 minutos.
- **Quarta etapa:** reduzir e manter a PAS entre 140 e 160mmHg e a PAD entre 90 e 110mmHg. O objetivo pode ser alcançado com doses de 5 a 10mg de hidralazina EV em *bolus* a cada 15 minutos, se necessário, ou 10 a 20mg de nifedipina oral a cada 30 minutos até a dose máxima de 50mg em 1 hora. Labetalol EV, na dose de 20 a 40mg a cada 15 minutos, se necessário, tem sido cada vez mais usado nos EUA e na Europa em virtude de sua segurança. Nitroprussiato de sódio ou nitroglicerina raramente são necessários. Os diuréticos só são usados em caso de edema agudo de pulmão.
- **Quinta etapa:** restaurar o equilíbrio ácido-básico. Reavaliação: frequência cardíaca, reflexo rotuliano, débito urinário e resultados dos exames laboratoriais.
- **Sexta etapa:** decisão sobre o parto com a neonatologia. Iniciar a indução de trabalho de parto dentro de 24 horas. Se houver indicação de cesariana, a paciente não deverá ser levada para a sala de cirurgia em condições instáveis.

Se possível, o feto deve ser ressuscitado primeiro intraútero. Entretanto, se permanecer com bradicardia ou desacelerações tardias apesar das medidas adotadas, deve ser considerado o diagnóstico de descolamento de placenta ou feto não reativo. A realização de cesariana após a estabilização materna é decidida com base na idade gestacional, nas condições fetais, no fato de estar ou não em trabalho de parto e no índice de Bishop. A cesariana é recomendada para gestações com menos de 30 semanas, sem trabalho de parto, e com índice de Bishop <5. O trabalho de parto pode ser induzido com prostaglandinas ou ocitocina em todas as pacientes com mais de 30 semanas independentemente do índice de Bishop.

Durante as convulsões costumam ocorrer desacelerações prolongadas e/ou bradicardia. Após as convulsões, em função da hipoxia e da hipercapnia, os batimentos cardíacos fetais podem apresentar taquicardia compensatória, diminuição da variabilidade de batimentos e desacelerações tardias transitórias. Além disso, pode haver aumento do tônus e da frequência das contrações uterinas por 2 a 14 minutos. Como a frequência cardíaca fetal volta ao normal alguns minutos após as convulsões, outras alterações devem ser consideradas se o padrão anormal persistir. Nos fetos pré-termo ou com CIUR, o tempo para o padrão dos batimentos cardíacos fetais se normalizarem pode ser mais prolongado. Após as convulsões pode ocorrer o descolamento prematuro de placenta, o qual deverá ser considerado se houver persistência da hiperatividade uterina e das desacelerações tardias ou bradicardia fetal.

O sulfato de magnésio deve ser mantido por pelo menos 24 horas após o parto ou após a última convulsão. Na presença de insuficiência renal, deve ser reduzida a administração de fluidos e do sulfato de magnésio. Após o parto, anti-hipertensivo oral deve ser usado para manter a PA <155/105mmHg. Iniciar com 10mg de nifedipina a cada 6 horas (máximo de 120mg/dia). A nifedipina oral oferece um benefício diurético leve no período pós-parto. Não há risco com o uso combinado de sulfato de magnésio e nifedipina oral.

Conduta no pós-parto

As pacientes geralmente recebem grande quantidade de líquido EV para a pré-hidratação antes da administração da anestesia peridural durante o trabalho de parto ou na cesariana. Líquidos são infundidos também durante a administração de ocitocina e sulfato de magnésio. Além disso, no pós-parto ocorre a mobilização do líquido extracelular, provocando aumento do volume intravascular, o que resulta em aumento do risco de edema pulmonar e exacerbação da hipertensão nesse período nas mulheres com PE grave, particularmente naquelas com função renal anormal, extravasamento capilar e com início precoce das manifestações da doença. Essas mulheres devem receber avaliação adequada do balanço hídrico, das transfusões diversas e do débito urinário e monitorização com oximetria de pulso e ausculta pulmonar frequente.

Novas recomedações podem ser consultadas no Quadro 100.1 (veja a página 824).

A administração oral e endovenosa de fluidos às mulheres com PE deve ser reduzida de modo a evitar edema pulmonar (IIB). Fluidos não devem ser rotineiramente administrados no tratamento da oligúria (IIC). A dopamina e a furosemida não estão indicadas em casos de oligúria persistente (IC).

Nas pacientes com hipertensão gestacional, a PA costuma normalizar-se durante a primeira semana pós-parto, ao passo que aquelas com PE demoram mais tempo para se tornar normotensas. Além disso, em algumas mulheres com PE ocorre diminuição inicial imediatamente após o parto, seguida por nova elevação entre 3 e 6 dias. O uso de anti-hipertensivos está recomendado quando a PAS se mantém ≥155mmHg e/ou a PAD ≥105mmHg. O fármaco de escolha é a nifedipina oral (10mg a cada 6 horas) ou de longa ação (10mg duas vezes ao dia) para manter a PA abaixo desses níveis. A paciente só deverá recebe a alta hospitalar quando a PA estiver bem controlada e assintomática. A PA deverá ser aferida diariamente até a suspensão do anti-hipertensivo e o controle pressórico adequado. Os anti-hipertensivos são geralmente necessários por dias ou semanas, principalmente após a pré-eclâmpsia. Os anti-hipertensivos poderão ser suspensos se a PA permanecer dentro dos valores normais por mais de 48 horas.

Os anti-inflamatórios não esteroides (AINE) podem agravar a hipertensão ou causar lesão renal aguda e devem ser evitados em casos de hipertensão resistente, creatinina sérica alta ou baixa contagem de plaquetas.

A hipertensão também pode surgir antes ou se desenvolver nos primeiros dias após o parto, geralmente em 3 a 6 dias, podendo ou não estar associada à PE. As mulheres com hipertensão prévia geralmente necessitam de anti-hipertensivos após o parto. A PA deve ser reduzida para <140/90mmHg e <130/80mmHg nas pacientes com *diabetes mellitus* pré-gestacional. O anti-hipertensivo mais comumente usado antes da gestação são os inibidores da enzima conversora de angiotensina (captopril), os quais são apropriados no pós-parto e durante a amamentação.

O rastreio para causas subjacentes da PE (p. ex., doença renal) pode contribuir para a manutenção da saúde da mulher após a gravidez ou em gestações subsequentes. O rastreio de trombofilia não é recomendado no seguimento de mulheres que tiveram PE ou outras complicações relacionadas com a placenta, exceto o teste de anticorpos antifosfolípides em mulheres com critérios clínicos para SAF. As desordens hipertensivas da gestação estão associadas a risco cardiovascular e renal elevado, tromboembolismo, hipotireoidismo e *diabetes mellitus* tipo 2.

Hematoma subcapsular hepático

Entre 10% e 20% das pacientes com PE grave/eclâmpsia apresentarão acometimento hepático. Na maioria das vezes, a ruptura envolve o lobo direito do fígado, que é preenchido por hematoma parenquimal. A ruptura de um hematoma intacto pode ocorrer espontaneamente ou estar associada a forças exógenas de trauma, incluindo palpação abdominal, convulsões ou vômitos.

O diagnóstico diferencial deve ser feito com esteatose hepática aguda da gravidez, descolamento prematuro da placenta, CIVD, ruptura uterina, púrpura trombocitopênica trombótica e ruptura de aneurisma de artéria esplênica.

A taxa de morbimortalidade materna depende de o hematoma estar roto, de haver disponibilidade de sangue e hemoderivados e do manejo cirúrgico utilizado. As complicações maternas incluem necessidade de grandes volumes de transfusão de sangue, hospitalização prolongada em UTI, edema pulmonar, síndrome da angústia respiratória aguda (SARA), insuficiência renal e hepática, sepse, CIVD, hemorragia intracerebral, risco potencial de transplante de fígado e morte, enquanto o feto está sujeito ao risco de parto pré-termo, asfixia perinatal, paralisia cerebral e morte fetal/neonatal.

Os sinais e sintomas mais comuns são dor epigástrica intensa, náuseas e vômitos, sangramento de mucosas e alterações laboratoriais sugestivas de síndrome HELLP. Outras alterações sugestivas são hipotensão arterial, taquicardia de início agudo, choque, dor no ombro/pescoço, dificuldade respiratória, dor à inspiração, hipotensão recidivante, CIVD, elevações abruptas das enzimas hepáticas, ascite maciça, derrame pleural e morte fetal.

Os exames de imagem mais eficazes são a ressonância magnética e a tomografia computadorizada, mas a radiografia de tórax pode revelar a presença de derrame pleural e diafragma direito elevado, enquanto a ultrassonografia pode mostrar a imagem de hematoma hepático e líquido intraperitoneal.

No manejo do hematoma subcapsular hepático não roto é feita transfusão, quando necessária, assim como a correção da coagulopatia. O monitoramento seriado é realizado à espera de aumento do hematoma ou piora da condição materna.

No caso de ruptura pode ser necessária a utilização de 30 unidades de concentrado de hemácias, 20 de plasma fresco, 30 a 50 de plaquetas e 20 a 30 de crioprecipitado. A paciente é submetida à laparotomia para drenagem do hematoma, sutura da laceração, se possível, utilização de malha cirúrgica ou omento, tamponamento, se necessário, embolização da artéria hepática e coagulação com *laser* de argônio.

PREDIÇÃO E PREVENÇÃO DA PRÉ-ECLÂMPSIA

Inúmeros métodos clínicos, biofísicos e bioquímicos têm sido propostos para predição ou detecção precoce da PE. A maioria dos testes tem baixa sensibilidade ou valor preditivo positivo, além de não apresentar praticidade na prática clínica. Os mais usados são a dopplerfluxometria das artérias uterinas e a dosagem sérica de fibronectina, ácido úrico etc. Até o presente, no entanto, nenhum teste simples é considerado confiável e de bom custo-benefício para predição da PE.

Atualmente, a prevenção primária da PE e da eclâmpsia só é possível evitando-se a gravidez. A adoção de atitudes ou medicamentos na prevenção da PE permanece em fase de pesquisa, pois as conclusões dos estudos considerados mais importantes com a utilização de ácido acetilsalicílico (AAS), cálcio, zinco, magnésio, óleo de peixe e vitamina C ou E revelam que essas substâncias não devem ser rotineiramente empregadas para prevenção de PE em primíparas. Mesmo em estudos em grupos de risco que apresentaram alguns efeitos benéficos, a definição de PE não ficou clara e os resultados perinatais não foram visivelmente melhores.

Mulheres com PE prévia são propensas a desenvolver tanto hipertensão gestacional (média de 22%) como PE (média de 15%) na próxima gravidez, principalmente aquelas com IMC elevado e/ou com PE grave precoce.

Convém identificar as mulheres em risco aumentado de PE antes da concepção ou na prtimeira consulta de pré-natal. Intervenções preventivas podem ser iniciadas antes de 16 semanas.

A suplementação de cálcio (pelo menos 1g/dia VO ou lácteo três a quatro vezes ao dia) pode ser útil em reduzir a gravidade da PE em populações com baixa ingestão de cálcio – <600mg/dia (grau de recomendação IA), mas não se mostrou relevante em populações com ingestão adequada (RR: 0,45; IC 95%: 0,31 a 0,65).

O AAS é recomendado para reduzir a incidência de PE, parto prematuro, recém-nascido pequeno para a idade gestacional (PIG) e morte perinatal sem aumento do risco de aborto, malformações, sangramento materno e resultados neonatais adversos. Recomenda-se o uso de AAS (nível de evidência I-A) para mulheres com história pessoal ou familiar de PE precoce e parto pré-termo com menos de 34 semanas, doença hipertensiva, renal ou autoimune crônica e/ou Doppler de artéria uterina anormal antes de 24 semanas (E: moderada, R: eficaz).

Segundo um estudo (Villa e cols., 2013), quando iniciado em baixa dose antes da 16ª semana, o AAS reduz o risco de desenvolvimento de PE em geral (RR: 0,6; IC 95%: 0,4 a 0,8) e de PE grave (RR: 0,3; IC 95%: 0,1 a 0,7). Em outro estudo, o AAS promoveu pequena redução na PE (RR: 0,83; IC 95%: 0,77 a 0,89; NNT 72; IC 95%: 52 a 119), no trabalho de parto pré-termo (RR: 0,92; IC 95%: 0,88 a 0,97; NNT 72; IC 95%: 52 a 119), PIG (RR: 0,90. IC 95%: 0,83 a 0,98; NNT 114. IC 95%: 64 a 625) e mortalidade perinatal (RR: 0,86; IC 95%: 0,76 a 0,98; NNT 243; IC 95%: 131 a 1.666) sem aumento do risco de sangramento. O AAS pode ser mais eficaz em mulheres sob alto risco, quando iniciado antes de 16 de semanas e em doses >80mg/dia.

Não é recomendada a restrição calórica em mulheres com excesso de peso, assim como terapia anti-hipertensiva para prevenir PE, as vitaminas C e E ou heparina. Não há evidência suficiente sobre a prática de exercícios ou a redução da carga de trabalho/repouso.

O uso de heparina ainda é controverso, uma vez que não se dispõe de estudos com grande número de casos até o momento, mas existem algumas avaliações promissoras. Observou-se que o emprego de qualquer dose profilática de heparina *versus* nenhum tratamento promoveu diminuição da mortalidade perinatal (2,9% *vs.* 8,6%; RR: 0,40; IC 95%: 0,20 a 0,78), de parto com menos de 34 semanas (8,9% *vs.* 19,4%; RR: 0,46; IC 95%: 0,29 a 0,73) e de PIG (7,6% *vs.* 19%; RR: 0,41; IC 95%: 0,27 a 0,61) em mulheres com alto risco de complicações mediadas por disfunção placentária.

O uso de HBPM (*vs.* nenhum tratamento) reduziu o risco de PE grave ou de início precoce (1,7% *vs.* 13,4%; RR: 0,16; IC 95%: 0,07 a 0,36), trabalho de parto pré-termo (32,1% *vs.* 47,7%; RR: 0,77; IC 95%: 0,62 a 0,96) e PIG (10,1% *vs.* 29,4%; RR: 0,42, IC 95%: 0,29 a 0,59), mas sem efeito significativo na mortalidade (perda gestacional >20 semanas 1,9% *vs.* 5,3%; RR: 0,41, IC 95%: 0,17 a 1,02).

Além disso, foi observada diminuição nas complicações mediadas pela placenta (ou seja, PE, DPP, PIG ou perda fetal

>12 semanas) (18,7% vs. 42,9%; RR: 0,52; IC 95%: 0,32 a 0,86). Seu uso deve discutido com a mulher que teve complicações prévias para prevenção de recorrência de PE grave ou precoce, parto pré-termo e/ou PIG (nível de evidência I-B).

A redução da mortalidade materna em decorrência da síndrome hipertensiva deverá ser alcançada com o investimento em educação continuada, a sistematização de ações preventivas de assistência primária e a padronização de condutas nas situações de emergência, bem como com a criação de unidades de referência devidamente equipadas para o atendimento dos casos graves, cobrindo a maior parte das regiões, e o esclarecimento contínuo da população.

O momento exige uma estratégia de ação imediata, e os progressos médico-assistenciais alcançados nas últimas décadas devem ser estendidos à população mais carente.

PONTOS CRÍTICOS E CONSIDERAÇÕES FINAIS

Numerosos métodos clínicos, biofísicos e bioquímicos têm sido propostos para predição ou detecção precoce da PE. A maioria dos testes tem baixa sensibilidade ou valor preditivo positivo, além de não apresentar praticidade na prática clínica. Os mais usados são a dopplerfluxometria das artérias uterinas e a dosagem sérica de fibronectina, de ácido úrico etc. Até o presente, no entanto, nenhum teste simples foi considerado confiável e de bom custo-benefício para a predição da PE (grau de recomendação C).

Atualmente, a prevenção primária da PE e da eclâmpsia só é possível evitando-se a gravidez. A adoção de atitudes ou medicamentos para a prevenção da PE continua em fase de pesquisa, uma vez que os estudos considerados mais importantes com a utilização de AAS, cálcio, zinco, magnésio, óleo de peixe e vitamina C ou E concluem que essas substâncias não devem ser rotineiramente empregadas para prevenção de PE em primíparas. Mesmo em estudos em grupos de risco que apresentaram alguns efeitos benéficos, a definição de PE não ficou clara e os resultados perinatais não foram visivelmente melhores.

Nenhum teste de monitorização fetal prevê o comprometimento fetal na PE, embora seja consensual o uso de Doppler nesse cenário.

A avaliação fetal inicial inclui os exames ultrassonográficos para datação, morfologia e Doppler de AU, o qual deve ser realizado no primeiro trimestre por via transvaginal e repetido, se necessário, com 24 a 26 semanas nos grupos de risco para o desenvolvimento de PE. A seguir, a partir de 26 semanas, realiza-se o perfil de crescimento fetal a cada 2 semanas nos casos graves e precoces, além da avaliação do volume de líquido amniótico e da dopplerfluxometria das artérias e veias fetais com frequência variável, dependendo da gravidade do quadro clínico.

A cardiotocografia computadorizada melhora os resultados perinatais. Oligoidrâmnio, isoladamente, não foi preditor de resultados adversos em estudos observacionais de PE pré-termo. Entretanto, oligoidrâmnio e anormalidades do Doppler de AU têm sido preditores de natimortalidade. O PBF não tem utilidade comprovada em mulheres de alto risco e pode apresentar um padrão tranquilizador mesmo com sofrimento fetal inicial. Nas gestações com menos de 34 semanas com fetos de pequenas dimensões e/ou anormalidades progressivamente graves ao Doppler arterial e venoso, a diástole reversa na AU ou DV com diástole diminuída ou zero/reversa ou pulsações da veia umbilical sugerem a necessidade de monitorização frequente para evitar decesso. Para fetos com idade gestacional >34 semanas, a indicação quanto à interrupção da gestação deve ser fundamentada na presença de centralização fetal.

A conduta expectante com <24 semanas está associada a importantes taxas de complicações maternas (incluindo morte – 27% e 71%) e de mortalidade perinatal (>80%).

A conduta expectante entre 24 e 33 semanas completas está associada a índices baixos de complicações maternas (média <5%) e menos complicações neonatais, apesar do CIUR. O prolongamento médio da gravidez é de 2 semanas, mas apenas 5 dias com a síndrome HELLP, que está associada a mais complicações maternas (média de 15%); no entanto, pode haver melhora temporária e espontânea na contagem de plaquetas, tornando possível anestesia regional. As anormalidades laboratoriais na síndrome HELLP geralmente melhoram 4 dias após o parto.

Para mulheres com hipertensão arterial sem gravidade, complicada pela síndrome HELLP entre 24 e 34 semanas de gestação, deve ser considerado o atraso do parto para realização de corticoterapia antenatal se houver aumento temporário dos testes laboratoriais.

A conduta expectante entre a 34ª e a 36ª semana diminui a síndrome da angústia respiratória neonatal. Indução do trabalho de parto está indicada entre a 37ª e a 39ª semana para reduzir as complicações maternas.

PA persistente >160/110mmHg é considerada uma emergência hipertensiva e pode ter graves consequências. Para seu controle podem ser usadas a hidralazina EV em *bolus*, o labetalol ou a nifedipina VO (grau de recomendação C). A revisão sistemática conclui que, à exceção do quetanserina e do diazóxido, que não são indicados, a escolha do anti-hipertensivo será feita de acordo com a experiência do profissional que atende a paciente (grau de recomendação A).

O uso de AAS na dose de 100mg/dia tem sido recomendado para as pacientes de risco com história prévia de hipertensão e/ou PE (eclâmpsia, síndrome HELLP, DPP), história familiar de PE, crescimento restrito sem causa ou prematuridade anterior (grau de recomendação A).

O uso do cálcio, na dose diária de 2g, tem sido recomendado apenas para pacientes de risco e com baixa ingestão do íon na alimentação (grau de recomendação A).

Apresentam risco maior de síndrome HELLP as mulheres brancas e multíparas com mal-estar geral, náuseas e vômitos, dor epigástrica e/ou hipocôndrio direito, com cefaleia persistente, icterícia subclínica e hipertensão grave (grau de recomendação A).

A corticoterapia reduz a morbimortalidade neonatal nas gestações de menos de 34 semanas (grau de recomendação A).

O sulfato de magnésio é o fármaco mais indicado para prevenção e controle da eclâmpsia (grau de recomendação A).

São indicações para interrupção da gravidez em pacientes com PE (grau de recomendação C): idade gestacional >37 semanas, contagem de plaquetas <100.000/mm³, deterioração da função hepática e renal, descolamento de placenta, cefaleia e/ou dor epigástrica persistente e/ou náuseas e vômitos sem outra causa e/ou alterações visuais significativas, crescimento fetal restrito grave, oligoidrâmnio grave e provas de vitalidade fetal alteradas (grau de recomendação C).

Os dados disponíveis indicam que inibidores da enzima de conversão, bloqueadores de canais de cálcio, metildopa e betabloqueadores com alta ligação proteica (pindolol, labetalol) são seguros no período de lactação quando é necessário o controle da PA (grau de recomendação B).

MENSAGEM-CHAVE

As revisões dos dados de mortalidade materna revelam que mortes poderiam ser evitadas se os serviços de assistência à saúde permanecessem alertas para a probabilidade de PE se agravar. Essas mesmas revisões observam que as intervenções na mulher agudamente acometida com disfunção de múltiplos órgãos são algumas vezes adiadas em razão da ausência de proteinúria. Informações adicionais indicam que a quantidade de proteinúria não tem relação com os resultados maternos e fetais. Por isso, tem sido recomendada a utilização de sistemas alternativos que consideram que alterações laboratoriais, sintomas e outros fatores adversos, quando associados ao aparecimento de hipertensão recente, são suficientes pra o diagnóstico de PE mesmo na ausência de proteinúria.

Uma diretriz padronizada com base em evidências para o manejo de pacientes com PE e eclâmpsia tem demonstrado reduzir a incidência de resultados maternos adversos. As instituições devem adotar mecanismos para dar início prontamente aos procedimentos e à administração de medicamentos quando a paciente apresentar uma emergência hipertensiva.

A redução da mortalidade materna em decorrência da síndrome hipertensiva deverá ser alcançada com o investimento em educação continuada, a sistematização de ações preventivas de assistência primária e a padronização de conduta nas situações de emergência, bem como com a criação de unidades de referência devidamente equipadas para o atendimento dos casos graves, cobrindo a maioria das regiões, e o esclarecimento contínuo da população.

O momento exige uma estratégia de ação imediata e os progressos médicos-assistenciais alcançados nas últimas décadas devem ser estendidos à população mais carente.

Leitura complementar

Dodd JM, McLeod A, Windrim RC et al. Antithrombotic therapy for improving maternal or infant health outcomes in women considered at risk of placental dysfunction. Cochrane Database Syst Rev 2013:CD006780.

Duley L, Henderson-Smart DJ, Meher S et al. Antiplatelet agents for preventing pre- eclampsia and its complications. Cochrane Database Syst Rev 2007:CD004659.

Duley L, Gülmezoglu AM, Henderson-Smart DJ. Magnesium sulphate and other anticonvulsants for women with pre-eclampsia. Cochrane Database Syst Rev 2006; (1):CD000025.

Fonseca JE, Mendez F, Catano C, Arias F. Dexamethasone treatment does not improve the outcome of women with HELLP syndrome: a double-blind, placebo-controled, ramdomized clinical Trial. Am J Obstet Gynecol 2005; 193:1591-8.

Ghulmiyyah LM, Sibai BS. Gestational hypertension-preeclampsia and eclampsia. In: Queenan JT, Spong CY, Lockwood CJ (eds.) Management of high-risk pregnancy. 5. ed. Massachusetts: Blackwell Publishing, 2007:271-9.

Haddad B. Expectant management of severe preeclampsia remote from term. Clin Obstet Gynecol 2005; 48:430-40.

Hofmeyr et al. Calcium supplementation during pregnancy for preventing hypertensive disorders and related problems. Cochrane Database Syst Ver 2010:CD001059.

Hypertension in Pregnancy. Report of the American College of Obstetricians and Gynecologists'. Task Force on Hypertension in Pregnancy. Executive Summary. Obstetrics & Gynecology 2013; 122(5).

Koopmans CM, Bijlenga D, Groen H et al. Induction of labour versus expectant monitoring for gestational hypertension or mild pre-eclampsia after 36 weeks' gestation (HYPITAT): a multicentre, open-label randomised controlled trial. Lancet 2009; 374(9694):979-88.

Magee LA et al. Best Practice & Research Clinical Obstetrics and Gynaecology 2015; 29:643e657.

Magee LA, Pels P, Helena M et al. Pregnancy hypertension: an international journal of women's cardiovascular health. 2014; 4:105-45.

Milne F, Redman C, Walker J et al. The pre-eclampsia community guideline (PRECOG): how to screen and detect onset of pre-eclampsia in the community. BMJ 2005; 330:576-80.

National High Blood Pressure Education Program Working Group on High Blood Pressure in Pregnancy. Am J Obstet Gynecol 2000; 183:S1-S22.

Rodger MA, Carrier M, Legal G et al. Meta-analysis of low molecular weight heparin to prevent recurrent placenta-mediated pregnancy complications. Blood 2014; 123(6):822.

Sibai BM, Barton JR. Expectant management of severe preeclampsia remote from term: patient selection, treatment, and delivery indications. Am J Obstet Gynecol 2007; 196(6):514.e1-9.

Sibai BM, Dekker G, Kupfermic MJ. Pré-eclampsia. Lancet 2005; 365:785-99.

Sibai BM, Stella CL. Diagnosis and management of atypical preeclampsia-eclampsia. Am J Obstet Gynecol 2009; 200:481.e1-481.e7.

Sibai BM. Diagnosis, prevention, and management of eclampsia. Obstet Gynecol 2005; 105:402-10.

Sibai BM. Imitators of severe preeclampsia. Obstet Gynecol 2007; 109:956-963.

Teixeira PG, Cabral AC, Andrade SP et al. Relevância clínica dos fatores de angiogênese na pré-eclampsia. Femina 2008; 36:231-5.

Teixeira PG, Cabral ACV, Andrade SP et al. Placental growth factor (PLGF) is a surrogate marker in preeclamptic hypertension in pregnancy. Hypertension in Pregnancy 2008; 27:65-73.

CAPÍTULO 92

Trabalho de Parto Pré-termo

Maria Paula Moraes Vasconcelos

INTRODUÇÃO

O parto pré-termo é o que ocorre antes de 37 semanas completas de gestação, ficando estabelecido que 20 semanas representam o limite reconhecido como ponto de corte entre a definição de abortamento e parto prematuro.

A prematuridade, a principal causa de morbimortalidade perinatal em todo o mundo, ocorre em 6% a 10% dos nascimentos nos países desenvolvidos e, no Brasil, atingiu 11,5% dos nascidos vivos em 2011, sendo classificada como extrema quando abaixo de 28 semanas e tardia quando acima de 34 semanas. Vale ressaltar que o risco perinatal é inversamente proporcional à idade gestacional.

Síndrome de desconforto respiratório, hemorragia intraventricular, enterocolite necrosante, sepse, retinopatia da prematuridade, hipertensão pulmonar, desequilíbrio hidroeletrolítico, anemia e hipoglicemia se apresentam como morbidade a curto prazo, enquanto a longo prazo ocorrem displasia broncopulmonar, paralisia cerebral, cegueira, hipertensão arterial e aumento da resistência à insulina.

A prematuridade tardia, isto é, entre 34 e 36 semanas de gestação, representa 75% dos nascimentos pré-termos, valendo lembrar que 80% dos casos ocorrem espontânea e idiopaticamente por trabalho de parto prematuro ou ruptura prematura de membranas. Em comparação com fetos a termo, os prematuros apresentam morbidade respiratória e problemas no desenvolvimento neurológico. No Brasil, a prematuridade tardia foi responsável por 17,1% das mortes neonatais, o que representa um risco de morte nove vezes maior do que o de recém-nascidos a termo.

A proporção de gestações que terminam prematuramente não sofreu redução nos últimos anos. A melhora significativa nos resultados perinatais se deve às intervenções realizadas antes do nascimento, assim como aos cuidados neonatais intensivos.

O parto pré-termo pode ser espontâneo ou induzido. O primeiro está relacionado com o próprio trabalho de parto prematuro e a ruptura prematura de membranas pré-termo, enquanto o induzido se associa às doenças intercorrentes, maternas e/ou fetais, que são responsáveis pelo aumento da frequência de prematuridade, além do aumento das gestações múltiplas e de gestantes mais idosas. O aumento da prematuridade, com a melhora dos índices de mortalidade perinatal com mais de 28 semanas por indicação de interrupção da gestação em razão de intercorrências maternas e fetais, pode estar se refletindo em melhorias na assistência pré-natal.

ETIOPATOGENIA

O trabalho de parto pré-termo é uma síndrome com múltiplas causas, todas elas de origem multifatorial.

Inúmeros processos patológicos podem levar à ativação de uma via comum da parturição: infecção e inflamação, isquemia e hemorragia uterina do primeiro ou segundo trimestre, hiperdistensão uterina, estresse materno e fetal, resposta imune a processos alérgicos, insuficiência cervical e doenças endócrinas que provoquem a suspensão da ação da progesterona. Cada um desses mecanismos promove o amadurecimento cervical, as contrações uterinas e/ou a ruptura de membranas.

Há evidências de que inflamação e infecção intrauterinas desempenham importante papel na patogênese do trabalho de parto pré-termo espontâneo, ruptura prematura de membranas pré-termo e lesão fetal, resultando em sequelas a longo prazo. O diagnóstico e o tratamento precoces de inflamação e infecção subclínica podem auxiliar a adoção de intervenções clínicas.

As infecções do trato genital se associam ao trabalho de parto pré-termo por ativarem a via inflamatória. A integridade das membranas não exclui a possibilidade de invasão bacteriana intra-amniótica.

Os fatores que determinam a magnitude da resposta inflamatória dependem, em parte, da resposta imune materna e fetal, dos fatores de virulência bacteriana e da quantidade de bactérias invasoras. A inflamação sistêmica causada por infecções, como pneumonia, pielonefrite, doença periodontal e peritonite, também pode ativar essa via.

DIAGNÓSTICO

Não é fácil a diferenciação entre o trabalho de parto e o falso trabalho de parto. Considera-se o trabalho de parto pré-termo na presença de contrações regulares e em caso de mudança do colo uterino antes de 37 semanas.

A precisão do diagnóstico pode ser melhorada por meio da medida do comprimento cervical por ultrassom transvaginal e/ou detecção de fibronectina fetal em secreção cervicovaginal. Ambos os testes melhoram a precisão diagnóstica, reduzindo a chance de diagnóstico falso-positivo.

A medida do colo uterino de 30mm ou mais sugere que o parto pré-termo é pouco provável em mulheres sintomáticas, assim como um teste negativo para a presença de fibronectina (Figura 92.1).

Entre as mulheres com membranas íntegras, ausência de sangramento e com dilatação cervical com menos de 3cm, a combinação de um teste de fibronectina positivo ao comprimento cervical com menos de 30mm representa risco de parto pré-termo aumentado dentro de 48 horas em 26%; se apenas um dos testes ou ainda se nenhum deles é positivo, o risco é inferior a 7%.

Tratamento e seguimento

Os esforços para prevenir a morbimortalidade associada à prematuridade podem ser classificados como primários, quando indicados para todas as mulheres antes ou durante a gestação para prevenir e reduzir seu risco, secundários, quando visam eliminar ou reduzir o risco em mulheres com fatores de risco identificados, e terciários, quando instituídos após iniciado o trabalho de parto pré-termo com o objetivo de reduzir as complicações e otimizar o tempo ganho com a tocólise para melhorar os resultados perinatais.

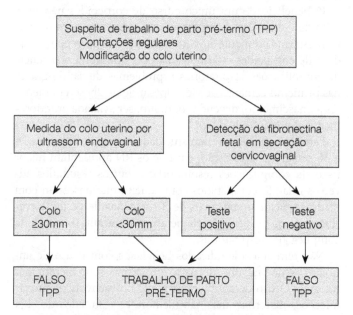

Figura 92.1 Diagnóstico de trabalho de parto pré-termo.

A avaliação de risco de parto pré-termo se baseia nos seguintes aspectos: características maternas, risco social, etnia, tabagismo, estresse, atividade física, desnutrição, infecção do trato genital e extragenital, história de parto pré-termo espontâneo e por indicações de doenças maternas, anomalias uterinas, cirurgias do colo uterino, presença de sangramento na gestação atual, gestações por técnicas de reprodução assistida, gestação múltipla, aumento do volume uterino, colo curto, entre outros.

Apesar da identificação de todos esses fatores de risco, mais de 50% dos partos pré-termo ocorrem em gestações em que nenhum é identificado, não estando ainda disponíveis os estudos conclusivos que avaliem o uso de um escore de risco com o objetivo de prever e propor intervenções adequadas para diminuir a incidência da prematuridade.

O rastreamento e o tratamento de infecção do trato genital, como vaginose bacteriana, tricomoníase ou candidíase, antes de 20 semanas de gestação estão associados à diminuição do parto pré-termo, estando definido o melhor programa de rastreamento.

A profilaxia antibiótica durante o segundo e terceiro trimestres da gravidez só está indicada nas gestantes com história de prematuridade em gestação anterior e que apresentem vaginose bacteriana na atual.

Na prevenção secundária, os fatores de risco podem ser identificados a partir da história obstétrica sugestiva de insuficiência cervical ou da detecção do apagamento do colo pelo ultrassom endovaginal independentemente da presença de fatores de risco.

A história obstétrica de perdas recorrentes no segundo trimestre com a presença de dilatação cervical indolor sugere o quadro de insuficiência cervical, assim como a história de partos progressivamente mais prematuros, tendo como fatores de risco as anomalias cervicais congênitas e as adquiridas. As primeiras incluem distúrbios genéticos que afetam o colágeno, exposição intraútero ao dietilestilbestrol, anomalias uterinas e, ainda, a própria variação biológica. As adquiridas incluem o trauma cervical durante trabalho de parto ou no parto, dilatação cervical mecânica rápida antes de procedimentos ginecológicos e tratamento de neoplasia intraepitelial cervical. Pode ser assintomática ou apresentar sintomas leves, como pressão pélvica, cólica discreta ou dor nas costas, ou ainda mudança no volume, na cor ou na consistência da secreção vaginal. As contrações uterinas se mostram ausentes ou leves.

Na avaliação ultrassonográfica, o colo pode apresentar-se encurtado (<25mm), podendo ser notada a presença de debris no líquido amniótico (*sludge*). O diagnóstico da insuficiência cervical não pode ser realizado ou excluído fora do período gestacional.

A cerclage em caso de insuficiência cervical deve ser realizada entre 12 e 14 semanas, reduzindo a incidência de parto pré-termo, mas não a mortalidade perinatal ou a morbidade neonatal em termos estatisticamente significativos. O impacto a longo prazo sobre o recém-nascido (RN) é incerto, e a necessidade de cesariana se torna mais provável. Portanto, a decisão sobre a melhor maneira de minimizar o risco da prematuridade recorrente deve ser avaliada com base nas circunstâncias clínicas, na habilidade e experiência da equipe clínica e, mais importante, na escolha da gestante após informação adequada. A cerclage não está indicada em caso de gestação gemelar.

O uso da progesterona nos casos de insuficiência cervical está indicado de 16 a 36 semanas de gestação. Não há estudos que tenham avaliado a eficácia da terapia combinando cerclage e uso da progesterona.

A cerclage de emergência, quando o colo já se apresenta com dilatação ≥2cm e membranas visíveis, promoveu melhora do resultado perinatal quando comparada com a conduta expectante em razão da maior idade gestacional ao nascimento. Mesmo em se tratando de dados em grande parte observacionais com evidências de baixa qualidade, a análise individualizada é a melhor conduta para a tomada de decisões, sendo importante descartar a presença de infecção.

O comprimento do colo uterino é preditivo do trabalho de parto pré-termo. Quando se avalia a efetividade da medida do comprimento do colo uterino como método de *screening* na prevenção do trabalho de parto pré-termo, ainda não há provas suficientes para recomendação de rotina, devendo ser realizada em pacientes que apresentam fatores de risco, sem parto pré-termo anterior, ou naquelas que têm história de parto pré-termo. Colo com menos de 20mm de comprimento deve receber a progesterona.

A progesterona parece ser importante na manutenção da latência uterina na segunda metade da gravidez, mas o mecanismo não está claro. Próximo ao início do trabalho de parto, tanto a termo como pré-termo, ocorre diminuição da atividade da progesterona no útero, sem mudança significativa nos níveis plasmáticos, prevenindo também a apoptose de membranas fetais em condições basais e pró-inflamatórias e as protegendo de ruptura prematura.

A suplementação de progesterona pode aumentar essas ações, as quais são provavelmente mediadas por receptores, estando indicada na dose de 200mg/dia nos casos de prematuridade anterior ou quando for identificado colo curto ao ultrassom.

O pessário cervical é um anel de silicone com um diâmetro menor para ser inserido em torno do colo do útero e um maior para fixar o dispositivo contra o assoalho pélvico, alterando, dessa maneira, o ângulo entre o canal cervical e o útero.

O uso do pessário foi avaliado em gestações únicas com colo inferior a 25mm e se mostrou eficaz na diminuição da prematuridade com menos de 34 e 37 semanas, sendo necessário o uso menor de tocolítico e corticoide. Quando se realizou essa avaliação em estudo multicêntrico e com amostra maior, esses achados não se confirmaram: em gestações únicas com colo curto (<25mm) o pessário cervical não resultou em taxa menor de parto pré-termo (34 semanas), de início espontâneo, quando comparado com a conduta expectante.

A maior parte dos cuidados obstétricos para o parto pré-termo tem acontecido em intervenções terciárias, como tocólise, uso de corticoide, antibióticos e precisão no tempo ideal de nascimento. Essas medidas têm o objetivo de reduzir a morbidade associada à prematuridade e têm pouco ou, até mesmo, nenhum efeito sobre a incidência de parto pré-termo. A inibição do parto pré-termo tem o objetivo de possibilitar o ganho de tempo necessário para a transferência da mãe para o hospital de referência e permitir a administração de corticoides, antibióticos e neuroprotetores.

Após diagnosticado o trabalho de parto pré-termo, é necessário avaliar a presença de contraindicações à sua inibição. Não havendo contraindicação, iniciam-se a inibição e os procedimentos visando à melhora do resultado perinatal.

As contraindicações para inibição do trabalho de parto pré-termo são divididas em maternas e fetais, as quais precisam ser avaliadas. Entre as principais contraindicações maternas estão a hipertensão, o sangramento e a doença cardíaca.

O trabalho de parto pré-termo pode ocorrer em resposta a estresse fetal, isquemia uterina ou descolamento prematuro da placenta relacionados com o quadro hipertensivo. O estímulo da trombina nos quadros de placenta prévia e descolamento prematuro de placenta também pode levar ao trabalho de parto pré-termo. A doença cardíaca é uma contraindicação em razão dos riscos dos agentes tocolíticos nas pacientes.

As contraindicações fetais para tocólise incluem idade gestacional de 34 semanas ou mais, morte fetal ou anomalias letais, corioamnionite e evidência de comprometimento fetal agudo ou crônico.

A corticoterapia reduz a morbimortalidade perinatal, diminuindo a incidência da síndrome de angústia respiratória do RN, morte neonatal, hemorragia intraventricular, enterocolite necrosante, morbidade infecciosa, necessidade de suporte respiratório e de admissão em UTI neonatal e não aumentando o risco de morte materna, corioamnionite ou sepse puerperal.

Seu uso está indicado nas gestantes com risco de parto prematuro com idade gestacional entre 24 e 34 semanas. O fármaco de escolha é a betametasona, na dose de 12mg IM a cada 24 horas, no total de duas doses. Pode ser utilizada a dexametasona, na dose de 6mg a cada 12 horas, até o total de quatro doses.

O benefício de um único curso de corticoides não dura além de 7 dias. Para as mulheres que mantêm o risco de parto pré-termo iminente nos próximos 7 dias, a repetição da dose de corticoides está indicada, pois diminui a ocorrência de complicações respiratórias e problemas de saúde graves nas primeiras semanas de vida, apesar de os RN serem menores ao nascimento, devendo, portanto, ser avaliada criteriosamente a repetição de doses.

Estudo realizado na prematuridade tardia, isto é, entre 34 e 36 semanas de gestação, em que os RN apresentam maior risco de complicações respiratórias e outros resultados adversos quando comparados com aqueles que nasceram com idade gestacional com mais de 37 semanas de gestação, verificou-se que o uso de betametasona diminuiu os riscos de complicações respiratórias.

Não têm sido identificados benefícios com o uso de antibióticos no trabalho de parto pré-termo com membranas íntegras. O uso de antibióticos reduz o desenvolvimento de infecções maternas, mas não melhora os resultados dos RN quando considerado o risco de parto antes de 36 a 37 semanas, mortes perinatais ou admissão em unidade de cuidado intensivo neonatal. Além disso, foi identificada associação a aumento de mortes neonatais, comprometimento funcional e paralisia cerebral aos 7 anos de idade. Diante desses resultados, não há indicação de antibioticoterapia no trabalho de parto pré-termo com membranas íntegras, exceto se houver sinais de infecção.

Prematuros têm risco aumentado de infecção neonatal pelo *Streptococcus* do grupo B em comparação com crianças nascidas a termo. O agente de escolha para profilaxia da sepse neonatal pelo *Streptococcus* do grupo B é a penicilina cristalina, com dose de ataque de 5 milhões de UI EV e 2 milhões e meio a cada 4 horas até o parto. Sua efetividade é maior se iniciada pelo menos 4 horas antes do nascimento. Como segunda escolha pode ser utilizada a ampicilina na dose de 2g EV, seguidos de 1g EV a cada 4 horas até o parto. Em pacientes com alto risco de anafilaxia (reações imediatas de hipersensibilidade – anafilaxia, angioedema ou urticária) e história de asma, recomenda-se clindamicina na dose de 900mg EV a cada 8 horas até o parto.

No trabalho de parto pré-termo até a idade gestacional de 31 semanas e 6 dias, está recomendado o uso de sulfato de magnésio como neuroprotetor, pois a prematuridade é o principal fator de risco para paralisia cerebral, devendo ser utilizado tanto no trabalho de parto pré-termo espontâneo como na prematuridade planejada por indicação materna e/ou fetal. O uso do sulfato de magnésio está indicado na iminência do parto; se o parto não é iminente, seu uso deve ser descontinuado, não devendo ser utilizado por mais de 24 horas. Recomenda-se a dose inicial de 4g em 20 a 30 minutos, seguida de infusão contínua de 1g/h até no máximo 24 horas. Devem ser adotados todos os cuidados com a monitorização materna do uso de sulfato de magnésio nos quadros de pré-eclâmpsia.

Os tocolíticos, agentes utilizados para inibição do trabalho de parto, não são capazes de prolongar substancialmente a gestação, mas podem retardar o nascimento em 48 horas, possibilitando a administração do corticoide e a transferência para centro de referência.

Os agonistas β2 agem nos receptores uterinos ativando a adenilciclase, que diminui o cálcio livre e a atividade da miosinocinase, inibindo a contração muscular e o trabalho de parto. No entanto, apresentam efeitos colaterais maternos e fetais que devem ser considerados. Entre os maternos se destacam dor torácica, dispneia, palpitação, edema pulmonar, hipotensão, tremores, cefaleia, hiperglicemia, hipopotassemia, náuseas e vômitos, congestão nasal e taquicardia fetal.

Não foi demonstrado benefício em seu uso quando avaliados os desfechos morte perinatal, morte neonatal, síndrome do desconforto respiratório, paralisia cerebral e enterocolite necrosante.

Bloqueadores dos canais de cálcio, principalmente a nifedipina, apresentam vantagens sobre os betamiméticos quando são comparados o prolongamento da gestação, a morbidade neonatal grave e os efeitos adversos maternos. Em relação à mortalidade perinatal, não se observou diferença. Esses bloqueadores diminuem o risco de parto pré-termo em razão da diminuição do influxo de cálcio extracelular para as células do miométrio, reduzindo a resistência vascular uterina, além de promover seu relaxamento. O melhor esquema posológico não está estabelecido, podendo ser utilizada a dose de ataque de 30mg VO, seguida de 20mg a cada 6 horas durante 24 horas, 20mg a cada 8 horas no segundo dia e 20mg a cada 12 horas no terceiro dia.

Os antagonistas do receptor de ocitocina atosiban constituem um grupo de fármacos tocolíticos que apresentam menos efeitos colaterais maternos quando comparados com o uso de bloqueadores de canal de cálcio e betamiméticos; entretanto, quando se avalia seu efeito tocolítico ou a melhora dos resultados neonatais, não se mostraram efetivos em comparação com placebo, betamiméticos ou bloqueadores de canal de cálcio. Além disso, verificou-se aumento do número de mortes infantis e nascimentos antes de 28 semanas de gestação. Não está indicada a manutenção da tocólise após inibição do trabalho de parto prematuro.

O planejamento da via de parto na prematuridade não pode ser definido com basee em evidências. O planejamento da cesariana pode levar ao aumento da prematuridade, já que em alguns casos não há progressão do trabalho de parto pré-termo. Outro ponto a ser considerado diz respeito ao aumento da necessidade de cesariana intraparto em virtude de complicações durante o trabalho de parto, ou ainda à evolução para parto vaginal, mesmo quando planejada a cesariana, em razão da rapidez da evolução de todo o processo.

Quando se considera o resultado do RN, não há diferença entre tocotraumatismo, hipoxia e mortalidade perinatal. Quando avaliado o resultado materno, há aumento do risco de infecção e não existe diferença em relação à hemorragia pós-parto.

PONTOS CRÍTICOS E CONSIDERAÇÕES FINAIS

A prematuridade é a principal causa de morbimortalidade perinatal em todo o mundo e, apesar de todo o avanço na assistência, sua incidência não diminuiu, mas vem apresentando melhora nos índices de mortalidade perinatal.

A importância da assistência pré-natal adequada na identificação e no acompanhamento dessas gestações, o controle das doenças maternas, diminuindo a necessidade de interrupção com prematuridade extrema em função do mau controle de doenças de base, a identificação do melhor momento da interrupção da gestação e o preparo adequado, proporcionando intervenções pertinentes e o nascimento em centros de referência com condições de assistir adequadamente RN prematuros, propiciam esse resultado de modo a melhorar a qualidade de vida das famílias envolvidas no processo.

O desenvolvimento de ações integradas e articuladas na rede de atendimento em toda a linha de cuidado, desde o nível primário até o terciário, é fundamental para que sejam alcançadas a redução da morbimortalidade e a melhoria na qualidade de vida.

MENSAGENS-CHAVE

Os principais pontos a serem considerados são:

- Reconhecer a prematuridade como causa mais importante de morbimortalidade perinatal.
- Identificação dos fatores de risco para prematuridade no pré-natal.
- Identificação e tratamento das infecções no pré-natal.
- Tratamento adequado das doenças maternas com risco potencial de indicação de interrupção prematura da gestação.
- Realização da cerclage e uso da progesterona quando indicado.
- Diagnóstico assertivo do trabalho de parto pré-termo.
- Inibição do trabalho de parto pré-termo quando indicado e identificação das contraindicações à sua inibição.
- Uso do sulfato de magnésio como neuroprotetor na prematuridade com menos de 32 semanas.
- Uso da corticoterapia até 36 semanas de gestação.
- Profilaxia da sepse neonatal precoce.
- Encaminhamento responsável aos centros de referência.
- Acompanhamento adequado do trabalho de parto pré-termo.

Leitura complementar

Abdel-Aleem H, Shaaban OM, Abdel-Aleem MA. Cervical pessary for prevent preterm birth. Cochrane Pregnancy and Childbirth Group, 31 May 2013.

Alfirevic Z, Stampalija T, Roberts D, Jorgensen AL. Cervical stitch (cerclage) for preventing preterm birth in singleton pregnancy. Cochrane Pregnancy and Childbirth Group, 18 april 2012.

Berghella V, Baxter JK, Hendrix NW. Cervical assessment by ultrasound for preventing preterm delivery. Cochrane Pregnancy and Childbirth Group, 31 Jan. 2013.

Crowther CA, McKinlay CJD, Middleton P, Harding JE. Repeat doses of prenatal corticosteroids for women at risk of preterm birth for improving neonatal health outcomes. Cochrane Pregnancy and Childbirth Group, 5 july 2015.

Cunningham FG, Leveno KJ, Bloom SL, Hauth JC, Rouse DJ, Spong CY. Nascimento pré-termo. In: Obstetrícia de William 23. ed., Porto Alegre: Artmed, 2012.

Davey M-A. Risk-scoring systems for predicting preterm birth with the aim of reducing associated adverse outcomes. Cochrane Database of Systematic Reviews. In: The Cochrane Library, 2015; CD004902.pub5.

Flenady V, Hawley G, Stock OM, Kenyon S, Badawi N. Prophylactic antibiotics for inhibiting preterm labour with intact membranes. Cochrane Pregnancy and Childbirth Group, 5 Dec. 2013.

Flenady V, Reinebrant HE, Liley HG et al. Oxytocin receptor antagonists for inhibiting preterm labour. Cochrane Pregnancy and Childbirth Group, 6 June 2014.

Flenady V, Wojcieszek AM, Papatsonis DNM et al. Calcium channel blockers for inhibiting preterm labour and birth. Cochrane Pregnancy and Childbirth Group, 5 June 2014.

Genca MR, Fordb CE. The clinical use of inflammatory markers during pregnancy. Current Opinion in Obstetrics and Gynecology 2010; 22:116-21.

Gyamfi-Bannerman C, Thom EA, Blackwell SC et al. Antenatal betamethasone for women at risk for late preterm delivery. N Engl J Med 2016; 374:1311-20.

Lansky S, Friche AAL, Silva AAM et al. Pesquisa Nascer no Brasil: perfil da mortalidade neonatal e avaliação da assistência à gestante e ao recém-nascido. Cad Saúde Pública, Rio de Janeiro, 2014; 30(Sup):S192-S207.

Magee L, Sawchuck D, Synnes A, von Dadelszen P. Magnesium sulphate for fetal neuroprotection. J Obstet Gynaecol Can 2011 May; 33(5):516-29.

Neilson JP, West HM, Dowswell T. Betamimetics for inhibiting preterm labour. Cochrane Pregnancy and Childbirth Group, 5 Feb. 2014.

Nicolaides KH, Syngelaki A, Poon LC et al. A randomized trial of a cervical pessary to prevent preterm singleton birth. N Engl J Med. 2016; 374:1044-52.

Norwitz ER, Lye SJ. Biology of parturition. In: Creasy RK, Resnik R, Iams JD, Lockwood CJ, Moore TR (eds.) Creasy & Resnik's maternal fetal medicine. Nova York: Saunders, 2009:69-85.

Romero, R, Lockwood, CJ. Pathogenesis of spontaneous preterm labor. In: Creasy, RK, Resnik, R, Iams, JD, Lockwood, CJ, Moore, TR (eds.) Creasy & Resnik's maternal fetal medicine. Saunders, 2009.

Sangkomkamhang US, Lumbiganon P, Prasertcharoensuk W, Laopaiboon M. Antenatal lower genital tract infection screening and treatment programs for preventing preterm delivery. Cochrane Database of Systematic Reviews 2015, Issue 2. Art. No.: CD006178.

Thinkhamrop J, Hofmeyr GJ, Adetoro O, Lumbiganon P, Ota. E. Antibiotic prophylaxis during the second and third trimester to reduce adverse pregnancy outcomes and morbidity. Cochrane Pregnancy and Childbirth Group, Jun 2015.

CAPÍTULO 93

Ruptura Prematura Pré-termo das Membranas

Mário Dias Corrêa Júnior

INTRODUÇÃO

A ruptura prematura das membranas (RPM) é definida como ruptura espontânea das membranas amnióticas após 20 semanas de gravidez e antes do início do trabalho de parto. A ruptura das membranas amnióticas antes de 20 semanas de gestação caracteriza o quadro de abortamento inevitável. Quando a RPM acontece antes do termo, entre 20 e 37 semanas, classifica-se como ruptura prematura pré-termo das membranas (RPPM). O tempo decorrido entre a ruptura das membranas e o parto é denominado período de latência.

INCIDÊNCIA

Cerca de 10% de todas as gestações vão apresentar rupturas das membranas amnióticas antes do início do trabalho de parto e 75% a 80% delas já estarão a termo. A RPPM acomete 1% a 3% das gestações, sendo importante causa de morbimortalidade perinatal e responsável por cerca de 30% de todos os partos pré-termo e por 20% das mortes perinatais nesse período.

HISTÓRIA NATURAL

Nas gestações a termo, 65% a 70% das pacientes vão entrar em trabalho de parto nas primeiras 24 horas e 86% em até 48 horas. Entre 2% e 5% das pacientes vão demorar até 72 horas e 2% a 5% vão demorar mais do que 7 dias para entrar em trabalho de parto. Nas gestações pré-termo, 90% das pacientes entrarão em trabalho de parto em até 1 semana.

ETIOLOGIA

A infecção e a atividade inflamatória nas membranas são a principal causa de RPM, e alguns estudos mostram que até 70% dos casos podem ter infecção comprovada histologicamente. As bactérias infectantes produziriam enzimas (proteases, colagenases e elastases) que atuariam sobre as membranas, levando a seu enfraquecimento e ruptura. Diversos marcadores inflamatórios estão presentes no líquido amniótico em casos de RPPM, destacando-se as interleucinas 6 e 8.

Na gravidez a termo, a amniorrexe parece estar associada a um processo natural de amadurecimento das membranas. A quantidade de colágeno do córion diminui progressivamente com a continuidade da gravidez. Esse fenômeno ocorre tanto em gestações complicadas com RPM como naquelas em que a amniorrexe ocorre durante o trabalho de parto, e há ainda diminuição das concentrações de fosfatidilinositol nas membranas. O fosfatidilinositol exerce papel como lubrificante na interface entre o córion e o âmnio, e sua diminuição leva a uma menor distensibilidade das membranas e favorece a ruptura.

FATORES DE RISCO

Alguns fatores são associados a risco maior de RPM, como:

- Tabagismo.
- Trabalho de parto pré-termo ou RPM prévios.
- Sangramento genital.
- Insuficiência cervical.
- Vaginose bacteriana.
- Útero distendido (polidrâmnio, gemelaridade, macrossomia).
- Procedimentos invasivos (biópsia de vilo corial, amniocentese, cordocentese).
- Deficiências nutricionais (vitamina C e cobre).
- Doenças maternas, como deficiência de alfa-1-antitripsina, drepanocitose e síndrome de Ehlers-Danlos.

Diagnóstico

O diagnóstico da RPM pode variar do extremamente fácil, sendo suficientes a anamnese e o exame físico, ao extremamente difícil, quando nem os exames complementares mais avançados fornecem a certeza. Felizmente, a anamnese e o exame físico estabelecem o diagnóstico em 90% dos casos:

- **Anamnese:** a paciente relata perda de grande quantidade de líquido claro.
- **Exame físico:** observa-se a saída de líquido pelos genitais externos, pelos pubianos umedecidos e presença de verniz. O exame especular possibilita a observação da saída de líquido pelo orifício externo do colo e a estimativa de seus apagamento e dilatação. Quando não é observada a saída de líquido, pode-se mobilizar o feto pelo abdome materno, enquanto se observa o colo pelo exame especular. Se mesmo assim não há percepção da saída de líquido, deve-se tentar o diagnóstico pela observação clínica ou pelos exames complementares.

A observação clínica consiste em colocar um forro (geralmente de cor escura) e solicitar que a paciente deambule. Após o prazo de 1 a 2 horas observa-se o forro para verificar se está molhado, o que sugere perda de líquido.

O toque deve ser realizado o menor número de vezes possível na suspeita de RPM em virtude do risco de infecção, mas em algumas situações é bastante útil no diagnóstico, pois possibilita a mobilização mais eficiente do polo cefálico.

Métodos laboratoriais

- **Cristalização do muco cervical:** quando deixado secar sobre uma lâmina de vidro, o líquido amniótico (LA) se cristaliza, apresentando um aspecto arboriforme, perceptível à microscopia. A presença da cristalização tem sensibilidade de 85% a 98%.
- **Determinação do pH vaginal:** o pH vaginal geralmente é ácido, oscilando entre 5,2 e 6,0, enquanto o pH do LA varia de 7,0 a 7,7. O achado de pH entre 6,0 e 8,1, detectado em fita de papel nitrazina, é indicativo da presença de LA na vagina. Vale lembrar, entretanto, que a presença de sangue e de vaginoses bacterianas também aumenta o pH. O pH vaginal entre 6,5 e 7,5 apresenta sensibilidade de 90% a 98%, segundo a literatura.
- **Injeção de corantes na cavidade amniótica por amniocentese:** se as membranas estiverem rotas, percebe-se a saída desses corantes pelos genitais. Os corantes mais utilizados são o índigo carmim e a vitamina B_{12}. Trata-se de procedimento muito invasivo e, portanto, pouco utilizado na prática.
- **Detecção da microglobulina placentária do tipo alfa 1 (PAMG-1):** essa proteína é expressa por células da parte decidual da placenta. Presente no líquido amniótico, não é encontrada normalmente na secreção vaginal. No caso de ruptura das membranas, a PAMG-1 é detectada na vagina por teste próprio e apresenta sensibilidade de 98,9% com especificidade de 100%.
- **Ultrassonografia:** deve ser sempre realizada quando não se tem certeza da ruptura das membranas ou quando se deseja adotar uma conduta conservadora. Seus principais objetivos são confirmar a idade gestacional e o peso fetal estimado e verificar o volume de LA.

A presença de oligoidrâmnio associada ao relato de perda de líquido é forte indicativo de RPM. Já o achado de volume normal do LA não confirma nem afasta o diagnóstico de amniorrexe.

Nos casos de RPM, o achado ultrassonográfico de oligoidrâmnio acentuado persistente, caracterizado pelo índice de líquido amniótico (ILA) inferior a 5cm ou maior bolsão inferior a 2cm, indica mau prognóstico. O oligoidrâmnio persistente em medidas consecutivas está relacionado com período de latência diminuído, menor taxa de sucesso na conduta conservadora e maior risco de infecção materna e fetal.

RISCOS MATERNOS

Seja a causa ou a consequência da RPM, a infecção intrauterina é uma complicação potencialmente grave para a mãe. A incidência da corioamnionite varia de acordo com a população estudada, aumentando nas pacientes com menor idade gestacional e com tempo de ruptura prolongado.

Nas gestações a termo com RPM, a incidência de corioamnionite varia de 5% a 9%. Naquelas com RPM prolongada, a incidência varia de 3% a 15%. Nos casos de RPPM a incidência varia de 15% a 25% e nas rupturas com menos de 24 semanas pode chegar a 40%.

Embora a maioria dos casos de corioamnionite responda bem aos antibióticos, podem acontecer casos de sepse e morte materna.

A incidência de descolamento prematuro da placenta também é significativamente maior, variando de 4% a 12%, e a incidência de endometrite pós-parto oscila entre 2% e 13%.

RISCOS FETAIS E NEONATAIS

Inúmeras são as complicações para o feto e o neonato decorrentes da RPM, sendo as mais importantes:

- Infecção neonatal: sepse em até 19% dos casos.
- Complicações decorrentes da prematuridade.
- Hipoplasia pulmonar (dependente da idade gestacional quando da ruptura e do volume de LA): 50% com 19 semanas, 25% com 22 semanas e 10% com 26 semanas, sendo infrequente com mais de 26 semanas.
- Prolapso de cordão.
- Descolamento prematuro da placenta.
- Doença da membrana hialina.
- Deformações fetais em caso de oligoidrâmnio persistente.

CONDUTA

A conduta a ser adotada varia segundo a idade gestacional, as condições da mãe e do feto e a experiência do obstetra:

- **Gestações a termo:** em gestações com mais de 37 semanas, uma metanálise com 6.814 pacientes mostrou que a indução imediata do parto com ocitocina diminuiu a incidência de infecções maternas (corioamnionite – RR: 0,74; IC 95%, 0,56 a 0,97 – e endometrite – RR: 0,30; IC 95%, 0,12 a 0,74) e neonatais, o uso de antibióticos pelo RN e as admissões no CTI neonatal (RR: 0,72; IC 95%: 0,57 a 0,92) e aumentou o grau de satisfação materna.
- **Gestações entre 34 e 36 semanas:** nesses casos, uma metanálise de 18 estudos também mostrou maiores benefícios

com a indução imediata do parto com ocitocina quando comparada à conduta conservadora. Houve redução nas taxas de infecção materna (corioamnionite – RR: 0,63 – e endometrite – RR: 0,72) e neonatais (RR: 0,64). Os resultados foram melhores com a indução com ocitocina do que com a indução com prostaglandinas.

- **Gestações entre 24 e 34 semanas:** caso não existam sinais de infecção materna ou comprometimento fetal, a conduta conservadora é a melhor opção, pois a permanência do feto por mais tempo dentro do útero diminui a incidência de problemas relacionados com a prematuridade.

Quando se opta pela conduta conservadora, esta geralmente é mantida até 34 semanas, quando então se induz o parto.

Uma metanálise de sete estudos com 690 pacientes não mostrou diferença estatisticamente significativa entre a conduta intervencionista e a conservadora na RPPM no que diz respeito à redução da mortalidade perinatal (RR: 0,98; IC 95%: 0,41 a 2,36) ou à morbidade neonatal. A conduta intervencionista aumentou a incidência de cesariana (RR: 1,51; IC 95%: 1,08 a 2,10) e curiosamente também a de endometrite (RR: 2,32; IC 95%: 1,33 a 4,07), mas não a de corioamnionite (RR: 0,44; IC 95%: 0,17 a 1,14).

Para que a conduta conservadora seja estabelecida deve-se ter certeza de que não existem infecções, o que exige a realização de hemograma, dosagem da proteína C reativa (PCR) e urocultura, além de exame físico minucioso. A taquicardia fetal (>160bpm) é sugestiva de infecção intra-amniótica.

As contraindicações para instituição da conduta conservadora são infecção materna ou fetal, descolamento da placenta, malformações fetais, óbito fetal e trabalho de parto.

A conduta conservadora deve ser realizada com a paciente internada, e a curva térmica deve ser estabelecida rigorosamente. Quanto à avaliação laboratorial, é repetida a cada 3 dias (hemograma e PCR), devendo a avaliação fetal ser realizada diariamente (ausculta do batimento cardiofetal ou cardiotocografia), com repetição da ultrassonografia a cada 3 dias para realização do perfil biofísico fetal e medida do ILA. O surgimento de sinais de infecção materna ou fetal e a medida do líquido amniótico persistentemente baixa indicam a necessidade de interrupção da gestação. O uso de antibióticos e corticoides será discutido a seguir.

- **Gestações com menos de 24 semanas:** os estudos mostram baixas taxas de sucesso com a conduta conservadora em gestações com menos de 24 semanas, além de risco elevado de infecção materna. Nessa situação, deve ser discutida com a família a possibilidade de indução do parto para reduzir os riscos para a mãe.

SITUAÇÕES ESPECIAIS

Prevenção da infecção fetal pelo *Streptococcus* do grupo B (SGB)

Segundo a recomendação do CDC de agosto de 2002, toda gestante deve ser submetida ao rastreamento do SGB entre 35 e 37 semanas. Aquelas com cultura positiva devem receber antibiótico venoso ao entrar em trabalho de parto e naquelas com cultura desconhecida o antibiótico deve ser administrado quando houver ruptura de membranas com duração superior a 18 horas, febre intraparto, história de bacteriúria por SGB na gestação em curso ou recém-nascido anterior acometido com essa infecção. A medicação de escolha é a penicilina cristalina 5 milhões de UI, EV, como dose de ataque, mais 2 milhões e meio de UI, EV, a cada 4 horas até o parto.

Nos casos em que se opta pela conduta conservadora, deve ser iniciada a administração da penicilina cristalina após a coleta do *swab* vaginal e anorretal para cultura do SGB. O antibiótico deve ser continuado por 48 horas ou até que a cultura se mostre negativa. Em casos de cultura positiva, o tratamento deve ser mantido por 7 dias e reiniciado quando a paciente entrar em trabalho de parto (Quadro 93.1).

Uso de antibióticos

Em pacientes longe do termo nas quais se opte por tratamento conservador e que apresentem cultura negativa para SGB, o uso de antibióticos mostrou diminuir a morbidade neonatal e o risco de infecção materna (RR: 0,66; IC 95%: 0,46 a 0,96) e aumentar o período de latência com redução do número de gestantes que tiveram o parto em até 7 dias (RR: 0,79; IC 95%: 0,71 a 0,89), com diminuição das taxas de infecção neonatal (RR: 0,67; IC 95%: 0,52 a 0,85), uso de surfactante (IR: 0,83; IC 95%: 0,72 a 0,93) e anormalidade detectadas na ultrassonografia transfontanela (RR: 0,81; IC 95%: 0,68 a 0,98), embora a mortalidade neonatal não tenha sido alterada. O antimicrobiano mais utilizado foi o estearato de eritromicina (250mg VO a cada 6 horas). O tratamento deve ser mantido por pelo menos 10 dias. A combinação amoxicilina + clavulanato aumentou a incidência de enterocolite necrosante (RR: 4,72; IC 95%: 1,57 a 14,23) e não deve ser empregada.

O Colégio Americano de Obstetras e Ginecologistas continua recomendando em suas últimas diretrizes (2016) o uso de ampicilina (2g a cada 6 horas) + eritromicina (250mg a cada 6 horas) por 48 horas EV, seguidos por mais 5 dias de tratamento por via oral (ampicilina 250mg a cada 8 horas + eritromicina 333mg, a cada 8 horas), em casos de RPPM, para aumentar o período de latência e diminuir a morbidade infecciosa neonatal.

Já o Royal College of Obstetricians and Gynaecologists recomenda apenas o uso da eritromicina (250mg a cada 6 horas), VO, durante 10 dias.

Quadro 93.1 Indicações para profilaxia intraparto contra a infecção por SGB

Bacteriúria por SGB na gravidez em curso
Recém-nascido anterior acometido por infecção por SGB
Cultura positiva entre 35 e 37 semanas (quando for realizada cesariana eletiva, com membranas íntegras e antes do início do trabalho de parto, não é necessária a profilaxia)
Nos casos de cultura desconhecida quando houver: Ruptura de membranas por mais de 18 horas Trabalho de parto de início antes de 37 semanas Febre intraparto (temperatura axilar >38°C)

SGB: *Streptococcus* do grupo B.

Infelizmente, o estearato de eritromicina não está sendo distribuído comercialmente no Brasil e, portanto, não se pode contar com essa opção terapêutica. Como alternativa, um pequeno estudo restrospectivo com 168 pacientes mostrou que o uso da azitromicina, 1g VO, em substituição à eritromicina, apresentou resultados semelhantes ao esquema tradicional. No entanto, outros esquemas antibióticos não devem ser utilizados rotineiramente sem que antes haja a comprovação de seu benefício.

Em pacientes com gestação a termo, sem sinais de infecção e com cultura negativa para SGB, o uso rotineiro de antibióticos não promoveu benefícios.

Uso de corticoides

Em gestações entre 24 e 34 semanas, na ausência de sinais de infecção materna e fetal, o emprego da corticoterapia reduz a morbimortalidade neonatal. As substâncias de escolha são a betametasona, 12mg, IM, duas doses com intervalo de 24 horas, ou a dexametasona, 6mg, IM, a cada 12 horas, em quatro doses.

Uma metanálise demonstrou que o uso de corticoides durante a conduta conservadora para RPPM reduz o risco de síndrome da angústia respiratória (20% vs. 35%), hemorragia intraventricular (7,5% vs. 15,9%) e enterocolite necrosante (0,8% vs. 4,6%), sem aumentar significativamente o risco de infecção materna (9,2% vs. 5,1%) ou neonatal (7% vs. 6,6%).

Uso de tocolíticos

Não há evidências de que o uso de tocolíticos com o objetivo de prolongar a gestação melhore a morbimortalidade neonatal nas pacientes com RPM e, portanto, não devem ser utilizados até a realização de mais estudos.

RECOMENDAÇÕES

A pesquisa de infecção materna (urina rotina, urocultura, hemograma e proteína C reativa) está recomendada em todos os casos:

- **Gestações >34 semanas:**
  - Indução do parto.
  - Profilaxia para SGB.
- **Gestações entre 32 e 34 semanas:**
  - Antibioticoterapia (incluindo profilaxia para SGB).
  - Ultrassonografia.
  - Corticoterapia em caso de não haver sinais de infecção materna e fetal.
  - Indução do parto após corticoterapia.
  - Em caso de sinais de infecção, indução imediata do parto.
- **Gestações entre 24 e 32 semanas:**
  - Antibioticoterapia (incluindo profilaxia para SGB).
  - Ultrassonografia.
  - Conduta conservadora em caso de não haver sinais de infecção materna e fetal nem oligoidrâmnio acentuado persistente (ILA <5).
  - Interrupção da gravidez em caso de existirem sinais de infecção ou oligoidrâmnio acentuado persistente ou quando atingir 34 semanas.
  - Corticoterapia em caso de haver sinais de que o parto está próximo (na ausência de sinais de infecção materna e fetal).
- **Gestações <24 semanas:**
  - Antibioticoterapia.
  - Indução imediata do parto em caso de risco de hipoplasia pulmonar acentuado com conduta conservadora.

Quadro 93.2 Medicina com base em evidências

Período	Intervenção	Qualidade da evidência	Grau da recomendação
Pré-concepcional	Diminuição do tabagismo reduz o risco de RPPM	III	B
Pré-natal	Tratamento de vaginose em pacientes com TPPT prévio reduz o risco de RPPM	Ia	A
Gestação <32 semanas sem evidência de CA ou SF	Elevação dos leucócitos polimorfonucleares indica infecção	Ib	A
	PCR pode ser um indicador precoce de CA	III	B
	Oligoidrâmnio pode ser associado a risco aumentado de CA	III	B
	A CTG e o PBF são preditores fracos de CA	IIb	B
	A conduta conservadora reduz a incidência de endometrite, mas não diminui a morbimortalidade perinatal	Ia	A
	ATB profilático (estearato de eritromicina) reduz a morbidade neonatal	Ia	A
	Corticoterapia reduz a morbimortalidade neonatal sem aumentar o risco de infecção	Ia	A
	Tocólise não promove benefício	Ia	A
34 a 37 semanas	Indução do parto reduz a infecção materna	Ia	A
Gestação ≥37 semanas	Indução do parto reduz a infecção materna	Ia	A
	ATB para SGB reduz a morbidade infecciosa materna e neonatal	Ia	A
	Cesariana de rotina não traz benefícios	Ia	A

RPPM: ruptura prematura pré-termo das membranas; TPPT: trabalho de parto pré-termo; CA: corioamnionite; SF: sofrimento fetal; PCR: proteína C reativa; CTG: cardiotocografia; PBF: perfil biofísico fetal; ATB: antibiótico; SGB: *Streptococcus* do grupo B.

RECORRÊNCIA E PREVENÇÃO

Existem poucos estudos sobre a recorrência da RPPM. Em um trabalho observacional, 32% das pacientes com RPPM apresentaram novo episódio em gestação subsequente. A interrupção do fumo na gestação pode reduzir o risco de RPPM em tabagistas, e o tratamento da vaginose bacteriana reduziu o risco de RPPM em pacientes com parto pré-termo em gestação anterior (RR: 0,14; IC 95%: 0,05 a 0,38).

MEDICINA COM BASE EM EVIDÊNCIAS

O Quadro 93.2 oferece um resumo das evidências científicas sobre RPM.

Leitura complementar

ACOG Practice Bulletin # 160. Premature rupture of membranes. Obstet Gynecol 2016; 127:e39-e51.

Buchanan SL, Crowther CA, Levett KM, Middleton P, Morris J. Planned early birth versus expectant management for women with preterm prelabour rupture of membranes prior to 37 weeks' gestation for improving pregnancy outcome. Cochrane Database of Systematic Reviews. In: The Cochrane Library, Issue 4, 2010.

Corrêa Jr. MD. Rotura prematura pré-termo das membranas. In: Manual de ginecologia e obstetrícia – SOGIMIG. 5. ed. Belo Horizonte: Coopmed, 2012:941-8.

Dare MR, Middleton P, Crowther CA, Flenady VJ, Varatharaju B. Planned early birth versus expectant management (waiting) for prelabour rupture of membranes at term (37 weeks or more). Cochrane Database of Systematic Reviews. The Cochrane Library, Issue 4, 2010.

Kenyon S, Boulvain M, Neilson J. Antibiotics for preterm rupture of membranes. Cochrane Database of Systematic Reviews. The Cochrane Library, Issue 4, 2013.

Mercer BM. Premature rupture of membranes. In: Creasy RK, Resnik R, Iams JD, Lockwood CJ, Moore TR, Greene MF (eds.) Creasy & Resnik's maternal-fetal Medicine: principles and practice, 7. ed. Philadelphia: Elsevier, 2014: 663-72.

Mercer BM. Preterm premature rupture of the membranes. Obstet Gynecol 2003; 101(1):178-93.

Mozurkewich E. Management of premature rupture of membranes at term: an evidence-based approach. Clin Obstet Gynecol 1999; 42(4):749-56.

Pierson RC, Gordon SS, Haas DM. A retrospective comparison of antibiotic regimens for preterm premature rupture of membranes. Obstet Gynecol 2014; 124:515-9.

RCOG Guideline # 44. Preterm prelabour rupture of membranes, 2006. Disponível em: www.rcog.org.uk/womens-health/clinical-guidance/preterm-prelabour-rupture-membranes-green-top-44.

Schrag S, Gorwitz R, Fultz-Butts K, Schuchat A. Prevention of perinatal group b streptococcal disease. CDC Guidelines. Disponível em: www.cdc.gov/mmwr/preview/mmwrhtml/rr5111a1.htm.

Souza NST. Rotura prematura das membranas. In: Corrêa MD, Melo VH, Aguiar RALP, Corrêa Jr. MD (eds.) Noções práticas de obstetrícian. 14. ed. Belo Horizonte: Coopmed, 2010.

Varma R. Premature rupture of the membranes. In: James DK, Mahomed K, Stone P, Wijngaarden WV, Hill LM (eds.) Evidence-based obstetrics. 1. ed. London: Saunders, 2003:336-40.

CAPÍTULO 94

Oligoidrâmnio e Polidrâmnio

Ana Paula Brum Miranda Lopes
Isabela Melo Apocalypse

INTRODUÇÃO

Durante muitos séculos, pouco se conhecia a respeito do líquido amniótico (LA) e suas relações com o feto, uma vez que o ambiente intrauterino era inacessível ao ser humano. No início do século XX, no entanto, à medida que a cavidade amniótica começou a ser invadida, tornou-se possível estudar e compreender esse líquido e sua dinâmica intrauterina. Acredita-se, atualmente, que esse líquido intrauterino tenha importante papel no crescimento e desenvolvimento fetal, pois envolve e protege o feto na cavidade uterina contra traumatismos, ao mesmo tempo que cria um ambiente em que é permitida a adequada movimentação corpórea fetal. A presença de volume suficiente do LA é também necessária ao desenvolvimento e à maturação do pulmão fetal. O líquido que banha o feto na cavidade uterina contribui, ainda, para manter a temperatura adequada no interior dessa cavidade e participa da homeostase de fluidos e eletrólitos.

Atualmente, o estudo do LA pertence à propedêutica obstétrica, fornecendo importantes informações sobre as condições intrauterinas do concepto.

EMBRIOLOGIA

A cavidade amniótica é ampla e contém o LA, e sua formação se inicia por volta do oitavo dia pós-concepção, por meio da cavitação do embrioblasto, sendo revestida por uma camada de células denominadas amnioblastos. Apresenta crescimento rápido, e por volta da quarta semana já contribui para a delimitação do embrião e a formação do cordão umbilical. Ao redor da 12ª semana, o aumento do LA é responsável pelo acolamento do âmnio ao córion, formando a membrana amniocorial, que persiste até o nascimento.

FISIOLOGIA

A produção e a reabsorção do volume do líquido amniótico constituem processo dinâmico, que depende da interação entre o feto, a placenta e o organismo materno, os quais serão responsáveis pelo balanço entre sua produção e reabsorção. Os mecanismos de produção e consumo do líquido amniótico, assim como sua composição e volume, variam de acordo com a idade gestacional. Assim, durante as primeiras 15 semanas de gestação, a principal fonte de LA é a membrana amniótica. Os líquidos fluem por essa membrana de maneira passiva, através de gradiente osmótico, provavelmente em resposta a alterações na pressão osmótica. Após a 16ª semana essa membrana passa a contribuir pouco para o volume total de LA, porém contribui de modo significativo para a taxa de absorção.

A partir da última metade do primeiro trimestre e início do segundo começam a surgir outras fontes de produção e consumo desse líquido. A pele fetal é permeável à água e a alguns solutos, permitindo a troca direta entre o feto e o LA até a sua ceratinização, que ocorre por volta da 24ª à 26ª semana de gestação. O córion frondoso, porção fetal da placenta, também contribui para a formação do volume do LA, uma vez que permite a livre troca entre o feto e a cavidade amniótica através do âmnio.

A produção de urina pelo rim fetal se inicia por volta da oitava à 11ª semana de gestação, mas a passagem de urina para a cavidade amniótica só ocorre a partir da nona semana, quando a membrana urogenital é reabsorvida. Ocorre, então, aumento de sua produção com o evoluir da gestação. A partir da 17ª semana de gestação a urina é considerada a principal fonte de LA, contribuindo com aproximadamente metade de seu volume.

O sistema respiratório fetal também contribui para a dinâmica do LA, mas o mecanismo exato ainda é desconhecido. Tanto os alvéolos capilares como a traqueia são capazes de segregar e absorver líquido. Sabe-se que a partir de 18 semanas de gestação é iniciada a secreção de exsudato alveolar, sendo essa produção responsável por até 20% do total do LA.

Por outro lado, as membranas pulmonares fetais concorrem para absorver o líquido.

A mucosa do trato gastrointestinal fetal é o órgão responsável por quase toda a taxa de reabsorção do LA dentro do sistema amniótico. Além da água, alguns elementos nutritivos presentes nesse líquido são também absorvidos pela mucosa intestinal, contribuindo para o desenvolvimento fetal. A deglutição fetal se inicia por volta da 16ª à 17ª semana de gestação. A partir de então, a quantidade de LA deglutido aumenta gradativamente com o evoluir da gestação, chegando a uma média de 450mL/24h ao término da gestação.

Além do trato gastriontestinal e das membranas pulmonares, as membranas corioamnióticas e o cordão umbilical também contribuem para a absorção do LA.

Estudos têm demonstrado que fatores maternos podem contribuir para modulação do volume do LA de maneira indireta e discreta. O estado de hidratação materna se correlaciona com o estado de hidratação fetal. Desse modo, a desidratação materna leva à desidratação fetal com consequente diminuição da diurese e desenvolvimento do oligoidrâmnio.

CARACTERÍSTICAS DO LÍQUIDO AMNIÓTICO

O volume do LA se relaciona intimamente com o desenvolvimento fetal. Até a 20ª semana de gestação existe correlação entre esse volume e o peso fetal, guardando uma relação aproximada de 1:1. Após a 20ª semana, o volume desse líquido aumenta independentemente do volume fetal em razão, sobretudo, do aumento de sua produção pelo sistema urinário do feto. A quantidade máxima de LA (1.000mL) é alcançada com 34 semanas, declinando em seguida.

O LA é uma mistura complexa de líquidos pulmonares, urina, saliva e debris celulares derivados da pele e das glândulas cutâneas, do pulmão, do rim e do epitélio de transição do ureter e da bexiga fetal. A água constitui cerca de 98% de seu volume total, sendo o restante composto por substâncias bioquímicas e elementos figurados. No primeiro trimestre da gestação esse líquido é isotônico em relação ao sangue fetal e materno, representando um transudato do trofoblasto. A concentração de eletrólitos varia pouco durante a gestação, exceto a do sódio, que apresenta diminuição progressiva de sua concentração no LA com o evoluir da gravidez. A creatinina e o ácido úrico aumentam gradativamente, porém a concentração de ureia permanece constante. Aminoácidos, lipídios, carboidratos, pigmentos biliares, prostaglandinas e enzimas também podem ser encontrados no líquido, o qual é rico, ainda, em elementos celulares originários das membranas anexiais e pele fetal até a 20ª semana e, a partir daí, provenientes da descamação das mucosas e pele fetal. O pH do LA é aproximadamente de 7,25 com tendência à acidificação a partir da 24ª semana.

Cerca de 95% do total do LA são renovados por dia próximo ao termo da gestação.

ESTUDO DO LÍQUIDO AMNIÓTICO

A avaliação antenatal do LA é procedimento rotineiro em obstetrícia e muito tem contribuído para a avaliação intrauterina do concepto, assim como para o diagnóstico de doenças fetais, mediante dosagens de seus componentes, e até mesmo para o diagnóstico de doenças cromossômicas fetais.

Seu estudo pode ser realizado pela avaliação do volume, através de ultrassonografia, e/ou pela dosagem de seus componentes após sua obtenção por amniocentese.

Avaliação ultrassonográfica

A avaliação do volume de LA pelo ultrassom deve ser parte obrigatória de todo exame ultrassonográfico, particularmente no segundo e terceiro trimestres de gestação. Vários métodos podem ser utilizados para determinação ultrassonográfica desse líquido:

- **Determinação subjetiva:** consiste na observação da quantidade de líquido circundando o feto e sua classificação subjetiva quando normal, diminuído ou aumentado de volume. É método rápido, porém sujeito a erros, sobretudo decorrentes da própria inexperiência do examinador. Nesse parâmetro é utilizada como critério a presença de alterações do volume de líquido entre as interfaces fetais e a parede uterina, as quais são evidentes no volume de LA.
- **Medida do maior bolsão:** consiste na medida do diâmetro vertical máximo dos bolsões de LA. O volume de LA é definido como normal quando o maior bolsão mede entre 3 e 8cm. Considera-se oligoidrâmnio leve quando a medida do maior bolsão tem entre 2 e 3cm, moderado quando entre 2 e 1cm e grave quando abaixo de 1cm. A medida de maior bolsão com mais de 8cm representa polidrâmnio. Considera-se como polidrâmnio leve a medida do maior bolsão entre 8 e 12cm, moderado entre 12,1 e 16cm, ressaltando-se que a presença de um maior bolsão com mais de 16cm é considerada polidrâmnio grave. A estimativa do volume de LA pelo método do maior bolsão independe da idade gestacional no momento da medida.
- **Índice de líquido amniótico (ILA):** descrito por Phelan e cols. em 1987, o ILA é o somatório do diâmetro vertical dos maiores bolsões nos quatro quadrantes do abdome materno, tendo como referências a cicatriz umbilical, para definir o plano transverso, e a linha média, para definir o plano longitudinal. Considera volume de líquido normal a medida dos quatros quadrantes entre 8 e 18cm. Valores do somatório entre 8 e 5cm indicam oligoidrâmnio leve a moderado. Por outro lado, valores com menos de 5cm representam oligoidrâmnio grave. De acordo com Phelan e cols., os resultados de ILA com menos de 5cm se associam mais frequentemente a complicações fetais. Do mesmo modo, valores de ILA entre 18 e 25cm indicam polidrâmnio moderado e acima de 25cm, polidrâmnio grave.

Ao considerarem a técnica de determinação do ILA e que o LA apresenta aumento progressivo até 34 semanas, seguido de um declínio progressivo até o termo, Moore & Cayle, em 1990, avaliaram o volume do LA em 791 gestantes que não apresentavam nenhuma intercorrência nas suas gestações e desenvolveram uma curva de valores de percentis para o volume desse líquido de acordo com a idade gestacional.

A determinação do real volume do líquido é muito difícil. Estudos mostram que não há evidências convincentes indicando vantagem clínica para qualquer dos dois métodos de determinação ultrassonográfica do LA (maior bolsão ou ILA), valendo ressaltar que na prática diária os dois podem ser usados em conjunto. Quanto à avaliação subjetiva do volume de LA, embora apresente boa acurácia nas mãos de um examinador experiente, a baixa concordância interobservador e a baixa reprodutibilidade entre pacientes diferentes têm mostrado que os métodos objetivos são os preferidos na prática diária.

Um estudo multicêntrico, controlado e randomizado, comparando a medida do maior bolsão com o ILA como preditores de resultado perinatal adverso em gestações de baixo risco, demonstrou que o ILA aumenta o diagnóstico de oligoidrâmnio e, consequentemente, o número de induções por oligoidrâmnio sem conduto, além de melhorar o resultado perinatal. Os autores sugerem que a medida do maior bolsão é um método favorável para determinação do volume de LA em população de baixo risco.

Amniocentese

A amniocentese, que consiste na obtenção do líquido amniótico por meio de punção do abdome e do útero materno, é o mais antigo procedimento invasivo de diagnóstico pré-natal. Tradicionalmente é realizada entre a 16ª e a 18ª semana de gestação, mas alguns autores têm realizado o procedimento antes da 16ª semana de gestação (da 10ª à 14ª semana), denominando-o amniocentese precoce. A utilização do LA para estudo genético fetal antes do segundo trimestre de gestação apresenta algumas dificuldades, como: a existência de menor número de células fetais para serem cultivadas com consequente aumento no número de falhas nas culturas; a dificuldade em determinar com certeza a quantidade de líquido que poderia ser retirada precocemente sem causar danos ao feto e, principalmente, a taxa elevada de perda fetal imputada ao procedimento. Por esses motivos há a preferência para a realização da amniocentese clássica.

Vários dos componentes do LA podem ser identificados ou quantificados com o objetivo de diagnóstico ou acompanhamento fetal após a amniocentese. Desse modo, é clássica a determinação da concentração de bilirrubina não conjugada no LA para acompanhamento de fetos em gestações complicadas por isoimunização Rh (determinando a presença e a extensão da hemólise fetal) ou mesmo da dosagem de fosfatidilglicerol ou da relação lecitina/esfingomielina para a determinação da maturidade pulmonar fetal. É possível, ainda, o diagnóstico de infecções fetais mediante identificação do parasita pela técnica de reação em cadeia da polimerase (PCR). Várias doenças metabólicas também podem ter seu diagnóstico realizado pela dosagem de substâncias no LA (Quadro 94.1). As anomalias do tubo neural podem ser suspeitadas mediante a elevação de alfafetoproteína no líquido amniótico. No campo da citogenética é possível a realização do cariótipo fetal pela cultura de células desse líquido.

Quadro 94.1 Principais doenças metabólicas e infecciosas fetais que podem ser diagnosticadas pela análise do LA

Doenças metabólicas
Galactosemia
Acidemia propiônica
Acidemia metilmalônica
Acidemia isovalérica
Acidúria glutárica tipos I e II
Tirosinemia tipo I
Déficit múltiplo da carboxilase mevalônica
Doenças infecciosas
Toxoplasmose
Rubéola
Citomegalovírus

ANORMALIDADES DO VOLUME DE LÍQUIDO AMNIÓTICO

Durante a gestação podem ocorrer alterações no mecanismo de produção e de absorção do LA, determinando variações em seu volume. Mesmo quando não relacionadas com malformação fetal, essas alterações estão associadas a aumento na morbimortalidade perinatal. As variações de volume desse líquido são classificadas em oligoidrâmnio e polidrâmnio.

Oligoidrâmnio

Conceito

O oligoidrâmnio é definido como a presença de volume de LA menor do que o esperado para a idade gestacional. Para alguns autores corresponde à diminuição na quantidade do LA para menos de 300 a 500mL entre a 20ª e a 41ª semana de gestação.

Incidência

A incidência de oligoidrâmnio varia de acordo com a população estudada e os critérios utilizados para seu diagnóstico, sendo estimada em 0,5% a 5,5%.

Etiologia

Na presença de oligoidrâmnio, a possibilidade de ruptura prematura de membranas deve ser sempre lembrada, uma vez que acomete 5% a 7% das gestações. No entanto, a amniorrexe prematura é, em geral, facilmente diagnosticada pela avaliação clínica. Na presença de membranas íntegras, essa intercorrência obstétrica pode associar-se a grande variedade de fatores maternos, fetais e placentários. As principais causas de oligoidrâmnio se encontram listadas no Quadro 94.2.

A idade gestacional em que é identificado o oligoidrâmnio contribui para seu diagnóstico etiológico. A diminuição do LA que ocorre antes da 17ª semana de gestação se associa, na maior parte das vezes, a doenças maternas (colagenoses) ou amniorrexe prematura. Após a 17ª semana de gestação, a presença de oligoidrâmnio sugere anomalia urinária fetal, uma vez que, a partir dessa idade gestacional o sistema urinário fetal passa a ser o principal responsável pela produção do LA. A diminuição do líquido tardiamente (terceiro trimestre) se associa mais frequentemente à insuficiência placentária ou à ruptura de membranas.

Quadro 94.2 Principais causas de oligoidrâmnio

Fetais
- Anomalias geniturinárias
- Anomalias congênitas
- Anomalias cromossômicas
- Crescimento intrauterino restrito
- Pós-datismo
- Ruptura prematura de membranas

Maternas
- Insuficiência uteroplacentária
- Síndrome de anticorpos antifosfolípides
- Hipertensão arterial crônica
- Pré-eclâmpsia
- Drogas/medicamentos

Placentárias
- Síndrome de transfusor-transfundido

As principais anomalias fetais relacionadas com a diminuição do volume de LA são as anomalias do trato urinário, responsáveis por 25% a 38% dos casos de oligoidrâmnio encontrados na gestação. Nesses casos, a diminuição do volume desse líquido resulta de alteração da função renal, em consequência de uma deficiência na produção urinária (agenesia renal bilateral, rins policísticos) ou retenção de urina em razão de um processo obstrutivo (lesões obstrutivas do trato urinário). O diagnóstico dessas malformações frequentemente ocorre por volta da 28ª semana de gestação, quando as alterações clínicas e ultrassonográficas do oligoidrâmnio se tornam evidentes.

As alterações cromossômicas também podem causar diminuição no volume do LA, decorrente da insuficiência placentária intrínseca ou mesmo da própria presença de malformação renal.

O oligoidrâmnio tem sido encontrado, normalmente, em associação a quadros de crescimento intrauterino restrito. Estima-se que a diminuição do volume de LA se associe ao crescimento intrauterino restrito em 20% a 80% dos casos. Manning e cols., em 1980, propuseram que um dos mecanismos responsáveis por essa associação seria a redistribuição do débito cardíaco fetal induzido pela hipoxia, com consequente diminuição da perfusão glomerular e da taxa de filtração, resultando na redução da produção urinária do feto.

Esses autores afirmam que a presença de pelo menos um bolsão com medida de 2cm confere a esse feto dois pontos no perfil biofísico fetal. A presença de oligoidrâmnio em fetos com crescimento intrauterino restrito é um marcador de sofrimento fetal crônico. Em 2008 foi publicada uma revisão da biblioteca Cochrane que demonstrou ser a medida do maior bolsão melhor preditor do resultado perinatal adverso do que o ILA, uma vez que este último se associa à ocorrência maior de diagnóstico de oligoidrâmnio e ao consequente aumento na taxa de indução do parto sem melhora do resultado perinatal.

Doenças maternas, como a hipertensão arterial, a síndrome de anticorpos antifosfolípides e outras doenças que cursam com insuficiência placentária e, consequentemente, hipoxia fetal, levam ao desenvolvimento de oligoidrâmnio.

Oligoidrâmnio em gestações gemelares sugere a presença da síndrome transfusor-transfundido, em que o doador pode desenvolver oligoidrâmnio como reflexo de seu estado hipoxêmico.

O volume de LA diminui gradativamente durante as últimas semanas de gestação. Após a 40ª semana ocorre declínio de 33% por semana no volume desse líquido, podendo refletir transtorno na função placentária e/ou redução na produção urinária.

O uso de alguns medicamentos tem sido relacionado com a redução do LA. Os inibidores da prostaglandina sintetase são os mais frequentemente associados. Acredita-se que o mecanismo responsável seja a redução na circulação uteroplacentária em associação à diminuição na taxa de filtração glomerular fetal e consequente redução na diurese fetal. O uso dos inibidores da enzima de conversão da angiotensina tem sido associado ao desenvolvimento de oligoidrâmnio, provavelmente por interferir no desenvolvimento renal do concepto.

Diagnóstico

A suspeita da presença de oligoidrâmnio pode ser investigada clinicamente mediante observação da medida do fundo uterino, que se apresentará menor do que o esperado para a idade gestacional. Contudo, a confirmação será feita com o auxílio do ultrassom. Nesse caso, os achados ultrassonográficos que indicam oligoidrâmnio são:

- **Subjetivos:** presença de pequena quantidade de líquido nas interfaces fetais e na parede uterina, observação de partes fetais comprimidas, diminuição evidente do líquido amniótico.
- **Quantitativos:** diâmetro do maior bolsão de líquido amniótico <1cm, ILA <5cm ou abaixo do percentil 5 para determinada idade gestacional.

Uma vez realizado o diagnóstico da presença de oligoidrâmnio, torna-se necessário o diagnóstico etiológico. Com esse fim, deve-se realizar uma completa investigação, guiando-se pelos seguintes passos:

- **História materna:** inclui o uso de drogas ou medicamentos, história obstétrica anterior, identificação de doenças crônicas maternas (HAC, LES, entre outras.).
- **Ultrassom:** avaliação morfológica completa do feto visando à identificação de anomalias fetais isoladas ou associadas, com maior atenção para o trato urinário fetal. Avaliação do crescimento fetal.
- **Dopplerfluxometria:** importante nos casos em que se suspeita de crescimento intrauterino restrito ou insuficiência placentária.

Consequências fetais

O oligoidrâmnio prolongado, principalmente quando iniciado no segundo trimestre, pode determinar o desenvolvimento de várias anormalidades fetais decorrentes, primariamente, da compressão fetal no interior da cavidade uterina. Essas malformações em conjunto constituem a denominada sequência de Potter, a qual se caracteriza por deformidades de face (nariz achatado, orelhas pequenas) e dos membros fetais (contraturas, pé torto) associadas à hipoplasia pulmonar. Nota-se, ainda, a presença de nódulos pequenos e salientes aderidos ao âmnio, situação conhecida como âmnio nodoso, correspondente a alterações placentárias em consequência do oligoidrâmnio. A hipoplasia pulmonar, presente nos casos de oligoidrâmnio precoce e grave, constitui importante causa de morte neonatal nessas situações.

O principal mecanismo pelo qual o oligoidrâmnio origina essa condição ainda é desconhecido. O desenvolvimento pulmonar normal, o qual inclui crescimento e maturação, necessita de volume de líquido amniótico normal e rins funcionantes. A ausência de LA é responsável pelo desenvolvimento de hipoplasia pulmonar, caracterizada por pulmões pequenos e com retardo na sua maturação. O LA é importante nos três estágios de formação pulmonar, porém tem sido sugerido que sua principal contribuição ocorra nos estágios finais, interferindo mais profundamente na formação dos alvéolos. O verdadeiro mecanismo pelo qual o oligoidrâmnio afeta o desenvolvimento pulmonar é desconhecido. Vários fatores já foram indicados como principais mecanismos ao longo dos anos: compressão da cavidade torácica, ausência ou diminuição dos movimentos respiratórios. Atualmente, no entanto, o principal fator causador de hipoplasia pulmonar se relaciona com a dinâmica dos fluidos pulmonares diante do oligoidrâmnio. Na presença dessa alteração, a pressão na cavidade amniótica diminuiria, resultando em gradiente de pressão negativo entre o LA e a traqueia, levando à diminuição do líquido intrapulmonar necessário para seu desenvolvimento.

Resultado perinatal

A morbimortalidade perinatal em fetos nos quais o oligoidrâmnio se instalou precocemente é elevada e decorrente, sobretudo, da hipoplasia pulmonar, que se associa a taxas de mortalidade fetal que variam de 52,4% a 82,5%. Em um estudo, Chamberlain e cols., em 1984, encontraram que, nos casos de oligoidrâmnio moderado (maior bolsão com diâmetro entre 1 e 2cm), a mortalidade perinatal é 10 a 15 vezes maior quando comparada aos casos com volume de LA normal. Do mesmo modo, na presença de oligoidrâmnio grave (maior bolsão <1cm de diâmetro) a mortalidade perinatal é 40 a 50 vezes maior do que a habitual.

Conduta

O sucesso da conduta em gestações complicadas por oligoidrâmnio está relacionado com o correto diagnóstico de sua etiologia e com o acompanhamento rigoroso da vitalidade fetal. A amnioinfusão, ou seja, a infusão de solução salina na cavidade amniótica, tem sido utilizada para facilitar a avaliação da morfologia fetal. Esse procedimento tem sido utilizado também antes da indução do parto ou mesmo durante o parto, a fim de se evitarem as desacelerações cardíacas fetais. Revisão recente da literatura mostrou que esse procedimento foi eficaz em diminuir as desacelerações cardíacas durante o trabalho de parto, melhorando o resultado neonatal a curto prazo e diminuindo a realização de cesariana, principalmente por sofrimento fetal. A técnica tem sido preconizada também para reduzir a síndrome de aspiração meconial. Estudos mais recentes demonstraram melhora significativa no resultado perinatal, principalmente nos casos em que não é possível realizar uma avaliação adequada da vitalidade fetal, não sendo determinado, contudo, se a melhora ocorre em razão do aumento do LA ou da diluição do mecônio.

Dessa maneira, não existe, até o momento, recurso eficaz para tratamento intrauterino do oligoidrâmnio, ressaltando-se que muitas vezes, na dependência da etiologia e do prognóstico, a remoção do feto desse ambiente que lhe é desfavorável surge como a única alternativa.

Polidrâmnio

Conceito

O polidrâmnio é definido como o aumento do volume do LA acima do esperado para a idade gestacional. Alguns autores o classificam como volume de LA >1.500 a 2.000mL no terceiro trimestre.

Incidência

A incidência varia na dependência dos critérios utilizados para o diagnóstico e da proporção de gestações de alto risco. A prevalência do polidrâmnio em estudos ultrassonográficos varia de 0,4% a 1,5%.

Classificação

Quanto ao tempo de desenvolvimento, o polidrâmnio pode ser classificado como agudo, quando se desenvolve em poucos dias, sendo mais frequente no segundo trimestre, ou crônico, de instalação progressiva, sendo mais comum no terceiro trimestre. Quanto ao volume, pode ser subdividido em leve, moderado ou grave.

Etiologia

O polidrâmnio pode ser causado por uma série de alterações fetais, maternas, ou ser de origem idiopática. Quando todos os casos são considerados, aproximadamente 20% decorrem de causas fetais, 20% são de origem materna e em 60% não se evidenciam as causas. A maior parte dos polidrâmnios graves é de origem fetal. Por outro lado, nos casos leves a moderados, quase sempre a origem é idiopática (Quadro 94.3).

As várias anomalias fetais que se associam à ocorrência de polidrâmnio, em razão da inabilidade da unidade fetoplacentária em controlar adequadamente a dinâmica do líquido amniótico, são as seguintes:

- **Lesões do sistema nervoso central (SNC):** em virtude da transudação através das meninges (meningomielocele), impedimento neurológico da deglutição fetal (hidranencefalia), poliúria em razão da falta de hormônio antidiurético.
- **Lesões do trato gastrointestinal (47%):** impedimento da deglutição fetal (estenose de esôfago, atresia duodenal), diminuição da absorção intestinal.

Quadro 94.3 Principais causas de polidrâmnio

Doenças fetais
  Obstruções gastrointestinais
  Anomalias congênitas, esqueléticas, cardíacas, renais, do SNC, geniturinárias
  Infecções: rubéola, sífilis, toxoplasmose
  Arritmias cardíacas
  Hidropisia fetal não imune
  Tumores fetais
Doenças maternas
  Diabetes mellitus
  Isoimunização
Doenças placentárias
  Síndrome de transfusão feto-fetal
  Corioangioma
Idiopática

- Lesões torácicas – compressão esofágica.
- Lesões do sistema cardiovascular (30%).
- Lesões do trato geniturinário (16%).

As doenças maternas responsáveis pelo desenvolvimento de polidrâmnio estão assim discorridas:

- *Diabetes mellitus:* a presença de polidrâmnio se relaciona principalmente com controle inadequado da doença materna, sendo consequência provavelmente do aumento da diurese fetal decorrente dos níveis elevados da glicemia.
- *Isoimunização Rh:* fetos acometidos pela isoimunização Rh também podem desenvolver polidrâmnio, ressaltando-se que o exato mecanismo ainda é desconhecido.

Diagnóstico

A presença da medida do útero-fita maior do que o esperado para a idade gestacional em associação à facilidade de mobilização fetal é o principal sinal clínico sugestivo de polidrâmnio. Ao ultrassom, o diagnóstico é confirmado mediante observação subjetiva de volume de LA em grande quantidade, maior bolsão >8cm, ILA >18cm ou acima do percentil 90 para a idade gestacional.

Consequências

O aumento e a distensão uterina resultantes da elevação do volume do líquido amniótico podem levar ao desencadeamento de trabalho de parto pré-termo e à ruptura prematura de membranas. A prevalência de prematuridade em pacientes com polidrâmnio está situada entre 11,1% e 29,4%, podendo o aumento do volume uterino causar desconforto materno com graus variáveis de intensidade, como dores abdominais e de membros inferiores, dispneia, edema de membros inferiores, alterações essas mais frequentemente relacionadas com o polidrâmnio de instalação aguda.

Conduta

A conduta dependerá da etiologia do polidrâmnio. Algumas vezes, a correção dessa etiologia implicará resolução do quadro, como, por exemplo, o adequado controle do diabetes materno e a correção da anemia fetal. Todos os esforços devem ser feitos no sentido de identificar alterações na morfologia fetal, uma vez que esse achado pode mudar a conduta ante e pós-natal.

A presença de sintomatologia materna é indicativa de tratamento. Caso o feto apresente condições de sobrevida extrauterina, o parto é a melhor conduta; caso contrário, o polidrâmnio deverá ser tratado de modo a permitir alívio materno e propiciar o desenvolvimento adequado do concepto. O tratamento do polidrâmnio pode ser realizado por:

- **Amniocentese:** esse procedimento consiste em se retirar certa quantidade de LA mediante punção do abdome materno, tendo a desvantagem de novo reacúmulo de líquido com retorno da sintomatologia, tornando necessária a repetição do procedimento, o que aumenta as chances de complicações (descolamento prematuro de placenta, ruptura prematura de membranas, infecções). Grandes quantidades de líquido podem ser removidas por esse método, porém esse procedimento deve ser lento para evitar descompressões bruscas que se relacionem mais frequentemente com complicações.
- Utilização de um inibidor da síntese de prostaglandina (indometacina), ingerido pela gestante.

Os mecanismos de ação desse medicamento são:

- Diminuição da diurese fetal.
- Aumento da reabsorção do fluido pulmonar pelos pulmões fetais.
- Melhora do transporte de água através das membranas fetais.

Esse medicamento, no entanto, se relaciona com o fechamento precoce do ducto arterioso, efeito que parece ser dependente do tempo de uso e da idade gestacional. Desse modo, a terapia com indometacina por período não superior a 48 horas e sua suspensão antes de 32 semanas de gestação têm evitado o desenvolvimento dessa complicação. Atualmente, o acompanhamento dopplerfluxométrico do ducto arterioso tem diminuído a ocorrência dessa complicação. O uso da indometacina pode ocasionar também o desenvolvimento de oligoidrâmnio. Por esse motivo, durante as fases iniciais do tratamento devem ser realizadas avaliações do volume do LA duas vezes por semana com o objetivo de estimar a taxa de declínio do líquido. Se essa taxa for rápida, deve-se diminuir a dose de indometacina materna. O medicamento apresenta efeito continuado sobre o declínio do volume de líquido por 3 a 5 dias após a suspensão do tratamento. Tanto o oligoidrâmnio como o fechamento do ducto arterioso são reversíveis com a suspensão da terapia.

Nas formas crônicas, não associadas a alterações fetais e sem sintomas maternos, indica-se apenas o acompanhamento da gestação.

Odibo e cols., em 2016, demonstraram em estudo que, nos casos de polidrâmnio idiopático, 37% apresentam resolução espontânea no decorrer da gestação, principalmente aqueles de início precoce e com média de volume de LA não muito elevada. Esses autores concluíram ainda que o parto prematuro e a macrossomia estiveram mais associados aos casos nos quais ocorreu a permanência do polidrâmnio.

PONTOS CRÍTICOS

- As principais funções do líquido amniótico são envolver e proteger o feto contra traumatismos, permitir movimentação fetal adequada, contribuir para o desenvolvimento e a maturação pulmonar, manter a temperatura e participar da homeostase de fluidos e eletrólitos.
- A produção e reabsorção do líquido amniótico é um processo dinâmico dependente da interação entre o feto, a placenta e o organismo materno. Sua produção, consumo, composição e volume variam de acordo com a idade gestacional.
- Nas primeiras 15 semanas de gestação, a principal fonte de LA é a membrana amniótica. Após 16 semanas, passa a ser importante na taxa de reabsorção. A partir de 17 semanas, a urina se torna a principal fonte de LA, contribuindo com metade de seu volume.
- Quase toda a absorção do LA é realizada pelo trato gastrointestinal fetal, mas as membranas pulmonares, as corioamnióticas e o cordão umbilical também dão sua contribuição.
- Até 20 semanas de gestação, a relação entre o volume de LA e o peso fetal é de 1:1. Após esse período, o volume de LA aumenta independentemente do peso fetal. A quantidade máxima de LA (1.000mL) é alcançada com 34 semanas de gestação e começa a declinar.
- A avaliação do volume de LA é parte obrigatória de todo exame ultrassonográfico, principalmente no segundo e terceiro trimestres, sendo possível a realização dessa avaliação de três maneiras: determinação subjetiva, medida do maior bolsão e índice de LA. A obtenção desse líquido através da amniocentese possibilita a dosagem de substâncias e células presentes no líquido, sendo útil no diagnóstico de algumas doenças fetais.
- O oligoidrâmnio consiste na presença de volume de líquido amniótico menor do que o esperado para a idade gestacional. Fatores fetais, maternos e placentários podem ser responsáveis pela ocorrência dessa alteração. Das anomalias fetais, as principais responsáveis pelo oligoidrâmnio são aquelas do trato urinário, estando presentes em 25% a 38% dos casos. O oligoidrâmnio está presente em 20% a 80% dos casos de crescimento intrauterino restrito. Doenças maternas, como hipertensão arterial, também são responsáveis pela diminuição do LA.
- O oligoidrâmnio, quando acentuado e de ocorrência precoce na gestação, relaciona-se com prognóstico fetal reservado em razão da hipoplasia pulmonar resultante. Nesses casos, a taxa de mortalidade fetal varia de 52,4% a 82,5%. Até o momento, não existe tratamento intrauterino para o oligoidrâmnio. Na dependência da etiologia e do prognóstico, a realização do parto surge, muitas vezes, como única alternativa.
- O polidrâmnio é definido como o volume de LA maior do que o esperado para idade gestacional, podendo ser classificado em leve, moderado ou grave e também em agudo ou crônico. De acordo com as causas, 20% dos casos de polidrâmnio são de origem fetal, 20% de origem materna e 60% não apresentam causas aparentes.
- O aumento e a distensão uterina resultantes do aumento do LA podem levar ao desconforto materno e ao desenvolvimento do parto prematuro. O tratamento do polidrâmnio consiste na diminuição do volume de líquido, que pode ser realizada por amniocentese ou pela utilização de inibidores da síntese de prostaglandinas (indometacina).

MENSAGEM-CHAVE

O líquido presente na cavidade amniótica tem papel importante no desenvolvimento fetal, assim como o estudo de substâncias e de células presentes em sua composição é fundamental para o diagnóstico de anomalias e doenças que possam vir a acometer o feto.

Desse modo, é de crucial valor que o volume de LA seja mantido, durante a gestação, em quantidade adequada para a idade gestacional.

Inúmeros fatores de origem fetal, materna, placentária ou mesmo idiopática podem causar variações nesse volume, repercutindo de maneira desfavorável para o desenvolvimento fetal. Por esse motivo, a avaliação do volume de LA durante o exame ultrassonográfico é obrigatória para determinação do bem-estar fetal e do bom desenvolvimento da gestação.

O volume desse líquido abaixo do esperado para determinada idade gestacional é denominado oligoidrâmnio. Por outro lado, quando esse volume se encontra acima do esperado para um dado período gestacional, é denominado polidrâmnio.

A presença tanto de oligoidrâmnio como de polidrâmnio deve alertar o clínico para a existência de possíveis malformações fetais ou doenças maternas, devendo ser realizados todos os esforços para o esclarecimento da etiologia dessas alterações do volume de LA. A conduta diante das variações desse líquido irá variar de acordo com as possíveis causas, o tempo de instalação, a idade gestacional do diagnóstico, as condições maternas e o prognóstico fetal,

Leitura complementar

Cabral, ACV. Amnioinfusão em Medicina Fetal: O feto como paciente. Cabral ACV. Belo Horizonte: Coopmed 2005:81-2.

Callen PW. Volume do líquido amniótico: na saúde e na doença fetal. In: Callen PW. Ultrassonografia em Ginecologia e Obstetrícia. Rio de Janeiro: Elsevier, 2008:758-79.

Chamberlain PF, Manning FA, Morrison I. Ultrasound evaluation of amniotic fluid volume. I. The relationship of marginal and decreased amniotic fluid volumes to perinatal outcome. Am J Obstet Gynecol 1984; 150:245-9.

Elliott JP, Sawyer AT, Radin TG. Large – volume therapeutic amniocentesis in the tratament of hydramnios. Obstet Gynecol 1994; 84:1025-28.

Gabbe SG, Niebyl JR, Simpson JL. Plancental phisiology. In: Gabbe SG. (ed.) Normal and problem pregnancies. Philadelphia: Churchill Livingstone, 2002:38-45.

Goodlin RC, Anderson JC, Gallagher TF. Relationship between amniotic fluid volume and maternal plasma volume expansion. Am. J. Obstet Gynecol 1983; 146:505-8.

Hofmeyr GJ, Xu H. Amnioinfusion for meconium-stained liquor in labour. Cochrane Database of Systematic Reviews 2010, Issue 1.

Hofmeyr GJ. Amnioinfusion for potential or suspected umbilical cord compression in labour. Cochrane Database of Systematic Reviews 1998, Issue 1.

Kehl S, Schelkle A et al. Single deepest vertical pocket or amniotic fluid index as evaluation test for preventing adverse pregnancy outcome (SAFE trial): a multicentre, open-label randomised controlled trial. Ultrasound Obstet Gynecol 2015; 10:1002.

Kirshon B, Mari G, Moise KJ Jr. Indomethacin therapy in the treatment of symptomatic polyhydramnios. Obstet Gynecol 1990; 75:202-5.

Lauria MR, Gonik B, Romero R. Pulmonary hypoplasia: Pathogenesis, diagnosis and antenatal prediction. Obstet Gynecol 1995; 86:466-70.

Leite HV, Cabral ACV. Amniocentese. In: Cabral ACV, Lopes APBM, Pereira AK, Leite HV, Apocalypse IM, Reis ZSN (eds.) Fundamentos e prática em obstetrícia. São Paulo: Atheneu, 2009:137-40.

Manning FA, Hill LM, Platt LD. Qualitative amniotic fluid volume determination by ultrasound: Antepartum detection of intrauterine growth retardation. Am. J. Obstet Gynecol 1981; 139:254-58.

Manning FA, Platt LD, Sipos L. Antepartum fetal evaluation: development of fetal biophysical profile. Am J. Obstet Gynecol 1980; 136:787-90.

Manning FA. Líquido Amniótico: Gênese, Regulação, Composição e Significado Clínico. In: Manning FA (ed.) Medicina Fetal: Perfil biofísico. Princípios e aplicabilidade clínica. São Paulo: Revinter, 2000:171-214.

Melo VH, Zimmermmann JB Alterações do volume do líquido amniótico. In: Corrêa MD, Melo VH, Aguiar RALP, Corrêa junior MD (eds.) Noções práticas de obstetrícia. Belo Horizonte: Coopmed, 2004:281-90.

Moore TR, Cayle JE. The amniotic fluid index in normal human pregnancy. Am J Obstet Gynecol 1990; 162:1168-73.

Nabhan AF, Abdelmoula YA. Amniotic fluid index versus single deepest vertical pocket as a screening test for preventing adverse pregnancy outcome. Cochrane Database of Systematic Reviews 2008, Issue 3.

Odibo IN, Newville TM, Ounpraseuth ST et al. Idiopathic polyhydramnios: persistence across gestation and impact on pregnancy outcomes. Eur J Obstet Gynecol Reprod Biol 2016; 199:175-8.

Phelan JP, Han MO, Anderson EA, Smith CV, Rutherford SE. Amniotic fluid index measurements during pregnancy. J Reprod Med 1987; 32:601-4.

Phelan JP, Park YW, Ahn MO. Polyhydramnios and perinatal outcome. J. Perinatol. 1990; 10: 347-9.

Phelan JP, Smith CV, Brousssard P, Small M. Amniotic fluid volume assessment with the four-quadrant technique at 36-42 weeks' gestation. J Reprod Med 1987; 32:540-2.

CAPÍTULO 95

Morbidade Materna Grave e Mortalidade Materna

Frederico José Amedee Péret
Luis Guilherme Neves Caldeira

INTRODUÇÃO

A mortalidade materna é um grave problema de saúde pública, principalmente nos países em desenvolvimento, onde é registrada a maior parte dos óbitos maternos A partir da década de 1990, com o aprofundamento dos estudos para o desenvolvimento de estratégias capazes de reduzir a mortalidade materna, passou a haver maior compreensão sobre os determinantes sociais da mortalidade materna, incluindo o papel da educação, renda, local de nascimento e grau de opressão a que está sujeita a mulher na sociedade. Inserida em um contexto maior de saúde reprodutiva e direitos sexuais, a mortalidade materna passou a ser entendida como um indicador de desenvolvimento social.

Entretanto, em razão de dificuldades na notificação e no registro adequados dos óbitos maternos e considerando que em países desenvolvidos a morte materna é um evento muito pouco frequente, existe a necessidade de se estabelecer um indicador mais sensível das condições de saúde materna. Por esse motivo tem aumentado o interesse no estudo de casos de mulheres que desenvolveram morbidade grave durante a gestação, parto e puerpério. A morbidade entre elas é mais frequente do que os casos de óbito materno, sendo capaz de fornecer informações mais completas, consistentes e oportunas e criando indicadores que possam ser úteis para a prevenção dos óbitos.

CONCEITOS FUNDAMENTAIS

- **Morte materna:** a Organização Mundial da Saúde (OMS) define como morte materna a que ocorre durante a gestação ou dentro do período de 42 dias após seu término, independentemente da duração ou da localização da gravidez, em razão de qualquer causa relacionada com a gravidez ou por medidas associadas, porém não devidas a causas acidentais ou incidentais.

- **Morte materna tardia:** consideram-se como mortalidade materna tardia as mortes ocorridas após os 42 dias pós-parto e com menos de 1 ano pós-parto, visando possibilitar também o conhecimento das mortes maternas ocorridas após esses dias.

- **Razão, taxa ou coeficiente de mortalidade materna:** indicador utilizado para conhecer o nível de morte materna, é calculado pela relação do número de mortes "maternas" ou de "mulheres durante a gestação ou até 42 dias após o término da gestação", independentemente da duração ou da localização da gravidez. Leva em conta qualquer fator relacionado ou agravado pela gravidez ou por medidas tomadas em relação à gravidez. Devem ser considerados todos os óbitos maternos diretos e indiretos que ocorrerem em até 42 dias após o parto, ou seja, o término da gestação.

- **Morbidade materna grave:** é definida como a mulher que quase morreu, mas sobreviveu a uma complicação durante a gestação, parto ou nos primeiros 42 dias de puerpério. Por apresentar maior proporção de casos em relação à ocorrência de óbitos e por permitir que as próprias mulheres relatem seu processo de adoecimento, a avaliação *near miss* pode possibilitar o entendimento dos determinantes de morte em mulheres gravemente enfermas, já que o desfecho é a única condição que as diferencia.

- **Razão morbidade/mortalidade materna (MNM: 1 MD):** refere-se à relação entre casos de *near miss* materno e mortes maternas. Porcentagens mais elevadas indicam um cuidado melhor.

- **Morte materna de causa obstétrica direta:** é resultante de complicações da gravidez, parto ou puerpério em função de intervenções, omissões, tratamento incorreto ou de cadeia de eventos resultante de qualquer uma dessas causas (p. ex., morte causada por complicações de aborto, hemorragia puerperal, eclâmpsia).

- **Morte materna de causa obstétrica indireta:** a que resulta de doença prévia da mãe ou desenvolvida durante a gravidez, não decorrente de causas obstétricas diretas, mas agravada pelos efeitos fisiológicos da gravidez (p. ex., trombose venosa profunda, hipertensão crônica e doenças cardiovasculares).

ASPECTOS EPIDEMIOLÓGICOS E CLÍNICOS DA MORTALIDADE MATERNA

No Brasil, o Ministério da Saúde (MS) e a OMS estimam a ocorrência de cerca de 70 mortes maternas por 100 mil nascidos vivos e, a despeito dos avanços que ocorreram na última década – redução de 43% entre 1990 e 2013 –, a razão de mortalidade materna permanece alta, não sendo possível alcançar a meta de redução da mortalidade como parte dos Objetivos de Desenvolvimento do Milênio.

Adicionalmente, a OMS, centrada nas causas globais das mortes maternas, destaca o impacto que as condições médicas preexistentes – como diabetes, AIDS, malária e obesidade – têm sobre a saúde da gravidez, sendo responsáveis por 28% das mortes desse tipo no mundo. Essa proporção é similar à das mortes por hemorragias graves durante a gravidez ou o parto, sendo isoladamente a principal causa da morte materna no mundo.

Entre as mais de 60 mil disfunções maternas registradas em 115 países, as causas de morte materna estão assim distribuídas:

- **Hemorragia grave (intraparto e puerperal):** 27%.
- **Complicações hipertensivas na gestação:** 14%.
- **Infecções:** 11%.
- **Complicações de parto distócico:** 9%.
- **Complicações de abortos:** 8%.
- **Complicações embólicas:** 3%.

ASPECTOS EPIDEMIOLÓGICOS E CLÍNICOS DA MORBIDADE MATERNA GRAVE

Até pouco tempo atrás não havia a padronização de conceitos e critérios diagnósticos para *near miss*. Em 2009, as condições de ameaça à vida e suas condições precedentes potencialmente ameaçadoras foram definidas pela OMS. Como resultado, critérios clínicos, laboratoriais e de manejo específicos orientam a identificação de casos de *near miss* (Quadro 95.1).

Após essa definição, estudos sobre *near miss* passaram a adotar os novos critérios dessa morbidade como identificadores de gravidade. Entre 2009 e 2010, 27 hospitais distribuídos por todas as regiões do Brasil fizeram a coleta prospectiva de dados. Esse estudo de corte transversal multicêntrico utilizou de maneira pioneira os critérios da OMS para identificação prospectiva de casos de *near miss*.

Todos os casos de óbito foram identificados como adotando, pelo menos, um dos critérios de condições que ameaçam a vida (verdadeiro-positivos), com sensibilidade de 100%, validando os critérios de *near miss* como de alta acurácia. Por meio de um modelo estatístico robusto foi desenvolvida uma ferramenta para predição de mortalidade, o *Maternal Severity Index* (MSI). A partir desse modelo foi analisada a razão entre as mortes observadas e aquelas esperadas de acordo com a gravidade dos casos e avaliados os níveis de desempenho dos centros na prestação de cuidado obstétrico.

Esse meio foi utilizado e validado em recente estudo multicêntrico realizado pela OMS em 29 países, mostrando boa acurácia do MSI em predizer o óbito materno na presença de critérios de morbidade grave. A mortalidade em países com alta razão de mortalidade materna foi duas as três vezes maior do que o esperado.

Quadro 95.1 Critérios da OMS para definição de morbidade materna grave (*near miss*)

Clínicos	
Cianose aguda	Perda de consciência durante 12 horas ou mais
Gasping	
Frequência respiratória >40 ou <6irpm	Ausência de consciência e ausência de pulso/batimento cardíaco
Choque	
Oligúria não responsiva a fluidos e diuréticos	Acidente vascular encefálico
Distúrbio de coagulação	Convulsão não controlada/paralisia total
	Icterícia na presença de pré-eclâmpsia
Laboratoriais	
Saturação de oxigênio <90% por 60 minutos	$pH < 7,1$
$PaO_2/FiO_2 < 200$	Lactato >5
Creatinina ≥ 300mmol/L ou ≥3,5mg/dL	Trombocitopenia aguda (<50 mil plaquetas)
Bilirrubina ≥ 100mmol/L ou ≥6,0mg/dL	Ausência de consciência e presença de glicose e cetoacidose na urina
Manejo de gravidade	
Uso de agentes vasoativos contínuos	Intubação e ventilação por ≥60 min, não relacionada com anestesia
Histerectomia puerperal por infecção ou hemorragia	Diálise para insuficiência renal aguda
Transfusão ≥5 unidades de concentrado de hemácias	Ressuscitação cardiopulmonar (RCP)

Fonte: World Health Organization 2011. Evaluating the quality of care for severe pregnancy complications: the WHO near-miss approach for maternal health. Acesso: www.who.int.

Leitura recomendada

Brasil, Ministério da Saúde. Guia de Vigilância do Óbito Materno. Brasília 2009. Disponível em: http://www.saude.gov.br/bvs.

Cecatti JG, Souza JP, Parpinelli MA et al. Brazilian Network for Surveillance of Severe Maternal Morbidity. Brazilian network for the surveillance of maternal potentially life threatening morbidity and maternal near-miss and a multidimensional evaluation of their long term consequences. Reprod Health 2009; 6:15.

Evaluating the quality of care for severe pregnancy complications: the WHO near-miss approach for maternal health. World Health Organization 2011. Available on the WHO web site (www.who.int).

Say L. Global causes of maternal death: a WHO systematic analysis. Lancet 2014; 2:323-33.

Souza de JP. A mortalidade materna e os novos objetivos de desenvolvimento sustentável (2016-2030). Rev Bras Ginecol Obstet 2015; 37(12):549-51.

Souza JP, Cecatti JG, Haddad SM et al. On behalf of the Brazilian Network for Surveillance of Severe Maternal Morbidity Group. The WHO Maternal Near-Miss Approach and the Maternal Severity Index (MSI): validated tools for assessing the management of severe maternal morbidity. PlosOne 2012; 7(8):e44129.

CAPÍTULO 96

Perda Gestacional de Repetição

Frederico José Amedee Peret
Beatriz Amélia Monteiro de Andrade

INTRODUÇÃO

A perda gestacional de repetição é um dos temas mais difíceis e frustrantes na medicina reprodutiva. Em muitos casos (cerca de 40%), a etiologia não pode ser determinada e existem poucas evidências científicas consistentes sobre a propedêutica e o tratamento, além de erros metodológicos na maioria dos estudos publicados. Apesar do grande impacto emocional para os casais, cerca de dois terços obtêm bons resultados em gestações subsequentes.

Este capítulo tem por objetivo reunir as evidências mais recentes e adequadas sobre o tema em diferentes fases da gestação e propor um roteiro de investigação e tratamento.

DEFINIÇÃO

A perda gestacional de repetição é definida como a privação de duas ou mais gestações comprovadas por exame ultrassonográfico e/ou histopatológico ou a perda consecutiva de três ou mais gestações (incluindo gravidez extrauterina). Existe controvérsia quanto a se considerarem como perda de repetição os episódios de gravidez bioquímica (teste de gestação positivo sem sua visualização), embora existam evidências de mau resultado gestacional.

A perda gestacional de repetição pode ser classificada em duas categorias:

- **Perda primária:** ausência de gestação prévia com mais de 20 semanas,
- **Perda secundária:** presença de gravidez prévia com mais de 20 semanas seguida de duas ou mais perdas gestacionais.

PREVALÊNCIA

A prevalência de perdas de repetição é de cerca de 0,4% a 1% (considerando três ou mais) e de 2% a 4% (considerando duas ou mais) dos casais em idade reprodutiva.

A prevalência aumenta com a idade materna e o número de perdas gestacionais prévias (Quadro 96.1).

O risco de recorrência também deve ser avaliado de acordo com o período da gravidez e a presença de anomalias cromossômicas, além de outras condições clínicas maternas.

Nas perdas recorrentes no segundo trimestre e/ou com mais de 20 semanas, o risco de recorrência é cerca de duas a dez vezes maior em comparação com gestações a termo e representa aumento do risco de prematuridade e restrição do crescimento fetal.

ETIOLOGIA

Com base nas evidências atuais, o fator etiológico não é identificado em cerca de 40% dos casos de perda gestacional de repetição.

Os fatores etiológicos reconhecidos têm diferentes significados, de acordo com o período da gestação, e podem ser divididos em fatores de origem fetal, materna e materno-fetal, além de outros fatores externos (Quadro 96.2).

Fatores fetais

Fatores genéticos

Anomalias cromossômicas

As causas mais comuns de perda recorrente embrionária/fetal são as anomalias cromossômicas. Em relação à perda recorrente,

Quadro 96.1 Probabilidade de perda gestacional recorrente relacionada com a idade materna e o número de perdas prévias

Número de perdas prévias	25 a 29 anos	30 a 34 anos	35 a 39 anos	40 a 44 anos
1	15%	18%	22%	40%
2	22%	25%	30%	42%
≥ 3	40%	40%	45%	60%

Fonte: adaptado de Nybo Andersen e cols., 2000.

Quadro 96.2 Etiologia da perda gestacional de repetição em diferentes períodos da gestação

Trimestre	Fetal	Materna	Materno-fetal	Outras
Primeiro	Genética	Uterina (septo) Endócrina Imunológica Doença crônica		Drogas Tabaco
Segundo	Genética	Uterina (IIC) Imunológica Trombofilia Doença crônica	Aloimunização Isoimunização	Drogas Tabaco
Terceiro		Imunológica Trombofilia Doença crônica	Aloimunização Isoimunização	

Fonte: adaptado de Christiansen e cols., 2005; Van Nickerk e cols., 2013; Greentop Guideline 17, 2011.

cerca de 3% a 5% dos casais apresentam anomalias cromossômicas. Quanto mais precoce a perda, maior a probabilidade de que uma anomalia cromossômica esteja presente. No primeiro trimestre de gravidez, uma anormalidade cromossômica foi encontrada em cerca de 50% dos casos com abortamento recorrente, enquanto a taxa de anomalias cromossômicas em casos ocorridos no segundo trimestre foi de cerca de 20%.

A alteração cromossômica mais frequentemente encontrada é a translocação balanceada. Sua presença em um componente cromossômico do casal, após a recombinação meiótica, pode originar uma translocação não balanceada no produto conceptual, podendo ser a causa da perda. Outras alterações cromossômicas encontradas são a translocação robertsoniana, o mosaicismo do cromossomo X e as inversões.

Doenças gênicas

As doenças gênicas são causas raras de perda gestacional de repetição. Os distúrbios de um único gene associados à perda de gravidez estão mais estreitamente relacionados com a perda fetal do que com a embrionária. As hemoglobinopatias são um exemplo. A talassemia alfa é uma desordem genética em que a cadeia alfa da hemoglobina é anormalmente configurada. Se o casal tem duas cópias anormais e estas residem no mesmo cromossomo 16, 25% de sua prole irão herdar apenas genes anormais, evoluindo com hidropisia fetal precoce e severa e levando ao óbito intrauterino.

Outros distúrbios de um único gene incluem as várias síndromes de pterígio, que podem ser passadas por herança autossômica recessiva ou ligadas ao X, como a síndrome de Rett, que devem ser pensadas quando a perda ocorre mais frequentemente nos fetos masculinos.

Fatores maternos

Fatores anatômicos

As anomalias uterinas ocorrem em cerca de 19% das mulheres com pelo menos dois abortos consecutivos. Essas anomalias incluem malformações congênitas (mais comumente útero bicorno, didelfo, septado ou unicorno), bem como defeitos adquiridos (leiomiomas, aderências e alterações do colo uterino).

As anomalias uterinas congênitas mais comuns ocasionam perdas de segundo trimestre. O útero septado é a anomalia mais associada a resultado reprodutivo negativo, apresentando uma taxa de aborto de mais de 60%.

Os fatores adquiridos mais importantes são os leiomiomas, com distorção da cavidade uterina, e/ou submucosos, as aderências intrauterinas secundárias a procedimentos repetidos ou doenças inflamatórias (endometrites, tuberculose pélvica) e a insuficiência cervical primária ou adquirida (mais frequentemente associada a prematuridade muito precoce).

Fatores endócrinos

Os fatores endócrinos podem corresponder a cerca de 15% dos casos de perda gestacional de repetição. Possíveis causas endócrinas de perda gestacional incluem deficiência de fase lútea, disfunção tireoidiana e doenças metabólicas associadas a obesidade, anovulação crônica e resistência à insulina.

Deficiência de fase lútea

A insuficiência ou deficiência da fase lútea é uma causa ainda não totalmente comprovada de perda gestacional, já que não há padrão definido de valores das concentrações de progesterona nessa fase e em razão da imprecisão das biópsias de endométrio. Pode estar associada a hiperprolactinemia descompensada, estresse e presença de spottings pré-menstruais prolongados. Apesar disso, há evidências sobre o tratamento com progesterona, o que será discutido neste capítulo.

Disfunção tireoidiana

O hipotireoidismo subclínico ou latente, definido como valor-limite do hormônio estimulador da tireoide (TSH) >2,5mUI/L, é considerado uma causa de perda gestacional principalmente quando associado à presença de anticorpos antitireoidianos (antiperoxidase [anti-TPO] ou antitireoglobulina [anti-TG]) (nível de evidência 1A). A presença isolada de anticorpos antitireoidianos como causa de perda gestacional de repetição em pacientes sem disfunção tireoidiana é controversa, pois esses anticorpos são mais prevalentes em idade materna mais avançada. Além disso, representa apenas um marcador de disfunção imune e não uma causa específica de perda gestacional.

Hiperprolactinemia

A hiperprolactinemia descompensada, associada ou não ao hipertireoidismo, pode ser a causa da subfertilidade e da perda gestacional, podendo o tratamento com agonistas dopaminérgicos melhorar o resultado reprodutivo e gestacional (nível de evidência B).

Alterações metabólicas maternas

Em razão da interposição de mecanismos fisiopatológicos, pode ser difícil, por vezes, diferenciar obesidade, resistência à insulina e síndrome dos ovários policísticos como a causa das perdas de repetição. A relação entre a obesidade e a hiperinsulinemia pode ainda envolver o inibidor da ativação do plasminogênio (PAI-1), potencial causa da perda de repetição em virtude do efeito trombofílico. Existe consenso quanto à relação entre obesidade e perda gestacional, devendo os níveis de glicemia ser testados em mulheres supostamente afetadas.

Fatores imunológicos
Aloimunidade

De acordo com estudos recentes, a ativação do sistema imunitário (resposta Th1) cria condições menos favoráveis para a implantação e está potencialmente associada a aumento da probabilidade de perda. A hipótese para explicar a perda gestacional por esse mecanismo consistiria no desequilíbrio na resposta imunológica na interação materno-fetal em razão da presença dos antígenos paternos.

Como fundamento desse desequilíbrio haveria compatibilidade de antígenos leucocitários entre o casal e ausência de anticorpos leucocitotóxicos maternos e de anticorpos bloqueadores maternos. Defeitos nos fatores imunossupressores moleculares (citocinas e fatores de crescimento) na decídua e aumento de células *natural killer* (NK) sistêmico e local também têm sido relacionados com a perda gestacional.

Na prática clínica tem sido proposta a avaliação da importância desse fator na etiologia dos fatores aloimunes por meio da reação cruzada (*cross-match*), da contagem de células NK e sua ativação e da dosagem sanguínea de citocinas e seu polimorfismo de genes de citocinas, embora não haja consenso de que esses estudos realmente identifiquem mulheres com causas aloimunes de perda gestacional, sendo, portanto, não recomendados nas diretrizes publicadas, exceto em estudos.

Autoimunidade

- **Anticorpos antitireoidianos:** inúmeros estudos têm mostrado associação entre a presença de anticorpos antitireoglobulina (TgAb), particularmente antiperoxidase da tireoide (TPO), e a perda gestacional. Entretanto, a presença isolada desses na ausência de alterações funcionais da tireoide como causa de perdas gestacionais é controversa.
- **Anticorpos antinucleares (ANA):** os dados atuais sobre o efeito isolado de ANA sobre as taxas de aborto espontâneo são inconsistentes e a determinação da ANA, portanto, não está recomendada como parte dos procedimentos de diagnóstico de rotina.
- **Doença celíaca:** a doença celíaca é caracterizada por sensibilidade ao glúten; sua associação à perda gestacional ainda é controversa, devendo ser investigada em casos selecionados.
- **Anticorpos antifosfolípides (síndrome do anticorpo antifosfolípide [SAF]):** é a causa tratável mais importante de perda gestacional de repetição. Os anticorpos antifosfolípides são famílias heterogêneas de imunoglobulinas G (IgG) e M (IgM) e a antibeta-2-glicoproteína-1, que reagem contra fosfolípides de membrana carregados negativamente ou contra as proteínas ligadas a fosfolípides envolvidos com a coagulação. Os anticorpos antifosfolípides são responsáveis por fenômenos trombóticos, tanto arteriais como venosos, podendo estar presentes em 2% a 15% das mulheres com perda gestacional de repetição.

O diagnóstico se baseia na presença de critérios clínicos e laboratoriais, devendo o intervalo entre um evento clínico e a evidência laboratorial ser maior do que 12 semanas e inferior a 5 anos.

São considerados critérios clínicos de SAF:

- Um ou mais episódios de trombose arterial, venosa ou de pequenos vasos em qualquer tecido ou órgão, com exceção de trombose venosa superficial.
- Um ou mais óbitos de fetos morfologicamente normais, documentados por ultrassonografia ou exame macroscópico direto após 10 semanas de gestação.
- Um ou mais partos prematuros (até 34 semanas de gestação) decorrentes de pré-eclâmpsia grave, eclâmpsia ou insuficiência placentária. O neonato tem de ser morfologicamente normal.
- Três ou mais abortamentos espontâneos consecutivos e inexplicados antes de 10 semanas de gestação (excluir causas anatômicas ou hormonais maternas e alterações genéticas no casal).

São considerados critérios laboratoriais:

- Presença de anticoagulante lúpico no plasma materno em duas ou mais ocasiões com intervalo mínimo de 12 semanas. Esses anticoagulantes devem ser detectados segundo as normas da International Society on Thrombosis and Haemostasis.
- Presença de anticorpo anticardiolipina IgG e/ou IgM no soro ou plasma maternos em títulos moderados ou altos (> 40GPL ou MPL ou >percentil 99) medidos em ensaio imunoenzimático (ELISA) padronizado em duas ou mais ocasiões, com intervalo mínimo de 12 semanas.
- Presença do anticorpo antibeta-2-glicoproteína-1 IgG e/ou IgM no soro ou plasma maternos (em títulos maores do que o percentil 99), medidos por ELISA e padronizados em duas ou mais ocasiões com intervalo mínimo de 12 semanas.

Trombofilias congênitas

Muitos estudos têm discutido a possível associação entre perda gestacional de repetição e trombofilia congênita, incluindo fator V de Leiden (FVL), protrombina (PT) mutante G20210A, antitrombina III, proteína C, proteína S, proteína Z e deficiência do fator XII e aumento do fator VIII ou lipoproteína A.

Outros fatores incluem polimorfismos em genes de metilenotetra-hidrofolato redutase (MTHFR C677T) – quando associado a hiper-homocisteinemia, enzima conversora de angiotensina (ECA) ou inibidor do ativador de plasminogênio (PAI-1).

A relação entre trombofilias e perdas de primeiro trimestre não foi estabelecida em estudos prospectivos; entretanto, a relação com perdas gestacionais tardias ainda é duvidosa em vista dos dados publicados conflitantes. Existem recomendações para a pesquisa de trombofilias congênitas em casos de perda de repetição a partir do segundo trimestre e nos casos de história pessoal e/ou familiar de fenômenos tromboembólicos.

PROPEDÊUTICA E DIAGNÓSTICO

O momento ideal para se dar início a uma avaliação de perda recorrente tem sido fonte de debates recentes. A avaliação da perda gestacional de primeiro trimestre em mulheres saudáveis após uma única perda geralmente não é recomendada por poder se tratar de um evento esporádico. No entanto, o risco de outra após duas perdas de primeiro trimestre é apenas ligeiramente inferior (24% a 29%) do que em mulheres com três ou mais perdas espontâneas (31% a 33%). Portanto, a avaliação pode ser iniciada após duas perdas consecutivas. Em caso de perda gestacional tardia, esse conceito não se aplica à maioria dos eventos, pois a investigação pode ser iniciada após o primeiro episódio.

Anamnese

A avaliação de uma paciente com perda de repetição deve sempre abranger a história completa, incluindo:

- Documentação de gestações anteriores.
- Testes patológicos realizados em perdas anteriores, incluindo anatomopatológico da placenta e estudo genético de abortamento.
- Qualquer evidência de infecções crônicas ou agudas.
- Qualquer evidência de doenças maternas crônicas.
- História pessoal e/ou familiar de fenômenos tromboembólicos.
- História de dilatação assintomática do colo uterino.
- Uso de substâncias ilícitas, tabagismo, alcoolismo e presença e de risco ambiental.
- História familiar de doenças genéticas.

Exames complementares

Exames de imagem

O primeiro exame a ser solicitado é a ultrassonografia pélvica/transvaginal, que pode ser complementada pela técnica tridimensional, e a histeroscopia. De acordo com os resultados desses exames podem ser indicadas a ressonância magnética (RM) da pelve e a videolaparoscopia. A RM pode ser muito útil para esclarecer a suspeita de anomalias uterinas congênitas quando os outros exames não são conclusivos.

Propedêutica laboratorial

Exames com evidências suficientes para recomendação

- **Anticorpos antifosfolípides (SAF):** anticoagulante lúpico (duas metodologias), IgG e/ou IgM para anticorpos anticardiolipina e IgG para antibeta-glicoproteína-1. Cabe lembrar que em 10% dos casos apenas a antibeta-glicoproteína-1 é positiva. Qualquer exame positivo deve ser repetido em um intervalo de 6 a 8 semanas para confirmação.
- **Cariótipo do casal:** principalmente se houver anormalidades no cariótipo do material de abortamento.
- **Dosagem de TSH, glicemia e glico-hemoglobina e prolactina:** principalmente se há suspeita clínica dessas condições.
- **Homocisteína sérica.**
- **Anticorpos antitireoidianos:** anti-TPO.

Exames com evidências insuficientes e que devem ser solicitados em situações especiais e/ou protocolos de pesquisa clínica

- **Mutação do fator V de Leiden, mutação do gene da protrombina e mutação da PAI-1, antitrombina-3, deficiência de proteína C e proteína S:** apenas em perdas a partir do segundo trimestre e/ou história prévia familiar/pessoal de trombose venosa.
- **Pesquisa de doença celíaca:** anticorpos antitransglutaminase.
- **Fatores imunológicos:** determinação da relação Th1/Th2.
- **Avaliação periférica e uterina de células NK.**

TRATAMENTO

Progesterona

O uso de progesterona pode ser uma opção para os casos com suspeita de defeito da fase lútea e outras endocrinopatias. Entretanto, o uso empírico ainda não está totalmente estabelecido. Uma revisão da Cochrane sobre tratamento com progesterona, abrangendo quinze estudos, não encontrou nenhuma diferença estatística nas taxas de aborto entre progesterona e placebo. No entanto, quando a análise incluiu apenas os quatro estudos que identificaram mulheres com três ou mais perdas gestacionais anteriores, houve redução estatisticamente significativa de perda nas mulheres aleatoriamente alocadas para o grupo tratado com progesterona (*odds ratio*: 0,38; IC 95%: 0,20 a 0,70).

Os resultados não foram estatisticamente diferentes quando a progesterona vaginal foi comparada com o placebo (RR: 0,47; IC 95%: 0,17 a 1,30), enquanto o progestogênio oral (didrogesterona) foi eficaz (RR: 0,54; IC 95%: 0,35 a 0,84).

Um estudo controlado com 350 mulheres utilizando a didrogesterona 20mg/dia, até 20 semanas de gestação, demonstrou risco 2,4 vezes maior de abortamento no grupo placebo.

Os dados do ensaio clínico randomizado PROMISE com 1.568 mulheres não demonstrou diferenças significativas na taxa de nascidos vivos com o uso de progesterona vaginal na dosagem de 400mg quando comparado ao placebo (65% vs. 63%).

Com base nas evidências atuais é possível concluir que ainda é controverso o uso empírico de progesterona no primeiro trimestre em gestantes com perda de repetição. Se indicado, a didrogesterona oral parece ser mais eficaz.

Ressecção de septo intrauterino

Uma metanálise da Cochrane mostrou que não existem estudos prospectivos randomizados sobre o impacto da ressecção histeroscópica do septo intrauterino.

Os potenciais benefícios são fundamentados em estudos retrospectivos não controlados, os quais mostram redução de 86% para 16% na taxa de perda recorrente em mulheres tratadas. Entretanto, com base nos dados disponíveis não é possível deixar de considerar a ressecção do septo útil em mulheres selecionadas. A cicatrização pós-operatória parece demorar cerca de 2 meses, e a tentativa de nova gestação deve ser iniciada somente após esse período.

Correção de distúrbios endócrinos preexistentes

- Tratamento do hipotireoidismo associado ou não à presença de anticorpos antireoidianos mantendo os níveis de TSH <2,5mUI/mL (nível de evidência B).
- Normalização da glicemia materna monitorizada pelos níveis de glico-hemoglobina <7% (nível de evidência A).
- Tratamento de hiperprolactinemia (nível de evidência B).

Técnicas de reprodução assistida com diagnóstico genético pré-implantacional (PGD)

As técnicas de reprodução assistida com realização de PGD podem ser uma opção a ser oferecida aos casais com perdas relacionadas com anomalias cromossômicas, especialmente de origem materna.

Tratamento antitrombótico

Tratamento antitrombótico na SAF

Muitos estudos têm mostrado que as pacientes com perda de repetição e SAF são beneficiadas com a administração de ácido acetilsalicílico (AAS) (100mg/dia) combinado com heparina de baixo peso molecular (HBPM). O tratamento deve ser iniciado o mais breve possível, assim que o teste de gravidez for positivo. A administração de AAS deve continuar até 36 semanas de gestação, e a HBPM deve continuar a ser administrada por pelo menos 6 semanas após o parto. Em contraste com a combinação de HBPM e AAS, outras abordagens terapêuticas, como a administração de corticoides, imunoglobulinas ou AAS isoladamente, não têm efeito.

Tratamento antitrombótico nas trombofilias congênitas

Havia grande expectativa de que a administração profilática de heparina pudesse reduzir as perdas gestacionais de repetição em mulheres com trombofilia e mesmo em casos idiopáticos. Apesar de estudos de coorte relatarem efeito positivo da administração de heparina sobre as taxas de nascidos vivos em gestações subsequentes, esses efeitos não foram confirmados em estudos prospectivos randomizados e revisões sistemáticas.

Em virtude da ausência de estudos que confirmem o efeito positivo mesmo em mulheres com trombofilia e mau passado obstétrico, a administração de heparina não está indicada para aquelas com perda idiopática antes ou depois da concepção nem para aquelas com trombofilia com o objetivo único de profilaxia de abortamentos de primeiro trimestre.

A anticoagulação pode ser justificada para reduzir o tromboembolismo materno e na prevenção de pré-eclâmpsia associada ao uso de AAS.

Tratamento imunoterapêutico

Corticoides

Atualmente não há estudos capazes de demonstrar o benefício dos corticoides na atividade das células NK. Portanto, esse tipo de tratamento é considerado experimental, devendo ser reservado para as doenças autoimunes preexistentes, quando indicado. Os resultados do estudo randomizado controlado de prednisolona para mulheres com abortos recorrentes idiopáticos e células NK em número elevado no endométrio estão sendo aguardados para novas conclusões.

Imunoglobulina venosa

Há alguma evidência de que as imunoglobulinas endovenosas (IGEV) podem reduzir as concentrações de células NK no sangue periférico e também melhorar o resultado em mulheres com anticorpos antitireoidianos No entanto, os dados sobre as mulheres com perdas de repetição são inconsistentes, e não estão definidas as indicações para a administração de imunoglobulinas, razão pela qual qualquer administração deve ser adotada apenas em estudos clínicos com consentimento. Os efeitos colaterais da IGEV, que podem incluir choque anafilático ou a transmissão de doenças infecciosas, são raros, mas a paciente deve ser informada sobre esses efeitos colaterais antes da administração.

Infusão de linfócitos alogênicos ("imunização de linfócitos")

Até o momento nenhuma metanálise foi capaz de mostrar o benefício dessa prática nas pacientes com perda de repetição. Convém considerar que essa terapia transfusional pode ocasionar complicações (p. ex., transmissão de infecções, formação de autoanticorpos irregulares e indução de doenças autoimunes).

Tratamento das mulheres sem causa esclarecida

Apoio emocional e redução do estresse devem ser medidas oferecidas a todos os casais com perdas de repetição. Cabe lembrar que a taxa de nascidos vivos para mulheres com perda de repetição idiopática que não receberam tratamento é de 35% a 85%. Uma metanálise de estudos terapêuticos randomizados relatou também que a taxa de nascidos vivos de mulheres nos grupos de controle e/ou placebo ficou entre 60% e 70%.

Tratamentos empíricos

Nenhuma intervenção terapêutica com AAS, heparina, progesterona, corticoides ou imunoglobulina se mostrou eficaz. Portanto, qualquer decisão quanto ao uso dessas medicações nesse grupo de pacientes deve ser precedida por criteriosa avaliação do risco-benefício, não havendo recomendação rotineira fora de estudos clínicos.

Leitura recomendada

Bailey AP, Jaslow CR, Kuteh W. Minimally invasive surgical options for congenital and acquired uterine factors associated with recurrent pregnancy loss. Womens Health 2015; 11(2):161-7.

Brezina PR, Kutteh WH. Classic and cutting-edge strategies for the management of early pregnancy loss. Obstet Gynecol Clin N Am 2014; 41:1-18.

Christiansen OB, Nybo Andersen AM, Bosch E et al. Evidence based investigations and treatments of recurrent pregnancy loss. Fertil Steril 2005; 83:821.

Collége National des Gynecologues Obstétriciens Français. Pregnancy loss: French clinical practice guidelines. Eur J Obstet Gynecol Reprod Biol 2016 Jun; 201:18-26.

Coomarasamy A, Williams H, Truchanowicz E et al. A Randomized trial of progesterone in women with recurrent miscarriages. NEJM 2015; 373:2141-8.

Gallot V, Nedellec S, Capmas P. Fausses couches precoces 'a repetition bila et prise a charge. J Ginecol Obst Biol Reprod 2014; 43:812-41.

Greentop Guideline 17. Recurrent miscarriage, investigation and treatment of couples. Royal College of Obstetricians and Gynaecologists, 2011. Disponível em: www.rcog.org.

Hass D, Rampsey P. Progestogen for preventing miscarriage Cochrane Database Syst Rev 2013; CD003511.

Jeve YD, Davies W. Evidence-based management of recurrent miscarriages. J Hum Reprod Science 2014; 7:159-66.

Ke WR. Endocrine basis for recurrent pregnancy loss. Obstet Gynecol Clin North Am 2013; 1:1-9.

Kolte AM, van Oppenraaij RH, Quenby S et al. Nonvisualized pregnancy losses are prognostically important for unexplained recurrent miscarriage. Hum Reprod 2014; 29:931.

Kowalik CR, Goddijn M, Emanuel MH et al. Metroplasty versus expectant management for women with recurrent miscarriage and a septate uterus. Cochrane Database Syst Rev 2016; CD008576.

Kumar A, Begum N, Prasad S, Aggarwal S, Sharma S. Oral dydrogesterone treatment during early pregnancy to prevent recurrent pregnancy loss and its role in modulation of cytokine production: a double-blind, randomized, parallel, placebo controlled trial. Fertil Ster 2014; 102:1357-63.

McPherson E. Recurrence of stillbirth and second trimester pregnancy loss. Am J Med Gen 2016; 170:1174-80.

Michels TC, Tyu YA. Second trimester pregnancy loss. Am Fam Physician 2007; 76:1341-8.

Nybo Andersen AM, Wohlfahrt J, Christens P et al. Maternal age and fetal loss: population based register linkage study. BMJ 2000; 320: 1708-12.

Paulien G, de Jong M, Middeldor S. Antithrombotic therapy for pregnancy loss. H Reprod Update 2013; 6:656-73.

Practice Committee of the American Society for Reproductive Medicine. Definitions of infertility and recurrent pregnancy loss. Fertil Steril 2008; 89:1603.

Romero ST, Geiersbach KB, Paxton CN et al. Differentiation of genetic abnormalities in early pregnancy loss. Ultrasound Obstet Gynecol 2015; 45(1):89-94.

Skeith L, Carrier M, Kaaja R et al. A meta-analysis of low-molecular-weight heparin to prevent pregnancy loss in women with inherited thrombophilia Blood 2016; 127(13):1650-5.

Stevens SM. Woller SC, Bauer KA et al. Guidance for the evaluation and treatment of hereditary and acquired thrombophilia. J Thromb Thrombolysis 2016; 41:154-64.

Toth B, Würfel MKW, Bohlmann G et al. Recurrent miscarriage: diagnostic and therapeutic procedures. Guideline of the DGGG. Geburtshilfe Frauenheilkd 2015; 75(11):1117-29.

Van Niekerk EC, Siebert I, Kruger TF. Evidence based approach to recurrent pregnancy loss. South Af Med J OG 2013; 19(3):61-5.

CAPÍTULO 97

Hipertensão Arterial Crônica e Gravidez

Sinval Ferreira de Oliveira
Maria Júlia Vieira de Oliveira
Roberto Magno Vieira de Oliveira

INTRODUÇÃO

A hipertensão arterial (HA) é a doença cardiovascular mais comum durante a gravidez e até mesmo nos anos férteis da mulher. As complicações decorrentes da doença hipertensiva são, ao lado da hemorragia e da infecção, a principal causa de morte materna. Essa complicação aumenta significativamente a taxa de morbimortalidade materna, fetal e neonatal.

Quando a paciente tem a pressão arterial (PA) reconhecidamente elevada antes da gravidez, fica evidente o diagnóstico de hipertensão arterial crônica (HAC). Muitas pacientes desconhecem o valor de sua PA. Se a pressão sanguínea (PS) estiver elevada na primeira metade da gravidez, a hipertensão pode ser classificada como preexistente e, portanto, crônica. A pressão arterial diastólica (PAD) pode cair cerca de 15mmHg no segundo trimestre. A diferença entre nefropatias e hipertensão crônica pode ser observada por meio de testes de função renal. A constatação de proteinúria no primeiro trimestre sugere nefropatias. A taxa de proteína urinária na mulher não grávida é <150mg/dia, e seu aumento pode ocorrer na ausência de comprometimento do trato urinário em pacientes com hemorragia, depleção de sal e febre provavelmente em razão da isquemia renal relativa. Na gravidez complicada pela hipertensão ocorre caracteristicamente a elevação da PA, que pode acompanhar-se de proteinúria anormal, ou seja, perda de 300mg ou mais na urina de 24 horas.

FATORES DE RISCO ASSOCIADOS

Vários fatores aumentam a probabilidade de que as gestantes desenvolvam hipertensão crônica. Três dos mais citados são etnia, obesidade e diabetes.

A síndrome metabólica com pré-eclâmpsia sobreposta é um marcador de risco para hipertensão persistente pós-parto.

A obesidade pode aumentar em dez vezes a prevalência de hipertensão, sendo importante fator que predispõe à hipertensão crônica. O diabetes também é prevalente em mulheres com HAC.

Insuficiência renal moderada e grave tem seu curso acelerado pela gestação. A paciente com insuficiência renal crônica que apresenta hipertensão antes ou no início da gravidez está sujeita a maior risco de complicações. A ocorrência de HAC secundária a doenças renais é de 20% e as mais comuns são: glomerulonefrite crônica, nefrite intersticial, glomerulosclerose diabética, nefropatia IgA e estenose de artéria renal, que parece ser mais prevalente em pacientes com diabetes tipo II e hipertensão grave coexistente. A dopplerfluxometria e, se necessário, a ressonância magnética (RM) confirmam o diagnóstico.

O *clearance* de creatinina é um bom indicador da função renal. Proteinúria de 24 horas, ureia, urocultura e ultrassonografia (US) dos rins para evidenciar problemas específicos complementam a propedêutica.

O baixo peso ao nascer se correlaciona diretamente com a taxa de creatinina plasmática materna, e o reconhecimento da pré-eclâmpsia sobreposta pode tornar-se difícil em razão da intensificação progressiva da proteinúria nas gestantes com lesão glomerular.

O uso de álcool e tabaco durante a gravidez deve ser desencorajado com veemência, pois tem efeito deletério sobre o feto e a mãe. O consumo de álcool pode causar ou agravar a hipertensão materna, e o tabaco aumenta o risco de descolamento prematuro da placenta (DPP) e do crescimento intrauterino restrito (CIUR).

DIAGNÓSTICO

Há controvérsia quanto ao valor normal da PA na gravidez. Na maioria das mulheres com HAC a PA cai no início da gravidez e sobe novamente durante o terceiro trimestre.

Observa-se redução fisiológica de 10 a 15mmHg na PA no primeiro trimestre, presumivelmente como resultado da ação vasodilatadora hormonal, retornando lentamente aos valores pré-gestacionais durante a segunda metade da gravidez. Valores de 140mmHg verificados na medida da PAS e 90mmHg na PAD, persistentes, de qualquer etiologia, detectados previamente à gravidez, ou encontrados antes da 20ª semana da gestação, são considerados HAC. A paciente que mantém PA elevada após a sexta semana depois do parto também é considerada hipertensa crônica. Pré-eclâmpsia superposta à HAC pode ser diagnosticada quando a proteinúria se torna positiva em gestante com hipertensão crônica (Quadro 97.1).

Muitas sociedades internacionais, como o American College of Obstetricians and Gynecologists, a Australasian Society for the Study of Hypertension in Pregnancy e a Canadian Hypertension Society, eliminaram os itens edema e modificações da pressão do diagnóstico da síndrome hipertensiva na gravidez. São recomendados como critérios diagnósticos os valores encontrados para PAS e PAD, as manifestações clínicas e a proteinúria. A justificativa para o abandono do edema e das variações dos valores da PA como critérios diagnósticos da hipertensão na gravidez se deve à grande variabilidade que esses valores apresentam durante a gravidez e o puerpério (Quadro 97.2).

Quadro 97.1 Classificação de hipertensão na gravidez

Hipertensão gestacional
PA ≥140/90mmHg pela primeira vez detectada durante a gravidez

Ausência de proteinúria
Pode ocorrer sinal de pré-eclâmpsia, como epigastralgia ou trombocitopenia
PA volta ao normal em menos de 12 semanas após o parto

Pré-eclâmpsia
PA ≥140/90mmHg após a 20ª semana de gravidez
Proteinúria >300mg/24 horas ou 1+ na fita

Pré-eclâmpsia grave
PA ≥160/110mmHg
Proteinúria 2g/24 horas ou 2++ na fita
Creatinina sérica >1,2mg/dL, salvo se estiver previamente alterada
Plaquetas <100.000/mm³

Hemólise microangiopática (elevação de LDH)

Elevação de TGO e TGP

Cefaleia persistente ou distúrbios visuais

Epigastralgia persistente

Eclâmpsia

Convulsões que não podem ser atribuídas a outra causa em paciente com pré-eclâmpsia

Pré-eclâmpsia sobreposta à hipertensão arterial crônica
Proteinúria >300mg/24h em gestante hipertensa sem proteinúria nas 20 primeiras semanas de gestação
Proteinúria presente antes da 20ª semana de gestação e aumento súbito da proteinúria, da PA ou plaquetopenia em gestante hipertensa

Hipertensão arterial crônica
PA ≥140/90mmHg antes da gravidez ou nas primeiras 20 semanas de gestação e que persiste 12 semanas após o parto

Hipertensão transitória da gravidez

Hipertensão arterial que se manifesta no pós-parto

Fonte: National High Blood Pressure Education Program Workig Group on High Blood Pressure in Pregnancy, 2000.

Quadro 97.2 Critérios para o diagnóstico de hipertensão crônica na gravidez

Leve
PAS ≥140mmHg
PAD ≥90mmHg
Grave
PAS ≥180mmHg
PAD ≥110mmHg
Uso de anti-hipertensivo antes da gravidez
Início da hipertensão antes da 20ª semana de gravidez
Persistência da hipertensão por mais de 12 semanas após o parto

Os critérios para medição da PA são:

- Medida realizada no braço direito.
- O braço deve estar apoiado.
- A mão deve estar posicionada aproximadamente no nível do coração.
- A paciente deve permanecer sentada por 10 minutos ou mais em repouso. Nas pacientes hospitalizadas a PA pode ser medida em decúbito lateral esquerdo com o braço no nível do coração.
- A paciente não deve fumar ou ingerir cafeína 30 minutos antes da medida. O esfigmomanômetro de mercúrio deve ser o escolhido.

Mais de 30% das mulheres com PA >140/90mmHg experimentam uma queda da pressão para níveis considerados normais durante o primeiro trimestre. Nessas pacientes é possível reduzir ou interromper a medicação anti-hipertensiva por um período variável de tempo.

Kotchen, em 2012, publicou um estudo em que a incidência de hipertensão (140/90mmHg) foi de 34% em negros, 29% em brancos e 21% em mexicanos e americanos. De acordo com o American College of Obstetricians, a incidência na gravidez pode chegar a 5%.

ETIOPATOGENIA

Muitas mulheres têm a pressão controlada com o emprego de apenas um anti-hipertensivo antes da gravidez. Essas, em geral, não apresentam maiores complicações quando engravidam. O prognóstico da gravidez é incerto, com grande risco para a mãe e o feto, quando a gestante, apesar do tratamento, mantém PAD ≥110mmHg, necessita de múltiplos anti-hipertensivos para o controle da PA ou quando a creatinina sérica está >2mg/dL. A hipertensão arterial de longa duração se associa comumente a cardiomegalia, doença cardíaca isquêmica, insuficiência real e retinopatia. A HAC é o fator predisponente mais reconhecido clinicamente de miocardiopatia periparto.

As principais contraindicações de gravidez são para as pacientes hipertensas com história de trombose ou hemorragia cerebral, infarto do miocárdio ou insuficiência cardíaca.

Um bom sinal prognóstico é a queda normal da PA na gravidez. A superposição de pré-eclâmpsia à HAC (aparecimento de proteinúria e agravamento da hipertensão) é uma complicação adicional do quadro e aumenta o risco de hemorragia (coagulação intravascular disseminada), acidente vascular cerebral, insuficiência cardíaca, renal ou hepática. A insuficiência uteroplacentária com CIUR, recém-nascido pequeno para a idade gestacional, parto pré-termo, DPP e morte fetal são complicações frequentes nesses casos. Esses eventos adversos estão relacionados com a intensidade e a duração da doença. Essas complicações não estão presentes em caso de hipertensão arterial leve.

Muitas alterações fisiológicas que ocorrem na gravidez podem afetar a hipertensão crônica, como aumento do volume circulatório e redução da pressão coloidosmótica, que podem agravar uma cardiopatia preexistente.

A redução fisiológica da PA na primeira metade da gravidez dificulta seu reconhecimento e o diagnóstico. A gravidez complicada pela hipertensão, principalmente na forma grave, pode associar-se a piora ou malignização da hipertensão, hemorragia do sistema nervoso central, descompensação cardíaca e insuficiência renal, além da superposição de pré-eclâmpsia e eclâmpsia.

É muito difícil distinguir a piora da hipertensão crônica da pré-eclâmpsia grave superposta, principalmente se a paciente é vista pela primeira vez em estágio avançado.

DIAGNÓSTICO DE DISTÚRBIOS HIPERTENSIVOS

A hipertensão é diagnosticada durante o pré-natal quando a PAS aferida corretamente >140mmHg e a PAD >90mmHg. A fase V de Korotkoff é empregada para definir a pressão diastólica. No passado, aumentos adicionais de 30mmHg da sistólica ou 15mmHg da diastólica, a partir da metade da gravidez, também eram usados como critério diagnóstico, mesmo quando os valores absolutos estavam <140/90mmHg. Essas alterações não são recomendadas como critérios, o que significa que as mulheres que apresentam elevação de 30mmHg na PAS ou 15mmHg na PAD devem ser observadas com maior frequência, uma vez que convulsões eclâmpticas podem desenvolver-se em algumas daquelas com PA <140/90mmHg. Uma elevação súbita da PA média mais tarde na gravidez, conhecida como hipertensão delta, pode significar pré-eclâmpsia mesmo se a PA estiver <140/90mmHg.

Embora incomuns, as causas secundárias são sempre uma possibilidade (feocromocitoma, doença do tecido conjuntivo, síndrome de Cushing, insuficiência renal crônica e muitas outras):

- **Uso de agente anti-hipertensivo (um ou mais medicamentos associados):** antes da gestação atual, trata-se de um dado relevante que possibilita avaliar a gravidade da hipertensão. As pacientes que necessitam de medicamentos para controle da PA devem receber atenção especial durante a gravidez.

    Deve-se considerar também que determinados hipotensores estão contraindicados, como os inibidores da enzima conversora de angiotensina e os antagonistas dos receptores de angiotensina II. Os diuréticos devem ser usados somente com indicação específica, nunca como agentes de escolha para controle da PA. A hidroclorotiazida pode causar pancreatite hemorrágica materna quando a paciente desenvolve pré-eclâmpsia e trombocitopenia grave neonatal.
- **História positiva para HAC, hipertensão em outras gestações, diabetes, colagenose, natimortalidade e relato de parto pré-termo:** devem ser investigados a idade gestacional em que ocorram e o peso do recém-nascido.

    As complicações obstétricas da HAC observadas e citadas por vários autores são pré-eclâmpsia sobreposta à HAC e DPP. A incidência desses eventos é muito variável nas publicações nacionais e internacionais, mas é sempre enfatizada.

    A gravidez pode ser considerada um teste preditivo para a HAC porque gestantes que se mantenham normotensas, especialmente com mais de 25 anos de idade, têm pouca probabilidade de desenvolver hipertensão arterial crônica a não ser que surjam outros fatores de risco, como diabetes, obesidade e tabagismo, entre outros.

    Pacientes hipertensas que desejam engravidar devem passar por uma avaliação clínica preliminar.
- **Nos casos de hipertensão maligna:** essencial excluir o feocromocitoma. Para sua identificação, inicialmente se dosa catecolamina em urina de 24 horas e normalmente basta dosar adrenalina, noradrenalina e dopamina.
- **Presença de proteína, hemácias e cilindros no exame de urina:** pode indicar alteração glomerulorrenal. Impõem-se a biópsia renal e a investigação de causa secundária de hipertensão, como lúpus eritematoso sistêmico.
- **Observação de atrofia renal bilateral no exame ultrassonográfico:** sugere glomerulonefrite crônica.

AVALIAÇÃO NO PRÉ-NATAL

Além da medida da PA, o exame de fundo de olho é importante com a finalidade de observar constrição vascular arteriolar, um sinal precoce de pré-eclâmpsia sobreposta. A pesquisa positiva para proteína na urina indica a necessidade de sua dosagem em urina de 24 horas. Complementa-se a avaliação com dosagem sérica de ácido úrico e de creatinina. A função hepática é avaliada por meio da albumina plasmática, das transaminases e das bilirrubinas, sendo o volume circulatório avaliado pelo hematócrito e pela coagulação com a contagem das plaquetas. Mesmo em pacientes bem controladas, esses exames devem ser realizados entre 28 e 30 semanas e 34 e 36 semanas de gestação. A cardiotocografia está indicada a partir da 30ª semana, enquanto exames seriados de US tornam possível datar a gravidez, acompanhar o crescimento fetal e avaliar o volume do líquido amniótico. A cada 15 dias é indicada dopplerfluxometria: a associação de diástole zero e reversa é considerada intercorrência obstétrica e agrava o prognóstico fetal.

TRATAMENTO E SEGUIMENTO

O controle da hipertensão durante a gravidez está associado a menor ocorrência de crise hipertensiva, mas não altera a incidência de pré-eclâmpsia sobreposta.

A redução rápida e dramática da pressão deve ser evitada. Preconiza-se uma redução em torno de 20% da PA, mantendo-se as pressões sistólica e diastólica em torno de 150 e 100mmHg, respectivamente. A hipertensão refratária à terapia medicamentosa é indicativa da necessidade de interrupção urgente da gravidez.

Repouso

Não existe experiência comprobatória de que o repouso seja um tratamento efetivo para hipertensão. Não é necessário em todas as situações nem é estratégia útil confinar a paciente ao repouso no leito durante toda a gravidez, mas é fundamental reduzir os excessos físicos e a sobrecarga psíquica. Essa conduta pode ter importância destacada, favorecendo o controle da hipertensão.

Não é necessário internar a paciente grávida, a não ser que a PA se torne instável. A conduta nesse caso consiste em admitir a paciente na enfermaria de alto risco para iniciar ou reavaliar a terapia anti-hipertensiva. Sua internação facilita a investigação de outros problemas e a avaliação da resposta terapêutica. O surgimento de outras complicações específicas, como CIUR, trabalho de parto pré-termo (TPPT) e hemorragia, também torna necessária a internação hospitalar para avaliação completa.

Durante o pré-natal é boa norma o repouso físico de pelo menos 2 horas por dia, após as refeições, em decúbito lateral.

Dieta

Todas as gestantes, incluindo a hipertensa crônica, devem ingerir alimentos obedecendo a uma dieta balanceada que não apresente deficiência de nenhum nutriente essencial. Não há a comprovação de que a dieta alimentar agrave ou amenize o quadro hipertensivo. Particularmente, a restrição de sódio é considerada positiva no tratamento da HAC em pacientes não grávidas, mas não adiciona benefício algum ao tratamento da hipertensão no pré-natal. Ao contrário, a restrição rigorosa de sódio é prejudicial às gestantes que apresentam contração do volume intravascular por aumento da resistência vascular periférica ou constrição vascular. É necessário o consumo de 3 a 5g de sódio diariamente.

Medicamentos anti-hipertensivos

O tratamento da HAC na gravidez tem por objetivo a redução dos riscos maternos, possibilitando o prolongamento da gravidez e, desse modo, favorecendo a maturidade fetal. Os medicamentos devem ser eficazes no controle da PA e seguros para o feto.

Em uma revisão da literatura ficou evidenciado que é benéfico o tratamento de gestantes com HAC de várias etiologias, tendo sido observados os seguintes resultados: menor incidência de crise hipertensiva e de proteinúria significativa, além da redução na taxa de mortalidade perinatal em resposta ao tratamento anti-hipertensivo com vários agentes.

Muitas mulheres com hipertensão crônica experimentam queda significativa da PA no início da gestação, podendo não precisar de tratamento com agente anti-hipertensivo até o início do terceiro trimestre, quando geralmente a PA volta a subir.

Os inibidores da enzima de conversão da angiotensina (IECA) (classe D do FDA) e os antagonistas dos receptores de angiotensina II são medicações contraindicadas na gravidez. Os tiazídicos (classe D do FDA) podem causar plaquetopenia neonatal.

Mulheres com hipertensão leve (PAS de 140 a 149mmHg ou PAD de 90 a 109mmHg) como regra não necessitam de medicação anti-hipertensiva. Já se observou que apesar de o tratamento da hipertensão leve reduzir a incidência de hipertensão grave, não houve interferência nos resultados perinatais.

Nas pacientes com hipertensão leve e outros fatores complicantes (doença cardiovascular ou renal), está indicado o uso de medicação anti-hipertensiva, sendo a metildopa, a nifedipina e os betabloqueadores os hipotensores mais usados.

Emergência hipertensiva

O objetivo principal do tratamento é prevenir a encefalopatia hipertensiva e os acidentes vasculares cerebrais. Não está claro se o controle da PA com terapêutica farmacológica agressiva poderia reduzir o risco da sobreposição da pré-eclâmpsia/eclâmpsia.

A hipertensão aguda pode ser desencadeada em várias outras situações além da pré-eclâmpsia sobreposta. As mais conhecidas são feocromocitoma, trombose de veia renal, ingestão de cocaína ou de anfetamina ou agravamento súbito de vasculopatia das doenças do colágeno.

Tratamento da crise hipertensiva

- Hidralazina 5mg EV a cada 10 minutos até estabilizar a PA em torno de 150/100mmHg. Dose máxima de 20mg. Os efeitos colaterais incluem hipotensão, taquicardia e queda da perfusão placentária. Manter cardiotocografia contínua durante a administração da medicação.
- Nifedipina (*retard*) 10mg VO a cada 30 minutos, até duas doses. Manutenção: 10 a 20mg a cada 4 a 6 horas.
- Nitroprussiato de sódio, 0,5 a 3,0mg/kg/min EV. Usar somente em estados críticos em CTI.

Manutenção do tratamento e controle da HAC

- **Metildopa:** medicamento mais usado para tratar a hipertensão durante a gravidez, reduz a PA mediante o estímulo de receptores centrais alfa-2 via alfametilnoradrenalina (a forma ativa da metildopa). Age também como bloqueador periférico, atuando nos receptores alfa-2, podendo causar sonolência em algumas gestantes.
  - **Dose:** 750mg a 2g/dia. Não são recomendadas doses mais elevadas, sendo preferível a associação de outro hipotensor.

- **Apresentação:** comprimidos de 250 e 500mg.

  Caso a metildopa não seja bem tolerada, constituem boas alternativas os antagonistas de canais de cálcio e betabloqueadores, preferencialmente com atividade simpaticomimética intrínseca.

- **Nifedipina:** antagonista de canais de cálcio, age inibindo a passagem do cálcio iônico do espaço extracelular para o citoplasma das fibras musculares lisas, reduzindo a resistência vascular periférica. Segundo Magee e cols., um ensaio prospectivo, multicêntrico tipo coorte, empregando bloqueadores de canais de cálcio, não apresentou aumento do risco de malformações.
  - **Dose:** 20 a 120mg/dia (dose máxima) com intervalos variáveis de 4, 6 e 8 horas.
  - **Apresentação:** cápsulas de 10mg, comprimidos *retard* de 10 e 20mg, comprimidos *oros* de 30 e 60mg.
  - **Farmacocinética:** mais de 90% da dose são absorvidos rapidamente. A ingestão simultânea de alimento retarda, mas não reduz a absorção da nifedipina. A ligação a proteínas é muito alta (92% a 98%). A biodisponibilidade é de 65% a 75%.

    O início da ação é igual tanto para a cápsula como para o comprimido: 20 minutos. O tempo para se atingir a concentração plasmática máxima, com a cápsula, é de 30 a 60 minutos; com o comprimido, de 1 a 2 horas; com o comprimido com liberação lenta, de 1,5 a 4,2 horas.

    A meia-vida é de aproximadamente 2 horas.
  - **Duração da ação:** cápsula e comprimido, 4 a 8 horas; comprimido de ação prolongada, 12 a 24 horas.
- **Propranolol:** bloqueador beta-adrenérgico.
  - **Dose:** 40mg/dia a cada 12 horas. A dose máxima é de 120mg/dia.
  - **Apresentação:** comprimidos de 10, 40 e 80mg.
- **Clonidina:** atua como estimulador central alfa-2, diminuindo, no sistema nervoso simpático, o fluxo adrenérgico para o sistema cardiocirculatório, reduzindo assim a resistência vascular periférica.
- **Dose:** 0,100 a 0,300mg/dia a cada 12 horas. Dose máxima: 1.200mg/dia.
- **Apresentação:** comprimidos de 0,100, 0,150 e 0,200mg.

  Pode ocorrer hipertensão de rebote com a retirada súbita do medicamento, mas se trata de um fármaco seguro e eficiente no tratamento da hipertensão na gravidez.

  Na urgência hipertensiva o tratamento pode ser iniciado com 0,200mg de clonidina, seguido de 0,100mg por hora, ou pode ser utilizada a nifedipina, como citado no tratamento da emergência hipertensiva. Controla-se a paciente com avaliação da PA sob supervisão médica e da vitalidade fetal.

Interrupção da gravidez

Na HAC não complicada, geralmente a gravidez evolui até o termo com parto normal, exceto naquelas com mau passado obstétrico (p. ex., natimorto).

A interrupção da gravidez está indicada em caso de falha do tratamento, diagnóstico de CIUR, confirmação da maturidade fetal, comprometimento da placenta (insuficiência funcional, alteração anatômica com calcificações intensas, tamanho e espessura placentária reduzidos e descolamento crônico ou agudo da placenta). Nos casos de superposição de pré-eclâmpsia grave e síndrome HELLP, a interrupção da gravidez está indicada precocemente e, em caso de associação com pré-eclâmpsia leve, a interrupção está indicada a partir da 37ª semana.

Conduta pós-parto nas síndromes hipertensivas

Objetiva-se a alta hospitalar quando PAD <100mmHg e/ou PAS <150mmHg com ou sem a necessidade de anti-hipertensivos;

Caso a paciente mantenha esses níveis sem uso de medicação, convém providenciar a alta hospitalar e o controle ambulatorial com intervalos semanais e sem medicamentos, passando o controle a ser realizado a cada 2 semanas, se a PA se mantiver estável.

Caso mantenha níveis de PAD >100mmHg e/ou PAS >150mmHg, a puérpera é mantida internada e iniciam-se nifedipina 10 a 20mg a cada 12 horas (dose máxima de 80mg/dia) e/ou captopril 25mg a cada 8 horas (dose máxima de 150mg/dia) e/ou propranolol 40mg a cada 12 horas (dose máxima de 240mg/dia) e/ou hidroclorotiazida 25mg/dia, enalapril 5 a 20mg/dia em dose única diária ou anlodipina 5 a 10mg/dia.

Não é necessário repetir a propedêutica no pós-parto, a não ser em caso de piora clínica significativa.

Em caso de PAD ≤100mmHg e/ou PAS ≤150mmHg, adotam-se as seguintes medidas:

- Alta hospitalar com controle por 3 e 7 dias e, depois, semanal. Estabilizada a PA, o controle passa a ser realizado a cada 2 semanas.
- Convém avaliar a possibilidade de suspensão progressiva do hipotensor nos casos de pré-eclâmpsia.
- Puérperas com diabetes ou miocardiopatia poderão ser mais bem controladas com IECA.
- Nas pacientes que já estavam em uso de hipotensor na gestação, cabe avaliar a necessidade de mudança da terapêutica.
- As puérperas que permanecerem hipertensas ou em uso de hipotensor 8 semanas após o parto deverão ser encaminhadas para controle na clínica médica.

MENSAGENS-CHAVE

- HAC incide em 6% a 10% das gestações, sendo uma das principais causas de mortalidade materna.
- A hipertensão aumenta a morbiletalidade neonatal.
- Está relacionada com graves complicações, como DPP, CIVD, hemorragia cerebral, insuficiência hepática e insuficiência renal aguda.

- Os fatores mais frequentemente associados à hipertensão na gravidez são etnia, diabetes e obesidade.
- A hipertensão deve ser controlada previamente à gravidez.
- Dieta alimentar adequada e atividade física moderada são úteis durante a gestação. Convém reduzir as atividades estressantes.
- Antecipar o parto quando surgirem complicações ou se o feto atingir a maturidade.
- Corticoterapia (parto com menos de 34 semanas).
- Controle do peso antes da gravidez (a cirurgia bariátrica é uma opção).
- Concluir a prole antes de desenvolver complicações maternas graves.

Leitura complementar

American College of Obstetricians and Gynecologists. Task Force on Hypertension in Pregnancy. Report of the American College of Obstetricians and Gynecologists' Task Force on Hypertension in Pregnancy. Obstet Gynecol 2013; 122:1122.

Kotchen TA. Antihypertensive therapy-associated hypokalemia and hyperkalemia. Hypertension 2012; 59(5):906.

Spaan JJ, Sep SJ, van Balen VB et al. Metabolic syndrome as a risk factor for hypertension after preeclampsia. Obstet Gynecol 2012; 120(2Pt 1):311.

CAPÍTULO 98

Diabetes e Gravidez

Anelise Impelizieri Nogueira
Regina Amélia Lopes Pessoa de Aguiar
Kamilla Maria Araújo Brandão Rajão

INTRODUÇÃO

O *diabetes mellitus* (DM) é uma doença crônica e evolutiva, caracterizada por alterações no metabolismo dos carboidratos, lipídios e proteínas, além de ser identificada pela presença de hiperglicemia no estado de jejum, pós-alimentar ou após testes orais de sobrecarga de glicose padronizados. Hiperglicemia e outras alterações bioquímicas ocorrem em razão da secreção ou da atividade insulínica reduzida. O grau de privação insulínica determina a gravidade dos sintomas da doença, os quais variam desde a ausência de sintomas até graus extremos de gravidade em que coma e morte podem estar incluídos.

O diabetes pode ser classificado em tipos 1 e 2 e gestacional, entre outros. O tipo 1 (DM1) é imunomediado, quando da ocorrência de destruição das células β pancreáticas. Corresponde de 5% a 10% dos casos diagnosticados. Já no diabetes tipo 2 (DM2), que corresponde a quase 90% da população diabética, o mecanismo fisiopatológico básico consiste na resistência insulínica e/ou em depleção de receptores responsivos à ação da insulina, além de mecanismos pós-receptores com deficiência de ação da insulina. Com a evolução da doença pode haver deficiência quase absoluta de insulina. Esse tipo de diabetes pode permanecer sem diagnóstico durante anos, pois os indivíduos são geralmente oligo ou assintomáticos. Muitas vezes, o diagnóstico é estabelecido em exames casuais de rotina, durante o pré-natal ou em virtude das complicações, como infarto, acidente vascular cerebral, retinopatia, nefropatia, hipertensão e neuropatia, entre outras. Complicações a longo prazo ocorrem invariavelmente até certo ponto em ambos os grupos. O DM2 ocorre com frequência elevada em mulheres que apresentaram diabetes gestacional (DMG).

Cerca de 4% das grávidas nos EUA são diabéticas. Delas, 88% (DMG) e 12% têm diabetes pré-gestacional (DMPG) – DM1 ou DM2 – dados semelhantes aos observados no Brasil. Estudos recentes sugerem que a prevalência do DM2 tem aumentado em mulheres em idade reprodutiva, assim como em crianças e adolescentes.

Antes da introdução da insulina em 1921, a gravidez em diabéticas era incomum, quase sempre acompanhada de morte fetal e risco elevado de mortalidade materna. Com a melhor compreensão da fisiopatologia do diabetes na gravidez, assim como com o desenvolvimento de técnicas para prevenir suas complicações, a mortalidade perinatal se reduziu de aproximadamente 65% à época da introdução da insulina para 2% a 5% na atualidade. Essa dramática melhora nos resultados perinatais tem sido atribuída aos esforços clínicos para melhorar o controle glicêmico materno. Se o controle "ótimo" é atingido durante a gestação, a taxa de mortalidade fetal e perinatal é semelhante à observada em gestações não diabéticas, excluindo-se as decorrentes de malformações congênitas.

Neste capítulo serão analisadas, inicialmente, peculiaridades da paciente com DMG e, a seguir, com DMPG.

DIABETES MELLITUS GESTACIONAL

A gravidez induz várias mudanças fisiológicas na mãe que são benéficas para o desenvolvimento fetal por indução a um estado de insulino-resistência, sendo considerada "diabetogênica", em geral, a partir de sua segunda metade. É nessa ocasião que o diabetes pode manifestar-se pela primeira vez.

O DMG é historicamente definido como o aparecimento ou primeiro reconhecimento de tolerância à glicose alterada (hiperglicemia) durante a gestação. Trata-se de uma das intercorrências mais frequentes da gestação e, se não diagnosticado e tratado adequadamente, promove aumento considerável dos riscos perinatais e, também, consequências para a gestante e o neonato. As principais complicações perinatais são macrossomia, risco maior de tocotraumatismos, atraso no amadurecimento pulmonar (e consequente síndrome do desconforto respiratório neonatal) e distúrbios metabólicos ao nascimento (hipoglicemia, hipocalcemia, hipomagnesemia). Para a gestante, o mau controle metabólico está relacionado com maiores índices de abortamento espontâneo, infecções, pré-eclâmpsia, parto pré-termo e cesarianas. O diagnóstico de DMG aumenta significativamente o risco de desenvolvimento do DM2, enquanto o neonato apresenta risco maior de contrair diabetes e síndrome metabólica na infância ou na idade adulta.

Fisiopatologia e fatores de risco

Adaptações metabólicas na gravidez normal

A gestação normal está associada a várias alterações metabólicas nos compartimentos materno, placentário e fetal. O metabolismo materno se adapta no sentido de fornecer nutrição adequada à unidade fetoplacentária em desenvolvimento. Na vigência de DM pré-gestacional ou gestacional, essas alterações se tornam ainda mais complexas e diversificadas.

Metabolismo durante a gestação normal

Primeira metade da gestação

Caracteriza-se por aumento na secreção de insulina em resposta à glicose, sensibilidade periférica normal à insulina ou até ligeiramente aumentada, tolerância à glicose normal ou ligeiramente aumentada e acúmulo de gordura na mãe.

Nesse momento, os níveis de glicose no estado de jejum estão reduzidos em cerca de 10% a 20%. Essa redução decorre da hiperplasia de células β pancreáticas, mediada por estrogênio e progesterona, com aumento subsequente na secreção insulínica. Há diminuição nos níveis glicêmicos maternos de jejum, aumento no armazenamento e diminuição na produção hepática de glicogênio, além de aumento na utilização periférica de glicose. Com a progressão da gestação normal permanece a hiperplasia das células pancreáticas e aumenta a resposta insulínica à glicose ou ao estímulo alimentar.

Cabe salientar que a glicose atravessa a placenta por difusão facilitada, o que não acontece com a insulina. Dessa maneira, o feto produz sua própria insulina e mantém seu equilíbrio metabólico. Também os cetoácidos atravessam livremente a placenta e em altas concentrações são extremamente lesivos para o sistema nervoso central fetal.

Segunda metade da gestação

Nesse período da gestação são observados aumento na resistência à insulina, crescimento acelerado do feto e elevação crescente de vários hormônios, como o lactogênio placentário (HPL), a prolactina, o glucagon e o cortisol. O HPL começa a ser detectado a partir de 12 semanas de gravidez com concentrações progressivamente maiores na segunda metade da gestação. Seu principal papel é assegurar um suprimento constante de nutrientes ao feto, especialmente de glicose. O resultado da produção aumentada de HPL e outros hormônios placentários contrainsulínicos é um estado de insulino-resistência com aumento da produção hepática de glicose e diminuição dos estoques de glicogênio hepático, além de aumento evidente nos valores da insulina materna em jejum, objetivando manter os níveis de glicose na normalidade e sob equilíbrio. Se a compensação adequada não é atingida, defeitos subclínicos na homeostase dos carboidratos podem ser desmascarados, resultando no DMG.

A retirada contínua de nutrientes do sangue materno ocasiona um padrão metabólico que consiste na utilização predominantemente de gorduras pela mãe. Esse estado metabólico foi inicialmente descrito por Freinkel, que o chamou de "jejum acelerado". Como o concepto retira também aminoácidos da circulação materna, há limitação na gliconeogênese hepática com consequente aumento na lipólise e dos ácidos graxos livres no sangue materno, que são a principal fonte energética da mãe.

Em resumo, o metabolismo de carboidratos é paradoxal nas grávidas. Após as refeições, a glicose e os níveis de insulina tendem a aumentar com estímulo ao estoque de gordura. Durante o jejum, entretanto, os níveis de glicose caem e a lipólise é estimulada. Essas alterações ocorrem para manter suprimento alimentar adequado à mãe e ao feto.

O crescimento do feto durante os 9 meses de gestação depende do transporte de quantidades adequadas de nutrientes pela placenta. Essa demanda deflagra estresse metabólico significativo na mãe. Como já mencionado, a glicose atravessa livremente a placenta, o que não ocorre com a insulina materna. Dessa maneira, o metabolismo da glicose no feto é regulado pela insulina produzida pelo pâncreas fetal. Essa diferenciação entre os metabolismos materno e fetal da glicose e da insulina é de grande importância na compreensão do tratamento e das complicações fetais do diabetes na gravidez. As concentrações de glicose fetais são 20 a 40mg menores do que os níveis maternos simultâneos.

Quando ao engravidar a mulher apresenta fatores de risco (Quadro 98.1) que determinam resistência insulínica, aumenta o risco de surgimento de alterações no metabolismo de carboidratos durante a gestação, pois não ocorre o aumento esperado na secreção da insulina e já existe maior resistência à ação insulínica.

Ajustes metabólicos maternos na mulher com diabetes prévio

Como a gestação é um estado fisiológico "diabetogênico", as mulheres portadoras de DMPG são submetidas a estresse metabólico significativo quando engravidam. Na primeira metade da gestação há aumento significativo na resposta in-

Quadro 98.1 Fatores de risco para DMG

Idade ≥35 anos
IMC ≥25kg/m² ou ganho excessivo de peso na gravidez atual
História familiar de DM2 em parentes de primeiro grau
Crescimento fetal excessivo, polidrâmnio na gestação atual
História obstétrica de abortamentos de repetição, malformações, morte fetal ou neonatal, macrossomia ou DMG
Síndrome dos ovários policísticos
Pertencer a grupo étnico com taxas de DM2 e DMG relativamente altas (hispânicas, afro-americanas, nativas americanas, sul e leste-asiáticas, polinésias)
Baixa estatura (<1,50m)

sulínica à glicose e, consequentemente, tendência à hipoglicemia de jejum e melhora do controle glicêmico com aumento acentuado dos episódios hipoglicêmicos. Os níveis de glicose materna diminuem e, em substituição, observa-se o aumento da produção de ácidos graxos livres e cetonas.

O metabolismo de carboidratos durante a segunda metade da gravidez é modificado pela elevação dos hormônios contrainsulínicos. Há elevação nos níveis glicêmicos maternos e necessidade de aumento de dose de insulina ou sua introdução para melhor controle glicêmico materno.

Epidemiologia

O diabetes é o problema metabólico mais comum na gestação com prevalência de 3% a 25%, dependendo do grupo étnico, da população e do critério diagnóstico utilizado. A prevalência de DMG no Sistema Único de Saúde (SUS) do Brasil é de 7,6%, segundo dados de estudo realizado em 1998. Sua importância se deve à alta e crescente prevalência que acompanha as epidemias de DM2 e obesidade, bem como a suas consequências para mãe e feto. Destaca-se a importância da ocorrência de recém-nascidos grandes para a idade gestacional (GIG – peso ao nascimento > percentil 90) ou macrossômicos (peso ao nascimento >4kg), uma vez que essas crianças correrão mais risco de apresentar doenças metabólicas ao longo da vida, incluindo o DM2 e a obesidade, perpetuando essas epidemias nas gerações futuras.

De acordo com os dados do DATASUS, em 2012, 7% dos recém-nascidos pesavam ao nascimento ≥4.000g. A maioria das gestantes com diagnóstico de DMG volta a apresentar tolerância normal aos carboidratos no puerpério. Mesmo assim, essas mulheres devem ser acompanhadas a intervalos regulares no pós-parto com o intuito de se detectar precocemente um possível diabetes, principalmente na preparação de futura gestação, uma vez que a recorrência do DMG é comum.

Diagnóstico

A despeito da indiscutível importância do DMG, é grande a heterogeneidade dos critérios e procedimentos diagnósticos e terapêuticos preconizados pelos protocolos de importantes entidades científicas nacionais e internacionais, não havendo consenso mundial quanto ao melhor critério diagnóstico. As dificuldades de comparação comprometem uma análise mais precisa da relação entre os diferentes critérios recomendados e os prognósticos materno e fetal.

Em busca de uniformidade no diagnóstico do DMG, alguns estudos recentes apresentaram conclusões relevantes, porém não consensuais, como:

- Os resultados adversos fetais e neonatais apresentam relação direta com os níveis da glicemia materna, mesmo com os atualmente considerados normais durante a gravidez.
- O controle adequado da glicemia materna reduz a morbidade perinatal grave e melhora a qualidade de vida relacionada com a saúde das mulheres tratadas.
- O controle adequado da glicemia materna reduz a morbidade materno-fetal também nas formas leves da doença.

Em 2010, a International Association of the Diabetes and Pregnancy Study Group (IADPSG) propôs que os critérios diagnósticos do DMG deveriam tomar por base os resultados do estudo *Hyperglycemia and Adverse Pregnancy Outcomes* (HAPO). Esse estudo observacional foi realizado com 25.505 gestantes em 15 centros de nove países com o objetivo de encontrar o ponto de corte que correlacionava a hiperglicemia materna com eventos perinatais adversos. Com base principalmente nesses resultados, o IADPSG elaborou novos critérios para o diagnóstico de DMG.

Em 2011, a American Diabetes Association (ADA) reiterou essa recomendação, utilizando os seguintes parâmetros do teste oral de tolerância à glicose (TOTG) com 75g de dextrosol para diagnóstico do DMG: glicemia de jejum ≥92mg/dL, 1 hora após ≥180mg/dL e 2 horas após ≥153mg/dL, sendo considerado diagnóstico apenas um valor alterado (Quadro 98.2). Essa recomendação foi referendada pela Organização Mundial da Saúde (OMS) em 2013.

Apesar dessas recomendações, não existe consenso na literatura sobre a indicação do rastreamento e o método diagnóstico de DMG. O Serviço de Endocrinologia do Hospital das Clínicas da UFMG, seguindo as recomendações do IADPSG, assim como da Sociedade Brasileira de Diabetes (SBD) e da ADA, recomenda que o rastreamento do DMG seja feito já na primeira visita de pré-natal com a dosagem de glicemia de jejum (Figura 98.1). Caso o valor da glicemia de jejum seja ≥126mg/dL, repetido em nova amostra, o diagnóstico é de *overt* diabetes (ou "diabetes prévio à gestação").

As gestantes que apresentarem glicemia de jejum <92mg/dL deverão realizar o TOTG (com glicemia em jejum, 1 e 2 horas após 75g de dextrosol) entre 24 e 28 semanas de gestação, com dieta sem restrição de carboidratos ou com, no mínimo, ingestão de 150g de carboidratos nos 3 dias que antecedem o teste, com jejum de 8 horas. Os valores de referência se encontram no Quadro 98.2.

Glicemias entre 92 e 125mg/dL em duas amostras coletadas em dias diferentes podem ser consideradas diagnóstico de DMG ou essas gestantes podem ser submetidas à realização de TOTG com realização da glicemia de jejum, 1 e 2 horas após sobrecarga com 75g de dextrosol logo após o resultado da segunda amostra. Os valores de referência recomendados são os mesmos preconizados pelo IADPSG.

Gestantes que apresentem dois ou mais fatores de risco para DMG (Quadro 98.2), ainda com idade gestacional inferior a 24 semanas, com glicemia de jejum <92mg/dL, também devem realizar o TOTG (conforme critérios do IADPSG) em razão do alto risco de apresentarem DMG.

Quadro 98.2 Critérios diagnósticos de DMG segundo o IADPSG*

Glicemia de jejum	≥92mg/dL
Glicemia 1h após dextrosol	≥180mg/dL
Glicemia 2h após dextrosol	≥153mg/dL

*O achado de pelo menos um desses valores de referência confirma o diagnóstico de DMG.

Apesar desses valores não terem sido avaliados para gestações com menos de 24 semanas, mas considerando as adaptações fisiológicas no metabolismo dos carboidratos na gestação, parece ser adequado o uso desses mesmos valores de referência quando se optar pela realização de TOTG antes de 24 semanas de gestação, sendo importante ressaltar que, se a gestante for submetida a qualquer teste de sobrecarga antes de 24 semanas de gestação e os valores forem normais, deve-se repetir o TOTG entre 24 e 28 semanas.

Recentemente, as sociedades de diabetes e obstetrícia passaram a reconhecer que, quando identificados pela primeira vez na gestação, os critérios diagnósticos de diabetes utilizados na prática clínica para não gestantes deveriam ser considerados suficientes para firmar o diagnóstico de diabetes prévio (Quadro 98.3).

A Figura 98.1 apresenta esquematicamente a rotina de rastreamento e os critérios diagnósticos para diabetes na gestação atualmente utilizados no Hospital das Clínicas da UFMG.

Quadro 98.3 Critérios para diagnóstico de diabetes prévio à gestação

Glicemia de jejum ≥126mg/dL
Glicemia aleatória, em paciente sintomática, ≥200mg/dL
HbA1c ≥6,5%

* Qualquer um desses valores identificados em duas amostras diferentes de sangue periférico firma o diagnóstico de DM prévio.

Quadro 98.4 Rastreamento e diagnóstico do DMG (ACOG)

Rastreamento	Diagnóstico
Quando? Entre 24 e 28 semanas para gestações sem fatores de risco. Precocemente na presença de fatores de risco. Teste de Sullivan normal antes de 24 semanas deve ser repetido entre 24 e 28 semanas	**Quando?** Qualquer idade gestacional com teste de Sullivan alterado **Como?** TOTG com 100g de dextrosol Valores de referência: Jejum < 95mg/dL 1h < 180mg/dL 2h < 155mg/dL 3h < 180mg/dL Critério diagnóstico Considerar diabetes se dois ou mais valores alterados
Como? Teste de Sullivan Glicemia 1h após 50g de dextrosol Valores de referência: <130 a 140mg/dL	

O American College of Obstetricians and Gynecologists (ACOG), em publicação recente, reafirmou sua opção pela recomendação do rastreamento do diabetes na gestação utilizando o teste de Sullivan e a curva glicêmica com 100g de dextrosol. No Quadro 98.4 estão apresentados de maneira resumida o rastreamento e o diagnóstico de DMG utilizando esses critérios.

Tratamento

O tratamento do DMG tem como principal finalidade prevenir ou minimizar as sequelas fetais e neonatais imediatas, como óbito, macrossomia, tocotraumatismos e instabilidade metabólica do recém-nascido, objetivando, a longo prazo, a redução do risco de o neonato desenvolver diabetes e síndrome metabólica na infância ou na idade adulta.

Cerca de 70% a 80% das pacientes identificadas como DMG não necessitarão complementação farmacológica para atingir níveis aceitáveis de glicemias, uma vez que as intervenções no estilo de vida costumam ser suficientes para o tratamento adequado da maioria das pacientes. O primeiro passo para controle glicêmico dessas gestantes consiste na orientação dietética associada ao estímulo adequado à atividade física.

Mudanças no estilo de vida

Orientação dietética

A terapia nutricional, a primeira opção de tratamento para as gestantes com DMG, evita o ganho excessivo de peso, além de diminuir as taxas de macrossomia fetal e de complicações perinatais. As orientações dietéticas dependem do peso e da altura da gestante, devendo ser individualizadas e considerada a realidade socioeconômica e cultural da paciente. Além de ser consistente com metas preestabelecidas de controle glicêmico, a dieta deve incluir a provisão adequada de calorias e nutrientes para preencher as necessidades da gestação. Mulheres com peso corporal adequado ao início da gestação geralmente necessitam 30 a 35kcal/kg de peso ideal durante a gravidez. Para gestantes obesas recomendam-se restrições calóricas moderadas, de até 25kcal/kg de peso ideal, resultando na redução da hiperglicemia e dos triglicerídeos plasmáticos sem aumento da ocorrência de cetonúria.

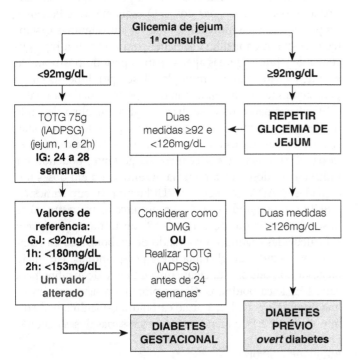

Figura 98.1 Fluxograma para o diagnóstico de diabetes na gestação. (TOTG: teste oral de tolerância à glicose; GJ; glicemia de jejum; IADPSG: International Association of the Diabetes and Pregnancy Study Group; DMG: *diabetes mellitus* gestacional; OMS: Organização Mundial da Saúde.)

*Os valores da curva após 75g de dextrosol com jejum, 1 e 2 horas preconizados pelo IADPSG são validados apenas para gestações com IG >24 semanas, porém a OMS recomenda sua realização, em caso de necessidade, já nas primeiras semanas da gestação. Se TOTG realizado antes de 24 semanas mostrar resultados normais, o rastreamento deverá ser repetido entre 24 e 28 semanas.

Recomenda-se que a quota calórica diária seja fracionada em seis refeições. Os carboidratos devem contribuir com 40% a 50% das calorias consumidas, somados a 20% de proteínas e 20% de gorduras, ressaltando-se que os ácidos graxos saturados devem corresponder a no máximo 10%, além do acréscimo de 50 gramas ou mais de fibras (15 a 30g/1.000cal). Os adoçantes não calóricos podem ser ingeridos com moderação na gravidez, sendo preferida a utilização de aspartame, sucralose ou acessulfame-K, classificados como de risco B pelo Food and Drug Administration (FDA). Os adoçantes ciclamato e sacarina devem ser administrados com cautela por pertencerem à classe C (FDA). Não existem estudos conclusivos sobre o uso de estévia na gestação.

Atividade física

Desde que não existam contraindicações, os exercícios físicos regulares são recomendados para normalizar o metabolismo da glicose e contribuir para manutenção ou redução do peso, além de aumentar o bem-estar. As gestantes sem contraindicações devem realizar atividade física por, pelo menos, 30 minutos diários, conforme indicado pela ADA, preferencialmente após as principais refeições. Os exercícios podem ser aeróbicos ou de resistência, mas as atividades aeróbicas leves e moderadas são as mais indicadas.

As principais contraindicações obstétricas para realização de exercícios físicos são trabalho de parto pré-termo, sangramento uterino, restrição do crescimento intrauterino e hipertensão arterial grave. Nas mulheres com diabetes pré-gestacional, o exercício físico também está contraindicado em caso de retinopatia ou nefropatia graves. As pacientes que realizavam exercícios previamente à gestação podem continuar ativas.

Tratamento farmacológico

Cerca de 20% a 30% das gestantes portadoras de DMG necessitarão tratamento farmacológico em adição às intervenções no estilo de vida para manutenção de níveis glicêmicos aceitáveis durante a gestação. Mesmo naquelas que precisam de medicamentos, a dieta e a atividade física têm importância fundamental na condução do tratamento, devendo ser mantidas durante toda a gestação. As diretrizes, tanto nacionais como internacionais, divergem sobre o tratamento medicamentoso do DMG. A ADA e a SBD mantêm o uso de insulina como padrão-ouro, enquanto o National Institute for Health and Clinical Excellence (NICE) recomenda o uso de metformina e a International Diabetes Federation (IDF) aponta a metformina e a glibenclamida como opções de tratamento.

O tratamento farmacológico em pacientes com DMG deve ser iniciado imediatamente com o intuito de reduzir a ocorrência de complicações materno-fetais. A ADA e o ACOG recomendam o tratamento farmacológico quando a terapia nutricional não resultar nos valores de glicemia capilar apresentados no Quadro 98.5.

De modo geral, as gestantes devem receber apenas orientação dietética e exercício físico por, no mínimo, 2 semanas antes da prescrição de tratamento farmacológico. Aquelas com glicemia de jejum ≥95mg/dL à época do diagnóstico são fortes candidatas à terapia medicamentosa. Em caso de persistência de glicemia materna de jejum ≥95mg/dL, a terapia medicamentosa pode ser iniciada após 1 semana de insuficiência da dieta ou mesmo no momento do diagnóstico.

Quadro 98.5 Metas glicêmicas para controle do DMG

Jejum	<95mg/dL
1h após refeição	<140mg/dL
2h após refeição	<120mg/dL

Insulinoterapia

As insulinas mais utilizadas na gravidez são caracterizadas, de acordo com o tempo de ação, como intermediária (insulina NPH – *neutral protamine Hagedorn*) ou rápida (insulina regular). Os análogos da insulina humana de ação ultrarrápida, como a lispro e a asparte, estão aprovados para uso na gravidez.

Apesar da disponibilidade de vários tipos de insulina, seu uso ainda não foi aprovado na gravidez, como é o caso da glargina e da degludeca. Já a insulina detemir foi recentemente aprovada pelo FDA para uso na gestação.

Entretanto, não existe consenso quanto aos esquemas e às doses da insulina no DMG. Como ocorre aumento progressivo da resistência à insulina durante a gestação, são necessários ajustes frequentes das doses. O esquema deve basear-se no perfil glicêmico individual, uma vez que algumas gestantes necessitam da insulina somente para prevenir a hiperglicemia de jejum, algumas apenas para o período pós-prandial e outras vão demandar múltiplas doses por hiperglicemias persistentes tanto em jejum como no período pós-prandial.

A determinação da dose diária total de insulina depende do peso da gestante e varia conforme o período gestacional. A dose inicial da insulina intermediária é empírica e deverá basear-se nos níveis glicêmicos da gestante, podendo ser utilizada em dose única noturna ou diurna ou em doses fracionadas. A ADA recomenda 0,7UI/kg no primeiro trimestre, 0,8UI/kg no segundo e 0,9UI/kg no terceiro trimestre. Já as doses de insulina de ação rápida (R) ou ultrarrápida devem ser calculadas segundo o conteúdo de carboidratos da refeição e as medidas de glicemia pré e pós-prandiais. No início da gestação pode ser suficiente uma unidade de insulina para cada 15g de carboidratos. Com a piora na resistência à insulina durante a gravidez, a razão carboidrato-insulina pode diminuir para 10:1 ou menos, sendo necessárias doses maiores.

Antidiabéticos orais

Tradicionalmente, o uso de agentes antidiabéticos não é recomendado durante a gestação. Recentemente, porém, tem aumentado o interesse pela utilização de glibenclamida (classe C do FDA) e metformina (classe B do FDA) durante a gestação, porém essas medicações não estão aprovadas pelo FDA ou pela ADA para uso na gravidez. A metformina tem se mostrado eficaz em mulheres com síndrome de ovários policísticos para auxiliar a concepção e na prevenção de abortamentos e controle do diabetes, sem aparentes repercussões deletérias para o feto, motivo pelo qual muitas vezes é mantida durante a gestação nesse grupo de mulheres. No DMG, a metformina apresenta eficácia e segurança semelhantes às da insulina nos desfechos da gestação. No controle glicêmico, a suplementação com insulina pode ser necessária em quase metade das gestantes. Entretanto, o número de estudos ainda é pequeno para promover modificações nas diretrizes quanto à utilização desses medicamentos orais na gestação, principalmente no que se refere aos riscos a médio e longo prazo para o concepto. Recente metanálise sobre o tratamento medicamentoso no DMG considerou a glibenclamida claramente inferior à metformina e à insulina no tratamento do DMG e não recomendou sua utilização se a metformina e/ou a insulina estiverem disponíveis. No Serviço de Endocrinologia do Hospital das Clínicas da UFMG, a insulina é considerada o padrão-ouro no tratamento, porém, em casos individualizados com grave resistência insulínica, tem sido utilizada a metformina.

Seguimento

Acompanhamento ambulatorial

É importante o acompanhamento das gestantes por equipe multidisciplinar, composta por médicos, nutricionistas, enfermeiros, psicólogos e fisioterapeutas. As consultas ambulatoriais devem ser tão frequentes quanto se façam necessárias, de maneira a orientar, corrigir problemas e instituir o suporte emocional necessário. Recomendam-se visitas médicas a cada 2 semanas, em média, até a 30ª semana de gestação e pelo menos semanalmente a partir daí. Eventualmente, em situações de maior instabilidade, devem ser realizadas mais consultas semanais.

Monitorização glicêmica

A disponibilidade de testes de glicemia capilar revolucionou o tratamento do DMG, devendo sua utilização ser considerada o padrão-ouro do monitoramento durante a gestação. A disciplina na aferição e no registro dos níveis glicêmicos antes e após as refeições exerce importante papel no controle adequado da glicemia nas gestantes portadoras de diabetes, valendo lembrar que as metas de controle glicêmico são: ≤95mg/dL pré-prandial; ≤140mg/dL 1 hora pós-prandial; ou ≤120mg/dL 2 horas no período pós-prandial.

O momento e a frequência da monitorização glicêmica devem ser individualizados. Essa dosagem domiciliar informa sobre as variações glicêmicas do dia a dia, orientando sobre o controle mais imediato e a necessidade de início ou reajuste das doses de insulina. As gestantes que fizeram o automonitoramento glicêmico diário apresentaram frequência menor de filhos macrossômicos, além de apresentarem menos ganho de peso.

A avaliação da glicemia de jejum isoladamente não é capaz de detectar os casos de controle inadequado causados por hiperglicemias pós-prandiais. O controle pós-prandial somado ao da glicemia de jejum se mostrou mais eficaz em reduzir as taxas de cesariana, macrossomia e hipoglicemia neonatal.

Glicemias de jejum e 1 ou 2 horas após as refeições devem ser realizadas periodicamente (a frequência deverá ser estabelecida a partir do grau de instabilidade de cada paciente), preferencialmente com cerca de quatro a seis dosagens ao dia (glicemias em jejum, após o desjejum e após o almoço, antes e após o jantar e eventualmente às 3 horas da manhã). Glicemias antes das refeições e pela madrugada podem ser necessárias nas gestantes que recebem múltiplas aplicações diárias de insulina. Recomenda-se sempre a dosagem de glicemia capilar 1 ou 2 horas após o desjejum. Estudo recente, empregando método de monitorização contínua da glicose (CGMS), demonstrou que nesse período é maior a tendência à hiperglicemia, especialmente 1 hora após o desjejum, pois há maior concentração de hormônios contrainsulínicos, como cortisol, hormônio do crescimento e prolactina, entre outros.

Monitorização laboratorial

A monitorização com o teste da hemoglobina glicada ou A1c não foi validada com desfechos clínicos no DMG. As variações fisiológicas da hemoglobina na gravidez parecem comprometer o desempenho do teste A1c como ferramenta principal de monitorização metabólica. Dessa maneira, a frutosamina é considerada um teste melhor para avaliação do descontrole glicêmico em gestantes, mas não se mostra superior às medidas de glicemias capilares na redução das complicações fetais e perinatais. Vale salientar que não se dispõe de valores de referência da frutosamina específicos para a gestação, devendo ser dada especial atenção à bacteriúria assintomática, evento muito comum nessas mulheres. Recomendam-se a realização de urocultura na primeira consulta e, se necessário, sua repetição a cada trimestre, assim como, em qualquer gestante, a bacteriúria assintomática deve ser tratada tomando-se por base o antibiograma e o perfil de segurança dos antibióticos na gestação para a escolha do antimicrobiano.

Indicação para internação hospitalar

A internação hospitalar deverá ocorrer sempre que o controle ideal da glicemia não estiver sendo alcançado, evitando, assim, maiores complicações. As pacientes com hipertensão não controlada ou outras doenças vasculares ou com controle metabólico precário ou ausente durante a gestação devem ser internadas antes de 36 semanas, medida que visa estabelecer a avaliação adequada do bem-estar fetal e possibilitar a avaliação do melhor momento para a interrupção da gestação, tão logo haja confirmação de maturidade pulmonar fetal, uma vez que esses fetos apresentam alta incidência de morbimortalidade perinatal.

Conduta obstétrica no parto e no pós-parto

O tipo e a frequência da vigilância do bem-estar fetal nos casos de DMG devem ser ditados pela gravidade da hiperglicemia materna e/ou pela presença de outros fatores clínicos adversos. A grande maioria dos estudos preconiza o monitoramento ultrassonográfico do crescimento fetal e do volume do líquido amniótico a cada 4 semanas a partir de 28 semanas de gestação. A resposta fetal ao controle da glicose materna pode ser estimada pela medida da circunferência abdominal fetal em ultrassonografias seriadas a partir de 28 semanas de gestação e repetidas a cada 2 a 4 semanas.

São considerados indicadores de crescimento fetal excessivo – e marcadores indiretos do hiperinsulinismo fetal – a medida da circunferência abdominal fetal igual ou superior ao percentil 75 para a idade gestacional ou a relação da circunferência cefálica fetal-abdominal (CC/CA) acima do previsto para a idade gestacional. Nesses casos, deve ser intensificado o controle glicêmico materno.

As mulheres em tratamento não farmacológico e com bom controle glicêmico, na ausência de outras indicações obstétricas, podem ser avaliadas a cada 2 semanas até a 36ª semana de gestação, quando o controle obstétrico passa a ser semanal. As mulheres em uso de insulina são avaliadas a cada semana, eventualmente a intervalos de 2 semanas até a 32ª semana e, então, semanalmente até o parto.

As gestantes com controle glicêmico satisfatório e sem complicações obstétricas podem aguardar o início espontâneo do trabalho de parto até 39 a 40 semanas, enquanto naquelas com controle precário, controle não documentado, pré-eclâmpsia, piora de hipertensão preexistente, crescimento intrauterino restrito, macrossomia ou em caso de dúvida na avaliação da condição fetal antes do parto, o momento da interrupção da gestação deve ser individualizado. A amniocentese pode ser realizada antes de partos eletivos até a 37ª semana para avaliação da maturidade pulmonar com contagem dos corpos lamelares (> 37.000/µL) e determinação da presença de fosfatidilglicerol ou da razão lecitina-esfingomielina (>3:1) no líquido amniótico.

Alguns estudos sugerem que a predição da maturidade pulmonar fetal pode ser realizada adequadamente de maneira não invasiva mediante a avaliação ultrassonográfica de diversos parâmetros. Foge ao escopo deste capítulo a discussão detalhada dos métodos de avaliação da maturidade fetal, embora seja importante ressaltar que o mais forte preditor de maturidade pulmonar é a idade gestacional. Então, a antecipação do parto antes de 39 semanas completa só se justifica diante de real risco materno e/ou fetal.

A ocorrência de DMG não é indicação de cesariana, a qual é reservada para os casos de indicação obstétrica ou de macrossomia fetal suspeita ou comprovada. Nos casos em que está indicada a indução do parto, se o colo uterino estiver imaturo, indica-se o amadurecimento cervical.

A glicemia materna deverá ser mantida em torno de 100 a 125mg/dL, antes e durante o parto, no intuito de prevenir hipoglicemia neonatal. Para as gestantes em uso de insulina e parto eletivo é sugerida a administração da dose da insulina intermediária na manhã da interrupção da gestação com controle glicêmico nos períodos pré, per e pós-parto. Eventuais correções da glicemia deverão ser realizadas com a administração de insulina regular. Pacientes em jejum devem receber glicose para que seja evitado o risco de hipoglicemia ou insulina regular endovenosa para correção da hiperglicemia. Outra forma de controle consiste na infusão contínua de glicose e insulina durante o trabalho de parto: 1 a 2 unidades de insulina regular para 7,5g de glicose/h EV.

Após o parto, monitorização glicêmica é realizada a cada 2 a 4 horas para prevenção de hipoglicemia comum nesse período. As necessidades insulínicas costumam ser menores e, quase sempre, a insulina é descontinuada após o parto.

Cerca de 90% das gestantes portadoras de DMG apresentam níveis glicêmicos dentro da normalidade após o parto, mas todas aquelas com DMG devem ser reavaliadas em 6 a 8 semanas após o parto e anualmente caso não seja detectado o diabetes no pós-parto, com dosagem de glicemia em jejum e 2 horas após ingestão oral de 75g de dextrosol. No Quadro 98.6 se encontram os critérios aplicados na reavaliação após o parto.

DIABETES MELLITUS PRÉ-GESTACIONAL

Até recentemente, a maioria das mulheres com DMPG que engravidavam era portadora de DM1; entretanto, em virtude de dois fenômenos sociais – aumento da idade materna para a gravidez e das taxas de obesidade –, o DM2 tem se tornado mais frequente.

O DMPG, tanto do tipo 1 (DM1) como do tipo 2 (DM2), pode resultar em complicações graves para a mãe e para o feto, pois o efeito negativo da hiperglicemia começa na fertilização e implantação, afetando de modo particular a organogênese, o que faz aumentar o risco de abortamento precoce, defeitos congênitos graves e restrição do crescimento fetal, sobretudo em gestantes com descontrole glicêmico antes e durante a gestação. Além das complicações no concepto, as manifestações maternas também são relevantes, em especial na presença prévia de complicações como retino, neuro, nefro e vasculopatia.

A importância do controle glicêmico materno antes e durante a gestação tem se tornado evidente nas últimas cinco décadas. O controle "ótimo" não apenas durante a gestação, mas também no período pré-concepcional e na organogênese, resulta em menos risco de malformações congênitas e melhor controle metabólico. Por outro lado, complicações maternas e risco de macrossomia fetal são determinados pelo controle glicêmico no segundo e terceiro trimestres.

Prevenção das malformações congênitas

As orientações sobre os riscos da gravidez tanto para a mãe como para o feto devem ser oferecidas a todas as portadoras de diabetes em idade reprodutiva.

Atualmente, observa-se uma tendência ao aumento do registro de malformações congênitas, muitas vezes fatais. Para reduzi-las, o aconselhamento pré-concepcional da mulher dia-

Quadro 98.6 Classificação do DMG no pós-parto

Classificação	Glicemia de jejum	TOTG (2h após 75g dextrosol)
Normoglicemia	<100mg/dL	<140mg/dL
Intolerância à glicemia de jejum	100 a 125mg/dL	–
Tolerância diminuída à glicose	–	140 a 199mg/dL
Diabetes mellitus	>126mg/dL	>200mg/dL

bética, deve ser iniciado precocemente ainda no início da vida reprodutiva, preferencialmente durante a adolescência, com planejamento pré-concepcional para controle glicêmico estrito pelo menos 3 a 6 meses antes da concepção.

As malformações e o abortamento espontâneo estão estreitamente associados a níveis elevados de HbA1c (>7%) e hiperglicemia tanto à época da concepção como durante as 12 primeiras semanas de gestação.

A HbA1c tem se mostrado eficaz nessas situações, revelando correlação entre bom controle glicêmico no início da gestação e no período pré-concepcional e menor incidência de malformações congênitas. Para engravidar a mulher diabética deve realizar controle pré-concepcional adequado e só engravidar quando os níveis de HbA1c estiverem <7% (preferencialmente <6,5%). As complicações crônicas do diabetes devem ser avaliadas e, sempre que possível, tratadas antes da concepção, pois algumas podem ocasionar aumento da morbidade na gestação.

A suplementação com altas doses de ácido fólico (4 a 5mg/dia) é recomendada para mulheres diabéticas 3 a 6 meses antes da concepção e durante o primeiro trimestre de gestação com o intuito de reduzir o risco de defeitos de tubo neural, muito prevalentes na prole dessas mulheres.

Prevenção das complicações maternas

A verificação dos níveis pressóricos, a pesquisa de nefropatia e retinopatia e a avaliação da função tireoidiana, especialmente nas portadoras de DM1, devem ser incluídas na avaliação pré-concepcional. Os níveis pressóricos devem ser >140/85mmHg de modo a minimizar a progressão de vasculopatias preexistentes. Durante a gravidez, os níveis recomendados não devem ultrapassar 129/79mmHg.

Mulheres portadoras de DMPG apresentam risco aumentado de complicações médicas e obstétricas, como hipertensão, parto pré-termo, infecções do trato urinário e em outros locais, doença periodontal, parto por cesariana e trauma obstétrico. A prevalência de pré-eclâmpsia (PE) é de cerca de 10% a 20%, comparada com 5% a 8% em mulheres não diabéticas. O percentual de PE aumenta com a gravidade do diabetes e com a presença de proteinúria no início da gravidez. Assim, gestantes com DMPG são candidatas ao uso de baixas doses de ácido acetilsalicílico a partir de 13 semanas para redução do risco de PE. Além disso, devem ser identificadas as gestantes com dieta pobre em cálcio, já que a suplementação nessas gestantes também tem efeito benéfico na prevenção da PE.

Os inibidores da enzima de conversão da angiotensina (IECA) e os bloqueadores da angiotensina (BRA) são contraindicados durante qualquer momento da gravidez, devendo ser substituídos ou descontinuados ainda no período pré-concepcional. Entretanto, cabe ressaltar que inúmeros estudos clínicos demonstraram que as mulheres com microalbuminúria ou proteinúria se beneficiam do tratamento com esses agentes pelo menos 6 meses antes da gravidez por iniciarem a gestação com níveis mais baixos de proteinúria, mas sua suspensão deve ser feita antes da concepção.

A presença de neuropatia autonômica, particularmente manifestada por gastroparesia, retenção urinária, hipoglicemia não percebida ou hipotensão ortostática, pode tornar muito difíceis o tratamento e a evolução da gestação. Em geral, a gravidez é mal tolerada em mulheres com grave disfunção autonômica em virtude do risco de hipoglicemias e do aumento na instabilidade do controle glicêmico durante a evolução da gestação.

A avaliação do fundo de olho deve ser realizada antes e durante toda a gravidez com a correção de possíveis problemas com a fotocoagulação a *laser*.

A dosagem de TSH e a pesquisa de autoimunidade tireoidiana devem ser realizadas em mulheres com DM1, de preferência quando estiverem planejando a gestação ou na primeira consulta de pré-natal, em razão da associação existente entre doenças autoimunes da tireoide e DM1.

Tratamento e acompanhamento

Mulheres em uso de antidiabéticos orais devem descontinuá-los preferencialmente antes de engravidar, substituindo-os, se necessário, por insulina. A metformina pode ser mantida em algumas gestantes, especialmente naquelas com grave resistência insulínica, quase sempre em associação à insulina. Todos os outros antidiabéticos orais devem ser descontinuados.

O tratamento consiste em prescrição de dieta alimentar, uso de adoçantes e atividade física, segundo orientações já descritas para o manejo do DMG, e no aumento do aporte de nutrientes a partir do segundo trimestre. Mulheres diabéticas com índice de massa corporal >27kg/m^2 devem ser orientadas a perder peso antes de engravidar.

A avaliação e o tratamento das complicações crônicas do diabetes, em especial da hipertensão prévia, associada ou não à PE, devem ser realizados rotineiramente. O rastreamento de proteinúria antes de 20 semanas de gestação torna possível detectar doença renal subjacente prévia, devendo ser realizado trimestralmente ou sempre que necessário. Infecção do trato urinário deve ser pesquisada a cada trimestre e tratada, mesmo que assintomática.

Insulinoterapia

Neste tópico serão discutidas as peculiaridades no DMPG. Em geral, é necessário o aumento de até 100% nas doses totais de insulina até o final da gestação. Habitualmente, no primeiro trimestre, em especial naquelas gestantes bem controladas previamente, pode ser necessária a redução de 20% a 25% na dose de insulina em razão da tendência à hipoglicemia, também comum naquelas gestantes com hiperêmese gravídica. Já o segundo trimestre se caracteriza por necessidades lentamente crescentes de insulina, e o diabetes se torna mais estabilizado ou mais facilmente controlado.

Elevações crescentes das necessidades de insulina são comuns durante o terceiro trimestre de gestação, exceto nas últimas semanas, quando pode acontecer a redução da necessidade, havendo tendência mais acentuada à hipoglicemia, principalmente noturna, com a resolução dos sintomas mediante a redução nas doses. A quantidade de insulina necessária para manter a glicemia nos níveis normais é significativamente maior nas pacientes com DM2 do que nas do tipo 1. A diminuição nas necessidades de insulina durante o segundo e terceiro trimestres da gravidez pode sugerir insuficiência placentária e, se abrupta, até mesmo morte fetal intrauterina.

Em virtude da necessidade de controle rigoroso das glicemias durante a gestação, doses mais frequentes de insulina podem tornar-se necessárias. Inúmeros regimes de administração de insulina têm sido utilizados. Mais comumente são administradas injeções combinadas de insulina de ação intermediária (NPH ou detemir) e de ação rápida (R) ou ultrarrápida (lispro ou asparte) antes das refeições. O uso de dispositivos de infusão de insulina ultrarrápida também é muito eficaz para o bom controle glicêmico na gestação, especialmente para aqueles casos de difícil controle. Esses dispositivos devem ser iniciados preferencialmente antes da concepção.

Alvos terapêuticos

As pacientes devem ser motivadas a realizar glicemias capilares antes e 1 ou 2 horas após as refeições, ao se deitar e esporadicamente entre 2 e 4 horas da manhã. O controle glicêmico durante a gravidez é considerado ótimo quando os valores de glicemia pré-refeição se encontram entre 60 e 99mg/dL, com pico entre 130 e 140mg/dL 1 hora após a refeição e <120mg/dL após 2 horas. Em mulheres com risco aumentado de hipoglicemia, esses alvos devem ser aumentados para um valor de glicemia <105mg/dL em jejum, <155mg/dL 1 hora após a refeição, <130mg/dL 2 horas após e de 80 a 120mg/dL ao deitar-se ou entre 2 e 4 horas da madrugada. Durante a gestação, os níveis de HbA1c devem ser mantidos <6%.

Avaliação fetal

Serão abordadas algumas peculiaridades referentes ao DMPG.

Ultrassonografia

No primeiro trimestre, a ultrassonografia deve ser realizada para avaliação mais precisa da idade gestacional e da presença de anomalias congênitas grosseiras e para o rastreamento de cardiopatias estruturais graves, sendo a medida da translucência nucal e a dopplerfluxometria de ducto venoso ferramentas importantes para esse rastreamento.

Recomenda-se um segundo exame entre 18 e 22 semanas com estudo adequado de toda a anatomia fetal. A ecocardiografia fetal, indicada a partir de 18 semanas de gestação, deve ser realizada rotineiramente para rastrear malformações cardíacas.

A partir da 26ª semana de gestação, a ultrassonografia está indicada para avaliação do crescimento fetal, do volume do líquido amniótico (LA) e da vitalidade fetal por meio do perfil biofísico fetal, sendo recomendada a cada 3 semanas ou mais frequentemente em caso de necessidade. A macrossomia costuma ser detectada naquelas gestantes com DMPG malcontrolado, havendo descrições de casos se manifestando precocemente a partir do início da segunda metade da gestação, de maneira que deve haver cautela na determinação da idade gestacional a partir desse período. O crescimento intrauterino restrito pode ocorrer nas gestações complicadas com DMPG, principalmente naquelas com complicações microvasculares, como retino e nefropatias, estando estreitamente relacionado com complicações perinatais.

Dopplervelocimetria

A dopplervelocimetria das artérias uterinas é útil na detecção das gestações com mais risco para associação de PE. Nas gestantes com complicações microvasculares, esse exame pode ser realizado no início do segundo trimestre e para as que apresentarem índice de pulsatilidade das artérias uterinas com elevado risco de PE a administração de baixas doses de ácido acetilsalicílico (100mg/dia) pode ser iniciada a partir da 13ª semana. Naquelas sem complicações microvasculares, o Doppler de artérias uterinas pode ser realizado na 26ª semana com o mesmo objetivo de detectar as que necessitarão de maior vigilância quanto aos sinais de PE. A dopplervelocimetria da artéria umbilical é útil na avaliação da vitalidade fetal nas gestantes com DMPG com complicações microvasculares.

Parto

Assim como nos casos de DMG, o diabetes por si só não caracteriza indicação para cesariana. A via de parto deve ser guiada por indicação obstétrica com base nas condições maternas e fetais. Nos casos de macrossomia comprovada ou retinopatia proliferativa parece haver possível benefício com a cesariana eletiva.

Em relação ao momento da interrupção da gestação em caso de DMPG bem controlado, sem restrição de crescimento fetal intrauterino, superposição de PE ou associação de outras complicações, não parece haver benefício na interrupção eletiva antes de 39 semanas. Para gestantes com DMPG e complicações vasculares é sugerida a interrupção eletiva entre 37 e 39 semanas. Para as gestações complicadas com DMPG com mau controle glicêmico, o momento da interrupção deve ser individualizado.

Complicações fetais e perinatais

A prevenção de complicações perinatais é o principal objetivo do diagnóstico e tratamento do diabetes na gravidez. O DMPG aumenta as chances de abortamentos espontâneos e malformações fetais. O Quadro 98.7 apresenta as principais anomalias congênitas associadas à hiperglicemia materna periconcepcional. Já no DMG há risco aumentado de macrossomia, distocias, aspiração de mecônio, hipocalcemia, hipomagnesemia, hiperbilirrubinemia, policitemia, hipoglicemia e morte neonatal.

A hiperglicemia materna e, consequentemente, a hiperinsulinemia fetal estão associadas ao aumento de consumo de oxigênio, ocasionando hipoxemia fetal e consequente policitemia. A hiperinsulinemia fetal pode causar atraso na formação do surfactante pulmonar, aumentando em cinco a seis vezes o risco de síndrome de membrana hialina pulmonar em gestações interrompidas antes de 38 semanas, em compara-

Quadro 98.7 Malformações congênitas mais comuns em filhos de mães diabéticas (DMPG)

Anomalia	Frequência em comparação com a população em geral
Regressão caudal	252×
Defeitos do SNC (espinha bífida, hidrocefalia etc.)	2×
Anencefalia	3×
Anomalias cardíacas	4×
Atresia anal/retal	3×
Anomalias renais	6×
Duplo ureter	24×
Situs inversus	84×

ção com fetos de mulheres não diabéticas. Já a hiperbilirrubinemia está relacionada com aumento do hematócrito e imaturidade hepática. Essas alterações no metabolismo intrauterino podem promover aumento no risco de desenvolvimento de sobrepeso, obesidade, intolerância à glicose e DM na infância, adolescência e vida adulta dos filhos de mães diabéticas.

A macrossomia, quando o peso do recém-nascido se encontra >4kg ou maior do que o percentil 90 em relação à idade gestacional, está associada à incidência aumentada de hiperbilirrubinemia, hipoglicemia e acidose e é fator predisponente para traumas de parto vaginal com distocia de ombro, paralisia facial, lesões de plexo braquial e fratura de clavícula. Portanto, é importante diagnosticar e evitar a macrossomia e estabelecer a necessidade de interrupção precoce e a via ideal para o parto. Mesmo com o tratamento intensivo do diabetes na gestação, a macrossomia pode ocorrer. Hipoglicemia no recém-nascido é definida como glicemia <35mg/dL no termo e <25mg/dL na criança prematura. A orientação consiste em dosar com frequência a glicemia nos filhos recém-nascidos de portadoras de diabetes. Se o valor estiver ≤40mg/dL, deve-se iniciar alimentação precocemente. O risco de hipoglicemia não está limitado a algumas horas após o parto, pois a hiperinsulinemia crônica intrauterina pode inibir a liberação de glicogênio e diminuir a produção hepática de glicose.

MENSAGENS-CHAVE

- A importância do diagnóstico do DMG é incontestável, devendo ser investigado em todas as gestantes, pois torna possível informar as mulheres sobre as condições que podem afetar sua saúde – diabetes tipo 2 – e também sobre os riscos fetais e de desenvolvimento de obesidade e/ou diabetes tipo 2 em seus filhos.
- O rastreamento é um procedimento de fácil execução e baixo custo, podendo, portanto, ser realizado em todas as unidades de saúde. Firmado o diagnóstico, o tratamento pode ser estabelecido e as repercussões maternas e fetais, prevenidas.
- Embora não exista consenso quanto ao melhor teste a ser aplicado no rastreamento do DMG, estudos recentes sugerem que os critérios propostos pelo IADPSG/ADA estão associados à redução significativa de ganho de peso materno durante a gestação, de peso no nascimento e taxas de macrossomia e neonatos classificados como grandes para a idade gestacional.
- As intervenções como mudanças no estilo de vida, com dieta e exercício físico adequados, devem ser recomendadas a todas as gestantes com DMG.
- A automonitorização glicêmica deve ser adotada por todas as gestantes com DMG ou DMPG por ser excelente auxiliar no controle glicêmico e na redução de macrossomia.
- As insulinas, incluindo NPH e rápida (R) e os análogos lispro, asparte e detemir, são consideradas o padrão-ouro no tratamento do DMG. O análogo de insulina de ação prolongada glargina ainda se encontra em investigação para uso na gestação (classe C do FDA). A insulina NPH é a primeira escolha entre as insulinas basais.
- O uso da metformina na gestação, embora ainda considerado classe B, tem sido adotado em caso de insulino-resistência significativa.
- Deve-se realizar TOTG com 75g de glicose 6 a 8 semanas após o parto para avaliação do *status* glicêmico da paciente. Caso o resultado seja normal, deve ser realizada ao menos uma medição da glicemia em jejum anualmente.
- Mulheres com histórico de DMG, com o objetivo de prevenir DM2, devem ser orientadas a reduzir o peso corporal, manter atividade física regular e evitar o uso prolongado de contraceptivos orais compostos apenas de progestogênios. O uso de metformina pode ser indicado para aquelas que apresentam intolerância à glicose e sinais de insulino-resistência.
- Para mulheres com diagnóstico de diabetes, a orientação sobre os benefícios do planejamento pré-concepcional deve ser enfatizada a partir da adolescência.
- A necessidade de suplementação com ácido fólico antes da concepção até a 12ª semana de gestação para reduzir os riscos de ocorrência de malformação do tubo neural é essencial também no grupo de mulheres com DMPG.
- O cuidado pré-concepcional e o aconselhamento às pacientes que planejam engravidar devem ser iniciados antes da interrupção do método contraceptivo, liberando-as para engravidar apenas quando a HbA1c se mantiver <7%.
- A dosagem de TSH e a pesquisa de autoimunidade tireoidiana devem ser realizadas em mulheres com DM1, idealmente, quando estiverem planejando engravidar ou na primeira consulta pré-natal e sempre no pós-parto.
- O bom controle glicêmico antes da concepção (HbA1c <7%, preferencialmente <6,5%) e durante toda a gravidez (HbA1c <6%) reduz significativamente os riscos de abortamento, malformações congênitas, natimortalidade e morte neonatal.
- Recomenda-se a interrupção dos medicamentos antidiabéticos orais e sua substituição por insulina antes da gravidez ou imediatamente após o diagnóstico.
- Medicações potencialmente teratogênicas, como IECA, BRA e estatinas, devem ser descontinuadas antes da concepção.

- As mulheres com DMPG devem ser avaliadas quanto à presença de retinopatia, nefropatia e neuropatia antes e durante a gestação e após o parto.

Leitura complementar

American College of Obstetricians and Gynecologists. Gestational diabetes mellitus. Practice Bulletin. Obstet Gynecol 2013; 137:406-16.

American Diabetes Association. Classification and diagnosis of diabetes. Diabetes Care 2016; 39(Suppl 1):S13-S22. Disponível em: http://dx.doi.org/10.2337/dc16-S005.

American Diabetes Association. Management of diabetes in pregnancy. Diabetes Care 2016; 39(Suppl 1):S94 S98. Disponível em: http://dx.doi.org/10.2337/dc16-S015.

American Diabetes Association. Medical management of pregnancy complicated by diabetes. 3. ed. American Diabetes Association, Clinical Education Series, 2000.

Carreiro MP, Lauria MW, Naves GN et al. Seventy-two-hour glucose monitoring profiles in mild gestational diabetes mellitus: differences from healthy pregnancies and influence of diet counseling. European Journal of Endocrinology 2016; 175:1-9.

Diabetes in pregnancy: management of diabetes and its complications from preconception to the postnatal period NICE guideline Published: Feb 2015; 25. Disponível em: nice.org.uk/guidance/ng3.

Diretrizes da Sociedade Brasileira de Diabetes 2014-2015. Diabetes mellitus gestacional: diagnóstico, tratamento e acompanhamento pós gestação. Disponível em: http://www.diabetes.org.br/sbdonline/images/docs/DIRETRIZES-SBD-2015-2016.pdf.

Feldman AZ, Brown FM. Management of type 1 diabetes in pregnancy. Curr Diab Rep 2016; 16:76.

Guerin A, Nisenbaum R, Ray JG. Use of maternal GHb concentration to estimate the risk of congenital anomalies in the offspring of women with pre pregnancy diabetes. Diabetes Care 2007; 30:1920-5.

Lima HT, Rosado EL, Neves PAR et al. Nutritional therapy in gestational diabetes mellitus. Nutr Hosp 2013; 28(6):1806-14.

National Institutes of Health Consensus Development Conference: Diagnosing Gestational Diabetes Mellitus 2013. Disponível em: http://prevention.nih.gov/cdp/conferences/2013/gdm/final-statement.aspx.

Rönö K, Stach-Lempinen B, Klemetti MM et al. Prevention of gestational diabetes through lifestyle intervention: study design and methods of a finnish randomized controlled multicenter trial (RADIEL). BMC Pregnancy and Childbirth 2014; 14:70.

Temple R, Murphy H. Type 2 diabetes in pregnancy – An increasing problem. Best Pract Res Clin Endocrinol Metab 2010; 24:591.

WHO. Diagnostic criteria and classification of hyperglycaemia first detected in pregnancy. 2013. Disponível em http://www.who.int/diabetes/publications/Hyperglycaemia_In_Pregnancy/en/.

CAPÍTULO 99

Doenças da Tireoide

Beatriz Santana Soares Rocha
Suélem Simão Mol

INTRODUÇÃO

A disfunção e as anormalidades anatômicas tireoidianas são desordens muito comuns. O propósito deste capítulo é fornecer uma abordagem objetiva da avaliação e manejo das doenças tireoidianas mais prevalentes em mulheres na fase reprodutiva e durante a gravidez.

HIPOTIREOIDISMO

O hipotireoidismo, redução permanente da produção do hormônio tireoidiano pela glândula tireoide, é causado basicamente por processos como a destruição autoimune ou lesão por irradiação, sendo denominado hipotireoidismo primário (99% dos casos) quando a concentração sérica do hormônio estimulador da tireoide (TSH) está elevada e há queda na concentração de tiroxina (T4), podendo ser transitório ou progressivo, estando frequentemente associado a aumento compensatório da glândula. Já o hipotireoidismo central ou secundário, causado por estimulação insuficiente de uma glândula normal, é o resultado de doenças hipotalâmico-hipofisárias ou defeitos na molécula do TSH com redução da concentração sérica do T4 associada a concentração baixa ou inapropriadamente normal do TSH. Denomina-se hipotireoidismo subclínico a constatação bioquímica de concentrações séricas normais de T4 livre e altas de TSH.

A prevalência de hipotireoidismo varia de 0,1% a 2% na população em geral. O hipotireoidismo subclínico parece ser ainda mais comum, variando entre 4% e 10% na população adulta e com uma frequência possivelmente mais alta em idosos. A incidência de hipotireoidismo é maior em mulheres (cinco a oito vezes), especialmente naquelas com baixo peso ao nascimento e durante a infância.

Quadro clínico e diagnóstico

Os sintomas comumente presentes no hipotireoidismo são: alterações da pele (seca e áspera), intolerância ao frio, constipação intestinal, ganho de peso (edema) e irregularidade menstrual (desde amenorreia e oligomenorreia até hipermenorreia-menorragia). Nas mulheres adultas, o hipotireoidismo grave pode estar associado à diminuição da libido e à anovulação. A secreção progestogênica é inadequada e a proliferação endometrial persiste, resultando em sangramentos menstruais excessivos e irregulares. Isso ocorre principalmente em virtude da deficiência da secreção do hormônio luteinizante (LH) secundária à diminuição de sua pulsatilidade e/ou amplitude. A falência ovariana primária também pode ser vista em pacientes com tireoidite de Hashimoto como parte das síndromes poliglandulares autoimunes.

A fertilidade é reduzida em pacientes com hipotireoidismo clínico, acompanhada de aumento de abortamentos espontâneos e parto pré-termo. Por outro lado, a infertilidade parece semelhante à de mulheres com hipotireoidismo subclínico e da população em geral, embora o nível de TSH possa estar ligeiramente maior na população de mulheres inférteis. Alguns autores, no entanto, sugerem maior prevalência de hipotireoidismo subclínico em mulheres inférteis (0,7% a 10,2%), principalmente entre as que apresentam distúrbios ovulatórios.

Não há consenso sobre o rastreamento de hipotireoidismo na população em geral. Um grande estudo americano avaliou 16.533 pessoas sem doença tireoidiana prévia ou história familiar de tireoideopatia, medindo TSH, T4 e anticorpos e encontrando hipotireoidismo em aproximadamente 5% (sendo 4% subclínico), hipertireoidismo em 1,3% (sendo 0,7% subclínico) e presença de anticorpos em 11% dos avaliados. Enquanto alguns autores sugerem o rastreamento universal em pessoas acima de certa idade (quando aumenta o risco de hipotireoidismo), faltam evidências demonstrando que a detecção precoce e o tratamento com levotiroxina melhorem os desfechos clínicos nesses pacientes. Desse modo, na ausência de dados que comprovem o real benefício do rastreio na população em geral, recomenda-se a dosagem hormonal em pacientes com alterações laboratoriais ou radiológicas que poderiam ser causadas por hipotireoidismo, como dislipidemia, hiponatremia e anemias, e em indivíduos com fatores de risco para a doença (história familiar de doença da tireoide, bócio, outras doenças autoimunes, irradiação e uso de medicamentos que interferem na função da tireoide).

Na maioria dos pacientes com sintomas ou sinais sugestivos de hipotireoidismo, a medida do TSH deve ser o teste inicial. Se a concentração de TSH é elevada (acima do limite superior do intervalo de referência normal, em geral de 4 a 5mUI/L), a dosagem de TSH deve ser repetida juntamente com T4 livre sérico. Se o TSH está comprovadamente aumentado com T4 livre baixo, o hipotireoidismo primário é confirmado, e o tratamento com levotiroxina deve ser iniciado. Se o TSH está elevado com T4 livre normal, trata-se de hipotireoidismo subclínico, e a decisão terapêutica deverá ser individualizada. Em pacientes com hipotireoidismo central, o valor do T4 livre é baixo, enquanto o de TSH pode ser francamente baixo, inadequadamente normal ou até ligeiramente aumentado em razão da secreção de TSH biologicamente inativo. Uma vez confirmado o hipotireoidismo primário, a dosagem de anticorpo antitireoperoxidase (anti-TPO) sugere etiologia autoimune, sendo a tireoidite crônica de Hashimoto a causa mais comum de hipotireoidismo em áreas iodossuficientes. Não há indicação de solicitação de dosagem sérica de T3 nem de ultrassonografia tireoidiana.

Tratamento

Os pacientes com concentrações séricas de TSH >10mUI/L devem ser tratados com L-tiroxina sódica, administrada uma vez ao dia, por via oral, em jejum. A coadministração de alimentos prejudica a absorção de levotiroxina. Recomenda-se a administração 60 minutos antes do café da manhã ou ao deitar (3 horas após a última refeição da noite). As doses variam com o peso e a idade (sendo mais altas em crianças), geralmente se situando entre 1,5 e 1,8µg/kg para adultos (excetuando-se idosos e portadores de doenças coronarianas, cujas doses podem ser aumentadas gradativamente). Algumas medicações interferem no metabolismo da tiroxina ou em sua proteína carreadora, levando à necessidade de adequação dos níveis prévios de tiroxina prescritos. O uso de estrogênios em mulheres pós-menopausadas, por exemplo, aumenta a concentração sérica da proteína ligadora de tiroxina (TBG) com aumento do T4 total e diminuição da fração livre, ocasionando aumento da dose da tiroxina de modo a restaurar a normalidade do TSH.

O TSH é o marcador mais confiável para adequação do tratamento de substituição, e um valor dentro do intervalo de referência (0,4 a 4,0mUI/L) deve ser considerado como alvo terapêutico. Há sugestões, no entanto, de que mulheres antes da concepção se beneficiam de um TSH-alvo entre 0,5 e 2,5mUI/L. O seguimento deverá ser feito inicialmente após 6 a 8 semanas com dosagens séricas de TSH e T4 livre e, posteriormente, a cada 6 meses ou 1 ano.

O tratamento de rotina das pacientes assintomáticas com valores de TSH entre 4,5 e 10mUI/L permanece controverso. Não há dados na literatura que sugiram dano ou benefício do uso da tiroxina nesse grupo de pacientes e, embora alguns autores sugiram que o tratamento corrija sintomas ainda não reconhecidos, outros recomendam o tratamento em situações de sintomatologia presente, anticorpos anti-TPO positivos e bócio.

Gravidez

A gravidez implica alterações fisiológicas importantes na função tireoidiana. Há aumento das necessidades diárias de iodo e da produção de T4 e T3 secundário à diminuição temporária do T4 livre em razão do aumento da TBG, além de estímulo dos tireotrofos por valores cada vez mais altos de gonadotrofina coriônica humana (HCG) com consequentes elevações no T4 livre. Dessa maneira, preconiza-se cautela na avaliação da função tireoidiana durante a gravidez, sendo sugeridos até mesmo níveis hormonais diferentes de acordo com o trimestre da gravidez: TSH de 0,1 a 2,5mUI/L no primeiro, 0,2 a 3,0mUI/L no segundo e 0,3 a 3mUI/L no terceiro trimestre.

O rastreamento universal das gestantes com a dosagem de TSH é motivo de debate. Várias sociedades internacionais estimulam a busca ativa do diagnóstico, já que não há evidências robustas para recomendar ou não o *screening* universal.

Em geral, em casos de hipotireoidismo preexistente, essas gestantes necessitam aumento de 30% a 50% na dose de levotiroxina. Adota-se a estratégia de aumento empírico de 25µg de levotiroxina no início da gravidez até que o TSH seja dosado. O declínio de TBG aos níveis pré-gravídicos ocorre em 4 a 6 semanas após o parto. Portanto, recomenda-se que a dose pré-gestacional de levotiroxina seja reinstituída 2 semanas após o parto com nova avaliação de função tireoidiana em 6 a 8 semanas. O manejo do hipotireoidismo em mulheres está resumido na Figura 99.1.

Não há dúvida de que as gestantes com hipotireoidismo clínico (TSH >10mUI/L) devam ser tratadas. Por outro lado, dados sobre a relação entre hipotireoidismo subclínico e abortos são conflituosos, pois faltam estudos prospectivos randomizados. Dessa maneira, os consensos atuais divergem quanto aos valores de TSH a serem tratados, bem como se precisam vir associados ou não a T4 livre e anti-TPO alterados. Um estudo recente avaliou a relação entre hipotireoidismo subclínico (TSH >2,5mUI/L) e mulheres com TSH <2,5mUI/L quanto ao risco de perda fetal, diminuição de nascidos vivos e diferença no tempo para engravidar, não encontrando nenhuma diferença estatística. O Quadro 99.1 mostra as indicações de tratamento do hipotireoidismo subclínico em gestantes de acordo com diferentes opiniões dos *experts*.

Uma consideração especial deve ser feita sobre as mulheres grávidas com TSH normal para os valores de referência específicos por trimestre e anti-TPO positivo. Vários estudos demonstram associação positiva entre a presença de anticorpos tireoidianos e a perda da gravidez, mas poucos estudos randomizados intervencionistas comprovam que o tratamento modifique o desfecho. Um estudo em especial sugere melhora da taxa de perda de gravidez no primeiro trimestre, mas o tratamento foi curto e muito próximo ao desfecho de interesse. No entanto, como as mulheres com anticorpos eleva-

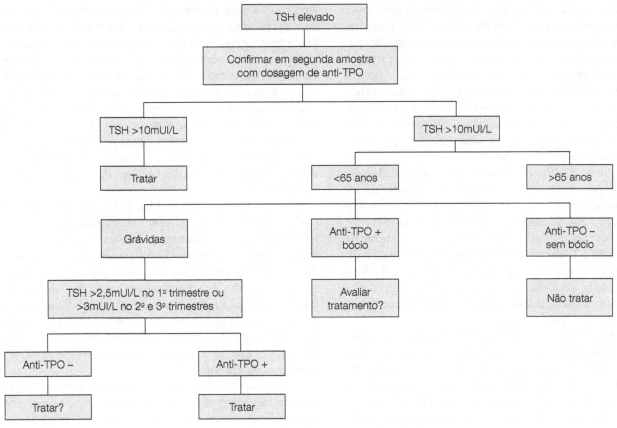

Figura 99.1 Manejo do hipotireoidismo.

Quadro 99.1 Indicação de tratamento de hipotireoidismo subclínico em gestantes

TSH (mUI/L)	Anti-TPO	T4 livre	Indicação de tratamento	Referência do consenso
>2,5 a 3,0	Positivo	Normal	Sim	American Thyroid Association
	Negativo	Normal	Não	
>2,5 a 3,0	Independente	Normal	Sim	The Endocrine Society
>2,5 a 3,0	Independente	Normal	Sim	Sociedade Brasileira de Endocrinologia
>2,5 a 3,0	Independente	Normal	Sim	European Thyroid Association

dos anti-TPO apresentam risco maior de progressão para hipotireoidismo, elas devem ser rastreadas para anormalidades do TSH antes da gravidez, assim como durante o primeiro e segundo trimestres. Não há evidência científica que justifique o rastreamento universal das mulheres grávidas ou em período pré-concepção com anti-TPO, e nem mesmo se aquelas em estado eutireóideo devam ser tratadas com levotiroxina.

HIPERTIREOIDISMO

A tireotoxicose se refere a um estado clínico que resulta da ação inapropriada de altos níveis de hormônio da tireoide nos tecidos em geral, enquanto o termo hipertireoidismo é uma forma de tireotoxicose decorrente da inadequada e elevada produção de hormônio(s) tireoidiano(s) pela própria tireoide. Embora não raramente possam ser usados como sinônimos, sua diferenciação se torna necessária, já que a decisão terapêutica é distinta.

Nos EUA, a prevalência de hipertireoidismo é de aproximadamente 1,2% (0,5% de hipertireoidismo clínico e 0,7% de subclínico), com as causas mais comuns incluindo doença de Graves (DG), bócio multinodular tóxico (BMNT) e adenoma tóxico (AT). A DG é mais frequente em mulheres, especialmente entre a terceira e a quarta década de vida, e é decorrente do estímulo dos receptores do TSH (causando hipertrofia, hiperplasia e produção hormonal) pelos autoanticorpos (TSHRAb ou simplesmente TRAb).

Quadro clínico e diagnóstico

Os sinais e sintomas do hipertireoidismo incluem nervosismo, tremores, taquicardia, hiperdefecação, sudorese excessiva, intolerância ao calor, perda de peso, bócio, insônia, palpitações e hipertensão. A DG em especial apresenta, além dos sintomas clássicos de hipertireoidismo, sinais característicos, como oftalmopatia (inflamação dos músculos extraoculares e do tecido conjuntivo adjacente, resultando em proptose e exoftalmia) e dermatopatia. O excesso do hormônio tireoidiano também causa aumento da absorção óssea cortical, ocasionando hipercalcemia e osteoporose com consequente aumento do risco de fraturas. Mulheres com tireotoxicose podem evoluir com irregularidade menstrual quando comparadas a controles (21% no primeiro grupo contra 8% no segundo). Também o hipertireoidismo subclínico (TSH baixo com T3 e T4 normais) pode causar anormalidades clínicas, principalmente ósseas e cardiovasculares.

A dosagem de TSH sérica apresenta altas sensibilidade e especificidade para avaliação de pacientes com suspeita de hipertireoidismo; entretanto, quando a suspeição clínica é muito evidente, a precisão do diagnóstico melhora quando TSH e T4 livre são solicitados. No hipertireoidismo clínico geralmente há aumento de T4 e T3 séricos e TSH indetectável; no entanto, no hipertireoidismo com TSH suprimido (<0,1mUI/L) e T4 livre normal está indicada a avaliação de T3 total (a dosagem de T3 livre é menos validada) diante da possibilidade de hipertireoidismo por secreção preferencial de T3.

O hipertireoidismo subclínico é definido como uma estimativa normal dos hormônios tireoidianos (livres ou totais) com a concentração sérica de TSH subnormal. A dosagem de TRAb pode ser solicitada, embora sua ausência não exclua o diagnóstico de DG. Quando a apresentação clínica do quadro de tireotoxicose não evidencia claramente sua etiologia, pode ser necessária a solicitação da captação de iodo radioativo (contraindicado em grávidas), além de ultrassonográfica da tireoide em caso de nódulos palpáveis. A relação de T3/T4 total (ng/μg) também pode ser útil na avaliação da etiologia da tireotoxicose, já que relativamente mais T3 são sintetizados em uma glândula hiperativa, sendo mais de 20 nos casos de hipertireoidismo e menos de 20 nas tireoidites pós-parto e silenciosa.

Tratamento

A escolha do tratamento para o hipertireoidismo depende de muitos fatores, como idade e a existência de doenças prévias e/ou associadas, devendo a opção terapêutica ser compartilhada com a paciente.

O bloqueio beta-adrenérgico deve ser considerado em todas as pessoas com tireotoxicose sintomática e frequência cardíaca >90bpm. As doses usuais de propranolol, por exemplo, variam de 20 a 80mg a cada 6 a 8 horas, diariamente.

A abordagem terapêutica da DG consiste em melhorar os sintomas (normalmente com betabloqueador) e na adoção de medidas destinadas a diminuir a síntese hormonal: uso de antitireoidiano, ablação com iodo radioativo ou cirurgia.

As medicações antitireoidianas disponíveis (metimazol [MMI] e propiltiouracil [PTU]) bloqueiam a síntese do hormônio tireoidiano mediante a redução enzimática da oxidação e organificação do iodo e conjugação das iodotirosinas. O PTU diminui ainda a conversão periférica de T4 em T3. Esses medicamentos são preferencialmente escolhidos para o tratamento de pacientes com alta probabilidade de remissão, sexo feminino, com doença leve, bócio discreto e TRAb baixo ou ausente, idosas, indivíduos com menor expectativa de vida, pacientes já operadas ou irradiadas e pacientes com oftalmopatia grave. A MMI é a preferência na maior parte das pacientes, sendo administrada na dose de 20 a 40mg, uma vez ao dia, enquanto o PTU (400 a 600mg em três tomadas) é reservado para as mulheres grávidas no primeiro trimestre da gravidez ou para os casos de tempestade tireoidiana. O seguimento é realizado 4 a 6 semanas após o início do tratamento com ajuste da dose e duração de tratamento de 6 meses a 2 anos, podendo exercer efeitos colaterais importantes, como alterações cutâneas e hepáticas, além da potencial e temida agranulocitose.

A administração de dose ablativa de iodo radioativo (^{131}I) – 10 a 15mCi – é normalmente selecionada para pacientes não aderentes aos antitireoidianos ou em caso de contraindicação e/ou recorrência. Alguns autores preconizam o uso do ^{131}I como tratamento inicial, principalmente em jovens, com a justificativa de ser realizado tratamento definitivo já ao diagnóstico. Nas mulheres que desejam engravidar (a médio prazo – 6 meses após a administração de ^{131}I), essa conduta pode ser boa opção, uma vez que se estabelece o controle da doença, evitando-se o potencial uso de medicamentos antitireoidianos na gravidez.

Por último utiliza-se a tireoidectomia subtotal em pacientes com hipertireoidismo grave e bócios grandes, e também em caso de suspeição diagnóstica de nódulos malignos.

O bócio multinodular tóxico (BMNT) e os adenomas tóxicos são, em sua maioria, tratados inicialmente com agentes antitireoidianos, seguidos de tireoidectomia subtotal ou ainda ^{131}I como tratamento definitivo.

Em relação ao hipertireoidismo subclínico, as pacientes são estratificadas em alto ou baixo risco de complicações, estabelecendo-se a terapêutica. Pacientes de alto risco (p. ex., idosos com mais de 65 anos de idade, risco de arritmias cardíacas e mulheres na pós-menopausa com ou sem risco de osteoporose) são geralmente tratados quando o valor de TSH é <0,1mUI/L. Naquelas com níveis de TSH entre 0,1 e 0,5mUI/L o tratamento é realizado apenas se houver doença cardiovascular subjacente e/ou densidade óssea baixa. Pacientes de baixo risco para complicações (indivíduos jovens, mulheres na pré-menopausa) são tratados quando o valor de TSH é <0,1mUI/L na presença de sintomas sugestivos de hipertireoidismo. Se o TSH está entre 0,1 e 0,5mUI/L, são sugeridos a esses pacientes a observação e o seguimento a cada 6 meses. A Figura 99.2 resume a proposta de diagnóstico do hipertireoidismo.

Gravidez

O hipertireoidismo franco não é muito frequente durante a gravidez, ocorrendo em 0,1% a 0,4% de todas as gestações e sendo também a DG a causa mais comum. A forma subclínica, porém, é um pouco mais prevalente (0,6% a 3%), tendo a tireotoxicose e a tireotoxicose gestacional transitória (TGT) como suas mais frequentes causas. Cabe ressaltar que a DG geralmente se torna menos grave durante as últimas fases da gravidez em razão de redução das concentrações de TRAb ou de sua reduzida atividade.

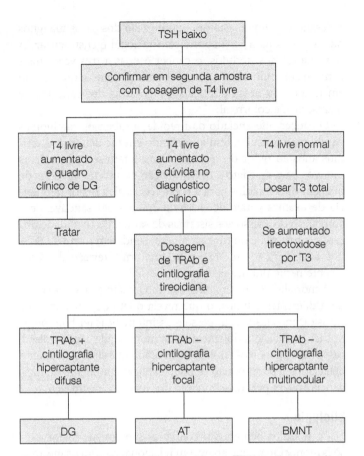

Figura 99.2 Diagnóstico do hipertireoidismo. (TRAb: anticorpo estimulador do receptor de TSH; DG: doença de Graves; AT: adenoma tóxico; BMNT: bócio multinodular tóxico.)

A TGT ocorre no primeiro trimestre da gravidez e está relacionada com níveis altos de HCG, a qual exerce atividade biológica similar ao TSH, estimulando, portanto, a produção tireoidiana de hormônios. Costuma estar associada ao quadro de hiperêmese gravídica (0,5 a 10 gravidezes/mil) e, à medida que a gravidez evolui com a queda progressiva da HCG, há normalização dos níveis de T4 livre e mais tarde do TSH. O uso de agentes antitireoidianos não costuma ser indicado, embora possa ser necessário mais raramente em casos graves, quando o benefício do uso se sobrepõe ao risco.

A presença de hipertireoidismo clínico malcontrolado na gravidez está associada a aborto espontâneo, trabalho de parto prematuro, baixo peso ao nascer, natimorto, pré-eclâmpsia e insuficiência cardíaca. O diagnóstico deve ser estabelecido com a dosagem de TSH, T4 livre e T3 total, seguindo-se os critérios já descritos e respeitando os valores de referência específicos para cada trimestre de gestação.

As grávidas com hipertireoidismo subclínico ou leve, assintomáticas, não devem ser tratadas, já que o tratamento não melhora o desfecho da gestação e expõe o feto aos efeitos colaterais dos agentes antitireoidianos. Por outro lado, os antitireoidianos devem ser usados para tratamento do hipertireoidismo decorrente da DG, utilizando-se o PTU no primeiro trimestre e o MMI após. A meta é manter os níveis de T4 livre maternos ligeiramente acima da faixa normal para a gravidez, sendo possível até mesmo conservar os níveis de TSH suprimidos.

A monitorização deverá ser feita mensalmente, tendo em mente que no fim da gestação é esperada melhora do hipertireoidismo. O uso de betabloqueadores pode ser necessário para o controle dos sintomas adrenérgicos, mas deverá ser adotado por um período curto (<6 semanas) em virtude de sua associação a retardo de crescimento intrauterino e alterações na frequência cardíaca e respiratória fetais, além de abortamento.

A terapia com ^{131}I está contraindicada na gestação, e a tireoidectomia subtotal, apesar de muito raramente realizada, pode ser necessária em caso de hipertireoidismo grave resistente ao tratamento com agentes antitireoidianos, e sua realização deve ser priorizada no segundo trimestre da gravidez.

TIREOIDITES

O termo tireoidite engloba um grupo diverso de desordens caracterizadas por algum tipo de inflamação da tireoide. São divididas didaticamente em tireoidites que cursam com ou sem dor na região cervical.

A tireoidite subaguda (tireoidite de De Quervain) é uma inflamação da tireoide que causa dor de garganta, bócio e disfunção tireoidiana, geralmente de maneira trifásica – hipertireoidismo seguido de hipotireoidismo e posterior recuperação, sendo normalmente precedida por um quadro de infecção respiratória superior presumidamente causada por infecção viral ou processo inflamatório pós-viral. Clinicamente, a paciente pode apresentar mialgia, febre e dor cervical que se irradia para a mandíbula ou a região torácica anterior. A depender da fase da doença, pode haver sintomas de tireotoxicose, sendo a palpação tireoidiana extremamente dolorosa. O diagnóstico é realizado com a dosagem de marcadores inflamatórios (como velocidade de hemossedimentação e proteína C reativa) associados a alterações na função tireoidiana e captação de iodo radioativo baixa. O tratamento é realizado com anti-inflamatórios e, se necessário, betabloqueadores.

Entre as tireoidites dolorosas há que ser mencionado o quadro de tireoidite infecciosa, mais comumente aguda, caracterizada pelo aparecimento súbito de dor de garganta, acompanhada de febre, calafrios e outros sintomas e sinais de infecção. A maioria das pacientes apresenta uma massa cervical unilateral, que pode ser flutuante, com função tireoidiana usualmente normal. O diagnóstico é estabelecido por meio de ultrassonografia de tireoide e, eventualmente, punção aspirativa para exame bacteriológico e cultura. O tratamento consiste no uso de anti-inflamatórios e antibioticoterapia.

As causas de tireoidite não dolorosa são silenciosas, induzidas por medicamentos, fibrosas ou após o parto. A tireoidite silenciosa pode ser caracterizada por hipertireoidismo transitório, às vezes seguido por hipotireoidismo com ou sem recuperação. A tireoide tem o tamanho normal ou está um pouco aumentada. O uso de determinados fármacos (amiodarona, lítio, interleucinas e interferon) também pode levar ao quadro de tireoidite, seja por desenvolvimento de anticorpos contra a tireoide, seja mimetizando um quadro de tireoidite silenciosa. A amiodarona, em especial, pode promover alteração tireoidiana de diferentes maneiras, causando tireotoxicose por aumento de síntese de hormônio tireoidiano (tipo 1) ou por liberação dos hormônios em decorrência de uma tireoide inflamada (tipo 2). Esses tipos diferem em termos de etiopatogenia, manejo e resultado.

A tireoidite fibrosa, também conhecida como tireoidite de Riedel, é caracterizada por ampla fibrose e infiltração de macrófagos e eosinófilos da glândula tireoide. Não há propriamente dor cervical, mas sim um desconforto no pescoço associado a disfagia e/ou rouquidão com presença de bócio endurecido. A função tireoidiana está inalterada, e a cirurgia pode ser realizada principalmente em casos compressivos graves.

Tireoidite pós-parto

A tireoidite pós-parto ocorre em mulheres dentro de 1 ano após o parto (ou após aborto espontâneo ou induzido), sendo semelhante à tireoidite silenciosa, com a diferença de ser maior a probabilidade de se tornar permanente. Acontece depois de cerca de 8% a 10% das gravidezes, sendo mais frequente em mulheres com doenças autoimunes anti-TPO-positivas e *diabetes mellitus* tipo 1. O quadro clínico é bastante variável, podendo ser trifásico com hipertireoidismo, hipotireoidismo e recuperação, ou apresentar somente as fases tireotóxica ou hipotireóidea.

O diagnóstico é realizado com a dosagem de hormônios tireoidianos, baixa captação de ^{131}I pela tireoide na cintilografia, marcadores inflamatórios normais e ultrassonografia mostrando fluxo vascular reduzido ao Doppler. O tratamento deve ser direcionado de acordo com a disfunção tireoidiana identificada: em caso de tireotoxicose são utilizados betabloqueadores para o controle dos sintomas (tionamidas não devem ser usadas, pois não há aumento dos hormônios) e em casos de hipotireoidismo se procede à reposição de levotiroxina. O seguimento anual dessas mulheres é necessário em virtude do risco aumentado de hipotireoidismo tardio.

NÓDULOS TIREOIDIANOS

Nódulos tireoidianos são lesões radiograficamente distintas do parênquima glandular normal, podendo ser, por exemplo, não neoplásicos como uma hiperplasia glandular que se segue a uma hemitireoidectomia ou a manifestação de uma tireoidite de Hashimoto. Os nódulos neoplásicos propriamente ditos compreendem uma variedade de doenças, como cistos, adenomas e os cânceres papilífero, folicular, medular e anaplásico.

Sua prevalência na população varia de acordo com o método de detecção, podendo ser considerada em torno de 4% a 7% dos adultos nos EUA, com relação de 4:1 entre mulheres e homens pela palpação. Já em estudos de ultrassom, a prevalência ultrapassa 60%. No entanto, apesar da alta prevalência dos nódulos, o câncer de tireoide é relativamente raro, com incidência anual de cerca de 7,5 por 100 mil pessoas. Portanto, cerca de 90% dos nódulos tireoidianos são benignos, e o desafio do clínico está na identificação dos casos malignos ou suspeitos para uma abordagem racional e custo-eficaz. À semelhança dos nódulos, o câncer é duas a três vezes mais comum em mulheres do que em homens, sendo o quarto tipo em frequência nessa população, logo atrás dos cânceres de mama, pele e colorretal.

O câncer diferenciado da tireoide, a saber, os carcinomas papilífero e folicular, têm aumentado em incidência nos últimos anos ao redor do mundo. Consideram-se os principais motivos para esse fato a disseminação do uso de métodos de imagem direcionados para a região cervical, a maior frequência de exames gerais de *check-up* em pessoas saudáveis e a ampliação do acesso aos sistemas de saúde. Da totalidade dos casos, a maioria é do tipo papilífero, sendo em torno de 86% nos EUA e 72% em São Paulo, conforme revisão de casos recentemente publicada.

A mortalidade, no entanto, continua inalterada, como mostram diferentes estudos, o que revela o fato de a maioria dos casos diagnosticados em pessoas assintomáticas ter bom prognóstico, evolução indolente e baixa mortalidade. Apesar disso, casos mais agressivos também vêm sendo mais frequentemente detectados. Portanto, não se pode explicar o aumento na incidência apenas pela disseminação dos métodos de imagem.

Etiologia

Os nódulos benignos tireoidianos são em sua maioria lesões monoclonais que aparecem relacionados com os mesmos estímulos das lesões neoplásicas. A hereditariedade não parece ser fator determinante, e o fato de serem quatro vezes mais frequentes em mulheres do que em homens sugere possível fator etiológico. No entanto, não se demonstrou efeito direto do estrogênio sobre o tecido tireoidiano.

Existe plausibilidade para uma possível, mas não claramente documentada, maior incidência e crescimento de nódulos tireoidianos e câncer de tireoide nas gestações: estímulo do receptor do TSH pela HCG, relativa deficiência de iodo e níveis elevados de estrogênio. Alguns autores sugerem ser a paridade um possível fator determinante para a prevalência de nódulos.

O único fator etiológico definitivamente estabelecido para o câncer de tireoide é a radiação ionizante (fator iniciador), mas a estimulação crônica pelo TSH é fator de crescimento conhecido para a célula folicular tireoidiana (fator promotor). Adicionalmente, o papel dos oncogenes e genes supressores de tumor é cada vez mais conhecido. O câncer papilífero frequentemente apresenta rearranjos e mutações em genes que levam à ativação da *mitogen activated protein kinase (MAPK)*, resultando na promoção da divisão celular. Rearranjos gênicos das proteinocinases *RET* e *NTRK 1* e mutações ativadoras dos genes *BRAF* e *RAS* também podem ocorrer, sendo essas sequenciais na cascata da via da *MAPK*.

No caso das lesões foliculares, como adenomas e cânceres foliculares e papilíferos da variante folicular, são encontradas mutações dos proto-oncogenes *HRAS*, *NRAS* e *KRAS*. Além disso, para os cânceres foliculares, uma translocação já bem conhecida entre os genes *PAX8/PPAR-γ-1* leva ao crescimento celular e à inibição da diferenciação celular. Por fim, os carcinomas anaplásicos, mais agressivos e indiferenciados, carregam a mutação do conhecido gene supressor de tumor p53.

Diagnóstico

Diagnóstico clínico

Os nódulos tireoidianos se tornam conhecidos mediante a observação da própria paciente durante exame físico de rotina ou incidentalmente durante a realização de exames complementares da região cervical.

Na história é importante descobrir o tempo de crescimento do nódulo e se houve irradiação cervical na infância, história familiar de câncer de tireoide ou grandes síndromes neoplásicas.

Ao exame físico, os nódulos, quando palpáveis, são detectados como um pequeno volume na topografia da tireoide. Podem ser únicos ou múltiplos. Nesse caso, muitas vezes o que se observa é um aumento difuso da tireoide com superfície irregular, grosseiramente bocelada, de consistência fibroelástica ou firme, frequentemente visível à inspeção do pescoço. Igualmente importante é a avaliação de toda a região cervical em busca de possíveis linfonodos aumentados ou endurecidos, uma vez que, se presentes, tornam o risco de malignidade mais elevado. Da mesma maneira, a presença de rouquidão, tosse, massa fixa que não se move à deglutição e paralisia de corda vocal pode sugerir risco maior de câncer.

Diagnóstico laboratorial

Todas as pacientes com nódulos tireoidianos devem submeter-se à dosagem de TSH. Se estiver suprimido ou no limite inferior da normalidade, deve-se fazer uma cintilografia tireoidiana, considerando a possibilidade de nódulos hiperfuncionantes, os quais apenas raramente são malignos e, por esse motivo, não é necessário puncioná-los. Em caso de bócios multinodulares é importante definir a nodulação que aparece com hipercaptação à cintilografia, uma vez que outras aparecerão iso ou, principalmente, hipocaptantes e deverão ser avaliadas quanto à necessidade de avaliação por punção seguindo os mesmos critérios comentados adiante.

As dosagens de tireoglobulina e seu anticorpo não devem ser realizadas inicialmente na avaliação dos nódulos, uma vez que se revelam insensíveis e inespecíficas para detecção de câncer. No entanto, são muito importantes no acompanhamento sequencial dos pacientes tratados de câncer.

A dosagem de rotina da calcitonina é, por sua vez, muito controversa: deveria ser utilizada para detecção mais precoce de carcinomas medulares subclínicos, mas se argumenta que não existem métodos e valores de referência padronizados, a taxa de falsos-positivos é alta e há incertezas em relação à história natural de pequenos carcinomas. A Sociedade Brasileira de Endocrinologia, em seu último consenso, e a Sociedade Americana de Tireoide (ATA) não recomendam a dosagem de rotina da calcitonina.

Por fim, os testes moleculares têm sido recomendados para a diferenciação dos nódulos que se enquadram nas categorias

Quadro 99.2 Classificação de Bethesda para o diagnóstico citológico da tireoide

Categoria diagnóstica 3	Risco de malignidade	Manejo clínico
Não diagnóstica/insatisfatória	1% a 4%	Repetir PAAF
Benigna	0% a 3%	Seguimento clínico
Atipia ou lesão folicular de significado indeterminado	5% a 15%	Repetir PAAF
Neoplasia folicular ou suspeita de neoplasia folicular	15% a 30%	Lobectomia
Suspeita de malignidade	60% a 75%	Tireoidectomia total ou lobectomia
Maligna	97% a 99%	Tireoidectomia total

Fonte: adaptado de The Bethesda System for Reporting Thyroid Cytopathology, 2010.

indeterminadas da classificação de Bethesda (Quadro 99.2) após segunda punção aspirativa por agulha fina (PAAF), uma vez que poderiam auxiliar a decisão cirúrgica, evitando tireoidectomias desnecessárias na maioria desses casos por se tratar de lesões benignas após análise anatomopatológica. No Brasil, esses testes ainda não estão disponíveis em laboratórios comerciais.

Ultrassonografia, PAAF e citologia

Principal exame na avaliação dos nódulos, a ultrassonografia deve ser solicitada a todos as pacientes com nodulação detectável clínica ou incidentalmente encontrada. Não existe característica ultrassonográfica patognomônica de câncer, mas várias conferem maior risco. Há a tendência de agrupamento dessas várias características de modo a se estabelecerem os níveis de risco, que, por fim, serão utilizados na decisão quanto à realização de PAAF.

Em escala de cinza, as principais características associadas à malignidade de um nódulo são: presença de microcalcificações, hipoecogenicidade do nódulo em relação ao tecido tireoidiano normal, margens irregulares e forma mais alta do que larga em corte transversal, as quais têm especificidades > 90%, mas isoladamente baixa sensibilidade. Ao Doppler, a presença de hipervascularização central também é considerada alteração que pode conferir maior risco de malignidade (Quadro 99.3).

Outros métodos de imagem

A tomografia computadorizada do pescoço deve ser utilizada para casos de bócios multinodulares grandes como método complementar na avaliação de desvio e compressão traqueais, bem como a espirometria, útil na determinação do comprometimento respiratório obstrutivo clinicamente significativo. A *18-fluorodeoxyglucose-positron emission tomography* (^{18}F-FDG-PET) não está indicada de rotina na avaliação de nódulos de citologia indeterminada em razão dos resultados controversos de sensibilidade, especificidade e valores preditivos.

A cintilografia, como mencionado, é especificamente útil nos casos de nódulos com TSH baixo ou suprimido, uma vez

Quadro 99.3 Características ultrassonográficas, risco estimado de malignidade e indicações para punção de nódulos tireoidianos

Padrão ultrassonográfico	Características	Risco estimado de malignidade	Limiar para realização de PAAF
Alto risco	Nódulo sólido hipoecoico ou componente sólido hipoecoico de nódulo parcialmente cístico com um ou mais dos seguintes sinais: margens irregulares (infiltrativa, microlobulada ou espiculada), microcalcificações, forma mais alta do que larga, calcificação periférica interrompida por pequeno componente de tecido mole extravasando, evidência de extensão extratireoidiana	>70 a 90%	≥1cm
Risco intermediário	Nódulo sólido hipoecoico com margens regulares, sem microcalcificações, extensão extratireoidiana ou forma mais alta do que larga	10% a 20%	≥1cm
Baixo risco	Nódulo sólido iso ou hiperecoico ou nódulo parcialmente cístico com componentes sólidos excêntricos sem microcalcificações, margens irregulares ou extensão extratireoidiana ou forma mais alta do que larga	5% a 10%	≥1,5cm
Muito baixo risco	Nódulo parcialmente cístico ou espongiforme sem as características ultrassonográficas descritas para os padrões de alto, médio ou baixo risco	<3%	≥2cm Observação sem PAAF também é aceitável
Benigno	Nódulo puramente cístico	<1%	Não puncionar

Obs: a PAAF é recomendada também para linfonodos ultrassonograficamente suspeitos (arredondados, com microcalcificações, hiperecogênicos, aspecto cístico, vascularização periférica).

que sua hipercaptação sugere forte benignidade, típica de um adenoma folicular. No entanto, é muito utilizada como método de detecção e seguimento dos cânceres metastáticos. Muito importante é a contraindicação absoluta de cintilografia com radioisótopos durante a gravidez, bem como dos métodos de imagem radiográficos. Os exames que se utilizam de radioisótopos só devem ser realizados mais de 4 semanas após a interrupção do aleitamento materno.

Diante de um nódulo tireoidiano, à exceção da cintilografia, a gestante deve ser avaliada da mesma maneira que uma não grávida até mesmo com as mesmas indicações de PAAF. Naquelas em que o TSH permanece suprimido após 16 semanas, as punções podem ser deixadas para o fim da gestação e do aleitamento, ocasião em que uma cintilografia poderá ser realizada para avaliação da funcionalidade do nódulo, como descrito previamente.

Tratamento

Um dos principais desafios no manejo dos nódulos tireoidianos consiste na identificação daqueles que são malignos ou suspeitos de malignidade, reduzindo o número de tireoidectomias desnecessárias para lesões benignas.

Na gestação, caso se detecte um câncer, dada a natureza indolente da maioria dos cânceres diferenciados da tireoide, a conduta mais recomendada consiste em postergar a cirurgia até o período pós-parto sem prejuízo na evolução da paciente. No entanto, a tireoidectomia é possível em situações de crescimento rápido ou linfadenopatia metastática durante o segundo trimestre da gestação sem prejuízo para a mãe ou para o feto.

Cirurgia

Para nódulos benignos, após as avaliações ultrassonográfica e citológica recomendadas, nenhum tratamento imediato é necessário. Ainda não está completamente esclarecido se é maior o risco de malignidade para nódulos >4cm e se a conduta deveria ser diferente para esses nódulos maiores. A cirurgia deve ser considerada para os que se associam a sintomas compressivos ou estéticos, mas a maioria dos nódulos benignos deve ser seguida sem intervenção. Os puramente císticos podem ser esvaziados ou submetidos à injeção percutânea de etanol.

Aqueles que se mostram malignos ou suspeitos para malignidade deverão ser encaminhados à cirurgia, que pode consistir em lobectomia para os de muito baixo e baixo risco, de acordo com os mais novos posicionamentos. A tireoidectomia total deve ser indicada especialmente para os de risco intermediário a alto, conforme estratificação que envolve tamanho, localização, subtipo, invasão da cápsula, presença de linfonodos alterados e metástases a distância. O esvaziamento cervical está indicado como tratamento na presença de linfonodos anormais, que podem ser identificados pré-operatoriamente ou durante o ato cirúrgico, sendo também realizada profilaticamente para tumores papilíferos maiores, classificados como T3 ou T4 pelo sistema TNM (Quadro 99.4).

A cirurgia também está indicada para os nódulos de citologia indeterminada conforme classificação de Bethesda (AUS/FLUS; neoplasia folicular – categorias III e IV). A lobectomia ou a tireoidectomia total podem estar indicadas de acordo com os padrões ao ultrassom e outros fatores de risco, como tamanho, história pessoal de exposição à radiação, história familiar de câncer de tireoide, além da preferência da paciente ou avaliação do risco de uma segunda cirurgia, caso se trate de câncer.

No caso das lesões suspeitas para carcinoma papilífero (categoria V de Bethesda), cujo risco de malignidade fica em torno de 75%, recomenda-se também a cirurgia, da mesma maneira que para as lesões formalmente diagnosticadas como malignas, da categoria VI de Bethesda.

Radioiodoterapia

A radioiodoterapia não tem sido recomendada para carcinomas papilíferos de baixo risco, devendo ser considerada

Quadro 99.4 Classificação TNM

Definição	
T0	Ausência de tumor
T1a	Tumor ≤1cm, sem extensão extratireoidiana
T1b	Tumor ≥1cm, <2cm, sem extensão extratireoidiana
T2	Tumor 2 a 4cm, sem extensão extratireoidiana
T3	Tumor >4cm limitado à tireoide ou qualquer tamanho com extensão extratireoidiana mínima (músculo e ou tecidos moles peritireoidianos)
T4a	Qualquer tamanho com extensão além da cápsula tireoidiana, invadindo tecido subcutâneo, laringe, traqueia, esôfago ou nervo laríngeo recorrente
T4b	Qualquer tamanho, invadindo fáscia pré-vertebral ou vasos carotídeos ou mediastinais
N0	Ausência de linfonodos metastáticos
N1a	Metástases para nível VI (linfonodos pré e paratraqueais ou pré-laríngeos)
N1b	Metástases unilaterais, bilaterais ou contralaterais (níveis I, II, III, IV ou V) ou retrofaríngeos e mediastinais superiores (vii)
M0	Ausência de metástases a distância
M1	Metástases a distância
Idade <45 anos ao diagnóstico	
Estádio I	Qualquer T, qualquer N, qualquer M
Estádio II	Qualquer T, qualquer N, qualquer M1
Idade >45 anos ao diagnóstico	
Estádio I	T1aN0M0; T1bN0 M0
Estádio II	T2N0M0
Estádio III	T1aN1aM0; T1bN1aM0; T2N1aM0; T3N0M0; T3N1aM0
Estádio IVa	T1aN1bM0; T1bN1bM0; T2N1bM0; T3N1bM0; T4aN0M0; T4aN1aM0; T4aN1bM0
Estádio IVb	T4b, qualquer N, qualquer M
Estádio IVc	Qualquer T, qualquer N0, M1

Fonte: adaptado de AJCC Cancer Staging Manual, 7. ed.

Quadro 99.5 Estratificação de risco para recidiva com base nas características histológicas e pós-cirúrgicas

Baixo risco	Carcinoma papilífero com todas as seguintes características: Ausência de metástases locais ou a distância Todo o tumor macroscópico ressecado na cirurgia Ausência de invasão locorregional Nenhuma histologia agressiva (células altas, colunares ou *hobnail*) Ausência de captação fora do leito cervical se radioiodoterapia N0 ou menos de seis linfonodos com micrometástases (< 0,2cm) Carcinoma papilífero, variante folicular encapsulada, restrito à tireoide Carcinoma folicular bem diferenciado, restrito à tireoide, com invasão capsular e ausência ou menos de quatro focos de invasão vascular Microcarcinoma papilífero, restrito à tireoide, uni ou multifocal
Risco intermediário	Invasão microscópica do tumor nos tecidos moles peritireoidianos Presença de focos metastáticos cervicais na primeira PCI pós-dose terapêutica Histologia agressiva (células altas, colunares ou *hobnail*) Carcinoma papilífero com invasão vascular Metástases linfonodais clinicamente detectáveis ou mais de cinco linfonodos envolvidos após cirurgia, todos <3cm Microcarcinoma multifocal com extensão extratireoidiana
Alto risco	Invasão macroscópica dos tecidos peritireoidianos Ressecção tumoral incompleta Metástases a distância Tireoglobulina pós-operatória em níveis elevados Qualquer linfonodo metastático >3cm Carcinoma folicular com extensão vascular extensa (>4 vasos)

Fonte: adaptado de Haugen BR et al. 2015. American Thyroid Association Management Guidelines for Adult Patients with Thyroid Nodules and Differentiated Thyroid Cancer. Thyroid, 2016; 26(1):1-133.

Supressão com levotiroxina

A supressão do TSH com levotiroxina não está indicada de rotina para o tratamento de nódulos benignos, uma vez que os riscos superam os benefícios. Por outro lado, está formalmente indicada para pacientes com carcinomas diferenciados de alto risco com nível recomendado de TSH <0,1mUI/L.

Para os casos de risco intermediário é recomendado inicialmente um intervalo entre 0,1 e 0,5mUI/L de TSH até que seja documentada a remissão completa no seguimento.

Finalmente, para os casos de baixo risco, ressecção completa, submetidos ou não à ablação com radioiodo e com tireoglobulina indetectável, a meta para o TSH fica na faixa inferior da normalidade, ou seja, entre 0,5 e 2,0mUI/L. Se nesses casos de baixo risco foi realizada apenas lobectomia, a meta é a mesma, podendo ser alcançada espontaneamente pela função do lobo contralateral ou pelo uso de levotiroxina.

Seguimento

Os nódulos sem indicação de PAAF devem ser acompanhados em 6 a 12 meses caso as características ultrassonográficas sejam de alto risco, 12 a 24 meses para os de baixo risco ou risco intermediário e pelo menos 24 meses para aqueles císticos ou espongiformes, especialmente os <1cm, caso o sejam.

Para nódulos benignos, mas com características ultrassonográficas suspeitas, a PAAF deve ser repetida em até 12 meses após a avaliação inicial. Caso a segunda punção

para os de risco intermediário, e está formalmente indicada para os de alto risco (Quadros 99.5 e 99.6).

Estudos sugerem que a radioiodoterapia, quando indicada, não está associada a infertilidade, malformações congênitas, abortamentos, prematuridade, baixo peso ao nascer, mortalidade infantil, malignidades ou alterações no desenvolvimento intelectual da prole.

No entanto, qualquer gestação deve ser planejada para 6 a 12 meses após a administração terapêutica de radioiodo, de maneira que a função tireoidiana se estabilize e a remissão do câncer seja documentada. Além disso, a administração inadvertida de radioiodo em uma gestação antes de 12 semanas não parece comprometer a função tireoidiana fetal.

Caso seja utilizada, a dose administrada deve ser de 30mCi para os casos de baixo risco e risco intermediário. Para os de alto risco ou risco intermediário com características mais agressivas são recomendadas doses de até 150mCi.

Quadro 99.6 Características que sugerem a indicação de radioiodoterapia nos casos de carcinomas diferenciados da tireoide

Classificação de risco/TNM	Descrição	Evidências sugerem melhor sobrevida se indicada radioiodoterapia?	Indicada radioiodoterapia após cirurgia?
Baixo risco T1a N0, Nx M0, Mx	Tumor ≤1cm (uni ou multifocal)	Não	Não
Baixo risco T1b, T2 N0, Nx M0, Mx	Tumor de 1 a 4cm	Não	Não de rotina Pode ser indicada para casos de histologia agressiva ou invasão vascular
Risco baixo – intermediário T3 N0, Nx M0, Mx	Tumor >4cm	Dados observacionais conflitantes	Considerar
Risco baixo – intermediário T3 N0, Nx M0, Mx	Extensão extratireoidiana microscópica, qualquer tamanho tumoral	Dados observacionais conflitantes	Considerar, geralmente indicado
Risco baixo – intermediário T1-3 N1a M0, Mx	Metástases linfonodais em compartimento cervical central	Dados conflitantes, geralmente não, exceto em pacientes ≥45 anos (estádio III pelo TNM)	Geralmente indicado, especialmente se linfonodos >2 a 3cm e se extensão extratireoidiana ou idade mais avançada
Risco baixo intermediário T1-3 N1b M0, Mx	Metástases cervicais laterais ou mediastinais	Dados conflitantes, geralmente não, exceto em pacientes ≥45 anos	Geralmente indicado, especialmente com número crescente de linfonodos cervicais macroscópicos ou clinicamente detectáveis, extensão extratireoidiana ou idade mais avançada
Alto risco T4 Qualquer N Qualquer M	Qualquer tamanho, extensão extratireoidiana grosseira	Sim, dados observacionais	Sim
Alto risco M1 Qualquer T Qualquer N	Metástases a distância	Sim, dados observacionais	Sim

Fonte: adaptado de Haugen BR et al. 2015. American Thyroid Association Management Guidelines for Adult Patients with Thyroid Nodules and Differentiated Thyroid Cancer, Thyroid 2016; 26(1):1-13.

seja realizada e o resultado benigno confirmado, não há indicação para novas punções, tampouco de ultrassonografias seriadas para avaliação de risco de malignidade. Para o restante dos nódulos benignos, de baixo risco ou risco intermediário de malignidade recomendam-se a repetição de controle com imagem em 12 a 24 meses e nova punção casa haja seu crescimento ou surgimento de novas características suspeitas.

Nos casos de cânceres papilíferos ou foliculares, o seguimento será determinado pela estratificação pós-operatória imediata, bem como pela reestratificação contínua de acordo com os resultados da ultrassonografia cervical, dosagens de tireoglobulina basais ou estimuladas, cintilografia de corpo inteiro após radioiodo diagnóstico ou terapêutico e outros exames de imagem que se fizerem necessários. O detalhamento desse seguimento está além do escopo deste capítulo e poderá ser encontrado na leitura complementar.

PONTOS CRÍTICOS E CONSIDERAÇÕES FINAIS

O diagnóstico de hipotireoidismo deverá ser feito com a dosagem de TSH. Se a concentração de TSH estiver elevada, deverá ser repetida em conjunto com T4 livre sérico. Se o TSH está comprovadamente aumentado com T4 livre baixo, confirma-se o hipotireoidismo primário, devendo, então, o tratamento ser iniciado. Se o TSH está elevado com T4 livre normal, trata-se de hipotireoidismo subclínico, e a decisão terapêutica deverá ser individualizada. A dosagem de anticorpo antitireoperoxidase (anti-TPO) não é mandatória, mas, quando realizada, sugere etiologia autoimune. O tratamento deve ser realizado com L-tiroxina sódica (L-T4), administrada uma vez ao dia, por via oral, em jejum. A dose média em adultos varia entre 1,5 e 1,8µg/kg (excetuando-se idosos e portadores de doenças coronarianas). O seguimento deverá ser feito inicialmente após 6 semanas e posteriormente a cada período de 6 a 12 meses, visando à normalização do TSH.

As mulheres grávidas têm níveis de TSH diferentes (0,1 a 2,5mUI/L no primeiro trimestre, 0,2 a 3,0mUI/L no segundo e 0,3 a 3mUI/L no terceiro), devendo sempre ser tratadas nos casos de hipotireoidismo clínico. O tratamento do hipotireoidismo subclínico nas grávidas assintomáticas não é consensual, sendo a positividade do anticorpo anti-TPO fator fortemente positivo para a decisão de tratá-lo.

A tireotoxicose é diagnosticada com a dosagem de TSH, T4 livre e eventualmente T3 total. O TSH suprimido com hormônios tireoidianos altos são os marcadores da doença, tendo a DG como a causa mais comum de hipertireoidismo. O hipertireoidismo subclínico é definido com hormônios tireoidianos normais e TSH subnormal. A dosagem de TRAb auxilia o diagnóstico, sendo útil no diagnóstico diferencial de outras doenças, como AT e BMNT, de DG solicitada, embora sua ausência não exclua o diagnóstico de DG. A solicitação da captação de iodo radioativo (contraindicada em grávidas) e a ultrassonografia podem ser necessárias para o esclarecimento diagnóstico.

O tratamento do hipertireoidismo deve ser esclarecido e compartilhado com a paciente, pois são várias as possibilidades terapêuticas. O bloqueio beta-adrenérgico deve ser utilizado para melhora dos sintomas adrenérgicos e, concomitantemente, podem ser administradas medicações antitireoidianas (MMI e PTU), observando-se o fato de que são preferencialmente escolhidas pacientes com alta probabilidade de remissão. O MMI é o medicamento mais utilizado atualmente em razão de sua melhor facilidade posológica, enquanto o PTU é reservado para as mulheres grávidas no primeiro trimestre da gravidez ou em casos de tempestade tireoidiana.

O seguimento é realizado 4 a 6 semanas após o início do tratamento com ajuste da dose e duração de tratamento de 6 meses a 2 anos. A dose ablativa de iodo radioativo ou o tratamento cirúrgico são normalmente selecionados para pacientes não aderentes aos antitireoidianos ou ainda em situações de contraindicação, recorrência ou bócios compressivos.

Em relação ao hipertireoidismo subclínico, estratificam-se as pacientes como de alto ou baixo risco para complicações, estabelecendo-se, então, a terapêutica. O hipertireoidismo clínico é pouco frequente durante a gravidez, porém a forma subclínica é um pouco mais prevalente, sendo a tireotoxicose e a TGT suas mais frequentes causas.

Em relação ao tratamento, nota-se melhora progressiva da DG durante as últimas fases da gravidez, e também a TTG tende a melhorar com a progressão da gravidez, sendo extremamente rara a necessidade de medicações. Quando houver indicação de agentes antitireoidianos, preconiza-se o uso do PTU no primeiro trimestre seguido da troca pelo MMI no segundo e no terceiro trimestre, objetivando um T4 livre no limite superior da normalidade.

O diagnóstico das tireoidites é normalmente realizado com a dosagem dos hormônios tireoidianos, que podem encontrar-se aumentados, normais ou diminuídos, dependendo da fase da doença. A dor local auxilia muito no diagnóstico diferencial, bem como a realização de cintilografia tireoidiana com iodo radioativo. O tratamento, quando necessário, é feito com betabloqueadores e, eventualmente, anti-inflamatórios.

O aumento da incidência dos nódulos tireoidianos se explica principalmente pela difusão do uso dos métodos de imagem nos últimos anos. Na gestação, há uma razão para o possível estímulo ao seu crescimento em virtude das alterações hormonais e metabólicas próprias desse período, mas isso não está bem definido.

Na atualidade, a avaliação, a condução diagnóstica e o tratamento dos nódulos e cânceres de tireoide seguem recomendações recentes de diferentes diretrizes, as quais se baseiam nas características ultrassonográficas que conferem maior risco de malignidade a determinada lesão nodular, aos fatores de risco pessoais que podem estar presentes, ao tipo histológico, tamanho, presença de metástases cervicais ou a distância e extensão da cirurgia.

O objetivo principal é tratar de modo diferente os casos de baixas agressividade e morbidade, em relação aos mais agressivos, que conferem maior risco de morbidade e mortalidade ao indivíduo, poupando a maioria das pacientes de baixo risco das complicações possivelmente associadas ao tratamento.

Na gestação, com poucas exceções, os nódulos e cânceres de tireoide são tratados de acordo com os mesmos critérios, e a maior parte das cirurgias é deixada para o período após o parto. Não se pode deixar de lembrar que a radioiodoterapia está absolutamente contraindicada na gestação.

MENSAGENS-CHAVE

- O diagnóstico de hipotireoidismo é realizado com a dosagem do TSH, que deverá ser repetida com o T4 livre. A dosagem de anti-TPO nem sempre é solicitada.
- O hipotireoidismo pode ser tratado com levotiroxina sódica, objetivando um TSH dentro do valor de referência.
- O tratamento do hipotireoidismo subclínico é controverso em pessoas assintomáticas, porém mais comum em mulheres grávidas com TSH anormais para a faixa de referência trimestre-específica, especialmente em situações de anti-TPO positivo.
- O diagnóstico de tireotoxicose é realizado com a dosagem do TSH e T4 livre, podendo ser úteis a dosagem de TRAb, a cintilografia tireoidiana e/ou a ultrassonografia da tireoide para esclarecimento da causa etiológica.
- O tratamento do hipertireoidismo depende da idade, gravidade do caso, etiologia da doença, presença de comorbidades, devendo a decisão terapêutica ser compartilhada com a paciente.
- Os nódulos tireoidianos devem ser avaliados com ultrassonografia e citologia para a diferenciação entre benignos e malignos, os quais devem ser tratados cirurgicamente, enquanto os benignos devem ser apenas acompanhados de acordo com suas características, padrão de crescimento e resultado citopatológico inicial.
- A incidência do câncer diferenciado da tireoide, especificamente o papilífero de baixo risco, tem aumentado nos últimos anos, o que se deve principalmente à difusão dos métodos de imagem voltados para a região cervical. A mortalidade, no entanto, permanece baixa.
- Em contrapartida, têm sido recomendados tratamentos menos agressivos para os tumores de baixo risco, poupando as pacientes de cirurgias extensas e radioiodoterapias desnecessárias, que podem promover complicações definitivas e debilitantes, como a sialoadenite crônica.

- Já os casos de alto risco de recidiva devem ser identificados de acordo com a classificação anatomopatológica, a extensão da cirurgia e a presença de metástases e tratados com cirurgia adequada, radioiodoterapia em dose alta, supressão do TSH e eventualmente radioterapia e terapias oncológicas não convencionais.
- Na gestação, em geral, a condução dos nódulos tireoidianos é semelhante. São empregadas as mesmas indicações para punção, e caso a cirurgia seja indicada um câncer de crescimento rápido, por exemplo, deve ser realizada no segundo trimestre, sem prejuízo para a mãe e o feto. Deve-se reforçar, no entanto, que a maior parte das cirurgias deverá ser marcada para o período pós-parto.

Leitura complementar

American College of Obstetricians and Gynecologists. Practice Bulletin No. 148: Thyroid disease in pregnancy. Obstet Gynecol. 2015 Apr; 125(4):996-1005.

Bahn Chair RS, Burch HB, Cooper DS et al. Hyperthyroidism and other causes of thyrotoxicosis: management guidelines of the American Thyroid Association and American Association of Clinical Endocrinologists. Thyroid 2011 Jun; 21(6):593-646.

Brent G. Hypothyroidism and thyroiditis. In: Williams – textbook of endocrinology. 12. ed. Elsevier Saunders, 2011:406-39.

Cabezón CA, Carrizo CL, Costanzo PR. Evolution of differentiated thyroid cancer during pregnancy in a community University Hospital in Buenos Aires, Argentina. Arq Bras Endocrinol Metab 2013; 57:307-11.

Chan S, Boelaert K. Optimal management of hypothyroidism, hypothyroxinaemia and euthyroid TPO antibody positivity preconception and in pregnancy. Clin Endocrinol (Oxf) 2015 Mar; 82(3):313-26.

De Groot L, Abalovidr M, Alexander EK et al. Management of thyroid dysfunction during pregnancy and postpartum: an Endocrine Society Clinical Practice Guideline. J Clin Endocrinol Metab 2012; 97(8):2543-65.

De Groot L, Abalovich M, Alexander EK et al. Management of thyroid dysfunction during pregnancy and postpartum: an Endocrine Society clinical practice guideline. J Clin Endocrinol Metab 2012 Aug; 97(8):2543-65.

DeGroot and Pacini F, Thyroid Nodules in thyroidmanager.org, 2012.

Ferlay J, Parkin DM, Curado MP et al. Cancer incidence in five continents. Vol 1-9: IARC Cancer Base No. 9. International Agency for Research on Cancer, 2010.

Green-Stagnaro A. Approach to the patient with postpartum thyroiditis. J Clin Endocrinol Metabol 2012; 97:334-42.

Haddad RI, Lydiatt WM, Ball DW et al. In Thyroid Carcinoma, NCCN Clinical Practice Guidelines in Oncology, 2015: Version 2.2015.

Haugen BR. 2015 American Thyroid Association Management Guidelines for Adult Patients with Thyroid Nodules and Differentiated Thyroid Cancer. Thyroid 2016; 26(1):1-133.

Hollowell JG, Staehling NW, Flanders WD et al. Serum TSH, T (4), and thyroid antibodies in the United States population (1988 to 1994): National Health and Nutrition Examination Survey (NHANES III). J Clin Endocrinol Metab 2002; 87:489.

Jonklaas J, Bianco AC, Bauer AJ et al. Guidelines for the treatment of hypothyroidism: prepared by the american thyroid association task force on thyroid hormone replacement. Thyroid 2014 Dec; 24(12):1670-751.

Lazarus J, Brown RS, Daumerie C, Hubalewska-Dydejczyk A, Negro R, Vaidya B. 2014 European thyroid association guidelines for the management of subclinical hypothyroidism in pregnancy and in children. Eur Thyroid J 2014 Jun; 3(2):76-94.

Muldoon B, Mai V, Burch H. Management of Graves' disease – An overview and comparison of clinical practice guidelines with actual practice trends Endocrinol Metab Clin N Am 2014; 43:495-516.

Plowden TC, Schisterman EF, Sjaarda LA et al. Subclinical hypothyroidism and thyroid autoimmunity are not associated with fecundity, pregnancy loss or live birth. J Clin Endocrinol Metab 2016 Mar 29. [Epub ahead of print]

Practice Committee of the American Society for Reproductive Medicine. Subclinical hypothyroidism in the infertile female population: a guideline. Fertility Sterility, 2015 Sep; 104(3):545-53.

Rosário PW et al. Nódulo tireoidiano e câncer diferenciado da tireoide: atualização do consenso brasileiro. Arq Bras Endocr Metab 2013; 57(4):240-64.

Sgarbi JA, Teixeira PF, Maciel LM et al. The Brazilian consensus for the clinical approach and treatment of subclinical hypothyroidism in adults: recommendations of the thyroid Department of the Brazilian Society of Endocrinology and Metabolism. Arq Bras Endocrinol Metabol 2013 Apr; 57(3):166-83.

Stagnaro-Greem A, Abalovich M, Alexander E et al. Guidelines of the American Thyroid Association for the Diagnosis and Management of Thyroid Disease During Pregnancy and Postpartum. Thyroid 2011; 21:1081-125.

Syed ZA, Cibas ES. The Bethesda System for Reporting Thyroid Cytopathplogy – Definitions, Criteria and Explanatory Notes, Springer Science, 2010.

Tufano RP, Noureldine SI, Angelos P. Incidental Thyroid nodules and thyroid cancer – Considerations before determining management. JAMA Otolaryngol Head Neck Surg 2015; 141(6):566-72.

Veiga LHS, Neto G, Aschebrook-Kelfoy B et al. Thyroid cancer incidence patterns in São Paulo, Brazil, and the U. S. SEER Program, 1997-2008. Thyroid 2013; 23(6):748-57.

CAPÍTULO 100

Cardiopatia e Gravidez

Clóvis Antônio Bacha
Cezar Alencar de Lima Rezende

INTRODUÇÃO

A cardiopatia na gravidez é a principal causa de morte materna de origem não obstétrica e a quarta em geral, logo após as infecções, as hemorragias e a hipertensão. É indispensável a ausculta cardíaca de todas as gestantes durante a primeira consulta, uma vez que até 50% das mulheres jovens portadoras de cardiopatia têm diagnóstico firmado durante a realização do pré-natal.

A incidência de cardiopatia na gravidez em centros de referência no Brasil é de até 4,2%, ou seja, oito vezes maior quando comparada a dados estatísticos de centros internacionais. A etiologia mais frequentemente encontrada no Brasil e no mundo é a reumática, seguida da congênita, da chagásica e de outras menos prevalentes. A relação entre a cardiopatia reumática e a congênita vem diminuindo em todo o mundo em razão da profilaxia da febre reumática e do desenvolvimento do tratamento cirúrgico para as cardiopatias congênitas, propiciando que suas portadoras atinjam a idade reprodutiva. No Brasil, essa relação é de 4:1, porém em alguns países desenvolvidos as cardiopatias congênitas são muito mais frequentes do que as reumáticas.

Entre as lesões anatômicas, a estenose mitral pura ou associada é a mais frequente.

A gravidez é um estado de alto fluxo hemodinâmico e baixa resistência com progressiva adaptação cardiovascular, que persiste por semanas após o parto. Pacientes com doença cardiovascular preexistente ou aquelas que desenvolvem a doença durante a gestação têm risco aumentado de morbidade e mortalidade materna e fetal.

A literatura sobre cardiopatia na gravidez ainda apresenta poucos estudos que comprovem as evidências nessa área. Em razão dessa limitação, muitas recomendações classificadas como IA em não grávidas são aqui consideradas IC.

CLASSIFICAÇÃO DOS GRAUS DE RECOMENDAÇÃO E NÍVEIS DE EVIDÊNCIA CITADOS

Graus de recomendação
- **Classe I:** evidência e/ou concordância geral de que o procedimento é benéfico e efetivo.
- **Classe II:** evidência conflitante e/ou divergente quanto à utilidade e à eficácia do procedimento ou tratamento.
- **Classe IIa:** evidências e opiniões favorecem a utilização do procedimento ou tratamento.
- **Classe IIb:** evidências e opiniões não embasam adequadamente a utilização ou eficácia do procedimento ou tratamento.
- **Classe III:** evidência e/ou concordância de que o procedimento ou tratamento não é benéfico, podendo ser deletério.

Níveis de evidência
- **A:** dados obtidos a partir de vários ensaios clínicos randomizados ou de metanálise de ensaios clínicos randomizados.
- **B:** dados obtidos de um ensaio clínico randomizado ou de estudos não randomizados.
- **C:** dados obtidos pelo consenso de especialistas.

No texto, o grau de recomendação seguido pelo nível de evidência será relacionado no final da orientação e entre parênteses.

ALTERAÇÕES HEMODINÂMICAS FISIOLÓGICAS

A gestação é um estado hiperdinâmico que provoca várias alterações no aparelho cardiovascular, caracterizadas por aumento do volume sanguíneo circulante >40%, da frequência cardíaca, do débito cardíaco e do volume de ejeção e diminuição da pressão arterial diastólica em virtude da diminuição da resistência vascular periférica e da baixa resistência do leito vascular placentário.

O aumento do volume sanguíneo, principal fator de descompensação da gestante cardiopata, atinge seu pico máximo na 30ª semana de gestação e, então, permanece em um nível relativamente elevado até o termo (Quadro 100.1).

A diferença relativa entre o aumento do volume plasmático (50%) e o da massa eritrocitária (20% a 40%) é responsável pela "anemia fisiológica" da gravidez. O aumento do volume sanguíneo total é da ordem de 40% a 50%.

A hidratação tissular aumentada é considerada universal na gestação normal, e o edema clínico é encontrado em 50% a 80% das mulheres grávidas saudáveis.

Efeitos do trabalho de parto e período expulsivo

O Quadro 100.1 apresenta algumas modificações do aparelho cardiovascular que ocorrem normalmente durante a gravidez e o parto.

Durante as contrações uterinas mais intensas, a pressão arterial sistêmica média se eleva aproximadamente 10%, e uma quantidade significativa de sangue (300 a 500mL) é lançada para dentro da circulação materna. O aumento do retorno venoso e um aumento transitório na frequência cardíaca resultam em aumento do débito cardíaco (15% a 20%), seguido de bradicardia reflexa. Essas alterações são minoradas com o uso da anestesia de condução.

As mudanças circulatórias que se seguem imediatamente ao período expulsivo são necessariamente influenciadas pela quantidade de sangue perdida, em média de 500mL ou mais no parto vaginal e aproximadamente 1.000mL na cesariana.

A pressão arterial, tanto a sistólica como a diastólica, nos primeiros 4 dias do puerpério tende a evoluir com acréscimo de 5% dos valores em relação ao término da gestação. Cerca de 12% das pacientes normotensas antes do parto terão pressão arterial diastólica >100mmHg no pós-parto.

As alterações no débito cardíaco, na frequência cardíaca e no volume sistólico durante o parto, sendo maiores do que durante a gravidez, impõem sobrecarga ao coração. As pacientes portadoras de lesões graves, portanto, podem apresentar com muita regularidade congestão e edema pulmonar, insuficiência cardíaca e, até mesmo, falecer durante o parto e puerpério imediato.

Sintomas e sinais cardiorrespiratórios na gravidez normal

A gravidez normal, não complicada, é acompanhada por sintomas e sinais físicos, eletrocardiográficos, radiológicos e ecocardiográficos que simulam cardiopatia e que podem ser indevidamente atribuídos à doença cardíaca (Quadro 100.2).

Todas essas alterações na sintomatologia e nos exames clínicos e complementares dificultam a diferenciação entre o fisiológico e o patológico, entre a normalidade e a doença, exigindo experiência para lidar adequadamente com esse grupo de pacientes.

AVALIAÇÃO CLÍNICA E DIAGNÓSTICA DE CARDIOPATIA

Anamnese

Dispneia paroxística noturna, dispneia de repouso, angina ou síncope durante esforço, taquicardia de início e término súbitos acompanhada ou não de manifestações de baixo débito, tosse não produtiva associada à dispneia e sem sinais de infecção de vias respiratórias e hemoptise sugerem doença cardíaca. Na história pregressa é importante pesquisar a presença de diagnóstico de sopro durante a infância ou na vida adulta fora da gestação e passado de febre reumática ou sintomas que sugiram descompensação cardíaca fora da gestação ou em gestação anterior.

Exame físico

Os sopros sistólicos são comuns na gravidez, mas aqueles de intensidade III/IV ou mais exigem avaliação. Sopros de fluxo valvar atrioventricular podem ocorrer com o débito cardíaco aumentado da gravidez, mas um sopro diastólico é

Quadro 100.2 Sintomas e sinais cardiorrespiratórios na gravidez normal

Dispneia
Hiperventilação
Fatigabilidade fácil
Diminuição da tolerância ao exercício
Tonturas
Síncope
Edema periférico
Estertores da base nos pulmões (desaparecem após tosse ou respiração profunda)
Pequeno pulso em martelo d'água
Íctus ventricular desviado para a esquerda
Aumento na primeira bulha
Desdobramento constante da segunda bulha
Terceira bulha presente
Sopro mesossistólico pulmonar ou sistólico supraclavicular
Sopro contínuo
Mudanças eletrocardiográficas no ritmo, eixo e repolarização
Radiografia com deslocamento do ápice, aumento da trama pulmonar, aumento da silhueta cardíaca

Quadro 100.1 Alterações cardiovasculares no decorrer da gravidez e no parto*

Alteração	Gravidez	Parto
Débito cardíaco	↑ 30% a 50%	↑ 60% a 80%
Volume sistólico	↑ 30% a 40%	↑ 60% a 80%
Frequência cardíaca	↑ 10 a 15bpm	↓ 15 a 20bpm
Volume sanguíneo	↑ 40% a 50%	↓ 5% a 15%
Resistência vascular sistêmica	↓ 15% a 21%	↓
Resistência vascular pulmonar	–	↓
Pressão arterial média	↓ discreta	↑ 10%
Pressão arterial sistólica	↓ 3 a 5mmHg	
Pressão arterial diastólica	↓ 5 a 10mmHg	
Pressão coloidosmótica	↓ 14%	
Hemoglobina	↓ 2,1g/dL	

*Alterações máximas em posição supina. As alterações do parto não estão superpostas às da gravidez.
↓: diminui; ↑: aumenta; bpm: batimento por minuto.

Quadro 100.3 Indicadores clínicos de doença cardíaca na gravidez

Sintomas
Piora da capacidade funcional
Palpitações
Hemoptise
Dispneia paroxística noturna ou ortopneia
Dor precordial ao esforço
Síncope
Tosse seca noturna
Sinais
Cianose
Baqueteamento digital
Distensão jugular persistente
Sopro sistólico grau 3/6 ou mais
Sopro diastólico
Cardiomegalia
Arritmia persistente
Desdobramento fixo de B2
Critérios de hipertensão pulmonar

tão raro que justifica o diagnóstico de cardiopatia quando se tem o cuidado de excluir os sons do fluxo da artéria mamária interna (sopro mamário) e de um sopro venoso que tenha um componente diastólico, ambos comuns na gravidez normal.

Em geral, os sopros das lesões estenóticas tendem a aumentar durante a gravidez. O inverso ocorre com as lesões valvares que cursam com regurgitação.

Ausência de pulsos periféricos e sopro interescapular (coarctação de aorta), hepatomegalia dolorosa associada a ingurgitamento jugular, arritmia cardíaca grave ou sugestiva de fibrilação atrial, desdobramento constante e invariável da segunda bulha e pulso venoso anormal são alterações notadas no exame físico em pacientes portadoras de cardiopatias durante a gestação. Baqueteamento digital acompanhado de cianose e impulsões paraesternais são característicos das cardiopatias congênitas que cursam com cianose. Em paciente longilínea, com palato em cúpula e dedos longos, deve-se suspeitar da síndrome de Marfan (Quadro 100.3).

Exames complementares

Os exames complementares incluem a eletrocardiografia e a ecocardiografia, que não apresentam riscos conhecidos para a gravidez. A presença de alterações difusas da repolarização, sinais eletrocardiográficos de sobrecarga de câmaras cardíacas, onda delta associada a intervalo P-R curto, sinais de bloqueios de ramos e outras alterações da condução interventricular do estímulo cardíaco sugerem cardiopatia e arritmias com elevada frequência quando presentes no estudo eletrocardiográfico.

Assim como o eletrocardiograma, o ecocardiograma é exame complementar que apresenta modificações com as alterações hemodinâmicas da gestação. Muitas das regurgitações valvares detectadas no exame ecocardiográfico, não auscultadas ao exame clínico, são fisiológicas, devendo ser analisadas com critério. Outros exames, como a radiografia de tórax com proteção abdominal, a tomografia computadorizada, a ressonância magnética, o teste ergométrico e o Holter podem, eventualmente, ser necessários.

REPERCUSSÕES DA GESTAÇÃO NA PORTADORA DE CARDIOPATIA

As modificações da hemodinâmica materna poderão acarretar à paciente portadora de cardiopatia aumento da frequência dos episódios de descompensação cardíaca, que serão mais intensos e continuados nas pacientes portadoras de lesões do tipo estenóticas (estenose mitral, aórtica, subaórtica hipertrófica) e/ou cianogênicas. Embora as sobreviventes à gestação e ao puerpério pareçam não ter suas sobrevidas encurtadas, ainda existem questionamentos sobre a possibilidade de a gestação ocasionar calcificação mais precoce das próteses valvares e agravamento de arritmias cardíacas, além de favorecer o desenvolvimento de fenômenos tromboembólicos.

A estenose mitral é a lesão anatômica mais habitualmente encontrada. Assim como as demais lesões com estenose e as congênitas cianóticas, essa estenose tende a cursar de maneira desfavorável durante a gestação, mas, ao contrário, as lesões com regurgitação valvar e as cardiopatias congênitas não acompanhadas de cianose tendem a ter evolução favorável.

Mesmo pacientes hígidas até o início da gestação podem ter seu coração comprometido durante esse período. A miocardiopatia periparto é diagnóstico de exclusão. Trata-se de miocardiopatia dilatada especificamente relacionada que acomete a gestante ou a puérpera previamente sadia. Em geral, se manifesta 1 a 2 meses antes do parto ou nos primeiros 5 meses após o parto. Um elemento essencial no diagnóstico consiste na demonstração de disfunção ventricular sistólica esquerda, de preferência comprovada por alterações ecocardiográficas que incluam fração de ejeção (FE) <45%, fração de enchimento <30%, ou ambas, e volume diastólico final >2,7cm/m² e sintomas de insuficiência cardíaca.

O curso clínico é variado, entre 23% e 32%, podendo evoluir para recuperação completa ou quase completa da função ventricular nos primeiros 6 meses. As demais podem apresentar melhora progressiva da função ventricular por período mais prolongado, de 1 a 3 anos, ou evoluir para piora clínica com morte precoce (10% a 32%) ou necessitando de transplante cardíaco, ou então permanecem com insuficiência cardíaca crônica. A normalização da função ventricular é mais comum naquelas pacientes com FE >30% por ocasião do diagnóstico. Metade das gestantes evoluirá com regressão total do quadro, porém a outra metade persistirá com déficits variáveis da função cardíaca e, entre essas, cerca de 25% com lesão grave.

A gestação posterior pode estar associada à recorrência da disfunção ventricular (em 21% das que normalizaram a função ventricular), à deterioração clínica (em até 44% das que permaneceram com função comprometida) e até mesmo ao óbito (em torno de 7% e entre as que permaneceram com disfunção residual). A permanência de disfunção ventricular se associa a risco maior de prematuridade e perdas fetais por aborto espontâneo ou terapêutico.

O planejamento familiar é fundamental para essas pacientes, pois mesmo aquelas que normalizaram a função ventricular podem apresentar recidiva da doença em gestação subsequente.

Quadro 100.4 Classificação do risco materno associado a lesões cardíacas específicas*

Grupo I – Mortalidade materna <1%
Regurgitação valvar e outras lesões valvares, cardiopatias congênitas, arritmias e miocardiopatias não incluídas nos grupos II e III. Cardiopatias congênitas corrigidas cursando sem cianose. Prótese valvar biológica

Grupo II – Mortalidade materna entre 5% e 15%
Estenose mitral[1] ou aórtica[2] graves. Lesões valvares acompanhadas de hipertensão pulmonar[3]. Válvula metálica. Cardiopatias congênitas cianóticas. Coarctação de aorta não complicada. Síndrome de Marfan com aorta normal. Miocardiopatias com moderado comprometimento da função cardíaca[4] e arritmias potencialmente fatais. Miocardiopatia com grave comprometimento da função cardíaca[5]. Miocardiopatia hipertrófica com obstrução acentuada do fluxo[6]. Arterite de Takayasu. Angina instável. Infarto prévio do miocárdio

Grupo III – Mortalidade materna entre 15% e 50%
Hipertensão pulmonar primária ou secundária ao tromboembolismo de repetição, à esquistossomose pulmonar ou à estenose valvar em bioprótese. Coarctação de aorta complicada. Síndrome de Marfan com envolvimento da aorta. Miocardiopatias com grave comprometimento da função cardíaca e com arritmias potencialmente fatais. Síndrome de Eisenmenger. Infarto agudo do miocárdio, trombose em prótese ou endocardite bacteriana durante a gestação atual. Aneurisma dissecante de aorta

*Critérios ecográficos:
1. Área valvar <1cm^2.
2. Área valvar <0,75cm^2 + gradiente transvalvar médio >40mmHg + hipertrofia ventricular.
3. Pressão média em artéria pulmonar >30mmHg.
4. Fração de ejeção ≤0,45 e >0,41 (Teichholz).
5. Fração de ejeção ≤0,40.
6. Gradiente da via de saída do ventrículo esquerdo >50mmHg

A congestão pulmonar em suas formas graves (a descompensação cardíaca e o edema agudo de pulmão) é a principal causa de óbito materno, sendo responsável por 60% a 90% dos casos, seguindo-se os fenômenos tromboembólicos, a endocardite bacteriana e, mais raramente, o infarto agudo do miocárdio.

A mortalidade perinatal e a materna variam diretamente com a classe funcional e o tipo de lesão cardiovascular, ocorrendo óbito em 0,4% das gestantes de classe I/II e em 6,8% das de classe III/IV (Quadro 100.4).

ACONSELHAMENTO PRÉ-GESTACIONAL

A orientação pré-gestacional tem importância fundamental. Nessa ocasião procura-se determinar se o risco obstétrico é aceitável ou não para aquela paciente (Quadro 100.4). Caso o risco seja demasiadamente elevado e a lesão cardíaca não propicie correção cirúrgica, deve-se discutir com a paciente a contraindicação médica de uma provável gravidez e sugerir a realização da salpingotripsia. Em caso de lesão corrigível cirurgicamente, deverá ser estudado o momento adequado para o tratamento, se antes ou após possível gestação.

A paciente que planeja engravidar deverá ser orientada a substituir, entre outros, os anticoagulantes orais e os inibidores da enzima conversora de angiotensina, devendo ainda ser informada da necessidade da continuidade da profilaxia para febre reumática e da probabilidade do uso de antibioticoterapia profilática para endocardite bacteriana à época do parto e durante outros procedimentos cirúrgicos e tratamentos dentários.

A cardiopata portadora de prótese metálica, em uso constante de anticoagulantes orais, deverá ser orientada a respeito dos riscos desses medicamentos para o feto.

ESTIMATIVA DE RISCO DA DOENÇA CARDÍACA E ACOMPANHAMENTO PRÉ-NATAL

Deve-se constituir equipe médica composta de obstetras, cardiologistas, anestesiologistas e pediatras treinados nos cuidados com gestantes com doença cardiovascular.

Uma avaliação apropriada e o aconselhamento adequado ao casal, o mais precocemente possível na gestação, são de extrema importância. O ideal é que a paciente seja encaminhada a um centro de cuidados terciários.

O diagnóstico anatomofuncional da doença e a estimativa do risco gravídico tornam possível estabelecer as condições que se associam ao mau prognóstico.

O Quadro 100.4 auxilia a avaliação. As pacientes com lesões cardíacas de menor gravidade (grupo I) geralmente evoluem bem durante a gestação, sendo-lhes até permitida nova gestação. Para as pacientes do grupo II seria permitido terminar a gestação atual, e um método de esterilização deveria ser proposto no pós-parto. As pacientes pertencentes ao grupo III ou em classe funcional IV no início da gravidez, apesar de terapia medicamentosa adequada e em impossibilidade de tratamento cirúrgico para a cardiopatia em questão, são candidatas ao abortamento terapêutico, que deverá ser sempre discutido considerando sua vontade, o que só se justifica em uma idade gestacional inferior a 20 semanas, período após o qual é preferível tentar atingir o mínimo de viabilidade fetal, já que a interrupção terapêutica passa a ter um risco semelhante ao de se continuar com a gestação.

A assistência pré-natal deve obedecer à rotina habitual, e as consultas simultâneas com o obstetra e com o cardiologista, em geral, devem ser mensais na primeira metade da gestação, quinzenais após a 21ª semana e semanais nas últimas semanas. Em alguns casos, de acordo com a gravidade do quadro clínico, pode ser necessária a internação hospitalar prolongada.

Os fatores que contribuem para agravar a doença cardíaca ou causar complicações devem ser identificados e removidos ou, pelo menos, minimizados. Entre os precipitantes devem ser pesquisados: ansiedade, retenção de água e sódio, distúrbio eletrolítico, exercício físico brusco, extenuante e isométrico, calor e umidade, anemia, infecções, hipertireoidismo, tratamento medicamentoso inadequado, arritmias e tromboembolismo.

As complicações cardiovasculares mais comuns são insuficiência cardíaca, arritmias, tromboembolismo, angina, hipoxemia e endocardite infecciosa.

A adoção de dieta rica em ferro e vitamina C é providencial. O uso profilático da suplementação de ferro após 20 semanas é obrigatório nesse grupo de gestantes (IA) e a associação de ácido fólico é benéfica na redução de níveis baixos de hemoglobina e da anemia megaloblástica (IIA).

São considerados preditores de complicações maternas:

- Classe funcional (CF) III/IV da New York Heart Association (NYHA).
- Cianose.
- Disfunção ventricular esquerda moderada a grave (FE <40%).
- Hipertensão arterial sistêmica moderada a grave.
- Hipertensão arterial pulmonar grave (pressão arterial pulmonar média >30mmHg).
- Obstrução do coração esquerdo.
- Regurgitação pulmonar grave.
- Disfunção ventricular direita.
- Antecedentes de eventos cardiovasculares (tromboembolismo, arritmias, endocardite infecciosa e insuficiência cardíaca).

O tratamento da insuficiência cardíaca congestiva incipiente é importante, mas é crítico o manejo do edema agudo de pulmão. A falência cardíaca deve ser tratada pronta e energicamente, sendo indicada restrição de atividade física ou mesmo repouso no leito, além do uso de digitálicos e diuréticos, da restrição de sal e do prevenção e tratamento das causas agravantes e precipitantes.

Quanto à alimentação, devem ser mantidos os níveis proteicos e calóricos adequados para a nutrição, evitando-se o aumento excessivo de peso e a consequente sobrecarga cardíaca. O ganho de peso deve ser limitado em 9 a 11kg. A ingestão de sódio, em geral, deve restringir-se a 4g/dia.

Prevenção e controle de infecção

Deve-se realizar a imunização contra viroses antes da concepção (rubéola, hepatite B, influenza), assim como pesquisar as infecções urinárias periodicamente, mesmo sem sintomatologia, e realizar o tratamento adequado sempre que necessário. Atualmente, também é recomendável para as gestantes normais a pesquisa rotineira entre 34 e 36 semanas da colonização em introito vaginal e retal pelo *Streptococcus* do grupo B, agente frequente das pneumonias dos recém-nascidos de infecções puerperais (IB).

A ocorrência de endocardite infecciosa (EI), embora rara durante a gravidez, pode levar a uma rápida deterioração do estado clínico da paciente. Normalmente tem como fator predisponente uma lesão cardíaca, e, no Brasil, a mais frequente é a secundária à cardiopatia reumática. O Quadro 100.5 apresenta as cardiopatias de acordo com o risco de endocardite.

O tratamento medicamentoso ou cirúrgico agressivo é crucial nas pacientes com EI, pois a mortalidade materna pode alcançar 30%. Apesar dessas constatações, não existe consenso nas recomendações de profilaxia antibiótica. Resumidamente, são as seguintes as recomendações do Colégio Americano de Obstetrícia e Ginecologia (ACOG) e da American Heart Association (AHA) para a profilaxia da EI na gestação e no parto:

- É opcional em parto vaginal não complicado nas pacientes cardiopatas consideradas de alto risco para EI, mas é indicada em parto vaginal complicado com infecção intra-amniótica nos casos descritos a seguir.

Quadro 100.5 Classificação das lesões cardíacas de acordo com o risco elevado de efeitos adversos por endocardite infecciosa

Risco para endocardite	Doença
Alto Profilaxia indicada (IIa)	Prótese cardíaca Endocardite infecciosa prévia Cardiopatia congênita: cardiopatia cianótica não corrigida; cardiopatia congênita corrigida com próteses e dispositivos nos primeiros 6 meses após procedimento; cardiopatia congênita corrigida com defeitos residuais adjacentes ao local da correção Pós-transplante cardíaco com lesão valvar adquirida
Baixo Profilaxia não mais indicada/nível baixo de evidência de necessidade de profilaxia	Válvula aórtica bicúspide Coarctação de aorta Miocardiopatia hipertrófica obstrutiva PVM importante Outras valvulopatias (inclui reumática)
Não recomendada (III)	CIA *ostium secundum* PVM sem lesão, espessamento ou regurgitação da válvula ao ecocardiograma Sopros funcionais ou fisiológicos

PVM: prolapso de valva mitral; CIA: comunicação interatrial.

- São consideradas de alto risco as pacientes com próteses valvares mecânicas e biológicas, as com EI prévia, as com malformações cardíacas congênitas complexas cianóticas não corrigidas, as corrigidas com enxertos sistêmico-pulmonares e as com permanência de defeito residual (Quadro 100.5).
- Seria recomendado também que se mantenha a profilaxia antibiótica nas lesões consideradas de risco moderado (valvopatias adquiridas, incluindo estenose e regurgitações, cardiopatias congênitas acianóticas e miocardiopatia hipertrófica), no parto vaginal e por via alta, até que estudos de nível maior de evidência comprovem a segurança de sua retirada (IIaC).
- São considerados procedimentos de risco para bacteriemia transitória aqueles que provocam manipulação da gengiva, na região periapical dos dentes ou quando há perfuração da mucosa oral. A AHA recomenda que a profilaxia seja realizada em pacientes consideradas de alto risco (IIbB).
- São também associadas à bacteriemia e com indicação para profilaxia as infecções gastrointestinais ou geniturinárias ativas e que necessitam manipulação geniturinária não eletiva. A orientação é a de que devem receber cobertura antibiótica também para *Enterococcus* (com amoxicilina ou ampicilina).

Esquemas de profilaxia

- **Para o parto, para pacientes consideradas de alto risco:** ampicilina ou amoxicilina 2g EV mais gentamicina 1,5mg/kg EV (não exceder 120mg) 30 minutos antes do parto; 6 horas após, administrar ampicilina ou amoxicilina 1g VO (IIaC).
- **Para paciente alérgica à penicilina:** vancomicina 1g EV em infusão por 1 ou 2 horas mais gentamicina 1,5mg/kg EV 30 minutos antes do parto.

- **Para as pacientes consideradas de risco moderado:** amoxicilina 2g VO 1 hora antes do parto ou ampicilina 2g IM ou EV 30 minutos antes do parto. Se alérgica à penicilina, vancomicina 1g EV em infusão por 1 ou 2 horas antes do parto (IIaC).

Para os procedimentos dentários descritos apenas em pacientes de alto risco:

- Amoxicilina 2g VO 1 hora antes do procedimento ou ampicilina 2g IM ou EV ou cefazolina ou ceftriaxona 1g IM ou EV 30 minutos antes do procedimento (IIbC).
- Se alérgica à penicilina, cefalexina 2g VO ou clindamicina 600mg VO ou azitromicina ou claritromicina 500mg VO 1 hora antes do procedimento ou cefazolina ou ceftriaxona 1g IM ou EV 30 minutos antes.

Todas as pacientes devem ser avisadas de que continuam apresentando risco de EI, devendo manter boa higiene oral, incluindo avaliações odontológicas de rotina, e aprender a reconhecer os sinais e sintomas de EI e procurar recurso médico com a maior brevidade possível quando houver suspeita da doença.

O Brasil ainda apresenta frequência alta de casos de febre reumática (FR). Desse modo, a antibioticoterapia profilática deve ser continuada durante a gestação conforme os seguintes critérios:

- **FR com história de cardite e/ou lesão valvar:** até os 40 anos.
- **FR com história de cardite e sem lesão valvar:** até 10 anos após o surto dessa febre.
- **FR sem história de cardite e sem lesão valvar:** por 5 anos após o surto reumático ou até os 21 anos de idade (IB).

O antibiótico recomendado é a penicilina G benzatina, na dose de 1.200.000UI, IM profunda, a cada 3 semanas. Em caso de alergia à penicilina, o estearato de eritromicina está indicado na dose de 250mg VO a cada 12 horas.

As vacinas antiestreptocócicas estão contraindicadas em pacientes com antecedentes de FR, pois a presença de proteína M nessas vacinas pode desencadear a doença reumática aguda (IIIB).

Prevenção de fenômenos tromboembólicos

A gravidez e o puerpério cursam com um estado de hipercoagulabilidade que favorece a ocorrência de fenômenos tromboembólicos. A gestação é um fator de risco para tromboembolismo venoso (TEV), o qual aumenta 10 vezes se comparado ao de não gestantes com a mesma idade e 38% naquelas com mais de 35 anos de idade.

Algumas mulheres com fatores de risco preexistentes ou não têm risco aumentado além do da própria gestação em razão da associação de fatores de risco transitórios, como desidratação, hiperêmese, repouso por mais de 4 dias, infecções, cesariana, hemorragias e gestação múltipla, entre outros.

As cardiopatias associadas a disfunção ventricular e insuficiência cardíaca apresentam fatores de risco independentes e aumentam o risco em oito vezes. Outros fatores de risco muito importantes para TEV na gravidez são história prévia de tromboembolismo não relacionada com trauma, TEV relacionado com gestações prévias ou com o uso de anticoncepcional, trauma com imobilização prolongada, obesidade mórbida, síndrome antifosfolípide e trombofilias hereditárias. Permanece um desafio a determinação das pacientes que devem receber profilaxia, não havendo ensaios randomizados sobre a profilaxia de TEV na gestação, e vários esquemas podem ser encontrados na literatura. As condutas são escolhidas segundo a orientação de *experts* com base em estudos observacionais.

Recomendações gerais

1. Toda mulher deve ter definido seu perfil de risco para TEV no início da gestação, o qual deve ser reavaliado quando ela for internada em hospital ou em caso de associação a outros problemas intercorrentes que aumentem o risco. As consideradas de alto risco devem iniciar a profilaxia já no primeiro trimestre.
2. Evitar desidratação e reduzir o repouso prolongado (IIaC).
3. Indicar o uso de meia elástica compressiva (abaixo dos joelhos) durante a gestação e até 6 a 12 semanas após o parto às pacientes com TEV prévia ou trombofilia (IIaC). Essa medida reduz o risco da síndrome pós-trombótica em pacientes com trombose venosa profunda (TVP) aguda ou prévia.
4. Considerar o uso de compressão pneumática intermitente durante e após cesariana.
5. Punção caudal para anestesia regional não deve ser realizada até 12 horas após a última dose de HNF ou HBPM SC em minidose e 24 horas após quando utilizada em dose ajustada para evitar risco de hematoma epidural. A profilaxia deve ser reiniciada 6 a 10 horas após a retirada do cateter peridural.
6. O uso de ácido acetilsalicílico isolada não é recomendado para profilaxia de TEV em nenhuma situação (IIIA).

Esquemas de profilaxia anticoagulante

HNF

- **Minidose:**
  - 5.000UI SC a cada 12 horas no primeiro trimestre.
  - 7.500UI SC a cada 12 horas no segundo trimestre.
  - 10.000UI SC a cada 12 horas no terceiro trimestre (chamada dose moderada).
- **Dose ajustada:** com controle do tempo de tromboplastina parcial ativado (TTPA) coletado no meio do intervalo entre as doses (sexta hora), mantendo-o entre 1,5 e 2,5 vezes o basal.

HBPM

Minidose	Enoxaparina	Dalteparina
Peso <50kg	20mg a cada 24 horas	2.500UI a cada 24 horas
Peso = 51 a 90kg	40mg a cada 24 horas	5.000UI a cada 24 horas
Peso >90kg	40mg a cada 12 horas	5.000UI a cada 12 horas

- **Dose terapêutica:**
  Enoxaparina: 1mg/kg SC a cada 12 horas ou antifator Xa entre 0,5 e 1,2UI/mL.
  Dalteparina: 100UI/kg SC a cada 12 horas.

Cumarínicos
Dose ajustada: RNI entre 2 e 3.

Recomendações para tromboprofilaxia na gestação

1. **TEV prévia associada a fator de risco transitório não mais presente:** acompanhamento clínico pré-parto e anticoagulação em dose ajustada pós-parto por 6 a 12 semanas (IC).
2. **TEV prévia idiopática:** acompanhamento clínico ou heparina em minidose até o parto e um dos anticoagulantes em dose ajustada no pós-parto por 6 a 12 semanas (IIaC).
3. **TEV prévia com comprovada trombofilia ou história familiar de trombose:** minidose de uma das heparinas até o parto e um dos anticoagulantes em dose ajustada no pós-parto por 6 a 12 semanas (IIaB).
4. **TEV prévia e deficiência de antitrombina ou combinação de heterozigose para o fator V de Leiden com heterozigose para mutação da protrombina ou homozigose de uma delas:** anticoagulação em dose ajustada antes e depois do parto (IIaC).
5. **Vários episódios prévios de TEV ou em uso crônico de anticoagulante:** manter dose ajustada antes e após o parto (IIaC).
6. **Outras trombofilias, mas sem história prévia de TEV:** acompanhamento clínico ou heparinas em minidose antes do parto e um dos anticoagulantes em dose ajustada após o parto (IIaC).
7. **Pacientes com três ou mais fatores de risco persistentes (exceto TEV prévia e/ou trombofilia):** heparinas em minidose antes do parto e de 3 a 5 dias após o parto. As heparinas, quando usadas em minidose periparto, devem ser iniciadas 12 horas antes e repetidas a cada 24 horas, se HBPM, ou 12 horas, se HNF (IIaC).
8. **Pacientes com dois fatores de risco persistentes:** uma das heparinas em minidose por 3 a 5 dias após o parto, mesmo que este seja vaginal (IIaC).

Recomendações para uso de anticoagulação plena na estenose mitral

9. Em caso de estenose mitral reumática com fibrilação atrial (FA), insuficiência cardíaca descompensada com ou sem FA, trombo intracavitário, estenose mitral grave com átrio esquerdo aumentado (>50mm) ou contraste espontâneo ao ecocardiograma, cardiopatia congênita cianótica complexa: anticoagulação em dose ajustada contínua (IIaB).
10. Pacientes com estenose mitral e fibrilação atrial ou com fenômeno tromboembólico prévio, independentemente do ritmo cardíaco ou com trombo no átrio esquerdo (IB):
    - Anticoagulação pode ser considerada para pacientes com estenose mitral grave e átrio esquerdo ≥55mm ao ecocardiograma (IIbB).
    - Anticoagulação pode ser considerada para pacientes com estenose mitral grave e átrio esquerdo com contraste espontâneo ao ecocardiograma (IIbC) (ACC/AHA, 2006, Guidelines for the management of patients with valvular heart disease: Executive Summary).

A terapia anticoagulante durante a gestação é cercada de controvérsias. Em geral, a heparina é preferida em razão do risco de malformações secundárias aos dicumarínicos (embriopatia varfarínica), que ocorre em 1% a 5% dos casos. Embora a heparina de alto peso molecular não ultrapasse a placenta, existem relatos de que pode ocasionar morbidade fetal, assim como a heparina de baixo peso molecular. Esta última, apesar de atravessar a barreira placentária e do seu custo elevado, tem demonstrado menos efeitos colaterais tanto na gestante como no feto.

Para a paciente portadora de prótese metálica, a maioria dos autores ainda indica o uso de anticoagulante oral, apesar dos efeitos danosos sobre o feto, porque o risco de trombose de valva é elevado nessas pacientes.

Uma alternativa para as pacientes portadoras de prótese valvar metálica, buscando minimizar os riscos fetais, consiste em se utilizar a heparina no primeiro trimestre e após a 35ª semana de gestação. Entre a 13ª e a 35ª semana é utilizada a varfarina.

Em pacientes com fibrilação atrial secundária à estenose mitral, desde que seja economicamente viável, faz-se uso da heparina em dose de anticoagulação por toda a gestação. A anticoagulação profilática ou terapêutica deve ser sempre cogitada para as cardiopatias com grande probabilidade de formação de trombos (Quadro 100.6).

Inibição do trabalho de parto pré-termo

A conduta inicial consiste em repouso e observação para confirmação de que se trata realmente de trabalho de parto pré-termo, sendo necessário ressaltar que o repouso absoluto não se tem mostrado eficaz em inibir o trabalho de parto e a médio e longo prazo ocorrem inúmeros efeitos colaterais. O trabalho de parto não deverá ser inibido nas pacientes com cardiopatia descompensada (IC). O tratamento da descompensação cardíaca com consequente melhora da perfusão tissular com frequência interrompe o trabalho de parto pré-termo espontaneamente. Após a compensação cardíaca, permanecendo com contrações importantes, podem ser utilizados como tocolíticos a indometacina ou o atosiban (IB). Essas medicações são as mais adequadas para as portadoras de cardiopatia, hipertensão, diabetes e hipertireoidismo. A in-

Quadro 100.6 Lesões cardíacas com elevada possibilidade de trombose

Próteses metálicas
Hipertensão arterial pulmonar
Cardiopatias congênitas cianóticas
Grande dilatação de câmaras cardíacas
Associação de trombofilias
Passado de fenômenos tromboembólicos
Insuficiência coronariana aguda

dometacina na dose inicial de 100mg, por via retal, seguida de 25mg a cada 8 horas, deve ficar restrita a gestações com menos de 32 semanas e por período inferior a 48 horas (risco de fechamento precoce do ducto arteriovenoso, enterocolite, hemorragia intraventricular e oligoidrâmnio). O sulfato de magnésio chegou a ser proscrito como uterolítico, mas estudos recentes voltaram a consagrá-lo, atribuindo-lhe até um efeito de neuroproteção fetal (IIA).

O corticoide, nas doses habituais para indução da maturidade pulmonar fetal, poderá ser utilizado mesmo em pacientes discretamente descompensadas, desde que em idade gestacional entre 24 e 34 semanas e com perspectiva de parto em um período de 24 horas a 7 dias (IA). A retenção hídrica poderá ser combatida com uma dose maior de diuréticos (IIaC).

REPERCUSSÕES DA GESTAÇÃO SOBRE O FETO E O RECÉM-NASCIDO

Vários fatores ocasionam maior morbimortalidade perinatal, como hipoxia, utilização de medicamentos, hereditariedade de certas cardiopatias e possibilidade de infecção fetal pelo *Trypanossoma cruzi*. Esses fatores acarretarão, entre outras possíveis repercussões, maior incidência de prematuridade, recém-nascidos pequenos para a idade gestacional, abortamentos e anomalias cardíacas e não cardíacas. Caso um dos pais tenha cardiopatia congênita, o recém-nascido tem até 15% de chance de apresentar anormalidade semelhante, a qual aumenta para 50% quando a anomalia é autossômica dominante, como ocorre na estenose subaórtica hipertrófica idiopática ou na síndrome de Marfan.

O desenvolvimento de episódios de descompensação cardíaca durante a gestação pode acarretar pior prognóstico perinatal. Entre as possíveis repercussões estão maior incidência de baixo peso, prematuridade e índice de Apgar <7, além de peso médio <300g no grupo de conceptos cujas mães desenvolveram complicações clínicas secundárias à cardiopatia em relação àquelas cujas gestações não apresentaram essas complicações.

A cianose materna aumenta o risco fetal, embora em formas cianóticas de doença cardíaca congênita existam certas respostas que servem para facilitar o recebimento de oxigênio pelo feto. Apesar desse mecanismo de compensação, a grande maioria dos recém-nascidos de mães com cianose se apresenta pequena para a idade gestacional e/ou prematura. Observa-se também elevada frequência de abortos, cuja incidência aumenta paralelamente ao hematócrito materno.

Em pacientes já transfundidas é essencial a pesquisa de infecções por hepatite B e pelo HIV, já que a utilização de medicamentos pode diminuir a transmissão vertical (IC).

Na avaliação fetal por ultrassonografia é importante que sejam estimadas a idade gestacional, a vitalidade, a morfologia e o perfil de crescimento fetal. Se for detectada alguma anormalidade, essa avaliação deve ser complementada por exames mais específicos, como Doppler fetal, perfil biofísico fetal e ecocardiograma fetal.

O ecocardiograma fetal deve ser realizado de rotina, e sempre após a 20ª semanas por indicação materna ou fetal. As indicações maternas são: diabetes, cardiopatia congênita de um dos pais, infecção materna relacionada com teratogenicidade (rubéola, citomegalovírus, HIV), doença de Chagas e toxoplasmose (relacionadas com miocardiopatias ou miocardites fetais), idade materna >35 anos, fenilcetonúria, doenças do tecido conjuntivo (mais relacionadas com bloqueio atrioventricular fetal) e exposição a agentes teratogênicos. As indicações fetais são: achado de outras anormalidades fetais em estudo morfológico, doenças cromossômicas e arritmias fetais.

A periodicidade dos exames é decidida pelo obstetra de acordo com a gravidade dos casos e o parâmetro a ser avaliado. Portadoras de cardiopatia cianótica ou com alterações hemodinâmicas importantes podem necessitar de reavaliação fetal, por ultrassom, até mesmo semanal. O método auxilia também os diagnósticos de morte fetal e descolamento prematuro de placenta.

USO DE MEDICAMENTOS

Os digitálicos são os fármacos mais empregados como cardiotônicos. Embora ultrapassem a placenta, não foram demonstrados efeitos teratogênicos ou prejudiciais ao feto.

Os diuréticos devem ser evitados durante a gravidez, exceto quando indicados para o tratamento da insuficiência cardíaca congestiva ou na presença de insuficiência renal associada. A depleção do volume plasmático materno pode resultar em prejuízo no crescimento fetal. Além disso, tem sido relatada a ocorrência de distúrbios eletrolíticos, icterícia e trombocitopenia fetais e pancreatite aguda materna associada ao uso de tiazídicos durante a gravidez. A furosemida é o diurético de escolha na gravidez. Durante o período de uso de diuréticos é necessário o monitoramento do nível sérico de potássio, complementando-o se estiver baixo.

Quanto às arritmias, deve-se sempre ter em mente que devem ser tratadas apenas as potencialmente fatais para a mãe e/ou para o feto. A princípio devem ser removidos fatores desencadeantes, como tabagismo, uso aumentado de cafeína, intoxicação digitálica, distúrbios hidroeletrolíticos, hipertireoidismo e ansiedade, entre outros, para só então ser avaliada a real necessidade de antiarrítmicos, os quais devem sempre ser utilizados na menor dosagem e pelo menor tempo possível.

Quando for utilizada a amiodarona, o pediatra deverá ser informado, uma vez que essa substância pode provocar hipo ou hipertireoidismo no recém-nascido. Em geral, a amiodarona é reservada para os casos de arritmias potencialmente fatais sem resposta adequada a outros antiarrítmicos, como a quinidina e a procainamida. Entretanto, para pacientes em uso dessa medicação, de modo justificável, antes do início da gestação, não se costuma tentar sua substituição.

Os inibidores da enzima conversora da angiotensina são formalmente contraindicados na gestação, apesar de muito úteis no pós-parto. O carvedilol, do grupo dos betabloqueadores, vem sendo utilizado principalmente naquelas pacientes com descompensação cardíaca refratária ao tratamento com diuréticos e digitálicos ou mesmo em substituição a este último.

CIRURGIA CARDIOVASCULAR E CARDIOVERSÃO DURANTE A GRAVIDEZ

Os riscos relacionados com o procedimento cirúrgico não diferem dos registrados em mulheres não grávidas; contudo, a mortalidade materna, que varia de 8,6% a 13,3%, tem sido considerada maior na gestação porque geralmente a cirurgia cardíaca é indicada em situações de extrema gravidade. A mortalidade fetal ocorre em 10% a 35% dos casos de comissurotomias e trocas valvares.

A melhor época para a intervenção cirúrgica é entre a 18ª e a 26ª semana, período em que já se ultrapassou a fase de teratogênese e ainda não se atingiu o pico de sobrecarga hemodinâmica.

Nas últimas décadas tem sido utilizada com maior frequência a dilatação do orifício valvar por meio do cateter com balão método, que acarreta menor morbidade ao feto. Sempre que disponível e indicado, deverá ser esse o método de eleição.

As indicações da valvotomia percutânea por cateter-balão (VPCB) se superpõem às indicações cirúrgicas principalmente na estenose mitral refratária ao tratamento clínico ou na impossibilidade do tratamento percutâneo por cateter-balão. As causas mais frequentes são insuficiência cardíaca, endocardite infecciosa, trombose de prótese valvar e dissecção de aorta.

As recomendações durante o procedimento para melhor resultado materno-fetal (IIaC) são: manter alto fluxo na circulação extracorpórea, normotermia, fluxo pulsátil, pressão arterial média >60mmHg, uterolítico profilático, cardiotocografia e/ou dopplerfluxometria contínua e hematócrito >25%.

A cardioversão elétrica sincronizada pode ser necessária em pacientes com taquiarritmias supraventriculares ou ventriculares que não respondem ao uso de medicamentos ou quando desenvolvem instabilidade hemodinâmica. O procedimento pode ser realizado com segurança em qualquer idade gestacional, podendo o feto apresentar bradicardia transitória que se resolve espontaneamente. Episódios embólicos podem ocorrer após reversão de fibrilação atrial, estando indicado o uso de anticoagulante por 3 semanas antes da cardioversão e por no mínimo 4 semanas após. A anestesia pode ser realizada com propofol (risco B), etomidato (maior incidência de mioclonia), midazolam (risco D) ou tiopental (risco D). Todos atravessam a placenta e o risco é descrito de acordo com o grau de sedação fetal por ocasião do parto.

CONDUÇÃO DA PACIENTE INTERNADA COM DESCOMPENSAÇÃO CARDÍACA

- Convém avaliar o uso de digital, diuréticos, heparina profilática, oxigenoterapia (em geral, 3 a 5L/min).
- Elevar a cabeceira e prescrever dieta hipossódica (apenas após a melhora da paciente).
- Realizar radiografia de tórax quando necessário (utilizar o avental de chumbo para proteção fetal).
- Evitar discutir a interrupção da gestação em paciente descompensada que ainda não se beneficiou do tratamento medicamentoso e cirúrgico adequado e do repouso sob observação hospitalar.

A Figura 100.1 mostra o fluxograma adotado para conduta em caso de grávida cardiopata descompensada sem melhora com o tratamento clínico.

CONDUTA NO TRABALHO DE PARTO

- Deve-se permitir que a paciente entre em trabalho de parto espontâneo, ao termo, com raras exceções, reservando a cesariana para as indicações obstétricas. Entretanto, nas pacientes com lesões da artéria aorta com possível formação aneurismática (estenose e coarctação de aorta, síndromes de Takayasu e de Marfan), a cesariana é preconizada com anestesia raquidiana ou peridural em razão da ruptura da aorta durante o trabalho de parto (IC).
- Quando a paciente entrar em trabalho de parto, suspender a heparina, que deverá ser reiniciada 4 horas após o parto.
- Recentemente, óvulos com gel de prostaglandinas têm sido utilizados com o objetivo de "amadurecer" o colo uterino desfavorável à indução, conseguindo-se com isso minimizar o tempo decorrido entre o termo e o início do trabalho de parto em pacientes com lesões cardíacas (IB).
- Nos casos indicados convém proceder à antibioticoterapia profilática para endocardite bacteriana.
- O fórceps de alívio deve ser utilizado para encurtamento do segundo período do trabalho de parto e diminuição do esforço materno, minimizando as alterações cardiovasculares próprias desse estágio (IC).
- Nas pacientes com cardiopatia grave com repercussões fetais, as condições do concepto devem ser monitorizadas continuamente (IC).
- A paciente portadora de cardiopatia grave que tolera o trabalho de parto e com indicação de contracepção definitiva tem no puerpério imediato a oportunidade adequada para

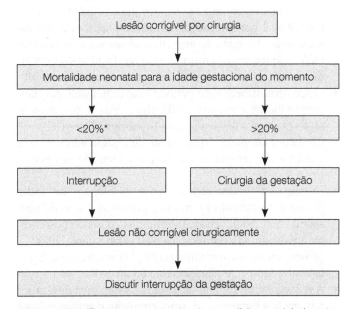

Figura 100.1 Fluxograma para abordagem clínica e cirúrgica das cardiopatas grávidas descompensadas. (*Percentual de mortalidade fetal para cirurgia com toracotomia. Maior liberdade de tratamento cirúrgico para as candidatas à dilatação valvar por cateter.)

ser submetida à salpingotripsia através de incisão infraumbilical. Os riscos de uma ligadura de tubas uterinas no puerpério, aproveitando até a mesma anestesia, são muito inferiores aos de uma nova gestação para essa mulher (IIC).
- Para o controle da perda sanguínea no terceiro período são empregadas a ocitocina (10UI diluídas em 500mL de soro glicosado isotônico) e a curetagem uterina, em caso de necessidade de minimizar as perdas sanguíneas. Os derivados ergotínicos devem ser evitados porque podem produzir elevações na pressão venosa central e hipertensão arterial transitória (IC).

Anestesia

Convém manter o bem-estar da paciente, o que diminui a sobrecarga cardíaca. Quando necessário, utilizam-se analgésicos sistêmicos no início do trabalho de parto e é induzida anestesia de condução (bloqueio epidural lombar segmentar) o mais cedo possível. O decúbito lateral deve ser adotado para diminuir a resposta hemodinâmica às contrações uterinas. A oxigenoterapia pelo maior tempo possível é indispensável no período expulsivo.

A escolha da anestesia depende do tipo de lesão cardíaca e da experiência e habilidade do anestesista. Nas pacientes portadoras de hipertensão pulmonar grave ou na presença de estenose aórtica grave e sintomática utiliza-se a anestesia geral, se a cesariana for indicada por motivos obstétricos.

ASSISTÊNCIA NO PÓS-PARTO

- A deambulação precoce e a amamentação devem ser incentivadas, a não ser que haja contraindicações.
- Nas indicações de inibição da lactação (classe funcional IV da NYHA ou uso de amiodarona) recomendam-se enfaixamento das mamas e o uso de bolsa de gelo. O uso de medicamentos como a bromocriptina (Parlodel®) é desaconselhável por estar associado a complicações como vasoespasmo, hipertensão arterial, acidente vascular cerebral (AVC) isquêmico e hemorrágico, infarto agudo do miocárdio (IAM), arritmias, convulsões e psicose puerperal (IIIB).
- O acompanhamento por período mais prolongado no puerpério é indicado em virtude de maior risco de descompensação cardíaca e dos fenômenos tromboembólicos (IC).
- Convém minimizar a quantidade de líquido administrada e indicar soroterapia apenas no pós-operatório de cesariana (IC).
- O emprego de analgésicos como diclofenaco de sódio deverá ser instituído apenas nos primeiros 2 dias de pós-parto em razão de seu efeito antidiurético, sendo posteriormente substituído por hioscina e/ou paracetamol (IIaC).
- Sempre oferecer encaminhamento para avaliação e controle com a equipe de planejamento familiar (IC).
- Anticoagulação no final da gestação: a heparina deverá ser reiniciada 4 horas após o parto, enquanto o anticoagulante oral deverá ser iniciado 24 horas após o parto. A heparina só deverá ser suspensa quando a atividade de protrombina estiver entre 25% e 35% (estável por 2 dias) ou RNI entre 2,5 e 3. Nesse momento, a paciente poderá receber alta com controle ambulatorial agendado para 3 a 5 dias para novo controle das provas de coagulação.

Métodos anticoncepcionais

O planejamento familiar da mulher cardiopata apresenta três aspectos fundamentais: os fatores intrínsecos do casal, os relacionados com a cardiopatia e os referentes aos contraceptivos.

- **Fatores intrínsecos do casal:** idade, paridade, número de filhos vivos, modo de vida e estado psíquico. A tendência é a redução da prole de pacientes cardiopatas em função da pior qualidade de vida e da menor sobrevida dessas mulheres.
- **Fatores relacionados com a cardiopatia:** devem ser considerados o diagnóstico anatomofuncional e a fase clínica da história natural da cardiopatia, além da terapêutica essencial utilizada pela paciente.

O risco de complicações durante a gestação em portadoras de cardiopatia pode ser estimado a partir dos seguintes preditores de risco:

- Presença de cianose (saturação de O_2 <90%).
- Classe funcional > II segundo a classificação da NYHA.
- FE do ventrículo esquerdo <40%.
- Evento cardiovascular prévio (arritmia, edema pulmonar, acidente vascular cerebral, íctus isquêmico transitório).
- A presença de um desses fatores representa risco adicional de evento cardíaco de 27% durante a gestação e, na presença de dois ou mais, o acréscimo é de 75%.

A gestação deve ser evitada quando representa risco materno de alta mortalidade ou de grande morbidade e, quando ocorrer, deve ser considerada a interrupção médica. Essas cardiopatias são classificadas como de alto risco para a gestação e têm mortalidade variável, podendo superar os 50%, como em portadoras de hipertensão arterial pulmonar.

Estão assim relacionadas as situações que contraindicam a gestação e que são classificadas como risco classe 4 segundo recomendação da Organização Mundial da Saúde (OMS):

- Estenose aórtica grave com área valvar <1cm^3.
- Hipertensão arterial pulmonar de qualquer etiologia.
- Síndrome de Marfan com diâmetro de raiz de aorta >40mm.
- Miocardiopatia periparto prévia com disfunção ventricular residual.
- Disfunção ventricular grave (classe funcional III ou IV da NYHA ou FE <30%).

A OMS inclui como de alto risco e com contraindicação à gravidez as situações com grande obstrução no ventrículo esquerdo, como estenose aórtica grave e estenose mitral grave. No entanto, na diretriz da Sociedade Brasileira de Cardiologia (SBC, 2009), a estenose mitral grave é reclassificada como de risco intermediário por estar associada a alta morbidade, com a frequência de 63,5% de eventos cardíacos em publicação brasileira, mas sem mortalidade. A modificação do grau de risco é justificada pela baixíssima mortalidade associada a essa doença na gestação e pelos bons resultados da intervenção percutânea por cateter-balão nos casos com deterioração clínica, apesar da terapêutica adequada.

A gestação em portadoras de hipertensão arterial pulmonar (HAP) de qualquer etiologia, além de estar associada a mortalidade materna elevada, pode agravar a hipertensão pulmonar. A mortalidade materna observada pode alcançar até 36% na síndrome de Eisenmenger, 30% na HAP primária e 56% na secundária. São frequentes o aborto espontâneo, o crescimento intrauterino restrito e a prematuridade. A mortalidade perinatal pode variar de 13% a 28%.

Na síndrome de Marfan, a gravidez é desaconselhada em virtude do risco materno de dissecção de aorta tipo A associada à mortalidade de 22% e do risco de 50% dos fetos adquirirem a doença por transmissão autossômica dominante.

A gestação após o diagnóstico de miocardiopatia periparto representa uma recorrência de piora funcional de 21% naquelas pacientes que normalizaram a função ventricular e de 44% nas que permaneceram com comprometimento funcional residual. Essas têm maior necessidade de aborto terapêutico (25%) e maior incidência de prematuridade (50%), evoluindo para óbito em 25% dos casos.

Para a escolha do melhor método contraceptivo, além dos fatores já mencionados (fatores intrínsecos ao casal e referentes à cardiopatia), devem ser valorizados: a eficácia do método, outras contraindicações médicas, o acesso aos métodos e as interações medicamentosas (medicamentos que aumentam a metabolização hepática de derivados do estrogênio e da progesterona ou que reduzem as bactérias que transformam metabólitos inativos em ativos, reduzindo a eficácia e favorecendo gestações indesejadas).

As cardiopatias de risco intermediário durante a gestação, consideradas classe de risco 2 ou 3 na classificação da OMS, são aquelas cardiopatias associadas a pequeno aumento no risco de morbimortalidade materna. O risco é considerado maior quando na presença de um agravante como disfunção ventricular, uso contínuo de anticoagulante etc. São consideradas cardiopatias de risco intermediário à gestação (classe de risco 2 ou 3 da OMS) as próteses valvares cardíacas mecânicas, as estenoses mitral e aórtica, as cardiopatias congênitas cianóticas, as cardiopatias congênitas complexas pós-cirurgia, a coarctação de aorta não corrigida, a disfunção ventricular leve a moderada, a estenose pulmonar grave, a miocardiopatia periparto prévia sem disfunção ventricular residual e a necessidade de uso contínuo de anticoagulante.

As cardiopatias de baixo risco à gestação, segundo a OMS (risco 1), são aquelas em que a gestação não oferece risco maior do que o da população em geral. Entre essas cardiopatas estão a miocardiopatia hipertrófica não complicada, as valvopatias com lesões leves, as próteses biológicas, a síndrome de Marfan sem dilatação de aorta, a coarctação de aorta corrigida, sem hipertensão ou aneurisma, as mulheres pós-transplante cardíaco, a disfunção leve de ventrículo esquerdo e a cardiopatia congênita corrigida e sem sequela.

Escolha do método contraceptivo

Uma vez estabelecido o risco da cardiopatia no caso de gestação, é imperativa a aplicação do método de contracepção, o que exige a integração de eficácia, tolerância, aceitação e baixo risco de complicação.

Métodos definitivos

A recomendação para as portadoras de cardiopatias de alto risco é a contracepção definitiva por meio da laqueadura tubária, que deve obedecer a parâmetros criteriosos e ser muito bem analisada pelo casal por se tratar de método contraceptivo definitivo (IIaC).

A legislação atual no Brasil (Lei 9.263 da Constituição Federal, de 12 de janeiro de 1996, que regula o planejamento familiar) limita sua realização, durante o parto, apenas aos casos de cesarianas sucessivas anteriores associadas a gestações de alto risco ou com risco de morte.

Consta no parágrafo único do artigo 4º da referida lei que:

> É vedada a esterilização cirúrgica em mulher durante períodos de parto, aborto ou até o 42º dia do pós-parto ou aborto, exceto nos casos de comprovada necessidade, por cesarianas sucessivas anteriores, ou quando a mulher for portadora de doença de base e a exposição a segundo ato cirúrgico ou anestésico representar maior risco para sua saúde. Nesse caso, a indicação deverá ser testemunhada em relatório escrito e assinado por dois médicos.

Nos casos mais graves, em portadoras de cardiopatias com contraindicação absoluta à gravidez, deve ser cogitada a interrupção da gestação de acordo com o esclarecimento e a permissão do casal, em obediência às leis vigentes no país, e preferencialmente no curso do primeiro trimestre. A legislação brasileira faculta a interrupção da gestação em caso de estupro e em caso de risco de morte materna (artigo 129 do Código Penal Brasileiro).

Métodos reversíveis

As portadoras de cardiopatias de risco intermediário ou de risco aceitável são beneficiadas pelo uso de contraceptivos reversíveis.

Contraceptivos hormonais combinados

Os contraceptivos orais são os mais utilizados, mas estão associados a efeitos cardiovasculares indesejados. Os anticoncepcionais hormonais combinados orais (AHCO) aumentam o risco de TEV, que se torna maior com preparações com >50μg de etinilestradiol (EE).

Estudos que comparam o risco de TEV entre usuárias e não usuárias de AHCO com baixa dosagem de estrogênio (<50μg) evidenciaram aumento de 2,7 a 4,1 vezes no risco.

Quando comparados aos AHCO contendo levonorgestrel (progesterona de segunda geração), os que contêm gestodeno ou desogestrel (progesteronas de terceira geração) aumentam o risco de trombose em 1,5 a 1,7 vez, e o acetato de ciproterona em 3,9 vezes. O levonorgestrel é considerado de baixo risco para trombose, enquanto os demais, incluindo a drospirenona, são considerados de alto risco.

No entanto, quando se considera o risco absoluto de trombose dos contraceptivos hormonais, percebe-se que é muito pequeno (de 2 a 3 em 10 mil usuárias/ano) e deve ser sempre comparado ao risco da gravidez indesejada.

Atualmente, a dosagem de EE foi reduzida para 20 a 30µg e, apesar da redução de eventos venosos, se associa a aumento de eventos arteriais como IAM e AVC. Um estudo multicêntrico conduzido pela OMS demonstrou que AHCO aumenta em cinco vezes o risco de IAM e em 1,5 a duas vezes o de AVC hemorrágico.

Ao se decidir qual a melhor opção de pílula anticoncepcional, devem ser avaliados os riscos basais da paciente, corrigidos os fatores de risco controláveis e ponderados os efeitos adversos de cada componente (Quadro 100.7).

O injetável mensal, uma ampola IM a cada 4 semanas, é eficaz e por utilizar estrogênios naturais em sua composição parece ter menos efeitos colaterais do que os combinados orais, além de a administração parenteral eliminar a primeira passagem pelo fígado. Entretanto, como se trata de um método relativamente novo e sem estudos de seus efeitos a longo prazo, apresenta as mesmas restrições de uso dos combinados orais.

Os contraceptivos injetáveis disponíveis são:

- Enantato de estradiol 10mg + acetofenido de diidroxiprogesterona 150mg (Perlutan®).
- Valerato de estradiol 5mg + enantato de norestisterona 50mg (Mesigyna®).
- Cipionato de estradiol 5mg + acetato de medroxiprogesterona 25mg (Cyclofemina®).

Quadro 100.7 Situações clínicas em que não é recomendado o uso de contraceptivos hormonais orais (OMS classes 3 e 4)

Próteses valvares cardíacas mecânicas
Doença coronariana aterosclerótica
Vários fatores de risco para doença cardiovascular
Idade ≥35 anos associada a tabagismo
Hipertensão arterial sistêmica não controlada e/ou com comprometimento vascular
Hipertensão pulmonar de qualquer etiologia
Circulação de Fontan
Miocardiopatia dilatada de qualquer etiologia (FE <30%)
Doença de Kawasaki
Diabetes com comprometimento de órgãos-alvo
Trombofilias
Tromboembolismo venoso prévio ou presente
Acidente vascular cerebral
Valvopatias complicadas (com HP, FA, EI, AE >4cm)
CIA não corrigida
Enxaqueca com aura em qualquer idade
Enxaqueca sem aura em idade ≥35 anos

HP: hipertensão pulmonar; FA: fibrilação atrial; EI: endocardite infecciosa; AE: átrio esquerdo; CIA: comunicação interatrial.

Contraceptivos contendo derivados da progesterona (oral, injetável e implante)

Os contraceptivos contendo derivados da progesterona apresentam a vantagem de não aumentar o risco de trombose em doses contraceptivas:

- **Progestogênios por via oral (minipílula):** noretisterona 0,35mg (Micronor®); linestrenol 0,5mg (Exluton®); levonorgestrel 0,030mg (Nortrel®, Minipil®). Esses progestogênios são uma opção para utilização durante a amamentação, mas têm eficácia reduzida e não são recomendados para cardiopatas cuja gestação representa alto risco por apresentarem falha de 0,5% a 10% no primeiro ano de uso. O desogestrel 75µg (Cerazette®) suprime melhor a ovulação e é mais eficaz, sendo uma opção de contraceptivo oral para as mulheres que não podem usar os AHCO.
- **Progesterona injetável:** acetato de medroxiprogesterona (Depo-provera®) 150mg/ampola. Usar uma ampola IM a cada 3 meses. Apesar de não afetar a coagulação e a fibrinólise, em mais da metade das usuárias ocorrem amenorreia e hipoestrogenismo. Um estudo conduzido pela OMS não comprovou aumento dos casos de IAM e AVC em usuárias de progesterona injetável. Em mulheres muito jovens (<21 anos) seu uso se associou à redução da densidade mineral óssea, levando a OMS a considerar que seus benefícios superam os riscos.
- **Progestogênios sob a forma de implante subdérmico:** levonorgestrel (Norplant®), Jadelle® ou etonorgestrel (Implanon®). Durante a inserção deve ser levado em consideração o risco de endocardite infecciosa em pacientes com lesões de alto risco para a doença. Apesar de não haver orientação específica para o procedimento, recomenda-se o uso de cefalexina (Keflex®) 2g VO 1 hora antes da inserção do implante para evitar infecção por *Staphylococcus* (IIaC). A eficácia é comparável à da esterilização, mas pode ser prejudicada se a paciente apresentar excesso de peso. Alguns efeitos indesejados, como distúrbios menstruais, cefaleia, ganho de peso e acne, levam apenas 50% das pacientes a permanecer com o implante ao término do quinto ano.

Dispositivo intrauterino (DIU)

O DIU constitui alternativa para as mulheres que não podem usar contraceptivos hormonais combinados desde que não apresentem lesões de alto risco para endocardite infecciosa, sendo a frequência de falha <2% em 5 anos. Seu uso aumenta o risco de doença inflamatória pélvica e não é recomendado para pacientes com vários parceiros e mais expostas a doenças sexualmente transmissíveis. Nulíparas são mais suscetíveis a falhas e expulsão. No momento da inserção ocorre reação vagal em até 5% dos casos, podendo ser fatal em portadoras de circulação de Fontan ou doença vascular pulmonar. Portanto, não é método recomendado para essas pacientes (IIIA) mas está sendo recomendado para portadoras de valvopatia não complicada. As contraindicações incluem prótese valvar, endocardite infecciosa prévia, cardiopatia congênita cianótica não corrigida, síndrome de Eisenmenger, hipertensão pulmonar de qual-

Quadro 100.8 Evidências na assistência à cardiopata durante a gravidez

Período	Intervenção	Grau da recomendação
Pré-natal	O uso profilático da suplementação de ferro após 20 semanas é obrigatório nesse grupo de gestante	A
	É benéfica a associação ao ácido fólico na redução de níveis baixos de hemoglobina e da anemia megaloblástica	A
	A antibioticoterapia profilática deve ser continuada durante a gestação nos casos de febre reumática (FR) com história de cardite e/ou lesão valvar: até os 40 anos; FR com história de cardite e sem lesão valvar: até 10 anos após o surto de FR; FR sem história de cardite e sem lesão valvar: por 5 anos após o surto reumático ou até os 21 anos de idade. O antibiótico recomendado é a penicilina G benzatina, na dose de 1.200.000UI, IM profunda, a cada 3 semanas. Em casos de alergia à penicilina	B
	Pesquisa entre 34 e 36 semanas da colonização em introito vaginal e retal pelo *Streptococcus* do grupo B, agente frequente das pneumonias dos recém-nascidos	B
	Realizar profilaxia nos procedimentos que provocam manipulação da gengiva, na região periapical dos dentes ou quando há perfuração da mucosa oral	B
	O trabalho de parto não deverá ser inibido nas pacientes com cardiopatia descompensada	C
	O corticoide nas doses habituais para indução da maturidade pulmonar fetal poderá ser utilizado mesmo em pacientes discretamente descompensadas, desde que em idade gestacional entre 24 e 34 semanas, com perspectiva de parto no período de 24 horas a 7 dias	A
	A retenção hídrica poderá ser combatida com dose maior de diuréticos	C
	As recomendações durante valvotomia percutânea por cateter-balão para melhor resultado materno-fetal são: manter alto fluxo da circulação extracorpórea, normotermia, fluxo pulsátil, pressão arterial média >60mmHg, uterolítico profilático, cardiotocografia e/ou dopplerfluxometria contínua, e manter o hematócrito >25%	C
Parto	Profilaxia antibiótica nas lesões consideradas de alto e moderado risco em parto vaginal e cesariana até que estudos com maior nível de evidência comprovem a segurança de sua retirada	C BB VODA 1B
	Esquemas de profilaxia para o parto com ampicilina ou amoxicilina 2g EV mais gentamicina 1,5mg/kg EV (não exceder 120mg) 30 minutos antes do parto; e 6 horas após: administrar ampicilina ou amoxicilina, 1g VO	C
	Nas pacientes com lesões da artéria aorta com possível formação aneurismática (estenose e coarctação de aorta, síndromes de Takayasu e Marfan), a cesariana é preconizada com anestesia raquidiana ou peridural em razão do risco de ruptura da aorta durante o trabalho de parto	C
	O fórceps de alívio deve ser utilizado para encurtamento do segundo período do trabalho de parto e diminuição do esforço materno, minimizando as alterações cardiovasculares próprias desse estágio	C
	Nas pacientes com cardiopatia grave, com repercussões fetais, as condições do concepto devem ser monitorizadas continuamente	C
	A paciente portadora de cardiopatia grave que tolera o trabalho de parto e com indicação de contracepção definitiva tem no puerpério imediato a oportunidade adequada para ser submetida à salpingotripsia através de incisão infraumbilical. Os riscos de uma ligadura de tubas uterinas no puerpério, aproveitando a mesma anestesia, são muito inferiores aos de uma nova gestação para esse grupo de mulheres	C
	Os derivados ergotínicos devem ser evitados no controle da hemorragia pós-parto porque podem produzir elevações na pressão venosa central e hipertensão arterial transitória	C
Pós-parto	Nas indicações de inibição da lactação (classe funcional IV da NYHA ou uso de amiodarona) recomendam-se enfaixamento das mamas e bolsa de gelo. O uso de agentes como a bromocriptina (Parlodel®) é desaconselhável porque está associado a complicações como vasoespasmo, hipertensão arterial, acidente vascular cerebral isquêmico e hemorrágico, IAM, arritmias, convulsões e psicose puerperal	B
	O acompanhamento por mais tempo no puerpério está indicado em razão do maior risco de descompensação cardíaca e de fenômenos tromboembólicos	C
	Minimizar a quantidade de líquido administrada e indicar soroterapia apenas no pós-operatório de cesariana	C
	O emprego de analgésicos como o diclofenaco de sódio deverá ser instituído apenas nos primeiros 2 dias pós-parto em virtude de seu efeito antidiurético, sendo posteriormente substituído por hioscina e/ou paracetamol	C
	Sempre oferecer encaminhamento para avaliação e controle com a equipe de planejamento familiar	C
	Para as portadoras de cardiopatias de alto risco a recomendação é a contracepção definitiva por meio da laqueadura tubária, que deve obedecer a parâmetros criteriosos e ser muito bem analisada pelo casal por se tratar de método contraceptivo definitivo	C
	Os métodos comportamentais são inócuos às cardiopatas, porém apresentam alto índice de falha, não sendo recomendados para essas pacientes	C

quer etiologia, circulação de Fontan, estenose e insuficiência aórtica e insuficiência mitral (IIIA).

O DIU de cobre pode levar à bacteriemia durante a inserção ou remoção em 13% dos casos, e a literatura não é concordante quanto ao uso de antibiótico profilático para endocardite infecciosa. A tendência é que não seja recomendada sua utilização reotineiramente, mas também é sugerido o uso de eritromicina 500mg VO 1 hora antes da inserção e 6 horas após, para evitar infecção pélvica (IIbC).

O DIU contendo progestogênios (levonorgestrel 52mg – Mirena®) pode aumentar a incidência de cefaleia e amenorreia, além de depressão, perda da libido e aumento de peso. As pacientes em uso crônico de anticoagulante se beneficiam do DIU com progesterona por provocar menos sangramento uterino.

Na contracepção de emergência são utilizados compostos à base de progesterona ou progesterona + estrogênios para uso até 72 horas após o coito desprotegido. Atualmente, encontram-se disponíveis os seguintes compostos: estrogênio + progesterona (EE 50µg + levonorgestrel 0,25mg, Evanor®, Neovlar®, também denominado método de Yuspe, para serem usados dois comprimidos a cada 12 horas [duas doses] até 72 horas após o coito desprotegido). Pode provocar náuseas e vômitos e falha em até 3,2% dos casos. Medicamentos contendo apenas progesterona (levonorgestrel 0,75mg – Postinor-2® – usar um comprimido a cada 12 horas [duas doses] nas 72 horas após o coito). Provoca menos sintomas adversos e apresenta menos risco de falha, mas pode potencializar o efeito da varfarina naquelas pacientes que necessitam de anticoagulação continuada.

Os métodos de barreira (diafragma, espermicida, preservativo) apresentam índice de falha bem maior do que os anteriormente citados e não são adequados para mulheres que devem evitar a gestação. No entanto, sua utilização correta diminui o índice de falha, além de auxiliar a prevenção de doenças sexualmente transmissíveis (IIbC).

Os métodos comportamentais são inócuos para as cardiopatas, porém apresentam alto índice de falha, não sendo recomendados para essas pacientes (IIIC).

Leitura complementar

Ávila WS, Grimberg M, Melo NR, Pinotti JA, Pileggi F. Uso de contraceptivos em portadora de cardiopatia. Femina 1997; 25(4):321-32.

Avila WS, Rossi EG, Ramires JA et al. Pregnancy in patients with heart disease: experience with 1000 cases. Clin Cardiol 2003; 26:135-42.

Bacha CA, Rezende CA. Fisiologia cardiovascular durante a gestação. Femina 1998a; 26:197-200.

Bacha CA, Rezende CAL, Cury GC. Avaliação dos fatores de risco para o desenvolvimento de complicações clínicas secundárias à cardiopatia na gestante. J Bras Ginec 1997; 107:315-22.

Bacha CA. Avaliação dos fatores de risco para o desenvolvimento de complicações perinatais na presença de cardiopatia materna. Belo Horizonte. Faculdade de Medicina da UFMG, 1999. 220p (tese de doutorado).

Bertini AM, Camano L, Lopes AC. Frequência, classificação e etiologia das cardiopatias na gravidez. In: Lopes AC, Delascio D (eds.) Cardiopatia e gravidez. São Paulo: Sarvier, 1994:36-41.

Biswas MK, Perloff D. Cardiac, hematologic, pulmonary, renal & urinary tract disorders in pregnancy. In: Decherney Pernoll (eds.) Current obstetric & gynecologic/diagnosis & treatment. 8. ed. East Norway: Applenton & Lange, 1994:428-67.

Briggs GG, Freeman RK, Sumner JY (eds.) Drugs in pregnancy and lactation. 6. ed. Philadelphia: Lippincott Williams & Wilkins, 2002.

Catrufo M, De Feo M, De Santo LS et al. Risk of warfarin during pregnancy with mechanical valve protheses. Obstet Gynecol 2002; 99:35-40.

Clark SL, Cotton DB, Lee W. Central hemodynamic assessment of normal term pregnancy. Am J Obstet Gynecol 1989; 161:1439.

Confidential Enquiry into Maternal and Child Health (CEMACH). Saving Mothers' Lives: reviewing maternal deaths to make motherhood safer. 2007; 7:1-296.

Haas DM, Imperiale TF, Kirkpatrick PR et al. Tocolytic terapy: a meta-analysis and decision analysis. Obstet Gynecol 2009; 113(3):585-94.

Lopes CMC, Andrade J, Champi MGR. Planejamento familiar para a mulher portadora de cardiopatia. Rev Soc Cardiol Estado de São Paulo 1996; 6:763-74.

Munoz-Mendonza J, Miranda VP, Tamariz L, Garcia M. Does pregnancy increase the risk of deterioration of homograft valves? A systematic review and meta-analysis. Circulation 2015; 132:A14993.

Ro A, Frishman WH. Peripartum cardiomyopathy. Cardiol Rev 2006; 14:35-42.

Rouse DJ, Hirtz DG, Thom E et al. A randomized, controlled trial of magnesium sulfate for prevention of cerabral palsy. N Engl J Med 2008; 359:895-905.

Royal College of Obstetricians and Gynaecologists. Reducing the risk of venous thromboembolism during pregnancy and the puerperium. Green-top Guideline, nº 37a april 2015. Disponível em: https://www.rcog.org.uk/globalassets/documents/guidelines/gtg-37a.pdf.

Sciscione AC. Maternal activity restriction and prevention of preterm birth. Am J Obstet Gynecol 2010:202-232.e1-5.

Sliwa K, Fett J, Elkayam U. Peripartum cardiomyopathy. Lancet 2006; 368:687-93.

Sociedade Brasileira de Cardiologia. Diretriz da SBC para gravidez na mulher portadora de cardiopatia. Arq Bras Cardiol 2009; 93(6 supl.1):e110-e178.

Thorne S, MacGregor A, Nelson-Piercy C. Risks of contraception and pregnancy in heart disease. Heart 2006; 92:1520-25.

Thorne S, Nelson-Piercy C, MacGregor A et al. Pregnancy and contraception in heart disease and pulmonary arterial hypertension. J Fam Reprod Health Care 2006; 32:75-81.

Ueland K, Hansen JM. Maternal cardiovascular dynamics II: posture and uterine contractions. Am J Obstet Gynecol 1969; 103:1.

Wilson W, Taubert KA, Gewitz M et al. Prevention of infective endocarditis. A guideline from the American Heart Association. Circulation [publicado na internet] 2007; 19:1-19. Disponível em: url:http//circ.ahajournals.org.

World Health Organization 2004. Medical elegibility criteria for contraceptive use. 3. ed. Geneve, Switzerland. Disponível em: url:http//www.who.int/reproductive-health/publications.

CAPÍTULO 101

Tromboembolismo Venoso na Gestação

Cláudia Maria Vilas Freire
Ricardo Vilas Freire de Carvalho

INTRODUÇÃO

Os eventos tromboembólicos são causas importantes de morbimortalidade materna e potencialmente passíveis de prevenção, constituindo a principal causa direta de morte materna nos países desenvolvidos. No Brasil, em 2013, foram considerados a sexta causa, após hemorragia grave, hipertensão na gestação, infecção, complicações do parto e abortamento. O diagnóstico tardio, o tratamento postergado ou inadequado e a profilaxia imprópria são responsáveis por muitas das mortes por tromboembolismo venoso (TEV), sendo de 3,5% a taxa de fatalidade. Assim, a suspeita diagnóstica na gravidez necessita uma avaliação diagnóstica formal.

O TEV compreende a trombose venosa profunda (TVP) e o tromboembolismo pulmonar (TEP), ressaltando-se que 75% a 80% dos casos de TEV associados à gravidez são de TVP e 20% a 25% de TEP. A real incidência de TEV associado à gestação é desconhecida, mas é admitido que esteja entre 7 e 25 por 10 mil gravidezes, e há forte impressão clínica de que o risco é aumentado em cinco a dez vezes nesse período. Não parece haver preponderância dos episódios embólicos em nenhum dos trimestres da gestação; no puerpério, entretanto, o risco chega a ser 20 vezes maior do que o da não grávida. O risco retorna ao normal 6 semanas após o parto, embora um pequeno risco residual possa persistir até a 12ª semana.

A incidência de TVP, clinicamente manifestada, é de 0,08% a 1,2% no parto vaginal e de 2,2% a 3% após cesariana. O TEP se desenvolve em 16% a 24% dos casos de TVP não tratada, sendo potencialmente fatal em 15% a 30%. Embolia pulmonar ocorre em cerca de 4,5% das pacientes adequadamente tratadas e a mortalidade é menor do que 1%.

ETIOPATOGENIA E FATORES DE RISCO

Há mais de um século, o anatomista Virchow identificou três componentes primários fundamentais na formação da trombose venosa:

- Modificações na parede dos vasos (lesão).
- Modificação nos componentes sanguíneos, estimulando os fenômenos da hipercoagulabilidade.
- Estase venosa.

Na gestação, em virtude dos fatores anatômicos, fisiológicos e bioquímicos, os três componentes dessa tríade estão assim presentes:

- A estase venosa aumenta em consequência de efeitos hormonais e da compressão da drenagem venosa dos membros inferiores pelo útero gravídico. A estase se mantém até cerca de 6 semanas após o parto.
- Classicamente, a gravidez é um estado de hipercoagulabilidade fisiológico em que ocorrem elevação dos fatores da coagulação VII, VIII, IX, X e XII e redução dos níveis de anticoagulantes naturais, como a antitrombina III (ATIII) e a proteína S. Associa-se a essas modificações a redução da fibrinólise secundária ao aumento dos inibidores dos ativadores do plasminogênio 1 e 2 (PAI-1 e PAI-2).
- O parto é responsável pelo trauma vascular, caracterizando o terceiro elemento da tríade.

Uma revisão sistemática recentemente publicada confirmou a elevada frequência de trombose iliofemoral (64%) e trombose isolada de veia ilíaca (17%) durante a gravidez. O local mais comum de TVP é o segmento ilíaco-femoral do membro inferior esquerdo, o que se deve ao efeito compressivo da artéria ilíaca direita sobre a veia ilíaca esquerda. Por isso, a incidência de TVP isolada da veia ilíaca é maior na gestação, o que dificulta o diagnóstico e aumenta a chance de embolização. A prevalência de trombose pélvica é responsável por cerca de 10% dos casos de TVP na gravidez e no puerpério, sendo muito rara fora da gestação ou após cirurgia pélvica.

Em virtude da fisiologia, a gestação por si só constitui fator de risco para TEV. Entretanto, alguns outros fatores de risco

Quadro 101.1 Fatores de risco para tromboembolismo venoso na gestação

Fatores preexistentes	Fatores transitórios	Fatores obstétricos

TEV prévio
Trombofilias
História familiar de TEV
Comorbidades: LES, síndrome nefrótica, drepanocitose, câncer, paraplegia
Doenças inflamatórias
Idade >35 anos
Obesidade
Paridade ≥3
Tabagismo
Varizes dos membros inferiores
	Gestação
	Hiperêmese gravídica
	Desidratação
	Síndrome de hiperestimulação ovariana
	Infecção
	Imobilidade
	Viagem com mais de 4 horas
		Antenatal:
		  Reprodução assistida
		  Gravidez múltipla
		  Pré-eclâmpsia
		Parto:
		  Trabalho de parto prolongado
		  Cirúrgicos: cesariana, esterilização pós-parto
		  Fórceps
		Pós-parto:
		  Hemorragia pós-parto
		  Hemotransfusão

LES: lúpus eritematoso sistêmico.

também estão associados à incidência ainda maior de trombose venosa nesse período (Quadro 101.1). Sugere-se que a presença de dois ou mais desses fatores de risco aumentaria ainda mais o risco de TEV. No entanto, a história de trombose é o fator de risco individual mais importante. A recorrência de trombose nesse período está aumentada em três a quatro vezes, correspondendo de 15% a 25% de todos os caso de TEV na gestação.

TROMBOFILIAS

As trombofilias são estados de hipercoagulabilidade congênitos ou adquiridos. A trombofilia isoladamente, mesmo no contexto de gravidez, não resulta necessariamente na ocorrência de tromboembolismo. Além disso, a raridade de um fenômeno tromboembólico (FTE) na gravidez e a elevada incidência de trombofilias hereditárias não justificam o rastreamento dessa doença. A trombose venosa é uma doença poligênica de penetração incompleta, tornando incerto o aconselhamento com base genética. O risco de TEV associado às diferentes trombofilias e suas prevalências na população em geral constam no Quadro 101.2.

O rastreamento das trombofilias tem valor limitado em mulheres com TEV agudo durante a gravidez, pois não modifica a conduta clínica. Além disso, a pesquisa de trombofilia após gestação complicada por episódio de tromboembolismo também não modifica a conduta em uma próxima gestação, não justificando, assim, a pesquisa de trombofilias (nível de evidência 2C).

A pesquisa de trombofilia é controversa. O American College of Obstetricians and Gynecologysts (ACOG) e a British Society for Haematology (BSH) recomendam essa pesquisa nas seguintes situações:

- Mulheres devem ser testadas para trombofilia na gravidez primariamente com base em seu risco clínico (1B). Mulheres com TEV prévio sem causa aparente (1B) ou relacionada com o uso de hormônio ou a gestação (2C) deverá receber profilaxia tromboembólica independentemente da presença de trombofilia diagnosticada. Desse modo, não necessitam ser testadas (BSH).
- História pessoal de TEV com fator de risco transitório maior (fratura, cirurgia, convalescença), pois a recorrência na gravidez em portadoras de trombofilia é de 16% (ACOG). Por outro lado, há autores que não recomendam teste para mulheres com TEV secundário a fator de risco transitório maior (cirurgia ou trauma) e nem mesmo sugerem a necessidade de profilaxia antitrombótica durante o período gestacional (pré-parto) nessas situações (2B) (BSH).
- Testar mulheres com história familiar positiva (parentes de primeiro grau) para TEV se o evento não teve causa detectável ou ocorreu durante exposição hormonal ou por fatores menores ou em pacientes com menos de 50 anos (2C) (ACOG, BSH).
- Mulheres com TEV com fator de risco transitório menor (p. ex., viagem) devem ser testadas para trombofilias (2C) (BSH).

Quadro 101.2 Risco de tromboembolismo venoso com as diferentes trombofilias

	Prevalência na população em geral	Risco de TEV/gravidez (sem TEV prévio)	Risco de TEV/gravidez (com TEV prévio)	% de todos TEV
Fator V de Leiden heterozigoto	1 a 15	< 0,3	10	40
Fator V de Leiden homozigoto	<1	1,5	17	2
G20210A heterozigoto	2 a 5	< 0,5	>10	17
G20210A homozigoto	<1	2,8	>17	0,5
Fator V de Leiden/G20210A heterozigoto	0,01	4,7	>20	1 a 3
Atividade de AT III (<60%)	0,02	3 a 7	40	1
Atividade de proteína C (<50%)	0,2 a 0,4	0,1 a 0,8	4 a 17	14
Proteína S livre (<55%)	0,03 a 0,13	0,1	0 a 22	3

TEV: tromboembolismo venoso; G20210A: gene da protrombina.

- O teste para trombofilias não deve ser realizado rotineiramente em mulheres com perdas fetais recorrentes, placenta prévia, crescimento intrauterino restrito (CIUR) e pré-eclâmpsia. Por outro lado, a pesquisa de anticorpos antifosfolípides (incluindo anticoagulante lúpico, anticorpos anticardiolipinas IgA, IgG, IgM e pesquisa de beta-2-glicoproteína 1) deve ser realizada em pacientes com perdas fetais (ACOG).

DIAGNÓSTICO

Os sinais e sintomas do TEV agudo na gravidez podem ser de difícil diferenciação dos sinais e sintomas fisiológicos da gravidez normal. O achado de edema e a dor nos membros inferiores mimetizam TVP, enquanto a dor torácica e a dispneia mimetizam embolia pulmonar, geralmente de natureza não trombótica. Mesmo assim, a suspeita clínica é a chave para desencadear a busca diagnóstica (Quadro 101.3).

Trombose venosa profunda

A busca diagnóstica se inicia com anamnese e exame clínico cuidadosos. A baixa confiabilidade das manifestações clínicas e as implicações, tanto da terapêutica anticoagulante prolongada desnecessária como da não utilização do anticoagulante, demandam exames objetivos para confirmação diagnóstica. Além disso, vale lembrar que a morte súbita não é incomum em gestantes com sinais e sintomas compatíveis com TEV. Assim, essas pacientes devem ser objetiva e rapidamente investigadas.

Um escore específico para predição da chance de TVP na gravidez ainda não foi validado em estudos prospectivos (a regra de LEFT), cujas variáveis incluídas são: apresentação no membro inferior esquerdo, diferença ≥2cm na circunferência da panturrilha e apresentação no primeiro trimestre. Se nenhuma dessas variáveis está presente, o valor preditivo negativo é de 100% (IC 95%: 92 a 100), mas o valor preditivo positivo de uma dessas variáveis é baixo.

A Figura 101.1 mostra a peculiaridade anatômica que justifica a maior prevalência de TVP no membro inferior esquerdo em detrimento do direito, onde a veia ilíaca comum esquerda fica comprimida pela artéria ilíaca comum direita, o que se intensifica com a presença do útero gravídico. O Quadro 101.4 lista os exames complementares utilizados para o diagnóstico da TVP e suas vantagens e desvantagens.

A dosagem do dímero D está cada vez mais presente no algoritmo diagnóstico dos fenômenos tromboembólicos (FTE); entretanto, é controversa na gravidez, pois o dímero D aumenta progressivamente no decorrer da gestação, particularmente no terceiro trimestre e no puerpério e em casos de pré-eclâmpsia e descolamento da placenta. Todavia, uma dosagem normal (<500µg/L) tem 100% de valor preditivo negativo, considerando-se, até o momento, o mesmo ponto de corte para as não grávidas.

Uma abordagem prática diante da suspeita de TVP se inicia com a utilização da ultrassonografia (US) de compressão do membro acometido. A análise da compressibilidade das veias pela US apresenta sensibilidade de 96% e especificidade de 98% para o diagnóstico de trombose venosa acima do joelho, sendo um pouco menor para as tromboses abaixo do joelho, mas, mesmo nessas, a chance diagnóstica é substancial. Se o teste é positivo, confirma o diagnóstico e é iniciado imedia-

Quadro 101.3 Sinais e sintomas clínicos de tromboembolismo venoso

Trombose venosa profunda		Tromboembolismo pulmonar	
Sinais	Sintomas	Sintomas	Sinais
Edema (82%)	Desconforto no membro (76%)	Dispneia (80%)	Taquipneia (76%)
Eritema (17%)	Dificuldade de andar (13%)	Dor torácica (52%)	Taquicardia (26%)
		Tosse (20%)	Cianose (11%)
		Hemoptise (11%)	Sinais de TVP (15%)
		Síncope (19%)	Febre (7%)

Quadro 101.4 Exames utilizados para o diagnóstico de trombose venosa profunda

Exames	Acurácia	Vantagens	Desvantagens
Exame físico	S = 25% a 35% E = 30% a 50%	Inócuo/pode sugerir outros diagnósticos	Nenhuma
Dosagem do dímero D	S = 100% E = 60%	Excelente valor preditivo negativo	Deve ser associado à US
US de compressão/Duplex scan	S = 96% para veias suprageniculares E = 98%	Baixo custo Fácil repetição	Sem complicações
Ângio-RM	S = 91,5%* E = 94,8%*	Trombose pélvica e de veias ilíacas	Custo
Ângio-TC venosa (venografia por TC)	S = 95,5%* E = 95,2%*	Pode ser realizado junto com ângio-TC pulmonar	Custo Uso de contraste/radiação

S: sensibilidade; E: especificidade; *: dados de metanálise de estudos com grande heterogeneidade.

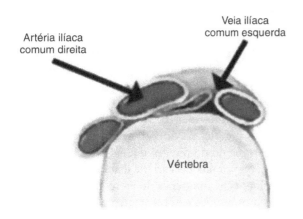

Figura 101.1 Anatomia do membro inferior esquerdo.

tamente o tratamento; caso seja negativo e a paciente permaneça com sintomas, deve-se repetir o exame a cada 3 a 7 dias e iniciar o tratamento quando o diagnóstico for confirmado. Caso a segunda US e o dímero D sejam negativos, a investigação poderá ser interrompida. Se o dímero D for positivo, uma terceira US poderá ser repetida em 3 a 7 dias.

Quando o quadro clínico sugere trombose ilíaca isolada (edema de todo o membro, com ou sem dor no flanco, nádegas ou lombar), situação em que a US não apresenta boa resolução, deve-se utilizar a ressonância magnética (RM).

Com o advento de novos testes diagnósticos, como a angiorressonância magnética (ARM) e a venografia por tomografia computadorizada (TC), a flebografia vem sendo muito pouco utilizada para o diagnóstico de TVP, especialmente na gestação. Convém lembrar que a TC, como a venografia, também expõe o feto à radiação e tem aproximadamente as mesmas sensibilidade e especificidade para o diagnóstico de TVP que a US. A ARM não expõe o feto à radiação, mas seu papel no diagnóstico da TVP ainda precisa ser mais bem avaliado.

Em caso de toda a investigação ser negativa, deve-se procurar outra causa para o quadro clínico da paciente.

Embolia pulmonar

A exposição do feto à radiação ionizante é sempre preocupante quando se investiga TEP na gravidez; entretanto, os danos potenciais da ausência de diagnóstico de uma doença potencialmente fatal sobrepujam esse risco. O contrário, isto é, um diagnóstico falsamente positivo, expõe a mãe e o feto aos riscos da anticoagulação e tem impacto futuro na contracepção, nas próximas gestações e no climatério.

Os escores clínicos para predição de TEP, como o de Genebra e o de Wells, não foram validados na gravidez. Ao se considerar a gestação um fator de risco estabelecido, na ausência de sinais de gravidade, a busca diagnóstica consistiria inicialmente na dosagem do dímero D. Quando negativo, tem ótimo valor preditivo negativo, mas, se positivo, deve-se continuar a investigação.

Inicialmente, na busca do diagnóstico de embolia pulmonar pode-se solicitar a US de compressão, porém sua positividade é de apenas 20% a 40% nessa situação. Os exames de eleição para o diagnóstico de TEP são a cintilografia pulmonar de ventilação e perfusão (V/Q) ou a angiotomografia pulmonar (ATP). A cintilografia pulmonar V/Q expõe o feto a maior dose de radiação do que a ATP, mas, quando a radiografia de tórax se apresenta normal, a realização apenas da cintilografia de perfusão reduz a dose de radiação. A ATP expõe a mãe a uma dose maior de radiação com aumento pequeno mas significativo do risco de câncer de mama (1 caso em 280 mil versus <1 em 1 milhão).

Mulheres com suspeita de TEV devem ser alertadas de que a cintilografia de ventilação-perfusão expõe o feto a risco maior de câncer do que a angiotomografia. Por outro lado, reduz o risco de câncer de mama na mãe. A decisão quanto ao exame a ser realizado é fonte de divergência entre algumas diretrizes. A diretriz europeia de cardiopatia na gravidez opta pela ATP para o diagnóstico de TEP, enquanto a europeia de TEP indica a cintilografia V/Q como primeira escolha, sendo 80% das cintilografias diagnósticas, isto é, 70% são normais e 5% a 10% apresentam alta probabilidade. Na gravidez, a ATCP tem maior proporção de resultados inconclusivos. A angiografia pulmonar convencional oferece elevado risco de exposição à radiação para o feto e deve ser evitada na gravidez. O Quadro 101.5 apresenta a dose de radiação absorvida nos testes diagnósticos para TEP na gravidez.

Deve ser solicitada radiografia de tórax para descartar diagnósticos alternativos, caso outros exames não confirmem o diagnóstico de TEP ou haja suspeita clínica de outras doenças. O fluxograma diagnóstico de TEP e TVP durante a gestação sugerido por Maryk e Plante (2008) está delineado na Figura 101.2.

DIAGNÓSTICO DIFERENCIAL

O diagnóstico diferencial do TEP é muito amplo, pois a embolia pulmonar é doença com manifestações clínicas muito vastas. Quando quadros clínicos de pneumonia, insuficiência cardíaca ou infarto não respondem ao tratamento adequado, é prudente descartar a presença de embolia pulmonar coexistente.

Muitas condições osteomusculares mimetizam a trombose venosa profunda, como tendinite, distensão muscular, cisto poplíteo, aneurisma de poplítea, hematoma, celulite, linfangite e síndrome pós-trombótica.

Quadro 101.5 Radiação absorvida estimada em procedimentos usados para diagnosticar tromboembolismo pulmonar

Teste	Radiação fetal estimada (mSv)	Radiação materna estimada na mama (mSv)
Radiografia de tórax	< 0,01	0,01
Cintilografia de perfusão pulmonar com tecnécio 99m:		
Baixa dose (40MBq)	0,11 a 0,20	0,28 a 0,50
Alta dose (200MBq)	0,20 a 0,60	1,20
Cintilografia de ventilação pulmonar	0,10 a 0,30	<0,01
Angiotomografia pulmonar	0,24 a 0,66	10 a 70

mSv: milisievert.

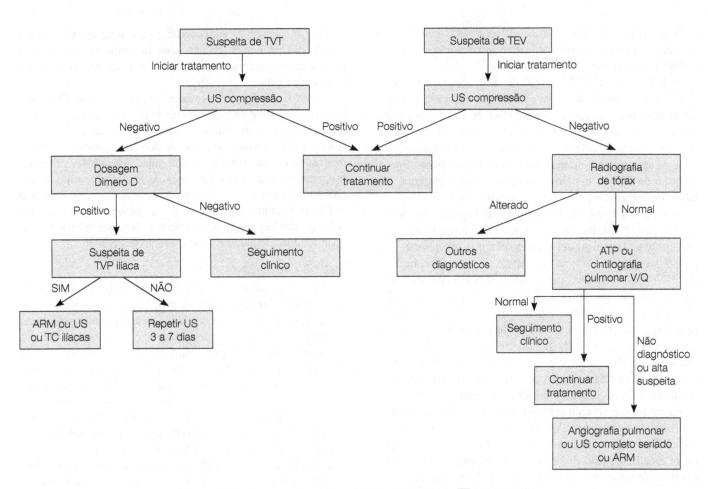

Figura 101.2 Fluxograma para investigação diagnóstica de TEV na gestação.

TRATAMENTO

Abordagem geral

Em caso de grande suspeita clínica do diagnóstico de TEV, e não havendo contraindicação à anticoagulação, esta deve ser iniciada antes da confirmação diagnóstica, que deve ser buscada continuamente (Figura 101.2). Em alguns casos de suspeita clínica baixa ou moderada, a anticoagulação empírica pode ser iniciada mediante a análise de cada caso.

Uma vez determinado o início da anticoagulação, as heparinas são os agentes de eleição por não atravessarem a barreira placentária, sendo preferidas as de baixo peso molecular (HBPM). Os varfarínicos, anticoagulantes orais, atravessam a barreira placentária e podem causar graves complicações em todos os trimestres. A embriopatia varfarínica ocorre entre 6 e 12 semanas de gestação em cerca de 6,4% dos fetos expostos. A característica mais marcante dessa síndrome é a hipoplasia nasal, apresentando ainda encurtamento das extremidades e anomalias vertebrais (condrodisplasia *punctata*).

Hemorragias intracranianas, microcefalia, retardo mental, atrofia do nervo óptico ou mesmo morte fetal podem ocorrer com a utilização do anticoagulante oral no segundo e terceiro trimestres. Fetos expostos aos cumarínicos apresentam risco maior de disfunções neurológicas mínimas e menores coeficientes de inteligência. Assim, o uso dos anticoagulantes orais deve ficar reservado para o período pós-parto, independentemente da amamentação, e para pacientes portadoras de prótese mecânica cardíaca. Portanto, os varfarínicos devem ser evitados no tratamento dos TEV durante a gestação.

Os "novos" anticoagulantes orais, como dabigatram, rivaroxabam e apixabam, podem cruzar a placenta e não foram testados em gestantes, devendo, assim, ser evitados na gravidez e na amamentação. O fondaparinux é prescrito em casos de alergia grave à heparina ou trombocitopenia induzida pela heparina e, apesar de poucos dados sobre sua utilização na gravidez, seu uso parece ser seguro no segundo e terceiro trimestres.

Heparinização

A heparina não fracionada (HNF) exerce seu efeito anticoagulante por meio da inibição do fator X e do fator II (trombina) ativados mediante a ligação com a antitrombina (AT), enquanto as HBPM também ativam a AT com ação mais específica apenas sobre o fator X. O controle da anticoagulação pela HNF está associado ao prolongamento do tempo de tromboplastina parcial ativado (TTPa), enquanto as HBPM não necessitam de controle laboratorial sistemático, exceto em situações especiais (extremos de peso e idade e insuficiência renal, entre outras), quando deverá ser solicitada a dosagem do fator anti-Xa. Aparentemente, a meia-vida das HBPM na gestação é menor, talvez induzida pelo aumento do *clearance* renal, mas não costuma ser necessário o monitoramento laboratorial, a não ser quando a HBPM é usada para próteses mecânicas.

As HBPM ou a HNF EV ou SC são as opções no tratamento dos TEV na gestação. A HBPM é fácil de ser utilizada, parecendo ser mais eficaz e segura do que a HNF, de acordo com dados extrapolados de estudos em que as gestantes não foram incluídas. Ao contrário, a HNF EV é a escolha em pacientes com risco de sangramento aumentado ou hipotensão persistente na vigência de TEP. As heparinas não atravessam a placenta, mas não estão isentas de causar problemas maternos.

A necessidade de uso prolongado da heparina (>7 semanas) na gestação aumenta o risco de suas complicações, como osteoporose, hemorragias, reações alérgicas, necrose de pele e trombocitopenia, as quais são menos frequentes com o uso das HBPM. A trombocitopenia induzida pela heparina ocorre em até 3% dos pacientes expostos, sendo rara na gravidez. Há dois tipos de trombocitopenia induzida pela heparina: o tipo I, que ocorre em poucos dias de exposição, é autolimitado e benigno; o tipo II, que ocorre em 3 a 21 dias após a exposição, é autoimune e está associado a trombose venosa e arterial. O uso da heparina deverá ser suspenso quando as plaquetas caírem <150.000 ou 50% da contagem inicial.

Há pouca informação sobre as doses apropriadas dos anticoagulantes na gravidez. Portanto, seu uso deve ser cauteloso, incluindo o ajuste de dose pelo peso. No entanto, a despeito da escolha do tipo de heparina, a anticoagulação deve ser continuada durante toda a gravidez e, pelo menos, nas 6 primeiras semanas pós-parto.

Doses

- **HBPM SC:** dalteparina 200UI/kg a cada 24 horas (uma vez ao dia) ou 100UI/kg a cada 12 horas (duas vezes ao dia); enoxaparina 1mg/kg (duas vezes ao dia). Idealmente, a dose dessas heparinas deveria ser titulada para manter níveis de anti-Xa entre 0,6 e 1UI/mL para as administradas duas vezes ao dia e 1 e 2UI/mL para as administradas uma vez ao dia; no entanto, são poucas as instituições brasileiras que dispõem desse exame para controle da anticoagulação pelas HBPM, e essa monitorização não é necessária na grande maioria das vezes.
- **HNF EV:** *bolus* de HNF de 80UI/kg seguidos de infusão a 18UI/kg/h, ajustada a cada 6 horas para manter TTPa entre 1,5 e 2,5 vezes o controle. Uma vez que a dose fica estável, esse ajuste pode ser espaçado para uma ou duas vezes ao dia.
- **HNF SC:** é razoável iniciar de 17.500UI duas vezes ao dia, ajustada a cada 6 horas para manter TTPa entre 1,5 e 2,5 vezes o controle. Quando a dose se estabilizar, esse ajuste poderá ser espaçado para uma ou duas vezes ao dia.

A contagem de plaquetas deverá ser realizada diariamente, na busca de trombocitopenia nos primeiros 3 dias de tratamento e, depois, semanalmente. Essa complicação ocorre em menos de 1% das pacientes tratadas por 5 a 7 dias e não é comum ao final de 14 dias de uso. Após o tratamento da fase aguda, utiliza-se a mesma HNF (SC). A complicação materna mais frequente da anticoagulação é o sangramento. Cerca de 5% das pacientes tratadas com heparina SC ou EV têm sangramentos significativos, ou seja, aqueles que necessitam hemotransfusão.

O risco de sangramento é maior em pacientes com TTPa prolongado (apesar de haver sangramento em razão das doses elevadas de heparina sérica sem alterações significativas do TTPa), em pós-operatório recente, em caso de doença hepática, trombocitopenia ou em pacientes que usam outras medicações potencializadoras, como os antiplaquetários. As HBPM provocam menos episódios hemorrágicos. Quando necessário, deve-se utilizar o sulfato de protamina para controle dos sangramentos causados pelo uso das heparinas, apesar de seu efeito ser apenas parcial quando utilizado para reversão do efeito das HBPM.

Trabalho de parto e parto

O parto envolve o planejamento de equipe multidisciplinar e deverá ser registrado no prontuário da paciente. Esse planejamento representa um balanço entre um parto com a paciente plenamente anticoagulada e o risco de recorrência de tromboembolismo por suspensão da anticoagulação. Por essa razão, geralmente se permite que a paciente evolua para o parto com a orientação de não usar nenhuma dose de heparina ao menor sinal de trabalho de parto. Caso o trabalho de parto se prolongue, recomenda-se a indução. Muitas vezes a indução programada evita um trabalho de parto prolongado e alterações prolongadas do tratamento anticoagulante.

O tratamento com HBPM deve ser suspenso por pelo menos 24 horas antes do parto, quando este for induzido ou por cesariana programada, para possibilitar anestesia neuroaxial. Quando se considera arriscada a suspensão da heparina por 24 a 48 horas, a HBPM pode ser substituída pela HNF EV, que deverá ser interrompida apenas 4 a 6 horas antes do parto, e a anestesia neuroaxial poderá ser realizada quando o TTPa retornar ao normal.

O parto pode acontecer inesperadamente em pacientes em anticoagulação plena, e muitas delas não apresentam sangramento excessivo intraparto, mas estão sujeitas a maior risco de hematoma espinhal se um cateter for inserido, não devendo ser por isso realizada anestesia neuroaxial.

No caso de parto sabidamente prematuro (trigemelaridade, ruptura prematura de membranas, dilatação cervical significativa, pré-eclâmpsia, restrição do crescimento), deve-se descontinuar a HBPM ou a HNF SC nas 36 semanas e troca por HNF EV.

Pós-parto

As heparinas devem ser reiniciadas 12 horas após cesariana ou 6 horas após parto vaginal, depois de comprovada a ausência de sangramento significativo, devendo ser utilizadas como antes do parto. Se o varfarínico for escolhido para ser usado no período pós-parto, no segundo dia pós-parto inicia-se o anticoagulante oral associado a heparina por cerca de 5 dias, até que o tempo de protrombina chegue ao RNI-alvo, geralmente entre 2 e 3UI, por 2 a 3 dias consecutivos. Convém iniciar com dose diária de 5mg e aumentar, à medida que for necessário, a cada 3 a 5 dias. Esse esquema é mais lento para a anticoagulação plena, porém reduz o risco de um quadro hemorrágico.

É imprescindível que a paciente esteja usando heparina ao ser iniciado o anticoagulante oral, pois nos primeiros dias poderá ocorrer redução das proteínas C e S (vitamina K-dependentes) antes de se atingir o efeito anticoagulante, o que poderá causar púrpura vascular trombótica, principalmente naquelas pacientes com deficiência dessas proteínas. O uso do anticoagulante oral não contraindica a amamentação.

Duração da anticoagulação

A duração do tratamento anticoagulante no período gravídico-puerperal deve ser individualizada e foi extrapolada de estudos na população em geral; entretanto, deve ter a duração total de 3 a 6 meses nas pacientes com fatores de risco apenas transitórios. A anticoagulação deve estender-se por pelo menos 6 semanas após o parto, e em pacientes com fatores de risco persistentes pode ser necessária uma anticoagulação mais prolongada.

Filtros de veia cava inferior

Os filtros removíveis de veia cava inferior podem ser utilizados na gestação com indicação semelhante em grávidas e não grávidas, isto é, contraindicação à anticoagulação convencional, como acidente vascular cerebral hemorrágico, sangramento ativo e cirurgia recente, TEV a despeito de anticoagulação plena, necessidade de interrupção da anticoagulação ou quando a vasculatura pulmonar estiver significativamente comprometida. O uso é limitado em razão dos riscos associados a inserção e remoção, como taxa de fatalidade de 0,12% a 0,3%, migração do filtro em mais de 20%, fratura do filtro em 5% e perfuração da cava inferior em 5%.

Trombólise

A trombólise é reservada às pacientes com TEP maciça com hipotensão associada. Apenas estudos observacionais têm dados sobre a eficácia e a segurança dos trombolíticos na gestação. Em revisão sistemática apontam 1% de mortalidade materna, 6% de perda fetal e 8% de hemorragia materna, principalmente no pós-parto. HNF EV deve ser iniciada logo após a trombólise, e a HBPM só deverá ser iniciada quando o quadro estiver estável.

Profilaxia

Os seguintes regimes podem ser usados para profilaxia dos fenômenos tromboembólicos na gestação:

- **HNF profilática:** 5.000UI de HNF SC a cada 12 horas.
- **HNF dose intermediária:** 10.000UI de HNF (ou dose suficiente para uma dosagem de fator anti-Xa entre 0,1 e 0,3UI/mL) SC a cada 12 horas.
- **HNF ajustada:** HNF SC a cada 12 horas para chegar a um TTPa ajustado para doses terapêuticas (1,5 a 2,5 vezes o controle).
- **HBPM profilática:** 5.000UI SC de dalteparina a cada 24 horas ou 40mg SC de enoxaparina a cada 24 horas ou 4.500UI SC de tinzaparina.
- **HBPM dose intermediária:** 5.000UI SC de dalteparina a cada 12 horas ou 40mg SC de enoxaparina a cada 12 horas; tinzaparina, 10.000UI a cada 24 horas.
- **HBPM dose ajustada:** doses ajustadas terapêuticas das HBPM (dalteparina 200UI/kg ou 100UI/kg duas vezes ao dia ou enoxaparina 1mg/kg a cada 12 horas).
- **Anticoagulante pós-parto:** varfarina por 4 a 6 semanas com RNI entre 2 e 3 com HNF ou HBPM inicialmente até o RNI chegar a 2 ou HBPM profilática.

A paciente com risco aumentado para FTE na gestação deve ser avaliada quanto ao risco de recorrência. Os principais fatores de risco para um episódio de trombose venosa na gravidez são a presença de trombofilia e o passado de trombose venosa. Após essa avaliação inicial, deve-se classificá-la conforme os seguintes itens:

- FTE recente em tratamento com esquemas de anticoagulação terapêutica ou FTE agudo durante a gravidez.
- Passado de FTE com fator de risco transitório.
- Único FTE idiopático prévio sem uso crônico de anticoagulante.
- Único FTE, associado a trombofilia sem uso de anticoagulante.
- Presença de trombofilia sem passado de FTE.
- Dois ou mais episódios de FTE e/ou mulher em uso de anticoagulante crônico por FTE idiopático ou associado a trombofilia.

O Quadro 101.6 apresenta, simplificadamente, as sugestões do American College of Chest Physicians, do Royal College of Obstetricians and Gynaecologists e do American College of Obstetricians and Gynecologists para os regimes profiláticos nessas situações; entretanto, não há estudos randomizados na literatura para guiar as decisões com relação a essa profilaxia. Assim, as recomendações são fundamentadas em estudos retrospectivos e opiniões de especialistas (nível de evidência C). O risco para cada paciente deverá ser individualizado para avaliação da agressividade da profilaxia na gestação.

PONTOS CRÍTICOS

- O TEV é importante causa de morbimortalidade na gestação.
- A gestação por si só e outros fatores de risco relacionados podem aumentar ainda mais o risco da doença.
- O diagnóstico do TEV deve ser sempre confirmado para justificar o tratamento da doença, que é prolongado, e as considerações profiláticas e terapêuticas futuras.
- Em caso de suspeita de TEV na gestação, a US venosa é o primeiro exame complementar a ser solicitado.
- A dosagem normal do dímero D tem alto valor preditivo negativo.
- A cintilografia pulmonar de ventilação e perfusão ou a angiotomografia pulmonar são os exames de escolha para o diagnóstico de TEP na gestação.
- O tratamento da TVP ou TEP de baixo risco na gestação se baseia no uso de HBPM ou HNF.
- O tratamento deve ser mantido por toda a gestação e por pelo menos 6 semanas após o parto.
- Deve-se usar a profilaxia tromboembólica em gestantes com passado de TEV, a qual também deve ser considerada diante de outros fatores de risco.
- A investigação de trombofilia deve ser discutida caso a caso.

Quadro 101.6 Regimes de profilaxia recomendados em gestantes em vários cenários clínicos

Classificação de risco	Antes do parto	Após o parto
Baixo		
Qualquer trombofilia (exceto FVL ou G20210A em homozigose ou deficiência de AT) sem passado de TEV e história familiar negativa para TEV	Vigilância clínica	Vigilância clínica
Intermediário		
Único episódio de TEV provocada por fator de risco transitório (exceto gestação ou uso de contraceptivo oral)	Vigilância clínica	Dose profilática ou intermediária de HBPM por 6 semanas
Sem passado de TEV mas com trombofilia (exceto FVL ou G20210A em homozigose ou deficiência de AT) e história familiar positiva para TEV		
Alto		
FVL ou G20210A em homozigose ou deficiência de AT	Dose profilática ou intermediária de HBPM	Dose profilática ou intermediária de HBPM por 6 semanas
Passado de TEV idiopático		
Passado de TEV provocado por contraceptivo oral ou gestação		
Passado de TEV com trombofilia		
TEV recorrente em pacientes não anticoagulados		
SAAF assintomática		

FVL: fator V de Leiden; G20210A: gene mutante da protrombina; TEV: tromboembolismo venoso; HBPM: heparina de baixo peso molecular; AT: antitrombina; SAAF: síndrome do anticorpo antifosfolípide.

CONSIDERAÇÕES FINAIS

O TEV na gestação é causa marcante de mortalidade materna, justificando a importância de sua abordagem durante a gravidez e o puerpério. A gestação é um período em que se associam vários fatores que aumentam sua incidência, sendo o diagnóstico clínico difícil e traiçoeiro. O diagnóstico definitivo deve ser buscado em razão do impacto sobre a decisão de um tratamento prolongado e interferências futuras para a mulher. O exame complementar inicial é a US venosa dos membros inferiores ou, no caso do TEP, a cintilografia de ventilação-perfusão ou a angiotomografia pulmonar. O tratamento de escolha consiste no uso de heparina durante a gestação, e outros tipos de anticoagulantes podem ser utilizados no puerpério. Em algumas situações, a profilaxia para TEV deve ser oferecida antes e/ou após o parto.

Leitura complementar

Baglin T, Gray E, Greaves M et al. Clinical guidelines for testing for heritable thrombophilias. BJH 2010; 149:209-20.

Bates SM, Jaeschke R, Stevens SM et al. Diagnosis of DVT: antithrombotic therapy and prevention of thrombosis, 9. ed. American College of Chest Physicians Evidence-Based Clinical Practice Guidelines. Chest 2012; 141(2 Suppl):e351S-418S.

Bates SM, Middeldorp S, Rodger M, James AH, Greer I. Guidance for the treatment and prevention of obstetric-associated venous thromboembolism. J Thromb Thrombolysis 2016 Jan; 41(1): 92-128.

Bremme KA. Haemostatic changes in pregnancy. Best Pract Res Clin Haematol 2003;16:153-68.

Chan WS, Ginsberg JS. Diagnosis of deep vein thrombosis and pulmonary embolism in pregnancy. Thromb Res 2002; 107(3-4):85-91.

Fraser DG, Moody AR, Morgan PS, Martel AL, Davidson I. Diagnosis of lower-limb deep venous thrombosis: a prospective blinded study of magnetic resonance direct thrombus imaging. Ann Intern Med 2002; 136:89-98.

Ginsberg JS, Brill-Edwards P, Burrows RF et al. Venous thrombosis during pregnancy: leg and trimester of presentation. Thromb Haemost 1992; 67:519-20.

Goldhaber SZ, Tapson VF. A prospective registry of 5,451 patients with ultrasound-confirmed deep vein thrombosis. Am J Cardiol 2004; 93.

Groves AM, Yates SJ, Win T et al. CT pulmonary angiography versus ventilation-perfusion scintigraphy in pregnancy: implications from a UK survey of doctors' knowledge of radiation exposure. Radiology 2006; 240:765-70.

Huisman M, Klok F. Current challenges in diagnostic imaging of venous thromboembolism. Hematology – American Society of Hematology 2015; 202-9.

James AH, Jamison MG, Brancazio LR, Myers MR. Venous thromboembolism during pregnancy and the postpartum period: incidence, risk factors, and mortality. Am J Obstet Gynecol 2006; 194:1311-5.

Kamel HI, Navi BB, Sriram N, Hovsepian DA, Devereux RB, Elkind MS. Risk of a thrombotic event after the 6-week postpartum period. N Engl J Med 2014; 370(14):1307-15.

Khalafallah AA, Morse M, Al-Barzan AM et al. D-Dimer levels at different stages of pregnancy in Australian women: a single centre study using two different immuno-turbidimetric assays. Thromb Res 2012; 130:e171-e177.

Konstantinides SV, Torbicki A, Agnelli G et al. ESC Guidelines on the diagnosis and management of acute pulmonary embolism. The Task Force for the Diagnosis and Management of Acute Pulmonary Embolism of the European Society of Cardiology (ESC). European Heart Journal 2014; 35:3033-80.

Marik PE, Plante LA. Venous thromboembolic disease and pregnancy. N Eng Med 2008; 359(19):2025-33.

Nijkeuter M, Ginsberg JSM, Huisman MV. Diagnosis of deep vein thrombosis and pulmonary embolism in pregnancy: a systematic review. Journal of Thrombosis and Haemostasis 2006; 4:496-500.

Quinlan DJ, McQuillan A, Eikelboom JW. Low-molecular-weight heparin compared with intravenous unfractionated heparin for treatment of pulmonary embolism: a meta-analysis of randomized, controlled trials. Ann Intern Med 2004; 140:175-83.

Regitz-Zagrosek V, Lundqvist CB, Borghi C et al. ESC Guidelines on the management of cardiovascular diseases during pregnancy. European Heart Journal 2011; 32:3147-97.

Ribeiro D, Cardoso P et al. Tromboembolismo venoso. In: Manual Sogimig de Emergências Obstétricas. 1ª ed. Rio de Janeiro: Medbook, 2016:115.

Rodger MA, Avruch LI, Howley HE, Olivier A, Walker MC. Pelvic magnetic resonance venography reveals high rate of pelvic vein thrombosis after cesarean section. Am J Obstet Gynecol 2006; 194:436-7.

Scott S, Scott W et al. Guidance for the evaluation and treatment of hereditary and acquired thrombophilia J Thromb Thrombolysis 2016; 41:154-64.

Simcox LE, Ormesher L, Tower C, Greer IA. Pulmonary thromboembolism in pregnancy: diagnosis and management. Breathe (Sheff) 2015; 11(4):282-9.

Thromboembolism in Pregnancy Practice Bulletin. Obstet Gynecol 2011; 118:718-29.

Turrentine MA, Braems G, Ramirez MM. Use of thrombolytics for the treatment of thromboembolic disease during pregnancy. Obstet Gynecol Surv 1995; 50(7):534.

CAPÍTULO 102

Doenças do Aparelho Respiratório

Marina Carvalho Paschoini
Mário Sérgio Silva Gomes Caetano

INTRODUÇÃO

As alterações fisiológicas do sistema respiratório que ocorrem durante a gravidez são responsáveis pelo suporte ao desenvolvimento fetal, principalmente o aumento do débito cardíaco (até 50%) e as alterações nos volumes na capacidade pulmonar. Assim, o conhecimento das adaptações anatômicas e funcionais é imprescindível para a interpretação das intercorrências clínicas do trato respiratório nesse período. As principais modificações respiratórias da gestação se devem a três fatores: o efeito mecânico do crescimento uterino, o aumento total no consumo de oxigênio (O_2) e a ação estimulante da progesterona sobre a respiração.

As mudanças hormonais afetam o sistema respiratório: a elevação do nível de estrogênio aumenta o intervalo respiratório e a mucosa, produzindo hiperemia, edema muconasal, hipersecreção, friabilidade e hiperplasia glandular nasal, o que pode explicar a obstrução nasal e a epistaxe, queixas frequentes das gestantes. Entre as mudanças anatômicas se destacam a abertura gradual das últimas costelas, o aumento da circunferência da caixa torácica inferior e do ângulo subcostal, a elevação do diafragma (±4cm), a ampliação do diâmetro transverso (±2cm), o aumento da circunferência torácica e o alargamento do ângulo subcostal. Essas alterações ocasionam redução do volume residual, crescimento da excursão diafragmática e consequente volume corrente aumentado. Ressalte-se que essas alterações são observadas desde o início da gestação e, com a evolução da gravidez, apresentam excursão diafragmática reduzida, conquanto a hiperventilação seja mantida em razão da maior movimentação torácica.

Em relação às alterações funcionais, não há mudanças significativas da capacidade vital da gestante; entretanto, o volume-minuto da ventilação aumenta de 7 para 10L/min, resultando em hiperventilação. A progesterona atua diminuindo o limiar de sensibilidade do centro respiratório para o gás carbônico (CO_2) e aumenta o teor de anidrase carbônica B nos glóbulos vermelhos, facilitando assim a transferência de CO_2 e reduzindo a pressão de CO_2 (PCO_2). O consumo de O_2 aumenta (20% a 30%) em razão das necessidades materno-fetais e anexiais (Quadro 102.1).

Conforme a gravidez avança, o crescimento uterino reduz a capacidade residual funcional, levando a uma maior taxa respiratória compensatória e causando dispneia, que afeta cerca de 70% das grávidas. Na corrente sanguínea ocorrem redução da PCO_2 e aumento progressivo do volume corrente proporcional ao da ventilação, uma vez que a frequência respiratória pouco se altera (de 15 para 18 incursões/minuto). A gestante respira mais profundamente sem taquipneia, sendo mais eficientes a mistura e a distribuição dos gases no pulmão.

Em síntese, durante a gestação há diminuição da capacidade pulmonar total (5%), do volume residual (22%), da capacidade de reserva funcional e do volume de reserva expiratório e aumento progressivo do volume de reserva inspiratório.

Todo esse processo é benéfico para a troca de gases em nível placentário, disponibilizando mais oxigênio para o feto e facilitando a difusão do dióxido de carbono. O Quadro 102.1 resume as alterações encontradas nas grávidas em relação às não grávidas.

Quadro 102.1 Quadro representativo das adaptações fisiológicas do sistema respiratório durante a gestação

	Grávida	Não grávida
pH pO_2	7,35 a 7,45 85 a 100mmHg	pH 7,35 a 7,45 e 7,40 a 7,45 101 a 104mmHg
pCO_2	35 a 45mmHg	27 a 32mmHg
HCO_3	22 a 26mEq/L	18 a 22mEq/L
Volume corrente	500mL	700mL
Volume-minuto	7,5L/min	10,5L/min
Capacidade residual	1.200mL	1.000mL

RINOSSINUSITE (RS)

A RS pode ser clinicamente definida como uma resposta inflamatória da membrana mucosa que reveste a cavidade nasal e os seios paranasais, podendo em certas ocasiões estender-se para o neuroepitélio e o osso subjacente.

Algumas gestantes apresentam a "rinite da gravidez", caracterizada por edema nasal e drenagem de secreção mucoide. Essa circunstância ocorre em virtude das mudanças hormonais próprias da gestação, ocasionando a congestão nasal fisiológica, o que favorece a obstrução dos canais de drenagem dos seios da face e a possibilidade de ocorrerem quadros infecciosos (sinusite), cujos agentes bacterianos mais comuns são *Streptococcus* e *Haemophilus*. Nas gestantes imunossuprimidas, aumenta a incidência de *Staphylococcus aureus*, e a presença de anaeróbios sugere infecção dentária associada. Há poucos dados a respeito do efeito clínico da RS na gravidez; entretanto, a RS gestacional pode ter efeitos deletérios no bem-estar materno. O impacto da rinite alérgica ou da sinusite afeta o bem-estar da grávida, alterando seu padrão alimentar, o estado de sono-vigília e o prazer emocional e podendo agravar crises de asma preexistente.

O uso de descongestionantes nasais (sem vasoconstritor) pode ser aceitável, assim como a manutenção de corticoides em *spray* para as portadoras de RS na forma crônica; na terapia antimicrobiana se utilizam a ampicilina ou a amoxicilina, associadas ou não ao clavulanato, as cefalosporinas de primeira ou segunda geração e, ainda, o estearato de eritromicina ou a azitromicina. O tratamento das rinites pode ser feito em períodos de até 7 dias e nas sinusites por 14 dias.

ASMA

A asma é a doença respiratória crônica mais comum na gestação, quando se observa aumento na prevalência durante as últimas décadas, ocorrendo em até 8,4% das gestantes nos EUA, 9,3% na Irlanda e 12,7% na Austrália. Dados brasileiros contam com 20 milhões de asmáticos, considerando-se a prevalência global de 10%.

A asma é uma doença inflamatória crônica caracterizada por hiper-responsividade das vias aéreas inferiores e por limitação variável ao fluxo aéreo, reversível espontaneamente ou com tratamento. A etiologia da asma ainda é obscura; entretanto, os fatores genéticos e ambientais são denominados predisponentes. Quadros alérgicos, infecções do trato respiratório superior (sinusite), medicamentos (ácido acetilsalicílico, anti-inflamatórios não esteroides) e irritantes (fumo do tabaco, emanações químicas, umidade, distúrbios emocionais) são considerados desencadeadores da crise asmática, e a atenção a esses fatores pode melhorar o controle dos sintomas e necessitar menos medicações.

Durante a gravidez, a manifestação do quadro clínico da asma é variável, podendo apresentar melhora, estabilidade e piora com porcentagens distribuídas igualmente. A gravidade prévia da doença pode ser o fator determinante no grupo de pacientes que cursam com crises asmáticas intensas durante a gravidez. Os sintomas geralmente melhoram durante as últimas 4 semanas da gravidez, e o trabalho de parto não costuma associar-se à piora da asma. O curso da asma em sucessivas gestações costuma ser semelhante em cada paciente.

O quadro clínico da asma aguda se caracteriza por dispneia, sibilância, tosse, dificuldade ao caminhar e ao falar e, frequentemente, retração muscular no tórax ou no pescoço, podendo apresentar episódios recorrentes. A asma é classificada em leve (intermitente ou persistente), moderada ou grave. As exacerbações graves podem ocorrer em qualquer uma dessas formas, sendo mais frequentes nos casos de asma moderada e grave, em que também se identificam as complicações perinatais.

Para o diagnóstico, além do exame clínico, deve-se realizar avaliação da função pulmonar, como a medida do fluxo expiratório máximo (*peak-flow*), que expressa a maior velocidade do ar obtida na expiração forçada, e o volume expiratório forçado do primeiro segundo (VEF-1), que determina o volume de ar expirado para chegar ao grau de obstrução das vias aéreas e à intensidade do quadro asmático.

O tratamento para a asma na grávida difere muito pouco daquele preconizado para as não grávidas. Atualmente, têm sido estabelecidos passos de tratamento, que devem ser selecionados de acordo com a sintomatologia e, se houver controle por 3 meses, pode-se retornar ao anterior. Sabe-se que a asma malcontrolada ou o subtratamento resultam em maior risco tanto para a mãe como para o feto do que o uso de quaisquer medicamentos necessários para o controle da doença. Essas medicações apresentam baixos riscos de malformações fetais. O Quadro 102.2 mostra algumas medicações utilizadas e suas classificações segundo o Food and Drug Administration (FDA).

Quadro 102.2 Medicamentos utilizados no controle/tratamento da asma e classificação segundo o FDA – Diretrizes da Sociedade Brasileira de Pneumologia e Tisiologia para o Manejo da Asma

Categoria	Interpretação	Fármaco
A	Estudos controlados mostram risco ausente	
B	Nenhuma evidência de risco em humanos, mas trabalhos mostrando risco em animais de experimentação	Terbutalina Brometo de ipratrópio Budesonida e Montelucaste
C	Risco não pode ser excluído. O benefício materno deve ser pesado com o possível risco para o feto	Adrenalina, salbutamol, salmeterol, formoterol, teofilina, dipropionato de beclometasona, ciclesonida, dipropionato de fluticasona e mometasona
D	Evidência de risco para o feto	
X	Contraindicado na gravidez	
Sem classificação		Prednisona

Entre as medicações, a budesonida é o corticoide inalatório de preferência para a gestação por dispor de mais dados referentes à sua segurança e eficácia. A beclometasona apresenta também baixo risco fetal, embora com menor número de publicações, e por ser o único corticoide inalatório disponível na maioria dos postos de saúde e por intermédio do programa Farmácia Popular do Ministério da Saúde, pode ser usada caso a budesonida não esteja disponível.

Estudos têm demonstrado que complicações perinatais decorrentes da associação de asma e gravidez parecem ser mais frequentes nos casos malcontrolados, destacando-se mortalidade perinatal, placenta prévia, pré-eclâmpsia, parto prematuro, anomalias congênitas, baixo peso ao nascer (déficit de cerca de 200g no peso do nascimento) e aumento da incidência de cesariana. No entanto, se a asma for bem controlada durante a gestação, o risco de complicações perinatais se iguala ao da população sem essa doença. Algumas medicações, como as prostaglandina F2 e a ergonovina, utilizadas na prática obstétrica, devem ser evitadas em gestantes asmáticas em razão do risco aumentado de broncoespasmo.

Para melhor controle e direcionamento do tratamento, faz-se necessário classificar a asma de acordo com a sintomatologia e a espirometria sintetizadas no Quadro 102.3.

A via de parto é escolhida por indicação obstétrica. Se houver necessidade de indução do parto, convém dar preferência à ocitocina, e, caso surjam crises asmáticas, estas devem ser tratadas da maneira usual. Para bloqueio da dor durante o trabalho de parto deve-se utilizar analgesia peridural.

Não há contraindicações para a amamentação de nutrizes em uso de budesonida nem existem estudos para avaliar a concentração dos outros medicamentos para a asma no leite materno. Assim, considerando o exposto durante a gravidez, também não há contraindicações à amamentação de nutrizes que usam outras medicações para o tratamento da asma.

Segundo as diretrizes atuais, o tratamento da asma consiste nos seis passos apresentados no Quadro 102.4.

Exacerbação aguda da asma

Os quadros agudos de asma durante a gestação por vezes necessitam atendimento médico de emergência e exigem o uso de corticoides sistêmicos. O uso de oxigênio está liberado, e a saturação do oxigênio deve ser mantida ≥95% para assegurar o bem-estar fetal. Agonistas β2 podem ser utilizados, e o uso da teofilina diminuiu os quadros agudos.

Considerações obstétricas

A via de parto é escolhida por indicação obstétrica. Se houver necessidade de indução do parto, é preferida a administração de ocitocina, e as possíveis crises de asma devem ser tratadas da maneira usual. A analgesia peridural deve ser usada para bloqueio da dor durante o trabalho de parto.

Não há contraindicações à amamentação entre as nutrizes em uso de budesonida nem existem estudos que tenham avaliado a concentração no leite materno dos outros medicamentos para a asma. Assim, também não há contraindicações para essas nutrizes.

Quadro 102.3 Classificação e tratamento da asma

Classificação	Intermitente leve	Persistente leve	Persistente moderada	Persistente grave
Sintomas	<2 vezes/semana	>2 vezes/semana	Diários, mas não contínuos	Diários e contínuos
Crises	Ocasionais (leves)	Infrequentes	Frequentes. Algumas com ida à emergência e exigindo internação	Frequentes – graves. Necessidade de corticoide sistêmico, internação ou com risco de morte
Sintomas noturnos	Raros. Ocasionais	Ocasionais. >2 vezes/mês e <1 vez/semana	Comuns. >1 vez/semana	Quase diários. >2 vezes/semana
Interferência com a atividade normal	Não	Alguma limitação	Limitações menores	Extremamente limitado
PFE ou VEF1	Pré-BD >80% do previsto	Pré-BD >80% do previsto	Pré-BD entre 60% e 80% do previsto	Pré-BD <60% do previsto

PFE: pico de fluxo expiratório; VEF1: volume expiratório forçado no primeiro segundo; BD: broncodilatador.

Quadro 102.4 Passos para controle da asma na gestação

	Medicamento	Alternativas/associações
Passo 1	β2-agonista de ação rápida	
Passo 2	Corticoides inalatórios (dose baixa)	Cromoglicato de sódio ou teofilina
Passo 3	Corticoides inalatórios (dose baixa) + β2-agonista ou corticoides inalatórios (dose média)	Corticoides inalatórios (dose baixa) + teofilina
Passo 4	Corticoides inalatórios (dose média) + β2-agonista	Corticoides inalatórios (dose média) + teofilina
Passo 5	Corticoides inalatórios (dose alta) + β2-agonista	Considerar tratamento com anti-IgE (omalizumabe)
Passo 6	Corticoides inalatórios (dose alta) + β2-agonista + corticoide oral	Considerar tratamento com anti-IgE (omalizumabe)

Fonte: modificado de Leidecker K, Dorman K. Pulmonary Disorders Complicating Pregnancy, 2016.

PNEUMONIA

A pneumonia é uma das infecções de etiologia não obstétrica mais frequentes do período gestacional. Apesar da prevalência relativamente baixa, constitui séria complicação durante a gravidez, sendo responsável por 2,7 em cada 1.000 óbitos maternos.

A incidência de pneumonia na gestação reflete as condições de saúde da população avaliada, sendo variável de acordo com a população estudada, a época e os métodos diagnósticos utilizados nas pesquisas. De modo geral, a incidência varia de 1,2 a 2,7 por 1.000 nascimentos. Dados dos EUA revelam incidência de 1,5 em 1.000 gravidezes. Na Universidade Federal do Triângulo Mineiro (UFTM), a incidência foi de 5,1 em 1.000 nascimentos (2000 a 2013).

Embora possa ocorrer em qualquer fase do período gestacional, quando no terceiro trimestre a pneumonia se associa ao trabalho de parto pré-termo em até 40% das gestações, fato justificado pela atividade uterina em resposta a mediadores inflamatórios e infecciosos. Esses fetos também apresentam mais propensão à restrição de crescimento intrauterino.

Entre os fatores que predispõem à associação entre gestação e pneumonia se encontram o uso do tabaco e de substâncias ilícitas, infecção pelo HIV, doenças cardíacas prévias e a imunomodulação própria da gravidez. Gestantes com quadro de asma, infecções respiratórias recentes, como gripe, e/ou anemia estão significativamente mais propensas ao desenvolvimento de pneumonia.

Como se sabe, a pneumonia pode ser de origem bacteriana ou viral, embora a maioria das gestantes apresente pneumonia bacteriana e comunitária. Entre os agentes infecciosos merecem destaque: *Streptococcus pneumoniae, Mycoplasma pneumoniae, Haemophilus influenzae, Legionella* sp., *Staphylococcus aureus* e *Pseudomonas aeruginosa*.

O quadro clínico da pneumonia nas grávidas não difere do encontrado em não grávidas, caracterizando-se por história de infecção respiratória anterior, tosse produtiva, dor no peito, dispneia, febre (>38,3°C), náuseas, calafrios e escarros. A avaliação pode revelar febre, taquicardia, taquipneia, hipotensão e estertores pulmonares e até alterações do estado mental, dependendo do momento do diagnóstico. Ressalte-se que esses sintomas se sobrepõem a outros diagnósticos, como a gripe, dificultando e atrasando o encaminhamento da gestante aos serviços médicos.

Nos quadros de pneumonia lobar, devem ser pesquisados frêmitos, macicez à percussão e ruídos respiratórios brônquicos e, em casos de broncopneumonia, as crepitações. Os exames laboratoriais que auxiliam o diagnóstico são hemograma completo, hemocultura e radiografia de tórax (com proteção de chumbo para o abdome e apenas uma incidência).

Em geral, as principais complicações da pneumonia na gravidez são decorrentes do diagnóstico tardio, destacando-se insuficiência respiratória, empiema, pneumotórax e tamponamento pericárdico.

Em razão da diminuição da capacidade de tolerar a hipoxia, os especialistas têm recomendado a adoção de critérios mais liberais tanto para internação como indicação para unidades de terapia intensiva (UTI) das grávidas com diagnóstico de pneumonia. De maneira geral, os critérios de admissão incluem: necessidade de ventilação mecânica, choque séptico, exigindo vasopressores, frequência respiratória >30 incursões por minuto, PaO_2/FiO_2 <250mmHg, infiltrados multilobares, confusão ou desorientação neurológicas, plaquetas <100.000/mm^3, leucócitos <400/mm^3, hipotensão e hipotermia.

O tratamento da pneumonia na gravidez é em grande parte semelhante ao das não grávidas, com raras exceções. De modo geral, para o tratamento dos quadros de pneumonia bacteriana comunitária (geralmente causada por *S. pneumoniae* ou *H. influenzae*) utilizam-se os antimicrobianos beta-lactâmicos, como as penicilinas, cefalosporinas (cefalotina e ceftriaxona), VO ou EV, como primeira escolha, seguidos por macrolídeos e clindamicina e com duração média de 14 dias. Para patógenos bacterianos atípicos, como *M. pneumoniae, Legionella pneumophila* ou *C. pneumoniae*, podem ser utilizados macrolídeos, como a azitromicina. As fluoroquinolonas e as tetraciclinas não devem ser utilizadas na gestação em razão da potencial toxicidade fetal.

Embora não sejam recomendadas rotineiramente, as culturas de escarro podem ser realizadas, e seus resultados devem ser direcionados para as terapias adequadas.

Devem ser avaliados os riscos e benefícios do uso da vacina com antígenos capsulares de *S. pneumoniae* durante a gravidez.

Pneumonias atípicas

A pneumonia viral ou fúngica também pode ser observada em gestantes, constituindo quadro grave. A pneumonia viral durante a gravidez merece menção especial à luz das recentes epidemias de gripe. As taxas de infecção do vírus influenza relacionadas com a gravidez estão claramente associadas ao aumento na morbimortalidade materna.

A pneumonia viral causada pelo influenza A pdm09 (H1N1) pode ocorrer em até 12% das mulheres grávidas. Nesse contexto se destaca a epidemia ocorrida em 2009, em que as gestantes/puérperas apresentaram maior suscetibilidade com altos índices de morbimortalidade materno-fetal associados à infecção pelo influenza A. Nessa pandemia, as gestantes estavam entre os casos iniciais, em que foram registradas as primeiras mortes, e apresentaram taxa de internação cerca de quatro vezes maior do que a população em geral, representando 13% das mortes relatadas aos centros de controle e prevenção de doenças nos EUA.

As mulheres cujos sintomas se iniciaram no terceiro trimestre foram responsáveis por elevada proporção de casos graves, correspondendo a 49% das internações em UTI e 64% dos óbitos, apesar de casos similares ocorrerem em todos os três trimestres.

O quadro clínico apresentado pelas gestantes não difere do restante da população e inclui pirexia, coriza (nariz entupido), dor de cabeça, mal-estar e tosse. Os sintomas de doença respiratória aguda se desenvolvem dentro de 1 semana após a exposição, e as pacientes se tornam contagiosas por aproximadamente 8 dias. Foram relatadas complicações fetais oriundas da infecção pelo vírus H1N1. A hipertermia no início da gravidez tem sido associada a defeitos de fechamento do tubo neural e outras anomalias congênitas. A febre durante o trabalho de parto é um fator de risco para crises convulsivas, encefalopatia neonatal, paralisia cerebral e morte.

Para o tratamento, além do suporte clinico-respiratório, utilizam-se antivirais (como oseltamivir ou zanamivir), iniciados dentro de 48 horas após o início dos sintomas, por 5 dias, associados ao tratamento para pneumonia bacteriana.

A vacina contra influenza tem sido considerada benéfica e segura em mulheres grávidas, estando indicada em todas as fases da gestação, ressaltando-se que em mulheres grávidas com sintomas de gripe deve ser considerada a administração da medicação antiviral (oseltamivir).

A pneumonia viral também pode ser uma complicação da infecção causada por varicela primária, a qual é mais comum na gravidez e no adulto em comparação com a infecção primária na infância. A varicela primária também é mais grave em grávidas, com mortalidade de até 40% contra 17% na população em geral. A pneumonia causada pelo vírus da varicela pode ser desenvolvida por 3 a 5 dias após a erupção cutânea. O tratamento com aciclovir deve ser iniciado precocemente, podendo reduzir a mortalidade. A administração de imunoglobulina antivaricela-zóster deve ser considerada para as gestantes não vacinadas em até 10 dias após a exposição à varicela.

As pneumonias associadas à infecção pelo HIV, como a causada pelo *Pneumocystis carinii*, devem ser consideradas no grupo das pneumonias atípicas, e as pacientes acometidas necessitam tratamento com sulfametoxazol-trimetoprima e suplementação com ácido folínico.

A pneumonia aspirativa ou do pós-parto (síndrome de Mendelson) também deve ser lembrada. Sabe-se que a gestante está fisiologicamente predisposta aos fatores aspirativos (elevação da pressão intragástrica, aumento do útero, esfíncter gastroesofágico relaxado) associados a ações sedativas e de analgesia do parto, as quais facilitam a aspiração gástrica e a pneumonia. O tratamento adequado consiste no uso de antagonista do receptor H2, metoclopramida e antibioticoterapia de largo espectro.

TUBERCULOSE (TB)

A TB é uma doença crônica, infectocontagiosa, produzida pelo *Mycobacterium tuberculosis*, que acomete a cada ano cerca de nove milhões de pessoas com aproximadamente 1,7 milhão de mortes, a maioria envolvendo adultos jovens e, consequentemente, as mulheres na fase reprodutiva.

A TB ativa na gravidez deve ser sempre investigada e tratada. Em caso de coinfecção pelo HIV, devem ser recordadas as interações medicamentosas e os efeitos teratogênicos dos antirretrovirais. A gravidez não influencia o curso da TB, a ausência de tratamento durante a gestação pode apresentar mais efeitos deletérios para a gestante e seu feto do que o tratamento. Os fetos de gestantes com TB não tratadas podem apresentar baixo peso ao nascer. Com tratamento adequado, as mulheres grávidas com TB apresentam resultados semelhantes aos das mulheres não grávidas.

Cabe ressaltar que o diagnóstico de TB na gestação pode ser retardado em razão dos sintomas não específicos e da hesitação (equivocada) na realização de radiografia de tórax durante a gravidez. De maneira geral, as grávidas parecem mais propensas a ter doença unilateral, não cavitária e com baciloscopia negativa. Os sintomas extrapulmonares são mais comuns em gestantes infectadas pelo HIV. Dados atuais revelam aumento da incidência de diagnóstico de TB no período pós-parto, o que pode estar relacionado com atraso no diagnóstico e também com a ativação imune alterada durante a gravidez.

Recomenda-se que as mulheres com alto risco de TB latente ou ativa sejam rastreadas no início do pré-natal, incluindo infecção pelo HIV, contato próximo com pessoa reconhecidamente com suspeita de tuberculose ativa, fatores que podem aumentar o risco de doença se infectada (diabetes ou imunossupressão), baixa renda, alcoolismo e dependência de substância EV.

A TB é altamente contagiosa quando a bactéria está em atividade, podendo ser transmitida por gotículas no ar. No entanto, nem todas as infectadas apresentam sintomas, o que a faz ser referida como TB latente. Os sintomas da TB pulmonar incluem perda de peso inexplicada, tosse (pode ser ou não produtiva, evoluindo para hemoptoicos), com duração superior a 3 semanas, perda de apetite, suores noturnos, febre, dor torácica ventilação-dependente, suor noturno, hiporexia, fadiga e cansaço. Os sintomas podem variar em gravidade e contribuir para o atraso na busca de tratamento.

Assim, para o diagnóstico, além dos sinais e sintomas clínicos e dos achados radiológicos característicos, pode-se oferecer o teste tuberculínico (prova cutânea da tuberculina, enduração >10mm) para identificar a forma latente da doença e a baciloscopia de escarro com presença de bacilos álcool-acidorresistentes.

Para as mulheres diagnosticadas com TB na gravidez, as diretrizes atuais recomendam o tratamento daquelas sob maior risco de reativação, como as com infecção pelo HIV, conversão recente (nos últimos 2 anos) ou contato com caso conhecido.

A TB na gravidez não leva a malformações congênitas, mas aumenta em até seis vezes o risco de prematuridade, baixo peso ao nascer e perda fetal e perinatal. O diagnóstico precoce e o tratamento imediato melhoram sobremaneira os resultados materno-fetais. Gestantes com TB e coinfecção pelo HIV apresentam aumento de quase 300% na mortalidade materna e infantil.

A necessidade de tratamento de TB ativa na gravidez é inquestionável, e os benefícios e a mortalidade superam o potencial de riscos de toxicidade medicamentosa. O tratamento é semelhante ao das não grávidas. De modo geral, trata-se a TB na gravidez com isoniazida e rifampicina, valendo mencionar que o etambutol pode ser adicionado inicialmente até que as sensibilidades estejam disponíveis. Essas medicações podem cruzar a barreira placentária, mas apresentam risco baixo de efeitos deletérios ao feto. A estreptomicina e outros medicamentos antituberculose injetáveis são contraindicados em razão da toxicidade e teratogenicidade fetais.

Recomenda-se para gestantes com tuberculose latente a profilaxia com isoniazida (uma ou duas vezes por dia) associada à vitamina B_6 (para prevenir a neuropatia), iniciando após o primeiro trimestre e por toda a gestação. Naquelas com diagnóstico firmado de TB ativa se utilizam isoniazida (300mg/dia) + rifampicina (600mg/dia) + piridoxina (vitamina B_6 – 50mg/dia)

Quadro 102.5 Tratamento da tuberculose na gestação

Fármaco	Dosagem	Classificação FDA	Toxicidade	Seguimento
Isoniazida	300mg/dia	C	Hepatite, neuropatia	Avaliação hepática antes e durante o tratamento
Rifampina	600mg/dia	C	Hepatite, alterações sanguíneas	Avaliação hepática antes e durante o tratamento
Etambutol	400mg	B	Neurite óptica	Exame oftalmológico antes e durante o tratamento
Estreptomicina	1g	D	Ototoxicidade e nefrotoxicidade	Toxicidade fetal

Fonte: Brasil. Ministério da Saúde. Secretaria de Vigilância em Saúde. Departamento de Vigilância Epidemiológica. Manual de recomendações para o controle da tuberculose no Brasil/ Ministério da Saúde, Secretaria de Vigilância em Saúde, Departamento de Vigilância Epidemiológica. Brasília: Ministério da Saúde, 2011.

por 9 meses. Em caso de resistência medicamentosa, associa-se o etambutol (15 a 25mg/kg/dia), mas a estreptomicina não deve ser usada em virtude de seus efeitos sobre o feto. A despeito do regime utilizado, devem ser lembrados a função hepática basal, o monitoramento para a hepatite e a educação sobre as interações medicamentosas com outros tratamentos. A amamentação está recomendada, podendo ser realizada durante a terapêutica para a tuberculose. Cabe ressaltar que a prevenção da TB é extremamente importante, e a vacina BCG deve ser utilizada de modo a reduzir a incidência de doença grave (Quadro 102.5).

OUTRAS AFECÇÕES PULMONARES
Embolia do líquido amniótico (ELA)

Uma das complicações mais catastróficas de gravidez, a ELA ocorre quando líquido amniótico, células fetais ou cabelos entram na circulação pulmonar materna, causando o colapso cardiovascular. A ELA é uma condição rara (1 em 8.000 a 80.000), mas com alta taxa de mortalidade, chegando a 80%, e sua fisiopatologia exata ainda é desconhecida. Evidências recentes sugerem que a ocorrência de ELA não é consequência da obstrução respiratória mecânica "simples", mas efeito humoral em função das reações anafiláticas e da ativação do complemento. Ocorre geralmente durante o trabalho de parto e no parto; entretanto, pode associar-se à manipulação uterina e ao trauma uterino.

Partículas celulares do LA são incorporadas à circulação vascular através das veias endocervicais ou dos vasos uterinos, obstruindo as artérias pulmonares, causando espasmos vasculares e resultando em hipertensão pulmonar. A falha ventricular esquerda aguda pode ocorrer, provavelmente em razão dos eventos humorais mediados por citocinas. Os sinais e sintomas clínicos são dispneia aguda e grave, de início repentino, tosse, hipotensão, cianose, bradicardia fetal, encefalopatia, hipertensão pulmonar aguda e colapso cardiovascular, podendo ocorrer hemorragia causada por coagulação vascular disseminada e hipoxemia fetal.

O diagnóstico se baseia no quadro clínico, podendo confirmá-lo a presença de células escamosas fetais em aspirado de capilar pulmonar. As dosagens dos níveis séricos de triptase, C3 e C4 e zinco são úteis, mas não específicas. Os diagnósticos diferenciais incluem choque séptico, tromboembolismo pulmonar, desprendimento prematuro de placenta normoinserida (DPPNI), pneumotórax e isquemia miocárdica.

O tratamento envolve medidas de ressuscitação e de suporte rotineiras com aporte adequado de oxigênio e ventilação. Transfusões de sangue, oxigenação por membrana extracorpórea e embolização das artérias uterinas foram experimentadas, mas nenhuma terapia específica se mostrou para ser eficaz, embora os corticoides tenham sido sugeridos.

Intercorrências durante a gestação que podem ocasionar edema agudo de pulmão (EAP)
Uso de tocolíticos

Os agonistas beta-adrenérgicos, particularmente ritodrina e terbutalina, utilizados para inibir contrações no trabalho de parto pré-termo, podem causar o EAP durante a gravidez. A frequência dessa complicação varia de 0,3% a 9% e a fisiopatogenia se deve à exposição prolongada às catecolaminas (disfunção miocárdica), à permeabilidade capilar aumentada e ao aumento do volume de líquido intravascular resultante da taquicardia materna observada em razão da administração dessas medicações. A associação a glicocorticoides (geralmente utilizados para o amadurecimento pulmonar fetal) também pode contribuir para a retenção líquida, agravando o caso.

O quadro se apresenta com características do EAP, e o diagnóstico é clínico, observando-se as medicações utilizadas; entretanto, deve ser diferenciado do edema pulmonar cardiogênico, da ELA e de pneumonia aspirativa. Se detectado precocemente, o edema pulmonar é geralmente tratado por meio da interrupção do uso do beta-agonista e da administração de oxigênio e diuréticos. A ventilação mecânica pode ser necessária. A função cardíaca deve ser avaliada após essa complicação. Recentemente, vários relatos têm associado ao EAP o uso de bloqueador de canal de cálcio (nifedipina) como tocolítico.

Pré-eclâmpsia

A pré-eclâmpsia é uma doença multissistêmica que ocorre após a 20ª semana de gestação. A etiologia da pré-eclâmpsia não está completamente compreendida, mas está associada a edema pulmonar em até 3% dos casos. Entretanto, o motivo pelo qual algumas gestantes desenvolvem edema pulmonar permanece obscuro. Fatores angiogênicos circulantes, diminuição da pressão coloide oncótica, disfunção das células endoteliais e altas pressões intravasculares com o aumento da pós-carga cardíaca podem explicar essa predisposição. Para o tratamento adequado são necessárias medidas de suporte específicas para controle do EAP (morfina e nitratos), restrição hídrica e oxigenoterapia suplementar, assim como deve ser observado o controle da diurese e da pressão arterial.

Miocardiopatia peripartum (MCPPP)

O edema pulmonar cardiogênico deve ser levado em consideração no diagnóstico diferencial em gestantes com síndrome da angústia respiratória do adulto (SARA). A MCPPP é uma forma rara de insuficiência cardíaca idiopática que se desenvolve durante a gestação ou até 5 semanas após o parto, geralmente em gestantes, com ausência de outras causas de insuficiência cardíaca e sem história de doença cardíaca antes da gestação e com função ventricular esquerda alterada. O quadro clínico se caracteriza por taquicardia e descompensação cardíaca, evoluindo para edema pulmonar.

Doença trofoblástica gestacional

A hipertensão e o edema pulmonar podem complicar a gravidez molar benigna em razão da embolia pulmonar trofoblástica, o que pode ocorrer principalmente durante o esvaziamento do útero.

SÍNDROME DA ANGÚSTIA RESPIRATÓRIA DO ADULTO (SARA)

A SARA, uma reação inflamatória aguda, difusa, que leva ao aumento da permeabilidade vascular pulmonar e à perda de tecido aerado, se caracteriza clinicamente por hipoxemia e por opacidades radiológicas bilaterais com dano alveolar difuso (ou seja, edema alveolar com ou sem hemorragia, inflamação focal aguda das paredes alveolares e membrana hialina). A gravidade da hipoxemia define a dimensão dessa síndrome, que apresenta incidência na população em geral de 1,5 em 100 mil por ano e taxa de mortalidade de até 50%, acreditando-se que a incidência seja semelhante na população obstétrica, assim como os riscos.

Os efeitos da SARA materna sobre os resultados neonatais não estão bem esclarecidos, mas são descritas altas taxas de morte fetal (até 23%), anormalidades da frequência cardíaca fetal e trabalho de parto pré-termo. Na paciente obstétrica, vários fatores predispõem a insultos pulmonares associados ao desenvolvimento da SARA, destacando-se o uso de tocolítico, induzindo edema pulmonar, pré-eclâmpsia, falência hepática aguda da gestação, aspiração gástrica, embolia do LA, descolamento prematuro de placenta, hemorragias obstétricas, corioamnionite, endometrite, pielonefrite e aborto séptico. Além desses fatores, o excesso na administração de cristaloide, a anemia materna e a gestação múltipla podem aumentar significativamente o risco de edema pulmonar.

Clinicamente, as pacientes com SARA apresentam insuficiência respiratória hipoxêmica aguda com evidentes dispneia, ortopneia, taquipneia e taquicardia. A ausculta pulmonar revela crepitação difusa e/ou respiração ofegante, e a gasometria arterial mostra diminuição inicial tanto da PaO_2 como da $PaCO_2$. A radiografia de tórax geralmente apresenta infiltrados alveolares e intersticiais bilateralmente.

A abordagem global para o tratamento da SARA na grávida e na não grávida não difere, devendo-se inicialmente identificar e tratar a(s) causa(s) subjacente(s). Inicialmente, deve ser mantida oxigenação materna adequada (PaO_2 >70mmHg ou 9,3kPa, equivalentes a oxigênio com saturação de 95%), utilizando suplementação de oxigênio ou, se necessário, a ventilação com pressão positiva (VNI).

Cabe frisar que os cuidados com a paciente obstétrica com SARA exigem envolvimento multidisciplinar de modo a assegurar o bem-estar do binômio materno-fetal. Em virtude das alterações fisiológicas normais de gravidez e dos efeitos fetais de hipoxia, a vitalidade fetal deve ser avaliada rigorosamente no transcorrer da assistência e até o planejamento do término da gestação, dependendo da idade gestacional.

DOENÇA PLEURAL E FIBROSE CÍSTICA (FC)

A FC é uma desordem genética recessiva que ocasiona a produção de secreções espessas nos tratos respiratório e digestivo. A doença intersticial do pulmão pode reduzir a saturação arterial do oxigênio por causa do defeito de transferência do gás. A doença de pulmão restritiva parece ser bem tolerada na gravidez, embora existam poucos dados disponíveis. Estudos revelam que o número de mulheres com FC que desejam engravidar tem aumentado nos últimos 15 anos, e as gestantes podem apresentar aumento das secreções das vias aéreas com limpeza prejudicada, infecções respiratórias crônicas, insuficiência pancreática e deficiências nutricionais. Todas as gestantes devem ser orientadas a manter os regimes de medicação, os tratamentos e a ingestão calórica.

Os dados disponíveis indicam que a gravidez não aumenta a mortalidade nas pacientes com a doença estável, se comparadas às pacientes não grávidas. Complicações obstétricas, como trabalho de parto prematuro e diabetes gestacional (podem desenvolver intolerância à glicose), têm sido relatadas. A mortalidade perinatal está aumentada em razão da prematuridade ou das complicações maternas em casos avançados de FC. Algumas condições, como a linfangioleiomiomatose e o lúpus eritematoso sistêmico (LES), podem deteriorar-se significativamente durante a gravidez.

O tratamento dessas pacientes exige equipe multidisciplinar e, por vezes, elas necessitam de transferência para UTI.

Leitura complementar

Clark JM, Hulme E, Devendrakumar V et al. Effect of maternal asthma on birthweight and neonatal outcome in a British inner-city population. Paediatr Perinat Epidemiol 2007; 21(2):154-62.

Diretrizes da Sociedade Brasileira de Pneumologia e Tisiologia para o Manejo da Asma 2012. J Bras Pneumol 2012; 38(supl.1):S1-S46.

Kwon HL, Belanger K, Bracken MB. Asthma prevalence among pregnant and childbearing-aged women in the United States: estimates from national health surveys. Ann Epidemiol 2003; 13(5):317-24.

Leidecker K, Dorman K. Pulmonary disorders complicating pregnancy: an overview. J Perinat Neonat Nurs 2016; 30(1):45-53.

Manual de recomendações para o controle da tuberculose no Brasil/Ministério da Saúde, Secretaria de Vigilância em Saúde, Departamento de Vigilância Epidemiológica. Brasília: Ministério da Saúde, 2011.

Mehta N, Chen K, Hardy E, Powrie R. Respiratory disease in pregnancy. Best Practice & Research Clinical Obstetrics and Gynaecology 2015; 29:598-611.

Murphy VE. Managing asthma in pregnancy. Breathe 2015; 11(4).

CAPÍTULO 103

Nefropatias e Gravidez

Juliana Barroso Zimmermmann
Adrianne Maria Berno de Rezende Duarte
Alexander Cangussu Silva

INTRODUÇÃO

Na gestação, o sistema urinário sofre importantes alterações fisiológicas e anatômicas durante a gestação normal. O rim tem seu peso e tamanho aumentados, além de ocorrer a dilatação dos cálices renais, da pelve e dos ureteres. Em geral, essa dilatação é mais pronunciada à direita, podendo ser observada já no primeiro trimestre e persistindo por até 3 a 4 meses após o parto. A função renal na gravidez é alterada em decorrência do aumento da filtração glomerular, o que modifica os parâmetros de normalidade das provas de função renal.

O fluxo plasmático renal cresce em torno de 60% a 70%, incrementando a taxa de filtração glomerular e a depuração de creatinina. O aumento da filtração atinge as primeiras semanas de gestação, chegando aos níveis máximos por volta da 15ª semana, persistindo até a 36ª semana e retornando aos níveis pré-gestacionais ao final da gravidez. Por isso, as concentrações sanguíneas de creatinina estão <0,9mg/dL, as de ureia <14mg/dL e as de ácido úrico alcançam até 5mg/dL. Assim, valores considerados normais em não grávidas podem indicar nefropatias nas gestantes.

A lesão renal aguda (LRA) consiste na queda abrupta, em 48 horas, do ritmo da filtração glomerular, que é confirmada pela elevação da creatinina em 0,5mg/dL ou em 50% dos valores basais. As taxas de mortalidade materna são de 15% a 20% e, em geral, essas lesões são reversíveis e apresentam bom prognóstico.

A LRA pode ser classificada como pré-renal, caracterizada pela redução do fluxo plasmático renal em decorrência da perda volêmica (hemorragias, hiperêmese gravídica, diarreias), em renal, determinada por alteração anatomopatológica renal (necrose tubular aguda, endoteliose e formação de microtrombos), e em pós-renal, que ocorre por obstrução das vias urinárias, sendo necessária a avaliação ureteral, já que a ligadura ureteral poderá ocorrer após cesarianas. Nas ligaduras bilaterais ocorre anúria total, mas, quando unilateral, o volume urinário se mantém e o quadro clínico se manifestará por complicações da hidronefrose.

A doença renal crônica (DRC) impõe sérias limitações à vida diária de seus portadores em virtude da incapacidade de remoção dos produtos da degradação metabólica do corpo ou execução da função reguladora, de modo que as substâncias não eliminadas ficam acumuladas nos líquidos corporais em decorrência da excreção renal comprometida, alterando as funções endócrinas e metabólicas. Na gravidez, a prevalência de DRC é estimada em cerca de 3%, e os riscos estão associados ao estágio da DRC, à hipertensão arterial associada e à proteinúria. Acredita-se que cada um desses fatores possa duplicar as taxas de parto prematuro, crescimento intrauterino restrito (CIUR) e todos os resultados relacionados.

A maior parte das mulheres com insuficiência renal grave tem amenorreia e/ou anovulação e, por isso, a probabilidade de concepção é baixa (1:200), mas não impossível. Essas mulheres com nefropatia preexistente à gravidez, com função renal preservada ou apenas discretamente alterada e pressão arterial normal ou satisfatoriamente controlada, apresentam boa evolução obstétrica, e a gravidez não parece afetar adversamente o curso da doença renal. Por outro lado, nos casos de comprometimento moderado a grave da função renal ou hipertensão arterial associada, o prognóstico é reservado, aumentando a morbidade e a mortalidade materna e fetal em decorrência da deterioração da função renal durante a gravidez e da progressão acelerada da nefropatia após o parto.

ETIOPATOGENIA

A LRA é mais frequente no primeiro trimestre, associada à hiperêmese gravídica com desidratação, sangramento por aborto espontâneo ou abortamento séptico. No final da gravidez, é decorrente de complicações como perda sanguínea por placenta prévia, descolamento prematuro de placenta (DPP) e, nos casos de pré-eclâmpsia grave, associada à anemia he-

Quadro 103.1 Principais causas de lesão renal aguda

Lesão renal aguda	Característica principal	Causas
Pré-renal	Redução da volemia	Hemorragias (aborto, gravidez ectópica), hiperêmese gravídica, insuficiência cardíaca, choque, infecções (aborto séptico)
Renal	Necrose tubular aguda, endoteliose e microtrombos glomerulares	Hemorragias (aborto, gravidez ectópica, descolamento prematuro de placenta, placenta prévia), pré-eclâmpsia, eclâmpsia, colagenoses, glomerulonefrites, medicamentos nefrotóxicos, síndrome HELLP, síndrome hemolítico-urêmica, esteatose aguda da gravidez
Pós-renal	Obstrução ureteral	Cálculo ureteral de rim único Ligadura ureteral Obstrução pelo útero gravídico

molítica microangiopática e à trombocitopenia. Acredita-se que a necrose cortical renal (NCR) seja responsável por 2% de todos os casos de insuficiência renal aguda (IRA) em adultos e por 15% a 20% de LRA durante o terceiro trimestre da gravidez em países desenvolvidos. Entretanto, a incidência é mais elevada nos países em desenvolvimento.

Estudo realizado com pacientes com LRA por um período de 22 anos verificou a incidência de 3,12% de NCR dentre todos os casos de LRA. A NCR foi observada em 57 pacientes, sendo 56,2% em pacientes obstétricas. A incidência global de falência renal obstétrica foi de 15,2%, e a incidência mais elevada (11,9%) foi detectada no grupo de pós-aborto em comparação com 3,3% no final da gravidez. Nesse caso, a NCR foi associada a DPP, sepse puerperal e hemorragia pós-parto. Por outro lado, o aborto séptico foi a única causa da NCR no início da gravidez. Cabe ressaltar que, ao longo dos anos, a complicação obstétrica e a mortalidade diminuíram significativamente e o prognóstico renal melhorou como resultado da diminuição da mortalidade.

A DRC é uma síndrome caracterizada pela presença de lesão renal, sendo hipertensão arterial sistêmica e *diabetes mellitus* as causas mais comuns. Estudo realizado com 139 mulheres com DRC identificou que 5,8% dos casos evoluíram para diálise ou transplante renal. Além disso, a progressão da DRC ocorreu em 25% das pacientes do estudo, a qual foi associada à presença de glomerulonefrite (OR: 3,56; IC 95%: 1,18 a 10,81) e à proteinúria significativa antes da gravidez (≥3g/dia ou 3+; OR: 3,43; IC 95%: 1,14 a 10,33).

DIAGNÓSTICO

NA LRA, a identificação de oligúria ou anúria, hematúria macroscópica, dor lombar bilateral e hipotensão é extremamente relevante. Na história clínica devem ser identificadas causas (perdas de volume extracelular), uso de medicamentos (contrastes radiológicos, fármacos) e história de febre, mal-estar e *rash* cutâneo. Os sintomas musculares e as vasculites podem estar associados às glomerulonefrites agudas. Por outro lado, dor lombar e hematúria poderão sugerir lesão pós-renal ou necrose cortical.

A investigação laboratorial é realizada com dosagens sanguíneas de creatinina, ureia, potássio, ácido úrico, cálcio e fósforo, bem como a avaliação do sedimento urinário e a realização da depuração da creatinina. Vale ressaltar que as grávidas apresentam aumento da taxa de filtração glomerular (50%), o que determina nível sérico de creatinina de 0,6 a 0,7mg%. Com isso, elevações aparentemente pequenas na creatinina poderão corresponder a perdas substanciais da função renal. A ultrassonografia dos rins e das vias urinárias possibilita a avaliação morfológica e a detecção de cálculos e possíveis obstruções. A biópsia renal deverá ser reservada para casos selecionados com evolução atípica.

A DRC se caracteriza por alteração do sedimento urinário e da imagem dos rins ou por proteinúria >300mg/24h, associada ou não à redução da filtração glomerular ou redução isolada da filtração glomerular (<60mL/min/1,73m^2), que se estende por mais de 3 meses. Trata-se de uma patologia progressiva que em seus estágios mais avançados exige a substituição da função renal por diálise ou transplante renal. Em geral, a DRC se associa à hipertensão arterial e/ou ao *diabetes mellitus*. Por isso, estudo realizado na Faculdade de Medicina da Universidade Federal de Juiz de Fora destaca a importância da avaliação da função renal em gestantes hipertensas, já que a pesquisa de hipertensão secundária é fundamental em pacientes jovens. Por isso, a avaliação da função renal em todas as pacientes hipertensas ou diabéticas é considerada rotina no serviço.

Essa avaliação pode ser dividida em cinco estágios evolutivos e classificada pelo grau de lesão renal, sendo avaliada pela proteinúria e pela filtração glomerular (medida pela depuração da creatinina). Muitos estudos utilizaram apenas os níveis de creatinina sérica para definir o prognóstico e o tratamento das pacientes e, por isso, no Quadro 103.2 a DRC é classificada de acordo com a filtração glomerular e a creatinina sérica, bem como segundo o prognóstico da gravidez em cada estágio da doença.

Piccoli e cols., estudando gestantes com DRC, verificaram que elas tiveram pior prognóstico do que as gestantes de baixo risco, de modo que o parto prematuro (44% vs. 5%), a cesariana (44% vs. 25%) e a necessidade de cuidados intensivos neonatais (26% vs. 1%) foram mais frequentes nas pacientes com DRC. A proteinúria foi associada à necessidade de cuidados intensivos neonatais (RR: 4,16; IC 95%: 1,05 a 16,46) e a hipertensão ao parto prematuro (RR: 7,24; IC 95%: 2,30 a 22,79).

Outro estudo avaliou 51 resultados maternos e fetais de gestações em mulheres com DRC entre julho de 2009 e janeiro de 2012, registrando declínio significativamente maior na taxa de filtração glomerular (TFG) após o parto (55,8 ± 32,7mL/min) em comparação com os valores no momento da concepção (71,7 ± 27,6; p <0,001). Além disso, a diminuição da TFG 6 semanas após o parto foi mais rápida em pacientes com TFG <60mL/min/1,73m^2 em comparação com as pacientes

Quadro 103.2 Classificação da doença renal crônica e sua associação com a gravidez

Doença renal crônica	Taxa de filtração glomerular (mL/min/1,73m²)	Creatinina sérica (mg/dL)	Evolução da doença renal na gravidez
Estágio 1	≥90	<1,5	Função renal preservada ou levemente alterada. As pacientes apresentam menos risco de má evolução da gestação e de afetar adversamente a enfermidade renal
Estágio 2	60 a 89		
Estágio 3	30 a 59	1,5 a 3,0	Função renal moderadamente comprometida, podendo ocorrer deterioração da função renal e progressão acelerada da nefropatia após o parto, principalmente quando associada a hipertensão arterial moderada a grave sem controle
Estágio 4	15 a 29	>3,0	Função renal gravemente comprometida ou insuficiência renal grave (creatinina sérica >3mg/dL). A evolução da gestação geralmente é desfavorável com elevada morbidade materna. A sobrevida fetal é baixa (<50%)
Estágio 5	<15 ou diálise		

com TFG ≥60mL/min/1,73m². Três das seis pacientes (50%) no estágio 4 da DRC foram iniciadas em diálise em comparação com nenhuma nos estágios iniciais da DRC (p: 0,002). Ao final de 1 ano, todas as pacientes no estágio 4 ficaram dependentes da diálise, ao passo que apenas duas em 13 no estágio 3 se tornaram dependentes da diálise (p = 0,001). A pré-eclâmpsia (PE) foi observada em 17,6%, e apenas 6,25% das pacientes com TFG ≥60mL/min/1,73m² desenvolveram PE, enquanto 36,84% das pacientes com TFG <60mL/min evoluíram com PE. Das 51 gestações, 15 partos terminaram em morte fetal e 36 nasceram vivos, sendo 21,56% prematuros e 13,72% pesando <2.500g. O parto normal a termo foi associado a TFG ≥60mL/min/1,73m² (p = 0,006) e a morte fetal foi associada a TFG <60mL/min/1,73m², de modo que mulheres em estágio mais avançado devem ser desencorajadas a engravidar, tendo em vista que são mais frequentes resultados maternos e fetais adversos.

TRATAMENTO E SEGUIMENTO

Em relação à LRA, o tratamento não é específico e depende da causa básica. As pacientes devem ser acompanhadas em unidades de terapia intensiva com suporte do nefrologista. A realização do parto, o controle da hemodinâmica, o tratamento das infecções, o tratamento e a prevenção da hipoglicemia, bem como as alterações de coagulação, são medidas importantes. Para o tratamento correto são recomendados: (a) manter oxigenação tecidual adequada, hematócrito >30% e pressão arterial média >80mmHg; (b) evitar a hiperidratação, que pode causar edema, insuficiência cardíaca e hiponatremia; (c) prevenir a hiperpotassemia, diminuindo a ingestão de potássio e tratando agressivamente os casos graves; (d) manter a nutrição do paciente; (e) fazer diálise (nos casos de hiperpotassemia, hipervolemia, rebaixamento de consciência, hemorragia digestiva, pericardite urêmica e acidose metabólica).

Em pacientes previamente nefropatas, o aconselhamento interdisciplinar antes da gravidez é muito importante e deve ser feito de rotina para a conscientização dos riscos materno-fetais. Toda mulher grávida portadora de doença renal crônica deve ser atendida em ambulatório de gestação de alto risco e ser avaliada pelo obstetra e pelo nefrologista.

O Grupo de Estudo da Sociedade Italiana de Nefrologia fez ampla revisão da literatura de modo a melhorar o processo de decisão na abordagem de pacientes com DRC, demonstrando a associação a risco aumentado de efeitos adversos relacionados com a gravidez, desde a fase inicial, e mesmo na ausência da hipertensão e proteinúria, e embasando assim a necessidade de acompanhamento multidisciplinar para todas as pacientes com DRC. Além disso, o estágio da DRC, a hipertensão e a proteinúria estão inter-relacionados, mas também são fatores de risco independentes para os resultados adversos relacionados com a gravidez.

Acredita-se que as pacientes com glomerulonefrite e doenças imunológicas estão sob risco maior de desenvolver ou apresentar aumento da proteinúria e da hipertensão, o que pode complicar o diagnóstico diferencial de pré-eclâmpsia, de modo que esse risco é maior em doenças imunológicas ativas. O risco de morte materna foi quase exclusivamente descrito no lúpus eritematoso sistêmico e nas vasculites. Por outro lado, a nefropatia diabética se associou a risco aumentado de morte fetal ou neonatal. As pacientes com malformação renal, doença renal policística autossômica dominante e história de infecções do trato urinário superior estão sujeitas a maior risco de infecções do trato urinário, as quais, por sua vez, estão associadas à prematuridade.

Os riscos de piora da função renal são maiores na DRC já avançada. Por isso, o acompanhamento rigoroso também é necessário para identificar o melhor equilíbrio entre os riscos maternos e os fetais. Desse modo, a avaliação da função renal,

Quadro 103.3 Critérios prognósticos para gestação em pacientes transplantados

Dados clínicos	
Estado geral	Bom estado geral por cerca de 2 anos após o transplante
Enxerto	Função do enxerto estável com proteinúria mínima e creatinina <1,5mg/dL Ausência de episódios de rejeição Ultrassom do enxerto normal (ausência de distensão pielocalicial)
Pressão arterial	Pressão arterial normal ou regime anti-hipertensivo mínimo
Imunossupressores	Prednisolona <15mg/dia Azatioprina <2mg/kg/dia Ciclosporina e tacrolimus em níveis terapêuticos

o rastreio de infecções e o controle da hipertensão arterial são medidas importantes na abordagem dessas pacientes.

No Serviço de Obstetrícia da Universidade Federal de Juiz de Fora, as consultas pré-natais são realizadas quinzenalmente até 28 semanas e a partir dessa idade gestacional são feitas semanalmente até o parto. A avaliação da pressão arterial deve ser feita a cada consulta, não devendo ultrapassar valores >90mmHg de pressão arterial diastólica, espontaneamente ou sob uso de medicamentos. A determinação da proteinúria é fundamental, devendo a avaliação da função renal ser mensal e realizada com dosagem da creatinina sérica, depuração de creatinina e proteinúria de 24 horas, concentração de albumina plasmática, urina tipo I e urocultura, ácido úrico, aminotransferases, desidrogenase lática, coagulograma e contagem de plaquetas.

A relação proteína-creatinina em amostra isolada de urina tem sido utilizada como alternativa de baixo custo e de fácil realização quando o exame de proteinúria de 24 horas não está disponível ou quando a coleta em 24 horas não é adequada. A relação P/C é considerada um método acurado e confiável para a estimativa da proteína na urina em gestantes e em pacientes transplantados renais e com nefropatia diabética, assim como em crianças e também em pacientes lúpicas.

A avaliação do bem-estar fetal é feita por meio da ultrassonografia com avaliação do volume de líquido amniótico.

A gravidez é rara nas pacientes em diálise (1:200) e, quando ocorre, a incidência de abortamento atinge taxas de 40%, principalmente no segundo trimestre. A prevalência de hipertensão arterial e de pré-eclâmpsia é aumentada. A prematuridade ocorre em 80% das gravidezes, e há aumento dos casos de CIUR. Entretanto, durante o tratamento dialítico deve ser evitada hipotensão decorrente da diálise e deve-se proceder à monitorização fetal e do volume de líquido amniótico, mas acredita-se que o aumento na quantidade de diálise pode reduzir as taxas de morbimortalidade materna, embora não exista consenso sobre os detalhes do programa de diálise (número de sessões, duração da sessão etc.) que deva ser proposto. Entretanto, recomendam-se manter as pacientes com níveis de ureia menores do que os usuais, evitar hipo e hipertensão, manter pH e eletrólitos estáveis e níveis de hemoglobina >7g% e restringir o uso de heparina.

Dados preliminares do *Toronto Nocturnal Hemodialysis Program* sugeriram que o aumento da depuração das toxinas urêmicas por hemodiálise melhora os resultados da gravidez. Embora com pequeno número de pacientes, os achados são promissores. A comparação foi realizada com pacientes do *American Registry for Pregnancy in Dialysis*. A taxa de nascidos vivos no grupo canadense (86,4%) foi significativamente maior do que na coorte americana (61,4%; p = 0,03). Entre os pacientes com insuficiência renal terminal, a duração média da gestação na coorte de Toronto foi de 36 semanas, em comparação com 27 semanas na americana (p = 0,002). Além disso, surgiu uma dose-resposta entre a intensidade da diálise e os resultados da gravidez com taxas de nascidos vivos de 48% em mulheres dialisadas ≤20 horas por semana e 85% em mulheres dialisadas >36 horas por semana (p = 0,02), com uma idade gestacional maior e maior peso ao nascimento para as mulheres dialisadas mais intensamente. As complicações na gravidez foram poucas e administráveis, de maneira que mulheres com doença renal terminal, quando intensivamente dialisadas, podem apresentar resultados favoráveis à gestação.

Nas pacientes transplantadas há recuperação da fertilidade em torno do sexto mês após o transplante, e as taxas de gestações sem complicações ao final do primeiro trimestre atingem 90%. Apesar de suportar bem a gravidez, observa-se comprometimento no prognóstico materno-fetal em razão das intercorrências clínicas, como pré-eclâmpsia, hipertensão arterial crônica, anemia, infecção do trato urinário, amniorrexe prematura, trabalho de parto pré-termo e CIUR.

A maioria dos autores concorda que a gravidez em transplantadas renais apresenta menores riscos com níveis de creatinina <1,5mg/dL, mínima proteinúria, ausência de episódios de rejeição no último ano e imunossupressores em dose de manutenção. O intervalo ideal entre o transplante e a gestação seria de 2 anos, sendo rara a obstrução do ureter transplantado pelo útero gravidez (Quadro 103.3).

Estudo realizado no Uruguai incluiu todas as receptoras de transplante renal que passaram pela gravidez em 28 anos. Quarenta gravidezes em 32 pacientes foram registradas, e o tempo médio entre o transplante de rim e o início do período de gestação foi de 47 meses. Do total de gestações, foram registrados dez abortos, uma morte neonatal e uma morte fetal. A partir das gravidezes restantes destacam-se prematuridade (18/29) e baixo peso ao nascer (14/21). Vinte e nove em 30 gravidezes terminaram em cesariana, 26,6% tiveram PE, e a rejeição aguda foi de 6%.

Em relação aos imunossupressores, os registros disponíveis falham em apontar um padrão de anomalias congênitas específicas para os agentes imunossupressores usados há mais tempo (prednisolona, azatioprina e ciclosporina). A combinação mais segura é a de prednisolona com azatioprina, mas o uso de azatioprina está em franco declínio. Observa-se número crescente de pacientes em uso de novos fármacos, como micofenolato de mofetil, micofenolato sódico e rapamicina, sobre os quais a informação disponível é escassa. Foram descritos casos de malformações com os micofenolatos de mofetil e sódico, enquanto a rapamicina foi associada a toxicidade gonadal (infertilidade). Por essas razões, recomenda-se que esses medicamentos sejam substituídos por azatioprina na gravidez ou quando há o planejamento da gestação. O uso de tacrolimus parece estar seguro na gestação, não havendo contraindicação.

Durante o pré-natal, deve-se estar atento aos sinais de deterioração da função renal. As pacientes transplantadas que engravidam podem apresentar prejuízo da função renal durante o ciclo gravídico-puerperal. Quanto às causas de piora da função renal, a pré-eclâmpsia é a principal, porém outros fatores, como toxicidade medicamentosa (ciclosporina), rejeição aguda e piora da nefropatia crônica, também estão envolvidos. A avaliação funcional do enxerto deve ser feita rotineiramente e de maneira multidisciplinar para que o diagnóstico e o tratamento das causas de disfunção do enxerto sejam abordados com rapidez e efetividade.

No Serviço de Obstetrícia da Universidade Federal de Juiz de Fora, as consultas pré-natais devem ser mensais até 28 semanas, quinzenais até 32 semanas e semanais até o parto. O controle rigoroso dos níveis pressóricos é essencial, devendo ser mantidos próximos de 120/80mmHg. Em termos laboratoriais, além da propedêutica pré-natal habitual, devem ser realizadas dosagens séricas de ureia, creatinina, sódio, potássio, proteínas totais e frações, além da dosagem sérica do imunossupressor.

O crescimento fetal é avaliado por meio da medida da altura uterina e da ultrassonografia. O estudo hemodinâmico fetal torna possível conhecer a vitalidade fetal. A avaliação da função placentária é normal quando há fluxo de baixa resistência, representado por fluxo diastólico elevado, que tende a aumentar no transcorrer da gestação.

Na insuficiência uteroplacentária observa-se aumento da resistência na artéria umbilical (redução do fluxo diastólico) em caso de comprometimento de 50% da circulação placentária e diástole zero em caso de lesão >80% a 90%, enquanto a presença de diástole reversa indica risco de morte fetal iminente. A artéria cerebral média normalmente apresenta alta resistência. Durante um fenômeno hipóxico, o controle hemodinâmico fetal redistribui o fluxo sanguíneo, priorizando órgãos como coração, cérebro e suprarrenais. Desse modo, ocorrem vasodilatação nesses territórios e vasoconstrição nos demais, observada por redução de resistência na artéria cerebral média. A relação índice de resistência (IR) umbilical/IR cerebral >1 é indicativa de centralização da hemodinâmica fetal.

Embora localizado na pelve, o rim transplantado não costuma dificultar o parto via vaginal ou a cesariana. A via de parto é determinada por indicação obstétrica, sendo o parto transpélvico sempre o preferido, pois está relacionado com menores perdas sanguíneas e menos risco de infecção. A prematuridade, com média de idade em torno de 35 a 36 semanas, e o CIUR (em 20% das gestações) são as intercorrências mais frequentes nos recém-nascidos de mães transplantadas. A amamentação é desaconselhada como medida universal, uma vez que vários imunossupressores alcançam níveis altos no leite materno. O futuro reprodutivo e o planejamento familiar devem ser discutidos já nas consultas pré-natais.

PONTOS CRÍTICOS

Os pontos principais para diagnóstico e tratamento das pacientes com nefropatia na gravidez estão associados ao tipo de doença renal, à gravidade dessa doença, bem como à possibilidade de recuperação da função renal.

A lesão renal aguda (LRA) consiste na perda da função renal de maneira abrupta e, por isso, está associada a perda volêmica (hemorragias), alterações anatomopatológicas do rim (necrose renal) ou obstrução das vias urinárias (pós-cesariana, por ligadura ureteral). Em caso de doença aguda, sua classificação se faz necessária para que o tratamento possa ser eficiente, como, por exemplo, reposição de volumes, estabilização da hemodinâmica, diálise e também a reversão cirúrgica do comprometimento ureteral, quando for o caso. Em geral, na LRA a função renal se recupera sem prejuízo para a mulher. A interrupção da gravidez deve ser avaliada de acordo com o caso clínico, mas, em geral, será necessária.

Quanto à DRC, conhecer o estágio da doença é crucial para o acompanhamento das pacientes. Hipertensão, proteinúria e o estágio da DRC são fatores de risco independentes para o prognóstico da doença renal. Dessa maneira, deve-se desencorajar a gravidez em pacientes com filtração glomerular baixa (<60mL/min/1,72m^2), já que o CIUR, a pré-eclâmpsia, a prematuridade, a deterioração da função renal e a morte fetal são mais frequentes nessas pacientes. O acompanhamento obstétrico deve ser realizado em pré-natal de alto risco com abordagem multidisciplinar e avaliação da função renal mensal e da vitalidade fetal. A via de parto tem indicação obstétrica, mas se observa o aumento das cesarianas na maioria dos serviços.

Em pacientes submetidas à diálise, a gravidez pode acontecer, e parece que o incremento da diálise é capaz de melhorar o prognóstico materno e fetal, o que representa uma esperança para essas mulheres.

A gravidez pode acontecer após transplante renal, desde que a paciente se mostre estável com proteinúria mínima e usando dosagem de manutenção de imunossupressores. Os imunossupressores micofenolato de mofetil e sirolimus são contraindicados na gravidez e devem ser interrompidos.

MENSAGENS-CHAVE

- A fisiologia renal se altera com gravidez. Os rins crescem e são observados aumentos de 25% a 50% na TFG e na excreção urinária de proteínas. Em geral, de modo simplificado, encontram-se valores de creatinina <0,9mg/dL (nível de evidência B).
- A LRA ocorre precocemente por desidratação na hiperêmese, sangramento ou sepse secundária a abortamento. Tardiamente é decorrente de sangramento por placenta prévia, DPP, morte fetal intrauterina ou embolia amniótica, que são causas de necrose cortical e também de necrose tubular aguda (B).
- Mulheres grávidas com DRC não se adaptam bem às mudanças hemodinâmicas no fluxo plasmático renal. A gestação pode acelerar a progressão da doença renal especialmente em pacientes em estágios mais avançados da doença (A).
- O estágio da DRC, a hipertensão arterial e a proteinúria são fatores de risco independentes para resultados adversos relacionados com a gravidez (A).
- Recomenda-se pré-natal com rotina de alto risco em serviços com equipe multidisciplinar, com o acompanhamento do nefrologista, tanto para as pacientes com DRC como para as transplantadas renais (B).
- Em transplantadas renais sugere-se aguardar 2 anos após o transplante renal para engravidar, e a gravidez está recomendada apenas quando a função do enxerto se encontra estável com proteinúria 1,5g/dia (C).
- Alguns imunossupressores devem ser suspensos na gravidez ou evitados no planejamento (micofenolatos e rapamicina) e substituídos por azatioprina (A).

Leitura recomendada

Alkhunaizi A, Melamed N, Hladunewich MA. Pregnancy in advanced chronic kidney disease and end-stage renal disease. Curr Opin Nephrol Hypertens 2015; 24(3): 252-9.

Araújo DA, Pinheiro HS, Zimmermmann JB. Nefropatias e gravidez. In: Manual de ginecologia e obstetrícia SOGIMIG. Belo Horizonte: Coopmed, 2012:1069-66.

Cabiddu G, Castellino S, Gernone G et al. A best practice position statement on pregnancy in chronic kidney disease: the Italian Study Group on Kidney and Pregnancy. J Nephrol 2016 Jun; 29(3): 277-303.

Fukasawa Y, Makino Y, Ogawa M et al. Factors related to deterioration of renal function after singleton delivery in pregnant women with chronic kidney disease. Taiwan J Obstet Gynecol 2016; 55(2):166-70.

Hladunewich MA, Melamad N, Bramham K. Pregnancy across the spectrum of chronic kidney disease. Kidney Int 2016 May; 89(5): 995-1007.

Hladunewich MA, Hou S, Odutayo A et al. Intensive hemodialysis associates with improved pregnancy outcomes: a Canadian and United States cohort comparison. J Am Soc Nephrol. 2014 May; 25(5):1103-9.

Khan DA, Ahmad TM, Qureshil AH, Halim A, Ahmad M, Afzal S. Assessment of proteinuria by using protein: creatinine index in random urine sample. J Pak Med Assoc 2005; 55:428-31.

Nadeau-Fredette AC, Hladunewich M, Hui D, Keunen J, Chan CT. End-stage renal disease and pregnancy. Adv Chronic Kidney Dis 2013; 20(3):246-52.

Oliveira TL, Mendonça JMG, Sena RR. Insuficiência renal crônica e gestação: desejos e possibilidades. Disponível em: <http://www.reme.org.br/artigo/detalhes/344>.

Orihuela S, Nin M, San Román S et al. Successful pregnancies in kidney transplant recipients: experience of the National Kidney Transplant Program from Uruguay. Transplant Proc 2016 Mar; 48(2):643-5.

Piccoli GB, Cabiddu G, Attini R et al. Hypertension in CKD pregnancy: a question of cause and effect (cause or effect? this is the question). Curr Hypertens Rep 2016; 18(5): 35.

Piccoli GB, Attini R, Vasario E et al. Pregnancy and chronic kidney disease: a challenge in all CKD stages. Clin J Am Soc Nephrol 201; 5(5):844-55.

Prakash J, Vohra R, Wani IA et al. Decreasing incidence of renal cortical necrosis in patients with acute renal failure in developing countries: a single-centre experience of 22 years from Eastern India. Nephrol Dial Transplant 2007; 22(4):1213-7.

Ramos JGL, Martins-Costa SH, Mathias MM, Guerin YLS, Barros EG. Urinary protein/creatinine ratio in hypertensive pregnant women. Hypertens Pregnancy 1999; 18:209-18.

Silva ACB, Cardoso PMR, Sá RA et al. Transplante renal e gestação. Femina 2014; 42(2):113-8.

Singh R, Prasad N, Banka A. Pregnancy in patients with chronic kidney disease: maternal and fetal outcomes. Indian J Nephrol 2015; 25(4):194-9.

Solorzano GTMS, Silva MVM, Moreira SR et al. Relação proteína/creatinina na urina versus proteinúria de 24 horas na avaliação de nefrite lúpica. J Bras Nefrol 2012; 34(1):64-7.

Zimmermmann JB, Nunes TR, Neves HS et al. Nefropatia e gravidez. Revista da Faculdade de Ciências Médicas de Sorocaba 2013; 15(1):198-201.

Zimmermmann JB, Pinheiro HS, Camargo AE et al. Pregnancy after kidney transplantation. When is the best time? Acta Scientiarum. Health Sciences 2012; 34:309-13.

CAPÍTULO 104

Doenças Gastrointestinais, Hepáticas, Biliares e Pancreáticas

Néli Sueli Teixeira de Souza
Tatiana Teixeira de Souza Couto

INTRODUÇÃO

Durante a gravidez, modificações anatômicas e funcionais no aparelho digestivo podem ocasionar manifestações clínicas diversas e que, eventualmente, exigem cuidados específicos. As mais bem demonstradas estão relacionadas com as alterações da função esofágica e com as motilidades gástrica e intestinal. Como consequência, podem ocorrer refluxos gastroesofágico e duodenogástrico e retardos do esvaziamento da vesícula biliar e do estômago, assim como constipação intestinal.

O útero gravídico e o concepto, modificando a topografia dos órgãos, acarretam dificuldades no exame físico e na utilização de métodos diagnósticos. Embora não existam doenças do aparelho gastrointestinal específicas da gestação, algumas manifestações peculiares merecem destaque.

DOENÇAS GASTROINTESTINAIS

Refluxo gastroesofágico

O refluxo gastroesofágico ou pirose é um sintoma comum na gravidez, que pode piorar no terceiro trimestre. A sensação de queimação retroesternal é causada por esofagite decorrente do refluxo gástrico secundário ao relaxamento do esfíncter esofágico inferior. Rouquidão, tosse, dor torácica e broncoespasmo podem ser observados.

O diagnóstico é basicamente clínico. Mudanças comportamentais, como cessação do tabagismo e alimentação fracionada, evitando-se alimentos cítricos, café, chocolate, derivados do tomate e bebidas alcoólicas, assim como evitar alimentar-se pouco antes de deitar e elevar a cabeceira da cama, podem contribuir para o tratamento, devendo ser evitados os medicamentos que diminuem o tônus da musculatura do esfíncter esofágico inferior, como anticolinérgicos, sedativos, teofilinas, prostaglandinas e bloqueadores dos canais de cálcio.

Caso os sintomas persistam, poderão ser utilizados antiácidos orais com magnésio, cálcio ou alumínio. O bicarbonato deve ser evitado em razão do risco de alcalose metabólica materna e/ou fetal. Pacientes que não respondem aos antiácidos podem ser tratadas com os antagonistas de receptores H2. A cimetidina e a ranitidina são classificadas como categoria B pelo Food and Drug Administration (FDA). O misoprostol está contraindicado. Os inibidores de bomba de prótons, embora sejam os mais eficazes para o tratamento do refluxo gastroesofágico, são menos utilizados na gestação e, portanto, pouco avaliados em relação à sua segurança. O omeprazol é classificado pelo FDA como categoria C por ter apresentado toxicidade em animais. Entretanto, o pantoprazol, o lanzoprazol, o esomeprazol e o rabeprazol são classificados como categoria B. Se não houver alívio dos sintomas com o tratamento descrito, a endoscopia digestiva alta estará indicada.

O tratamento cirúrgico (fundoplicatura) não é recomendado na gestação.

Hérnia de hiato

A hérnia de hiato predomina no final da gestação e é mais comum em pacientes com idade mais avançada e obesas. Poderá ser assintomática, se o esfíncter gastroesofágico inferior for eficiente.

O diagnóstico deve ser aventado na presença de pirose persistente associada a odinofagia e/ou disfagia. Se necessário, a endoscopia digestiva alta poderá revelar alterações mínimas no esôfago, estômago e duodeno, ou até mesmo lesões graves, como lacerações no esôfago distal (Mallory-Weiss), úlcera péptica do esôfago (Barret) e doença cloridropéptica no estômago e duodeno.

As hérnias de hiato, em sua maioria, regridem após o parto, e a relação entre a presença de hérnia de hiato e o refluxo gastroesofágico não está bem demonstrada.

Úlcera péptica

A correlação entre úlcera péptica e gravidez não está bem estabelecida. A gravidez não aumenta a incidência nem a recidiva de doenças ulcerosas. Ao contrário, muitos estudos têm apontado para melhora do quadro clínico no decorrer da gestação. A gastroproteção durante a gravidez provavelmente se deve à secreção ácida gástrica reduzida, à motilidade diminuída e à secreção consideravelmente aumentada de muco.

A suspeita diagnóstica de úlcera péptica gástrica ou duodenal se baseia em sintomas de epigastralgia, anorexia, náusea e vômitos pós-prandiais, distensão abdominal e eructação. Em geral, a dor de origem ulcerosa é lancinante em virtude da sensação de fome ou de queimação, mas algumas pacientes apresentam apenas desconforto epigástrico. A dor da úlcera péptica de origem duodenal ocorre classicamente 2 a 3 horas após as refeições e à noite, quando a secreção ácida é máxima. Há períodos de acalmia de dias a semanas e melhora com a administração de agentes alcalinos, a alimentação em geral e os medicamentos antissecretores. Nas úlceras gástricas, a dor costuma ser mais intensa, ocorrendo mais precocemente em relação às refeições e com pouca melhora após o uso de medicação. A dor é frequentemente em queimação e localizada na região epigástrica, podendo irradiar-se para os hipocôndrios e as costas. Complicações como hemorragia e perfuração não são comuns na gestação. As hemorragias são mais frequentes próximo ao parto e no puerpério.

O tratamento, assim como no refluxo gastroesofágico, consiste em mudanças comportamentais e na dieta, antiácidos, antagonistas H2 e inibidores de bomba de prótons. A dieta deve ser balanceada, rica em fibras, sem irritantes primários, como álcool, pimentas e condimentos fortes. O leite deve ter sua utilização liberada, mas seu consumo não deve ser estimulado, uma vez que pode causar efeito-rebote (efeito-tampão imediato, seguido de maior secreção ácida, decorrente de seu alto conteúdo de cálcio e proteínas). O fumo deve ser evitado por retardar a cicatrização das lesões.

Na ausência de resposta ao tratamento, a endoscopia deverá ser solicitada. Na presença de úlceras ativas é realizada pesquisa para *Helicobacter pylori*. O regime para tratamento do *H. pylori* na gestação inclui amoxicilina (1.000mg, a cada 12 horas) associada à claritromicina (500mg, a cada 12 horas) ou ao metronidazol (500mg, a cada 12 horas) durante 14 dias.

Hérnia diafragmática

Consiste em herniação de conteúdo abdominal por meio dos forames de Bochdalek ou de Morgagni e raramente complica a gestação. O reparo durante a gravidez é recomendado mesmo quando a hérnia é assintomática. A obstrução aguda não é rara e a mortalidade gira em torno de 45%.

Acalasia

A acalasia é um distúrbio motor do músculo esofágico liso em que o esfíncter inferior não relaxa apropriadamente com a deglutição, ocasionando contrações esofágicas anormais e sendo causada por destruição inflamatória do plexo de Auerbach da musculatura lisa do esôfago inferior e de seu esfíncter. Os neurônios colinérgicos pós-ganglionares não são afetados, havendo estimulação do esfíncter sem resistência.

Os sintomas mais frequentes são dor torácica, disfagia e regurgitação. O diagnóstico é estabelecido por meio de radiografia com ingestão de bário, que demonstra estreitamento do esôfago distal. A endoscopia é utilizada para afastar carcinoma gástrico. A manometria confirma o diagnóstico.

O tratamento consiste em dieta pastosa e medicamentos anticolinérgicos. Se não houver resposta, outras opções incluem nitratos, antagonistas do canal de cálcio e injeção de toxina botulínica. Pode ser necessária a dilatação do esfíncter com balão. Esse procedimento, entretanto, pode ter complicações graves, como perfuração e hemorragia.

Hemorragia digestiva alta

A hiperêmese gravídica pode ser acompanhada de hemorragia gastrointestinal, sendo necessário o diagnóstico diferencial com, por exemplo, úlcera péptica hemorrágica. São comuns pequenas lacerações lineares da mucosa próximas à junção gastroesofágica, denominadas lacerações de Mallory-Weiss. Em geral, o quadro é facilmente revertido com o uso de irrigações salinas geladas, antiácidos tópicos e bloqueadores H2 ou inibidores de bomba de prótons EV. Entretanto, transfusões sanguíneas podem ser necessárias em caso de sangramentos persistentes e volumosos. Outra complicação são os vômitos persistentes, que promovem aumento importante da pressão esofágica, causando sua ruptura (síndrome de Boerhaave). A endoscopia deve ser realizada quando houver indicação por persistência do sangramento e para o diagnóstico diferencial.

Doença celíaca

A doença celíaca se caracteriza por atrofia da mucosa jejunal com consequente má absorção intestinal. A etiologia consiste na intolerância ao glúten, mais precisamente à fração gliadina dessa proteína, presente nos cereais trigo, aveia, cevada e centeio. Acomete mais comumente crianças, sendo rara na vida adulta, e a gravidez pode reativar a doença preexistente.

O quadro clínico é caracterizado por diarreia crônica, com esteatorreia e desnutrição, associada à anemia. Podem ocorrer amenorreia e, consequentemente, infertilidade.

O tratamento consiste em dieta isenta de glúten e suplementação de vitaminas e eletrólitos. A melhora histológica da mucosa intestinal beneficia a absorção intestinal e o estado nutricional. Durante a gestação, devem ser realizados controles mais frequentes dos índices nutricionais por meio da hemoglobinemia, do ferro sérico, da albuminemia e da calcemia, entre outros.

Doenças inflamatórias intestinais (DII)

A colite ulcerativa e a doença de Crohn constituem as duas formas de DII não infecciosas que afetam a mulher em seu período reprodutivo. A subfertilidade está associada à doença crônica, e a infertilidade à atividade da doença ou pós-operatório de cirurgias extensas, quando pode haver perda acentuada de peso e amenorreia.

Os estudos sobre o uso de contraceptivos orais são controversos, mas não parece haver contraindicações, embora sua eficácia possa estar comprometida na presença de diarreia. Estudos têm demonstrado que as DII não representam risco aumentado de abortamento, natimortalidade ou óbito fetal em comparação com a população em geral. Entretanto, alguns demonstraram aumento das taxas de prematuridade e baixo peso ao nascer quando da doença instalada.

A gravidez não causa exacerbação da doença. Ao contrário, em observação realizada durante 10 anos no *European Collaborative on Inflammatory Bowel Disease*, a probabilidade de agravamento da doença durante a gestação diminuiu em comparação com a taxa pré-concepcional, possivelmente em decorrência de mais cuidados. Em geral, os fármacos de uso contínuo podem ser mantidos durante gravidez, e o ácido fólico deve ser usado de rotina em usuárias de sulfassalazina.

O parto por via vaginal é preferível, mas a episiotomia é controversa, dependendo da presença ou não de lesões perianais. Em pacientes com fístulas retovaginais e com ileostomia, a cesariana está indicada.

Colite ulcerativa

A colite ulcerativa constitui doença de origem idiopática, que acomete as camadas superficiais da mucosa do cólon, iniciando tipicamente no reto e se estendendo a distâncias variáveis. Em 40% dos casos é limitada ao retossigmoide, e em 20% ocorre pancolite. Os achados endoscópicos incluem granulosidade e friabilidade da mucosa, intercaladas com ulcerações e exsudato mucopurulento.

Os sintomas incluem diarreia, sangramento retal, tenesmo e cólicas abdominais. A doença pode ser aguda ou intermitente, sendo caracterizada por exacerbações e remissões. Apendicectomia prévia parece proteger contra a doença.

As complicações mais graves são megacólon tóxico e hemorragia, que podem indicar colectomia. Artrite, uveíte e eritema nodoso são manifestações extraintestinais da doença. Na colite ulcerativa, assim como na doença de Crohn, existe risco aumentado para tromboembolismo e câncer.

O cálcio deverá ser suplementado para prevenção da osteoporose, e o ácido fólico deve ser administrado em doses terapêuticas para compensar a ação antifolato da sulfassalazina.

O tratamento, em geral, é igual ao da paciente não grávida, sendo utilizados fármacos que liberam o ácido 5-aminossalicílico (5-ASA) ou mesalamina. A sulfassalazina é o protótipo, e sua porção de 5-ASA inibe a síntese de prostaglandina na mucosa do cólon. Outros incluem olzalazina e derivados de 5-ASA revestidos. Os glicocorticoides são utilizados por via oral, parenteral ou por enema, quando não há resposta ao 5-ASA. Os imunomoduladores azatioprina, 6-mercaptopurina e ciclosporina são relativamente seguros na gravidez. O metotrexato está contraindicado. A nutrição parenteral pode ser indicada nos quadros de exacerbações prolongadas da doença.

Quando indicada, endoscopia colorretal pode ser realizada, e, nos casos graves, as colectomias e as ostomias são tratamentos que podem modificar o prognóstico.

Doença de Crohn

A doença de Crohn envolve não apenas a mucosa intestinal, mas também as camadas profundas, podendo haver envolvimento transmural. Também conhecida como enterite regional, ileíte de Crohn e colite granulomatosa, constitui doença crônica com períodos de exacerbação e remissão. As lesões podem acometer todo o trato gastrointestinal, desde a boca até o ânus, mas costumam ser segmentares. O intestino delgado é afetado em 30% dos casos; em 25% somente o cólon é afetado, e em 45% dos casos ambos são afetados (intestino delgado e, em geral, íleo terminal e cólon ascendente adjacente).

Como complicações, podem ocorrer ulceração, estenose, abscessos e/ou fístulas perianais, sendo incomum a ocorrência de úlceras orais ou o acometimento do trato intestinal superior.

Os sintomas incluem cólicas, sobretudo no quadrante inferior direito do abdome, diarreia, perda ponderal, febre baixa e sintomas obstrutivos.

O tratamento é o mesmo sugerido para a colite ulcerativa. Não há regime universal para ser utilizado nos períodos de remissão da doença. A sulfassalazina é eficaz em algumas pacientes, mas as novas formulações de 5-ASA são mais bem toleradas. A prednisona pode controlar exacerbações moderadas a graves, porém é menos eficaz em caso de envolvimento do intestino delgado. Imunomoduladores como azatioprina, 6-mercaptopurina e ciclosporina são utilizados em caso de doença ativa e para manutenção, parecendo ser seguros na gestação. O metotrexato, o micofenolato de mofetil e o ácido micofenólico são contraindicados. Os anticorpos alfa-antitumorais de fator de necrose, que incluem infliximabe, adalimumabe e certolizumabe, também são eficazes na doença ativa e na manutenção, sendo considerados seguros na gravidez.

É comum a presença de artrite reativa, e a incidência de câncer gastrointestinal também está aumentada, embora seja maior na colite ulcerativa.

A possibilidade de que a doença de Crohn esteja associada a desfechos perinatais adversos é maior em comparação com a colite ulcerativa. As complicações estão associadas à atividade da doença e incluem parto pré-termo, baixo peso ao nascer, restrição do crescimento e cesarianas.

Constipação intestinal

Apesar de não se tratar de uma doença, mas de um sintoma, a constipação intestinal será abordada em virtude de sua frequência. Trata-se da segunda queixa mais comum em consultórios de gastroenterologia, sendo agravada durante a gestação. Pode ser atribuída à ação da progesterona sobre a fibra muscular lisa, causando diminuição do peristaltismo, e à compressão colônica pelo útero gravídico. A suplementação de ferro, o uso de antiácidos e o hipotireoidismo são fatores predisponentes.

O tratamento consiste inicialmente em orientação dietética, com aumento da ingestão de fibras e líquidos, além de estímulo à prática de atividade física. Na ausência de resultados, alguns medicamentos podem ser utilizados com segurança.

Medicamentos à base de fibras, como *psyllium*, metilcelulose, guar, policarbofila cálcica, pectina e semente de linhaça, na dose de 25 a 40 g/dia, geralmente são eficazes. Laxativos hiperosmolares, como polietilenoglicol, açúcares não absorvíveis, como lactulose e sorbitol, e glicerina também podem ser utilizados com segurança. Os laxativos estimulantes, como sene e bisacodil, não foram relacionados com toxicidade fetal. Os laxativos lubrificantes, como o óleo mineral, devem ser evitados em razão de sua interferência na absorção de nutrientes e vitaminas.

Hemorroidas

As hemorroidas podem ser internas, externas ou mistas e têm como causas a proliferação do plexo hemorroidário superior e a exuberância da mucosa.

A influência da gestação na doença hemorroidária interna é discutível, sendo a gravidez, em geral, fator denunciador e não determinante. O aumento da pressão intra-abdominal e a estase venosa que ocorrem durante a gravidez seriam fatores desencadeantes. A alegada frequência de problemas hemorroidários na gravidez se refere aos trombos hemorroidários, que são visíveis e provocam dor, edema e protrusão na margem anal.

O tratamento consiste na mudança de hábitos e na dieta, na tentativa de tratar e/ou evitar constipação intestinal. A dieta rica em fibras reduz o sangramento e o desconforto sem melhorar, entretanto, o prolapso. O uso de pomada ou gel contendo anestésicos pode promover alívio dos sintomas. O tratamento cirúrgico deverá ser postergado para o puerpério. Entretanto, procedimentos sob anestesia local podem ser realizados para tratamento sintomático. A melhor indicação não cirúrgica para o tratamento das hemorroidas durante a gravidez é a ligadura elástica. Caso haja vários mamilos, trata-se um de cada vez com intervalos de 10 a 12 dias.

Fissura anal

A fissura anal consiste em uma laceração da zona cutânea que, por condições anatômicas, não cicatriza e cronifica. Trata-se de entidade muito dolorosa, exigindo cuidados imediatos. No ângulo interno da fissura pode haver uma papila hipertrofiada que é responsável por sua formação e manutenção. A papilite, isoladamente, causa desconforto e, quando atinge grande volume (fibroma do canal anal), impede o fechamento completo desse canal, permitindo a saída de muco que umedece a pele perianal e causa prurido.

Em geral, as fissuras se curam espontaneamente ou com tratamento conservador, que consiste no uso de laxantes suaves, banhos de assento com água morna, dilatação digital e pomadas cicatrizantes e/ou anestésicas. O tratamento cirúrgico consiste em esfincterotomia lateral interna que, em 30% dos casos, ocasiona incontinência.

Abscesso anorretal

O abscesso anorretal deve ser drenado sob anestesia, e todo abscesso drenado cirúrgica ou espontaneamente determina a formação de uma fístula anal. As fístulas anorretais não devem ser operadas na gestação. Em geral, não complicam e podem aguardar a resolução da gravidez para sua correção.

Apendicite

A apendicite é a causa mais comum de abdome agudo na gestação, e sua suspeita constitui a indicação mais comum de laparotomia nesse período.

A gravidez dificulta o diagnóstico, uma vez que os sintomas iniciais, como náuseas, vômitos, dor abdominal e leucocitose, podem ser confundidos com alterações fisiológicas. À medida que o útero cresce, o apêndice cecal é empurrado para cima e para fora do quadrante inferior direito e, portanto, principalmente ao final da gestação, os achados não são típicos, podendo sugerir colecistite, trabalho de parto prematuro, pielonefrite, cálculo renal, descolamento prematuro de placenta ou degeneração miomatosa.

A perfuração do apêndice é mais frequente no terceiro trimestre e, quando ocorre, está associada a maior taxa de morbimortalidade materna e fetal.

A realização da ultrassonografia (US) é difícil em razão do deslocamento do ceco e da presença do útero aumentado. A tomografia computadorizada (TC) é mais sensível e mais precisa do que a US, porém a literatura apresenta poucos trabalhos que avaliem sua segurança. A ressonância magnética (RM) pode ser usada com segurança na gravidez, caso a US seja inconclusiva.

A laparoscopia é utilizada no primeiro e segundo trimestres, sendo tecnicamente mais difícil no terceiro trimestre. Na ausência de complicações, quando a laparotomia for a opção, a incisão de McBurney poderá ser utilizada em todos os trimestres da gestação. Na ausência de peritonite generalizada, o prognóstico é muito bom. A exploração cirúrgica deverá ser precedida de antibioticoterapia EV (em geral, uma cefalosporina de segunda geração). A menos que haja gangrena, perfuração ou abscesso, a antibioticoterapia poderá ser interrompida após a cirurgia.

Raramente a cesariana está indicada no momento da apendicectomia. Embora possam ocorrer contrações uterinas, o uso de tocolíticos não é recomendado em virtude do risco de edema pulmonar por síndrome séptica.

DOENÇAS HEPÁTICAS

As doenças hepáticas na gestação podem ser divididas em:

- Doenças hepáticas específicas da gestação que se resolvem espontaneamente ou após o parto, como insuficiência hepática secundária à hiperêmese gestacional, colestase intra-hepática, esteatose hepática aguda e alterações decorrentes da pré-eclâmpsia e síndrome HELLP.
- Doenças hepáticas coincidentes com a gestação, como hepatites virais e induzidas por medicamentos.
- Doenças crônicas prévias à gestação, como hepatite crônica, cirrose hepática e alterações pós-transplante hepático.

Colestase intra-hepática

A colestase intra-hepática constitui a doença hepática mais frequente durante a gestação, sendo uma forma reversível de colestase e ocorrendo geralmente no terceiro trimestre. Sua etiologia permanece indefinida, mas parece haver fatores predisponentes, como gestação múltipla, alterações genéticas, exposição a níveis maiores de estrogênio, deficiência no metabolismo da progesterona e fatores ambientais.

A taxa de recorrência da doença em gestações subsequentes é alta, mas a gravidade do quadro pode variar.

O quadro clínico frequentemente se inicia com prurido noturno, principalmente em mãos e pés, que pode tornar-se generalizado e contínuo, seguido de icterícia. Pode haver ainda anorexia, desconforto epigástrico, esteatorreia, acolia e colúria, embora esses sintomas sejam menos comuns. O fígado e o baço não são palpáveis. A absorção deficiente de lipídios pode resultar em perda ponderal e deficiência de vitaminas, principalmente a K, o que aumentaria a ocorrência de sangramentos na gestação e no puerpério, além de hemorragia intracraniana fetal.

Os níveis séricos de bilirrubina geralmente atingem 5mg/dL, à custa da fração conjugada (direta), enquanto os de fosfatase alcalina podem aumentar em até dez vezes. As transaminases podem estar normais ou levemente aumentadas. A diminuição da absorção da vitamina K pode levar ao alargamento do tempo de protrombina, e a concentração de ácidos biliares pode correlacionar-se com a gravidade do prurido e com o risco de complicações perinatais.

O tratamento visa reduzir o prurido e a produção de ácidos biliares. O ácido ursodesoxicólico frequentemente melhora o prurido e as alterações bioquímicas, devendo ser considerado o tratamento de primeira escolha. O fenobarbital e os anti-histamínicos podem ser empregados para tratamento sintomático do prurido, embora o efeito sedativo desses medicamentos possa agravar o desconforto respiratório do recém-nascido. A colestiramina pode aliviar o prurido, mas não modifica os marcadores bioquímicos ou o prognóstico perinatal e reduz a absorção intestinal de vitamina K.

O prognóstico materno é favorável, em geral com regressão rápida do prurido e da icterícia após o parto, porém com risco significativamente alto de sofrimento fetal, parto pré-termo e óbito fetal. A avaliação fetal, por meio de US e cardiotocografia antes do parto, auxilia o acompanhamento clínico, embora esses procedimentos não sejam indicativos seguros de vitalidade, uma vez que o óbito fetal costuma ser súbito. O parto deve ocorrer em torno de 38 semanas, devendo ser considerada sua antecipação em casos graves com icterícia e aumento progressivo dos ácidos biliares.

Esteatose hepática aguda

A esteatose hepática aguda foi descrita pela primeira vez por Sheehan, em 1940. Em virtude de sua alta letalidade, é considerada a complicação digestiva mais temida na gravidez, incidindo mais em primigestas, em gestações múltiplas e com fetos do sexo masculino. Instala-se geralmente no terceiro trimestre e não apresenta relação com gestações subsequentes. Um fator etiológico associado é a deficiência genética da enzima hidroximetilcoenzima A transferase.

O quadro clínico se inicia de maneira súbita, com polidipsia, náuseas, vômitos repetidos e dor no hipocôndrio direito. A icterícia surge 1 a 2 semanas após o quadro inicial, e o prurido é raro. Em algumas pacientes, o surgimento de hipertensão, edema e proteinúria sugere pré-eclâmpsia. A ascite está presente em 50% dos casos, talvez relacionada com a hipertensão portal.

A doença é atribuída a um distúrbio metabólico hepático difuso, envolvendo, sobretudo, mitocôndrias e ribossomos. Não se observam necrose do hepatócito nem comprometimento periportal como na síndrome HELLP.

Os achados laboratoriais incluem hipofibrinogenemia, tempo de protrombina aumentado, hiperbilirrubinemia <10mg/dL e níveis de transaminases séricas de 300 a 500UI/L, além de fosfatase alcalina aumentada. Outras alterações importantes são leucocitose, entre 20.000 e 30.000/mm^3, hipoglicemia grave e hiperuricemia. Não existem hemólise demonstrável nem trombocitopenia, diferentemente do que ocorre na síndrome HELLP. As gamaglobulinas estão normais. Hemorragias intensas são frequentes, mas o diagnóstico de coagulação intravascular disseminada (CIVD) raramente é estabelecido. A pesquisa de marcadores virais para as hepatites torna possível afastá-las no diagnóstico diferencial.

As técnicas de imagem, como US, TC e RM, mostraram baixa sensibilidade. A biópsia hepática tem valor diagnóstico, especialmente quando se considera a avaliação dos diagnósticos diferenciais possíveis, que são as hepatites virais, colestase intra-hepática, síndrome de Reye, pré-eclâmpsia/eclâmpsia, sepse e doenças de depósito. Em decorrência do risco de sangramento, a biópsia não é recomendada de rotina. Entretanto, quando necessária, aconselha-se a administração prévia de plasma concentrado.

Com a evolução da doença surgem hipoglicemia importante e coma hepático com coagulopatia grave e evidência de insuficiência renal em cerca da metade das mulheres. A morte fetal é frequente nesse estágio por acidose materna que se desenvolve em razão da insuficiência hepática.

O parto normal é preferível, mas a cesariana muitas vezes é indicada, apesar da presença de coagulopatia grave, como uma forma de resolução mais rápida. Nesses casos, estão indicadas as transfusões de plasma fresco, crioprecipitado, fibrinogênio, sangue total e plaquetas.

As mortes maternas se dão em razão da sepse, hemorragias, aspiração, insuficiência renal, pancreatite e sangramento gastrointestinal. O transplante hepático deve ser considerado em casos de insuficiência hepática fulminante e refratária.

Hepatites virais

As hepatites virais constituem a principal causa de icterícia na gestação. Sintomas inespecíficos, como náuseas, vômitos, cefaleia, febre e prostração, podem anteceder a icterícia, que geralmente surge com colúria, acolia fecal e prurido, além de hepatomegalia dolorosa. Os níveis séricos de transaminases podem variar (geralmente >500 a 1.000UI/L) e não estão associados à gravidade da doença. A hiperbilirrubinemia, à custa da fração conjugada (direta), geralmente não ultrapassa 20mg/dL.

Hepatite A

A hepatite A, doença de transmissão fecal-oral, é geralmente autolimitada. O risco de transmissão vertical é desprezível e não há relatos de teratogenicidade. O quadro clínico é inespecífico, semelhante ao de gripe, com mialgia, febre, indisposição, inapetência e febre.

O diagnóstico é laboratorial, por meio de anticorpos anti-HAV IgM, no início da doença e, em seguida, IgG. Posteriormente ocorre aumento das transaminases e das bilirrubinas com surgimento de icterícia. O tratamento consiste em suporte nutricional e repouso relativo. O aleitamento materno não está contraindicado na fase aguda da doença. A vacina é composta de vírus inativado, e sua segurança na gravidez não foi determinada, consistindo na aplicação de duas doses com intervalo de 6 meses.

Hepatite B

Doença de transmissão parenteral e sexual, a hepatite B representa a principal causa de evolução da hepatite aguda para hepatite crônica (5% a 10% dos casos), cirrose hepática e carcinoma hepatocelular.

Na fase aguda da doença podem ser observadas taxas aumentadas de parto pré-termo, prematuridade e restrição de crescimento. Gestantes soronegativas expostas ao vírus (acidente com material contaminado ou relação sexual com parceiro na fase aguda da doença) devem receber imunoglobulina hiperimune na dose de 0,6mL/kg, além do esquema vacinal.

O marcador sérico é o antígeno HBs, estando presente o antígeno HBe nas formas ativas da doença. Sua pesquisa se baseia na detecção de anticorpos e antígenos específicos. O anti-HBc-IgM é um marcador de infecção recente, encontrado no soro até 32 semanas após a infecção. O anti-HBc-IgG representa contato prévio. O HBeAg é marcador de replicação viral. Sua presença indica risco de transmissão vertical em torno de 95% no momento do parto. Já o anti-HBs positivo indica imunidade, estando presente nas pessoas já vacinadas.

A transmissão por via placentária é rara. A infecção do recém-nascido ocorre por ingestão de material contaminado durante o parto ou na amamentação, e pode ter manifestação fulminante ou cronificar, consistindo em importante fator de risco para o desenvolvimento de carcinoma hepatocelular e/ou cirrose na vida adulta.

A administração de imunoglobulina hiperimune específica (0,5mL) e da primeira dose da vacina recombinante nas primeiras 12 horas de vida do recém-nascido, em grupos musculares diferentes, pode prevenir a infecção no recém-nascido. Entretanto, em mulheres com carga viral muito alta, a transmissão vertical poderá ocorrer em 9% a 19% dos recém-nascidos, apesar da vacina e da imunoglobulina. A literatura mostra que essas mulheres podem ser beneficiadas com o uso de antirretrovirais (lamivudina e tenofovir) por 6 a 8 semanas antes do parto.

A via de parto é selecionada de acordo com as indicações obstétricas, devendo ser tomados todos os cuidados para evitar o contato do recém-nascido com o sangue materno, clampar rapidamente o cordão e aspirar cuidadosamente, evitando traumas. A equipe deverá paramentar-se adequadamente, utilizando óculos, luvas e aventais especiais, além da proteção de rotina.

O aleitamento materno é permitido, desde que imunoglobulina e vacina tenham sido administradas nas primeiras 12 horas de vida.

Hepatite D (Delta)

O vírus Delta necessita do vírus B para replicação, causando uma forma grave, embora rara, de hepatite durante a gravidez. O diagnóstico é estabelecido a partir da presença de HBsAg e anti-HBc-IgM positivos, ao lado de anti-HDV positivo ou de HBsAg positivo, anti-HBc-IgM negativo e anti-HDV positivo, evoluindo para cirrose em 75% dos casos. A transmissão neonatal é infrequente, uma vez que a vacina contra hepatite B também previne a hepatite D.

Hepatite C

A hepatite C é uma doença de transmissão parenteral e, raramente, sexual ou vertical. A maioria das pacientes infectadas irá desenvolver doença crônica insidiosa com evolução para cirrose ou hepatocarcinoma em 1% a 5% dos casos. O diagnóstico é laboratorial por meio do anti-HCV e da pesquisa de RNA viral.

A gravidez parece não agravar o curso da doença. A via de parto segue indicações obstétricas, adotando-se os mesmos cuidados para assistência ao recém-nascido assinalados nos casos de hepatite B.

Hepatite E

A hepatite E é semelhante à hepatite A em sua epidemiologia e evolução. Grave durante a gestação, especialmente no terceiro trimestre, pode evoluir para a forma fulminante. O diagnóstico diferencial deve ser feito com esteatose aguda.

Hepatite G

A hepatite G é uma doença de transmissão parenteral geralmente observada em pacientes portadores de hepatite C.

Síndrome de Budd-Chiari

A síndrome de Budd-Chiari consiste na oclusão de um ou mais ramos das veias hepáticas, resultando em congestão e necrose hepáticas. O estado de hipercoagulabilidade da gravidez e o uso de contraceptivos orais são responsáveis por 20% dos casos, provavelmente por alterarem a coagulação sanguínea.

O diagnóstico deve ser aventado na presença de dor abdominal intensa e início abrupto de hepatomegalia e ascite, sendo a doença frequentemente refratária ao tratamento.

O risco de trombose permanece alto, mesmo com a terapia anticoagulante. Nos quadros agudos, a mortalidade materna acontece em 70% dos casos.

A confirmação diagnóstica pode ser feita com a ajuda da US com Doppler, TC ou RM.

Hepatites crônicas

As hepatites crônicas são consideradas desordens de diversas etiologias, caracterizadas por necrose hepática contínua, inflamação ativa e fibrose, que podem levar à cirrose e à falência hepática. Os agentes etiológicos mais comuns são os vírus B e C, além da hepatite crônica autoimune, caracterizada por altos títulos de anticorpos antinucleares homogêneos.

Raramente uma portadora de cirrose hepática engravida e, se isso ocorrer, raras vezes a gestação atinge o termo. Aquelas que engravidam apresentam risco extremamente alto de abortamento espontâneo, morte fetal e morte neonatal. A descompressão portossistêmica melhora o prognóstico das gestações. As complicações mais comuns são varizes esofágicas, hemorragias pós-parto, ascite, peritonite, aneurisma da artéria esplênica, trombose da veia porta, coma e morte. A mortalidade materna varia entre 10% e 18%.

As pacientes com hepatite crônica ativa (hepatite "lupoide" autoimune) são amenorreicas no início, mas, à medida que a doença se torna menos ativa com a corticoterapia, a gravidez pode ocorrer. O uso de corticoides não deve ser suspenso durante a gestação, e os antimetabólitos, como a azatioprina, devem ser evitados.

Pacientes com a síndrome de Dubin-Johnson e colestase intra-hepática recorrente benigna podem apresentar icterícia durante a gravidez, enquanto as portadoras da doença de Wilson devem ser mantidas sob uso da penicilamina.

O sangramento por varizes esofágicas é um risco nas pacientes com hipertensão porta, e seu tratamento segue a orientação adotada na paciente não grávida. A via de parto é de indicação obstétrica com o uso de fórceps para reduzir a duração do segundo período do parto.

Hepatite crônica autoimune

As formas mais graves da hepatite crônica autoimune frequentemente cursam com anovulação crônica e infertilidade, embora a corticoterapia e a associação de azatioprina aumentem a fertilidade e a sobrevida das pacientes. As repercussões da doença na gestação dependem da gravidade da doença, da presença e do grau de hipertensão porta e de insuficiência hepática. As taxas de perda fetal e de prematuridade estão aumentadas nessas pacientes.

Hepatite induzida por drogas

Medicamentos anabólicos, como metotrexato, álcool e valproato de sódio, e contraceptivos esteroides (estrogênios) podem provocar colestase. Outros medicamentos, como alfametildopa, isoniazida, halotano e clorpromazina, podem induzir reações de hipersensibilidade que se manifestam como hepatite aguda com febre, icterícia e elevação de enzimas hepáticas. Fármacos como alfametildopa, penicilina e quinidina interferem no processo de conjugação hepática da hemobilirrubina, ocasionando a elevação de bilirrubinas indiretas. Antimaláricos, sulfonamidas, ácido acetilsalicílico e fenacetina provocam aumento da hemólise, também com elevação de bilirrubinas indiretas.

O paracetamol, quando empregado em altas doses, pode promover quadro de insuficiência hepática aguda. A paciente inicialmente apresenta náusea, vômitos, sudorese e palidez, evoluindo para quadro de insuficiência hepática aguda. O antídoto do paracetamol é a acetilcisteína.

Após 14 semanas de gestação, o feto sofre as mesmas consequências da exposição materna à medicação, sendo frequentes óbito fetal, insuficiência hepática e sofrimento fetal.

Cirrose hepática

A cirrose hepática pode decorrer de hepatites crônicas (virais, medicamentosas, alcoólicas ou autoimunes), desnutrição, colestase biliar crônica e insuficiência cardíaca. Não é observada com muita frequência em pacientes gestantes, uma vez que geralmente acomete pacientes com idade mais avançada e costuma cursar com infertilidade.

As manifestações clínicas dependem da fase de evolução da doença, podendo ser observados eritema palmar, telangiectasias e sinais de hipoalbuminemia, como edema e ascite, além de sinais e sintomas de alterações metabólicas, como icterícia, hipertensão porta com varizes esofágicas e hematêmese, geralmente em fases mais avançadas. Pacientes com episódios frequentes de hematêmese apresentam taxa elevada de mortalidade na gestação.

A insuficiência hepática associada à cirrose aumenta a incidência de prematuridade, restrição do crescimento fetal e óbito materno e perinatal. A condução exige a adoção de dieta hipossódica e hiperproteica, além de administração de vitamina K e, eventualmente, transfusão de plasma fresco congelado em pacientes com distúrbio de coagulação.

DOENÇAS DAS VIAS BILIARES

Colecistite aguda

A colecistite aguda é, após apendicite, a segunda causa mais comum de cirurgia não obstétrica durante a gravidez, sendo causada por colelitíase em 90% dos casos, que tem como fatores desencadeantes o aumento do colesterol e dos triglicérides e hipotonia da vesícula biliar, somados à redução de ácidos biliares.

A colecistectomia está indicada quando não ocorre a remissão dos sintomas com o tratamento clínico. A videolaparoscopia é a via de escolha. Recomenda-se o segundo trimestre como o período ideal para a cirurgia. A endoscopia com esfincterotomia e a colangiopancreatografia retrógrada têm sido utilizadas com cuidados especiais, seguidas de colecistectomia pós-parto.

A pancreatite biliar, uma complicação da colelitíase, é caracterizada por dor intensa no epigástrio com irradiação para os hipocôndrios, dorso e precórdio, adquirindo caráter em faixa. Náuseas, vômitos, distensão abdominal e febre acompanham o quadro.

Tumores das vias biliares

Os colangiocarcinomas apresentam baixa incidência na população em geral e comportamento muito agressivo, havendo poucos relatos de diagnóstico e tratamento durante a gestação.

DOENÇAS PANCREÁTICAS

Pancreatites

A pancreatite aguda consiste em processo inflamatório desencadeado pela ativação de enzimas digestivas pancreáticas com edema, hemorragia e necrose. Na gestação, a colelitíase é o principal fator etiológico, mas a pancreatite pode ainda ser causada por ingestão excessiva de álcool, trauma, medicamentos e infecções virais. Esteatose hepática na gestação, hipertrigliceridemia e condições genéticas podem predispor à ocorrência de pancreatite.

As principais manifestações clínicas incluem dor epigástrica, tipicamente em faixa, associada a náuseas, vômitos e distensão abdominal. Pode haver febre, taquicardia, hipotensão, abdome agudo e síndrome da resposta inflamatória sistêmica com insuficiência respiratória aguda. Formas mais graves da doença aumentam significativamente as taxas de complicações obstétricas, como óbito e sofrimento fetal, além de prematuridade. O diagnóstico é confirmado mediante a elevação dos níveis de amilase pancreática de três vezes em relação ao valor de referência.

O tratamento inclui suspensão da dieta, uso de analgésicos e hidratação endovenosa. A antibioticoterapia pode ser necessária em quadros de pancreatite necrosante, ao passo que os abscessos devem ser abordados por meio da laparotomia.

Tumores pancreáticos

Há poucos relatos de câncer de pâncreas durante a gestação, geralmente com alta mortalidade após o parto. Esses tumores em geral se manifestam clinicamente mais tarde, com dor, perda ponderal e icterícia. A ressecção cirúrgica é a única opção terapêutica, apresentando baixa sobrevida a médio prazo.

MENSAGENS-CHAVE

- Sedativos, prostaglandinas e bloqueadores dos canais de cálcio podem causar ou agravar o refluxo gastroesofágico.
- Úlceras pépticas raramente ocorrem na gestação em razão da motilidade e secreção gástrica diminuídas e da secreção aumentada de muco.
- As pacientes portadoras de doenças inflamatórias intestinais em uso de sulfassalazina devem receber suplementação com ácido fólico em doses terapêuticas para compensar a ação antifolato desse medicamento.
- A doença de Crohn está associada a mais desfechos perinatais adversos em comparação com a colite ulcerativa. As complicações estão associadas à atividade da doença e incluem parto pré-termo, baixo peso ao nascer, restrição do crescimento e cesarianas.
- Apendicite é a causa mais comum de abdome agudo na gestação.
- A perfuração do apêndice é mais comum no terceiro trimestre da gestação e, quando ocorre, está relacionada com maior morbimortalidade materna e fetal.
- A colestase intra-hepática da gestação ocorre geralmente no terceiro trimestre com altas taxas de recorrência e bom prognóstico.
- A esteatose hepática aguda é uma doença rara e temida em razão de alta letalidade. Acomete mais primigestas no terceiro trimestre e deve ser tratada mediante a interrupção da gestação e a abordagem imediata dos distúrbios clínicos maternos.
- A infecção do recém-nascido de uma paciente portadora de hepatite B geralmente ocorre durante o parto e no aleitamento, podendo ser prevenida por meio da administração de imunoglobulina específica e da primeira dose da vacina administradas até 12 horas de vida do recém-nascido.
- O paracetamol, medicamento de uso indiscriminado e considerado seguro durante a gravidez, pode, quando empregado em altas doses, levar a quadro de insuficiência hepática aguda.
- Na gestação, a pancreatite aguda costuma ser causada por estase biliar e colelitíase, e o diagnóstico é realizado por meio da dosagem de amilase pancreática sérica.

Leitura complementar

Arantes MR, Fraga Filho C. Doenças do aparelho digestivo. In: Rezende J. Obstetrícia. 9. ed. Rio de Janeiro: Guanabara Koogan, 2002:452-8.

Cunningham FG, Leveno KJ, Bloom SL et al. Distúrbios gastrintestinais. In: Williams Obstetrícia. 24. ed. Porto Alegre: AMGH, 2016:1067-83.

Cunningham FG, Leveno KJ, Bloom SL et al. Distúrbios hepáticos, pancreáticos e biliares. In: Williams Obstetrícia, 24. ed. Porto Alegre: AMGH, 2016:1084-100.

Doenças gastrointestinais. In: Zugaib (ed.) Obstetrícia. Barueri: Manole, 2012:955-68.

Doenças hepáticas, biliares e pancreáticas. In: Zugaib (ed.) Obstetrícia. Barueri: Manole, 2012:969-80.

Ferraz GPF, Magalhães AFN. Hepatopatias e colecistopatias. In: Neme Obstetrícia Básica. 2. ed. São Paulo: Sarvier, 2000:340-4.

Graham G, Baxi L, Tharakan T. Laparoscopic cholecystectomy during pregnancy: a case series and review of the literature. Obstet Gynecol Surv 1998; 53:566-74.

Medeiros JL, Medeiros Jr. JL. Fígado e gravidez. In Gastroenterologia essencial. 3. ed. Rio de Janeiro: Guanabara Koogan, 2006.

Pereira AS, Pereira Filho RA. Gastroenteropatias. In: Neme Obstetrícia básica. 2. ed. São Paulo: Sarvier, 2000:426-35.

Riis L, Vind I, Politi P et al. Does pregnancy change the disease course? A study in a European cohort of patients with inflammatory bowel disease. Am J Gastroenterol 2006; 101:1539.

Walker HG, Al Samaraee A, Mills SJ, Kalbassi MR. Laparoscopic appendicectomy in pregnancy: a swystematic review of the published evidence. Int J Surg 2014 Nov; 12(11):1235-41.

CAPÍTULO 105

Anemias e Doenças Hematológicas na Gravidez

Tadeu Coutinho
Conrado Milani Coutinho
Larissa Milani Coutinho

INTRODUÇÃO

Na gravidez normal ocorrem profundas adaptações anatômicas e funcionais, cujas características devem ser analisadas e diferenciadas individualmente das doenças intercorrentes ou próprias do ciclo gravídico-puerperal. Esse aspecto é especialmente relevante para profilaxia, diagnóstico e tratamento da anemia. O aumento fisiológico do volume sanguíneo total (50%) é resultante principalmente da expansão plasmática (25% a 60%; início: sexta semana; máximo: 32ª semana) e da massa das hemácias (18% a 25%; início: 16ª à 20ª semana; máximo: termo da gestação). A hemodiluição resultante – incorretamente denominada anemia fisiológica da gestação – é maior na multiparidade, na gestação múltipla e na macrossomia fetal, e não depende da presença do feto, uma vez que ocorre também na doença trofoblástica gestacional.

A ausência de hemodiluição tem sido associada à hipertensão arterial e a enfartes placentários e, como consequência, ao crescimento intrauterino restrito (CIUR). Existe também leucocitose fisiológica – média de 8.000 a 16.000/mm^3 –, que é maior nos segundo e terceiro trimestres e decorre principalmente do aumento dos granulócitos neutrófilos. O número de plaquetas pode sofrer uma queda fisiológica mais acentuada no terceiro trimestre. As adaptações hematológicas da gestação retornam aos valores basais em 6 a 8 semanas após o parto.

Entre as doenças hematológicas mais importantes no ciclo gravídico-puerperal se destacam as anemias e as hemoglobinopatias. A deficiência de ferro é a causa mais frequente de anemia na gestação e está associada ao aumento de importantes complicações maternas e fetais. O rastreamento das hemoglobinopatias, principalmente a anemia falciforme e as talassemias, possibilita a identificação e o aconselhamento dos casais sob risco de terem descendentes com as formas mais graves das doenças.

ANEMIAS

Anemia é a doença hematológica mais comum. O Centers for Disease Control and Prevention (CDC, 1998) conceitua como anêmicas as gestantes que apresentam níveis de hemoglobina (Hb) ou hematócrito (Htc) inferiores, respectivamente, a 11g/dL e 33% no primeiro e terceiro trimestres e a 10,5g/dL e 32% no segundo trimestre. Esses valores correspondem ao quinto percentil da distribuição de Hb e Htc na população saudável e se baseiam nas fases da gravidez. A Organização Mundial da Saúde (OMS, 2001) definiu o limite inferior de 11g/dL e não recomenda o uso de diferentes pontos de corte por trimestre gestacional, porém reconhece atualmente que durante o segundo trimestre a concentração de Hb diminui aproximadamente 0,5g/dL.

A anemia grave na gestação é definida pela concentração de Hb <7g/dL, enquanto valores <4g/dL constituem emergência médica, em razão do risco de insuficiência cardíaca congestiva. Em países desenvolvidos estima-se que aproximadamente 18% das mulheres apresentem anemia durante a gravidez e, nas nações em desenvolvimento, o índice aumenta de maneira significativa, variando de 35% a 75%. Sua ocorrência se associa ao aumento de importantes complicações maternas (óbitos, transfusões sanguíneas múltiplas e infecções repetitivas) e fetais (abortamentos, anomalias e óbitos, baixo peso, prematuridade e distúrbios comportamentais).

A presença de anemia indica deficiência nutricional e/ou alguma condição patogênica, enquanto a velocidade de instalação geralmente determina a gravidade do quadro clínico. Portanto, o achado de anemia é apenas um dado clínico-laboratorial, devendo ser complementado com a pesquisa da etiologia, cuja determinação é fundamental para avaliação da magnitude dos efeitos sobre o prognóstico materno-fetal.

Na avaliação clínica, tanto os sintomas não específicos (adinamia, dispneia, cefaleia e piora de sintomas preexistentes, como angina) como os sinais de descompensação (como palidez cutaneomucosa, taquicardia, pressão jugular aumentada, sopros cardíacos, edema de membros inferiores e hipotensão postural) devem ser relacionados com a história e a sintomatologia de uma possível doença subjacente – por exemplo, hepatoesplenomegalia e icterícia (anemia hemolítica), dor osteoarticular (anemia falciforme) e glossite (anemia megaloblástica).

O quadro laboratorial da anemia se caracteriza pela diminuição dos níveis do hematócrito, da concentração de hemoglobina ou da concentração de hemácias por unidade de volume sanguíneo, quando em comparação aos valores normais de uma população de referência (Quadro 105.1). Os níveis da hemoglobina e do hematócrito variam em indivíduos normais conforme a fase de desenvolvimento, a idade, o sexo, a tensão de oxigênio no ambiente (altitude) e o estímulo endócrino.

Durante a gestação, os tipos mais comuns de anemia materna decorrem das deficiências de ferro e/ou folato, além de algumas hemoglobinopatias (anemia falciforme e talassemias). No puerpério, as hemorragias agudas assumem papel mais importante como fator etiológico. A morfologia dos glóbulos vermelhos também pode ser utilizada para diagnóstico diferencial das anemias (Quadro 105.2).

Anemia por carência de ferro

O ferro é componente importante da hemoglobina, da mioglobina e de enzimas responsáveis pelas vias oxidativas, sendo encontrado em quantidades mínimas no corpo humano (2 a 5g; 80% nas hemácias; absorção máxima: 2mg/dia). Sua deficiência representa a causa mais frequente de anemia, sobretudo nos países em desenvolvimento e nas mulheres, em virtude das perdas menstruais e das gestações. As necessidades de ferro aumentam nos últimos trimestres – até 80% nos últimos 3 meses – e atingem nas gestações únicas cerca de 1.000mg no total, dos quais 500mg são destinados ao acréscimo da massa eritrocitária.

A deficiência de ferro é causa de 75% de todas as anemias na gravidez, e sua prevalência pode atingir 47%, sendo mais frequente na multiparidade e na adolescência e estando associada ao aumento do risco de baixo peso ao nascer, parto pré-termo e mortalidade perinatal. Seu surgimento está relacionado principalmente com dieta pobre em carnes, alimento que contém grandes quantidades do ferro heme, mais bem absorvido do que o ferro não heme, de origem vegetal. A gravidade da anemia ferropriva materna não altera a quantidade de ferro transportada para produção da hemoglobina fetal. O CDC recomenda rastreamento da anemia ferropriva e suplementação universal para suprir as necessidades de ferro na gestação, a não ser na presença de doenças genéticas, como a hemocromatose.

Diagnóstico

No diagnóstico, além da clínica semelhante às de outras anemias, o exame de sangue revela hipocromia e microcitose eritrocitárias (em geral, menos proeminentes do que na mulher não grávida), acompanhadas de níveis baixos de saturação da transferrina, do ferro e da ferritina séricos. A avaliação dos níveis de ferritina apresenta as maiores sensibilidade e especificidade no diagnóstico da deficiência de ferro – concentrações <10 a 15µg/dL confirmam o diagnóstico (Quadro 105.3).

Quadro 105.1 Valores sanguíneos normais na gravidez

Elemento/exame	Valores normais
Hemoglobina:	
Primeiro trimestre	11,0 a 14,0g/dL
Segundo trimestre	10,5 a 14,0g/dL
Terceiro trimestre	11,0 a 14,0g/dL
Hematócrito:	
Índices hematimétricos	31% a 33%
Volume corpuscular médio (VCM)	80 a 100fL
Hemoglobina corpuscular média (HCM)	26 a 34pg
Concentração média de hemoglobina corpuscular (CMHC)	32% a 36%
Reticulócitos	1% a 2%
Ferro sérico	60 a 100µg%
Ferritina sérica	15 a 300µg/L
Saturação da transferrina	15% a 30%
Índice médio de segmentação dos neutrófilos:	
3,6 a 4 lóbulos	20%
≥5 lóbulos	2%
Eletroforese de hemoglobina:	
Hb A (cadeias de globina: $\alpha_2\beta_2$)	94% a 96%
Hb A_2 (cadeias: $\alpha_2\delta_2$)	2% a 3%
Hb F (cadeias: $\alpha_2\gamma_2$)	1% a 2%
Plaquetas	150.000 a 450.000/µL

Quadro 105.2 Classificação citomorfológica das anemias

Anemia	Índices hematimétricos	Tipos principais
Hipocrômicas e microcíticas	HCM e VCM diminuídos	Adquiridas: carência de ferro, anemia sideroblástica e doença crônica. Congênitas: talassemias e anemia sideroblástica
Macrocíticas e normocrômicas	VCM aumentado	Com medula megaloblástica: carência de folato e vitamina B_{12}. Com medula normoblástica: alcoolismo e mielodisplasia
Normocíticas e normocrômicas	VCM e HCM normais	Enfermidade crônica (infecção, neoplasia e doenças autoimunes), insuficiência renal; hipotireoidismo, hipopituitarismo e anemia aplástica

Quadro 105.3 Características da anemia ferropriva

Estoque medular de ferro ausente ou ferritina <15µg/dL
Causa principal em adultos: sangramento
Resposta positiva à reposição de ferro

Profilaxia – Tratamento

Como profilaxia, preconiza-se a administração de 30 a 60mg de ferro elementar por via oral a partir do início do segundo trimestre (30mg correspondem a 150mg de sulfato ferroso, 90mg de fumarato ferroso e 250mg de gluconato ferroso). Para tratamento, a via oral é também considerada a opção de primeira linha: são utilizados 120 a 180mg de ferro elementar (divididos em três tomadas diárias, antes das refeições) com redução para 30 a 60mg/dia ao atingir a normalidade. A vitamina C contribui para melhor absorção gastrointestinal do ferro.

No entanto, a administração oral apresenta algumas limitações, como eventos adversos gastrointestinais, absorção intestinal limitada e baixa adesão ao tratamento. As formulações endovenosas mais recentes – como ferro sacarato, ferro gluconato e carboximaltose férrica – têm reposto as reservas de ferro de maneira segura e efetiva. Em contraste com as vias oral e endovenosa, a aplicação intramuscular de ferro é geralmente evitada por ser dolorosa, manchar as nádegas e apresentar absorção variável. Os aumentos dos níveis de Hb com os tratamentos oral e parenteral são equivalentes. Na gestante, o aumento da concentração da hemoglobina e do hematócrito é tipicamente mais lento do que na mulher não grávida em virtude da diferença entre seus volumes sanguíneos.

Anemias megaloblásticas

As anemias megaloblásticas constituem o segundo tipo mais frequente de anemia nutricional durante a gravidez. As anormalidades no sangue (macrocitose e normocromia) e na medula óssea (alterações megaloblásticas) são causadas por defeitos na síntese do DNA. Os dois principais tipos resultam das carências do ácido fólico (predominante) e da vitamina B_{12} ou cianocobalamina. A deficiência de folato está geralmente associada à ingestão inadequada, que pode ter repercussão clínica quando existem demandas extras, como no terceiro trimestre da gestação. A carência de vitamina B_{12} está mais relacionada com a falha em sua absorção.

Anemia por carência de ácido fólico

As necessidades diárias de ácido fólico aumentam de 50 para 400µg na gestação. Anteriormente denominada anemia perniciosa da gravidez, a anemia folicopriva (1:200 a 1:400 gestações) está associada, frequentemente, a gravidez múltipla, multiparidade, alcoolismo, hiperêmese gravídica, anemias hemolíticas, doenças disabsortivas e uso de anticonvulsivantes e antimetabólitos. Detectam-se também alta incidência de abortamentos, baixo peso ao nascer, descolamento prematuro da placenta e defeitos abertos do tubo neural. No entanto, a efetividade da extração do folato sanguíneo pelo feto e pela placenta protege o concepto contra a anemia, mesmo nos casos de anemia materna grave.

Diagnóstico

O diagnóstico clínico é semelhante ao de outros tipos de anemia, mas a glossite, a anorexia e a perda de peso são mais características das formas megaloblásticas. Diante de carente resposta à administração de ferro, deve ser considerada a possibilidade de deficiência de folato. No diagnóstico complementar, as primeiras evidências bioquímica e morfológica são a pequena atividade de folato no plasma e a hipersegmentação dos neutrófilos, respectivamente. As carências de folato e vitamina B_{12} são indistinguíveis no esfregaço de sangue periférico. Os exames hematológicos mostram macrocitose e normocromia, hipersegmentação dos neutrófilos e baixa dos folatos sérico (<3ng/mL) e eritrocitário (<150ng/mL), além de plaquetopenia e leucopenia nos casos mais intensos (Quadro 105.4).

Profilaxia – Tratamento

Para profilaxia são necessários 400µg/dia de ácido fólico por via oral que, em outra indicação – redução dos defeitos abertos do tubo neural –, devem ser iniciados antes da concepção. O tratamento da anemia consiste em orientação nutricional – incluindo vegetais de folhas verdes frescos, legumes e proteínas animais – e administração de, no mínimo, 1mg/dia de ácido fólico por via oral. Uma dose maior (5mg três vezes ao dia) pode ser necessária em circunstâncias nas quais ocorre aumento nos requerimentos da substância.

Anemia por carência de vitamina B_{12}

Esse tipo de anemia megaloblástica é extremamente raro na gravidez. As proteínas animais constituem a principal fonte alimentar da vitamina B_{12}, que exige um fator intrínseco gástrico para sua absorção intestinal. As causas mais comuns incluem atrofia ou ressecção gástrica, falta específica do fator intrínseco (anemia perniciosa addisoniana) e anomalias do intestino delgado, especialmente do íleo terminal (p. ex., doença de Crohn).

Diagnóstico

Os quadros clínico e hematológico são praticamente indistinguíveis da anemia folicopriva, a não ser pelas manifestações neurológicas (p. ex., ataxia), que são características da deficiência de vitamina B_{12}, e pela dosagem <200pg/mL da vitamina (Quadro 105.4).

Tratamento

A terapêutica de ataque é realizada por via intramuscular com 1mg/semana de vitamina B_{12} durante 6 semanas e, como manutenção, 1mg/mês. A administração de folato não trata as manifestações neurológicas da deficiência de vitamina B_{12}, que podem ser agravadas e se tornar irreversíveis, além de mascarar essa carência.

Quadro 105.4 Características de anemias por deficiências de folatos e vitamina B_{12}

Anemia macrocítica
Macrócitos e hipersegmentação dos neutrófilos no esfregaço de sangue periférico
Manifestações neurológicas (exclusivas da deficiência de vitamina B_{12})
Baixa: folato sérico (<3ng/mL) e eritrocitário (<150ng/mL) ou vit. B_{12} (<200pg/mL)

HEMOGLOBINOPATIAS

A molécula de hemoglobina é constituída por quatro cadeias polipeptídicas (cadeias de globina), cada uma ligada a um grupo heme. As globinas são denominadas alfa (α), beta (β), gama (γ), delta (δ), epsilon (ϵ) e zeta (ζ). Em indivíduo normal, após 6 meses de vida, mais de 90% da hemoglobina são do tipo adulto HbA (dois pares de globina: tetrâmero $\alpha_2\beta_2$), estando ainda presentes pequenas quantidades de HbF ($\alpha_2\gamma_2$) e HbA$_2$ ($\alpha_2\delta_2$) (veja o Quadro 105.1). Os genes que codificam as cadeias da α-globina e da β-globina estão localizados nos braços curtos dos cromossomos 16 e 11, respectivamente.

As hemoglobinopatias constituem um grupo heterogêneo de anormalidades de um único gene e atingem, segundo a OMS, 7% da população mundial. Em cada ano nascem no mínimo 300 mil indivíduos homozigotos ou heterozigotos portadores de defeitos da hemoglobina. A vasta maioria das hemoglobinopatias já identificadas (>1.000 tipos) não acarreta problemas clínicos e hematológicos, enquanto outras estão associadas a graus variados de morbimortalidade. As principais anormalidades da síntese das globinas podem ser estruturais (hemoglobinopatias falciformes) ou quantitativas (talassemias).

Segundo o American College of Obstetricians and Gynecologists (ACOG), as hemoglobinopatias devem ser rastreadas nos descendentes de africanos, asiáticos e mediterrâneos, que são considerados de alto risco para essas mutações. A entidade propôs uma combinação de exames complementares para rastreamento anteparto da anemia falciforme ou das talassemias que possibilita a informação necessária para aconselhar os casais portadores dessas doenças (Figura 105.1). A eletroforese é fundamental na pesquisa de hemoglobinopatias, enquanto os testes de solubilidade isoladamente são inadequados para diagnóstico da anemia falciforme, mas podem ser utilizados para rastreamento rápido nos casos de emergência. O aconselhamento genético deve ser oferecido aos casais sob risco, e o diagnóstico de transmissão fetal pode ser realizado por meio da biópsia de vilo corial, no primeiro trimestre, ou da amniocentese, a partir do segundo trimestre gestacional.

Hemoglobinopatias falciformes

As síndromes falciformes são doenças hereditárias autossômicas que se caracterizam pela presença da hemoglobina anômala S (HbS), resultante da substituição do ácido glutâmico pela valina apolar na posição seis da cadeia de β-globina. A HbS em alta concentração, ante a baixa tensão de oxigênio e/ou alterações de pH, sofre cristalização e promove o enriquecimento das hemácias em formato de foice (drepanócitos), originando fenômenos obstrutivos, isquemia e, frequentemente, infarto nos tecidos e órgãos.

Suas formas mais graves são determinadas pelas hemoglobinopatias SS ou anemia falciforme (1:708), SC (HbS em um gene e HbC em outro; 1:2.000) e S-β-talassemia ou S-β-Thal (HbS em um gene e β-talassemia em outro; 1:2.000). Na HbC, é a lisina que substitui o ácido glutâmico.

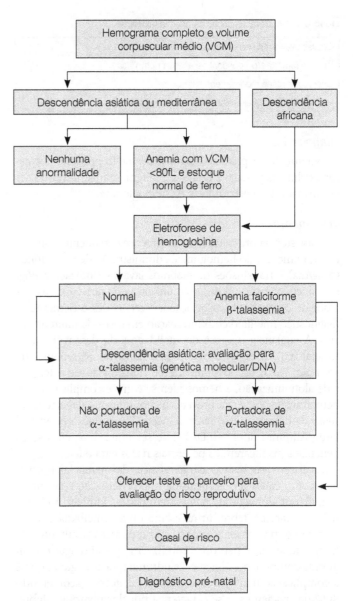

Figura 105.1 Rastreamento de hemoglobinopatias na gestação. (Adaptada de ACOG, 2007.)

Na anemia falciforme, a paciente é homozigótica para a HbS, não possui HbA e tem quantidade variável de HbF (2% a 20%). A doença é mais rara em adultos e, portanto, em gestantes, em razão da mortalidade precoce, principalmente no início da infância. A gestação representa sério comprometimento para as portadoras de síndromes falciformes em virtude dos danos crônicos em diversos órgãos. Ocorre aumento expressivo da morbimortalidade materna (1% a 9% de óbitos na forma SS), além de acréscimo superior a um terço na incidência dos abortamentos e dos óbitos fetais e neonatais. As portadoras de anemia falciforme evoluem com episódios de exacerbação – as crises dos tipos vasoclusiva, de sequestro esplênico, aplástica e hemolítica – que, na maioria das vezes, não apresentam fator etiológico definido, mas podem ser desencadeados por infecções, distúrbios hidroeletrolíticos, mudanças climáticas e fatores psicológicos, entre outros (Quadro 105.5).

Quadro 105.5 Características da anemia falciforme

Células falciformes no esfregaço do sangue periférico
História familiar e/ou pessoal de anemia hemolítica
Crises dolorosas recorrentes
HbS majoritária na eletroforese de hemoglobina

Diagnóstico

No que diz respeito ao diagnóstico, são importantes as histórias clínicas pessoal e familiar e o hemograma, devendo ser confirmado pela eletroforese de hemoglobina.

Tratamento

A assistência pré-natal deve ser precoce e frequente, com solicitação mensal do hemograma, administração de ácido fólico (5mg/dia) e transfusões de glóbulos lavados (indicação: <6g/dL; objetivo: HbS < 50%), não utilização de ferro (exceto nos casos de comprovada associação à carência desse elemento) e diagnóstico imediato com internação em casos de intercorrências. A vigilância rigorosa da vitalidade e do desenvolvimento fetal (CIUR) deve ser realizada a partir de 30 semanas de gestação. Além da possibilidade de transmissão de infecções e de aloimunização, a hemossiderose é grave complicação das hemotransfusões, e sua prevenção com quelante de ferro (mesilato de deferoxamina: fator de risco C, segundo o Food and Drug Administration – FDA) deve ser utilizada apenas se os benefícios justificarem os potenciais riscos para o feto.

As crises vasoclusivas, características da anemia falciforme, têm como causa a obstrução da microcirculação e se manifestam por dor aguda (nas extremidades, lombar, abdominal ou torácica), febre, urina escura ou avermelhada e, mais raramente, por paresias e paralisias espásticas resultantes de lesões do sistema nervoso central. Um episódio agudo com grande componente álgico é a síndrome torácica aguda, que é a complicação mais grave da anemia falciforme, acometendo 40% das pacientes, e se caracteriza por dor pleurítica, febre, tosse, infiltrado pulmonar, hipóxia e cianose. As crises devem ser tratadas com hidratação, correção da acidose, administração de oxigênio, antibióticos de largo espectro (p. ex., cefalosporinas), analgésicos (casos leves: paracetamol; casos graves: meperidina ou morfina; contraindicação: ácido acetilsalicílico e derivados) e transfusões de glóbulos.

As crises aplásicas são desencadeadas, frequentemente, pela infecção causada pelo parvovírus B19, que desencadeia um quadro clínico semelhante ao da gripe e do resfriado comum e pode destruir os precursores eritrocitários, originando anemia hipoplástica reversível. O tratamento básico é a hemotransfusão, que visa elevar a hemoglobina aos valores basais da paciente. A exsanguineotransfusão é indicada para rápida redução da concentração da HbS nos casos de acidente vascular cerebral por obstrução arterial. O tratamento das hemoglobinopatias SC e S-b-Thal é similar ao da anemia falciforme.

As portadoras de traço falcêmico ou hemoglobinopatia AS (1:12 entre os indivíduos melanodérmicos) são heterozigóticas, apresentam quantidade variável de HbS (25%-45%) e não se incluem nas síndromes falciformes, já que costumam evoluir de modo oligo ou assintomático, dependendo da quantidade de hemoglobina S e das complicações, como desidratação, hipoxia ou infecções. A própria gestação, o parto e a anestesia podem desencadear essas complicações, devendo ser conduzidos com cuidado nas portadoras. Nessas gestantes é necessário evitar os fatores desencadeadores da falcização, pesquisar as infecções do trato urinário (duas vezes mais frequentes), suplementar ácido fólico e, apenas quando indicado, repor ferro.

A escolha da via de parto em portadoras de anemia falciforme deve basear-se em critérios obstétricos. Controle da dor com uso liberal de analgésicos e anestesia peridural, hidratação, oxigenação adequada e manutenção da temperatura devem ser realizados durante todo o trabalho de parto e o parto em si, com vigilância das funções pulmonares e cardíacas. A monitorização fetal deve ser contínua, já que a insuficiência placentária é ocorrência frequente.

Talassemias

As síndromes talassêmicas são herdadas como traço recessivo, caracterizando-se pela redução ou supressão de cadeias de globina. Centenas de síndromes talassêmicas têm sido descritas. As suas principais formas incidem em 1:300 a 1:500 gestações e são classificadas, de acordo com a gravidade, em talassemia maior (*major*), intermediária (*intermedia*) e menor (*minor*). Conforme o defeito genético e molecular, são também classificadas como α e β-talassemias, na dependência de diminuição ou ausência das cadeias α e β de globinas, respectivamente (Quadros 105.6 e 105.7). Há excessiva instabilidade das cadeias presentes, que se precipitam e causam modificações na membrana e no metabolismo celular, resultando em eritropoese ineficaz, hemólise e graus variados de anemia.

Nas α-talassemias existem quatro tipos possíveis de alterações na síntese das cadeias de globina (controle: dois pares de genes no cromossomo 16), e o número dos genes ausentes – que pode variar de um a quatro – determina a gravidade da doença (Quadro 105.7). Na α-talassemia menor e na doença da hemoglobina H estão ausentes dois e três genes α, respectivamente. A α-talassemia maior (Hb de Bart: γ4) resulta da deleção dos quatro genes α e está associada a hidropisia fetal, óbito intrauterino e pré-eclâmpsia.

As β-talassemias são consequência de defeitos na síntese das cadeias β de globina (controle: um par de genes no cromossomo 11) e afetam, principalmente, os indivíduos de origem mediterrânea (p. ex., italianos e seus descendentes), sendo as mais comuns no Brasil. A redução ou supressão dos genes gera indivíduos heterozigóticos (β-talassemia *minor* ou traço talassêmico) ou homozigóticos (β-talassemia *major* ou anemia de Cooley; β-talassemia intermediária).

Quadro 105.6 Características das talassemias

Microcitose desproporcional ao grau de anemia
História familiar e/ou pessoal de anemia microcítica
Morfologia eritrocitária anormal (microcitose, acantocitose e células em alvo)
Elevação das hemoglobinas A_2 ou F na β-talassemia

Quadro 105.7 Talassemias: classificação, genética e evolução clínico-obstétrica

Condição	Defeito genético	Clínica	Gravidez
β-talassemia homozigota (β-talassemia maior)	Supressão ou deleção das cadeias β	Anemia severa (Hb <7g/dL). Dependência de transfusão	Anemia e perdas gestacionais
β-talassemia heterozigota (β-talassemia menor ou traço talassêmico)	Deleção das cadeias β	Assintomática. Anemia leve (Hb >10g/dL)	Normal (casal portador: 25% de transmissão)
β-talassemia intermediária	Supressão ou deleção de cadeias β	Heterogênea: assintomática/simulação de β-talassemia maior (Hb = 7 a 10g/dL)	Normal/aumento da anemia
α-talassemia homozigota	Deleção de todas as 4 cadeias α Predominância: Hb de Bart (γ4)	Hidropisia fetal	Óbito fetal
Doença da hemoglobina H (β4)	Ausência de 3 cadeias α (maioria: HbH)	Anemia leve a moderada	Aumento da anemia
Traço de α-talassemia	Ausência de 2 cadeias α	Anemia leve	Aumento da anemia
Portador α-talassêmico	Ausência de 1 cadeia α	Sintomas escassos. Anemia microcítica hipocrômica leve	Normal

Diagnóstico

Em gestantes previamente assintomáticas é frequente que o diagnóstico de talassemia ocorra inicialmente a partir da avaliação de exames de rotina: o hemograma revela anemia microcítica, e a cinética de ferro não confirma a deficiência desse elemento. A eletroforese de hemoglobina mostra elevações dos níveis da HbF e da HbA$_2$ (>3,5%) nos casos de β-talassemia, porém a identificação precisa das portadoras de α-talassemia depende da análise molecular de DNA.

Tratamento

O curso da gestação em portadoras de α-talassemia menor não difere significativamente da gravidez de mulheres com níveis normais de Hb, e a entidade clínica pode passar despercebida durante todo o período.

A doença da Hb H é a forma mais grave de α-talassemia compatível com a vida extrauterina. Costuma ocorrer piora da anemia durante a gestação, ocasionalmente necessitando transfusão sanguínea.

As portadoras da β-talassemia maior apresentam anemia acentuada e necessitam de transfusões periódicas para alcançar o pleno desenvolvimento, sendo comuns menarca tardia e oligo/amenorreia. A hemossiderose secundária às transfusões é a principal causa de complicações que levam à morte. A terapia quelante de ferro e as hemotransfusões têm aumentado o número de gestações em mulheres com anemia de Cooley. O ácido fólico deve ser prescrito, mas a administração profilática de ferro não é recomendada em razão da possibilidade de hemossiderose. A via de parto deve ser individualizada, e a indicação de cesariana deve obedecer a critérios obstétricos.

A β-talassemia intermediária abrange ampla variedade de intercorrências clínicas e hematológicas graves e não há terapia específica. A prevenção da deficiência de ácido fólico pode ser importante nas portadoras de hiperplasia extrema de medula.

A forma mais frequente na gestação é a β-talassemia menor (traço talassêmico), que se caracteriza por anemia microcítica e hipocrômica e pela elevação da HbA$_2$. e é assintomática na maioria das portadoras. A anemia pode aumentar em virtude da hemodiluição gestacional, mas, normalmente, não há piora da morbidade materno-fetal. Não existe tratamento específico para a β-talassemia *minor* na gestação, e as transfusões são raramente necessárias.

OUTRAS ANEMIAS
Esferocitose hereditária

A esferocitose, a forma mais frequente de anemia hemolítica hereditária (2 a 3 em 10.000), apresenta caráter autossômico dominante, e a destruição das hemácias microesferocíticas determina graus variáveis de anemia e icterícia. A crise hemolítica pode precipitar-se por diversas causas, como infecção, trauma e a própria gestação. Em geral, as gestantes portadoras de esferocitose hereditária apresentam boa evolução e, na ausência de anemia grave, a doença não contribui para aumentar a morbimortalidade perinatal.

Diagnóstico

O diagnóstico se baseia na presença de esferócitos no sangue periférico, reticulocitose e aumento da fragilidade osmótica (Quadro 105.8). A presença de esferócitos pode ocorrer também em outras anemias hemolíticas.

Tratamento

As infecções devem ter diagnóstico rápido e tratamento rigoroso, principalmente nas pacientes com função esplênica normal. A esplenectomia reduz substancialmente a hemólise, a ane-

Quadro 105.8 Características da esferocitose hereditária

História familiar positiva
Esplenomegalia
Presença de esferócitos e reticulocitose no esfregaço de sangue periférico
Teste de Coombs negativo

mia e a icterícia, apesar de não corrigir o defeito na membrana e o aumento da fragilidade osmótica, sendo recomendada a suplementação de ácido fólico como suporte para a função medular.

Anemia por deficiência da glicose-6-fosfato desidrogenase (G6PD)

A enzima G6PD desempenha papel fundamental no metabolismo eritrocitário, tanto na obtenção de energia a partir da glicose como na proteção contra agentes oxidantes. Sua ausência constitui a mais comum das enzimopatias hemolíticas, tem caráter recessivo ligado ao cromossomo X e se caracteriza por crises de hemólise após longos períodos de normalidade. As crises hemolíticas geralmente se precipitam por infecções leves, acidose de qualquer etiologia ou uso de medicamentos, como antimaláricos, nitrofurantoína, sulfonamidas, ácido acetilsalicílico, probenecida e ácido nalidíxico, entre outros. Constatam-se reticulocitose e aumento da bilirrubina indireta.

Diagnóstico

A pesquisa da atividade biológica da G6PD sela o diagnóstico, mas não deve ser realizada durante as crises em função da ocorrência de resultados falso-negativos (os reticulócitos têm alta atividade enzimática) (Quadro 105.9).

Tratamento

Durante a gestação, podem ocorrer aumentos de perdas fetais e de hidropisia não imune, devendo ser suplementados ferro e ácido fólico, evitados agentes oxidantes e tratadas prontamente as infecções. As indicações de hemotransfusão são raras (hematócrito <20%, hipoxia ou insuficiência cardíaca).

Anemia aplástica

A falha ou supressão da função da medula óssea geralmente se manifesta por pancitopenia – redução global dos elementos celulares do sangue – dando origem a uma forma rara de anemia (média: 4/1.000.000 de habitantes). A anemia aplástica ou aplásica não tem causa conhecida na metade dos casos e pode ser desencadeada pela própria gravidez, quando ocorre remissão após o parto. Outras causas são rádio e quimioterapia, efeitos tóxicos de medicamentos, síndromes mielodisplásicas, infecções e infiltração da medula por células neoplásicas. A anemia de Fanconi, uma doença autossômica recessiva, parece estar associada a melhor prognóstico.

Diagnóstico

O diagnóstico clínico se baseia na presença de anemia, infecção e sangramento, dependendo do grau de redução da produção dos eritrócitos, leucócitos e plaquetas. A hipo/aplasia é confirmada pelo mielograma e/ou biópsia de medula óssea (Quadro 105.10).

Quadro 105.9 Características da deficiência da G6PD

Crises hemolíticas em resposta a agentes oxidantes ou infecção
Anormalidades mínimas do esfregaço de sangue periférico
Níveis reduzidos de G6PD entre as crises hemolíticas

Quadro 105.10 Características da anemia aplástica

Pancitopenia
Ausência de anormalidades celulares
Medula óssea com hipocelularidade

Tratamento

Nos casos graves desencadeados pela gravidez e refratários ao tratamento pode ser necessária a interrupção gestacional. São importantes as transfusões de glóbulos (<7g/dL), de plaquetas (<20.000/mL) e de granulócitos quando ocorrem infecções, que devem ter diagnóstico precoce e tratamento rigoroso. Após a gravidez, pode ser necessário o transplante de medula óssea, que resulta na sobrevivência de longo prazo de 50% a 70% das pacientes.

DISTÚRBIOS PLAQUETÁRIOS

As plaquetas se originam da fragmentação dos megacariócitos e, após deixarem o espaço medular, cerca de um terço delas é sequestrado pelo baço, enquanto o restante (150.000 a 450.000/µL) circula durante 7 a 10 dias. Normalmente, apenas uma pequena fração das plaquetas participa do processo de hemostasia.

A trombocitose ou trombocitemia (>450.000/µL) é geralmente assintomática, mas há possibilidade de ocorrência de tromboses venosa e arterial. Pode ser classificada como essencial e secundária ou reativa. A trombocitemia reativa se associa a neoplasias malignas, deficiência de ferro, hemorragias, doenças inflamatórias e autoimunes, e seu prognóstico é dependente dessas associações. Na gestação, as complicações são discutíveis e, para tratamento, tem sido sugerido o uso de ácido acetilsalicílico, dipiridamol, heparina, plaquetoférese, ou sua combinação.

A trombocitopenia (<150.000/µL) é causada por um dos seguintes mecanismos: dificuldade de produção na medula óssea, aumento do sequestro esplênico ou aceleração da destruição das plaquetas. Na gravidez, é mais frequente sua associação ao uso de drogas (p. ex., ácido acetilsalicílico e cocaína), anemia hemolítica adquirida, pré-eclâmpsia grave/eclâmpsia, septicemia, infecções virais, doenças autoimunes, coagulopatias de consumo, hemorragia obstétrica grave com hemotransfusão, anemia folicopriva intensa, anemia aplástica, alergias e radioterapia intensiva. Na pesquisa etiológica devem ser realizados exame minucioso do esfregaço sanguíneo, análise de aspirado ou biópsia de medula óssea e avaliação esplênica por palpação. Quando necessário, a ultrassonografia e a tomografia computadorizada podem ser indicadas.

A trombocitopenia gestacional é diagnóstico de exclusão e está presente em 4% a 7% das grávidas. Em geral, as gestantes são previamente saudáveis, e a contagem de plaquetas é >70.000/µL. Detectada em geral no terceiro trimestre gestacional, não acarreta risco materno-fetal significativo.

Discutidas a seguir, as púrpuras compreendem alterações hemostáticas primárias (interação vaso-plaqueta) que cursam com plaquetopenia e têm como característica clínica a presença de petéquias, equimoses e sangramentos mucosos (epistaxe, gengivorragia, menorragia e sangramento digestivo).

Quadro 105.11 Características da PTI

Trombocitopenia isolada (normalidade das outras células sanguíneas)
Ausência de doenças sistêmicas
Baço impalpável
Medula óssea normal acompanhada ou não de aumento de megacariócitos

Púrpura trombocitopênica imune (PTI)

Também denominada púrpura trombocitopênica idiopática, a PTI é consequência de um processo imune em que as plaquetas recobertas por autoanticorpos são fagocitadas pelos macrófagos do sistema reticuloendotelial, principalmente no baço, resultando em plaquetopenia periférica (Quadro 105.11). Trata-se da mais comum entre as doenças hemorrágicas autoimunes durante a gravidez (1:1.000). Não há evidências de que a gravidez piore a doença ativa ou cause reativação em gestantes com diagnóstico prévio de PTI. Entretanto, não é raro que mulheres com remissão clínica por vários anos apresentem trombocitopenia recorrente na gravidez.

Diagnóstico

Não há sintomas ou sinais patognomônicos ou testes diagnósticos para PTI, sendo o diagnóstico de exclusão. Entretanto, quatro achados estão tradicionalmente associados à doença: plaquetopenia persistente, aumento de megacariócitos na biópsia de medula, exclusão de outras causas de trombocitopenia, incluindo drogas, e ausência de esplenomegalia.

Tratamento

Em geral, o tratamento é indicado em caso de trombocitopenia <30.000 a 50.000/μL. A American Society of Hematology recomenda o tratamento de gestantes com contagem de plaquetas entre 10.000 e 30.000/μL durante o segundo ou terceiro trimestre. A corticoterapia – prednisona (1 a 1,5mg/kg/dia) VO – é o tratamento inicial de escolha. A imunoglobulina EV em altas doses (400 a 1.000mg/kg/dia) está indicada nos casos refratários aos corticoides, mas pode ser empregada como terapia de primeira escolha no terceiro trimestre gestacional.

A transfusão de plaquetas deve ser considerada medida temporária para controle de hemorragias graves ou preparo da paciente para cesariana ou outra cirurgia. Na ausência de resposta ao tratamento clínico, a esplenectomia pode ser efetiva. A PTI é a principal causa de esplenectomia durante a gestação. Os autoanticorpos IgG podem cruzar a placenta e causar trombocitopenia no concepto. A plaquetopenia fetal grave pode aumentar o risco de hemorragia intracraniana durante o trabalho de parto. No entanto, em razão da baixa incidência da trombocitopenia neonatal grave, não estão indicadas a avaliação das plaquetas fetais e a realização de cesariana. A escolha da via de parto deve basear-se nas condições obstétricas.

Púrpura trombocitopênica trombótica (PTT)

A PTT é uma microangiopatia trombótica caracterizada por plaquetopenia, febre, alterações neurológicas, insuficiência renal e anemia hemolítica (Quadro 105.12). Doença sanguínea rara (1:25.000 gestações), é causada por deficiência ou inibição da protease *ADAMTS 13*, que previne a agregação microvascular anormal das plaquetas ao clivar o fator de Von Willebrand. A deficiência da *ADAMTS 13* pode ser congênita ou adquirida pelo desenvolvimento de autoanticorpos. Não existem evidências de que a gestação predisponha ao surgimento da PTT, mas a patologia está associada ao aumento de abortamentos, prematuridade e mortalidade perinatal. Outra consequência é a alta mortalidade imediata ou de longo prazo, se não tratada corretamente. A precocidade diagnóstica e terapêutica é essencial, pois reduz a mortalidade em 90%.

Diagnóstico

Nos adultos, a clínica da PTT é frequentemente indistinguível de outra microangiopatia trombótica, a síndrome hemolítico-urêmica, que apresenta etiologia diferente (lesão endotelial por infecção viral ou bacteriana). A trombocitopenia varia de 10.000 a 40.000/μL, com presença de hiperplasia megacariocítica na medula óssea. No diagnóstico diferencial com outras causas de trombocitopenia é essencial a confirmação da anemia hemolítica microangiopática (esquizócitos no esfregaço de sangue periférico).

Tratamento

O tratamento de escolha é a plasmaférese de início precoce e com utilização de plasma fresco congelado como fluido de reposição. Deve ser realizada diariamente, quando houver alterações neurológicas ou rápida deterioração clínica. As transfusões de glóbulos são obrigatórias nas anemias graves. A utilização de corticoides (prednisona: 1mg/kg/dia VO) ou de outros agentes imunossupressores tem sido recomendada quando não há resposta imediata ao tratamento inicial, porém sua eficácia é incerta. A transfusão de plaquetas deve ser evitada por haver risco de agravar o quadro trombótico. Nas fases gestacionais mais precoces, além do tratamento intensivo, a interrupção da gravidez deve ser considerada nos casos refratários. Nas gestações mais avançadas, essa indicação se torna uma opção mais consistente.

MENSAGENS-CHAVE

O Quadro 105.13 destaca de maneira objetiva e também centrada em evidências científicas atuais os dez aspectos mais importantes abordados neste capítulo sobre as anemias e as demais doenças hematológicas relevantes durante a gravidez.

Quadro 105.12 Características da PTT

Trombocitopenia com anemia hemolítica microangiopática
Alterações neurológicas
Insuficiência renal
Febre na ausência de infecção
Testes de coagulação normais
LDH sérica aumentada

Quadro 105.13 Mensagens-chave: anemias e doenças hematológicas na gravidez segundo a medicina baseada em evidências

Intervenção	Grau de recomendação
A suplementação de ferro diminui a prevalência da anemia materna no parto	A
Anemia ferropriva na gestação está associada ao aumento do risco de baixo peso ao nascer, parto pré-termo e mortalidade perinatal	B
Transfusão materna por indicação fetal deve ser considerada nos casos de anemia intensa, cuja associação a hipoxia fetal tem resultado em padrões anormais dos batimentos cardiofetais, redução do líquido amniótico, vasodilatação cerebral fetal e óbito intrauterino	B
Toda gestante deve ser rastreada para anemia, e as portadoras de anemia ferropriva devem ser tratadas com suplementação de ferro em adição às vitaminas pré-natais	C
A falha da terapia com ferro deve ser investigada prontamente e pode sugerir um diagnóstico incorreto, doença coexistente, má absorção, não adesão ao tratamento ou perda sanguínea	C
Pacientes portadoras de anemia não ferropriva devem receber avaliação complementar	C
A vasta maioria das hemoglobinopatias não acarreta problemas clínicos ou hematológicos, enquanto outras estão associadas a graus variados de morbidade e mortalidade (p.ex., anemia falciforme, β-talassemia maior)	A
Descendentes de africanos, asiáticos e mediterrâneos apresentam risco elevado de serem portadores de hemoglobinopatias e devem ser rastreados para essas hemopatias durante a gravidez	A
Hemograma completo e eletroforese de hemoglobina são exames de rastreamento adequados para hemoglobinopatias. Os testes de solubilidade isolados são inadequados para rastreamento porque falham na identificação de importantes anormalidades gênicas da hemoglobina que afetam o prognóstico fetal	A
Quando ambos os pais forem portadores de anemia falciforme ou talassemia, deve ser oferecido aconselhamento genético para abordagem dos testes pré-natais e das opções reprodutivas. O diagnóstico pré-natal é realizado por meio da análise do DNA de material obtido por biópsia de vilo corial ou amniocentese	A

Leitura complementar

ACOG Practice Bulletin n° 78. Hemoglobinopathies in pregnancy. Obstet Gynecol 2007; 109(1):229-36.
ACOG Practice Bulletin n° 95. Anemia in Pregnancy. Obstet Gynecol 2008; 112(1):201-7.
Auerbach M, Macdougall IC. Safety of intravenous iron formulations: facts and folklore. Blood Transfus 2014; 12(3): 296-300.
Bayoumeu F, Subiran-Buisset C, Baka NE et al. Iron therapy in iron deficiency anemia in pregnancy: Intravenous route versus oral route. Am J Obstet Gynecol 2002; 186(3):518-22.
Centers for Disease Control and Prevention (CDC) recommendations to prevent and control iron deficiency in the United States. MMWR Recomm Rep 1998; 47(RR-3):1-29.
Cunningham FG, Leveno KJ, Bloom SL et al. Hematological disorders. In: Williams obstetrics. 24. ed. New York: McGraw-Hill, 2014:1079-11.
Gasim T. Immune thrombocytopenic purpura in pregnancy: a reappraisal of obstetric management and outcome. J Reprod Med 2011; 56(3-4):163-8.
George JN. How I treat patients with thrombotic thrombocytopenic purpura. Blood. 2010; 116(20):4060-9.
Kilpatrick SJ. Anemia and pregnancy. In: Creasy RK, Resnik R (eds.) Creasy & Resnik's maternal-fetal medicine: principles and practice. 6. ed. Philadelphia: Saunders Elsevier, 2009:869-84.
Koh MBC, Lao ZT, Rhodes E. Managing haematological disorders during pregnancy. Best Pract Res Clin Obstet Gynaecol. 2013; 27(6):855-65.
Linker CA. Blood. In: Tierney Jr. LM, McPhee SJ, Papadakis MA (eds.). Current – Medical diagnosis & treatment. 37. ed. Connecticut: Appleton & Lange, 1998:479-533.
Lockwood CJ, Silver RM. Coagulation disorders in pregnancy. In: Creasy RK, Resnik R (eds.) Creasy & Resnik's maternal-fetal medicine: principles and practice. 6. ed. Philadelphia: Saunders Elsevier, 2009:825-54.
Lopez A, Cacoub P, Macdougall IC, Peyrin-Biroulet L. Iron deficiency anaemia. Lancet 2016; 387(10.021):907-16.
Neunert C, Lim W, Crowther M, Cohen A, Solberg Jr L, Crowther MA. The American Society of Hematology 2011 evidence-based practice guideline for immune thrombocytopenia. Blood 2011; 117(16):4109-207.
OMS. El uso clínico de la sangre. Genebra: Interprint Limited, 2001:227-46.
Peña-Rosas JP, De-Regil LM, Dowswell T, Viteri FE. Daily oral iron supplementation during pregnancy. Cochrane Database Syst Rev 2012 Dec 12; 12:CD004736.
Pregnancy, contraception and fertility. In: Standards for the Clinical Care of Adults with Sickle Cell Disease in the UK, 2008:59-61.
Rogers DT, Molokie R. Sickle cell disease in pregnancy. Obstet Gynecol Clin North Am 2010; 37(2):223-37.
Scully M, Thomas M, Underwood M et al.Thrombotic thrombocytopenic purpura and pregnancy: presentation, management, and subsequent pregnancy outcomes. Blood 2014; 124(2):211-9.
World Health Organization. Haemoglobin concentrations for the diagnosis of anaemia and assessment of severity. Vitamin and Mineral Nutrition Information System. Geneva, World Health Organization, 2011 (WHO/NMH/NHD/MNM/11.1). Disponível em: <http://www.who.int/ vmnis/indicators/haemoglobin.pdf>. Acesso em: 24/4/2016.

CAPÍTULO 106

Doenças Autoimunes

Francisco Lirio Ramos Filho
Renato Nunes Melo

INTRODUÇÃO

As doenças autoimunes são enfermidades inflamatórias crônicas com comprometimento multissistêmico em virtude das alterações do sistema imune, que é estimulado a produzir anticorpos diretamente contra os tecidos próprios ou normais (autoanticorpos) de maneira exacerbada, atacando-os e destruindo. O estímulo responsável por essa produção é desconhecido, mas se acredita que essa transformação possa ser decorrente da associação de fatores genéticos, ambientais e hormonais. Em razão da grande complexidade das adaptações imunológicas do período gestacional, é frequente a exacerbação de algumas dessas enfermidades, o que torna importante sua prevenção ou detecção precoce.

LÚPUS ERITEMATOSO SISTÊMICO (LES)

O LES é uma doença inflamatória crônica de causa desconhecida que ocorre em função do dano causado a tecidos e células por autoanticorpos e imunocomplexos direcionados a componentes do núcleo celular. Apresenta incidência maior em mulheres, em especial negras, e em plena fase reprodutiva (dos 15 aos 35 anos), embora possa aparecer em crianças e idosos. Sua incidência em grávidas é de 1 em cada 2.000 a 5.000 mulheres.

Etiopatogenia

Alguns fatores genéticos, ambientais e hormonais resultam em uma resposta hormonal e celular anormal com inadequada limpeza de anticorpos e imunocomplexos. A inflamação imunológica acarreta lesões vasculares difusas no organismo e alterações no conjuntivo intersticial com necrose fibroide. A inflamação de vários tecidos por linfócitos, plasmócitos e macrófagos indica a participação da imunidade celular. Dos vários autoanticorpos observados no LES, os mais frequentes são os antinucleares, os quais representam imunoglobulinas dirigidas contra várias frações antigênicas nucleares, das quais as mais importantes são os anticorpos anti-DNA-histona e anti-DNA de dupla hélice. Os primeiros são responsáveis pela formação da célula LE e os últimos formam complexos imunes circulantes que se depositam ou são formados *in situ*, principalmente nos rins, por causa da afinidade do colágeno para DNA. Esses complexos imunes se localizam nos vasos e capilares, determinando inflamação por estimulação imunológica e causando grande parte das manifestações da enfermidade.

Efeitos do LES na gravidez

Não há dúvida de que o prognóstico da gravidez é prejudicado quando a mãe é portadora de LES. A doença está associada ao aumento na ocorrência de abortos espontâneos, ao crescimento intrauterino restrito (CIUR), à morte intrauterina (MIU), ao sofrimento fetal, à pré-eclâmpsia, ao oligoidrâmnio e ao trabalho de parto prematuro (TPP). Dados sugerem que o risco de perda gestacional é de aproximadamente 20%, a maior parte no segundo e terceiro trimestres de gravidez. Abortos precoces não são mais comuns em mulheres com LES do que na população em geral, mas a incidência de perdas tardias (6%) é duas a quatro vezes maior.

O prognóstico materno-fetal depende principalmente de:

1. **Atividade da doença no período da concepção e da ocorrência de exacerbações durante a gestação:** existem controvérsias se a atividade da doença seria o indicador do prognóstico ou se a maior frequência dessas complicações seria decorrente da ação dos corticoides em altas doses. Os principais fatores de risco para reativação de doença durante a gravidez são LES em atividade nos 3 a 6 meses que precedem a concepção e a história de nefropatia. A probabilidade de exacerbação do LES é estimada em 40% a 50%, e em 20% das gestações as manifestações são intensas.

2. **Presença de nefrite lúpica:** é a manifestação do LES que mais frequentemente se associa a mau prognóstico materno. Mais de 25% das pacientes desenvolvem proteinúria após a 24ª semana gestacional, em alguns casos em associação à hipertensão e ao edema. Quando a portadora de LES está com doença renal ativa na ocasião em que engravida, o risco de agravamento da glomerulonefrite atinge 50% a 60% dos casos.
3. **Desenvolvimento da síndrome do anticorpo antifosfolípide (SAAF):** a SAAF acontece em 25% das pacientes com LES. Quase toda morte fetal em mulheres com LES está associada a essa síndrome. Os anticorpos antifosfolípides são os mais sensíveis marcadores de sofrimento ou morte fetal.
4. **Desenvolvimento de pré-eclâmpsia:** a pré-eclâmpsia é mais prevalente em gestantes com LES (1,8% a 30,5%) do que nas gestantes previamente saudáveis (0,5% a 10%). A diferenciação entre pré-eclâmpsia e glomerulonefrite lúpica ainda se mostra um desafio. Redução dos níveis séricos de complemento, sedimento urinário com hematúria dismórfica e/ou cilindros hemáticos, piocitários ou granulosos, presença de hipertensão arterial em qualquer época da gestação, resposta aos esteroides, títulos ascendentes de anti-dsDNA, concentração normal de ácido úrico e a presença de outras manifestações clínicas do LES sugerem a reativação do LES.
5. **Síndrome do lúpus neonatal:** é definida pela presença de bloqueio atrioventricular congênito ou eritema cutâneo fotossensível neonatal. A presença de anticorpos anti-Ro/SS-A e de anticorpos anti-La/SS-B está associada a miocardiopatia fetal, hidropisia não imunitária, natimorto e desenvolvimento do lúpus neonatal. Mesmo na presença desses anticorpos, a frequência de lúpus neonatal é baixa, em torno de 2% das gestações com lúpus, porém aumenta para 20% com o histórico de um filho previamente afetado. Já o bloqueio atrioventricular é irreversível. O uso de glicocorticoides para tratamento de bloqueio cardíaco fetal é controverso, sendo realizado caso a alteração da frequência cardíaca fetal seja diagnosticada antes da 16ª semana de gestação, quando é observada alteração na condução de instalação recente ou nos casos graves com congestão pulmonar, insuficiência cardíaca grave e miocardite.

Diagnóstico

As manifestações clínicas podem iniciar em apenas um órgão, acometendo progressivamente os outros sistemas envolvidos na doença. O Quadro 106.1 resume os sinais e sintomas com suas respectivas frequências.

As provas laboratoriais têm como melhor teste de *screening* a identificação de anticorpos antinucleares; entretanto, um resultado positivo não é específico para lúpus.

Os critérios da Associação Americana de Reumatologia para diagnóstico do LES são exibidos no Quadro 106.2. Se quatro ou mais critérios estiverem presentes, é estabelecido o diagnóstico de lúpus.

Quadro 106.1 Sinais e sintomas de LES

Manifestações clínicas	Frequência
Fadiga, indisposição, febre, emagrecimento	95%
Artralgias, miopatias, poliartrites	95%
Anemia, hemólise, leucopenia, trombocitopenia, anticoagulante lúpico	85%
Rash malar e discoide, fotossensibilidade, úlceras orais, alopecia, *rash* cutâneo	80%
Disfunções cognitivas, síndromes cerebrais orgânicas, psicoses	60%
Pleurites, pericardites	60%
Proteinúria, síndrome nefrótica	60%
Anorexia, náusea, dor, diarreia	45%
Trombose venosa e arterial	15%
Conjuntivite	15%
Aborto de repetição, pré-eclâmpsia precoce, natimortos	30%

Quadro 106.2 Critérios da Associação Americana de Reumatologia para diagnóstico do LES

Exantema (*rash*) em formato de borboleta
Lúpus discoide
Fotofobia
Úlceras da mucosa oral
Artrite
Serosite
Nefropatia – proteinúria > 500mg/dL (+++)
Neuropatias causadas pela vasculite ou SAAF (convulsão, acidente vascular cerebral e psicose)
Alterações hematológicas, incluindo anemia hemolítica, leucopenia (<4.000 células/mm³), linfopenia (<1.500 células/mm³) e trombocitopenia (<100.000 plaquetas)
Presença de anticorpos: antinuclear e anti-SM e células LE

Tratamento e seguimento

A avaliação e o aconselhamento pré-concepcional da paciente lúpica são determinantes para o prognóstico gestacional.

Condições que contraindicam a gravidez

- Hipertensão pulmonar grave (PSAP > 50mmHg).
- Doença pulmonar restritiva grave (CVF <1L).
- Insuficiência renal grave (Cr > 2,8mg/dL).
- Insuficiência cardíaca grave.
- Pré-eclâmpsia grave ou síndrome HELLP em gestação prévia com acompanhamento especializado.

Condições que indicam adiamento da gestação

- Atividade da doença nos últimos 6 meses.
- Nefrite lúpica ativa.
- Acidente vascular cerebral nos últimos 6 meses.

A paciente lúpica deverá ser orientada para que a concepção ocorra em um período mínimo de 6 meses após a remis-

Capítulo 106 Doenças Autoimunes

Quadro 106.3 Avaliação laboratorial do LES

Hemograma, leucograma e contagem de plaquetas*
Creatinina, ureia, ácido úrico, ionograma e proteinúria de 24 horas*
Transaminases hepáticas (AST, ALT)*
Índices de atividade da doença mediante a dosagem de anticorpos antinucleares e fatores de complemento C3, C4 e CH50*
Dosagem de anticorpo anticoagulante lúpico e anticardiolipina
Rastreamento dos anticorpos anti-Ro/SS-A, anticorpos anti-La/SS-B e anti-dsDNA

*Esses exames devem ser repetidos mensalmente.

são completa da enfermidade, e os medicamentos potencialmente teratogênicos serão suspensos antes da concepção.

O objetivo da assistência pré-natal é prevenir complicações ou detectá-las precocemente. No caso de LES, os riscos incluem exacerbação da doença, deterioração da função renal, pré-eclâmpsia sobreposta e crescimento intrauterino restrito (CIUR). As consultas devem ser mensais com o reumatologista. Com o obstetra, deverão ser mensais até 20 semanas, quinzenais de 20 a 28 semanas e semanais até o parto.

A avaliação laboratorial a ser realizada na primeira consulta de pré-natal é apresentada no Quadro 106.3.

O tratamento com glicocorticoides é indicado apenas em caso de doença em atividade ou em sua reativação.

A paciente deve ser tratada com prednisona na dose de 1 a 2mg/kg/dia VO diariamente, podendo ser realizada a pulsoterapia com metilprednisolona, 1g/dia EV durante 3 dias consecutivos. Esse último esquema será repetido semanalmente até a remissão da doença, utilizando-se no máximo 0,5mg/kg/dia de prednisona oral nos intervalos entre os pulsos.

Agentes imunossupressores, como a azatioprina, são benéficos para controlar a doença em atividade.

A hidroxicloroquina exerce papel importante como auxiliar no controle das lesões cutâneas. Se seu uso for indicado, deve ser continuado durante a gravidez.

Seguimento fetal

A avaliação fetal deve ser iniciada no primeiro trimestre para confirmação da idade gestacional e mensalmente para avaliação do crescimento fetal. O ultrassom morfológico está indicado a partir da 20ª semana da gestação. A dopplervelocimetria das artérias uterinas deverá ser realizada entre 11 e 14 semanas e com 26 semanas. Convém avaliar a cada semana a artéria umbilical após 26 semanas, assim como o perfil biofísico fetal e a cardiotocografia fetal.

Na presença dos anticorpos anti-Ro/SS-A e anti-La/SS-B, a frequência cardíaca fetal deverá ser monitorizada a partir da décima semana de gestação, sendo recomendada a realização de ecocardiografia fetal semanalmente a partir da 16ª semana de gestação e quinzenalmente após a 26ª semanas.

Interrupção da gestação

A via de parto é de indicação obstétrica. Nos casos em que as condições materno-fetais estão preservadas, indica-se o parto espontâneo. A interrupção eletiva está indicada nos casos em que há comprometimento materno ou fetal que justifique o término da gestação. As gestantes sem complicações podem aguardar o parto a termo, desde que a vigilância fetal seja estritamente obedecida.

No puerpério há aumento da taxa de reativação da doença, sendo necessários novos exames complementares para avaliação da doença. Durante o aleitamento, a prednisona poderá ser usada somente em dose <20mg/dia. Doses maiores contraindicam a amamentação.

Pontos críticos

- A avaliação e o aconselhamento pré-concepcional da paciente lúpica são determinantes no prognóstico gestacional.
- Se a avaliação da função de órgãos-alvo revelar disfunção grave, a gravidez está contraindicada.
- Confirmada a gravidez, convém avaliar as medicações utilizadas, a segurança e o ajuste da dose.
- Cabe solicitar o perfil dos anticorpos anti-Ro e anti-La para indicar o rastreamento de cardiopatia fetal.
- Em virtude da maior prevalência da pré-eclâmpsia na gestante lúpica, é fundamental o diagnóstico diferencial entre ambas.

SÍNDROME DO ANTICORPO ANTIFOSFOLÍPIDE (SAAF)

A SAAF é desordem sistêmica, autoimune, de causa desconhecida, caracterizada por trombose arterial e/ou venosa, morte fetal e abortos espontâneos recorrentes e trombocitopenia acompanhada de títulos elevados de anticorpos antifosfolípides (AAF): anticoagulante lúpico e/ou anticardiolipina. O estímulo para a produção de autoanticorpos não está claro, mas existe a possibilidade de ser decorrente de infecção preexistente.

Trata-se da trombofilia adquirida mais conhecida atualmente, porém sua frequência na população em geral é desconhecida.

Os AAF podem ser encontrados em 50% dos pacientes com LES e em 1% a 5% da população saudável, tendendo a ocorrer mais frequentemente em indivíduos idosos. Estudos recentes sugerem a ocorrência da SAAF em 34% a 42% dos pacientes com LES.

Embora a perda fetal espontânea ocorra mais comumente no segundo ou terceiro trimestre da gestação, pode acontecer em qualquer época do período gestacional.

Etiopatogenia

Ocorre alteração na regulação da coagulação sanguínea (hemostasia). Os mecanismos pelos quais os AAF interagem com a cascata da coagulação, produzindo eventos clínicos, são especulativos e ainda não foram completamente elucidados. A ocorrência de lesão endotelial associada à presença de AAF é requisito para uma complicação trombótica. A produção de AAF provavelmente é decorrente de mecanismos como autoimunidade, anticorpos de reação cruzada ou anticorpos produzidos contra a membrana interna de células não eliminadas da circulação em virtude da sobrecarga ou de defeito no sistema de limpeza. Os possíveis mecanismos pelos quais AAF induzem eventos trombóticos são:

- Os AAF podem ligar-se aos fosfolípides de membrana das plaquetas, resultando em aumento de sua adesão e agregação.
- Os AAF podem combinar-se com fosfolípides de membrana das células endoteliais junto com anti-β2-glicoproteína I e induzir a ativação da célula endotelial, levando às alterações na expressão das moléculas de adesão, secreção de citocinas e metabolismo das prostaciclinas e aumentando a adesão e a agregação das plaquetas.
- A lesão da célula endotelial também pode ocasionar a diminuição da produção de fator relaxante derivado do endotélio e consequentemente aumentar o vasoespasmo e a isquemia.
- Na síndrome antifosfolípide secundária, a lesão vascular endotelial já ocorreu, aumentando a oclusão/espasmo, a isquemia/infarto vascular e a alteração na perfusão.
- Os AAF podem interferir na interação das proteínas C e S da coagulação e, consequentemente, afetar a formação do complexo de controle da coagulação (proteína C ativada, proteína S e fator V).

Na gestação, os fenômenos trombóticos na circulação placentária são os prováveis mecanismos das perdas fetais em fases tardias da gestação em mulheres com SAAF, mas não explicam perdas que ocorrem antes da décima semana quando se estabelecem as conexões arteriais maternas com os espaços intervilosos. Evidências recentes sugerem que podem estar envolvidos outros mecanismos relacionados com as anormalidades da invasão trofoblástica.

Diagnóstico

A SAAF pode ser classificada como primária, a qual ocorre na ausência de doenças associadas ou de base (mais comum), ou secundária, que se caracteriza pela associação com largo espectro de doenças.

Os indicadores para investigação da SAAF se encontram resumidos no Quadro 106.4.

O diagnóstico depende de alta suspeição clínica e confirmação por meio de achados laboratoriais. Os critérios de classificação para SAAF são descritos de acordo com consenso internacional. Para o diagnóstico definitivo é necessária a presença de pelo menos um critério clínico e um laboratorial, não havendo limites de intervalo entre o evento clínico e o achado laboratorial.

Quadro 106.4 Indicadores para investigação da SAAF

Perda gestacional recorrente
Perda inexplicável de 2º e 3º trimestres
Pré-eclâmpsia grave de início precoce (antes de 34 semanas)
Trombose arterial ou venosa
CIUR grave ou de repetição
Doença autoimune ou do tecido conjuntivo
Teste de sífilis falso-positivo (reação cruzada)
Tempo de coagulação prolongado
Teste de autoanticorpos positivo

Critérios para classificação de SAAF

Clínicos
- **Trombose vascular:** um ou mais episódios de trombose arterial, venosa ou de pequenos vasos em qualquer órgão ou tecido, sendo confirmados por Doppler ou exames histopatológicos. A histopatologia deve excluir vasculite.
- **Morbidade gestacional:**
  - Uma ou mais mortes de feto morfologicamente normal com mais de 10 semanas de idade gestacional.
  - Um ou mais nascimentos prematuros de feto morfologicamente normal com 34 semanas ou menos em virtude de pré-eclâmpsia ou CIUR.
  - Três ou mais abortamentos espontâneos antes de 10 semanas de idade gestacional com causas cromossômicas ou maternas excluídas.

Laboratoriais
- Anticorpo anticardiolipina IgG ou IgM em títulos moderados a altos em duas ou mais ocasiões com intervalo de, no mínimo, 6 semanas. O teste selecionado deve ser o ensaio imunoenzimático (ELISA) padronizado.
  - Valores de referência:
    - **Não reagente:** <15GPL.
    - **Indeterminado:** entre 15 e 20GPL.
    - **Moderada reatividade:** entre 20,1 e 80GPL.
    - **Forte reatividade:** >80GPL.

  Os níveis de IgG parecem ser mais relevantes clinicamente na previsão de complicações, enquanto níveis baixos de anticorpos anticardiolipina são observados em 3% a 5% de indivíduos normais e têm significado incerto.
- Anticoagulante lúpico presente no plasma detectado de acordo com as recomendações da Sociedade Internacional de Trombose e Hemostasia:
  - Testes convencionais do PTT.
  - Tempo de coagulação com caolim (KCT).
  - Tempo de coagulação com o veneno da víbora Russel (dRVVT).
- Anticorpos anti-B2-glicoproteína-1: IgG e/ou IgM >p99.

Tratamento e seguimento

O risco de trombose aumenta significativamente durante a gravidez em mulheres com SAAF. De fato, até 25% dos eventos trombóticos em mulheres com SAAF ocorrem durante a gravidez ou no puerpério. Para essas mulheres é recomendada a anticoagulação profilática com heparina durante a gravidez e com heparina ou varfarina até 6 semanas após o parto.

Esquemas terapêuticos

- Ácido acetilsalicílico (AAS), 80 a 100mg VO diariamente, e heparina não fracionada, 5.000UI SC a cada 12 horas, ou heparina de baixo peso molecular (40mg/dia de enoxaparina ou 5.000UI de dalteparina, ambas SC, diariamente).

- Manter a profilaxia até 6 semanas pós-parto com heparina ou varfarina.
- Em razão do uso prolongado da heparina não fracionada, recomendam-se suplementação de cálcio em decorrência do risco de osteoporose e monitorização plaquetária em função do risco de trombocitopenia induzida pela heparina.
- Pacientes com episódio trombótico na gravidez deverão submeter-se à anticoagulação plena:
  - Enoxaparina 1mg/kg/peso SC, duas vezes ao dia, ou dalteparina 200UI/kg SC, uma vez ao dia, não excedendo 18.000UI.
  - Varfarina no puerpério em substituição à enoxaparina ou à dalteparina.

Pontos críticos

A hipótese diagnóstica de SAAF deve ser aventada em pacientes com histórico de fenômenos trombóticos, perdas gestacionais inexplicáveis ou recorrentes, CIUR e pré-eclâmpsia grave e precoce. Estabelecido o diagnóstico, a paciente deve receber AAS e profilaxia para fenômenos trombóticos com anticoagulantes.

ARTRITE REUMATOIDE (AR)

A AR é uma doença crônica de natureza autoimune e de etiologia desconhecida, sendo sua prevalência de cerca de 0,8%. Acredita-se que os principais fatores de suscetibilidade para AR sejam genéticos, agentes infecciosos, hábitos de vida e fatores relacionados com o gênero. A AR se caracteriza pelo envolvimento inflamatório simétrico das articulações sinoviais, evoluindo, geralmente com destruição da cartilagem articular, erosões ósseas e deformidades progressivas.

Como na AR não existem agente etiológico estabelecido nem característica clínica ou laboratorial específica capaz de ser utilizada para sua definição, os estudos de prevalência e incidência se tornam complexos. A AR acomete três a quatro vezes mais mulheres do que homens, com pico de incidência da quinta à sexta década de vida, coincidindo com a época da menopausa.

Etiopatogenia

A membrana sinovial das pacientes com AR se caracteriza por hiperplasia de sua camada de revestimento, aumento da vascularização e infiltrado de células inflamatórias, principalmente células T CD4+. Estudos genéticos têm relacionado à AR pelo menos cinco alelos do antígeno leucocitário humano (HLA) de classe II, do complexo principal de histocompatibilidade (*major histocompatibility complex* – MHC): DRB1*0401, DRB1*0404, DRB1*0101, DRB1*0405 e DRB1*1402. Como a principal função das moléculas HLA de classe II consiste na apresentação de peptídeos antigênicos às células T CD4+, estas últimas, em conjunto com os macrófagos e fibroblastos sinoviais, ocupam lugar de destaque na patogênese dessa enfermidade. Os macrófagos sinoviais (células tipo A) e os fibroblastos sinoviais (células tipo B) são considerados os principais responsáveis pela destruição óssea e cartilaginosa ocorrida nas pacientes com AR.

As manifestações clínicas são derivadas da poliartrite crônica. Em associação aos sintomas de sinovites, a maioria das pacientes tem fadiga, anorexia, perda de peso e sintomas musculoesqueléticos indefinidos. Mãos, pulsos, joelhos e pés são comumente acometidos. As dores são agravadas pelo movimento e acompanhadas de edema, e as manifestações extra-articulares incluem nódulos reumatoides, vasculites e sintomas pleuropulmonares.

Gravidez e artrite reumatoide

A gravidez resulta em estado imune alterado, o qual contribui para a mudança de curso de doenças autoimunes, incluindo a AR.

Mais de três quartos das gestantes com AR melhoram no primeiro e segundo trimestres. A melhora da artrite durante a gravidez tende a ocorrer por pouco tempo, e na maioria das pacientes é observada recidiva no pós-parto (90%). Cerca de 25% das pacientes permanecem com doença ativa ou apresentam piora do quadro, necessitando tratamento durante a gestação.

O que leva à melhora da atividade da doença durante a gestação permanece desconhecido, porém essa melhora tem sido associada à diferença dos antígenos HLA de classe II entre a mãe e o feto, sugerindo que a resposta imune materna aos antígenos HLA paternos deva exercer um papel na remissão da artrite induzida pela gestação.

A maioria das mulheres com artrite reumatoide não apresenta nenhuma complicação significativa no curso da gestação e nenhuma diferença significativa ocorre em relação aos resultados de uma gravidez normal. Em geral, nenhum aumento da morbidade materna e fetal parece estar relacionado com a AR.

Tratamento e seguimento

Fisioterapia, terapia ocupacional e orientações de hábitos de vida são essenciais. O AAS e outros anti-inflamatórios não esteróides são considerados a pedra angular da terapêutica sintomática, mas não retardam a progressão da doença. As pacientes que entrarem em remissão não necessitam de agentes antirreumáticos durante a gestação, e as que permanecem com a doença ativa necessitam de tratamento.

Os medicamentos utilizados são os seguintes:

- **Sulfassalazina:** com relação a seu uso na gravidez, parece não haver risco com a continuidade do tratamento com a sulfassalazina. Seu modo de ação se encontra ainda sob investigação. Entretanto, pode ser relacionado com as propriedades imunossupressoras observadas em animais nos modelos *in vitro*, com sua afinidade pelo tecido conjuntivo e/ou com a concentração relativamente elevada encontrada nos fluidos plasmáticos, no fígado e nas paredes intestinais, como demonstrado nos estudos autorradiográficos em animais.
- **Hidroxicloroquina:** antirreumático de ação lenta, com uso compatível na gestação. Convém realizar acompanhamento oftalmológico materno em virtude do risco de retinopatia.

- **AAS:** pode ser empregado em baixas doses, mas deve ser evitado nas últimas 4 a 8 semanas em virtude do risco de sangramento fetal e materno e do possível fechamento prematuro do ducto arterioso.
- **Outros anti-inflamatórios não esteroides:** deve-se empregar a menor dose possível e, como o AAS, devem ser evitados nas últimas 4 a 8 semanas de gestação.
- **Corticoides:** devem ser empregados agentes de ação curta, como prednisona ou prednisolona, na menor dose possível, reduzindo a exposição fetal; além disso, deve-se fazer suplementação de cálcio e vitamina D nas pacientes em uso dessas medicações.
- **Ciclofosfamida:** contraindicada na gestação.
- **Azatioprina:** utilizada em baixas doses (até 2mg/kg/dia).
- **Metotrexato:** contraindicado na gravidez.

ESCLERODERMIA

A esclerodermia é doença autoimune rara, de etiologia desconhecida, que apresenta como característica principal a fibrose da pele (endurecimento), que torna as áreas afetadas espessas, escuras e brilhantes, podendo ser classificada em:

- **Localizada ("em placas"):** mais comum em crianças; as lesões aparecem em pequenas áreas da epiderme e nos tecidos subjacentes.
- **Sistêmica:** além da pele, a doença agride os vasos sanguíneos, os órgãos viscerais e as articulações, podendo provocar fibrose com consequente prejuízo funcional, como a doença intersticial e a hipertensão pulmonar, além de insuficiência renal.

A prevalência de esclerodermia na gravidez é estimada a partir de uma análise de cerca de 11,2 milhões de mulheres grávidas registradas no estudo *The Nationwide Inpatient Sample*, na qual Chakravarty e cols. (2008) relataram que 504 mulheres sofriam de esclerose sistêmica com a prevalência de cerca de 1 em 22 mil gestações. Em geral, afeta pessoas com idades entre 30 e 50 anos.

Seu curso clínico parece não ser alterado pela gestação. Os resultados gestacionais podem estar relacionados com a gravidade da doença (hipertensão arterial maligna e insuficiência renal). Está associada a incidência elevada de CIUR, parto pré-termo e natimortos.

Diagnóstico

O diagnóstico de 90% dos casos baseia-se na anamnese e na avaliação clínica. A pesquisa de autoanticorpos típicos da doença também pode contribuir. Os demais exames laboratoriais e de imagem são importantes apenas para a avaliação da extensão e o acompanhamento da doença (Quadro 106.5).

Autoanticorpos que podem ser pesquisados:

- **FAN:** encontrado em mais de 95% dos pacientes.
- **Anticorpos específicos da doença:**
  - **Anticorpo anticentrômero (ACA):** mais frequente na doença limitada, é encontrado em 60% a 90% das pacientes.

Quadro 106.5 Manifestações clínicas da esclerodermia

Fenômeno de Raynaud
Disfagia
Dispneia
Hipertensão pulmonar
Telangiectasia
Esclerodactilia
Insuficiência renal
Rigidez nas articulações

- **Anticorpo antitopoisomerase 1 (Scl-70):** presente em 40% a 85% das pacientes com a forma difusa. A presença desse anticorpo está mais relacionada com doença intersticial pulmonar e maior extensão de espessamento da pele.
- **Anticorpos contra RNA polimerase I, II e III e fibrilarina:** encontrados na forma difusa. Outros anticorpos, como o anti-Ku e o PM-Scl, são encontrados em pacientes com esclerodermia sistêmica e miosite.

Tratamento e seguimento

Embora a esclerodermia não possa ser curada, o tratamento dirigido para os órgãos-alvo pode aliviar os sintomas e melhorar sua função.

Cabe a avaliação da extensão da doença e do envolvimento de órgãos-alvo (espirometria, TC de tórax, exame de urina, *clearance* de creatinina, creatinina sérica e proteinúria de 24 horas), além da análise de autoanticorpos, sendo importante o controle rigoroso da pressão arterial (agente de escolha: bloqueadores do canal de cálcio).

A hidroxicloroquina e os corticoides em baixas doses são úteis, e a imunoglobulina EV pode ser indicada para os casos de pericardite e anemia hemolítica, devendo ser evitado o uso de beta-agonistas em casos de trabalho de parto prétermo em virtude da possibilidade de causar isquemia miocárdica e edema pulmonar.

Leitura complementar

American College of Obstetricians and Gynecologists: Antiphospholipid syndrome. Practice Bulletin nº 132, December 2012b.
Branch DW, Gibson M, Silver RM. Recurrent miscarriage. N Engl J Med 2010; 363:18.
Cunningham FG et al. Williams obstetrics. 24. ed., New York: McGraw-Hill 2014:1358p.
De Jesus GR, Rodrigues G, de Jesus NR et al. Pregnancy morbidity in antiphospholipid syndrome: what is the impact of treatment? Curr Rheumatol Rep 2014; 16:403.
Erkan D, Derksen R, Levy R et al. Antiphospholipid Syndrome Clinical Research Task Force report. Lupus 2011; 20(2):219.
factors of lupus pregnancies. Arch Gynecol Obstet 2014; 289:49.
Giannakopoulos B, Krilis SA: The pathogenesis of the antiphospholipid syndrome. N Engl J Med 2013; 368:1033.
Hahn BH. Systemic lupus erythematosus. In: Longo DL, Fauci AS, Kasper DL et al. (eds.) Harrison's principles of internal medicine. 18. ed. New York: McGraw-Hill, 2012.
Madazli R, Yuksel MA, Oncul M et al. Obstetric outcomes and prognostic factors of lupus pregnanciesArch Gynecolol Obstet 2014; 289:49.

Makol A, Wright K, Amin S: Rheumatoid arthritis and pregnancy: safety considerations in pharmacological management. Drugs 2011; 71(15):1973.

McInnes IB, Schett G. The pathogenesis of rheumatoid arthritis. N Engl J Med 2011; 365(23):2205.

Partlett R, Roussou E. The treatment of rheumatoid arthritis during pregnancy. Rheumatol Int 2011; 31(4):445.

Rein AJ, Mevorach D, Perles Z et al. Early diagnosis and treatment of atrioventricular block in the fetus exposed to maternal anti-SSA/Ro-SSB/La antibodies: a prospective, observational, fetal kinetocardiogram-based study. Circulation 2009; 119(14):1867.

Stojan G, Baer AN. Flares of systemic lupus erythematosus during pregnancy and the puerperium: prevention, diagnosis and management. Expert Rev Clin Immunol 2012; 8(5):439.

CAPÍTULO 107

Alterações Cutâneas e Gravidez

Maria de Lourdes Ribeiro de Carvalho
Leonardo Amédée Péret

INTRODUÇÃO

No decorrer da gestação, a pele e o corpo da mulher passam por profundas alterações hormonais, imunológicas e metabólicas, influenciando, assim, muitos órgãos e sistemas. Essas modificações podem ocasionar três padrões de alterações cutâneas na gravidez: alterações fisiológicas da gravidez, dermatoses específicas do período gestacional e dermatoses e tumores influenciados pela gravidez.

O conhecimento dos quadros cutâneos específicos e agravados pela gravidez é também fundamental, uma vez que podem afetar de maneira adversa o prognóstico materno-fetal. Dessa maneira, dermatologistas e obstetras devem estar sempre cientes dessas possibilidades de modo a beneficiar o binômio mãe-feto.

ALTERAÇÕES FISIOLÓGICAS DA GRAVIDEZ

As mudanças fisiológicas, que são as mais comuns, normalmente regridem após o parto, mas podem ser muito desconfortáveis para a gestante. Atribuídas principalmente a fatores hormonais, essas manifestações incluem alterações de pigmento, tecido conjuntivo, cabelos e unhas, vasculares, glandulares e das mucosas. As alterações fisiológicas podem tornar-se patogênicas quando graves.

Alterações pigmentares

O aumento da pigmentação cutânea é muito frequente e se inicia precocemente na gravidez, para alguns autores ocorrendo em cerca de 90% das gestantes. Acredita-se que possa estar relacionado com níveis elevados do hormônio estimulador de melanócitos (MSH), de estrogênio e de progesterona. O aumento localizado da pigmentação é explicado pelas diferentes concentrações de melanócitos nas diferentes áreas corporais, sendo as mais acometidas as aréolas mamárias, o períneo, a linha *alba* abdominal, a face e, ainda, as cicatrizes recentes e nevos. A vulva pode mostrar áreas de hiperpigmentação chamadas de melanose vulvar. A hiperpigmentação da linha *alba* é o exemplo mais comum e acontece precocemente, quando passa a ser chamada de linha *nigra*. Esta abrange desde a sínfise púbica até a cicatriz umbilical, podendo estender-se até o processo xifoide.

O melasma, também chamado de máscara da gestante, é causado pela deposição de melanina na epiderme e/ou nos macrófagos da derme e consiste na hiperpigmentação macular da face de variados padrões, como o malar (o mais típico), o centrofacial, o frontal, o labial superior etc., sendo verificado no segundo trimestre em cerca de 70% das gestantes. Os fatores hormonais e genéticos são importantes em sua gênese, sendo agravados pela exposição à luz solar e a outras fontes de luz ultravioleta. De acordo com o nível da deposição da melanina na pele, o melasma pode ser dividido em três tipos: epidérmico (70%), dérmico (10% a 15%) ou ambos (20%). Na maioria dos casos regride após o parto, mas pode recorrer em gestações subsequentes ou com o uso de contraceptivos hormonais. O uso de filtros solares deve ser enfatizado na gravidez, evitando-se exposição solar excessiva, principalmente das 10 às 16 horas. Medicações tópicas despigmentantes são contraindicadas durante a gestação.

Localizadas na parte externa dos braços e/ou na parte posterior das coxas, as linhas de demarcação pigmentar (linhas de Voight ou Futcher) passam a ficar mais evidentes (hiperpigmentadas) durante a gestação e são destituídas de significado clínico.

Alterações vasculares

As alterações vasculares são decorrentes de distensão, instabilidade e proliferação dos vasos sanguíneos. Telangiectasias do tipo aranhas vasculares (angiomas *spider*), que surgem entre o segundo e o quinto mês de gestação, aparecem em áreas drenadas pela veia cava superior, principalmente na face, na

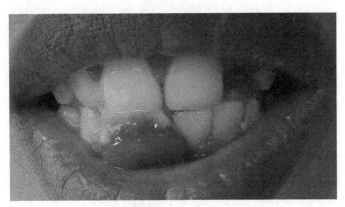

Figura 107.1 Granuloma *gravidarum*.

parte superior do tórax, na região cervical e nos membros superiores, e são frequentemente acompanhadas de eritema palmar, regridindo nos primeiros 3 meses após o parto.

Sinais de instabilidade vasomotora também são comuns e incluem rubor facial, palidez, acentuação de fenômeno de Raynaud preexistente, livedo reticular nos membros inferiores, dermografismo e urticária. O livedo reticular fisiológico ou *cutis marmorata* se manifesta como resposta exagerada ao frio. Clinicamente, a pele mostra um rendilhado eritematovioláceo, acometendo preferencialmente os membros inferiores. Púrpura nos membros inferiores é comum na segunda metade da gravidez.

Tumores vasculares, como o glômico ou os hemangiomas, podem surgir ou aumentar. A hiperemia das gengivas é observada na quase totalidade dos casos, podendo evoluir para gengivite. No segundo ou terceiro trimestre da gravidez pode ser observado um tipo especial de granuloma piogênico localizado nas gengivas e denominado granuloma *gravidarum* (*epulis* gravídico) (Figura 107.1).

Essas alterações vasculares, em geral, não necessitam tratamento, uma vez que tendem a involuir após o parto.

Alterações do tecido conjuntivo

Em geral presentes no segundo trimestre, as estrias (*striae gravidarum*) podem desenvolver-se em até 90% das gestantes, especialmente no abdome, mas também nas coxas, nas regiões inguinal e glútea e nas mamas. Fatores genéticos, hormonais (cortisol, estrogênio, relaxina) e físicos (distensão abdominal) parecem ser relevantes em seu desenvolvimento. A despeito da existência de diversas medicações destinadas à prevenção dessas estrias, não há evidências científicas de tratamento que possa evitá-las ou atenuá-las, devendo ser contraindicado na gravidez.

Os acrocórdons, também chamados de nevos moluscos (*molluscum fibrosum gravidarum*), são pápulas filiformes de 1 a 2mm, sésseis ou pedunculadas, que podem surgir nas regiões cervical, axilar e inframamária e que na maioria das vezes regridem após o parto, não tendo qualquer significado clínico, exceto estético.

Alterações dos pelos

Vários fatores endógenos e exógenos podem modular o ciclo do pelo, havendo alternância de fases de crescimento e repouso. A gravidez é um deles, pois há aumento no número de pelos do couro cabeludo na fase anágena (a de crescimento), justificando, assim, o hirsutismo temporário e geralmente discreto que acomete cerca de 90% das gestantes. Entretanto, em casos mais acentuados, deve-se pesquisar a existência de outras fontes produtoras de androgênios. Aproximadamente 4 meses após o término da gravidez são perdidos os pelos que foram temporariamente retidos na fase anágena, produzindo, assim, queda transitória, chamada de eflúvio telógeno (desprendimento do pelo). Embora a perda possa ser intensa, os cabelos readquirem seu volume normal passados alguns meses após o parto, não necessitando de tratamento. Excepcionalmente, a alopecia fisiológica do pós-parto pode assumir padrão definitivo do tipo androgenética.

Alterações ungueais

As alterações ungueais mais comuns são a onicólise e a fragilidade ungueal. As unhas crescem mais, porém se tornam quebradiças. Sulcos transversais (sulcos de Beau), fragilidade, onicólise distal e hiperceratose subungueal são alterações ungueais presenciadas na gestação, de etiologia e relação desconhecidas com a gravidez, e quando essas modificações aparecem, devem ser pesquisadas outras causas.

Alterações glandulares cutâneas

As glândulas écrinas têm sua atividade aumentada, o que contribui para o aparecimento de miliária e hiperidrose, exceto nas regiões palmoplantares, nas quais se encontra diminuída a produção do suor. A produção sebácea está aumentada no último trimestre. As glândulas sebáceas da aréola mamária hipertrofiam e formam pequenas pápulas amarronzadas, sendo denominadas "tubérculos de Montgomery".

A secreção apócrina parece estar diminuída, o que poderia explicar a melhora de dermatoses, como a hidradenite supurativa e a doença de Fox-Fordyce (erupção papulosa e pruriginosa crônica, que acomete as axilas e a região púbica, decorrente da obstrução e da ruptura dos ductos das glândulas apócrinas).

DERMATOSES ESPECÍFICAS DA GRAVIDEZ

As dermatoses específicas da gravidez constituem um grupo de dermatoses inflamatórias extremamente pruriginosas, de etiologia desconhecida, que ocorrem no ciclo gravídico-puerperal. Nesse contexto fica claro também que ainda há muito a ser feito para a elucidação da etiologia e da patogenia das dermatoses específicas da gravidez.

Antes de 1982, a terminologia dessas dermatoses era bastante confusa, com vários nomes sendo adotados para descrever as mesmas entidades clínicas. Por conseguinte, na tentativa de melhorar o entendimento dessas entidades, Homes e Black (1982, 1983) propuseram uma classificação clínica simplificada que as divide em quatro grandes grupos: penfigoide gestacional, erupção polimórfica da gravidez, prurigo da gravidez e foliculite pruriginosa da gravidez.

Apesar de a colestase intra-hepática da gravidez não ser propriamente uma dermatose específica desse período, torna-se relevante abordar esse tema neste capítulo em razão de sua importância clínica e do fato de surgir durante a gestação, manifestar-se com prurido e afetar secundariamente a pele. Assim, é importante o diagnóstico diferencial das dermatoses específicas da gravidez. Após a reformulação das dermatoses específicas da gravidez, alguns autores sugeriram que o eczema da gravidez deveria ser incluído nesse grupo de dermatoses em virtude da grande frequência em que ocorre. Diante desse fato é importante maior colaboração entre dermatologistas e obstetras de modo a esclarecer o diagnóstico dessas alterações e possibilitar um tratamento mais adequado para a mãe e o feto. Além disso, é importante mencionar as denominações antigas de cada entidade.

Penfigoide gestacional

- **Sinonímia:** herpes *gestationis*.

Doença bolhosa autoimune, pruriginosa, de ocorrência mais rara, o penfigoide gestacional (PG) se desenvolve tipicamente durante o segundo e terceiro trimestres, embora tenha sido relatado no primeiro trimestre ou mesmo no pós-parto. Foram descritos casos relacionados com tumores trofoblásticos, como mola hidatiforme e coriocarcinoma. Segundo Kroumpouzos e Cohen (2001), 20% dos casos de penfigoide gestacional ocorrem no pós-parto imediato. Sua incidência está situada entre 1:50.000 e 1:60.000 gestações.

Caracteriza-se pelo início abrupto de lesões urticariformes intensamente pruriginosas, localizadas inicialmente na região periumbilical (80% dos casos), alastrando-se para a parede abdominal e os membros. As lesões evoluem rapidamente para erupção bolhosa disseminada. A face e a região palmoplantar costumam ser poupadas, e o acometimento das mucosas é raro. Manifestações sistêmicas com mal-estar e febre podem acompanhar o quadro cutâneo.

O dano tecidual é provavelmente causado por depósitos de imunocomplexos na zona de membrana basal (ZMB) e posterior ativação do complemento.

A doença tende a melhorar no final da gestação, mas em 75% dos casos recorre à época do parto ou imediatamente após. As lesões regridem nas primeiras semanas ou meses pós-parto, mas podem recorrer com as menstruações, com o uso de contraceptivos orais e nas gestações subsequentes, sugerindo-se, então, a participação dos hormônios em sua etiologia.

O diagnóstico é feito a partir do exame histopatológico e da imunofluorescência direta. O exame anatomopatológico da pele mostra descolamento subepidérmico e infiltrado perivascular de linfócitos e eosinófilos. A imunofluorescência direta revela deposição de C3 na ZMB da pele normal e na área perilesional. Depósitos de IgG na ZMB podem ser encontrados em 25% dos casos.

O diagnóstico diferencial deve ser feito com as demais doenças cutâneas bolhosas, com a erupção polimórfica da gravidez, o eritema multiforme, o eczema de contato e as erupções medicamentosas.

Recentemente, Hashimoto e cols. encontraram anticorpos anticeratinócitos em gestantes com PG com padrão de imunofluorescência semelhante ao dos pênfigos. Provavelmente se trata de doença autoimune desencadeada quando uma gestante muito responsiva imunologicamente é exposta a fator derivado de seu parceiro sexual. Supostamente, a doença seria desencadeada pelo sistema imune materno ao reconhecer um antígeno na placenta que provoca reação cruzada com um antígeno da própria pele da gestante. Aproximadamente três quartos dos pacientes apresentam anticorpo circulante no soro, denominado fator PG, um autoanticorpo da classe IgG1.

A associação significativa a antígenos HLA*DR3 e DR4 ou ambos tem sido verificada, assim como a maior ocorrência de doença de Graves e *diabetes mellitus* tipo 1.

O tratamento consiste no uso de corticoides tópicos e anti-histamínicos orais nos casos mais leves e de prednisona nos mais graves, podendo ser necessário reintroduzir ou elevar as doses de prednisona no pós-parto em razão das frequentes exacerbações da doença nesse período.

O prognóstico materno é bom. O PG neonatal pode ser encontrado em até 10% dos casos e é autolimitado, o que seria explicado pela transferência passiva do anticorpo PG da mãe com PG. Em relação ao risco fetal, há controvérsias na literatura, mas alguns estudos mostram maior tendência para prematuridade e nascimento de recém-nascidos pequenos para a idade gestacional, sugerindo disfunção placentária.

Erupção polimórfica da gravidez

- **Sinonímia:** *rash* toxêmico da gravidez, eritema tóxico da gravidez, eritema multiforme da gravidez, prurigo tardio da gravidez e *pruritic urticarial papules and plaques of pregnancy* (PUPPP).

A erupção polimórfica da gravidez (EPG), a mais comum das dermatoses específicas desse período, raramente é grave e acomete 1 em 130 a 1 em 300 gestações. Ocorre classicamente em primigestas, entre a 36^a e a 39ª semana de gestação, e no pós-parto, e sua etiologia permanece desconhecida. Trata-se de uma erupção inflamatória autolimitada, que costuma se iniciar em estrias no abdome (geralmente poupando a região periumbilical) e se disseminar após alguns dias para mamas, coxas, região glútea e superfície extensora dos braços (Figura 107.2).

Em 70% dos casos as lesões confluem, lembrando o eritema tóxico. A face e a região palmoplantar não são geralmente acometidas, não havendo relatos de casos com acometimento das mucosas. O prurido pode ser bastante acentuado. A apresentação clínica comum nas estrias sugere que um fator importante possa ser a distensão abdominal, geralmente em gestações gemelares, múltiplas, com mais ganho de peso materno e recém-nascido grande para a idade gestacional (GIG), podendo exibir vesículas ou pequenas bolhas, lesões em alvo e pápulas policíclicas, acontecendo, assim, uma variedade de expressões morfológicas.

Não foi detectada sua associação com atopia, pré-eclâmpsia ou fenômenos autoimunes, sendo normal a frequência de HLA. Estudo preliminar de detecção de DNA masculino em EPG indica que células fetais podem migrar para a pele ma-

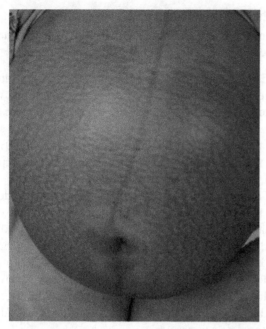

Figura 107.2 Erupção polimórfica da gravidez – pápulas e placas eritematoedematosas no abdome, poupando a região umbilical.

terna durante a gravidez, mas ainda não está claro se isso deflagra as respostas inflamatórias em se tratando de EPG. Embora atualmente a EPG seja devidamente reconhecida, é surpreendente a pouca quantidade de informações a respeito de sua etiologia.

O diagnóstico é clínico, o exame histopatológico é inespecífico, e a imunofluorescência direta e indireta é negativa, o que a diferencia do PG. Em alguns casos será necessário o diagnóstico diferencial com erupções medicamentosas, prurigo da gravidez, foliculite pruriginosa da gravidez e lesões iniciais do PG.

Não há tendência à recorrência, não deixa sequelas e não costuma ser grave por mais de 1 semana. O tratamento é sintomático. A maioria das gestantes pode alcançar alívio com o uso de corticoide tópico moderadamente potente e os casos mais graves podem ser tratados com prednisona oral (15 a 20mg).

A regressão ocorre em semanas após o parto, mas pela experiência dos autores já se nota importante melhora em algumas horas após o parto.

O prognóstico materno e fetal não é afetado.

Prurigo gestacional

- **Sinonímia:** prurigo gestacional de Besnier, prurigo precoce da gravidez, dermatite papular da gravidez.

O prurigo gestacional se caracteriza por lesões papulosas e nodulares muito pruriginosas, eritematosas, que acometem principalmente as superfícies extensoras dos membros e também o abdome e podem apresentar-se escoriadas ou recobertas por crostas, sendo desconhecida sua etiopatogenia.

O diagnóstico é clínico, o exame histopatológico mostra alterações inespecíficas, e a imunofluorescência direta é negativa.

Deve ser excluído o prurigo secundário a picadas de insetos, à escabiose e às erupções medicamentosas. Além disso, deve-se fazer o diagnóstico diferencial com as outras dermatoses específicas da gravidez. Sua etiologia é desconhecida. O tratamento é sintomático com emolientes, antipruriginosos tópicos e, ocasionalmente, anti-histamínicos orais e corticoides tópicos.

O prurigo pode surgir em qualquer período da gestação e durar alguns meses após o parto, sendo a regra a hipercromia residual. A recorrência nas gestações posteriores é variável, e o prognóstico materno e fetal é excelente.

Foliculite pruriginosa da gravidez

Em 1981, Zolberman e Famer descreveram uma erupção de causa desconhecida, composta por pápulas foliculares monomórficas eritematosas, disseminadas no tronco, mais intensamente no dorso, que aparecem nos últimos meses de gravidez e regridem espontaneamente após o parto.

A incidência exata dessa dermatose é desconhecida, valendo frisar que não é rara na prática clínica diária desses autores, sugerindo, dessa maneira, que seja uma entidade subdiagnosticada. Para alguns autores essa dermatose pode ser considerada uma forma de acne induzida por hormônios próprios da gravidez.

A histopatologia é compatível com foliculite, e a imunofluorescência é negativa. O diagnóstico diferencial inclui acne medicamentosa, dermatoses específicas da gravidez e foliculites infecciosas.

Emolientes são úteis como adjuvantes na terapia tópica para o alívio do prurido. Alguns autores preconizam o uso de peróxido de benzoíla a 10% associado à hidrocortisona a 1%, apresentando boa resposta. No entanto, por ser autolimitada, geralmente acometer grande extensão do tegumento e o peróxido de benzoíla ser classificado na categoria C para uso na gestação segundo o Food and Drug Administration (FDA), prefere-se não usar essa medicação, mas apenas emolientes, antipruriginosos tópicos e, raramente, corticoides tópicos, o que leva a uma boa resposta.

O prognóstico materno e fetal é bom.

Eczema da gravidez

- **Sinonímia:** erupção atópica da gravidez.

Atualmente, após a reformulação das dermatoses específicas da gravidez, o eczema foi incluído nesse grupo de dermatoses por ser a dermatose mais comum nesse período. Denominado eczema específico da gravidez por Ambros-Rudolph e cols., aparece com alta prevalência em gestantes atópicas, em geral antes do terceiro trimestre. Estima-se que 20% a 70% dessas gestantes apresentem elevação dos níveis séricos de IgE.

Em geral, as pacientes apresentam lesões eczematosas que podem coalescer, formando grandes placas em qualquer local do tegumento (Figuras 107.3 e 107.4). Outras gestantes apresentam lesões papulosas disseminadas do tipo prurigo.

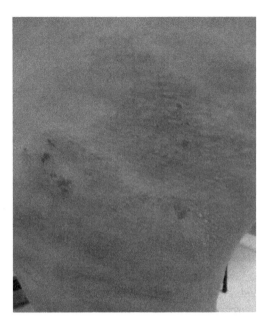

Figura 107.3 Eczema da gravidez – pápulas e placas eczematosas na coxa.

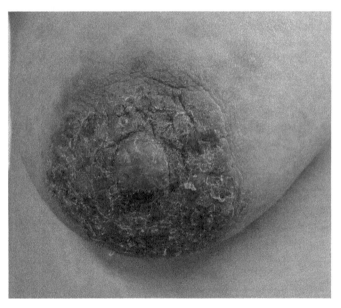

Figura 107.4 Eczema da gravidez em região da mama.

O diagnóstico é clínico. O exame histopatológico e a imunofluorescência direta das lesões são inespecíficos, sendo aconselhável a dosagem de IgE. A escabiose e a dermatite de contato não podem deixar de ser pesquisadas, além das dermatoses específicas da gravidez.

O tratamento vai depender basicamente da área corporal acometida e da fase em que a doença se encontra – aguda, subaguda ou crônica. O uso de emolientes e alguns antipruriginosos tópicos com mentol pode ser adotado. Os corticoides tópicos podem ser empregados com certa segurança, evitando-se os de alta potência e por tempo prolongado. Existem outras possibilidades terapêuticas, as quais vão depender de avaliação mais criteriosa.

Colestase intra-hepática da gravidez (CIHG)

- **Sinonímia:** colestase da gravidez, prurigo *gravidarum*, icterícia recorrente da gravidez, prurido da gravidez.

A CIHG se manifesta clinicamente por prurido intenso, persistente e generalizado, que quase sempre piora à noite, podendo ser localizado em palmas e plantas. O exame físico da pele é normal, exceto pelas escoriações secundárias ao ato de coçar. Colúria e fezes acólicas podem ocorrer em 50% dos casos, mas apenas 20% das pacientes desenvolvem icterícia clínica, em geral 2 a 4 semanas após o prurido.

A CIHG se inicia tipicamente no último trimestre de gestação, mas há relatos de início precoce, em torno da oitava semana de gestação. A incidência, que varia entre 0,02% e 2,4% das gravidezes, é mais comum no Chile, na Bolívia e na Escandinávia, acometendo 3% a 14% das gestações, o que é atribuído a fatores dietéticos. A história familiar, positiva em 50% dos casos, é mais frequente em gravidez gemelar, manifestando-se por prurido na gravidez com ou sem evidência laboratorial de colestase.

A recorrência tem sido relatada em 70% dos casos. Com o uso de contraceptivo oral é relatada a recorrência do prurido e da colestase e de um problema dependente do estrogênio e com ligação genética, resultando em colestase com ou sem icterícia. A predisposição genética é sugerida pela mutação nos genes 3 e 1712delT na CIHG para resistência a multidrogas, bem como pela associação aos HLA subtipos A31 e B8.

Sua patogênese não é totalmente entendida, havendo a hipótese de que a queda relativa no fluxo sanguíneo hepático durante a gravidez levaria à redução na eliminação de toxinas e estrogênios. Há decréscimo do *clearance* de estrogênio, o que resulta no aumento da secreção e concentração do colesterol biliar, e também prejudica a capacidade de transporte de ânions, como as bilirrubinas e os sais biliares, pelo fígado. Tem sido também postulado que os estrogênios regulam as moléculas de actina, as quais agem intracelularmente para mediar a excreção da bile.

O achado bioquímico típico consiste em níveis significativamente elevados de ácidos biliares séricos totais. Outros achados incluem níveis moderadamente elevados de bilirrubina sérica conjugada, fosfatase alcalina, colesterol e lipídios. As transaminases hepáticas estão apenas ligeiramente elevadas, e seus níveis significativamente altos indicam que a causa provável da icterícia é a hepatite infecciosa. As anormalidades séricas não estão diretamente relacionadas com o risco fetal, sendo utilizadas apenas para auxiliar o diagnóstico. Os achados ultrassonográficos do fígado são normais. Para que o diagnóstico de CIHG seja estabelecido é necessária a exclusão de exposição a hepatites viróticas ou agentes hepatotóxicos.

Alguns autores consideram que a expressão prurigo *gravidarum* deve ficar restrita ao prurido da gravidez sem alteração da função hepática. Em oposição, a CIHG é uma entidade associada a prurido e alteração da função hepática, principalmente dos ácidos biliares, com efeito adverso sobre o prognóstico fetal.

O prognóstico materno geralmente é favorável, embora a icterícia possa ficar complicada em razão da esteatorreia subclínica com consequente deficiência de vitamina K e prolongamento no tempo de protrombina, elevando, assim, o risco de hemorragia no pós-parto imediato. Os riscos fetais são de prematuridade, mortalidade perinatal e sofrimento fetal em virtude da passagem transplacentária de ácidos biliares.

O tratamento é sintomático com emolientes e agentes antipruriginosos tópicos, e geralmente os anti-histamínicos são pouco eficazes. Outros agentes incluem colestiramina, fenobarbital e fototerapia, os quais têm indicações e resultados controversos. Em casos prolongados, pode ser necessária a administração de vitamina K. Também o ácido ursodesoxicólico (UDCA) tem sido relatado por alguns autores com bons resultados, mas não é licenciado para uso na gestação.

A monitorização materna e fetal intensiva é recomendada.

Dermatoses e tumores afetados pela gravidez

As alterações no organismo da gestante modificam suas respostas a doenças da pele. O conhecimento desses mecanismos de adaptação é parte importante do cuidado obstétrico, pois, desse modo, podem ser compreendidos alguns achados clínicos nessas pacientes, incluindo as alterações dermatológicas. Por isso, um número significativo de doenças e tumores cutâneos pode sofrer alterações durante e após a gestação, podendo ser citados os seguintes:

- **Acne:** o efeito da gravidez sobre a acne é imprevisível, ressaltando-se que em alguns casos a acne se desenvolve pela primeira vez na gravidez. Algumas mulheres observam melhora nesse período, porém, em alguns casos, pode até haver piora do quadro. A acne é uma afecção que atinge os folículos pilossebáceos e tem como fatores etiopatogênicos fundamentais a predisposição genética, o estímulo hormonal, a hipersecreção das glândulas sebáceas, a hiperceratinização folicular e a inflamação resultante da ação de bactérias que compõem a microbiota normal da pele, particularmente o *Propionibacterium acnes*. Para o tratamento é necessária a abordagem sistemática desses fatores, mas, em sua maioria, as medidas propostas para a acne não devem ser utilizadas na gestante, valendo observar que, com raras exceções, pesando os riscos e os benefícios, procede-se à abordagem terapêutica nessa ocasião.
- **Dermatite atópica:** mais frequentemente se agrava na gravidez. Em estudo com 50 mulheres que já haviam engravidado, o parto teve efeito adverso em 52% dos casos, habitualmente no primeiro e no segundo trimestre, embora 24% das gestantes tenham notado melhora durante a gravidez. Vaughan-Jones e cols., em estudo prospectivo de 200 mulheres com erupções durante a gravidez, constataram que o eczema era a dermatose mais comum. Eczemas de contato irritativo nas mãos e nos mamilos podem ser observados na gestação e, mais frequentemente, após o parto.
- **Psoríase:** parece haver efeito benéfico sobre a psoríase na maioria dos casos. Cerca de 75% das grávidas observam mudança significativa em sua psoríase durante a gravidez, com 60% exibindo melhora e 15%, exacerbação; 80% dessas mulheres apresentam exacerbação no pós-parto. A gravidez também pode ser um fator de risco para artrite psoriásica. É provável que a supressão geral do sistema imune pelos hormônios da gravidez contribua para a melhora em casos de psoríase.
- **Impetigo herpetiforme:** atualmente considerado rara variante de psoríase pustulosa generalizada, talvez induzida por relativa hipocalcemia da gravidez, inicia-se, em geral, no terceiro trimestre da gestação e regride após o parto, podendo persistir por mais alguns meses. Caracteriza-se pelo aparecimento de placas eritematosas com pequenas pústulas nas bordas, que se localizam inicialmente nas áreas de dobras. As lesões se estendem centrifugamente e se disseminam por todo o corpo, poupando relativamente a face, as mãos e os pés. As mucosas podem ser acometidas. Nas áreas flexurais, as lesões se tornam posteriormente verrucosas.

O quadro é acompanhado de febre, calafrios, astenia, diarreia, vômitos e artralgias. As pústulas são estéreis, mas podem tornar-se secundariamente infectadas e ocasionar a sepse. Os achados laboratoriais mostram leucocitose e aumento na velocidade de hemossedimentação e ocasionalmente hipoalbuminemia e hipocalcemia. Como consequência desta última podem ocorrer delírio, convulsões e tetania. Os achados histopatológicos são semelhantes aos da psoríase pustulosa, com pústulas espongiformes de Kogoj (acúmulo de neutrófilos na camada de Malpighi). A imunofluorescência direta é negativa, e o tratamento é feito com prednisona oral. Antimicrobianos são necessários nos casos de infecção secundária. Os níveis séricos de cálcio e albumina devem ser monitorizados, e sua reposição deve ser feita quando necessário. Pode acontecer insuficiência placentária com aumento da morbidade e da mortalidade fetais. A doença pode recorrer em gestações subsequentes.
- **Infecções:** algumas infecções são mais comuns na gravidez, o que tem sido atribuído ao efeito do estrogênio, da progesterona e dos androgênios sobre o sistema imune. O estrogênio parece estimular as respostas de células T e a produção de anticorpos, enquanto a progesterona e os androgênios inibem a resposta de células T e diminuem a produção de anticorpos. As infecções causadas por organismos intracelulares ou por queda da imunidade celular podem iniciar, recorrer mais frequentemente ou apresentar evolução mais grave durante a gravidez:
  - **Infecção pelo papilomavírus humano (HPV):** na infecção clinicamente evidente, as verrugas genitais estão localizadas frequentemente na genitália externa e na região perineal, podendo ser agrupadas em quatro tipos morfológicos distintos: (a) condiloma acuminado, com formato semelhante à couve-flor; (b) verruga papular lisa, de formato arredondado, geralmente da cor da pele e com aproximadamente 1 a 4mm de diâmetro; (c) verruga genital ceratótica, com uma camada cornificada e espessa (semelhante à verruga vulgar ou à ceratose seborreica); (d) verruga plana, representada por pápula

de superfície achatada com bordas planas ou ligeiramente elevadas. Os tipos 16, 18 e outros de alto risco estão etiologicamente associados ao carcinoma de cérvice e tendem a crescer mais rapidamente durante a gestação, atingindo grandes proporções, quando se tornam vermelho-vivos e hemorrágicos. Não há registro de associação entre HPV e qualquer efeito adverso sobre a gestação, mas a transmissão perinatal dos tipos 6 e 11 foi implicada na papilomatose juvenil da laringe.
- **Candidíase vulvovaginal:** é 10 a 20 vezes mais frequente durante a gravidez. A gravidez, por ser uma situação de hiperestrogenismo, determina altos níveis de glicogênio e, consequentemente, verifica-se aumento na quantidade de substrato nutricional dos fungos, favorecendo seus processos de adesão e germinação. A transmissão neonatal, embora rara, pode ser observada durante o parto, quando a mãe apresenta colonização vaginal. Em decorrência da exposição aos altos níveis de estrogênio intraútero, pode haver persistência da colonização neonatal por *Candida albicans* nas primeiras semanas de vida, possibilitando o desenvolvimento da candidíase vulvovaginal nas crianças. Todavia, a mais comum é a infecção orogenital desses recém-nascidos, que pode afetar até mesmo a amamentação.
- **Candidíase intertriginosa:** acomete preferencialmente áreas de dobras da pele e é desencadeada por umidade, obesidade, gestação e diabetes. Em virtude do aumento da glândula mamária durante a gravidez, a candidíase pode ocorrer entre as mamas ou ser inframamária (Figura 107.5). Entre os dedos das mãos ocorre eritema com área esbranquiçada, podendo haver exulceração e fissuras. No entanto, tendo em vista a dificuldade em secar a região interdigital dos pés por algumas gestantes, é mais frequente nessa região.
- **Herpes simples genital:** o herpes simples genital se torna importante em razão do risco de transmissão ao feto, especialmente no canal do parto, com consequências fatais ou sequelas neurológicas importantes para a criança. Pode surgir ou recorrer durante a gravidez. Essa infecção não é exacerbada durante a gravidez, mas um interesse particular é motivado pela morbimortalidade fetal. A frequência de transmissão do vírus do herpes simples para o recém-nascido é de cerca de 50% para infecção primária da mãe e de 5% para infecção recorrente diante de lesão ativa no momento do parto. A cesariana com bolsa amniótica íntegra protege o feto da transmissão vertical.
- **Hanseníase:** o período crítico para a gestante com hanseníase é compreendido entre o último trimestre e os primeiros 3 meses de lactação, quando a imunossupressão atinge seu ápice. Muitas vezes, o fator desencadeante é o parto. O ideal seria que as gestações fossem planejadas para a época em que a hanseníase estivesse bem controlada, uma vez que mais de um terço das grávidas com hanseníase experimenta exacerbação da doença durante a gestação até os primeiros 6 meses de lactação. Observam-se aumento da proporção de bacilos viáveis nos esfregaços, surgimento de novas lesões, eritema nas formas tuberculoides, infecções subclínicas que se evidenciam pela primeira vez na gravidez e recrudescência daquelas que estavam bem controladas com a poliquimioterapia. As reações hansênicas também se tornam mais frequentes, podendo ser a primeira manifestação evidente da doença em alguns casos. Neurite é uma complicação da gravidez e da parturição, uma vez que um número elevado de mulheres pode sofrer lesão nervosa associada à gravidez e à lactação.
- **Pênfigos vulgar e foliáceo:** podem surgir ou se agravar na gravidez e exigem o diagnóstico diferencial com o penfigoide gestacional, que deverá ser estabelecido mediante estudos de imunofluorescência. A transmissão fetal pode ocorrer pela passagem de moléculas de IgG por via transplacentária, levando ao aparecimento do pênfigo neonatal, sendo maior a incidência de natimortos de mães portadoras de pênfigo.
- **Nevos melanocíticos:** podem aparecer, crescer e se tornar mais pigmentados na gravidez. Os dados sobre o possível aumento no risco de malignização dos nevos são, até o momento, insuficientes.
- **Eritema multiforme:** pode piorar e apresentar formas mais graves na gestante. Esse distúrbio fica caracterizado por episódios autolimitados de lesões maculopapulosas eritematosas que podem evoluir até formar as clássicas lesões em alvo ou em íris ou as bolhas.
- **Eritema nodoso:** pode ocorrer mais frequentemente na gravidez, relacionado ou não com a hanseníase. Quando acontece durante a gravidez, geralmente surge no segundo trimestre e persiste até o parto. A abordagem terapêutica deve ser conservadora nesses casos, evitando-se, dentro do possível, qualquer medicação sistêmica.
- **Tumores cutâneos:**
  - **Dermatofibromas, leiomiomas, neurofibromas e queloides:** podem aparecer e/ou crescer rapidamente ao longo da gravidez. O tumor desmoide pode desenvolver-se no músculo reto abdominal durante a gravidez. Pacientes com neurofibromatose podem experimentar graves complicações durante a gravidez, como hipertensão e ruptura da artéria renal.

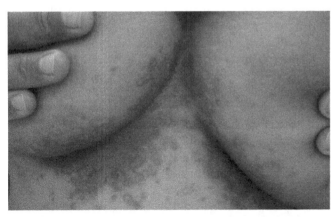

Figura 107.5 Intertrigo da candidíase em fase de resolução.

– **Melanoma:** ainda não existe consenso na literatura sobre a influência da gravidez no prognóstico do melanoma. Muitos autores têm sugerido que os melanomas que se desenvolvem durante a gravidez são diagnosticados em estádio mais avançado do tumor em relação aos melanomas de mulheres não grávidas. Se essa diferença é causada por diagnóstico mais tardio ou por crescimento acelerado do tumor, permanece sem esclarecimento. Nenhuma diferença histológica do tipo do tumor em grávidas e não grávidas foi detectada. Entretanto, a gravidez subsequente à excisão de um tumor não parece afetar o prognóstico, que continua a ser determinado por sua espessura. A disseminação transplacentária parece rara. Entretanto, se forem consideradas todas as neoplasias que venham a ocorrer na gravidez, o melanoma é o que mais pode implantar-se na placenta. Quanto ao feto, o prognóstico parece estar ligado ao estádio da doença materna e, a princípio, é bom, a não ser que a mãe apresente neoplasia amplamente disseminada. Autores sugerem que, se o melanoma ocorrer durante a gravidez, deverá ser realizado exame clínico e histopatológico da placenta no pós-parto, pois, embora rara, existe a possibilidade de transmissão transplacentária de metástase para o feto.

Leitura complementar

Al-Fares SI, Jones SV, Black MM. The specific dermatoses of pregnancy: a re-appraisal. J Eur Acad Dermatol Venerol 2001; 15(3),197-206.

Alves GF, Nogueira LSC, Varella TCN. Dermatologia e gestação. An Bras Dermatol 2005; 80(2):179-86.

Baergen RN, Johnson D, Moore T. Maternal melanoma metastatic to the placenta: a case report and review of the literature. Arch Pathol Lab Med 1997; 121:508-11.

Black MM. Dermatologia em ginecologia e obstetrícia. 2ª ed. São Paulo: Manole, 2003.

Bolognia JL, Jorizzo JL, Rapini RP. Dermatology. 4. ed. St. Louis: Mosby; 2003; 1:425-32.

Braga A, Azulay-Abuláfia L, Azulay RD, Belfort P. Dermatoses específicas da gravidez. Femina 2005; 33(4):291-8.

Carvalho MLR, Leite HV, Cabral ACV. Pele e gravidez. Femina 1992; 29(1):12-9.

Carvalho MLR, Alves G, Azulay-Abulafia L. Dermatoses específicas da gravidez. In: Costa A (ed.) Dermatologia e gravidez. 1. ed. Rio Janeiro: Elsevier, 2009:175-85.

Costa A, Alves G, Azulay-Abulafia L. Dermatologia e gravidez. 1. ed. Rio Janeiro: Elsevier, 2009.

Fitzpatrick TB, Johnson RA, Wolff K, Suurmond D. Dermatologia. Atlas e texto. 4. ed. Porto Alegre: McGraw-Hill Interamericana do Brasil, 2002. 1041p.

Holanda AAR, Fernandes ACS, Berreza CM, Milan EP. Candidíase vulvo-vaginal: uma revisão da literatura. Femina 2005; 33(5): 347-51.

Homes RC, Black MM. The specific dermatoses of pregnancy. J Am Acad Dermatol 1983; 8:405-12.

Kroumpouzos G. Atlas texto dermatologia obstétrica. 1. ed. Rio de Janeiro: DiLivros, 2016. 302p.

Kroumpouzos G, Cohen LM. Dermatoses of pregnancy. Am Acad Dermatol 2001; 45:1-19.

Kroumpouzos G, Cohen LM. Specific dermatoses of pregnancy: an evidence-based systematic review. Am J Obstet Gynecol 2003; 188:1-21.

Netto HC. Obstetrícia básica. São Paulo: Atheneu, 2004.

Petri V. Dermatologia. Guias de medicina ambulatorial e hospitalar (Escola Paulista de Medicina). São Paulo: Manole, 2003.

Rosa MI, Rumel D. Fatores associados a candidíase vulvo-vaginal: estudo exploratório. Rev Bras Ginecol Obstet 2004; 26:65-70.

CAPÍTULO 108

Saúde Mental da Mulher na Gravidez e no Puerpério

Aline Evangelista Santiago
Matheus Vieira dos Santos
Thaís do Carmo Oliveira

INTRODUÇÃO

O período gestacional envolve mudanças biológicas, psicológicas e sociais na vida das mulheres. Em pacientes com suspeita ou diagnóstico de doença mental, essa transição para a maternidade pode acarretar piora do quadro. Os transtornos psiquiátricos no período perinatal resultam de estresse, podem romper a ligação entre mãe e filho e têm grandes implicações para o bem-estar da mulher, da criança, de sua família e das pessoas com quem convivem. Em raros casos, porém trágicos, a doença pode levar ao suicídio e infrequentemente ao infanticídio.

Os transtornos mentais não psicóticos estão entre as comorbidades mais comuns da gestação e do puerpério, e os episódios agudos severos de doenças mentais no período puerperal estão entre as formas mais graves de doenças psiquiátricas. Os transtornos mentais mais prevalentes durante o período perinatal são os de humor e ansiedade, sendo o depressivo o mais frequente.

Estudos recentes mostram que 10% a 15% das gestantes nos países desenvolvidos e 20% a 25% das gestantes em países em desenvolvimento apresentam diagnóstico de depressão com picos no primeiro e terceiro trimestres. Entretanto, as taxas de diagnóstico e tratamento de depressão podem ser menores na gravidez, contribuindo para a percepção de menor prevalência. Isso porque sintomas somáticos podem resultar de mudanças fisiológicas da gravidez e do puerpério imediato. Contudo, são mais comuns nas mulheres com depressão, necessitando, portanto, de avaliação mais cuidadosa. Além disso, apenas uma em cada cinco gestantes deprimidas procura algum tipo de tratamento – medicamentoso, psicoterapêutico ou aconselhamento –, sendo o estigma associado ao diagnóstico a principal causa.

Os transtornos de ansiedade no período perinatal são frequentemente negligenciados, mas são comuns, com prevalência de 13%. Poucos estudos avaliaram esses transtornos nesse período; entretanto, algumas evidências sugerem redução da prevalência de transtorno de ansiedade generalizada e sintomas de ansiedade durante a gestação e o puerpério.

Quanto ao transtorno obsessivo-compulsivo, estudos mostraram risco significativamente maior em mulheres grávidas e puérperas, comparadas às não grávidas. No que diz respeito ao transtorno de estresse pós-traumático, a prevalência estimada após o parto é variável, em geral é de cerca de 1% a 2% nos países desenvolvidos, com muitas mulheres experimentando sintomas subconscientes. Prevalência mais alta é relatada nos países subdesenvolvidos, como, por exemplo, 5,9% na Nigéria.

Em estudo prospectivo norueguês com 41.157 mulheres, a incidência dos casos de transtorno alimentar durante a gravidez foi rara, exceto a compulsão alimentar, que foi associada a nível socioeconômico baixo. A expectativa de aumento de peso durante a gestação pode ser mais bem aceita pelas mulheres nesse momento, porém a compulsão alimentar pode ser comum. No Brasil, sua prevalência é de 17,3% e está ligada a transtornos de ansiedade e compulsão alimentar anteriores à gestação. Em um grande estudo, 77.807 mulheres foram avaliadas quanto a transtornos alimentares no período perinatal. Um percentual de 35% a 50% de remissão foi relatado em até 18 meses após o parto, sugerindo altas taxas de remissão. Entretanto, em proporção substancial de mulheres com transtornos alimentares antes da gestação, os sintomas apresentam continuidade ou recorrência no puerpério.

Quanto aos transtornos de personalidade, a prevalência na gestação foi de 6% em estudo sueco, mas a prevalência de transtornos de personalidade específicos não foi relatada. Esses transtornos no período perinatal são comorbidades frequentes associadas a outros transtornos não psicóticos, como depressão.

A prevalência de transtornos mentais graves na gravidez tem sido pouco estudada, embora alguns estudos não tenham mostrado diferenças na prevalência de transtornos psicóticos

(0,4%) e bipolares (2,8%) em mulheres grávidas e não grávidas. A recorrência na gravidez tem sido mais frequentemente associada ao transtorno bipolar do que à esquizofrenia. Existem poucos dados a respeito das crises psicóticas durante a gravidez, embora casos relatados sugiram a possibilidade de sua ocorrência.

ETIOPATOGENIA E DIAGNÓSTICO

Transtorno de ansiedade generalizada (TAG)

O diagnóstico de TAG exige a presença de sintomas de preocupação excessiva e ansiedade, ocorrendo na maioria dos dias por um período mínimo de 6 meses e associado a sintomas somáticos de inquietação, fatigabilidade, dificuldade de concentração, irritabilidade, tensão muscular e perturbação do sono. Dificilmente esses critérios são preenchidos para o diagnóstico de novos casos durante a gestação. Apesar disso, gestantes com ansiedade clinicamente significativa têm sido diagnosticadas como portadoras de TAG, mesmo que não atendido o critério de 6 meses de sintomas. O diagnóstico desse transtorno nesse período representa um grande desafio, uma vez que um grau levemente aumentado de ansiedade e preocupação é esperado na gestação e não está associado a complicações neonatais ou à necessidade de intervenção farmacológica.

A ansiedade patológica, ao contrário, pode afetar o feto por meio de hiperativação do eixo hipotálamo-hipófise-suprarrenal materno. A liberação de catecolaminas leva à vasoconstrição, diminuindo o fluxo de oxigênio e de nutrientes ao feto e resultando em crescimento intrauterino restrito e estresse fetal. Esse efeito vem sendo associado a uma variedade de complicações obstétricas, como aborto espontâneo, descolamento prematuro de placenta, parto pré-termo, baixo peso ao nascer, partos vaginais instrumentais, baixo índice de Apgar nos recém-nascidos e problemas de adaptação neonatal.

No periparto, alterações nos níveis de estrogênio e progesterona vêm sendo relacionadas com desregulação do sistema serotoninérgico e o aparecimento dos sintomas de TAG. Exames clínicos e laboratoriais devem ser realizados para o diagnóstico diferencial, uma vez que sintomas de ansiedade podem estar relacionados com patologias orgânicas.

Transtorno de pânico

O ataque de pânico é definido por uma crise de intenso medo ou desconforto acompanhados de pelo menos quatro dos seguintes sintomas físicos: palpitações ou aceleração da frequência cardíaca; sudorese, tremores ou abalos; sensação de falta de ar ou sufocamento; sensação de asfixia; dor ou desconforto torácico; náusea ou desconforto abdominal; sensações de tonturas, instabilidade, vertigem ou desmaio; desrealização ou despersonalização; medo de perder o controle ou enlouquecer; medo de morrer; parestesias; calafrios ou ondas de calor.

O transtorno de pânico é caracterizado quando aos ataques de pânico se somam sintomas de preocupação persistente acerca de outro ataque, preocupação com as consequências e implicações de um novo ataque ou uma alteração comportamental significativa ligada a esses sintomas.

Os sintomas de pânico são os mesmos durante a gestação e em outros períodos da vida. O diagnóstico diferencial deve ser investigado principalmente em casos de transtorno de ansiedade que se iniciam na gestação. Disfunções da tireoide, anemia, pré-eclâmpsia, feocromocitoma, tumor de suprarrenal e hipertensão arterial são algumas condições que podem simular sintomas sugestivos de transtorno de pânico ou de TAG.

O transtorno de pânico apresenta curso variável no período perinatal. Alguns estudos relatam melhora dos sintomas no período gestacional, enquanto outros registram sua persistência ou piora durante a gestação. Para a maioria das mulheres, a gravidade dos sintomas antes da gestação é o melhor preditor do curso da doença durante o período perinatal. Durante o pós-parto parecem ocorrer exacerbação dos sintomas do transtorno preexistente e aumento da taxa de início da doença. O aumento da intensidade e da frequência dos ataques também é descrito no pós-parto.

A avaliação de um primeiro episódio de ataque de pânico inclui anamnese detalhada, com história familiar e pregressa de transtorno mental, uso e abuso ou possível abstinência de substâncias, comorbidades clínicas e gestacionais, uso de medicações, sintomas atípicos, como perda da consciência, alteração de marcha, cefaleia, amnésia ou outros sintomas que direcionem para doenças clínicas. Deve ser realizado exame físico direcionado. Exames laboratoriais em um primeiro episódio incluem hemograma, TSH, eletrocardiograma, eletrólitos e exame toxicológico de urina.

Transtorno de estresse pós-traumático (TEPT)

O TEPT constitui uma resposta retardada ou protraída a uma situação ou evento estressante (de curta ou longa duração), de natureza excepcionalmente ameaçadora ou catastrófica, e que provocaria sintomas evidentes de perturbação na maioria dos indivíduos. Os sintomas típicos incluem a revivescência repetida do evento traumático sob a forma de lembranças invasivas (*flashbacks*), de sonhos ou de pesadelos; ocorrem em um contexto durável de "anestesia psíquica" e de embotamento emocional, de retraimento com relação aos outros, insensibilidade ao ambiente, anedonia e de evitação de atividades ou situações que possam despertar a lembrança do trauma.

Mulheres podem desenvolver TEPT desencadeado por experiências traumáticas durante a gestação ou durante o parto ou por eventos traumáticos antes da concepção. O parto traumático é definido como "um evento ocorrido durante o trabalho de parto ou no parto que envolve real ou temida lesão física ou morte do recém-nascido, durante o qual a puérpera experimenta medo intenso, desamparo, perda de controle e horror". A prevalência de TEPT relacionado com o parto varia entre 1,5% e 6%.

O TEPT vem sendo associado a evitação do recém-nascido, prejuízo na relação mãe-filho, disfunções sexuais, evitação de novas gestações, aumento na solicitação de cesarianas e esterilização e interrupção de gravidez indesejada por medo de reviver o parto complicado.

Os fatores de risco incluem eventos adversos anteriores à gestação e ao parto (gravidez ectópica, abortamento, natimorto e gravidez indesejada), história de violência sexual, experiência traumática prévia, transtorno psiquiátrico prévio, complicações e intervenções obstétricas e baixo suporte social.

Transtorno obsessivo-compulsivo (TOC)

O TOC é caracterizado essencialmente por ideias obsessivas ou por comportamentos compulsivos recorrentes. As ideias obsessivas são pensamentos, representações ou impulsos que se intrometem na consciência da paciente de modo repetitivo e estereotipado. De modo geral, perturbam muito a pessoa, a qual tenta frequentemente resistir, mas sem sucesso. A pessoa reconhece, entretanto, que se trata de seus próprios pensamentos, mas estranhos à sua vontade e em geral desprazerosos. O comportamento compulsivo tem por finalidade prevenir algum evento objetivamente improvável, frequentemente implicando dano ao sujeito ou causado por ele, que teme sua possível ocorrência. A pessoa reconhece habitualmente o absurdo e a inutilidade de seu comportamento e faz esforços repetidos para resistir.

A prevalência de TOC no pós-parto varia entre 2,6% e 9%. O puerpério é conhecido como o principal fator relacionado com o desencadeamento ou com a exacerbação dos sintomas do TOC.

As mulheres que iniciam sintomas durante a gestação tendem a desenvolver obsessões relacionadas com contaminação e rituais de limpeza ou lavagem. Diferentemente, aquelas que apresentam sintomas no período do pós-parto tendem a apresentar pensamentos indesejados, egodistônicos, intrusivos, com conteúdo frequentemente violento ligado à criança. Sintomas relacionados com acumulação, perfeccionismo e organização/simetria são pouco relatados. Outra peculiaridade do TOC no pós-parto é o início e evolução rápidos dos sintomas, em contraste com o início e a evolução gradual observados na população em geral.

Quanto à etiologia, alguns autores associam o transtorno à desregulação do sistema serotoninérgico causada pela flutuação dos níveis de estrogênio e progesterona encontrada no final da gestação e no puerpério. O aumento da concentração de ocitocina observado no final da gestação e no pós-parto também vem sendo relacionado com o desenvolvimento de TOC pós-natal. O mecanismo neurobiológico do TOC no pós-parto não é bem elucidado.

Cabe ressaltar as diferenças entre os pensamentos obsessivos de violência observados no TOC e as ideias infanticidas que podem ocorrer na psicose puerperal. Na psicose puerperal, os pensamentos agressivos contra o recém-nascido são egodistônicos e decorrem de ideias delirantes, estando comumente associados a outros sintomas psicóticos, como alucinações, confusão mental e comportamento desorganizado. No TOC, os pensamentos agressivos são egodistônicos, indesejados, causando intenso sofrimento e ansiedade. Não importa o quão terrível seja o conteúdo do pensamento, no TOC esse pensamento não está relacionado com aumento do risco de infanticídio ou de causar mal ao recém-nascido.

Transtorno depressivo maior na gestação

No transtorno depressivo, o paciente apresenta rebaixamento do humor, redução da energia e diminuição da atividade. Existem alteração da capacidade de experimentar o prazer, perda de interesse e diminuição da capacidade de concentração, em geral associadas a fadiga importante, mesmo após esforço mínimo. Observam-se, em geral, problemas do sono e diminuição do apetite. Quase sempre se observa diminuição da autoestima e da autoconfiança, além de ideias de culpabilidade e ou de indignidade, mesmo nas formas leves. O humor depressivo varia pouco no dia a dia ou segundo as circunstâncias e pode acompanhar-se de sintomas ditos "somáticos", como perda de interesse ou prazer, despertar matinal precoce, agravamento matinal da depressão, lentidão psicomotora importante, agitação e perda de apetite, de peso e da libido.

O transtorno depressivo, o transtorno psiquiátrico mais comum, afeta uma em cada dez mulheres grávidas ao longo da vida com pico no primeiro trimestre e possível melhora no segundo e nova piora no terceiro trimestre de gestação. Uma possível explicação etiológica é a hiperatividade do eixo hipotálamo-hipófise-suprarrenal decorrente do estresse durante a gestação.

Ao contrário do que se imaginava, a gestação não garante que a mulher esteja livre de sintomas depressivos. Estudos mostram que entre 10% e 20% das gestantes apresentam quadros depressivos clinicamente significativos. Pesquisas iniciais sugerem que, se não tratada, a depressão pode levar a complicações gestacionais e perinatais importantes, como abortamento, sangramento uterino, restrição de crescimento, trabalho de parto pré-termo, prematuridade, baixo peso ao nascimento e baixos escores de Apgar. Outros estudos sugerem que crianças de mães com depressão não tratada fazem menos contato visual com suas mães, têm reatividade psicológica aumentada, fazem menos vocalizações e apresentam pior desempenho no desenvolvimento com 1 ano de idade.

Muitos sintomas, como letargia, cansaço, labilidade emocional, diminuição do desejo sexual e alteração do apetite e do sono, são comuns à depressão e à gestação, o que dificulta o diagnóstico. Sintomas que ajudam no diagnóstico e devem ser investigados são desesperança, anedonia, pensamento suicida e sentimentos de culpa e baixa autoestima. A ideação suicida não é incomum, porém o risco de autolesão e comportamento suicida é menor em mulheres que desenvolvem depressão durante a gestação.

Alguns fatores de risco estão associados à depressão durante a gestação, os quais se encontram listados no Quadro 108.1.

Disforia do pós-parto/*Baby blues*

A disforia pós-natal é caracterizada pelo aparecimento de sintomas de labilidade emocional, choro imotivado, ansiedade, irritabilidade, diminuição da atenção, distraibilidade, diminuição da memória recente e sentimentos de estranheza com o recém-nascido e o mundo. Os sintomas têm início precoce, nos primeiros dias pós-parto, e duração autolimitada,

Quadro 108.1 Fatores de risco associados à depressão

História prévia de depressão ou de doença psiquiátrica
Fatores estressantes socioeconômicos (falta de suporte social, eventos de vida negativos, instabilidade empregatícia ou ocupacional, inexperiência com crianças, gravidez não planejada, "pessimismo pré-natal", relações conjugais precárias ou falta de companheiro estável, relações precárias entre a paciente e sua mãe, multiparidade)
História psiquiátrica familiar
Traços de personalidade (obsessivo-compulsivos, ansiosos, depressivos etc.)
Juventude
Tentativas de suicídio prévias
Má evolução de gestações anteriores (abortamentos espontâneos ou induzidos, crianças doentes)
Maus cuidados pré-natais
Má nutrição
Uso de álcool ou drogas

Quadro 108.2 Fatores de risco associados à depressão pós-parto

Violência doméstica, violência sexual prévia
Eventos de vida negativos, baixo suporte social
Pouco suporte do parceiro, conflitos conjugais
Imigração
Baixa condição socioeconômica
Gestação indesejada
Ansiedade ou depressão na gestação
Menor intervalo entre as gestações
História de depressão
Uso excessivo de substâncias
História familiar de doença psiquiátrica
Multiparidade
Gemelaridade
Doença crônica
Parto prematuro
Idade precoce

alcançando o pico no quinto dia e desaparecendo espontaneamente após o 14º dia. Sua prevalência é de 60% a 80% nas parturientes, e uma em cada cinco puérperas com disforia desenvolverá depressão pós-parto.

Quanto aos fatores de risco, não foram encontradas relações entre o aparecimento da disforia do pós-parto e classe social, idade, estado civil, nível de escolaridade ou primiparidade. Transtornos psiquiátricos prévios, incluindo depressão pós-parto anterior, foram relacionados com risco maior de desenvolvimento de *baby blues*.

Depressão pós-parto

A depressão pós-parto acomete cerca de 10% a 15% das mulheres e pode ser definida como um episódio de depressão não psicótica enquadrado nos critérios diagnósticos de transtorno depressivo maior com início dos sintomas dentro de 1 ano a partir do parto. Os critérios diagnósticos atuais dos transtornos mentais não incluem a depressão pós-parto como diagnóstico distinto.

No pós-parto ocorre queda brusca nos níveis de estrogênio e progesterona, e o quadro depressivo pode instalar-se mais facilmente em algumas mulheres mais sensíveis às flutuações hormonais e que já apresentam predisposição genética e/ou fatores psicossociais associados.

A maior parte dos quadros tem início nas primeiras 4 semanas após o parto, mas também pode ocorrer após 3 a 6 meses. São frequentes queixas físicas e de cansaço, sentimentos de incapacidade e de inadequação como mãe e dificuldades para cuidar do filho e de si. Os pensamentos obsessivos dirigidos ao recém-nascido e o medo de causar-lhe danos são comuns. Nos casos mais graves ocorre ideação suicida, mas o infanticídio é raro.

Evidências demonstram que a depressão pós-parto tem impacto significativo na relação entre a mulher e seu parceiro, na família, na interação da mãe com o filho e no desenvolvimento emocional e cognitivo da criança. Os fatores de risco associados à depressão pós-parto estão listados no Quadro 108.2.

Transtorno afetivo bipolar (TAB) e psicose puerperal

O TAB é caracterizado por episódios recorrentes agudos e de perturbação severa do humor envolvendo seu rebaixamento e redução da energia e da atividade (depressão) ou elevação do humor e aumento da energia e da atividade (mania) ou estado afetivo misto. O TAB afeta uma em cada 100 mulheres em idade fértil e está fortemente associado à psicose puerperal, a qual ocorre em um em cada 500 nascimentos. As mulheres com história de TAB têm risco aproximado de 10% a 20% de desenvolver psicose puerperal em contraste com 0,1% a 0,2% encontrado na população em geral. Mulheres com história prévia de doença bipolar ou psicose puerperal apresentam risco de 70% de recorrência no próximo parto.

Algumas evidências auxiliam o diagnóstico de TAB, como presença de hipomania no pós-parto, início da depressão imediatamente após o parto, características atípicas, como pensamentos acelerados e sintomas psicóticos, familiares de primeiro grau com história de TAB e resposta atípica aos antidepressivos (resposta muito rápida, perda de resposta, indução de hipomania ou quadros mistos). As causas cerebrais e sistêmicas de psicose, como eclâmpsia, tireoidiopatias e infecções, devem ser afastadas.

A maioria dos episódios de psicose puerperal se inicia dentro de 2 semanas após o parto, e mais de 50% dos sintomas surgem nos primeiros 3 dias. Tipicamente ocorrem início súbito e rápida deterioração dos sintomas com flutuações em sua intensidade e oscilações graves no humor. Os sintomas prodrômicos são inquietação, irritabilidade e alteração do sono, que evoluem rapidamente para um quadro psicótico caracterizado por humor depressivo ou eufórico, comportamento desorganizado, labilidade emocional, delírios e alucinações. Mais da metade das pacientes apresenta delírios relacionados com a criança. A taxa de infanticídio relacionada com a psicose puerperal não tratada tem sido estimada em 4%.

Esquizofrenia na gestação e no pós-parto

Os transtornos esquizofrênicos se revelam em geral como distorções fundamentais e características do pensamento e da percepção e também por afetos inapropriados ou embotados. Costumam se manter claras a consciência e a capacidade intelectual, embora certos déficits cognitivos possam evoluir com o passar do tempo. Os fenômenos psicopatológicos mais importantes incluem transtornos do pensamento, percepção delirante, ideias delirantes de controle, de influência ou de passividade, vozes alucinatórias que comentam ou discutem com a paciente na terceira pessoa e sintomas negativos.

Cerca de 2% das mulheres apresentam transtornos psicóticos não relacionados com a doença afetiva e mais da metade terá filhos durante suas vidas. O surgimento da psicose durante a gravidez é um evento raro. No entanto, mulheres com esquizofrenia já diagnosticada apresentam alto risco de deterioração de sintomas psicóticos no período da gestação e do puerpério, uma vez que esses períodos são acompanhados de alto nível de estresse e preocupação e mudanças biológicas significativas.

Entre os transtornos que podem desenvolver-se no puerpério, a psicose pós-parto é o mais raro, sendo o transtorno afetivo bipolar responsável por 70% e a esquizofrenia por 10% dos casos.

Um dos fatores que contribuem para o aumento dos índices de recaídas durante a gestação é a interrupção da medicação neuroléptica, que pode levar à interrupção da gestação, cesariana de emergência e institucionalização do neonato por incapacidade de cuidados pela mãe. Fatores estressores do pós-parto, como dores, privação do sono, tensões familiares, quebra de rotina e novas prioridades e preocupações, também estão relacionados com a agudização dos sintomas psicóticos.

Eventos adversos, como aumento na incidência de natimortalidade e morte pós-natal, prematuridade, baixo peso ao nascer e fetos pequenos para a idade gestacional, foram encontrados durante a gestação de mulheres portadoras de esquizofrenia.

TRATAMENTO E SEGUIMENTO

Antidepressivos

Os antidepressivos são utilizados principalmente em episódios depressivos unipolares e transtornos de ansiedade. Os inibidores seletivos da recaptação de serotonina (ISRS) compõem a classe de antidepressivos mais comumente utilizados na prática clínica. Seu uso na gestação é bem documentado, sendo considerado seguro, apesar de alguns resultados contraditórios quanto ao risco de teratogenicidade, como malformação cardiovascular e defeitos septais. Entre as medicações da classe, a paroxetina é a que apresenta maior evidência quanto ao risco de malformação cardiovascular, sendo a única contraindicada para uso na gestação. Estudos mais recentes também associaram o uso de ISRS a aumento do risco de síndrome de hipertensão pulmonar persistente em recém-nascidos. Mesmo que rara, a descontinuação da medicação na última semana de gestação pode reduzir consideravelmente o risco dessa complicação.

No período da amamentação, o uso de fluoxetina e sertralina é considerado seguro com a detecção consideravelmente menor da substância no leite materno do que no plasma da mãe. No entanto, caso o recém-nascido apresente reações suspeitas de síndrome serotoninérgica (rubor, tremores, inquietação, irritabilidade), seu uso deve ser descontinuado.

Os antidepressivos tricíclicos são considerados de segunda linha em razão da maior incidência de efeitos colaterais (arritmias, ganho de peso, hipotensão postural, xerostomia, constipação intestinal) e maior letalidade em superdosagem. Estudos mais antigos associavam seu uso a malformações; no entanto, uma metanálise de 1996 não detectou esse risco. Seu uso continua restrito em virtude dos efeitos colaterais e do risco de intoxicação aguda no recém-nascido (taquicardia, taquipneia, cianose, irritabilidade e espasmos musculares).

Os inibidores da monoaminoxidase raramente são utilizados. Seu uso na gestação se torna mais complicado em razão da interação com outras medicações comumente utilizadas no parto, como efedrina e petidina.

Outros antidepressivos precisam de estudos que demonstrem sua segurança. A venlafaxina parece apresentar maior passagem pela barreira placentária quando comparada a outros antidepressivos, apesar de não estar associada a efeitos teratogênicos. A bupropiona parece segura para uso tanto na gestação como na amamentação.

Os antidepressivos e as doses recomendadas se encontram listados no Quadro 108.3.

Estabilizadores do humor

Os estabilizadores do humor são utilizados principalmente no controle e na prevenção de episódios maníacos e depressivos no TAB. O lítio é a principal medicação da classe e, apesar de estar associado a risco de teratogenicidade e intoxicação aguda, pode promover mais benefícios terapêuticos do que riscos de complicações em função da possibilidade de descompensação

Quadro 108.3 Antidepressivos

Nome genérico	Dose diária	Categoria de risco na gestação
Citalopram	20 a 60mg	C
Escitalopram	5 a 20mg	C
Fluoxetina	20 a 60mg	C
Fluvoxamina	50 a 300mg	C
Paroxetina	20 a 50mg	D
Sertralina	50 a 200mg	C
Amitriptilina	75 a 300mg	D
Clomipramina	50 a 250mg	C
Imipramina	75 a 300mg	D
Nortriptilina	50 a 150mg	D
Tranilcipramina	30 a 60mg	C
Bupropiona	150 a 450mg	C
Duloxetina	30 a 60mg	C
Mirtazapina	30 a 45mg	C
Trazodona	150 a 375mg	C
Venlafaxina	75 a 375mg	C

aguda da doença. Seu uso no primeiro trimestre aumenta o risco de anomalia de Ebstein (malformação da valva tricúspide). No final da gestação pode provocar arritmias cardíacas, hipoglicemia, *diabetes insipidus* nefrogênico e alterações da função tireoidiana reversíveis no neonato, bem como risco aumentado de polidrâmnio e prematuridade. Para as mulheres que desejam engravidar são sugeridas as seguintes recomendações:

- Em mulheres com história de crises leves e infrequentes, o uso de lítio deve ser gradualmente reduzido em pelo menos 2 semanas antes da concepção.
- Em mulheres com história de crises mais intensas, porém com risco moderado de recaída breve, a medicação pode ser reintroduzida após o período de formação cardíaca (após a 13ª semana de gestação).
- As mulheres com história de crises intensas e com recaídas frequentes ou que engravidaram inadvertidamente podem ser beneficiadas com a manutenção da medicação. Nesses casos deve-se realizar litemia frequente (de preferência a cada 2 semanas nos primeiros 2 trimestres e semanalmente no último), evitando concentração >0,8mEq/L. Da 16ª à 18ª semana é recomendada a realização de ecocardiograma fetal para detecção precoce de malformações. A descontinuação do lítio após o período da cardiogênese não produz nenhum benefício.

A interrupção do lítio 48 horas antes do parto reduz o risco de complicações tóxicas agudas no recém-nascido. Seu uso durante o aleitamento não é aconselhável em razão de a concentração no leite materno ser de até 65% da encontrada no sangue da mãe.

A retirada rápida de lítio ou de agentes anticonvulsivantes usados na profilaxia do TAB está associada a altas taxas de recaída. A suspensão gradual dessas medicações, quando não são substituídas por tratamento alternativo, também está relacionada com taxas mais elevadas de recaída do transtorno durante a gestação.

De todos os medicamentos psiquiátricos, o ácido valproico/valproato de sódio é o que apresenta maior evidência de danos fetais, devendo ser evitado em mulheres em idade fértil que planejam engravidar e principalmente em gestantes. Está associado a malformações graves, como defeito de fechamento de tubo neural, anomalias craniofaciais, craniossinostose, anomalia de membros e alterações cardiovasculares. A síndrome do valproato fetal inclui fácies estereotípicas com estreitamento bifrontal, hipoplasia de linha média de face, ponte nasal alargada, nariz curto com narinas antevertidas, pregas epicânticas, micrognatia, filtro nasal alargado, lábio superior fino, além de diversas alterações orgânicas. Seu uso também está associado a alterações de neurodesenvolvimento, como atrasos específicos, deficiência intelectual e transtorno do espectro autista.

As mulheres em uso da medicação que engravidam inadvertidamente devem consultar um especialista e avaliar a possibilidade de suspensão do medicamento ou redução da dosagem (de preferência <1.000mg/dia). Caso seja mantido, convém realizar reposição de folato (5mg/dia) e de vitamina K no último mês de gestação em razão do risco de coagulopatias.

Quadro 108.4 Estabilizadores do humor

Nome genérico	Dose diária	Categoria de risco na gestação
Carbamazepina	400 a 1.600mg	C
Lamotrigina	300 a 500mg	C
Carbonato de lítio	900 a 2.100mg	D
Oxcarbazepina	600 a 1.200mg	C
Ácido valproico	750 a 1.500mg	D

A carbamazepina está associada a muitos dos mesmos riscos do valproato, porém suas complicações atingem o feto com menos frequência e intensidade, provavelmente em virtude da menor passagem pela barreira placentária. Também promove riscos de mau fechamento do tubo neural e alterações faciais, devendo ser evitada durante a gestação, principalmente no primeiro trimestre.

A lamotrigina, utilizada mais recentemente como estabilizador do humor, oferece proteção principalmente contra episódios depressivos. Seu uso parece ser especialmente seguro em doses de até 200mg/dia, segundo dados do *United Kingdom Epilepsy and Pregnancy Register*. No entanto, raramente é utilizada em monoterapia por não oferecer proteção bem definida contra episódios maníacos.

Os estabilizadores do humor e as doses recomendadas se encontram listados no Quadro 108.4.

Antipsicóticos de primeira geração

Os antipsicóticos de primeira geração ou típicos são utilizados principalmente em transtornos psicóticos e contam com grande base de dados quanto à segurança de seu uso, principalmente o haloperidol, que também é usado em casos de hiperêmese gravídica. A clorpromazina e a levomepromazina também não estão associadas à teratogenicidade, sendo a primeira segura na lactação. Essa classe de antipsicóticos apresenta efeitos colaterais extrapiramidais (distonia, discinesia, bradicinesia, rigidez muscular) principalmente em altas doses. As medicações anticolinérgicas comumente utilizadas para tratar essa complicação, principalmente o biperideno, são contraindicadas na gestação por teratogenicidade e intoxicação aguda fetal, o que pode limitar o uso da classe de antipsicóticos de primeira geração na gravidez.

Esses antipsicóticos e as doses recomendadas se encontram listados no Quadro 108.5.

Quadro 108.5 Antipsicóticos típicos

Nome genérico	Dose diária	Categoria de risco na gestação
Clorpromazina	200 a 800mg	C
Haloperidol	5 a 10mg	D
Levomepromazina	200 a 800mg	C
Pimozida	1 a 10mg	C
Tioridazina	200 a 600mg	C
Trifluoperazina	10 a 40mg	C

Antipsicóticos de segunda geração

Os antipsicóticos de segunda geração ou atípicos são utilizados em diversas condições, como em transtornos psicóticos e afetivo bipolar, episódios depressivos e transtornos ansiosos. Apesar da limitação dos dados sobre sua segurança na gestação, vêm sendo cada vez mais usados, principalmente na doença bipolar, em virtude da falta de opções seguras entre os estabilizadores do humor. Entre os efeitos colaterais mais comuns estão o ganho de peso e a indução de síndrome metabólica, principalmente em razão do risco de diabetes gestacional e suas complicações. Entre as medicações dessa classe, o aripiprazol tem a vantagem de promover menos ganho de peso, apesar de ainda não haver dados sólidos para a indicação de seu uso. O uso de olanzapina, risperidona e quetiapina é seguro durante o aleitamento, e esses fármacos não parecem estar relacionados a aumento da incidência de malformações.

Esses antipsicóticos e as doses recomendadas se encontram listados no Quadro 108.6.

Benzodiazepínicos

Os benzodiazepínicos são utilizados principalmente para o tratamento de sintomas ansiosos e da insônia. Diversos estudos descrevem aumento do risco de fenda oral, apesar de alguns mais recentes não mostrarem essa associação. No entanto, sintomas de intoxicação aguda e abstinência são bem documentados. São medicações que atravessam facilmente a barreira placentária e se acumulam nos tecidos fetais.

A síndrome do bebê hipotônico, uma das complicações, é marcada por hipotermia, letargia, deficiência respiratória e dificuldade para se alimentar. Sintomas de abstinência, como inquietação, hipertonia, hiper-reflexia, tremor, apneia, diarreia e vômitos, podem aparecer mais tardiamente. Seu uso pontual e em baixas doses não promove grandes complicações, mas deve ser evitado principalmente no último mês de gestação.

Os benzodiazepínicos e as doses recomendadas se encontram listados no Quadro 108.7, enquanto no Quadro 108.8 se encontram reunidos os calmantes não benzodiazepínicos, as doses recomendadas e as categorias de risco na gestação.

Quadro 108.6 Antipsicóticos atípicos

Nome genérico	Dose diária	Categoria de risco na gestação
Aripiprazol	10 a 30mg	C
Clozapina	100 a 800mg	B
Olanzapina	5 a 20mg	C
Paliperidona	3 a 12mg	C
Quetiapina	25 a 800mg	C
Risperidona	1 a 8mg	C
Ziprasidona	40 a 160mg	C

Quadro 108.7 Benzodiazepínicos

Nome genérico	Dose diária	Categoria de risco na gestação
Alprazolan	0,5 a 6mg	D
Clonazepam	0,5 a 6mg	C
Diazepam	10 a 60mg	D
Estazolam	1 a 2mg	X
Flurazepam	15 a 30mg	X
Lorazepam	2 a 6mg	D

Quadro 108.8 Calmantes não benzodiazepínicos

Nome genérico	Dose diária	Categoria de risco na gestação
Buspirona	20 a 30mg	B
Eszopiclone	2 a 6mg	C
Zolpidem	5 a 10mg	C

PONTOS CRÍTICOS E CONSIDERAÇÕES FINAIS

Os transtornos mentais mais prevalentes no período perinatal são os distúrbios do humor e de ansiedade, os quais se podem manifestar inicialmente durante a gestação ou podem representar recaídas de condições preexistentes.

Os tratamentos psicológicos são preferidos aos medicamentosos, mas, quando necessário, o uso de medicamentos psicotrópicos deve ser evitado no primeiro trimestre de gestação.

Os transtornos psiquiátricos causam uma série de riscos para a gestante e para o feto e, por isso, as mulheres acometidas necessitam de cuidados adicionais durante a gravidez.

Leitura complementar

Abramowitz JS et al. Obsessive-compulsive symptoms in pregnancy and the puerperium: A review of the literature. Journal of Anxiety Disorders 2003; 17(4):461-78.

Altshuler LL et al. Pharmacologic management of psychiatric illness during pregnancy: Dilemmas and guidelines. American Journal of Psychiatry May 1996; 153(5):592-606.

Barnea ER, Tal J. Stress-related reproductive failure. Journal of in vitro Fertilization and Embryo Transfer Feb 1991; 8(1):15-23.

Bergman U et al. Effects of exposure to benzodiazepine during fetal life. Lancet Sep 1992; 340(8821):694-6.

Bescoby-Chambers N, Forster P, Bates G. Foetal valproate syndrome and autism: additional evidence of an association. Developmental Medicine and Child Neurology Dec 2001; 43(12):847.

Bledsoe SE, Grote NK. Treating depression during pregnancy and the postpartum: A preliminary meta-analysis. Research on Social Work Practice Mar 2006; 16(2):109-20.

Borjesson K, Ruppert S, Bagedahl-Strindlund M. A longitudinal study of psychiatric symptoms in primiparous women: relation to personality disorders and sociodemographic factors. Archives of Womens Mental Health, Nov 2005; 8(4):232-42.

Bulik CM et al. Patterns of remission, continuation and incidence of broadly defined eating disorders during early pregnancy in the Norwegian Mother and Child Cohort Study (MoBa). Psychological Medicine Aug 2007; 37(8):1109-18.

CID-10 – Classificação dos Transtornos Mentais e de Comportamento da CID-10: Descrições Clínicas e Diretrizes Diagnósticas – Organização Mundial da Saúde, tradução de Dorgival Caetano. Porto Alegre: Artes Médicas, 1993.

Cohen LS et al. A reevaluation of risk of in-utero exposure to lithium. Jama-Journal of the American Medical Association Jan 1994; 271(2):146-50.

Dodd S et al. Sertraline in paired blood plasma and breast-milk samples from nursing mothers. Human Psychopharmacology-Clinical and Experimental Jun 2000; 15(4):261-4.

Howard LM et al. Perinatal mental health 1. Non-psychotic mental disorders in the perinatal period. Lancet Nov 2014; 384 (9956):1775-88.

Jones I et al. Perinatal mental health 2 Bipolar disorder, affective psychosis, and schizophrenia in pregnancy and the post-partum period. Lancet Nov 2014; 384(9956):1789-99.

Junior JR, Ribeiro HL. Tratado de Saúde Mental da Mulher. 1. ed. Rio de Janeiro: Atheneu, 2012.

Kent A et al. Psychiatric disorders in pregnancy. Obstetrics, Gynaecology and Reproductive Medicine 2011; 21(11):317-322.

Knoph C et al. Course and predictors of maternal eating disorders in the postpartum period. International Journal of Eating Disorders May 2013; 46(4):355-68.

Marzuk PM et al. Lower risk of suicide during pregnancy. American Journal of Psychiatry Jan 1997; 154(1):122-3.

McKenna K et al. Pregnancy outcome of women using atypical antipsychotic drugs: A prospective comparative study. Journal of Clinical Psychiatry Apr 2005; 66(4):444-9.

Miguel EC, Gentil V, Gattaz WF. Clínica psiquiátrica. Manole 2011.

Misri S, Sivertz K. Tricyclic drugs in pregnancy and lactation – a preliminary-report. International Journal of Psychiatry in Medicine 1991; 21(2):157-71.

Nilsson E et al. Women with schizophrenia: pregnancy outcome and infant death among their offspring. Schizophrenia Research Dec 2002; 58(2-3):221-9.

Nishizawa O et al. Effectiveness of comprehensive supports for schizophrenic women during pregnancy and puerperium: Preliminary study. Psychiatry and Clinical Neurosciences Dec 2007; 61(6):665-71.

Ross LE, Mclean LM. Anxiety disorders during pregnancy and the postpartum period: A systematic review. Journal of Clinical Psychiatry Aug 2006; 67(8):1285-98.

Salgado MD et al. Gestational lamotrigine monotherapy: Congenital malformations and psychomotor development. Epilepsia 2004; 45:229-30.

Soares CN et al. Mood disturbances and pregnancy: pros and cons of pharmnacologic treatment. Rev Bras Psiquiatr 2001; 23(1):48-53.

Uguz F et al. Is pregnancy associated with mood and anxiety disorders? A cross-sectional study. General Hospital Psychiatry. Mar-Apr 2010; 32(2):213-5.

Wisner KL et al. Risk-benefit decision making for treatment of depression during pregnancy. American Journal of Psychiatry Dec 2000; 157(12):1933-40.

Witt WP et al. The prevalence and determinants of antepartum mental health problems among women in the USA: a nationally representative population-based study. Archives of Womens Mental Health. Oct 2010; 13(5):425-37.

CAPÍTULO 109

Doenças Neurológicas na Gravidez

Antonio Vieira Machado
Rodrigo Moreira Faleiro

INTRODUÇÃO

Os distúrbios neurológicos na gravidez são amplos e têm repercussões diversas, tanto maternas como fetais e neonatais. Em muitas situações, a gravidez é considerada de alto risco e, no acompanhamento, devem ser considerados a melhor propedêutica e os fármacos de menor repercussão sobre o binômio mãe-filho.

As alterações fisiológicas da gravidez, como aumento do fluxo renal, da filtração glomerular, do volume plasmático, do líquido extravascular, do peso e da gordura corporal, criam maior volume de distribuição. Paralelamente a essas alterações, verificam-se hemodiluição e redução sérica de albumina, o que diminui a ligação da droga e sua distribuição com o consequente aumento da eliminação. A hiperêmese gravídica, por exemplo, leva à má absorção de tiamina e dos medicamentos e também a um distúrbio eletrolítico, causando sintomas neurológicos, como hiporreflexia, oftalmoparesia, nistagmo multidirecional e papiledema.

A necessidade de internação hospitalar de pacientes jovens por doenças neurológicas relacionadas com o período gravídico é pouco comum. Essas alterações neurológicas são mais frequentes em gestantes de idade mais avançada, nas quais são mais relatadas complicações como diabetes gestacional e hipertensão arterial.

Convém estabelecer a distinção entre as doenças neurológicas que coincidem com a gestação e as alterações neurológicas diretamente relacionadas com o período gestacional e o periparto. As hipóteses diagnósticas mais comuns e a importância do reconhecimento precoce dessas alterações, que podem ser responsáveis por até 20% da mortalidade materna, serão abordadas ao longo deste capítulo.

Segundo Berlit (2016), as doenças neurológicas diretamente relacionadas com o período gestacional e o pós-parto são síndrome de encefalopatia reversível, embolia por líquido amniótico, apoplexia hipofisária pós-parto (síndrome de Sheehan) e síndromes de nervos periféricos.

ACIDENTE VASCULAR ENCEFÁLICO (AVE)

A gravidez promove um ambiente fisiológico de relativa hipercoagulabilidade e aumento da demanda cardíaca e do tônus vascular, alterações essas que se tornam mais evidentes ao final da gestação e no puerpério, visando diminuir as perdas sanguíneas relacionadas com o parto. Em gestantes da raça negra com mais de 35 anos e com pré-eclâmpsia e hipertensão arterial há aumento de até quatro vezes na ocorrência de AVE isquêmico ou hemorrágico.

O AVE deve ser suspeitado na presença de déficit neurológico focal ou global de início súbito, como plegias, afasias, hemianopsias ou mesmo sintomas generalizados e inespecíficos, como crise convulsiva, cefaleia e até mesmo o estado de coma. Cabe ao médico assistente, em primeiro lugar, reconhecer a suspeita de AVE e, após estabilização hemodinâmica da paciente, prosseguir com métodos diagnósticos que irão diferenciar as formas isquêmicas (AVEi) e hemorrágicas (AVEh) com suas etiologias relacionadas.

Nessa situação, o primeiro e mais rápido exame a ser solicitado é a tomografia computadorizada (TC) do encéfalo sem contraste, tomando-se o cuidado com a proteção do abdome da gestante com capa de chumbo. A ressonância magnética (RM) é exame pouco mais demorado, porém fornece mais detalhes, principalmente em caso de isquemia, além de livrar o feto da radiação. O eletrocardiograma, o ecocardiograma transesofágico e o estudo dos vasos cervicais (seja por Doppler ou ângio-RM) complementam a propedêutica em caso de suspeita de causa cardioembólica.

O ativador do plasminogênio tecidual (rtPa) revolucionou o tratamento na população em geral com AVEi, reduzindo sobremaneira as sequelas. Não há muita experiência com a utilização desse medicamento em gestantes, já que a gestação é contraindicação relativa à sua aplicação na maioria dos protocolos conhecidos de trombólise no AVEi agudo. Contudo, o rtPA não atravessa a placenta nem causa teratogenicidade em estudos com animais. Alguns relatos de casos ou mesmo séries de pacientes registram sucesso em sua aplicação por via venosa ou arterial.

O ácido acetilsalicílico (AAS) pode ser usado em baixas doses como medida de prevenção secundária nos casos de AVEi que ocorrem durante a gestação sem complicações sérias relatadas. A heparina de baixo peso molecular também pode ser utilizada na gestação, não atravessando a barreira placentária e sem teratogenicidade relatada, ao contrário da varfarina.

A frequência de AVEh é semelhante à do AVEi, predominando também no final do período gestacional e no puerpério, porém com mortalidade maior (5% a 12% de mortalidade materna). As causas mais comuns de AVEh são pré-eclâmpsia, eclâmpsia, malformações arteriovenosas (MAV) e aneurismas cerebrais. O aumento da volemia circulante e do tônus vascular durante a gravidez predispõe a esse subtipo de AVE, fazendo com que as MAV e os aneurismas cerebrais anteriormente assintomáticos se manifestem com hemorragia durante esse período. A cesariana é o método escolhido nesses casos, como, por exemplo, em gestante com aneurisma cerebral não roto.

A TC do encéfalo sem contraste é o exame inicial, revelando a presença de sangue no parênquima cerebral (hemorragia hipertensiva ou decorrente de MAV/angioma cavernoso) ou no espaço subaracnóideo. Quando a tomografia mostra hemorragia subaracnóidea (HSAE), a paciente deve ser encaminhada imediatamente para estudo angiográfico, sendo a arteriografia com subtração digital o padrão-ouro no diagnóstico do aneurisma cerebral (o feto deverá ser protegido com manta de chumbo). O aneurisma cerebral roto é urgência neurológica, pois seu ressangramento se associa a alta mortalidade (em torno de 70%) e, portanto, deverá ser tratado por via microcirúrgica ou embolização, sendo ambos os procedimentos seguros para o binômio feto-mãe.

A hemorragia intraparenquimatosa, se associada à eclâmpsia ou à síndrome hipertensiva arterial, deverá ser tratada com anti-hipertensivos e anticonvulsivantes cuidadosamente selecionados. Consulta precoce com neurocirurgião deverá ser realizada para que se avaliem o local e o volume do hematoma de modo a se decidir sobre a necessidade de drenagem neurocirúrgica.

A trombose venosa cerebral (TVC), um subtipo de AVE, pode resultar em insulto isquêmico ou hemorrágico. Na população em geral há a predileção pelo gênero feminino (3:1). Cabe ressaltar que essa doença progride sobremaneira no período final da gestação e puerpério, podendo associar-se a 9% de mortalidade nos casos hemorrágicos.

Varias são as explicações para o aumento da incidência da TVC, a começar pelo estado de hipercoagulabilidade fisiológica da gestação, mas algumas trombofilias podem agir como elementos potencializadores, como síndrome antifosfolípide, mutações no gene da protrombina e deficiência do fator V de Leyden, entre outras.

Situações clínicas desse período aumentam ainda mais a ocorrência de TVC, como infecção, desidratação, hiperêmese e obesidade. A sintomatologia é variada e geralmente está associada ao seio venoso acometido, mais comumente o seio sagital superior e o transverso, muito importantes na drenagem venosa cerebral. O aumento do compartimento venoso cerebral levará a uma síndrome de hipertensão intracraniana, manifestando-se com cefaleia, vômitos e papiledema. Em caso de acometimento do seio cavernoso notam-se proptose não pulsátil e hiperemia conjuntival, podendo ainda associar-se a paralisia da motilidade ocular. Déficits neurológicos focais, como hemiplegia ou afasia, podem ocorrer em caso de acometimento de veias profundas e nos infartos venosos e transformações hemorrágicas.

A propedêutica inicial consistirá em TC do encéfalo, que mostrará hemorragias ou áreas de infarto que não respeitam os territórios vasculares arteriais clássicos. Edema vasogênico pode estar associado. A RM do encéfalo associada a estudo venoso (ângio-RM) muitas vezes será definitiva no diagnóstico e, se a suspeita já estiver clara desde o início, poderá ser o primeiro exame a ser solicitado. O dímero D pode sugerir pacientes com maior tendência a TVC, mas não é determinante, e valores <500ng/mL não descartam a presença de trombose.

Em geral, o tratamento da TVC consiste na administração de varfarina para se evitar a progressão da trombose. Em virtude de seus efeitos teratogênicos, não se utiliza a varfarina no primeiro trimestre nem no final da gestação em razão da diátese hemorrágica. Segundo recomendações da American Heart Association, a varfarina pode ser utilizada no segundo trimestre, interrompendo-se seu uso próximo ao parto.

O AAS é seguro em baixa dose após o primeiro trimestre de gravidez, e a heparina de baixo peso molecular também pode ser utilizada até mesmo como tratamento único.

A neurorradiologia intervencionista pode ser útil em casos mais extensos de trombose, e mesmo uma craniotomia descompressiva pode ser necessária quando a isquemia ou hemorragia causa desvio das estruturas da linha média cerebral com a paciente comatosa.

Rapidez e precisão diagnóstica, além de precocidade na instituição do tratamento, são recomendadas para assegurar menos dano e possibilitar a reversibilidade do quadro clínico neurológico, evitando sequelas e morte.

ECLÂMPSIA

O fluxo sanguíneo cerebral é constante dentro de uma faixa de pressão arterial graças à capacidade de autorregulação dos vasos cerebrais. Dessa maneira, em situações de hipotensão arterial, há vasodilatação e, na situação inversa, vasoconstrição. A encefalopatia hipertensiva ocorre quando em situações de hipertensão arterial, seja em hipertensos crônicos, seja indivíduos previamente normotensos, esgota-se a capacidade de constrição das arteríolas pré-capilares, ocorrendo necrose fibrinoide em sua camada média com resultantes edema vasogênico e sintomatologia neurológica.

Essas alterações são encontradas mais comumente no lobo occipital e nas zonas limítrofes de vascularização cerebral (watershed zones). Curiosamente, não há um limite de pressão arterial a partir do qual surge essa encefalopatia, mas exigidos níveis mais elevados nos hipertensos crônicos do que naqueles previamente normotensos, como a jovem gestante.

Os sintomas mais comuns são cefaleia, crises convulsivas generalizadas e distúrbios visuais. O termo eclâmpsia deriva do grego iluminar, descrevendo o "risco de luz" que pode ser percebido nessas alterações vasculares do lobo occipital. Eclâmpsia é definida pela manifestação de uma ou mais crises convulsivas tônico-clônicas generalizadas ou coma, em gestante com hipertensão gestacional ou pré-eclâmpsia, na ausência de doenças neurológicas.

Os exames de imagem, como TC ou RM do encéfalo, podem ser normais ou mostrar sangramento ou edema vasogênico nas localizações supracitadas.

O pronto diagnóstico e o tratamento adequado da encefalopatia hipertensiva estão associados a bons resultados com reversão das alterações clínico-radiológicas, prevenindo a progressão da doença e a morte.

O tratamento envolve a normalização da pressão arterial com anti-hipertensivos e a prevenção de crises convulsivas, prescrevendo-se sulfato de magnésio.

Outras manifestações neurológicas provocadas pela eclâmpsia incluem trombose de seio venoso cerebral (TSVC), neuropatia aguda motora axonal (NAMA) e oftalmoplegia.

Recomendam-se o controle e a vigilância da pressão arterial durante a gravidez, buscando o diagnóstico precoce da pré-eclâmpsia e o tratamento imediato.

EPILEPSIA

A epilepsia ou doença epiléptica é caracterizada por convulsões recidivantes tônico-clônicas (grande mal) ou por crises de ausência (pequeno mal). As convulsões são classificadas como parciais ou focais, generalizadas e não classificadas. Estima-se que a epilepsia acometa cerca de 0,5% das mulheres grávidas. Cerca de 52% das mulheres com essa doença estão em idade reprodutiva, e esse é considerado o transtorno neurológico mais frequente na gestação. Entretanto, apesar da prevalência elevada na gravidez, sabe-se que cerca de 90% das gestações chegam ao termo sem complicações. A história natural da epilepsia é modificada durante a gravidez. A ocorrência das crises convulsivas é aumentada em virtude do aumento sérico de progesterona, e um terço das pacientes apresenta aumento na frequência das crises durante a gestação, o qual ocorre principalmente no primeiro e terceiro trimestres e próximo ao parto. A incidência de crises nesse período gestacional é três vezes maior do que no restante da gravidez.

Vários fatores determinam o aumento da frequência das crises convulsivas epilépticas durante a gravidez: (a) hormonais: o aumento do estrogênio sérico e da gonadotrofina coriônica humana ativa os focos epilépticos; (b) metabólicos: aumento do peso, da retenção hídrica e da alcalose respiratória consequente à hiperventilação; (c) distúrbios do sono; (d) hiperêmese gravídica, alterando a aceitação e a absorção dos agentes anticonvulsivantes; (e) aumento da volemia, promovendo hemodiluição; (f) aumento da excreção renal; (g) ansiedade e estresse.

Os riscos da epilepsia na gravidez são decorrentes de três fatores principais: aumento de complicações na gravidez, possibilidade de ocorrência de crises convulsivas e sua repercussão para a gestante e o feto, e, por fim, aumento da taxa de malformações decorrentes do uso de agentes antiepilépticos, sendo os mais usados apresentados a seguir:

Fenobarbital

O fenobarbital é um barbitúrico utilizado como anticonvulsivante, sedativo e hipnótico que também apresentou maior incidência de alterações congênitas ao ser usado durante a gestação, porém com riscos mais baixos do que o ácido valproico e a fenitoína. Entre os defeitos congênitos causados estão fissura palatina, cardiopatias congênitas e anomalias genitais. Além das anomalias congênitas, sua utilização aumenta a incidência de recém-nascidos de baixo peso com menor perímetro cefálico e redução da capacidade intelectual.

Fenitoína

A fenitoína, medicação amplamente utilizada como anticonvulsivante nos diversos tipos de epilepsia, apresenta poucos efeitos colaterais e é bem tolerada, sendo seu uso durante a gravidez associado à "síndrome hidantoínica" (defeitos craniofaciais, microcefalia, retardo mental e hipoplasia das falanges distais). Crianças que apresentam essa síndrome apresentam redução no quociente de inteligência (QI) e retardo no desenvolvimento, em uma incidência que varia de 1% a 11%. O uso de fenitoína durante a gravidez aumenta também a incidência de tumores neuroectodérmicos na infância, principalmente de neuroblastomas.

Carbamazepina

Estudos demonstram que a carbamazepina, se utilizada durante a gestação, pode dar origem a malformações congênitas graves, incluindo defeitos no fechamento do tubo neural, cardiopatias congênitas, fissura palatina e anomalias esqueléticas e cerebrais, com incidência duas a cinco vezes maior do que na população em geral.

Ácido valproico

O risco teratogênico do ácido valproico em doses >1g/dia está bem definido. O número de doses diárias e o uso no primeiro trimestre também estão relacionados com aumento de cerca de três vezes no risco de malformações em relação aos não expostos. Entre os achados craniofaciais podem ser incluídas hiperplasia gengival, anomalias nasais, auriculares e labiais, micrognatia e macro ou microcefalia. Entre os neurológicos, alguns relatos de caso demonstram atrofia dos hemisférios cerebrais, com predomínio em lobo temporal, anomalias do septo pelúcido e malformações do tubo neural e cerebelares. Recém-nascidos expostos a esse ácido também contam com risco mais alto de apresentar distresse respiratório, índices de Apgar baixos, hipoglicemia e crescimento deficiente, além de retardo no desenvolvimento e autismo.

Quadro 109.1 Efeitos colaterais maternos e fetais dos agentes anticonvulsivantes

Fármaco	Efeitos maternos	Efeitos fetais
Ácido valproico	Ataxia, sonolência, alopecia, hepatotoxicidade, trombocitopenia, diminuição da fertilidade	Defeitos do tubo neural, craniofaciais e ósseos
Carbamazepina	Ataxia, sonolência, leucopenia, hepatotoxicidade leve	Risco de defeitos craniofaciais e do tubo neural
Etossuximida	Náuseas, trombocitopenia, leucopenia, hepatotoxicidade	Risco de teratogênese
Fenitoína	Ataxia, nistagmo, hirsutismo, anemia megaloblástica, hiperplasia gengival	Risco de teratogênese e carcinogênese, hipocalcemia, coagulopatia neonatal
Fenobarbital	Ataxia, sonolência	Risco de teratogênese, depressão e coagulopatia neonatal, abstinência
Primidona	Ataxia, sonolência, náuseas	Risco de teratogênese, depressão e coagulopatia neonatal
Lamotrigina	Cefaleia, visão turva e dupla, fadiga, dor muscular, sonolência, erupção cutânea	Lábio leporino, fenda palatina, declínio cognitivo do recém-nascido
Trimetadiona	Sonolência, náuseas	Retardo mental, CIUR, fenda patalina, malformações cardíacas e urinárias

O Quadro 109.1 lista os efeitos colaterais maternos e fetais dos medicamentos anticonvulsivantes.

O estado de mal epiléptico consiste na ocorrência de convulsão com mais de 30 minutos de duração ou convulsões reentrantes sem estabelecimento da consciência entre essas convulsões. Epilepsia, eclâmpsia, meningite, encefalite, tumor, drogas e intoxicações podem provocar esse estado. A mortalidade materna é de 25%, e as perdas fetais chegam a 50%. O tratamento deve ser imediato e os medicamentos administrados por via endovenosa.

Recomenda-se buscar sempre o tratamento com monoterapia, baixas doses e controle sérico da concentração do medicamento, além do uso suplementar de ácido fólico.

Apoplexia hipofisária

A glândula hipófise normal apresenta alta taxa metabólica, ligada, porém, a baixo suprimento arterial, já que o sistema porta contém dois leitos capilares interpostos, predispondo-a à isquemia e à transformação hemorrágica (apoplexia) em situações de hipotensão sistêmica. Na gravidez há hipertrofia fisiológica da glândula com consequente predisposição à apoplexia quando há hipotensão arterial, mais comumente após o trabalho de parto (síndrome de Sheehan). Os sintomas podem ser sutis, além da cefaleia, e o quadro só se torna evidente com o hipopituitarismo pós-gravídico (amenorreia pós-parto e hipogalactação).

Cefaleia/enxaqueca

A cefaleia é o sintoma neurológico mais comum na gravidez. Na população em geral, as cefaleias primárias mais frequentes são a tensional e a enxaqueca, ocorrendo, entre os adultos, com uma prevalência de 20% a 30% e sendo mais relevante entre as mulheres. Entre as cefaleias primárias preexistentes, a enxaqueca é a mais sensível aos hormônios ovarianos. O aumento dos níveis de estrogênio e a ausência de flutuações hormonais estão associados à melhora da enxaqueca sem aura. A cefaleia repentina com piora progressiva dos sintomas ou o aumento da frequência deve levar à suspeita de causas secundárias (p. ex., trombose do seio cavernoso ou pré-eclâmpsia) e ser imediatamente submetida a meticuloso exame neurológico.

Neuropatia

A neuropatia mais comum da gravidez acomete o nervo femoral lateral, um nervo sensitivo que se inicia em L2-L4 e se dirige à região anterolateral da coxa. Sua ocorrência é mais frequente durante trabalho de parto prolongado, mas a própria gravidez, após 30 semanas, pode causar essa parestesia. Outros nervos menos acometidos são o femoral, o obturador, o ciático, o peroneal e o plexo lombossacral. A maioria dessas neuropatias se resolve espontaneamente dentro de 6 a 8 semanas, podendo uma eletroneuromiografia ser solicitada se necessário. O mais importante ao se abordar essa suspeita no puerpério consiste em diferenciar essa entidade relativamente benigna de complicações como hematoma ou abscesso epidural relacionados com a anestesia peridural.

Paralisia facial periférica (PEP)/Paralisia de Bell

A PFP é muito comum na população em geral, com incidência de 24 a 40 em cada 100 mil pessoas. Existe predominância no gênero feminino (2 a 4:1), mas a incidência pode aumentar em até seis vezes na gravidez, sendo mais comum no terceiro trimestre e no período do parto.

Não se sabe ao certo por que ocorre aumento na incidência de PFP na gravidez, mas o tratamento é o mesmo administrado na população em geral, com base no uso de corticoterapia e antivirais (o forticoide deverá ser evitado no primeiro trimestre da gravidez, e os segundos são considerados classe B na gestação e podem ser administrados) e em fisioterapia.

Síndrome do túnel do carpo

A prevalência de dores nas mãos alcança 40% entre as gestantes, mas somente 5% apresentam essa clássica síndrome. A neuropatia mais frequente durante a gravidez geralmente ocorre durante o segundo e terceiro trimestres da gestação. A sintomatologia mais frequente consiste em queimação, parestesia e sensação de dormência ou formigamento sobretudo na região tenar. A compressão do nervo mediano pelo ligamento transverso do carpo é geralmente bilateral. O ganho de peso e a embebição gravídica (retenção hídrica) são fatores de risco para o desenvolvimento da doença. O tratamento consiste no uso de antiálgicos, imobilização, infiltração de corticoides no local e até mesmo na liberação cirúrgica nos casos de atrofia tenar ou acentuada fraqueza de adução do polegar. *Pompage* para o canal do carpo e alongamento (*stretching*) do retináculo do flexor do carpo são importantes recursos fisioterapêuticos. Os sintomas geralmente têm curta duração, e a evolução é quase sempre benigna com regressão no puerpério.

Neuropatias dos membros inferiores

As neuropatias dos membros inferiores incluem a parestesia do nervo femoral, que ocorre geralmente no segundo e terceiro trimestres da gestação. A queixa mais frequente é a sensação de formigamento na face lateral da coxa, que regride em 10 a 12 semanas após o parto.

A meralgia parestésica ocorre em razão do aprisionamento do nervo cutâneo femoral lateral, ocasionando forte dor e perda da sensibilidade da face anteroexterna da coxa. O ganho de peso exagerado, a hiperlordose e a obesidade são fatores predisponentes. Surge normalmente no terceiro trimestre da gestação, responde bem aos analgésicos e desaparece no puerpério.

A lombalgia durante a gravidez é queixa frequente de pelo menos 50% das gestantes, sendo decorrente da compressão radicular em virtude da hiperlordose lombar e das alterações osteomusculares (afrouxamento dos ligamentos da sínfise púbica e das articulações sacroilíacas). A incidência é maior no segundo e terceiro trimestres da gravidez. A dor tem intensidade variável e é referida na região lombar baixa, na região sacroilíaca e, às vezes, se irradia para a face posterior da coxa. O tratamento inclui analgésicos, repouso e assistência fisioterapêutica. A discopatia lombar com prolapso do disco intervertebral é pouco frequente durante a gravidez.

A paralisia materna obstétrica consiste na compressão de segmentos do plexo lombossacro e de nervos periféricos pelo polo cefálico fetal ou pelo fórceps e causa dor e fraqueza muscular. A paralisia dos pés após o parto é a mais comum. O tratamento consiste em fisioterapia e a recuperação ocorre em 8 semanas.

Síndrome de Guillain-Barré

A polineurite desmielinizante aguda ou síndrome de Guillain-Barré (SGB) é uma entidade rara, mas que pode ocorrer no período gravídico. Como se caracteriza por fraqueza muscular progressiva e arreflexia, representa sério risco para a gestante e o feto. Algumas vezes pode haver infecção precedente pelo citomegalovírus, o que confere gravidade adicional ao feto. O diagnóstico se baseia em avaliação liquórica e eletroneuromiografia, semelhante à propedêutica empregada na população em geral. O tratamento também é semelhante com plasmaférese e uso de imunoglobulinas. A SGB não interfere com a contração uterina normal, ficando a via de parto a critério do obstetra.

Distúrbio da junção neuromuscular/Miastenia grave (MG)

A miastenia grave (MG) é uma doença autoimune crônica que afeta a junção neuromuscular, causando fraqueza na musculatura esquelética e também nas musculaturas facial e orbitária. Predomina no sexo feminino (2:1), podendo ocorrer exacerbações durante o período gestacional. A MG em associação à pré-eclâmpsia é um desafio para o médico assistente, já que o sulfato de magnésio é contraindicado na MG por exacerbar a fraqueza muscular e, portanto, na presença de crise convulsiva devem ser preferidos outros anticonvulsivantes. Não há contraindicação absoluta ao parto vaginal, mas a mãe pode não tolerar trabalhos de partos prolongados, pois pode apresentar fadiga muscular precoce.

Após o parto, deve-se avaliar de perto o neonato, já que até 20% deles podem apresentar os sintomas da MG, como fraqueza generalizada, sucção e tosse ineficientes, disfagia e insuficiência respiratória, tendo em vista que anticorpos podem passar por via placentária.

Esclerose múltipla

A esclerose múltipla ou esclerose por placas é doença crônica inflamatória com desmielinização focal ou multifocal e posterior cicatrização, ocasionando a disfunção neurológica. A etiologia é desconhecida, mas a doença apresenta fases de exacerbações e remissões, além de atingir mais as mulheres de 20 a 35 anos de idade. Cerca de um terço dos pacientes apresenta evolução contínua após o diagnóstico e cerca de 40% manifestam neurite óptica com comprometimento da visão, disartria, ataxia, tremores, fraqueza muscular, espasticidade, diminuição dos reflexos e distúrbios vesicais e esfincterianos.

Não existem evidências de que a gravidez altere o curso da doença nem de que a doença prejudique a gestação. O diagnóstico é essencialmente clínico, e o tratamento consiste no uso de corticoides.

Coreia gravídica

A coreia aguda é rara durante a gravidez, geralmente ocorrendo na primagesta. Sua fisiopatologia é desconhecida e se verifica recorrência em 25% dos casos.

Neoplasias cerebrais

Os neurofibromas, angiomas e meningiomas aumentam de tamanho durante a gestação. A compressão do plexo venoso perimedular pelo útero gravídico promove congestão venosa intratecal com a consequente sintomatologia dos tumores e das malformações vasculares.

Os gliomas, meningiomas e adenomas de hipófise são os tumores primários mais frequentes; entre os metastáticos, os mais frequentes são os de pulmão e de mama. Seu tratamento depende das condições neurológicas maternas, do tipo histológico do tumor e da idade gestacional.

Leitura complementar

Bailey CJ, Pool RW, Poskitt E, Harris F. Valproic acid and fetal abnormality. Br Med J 1983; 286:190-7.

Bates SM, Greer IA, Pabinger I, Sofaer S, Hirsh J. Venous thromboembolism, thrombophilia, antithrombotic therapy, and pregnancy. American College of Chest Physicians Evidence-Based Clinical Practice Guidelines (8th Edition). Chest Jun 2008; 133(6 suppl):844S-886S.

Berg CJ, Chang J, Callaghan WM, Whitehead SJ. Pregnancy-related mortality in the United States, 1991-1997. Obstet Gynecol 2003 Feb; 101(2):289-96.

Berlit P. Neurological disorders and pregnancy. Fortschr Neurol Psichiatr Feb 2016; 84(2):103-13.

Birinder SP, Sunil KJ, Gunchan P, Shweta G. Spectrum of neurological complications in HELLP syndrome. Neurolology India 2013; 61(5): 467-71.

Cantú C, Barinagarrementeria F. Cerebral venous thrombosis associated with pregnancy and puerperium. Review of 67 cases. Stroke 1993; 24(12):1880-4.

Carvalho ME, Lima LC, de Lira Terceiro CA et al. Low back pain during pregnancy. Rev Bras Anestesiol 2016 May 21. pii: S0034-7094(16) 30023-X.

Castro PJS, Casado-Chocán JL, Mercadé-Cerdá JM et al. The Andalusia epilepsy society's guide to epilepsy therapy 2005: Antiepileptic therapy in special situations. Rev Neurol 2005; 40:683-95.

Chan LY, Tsui MH, Leung TN. Guillain-Barre syndrome in pregnancy. Acta Obstet Gynecol Scand 2004; 83(4):319-25.

Cozzolino M, Bianchi C, Mariani G, Marchi L, Fambrini M, Mecacci. Therapy and differential diagnosis of posterior reversible encephalopathy syndrome (PRES) during pregnancy and postpartum. Arch Gynecol Obstet Dec 2015; 292(6):1217-23.

Crassard I, Soria C, Tzourio C et al. A negative D-dimero assay does not rule out cerebral venous thrombosis: a series of seventy-three patients. Stroke 2005; 36(8):1716-9.

De Almeida JR, Al Khabori M, Guyatt GH et al. Combined corticosteroid and antiviral treatment for Bell palsy: a systematic review and meta-analysis. JAMA 2009; 302(9):985-93.

DeKeyser J, Gdovinova Z, Uyttenboogaart M, Vroomen P, Jan Luijckx G. Intravenous alteplase for stroke: beyond the guidelines and in particular clinical situations. Stroke 2007 Sep; 38(9):2612-18.

Demir BC, Ozerkan K, Ozbek SE, Eryilmaz NY, Ocakoglu G. Comparison of magnesium sulfate and manitol in treatment of eclamptic women with posterior reversible encephalopathy syndrome. Ach Gynecol Obstet 2012; 286:287-93.

Dentali F, Crowther M, Ageno W. Thrombophilic abnormalities, oral contraceptives, and risk of cerebral vein thrombosis: a meta-analysis. Blood 2006; 107(7):2766-73.

Dias MS, Sekhar LN. Intracranial hemorrhage from aneurysms and arteriovenous malformations during pregnancy and the puerperium. Neurosurgery 1990; 27(6):855-65; discussion 865-9.

Feske S. Stroke in pregnancy. Semin Neurol 2007 Nov; 27(5):442-52.

Gutiérrez-Álvarez AM. Use of anticonvulsive drugs during pregnancy and the risk of malformations in the newborn: a meta-analysis. Rev Neurol 2003; 37:1022-8.

Hirsh J, Fuster V, Ansell J, Halperin JL. American Heart Association/American College of Cardiology Foundation guide to warfarin therapy. J Am Coll Cardiol 2003; 41(9):1633-52.

James AH, Bushnell CD, Jamison MG, Myers ER. Incidence and risk factors for stroke in pregnancy and the puerperium. Obstet Gynecol 2005 Sept; 106(3):509-516.

Kalidindi M, Ganpot S, Tahmesebi F, Govind A, Okolo S, Yoong W. Myasthenia gravis and pregnancy. J Obstet Gynaecol 2007; 27(1):30-2.

Lamy C, Oppenheim C, Mas JL. Posterior reversible encephalopathy syndrome. Hand Clin Neurol 2014; 121:1687-701.

Lorenzato RZ, Cavalli RC, Duarte G et al. Epilepsia e gravidez: evolução e repercussões. Rev Brasil Ginecol Obstet 2002; 24:521-6.

Matalon S, Shechtman S, Ornoy A. The teratogenic effects of carbamazepine: a meta-analysis of 1.255 exposures. Reprod Toxicol 2002; 16:9-17.

Menzier K, Fuest S, Immisch I, Knake S. Epilepsy and pregnancy. Nervenarzt Jul 2016 27. [Epub ahead of print neuropatias].

Meyer JG. The teratological effects of anticonvulsants and the effect on pregnancy and birth. Europ Neurol 1973; 10(3):179-90.

Mondelli M, Rossi S, Monti E et al. Long term follow-up of carpal syndrome during pregnancy: cohort study and review of literature. Electromyorg Clin Neurophysiol. Sept 2007; 47(6):259-71.

Murugappan A, Coplin W, Al-Sadat A et al. Thrombolytic therapy of acute ischemic stroke during pregnancy. Neurology 2006 Mar 14; 66(5):768-70.

Nappi RE, Albani F, Sances G, Terreno E, Brambilla E, Polatti F. Headaches during pregnancy. Curr Pain Headache Rep. 2011; 15(4):289-94.

Neligan PJ, Laffey JG. Clinical review: special populations-critical illness and pregnancy. Crit Care 2011; 15(4):227.

Pardal-Fernández JM, Carrascosa-Romero MC, Rodríguez-Vázquez M, Marco-Giner J, Martínez-Gutiérrezet A. Embryopathy due to valproic acid with severe malformations in the central nervous system. Rev Neurol 2006; 42:336-40.

Peitersen E. Bell's palsy: the spontaneous course of 2,500 peripheral facial nerve palsies of different etiologies. Acta Otolaryngol Suppl 2002; 549:4-30.

Postma IR, Slager S, Kremer HP, de Groot JC, Zeeman GG. Long-term consequences of the posterior reversible encephalopathy syndrome in enclampsia and preeclampsia: a review of the obstetric and nonobstetric literature. Obstet Gynecol Surv 2014 May; 69(5):287-300.

Samuels MA, Feske S (eds.). Office practice of neurology. 1996; 984-6.

Sanjeev VT. Management of epilepsy and pregnancy. J Postgrad Med 2006; 52:57-64.

Tellez-Zenteno JF, Hernandez-Ronquillo L, Salinas V, Estanol B, da Silva O. Myasthenia gravis and pregnancy: clinical implications and neonatal outcome. BMC Musculoskelet Disord. 2004; 5:42.

Viinikainen K, Heinonen S, Eriksson K, Kälviäinen R. Communitybased, prospective, controlled study of obstetric and neonatal outcome of 179 pregnancies in women with epilepsy. Epilepsia 2006; 47:186-92.

Wong CA. Nerve injuries after neuraxial anaesthesia and their medicolegal implications. Best Pract Res Clin Obstet Gynaecol 2010; 24(3):367-81.

Wyszynski DF, Nambisan M, Surve T, Alsdorf RM, BA, Smith CR, Holmes LB. Increased rate of major malformations in offspring exposed to valproate during pregnancy. Neurology 2005; 64:961-5.

Zara G, Codemo V, Palmieri A et al. Neurological complications in hyperemesis gravidarum. Neurol Sci 2012; 33:133-5.

CAPÍTULO 110

Infecções Genitais na Gravidez

Flávia Ribeiro de Oliveira
Séphora Augusta Cardoso Queiroz
Augusto Henriques Fulgêncio Brandão

INTRODUÇÃO

As infecções genitais podem originar-se do crescimento da microbiota normal da vagina (infecção oportunista), assim como da colonização de novos microrganismos veiculados pelo contato sexual (doenças sexualmente transmissíveis – DST). Em geral, o tratamento e a abordagem das infecções genitais na gravidez pouco diferem daqueles preconizados fora do período gestacional, exceto pela maior preocupação com potenciais riscos para o feto.

Essas doenças englobam várias outras de ordem infecciosa, que podem ser adquiridas durante o ato sexual ou nas circunstâncias que o cercam. A abordagem sindrômica das DST foi elaborada pela Organização Mundial da Saúde (OMS) com o objetivo de cessar a sintomatologia e interromper a cadeia de transmissão especialmente nos países com altas taxas de DST e com poucos recursos laboratoriais para seu diagnóstico, como o Brasil. O objetivo dessa abordagem é, em única consulta, avaliar o paciente, tratá-lo e aconselhá-lo adequadamente. Para isso, foram criados fluxogramas (Figuras 110.1 e 110.2) para orientar o diagnóstico e o tratamento adequados.

INFECÇÕES GENITAIS QUE CURSAM COM FLUXO GENITAL

Vulvovaginites

As vulvovaginites têm adquirido maior importância em obstetrícia em virtude da possível associação ao trabalho de parto prematuro, à ruptura prematura de membranas, aos recém-nascidos de baixo peso e às corioamnionites.

Na literatura científica permanece a polêmica quanto a essa associação. Os dados são conflitantes, tornando muito discutível a implantação de programas de rastreamento rotineiro em gestantes consideradas de baixo ou alto risco para a prematuridade.

Tricomoníase

A tricomoníase é a DST não viral mais prevalente nos EUA, afetando cerca de 3,7 milhões de pessoas. Nesse país, as desigualdades sociais influenciam a epidemiologia da infecção, e 13% das mulheres negras são afetadas em comparação com 1,8% das mulheres brancas não hispânicas. Doença causada por um protozoário flagelado, pouco maior do que um leucócito, tem afinidade pelo trato urinário e epitélio vaginal de mulheres com pH >6. O ser humano é o único hospedeiro do *Trichomonas vaginalis*.

Homens infectados podem apresentar sintomas de uretrite, epididimite ou prostatite, enquanto as mulheres infectadas têm corrimento vaginal, verde-amarelado, com odor desagradável, podendo ter ou não irritação vulvar. A maioria dos pacientes infectados (70% a 85%) apresentam poucos ou nenhum sintoma, e as infecções não tratadas podem durar meses ou anos, o que facilita a transmisssão da doença. Entre as pessoas sexualmente ativas, a melhor maneira de prevenir a tricomoníase consiste no uso correto e consistente do preservativo em todas as relações sexuais penianovaginais.

A infecção por *T. vaginalis* está associada a risco duas a três vezes maior de aquisição do HIV, parto prematuro, ruptura prematura de membranas, infecção do trato respiratório do recém-nascido e outros resultados adversos da gravidez. No entanto, a importância isolada do microrganismo no resultado adverso da gravidez ainda não está clara em razão da frequente associação dessa infecção com tabagismo, promiscuidade e baixo nível socioeconômico.

Diagnóstico da tricomoníase na gestação

Os testes diagnósticos para *T. vaginalis* devem ser realizados em gestantes que procuram atendimento médico por corrimento vaginal. A triagem rotineira poderia ser considerada para gestantes assintomáticas de alto risco (p. ex., múltiplos parceiros sexuais, prostitutas, usuárias de substâncias ilícitas

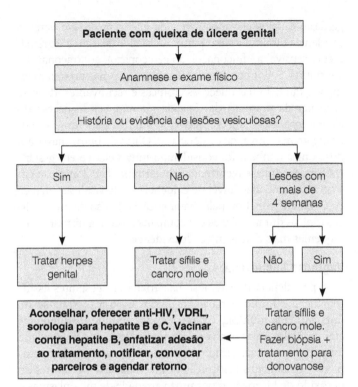

Figura 110.1 Fluxograma para tratamento das úlceras genitais.

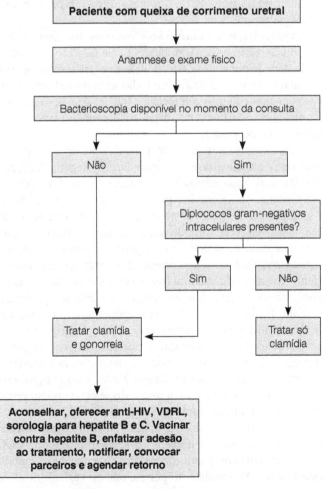

Figura 110.2 Fluxograma para tratamento de corrimento uretral.

ou história de DST). No entanto, faltam evidências que comprovem que esse rastreio e o tratamento para tricomoníase assintomática reduzam de fato os eventos adversos.

Diagnóstico da tricomoníase na gestação

O diagnóstico da tricomoníase não pode tomar por base somente a apresentação clínica, pois a infecção poderia ser confundida com outras DST, visto que o clássico achado da cérvice com aspecto de morango é observado em apenas 2% das pacientes, e o corrimento espumoso, em somente 20% das infectadas. Se a clínica fosse utilizada isoladamente para o diagnóstico, 88% dessas mulheres não seriam diagnosticadas e 29% das não infectadas seriam falsamente definidas como tais. A investigação laboratorial é necessária e essencial para o diagnóstico da tricomoníase, uma vez que possibilite o tratamento apropriado e facilita o controle da propagação da infecção.

Existem quatro classes principais de ensaios para o diagnóstico laboratorial da tricomoníase:

- **Microscopia de preparação a fresco:** método de primeira linha ideal, isto é, quando realizado e interpretado de maneira adequada, fornece o diagnóstico definitivo com alta especificidade, porém a sensibilidade é limitada.
- **Testes *point-of-care* (POC) de detecção de antígeno:** atualmente disponíveis em muitos lugares e aprovados apenas para amostras vaginais. A última geração desses testes, como o teste rápido para *Trichomonas* OSOM (Genzyme Diagnostics, EUA), apresenta sensibilidade maior quando comparado à microscopia e pode fornecer resultados em aproximadamente 30 minutos.
- **Culturas laboratoriais:** foram utilizadas por muitos anos e, na última década, *kits* de cultura disponíveis comercialmente, como o sistema de cultura *InPouch TV*, se tornaram acessíveis. Os resultados demoram cerca de 5 a 7 dias após a coleta, e a determinação de resultados positivos exige a avaliação por microscopia.
- **NAAT (do inglês *nucleic acid amplification test*):** disponível para detecção do DNA ou RNA específico de *T. vaginalis*. A sensibilidade e a especificidade do ensaio aprovado pelo FDA (APTIMA TV, Gen-Probe, EUA) são muito altas.

Tratamento da tricomoníase na gestação

Os nitroimidazólicos são a única classe de medicamentos recomendada para o tratamento da tricomoníase. Embora a adoção do metronidazol produza cura parasitológica, alguns estudos não mostraram diferença significativa na morbidade perinatal após o uso dessa medicação. Um ensaio clínico sugeriu aumento do risco de parto prematuro em mulheres com infecção por *T. vaginalis* que receberam tratamento com metronidazol, mas as limitações do estudo impossibilitam conclusões definitivas. Outros estudos maiores e mais recentes não demonstraram associação positiva ou negativa entre a adoção de metronidazol durante a gravidez e os resultados adversos.

Se o tratamento for considerado, o regime recomendado em mulheres grávidas consiste no uso de metronidazol 2g VO em dose única. Mulheres grávidas sintomáticas, independentemente do estágio da gravidez, devem ser examinadas e tratadas. O tratamento da tricomoníase pode aliviar os sintomas de corrimento vaginal em mulheres grávidas e reduzir a transmissão sexual para os parceiros. Embora a transmissão perinatal da tricomoníase seja incomum, estudos sugerem que o tratamento também pode prevenir a infecção respiratória do recém-nascido. Os médicos devem aconselhar as gestantes sintomáticas com tricomoníase sobre os potenciais riscos e benefícios do tratamento, a importância do tratamento do parceiro e o uso de preservativo.

Embora atravesse a placenta, estudos sugerem que o metronidazol representa baixo risco para as mulheres grávidas. Não há evidência de teratogenicidade ou efeitos mutagênicos em lactentes. As mulheres podem ser tratadas com metronidazol oral, em dose única, em qualquer fase da gravidez. Esse medicamento é excretado no leite materno. Com a terapia oral materna, os bebês amamentados o recebem em doses menores do que as usadas para tratar infecções em crianças. Até o momento, não se encontrou qualquer evidência de efeitos adversos em lactentes expostos a esse fármaco no leite materno.

São limitados os estudos em humanos a respeito do uso de tinidazol na gravidez. No entanto, em animais, essa medicação representa risco moderado e, por esse motivo, o tinidazol deve ser evitado em mulheres grávidas, e a amamentação deve ser adiada por 72 horas após dose única de 2g VO.

Candidíase vulvovaginal na gestação

A candidíase vulvovaginal (CVV) é a segunda causa entre as vulvovaginites, podendo ser ainda mais frequente durante a gravidez. A prevalência de candidíase em grávidas é elevada, mesmo quando assintomática, podendo atingir de 12,5% a 33%. Os principais sintomas que caracterizam a CVV são prurido e eritema vulvovaginal, corrimento branco e espesso com aspecto caseoso, disúria, dispareunia, edema e fissuras na região vulvar. O diagnóstico pode ser estabelecido a partir dos sintomas característicos, do pH vaginal, que se encontra na faixa de normalidade entre 4 e 4,5, do aspecto e ausência de odor da secreção e por meio da identificação de leveduras e hifas no exame microbiológico.

O exame complementar utilizado para o diagnóstico consiste na microscopia direta, na qual se identifica esfregaço com número elevado de células epiteliais, esporos, micélios e leucócitos. A adição de KOH facilita a observação de elementos fúngicos, clareando o material a ser examinado por dissolução.

O tratamento local é o mais indicado para as gestantes, usando-se cremes ou óvulos antimicóticos durante 5 a 7 dias (nível de evidência B). As substâncias mais utilizadas são nistatina e clotrimazol (categoria B), butoconazol e terconazol (categoria C/B) e miconazol (categoria C). O tratamento por via oral com fluconazol ou itraconazol parece não aumentar o risco de malformações, mesmo quando adotado no primeiro trimestre de gestação, segundo metanálise recente. Existem relatos isolados de teratogenicidade com o uso do fluconazol (nível de evidência C). Há muitos relatos de infecção recorrente durante a gravidez, favorecida pela carga hormonal da gestação e pelos elevados níveis de glicogênio e, em geral, a incidência diminui após o parto. A *Candida albicans* é extremamente sensível ao fluconazol, ao cetoconazol, ao itraconazol e à nistatina. Se for constatada falha não só apenas no tratamento, mas também nas infecções crônicas e recidivantes, deve-se suspeitar da presença da *Candida glabrata*, sendo necessário exame específico para comprovação (cultura para fungos e antifungigrama) (nível de evidência B). O uso de butoconazol em dose única também foi considerado muito efetivo em gestantes com candidíase recorrente com término da colonização em 87,5% das grávidas (nível de evidência B). Revisão sistemática da Cochrane concluiu pela maior eficácia do uso de imidazólicos tópicos durante 7 dias em comparação com a nistatina e os esquemas mais curtos (nível de evidência A).

Vaginose bacteriana

A prevalência de vaginose bacteriana em gestantes assintomáticas é muito variável, de 3,5% a 35,5%. Trata-se de uma entidade múltipla, composta por conjunto de diferentes comunidades bacterianas ou de perfis de maior diversidade microbiana e caracterizada por desordem ecológica da microbiota vaginal com substituição dos lactobacilos produtores de peróxido de hidrogênio por uma variedade de micoplasmas e bacilos gram-negativos. Pode estar associada a alguns eventos adversos à saúde, incluindo o parto prematuro, a corioamnionite e a aquisição de DST, o que a torna um problema de saúde pública.

Na gravidez, o tratamento visa aliviar os sintomas locais e minimizar os riscos de complicações e de infecção por outras DST, além de prevenir possíveis efeitos negativos na gestação. O tratamento está indicado em todas as gestantes sintomáticas para alívio da infecção local e naquelas com achados epidemiológicos positivos no diagnóstico clínico e laboratorial (nível de evidência A).

A medicação mais utilizada para tratamento da vaginose bacteriana na gravidez é o metronidazol (categoria X/B), um dos fármacos mais estudados e de menor custo financeiro; é o medicamento de escolha por sua atividade antimicrobiana e antiprotozoário, porém a posologia e a via de administração são controversas. A administração oral seria a melhor opção, pois trata simultaneamente o trato genital superior e o inferior, mas a via vaginal tem a mesma eficácia terapêutica, evitando os efeitos colaterais do uso oral (reação gástrica, dor abdominal e gosto metálico), com maiores satisfação e adesão das pacientes.

Cabe lembrar que a eficácia semelhante do uso vaginal se deve à maior biodisponibilidade das formulações locais e ao aumento da vascularização e absorção vaginal na gravidez (grau A). O tratamento pode ser feito com metronidazol (500mg) VO, duas vezes ao dia por 7 dias. Outra opção seria o uso do medicamento sob a forma de geleia, também por 7 a 10 dias, ou ainda, clindamicina (categoria B) na forma de creme vaginal, por 7 dias, à noite. Outros autores também demonstraram que o tratamento com metronidazol da vaginose bacteriana em gestantes tem eficácia semelhante quando esse fármaco é administrado por via oral ou vaginal (nível de evidência A).

Com relação ao tratamento do parceiro, não foram encontrados estudos que defendessem essa postura durante a gravidez como forma de obter a melhora da resposta terapêutica ou a diminuição das recorrências. O tratamento da vaginose bacteriana durante a gravidez, por meio de antibióticos, mostrou-se efetivo em revisão da Biblioteca Cochrane. Entretanto, destacou-se pequena evidência de que o rastreamento e o tratamento de todas as gestantes assintomáticas possam prevenir o parto prematuro, principalmente com terapêutica antes de 20 semanas de gestação (nível de evidência A).

Gonorreia

Segundo o American College of Obstetricians and Gynecologists (ACOG), a gonorreia é a segunda DST mais comum nos EUA, sendo estimados 820 mil novos casos por ano. Em virtude das altas taxas de coinfecção com a clamídia e da dificuldade de diferenciação clínica entre as duas infecções, recomenda-se o tratamento simultâneo dirigido para o combate às duas bactérias.

Essas infecções podem originar quadros de vulvovaginite e cervicite assintomáticos em 80% dos casos. A infecção prolongada pode evoluir para doença inflamatória pélvica (DIP) e culminar em esterilidade, gravidez ectópica e dor pélvica crônica. A síndrome de Fitz-Hugh-Curtis consiste em peritonite, abscessos pélvicos ou peri-hepatite decorrentes da disseminação gonocócica secundária à salpingite aguda.

Existem controvérsias sobre o efeito da infecção por gonorreia e clamídia no prognóstico gestacional. Estudos correlacionam essas infecções com aumento nas taxas de prematuridade, ruptura prematura de membranas, perda fetal e embrionária e restrição do crescimento intrauterino. No recém-nascido, as complicações são conjuntivite, pneumonite intersticial atípica, bronquite e otite média.

O tratamento da gonorreia durante a gravidez deve ser feito com terapia dupla, considerando a alta taxa de coinfecção com a *Chlamydia trachomatis*, e a confirmação de seu sucesso com testes moleculares não é recomendada pelo ACOG. Cabe ressaltar que o tratamento proposto é também considerado o de primeira linha para quando não estiver envolvido com a gravidez.

O tratamento de parceiros deve ser considerado se a relação sexual ocorreu nos 60 dias que antecederam o diagnóstico da infecção, com regime de medicação idêntico ao prescrito para a gestante.

O tratamento com quinolonas não é mais recomendado, considerando as altas taxas de resistência reportadas, segundo dados do Centers for Disease Control and Prevention (CDC), valendo a observação de que as cefalosporinas são a única classe recomendada para o tratamento.

De acordo com a recomendação de terapia dupla para clamídia e gonorreia é sugerido o seguinte esquema terapêutico: ceftriaxona 250mg IM em dose única + azitromicina 1g em dose única.

INFECÇÕES GENITAIS QUE CURSAM COM ÚLCERAS
Cancro mole

O cancro mole consiste em doença sexualmente transmissível causada por um bastonete gram-negativo, o *Haemophilus ducreyi*. Em geral, as lesões são localizadas na genitália externa ou na região perineal ou anal.

Após o período de incubação, que pode variar de 4 a 15 dias, verifica-se lesão macular ou vesiculosa que evoluiu para ulceração em curto período. Trata-se de lesão dolorosa com odor fétido. Sua associação à sífilis dá origem à lesão denominada cancro misto de Rollet. O diagnóstico, na maioria dos casos, é realizado de maneira eminentemente clínica com a história da paciente e as características da lesão. A bacterioscopia tem sensibilidade menor do que a reação em cadeia da polimerase (PCR), sendo o exame padrão-ouro, apesar de caro e de acesso restrito. A biópsia, raramente empregada, é utilizada apenas para afastar outros diagnósticos.

A gonorreia, quando isolada, não está associada a acometimento fetal grave ou alterações no desfecho gestacional. Na ocorrência de trabalho de parto pré-termo ou ruptura prematura de membranas, outras infecções devem ser investigadas (nível de evidência B). A transmissão dessa doença, exclusivamente de ordem sexual, é causada pelo bastonete gram-negativo *Haemophilus ducreyi*.

O Quadro 110.1 apresenta as opções terapêuticas recomendadas durante a gestação.

Herpes genital

O herpes genital é uma doença de transmissão frequentemente sexual com incidência em ascensão em todo o mundo. O agente etiológico é o vírus herpes simples (HSV) tipos 1 e 2. Embora o HSV-1 e o HSV-2 sejam capazes de provocar infecção em qualquer parte do corpo, há predomínio do tipo 2 nas lesões genitais e do tipo 1 em lesões periorais. Todavia, é possível encontrar a situação inversa ou os dois tipos associados.

A transmissão decorre do contato direto de pele e mucosa com a lesão cruenta, mas também durante o período subclínico da doença, isto é, na ausência de sintomas. Caracteriza-se por infecção primária, primeiro episódio não primário e recorrente:

- **Infecção primária:** consiste na infecção de paciente sem anticorpos anti-HSV-1 ou anti-HSV-2 preexistente. Seu período de incubação é de 2 a 12 dias e inicialmente se manifesta com prurido, ardor, dor, formigamento ou aumento da sensibilidade no local de inoculação. Logo surgem pequenas vesículas agrupadas de conteúdo citrino que se rompem e formam úlceras confluentes e dolorosas de fundo limpo. As lesões têm remissão espontânea em cerca de 19 dias, podendo apresentar disúria, lindadenopatia local dolorosa bilateral, febre e cefaleia, mas alguns pacientes podem apresentar-se como oligo ou assintomáticos.

Quadro 110.1 Opções para o tratamento do cancro mole durante a gestação

Primeira opção*	Ceftriaxona 250mg IM em dose única
Segunda opção	Azitromicina 1g VO em dose única
Esquemas alternativos	Estearato de eritromicina 500mg a cada 6 horas por 7 dias
	Tianfenicol 5g em dose única

*O parceiro deve ser tratado caso a relação tenha ocorrido nos últimos 15 dias.

- **Infecção não primária:** refere-se à infecção de HSV-1 em pacientes com anticorpos anti-HSV-2 preexistentes ou vice-versa e se associa a menos manifestações sistêmicas e menor quantidade de lesões, podendo ser assintomática, presumivelmente em razão da ação cruzada dos anticorpos previamente adquiridos.
- **Infecção recorrente:** após a infecção primária, o HSV ascende pelos nervos periféricos sensoriais, penetra nos núcleos das células ganglionares e entra em estado de latência. A infecção recorrente se refere à reativação do sorotipo de HSV previamente infectado, que estava latente e contra o qual contém anticorpos específicos. A recorrência das lesões é muito comum, porém sua duração é muito menor (em média, 10 dias). Cerca de 25% dos episódios recorrentes são completamente assintomáticos. Cinquenta por cento dos casos recorrentes sintomáticos são precedidos de pródromos, como dor em pontadas, ardor e formigamento.

Complicações da infecção por HSV

Raras, as complicações da infecção por HSV geralmente ocorrem na infecção primária pelo HSV e estão associadas a pacientes imunologicamente deprimidos, incluindo meningite herpética, disfunção do sistema nervoso autônomo sacral com retenção urinária e mielite transversa.

Diagnósticos diferenciais

Em pacientes apresentando úlceras genitais deve ser realizado diagnóstico diferencial com lesão primária de sífilis e cancroide.

Diagnóstico

A anamnese e o exame físico são fundamentais no diagnóstico clínico da doença. Os testes laboratoriais devem ser restritos aos casos em que o diagnóstico clínico não é definitivo. O rastreamento para HSV não é recomendado em razão do grande número de falso-positivos em populações de baixo risco:

- **Cultura viral:** cultura do fluido citrino da vesícula, embora seja o método de escolha em virtude da facilidade de acesso, é um método com sensibilidade de 50% em razão das dificuldades técnicas (nível de evidência A).
- **Reação de cadeia de polimerase (PCR):** é um teste mais sensível do que a cultura para HSV, podendo ser realizado em amostras de líquido vesicular, raspado de úlceras ou líquido cefalorraquidiano e sendo útil em casos assintomáticos (nível de evidência A).
- **Sorologia:** identifica o anticorpo específico para HSV-1 e HSV-2 (IgM e IgG) mediante a detecção de glicoproteínas G específicas da superfície da cápsula viral ou por meio de testes rápidos comercialmente vendidos e que fornecem resultados em 15 minutos.
- **Citologia:** a descrição de células gigantes multinucleadas (células de Tzank) no laudo da amostra da citologia oncótica (Papanicolau) é sugestiva de infecção por HSV, embora seja pouco sensível e específica.

Tratamento

Para o tratamento devem ser adotadas medidas em geral, como manter os sítios das lesões sempre limpos e secos, além do uso tópico de pomadas antibióticas para evitar as infecções secundárias. A administração de analgésicos e de anti-inflamatórios pode controlar a dor decorrente dessas lesões.

Tanto nas infecções primárias como nas recorrentes, o uso de antivirais sistêmicos ajuda a reduzir o tempo de manifestação das lesões em alguns dias e é muito eficaz para evitar as complicações relacionadas com a HSV (meningite, radiculite sacral). No entanto, os antivirais não são capazes de erradicar o vírus latente nem afetam a frequência e as recorrências do HSV após o término do tratamento. Como não há evidências de benefícios com o uso de terapia tópica com antivirais, esta não é recomendada.

O início do tratamento é fundamental para a eficácia da medicação. Estudos comprovam que começar a terapia antiviral nas primeiras 24 horas de sintomas (pródromos) é mais eficaz do que em até 72 horas (nível de evidência A). Entretanto, o tratamento deve ser oferecido em qualquer tempo de manifestação da doença.

Na infecção primária recomenda-se:

- **Aciclovir:** 400mg, três vezes ao dia, ou 200mg, cinco vezes ao dia, VO, por 7 a 10 dias.
- **Fanciclovir:** 250mg, três vezes ao dia, VO, por 7 a 10 dias.
- **Valaciclovir:** 1g, duas vezes ao dia, VO, por 7 a 10 dias.

Estudos comparativos entre essas medicações não mostraram diferença estatisticamente significativa no que se refere à remissão dos sintomas, à duração da dor ou à duração da lesão. O uso de antivirais é bem tolerado e há baixa toxicidade.

Nos episódios de recorrência são recomendados períodos mais curtos de tratamento:

- **Aciclovir:** 800mg, três vezes ao dia por 2 dias ou 800mg duas vezes ao dia por 5 dias.
- **Fanciclovir:** 1g, duas vezes ao dia por 1 dia ou 125mg duas vezes ao dia por 5 dias.
- **Valaciclovir:** 500mg, duas vezes ao dia por 3 dias ou 1g/dia por 5 dias.

Para os casos de recorrência frequente (mais de seis episódios por ano) os estudos demonstram que o uso de terapia supressiva com aciclovir 400mg duas vezes ao dia, valaciclovir 500mg uma vez ao dia ou fanciclovir 250mg duas vezes ao dia, diariamente, aumentou o tempo de recorrência de 23 para 250 dias e diminuiu o período de manifestações das lesões de 5 para 1 dia (nível de evidência 2B).

Para os pacientes imunocompetentes com poucos sintomas e recorrência mínima pode-se optar por não iniciar terapia antiviral e apenas acompanhar a progressão natural da doença.

Em pacientes HIV positivos as doses recomendadas são:

- **Terapia para episódios de infecção:**
  - **Aciclovir:** 400mg três vezes ao dia por 5 a 10 dias.
  - **Fanciclovir:** 500mg duas vezes ao dia por 5 a 10 dias.
  - **Valaciclovir:** 1g duas vezes ao dia por 5 a 10 dias.

- **Terapia de supressão:**
  - **Aciclovir:** 400 a 800mg duas a três vezes ao dia.
  - **Fanciclovir:** 500mg duas vezes ao dia.
  - **Valaciclovir:** 500mg duas vezes ao dia.

Os casos complicados de HSV necessitam de hospitalização e acompanhamento multiprofissional, recomendando-se, então, o uso de aciclovir por via endovenosa na dose de 5 a 10mg/kg três vezes ao dia por 5 a 7 dias, complementando o tratamento por via oral até a remissão das lesões e dos sintomas.

Gestação

A via de parto deve ser considerada se houver primoinfecção no final da gestação ou manifestação de lesões herpéticas ativas nas 12 semanas que antecedem o parto. Nesses casos, a cesariana está indicado para diminuir o risco de infecção neonatal, porém não elimina o risco totalmente (nível de evidência 1B). Para o tratamento se recomenda aciclovir 400mg três vezes ao dia por 7 a 10 dias (nível de evidência 1A). Para supressão de casos recorrentes recomenda-se aciclovir 400mg três vezes ao dia de 36 semanas de gestação até o parto (nível de evidência 1A).

Nos casos de ruptura prematura pré-termo de membranas sugere-se acompanhamento expectante até o termo (nível de evidência 2C), com uso de corticoide para amadurecimento pulmonar e aciclovir endovenoso, 5mg/kg a cada 8 horas, para diminuir o tempo de duração das lesões e a transmissão viral para o feto.

Sífilis

Definição

A sífilis é uma doença infecciosa, cujo agente etiológico é uma bactéria gram-negativa espiroqueta denominada *Treponema pallidum*. Sua transmissão pode ser sexual, hematogênica ou congênita, sendo considerada pandêmica. As manifestações clínicas dessa doença são multiformes e se modificam de acordo com o estágio da doença.

Uma correta classificação está relacionada com a determinação do risco de transmissão e a duração do tratamento:

- **Sífilis recente** (menos de 1 ano de evolução): primária, secundária e latente recente.
- **Sífilis latente:** caracteriza-se por período assintomático com exame físico normal associado a sorologia positiva e é classificada como latente recente ou tardia de acordo com a data de diagnóstico da infecção.
- **Sífilis tardia** (mais de 1 ano de evolução): latente, tardia e terciária.

Transmissão

A transmissão ocorre no contato direto com lesões infectadas com *T. pallidum*. As lesões podem encontrar-se na região genital, perianal, mucosa oral, lábios ou mamas. Aproximadamente um terço das pessoas que tiverem contato com uma lesão será infectado. A transmissão por hemotransfusão é muito rara em razão da triagem dos doadores. A sífilis também pode ser adquirida por passagem da bactéria através da barreira hematoplacentária, sendo denominada sífilis congênita (ver capítulo específico).

Sífilis primária

Após o contato com a lesão infectada há um período de incubação de aproximadamente 21 dias, podendo variar de 3 a 90 dias. Forma-se no local de inoculação uma úlcera, indolor, sem bordas elevadas, com leito endurecido, liso e limpo, não exsudativo, que pode estar em associação a discreta linfadenomegalia regional bilateral, não supurativa, móvel e indolor. Pelas suas características, a lesão primária pode não ser percebida pelo paciente, o que muitas vezes torna difícil a realização do diagnóstico nessa fase. O cancro duro tem remissão espontânea após 3 a 6 semanas mesmo na ausência de tratamento em virtude da resposta imune local.

Sífilis secundária

Aproximadamente 25% dos indivíduos infectados apresentarão, após algumas semanas a meses da remissão do cancro duro, uma reação sistêmica com a denominação de sífilis secundária, podendo apresentar-se de múltiplas formas, como a mais comum, que é o *rash* cutâneo simétrico, macular ou papular, porém sem vesículas, difuso, acometendo geralmente tronco e extremidades (roséolas). As roséolas palmares e plantares são patognomônicas de sífilis. Raramente podem ocorrer de forma pustular, denominada pústula ulcerativa sifilítica, e quando ocorrem na face comumente são confundidas com doença acneica.

Outra lesão cutânea que pode ocorrer é o condiloma *lata* ou plano, uma lesão papilomatosa acinzentada encontrada em regiões intertriginosas úmidas e quentes, como, por exemplo, nas mucosas.

Os sintomas sistêmicos, que incluem febre, cefaleia, hiporexia, mialgia, artralgia e adinamia, são em geral decorrentes da resposta inflamatória à disseminação do *T. pallidum*.

Pode ocorrer alopecia no couro cabeludo, sobrancelhas e cílios, sendo usualmente reversível com o tratamento adequado.

Hepatite sifilítica é caracterizada por elevação da concentração sérica de fosfatase alcalina com dosagem de transaminases normal ou levemente elevada. A função hepática fica normalizada após tratamento.

Alterações renais, como albuminúria, síndrome nefrótica ou nefrite aguda associada a hipertensão arterial e insuficiência renal aguda, podem ocorrer na sífilis secundária.

Neurossífilis e anormalidades oculares também podem apresentar-se na sífilis secundária com sua ocorrência ocorrendo em razão do processo inflamatório e degenerativo dos tecidos. Pode ocorrer a formação de aneurismas vasculares, necrose de retina e de nervo ótico e, mais frequentemente, lesões extensas nos cordões posteriores da medula espinhal, surgindo *tabes dorsalis*, com presença de perda do equilíbrio e de dor intensa.

Sífilis tardia

Após período de latência de 3 a 12 anos de infecção, as manifestações clínicas voltam a ocorrer de forma generalizada com grande morbidade e mortalidade, principalmente por lesões cutaneomucosas (tubérculos ou gomas), neurológicas (demência e *tabes dorsalis*), cardiovasculares (aneurisma aórtico) e articulares (artropatia de Charcot).

Diagnósticos diferenciais

Na presença de úlcera genital, deve ser suspeitado o diagnóstico diferencial com herpes genital e cancroide. Causas não infecciosas incluem erupções medicamentosas, como a doença de Behçet.

Diagnóstico

Não é possível realizar cultura para *T. pallidum*. O teste mais sensível e específico na fase primária da sífilis é o de campo escuro, onde o raspado do leito da úlcera é analisado com visualização direta do treponema. Os testes séricos na fase de sífilis recente podem ser negativos.

Em caso de teste não treponêmico positivo devem ser realizados testes treponêmicos confirmatórios.

Testes não treponêmicos

O VDRL se baseia na reação de anticorpos do paciente a antígenos cardiolipídicos. Os resultados são semiquantitativos, refletindo os títulos de anticorpos na amostra. Por ser um teste indireto, depende da resposta imune do paciente. Apresenta alta sensibilidade e baixa especificidade, podendo ocorrer falsos-positivos, principalmente em casos de infecções por leptospirose, mononucleose, malária, na gestação e no lúpus, entre outras.

Trata-se do método de escolha para acompanhamento e controle de cura.

Testes treponêmicos

O *fluorescent treponemal antibody absorption* (FTA-ABS) e o *microhemaglutination test for antibodies to T. pallidum* (MHA-TP) são testes qualitativos de altas sensibilidade e especificidade para confirmação de infecção pelo treponema e se tornam reativos a partir do 15º dia de infecção. Por se tratar de métodos qualitativos, não devem ser usados para o controle de cura.

Tratamento

A eficácia da penicilina G benzatina no tratamento de todos os estágios da sífilis está bem estabelecido, sendo o antibiótico mais bem recomendado entre as opções de tratamento (nível de evidência 1B).

Os centros de controle de doenças recomendam uma duração maior da terapia para pacientes com sífilis latente tardia, pois nessa fase o *T. pallidum* apresenta metabolismo mais lento e tempo de divisão mitótico mais prolongado. O uso de macrolídeos, com azitromicina, não está recomendado em função da considerável resistência bacteriana:

- **Sífilis recente (primária ou latente recente):** penicilina G benzatina, na dose de 2,4 milhões de unidades, IM profunda, em dose única e ceftriaxona 1g/dia IM ou EV por 10 dias.
- **Sífilis tardia (latente tardia, terciária ou duração desconhecida):** penicilina G benzatina na dose de 7,2 milhões de unidades, IM profunda, administradas em três doses de 2,4 milhões por semana.
- **Neurossífilis:**
  - Penicilina G cristalina na dose de 2,4 milhões de unidades, intravascular, a cada 4 horas por 14 dias.
  - Penicilina G procaína na dose de 2,4 milhões de unidades DM ao dia, por 14 dias, associada à probenecida 500mg VO a cada 6 horas por 14 dias.

As pacientes HIV positivas devem ser tratadas da mesma maneira que as HIV negativas, porém os especialistas recomendam o tratamento por 3 semanas.

A reação de Jarisch-Herxheimer, que pode ocorrer durante o tratamento com penicilina, consiste em febre, cefaleia e mialgia geralmente nas primeiras 24 horas. A remissão dos sintomas é espontânea, devendo ser considerado o uso de sintomáticos.

Monitorização pós-tratamento

Após o tratamento da sífilis recomenda-se o seguimento sorológico quantitativo por 6 e 12 meses. Uma redução de duas titulações do VDRL é considerada evidência de resposta satisfatória ao tratamento.

Apenas 15% dos pacientes tratados não terão declínio apropriado das titulações após 1 ano do tratamento. Nesses casos deve-se iniciar um novo com penicilina G benzatina por 3 semanas. O CDC recomenda testes para rastreamento de HIV e punção lombar nesses casos.

Em 15% a 20% dos pacientes tratados, as titulações se reduzirão satisfatoriamente, mas não se negativarão. A "cicatriz sorológica" está relacionada com titulações menores do que 1:8 no VDRL.

Tratamento de parceiros sexuais

Para o tratamento de parceiros sexuais deve ser considerado que, se o contato sexual foi a menos de 90 dias, a pessoa estará infectada mesmo sem apresentar lesão primária ou teste sérico positivo e, portanto, deverá ser tratada. Se a exposição ocorreu em período inferior, mas não foi realizado o exame ou avaliado o resultado, o parceiro deve ser passível de cuidados.

Linfogranuloma venéreo

O linfogranuloma venéreo (LGV), um dos diagnósticos diferenciais para úlceras genitais, é causado pela infecção dos sorotipos L1, L2 e L3 da *Chlamydia trachomatis*, uma bactéria gram-negativa, anaeróbia e intracelular obrigatória.

Trata-se de uma doença predominantemente do tecido linfático que induz uma reação proliferativa exacerbada. Usualmente é iniciada nos linfonodos de drenagem do foco primário da infecção e se manifesta como uma linfangite que evolui para áreas de necrose intralinfonodal e posteriormente com a formação de abscesso. Em pequeno número de casos pode ocorrer disseminação sistêmica, mas é evento raro e normalmente associado a pacientes HIV-positivos.

O LGV apresenta três estágios de evolução:

- **Infecção primária:** caracteriza-se por úlcera ou reação inflamatória na mucosa do local de inoculação (bucal, genital, anal, colo de útero) com período de incubação de 3 a 12 dias. Essa lesão tem remissão espontânea poucos dias após seu surgimento. Esse estágio da doença é de difícil diagnóstico em virtude do pequeno tamanho da úlcera, sua localização e por ser indolor.
- **Infecção secundária:** em 2 a 6 semanas após o aparecimento da úlcera se inicia um processo inflamatório na cadeia de linfonodos de drenagem do sítio de infecção primária, sendo geralmente unilateral.

    A adenopatia é dolorosa e ocorre aumento importante de linfonodos, também chamado de bubão, o qual evolui com supuração e fistulização em múltiplos orifícios que correspondem a cada linfonodo individualmente acometido.

    Entre os sintomas sistêmicos os mais comuns são febre, mal-estar, hiporexia, sudorese noturna e meningismo.
- **LGV tardio:** nos casos não tratados, a expressiva resposta inflamatória pode evoluir para fibrose, estenose e fístula, principalmente na região perianal e na orofaringe. Casos de elefantíase genital, pelve congelada e obstrução tubária também podem ocorrer.

Diagnóstico

O diagnóstico do LGV é feito em bases clínicas, principalmente quando há a presença de adenite inguinal, elefantíase genital ou estenose uretral ou retal. Uma anamnese acurada da história sexual e da evolução dos sinais e sintomas apresentados é a base do diagnóstico.

A cultura de raspado do leito da úlcera, de aspirado linfonodal ou secreção vaginal apresenta baixa sensibilidade em razão da recuperação de bactérias em apenas 30% das amostras coletadas.

Os testes de fixação de complemento (ELISA) de IgM e IgG são os mais comuns para diagnosticar LGV e devem ser pedidos com titulação. O teste se torna positivo após 4 semanas de infecção. Títulos de IgG ≥1:64, associados à clínica sugestiva, embasam o diagnóstico de LGV, e os testes seriados com intervalo de pelo menos 2 semanas com aumento de até quatro vezes na titulação, associados a sintomas, também sugerem infecção ativa. Títulos <1:32 que não aumentam em titulações seriadas excluem o diagnóstico.

Convém ressaltar que esse teste não diferencia infecção recente de infecção passada. Por isso, os testes sorológicos devem correlacionar-se sempre com achados clínicos:

- **Teste de microimunofluorescência:** mais sensível e específico do que o ELISA, ainda está restrito a centros de pesquisa.
- **PCR:** a melhor escolha para se testar em amostras genitais ou retais e em aspirados linfonodais. Apesar de dispendiosa e nem sempre acessível, é a técnica mais precisa para se identificar *C. trachomatis*.

    Pequisadores do CDC demonstraram que o teste de amplificação de ácido nucleico (NAAT) apresenta maiores sensibilidade e especificidade do que o PCR, porém ainda não é comercializado em larga escala.
- **Teste de Frei:** de valor histórico, consiste na aplicação intradérmica de antígenos derivados de clamídias, em que se observa após 48 horas a formação de nodulações >5mm. Atualmente não é mais comercializado em virtude das baixas sensibilidade e especificidade.

Tratamento

O medicamento de escolha é a doxiciclina 100mg VO, duas vezes ao dia, por 21 dias.

Nos casos em que esse fármaco esteja contraindicado, como gestação, deve-se usar eritromicina 500mg VO, quatro vezes ao dia, por 21 dias, como segunda escolha.

Há relatos sobre o uso de azitromicina 1g, uma vez por semana por 3 semanas, na tentativa de melhorar a adesão de pacientes e parceiros sexuais ao tratamento para LGV. Entretanto, não há evidências de que eles suportem a eficácia dessa estratégia de tratamento.

A drenagem dos bubões se faz necessária para evitar ruptura ou formações de fístulas. Recomenda-se a aspiração com agulha grossa, devendo ser lembrado que se trata de massa de linfonodos individualmente acometidos, estando contraindicada a drenagem com bisturi.

Mulheres HIV-positivas devem ser tratadas da mesma maneira que as soronegativas.

Manejo dos parceiros sexuais

Todos os parceiros sexuais que tiveram contato com o paciente infectado até 60 dias antes do aparecimento dos sintomas devem ser examinados e testados sorologicamente com amostras uretrais, retais ou vaginais e cervicais. Parceiros assintomáticos podem ser tratados presumivelmente com azitromicina 1g VO, em dose única, ou doxiciclina 100mg VO, duas vezes ao dia, por 7 dias.

Seguimento

As pacientes tratadas devem ser acompanhadas até a remissão dos sintomas.

Estudos demonstram que a infecção por clamídia frequentemente está associada a outros patógenos sexualmente transmissíveis, como *Mycoplasma genitalium*, em até 35% dos casos, e *Neisseria gonorrhoeae*, em até 50%. Por isso, a investigação de qualquer DST é obrigatória para pacientes e parceiros sexuais.

OUTRAS INFECÇÕES GENITAIS

Infecção pelo HPV na gestação

Aproximadamente 200 sorotipos de HPV já foram identificados, sendo 40 associados a doenças genitais. A identificação do DNA do papilomavírus em recém-nascidos de mães com infecção cervical pelo HPV pode sugerir a transmissão vertical do vírus. Todavia, a ausência da persistência da infecção 6 meses após o nascimento torna mais provável a existência de uma inoculação temporária.

Quadro 110.2 Tratamento das lesões condilomatosas causadas pelo HPV durante a gestação

Tratamentos de primeira linha	Eletrocauterização Laser de CO_2 Criocauterização
Alternativa terapêutica	Ácido tricloroacético (ATA) em concentrações <80%
Terapias contraindicadas na gestação	Imiquimode Podofilotoxina

Existem evidências de que a gestação possa alterar a evolução natural da infecção pelo HPV, acelerando seu processo de patogênese. A transmissão vertical pode dar-se por via hematogênica e transplacentária por progressão ascendente ou no canal de parto.

As lesões condilomatosas características do HPV podem, na maioria dos casos, ser diagnosticadas no exame clínico. A aplicação de ácido acético nas lesões possibilita a visualização de área esbranquiçada na superfície das lesões. A biópsia é reservada para casos selecionados, particularmente quando há dúvida diagnóstica. A tipagem viral pode ser realizada pelo método de captura híbrida por coleta direta de amostra das lesões.

O Quadro 110.2 apresenta as estratégias terapêuticas para as lesões condilomatosas causadas pelo HPV durante a gestação:

PONTOS CRÍTICOS E CONSIDERAÇÕES FINAIS

- O tratamento e a abordagem das infecções genitais na gravidez pouco diferem daqueles preconizados fora do período gestacional, exceto quanto à maior preocupação com os potenciais riscos para o feto.
- As vulvovaginites têm adquirido mais importância em obstetrícia em virtude de possível correlação com trabalho de parto prematuro, ruptura prematura de membranas, recém-nascidos de baixo peso e corioamnionites.
- A tricomoníase está associada a risco duas a três vezes maior de aquisição do HIV, parto prematuro, ruptura prematura de membranas, infecção do trato respiratório do recém-nascido e outros resultados adversos da gravidez.
- O diagnóstico da tricomoníase não pode ser tomado por base somente na apresentação clínica, pois a infecção poderia ser confundida com outras doenças transmissíveis.
- Se o tratamento para tricomoníase for considerado, o regime recomendado em mulheres grávidas é o metronidazol 2g VO em dose única.
- Revisão sistemática da Cochrane concluiu que para o tratamento da candidíase na gestação é maior a eficácia com o uso de imidazólicos tópicos por 7 dias em comparação com a nistatina e esquemas mais curtos (nível de evidência A).
- Na gravidez, o tratamento da vaginose visa aliviar os sintomas locais e minimizar os riscos de complicações e de infecção por alguma DST, além de prevenir possíveis efeitos negativos na gestação.
- O tratamento da vaginose bacteriana em gestantes, realizado com metronidazol, tem eficácia semelhante quando o medicamento é administrado pelas vias oral ou vaginal (nível de evidência A).
- A gonorreia, quando isolada, não está associada a acometimento fetal grave ou alterações no desfecho gestacional. Na ocorrência de trabalho de parto pré-termo ou ruptura prematura de membranas, outras infecções devem ser investigadas (nível de evidência B).
- A via de parto deve ser considerada na infecção por HSV se houve primoinfecção no final da gestação ou manifestação de lesões herpéticas ativas nas 12 semanas que antecedem o parto. Nesses casos, a cesariana está indicada para diminuir o risco de infecção neonatal, porém não elimina totalmente o risco (nível de evidência 1B).
- A eficácia da penicilina G benzatina no tratamento de todos os estágios da sífilis está bem estabelecida, e é esse o antibiótico mais bem recomendado entre as opções disponíveis (nível de evidência 1B).
- Para o tratamento do LGV na gestação, a doxiciclina está contraindicada. Deve-se, portanto, usar eritromicina 500mg VO, quatro vezes ao dia, por 21 dias.
- Existem evidências de que a gestação pode alterar a evolução natural da infecção pelo HPV e acelerar seu processo de patogênese.

Leitura complementar

2015 Sexually Transmitted Diseases Treatment Guidelines. Disponível em: http://www.cdc.gov/std/tg2015/trichomoniasis.htm. Acesso em maio/2016.

Albrecht MA. Epidemiology, clinical manifestations, and diagnosis of genital herpes simplex virus infection. UpToDate. 2016. Disponível em: http://www.uptodate.com/online>.

Albrecht, MA. Treatment of genital herpes simplex virus infection. UpToDate. 2016. Disponível em: http://www.uptodate.com/online.

Alsaad AM, Kaplan YC, Koren G. Exposure to fluconazole and risk of congenital malformations in the offspring: A systematic review and meta-analysis. Reprod Toxicol, 2015 Apr; 52:78-82.

Araújo ACL. Doenças sexualmente transmissíveis. In: Camargos AF, Melo VH, Reis FM, Murta EFC, Filho ALS (eds.) Ginecologia ambulatorial baseada em evidências científicas. 3. ed.

Centers for Disease Control and Prevention (CDC). Sexually transmitted disease surveillance. 2011. Disponível em: www.cdc.gov/std/stats11/Surv2011.pdf.

Centers for Disease Control and Prevention. (CDC) Surveillance case definitions. Disponível em: http://www.cdc.gov/std/stats/CaseDefinitions-2014.pdf.

Costa MC, Bornhausen-Demarch E, Azulay DR, Périssé ARS, Dias MFRG, Nery JAC. Doenças sexualmente transmissíveis na gestação: uma síntese de particularidades. Na Brás Dermatol 2010; 85(6):767-85.

Duarte G. Doenças sexualmente transmissíveis e gravidez. In: Linhares IM, Duarte G, Giraldo PC, Bagnoli VR (eds.) Manual de orientação, DST/AIDS – Federação Brasileira das Associações de Ginecologia e Obstetrícia (FEBRASGO). São Paulo, 2004:118-41.

Hicks CB. Diagnostic testing for syphilis. UpToDate. 2016. Disponível em: http://www.uptodate.com/online.

Hicks CB. Laboratory monitoring of patients undergoing treatment for syphilis. UpToDate. 2016. Disponível em: http://www.uptodate.com/online.

Hicks CB. Pathogenesis, clinical manifestations, and treatment of early syphilis. UpToDate. 2016. Disponível em: <http://www.uptodate.com/online>http://www.cdc.gov/std/treatment/2010/default.htm.

Kissinger P. Trichomonas vaginalis: a review of epidemiologic, clinical and treatment issues. BMC Infect Dis. 2015 Aug 5; 15:307.

Marrazzo, J. Epidemiology of Chlamydia trachomatis infections. UpToDate. 2016. Disponível em: http://www.uptodate.com/online.

Riley LE. Genital herpes simplex virus infection and pregnancy. UpToDate. 2016. Disponível em: http://www.uptodate.com/online.

Souza GN, Vieira TCSB, Campos AAS, Leite APL, Souza E. Tratamento das vulvovaginites na gravidez. Femina Maio/Junho 2012; 40(3):125-8.

Sparling PF. Pathogenesis, clinical manifestations, and treatment of late syphilis. UpToDate. 2016. Disponível em: http://www.uptodate.com/online.

Workowski KA, Berman S. Centers for Disease Control and Prevention (CDC). Sexually transmitted diseases treatment guidelines, 2010. MMWR Morb Mortal Wkly Rep 2010; 59:1-110.

Workowski KA, Bolan GA. Centers for Disease Control and Prevention. Sexually transmitted diseases treatment guidelines, 2015. MMWR Recomm Rep 2015; 64:1.

Workowski KA, Bolan GA. Sexually transmited diseases treatment guidelines, 2015. MMWR Recomm Rep 2015; 64(RR-03):1-137.

Zenilman, JM. Lymphogranuloma venereum. UpToDate. 2016. Disponível em: http://www.uptodate.com/online.

Zimmermmann JB, Quirino MG, Nunes TR. Infecções genitais na gravidez. In: Silva-Filho AL, Aguiar RALP, Melo VH (eds.) Manual de Ginecologia e Obstetrícia SOGIMIG. Belo Horizonte: Coopmed, 2012. 1344p.

CAPÍTULO 111

Infecções Perinatais

Júlio César de Faria Couto
Flávia Ribeiro de Oliveira
Marcella Israel Rocha

INTRODUÇÃO

As infecções maternas contribuem de modo importante para o aumento da morbimortalidade perinatal, e seu rastreamento objetiva o diagnóstico precoce das infecções fetais e o início, quando possível, do tratamento durante a gestação, de modo a reduzir o risco potencial de acometimento fetal. Neste capítulo serão abordados os métodos propedêuticos disponíveis para o diagnóstico das infecções materno-fetais causadas por alguns patógenos e as possibilidades de tratamento pré-natal.

TOXOPLASMOSE

A prevalência da toxoplasmose apresenta variações regionais. No Brasil, os índices encontrados se assemelham aos mais altos já descritos (prevalência de anticorpos variando de 54% a 75%), valendo ressaltar que certas áreas do Rio Grande do Sul e de Santa Catarina apresentam prevalência ainda maior (61% a 98% nas populações estudadas).

A incidência da toxoplasmose aguda na gestação varia de 0,2% a 1,0%. Já a incidência da doença congênita se situa entre 1 e 7 casos por 1.000 nascidos vivos. A transmissão fetal se encontra diretamente relacionada com a idade gestacional em que ocorreu a infecção materna, aumentando de 15% para 60% entre o primeiro e o terceiro trimestre. Se a infecção é adquirida nas últimas semanas de gestação, o risco de transmissão pode chegar a 90%. Por outro lado, a possibilidade de o feto desenvolver doença grave é inversamente proporcional à idade gestacional. Se a infecção materna é adquirida precocemente na gestação, a infecção fetal pode ocasionar abortamento, natimorto ou doença fetal grave. Entretanto, quando ocorre tardiamente, o resultado costuma ser o parto de um recém-nascido apresentando infecção subclínica.

A principal via de contaminação do *Toxoplasma gondii* é a oral, mediante ingestão de cistos teciduais ou oocistos excretados com as fezes do gato.

A fase aguda da doença é caracterizada por parasitemia importante em virtude da intensa multiplicação do parasita. Costuma ser assintomática e, quando os sintomas clínicos estão presentes, são inespecíficos. As manifestações mais frequentes consistem em febre, sintomas gripais e enfartamento ganglionar. A doença nessa fase está relacionada com a distribuição do parasita e a intensidade da parasitemia, que normalmente é prolongada, durando mais do que 4 semanas em 30% dos casos.

Os indivíduos infectados podem estar sujeitos a episódios de reinfecção ou reativação da doença, e esta última adquire importância particular nos casos em que há acometimento da retina em razão do risco de lesão permanente.

Diagnóstico da infecção aguda na gestação

O diagnóstico da infecção aguda na gestação se baseia na dosagem dos anticorpos maternos. Entre 7 e 15 dias após a contaminação são produzidos anticorpos da classe IgM que atingem o pico após 1 mês. Sua detecção é mais prolongada conforme a técnica laboratorial utilizada, variando de 3 meses a períodos superiores a 1 ano, o que reduziu seu valor como marcador de infecção aguda. Posteriormente são produzidos os anticorpos IGA, os quais, detectados no final da primeira semana, desaparecem cerca de 4 meses após a infecção. Os anticorpos IgE também são produzidos na fase aguda, e sua cinética é semelhante à da IgM. Altas concentrações desses anticorpos podem ser observadas nos primeiros 2 meses após a infecção e não são detectados após 4 meses. No entanto, sua utilização prática no diagnóstico da infecção aguda ainda não foi estabelecida. Os anticorpos IgG são detectados 2 semanas após a infecção e atingem concentração máxima após 2 meses, quando seus valores se estabilizam em um platô por um período médio de 3 a 4 meses, decrescendo e se mantendo positivos durante toda a vida.

A sorologia para toxoplasmose deve ser solicitada em todas as gestantes na primeira consulta de pré-natal. Diante dos resultados obtidos, podem se apresentar quatro situações:

- **Situação 1:** IgG – IgM – ⟶ 54% das gestantes
- **Situação 2:** IgG + IgM – ⟶ 44% das gestantes
- **Situação 3:** IgG – IgM +
- **Situação 4:** IgG + IgM + ⟶ 2% das gestantes

A Figura 111.1 exibe a conduta pré-natal na toxoplasmose conforme o resultado da sorologia materna.

Acompanhamento da toxoplasmose na gestação

Após a confirmação da infecção materna deve-se iniciar o tratamento com espiramicina na dose de 3g/dia, objetivando diminuir o risco de transmissão placentária do parasita e encaminhar a paciente para o diagnóstico pré-natal da infecção fetal, realizado pela técnica da reação em cadeia da polimerase (PCR) no líquido amniótico (LA) após a 18ª semana de gestação. A conduta a seguir se baseia no resultado do exame:

- **PCR negativa** – feto não infectado:
  - Manter espiramicina (3g/dia) até o parto.
  - Ultrassonografia (US) mensal até o final da gestação.
  - Ao nascimento, realizar exame de fundo de olho e tomografia computadorizada (TC).
  - Encaminhar o recém-nascido para acompanhamento especializado.
- **PCR positiva** – feto infectado:
  - Alternar 4 semanas de pirimetamina (50mg/dia), sulfadiazina (3g/dia) e ácido folínico (15mg, duas vezes por semana) com 2 semanas de espiramicina (3g/dia) até a 36ª semana. A partir daí, utilizar apenas espiramicina até o parto.
  - US mensal até o final da gestação.
  - Ao nascimento, realizar fundo de olho, TC e punção lombar.
  - Manter o mesmo tratamento administrado à mãe com doses ajustadas ao peso da criança e encaminhar o recém-nascido para acompanhamento especializado.

SÍFILIS

A sífilis é uma doença sexualmente transmissível causada pelo *Treponema pallidum*. Trata-se de uma bactéria gram-negativa, móvel e espiralada, só podendo ser identificada quando se utiliza um microscópio de campo escuro. Essa doença é classificada como adquirida ou congênita. Por conveniência epidemiológica, a sífilis adquirida foi dividida em precoce e tardia. Na sífilis precoce (primária, secundária, latente recente), a doença apresenta alta infectividade, enquanto na sífilis tardia (latente tardia, terciária) a infectividade é baixa. Doença de notificação compulsória em todo o país desde 2005, a sífilis apresenta três estágios distintos e um período de latência entre o segundo e o terceiro estágio:

- **Sífilis primária:** entre 10 e 60 dias após o contato com o treponema, surge no local da infecção uma pápula indolor que evolui para lesão ulcerada denominada cancro, que desaparece após 4 a 6 semanas.
- **Sífilis secundária:** cerca de 2 a 8 semanas após o aparecimento do cancro surge o *rash* cutâneo, mais comum na palma das mãos e na planta dos pés, acompanhado por febre, cefaleia, dor articular, perda de peso e queda de cabelo.
- **Infecção latente:** na ausência de tratamento, os sintomas da sífilis secundária desaparecem após 1 a 3 meses e a doença atinge estágio de infecção latente no qual não há qualquer sintoma específico, permanecendo positivos os

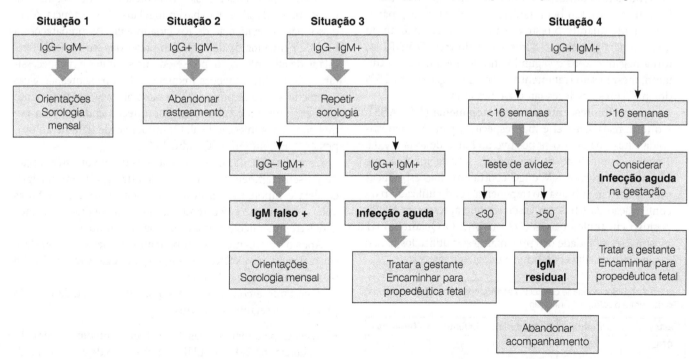

Figura 111.1 Rotina pré-natal em caso de toxoplasmose conforme resultado da sorologia materna.

testes sorológicos para a doença. A sífilis latente é classificada como recente (<1 ano) e tardia (>1 ano). Entre os pacientes encontrados nesse estágio, 30% a 50% evoluirão para sífilis terciária.
- **Sífilis terciária:** caracteriza-se pelo comprometimento do sistema cardiovascular e do sistema nervoso central (SNC), desenvolvendo-se entre 2 e 40 anos após a infecção inicial. Lesões tipo goma estão presentes nesse estágio e, se não tratadas, ocasionarão frequentemente a destruição dos tecidos moles ou ossos.

Diagnóstico da infecção materna

Vários métodos se encontram disponíveis para o diagnóstico laboratorial da sífilis:

- **Identificação direta do agente etiológico:** realizada por meio de coleta do material da base das lesões, podendo ser utilizada nas sífilis primária e secundária.
- **Microscopia em campo escuro:** indicada nas fases primária e secundária da doença. No entanto, em virtude de sua baixa sensibilidade e dificuldade operacional, não é utilizada na prática clínica.
- *Venereal disease research laboratory* (**VDRL**): esse teste não treponêmico que pesquisa anticorpos anticardiolipinas é quantitativo, de alta sensibilidade, sendo ideal para o rastreamento da doença. Além disso, também pode ser utilizado na monitorização do tratamento e no diagnóstico de recidivas ou reinfecções, visto que seus títulos se correlacionam diretamente com a atividade da doença. Entretanto, sua baixa especificidade está associada à incidência elevada de resultados falso-positivos, que podem ocorrer em doenças autoimunes (colagenoses), tumores, hanseníase, gestação, cirrose hepática ou no fenômeno conhecido como prozona. Os resultados falso-negativos também podem ser observados, particularmente quando o teste é realizado precocemente ou quando há a associação à infecção pelo HIV. O VDRL se torna negativo após o segundo ano de tratamento. Entretanto, mesmo sem tratamento, torna-se negativo em 25% dos pacientes nas fases latente e terciária.
- **Anticorpo fluorescente contra o treponema (FTA-ABS):** é o teste mais sensível e mais específico para o diagnóstico da sífilis, mantendo-se positivo ao longo de toda a vida. Trata-se de um teste de imunofluorescência indireta que identifica anticorpos IgM e IgG contra proteínas específicas presentes na membrana do treponema, sendo utilizado para confirmação da sífilis em gestantes que apresentam VDRL positivo em títulos baixos (1/2 ou 1/4). O Quadro 111.1 mostra a sensibilidade dos principais testes utilizados para o diagnóstico da sífilis conforme o estágio da infecção.

Quadro 111.1 Sensibilidade dos testes sorológicos para o diagnóstico da sífilis conforme o estágio da infecção

Testes	Primária	Secundária	Latente	Terciária
VDRL	75%	100%	75%	75%
FTA-ABS	90%	100%	100%	100%

- **Outros testes – teste de imobilização do treponema (TPI) e TPHA/micro-hemaglutinação:** o TPHA é um teste mais barato e de mais fácil execução de que o FTA-ABS, tornando-se positivo 1 a 2 semanas após a infecção aguda.

O rastreamento sorológico da sífilis na gestação pode ser realizado conforme proposto na Figura 111.2.

Infecção durante a gravidez

A transmissão vertical do *T. pallidum* ocorre por via transplacentária em qualquer momento da gestação, sendo, no entanto, mais comum após a 16ª semana. Pode haver transmissão durante o parto em caso de lesões no canal vaginal. A transmissão fetal está relacionada com a treponemia materna. Assim, nas fases primária e secundária da doença, a contaminação fetal pode chegar a 100%, enquanto nas fases latentes precoce e tardia da doença as taxas de transmissão vertical atingem cifras de 80% e 30%, respectivamente.

O diagnóstico pré-natal da sífilis congênita não é estabelecido de rotina. Entretanto, pode ser realizado por meio da PCR no LA, cordocentese ou pela US. As evidências atuais não demonstram benefícios adicionais da cordocentese na avaliação dos fetos infectados. As alterações ultrassonográficas podem auxiliar o diagnóstico da sífilis congênita e são mais evidentes a partir da 20ª à 24ª semana de gestação. Os achados ultrassonográficos mais frequentes são hepatomegalia, ascite, hidropisia e espessamento placentário.

Tratamento

O tratamento da sífilis materna é a medida mais eficaz para redução da transmissão transplacentária, diminuindo a incidência da sífilis congênita para até 2%. Desde sua descoberta, em 1940, a penicilina tem sido o medicamento de escolha para o tratamento da sífilis, não havendo relatos de resistência. Além disso, não há evidência de toxicidade fetal. As preparações à base de penicilina de depósito são preferidas em razão da facilidade da administração, por serem mais baratas e não necessitarem de readministrações frequentes. Nas pacientes alérgicas à penicilina deve-se proceder à dessensibilização. O tratamento com eritromicina e ceftriaxona não é recomendado, uma vez que não trata a infecção fetal. Os esquemas de tratamento propostos se encontram no Quadro 111.2.

Cerca de 45% das gestantes tratadas desenvolvem a reação de Jarisch-Herxheimer, que se caracteriza por febre, mialgia, cefaleia e hipotensão, sendo observada entre 2 e 24 horas após o tratamento e ocorrendo em razão da liberação de antígenos treponêmicos após a morte das espiroquetas.

Após o tratamento, o acompanhamento das gestantes deve ser realizado com VDRL mensal, o qual negativará em 70% a 90% os casos depois de 1 ano.

A gestante é considerada adequadamente tratada quando preenche os seguintes critérios:

- Receber pelo menos duas doses documentadas de penicilina benzatina 2.400.000UI com intervalo de 1 semana (administrar três doses se não conseguir classificar a infecção).

Capítulo 111 Infecções Perinatais

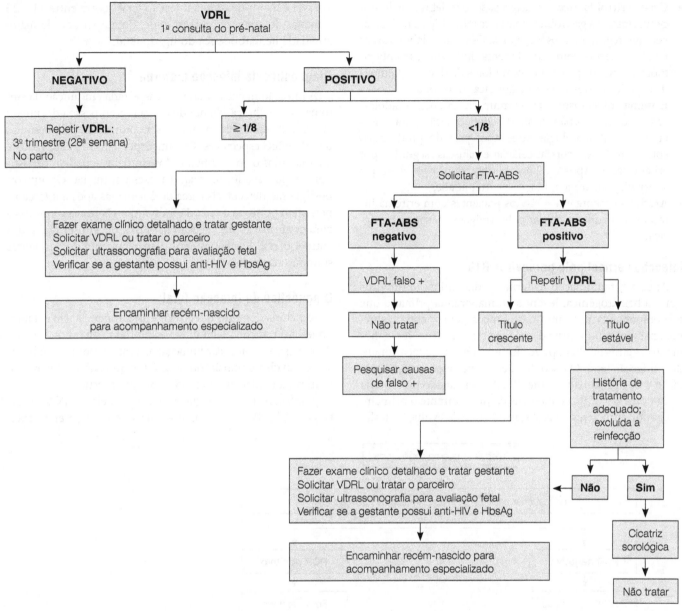

Figura 111.2 Rastreamento da sífilis na gestação.

Quadro 111.2 Tratamento da sífilis na gestação

Estágio da doença	Fármaco	Via	Dose
Recente (<1 ano) Primária Secundária Latente recente	Penicilina benzatina	IM	2,4 milhões de unidades, duas doses, com intervalo de 7 dias
Tardia (>1 ano)	Penicilina benzatina	IM	2,4 milhões de unidades, três doses, com intervalo de 7 dias
Neurossífilis	Penicilina cristalina	EV	2 a 4 milhões de unidades a cada 4 horas durante 7 a 10 dias
Se gestante HIV-positiva	Penicilina benzatina	IM	2,4 milhões de unidades, três doses, com intervalo de 7 dias

- Parceiro tratado, independentemente de sorologia.
- Tratamento recebido pelo menos 30 dias antes do parto.
- Queda de dois títulos no VDRL.

PARVOVÍRUS B19

O parvovírus B19 é um pequeno DNA vírus não envelopado e extremamente resistente à inativação por agentes físicos, podendo ser transmitido por via respiratória, sanguínea ou transplacentária. Sua prevalência varia conforme a idade, valendo ressaltar que 50% a 60% dos adultos apresentam imunidade. O vírus tem tropismo pelos precursores de eritroblastos. A infecção é autolimitada e geralmente ocorre na infância, podendo surgir nos adultos de maneira assintomática ou oligossintomática. Algumas manifestações clínicas podem estar presentes:

- **Crise eritroblástica:** caracteriza-se por febre, mal-estar geral, sintomas gastrointestinais e respiratórios e *rash* cutâneo que regridem após 3 a 6 dias. Os exames laboratoriais revelam anemia com reticulopenia, linfopenia, trombocitopenia e neutropenia. Em portadores de doenças hemolíticas pode ocorrer uma crise aplásica transitória.
- **Eritema infeccioso:** mais comum em crianças e adolescentes, que se tornam fonte de contaminação para a gestante. A sintomatologia surge após período prodrômico com febre baixa, coriza, cefaleia e náuseas, seguidos por eritema facial. Após 1 a 2 dias se observa *rash* reticular que se espalha por tronco, braços e extremidades.
- **Artrite:** presente em 80% dos pacientes com eritema infeccioso, manifesta-se por poliartralgia simétrica e periférica.

Infecção vertical pelo parvovírus B19

Após a contaminação materna há disseminação do vírus por via hematogênica, levando a uma viremia primária que é acompanhada por sintomas clínicos gerais, como febre, mialgia, mal-estar e prurido na face e no tronco. Nesse momento, o vírus também pode alcançar a placenta, ocasionando a infecção fetal. O risco de infecção por esse vírus na gestação é de aproximadamente 3%. A transmissão placentária varia de 24% a 33%, sendo mais comum durante o primeiro e segundo trimestres da gestação. O risco de evolução desfavorável é maior quando a infecção fetal ocorre entre 11 e 23 semanas de gestação, correspondendo ao período de maior atividade hematopoética do fígado fetal.

Diagnóstico da infecção materna

A infecção materna pode ser suspeitada em função da sintomatologia clínica, diante de contato com pessoa doente ou em caso de epidemia, podendo ser confirmada pela pesquisa de IgM e IgG específicas. Os anticorpos IgM são detectados 4 a 7 dias após o aparecimento dos sintomas e podem persistir por tempo variado, ou seja, 4 meses em média. Os anticorpos IgG são detectáveis cerca de 2 semanas após a infecção e persistem por toda a vida do indivíduo. Os testes sorológicos para confirmação da infecção pelo B19 devem ser realizados entre 4 dias e 4 semanas após o aparecimento dos primeiros sintomas da doença.

Diagnóstico da infecção fetal

A maioria dos fetos infectados é assintomática. No entanto, pode haver anemia fetal grave, evoluindo com abortamento, derrames cavitários, cardiomegalia, ascite e, por fim, hidropisia. O quadro é transitório, e os fetos que não evoluem com hidropisia tendem a apresentar bom prognóstico.

A infecção fetal é diagnosticada por meio de PCR no LA (Figura 111.3). Nos casos nos quais os fetos se encontram

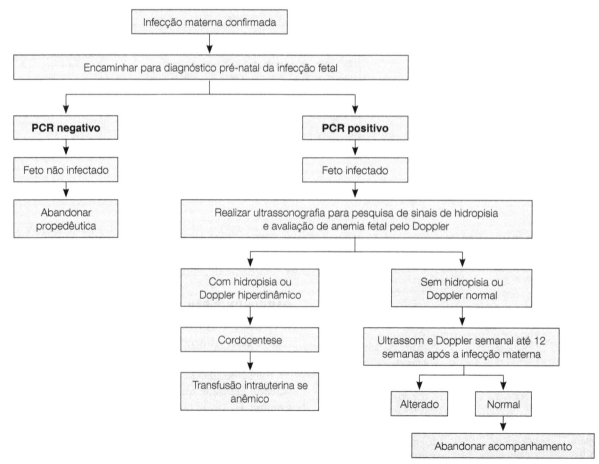

Figura 111.3 Proposta de diagnóstico pré-natal da infecção pelo parvovírus B19.

infectados, o acompanhamento deve ser feito por meio de US e/ou cordocentese, conforme se segue:

- **Ultrassonografia:** os sinais ecográficos surgem entre 8 e 12 semanas após a infecção materna. A hidropisia, a alteração mais comum, ocorre por insuficiência cardíaca funcional em razão da anemia fetal. A US também é útil para estimativa do grau de anemia fetal por meio da avaliação do Doppler da artéria cerebral média.
- **Cordocentese:** pesquisa dos sinais não específicos, como anemia, leucopenia e trombocitopenia, além de aumento das enzimas hepáticas, notadamente a γ-GT. No entanto, em razão do risco do procedimento, é mais utilizada como método terapêutico.

Possibilidades terapêuticas

O tratamento da infecção materna pelo parvovírus B19 é sintomático, devendo ser mantido acompanhamento ultrassonográfico dos fetos. A anemia leve a moderada não exige tratamento, enquanto a grave necessita transfusão intrauterina e apresenta boa resposta.

CITOMEGALOVÍRUS (CMV)

Nos países desenvolvidos, cerca de 3% dos recém-nascidos apresentam retardo mental e aproximadamente 10% desses casos são atribuídos às doenças infecciosas, como a infecção congênita pelo CMV, que ocupa lugar de destaque. Trata-se da infecção congênita mais frequente, acometendo 0,2% a 2,2% dos recém-nascidos. No Brasil, embora poucos estudos epidemiológicos tenham sido realizados, observou-se que a incidência da infecção congênita pelo CMV varia de 0,5% a 6,8%. Entre os recém-nascidos infectados, 5% a 20% são sintomáticos ao nascimento (pequenos para a idade gestacional; portadores de hepatomegalia, microcefalia, icterícia neonatal, pneumonia), dos quais 10% a 15% apresentarão sequelas durante o desenvolvimento, que incluem déficits neurossensoriais, epilepsia, paralisia cerebral, atrofia do nervo óptico, microcefalia, atraso no desenvolvimento psicomotor e retardo mental.

A contaminação é inter-humana, necessitando contatos íntimos nas quais as secreções biológicas, como saliva, lágrima, leite materno, secreções genitais e urina, atuam como vetores. Outras fontes de transmissão horizontal incluem ainda transfusão sanguínea e transplante de órgãos. A transmissão vertical pode ocorrer durante a gestação, por passagem transplacentária, ao nascimento, pelo contato com secreção vaginal contaminada, ou no período pós-natal, por meio do leite materno.

A transmissão transplacentária pode ocorrer como resultado de uma infecção materna aguda ou por recorrência da infecção. A presença de anticorpos maternos antes da concepção não previne a transmissão da doença ao feto, mas auxilia a prevenção de lesões graves. A taxa de transmissão fetal varia de 1,2 a 12,9% em gestantes soropositivas e soronegativas, indicando que a imunidade materna é pré-concepcional e diminui o risco de infecção fetal em 90%.

A infecção primária ocorre em 0,7% a 4,4% das gestações. Cerca de 25% das gestantes são sintomáticas. Os primeiros sintomas surgem após um período de incubação que varia de 28 a 60 dias, com média de 40 dias, e incluem febre, fadiga, mialgia, faringite, tosse, náusea, diarreia e cefaleia. O sinal físico mais importante em pessoas infectadas é a adenomegalia cervical, e os exames laboratoriais podem demonstrar linfocitose com presença de linfócitos atípicos e aumento das transaminases.

Apesar de sua alta incidência, o rastreamento sistemático da infecção materna pelo CMV não é recomendado na maioria dos países. Os principais motivos para sua não realização são os seguintes:

- Exames laboratoriais são onerosos.
- Os mecanismos de transmissão viral não estão totalmente esclarecidos.
- Nenhum agente antiviral ou imunoprofilaxia se mostrou eficaz para proteger o feto ou o recém-nascido.
- Não há vacina disponível contra o CMV.
- A imunidade materna prévia à concepção produz proteção substancial, mas não total, contra a infecção grave pelo CMV. Desse modo, as gestantes estariam suscetíveis a apresentar recorrência da infecção com risco de transmissão ao feto.
- Ainda há dificuldade em se predizer o prognóstico fetal.

Assim, o diagnóstico da infecção é realizado apenas quando se observam alterações fetais à US ou na presença de síndrome mononucleosídica materna.

O diagnóstico da infecção na gestante é complexo e se baseia na dosagem de anticorpos IgM e IgG. A identificação de soroconversão materna confirma a infecção primária, mas esse diagnóstico costuma ser difícil, uma vez que a maioria das gestantes desconhece seu *status* sorológico pré-concepcional para o CMV. Por outro lado, a detecção de anticorpos IgM nem sempre se correlaciona com a infecção aguda, uma vez que: (a) esses anticorpos persistem por meses após a infecção primária; (b) podem ser detectados em infecções secundárias; (c) os anticorpos IgM podem tornar-se positivos em razão da estimulação policlonal do sistema imune, e (d) a presença de anticorpos IgM positivos pode decorrer de reação cruzada com outros tipos de vírus.

Por isso, sempre que os anticorpos IgM se encontrarem positivos, será fundamental a análise dos anticorpos IgG. Caso estejam igualmente positivos, deve-se realizar a avaliação de sua avidez. Resultados laboratoriais mostrando IgG de baixa avidez são compatíveis com infecção aguda. Nos casos em que apenas os anticorpos IgM se encontram positivos, o mais recomendado é repetir o exame após 2 semanas. Ao persistir o resultado, trata-se de anticorpos falso-positivos. Nos casos de positivação dos anticorpos IgG com aumento na titulação dos anticorpos IgM, o diagnóstico é de infecção primária.

O diagnóstico sorológico de infecção secundária pelo CMV (reativação ou reinfecção) é muito difícil, uma vez que grande parte das gestantes desconhece seu *status* sorológico para o CMV antes da gestação. Nos casos de gestante soropositiva antes da gestação, o diagnóstico de infecção secundária pode ser estabelecido mediante a identificação de aumento significativo dos anticorpos IgG com ou sem anticorpos IgM e IgG de alta avidez.

Diagnóstico pré-natal

A pesquisa do vírus no LA utilizando a técnica da PCR é o método de escolha para o diagnóstico pré-natal. Para evitar resultados falso-negativos, a amniocentese deve ser realizada após a 20ª semana de gestação e entre 6 e 8 semanas após a infecção materna, uma vez que esse é o tempo necessário para a excreção viral no LA.

O principal objetivo do diagnóstico pré-natal consiste em identificar os fetos infectados e tentar predizer o risco de infecção sintomática ao nascimento. Os principais parâmetros utilizados nesse sentido são:

1. **Tipo de infecção materna:** a transmissão do vírus ao feto pode ser resultante de infecção materna aguda, a partir da reativação de um vírus latente ou por reinfecção de uma cepa viral diferente. O risco de contaminação fetal após infecção aguda varia entre 30% e 50%. Apesar de a maioria dos recém-nascidos infectados ser assintomática, 5% a 15% desenvolverão surdez, retinocoroidite ou retardo mental. Cerca de 20% são sintomáticos, a maioria apresentando doença de inclusão citomegálica: hepatoesplenomegalia, icterícia, petéquias, púrpura, baixo peso, prematuridade, retinocoroidite e trombocitopenia. Cerca de um terço dessas crianças morre em alguns dias ou semanas após o nascimento e 90% dos sobreviventes apresentam sequelas de desenvolvimento. Após a reativação de infecção crônica materna, o risco de contaminação fetal varia de 0,15% a 3%. Nesses casos, o recém-nascido é normalmente assintomático, mas cerca de 8% desenvolverão sequelas nos primeiros anos de vida (Figura 111.4).

2. **Idade gestacional da infecção materna:** o risco de transmissão fetal após infecção primária varia de 14% a 52% e aumenta conforme a idade gestacional. Nesses casos, observa-se um aumento na transmissão fetal de 36% (primeiro trimestre) para 78% (no terceiro trimestre). No segundo trimestre, o risco se encontra próximo de 45%. Nos casos de infecção secundária, o risco de infecção fetal é menor, em torno de 1,4%. Os fetos contaminados durante o primeiro trimestre apresentam maior risco de desenvolver alterações no SNC e surdez neurossensorial.

3. **Presença de alterações fetais à US:** sem a realização do rastreamento sistemático, a infecção pelo CMV é um diagnóstico fortuito suspeitado a partir da identificação de alterações fetais à US. Entretanto, a sensibilidade da US para determinação da infecção fetal é baixa (cerca de 15%). As al-

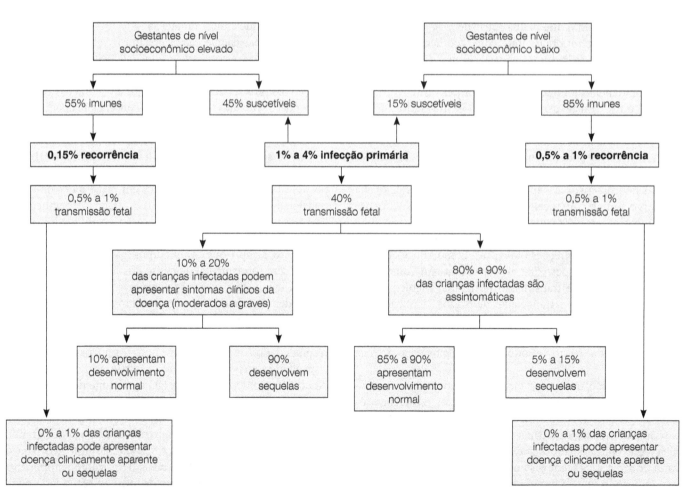

Figura 111.4 Consequências da infecção pelo CMV na gestação.

Quadro 111.3 Alterações ultrassonográficas associadas à infecção pelo CMV

Alterações do SNC	Outras alterações
Microcefalia	CIUR
Hidrocefalia	Hidropisia, ascite
Calcificações	Derrame pericárdico
Aumento da ecogenicidade periventricular	Derrame pleural
	Espessamento da placenta
Sinéquias intraventriculares	Hiperecogenicidade intestinal
Pseudocistos periventriculares	Hepatoesplenomegalia
Malformações do desenvolvimento cortical: lisencefalia, polimicrogíria, esquisencefalia, paquigíria	Calcificações hepáticas
	Oligoidrâmnio
	Polidrâmnio
Alterações cerebelares: hipoplasia do vérmiz, hemorragia cerebelar, calcificações, cistos	

CIUR: crescimento intrauterino restrito.

terações ultrassonográficas são variadas e refletem o tropismo do vírus por diferentes tipos de tecido (Quadro 111.3). A presença de alterações cerebrais é o principal fator prognóstico. O desenvolvimento da ressonância magnética (RM) tem auxiliado a avaliação dos fetos infectados, particularmente o estudo das malformações do desenvolvimento do córtex. Desse modo, a combinação de US e RM no terceiro trimestre consiste no método de escolha para acompanhamento dos fetos infectados, apresentando sensibilidade de 95% na identificação de lesões cerebrais associadas ao CMV.

Opções terapêuticas

Atualmente não há nenhum tratamento disponível durante a gestação, exceto em ensaios clínicos. Dados recentes da literatura têm demonstrado eficácia da imunoglobulina específica e de agentes antivirais, como o valaciclovir, em gestantes com infecção primária a fim de reduzir a taxa de transmissão fetal e a incidência de sequelas.

ESTREPTOCOCOS DO GRUPO B

O estreptococo do grupo B emergiu como importante agente etiológico da sepse neonatal, apresentando elevada morbimortalidade neonatal. Antes da utilização da quimioprofilaxia, a incidência da sepse neonatal variava entre 2 e 3 casos por 1.000 nascidos vivos. Após a melhor divulgação das recomendações do Centers for Disease Control (CDC) em 1999, o número de casos de sepse neonatal precoce diminuiu 70%, alcançando 0,5 caso por 1.000 nascidos vivos.

A colonização materna pelo estreptococo do grupo B é o principal fator de risco para a sepse neonatal precoce. Nos tratos genital e gastrointestinal, o estreptococo pode apresentar-se de maneira crônica, transitória ou intermitente. As gestantes colonizadas pelo estreptococo apresentam risco maior de desenvolver infecções como endometrite e corioamnionite, além de infecção do trato urinário. Cerca de 10% a 30% das mulheres apresentam colonização por estreptococos do grupo B no trato genital inferior ou no reto, com risco 25 vezes maior de apresentar recém-nascido com sepse neonatal precoce.

A gestante colonizada pelo estreptococo é normalmente, assintomática. Assim, a única maneira de se confirmar a colonização materna é por meio de exames laboratoriais, sendo o mais utilizado a cultura em 35 a 37 semanas. As amostras devem ser obtidas por *swab* da vagina (introito) e reto (através do esfíncter anal). As culturas cervicais não são recomendadas, pois apresentam positividade inferior a 5%. Deve-se utilizar meio de cultura seletivo com a propriedade de inibir o crescimento de bactérias gram-negativas, como o meio de Todd-Hewitt. A não utilização de meios seletivos pode promover 50% de resultados falso-negativos.

Prevenção da sepse perinatal precoce – Conduta obstétrica

A prevenção da sepse perinatal precoce é realizada por meio da administração de antibioticoterapia no momento do parto. Recomenda-se o rastreamento universal utilizando a cultura para estreptococos do grupo B em *swab* vaginal e anorretal em todas as gestantes entre 35 e 37 semanas. Mulheres sem acesso ao rastreamento universal ou sem resultado de cultura disponível no momento do parto devem ser tratadas na presença de qualquer fator de risco relacionado no Quadro 111.4.

Não está indicada a quimioprofilaxia para gestantes colonizadas pelo estreptococo B submetidas à cesariana eletiva a termo, antes do trabalho de parto, com membranas amnióticas íntegras. Em mulheres cuja cultura foi negativa para estreptococo B não é necessária a antibioticoprofilaxia (até 5 semanas após a realização da cultura), mesmo que reúnam fatores de risco para sepse neonatal, exceto no caso de bacteriúria por estreptococo grupo B confirmada, quando não é necessário rastreamento por cultura e está indicada a profilaxia com antibióticos.

Esquemas de antibióticos recomendados (Quadro 111.5)

A eficácia da antibioticoprofilaxia na prevenção da sepse perinatal precoce está bem estabelecida, levando à redução de 90% na colonização neonatal e de 83% na sepse perinatal precoce. A penicilina é considerada o agente de escolha por apresentar menor espectro de ação e consequentemente menor seleção da microbiota bacteriana. Não há resistência comprovada com o uso de penicilina e ampicilina. As pacientes alérgicas com história prévia de reações de hipersensibilidade imediata, como anafilaxia, angioedema, urticárias e asma, são consideradas de alto risco para anafilaxia e devem ser tratadas com clindamicina ou eritromicina, de acordo com a indicação do antibiograma. Para pacientes com baixo risco de anafilaxia está indicado o tratamento com cefazolina. Pacientes com resistência a esses fármacos devem ser tratadas com vancomicina.

Quadro 111.4 Fatores de risco para sepse neonatal precoce

- Idade gestacional <37 semanas
- Febre durante o período do parto (temperatura >38°C)
- Ruptura de membranas >18 horas
- Ocorrência de sepse por estreptococos em gestações anteriores
- Presença de bacteriúria por estreptococos do grupo B durante a gestação, independentemente da realização do tratamento adequado da infecção

Quadro 111.5 Esquemas de antibióticos recomendados para profilaxia de sepse neonatal precoce pelo estreptococo do grupo B

Antibiótico	Dose inicial	Doses subsequentes
Penicilina G (1ª escolha)	5 milhões de UI EV	2,5 milhões de UI EV, a cada 4 horas até o parto
Ampicilina	2g EV	1g EV, a cada 4 horas até o parto
Pacientes alérgicas		
Baixo risco		
Cefazolina	2g EV	1g EV, a cada 8 horas até o parto
Alto risco		
Clindamicina	—	900mg EV, a cada 8 horas até o parto
Eritromicina	—	500mg EV, a cada 6 horas até o parto
Vancomicina	—	1g EV, a cada 12 horas até o parto

HERPESVÍRUS

Existem dois subtipos do vírus herpes (HSV): HSV-1, responsável pela infecção orofaríngea, e HSV-2, agente da infecção genital e neonatal.

A infecção é adquirida pelo contato direto entre as vesículas e a mucosa ou pele lesionada, sendo classificada de acordo com a temporalidade: infecção primária, infecção sistêmica com primeiro episódio genital e infecção genital recorrente. A infecção primária se caracteriza pela presença de vesículas dolorosas que evoluem com ruptura e ulceração, podendo permanecer por até 3 semanas e ser acompanhada por febre, mal-estar e mialgia. Ocorre eliminação viral em até 3 meses após o surgimento de lesões. Após a resolução da infecção aguda é iniciado o período de latência: as partículas virais permanecem nos gânglios nervosos e, após estímulos variáveis, podem ocorrer quadros de recorrência. Nesses casos, as lesões são mais limitadas em extensão e gravidade e com duração inferior a 14 dias.

A maioria das gestantes infectadas não apresenta história prévia de lesões genitais. Durante a gestação, a forma mais comum de infecção é a recidivante, sintomática ou não. Na ausência de história prévia de infecção herpética, até 0,7% das gestantes pode apresentar o HSV-2 no momento do parto.

Diagnóstico

O diagnóstico clínico do herpes genital é pouco sensível e inespecífico. Apenas 20% das pessoas infectadas apresentam o histórico de herpes genital com sinais e sintomas característicos da infecção; 60% apresentam formas clínicas não reconhecidas (oligossintomáticas) e 20% são totalmente assintomáticos. Dessa maneira, o diagnóstico laboratorial é fundamental para a confirmação do quadro infeccioso, podendo ser utilizados vários métodos para o diagnóstico laboratorial da infecção pelos vírus herpes I e II, entre os quais podem ser destacados:

- **Isolamento do vírus através da cultura:** método diagnóstico de escolha. Ideal para confirmação da infecção. A coleta do líquido deve ser feita antes da eclosão da vesícula. A transferência do material para o laboratório deve ser realizada em meio de cultura adequado (meio de Dulbecco). Apresenta sensibilidade de 95%.
- **Exame citológico (esfregaço de Tzank):** esse estudo de células obtidas a partir de raspado da lesão consiste na identificação de células gigantes multinucleadas com inclusões intranucleares específicas e apresenta sensibilidade de 65%
- **Testes sorológicos:** como imunofluorescência indireta e ELISA, auxiliam a diferenciação entre infecção primária e recorrente.
- **Reação em cadeia da polimerase (PCR):** com essa técnica é possível o estudo do liquor, do material de biópsia, de *swab* de vesículas, do sangue, do LA e do raspado das lesões. Apresenta altas sensibilidade e eficácia.

Transmissão materno-fetal

Grande parte (70%) das crianças que desenvolvem herpes neonatal é filha de gestantes assintomáticas e desconhece a doença. A transmissão ocorre principalmente no momento do parto mediante o contato direto com vesículas infectadas presentes no canal de parto. Menos frequentemente pode ocorrer infecção durante a gestação ou no puerpério. A infecção congênita é responsável por 3% a 5% dos casos de herpes neonatal, sendo estimada a incidência de 1 em 200 mil partos. A infecção intrauterina é rara e pode resultar de transmissão transplacentária ou de infecção ascendente do colo uterino.

A incidência de infecção neonatal é mais elevada nos casos de infecção primária (40%), quando comparados aos quadros de recorrência (5%), uma vez que gestantes com infecção primária eliminam maior quantidade de vírus por período mais prolongado do que as mulheres que apresentam reativação. O risco de transmissão vertical é de 40% a 50% em gestantes que apresentam infecção aguda e de cerca de 5% nos episódios de recorrência. A infecção pós-natal resulta do contato da criança com uma fonte ambiental do HSV. Essas fontes incluem lesões provocadas pelo HSV-1 (tanto faciais como em outros locais) e excreção viral assintomática em membros da família ou da equipe médica.

Tratamento

Apenas três agentes antivirais apresentam eficácia clínica comprovada no tratamento do herpes genital: aciclovir, fanciclovir e valaciclovir (Quadro 111.6). Esses fármacos devem ser iniciados na fase vesicular ou ulcerosa precoce.

O uso profilático de aciclovir oral está recomendado para as pacientes com história de HPV desde 36 semanas até o parto com o objetivo de reduzir recorrências e a eliminação viral. A terapia antiviral deve ser utilizada em mais duas circunstâncias específicas: (1) infecção disseminada pelo HSV, em que a mortalidade materna e fetal é elevada, (2) presença

Quadro 111.6 Medicações utilizadas no tratamento de primoinfecção e recidiva do herpesvírus

Medicação	Primoinfecção	Recidiva
Aciclovir	400mg, VO, 3× ao dia por 7 a 10 dias 200mg, VO, 5× ao dia por 7 a 10 dias	400mg, VO, 3× ao dia por 5 dias 200mg, VO, 5× ao dia por 5 dias 800mg, VO, 2× ao dia por 5 dias
Faciclovir	250mg, VO, 3× ao dia por 7 a 10 dias	125mg, VO, 2× ao dia por 5 dias
Velaciclovir	1g, VO, 2× ao dia por 7 a 10 dias	1g VO, 1× ao dia por 5 dias 500mg VO, 2× ao dia por 5 dias

de lesões de herpes genital no final da gestação. Nesse caso, o objetivo da medicação é reduzir a excreção viral e promover a cicatrização das lesões.

Parto

A escolha da via de parto deve ser fundamentada no exame clínico no momento do parto. Se a paciente apresentar lesões genitais, a escolha deverá ser a cesariana. Já as gestantes sem sintomas prodrômicos e sem lesões evidentes no momento do parto podem submeter-se ao parto vaginal. Recorrências sintomáticas do herpes genital durante o terceiro trimestre normalmente duram pouco, e o parto vaginal poderá ser realizado se nenhuma lesão estiver presente no momento do parto. Quando se opta pelo parto vaginal, devem ser evitados, sempre que possível, procedimentos que aumentem o contato do feto com o canal vaginal, como amniotomia, episiotomia e parto instrumentado. A amamentação deve ser contraindicada apenas em mulheres com lesões ativas na mama ou nas mãos.

HEPATITES VIRAIS

As hepatites virais, doenças infecciosas de distribuição mundial e de elevada prevalência, são as hepatopatias mais comuns, mas, diante de quadros de icterícia ou alteração nas provas de função hepática durante a gestação, o pré-natalista deve ficar atento a outras possibilidades além das hepatites virais, como hepatite autoimune ou medicamentosa, litíase biliar, síndrome HELLP e colestase intra-hepática da gravidez.

Hepatite A

O vírus da hepatite A (HAV) é um hepatovírus pertencente à família dos picarnavírus e prevenível por meio de uma vacina segura e efetiva. A transmissão é tipicamente fecal-oral, com eliminação máxima nas fezes nas 2 semanas que antecedem o início da sintomatologia. Nesse período, o vírus pode estar presente também no soro e na saliva, porém em concentrações muito baixas. Na evolução da doença aguda, a resposta imune do hospedeiro geralmente é capaz de controlar a infecção. De modo geral, o HAV não está associado à transmissão perinatal, e o prognóstico da gestação não fica comprometido. O HAV é causa comum de hepatite na população em geral, porém raramente é relatado em gestantes.

Dados da literatura sugerem que, quando ocorre na gravidez, o HAV pode associar-se a maior risco de parto pré-termo, especialmente quando acontece no segundo e terceiro trimestres de gestação. Também existem relatos de descolamento prematuro de placenta e ruptura prematura de membranas. Os marcadores para doença grave são febre e hipoalbuminemia. A maioria dos recém-nascidos de mães com HAV não é afetada e apresenta níveis normais de anticorpos e transaminases. No entanto, nos raros casos em que ocorre a transmissão mãe-filho são descritos ascite fetal, peritonite meconial, icterícia neonatal e perfuração de íleo distal.

Durante o parto, as gestantes com HAV deverão receber cuidados especiais a fim de se evitar a disseminação do vírus no ambiente hospitalar. A amamentação não deve ser desencorajada, e o bebê deve ser protegido mediante a administração de vacina e/ou imunoglobulina. Para reduzir o risco de contrair HAV estão recomendadas práticas de higiene, como a lavagem das mãos com água potável, particularmente antes de manipular alimentos, evitando água não potável ou o uso de cubos de gelo de pureza desconhecida, e abster-se de comer frutas e legumes com casca. Mulheres em idade reprodutiva ou gestantes que irão viajar para áreas endêmicas devem ser vacinadas. A vacina é considerada segura na gestação, mas deve ter indicação clara.

Hepatite B (HBV)

O HBV é transmitido por meio de transfusão sanguínea, contato sexual, saliva, leite materno ou transmissão vertical (intraútero e periparto). Esta última é responsável por cerca de 50% dos casos de HBV no mundo. Sem tratamento preventivo, cerca de 90% dos recém-nascidos de mulheres portadoras do vírus da hepatite B serão portadores crônicos do vírus. Estima-se que 25% deles morrerão por complicações da doença hepática (cirrose ou carcinoma) com sobrevida média de 50 anos. A projeção de mortes por complicação desse tipo de hepatite crônica causada por infecção perinatal é de 3,9 em 100 mil por ano.

Marcadores da infecção pelo HBV

Após a infecção aguda, cerca de 1% dos pacientes evolui para o óbito por hepatite fulminante. Cerca de 85% a 90% apresentam resolução completa da doença. Cerca de 5% dos pacientes evoluem para a forma crônica, 15% a 30% dos quais desenvolverão doença crônica ativa, hepatite persistente ou cirrose e, desses, 20% desenvolverão carcinoma hepatocelular.

Os principais marcadores do HBV são:

- **HbsAg**: antígeno da superfície viral, pode ser detectado alguns dias após o início da doença, tornando-se negativo após o aparecimento da icterícia. Desaparece após a resolução da infecção aguda. No entanto, sua persistência por período superior a 6 meses indica evolução para forma crônica.
- **HbcAg**: antígeno proteico presente na cápsula interna do vírus.
- **HbeAg**: antígeno que indica replicação viral, é encontrado em altas concentrações nas primeiras 5 semanas após o contato com o vírus.
- **Anti-HbsAg**: anticorpo específico contra o HbsAg, atinge altas concentrações entre 3 e 6 meses após o início dos sintomas. Sua presença indica resolução da infecção.
- **Anti-HbeAg**: anticorpo específico contra o HbeAg, sua presença indica parada de replicação do vírus.
- **Anti-HbcAg (IgM e IgG)**: são os marcadores universais da exposição ao vírus da hepatite B.

O Quadro 111.7 apresenta a interpretação dos testes sorológicos da hepatite B.

Hepatite B e gestação

O rastreamento da hepatite B na gestação tem como objetivo identificar as gestantes portadoras do vírus e prevenir sua

Quadro 111.7 Interpretação dos resultados de testes sorológicos da hepatite B

Exame	Resultado	Interpretação
HBsAg Anti-HBc Anti-HBs	Negativo Negativo Negativo	Suscetível
HBsAg Anti-HBc Anti-HBs	Negativo Positivo Positivo	Imunidade em razão da infecção natural
HBsAg Anti-HBc Anti-HBs	Negativo Negativo Positivo	Imunidade em virtude da vacinação
HBsAg Anti-HBc IgM anti-HBc Anti-HBs	Positivo Positivo Positivo Negativo	Hepatite B aguda
HBsAg Anti-HBc IgM anti-HBc Anti-HBs	Positivo Positivo Negativo Negativo	Hepatite B crônica
HBsAg Anti-HBc Anti-HBs	Negativo Positivo Negativo	Possibilidades: Hepatite B curada Falso-positivo anti-HBc ou "janela imunológica"

transmissão ao recém-nascido. Estima-se que a prevalência dessa hepatite crônica em gestantes seja de 0,7% a 0,9%. Em mais de 90% dos casos, as gestantes são portadoras crônicas e, por esse motivo, não é efetivo o rastreamento de HBV em gestantes com base em fatores de risco, sendo recomendado o rastreamento laboratorial universal com HBsAg (grau de recomendação IA) (Figura 111.5). Em contraste com a hepatite B adquirida na vida adulta, que mais comumente leva a um quadro infeccioso agudo e imunidade, a infecção neonatal/perinatal pelo HBV está mais associada à infecção crônica e a suas complicações de longo prazo.

Aceita-se que, sem nenhuma intervenção profilática, o risco de transmissão vertical do HBV seja de 8% em portadoras crônicas do vírus, podendo chegar a 80% na infecção aguda adquirida no final da gravidez. De maneira geral, exceto em pacientes desnutridas ou portadoras de outras comorbidades, o prognóstico da infecção em portadoras crônicas do HBV não é modificado pela gestação. Por sua vez, a infecção crônica tem pouca influência no prognóstico gestacional, exceto quanto ao risco de transmissão fetal. Quando a gestante contrai cirrose, a hepatite B crônica pode estar associada a risco maior de morte materna e perinatal, hipertensão gestacional, descolamento prematuro da placenta, prematuridade e restrição de crescimento fetal.

Não existe tratamento específico para a hepatite B durante a gestação, mas apenas medidas de suporte, como repouso (determinado pela tolerância da paciente), hidratação adequada e dieta de acordo com as preferências da paciente (desde que não haja insuficiência hepática). Mesmo na fase aguda da hepatite B, a via de parto é definida por condições obstétricas, e a amamentação não está contraindicada.

A gravidez não contraindica a vacinação contra o HBV, incluindo mulheres identificadas como de risco para hepatite B (p. ex., mais de um parceiro sexual nos 6 meses prévios, história pregressa ou atual de doença sexualmente transmissível, uso recente ou atual de substâncias endovenosas ou cujo parceiro é portador do HBV) que deveriam ser vacinadas.

Transmissão fetal

A transmissão vertical do HBV é possível em vários momentos da gestação e do parto, sendo considerada raríssima a trans-

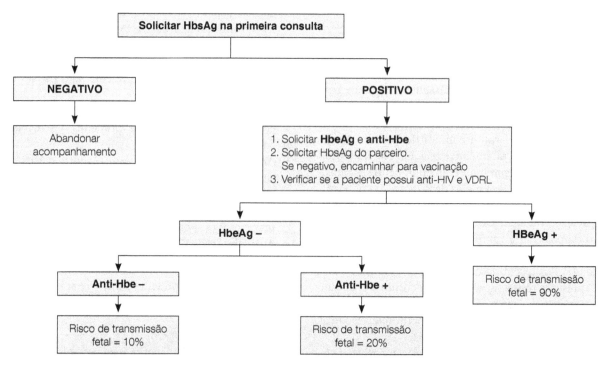

Figura 111.5 Proposta de rastreamento pré-natal da hepatite B.

missão transplacentária. A perinatal apresenta maior relevância, podendo ocorrer mediante a ingestão de sangue, urina, fezes ou secreção vaginal no momento do parto. Quando a imunoprofilaxia é realizada adequadamente, não existe diferença entre as taxas de infecção por HBV em recém-nascidos, alimentados por leite materno ou fórmula e, por isso, o aleitamento materno deve ser encorajado (grau de recomendação 1C).

A incidência de infecção neonatal é maior quando a mãe adquire a hepatite aguda (48%) do que quando é portadora crônica (20%), assim como em pacientes com maior carga viral. O risco de transmissão vertical do vírus da hepatite B está diretamente relacionado com a presença de marcadores sorológicos:

- **Portadoras crônicas apresentando HbeAg+:** o risco de transmissão ao feto/recém-nascido se aproxima de 90%.
- **Portadoras crônicas apresentando anti-Hbe:** o risco de transmissão é <20%, mas, sobretudo, o risco de infecção crônica no recém-nascido é considerado nulo. As infecções transmitidas aos recém-nascidos se manifestam por soroconversão anti-Hbs assintomática.
- **Portadoras crônicas apresentando HbeAg(–) e anti-Hbe(–):** nessas pacientes, o risco de transmissão da infecção é de 10%.

Como a carga de DNA-HBV é um forte preditor de falha da imunoprofilaxia neonatal, sugere-se que a carga viral seja solicitada no terceiro trimestre de gestação (grau de recomendação 2B). Naquelas que apresentarem carga viral >1.000.000 de cópias/mL, a terapia antiviral (TAV) materna deveria ser avaliada com o objetivo de reduzir o risco de infecção fetal intrauterina (grau de recomendação 2B). Na gravidez de mulheres com hepatite B candidatas à TAV, sugere-se o tenofovir como agente de primeira linha (grau de recomendação 2B). Em relação aos procedimentos invasivos na gestação de portadoras de hepatite B, podem ser realizados, lembrando, porém, que o risco de transmissão vertical é significativamente maior quando a carga viral é >10.000.000 de cópias/mL (grau de recomendação 2C). A via de parto por cesariana não está recomendada para prevenção da transmissão vertical de hepatite B (grau de recomendação 2C).

Prevenção da infecção no recém-nascido

A imunoprofilaxia está indicada em todos os recém-nascidos de gestantes HbsAg-positivas ou sem rastreamento sorológico. A vacina é administrada em três doses: a primeira até 12 horas após o nascimento e as demais no terceiro e no sexto mês. A imunoglobulina deve ser administrada ao nascimento com a primeira dose da vacina (grau de recomendação 1A). Esse esquema reduz em cerca 90% a 95% o risco de HBV no neonato.

Hepatite C

O vírus da hepatite C (HCV) é um importante problema de saúde global que pode causar hepatite aguda e crônica, além de cirrose, carcinoma hepatocelular e falência hepática. A Organização Mundial da Saúde (OMS) estima que aproximadamente 3% da população mundial esteja infectada pelo HCV, e sua prevalência na gestação varia de 1% a 8%. No Brasil, estudos realizados em diversas regiões têm demonstrado prevalência de 0,15% a 2,6% de acordo com as características e os fatores de risco da população.

Entre os indivíduos contaminados, apenas 50% apresentarão sintomas clínicos, e a maioria exibirá sinais inespecíficos como astenia moderada, síndrome pseudogripal e sintomas gastrointestinais. A elevação das transaminases é geralmente moderada e se normaliza após algumas semanas. Apesar da normalização das transaminases, 80% dos pacientes evoluem para a forma crônica da doença, que pode ser assintomática (presença de viremia sem elevação das transaminases) ou sintomática (viremia associada à elevação persistente das transaminases) e, desses, 20% a 30% desenvolverão cirrose.

Antes da introdução do rastreamento da infecção pelo HCV em bancos de sangue, a transfusão de hemoderivados representava a principal via de transmissão do HCV em lactentes e crianças, mas atualmente a via vertical assumiu maior importância.

Hepatite C na gestação

A patogênese da hepatite C na gestação permanece pouco compreendida. Estudos recentes têm demonstrado diminuição dos níveis de alanina-aminotransferases (ALT) durante o segundo e terceiro trimestres de gestação. Entretanto, a carga viral aumenta e atinge o pico durante o terceiro trimestre. A exacerbação pós-parto das manifestações clínicas da hepatite C foi descrita. Soro conversão na gravidez tem sido demonstrado, assim como foi relatada melhora no curso da hepatite C em alguns estudos.

Por outro lado, recentemente se sugeriu que a hepatite C durante a gravidez pode aumentar o risco de parto pré-termo, baixo escore de Apgar, baixo peso ao nascimento, diabetes gestacional, malformações congênitas e aumento da mortalidade perinatal. Alguns fatores de risco, como cuidado pré-natal inadequado e uso de substâncias endovenosas, são encontrados com maior frequência nas pacientes com hepatite C o que poderia influenciar a morbidade e os resultados materno-fetais.

A taxa de transmissão materno-fetal do HCV varia de 3% a 10%. Apesar dos recentes avanços no conhecimento dos fatores de risco associados à transmissão materna do HCV, o mecanismo e o momento em que ocorre a transmissão viral permanecem ignorados, tendo sido demonstrado que em cerca de 30% dos casos a transmissão se dá durante a gestação e nos restantes, no período perinatal.

Quando existe coinfecção pelo HIV em gestante portadora de HCV, o risco de transmissão vertical aumenta cerca de 90% (OR: 1,9; IC 95%: 1,36 a 2,67). Uma metanálise de dez estudos identificou que a transmissão vertical de mães coinfectadas pelo HCV e pelo HIV foi de 5,9%, e, nesses casos, é forte a recomendação de cesariana.

Outro importante fator que aumenta o risco de transmissão vertical do HCV é a carga viral, especialmente no terceiro trimestre de gestação. Para mães com positividade na detecção de RNA-HCV, o risco para o feto foi de 7,1% contra 0% quando a carga viral foi indetectável.

O tipo de parto parece não influenciar o risco na transmissão vertical do HCV e, por esse motivo, a cesariana eletiva não está indicada rotineiramente, exceto em caso de coinfecção pelo HIV, como salientado. Embora o HCV tenha sido detectado no leite materno e no colostro, a maioria dos estudos não demonstrou transmissão viral através da amamentação, mas os CDC recomendam que as mães interrompam o aleitamento materno temporariamente em caso de sangramento ou traumatismo mamilar.

A ruptura prematura de membranas é considerada outro fator de risco para a transmissão do HCV em razão da maior probabilidade de exposição do feto ao vírus. Procedimentos invasivos durante a gestação de portadoras de HCV estão contraindicados.

Não é possível o tratamento materno para reduzir o risco de transmissão viral, uma vez que os agentes utilizados, como o interferon-α e a ribavirina, são contraindicados na gestação em virtude dos riscos para o feto.

De acordo com as recomendações mais recentes dos CDC, o rastreamento da infecção pelo HCV não está recomendado na rotina de pré-natal, exceto para mulheres com fatores de risco.

ARBOVIROSES

O termo arbovirose, que define doenças virais transmitidas por artrópodes, como os mosquitos, não está incluído na classificação taxonômica de vírus, isto é, os vírus de diferentes famílias e mesmo ordens poderão ser arbovírus. São algumas vezes patogênicos para os humanos (mais de 50 tipos identificados) e ficam armazenados no corpo de artrópodes, proliferando, por vezes, sem causar dano ao animal.

Entre as arboviroses, aquelas transmitidas pelo gênero *Flaviviridae* são as principais causadoras de surtos e epidemias. Os arbovírus são encontrados em todo o mundo, sendo os mais importantes para a saúde pública o vírus da febre amarela, os da dengue, das encefalites japonesa, St. Louis, equinas venezuelana, do leste e do oeste, e, mais recentemente, o da febre Zika.

Dengue

A dengue é uma doença viral transmitida por mosquitos do gênero *Aedes*, que apresenta quatro sorotipos conhecidos (vírus DENV 1-4). Todos os sorotipos podem causar doenças graves e fatais. Cada sorotipo confere imunidade permanente e específica contra o mesmo sorotipo, assim como imunidade cruzada de curto prazo, que pode durar vários meses, contra os outros três. A dengue evoluiu de uma doença esporádica para um importante problema de saúde pública mundial com relevante impacto social e econômico em razão do aumento da extensão geográfica, do número de casos e da gravidade da doença nos últimos anos.

A dengue é endêmica em mais de 100 países no sudeste da Ásia, nas Américas, no Pacífico Ocidental, na África e nas regiões orientais do Mediterrâneo. Nos últimos 50 anos, sua incidência aumentou 30 vezes, e as estimativas recentes mencionam que 390 milhões de pessoas estão infectadas por esse vírus, havendo 96 milhões de casos por ano em todo o mundo.

A dengue é transmitida por um vetor, o mosquito *Aedes aegypti*, que exibe hábitos domésticos. Sua fêmea é hematófoba, picando o ser humano geralmente pela manhã e ao entardecer. Após a picada do *Aedes*, geralmente imperceptível, o vírus se aloja e se multiplica durante 2 a 3 dias nos linfonodos locais e, a seguir, se dissemina para os tecidos por via hematogênica (no plasma ou monócitos/macrófagos).

Manifestações clínicas

Após um período de incubação de 4 a 8 dias, a infecção por qualquer vírus da dengue pode produzir um largo espectro de sintomas. Embora debilitante, a maioria dos pacientes se recupera após uma doença autolimitada, enquanto pequena proporção progride para doença grave, principalmente caracterizada por extravasamento de plasma com ou sem sangramento. A doença começa abruptamente, seguindo pelas fases febril, crítica e de convalescença. O período crítico ocorre em torno da defervescência, quando pode ocorrer aumento na permeabilidade capilar, acompanhado por aumento de hematócrito, levando a choque hipovolêmico e resultando em insuficiência múltipla de órgãos, acidose metabólica, coagulação intravascular e hemorragia grave. Se não tratada, a mortalidade por dengue pode chegar a 20%. O acompanhamento adequado com reidratação endovenosa pode reduzir a mortalidade para menos de 1%.

A apresentação típica da dengue inclui a presença de febre por período inferior a 7 dias, acompanhada de pelo menos dois dos seguintes sintomas: cefaleia ou dor retrorbitária, mialgia, artralgia, prostração, exantema maculopaular, náuseas ou vômitos e petéquias.

Diagnóstico

As alternativas diagnósticas incluem testes para detecção do vírus ou de seus componentes (genoma e antígenos) ou para verificação da resposta do hospedeiro ao vírus (sorologia). A viremia é detectável de 4 a 5 dias após o início da febre. Em uma infecção primária, os anticorpos IgG aumentam de maneira relativamente lenta, com títulos baixos 8 a 10 dias após o início da febre, enquanto os anticorpos IgM normalmente são detectados cerca de 5 dias após o início da febre, desaparecendo depois de 2 a 3 meses.

Atualmente, está disponível um teste rápido para a dengue que pesquisa o antígeno NS1, uma proteína presente em altas concentrações no soro do paciente durante a fase inicial de infecção e que pode ser detectada do primeiro ao sétimo dia de aparecimento dos sintomas. A pesquisa do NS1 é um exame específico para a dengue, e um resultado positivo confirma o diagnóstico da doença. Dessa maneira, é possível estabelecer a conduta e o tratamento adequados em tempo oportuno.

Dengue na gestação

As complicações da dengue na gravidez têm sido pouco estudadas. Conforme estudos publicados, a dengue está associada a nascimentos prematuros, oligoidrâmnio, baixo peso ao nascimento, mortes fetais e, quando a infecção na gestante ocorre na última semana de gestação, pode surgir a transmissão vertical (dengue congênita), levando à trombocitopenia neonatal e exigindo transfusões de plaquetas.

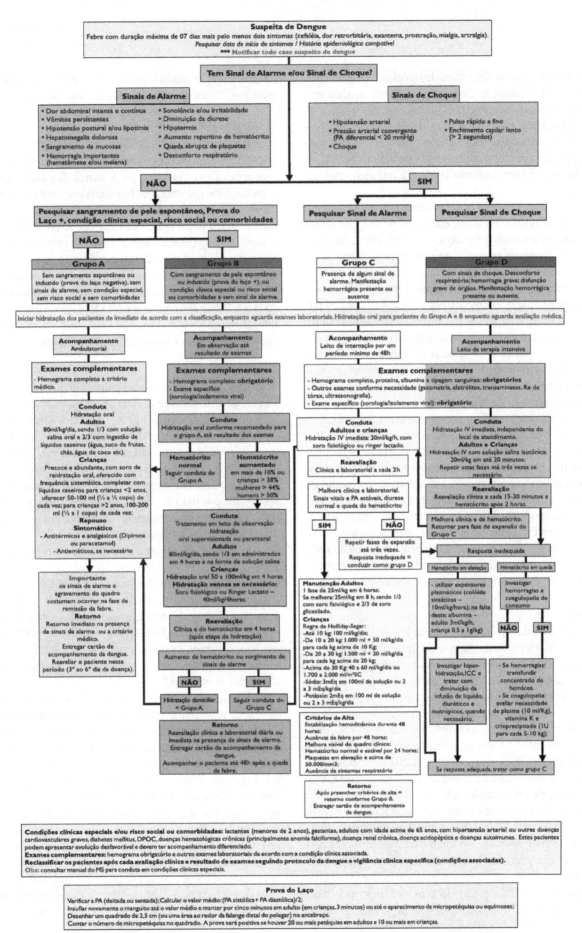

Figura 111.6 Dengue – Classificação de risco e manejo do paciente.

Cabe lembrar que as alterações fisiológicas da gravidez, apesar de não interferirem na doença, podem modificar a apresentação clínica da dengue. Quando ocorre o extravasamento plasmático na grávida com dengue, suas manifestações, como taquicardia, hipotensão postural e hemoconcentração, podem demorar mais tempo para aparecer ou, se aparecerem, podem ser confundidas com alterações fisiológicas da gravidez.

Todas as gestantes devem realizar hemograma e contagem de plaquetas na avaliação inicial, enquanto os outros exames devem seguir as mesmas orientações para os demais pacientes. Como o comportamento fisiopatológico é semelhante àquele observado nos demais pacientes, o tratamento da dengue na gestante segue os mesmos preceitos, sendo fundamentais o acompanhamento clínico atento e a vigilância das pacientes. Conforme recomendação do protocolo do Ministério da Saúde, a gestante que apresentar qualquer sinal de alarme ou de choque e que tiver indicação de reposição volêmica deverá receber volume igual ao prescrito aos demais pacientes. Em gestantes, deve-se ter atenção redobrada para evitar a hiperidratação quando da reposição volêmica.

O diagnóstico diferencial de dengue na gestação, principalmente nos casos de dengue grave, inclui pré-eclâmpsia, síndrome HELLP e sepse, lembrando que esses podem não só mimetizar seu quadro clínico, mas estar concomitantemente presentes. As gestantes com estadiamento B com alterações no exame de hemograma e plaquetas ou com estadiamento C e D, independentemente do resultado de exames laboratoriais, devem ser encaminhadas a maternidades de referência. Atenção especial deve ser dada à avaliação obstétrica quanto ao bem-estar fetal. O risco de descolamento prematuro de placenta e de outros eventos hemorrágicos pode estar aumentado nessas pacientes.

Febre Zika

Em 1947, um estudo de febre amarela levou ao isolamento de um novo vírus a partir do sangue de um macaco *Rhesus* na Floresta Zika, em Uganda. O vírus Zika permaneceu em relativa obscuridade por quase 70 anos, até que em curto período de tempo foi introduzido no Brasil e se espalhou rapidamente por todas as Américas. Até então se acreditava que a febre Zika seria uma doença benigna e autolimitada, que ocasionalmente causaria infecção em seres humanos, não resultando em maiores implicações. Entretanto, em 2015, no Brasil, foi demonstrada a associação da infecção por Zika na gestação a inúmeros casos de microcefalia, além da maior prevalência da síndrome de Guillain-Barré em adultos infectados

O vírus Zika é um RNA vírus com duas linhagens identificadas: africana e asiática. No ciclo silvestre, primatas não humanos são considerados reservatórios, embora outros hospedeiros reservatórios não tenham sido excluídos. Os principais vetores são os mosquitos do gênero Aedes, incluindo *A. aegypti*. A principal via de transmissão do Zika é por meio da picada dos vetores. No entanto, está descrita na literatura científica a ocorrência de transmissão ocupacional em laboratório de pesquisa, perinatal e sexual. A transmissão do vírus Zika por meio do leite materno não foi comprovada, apesar de já ter sido relatada a presença de partículas virais inativas em altos títulos no leite de paciente sintomática.

Manifestações clínicas

A febre pelo vírus Zika é doença pouco conhecida e sua descrição até recentemente estava embasada em número limitado de relatos de casos e investigações de surtos. Segundo esses estudos, somente 18% das infecções humanas apresentam manifestações clínicas. Quando presentes, os sinais e sintomas mais comuns são exantema maculopapular, febre baixa (até 38,5°C), artralgia, mialgia, dor de cabeça e hiperemia conjuntival não purulenta e sem prurido, enquanto edema, dor de garganta, tosse, vômitos e hematospermia foram relatados com menos frequência (Figura 111.7). Os sintomas geralmente desaparecem espontaneamente após 3 a 7 dias. Recentemente foi identificada associação entre a infecção ZIKAV e a síndrome de Guillain-Barré sugerindo a relação do ZIKAV com complicações neurológicas.

Diagnóstico

O diagnóstico da infecção pelo vírus Zika se baseia na detecção de ácido nucleico viral por RT-PCR e de anticorpos IgM por ELISA (Figura 111.8). A detecção de ácido nucleico no soro fornece um diagnóstico definitivo. No entanto, na maioria dos casos a viremia é transitória, e o diagnóstico por RT-PCR costuma ser bem-sucedido apenas na primeira semana a partir do início dos sintomas, apesar de existirem relatos de positividade em soro de mulheres grávidas, cujos fetos apresentavam evidências de infecção congênita por até 10 semanas após o início da infecção.

O momento de início e duração de detecção de IgM para Zika por ELISA não está bem definido, mas a experiência a partir de outros flavivírus sugere que a IgM deva aparecer concomitantemente ao declínio da viremia após a primeira semana em que se iniciam os sintomas e persistir por vários meses. Assim, o teste ELISA estaria indicado para amostras de soro obtidas após a primeira semana ou quando, mesmo coletado em tempo oportuno, o RT-PCR foi negativo em quadros altamente sugestivos.

A reatividade cruzada considerável de anticorpos contra o flavivírus representa grande desafio para a interpretação dos resultados dos testes sorológicos. Por exemplo, a infecção recente por vírus Zika pode evocar um resultado positivo para a dengue. Outro importante desafio com reatividade cruzada sorológica do Zika surge do fenômeno do "pecado antigênico original". Em pacientes anteriormente expostos a um flavivírus heterólogo por infecção natural ou vacinação, a resposta dos anticorpos ao flavivírus anterior pode ser mais vigorosa do que ao vírus atual, e nem o PRNT pode estabelecer de maneira confiável o diagnóstico preciso. Esse fenômeno é particularmente problemático nas áreas em que a dengue é endêmica, onde mais de 90% da população sofreu exposição prévia ao DENV e os vírus Dengue e Zika vírus são cocirculantes.

Tratamento

Nos casos sintomáticos, recomenda-se a utilização de acetaminofeno para alívio da febre e da dor. No caso de erupções

Capítulo 111 Infecções Perinatais

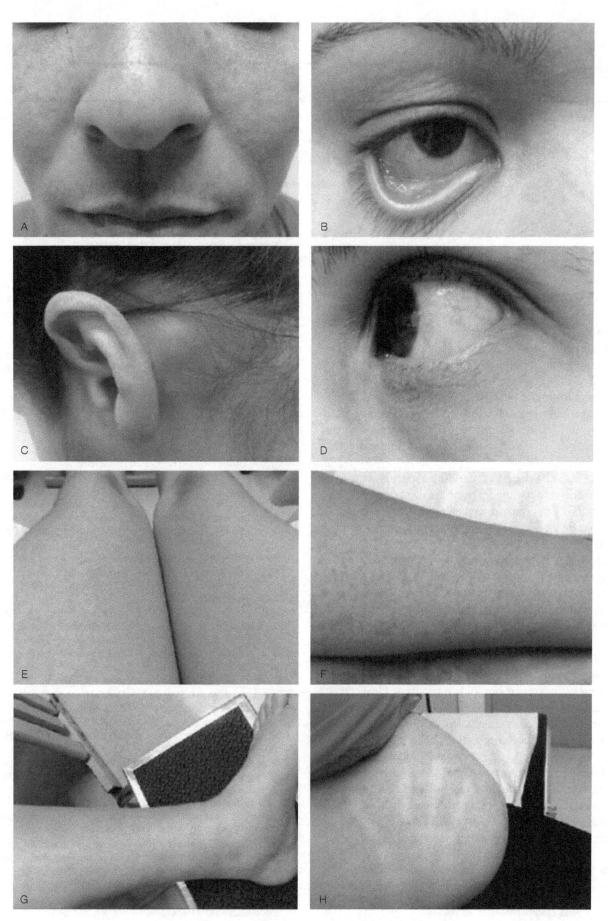

Figura 111.7A a H Sinais mais comuns da infecção pelo vírus Zika.

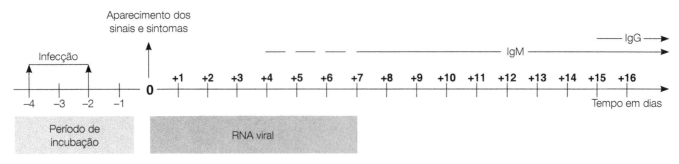

Figura 111.8 Diagnóstico laboratorial do vírus Zika. (Adaptada de Sullivan Nicolaides Pathology 2014.)

pruriginosas, os anti-histamínicos podem ser considerados. No entanto, é desaconselhável o uso ou a indicação de ácido acetilsalicílico e de agentes anti-inflamatórios em razão do risco potencialmente aumentado de síndrome hemorrágica, como ocorre com outros flavivírus.

Zika congênita

Evidências recentes imputaram a infecção por vírus Zika na gestação como importante causa de abortamento, morte fetal, microcefalia e alterações neurológicas e oculares fetais. Esses resultados foram observados a partir de dados obtidos durante uma grave epidemia de microcefalia no Brasil (2015 e 2016), e um estudo restrospectivo na Polinésia Francesa demonstrou que o risco de microcefalia nessa infecção congênita é de cerca de 1%.

O maior risco de dano fetal por Zika congênita parece estar relacionado com o primeiro trimestre de gestação: maioria dos casos de microcefalia documentados ocorreu entre 7 e 13 semanas de gestação, mas alguns aconteceram mais tarde (cerca de 18 semanas de gestação).

As alterações ocasionadas pelo Zika incluem ainda agenesia de corpo caloso, calcificações cerebrais, hidranencefalia, dilatação ventricular, atrofia cerebral, anormalidades dos giros cerebrais, hidropisia fetal, anidrâmnio e crescimento intrauterino retstrito.

Prevenção

Não existe medida de prevenção descrita para microcefalia em pacientes já infectadas por Zika. A profilaxia ideal consiste em evitar a infecção materna com as mesmas medidas já descritas para prevenção da dengue, além do cuidado com as outras vias de transmissão. As gestantes devem usar preservativo nas relações sexuais, repelentes à base de icaridina (duração de até 10 horas) e dietiltoluamida (DEET – 4 a 6 horas de efeito protetor), roupas longas e telas nas janelas. Casais que estão tentando engravidar devem ter muito cuidado, pois no caso de confirmada a infecção por Zika, a mulher deve evitar gravidez por 2 meses e o homem deve evitar engravidá-la por 6 meses.

Leitura complementar

Benoist G, Leruez Ville M, Magny JF, Jacquemard F, Salomon LJ, Ville Y. Management of pregnancies with confirmed cytomegalovirus fetal infection. Fetal Diagn Ther 2013; 33:203-14.

Brasil P et al. Zika virus infection in pregnant women in Rio de Janeiro – Preliminary report. N Engl J Med 2016 Mar 4.

Chaudhry SA, Koren G. Hepatitis A infection during pregnancy. Can Fam Physician 2015 Nov; 61(11):963-4.

Couto JCF, Andrade GMQ, Tonelli E. Infecções perinatais. Rio de Janeiro: Guanabara Koogan, 2006.

Crane J, Mundle W, Boucoiran I. Parvovirus B19 infection in pregnancy. J Obstet Gynaecol Can 2014; 36(12):1107-16.

Darlow BA, Voss L, Lennon DR, Grimwood K. Early-onset neonatal group B streptococcus sepsis following national risk-based prevention guidelines. Aust N Z J Obstet Gynaecol 2016 Feb; 56:69-74.

De Oliveira Azevedo CT, do Brasil PE, Guida L, Lopes Moreira ME. Performance of polymerase chain reaction analysis of the amniotic fluid of pregnant women for diagnosis of congenital toxoplasmosis: a systematic review and meta-analysis. PLoS One 2016 Apr 7; 11(4):e0149938.

Fares RC, Souza KP, Añez G, Rios M. Epidemiological scenario of dengue in Brazil. Biomed Res Int 2015; 321873.

Guzman MG, Harris E. Dengue. Lancet 2015 Jan 31; 385(9966):453-65.

Janier M, Dupin VN, Unemo M et al. European Guideline on the Management of Syphilis, 2014. Disponível em: http://www.iusti.org/regions/europe/pdf/2014/2014SyphilisguidelineEuropean.pdf.

Money D, Steben M. Guidelines for the management of herpes simplex virus in pregnancy. J Obstet Gynaecol Can 2008; 30(6):514-9.

Musso D, Gubler DJ. Zika Virus. Clin Microbiol Rev 2016 Jul; 29(3):487-524.

Nan C, Dangor Z, Cutland CL, Edwards MS, Madhi SA, Cunnington MC. Maternal group B Streptococcus-related stillbirth: a systematic review. BJOG 2015 Oct; 122(11):1437-45.

Neu N, Duchon J, Zachariah P. TORCH infections. Clin Perinatol 2015 Mar; 42(1):77-103.

Pan CQ, Duan ZP, Bhamidimarri KR et al. An algorithm for risk assessment and intervention of mother to child transmission of hepatitis B virus. Clin Gastroenterol Hepatol 2012 May; 10(5):452-9.

Revello MG, Tibaldi C, Masuelli G et al. CCPE Study Group. Prevention of primary cytomegalovirus infection in pregnancy. EBioMedicine 2015 Aug 6; 2(9):1205-10.

Sharma S, Jain S, Rajaram S. Spectrum of maternofetal outcomes during Dengue infection in pregnancy: an insight. Infect Dis Obstet Gynecol 2016:5046091.

Society for Maternal-Fetal Medicine (SMFM). Hepatitis B in pregnancy screening, treatment, and prevention of vertical transmission. Am J Obstet Gynecol 2016 Jan; 214(1):6-14.

Stajner T, Bobic B, Klun I et al. Prenatal and early postnatal diagnosis of congenital toxoplasmosis in a setting with no systematic screening in pregnancy. Medicine (Baltimore) 2016 Mar; 95(9):e2979.

Yeung CY, Lee HC, Chan WT, Jiang CB, Chang SW, Chuang CK. Vertical transmission of hepatitis C virus: current knowledge and perspectives. World J Hepatol 2014 Sep 27; 6(9):643-51.

CAPÍTULO 112

Transmissão Vertical do Vírus da Imunodeficiência Humana

Victor Hugo de Melo
Fabiana Maria Kakehasi
Beatriz Amélia Monteiro de Andrade
Jorge Andrade Pinto

INTRODUÇÃO

A infecção pelo vírus da imunodeficiência humana (HIV) induz uma imunossupressão progressiva que resulta em profundo desequilíbrio da imunidade celular, levando ao aparecimento de infecções oportunistas, neoplasias e outras manifestações clínicas, como demência e caquexia. A síndrome da imunodeficiência adquirida (AIDS) é a manifestação clínica avançada dessa infecção.

O Programa da Nações Unidas para o HIV/AIDS (UNAIDS) estimou que, no final de 2015, 36,7 milhões de pessoas conviviam com esse vírus em todo o mundo e cerca de 50% (aproximadamente 17,8 milhões) eram mulheres. Calcula-se que 85% delas estavam em idade reprodutiva, o que desperta atenção especial para o risco de transmissão vertical do HIV. Esses dados se tornam mais relevantes quando se considera que dos casos novos de infecção pelo HIV (2,1 milhões) cerca de 190 mil ocorreram em crianças com menos de 15 anos, sendo 90% contaminadas durante a gravidez, parto ou amamentação. Percebe-se, então, a mudança no padrão de transmissão do HIV. Atualmente, a via sexual (homo ou hetero) é a principal via de infecção, sendo responsável por cerca de 80% dos casos novos.

Ainda não se sabe se a menor sobrevida após a infecção entre as mulheres se deve ao gênero, a possíveis variáveis biológicas ou a diferentes acessos ao sistema de saúde. O problema complementar à transmissão heterossexual, expondo sobremaneira as mulheres, é que a transmissão do vírus se dá mais comumente quando das relações dos homens com as mulheres, no momento de suas relações sexuais sem a devida proteção.

Outras situações contribuem para a maior vulnerabilidade das mulheres ao HIV: o aumento do uso de substâncias injetáveis, o crescimento do comércio sexual, o empobrecimento geral da população e a precariedade dos serviços de atenção à saúde.

ASPECTOS EPIDEMIOLÓGICOS NO BRASIL

O Brasil segue as características mundiais da epidemia. Segundo dados recentes do Ministério da Saúde, cerca de 798.336 casos de AIDS foram notificados no Brasil. O número está assim estimado por terem sido notificados apenas os casos de soropositivos que usam medicamentos antirretrovirais. Entre 1980 e dezembro de 2014 foram registradas 290.929 mortes em decorrência da doença, entre as quais 14% estão na faixa etária de 20 a 29 anos. Entre 2000 e 2015 foram notificadas 92.210 gestantes infectadas pelo HIV no Brasil com aumento na taxa de detecção de 30% entre os anos de 2005 a 2014. Todos os anos nascem em média três milhões de crianças no Brasil. A taxa de detecção de novos casos de HIV em gestantes no Brasil em 2012 correspondeu a 2,4 casos por 1.000 nascidos vivos, o que significou 7.200 gestantes diagnosticadas naquele ano.

HISTÓRIA NATURAL DA DOENÇA

Existem várias fases no processo da doença pelo HIV, desde a infecção até o desenvolvimento da AIDS:

- **Infecção retroviral aguda:** 50% a 90% das pessoas desenvolvem manifestações clínicas semelhantes a outras infecções virais, incluindo febre, adenopatia, faringite, exantema, mialgia e cefaleia. O tempo decorrido entre a exposição e o início da sintomatologia varia de 2 a 4 semanas. Essa fase é de alta viremia, podendo durar de 1 a 4 semanas.
- **Soroconversão:** ocorre em 4 a 6 semanas após o evento responsável pela transmissão do HIV. Atualmente, com a utilização dos testes sorológicos de rotina, mais de 95% dos pacientes apresentam soropositividade no decorrer dos 6 meses que se seguem à exposição.
- **Fase de infecção assintomática:** o exame clínico costuma ser normal, exceto pela presença de linfadenomegalia

generalizada e persistente em dois ou mais sítios extrainguinais. Os linfonodos apresentam altas concentrações do vírus em estado latente, pois o tecido linfoide funciona como seu principal reservatório. Podem ocorrer, também, plaquetopenia, anemia e leucopenia leves. Essa fase pode durar, em média, 10 anos.
- **Infecção sintomática inicial:** inicia-se com sinais e sintomas constitucionais que ocorrem em deficiências imunes de maneira geral. Essas manifestações aparecem em pacientes com contagem de linfócitos T CD4+ entre 200 e 500 células/mm^3. Essa fase inclui condições clínicas existentes, mas ainda não indicadoras de AIDS, como candidíase orofaríngea e/ou vulvovaginal, displasia cervical, herpes-zóster, doença inflamatória pélvica (DIP) e outras.
- **Síndrome de imunodeficiência adquirida (AIDS):** como doença totalmente manifesta, caracteriza-se pela contagem de linfócitos T CD4+ <200 células/mm^3, estando frequentemente associada a doenças encontradas especificamente em pacientes com grave disfunção da imunidade celular. No caso do HIV, essas doenças são chamadas "indicadoras", as quais, geralmente, são complicações infecciosas secundárias comumente tratáveis, como tuberculose, pneumocistose pulmonar, candidíase esofágica e toxoplasmose, entre outras. O câncer cervical invasivo é doença indicadora de AIDS. O Quadro 112.1 mostra a definição de casos de AIDS, proposta pelo Centers for Disease Control and Prevention (CDC) em 1993, ainda utilizada. Algumas doenças chamadas indicadoras estão listadas no Quadro 112.2, também segundo os CDC (1993).

Quadro 112.1 Definição de caso de AIDS em adolescentes e adultos para fins de vigilância epidemiológica

Contagem de células CD4	Categorias clínicas*		
	A	B	C
500/mm^3	A1	B1	C1
200 a 499/mm^3	A2	B2	C2
<200/mm^3	A3	B3	C3

*Pacientes nas categorias A3, B3 e C1, C2 e C3 são notificados como tendo AIDS.
A: assintomática ou infecção aguda; B: sintomática (exceto A e C); C: condição indicadora de AIDS (1987).

Quadro 112.2 Algumas condições indicadoras de AIDS segundo o CDC (1993)

Candidíase de esôfago, traqueia, brônquios ou pulmões
Câncer cervical invasivo
Citomegalovírus (exceto quando presente no fígado, baço ou linfonodos)
Herpes simples com úlceras por mais de 1 mês ou bronquite, pneumonite ou esofagite
Sarcoma de Kaposi em paciente com menos de 60 anos
Síndrome consuptiva associada ao HIV: perda involuntária de peso >10% e diarreia crônica; febre indeterminada por mais de 30 dias
Linfoma cerebral em pacientes com menos de 60 anos
Pneumonia por *Pneumocystis carinii*
Pneumonia bacteriana recorrente (dois ou mais episódios em 12 meses)
Mycobacterium tuberculosis pulmonar
Toxoplasmose envolvendo órgãos internos

- **Infecção avançada:** diagnosticada em todos os casos em que a contagem de linfócitos T CD4+ <50 células/mm^3. As doenças da fase avançada, como retinite citomegálica, micobacteriose, leucoencefalopatia multifocal progressiva e linfomas, costumam ser mais refratárias ao tratamento.

ASPECTOS BIOLÓGICOS E PATOGÊNESE DO VÍRUS

O HIV é um RNA-vírus da família dos retrovírus. Apresenta envelope lipídico externo contendo diversas glicoproteínas estruturais (gp120, gp41, p17/18, p24/25) e que envolve o núcleo central (*core*) cilíndrico, que contém as proteínas estruturais, o RNA e as enzimas transcriptase reversa e protease. Foram descritos dois subtipos capazes de ocasionar a AIDS: o HIV-1 e o HIV-2. O primeiro é o subtipo mais prevalente no Brasil, enquanto o último é identificado em diferentes regiões do mundo, mas sempre em indivíduos que mantiveram algum contato com o continente africano ou sua população.

Os passos iniciais da patogênese viral incluem: ligação e penetração viral nas células-alvo, perda do envoltório viral, ação da transcriptase reversa, integração ao genoma do hospedeiro e ação da protease.

A molécula de CD4 é o receptor celular de superfície das células suscetíveis à infecção, ao qual irão se ligar os componentes da glicoproteína 120 (gp120).

A enzima viral transcriptase reversa auxilia a transcrição do DNA de dupla hélice a partir do RNA viral, que então é transportado para o núcleo celular, integrando-se ao genoma da célula do hospedeiro. Após essa integração, o DNA viral induzirá a produção das proteínas próprias do vírus. A velocidade de produção dessas proteínas virais, com os fatores regulatórios celulares, determina se a infecção será latente ou ativa.

A atividade citopática viral leva à depleção dos linfócitos auxiliares (T CD4+), acarretando a imunodeficiência com o subsequente desenvolvimento de infecções secundárias e neoplasias. Existem outros receptores na membrana celular aos quais o HIV pode se fixar para penetrar nas células: os receptores CCR5 e CXR4, os quais atuam como correceptores do vírus, facilitando não apenas sua entrada na célula, mas podendo também contribuir diretamente para a progressão da doença. Verificou-se que pessoas portadoras dos receptores CCR5 e suas variações são mais suscetíveis ao vírus.

TRANSMISSÃO DO VÍRUS

O vírus pode ser transmitido por três vias: sexual, sanguínea e, na mulher grávida, da mãe para o feto.

A transmissão sexual é, atualmente, a via mais importante de disseminação do HIV. A sanguínea ocorre por transfusões com sangue contaminado, ou seus derivados, ou pelo compartilhamento de seringas contaminadas, quando da infusão de substâncias por via endovenosa. Já a vertical pode ocorrer em três momentos: no período pré-parto (intraútero), em qualquer momento da gestação; no período periparto, durante o trabalho de parto ou ao nascimento; e no período pós-parto, por meio do aleitamento materno.

A transmissão pelo sêmen de doadores já foi confirmada, sendo necessária a realização de testes sorológicos dos doadores para a pesquisa do HIV ou de outros retrovírus patogênicos. Esse vírus não é transmitido diretamente através das células germinativas do hospedeiro humano.

Transmissão sexual

Desde as primeiras investigações sobre a nova doença e seu agente etiológico, as práticas sexuais foram identificadas como importante via de transmissão do HIV. Um estudo realizado em 1992 indicou que cerca de 75% das infecções por HIV ocorridas no mundo estavam relacionadas com as práticas sexuais.

Está bem estabelecido que qualquer forma de relação sexual em que ocorra troca de fluidos entre os parceiros representa risco de transmissão do vírus com diferentes graus de infectividade, na dependência das diversas práticas sexuais. O sexo anal desprotegido tem sido apontado como a prática de maior risco tanto em homens como em mulheres.

O vírus é encontrado em maior concentração no sêmen do que nas secreções vaginais. Por outro lado, a mulher expõe grande superfície de mucosa bem vascularizada durante o ato sexual, tanto da cérvice uterina como da vagina, o que pode explicar a maior facilidade de transmissão do vírus do homem para a mulher. Estudo europeu apresentou resultados que sugerem que a transmissão homem-mulher é duas vezes maior do que a transmissão mulher-homem.

Estudos prospectivos realizados em diferentes países, em casais sorodiscordantes, têm mostrado a eficácia da proteção contra a infecção em praticamente 100% dos parceiros soronegativos, quando os casais usam o preservativo em todas as relações sexuais. Estudo nacional, multicêntrico, confirmou essa assertiva.

Vários estudos têm demonstrado a importância de inúmeros fatores e cofatores que facilitam a transmissão heterossexual do vírus:

- **Doenças sexualmente transmissíveis (DST):** ulcerativas (maior frequência de transmissão) e não ulcerativas.
- **Na presença da infecção pelo HIV:** fase aguda ou avançada da infecção (em razão da maior viremia), baixa contagem de linfócitos T CD4+, não aderência aos antirretrovirais, homozigosidade para o receptor CCR5.
- **Fatores físicos:** ectopias cervicais, não circuncisão masculina, doença inflamatória pélvica.
- **Práticas sexuais:** não uso de protetores de barreira, relação sexual durante a menstruação, atividade sexual com múltiplos parceiros ou com homens de alto risco e prática do sexo anal.
- **Uso de substâncias ilícitas.**

Transmissão perinatal

Já está bem estabelecida a transmissão do HIV da mãe para o feto no decorrer do ciclo gravídico-puerperal, seja através da placenta, no parto ou com o aleitamento. A possibilidade de transmissão materno-fetal, quando não é realizada nenhuma intervenção, varia entre 15% e 40%, dependendo de fatores materno-fetais, eventos obstétricos e características do vírus; o risco adicional de transmissão após o parto por meio do aleitamento materno é estimado em 7% a 22%.

Para diminuição da transmissão perinatal se encontram disponíveis estratégias de intervenção altamente efetivas e que serão descritas ao longo deste texto. A meta de saúde pública é a virtual eliminação da transmissão perinatal do HIV, alcançando taxas de transmissão inferiores a 1% entre as mulheres infectadas por esse vírus. Para alcançar a meta de eliminação da transmissão perinatal do HIV e de sífilis a OMS (2014) recomenda os seguintes indicadores: 95% das gestantes com pelo menos uma consulta pré-natal; 95% das gestantes testadas para HIV e sífilis; cobertura de tratamento antirretroviral de gestantes HIV infectadas >90% e >95% em gestantes soropositivas para a sífilis.

Determinantes e fatores de risco

No Quadro 112.3 estão listados os principais fatores de risco que possibilitam o aumento da taxa de transmissão do vírus durante o ciclo gravídico-puerperal.

Uma série de publicações vem relatando diversos fatores de risco que aumentam a taxa de transmissão perinatal do HIV. Entre os fatores obstétricos, especial atenção deve ser dada à ruptura das membranas. Verificou-se que maior tempo de ruptura se associava a maior taxa de transmissão perinatal do vírus com aumento de 2% a cada hora transcorrida.

Vários estudos têm indicado que a carga viral materna está diretamente relacionada com a maior ou menor probabilidade de transmissão vertical do vírus. Apesar de não estar

Quadro 112.3 Categorias e fatores de risco para transmissão perinatal do HIV

Categorias de risco	Fatores de risco
Virais	Viremia plasmática e genital genótipo e fenótipo viral
	Resistência genotípica a antirretrovirais
Maternos	Antigenemia p24
	Doença avançada (AIDS)
	Carga viral elevada
	Baixa contagem de linfócitos T CD4
	Não uso do AZT
	Infecção cervicovaginal
	DST
	Gravidez na adolescência
Comportamentais	Sexo desprotegido
	Múltiplos parceiros
	Tabagismo
	Uso de drogas na gravidez baixa ingestão de vitamina A
	Amamentação
Obstétricos	Procedimentos invasivos
	Corioamnionite
	Ruptura das membranas >24 horas
	Parto vaginal ou instrumental
	Episiotomia
	Laceração no canal do parto
Fetais	Prematuridade
	Gemelaridade

estabelecido o nível de viremia plasmática materna capaz de predizer individualmente o risco de transmissão, esse parâmetro é considerado o principal determinante na transmissão vertical do HIV.

O *Women and Infants Transmission Study Group* (WITS, 1999), analisando 552 grávidas soropositivas, encontrou percentuais diferenciados de transmissão perinatal do vírus na dependência da carga viral materna (RNA): quanto maior a carga viral, maior a probabilidade de transmissão do HIV. Para as grávidas com viremia <1.000 cópias/mL não houve transmissão perinatal.

Momento da transmissão materno-fetal do vírus

Diversos estudos têm sido realizados para verificar em qual momento do ciclo gravídico-puerperal a transmissão vertical ocorre de modo mais predominante. Do ponto de vista preventivo é fundamental detectar esse momento para que se tomem as medidas individuais e coletivas adequadas para a redução da infecção perinatal.

O *AIDS Clinical Trials Group* (ACTG), em 1992, estabeleceu critérios para diagnosticar o período em que ocorreu a transmissão vertical com base na avaliação laboratorial do sangue do recém-nascido:

- **Infecção intraútero:** quando a PCR-DNA ou a cultura viral forem positivas em amostra de sangue periférico coletado nas primeiras 48 horas após o nascimento.
- **Infecção periparto:** se os testes diagnósticos anteriores forem negativos em amostras de sangue obtidas durante a primeira semana de vida e se tornarem positivos entre o sétimo e o 90º dia de vida, na ausência de aleitamento materno.

Os resultados positivos obtidos no período neonatal devem ser confirmados após o segundo mês de vida.

Apesar de o HIV já ter sido detectado em material de abortamento, confirmando a possibilidade de que a transmissão possa ocorrer precocemente na gestação, existe consenso entre os autores de que o momento do parto é o mais importante para a transmissão do vírus. De acordo com a literatura, em cerca de 70% dos casos a transmissão ocorre nesse período, enquanto nos 30% restantes ocorre intraútero ou no pós-parto com o aleitamento materno.

RESPOSTA IMUNOLÓGICA DA GESTANTE

A resposta humoral da mulher grávida aos antígenos proteicos estruturais do HIV é imediata com a produção de anticorpos em grandes concentrações. Normalmente, na gestação existe alta contagem de linfócitos. Portanto, a contagem fenotípica dos linfócitos (CD4 e CD8) deve ser analisada não somente em termos numéricos, mas também em percentuais.

A gravidez não contribui para reduzir os linfócitos T CD4+, mas a contagem de linfócitos T CD8+ aumenta nos diferentes momentos da gestação, incluindo o pós-parto imediato. A imunidade celular é mediada pela produção de citocinas. As citocinas do tipo 1 (interleucina, gama-interferon e outras) se associam a respostas citotóxicas, enquanto as do tipo 2 (isoleucinas) se associam a respostas de supressão. Acredita-se que a gravidez seja caracterizada por resposta imunitária predominantemente celular (tipo 2) e que as citocinas do tipo 1 estariam bloqueadas para proteger o feto (enxerto alógrafo) da resposta imunológica materna.

DIAGNÓSTICO SOROLÓGICO

O diagnóstico da infecção pelo HIV pode ser feito diretamente por meio de isolamento em material de cultura ou indiretamente e pela detecção de RNA viral, anticorpos ou antígenos virais. A utilização dos anticorpos (sorologia convencional) é o método mais difundido. Todos os dados epidemiológicos e da história natural da doença procedem de estudos que empregaram ensaios com anticorpos anti-HIV. Os testes mais utilizados para detecção dos anticorpos são a técnica de imunoabsorção enzimática (ELISA), o *Western blot* (WB) e a imunofluorescência (IFI).

Os testes enzimáticos (ELISA e outros) são considerados os testes de triagem padrão em todo o mundo e foram evoluindo de acordo com a metodologia empregada em testes enzimáticos de primeira geração (detectam apenas IgG e têm janela diagnóstica de 6 a 8 semanas), de segunda geração (também são indiretos, detectando IgG, e têm janela de 28 a 30 dias), de terceira geração (têm formato de sanduíche, detectam simultaneamente IgG e IgM, com janela de 22 a 25 dias) e os de quarta geração (detectam simultaneamente o antígeno p24 e os anticorpos anti-HIV, com janela diagnóstica de 15 dias).

Os testes confirmatórios convencionais como *Western blot* (WB), *imunoblot* (IB) ou *imunoblot* rápido (IBR), são menos sensíveis do que os de triagem de terceira e quarta gerações. Por isso, não são adequados para detecção de infecção recente. O WB é considerado positivo nas situações em que pelo menos dois de três antígenos específicos do HIV são identificados: p24 (*core*), gp41 (envelope) e gp120 (envelope). A probabilidade de teste falso-positivo ao WB é de 1 em 10 mil pacientes. A imunofluorescência (IFI), com praticamente 100% de especificidade, também pode ser utilizada na prática clínica.

O *Manual Técnico para o Diagnóstico da Infecção pelo HIV*, de 2013, indica os procedimentos necessários para confirmar ou não a presença do vírus no sangue de pacientes que se submetem ao exame sorológico.

Teste rápido

Os testes rápidos para detecção de anticorpos anti-HIV são os de triagem, produzindo resultados em no máximo 30 minutos. Existem diversos testes atualmente no mercado, todos de metodologia relativamente simples em sua execução, em embalagens individualizadas, que apresentam sensibilidade e especificidade >99,5% e >99%, respectivamente, e se encontram disponíveis em diferentes formatos: dispositivos (tiras) de imunocromatografia de fluxo lateral, imunocromatografia de dupla migração (DPP) e dispositivos de imunoconcentração e fase sólida.

Com base nos resultados descritos na literatura mundial, já em 1995 eram recomendados a testagem voluntária para todas as gestantes e o uso da terapia antirretroviral (TARV) em qualquer mulher grávida e infectada pelo HIV. A partir de 2001, o teste rápido anti-HIV passou a ser recomendado a todas as mulheres em trabalho de parto ou que estivessem no período pós-parto ainda sem sorologia conhecida.

Atualmente existe a possibilidade de se estabelecer o diagnóstico da infecção pelo HIV por testes rápidos em uma única consulta, com o teste rápido eliminando a necessidade de retorno da gestante ao serviço de saúde para conhecer seu estado sorológico. Esses testes não demandam uma estrutura laboratorial ou pessoal especializado, além de fornecer o resultado em menos de 30 minutos. A Portaria 29 do Ministério da Saúde, de 17 de dezembro de 2013, normatiza o algoritmo para o diagnóstico da infecção pelo HIV utilizando exclusivamente testes rápidos. Essa normativa está fundamentada na realização dos estudos de validação dos testes rápidos e na extensa discussão com diversos segmentos da comunidade científica e instituições governamentais.

O Ministério da Saúde, em cooperação com os CDC, avaliou o desempenho dos testes registrados no país para o diagnóstico da infecção pelo HIV, utilizando somente testes rápidos. Os testes rápidos e os selecionados para o estudo tiveram seu desempenho (sensibilidade e especificidade) comparado ao dos testes imunoenzimáticos de triagem e do confirmatório pela metodologia WB – testes que compõem o algoritmo padrão para o diagnóstico da infecção pelo HIV no Brasil.

Segundo as novas regras, o diagnóstico rápido da infecção pelo HIV é realizado exclusivamente com testes rápidos validados pelo Departamento de DST, AIDS e Hepatites Virais (DDAHV) e distribuídos aos estados pelo Ministério da Saúde. Assim, foram validados os seguintes testes rápidos:

- Rapid Check HIV 1&2TM.
- TR HIV 1/2TM – Biomanguinhos.
- Determine HIV 1/2TM.
- Unigold HIV TM.
- BD Check HIV Multi-Test.
- HIV 1/2 Colloidal Gold.

Os testes rápidos validados poderão ser adquiridos pelo Ministério da Saúde e pelos serviços de saúde privados para realização do diagnóstico da infecção pelo HIV. Como regra, esses testes são indicados nas seguintes situações:

- Regiões sem infraestrutura laboratorial ou de difícil acesso.
- Programas do Ministério da Saúde, como Rede Cegonha, Programa de Saúde da Família, Consultório na Rua, Quero Fazer, entre outros.
- Centros de Testagem e Aconselhamento (CTA) e Unidade de Testagem Móvel (UTM).
- Segmentos populacionais móveis (flutuantes).
- Segmentos populacionais mais vulneráveis à infecção pelo HIV e outras doenças sexualmente transmissíveis (DST), de acordo com a situação epidemiológica local.
- Parceiros de pessoas vivendo com HIV/AIDS.
- Acidentes biológicos ocupacionais.
- Violência sexual (para teste no agressor).
- Pessoas em situação de violência sexual (para profilaxia da infecção pelo HIV).
- Gestantes que não tenham sido testadas durante o pré-natal ou cuja idade gestacional não assegure o recebimento do resultado do teste antes do parto, particularmente no terceiro trimestre de gestação.
- Parturientes e puérperas que não tenham sido testadas no pré-natal ou quando não se conhece o resultado do teste no momento do parto.
- Abortamento espontâneo, independentemente da idade gestacional.
- Laboratórios que realizam pequenas rotinas (rotinas com até cinco amostras diárias para diagnóstico da infecção pelo HIV).
- Pessoas que apresentem diagnóstico estabelecido de tuberculose.
- Pessoas que apresentem alguma infecção sexualmente transmissível.
- Pacientes atendidos em prontossocorros.
- Pessoas que apresentem diagnóstico de hepatites virais.
- Outras situações especiais definidas pelo DDAHV para ações de vigilância, prevenção e controle das DST e AIDS.

Os testes rápidos devem ser realizados imediatamente após a coleta da amostra para que o resultado seja liberado prontamente. Atualmente, o diagnóstico da infecção pelo HIV por meio desses testes é realizado mediante a positividade de dois testes diferentes, previamente validados pelo Ministério da Saúde. Amostras com resultado reagente no TR1 deverão ser submetidas sequencialmente ao TR2. É importante que o TR1 tenha sensibilidade equivalente ou superior ao TR2 com o objetivo de diferenciar os indivíduos infectados daqueles que provavelmente tiveram um resultado falso-reagente no TR1. Amostras com resultados reagentes no TR1 e no TR2 terão seu resultado definido como Amostra Reagente para HIV sem a necessidade de nenhum teste adicional. As amostras com resultados discordantes entre TR1 e TR2 não terão seu resultado definido. Nesse caso, o laudo não será liberado e uma nova amostra deverá ser coletada por punção venosa e submetida ao fluxograma habitual de diagnóstico, iniciando pelo ensaio enzimático.

O Ministério da Saúde recomenda a realização do teste rápido em gestantes admitidas ou não em maternidades nas situações que demandam intervenções profiláticas de emergência, como:

- **Prevenção da transmissão vertical do HIV:** deve ser realizada rotineiramente nas parturientes com sorologia desconhecida. Aquelas que apresentarem teste rápido positivo deverão ser submetidas à profilaxia antirretroviral.
- **Gestantes no terceiro trimestre:** deve ser realizado nas pacientes com diagnóstico negativo prévio, em exame realizado no primeiro trimestre da gestação, ou na primeira consulta.
- **Nos casos de acidente ocupacional.**

Em qualquer situação, a confirmação diagnóstica posterior seguirá o fluxo proposto pela Secretaria de Vigilância Sanitária.

EVOLUÇÃO DA DOENÇA E GRAVIDEZ

As primeiras publicações confirmavam a impressão de que a gravidez acelerava o processo evolutivo da AIDS. Esses estudos, contudo, não foram conclusivos, e pequenas séries de casos demonstraram a não interferência da gestação no processo evolutivo da doença. Existe consenso entre os autores sobre a redução da imunidade celular induzida pela gravidez, mas não existem evidências de que estimule o surgimento da AIDS ou de suas complicações nesse período.

Assim, até o momento não existem evidências de que a gestação influa no processo evolutivo da AIDS. Segundo Hocke e cols. (1995), em uma coorte de mulheres infectadas pelo HIV, comparando as que engravidaram com aquelas que não chegaram a engravidar durante o estudo, todas com imunossupressão leve a moderada, a gravidez não acelerou a progressão para a AIDS ou a morte. Já Cavalo e cols. (2010), em coorte comparativa de gestantes em uso profilático ou terapêutico de antirretrovirais (ARV), relataram que a suspensão dos ARV após o parto promoveu aumento significativo da carga viral, associado ao declínio da contagem de linfócitos T CD4+.

USO DE ANTIRRETROVIRAIS PARA REDUÇÃO DA TRANSMISSÃO PERINATAL

As taxas de transmissão vertical do HIV sem qualquer intervenção durante a gestação se situam entre 25% e 30%. Desse percentual, 25% se referem à transmissão intraútero e 75% à transmissão intraparto.

O Protocolo 076 do PACTG (*Pediatric AIDS Clinical Trials Group*), ensaio clínico randomizado publicado em 1994, representou grande avanço na redução da transmissão perinatal ao demonstrar que a administração da zidovudina (AZT) às grávidas soropositivas reduzia em cerca de 68% o risco de transmissão perinatal do vírus. Foram observados efeitos colaterais mínimos nas mães e nos recém-nascidos nesse protocolo. Do mesmo modo, não houve diferenças entre as crianças expostas ao AZT ou a placebo na avaliação do crescimento somático e do desenvolvimento neuropsicomotor. Estudo posterior confirmou a eficácia do AZT em grávidas com doença avançada.

Estudos subsequentes avaliaram a eficácia de diferentes esquemas antirretrovirais na redução da transmissão vertical do HIV. O efeito protetor da TARV aumenta com a complexidade e a duração do esquema empregado: a TARV combinada altamente potente se associa a menores taxas de transmissão. O grande desafio é tornar esses medicamentos acessíveis às gestantes soropositivas de todo o mundo.

Os princípios básicos do uso desses medicamentos, contudo, não podem ser negligenciados. A escolha dos medicamentos, o momento de sua introdução e o tempo de uso são variáveis importantes para impedir a toxicidade materna e neonatal e prevenir problemas futuros para a mãe e seu filho. O uso dos ARV é apenas um dos componentes dos cuidados pré-natais às gestantes soropositivas, que demandam maior atenção no diagnóstico de comorbidades, como anemia, má nutrição, uso de álcool ou drogas, doenças coexistentes (hepatites, infecções genitais, diabetes) e outras afecções.

A carga viral elevada é o principal fator de risco associado à transmissão vertical do HIV. Em razão de sua potência em inibir a replicação viral, menor risco de resistência viral em curto prazo e maior segurança dos ARV, a TARV tríplice deve ser administrada a todas as gestantes infectadas pelo HIV independentemente da situação virológica, clínica ou imunológica. Chama-se regime profilático o uso da TARV em gestantes com o único objetivo de evitar a transmissão vertical do vírus. Trata-se de gestantes relativamente imunocompetentes e que não necessitariam adotar a terapia em benefício próprio. Denomina-se regime terapêutico o uso dessa terapia em gestantes que necessitam dos medicamentos para melhorar seu estado imunológico. Os ARV, as dosagens e os esquemas terapêuticos são idênticos, não havendo nenhuma diferença entre o regime profilático e o terapêutico, durante a gravidez, em relação à TARV.

A Coordenação Nacional de DST/AIDS do Ministério da Saúde do Brasil conta com um grupo consultivo que revisa periodicamente as recomendações para profilaxia da transmissão materno-infantil do HIV e TARV em gestantes. Esse grupo, em publicação recente, estabeleceu as novas regras para a TARV na gestação que são reproduzidas parcialmente a seguir (Brasil, 2015):

Profilaxia da transmissão vertical do HIV

Toda gestante infectada pelo HIV deve receber TARV durante a gestação. No entanto, é necessário detectar as dificuldades de compreensão por parte da paciente em relação ao uso dos medicamentos, bem como outros possíveis obstáculos à adesão ao tratamento, de modo a garantir o acesso da gestante a informações claras sobre:

- Os objetivos do tratamento.
- O significado dos exames de carga viral e de contagem de linfócitos T CD4+.
- A necessidade de adesão ao regime terapêutico proposto.
- Os possíveis efeitos adversos para mãe e feto.
- Os medicamentos que compõem o esquema e seus mecanismos de ação.
- A importância de evitar o uso de bebidas alcoólicas e substâncias psicoativas.
- A importância do uso sistemático de preservativos.
- A necessidade de realização periódica das consultas e dos exames de seguimento.

Na prevenção da transmissão vertical, o uso de TARV está recomendado para todas as gestantes infectadas pelo HIV, independentemente da viremia plasmática, da carga viral ou da contagem de linfócitos T CD4+ com o objetivo de manter a carga viral em níveis indetectáveis durante toda a gestação. O início do esquema deve ser precoce, após o primeiro trimestre, entre 14 e 28 semanas de gravidez.

Os principais objetivos da TARV em gestantes são:

- Reduzir o risco de progressão da doença, diminuindo a morbidade e a mortalidade associadas ao HIV.
- Melhorar a qualidade de vida.

- Preservar e, quando possível, restaurar o sistema imunológico.
- Suprimir de maneira sustentada a replicação viral, prevenindo a transmissão vertical do HIV.
- Evitar uso intermitente de ARV em diferentes gestações.
- Promover proteção precoce em relação à transmissão vertical em futuras gestações.

Ao longo dos anos de acompanhamento de pessoas infectadas pelo HIV foi verificado que o início precoce da TARV reduz a morbimortalidade e a transmissão do vírus. Assim, considera-se, mesmo em pessoas assintomáticas não grávidas, que a contagem de linfócitos T CD4+ de 500 células/mm^3 é indicativa da TARV em vez de valores <350 células/mm^3, como anteriormente preconizado (Brasil, 2013).

É essencial reforçar para a gestante a importância de sua adesão ao tratamento no momento em que se decide iniciá-lo. Revisão sistemática da literatura sobre a adesão de mulheres grávidas à TARV demonstrou que a maior adesão aos ARV foi associada aos seguintes fatores: maiores idade e escolaridade da gestante; revelação do diagnóstico aos familiares e ao parceiro sexual; maior capacidade de administrar o tratamento em meio às atividades diárias. O uso de álcool e outras substâncias psicoativas, o temor da revelação do diagnóstico e a dificuldade de acesso ao sistema de saúde têm impacto negativo na adesão. É muito importante que essas mulheres recebam informações sobre os benefícios da TARV e que lhes seja oferecido espaço nas consultas para que sejam esclarecidas suas dúvidas a respeito dos possíveis efeitos dos medicamentos no concepto.

A TARV poderá ser iniciada na gestante tão logo tenha sido coletada amostra sanguínea para avaliação da contagem de linfócitos T CD4+ e carga viral, principalmente naquelas que estejam iniciando tardiamente o pré-natal, objetivando alcançar a supressão viral o mais rápido possível. Atualmente está indicada a genotipagem pré-tratamento de toda gestante infectada pelo HIV para orientação do esquema terapêutico. Entretanto, o início da TARV não pode ser postergado enquanto se aguarda o resultado do exame. Toda grávida em TARV deverá manter a medicação após o parto, independentemente da contagem de células T CD4+ quando do início do uso dos medicamentos.

Como iniciar a TARV

Deve-se utilizar esquema composto por três ARV de duas classes diferentes. O estudo PROMISE mostrou a superioridade do esquema tríplice em mulheres com contagem de linfócitos T CD4+ >350 células/mm^3 nas taxas de transmissão (0,6% versus 1,8% nas mulheres com esquema tríplice com inibidor da protease [IP] e com AZT associado à nevirapina [NVP], respectivamente).

Primeira linha de tratamento: esquema de ARV com inibidores da transcriptase reversa análogos de nucleosídeos e nucleotídeos (ITRNt) e não análogos (ITRNN)

A terapia inicial deve sempre incluir combinações de três ARV, sendo dois inibidores da transcriptase reversa análogos de nucleosídeos e nucleotídeos (ITRN/ITRNt) associados a um ITRNN. O esquema preferencial de primeira linha deve ser:

> **Esquema de terapia inicial – Primeira linha de tratamento**
> **Tenofovir (TDF) + Lamivudina (3TC) + Efavirenz (EFV)***

Entre os ARV do grupo dos ITRNt, a associação tenofovir/lamivudina (TDF/3TC) é, na atualidade, a preferencial para as gestantes infectadas pelo HIV, pois apresenta fácil posologia (dose única diária) e atividade contra o vírus da hepatite B, além de menor toxicidade hematológica e em relação à lipodistrofia. Nos casos de impossibilidade do uso do TDF/3TC, a associação zidovudina/lamivudina (AZT/3TC) é a segunda opção. A didanosina continua sendo contraindicada na gestação em razão da maior ocorrência de defeitos congênitos associados a esse medicamento.

Em relação aos ARV do grupo dos ITRNN, o efavirenz (EFV) é a escolha inicial para compor o esquema de primeira linha de tratamento. Os relatos anteriores sobre os eventos adversos decorrentes do uso de EFV na gestação apresentavam defeitos congênitos importantes em animais experimentais e em humanos, o que motivou sua contraindicação no primeiro trimestre de gestação. Entretanto, a recente publicação de uma metanálise envolvendo 2.026 nascidos expostos ao EFV, no primeiro trimestre de gestação, demonstrou não mais existir risco de anomalias congênitas entre os grupos expostos e não expostos ao medicamento (RR: 0,78; IC 95%: 0,56 a 1,08), nessa fase inicial da gravidez. A incidência de defeitos no tubo neural foi baixa (0,05%) e similar à encontrada na população em geral. Dessa maneira, essa revisão sistemática não mostrou evidência de risco aumentado para anomalias estruturais em conceptos de gestantes com HIV expostas ao EFV no primeiro trimestre da gestação. Assim, o EFV foi introduzido no esquema de primeira linha de tratamento de ARV em gestantes, até mesmo no primeiro trimestre, trazendo, como vantagem adicional a disponibilidade em dose fixa única, associada ao TDF/3TC, facilitando a adesão e garantindo a maior efetividade do tratamento.

Quando houver contraindicação clínica ao uso do efavirenz, está indicada a adoção da NVP para compor o esquema de primeira linha de tratamento da gestante. Entretanto, a NVP não pode ser utilizada de maneira indiscriminada na gestação, devendo ser selecionadas as gestantes com potencial indicação para seu uso, uma vez que várias publicações na literatura mostraram elevada toxicidade hepática e/ou cutânea em gestantes durante o uso de NVP, variando de 2,7% a 29%, acometendo principalmente mulheres com contagem de linfócitos T CD4+ >250 células/mm^3.

Quando indicado o tratamento com NVP, suas doses devem ser escalonadas para diminuir o risco de efeitos adversos, notadamente o exantema. Inicia-se com um comprimido ao

---

*Esses medicamentos são fornecidos pelo Ministério da Saúde na posologia de 1 comprimido/dia (dose única).

dia durante os primeiros 14 dias, passando à dose plena de um comprimido a cada 12 horas a partir do 15º dia.

Segunda linha de tratamento: esquema de ARV com inibidores da protease e ritonavir como adjuvante farmacológico (IP/r)

Os esquemas de ARV envolvendo IP devem ser sempre considerados na impossibilidade de uso de ITRNN. Esquemas envolvendo IP devem ser sempre combinados com ritonavir como adjuvante farmacológico (IP/r), que proporciona níveis sanguíneos do IP mais elevados e estáveis, e por tempo mais prolongado, o que reduz o risco de mutações e, em consequência, a resistência viral.

O IP de escolha para terapia inicial deve ser o lopinavir/r (LPV/r), com base na maior experiência de uso, na alta potência de supressão viral e no perfil de segurança na gestação. A posologia na gestação deve ser de duas tomadas diárias (dois comprimidos a cada 12 horas), pois não há dados que embasem sua utilização uma vez ao dia. Já em relação às mulheres em uso de IP antes da gestação, pode-se considerar o aumento da dose do LPV/r para três comprimidos em duas tomadas, particularmente no terceiro trimestre: contudo, os dados ainda são insuficientes para definir essa recomendação.

O atazanavir (ATV) combinado com ritonavir (ATV/r) é a alternativa ao lopinavir/r, apresentando passagem transplacentária em torno de 10% e podendo ocasionar discreto aumento da bilirrubina indireta no recém-nascido.

O Quadro 112.4 apresenta o resumo dos esquemas de TARV em gestantes positivas para o HIV.

Para as gestantes infectadas pelo HIV que já estão em uso de TARV antes do diagnóstico da gestação e que apresentam supressão viral (carga viral indetectável) deve ser mantido o mesmo esquema ARV. Essa recomendação também deve ser considerada para aquelas que estão em uso de esquemas com EFV.

Por outro lado, as gestantes que 6 meses após o início ou a troca de esquema ARV apresentarem duas cargas virais consecutivas detectáveis, com intervalo de 4 semanas, devem ser consideradas em falha virológica. Nessas situações é recomendada a realização da genotipagem para o HIV, disponível no Sistema Único de Saúde (SUS) como ferramenta de detecção de resistência aos antirretrovirais e que possibilita a escolha de esquemas ARV com maior probabilidade de supressão viral, evitando trocas aleatórias de medicamentos.

Para a realização do exame de genotipagem das gestantes infectadas pelo HIV e que estejam em falha terapêutica é necessário obedecer aos seguintes critérios: falha virológica confirmada em coleta consecutiva de carga viral, após intervalo de 4 semanas, ou queda da carga viral <1 log; carga viral >1.000 cópias/mL e uso regular de TARV com adesão há pelo menos 6 meses.

De acordo com as orientações do Ministério da Saúde (2015), a escolha de esquemas ARV de resgate deve levar em consideração os princípios de avaliação da resistência genotípica do HIV. Nas situações em que houver dúvidas quanto à condução do caso, recomenda-se que o médico assistente consulte a retaguarda técnica existente na rede, como os Médicos de Referência em Genotipagem (MRG), as câmaras técnicas ou os serviços de referência para adultos infectados pelo HIV, que têm maior experiência no tratamento de pacientes multiexperimentados.

Segurança dos antirretrovirais na gestação

Os ARV causam reconhecidamente diversos efeitos colaterais, principalmente com o uso prolongado. As alterações fisiológicas que ocorrem durante a gestação podem afetar a cinética da absorção, distribuição, biotransformação e eliminação dos medicamentos, alterando potencialmente a suscetibilidade da gestante à toxicidade aos diferentes fármacos.

A frequência de reações adversas em gestantes e crianças expostas aos ARV para profilaxia da transmissão vertical do HIV é baixa, e os efeitos adversos, que geralmente são transitórios e de intensidade leve a moderada tanto nas gestantes como nas crianças, raramente determinam a suspensão da utilização dos ARV.

A associação entre o nascimento de crianças com malformações congênitas e a exposição aos ARV durante a vida intrauterina foi objeto de diversos estudos observacionais. O *Antiretroviral Pregnancy Registry* é um projeto epidemiológico que coleta dados de estudos observacionais americanos e europeus a respeito dos potenciais efeitos teratogênicos dos ARV. O registro é atualizado periodicamente, e o último boletim mostrou que a prevalência de malformações congênitas nas crianças cujas mães utilizaram ARV na gestação é semelhante à encontrada na população em geral.

O Quadro 112.5 apresenta os ARV disponíveis no SUS e as recomendações para seu uso na gestação.

Conduta na presença de eventos adversos maternos

Os efeitos adversos mais comuns nas primeiras semanas de TARV em gestantes são semelhantes aos que ocorrem nos adultos em geral. A lamivudina é bem tolerada, sendo rara a ocorrência de efeitos adversos mais graves.

A NVP pode provocar o aparecimento de exantema grave com lesões maculopapulares do tipo eritema multiforme que, em geral, precede a ocorrência de hepatotoxicidade. Portan-

Quadro 112.4 Esquemas de terapia antirretroviral em gestantes com HIV/AIDS

Esquema de terapia antirretroviral	
Primeira linha de tratamento	**Medicamentos alternativos**
TDF + 3TC + EFV*	Contraindicação ao TDF: AZT Contraindicação ao TDF e ao AZT: ABC Contraindicação ao EFV: NVP
Segunda linha de tratamento	**Medicamentos alternativos**
Contraindicação aos ITRNN	LPV/r
Contraindicação ao LPV/r	ATV/r

Fonte: Brasil. Ministério da Saúde – DDAHV/SVS/MS (2015)

Capítulo 112 Transmissão Vertical do Vírus da Imunodeficiência Humana

Quadro 112.5 Segurança dos ARV mais comumente utilizados na gestação

Antirretroviral	Recomendação na gestação
Inibidores de transcriptase reversa análogos de nucleosídeos e nucleotídeos (ITRN[t])	
São recomendados para uso na gestação como parte do esquema de primeira linha de ARV:	
Abacavir (ABC)	Alta taxa de transferência placentária para o feto Sem evidência de teratogenicidade em humanos Reações de hipersensibilidade podem ocorrer em cerca de 5% a 8% de pacientes não gestantes. Porcentagens muito menores são fatais e normalmente associadas à reexposição ao medicamento. A frequência das reações na gestação é desconhecida O teste para o HLA-B*5701A identifica pacientes com risco de reações; contudo, não se encontra disponível do SUS. Caso seja realizado, deve-se documentar o procedimento no prontuário do paciente As gestantes devem ser esclarecidas sobre sintomas de reação de hipersensibilidade Alta taxa de transferência placentária para o feto
Lamivudina (3TC)	Sem evidência de teratogenicidade em humanos Se a paciente apresentar coinfecção HIV/HBV, pode haver *flare* viral de vírus B caso o medicamento seja interrompido no pós-parto Alta taxa de transferência placentária para o feto Sem evidência de teratogenicidade em humanos
Tenofovir (TDF)	Estudos em macacos (com doses 2 vezes superiores às dos humanos) mostraram redução do crescimento fetal e da porosidade óssea 2 meses após o início da terapia antirretroviral. Estudos em humanos não mostraram efeito no crescimento intrauterino, embora um estudo tenha observado baixa estatura e diminuição da circunferência cefálica Alta taxa de transferência placentária para o feto
Zidovudina (AZT)	Sem evidência de teratogenicidade em humanos
Inibidores de transcriptase reversa não análogos de nucleosídeos (ITRNN)	
ITRNN são medicamentos recomendados para uso em combinação com 2 ITRN Reações de hipersensibilidade, incluindo toxicidade hepática e *rash*, são mais comuns em mulheres; não está claro se o risco aumenta na gestação	
Efavirenz (EFV)	Transferência placentária moderada para o feto Em humanos não existe aumento de risco de defeitos congênitos associados à exposição ao EFV no primeiro trimestre de gestação Alta taxa de transferência placentária para o feto Sem evidência de teratogenicidade em humanos Tendência não significativa de aumento da toxicidade hepática associada a *rash* cutâneo em mulheres com CD4 ≥250 células/mm³; a gestação não parece aumentar o risco Níveis iniciais elevados de transaminases podem aumentar o risco de toxicidade de NVP Mulheres que engravidam durante tratamento com NVP e estão tolerando bem a medicação podem mantê-lo independentemente da contagem de LT-CD4+
Inibidores de protease (IP)	
Hiperglicemia, *diabetes mellitus* de início recente ou exacerbação de quadro prévio e cetoacidose diabética em pacientes em uso de IP; não está claro se a gestação aumenta o risco Dados conflitantes sobre parto pré-termo em mulheres em uso de IP	
Atazanavir (ATV)	Transferência placentária baixa Sem evidência de teratogenicidade em humanos Deve ser administrado em baixa dose em esquemas que contenham RTV Efeito *in útero* de exposição de ATV na bilirrubina indireta em RN é incerto. Elevações fisiológicas isoladas de bilirrubina em neonatos foram observadas em alguns estudos clínicos Transferência placentária mínima Dados insuficientes para avaliar a teratogenicidade em humanos
Darunavir (DRV)	Sem evidência de teratogenicidade em ratos ou coelhos Deve ser administrado em baixa dose em esquemas que contenham RTV Transferência placentária mínima Sem evidência de teratogenicidade em humanos
Lopinavir/ritonavir (LPV/r)	Solução oral contém 42% de álcool e 15% de propilenoglicol e não é recomendada na gestação Dose única diária de LPV/r não é recomendada na gestação Transferência placentária baixa
Ritonavir (r)	Sem evidência de teratogenicidade em humanos Solução oral contém 43% de álcool e não é recomendada na gestação
Inibidores de integrase	
Dados indisponíveis na literatura sobre a teratogenicidade desses medicamentos	
Raltegravir (RAL)	Alta transferência placentária Dados insuficientes para avaliar a teratogenicidade em humanos Aumento de variantes esqueléticas em ratos, sem aumento de defeitos em coelhos Relatos de casos de elevação de transaminases com uso tardio na gestação. Casos severos e potencialmente fatais, lesões de pele fatais e reações de hipersensibilidade relatados em adultos (não gestantes) Tabletes mastigáveis contêm fenilalanina

O HLA-B*5701 é o teste utilizado para avaliar hipersensibilidade ao ABC. No entanto, ainda não se encontra disponível no âmbito do SUS.
Fonte: Brasil. Ministério da Saúde – DDAHV/SVS/MS (2015).

to, o surgimento de exantema deve determinar a suspensão do medicamento.

O uso do efavirenz pode provocar sintomas associados ao sistema nervoso central, como, por exemplo, tonturas, sonolência ou insônia, dificuldade de concentração e sonhos com forte sensação de realidade. Em geral, esses sintomas ocorrem nas primeiras semanas de uso, e uma boa opção consiste em recomendar o uso do medicamento antes de dormir.

Os principais efeitos adversos relatados com o lopinavir/r após o início do tratamento são náuseas e vômitos, diarreia, astenia, dor abdominal e cefaleia, podendo ocorrer hiperlipidemia, hipertrigliceridemia, hiperglicemia, aumento de enzimas hepáticas e hiperamilasemia.

O atazanavir pode provocar o aumento da bilirrubina indireta, levando, em alguns casos, ao surgimento de icterícia, podendo ocorrer também elevação das transaminases em algumas pacientes.

O Quadro 112.6 apresenta a conduta clínica na presença de eventos adversos decorrentes do uso dos ARV na gestação.

Quadro 112.6 Conduta diante dos eventos adversos mais frequentemente associados ao uso dos ARV na gestação

Medicação	Eventos adversos	Manejo
Inibidores da transcriptase reversa análogos de nucleosídeo e nucleotídeo (ITRN[t])		
ABC	Exantema, síndrome de Steven-Johnson, especialmente em portadores de HLA-B*5701	Descontinuar o medicamento
AZT	Náuseas, anorexia, cefaleia, alterações no paladar, mal-estar e insônia	Administrar sintomáticos e orientar manutenção da medicação, uma vez que esses sintomas desaparecem ao longo da terapia com melhora considerável do apetite
3TC	Anemia e neutropenia Eventualmente pode ocorrer pancreatite ou neuropatia periférica Risco de toxicidade renal com elevação da ureia e creatinina (redução de depuração estimada), disfunção tubular proximal (síndrome de Fanconi) e *diabetes insipidus*	O medicamento deve ser substituído caso Hb <10g/dL e/ou neutrófilos <1.000 células/mm³ Avaliação e acompanhamento
TDF	A disfunção tubular proximal é demonstrada laboratorialmente mediante o aumento de beta-2 microglobulina urinária, glicosúria, fosfatúria, hipouricemia, hiperuricosúria, hipofosforemia, hipopotassemia e acidose metabólica	Cautela com esquemas com TDF Estimular hidratação. Realizar exame básico de urina, ureia, creatinina e DCE a cada 3 meses
Inibidores da transcriptase reversa não análogos de nucleosídeo (ITRNN)		
EFV	Sintomas associados ao sistema nervoso central, como tonturas, "sensação de embriaguez", sonolência ou insônia, dificuldade de concentração e sonhos vívidos (sensação forte de realidade) Farmacodermia, do tipo *rash* cutâneo, já foram relatadas, mas com menos frequência do que com outros medicamentos dessa classe	Orientar sobre os eventos e informar que normalmente desaparecem ao final das primeiras semanas de tratamento. No caso de farmacodermia, avaliar medicação sintomática ou necessidade de suspensão do medicamento Os efeitos adversos neurológicos podem ser exacerbados com o uso concomitante de álcool. É necessário abordar o uso recreativo de álcool e outras drogas, aconselhando o paciente a não interromper o medicamento
NVP	Exantema (7%), geralmente maculopapular de tipo eritema multiforme; <1% progride para síndrome de Stevens-Johnson ou para necrólise epidérmica tóxica	Suspender quando o exantema cutâneo for extenso, comprometer mucosas, estiver associado a manifestações semelhantes a resfriado e/ou houver ocorrência de linfadenopatia. Dos pacientes que apresentam esse tipo de reação à nevirapina, 40% não apresentam reação cruzada com o EFV
Inibidores de protease (IP)		
	Náuseas, vômitos, diarreia, exantema, cefaleia, tontura	A ocorrência de icterícia pode afetar a imagem e a autoestima do paciente, devendo, portanto, ser cuidadosamente avaliada e considerada a suspensão do medicamento quando houver desconforto para o paciente
ATV/r	Aumento da bilirrubina total, à custa da fração indireta (35% a 47% dos casos) com icterícia em alguns casos. Elevação das transaminases pode ocorrer em cerca de 2% a 7% dos casos	
LPV/r	Diarreia (14% a 24%), náuseas, fezes malformadas, astenia, dor abdominal, cefaleia, vômitos e hiperlipidemia com hipertrigliceridemia	A diarreia pode ser manejada com adequações de dieta e medicamentos sintomáticos
	Outros eventos adversos, menos frequentes incluem hiperglicemia, aumento de enzimas hepáticas e hiperamilasemia	

Fonte: Brasil. Ministério da Saúde – DDAHV/SVS/MS (2015).

ASSISTÊNCIA PRÉ-NATAL

Na assistência pré-natal à grávida soropositiva convém levar em consideração, em primeiro lugar, a época do diagnóstico. A abordagem da paciente diagnosticada recentemente difere em alguns aspectos da grávida já portadora crônica do vírus. Cabe destacar que essas gestantes devem ser acompanhadas por equipe multiprofissional experiente na condução dessas gestações, assim como devem ser encaminhadas para maternidades de referência, também com equipes profissionais habituadas a atender essas pacientes. Acolhimento, garantia de sigilo, disponibilidade de todos os exames necessários e adesão aos ARV somente serão contemplados com o atendimento multiprofissional a essas gestantes. As diferenças na abordagem entre gestantes diagnosticadas na gestação e as previamente diagnosticadas estão sumarizadas no Quadro 112.7.

Primeira consulta

Deve-se obter a história atual e prévia, abrangendo os aspectos clínicos e obstétricos da paciente, principalmente daquelas que não estejam sob cuidados e/ou tratamento em relação ao HIV. A revisão de sistemas deve buscar evidências de progressão ou estabilidade da doença. A abordagem dos aspectos sociais e psicológicos dessas mulheres é de extrema importância para a avaliação das possíveis repercussões da doença em suas vidas e na gravidez, visando à adesão dessas pacientes às medidas terapêuticas e preventivas.

Cabe avaliar as informações que a gestante soropositiva tem a respeito da infecção pelo HIV, assim como sobre o risco da transmissão vertical (TV) durante a gestação ou no parto, destacando a necessidade do uso de ARV, em especial para aquelas recém-diagnosticadas, de modo a prevenir a transmissão fetal/neonatal e, ao mesmo tempo, enfatizar a importância da adesão aos medicamentos para a garantia da profilaxia da TV.

A análise da história sexual e social possibilita a abordagem da necessidade do uso de condom durante a gestação, enfatizando seu papel complementar na prevenção da transmissão vertical e também a necessidade do diagnóstico do *status* sorológico do parceiro e a importância de sua participação no acompanhamento da gestação, até mesmo, dentro de sua disponibilidade, sua presença nas consultas pré-natais. Convém também identificar possíveis fatores adversos, como tabagismo, uso de substâncias endovenosas e alcoolismo.

O Quadro 112.8 chama a atenção para os diversos aspectos a abordar nas consultas iniciais dessas gestantes, que, em geral, demandam muito cuidado e maior detalhamento do

Quadro 112.7 Diferenças na abordagem da gestante soropositiva de acordo com a época do diagnóstico

Infecção crônica	Diagnóstico recente
Verificar data do diagnóstico e tempo de infecção	Aconselhamento sobre história natural da doença, prevenção de novas infecções e prognóstico
Avaliar contagem de células CD4 e carga viral já realizadas	Suporte psicológico e social
Verificar história de infecções oportunistas	Avaliar o estado atual da infecção mediante dosagem de carga viral e CD4
Avaliar terapia antirretroviral atual e prévia	Orientação sobre o tratamento com antirretrovirais
Orientação sobre a prevenção da transmissão vertical	Orientação sobre a prevenção da transmissão vertical

Quadro 112.8 Principais aspectos a abordar no acompanhamento da gestante soropositiva para o HIV

Necessidades e informações para o manejo	Aspectos a serem abordados no atendimento inicial
Reação emocional ao diagnóstico	Avaliar o nível de conhecimento sobre HIV/AIDS e explicar dúvidas de maneira clara Avaliar o apoio familiar e social, assegurando confidencialidade e sigilo Documentação do teste Tempo provável de soropositividade Situações de risco para a infecção Presença ou história de infecções oportunistas relacionadas com o HIV Contagem de LT CD4+ e carga viral, genotipagem e TARV
Informações específicas sobre a infecção pelo HIV	História de uso anterior de ARV: tempo de uso, adesão, eventos adversos prévios etc. Cartão de imunizações Compreensão sobre a doença: explicação sobre transmissão vertical e horizontal, história natural, significado da contagem de LT CD4, carga viral, TARV e genotipagem Utilização de preservativos História de sífilis e outras IST
Abordagem do risco	Uso de tabaco, álcool e outras drogas Interesse em reduzir os danos à saúde Rotinas diárias
Hábitos de vida	Hábitos nutricionais Atividade física História de doença mental História de tuberculose: PPD, doença e tratamento, companheiro com diagnóstico atual de tuberculose
História clínica atual e passada	Dislipidemias, diabetes, hipertensão arterial sistêmica, doença autoimunes, distúrbios da tireoide Câncer de mama e câncer de colo uterino Hospitalizações prévias Uso de práticas integrativas
História reprodutiva	História de infecções ginecológicas Fatores de risco para gestação Menarca e ciclos menstruais Uso de contraceptivos Gestações, partos e interrupções de gestações
História social	Rede de apoio social (família, amigos, ONG) Condições de moradia Condições de alimentação Emprego/profissão Aspectos legais
História familiar	Doenças cardiovasculares Dislipidemias *Diabetes mellitus* Doenças autoimunes

Fonte: Brasil. Ministério da Saúde – DDAHV/SVS/MS (2015).

que em outras situações de alto risco gestacional. Novamente, destaca-se a importância do acolhimento e do seguimento por equipe multiprofissional.

A propedêutica laboratorial inicial inclui os exames básicos do pré-natal, acrescidos daqueles necessários para avaliação da progressão da doença, de possíveis alterações causadas pelos ARV e das sorologias e testes para infecções oportunistas (Quadro 112.9). Nas pacientes previamente soropositivas à gestação, devem ser verificadas a realização e a data desses exames e repeti-los conforme a necessidade ou a indicação clínica. A ultrassonografia deve ser realizada o mais breve possível, de modo a confirmar a idade gestacional, que pode ou não ser concordante com a data informada da última menstruação.

O exame ginecológico, com a coleta de material para realização da citologia oncótica cervical, deve ser realizado na primeira consulta ou, o mais tardar, na subsequente. O exame físico inicial deve ser o mais detalhado possível, com especial atenção aos sistemas mais afetados pelo HIV e aos possíveis sinais de imunodeficiência que as pacientes possam apresentar, como candidíase vaginal de repetição, candidíase oral e esofagiana, pneumonia atípica, herpes-zóster recorrente, molusco contagioso extragenital, neoplasia intraepitelial cervical (NIC) recorrente e herpes genital recorrente e atípico.

Vale lembrar que a infecção pelo HIV é sistêmica, sendo necessário, portanto, observar os sinais clínicos sugestivos de manifestações da doença, principalmente em pacientes assintomáticas (Quadro 112.10).

Todos os procedimentos invasivos (amniocentese, biópsia de vilo corial e outros) estão contraindicados durante a gestação, pois envolvem maior possibilidade de transmissão

Quadro 112.9 Exames laboratoriais solicitados na primeira consulta da gestante soropositiva

Exames	Comentários
Hemograma	Acompanhamento da toxicidade dos antirretrovirais (principalmente AZT)
Células CD4	Avaliação e estadiamento da doença
Carga viral	Avaliação, estadiamento e indicação do esquema antirretroviral
Função hepática e renal	Acompanhamento da toxicidade dos antirretrovirais
VDRL	Coinfecção HIV/sífilis
Hepatites B e C	Coinfecção hepatite C/HIV e vacinação para hepatite B
Toxoplasmose	Risco de reativação, principalmente se as células CD4 estiverem <100/mm^3
Rubéola, urocultura, grupo sanguíneo (ABO e fator Rh, glicemia)	Exames básicos
Citomegalovírus (CMV)	Risco de reativação
PPD	Teste positivo (>5mm): realizar profilaxia de tuberculose
Cultura e/ou PCR para clamídia e gonococos	Não obrigatórios
Citologia oncótica cervicovaginal	Rastreamento de neoplasia intraepitelial cervical e câncer cervical

Quadro 112.10 Órgãos e sistemas que expressam com mais frequência alguma manifestação clínica associada à infecção pelo HIV

Órgãos e sistemas	Manifestações associadas/orientação
Pele	Pesquisar sinais de dermatite seborreica, foliculite, micose cutânea, molusco contagioso, sarcoma de Kaposi
Cabeça e pescoço	Pesquisar candidíase oral e/ou leucoplasia pilosa na orofaringe. Realizar quando possível, a fundoscopia quando LT-CD4+ ≤50 células/mm^3
Linfonodos	Pesquisar linfadenopatias
Abdome	Pesquisar hepatomegalia ou esplenomegalia, massas palpáveis
Sistema neurológico	Pesquisar sinais focais e avaliar estado cognitivo
Trato genital inferior	Examinar regiões vaginal, anal e perianal, pesquisando corrimento, úlceras e lesões sugestivas de infecção pelo HPV ou de neoplasias

Fonte: Brasil. Ministério da Saúde – DDAHV/SVS/MS (2015).

do HIV para o feto. O rastreamento de malformações deve ser realizado por meio de métodos não invasivos (ultrassonografia morfológica e marcadores bioquímicos de primeiro e segundo trimestres).

Consultas subsequentes

Com base em achados clínicos, o exame físico detalhado deve ser repetido em caso de haver suspeita de evolução da doença no curso da gravidez. O exame ginecológico deve ser novamente realizado quando da presença de queixas locais.

Deve-se orientar a gestante para o risco adicional de transmissão do vírus por meio da amamentação e as alternativas para a alimentação de seu filho. A amamentação está contraindicada, e a fórmula láctea substituta é fornecida nos centros de referência de atendimento de pacientes portadores do HIV.

Os exames laboratoriais subsequentes serão realizados de acordo com os protocolos de gestação de alto risco, como rastreamento de diabetes gestacional, de infecções perinatais e de infecções do trato urinário, entre outros. O uso de ARV demanda exames periódicos da função hepática, renal e do pâncreas. Em geral, recomenda-se a realização trimestral de todos esses exames. O rastreamento das hepatites, em geral, é realizado somente uma vez na gestação, podendo ser repetido na presença de possíveis fatores de risco detectados durante o seguimento pré-natal (Quadro 112.11).

Os exames específicos para avaliar a gestante infectada pelo HIV, como a carga viral e a contagem de células T CD4+, devem ser realizados de acordo com a mais recente orientação do Ministério da Saúde (2015):

- Devem ser realizadas pelo menos três avaliações da carga viral durante a gestação: na primeira consulta, entre 4 e 8 semanas após a introdução dos ARV e a partir de 34 semanas, para avaliar a via de parto.
- A contagem de células T CD4+ deverá ser realizada na primeira consulta e a cada 3 meses durante a gestação.

Quadro 112.11 Exames laboratoriais a solicitar e sua periodicidade

Exame	Inicial	1º	2º	3º	Comentário
Hemograma	X	X	X	X	
Tipagem sanguínea	X				
Coombs indireto	X				Se o resultado for positivo, realizar imunização
Glicemia de jejum	X	X	X	X	
Teste de tolerância à glicose 75g			X		Entre a 24ª e a 28ª semana
Exame sumário de urina e urocultura	X	X	X	X	
Provas de função hepática	X	X	X	X	Em caso de uso de nevirapina, deve-se realizar o controle quinzenal nas primeiras 18 semanas. Após esse período, o controle deve ser mensal
Prova de função renal (ureia e creatinina)	X				Bimestral, se em uso de TDF
Teste treponêmico (p. ex., TR) e/ou teste não treponêmico (p. ex., VDRL)	X			X	Realizar testagem na admissão para o parto
Anti-HAV	X				Na primeira consulta, imunizar em caso de resultado negativo em gestantes coinfectadas por HBV ou HCV
Anti-HBs e HBsAg	X				Na primeira consulta, imunizar em caso de resultado negativo
Anti-HCV	X				Na primeira consulta
Sorologia para toxoplasmose (IgM, IgG)	X	X	X	X	Sorologia trimestral para IgG no caso de resultado inicial negativo
Sorologia para Chagas	X				Na primeira consulta, indicada em áreas endêmicas
Citopatológico do colo do útero	X				Repetir e encaminhar para colposcopia (e, se necessário, biópsia) em caso de resultado alterado (ASCUS ou NIC)
Swab vaginal e anal para pesquisa de estreptococo do grupo B	X			X	Entre a 35ª e a 37ª semana. Se a cultura for positiva, indicar profilaxia com penicilina G cristalina endovenosa durante o trabalho de parto
Exame especular com realização de teste de pH e teste das aminas (teste do cheiro ou de Whiff)	X			X	Sempre que houver sinais e sintomas de vaginose bacteriana
PPD (reação de Mantoux)	X				PPD ≥5mm: realizar a investigação de tuberculose ativa. Caso a investigação seja negativa, indicar a profilaxia com isoniazida associada à piridoxina. Na ausência de PPD, iniciar isoniazida em casos específicos

Fonte: Brasil. Ministério da Saúde – DDAHV/SVS/MS (2015).

O Quadro 112.12 detalha de maneira mais adequada essas recomendações sobre a avaliação da carga viral do HIV e a contagem de células T CD4+ durante a gravidez.

Imunizações

Em gestantes portadoras do HIV convém considerar a imunização quando o risco de exposição a determinado patógeno for considerado elevado, quando o risco de infecção tanto da mãe como do recém-nascido for elevado e quando a vacina disponível não causar sabidamente danos à saúde da mãe e do recém-nascido.

As vacinas com vírus vivos atenuados não devem ser aplicadas durante a gestação. Assim, estão contraindicadas a tríplice viral (para sarampo, caxumba e rubéola) e a vacina contra a varicela. A vacina da febre amarela deve ser evitada. No entanto, em regiões de alto risco para a doença poderá ser administrada durante a gravidez, no terceiro trimestre, considerando a alta morbimortalidade da doença.

A vacina de papilomavírus humano não está indicada para as gestantes. No entanto, em situação de vacinação inadvertida, não se recomenda a interrupção da gestação, devendo a gestante ser acompanhada normalmente durante o pré-natal. O esquema vacinal deverá ser completado após o parto.

Sempre que possível, a administração de vacinas a pacientes sintomáticas ou com imunodeficiência grave (contagem de linfócitos CD4+ <200 células/mm^3) deve ser adiada até que se obtenha um grau adequado de reconstituição imune com o uso de TARV, o que irá reduzir o risco de complicações pós-vacinais, além de proporcionar melhora na resposta vacinal da gestante.

Alguns estudos demonstraram elevação transitória da carga viral após a imunização, fenômeno denominado transativação heteróloga, podendo durar até 4 semanas. Essa elevação da viremia, mesmo que transitória, pode aumentar o risco de transmissão vertical do HIV, o que justifica o início do esquema vacinal somente após a gestante estar em uso da TARV. Dessa maneira, a vacinação deve ser evitada no final da gestação, que é o período de maior risco de transmissão fetal.

O Quadro 112.13 mostra as vacinas que devem ser administradas às gestantes soropositivas para o HIV.

VIA DE PARTO

A transmissão intraparto do vírus pode ocorrer através da via ascendente, quando da ruptura das membranas, por

Quadro 112.12 Avaliação da carga viral do HIV, contagem de células T CD4+ e genotipagem durante a gestação

Contagem de LT CD4+	X	X	Para mais informações sobre a freqüência de solicitação de contagem de LT CD4+, consultar o item 3.4.1 do Protocolo Clínico e Diretrizes Terapêuticas para Manejo da Infecção pelo HIV em Adultos, disponível em http://www.aids.gov.br/pcdt
Carga viral (RNA – HIV)	X	X	A solicitação de CV-HIV deverá ser realizada na primeira consulta. Para gestantes em início ou modificação de TARV, uma segunda amostra deverá ser solicitada após 8 semanas. Para as gestantes em seguimento clínico, a frequência de solicitação deverá ser a cada 6 meses. Idealmente, uma CV-HIV deverá ser coletada ao redor da 34ª semana de gestação para auxílio na definição de via de parto. Caso a CV-HIV seja detectável, avaliar adesão e a possibilidade de realizar genotipagem (CV >1.000 cópias/mL)
Genotipagem	X		Coletar antes do início da TARV e nos casos de falha virológica (CV >1.000 cópias/mL em duas coletas). Iniciar TARV em gestantes virgens de tratamento enquanto se aguarda o resultado da genotipagem

Fonte: Brasil. Ministério da Saúde – DDAHV/SVS/MS (2015).

Quadro 112.13 Imunizações recomendadas em gestantes soropositivas para o HIV

Imunização	Recomendação
Vacina para pneumococo	Indicada para pessoas vivendo com HIV/AIDS
Vacina para tétano e difteria (dT)	Recomendada. Indicado o reforço caso a última dose tenha sido administrada há mais de 5 anos
Vacina acelular contra difteria, tétano e coqueluche (dTpa)	Se a gestante não for vacinada ou o estado vacinal for desconhecido, indicar três doses (esquema padrão) e considerar uma dose de dTpa. Caso a gestante precise do reforço de difteria e tétano, poderá realizá-lo contendo as três vacinas (dTpa) após a 27ª semana, conforme orientações sobre imunização contra a coqueluche em gestantes
Vacina para hepatite B	Recomendada para as gestantes suscetíveis (anti-HBs negativas) em situação de risco. A dose deve ser o dobro daquela recomendada pelo fabricante: momento 0, 1, 2 e 6 ou 12 meses
Imunoglobulina humana para vírus da hepatite B (HBIG)	Recomendada para as gestantes suscetíveis (anti-HBs negativas), as usuárias de drogas que compartilham seringas e agulhas, aquelas que tenham tido contato sexual desprotegido com pessoas HBsAg-positivas ou em caso de vítimas de violência sexual. Deve ser iniciada ainda nos primeiros 14 dias de exposição
Vacina para hepatite A	Recomendada para as gestantes suscetíveis (anti-HAV-negativas) coinfectadas com hepatite B ou C. Realizar duas doses com intervalo de 6 meses
Influenza/H1N1	Recomendada anualmente para os infectados pelo HIV antes do período da influenza. Vacina inativada trivalente, uma dose anual, pode ser feita na gestação
Imunoglobulina para vírus da varicela-zóster (WZ)	Recomendada para as gestantes suscetíveis (anti-WZ-negativas), após exposição
Febre amarela	A vacinação está contraindicada em gestantes, independentemente do estado vacinal. Na impossibilidade de adiar a vacinação, como em situações de emergência epidemiológica, vigência de surtos, epidemias ou viagem para área de risco de contrair a doença, o medico deverá avaliar o beneficio e o risco da vacinação

Fonte: Brasil. Ministério da Saúde – DDAHV/SVS/MS (2015).

meio do contato direto do sangue materno e fetal ou, ainda, pelo contato do feto com as secreções cervicais e vaginais maternas quando do desprendimento. A primeira grande polêmica na literatura a respeito das grávidas soropositivas envolveu a discussão da via de parto mais aconselhável para essas mulheres com a atenção voltada para evitar a transmissão vertical do vírus.

Estudos europeus mostraram redução das taxas de transmissão vertical quando se realizava cesariana eletiva em todas as gestantes, conduta que não era aceita universalmente. Metanálise publicada em 1999, envolvendo 8.533 pares selecionados, foi uma das primeiras evidências da prevenção da transmissão vertical do HIV quando se realizava a cesariana eletiva. Foi confirmado que para gestantes soropositivas em uso de ARV a cesariana eletiva reduziu a taxa de transmissão vertical a 2% (OR: 0,45; IC 95%: 0,33 a 0,56) (Figura 112.1).

Embora os dados atuais ainda sejam limitados, acredita-se que seja improvável o benefício adicional da cesariana eletiva na prevenção da transmissão vertical com carga viral indetectável próxima ao parto. Com base em estudos internacionais, o Ministério da Saúde recomenda o parto por cesariana eletiva em todas as mulheres com carga viral >1.000 cópias/mL, determinada a partir de 34 semanas, ou naquelas em que esse parâmetro laboratorial não estiver disponível. Para mulheres com carga viral <1.000 cópias/mL, aferida a partir de 34 semanas de gestação, a via de parto é escolhida por indicação obstétrica.

A incidência de complicações pós-operatórias em pacientes soropositivas parece ser maior do que na população obstétrica em geral. Alguns estudos retrospectivos e outros prospectivos registram maiores taxas de febre, endometrite, infecção da ferida operatória e pneumonia nas pacientes HIV-positivas submetidas à cesariana (eletiva ou de urgência), quando comparadas às que tiveram parto pela via vaginal. Estudo realizado em Belo Horizonte, comparando a morbidade de puérperas portadoras (n = 82) e não portadoras (n = 123) do HIV, com seguimento até 2 semanas após o parto, mostrou que a morbidade é muito semelhante, apesar do risco aumentado de endometrite no grupo portador do vírus.

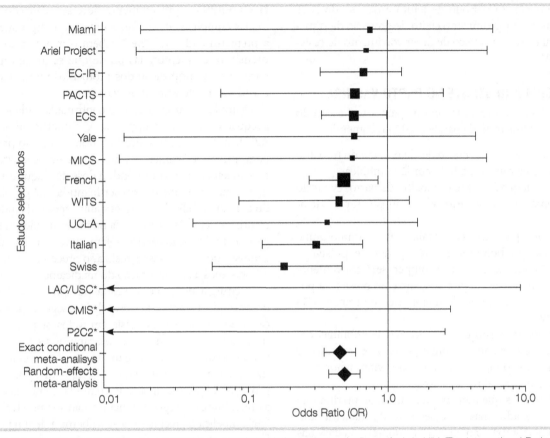

Figura 112.1 Estudos de coorte mostrando a proteção da cesariana eletiva na transmissão vertical do HIV. (The International Perinatal HIV Group, 1999.)

Uso de AZT endovenoso no trabalho de parto e antes da cesariana eletiva

Toda gestante soropositiva para o HIV deve receber AZT endovenoso no início do trabalho de parto, até o nascimento do recém-nascido, independentemente do esquema ARV utilizado no pré-natal e do nível da carga viral. Discute-se, atualmente, se a gestante que apresentar carga viral indetectável, realizada após 34 semanas, deve ou não receber o AZT venoso intraparto.

A zidovudina (AZT) se encontra disponível em frasco-ampola de 200mg com 20mL (10mg/mL) para ser infundida por via endovenosa. A dose de ataque endovenosa, a ser aplicada na primeira hora, é de 2mg/kg, seguindo-se a infusão contínua de 1mg/kg/h, diluído em 100mL de soro glicosado a 5%, até o clampeamento do cordão umbilical, conforme recomendado no Quadro 112.14. A concentração não deve exceder a 4mg/mL.

Na impossibilidade de aplicação do AZT injetável durante o trabalho de parto, pode-se utilizar um esquema alternativo, administrando-se o medicamento por via oral da seguinte maneira: 300mg VO no início do trabalho de parto, ou na admissão da paciente, seguidos de 300mg VO a cada 3 horas até o clampeamento do cordão umbilical.

Em gestantes submetidas à cesariana eletiva, a infusão de AZT deve ser iniciada 3 horas antes da cirurgia e ser mantida até o nascimento. As pacientes HIV-positivas que chegam à maternidade em trabalho de parto e que não fizeram a profilaxia com ARV durante a gestação iniciarão imediatamente o uso de AZT endovenoso.

Os ARV que a gestante estiver usando durante o pré-natal devem ser mantidos no período entre a internação e o parto,

Quadro 112.14 Esquema posológico do AZT injetável de acordo com o peso da parturiente HIV-positiva

Dose de ataque (2mg/kg) na primeira hora		
Peso paciente	Quantidade de zidovudina	Número gotas/minuto
40kg	8mL	36
50kg	10mL	37
60kg	12mL	37
70kg	14mL	38
80kg	16mL	39
90kg	18mL	39
Manutenção (1mg/kg/h) em infusão contínua		
40kg	4mL	35
50kg	5mL	35
60kg	6mL	35
70kg	7mL	36
80kg	8mL	36
90kg	9mL	36

Fonte: Brasil. Ministério da Saúde – DDAHV/SVS/MS (2015).

independentemente do período de jejum e do uso do AZT injetável, de modo a maximizar o efeito de proteção da transmissão vertical e reduzir o risco de desenvolvimento de resistência aos ARV.

CUIDADOS COM A GESTANTE NO PARTO VAGINAL

Desde que haja condições favoráveis para a realização do parto vaginal, o Ministério da Saúde (2015) recomenda:

- Administrar o AZT endovenoso desde o início do trabalho de parto até o clampeamento do cordão umbilical.
- Monitorizar adequadamente o trabalho de parto, evitando toques vaginais desnecessários e repetidos (usar o partograma).
- Evitar, sempre que possível, a realização da amniotomia, tentando manter a bolsa íntegra até o período expulsivo.
- Na eventualidade de a bolsa se romper, será conveniente evitar que as parturientes permaneçam com bolsa rota por mais de 4 horas em razão do maior risco de transmissão vertical do vírus.
- No caso de ocorrer ruptura precoce das membranas corioamnióticas e prevendo-se longo período de trabalho de parto, a cesariana pode ser indicada para evitar maior risco de transmissão vertical nesses casos.
- O uso de fármacos que aumentam a atividade uterina não está contraindicado, mas deve ser feito de maneira adequada e com acompanhamento contínuo, respeitadas suas contraindicações e seguindo os padrões de segurança já conhecidos.
- Os procedimentos invasivos (escalpo cefálico) estão contraindicados.
- O parto instrumentalizado (uso de fórceps ou vácuo-extrator) deve ser evitado, mas, caso necessário, é preferido o fórceps.
- A episiotomia somente deverá ser realizada após cuidadosa avaliação; caso seja necessária, o local deve ser protegido por compressas umedecidas com degermante para proteger o feto.
- Após a expulsão fetal, clampar imediatamente o cordão, não devendo ser realizada, em nenhuma hipótese, a ordenha do cordão.
- Não há necessidade de isolar a paciente portadora do HIV, tendo o cuidado de lhe reservar banheiro privativo.

CUIDADOS COM A GESTANTE NA CESARIANA

A cesariana eletiva deve ser realizada com 38 semanas completas de gravidez, utilizando-se para estabelecer a correta idade gestacional os parâmetros clínicos e ecográficos a fim de evitar a prematuridade iatrogênica. As sociedades internacionais de obstetrícia e pediatria se mostram preocupadas com a realização de cesariana eletiva antes de 39 semanas completas de gestação. Por exemplo, estudo publicado em 2009, avaliando 13.258 pacientes submetidas a cesariana eletiva, mostrou aumento do risco de desconforto respiratório e de outros eventos adversos no recém-nascido quando a interrupção ocorria antes das 39 semanas de gestação. Entretanto, no caso de estar indicada a cesariana eletiva em gestantes HIV-positivas, o procedimento deve ser realizado com 38 semanas completas para que, ao mesmo tempo que se impeça a prematuridade, se evite também o maior risco de ruptura prematura de membranas ou de que se inicie o trabalho de parto. Essa é proposição dos protocolos internacionais e que é a adotada pelo Ministério da Saúde.

Definida a cirurgia eletiva e confirmada a idade gestacional adequada para a interrupção, após a internação da gestante o AZT venoso deve ser aplicado 3 horas antes do procedimento para que o medicamento atinja níveis intracelulares satisfatórios no feto, o que corresponde à dose de ataque e a duas doses de manutenção, que devem ser mantidas até o clampeamento do cordão umbilical. Caso a gestante, apesar da indicação para cesariana eletiva, seja admitida na maternidade em trabalho de parto com dilatação cervical <4cm, deve-se iniciar de imediato a infusão do AZT venoso e realizar o procedimento, se possível, 3 horas após a administração do medicamento.

A cirurgia deve ser realizada por profissional experiente, obedecendo a regras criteriosas de biossegurança. Deve-se proceder à cuidadosa hemostasia em todos os planos cirúrgicos, trocando todas as compressas ou campos secundários antes da realização da histerotomia e minimizando o contato do recém-nascido com o sangue materno. Sempre que possível, convém proceder ao parto empelicado (retirada do neonato mantendo as membranas íntegras). Quando não for possível a extração fetal empelicada, recomenda-se a abertura de um pequeno orifício nas membranas a fim de que seja realizada a aspiração do líquido amniótico antes da retirada do feto. Após o nascimento, realiza-se o clampeamento imediato do cordão umbilical sem a ordenha. Todas as pacientes devem receber antibioticoterapia profilática após a ligadura do cordão umbilical com cefazolina ou cefalotina (2g em dose única). Todas essas orientações e procedimentos aplicam-se, também, à cesariana intraparto.

BIOSSEGURANÇA NO PARTO

As precauções básicas e universais são medidas de prevenção que devem ser adotadas em qualquer paciente, independentemente do diagnóstico definido ou presumido de doenças infecciosas, quando da manipulação de sangue, secreções, excreções, mucosas ou pele não íntegra. Essas medidas incluem a utilização de equipamentos de proteção individual (EPI), como luvas, máscara, óculos de proteção, capotes e aventais, com a finalidade de reduzir a exposição da pele e das mucosas do profissional de saúde ao sangue ou aos fluidos corpóreos de qualquer paciente.

Segundo o Ministério da Saúde, os profissionais de saúde (em especial os cirurgiões), as equipes de limpeza e de laboratório e todo o pessoal do hospital que lida com materiais perfurocortantes devem adotar outros cuidados especiais para prevenir acidentes. Em caso de exposição ocupacional ao HIV está indicada a profilaxia adequada. Entretanto, nenhum tipo de quimioprofilaxia é absolutamente seguro, o que reforça a necessidade de seguir as normas universais de biossegurança para reduzir o risco dessa exposição, mediante o uso correto dos EPI e das técnicas adequadas de procedimento.

O Ministério da Saúde (2015) recomenda os seguintes cuidados específicos para a proteção dos profissionais de saúde durante a assistência ao parto da mulher infectada pelo HIV, seja por via vaginal ou cesariana:

- Preferir sempre seringas de plástico, o que se aplica à episiotomia, quando não puder ser evitada.
- Preferir sempre o uso de tesouras em vez de bisturi.
- Nunca utilizar lâmina de bisturi desmontada (fora do cabo).
- Preferir fios de sutura agulhados.
- Evitar agulhas retas de sutura em razão do maior risco de acidente percutâneo.
- Utilizar sempre pinças auxiliares nas suturas, evitando manipulação dos tecidos com os dedos durante a episiorrafia ou durante o fechamento por planos na operação cesariana e outros procedimentos.
- Evitar sutura por dois cirurgiões, simultaneamente, no mesmo campo cirúrgico.
- Atentar para que a passagem de materiais perfurocortantes (bisturi, porta-agulhas montados e outros) do auxiliar para o cirurgião seja feita por meio de cubas após aviso verbal.
- Utilizar EPI para manipulação da placenta, do cordão umbilical e nos cuidados imediatos ao recém-nascido, em virtude da possibilidade de exposição a sangue e líquido amniótico.

PUERPÉRIO

A puérpera deve ser adequadamente orientada sobre os riscos da transmissão do vírus através do leite e da contraindicação ao aleitamento materno. A equipe assistente deve estar atenta para sinais de depressão e/ou de baixa autoestima que possam surgir nesse período, principalmente em razão da proibição da lactação, oferecendo sempre apoio psicológico e social à puérpera.

Convém orientá-la sobre a necessidade de seu acompanhamento clínico e ginecológico, assim como o seguimento da criança até a definição de seu *status* imunológico. O comparecimento às consultas deve ser estimulado e monitorizado, podendo ser realizada a busca ativa em caso de necessidade.

É fundamental garantir o retorno da paciente à maternidade (ou ambulatório) entre 7 e 10 dias após o parto, além da revisão puerperal habitual no puerpério tardio (42 dias após o parto). Como as puérperas infectadas pelo HIV têm a lactação inibida, a introdução de método contraceptivo deve ser discutida já na alta hospitalar, podendo ser iniciados contraceptivos hormonais orais ou injetáveis 4 semanas após o parto. A puérpera deve ser orientada sobre a importância do uso de método de barreira associado à contracepção escolhida.

A TARV não deve ser suspensa após o parto, independentemente da contagem de células T CD4+ e dos sinais e sintomas clínicos. É muito comum, após o parto, que a paciente diminua a adesão aos ARV e não compareça às consultas agendadas com seus médicos de referência. O mesmo ocorre com as gestantes cujo diagnóstico é estabelecido na maternidade. As pacientes coinfectadas com o vírus da hepatite B e/ou da hepatite C devem ser encaminhadas aos serviços de referência para adequação do esquema terapêutico.

Inibição da lactação

O enfaixamento das mamas pode ser realizado no pós-parto imediato com o objetivo de inibir a lactação. Essa medida clínica resulta em inibição efetiva da lactação em cerca de 80% das pacientes. O enfaixamento deve ser mantido pelo período de 7 a 10 dias, tomando-se o cuidado de orientar a puérpera para não promover manipulação nem estimulação das mamas.

Quando necessário, nos casos de insucesso do enfaixamento contínuo para inibição da lactação, pode-se recorrer a determinados fármacos. A cabergolina, na dose de 1mg por via oral, em dose única (dois comprimidos de 0,5mg), é alternativa bastante eficaz e atualmente está sendo oferecida nas maternidades do SUS.

A amamentação aumenta o risco da transmissão vertical do HIV e, por isso, está contraindicada para essas mulheres. O risco cumulativo de transmissão por meio do aleitamento materno foi de 14% para mães com infecção crônica e entre 25% e 30% entre mães com infecção tardia durante a gestação ou lactação. Mesmo quando mantido o tratamento materno durante o período da amamentação, a taxa de transmissão se encontra entre 1% e 5%, independentemente da carga viral materna.

Assim, toda puérpera soropositiva para o HIV deverá ser informada e orientada sobre o direito a receber fórmula láctea infantil para seu neonato, pelo menos até que ele complete 6 meses. Em alguns estados, a fórmula é fornecida até os 12 meses ou mais.

O aleitamento cruzado (amamentação da criança por outra nutriz), a alimentação mista (leite humano e fórmula infantil) e o uso de leite humano pasteurizado são contraindicados para essas crianças.

CONDUTA EM CASOS DE INTERCORRÊNCIAS OBSTÉTRICAS EM GESTANTES HIV-POSITIVAS

Várias situações obstétricas são conduzidas da mesma maneira em pacientes infectadas ou não pelo HIV, mas algumas mais frequentes podem exigir cuidados especiais.

Hiperêmese gravídica

Podem ser utilizados medicamentos sem interações farmacológicas importantes, como os seguintes ARV: antieméticos (ondansetrona), vitamina B_6, anti-histamínicos e doxicolamina com piridoxina. A metoclopramida, especialmente na forma injetável, pode estimular a liberação do sistema extrapiramidal e não deve ser utilizada. Em algumas situações de não resposta com o tratamento inicial, a gestante deve ser internada, podendo ser necessária em casos mais graves, em virtude dos vômitos incoercíveis, a suspensão temporária do esquema ARV para evitar doses inadequadas e a possibilidade de desenvolvimento de resistência viral. Os ARV devem ser reiniciados após a melhora dos sintomas.

Ruptura prematura de membranas

O risco da transmissão vertical associado à ruptura prematura das membranas (RPM) nas gestantes infectadas pelo HIV deve ser contrabalançado com o risco da prematuridade, tendo em vista que esta última está associada a maior risco de transmissão vertical do HIV.

A idade gestacional utilizada como parâmetro pelo Ministério da Saúde (2015) para RPM é 34 semanas. Abaixo dessa idade, na ausência de sinais de corioamnionite e/ou sofrimento fetal, recomenda-se utilizar corticoide para acelerar a maturidade pulmonar fetal e a subsequente interrupção da gravidez. Nos casos de idade gestacional >34 semanas, deve-se considerar a resolução da gestação. Em todas as situações de RPM pré-termo, independentemente da idade gestacional, o parto deverá ser realizado após infusão endovenosa de AZT e de penicilina G cristalina (esta última para prevenção da sepse neonatal pelo estreptococo do grupo B).

A definição da via de parto dependerá das condições do colo uterino, da apresentação fetal, da presença ou não de contrações uterinas e da carga viral materna. Como se sabe que o tempo de trabalho de parto nos casos de bolsa rota está diretamente associado à maior ocorrência de transmissão vertical, nas situações de colo desfavorável e ausência de atividade uterina deve ser considerada a realização da cesariana para evitar induções prolongadas e maior risco para o feto.

Um estudo de coorte envolvendo 707 gestantes HIV-positivas em uso de TARV e com 4 horas ou mais de ruptura de membranas não apresentou maior risco de transmissão vertical do HIV a seus neonatos quando a carga viral anteparto era <1.000 cópias/mL (Cotter e cols., 2012). Esses resultados são interessantes, mas, evidentemente, mais estudos são necessários para que sejam encontradas evidências mais seguras a esse respeito, de modo a prolongar o tempo de RPM sem aumento dos riscos de transmissão do HIV para o concepto.

Trabalho de parto pré-termo (TPPT)

A infecção pelo HIV não interfere na condução do TPPT. À semelhança de outras gestantes, é necessário avaliar os possíveis fatores desencadeantes (anemia, infecção urinária, infecções cervicovaginais, entre outros) e a avaliação do bem-estar fetal. A pesquisa de colonização pelo estreptococo do grupo B também está indicada com coleta de *swab* do introito vaginal e retal para cultura.

Quando o TPPT ocorre antes de 34 semanas de gestação, a conduta expectante é a mais adequada, caso seja possível. Nesses casos, deve-se fazer uso de tocolíticos por no mínimo 48 horas, de modo que seja possível aplicar na gestante corticoide para maturação pulmonar fetal. Está indicada a administração do AZT venoso materno concomitantemente ao início dessas medicações, o qual deverá ser suspenso quando for alcançada a inibição do trabalho de parto.

Nos casos em que se opta pela conduta ativa do trabalho de parto, recomenda-se que a via de desprendimento seja escolhida com base na carga viral materna e nas indicações obstétricas, com a infusão de AZT endovenoso, e evitando-se trabalho de parto prolongado, em virtude do maior risco de transmissão vertical.

Hemorragia pós-parto por atonia uterina

O uso concomitante de IP e derivados do *ergot* está associado a respostas vasoconstritoras exageradas. Recomenda-se preferencialmente o uso de ocitocina e/ou misoprostol nessas puérperas.

CUIDADOS COM O RECÉM-NASCIDO

Os cuidados imediatos com o recém-nascido incluem aspiração delicada de vias aéreas – evitando o traumatismo de mucosas – e a limpeza de todo o corpo com água e sabão. O recém-nascido deve permanecer ao lado da mãe em alojamento conjunto. Não há indicação de isolamento da gestante infectada das demais parturientes, desde que lhe seja garantido banheiro privativo.

O aleitamento materno está contraindicado em razão do risco de transmissão por essa via. Deve-se, por outro lado, garantir o acesso a substitutos adequados do leite materno pelo período mínimo de 12 meses. Em situações de prematuridade, baixo peso ou restrições ao uso de fórmulas lácteas, cabe indicar leite humano pasteurizado proveniente de banco de leite credenciado pelo Ministério da Saúde, ficando contraindicadas a pasteurização domiciliar do leite humano e a amamentação cruzada.

Convém iniciar a administração de solução oral de AZT entre 6 e 8 horas de vida. Em razão do risco aumentado de anemia associado ao uso do AZT é recomendada a realização de hemograma na primeira e na sexta semana de vida ao término do tratamento.

As recomendações do Ministério da Saúde sobre os cuidados com o recém-nascido de mães infectadas pelo HIV são as seguintes:

- Limpar com compressas macias todo o sangue e todas as secreções visíveis na superfície corporal do recém-nascido logo após o nascimento e encaminhá-lo imediatamente para banho em água corrente, estando, portanto, contraindicado o primeiro banho em banheiras pediátricas.
- Quando for necessária a aspiração de vias aéreas do recém-nascido, deve-se proceder delicadamente, evitando traumatismo em mucosas.
- Iniciar a primeira dose do AZT, por solução oral, preferencialmente ainda na sala de parto, logo após os cuidados imediatos ou nas primeiras 2 horas após o nascimento.
- Em crianças expostas ao HIV cujas mães não fizeram uso de ARV durante o pré-natal ou que têm carga viral desconhecida ou >1.000 cópias/mL no último trimestre de gestação, acrescentar NVP ao esquema da profilaxia, com início o mais precoce possível, nas primeiras 48 horas de vida, conforme preconiza o *Protocolo Clínico e Diretrizes Terapêuticas para o Manejo da Infecção pelo HIV em Crianças e Adolescentes 2014* (para doses de AZT e NVP no recém-nascido, veja o Quadro 112.15).

Quadro 112.15 Esquema posológico de AZT e nevirapina no RN por via oral

Antirretroviral	Doses
AZT[a]	RN com 35 semanas ou mais: 4mg/kg/dose a cada 12h
Nevirapina (NVP)[b]	RN entre 30 e 35 semanas: 2mg/kg/dose a cada 12h por 14 dias e 3mg/kg/dose a cada 12h a partir do 15º dia
	RN com menos de 30 semanas: 2mg/kg/dose a cada 12h
	Peso de nascimento >2kg: 12mg/dose (1,2mL)
	Peso de nascimento 1,5-2kg: 8mg/dose (0,8mL)
	Peso de nascimento <1,5kg: não usar NVP

[a] Por 4 semanas até definição do diagnóstico.
[b] Três doses (1ª dose até 48h; 2ª dose 48h após a 1ª dose; 3ª dose 96h após a 2ª dose). A nevirapina deverá ser indicada nos casos de carga viral materna >1.000 cópias/mL ou desconhecida no último trimestre de gestação.
Fonte: PCDT para manejo da infecção pelo HIV em crianças e adolescentes (Brasil, 2014).

- Dada a possibilidade de ocorrência de anemia no recém-nascido em uso de AZT, recomenda-se a realização de hemograma completo, possibilitando a avaliação prévia ao início da profilaxia e o monitoramento após 6 e 16 semanas.
- Recomenda-se o alojamento conjunto em período integral com intuito de aprimorar o vínculo mãe-filho.
- Recomendam-se a não amamentação e a substituição do leite materno por fórmula infantil após o aconselhamento. Em situações especiais, pode ser utilizado leite humano pasteurizado, proveniente de Banco de Leite credenciado pelo Ministério da Saúde, como é o caso de recém-nascidos pré-termo ou de baixo peso.
- São terminantemente contraindicados o aleitamento cruzado (amamentação da criança por outra nutriz), o aleitamento misto e o uso de leite humano com pasteurização domiciliar.
- A criança deve ter alta da maternidade com consulta agendada em serviço especializado para seguimento de crianças expostas ao HIV. A data da primeira consulta não deve ultrapassar 30 dias após o nascimento.
- Devem ser anotados no resumo de alta do recém-nascido as informações do pré-natal, as condições do parto, o tempo de uso do AZT injetável na mãe, o tempo de início de AZT xarope para o RN com dose e periodicidade, além das mensurações antropométricas, o tipo de alimento fornecido à criança e outras informações importantes relativas às condições do nascimento.

O recém-nascido deve receber alta da maternidade com encaminhamento para serviço de referência em atenção à criança exposta ao HIV e com esquema vacinal iniciado (BCG intradérmico e hepatite B).

A profilaxia para pneumonia por *Pneumocystis jirovecii* deve ser iniciada a partir da quarta semana de vida com sulfametoxazol associado à trimetoprima (SMX+TMP), na dose de 750mg de SMX/m²/dia, em dias alternados. Essa medicação deve ser mantida até que se confirme ou não o diagnóstico de infecção. Entre os lactentes infectados, esse esquema deve ser mantido durante todo o primeiro ano de vida, independentemente da contagem de células T CD4+.

O diagnóstico da infecção é feito mediante a determinação de carga viral em duas ocasiões. A primeira deve ser feita entre 2 e 4 meses de idade, e a segunda entre 4 e 6 meses. Dois resultados negativos nessa época praticamente excluem a possibilidade de infecção do neonato.

CONSIDERAÇÕES FINAIS

A epidemia do HIV continua em expansão nos países em desenvolvimento e mais recentemente tem aumentado na Ásia e no Leste Europeu, o que tem preocupado as autoridades sanitárias mundiais. Se por um lado os ARV têm permitido que os portadores do vírus levem uma vida praticamente normal, por outro os medicamentos produzem a longo prazo efeitos colaterais importantes e que devem ser monitorizados continuamente. Do ponto de vista da transmissão vertical do vírus durante a gestação, os ARV constituem um dos pilares para evitar o contágio do feto, desde que estejam à disposição das equipes de saúde e das gestantes, Os outros dois procedimentos importantes para evitar a transmissão vertical são o não aleitamento, com o fornecimento gratuito da fórmula láctea para o neonato, e a realização de cesariana eletiva nas situações de risco, principalmente nos casos em que a carga viral está elevada.

Leitura complementar

Antiretroviral Pregnancy Registry Steering Committee. Antiretroviral Pregnancy Registry International Interim Report for 1 January 1989, through 31 January 2016. Wilmington, NC: Registry Coordinating Center, 2016. Disponível em: www.APRegistry.com.

Brasil. Ministério da Saúde. Secretaria de Vigilância em Saúde Departamento de DST, Aids e Hepatites Virais. Manual Técnico para o Diagnóstico da Infecção pelo HIV. 2013. Disponível em: http://www.aids.gov.br/sites/default/files/anexos/publicacao/ 2014/56532/portaria_svs_ms_n29_2013_manual_tecnico_diagnostic_28155.pdf.

Brasil. Ministério da Saúde. Secretaria de Vigilância em saúde. Boletim Epidemiológico AIDS – Ano IV nº 1 – julho a dezembro de 2014/janeiro a junho de 2015 Ano IV nº 01. Disponível em: http://www.aids.gov.br/sites/default/files/anexos/publicacao/2015/58534/boletim_aids_11_2015_web_pdf_19105.pdf.

Brasil. Ministério da Saúde. Secretaria de Vigilância em Saúde. Departamento de DST, Aids e Hepatites Virais. Protocolo clínico e diretrizes terapêuticas para prevenção da transmissão vertical de HIV, sífilis e hepatites virais. 2015. Disponível em: http://www.aids.gov.br/tags/publicacoes/protocolo-clinico-e-diretrizes-terapeuticas.

Brasil. Ministério da Saúde. Secretaria de Vigilância em Saúde. Departamento de DST, Aids e Hepatites Virais. Protocolo Clínico e Diretrizes Terapêuticas para o Manejo da Infecção pelo HIV em Crianças e Adolescentes. Brasília: Ministério da Saúde, 2014. 240p.

Bryson YJ, Luzuriaga K, Sullivan JL, Wara DW. Proposed definitions for in utero versus intrapartum transmission of HIV-1. N Engl J Med 1992; 327:246-7 (letter).

Cavallo IK, Kakehasi FM, Andrade BA et al. Predictors of postpartum viral load rebound in a cohort of HIV-infected Brazilian women. Int J Gynecol Obstet 2010; 108:111-4.

Connor EM, Sperling RS, Gelber R et al. Reduction of maternal-infant transmission of human immunodeficiency virus type 1 with zidovudine treatment. N Engl J Med 1994; 331:1173-80.

Cotter AM, Brookfield KF, Duthely LM et al. Duration of membrane rupture and risk of perinatal transmission of HIV-1 in the era of combination antiretroviral therapy. Am J Obstet Gynecol 2012; 207:482.e1-5.

European Collaborative Study. Exposure to antiretroviral therapy in utero or early life: the health of uninfected children born to HIV-infected women. JAIDS 2003; 32:380-87.

Ford N, Mofenson L, Shubber Z et al. Safety of efavirenz in the first trimester of pregnancy: an updated systematic review and meta-analysis. AIDS 2014; 28(supl. 2):S123-31.

Fowler M, Qin M, Shapiro D et al. PROMISE: efficacy and safety of 2 strategies to prevent perinatal HIV transmission. Presented at: 22nd Conference on Retroviruses and Opportunistic Infections. 2015. Seattle, WA.

Garcia PM, Kalish LA, Pitt J et al. Maternal levels of plasma human immunodeficiency virus type 1 RNA and the risk of perinatal transmission. New Engl J Med 1999; 341:394-402.

Hocke C, Morlat P, Chene G, Dequae L, Dabis F. Prospective cohort study of the effect of pregnancy on the progression of human immunodeficiency virus infection. Obstet Gynecol 1995; 86:886-91.

Hodgson I, Lummer ML, Konopka SN et al. A systematic review of individual and contextual factors affecting art initiation, adherence, and retention for HIV-infected pregnant and postpartum women. PLOS ONE 2014; 9(11):111421.

Landesman SH, Kalish LA, Burns DN et al. Obstetrical factors and the transmission of human immunodeficiency virus type 1 from mother to child: The Women and Infants Transmission Study (WITS). N Engl J Med 1996; 334:1617.

Panel on Treatment of HIV-infected Pregnant Women and Prevention of Perinatal Transmission. Recommendations for Use of Antiretroviral Drugs in Pregnant HIV-1-Infected Women for Maternal Health and Interventions to Reduce Perinatal HIV Transmission in the United States. 2015. Disponível em: https://aidsinfo.nih.gov/contentfiles/lvguidelines/perinatalgl.pdf.

Pasley MV, Martinez M, Hermes A, dAmico R, Nilius A. Safety and efficacy of lopinavir/ritonavir during pregnancy: a systematic review. AIDS Rev 2013; 15(1):38-48.

Péret FJA, Melo VH, Paula LB, Andrade BAM, Pinto JA. Morbidade puerperal em portadoras e não portadoras do vírus da imunodeficiência humana. Rev Bras Ginecol Obstet 2007; 29(5):260-6.

Siegfried N, van der Merwe L, Brocklehurst P, Sint TT. Antiretrovirals for reducing the risk of mother-to-child transmissin of HIV infection (Cochrane Review). In: The Cochrane Library, 2011. Oxford: Update Software. Disponível em: http://onlinelibrary.wiley.com/doi/10.1002/14651858.CD003510.pub3/full.

The International Perinatal HIV Group. Duration of ruptured membranes and vertical transmission of HIV-1: a meta-analysis from fifteen prospective cohort studies. AIDS 2001; 15:357-68.

The International Perinatal HIV Group. Mode of delivery and vertical transmission of HIV-1: a meta-analysis from fifteen prospective cohort studies. N Engl J Med 1999; 340:977.

Tita ATN, Landon MB, Spong CY et al. Timing of elective repeat cesarean delivery at term and neonatal outcomes. N Engl J Med 2009; 360:111-20.

UNAIDS/Brasil. Relatório do UNAIDS pede mais investimentos em prevenção como resposta ao aumento de novas infecções em algumas regiões do mundo. Disponível em: http://unaids.org.br/.

US Public Health Service Task Force Recommendations for Use of Antiretroviral Drugs in Pregnant HIV-1-Infected Women for Maternal Health and Interventions to Reduce Perinatal HIV-1 Transmission in the United States. Disponível em: http://aidsinfo.nih.gov/guidelines.

World Health Organization. Global guidance on criteria and processes for validation: elimination of mother-to-child transmission (EMTCT) of HIV and syphilis. 2014. Disponível em: http://apps.who.int/iris/bitstream/10665/112858/1/9789241505888_eng.pdf?ua=1&ua=1.

CAPÍTULO 113

Infecção Urinária na Gestação

João Thomaz da Costa

INTRODUÇÃO

A infecção do trato urinário (ITU) na gestação desperta a atenção como importante fator de morbimortalidade, sendo uma das doenças infecciosas mais comuns durante o período gravídico-puerperal. Sua frequência varia de 5% a 10%, sendo a bacteriúria assintomática a forma mais comum de aparecimento – e cerca de 30% das pacientes acometidas desenvolverão pielonefrite e sepse se não tratadas adequadamente. A ITU na gestação, tanto sintomática como assintomática, apresenta fatores físicos, hormonais e imunológicos que causam e agravam complicações sérias ao binômio mãe-feto, como prematuridade, anemias, pré-eclâmpsia, corioamnionite, endometrite, anemia hemolítica, comprometimento fetal, como restrição do crescimento fetal, até paralisia cerebral em estudos que observaram infecção urinária no curso do pré-natal não tratada ou para a qual foi negligenciado acompanhamento mais acurado. Entre as poucas causas conhecidas de prematuridade, a mais comum, evitável ou tratável é a infecção ITU na gestação, desafiando, assim, um acompanhamento atento do pré-natal e propedêutica sempre dirigida para o sistema genital e urinário da gestante.

ETIOPATOGENIA

A gestante tem mais chance de desenvolver o quadro de infecção urinária sintomática. Essa alteração é decorrente das grandes alterações fisiológicas e anatômicas que ocorrem no trato urinário. De todas as mudanças, a mais evidente é a dilatação das pelves renais e ureteres, que se inicia entre a sétima e a oitava semana de gestação, e essas alterações avançam até o parto, retornando às condições normais em torno de 42 dias pós-parto, quando se encerra o puerpério tardio.

O fenômeno conhecido como "hidroureter fisiológico da gestação", decorrente da dilatação pielocalicial, produz aumento no diâmetro da luz ureteral, hipotonicidade e hipomotilidade da musculatura ureteral. A compressão do útero aumenta essa hidronefrose e, progressivamente, o complexo vascular ovariano dilatado no nível do infundíbulo pélvico, em razão da hipertrofia da musculatura longitudinal no terço inferior do ureter, diminui a atividade peristáltica em decorrência da atividade da progesterona e do hormônio lactogênio placentário. Com o aumento do débito urinário, secundário ao incremento do fluxo plasmático renal associado a essas mudanças, acelera-se o grau de estase urinária.

A diminuição da capacidade renal de concentrar a urina durante a gravidez reduz a atividade antibacteriana desse fluido, e a gestante passa a excretar quantidades menores de potássio e maiores de glicose e aminoácidos, além de produtos de degradação hormonal, promovendo um meio apropriado para a proliferação bacteriana. Nesse período, observa-se também que a urina da grávida apresenta pH mais alcalino, situação favorável ao crescimento das bactérias presentes no trato urinário.

A crescente produção dos hormônios gestacionais estrogênicos e progestogênicos contribui para a adesão de certas cepas de *Escherichia coli*, portadoras de adesinas tipo 1, às células uroepiteliais. A aderência das bactérias às células uroepiteliais parece ser pré-requisito para colonização e multiplicação bacterianas. Esse processo é mediado por proteínas existentes na superfície das células do uroepitélio chamadas adesinas, as quais se ligam a receptores na superfície das células.

Outro fator que determina a virulência é a produção de enzimas urease, que hidrolisa a ureia em amônio e carbonato, aumentando o pH urinário. A identificação de fímbrias ou pelos na *E. coli* pode determinar ITU mais grave. Cerca de 20% dos casos de cistite e 80% das pielonefrites por *E. coli* são causados por bactérias portadoras de adesinas. Bactérias com fímbrias na urina da gestante são fatores predisponentes para infecção urinária alta. Assim, parece claro que, durante a gravidez, fatores imunológicos, mecânicos e hormonais contribuam para provocar mudanças no trato urinário materno, tornando-o mais suscetível às configurações sintomáticas das infecções.

Quando se considera o espectro bacteriano que pode causar ITU na gestante, a *E. coli* é o uropatógeno mais comum, sendo responsável por aproximadamente 80% dos casos. Outras bactérias aeróbias gram-negativas contribuem para a maioria dos casos restantes, como *Klebsiella pneumoniae*, *Proteus mirabilis* e bactérias do gênero *Enterobacter*. Bactérias gram-positivas também causam ITU (prevalência baixa), destacando-se *Staphylococcus saprophyticus*, *Streptococcus agalactiae* e outros estafilococos coagulase-negativos, principalmente em casos de infecções complicadas com litíase. Não se aceita mais o conceito antigo de que a infecção é apenas extracelular, havendo a comprovação de que algumas cepas bacterianas podem replicar no interior da célula, explicando as dificuldades no tratamento de alguns casos. Não é raro o crescimento de mais de uma espécie bacteriana na urocultura, o que pode significar contaminação durante a coleta de urina.

FORMAS CLÍNICAS

Conceitua-se a ITU na gestação como uma multiplicação de bactérias dentro do trato urinário, causando lesões de graus variáveis, as quais são agrupadas em quatro entidades clínicas, de acordo com a localização anatômica do agravo, mas mantendo interação entre elas, como bacteriúria assintomática, uretrite, cistite e pielonefrite. Por sua vez, a ITU é considerada complicada quando acomete indivíduos com anormalidades funcionais ou estruturais do trato geniturinário. Atualmente, qualquer ITU que ocorra durante a gravidez deve ser considerada complicada e precisa ser abordada como tal.

Bacteriúria assintomática (BA)

Entre as pacientes portadoras de BA, 20% a 40% desenvolvem pielonefrite.

Conceitualmente, a BA se caracteriza pela colonização bacteriana do trato urinário e, como a própria terminologia indica, não apresenta nenhuma manifestação clínica, necessitando suporte laboratorial microbiológico para sua caracterização.

A BA é definida por duas uroculturas consecutivas com >100.000 colônias/mL de urina com um único tipo de bactéria. Em 1962, Kass levantou a preocupação com a BA, destacando que essa forma de infecção seria um dos mais importantes fatores predisponentes de pielonefrite em gestantes. A partir desse paradigma, observou-se grande avanço no reconhecimento da importância do diagnóstico precoce dessa forma de infecção no início da gravidez, evitando as complicações da pielonefrite.

As gestantes com BA apresentam características epidemiológicas semelhantes às de mulheres não grávidas. A frequência da BA aumenta com a atividade sexual, a paridade, a suscetibilidade individual, o reduzido nível socioeconômico e a idade. Entre as situações ou doenças que contribuem para o aumento da BA entre gestantes destacam-se hemoglobinopatias, anemias, hipertensão arterial, *diabetes mellitus*, anormalidades do trato urinário e tabagismo. Há um consenso de que a grande maioria das gestantes bacteriúricas já apresentava essa infecção no momento da concepção. Observa-se que até 30% das mulheres com BA desenvolvem infecção urinária sintomática durante a gestação.

Diagnóstico

O diagnóstico de BA é confirmado por duas uroculturas consecutivas com >100.000 colônias/mL de urina, com um único tipo de bactéria, coletadas por jato médio em pacientes sem sintomas urinários. Quando os resultados são duvidosos, deve-se repetir a urocultura em duas amostras de urina para afastar os resultados falso-positivos (cerca de 10%). O fluxograma apresentado na Figura 113.1 oferece uma orientação prática e simples para a abordagem de pacientes com BA.

Tratamento

O tratamento da BA é ambulatorial, sendo realizado após isolamento da bactéria e contando com a orientação do antibiograma e urocultura. Os antibióticos devem ser usados por 7 dias, sendo os mais utilizados: cefuroxima, 250mg a cada 8 horas; norfloxacina, 400mg a cada 12 horas; nitrofurantoína, 100mg a cada 6 horas; e sulfametoxazol/trimetroprima, 360/1.600mg uma vez ao dia. O uso da ampicilina, 500mg a cada 6 horas, ou cefalexina, 500mg a cada 6 horas, vem se tornando mais limitado em virtude das altas taxas de resistência bacteriana.

O tratamento com dose única ou em curto período (3 dias) revelou discutível índice de falhas e está se mostrando restrito para uso em gestantes.

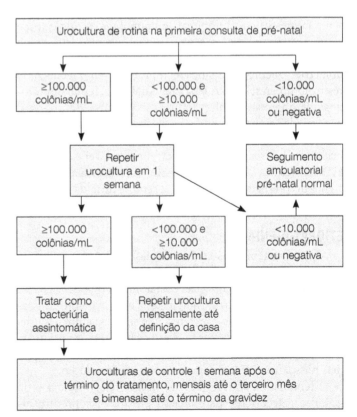

Figura 113.1 Fluxograma para abordagem de gestantes com bacteriúria assintomática.

As sulfas não devem ser prescritas após 38 semanas de gestação em razão do risco de *kernicterus*. Ao se usar nitrofurantoína, não deve ser esquecido que pode provocar anemia hemolítica na mãe e no feto, enquanto os aminoglicosídeos são oto e nefrotóxicos. Já a indicação de quinolonas é restrita. Por essas razões, esses fármacos não constituem a primeira opção para o tratamento de ITU em gestantes. De maneira geral, a escolha recai sobre as cefalosporinas, com alguns trabalhos recomendando o uso da cefuroxima, graças à elevada taxa de sensibilidade da *E. coli* a esses fármacos.

No seguimento, convém realizar urocultura de controle de 2 a 7 dias após o término do tratamento e, se negativa, pelo menos outras duas devem ser realizadas até o término da gestação. Em caso de recidiva ou reinfecção, está indicado o tratamento supressivo (nitrofurantoína, 100mg, ácido nalidíxico, 500mg, e, como segunda opção, ampicilina, 500mg) por via oral com uma dose à noite por até 2 semanas após o parto.

Uretrite

A uretrite é a forma clínica mais rara de ITU, sendo caracterizada por acometimento uretral clinicamente traduzido por disúria e polaciúria. Cerca de 50% das mulheres acometidas apresentam bacteriúria não significativa (100.000 colônias/mL de urina) e em 30% os urocultivos são negativos. Deve ser lembrado que apenas 20% das pacientes sintomáticas apresentam urocultivo com >100 colônias/mL de urina.

Outro detalhe importante é que os principais agentes etiológicos envolvidos na gênese da uretrite são os germes habitualmente encontrados na cavidade vaginal e que provocam as infecções genitais – alguns não detectáveis nos cultivos urinários de rotina, como *Chlamydia trachomatis* e *Mycoplasma hominis* e que podem ser observados em meios de cultura especiais. Deve-se suspeitar de infecção por esses microrganismos quando a paciente apresenta sintomas de ITU e piúria com urocultura negativa. No entanto, o potencial de invasibilidade desses microrganismos no trato urinário é baixo, o que explica a baixa frequência de associação com esses microrganismos.

Cistite

Os sinais e sintomas de acometimento do trato urinário baixo mais prevalentes definem o quadro de cistite, sendo os mais comuns urgência miccional, disúria, polaciúria, dor suprapúbica, hematúria e urina com odor alterado. A febre não é comum nos casos de cistite, mas, se estiver presente, torna o quadro ainda mais grave. Acomete cerca de 1% a 1,5% das gestantes.

Diagnóstico

O diagnóstico clínico é firmado pelos sintomas de disúria, polaciúria, urgência miccional, dor no baixo ventre, arrepios de frio ou calafrios com presença ou não de dor lombar. Na cistite, quando há febre, esta costuma ser baixa (<38°C).

A urocultura positiva com esterase leucocitária, nitritos ou leucocitúria em associação a sintomas sugere fortemente a cistite, indicando adequado tratamento antibacteriano. Nos casos de cistites sintomáticas, mesmo contagens <100.000 colônias/mL são valorizadas. Têm sido consideradas patogênicas as bactérias cujo crescimento se pensava ocorrer somente por contaminação, especialmente *Streptococcus* spp e *Staphylococcus* spp.

Tratamento

Os antimicrobianos deverão ser usados de acordo com os germes encontrados. Como a paciente em geral está muito sintomática e não pode aguardar pelo resultado da urocultura, está indicado o rastreamento para infecção por meio de fita reagente e, na presença de nitritos ou de esterase, é recomendado o tratamento. A paciente é encaminhada para coleta de urocultura antes de iniciar o antimicrobiano e deve retornar à consulta com o resultado e a avaliação do tratamento em 48 horas.

Essa escolha leva em conta a mãe e o feto, uma vez que é muito importante observar os efeitos deletérios dos antibióticos pela passagem placentária. Muitos antibióticos são lançados pela indústria farmacêutica sem a experiência necessária para liberação de seu uso durante a gestação. A escolha acaba recaindo sobre os antibióticos tradicionais, como amoxicilina, cefalexina ou sulfametoxazol, mas a literatura tem relatado o advento de novos antimicrobianos que aliam eficácia a baixos riscos materno-fetais com base na classificação dos medicamentos e nos efeitos tóxicos, como mostra o Quadro 113.1.

A classificação do Food and Drug Administration (FDA) é lastreada no grau de informações disponíveis relativo ao risco para o feto e balanceada no que diz respeito ao potencial benefício do medicamento para a paciente (Quadro 113.2).

- **Categoria A:** estudos controlados não demonstram riscos.
- **Categoria B:** sem evidências de risco em humanos. Estudos em animais não demonstram riscos ou estes são demostrados em estudos em animais, mas não em humanos.
- **Categoria C:** o risco não pode ser definido em virtude da falta de estudos, porém o potencial benefício pode justificar seu uso apesar do risco.
- **Categoria D:** evidência positiva de risco para o feto. Em algumas circunstâncias, o benefício do uso pode justificar o risco.
- **Categoria X:** contraindicação na gravidez. O risco fetal claramente contraindica o uso.

Para o tratamento das cistites e uretrites em regime ambulatorial deve ser considerada a adesão das gestantes e, em casos com sintomas mais agudos e na suspeita de não adesão, a medida mais prudente consiste em internar, mantendo a paciente sob regime mais rigoroso. As preocupações com o uso da norfloxacina para tratar ITU em gestantes têm se mostrado infundadas, sendo seu uso liberado como segunda opção. Em razão da possibilidade de efeitos colaterais, a nitrofurantoína é considerada a segunda opção, assim como para profilaxia.

Quadro 113.1 Toxicidade dos agentes antibióticos mais utilizados no tratamento de infecção do trato urinário durante a gravidez

Medicamento	Classe FDA*	Toxicidade Fetal	Toxicidade Materna
Cefalexina/cefalotina	B	Riscos mínimos**	Alergia
Cefuroxima/cefazolina	B	Riscos não detectados	Alergia
Ceftriaxona	B	Riscos mínimos**	Alergia
Penicilina	B	Teratogenicidade improvável	Alergia
Eritromicina	B	Toxicidade não conhecida	Alergia
Sulfas	C	Kernicterus Hemólise	Alergia
Nitrofurantoína	B	Hemólise	Pneumonia intersticial Neuropatias
Metronidazol	B	Baixo risco de toxicidade fetal***	Discrasia sanguínea
Clindamicina	B	Dados disponíveis não sugerem teratogenicidade	Colite pseudomembranosa Alergia
Isoniazida	C	Neuropatia Convulsão	Hepatotoxicidade
Tetraciclina	D	Displasia dentária Retardo do crescimento ósseo	Hepatotoxicidade Insuficiência renal
Cloranfenicol	C	Síndrome cinzenta	Toxicidade para a medula óssea
Cotrimoxazol	B	Antagonismo ao folato	Vasculite
Ciprofloxacina/Norfloxacina	C	Anormalidades no crescimento ósseo	Alergia

Fonte: modificado de Marinelli e cols., 2002.
*FDA: Food and Drug Administration.
**Estudo conduzido entre 1985 e 1992, envolvendo 229.101 gestações completas com 3.613 nascidos expostos à cefalexina durante o primeiro trimestre, demonstrou associação positiva entre o uso da cefalexina e defeitos cardiovasculares e orais. No entanto, em diversos outros trabalhos não foi detectada essa associação. O mesmo trabalho demonstrou associação entre o uso de ceftriaxona e os defeitos cardiovasculares, apesar de o risco ter sido mínimo. Diversos estudos demonstram que as cefalosporinas são seguras para uso na gravidez.
***O fabricante considera o metronidazol contraindicado no primeiro trimestre em pacientes com tricomoníase ou vaginose bacteriana. O uso de metronidazol para tricomoníase ou vaginose durante o segundo e terceiro trimestres é aceitável. Para outras indicações, o metronidazol pode ser usado durante a gravidez se não houver alternativas com segurança estabelecida.

Quadro 113.2 Classificação dos riscos do uso de medicamentos na gestação

A – Estudos controlados mostram não haver riscos: estudos adequados e bem controlados em mulheres grávidas não demonstraram riscos para o feto

B – Não há evidência de riscos em humanos: nesse caso, ou há estudos em animais mostrando riscos, mas estudos em humanos não os demonstram, ou não há estudos em humanos e os estudos em animais não mostram riscos

C – Riscos não podem ser descartados: não há estudos em seres humanos, e os estudos em animais não existem ou mostram riscos para o feto. Entretanto, os benefícios potenciais superam os riscos

D – Evidência positiva de risco: dados experimentais em seres humanos ou estudos pós-comercialização mostram riscos para o feto. No entanto, os benefícios potenciais podem superar os riscos, se não existirem alternativas seguras

X – Contraindicados na gestação: estudos em animais ou em seres humanos ou estudos pós-comercialização mostram riscos fetais que claramente superam qualquer benefício potencial para a paciente. Não há justificativa para o uso desses fármacos na gestação

O tratamento para a cistite consiste no uso de cefuroxima, 250mg a cada 8 horas, ou norfloxacina, 400mg a cada 12 horas, ou nitrofurantoína, 100mg a cada 6 horas, no período de 7 a 10 dias.

Pielonefrite aguda

A pielonefrite aguda é uma infecção urinária que acomete o sistema coletor e a medula renal, apresentando incidência de 1% a 2% nas gestantes. A pielonefrite aguda (PNA) é um dos eventos mais graves durante a gestação, sendo mais prevalente nesse período em virtude das alterações anatômicas e funcionais que se fazem presentes. Dois terços das pacientes com pielonefrites apresentam bacteriúria assintomática previamente.

A *E. coli* é o agente mais comum, mas também podem estar presentes outros agentes gram-negativos, como *Klebisiella* e *Enterobacter*, bem como os gram-positivos *Enterococcus* faecalis e *S. aureus*.

Diagnóstico

Uma história clínica bem coletada pode levar à suspeita, sendo os sinais e sintomas clínicos os seguintes: dor no flanco (uni ou bilateral) ou abdominal, febre, mal-estar geral, anorexia, náuseas e vômitos, frequentemente associados a graus variáveis de desidratação, calafrios, cefaleia e taquipneia. Insuficiência respiratória e septicemia são indícios de extrema gravidade. A febre é elevada nas formas agudas, porém são comuns os episódios de febrícula nos casos crônicos. Outros exames, como hemograma com contagens globais e diferenciais de glóbulos brancos, ureia e creatinina, são importantes para identificar a agressividade da infecção, traduzida por alterações hematológicas e parâmetros da função renal. A ecografia das vias urinárias é solicitada como exame complementar em casos de infecção urinária. Além de rápida, barata, de fácil acesso e totalmente inócua para o binômio mãe-feto, informa sobre fatores predisponentes, como cálculo urinário e dilatação patológica do sistema coletor renal, sendo um exame necessário nos casos de infecção urinária de repetição e quando há falha do tratamento após 72 horas ou na presença de bactérias incomuns nesse tipo de infecção.

Tratamento

O tratamento das gestantes com pielonefrite deve inicialmente se dirigir para as medidas de suporte, a depender do grau de acometimento sistêmico da paciente. Gestantes com pielonefrite devem ser internadas para monitorização dos sinais vitais, incluindo débito urinário. O controle da dor pode ser necessário, sendo obtido com analgésicos e antiespasmódicos (paracetamol, escopolamina, entre outros). Antieméticos são indicados nos casos em que há excesso de náuseas e vômitos. A correção do pH urinário está indicada principalmente nos casos em que há concomitância com nefrolitíase. Utiliza-se bicarbonato de sódio ou vitamina C, conforme o desvio que se quer corrigir.

O tratamento das pielonefrites deve ser iniciado de preferência por via parenteral, só se passando para a via oral quando há a remissão do quadro clínico agudo por mais de 24 a 48 horas. Os antimicrobianos indicados são cefuroxima, 750mg a cada 8 horas, ou ceftriaxona, 1g/dia. Outras boas opções são a norfloxacina, 400mg a cada 12 horas, e a nitrofurantoína, 100mg a cada 6 horas, que apresentam o inconveniente do tratamento por via oral para pielonefrite. As opções como cefalotina, 1g a cada 6 horas, e ampicilina, 1g a cada 6 horas, só serão utilizadas se estiverem fundamentadas em antibiograma.

A escolha de um antimicrobiano deve levar em conta o risco para o feto, as condições da paciente.

Conforme mencionado, as sulfas não devem ser prescritas nas últimas semanas de gestação em razão do risco de *kernicterus*. A nitrofurantoína pode provocar anemia hemolítica na mãe e no feto. Os aminoglicosídeos são oto e nefrotóxicos. Apesar da falta de evidências, a indicação das quinolonas sofre restrição, lembrando de sua ligação com alterações da cartilagem de crescimento. Por essas razões, esses fármacos não constituem a primeira opção para ITU em gestantes. Portanto, de maneira geral, a escolha recai sobre as cefalosporinas, com alguns trabalhos sugerindo o uso da cefuroxima em razão da elevada taxa de sensibilidade da *E. coli* a esse fármaco.

Cabe lembrar que é maior a probabilidade de surgirem complicações sistêmicas na pieolonefrite aguda. Choque séptico se manifesta em até 20% dos casos não tratados. Em 25% desses casos pode surgir insuficiência renal leve. Foi descrita coagulação intravascular disseminada (CIVD) associada à hemólise, tornando necessário o diagnóstico diferencial com fígado gorduroso. A cada 50 casos, uma CIVD pode acometer o pulmão, levando ao quadro clínico de síndrome da angústia respiratória do adulto (SARA). Abscesso renal ou perinefrético é raro, devendo esse diagnóstico ser cogitado nos casos de resolução lenta. Em pacientes infectadas pelo vírus HIV e/ou usuárias de substâncias injetáveis deve ser também considerada a possibilidade de pielonefrite tuberculosa, que se caracteriza por febre, disúria, piúria e hematúria com urina estéril.

O controle de cura deve ser feito por meio de urocultura 14 dias após o término do tratamento. Todos os casos de reinfecção ou recidiva deverão ser tratados com um esquema diário de profilaxia com nitrofurantoína em dose única de 100mg, promovendo mais segurança e proteção até o fim da gestação. Vale lembrar da importância de investigação da infecção urinária sintomática de acordo com o esquema apresentado na Figura 113.2.

Antibioticoterapia na gestação

A idade gestacional é fator fundamental para a suscetibilidade do feto ao medicamento, uma vez que, ao cruzar a placenta, este, mesmo sendo metabolizado ou modificado, poderá promover teratogenia ao feto e consequências desagradáveis.

O FDA elaborou a classificação dos riscos na gestação com o uso das medicações em cinco grupos (veja o Quadro 113.2), e a classificação dos antibióticos mais comuns de acordo com os critérios de risco da FDA é apresentada no Quadro 113.3.

PONTOS CRÍTICOS E CONSIDERAÇÕES FINAIS

O tema deste capítulo merece considerações e reflexões que auxiliem a rotina dos pré-natalistas que, talvez por se tratar de uma ocorrência muito comum, banalizam ou não valorizam as queixas das pacientes e, assim, não diagnosticam as bacteriúrias assintomáticas ou até mesmo as sintomáticas. Consequentemente, são relatadas muitas complicações tardias que poderiam ser minimizadas ou evitadas.

A infecção do trato urinário é causa de importantes complicações no ciclo gravídico-puerperal, muitas das quais podem ser evitadas com acompanhamento pré-natal correto.

De acordo com o *Manual Técnico Pré-natal e Saúde: Atenção Qualificada e Humanizada*, do Ministério da Saúde (2006),

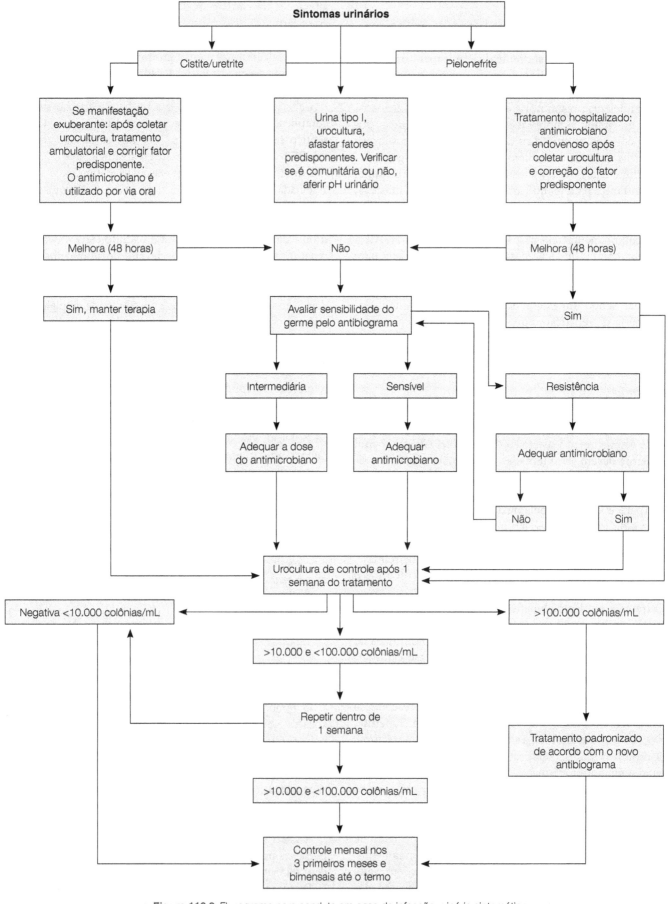

Figura 113.2 Fluxograma para conduta em caso de infecção urinária sintomática.

Quadro 113.3 Classificação dos riscos com o uso de antibióticos na gestação

Medicamento	Classificação
Ácido clavulânico	B
Ácido nalidíxico	B
Amoxicilina	B
Ampicilina	B
Cefadroxil	B
Cefalexina	B
Cefalotina	B
Cefazolina	B
Cefepima	B
Cefixima	B
Cefotaxima	B
Cefoxitina	B
Ceftriaxona	C
Cefuroxima	B
Ciprofloxacina	C
Claritromicina	C
Clindamicina	B
Clofazimina	C
Cloranfenicol	C
Clortetraciclina	D
Doxicilina	D
Eritromicina	B
Gentamicina	C
Imipenem-cilastatina	C
Levofloxacina	C
Lomefloxacina	C
Nitrofurantoína	B
Norfloxacina	C
Oxacilina	B
Penicilinas	B
Sulfonamidas	B
Tetraciclina	D
Trimetoprima	C

além dos exames de rotina durante o pré-natal, podem ser acrescentados outros, como a urocultura para o rastreamento de bacteriúria assintomática, uma vez que o exame de urina tipo I geralmente não resolve a suspeita diagnóstica nesses casos.

Com base nessas informações, recomenda-se a solicitação de urocultura na primeira consulta de pré-natal com o intuito de diagnosticar eventual bacteriúria assintomática que pode passar despercebida, assim como ocasionar transtornos no decorrer da gestação.

Ademais, deve-se sempre valorizar as queixas de dor em baixo ventre, disúria e polaciúria durante a gravidez, mesmo sabendo que se trata de queixas corriqueiras no período gestacional. Diante dessas reclamações, deve ser considerada a solicitação de nova urocultura com antibiograma.

Além disso, está indicada a prescrição de antibióticos, preferencialmente orientada por meio de urocultura e antibiograma. No entanto, isso não deve ser motivo para adiamento do início do tratamento nos casos sintomáticos.

Como a BA acomete 2% a 10% de todas as gestantes, das quais aproximadamente 30% desenvolverão pielonefrite se não tratadas adequadamente, tornam-se incontestáveis a identificação e o tratamento dessa forma de infecção durante o pré-natal, evitando-se os casos mais graves de ITU. Seu tratamento é facilitado quando fundamentado no antibiograma. Para o tratamento da ITU aguda não é possível aguardar o resultado da cultura, devendo a terapia antimicrobiana ser instituída empiricamente. Para amenizar o empirismo da conduta, o conhecimento prévio do perfil de resistência dos antibacterianos disponíveis para uso em gestantes seria a melhor medida, visto que estaria indicado com base no perfil histórico do desempenho desses antimicrobianos.

Variável importante no tratamento da pielonefrite diz respeito ao uso de antibiótico bactericida endovenoso na fase aguda da infecção com a possibilidade de administração por via oral em torno de 48 horas após a melhora clínica da paciente em seu domicílio. Em nosso meio, as medicações que melhor atendem a todas essas demandas é a cefuroxima e a ceftriaxona por um período de 10 a 14 dias. Quando a profilaxia da ITU está indicada, são preferidos os quimioterápicos, como a nitrofurantoína, evitando seu uso no final da gravidez em face dos riscos inerentes à hiperbilirrubinemia neonatal.

MENSAGENS-CHAVE

Não há dúvida que a ITU não diagnosticada ou tratada adequadamente representa importante ponto para o desenvolvimento de complicações maternas e fetais:

- **Complicações maternas:** celulite e abscesso perinefrético, obstrução urinária, trabalho de parto pré-termo, corioamniorrexe prematura, anemia, corioamnionite, endometrite, pré-eclâmpsia, choque séptico, falência de múltiplos órgãos e óbito.

As complicações maternas da ITU, que ocorrem mais frequentemente nos quadros de pielonefrite, são referentes à lesão tecidual causada pelas endotoxinas bacterianas. Embora bacteriemia seja detectada em 15% a 20% das mulheres com pielonefrite grave, poucas chegam a desenvolver choque séptico. Dos casos de pielonefrite durante a gravidez, 60% a 75% ocorrem durante o terceiro trimestre, sugerindo a estase urinária e a hidronefrose nesse período como cofatores importantes.

- **Complicações perinatais:** as principais complicações perinatais são trabalho de parto pré-termo, recém-nascidos de baixo peso, ruptura prematura das membranas, restrição de crescimento intrauterino, paralisia cerebral ou retardo mental na infância, além do óbito perinatal.

Algumas considerações sobre a infecção urinária na gestante são importantes:

- A incidência de agentes gram-negativos (*E. coli, Proteus, Klebsiella*) tem diminuído para 66,1%, enquanto a de gram-positivos (*S. aureus, Enterococcus*) tem aumentado para 33,9%. Os autores relataram polirresistência com *E. coli* isolada em 7,6%, *Staphylococcus aureus* em 2,6%, *Enterococcus* em 7,6% (ampicilina-resistente). São sugeridos antibiograma e a apuração da sensibilidade exata para a seleção do antibiótico correto.
- Trabalhos mostram que para a pielonefrite aguda são recomendadas as cefalosporinas de segunda (cefaclor, cefoxina, cefuroxima), terceira (ceftriaxona, cefotaxima) e quarta gerações (cefepima), imipenem (carbapenêmico) e vancomicina (glicopeptídeo) administrados por via endovenosa. As gestantes com *Streptococcus* do grupo B deverão ser tratadas profilaticamente durante o trabalho de parto para a prevenção da sepse neonatal.
- Os dados mostram que uma em cada três mulheres apresentou pelo menos um episódio de infecção urinária com tratamento até a idade de 24 anos.
- Quase metade das mulheres irá experimentar um episódio de infecção urinária durante toda a vida, sendo a ITU a segunda mais comum (cerca de 25%).
- Os estudos revelam que o uso de fosfomicina trometamol com 3 dias de ceftibuten 400mg VO foi eficaz para o tratamento da cistite aguda, excluídas desse grupo as pacientes com BA e pielonefrite aguda. Na BA devem ser avaliados os riscos de resistência, comparados com 10% de pielonefrites como complicações da bacteriúria assintomática, levando à prematuridade e ao baixo peso.
- Estudos estatísticos de grupos randomizados comparativos demonstraram que a ingestão diária de 100mg de ácido ascórbico desempenhou papel importante na redução de infecções urinárias e melhorou o nível de saúde das mulheres em gestação, sendo recomendada a administração adicional de vitamina C às mulheres grávidas em populações com alta incidência de bacteriúria e infecções urinárias.
- No trabalho pioneiro de Edward Kass descobriu-se que em 7% das gestantes com BA houve parto prematuro e mortalidade perinatal, em comparação com as mulheres com urina estéril.
- Com o advento de métodos menos invasivos, como a ultrassonografia de vias urinárias na gestação, associados aos já existentes e à sintomatologia clínica, é possível reduzir as taxas de infecção urinária na gestação e suas complicações. Para isso é necessário atuar em diversos pontos da assistência obstétrica: convém solicitar precocemente urocultura no período inicial do pré-natal, diagnosticar e tratar os casos de bacteriúria assintomática, selecionar o tratamento antimicrobiano mais eficaz e atentar para o acompanhamento das possíveis complicações maternas e perinatais em serviços ambulatoriais e hospitalares que ofereçam as condições necessárias para o atendimento seguro da gestante, tanto física como emocionalmente, que vive momento de grande expectativa de receber um recém-nascido saudável.

Leitura complementar

Briggs GG, Freeman RK, Yaffe SJ. Drugs in pregnancy and lactation. 7. ed. Philadelphia: Lippincott Williams & Wilkins, 2005.

Conde-Agudelo A, Villar J, Lindheimer M. Maternal infection and risk of preeclampsia: systematic review and metaanalysis. Am J Obstet Gynecol 2008; 198(1):7-22.

Duarte G, Marcolin AC, Figueiró-Filho EA, Cunha SP. Infecções urinárias. In: Corrêa MD et al.(eds.) Noções práticas de obstetrícia. 13. ed. Belo Horizonte: COOPMED, 2004.

Duarte G, Marcolin AC, Gonçalves CV et al. Infecção urinária na gravidez: análise dos métodos para diagnóstico e do tratamento. Rev Bras Ginecol Obstet 2002; 24(7):471-7.

Duarte G, Quintana SM, El Beitune P, Marcolin AC, Cunha SP. Infecções gênito-urinárias na gravidez. In: Alves Filho N, Corrêa MD, Alves Jr JMS, Corrêa Jr MD (eds.) Perinatologia básica. 3. ed. Rio de Janeiro: Guanabara Koogan, 2006:129-41.

Duarte G. Diagnóstico e condutas nas infecções ginecológicas e obstétricas. 2. ed. Ribeirão Preto: FUNPEC, 2004.

Fatima N, Ishrat S. Frequency and risk factors of asymptomatic bacteriuria during pregnancy. J Coll Physicians Surg Pak 2006; 16(4):273-5.

Foxman B. Epidemiology of urinary tract infections: incidence, morbidity, and economics costs. Dis Mon 2003 Feb; 49(2):53-70.

Gilstrap LC 3rd, Ramin SM. Urinary tract infections during pregnancy. Obstet Gynecol Clin North Am 2001; 28(3):581-91.

Gratacós E, Torres PJ, Vila J, Alonso PL, Cararach V. Screening and treatment of asymptomatic bacteriuria in pregnancy prevent pyelonephritis. J Infect Dis 1994; 169(6):1390-2.

Infecção urinária na gravidez: análise dos métodos para diagnóstico e tratamento. Rev Bras Ginecol Obstet, Rio de Janeiro, Aug 2002; 24(7).

Kass EH. Pyelonephritis and bacteriuria. A major problem in preventive medicine. Ann Int Med 1962; 56(1):46-53.

Loebstein R, Addis A, Ho E et al. Pregnancy outcome following gestational exposure to fluoroquinolones: a multicenter prospective controlled study. Antimicrob Agents Chemother 1998; 42(6):1336-9.

Marinelli CM, Stockler SHM, Pinto MA, Barbosa CP, Wroclawski ER. Alterações anatomofuncionais do trato urinário durante a gestação. Femina 2002; 30(1):33-7.

Neal DE Jr. Complicated urinary tract infections. Urol Clin North Am 2008; 35(1):13-22.

Nicolle LE. Asymptomatic bacteriuria: review and discussion of the IDSA guidelines. Int J Antimicrob Agents 2006; 28(Suppl 1):S42-8.

Nogueira NAP, Moreira MAA. Bacteriúria assintomática em gestantes do centro de saúde ambulatorial Abdoral Machado, Crateús, CE. Rev Bras Anal Clín 2006; 38(1):19-21.

Ochoa-Brust GJ, Fernández AR, Villanueva-Ruiz GJ, Velasco R, Trujillo-Hernández B, Vásquez C. Daily intake of 100 mg ascorbic acid as urinary tract infection prophylactic agent during pregnancy. Acta Obstet Gynecol Scand 2007; 86(7):783-7.

Patel SS, Balfour JA, Bryson HM. Fosfomycin tromethamine. A review of its antibacterial activity, pharmacokinetic properties and therapeutic efficacy as a single-dose oral treatment for acute uncomplicated lower urinary tract infections. Drugs 1997 Apr; 53(4):637-56.

Polivka BJ, Nickel JT, Wilkins JR 3rd. Urinary tract infection during pregnancy: a risk factor for cerebral palsy? J Obstet Gynecol Neonatal Nurs 1997; 26(4):405-13.

Ramos JGL. Antimicrobianos em ginecologia e obstetrícia. Porto Alegre: Artmed, 2006. 374 p.

Roos V, Nielsen EM, Klemm P. Asymptomatic bacteriuria Escherichia coli strains: adhesins, growth and competition. FEMS Microbiol Lett 2006; 262(1):22-30.

Smaill F, Vazquez JC. Antibiotics for asymptomatic Bacteriuria in pregnancy. Cochrane Database Syst Rev 2007(2).

Smaill F, Vazquez JC. Antibiotics for asymptomatic bacteriuria in pregnancy. Cochrane Database Syst Rev 2007; (2):CD000490.

Sociedade Brasileira de Infectologia, Sociedade Brasileira de Urologia. Infecção do trato urinário: diagnóstico. Associação Médica Brasileira e Conselho Federal de Medicina: Projeto Diretrizes, 2004.

Thurman AR, Steed LL, Hulsey T, Soper DE. Bacteriuria in pregnant women with sickle cell trait. Am J Obstet Gynecol 2006; 194(5):1366-70.

CAPÍTULO 114

Neoplasias do Trato Genital na Gravidez

Sálua Oliveira Calil de Paula
João Oscar de Almeida Falcão Júnior
Cassiano de Souza Moreira

INTRODUÇÃO

O diagnóstico de câncer na gravidez representa um grande desafio tanto para a mãe como para o médico. Estima-se que 1 em cada 1.000 gravidezes será afetada por um tumor maligno. As neoplasias malignas mais diagnosticadas na gestação são os cânceres de colo uterino, de mama, de ovário, da tireoide, melanomas e linfomas.

CÂNCER DE COLO UTERINO

O diagnóstico de displasia cervical pode ocorrer em até 5% das gestações, e a colposcopia pode ser utilizada para sua confirmação, mas sendo dificultada pelas alterações fisiológicas induzidas pela gravidez. A cérvice se apresenta com aumento de volume por hipertrofia do estroma fibromuscular em virtude dos níveis aumentados de estrogênios circulantes. O objetivo da colposcopia na gestação é excluir o câncer e direcionar a biópsia, a fim de se evitar sangramento aumentado pela hipervascularização cervical.

Acredita-se que as mulheres imunocompetentes com diagnóstico de neoplasia intraepitelial cervical (NIC), avaliadas por profissional experiente, raramente apresentam progressão para doença microinvasora durante a gestação.

Todas as alterações citológicas da cérvice (exceto as atipias não relacionadas com o papilomavírus humano – HPV) devem ser encaminhadas para avaliação por profissional credenciado em colposcopia.

Segundo as recomendações da Sociedade Americana de Colposcopia e Patologia Cervical, a conduta expectante é aceitável para os casos de NIC I, II, III/carcinoma in situ/adenocarcinoma in situ na gestação, e o tratamento definitivo de NIC, carcinoma in situ e adenocarcinoma in situ na gestação pode ser adiado para o pós-parto.

O algoritmo sobre a conduta nos achados citológicos anormais do colo uterino na gestação é mostrado na Figura 114.1.

O câncer cervical invasor se apresenta clinicamente com os seguintes sintomas: sangramento vaginal anormal (63%), desconforto vaginal (13%), sangramento pós-coito (4%) e dor pélvica (2%). O estadiamento clínico proposto pela Federação Internacional de Ginecologia e Obstetrícia (FIGO) também pode ser aplicado na gestação. Para evitar os riscos de exposição à radiação do feto em desenvolvimento está recomendada a utilização de ultrassonografia (US) das vias urinárias para avaliação da presença de hidronefrose e de ressonância da pelve em caso de suspeita de extensão tumoral parametrial.

Os principais fatores de risco são estadiamento clínico (FIGO), acometimento linfonodal, tipo histológico, idade gestacional ao diagnóstico e desejo materno de manter a gestação.

O diagnóstico do carcinoma microinvasor geralmente é estabelecido por meio de colposcopia com biópsia dirigida. A conização na gravidez está indicada apenas para o dignóstico diferencial da doença microinvasora do carcinoma francamente invasor do colo uterino.

Para os tumores com indicação de tratamento cirúrgico (estádio FIGO I-IIA), a histerectomia radical com linfadenectomia pélvica poderá ser realizada em qualquer trimestre da gestação. A decisão sobre o início da terapêutica será influenciada por diversos fatores, como a religião e o desejo materno de manter a gravidez. Recentemente, tem sido proposta experimentalmente a traquelectomia radical com a linfadenectomia pélvica para os casos selecionados de gestantes no estádio inicial, sem fatores de risco e que desejam manter a gestação. Por outro lado, o tratamento deve ser oferecido imediatamente às mulheres que se apresentam em estádio avançado (Figura 114.2).

O prognóstico das mulheres com câncer cervical na gestação é favorável em virtude de a grande maioria dos casos ser diagnosticada nos estádios iniciais. O estadiamento clínico é o fator prognóstico mais importante. Essas gestantes costumam apresentar maior taxa de cesarianas, mais tempo

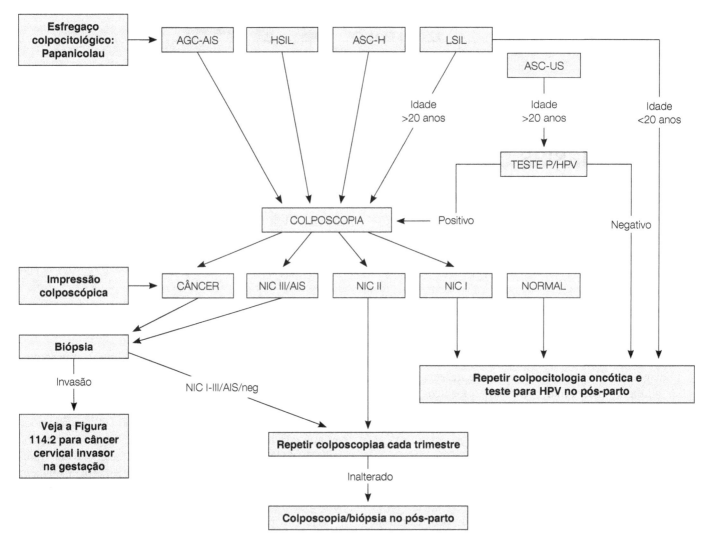

Figura 114.1 Manejo dos achados citológicos anormais na gestação. (AGC: atipias glandulares; AIS: adenocarcinoma *in situ*; HSIL: lesões de alto grau; ASC-H: atipias celulares de significado indeterminado – possivelmente neoplásicas; LSIL: lesões de grau baixo; ASC-US: atipias celulares de significado indeterminado – possivelmente não neoplásicas; NIC: neoplasia intraepitelial cervical.) (Adaptada de Tewari, Krishnansu. Cancer in pregnancy. In: Di Saia, Creasman et al. [eds.] Clinical gynecologic oncology. Elsevier, 2012:405-77.)

de hospitalização, partos prematuros e recém-nascidos com baixo peso, além de maior índice de morte neonatal.

CÂNCER DE VULVA E VAGINA

A incidência do carcinoma *in situ* da vulva tem aumentado na gravidez, acompanhada, consequentemente, do carcinoma invasor.

A neoplasia maligna da vulva diagnosticada no primeiro, segundo e terceiro trimestres da gestação pode ser tratada por meio de cirurgia, assim como nas mulheres não grávidas, preferencialmente após 18 semanas de gestação. Mulheres tratadas com cirurgia durante a gravidez podem até mesmo se submeter ao parto por via vaginal, desde que a ferida operatória esteja bem cicatrizada.

O câncer primário de vagina é incomum na gestação, sendo geralmente foco de envolvimento metastático secundário de outros tumores.

CÂNCER DE MAMA

O câncer de mama está entre as neoplasias malignas que mais frequentemente têm seu diagnóstico associado ao período gravídico-puerperal. Por definição, o câncer de mama associado à gravidez é diagnosticado durante a gravidez ou lactação ou até 12 meses após o parto. Essa é uma condição rara, apresentando incidência de 1 caso em cada 3.000 partos, e 1% a 2% dos diagnósticos de câncer de mama ocorrem durante a gravidez.

A taxa de sobrevida global para os casos de câncer de mama é >60%; no entanto, a taxa de sobrevida para o câncer de mama diagnosticada na gravidez se situa entre 15% e 20%, diferença essa que parece estar associada, entre outros fatores, ao fato de o diagnóstico desse tipo de câncer na gravidez ser frequentemente realizado em estádios mais avançados. Quando avaliada a sobrevida em cada estádio da doença, as taxas são similares para as grávidas e não gáavidas.

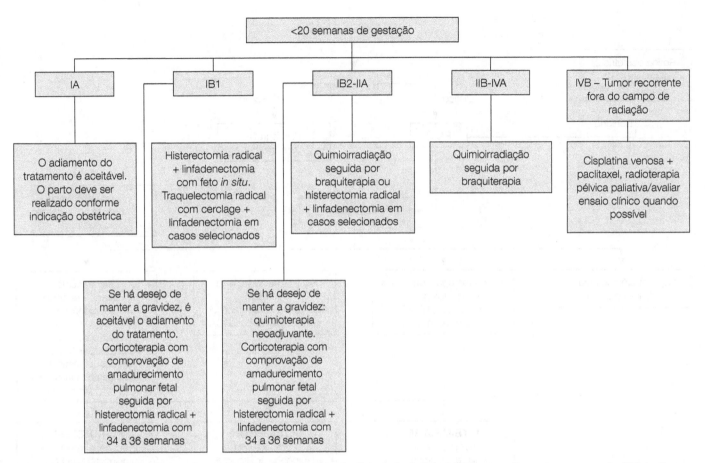

Figura 114.2 Terapia sugerida para o câncer cervical invasor na gestação. (Adaptada de Tewari, Krishnansu. Cancer in pregnancy. In: Di Saia, Creasman, et al. [eds.] Clinical gynecologic oncology. Elsevier, 2012:405-77.)

A patologia ocorre tipicamente como massa indolor ou espessamento do tecido mamário. Pode estar associada a derrame mamilar em alguns casos e, em lactantes, é possível observar o "sinal de rejeição do leite", quando a criança em amamentação rejeita efetivamente a mama que apresenta o câncer.

Não existem avaliações de rastreamento para o carcinoma de mama na gravidez, puerpério ou lactação. A mamografia pode e frequentemente é usada no diagnóstico, sendo considerada segura quando realizada com a adequada proteção do abdome. A avaliação dos achados mamográficos é difícil nos períodos de gravidez e lactação, quando as mamas se apresentam com maiores volume e consistência, bem como com maior densidade. A US mantém seu papel, sem efeitos adversos para a gestação. A aspiração de agulha fina também tem sua interpretação dificultada em função das mudanças celulares associadas aos períodos de gravidez e lactação, o que aumenta a incidência de falso-negativos. A *core biopsy* é o padrão-ouro para o diagnóstico. Confirmado o diagnóstico, a radiografia de tórax, a US de abdome e a ressonância magnética (RM) de tórax e abdome podem ser usadas para o estadiamento do tumor. A tomografia computadorizada (TC) está contraindicada em virtude da grande exposição à radiação relacionada com o método.

O tratamento do câncer de mama na gravidez tem como principal alicerce a cirurgia, sendo a mastectomia o procedimento de eleição para tumores nos estádios I, II e III, principalmente por afastar, em muitos casos, a necessidade de radioterapia adjuvante. O esvaziamento axilar tem sido habitualmente recomendado para o estadiamento adequado da patologia. O *status* linfonodal é um dos principais marcadores para definição de quimioterapia adjuvante, e as abordagens mais conservadoras, como a mastectomia parcial, a quadrantectomia e a identificação do linfonodo sentinela, podem ser utilizadas com a criteriosa individualização dos casos.

Nas terapias adjuvantes a radioterapia deve ser postergada para o pós-parto em razão do risco potencial para o feto. Nas pacientes submetidas a esse tratamento, a lactação deve ser suspensa na mama irradiada. Em algumas situações, a quimioterapia pode ser iniciada a partir do segundo trimestre de gravidez, como para o FAC (5-fluorouracil, doxorrubicina e ciclofosfamida), o esquema quimioterápico mais comumente utilizado. Outros esquemas apresentam efeitos colaterais significativos para a gravidez, não sendo recomendados. O uso do tamoxifeno, frequentemente utilizado como terapia hormonal adjuvante para o câncer de mama, não deve ser adotado na gravidez em razão de seus potenciais efeitos teratogênicos (Figura 114.3).

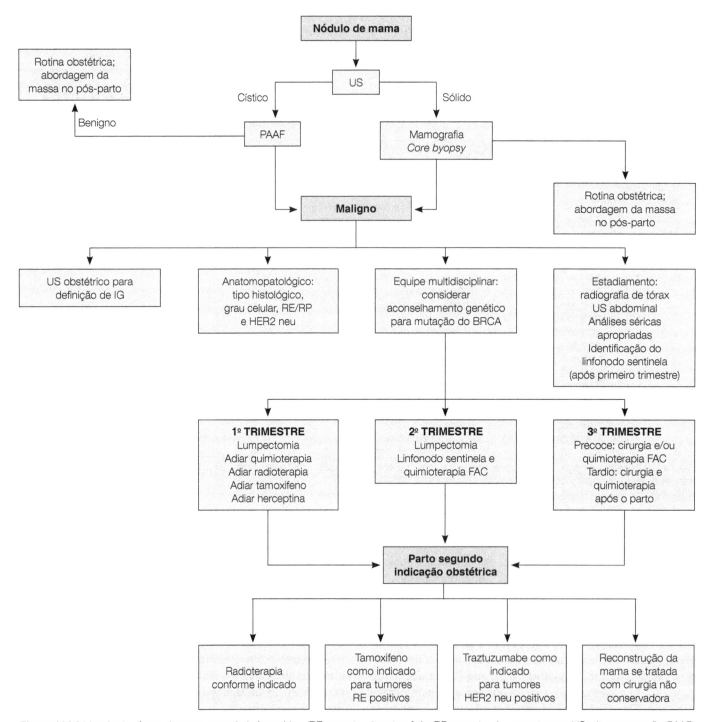

Figura 114.3 Manejo do câncer de mama associado à gravidez. (RE: receptor de estrogênio; RP: receptor de pregesterona; US: ultrassonografia; PAAF: punção aspirativa por agulha fina; FAC: 5-fluorouracil, doxorrubicina e ciclofosfamida.) (Adaptada de Tewari, Krishnansu. Cancer in pregnancy. In: Di Saia, Creasman, et al. [eds.] Clinical Gynecologic Oncology. Elsevier, 2012:405-77.)

Finalmente, é importante ressaltar que o tratamento do câncer de mama não deve ser adiado em função de qualquer situação obstétrica. Em casos de câncer avançado, o aborto terapêutico pode ser necessário para o tratamento adequado da patologia. No entanto, a interrupção da gravidez não é mais considerada essencial para o efetivo tratamento dos estádios iniciais do câncer de mama, mesmo que teoricamente existam vantagens associadas ao término da grande produção de estrogênios da gestação.

CÂNCER DE OVÁRIO

A frequência de massas anexiais na gravidez é de 1 em 81 a 1 em 2.500. Apenas 2% a 5% dessas massas anexiais são consideradas malignas. O câncer de ovário ocorre em 1 em 10 mil a 1 em 25 mil gravidezes.

A gravidez não altera o prognóstico da maioria das neoplasias malignas de ovário, porém as complicações, como torção e ruptura, podem aumentar a incidência de aborto espontâneo e o trabalho de parto pré-termo. Pelo menos um terço das grávidas é assintomático, sendo a massa anexial diagnosticada durante a US obstétrica.

Os cistos ovarianos são relativamente comuns durante a gravidez e 90% desaparecem espontaneamente, não sendo detectados após as 14 semanas de gestação. A maioria dos cistos na gravidez consiste em cistos foliculares ou do corpo lúteo e tem menos de 5cm de diâmetro. As complicações aumentam com o crescimento da massa.

A US com imagem anexial bilateral sólida ou complexa é indicativa de abordagem laparotômica. A massa anexial com alta resistência no Doppler se apresenta com menor possibilidade de ser maligna. A RM pode ser utilizada quando o achado ultrassonográfico é duvidoso.

A principal dificuldade nos tumores ovarianos na gravidez é o estabelecimento do diagnóstico inicial e do diagnóstico diferencial. Quando a massa é palpável dentro da pelve, deve ser diferenciada de útero gravídico retrovertido, fibrose uterina pedunculada, carcinoma de retossigmoide, rim pélvico e anomalia uterina congênita. Os marcadores tumorais, especialmente a gonadotrofina coriônica humana (HCG), a alfafetoproteína e o CA-125, estão rotineiramente elevados na gestação, dificultando a avaliação da malignidade.

O período de mais segurança para o feto e para a cirurgia parece ser o de 18 semanas de gestação. Nos casos de cistos complexos e suspeitos de malignidade com aumento de tamanho, deve-se realizar a exploração antes das primeiras 18 semanas. Nesse tempo deve ser evitada a manipulação uterina com o intuito de minimizar sua irritabilidade.

A torção é comum na gestação, ocorrendo em 10% a 15% dos tumores ovarianos. Muitas torções ocorrem entre 8 e 16 semanas de gestação (crescimento uterino acelerado) ou quando o útero está involuindo (puerpério). O quadro clínico se caracteriza por dor hipogástrica súbita, náuseas, vômitos e, em alguns casos, por sintomas semelhantes ao choque. Se a cirurgia for realizada no primeiro trimestre e for necessária a ooforectomia, está indicada a administração de progesterona para diminuir a probabilidade de aborto. O risco de aborto espontâneo durante e após a cirurgia (laparotômica ou laparoscópica) é de 2,8%.

Em alguns casos, a presença do tumor pode não ser detectada até o parto, pois o tumor pode crescer atrás do útero volumoso e obstruir o canal do parto, sendo necessários a exploração laparotômica para o parto e o manejo do tumor ovariano nesses casos. Durante o trabalho de parto há risco de ruptura ovariana, sangramento ou necrose em virtude da compressão mecânica exercida durante as contrações e a descida fetal.

O melhor tratamento para o câncer de ovário seria a histerectomia total com anexectomia bilateral, linfadenectomia pélvica e para-aórtica e omentectomia. Durante a gravidez se opta pela realização de anexectomia com múltiplas biópsias ou uma cirurgia radical com anexectomia unilateral, omentectomia infracólica, apendicectomia, biópsias peritoneais e, em alguns casos, linfadenectomia pélvica e para-aórtica. Com a evolução da gestação é realizada a quimioterapia como medida de prevenção contra o crescimento de novo tumor ou de células neoplásicas residuais.

MASSAS ANEXIAIS ASSINTOMÁTICAS

A maioria das massas >5cm de diâmetro que persistem no segundo trimestre, sem sinais de malignidade, pode ser acompanhada, não sendo necessária a intervenção durante a gestação. Essas massas devem ser acompanhadas por meio de US, Doppler e se necessário, somente a partir do segundo trimestre, cabe complementar com RM com gadolínio. A TC não deve ser usada na gravidez em virtude da radiação.

Os sinais mais comuns em caso de suspeita de malignidade incluem presença de componentes sólidos, grandes tumores multiloculados com aumento da espessura da parede, diâmetro >6cm, septos internos, projeções papilares, massas bilaterais, baixa resistência ao Doppler ou líquido livre pélvico (ascite).

MANEJO LAPAROSCÓPICO DA MASSA OVARIANA

O período recomendado para a intervenção laparoscópica se situa entre 16 e 20 semanas de gestação, não sendo aconselhável, antes do segundo trimestre, pois não há tempo para a massa ovariana se resolver, o que poderia comprometer a produção de hormônios ovarianos antes que a placenta se torne totalmente funcional.

A pressão intra-abdominal deve ser <15mmHg com a paciente em posição de Trendelenburg, de modo a garantir o retorno venoso adequado e o fluxo sanguíneo uteroplacentário durante a cirurgia. A depender das circunstâncias e da idade gestacional, é aconselhável a monitorização fetal (Figura 114.4).

CONSIDERAÇÕES FINAIS

Apesar de pouco frequentes, as neoplasias malignas na gravidez devem fazer parte do diagnóstico diferencial para a abordagem de sinais e sintomas potencialmente relacionados com essas patologias. A tendência de a mulher moderna postergar a gravidez para idade mais avançada aumenta a expectativa de incremento na incidência dessas patologias. Assim, é primordial que todos os ginecologistas e obstetras conheçam essas patologias e considerem esses aspectos com o intuito de minimizar o atraso do diagnóstico e o impacto consequentemente negativo no prognóstico das pacientes acometidas.

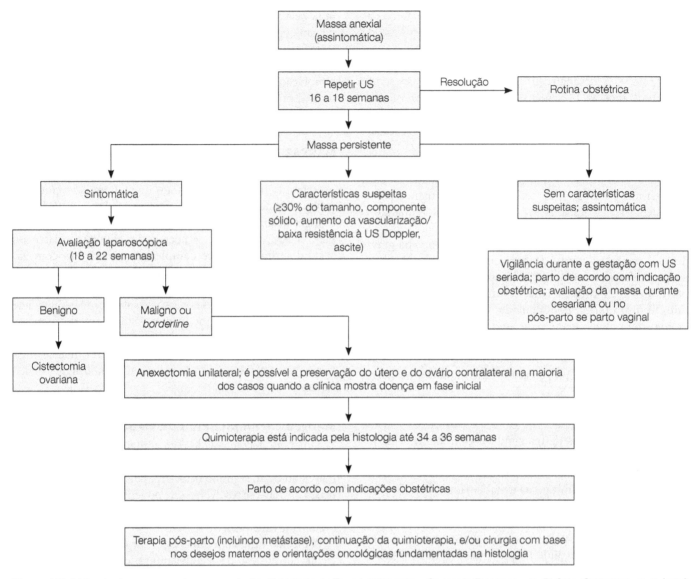

Figura 114.4 Manejo da massa ovariana na gestação. (Adaptada de Tewari, Krishnansu. Cancer in Pregnancy. In: Di Saia, Creasman, et al. [eds.] clinical gynecologic oncology. Elsevier, 2012:405-77.)

Leitura complementar

Barut A, Arikan I, Barut F, Harma M, Harma MI, Payasli B. Ovarian cancer during pregnancy. J Pak Med Assoc 2011 Sep; 61(9):914-6.

Cardonick E. Pregnancy-associated breast cancer: optimal treatment options. Int J Womens Health. 2014 Nov; 4(6):935-43.

Grigoriadis C, Eleftheriades M, Panoskaltsis T et al. Ovarian cancer diagnosed during pregnancy: clinicopathological characteristics and management. G Chir 2014 Mar-Apr; 35(3-4):69-72.

Kaplan KJ, Dainty LA, Dolinsky B et al. Prognosis and recurrence risk for patients with cervical squamous intraepithelial lesions diagnosed during pregnancy. Cancer (Cancer Cytopathol) 2004; 102:228.

Koo FH, Wang KC, Chen CY et al. An 11-year experience with ovarian surgery during pregnancy. J Chin Med Assoc 2013 Aug;76(8):452-7.

Marana HRC, de Andrade JM, da Silva Mathes AC et al. Chemotherapy in the treatment of locally advanced cervical cancer and pregnancy. Gynecol Oncol 2001; 80:272.

Murta EF, de Andrade FC, Adad SJ et al. Low grade cervical squamous intraepithelial lesion during pregnancy: conservative antepartum management. Eur J Gynaecol Oncol 2004; 25:600.

Murta EF, de Souza FH, de Souza MA et al. High-grade cervical squamous intraepithelial lesion during pregnancy. Tumori 2002; 88:246.

Ngu SF, Cheung VY, Pun TC. Surgical management of adnexal masses in pregnancy. JSLS 2014 Jan-Mar; 18(1):71-5.

Olayemi O, Aimakhu CO, Omigbodun AO et al. Vulvar carcinoma in pregnancy. J Obstet Gynecol 2002; 22:441.

Raphael J1, Trudeau ME, Chan K. Outcome of patients with pregnancy during or after breast cancer: a review of the recent literature. Curr Oncol 2015 Mar; 22(Suppl 1):S8-S18. doi.

Steed HL, Pearcey RG, Capstick V et al. Invasive squamous cell carcinoma of the vagina during pregnancy. Obstet Gynecol 2002; 100:1105.

Sung PL, Lee WL, Wen KC. Ovarian surgery during pregnancy. J Chin Med Assoc 2013 Aug; 76(8):417-8.

Takushi M, Moromizato H, Sakumoto K et al. Management of invasive carcinoma of the uterine cervix associated with pregnancy: outcome of intentional delay of treatment. Gynecol Oncol 2002; 87:185.

Tariel O, Huissoud C, Rudigoz RC, Dubernard G. Surgical intervention for adnexal masses during pregnancy. J Gynecol Obstet Biol Reprod (Paris) 2013 Dec;42(8):842-55.

Telli E, Yalcin OT, Ozalp SS, Hassa H. Surgical intervention for adnexal masses during pregnancy. BMJ Case Rep 2013 Jun; 28. pii: bcr2013010324. doi: 10.1136/bcr-2013-010324.

Tewari, Krishnansu. Cancer in pregnancy. In: Di Saia, Creasman et al. (eds.) Clinical gynecologic oncology. Elsevier, 2012:405-77.

CAPÍTULO 115

Desenvolvimento e Fisiologia Fetal

Angélica Lemos Debs Diniz
Márcia Aires Rodrigues de Freitas
Camila Toffoli Ribeiro

INTRODUÇÃO

O interesse no desenvolvimento humano antes do nascimento é algo instigante e largamente investigado, em especial em virtude da curiosidade sobre o início da vida, assim como no que diz respeito à classe médica e aos estudiosos em ciências da saúde, tendo em vista o desejo de melhorar a qualidade de vida das pessoas.

O conhecimento das fases de desenvolvimento fetal é muito importante na formação do médico obstetra, uma vez que muitas pesquisas e ações médicas hoje em prática se valeram dos novos conhecimentos decorrentes do entendimento da fisiologia e fisiopatologia fetal. Nas últimas décadas, com a criação da subespecialidade de medicina fetal, o feto vem sendo abordado como paciente, o que tem aumentado as possibilidades de diagnósticos seguros e fidedignos das alterações do ambiente gestacional, bem como o acesso a novos métodos biofísicos de diagnósticos do bem-estar fetal, o que anteriormente era muitas vezes impossível. Além disso, o aprimoramento dos equipamentos de ultrassonografia (US), aliado à ampliação das pesquisas básicas e experimentais na área de desenvolvimento da vida humana, foi crucial para o enriquecimento das informações sobre as fases embrionárias e fetais, bem como para o desenrolar dessa fisiologia.

O desenvolvimento humano é um processo contínuo que começa com a fertilização do oócito pelo espermatozoide, formando uma célula altamente especializada, denominada zigoto, que chegará, por meio de bilhões de divisões e diferenciações, a tornar-se um humano adulto multicelular. Embora grande parte do desenvolvimento ocorra durante as fases da embriogênese e na vida fetal precoce, muitas modificações importantes ocorrerão nas fases subsequentes em virtude das ações do meio ambiente e da capacidade genética de cada indivíduo. Esse indivíduo irá modificar-se constantemente em todas as fases que compõem o ciclo da vida: embrião, feto, recém-nascido, criança, adolescente, adulto e idoso.

O propósito de apresentar ao obstetra o campo do desenvolvimento e fisiologia fetal se destina a aumentar as chances de preservação da integridade do feto, bem como garantir a observação de seu bom desenvolvimento e crescimento no ambiente uterino.

ESTIMATIVA DA IDADE GESTACIONAL (IG)

O conceito de IG é importante para auxiliar a boa leitura e o desenrolar deste capítulo. Na prática clínica é utilizada a expressão idade gestacional em semanas e dias transcorridos desde o primeiro dia da data da última menstruação (DUM). Situações específicas poderão modificar a maneira como se registra a idade gestacional. Por exemplo, quando a mulher não sabe informar a DUM, pode-se lançar mão da US com a medida do comprimento crânio-nádega para definição da IG. Quando a mulher foi submetida à fertilização *in vitro*, sabe-se exatamente o dia da fecundação e, a partir dessa data, pode ser calculada a IG acrescentando 2 semanas após o período de concepção assistida.

Vale ressaltar que, quando se conceitua a IG com base na DUM, o embrião e o feto devem ser considerados 2 semanas mais novos, pois são acrescentadas as 2 semanas pré-concepção no cálculo da IG. Com base nesse conceito, a gestação dura em média 280 dias ou 40 semanas até o nascimento, devendo ser considerado termo pós-data quando a gestação extrapola as 40 semanas e pós-termo quando ultrapassa as 42 semanas. O período gestacional também é muito frequentemente subdividido em três trimestres pelos profissionais da saúde, sendo o primeiro até 14 semanas, o segundo entre 14 semanas + 1 dia e 28 semanas e o terceiro entre 28 semanas + 1 dia e 40 semanas completas.

PERÍODOS DE DESENVOLVIMENTO FETAL

Embora seja rotineira a divisão básica do desenvolvimento humano em duas fases – pré-natal e pós-natal –, é importante ressaltar que o parto é um marco pontual que não encerra o desenvolvimento humano. Esse evento, o parto, define uma fase de modificações abruptas e de adaptações que darão continuidade ao desenvolvimento e à maturação de vários sistemas humanos, em especial o nervoso central, posto que o cérebro terá seu peso triplicado quando o adolescente atingir 16 anos de idade.

O período pré-natal é classicamente subdividido em duas etapas: embrionária e fetal. A primeira etapa vai desde a fecundação até o 56º dia embrionário e, nesse período, se observam o aumento maciço da quantidade de células, a formação de tecidos e órgãos, assim como a transição de um ser microscópico para um embrião medindo aproximadamente 30mm ao final da nona semana de gestação. Vale destacar que essa fase é de extrema vulnerabilidade em razão da grande velocidade de hiperplasia celular. Já a segunda etapa, a fetal, tem seu marco a partir do 57º dia pós-fecundação e transcorre até o momento do parto. Essa é uma etapa mais longa e irá englobar o final do primeiro trimestre e todo o segundo trimestre, quando ocorrem a diferenciação, o crescimento dos órgãos e tecidos, uma fase mista que engloba tanto a hiperplasia como a hipertrofia celular, além do terceiro trimestre da gestação, quando ocorrerá o predomínio do ganho de massa e peso fetal, associado à continuidade do amadurecimento dos sistemas que iniciaram sua construção no período embrionário, a denominada fase da hipertrofia.

Cabe destacar algumas fases do desenvolvimento fetal, fazendo a translação dos conhecimentos para os achados clínicos observados pela mãe e pelo médico. Em torno da 11ª semana de gestação, o útero já é palpável acima da sínfise púbica na maioria das mulheres e nessa fase, entre a 11ª e 14ª semana, já são observados centros de ossificação, diferenciação dos dedos, pele, unhas e rudimentos de cabelos, bem como a plena movimentação ativa do feto, ainda imperceptível pela mulher, e a placenta em pleno desenvolvimento. Nessa fase, o cérebro fetal já é bipartido, sendo possível firmar o diagnóstico de acrania, e a cabeça ocupa metade do comprimento crânio-nádega, cujos diâmetros variam de 45 a 84mm em média. A partir de 12 semanas de gestação se observa o desaparecimento da hérnia umbilical fisiológica, e a bexiga e o estômago já estão cheios (esses dois últimos fatos estão relacionados com o início da micção e da deglutição, respectivamente). A genitália externa terá sua diferenciação de gênero estabelecida até a 14ª semana de gestação.

De 15 a 18 semanas o crescimento fetal é rápido, com ossificação ativa do esqueleto, associada ao maior equilíbrio do comprimento do esqueleto axial em relação ao tronco e ao polo cefálico. Os olhos ocupam a posição anterior na face com as orelhas normoposicionadas lateralmente à cabeça. A 20ª semana marca a metade do período gestacional e, nessa fase, a mulher já consegue sentir a movimentação fetal, e o útero atinge a altura da cicatriz umbilical materna. É importante a observação de que o feto terá atingido 10% de seu peso de nascimento (em torno de 330g) e cerca de 45% de sua estatura final. Portanto, na primeira metade da gestação há maior ganho de estatura do que de peso fetal, e o feto já terá sua proporcionalidade de membros estabelecida.

Como esse período tem forte impacto no desenvolvimento esquelético, é fácil entender que a maioria das displasias esqueléticas será evidente no final da primeira metade da gestação. A partir de 20 semanas gestacionais há maior ceratinização da pele fetal, o que diminuirá a possibilidade de obtenção de células fetais com alto índice mitótico no líquido amniótico (LA) e limitará parcialmente a cariotipagem fetal por meio da amniocentese.

Entre 23 semanas e o final do segundo trimestre, na 28ª semana, há expressivo ganho de peso fetal associado ao depósito de gordura, com o peso fetal atingindo em média 1.100g. No final do segundo trimestre se observa o processo de canalização pulmonar, além do início da fase de saculação com formação inicial de alvéolos com potencial de produção de surfactante pelos pneumócitos do tipo II, o que provoca a abertura dos alvéolos em desenvolvimento por essa substância tensoativa e viabiliza, agora, a possibilidade de respiração fora do ambiente uterino caso o parto ocorra prematuramente, com assistência ventilatória em berçários especializados.

Entre a 28ª e a 31ª semana de gestação é observado um feto com maior depósito de gordura subcutânea e maior reserva energética, bem como maior competência para controle da temperatura corporal e dos movimentos respiratórios. Essa é a fase em que também ocorre o clímax na taxa miccional com maior quantidade de LA, que irá decair em volume até o momento do parto. Vale ressaltar que, caso o parto ocorra nesse período, a taxa de sobrevida sem sequelas neurológicas graves girará em torno de 90%, quando houver assistência pré-natal adequada, mesmo sendo considerada por alguns autores como prematuridade precoce.

A partir de 34 semanas é registrado aumento expressivo da taxa de sobrevivência neonatal, dado o fato de que o feto já atingiu grande parte de suas competências necessárias para a sobrevivência extrauterina, sendo considerado prematuro tardio caso o parto ocorra entre 32 e 37 semanas. Nessa fase, o feto já tem alvéolos com boa população de pneumócitos tipo II produzindo surfactante, bem como grande acúmulo de gordura corporal, podendo atingir o peso aproximado de 2.500g com 36 semanas.

FISIOLOGIA FETAL

Sistema cardiovascular

O sistema cardiovascular tem formação precoce e já é possível identificar os batimentos cardíacos, na grande maioria dos embriões, por volta de 6 semanas de gestação pela US transvaginal, quando eles têm em média 5mm de comprimento crânio-nádega. Sabe-se que a circulação na vida fetal é classificada em paralelo, pois a única via de oxigenação é a placenta e não os pulmões, até então não aerados.

Coração fetal

O coração primitivo, que se desenvolve na vida embrionária e é derivado do tubo cardíaco envolvido pelo mesoderma esplâncnico, consiste em quatro cavidades: o bulbo cardíaco, o ventrículo primitivo, o átrio primitivo e o seio venoso. A septação cardíaca se completa na sétima semana gestacional, sendo possível observar as quatro câmaras cardíacas fetais pela US transvaginal por volta de 11 a 14 semanas. A septação atrial é decorrente da fusão completa do septo *primum* e da fusão parcial do septo *secundum*, que originará uma comunicação fisiológica entre os ventrículos denominada forame oval.

Inicialmente, a partir do 23º dia pós-concepção (quinta semana de gestação), o controle da frequência cardíaca (FC) é local, em especial junto ao ventrículo, e ela é baixa, por volta de 100 batimentos por minuto (bpm). O coração, ao longo de seu desenvolvimento, será tomado por fibras nervosas dos sistemas simpático e parassimpático, que serão responsáveis pela modulação da FC. Com o desenvolvimento atrial, a partir da sexta ou da sétima semanas de gestação, a FC irá aumentar para 120 a 130bpm. O clímax da FC ocorre no final da vida embrionária, em torno da nona semana, quando atingirá 170 a 180bpm.

Portanto, a maturação do sistema condutor inicialmente eleva a FC, que decairá ao longo da gestação em razão da maturação do sistema parassimpático e do aumento do tônus vagal. A imaturidade do sistema de condução neurológico do coração fetal poderá proporcionar batimentos arrítmicos de caráter transitório. Observa-se variabilidade da FC com oscilações moduladas pelo equilíbrio do tônus vagal e alfa-adrenérgico, resultado da interação de fatores fisiológicos moduladores do sistema nervoso autônomo. A análise dessa variabilidade é muito empregada na prática obstétrica por meio da cardiotocografia, que indiretamente trará informações sobre os padrões de oxigenação fetal. O nervo vago é responsável pela transmissão de impulsos que levam à variabilidade batida a batida, enquanto os nervos simpáticos, distribuídos no miocárdio, são responsáveis pelo aumento da FC, que ocorre durante o estresse de contração miocárdica. Esses parâmetros de resposta são observados novamente na leitura da cardiotocografia, método empregado para avaliação da vitalidade fetal.

Sistema circulatório

O sistema circulatório fetal é especial e conta com a circulação em paralelo, pela qual o sangue oxigenado entra pelo cordão umbilical, com alta saturação de O_2, e é transportado até o fígado fetal, com direcionamento de metade do fluxo para o primeiro *shunt* junto ao ducto venoso, vaso que comunica a veia umbilical à veia cava inferior (VCI), desviando o sangue do fígado. O fluxo de sangue oxigenado cairá na veia cava inferior, onde seguirá em direção ao átrio direito com o sangue proveniente dos membros inferiores, intestino e pelve, com baixa oxigenação. Um terço do volume sanguíneo da VCI é oriundo do ducto venoso, o que proporciona a maior concentração de sangue oxigenado atingindo diretamente o coração.

Ao chegar ao átrio direito, o maior volume sanguíneo será direcionado diretamente ao átrio esquerdo por meio do forame oval, sendo esse o segundo *shunt*, que proporcionará sangue ricamente oxigenado ao coração (artérias coronárias) e ao sistema nervoso central. O átrio direito também recebe o sangue drenado da veia cava superior (VCS). Embora o átrio direito receba sangue bem oxigenado da VCI e pouco oxigenado da VCS, essas veias desembocam em pontos não alinhados, de modo que o sangue proveniente da VCI é dividido pela *crista dividens*, uma pequena elevação linear na parede atrial com maior direcionamento direto ao forame oval (Figura 115.1).

Os pulmões receberão cerca de 10% do sangue proveniente da contração ventricular direita, que o direcionará pela artéria pulmonar. A maior parte do sangue ejetado pelo ventrículo direito, através da artéria pulmonar, irá atingir o terceiro *shunt*, denominado ducto arterioso, que é composto por pequeno trajeto vascular que comunica a artéria pulmonar com a aorta, levando ao desvio maciço do débito do ventrículo direito, protegendo assim os pulmões de qualquer sobrecarga circulatória, já que esse ventrículo não promove trocas gasosas e oferece elevada resistência ao fluxo sanguíneo. O débito cardíaco proveniente do ventrículo esquerdo não é volumoso e irá encontrar o sangue advindo da artéria pulmonar junto à aorta descendente em virtude do ducto arterioso. Parte desse sangue irá suprir as vísceras e as partes inferiores, e o restante do volume irá retornar à placenta.

Após o parto há modificação aguda do padrão circulatório em razão do clampeamento do cordão umbilical, início do processo respiratório e modificação maciça das pressões vasculares, o que promoverá o fechamento gradual desses três *shunts* citados.

Hematopoese e sangue fetal

A hematopoese se inicia na vesícula vitelínica e, a seguir, é comandada pelo fígado até cerca de 16 semanas, quando a medula óssea passa a ser a principal responsável pela produção de eritrócitos, os quais são inicialmente nucleados e macrocíticos, mas se tornam menores e anucleados com o evoluir da gestação.

A hemoglobina fetal (HbF) é predominante na vida fetal e se caracteriza por transportar até 20% a 30% a mais de O_2 do que a hemoglobina materna. Além disso, a HbF tem menor afinidade pela molécula de oxigênio, o que favorece o transporte do oxigênio em ambiente de baixa concentração de O_2. O hematócrito fetal também é mais concentrado em relação ao materno, o que promove maior transporte de O_2. Em torno de 11 semanas de gestação observa-se a produção de hemoglobina do tipo adulto (HbA); entretanto, essa hemoglobina comporá o sangue fetal na ordem de aproximadamente 25% próximo ao final da gestação, predominando durante toda a vida fetal a presença da HbF.

A hemoglobina pode transportar mais oxigênio em situações de baixa pressão de dióxido de carbono (pCO_2), quando comparadas a situações de alta pCO_2. Sabe-se que o sangue fetal direcionado à placenta por meio das duas artérias umbilicais é rico em CO_2, o qual irá difundir-se facilmente por intermédio das arteríolas das vilosidades placentárias para a circulação materna. A perda do CO_2 no leito placentário irá tornar o sangue fetal mais alcalino, e o sangue materno ficará mais ácido, o que causará maior avidez das hemácias fetais ao oxigênio no leito placentário, favorecendo, assim, as trocas gasosas.

Cabe ressaltar que todos esses mecanismos visam promover a oxigenação do ambiente uterino, já que o feto necessita baixas tensões de oxigênio para promoção de seu desenvolvimento, e qualquer redução abaixo dessa linha de base poderá ser lesiva ao pleno desenvolvimento fetal. Sabe-se que o feto se desenvolve sob condições de relativa hipoxia se comparado à oxigenação da vida adulta, havendo autores que usam a expressão "Everest no útero" para descrever esse ambiente (Barcroft J e cols., 1933). Portanto, tudo terá de favorecer a manutenção das taxas de oxigenação no útero, bem como a queda do dióxido de carbono.

Vários são os fatores que poderão interferir no desenvolvimento fetal. Evidências recentes indicam que o sistema hematopoético sofre modulação negativa na expansão do *pool* das células-tronco responsáveis pela formação das células sanguíneas de fetos de mães obesas ou expostas a dietas ricas em gordura, o que reforça a importância de um rígido controle nutricional das mães durante o período gestacional.

Sistema respiratório

Embora vários sistemas continuem sua maturação no período pós-natal, o sistema respiratório em especial será um dos mais solicitados no momento do parto. A sobrevivência do recém-nascido depende basicamente da adaptação abrupta para a manutenção das ofertas de oxigênio a seus tecidos, o que está diretamente relacionado com a eficiência respiratória diante do ambiente atmosférico, logo após a interrupção da circulação pelo cordão umbilical. Segundo a maioria dos autores, o feto conta com estruturas pulmonares capazes de promover a vida extrauterina a partir de 24 semanas de gestação por meio de trocas gasosas. Entretanto, a maturação pulmonar ideal para exposição à vida extrauterina ocorre a partir de 37 semanas completas – o denominado feto a termo.

Desenvolvimento pulmonar

O desenvolvimento pulmonar na fase fetal é dividido em quatro períodos: pseudoglandular, canalicular, sacular e alveolar, este último ocorrendo desde o nascimento até aproximadamente 8 anos de vida:

- **Período pseudoglandular:** caracteriza-se pela incapacidade respiratória fora do ambiente uterino e ocorre entre a oitava e a 18ª semana de gestação. Nessa fase há a formação dos condutos aéreos e ácinos primitivos, além do crescimento do broto traqueal com formação de brônquio principal, brônquios secundários que irão ramificar-se e, por volta da 16ª semana, o desenvolvimento dos ramos axiais dos segmentos broncopulmonares assume aspecto semelhante ao pulmão do adulto, exceto pela ausência das unidades para trocas gasosas.
- **Período canalicular:** ocorre entre 16 e 26 semanas e, nessa fase, já se observam vários bronquíolos e estruturas saculares com bastante vascularização do tecido pulmonar terminal. Em torno de 24 semanas, algumas células que revestem o ácino se diferenciam em pneumócitos dos tipos I e II e, a partir daí, há a produção inicial de substâncias tensoativas que viabilizarão as trocas gasosas caso ocorra o parto. A partir da 24ª semana de gestação é possível a sobrevida de recém-nascidos com apoio da assistência neonatal especializada.
- **Período sacular:** nesta fase, as vias aéreas terminam nos sacos terminais, os quais se diferenciarão em ductos alveolares e alvéolos, o que ocorre a partir da 26ª semana de gestação e se estende até o nascimento. Há um impulso no adelgaçamento das paredes alveolares e maior proliferação vascular nessa topografia, bem como maior produção de substâncias tensoativas pelos pneumócitos tipo II, que irão promover a expansão desses alvéolos e aumento significativo das áreas de trocas gasosas.
- **Período alveolar:** não há a definição de uma data precisa para o início desse período, que se estenderá até os 8 anos de vida, em média. Os alvéolos maduros só se formarão maciçamente após o nascimento, sendo observados em torno de 5% dessas formas alveolares no período do nascimento. Os grupos saculares terminais se diferenciam em ductos alveolares e alvéolos primitivos.

Movimentação respiratória

Os movimentos respiratórios fetais se iniciam em torno de 11 semanas e se estendem até o nascimento com o objetivo de promover o desenvolvimento e o aprimoramento da musculatura torácica e do diafragma, assim como o desenvolvimento do trato respiratório mediante a movimentação do LA na árvore respiratória.

Os movimentos respiratórios também são importantes por serem controlados pelo centro respiratório cerebral e refletem, portanto, a normoxia nesse território. A observação da integridade do sistema respiratório tem sido empregada para avaliação da vitalidade fetal durante a realização do perfil biofísico fetal, método biofísico que na soma do escore valoriza a presença dos movimentos respiratórios como sinal de boa oxigenação e baixo risco de desfecho negativo do pré-natal.

Sistema digestório

O trato gastrointestinal surge durante o processo de gastrulação do endoderma do embrião trilaminar na terceira semana de vida embrionária. Inicialmente é formado o intestino primitivo, o que se encontra fechado em sua extremidade cranial pela membrana orofaríngea e em sua extremidade caudal pela membrana cloacal. O intestino primitivo é dividido em intestino anterior, médio e posterior.

Intestino anterior

O intestino anterior é responsável pela formação do esôfago, estômago, duodeno (até a porção proximal do canal biliar), fígado e aparelho biliar (ductos hepáticos, vesícula biliar e ducto biliar) e do pâncreas.

O esôfago se desenvolve imediatamente abaixo da porção caudal da faringe e é curto, mas se alonga rapidamente, atingindo seu comprimento final relativo na nona semana de gestação. A canalização do esôfago ocorre ao final da oitava semana de vida embrionária.

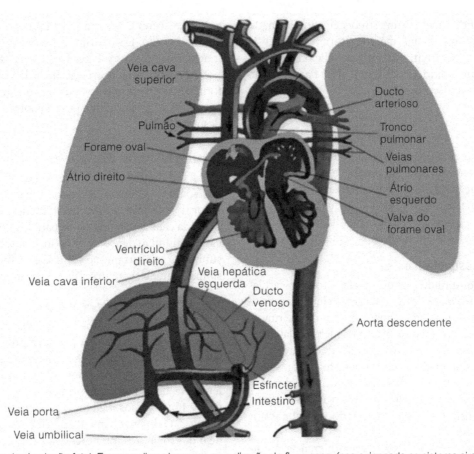

Figura 115.1 Esquema da circulação fetal. Em vermelho, observam-se a direção do fluxo sanguíneo oxigenado no sistema circulatório e a presença do fluxo em paralelo diante dos três *shunts*: ducto venoso, forame oval e ducto arterioso.

O estômago se forma a partir da dilatação no intestino anterior. À medida que seu tamanho aumenta e adquire seu formato final, passa a girar 90 graus em sentido horário para adquirir a orientação do estômago no adulto. A deglutição fetal se inicia entre a décima e a 12ª semana de gestação, período em que o intestino delgado adquire discreto peristaltismo. A maior parte da água do fluido deglutido é absorvida. Na gestação, o volume de LA é regulado de maneira significativa pelo fluido deglutido.

O fígado, a vesícula biliar e o sistema de vias biliares surgem a partir do brotamento na porção terminal do intestino anterior, denominado divertículo hepático. As células endodérmicas do divertículo hepático dão origem aos hepatócitos e ao revestimento epitelial da porção intra-hepática do aparelho biliar. No início de seu desenvolvimento, o fígado preenche toda a cavidade abdominal superior. No fígado fetal, as enzimas hepáticas estão presentes em quantidades reduzidas e aumentam com a idade gestacional. O fígado apresenta capacidade limitada para o metabolismo da bilirrubina. A maior parte da bilirrubina não conjugada é excretada no LA e transferida para a circulação materna pela placenta. Apenas uma pequena fração da bilirrubina é conjugada pelo fígado e excretada no trato intestinal.

A vesícula biliar é formada pela porção caudal do divertículo hepático, e o pedúnculo do divertículo forma o ducto cístico. A bile é drenada para o duodeno após a 13ª semana de gestação.

O pâncreas fetal se desenvolve do botão pancreático de células endodérmicas originárias da porção caudal do intestino primitivo anterior. As ilhotas pancreáticas evoluem a partir de grupos celulares provenientes do endoderma dos brotos pancreáticos. Os grânulos que contêm insulina podem ser identificados a partir da nona semana no pâncreas. Já na 12ª semana, a glicose será identificada no plasma fetal. O pâncreas fetal é capaz de responder à hiperglicemia fetal com a produção de insulina. O glucagon tem sido encontrado no pâncreas ao redor da oitava semana embrionária e no plasma fetal em torno da 15ª semana de gestação.

Intestino médio

O intestino médio é responsável pela formação do duodeno distal à abertura da vesícula biliar, do ceco, do apêndice, do cólon ascendente e da metade direita a dois terços do cólon transverso. Para a formação das estruturas derivadas do intestino médio são necessários quatro processos sequenciais: herniação da alça intestinal para o cordão umbilical, rotação, retorno das alças intestinais e fixação dos intestinos.

O intestino médio se alonga rapidamente durante sua formação, confeccionando uma alça em formato de U – alça do intestino médio –, a qual é projetada em direção ao cordão umbilical, formando a hérnia fisiológica, o que ocorre em razão da ausência de espaço no interior da cavidade abdominal. Durante a décima semana há o retorno do intestino médio para a cavidade abdominal. O intestino delgado (formado pela porção cranial do intestino médio) retorna primeiro. Já o intestino grosso, ao retornar, sofre rotação adicional de 180 graus em sentido anti-horário. Por último, ocorre a fixação do intestino à cavidade abdominal.

Intestino posterior

O intestino posterior é responsável pela formação de um terço da metade esquerda dos cólons transverso e descendente, do reto e da porção superior do canal anal. A cloaca consiste em uma dilatação da porção final do intestino posterior. Para formação da luz anorretal é necessário que ocorra a ruptura da membrana cloacal por apoptose. A luz anorretal fica temporariamente fechada por um tampão epitelial.

Sistema musculoesquelético

O esqueleto é constituído por dois tecidos (osso e cartilagem), os quais são derivados de três linhagens celulares embrionárias: células da crista neural cranial, células mesodérmicas para-axiais ou somitos e células da placa mesodérmica lateral.

A formação dos ossos e da cartilagem ocorre em três estágios: condensação, diferenciação celular e histogênese, sendo no primeiro estágio que se dá a formação de modelos dos futuros ossos. A diferenciação celular e a histogênese ocorrem de duas maneiras distintas: ossificações endocondral e intramembranosa.

A ossificação intramembranosa se dá por diferenciação direta das células mesenquimais em osteoblastos, produzindo uma matriz rica em colágeno tipo I. A remodelação óssea é acompanhada pela ação contínua e combinada dos osteoblastos (células que produzem a matriz óssea) e dos osteoclastos (células que removem o osso). O osso cresce por aposição, ou seja, deposição de novo osso em superfícies livres. Esse processo ocorre na formação do esqueleto craniofacial e das escápulas.

A ossificação endocondral (formação osteocartilaginosa) ocorre em razão da condensação intensa das células mesenquimais na região média dos modelos de cartilagem preexistentes, originando os condrócitos. Os condrócitos se tornam hipertrofiados. Simultaneamente, os osteoclastos no pericôndrio começam a depositar uma cola de matriz óssea de osso compacto ao longo da diáfise. Por último, a cartilagem no centro do primórdio sobre degradação e é removida pelos osteoclastos. Os condrócitos continuam a proliferação em todos os sentidos, aumentando o comprimento ósseo em direção à epífise (extremidades ósseas). O crescimento vascular interno é iniciado por condrócitos hipertróficos e estimulado pelo fator de crescimento endotelial, resultando na entrada de células osteoprogenitoras no canal medular. As células osteoprogenitoras se difenciam em células-tronco hematopoéticas, osteoclastos e osteoblastos.

Os centros de ossificação secundários começam a aparecer nas extremidades ósseas (epífises) em fase avançada da gestação e são formados pelos ciclos de hipertrofia dos condrócitos, invasão vascular e atividade osteoblástica. A porção de cartilagem posicionada entre os centros de ossificação primários e secundários em expansão é conhecida como placa de crescimento. Essa estrutura é responsável pelo crescimento longitudinal dos ossos longos até a fusão definitiva entre a epífise e a diáfise, que ocorre no final da puberdade. A massa, o formato e o comprimento ósseo são mantidos durante o desenvolvimento e a vida adulta pelo equilíbrio entre a formação e a destruição óssea.

Desenvolvimento do esqueleto axial

As vértebras e a parte dorsal das costelas são originárias dos somitos. O crânio se forma a partir do mesênquima ao redor do encéfalo em desenvolvimento. Durante a vida fetal, ossos da calota craniana são separados por membranas de tecido conjuntivo denso, formando as suturas. No local onde as suturas se encontram são formadas as fontanelas, o que possibilita a modelagem do crânio fetal no momento do parto.

Desenvolvimento dos membros

O desenvolvimento dos membros se inicia na quarta semana embrionária como uma pequena protuberância na parede ventrolateral do embrião. A formação dos membros se dá no sentido proximal-distal com os primórdios do úmero e do fêmur se desenvolvendo primeiro, seguidos de rádio, ulna, tíbia e fíbula, ossos metatarsos e metacarpos, e finalmente as falanges. O desenvolvimento dos membros superiores antecede o dos membros inferiores.

Do ponto de vista ecográfico, a US transvaginal é capaz de identificar os brotos dos membros na sétima semana de gestação e sua forma completa pode ser avaliada na décima semana. Nessa data, os cotovelos e os joelhos são identificados e é possível observar que a parte inferior dos membros cruza sobre o tronco.

Os movimentos dos ossos longos, em separado, podem ser identificados pela US na 12ª semana embrionária, quando poderão ser avaliados e medidos. A US possibilita apenas a medida da diáfise dos ossos longos, pois a epífise não é claramente visualizada. A avaliação dos ossos longos tem grande importância na prática médica, uma vez que é possível predizer a IG pela medida dos ossos longos. Ademais, a avaliação de sua biometria, o grau de mineralização, a curvatura e a presença de fraturas auxiliam o diagnóstico das displasias esqueléticas.

Com frequência, os centros de ossificação secundários podem ser visualizados pela US no terceiro trimestre de gestação. O centro de ossificação do fêmur distal pode ser visto entre a 32ª e a 33ª semana de gestação, o centro da epífise da tíbia proximal entre a 34ª e a 35ª semana e o centro de ossificação da epífise proximal do úmero de 37 a 38 semanas. Esses centros de ossificação podem ser vistos mais cedo em fetos femininos do que em masculinos.

Sistema imune

Aspectos do sistema imune no desenvolvimento fetal

As primeiras células-tronco hematopoéticas surgem do mesoderma do embrião trilaminar, que é formado durante o processo de gastrulação na terceira semana de desenvolvimento embrionário. As células-tronco hematopoéticas colonizam o fígado, o timo, o baço e, por último, a medula óssea, que se transforma na principal fonte de eritrócitos e glóbulos brancos.

A defesa do organismo contra a ação de patógenos é desencadeada pelos sistemas inato e adquirido. Do ponto de vista evolucionário, o inato, o mais antigo, foi desenvolvido para proporcionar resposta rápida (inespecífica) ante a invasão dos microrganismos e não exige exposição prévia ao patógeno específico. Já o adaptativo, de evolução mais tardia, responde mais lentamente à infecção, porém de maneira específica, e promove a memória imunológica.

As células-tronco hematopoéticas são caraterizadas por sua capacidade de autorrenovação e se diferenciam em duas linhagens leucocitárias principais: mieloide e linfoide. A via mieloide origina várias linhagens de células efetoras especializadas, que fazem parte do sistema imune inato e que incluem fagócitos (leucócitos polimorfonucleares, monócitos e macrófagos), células apresentadoras de antígenos (células dendríticas) e células carregadoras de mediadores da inflamação (mastócitos, basófilos, eosinófilos). A segunda via de diferenciação leucocitária origina as duas principais classes de linfócitos: células T e células B, que formam o sistema imune adaptativo. Esse sistema exerce diferentes funções efetoras, que constituem um amplo conjunto de mecanismos denominados resposta imune celular e humoral.

O sistema imune inato se desenvolve ao longo do primeiro ano de vida, mas só atinge sua capacidade total de proteção imune na adolescência, e as citocinas produzidas no período gestacional são favoráveis à imunossupressão a fim de possibilitar a sobrevivência e a manutenção da unidade fetoplacentária.

O sistema fagocítico é considerado muito primitivo na vida fetal, porém eficiente na defesa contra os patógenos.

Os neutrófilos são escassos até a 31ª semana de gestação. Em seguida ocorre aumento exponencial em seu número para então se tornar o principal leucócito nos fetos de termo. Após o nascimento, seus níveis são normalizados em 72 horas. Apesar dos níveis altos de neutrófilos circulantes e armazenados, esses neutrófilos apresentam baixa capacidade funcional, com reduzida habilidade de migração para o sítio de infecção, bem como baixa produção de grânulos de lactoferrina, uma substância bactericida.

A partir de 16 a 20 semanas de gestação são iniciadas a formação e a migração das células T para formação do *pool* de células T CD4 e CD8 maduras. Na prática, as células T são grosseiramente divididas em linfócitos T CD8+ citotóxicos, que são capazes de eliminar as células infectadas, e as células *helper* CD4, que funcionam como amplificadoras da função de outras células mediante o estímulo de citocinas. Ao nascimento, o feto passa do ambiente intrauterino estéril para o ambiente externo colonizado, o que exige nova adaptação imunológica. Para tanto, faz-se necessária a alteração de resposta imune de Th2 para Th1. As crianças que apresentam demora na troca da resposta imune ao nascimento têm maior predisposição a infecções e mais chances de desenvolver alergia na infância.

As células B são abundantes ao nascimento e seguem cinética similar à observada nas células T, as quais estão aumentadas no momento do parto, havendo, no primeiro ano de vida, redução gradual até o nível observado nos adultos.

Apesar da produção inicial reduzida de anticorpos IgG, o recém-nascido apresenta resposta funcional em razão dos anticorpos provenientes da mãe, a denominada imunidade passiva. A passagem transplacentária dos anticorpos maternos se inicia na 13ª semana de gestação. Durante o terceiro trimestre ocorre a passagem em grande quantidade de IgG materna para o feto, de modo que, ao nascimento, os títulos encontrados no feto são superiores aos maternos. As IgG maternas são representantes de células de memória e podem proteger o recém-nascido até o sexto mês de vida. Por outro lado, os anticorpos maternos transferidos podem estar associados a doenças no feto, como no lúpus e hipertireoidismo maternos. No lúpus, os autoanticopos maternos anti-SSA-Ro direcionados ao antígeno Ro materno, proteína nuclear e citoplasmática ligada ao RNA, podem ser transferidos ao feto e causar o bloqueio cardíaco congênito, assim como a tireotoxicose neonatal pode ocorrer pela passagem transplacentária do TRAb em mulheres com doença de Graves.

Sistema renal e vias urinárias

A nefrogênese transcorre em diversas etapas, com início na quarta semana de gestação e término na 36ª semana. A quantidade total de néfrons, as unidades funcionais dos rins, é de cerca de 750 mil em cada órgão, número que pode variar amplamente entre os indivíduos (de 250 mil a 2 milhões). A programação pré-natal (geneticamente determinada), o uso de medicamentos pela mãe (p. ex: inibidores da enzima conversora da angiotensina) e a presença de comorbidades durante a gestação, como a restrição de crescimento intrauterino, podem limitar o número de néfrons, o que resulta em maior risco de hipertensão arterial na idade adulta.

Durante o desenvolvimento embrionário são observados três conjuntos de rins: os pronefros, os mesonefros e os metanefros, sendo os dois primeiros transitórios, enquanto os últimos darão origem aos rins definitivos.

Os pronefros aparecem na quarta semana, são rudimentares e não funcionantes, regredindo rapidamente. Os mesonefros funcionam do final da quarta até a 12ª semana e exercem o papel de rins provisórios até que essa função seja assumida pelos rins definitivos. Ao regredirem, os túbulos mesonéfricos darão origem aos dúctulos eferentes dos testículos nos fetos masculinos.

A formação dos rins funcionais tem origem nos metanefros, os quais, apesar de começarem a se desenvolver na quarta semana, só iniciam seu funcionamento da nona semana em diante. Cranialmente, no embrião, o ducto metanéfrico se relaciona com o mesonefro e, caudalmente, termina na cloaca. Nesse local, o metanefro forma o broto ureterico, o qual penetra no mêsenquima, chamado nessa região de blastema metanefrogênico.

O broto uretérico formará o ureter e sofrerá posteriormente várias subdivisões (túbulos coletores) para formar o sistema de ductos coletores do rim definitivo (cálices maiores e menores). Os túbulos coletores induzirão modificações no blastema metanefrogênico, o que resultará na formação dos néfrons. Assim, os rins fetais são derivados de duas fontes: o broto uretérico, que formará o ureter e o sistema coletor, e o néfron, derivado do blastema metanefrogênico. Esse processo de indução é recíproco: a ramificação do ureter depende da indução pelo blastema, e a diferenciação deste último é dependente da indução pelo broto uretérico (Figura 115.2).

A filtração glomerular tem início na nona semana, mas se torna significativa somente a partir da 14ª semana. O processo ocorre de modo gradual durante todo o tempo de gestação. Com 20 semanas a diurese fetal é de cerca de 500mL/dia, mas atinge 620 a 1.200mL/dia no termo. As taxas de produção urinária são muito mais altas nos fetos (240mL/kg/dia) do que nos adultos (30mL/kg/dia). Ao se associar esse grande volume às limitadas capacidades fetais de concentração e modificação do pH urinário, o resultado será uma urina fetal hipotônica com menor concentração de eletrólitos. O volume relativamente grande de urina diluída é essencial para a manutenção da cavidade amniótica em humanos e primatas.

Os rins, inicialmente lobulados, crescem progressivamente, até mesmo durante o período pós-natal, até perderem esse contorno e adquirirem superfície lisa, em torno de 1 ano de vida extrauterina.

A bexiga urinária é formada a partir de duas estruturas primordiais: seio urogenital e ductos mesonéfricos. A parte vesical do seio urogenital forma a maior parte da bexiga, enquanto o trígono (região entre os óstios ureterais) é originado nos ductos mesonéfricos. A bexiga é contínua ao alantoide no início, mas quando este perde sua função e patência é transformada no úraco, uma estrutura fibrosa que, no adulto, formará o ligamento umbilical mediano, estendendo-se da porção cranial da bexiga até o umbigo (Figura 115.3).

Diferenciação sexual

O processo de diferenciação sexual se inicia com a fecundação do óvulo, conforme a carga genética do espermatozoide (X ou Y), ocorrendo em três âmbitos: sexo genético, sexo gonádico e sexo genital (interno e externo), os quais são habitualmente concordantes. O sexo genético poderá ser 46,XX ou 46,XY; o sexo gonádico se refere à diferenciação em ovários ou testículos; a genitália interna corresponde ao desenvolvimento do sistema dos ductos de Müller, no sexo feminino, ou ductos de Wolff, no masculino, enquanto a ge-

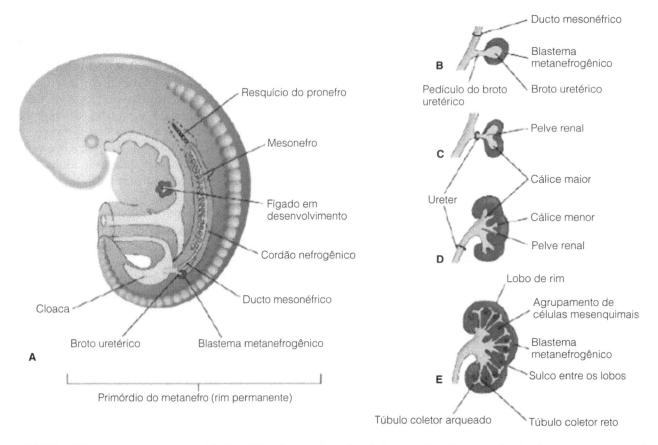

Figura 115.2A a E Desenvolvimento dos rins definitivos fetais. Os pronefros não são funcionantes. Os mesonefros funcionam por curto período, e os rins definitivos são formados pelos metanefros e blastema metanefrogênico. O metanefro forma o broto uretérico, o qual dará origem ao ureter e ao sistema coletor do rim. O broto uretérico induz a transformação do blastema metanefrogênico, que dará origem ao néfron.

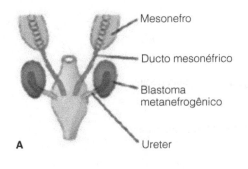

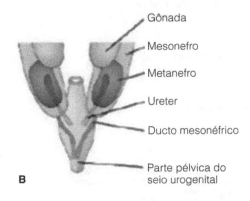

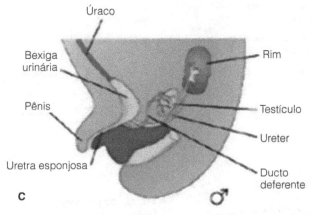

Figura 115.3A a C Formação da bexiga urinária. Parte vesical do seio urogenital formando a bexiga, exceto pelo trígono (ductos mesonéfricos). O alantoide se transforma no úraco, que se estende da porção cranial da bexiga até o umbigo (o ligamento umbilical mediano do adulto).

nitália externa corresponde à formação de clitóris, pequenos e grandes lábios ou pênis e escroto.

A partir da quinta semana as gônadas primordiais estão presentes e têm como característica o fato de serem indiferenciadas, podendo transformar-se em testículos ou ovários conforme o sexo genético.

O cromossomo Y é portador de região de determinação sexual, denominada *SRY*, a qual é considerada o fator de determinação testicular (FDT). Na presença do FDT, a gônada indiferenciada é direcionada a formar testículos. Na ausência dessa região, a diferenciação ocorrerá para ovário.

As gônadas são formadas por três tipos celulares distintos: células germinativas primordiais, células de suporte e células intersticiais.

Fetos masculinos

No testículo, as células germinativas primordiais e as subsequentes espermatogônias terão a função de reprodução, enquanto os outros tipos celulares são responsáveis pelas funções de suporte, síntese e secreção hormonais.

As células de Sertoli produzem o hormônio antimülleriano (HAM) entre a sexta e a sétima semana, enquanto as células de Leydig serão responsáveis pela produção de testosterona a partir da oitava semana, fatores essenciais no desenvolvimento das genitálias interna e externa masculinas.

As células de Leydig contêm receptores para HCG, de maneira que a produção de testosterona é estimulada por esse hormônio. Sua secreção atinge o ápice por volta da 12ª semana, declinando principalmente após 18 semanas. A partir dessa IG, o eixo hipotálamo-hipófise se torna funcional, e a produção de testosterona pelas células de Leydig é mantida mediante o estímulo do LH da hipófise fetal.

À semelhança do sexo gonádico, a genitália interna até a oitava semana é bipotencial, exibindo a presença simultânea de ductos mesonéfricos (Wolff) e paramesonéfricos (Müller). O HAM promove a regressão dos ductos de Müller e, sob estímulo da testosterona, os ductos de Wolff se desenvolvem, formando o epidídimo, os ductos deferentes e as vesículas seminais. Portanto, o desenvolvimento da genitália interna masculina depende principalmente da testosterona.

A genitália externa masculina, por outro lado, depende da atuação da diidrotestosterona (DHT), androgênio mais potente, cuja síntese ocorre mediante a atividade da enzima 5α-redutase. A DHT promove a diferenciação da próstata, assim como estimula o desenvolvimento do seio urogenital e do tubérculo genital no padrão masculino, a partir da décima semana. O tubérculo genital se alonga, dando origem ao pênis, e as pregas uretrais se fundem na linha média, formando a uretra esponjosa e a rafe peniana. As eminências labioescrotais aumentam de volume e se fundem na linha média, dando origem ao escroto e à rafe escrotal, respectivamente.

Fetos femininos

No feto feminino, as células de suporte se diferenciam em células da granulosa e as intersticiais em teca interna, e, ao contrário do que ocorre no sexo masculino, o desenvolvimento da genitália interna não depende de estímulo hormonal. Há o desenvolvimento dos ductos de Müller em razão da ausência do HAM, os quais formarão as tubas, o útero (fusão das porções caudais dos ductos) e os dois terços superiores da vagina, correspondendo à genitália interna feminina.

Para o correto desenvolvimento da vagina é necessário o contato das porções finais dos ductos de Müller com o seio urogenital, formando o tubérculo do seio, o qual dá origem a duas projeções que se estendem do seio urogenital ao primórdio uterovaginal e, posteriormente, se fundem em uma estrutura denominada placa vaginal. As células centrais dessa placa se desintegram, dando origem à luz vaginal. Portanto, os dois terços superiores da vagina têm origem nos ductos de Müller, enquanto seu terço inferior deriva do seio urogenital.

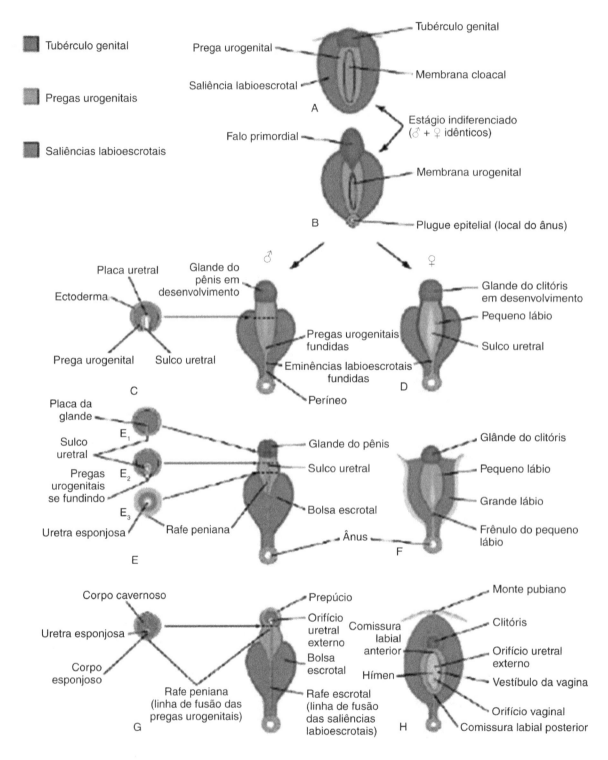

Figura 115.4 A genitália externa é bipotencial. Na presença de DHT ocorre o desenvolvimento do tubérculo genital, dando origem ao pênis e à fusão das pregas uretrais (uretra esponjosa e rafe do pênis). As eminências labioescrotais se fundem na linha média, formando o escroto. No sexo feminino, o tubérculo genital involui, as pregas uretrais permanecem afastadas, constituindo os pequenos lábios, e as eminências labioescrotais aumentam e não sofrem fusão completa, correspondendo aos grandes lábios.

No sexo feminino, os ductos de Wolff se degeneram em razão da falta de produção de testosterona local, enquanto na ausência da DHT a genitália externa se diferencia conforme o padrão feminino: o tubérculo genital diminui, formando o clitóris, as pregas uretrais não se fundem na linha média, dando origem aos lábios menores, e as eminências labioescrotais crescem, mas se fundem somente em pequena porção cranial (comissura labial anterior e monte pubiano) e caudal (comissura labial posterior), formando os grandes lábios.

Até a 11ª semana, o clitóris e o pênis têm tamanho semelhante, e a genitália externa ainda não está diferenciada, e apenas a partir da 12ª semana assumirá características sexuais femininas ou masculinas bem distintas.

Sistema endócrino

Hipófise

A hipófise tem origem em dois tecidos distintos: a adeno-hipófise, correspondente ao lobo anterior e proveniente do ectoderma oral (parte anterior da bolsa de Rathke) a partir da quarta semana, e a neuro-hipófise, que tem origem no neuroectoderma do processo infundibular do terceiro ventrículo.

A adeno-hipófise segrega e libera hormônios que terão a função de estimular as glândulas do sistema endócrino a distância: tireoestimulante (TSH), adrenocorticotrófico (ACTH), folículo-estimulante (FSH), luteinizante (LH), prolactina (PRL) e hormônio do crescimento (GH). A secreção hormonal está sob controle do hipotálamo que, por meio de fatores de liberação (TRH, CRH, GnRH) ou inibição (dopamina), regula o funcionamento hipofisário.

Apesar de a secreção hormonal do sistema hipotalâmico-hipofisário ter início precocemente na vida embrionária (12ª semana), a penetração da eminência média pelos capilares ocorre somente após a 20ª semana, quando se estabelece a plena conexão vascular funcional desse sistema.

Os hormônios da adeno-hipófise desempenham importantes funções no desenvolvimento fetal. O ACTH controla o crescimento e a secreção hormonal da suprarrenal, além de influir no determinismo do parto. O LH estimula a secreção de testosterona pelas células de Leydig. O TSH estimula a tireoide a produzir T3 e T4, os quais serão vitais para a adequada formação do sistema nervoso fetal.

A neuro-hipófise será responsável pela secreção de ocitocina e vasopressina, produzidas pelos núcleos supraóptico e paraventricular. Cada tipo celular é responsável somente por um tipo de secreção, e na neuro-hipófise a ocitocina e a vasopressina são armazenadas nos axônios, os quais se estendem diretamente pela eminência média até o lobo posterior. Ambos os hormônios são detectados a partir de 11 semanas na hipófise fetal, e sua função no feto parece relacionar-se com o estímulo da secreção do ACTH.

Suprarrenais

As suprarrenais têm origem em dois tipos de tecidos do embrião: o córtex é proveniente do mesênquima, e a medula, da crista neural. Inicialmente, são constituídas no córtex as seguintes zonas: fetal, de transição e definitiva. Ao longo do desenvolvimento ocorre o desaparecimento gradual da zona fetal, processo que se inicia com 4 semanas e se completa na vida adulta, sendo decorrente de elevadas taxas de hiperplasia celular na zona definitiva, ao passo que na zona fetal predominam a hipertrofia e, posteriormente, a apoptose.

Essas glândulas são extremamente desenvolvidas no feto e são grandes em relação ao rim, uma vez que sintetizam precursores para a esteroidogênese placentária.

O ACTH é o principal fator que estimula o desenvolvimento da abundante rede vascular que envolve a suprarrenal. Esse hormônio atua em conjunto com fatores de crescimento locais (p. ex., insulina-símile) e substâncias placentárias.

A secreção do estriol (E3) placentário depende inteiramente do funcionamento das suprarrenais fetais por ser formado a partir do DHEA-S fetal. A partir da sexta semana, o E3 passa a ser detectável, e seus níveis se elevam rapidamente no plasma materno principalmente a partir da 12ª semana, em razão da hipertrofia do córtex suprarrenal fetal e das quantidades crescentes de ACTH fetais.

A medula das suprarrenais é derivada das células do neuroectoderma das cristas neurais, tecido que também dará origem aos gânglios simpáticos paravertebrais. Ocorre o desenvolvimento progressivo da capacidade de secreção de catecolaminas pela medula suprarrenal a partir da oitava semana de gestação com a produção predominante de noradrenalina no início e, sequencialmente, de adrenalina, substâncias conhecidas como catecolaminas.

Portanto, a medula suprarrenal e as células da região paraganglionar compartilham a mesma origem embriológica, assim como a capacidade de sintetizar catecolaminas, sendo por isso denominadas células cromafins. As células paraganglionares são componentes do sistema nervoso autônomo (SNA) e utilizam as catecolaminas como neurotransmissores, enquanto a medula suprarrenal as libera na circulação, situação em que atuam a distância, exercendo papel de hormônios. O aumento do tônus do componente simpático do SNA ocorre nas situações de estresse enfrentadas pelo feto, como trabalho de parto, hipoglicemia, manutenção do calor corporal, maturação pulmonar fetal e hipoxia.

Tireoide

Na quarta semana de desenvolvimento embrionário se forma um espessamento na linha média da faringe primitiva: o primórdio da tireoide, entre o segundo e o terceiro arcos branquiais. Após a sétima semana, a tireoide passa a ocupar sua posição habitual, e a ligação com a língua se oblitera, dando origem ao forame cego da língua (escavação na face dorsal da língua).

A síntese dos hormônios tireoidianos tem início entre a décima e a 11ª semana de vida embrionária, mas apenas com o desenvolvimento do sistema porta-hipofisário e o consequente aumento do papel estimulador do TRH essa produção aumenta de maneira significativa a partir da 20ª semana. A secreção hormonal de T4 livre cresce progressivamente até apresentar concentrações semelhantes aos níveis adultos por volta da 35ª semana.

Em torno de 35 a 37 semanas, a tireoide fetal se torna apta a realizar o controle metabólico com pleno funcionamento dos mecanismos de síntese e *feedback* com o eixo hipotalâmico-hipofisário. O feto estará, nessa etapa, com todo o arcabouço de síntese e secreção amadurecido para enfrentar as extremas modificações metabólicas a que será submetido após o parto, como a hipotermia e a hipoglicemia.

Sistema nervoso central (SNC)

O SNC é um dos primeiros sistemas a se formar e um dos últimos a constituir plenamente suas estruturas ao longo do desenvolvimento fetal, o que o torna passível de sofrer agressões, com prejuízos de função, durante toda a gestação.

O primeiro marco da formação do SNC é chamado de neurulação, que compreende a formação da placa neural e do tubo neural a partir do final da terceira até a quarta semana.

A notocorda realiza processo de indução do ectoderma suprajacente, na região posterior do embrião trilaminar, formando a placa neural, a qual sofre depressão central (sulco neural), que se invagina, formando o tubo neural. Há subsequente formação de duas elevações laterais, denominadas cristas neurais

O tubo neural dará origem a todo o SNC (encéfalo e medula), enquanto as cristas neurais formarão os gânglios espinhais e do SNA. Todas as estruturas do SNC derivam basicamente de dois tipos celulares: os neuroblastos e os glioblastos. Enquanto os neuroblastos darão origem aos neurônios, os glioblastos formarão os seguintes tipos celulares: células gliais radiais, astróglias, oligodendróglias, micróglias e células de Schwann, desempenhando múltiplas funções no SNC, como guiar a migração neuronal, isolar grupos de neurônios, formar a barreira hematoencefálica e auxiliar a nutrição neuronal, sendo por essas características chamados de células de suporte.

O fechamento do tubo neural ocorre em diversas alturas e de maneira assíncrona ao longo de todo o ectoderma. Esse fenômeno, associado ao fato de o embrião apresentar um eixo corporal alongado antes da neurulação, resulta em diferentes formatos e cavidades no SNC, promovendo regionalizações, ao passo que cranialmente ao quarto par de somitos as cavidades são amplas, dando origem aos compartimentos cerebrais, e à medida que ocorre a progressão caudal é mantido basicamente o formato de tubo que se afunila, a futura medula espinhal.

Medula espinhal

No princípio, o tubo neural ostenta um lúmen amplo, revestido por neuroectoderma, o qual se prolifera progressivamente, formando a medula.

A formação da medula envolve um mecanismo de polarização entre as regiões ventral e dorsal. A distribuição neuronal nessa conformação é imposta pela epiderme (dorsalmente) e pela notocorda (ventralmente).

O canal central do tubo neural origina o canal da medula e estará revestido pelo epêndima, o qual também tem origem no neuroectoderma e é preenchido por líquido.

A formação das meninges é derivada de células do mesênquima e da crista neural, que migram envolvendo o tubo neural. A meninge primitiva é o primórdio dessas membranas, que se diferenciam em pia-máter e aracnoide (leptomeninges), mais internamente, e em uma camada mais espessa, a dura-máter, a qual está separada das primeiras pelo espaço subaracnóideo preenchido por liquor.

Encéfalo

Na terceira semana do desenvolvimento, antes que esteja completo o fechamento caudal do tubo neural, a região cranial ao quarto par de somitos passa por grandes mudanças, dando origem a três vesículas primitivas: o prosencéfalo (encéfalo anterior), o mesencéfalo (encéfalo médio) e o rombencéfalo (encéfalo posterior).

Duas semanas depois (quinta semana), as vesículas se subdividem em:

- **Encéfalo anterior:** forma o telencéfalo (primórdio dos hemisférios cerebrais e ventrículos laterais) e o diencéfalo (primórdio de tálamo, hipotálamo e terceiro ventrículo).
- **Encéfalo posterior:** forma o metencéfalo (medula oblonga) e o mielencéfalo (ponte e cerebelo).
- **Mesencéfalo:** permanece sem divisões subsequentes e sofre estreitamento do canal neural, que dará origem ao aqueduto cerebral (aqueduto de Sylvius), o qual comunica o terceiro ventrículo ao quarto.

Cérebro

No cérebro, simultaneamente à multiplicação do neuroepitélio, ocorrem migração celular, proliferação diferencial de tipos neuronais e morte celular seletiva, que acabarão por determinar o surgimento das três zonas celulares supracitadas, à semelhança da medula, interagindo entre si.

A organização das células cerebrais ocorre verticalmente em razão da migração de neuroblastos a partir da zona intermediária, formando o chamado neocórtex, o qual é estratificado em seis camadas que diferem quanto às funções que desempenham e às conexões que apresentam. Ao final do processo de migração se encontra a substância cinzenta, perifericamente localizada, com a substância branca formada pelos axônios desses neurônios no denominado centro medular.

Os hemisférios cerebrais têm a superfície completamente lisa no princípio, porém, à medida que o córtex cresce, passam por dobramentos, surgindo os giros e sulcos, o que promove grande superfície cortical com a manutenção do volume craniano.

MENSAGENS-CHAVE

- O entendimento do desenvolvimento e da fisiologia fetal pelos médicos obstetras torna possível a identificação de fatores de risco, bem como auxilia o correto diagnóstico e o manejo das doenças fetais.
- O sistema cardiovascular fetal apresenta características distintas da fase adulta, já que o pulmão fetal não exerce a função de oxigenação. Portanto, o feto tem três principais

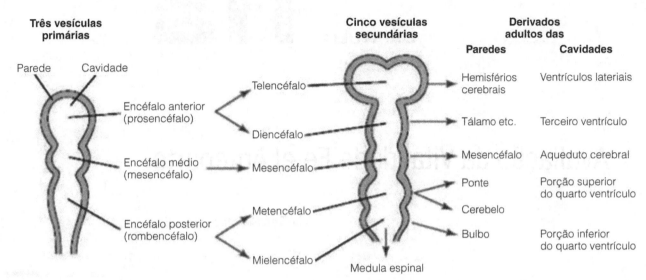

Figura 115.5 Vesículas primárias formadas durante o desenvolvimento do encéfalo, suas subdivisões e os componentes a que darão origem ao encéfalo completamente diferenciado.

shunts – ducto venoso, forame oval e ducto arterioso –, os quais promovem o direcionamento do sangue oxigenado na placenta para a circulação fetal.

- O pulmão fetal só será viável para começar sua função de respiração fora do ambiente uterino a partir do final da fase canalicular, quando já existem estruturas saculares terminais e pneumócitos dos tipos I e II.
- O eixo hipotálamo-hipófise-suprarrenal é importante para a manutenção da homeostase fetal e a diferenciação de órgãos e sistemas fetais. Trabalha com a placenta na determinação do momento da parturição.
- A diferenciação do sexo fetal é modulada por vários fatores, como o genético, e pela ação hormonal local.
- O sistema nervoso é um dos primeiros sistemas a se formar e um dos últimos a constituir plenamente suas funções, o que o torna delicado e vulnerável a agressões, com prejuízos de função, durante toda a gestação.
- Muitas doenças na vida adulta terão parte de sua origem na vida fetal, já que a base para o desenvolvimento dos órgãos e sistemas depende do estabelecimento funcional normal na vida intraútero.

Leitura complementar

Allison BJ, Brain KL, Niu Y et al. Fetal in vivo continuous cardiovascular function during chronic hypoxia. J Physiol 2016; 594(5): 1247-64.

Barcof J, Herkel W, Hill S. The rate of blood flow and gaseous metabolism of the uterus during pregnancy. J Physiol 1997; 77:194-206.

Callen PW. Ultrassonografia em ginecologia e obstetrícia. 9. ed. Rio de Janeiro: Elsevier, 2009.

Dzierzak E. Hematopoietic stem cells and their precursors: developmental diversity and lineage relationships. Immunological Reviews 2002; 187:126-38.

Fritz MA, Speroff L. Clinical gyneologic endocrinology and infertility. 8. ed. Philadelphia: Lippincott Williams & Wilkins, Wolters Kluwer, 2011.

Gilbert SF. Developmental biology. 6. edition. Sunderland (MA): Sinauer Associates, 2000. Formation of the Neural Tube. Disponível em: http://www.ncbi.nlm.nih.gov/books/NBK10080/.

Kamimae-Lanning AN et al. Maternal high-fat diet and obesity compromise fetal hematopoiesis. Molecular Metabolism 2014 Nov 18; 4(1):24-38.

Moore KL, Persaud TVN, Tochia MG. Embriologia clínica. 9. ed. Rio de Janeiro: Elsevier, 2012.

Olsen BR, Reginato AM, Wang W. Bone development. Annual Review of Cell and Developmental Biology 2000; 16:191-220.

Pastore AR. Ultrassonografia em ginecologia e obstetrícia. 2. ed. Rio de Janeiro: Revinter, 2010.

Schreuder MF, Nauta J. Prenatal programming of nephron number and blood pressure. Kidney International 2007; 72:265-8.

Xing L, Wen JG, Frøkiær J, Djurhuus JC, Norregaard R. Ontogeny of the mammalian kidney: expression of aquaporins 1, 2, 3, and 4. World J Pediatr 2014; 10(4):306-12.

Ygberg S, Nilsson A. The developing immune system – from foetus to toddler. Acta Paediatrica 2012; 101(2):120-7.

Zorn AM, Wells JM. Vertebrate endoderm development and organ formation. Annual Review of Cell and Developmental Biology 2009; 25:221-51.

Zugaib M. Zugaib obstetrícia. 2. ed. Tamboré (SP): Manole, 2012.

CAPÍTULO 116

Avaliação da Vitalidade Fetal Anteparto

Gui Tarcisio Mazzoni Junior

INTRODUÇÃO

A pesquisa da vitalidade fetal orienta a escolha do momento ideal para a interrupção das gestações quando o risco de permanência da vida fetal supera o do ambiente extrauterino. Por outro lado, podem ser evitadas medidas intempestivas com os malefícios da prematuridade quando se identificam boas condições intrauterinas.

Quando pesquisar a vitalidade fetal? Em quais gestações? Quais métodos estão disponíveis? Para se utilizar uma ferramenta propedêutica é necessário considerar a mudança de conduta com base em seu resultado. Assim, deve-se conhecer a expectativa de sobrevida dos neonatos no meio em que se trabalha para definir em qual idade gestacional faz sentido iniciar o estudo da vitalidade fetal. Esse período geralmente varia entre 24 e 28 semanas. As indicações são inúmeras, bastando haver risco principalmente de hipoxemia fetal, como inúmeros são os mecanismos fisiopatológicos que levam à hipoxia. As principais patologias são pré-eclâmpsia, hipertensão arterial crônica sobreposta ou não à pré-eclâmpsia, diabetes, cardiopatias, doenças autoimunes, nefropatias, anemia materna ou fetal (como isoimunização Rh), malformações fetais, crescimento intrauterino restrito (CIUR), pós-datismo, oligo ou polidrâmnio e gravidez múltipla.

Os principais meios para inferir o bem-estar fetal são a cardiotocografia, o perfil biofísico fetal (PBF), a dopplervelocimetria e o padrão de crescimento fetal, que serão discutidos a seguir.

CARDIOTOCOGRAFIA

A cardiotocografia basal (CTB), cujo nome na literatura mundial é *non-stress test* (NST), originou-se a partir da monitorização fetal intraparto. Apresenta uma metodologia simples, utilizando-se do equipamento – o cardiotocógrafo – de fácil manuseio e baixo custo. Apesar da carência de evidência científica a partir de trabalhos controlados e randomizados, diversos protocolos de serviços de alto risco têm na CTB ferramenta útil para identificar estado de hipoxemia e acidose fetais e redução do óbito intrauterino, contribuindo para determinar o *timing* da interrupção da gestação.

O método se baseia na avaliação da atividade cardíaca fetal, que depende da integridade dos feixes que inervam o coração, dos receptores do sistema nervoso autônomo (simpático e parassimpático) e da própria contratilidade da fibra muscular. Além da captação da frequência cardíaca fetal (FCF), registram-se também a movimentação fetal e as contrações uterinas.

Os principais parâmetros que são adotados como normalidade são:

- **Linha de base ou frequência cardíaca fetal basal:** consiste na média aproximada de seus valores (variação normal entre 110 e 160bpm).
- **Acelerações transitórias (AT):** acelerações da FCF a partir da linha de base. Como padrão de normalidade, esperam-se pelo menos duas acelerações de 15bpm com, pelo menos, 15 segundos de duração, associadas à movimentação fetal ou mesmo à contração uterina, até mesmo de intensidade mínima, como a de Braxton-Hicks, em 20 minutos de exame (Figura 116.1). Antes de 32 semanas, como há imaturidade do sistema nervoso autônomo, adota-se a aceleração de 10bpm de amplitude como normal por, pelo menos, 10 segundos.
- **Variabilidade:** é a oscilação da FCF a partir de sua linha de base consequente à interação do sistema nervoso autônomo simpático, que estimula o aumento da FCF, com o parassimpático, que desempenha mecanismo oposto. Há dois tipos de variabilidade: a microscilação e a macroscilação.

A microscilação é passível de ser analisada por método computadorizado, representando a variação que ocorre batida a batida. A macroscilação consiste na variação a longo prazo, decorrente das subidas e descidas da linha

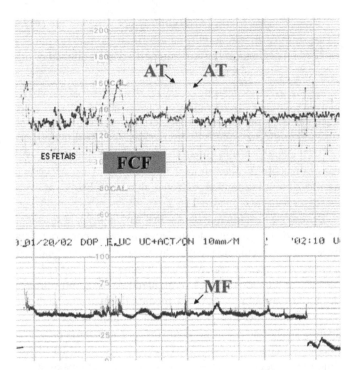

Figura 116.1 Acelerações transitórias. (AT: aceleração transitória; FCF: frequência cardíaca fetal; MF: movimentação fetal.) (Cortesia do Dr. Frederico José Amedée Perét.)

de base da FCF, que determina dois a seis ciclos em cada minuto de traçado. Há vários tipos diferentes de macroscilação:

- **Oscilatória:** é a considerada normal e consiste em uma amplitude de 10 a 25bpm.
- **Comprimida:** a amplitude varia entre 5 e 10bpm.
- **Silenciosa:** amplitude <5bpm.
- **Saltatória:** apresenta amplitude >25bpm.
- **Sinusoidal:** apresenta padrão bastante regular, sem microscilações, com variabilidade oscilotória.

As variabilidades diminuídas estão associadas à depressão do sistema nervoso central (SNC), que pode ser decorrente de hipoxia, principalmente a silenciosa. Porém, não se pode esquecer de que diversas situações as causam, como sono fetal fisiológico, prematuridade (por conter um sistema nervoso autônomo imaturo) e medicamentos utilizados pela mãe (barbitúricos, opiáceos e tranquilizantes).

A variabilidade saltatória pode estar relacionada a grandes demandas hemodinâmicas. A sinusoidal está relacionada a altas taxas de mortalidade perinatal e indica acentuada hipoxemia. O quadro clínico que mais a apresenta é a isoimunização RH.

Classifica-se a CTB da seguinte maneira:

- **Feto reativo:** presença de pelo menos duas acelerações transitórias (AT) da FCF com amplitude de pelo menos 15bpm por pelo menos 15 segundos. Em razão da grande imaturidade fetal antes de 32 semanas, considera-se normal uma aceleração com amplitude de pelo menos 10bpm durante, ao menos, 10 segundos.

- **Feto não reativo:** ausência de acelerações transitórias da FCF que apresente amplitude de pelo menos 15bpm e/ou cuja duração seja inferior a 15 segundos. Divide-se ainda em: (a) não reativo propriamente dito (sem AT ou com hipoaceleração após 20 minutos de exame e três estímulos sonoros); (b) grave: desaceleração intraparto (DIP) II ou espontâneo (veja a seguir); (c) terminal: oscilação lisa ou sinusoidal.

A CTB computadorizada utiliza como um de seus principais parâmetros para refletir o bem-estar fetal o valor da variação de curto prazo, que consiste na divisão do traçado em períodos de 1/16 minutos, calculando-se a frequência cardíaca fetal média de cada período e que é expressa como intervalo de pulso em milissegundos, sendo o valor normal ≥3 milissegundos. Já a variação de longo prazo é expressa como a média dos intervalos de pulso (diferença pico a pico do ponto mais alto ao mais baixo da linha de base) em 1 minuto e apresenta como normalidade um valor >30 milissegundos. As variações de curto e longo prazo são altamente associadas ao prognóstico do estado de oxigenação fetal.

O estímulo vibroacústico pode abreviar o tempo de duração do traçado. Após o estímulo, consideram-se os seguintes padrões:

- **Feto reativo:** há resposta cardíaca e sua amplitude é >20bpm, mantida por, pelo menos, 3 minutos.
- **Feto hiporreativo:** quando a amplitude for <20bpm e/ou a duração <3 minutos.
- **Feto não reativo:** quando não há resposta cardíaca ou aparece DIP.

Raramente se utiliza a cardiotocografia com sobrecarga, seja com estímulo papilar ou com infusão de ocitocina, pois, com o avanço de diversas técnicas de estudo do bem-estar fetal, não há necessidade de correr o risco de desencadear parto prematuro, além do tempo muitas vezes extenso na execução do teste.

No estudo do traçado da FCF intraparto pode-se avaliar a presença de desacelerações da linha de base:

- **Se for precoce (DIP I ou cefálica):** ter-se-á desaceleração com o máximo de queda coincidindo com o pico da contração uterina, retornando à linha de base ao término da contração. Essa desaceleração é secundária à compressão do polo cefálico, determinando reflexo vagal. No período anteparto, se ocorrer uma DIP I, deve-se complementar o estudo com ultrassonografia para pesquisar oligoidrâmnio.

- **DIP II (ou tardia):** tem início, máximo de queda e recuperação retardados em relação à contração que a provocou. Inicia-se a partir de 20 segundos do começo da contração uterina, e o retorno à FCF anterior é mais lento, ocorrendo após o término da contração. Está associada à estase do sangue interviloso e representa feto hipoxêmico, com reserva respiratória reduzida que, quando da metrossístole, tem queda de seu nível de PO_2 abaixo do normal. Essa redução da PO_2 estimula os quimiorreceptores do arco aórtico e do seio carotídeo, que determinam vasoconstrição, elevando a pressão arterial do feto, que, por sua vez, estimula os barorreceptores a desencadear resposta vagal, provocando a desaceleração.

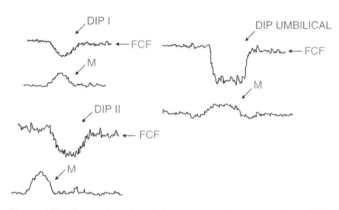

Figura 116.2 Desacelerações da linha de base. (M: metrossístole; FCF: frequência cardíaca fetal.)

- **DIP variável ou umbilical:** ao contrário dos tipos I e II, apresenta queda abrupta da FCF e está associada à compressão do cordão que, ao aumentar subitamente a pressão arterial fetal, tem nos barorreceptores o estímulo da resposta vagal.

Os diferentes tipos de DIP são apresentados na Figura 116.2.

Em razão da conhecida alta taxa de falso-positivo da CTB, seu principal mérito é assegurar boa vitalidade fetal quando o teste se encontra negativo, ou seja, feto reativo.

PERFIL BIOFÍSICO FETAL (PBF)

Os marcadores de comprometimento fetal podem ser divididos em dois grupos: os de comprometimento agudo (variações da FCF, movimentos respiratórios e corporais, além de tônus fetal) e os que indicam acometimento crônico (volume de LA, padrão de crescimento fetal, dopplervelocimetria).

Vintzileos, em 1983, fez interessante constatação ao identificar que a sensibilidade do SNC à hipoxemia fetal é heterogênea, ou seja, uma determinada área apresenta maior sensibilidade quanto mais tardiamente foi formada na embriogênese. Como as diversas variáveis biofísicas são coordenadas por setores diferentes do SNC, o desaparecimento dessas variáveis diante de uma hipoxemia geralmente obedecerá a uma sequência. Assim, como demonstrado no Quadro 116.1, primeiro há a alteração dos parâmetros da cardiotocografia basal e o desaparecimento dos movimentos respiratórios fetais para, mais tarde, haver o desaparecimento dos movimentos corporais e do tônus fetal diante de uma hipoxemia mais grave.

Quadro 116.1 Centros do sistema nervoso central (SNC)

Teste	Centro
Tônus fetal	Córtex (área subcortical)
Movimentos fetais	Córtex/núcleos
Movimento respiratório fetal	Superfície ventral do IV ventrículo
Cardiotocografia basal	Hipotálamo posterior, bulbo

Vintzileos AM, Campbell WA, Ingardia CJ, 1983.

Esses achados foram corroborados por estudos que correlacionaram os níveis de PO_2 da artéria do cordão no parto e os de pH da veia umbilical no anteparto com as alterações das variáveis biofísicas fetais.

Manning teve o grande mérito ao sistematizar observações isoladas que já estavam sendo feitas a respeito da vitalidade fetal, principalmente com a US, criando o PBF. Atribuiu-se sistema de escore, sendo cada parâmetro avaliado, realizando-se o exame em um prazo máximo de 30 minutos. A variável presente recebe a nota 2 (normal) ou, caso não esteja dentro dos critérios, a nota zero (alterado). Essas variáveis estão descritas no Quadro 116.2.

Deve ser salientado que o principal parâmetro para se avaliar o volume de LA é a avaliação subjetiva, realizada por ecografista experiente. A peculiaridade de o fluido se infiltrar em qualquer reentrância impede a real avaliação de seu volume. No entanto, podem ser adotados valores semiquantitativos, como o índice do líquido amniótico (ILA) e a medida do maior bolsão, que ancoram a definição diagnóstica. Para Manning, a presença de apenas um bolsão >2cm no eixo vertical é suficiente para atribuir nota máxima a essa variável. Assim, não raro, há oligoidrâmnio moderado, mantendo-se o PBF com nota máxima.

A conduta obstétrica dependerá, dentre uma gama de aspectos materno-fetais, da nota recebida durante a execução do PBF. Não se percebe alteração do resultado da gravidez se a nota é máxima com a realização da CTB (10 em 10) ou não (8 em 8). Assim, pode-se abster de seu uso em um primeiro momento. No Quadro 116.3 é apresentado o esquema proposto por Manning para a conduta diante da nota do PBF.

Quadro 116.2 Perfil biofísico fetal (PBF)

Variável	Nota 2	Nota 0
Movimentos respiratórios	>30s em 30min	Ausente ou <30s
Movimentos corpóreos	≥2/30min	<2 em 30min
Tônus fetal	≥Extensão ativa e retorno	Extensão lenta ou MF ausente
FCF	≥2 episódios ≥ 15bpm >15s em 20 min	<2 episódios ou <15bpm ou <15s
Volume de LA	≥Bolsão 2cm Eixo vertical	Ausência de bolsão ou <2cm eixo vertical

MF: movimentos fetais.

Quadro 116.3 Conduta obstétrica de acordo com o resultado do PBF

Resultado do PBF	Conduta
10/10, 8/10 (LA normal) ou 8/8 8/10 (oligoidrâmnio)	Sem recomendação específica 37 semanas = parto ≥Feto imaturo = PBF 2x/semana
6/10 (LA normal)	≥37 semanas = parto Feto imaturo = repetir 24h Se persistir = parto
6/10 (oligoidrâmnio) ou 4/10 com LA normal	≥32 semanas = parto <32 semanas = PBF diário
4/10 (oligoidrâmnio) a 0/10	>26 semanas = parto

Fonte: Manning FA, 2000.

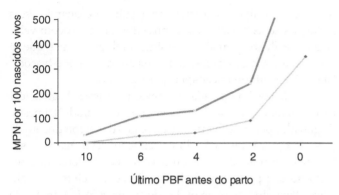

Figura 116.3 Mortalidade perinatal (MPN) de acordo com a última avaliação do PBF antes do parto. (Manning FA.)

Nota-se que foram selecionados marcadores de comprometimento agudo somados ao estudo do volume do LA, que traduz alteração crônica. Como demonstrado na Figura 116.3, os resultados das condutas obstétricas apresentados por Manning, que se basearam nos achados do PBF, demonstram importante queda nas taxas de mortalidade perinatal.

Diante de uma situação de hipoxemia/acidemia, o feto adota diversos mecanismos de proteção. Inicia-se o processo de compensação, também chamado de "centralização", produzindo vasodilatação seletiva nos órgãos considerados essenciais para a sobrevida nessa situação adversa, que são cérebro, coração, suprarrenais e baço. Essa vasodilatação ocorre em detrimento de diversos outros segmentos, cujas artérias sofrem vasoconstrição, como rins, pulmões, intestinos e sistema osteomuscular.

Com a centralização do fluxo sanguíneo fetal, o SNC é privilegiado e as variáveis biofísicas se apresentam normais, não se detectando nesse momento alterações no PBF ou na CTB. Com a continuidade do processo fisiopatológico hipoxêmico a redução da perfusão renal levará à diminuição da produção de urina que, como principal componente do LA, determinará oligoidrâmnio. A baixa oxigenação pulmonar poderá levar à lesão dos pneumócitos tipo II, que são responsáveis pela produção do surfactante. Assim, protelar a interrupção de uma gestação com base na espera de alteração no PBF e com o intuito de atingir maior maturidade pulmonar poderá favorecer a instalação da síndrome da angústia respiratória.

A enterocolite necrosante é outra importante complicação do fenômeno isquêmico que advém da apoplexia intestinal. Tanto o abdome fetal, onde o fígado cederá sua reserva de glicogênio, como o sistema osteomuscular, também privado de oxigênio e nutrientes, demonstrarão à US uma redução do padrão de crescimento, caracterizando o CIUR.

Fica evidente a necessidade da existência de método propedêutico que identifique esse sistema compensatório fetal precocemente.

DOPPLERVELOCIMETRIA

Não se pode negar o avanço que o PBF trouxe na compreensão da fisiologia e fisiopatologia fetais, além de determinar melhoria significativa na qualidade da assistência perinatal. No entanto, precisa-se sempre avançar, não só na redução das taxas de mortalidade perinatal, mas também nas de morbidade. Na atualidade, a sociedade se encontra em uma nova era em que não se contenta somente com o nascimento de uma criança viva, mas se espera que seja saudável e tenha boa qualidade de vida até a velhice.

Barker, no Reino Unido, tem realizado diversos estudos demonstrando que nas populações adultas que tiveram menor peso ao nascimento e menor ganho ponderal no primeiro ano de vida é maior a incidência de doenças como infarto agudo do miocárdio, *diabetes mellitus* tipo 2, dislipidemia e hipertensão arterial, o que tem levado a pensar o quanto a vida intrauterina é importante na gênese de patologias do adulto e que, provavelmente, uma situação de hipoxia que determine uma centralização do fluxo sanguíneo fetal tem alto custo ao longo da vida desse indivíduo.

A dopplervelocimetria chega em um momento oportuno com a capacidade de detectar um processo fisiopatológico que acomete o feto, mas que ainda era pouco capaz de ser percebido pela leitura dos métodos propedêuticos até então conhecidos. Vale ressaltar que, como não se estuda o fluxo sanguíneo verdadeiramente, mas sim sua velocidade, deve-se evitar o uso do termo dopplerfluxometria. Em obstetrícia pouco se utiliza a real velocidade de fluxo, mas sim as relações entre suas velocidades sistólica e diastólica, que permitem inferir o grau de impedância dos vasos, ou seja, o nível de sua resistência. As principais relações ou índices são:

- Relação A/B.
- Índice de resistência (Pourcelot) = A – B/A.
- Índice de pulsatilidade = A – B/velocidade média do fluxo.

A é considerado o pico da velocidade sistólica e B, o nadir da velocidade diastólica. Esses índices, com o avançar da gestação, terão valores decrescentes nas principais artérias estudadas por causa da redução paulatina da resistência traduzida por uma velocidade diastólica cada vez maior. Não existe um índice muito superior ao outro na inferência do grau de resistência, havendo boa concordância entre seus resultados. Apesar disso, nos estudos fetais há maior predileção pelo índice de pulsatilidade. A Figura 116.4 ilustra os referenciais do cálculos dos índices.

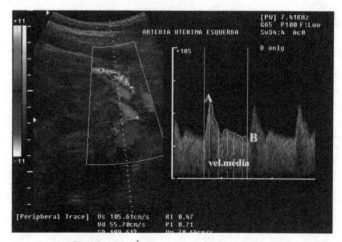

Figura 116.4 Índices dopplervelocimétricos.

Os quatro principais leitos vasculares estudados em obstetrícia são as artérias uterinas no setor materno e as artérias umbilical e cerebral média, bem como o ducto venoso no compartimento fetal.

Artérias uterinas

Sabe-se que para uma placentação ocorrer normalmente são necessárias duas ondas de invasão trofoblástica nas arteríolas espiraladas. Uma ocorre no primeiro trimestre gestacional, quando o citotrofoblasto invade a porção decidual dessas arteríolas, e a outra no segundo trimestre, até a 26ª semana, quando o citotrofoblasto invade a camada muscular, destituindo a arteríola de sua capacidade contrátil. Esse processo é fundamental para que haja acentuada queda na resistência ao fluxo sanguíneo no espaço interviloso, bem como para que haja fraca ou ausente resposta vasoconstritora diante da liberação de catecolaminas.

O fluxo sanguíneo no espaço interviloso aumenta com o avançar da gestação à medida que sua resistência cai, permitindo adequado desenvolvimento das vilosidades terciárias que, em última instância, são as verdadeiras responsáveis pelas trocas materno-fetais. À dopplervelocimetria isso é evidenciado pela velocidade diastólica cada vez maior na artéria uterina na medida em que a gravidez avança.

Assim, o estudo das ondas de velocidade de fluxo (OVF) das artérias uterinas, ou seja, do fluxo uteroplacentário, serve de *screening* para restrição do padrão de crescimento e pré-eclâmpsia, pois essas duas situações são estatisticamente mais prováveis se houver alta resistência ao fluxo sanguíneo nesses vasos e/ou persistência da incisura protodiastólica após 26 semanas de gestação. Essa incisura facilmente detectada pela dopplervelocimetria, que pode ser vista na Figura 116.5, é um marcador da presença da camada muscular nas artérias espiraladas, ou seja, indica que não ocorreu, ou foi incompleta, a segunda onda de invasão trofoblástica, haja vista que a redução da velocidade de fluxo no início da diástole provém do incurso elástico da parede do vaso antes de sua contração, a qual permite maior velocidade durante o meio da diástole.

Discute-se, hoje, a importância do aumento da resistência das artérias uterinas e da presença da incisura protodiastólica na gênese da hipoxemia fetal, principalmente quando essas alterações se associam e estão presentes em fetos com velocidade de fluxo normal das artérias umbilicais, mas que já evidenciam redução da resistência da artéria cerebral (vasodilatação), sugerindo má adaptação placentária.

A medicina busca cada vez mais rastrear e diagnosticar precocemente. Apesar de a avaliação no segundo trimestre de gravidez permitir inferir o risco para o desenvolvimento de pré-eclâmpsia e restrição do crescimento fetal, não se usufrui da oportunidade de favorecer a invasão trofoblástica por meio do uso profilático de baixas doses de ácido acetilsalicílico, haja vista as duas ondas de tal invasão já terem sido praticamente completadas. Assim, o estudo dopplervelocimétrico das artérias uterinas entre 11 e 14 semanas é o ideal para realizar esse rastreamento, mais notadamente a pré-eclâmpsia de início precoce, e/ou ter um filho com restrição de crescimento, cuja sensibilidade está em torno de 48% e a especificidade gira ao redor de 92%. Já para a restrição de crescimento de início precoce são obtidos cerca de 39% e 93% de sensibilidade e especificidade, respectivamente. A baixa sensibilidade significa que as pacientes que desenvolverão pré-eclâmpsia podem ainda não ser identificadas por esse método, necessitando manter vigilância quanto aos futuros achados clínicos.

O uso profilático de baixas doses de ácido acetilsalicílico, mais notadamente entre 12 e 16 semanas de idade gestacional, reduz à metade o risco de pré-eclâmpsia com efeitos colaterais pouco significativos. Esse procedimento torna similar a *performance* em pacientes com baixo risco de pré-eclâmpsia identificadas pelo estudo Doppler das artérias uterinas com aquelas já de alto risco. Além dessa terapia profilática, o monitoramento do bem-estar fetal é medida que auxilia a redução dos resultados adversos.

Como o parâmetro mais utilizado para avaliar o grau de impedância das artérias uterinas é o índice de pulsatilidade, o Quadro 116.4 demonstra a curva de normalidade para as diversas idades gestacionais.

Artérias umbilicais

Para a avaliação do fluxo sanguíneo fetoplacentário deve-se lançar mão das artérias umbilicais, que recebem 50% a 60% do sangue que flui pela aorta. O estudo será realizado em toda paciente cujo processo fisiopatológico tenha substrato anatômico de obstrução vascular. Dentre as causas mais comuns podem ser citadas:

- Pré-eclâmpsia.
- Hipertensão arterial crônica sobreposta ou não à pré-eclâmpsia.
- Nefropatias.
- Patologias maternas autoimunes que cursam com vasculopatias e risco de tromboses ou infartos placentários.
- *Diabetes mellitus* insulino-dependente pré-gestacional.
- Patologias que determinam baixos níveis de oxigenação levando ao desenvolvimento inadequado da placenta, como cardiopatias, pneumopatias e anemias graves.

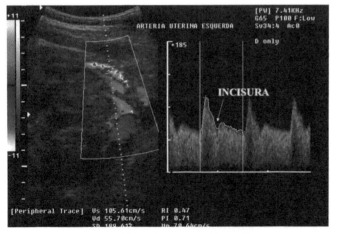

Figura 116.5 Incisura na artéria uterina.

Quadro 116.4 Valores de referência para o índice de pulsatilidade médio da artéria uterina ao longo da gravidez

IG (semanas)	5º percentil	95º percentil
11	1,18	2,70
12	1,11	2,53
13	1,05	2,38
14	0,99	2,24
15	0,94	2,11
16	0,89	1,99
17	0,85	1,88
18	0,81	1,79
19	0,78	1,70
20	0,74	1,61
21	0,71	1,54
22	0,69	1,47
23	0,66	1,41
24	0,64	1,35
25	0,62	1,30
26	0,60	1,25
27	0,58	1,21
28	0,56	1,17
29	0,55	1,13
30	0,54	1,10
31	0,52	1,06
32	0,51	1,04
33	0,50	1,01
34	0,50	0,99
35	0,49	0,97
36	0,48	0,95
37	0,48	0,94
38	0,47	0,92
39	0,47	0,91
40	0,47	0,90
41	0,47	0,89

Fonte: modificado de Gómez O et al. Reference ranges of uterine artery mean pulsatility index at 11-41 weeks of gestation. Ultrasound Obstet Gynecol 2008; 32(2):128-32.

As artérias umbilicais são os marcadores da anatomia vilositária terciária. Por estudos em animais sabe-se que a reserva funcional placentária é extremamente elevada: somente quando 50% da estrutura vascular vilositária estiverem lesionados será iniciado o aumento de resistência ao fluxo. Para que haja ausência de fluxo durante a diástole (diástole zero), a lesão da ordem de 80% a 90% da estrutura vascular se torna necessária, o que dimensiona a extensão da lesão placentária diante de achados anormais na artéria umbilical. Concomitantemente ao aumento do fluxo sanguíneo no espaço interviloso com o evoluir da gestação, desenvolve-se cada vez mais a trama vilositária terciária, traduzida pela progressiva redução da impedância (resistência) nas artérias umbilicais, e que é evidenciada à dopplervelocimetria pelo incremento do fluxo diastólico dessas artérias.

A dopplervelocimetria das artérias umbilicais é marcador da reserva funcional placentária, a qual, quando alterada, determinará redução nutricional e de oxigenação, o que exige vigilância estrita e frequente da gravidez, lançando-se mão dos diversos instrumentos de avaliação da vitalidade e do crescimento fetal e se estabelecendo a estratégia da condução da gravidez até seu término.

Se o processo fisiopatológico progride rapidamente, o fluxo poderá estar ausente durante a diástole ou poderá até mesmo haver sua reversão. A Figura 116.6 apresenta alguns padrões de velocidade de fluxo encontrados nas artérias umbilicais. A mortalidade perinatal atinge 30% a 50% no primeiro caso e 50% a 80% no segundo. Trata-se de situação de extrema gravidade, geralmente associada ao CIUR e à redução do volume

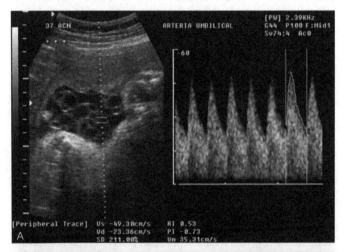

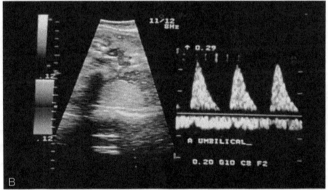

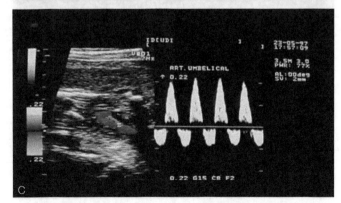

Figura 116.6 Doppler da artéria umbilical. A Normal. B Diástole zero. C Diástole reversa. (Cortesia do Dr. Odilon Campos de Queiroz.)

do LA. Cerca de um terço dessas crianças terá sequelas neurológicas permanentes, podendo esse risco ser triplicado caso se confirme o CIUR. Nos casos de diástole ausente ou reversa, estão aumentadas as incidências de malformações e cariótipo anormal, e para que haja a circulação sanguínea normal há necessidade de uma diferença de gradiente associada a uma bomba cardíaca eficiente, que se pode encontrar malformada nessas situações. Além disso, as placentas nas aneuploidias poderão ter formação atípica por também apresentarem o defeito cromossômico.

Há evidência científica de tendência à redução da mortalidade perinatal, de indução do parto e de internação hospitalar com a utilização da dopplervelocimetria da artéria umbilical em gestações de alto risco.

A avaliação da aorta torácica fetal, apesar de não ser uma prática rotineira, pode auxiliar a investigação do bem-estar fetal. Apresenta fluxo sanguíneo anterógrado contínuo ao longo de todo o ciclo cardíaco durante toda a gravidez. Diante do quadro de hipoxemia que leva ao fenômeno da centralização do fluxo sanguíneo, há vasoconstrição de diversos leitos vasculares, como aorta abdominal, artérias renais, mesentério e sistema osteomuscular. Esse fato, somado ao aumento da resistência ao fluxo sanguíneo nas artérias umbilicais, levará ao aumento da pós-carga, podendo ser traduzido por elevação dos índices de resistência na aorta insonada acima no nível do diafragma. Pode haver até mesmo fluxo diastólico ausente ou reverso, o que traduz asfixia fetal.

O aumento da impedância na aorta torácica é acompanhado por redução da resistência na artéria cerebral média. Assim, a aorta torácica se apresenta, também, como um marcador do fenômeno da resposta fetal à hipoxemia e serve como referencial para determinação do *timing* da interrupção da gravidez, uma vez que se tem demonstrado que o prognóstico perinatal e a longo prazo é pior nos casos em que se encontra alteração de fluxo aórtico em relação àqueles nos quais o padrão das ondas de velocidade de fluxo se encontra nos limites da normalidade. Apesar disso, não se tem notado benefício adicional com sua utilização na prática clínica, além da informação obtida pelo estudo da artéria umbilical. A Figura 116.7 mostra o padrão espectral normal do Doppler da aorta torácica fetal.

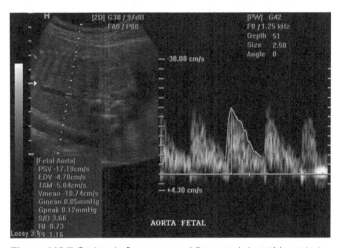

Figura 116.7 Ondas de fluxo com padrão normal da artéria aorta torácica fetal.

Artéria cerebral média

A artéria cerebral média é a mais estudada, o que é facilitado por sua disposição anatômica favorável, por receber cerca de 80% do fluxo cerebral e ter significado clínico similar ao das outras artérias do polo cefálico. Seu fluxo, apesar de sempre anterógrado, se apresenta com níveis de resistência mais elevados do que, por exemplo, nas artérias umbilicais. Assim como essas, a artéria cerebral média tem sua resistência reduzida com o evoluir da gestação.

Como já descrito, diante de uma situação de hipoxia o feto preservará alguns órgãos eleitos como fundamentais para sua preservação, como cérebro, coração, suprarrenais e baço, o que se traduz por vasodilatação cerebral, demonstrada à dopplervelocimetria pelo aumento da velocidade do fluxo diastólico cerebral, determinado pela redução da resistência e passível de ser medido pelos índices. Esta é a chamada "centralização do fluxo", que é sinônimo de hipoxemia fetal. O aumento dos níveis do CO_2 na corrente sanguínea fetal eleva o pico da velocidade sistólica. Esse é um mecanismo de compensação que permite a manutenção de atividades biofísicas normais, não possibilitando, assim, que métodos propedêuticos, como a CTB e o PBF, identifiquem esse hipoxemia. Fato como esse foi relatado por estudo realizado em 1992, envolvendo 36 fetos com CIUR, no qual se demonstrou hiato de 3 a 4 semanas entre a centralização detectada pelo Doppler das artérias cerebral média e carótida interna e as desacelerações tardias à CTB.

Na maioria das vezes essa hipoxemia advém de placenta insuficiente e é traduzida por velocidade de fluxo anormal nas artérias umbilicais. No entanto, essa sequência fisiopatológica não é obrigatória. Pode-se, apesar de uma árvore vascular vilositária normal, ter deficiência de oferta de oxigênio ao feto, levando à centralização, como placentas anatomicamente pequenas, patologias maternas que levam à baixa oxigenação, alterações da membrana placentária de troca, como as ocorridas no pós-datismo, e má adaptação placentária traduzida por alterações nas artérias uterinas no terceiro trimestre.

Os processos fisiopatológicos que determinam a elevação do risco fetal devem ser conhecidos, e existe a restrição do crescimento fetal. Convém observar se essa redução do padrão de crescimento fetal se iniciou precocemente, antes de 31 a 34 semanas de idade gestacional, ou posteriormente. Esses dois padrões de redução de crescimento fetal são consequências de processos fisiopatológicos distintos, e o processo que se inicia precocemente, durante o segundo trimestre, advém da redução da perfusão placentária nos compartimentos materno e fetal da placenta. Nas grávidas, eleva-se a resistência ao fluxo sanguíneo nas artérias uterinas, associada ao desenvolvimento de pré-eclâmpsia em 40% a 70% dos casos. Do lado fetal, uma perfusão anormal da árvore vilositária está ligada à redução do fluxo diastólico final nas artérias umbilicais proporcional ao grau de redução do fluxo, traduzido pela elevação do índice de pulsatilidade (IP) das artérias umbilicais.

Apesar de serem leitos vasculares relativamente independentes, a literatura científica está repleta de trabalhos demonstrando que, quando a razão entre os índices das artérias umbilical e cerebral média for superior a 0,9 a 1,1 (dependendo do autor), está caracterizada a centralização de fluxo. (Veja a inversão do padrão do fluxo dessas artérias na Figura 116.8.) Essa razão já pode modificar-se quando os índices que inferem a impedância das artérias umbilicais se encontram próximos ao limite inferior da normalidade, simultaneamente à identificação da resistência do fluxo cerebral próximo ao limite inferior da normalidade. Apesar de a centralização propriamente dita ser a dilatação das artérias cerebrais, padronizada pelo estudo da artéria cerebral média, a alteração da razão umbilical-cerebral indica, pelo menos, um processo que exige aumento de vigilância. Essa "amplificação matemática" a torna um sensível marcador de quadros hipoxêmicos fetais.

Demonstrou-se que a queda na PO_2 da artéria umbilical de um a quatro desvios padrões leva à concomitante redução nos IP nas artérias cerebrais, provocada pelo incremento do fluxo diastólico decorrente da vasodilatação. Contudo, a queda superior a quatro desvios se associou a aumento nos índices de resistência desses vasos (vasoconstrição). Portanto, essa mudança no padrão vascular jamais deve ser considerada sinal de melhora. Na verdade, o feto está atingindo um estado pré-agônico, de descompensação, com a presença de edema cerebral elevando a pressão intracraniana, principal responsável pelo aumento da resistência ao fluxo cerebral, o que explica a importância da visão longitudinal da gravidez e da associação aos demais achados clínicos e laboratoriais.

Nos fetos que iniciam a restrição do crescimento tardiamente, ou seja, entre 31 e 34 semanas de idade gestacional, defeitos tanto da perfusão como da árvore vilositária podem ocorrer em graus variáveis, promovendo alterações independentes nos fluxos cerebral e das artérias umbilicais. Desse modo, não se deve esperar que haja elevação da resistência ao fluxo da artérias umbilicais previamente à redução de fluxo na artéria cerebral, fato que ocorre frequentemente nos fetos que iniciam o processo de restrição do crescimento tardiamente. Não se pode ficar tranquilo com um padrão normal do estudo dopplervelocimétrico das artérias umbilicais, tampouco dispensar a avaliação do segmento cerebral diante de quadros de redução tardia do crescimento fetal. Se, por um lado, no padrão de início precoce, nota-se maior associação à prematuridade e doenças hipertensivas maternas, no perfil tardio a ameaça de natimorto não deve ser negligenciada.

Ducto venoso

A circulação sanguínea fetal é peculiar, destacando-se a presença de uma comunicação entre as veias umbilical, mais anteriormente, e a cava inferior, mais posteriormente, que é o ducto venoso. Esse diminuto vaso que atinge ao termo 2cm de comprimento e 2mm de calibre, funciona como um "filtro de pressão", recebendo 50% do fluxo da veia umbilical. O fluxo retrógrado que ocorre normalmente durante a contração atrial, na veia cava inferior, não é transmitido à veia umbilical graças ao ducto venoso. Além disso, recebe sangue altamente rico em oxigênio, advindo da veia umbilical, e o lança na veia cava inferior (VCI) paralelamente ao sangue mais pobre em O_2, que provém da circulação sistêmica fetal. Esse fluxo originado no ducto venoso, ao entrar no átrio direito, separar-se-á do restante e entrará pelo forame oval no átrio esquerdo para atingir a aorta antes do ducto arterioso, permitindo, assim, que os polos cefálico e miocárdico recebam maior aporte de oxigênio.

Todavia, diante do agravamento do estado de hipoxia poderá ter início o quadro de falência do coração fetal, decorrente do aumento da pós-carga cardíaca provocado pela vasoconstrição generalizada. O fluxo retrógrado na VCI durante a contração atrial, perfeitamente normal, poderá mostrar-se mais acentuado nessas condições adversas (aumenta em 10% ou mais). A capacidade de o ducto venoso conter o fluxo retrógrado durante a contração atrial poderá falhar, não mais havendo o fluxo sanguíneo somente no sentido anterógrado, podendo estar ausente ou reverso durante esse período da onda de velocidade de fluxo. Assim, configura-se uma falha do mecanismo de compensação fetal, sendo esse achado considerado um referencial para o *timing* de interrupção, obviamente associado aos outros parâmetros clínico-laboratoriais. Para diversos autores, esse fenômeno precede em poucos dias as alterações na cardiotografia basal, apesar de algumas publicações científicas relatarem casos em que ocorreu o contrário. A sobrecarga no ducto venoso poderá até mesmo repercutir na veia umbilical, a qual passará a exibir pulsações, os quais são mais um marcador da descompensação fetal. A Figura 116.9 demonstra a onda de velocidade de fluxo normal do ducto venoso.

O aumento dos índices dopplervelocimétricos do ducto venoso é o maior preditor de acidemia em fetos com CIUR.

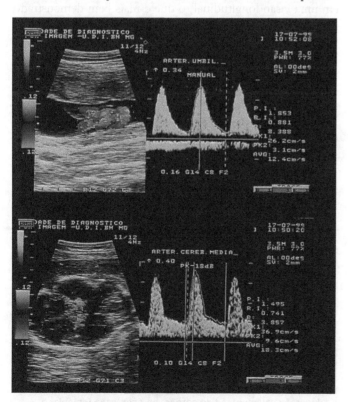

Figura 116.8 Gestação com resistência maior na artéria umbilical do que na cerebral média, a qual apresenta maior velocidade de fluxo na diástole. (Cortesia do Dr. Odilon Campos de Queiroz.)

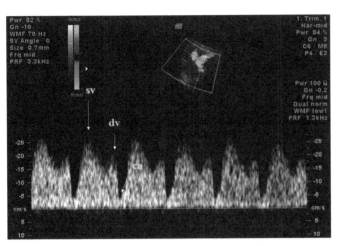

Figura 116.9 Ducto venoso. (SV: sístole ventricular; DV: diástole ventricular; CA: contração atrial.)

PADRÃO DE CRESCIMENTO FETAL

Dentre as ferramentas de avaliação do bem-estar fetal, deve-se incluir a cuidadosa biometria. Independentemente das causas da redução do fluxo sanguíneo, seja no compartimento materno, seja na árvore vilositária, do lado fetal haverá redução de nutrientes ao feto que, naturalmente, apresenta demanda crescente ao longo da gestação. Como o fígado fetal é um importante reservatório de glicogênio, a redução de seu volume, traduzida pela diminuição da circunferência abdominal (CA), habitualmente é o primeiro sinal de que algum processo fisiopatológico possa estar se iniciando. Uma medida da CA abaixo do percentil 10 tem-se mostrado marcador de maior sensibilidade para o diagnóstico de CIUR, ao passo que o cálculo do peso fetal abaixo do percentil 10 é o marcador de maior especificidade. Como o crescimento do polo cefálico é privilegiado, esse segmento não apresenta defasagem de crescimento tão relevante quanto o do abdome, além do fato de que os segmentos do tronco e membros terão seus crescimentos prejudicados antes do polo cefálico. Realizar a biometria de modo dedicado e interpretá-la corretamente permite inferir tanto o diagnóstico de redução do padrão de crescimento fetal como o grau de evolução através da visão longitudinal da gestação.

Representa um desafio a distinção entre o feto que apresenta crescimento restrito e aquele que simplesmente é pequeno para a idade gestacional por origem constitucional. Para este último, não se espera que haja desproporção entre as medidas dos diversos segmentos, além do fato de que o padrão de fluxo dos diversos segmentos, materno e fetal, se mostrar dentro dos limites da normalidade. Nos fetos com CIUR é possível encontrar aumento da resistência na artéria umbilical, redução da resistência na artéria cerebral e alteração da relação umbilicocerebral. A investigação da história obstétrica e do padrão constitucional familiar pode reforçar a convicção diagnóstica.

PONTOS CRÍTICOS E CONSIDERAÇÕES FINAIS

As artérias uterinas são, em síntese, marcadores da adaptação placentária e um *screening* para pré-eclâmpsia e CIUR, as umbilicais são marcadores da reserva funcional placentária, as cerebrais médias são marcadores do mecanismo de compensação fetal e o ducto venoso é marcador da descompensação e da exaustão do mecanismo de compensação.

Diante do fato de a dopplervelocimetria poder detectar um *status* hipoxêmico bem mais cedo do que o PBF e a CTB, o primeiro questionamento que naturalmente se faz é se esses métodos da propedêutica da vitalidade fetal ainda têm espaço na medicina atual. Um ponto extremamente importante a ser ressaltado é que existe uma gama muito variada de processos fisiopatológicos subjacentes que levam uma gravidez a se tornar de alto risco com chances de comprometimento fetal. Além disso, são poucas as ferramentas propedêuticas dispoíveis para se compreender o complexo universo no qual vive o feto, não sendo prudente abrir mão diante de tanta escassez.

Sabe-se que até a 28ª semana de idade gestacional a chance de sobrevivência aumenta 2% a cada dia que o feto permanece no ambiente intrauterino. Esse percentual passa para 1% de 28 a 32 semanas, enquanto a mortalidade e a morbidade neonatais progressivamente se reduzem. Assim, deve-se esforçar para manter a gravidez nessa fase tão precoce, cujas chances do recém-nascido no ambiente hospitalar são tão adversas.

O PBF tem uma confiável e reprodutível relação com o pH fetal independentemente da idade gestacional. Um pH fetal médio de 7,20 se associa a um PBF ≤4, e um escore <2 apresenta sensibilidade de 100% para acidemia. Enquanto o PBF apresenta uma estreita relação com o nível de pH fetal, há uma ampla variação do pH entre os fetos que mantêm estudo Doppler alterado. Por outro lado, o PBF, quando utilizado isoladamente, tem limitado poder de predição de deterioração em uma visão longitudinal, o que é mais bem demonstrado pelo estudo dopplervelocimétrico com múltiplos vasos.

Como propôs Vintzileos em 2000, nem todo método propedêutico terá utilidade para toda gestação de alto risco. Deve-se, então, inicialmente compreender qual o processo fisiopatológico que está subjacente à gestação com a qual se depara, como descrito no Quadro 116.5.

A partir daí, podem e devem ser utilizadas várias ferramentas propedêuticas para avaliar o bem-estar do feto em uma mesma gestação. Vintzileos, porém, elege aquela que é mais específica para a fisiopatologia subjacente em questão, ou seja, a que deve ter prioridade para execução, como sumarizado a seguir, com pequenas modificações no Quadro 116.6.

Quadro 116.5 Fisiopatologia do comprometimento fetal

Hipertensão, pré-eclâmpsia, doença vascular, renal ou do colágeno: redução do fluxo sanguíneo uteroplacentário
Pós-datismo e alguns CIUR idiopáticos: redução da troca gasosa ("defeito da membrana trofoblástica")
Diabetes insulino-dependente: metabólica (hiperglicemia)
Ruptura prematura da bolsa e infecção intra-amniótica: sepse
Isoimunização Rh, hemorragia materno-fetal e infecção por parvovírus B19: anemia
Arritmia e hidropisia não imune: insuficiência cardíaca
Cordão umbilical "emaranhado" (gemelar monoamniótico), inserção velamentosa do cordão, apresentação funicular e oligoidrâmnio: acidente do cordão

Fonte: Vintzileos AM, 2000.

Quadro 116.6 Teste de *screening* específico

Redução do fluxo sanguíneo: Doppler
Redução da troca gasosa: US (crescimento e LA)
Metabólica (hiperglicemia): glicemia materna, LA e pesquisa de macrossomia fetal
Sepse: amniocentese
Anemia: amniocentese e cordocentese
Insuficiência cardíaca: US (hidropisia) e Doppler venoso
Acidente com cordão: color Doppler

Fonte: modificado de Vintzileos AM, 2000.

Assim, o estudo da vitalidade fetal visa à identificação dos fetos que necessitam intervenção, seja com o intuito de melhorar suas condições intrauterinas, seja para mudar seu hábitat a partir da detecção de hostilidade no ambiente materno-fetal. O objetivo é favorecer o crescimento e o desenvolvimento de cidadãos saudáveis que possam usufruir a diversidade da vida humana.

Contudo, apesar de todo avanço tecnológico, não há método que tenha maior capacidade de predizer o prognóstico de uma gravidez do que a idade gestacional. Esta é o principal parâmetro de risco para mortalidade neonatal, síndrome da angústia respiratória e hemorragia intraventricular. Por isso, é fundamental sempre confirmar a idade no primeiro trimestre de qualquer gravidez com a US e, diante da intenção de interromper uma gestação prematura, fazer uso da corticoterapia, que tanto reduz essas três complicações. Contudo, deve-se ter cuidado ao avaliar o bem-estar fetal nas primeiras 24 a 72 horas após a corticoterapia, pois as variabilidades da frequência cardíaca fetal e os movimentos respiratórios e corporais fetais se reduzem nesse período, criando fator de confusão com real deterioração das condições fetais. O volume do LA e os parâmetros dopplervelocimétricos não se alteram nesse período, sendo, por isso, ferramentas prioritárias na avaliação do bem-estar fetal nessa fase.

A partir do diagnóstico de hipoxemia, a primeira e obrigatória pergunta é: qual a idade gestacional? Diante de uma gestação em que os riscos da prematuridade, com base nos recursos disponíveis, suplantam aqueles da permanência intrauterina, deve-se lançar mão dos diversos marcadores de descompensação fetal para se definir o *timing* da interrupção. Deve-se lançar mão de CTB, PBF, Doppler arterial e venoso, mantendo-se as medidas de suporte que o quadro clínico exige. Isso porque há uma grande diversidade de acometimentos materno-fetais com grande variabilidade de gravidade como do grau de progressão das patologias.

Em razão dessa grande diversidade de processos fisiopatológicos que acometem o binômio mãe-feto e da resposta muitas vezes individualizada, nem sempre se deve esperar a sequência mais conhecida e descrita de alterações dos parâmetros de avaliação do bem-estar fetal que, por serem mais frequentes nos fetos com CIUR de início precoce, são mais numerosos do que naqueles com CIUR de início tardio, que é a deterioração das variáveis na seguinte ordem cronológica: artérias uterina, umbilical e cerebral média, volume de LA, ducto venoso e perfil biofísico fetal. Haverá fetos que não responderão a essa sequência durante a piora de seu estado geral, obrigando a realização de todos os métodos para se ter mais confiança na tomada de decisão da conduta com base tanto no quadro clínico-laboratorial como nos diversos parâmetros de avaliação do bem-estar.

Um frequente questionamento diz respeito à idade gestacional em que se deve iniciar a vigilância fetal. Obviamente, dependerá da época de início do agravo à gestação, mas deve-se ter em mente que todo método propedêutico deve ser utilizado na medida em que possa interferir na conduta clínica. Assim, opta-se por iniciar a avaliação longitudinal a partir de 24 a 28 semanas de idade gestacional.

Diante da detecção de risco de hipoxemia/acidemia fetal, qual deve ser a periodicidade de realização dos exames? Como o principal objetivo da avaliação da vitalidade fetal é evitar natimorto e deterioração fetal irreversível, deve-se estipular uma frequência com base na velocidade de progressão da doença, quando a interrupção ainda não é indicada. Não existem protocolos consensuais quanto a esse tema, os quais são calcados em opiniões de *experts*. Dessa maneira, a proposta a seguir jamais deve ser considerada uma trilha que deve ser seguida de modo idêntico em todos os casos, mas sim um caminho que pode auxiliar a condução dos casos.

Para fetos com CIUR de início precoce com aumento isolado de 2 desvios padrões do IP da artéria umbilical, pode-se optar por realizar o estudo dopplervelocimétrico a cada 2 semanas e o PBF semanalmente. Caso haja redução da resistência ao fluxo na artéria cerebral ou alteração da razão dos índices umbilicocerebrais, o ideal é a realização de estudo Doppler de PBF semanalmente. Diante de ausência do fluxo diastólico final na artéria umbilical, devem ser considerados a internação, o estudo Doppler e o PBF realizados duas vezes a cada semana. Havendo progressão para reversão de tal fluxo, índices dopplervelocimétricos elevados do ducto venoso e/ou oligoidrâmnio (maior bolsão de LA <2cm), além da internação, devem ser realizados estudo Doppler e PBF três vezes por semana e cardiotocografia diariamente. Em situação mais agravada diante de ausência/reversão da onda A do ducto venoso, deve-se optar por internação e realização diária de estudo Doppler e PBF, além de programar a interrupção da gravidez.

Já para os fetos com CIUR de início tardio (>34 semanas), caso haja aumento isolado de 2 desvios padrões do IP da artéria umbilical, o estudo dopplervelocimétrico e o PBF podem ser realizados semanalmente. Diante da redução da resistência do fluxo na artéria cerebral ou alteração da razão dos índices umbilicocerebrais, o ideal é a realização do estudo Doppler e PBF duas a três vezes por semana.

Enfim, em fetos com CIUR precoce, graves alterações no estudo Doppler da artéria umbilical e do ducto venoso podem ser identificadas previamente às alterações no PBF e à ocorrência de natimorto. Por outro lado, nos fetos com CIUR tardio, o PBF habitualmente não se altera, sendo o fluxo da artéria cerebral média o único parâmetro que geralmente se altera e norteia o padrão de acompanhamento.

Assim, se a idade gestacional é compatível com boa sobrevida neonatal e baixa morbidade, o risco de manter o feto em ambiente hostil e hipóxico pode ser maior, levando à alta incidência de complicações não só perinatais, mas que poderão repercutir por toda a vida.

MENSAGENS-CHAVE

- O monitoramento do bem-estar fetal é a principal ferramenta para evitar o natimorto e o nascimento de criança com hipoxemia/acidemia, que pode reduzir a qualidade de vida do indivíduo ao longo de sua existência.
- O PBF e o estudo Doppler devem ser sempre realizados em conjunto para ampliar a capacidade diagnóstica e identificar a progressão da gravidade.
- Diante de um resultado de 8/8 do PBF, pode-se prescindir da realização da cardiotocografia basal.
- O estudo Doppler da artéria uterina no primeiro trimestre tem capacidade preditiva de identificação de desenvolvimento de pré-eclâmpsia e CIUR.
- Diante de alteração do Doppler da artéria uterina no primeiro trimestre em gestantes de baixo risco para pré-eclâmpsia, o uso profilático de ácido acetilsalicílico reduz a chance de desenvolver pré-eclâmpsia a níveis similares aos dessa terapia em gestantes com risco elevado prévio de desenvolver pré-eclâmpsia.
- Existem dois padrões fisiopatológicos diferentes entre os casos que se iniciam precoce e tardiamente com o desenvolvimento de pré-eclâmpsia e CIUR.
- Quadros clínicos com início precoce são marcados por alterações do fluxo da artéria umbilical e do ducto venoso antes da modificação do PBF.
- Quadros clínicos com início tardio podem apresentar como única alteração a redução do IP da artéria cerebral média.
- O intervalo do monitoramento deve ser fundamentado na associação dos quadros clínico e laboratorial e no estudo de avaliação fetal, considerando a gravidade, a resposta à terapia instituída e o grau de deterioração do quadro clínico.

Jamais se deve esperar que o quadro clínico de duas gestantes se comporte da mesma maneira, assim como não se pode assegurar, previamente, qual será a progressão das alterações nos parâmetros do bem-estar fetal. A condução individualizada é o que torna o obstetra um profissional tão especial, capaz de aquilatar cada gestação como única, de correr riscos calculados e decidir sobe o futuro desconhecido com base em conhecimentos que nem sempre se repetirão, o que permite a chegada de novos cidadãos, não simplesmente vivos, mas saudáveis para usufruir a diversidade da vida.

Leitura complementar

Baschat AA, Galan HL, Bhide A. Doppler and biophysical assessment in growth restricted fetuses: distribution of test results. Ultrasound Obstet Gynecol 2006; 27(1): 41-7.

Baschat AA, Gembruch U, Harman CR. The sequence of changes in Doppler and biophysical parameters as sever fetal growth restriction worsens. Ultrasound Obstet Gynecol 2001; 18(6):571-7.

Crimmins S, Desai A, Block-Abraham D, Berg C, Gembruch U, Baschat AA. A comparison of Doppler and biophysical findings between live-born and stillborn growth-restricted fetuses. Am J Obstet Gynecol 2014; 211(6):669.e1-10.

Gómez O, Figuras F, Fernández S et al. Reference ranges of uterine artery mean pulsatility index at 11-41 weeks of gestation. Ultrasound Obstet Gynecol 2008; 32(2):128-32.

Manning FA. Medicina fetal. Rio de Janeiro (RJ): Revinter 2000.

Müller T, Nanan R, Rehn M, Kristen P, Dietl J. Arterial and ductus venous Doppler in fetuses with absent or reverse end-diastolic flow in the umbilical artery: Correlation with short-term perinatal outcome. Acta Obstet Gynecol Scand 2002; 81(9):860-6.

Pastore AR, Pastore D. Dopplervelocimetria em obstetrícia. In: Ultrassonografia em Ginecologia e Obstetrícia. São Paulo: Revinter 2010:698-733.

Tekay A, Campbell S. Ultra-Sonografia com Doppler em Obstetrícia. In: Ultrassonografia em Obstetrícia e Ginecologia. Rio de Janeiro: Guanabara Koogan SA 2002; 637:81.

Turan OM, Turan S, Gungor S et al. Progression of Doppler abnormalities in intrauterine growth restriction. Ultrasound Obstet Gynecol 2008; 32(2):160-7.

Tutan S, Turan OM, Berg C et al. Computadorized fetal heart rate analysis. Doppler ultrasound and biophysical profile score in the prediction of acid-base status of growth-restricted fetuses. Ultrasound Obstet Gynecol 2007; 30(5):750-6.

Seravalli V, Baschat AA. A uniform management approach of optimize outcome in fetal growth restriction. Obstet Gynecol Clin North Am 2015; 42(2):275-88.

Velauthar L, Plana MN, Kalidindi M et al. First-trimester uterine artery Doppler and adverse pregnancy outcome: a meta-analysis involving 55.974 women. Ultrasound Obstet Gynecol 2014; 43(5):500-7.

Vintzileos AM. Antenatal assessment for the detection of fetal asphyxia an evidence-based approach using indication-specific testing. Ann N Y Acad Sci 2000; 900:137-50.

Zugaib M. Vitalidade fetal. São Paulo: Atheneu, 2000.

CAPÍTULO 117

Avaliação da Vitalidade Fetal Intraparto

Guilherme de Castro Rezende
Karla Rodrigues Pinheiro
Ana Clara Tiso Figueiredo

INTRODUÇÃO

A manutenção do aporte de oxigênio oferecido pela mãe é essencial para a vida do feto, tornando-se um desafio durante o trabalho de parto. O feto precisa de oxigênio e glicose para manter o metabolismo celular aeróbico, sua principal fonte de energia. Embora a glicose possa ser estocada e utilizada de acordo com a necessidade, o oxigênio precisa ser fornecido de maneira contínua, e uma interrupção desse aporte em poucos minutos é suficiente para expor o feto a sérios riscos. A hipoxemia e a hipoxia fetal são decorrentes da redução do aporte de oxigênio, que depende de fatores como circulação e respiração maternas, perfusão placentária, trocas gasosas na placenta, cordão umbilical e circulação fetal.

Na ausência de oxigênio, o metabolismo anaeróbico mantém por curto período a produção de energia nas células fetais, sendo bem menos eficiente e produzindo ácido lático. A acidose metabólica se instala em consequência de altas concentrações do íon hidrogênio intracelular, no fluido extracelular e na circulação fetal, podendo ocasionar a morte celular e lesão tecidual.

As contrações uterinas durante o trabalho de parto comprimem os vasos miometriais, diminuindo a perfusão placentária e podendo chegar a reduzir em até 60% o fluxo sanguíneo nas artérias uterinas. A compressão do cordão umbilical por partes fetais e pela parede uterina, durante as contrações, reduz momentaneamente a circulação nos vasos umbilicais, podendo também diminuir o aporte de oxigênio ao feto. A frequência, a duração e a intensidade das contrações e o intervalo entre as contrações determinam a magnitude desses eventos.

Outras condições que podem diminuir o aporte de oxigênio materno são a posição supina da mãe durante o trabalho de parto e as complicações maternas respiratórias e circulatórias, possivelmente decorrentes, por exemplo, da hipotensão da própria analgesia de parto, do descolamento prematuro da placenta, do prolapso de cordão umbilical, de distocia de ombro e *vasa* prévia.

O principal objetivo da monitorização fetal intraparto é a identificação de fetos que estão sendo oxigenados de maneira inadequada, sendo possível, a reversão de uma situação ou a realização imediata do parto antes da ocorrência de lesão causada por hipoxia e acidose.

A ausculta da frequência cardíaca fetal (FCF) se tornou parte na rotina da assistência ao parto em muitos países no século XX e permanece como importante método de monitoramento em países em desenvolvimento. No século XX, vários avanços tecnológicos possibilitaram o desenvolvimento de formas de monitorização eletrônica contínua da FCF em conjunto com o registro das contrações uterinas, método chamado de cardiotocografia (CTG).

A avaliação de amostras sanguíneas coletadas no couro cabeludo fetal durante o trabalho de parto se tornou possível no mesmo momento da CTG, e, após certo tempo, outros métodos de avaliação da vitalidade fetal intraparto foram desenvolvidos, incluindo monitorização do pH fetal, medida do lactato fetal, oximetria de pulso fetal e análise do segmento ST fetal.

Enquanto a maioria dos casos de paralisia cerebral ocorre em consequência de lesão antenatal, uma proporção significativa, principalmente em fetos a termo, é atribuída à hipoxia intraparto (10% a 20%). A acidose metabólica no sangue de cordão coletado imediatamente após o parto é a única maneira de demonstrar hipoxia fetal intraparto. Cerca de 63% dos casos de hipoxia intraparto ocorrem em gestações sem fatores de risco prévios.

Apesar dos avanços na avaliação da vitalidade fetal antenatal e intraparto, as taxas de casos de paralisia cerebral não diminuíram nos últimos 30 anos. Uma revisão sistemática recente concluiu que a asfixia intraparto permanece como o principal fator de risco para paralisia cerebral em nascidos a termo. A paralisia cerebral e outras sequelas neurológicas da encefalopatia hipóxico-isquêmica intraparto, que se manifesta nas primeiras 48 horas de vida, têm impacto financeiro significativo para os sistemas de saúde em todo o mundo. Consequentemente, percebe-se o esforço de desenvolvimento de técnicas que promovam adequada avaliação da vitalidade fetal intraparto com o objetivo de anular ou minimizar os danos neurológicos decorrentes da asfixia intraparto.

Embora o principal objetivo da monitorização fetal intraparto seja evitar desfechos neonatais adversos decorrentes da hipoxia/acidose fetal, é também importante que esse procedimento não resulte em intervenções obstétricas desnecessárias, como cesarianas e partos instrumentalizados, aumentando os riscos maternos e fetais.

TÉCNICAS UTILIZADAS NA MONITORIZAÇÃO FETAL INTRAPARTO

Ausculta fetal intermitente

A ausculta fetal intermitente é uma técnica utilizada para ouvir os batimentos cardíacos fetais em curto tempo, sem a exibição de um traçado padrão, fazendo parte da monitorização intraparto em mulheres de baixo risco ou mesmo para casos cujos contextos não apresentem alternativas disponíveis de monitoramento. Os profissionais de saúde que prestam cuidados no trabalho de parto devem ser hábeis em sua execução, interpretando, por sua vez, suas conclusões a fim de adotar as medidas apropriadas.

Os instrumentos utilizados com essa finalidade são o estetoscópio de Pinard (Figura 117.1), o mais comumente utilizado, e o de De Lee, utilizado alternativamente em alguns países, como os EUA. Mais recentemente foram incorporados à prática os dispositivos eletrônicos portáteis que se baseiam no efeito de Doppler (Figura 117.2), uma tecnologia similar para o controle externo dos batimentos cardíacos fetais, como a CTG.

Como as outras formas de monitorização fetal, o principal objetivo da ausculta cardíaca intermitente é a identificação de fetos com hipoxia/acidose de modo a promover medidas eficazes antes da ocorrência de lesões (Quadro 117.1).

A ausculta cardíaca intermitente é recomendada para todos os trabalhos de parto em ambientes onde não há acesso à CTG ou que não contam com os recursos necessários para realizá-la. Quando CTG é acessível, esse método pode ser utilizado para o monitoramento de casos de baixo risco. Entretanto, alguns autores acreditam que a CTG contínua deve ser utilizada para o monitoramento do período expulsivo, apesar de não haver evidência científica para tal.

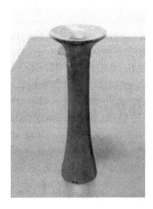

Figura 117.1 Estetoscópio de Pinard.

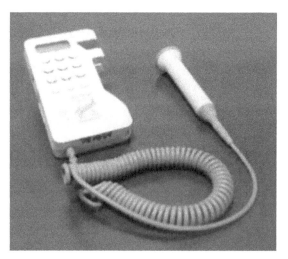

Figura 117.2 Dispositivo Doppler manual.

Quadro 117.1 Vantagens e desvantagens dos instrumentos utilizados para ausculta intermitente

	Vantagens	Desvantagens
Estetoscópio de Pinard Estetoscópio de De Lee	Baratos Prontamente disponíveis na maioria dos centros	Pode ser difícil utilizá-los em certas posições maternas
Sonar Doppler	Mais confortável para as mulheres BCF audível para todos na sala Pode ser utilizado em várias posições maternas e localizações Pode calcular e exibir os valores da FCF	Mais caro adquiri-lo e mantê-lo (recarregar bateria) Provavelmente é mais sensível a traumas mecânicos Pode exibir a FC materna

Esse método facilita a avaliação de outros parâmetros físicos, como temperatura e padrão respiratório maternos, palpação direta dos movimentos fetais e monitorização das contrações uterinas. A ausculta intermitente possibilita a monitorização do coração fetal em várias posições e locais, além de favorecer a mobilidade das mulheres em trabalho de parto, beneficiando o processo. Esse método representa importante solução em situações com recursos escassos. Os profissionais envolvidos na assistência ao parto devem ser treinados para utilizar esse método, sendo necessário tempo para a curva de aprendizado para identificação dos padrões alterados. Os valores mensurados devem ser registrados por esses profissionais no prontuário.

As recomendações para a realização da ausculta cardíaca intermitente estão descritas no Quadro 117.2.

As características consideradas anormais na ausculta intermitente estão descritas no Quadro 117.3. Em ambientes onde a CTG está disponível são indicações imediatas para seu uso: FCF <110bpm por mais de 3 minutos, FCF >160bpm durante três contrações e taquissistolia.

Quadro 117.2 Recomendações práticas para ausculta intermitente e monitorização de contrações uterinas e da frequência cardíaca materna durante o parto

Características a avaliar		O que registrar
Batimento cardíaco fetal (BCF)	BCF por no mínimo 60 segundos; por três contrações se o BCF está fora da faixa normal (110 a 160bpm) Cronometragem: durante e pelo menos 30 segundos depois de uma contração Intervalo: a cada 15 minutos no primeiro estágio do parto e a cada 5 minutos no segundo estágio do parto	Linha de base (como um único número contado em bpm) presença ou ausência de acelerações e desacelerações
Contrações uterinas	Antes e durante a ausculta cardíaca fetal	Frequência em 10 minutos
Movimentos fetais	Na evolução das contrações uterinas	Presença ou ausência
Frequência cardíaca materna	Na ausculta cardíaca	Batimentos por minuto

Quadro 117.3 Características anormais na ausculta intermitente

Linha de base	<110bpm ou >160bpm
Desacelerações	Presença de desacelerações repetidas ou prolongadas (>3 minutos)
Contrações	Mais de cinco contrações em 10 minutos

Em locais onde a CTG não está disponível, se for detectado um valor de FCF <110bpm por mais de 5 minutos na ausência de hipotermia materna ou terapia com betabloqueador, deve ser considerada a realização imediata de cesariana ou instrumentação de parto vaginal, de acordo com as condições obstétricas e os recursos locais. Um valor >160bpm sustentado por pelo menos três contrações sugere taquicardia fetal, motivando avaliação da temperatura e de sinais de infecção intrauterina. Na taquicardia fetal isolada deve-se aumentar a frequência da ausculta. No caso de desacelerações que se iniciam 20 segundos após o começo das contrações e demoram 30 segundos para retornar à linha de base (desacelerações tardias), ou quando as desacelerações duram mais de 3 minutos (desacelerações prolongadas), hipoxia/acidose devem ser consideradas. Quando esses achados ocorrem durante o período expulsivo, a parturiente deve interromper os puxos na tentativa de melhorar o padrão da FCF mas, se não houver melhora, o parto deverá ser realizado.

Cardiotocografia

A FCF é gravada continuamente por meio de um transdutor colocado sob o abdome materno (externa) ou de um eletrodo fixado no escalpe fetal (interna) e impressa em um papel. Em alguns países, a CTG é utilizada como parte da rotina de assistência ao parto.

Posição materna

A posição materna supina e reclinada pode resultar em compressão dos grandes vasos pelo útero materno, comprometendo a perfusão placentária e a oxigenação fetal. Portanto, deve ser evitada a monitorização prolongada nessa posição. O decúbito lateral, a posição semissentada e as posições verticais são consideradas as opções preferenciais.

A aquisição da CTG pode ser realizada por meio de sensores portáteis que transmitem os sinais via *wire less* para um monitor fetal, em um processo denominado telemetria. Essa solução oferece à parturiente liberdade de movimento durante o trabalho de parto. Os sistemas de telemetria diferem quanto à distância máxima entre a paciente e o monitor que possibilite transmissão adequada dos sinais.

Escalas de papel para o registro da CTG

A escala horizontal para o registro da CTG é comumente chamada de "velocidade de papel", e as opções disponíveis são 1, 2 e 3cm/min. A escolha da velocidade de papel varia de acordo com diferentes países, sendo a de 1cm/min a mais frequentemente utilizada. A escala vertical para o registro também pode ser diferente, e as alternativas disponíveis são 20 ou 30bpm/cm.

Monitorização da FCF (externa e interna)

A monitorização externa utiliza um transdutor ultrassonográfico Doppler que detecta o movimento das estruturas cardíacas. Esse tipo de monitorização é mais propenso à perda de sinal e pode inadvertidamente monitorizar a frequência cardíaca materna, além de produzir alguns artefatos, como a dupla contagem.

A monitorização interna utiliza um eletrodo descartável, geralmente aplicado ao escalpe fetal, que avalia intervalos sucessivos entre os batimentos cardíacos, identificando ondas R no complexo QRS do eletrocardiograma fetal. Esse método, que apresenta maior acurácia na avaliação dos ciclos cardíacos, porém é mais caro, exige que as membranas estejam rotas e é contraindicado em algumas situações, como em pacientes com herpes genital ativo, HIV-positivos e com hepatites B, C, D e E, em virtude do risco de transmissão vertical. Também não deve ser utilizado em fetos com suspeita de doenças hematológicas e em prematuros extremos (idade gestacional <32 semanas).

A monitorização externa é recomendada como método inicial de rotina para CTG intraparto, fornecendo um traçado de qualidade da FCF. Convém ter cuidado especial com o reposicionamento do transdutor durante o período expulsivo, e em alguns casos pode ser necessário o monitoramento interno para confirmar ou não as arritmias cardíacas suspeitas.

Monitorização das contrações uterinas (externa e interna)

A monitorização externa das contrações uterinas é obtida por meio de um tocodinamômetro posicionado no abdome materno com a finalidade de registrar a frequência das contrações, não possibilitando a aquisição de informações precisas sobre a intensidade e a duração das contrações.

A monitorização interna das contrações uterinas utiliza um cateter intrauterino e fornece informações quantitativas quanto à intensidade e à duração das contrações, como o tônus uterino basal, mas esse cateter descartável é caro e exige a ruptura da bolsa para sua implantação. A hemorragia uterina de causa deconhecida e a placenta prévia são contraindicações para seu uso. Além disso aumenta levemente o risco de hemorragia placentária, perfuração uterina, lesão fetal e infecção. O uso desse cateter não é recomendado na prática clinica.

Monitorização simultânea da frequência cardíaca materna

A monitorização simultânea da frequência cardíaca materna pode ser usada em situações específicas quando não é possível diferenciar a FCF da materna (p. ex., bloqueio atrioventricular total fetal).

Monitorização de parto gemelar

A monitorização externa nas gestações gemelares deve ser feita preferencialmente com monitores com dois canais, de modo a possibilitar a avaliação de traçados simultâneos. Durante o período expulsivo, a monitorização externa é aceitável quando há aquisição de traçados de boa qualidade. Caso não seja possível, existe a possibilidade de realizar o monitoramento interno do feto que se apresenta no canal do parto.

Armazenamento de dados

Todos os traçados da CTG devem ser identificados com nome da paciente, o local de gravação, a "velocidade do papel" e a data e a hora de início e fim da aquisição.

Análise do traçado

Linha de base

A linha de base é aquela em torno da qual os batimentos cardíacos fetais se mantêm, observando-os por 10 minutos:

- **Linha de base normal:** um valor entre 110 e 160bpm. Os fetos pré-termo tendem a apresentar valores próximos ao limite superior e os pós-termo, valores próximos ao limite inferior.
- **Taquicardia:** linha de base >160bpm, durante mais de 10 minutos. A febre materna é a causa mais comum de taquicardia. Outras possíveis causas são analgesia peridural, medicamentos beta-adrenérgicos (salbutamol, terbutalina), bloqueadores parassimpáticos (escopolamina, atropina) e fetos com taquicardia supraventricular e *flutter atrial*.
- **Bradicardia:** linha de base <110bpm, durante mais de 10 minutos. Valores entre 100 e 110bpm podem ocorrer em fetos normais, especialmente nos pós-termo. Outras possíveis causas seriam hipotermia materna, administração de betabloqueadores e fetos com bloqueio atrioventricular.

Variabilidade

A variabilidade é a oscilação da FCF consequente à interação do sistema nervoso autônomo simpático, que estimula o aumento da FCF, com o parassimpático, que estimula a diminuição da FCF:

- **Variabilidade normal:** entre 5 e 25bpm.
- **Variabilidade reduzida:** >5bpm por mais de 50 minutos em segmentos da linha de base ou por mais de 3 minutos durante as desacelerações. A variabilidade reduzida pode ocorrer em razão da hipoxia/acidose no sistema nervoso central (SNC), resultando em decréscimo da atividade simpática e parassimpática, mas pode também ser decorrente de lesão cerebral prévia, infecção, medicamentos depressores do SNC ou bloqueadores parassimpáticos.
- **Variabilidade aumentada (padrão saltatório):** >25bpm por mais de 30 minutos. A fisiopatologia desse padrão não é completamente compreendida, mas parece ser decorrente de desacelerações recorrentes, quando a hipoxia e a acidose ocorrem rapidamente, provavelmente causada por uma instabilidade autonômica fetal.

Acelerações

As acelerações descrevem o aumento abrupto (início do pico em menos de 30 segundos) da FCF acima da linha de base, >15bpm de amplitude, e com duração de 15 segundos a 10 minutos.

A maioria das acelerações coincide com os movimentos fetais e constituem um sinal de resposta neurológica fetal sem hipoxia/acidose. A ausência de acelerações em uma CTG intraparto tem significado incerto, sendo improvável indício de hipoxia/acidose fetal.

Desacelerações

As desacelerações se caracterizam pelo decréscimo da FCF de >15bpm em amplitude em relação à linha de base e duração maior do que 15 segundos:

- **Desacelerações precoces:** ocorrem simultaneamente às contrações, são curtas e rasas com a variabilidade normal. Acredita-se que são causadas pela compressão do polo cefálico fetal e não indicam hipoxia/acidose fetal.
- **Desacelerações tardias (forma de U e/ou redução da variabilidade):** ocorrem com início gradual e/ou retorno gradual para a linha de base e/ou com variabilidade reduzida durante a desaceleração. Iniciam-se 20 segundos a partir do começo da contração uterina. O tempo decorrente entre o fundo da desaceleração e o valor máximo da contração é ≥30 segundos. Essa desaceleração é indicativa de resposta quimiorreceptora mediada à hipoxemia fetal. Quando está associada à perda da variabilidade e à ausência de acelerações transitórias, traduz importante comprometimento da saúde fetal.
- **Desacelerações variáveis (formato de V):** ocorrem com queda abrupta (início ao nadir em menos de 30 segundos), boa variabilidade e rápido retorno à linha de base, e

formato, tamanho e correlação com contrações variáveis. Representam a maioria das desacelerações durante o trabalho de parto, traduzindo uma resposta mediada por barorreceptores ao aumento da pressão arterial que ocorre com a compressão do cordão umbilical. Raramente estão associadas a hipoxia/acidose fetal, a menos que apresentem variabilidade reduzida e sua duração ultrapasse os 3 minutos.
- **Desacelerações prolongadas:** duração >3 minutos. Podem envolver uma resposta mediada por quimiorreceptor, indicando, assim, hipoxemia. Desacelerações com FCF se mantendo <80bpm e variabilidade reduzida são frequentemente associadas a sofrimento fetal agudo e necessitam intervenção imediata.
- **Padrão sinusoidal:** um traçado regular, liso, ondulatório, semelhante a uma onda sinusoidal, com a amplitude de 5 a 15bpm a uma frequência de três a cinco ciclos por minuto. Esse padrão dura mais de 30 minutos e coincide com ausência de acelerações. A fisiopatologia desse padrão não é compreendida, mas está associada a anemia grave (isoimunização pelo fator Rh, transfusão feto-fetal e ruptura de *vasa* prévia).
- **Padrão pseudossinusoidal:** traçado que se assemelha ao padrão sinusoidal, mas com a aparência mais irregular, como "dente de serra". Sua duração raramente excede 30 minutos e se caracteriza por padrões normais antes e depois. Esse padrão tem sido descrito após a administração de analgésicos à mãe e em períodos de sucção fetal.

Classificação do traçado (Quadro 117.4)
Tipos de hipoxia intraparto
Hipoxia gradual
O processo hipoxêmico ocorre gradualmente, podendo durar horas, o que dá ao feto condições de ativar um mecanismo compensatório. A primeira característica consiste na presença de desacelerações, e, se o processo continua, as acelerações desaparecem na tentativa de o feto economizar oxigênio e energia. O próximo passo consiste na liberação de catecolaminas pelo feto, levando à manutenção da perfusão em órgãos vitais (coração, cérebro e suprarrenais) mediante o aumento da FCF (aumento da linha de base na CTG) e do débito cardíaco. A continuidade do processo leva a uma hipoxia cerebral com consequente perda da variabilidade do traçado da CTG e, finalmente, a hipoxia do miocárdio associada a acidose ocasiona uma bradicardia terminal que antecede a morte fetal (Figura 117.3).

Hipoxia aguda
A hipoxia aguda é caracterizada por queda abrupta da linha de base da CTG, chamada de desaceleração prolongada. Se a duração é menor do que 3 minutos e retorna à linha de base com boa variabilidade, é considerada uma característica suspeita. Se permanecer por mais de 3 minutos, é considerada uma característica anormal e exige intervenção imediata. Inicialmente devem ser excluídos descolamento de placenta, ruptura uterina e prolapso de cordão, além de duas causas iatrogênicas: hiperestimulação causada por ocitocina ou prostaglandina e hipotensão secundária à posição supina ou à analgesia peridural (Figura 117.4).

Hipoxia subaguda
O quadro de hipoxia subaguda, que se desenvolve por 30 a 60 minutos, é caracterizado por desaceleração profunda e extensa, com a FCF ficando mais tempo na desaceleração (>90

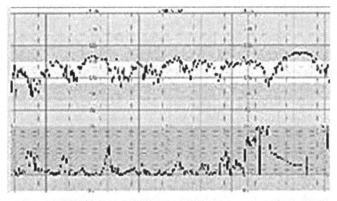

Figura 117.3 Hipoxia gradual. Notam-se a presença de desacelerações, a ausência de acelerações e o aumento da linha de base (catecolaminas) para compensar o estresse hipoxêmico contínuo. Observa-se a presença de variabilidade atípica e de desacelerações tardias.

Quadro 117.4 Critérios de classificação CTG (FIGO, 2015), interpretação e recomendação de conduta

	Normal	Suspeito	Patológico
Linha de base	110 a 160bpm	Ausência de pelo menos uma característica do padrão normal, mas sem características patológicas	<100bpm
Variabilidade	5 a 25bpm		Redução da variabilidade >50 minutos, aumento da variabilidade >30 minutos ou padrão sinusoidal >30 minutos
Desacelerações	Desacelerações repetitivas ausentes		Desacelerações repetitivas tardias ou prolongadas durante >30 minutos ou 20 minutos se variabilidade reduzida ou desaceleração prolongada >5 minutos
Interpretação	Feto sem hipoxia/acidose	Feto com baixa probabilidade de ter hipoxia/acidose	Feto com alta probabilidade de ter hipoxia/acidose
Conduta	Não há necessidade de intervenção	Corrigir causas reversíveis, monitorização interna ou uso de tecnologias adjuvantes para avaliar a oxigenação fetal	Ação imediata para corrigir possíveis causas, uso de tecnologias adjuvantes para avaliar a oxigenação fetal ou, se essas ações não forem possíveis, realizar o parto. Em situações agudas (prolapso de cordão, ruptura uterina ou descolamento de placenta), realizar o parto imediatamente

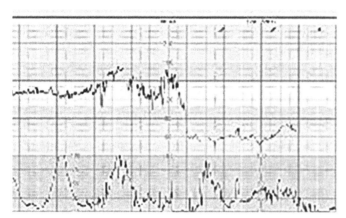

Figura 117.4 Hipoxia aguda. Nota-se uma queda abrupta com a FCF <80bpm com perda da variabilidade, mantendo-se por 3 minutos (desaceleração prolongada).

segundos) do que na linha de base (<30 segundos). O manejo envolve intervenção imediata (suspender ocitocina e os puxos maternos) para melhorar o ambiente fetal (Figura 117.5).

Vários fatores, incluindo idade gestacional e medicações administradas à gestante, influenciam as características do traçado da CTG. Como regra geral, se o feto mantém uma linha de base estável e uma variabilidade tranquilizadora, o risco de hipoxia dos órgãos centrais é muito improvável.

A identificação de padrões suspeitos ou patológicos no traçado da CTG não significa obrigatoriamente a necessidade de cesariana ou parto instrumentalizado imediato. A causa subjacente ao padrão alterado pode ser frequentemente identificada e a situação revertida com subsequente recuperação do padrão de oxigenação fetal.

O excesso de atividade uterina (taquissistolia) é a causa mais frequente de hipoxia/acidose fetal, podendo ser revertida com a redução ou a suspensão da infusão de ocitocina, a remoção de prostaglandinas e, em alguns casos, com o uso de agentes tocolíticos, como agonistas beta-adrenérgicos (salbutamol, terbutalina, ritodrina), atosiban e nitroglicerina.

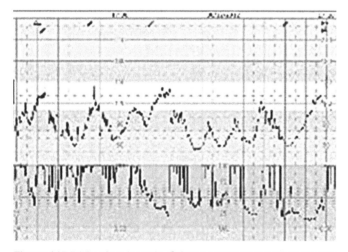

Figura 117.5 Hipoxia subaguda. O feto permanece progressivamente menos tempo em sua linha de base normal (<30 segundos) em comparação com o tempo em que permanece durante as desacelerações, levando a uma queda rápida do pH.

A compressão da artéria aorta e da veia cava maternas pode ocorrer naquelas gestantes em posição supina e ocasionar a redução da perfusão placentária. Nesse caso, deve ser orientada a mudança de posição materna para o decúbito lateral, de modo a reverter o padrão da CTG. A compressão transitória do cordão umbilical é outra causa comum de alteração do traçado da CTG (desacelerações variáveis), podendo também ser revertida com mudança de decúbito ou por amnioinfusão.

A hipotensão materna transitória também pode acontecer durante o trabalho de parto, geralmente após analgesia peridural ou raquianestesia, sendo revertida com a infusão rápida de fluidos e/ou a administração de adrenalina.

Administração inalatória de oxigênio às parturientes é largamente utilizada com o objetivo de melhorar a oxigenação fetal e consequentemente os traçados da CTG, mas estudos randomizados não demonstram a efetividade dessa intervenção, quando isolada, em mães com oxigenação adequada.

Existe uma considerável discordância intra e interobservadores na análise da CTG sobre até que ponto os profissionais experientes se guiam por protocolos bem aceitos. Entretanto, é reconhecido que hipoxia/acidose não têm sido documentadas logo após um traçado de CTG normal, e a capacidade de um traçado anormal da CTG predizer acidose e baixos índices de Apgar é limitada, uma vez que grande percentual de casos suspeitos apresentando traçados patológicos não tem esses desfechos. Portanto, esse é um método sensível, mas com baixa especificidade e baixo valor preditivo positivo.

Tecnologias adjuvantes

Amostra de sangue fetal (análise de pH e lactato)

A análise do sangue fetal durante o trabalho de parto é utilizada para avaliação de pH (gases sanguíneos fetais) e/ou lactato e pode ser usada em casos suspeitos ou quando a CTG apresenta alterações, porém, quando essas alterações forem graves ou agudas, essa análise deve ser dispensada, visto que poderia ocasionar atraso na intervenção com possível modificação do desfecho fetal (Figura 117.6).

Para a execução do procedimento é necessário que as membranas já estejam rompidas e que a dilatação cervical seja de no mínimo 3cm. Um exame vaginal deve ser feito antes do procedimento com o objetivo de avaliar a apresentação fetal. O procedimento está contraindicado em caso de infecção por herpes genital ativo, mulheres soropositivas aos vírus das hepatites B, C, D, E ou HIV, suspeição de infecção fetal, incerteza sobre a apresentação ou quando estiver contraindicada a ruptura artificial das membranas.

Um endoscópio (cujo diâmetro pode variar de acordo com a dilatação do colo do útero) é inserido na vagina, e o equipamento é mantido firmemente pressionado no couro cabeludo. A pele é limpa com um *swab* de algodão e recoberta por uma camada fina de gel de silicone para que o sangue se acumule no local e não se espalhe sobre a pele, causando perda de dióxido de carbono por difusão. Em seguida, é realizada a incisão na pele do feto, que não deve ser >2mm. Quando uma gota de sangue se forma na superfície, é rapidamente

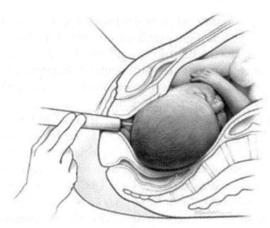

Figura 117.6 Técnica de amostragem do couro cabeludo fetal usando um amnioscópio. (Adaptada de Hamilton, 1974.)

recolhida em um capilar de vidro heparinizado, e a medida de pH deve ser imediata.

O local da incisão é inspecionado e, caso haja sangramento persistente, normalmente pode ser resolvido fazendo-se uma pressão constante. Em cerca de 10% das tentativas o pH não é obtido em virtude de coagulação do sangue dentro do capilar, quantidade insuficiente de sangue ou bolhas de ar no interior do capilar.

Quando a análise de lactato é realizada, a taxa de falha é menor (cerca de 1,5%). Isso porque para a análise do lactato são necessários cerca de 5μL, em comparação com os 50μL necessários para a avaliação dos gases no sangue.

O uso de amostra de sangue fetal no couro cabeludo é limitado principalmente na Europa Central e do Norte. O motivo da baixa absorção global da técnica inclui o intervalo demorado entre a decisão de realizar o procedimento e o resultado, que leva em média 18 minutos.

Dada a natureza dinâmica da hipoxia/acidose fetal durante o parto, as informações fornecidas pelo exame se tornam rapidamente desatualizadas, o que exige a repetição do método. Esse exame é de difícil realização em caso de trabalho de parto prematuro, além de apresentar pequeno risco de infecção e sangramento.

Após um artigo sugerir que a CTG, quando devidamente interpretada, pode se revelar igual ou superior à análise do sangue fetal na predição de ambos os resultados, normal e adverso, esta última técnica foi praticamente abandonada nos EUA. Revisão recente da Cochrane concluiu que a análise do sangue fetal durante o trabalho de parto não reduz as taxas de cesariana ou partos instrumentalizados e não tem influência sobre o seguimento neonatal.

Oximetria de pulso fetal

O objetivo da oximetria de pulso fetal é determinar a concentração de oxigênio na hemoglobina fetal, melhorando a especificidade da CTG. Entretanto, durante o trabalho de parto, a inserção do sensor e sua manutenção com sinal de boa qualidade são tecnicamente difíceis. Uma revisão recente da Cochrane concluiu que seu uso é seguro, mas não demonstrou redução nas taxas de cesariana.

Estimulação do couro cabeludo fetal

A estimulação do couro cabeludo envolve o estímulo do couro cabeludo do feto pelos dedos do examinador ou por meio de uma pinça para apertar a pele do couro cabeludo fetal. Seu principal objetivo é avaliar os fetos, mostrando redução da variabilidade no CTG para diferenciar entre o sono profundo e hipoxia/acidose. Estudos observacionais têm mostrado que, quando a estimulação ocasiona o aparecimento de aceleração e subsequente normalização do coração fetal padrão, essa deve ser considerada uma característica tranquilizadora, com valor preditivo negativo semelhante a um pH >7,25 na amostra sanguínea fetal. Quando a estimulação não provoca o aparecimento de acelerações ou ocorrem acelerações, mas a variabilidade se mantém reduzida, o valor preditivo positivo para hipoxia/acidose fetal é limitado. Nessas situações são necessários monitoramento contínuo e testes adicionais.

Eletrocardiograma fetal associado à cardiotocografia

O monitoramento combinando cardiotocografia-eletrocardiograma (CTG + ST), comercializado a partir de 2000, associa a monitorização interna contínua (CTG) à análise da morfologia do segmento ST no eletrocardiograma fetal. O monitor avalia 30 ciclos cardíacos para construir um sinal de eletrocardiograma médio, que é então utilizado para a análise morfológica do segmento ST (STAN; Neoventa, Gotemburgo, Suécia). A informação é obtida a partir da amplitude da onda T em relação ao complexo QRS (razão T/QRS) e na forma dos segmentos ST que, ao mostrar uma parte importante abaixo da linha de base, é classificado em grau 2 e 3 ST bifásicos. Durante a hipoxia, alterações do segmento ST precedem os sinais de falha da função cardiovascular. O monitor emite avisos automáticos, chamados "eventos ST", quando alterações relevantes são detectadas na análise do segmento ST. As vantagens teóricas da monitorização CTG + ST sobre a análise do sangue fetal são sua natureza menos invasiva, aplicabilidade mais fácil durante o trabalho de parto prematuro e exibição das informações de maneira contínua.

A monitorização CTG + ST pode ser usada para fornecer informação adicional sobre a oxigenação cardíaca em casos de traçados de CTG suspeitos ou patológicos. Quando a redução da variabilidade e a ausência de acelerações já estão contidas na informação da CTG, o ST não pode ser usado com a finalidade de indicar hipoxia/acidose fetal.

Um eletrodo fetal é necessário para a aquisição de sinais contínuos CTG + ST e, consequentemente, a técnica apresenta contraindicações semelhantes às da CTG interna.

Para a interpretação do traçado é necessário levar em conta o padrão CTG e o grau de mudança do ST. Foram desenvolvidos protocolos específicos para a interpretação da CTG inspirados pelas diretrizes da FIGO de 1987, juntamente com critérios CTG + ST para pautar as decisões clínicas. Avisos automáticos do sistema de eventos ST só ocorrem quando são detectadas alterações na morfologia do ECG, quando comparado a um ECG prévio normal. Essas mudanças podem não ser detectadas se a morfologia do ECG for anormal desde o início da monitorização.

Quando o CTG é normal, eventos ST devem ser ignorados, pois nesse cenário não indicam hipoxia/acidose fetal. Poucos casos têm sido descritos em que os traçados CTG mudaram gradualmente do normal para patológico sem o aparecimento de eventos ST. Por essa razão, qualquer CTG anormal com duração >60 minutos ou menos, se o padrão da CTG se deteriora rapidamente, exige a avaliação de um obstetra experiente. Em caso de CTG mostrando persistentemente redução da variabilidade ou um padrão indicando hipoxia grave e aguda, a intervenção é sempre necessária, independentemente dos dados do ST.

O uso clínico de CTG + ST exige um processo educacional relativamente complexo. Para o início do acompanhamento e uma avaliação confiante dos dados de ST é necessária uma CTG com variabilidade e acelerações normais ou análise de sangue fetal, mas, mesmo assim, a hipoxia/acidose fetal raramente vão desenvolver-se durante o trabalho sem a ocorrência de eventos ST. Todavia, eventos ST foram relatados em cerca de 50% dos fetos com oxigenação normal, mas apenas em 16% foram associados a padrões de CTG anormais que justifiquem a intervenção de acordo com as orientações STAN.

Análise computadorizada dos sinais da monitorização fetal

A análise computadorizada da CTG foi desenvolvida para superar as discordâncias nas interpretações e fornecer uma avaliação objetiva de alguns recursos da CTG. Ao longo das últimas duas décadas foi localizado um pequeno número de sistemas de computador para análise de sinais de monitoramento fetal intraparto, sempre em associação a estações centrais de monitoramento fetal. Esses sistemas incorporam em tempo real alguns alertas visuais e sonoros para profissionais de saúde com base nos resultados da análise computadorizada da CTG ou sinais CTG + ST combinados. Esses alertas têm como objetivo aumentar a atenção aos achados específicos e solicitar reavaliação com ação posterior quando necessário. Todos os sistemas usam uma codificação relativamente semelhante de cores para alertas. No entanto, diferentes algoritmos matemáticos são utilizados, e a análise é feita com base na interpretação de diferentes protocolos.

A análise computadorizada de sinais de monitorização fetal intraparto é uma tecnologia relativamente nova e promissora, otimizando os algoritmos de análise. Atualmente, deve ser usada com cautela, pois é necessária maior investigação para a avaliação de sua capacidade de detectar hipoxia/acidose fetal e prevenir desfechos adversos.

PONTOS CRÍTICOS E CONSIDERAÇÕES FINAIS

Não há publicações de boa qualidade que avaliem a incidência de desfecho neonatal adverso em parturientes cujos fetos não foram submetidos a qualquer forma de monitorização fetal, pois a ausculta da FCF intermitente se tornou rotina no acompanhamento do trabalho de parto em países desenvolvidos durante o século XIX. Desenvolvida na década de 1960, a CTG contínua rapidamente ganhou papel central na monitorização intraparto em países desenvolvidos, sendo ainda hoje usada de rotina nesses países, apesar de não haver evidência científica que justifique esse uso. Em alguns centros, a ausculta intermitente é usada em casos de baixo risco, mas a grande maioria das parturientes é monitorizada com CTG. Em muitos países em desenvolvimento, a ausculta intermitente é a única opção disponível.

Estudos realizados nas décadas de 1970 e 1980 indicaram que o uso da CTG reduziu em 50% as taxas de convulsão neonatal e não houve diferenças nas incidências de paralisia cerebral e mortalidade perinatal; por outro lado, aumentaram em 63% as taxas de cesariana e em 15% as de parto vaginal instrumentalizado. Portanto, as evidências de estudos randomizados sobre os benefícios da CTG contínua comparada à ausculta intermitente em partos de baixo ou alto risco são cientificamente inconclusivas.

Apesar dessas limitações, grande parte dos especialistas acredita que a CTG contínua deva ser considerada em situações em que haja risco de hipoxia/acidose fetal intraparto (hemorragia vaginal, febre materna, fetos com restrição de crescimento intrauterino, analgesia peridural, líquido meconial, indução de parto e anormalidades na FCF durante a ausculta fetal intermitente).

A CTG apresenta alta sensibilidade e baixa especificidade em predizer hipoxia/acidose fetal. Com o intuito de reduzir as taxas de falso-positivo, e consequentemente o número de intervenções desnecessárias, foram desenvolvidas tecnologias adjuvantes à CTG. Entretanto, ainda há muita incerteza quanto ao uso dessas tecnologias, sendo necessários estudos que produzam evidências mais robustas em relação às intervenções e ao desfecho neonatal adverso.

Embora não haja evidência científica de que o uso de qualquer forma de monitorização fetal intraparto melhore os resultados perinatais, vários centros têm relatado decréscimo das taxas de acidose metabólica ao longo do tempo sem aumento do número de cesarianas. O conhecimento da fisiologia fetal durante o trabalho de parto, a identificação de fatores de risco anteparto e intraparto, a incorporação de sinais clínicos envolvidos no processo, o uso de testes adicionais de bem-estar fetal e a interpretação correta dos traçados da CTG são fundamentais para melhora dos resultados perinatais e redução das intervenções cirúrgicas desnecessárias.

MENSAGENS-CHAVE

- O trabalho de parto representa um desafio à manutenção do suprimento materno de oxigênio para o feto.
- Existem diferentes causas de hipoxia/acidose fetal durante o trabalho de parto, algumas reversíveis e outras exigindo parto imediato.
- O principal objetivo da avaliação da vitalidade fetal intraparto é a identificação de fetos que estão sendo oxigenados inadequadamente, de modo a possibilitar a adoção de uma ação antes de ocorrer dano fetal.
- Outro objetivo da avaliação da vitalidade fetal intraparto é garantir a oxigenação fetal adequada, evitando intervenções obstétricas desnecessárias.

- A acidose metabólica no sangue de cordão coletado imediatamente após o parto é a única maneira de demonstrar hipoxia fetal intraparto.
- A encefalopatia hipóxico-isquêmica consiste em disfunção neurológica precoce causada pela inadequada oxigenação fetal intraparto.
- A paralisia cerebral e a morte neonatal são as complicações características da hipoxia/acidose fetal intraparto.
- A evidência de estudos randomizados em demonstrar que alguma forma de monitorização fetal intraparto reduz a incidência de seguimentos neonatais adversos é cientificamente inconclusiva.
- As tecnologias adjuvantes à CTG foram desenvolvidas com o intuito de reduzir as taxas de falso-positivo desse método; no entanto, são necessários mais estudos sobre as intervenções e o desfecho neonatal adverso.
- Relatos clínicos têm documentado diminuição da incidência de acidose metabólica, de encefalopatia hipóxico-isquêmica e de morte intraparto nas últimas décadas.

Leitura complementar

Amer-Wahlin I, Kwee A. Combined cardiotocographic and ST event analysis: a review. Best Practice e Research Clinical Ostetrics and Gynecology 2016; 30:48-61.

Arya et al. Feasibility of noninvasive fetal electrocardiographic monitoring in a clinical setting. Pediatr Cardiol 2015:1042-9.

Ayres-de-Campos et al. SisPorto 40 – computer analysis following the FIGO Guidelines for intrapartum fetal monitoring. The Journal of Maternal-Fetal & Neonatal Medicine 2016; 10:1-6.

Ayres-de-Campos D, Arulkumaran S. FIGO consensus guidelines on intrapartum fetal monitoring: Introduction. International Journal of Gynecologyand Obstetrics 2015; 131:3-4.

Becker JH, Krikhaar A, Schuit E et al. The added predictive value of biphasic events in ST analysis of the fetal electrocardiogram for intrapartum fetal monitoring. Acta Obstet Gynecol Scand 2015; 94:175-82.

Belfort et al. A randomized trial of intrapartum fetal ECG ST-segment analysis. N Engl J Med 2015; 373:632-41.

Byaruhanga R, Bassani DG, Jagau A et al. Use of wind-up fetal Doppler versus Pinard for fetal heart rate intermittent monitoring in labour: a randomized clinical trial. BMJ Open 2015; 5:e006867.

Cahill A, Spain J. Intrapartum fetal monitoring. Clinical Obstetrics and Gynecology 2015; 58:263-8.

Devoe L. Future perspectives in intrapartum fetal surveillance. Best Practice & Research Clinical Obstetrics and Gynecology 2016; 30:98-116.

Lewis D, Downe S. FIGO consensus guidelines on intrapartum fetal monitoring: Intermittent auscultation. International Journal of Gynecology and Obstetrics 2015; 131:9-12.

Miller L. Intrapartum fetal monitoring: liability and documentation. Clinical Obstetrics and Gynecology 2011; 54:50-5.

Pinas A, Chandraharan E. Continuous cardiotocography during labour: Analysis, classification and management. Best Practice e Research Clinical Ostetrics and Gynecology 2016; 30:30-47.

Prior T, Kumar S. Expert review – identification of intra-partum fetal compromise. European Journal 2 of Obstetrics & Gynecology and Reproductive Biology, 2015; 190:1-6.

Saccone et al. Electrocardiogram ST analysis during labor: a systematic review and meta-analysis of randomized controlled trials. Obstetrics & Gynecology, 2016; 127:127-235.

Visser G, Ayres-de-Campos D. FIGO consensus guidelines on intrapartum fetal monitoring: adjunctive technologies. International Journal of Gynecology and Obstetrics 2015; 131(0020-7292):25-9.

CAPÍTULO 118

Propedêutica Imagenológica das Malformações Fetais

Heverton Pettersen
Marcos Faria

INTRODUÇÃO

Ao contrário do que se pensa, a propedêutica fetal não é somente realizada para o diagnóstico de malformações fetais. Na obstetrícia, diferentemente de outras especialidades, é necessária a avaliação da normalidade fetal, importante fator que interfere de maneira significativa na condição emocional dos casais grávidos. Além disso, a determinação da condição fetal é fundamental para a tomada de decisões adequadas: momento, local e forma do parto. A literatura comprova que a maioria dos exames que avaliam a saúde fetal é realizada para atestar o bem-estar fetal.

As avaliações anatômica, cromossômica, biométrica, vascular, biofísica e bioquímica compõem um arsenal com o objetivo de diagnosticar aproximadamente 10% dos fetos que desenvolvem algum desvio da normalidade. Dependentes desse diagnóstico estão as possibilidades de melhorar a condição de saúde do feto e do recém-nascido. Com os métodos de diagnóstico disponíveis, cerca de 90% dessas alterações podem ser diagnosticadas se profissionais adequadamente treinados participarem do rastreamento.

As principais vantagens do diagnóstico pré-natal de qualquer alteração são:

- Possibilidade de aprimoramento do diagnóstico com exames complementares (p. ex., TORCHS, cariótipo).
- Possibilidade de tratamento nesse período (p. ex., toxoplasmose, sífilis, citomegalovírus).
- Possibilidade de melhorar as condições fetais de nascimento (tipo de parto, melhor momento e local).
- Preparo de equipe multidisciplinar para receber o recém-nascido na sala de parto (neonatologia, cirurgia pediátrica, geneticista, cardiologista etc.).
- Possibilidade de orientação (prognóstico, recorrência) e preparo do casal (psicológico, prático e financeiro) para receber uma criança "especial".

O desenvolvimento embriológico e fetal adequado pode ser acompanhado por meio da avaliação anatômica por métodos de imagem. O diagnóstico não invasivo das anomalias tem se tornado mais precoce em virtude de um conhecimento cada vez maior dos processos fisiopatológicos e do aumento da resolução dos recursos de imagem. O surgimento dos transdutores de alta frequência e a aplicação de recursos gráficos computadorizados têm promovido grande avanço no diagnóstico pré-natal. A ultrassonografia (US) tridimensional (3D), aliada aos programas computadorizados de processamento de imagens, ampliou a abordagem transvaginal, aprofundando a investigação anatômica precoce.

O objetivo deste capítulo é mostrar os recentes avanços e conhecimentos adotados na propedêutica das malformações fetais, sendo importante compartilhar algumas definições. Definem-se como anomalias congênitas as alterações presentes ao nascimento, que podem ou não se manifestar clinicamente naquele momento e ter como origem defeitos estruturais, funcionais ou bioquímicos. Malformações são os defeitos estruturais que ocorrem como consequência de uma morfogênese anômala durante a fase de embriogênese (p. ex., holoprosencefalia). A disruptura é um defeito resultante da ação externa que transforma um tecido/sistema normal em anormal (p. ex., cardiopatia da rubéola). Deformação é a alteração causada por uma força externa que age deformando uma estrutura com embriogênese previamente normal (p. ex., pé torto congênito posicional da oligoidrâmnio).

As anomalias maiores exigem intervenção clínica, cirúrgica ou tratamento cosmético e estão presentes em 2% a 3% dos recém-nascidos. Representam esse grupo malformações cardíacas, fenda facial e hidrocefalia, entre outras. Nos países desenvolvidos são responsáveis por 25% da morbinortalidade neonatal e estão associadas a outras anomalias em aproximadamente 30% dos casos.

As anomalias menores são consideradas menos importantes e não interferem na viabilidade ou na capacidade do indivíduo. Também não têm importância cosmética ou funcional, não havendo necessidade de correção cirúrgica (p. ex., clinodactilia). Uma anomalia congênita menor pode ser encontrada em até 14% dos recém-nascidos, não sendo comum a presença de duas ou mais anomalias menores. Se duas ou mais anomalias menores forem encontradas, deve ser levantada a suspeita de um fator causal maior, devendo ser pesquisadas as associações a malformações maiores ou síndromes genéticas.

Kalter e Warkany (1983) relataram que 60% das malformações são de etiologia indefinida, 20% se originam da associação entre fatores hereditários e fatores indefinidos, 7,5% estão relacionadas com mutações monogênicas, 6% são provenientes das anomalias cromossômicas, 3,5% derivam de doença materna (desses, 2% são relativos às infecções maternas) e 1% é referente ao uso de medicamentos ou substâncias ilícitas.

Em muitos países, dois exames ultrassonográficos durante a gestação perfazem o acompanhamento mínimo no pré-natal. As diretrizes para o exame de primeiro trimestre (11 e 13 semanas + 6 dias) seriam a confirmação da idade gestacional por meio da medida do comprimento da cabeça-nádega, a identificação das gestações múltiplas com determinação da corionicidade e a medida da translucência nucal como parte do rastreamento de aneuploidias. O segundo exame ultrassonográfico, entre 20 e 24 semanas, teria como objetivo a detecção de malformações estruturais do feto.

RASTREAMENTO DAS ANOMALIAS CROMOSSÔMICAS
Primeiro trimestre
Exame ultrassonográfico/dopplerfluxométrico

Atualmente, o principal método de rastreamento da saúde fetal é a ultrassonografia (US), com a qual é possível identificar parâmetros morfológicos e biofísicos em cada trimestre da gestação. O exame ultrassonográfico de primeiro trimestre, considerado um dos mais importantes durante a gestação, é realizado entre 11 e 13 semanas + 6 dias, preferencialmente com 12 semanas completas, e tem como objetivos o rastreamento das malformações fetais e aneuploidias e o cálculo do risco de complicações obstétricas futuras para o binômio materno-fetal, como doenças hipertensivas, crescimento fetal restrito e prematuridade.

Translucência nucal (TN)

A TN é um método de rastreamento que associa a medida da TN (espaço anecoico entre a pele e o tecido subcutâneo da região nucal – Figura 118.1) à idade materna. A TN deve ser realizada entre 11 e 13 semanas + 6 dias de gestação com a utilização de critérios específicos para realização da medida da TN, e o valor dessa medida deve ser plotado em uma curva de normalidade (Quadro 118.1). A partir da curva são calculados o desvio da medida e o risco específico desse desvio, levando em consideração a idade materna e a gestacional, além de história prévia de cromossomopatias.

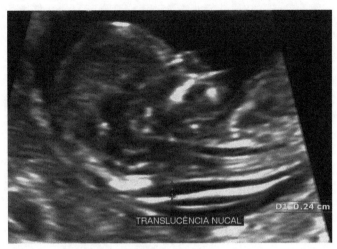

Figura 118.1 Medida da translucência nucal.

Quadro 118.1 Critérios necessários para medida da translucência nucal (Fetal Medicine Foundation)

Comprimento cabeça-nádega (CCN) variando entre 45 e 84mm
Magnificação da imagem (cabeça/tórax)
Imagem sagital do feto
Feto em posição neutra
Devem ser visibilizados osso nasal, palato e diencéfalo
Identificação da membrana amniótica
Medida da espessura máxima da TN com *calipers* em +
Realizar no mínimo três medidas e considerar a maior
Se circular de cordão, estabelecer a média das medidas acima e abaixo da circular

A medida da TN deve ser avaliada em sua espessura máxima e em geral, quando ≥2,5mm, é indicativa de continuação da propedêutica diagnóstica, em especial aquela relacionada com cariótipo fetal, malformações estruturais (em especial cardiopatias) e síndromes gênicas. Cabe lembrar que uma TN alterada não significa necessariamente uma anomalia cromossômica ou estrutural (5% a 8% dos fetos normais apresentam medida anômala). No entanto, quanto maior a medida, maior o risco de cromossomopatias, anomalias estruturais e óbito fetal ou perinatal. Para cromossomopatias, a sensibilidade e a especificidade diagnósticas do rastreamento pela TN são de 75% e 95%, respectivamente.

Ducto venoso (DV)

O DV é uma comunicação que transporta sangue oxigenado da veia umbilical para a veia cava inferior, sendo considerado o melhor vaso para a avaliação de distúrbios na função cardíaca fetal. No primeiro trimestre, entre 11 e 13 semanas + 6 dias de gestação, em 91% dos fetos que apresentam cromossomopatias ou cardiopatias é constatada anomalia no fluxo do ducto venoso, representada pela contração atrial com fluxo ausente ou reverso. Estudos recentes mostram que o índice de pulsatilidade >percentil 95 tem maiores sensibilidade e especificidade para o cálculo do risco fetal de cromossomopatias.

No rastreamento de cromossomopatias, a associação do DV à TN aumenta a especificidade do rastreamento para 98%

sem prejudicar a sensibilidade do teste (80%). Vale lembrar que até 5% dos fetos normais podem apresentar ducto venoso alterado no primeiro trimestre (Figura 118.2).

Osso nasal

A presença ou a ausência do osso nasal pode ser avaliada nos três trimestres da gestação. No primeiro trimestre (entre 11 e 13 semanas + 6 dias), o osso nasal é considerado ausente quando não é observado ou ainda se sua ecogenicidade é igual ou inferior à ecogenicidade da pele que recobre o nariz (Figura 118.3). Nesse período, 70% dos fetos com trissomia do cromossomo 21 (T21) não apresentam o osso nasal. No segundo e terceiro trimestres, a ausência do osso nasal apresenta maior valor preditivo positivo do que no primeiro trimestre.

Doppler da valva tricúspide

A presença de regurgitação em valva tricúspide durante o primeiro trimestre (entre 11 e 13 semanas + 6 dias) foi identificada nos fetos com T21. No rastreamento, para ser considerado regurgitação é necessário que a velocidade de fluxo regurgitado seja >50cm/s (Figura 118.4). Sua sensibilidade é de 68% e a especificidade de 96% para o diagnóstico da T21. Em 6,9% dos fetos cromossomicamente normais, a regurgitação da valva tricúspide pode estar presente, mas, nesses casos, a cardiopatia estrutural deve ser investigada.

Ângulo facial

A medida do ângulo entre o palato e o osso frontal (ângulo facial) consiste em um método recente de rastreamento que visa à identificação de hipoplasia do osso zigomático, característico de fetos com T21. Dos fetos com trissomia 21, 70% apresentam ângulo facial >85 graus e 100% daqueles com ângulo >90 graus são cromossomicamente anômalos (Figura 118.5).

Teste bioquímico materno de primeiro trimestre

A avaliação de marcadores bioquímicos no sangue materno – teste bioquímico (TB) – tem sido realizada tanto de maneira isolada como associada a outros marcadores fetais, principalmente à TN. Os testes são ditos combinados quando TB e TN são avaliados em um mesmo momento (primeiro trimestre), sendo então calculado o risco fetal para cromossomopatias com base nesses parâmetros. Por outro lado, os testes são considerados integrados quando o risco fetal para cromossomopatias é estimado por meio de ambos os marcadores (TN e TB), porém avaliados em momentos diferentes da

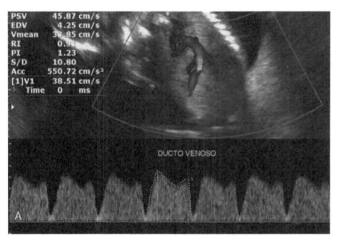
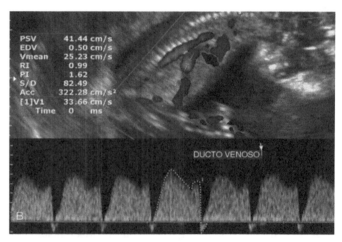

Figura 118.2 Ducto venoso. A Normal. B Alterado.

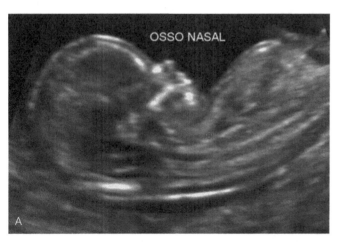
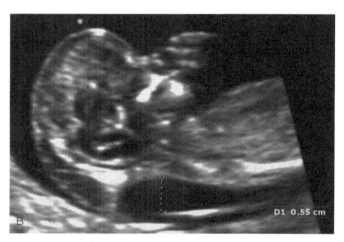

Figura 118.3 Osso nasal. A Presente. B Ausente.

Capítulo 118 Propedêutica Imagenológica das Malformações Fetais

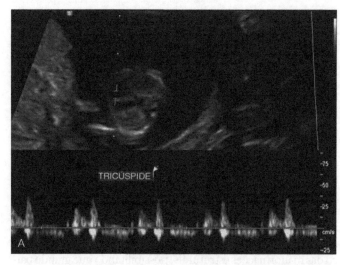 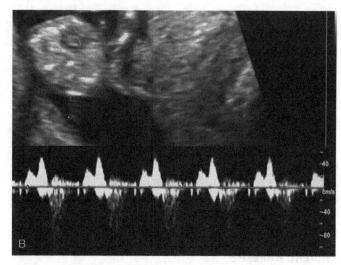

Figura 118.4 Estudo do fluxo em válvula tricúspide. **A** Sem regurgitação. **B** Com regurgitação.

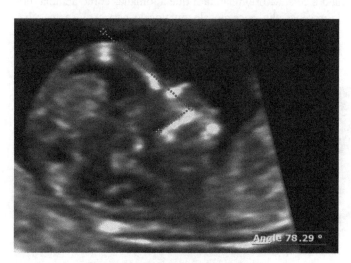

Figura 118.5 Medida do ângulo facial.

gestação: a TN no primeiro trimestre e o teste bioquímico no segundo. Para o cálculo do risco fetal de cromossomopatias se estipula o valor sérico em múltiplos da mediana (MoM) e é criado um fator de correção para o risco estipulado pela idade materna. O Quadro 118.2 resume as alterações bioquímicas nas principais cromossomopatias.

No primeiro trimestre, quando as mães de fetos com T21 são comparadas às de fetos cromossomicamente normais, elas apresentam concentrações séricas aumentadas da fração livre de gonadotrofina coriônica humana beta (β-hCG) e diminuição sérica da proteína plasmática-A associada à gestação (PAPP-A). Quando se associam a idade materna, a TN e as dosagens séricas de β-HCG livre e PAPP-A, a sensibilidade e a especificidade do rastreamento para T21 são de 90% e 97%, respectivamente.

Segundo trimestre

Exame ultrassonográfico morfogenético terciário

Realizado entre 20 e 24 semanas de gestação, o exame tem como objetivo avaliar melhor a morfologia fetal e estudar os sinais fenotípicos das síndromes cromossômicas e genéticas (US genético). Além disso, também fazem parte do exame as avaliações da biometria e da vitalidade fetal. Em serviços especializados em medicina fetal, a sensibilidade do estudo morfológico no rastreamento de anomalias fetais ultrapassa os 90%. A US morfogenética terciária se tornou exame de rotina em vários centros, porém algumas condições especiais são consideradas indicações para o exame: idade materna >35 anos, uso de medicações, gestantes diabéticas, gestações gemelares, malformação em gestação anterior, história pregressa de morte fetal etc.

Nessa avaliação, os principais marcadores ultrassonográficos de cromossomopatias são: braquicefalia, ventriculomegalia, cisto de plexo coroide, holoprosencefalia, hipoplasia cerebelar, aumento da cisterna magna, face plana, hipo/hipertelorismo, ausência ou hipoplasia do osso nasal, fenda facial, micrognatia, edema de nuca, cardiopatia, hiperplasia pilórica (imagem da dupla bolha), intestino hiperecogênico, hidronefrose, artéria umbilical única, úmero/fêmur curtos, clinodactilia, hipoplasia da falange média do quinto dedo, dedos sobrepostos, pé torto congênito e halux em *sandal gap* (afastamento do hálux).

Teste bioquímico materno do segundo trimestre

O teste, que consiste nas dosagens de β-HCG livre, estriol, alfafetoproteína e inibina no soro materno entre 16 e 19 semanas (Quadro 118.2), pode ser realizado para rastreamento das trissomias (em especial do 18 e do 21), bem como de defeitos

Quadro 118.2 Comportamento dos principais marcadores bioquímicos nas aneuploidias mais comuns. As setas indicam aumentado (↑), diminuído (↓) ou sem alteração (–).

Trissomias	αFP	μE3	β-HCG	PAPP-A	Inibina A
T21	↓	↓	↑	↓	↑
T18	↓↑	↓	↓	↓	↓
T13	↑	↓	↓	↓	–

do tubo neural e da parede abdominal. As alterações nos níveis séricos dessas substâncias também estão associadas ao aumento do risco de patologias obstétricas, como pré-eclâmpsia, crescimento intrauterino restrito (CIUR) e morte fetal.

A alfafetoproteína se encontra aumentada na presença de defeitos do fechamento do tubo neural e diminuída nos casos de trissomias dos cromossomos 18 (T18) e 21. Nos casos de T18 com onfalocele, a alfafetoproteína pode estar aumentada. A β-HCG livre apresenta dosagem sérica aumentada na T21 e diminuída na T18. O nível plasmático materno de estriol está reduzido nos fetos com trissomias 13, 18 e 21, ao passo que os de inibina estão diminuídos nas trissomias 18 e 21.

RASTREAMENTO DAS MALFORMAÇÕES ESTRUTURAIS
Primeiro trimestre

Estudos realizados durante o primeiro trimestre têm relatado o diagnóstico de uma variedade de malformações fetais. Na grande maioria desses estudos, o achado da malformação fetal estava associado ao exame de rastreamento de aneuploidias ou a malformação foi identificada após estudo morfológico detalhado nos fetos que foram encaminhados em razão do aumento da medida da TN.

Um estudo randomizado, realizado em 12 e 18 semanas, envolveu 39.572 gestantes, nas quais a US pesquisou anormalidades envolvendo crânio, cérebro, pescoço, face, tórax, coração, diafragma, parede abdominal, estômago, rins, bexiga, coluna e membros. As taxas de detecção de malformações foram de 38% e 47% para 12 e 18 semanas de gestação, respectivamente. Não houve diferença estatisticamente significativa entre os dois períodos, porém cabe salientar que a grande maioria das malformações letais já pôde ser diagnosticada no primeiro trimestre.

Quando uma metodologia específica para pesquisa das malformações está associada ao treinamento adequado do examinador, a associação de US abdominal e endovaginal aumenta a sensibilidade do exame de primeiro trimestre no diagnóstico das malformações estruturais, possibilitando que grande parte das malformações seja diagnosticada nesse período. Syngelaki e cols. (2011) relataram que anomalias como acrania, holoprosencefalia, encefalocele, onfalocele, gastrosquise, megabexiga e anomalia de *body-stalk* podem ser diagnosticadas em sua totalidade no primeiro trimestre (Figura 118.6).

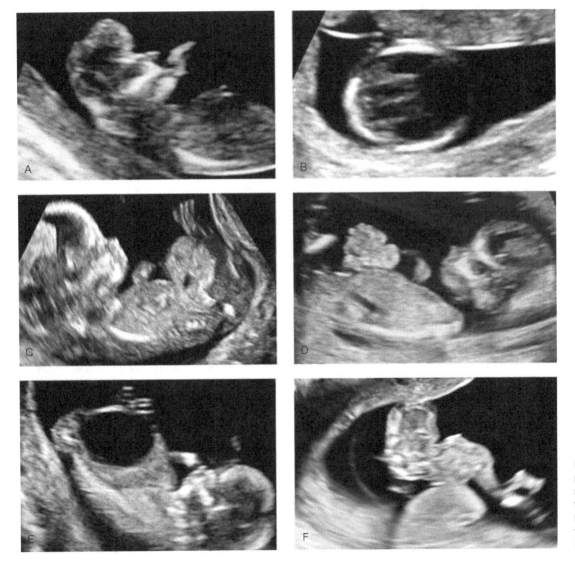

Figura 118.6 Imagens de malformações no primeiro trimestre. **A** Exencefalia. **B** Holoprosencefalia. **C** Onfalocele. **D** Gastrosquise. **E** Megabexiga. **F** Anomalia de *body stalk*.

Johnson e cols. (1997) estudaram 53.435 fetos no primeiro trimestre. O estudo foi dividido em duas etapas. Na primeira, a US foi realizada para estudo de rotina. A taxa de detecção de acrania/anencefalia foi de 74% (23/31). Na segunda etapa, os examinadores foram orientados pelos sinais específicos de acrania/anencefalia no primeiro trimestre. A taxa de detecção da anomalia subiu para 100% (Figura 118.7). Esse trabalho demonstra que, além de equipamentos adequados, são necessários treinamento específico e conhecimento adequado da embriologia fetal para a implementação diagnóstica.

A melhora da resolução das imagens ultrassonográficas, associada ao conhecimento da embriologia, da morfogênese e da fisiopatologia fetal, possibilitou que anomalias antes diagnosticadas somente no segundo trimestre pudessem ser percebidas já no primeiro trimestre. Entre essas anomalias estão a espinha bífida/anomalias da fossa posterior, agenesia do corpo caloso, estenose de aqueduto de Sylvius e a fenda facial.

Espinha bífida e anomalias da fossa posterior

Para diagnóstico da espinha bífida e anomalias da fossa posterior é necessária uma análise do tronco cerebral fetal no primeiro trimestre. Por meio da imagem do perfil fetal em corte sagital, identificam-se o quarto ventrículo e as estruturas adjacentes (Figura 118.8). Os limites anterior e posterior do quarto ventrículo delimitam um espaço denominado translucência intracraniana (TIC) em analogia à TN. O diagnóstico de anomalia em espinha ou fossa posterior deverá ser suspeitado quando houver alteração da medida da TIC. A espinha bífida está associada à diminuição da TIC, enquanto alterações da fossa posterior estão relacionadas com seu aumento.

Ao avaliarem a região de fossa posterior, Laschman e cols. (2011) também descreveram uma razão entre a medida do tronco cerebral (MTC) e a medida da distância entre o tronco cerebral (TC) e o osso occipital (MTCOC), observando que a razão MTC/MTCOC é uma constante durante o primeiro trimestre, com o valor normal situado entre 0,5 e 1,0. Medidas >1 (percentil 95) e <0,5 (percentil 5) aumentam a suspeita de espinha bífida e anomalia de fossa posterior, com sensibilidade de 96,7% e 86,7% respectivamente (Figura 118.9).

Malformação cardíaca

Segundo a Organização Mundial da Saúde (OMS), a incidência de cardiopatias congênitas varia entre 0,8% e 1,2% dos nascidos vivos. As cardiopatias congênitas são anomalias resultantes de defeitos na anatomia cardíaca ou no sistema vascular que acometem a estrutura ou a função do coração.

No passado, as indicações para realização do estudo ecocardiográfico fetal se limitavam aos seguintes aspectos: história familiar, filho anterior acometido, uso de medicamentos, infecção congênita e diabetes gestacional. Por meio desses indicadores, a taxa de detecção de cardiopatia congênita não atinge 10%. Observou-se que os marcadores ul-

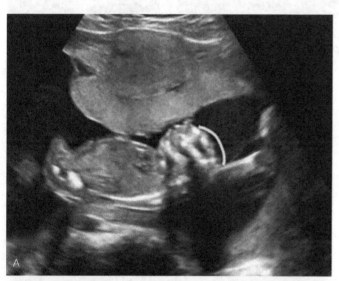
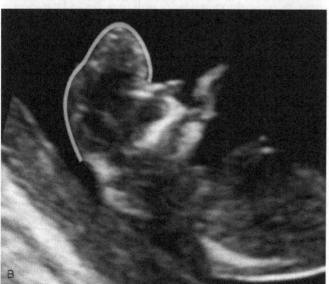

Figura 118.7 Imagem de feto com anencefalia (**A**) e com acrania (**B**).

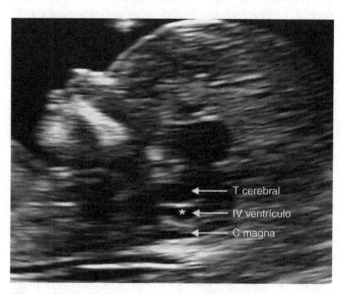

Figura 118.8 Corte sagital do polo cefálico fetal exibindo translucência intracraniana (*), tronco cerebral e cisterna magna.

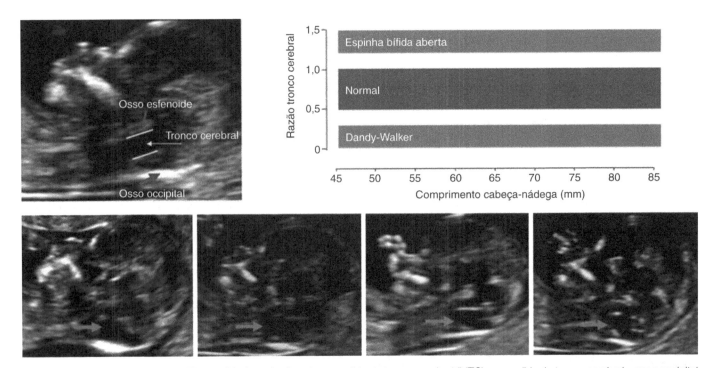

Figura 118.9 Imagens ultrassonográficas exibindo a relação entre a medida do tronco cerebral (MTC) e a medida do tronco cerebral – osso occipital (MTCOC). Espinha bífida (*seta fina*) e anomalias de fossa posterior (*setas espessas*).

trassonográficos de aneuploidias – TN, DV e regurgitação da válvula tricúspide – apresentam também associação a cardiopatias e, dessa maneira, podem ser utilizados no rastreamento das cardiopatias.

Segundo a Fetal Medicine Foundation (FMF), a indicação de ecocardiografia pelos marcadores biofísicos aumentou a taxa de detecção de cardiopatias para 58%, com falso-positivo de 8%. Se for acrescentada ao estudo de primeiro trimestre a avaliação da visão de quatro câmaras cardíacas, a taxa de detecção aumenta para 75% (Figura 118.10), o que leva a crer que em fetos com esses marcadores positivos e um cariótipo normal o ecocardiograma fetal deve ser realizado para afastar cardiopatia congênita.

Segundo trimestre

Uma vez que algumas patologias fetais se desenvolvem ao longo da gestação, o estudo da morfologia fetal é recomendado no segundo trimestre, preferencialmente entre 18 e 22 semanas. Revisão sistemática dos trabalhos publicados na década de 1990 avaliou a efetividade da US de segundo trimestre no diagnóstico das malformações, as quais foram observadas em 2% dos casos, sendo diagnosticadas 45% delas. Nos estudos avaliados, a taxa de detecção foi significativamente influenciada pelo tipo de anomalia encontrada: 100% para onfalocele ou gastrosquise, 97% para anencefalia, 67% para espinha bífida, 67% para anormalidades urogenitais, 56% para coração univentricular, 45% para defeito do septo atrioventricular, 45% para hérnia diafragmática, 33% para fenda facial, 24% para defeitos esqueléticos e 2% para defeitos do septo atrial ou ventricular.

COMPLEMENTAÇÃO PROPEDÊUTICA NAS ANOMALIAS FETAIS

Diante de uma anomalia fetal, devem ser consideradas outras alterações associadas, quadros infecciosos, alterações cromossômicas e síndromes gênicas. Quanto maior o número de parâmetros avaliados, mais precisos serão o diagnóstico, o prognóstico fetal e o aconselhamento genético reprodutivo do casal.

Anamnese

Diante de anomalia fetal, devem ser investigados idade materna, quadros infecciosos, uso de medicações, história obstétrica (em especial com relação às malformações) e antecedentes familiares de malformação fetal ou doenças hereditárias.

Pesquisa de infecção materna

Algumas malformações fetais são características de infecção congênita, como ventriculomegalia, calcificações cerebrais, hepatoesplenomegalia, ascite, CIUR, estenose de tronco pulmonar e microcefalia, devendo ser realizadas pesquisas maternas direcionadas para TORCHS, parvoviroses, coxsackievírus e Zika vírus.

Exame morfogenético terciário

O exame tem como objetivo rastrear se a anomalia diagnosticada aparece de maneira isolada ou associada. Determinadas malformações isoladas alteram discretamente o risco fetal de cromossomopatias (fenda facial, pé torto congênito e gastrosquise), enquanto outras, mesmo que isoladas, aumentam significativamente esse risco (cardiopatias, holoprosencefalia, dupla bolha e onfalocele).

Capítulo 118 Propedêutica Imagenológica das Malformações Fetais   1005

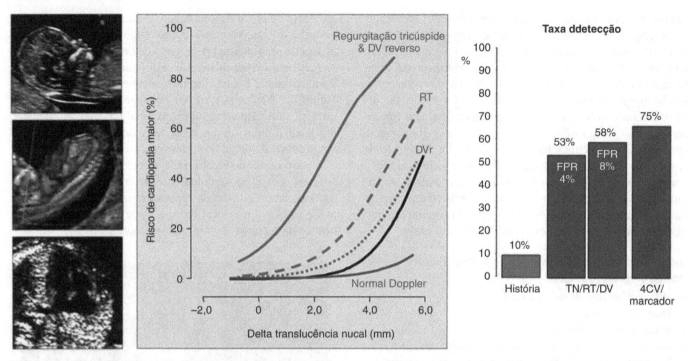

Figura 118.10 O gráfico ilustra o risco de uma cardiopatia fetal à medida que a translucência nucal aumenta (*linha preta*). Esse risco é incrementado se forem associados a regurgitação de válvula tricúspide (RT) ou ducto venoso reverso (DVr). À direita, colunas mostram a taxa de detecção de cardiopatia quando são utilizados a história e os marcadores específicos. (Cheleman, 2011; Pereira, 2011; Remboriskos, 2011.)

Segundo Nicolaides e cols. (1992), a maioria dos fetos com aneuploidia tem malformações que podem ser diagnosticadas à US morfogenética. Portanto, sendo reconhecidos os sinais cardinais de cada síndrome cromossômica, é possível que a triagem por meio do exame ultrassonográfico tenha impacto maior do que a idade materna isolada no rastreamento dessas síndromes. Quando 2.086 fetos que apresentavam malformações fetais ou restrição de crescimento foram cariotipados, anormalidades cromossômicas foram detectadas em 301 (14%) casos, sendo mais comuns entre os fetos com malformações multissistêmicas (29%) do que entre aqueles com defeitos isolados (2%).

A trissomia do cromossomo 18 foi associada a cabeça em formato de morango, cisto de plexo coroide, fenda facial, micrognatia, malformações cardíacas, onfalocele, malformações das mãos e dos pés e restrição no crescimento. Na trissomia do cromossomo 21, os defeitos associados eram sutis e incluíram edema nucal, macroglossia, defeitos do septo atrioventricular, hidronefrose leve, clinodactilia e sinal da sandália. Quanto maior o número de malformações associadas, maior o risco de anomalias cromossômicas e pior o prognóstico fetal (Figura 118.11).

Ecocardiografia fetal

A cardiopatia é uma das principais malformações congênitas encontradas entre os recém-nascidos. Como apresenta morbimortalidade aumentada, o diagnóstico pré-natal é essencial para o planejamento da assistência perinatal aos fetos com malformação cardíaca. A correta identificação das cardiopatias no período pré-natal tem demonstrado melhorar a sobrevida e o resultado neurológico após cirurgia em neonatos nascidos com cardiopatia complexa.

Como a cardiopatia congênita é frequente entre os fetos com aneuploidias (33% a 42%) ou síndromes genéticas, um estudo por meio de ecocardiograma fetal deve ser oferecido a todas as gestantes que apresentam anormalidade ao ultrassom com o objetivo de melhorar o rastreamento dessas síndromes. Como já abordado, a ecocardiografia deve ser indicada em todos os fetos com TN, DV e válvula tricúspide alterados, mesmo que o cariótipo seja normal.

Mone e cols. (2015) estudaram retrospectivamente 1.262 ecocardiografias fetais que foram encaminhadas ao serviço de

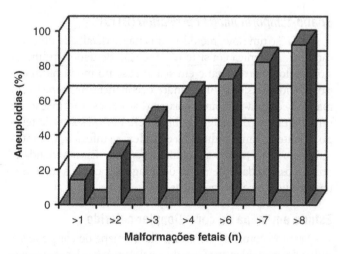

Figura 118.11 Incidência de aneuploidias em relação ao número de malformações identificadas à US.

cardiologia por alguma indicação e encontraram incidência de cardiopatia de 22,7% entre os exames. Em gestações inicialmente de baixo risco para cardiopatia fetal, uma malformação fetal foi a principal indicação nos casos confirmados de malformação cardíaca, correspondendo a 91,2% das indicações, sendo comparativamente muito superior às indicações de história familiar (5,6%) e história pregressa de feto com cardiopatia (3,1%). Uma malformação extracardíaca esteve presente em 31% dos fetos euploides. A aneuploidia foi diagnosticada em 44% dos fetos cardiopatas. Os autores concluíram que a maioria dos defeitos cardíacos ocorre em fetos de gestantes originalmente consideradas de baixo risco e ressaltaram a importância do ultrassom morfológico no segundo trimestre para o rastreamento de anomalias extracardíacas e cardíacas.

Indicações maternas e familiares para o estudo ecocardiográfico fetal

- História familiar de doença cardíaca.
- *Diabetes mellitus.*
- Idade materna avançada.
- Exposição materna a medicamentos/substâncias.
- Infecção materna (TORCH, parvovírus, coxsackievírus).
- Alcoolismo.
- Doenças autoimunes (lúpus, síndrome de Sjögren).
- Fenilcetonúria.
- Feocromocitoma.
- Hemoglobinopatias.

Indicações fetais

- TN, DV e válvula tricúspide alterados.
- Visão anômala de quatro câmaras durante ultrassom de rotina.
- Polidrâmnio.
- Hidropisia não imune.
- Arritmias.
- Anomalias extracardíacas.
- Anomalias cromossômicas.
- CIUR.
- Gestação gemelar monocoriônica.

Spatio-temporal image correlation (STIC)

O STIC é um novo método para análise detalhada do coração fetal. A técnica consiste na obtenção de dados tridimensionais do coração fetal e em sua análise no modo bidimensional/tridimensional, utilizando a sequência *cineloop*. Dessa maneira, estuda-se a anatomia cardíaca após a formação de uma sequência de imagens obtidas em curto espaço de tempo. Diante de uma cardiopatia complexa, a informação capturada pelo STIC pode ser examinada *off-line*. Essa modalidade cria a possibilidade de envio de imagens a centros terciários para avaliação com especialista.

Estudo em mapa de cor – Doppler colorido

O estudo com Doppler por meio do mapa de cor pode ser utilizado para identificação do território vascular. Uma vez que uma malformação pode ser decorrente da agenesia de um órgão ou estrutura anatômica (p. ex., agenesia renal), uma pesquisa do vaso responsável pelo suporte vascular da estrutura pode ser analisada pelo mapa colorido.

A agenesia renal bilateral leva ao anidrâmnio, prejudicando a qualidade e a resolução do exame ultrassonográfico. A Figura 118.12 ilustra um corte transverso das lojas renais em um feto com suspeita de agenesia renal bilateral. No detalhe, um sinal indireto de agenesia renal seria um alongamento longitudinal da glândula suprarrenal (seta preta).

O mapa colorido auxilia o diagnóstico das agenesias renais. A ausência de fluxo sanguíneo saindo da aorta para o território das lojas renais é típico da agenesia renal (Figura 118.13). De modo similar, é possível utilizar o mapa de cores para o diagnóstico da agenesia de corpo caloso (Figura 118.14).

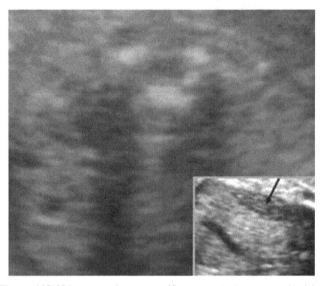

Figura 118.12 Imagem ultrassonográfica em corte transverso das lojas renais. No detalhe, um sinal indireto da agenesia renal representado pelo alongamento longitudinal da glândula suprarrenal (seta).

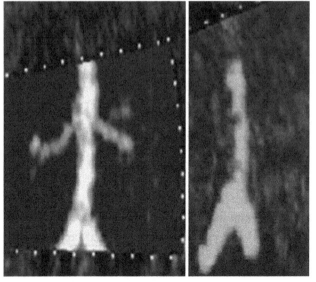

Figura 118.13 Território vascular das artérias renais identificado pelo mapa de cor na imagem à esquerda e ausência do sinal colorido na agenesia bilateral renal à direita.

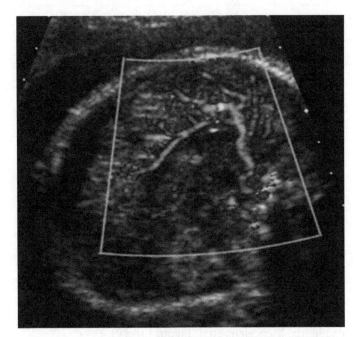

Figura 118.14 Mapa colorido do território da artéria pericalosal.

Neurossonografia

As malformações do SNC são as principais causas de atraso de desenvolvimento e déficit neurológico na infância. A prevalência de anomalias congênitas do SNC é estimada em 3 a 5 a cada 1.000 nascimentos.

A fase de embriogênese fetal termina em torno da oitava semana embrionária; entretanto, diferentemente dos demais órgãos, o SNC continua seu desenvolvimento ao longo de toda a gravidez, principalmente com relação às substâncias branca e cinzenta. Portanto, o desenvolvimento de certas estruturas é idade gestacional-dependente. Consequentemente, algumas malformações só podem ser diagnosticadas em período tardio da gestação.

O aprimoramento das técnicas de imagem contribuiu para a avaliação do SNC e de seu desenvolvimento. A neurossonografia, técnica específica para avaliação do SNC fetal, torna possível que cortes predefinidos melhorem a sensibilidade e a especificidade no diagnóstico das malformações.

Yinon e cols. (2013) reportaram 47 fetos com malformações do SNC no terceiro trimestre que apresentaram exame morfológico normal entre 21 e 24 semanas. As quatro malformações mais comuns foram cistos intracranianos (19%), ventriculomegalia leve (15%), agenesia ou disgenesia do corpo caloso (10%) e hemorragia intracerebral (10%). Outras anomalias do SNC incluíram hidrocefalias, malformação de Dandy-Walker, cisterna magna aumentada, microcefalia com lisencefalia, craniossinostose, pseudocisto periventricular, isquemia cerebral, hipo-

O mapa colorido do sinal Doppler pode ser utilizado no diagnóstico das malformações vasculares, diferenciando-as de outras imagens císticas ao ultrassom. A Figura 118.15 ilustra a distinção entre lesões vasculares e císticas no sistema nervoso central (SNC).

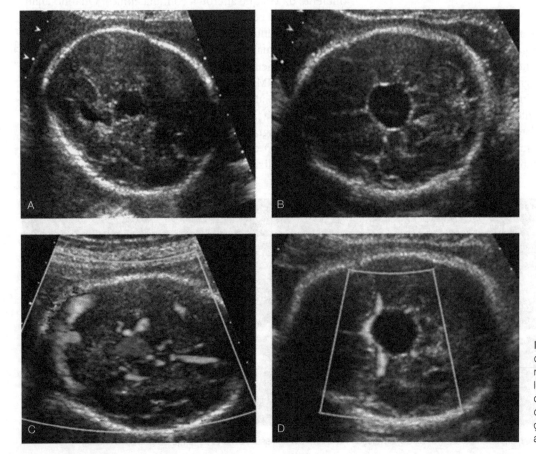

Figura 118.15A e B Diagnóstico diferencial entre duas imagens cerebrais anecoicas à US. **C** Sinal colorido preenchendo a área anecoica central em um caso de aneurisma da veia de Galeno. **D** Vascularização periférica em um caso de cisto aracnoide.

plasia cerebelar e nódulo subependimal. O desenvolvimento contínuo do cérebro fetal possibilita que algumas malformações só sejam diagnosticadas no final do segundo e terceiro trimestres de gestação. Consequentemente, em pacientes que realizam exame ultrassonográfico por algum motivo no terceiro trimestre deve ser considerada nova investigação do SNC.

No segundo e terceiro trimestres de gestação a US 3D, via transvaginal, tem possibilitado a visão sagital e coronal do cérebro através das suturas ou fontanelas do crânio. Uma seção oblíqua adquirida na mesma janela acústica revela a anatomia intracraniana em detalhes.

Pooh (2012) demonstra que a neurossonografia com transdutores de alta resolução 3D pela via transvaginal pode documentar a evolução da maturidade do SNC ao longo da gestação, relatando ainda que a aparência da fissura silviana é um dos marcadores do desenvolvimento do córtex cerebral (Figura 118.16).

Pooh e Kurjac (2011) registram a importância dos meios de imagem na avaliação e no seguimento das anormalidades do SNC. A US transvaginal 3D-4D possibilita a identificação de calcificações intracranianas, anormalidades vasculares, vascularização intratumoral e displasia óssea da calota craniana. A ressonância magnética (RM) torna possível a observação de toda a cavidade intracraniana, tronco cerebral e desenvolvimento dos sulcos e giros do córtex cerebral (Figuras 118.17 e 118.18). Os autores ressaltam que o exame é não só complementar, mas também uma alternativa para a avaliação das malformações cerebrais.

Ressonância magnética

Embora a US seja a técnica de imagem primária na avaliação da anatomia do SNC, a RM vem ganhando espaço como método complementar à US, melhorando e definindo o diagnóstico, bem como estabelecendo o prognóstico. A favor da US estão a possibilidade de aquisição de imagens de alta resolução, em tempo real, e o custo relativamente baixo do exame. Suas limitações são secundárias aos artefatos de reverberação da calota craniana, ao tecido adiposo materno atenuando as ondas, ao oligoidrâmnio, ao encarceramento fetal na pelve materna e à baixa sensibilidade para detecção de anormalidade de proliferação ou migração do tecido neuronal. Por causa dessas limitações, alguns fetos não podem ser avaliados adequadamente e necessitam exames complementares para o devido aconselhamento genético reprodutivo.

A RM fetal foi descrita pela primeira vez em 1990, mas apresentava dificuldades em razão da movimentação fetal e do tempo prolongado para aquisição das imagens. Com o surgimento da sequência ultrarrápida foram minimizados os artefatos causados pela movimentação fetal com a consequente melhora do estudo anatômico fetal.

A RM fetal tem sido utilizada para estudos de malformações, em especial aquelas relacionadas com SNC (cérebro e coluna), tumores e hérnia diafragmática. Nesses casos, é capaz de aprimorar o diagnóstico etiológico e de anomalias associadas em até 30% quando comparada com a US, podendo ser empregada no acompanhamento de ventriculomegalias, suspeita de agenesia de corpo caloso e malformações relacionadas com o desenvolvimento do córtex cerebral (microgíria, paquigíria, lisencefalia etc.) (Figura 118.19).

Rossi e Prefumo (2014), por meio de uma revisão sistemática da literatura, avaliaram 710 fetos com anomalias do SNC. Os fetos foram submetidos a exames de US e RM com posterior avaliação neonatal ou por necropsia. A RM confirmou os achados ultrassonográficos em 65,4% dos casos e forneceu informações adicionais em 22,1%. A RM não identificou 18,4% das anomalias do SNC. Em 2% dos casos, a US foi mais precisa do que a RM. Em 30% dos fetos, a RM foi tão diferente da US que alterou a conduta clínica. Quando analisada de acordo com o tipo de anomalia cerebral, a ventriculomegalia apresentou um grau de concordância entre os testes de 51,3%, enquanto as anormalidades da linha média tiveram uma discordância de 48,6% (Figura 118.20). No geral, a sensibilidade da RM foi de 97% com especificidade de 70%.

Entretanto, alguns estudos questionam a superioridade da RM em relação à US, em particular com relação às desordens de migração, anomalia calosa ou patologias da fossa posterior. O questionamento se baseia no fato de que a RM não é realizada em fetos com US normal, o que torna

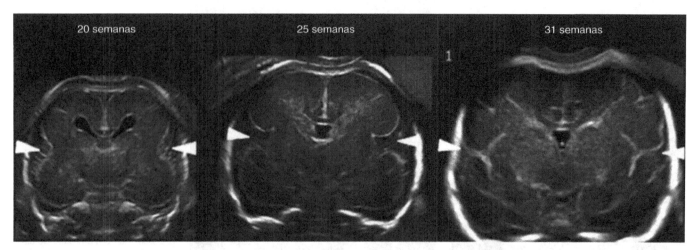

Figura 118.16 Imagem US transvaginal, em corte coronal, exibindo a evolução na aparência da fissura silviana ao longo da gestação (setas).

Capítulo 118 Propedêutica Imagenológica das Malformações Fetais   **1009**

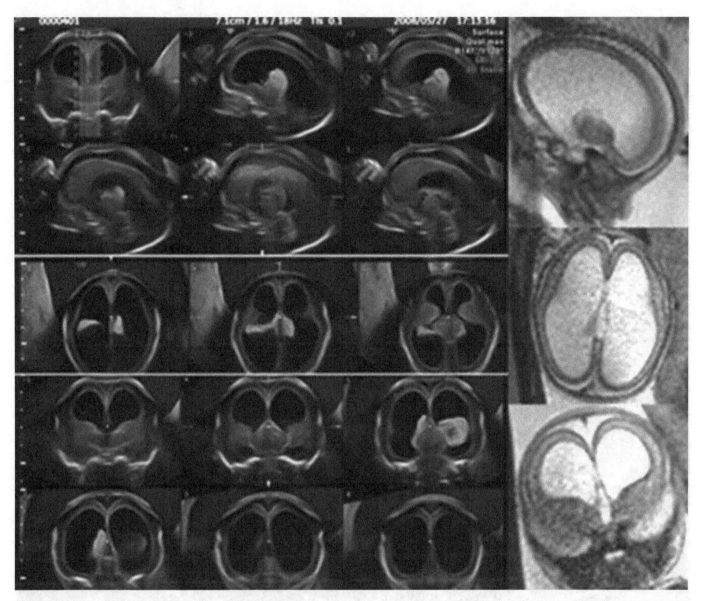

Figura 118.17 Feto com hidrocefalia. Imagem tomográfica em US 3D exibindo os três planos de corte: axial, sagital e coronal (à *esquerda*). Imagem dos planos adquirida por RM (à *direita*).

questionáveis a sensibilidade, a especificidade e os valores preditivos positivo e negativo. No entanto, mais importante é o fato de a maioria dos estudos mostrar sinergia entre os dois métodos.

Propedêutica fetal invasiva

A propedêutica fetal invasiva tem como objetivo a obtenção de material fetal para investigação do cariótipo, infecções, anemia fetal, gasometria, biópsias, síndromes metabólicas, maturidade pulmonar, entre outras, e em grande parte dos casos segue como propedêutica complementar de um exame ultrassonográfico anômalo.

Amostra de vilo corial (AVC)

A AVC tem por objetivo a coleta de amostra placentária por meio de punção abdominal guiada pela US. Punções utilizando a via vaginal foram abandonadas. A AVC é realizada a partir da 11ª semana de gestação e é o procedimento de escolha no primeiro trimestre, quando o objetivo é a investigação do cariótipo fetal. Quando se compara a AVC com a amniocentese, a primeira apresenta como vantagem a precocidade do exame e resultado citogenético preliminar em 48 horas após o procedimento, mas é um método tecnicamente mais difícil de ser realizado.

Amniocentese

A amniocentese tem como objetivo a punção da cavidade amniótica (10 a 20mL de líquido amniótico) por via abdominal, guiada pela US e realizada após a 15ª semana de gestação, estando indicada quando se quer investigar o cariótipo fetal e pesquisar infecção congênita (estudo por meio de PCR fetal), isoimunização materna, erros inatos do metabolismo e maturidade fetal. Quando o estudo do cariótipo fetal é realizado, o resultado da cultura estará disponível entre 15 e 21 dias.

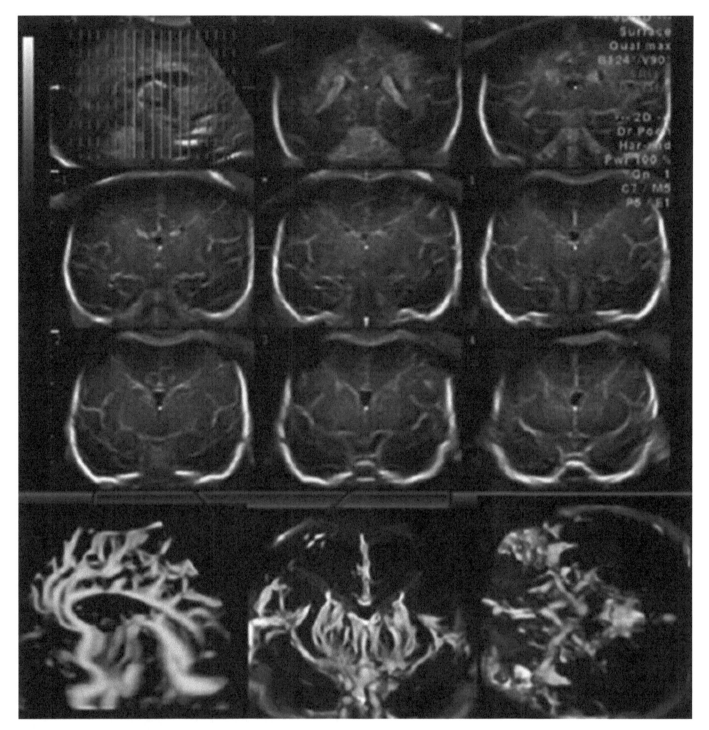

Figura 118.18 Imagem de US 3D-4D de feto normal com sonoangiografia dos vasos cerebrais nos três planos de corte: sagital, coronal e axial.

Cordocentese

A cordocentese tem por objetivo a punção do cordão umbilical guiada pela US. O exame pode ser realizado a partir da 20ª semana de gestação, estando indicado nos casos em que há desejo de investigações do cariótipo fetal e estudo hematológico, infeccioso e bioquímico, além de gasometria fetal. Tecnicamente mais difícil do que os procedimentos anteriores, tem a vantagem de apresentar resultados mais rápidos.

Laboratório de citogenética

Nos casos em que há suspeita de cromossomopatias, o laboratório de citogenética tem importância fundamental na determinação do cariótipo fetal, podendo ser utilizados métodos de avaliação rápida do cariótipo (FISH – fluorescência com hibridização *in vitro* – PCR, preparação direta) ou métodos que necessitam crescimento celular em culturas.

Os métodos de avaliação rápida têm como objetivo maior a obtenção de um resultado em pouco tempo, o que contribui

Capítulo 118 Propedêutica Imagenológica das Malformações Fetais

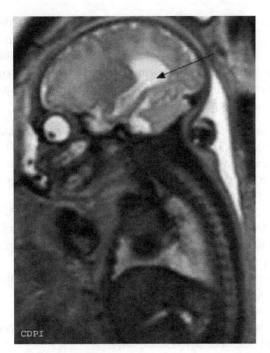

Figura 118.19 RM magnética na agenesia do corpo caloso. A *seta* aponta a colpocefalia.

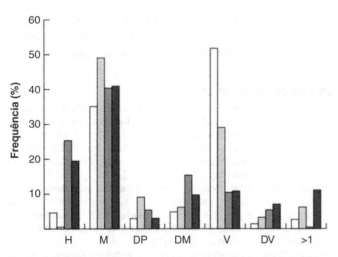

Figura 118.20 Grau de concordância e discordância entre a US e a RM. O histograma mostra a contribuição (%) de cada anormalidade de acordo com o exame realizado: histograma na cor branca ilustra concordância entre US e RM; a cor cinza clara mostra anormalidade no US não confirmada pela RM; a cor cinza intermediária ilustra anormalidade não identificada no US, mas percebida na RM; a cor cinza escura denota informações adicionais para a RM. (H: hemorragia; M: defeito da linha média; DP: desordem de proliferação; DM: desordem de migração; V: ventriculomegalia; DV: doença vascular; >1: mais de uma anomalia.)

para diminuir a ansiedade do casal. As técnicas utilizadas são FISH e QF-PCR, realizados em líquido amniótico e placenta. Esses métodos são executados em 24 horas e detectam cerca de 87% das aneuploidias maiores. Sua desvantagem é a limitação no resultado do cariótipo, pois afastam basicamente as trissomias dos cromossomos 13, 18, 21 e as aneuploidias relacionadas com o X e o Y. Esses métodos não substituem o estudo clássico dos cromossomos, devendo ser sempre acompanhados pela avaliação das metáfases pelo bandeamento G.

Ainda como opção rápida em termos de resultado, o estudo do cariótipo fetal pode ser conseguido em preparação direta de células obtidas pela amostra de vilo corial, tendo como objetivo a detecção de metáfases espontâneas e estudo do cariótipo fetal pelo bandeamento G, alcançando o resultado em 24 a 48 horas.

Com a evolução do conhecimento e das novas técnicas de sequenciamento do DNA surgiu um novo campo na investigação das alterações genéticas dos fetos malformados. Atualmente, a tecnologia genômica de *microarray* possibilita testar todo o genoma com alta resolução, independentemente de cultura celular e com menor prazo para o resultado quando comparado com a técnica clássica de citogenética. O exame de *microarray* tem sido indicado no diagnóstico pré-natal em casos de anomalias à US e também no seguimento pós-natal nos casos de déficit intelectual ou malformações múltiplas congênitas.

Entretanto, sua implementação como teste de rotina pré-natal está sob discussão. Os principais argumentos contra o oferecimento desse teste para todas as indicações são as possibilidades de detectar: (a) uma *copy number variants* (CNV) causadora de anomalia clinicamente significativa e bem conhecida, porém não relacionada com a indicação inicial – "encontro acidental"; (b) uma CNV associada a característica clínica variável, em expressividade e heterogeneidade, na qual ainda não produz uma chance quantificável de um fenótipo anormal se encontrada no período pré-natal (também conhecida como *locus* suscetível [SL] para desordem do neurodesenvolvimento); e (c) variantes de significado clínico desconhecido (VOUS – *variants of unknown clinical significance*).

Esses achados podem complicar o aconselhamento genético e alguns questionamentos como: (a) quais os resultados do *microarray* devem ser relatados ao casal?; (b) deve ser oferecido o direito de escolha a respeito de quais resultados o casal gostaria de ser informado?; (c) ou, ainda, seria necessário um aconselhamento extensivo pré-teste em cada caso sobre sua utilidade e aplicação clínica?

A aplicação de um sistema de código do fenótipo fetal reconhecido internacionalmente também pode ser de grande valia, pois torna possível uma comparação dos casos testados pelos diferentes pesquisadores. O uso desse sistema contribuirá para um cálculo mais confiável da prevalência das CNV patogênicas em malformações fetais específicas, como fenda facial e tálipes, assim como para a descoberta de novas CNV patogênicas.

A forma de descrição do fenótipo da International Standards for Cytogenomic Arrays (ISCA – https://www.iscaconsortium.org) é um bom instrumento, pois utiliza os termos do *Human Phenotype Ontology* (HPO). Mais casos pré-natais deveriam ser submetidos a esse banco de dados e ter seu correspondente fenótipo adicionado. Desse modo, seria criado um registro internacional bem estruturado e que tornaria o conhecimento e a aplicação das CNV patogênicas uniformes e universais.

Wit e cols. (2014), por meio de uma revisão sistemática da literatura, estudaram a prevalência de regiões genéticas submicroscópicas patogênicas (CNV) em fetos com anomalia estrutural identificada à US com cariótipo normal. Em 2.200 fetos que apresentavam anomalias estruturais restritas a um sistema anatômico, a chance de portar uma CNV submicroscópica patogênica variou de 3,1% a 7,9%, dependendo do sistema anatômico afetado. Essa chance aumentava para 9,1% em fetos com malformações múltiplas (1.139 fetos). Nos fetos de primeiro trimestre que apresentavam TN >3,5mm, a incidência de CNV foi de 3,1% (IC 95%: 0,4 a 5,7). A cardiopatia foi a malformação estrutural de maior prevalência de região patogênica – 4,6% (IC 95%: 2,7 a 6,5).

A identificação de CNV patogênicas seria a explicação para o fenótipo e forneceu informações adicionais para o estabelecimento do prognóstico fetal. Duas CNV patogênicas, que não representavam o fenótipo fetal detectado pela ultrassonografia, foram encontradas em 3.359 fetos avaliados. Portanto, um "encontro acidental" pode ser esperado em 1:1.500 fetos que foram submetidos ao teste de *microarray*. Nessa revisão os autores concluem que 1 em 20 fetos (5,6%; IC 95%: 4,7 a 6,6) exibe uma CNV patogênica e que o teste *microarray* tem valores diagnóstico e prognóstico consideráveis nesses fetos.

À medida que novas técnicas se tornam mais acessíveis, tanto do ponto de vista tecnológico como financeiro, espera-se que sejam inseridas na rotina pré-natal. O conhecimento técnico e a adequada interpretação dos resultados, além dos desafios referentes às questões éticas e psicológicas dos testes pré-natais, serão pontos indispensáveis para o debate. No sentido de garantir um cuidado responsável e equilibrado dessas gestantes, será imprescindível a presença de um profissional geneticista clínico experiente e capaz de interpretar e comunicar resultados tão complexos.

Aconselhamento genético-reprodutivo

O aconselhamento genético-reprodutivo pode ser definido como um processo de comunicação sobre o risco de ocorrência ou recorrência de anomalias estruturais e anomalias genéticas em condições individualizadas com a finalidade de fornecer aos indivíduos ou familiares:

1. Ampla compreensão de todas as implicações relacionadas com as malformações e doenças genéticas em discussão.
2. As opções que a medicina atual oferece para a propedêutica, terapêutica ou diminuição dos riscos de ocorrência ou recorrência da doença genética em questão, isto é, para sua profilaxia.
3. Eventual apoio psicoterapêutico.

A biologia molecular vem trazendo enorme benefício para o aconselhamento genético em virtude de sua precisão diagnóstica. Com o mapeamento do genoma humano e o conhecimento de suas interações e mutações mais frequentes será possível diagnosticar várias doenças.

Quando há um indivíduo afetado na família, é importante a obtenção de algum material genético (sangue/biópsia) desse caso-índice para que seja possível a determinação de uma mutação. Caso exista e torne viável um diagnóstico pré-natal futuro, o mesmo conselho é dado aos casais com história de morte de concepto no período perinatal em que não haja um diagnóstico definido. Por esse motivo, algumas condutas são de grande ajuda para um diagnóstico posterior:

- Obtenção de sangue fetal com seringa heparinizada. O sangue pode ser obtido por punção do seio venoso ou cardíaca, logo após ou algumas horas depois do óbito fetal. Esse sangue deve chegar ao laboratório de citogenética em até 48 horas.
- No caso de diagnóstico molecular (DNA), esse material pode ser conservado vários dias à temperatura ambiente ou vários anos, se congelado, o que também se aplica às biópsias de tecidos ou órgãos.
- Fotos de corpo inteiro de frente, costas e perfil, além de fotos detalhadas de face, mãos e pés.
- Radiografia do esqueleto.
- Necropsia macroscópica e microscópica de órgãos internos com descrição pormenorizada.
- Se no hospital onde ocorreu a morte perinatal houver um geneticista ou um berçarista especializado em sindromologia, ele deverá ser consultado.

Se não for possível a adoção de todas essas medidas, deve-se tentar realizar a maior parte para que os genitores possam receber o aconselhamento genético mais apropriado.

Leitura complementar

Bricker L, Garcia J, Henderson J et al. Ultrasound screening in pregnancy: a systematic review of the clinical effectiveness, cost-effectiveness and women's views. Health Technol Assess 2000; 4: 1-193.

Chelemen T, Syngelaki A, Maiz M, Allan L, Nicolaides KH. Contribution of ductus venosus Doppler in first trimester screening for major cardiac defects. Fetal Diagn Ther 2011; 29:127-34.

Creasy. Maternal-fetal medicine. 4. ed. Philadelphia: Saunders, 1999.

Falcon O, Faiola S, Huggon I, Allan L, Nicolaides KH. Fetal tricuspid regurgitation at the 11 + 0 to 13 + 6-week scan: association with chromosomal defects and reproducibility of the method. Ultrasound Obstet Gynecol 2006 Jun; 27(6):609.

Febrasgo. Tratado de obstetrícia. 1. ed., Rio de Janeiro: Revinter, 2001.

Johnson SP, Sebire NJ, Snijders RJ, Tunkel S, Nicolaides KH. Ultrasound screening for anencephaly at 10-14 weeks of gestation. Ultrasound Obstet Gynecol 1997; 9:14-6.

Kalter H, Warkany J. Congenital malformations (second of two parts). N Engl J Med 1983 Mar 3; 308(9):491-7. Review.

Lachmann R, Chaoui R, Moratalla J, Picciarelli G, Nicolaides KH. Posterior brain in fetuses with spina bifida at 11 to 13 weeks. Prenat Diagn 2011; 31(1):103-6.

Mone F, Walsh C, Mulcahy C et al. Prenatal detection of structural cardiac defects and presence of associated anomalies: a retrospective observational study of 1262 fetal echocardiograms. Prenat Diagn 2015; 35:577-82.

Nicolaides KH, Snijders RJ, Gosden CM, Berry C, Campbell S. Ultrasonographically detectable markers of fetal chromosomal abnormalities. Lancet 1992 Sep 19; 340(8821):704-7.

Nicolaides, KH. Turning the pyramid of prenatal care. Fetal Diagn Ther 2011; 29:183-96.

Pereira S, Ganapathy R, Syngelaki A, Maiz M, Nicolaides KH. Contribution of fetal tricuspid regurgitation in first trimester screening for major cardiac defects. Obstet Gynecol 2011 Jun; 117(6):1384-91.

Pooh RK, Kurjak A. 3D and 4D sonography and magnetic resonance in the assessment of normal and abnormal CNS development: alternative or complementary. J. Perinat. Med 2011; 39:3-13.

Pooh RK. Normal anatomy by three-dimensional ultrasound in the second and third Trimesters. Seminars in Fetal & Neonatal Medicine 2012; 17:269-77.

Rossi AC, Prefumo F. Additional value of fetal magnetic resonance imaging in the prenatal diagnosis of central nervous system anomalies: a systematic review of the literature. Ultrasound Obstet Gynecol 2014; 44:388-93.

Saltvedt S, Almström H, Kublickas M, Valentin L, Grunewald C. Detection of malformations in chromosomally normal fetuses by routine ultrasound at 12 or 18 weeks of gestation-a randomised controlled trial in 39,572 pregnancies. BJOG 2006 Jun; 113(6):664-74.

Shih JC, Chen CP. Spatio-temporal image correlation (STIC): innovative 3D/4D technique for illustrating unique and independent information and diagnosing complex congenital heart diseases Croat Med J 2005 Oct; 46(5):812-20.

Srebniak MO, Van Opstal D, Joosten M et al. Whole-genome array as a first-line cytogenetic test in prenatal diagnosis. Ultrasound Obstet Gynecol 2015; 45:363-72.

Syngelaki A, Chelemen T, Dagklis T, Allan L, Nicolaides KH. Challenges in the diagnosis of fetal non-chromosomal abnormalities at 11–13 weeks. Prenat Diagn 2011; 31(1):90 a 102.

Wit MC, Srebniak MI, Govaerts LCP, Van Opstal D, Galjaard RJH, Go ATJI. Additional value of prenatal genomic array testing in fetuses with isolated structural ultrasound abnormalities and a normal karyotype: a systematic review of the literature. Ultrasound Obstet Gynecol 2014; 43:139-46.

Yinon Y, Katorza E, Nassie DI et al. Late diagnosis of fetal central nervous system anomalies following a normal second trimester anatomy scan. Prenat Diagn 2013 Oct; 33(10):929-34.

CAPÍTULO 119

Avaliação da Maturidade Pulmonar Fetal

Juliana Moyses Leite Abdalla
Marianna Amaral Pedroso

INTRODUÇÃO

A síndrome da angústia respiratória do recém-nascido ou infantil (SARN/SARI) e a taquipneia transitória do recém-nascido são as principais causas de morbidade e mortalidade associadas à prematuridade, apesar do uso dos corticoides antenatais e da terapia substitutiva com surfactantes pulmonares exógenos. A SARNISARI não está restrita apenas à prematuridade extrema, pois tem sido observada grande incidência de morbidade respiratória neonatal em prematuros tardios (entre 34 e 36 semanas e 6 dias) e nos nascidos precocemente (entre 37 e 39 semanas). Portanto, o estudo da maturidade pulmonar fetal se torna importante fator na determinação do melhor momento de interrupção da gestação em gestantes que apresentam complicações. No entanto, nas gestações em que a interrupção está indicada, seja por motivo materno ou fetal, os testes de maturidade pulmonar estão contraindicados.

O risco de SARN está significativamente aumentado em gestações com interrupção eletiva, por via alta, entre 37 semanas e 38 semanas e 6 dias, com incidência estimada de 25 em 1.000. Após 39 semanas de gestação esse risco cai para 7 em 1.000, não se verificando com o parto vaginal.

Nos fetos prematuros existe deficiência na produção de surfactante, levando ao aumento na tensão superficial dos alvéolos, que conduz ao colapso, dificultando as trocas gasosas.

A SARN se associa também ao aumento na incidência de enterocolite necrosante, infecções e hemorragia intraventricular.

TESTES DE AVALIAÇÃO DA MATURIDADE PULMONAR FETAL

A maturidade funcional dos pulmões fetais desperta grande interesse entre os obstetras. A presença de quantidades suficientes de materiais ativos de superfície – conhecidos como *surfactantes* – no líquido amniótico (LA) é uma evidência dessa maturidade pulmonar. Ao nascimento, com a primeira respiração, produz-se a interface tecido-ar nos alvéolos pulmonares. O surfactante deixa os corpos lamelares nos pneumócitos tipo II, onde é produzido, e se espalha para revestir os alvéolos, prevenindo seu colapso durante a expiração. Assim, o que determina a maturidade pulmonar é a capacidade de os pulmões fetais produzirem surfactante e não a deposição desse material nos pulmões na vida intrauterina.

Os métodos de avaliação da maturidade pulmonar podem ser divididos em três categorias: métodos clínicos, bioquímicos e biofísicos.

Métodos clínicos

Os métodos clínicos se baseiam na avaliação da idade gestacional pela data da última menstruação e na medida da altura uterina. Essas variáveis apresentam sensibilidade e especificidade reduzidas e são pouco utilizadas na prática clínica.

Métodos bioquímicos

Os testes realizados no LA, coletado mediante amniocentese, podem ser divididos em processos bioquímicos e biofísicos.

Processos bioquímicos

Os processos bioquímicos se baseiam nas mudanças progressivas da composição do surfactante pulmonar. O surfactante no pulmão maduro é uma mistura complexa de fosfolípides e proteínas, sendo o dipalmitoil-fosfatidilcolina (também denominado lecitina [L]) o principal componente (cerca de 60%). Outro fosfolípide, presente em concentrações relativamente altas, é o fosfatidilglicerol (cerca de 5% a 15% do total).

Avaliação da relação lecitina/esfingomielina

A composição dos fosfolípides do surfactante pulmonar se altera substancialmente com a evolução da gestação. As alterações mais importantes ocorrem após 34 a 35 semanas, quando a L passsa a predominar em relação à esfingomielina (E) em até quatro vezes. Empiricamente, foi determinado que a relação desses fosfolípides (L/E) >2 torna pouco provável a SARN, mesmo para gestantes diabéticas. A presença de mecônio no LA pode levar a resultados falso-positivos, uma vez que esses dois fosfolípides se encontram também no mecônio. Valores limítrofes da relação L/E, entre 1,8 e 1,9, estão associados a percentual significativo de morbimortalidade perinatal, quando o parto for realizado em até 72 horas após a pesquisa. Estimam-se morbidade e mortalidade de 13% a 3%, respectivamente, para a relação L/E igual a 1,8, comparando-se com a taxa de morbidade de 3% e sem casos de morte perinatal quando o resultado for igual a 1,9. Quando comparado com testes mais recentes, o uso da relação L/E está em decréscimo em razão de seu alto custo, por necessitar de profissional especializado e em virtude da demora no resultado (em média 6 horas).

Determinação do fosfatidilglicerol

O fosfatidilglicerol é raramente detectado antes da 35ª semana de gestação e sua concentração aumenta com o avançar da idade gestacional. Por aumentar a disseminação dos fosfolípides na membrana alveolar fetal, sua presença representa um estado de maturidade pulmonar mais avançado. Unicamente originado do pulmão, quando se detecta qualquer grau de concentração, significa baixa probabilidade de desenvolvimento de SARN. Esse é um método considerado seguro em gestações complicadas por diabetes e com controle glicêmico inadequado. O fosfatidilglicerol pode ser obtido mesmo em LA contaminado com sangue e mecônio, podendo ser avaliado na vagina nos casos de amniorrexe pré-termo. Concentração de fosfatidilglicerol >2mg/mL assegura maturidade pulmonar com valor preditivo positivo de 98%. Na presença do fosfatidilglicerol, o risco de SARN é <1%. Já na sua ausência se eleva para 25%.

Processos biofísicos

Teste de Clement

O teste de Clement se baseia na capacidade de os surfactantes formarem uma superfície estável caracterizada por um anel de bolhas persistente na interface ar-líquido misturado ao etanol. Em gestações normais, o valor preditivo positivo do teste é alto e a probabilidade de SARN é baixa; entretanto, o valor preditivo negativo é baixo e deve ser confirmado pela relação L/E ou pelo fosfatidilglicerol. Trata-se de um método pouco utilizado na atualidade.

Polarização fluorescente (razão surfactante/albumina)

A polarização fluorescente é um teste fundamentado na relação entre a albumina e os surfactantes por polarização fluorescente utilizando um analisador automatizado. A relação de 55mg ou mais de surfactante por grama de albumina indica maturidade pulmonar fetal. O resultado geralmente é estratificado em três faixas:

- **>55mg surfactante/grama de albumina:** maduro;
- **>40mg e <54mg surfactante/grama de albumina:** intermediário;
- **<39mg surfactante/grama de albumina:** imaturo.

Cabe enfatizar que valor <55mg de surfactante/grama de albumina apresenta capacidade de predição de 75% para a ocorrência de SARN, e cerca de 20% dos fetos que apresentam resultados na faixa intermediária apresentarão SARN no período neonatal. Mecônio, secreções vaginais e sangue no LA podem ocasionar resultados incorretos.

Contagem de corpos lamelares (CL)

Os CL, que são aglomerados concêntricos de fosfolípides produzidos pelos pneumócitos tipo II, representando a forma de armazenamento do surfactante, estão presentes em quantidade crescente no LA à medida que a gestação evolui. Os CL são similares às plaquetas em volume, podendo ser contados nos analisadores automáticos de plaquetas. Os CL >50.000 partículas/µL asseguram maturidade pulmonar; valores entre 15.000 e 49.999 partículas/µL são considerados duvidosos, e o resultado ≤15.000 partículas/µL determina imaturidade pulmonar. O teste apresenta sensibilidade de 100%, especificidade de 68% e valor preditivo positivo também de 100% na detecção da maturidade pulmonar fetal. A contagem dos CL é um bom método para avaliação da maturidade pulmonar fetal em razão de sua rapidez, objetividade e baixo custo, podendo ser realizado em quase todos os laboratórios hospitalares.

Métodos biofísicos

Amnioscopia

Procedimento de baixo custo e risco, porém de sensibilidade e especificidade não determinadas, a amnioscopia se baseia na observação da cor, aspecto e presença de grumos no LA, exigindo, portanto, dilatação cervical de pelo menos 1cm. Não é utilizado na prática, pois apenas serviços terciários de medicina fetal contam com o fetoscópio e um especialista treinado para executar o método.

Ultrassonografia (US)

A US possibilita a estimativa da idade gestacional e a avaliação de alguns marcadores relacionados com a maturidade fetal.

Núcleos de ossificação

O núcleo de ossificação da epífise distal do fêmur aparece em torno da 32 a 33 semanas e tem acurácia de 95% para assegurar a idade gestacional. O núcleo de ossificação da epífise proximal da tíbia aparece em torno da 35ª semana e também tem a capacidade de predição da idade gestacional de 95%.

A medida do núcleo de ossificação da epífise distal do fêmur ≥6mm e a medida >5mm do núcleo da epífise proximal da tíbia foram correlacionadas com a maturidade pulmonar, a qual pode ser confirmada pela relação L/E. A epífise proximal do úmero é sistematicamente identificada a partir da 37ª semana de gravidez.

As medidas dos centros de ossificação epifisários são de fácil utilização e podem auxiliar a determinação da idade gestacional, porém não são marcadores diretos da maturidade pulmonar, não devendo ser utilizadas como indicador exato de maturidade pulmonar.

Avaliação da ecogenicidade pulmonar fetal

A ecogenicidade pulmonar aumenta à medida que há incremento no número de alvéolos, devendo ser avaliada em comparação com a ecogenicidade hepática.

A ecogenicidade pulmonar fetal é semelhante à ecogenicidade hepática entre 22 e 23 semanas de gestação. Entre a 23ª e a 31ª semana, a ecogenicidade pulmonar será menor do que a hepática. Após a 34ª semana de idade gestacional, a ecogenicidade pulmonar volta a aumentar e, nesses casos, é indicativa de maturidade pulmonar.

Avaliação da maturidade placentária (classificação de Grannum)

Os estudos de Grannum, publicados originalmente em 1979, estabeleceram uma classificação que leva em consideração o grau de calcificação placentária, a qual foi relacionada indiretamente com a maturidade pulmonar fetal. Entretanto, apenas a placenta grau III após a 38ª semana de gestação é indicativa de maturidade pulmonar fetal (Quadro 119.1).

Outros métodos

Atualmente, as pesquisas em torno da maturidade pulmonar fetal estão focadas em métodos não invasivos como a ultrassonografia uma vez que a avaliação do LA para determinação do surfactante necessita da amniocentese, um exame invasivo e que apresenta complicações inerentes ao método. Em 2014, Bonet-Carne e cols., da Universidade de Barcelona, desenvolveram um método não invasivo de análise da maturidade pulmonar por meio de avaliação da imagem ultrassonográfica do pulmão denominado *quantusFLM*TM. Trata-se de um *software* que analisa a textura pulmonar e prediz a chance de desenvolver morbidades respiratórias. O ultrassonografista projeta uma imagem contendo um corte do tórax e insere esse arquivo no programa de computador que faz a análise. A sensibilidade, a especificidade e os valores preditivos positivo e negativo desse teste foram de 86,2%, 87%, 62,5% e 96,2%, respectivamente. Seu desempenho foi semelhante ao dos testes que usam LA, porém são necessários mais estudos multicêntricos para confirmação desse resultado. Trata-se de método promissor por não ser invasivo e ser de fácil execução.

Considerações

Os métodos bioquímicos e biofísicos pesquisados no LA se revelam melhores do que os demais na predição da maturidade pulmonar fetal. Contudo, nenhum mostrou superioridade em relação ao outro.

Em estudo envolvendo 833 neonatos nascidos 72 horas após o teste de maturidade pulmonar foi revelado que a relação L/E apresentou sensibilidade de 81,8% contra 88,9% da contagem de corpúsculo-lamelar, resultando em especificidade e valor preditivo negativo de 96,8 e 97,7%, respectivamente.

A contagem de corpúsculos lamelares e os *kits* laboratoriais para avaliação de maturidade também apresentaram desempenho semelhante, com sensibilidade de 92% e 83%, respectivamente. Os valores preditivos negativos foram de 99% e 98%.

Os critérios de seleção deverão ser rigorosos, uma vez que a amniocentese, realizada no terceiro trimestre, apresenta incidência de complicações de 0,7%, incluindo possibilidade de parto pré-termo, amniorrexe prematura, descolamento prematuro de placenta e hemorragia feto-materna grave.

Em gestações com menos de 32 semanas, o teste de maturidade pulmonar não está indicado de rotina porque a incidência de imaturidade é elevada nesse subgrupo.

Na gestação gemelar não há consenso sobre a necessidade de pesquisa da maturidade pulmonar em um ou nos dois gêmeos. A discordância na maturidade pulmonar em gêmeos parece ser mais frequente em idades gestacionais mais baixas e inferiores a 32 semanas. Por isso, recomenda-se a pesquisa da maturidade pulmonar em ambos os fetos quando a idade gestacional for de 30 a 32 semanas e 6 dias e em apenas um dos fetos quando a idade gestacional for superior a 32 semanas e 6 dias.

O volume do LA parece não alterar o resultado das provas de maturidade pulmonar. No oligoidrâmnio, os resultados são semelhantes aos de controles. Já no polidrâmnio (ILA >25cm), os resultados na dosagem de L/E, de fosfatidilglicerol e da contagem dos corpúsculos lamelares parecem ser inferiores.

A contaminação da amostra de LA com sangue parece aumentar a incidência de falso-positivos. Na gestante diabética deve-se utilizar o mesmo valor de *cut off* para a determinação da maturidade pulmonar fetal. Portanto, a determinação do método a ser adotado em determinado local está diretamente associada à disponibilidade.

CORTICOTERAPIA

O uso do corticoide em gestações com risco de parto pré-termo é prática largamente difundida entre os obstetras des-

Quadro 119.1 Classificação de Grannum e relação com maturidade pulmonar fetal

Grau de maturidade placentária	Morfologia placentária	Maturidade pulmonar (%)
Grau I	Placa corial evidente, placa basal não calcificada	67
Grau II	Placa corial mais evidente com calcificações difusas e maior definição dos cotilédones	80
Grau III	Placas basal e corial muito evidentes, cotilédones evidentes e com calcificações extensas e centrais	100

de 1994, quando o National Institutes of Health concluiu que o uso de corticoides reduzia significativamente o risco de efeitos adversos em neonatos prematuros, como morte e síndrome da angústia respiratória, entre outros. A recomendação não se estendeu às mulheres sob risco de parto depois de 34 semanas por falta de pesquisas e por se acreditar que os neonatos que nasciam após 34 semanas sobreviveriam sem grandes complicações.

Entretanto, está claro o fato de que crianças nascidas entre 34 semanas e 36 semanas e 6 dias apresentam muito mais complicações do que as nascidas a termo (depois de 37 semanas). Diante dessa observação, Gyamfi-Bannerman e cols. publicaram em 2016 estudo randomizado, multicêntrico, com 2.827 gestantes, no qual verificaram que a administração de betametasona a mulheres sob risco de parto pré-termo entre 34 semanas e 36 semanas e 6 dias diminuiu substancialmente a necessidade de suporte respiratório durante as primeiras 72 horas do recém-nascido. Além disso, houve redução nas taxas de complicações respiratórias graves, taquidispneia transitória do recém-nascido, displasia broncopulmonar, uso de surfactante, manobras de ressuscitação e prolongamento da estadia em unidades de tratamento intensivo.

RECOMENDAÇÕES PARA PESQUISA DA MATURIDADE PULMONAR FETAL

- Não realizar a pesquisa de maturidade pulmonar fetal se houver indicação absoluta da interrupção da gestação por causas maternas ou fetais (nível de evidência B).
- A maturidade pulmonar deverá ser pesquisada em casos de interrupção eletiva da gestação (nível de evidência B).
- A probabilidade de SARN é fundamentada tanto no resultado da pesquisa da maturidade pulmonar como na idade gestacional em que o estudo foi realizado (nível de evidência B).
- A polarização por fluorescência, com valor de corte de 55mg, é exame apropriado para pesquisa da maturidade pulmonar em gestantes diabéticas (nível de evidência B).
- A pesquisa de maturidade fetal por meio de LA coletado no canal vaginal, quando o resultado indica maturidade pulmonar fetal, equivale ao líquido coletado por amniocentese (nível de evidência B).
- Os níveis de corte para os testes de maturidade pulmonar fetal devem ser os mesmos, seja para gestantes diabéticas ou não (nível de evidência C).
- A amniocentese deve ser realizada em ambos os gêmeos em idade gestacional entre 30 semanas e 32 semanas e 6 dias. Quando a idade gestacional for superior, pode-se pesquisar apenas um dos fetos (nível de evidência C).
- Não se recomenda a pesquisa de maturidade pulmonar fetal em gestações múltiplas em idades gestacionais >38 semanas (nível de evidência C).

DIRETRIZES PARA O USO DE CORTICOIDES PARA AMADURECIMENTO PULMONAR

- Todas as gestantes com idade gestacional entre 26 e 34 semanas e em risco de parto pré-termo dentro de 7 dias são candidatas a receber esquema único composto de duas doses de corticoide; gestantes entre 34 e 37 semanas são candidatas a ser submetidas a testes de maturidade pulmonar.
- Até o momento não existem evidências suficientes para recomendar esquemas repetidos de corticoide.
- Em fetos com restrição do crescimento fetal, a determinação da maturidade pulmonar deve preceder o uso de corticoides.
- A betametasona parece ser mais eficaz do que a dexametasona no que diz respeito à mortalidade e à morbidade perinatais, devendo ser considerada, portanto, o agente de escolha. Devem ser levados em consideração os efeitos temporários desses medicamentos na redução da variabilidade da frequência cardíaca fetal e na diminuição dos movimentos fetais.

Leitura complementar

Bannerman CG, Thom EA, Blackwell SC et al. Antenatal betamethasone for women at risk for late preterm delivery. N Engl J Med 2016; 374:1311-20.

Bonet-Carne E, Palacio M, Cobo T et al. Quantitative ultrasound texture analysis of fetal lungs to predict neonatal respiratory morbidity. Ultrasound Obstet Gynecol 2015; 45:427-33.

Cunningham FG. Obstetrícia de Williams. 24. ed. Rio de Janeiro: Guanabara Koogan, 2016. 1385 p.

Porto AMF, Coutinho IC, Correia JB, Amorim MMR. Effectiveness of antenatal corticosteroids in reducing respiratory disorders in late preterm infants: randomised clinical trial. BMJ 2011; 342:d1696.

CAPÍTULO 120

Gestação Múltipla

Marcos Faria
Heverton Pettersen

INTRODUÇÃO

A hipótese de Hellin (1895), que calcula a incidência de gestações múltiplas espontâneas $-1/80^{(n-1)}$ (sendo n o número de fetos da gestação múltipla), tem assumido cada vez mais um caráter histórico. Novas incidências, determinadas pelo sucesso dos serviços de reprodução assistida, aumentam as chances de que sejam encontradas não só gestações gemelares, mas também triplas, quádruplas e quíntuplas. Em estudo realizado nos EUA entre os anos de 1972 e 1990 houve aumento de 65% das gestações gemelares, de 156% das triplas, de 356% das quádruplas e de 182% das quíntuplas ou mais. Nesse mesmo período, o aumento na incidência de gestações simples foi de 32%. A política de limitação do número de embriões transferidos tem surtido efeito na diminuição do número de gestações múltiplas em alguns países.

O trabalho de parto prematuro (TPP), a ruptura prematura de membranas (RPM), o crescimento intrauterino restrito (CIUR), a síndrome da transfusão feto-fetal (STFF), a sequência anemia-policitemia em gêmeos (TAPS) e a transfusão reversa com gemelar acárdico e acéfalo (TRAP) são as principais complicações fetais das gestações gemelares. Com isso, estão aumentados os riscos de mortalidade fetal (OR = 3,0) e neonatal (OR = 7,0) diretamente associados à prematuridade e ao baixo peso. Entre as complicações maternas está aumentado o risco de anemias, síndromes hipertensivas, diabetes e hemorragias pós-parto.

Recentemente, as novas possibilidades de prevenção e tratamento das complicações associadas à gemelaridade consistem em perspectivas animadoras com melhora da assistência materno-fetal e da qualidade de saúde para os recém--nascidos.

INCIDÊNCIA

As incidências de gestações espontâneas gemelares, triplas, quádruplas e de quíntuplas são de 1 em 100, 7.925, 600 mil e 15 a 20 milhões, respectivamente. As gestações múltiplas correspondem de 2% a 3% das gestações, e 98% delas são gemelares. A incidência natural de gestações gemelares dizigóticas está aumentada em pacientes com idade avançada e em determinadas famílias, países, raças e aspectos nutricionais, e esse aumento está diretamente relacionado com o aumento do hormônio folículo-estimulante (FSH). Por outro lado, a incidência natural de gestações monozigóticas permanece constante (3,5 em 1.000 nascimentos).

O aumento da incidência de gestações múltiplas está associado ao tipo de tratamento adotado na assistência à fertilização. O uso do clomifeno aumenta a taxa de gestação múltipla para 6% a 17% enquanto o uso de gonadotrofina menopáusica humana (HMG) aumenta essa taxa para 18% a 54%.

O número de embriões transferidos também contribui para o aumento da incidência, e, no caso de três embriões transferidos, a chance de gêmeos é de 25% e a de trigêmeos, 8,3%. Após a transferência de três, quatro ou cinco embriões, as incidências de gestação tripla são de 8%, 11% e 15%, respectivamente. A incidência de gestações monozigóticas em casos de utilização *in vitro* (FIV) também aumenta, sendo de 13 em 1.000 (três vezes maior do que na população em geral). Esse fato pode estar relacionado com lesão ou ruptura da zona pelúcida (*hatching*), que culmina com a bissecção do disco embrionário. A implantação de embriões na fase de blastocisto também pode estar relacionada com o aumento desse tipo de gemelaridade.

A incidência de gestações múltiplas naturais diminui à medida que a idade gestacional aumenta, sendo encontradas gestações gemelares em 5% das pacientes com 5 semanas, em 3,3% das gestações com 6 semanas, 2% entre 10 e 14 semanas e em 1% a 1,5% das gestações ao nascimento. Portanto, há redução espontânea das gestações múltiplas de 80%, com grande parte desta redução ocorrendo no primeiro trimestre (Quadro 120.1).

Capítulo 120   Gestação Múltipla

Quadro 120.1 Incidência de gestações gemelares de acordo com a idade gestacional

Idade gestacional	Gestações gemelares (%)
6 semanas	5,4
7 semanas	3,3
14 semanas	2,0
Ao nascimento	1,0

CLASSIFICAÇÃO

Zigosidade

A zigosidade se refere à origem dos gêmeos, se de um mesmo ovo (monozigóticos – MZ) ou de ovos diferentes (dizigóticos – DZ). Dos gemelares, dois terços são DZ, enquanto um terço é MZ. Quando existem dúvidas quanto à zigosidade, podem ser realizados os seguintes estudos: anatomopatológico da placenta, grupo sanguíneo, dermatóglifos, mensurações antropológicas, cor da íris e formato da orelha.

Corionicidade

A corionicidade se refere ao número de placentas. Se dois fetos dividem a mesma placenta, a gestação é denominada monocoriônica (MC). Nas gestações MC, os fetos podem pertencer à mesma bolsa amniótica (monoamniótica – MA) ou cada um pode ter seu próprio âmnio (diamniótica – DA). Se contidos em placentas diferentes, a gestação é denominada dicoriônica (DC), e cada um terá necessariamente seu próprio âmnio (Figura 120.1).

A confusão entre zigosidade e corionicidade é comum. Enquanto todas as gestações MC são sempre MZ, as gestações DC podem ser MZ ou DZ. Nas gestações MZ, o que estabelece o número de placentas e das bolsas amnióticas é o período em que ocorre a divisão do ovo. Se a divisão acontece até o terceiro dia da fecundação (um terço dos casos MZ), a gestação terá duas placentas e consequentemente duas bolsas (DC/DA); se a divisão ocorre entre o quarto e o oitavo dia (dois terços dos casos MZ), a gestação terá uma só placenta, porém duas bolsas amnióticas (MC/DA); se a divisão ocorre entre o nono e o 13º (2% das gestações MZ), a gestação terá uma placenta e uma bolsa amniótica (MC/MA) e, se a divisão ocorre após o 13º dia da fecundação, os gêmeos serão unidos (gemelaridade imperfeita ou siameses – Figura 120.2). A maior importância em se estabelecer a corionicidade está relacionada com as complicações gestacionais e fetais (veja os riscos das gestações múltiplas). As gestações MC apresentam maior risco gestacional, fetal e neonatal do que as DC. Segundo Gratacós e cols. (2012), um terço das gestações monocoriônicas irá desenvolver algum tipo de complicação relacionada com a corionicidade e as anastomoses vasculares.

COMPLICAÇÕES

Evolução com abortamento espontâneo e morte fetal

O risco de abortamento espontâneo de uma gestação múltipla é pelo menos duas vezes maior do que o de uma gestação simples. Em média, menos da metade das gestações diagnosticadas precocemente como gemelares chega ao parto com dois fetos.

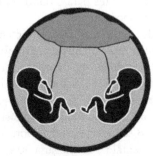
Monocoriônica/monoamniótica
(MC/MA)

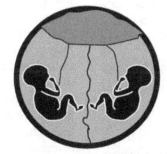
Monocoriônica/diamniótica
(MC/DA)

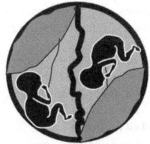
Dicoriônica/sempre diamniótica
(MC/DA)

Figura 120.1 Tipos de corionicidade.

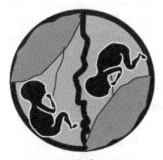
1 a 3 dias
(DC/DA)

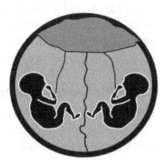
4 a 8 dias
(MC/DA)

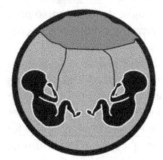
9 a 13 dias
(MC/MA)

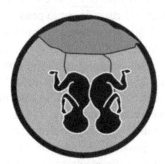
>13 dias
(siameses)

Figura 120.2 Tipo de corionicidade, número de bolsas amnióticas e relação entre os fetos em gestações gemelares monozigóticas de acordo com a época da divisão do ovo.

Quadro 120.2 Risco de aborto e morte fetal em gestações simples e múltiplas de acordo com a idade gestacional.

Tipo de gestação	Aborto entre 12 e 24 semanas (%)	Morte fetal >24 semanas (%)
Simples	2,0	0,5
Gemelar DC	2,0	2,0
Gemelar MC/DA	2	4,0
Gemelar MC/MA	–	3,5
Trigemelar	3,0	6,0

DC: dicoriônica; MC/DA: monocoriônica e diamniótica; MC/MA: monocoriônica e monoamniótica.

Quanto à perda fetal, as incidências são relatadas no Quadro 120.2.

Prematuridade

Apesar de a prematuridade em gestações múltiplas não ter diminuído desde a década de 1960, a diminuição na mortalidade ocorreu graças à melhora nos cuidados neonatais. Partos prematuros estão estreitamente relacionados com baixo peso fetal, fator preponderante na predição do prognóstico fetal. A prematuridade está relacionada com TPP, RPM ou ainda complicações fetais (CIUR, STFF, TRAP) ou complicações maternas (síndromes hipertensivas, diabetes gestacional).

A idade gestacional média para o parto de gestações múltiplas pode ser assim resumida:

- **Gestações gemelares:** 35 a 36 semanas (50% dessas gestações evoluem com parto antes da 37ª semana de gestação).
- **Gestações triplas:** 32 e 33 semanas (84% a 87% dos fetos nascem antes de 37 semanas, 26% antes de 32 semanas e 9% antes de 28 semanas).
- **Gestações quádruplas:** 29 a 31 semanas (99% das gestações terminam antes de 37 semanas, 53% antes de 32 semanas e 16% antes de 28 semanas).

Morbimortalidade perinatal

A morbimortalidade perinatal está estreitamente relacionadas com prematuridade e baixo peso. Nas gestações gemelares, a taxa de mortalidade perinatal é de 50 em 1.000 nascimentos (três a dez vezes maior do que em gestações simples). O risco de baixo peso (<2.500g) e de muito baixo peso (<1.500g) é dez vezes maior em comparação com as gestações simples.

Nas gestações triplas, a taxa de mortalidade é de 119 em 1.000 nascimentos (incluídos aqueles com >500g). Os riscos de baixo peso (<2.500g) e de muito baixo peso (<1.500g) são, respectivamente, 20 e 33 vezes maiores do que em gestações simples. Algum tipo de morbidade é relatado em 80% dos fetos (hiperbilirrubinemia: 51%; hipoglicemia: 30%; síndrome da angústia respiratória do infante [SARI]: 28%; persistência do canal arterial [PCA]: 15%; hemorragia intraventricular: 10%). Entre os fetos <1.500g, 20% evoluem com deficiência mental leve e 12% com deficiência mental grave.

Síndrome da transfusão feto-fetal (STFF)

A STFF é uma condição presente em 10% a 15% das gestações gemelares MC e tem como fisiopatologia a transfusão de sangue de um feto (doador) para o outro (receptor). Em 90% a 100% das gestações monocoriônicas existem anastomoses entre os dois fetos, que podem ser do tipo arterioarterial (AA), venovenosa (VV) ou arteriovenosa (AV). A STFF ocorre quando há desequilíbrio entre as circulações dos dois fetos. As anastomoses AV são as mais frequentes e responsáveis pela passagem de sangue de um feto para o outro. Por outro lado, as anastomoses AA são menos frequentes e parecem ser responsáveis pelo balanço entre as circulações fetais, apresentando caráter de proteção em relação ao desenvolvimento de STFF. Quanto maior o número de anastomoses AA, menor a chance de ocorrer o desequilíbrio entre as circulações. As anastomoses VV apresentam frequência e significado clínico menores.

Os fatores que desencadeiam o processo de STFF aumentam o desequilíbrio das pressões hidrostáticas entre as circulações dos dois fetos (aumento da resistência ao fluxo fetoplacentário, compressão do cordão velamentoso e áreas desiguais de vascularização dentro da placenta).

A transfusão de sangue de um feto para outro cria condições específicas em ambos. O feto receptor é grande e desenvolve hipervolemia, hipertensão, poliúria, polidrâmnio, hiperviscosidade e hipertrofia cardíaca. O doador é pequeno e desenvolve hipovolemia, hipotensão, oligúria, oligoidrâmnio (que em casos extremos cria a condição denominada gêmeo preso – *stuck-twin*), hipertrofia e falência cardíaca. Embora o doador seja inicialmente o feto sob maior estresse metabólico, o receptor pode evoluir antes para o óbito em razão da insuficiência cardíaca por sobrecarga.

A morte de um dos gemelares leva a fenômenos hemodinâmicos que resultam na hipovolemia do feto sobrevivente com risco de óbito ou lesão do sistema nervoso central (SNC). A mortalidade em casos de STFF varia de acordo com o grau e o momento da transfusão. Sem tratamento, a mortalidade perinatal é de 80% a 100% quando o diagnóstico de STFF é realizado antes de 28 semanas e, se há sobrevida, o risco de comprometimento mental pode chegar a 30%.

Clinicamente, a STFF pode ser dividida em formas crônica e aguda. A crônica se inicia precocemente na gestação, podendo estar bem desenvolvida em torno de 20 a 22 semanas. Na aguda, a STFF pode desenvolver-se em qualquer momento da gestação, até mesmo durante o trabalho de parto e no parto, com a transfusão ocorrendo entre a ligadura do cordão do primeiro gemelar e o nascimento do segundo.

Sequência anemia-policitemia em gêmeos (*twin anemia-polycytemia sequence* – TAPS)

A TAPS é caracterizada pela condição de anemia de um dos fetos (doador) e policitemia do outro (receptor). Também é complicação específica das gestações monocoriônicas, geralmente ocorrendo no terceiro trimestre com a frequência de 3% a 5%. Como na STFF, está associada à passagem de sangue de um feto para o outro por meio das anastomoses

AV, porém em magnitude menor do que a que origina a STFF. Nesses casos também é menor o número de anastomoses AA, que parecem ser protetoras.

Clinicamente, a TAPS difere da STFF por não se manifestar com polidrâmnio e distúrbios hemodinâmicos graves nos fetos. A ocorrência de TAPS também pode estar associada à complicação do tratamento da STFF com *laser* em até 6% dos casos.

O diagnóstico consiste na avaliação do pico de velocidade sistólica da artéria cerebral média (PVS-ACM) e do grau de reticulocitose (veja em Diagnóstico). Quando a TAPS é espontânea, o prognóstico é bom e não costuma haver necessidade de intervenção. No caso de a TAPS resultar de complicação do tratamento da STFF com *laser*, o prognóstico é pior, e se a evolução for rápida com falência cardíaca do receptor, o tratamento deve ser realizado.

Síndrome do feto anencéfalo-acárdico (*twin reverse arterial perfusion* – perfusão arterial reversa – TRAP)

A TRAP ocorre em gestações monocoriônicas e reflete o extremo da transfusão feto-fetal. Precocemente, durante o período de embriogênese, um vaso placentário funciona como anastomose entre as duas artérias umbilicais, possibilitando que um dos fetos (anômalo) receba sangue não oxigenado que sai diretamente do outro (normal). A hipoxia grave seria o fator responsável pelas malformações cerebrais, cardíacas e outras. O feto normal funciona como bomba cardíaca, e o sangue chega ao feto anômalo por sua artéria umbilical, em um fluxo reverso – daí o nome de perfusão arterial reversa. A incidência é de 1 em 30 mil a 35 mil gestações ou de 1 a cada 100 gestações gemelares monozigóticas.

A mortalidade perinatal para o gemelar normal se aproxima de 55% e está relacionada com a insuficiência cardíaca. Quanto maior o feto acárdico, maior o trabalho cardíaco do feto normal e, consequentemente, maior a chance de falência cardíaca. A discordância entre o cariótipo dos dois fetos tem sido relatada com relativa frequência, o que leva a pensar em um processo etiopatogênico relacionado com separação ovular tardia, formações anastomóticas arterioarteriais e alterações cromossômicas pós-zigóticas.

Crescimento intrauterino restrito (CIUR)

Gestações gemelares, monocoriônicas ou dicoriônicas, podem ser acompanhadas por CIUR em 30% a 50% dos casos. O diagnóstico é estabelecido quando o peso fetal estimado (PFE) se encontra abaixo do 10º percentil. Os gemelares com CIUR apresentam as mesmas alterações metabólicas de desenvolvimento neonatal que os fetos oriundos de gestações simples. Da mesma maneira, acontece a recuperação de um ambiente hostil, ressaltando-se que, após 1 ano de nascimento, 85% das crianças estão dentro da curva de normalidade para a idade.

Quando a restrição de crescimento ocorre em um dos fetos de uma gestação monocoriônica, recebe o nome de crescimento intrauterino restrito seletivo (sCIUR), podendo ocorrer em até 10% das gestações monocoriônicas, e sua etiologia está relacionada com a diferença entre os territórios placentários associada a anastomoses placentárias. Habitualmente, as anastomoses são responsáveis pela maior passagem de sangue do feto menor (doador) para o maior (receptor), mas a passagem de sangue do maior para o menor também acontece. Esse fluxo pode favorecer o feto menor com sangue oxigenado ("transfusão de resgate"). Por outro lado, a interrupção dessas anastomoses com o tratamento a *laser* pode diminuir a oxigenação do feto menor, culminando com sua morte. O diagnóstico diferencial entre CIUR e STFF pode ser difícil, e o desafio diagnóstico pode ser ainda maior nos casos em que existe a sobreposição das duas condições (STFF + sCIUR).

Discordância fetal anatômica

Tem sido descrito o aumento da incidência de malformações estruturais em gestações gemelares em comparação com a de gestações simples (3% *vs*. 1%). As alterações anatômicas mais comuns são anencefalia, hidrocefalia, espinha bífida, defeitos cardíacos, onfalocele, trato urinário e artéria umbilical única. Quando as gestações monocoriônicas e dicoriônicas são avaliadas separadamente, a incidência de malformações nas gestações monocoriônicas é três vezes maior do que em gestações simples. Por outro lado, a incidência de malformações nas gestações dicoriônicas não está aumentada. Esse aumento é explicado principalmente pelos casos de TRAP e gemelaridade *imperfecta*, malformações específicas da gemelaridade monocoriônica.

Morte de um dos gemelares

A morte de um dos fetos é mais frequente em gestações monocoriônicas do que em dicoriônicas (três a quatro vezes maior). Explicações para essa maior incidência em gestações monocoriônicas são os acidentes de cordão, anomalias fetais e STFF. Inicialmente se acreditava que a lesão ou o óbito do cogemelar ocorresse por conta da passagem de tromboplastina do feto morto para o sobrevivente, resultando no processo de embolização.

Atualmente, as lesões e a morte do segundo gemelar passaram a ser descritas como resultantes de hipovolemia ou hipoxia causadas pela fuga de sangue do feto sobrevivente em direção ao território vascular dilatado do feto morto (gradiente de pressão). Nas gestações monocoriônicas, a literatura descreve lesão cerebral ou morte do gemelar sobrevivente em 25% e 15% dos casos, respectivamente. No entanto, se o óbito de um dos gemelares ocorre no primeiro trimestre, na maioria das vezes o gemelar sobrevivente tem boa evolução.

Gestação monoamniótica

A gestação monoamniótica corresponde de 1% a 2% das gestações monozigóticas e ocorre em virtude da divisão embrionária entre o nono e o 13º dia após a fertilização. Também é alta a taxa de mortalidade, principalmente em razão de entrelaçamento e nó de cordão com consequente diminuição da oxigenação.

Gemelaridade *imperfecta*

A gemelaridade *imperfecta* ou gêmeos siameses ocorrem raramente, com incidência de 1 a cada 30 mil a 165 mil nascidos. Nascem vivos 39% dos fetos, e 34% morrem logo após o nascimento. Os tipos mais comuns são: toraco-onfalópagos (28%), toracópagos (18%), onfalópagos (10%), duplicação incompleta (10%) e craniópagos (6%).

Alterações placentárias e do cordão umbilical

Enquanto as patologias de placenta são mais comuns em gestações dicoriônicas, as alterações de cordão são mais frequentes nas monocoriônicas: artéria umbilical única (duas vezes), inserção marginal do cordão (duas vezes) ou inserção velamentosa de cordão (dez vezes).

Alterações maternas

O risco de alterações maternas aumenta proporcionalmente ao número de fetos. Há maior incidência de anemia, síndromes hipertensivas, diabetes gestacional e hemorragias durante e depois da gestação. Para gestações triplas, o risco materno de anemia é de 11% a 35%, sendo de 20% o de doença hipertensiva específica da gravidez (DHEG) e de 35% o de hemorragia. Para gestações quádruplas os riscos são de 30% a 90% de DHEG, 25% de anemia e 20% de hemorragia.

PREDIÇÃO E DIAGNÓSTICO NAS GESTAÇÕES MÚLTIPLAS

Diagnóstico ultrassonográfico da gestação múltipla

As gestações múltiplas podem ser diagnosticadas a partir da visibilização de dois ou mais sacos gestacionais, o que ocorre após a quarta ou quinta semana de gestação, por meio da ultrassonografia (US) endovaginal. À medida que a gestação evolui, dois ou mais embriões (quinta à sexta semana) e atividades cardíacas (sexta à sétima semana) podem ser observados, o que dá maior consistência ao diagnóstico. Se a gestação for DC, a corionicidade pode ser observada desde o momento inicial (quinta semana) com a visibilização de dois sacos gestacionais. Contudo, se for MC, haverá somente um saco gestacional, e o número de fetos e de bolsas amnióticas só poderá ser definido mais tarde. Nesses casos, a visibilização do âmnio pode ser difícil até a oitava semana de gestação. Nos casos de gemelaridade *imperfecta*, a divisão dos embriões pode ocorrer após a formação da vesícula vitelínica.

Por volta de 12 semanas de gestação, o diagnóstico ultrassonográfico da corionicidade pode ser realizado por meio da avaliação da presença ou ausência de tecido coriônico entre as duas membranas amnióticas. Nas gestações dicoriônicas existe tecido coriônico entre as duas membranas amnióticas, o que é descrito como "sinal do lambda" (λ). Nas gestações monocoriônicas não existe tecido coriônico entre as membranas amnióticas, o que é descrito como "sinal do T" (Figura 120.3).

Após a 14ª semana de gestação, pode ser mais difícil a observação desses sinais, e outros critérios devem ser levados em consideração, como número de placentas (não esquecendo que as duas placentas podem estar unidas), observação de cada feto dentro de um saco gestacional, descrição da membrana de separação (as membranas medindo 2mm ou mais são preditivas de gestações DC em 95% dos casos, en-

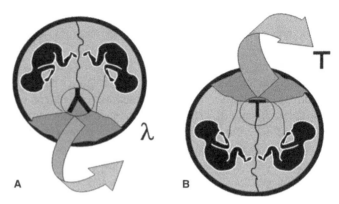

Figura 120.3 Sinais ultrassonográficos que definem o tipo de corionicidade: A Gestação dicoriônica – presença de tecido coriônico entre as membranas amnióticas – "sinal do Lambda" (λ). B Gestação monocoriônica – ausência de tecido coriônico entre as membranas amnióticas – "sinal do T" (T).

quanto as muito finas e de difícil mensuração são provavelmente de gestações MC) e verificação do sexo dos fetos (sexos diferentes – DZ).

Predição e diagnóstico das complicações em gestações múltiplas

A predição e o diagnóstico precoce tornam possível evitar, tratar ou postergar as complicações, reduzindo assim a morbimortalidade fetal e perinatal.

Parto prematuro

Tanto nas gestações simples como nas múltiplas, a medida do colo uterino por meio da US endovaginal, tradicionalmente entre 20 e 24 semanas (alguns autores estendem o período de avaliação para entre 12 e 32 semanas), vem demonstrando ser importante parâmetro preditor do trabalho de parto prematuro. Colo uterino com medida <2,5cm apresenta risco de trabalho de parto prematuro de proximadamente 30% e, se <1,5cm, esse risco se aproxima de 70%. Em caso de ameaça ou no trabalho de parto prematuro de gestações gemelares, a medida do colo uterino também pode predizer o risco de parto no período de 7 dias. A maior importância em se estabelecer o risco de parto prematuro reside na possibilidade de adoção de medidas de prevenção e planejamento (onde e como nascer) que melhorem a qualidade de vida desses gemelares (Figura 120.4 e Quadros 120.3 a 120.5).

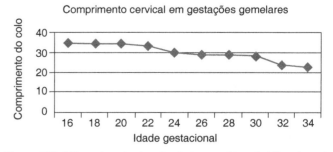

Figura 120.4 Comprimento do colo uterino medido pela US endovaginal ao longo das gestações gemelares.

Quadro 120.3 Risco de prematuridade em gemelares calculado pela medida endovaginal do colo – Comparação entre as idades gestacionais de <28 semanas e >35 semanas

Comprimento do colo	OR
<2,0cm	4,43
<2,5cm	1,94
<3,0cm	0,97
<3,0cm	1,0

Quadro 120.4 Valor preditivo positivo (VPP) para trabalho de parto prematuro <33 semanas em gestações gemelares e triplas de acordo com o comprimento do colo medido com 23 semanas

Comprimento do colo	Gestação gemelar VPP (%)	Gestação tripla VPP (%)
≤1,5cm	66	67
1,6 a 2,5cm	31	33
2,6 a 3,5cm	7	11
3,6 a 4,5cm	4	8

Quadro 120.5 Valor preditivo positivo (VPP) para o parto no período de 7 dias de acordo com a medida do colo uterino em gestações gemelares com ameaça ou trabalho de parto prematuro

Comprimento do colo	VPP (%)
≤0,5cm	80
0,6 a 1,0cm	46
1,1 a 1,5cm	29
1,6 a 2,0cm	21
2,1 a 2,5cm	7
>2,5cm	0

Síndrome de transfusão feto-fetal (STFF)

No primeiro trimestre, em gestações monocoriônicas, a predição da ocorrência da STFF pode ser feita por meio da diferença entre as medidas das translucências dos dois fetos. Quando essa diferença é >20% (TN maior feto – TN menor feto/TN maior feto), a taxa de detecção de STFF grave é de 52%. Nesse mesmo período, a presença de contração atrial negativa em ducto venoso (DV) de um dos fetos também tem sido descrita como sinal preditivo de STFF.

No início do segundo trimestre, o achado de dobra na membrana amniótica entre os fetos é preditivo de diferença entre os volumes de LA e consequentemente de STFF. O diagnóstico da STFF pode ser estabelecido sempre que forem encontrados em gestações monocoriônicas os seguintes sinais:

- **Sinais ultrassonográficos:**
  - **Disparidade entre o tamanho dos gemelares:** circunferência abdominal com diferença >20% (circunferência abdominal do maior feto – circunferência abdominal do menor feto/circunferência abdominal do maior feto) ou diferença do PFE >20% (PFE do maior feto – PFE do menor feto/PFE do maior feto).
  - **Polidrâmnio e oligoidrâmnio:** polidrâmnio com bolsão >8cm em uma bolsa e oligoidrâmnio com maior bolsão <2cm na outra bolsa. Quando a STFF se manifesta somente por meio de polidrâmnio/oligoidrâmnio, alguns autores têm utilizado a denominação *twin oligo-polyhydramnio sequence* (TOPS).
  - **Disparidade entre o enchimento vesical:** megabexiga no feto maior e bexiga pequena ou ausente no feto menor.
  - **Disparidade entre o tamanho do cordão e a posição da inserção do cordão na placenta:** cordão grande no feto receptor e cordão pequeno e com inserção velamentosa no feto doador.
  - **Hidropisia:** a hidropisia pode ocorrer em 28% dos fetos receptores e em 12% dos doadores.
- **Parâmetros dopplerfluxométricos:**
  - **Artérias umbilicais:** diferença na relação A/B entre as artérias umbilicais dos dois fetos >0,4.
  - **Ducto venoso:** alteração na velocidade da onda-a com sobrecarga cardíaca em um ou em ambos os fetos, mais frequentemente no feto receptor.
  - **Artéria cerebral:** o aumento do pico de velocidade sistólica da artéria cerebral média (PVS-ACM) >1,5MOM é fortemente sugestivo de anemia fetal (feto doador). Por outro lado, a diminuição do pico de velocidade sistólica <0,8MOM é sugestiva de policitemia fetal (feto receptor).
- **Parâmetros hematológicos:** diferença entre as hemoglobinas dos dois fetos >5g/dL. Na TAPS pós-*laser*, essa diferença pode chegar a 8g/dL.

Podem ser encontrados quadros isolados de STFF, de restrição seletiva de crescimento de um dos gemelares (sCIUR) ou ainda sobreposição dos quadros de STFF e restrição. Nos quadros de STFF não é obrigatória a diferença entre as hemoglobinas doador/receptor >5g/dL.

Com o objetivo de estabelecer outros prognósticos para grupos de apresentação clínica diferentes da STFF, Quintero e cols. (1999) a classificaram em cinco estágios. Para essa classificação foram avaliadas a presença de oligoidrâmnio (<2cm) e de polidrâmnio (>8cm), a ausência da visibilização da bexiga no feto doador, alterações dopplerfluxométricas significativas (Doppler de artéria umbilical com diástole ausente ou reversa, cerebral com vasodilatação, DV com contração atrial reversa e pulsação em veia umbilical) e a presença de hidropisia em um dos fetos e de óbito em um dos fetos (Quadro 120.6).

Quadro 120.6 Classificação de Quintero (1999) para a STFF

Estágios de Quintero	LA >8,0cm/ <2,0cm	Bexiga (doador)	Doppler	Hidropisia	Óbito
I	Alterado	Presente	Normal	Ausente	Ausente
II	Alterado	Ausente	Normal	Ausente	Ausente
III	Alterado	Ausente	Alterado	Ausente	Ausente
IV	Alterado	Ausente	Alterado	Presente	Ausente
V	Alterado	Ausente	Alterado	Presente	Presente

Como em todas as classificações, podem existir variantes. No estágio III de Quintero pode haver alteração dopplerfluxométrica com a presença de bexiga no feto doador, situação que tem sido descrita como estágio III atípico e relacionada com AA atípicas, com pior prognóstico do que o descrito para o estágio III clássico. Recentemente, alguns autores têm defendido a introdução de novos parâmetros cardíacos para avaliação do grau e da gravidade da disfunção cardíaca do feto receptor.

Sequência anemia-policitemia nos gemelares

Como a anemia é a única manifestação clínica da TAPS, a maneira de se chegar ao diagnóstico é pela avaliação do pico de velocidade sistólica da artéria cerebral média (PVS-ACM) dos fetos. O feto doador, anêmico, apresenta PVS-ACM >1,5 MOM, enquanto o receptor, policitêmico, apresenta PVS-ACM <0,8MOM. Em grande número de casos, o diagnóstico da TAPS ocorre somente no período neonatal por meio da discordância entre as hemoglobinas >8g/dL e a taxa de reticulocitose (reticulocitose doador/reticulocitose receptor) >1,7.

Crescimento intrauterino restrito

O diagnóstico de CIUR em um dos fetos é realizado por meio da constatação de PFE <10º percentil. Deve ser diferenciado do diagnóstico de discordância de tamanho que existe na presença de diferença de circunferência abdominal (CA) ou PFE >20%. O cálculo dessa diferença é feito pela equação: CA ou PFE do maior feto – CA ou PFE do menor feto/CA ou PFE do maior feto. Na maioria das vezes, a discordância de tamanho e a restrição de peso estão associadas, mas os casos de STFF podem manifestar-se inicialmente apenas com o quadro de discordância, sem haver ainda o diagnóstico de CIUR.

Nas gestações monocoriônicas pode existir o quadro de sCIUR, em que um dos fetos é pequeno. Essa situação pode ser confundida com STFF, sendo difícil o diagnóstico diferencial. Existe ainda a possibilidade de um quadro misto – STFF + sCIUR. O Quadro 120.7 mostra algumas diferenças diagnósticas.

Quadro 120.7 Parâmetros ultrassonográficos e dopplerfluxometricos na diferenciação do diagnóstico entre CIUR e STFF

Parâmetro	CIUR	STFF
Placentação	Monocoriônica/dicoriônica	Sempre monocoriônica
Sexo dos fetos	Igual/diferente	Sempre do mesmo sexo
Bexiga	Normal em ambos	Aumentada (R)/diminuída
Líquido amniótico	Normal/diminuído	Aumentado (R)/diminuído
Coração	Normal	Hipertrofiado (D)
Artéria cerebral	PVS-ACM <1,5MOM	PVS-ACM ≥1,5MOM
Ducto venoso	Normal no feto maior	Sobrecarga no feto maior

R: receptor; D: doador; PVS-AC: pico de velocidade sistólica em artéria cerebral média.

Quadro 120.8 Tipos clínicos e prognóstico dos fetos com sCIUR de acordo com o Doppler de artéria umbilical

Tipo	Artéria umbilical/Fluxo diastólico	Prognóstico
I	Presentes	Baixo risco de óbito
II	Ausente/reverso (constante)	Alto risco de óbito
III	Ausente/reverso (intermitente*)	Risco moderado de óbito

*Fluxo de artéria umbilical com momentos de fluxo ausente ou reverso em uma direção, seguido por fluxo ausente ou reverso em direção oposta.

Nos casos de sCIUR, Gratacós e cols. (2012) descrevem três tipos clínicos de acordo com o Doppler de artéria umbilical do feto pequeno (Quadro 120.8).

Na tentativa de predizer CIUR, alguns estudos têm avaliado a discrepância entre as medidas do comprimento cabeça-nádega (CCN) no primeiro trimestre da gestação. Diferenças >7% (CCN maior – CCN menor/CCN maior) apresentam sensibilidade e especificidade de 92% e 76%, respectivamente.

Síndrome do feto anencéfalo – acárdico

O diagnóstico pode ser feito desde o primeiro trimestre, quando em gestação monocoriônica forem observados um feto normal com batimentos cardíacos e um anômalo, sem batimento cardíaco, mas com fluxo vascular oriundo do feto normal. As principais complicações são o parto prematuro, o polidrâmnio e a insuficiência cardíaca do feto normal. As complicações estão associadas ao tamanho/peso do feto anômalo. Quando o tamanho do feto anômalo ultrapassa 50% do peso do feto normal, o risco de complicação é alto e está indicado o tratamento (*laser*, radiofrequência). O cálculo do peso do feto acárdico é calculado por meio da fórmula: peso em g = (comprimento × largura × profundidade [cm] × 0,523).

Gestações monoamnióticas

O diagnóstico equivocado de gestação gemelar monoamniótica é frequente na condição de STFF acompanhada por polidrâmnio – anidrâmnio, em que o gêmeo doador se encontra na situação denominada *stuck*. Nesses casos, a membrana amniótica "envelopa" o feto menor, dando a impressão de não existir membrana. Atenção especial deve ser dada à região das extremidades e ao polo cefálico, de onde a membrana se destaca para logo em seguida aderir à parede uterina.

Diante da certeza de uma gestação monoamniótica, o principal risco é o de entrelaçamento dos cordões. Essa situação pode ser confirmada quando o Doppler dos cordões umbilicais revela o entrelaçamento. Desacelerações repetidas da frequência cardíaca fetal durante o exame também podem ser uma manifestação dessa complicação.

CONDUTA NOS CASOS DE GESTAÇÃO MÚLTIPLA

Repouso materno

O repouso materno está sempre recomendado em caso de trabalho de parto prematuro, porém nenhum estudo mostrou a eficácia da hospitalização profilática da mãe no prolongamento da gestação ou na melhora do peso fetal.

Ultrassonografia e dopplerfluxometria

As diretrizes atuais recomendam que as gestações dicoriônicas sejam avaliadas por US e Doppler (arterial e venoso) a cada 4 semanas. As gestações monocoriônicas devem ser avaliadas a cada 2 semanas a partir de 16 semanas. Atenção especial deve ser dada a volume de LA, bexiga dos gemelares, crescimento fetal e dopplerfluxometria arterial e venosa (em especial do ducto venoso). Quando são diagnosticadas complicações, as avaliações passam a ser personalizadas. Após o *laser*, em razão do risco de recorrência da STFF e do desenvolvimento de TAPS, o acompanhamento deve ser semanal. Sempre que for realizada a US, o estudo endovaginal do colo uterino estará indicado com o objetivo de avaliar o risco de parto prematuro.

Prevenção do parto prematuro

Apesar de corresponderem a 2% das gestações, as gestações gemelares são responsáveis por 25% dos fetos prematuros. Com o objetivo de reduzir essa taxa de prematuridade, vários estudos têm sido desenvolvidos para melhorar a identificação das pacientes de risco e estabelecer a melhor maneira de prevenção do parto prematuro em gemelares. O primeiro passo para prevenção da prematuridade consiste na identificação de fatores de risco e na eliminação daqueles em que é possível a intervenção. A própria gestação múltipla é o primeiro fator de risco para a prematuridade, a qual é mais precoce quanto maior o número de fetos (veja previamente). Associam-se ainda: nível socioeconômico, parto prematuro anterior, infecções maternas (tratos genital e urinário e infecções sistêmicas), fumo, malformações uterinas e cirurgias cervicais.

A medida do colo uterino por via endovaginal entre 20 e 24 semanas de gestação tem se tornado uma forte aliada na identificação de pacientes de risco. A medida <2,5cm aumenta o risco de parto antes de 34 semanas. O uso profilático de tocolíticos tradicionais se mostrou ineficaz na prevenção do parto prematuro, e novos procedimentos, como uso de progesterona, pessário e cerclage, têm sido avaliados. O Quadro 120.9 resume os principais agentes profiláticos, a população estudada e sua eficácia.

Os dados mostram que não há indicação de profilaxia universal, uma vez que os métodos avaliados (progesterona, pessário e cerclage) não demonstraram eficácia quando utilizados de maneira indiscriminada. Por outro lado, a medida endovaginal do colo uterino <2,5cm entre 20 e 24 semanas tem se tornado o parâmetro principal para a adoção de um método profilático. A progesterona parece cumprir o papel de proteção nas pacientes de risco, sendo administrada por via endovaginal na dose de 400mg/dia desde o momento da identificação do colo <2,5cm até 37 semanas de gestação. O pessário, quando utilizado por equipe treinada, também parece exercer papel de proteção no grupo de risco (colo <2,5cm). Por outro lado, os resultados obtidos com o uso da cerclage foram controversos.

Tocólise

O uso de tocolíticos, que deve ocorrer somente em caso de confirmação do trabalho de parto prematuro, diante da certeza de bem-estar dos fetos e da ausência de infecção ou outra patologia que contraindique a continuidade da gestação, tem como objetivo maior o prolongamento da gestação (2 a 7 dias), proporcionando tempo suficiente para a ação do corticoide e a transferência da gestante para centros com estrutura adequada para prestar assistência aos prematuros. Alguns autores defendem que a dose de tocolítico adotada em gestação múltipla deva ser maior do que aquela usada em gestação simples em razão do maior *clearance* renal nessas gestações. No entanto, não existem estudos adequados para normatização dessa conduta.

Os agentes utilizados na tocólise de gestação múltipla são os mesmos apontados para tocólise na gestação simples. As medicações com maior avaliação em gemelares têm sido a indometacina, antes de 31 semanas, e a nifedipina, após 32 semanas. Ainda não existe evidência científica quanto ao uso de tocolíticos para profilaxia do trabalho de parto prematuro.

Prevenção de complicações neonatais

O uso de corticoide com o objetivo de diminuir as complicações perinatais do parto prematuro, como síndrome da

Quadro 120.9 Agentes utilizados na profilaxia do parto prematuro em gestações gemelares, população avaliada, tipo de estudo e sua eficácia na prevenção do parto prematuro antes de 34 semanas

Agente	Indicação	Tipo de estudo	RR (IC 95%)	OR (IC 95%)	Autor
Progesterona	Universal	Metanálise	0,97 (0,77 a 1,20)	–	Schuit e cols. (2015)
Progesterona	Colo <2,5cm	Metanálise	0,57 (0,47 a 0,70)	–	Schuit e cols. (2015)
Progesterona*	Colo <2,5cm	Metanálise	0,67 (0,49 a 0,91)	0,49 (0,29 a 0,84)	El-Refaie e cols. (2016)
Pessário	Universal	Metanálise	1,05 (0,79 a 1,41)	–	Nicolaides e cols. (2016)
Pessário	Colo <2,5cm	Metanálise	0,41 (0,22 a 0,76)	–	Goya e cols. (2016)
Cerclage	Universal	Metanálise	0,27 (0,04 a 1,99)	–	Rafael e cols. (2014)
Cerclage	Colo <2,5cm	Metanálise	2,19 (0,72 a 6,63)	–	Rafael e cols. (2014)
Cerclage	Colo <2,5cm	Metanálise	2,19 (0,72 a 6,66)	1,17 (0,23 a 3,79)	Saccone e cols. (2015)
Cerclage**	Colo <2,5cm	Coorte retrospectiva	0,40 (0,20 a 0,80)	–	Houlihan e cols. (2016)

RR: risco relativo; OR: *Odds Ratio*.
*Progesterona – 400mg/dia vaginal até 37 semanas de gestação.
**Parto antes de 32 semanas.

angústia respiratória (SAR), hemorragia ventricular e enterocolite necrosante, entre outras, é imprescindível em gestações simples e tem recebido atenção nos últimos anos em gestações gemelares, à medida que aumentam os números de gestantes avaliadas. Dúvidas quanto ao metabolismo materno aumentado na gemelaridade e a possibilidade de subdosagem diante de dois fetos têm sido argumentos que dificultam a comprovação dos benefícios de seu uso nesses casos.

O uso de betametasona (12mg IM repetidos após 24 horas) ou dexametasona (6mg IM em quatro doses com intervalo de 12 horas) diminui a morte neonatal (0,42; IC 95%: 0,24 a 0,76), ventilação mecânica (0,47; IC 95%: 0,35 a 0,63), SAR (0,53; IC 95%: 0,40 a 0,69) e lesão neurológica grave (0,50; IC 95%: 0,30 a 0,83) quando o parto gemelar aconteceu entre 1 e 7 dias após o uso da medicação. A redução do risco neonatal em virtude do uso do corticoide também foi descrita em gestações gemelares que evoluíram como pré-termo extremo (22 a 28 semanas).

Tem sido descrito o uso de sulfato de magnésio como agente neuroprotetor, diminuindo a incidência de paralisia cerebral (RR: 0,68; IC 95%: 0,54 a 0,87) e disfunção motora (RR: 0,61; IC 95%: 0,44 a 0,85). Os estudos envolvem gestações simples e múltiplas, porém resultados específicos em relação à gestação múltipla são escassos. A maioria dos autores defende seu uso em partos antes de 32 semanas. A dose prevista de sulfato de magnésio é dividida em dose de ataque (4 a 6g EV lentamente) e manutenção (1 a 2g/h durante 24 horas).

Amniodrenagem

Nos casos de STFF no estágio I de Quintero, como nem todos os casos evoluem para os estágios subsequentes ou por ainda existirem casos com resolução espontânea, alguns autores defendem a amniodrenagem como procedimento de escolha. No entanto, essa conduta ainda é controversa, visto que 50% a 60% dos casos evoluirão para estágios mais avançados com aumento do risco para os fetos.

Fotocoagulação a *laser*

Nas gestações gemelares monocoriônicas e diamnióticas, em que anastomoses vasculares estão presentes em praticamente todos os casos, foi descrita anteriormente a possibilidade de desenvolvimento de STFF, TAPS e sCIUR. Na STFF são grandes os riscos de óbito (80%) ou comprometimento cerebral (25%) de um ou de ambos os fetos, estando indicada a fotocoagulação das anastomoses com *laser*, que é considerada o tratamento de escolha. A sobrevida total é de 69% (20% com o tratamento conservador e 56% com amniodrenagem). A sobrevida dos dois fetos é de 62% e a de pelo menos um feto é de 88%. A idade gestacional média do parto é de 32 + 1 semana. Com relação à alteração neurológica em feto vivo, a incidência é de 5% (25% com tratamento conservador e 15% com amniodrenagem).

Nos casos de TAPS espontânea, na maioria das vezes o prognóstico é bom, geralmente acompanhado de maneira expectante. Entretanto, nos casos de TAPS resultantes de complicação do *laser* para o tratamento da STFF, a condição é mais agressiva com evolução rápida e risco fetal maior. Nesses casos está indicada a utilização do *laser*.

Nos casos de sCIUR precoce (<28 semanas), em razão do risco de óbito do feto menor e consequentemente da morte ou lesão cerebral do feto maior, está indicada a interrupção das anastomoses com fotocoagulação a *laser*. Os casos tardios de sCIUR geralmente apresentam boa evolução e são conduzidos de acordo com o grau de restrição, o Doppler (arterial e venoso) e a idade gestacional.

As complicações associadas ao *laser* são, principalmente, ruptura prematura de membrana/trabalho de parto prematuro (20%), recorrência da STFF (16%) e TAPS (6%).

Indometacina

Nas gestações gemelares monoamnióticas, em virtude da grande mortalidade por entrelaçamento de cordão, alguns serviços têm utilizado a indometacina (>24 semanas e <32 semanas) com o objetivo de diminuir o volume de LA e, consequentemente, a movimentação fetal. No entanto, não existem estudos prospectivos e randomizados que embasem essa conduta.

Desvitalização embrionária

A desvitalização embrionária, ilegal no Brasil, é um procedimento realizado com o objetivo de reduzir o número de fetos nas gestações múltiplas com quatro ou mais embriões e tem como princípio a redução dos riscos maternos e fetais. Em gestações gemelares, apesar da morbimortalidade reconhecidamente maior quando comparada às gestações simples (RR: 120), o risco absoluto ainda é pequeno e, por isso, a literatura discute esse procedimento somente em raras exceções (história prévia de parto prematuro, incompetência istmocervical, anomalias uterinas). O procedimento envolve o risco de 5% de perda total da gestação (para cada feto reduzido), se realizado antes de 16 semanas, e de 15%, se realizado após esse período. Não foram relatadas grandes complicações maternas quando o procedimento de redução foi realizado, e o risco de anomalias congênitas nos fetos sobreviventes não está aumentado.

PARTO

A indicação do momento e da via do parto depende de fatores como número de fetos, apresentação, idade gestacional, vitalidade, peso fetal estimado, número de âmnios, integridade das bolsas, condição do colo uterino e associação a complicações. O ideal é que o parto ocorra em hospital com condições terciárias de atendimento materno-neonatal.

O conhecimento da apresentação dos fetos gemelares é o primeiro passo para uma condução bem-sucedida. Quanto à frequência das apresentações em gemelares, 42,5% são de fetos cefálico/cefálico, 38,4% de primeiro feto cefálico/segundo feto não cefálico e 19,1% de primeiro feto não cefálico.

Nas gestações gemelares dicoriônicas sem complicações, uma metanálise mostrou não haver diferença entre os resultados maternos e fetais quando as gestações foram interrompidas eletivamente com 37 semanas *versus* parto espontâneo sem intervenções. Nesses casos, aguarda-se o momento do parto, e a via de parto poderá ser a vaginal, se o primeiro feto for cefálico. Médico experiente em versão interna deverá estar presente caso a apresentação do segundo gemelar não seja cefálica e a cesariana estará indicada caso a apresentação do primeiro gemelar não seja cefálica.

Nas gestações gemelares monocoriônicas sem complicações, o parto deve ser realizado com 36 ou 37 semanas em razão do risco de evolução para STFF aguda. A via de parto segue as orientações adotadas para as gestações dicoriônicas. Nas gestações gemelares monocoriônicas complicadas com STFF e tratadas com *laser*, caso haja resolução do processo sem complicações, o parto pode ser realizado com 37 semanas. Caso o risco de complicações seja grande, a interrupção da gestação deve ser avaliada com 34 ou 35 semanas.

As gestações monoamnióticas, na maioria dos grandes centros, são interrompidas por cesariana na 34ª semana em função do risco de entrelaçamento de cordão e óbito fetal. Todavia, em virtude do pequeno número de casos, não existem estudos prospectivos e randomizados que comprovem os benefícios dessa conduta.

Se um dos fetos apresenta CIUR com sinais de comprometimento, a conduta depende da idade gestacional e da corionicidade. Se >32 semanas, o parto deve ser considerado independentemente da corionicidade. Se <32 semanas e dicoriônica, o tratamento conservador, aguardando a maturidade com crescimento adequado do feto, pode ser boa opção. Se monocoriônica (sCIUR), o momento do parto dependerá do tipo de restrição (veja Diagnóstico). Os casos de sCIUR tipo I geralmente têm evolução estável, e o parto pode ser programado para 34 a 35 semanas quando a vitalidade fetal estiver normal. Os casos de sCIUR tipo II se comportam de modo semelhante ao CIUR em fetos únicos. Se antes de 26 semanas, o *laser* deve ser considerado como tratamento inicial. Após 29 semanas, o parto deve ser considerado de acordo com a evolução dopplerfluxométrica e a disponibilidade de assistência ao recém-nascido. Os casos de sCIUR tipo III apresentam evolução instável com risco de morte fetal e lesão cerebral do cogemelar de 15%. Nesses casos, existe indicação para interrupção com 32 semanas.

A cesariana está indicada nas gestações com mais de dois fetos, primeiro feto não cefálico, gestações monoamnióticas ou ainda em caso de comprometimento da vitalidade fetal.

O intervalo para o desprendimento dos dois fetos não deve ultrapassar 10 a 20 minutos. Os fatores de risco mais associados a pior prognóstico do segundo gemelar são peso discordante e intervalo interpartal prolongado. O parto do segundo gemelar deve ser sempre monitorizado, realizando sempre que possível a US intraparto, visto que em 20% dos casos ocorre mudança na apresentação do segundo gemelar.

Na sala de parto deverão sempre estar presentes anestesiologista e neonatologista em número sempre igual ao de fetos. Após o parto, a revisão do canal de parto deve ser rigorosa, e a infusão de ocitócico pode ser mantida nas primeiras horas do pós-parto com o objetivo de minimizar o sangramento por hipotonia uterina.

PONTOS CRÍTICOS E CONSIDERAÇÕES FINAIS

As gestações múltiplas aumentaram de incidência desde a introdução das técnicas mais eficazes de assistência à concepção, correspondendo a 2% a 3% das gestações, ressaltando-se que 98% delas são gestações gemelares. Apesar desse aumento de frequência, a assistência pré-natal não pode ser banalizada, e a consciência de que os riscos maternos e fetais estão aumentados deve estar sempre presente. O acompanhamento adequado, com atenção às complicações, pode alterar o prognóstico materno e do recém-nascido. A possibilidade de profilaxia do trabalho de parto prematuro e o tratamento das complicações – STFF, TAPS, sCIUR – em momento adequado têm sido os avanços alcançados para o acompanhamento de gestações gemelares nos últimos anos. Com relação às decisões diagnósticas e terapêuticas, todos os aspectos devem ser discutidos com o casal, e a decisão final deve levar em consideração evidências científicas e o desejo dos pais.

MENSAGENS-CHAVE

- As gestações gemelares, que são as que representam maior risco materno, fetal e neonatal, devem ser acompanhadas como gestações de risco por profissionais treinados para reconhecimento precoce das complicações.
- As gestações gemelares devem ser acompanhadas por equipe multidisciplinar (obstetra, ultrassonografista, fetologista, pediatra, nutricionista, anestesista etc.).
- O diagnóstico precoce do tipo de placentação define o prognóstico e orienta o acompanhamento.
- As gestações dicoriônicas apresentam melhor prognóstico em relação às monocoriônicas, mas pior prognóstico em relação às gestações simples.
- As gestações monocoriônicas apresentam pior prognóstico e, dessa maneira, devem ser acompanhadas por meio de US e Doppler (arterial e venoso) a cada 2 semanas.
- O exame endovaginal com avaliação da medida do colo uterino deve acompanhar sempre o exame ultrassonográfico.
- Diante da suspeita de complicação (STFF, TAPS, sCIUR), não se deve hesitar em encaminhar a paciente para um centro especializado em diagnóstico e tratamento. Aguardar 1 a 2 semanas para reavaliar o caso pode ser a diferença entre a vida e a morte de um ou de ambos os fetos.
- Nas gestações monocoriônicas, atenção especial deve ser dada ao diagnóstico diferencial entre STFF e sCIUR.
- Para a indicação do melhor momento e da melhor via de parto devem ser levados em consideração fatores como número de fetos, apresentação, idade gestacional, vitalidade, peso fetal estimado, número de âmnios, integridade das bolsas, condição do colo uterino e associação a complicações.
- Todas as possibilidades diagnósticas e terapêuticas devem ser discutidas com o casal, e a decisão deve ser fundamentada em evidências científicas e no desejo dos pais.

Leitura complementar

Akkermans J, Peeters SH, Klumper FJ, Lopriore E, Middeldorp JM, Oepkes D. Twenty-five years of fetoscopic laser coagulation in twin--twin transfusion syndrome: a systematic review. Fetal Diagn Ther 2015; 38(4):241-53.

Bernirschke K, Kim CK. Multiple pregnancy (first of two parts). N Engl J Med 1973; 288:1276-84.

Bhide A, Thilaganathan B. What prenatal diagnosis should be offered in multiple pregnancy? Best Pract Res Clin Obstet Gynaecol 2004 Aug; 18(4):531-42.

Camano, L. Prenhez Múltipla. In: Benzecry R (ed.) Tratado de obstetrícia Febrasgo. Rio de Janeiro: Revinter, 2000:504.

Couck I, Lewi L. The placenta in twin-to-twin transfusion syndrome and twin anemia polycythemia sequence. Twin Res Hum Genet 2016 Jun; 19(3):184-90.

Dodd JM, Deussen AR, Grivell RM, Crowther CA. Elective birth at 37 weeks' gestation for women with an uncomplicated twin pregnancy. Cochrane Database Syst Rev. 2014 Feb 10; (2):CD003582.

El-Refaie W, Abdelhafez MS, Badawy A. Vaginal progesterone for prevention of preterm labor in asymptomatic twin pregnancies with sonographic short cervix: a randomized clinical trial of efficacy and safety. Arch Gynecol Obstet 2016 Jan; 293(1):61-7.

Fuchs I, Tsoi E, Henrich W, Dudenhausen JW, Nicolaides KH. Sonographic measurement of cervical length in twin pregnancies in threatened preterm labor. Ultrasound Obstet Gynecol 2004 Jan; 23(1):42-5.

Gapp-Born E, Sananes N, Weingertner AS et al. Predictive value of cardiovascular parameters in twin-to-twin transfusion syndrome. Ultrasound Obstet Gynecol 2014 Oct; 44(4):427-33.

Goya M, de la Calle M, Pratcorona L et al. PECEP-Twins Trial Group. Cervical pessary to prevent preterm birth in women with twin gestation and sonographic short cervix: a multicenter randomized controlled trial (PECEP-Twins). Am J Obstet Gynecol 2016 Feb; 214(2):145-52.

Gratacós E, Ortiz JU, Martinez JM. A systematic approach to the differential diagnosis and management of the complications of monochorionic twin pregnancies. Fetal Diagn Ther 2012; 32(3):145-55.

Houlihan C, Poon LC, Ciarlo M, Kim E, Guzman ER, Nicolaides KH. Cervical cerclage for preterm birth prevention in twin gestations with short cervix: a retrospective cohort study. Ultrasound Obstet Gynecol 2016 Mar 16 (in press).

Lanna MM, Consonni D, Faiola S et al. Color-dye injection of monochorionic placentas and correlation with pregnancy complications. Placenta 2015 Oct; 36(10):1095-9.

Luke B, Brown MB, Misiunas R et al. Specialized prenatal care and maternal and infant outcomes in twin pregnancy. Am J Obstet Gynecol 2003 Oct; 189(4):934-8.

Mashiach S et al. High-order multiple pregnancy. In: Kurjk A, Chevernak FA (eds.) The fetus as a patient. New York: The Parthenon Puplishing Group, 1994.

Melamed N, Shah J, Yoon EW et al. Canadian Neonatal Network Investigators. The role of antenatal corticosteroids in twin pregnancies complicated by preterm birth. Am J Obstet Gynecol 2016 Jun 1 (in press).

Nicolaides KH, Syngelaki A, Poon LC et al. Cervical pessary placement for prevention of preterm birth in unselected twin pregnancies: a randomized controlled trial. Am J Obstet Gynecol 2016 Jan; 214(1):3 e1-9.

Pons JC, Bomsel-Helmreich O, Laurent Y, Papiernik E. Epidemiology of multiple pregnanacies. Abstract of the 6th Meeting from the French Society of Fetopathology. Fetal Diagn Ther 1993; 8:352.

Rafael TJ, Berghella V, Alfirevic Z. Cervical stitch (cerclage) for preventing preterm birth in multiple pregnancy. Cochrane Database Syst Rev 2014 Sep 10; 9.

Saccone G, Rust O, Althuisius S, Roman A, Berghella V. Cerclage for short cervix in twin pregnancies: systematic review and meta-analysis of randomized trials using individual patient-level data. Acta Obstet Gynecol Scand 2015 Apr; 94(4):352-8.

Schuit E, Stock S, Rode L et al. Global Obstetrics Network (GONet) collaboration. Effectiveness of progestogens to improve perinatal outcome in twin pregnancies: an individual participant data meta-analysis. BJOG. 2015 Jan; 122(1):27-37.

Smith-Levitin M, Skupski DW, Chervenak FA. Multifetal pregnancies: epidemiology, clinical characteristics and management. In: Reece EA, Hobbins (eds.) Medicine of the fetus & mother. New York: Lippincot-Raven Publishers, 1999.

Stagnati V, Zanardini C, Fichera A et al. Early prediction of twin-to-twin transfusion syndrome: systematic review and meta-analysis. Ultrasound Obstet Gynecol 2016 Jun 7 (in press).

CAPÍTULO 121

Crescimento Intrauterino Restrito

Henrique Vitor Leite

INTRODUÇÃO

Situações clínicas que podem interferir na evolução de uma gestação têm sido cada vez mais observadas, seja pela possibilidade do tratamento de doenças maternas que viabilize uma gestação, seja pela mudança de hábitos da gestante que podem interferir negativamente. Além disso, o maior acesso aos métodos propedêuticos tem possibilitado um número maior de diagnósticos.

O crescimento intrauterino restrito (CIUR) tem sido utilizado para definição de fetos que apresentem redução do potencial de crescimento no decorrer de sua vida intrauterina. A elevada morbimortalidade perinatal relacionada com essa situação clínica por si só justifica todo o investimento no diagnóstico correto e a interrupção da gestação em tempo oportuno.

O critério mais utilizado para definição do CIUR é aquele segundo o qual o feto apresenta, ao exame de ultrassonografia (US), peso estimado abaixo do percentil 10 para a idade gestacional, comparado a uma curva padrão de crescimento. Embora esta seja a definição mais aceita, muitas são as críticas, seja pela multiplicidade de curvas ponderais com metodologias e populações distintas, seja pela falta de padronização do ponto de corte observado – podendo ser considerados os percentis 3, 5, 10 ou 15 –, assim como pela circunferência abdominal (CA) abaixo de 2 desvios padrões.

Desse modo, um recém-nascido pode ser considerado portador de CIUR ou não, dependendo da curva ponderal e do percentil que estão em observação. Além disso, muitos desses fetos definidos como portadores de CIUR não apresentam alterações patológicas em seu crescimento, mas peso abaixo do esperado, que pode estar relacionado com uma característica normal de determinado indivíduo.

O peso observado ao nascer como o único fator a ser considerado para definir uma condição clínica tão complexa, como o CIUR também é um critério muito sujeito a críticas. Embora pouco utilizado na prática, o índice corporal (IC – peso/altura^2) é um parâmetro mais representativo desse crescimento do que o peso isoladamente, valendo notar que alguns autores preferem definir o CIUR como IC <2 desvios padrões para a idade gestacional. A carência de estudos quanto a essa metodologia dificulta sua análise e até mesmo sua implementação. Seriam necessários mais estudos, principalmente comparando as diversas medidas utilizadas para definição do CIUR, assim como a presença de complicações nos casos definidos como alterados, para que a técnica pudesse ser utilizada na clínica.

O CIUR ocorre em humanos como consequência de precária nutrição materna, insuficiência placentária, diminuição da oxigenação fetal ou exposição do feto a agentes teratogênicos.

Estima-se que o CIUR acometa 3% a 10% das gestações, podendo apresentar incidência mais alta em países subdesenvolvidos, onde são mais prevalentes as baixas condições socioeconômicas, bem como outros fatores de risco que direta ou indiretamente podem estar associados à insuficiência placentária. A presença dos fatores de risco em uma população pode afetar diretamente a incidência do CIUR, assim como a complexidade do serviço obstétrico. Em geral, os serviços que prestam assistência às gestantes de alto risco tendem a relatar número maior de casos. Na maternidade do Hospital das Clínicas da Universidade Federal de Minas Gerais estima-se que 11% a 14% dos fetos apresentam diagnóstico de CIUR.

O CIUR é reconhecido como uma síndrome que compreende feto de tamanho pequeno e também anormalidades metabólicas específicas, incluindo hipoglicemias, hipotermia e policitemia.

Vários fatores fetoplacentários e maternos estão relacionados com o CIUR, como anormalidades cromossômicas, síndromes genéticas, doenças fetoplacentárias, e também as doenças maternas que podem cursar com alterações vasculares, como os quadros hipertensivos, diabetes com vasculopatia, cardiopatias cianóticas e hemoglobinopatias. Não é apenas a condição clínica que pode estar relacionada com a restrição do crescimento fetal, mas também alguns medicamentos utilizados para seu controle.

A importância da identificação precoce dos fetos com CIUR está no fato de apresentarem os indicadores de saúde perinatal comprometidos. A seleção dos casos com maior risco de desenvolvimento do CIUR pode possibilitar a eliminação de fatores agravantes e a interrupção da gestação, reduzindo a morbimortalidade perinatal.

Esses fetos apresentam risco oito vezes mais alto de morte intrauterina e neonatal, além de cursarem com taxa de 25% mais alta de morbidade perinatal, em decorrência da hipoxia crônica. Entre as complicações presentes nesse grupo estão os distúrbios metabólicos e ácido-básicos, enterocolite necrosante e hemorrágica intraventricular, além de disfunções neurológicas e cognitivas mais sutis, que podem manifestar-se a longo prazo. Também na vida adulta, esses distúrbios tem sido relatados nos fetos com CIUR, como alta frequência de hipertensão crônica, diabetes e cardiopatia. Fetos com peso abaixo do percentil 10 apresentam risco de morte cinco a 30 vezes maior do que os com percentil entre 10 e 90.

ETIOPATOGENIA

O entendimento do crescimento intrauterino normal e patológico se reveste em um dos aspectos mais importantes no estudo da fisiologia fetal. A grande importância do estudo dos fetos com CIUR reside em sua expressiva contribuição para a diminuição da taxa de morbimortalidade perinatal. Em muitas situações, a identificação do feto com CIUR pode reduzir a taxa de mortalidade quando o tratamento for adequado. Até o momento, pode-se apenas definir a provável origem da restrição de crescimento do feto, encaminhar para um serviço terciário e definir o melhor momento de se interromper a gestação.

O crescimento fetal é um processo amplo, complexo e rápido que ocorre de maneira ordenada e constante, resultando da inter-relação de estruturas morfológicas e funcionais regidas por fatores múltiplos que interagem uns com os outros provenientes do compartimento materno. Esse compartimento tem a capacidade de fornecer substrato nutricional e oxigênio, enquanto o compartimento fetal tem potencial gênico para absorver esses substratos, e o compartimento de transferência – a placenta – não só promove essas trocas entre mãe e feto, como atua ativamente na modulação do crescimento fetal.

Os mecanismos moleculares que regulam o crescimento fetal são diferentes na medida em que a gestação avança, de maneira que o período embrionário é controlado por suprimento nutricional e fatores produzidos por estruturas locais, como a vesícula vitelínica. Após o período embrionário, os mecanismos endócrinos da placenta em desenvolvimento são os principais determinantes do crescimento fetal, o qual se caracteriza por dois fenômenos de crescimento celular: a hiperplasia, que consiste no aumento do número de células (atividade mitótica), que é definido pelo conteúdo total de DNA por célula, e a hipertrofia, isto é, o aumento no tamanho das células, o qual é definido pelo conteúdo de proteínas por unidade de DNA celular. Nos fetos normais, o conteúdo total de DNA (número de células) aumenta linearmente no início da gestação, atinge o máximo e desacelera antes que se inicie o aumento do tamanho do feto.

O crescimento fetal pode ser dividido em três fases:

- **De hiperplasia:** geralmente ocorre próximo à 16ª semana de gestação e se caracteriza pelo crescimento fetal à custa do aumento da população celular, formando órgãos, tecidos, placenta e anexos.
- **De hiperplasia e hipertrofia:** vai do início do segundo trimestre até o início do terceiro e se caracteriza por hiperplasia e hipertrofia celular, isto é, além do aumento da população celular, começam a ocorrer hipertrofia e diferenciação das células de acordo com a função que irão exercer.
- **De hipertrofia:** vai do final do segundo trimestre até o final da gestação, quando predomina o processo de hipertrofia celular, isto é, a população celular já está definida, verificando-se nessa fase o processo de crescimento das células com mais deposição de gordura e glicogênio.

A compreensão dessas fases de crescimento fetal e o mecanismo pelo qual as situações clínicas específicas podem interferir no desenvolvimento fetal são fundamentais para se entender, tratar e prevenir o CIUR.

Os fatores envolvidos nesse crescimento, portanto, são múltiplos e frequentemente interdependentes, podendo ser divididos em maternos, placentários e fetais.

Fatores maternos

- **Desnutrição:** embora os estudos demonstrem acentuada habilidade do feto em se adaptar à redução nutricional crônica, sabe-se que a desnutrição interfere no volume plasmático e na perfusão placentária, refletindo queda do ritmo de divisão celular. Mulheres que apresentam quadros de desnutrição apresentam incidência mais elevada de fetos com CIUR.
- **Condição socioeconômica:** conjunto de fatores maternos, como suscetibilidade a doenças (anemia, verminoses) mais prevalentes nas populações de baixas condições socioeconômicas e que são capazes de limitar o crescimento fetal. Além disso, são mais comuns nessa população hábitos danosos, como tabagismo, etilismo e uso de drogas. Como algumas intercorrências clínicas são mais frequentes nessas mulheres (hipertensão), sem dúvida também é muito importante o controle adequado.
- **Idade:** nas adolescentes, por sua imaturidade biológica e maior demanda nutricional, o risco de um feto com CIUR é duas vezes maior. O principal risco relacionado com esse crescimento está no grupo de adolescentes que engravidam em menos de 2 anos após a menarca.

- **Baixo peso pré-gestacional e ganho de peso inadequado:** ambos os fatores são independentes e capazes de interferir diretamente no ritmo de crescimento fetal.
- **História obstétrica:** estudos mostram tendência à repetição do CIUR em gestações subsequentes.
- **Hábitos de vida e trabalho:** o estresse físico ou emocional materno, seja por trabalho estafante ou por outro fator, é capaz de interferir na perfusão placentária a partir da produção de catecolaminas.
- **Tabagismo:** representa um dos principais fatores envolvidos no CIUR em países desenvolvidos. O mecanismo parece ser o aumento da concentração de carboxi-hemoglobina com vasoconstrição placentária.
- **Alcoolismo:** o álcool influi no crescimento fetal por sua ação teratogênica (síndrome alcoólica fetal) ou por relaxamento da musculatura lisa dos vasos umbilicais e redução do fluxo placentário.
- **Substâncias ilícitas:** apresentam efeito citotóxico não só direto, como também vasoconstritor, comprometendo a função placentária, não sendo possível descartar, ainda, a possibilidade de teratogenicidade de algumas substâncias.
- **Doenças maternas:** várias doenças maternas que produzem lesões vasculares placentárias são capazes de causar CIUR. Destacam-se as síndromes hipertensivas (a causa isolada mais importante), diabetes (com vasculopatia), cardiopatias, colagenoses (síndrome de anticorpos antifosfolípides, lúpus eritematoso sistêmico) e anemia crônica (talassemia, anemia falciforme). O uso de alguns medicamentos para tratamento de doenças maternas pode apresentar efeito teratogênico (anticoagulantes orais e anti-hipertensivos).

Fatores placentários

Várias anomalias da placenta e da implantação do cordão umbilical podem limitar a superfície de trocas nutricionais ou determinar menos aporte sanguíneo à circulação placentária, levando a casos de CIUR, tumores placentários, placentas *circunvalata* e prévia, além da inserção velamentosa ou marginal do cordão.

A insuficiência placentária, independentemente da etiologia, está entre os fatores mais importantes relacionados com o CIUR. As mulheres que apresentam doenças com potencial de cursar com insuficiência placentária devem ser rastreadas a respeito desse diagnóstico.

Fatores fetais

- **Anomalias cromossômicas:** estima-se que 10% dos fetos com CIUR grave e precoce sejam cromossomicamente anormais, sendo as trissomias as mais frequentes. O CIUR decorre da redução do número e do crescimento celular, além de estar reduzida a angiogênese. Além disso, esses fetos apresentam alta frequência de anomalias estruturais.
- **Anomalias congênitas:** essas anomalias do desenvolvimento atuam no potencial intrínseco de crescimento fetal.
- **Infecções congênitas:** são responsáveis por 5% a 10% dos casos de CIUR. Os mecanismos são variáveis de acordo com o agente infeccioso, podendo ser citadas a ação citolí-

tica direta com perda da função celular (citomegalovírus) e a destruição vascular (vírus da rubéola).
- **Gemelaridade:** nas gestações múltiplas a incidência de CIUR é de 10% a 50% dos casos. Quanto mais elevado o número de fetos, mais grave é o potencial do CIUR.

Classificação

O objetivo das classificações é identificar esse grupo de recém-nascidos que, juntamente com o de prematuros, representa a principal causa de morbimortalidade perinatal. Nesse sentido, a Organização Mundial da Saúde (OMS) classifica os recém-nascidos de acordo com os seguintes critérios:

Cronológico

- **Pré-termo (prematuro):** <37 semanas.
- **A termo:** entre 37 e 42 semanas incompletas.
- **Pós-termo:** >42 semanas.

Nutricional

- **Baixo peso (BP):** neonato cujo peso ao nascer se encontra <2.500g.
- **Muito baixo peso ao nascer (MBPN):** neonato cujo peso ao nascer se encontra <1.000g.
- **Ponderal:**
  - **Adequado para a idade gestacional (AIG):** peso entre os percentis 10 e 90 para a idade gestacional.
  - **Grande para a idade gestacional (GIG):** peso acima do percentil 90.
  - **Pequeno para a idade gestacional (PIG):** peso abaixo do percentil 10 para a idade gestacional.

Em relação aos quadros de CIUR, o crescimento pode ser classificado em:

- **Tipo 1 ou simétrico:** resulta de agressão que incidiu precocemente, prejudicando a fase de hiperplasia celular e originando população celular menor, sendo esse efeito geralmente irreversível. O feto se apresenta globalmente pequeno, porém com proporcionalidade entre seus segmentos corporais. Ocorre em situações que comprometem o potencial intrínseco de crescimento fetal (doenças gênicas, cromossômicas) ou de doenças que incidem precocemente (infecções congênitas), representando cerca de um terço do total dos casos de CIUR. No entanto, convém lembrar que até 80% dos fetos definidos como portadores de CIUR simétrico não têm qualquer doença associada e são constitucionalmente pequenos.
- **Tipo 2 ou assimétrico:** resulta de agressão que acontece em fase mais tardia da gestação (segundo ou terceiro trimestre), na qual predomina a fase hipertrófica, e as demandas nutricionais são mais expressivas. Há redução gradual do ritmo de crescimento fetal, acometendo progressivamente os diferentes segmentos corporais, proporcional ao momento, à gravidade e à duração da agressão. A gordura e o tecido periférico são acometidos primeiro, na tentativa de preservação das funções vitais. Esse é o tipo mais

comum (dois terços dos casos de CIUR), sendo decorrente das inúmeras condições clínicas que levam à insuficiência placentária (hipertensão, cardiopatias, desnutrição etc.).
- **Misto:** nesse tipo, embora todos os segmentos corporais do feto estejam globalmente reduzidos, é mais evidente o comprometimento de certas estruturas, sendo decorrente de fatores que incidem precocemente e perduram ou se associam a outros, reduzindo também o fluxo placentário e sobrevindo o CIUR assimétrico. As doenças cromossômicas e as infecções são exemplos de fetos que vêm apresentando crescimento inadequado desde o início da gestação e no terceiro trimestre têm agravada essa condição clínica.

Gestações complicadas por insuficiência placentária precoce, independentemente da causa, podem cursar com esse tipo de CIUR, principalmente naqueles casos de trombofilia e/ou pré-eclâmpsia grave, que resultam na interrupção da gestação antes de 28 semanas.

Outras classificações foram propostas nos últimos anos, e a tendência é levar em consideração a idade gestacional do diagnóstico do CIUR. Os casos de CIUR têm sido divididos como de início precoce, que se manifestam até o segundo trimestre da gestação, e de início tardio, ou seja, quando a identificação ocorre no terceiro trimestre da gestação. Essa classificação leva em consideração alterações encontradas na dopplerfluxometria. O CIUR de início precoce representa o fenótipo com aumento de resistência das artérias uterinas e umbilicais e diminuição da resistência na artéria cerebral média, enquanto o de início tardio cursa com alterações de diferentes proporções desses parâmetros sem o comprometimento clássico descrito.

DIAGNÓSTICO

Tendo em vista as dificuldades relacionadas com os conceitos e as definições do CIUR, não é surpresa se deparar com a grande imprecisão dos critérios de diagnóstico.

Além disso, deve ser levado em conta na ocasião do diagnóstico que em muitas situações existe mais de um fator determinante do CIUR. Cabe enfatizar a importância da identificação dos casos de fetos com risco de apresentar quadro de alteração de crescimento para que se possam adotar mudanças de hábitos, o que fica bem evidente a partir de orientação pré-concepcional, momento adequado para se programar uma gravidez, abandonar hábitos nocivos à gestação e controlar doenças maternas, selecionando medicamentos sem potencial teratogênico.

O CIUR é o segundo fator que contribui para a taxa de mortalidade perinatal em virtude da prematuridade e da asfixia intraparto, que são condições mais frequentes nesse grupo. O feto que apresenta restrição do crescimento tem risco elevado de morbimortalidade, o qual aumenta com a gravidade da restrição de crescimento.

A identificação de mecanismos compensatórios em fetos de crescimento restrito diante de condições hemodinâmicas anormais minimiza as complicações perinatais e, assim, reduz as taxas de morbimortalidade perinatal.

Em geral, a taxa de mortalidade para neonatos com CIUR é 50% mais alta do que a de uma população que cresceu normalmente, sendo ainda mais alta em fetos com CIUR do sexo masculino.

Cerca de 30% de todos os natimortos apresentam essa doença. A incidência de sofrimento fetal intraparto é de 25% a 30% em fetos acometidos por crescimento intrauterino restrito, o que por si justifica a avaliação criteriosa da via de parto nesses casos.

Entretanto, apesar da compreensão de muitos dos mecanismos de algumas doenças ou situações clínicas maternas que podem levar a alterações no crescimento fetal, ainda é preciso explicar o mecanismo responsável pelo rompimento do processo de crescimento normal e, se possível, identificá-lo precocemente antes da evolução para estágios mais graves, que muitas vezes são irreversíveis.

Anamnese

Como na maioria das situações clínicas é a partir de adequada anamnese que se pode suspeitar de quadro de CIUR, procura-se a identificação de fatores de risco na gestação. Com rigorosa investigação clínica e propedêutica adequada é possível identificar 50% a 80% dos casos de CIUR. Além disso, como uma multiplicidade de fatores está relacionada com o CIUR, a anamnese torna possível selecionar corretamente o método propedêutico mais adequado.

Em muitas das situações clínicas, a propedêutica fetal deve ser orientada inicialmente por exames maternos, como nos casos de suspeita de infecção, e o conhecimento prévio de doenças genéticas pode orientar a realização de ultrassonografia (US) morfológica e também a obtenção de material fetal para cariotipagem ou estudo genético, quando necessário.

Exame físico

O exame físico da gestante com feto que tem CIUR deve ser completo, buscando identificar características que possam indicar a propedêutica materna e fetal e verificando pressão arterial, peso pré-gestacional, ganho de peso e sinais de doenças clínicas (cardiopatia, anemia, colagenoses) ou hábitos de vida (tabagismo, uso de drogas, etilismo).

A medida de útero-fita, se realizada cuidadosamente, sempre pelo mesmo examinador e seguindo uma curva de crescimento, pode ter sensibilidade de até 70% para a suspeição de CIUR, indicando prosseguimento da propedêutica para se obter o diagnóstico correto.

Ultrassonografia

A US permanece como o principal método de diagnóstico do CIUR. A partir dela e da medida dos segmentos corporais do feto podem ser identificados os fetos com CIUR, definidos os diferentes tipos, avaliada a morfologia fetal e realizados os procedimentos invasivos. Além disso, é possível estudar a vitalidade fetal, detectando indicadores de hipoxia ou sofrimento fetal crônico que muito auxiliarão a definição do melhor momento para a interrupção da gestação. A ecografia possibilita, a partir de exames seriados, acompanhar o crescimento fetal pelas medidas dos diferentes segmentos, assim como monitorizar o volume de líquido amniótico (LA).

Os principais parâmetros para o diagnóstico do CIUR obtidos por meio da biometria fetal são a medida do diâmetro biparietal (DBP) com a circunferência cefálica (CC), a circunferência abdominal (CA) e a medida dos ossos longos, principalmente o fêmur (CF). Outros segmentos do feto podem ser utilizados no diagnóstico adequado da restrição de crescimento e até mesmo auxiliar a identificação do fato causal.

Isoladamente, a CA é o parâmetro mais precoce e sensível para o diagnóstico de CIUR, especialmente o assimétrico, que é o mais frequente e incide entre o final do segundo e o terceiro trimestres. Isso ocorre porque, quando um fator agressor incide sobre a função placentária, o primeiro processo a ser comprometido é a deposição de gordura hepática e periférica. O feto apresenta emagrecimento e, como consequência, redução na CA. Quando o quadro de insuficiência placentária se mantém, os outros parâmetros vão sendo também comprometidos.

Atualmente, o peso fetal estimado, obtido da conjugação dos três parâmetros de biometria fetal (DBP, CA e CF) e comparado com uma curva de percentil, representa o parâmetro mais preditivo para o diagnóstico do CIUR.

A grande dificuldade no diagnóstico ultrassonográfico do CIUR reside no fato de que a biometria fetal deve ser comparada com a cronologia, exigindo o conhecimento da data da última menstruação (DUM), o que nem sempre é possível. Por esse motivo, recomenda-se que em gestações de risco para CIUR deva ser sempre realizado o exame de US precocemente, de preferência no primeiro trimestre. Se realizado até 12 semanas de gestação, a medida do comprimento cabeça-nádegas (CCN) define a idade gestacional (IG) com erro de menos de 1 semana. Até 20 semanas, os outros parâmetros de biometria, como DBP (CC), CA e fêmur, são bastante fidedignos em identificar a idade gestacional, principalmente se utilizados em conjunto. Nessa fase, o erro na estimativa da IG é de 7 dias.

Quando a cronologia é duvidosa, podem ser utilizados os múltiplos parâmetros da biometria (com a obtenção do peso fetal estimado), além de outras medidas, como a do cerebelo. Outro recurso consiste na avaliação seriada da biometria (reavaliar em 2 semanas) para se verificar o ritmo do crescimento fetal.

A relação entre os segmentos corporais pode indicar a proporcionalidade fetal, auxiliando a classificação do CIUR (simétrico ou assimétrico). As principais relações são: CC/CA, que é >1 até a 34ª semana, quando se iguala a 1, e depois da 35ª semana se torna <1.

Outra relação muito útil é a CF/CA, principalmente quando existe alguma limitação na medida da CC. Essa relação, após a 22ª semana de gestação, é praticamente constante durante toda a gestação (22 ± 2).

A US também é útil no acompanhamento dos fetos com CIUR a partir da análise de parâmetros de vitalidade fetal, isto é, a resposta do feto à restrição do fluxo placentário.

Os parâmetros ultrassonográficos de avaliação de vitalidade compõem o perfil biofísico fetal, que verifica os movimentos corporais e respiratórios, os tônus fetal e o volume de LA (bolsão >2cm).

O oligoidrâmnio representa o principal sinal de sofrimento crônico. Na presença de oligoidrâmnio, afastadas amniorrexe e anomalias congênitas (renais), a hipótese mais provável é CIUR com sofrimento crônico. Entretanto, sua ausência não exclui esse diagnóstico, visto se tratar de um sinal tardio, resultante da redução da diurese fetal.

Nos casos de fetos portadores de CIUR e com volume de LA normal deve-se sempre pensar na possibilidade de se tratar de casos de doenças cromossômicas ou genéticas. A avaliação da morfologia fetal é imprescindível, principalmente nos fetos com CIUR simétrico ou misto. Nesses casos, a identificação de alterações morfológicas pode fornecer as orientações quanto à necessidade de pesquisa de doenças genéticas, cromossômicas ou infecciosas.

Dopplerfluxometria

Introduzido em obstetrícia no início da década de 1980, trata-se de método ultrassonográfico de estudo do fluxo vascular. Obtém-se a onda de velocidade de fluxo de determinado vaso. A partir dessa onda são obtidos índices que possibilitam quantificar a resistência de fluxo em determinado leito vascular, dos quais os principais são a relação sístole-diástole (relação S/D ou A/B), o índice de resistência (IR) e o índice de pulsatilidade (IP).

Ao se conhecer a resistência de fluxo nesses leitos vasculares fetais, placentários e fetoplacentários, pode-se deduzir se há indícios de redistribuição do débito cardíaco fetal, de insuficiência placentária ou de má adaptação da circulação placentária.

Muitos vasos têm sido utilizados no diagnóstico do CIUR, sendo os principais a artéria uterina, a artéria umbilical e a artéria cerebral média. O Doppler das artérias uterinas avalia as condições de perfusão uteroplacentária. Em gestações normais, as artérias uterinas exibem uma onda característica, composta de um pico sistólico e um vale diastólico, além de uma chanfradura protodiastólica, denominada "incisura", que desaparece até a 26ª semana, refletindo a redução da resistência vascular e acentuada perfusão placentária. Estudos têm mostrado que após a 26ª semana de gestação a permanência dessa incisura está associada à morbidade materna (pré-eclâmpsia) e fetal (CIUR, descolamento da placenta) decorrente da maior resistência vascular e da má perfusão placentária. Com o desaparecimento da incisura se constata queda da resistência ao fluxo na artéria uterina, o que pode ser visibilizado por meio da relação S/D.

Gestações em que essa relação permaneça >2,6 após a 26ª semana de gestação também apresentam risco elevado de CIUR, e o Doppler das artérias uterinas alterado indica também risco aumentado de morte fetal intraútero <32 semanas com razão de verossimilhança de 12,1.

Atualmente, o melhor parâmetro diagnóstico para a alteração do Doppler das artérias uterinas é a média do IP entre os lados direito e esquerdo. O valor >1,64 caracteriza o exame alterado para a idade gestacional >18 semanas.

No CIUR, a dopplerfluxometria pode detectar precocemente a redistribuição de fluxo entre o feto e a placenta.

Nas situações de insuficiência placentária, quando surge hipoxia fetal, o feto aumenta a perfusão para seus órgãos considerados vitais para a sobrevida intraútero, principalmente para o sistema nervoso central (SNC), miocárdio e suprarrenal, com progressiva redução para o restante do organismo.

Inicialmente, o aumento na resistência vascular do leito placentário resulta em alteração no Doppler das artérias umbilicais, traduzida por elevação significativa em seus índices secundária à queda no pico de velocidade diastólica final; e a vasodilatação cerebral leva ao aumento do fluxo sanguíneo na artéria cerebral média. Estima-se que em fetos portadores de CIUR, sem doenças maternas coexistentes, as alterações de fluxo podem anteceder as biométricas em 50% a 70% dos casos.

O Doppler das artérias umbilicais tem sido utilizado para identificar os fetos pequenos em razão da insuficiência placentária.

As ondas de velocidade de fluxo nas artérias umbilicais refletem a impedância nas vilosidades terciárias da placenta.

As anormalidades no fluxo diastólico nas artérias umbilicais frequentemente constituem o primeiro sinal de CIUR em feto com peso estimado abaixo do percentil 10 para a idade gestacional ou medida de circunferência abdominal abaixo do percentil 5. Em gestações normais, observa-se progressiva redução da resistência vascular decorrente do aumento da velocidade diastólica final.

A redução no fluxo diastólico nas artérias umbilicais e o consequente aumento nos índices dopplerfluxométricos podem ser observados quando pelo menos 30% da vascularização das vilosidades terciárias placentária estão anormais.

Quando o percentual de dano vascular atinge 60% a 70% da vascularização vilositária, observa-se a ausência de fluxo diastólico final (diástole zero) ou fluxo reverso nas artérias umbilicais (diástole reversa). Contudo, a hipoxia fetal pode acontecer em 70% dos casos antes que se verifiquem esses estágios tardios de comprometimento fetal.

Esses fatos indicam que a melhor estratégia para decifrar o estadiamento das alterações das provas de vitalidade fetal consiste na associação do perfil biofísico fetal ao Doppler com o objetivo de decifrar o melhor momento para a interrupção dessas gestações, visando reduzir ao máximo a prematuridade grave e extrema, quando possível, cabendo ressaltar que para as gestações <29 semanas cada dia de permanência intrauterina representa aumento provável de 2% nas taxas de sobrevida intraútero.

A artéria cerebral média é o vaso intracraniano mais estudado em razão da facilidade de sua identificação e da sua reprodutibilidade. Nos fetos portadores de CIUR pode ser identificado aumento no fluxo diastólico com consequente redução nos índices dopplerfluxométricos na artéria cerebral média.

A hipoxia e a hipercapnia ocasionam a vasodilatação cerebral fetal por meio do *shunt* circulatório pelo ducto venoso (DV), aumentando o percentual do sangue oxigenado que irá diretamente para o SNC, o miocárdio e as suprarrenais. Atualmente, o diagnóstico da centralização de fluxo fetal é feito com base na vasodilatação cerebral, independentemente do Doppler das artérias umbilicais.

A perda da vasodilatação cerebral é considerada achado tardio e de comprometimento representativo, estando relacionada com o grau de acidose e hipercapnia e com gravidade suficiente para acarretar a morte do concepto.

O DV, que tem sido utilizado como parte do estudo do sequenciamento dos eventos que antecedem a hipoxia, a hipercapnia e até mesmo a morte fetal em fetos portadores de CIUR, transporta o fluxo de mais velocidade no sistema venoso, sendo por esse motivo facilmente identificado ao Doppler.

O fluxo anormal no DV é considerado o estágio final da deterioração do bem-estar fetal, muitas vezes associado à diástole zero ou reversa nas artérias umbilicais.

Muitos autores consideram o achado de onda A ausente ou reversa no DV, principalmente após a 32ª semana de gestação, uma indicação para a interrupção da gravidez. Trata-se de um indicador de piora da função placentária, disfunção cardíaca associada a comprometimento metabólico, redistribuição do fluxo hepatoportal ou a combinação desses mecanismos.

Discute-se se o DV alterado deveria levar à interrupção das gestações no início do terceiro trimestre em virtude dos riscos de prematuridade. Nesses casos, deve-se associar o estudo da veia umbilical e do fluxo nas válvulas mitral e tricúspide, sendo a gestação interrompida diante do achado de pulsatilidade nas veias umbilicais e/ou regurgitação mitral ou tricúspide.

Algumas manifestações biométricas de atraso no crescimento fetal, se presentes, auxiliam o diagnóstico do CIUR, como:

- Peso fetal estimado abaixo do percentil 10 à US.
- Circunferência abdominal abaixo do percentil 5.
- Relação CC/CA abaixo do percentil 10.
- Velocidade de crescimento da CA <11mm em 14 dias.

São considerados manifestações vasculares da insuficiência placentária:

- Índices dopplerfluxométricos aumentados no Doppler das artérias uterinas e/ou a presença de incisuras.
- Aumento nos índices do Doppler das artérias umbilicais.
- Vasodilatação da artéria cerebral média.
- Aumento na relação umbilicocerebral.
- Maior bolsão de LA <2cm ou índice de LA <5cm.

Os sinais considerados de agravamento rápido da disfunção placentária e, consequentemente, de piora do bem-estar fetal são os seguintes:

- Fluxo diastólico final ausente ou reverso nas artérias umbilicais.
- Evidência da vasodilatação na artéria cerebral média.
- Aumento nos índices dopplerfluxométricos no ducto venoso.

- Onda A reversa no ducto venoso.
- Pulsatilidade bifásica ou trifásica na veia umbilical.
- Oligoidrâmnio acentuado.
- Perfil biofísico fetal alterado com pontuação <6.
- Desacelerações tardias espontâneas à cardiotocografia.

Cardiotocografia

A cardiotocografia, o método biofísico de avaliação de vitalidade fetal, estuda as variações da frequência cardíaca fetal ante alguns estímulos, como movimento corporal, estímulo sonoro e contrações uterinas. Como esse é um mecanismo reflexo regulado pelo sistema nervoso autônomo, estará presente no feto com integridade oxigenativa do SNC. Portanto, esse método não se presta ao diagnóstico do CIUR, mas pode ser útil no acompanhamento desses fetos, associado a outros testes de vitalidade fetal.

Métodos invasivos

A avaliação clínica e a presença de alguns marcadores podem indicar a necessidade de obtenção de material fetal imprescindível na avaliação dos fetos com CIUR. Até muito pouco tempo atrás, a única forma de se obter esse material seria por meio de procedimentos invasivos (amniocentese, cordocentese ou biópsia de vilo corial), os quais estão relacionados com riscos maternos e fetais.

O resgate de material fetal na circulação materna tem se apresentado como alternativa aos métodos invasivos, apresentando como grande vantagem a inexistência de riscos para a mãe ou para o feto. Por meio do material obtido pela coleta de sangue materno pode ser realizado o estudo de doenças cromossômicas e genéticas. No entanto, seu custo ainda limita sua aplicação.

A cordocentese pode estar indicada quando se suspeita de doenças cromossômicas ou mesmo infecções congênitas. A amniocentese pode ser útil, mas apresenta limitações quando da pesquisa de doenças cromossômicas pelo fato de a cultura celular ser mais bem realizada em sangue nas gestações com mais de 20 semanas. Nos casos de suspeita de infecção, o LA pode ser fonte de pesquisa, principalmente a partir do cultivo e da reação em cadeia da polimerase (PCR). Não se justifica a realização de procedimentos invasivos, como a cordocentese, para as dosagens bioquímicas e metabólicas, uma vez que esses fetos apresentam risco evidente e os métodos não invasivos (Doppler e US) a substituem com reconhecida eficácia.

CONDUTA

Uma vez diagnosticado o CIUR, é imprescindível a identificação da condição fetal. Nos casos de CIUR associado a hipoxia está definido que o ambiente intrauterino é hostil para o crescimento potencial do feto. A principal premissa na abordagem do feto com CIUR consiste em pesar os riscos de sua vida intrauterina com os da vida extrauterina. O prognóstico neonatal desses fetos é muito grave se, além dos riscos desse crescimento, são impostos os riscos da prematuridade iatrogênica, devendo ser levadas em conta a prematuridade e a hipoxia.

Portanto, o fiel dessa balança é a idade gestacional. Como se trata de fetos com extrema instabilidade hemodinâmica e metabólica e com baixas reservas de oxigênio, o ideal é que sejam acompanhados em centros terciários que mantenham os testes de acompanhamento e assistência neonatal especializada. O que vai auxiliar bastante a decisão a ser tomada é o conhecimento da capacidade do serviço de neonatologia.

A identificação dos fatores de risco pode orientar não apenas a propedêutica, mas também a possibilidade de terapia, que em muitos casos está restrita à interrupção da gestação, o que deverá ser também levado em consideração quando da possibilidade de que a restrição de crescimento não esteja associada a situações de hipoxia, quando esse feto não será beneficiado da interrupção da gestação. Fetos que apresentam restrição de crescimento relacionada com doenças infecciosas, genéticas ou cromossômicas devem ser abordados de modo individualizado.

Nos casos de fetos com CIUR simétrico, deve-se avaliar a possibilidade de se tratar de um crescimento pequeno constitucional e evitar a realização de procedimentos invasivos ou mesmo a interrupção da gestação, que podem afetar de maneira dramática o futuro da criança. Os casos com doenças infecciosas devem ser avaliados por equipe multiprofissional para que fique determinada a conduta a ser seguida. Nos casos de fetos com doenças cromossômicas ou genéticas, o casal deve ser orientado sobre o prognóstico e o parto definido levando esse diagnóstico em consideração.

A condução dos fetos com CIUR assimétrico é fundamentada no perfil hemodinâmico fetal associado ao perfil biofísico e ao Doppler de DV.

Como critério inicial, pode-se definir que feto com CIUR a termo ou com maturidade comprovada não deve permanecer no ambiente intrauterino, optando-se pela resolução da gravidez. A via de parto vai depender das condições obstétricas e da capacidade de acompanhamento seguro do desenrolar do trabalho de parto. A conduta deverá ser sempre individualizada, mas algumas premissas a norteiam.

Nos fetos entre 34 e 37 semanas, o Doppler e o perfil biofísico fetal estando normais, a gravidez pode prosseguir mediante acompanhamento minucioso e seriado, atestando a continuidade dos achados.

Os fetos que apresentem Doppler das artérias umbilicais alterado, mas ainda com fluxo diastólico presente, e perfil biofísico fetal ainda normal têm alterações gasométricas mínimas, em sua maioria ao nascimento. Dessa maneira, a gestação pode prosseguir enquanto os exames se mantiverem inalterados. Entretanto, deve haver rigoroso monitoramento seriado.

Na vigência de alteração do Doppler umbilical e da artéria cerebral média e com perfil biofísico fetal considerado duvidoso, aumentam as taxas de acidose metabólica fetal. Nessa idade gestacional, admite-se a interrupção da gravidez nessas circunstâncias.

Quando ambos os exames, Doppler e perfil biofísico fetal, estão alterados ou o DV está anormal, se realizados com o devido rigor técnico, não há dúvida quanto à indicação de interrupção da gestação.

Entre 32 e 34 semanas, sempre que possível, deve-se tentar a corticoterapia em virtude de seus benefícios fetais. A conduta deverá ser individualizada de acordo com os resultados

dos exames, confrontando-se os riscos de complicações da prematuridade com os da permanência do feto no ambiente intrauterino hipóxico.

No grupo com idade gestacional inferior a 32 semanas, o principal determinante da morbimortalidade perinatal é a prematuridade, principalmente na faixa inferior a 30 semanas. Nesse grupo devem ser minimizados os efeitos da prematuridade, assumindo certamente altos riscos referentes às provas de vitalidade fetal. Também aqui a conduta deve ser individualizada.

Os sinais de deterioração rápida do bem-estar fetal que podem auxiliar a decisão do momento de interrupção da gravidez são:

- Diástole zero ou diástole reversa na artéria umbilical.
- Onda A reversa ou ausente no ducto venoso.
- DIP tardios e espontâneos, de repetição, na cardiotocografia.
- Perfil biofísico fetal ≤4 em duas ocasiões com intervalo de 4 horas.
- Oligoidrâmnio acentuado.

Alguns dos parâmetros indicam normalmente a interrupção imediata da gestação, independentemente da idade gestacional:

- Diástole reversa ou zero na artéria umbilical.
- Perfil biofísico fetal alterado, com pontuação <6 em pelo menos duas ocasiões distintas com intervalo mínimo de 4 horas.
- Onda A reversa no ducto venoso.
- Pulsatilidade bifásica ou trifásica na veia umbilical.
- Regurgitação mitral ou tricúspide.
- Reversão da vasodilatação cerebral.

Na presença de diástole zero nas artérias umbilicais, mas com DV e perfil biofísico fetal normais, admite-se a manutenção da gravidez intraútero na tentativa de administrar a corticoterapia no grupo com menos de 34 semanas (principalmente <32 semanas), mediante rigoroso protocolo de monitoramento da saúde fetal.

Indica-se mais liberalmente a cesariana nos casos de fetos portadores de CIUR. Se o feto apresenta boas condições de vitalidade e há condições obstétricas, o parto vaginal pode ser realizado. Como esses fetos apresentam baixas reservas de oxigênio e são suscetíveis ao sofrimento agudo e à morte intraparto, devem ser monitorizados. A elevada morbimortalidade perinatal determinada pelo CIUR é inquestionável e diretamente relacionada com a gravidade da hipoxia.

A simples decisão de interromper a gestação não soluciona o problema referente ao binômio materno-fetal. O resultado obstétrico desfavorável é muitas vezes devastador para a mãe que teve sua condição hemodinâmica estabilizada. Tentar entender esse processo e intervir antes que a restrição de crescimento avance se torna um desafio para a obstetrícia atual.

Leitura complementar

Baschat AA Neurodevelopment following fetal growth restriction and its relationship with antepartum parameters of placental dusfunction. Ultrasound Obstet Gynecol. 2011 37:501-14.

Baschat AA, Cosmi E, Bilardo CM et al. Predictors of neonatal outcome in early-onset placental dysfunction. Obstet Gynecol 2007; 109:253-61.

Baschat AA, Galan HL, Bhide A et al. Doppler and biophysical assessment in growth restricted fetuses: distribution of test results. Ultrasound Obstet Gynecol 2006; 27:41-7.

Baschat AA, Güclü S, Kush ML, Gembruch U, Weiner CP, Harman CR. Venous Doppler in the prediction of acid-base status of growth-restricted fetuses with elevated placental blood flow resistance. Am J Obstet Gynecol 2004; 191:277-84.

Baschat AA. Doppler application in the delivery timing of the preterm growth-restricted fetus: another step in the right direction. Ultrasound Obstet Gynecol 2004; 23:111-8.

Brodszki J, Morsing E, Malcus P, Thuring A, Ley D, Marsál K. Early intervention in management of very preterm growth-restricted fetuses: 2-year outcome of infants delivered on fetal indication before 30 gestational weeks. Ultrasound Obstet Gynecol 2009; 34:288-96.

Cabral ACV. Doenças do crescimento fetal. In: Medicina Fetal: o feto como paciente. Belo Horizonte: Coopmed, 2006:149-52.

Casanello P, Castro-Rodriguez JA, Uauy R, Krause BJ. Programacion epigenética placentária en restriccion del crescimento intrauterino. Rev Chil Pediatr 2016; 87 (3):154-61.

Coomarasamy A, Papaioannou S, Gee H, Khan KS. Aspirin for the Prevention of Preeclampsia in Women With Abnormal Uterine Artery Doppler: a meta-analysis. Obstet Gynecol 2001 Nov; 98(5 Pt 1):861-6.

Copel JA, Reed KL. Doppler ultrasound in Obstetrics and Gynecology. New York: Raven Press, 1995.

Costa Jr IB. Crescimento intra-uterino retardado. In: Chaves Netto H (ed.) Obstetricia básica. São Paulo: Atheneu, 2004:557-64.

Doubilet PM, Benson CB, Callen PW. Avaliação ultrassonográfica do crescimento fetal. In: Callen PW (ed.) Ultrassonografia em obstetrícia e ginecologia. 4. ed. Rio de Janeiro: Guanabara Koogan, 2002:195-208.

Figueras F, Savchev S, Triunfo S, Crovetto F, Gratacos E. An integrated model with classification criteria to predict small-for-gestational-age fetuses at risk of adverse perinatal outcome. Ultrasound Obstet Gynecol 2015; 45:279-85.

Hecher K, Campbell S, Doyle P, Harrington K, Nicolaides K. Assessment of fetal compromise by Doppler ultrasound investigation of the fetal circulation. Arterial, intracardiac, and venous blood flow velocity studies. Circulation 1995; 91:129-38.

Hoffman C, Galan HL. Assessing the 'at-risk' fetus: Doppler ultrasound. Curr Opin Obstet Gynecol 2009; 21:161-6.

Lees C, Parra M, Missfelder-Lobos H, Morgans A, Fletcher O, Nicolaides KH. Individualized risk assessment for adverse pregnancy outcome by uterine artery doppler at 23 weeks. Obstet Gynecol 2001; 98:369-73.

Resnik R & Creeasy RK. Crescimento intra-uterino restrito. In: Medicina materno fetal – Princípios e práticas. 7. ed. Rio de Janeiro: Elsevier, 2016:750-62.

Reece EA, Hobbins JC. Medicine of the fetus & mother. In: Prenatal diagnosis of deviant fetal growth. 2. ed. New York: Lippincott-Raven. 1999; 41:709-24.

Romero R, Jeanty P. The detection of fetal growth disorders. Semin Ultrasound 1984:5-80.

Seravalli V, Baschat AA. A uniform management approach to optimize outcome in fetal growth restriction. Obstet Gynecol Clin N Am 2015; 42:275-88.

Smith GC, Yu CK, Papageorghiou AT, Cacho AM, Nicolaides KH. Fetal Medicine Foundation Second Trimester Screening Group. Maternal uterine artery doppler flow velocimetry at the risk of stillbirth. Obstet Gynecol 2007; 109(1):144-51.

Sharma D, Shastri S, Sharma P. Intrauterine growth restriction: Antenatal and postnatal aspects. Clinical medicine insights. Pediatrics 2016; 10: 68-83.

Turan OM, Turan S, Berg C et al. Duration of persistent abnormal ductus venosus flow and its impacto in perinatal outcome in fetal growth restriction. Ultrasound Obstet Gynecol 2011; 38:295-302.

Turan OM, Turan S, Gungor S et al. Progression of Doppler abnormalities in intrauterine growth restriction. Ultrasound Obstet Gynecol 2008; 32:160-1.

CAPÍTULO 122

Anemias Fetais e Isoimunização Materno-fetal

Marcos Roberto Taveira

INTRODUÇÃO

A isoimunização materna pelo fator Rh, também conhecida como doença hemolítica perinatal ou isoimunização materno-fetal, é causada pela passagem de hemácias fetais de conceptos Rh-positivos para a circulação materna (com grupo sanguíneo Rh-negativo), desencadeando no sangue materno a produção de anticorpos anti-Rh. Posteriormente, com a passagem transplacentária desses anticorpos para a circulação fetal, é iniciado o processo de hemólise progressiva.

Nos EUA, sua incidência é estimada em aproximadamente 35 em 10 mil nascidos vivos, com 90% desses desenvolvendo a doença na forma leve ou moderada e 10% na forma grave, necessitando tratamento intrauterino.

O grupo sanguíneo Rh é composto por três pares de antígenos: Dd, Cc e Ee.

A presença do antígeno D é o que determina se o indivíduo é Rh positivo. O alelo d nunca foi demonstrado; portanto, a ausência desse antígeno caracteriza o indivíduo como Rh-negativo.

Nas últimas décadas, a incidência de imunização pelos chamados antígenos irregulares (que não pertencem ao D) tem aumentado em função do uso da imunoglobulina anti-D. Estima-se que 1% a 2% dos pacientes desenvolverão antígenos irregulares ou atípicos após uma transfusão uterina.

Existem antígenos irregulares com grande potencial hemolítico, como o anti-M, anti-S e anti-N.

Os anticorpos mais frequentemente encontrados nos quadros clínicos expressivos de doença hemolítica são: anti-D, anti-c, anti-C, anti-E, anti-e, Duffy, Lewis, anti-K, anti-k, anti--M, anti-N, anti-P, anti-S e anti-Kell (Quadro 122.1).

Outros antígenos podem promover hemólise fetal significativa, mas sua incidência é muito rara.

Quadro 122.1 Antígenos relacionados com a sensibilização materna e com a capacidade de provocar hemólise fetal

Antígeno	Hemólise fetal
D	Grave
C	Grave
c	Grave
E,e	Moderada
Complexo ABO	Leve
Lewis	Grave
Kell	Grave
Duffy	Grave
Kidd	Moderada
X, P, M, N, S	Grave

ETIOPATOGENIA E FISIOPATOLOGIA

A principal causa de isoimunização ainda é a hemorragia feto-materna (HFM), que consiste na passagem de células fetais Rh-positivas para a circulação materna, desencadeando a produção dos anticorpos anti-Rh. Cerca de 75% de todas as gestantes apresentam evidências de HFM durante a gravidez ou imediatamente após o parto.

Em 60% dos casos o volume será mínimo, <0,1mL, e habitualmente incapaz de deflagrar a produção dos anticorpos. Menos de 1% das gestantes apresentará HFM com volume >5mL. Apenas 0,25% dessas gestantes apresentará HFM com volume >30mL (HFM maciça).

Alguns fatores podem exacerbar a passagem de células fetais para a circulação materna, resultando ou agravando a sensibilização, como:

- Hemorragia anteparto (sangramento de primeiro e segundo trimestres).
- Pré-eclâmpsia.

- Abortamentos, principalmente naqueles partos em que ocorreu manipulação. Nos espontâneos, o risco é de aproximadamente 3,5%, enquanto nos provocados pode atingir 20%.
- Procedimentos obstétricos, como versões interna e externa e extração manual da placenta.
- Traumatismos maternos, principalmente os abdominais.
- Procedimentos invasivos em medicina fetal, amniocentese (risco de 1% a 5%), biópsia de vilo corial (cerca de 1%), e, principalmente, a cordocentese, cujo risco pode alcançar 50%, devendo o procedimento ser utilizado apenas com finalidades terapêuticas. Está formalmente indicada a profilaxia anti-D após a realização de qualquer um desses procedimentos nas pacientes Rh-negativas.

O risco de HFM aumenta com a idade gestacional.

As hemotransfusões incompatíveis também podem levar à sensibilização, sendo responsáveis por 1% a 2% dos casos e associadas principalmente aos antígenos irregulares.

O processo de sensibilização se faz em duas etapas distintas, denominadas respostas imunológicas primária e secundária.

A resposta primária é lenta, com tempo médio de 8 a 9 semanas após o contato do sangue fetal com a circulação materna, podendo demorar até 6 meses. Inicialmente se trata de um processo de fraca intensidade, produzindo principalmente anticorpos tipo IgM, que em sua grande maioria não atravessam a barreira placentária e exigem volume >1,0mL.

A resposta secundária é rápida, com a produção de anticorpos se iniciando cerca de 7 dias após o contato. Predominam os anticorpos do tipo IgG, que atravessam livremente a barreira placentária e necessitam de volumes mínimos para desencadear o processo, geralmente <0,1mL. Portanto, as gestações subsequentes tendem a ser mais gravemente afetadas do que as anteriores.

O mecanismo básico da anemia fetal é a destruição das células fetais pelos anticorpos maternos (IgG anti-D). A destruição celular provoca aumento na produção de eritropoetina e na eritropoese medular. Na medida em que o processo se agrava, esgota-se a capacidade da medula produzir células sanguíneas, iniciando-se, então, a eritropoese extramedular, principalmente no fígado e no baço.

Nos estágios mais avançados da doença ocorre distorção nos cordões de hepatócitos causada pelas ilhas de tecido hematopoético, levando à obstrução portal e da veia umbilical. O feto desenvolverá disfunção hepatocelular, ocasionando hipoalbuminemia. O resultado desse processo será inicialmente uma ascite fetal. Se o processo não for corrigido, poderá evoluir para um quadro de anasarca fetal. Concomitantemente a esse processo e em consequência da hipoxia do miocárdio instala-se um quadro de insuficiência cardíaca.

Diagnóstico da sensibilização

O rastreio da isoimunização é feito por meio do teste de Coombs indireto, ao passo que o diagnóstico é confirmado pelo painel de hemácias, que também objetiva identificar o(s) antígeno(s) envolvido(s) no caso.

Atualmente, o resgate de células fetais no sangue materno possibilita a determinação do grupo sanguíneo e do fator Rh fetal, seja pela reação em cadeia da polimerase (PCR), seja pela citometria de fluxo. Essas técnicas apresentam sensibilidade elevada, de 97,8% a 100%, para a tipagem sanguínea. A principal limitação do método é a certeza da origem fetal dessas células, principalmente quando o feto é do sexo feminino. Esse exame é primordial, porque o diagnóstico de um feto Rh negativo pode excluir a possibilidade de comprometimento fetal.

Outra prática pouco utilizada consiste na determinação da zigosidade paterna, lembrando que, caso o pai seja heterozigoto, o feto terá 50% de chance de ser Rh-negativo.

Determinação do grau de anemia fetal

Após o diagnóstico da sensibilização, é importante determinar a gravidade do quadro, e a história obstétrica e a titulação do teste de Coombs indireto tornam possível estimar a gravidade do processo. A história de gestações anteriores com feto hidrópico ou necessidade de tratamento intrauterino indica maior gravidade e risco elevado de recorrência.

História de hidropisia fetal ou de natimorto hidrópico é indício de caso de extrema gravidade com risco de recorrência de aproximadamente 70% a 80%, indicando a necessidade de vigilância estreita em centros de medicina fetal.

Quando a titulação do Coombs indireto apresenta valor ≥1:16, repetido e confirmado, é evidenciada a necessidade de aprofundamento da propedêutica. Cabe enfatizar que o teste de Coombs indireto não apresenta correlação direta com a gravidade do processo.

No passado, a pesquisa de hemólise fetal era feita por meio da espectrofotometria do líquido amniótico (LA), coletado por amniocentese guiada por ultrassonografia (US). Todas as gestantes que apresentavam ≥1:16 eram submetidas à espectrofotometria do LA. O resultado era cotejado no gráfico de Liley, modificado por Robertson, e dividido em quatro zonas distintas de acordo com a gravidade do caso.

A zona 3 indica fetos Rh-negativos ou portadores de anemia fetal leve, com hemoglobina >13g%, sendo o procedimento repetido a cada 4 semanas.

A zona 2B indica anemia fetal leve com a concentração de hemoglobina fetal entre 10 e 13g%. Novas amniocenteses devem ser repetidas a intervalos de 21 dias.

A zona 2A sugere anemia fetal moderada com hemoglobina fetal entre 8 e 10g%. Nesses casos é indicado novo procedimento com intervalo de 15 dias ou a transfusão intrauterina naqueles de maior gravidade.

As zonas 1B e 1A indicam anemia grave com hemoglobina fetal >8g%.

Nesse grupo, o risco de óbito fetal é iminente e o tratamento intrauterino está prontamente indicado. Nas gestações com mais de 34 semanas costumava ser recomendada a interrupção da gestação por cesariana.

Contudo, com o advento da dopplerfluxometria da artéria cerebral média, a amniocentese para espectrofotometria de LA passou a ser método secundário, devendo ser recomendada apenas onde não estiver disponível a dopplerfluxometria da artéria cerebral média realizada por profissional capacitado.

A US também é um método coadjuvante na condução das gestações sensibilizadas. São sinais sugestivos de anemia fetal à US: espessamento placentário, polidrâmnio, cardiomegalia, ascite e hepatoesplenomegalia fetal (medida da circunferência esplênica acima do percentil 95).

A presença de hidropisia fetal indica a necessidade de tratamento intrauterino, o qual é realizado por meio das transfusões intrauterinas para a correção da anemia fetal.

A US auxilia a realização das transfusões, guiando a punção, o que diminui a incidência de complicações, como a HFM, evitando punções transplacentárias e diminuindo a incidência de lesões fetais por punções inadvertidas.

Dopplerfluxometria na isoimunização Rh

O Doppler é um método não invasivo que possibilita o estudo da fisiologia circulatória fetal, tendo grande aplicabilidade no diagnóstico da anemia fetal.

A hemólise fetal promove redução na viscosidade sanguínea, que, por sua vez, proporciona aumento no débito cardíaco, ocasionando, no concepto, um estado hiperdinâmico de fluxo prontamente detectado por meio do aumento no pico de velocidade sistólica na artéria cerebral média.

No compartimento venoso é possível associar o Doppler do ducto venoso, cujo objetivo é detectar sinais de falência cardíaca fetal por meio da onda A ausente ou reversa e a presença de pulsatilidade bifásica ou trifásica na veia umbilical.

O Doppler da artéria cerebral média (ACM), por meio da medida do pico de velocidade sistólica (PVS), é considerado o padrão-ouro para o rastreio da anemia fetal moderada ou grave na isoimunização Rh, sendo responsável pela redução drástica na indicação de procedimentos invasivos nessa doença.

Os primeiros estudos imputaram ao método uma sensibilidade de 100% com intervalo de confiança (IC – 86 a 100) para anemia moderada ou grave com taxa de falso-positivo de 12% (Mari e cols., 2000).

Ressalte-se que a taxa de falso-positivo do Doppler da ACM aumenta significativamente após a 35ª semana de idade gestacional, o qual deve ser utilizado com cautela.

Estudo subsequente, realizado pelos mesmos autores, apresentou sensibilidade de 88% com valor preditivo positivo de 53% e negativo de 98%. Apenas um entre nove fetos portadores de anemia grave, nesse estudo, não foi corretamente diagnosticado, fato atribuído provavelmente ao intervalo entre os exames superior a 15 dias (Mari e cols., 2002).

Quando comparado com a espectrofotometria de LA, o Doppler apresentou mais sensibilidade e especificidade. Os principais resultados desse estudo foram:

- Quando a espectrofotometria foi realizada pelo método de Liley, o Doppler apresentou sensibilidade de 88% contra 76% da amniocentese, com especificidade de 82% contra 72%, respectivamente.

- Quando comparado com o método de Queenan, o Doppler teve sensibilidade de 88% contra 81% e especificidade de 82% contra 81% da amniocentese.

O protocolo proposto por Mari e cols. recomenda inicialmente a realização de três exames semanais consecutivos para verificar a tendência de agravamento. Valores <1,5 múltiplos da mediana sugerem anemia fetal leve. Seguem-se então exames com intervalos quinzenais até o termo, quando, então, está indicada a interrupção da gestação.

A medida do PVS na artéria cerebral média >1,5 múltiplos da mediana sugere anemia moderada ou grave, sendo prontamente indicada a cordocentese.

A medida do PVS da artéria cerebral média >1,55 múltiplos da mediana sugere anemia fetal grave, indicando prontamente o tratamento intrauterino (Figura 122.1)

Recomenda-se utilizar algum dispositivo de cálculo, como o disponível no site www.perinatology.com, que torna possível verificar o valor do PVS na cerebral média em múltipo da mediana.

Para a correta realização do Doppler da ACM é necessária a magnificação da imagem com insonação próxima à sua origem no polígono de Willis. Dessa maneira, o ângulo entre o transdutor e o vaso sanguíneo estará próximo de zero, otimizando o efeito Doppler.

A avaliação com Doppler da ACM deve ser iniciada na 16ª semana de gestação nos casos com mau passado obstétrico, ou seja, com fetos gravemente comprometidos nas gestações anteriores. Nas demais deve-se realizar o exame na 20ª semana de gravidez.

Já o Doppler do ducto venoso é importante coadjuvante nesses casos, podendo identificar os fetos que já apresentem algum grau de comprometimento da função cardíaca.

O achado de onda A reversa ou ausente sugere disfunção cardíaca fetal, indicando maior gravidade.

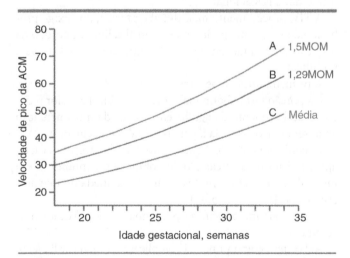

Figura 122.1 Velocidade de pico da ACM. (A: anemia moderada a grave; B: anemia leve; C: sem anemia; ACM: artéria cerebral média; MOM: múltiplos da mediana.)

Fetos com Doppler do ducto venoso alterado podem não tolerar uma sobrecarga cardíaca secundária às transfusões intrauterinas. Nesses casos, uma alternativa eficaz consiste no fracionamento das transfusões com infusão de volumes menores a cada procedimento, devendo ser realizado a intervalos mais curtos.

TRATAMENTO

O tratamento da isoimunização Rh é feito por meio das transfusões intrauterinas (TIU).

Quando indicadas, as TIU serão realizadas prioritariamente pela via intravascular (cordocentese), que são efetivas mesmo nos fetos hidrópicos. Em contrapartida, apresentam evidências de HFM significativa em até 50% dos casos, podendo agravar o processo.

As principais indicações para as TIU são:

- **Hidropisia fetal ao ultrassom:** a hidropisia surge quando o feto apresenta déficit de hemoglobina >7g% para a respectiva idade gestacional.
- **Pico de velocidade sistólica (PVS) na artéria cerebral média >1,5 múltiplos da mediana com déficit de hemoglobina >2g/dL:** nesses casos se realiza a TIU (evidência científica nível 1C).
- **Pico de velocidade sistólica na cerebral média >1,55 múltiplos da mediana (de anemia grave):** nesses casos está indicada prontamente a TIU.

A TIU pode ser realizada diretamente na circulação fetal, nas transfusões intravasculares (TIV) por meio da cordocentese (técnica de primeira escolha). Apresenta como vantagens a infusão sanguínea diretamente na circulação fetal e a possibilidade de reversão mais rápida da anemia.

Não é recomendada a elevação do hematócrito quatro vezes acima do valor pré-transfusional, assim como a realização de TIU após a 35ª semana de gestação, em razão do aumento das complicações associadas ao procedimento nessa idade gestacional.

A TIV, procedimento mais difícil e preciso, que exige profissional experiente, pode ser feita em alça livre de cordão na inserção abdominal ou na porção intra-abdominal da veia umbilical.

A primeira opção é pela inserção placentária.

Na porção intra-abdominal da veia umbilical é maior o risco de deslocamento da agulha em virtude da movimentação fetal, sendo aconselhada a paralisia fetal medicamentosa.

O conhecimento do hematócrito e da hemoglobina fetal ajuda a determinar o cálculo do volume a ser infundido e o intervalo entre as transfusões. Estima-se a queda do hematócrito entre 1% e 1,5% por dia.

Dessa maneira, podem ser programados os próximos procedimentos.

A TIV tem como principal complicação a bradicardia fetal, que ocorre em até 21% dos casos, principalmente quando a punção é arterial (contra 3% na punção da veia umbilical). A punção em alça livre do cordão também apresenta incidência elevada de bradicardia, podendo ocorrer sangramento no local de punção (normalmente revertido espontaneamente em 1 a 2 minutos), trombose dos vasos umbilicais, sobrecarga de volume com óbito fetal e HFM maciça.

A fórmula mais utilizadas para cálculo do volume de sangue a ser infundido na TIV é:

Volume transfundido =
volume da unidade fetoplacentária (mL) ×
hematócrito final − inicial, dividido pelo
hematócrito do sangue transfundido.

O volume fetoplacentário é calculado pela fórmula:

1,046 + peso fetal em gramas × 0,14.

Uma maneira mais simples consiste em considerar o aumento no hematócrito desejado multiplicando o hematócrito do sangue a ser transfundido pelo coeficiente transfusional conforme discriminado no Quadro 122.2.

A transfusão pela via intraperitoneal (TIP), um procedimento de segunda escolha, é tecnicamente mais simples do que a TIV, pois consiste na punção da cavidade peritoneal com posterior infusão do sangue. Tem como principais desvantagens o fato de o sangue ser absorvido indiretamente (necessita dos movimentos respiratórios fetais), apresentar reversão mais lenta do quadro e ser pouco efetiva em fetos hidrópicos.

Apresenta complicações, como lesões de órgãos fetais, podendo ocorrer o óbito nos casos de transfusões de grandes volumes quando a pressão intraperitoneal exceder a pressão da veia umbilical.

A punção cardíaca poderia ser utilizada, mas é preterida em virtude do risco elevado de perda fetal (cerca de 8%) estando indicada apenas em casos de fetos hidrópicos em que não se consegue acesso ao cordão umbilical por qualquer limitação técnica.

A TIP está particularmente indicada nos casos em que o acesso ao cordão está dificultado, nas gestações precoces com menos de 20 semanas e em caso de placenta de inserção posterior com polidrâmnio.

Outra opção consiste na transfusão combinada, sendo parte do sangue administrada pela via intravascular e parte pela via intraperitoneal. Está particularmente indicada quando se deseja infundir grandes volumes.

Quadro 122.2 Coeficiente de transfusão para o cálculo do volume de transfusão

Aumento-alvo do hematócrito	Coeficiente de transfusão
Percentil 10	0,02
Percentil 15	0,03
Percentil 20	0,04
Percentil 25	0,05
Percentil 30	0,06

Fonte: Moise KJ, Whitecar PW. Antenatal therapy for hemolytic disease. In: Hadley A, Soothill P (eds.). Alloimmune disorders of pregnancy. Anemia, thrombocytopenia and neutropenia in the fetus and newborn. Cambridge University Press, Cambridge, UK 2002:182.

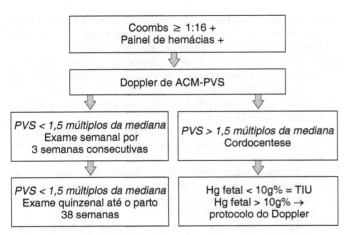

Figura 122.2 Conduta pré-natal na gestante sensibilizada.

São complicações comuns a todos os procedimentos invasivos: infecção materna, corioamnionite, amniorrexe prematura e trabalho de parto pré-termo.

O volume a ser transfundido na TIP pode ser calculado pela fórmula de Freda:

$$Vol = (IG - 20) \times 10$$

Onde vol é o volume a ser transfundido e IG, a idade gestacional em semanas.

A conduta pré-natal na gestante não sensibilizada do grupo sanguíneo Rh-negativo e Coombs indireto na primeira consulta: se Coombs negativo, repetir mensalmente até o parto.

Interrupção da gravidez

Nas gestantes sensibilizadas, com teste de Coombs indireto com titulação de 1:2; 1:4 e 1:8, a gravidez deve ser interrompida na 38ª semana, sendo a via de parto determinada conforme a avaliação obstétrica. Não há contraindicação para parto vaginal nesses casos. Gestações com Coombs indireto positivo em qualquer titulação devem ser interrompidas a partir da 37ª/38ª semana.

Nas gestantes sensibilizadas em que não foi necessária a realização de procedimentos invasivos também está indicada a interrupção da gestação na 37ª/38ª semana.

Nos fetos submetidos a transfusão intrauterina, a via de parto será preferencialmente a abdominal em razão do risco maior de sofrimento fetal intraparto, uma vez que esses fetos se apresentam anêmicos, hipoxêmicos e muitas vezes com a função cardíaca alterada.

A idade gestacional irá variar conforme a gravidade de cada caso.

PROFILAXIA

A imunoglobulina anti-Rh está licenciada desde 1968 nos EUA.

Recomenda-se a administração da imunoglobulina anti-D nas primeiras 72 horas após o parto, mas a profilaxia pode ser feita até o 14º dia pós-parto (podendo ter eficácia menor).

A imunoglobulina deve ser administrada também nos casos apresentados no Quadro 122.3.

Nos casos de abortamento, gravidez ectópica, mola hidatiforme e procedimentos invasivos realizados até a 12ª semana de gestação, a dose de imunoglobulina recomendada é de 50mg; nos demais é recomendada a dose de 300mg. Nos casos de hemorragia anteparto em que a gravidez prossegue está indicada dose de imunoglobulina a cada 12 semanas.

Para verificar se a profilaxia foi eficaz, pode-se utilizar o teste de Kleihauer ou o Coombs indireto. Se o teste de Coombs indireto estiver positivo entre 24 e 48 horas após a profilaxia, confirma-se sua eficácia. O teste de Kleihauer negativo indica que não há células fetais no sangue materno.

Incompatibilidade ABO

A incompatibilidade ABO é mais frequente do que a Rh, porém menos importante. Cerca de 25% a 30% das gestações apresentam incompatibilidade do sistema ABO. Em geral, esses casos são leves e menos de 1% necessita exsanguineotransfusão neonatal.

A incompatibilidade ABO é constatada nos seguintes casos:

- Mãe do grupo A, filho do grupo B.
- Mãe do grupo B, filho do grupo A.
- Mãe do grupo O, filho do grupo A ou B.

Normalmente, a incompatibilidade do sistema ABO confere proteção parcial contra a isoimunização Rh.

Anemia fetal causada por infecção congênita pelo parvovírus B-19

A infecção congênita pelo parvovírus B-19 ocasiona uma anemia fetal aguda e de grande intensidade, normalmente causada por crises de aplasia de medula. O feto comprometido se torna hidrópico, principalmente à custa de ascite, podendo coexistir derrames pleural e pericárdico e, em quadros mais avançados, a anasarca fetal. Menos frequentemente, a hidropisia fetal pode ser secundária à miocardite virótica.

A maioria dos fetos infectados é assintomática. Em alguns casos, a infecção pode levar a abortamento espontâneo, anemia de graus variados, miocardite ou hidropisia, sendo esse o quadro mais grave (risco variando de 0% a 24%).

Quadro 122.3 Indicações para administração de imunoglobulina anti-(D)

Até a 28 semanas de gestação
Aborto espontâneo, ameaça de aborto, aborto induzido
Gravidez ectópica
Procedimentos invasivos: amniocentese genética; amostragem das vilosidades coriônicas; redução multifetal; amostra de sangue fetal
Mola hidatiforme
Morte fetal no segundo ou terceiro trimestre
Traumatismo fechado de abdome
Hemorragia anteparto no segundo ou terceiro trimestre (p. ex., placenta prévia ou ruptura)
Versão cefálica externa

Durante o primeiro trimestre, a infecção pelo arvovírus B-19 pode cursar com aumento da translucência nucal. O diagnóstico de infecção por esse parvovírus deve ser sempre suspeitado diante de quadro de hidropisia fetal não imunitária (teste de Coombs indireto sempre negativo) acompanhado de anemia fetal grave.

Em geral, a cordocentese é etapa obrigatória na rotina propedêutica da HFNI para realização do cariótipo fetal, assim como pesquisa de infecções congênitas. Por ocasião do procedimento é dosada a concentração de hemoglobina fetal.

O diagnóstico de certeza da parvovirose pode ser feito por meio do isolamento do vírus no sangue fetal ou por sua demonstração nos tecidos fetais. Entretanto, essas técnicas são de uso restrito, podendo ser mensurada a concentração de IgM específico para o parvovírus no sangue fetal.

No Brasil, a técnica da reação em cadeia da polimerase no LA tem sido utilizada para identificação do vírus e confirmação diagnóstica.

A transfusão intrauterina estará indicada diante do diagnóstico de anemia fetal grave, seguindo os mesmos padrões para a isoimunização Rh no que concerne à via de administração, ao volume de sangue a ser transfundido e ao intervalo entre os procedimentos.

Leitura complementar

Abdel-Fattah SA, Soothill PW, Carroll SG, Kyle PM. Noninvasive diagnosis of anemia in hydrops fetalis with the use of middle cerebral artery Doppler velocity. Am J Obstet Gynecol 2001; 185:1411.

Bahado-Singh, Oz U, Mari G, Jones D. Fetal splenic size in anemia due to Rh-alloimmunization. Obstetrics and Gynecol 1998; 828-32.

Cabral ACV, Dinis SSA. Isoimunização materna. Obstetrícia. 1998; 28: 277-83.

Cabral ACV, Leite HV, Taveira MR et al. Transfusão Intra-uterina na Isoimunização Materna pelo Fator Rh. São Paulo: Rev Bras Ginecol Obstet 2001; 25(5):299-303.

Cabral ACV. Isoimunização Materno-Fetal. Em Medicina Fetal: o feto como paciente. 1. ed. Coopmed. Editora Mèdica 2009:153-62.

Corrêa MD. Isoimunização materna pelo Fator Rh. Noções Práticas de Obstetrícia. 1994; 30:365-84.

Detti L, Mari G, Akiyama M et al. Longitudinal assessment of the middle cerebral artery peak systolic velocity in healthy fetuses and in fetuses at risk for anemia. Am J Obstet Gynecol 2002; 187:937.

Detti L, Oz U, Guney I, et al. Doppler ultrasound velocimetry for timing the second intrauterine transfusion in fetuses with anemia from red cell alloimmunization. Am J Obstet Gynecol 2001; 185:1048.

Management of Alloimmunization During Pregnancy. American College Practise Bulletin. Number 75; 2006.

Management of women with red cell antibodies during pregnancy. Royal College of Obstetricians e Gynaecologists. Guideline nº 65, may 2014.

Mari G, for the Collaborative Group for Doppler Assessment of the Blood Velocity in Anemic Fetuses. Noninvasive diagnosis by Doppler ultrasonography of fetal anemia due to maternal red-cell alloimmunization. N Engl J Med 2000; 342:9.

Mari G. Middle cerebral artery peak systolic velocity for the diagnosis of fetal anemia: the untold story. Ultrasound Obstet Gynecol 2005; 25:323.

Maternal blood group immunization. In: Maternal Fetal Medicine: Principles and Practice. 3. ed., 2009; 44:711-43.

Moise KJ. Fetal RhD typing with free DNA in maternal plasma. Am J Obstet Gynecol 2005; 192:663.

Moise KJ. Intrauterine fetal transfusion of red blood cells. Up to date Review. Janeiro 2010.

Moise KJ. Managemente of Rhesus alloimmunization in pregnancy. Up to Date Review 2016.

Nicolaides KH, Fontanarosa M, Gabbe SG, Rodeck CH. Failure of ultrasonographic parameters to predict the severity of fetal anemia in rhesus alloimmunization. Am J Obstet Gynecol 1988; 158:920.

Nicolaides KH, Rodeck CH. Maternal serum anti-D antibody concentration and assessment of rhesus isoimmunisation. BMJ 1992; 304:1155.

Oepekes D, Seaward PG, Vandenbussche FP et al. Doppler ultrasonography compared to amniotic fluid DOD in the prediction of fetal anemia in Rh-alloimmunized pregnancies. N Engl J Med 2006;

Oepkes D, Seaward PG, Vandenbussche FP et al. Doppler ultrasonography versus amniocentesis to predict fetal anemia. N Engl J Med 2006; 355:156.

Peterson H, Faria MM. Parvovírus B-19 e gestação. In: Couto JCF, Andrade GMQ e Tonelli E (eds.) Infecções perinatais. 1º ed. Rio de Janeiro: Guanabara-Koogan, 2006:293-310.

Zimmerman R, Carpenter RJ Jr, Durig P, Mari G. Longitudinal measurement of peak systolic velocity in the fetal middle cerebral artery for monitoring pregnancies complicated by red cell alloimmunisation: a prospective multicentre trial with intention-to-treat. BJOG 2002; 109:746.

CAPÍTULO 123

Vacinação de Mulheres

Andrezza Vilaça Belo Lopes
Elaine Cristina Fontes de Oliveira

INTRODUÇÃO

A vacinação compreende a administração de microrganismos infecciosos ou de suas partes ou produtos para prevenir doenças mediante a indução da formação de anticorpos. O objetivo final da vacinação é a obtenção de imunidade ativa contra determinado patógeno. A imunização, que pode ser definida como o processo pelo qual o indivíduo se torna protegido contra uma doença, constitui uma forma de prevenção primária bastante eficaz e de custo relativamente baixo.

As vacinas podem ser formadas por:

- Vírus ou bactérias vivas atenuadas, cultivadas em condições adversas e que perderam a capacidade de provocar a doença. Entretanto, o agente permanece vivo e se multiplica no hospedeiro, provocando infecção geralmente similar à natural. Normalmente as vacinas conferem imunidade por muito tempo (às vezes por toda a vida) com apenas uma dose. Não devem ser administradas a indivíduos imunossuprimidos e gestantes.
- Microrganismos inteiros inativados por processos químicos ou físicos que perderam sua capacidade infecciosa, porém com a manutenção de sua ação protetora.
- Produtos tóxicos dos microrganismos também inativados.
- Subunidades ou fragmentos de microrganismos.
- Componentes orgânicos responsáveis tanto pela agressão infecciosa como pela proteção.
- Fabricação de um antígeno protetor por meio de técnicas de engenharia genética e da utilização de vetor vivo.
- Polissacarídeos extraídos da cápsula de microrganismos invasivos.
- Partículas conjugadas (utilização de componentes específicos do agente patogênico conjugados a uma proteína ou carboidrato com capacidade de produzir resposta imunológica mais eficaz).

Além do agente imunizante, o produto vacinal final pode conter outros elementos necessários para sua conservação e ação. Em geral, a vacina será composta do agente imunizante, de um líquido de suspensão (normalmente água destilada ou solução salina fisiológica), conservantes, estabilizantes, antibióticos e adjuvantes (substâncias imunopotencializadoras). Assim, manifestações alérgicas podem ocorrer em caso de sensibilidade do receptor a um ou mais desses elementos.

Algumas vacinas podem ser comercializadas de forma combinada, isto é, compostas de vacinas diferentes em um mesmo frasco (p. ex., a vacina tríplice viral). Podem, também, ser misturadas no momento da aplicação, conforme recomendação específica do laboratório produtor (p. ex., na vacina tetravalente se mistura a DTP com o antígeno do hemófilo conjugado no momento da aplicação).

Para cada agente imunizante há uma via de administração recomendada que garante a resposta imune desejada. Essa resposta ótima à vacina depende de vários fatores, como o componente da vacina, a idade e o estado imunológico do indivíduo e o número de doses administradas.

As recomendações de idade, número e intervalos entre as doses das vacinas se baseiam em estudos clínicos de custo-eficácia e custo-efetividade, assim como nas características dos diferentes componentes imunológicos e na melhor maneira de cumprir os esquemas vacinais. Os calendários de vacinação, portanto, refletem a melhor relação de eficácia e proteção, o que torna essencial a observância das recomendações e o respeito aos intervalos entre doses de uma mesma vacina ou entre vacinas diferentes.

A administração simultânea de diferentes vacinas a um mesmo indivíduo e aumenta a probabilidade de ele ser vacinado na idade correta. A administração conjunta de vacinas de vírus vivos ou inativados produz taxas de soroconversão e de efeitos adversos semelhantes às observadas quando as vacinas são administradas separadamente. Entretanto, a ne-

Quadro 123.1 Intervalo entre a administração de vacinas de antígenos diferentes

Antígeno	Intervalo mínimo entre doses
≥2 inativados	Nenhum, podendo ser aplicadas simultaneamente ou com qualquer intervalo
≥2 atenuados	Podem ser aplicadas no mesmo dia ou com intervalo mínimo de 4 semanas entre as doses
Atenuados + inativados	Nenhum, podendo ser aplicadas simultaneamente ou com qualquer intervalo

cessidade de intervalos entre as aplicações depende de seu tipo, se atenuada ou inativada. De maneira geral, as vacinas de vírus vivo atenuado devem ser aplicadas no mesmo dia ou com o intervalo mínimo de 4 semanas (Quadro 123.1).

As contraindicações e as precauções para a vacinação representam condições em que as vacinas não deveriam ser administradas. Uma vez que a maioria das precauções e contraindicações é transitória, a vacinação poderá ser oferecida quando essas condições deixarem de existir. Quando há contraindicação à vacinação, o indivíduo apresenta risco elevado de reação adversa.

A única contraindicação aplicável a todas as vacinas é a história de reação alégica grave (anafilaxia) após dose anterior da vacina ou seu componente (a não ser que o indivíduo tenha realizado dessensibilização). Em geral, pessoas gravemente imunocomprometidas não devem receber vacinas com vírus vivos.

Em virtude do risco teórico para o feto, mulheres comprovadamente grávidas não devem receber vacinas com vírus vivos atenuados. Sempre que possível, convém evitar a aplicação no primeiro trimestre de gravidez. Após a aplicação de vacinas de vírus vivos atenuados (tríplice viral, varicela e febre amarela), a mulher deve ser orientada a aguardar o prazo de 1 mês para engravidar.

VACINAÇÃO NA MULHER

A vacinação nas várias fases da vida da mulher merece a atenção dos profissionais de saúde que a assistem, em especial dos ginecologistas que, em geral, a acompanham desde seus primeiros anos da menacme até a senescência. Todo médico deve investigar o histórico vacinal de sua paciente, verificar a necessidade de atualizações e prescrever as vacinas necessárias.

Além de contribuir para a proteção própria, a vacinação da mulher tem caráter especial na adolescência, na gestação, na lactação e na senescência. Entre os benefícios citados se destacam:

- Redução de riscos para o feto e o lactente (diminuição de abortos, prematuridade, malformações e morte fetal ou neonatal).
- Prevenção da transmissão vertical de infecções durante o parto.
- Transferência de maior quantidade de anticorpos para o feto, garantindo sua imunidade no primeiro ano de vida.
- Redução dos riscos de doenças entre crianças e idosos, geralmente cuidados por mulheres.
- Prevenção de perdas associadas ao trabalho.

CALENDÁRIO VACINAL

Cada país formula seu próprio calendário vacinal de acordo com o contexto epidemiológico local e sua situação econômica, cultural e política. Em geral, esses calendários apresentam elenco básico de vacinas consideradas esssenciais pela Organização Mundial da Saúde (OMS) e pelo Fundo das Nações Unidas pela Infância (Unicef) para crianças até 5 anos de idade, adolescentes e idosos. Essas vacinas são: BCG, tríplice bacteriana (DTP), poliomielite, hepatite B, *Haemophilus influenzae b* (Hib), papilomavírus humano (HPV), pneumocócica conjugada e sarampo.

O Calendário Nacional de Vacinação é definido pelo Programa Nacional de Imunizações da Secretaria de Vigilância em Saúde do Ministério da Saúde (PNI/SVS/MS) em conjunto com o Comitê Técnico Assessor de Imunizações (CTAI). Esse calendário corresponde a um conjunto de vacinas consideradas de interesse prioritário à saúde pública do país.

Todos os anos a Sociedade Brasileira de Imunizações (SBIm) atualiza seus calendários de vacinação, adaptando e incorporando novas recomendações, de maneira a oferecer a melhor estratégia de prevenção para os diferentes grupos etários, como mostra a Figura 123.1.

As recomendações atuais da SBIm para vacinação em mulheres são as seguintes:

Papilomavírus humano (HPV)

A infecção pelo vírus do HPV constitui a doença sexualmente transmissível mais prevalente na população brasileira, podendo ser detectada em cerca de 50% da população sexualmente ativa, mesmo quando se utilizam preservativos (camisinha masculina).

O HPV pode ser subdividido em dois grupos de acordo com seu potencial de malignidade: oncogênico (potencial para causar o câncer do colo uterino) e não oncogênico (responsável pelas verrugas genitais).

Atualmente, duas vacinas se encontram disponíveis no mercado para imunização contra o HPV, ambas com boa tolerabilidade e poucos efeitos adversos (dor, edema, eritema e prurido local):

- **Vacina recombinante quadrivalente contra o HPV:** cobertura para duas cepas oncogênicas (HPV-16 e 18), responsáveis por cerca de 70% dos casos de câncer de colo uterino, e duas não oncogênicas (6 e 11), que ocasionam cerca de 90% dos condilomas genitais. Indicada para meninos e meninas na idade entre 9 e 26 anos em esquema de três doses (0, 2 e 6 meses). Desde 2014 essa vacina foi incorporada ao calendário vacinal único e disponibilizada pelo Ministério da Saúde (MS) para todas as meninas entre 9 e 11 anos de idade no esquema de duas doses (0 e 60 meses). Esse protocolo seguido pelo MS se baseia em estudos de não inferioridade de imunogenicidade e recomendação do Grupo Técnico Assessor de Imunizações da Organização Pan-americana de Saúde (TAG/OPAS).

Figura 123.1 Tabela representativa de todas as vacinas indicadas pela Sociedade Brasileira de Imunizações (SBim) juntamente com o Ministério da Saúde (MS) e o CATAI.

- **Vacina recombinante bivalente contra o HPV:** cobertura apenas para duas cepas oncogênicas (HPV-16 e 18), responsáveis por cerca de 70% dos casos de câncer de colo uterino. Indicada para meninos e meninas na idade de 10 a 25 anos em esquema de três doses (0, 1 e 6 meses).

É muito importante reforçar que mesmo as adolescentes vacinadas conforme o protocolo devem continuar realizando exame citológico do colo uterino após o início da atividade sexual, conforme determinação das Diretrizes de Rastreamento do Colo Uterino (MS/INCA 2016).

Vacina para as hepatite A e B

A hepatite A é uma doença aguda e autolimitada que, algumas vezes, pode ocasionar a hepatite fulminante. No Brasil, dados do MS mostram que cerca de 40% a 60% da população brasileira são suscetíveis ao vírus dessa hepatite, o qual pode ser transmitido por meio de alimentos e água contaminada ou pelo contato direto com o doente.

Já a hepatite B se mostra 100 vezes mais contagiosa do que a AIDS, e cerca de 5% a 15% dos infectados apresentam cronificação, o que aumenta o risco de óbito por cirrose ou carcinoma hepático. A contaminação pode ocorrer por meio de relação sexual, material perfurocortante com sangue contaminado, de maneira vertical (mãe para o feto) ou por transfusão sanguínea. A OMS recomenda a vacinação universal contra hepatite B como estratégia para controle da infecção crônica pelo vírus. A SBIm recomenda a vacinação contra a hepatite B em todas as fases da vida da mulher, até mesmo nas gestantes. As vacinas atuais para hepatite B são seguras e com eficácia >90%.

Atualmente as vacinas disponíveis para proteção contra hepatite são as seguintes:

- **Vacina de vírus vivo inativado para hepatite A:** disponível no Sistema Único de Saúde (SUS) apenas para crianças a partir de 1 ano de idade e em CRIES para adultos em situações especiais. A SBIm reforça que não há contraindicação na gestação e sugere que a vacinação deva ser considerada para esse grupo, visto que no Brasil são frequentes as situações de risco aumentado de exposição ao vírus. É administrada a todas as faixas etárias e em gestantes suscetíveis em duas doses (0 e 6 meses).
- **Vacina de partícula viral para hepatite B:** disponível no SUS para toda a população até 49 anos de idade, até mesmo para gestantes em três doses (0, 1 e 6 meses), apresenta níveis de proteção contra anticorpos de cerca de 30% a 50% após uma dose e 75% após a segunda dose. Pode ser usada para prevenção de doença com boa eficácia (70% a 90%) se aplicada de 12 a 24 horas após a exposição ao vírus. Foi aprovada também sua utilização em esquema acelerado de aplicação de doses em situações de urgência (0, 7 e 21 a 30 dias com reforço após 12 meses).
- **Vacina combinada para hepatites A + B:** disponível apenas no setor privado para todos os adultos e gestantes suscetíveis em três doses (0, 1 e 6 meses). Essa vacina apresenta eficácia comprovada e está particularmente indicada para adolescentes e adultos não imunes e pacientes "não respondedores".

A resposta laboratorial dos anticorpos à vacinação é desnecessária em crianças, adolescentes e adultos sadios. No entanto, para grupos de risco, imunocomprometidos e para profissionais da área de saúde está indicada a avaliação do anti-HBS dentro de 1 a 2 meses após a aplicação da terceira dose. Em caso de resposta inadequada deve-se realizar novamente o esquema de três doses e repetir o anti-HBS. Para um indivíduo considerado "não respondedor", uma estratégia com bons resultados consiste na indicação da vacina combinada A+B em dose dobrada, que ocasiona o aumento de titulação em 95%.

Vacina contra influenza

A influenza, doença de origem viral que acomete o sistema respiratório e pode ser transmitida por meio de contato com secreções de pessoas contaminadas, apresenta a capacidade de promover complicações graves e óbito em população considerada de alto risco (crianças menores de 2 anos, adultos com mais de 60 anos, gestantes e portadores de doenças crônicas e condições especiais).

Apresenta taxas crescentes de transmissibilidade e distribuição global, ocasionando epidemias sazonais. O vírus influenza sofre mutações frequentes e a cada epidemia anual adquire características antigênicas diversas, o que leva à necessidade de modificação da vacina e revacinação anual. Outro fator importante é que a produção de anticorpos induzida pela vacinação não dura mais do que 1 ano, o que reforça a necessidade de nova vacinação.

Estima-se que a vacinação reduza cerca de 50% das internações e mortes por doenças respiratórias e suas complicações. Em indivíduos saudáveis, a detecção de anticorpos protetores ocorre em 2 a 3 semanas após a vacinação e dura de 6 a 12 meses.

Existem atualmente dois tipos de vacina para o vírus da influenza:

- A vacina tetravalente de vírus vivo inativado: protege contra duas cepas do vírus A (uma delas o H1N1) e duas cepas do vírus B.
- A vacina trivalente de vírus vivo atenuado: protege contra duas cepas do vírus A (inclui o H1N1) e uma cepa do vírus B.

Desde que disponível, a tetravalente é preferível à trivalente por conferir maior cobertura das cepas circulantes. A trivalente é oferecida pelo SUS a todas as gestantes e a não gestantes pertencentes ao grupo de risco (crianças entre 6 meses e 5 anos de idade, idosos e imunossuprimidos, além de portadores de doenças crônicas) e profissionais da área de saúde no esquema de uma dose anual, preferencialmente no outono.

Tríplice bacteriana (difteria, tétano e coqueluche)

Atualmente, a estatísticas têm demonstrado, apesar do controle epidemiológico do tétano neonatal e da difteria, o aumento em todo o mundo dos casos de coqueluche em crianças de até 1 ano. Nessa idade, a infecção se apresenta de maneira grave e até mesmo fatal, o que aumentou a necessidade de vacinação de gestantes e de todos os indivíduos contactantes de crianças pequenas como um meio de diminuir a morbimortalidade associada à coqueluche.

A dTpa (vacina tríplice bacteriana acelular do tipo adulto) tem sido recomendada para todos os adolescentes e adultos, principalmente aqueles que pretendem ter filhos ou que convivem com lactentes.

Na grávida, a utilização dessa vacina passa a ser recomendada em todas as gestações, independentemente do intervalo, a fim de potencializar a transferência de anticorpos para o bebê, idealmente entre a 26ª e 36ª semana gestacional. A vacina, porém, pode ser recomendada a partir da 20ª semana até o momento do parto. Mulheres não vacinadas na gestação devem ser vacinadas no puerpério o mais precocemente possível. A vacina está recomendada mesmo para aquelas que tiveram a coqueluche, já que a proteção conferida pela infecção não é permanente. A eficácia dessa vacina gira em torno de 80% a 90% para difteria, 75% a 80% para coqueluche e 100% para tétano.

Na falta da dTpa recomenda-se o uso da dTpa-VPI em virtude da experiência com o uso dessa vacina em outros países, especialmente o Reino Unido.

Herpes-zóster

A vacina para herpes-zóster está indicada rotineiramente para as pessoas com mais de 60 anos (calendário do idoso). Contudo, a SBIm recomenda o uso em adultos a partir dos 50 anos, de acordo com critérios clínicos, até mesmo para aqueles que já apresentaram quadro de herpes-zóster. Nesses casos, convém aguardar o intervalo de 1 ano entre o quadro agudo e a aplicação da vacina. Em pacientes com história de herpes-zóster oftálmico, não existem dados suficientes para indicar ou contraindicar a vacina.

A vacina não deve ser empregada em indivíduos com estados de imunodeficiência primária ou adquirida ou em uso de terapêuticas em posologias consideradas imunossupressoras.

Vacina antipneumocócica

Em relação à vacina pneumocócica conjugada 13-valente, são recomendadas as mesmas medidas adotadas com relação herpes-zóster. A VPC13 está licenciada a partir dos 50 anos, ficando a critério médico sua recomendação nessa faixa etária. Como a VPC13 e a VPP23 são vacinas inativadas, tecnicamente não apresentam riscos para a gestante e para o feto. Devem ser recomendadas para gestantes de alto risco para a doença pneumocócica.

Febre amarela

Em conformidade com a nova recomendação do PNI, a SBIm orienta a vacinação de residentes nas áreas com recomendação da vacina contra febre amarela (de acordo com classificação do MS): uma dose seguida de outra após 10 anos.

A vacina é contraindicada na gravidez, mas seu uso pode ser permitido após ponderação do risco-benefício da vacinação: (1) mulheres não anteriormente vacinadas e que residem em áreas de risco para febre amarela; (2) mulheres que vão deslocar-se para região de risco da doença na impossibilidade total de se evitar a viagem durante a gestação. Gestantes que viajam para países que exigem o Certificado internacional de Vacinação e Profilaxia (CiVP) devem ser isentadas da vacinação se não houver risco de transmissão. A vacina está contraindicada em nutrizes até que o bebê complete 6 meses; se a vacinação não puder ser evitada, cabe suspender o aleitamento materno por pelo menos 15 dias, preferencialmente por 30 dias após a imunização. Está contraindicada para imunodeprimidas, mas, quando os riscos de adquirir a doença superam aqueles potenciais da vacinação, o médico deve avaliar sua utilização.

Tríplice viral (sarampo, caxumba e rubéola)

A vacina tríplice viral constitui importante forma de contenção de surtos de infecções virais comuns, porém capazes de cursar com complicações graves, como a síndrome da rubéola congênita (SRC) ainda presente no país e que leva à ocorrência de malformações fetais gravíssimas.

Essa vacina também apresenta alta imunogenicidade e proteção duradoura por ser composta de vírus vivo atenuado (95% a 98% de imunogenicidade após a primeira dose para sarampo, 95% para rubéola e 64% a 95% para caxumba).

Está incluída no PNI e deve ser administrada em duas doses, a primeira preferencialmente após o primeiro ano de vida (12 a 15 meses) e a segunda entre 4 e 6 anos.

Por se tratar de vírus vivo atenuado, a vacina é contraindicada em gestantes e imunossuprimidos. Entretanto, em caso de vacinação inadvertida em pacientes já grávidas, não há indicação de interrupção da gravidez, uma vez que o risco teórico de teratogenicidade é baixo. Após a vacinação, recomenda-se evitar nova gestação por 4 semanas.

Meningocócica

A doença meningocócica é causada por uma bactéria diplococo gram-negativa (*Neisseria meningitidis*) e pode resultar em infecção grave, como a meningite ou a meningococcemia. Apresenta início abrupto e alta taxa de letalidade (10% a 20%) com risco de sequela em até 20% dos casos.

Existem atualmente cerca de 13 sorotipos de *N. meningitidis* identificados, porém os principais causadores de doença são o A, B, C, Y e W.

No Brasil, existem dois tipos de vacinas antimeningocócicas:

- **Vacina antimeningocócica conjugada:** composta por vírus vivo inativado; portanto, sem risco teórico para a gestante e o feto. O MS incluiu essa vacina no calendário de vacinação apenas para crianças e adultos do grupo especial.
- **Vacina antimeningocócica conjugada quadrivalente (A, C, W, Y):** disponível apenas no setor privado, deve ser considerada a melhor opção para a vacinação de adolescentes e mulheres adultas.

Leitura recomendada

Brasil, Ministério da Saúde, Secretaria de Vigilância em Saúde, Departamento de Vigilância Epidemiológica. Manual dos centros de referência para imunobiológicos especiais (CRIEs)/Ministério da Saúde, 2006; 188, p. 3.

Bravo F. Imunizações 2015; 8(1):28-34.

Bravo F. Intervalo entre doses de vacinas. Revista Imunizações 2015; 8(1):28-34.

Calendário de vacinação da mulher. Recomendações da Sociedade Brasileira de Imunizações (SBIm) Revista Imunizações 2015/2016; 8(3).

Federação Brasileira das Associações de Ginecologia e Obstetrícia (2013) Manual de orientação, vacinação da mulher. Ministério da Saúde: Fundação Nacional de Saúde. Manual de Normas de Vacinação. 3. ed. Brasília, 2001. 72p.

Hubka TA, Wisner KPA. Vaccinations recommended during pregnancy and breastfeeding. JAOA S(6), 2011 oct; 11(10):23-9.

Kfouri RA. Calendários de Vacinação SBIM – o que mudou? Calendários para Homem e Mulher. Revista Imunizações 2014; 7(3) 33p.

Krebs LS et al. Definições em imunizações. In: Cunha J et al. (eds.) Vacinas e imunoglobulinas: consulta rápida. Porto Alegre: Artmed, 2009:173:7.

Kroger AT, Sumaya CV, Pickering LK, Atkinson WL. General Recommendations on Immunization; Recommendations of the Advisory Committee on Immunization Practices (ACIP). Centers for Disease Control and PreventionMorbidity and Mortality Weekly Report Recommendations and Reports 2011 Jan 28; 60(2).

Moura MM. Calendário de vacinação – Importância e justificativa. Revista Imunizações 2014; 7(3).

The College of Physicians of Philadelphia. Types of vaccines. Disponível em: Acesso em: 17 set. 2014.

Wolfe RM. Update on adult immunizations. JABFM jul-ag 2012; 24(4):496-510.

Índice Remissivo

A
AAS (ácido acetilsalicílico), 627
Abacavir, 939
Abdome agudo em ginecologia e obstetrícia, 525
- abordagem, 525
- anomalias müllerianas obstrutivas, 528
- classificação, 525
- diagnóstico, 525
- doenças
- - anexiais, 529
- - inflamatória pélvica, 528
- etiologia, 525
- exames, 32, 527
- gestação, 530
- gravidez ectópica, 529
- história clínica, 525
- miomas uterinos, complicações, 529
- ovulação dolorosa, 528
- síndrome do hiperestímulo ovariano, 530
- tratamento, 528
Ablação endometrial, 496
Aborto/abortamentos, 693, 718
- ameaça, 719
- câncer de mama, 233
- cirurgias, 693
- - AMIU, 694
- - aspiração a vácuo, 694
- - curetagem uterina, 694
- - classificação, 718
- completo, 720
- definição, 718
- epidemiologia, 719
- espontâneo, 718
- etiopatogenia, 718
- evolução, 719
- fatores
- - anatômicos, 718
- - fetais, 719
- - maternos, 718
- habitual, 720
- iminente, 719
- incidência, 718
- incompleto, 719
- inevitável, 719
- infectado, 722

- provocados, 718
- repetição, 718
- retido, 721
- tardio, 720
- tromboflebite séptica pélvica, 723
Abscesso
- anorretal, 861
- pélvico, 662
- periférico inespecífico, 264
- - controle, 264
- - diagnóstico, 264
- - etiopatogenia, 264
- - faixa etária, 264
- - importância, 264
- - quadro clínico, 264
- - tratamento, 264
- subareolar recidivante, 261
- - diagnóstico, 262
- - etiopatogenia, 262
- - quadro clínico, 262
- - tratamento, 262
- tubovariano, 76
Abstinência periódica, 214
Acalasia, 859
Acetazolamida, 632
Aciclovir, 627
Acidente vascular encefálico (AVE), 760
- gravidez, 898
Ácido
- fólico na gravidez, 607
- valproico na gravidez, 900
Acne na gravidez, 887
Adenolipomas da mama, 278
Adenoma
- hipófise produtor de prolactina, 128
- mama, 277
- mamilo, 277
Adenomiose, 436
- diagnóstico, 438
- epidemiologia, 436
- fisiopatologia, 437
- manifestações clínicas, 437
- ressonância magnética, 54
- tratamento, 439
Aderências, 85
Adesivo, contracepção, 210
Adrenarca prematura, 98
Agulhas cirúrgicas, 488

AIDS (síndrome de imunodeficiência adquirida), 932
AINE (anti-inflamatórios não esteroides), endometriose, 151
Álcool, uso, 544, 545, 550
- câncer de mama, 235
Aleitamento, prótese mamária, 268
Alterações inflamatórias das mamas, 259
- abscesso periférico inespecífico, 264
- ectasia ductal, 260
- eczema, 261
- esteatonecrose, 260
- mastite
- - granulomatosa idiopática, 261
- - oleogranulomatosa, 261
- - puerperal, 262
- - tuberculosa, 260
Amadurecimento cervical, 642
Amamentação
- pós-mamoplastia, 266
- puerpério, 669
Amasia, 274
Amastia, 221, 274
Amazia, 221
Amenorreia, 115-119
- considerações, 119
- infertilidade, 127
- lactacional, 214
- - mecanismo de ação, 214
- primária, 115
- - agenesia gonadal, 116
- - ausência de hiperandrogenismo e hirsutismo, 115
- - avaliação diagnóstica, 115
- - disgenesia gonadal pura, 116
- - fatores etiológicos, 115
- - presença de hiperandrogenismo e hirsutismo, 115
- - síndrome
- - - insensibilidade aos androgênios, 116
- - - Kallman, 116
- - - puberdade tardia constitucional, 116
- - - Savage, 116
- - - Turner, 116
- - tratamento, 116

- secundária, 117
- - avaliação do estado estrogênico, 118
- - avaliação, 117
- - exame físico, 117
- - testes laboratoriais iniciais, 117
Amiodarona, 633
Amitriptilina, 894
AMIU (cirurgia), aborto, 694
Amniocentese, 780, 1009
- definição, 511
Amniodrenagem, 1026
Amniotomia, 648
Amostra de vilo corial, 1009
Analgesia e trabalho de parto, 707
- anormalidades na frequência cardíaca fetal, 708
- controlada pela paciente, 709
- indicação, 708
- primeiro estágio, 708
- segundo estágio, 708
- técnicas anestésicas, 708, 709
Analgésicos, 627
Análogos do GnRH, endometriose, 151
Anastrozol, 151
Anatomia dos órgãos genitais femininos, 3
Andrógenios, 377, 633
Anéis vaginais, 210
Anemias, 866
- aplástica, 872
- - diagnóstico, 872
- - tratamento, 872
- carência
- - ácido fólico, 868
- - - diagnóstico, 868
- - - profilaxia, 868
- - - tratamento, 868
- - ferro, 867
- - - diagnóstico, 867
- - - profilaxia, 868
- - - tratamento, 868
- - vitamina B12
- - - diagnóstico, 868
- - - tratamento, 868
- deficiência da glicose-6-fosfato desidrogenase, 872

1049

- - diagnóstico, 872
- - tratamento, 872
- fetais, 1037
- gestação gemelar, 1024
- megaloblásticas, 868
- rastreamento, 552
Anencefalia, interrupção da gravidez, 539
Anestesia em obstetrícia, 707-713
- abordagem, 707
- analgesia e trabalho de parto, 708
- considerações, 713
- consulta precoce ao anestesiologista, 712
- efeitos colaterais, 709
- - depressão respiratória, 710
- - náuseas e vômitos, 709
- - prurido, 709
- - retenção urinária, 710
- etiopatogenia, 707
- geral, 711
- jejum, 712
- peridural, 710
- redução dos riscos, 712
- riscos, 710
- situações críticas, abordagem do anestesiologista, 712
- - hemorragia materna, 712
- - pré-eclâmpsia, 713
- - prolapso de cordão, 713
Anexectomia profilática, 456
Anexite, 662
Anfepramona, 633
Anomalias
- congênitas, 613
- - conceito, 502
- cromossômicas
- - estruturais, 505
- - rastreamento, 999
- - numéricas, 504
- müllerianas obstrutivas, 528
- uterinas, 789
Anovulação crônica hiperandrogênica, 132
- diagnóstico, 133
- etiopatogenia, 132
- tratamento, 134
Anti-histamínicos, 630
Antiácidos, 630
Anticoagulantes, 629
Anticoncepcional oral, endometriose, 148
Anticonvulsivantes, 629
Anticorpos
- antifosfolípides, 790
- antinucleares, 790
- antitireoidianos, 790
Antidepressivos, 626, 894
Antidiabéticos, 629
Antieméticos, 630
Antiepilépticos, 626
Antifúngicos, 727
Antimicrobianos, 625
Antineoplásicos, 633
Antipirina, 633
Antipsicóticos, 895
Antirretrovirais para redução da transmissão perinatal, 936
- abacavir, 939
- atazanavir, 939
- darunavir, 939
- efavirenz, 939
- início da terapia, 937
- lamivudina, 939
- lopinavir/ritonavir, 939
- profilaxia, 936

- raltegravir, 939
- ritonavir, 939
- segurança, 938
- tenofovir, 939
- zidovudina, 939
Ânus, 23
Aparelho
- locomotor, pré-natal, 599
- respiratório, doenças, 845
- - asma, 846
- - edema agudo de pulmão, 850
- - embolia do líquido amniótico, 850
- - fibrose cística, 851
- - pneumonia, 847
- - rinossinusite, 846
- - síndrome da angústia respiratória do adulto, 851
- - tuberculose, 849
Apendicite na gravidez, 531, 861
Apoplexia hipofisária, 901
Apresentação fetal, 681
- bregma, 682
- córmica, 683
- face, 682
- fletida, 682
- fronte, 682
- pélvica, 682
Arboviroses, 926
- dengue, 926
- febre zika, 928
Aripiprazol, 896
Artérias
- cerebral média, dopplervelocimetria, 984
- epigástrica, 4
- ilíacas internas, 5
- ovarianas, 5
- parede abdominal, 4
- sacral média, 5
- umbilical
- - dopplevelocimetria, 982
- - hipoplásica, 584
- - única, 583
- - uterinas, 982
Artrite reumatoide, 879
- etiopatogenia, 879
- gravidez, 879
- seguimento, 879
- tratamento, 879
Asma, 846
Aspiração a vácuo, aborto, 694
Assistência ao parto, 645-653
- abordagem, 645
- clampeamento do cordão umbilical, 652
- condução ativa do primeiro período, 648
- distócico, 672-684
- - anormalidades
- - - anexiais, 683
- - - fetais, 680
- - - partes moles, 683
- - - ombro, 674
- - partograma, 675
- - primeiro período, anormalidades, 672
- - segundo período, anormalidades, 673
- episiotomia, 653
- partograma, 647
- período
- - dequitação, 653
- - dilatação prolongada, 652
- - expulsivo, 652
- - período de dilatação, 646
- - trabalho de parto, 645

Assoalho pélvico, 345
- puerpério, 656
Ataque de pânico, 891
Atazanavir, 939
Atelia, 274
Aterosclerose, 386
Atividade física, 546
- câncer de mama, risco, 236
- puerpério, 658
Atonia uterina, 665
Atraso constitucional do desenvolvimento puberal, 102
Ausculta fetal intermitente, 650, 688
- definição, 990

B
B-lynch, 892
Baby blues, 892
Bacia óssea materna, 636
Bacteriúria assintomática, 341, 952
- definição, 952
- diagnóstico, 952
- tratamento, 952
Barreira, contracepção, 212
- capuz cervical, 214
- diafragma, 213
- espermicidas, 213
- esponjas, 214
- preservativo
- - feminino, 212
- - masculino, 212
Benzodiazepínicos, 896
Betametasona, 631
Bexiga, 23
- hiperativa, 326
- - definição, 337
- síndrome da bexiga dolorosa, 339
- ultrassonografia, 46
Biópsia de vilo corial, 50
Blastocisto, formação, 563
Braquiterapia, 467
Brometos, 633
Bromocriptina, 633
Bupropiona, 894

C
CA-125, 73
Cabergolina, 633
Cálcio, suplementação na gravidez, 608
Calendário vacinal da mulher, 1044
Canal
- deferente, 23
- parto, infecção, 661
Câncer ginecológico, 459
- cervical invasivo, 421-430
- - abordagem, 421
- - acometimento linfonodal, 425
- - anemia, 426
- - comportamento do tumor, 426
- - contraceptivos orais, 422
- - deficiências nutricionais, 422
- - diagnóstico, 423
- - doença
- - - inflamatória crônica, 422
- - - sexualmente transmissível, 422
- - envolvimento parametrial, 426
- - estadiamento, 424
- - etiopatogenia, 421
- - fatores
- - - prognósticos, 425
- - - risco, 421
- - grau de diferenciação do tumor, 426
- - histologia, 422
- - idade e saúde geral da paciente, 426

- - imunossupressão, 422
- - início precoce da atividade sexual e número de parceiros sexuais, 421
- - invasão linfovascular e perineural, 426
- - margens, 426
- - métodos de barreira, 422
- - papilomavírus, 421
- - pontos críticos, 430
- - prevenção, 553
- - profundidade de invasão, 426
- - propagação tumoral, 422
- - seguimento, 430
- - sobrevida, 430
- - tabagismo, 422
- - tipos histológicos, 426
- - tratamento, 426
- - volume do tumor, 426
- colo uterino, 959
- - rastreamento, 30, 548
- colorretal, rastreamento, 30, 549, 553
- endométrio, 444-449
- - abordagem, 444
- - antecedentes morfológicos, 446
- - diagnóstico, 445
- - estadiamento, 446
- - fatores
- - - prognósticos, 447
- - - risco, 444
- - histologia, 446
- - manejo das pacientes com intenção de preservar a fertilidade, 446
- - pesquisa de linfonodos sentinelas, 447
- - prevenção, 445
- - rastreamento, 445
- - situações especiais, 449
- - sobrevida, 449
- - tratamento, 447
- mama, 231-238
- - abordagem, 231
- - álcool, 235
- - altura e peso e riscos, 236
- - atividade física, 236
- - contraceptivos hormonais, 234
- - definição, 281, 960
- - densidade mamária, 236
- - diagnóstico clínico, 281
- - distribuição geográfica e influência étnica, 231
- - doenças benignas e risco, 232
- - exames de imagem, 281
- - fatores
- - - diversos, 237
- - - prognósticos, 287
- - - reprodutivos, 233
- - - risco, 282
- - gênero, 231
- - gravidez, 288
- - história familiar e predisposição genética, 232
- - hormônios endógenos, 234
- - idade, 231
- - incidência, 281
- - lactação, 288
- - procedimentos invasivos, 282
- - radiação ionizante, 237
- - rastreamento, 30, 549
- - tabagismo, 237
- - terapia hormonal da pós-menopausa, 234
- - tratamento, 284
- ovário, 69
- - cirurgia, 75
- - definição, 962

Índice Remissivo

- - rastreamento, 553
- terapia hormonal, 380
- - colo uterino, 381
- - endométrio, 380
- - mama, 234, 382
- - ovário, 381
- - vagina, 381
- - vulva, 381
- vagina, 419
- - definição, 960
- - disseminação, 419
- - história natural, 419
- - incidência, 419
- - quadro clínico, 419
- - tipos histológicos, 419
- - tratamento, 419
- vulva, 416, 960
- - disseminação, 416
- - estadiamento, 416
- - tratamento, 416
Cancro, 310
- mole na gravidez, 907
- tratamento, 310
Candidíase, 293
- diagnóstico, 293
- etiopatogenia, 293
- intertriginosa na gravidez, 888
- seguimento, 293
- tratamento, 293
- vulvovaginal, 315
- - gravidez, 888, 906
- - tratamento, 316
Capuz cervical, 214
Carbamazepina, 626, 900
- efeitos maternos e fetais, 901
Carbapenêmicos, 626
Carcinomas
- colo uterino, 461
- - ressonância magnética, 55
- - tratamento, 461
- endométrio, 460
- - ressonância magnética, 55
- - tratamento, 461
- epitelial de ovário, 459
- - tratamento, 459
- vulva, 462
- - células basais, 417
- - verrucoso, 417
Cardiopatia e gravidez, 823-836
- abordagem, 823
- aconselhamento pré-gestacional, 826
- alterações hemodinâmicas fisiológicas, 823
- anamnese, 824
- cirurgia cardiovascular e cardioversão, 831
- descompensação cardíaca, condução da paciente, 831
- exame físico, 824
- fenômenos tromboembólicos, prevenção, 828
- graus de recomendação, 823
- infecção, prevenção e controle, 827
- inibição do trabalho de parto pré-termo, 829
- medicamentos, uso, 830
- níveis de evidência, 823
- pós-parto, assistência, 832
- pré-natal, 826
- profilaxia, esquemas, 827, 828
- recomendações gerais, 828
- repercussões
- - gestação, 825
- - sobre o feto e o recém-nascido, 830

- sintomas e sinais, 824
- trabalho de parto e período expulsivo, 824, 831
Cardiotocografia, 978
- contínua, 689
- descolamento prematuro da placenta, 741
- intraparto, 651, 991
Cavidade
- amniótica, formação, 563
- uterina, 23
Cefaleia na gravidez, 901
Cerclage uterina, 695
- complicações, 696
- contraindicações, 696
- indicações, 696
- técnicas, 695
Cérebro, 24
- feto, 976
Cervicite, 314
- agentes patogênicos, 314
- tratamento, 314
Cesariana, 700
- a pedido, ética, 540
- cuidados, 657
- descolamento prematuro da placenta, 741
- técnica, 700
Chasteberry, 112
Choque séptico, 663
Ciclo menstrual, 18
- definição, 561
- função
- - hipofisária, 18
- - hipotalâmica, 18
- - ovariana, 19
- história gineco-obstétrica, 29
- transição da fase lútea para a folicular, 21
Ciclofosfamida, 626
Circulação materno-fetal, 573
Cirrose hepática, 864
Cirurgias
- cardiovascular durante a gravidez, 831
- ginecológica, 478
- - abordagem, 478
- - agulhas cirúrgicas, 488
- - anamnese, 478
- - antissepsia do sítio cirúrgico, 481
- - avaliação do risco cirúrgico, 479
- - complicações, 482
- - considerações, 483
- - drenos, 484
- - eletrocirurgia, 490
- - equipe cirúrgica, 481
- - exames laboratoriais, 479
- - fios de sutura, 484
- - higiene corporal, 481
- - incisões abdominais, 488
- - nós cirúrgicos, 487
- - pós-operatório, 481
- - preparação da paciente, 480, 481
- - profilaxia
- - - infecção cirúrgica, 480
- - - trombose venosa profunda, 480
- - recomendações gerais, 482
- - técnica cirúrgica, 481
- - obstétricas, 693-706
- - - abortamento, 683
- - - cerclage uterina, 695
- - - cesariana, 700
- - - hemorragias puerperais, 702
- - - parto vaginal instrumentado, 696
Cistite, 341
- aguda não complicada,

tratamento, 343
- crônica intersticial, 339
- definição, 953
- diagnóstico, 342, 953
- tratamento, 953
Cistos
- glândula de Bartholin, 418
- hemorrágico, laparoscopia, 498
- mamários, 277
- vagina, 418
Citalopram, 894
Citologia oncótica, 368
Citomegalovírus, perinatal, 919
- diagnóstico, 920
- terapêutica, 921
Citrato de clomifeno, 177
Clamídia, rastreamento, 604
Clampeamento do cordão umbilical, 652
Climatério, 360
- citologia oncótica, 368
- considerações, 364
- definição, 360
- diagnóstico, 374
- efeitos, 362
- - cardiovasculares, 364
- - colágeno, 363
- - sistema nervoso central, 363
- - etiopatogenia, 373
- idade, efeitos relacionados, 360
- laboratório e bioquímica, 367
- mamografia, 369
- propedêutica, 366
- ressonância magnética, 369
- tratamento, 373
- - não hormonal, 378
- - terapia hormonal, 375
- ultrassonografia, 369
Clitóris, 9, 23
Clivagem do zigoto, 563
Clomifeno, 633
Clomipramina, 894
Clopidogrel, 632
Clortalidona, 632
Clozapina, 896
Coagulopatias, 668
Coito
- interrompido, 214
- programado, 180
Colágeno, 363
Colecistite aguda na gravidez, 531, 864
Colestase intra-hepática, 862
- gravidez, 886
Colesterol, 13
Coleta de sangue fetal, 690
Colite ulcerativa, 860
Colo uterino, 23
- câncer, 959
- neoplasias, 407
- - benignas, 407
- - classificação, 408
- - diagnóstico, 410
- - intraepiteliais cervicais, 408
- - tratamento, 411
- puerpério, 655
- radioterapia nas neoplasias, 469
- - complicações, 471
- - pós-operatória, 471
- - tratamentos recomendados, 471
Condiloma acuminado, vulva, 418
Congelamento
- embriões, 191
- óvulos, 192
Constipação intestinal, 860
Contração uterina, trabalho de

parto, 635
- bacia óssea materna, 636
- estática fetal, 637
- feto, 637
Contracepção, 29, 30, 196-219
- abstinência periódica, 214
- adesivo, 210
- anéis vaginais, 210
- coito interrompido, 214
- contraceptivos
- - hormonais e risco de câncer de mama, 234
- - orais, 207, 210
- - apenas com progestogênios, 210
- - - câncer de colo uterino, 422
- - - combinados, 206
- critérios médicos de elegibilidade para uso, 196, 216
- DIU (dispositivo intrauterino), 197
- eficácia, 196
- emergência, 215
- esterilização cirúrgica, 202
- ética, 536
- implantes, 200
- métodos, 197, 212
- orientações sobre os métodos, 196
- puerpério, 658
- suspensões injetáveis, 203
Contraceptivos, ver Contracepção
Contratura capsular pós-mamoplastia de aumento, 264
- diagnóstico, 265
- etiopatogenia, 265
- quadro clínico, 265
- tratamento, 265
Coração fetal, 966
Cordão umbilical, 582
- alterações
- - estruturais, 582
- - inserção, 585
- - trajeto, 585
- - vasculares, 583
- anatomia, 582
- anomalias, 582
- anormalidades, 583
- artéria umbilical
- - hipoplásica, 584
- - única, 583
- circular, 585
- comprimento, 583
- distocia, 583
- embriologia, 582
- espiralamento, 583
- inserção velamentosa, 585
- lesões císticas, 586
- neoplasias, 586
- nós verdadeiros, 585
- onfalocele, 585
- tumores, 586
Cordocentese, 1010
- definição, 511
Coreia gravídica, 902
Corioangiomas, 581
Coriocarcinoma, 735
Corionicidade, 1019
Corrimento vaginal, 29, 290-296
- abordagem, 314
- candidíase, 293
- diagnóstico, 315
- tratamento, 315
- tricomoníase, 294
- vaginose, 290
Corticoterapia, 1016
Crescimento fetal, 986
- intrauterino restrito, 1021, 1029-1036
- - classificação, 1031

1051

- - conduta, 1035
- - definição, 1029
- - diagnóstico, 1032
- - - anamnese, 1032
- - - cardiotocografia, 1035
- - - dopplerfluxometria, 1033
- - - exame físico, 1032
- - - métodos invasivos, 1035
- - - ultrassonografia, 1032
- - etiopatogenia, 1030
- - fatores
- - - fetais, 1031
- - - maternos, 1030
- - - placentários, 1031
- - intrauterino restrito, 1024
Criopreservação e transplante ovariano, 192
Curetagem uterina, 694

D

Danazol, 626
- endometriose, 150
Darunavir, 939
Deficiência
- 3beta-desidrogenase, 59
- enzima 11-hidroxilase, 59
- enzima 21-hidroxilase, 59
Deformação fetal, 613
Dengue, 926
- diagnóstico, 926
- gestação, 926
- manifestações clínicas, 926
Densidade mamária e risco de câncer, 236
Densitometria óssea, 371
Depressão
- pós-parto, 893
- rastreamento, 550
Dequitação, 653
Dermatite atópica na gravidez, 887
Dermatofibromas na gravidez, 888
Dermatoses específicas da gravidez, 883
- acne, 887
- colestase intra-hepática, 886
- dermatite atópica, 887
- eczema, 885
- erupção polimórfica, 884
- foliculite pruriginosa, 885
- impetigo herpetiforme, 887
- infecções, 887
- - candidíase, 888
- - eritema
- - - multiforme, 888
- - - nodoso, 888
- - hanseníase, 888
- - herpes simples genital, 888
- - HPV, 887
- - nevos melanocíticos, 888
- - pênfigos vulgar e foliáceo, 888
- penfigoide gestacional, 884
- prurigo, 885
- psoríase, 887
- tumores, 888
Descarga mamilar, 275
Descolamento prematuro da placenta, 739
- cesariana, 741
- classificação, 740
- complicações, 741
- considerações, 742
- definição, 739
- diagnóstico, 740
- - cardiotocografia, 741
- - diferencial, 741
- - exames laboratoriais, 740
- - ultrassonografia, 740

- etiopatogenia, 739
- fatores de risco, 739
- parto vaginal, 741
- pontos críticos, 742
- prevenção, 742
- prognóstico, 741
- quadro clínico, 740
- tratamento e seguimento, 741
Desenvolvimento embrionário
- ectoderma embrionário, 566
- endoderma embrionário, 566
- mesoderma embrionário, 566
- quarta à oitava semana, 566
- terceira semana, 566
Desordem
- dor/penetração genitopélvica, 92
- - tratamento, 95
- orgasmos, 92
- - tratamento, 95
- sexual de interesse/excitação, 92
- - tratamento, 93
Desproporção cefalopélvica, 672
Desvitalização embrionária, 1026
Dexametasona, 631
Diabetes mellitus, 800-810
- definição, 800
- gestacional, 800
- - diagnóstico, 802
- - epidemiologia, 802
- - fatores de risco, 8012
- - fisiopatologia, 801
- - seguimento, 805
- - tratamento, 803
- pré-gestacional, 806
- - acompanhamento, 807
- - complicações fetais e perinatais, 808
- - complicações maternas, prevenção, 807
- - malformações congênitas, prevenção, 806
- - tratamento, 807
- rastreamento, 548, 552
- terapia hormonal, 389
Diafragma
- como contracepção, 213
- pélvico, 5
- urogenital, 5, 9
Diagnóstico por imagem em ginecologia, 35-56
- radiologia convencional e contrastada, 52
- ressonância magnética, 52
- - adenomiose, 54
- - carcinoma
- - - colo, 55
- - - endométrio, 55
- - - endometriose, 54
- - lesões ovarianas, 55
- - malformações congênitas, 53
- - miomatose, 54
- tomografia
- - computadorizada, 52
- - emissão de pósitrons/ressonância magnética (PET-RM), 56
- - emissão de pósitrons/tomografia computadorizada (PET-TC), 56
- ultrassonografia, 35
- - climatério e menopausa, 48
- - menacme, 38
- - período neonatal e infância, 36
- - puberdade, 36
Diazepam, 626
Diclorfenamida, 632
Dietilestilbestrol, 626
Diferenciação

- genitália
- - externa, 11
- - interna, 11
- sexual, 972
Digitálicos, 631, 830
Dilatação no parto, 646
- distocia, 675
- período prolongado, 652
Dilatadores de Pratt, 694
Disco embrionário, formação, 563
Discordância fetal anatômica, 1021
Disforia do pós-parto/baby blues, 892
Disfunção sexual feminina, 89
- classificação, 91
- diagnóstico, 92
- tratamento, 93
Disgenesia gonadal XY, 60
Dislipidemia, rastreamento, 548
Dismenorreia, 67
- diagnóstico, 67
- etiopatogenia, 67
- prevalência, 67
- tratamento, 68
Dispareunia, 95
Dissecção axilar, 226
Dissomia uniparental, 505
Distocia, 672
- anexiais, 683
- feto, anormalidades, 680
- - apresentação, 682
- - atitude-deflexão, 681
- - posição, 680
- ombro, 674
- partes moles, anormalidades, 683
- partograma, diagnóstico, 675
- - dilatação, 675
- - expulsão, 678
- segundo período, anormalidades, 673
Distúrbios plaquetários, 872
DIU (dispositivo intrauterino), 197
- cardiopatia e gravidez, 834
- cobre, 197
- contraindicações, 200
- efeitos adversos, 198
- gravidez, 199
- hormonal, 198
- indicações, 199
- infecção, 199
- inserção, 198
- perfuração uterina, 199
- sangramento uterino, 199
DNA fetal no sangue materno, 618
Doação
- gametas, 188
- temporária do útero, 188
Doença
- abscesso anorretal, 861
- acalasia, 859
- anexiais, 529
- anomalias cromossômicas
- - estruturais, 505
- - numéricas, 504
- aparelho respiratório, 845
- - asma, 846
- - edema agudo de pulmão, 850
- - embolia do líquido amniótico, 850
- - fibrose cística, 851
- - pneumonia, 847
- - risossinusite, 846
- - síndrome da angústia respiratória do adulto, 851
- - tuberculose, 849
- apendicite, 861
- autoimunes, 875
- - artrite reumatoide, 879

- - esclerodermia, 800
- - lúpus eritematoso sistêmico, 875
- - síndrome do anticorpo antifosfolípide, 877
- autossômicas
- - dominantes, 503
- - recessivas, 503
- cardiovascular, 385
- celíaca, 790, 859
- cirrose hepática, 864
- colecistite aguda, 864
- colestase intra-hepática, 862
- colite ulcerativa, 860
- constipação intestinal, 860
- corpo uterino, benignas, 432-448
- - adenomiose, 436
- - leiomiomas, 432
- - pólipos endometriais, 440
- Crohn, 860
- dominantes ligadas ao cromossomo X, 504
- esteatose hepática aguda, 862
- fissura anal, 861
- gastrointestinais, 858
- genéticas, 502
- hematológica, 866
- hemorragia digestiva alta, 859
- hemorroidas, 861
- hepatites, 861
- - crônicas, 864
- - induzida por drogas, 864
- - virais, 862
- herança complexa ou multifatoriais, 504
- hérnia
- - diafragmática, 859
- - hiato, 858
- - intestinal, 859
- - pélvica, 318
- - - definição, 318
- - - diagnóstico, 318
- - - etiopatogenia, 318
- - - laparoscopia, 498
- - - pontos críticos, 320
- - - seguimento, 319
- - - tratamento, 319
- inflamatória pélvica, 528
- mama, 259
- - abscesso periférico inespecífico, 264
- - abscesso subareolar recidivante, 261
- - adenoma de mamilo, 277
- - amasia, 274
- - amastia, 274
- - atelia, 274
- - cistos, 277
- - considerações, 279
- - descarga mamilar, 275
- - ectasia ductal, 260
- - eczema do mamilo/aréola, 261, 276
- - fibrose, 277
- - fissura do mamilo, 277
- - galactocele, 277
- - galactorreia, 277
- - ginecomastia, 279
- - hiperplasia sem atipias, 277
- - hipertrofia mamária juvenil, 275
- - hipomastia, 274
- - inflamatórias, 259
- - inversão do mamilo, 275
- - lesões papilomatosas, 276
- - mastites
- - - granulomatosa idiopática, 261
- - - puerperal, 262
- - - tuberculosa, 260

Índice Remissivo

- - nódulos, 277
- - polimastia, 275
- - politelia, 275
- - simastia, 275
- - síndrome de Poland, 275
- meningocócica, vacina, 1047
- neurológica na gravidez, 898
- - acidente vascular encefálico, 898
- - apoplexia hipofisária, 901
- - cefaleia/enxaqueca, 901
- - coreia gravídica, 902
- - eclâmpsia, 899
- - epilepsia, 900
- - esclerose múltipla, 902
- - miastenia grave, 902
- - neoplasias cerebrais, 902
- - neuropatia, 901
- - paralisia de Bel, 901
- - síndrome
- - - Guillain-Barré, 902
- - - túnel do carpo, 901
- Paget da vulva, 288, 415
- pancreáticas, 865
- recessivas ligadas ao cromossomo X, 503
- refluxo gastroesofágico, 858
- renal, rastreamento, 552
- sexualmente transmissíveis, 89-95, 308-317
- - cancro, 310
- - candidíase vulvovaginal, 315
- - cervicite, 314
- - corrimento vaginal, 314
- - definição, 307
- - donovanose, 310
- - gestantes, 309
- - herpes, 310
- - homens que se relacionam com outros homens, 309
- - linfogranuloma venéreo, 311
- - mulheres que se relacionam com outras mulheres, 309
- - pontos críticos, 316
- - prevenção, 308
- - sífilis, 311
- - tricomoníase, 315
- - uretrite, 313
- - zika vírus, 316
- síndrome de Budd-Chiari, 863
- tireoide, 811-822
- - considerações, 820
- - hipertireoidismo, 813
- - hipotireoidismo, 811
- - nódulos, 816
- - pontos críticos, 820
- - tireoidites, 815
- - trofoblástica gestacional, 462, 733
- - abordagem, 462, 581
- - considerações, 736
- - definição, 733
- - mola hidatiforme, 733
- - neoplasia trofoblástica gestacional, 735
- úlcera péptica, 858
- vagina, 413
- vias biliares, 864
- vulva, 413
Donovanose, 310
- tratamento, 310
Dopplerfluxometria mamária, 250
Dopplervelocimetria, 981
- artérias
- - cerebral média, 984
- - umbilicais, 982
- - uterinas, 982
- ducto venoso, 985

Dor pélvica, 28
- crônica, 79-88
- - anamnese, 82
- - considerações, 86
- - definição, 79
- - dificuldades na abordagem, 80
- - etiologia, 79
- - exames
- - - complementares não invasivos, 84
- - - físico, 83
- - - ginecológico, 83
- - laparoscopia, 84
- - local de origem, 80
- - particularidades, 81
- - principais doenças causadoras, 80
- - recomendações, 87
- - tratamento, 85
Doxepina, 633
Drenagem linfática da mama, 225
Drenos, cavidade abdominal, 484, 487
Drogas, uso, 551
Duloxetina, 894

E

Eclâmpsia, 756
- abordagem, 899
- conduta, 763
Ecocardiografia fetal, 1005
Ectasia ductal, 260
- diagnóstico, 260
- etiopatogenia, 260
- quadro clínico, 260
- sinonímia, 260
- tratamento, 260
Eczema
- gravidez, 885
- mama, 261
- - diagnóstico, 261
- - etiopatogenia, 261
- - faixa etária, 261
- - mamilo/aréola, 276
- - quadro clínico, 261
- - tratamento, 261
Efavirenz, 939
Eletrocardiograma fetal, 690
Eletrocirurgia, 490
- bipolar, 492
- monopolar, 490
Embolia
- líquido amniótico, 850
- pulmonar, 840
Embriogênese, 561
Emergência hipertensiva na gravidez, 760
Encéfalo, feto, 976
Encefalopatia
- hipertensiva, 760
- hipóxico-isquêmica, 687
Endométrio, 7
- câncer, 444
- - antecedentes morfológicos, 446
- - diagnóstico, 445
- - estadiamento, 446
- - fatores de risco, 444
- - fatores prognósticos, 447
- - histologia, 446
- - manejo das pacientes com intenção de preservar a fertilidade, 446
- - pesquisa de linfonodos sentinelas, 447
- - prevenção, 445
- - rastreamento, 445
- - tratamento, 447
- - carcinoma, 460
- - radioterapia nas neoplasias, 472

- - complicações, 473
- - técnicas, 472
- - tratamentos, 472
Endometriomas, 76
- profunda infiltrativa, 156-164
- - considerações, 164
- - definição, 156
- - diagnóstico, 157
- - - cirúrgico, 159
- - - clínico, 158
- - - imagem, 158
- - etiopatogenia, 156
- - pontos críticos, 164
- - seguimento, 164
- - tratamento, 160
- - - cirúrgico, 162
- - - clínico, 160
- - tratamento, 152
Endometriose, 40, 145-154
- abordagem, 148
- definição, 145
- diagnóstico, 147
- dor pélvica crônica, 85
- dor, abordagem, 148
- fisiopatologia, 145
- genética e imunologia, 146
- infertilidade, 152
- manifestações clínicas, 147
- prevalência, 145
- profunda infiltrativa, 152
- ressonância magnética, 54
- teoria
- - menstruação retrógrada, 145
- - metaplasia celômica, 146
Endometrite, 662
Endomiometrite, 662
Energia ultrassônica, 492
Enurese noturna, 324
Enxaqueca na gravidez, 901
Epidídimo, 23
Epigástrio, 3
Epilepsia na gravidez, 900
Episiotomia, 653
Eritema na gravidez
- multiforme, 888
- nodoso, 888
Erupção polimórfica da gravidez, 884
Escitalopram, 894
Esclerodermia, 880
- diagnóstico, 880
- seguimento, 880
- tratamento, 880
Esclerose múltipla na gravidez, 902
Escroto, 23
Esferocitose hereditária, 871
- diagnóstico, 871
- tratamento, 871
Espermicidas, 213
Espinha bífida, 1003
Esponjas, 213
Esquizofrenia na gestação e pós-parto, 894
Estabilizadoorees do humor, 894
Estados intersexuais, 57-61
- classificação, 58
- diagnóstico, 57
- epidemiologia, 57
- relevância, 57
Esteatonecrose, 260
- diagnóstico, 261
- etiopatogenia, 261
- faixa etária, 261
- quadro clínico, 261
- sinonímia, 260
- tratamento, 261
Esteatose hepática aguda, 862

Esterilização
- cirúrgica, 202
- tubária, 496
Esteroidogênese, 13
- córtex da suprarrenal, 15
- etapas, 13
- fase folicular, 16
- fase lútea, 16
- ovariana, 16
- placentária, 15
- vias intracelulares, 15
Estilo de vida da mulher, 544
Estimulação do couro cabeludo fetal, 995
Estradiol, 388
Estreptococos do grupo B, 606
- perinatal, 921
Estrias na gravidez, 883
Estrogênios, 633
Estupro, considerações legais, 518
Ética em ginecologia e obstetrícia, 534
- abordagem, 534
- aspectos gerais, 534
- autonomia, 534
- beneficência, 534
- cesariana a pedido, 540
- código de ética profissional, 535
- interrupção legal da gravidez, 538
- justiça, 534
- não maleficiência, 534
- planejamento familiar, 536
- supervisão do exercício profissional, 535
Etossuximida, efeitos maternos e fetais, 901
Exame físico
- abdome, 32
- abdominal, rastreamento, 552
- dor pélvica crônica, 83
- especial, 31
- especular, 32
- genitália externa, 32
- geral, 31
- ginecológico, 30, 32
- - adolescência, 33
- - infância, 33
- mama, 31, 226
- pélvico, rastreamento, 553
Exibicionismo, 91
Expulsão fetal, assistência, 652
- distocia, 678

F

Falência ovariana prematura, 191
Fâneros, 656
Fasciite necrosante, 663
Febre
- amarela, vacinação na mulher, 1047
- zika, 928
- - manifestações clínicas, 928
- - tratamento, 928
Fenindiona, 633
Fenitoína, 900
- efeitos maternos e fetais, 901
Fenobarbital, 900
- efeitos maternos e fetais, 901
Ferida operatória
- hematomas, 664
- infecção, 661
Ferro, suplementação na gravidez, 607
Fertilidade, preservação, 190
- congelamento
- - embriões, 191
- - óvulos, 192
- criopreservação e transplante ovariano, 192

- oncofertilidade, 191
- social, 190
Fertilização, 562
- corona radiata, penetração, 562
- fusão entre a membrana celular e a do espermatozoide, 562
- in vitro, 184, 495
- - coleta
- - - espermatozoides, 185
- - - ovular, 185
- - estimulação ovariana controlada, 184
- - indicações, 184
- - suporte de fase lútea, 185
- - transferência de embriões, 185
- zona pelúcida, penetração, 562
Fetichismo, 91
Feto
- desenvolvimento, 965
- - períodos, 965
- diferenciação sexual, 972
- distocia, 680
- - apresentação, 682
- - atitude-deflexão, 681
- - posição, 680
- estimativa da idade gestacional, 965
- hematopoese, 967
- maturidade pulmonar, avaliação, 1014
- - corticoterapia, 1016
- - diretrizes para uso de corticoides, 1017
- - recomendações para pesquisa, 1017
- - testes, 1014
- monitorização intraparto, 989
- - amostra de sangue fetal, 994
- - análise computadorizada dos sinais, 996
- - ausculta fetal intermitente, 990
- - cardiotocografia, 991
- - eletrocardiograma fetal associado à cardiotocografia, 995
- - estimulação do couro cabeludo fetal, 995
- - oximetria de pulso fetal, 995
- rastreamento, 613
- - deformação, 613
- - malformações, 613
- - ruptura, 613
- sangue, 967
- sistema
- - cardiovascular, 966
- - circulatório, 967
- - digestório, 969
- - endócrino, 975
- - imune, 970
- - musculoesquelético, 970
- - nervoso central, 976
- - renal e vias urinárias, 971
- - respiratório, 968
Fibranserina, 94
Fibroadenolipomas da mama, 278
Fibroadenoma da mama, 278
Fibroma da vulva, 417
Fibrose
- cística, 851
- mama, 277
Fios de sutura, 484
- ácido poliglicólico, 485
- aço, 486
- algodão com poliéster, 485
- categute simples ou cromado, 485
- náilon, 486
- polidioxanona, 485
- poliéster, 486
- poligalactina 910, 485

- poliglecaprona 25, 485
- poligliconato, 485
- polipropileno, 486
- politetrafluoroetileno, 486
- seda, 485
Fissura anal, 861
Fístulas genitais, 356
- classificação anatômica, 356
- diagnóstico, 357
- etiopatogenia, 356
- genitointestinais, 357
- tratamento, 358
- urogenitais, 357
Flanco, 3
Fluconazol, 626
Fluoroquinolonas, 627
Fluoxetina, 894
Fluvoxamina, 894
Foliculite pruriginosa da gravidez, 885
Fórceps, 697
- complicações, 699
- técnica, 698
Fosfomicina, 626
Fossa ilíaca, 3
Fotocoagulação a laser, 1026
Frotteurista, 91
Furosemida, 632

G
Galactocele, 277
Galactorreia, 127, 276
Ganciclovir, 633
Gastrinona, endometriose, 150
Gemelaridade imperfecta, 1021
Genética em ginecologia e obstetrícia, 502-515
- amenorreia primária, 512
- anomalia congênita, 502
- criança com genitália ambígua, 512
- diagnóstico
- - genético pré-implantação, 512
- - pré-natal, 509
- doenças, 502
- - cromossômicas, 506
- - gene único, 507
- - multifatoriais, 507
- infertilidade, 511
- menopausa precoce, 512
- perdas gestacionais, 512
- técnicas invasivas para coleta do material fetal, 510
- teratógenos, 502
- testes de triagem pré-natal, 507
Ginecomastia, 279
Glândulas
- Bartholin, 9
- cutâneas, alterações na gravidez, 883
- pituitária, 18
Glicemia em jejum, 604
Gonadotrofinas coriônica humana, 178, 180
Gonorreia na gravidez, 907
Granuloma gravidarum, 883
Gravidez/gestação
- abdome agudo, 530
- - alterações anatômicas e fisiológicas, 530
- - diagnóstico, 530
- - tratamento, 531
- abdominal, 600, 730
- adenoma hipofisário, 131
- alterações
- - fisiológicas, 591, 882
- - glandulares cutâneas, 883
- - pelos, 883

- - pigmentação cutânea, 882
- - tecido conjuntivo, 883
- - ungueais, 883
- - vasculares, 882
- aparelho genital externo, 601
- apendicite aguda, 531
- ausculta
- - cardíaca, 600
- - fetal, 601
- cabeça, inspeção, 600
- câncer de mama, 288
- cancro mole, 907
- candidíase
- - intertriginosa, 888
- - vulvovaginal, 888, 906
- cervical, 731
- colecistite aguda, 531
- condições
- - fetais, 602
- - maternas, 601
- cornual, 730
- dermatofibromas, 888
- dermatoses específicas, 883
- - acne, 887
- - colestase intra-hepática, 886
- - dermatite atópica, 887
- - eczema, 885
- - erupção polimórfica, 884
- - foliculite pruriginosa, 885
- - impetigo herpetiforme, 887
- - infecções, 887
- - penfigoide gestacional, 884
- - prurigo gestacional, 885
- - psoríase, 887
- - diagnóstico, 588
- - clínico, 588
- - laboratorial, 589
- - ultrassonográfico, 589
- DIU, uso, 199
- doenças
- - neurológicas, 898
- - - acidente vascular encefálico, 898
- - - apoplexia hipofisária, 901
- - - cefaleia/enxaqueca, 901
- - - coreia gravídica, 902
- - - eclâmpsia, 899
- - - epilepsia, 900
- - - esclerose múltipla, 902
- - - miastenia grave, 902
- - - neoplasias cerebrais, 902
- - - neuropatia, 901
- - - neuropatias dos membros inferiores, 902
- - - paralisia de Bel, 901
- - - síndrome de Guillain-Barré, 902
- - - síndrome do túnel do carpo, 901
- - sexualmente transmissíveis, 309
- ectópica, 76
- - abdome agudo, 529
- - apresentação clínica, 726
- - causas, 725
- - definição, 725
- - diagnóstico, 726
- - doença inflamatória pélvica prévia, 726
- - ducha vaginal, 726
- - epidemiologia, 725
- - exposição ao dietilestilbestrol, 726
- - fatores de risco, 725
- - formas raras, 730
- - infecção genital, 726
- - infertilidade, 726
- - laparoscopia, 498
- - múltiplos parceiros sexuais, 726
- - prévia, 726

- - reprodução assistida, 726
- - tabagismo, 726
- - tratamento, 728
- - - cirúrgico, 728
- - - expectante, 730
- - - medicamentoso, 729
- - uso de DIU, 726
- - uso de imunoglobulina anti-Rh, 632
- emergência hipertensiva, 760
- eritema
- - multiforme, 888
- - nodoso, 888
- esquizofrenia, 894
- exame especular, 601
- glândula tireoide, 600
- gonorreia, 907
- hanseníase, 888
- herpes genital, 888, 907
- HPV, infecções, 887
- infecção urinária, 951
- - antibioticoterapia, 955
- - bacteriúria assintomática, 952
- - cistite, 953
- - considerações, 955
- - definição, 951
- - etiopatogenia, 951
- - pielonefrite aguda, 954
- - pontos críticos, 955
- - uretrite, 953
- infecções genitais, 904
- interrupção legal, ética, 538
- leiomiomas, 888
- linfogranuloma venéreo, 910
- medicamentos, 623
- - ácido valproico, 626
- - analgésicos, 627
- - anti-hipertensivos, 628
- - anti-histamínicos, 630
- - anti-inflamatórios, 627
- - antiácidos, 630
- - anticoagulantes, 629
- - anticonvulsivantes, 629
- - antidepressivos, 626
- - antidiabéticos, 629
- - antieméticos, 630
- - antiepilépticos, 626
- - antimicrobianos, 625, 626
- - antineoplásicos, 631
- - canamicina, 626
- - carbamazepina, 626
- - ciclofosfamida, 626
- - classificação, 624
- - contraceptivos orais, 626
- - danazol, 626
- - diazepam, 626
- - dietilestilbestrol, 626
- - estreptomicina, 626
- - fenitoína, 626
- - fluconazol, 626
- - imunossupressores, 631
- - inibidores da enzima de conversão da angiotensina, 626
- - iodo radioativo, 626
- - isotretinoína, 626
- - lítio, 626
- - metimazol, 626
- - metotrexato, 626
- - micronutrientes, 628
- - misoprostol, 626
- - paroxetina, 626
- - penicilamina, 626
- - polivitamínicos, 628
- - psicoativos, 630
- - talidomida, 626
- - teratogênicos, 624

Índice Remissivo

- - tetraciclina, 626
- - varfarina, 626
- melanoma, 889
- mensuração da altura uterina, 600
- monoamniótica, 1021
- mucosas, 600
- múltipla, 1018-1027
- - classificação, 1019
- - complicações, 1019
- - - abortamento espontâneo e morte fetal, 1019
- - - alterações maternas, 1022
- - - cordão umbilical, 1022
- - - crescimento intrauterino restrito, 1021
- - - discordância fetal anatômica, 1021
- - - gemelaridade imperfecta, 1021
- - - morbimortalidade perinatal, 1020
- - - morte de um dos gemelares, 1021
- - - placenta, 1022
- - - prematuridade, 1020
- - - síndrome da transfusão feto-fetal, 1020
- - - TAPS (twin anemia-polycytemia sequence), 1020
- - - TRAP (twin reverse arterial perfusion), 1021
- - conduta, 1024
- - - amniodrenagem, 1026
- - - desvitalização embrionária, 1026
- - - dopplerfluxometria, 1025
- - - fotocoagulação a laser, 1026
- - - indometacina, 1026
- - - prevenção de complicações neonatais, 1025
- - - prevenção do parto prematuro, 1025
- - - repouso materno, 1024
- - - tocólise, 1025
- - - ultrassonografia, 1025
- - - considerações, 1027
- - crescimento intrauterino restrito, 1024
- - definição, 1018
- - diagnóstico, 1022
- - feto anencéfalo- acárdico, 1024
- - incidência, 1018
- - parto, 1026
- - - prematuro, 1022
- - pontos críticos, 1027
- - predição, 1022
- - síndrome de transfusão feto-fetal, 1023
- neurofibromas, 888
- nevos melanocíticos, 888
- obstrução intestinal, 532
- ovariana, 731
- palpação uterina, 600
- pancreatite aguda, 532
- papilomavírus humano, infecção, 307, 911
- pênfigos vulgar e foliáceo, 888
- peso, 600
- pré-natal, assistência, 594-612
- - abordagem, 594
- - anamnese, 596
- - - especial, 599
- - - identificação, 596
- - - queixa principal, 596
- - consultas subsequentes, 612
- - doença cardíaca, 826
- - exame
- - - físico, 599
- - - ginecológico, 601
- - - laboratorial, 602

- - início, 595
- - propedêutica fetal, 605
- - suplementação com micronutrientes, 607
- - vacinação, 606
- - pressão arterial, 600
- - pulso, 600
- - queixas comuns, 709
- - - câimbras, 611
- - - cefaleia, 611
- - - cloasma gravídico, 611
- - - cólicas, 610
- - - corrimento vaginal, 610
- - - dor abdominal, 610
- - - estrias, 611
- - - falta de ar e dificuldade para respirar, 611
- - - flatulência, 610
- - - fraquezas e desmaios, 610
- - - gengivorragia, 611
- - - hemorroidas, 610
- - - lombalgia, 611
- - - mastalgia, 611
- - - náuseas e vômitos, 709
- - - obstipação intestinal, 610
- - - pirose, 610
- - - sialorreia, 610
- - - urinárias, 610
- - - varizes, 611
- - queloide, 888
- - ruptura hepática, 532
- - sífilis, 313, 909
- - sistemas, alterações
- - - cardiovascular, 592
- - - digestivo, 682
- - - endócrino, 683
- - - genital, 681
- - - metabólicas, 591
- - - respiratório, 682
- - - sanguíneo, 592
- - - urinário, 682
- - temperatura, 600
- - toque, 601
- - transtorno
- - - ansiedade generalizada, 891
- - - depressivo maior na gestação, 892
- - - estresse pós-traumático, 891
- - - obsessivo-compulsivo, 892
- - - pânico, 891
- - tricomoníase, 295, 904
- - úlcera péptica, 532
- - vaginose, 292
- - - bacteriana, 906
- - varizes, 600
- - vulvovaginites, 904

H

Hamartomas da mama, 278
Hanseníase na gravidez, 888
Hemangioma da vulva, 417
Hematoma
- ferida operatória, 664
- placenta, 581
- subcapsular hepático, 764
Hematopoese, 967
Hemoglobinopatias, 869
- falciformes, 869
- - diagnóstico, 870
- - tratamento, 870
Hemorragias
- digestiva alta, 859
- pós-parto tardia, 668
- pós-parto, 665
- puerperais, 702
- - B-lynch, 892
- - histerectomia puerperal, 703

Hemorroidas, 861
Heparina não fracionada, 841
Hepatites
- crônicas, 864
- - autoimune, 864
- - induzida por drogas, 864
- - rastreamento, 552, 605
- - vacinação na mulher, 1046
- virais, 862
- - A, 863
- - - definição, 923
- - B, 863
- - - definição, 923
- - - gestação, 923
- - - marcadores da infecção, 923
- - - prevenção da infecção no recém-nascido, 925
- - - transmissão fetal, 924
- - C, 863
- - - abordagem, 925
- - - gestação, 925
- - D, 863
- - E, 863
- - G, 863
Herança genética, 505
- mitocondrial, 505
Hermafroditismo verdadeiro, 60
Hérnia
- diafragmática, 859
- hiato, 858
Herpes, 310
- diagnóstico, 922
- genital na gravidez, 888, 907
- - abordagem, 907
- - complicações, 908
- - diagnóstico, 908
- - tratamento, 908
- parto, 923
- perinatal, 922
- transmissão materno-fetal, 922
- tratamento, 310, 922
- vírus herpes, 922
Hidralazina, 629
Hidroadenoma papilar da vulva, 417
Hidroclorotiazida, 632
Hidrossalpinge, 77
Hímen, 9, 23
Hiperêmese gravídica, 714
- diagnóstico, 715
- etiopatogenia, 714
- pontos críticos e considerações, 716
- quadro clínico, 714
- tratamento e seguimento, 715
- - acupuntura/acupressão, 716
- - antieméticos, 715
- - corticoides, 716
- - estilo de vida e dieta, 715
- - gengibre, 716
- - hidratação, 715
- - piridoxina, 716
- - suporte nutricional, 716
- - suporte psicológico, 716
- - tiamina, 716
Hiperplasia
- congênita da suprarrenal, 58, 121
- mama
- - com atipias, 279
- - sem atipias, 277
Hiperprolactinemia, 126-131
- adenoma hipofisário e gravidez, 131
- causas, 128
- diagnóstico, 129
- fisiologia, 126
- hormônio da descendência, 126
- perda gestacional, 789

- sintomatologia, 127
- tratamento, 129
Hipertensão arterial, 794
- crônica, 794
- - avaliação no pré-natal, 796
- - diagnóstico, 794, 796
- - etiopatogenia, 795
- - fatores de risco associados, 794
- - tratamento e seguimento, 796
- sistêmica, rastteamento, 548
Hipertireoidismo, 813
- diagnóstico, 813
- gravidez, 814
- quadro clínico, 813
- tratamento, 814
Hipertrofia mamária juvenil, 275
Hipocôndrio, 3
Hipófise, 18
- feto, 975
Hipogástrio, 3
Hipogonadismo
- hipergonadotrófico, 101
- hipogonadotrófico, 101
Hipomastia, 274
Hipomenorreia, 18
Hipoplasia
- mamária, 221
- uterina/agenesia, 65
Hipotálamo, 18
Hipotireoidismo, 811
- diagnóstico, 811
- gravidez, 812
- quadro clínico, 811
- rastreamento, 552
- subclínico, diagnóstico, 604
- subclínio ou latente, 789
- tratamento, 812
Hipoxia fetal intraparto, 686-691
- conduta clínica, 690
- diagnóstico, 687
- fisiopatologia, 686
- monitorização fetal intraparto, 688
Hirsutismo, 121
- causas, 121
- diagnóstico, 122
- epidemiologia, 121
- fisiopatologia, 121
- hiperplasia suprarrenal congênita, 121
- idiopático, 121
- síndrome de ovários policísticos, 121
- tratamento, 124
- tumores produtores de androgênios, 122
Histerectomia puerperal, 893
- técnica cirúrgica, 893
Histeroembrioscopia, 496
Histeroscopia, 493
- abordagem, 493
- anestesia, 494
- cirúrgica, 495
- complicações, 494
- contraindicações, 494
- diagnóstica, 494
- fertilização in vitro, 495
- indicações, 493
- meio de distensão, 494
- tamoxifeno, 495
HIV, ver Vírus da imunodeficiência humana
Hormônios
- endógenos e risco de câncer de mama, 234
- esteroides, metabolismo, 17

- liberador da corticotrofina (CRF), 18
- liberador da tireotrofina (TRH), 18
- liberador das gonadotrofinas (GnRH), 18
- liberador do hormônio do crescimento (GHRH), 18
- puerpério, 656
Hormonoterapia, 459
HPV, ver Papilomavírus humano

I

Idade gestacional, estimativa, 965
Imagem propedêutica, mastologia, 241-258
- dopplerfluxometria mamária, 250
- medicina nuclear, 257
- rastreamento mamográfico, 241
- ressonância magnética, 253
- tomossíntese, 246
- ultrassonografia, 246
Imipramina, 894
Impetigo herpetiforme na gravidez, 887
Implantes, contracepção, 200
- benefícios, 202
- contraindicações, 202
- efeitos colaterais, 201
- eficácia, 201
- inserção, 200
- mecanismo de ação, 201
- remoção, 200
Impressão genômica, 505
Imunizações, puerpério, 658
Imunomoduladores, endometriose, 151
Imunossupressores, 631
Incisões abdominais, 488
Incontinência urinária, 324
- abordagem especializada, 327
- anamnese, 326
- conduta, 333
- contínua, 324
- definição, 331
- esforço, 324, 332
- - cirurgias, 334
- - injeções periuretrais, 336
- - tratamento medicamentoso, 336
- esforços urodinâmicos, 326
- exame físico, 331
- mista, 324
- pontos críticos, 329
- sintomas, 331
- urgência, 324
Índice
- Bishop, 644
- líquido amniótico, 779
Indometacina, 1026
Indução da ovulação, 177
- citrato de clomifeno, 177
- gonadotrofinas, 178
- letrozol, 179
Inervação da mama, 226
Infância, uso da ultrassonografia, 36
Infarto placentário, 581
Infecção
- cancro mole na gravidez, 907
- candidíase na gravidez
- - intertriginosa, 888
- - vulvovaginal, 888, 906
- DIU, 199
- eritema na gravidez
- - multiforme, 888
- - nodoso, 888
- gonorreia, 907
- hanseníase na gravidez, 888
- herpes genital na gravidez, 888, 907

- linfogranuloma venéreo, 910
- nevos melanocíticos na gravidez, 888
- papilomavírus humano, 297-307
- - diagnóstico, 299
- - formas clínicas, 299
- - gravidez, 307, 911
- - gravidez, 908
- - incidência, 298
- - oncogênese, 298
- - prevalência, 298
- - tratamento, 305
- - vias de transmissão, 299
- - vírus, 297
- pênfigos vulgar e foliáceo na gravidez, 888
- perinatais, 914-930
- - arboviroses, 926
- - citomegalovírus, 919
- - estreptococos do grupo B, 921
- - hepatites virais, 923
- - herpesvírus, 922
- - parvovírus B19, 917
- - sífilis, 915
- - toxoplasmose, 914
- puerperal, 660
- - abscesso pélvico, 662
- - anexite, 662
- - canal de parto, 661
- - choque séptico, 663
- - endometrite, 662
- - endomiometrite, 662
- - fasciite necrosante, 663
- - ferida operatória, 661
- - parametrite, 662
- - peritonite, 663
- - profilaxia, 664
- - trato urinário, 664
- - tromboflebite séptica pélvica, 663
- sífilis, 909
- trato urinário, 341
- - conceitos fundamentais, 341
- - diagnóstico, 342
- - fisiopatologia, 341
- - tratamento, 343
- tricomoníase na gravidez, 904
- urinária na gestação, 951-958
- - antibioticoterapia, 955
- - bacteriúria assintomática, 952
- - cistite, 953
- - complicada, 341
- - considerações, 955
- - definição, 951
- - etiopatogenia, 951
- - formas clínicas, 952
- - pielonefrite aguda, 954
- - pontos críticos, 955
- - uretrite, 953
- - vaginose bacteriana, 906
- - vulvovaginites na gravidez, 904
Infertilidade, 166
- amenorreia, 127
- anomalias cromossômicas, 511
- definição, 166
- doenças inflamatórias pélvicas, 168
- epidemiologia, 166
- etiologia, 169
- fator masculino, 168
- idade da mulher, 167
- masculina, 511
- mudanças nos hábitos de vida, 168
- prevalência, 166
- propedêutica do casal infértil, 169-176
- - aspectos emocionais, 175
- - considerações, 176

- - contagem de folículos antrais, 172
- - dosagem hormonal, 173
- - fatores
- - - masculino, 173
- - - ovulatório, 169
- - - peritoneais, 171
- - - tubários, 170
- - - uterinos, 170
- - FSH e estradiol basais, 172
- - hormônio antimülleriano, 173
- - idade, 172
- - inibina B, 172
- - reserva ovariana, 171
- - teste do citrato de clomifeno, 172
- - volume ovariano, 172
- risco de câncer de mama, 234
- tratamento de alta complexidade em reprodução humana, 183-188
- - complicações, 186
- - diagnóstico genético pré-implantação, 187
- - fertilização in vitro, 184
- - injeção intracitoplasmática de espermatozoides, 185
- - preservação da fertilidade, 186
- - resultados e riscos, 186
- - situações especiais, 187
- - transferência intrafalopiana de gametas e zigoto, 185
- tratamento de baixa complexidade, 177-182
- - coito programado, 180
- - fármacos para desencadear a ovulação, 180
- - indução da ovulação, 177
- - inseminação intrauterina, 180
- - rastreamento ultrassonográfico, 180
Inflamações das mamas, 259
- abscesso periférico inespecífico, 264
- ectasia ductal, 260
- eczema, 261
- esteatonecrose, 260
- mastite
- - granulomatosa idiopática, 261
- - oleogranulomatosa, 261
- - puerperal, 262
- - tuberculosa, 260
Influenza, vacina, 1046
Inibidores de aromatase, endometriose, 151
Injeção intracitoplasmática de espermatozoides, 185
Injetáveis, contracepção, 203
- contendo apenas progestogênios, 204
- mensais combinados, 203
Inseminação intrauterina, 180
- heteróloga, 181
- homóloga, 181
- indicações, 181
- passos para a realização, 181
Interrupção legal da gravidez, ética, 538
Intestino, feto, 969
Inversão
- mamilo, 275
- uterina, 668
Iodo radioativo, 626
Isoimunização materno-fetal, 1037
- etiopatogenia, 1037
- fisiopatologia, 1037
- profilaxia, 1041
- tratamento, 1040
Isoniazida, 627

L

Lactação
- câncer de mama, 233, 288
- medicamentos, 632
- tricomoníase, 295
Lagos venosos, placenta, 581
Lamivudina, 939
Lamotrigina, efeitos maternos e fetais, 901
Laparoscopia, 497-501
- abordagem, 497
- anestesia, 499
- cisto hemorrágico, 498
- complicações, 499
- contraindicações, 499
- doença infecciosa pélvica, 498
- dor pélvica crônica, 84
- gravidez ectópica, 498
- indicações, 498
- instrumental cirúrgico, 497
- oncologia ginecológica, 498
- organização da sala, 499
- preparo, 499
- robótica, 500
- - indicações, 500
- - limitações, 500
- - técnica cirúrgica, 501
- - vantagens, 500
- técnica cirúrgica, 499
- unidade geradora de imagem, 497
Laqueadura tubária, 202
Leiomiomas
- colo uterino, 432
- - avaliação pré-operatória do risco de malignidade, 434
- - diagnóstico, 434
- - epidemiologia, 432
- - fisiopatologia, 433
- - manifestações clínicas, 433
- - gravidez, 888
- - tratamento, 435
- vulva, 418
Lesões
- mama, papilomatosas, 276
- ovarianas, ressonância magnética, 55
Letrozol, 151, 179
Leuprolide, 633
Ligadura de artéria ilíaca interna, 892
Ligamentos
- pubouretrais, 346
- uretropélvicos, 346
- uterossacros, 346
Linezolida, 633
Linfogranuloma venéreo, 311
- gravidez, 910
- - diagnóstico, 911
- - tratamento, 911
- tratamento, 311
Linfonodos regionais, 258
Lipofibroadenomas da mama, 278
Lipomas
- mama, 278
- vulva, 417
Líquen
- escleroso, 413
- plano, 414
- simples crônico, 414
Líquido amniótico, 778
- amniocentese, 780
- avaliação ultrassonográfica, 779
- características, 779
- embolia, 850
- embriologia, 778
- estudo, 779
- fisiologia, 778
- oligoidrâmnio, 780

Índice Remissivo

- - polidrâmnio, 782
- - pontos críticos, 784
- - volume anormalidades, 780
- Lise de aderências intrauterinas, 495
- Lítio, 626
- Lóquios, 655
- Lúpus eritematoso sistêmico, 875
- - adiamento da gestação, 876
- - condições que contraindicam a gravidez, 876
- - diagnóstico, 876
- - efeitos na gravidez, 875
- - etiopatogenia, 875
- - interrupção da gestação, 877
- - pontos críticos, 877
- - seguimento fetal, 877
- - tratamento, 876

M

Malformações
- cardíaca, 1003
- congênitas, 61-66
- - classificação, 61
- - definição, 61, 613
- - diagnóstico, 63
- - embriologia, 61
- - epidemiologia, 61
- - relevância, 61
- - ressonância magnética, 53
- - tratamento, 65
- fetais, propedêutica imagenológica, 998
- - anomalias cromossômicas, 999
- - complementação propedêutica nas anomalias fetais, 1004
- - estruturais, 1002
Mamas, 220-229
- amastia, 221
- amazia, 221
- anatomia, 222
- anomalias do desenvolvimento, 221
- câncer, 231-238, 960
- - abordagem, 231
- - álcool, 235
- - altura e peso e riscos, 236
- - atividade física, 236
- - contraceptivos hormonais, 234
- - definição, 281
- - definição, 960
- - densidade mamária, 236
- - diagnóstico clínico, 281
- - distribuição geográfica e influência étnica, 231
- - doenças benignas e risco, 232
- - exames de imagem, 281
- - fatores
- - - diversos, 237
- - - prognósticos, 287
- - - reprodutivos, 233
- - - risco, 282
- - gênero, 231
- - gravidez, 288
- - história familiar e predisposição genética, 232
- - hormônios endógenos, 234
- - idade, 231
- - incidência, 281
- - lactação, 288
- - procedimentos invasivos, 282
- - radiação ionizante, 237
- - rastreamento, 30, 549
- - tabagismo, 237
- - terapia hormonal da pós-menopausa, 234
- - tratamento, 284
- - desenvolvimento normal, 222

- - dissecção axilar, 226
- - drenagem linfática, 225
- - embriologia mamária, 220
- - estágios do desenvolvimento, 220
- - exame, 31
- - - clínico, 226
- - - físico, 227
- - - rastreamento, 552
- - hipoplasia, 221
- - inervação, 226
- - inflamações, 259
- - - abscesso periférico inespecífico, 264
- - - ectasia ductal, 260
- - - eczema, 261
- - - esteatonecrose, 260
- - - mastite
- - - - granulomatosa idiopática, 261
- - - - oleogranulomatosa, 261
- - - - puerperal, 262
- - - - tuberculosa, 260
- - palpação, 32
- - puerpério, alterações, 656, 657
- - radioterapia, 467
- - - carcinoma ductal in situ, 467
- - - carcinoma invasor, 468
- - - cirurgia conservadora, 467
- - - efeitos colaterais, 469
- - síndrome de Poland, 221
- - suprimento sanguíneo, 224
Mamilo
- adenoma, 277
- inversão, 275
Mamografia, 246
- 3D, 282
- climatério, 369
- neoplasias malignas, 281
- rastreamento, 552
Mamoplastia
- aumento, 268
- redutora, 267
Manitol, 632
Masoquismo sexual, 91
Massas anexiais, 69-78
- abscesso tubovariano, 76
- adolescentes, 70
- câncer de ovário, cirurgia, 75
- considerações, 77
- diagnóstico, 71
- endometriomas, 76
- etiopatogenia, 69
- fatores de risco, 70
- gravidez ectópica, 76
- hidrossalpinge, 77
- mulheres em idade reprodutiva, 70
- pontos críticos, 77
- pós-menopausa, 70
- pré-púberes, 69
- preservação da fertilidade, 75
- ressonância magnética, 73
- tomografia computadorizada, 73
- tratamento cirúrgico e seguimento, 74
- ultrassonografia, 71
Mastalgia, 271
- avaliação clínica, 272
- classificação, 271
- etiologia, 271
- incidência, 271
- propedêutica complementar, 272
- tratamento, 272
Mastectomia radical, 469
Mastites
- granulomatosa idiopática, 261
- puerperal, 262
- - abscesso, 263

- - definição, 262
- - etiopatogenia, 262
- - importância, 262
- - incidência, 262
- - quadro clínico, 262
- - queimaduras das mamas, 263
- - termoterapia em mama lactante, 263
- - tratamento, 263
- tuberculosa, 260
- - etiopatogenia, 260
- - faixa etária, 260
- - quadro clínico, 260
- - tratamento, 260
Mastologia, propedêutica por imagem, 241-258
- dopplerfluxometria mamária, 250
- medicina nuclear, 257
- rastreamento mamográfico, 241
- ressonância magnética, 253
- tomossíntese, 246
- ultrassonografia, 246
Maturação folicular, 561
Maturidade pulmonar fetal, avaliação, 1014
- testes, 1014
Meato uretral, 23
Medicamentos
- gravidez, 623
- - ácido valproico, 626
- - analgésicos, 627
- - anti-hipertensivos, 628
- - anti-histamínicos, 630
- - anti-inflamatórios, 627
- - antiácidos, 630
- - anticoagulantes, 629
- - anticonvulsivantes, 629
- - antidepressivos, 626
- - antidiabéticos, 629
- - antieméticos, 630
- - antiepilépticos, 626
- - antimicrobianos, 625, 626
- - antineoplásicos, 631
- - canamicina, 626
- - carbamazepina, 626
- - ciclofosfamida, 626
- - classificação, 624
- - contraceptivos orais, 626
- - danazol, 626
- - diazepam, 626
- - dietilestilbestrol, 626
- - estreptomicina, 626
- - fenitoína, 626
- - fluconazol, 626
- - imunossupressores, 631
- - inibidores da enzima de conversão da angiotensina, 626
- - iodo radioativo, 626
- - isotretinoína, 626
- - lítio, 626
- - metimazol, 626
- - metotrexato, 626
- - micronutrientes, 628
- - misoprostol, 626
- - paroxetina, 626
- - penicilamina, 626
- - polivitamínicos, 628
- - psicoativos, 630
- - talidomida, 626
- - teratogênicos, 624
- - tetraciclina, 626
- - varfarina, 626
- lactação, 632
Medicina nuclear, 257
Medula espinhal, feto, 976

Melanoma
- gravidez, 889
- vulva, 417
Melasma, 882
Menacme, uso da ultrassonografia, 38
- achados ecográficos, 44
- avaliação
- - ovariana, 38
- - uterina, 41
- torção do pedículo ovariana, 46
Menarca, 29
- prematura, 99
- - câncer de mama, risco, 233
Menopausa, 48, 360
- alterações endócrinas, 361
- considerações, 364
- definição, 360
- efeitos, 362
- - cardiovasculares, 364
- - colágeno, 363
- - sistema nervoso central, 364
- fisiologia, 385
- idade, efeitos relacionados, 360
- precoce, 512
- tardia e risco de câncer de mama, 233
Menorragia, 18
Mesogástrio, 3
Metabolismo dos hormônios esteroides, 17
Metástase a distância, 258
Metazolamida, 632
Metildopa, 628
Metimazol, 626
Métodos contraceptivos, 29
Metotrexato, 626
Miastenia grave na gravidez, 902
Micção, fisiologia, 322
Microanálise do sangue fetal, 652
Microbiota vaginal, 291
Miocardiopatia peripartum, 850
Miomas uterinos, 432
- avaliação pré-operatória do risco de malignidade, 434
- complicações, 529
- diagnóstico, 434
- epidemiologia, 432
- fisiopatologia, 433
- manifestações clínicas, 433
- tratamento, 435
Miomatose, ressonância magnética, 54
Miomectomia, 495
Mirtazapina, 894
Misoprostol, 626
Moduladores seletivos de receptores de estrogênios, endometriose, 151
Mola
- hidatiforme, 581, 733
- - acompanhamento, 735
- - características, 733
- - diagnóstico, 734
- - etiopatogenia, 733
- - fatores de risco, 734
- - tratamento, 735
- invasora, 581, 735
Monitorização fetal, 648
- eletrônica, 651
- intraparto, 990
- - amostra de sangue fetal, 994
- - análise computadorizada dos sinais, 996
- - ausculta fetal intermitente, 990
- - cardiotocografia, 991
- - eletrocardiograma fetal associado à cardiotocografia, 995

- - estimulação do couro cabeludo fetal, 995
- - oximetria de pulso fetal, 995
Monte púbico, 8
Morbidade materna grave, 786
- aspectos epidemiológicos e clínicos, 787
Morbimortalidade perinatal, 1020
Morfina, 628
Mortalidade materna, 786
- aspectos epidemiológicos e clínicos, 787
- causa obstétrica direta ou indireta, 786, 787
- razão, taxa ou coeficiente, 786
- tardia, 786
Morte gemelar, 1021
Mosaicismo, 506

N

Necrose gordurosa da mama, 279
Nefrite lúpica, 876
Nefropatias e gravidez, 852
- diagnóstico, 853
- etiopatogenia, 852
- pontos críticos, 856
- tratamento e seguimento, 854
Neoplasias
- cerebrais na gravidez, 902
- colo uterino, 407
- - benignas, 407
- - classificação, 408
- - definição, 407
- - diagnóstico, 410
- - etiologia, 408
- - intraepitelias cervicais, 408
- - tratamento, 411
- cordão umbilical, 586
- intraepitelial vulvar, 414
- - diagnóstico, 414
- - epidemiologia, 414
- - história natural, 414
- - não escamosa, 415
- - quadro clínico, 414
- - tratamento, 415
- malignas da mama, 281-288
- - definição, 281
- - diagnóstico clínico, 281
- - doença de Paget, 288
- - exames de imagem, 281
- - fatores de risco, 282
- - - ambientais, 283
- - - estadiamento, 283
- - - genéticos, 283
- - - histopatologia, 283
- - - história familiar e pessoal, 282
- - - hormonais, 282
- - - idade, 282
- - - lesões histológicas indicadoras de risco, 282
- - fatores prognósticos, 287
- - gravidez, 288
- - incidência, 281
- - lactação, 288
- - procedimentos invasivos, 282
- - tratamento, 284
- - - biópsia do linfonodo sentinela, 286
- - - carcinoma in situ, 285
- - - conservador, 285
- - - hormonoterapia, 287
- - - quimioterapia, 286
- - - radical, 285
- - - radioterapia, 286
- - - reconstrução mamária, 285
- - - terapias-alvo, 287

- malignas dos ovários e das tubas uterinas, 451
- - abordagem, 451
- - classificação, 451
- - cordões sexuais, 452
- - diagnóstico, 453
- - epiteliais, 451
- - estadiamento, 454
- - etiopatogenia, 452
- - fatores de risco, 452
- - germinativas, 452
- - pontos críticos, 457
- - tratamento cirúrgico, 454
- - placenta, 581
- - trofoblástica gestacional, 735
- - considerações, 736
- - coriocarcinoma, 735
- - diagnóstico, 736
- - mola invasora, 735
- - sítio placentário, 736
- - tumor trofoblástico epitelioide, 736
- vagina
- - benignas, 418
- - intraepitelial, 418
Nervos
- axila, 226
- intercostobraquial, 226
- mama, 226
- peitoral medial, 226
- subescapular inferior, 226
- torácico longo, 226
- toracodorsal, 226
Neurofibromas na gravidez, 888
Neuropatia na gravidez, 901
- membros inferiores, 902
Neurossífilis, 312
- tratamento, 312
Neurossonografia, 1007
Nevos melanocíticos na gravidez, 888
Noctúria, 324
Nódulos
- mamários, 277
- - fibroadenoma, 278
- - hamartomas, 278
- - hiperplasia com atipias, 279
- - necrose gordurosa, 279
- tireoidianos, 816
- - diagnóstico, 817
- - etiologia, 816
- - seguimento, 819
- - tratamento, 818
Nortriptilina, 894
Nós
- cirúrgicos, 487
- verdadeiros de cordão umbilical, 585
Nuliparidade e risco de câncer de mama, 233
Nutrição
- câncer de mama, risco, 236
- saúde da mulher, 552

O

Obesidade, 138-144
- abordagem, 141
- classificação, 138
- considerações, 144
- definição, 138
- etiologia, 138
- fisiologia do tecido adiposo, 139
- propedêutica, 140
- regulação da ingestão de alimentos, 139
- saúde da mulher, 546, 551
Obstrução intestinal na gestação, 532
Ódon device, 700

Olanzapina, 896
Oligoidrâmnio, 780
- conceito, 780
- conduta, 782
- consequencias fetais, 781
- diagnóstico, 781
- etiologia, 780
- incidência, 780
- resultado perinatal, 782
Oligomenorreia, 18
Oncofertilidade, 191
Onfalocele, 585
Ooforopexia, 193
Orgasmos, tratamento da desordem, 95
Organogênese, 566
Órgãos genitais
- externos, 8
- - períneo, 9
- - vulva, 8
- internos, 6
- - ovários, 6
- - trompas uterinas, 6
- - útero, 7
- - vagina, 8
Orifício vaginal, 23
Osteoporose, 30, 382
- rastreamento, 550
Ovários, 6
- câncer, 962
- carcinoma epitelial, 459
Oviduto, 23
Ovulação
- dolorosa, 528
- fármacos para desencadear, 180
- indução, 177
- - citrato de clomifeno, 177
- - gonadotrofinas, 178
- - letrozol, 179
- puerpério, 656
Oximetria
- fetal intraparto, 652
- pulso fetal, 995

P

Paliperidona, 896
Palpação da mama, 32, 227
Pancreatite aguda na gravidez, 532, 865
Papiloma de células escamosas da vulva, 417
Papilomavírus humano (HPV), infecção, 298-306
- abordagem, 297
- câncer de colo uterino, 421
- diagnóstico, 299
- - captura híbrida II, 303
- - citologia oncótica, 299
- - colposcopia, 301
- - detecção de antígeno, 303
- - dot blotting, 303
- - hibridização in situ, 303
- - histopatologia, 302
- - marcadores biológicos, 304
- - northern blotting, 303
- - reação em cadeia de polimerase (PCR), 303
- - southern blotting, 302
- formas clínicas, 299
- gestação, 307, 911
- incidência, 298
- oncogênese, 298
- prevalência, 298
- tratamento, 304
- - 5-fluorouracil, 305
- - ácido tricloroacético, 305

- - imiquimode, 305
- - interferon, 305
- - podofilina, 304
- - podofilox, 304
- - retinoides, 305
- - thuya ocidentalis, 306
- - vacinas, 306
- - vacinação, 1044
- vias de transmissão, 299
- vírus, 297
Paracetamol, 627
Paralisia
- Bel, 901
- cerebral fetal, 688
Parametrite, 662
Parede abdominal, 3
- funções, 3
- incisões cirúrgicas, 4
- regiões, 3
Paroxetina, 626, 894
Parto
- assistência, 645-653
- - abordagem, 645
- - clampeamento do cordão umbilical, 652
- - condução ativa do primeiro período, 648
- - episiotomia, 653
- - partograma, 647
- - período
- - - dequitação, 653
- - - dilatação prolongado, 652
- - - expulsivo, 652
- - - período de dilatação, 646
- - - trabalho de parto, 645
- distócico, 672-684
- - anormalidades
- - - anexiais, 683
- - - fetais, 680
- - - partes moles, 683
- - ombro, 674
- - partograma, 675
- - primeiro período, anormalidades, 672
- - segundo período, anormalidades, 673
- gestação múltipla, 1026
- pré-termo, 768
- tromboembolismo venoso, 842
- vaginal instrumentado, 696
- - fórceps, 697
- - ódon device, nova tecnologia, 700
- - vacuoextrator, 699
Partograma, 647
- distocias, diagnóstico, 675
Parvovírus B19, 917
- diagnóstico, 918
- infecção vertical, 918
- tratamento, 919
Pedofilia, 91
Pelos, alterações na gravidez, 883
Pelve óssea, 4
- drenagem linfática, 5
- estruturas de sustentação, 5
- inervação, 6
- ligamentos, 5
- músculos, 5
- vascularização, 5
Penfigoide gestacional, 884
Pênfigos na gravidez
- foliáceo, 888
- vulgar, 888
Penicilina, 626
Pênis, 23
Pentoxifilina, endometriose, 151

Índice Remissivo

Perda gestacional de repetição, 788-792
- definição, 788
- diagnóstico, 791
- etiologia, 788
- fatores
- - fetais, 788
- - maternos, 789
- prevalência, 788
- propedêutica, 791
- tratamento, 791
Perfil biofísico fetal, 980
Perfuração uterina, DIU, 199
Períneo, 9
Período neonatal, uso da ultrassonografia, 36
Peritonite, 663
PGD (diagnóstico genético pré-implantação), 187
Pielonefrite, 341
- aguda, 954
- - diagnóstico, 955
- - tratamento, 955
- diagnóstico, 343
- tratamento, 344
Pigmentação cutânea na gravidez, 882
Pirimetamina, 627
Piúria, 341
Placenta, 572
- acreta, 579
- alterações de peso e volume, 578
- âmnio nodoso, 580
- anatomia, 577
- anomalias de posição, 678
- bilobada, 579
- brida ou banda amniótica, 580
- calcificação, 578
- circulação materno-fetal, 573
- circunvalada, 579
- corioamnionite aguda, 580
- corioangiomas, 581
- definição, 577
- depósito perivilositário de fibrina, 581
- depósito subcoriônico de fibrina, 580
- distocia, 683
- doença trofoblástica gestacional, 581
- embriologia, 572
- espessura, 578
- funções endócrinas e metabólicas, 575
- gemelares, 581
- hematoma, 581
- impregnação meconial, 580
- imunologia, 576
- indicações
- - fetais, 577
- - maternas, 577
- - placentárias, 577
- infartos, 581
- invasão trofoblástica do endométrio, 573
- lagos venosos, 581
- membranácea, 579
- mola
- - hidatiforme, 581
- - invasora, 581
- neoplasias primárias, 581
- prévia, 744
- - diagnóstico, 745
- - etiopatogenia, 744
- - implantação baixa, 744
- - marginal, 744
- - parcial, 744
- - pontos críticos, 746
- - total, 744
- - tratamento e seguimento, 745
- sucenturiada, 579
- teratomas, 581
- transporte placentário, 575
- trombose intervilosa, 581
- variações no formato, 579
- vasa prévia, 579
Placentação anormal, 667
Planejamento familiar, 195-219
- ética, 536
- métodos contraceptivos, 196, 197
- - abstinência periódica, 214
- - adesivos, 201
- - amenorreia lactacional, 214
- - anéis vaginais, 210
- - coito interrompido, 214
- - contraceptivos orais, 206
- - DIU (dispositivo intrauterino), 197
- - emergência, 215
- - esterilização cirúrgica, 202
- - implantes, 200
- - métodos de barreira, 212
- - minipílulas, 210
- - suspensões injetáveis, 203
- objetivos, 195
- rastreamento, 552
Plaquetas, distúrbios, 872
Pneumonia, 847
- atípicas, 848
Polidrâmnio, 782
- classificação, 782
- conceito, 782
- conduta, 783
- consequências, 783
- diagnóstico, 783
- etiologia, 782
- incidência, 782
Polimastia, 275
Polimenorreia, 18
Polipectomia, 495
Pólipos endometriais, 440
- classificação, 440
- diagnóstico, 441
- fisiopatologia, 440
- manifestações clínicas, 441
- prognóstico, 442
- tratamento, 442
Politelia, 275
Polivitamínicos, 628
Posição fetal
- occipitossacra, 680
- occipitotransversa, 681
Pré-eclâmpsia, 613, 751-767
- conduta, 757, 760
- considerações, 766
- definição, 751
- diagnóstico, 754
- edema pulmonar, 850
- etiopatogenia, 752
- fatores de risco, 753
- fisiopatologia, 752
- formas clínicas, 755
- lúpus eritematoso sistêmico, 876
- monitorização fetal, 757
- pontos críticos, 766
- pós-parto, conduta, 764
- predição, 765
- prevenção, 765
- terapia anti-hipertensiva, 759
- tratamento e seguimento, 756
Pré-natal, assistência, 594-612
- abordagem, 594
- anamnese, 596
- - especial, 599
- - história
- - - familiar, 596
- - - ginecológica, 598
- - - obstétrica, 598
- - - pregressa, 596
- - identificação, 596
- - queixa principal, 596
- consultas subsequentes, 612
- doença cardíaca, 826
- exame
- - físico, 599
- - ginecológico, 601
- - laboratorial, 602
- início, 595
- propedêutica fetal, 605
- suplementação com micronutrientes, 607
- vacinação, 606
Precocidade sexual incompleta, 98
Prematuridade, 768
- gestações múltiplas, 1020
- tardia, 768
Preservação da fertilidade, 190
- congelamento
- - embriões, 191
- - óvulos, 192
- criopreservação e transplante ovariano, 192
- oncofertilidade, 191
- social, 190
Preservativo
- feminino, 212
- masculino, 212
Primidona, efeitos maternos e fetais, 901
Primiparidade tardia e risco de câncer de mama, 233
Progestágenos, ação, 161
Progestogênios, endometriose, 150
Prolactina (PRL), 126
Prolactinoma, 128
Prolapso
- cordão, 613
- genital, 324, 345-355
- - alterações
- - - esqueléticas, 348
- - - neurológicas, 348
- - - tecido conjuntivo, 348
- - classificação, 350
- - diagnóstico, 350
- - efeitos hormonais, 348
- - estadiamento, 351
- - exame físico, 350
- - fatores etiológicos, 347
- - formas, 347
- - fundamentos anatômicos segundo a teoria integral, 346
- - gravidez e parto, 348
- - hereditários, 347
- - manifestações clínicas, 349
- - raça, 347
- - recomendações com base em evidências, 355
- - suporte das vísceras pélvicas e fisiopatologia, 345
- - tratamento, 351
Propedêutica por imagem, mastologia, 241-258
- dopplerfluxometria mamária, 250
- medicina nuclear, 257
- rastreamento mamográfico, 241
- ressonância magnética, 253
- tomossíntese, 246
- ultrassonografia, 246
Próstata, 23
Próteses mamárias, 264
- aleitamento, 268
- amamentação pós-mamoplastia, 266
- contratura capsular pós-mamoplastia de aumento, 264
- infecção por micobactéria de crescimento rápido, 270
- mamoplastia
- - aumento, 268
- - redutora, 267
- permeabilidade de seios galactóforos e mamilos, 269
- vias coletoras, 269
- volume mamário, 269
Prova de trabalho de parto, 648
Prurigo gestacional, 885
Pseudo-hermafroditismo
- feminino, 58
- masculino, 59
- - familiar incompleto tipo I, 60
- - familiar incompleto tipo II, 60
Pseudopuberdade precoce, 98
- causas, 98
- diagnóstico, 99
- precocidade sexual incompleta, 98
- quadro clínico, 99
- tratamento, 100
Psicose puerperal, 893
Psoríase na gravidez, 887
Puberdade, 97
- precoce, 97
- - classificação, 97
- - conceito, 97
- - verdadeira, 97
- tardia, 101
- - classificação, 101
- - diagnóstico, 102
- - tratamento, 102
- ultrassonografia, uso, 36
Puerpério, 655
- alterações fisiológicas e anatômicas, 655
- - abdome, 656
- - assoalho pélvico, 656
- - colo uterino, 655
- - emocionais, 657
- - fâneros, 656
- - hormônios e ovulação, 656
- - lóquios, 655
- - mamárias, 656
- - perda de peso, 656
- - sangue, 656
- - útero, 655
- - vagina, 656
- apoio emocional e familiar, 657
- atividade física, 658
- contracepção, 658
- cuidados, 657
- após cesariana, 657
- mamas, 657
- períneo, 657
- imediato, 655
- imunizações, 658
- patológico, 660
- - abscesso pélvico, 662
- - alterações do ciclo da amamentação, 669
- - anexite, 662
- - choque séptico, 663
- - definição, 660
- - endometrite, 662
- - endomiometrite, 662
- - eventos tromboembólicos, 669
- - fasciite necrosante, 663
- - hematomas da ferida operatória, 664
- - hemorragia pós-parto, 665

- - infecção puerperal, 660
- - - canal de parto, 661
- - - ferida operatória, 661
- - - trato urinário, 664
- - parametrite, 662
- - peritonite, 663
- - profilaxia das infecções, 664
- - transtornos mentais, 670
- - tromboflebite séptica pélvica, 663
- profilaxia
- - sensibilização materna pelo fator Rh, 658
- - tromboembólica, 658
- - subagudo, 655
- - tardio, 655
- - vida sexual, 657
Púrpura trombocitopênica
- imune, 873
- - diagnóstico, 873
- - tratamento, 873
- - trombótica, 873
- - diagnóstico, 873
- - tratamento, 873

Q

Queloides na gravidez, 888
Quetiapina, 896
Quimioterapia, 459

R

Radiação ionizante e risco de câncer de mama, 237
Radioterapia nas neoplasias, 465-476
- abordagem, 465
- braquiterapia, 467
- colo do útero, 469
- - complicações, 471
- - pós-operatória, 471
- - tratamentos recomendados, 471
- - endométrio, 472
- - complicações, 473
- - técnicas, 472
- - tratamentos recomendados, 472
- - mamas, 467
- - carcinoma ductal in situ, 467
- - carcinoma invasor, 468
- - cirurgia conservadora, 467
- - efeitos colaterais, 469
- - mastectomia radical, 469
- - modalidades, 465
- - teleterapia, 465
- - vagina, 474
- - complicações, 476
- - técnicas, 475
- - tratamento, 475
- - vulva, 473
- - complicações, 474
- - técnicas, 474
- - tratamentos recomendados, 474
Raltegravir, 939
Raquianestesia, 710
Rastreamento
- câncer
- - colo uterino, 30
- - colorretal, 30
- - mama, 30
- fetal, 613
- - acesso, 620
- - aconselhamento e orientação, 620
- - auditoria externa, 620
- - considerações, 620
- - datação da gestação, 620
- - primeiro trimestre, 613, 615
- - - DNA fetal livre no sangue materno, 618
- - - gestações gemelares, 617

- - - marcadores ultrassonográficos, 616
- - - rastreio pela da TN e bioquímica, 616
- - - seguido de ultrassonografia de segundo trimestre, 617
- - - translucência nucal, 616
- - qualidade de exame, 620
- - referenciamento, 620
- - screening genético pré-implantacional, 619
- - segundo trimestre, 618
- - técnica padronizada, 620
- - mamográfico, 241
- - componentes do laudo mamográfico, 243
- - posicionamento e incidências, 242
Refluxo gastroesofágico, 858
Regiões da parede abdominal, 3
Reprodução humana, tratamento de alta complexidade, 183
- casais homoafetivos e produção independente, 187
- casais sorodiscordantes, 187
- complicações, 186
- diagnóstico genético pré-implantação, 187
- doação de gametas, 188
- doação temporária do útero, 188
- ética, 537
- fertilização in vitro, 184
- injeção intracitoplasmática de espermatozoides, 185
- preservação da fertilidade, 186
- resultados e riscos, 186
- transferência intrafalopiana de gametas e zigoto, 185
Resposta sexual humana, 22
- feminina, 89
Ressecção de septo uterino, 495
Ressonância magnética, 52, 253
- anatomia uterina, 53
- anomalias fetais, 1008
- câncer de colo uterino, 423
- climatério, 369
- indicações de uso, 53
- massas anexiais, 73
Restos ovulares, 496
Retenção de restos placentários, 667
Reto, 23
- abdominal, 4
Retossigmoidoscopia, 423
Rinossinusite, 846
Risperidona, 896
Ritonavir, 939
Ruptura
- hepática na gravidez, 532
- prematura pré-termo das membranas, 773
- - antibióticos, uso, 775
- - conduta, 774
- - corticoides, uso, 776
- - definição, 773
- - etiologia, 773
- - fatores de risco, 773
- - história natural, 773
- - incidência, 773
- - infecção fetal pelo streptococcus do grupo B, prevenção, 775
- - prevenção, 777
- - recomendações, 776
- - recorrência, 777
- - riscos
- - - fetais, 774
- - - maternos, 774
- - - neonatais, 774
- - tocolíticos, uso, 776

- uterina, 748
- - completa, 748
- - considerações, 749
- - diagnóstico, 748
- - etiopatogenia, 748
- - incompleta, 748
- - sinais e sintomas, 749
- - tratamento e seguimento, 749

S

Saco vitelínico, formação, 563
Sadismo sexual, 91
Sais de ouro, 633
Salpingectomia profilática, 457
Sangramentos
- genitais, 28
- uterino anormal, 104
- - avaliação, 105
- - causas estruturais (PALM), 105
- - causas não estruturais (COEIN), 105
- - diagnóstico, 105
- - DIU, 199
- - etiologia, 104
- - tratamento, 107
Sangue
- fetal, 967
- - amostra, 994
- puerpério, 656
Sarcomas uterinos, 463
- abordagem, 463
Saúde da mulher, 543
- álcool, uso, 550, 545
- anemia, 552
- atividade física, 546
- bacteriúria, 552
- depressão e suicídio, 550
- diabetes mellitus, 552
- drogas, uso, 551
- estilo de vida, 544
- exame físico, 552
- mental na gravidez e puerpério, 890
- - depressão pós-parto, 893
- - disforia do pós-parto/baby blues, 892
- - esquizofrenia, 894
- - pontos críticos e considerações, 896
- - psicose puerperal, 893
- - transtornos, 670
- - - afetivo bipolar, 893
- - - ansiedade generalizada, 891
- - - depressivo maior na gestação, 892
- - - estresse pós-traumático, 891
- - - obsessivo-compulsivo, 892
- - - pânico, 891
- - - tratamento e seguimento, 894
- - - antidepressivos, 894
- - - antipsicóticos, 895, 896
- - - benzodiazepínicos, 896
- - - estabilizadores do humor, 894
- nutrição, 552
- obesidade, 546, 551
- prevenção, 543
- promoção, 546
- rastreamento, 546
- - câncer
- - - colo uterino, 548
- - - cólon e reto, 549
- - - mama, 549
- - diabetes mellitus tipo 2, 548
- - dislipidemia, 548
- - doença renal, 552
- - hepatites, 552
- - hipertensão arterial sistêmica, 548
- - hipotireoidismo, 552

- - osteoporose, 550
- - risco cardiovascular, 546
- sexual, 89, 552
- síndrome metabólica, 552
- tabagismo, 544, 551
- vacinação, 553
- violência sexual/doméstica/intrafamiliar/parceiro íntimo, 550
Schwanoma, 418
Screening genético pré-implantacional, 619
Selegilina, 633
Semiologia ginecológica, 27
- anamnese, 27
- exame físico
- - abdome, 32
- - geral, 31
- - ginecológico, 30
- - ginecológico, 32
- - mamas, 31
- - osteoporose, 30
- - rastreamento para câncer, 30
Sequência anemia-policitemia em gêmeos, 1020
Sertralina, 894
Sexo genético, 10
Sífilis, 311
- diagnóstico, 311
- gestação, 313
- - definição, 909
- - diagnóstico, 313
- - diagnóstico, 910
- - transmissão, 909
- - tratamento, 313
- - tratamento, 910
- latente, 312
- perinatal, 915
- - diagnóstico, 916
- - infecção durante a gravidez, 916
- - tratamento, 916
- primária, 312
- secundária, 312
- terciária, 312
- tratamento, 311
Simastia, 275
Síndrome
- angústia respiratória do adulto (SARA), 851
- anticorpo antifosfolípide, 877
- - classificação, 878
- - diagnóstico, 878
- - etiopatogenia, 877
- - lúpus eritematoso sistêmico, 876
- - pontos críticos, 879
- - seguimento, 878
- - tratamento, 878
- bebê hipotônico, 896
- bexiga dolorosa, 339
- Budd-Chiari, 863
- congestão pélvica, 85
- feto anencéfalo-acárdico, 1021, 1024
- Guillain-Barré na gravidez, 902
- HELLP, 756, 762
- hiperestímulo ovariano, 530
- lúpus neonatal, 876
- metabólica, 552
- ovários policísticos, 121, 132
- - definição, 132
- - diagnóstico, 133
- - etiopatogenia, 132
- - tratamento, 134
- Poland, 221, 275
- Swyer, 60
- tensão pré-menstrual, 109
- - considerações, 113
- - diagnóstico, 110

Índice Remissivo

- - epidemiologia, 109
- - fisiopatologia, 109
- - tratamento, 110
- - - ácidos graxos essenciais, 112
- - - acupuntura, 110
- - - cálcio, 111
- - - camomila, 112
- - - chasteberry, 112
- - - contraceptivos orais combinados, 111
- - - curcumina, 112
- - - dieta, 110
- - - erva-de-são-joão e óleo de prímula, 112
- - - espironolactona, 112
- - - exercícios físicos, 110
- - - farmacológico, 110
- - - inibidores seletivos da recaptação da serotonina (ISRS), 111
- - - magnésio, 111
- - - piridoxina, 112
- - - progesterona e progestínicos, 111
- - - psicoterapia, 110
- transfusão feto-fetal, 1020, 1023
- túnel do carpo na gravidez, 901
Sistemas
- cardiovascular
- - alterações na gravidez, 592
- - fetal, 966
- circulatório
- - feto, 967
- - pré-natal, 599
- digestivo, alterações na gravidez, 592
- endócrino
- - alterações na gravidez, 593
- - feto, 975
- gastrointestinal, pré-natal, 599
- genital
- - feminino, 23
- - gravidez, alterações, 591
- - masculino, 23
- imune, feto, 970
- musculoesquelético, feto, 970
- nervoso
- - central, feto, 976
- - pré-natal, 599
- renal, feto, 971
- respiratório
- - alterações na gravidez, 693
- - feto, 968
- - pré-natal, 599
- sanguíneo, alterações na gravidez, 592
- urinário
- - alterações na gravidez, 592
- - pré-natal, 599
Sorologia
- anti-HIV, 605
- anti-HTLV, 605
- rubéola, 603
- sífilis, 603
- toxoplasmose, 604
Spatio-temporal image correlation, 1006
Suicídio, rastreamento, 550
Suprarrenais, feto, 975
Supressão ovariana com análogos do GnRH, 193

T

Tabagismo, uso, 544, 551
- câncer
- - colo uterino, 422
- - mama, 237
Talassemias, 870
- diagnóstico, 871
- tratamento, 871
Talidomida, 626
Tamoxifeno, 495, 633
Tecido adiposo, 139
Telangiectasias do tipo aranhas vasculares, 882
Telarca precoce, 98
Teleterapia, 465
Tenofovir, 939
Terapia
- androgênica, 94
- anti-hipertensiva para hipertensão grave, 759
- estrogênica local (TEL), 93
- hormonal
- - câncer, 380
- - - colo uterino, 381
- - - considerações, 384
- - - endométrio, 380
- - - mama, 234, 381
- - - ovário, 381
- - - vagina, 381
- - diabetes mellitus, 389
- - doença cardiovascular, 385
- - janela de oportunidade, 386
- - tipo e dose de estrogênio, 388
- - tibolona, 389
- - sexual, 94
Teratógenos, 624, 502
Teratomas, placenta, 581
Testículo, 23
Tiazídicos, 632
Tibolona, 93, 377
- terapia hormonal, 389
Tipagem sanguínea na gravidez, 602
Tireoide
- doenças, 811-822
- - hipertireoidismo, 813
- - hipotireoidismo, 811
- - nódulos, 816
- - pontos críticos, 820
- - seguimento, 820
- - feto, 975
Tireoidites, 815
- pós-parto, 816
Tocolíticos, 850, 1025
Tomografia computadorizada, 52
- câncer de colo uterino, 423
- massas anexiais, 73
Tomografia por emissão de pósitrons/ressonância magnética (PET-RM), 56
Tomografia por emissão de pósitrons/tomografia computadorizada (PET-TC), 56
Tomossíntese, 246
- neoplasias malignas, 282
Torção de pedículo ovariano, ultrassonografia, 46
Toxoplasmose, 914
- acompanhamento na gestação, 915
- diagnóstico, 914
Trabalho de parto, 635
- analgesia, 708
- apresentação de vértice, 638
- - assinclitismo, 640
- - conceito, 638
- - deflexão, 639
- - descida, 639
- - desprendimento das aspáduas, 640
- - encaixamento, 638
- - fases ou tempos, 638
- - flexão, 638
- - nascimento, 640
- - rotação
- - - externa, 639
- - - interna, 639
- - sinclitismo, 640
- - variedades de posição do polo cefálico fetal e distocia, 640
- cardiopatias, 831
- - conduta, 831
- - inibição do trabalho de parto pré-termo, 829
- definição, 645
- fisiologia da contração uterina, 635
- - bacia óssea materna, 636
- - estática fetal, 637
- - feto, 637
- pré-termo, 768
- - diagnóstico, 769
- - etiopatogenia, 768
- - pontos críticos, 771
- - tratamento, 769
- - tromboembolismo venoso, 842
Tranilcipramina, 894
Transferência intrafalopiana de gametas e zigoto, 185
Translucência nucal, 615
Transporte placentário, 575
Transposição ovariana, 193
Transtornos mentais, 670
- afetivo bipolar na gravidez, 893
- ansiedade generalizada na gravidez, 891
- depressivo maior na gestação, 892
- estresse pós-traumático na gravidez, 891
- obsessivo-compulsivo na gravidez, 892
- pânico na gravidez, 891
Trato
- genital inferior, 322
- urinário, infecção, 341
- - conceitos fundamentais, 342
- - fisiopatologia, 341
- - formas clínicas, 341
Traumas do trato genital, 667
Trazodona, 894
Tricomoníase, 294
- definição, 315
- diagnóstico, 294
- etiopatogenia, 294
- gravidez, 295, 904
- - diagnóstico, 904
- - tratamento, 905
- lactação, 295
- pontos críticos, 295
- seguimento, 295
- tratamento, 295, 315
Trimetadiona, efeitos maternos e fetais, 901
Tríplice, vacina
- bacteriana, 1046
- viral, 1047
Tromboembolismo venoso na gestação, 837-844
- considerações, 844
- diagnóstico, 839
- - diferencial, 840
- etiopatogenia, 837
- fatores de risco, 837
- pontos críticos, 843
- tratamento, 841
Trombofilias, 838
- congênitas, 790
Tromboflebite séptica pélvica, 663
Trombólise, 843
Trombose
- intervilosa, placenta, 581
- venosa profunda, 839
Trompas uterinas, 6
Tuba uterina, 23
Tubérculos de Montgomery, 883
Tuberculose, 849
Tumor
- borderline de ovário, 456
- células germinativas do ovário, 463
- cordão umbilical, 586
- filoides da mama, 278
- ovarianos do cordão sexual, 463
- pancreático, 865
- produtores de androgênios, 122
- trofoblástico
- - epitelioide, 736
- - sítio placentário, 736
- vias biliares, 865

U

Úlcera péptica na gravidez, 532, 858
Ultrassonografia, 35
- adenomiose, 44
- anomalia mülleriana, 38
- câncer de colo uterino, 423
- cisto ovariano, 37
- cisto paraovariano, 41
- climatério e menopausa, 48, 369, 370
- corpos lúteos, 39
- descolamento prematuro da placenta, 740
- disgerminoma, 37
- endometriomas ovarianos, 40
- endometriose septo-retovaginal, 40
- gravidez, 605
- hidrossalpinge, 46
- hímem imperfurado, 38
- infância, 36
- lipoma uterino, 45
- massas anexiais, 71
- mastologia, 246
- menacme, 38
- miomas, 43
- neoplasias malignas, 282
- ovários policísticos, 40
- período neonatal, 36
- puberdade, 36
- retenção folicular, 39
- torção de pedículo ovariano, 46
- tumor
- - células da granulosa, 50
- - krukenberg, 51
Unhas, alterações na gravidez, 883
Ureter, 23
Uretra, 23
Uretrite, 313
- acompanhamento, 314
- agentes patogênicos, 313
- aguda, 341
- definição, 953
- diagnóstico, 313
- tratamento, 314
Uretrocistoscopia, 423
Urgência urinária, 324
Urocultura, 603
Uroginecologia, 324
Urografia excretora, câncer de colo uterino, 432
Útero, 7
- arqueado, 66
- bicorno, 65
- didelfos, 65
- puerpério, 655
- septado, 65
- unicorno, 65

V

Vacinação da mulher, 553
- abordagem, 1043
- antipneumocócica, 1047
- calendário, 1044
- febre amarela, 1047
- hepatites, 1046
- herpes-zóster, 1047
- HPV, 306, 411
- influenza, 1046
- meningocócica, 1047
- papilomavírus humano, 1044
- pré-natal, 606
- tríplice bacteriana, 1046
- tríplice viral, 1047
Vacuoextrator, 699
- complicações, 699
- técnica, 699
Vagina, 8, 23
- câncer, 419
- - disseminação, 419
- - história natural, 419
- - quadro clínico, 419
- - tratamento, 419
- câncer, 960
- cistos, 418
- doença, 413
- neoplasias
- - benignas, 418
- - intraepitelial, 418
- puerpério, 656
- radioterapia nas neoplasias, 474
- - complicações, 476
- - técnicas, 475
- - tratamento, 475
Vaginismo, 95
Vaginose, 290
- bacteriana, 315
- - gravidez, 906
- diagnóstico, 291
- etiopatogenia, 290
- recorrente, 293
- seguimento, 292
- tratamento, 292

Varfarina, 626
Varizes pélvicas, 85
Vasectomia, 202
Vasos sanguíneos, alterações na gravidez, 882
Venlafaxina, 894
Vesícula seminal, 23
Violência sexual contra a mulher, 516
- abordagem, 516
- atendimento, 519, 523
- cadeia de custódia, 521
- considerações legais acerca do crime de estupro, 518
- considerações, 523
- identificação da mulher, 550
- marcos regulatórios e políticos no Brasil (Minas), 519-522
- protocolos internacionais, 518
Vírus da imunodeficiência humana (HIV), 931-949
- antirretrovirais para redução da transmissão perinatal, 936
- - início da terapia, 937
- - segurança na gestação, 938
- aspectos
- - biológicos, 932
- - epidemiológicos, 931
- assistência pré-natal, 941
- - consultas subsequentes, 942
- - imunizações, 943
- - primeira consulta, 941
- biossegurança no parto, 946
- cesariana, cuidados com a gestante, 946
- considerações, 949
- definição, 931
- diagnóstico sorológico, 934
- evolução da doença e gravidez, 936
- história natural da doença, 931
- intercorrências obstétricas em gestantes HIV-positivas, 947
- - hemorragia pós-parto por atonia uterina, 948

- - hiperêmese gravídica, 947
- - ruptura prematura de membranas, 948
- - trabalho de parto pré-termo, 949
- parto vaginal, cuidados com a gestante, 946
- patogênese, 932
- puerpério, 947
- - inibição da lactação, 947
- recém-nascido, cuidados, 948
- resposta imunológica da gestante, 934
- terapia antirretroviral (TARV), 935, 937
- transmissão, 932
- - perinatal, 933
- - sexual, 933
- - vertical, profilaxia, 936
- via de parto, 943
- - uso de AZT endovenoso no trabalho de parto e antes da cesariana eletiva, 945
Vitalidade fetal, avaliação, 605, 978-987
- cardiotocografia, 978
- considerações, 986
- definição, 978
- dopplervelocimetria, 981
- intraparto, 989-997
- - amostra de sangue fetal, 994
- - análise computadorizada dos sinais da monitorização fetal, 996
- - ausculta fetal intermitente, 990
- - cardiotocografia, 991
- - considerações, 996
- - eletrocardiograma fetal associado à cardiotocografia, 995
- - estimulação do couro cabeludo fetal, 995
- - oximetria de pulso fetal, 995
- - pontos críticos, 996
- - padrão de crescimento fetal, 986

- perfil biofísico fetal, 980
- pontos críticos, 986
Vitaminas, suplementação na gravidez, 608
Voyerismo, 91
Vulva, 8
- câncer, 416
- - disseminação, 416
- - estadiamento, 416
- - tratamento, 416
- câncer, 960
- carcinomas, 462
- células basais, 417
- - verrucoso, 417
- doenças, 413
- - benignas, 417
- - cistos da glândula de Bartholin, 418
- - condiloma acuminado, 418
- - fibroma, 417
- - hemangioma, 417
- - hidroadenoma papilar, 417
- - leiomioma, 418
- - lipomas, 417
- - papiloma de células escamosas, 417
- - schwanoma, 418
- melanoma, 417
- radioterapia nas neoplasias, 473
- - complicações, 474
- - técnicas, 474
- - tratamentos recomendados, 474
Vulvovaginites na gravidez, 904

Z

Zidovudina, 939
Zigosidade, 1019
Zika, vírus, 316, 928
- congênita, 930
- gravidez, 606
- prevenção, 930
Ziprasidona, 896
Zonisamida, 633